心脏
电生理疾病
Electrophysiological Disorders of the Heart

心脏电生理疾病

Electrophysiological Disorders of the Heart

主　编　Sanjeev Saksena
Alan John Camm

副主编　Penelope A. Boyden
Paul Dorian
Nora Goldschlager

主　译　浦介麟

副主译　洪　江

北京大学医学出版社

Electrophysiological Disorders of the Heart, 1st edition
Sanjeev Saksena, A. John Camm, Penelope A. Boyden, Paul Dorian, Nora Goldschlager
ISBN-13: 978-0-443-06570-5
ISBN-10: 0-443-06570-5

Authorized Simplified Chinese translation from English language edition published by the Proprietor.
978-981-259-545-4
981-259-545-7

Elsevier (Singapore) Pte Ltd.
3 Killiney Road, #08-01 Winsland House I, Singapore 239519
Tel: (65) 6349-0200, Fax: (65) 6733-1817

First Published 2007
2007 年初版

XINZANG DIANSHENGLI JIBING

图书在版编目（CIP）数据

心脏电生理疾病/(美) 萨克塞纳 (Saksena, S.),
(英) 卡姆 (Camm, A. J.) 著；浦介麟译.
—北京：北京大学医学出版社，2007. 9
书名原文：Electrophysiological Disorders of the Heart
ISBN 978-7-81116-331-5

Ⅰ. 心… Ⅱ. ①萨…②卡… ③浦… Ⅲ. 心脏—电
生理学 Ⅳ. R331. 3

中国版本图书馆 CIP 数据核字 (2007) 第 113706 号

心脏电生理疾病

主　　译：浦介麟
出版发行：北京大学医学出版社（电话：010-82802230）
地　　址：(100083) 北京市海淀区学院路 38 号 北京大学医学部院内
网　　址：http://www.pumpress.com.cn
E - mail：booksale@bjmu.edu.cn
印　　刷：北京佳信达艺术印刷有限公司
经　　销：新华书店
责任编辑：畅晓燕　　**责任校对**：杜悦　　**责任印制**：郭桂兰
开　　本：889mm×1194 mm　1/16　**印张**：72　**彩图**：8 页　**字数**：2275 千字
版　　次：2007 年 9 月第 1 版　2007 年 9 月第 1 次印刷
书　　号：ISBN 978-7-81116-331-5
定　　价：298.00 元

本书献给 Diane、Joy 以及我们的父母和全家，他们给予坚定的支持和充满温情的理解，使得本书得以完成。

本书献给电生理领域的先驱们，他们开创性的工作使得该学科乃至有今日的飞速发展；本书也献给我们的良师，是他们激发了我们在本学科深入研究的兴趣。

原著者名单

Masood Akhtar, M.D.
Clinical Professor of Medicine, University of Wisconsin Medical School—Milwaukee Clinical Campus; Attending, Aurora Sinai/St. Luke's Medical Centers, Milwaukee, Wisconsin
Ventricular Tachycardia

Kelley Anderson, M.D.
Clinical Associate Professor of Medicine, University of Wisconsin, Medical School, Madison; Cardiologist, Marshfield Clinic, Marshfield, Wisconsin
Ventricular Tachycardia and Ventricular Fibrillation without Structural Heart Disease

Angelo Auricchio, M.D., Ph.D.
Associate Professor of Cardiology, Otto von Guericke University School of Medicine; Director, Cardiac Catheterization Laboratories, Division of Cardiology, University Hospital, Magdeburg, Germany
Device Technology for Congestive Heart Failure

Rabih Azar, M.D., M.Sc., F.A.C.C.
Saint-Joseph University School of Medicine; Attending, Division of Cardiology, Hôtel Dieu de France Hospital, Beirut, Lebanon
Sinus Node Dysfunction; Atrioventricular Block

David G. Benditt, M.D.
Professor of Medicine, University of Minnesota Medical School; Cardiac Arrhythmia Center, University Hospital, Minneapolis, Minnesota
Autonomic Nervous System and Cardiac Arrhythmias

Marcie Berger, M.D.
Clinical Assistant Professor of Medicine, University of Wisconsin Medical School—Milwaukee Clinical Campus; Attending, St. Luke's/Aurora Sinai Medical Centers, Milwaukee, Wisconsin
Ventricular Tachycardia

Tim Betts, M.D., M.B.Ch.B., M.R.C.P.
Consultant Cardiologist and Electrophysiologist, Department of Cardiology, John Radcliffe Hospital, Oxford, United Kingdom
Arrhythmias in Coronary Artery Disease

Saroja Bharati, M.D.
Professor of Pathology, Rush Medical College; Rush–Presbyterian–St. Luke's Medical Center, Chicago; Director, The Maurice Lev Congenital Heart and Conduction System Center, The Heart Institute for Children; Advocate Hope Children's Hospital and Advocate Christ Medical Center, Oak Lawn, Illinois
Sinus Node Dysfunction; Atrioventricular Block; Paroxysmal Supraventricular Tachycardias and the Preexcitation Syndromes; Atrial Tachycardias, Flutter, and Fibrillation; Sustained Ventricular Tachycardia with Heart Disease; Ventricular Fibrillation

David B. Bharucha, M.D., Ph.D.
Assistant Professor of Medicine–Cardiac Physiology, Mount Sinai School of Medicine; Attending Electrophysiologist, Cardiovascular Institute, Mount Sinai Medical Center; Director, Arrhythmia and Cardiac Device Services, Queens Health Network, New York, New York
Postoperative Arrhythmias after Cardiac Surgery

Zalmen Blanck, M.D.
Clinical Associate Professor of Medicine, University of Wisconsin Medical School—Milwaukee Clinical Campus; Attending, St. Luke's/Aurora Sinai Medical Centers, Milwaukee, Wisconsin
Ventricular Tachycardia

Neil E. Bowles, Ph.D.
Assistant Professor of Pediatrics, Baylor College of Medicine; Pediatric Cardiologist, Texas Children's Hospital, Houston, Texas
Genetics and Cardiac Arrhythmias

Josep Brugada, M.D.
Associate Professor of Medicine, University of Barcelona School of Medicine; Director, Arrhythmia Unit, Hospital Clinic, Barcelona, Spain
The Brugada Syndrome

Pedro Brugada, M.D.
Professor of Cardiology, Cardiovascular Research and Teaching Institute; Olv Hospital, Aalst, Belgium
The Brugada Syndrome

Ramon Brugada, M.D.
Assistant Professor of Medicine; Director, Molecular Genetics, Massonic Medical Research Laboratory, Utica, New York
The Brugada Syndrome

Hugh Calkins, M.D.
Professor of Medicine, Johns Hopkins University School of Medicine; Director, Electrophysiology Laboratory, and Director, Arrhythmia Service, Johns Hopkins Hospital, Baltimore, Maryland
Syncope

A. John Camm, M.D., F.R.C.P., F.E.S.C., F.A.C.C.
Professor of Clinical Cardiology, Department of Cardiac and Vascular Sciences, St. George's Hospital Medical School, London, United Kingdom
Atrial Tachycardia, Flutter, and Fibrillation; Nonsustained Ventricular Tachycardia; Noninvasive Electrophysiology

Franco Cecchi, M.D.
Chief, Referral Center for Cardiomyopathies, Department of Cardiology, Azienda Ospedaliera Universitaria Careggi, Florence, Italy
Arrhythmias Associated with Hypertrophic Cardiomyopathy

Nipon Chattipakorn, M.D., Ph.D.
Director, Cardiac Electrophysiology Unit, Department of Physiology, Chiangmai University Faculty of Medicine, Chiangmai, Thailand
Fundamental Concepts and Advances in Defibrillation

Shih-Ann Chen, M.D.
Professor of Medicine, National Yang-Ming University School of Medicine; Director, Cardiac Electrophysiology Laboratory, Taipei Veterans General Hospital, Taipei, Taiwan
Paroxysmal Supraventricular Tachycardias and the Preexcitation Syndromes; Atrial Tachycardia, Flutter, and Fibrillation

Yongkeun Cho, M.D., Ph.D.
Associate Professor of Internal Medicine, Kyungpook National University Medical School and Hospital, Taegu, Korea
Nonsustained Ventricular Tachycardia

Anthony W.C. Chow, M.D., M.R.C.P.
Consultant Electrophysiologist, Department of Cardiology, University College London Hospitals NHS Trust; Honorary Consultant Cardiologist, Department of Cardiology, St. Mary's Hospital NHS Trust, London, United Kingdom
Catheter Mapping Techniques

Jamie Beth Conti, M.D.
Associate Professor of Medicine and Training Program Director, Cardiovascular Diseases, University of Florida College of Medicine; Assistant Director, Clinical Electrophysiology, Shands at the University of Florida, Gainesville, Florida
Arrhythmias during Pregnancy

Ryan Cooley, M.D.
Clinical Assistant Professor of Medicine, University of Wisconsin Medical School—Milwaukee Clinical Campus; Attending, Aurora Sinai/St. Luke's Medical Centers, Milwaukee, Wisconsin
Ventricular Tachycardia

Anne B. Curtis, M.D.
Professor of Medicine, University of Florida College of Medicine; Director, Clinical Electrophysiology, Shands at the University of Florida, Gainesville, Florida
Arrhythmias during Pregnancy

D. Wyn Davies, M.D., F.E.S.C.
Professor of Cardiology, University of London; Consultant in Cardiology, St. Mary's Hospital, London, United Kingdom
Catheter Mapping Techniques

Sanjay Deshpande, M.D.
Clinical Associate Professor of Medicine, University of Wisconsin Medical School—Milwaukee Clinical Campus; Attending, Aurora Sinai/St. Luke's Medical Centers, Milwaukee, Wisconsin
Ventricular Tachycardia

Anwer Dhala, M.D.
Clinical Associate Professor of Medicine, University of Wisconsin Medical School—Milwaukee Clinical Campus; Clinical Associate Professor of Pediatrics, Medical College of Wisconsin; Attending, St. Luke's/Aurora Sinai Medical Centers and Children's Hospital of Wisconsin, Milwaukee, Wisconsin
Ventricular Tachycardia

Michael Domanski, B.S. (Aerospace Engineering), M.D.
Head, Clinical Trials Group, National Heart, Lung, and Blood Institute; Warren G. Magnusson Clinical Center, National Institutes of Health, Bethesda, Maryland
Ventricular Fibrillation

Paul Dorian, M.D., M.Sc., F.R.C.P.C.
Professor of Medicine, University of Toronto Faculty of Medicine; Director, Electrophysiology Service, Department of Cardiology, St. Michael's Hospital, Toronto, Ontario, Canada
Principles of Clinical Pharmacology; Sustained Ventricular Tachycardia with Heart Disease; Ventricular Fibrillation

Nabil El-Sherif, M.D.
Professor of Medicine and Physiology, SUNY Downstate Medical Center College of Medicine; Director, Clinical Cardiac Electrophysiology program, SUNY Downstate Medical Center; Director, Division of Cardiology, VA Medical Center, Brooklyn, New York
Arrhythmias and Electrolyte Disorders

N.A. Mark Estes III, M.D.
Professor of Medicine, Tufts University School of Medicine; Director, Cardiac Electrophysiology Laboratory, New England Medical Center, Boston, Massachusetts
Principles of Catheter Ablation

Marjaneh Fatemi, M.D.
Assistant Professor, Department of Cardiology, University of Brest Faculty of Medicine; Attending Physician, Brest University Hospital, Brest, France
Arrhythmogenic Right Ventricular Cardiomyopathy

Sami Firoozi, M.D., M.R.C.P.
Clinical Research Fellow, St. George's Hospital Medical School; Cardiology Specialist Registrar, St. George's Hospital, London, United Kingdom
Evaluation and Management of Arrhythmias in Athletes

John D. Fisher, M.D.
Professor of Medicine, Department of Medicine–Cardiology, Albert Einstein College of Medicine of Yeshiva University; Director, Arrhythmia Service/CCEP Program Director, Montefiore Medical Center, Bronx, New York
Clinical Electrophysiology Techniques

Anne M. Gillis, M.D.
Professor of Medicine, Department of Cardiac Sciences, University of Calgary Faculty of Medicine; Director of Pacing and Electrophysiology, Department of Cardiac Sciences, Calgary Health Region, Calgary, Alberta, Canada
Proarrhythmia Syndromes

Nora Goldschlager, M.D., F.A.C.P., F.A.C.C.
Professor of Clinical Medicine, University of California, San Francisco, School of Medicine; Associate Director, Cardiology Division, and Director, Coronary Care Unit, ECG Laboratory and Pacemaker Clinic, San Francisco General Hospital, San Francisco, California
Sinus Node Dysfunction; Atrioventricular Block

David E. Haines, M.D.
Director, Heart Rhythm Center, William Beaumont Hospital, Royal Oak, Michigan
Ablation Technology

Michel Haissaguerre, M.D., F.E.S.C.
Professor of Cardiology, University of Bordeaux, Bordeaux; Director, Electrophysiology, University Hospital, Pessac, France
Curative Catheter Ablation for Supraventricular Tachycardia: Techniques and Indications

Stephen Hammill, M.D.
Professor of Medicine, Mayo Medical School; Director, Heart Rhythm Services, Division of Cardiovascular Diseases, Mayo Clinic, Rochester, Minnesota
Sinus Node Dysfunction; Atrioventricular Block

Meleze Hocini, M.D.
University of Bordeaux II, Bordeaux; Research Associate, Department of Cardiology, Hôpital Cardiologique du Haut Lévèque, Bordeaux-Pessac, France
Curative Catheter Ablation for Supraventricular Tachycardia: Techniques and Indications

Stefan H. Hohnloser, M.D.
Professor of Medicine, Department of Cardiology, J.W. Goethe University Faculty of Medicine, Frankfurt, Germany
Evaluation and Management of Arrhythmias in Dilated Cardiomyopathy and Congestive Heart Failure

Munther K. Homoud, M.D.
Assistant Professor of Medicine, Tufts University School of Medicine; Co-Director, Cardiac Electrophysiology Laboratory, Tufts–New England Medical Center, Boston, Massachusetts
Principles of Catheter Ablation

Raymond E. Ideker, M.D., Ph.D.
Jeanne V. Marks Professor of Medicine, Department of Medicine, Division of Cardiovascular Disease; Professor of Biomedical Engineering; and Professor of Physiology, University of Alabama–Birmingham School of Medicine, Birmingham, Alabama
Fundamental Concepts and Advances in Defibrillation

Demosthenes Iskos, M.D.
Assistant Professor, University of Minnesota Medical School; Cardiac Arrhythmia Center, University Hospital, Minneapolis, Minnesota
Autonomic Nervous System and Cardiac Arrhythmias

Pierre Jais, M.D.
University Bordeaux II Victor Ségalen; Electrophysiology, Hopital Haut Lévêque, Bordeaux, France
Curative Catheter Ablation for Supraventricular Tachycardia: Techniques and Indications

José Jalife, M.D.
Professor and Chairman, Department of Pharmacology, and Professor of Medicine and Pediatrics, SUNY Upstate Medical University; Director, Institute for Cardiovascular Research, University Hospital, Syracuse, New York
Mechanisms of Reentrant Arrhythmias

Michiel Janse, M.D., Ph.D.
Emeritus Professor of Experimental Cardiology, University of Amsterdam Faculty of Medicine; Laboratory of Experimental Cardiology, Academic Medical Center, Amsterdam, The Netherlands
Sustained Ventricular Tachycardia with Heart Disease

Werner Jung, M.D., F.E.S.C.
Professor of Medicine and Head, Department of Cardiology, University of Villingen Faculty of Medicine; Attending, Academic Hospital Villingen, Villingen-Schwenningen, Germany
Devices for the Management of Atrial Fibrillation

Alan Kadish, M.D.
Chester and Deborah C. Cooley Professor of Medicine, Northwestern University Feibberg School of Medicine; Senior Associate Chief, Division of Cardiology, Department of Medicine, Northwestern Memorial Faculty Foundation, Chicago, Illinois
Arrhythmias in Coronary Artery Disease

Demosthenes G. Katritsis, M.D., Ph.D., F.R.C.P., F.A.C.C.
Director, Cardiology Service, Athens Euroclinic, Athens, Greece; Honorary Consultant Cardiologist, Cardiothoracic Centre, St. Thomas' Hospital, London, United Kingdom
Nonsustained Ventricular Tachycardia

George J. Klein, M.D., F.A.C.C., F.R.C.P.C.
Professor of Medicine and Chair, Cardiology Division, Department of Medicine, University of Western Ontario Faculty of Medicine; Chief of Cardiology, Department of Medicine, London Health Sciences Centre, London, Ontario, Canada
Asymptomatic ECG Abnormalities

Helmut Klein, M.D.
Professor of Medicine, Otto von Guericke University School of Medicine; Chief, Department of Cardiology, University Hospital, Magdeburg, Germany
Device Technology for Congestive Heart Failure

Peter R. Kowey, M.D.
Professor of Medicine, Thomas Jefferson University, Jefferson Medical College, Philadelphia; Chief, Cardiovascular Services, Main Line Health System, Lankenau Hospital, Wynnewood, Pennsylvania
Postoperative Arrhythmias after Cardiac Surgery

Fred Kusumoto, M.D.
Associate Clinical Professor of Medicine, University of New Mexico College of Medicine, Albuquerque, New Mexico
Sinus Node Dysfunction; Atrioventricular Block

Chu-Pak Lau, M.D.

Chair Professor, University of Hong Kong School of Medicine; Chief of Cardiology, Queen Mary Hospital, Hong Kong, China

Pacing Technology and Its Indications: Advances in Threshold Management, Automatic Mode Switching, and Sensors

Ralph Lazzara, M.D.

Regent's Professor, Department of Medicine, University of Oklahoma College of Medicine; Medical Director, Cardiac Arrhythmia Research Institute, University of Oklahoma Health Science Center, Oklahoma City, Oklahoma

Sinus Node Dysfunction; Atrioventricular Block

Paul LeLorier, M.D., F.A.C.C.

Assistant Professor of Medicine, Department of Medicine, Division of Cardiology, Boston University School of Medicine; Director, Implantable Cardiac Device Center, Arrhythmia Service, Section of Cardiology, Boston Medical Center, Boston, Massachusetts

Asymptomatic ECG Abnormalities

Samuel Levy, M.D., F.E.S.C., F.A.C.C.

Professor of Cardiology, University of Marseille; Head, Department of Cardiology, Hopital Nord, Marseille, France

Paroxysmal Supraventricular Tachycardias and the Preexcitation Syndromes

Hua Li, Ph.D.

Instructor in Pediatrics, Baylor College of Medicine; Pediatric Cardiology, Texas Children's Hospital, Houston, Texas

Genetics and Cardiac Arrhythmias

Bruce D. Lindsay, M.D.

Associate Professor of Medicine, Washington University School of Medicine; Director, Clinical Electrophysiology Laboratory, Barnes-Jewish Hospital, St. Louis, Missouri

Paroxysmal Supraventricular Tachycardias and the Preexcitation Syndromes; Atrial Tachycardia, Flutter, and Fibrillation; Sustained Ventricular Tachycardia with Heart Disease; Ventricular Tachycardia and Ventricular Fibrillation without Structural Heart Disease; Ventricular Fibrillation

Mark S. Link, M.D.

Associate Professor of Medicine, Tufts University School of Medicine; Co-Director, Cardiac Electrophysiology Laboratory, Tufts–New England Medical Center, Boston, Massachusetts

Principles of Catheter Ablation

Berndt Lüderitz, M.D., F.E.S.C., F.A.C.C., F.A.H.A.

Professor and Chairman, Department of Medicine–Cardiology, University of Bonn Faculty of Medicine, Bonn, Germany

Devices for the Management of Atrial Fibrillation

Nandini Madan, M.B.B.S., M.D.

Associate Professor of Pediatrics, Drexel College of Medicine; Attending Cardiologist, St. Christopher's Hospital for Children, Philadelphia, Pennsylavania

Implantable Cardioverter Defibrillators: Technology, Indications, Implantation Techniques, and Follow-up

Yousuf Mahomed, M.D.

Professor of Surgery, Indiana University School of Medicine; Chief of Adult Cardiothoracic Surgery, Section of Cardiothoracic Surgery, Methodist Hospital, Indianapolis, Indiana

Antiarrhythmic Surgery

Vias Markides, M.D., M.B. (Hons.), B.S. (Hons.), M.R.C.P.

Hon. Senior Lecturer, National Heart and Lung Institute, Imperial College; Consultant, Waller Cardiac Department, St. Mary's Hospital, and Department of Cardiology, Royal Brompton and Harefield NHS Trust, London, United Kingdom

Catheter Mapping Techniques

Barry J. Maron, M.D.

Director, Hypertrophic Cardiomyopathy Center, Minneapolis Heart Institute Foundation, Minneapolis, Minneapolis; Adjunct Professor of Medicine, Tufts University School of Medicine, Boston, Massachusetts

Arrhythmias Associated with Hypertrophic Cardiomyopathy

William J. McKenna, M.D., F.R.C.P., F.A.C.C., F.E.S.C.

BHF Professor of Cardiology and Professor of Inherited Cardiovascular Disorders and Cardiology, The Heart Hospital, University College Hospital, London, United Kingdom

Evaluation and Management of Arrhythmias in Athletes

Rahul Mehra, Ph.D.

Senior Director of Arrhythmia Research, Medtronic Inc., Minneapolis, Minnesota

Fundamentals of Cardiac Stimulation

John M. Miller, M.D.

Professor of Medicine, Indiana University School of Medicine; Director, Cardiac Electrophysiology Services, and Director, Clinical Cardiac Electrophysiology Training Program, Clarion Health System, Indianapolis, Indiana

Antiarrhythmic Surgery

L. Brent Mitchell, M.D., F.R.C.P.C.

Professor and Head, Department of Cardiac Sciences, University of Calgary Faculty of Medicine; Director, Libin Cardiovascular Institute of Alberta, Calgary Health Region, Calgary, Alberta, Canada

Ventricular Fibrillation

Arthur J. Moss, M.D.

Professor of Medicine (Cardiology), University of Rochester School of Medicine and Dentistry; Attending Physician, Department of Medicine, University of Rochester Medical Center, Rochester, New York

Nonsustained Ventricular Tachycardia

Robert J. Myerburg, M.D.

Professor of Medicine and Physiology, Department of Medicine, Division of Cardiology, University of Miami School of Medicine; Attending, Jackson Memorial Hospital, Miami, Florida

Sustained Ventricular Tachycardia with Heart Disease; Ventricular Fibrillation

Gerald Naccarelli, M.D.
Bernard Trabin Chair of Cardiology and Professor of Medicine, Pennsylvania State University College of Medicine; Director, Cardiovascular Center, Milton S. Hershey Medical Center, Hershey, Pennsylvania
Sinus Node Dysfunction; Atrioventricular Block

Stanley Nattel, M.D.
Professor of Medicine, Paul-David Chair in Cardiovascular Electrophysiology, University of Montreal Faculty of Medicine; Cardiologist, Montreal Heart Institute, Montreal, Quebec, Canada
Atrial Tachycardia, Flutter, and Fibrillation

Iacopo Olivotto, M.D.
Staff Physician, Department of Cardiology, Azienda Ospedaliera Universitaria Careggi, Florence, Italy
Arrhythmias Associated with Hypertrophic Cardiomyopathy

Craig M. Pratt, M.D.
Professor of Medicine, Baylor College of Medicine; Director of Research, DeBakey Heart Center, and Director of Coronary Care Unit, The Methodist Hospital, Houston, Texas
Interpretation of Clinical Trials: How Mortality Trials Relate to the Therapy of Atrial Fibrillation

Mark Preminger, M.D.
Associate Professor of Medicine, UMDNJ Robert Wood Johnson Medical School; Director, Electrophysiology Laboratory, Robert Wood Johnson University Hospital, New Brunswick, New Jersy
Implantable Cardioverter Defibrillators: Technology, Indications, Implantation Techniques, and Follow-up

Kara J. Quan, M.D.
Assistant Professor of Medicine, Case Western Reserve University School of Medicine; Director, Electrophysiology Laboratory, Heart and Vascular Research Center, MetroHealth Campus, Cleveland, Ohio
Ventricular Fibrillation

Vivek Y. Reddy, M.D.
Director, Experimental Electrophysiology Laboratory, Cardiac Arrhythmia Service, Massachusetts General Hospital, Boston, Massachusetts
Sudden Cardiac Death

Larry A. Rhodes, M.D.
Associate Professor of Pediatrics, University of Pennsylvania School of Medicine; Director, Electrophysiology Unit, The Children's Hospital of Philadelphia, Philadelphia, Pennsylvania
Evaluation and Management of Arrhythmias in a Pediatric Population

Hygriv B. Rao, M.D., D.M.
Research Fellow, Electrophysiology Research Foundation, Warren; PBI Regional Medical Center, Passaic, New Jersey
Devices for the Management of Atrial Fibrillation

Dionyssios A. Robotis, M.D.
Assistant Professor of Medicine, SUNY Downstate Medical Center College of Medicine; Director, Electrophysiology Laboratory, VA Medical Center, Brooklyn, New York
Arrhythmias and Electrolyte Disorders

Dan M. Roden, M.D.
Professor of Medicine and Pharmacology, Department of Clinical Pharmacology, Vanderbilt University School of Medicine; Director, Division of Clinical Pharmacology, Vanderbilt University Hospital, Nashville, Tennessee
Molecular and Cellular Basis of Cardiac Electrophysiology

Micheal R. Rosen, M.D.
Gustavus A. Pfeiffer Professor of Pharmacology and Professor of Pediatrics, Columbia University College of Physicians and Surgeons; Director, Center for Molecular Therapeutics, New York, New York
Principles of Electropharmacology

David Rosenbaum, M.D.
Associate Professor of Medicine, Biomedical Engineering, Physiology, and Biophysics, Case Western Reserve University School of Medicine; Director, Heart and Vascular Research Center, MetroHealth Campus, Case Western Reserve University, Cleveland, Ohio
Ventricular Fibrillation

Jeremy N. Ruskin, M.D.
Associate Professor of Medicine, Harvard Medical School; Director, Cardiac Arrhythmia Service, Massachusetts General Hospital, Boston, Massachusetts
Sudden Cardiac Death

Mohammad Saeed, M.D.
Assistant Professor of Medicine, University of Texas Medical Branch; Director, Cardiac Electrophysiology Laboratory, University of Texas Medical Branch, Galveston, Texas
Principles of Catheter Ablation

Scott Sakaguchi, M.D.
Associate Professor of Medicine, University of Minnesota Medical School; Cardiac Arrhythmia Center, University Hospital, Minneapolis, Minnesota
Autonomic Nervous System and Cardiac Arrhythmias

Sanjeev Saksena, M.B.B.S., M.D., F.A.C.C., F.E.S.C., F.A.H.A., F.H.R.S.
Clinical Professor of Medicine, Robert Wood Johnson School of Medicine, Piscataway; Director, Cardiovascular Institute and Arrhythmia/Pacemaker Service, PBI Regional Medical Center, Passaic, New Jersey
Atrioventricular Block; Paroxysmal Supraventricular Tachycardias and the Preexcitation Syndromes; Sustained Ventricular Tachycardia with Heart Disease; Ventricular Tachycardia and Ventricular Fibrillation without Structural Heart Disease; Implantable Cardioverter Defibrillators: Technology, Indications, Implantation Techniques, and Follow-up; Devices for the Management of Atrial Fibrillation; Device Technology for Congestive Heart Failure

Faramarz H. Samie, M.D.
Resident, Department of Dermatology, University of Rochester Medical Center, Rochester, New York
Mechanisms of Reentrant Arrhythmias

Irina Savelieva, M.D.
Clinical Research Fellow, Department of Cardiac and Vascular Sciences, St. George's Hospital Medical School, London, United Kingdom
Atrial Tachycardia, Flutter, and Fibrillation; Noninvasive Electrophysiology

Richard J. Schilling, M.D.
Honorary Senior Lecturer, Queen Mary University of London; Consultant Cardiologist, St. Bartholomew's Hospital, London, United Kingdom
Catheter Mapping Techniques

Mark H. Schoenfeld, M.D., F.A.C.C.
Clinical Professor of Medicine, Yale University School of Medicine; Director, Cardiac Electrophysiology and Pacemaker Laboratory, Hospital of Saint Raphael, New Haven, Connecticut
Pacemaker Insertion, Revision, Extraction, and Follow-up

Peter J. Schwartz, M.D.
Professor and Chairman, Department of Cardiology, University of Pavia School of Medicine; Chief, Coronary Care Unit, IRCCS Policlinico S. Matteo, Pavia, Italy
The Long QT Syndrome

David Schwartzman, M.D.
Associate Professor of Medicine–Cardiac Electrophysiology, University of Pittsburgh School of Medicine; Director, Atriology, University of Pittsburgh Medical Center–Presbyterian, Pittsburgh, Pennsylvania
Imaging Techniques in Interventional Electrophysiology

Dipen Shah, M.D.
Associate Physician, Cardiology Service, Canton Hospital of the University of Geneva, Geneva, Switzerland
Curative Catheter Ablation for Supraventricular Tachycardia: Techniques and Indications

Sanjay Sharma, M.D., M.R.C.P.
Honorary Clinical Lecturer, University Hospital Lewisham; Consultant Cardiologist, University Hospital Lewisham, London, United Kingdom
Evaluation and Management of Arrhythmias in Athletes

Bramah N. Singh, M.D., D.Phil., D.Sc.
Professor of Medicine, David Geffen School of Medicine at UCLA; Staff Cardiologist, VA Greater Los Angeles Healthcare System, Los Angeles, California
Antiarrhythmic Drugs

Kaori Shinagawa, M.D., Ph.D.
Instructor in Medicine; Keio University School of Medicine; Cardiologist, Eiju-Sogo Hospital, Tokyo, Japan
Atrial Tachycardia, Flutter, and Fibrillation

Allan C. Skanes, M.D., F.R.C.P.C.
Associate Professor, Department of Medicine, University of Western Ontario Faculty of Medicine; Director of Electrophysiology Laboratory, Arrhythmia Service, Division of Cardiology, London Health Sciences Centre, London, Ontario, Canada
Asymptomatic ECG Abnormalities

Jasbir Sra, M.D.
Clinical Professor of Medicine, University of Wisconsin Medical School—Milwaukee Clinical Campus; Attending, St. Luke's/Aurora Sinai Medical Centers, Milwaukee, Wisconsin
Ventricular Tachycardia

William G. Stevenson, M.D.
Associate Professor of Medicine, Harvard Medical School; Director, Clinical Cardiac Electrophysiology Program, Brigham and Women's Hospital, Boston, Massachusetts
Sustained Ventricular Tachycardia with Heart Disease; Ventricular Fibrillation

Gordon Tomaselli, M.D.
Professor of Medicine and Molecular Medicine, Johns Hopkins University School of Medicine; Attending, Johns Hopkins Hospital, Baltimore, Maryland
Molecular and Cellular Basis of Cardiac Electrophysiology

Paul Touboul, M.D.
Professor of Cardiology, University of Lyon, Faculty of Medicine; Head, Cardiovascular Section, Hôpital Cardiovasculaire Louis Pradel, Lyon, France
Arrhythmogenic Right Ventricular Cardiomyopathy

Jeffrey A. Towbin, M.D.
Professor of Pediatrics, Molecular and Human Genetics, Baylor College of Medicine; Chief, Pediatric Cardiology, Texas Children's Hospital, Houston,Texas
Genetics and Cardiac Arrhythmias

Jacques Turgeon, Ph.D., B.Pharm.
Dean, Faculty of Pharmacy, Université de Montréal, Montreal, Quebec, Canada
Principles of Clinical Pharmacology

Gioia Turitto, M.D.
Associate Professor of Medicine, SUNY Downstate Medical Center College of Medicine; Director, Coronary Care Unit and Cardiac Electrophysiology Laboratory, University Hospital of Brooklyn, Brooklyn, New York
Arrhythmias and Electrolyte Disorders

George F. Van Hare, M.D.
Professor of Pediatrics, Stanford University School of Medicine, Stanford; Director, Pediatric Arrhythmia Center at UCSF and Stanford–UCSF Children's Hospital, San Francisco, and Lucile Packard Children's Hospital, Palo Alto, California
Arrhythmias Associated with Congenital Heart Disease

Mattes Vatta, Ph.D.
Assistant Professor of Pediatrics, Baylor College of Medicine; Pediatric Cardiologist, Texas Children's Hospital, Houston, Texas
Genetics and Cardiac Arrhythmias

Victoria L. Vetter, M.D.
Professor of Pediatrics, University of Pennsylvania School of Medicine; Chief, Division of Cardiology, The Children's Hospital of Philadelphia, Philadelphia, Pennsylvania
Evaluation and Management of Arrhythmias in a Pediatric Population

Galen Wagner, M.D.
Associate Professor, Duke University School of Medicine, Durham, North Carolina
Basic Electrocardiography

Albert L. Waldo, M.D.

Walter H. Pritchard Professor of Cardiology, Professor of Medicine, and Professor of Biomedical Engineering, Case Western Reserve University School of Medicine; Director, Clinical Cardiac Electrophysiology Program, University Hospitals of Cleveland, Cleveland, Ohio

Interpretation of Clinical Trials: How Mortality Trials Relate to the Therapy of Atrial Fibrillation

Bruce Walker, M.B.B.S., Ph.D.

Lecturer in Medicine, University of New South Wales Faculty of Medicine; Visiting Medical Officer, Department of Cardiology, Sydney, New South Wales, Australia

Asymptomatic ECG Abnormalities

Mariah L. Walker, Ph.D.

Visiting Scientist, Heart and Vascular Research Center, MetroHealth Campus, Case Western Reserve University, Cleveland, Ohio

Ventricular Fibrillation

Paul J. Wang, M.D.

Professor of Medicine, Stanford University School of Medicine; Director, Cardiac Arrhythmia Service and Cardiac Electrophysiology Laboratory, Stanford Hospital and Clinics, Stanford, California

Principles of Catheter Ablation

Wojciech Zareba, M.D., Ph.D.

Associate Professor of Medicine (Cardiology), University of Rochester Medical School, Rochester, New York

Nonsustained Ventricular Tachycardia

译校者名单

主　译　浦介麟

副主译　洪　江

译校者名单（按姓氏笔画排序）

马　坚　中国医学科学院阜外医院
马克娟　中国医学科学院阜外医院
王　焱　厦门大学附属中山医院
王方正　中国医学科学院阜外医院
王乐信　澳大利亚 Charles Sturt 大学
王洪涛　中国医学科学院阜外医院
牛红霞　中国医学科学院阜外医院
牛国栋　中国医学科学院阜外医院
方丕华　中国医学科学院阜外医院
孔爱玲　上海交通大学附属第一人民医院
史浩颖　上海交通大学附属第一人民医院
华　伟　中国医学科学院阜外医院
华　潞　中国医学科学院阜外医院
朱　俊　中国医学科学院阜外医院
朱彦琪　上海交通大学附属第一人民医院
任振芳　中国医学科学院阜外医院
任晓庆　中国医学科学院阜外医院
刘少稳　复旦大学附属中山医院
孙　冰　同济大学附属同济医院
孙同文　郑州大学附属第一医院
孙国建　中国医学科学院阜外医院
孙宝贵　上海交通大学附属第一人民医院
孙瑞龙　中国医学科学院阜外医院

来　晏　　同济大学附属东方医院
李　宁　　中国医学科学院阜外医院
李　莉　　第二军医大学长海医院
李学斌　　北京大学人民医院
李晓枫　　中国医学科学院阜外医院
李毅刚　　上海交通大学医学院附属新华医院
杨文艺　　上海交通大学附属第一人民医院
杨德业　　温州医学院第一附属医院
汪　芳　　上海交通大学附属第一人民医院
张　锋　　上海交通大学附属第一人民医院
张　澍　　中国医学科学院阜外医院
张代富　　同济大学附属东方医院
陈　岗　　上海交通大学附属第一人民医院
陈艺贤　　香港玛嘉列医院
陈若菡　　中国医学科学院阜外医院
陈柯萍　　中国医学科学院阜外医院
陈颖敏　　上海交通大学医学院附属仁济医院
吴寿岭　　华北煤炭医学院附属开滦医院
周晓旭　　上海交通大学附属第一人民医院
郑黎晖　　中国医学科学院阜外医院
孟　舒　　上海交通大学医学院附属新华医院
孟伟栋　　上海交通大学附属第一人民医院
郝　冰　　华北煤炭医学院附属开滦医院
赵　学　　第二军医大学长征医院
赵新然　　中国医学科学院阜外医院
洪　江　　上海交通大学附属第一人民医院
姚　焰　　中国医学科学院阜外医院
骆合德　　第二军医大学长征医院
唐　恺　　中国医学科学院阜外医院
高　鑫　　中国医学科学院阜外医院
浦介麟　　中国医学科学院阜外医院

贾玉和　　中国医学科学院阜外医院
崔　勇　　第二军医大学长海医院
黄卫斌　　厦门大学附属中山医院
麻付胜　　中国医学科学院阜外医院
楚建民　　中国医学科学院阜外医院
谭　琛　　北京武警总医院
廖德宁　　第二军医大学长征医院
滕思勇　　中国医学科学院阜外医院

原序一

从 20 世纪末以来，心律失常领域的基础和临床电生理知识，以及从基础向临床的转化，开始呈指数增长。从 20 世纪 70 年代开始，经过 80 年代和 90 年代，一直到现在，变化的速度非常惊人。过去十余年间，在这个日新月异的领域，出现大量总结其飞速进展的文献。临床心血管医师或是相关专业的医师，面对如此大量的信息几乎无所适从。除了认知上的迅速更新，电生理技术本身也已经从简单的以明确诊断和心律失常机制为目的，发展为一种治疗手段，可以永久性消除某些心律失常而成为干预性的临床治疗措施。最后，临床应用的新药物更为我们提供了很多新的武器。

现行的大多数教科书，都使用了一个经典的模式，试图把很多的信息聚合在一起，知识的各种元素都从单一学科角度来理解和处理。这样处理对那些对某个专题感兴趣的读者很有帮助，但对于一个想获得整体概念的读者就显得很繁重。并且，该领域学生的负担尤其沉重，他们不得不把四面八方来源的信息和研究上的进展整合起来。基于以上原因，本书采用了一种独特的编纂方法，把一个专题的不同方面整合到各个章节。尤其特别的是，通常是多个作者编写一本书，而本书是多个作者编写一章书。这样使得每一章的每个段落都是专家的意见，给读者一个关于该专题的高水平的概述。这种互动方式的有效性在第二部分尤显突出，每种心律失常都由多个作者一起阐述。

我们祝贺主编 Saksena 和 Camm，副主编 Boyden、Dorian 和 Goldschlager，以及百余位作者们，他们所撰写的著作对我们颇多助益。

Agustin Castellanos, M.D.
Robert J. Myerburg, M.D.

原序二

一般而言，在心血管领域，每隔 5 年大约一半的知识就需要更新。心律失常领域更是日新月异，其三大主要方向（基础研究、临床知识和医疗技术）的研究成果在不断地更新我们的视野和认知。

因此，为了保持在知识的前沿，我们需要定期对所有的新进展进行全面的回顾和总结。要成功编纂这样的总结材料并不容易。完成一部各方面平衡的著作，需要有经验的知名编辑，甄选并组织不同领域高水平的专家，使其通力合作，倾心为之。

通读《心脏电生理疾病》后，我欣喜地发现，编者及作者们完美地实现了这一目标。该书对目前心律失常机制与治疗的进展作了精彩的总结与阐述，相信会使所有的心血管医师受益匪浅。

Hein J. Wellens, M.D.

著者前言

20 世纪后期，心血管医学的巨大进展，以及传播信息手段的不断更新，成就了史无前例的医学巨变。在心律失常领域的基础研究、治疗技术以及这些治疗方法在临床中的应用等方面的更新更是达到了顶点。在 21 世纪的曙光中，医学生们学习心律失常时，面对如此庞大的信息却无从将它们与传统医学院校课程中的教学手段相贯通起来。

医学生们迫切需要一本分析、筛选、吸收最新信息的，并将它们与心电生理的传统概念融合起来的教科书，本书即应运而生。《心脏电生理疾病》适用于专业的临床医师（心内科医师、心电生理医师）也可作为那些参与照料心律失常患者的医务人员的培训教材。基于这种努力，我们试图打破某些传统的模式，以避免把心律失常分解得零零碎碎。本书按临床参考书筹划，以便为临床执业医师（心内科医师、心电生理医师）、实习医生或研究人员构建电生理领域的整体轮廓，并可以将这些信息应用在日常的医学实践中。但本书也尽量丰富翔实，使每个章节都可以提供全面的参考信息。

要达到这个宏伟目标，我们首先要应对信息呈递与传播手段的重要发展，可以预示 21 世纪医学教育的发展方向。心律失常的研究尤其如此。但是，我们都坚信传统的心律失常教学手段，比如心电图仍是必需的，其作用将会被艺术性的推理开发到极致。简明的体格检查及生化检查数据、三维图像以及复杂的心腔内电图，并把它们和心电图结合起来很有必要。要把基础研究新知识的细节提供给临床医师和研究者们，并转化为医疗技术，是普遍的主题。我们大量使用图例、表格和流程图来简化复杂的内容以达到这一目标。为了与目前的临床实践保持一致，我们正式要求在很多章节专门讨论了循证医学的内容。

本书的五大部分各自成篇，根据不同的教学需要可以用作专题论述，但是每部分也补充其他章节中对某专题的阐述。我们尽量减少各部分或章节之间的交叉重复，并在文中注明相关的链接以避免重复。我们在第二部分中采用一章由多位作者执笔、每位作者分别单独撰写某章节的形式，是基于我们的偏见，我们认为，这些章节涵盖的知识面太广，需要该领域各个研究方向的专家提供该专题的核心知识。这种做法是独特的，我们认为这样会使每个章节都是出自权威之手，是令人信服的。

我们有幸邀请到多方专家并组成了一个精干的编辑队伍，他们经验丰富，在传统概念与新知识之间架起了一座畅通的桥梁。我们从 90 年代后期决定编著这本书时开始，并在以后的辛苦工作中，相互学到了很多东西。来自 15 个国家的 115 位作者执笔的书稿是本书的灵魂。这些专家们的力作也体现出全球对心律失常的兴趣和关注。全球的努力打造了属于全球的作品。对于作者们，我们谨致以最深切的感激，并祝愿本书最终付梓之时，至少是一本对得起他们辛勤劳动的作品。我们的同道以及 Elsevier 公司编辑、出版和发行部门的全体员工的鼎力支持使整个过程得以顺利完成。我们特别要感谢 Celeste Simmons、Ina Ellen Wendler、Irina Savelieva、Jennifer Shreiner 和 Anne Lenehan 等女士们的辛勤努力。

作为资深编辑，我们有机会自己策划了这本书，这反过来有助于确定我们对于现行心律失常教育的看法。我们真切希望这本书能够满足读者的期望，提高他们对心律失常的兴趣和知识。若果真如此，则我们的一切努力就得到了最好的回报。

Sanjeev Saksena
Alan John Camm

序一

数年前，我组织了全国的知名电生理专家编写了《临床心脏电生理学》大型参考书。如今，心脏电生理领域又有新的发展，出现了一系列的新概念、新理论、新技术、新方法。浦介麟教授主译的《心脏的电生理疾病》及时反映了电生理的前沿，对心脏的电生理疾病从病因、机制、治疗等各方面作了系统的阐述。原书的作者均是世界上电生理学权威，因此，读者能在较短的时间内掌握心脏电生理疾病的研究进展。

浦介麟教授在国外著名大学工作多年，在临床心脏电生理方面造诣颇深，英文功底又极其扎实。本书的译校者都是国内一流的电生理专家和学者，处于风华正茂的年龄，他们携手合作，使本书成为一本力作。看到这些后起之秀朝气蓬勃、意气风发，深感我国的电生理学事业前景光明，后继有人。本书的出版，将会推动我国心脏电生理学的发展，故欣然为之作序。

陈　新

序二

自上个世纪 Einthoven 发明心电图机以来，人们对心电现象的认识与探索一直没有停留，1987 年华人学者 Huang SK 等开创了导管射频消融心律失常的先河，使得临床心脏电生理的研究以及心律失常的治疗进入了崭新阶段，心律失常的治疗理念也随之发生了质的变化。

人们对心脏电学疾病的研究方法也不再局限于标准心电图，动态心电图、运动试验、心率震荡、直立倾斜试验、信号平均心电图、心率变异性、压力反射敏感性、T 波电交替、心率震荡等多种无创性检查方法层出不穷；有创检查也不再局限于希氏束电图，各种标测系统包括三维标测系统先后问世；消融方法也不断改进，消融的能源包括射频、超声、激光、微波、冷冻等；具有复杂功能的新型起搏器和 ICD 不断推出；对电生理疾病已经从心电图、心内电生理、细胞电生理、基因等方面进行多层次、多水平的研究。

面对电生理领域的迅速变化，我国的临床医师和电生理研究人员需要及时更新知识，尽量与国际同步。浦介麟教授主译的《心脏电生理疾病》正如甘霖，是一本难得的参考书。原书由当今电生理学界名流亲自执笔，反映了当前电生理学进展。书中对常见电生理疾病的病因、机制、临床表现、治疗等有详尽的阐述，对一些少见电生理疾病也有一定的介绍。静心阅读，必能有所裨益。

本书行文流畅，通俗易懂，译者对全书反复斟酌、推敲，尽量忠实原文，同时纠正了原书中的错误，反映了译者尤其是主译者严谨的治学作风。

郭继鸿

译者前言

近数十年来，心脏电生理学的发展日新月异，新理论、新技术层出不穷。《心脏电生理疾病》正反映了当前电生理学的最新进展。原书副主编 Boyden 教授是我的博士后导师，在美国哥伦比亚大学从事药理学和心脏电生理研究数十载，在心脏电生理方面造诣很深。她十分希望本书能以中文版奉献给中国读者。感谢恩师对我多年的培养和悉心指导，以及对本书中译版的热情鼓励和支持。

本书的特点是内容新颖、通俗易懂、实用性强，是一本临床参考书。本书侧重临床电生理疾病，同时介绍发病机制，包括细胞电生理学基础，有较大的临床实用价值。本书的作者均是世界一流的电生理专家，分别撰写各自所重点研究的领域，某些章节分别由几位专家共同执笔，以保证本书专业水平的权威性。

本书中译本云集了北京、上海等地在临床、科研一线的中青年专家，多数具有国外留学、深造的背景，既有扎实的电生理学专业知识，又有较高的外语水平。他们精心的杰作值得读者的信赖。对他们为之付出的辛勤汗水，我们表示衷心地感谢！没有他们的努力，本书的出版是不可能的。

十分感谢我国临床电生理学老前辈、德高望重的孙瑞龙教授为本书审校了很多重要章节，逐字逐句地推敲，他的严谨治学精神为本书增色生辉。翻译本书能得到他如此地厚爱，我们深感荣幸。

特别感谢洪江博士任劳任怨，在本书的翻译、审校、编辑、出版等诸多方面做了大量的工作，献出了他许多美好的青春时光，使得本书能如期完成。

感谢北京大学医学出版社对本书的出版给予了大力支持，使本书得以付梓。

本书适合于心电生理和起搏专科医师、心脏科医师、内科医师、急诊科医师、心律失常基础研究人员、研究生、博士后研究员等阅读参考。

虽然全体译校人员尽了最大努力，纰漏之处在所难免，望广大读者批评指正。更希望广大读者共同参与，共同推动我国电生理事业的进一步发展。

浦介麟

目录

第一部分

心律失常学的基础知识

第二部分

心律与心律失常

第三部分

临床综合征

第四部分

其他疾病相关的心律失常

第五部分

药物和介入治疗

心脏
电生理疾病

Electrophysiological Disorders of the Heart

彩 图

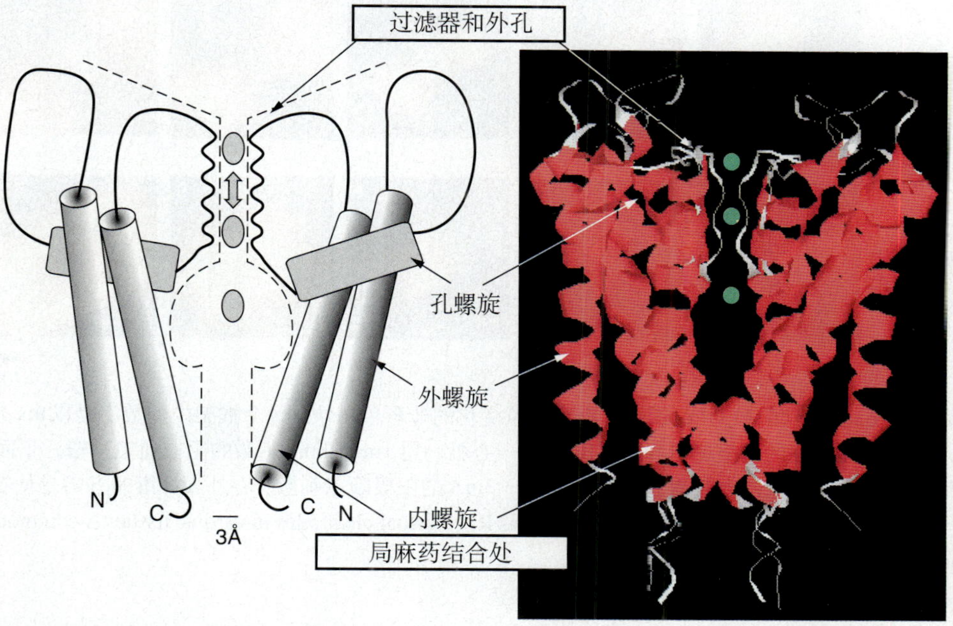

彩图 1-10　KcsA 细菌的内向整流钾通道的晶体结构[138]。**左图**：通道的结构特征。4 个通道亚单位的每一个（只显示了 2 个亚单位），包含两个 α 螺旋跨膜重复序列、一个孔螺旋和形成 K^+ 选择性孔的钾通道标志序列。**右图**：KcsA 的结构，肽骨架以丝带状存在。通透性通路的特征包括在这一孔中有 2～3 个钾离子，通过离子与离子的排斥，易化了高速的离子转运；大的内侧前厅区由外螺旋或 M2 螺旋的羧基端部分构成，M2 螺旋对应于电压依赖性 K^+ 通道的 S6 段，介导了抗心律失常药物与通道的结合。

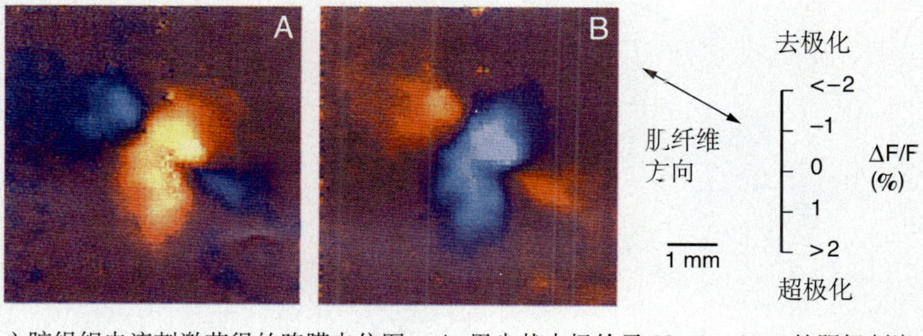

彩图 8-14　在不应期给予心脏组织电流刺激获得的跨膜电位图。**A.** 用尖状电极给予 10mA、2 ms 的阴极刺激产生的图像。记录到“犬骨”形状的去极化区域（橙色）和一对邻近的超极化区域（蓝色）。纤维方向是从右下方至左上方。颜色标尺表示荧光变化分级。**B.** 在心脏相同部位用 10mA、2 ms 阳极电刺激所得的图像。记录到“犬骨”是一个超极化区域（蓝色）和邻近的去极化区域（橙色）。(Reproduced from: Wikswo JP, Lin SF, Abbas RA: Virtual electrodes in cardiac tissue: A common mechanism for anodal and cathodal stimulation. Biophys J. 1995;69:2195-210.)

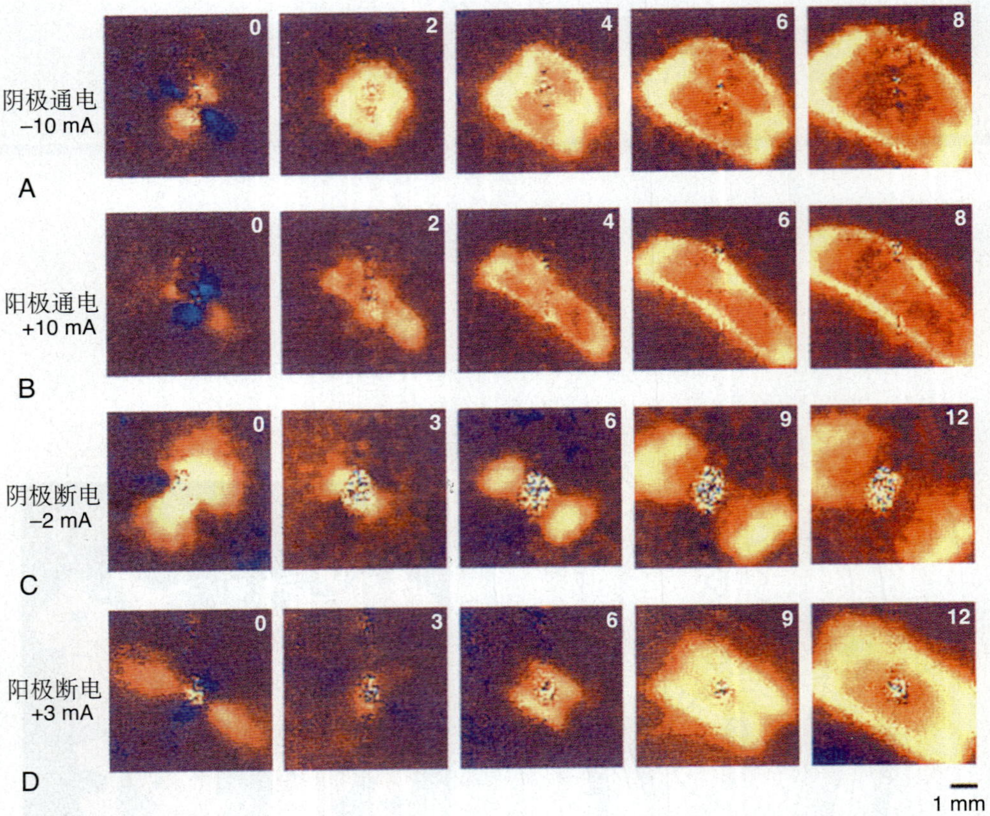

彩图8-16　电流进入完全复极化的可兴奋心脏组织引起跨膜电位变化的非彩色图像。每个框架内的数字是以ms为单位的时间。上面两排：通电兴奋。**A.** 用1ms 10mA刺激的阴极通电兴奋；**B.** 在同一心脏，用1ms 10mA刺激的阳极通电兴奋。下面两行：断电刺激。**C.** 在另外一个心脏，用180ms 2mA的阴极断电刺激。**D.** 用150ms、3mA的阳极断电刺激。心外膜纤维的方向是从右下方到左上方。颜色标尺与图8-14一致。（Reproduced from：Wikswo JP, Lin SF, Abbas RA: Virtual electrodes in cardiac tissue: A common mechanism for anodal and cathodal stimulation .Biophys J 1995;69:2195-210.）

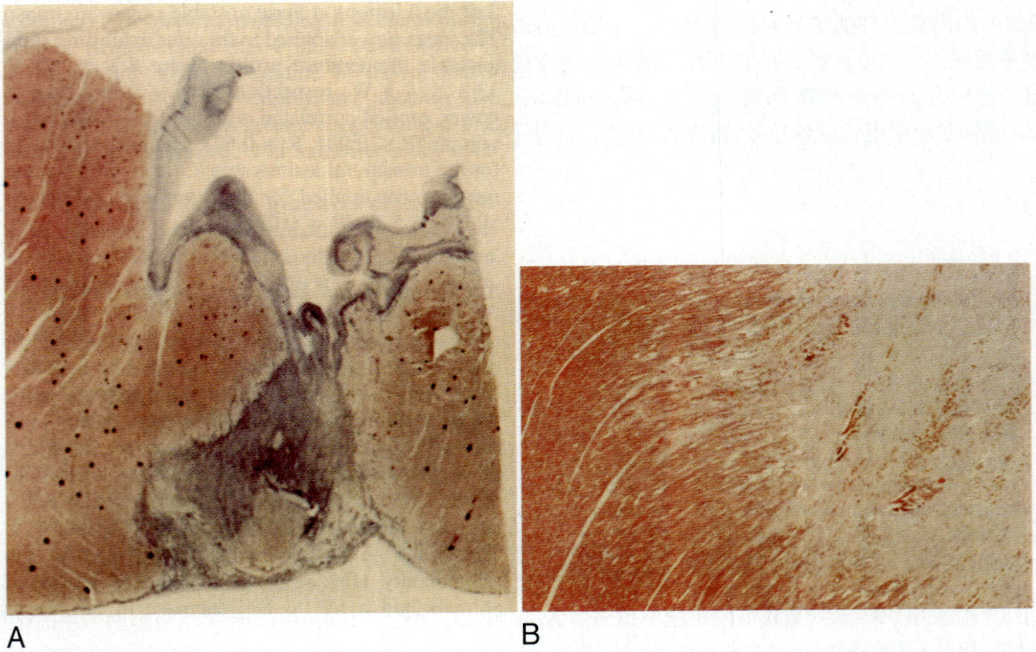

彩图10-7　微波消融损伤的组织学。**A.** 应用微波产生的心室透壁性损伤（低倍显微镜下观）。损伤是透壁性的，从心内膜表面延伸到心外膜。**B.** 心室肌损伤的高倍显微镜下观。注意大量的纤维组织和界限清楚的损伤边缘区。Masson三色染色。（Adapted with permission from Vanderbrink B, Gilbride C, Aronovitz M, et al: Safety and efficacy of a steerable temperature monitoring microwave catheter system for ventricular myocardial ablation. J Cardiovasc Electrophysiol 2000; 11: 305-310.）

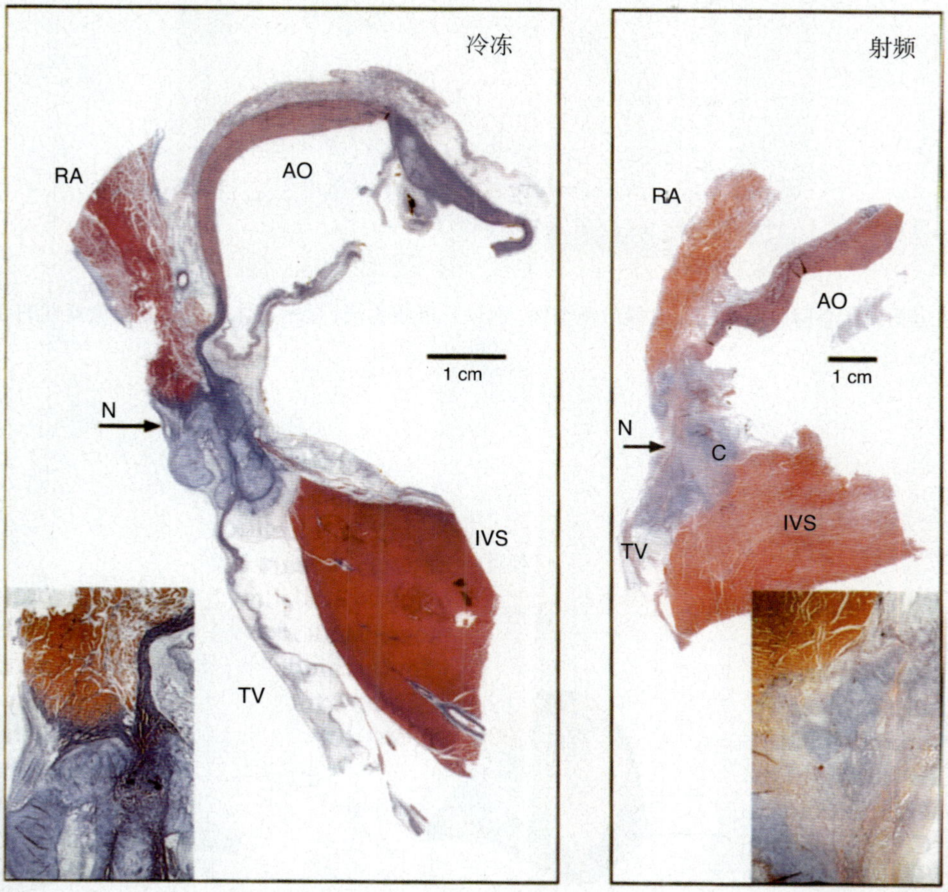

彩图10-8　**左图**：犬房室结冷冻消融的慢性损伤（Azan染色）。均匀的纤维组织从右心房壁通过中心纤维体伸向室间隔肌部。插图：高倍放大：在纤维带内无存活心肌。蓝色代表纤维组织，红色代表正常组织。 **右图**：犬房室结射频消融的慢性损伤（Azan染色）。注意瘢痕带内的纤维组织内有存活心肌。插图：高倍放大：损伤含有不均质的纤维组织，有存活心肌带和软骨形成。边界不及冷冻消融产生的损伤清楚。AO：主动脉；C：软骨；IVS：室间隔；N：致密房室结；RA：右心房；TV：三尖瓣。（Adapted with permission from Rodriguez LM, Leunissen J, Hoekstra A, et al: Transvenous could mapping and cryoablation of the AV node in dogs: Observations of chronic lesions and comparison to those obtained using radiofrequency ablation. J Cardiovasc Electrophysiol 1998; 9: 1055-1061.）

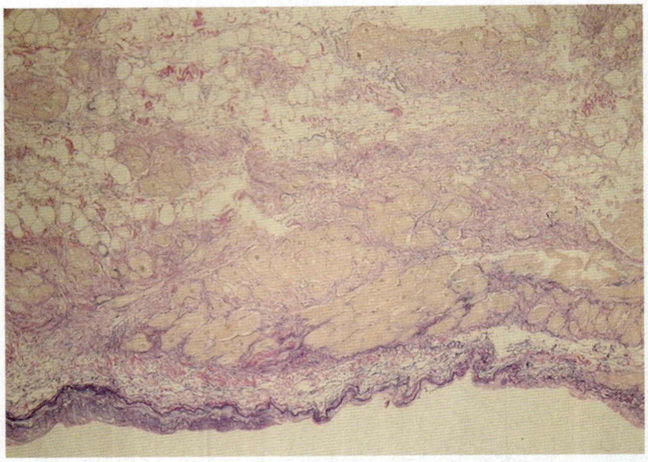

彩图15-9 一位持续性房颤患者心房肌细胞的光学显微镜图像。通过三色染色法，显示在体积增大的空泡变性的心房肌细胞内有糖原及脂肪沉积。

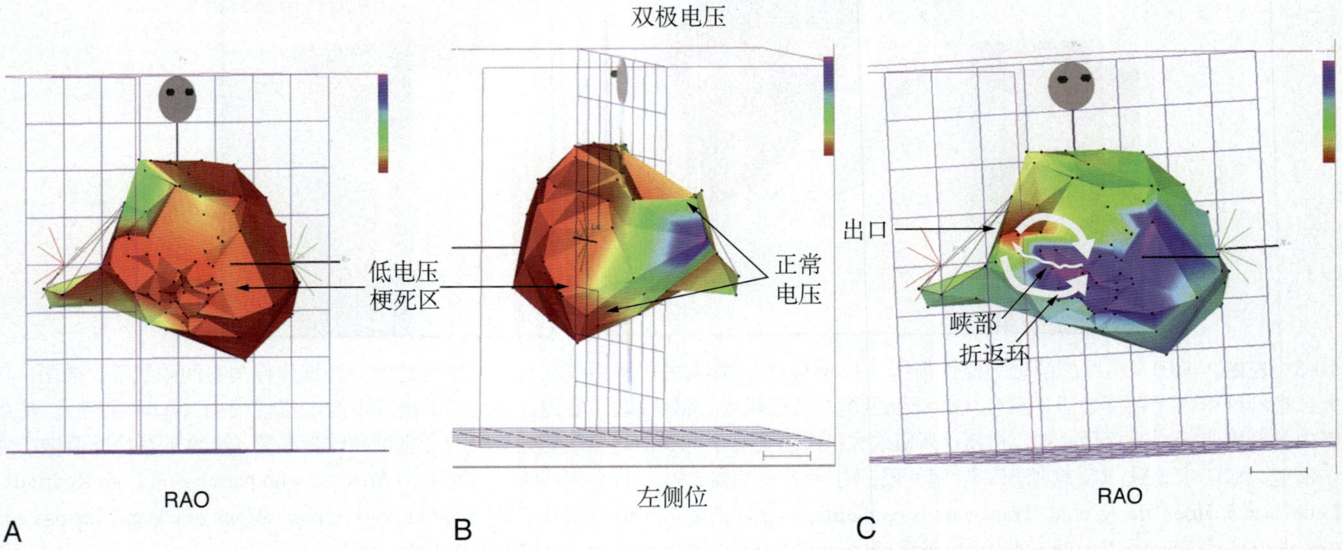

彩图17-17 对一个既往有前壁心肌梗死病史的室速患者的标测。**A和B.** 通过点到点移动标测导管所获得的右前斜位（RAO）和左前斜位（LAO）下左心室的标测图。图中的不同颜色代表电位图电压的大小；低电压区用红色、黄色及橙色表示。正常的电压用绿色、蓝色和紫色表示。图中见到的大片区域的低电压区，可认为是梗死区，范围从间隔、心尖直到前壁。**C.** 在室速发作时得到的激动顺序标测图，白色箭头所指代表折返环。室速折返环的峡部位于间隔面。折返的波阵面从心尖部沿着间隔面传到基底部，出口在基底部附近（红色），然后分成2个波阵面，一个向上传导，另一个向下传回峡部。

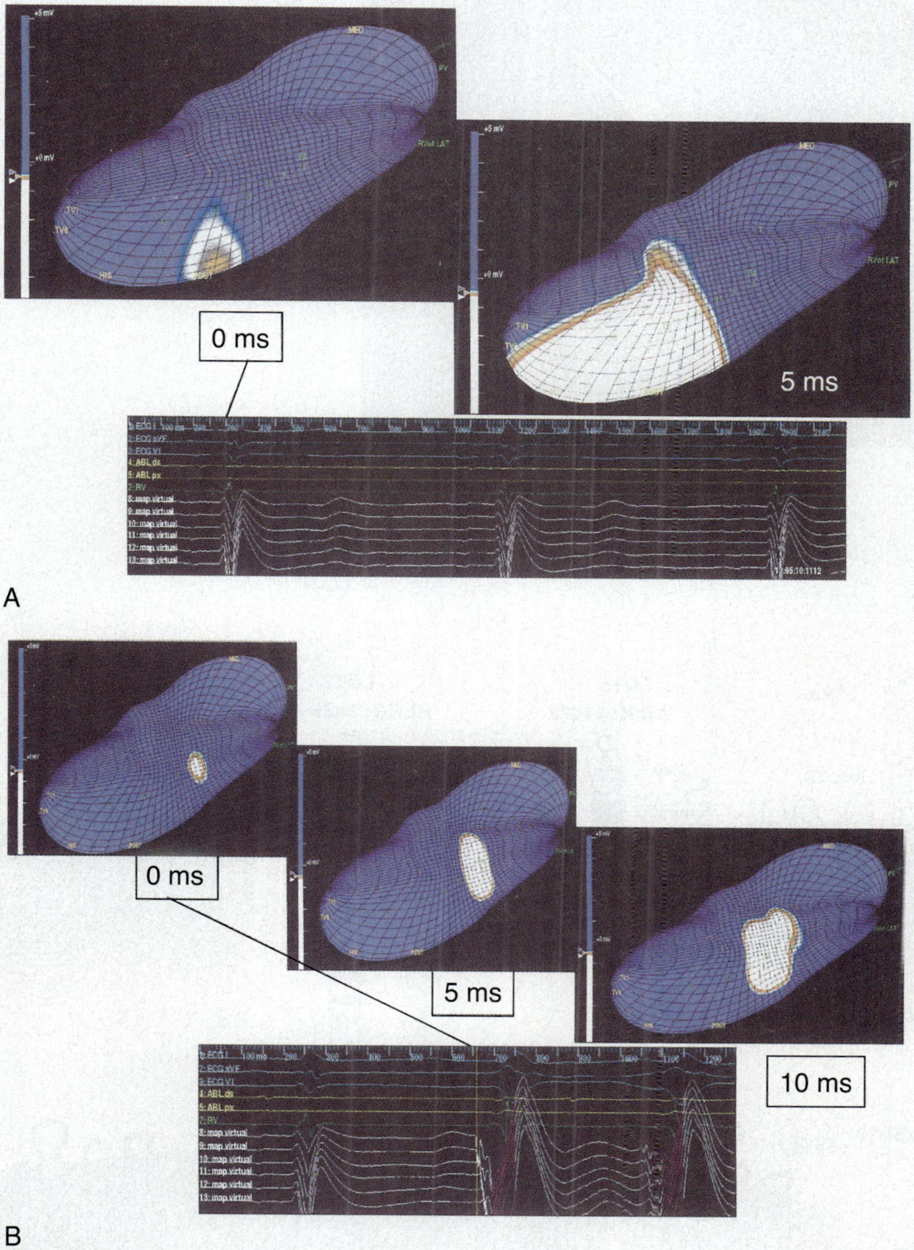

彩图 18-4　起源于 RVOT 室速的三维非接触标测图。**A.** 窦性心律。**B.** VT，来自 RVCT。流出道的非接触标测在一系列记录上呈现为有 VT 波阵面的长椭圆形腔室，可见到局部起源点离心性传播。RV：右心室。发作后以毫秒定时。在三维图下方是标准 ECG 导联、aVF 和 V_1，以及虚拟的电描记图。

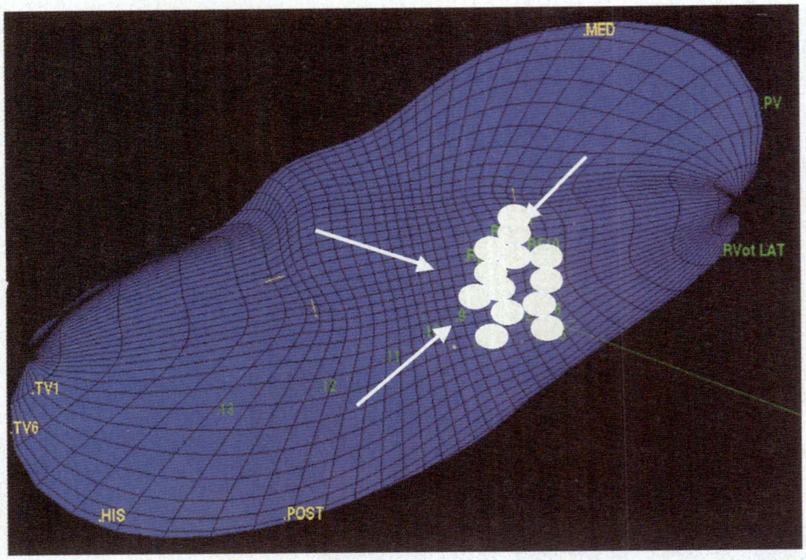

彩图18-5　图18-4所示的右室流出道VT患者，经三维非接触性标测进行导管消融。在局灶起源部位及周围区域标记出了消融灶（圆形标记），VT消融成功。

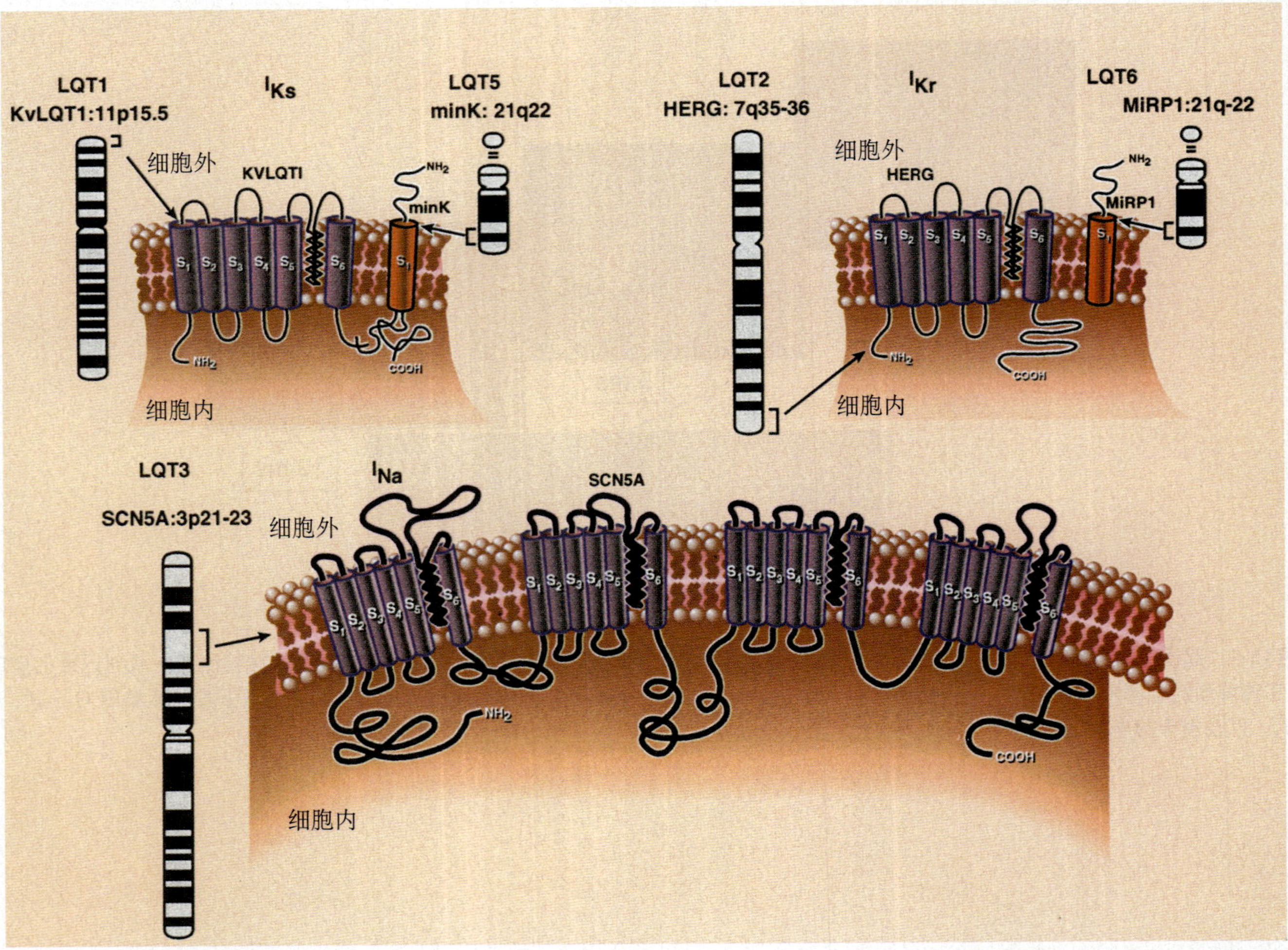

彩图27-3　室性心律失常遗传学。长QT综合征确定的遗传位点和已知基因及离子通道蛋白结构。注意钾离子通道α亚单位*KVLQT1*和*HERG*需要与β亚单位组合（*minK*和*KVLQT1*=I_{Ks}；*MiRP1*和*HERG*=I_{Kr}）以发挥正常功能。

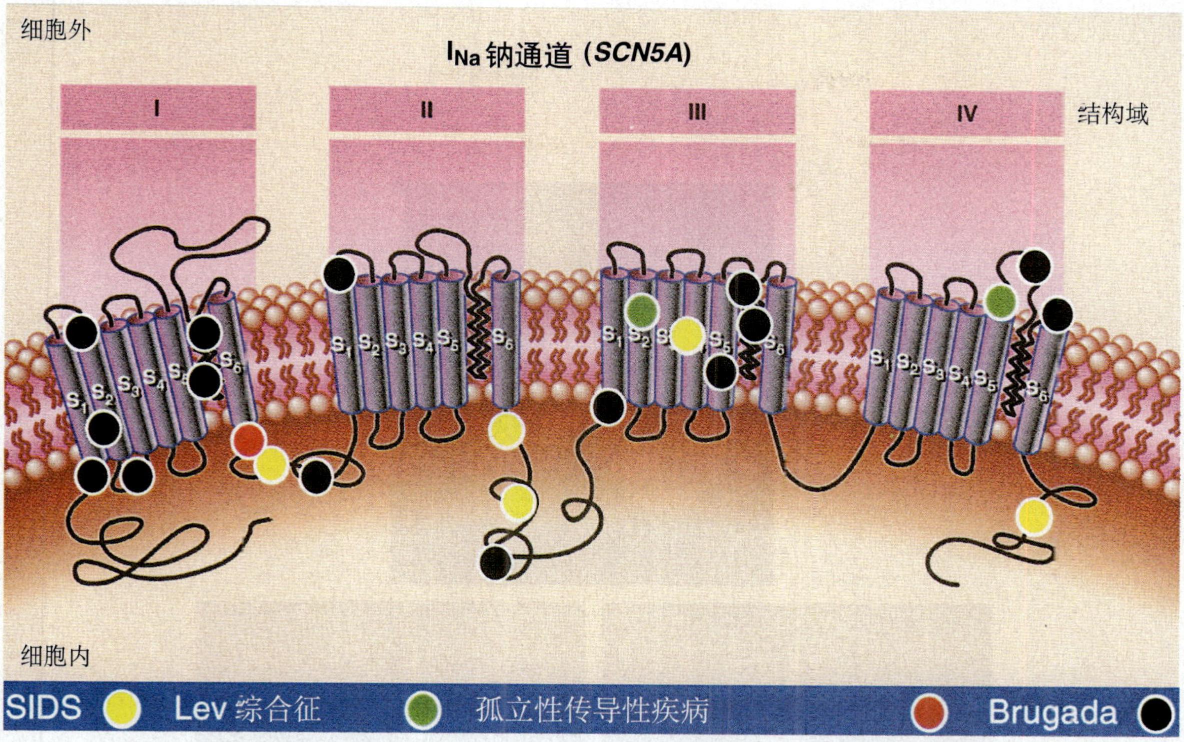

彩图 27-7　与心律失常和传导系统疾病有关的心脏钠离子通道（*SCN5A*）基因突变。心律失常：SIDS，婴儿猝死综合征（黄色）；Brugada综合征（黑色）；传导系统疾病：Lev 综合征（绿色）；孤立性传导性疾病（红色）。可见心律失常的所有突变散布于整个通道蛋白结构域，既在通道的跨膜区和孔区，也在蛋白的细胞内和细胞外区域。

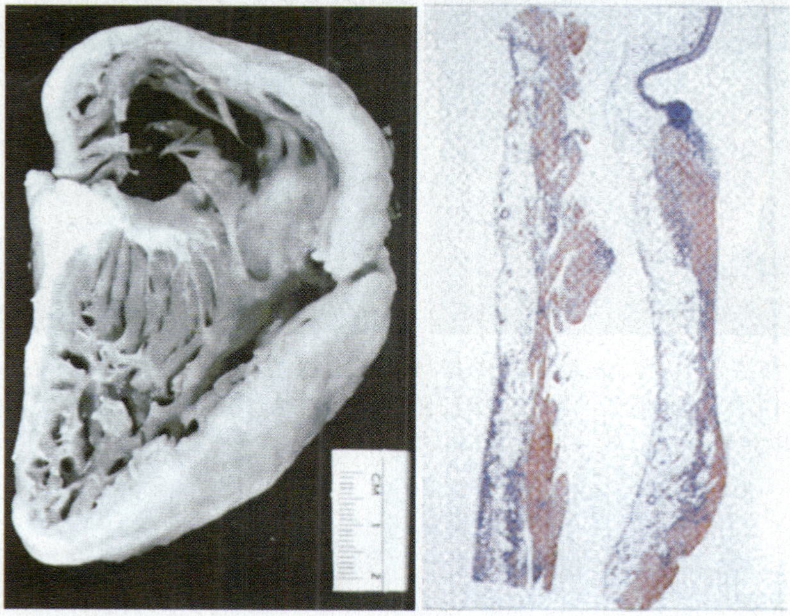

彩图 27-8　致心律失常右心室发育不良/心肌病（ARVD/C）。**A.** 大体解剖可见右心室室壁变薄，脂肪浸润。**B.** 组织学发现右心室脂肪纤维浸润。

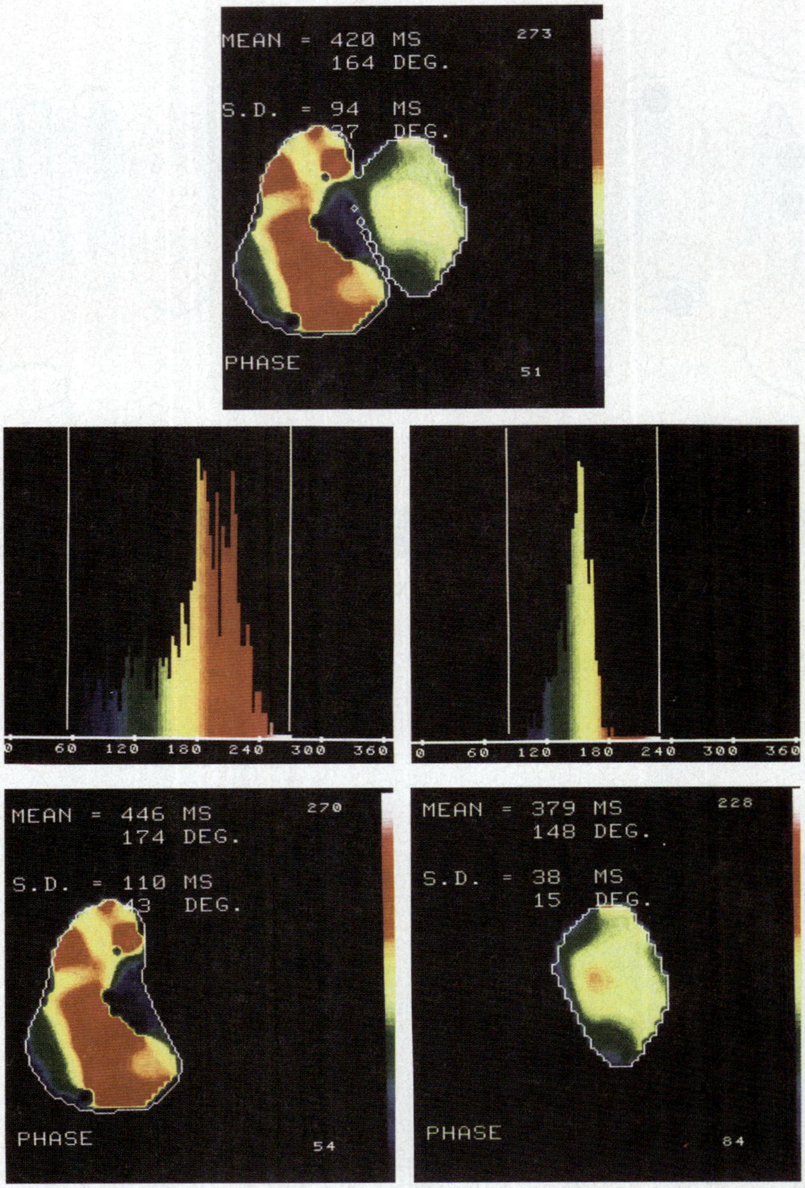

彩图31-13　左心室未受累的ARVC患者的门控血池断层显像数据(短轴)。**上图**：左右心室时相分析显示右心室收缩明显比左心室延迟；**中图**：右心室（左图）和左心室（右图）的时相直方图：左心室的直方图显示收缩时相均一分布，而右心室直方图由于收缩不均匀而比较分散；**下图**：以时相平均值和标准差表示，可见右心室（左图）的离散度明显大于左心室（右图）。

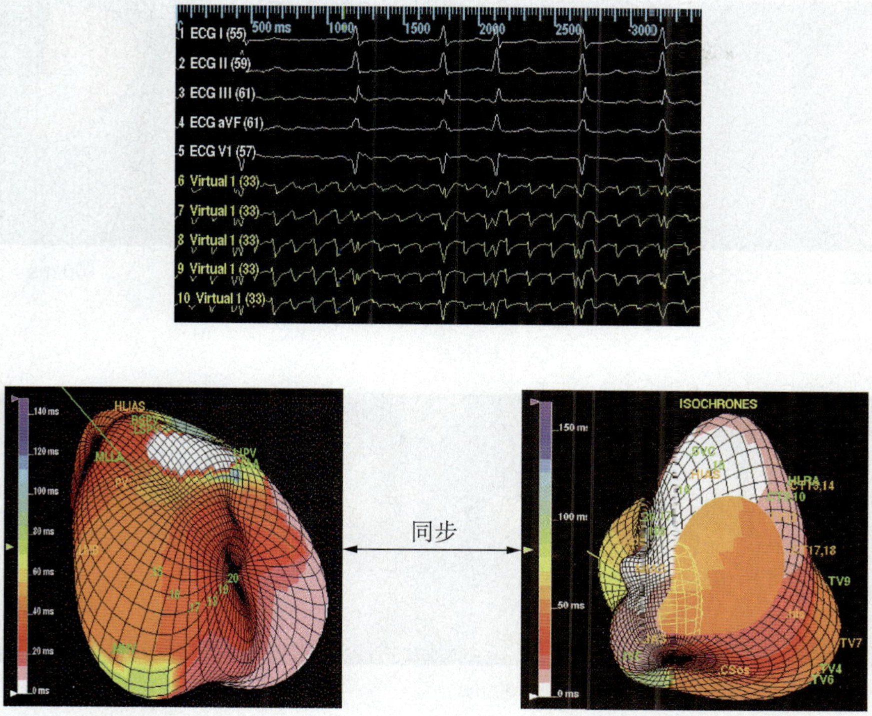

大折返型左心房房速　　大折返型右心房房扑

彩图41-1　三维标测显示在持续性房颤患者局部左心房心动过速和大折返型右心房房扑共同存在。上图显示体表心电图的导联和在心房标测中多位点的模拟心电描记图。颜色标记显示在一个周期中在左右心房不同部位的激动时间。

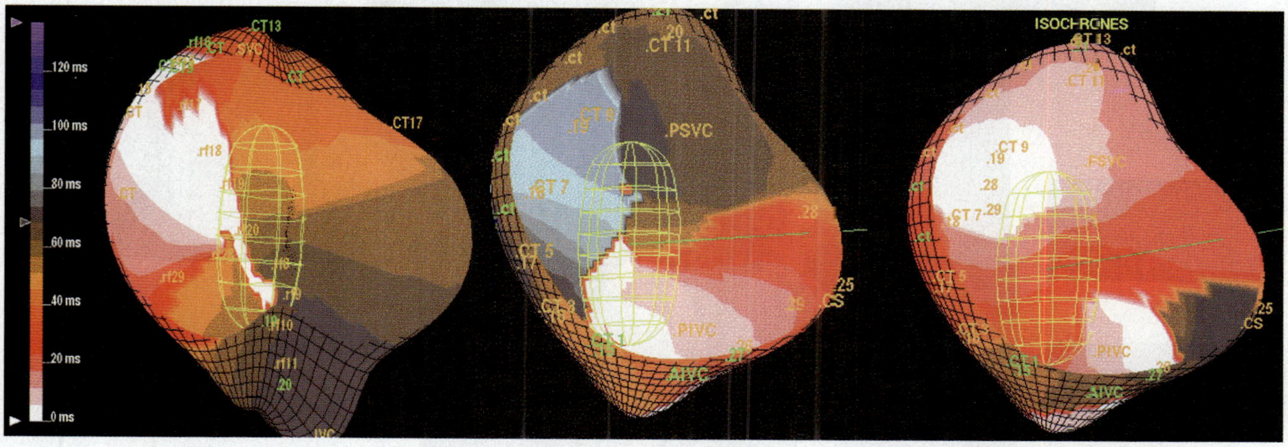

高位右心房起搏　　间隔起搏　　右心房双部位起搏

彩图41-4　在高位右心房、间隔和右心房双部位起搏时的右心房三维动态标测。注意心房双部位起搏方式时更短的心房激动时间和两个同时发生的波阵面，心房激动缩短并更加同步化。

心脏复律前

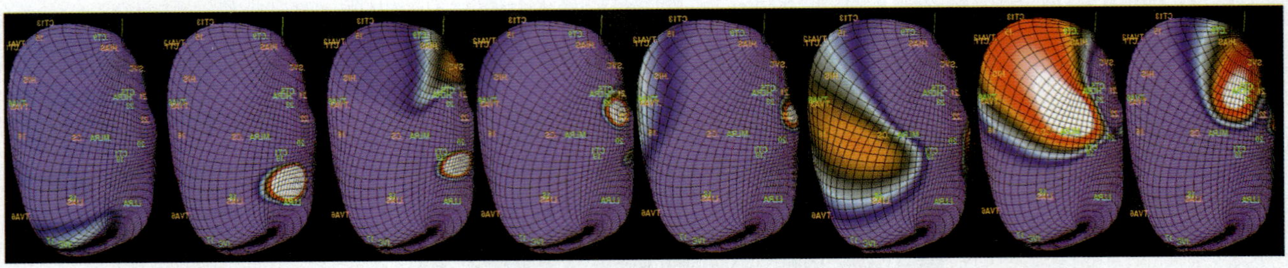

心脏复律后

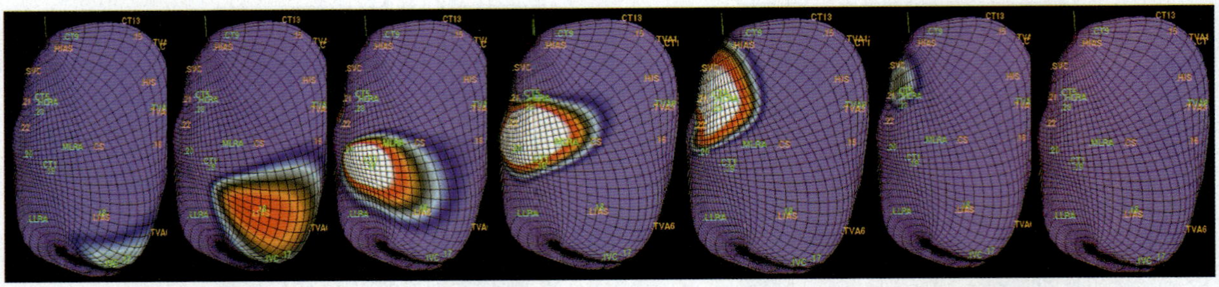

彩图41-7　电复律前后心房激动模式的三维无收缩的右心房标测，复律前不止一个波阵面出现，复律后只有一个大折返波。尽管是无效的电击，也从根本上改变了快速型心律失常。图中分别显示的是释放电击的波阵面激动波形和时间（ms）的关系。

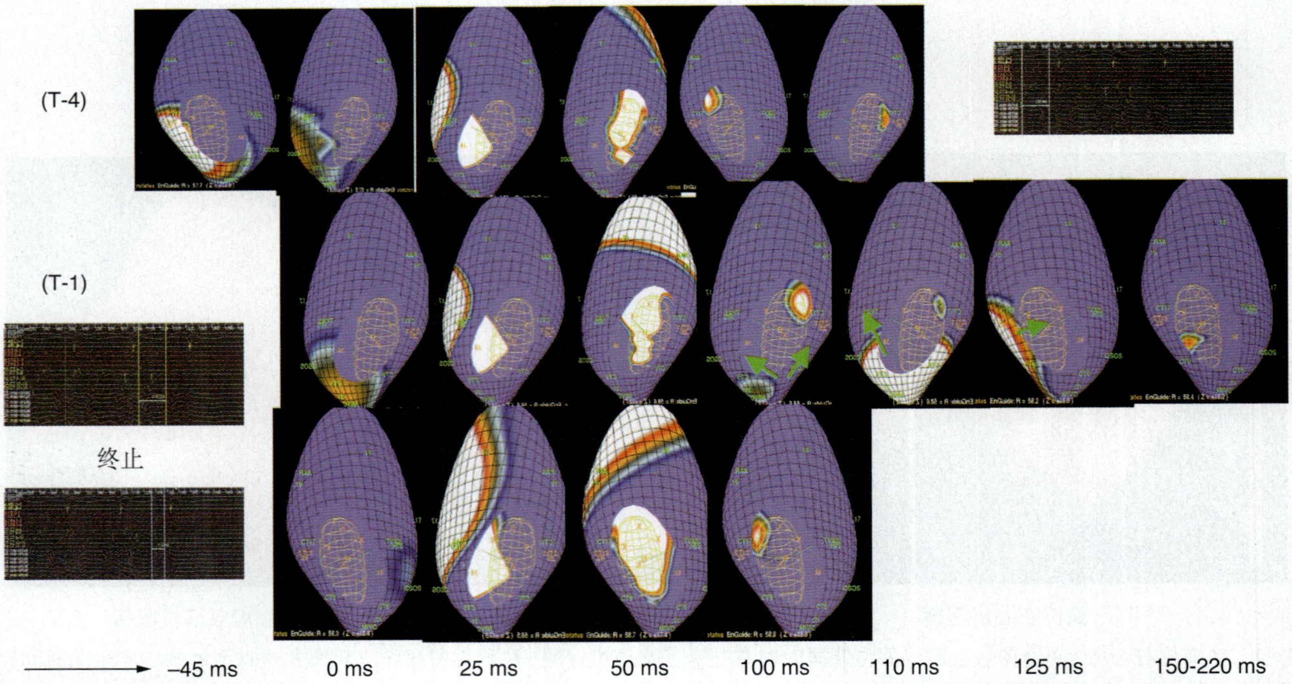

彩图41-8　在房颤事件自发终止前心房激动模式在没有收缩状态的右心房三维标测。分别显示在终止前最后四个周期的形态及同每一个时间（ms）的关系。在第四个周期终止前只有一个波阵面。在终止前的一个周期，隐匿性房性期前收缩侵入单个回路的可激动间隙引起逆行和顺行性传导。前者相互碰撞并终止了心动过速，后者循环了一次并自发停止传播，使房颤终止。

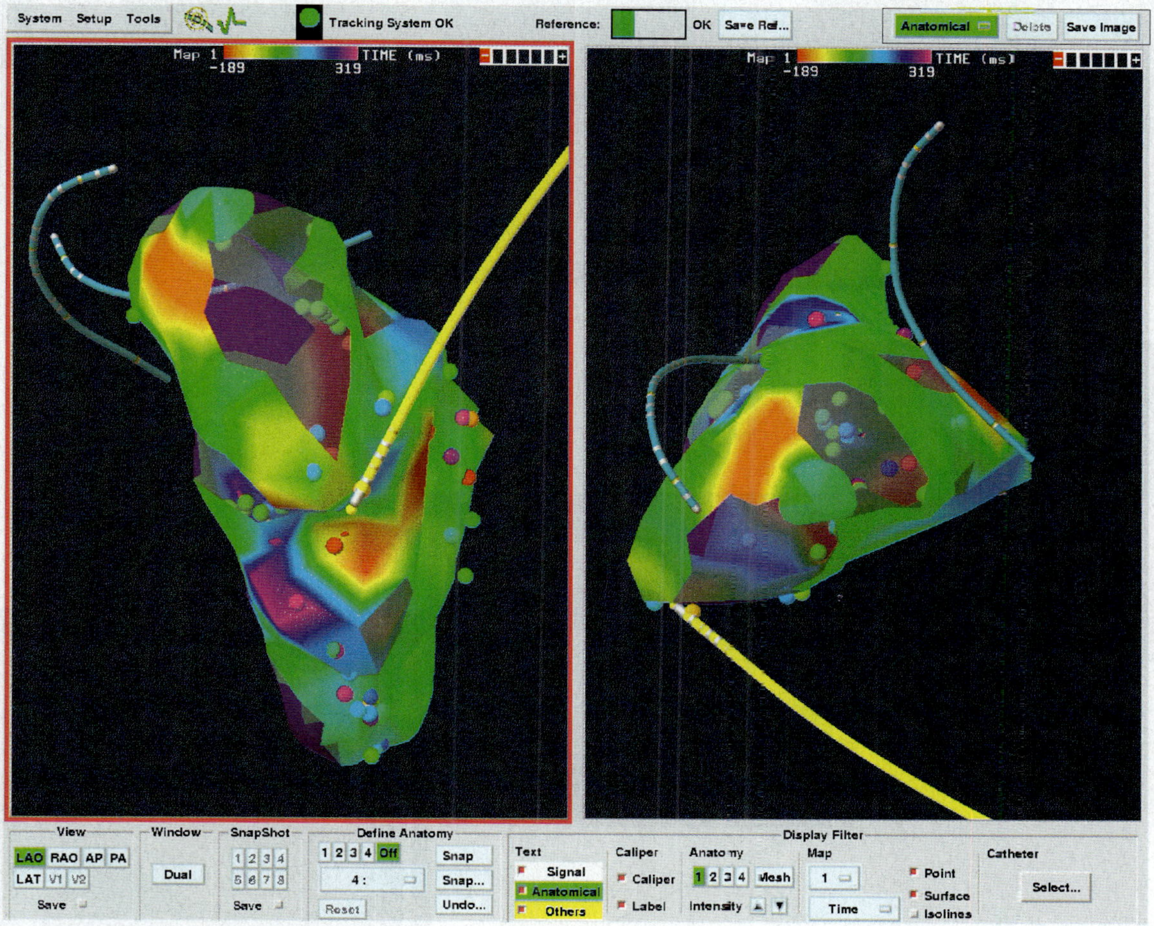

彩图 42-14 实时定位处理系统（RPM）显示三维空间导航和导管位置。

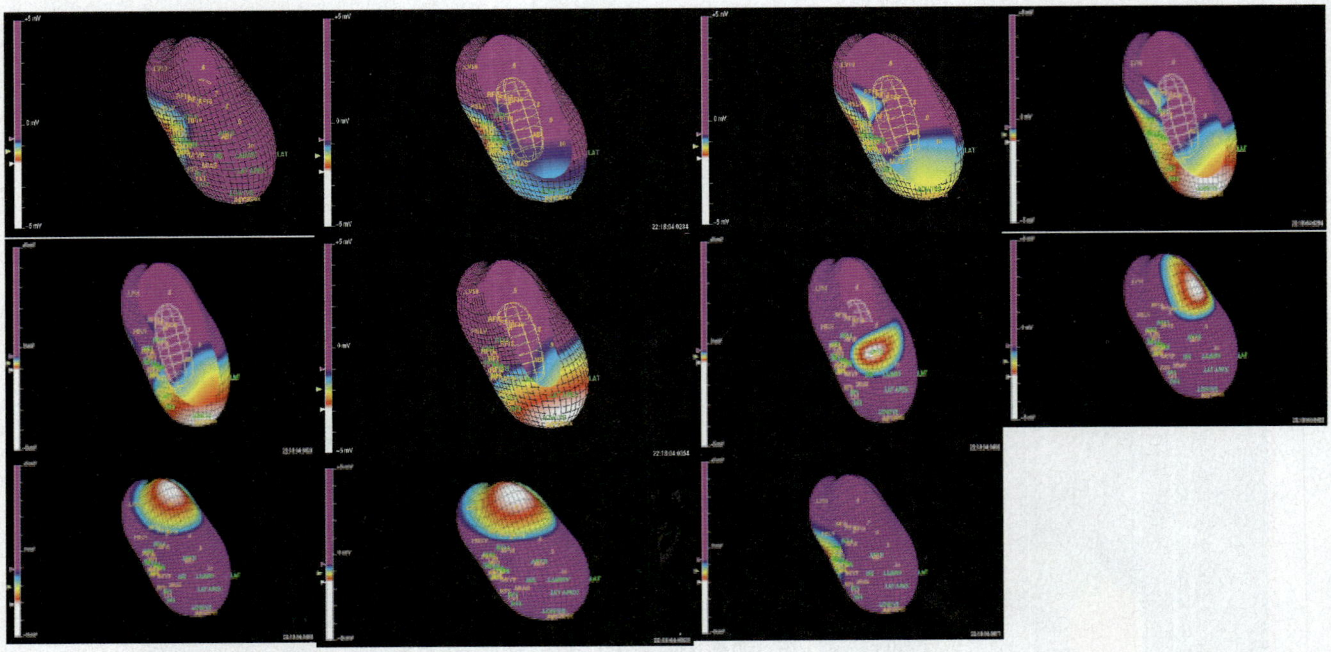

A

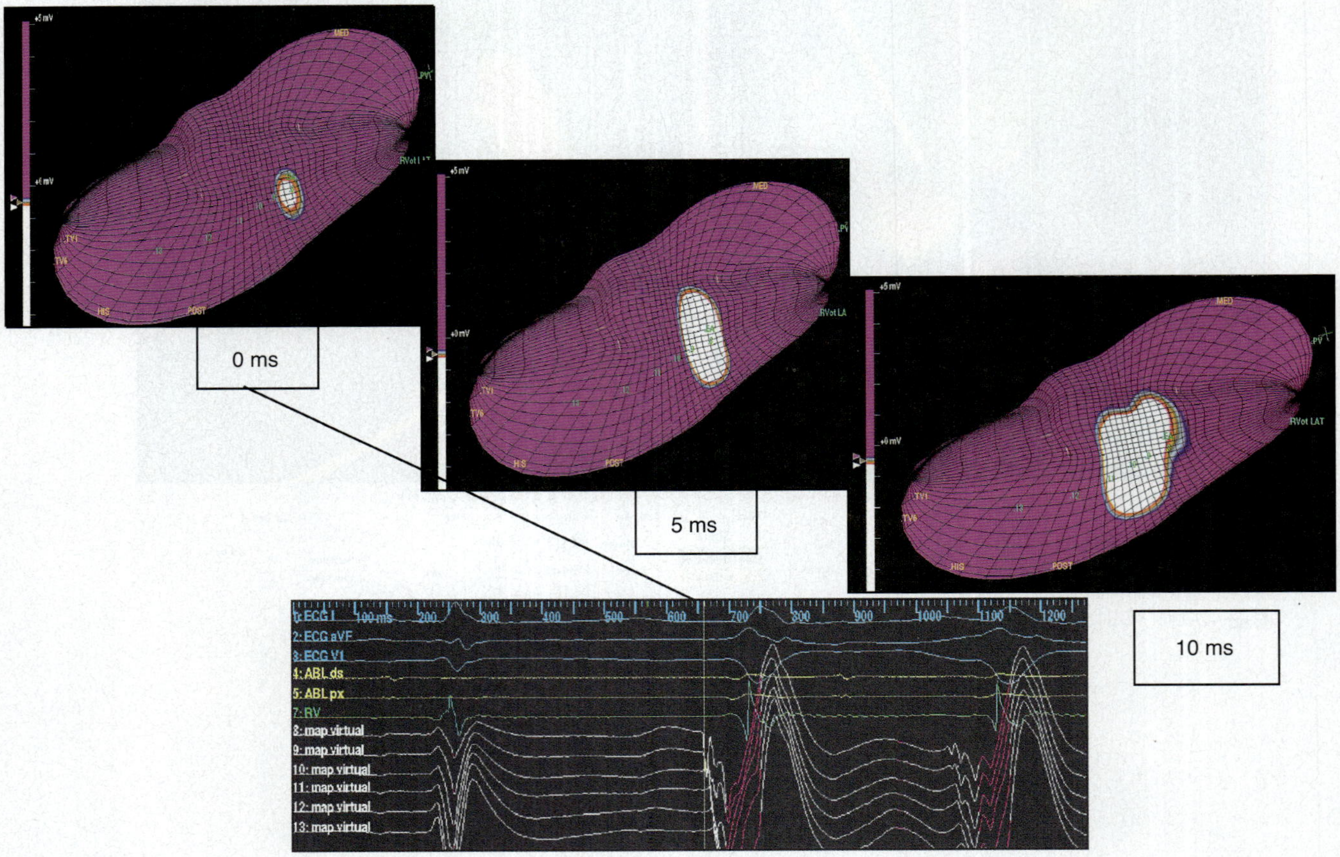

B

彩图42-15 **A.** 在缺血性室性心动过速时一系列三维标测图像，显示左侧心室心内膜波阵面传播，看到在折返环从头到尾的关系。可见心动过速环路较慢和较快传导及空间定位。**B.** 在特发室性心动过速时一系列三维标测图像，证明是局灶起源，可见右心室心内膜波阵面以离心方式传播。下图显示标测过程中体表ECG、心内电图和实际心电图。

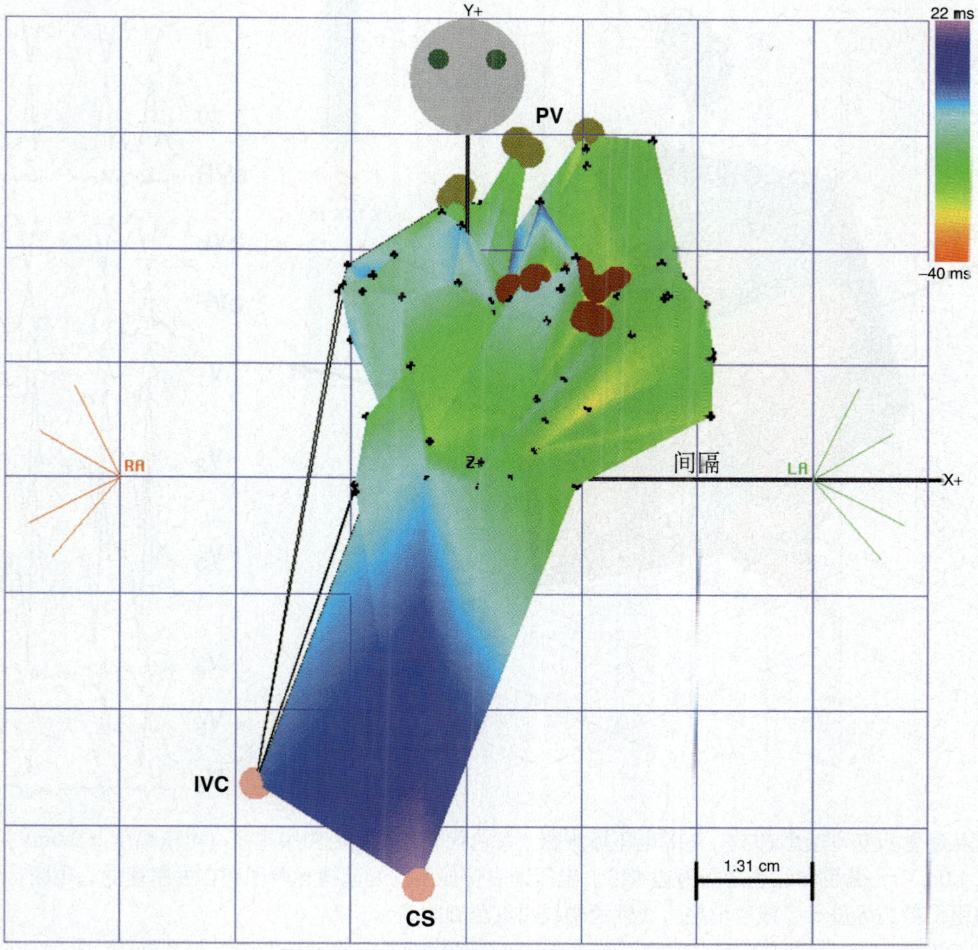

彩图 45-2　对特发性右心室流出道（RVOT）室速的激动顺序标测。图示的是低位右心房和RVOT的CARTO电解剖图。红色代表心内最早的激动点，橙、黄、绿、蓝和紫依次代表随后的激动顺序。图中显示的是下腔静脉（IVC）、冠状窦（CS）和肺动脉瓣（PV）的位置。（From Varanasi S, Dhala A, Blanck Z, et al. Electroanatomic mapping for radiofrequency ablation of cardiac arrhythmias. J Cardiovasc Electrophysiol 1999;10:538-544）

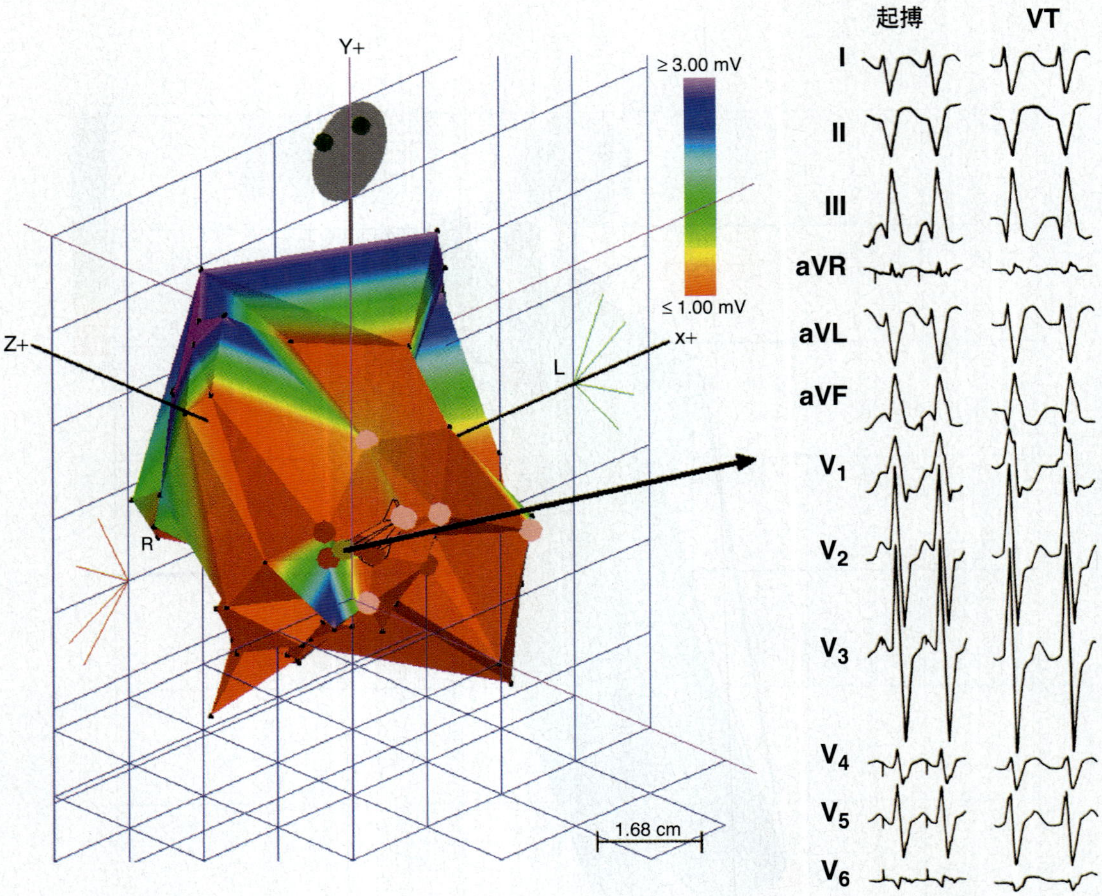

彩图 45-5 对一个冠状动脉病变室速患者左心室的电压标测图。紫色代表正常的心内膜电压（电压幅度≥ 3.0mV）；红色代表致密的瘢痕组织（电压幅度≤ 1.0mV）；紫色和红色之间为边缘区。电压图右侧显示的是起搏标测图和自发室速的心电图，识别出合适的消融靶点，并沿着致密瘢痕组织的边界进行了线性消融。线性消融线用红色圆圈表示。

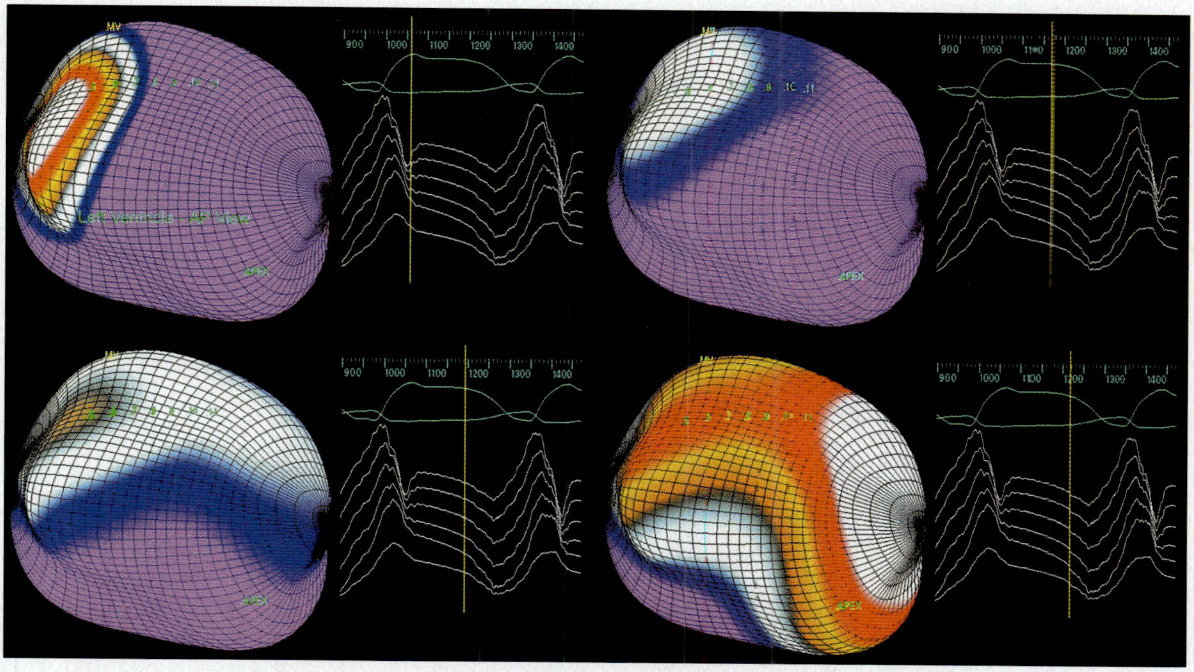

彩图 45-6　图示的为四个时间点（由垂直于电图的直线确定）的体表心电图、虚拟电图以及瞬时等电位图，来追踪一室速在舒张期和在QRS波群起始时的折返路径。本例室速的周长为370ms，有显著的低血压。图的左上方显示室速时心内激动领先QRS波起始190ms。右上图和左下图显示收缩期前心内激动的缓慢传导。右下图显示的是室速的出口（根据体表心电图QRS波群的起始）。在其定位信号指导下的线性消融阻断了舒张期激动的慢传导区。消融后室速不再被诱发，亦不再自发。

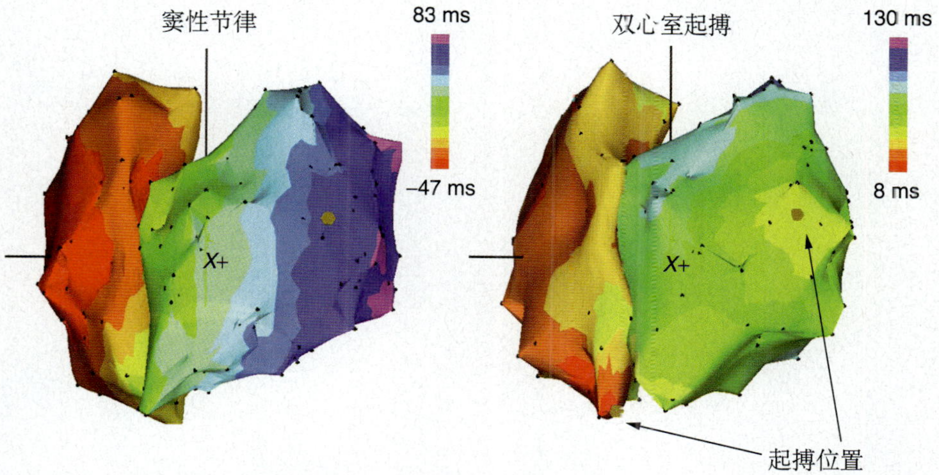

彩图 49-1　一例扩张型心肌病患者在窦性心律和双心室起搏时的三维电解剖标测图像。在窦性节律时（见左图），心室最早激动的区域（红色）位于右心室前侧壁。60ms后，激动传导到左心室，缓慢地（细胞到细胞的传导）从室间隔向侧壁和左心室后壁传导。心尖和侧壁的起搏恢复双心室的同时激动。

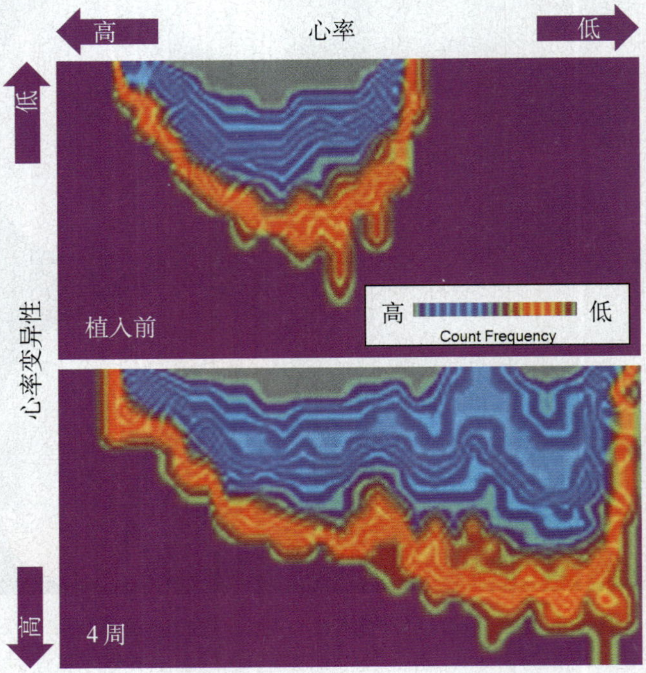

彩图 49-7 CRT 植入前以及连续起搏 12 周之后根据心率和心率变异性绘制的三维曲线。基线状态时，心率变异性显著降低，而且静息心率较高。CRT 治疗后，心率变异性增高同时伴有静息心率的降低，导致曲线右移。CRT：心脏再同步治疗。

第一部分

心律失常学的基础知识

第1章　心脏电生理学的细胞和分子基础

GORDON TOMASELLI, DAN M. RODEN

有许多专著已经专门介绍了心脏电生理学的分子和细胞基础，详尽地涵盖这些内容并不是本章的目的。我们的目标是要讲述心脏兴奋性的基础，从单个的分子到复杂的复合物，从 DNA 到受体、通道、转运体，从细胞到组织水平。我们用临床相关的例子来解释分子和细胞的基本原理。

基本概念

心脏的细胞结构

心肌是由心肌细胞和非心肌细胞组成。心肌细胞是一种高度分化的负责心脏电冲动的传导和心脏收缩的特异性细胞，占了心脏空间结构的 2/3，但是只占细胞数量的 1/3。非心肌细胞包括成纤维细胞，负责以Ⅰ和Ⅲ型胶原纤维为主的细胞外基质的更新。这些胶原纤维为心肌细胞的排列和将收缩力协调传导至室壁提供了骨架结构。其他的非心肌细胞包括壁内血管系统的内皮细胞和平滑肌细胞；神经成分（例如神经节），在一些情况下可能还有炎细胞。心脏的大体解剖特征，细胞外基质，壁内的血管，组成了宏观和微观的解剖学屏障，可能对正常心脏电生理和临床心律失常有重要意义。

心肌细胞是一族结构特殊的细胞家族，其结构与其功能相适应。例如在窦房结和房室结中引起心脏自发性电活动的起搏细胞，含有较少的收缩成分；而肌细胞则含有大量的肌动蛋白和肌球蛋白肌丝，来完成心脏的主要功能，将血液泵入脉管系统。能收缩的心肌细胞为杆状，大约 100μm×20μm。心肌细胞被组胞膜包裹，细胞膜为一厚度约 80~100Å 的脂质双分子层。这种绝缘的脂质双层，几乎不允许离子通透，维持由细胞膜上主动转运体建立起来的电荷差。离子通道是一种跨膜蛋白，作为细胞内外的传导通路，允许离子也就是电荷的通过（即离子流）。心肌细胞之间也存在电流。不像骨骼肌细胞，心脏组织并不是真正的合胞体——细胞通过低阻抗的*缝隙连接*彼此相连，其中包含细胞间离子通道。

膜电位和电导

跨细胞膜的离子浓度和电荷梯度构成了心肌细胞的膜电位。跨膜的离子和电荷梯度的维持需要一系列耗能的离子泵和交换体，例如：（1）细胞内高 K^+；（2）细胞内低 Na^+（<10mM）；（3）精确调节细胞内 Ca^{2+}浓度（10~200nM）。建立和维持大多数单价阳离子梯度的泵是 Na^+-K^+ ATPase，同时也有其他的泵和离子交换体转运 Na^+、Ca^{2+}、H^+等离子，对维持离子浓度梯度和膜电位有重要的作用。离子通道选择性的被动转运离子，驱动力是由主动离子转运系统建立的电或化学梯度。膜电位的物理化学基础是 Nernst 电位（E_x），即

$$E_x=\frac{RT}{zF}\ \ln\left(\frac{[X]_0}{[X]_i}\right)=\approx 27\ln\left(\frac{[X]_0}{[X]_i}\right)$$

R 是气体常数，T 是温度，F 是法拉第常数，z 是离子电荷数。假设静息的心肌细胞的细胞内［K^+］约 150mM，细胞外［K^+］是 4mM，那么 K^+的 Nernst 电位

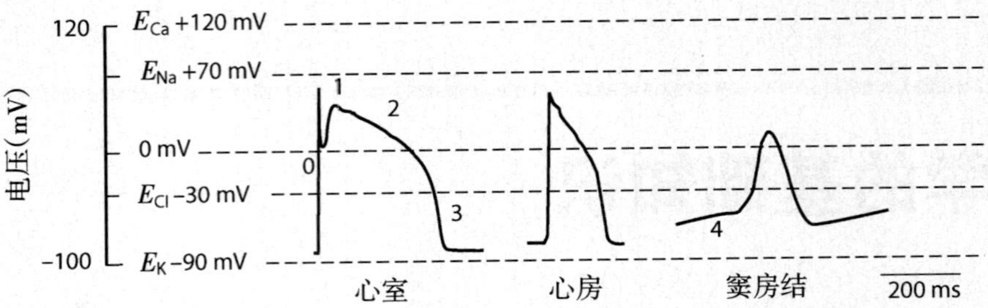

图 1–1 心脏不同区域动作电位的示意图。细胞膜的通透性决定膜电位。在静息状态，心脏所有区域的细胞对钾离子的通透性要高于其他阳离子，因此，负的膜电位接近 K^+ 的 Nernst 电位。动作电位特征性的形状，是由在心动周期中各个细胞激活的离子流决定的。

(E_k) 大约是−90mV。Nernst 电位代表 K^+的平衡电位，此时没有净电荷的流动。因此，K^+的 Nernst 电位有时被称为*零电流电位*，代表有 K^+通道开放而没有K^+电流通过时的电位。与此相反，细胞静息时 Na^+的 Nernst 电位约+60mV，表示如果在细胞膜上有允许Na^+进入的通道，Na^+将进入细胞内使膜电位接近 Na^+的 Nernst 电位。实际上这一过程正好是 Na^+通道开放引起动作电位 (action potential, AP) 导致 0 相除极。K^+的 Nernst 电位实际上非常接近心室肌细胞的静息膜电位，提示静息的心脏细胞膜对 K^+高度通透。实际的静息膜电位比 E_k 更高，这是由于对其他少量 Nernst 电位更高的离子的电导。在整个心动周期，细胞膜对不同的离子具有通透性，这种通透性的改变，决定了膜电位呈时间依赖性的变化，每一种离子都趋向于将膜电位向其 Nernst 电位改变，并形成区域特异性的动作电位（图 1–1）。

被动膜特性和电缆理论

心脏细胞膜可以等效成一个由可变电阻（离子通道）和电容（脂质双层）并联组成的回路（图 1–2）。通过细胞膜的电流流动将改变电容的电荷（因此改变膜电位）和膜电阻。电流的流动不仅是跨过细胞膜，而且显然还沿着细胞膜的外面和内面发生从细胞到细胞的传导（即电流的扩布）。

电缆理论最初是来理解跨洋电话电缆中的电流，可以作为模型来理解心肌纤维被动的电流流动和传导。用这种简单的公式，电缆方程定义了起源于一个点的刺激，沿连续均一的无限长的电缆的电压分配。电缆理论可得出：（1）电压改变显示沿电缆呈特征性的衰减，这由空间常数决定（使电压衰减到注入点电压值 1/e 的距离）（图 1–3*A*）；（2）电流（跨膜电流和细胞间电流）的电阻与电缆的直径成反比关系（图 1–3*B*）。也就是说，空间常数直接与电缆的直径成比例，即同样的电流输入较粗的电缆中，其影响的距离要比在较细的电缆中长。

用电缆的理论来解释心肌中的传导，存在解剖和生物物理的局限性。在解剖学上，心脏的形状是复杂的，除了单一的心肌纤维，任何一个整体水平上它都不像电缆那样组合。通过心肌的传导是不连续的；心肌细胞通过缝隙连接通道相连，产生细胞间电阻的不均一性。宏观的不连续性，例如纤维组织和血管，也显著地影响了心肌传导的连续性。而且心肌细胞膜是由电阻电容回路组成，当达到域刺激时将会产生动作电位（图 1–3*A*）。尽管电缆理论有局限性，还是可以

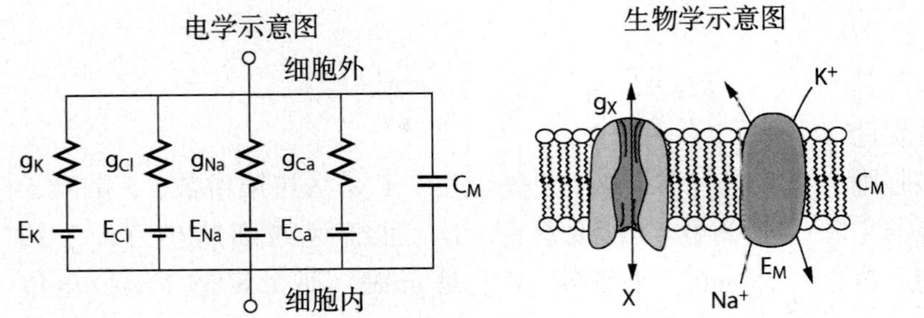

图 1–2 心肌细胞膜的电学和生物学示意图。心脏（或其他可兴奋的）细胞膜可以等效成由可变电阻（离子通道）与电容（细胞膜）并联而组成的电阻电容回路。一些耗能的泵来维持跨膜的离子梯度从而形成跨膜电压。

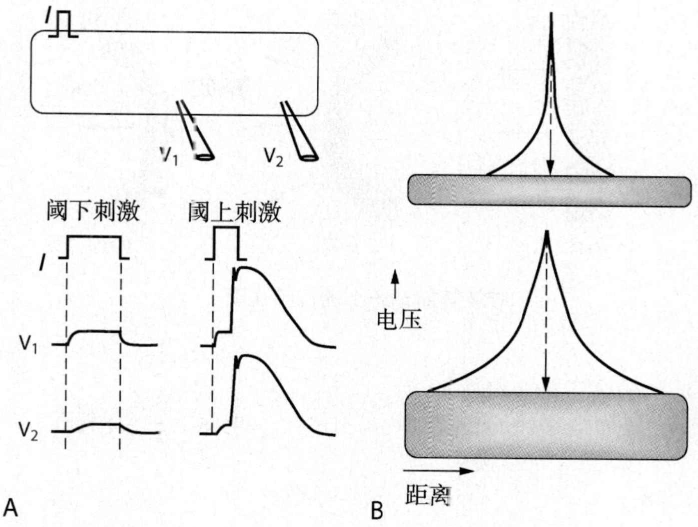

图 1–3　电流在理想的电缆中的传播。**A.** 从 I 处向电缆中输入电流，在电缆上距离较远处可记录到跨膜电压的改变，其高度较小，动力学较慢。在可兴奋性组织，例如心脏，强度足够高的刺激可以引起一个可再生的反应（例如动作电位），可沿着长距离扩布。动作电位的传播与电流跨过和沿着细胞膜传播有关。**B.** 电缆的特性决定了电流传播的距离及在这段距离中由于输入电流的衰减引起的电压分布的不同。在直径大的电缆，电位可以沿较长的距离逐渐下降（例如，空间常数或电压下降到电流输入点电位 1/e 时的距离，与电缆的直径成比例）。

作为基本的原理来解释许多关于冲动扩布的重要概念（见第 2 章，折返性心律失常的机制），并用来演示心脏传导的电特性 [1]。

心肌细胞去极化导致在兴奋部位产生动作电位，并因此在兴奋细胞及其临近的静息细胞之间形成电压梯度。由动作电位产生的电流对于临近细胞就是一个激动电流（电源）。处于静息膜电位的临近细胞（电穴）可以被电源激活。冲动的扩布依赖于电源和电穴间电流的大小与沿心肌纤维的电阻两者之间的平衡。传导的失败可能是由于电源电流的改变，例如钠通道（心房或心室肌）或钙通道（结细胞）被药物阻断引起电源电流的减低；或由于电穴特征的改变，例如缺血或激活了 ATP 依赖的钾通道（$I_{K\text{-}ATP}$）。在后一种情况，电扩布的失败是由于组织中 $I_{K\text{-}ATP}$ 激活，产生逐渐增大的复极钾电流，这种电穴就不能被充分去极化到域电位，产生动作电位。心肌缺血将导致细胞内环境的改变，例如 pH 值降低、细胞内 Ca^{2+}增加，这将降低缝隙连接的电导，造成心肌细胞间功能性失偶联，改变了电源和电穴间的联系，阻止了冲动的扩布。

保障传导的因素是电源提供的电流的大小要超过能激动电穴需要的电流大小。影响电源电流的主要因素是动作电位的幅度和除极的速率，它们是反映内向电流大小的计量单位。影响电穴需要电流大小的因素是膜电阻及静息电位和域电位之间的差异。电源和电穴错配的一个主要原因是突然的解剖改变，例如发生在浦肯野纤维和心室肌细胞之间的连接。浦肯野系统顺向的传导可以通过一条狭窄的浦肯野纤维线，激活一条宽带的心室肌细胞。这种突然的从一个解剖学狭窄的电源转到大量电穴，使得这种电的扩布是细薄的，因而电源或电穴很小的改变就会引起冲动扩布的失败。从心室肌到浦肯野纤维逆向的传导，正好产生相反的电源与电穴关系，这就使得传导有更高的安全系数。

在前面我们讨论了一定大小的激活波，在心脏中冲动扩布波的情况更为复杂。如果一种电的扩布被认为是在两种尺寸的电缆间传布，其复杂性是可以想像的。在这种情况下，波阵面的形状是决定扩布效率的主要因素。一个突起的波阵面，像在点刺激后观察到的那样，产生一个大的电穴围绕着小的电源。这种错配降低了传导速率及冲动扩布的安全系数。相反，一个下凹的波阵面会产生一个促成电源的电源–电穴错配，导致更高的安全系数和更快的冲动传导。因此，电源–电穴特征不仅影响冲动扩布，也会影响波阵面的曲率（图 1–4）。

不同方向的传导速度不同被称为心脏传导的各向异性。心肌细胞和组织的结构是各向异性传导的基础。心肌细胞呈杆状，沿细胞的长轴成束排列。肌束的轴通过心室壁的方向可以发生明显的变化（≈120°最大背离[2]）。心肌细胞间通过细胞表面分布不一的缝隙连接相互联系，大量通道的存在使得冲动沿肌纤维长轴纵向传递而非横向传递[3]。纵向和横向传导各向异性的含意在病理情况下是矛盾的。在传导被均一抑制的情况下，像使用抗心律失常药物治疗时，横向传导相对于纵向传导被保留 [4]。但是当细胞失偶联时，例如缺血情

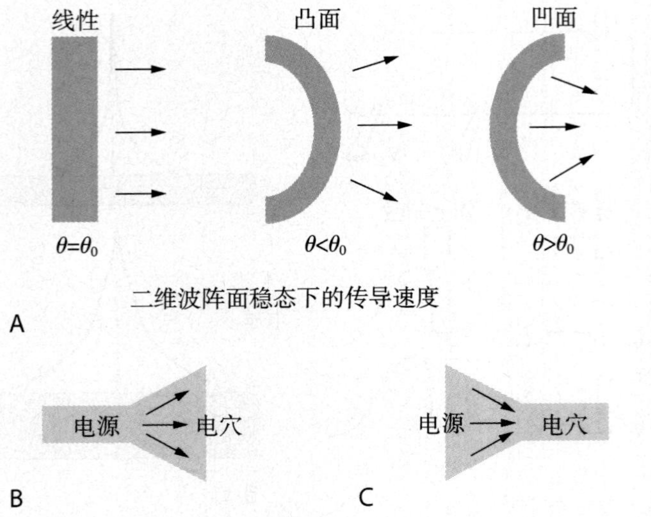

图 1-4　电源和电穴的关系。**A.** 与在同一介质（θ_0）中平面波阵面的稳态传播速度相比，突起的波阵面传导速度慢，安全性低；凹陷的波阵面传导速度快，安全性高。在异源性结构的情况下，例如浦肯野纤维激活心室肌（**B**），在结构不连续区传导速度慢且安全性低。**C.** 在较大的组织激活较小组织的情况下，传导速度快且有较高的安全性。

况下，纵向的传导比横向传导显示出更高的安全系数。

主要突破——电压钳和分子克隆

给心肌细胞（或其他可兴奋细胞）一个足够大的刺激，会引起细胞膜电位固定形式的改变，即一次动作电位。动作电位的离子流基础是明确的，并可以用20世纪中期发展起来的电压钳技术定量的研究[5~7]。电压钳技术可以控制跨膜电压，并在一定的电压下测量电流。我们了解的许多关于心肌细胞离子电流的知识都是来自于电压钳试验以及近期发展起来的*膜片钳*技术[8]。膜片钳技术可以测量单个离子通道的电流。

在典型的电压钳试验，膜电位（V）钳制在接近膜静息电位的水平，（心室肌细胞大约为-80mV），然后阶跃到更加正的电位。这种电压的阶跃引起两种成分的膜电流（I_M），在电位改变的瞬间，离子流（I_C）给膜电容（C_M）充电，之后电流（I_i）反映的就是离子通过离子通道的运动。

$$I_M = I_C + I_i = C_M \times \frac{dV}{dt} + I_i$$

电容电流一般很小且短暂，通常可以用电学的方法补偿掉，这样用电压钳就可以对通过离子通道的电流进行粗略的测量，因此可以对离子流和通道进行详细的生物物理学和药理学研究。这类试验在心肌细胞上研究的主要局限，就是在电位阶跃时会同时存在许多种电流。可以改变试验条件来分离感兴趣的电流，但这需要使用药物、毒素或非生理状态下试验。另一种替代在野生细胞上研究离子电流的方法，是分子克隆和离子通道基因的异源表达。在一种非可兴奋细胞中表达离子通道基因，除去了其他的干扰电流，就可以在更接近生理的情况下研究感兴趣的离子电流。异源表达的局限在于将离子通道从其野生的细胞环境转移，可能会改变通道的一些行为。

高敏感的电生理技术，如膜片钳技术与DNA克隆的联合，宣告了从分子水平研究心脏兴奋性基础的时代的开始。

心脏动作电位的分子基础

与神经细胞和骨骼肌细胞（1~5ms）相比，心肌细胞有特征性长时程的动作电位（200~400ms，见图1-1）。动作电位的形态是由多种离子电流协调激活形成的，每一种离子电流都有其各自不同的时间和电压依赖性。反过来电流又是由复杂的跨膜蛋白转运的，即通过选择性的孔（离子通道）沿电化学梯度被动转运离子、逆电化学梯度主动转运离子（泵、转运体）或生电的离子交换（离子交换体）。

心脏的动作电位是有区域性区别的。动作电位的这种区域性差异是由于在心脏中，不同的细胞类型表达不同数量和不同种类的离子通道蛋白。在起搏细胞和心肌细胞中，有各自特有的一系列离子电流的激活，而且即使同样的细胞在心脏不同的区域，各种离子电流所起的作用也不一样[9,10]。

离子通道和转运体是动作电位形成的基本构成单位

作为动作电位基础的离子电流，是由复杂的多个亚单位组成的跨膜糖蛋白介导，被称为*离子通道*（表1-1）。一些生物学刺激可以使这些通道开放和关闭，包括电压的改变、配体的连接（直接连接到通道或者连接到G蛋白偶联受体）或者机械变形。其他离子转运的跨膜蛋白，包括交换体和转运体也对心脏细胞的兴奋性有重要的作用。离子泵建立并维持离子的跨膜浓度梯度，这使得离子可以通过离子通道流动。如果这些泵、转运体或交换体不是电中性的（例如 3 个Na^+和 1 个Ca^{2+}交换），则被称为*生电性*（*electrogenic*）的，能够进一步影响心脏的电信号。

在心脏表达最丰富的离子通道超家族是电压门控通道。对于所有电压门控的离子通道，其主要结构是相似的。首先，有一个标准的结构，即有四个同源亚单位或四个同源结构域（例如钠或钙通道）。第二，这些蛋白围绕一个中心的孔。孔的内层区域（P 段），对于一个有共同选择性的通道家族来说是保守的（例如水母、鳗鲡、果蝇和人类钠通道有非常相似的 P 段），而在有不同选择性的通道家族间是不同的。第三，一般的激活门机制（使通道开放或关闭对应的膜电位的改变）是高度保守的：分布有阳性电荷残基的第 4 跨膜段（S4），位于膜区，在去极化时运动使通道开放[11]。第四，大多数离子通道复合物不仅包括孔形成蛋白（α 亚单位），也还有辅助亚单位（如 β 亚单位）来调节通道的功能。

钠通道

钠通道在进化过程中是高度保守的，存在于从水

表 1–1　人类离子通道、交换体和转运体基因

离子通道	基因	染色体	Accession #	位点	Ref
钾通道— α 亚单位					
HERG	*KCNH2*	7q35-q36	NM_000238	3757	237
KvLQT1	*KCNQ1*	11p15.5	NM_000218	3784	132
Kv1.4	*KCNA4*	11p14	NM_002233	3739	238
Kv1.5	*KCNA5*	12p13	NM_002234	3741	239
Kv4.3	*KCND3*	1p13	NM_004980	3752	240
Kir2.1	*KCNJ2*	17q23.1-q24.2	NM_000891	3759	141
GIRK4 (Kir3.4, CIR)	*KCNJ5*	11q24	NM_000890	3762	241
GIRK1 (Kir3.1)	*KCNJ3*	2q24.1	NM_002239	3760	242
Kir6.2	*KCNJ11*	11p15.1	NM_000525	3767	148
HA-HCN2	*HCN2*	19p13.3	NM_001194	610	243
hHCN4	*HCN4*	15q24-q25	NM_005477	10021	154
附属亚单位—钾通道					
Mink	*KCNE1*	21q22.1-q22.2	NM_000219	3753	106
MiRP-1	*KCNE2*	21q22.12	NM_005136	9992	109
KChIP2	*KCNIP2*	10	NM_014591	30819	104
SUR2A	*ABCC9*	12p12.1	NM_005691	10060	244
钙通道					
Cavα1C	*CACNA1C*	12p13.3	NM_000719	775	245
Cavα1H	*CACNA1H*	16p13.3	NM_021098	8912	94
Cavβ1	*CACNB1*	17q21-q22	NM_000723	782	246
Cavβ2	*CACNB2*	10p12	NM_000724	783	247
Cavα2δ	*CACNA2D*	3p21.3	NM_006030	9254	248
钠通道					
hH1	*SCN5A*	3p21	NM_000335	6331	16
HNavβ1	*SCN1B*	19q13.1	NM_001037	6324	249
HNavβ2	*SCN2B*	11q23	NM_004588	6327	250
缝隙连接通道					
Cx-43	*GJA1*	6q21-q23.2	NM_000165	2697	251
Cx-40	*GJA5*	1q21.1	NM_005266	2702	252
Cx-45	*GJA7*	17	NM_005497	10052	252
转运体和交换体					
NaCa3	*NCX1*	2p22-p23	NM_021097	6546	157
Na-K ATPase					
α1	*ATP1A1*	1p13	NM_000701	476	253
α2	*ATP1A2*	1q21-23	NM_000702	477	254
α3	*ATP1A3*	19q13.2	NM_000703	478	255
β1	*ATP1B1*	1q22-25	NM_001677	431	256
β2	*ATP1B2*	17p13.1	NM_001678	432	257

母到人类的所有物种。这是自然对如何在较大的生物体中协调和传导这一难题的解决方法，对速度的要求是其核心问题。钠通道大量存在于神经轴和肌肉中，是这些组织中最丰富的离子通道。例如在一个哺乳动物的心肌细胞中，通常要表达 100 000 个以上的 Na 通道 [12]，但是只有 20 000 个 L 型钙通道 [13]，各个家族的电压依赖性钾通道就更少。

钠通道是第一个被克隆出来的离子通道，其序列已经明确 [14]。在人类已经从可兴奋组织中克隆出了至少 10 种不同的钠通道基因，并与从鳗鲡中克隆出的 cDNA 有惊人的同源性[15~17]。心脏的钠通道基因（*SCN5A*）位于 3 号染色体的短臂（3p21）（见表 1–1）。钠通道复合物有许多亚单位组成，但只有 α 亚单位是通道功能所必需的。图 1–5 显示 α 亚单位是由 4 个同源的结构域组成（标记为 I 到 IV），每个结构域包括6 个跨膜段。这 4 个结构域共同折叠形成一个中心孔，孔的结构决定了钠通道的选择和传导特性。

连接第 5（S5）和第 6（S6）跨膜段的肽链或称为 P 段参与了孔的形成[18]。在钠通道中每一个结构域的 S5–S6 连接区肽链的一级结构是独特的，因此其通透性的结构基础不同于钾通道，在钾通道中 4 个相同的 P 段在一起构成了 K 离子选择性孔道。实际上，目前对钠通道的映射研究已经发现各个结构域参与形成通透途径并不对称[19]，尤其是结构域Ⅲ和结构域Ⅳ。在结构域Ⅲ中，赖氨酸（在人类心肌钠通道序列中为 K1418）对于区分 Na^+和 Ca^{2+} [20] 是关键的；而结构域Ⅳ中多个临近残基的突变将使通道对各种单价阳离子的选择性消失[19]。

Hodgkin 和 Huxley 重要的贡献之一就是提出了钠通道在开放过程中有多个“能级”的概念（也就是我们现在所说的有不同的蛋白构型）；然而在去极化（“失活”）通道关闭过程中有另外一系列的构型。还假设 M 门介导激活，H 门调节失活，并有其固有的电压依赖性和功能独立性[21]。尽管一些关于结构的假说经受住了时间的考验,另一些却不然。例如，目前四个 S4 段作为激活的电压感受器的假说已经被广泛接受。在激活的过程中，每一 S4 段的带电残基通过物理运动经狭窄的小孔穿过胞膜，还不确定通道哪些部位的残基形成了这种小孔 (图 1–5，下图)[22~24]。但是认为这些感受器是相等并独立的观点是不正确的。每一个 S4 段对于激活过程的贡献显然是不对称的，一些带电残基在类似的位置较其他残基发挥更重要的作用[11,25,26]。其他的研究揭示，激活和失活过程是相联系的[11,25]。实际上在去极化过程中，电流衰减的时间反映了激活的电压依赖性[27]，尽管单通道失活本身的确随电压变化(尤其是心脏钠通道)[28]。如果 S4 段是感受器，那么激活门在哪里？这个重要的问题还没有明确。但是基于试验的证据，S6 段可能是激活门的最佳候选者。重要的一点证据是，有局部麻醉作用的抗心律失常药物可以结合到第四同源结构域的 S6 跨膜段（图 1–5，上图）。钙通道和钾通道的同源结构域也是药物结合的位置。

钠通道的失活和激活过程一样不可思议。不仅和激活过程联系松散并且有多种失活过程。一个区分失活的不同状态的常用方法，就是看其决定通道恢复激活能力的速率：从经典的快失活恢复需要几十毫秒，而从慢失活恢复则需要几十秒或更长[29,30]。快速失活至少部分由Ⅲ、Ⅳ结构域之间的胞浆连接介导（关键的残基叫做 IFM，即异亮氨酸、苯丙氨酸和甲硫氨酸，图 1–5）[11,31~33]。它作为一个带铰链的塞子起作用，与Ⅲ、Ⅳ结构域的 S4–S5 连接中氨基酸形成的受体结合[34]。这一概念可用以下观察到的证据来证实：快速失活可以被内部的蛋白酶破坏。然而，越来越清楚的是在通道内广泛分散的突变可以影响通道的失活门，这质疑了Ⅲ–Ⅳ连接 IFM 残基的首要地位。与快失活相比，决定缓慢失活的结构还没有被很好的定位。在Ⅰ结构域 P 段上的突变可以影响激活门控和缓慢失活[35,36]，同时，在先天性肌强直和其他骨骼肌病变中发现的各种散在分布的致病突变，也抑制钠通道的缓慢失活[37]。

第四结构域的 S6 段包含局麻药的受体，以电压依赖的方式阻断钠通道[38]。阻断作用在去极化电位和（或）重复刺激时增强。这一结果与局麻药作为变构剂来影响失活门控机制的观点一致：当它们与通道结合可以易化通道失活[39]。显然局麻药和门控的相互作用相当牢固，以至很难解释 S6 段上受体的具体定位。在 S6 假定的受体位置的突变，独立于药物作用之外改变通道门控[38,40,41]。另外在分子上较远部分的突变也可以剧烈地改变局麻药阻断作用的表型。除了这些证据，S6 段还在药物对所有的电压门控离子通道的影响中发挥独特的功能。

药理学的竞争和致突变（mutagenesis）研究，已明确了钠通道上大量的神经毒素结合位点。其中，河豚毒（TTX），一种含有胍盐的阻断剂，对我们研究钠通

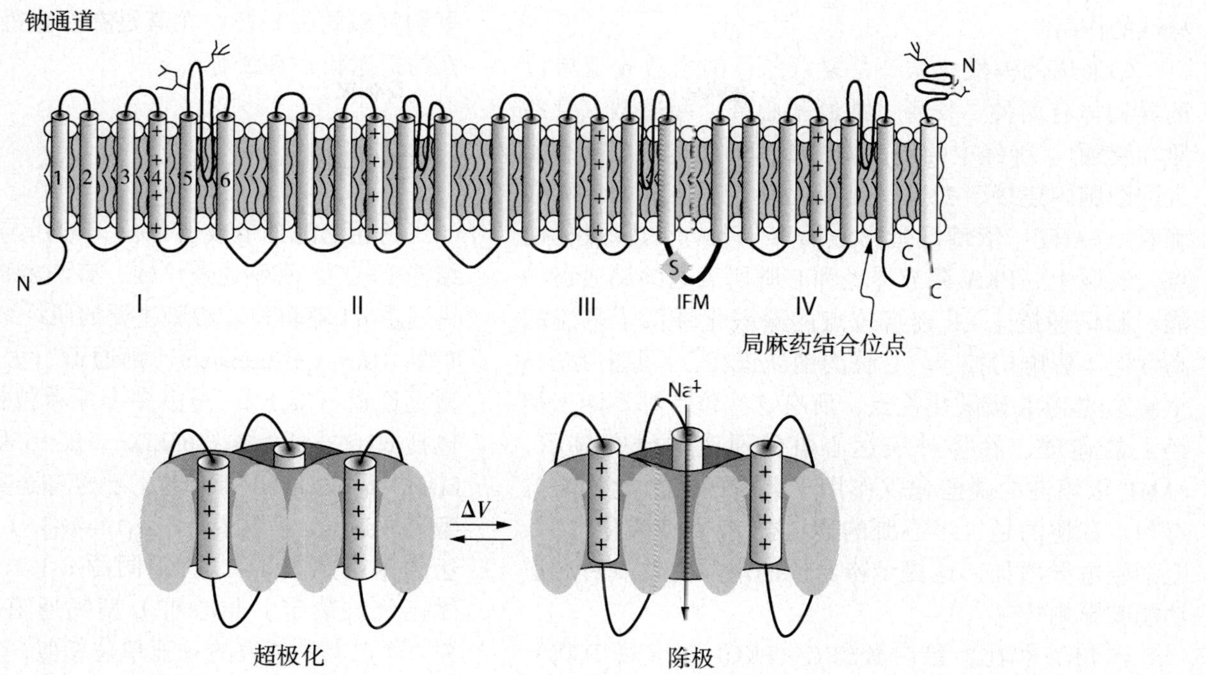

图 1-5 钠通道模型。**上图**：钠通道α亚单位拓扑学模型，有4个同源结构域（Ⅰ～Ⅳ）。一个或多个跨膜β亚单位与α亚单位组装形成完整的通道。第4个跨膜重复序列（S4）是带电的，作为通道激活的电压感受器。在每一个结构域中，S5与S6之间的连接叫做P段，形成孔的外部开口，并且是选择性滤器。第3和第4结构域之间的连接是快速失活的基础，包含一个突变位点，与3号染色体相关的长QT综合征有关。第4结构域的S6段包含使局麻药与通道结合的关键残基。**下图**：通道激活过程中S4段通过孔道滑行的示意图。通道激活时S4作外向的运动。

道的结构和功能有很大的贡献。外部使用TTX可以有效地阻断神经和骨骼肌的钠通道（用nM数量级），但阻断心肌钠通道需要较高的浓度（约10^{-5}M）。已确定第Ⅰ结构域P段对TTX敏感的受体残基：在这一位置的一个芳香族残基（人类钠通道的373位）有高度的亲和性，当其缺乏时通道倾向于对TTX抵抗[42,43]。在通道外部开口的其他残基，都有助于结合TTX和其他二价的胍类毒素（STX），提示在通道的外表面有许多毒素结合域[44]。

生化研究显示存在两种与脑中钠通道有关的辅助亚单位，命名为β1和β2[45]。与β1、β2亚单位结合的特异性抗体可以将脑的钠通道复合物以1:1:1的质量关系完整地进行免疫沉淀。β1亚单位以非共价结合形式，β2以二硫键结合到α亚单位。每一个β亚单位都高度的糖基化，质量的36%是碳水化合物[46,47]。

β1和β2亚单位已经被克隆，推论出的一级结构提示它们是分子量分别为23和21kDa的不同蛋白。β亚单位跨膜的拓扑学（topology）是类似的，每一个都包含一个小的羰基末端胞浆结构域，一个单独的跨膜段，一个大的氨基末端细胞外结构域，带有许多N-连接的糖基化位点[48,49]。β2亚单位有许多独特的特征，包括一个细胞外免疫球蛋白样的折叠，其与神经细胞黏附分子contactin有同源性。在蟾蜍卵母细胞与神经α亚单位共同表达β2亚单位，可提高电流的幅度，调节门控，增大细胞膜的电容[49]。在卵母细胞共表达β1亚单位和神经或骨骼肌的α亚单位，也能够对钠通道产生明显作用。电流密度增加，激活和失活门控加速，稳态失活曲线向超极化方向移动[48,50-52]。

编码β1亚单位的mRNA在体内有广泛的表达，是神经和骨骼肌钠通道的重要组成部分。但是这个亚单位在心脏钠通道的作用还不明确。尽管用亚型特异的抗血清检测到有β1亚单位mRNA的表达，在大鼠心脏中没有发现与α亚单位相联系的β1亚单位。异源表达的研究结果是有争论的，一些研究提示β1亚单位无影响，而另一些研究观察到对钠通道表达水平、功能和药理学的影响。没有明确β2亚单位在心脏钠通道中特异性的作用。

钠通道的磷酸化调节是复杂的，钠通道α亚单位的异构体有两种，长型（神经和心脏）和短型（骨骼肌和鳗鲕）。神经中的异构体在Ⅰ和Ⅱ结构域之间有较大的细胞内连接，在这一连接上有5个连续的环磷酸腺苷（cAMP）依赖性蛋白激酶A（PKA）的磷酸化位点。实际上，PKA调节神经和心脏所表达的钠通道功能。脑钠通道Ⅰ-Ⅱ连接位点的磷酸化降低了电流的高度但不影响门控[53]。心脏的钠通道在Ⅰ-Ⅱ连接有8个候选的PKA磷酸化位点，所有这些位点都不同于神经上的通道。在体外表达心脏钠通道的研究显示，cAMP依赖性的磷酸化仅作用于其中的两个丝氨酸位点[54]。有趣的是，当心脏的通道被PKA磷酸化之后，全细胞电导增加，这提示特异性的磷酸化位点对通道功能有影响[54,55]。

与PKA相比，蛋白激酶C（PKC）改变所有哺乳动物钠通道异构体的功能。PKC的影响很大程度上归因于其对Ⅲ-Ⅳ连接上的一个高度保守的丝氨酸的磷酸化（图1-5）。PKC降低了通道的最大电导，并以异构体特异性的方式改变门控。神经通道宏观的电流衰减可以被PKC均一的减慢，提示其对失活状态的影响[56]。心脏通道显示稳态曲线向超极化方向移动，提示由关闭状态到失活的增强[57]。

所有钠通道的亚单位受到糖基化的调节。β1、β2以及脑和肌肉的α亚单位可以被高度的糖基化，碳水化合物达到其质量的40%[46,47]。与此相比，心脏上的α亚单位中糖的含量只有5%[58]。唾液酸是钠通道碳水化合物N末端的主要成分。这种高电荷碳水化合物的增加提示其通过改变通道蛋白表面的电荷进而影响电压依赖性的门控通道。

离子通道功能的改变是各种家族性肌肉、脑疾病[59,60]及遗传性心律失常的重要病理生理机制（详见第27章）[61]。钠通道的突变是一些以兴奋性异常为特征的疾病的基础，如癫痫[62]、骨骼肌强直、麻痹以及3号染色体相关的长QT综合征（long QT syndrome, LQT3）。总的来说，LQT-3相关的*SCN5A*的突变影响了钠通道的快速失活（功能获得突变），造成动作电位延长，使得容易产生重复性的电活动（多形性室性心动过速）。LQT-3相关的突变及其引起心律失常的机制，正得到深入的研究。一些特发性的室性心动过速也和*SCN5A*的突变有关[63]。与LQT-3相比，这些突变降低或去除了通道的功能。破坏钠通道的功能，引起早期复极的失平衡，尤其是在心室外膜容易造成功能性的折返和心室颤动[64]。

L型钙通道

钙通道的孔形成亚单位（α1）与钠通道有相似的结构模式[65]。和钠通道一样，有许多基因编码膜表面的钙通道α1亚单位。心脏主要的肌纤维钙通道是L型和T型（tiny and transient）钙通道（表1-2）。心脏的L型钙通道（$Ca_v1.2$）是由多个亚单位构成的跨膜蛋白，包括α1C（$\alpha_1 1.2$）[66]（165kDa）、β（55kDa）和α2（130 kDa）-δ（32 kDa）亚单位。已经知道有三种基因编码L型钙通道α1亚单位，（$\alpha_1 1.x \sim \alpha_1 3.x$），$\alpha_1 1.2$是心脏表达的基因（表1-1）。不同的$\alpha_1 1.2$基因的剪接变异体已经被确定，与心脏L型钙通道功能的多样性有关[67~70]。与钠通道的α亚单位相似，钙通道α1亚单位的S5-S6连接区（P段）形成离子选择性的孔（图1-6）。但是与钠通道不同的是，每一个P段提供一个谷氨酸，从集在一起在通道的孔处结合Ca^{2+}[71]。β亚单位完全位于胞浆中，通过非共价结合与α1C亚单位相

表1-2　钙通道的特性

	L型	T型
成孔α亚单位	α1C	α1H
辅助亚单位	β,α2-δ	?
离子选择性	$Ba^{2+}>Ca^{2+}$	$Ba^{2+}\approx=Ca^{2+}$
激活阈值	>-30mV	>-60mV
失活阈值	>-40mV	>-90mV
失活		
速度	慢	快
钙离子依赖性	是	否
电压敏感性	是	是
恢复	快	慢
在心脏的分布	都有分布	窦房结>浦氏纤维>心房
对阻断剂的敏感性		
二氢吡啶类	+++	—
苯烷胺类	+++	—
苯并硫氮杂䓬类	+++	—
四氢萘酚类	++	+++
Ni^{2+}	+	+++
Cd^{2+}	+++	+

连，调节其功能[72-76]，有助于通道复合物的跨膜转运[77]。尽管 β_{2a} 亚单位被认为是主要的 L 型钙通道 β 亚单位，但在心脏中也检测到了 β_{1b}、β_{1c}、β_3 亚单位 [78]。已经发现有 5 个基因编码通道的 α2-δ 亚单位 [79]：这些基因的产物要经过翻译后修饰产生成熟的细胞外 α2 亚单位，通过二硫键与跨膜的 δ 亚单位连接[80,81]。在异源表达系统，α2-δ 亚单位增强钙通道的表达，在 α1 和 β 亚单位存在的情况下，加速通道的激活和去激活过程[72,82]。

对钙通道门控的分子机制的了解不如对钠通道和钾通道。钙通道的 α1 亚单位在每一个同源结构域，包含一个高度保守的 S4 跨膜段。这一节段被认为是通道激活的电压感受器。骨骼肌和心肌的 L 型钙通道的激活过程是有区别的，相较于心肌上的通道，骨骼肌上的通道激活更慢一些。基于由骨骼肌（$\alpha_1$1.1）和心肌（$\alpha_1$1.2）构建的嵌合体通道 α1 亚单位的特性，激活门控的差异来自于第一个同源结构域[83]。但是还不清楚是否 S4 跨膜段是模体结构的关键。

钙通道的失活因电压依赖和钙离子依赖过程而复杂化。电压依赖性失活的结构模体尚不清楚。最近 Ca^{2+}依赖性的失活过程被认为有赖于钙调蛋白与通道的连接。钙调蛋白永久地系在通道复合物上，位于 Ca^{2+} 通过 L 型钙通道进入细胞的入口上，结合 Ca^{2+}。Ca^{2+}-钙调蛋白复合物易化钙调蛋白与连接模体的作用，即位于通道羧基末端的 IQ 结构域。钙调蛋白和 IQ 模体的结合阻塞了钙通道孔内部的开口，终止了 Ca^{2+}的内流，即使是在持续地去极化时。当胞浆的 Ca^{2+}浓度下降时，钙调蛋白与 Ca^{2+}及 IQ 模体分离，减轻 Ca^{2+}依赖性的失活 [84,85]。一个 Ca^{2+}结合的 EF 手型模体也存在于 α1 亚单位的羧基末端，参与 Ca^{2+}依赖性的失活（例如 $\alpha_1$1.2）。EF 手型模体似乎对 $\alpha_1$1.2 亚单位的Ca^{2+}依赖性失活也是必需的，尽管不是通过直接的结合 Ca^{2+}（图 1-6，下图）[86]。

在所有的哺乳动物心脏细胞中都有 L 型钙通道，并有许多重要的电生理功能。在窦房（SA）结组织，L 型和 T 型通道都参与了舒张期除极和冲动形成[87]。通过自主神经系统调节 L 型电流，对于控制窦房结放电的频率是重要的。一些钙通道阻断剂使用后观察到减慢了窦房结的节率，机制是阻断了 L 型通道。房室（AV）结是身体中惟一的由钙通道（L 型）正常传递兴奋性冲动的部位。这样就不难理解调节 L 型电流对于 SA 和 AV 传导具有重要的意义。在肌肉组织，L 型钙电流是动作电位平台期主要的除极电流，抑制这个电流将引起平台期电位的降低，缩短 AP 时程。从房颤病人分离

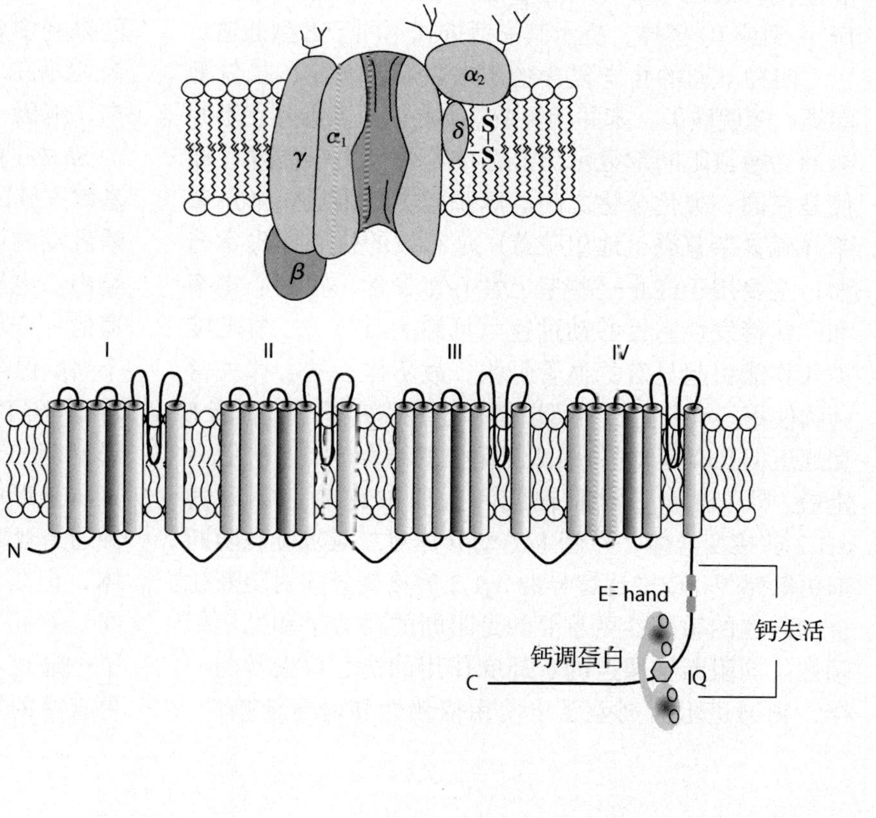

图 1-6 上图：心脏钙通道的亚单位结构。$\alpha_1$1.2（α1C）亚单位形成孔并包含药物结合位点。β2 和 α2-δ 亚单位与 α_1 亚单位共组装。完整的包含 $\alpha_1$1.2 亚单位的心脏 L 型钙离子通道被称为 Ca_V1.2。**下图：**钙通道的跨膜拓扑学类似于钠通道，有 4 个同源结构域，每一个包含 6 个跨膜重复序列，S4 段（深灰色）是保守的序列，但是失活的分子基础不同于钠通道。钙通道显示电压依赖和钙离子依赖性失活。钙调蛋白（CAM）是钙离子依赖性失活所必需的，结合于通道的羧基末端。与钙离子结合后，引起通道构型的改变，这需要 CAM、CAM 结合模体（binding motif, IQ）及 EF 手型模体（hand motif）的参与。这些构成通道的钙离子失活（CI）区域。

的心房肌细胞L型电流下调，这被认为有助于房颤的维持[88]。

T型钙离子通道

在心肌细胞（和血管平滑肌细胞）上另一种主要的钙离子通道是T型通道。T型通道有和L型不同的生物物理学特点，包括比L型通道开放的电压更低、失活更快、电导更低[89,90]。与L型通道相比，T型在心脏的分布更局限。在SA结、AV结、心房和浦肯野纤维中能记录到T型电流，但在成人心室肌细胞中没有(表1-2)[89]。T型钙通道在4期舒张期的除极和起搏细胞的AP超射期发挥重要的作用，但在正常或病变的人类心室肌细胞中不能检测到[91,92]。编码T型钙通道α1亚单位的基因已经被克隆，从神经组织中分离出了$\alpha_1$3.1（α1G）cDNA，这是第一次克隆出这种新型的钙通道。这个基因位于人类染色体17q22（表1-1），具有和其他钙通道cDNA类似的拓扑学[93]。异源表达这种通道亚单位产生的电流与T型电流非常相似。在克隆出α1G不久，同一个研究组从人类心脏克隆出来另一个cDNA，$\alpha_1$3.2（α1H）。这个cDNA有可以预见的氨基酸序列，和其他的钙通道有相似的拓扑学，位于人类染色体16p13.3。再一次表达$\alpha_1$3.2产生了和T型钙通道生物物理特性相似的电流[94]。有趣的是，$\alpha_1$3.2亚单位在Ⅰ–Ⅱ连接区缺乏一个共同的β亚单位结合模体，也没有EF手型或IQ模体，提示其失活方式不同于L型通道。

四种不同的化学复合物用来阻断钙电流：二氢吡啶类、苯脘胺类、苯并硫氮杂䓬类和四氢萘酚类。不同类的钙通道阻断剂显示出显著的药物动力学差异，即使是在同一类化合物之间。苯脘胺类（维拉帕米）和苯并硫氮杂䓬类（地尔硫䓬）是有效的抗心律失常药物，主要用于终止一些室上性心律失常，控制心室率和一些特发性室性心动过速（见第18章）。二氢吡啶类药物能引起显著的血管舒张，故不作为抗心律失常药物使用。有一些机制可以解释这些临床差异。阻断L型通道的几类药物与$\alpha_1$1.2亚单位的结合位点不同但有重叠[95]。血管平滑肌细胞和心肌细胞表达不同的$\alpha_1$1.2剪接变异体，血管上的变异体对二氢吡啶类阻断剂更敏感[96]。或许比特异的$\alpha_1$1.2剪接变异体对阻断化合物内在的敏感性更重要的是阻断的动力学和电压依赖性。同阻断钠通道的有局麻作用的抗心律失常药一样，钙通道阻断剂显示出使用依赖性和电压依赖性，这是由于药物易于连接到通道的失活态。血管钙通道对二氢吡啶类阻断剂的敏感性高，主要是因为血管平滑肌细胞的静息膜电位较心肌细胞高（Vm ≈–40mV），更多的通道处于静息状态。二氢吡啶类、苯脘胺类、苯并硫氮杂䓬类药物阻断心肌钙通道作用之间的差异，是由于药物和通道相互作用动力学的不同。苯脘胺类和钙通道解离的速度非常慢，二氢吡啶类的作用就非常快，而苯并硫氮杂䓬类的作用以中等动力学速度恢复。米贝地尔（mibefradil）是一种四氢萘酚类钙通道阻断剂，与L型钙通道相比，它对T型钙通道有相对的选择性。它主要用于高血压，但由于其不良反应的高发率很快就撤出市场，这经常使药物相互作用的结果。是否心肌细胞的T型钙通道代表了心血管治疗的一个靶向，仍是一个需要回答的问题。

钾通道

通过钾通道的电流是心脏主要的复极电流，但是每一种特异性通道的重要性随所在区域不同。钾通道是变化最多的通道蛋白亚家族，由三种不同分子构型的分子组成（图1-7）。内向整流电流（I_{K1}, I_{KACh}, I_{KAdo}），被称为*Kir*，由进化上较原始的钾通道编码，仅有两个跨膜重复序列（类似于S5和S6）和一个孔或P段。后者包括钾通道特征性的序列（TVGYGDM）,这决定了通道对K^+的选择性通透[97]。第一个钾通道基因是从突变的果蝇中分离出来的，由于对醚类麻醉药的反应被称为*Shaker*。引起*Shaker*表型的基因通过原位克隆被分离，编码一种电压依赖性的钾通道（Kv）[98]。自从最初的*Shaker*钾通道（Kv1.x）被克隆，大量的相同或相关基因家族的钾通道基因被分离出来（Kv1.x~Kv9.x）。在哺乳动物心脏已经确定的电压依赖性钾通道在表1-7给出。电压依赖性钾通道的结构类似于钠通道或钙通道的一个单独的结构域，由6个跨膜段组成，包括一个高度保守的S4段。S6跨膜段胞浆内部分介导了药物对电压门控钾通道的阻断作用，类似于钠通道结合局麻药的节段[38]。类似于Kir通道，Kv通道必须由四聚体来形成完整的通道，通常与辅助亚单位相关。在钾通道亚家族（如Kv1.x）中，亚单位可以是异源多聚体，但是认为这种组装不能发生在不同的亚家族之间。看起来似乎是简单的Kv基因两倍的复制才产生了钠通道和钙通道。有可能是一种内向整流通道基因更直接的复制产生了第三种钾通道，双孔K^+选择性通

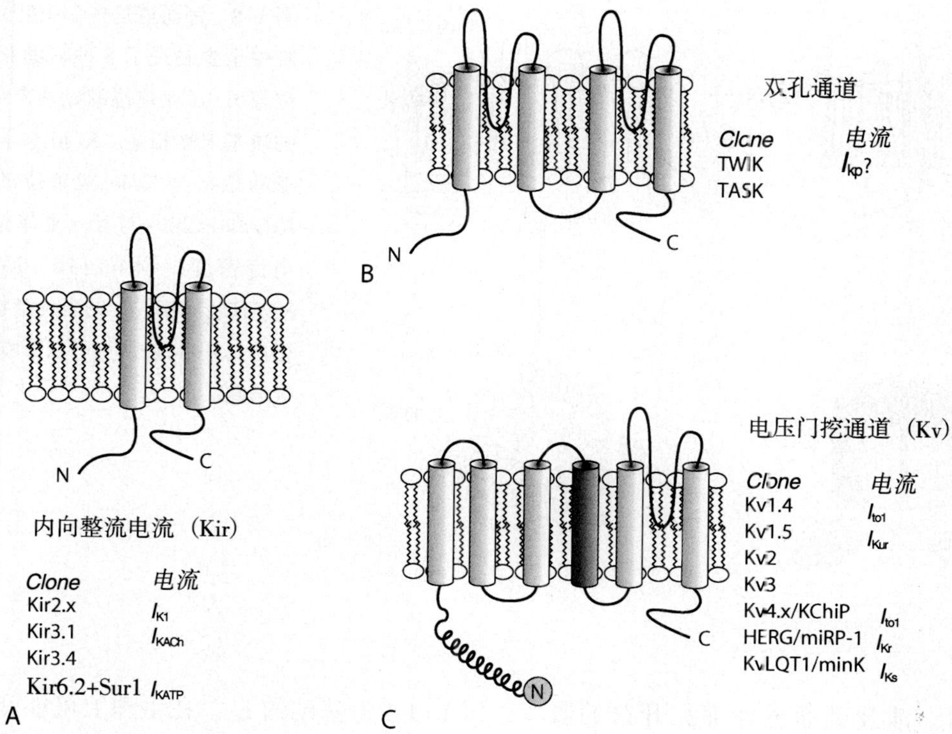

图 1-7 在哺乳动物心脏中的钾通道家族。三种亚类的跨膜拓扑学结构：**A.** 内向整流（Kir）；**B.** 双孔 K；**C.** 电压门控（Kv）通道。并提供了在人类心脏中表达的各类钾通道的例子。

道（图 1-7）。

编码钾通道的 α 亚单位的 cDNA 已经足以产生 K^+ 选择性电流，但是已经确定了有一些调节通道功能的辅助性亚单位（Kvβ、mink、MiRP-1、KChIP）。相关的蛋白家族（Kvβ1~Kvβ3）调节 Kv 通道的功能。β 亚单位连接到 Kv 通道 α 亚单位的氨基末端，以异构体特异性的方式调节功能[100]。Kvβ2 和 Kv1.1 氨基末端复合的结构已经被证明[101]，并发挥氧化还原酶的作用[102]。实际上，Kvβ1.2 可以赋予 Kv4.2 通道对氧的敏感性[103]。最近描述的无关的蛋白家族 KChIPs，包含一个 Ca^{2+}结合 EF 手型模体，调节 Kv4 家族成员的功能[104]，这也提示可能存在不止一种辅助亚单位能与 Kv4 通道相互作用。KChIP 和 Kv4 亚单位相互作用的分子机制还有待于研究（图 1-8，左图）。

还有一些其他 K 通道辅助亚单位也是跨膜蛋白，不仅可以改变通道的门控，在一些情况下还可能影响通道孔的特性[105]。大部分与心脏相关的是基因 *KCNE1*（minK）[106] 和 *KCNE2*（MiRP-1）产物，被认为与 KvLQT1 [107,108] 和 HERG [109]组装在一起分别形成两种延迟整流电流 I_{Ks} 和 I_{Kr}（图 1-8，右图，后面将讨论）。最近认识到自身没有功能的 α 亚单位（例如 Kv9.x），可能调节其他 Kvα 编码的通道的功能[110]。

对应于一个去极化电压脉冲，钾通道像其他电压门控性通道一样，要经历一系列的改变功能的构型变化。S4 段跨膜重复序列是激活门控结构的关键成分。许多钾通道（像钙通道和钠通道）在持续去极化时关闭（即失活）。但是失活的分子基础是不同类型的机械性失活。从分子基础上理解的钾通道失活的第一种类型，是由 Armstrong 提出的“球-链”机制[111]。通过一系列试验，Aldrich 及其同事证明了 *Shaker* 钾通道氨基末端“球”在失活过程中的作用，并称其为 *N 型*失活（因为涉及到了氨基末端）[112,113]。当通道被去极化刺激激活以后，氨基末端连接并阻塞通道孔在胞浆的开口，终止 K^+的内流。去除氨基末端的通道就失去这一类型的失活，但是将可以形成氨基末端“球”的多肽片段加入胞浆时，这一过程可以被恢复[113]。检查电压依赖性钾通道的氨基末端的序列，我们可以很容易地确定通道进行 N 型失活。第二种形式的失活是 C 型（羧基末端）失活，涉及通道外部的开口、S6 和 P 段的氨基酸残基[114]。有证据提示通道蛋白的 C 型失活

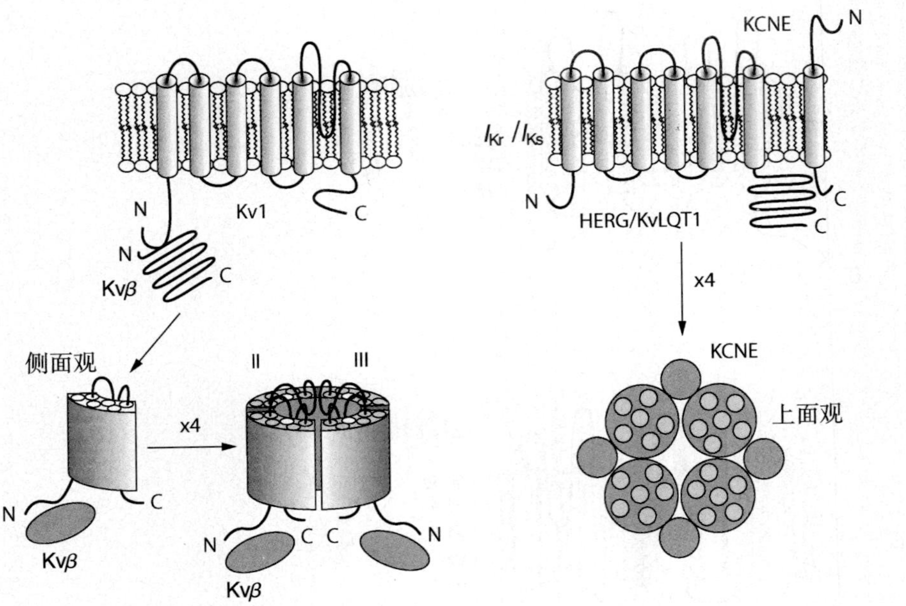

图 1–8 钾通道是多个亚单位的复合物。在心脏中至少发现了 3 种辅助亚单位。Kvβ 亚单位与 Kv1α 亚单位的氨基末端和 Kv4α 亚单位的羧基末端相连。KChIPs 是钙离子结合辅助亚单位，与 Kv4α 亚单位的氨基末端相连。Kvβ 和 KChIPs 与 Kvα 亚单位共表达可以增加电流密度，调节门控。*KCNE1*（minK）和 *KCNE2*（MiRP–1）的表达产物，被认为是跨膜蛋白。MinK 被认为可以影响 I_{Ks} 通道的离子传导通路。

类似相机光圈的关闭（涉及到通道外部孔开口的收缩）。

钾通道在维持心脏正常的电生理活动中发挥多重作用。在多个亚型中（电压依赖性、内向整流性、双孔钾通道），电压依赖性钾通道是产生心脏瞬时外向（有时叫做 *A 型*）和延迟整流电流的基础。瞬时外向钾电流的激活和失活迅速，是心室动作电位 1 期复极的重要决定因素（图 1–1）。在心脏的瞬时外向电流有两种成分，一种是非 Ca^{2+}依赖型 K^+电流（I_{to1}），一种是 Ca^{2+}依赖型电流（I_{to2}）。I_{to2} 在一些物种是钾电流，在另一些却是氯电流[115,116]。编码心脏 I_{to1} 的通道在物种间不同，在心室的不同位置可能也不同。在一些物种，包括人类，Kv1.4 是一种重要但较少的 I_{to1} 成分 [117]。在人类心室中 I_{to1} 主要是由 Kv4.3 编码 [118,119]，它比同源的 Kv1.4 从失活中恢复的速度快。实际上，Kv1.4 通道恢复的速度很慢（2~3 秒），因此在生理性的心率下不可能是心脏 I_{to1} 的主要成分。但是，Kv1.4 和其他 Kv1 家族基因的异源多聚化或者与 β 亚单位组装可能会改变电流的动力学。另一个反对 Kv1.4 是心脏 I_{to1} 主要成分的论据是，表达的 Kv1.4 对低剂量的氟卡尼阻断剂 (10μM) 不敏感，而表达的 Kv4 和野生型心脏 I_{to1} 对氟卡尼敏感[121]。Kv4 基因家族在哺乳动物心脏表达相对丰富，Kv4.3 主要在大型哺乳动物如狗和人的心室表达，而 Kv4.2 在啮齿类动物的心室表达 [118,122]。最近的数据显示 Kv1.4 的 mRNA 和蛋白也在哺乳动物的心室肌细胞中表达[123]。以 Kv1.4 为基础的 I_{to1}，在生理上可能和人类心室心内膜下缓慢恢复的瞬时外向电流有关[124,125]。

在人类心房肌中发现的超快速激活的延迟整流电流（I_{Kur}），也存在于啮齿类动物的整个心脏，是由 Kv1.5 产生[126]，尽管在一些物种的心房中，快速激活延迟整流电流是由 Kv3 基因家族编码的 [127]。人类心房肌细胞的 I_{Kur} 与 Kv1.5 在生物物理和药理特性方面有密切的关系 [128]。而且，在人类心房和心室中发现了 Kv1.5的 mRNA 和蛋白 [129]，用 Kv1.5 特异的反义寡核苷酸可以抑制在心房肌细胞的 I_{Kur}[126]。Kv1.5 在心房的限制性表达，使其成为治疗室上性心律失常的药理学作用靶点。

在大型哺乳动物的心脏细胞中，延迟整流钾电流（I_K）对于终止复极发挥主要的作用。I_K 是一种复合的电流，包括快速成分（I_{Kr}）和缓慢成分（I_{Ks}）[130]。对 LQTS 遗传基因的确定，阐明了延迟整流钾电流两种成分的分子基础。MinK (*KCNE1*) 最初被认为是“小 K 通道”，编码类似 I_{Ks} 的电流[106,131]。后来，定位克隆确定了疾病相关的基因位于染色体 11，因为与 LQTS 相关，称为 KvLQT1[132]。但是 KvLQT1 编码的电流有其独立的功能，不同于其他已知的心脏钾电流 [107,108]。KvLQT1 和 minK 联合表达产生的电流与任意亚单位单独表达的电流相比更接近于野生的 I_{Ks}[107,108]。KvLQT1 其他剪接变异体也在心脏有表达，并在体外对 I_{Ks} 有显性抑制作用；因此野生的 I_{Ks} 可能部分地受到这种选择性剪接程度的调节[133]。

LQT 从遗传上确定了 *KCNQ1*（KvLQT1）编码 I_{Ks}，*KCNHZ* (HERG) 编码 I_{Kr}[134,132]。I_{Kr} 有许多独特的生理特性，它的异常（HERG 的突变、低钾或者用药物阻断）可以影响正常的复极。当除极逐渐引起电位升高，I_{Kr} 的激活实际上是降低的。内向整流性是 HERG 通道开放之后快速失活的表现。这种快速失活的程度，在电位升高或细胞外低钾的情况下会增加。后者可以解释在低钾血症时发生的 I_{Kr} 减低（引起 AP和 QT 延长）。当 AP 进入 3 期，通道从失活恢复，在相对较慢的关闭之前，快速地进入开放（传导）状态[135]。因此当 AP 开始复极，I_{Kr} 显著增加，进一步加速复极。HERG 通道可以被 methansulfonanilide 类药物如多非利特（dofetilide）和索他洛尔（sotalol）阻断。如同 KvLQT1 一样，HERK 可以和其他的蛋白共组装，形成野生型 I_{Kr}。从数据库里搜索 minK 的同源物，发现了一个相关的基因 MiRP-1 (*KCNE2*)，位于 21 号染色体的同一位点，编码一个拓扑学相似的小多肽段，也有细胞外氨基端、单个跨膜结构域和胞浆内的羧基尾端（图 1-8）。当 MiRP-1 和 HERG 共同表达时，电压依赖性门控、单通道电导、受 K^+调节、可以被 methansulfonanilide 所阻断等特性都被改变。但是 MiRP-1 在野生的心肌细胞 I_{Kr} 中的作用还不清楚。HERG 存在不同的剪接体[136,137]，但是不同的剪接体在电流产生中的作用仍不清楚。如同 HERG 和 KvLQT1，在 minK 和 MiRP-1 的突变也和 LQTS 相关（见第 27 章）。

在心脏表达的另一类主要的钾通道基因编码内向整流电流。“内向整流”这一术语是用来描述通道与传导外向电流相比更容易传导内向电流的现象（图 1-9）。内向整流体都有相似的拓扑结构：只有两个跨膜段重复序列和一个孔环，必须以四聚体来形成完整的通道。1998 年一个主要的离子通道生物学的进展，就是从 *Streptomyces lividans* 确定了一个细菌的内向整流通道，叫做 *KcsA*[138]。这个通道的结构有许多显著的符合 K^+选择性透过的生理特点[139]。晶体结构显示，在两个跨膜段之间的连接区域（P 段）形成通道外部的开口，钾通道信号序列形成选择性的滤器。尽管有结合 K^+的能力，由于在选择区有两个相互排斥的 K^+，使得高速的离子流动得以维持。第二个跨膜重复序列类似于 Kv 通道的 S6，形成通道的内部开口，可能抗心律失常药物与此结合（图 1-10）。

内向整流通道家族的 cDNA 被命名为 *Kir*。I_{K1} 电流在维持静息膜电位以及加速终止复极过程中有重要作用，是由 Kir2.x 亚家族编码。可能 Kir2.1[140,141]编码了人类心室的 I_{K1}，但是在心脏也发现了其他 Kir2 的异构体[142]。

心脏其他的内向整流体显示了特殊的功能，例如对神经激素或代谢应激的反应。内向整流通道 Kir3 家族形成的 K 电流与结细胞和心房的 M2 胆碱受体（I_{KACh}）和 A1 腺苷受体（I_{KAdo}）有关联[143]。I_{KACh}（I_{KAdo}）是 Kir3 家族两种不同基因产物的异源多聚体，最初指定为 GIRK（G 蛋白内向整流钾通道，Kir3.1）和 CIR（心肌内向整流通道 Kir3.4）[144]。Kir3.1 和 Kir3.3 以 2:2 的比例形成四聚体，构成 I_{KACh} 通道蛋白，编码由抑制性 G 蛋白 βγ 亚单位直接激活的电流（图 1-11，左图）。心脏副交感神经激活引起的负性变时和变传导作用主要由 I_{KACh} 来介导。

I_{KATP}，另一种内向整流电流，连接电信号与心肌细胞的代谢状态。改变 I_{KATP} 的活性，可显著影响心脏在缺血时的电生理特性，以内源性细胞机制在限制缺血对心肌细胞损伤方面发挥关键的作用，被称为缺血预适应[147]。I_{KATP} 被认为是一种异源多聚体复合物，在它的核心是由 Kir6.2 通道四聚体组成，环绕四个磺脲受体亚单位（SUR2A）。SUR2A 是一种 ATP 结合盒（ATP-binding cassette, ABC）蛋白[148]，增加了通道复合物对磺脲和 K 通道开放剂（例如 pinacidil 和 chromakalim）的敏感性。

在心脏观察到了第三种钾通道的结构类型。这种通道由四个跨膜段和两个孔环组成。双孔酸敏感性钾通道（twin-pore acid sensitive k channel, TASK）是双孔钾通道基因家族中的成员，在心脏有高度的表达[150]。TASK 通道显示几乎没有电压或时间的依赖性，因此很像一种背景电流。这种通道的精确作用和双孔家族在心肌细胞中的其他成员还不知道。

I_F 或起搏电流

I_f 是心脏起搏细胞中一种舒张期除极电流。在许多细胞类型中都发现了这种电流，其特征是不一样的。例如，I_f 存在于心室细胞，但是其激活电压非常低因而不可能有生理作用[151]。I_f 在超极化时激活缓慢，在去极化时迅速去激活。I_f 是由混合的单价阳离子（Na^+和 K^+电流，翻转电位-20~-30mV）组成。这种电流受到高度的调节：β 肾上腺素刺激增加 I_f，加速舒张期除极。拓扑学类似于电压依赖性 K 通道的一个基因家族，与

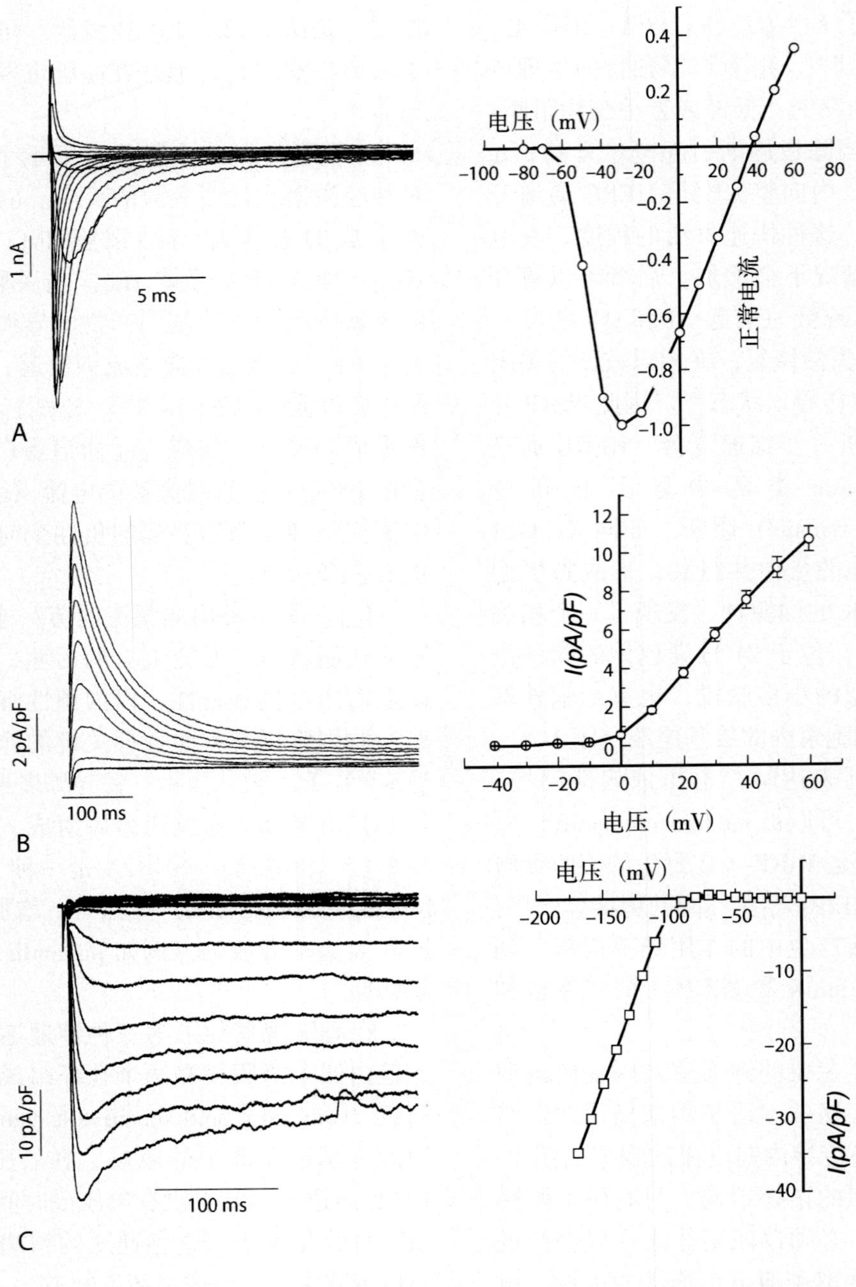

图 1–9 心脏的离子电流特性。**A.** 从转染了编码人类心肌钠通道（hH1）（Nav1.5）cDNA 的哺乳动物组织培养细胞记录的全细胞钠电流。通常情况下，此电流是内向的（Na^+流入细胞），因此是负的。当膜去极化时电流迅速激活，当膜维持去极化时通道迅速关闭即失活门控过程。这个通道可以允许离子内向或外向通过，这依赖于膜电位。**B.** 从人类心室肌细胞记录的瞬时外向钾电流（I_{to1}）。去极化时电流迅速激活然后失活。电流主要外向流动（正电流），具有*外向整流*。**C.** 全细胞记录的内向整流钾电流（I_{K1}）。I_{K1} 在静息电位激活，膜去极化时关闭。在通道开放时的电位（比 K^+的 Nernst 电位低），几乎没有时间依赖性的电流衰减或失活。电流主要是内向流动（负的电流），因此这个通道以及 Kir 家族的所有通道都被称为*内向整流体*。

在视网膜光感受器中存在的环核苷酸门控的通道相关，编码了 I_f [152,153]。许多超极化激活的环核苷酸门控通道（HA–CNG）已经从心脏中克隆出来，其中几种显示出 I_f 在心脏起搏细胞中的一般特征。有证据提示 I_f 是一种复合的电流，具有快慢两种成分，分别由 HA–HCN2 和 HA–HCN4 编码[154]。支持 I_f 是心脏起搏电流的证据还来

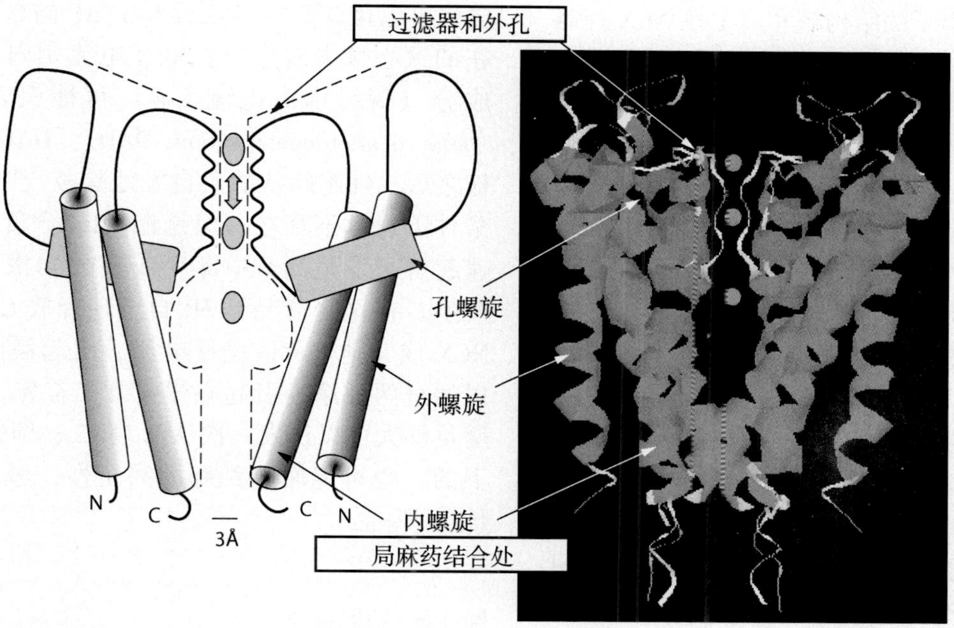

图 1-10　（也见彩图 1-10）KcsA 细菌的内向整流钾通道的晶体结构 [138]。**左图**：通道的结构特征。4 个通道亚单位的每一个（只显示了 2 个亚单位），包含两个 α 螺旋跨膜重复序列、一个孔螺旋和形成 K^+选择性孔的钾通道标志序列。**右图**：KcsA 的结构，肽骨架以丝带状存在。通透性通路的特征包括在这一孔中有 2~3 个 K^+，通过离子与离子的排斥，易化了高速的离子转运；大的内侧前厅区由外螺旋或 M2 螺旋的羧基端部分构成，M2 螺旋对应于电压依赖性 K^+通道的 S6 段，介导了抗心律失常药物与通道的结合。

自于心动过缓的石斑鱼基因模型，其 I_f 极度减低 [155]。

生电转运体

Na^+-Ca^{2+}交换体

Na^+-Ca^+交换体（NCX）是一种生电性的离子交换体，可以以 3 个 Na^+交换一个 Ca^{2+}。在心脏中观察到了最高水平的交换活性。心脏的 NCX 是一种跨膜糖蛋白，最初的分析推测它有 11~12 个跨膜重复序列[156,157]。最近的致突变研究数据质疑了这一最初的拓扑学模型，提出只有九个跨膜段 [158]（图 1-12）。NCX 包含两个结构域，第一个含 5 个跨膜段的结构域被一个大的胞浆内环与其余部分分隔开，这个环包括了大约半个分子。

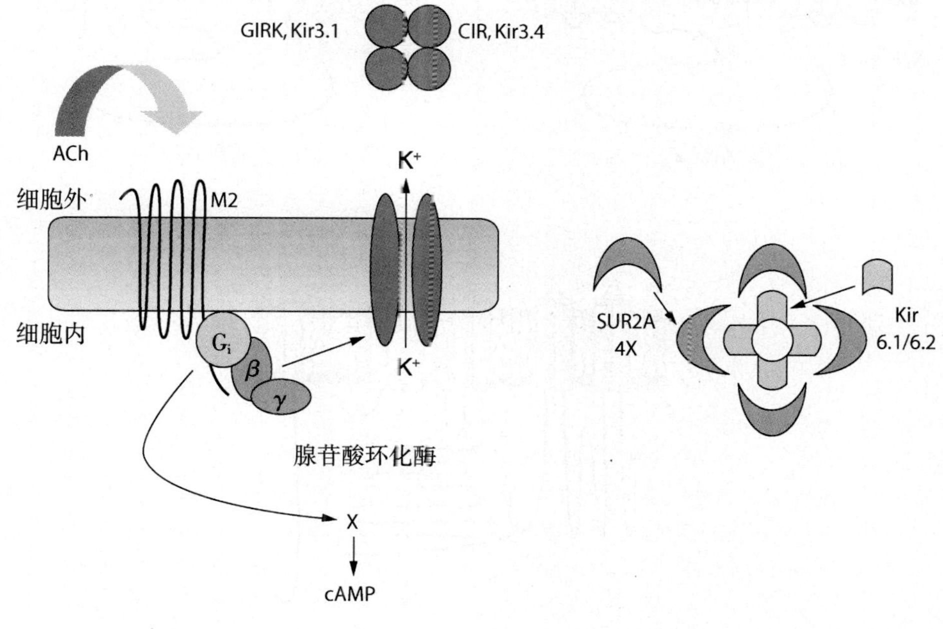

图 1-11　I_{KACh} 和 I_{KATP} 亚单位的结构。**左图**：I_{KACh} 是 G 蛋白偶联通道，由 Ach 与心脏的 M2 胆碱能受体结合而激活。通道与受体分离，由两种内向整流钾通道 Kir3.1（GIRK1）和 Kir3.4（CIR）以 1:1 的比例形成异源四聚体。**右图**：I_{KATP} 是由 ATP 结合盒蛋白、磺脲受体（SUR2A）和内向整流体 Kir6.2 组成的异源八聚体。

细胞内环包含结合钙离子的结构域和内源性 NCX 抑制结构域 XIP[159]。

钠钙交换是一个生电的过程，在这一过程中 3 个钠离子和 1 个钙离子交换，因而是生电性的（即产生一电流）。离子交换可以发生在任一方向。每一次心搏，肌浆网（sarcoplasmic reticulum, SR）中储存的 Ca^{2+} 通过 ryanodine 通道 RYR2 释放进入胞浆，在每一个心动周期，$[Ca^{2+}]_i$ 从静息时的不到 100nM 升高到接近 1μM。在正常的生理条件下，Ca^{2+}通过 NCX 外向流动（产生一个内向电流），同时通过 SR 上的 Ca^{2+}ATPase (SERCA) 将 Ca^{2+}重新摄取到 SR 腔内，这是舒张期 Ca^{2+} 再储存的主要机制。NCX 对胞浆内的 Ca^{2+}和 Na^+浓度敏感，由此决定 NCX 的活性以及交换反方向的电位。NCX 电流是时间非依赖性的，很大程度上反映了 AP 期间胞浆内 Ca^{2+}浓度的变化。因此无论在细胞静息期或激活期，NCX 对膜电位有重要的影响。在去极化电位，可产生反向 Na^+–Ca^{2+}交换模式（Ca^{2+}内流，产生外向电流），但是，反方向的 Na^+–Ca^{2+}交换模式在启动 SR Ca^{2+} 释放和对收缩的作用还不清楚。

细胞内 $[Ca^{2+}]$ 升高，使得 NCX 的反方向电位上移，因而提高了内向交换电流的驱动力。内向的 NCX 电流可以使膜除极，接近引发 AP 的域值，因而有潜在的致心律失常作用。NCX 电流是内向电流的重要成分（瞬时内向电流 I_{TI}），可能引发延迟后除极 (delayed afterdepolarization, DAD)。DAD 是 AP 完全复极之后，细胞膜从静息自发地除极 [160]。DAD 在生理条件下通常不存在，但是在 SR Ca^{2+}负荷增加（如快速起搏[160]、地高辛中毒[161]或缺血/再灌注[162]）时易于产生。在这些情况下 SR 自发地释放 Ca^{2+}，这将增加 NCX 或其他 Ca^{2+}依赖性电流，引起膜除极。DAD 可以通过两种途径引起心律失常：首先，如果 DAD 幅度足够大可以诱发一次 AP；第二，即使 DAD 是域值下的，也可能影响细胞的兴奋性，减慢心肌细胞的传导[163]。

Na^+–K^+ATPase

Na^+–K^+ATPase 或 Na^+泵负责建立和维持主要的跨膜离子梯度。Na^+泵属于广义范围划分的 P 型 ATP 酶，负责转运许多阳离子。这一酶家族的 P 型酶负责在催化循环过程中磷酸化的天门冬氨酸的形成。Na^+–K^+ATPase 水解一个分子的 ATP 来转运 2 个 K^+进入细胞和 3 个

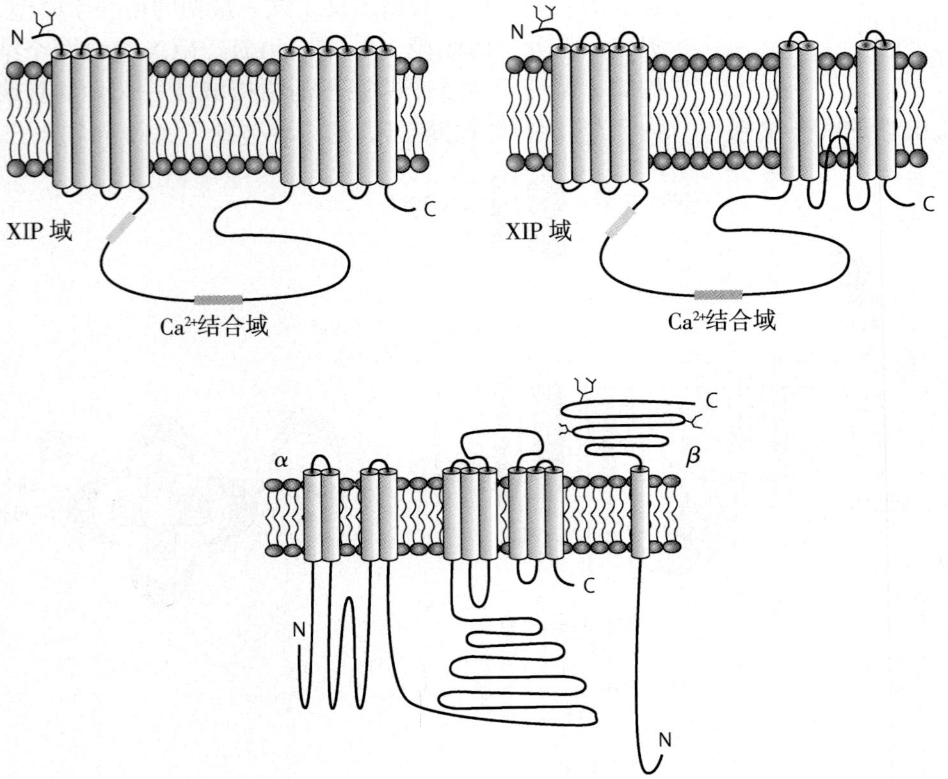

图 1–12 Na^+–Ca^{2+}交换体（NCX）和 Na^+–K^+ATPase 的亚单位结构和跨膜拓扑学。**上图**：NCX 的两种跨膜拓扑学。大的胞浆内环对交换体的生理调节有关键作用，并包含 Ca^{2+}结合和抑制肽 (XIP) 结合的结构域。**下图**：Na^+–K^+ATPase 是由大的 α 亚单位和小的单个跨膜重复序列的 β 亚单位异源组装而成。

Na^+到细胞外，因而也是生电性的，产生一个非时间依赖性的外向电流。Na^+–K^+ATPase 是一个寡聚体，包含 α、β 亚单位，还可能包含 γ 亚单位。有四种不同的 α 亚单位和三种不同的 β 亚单位异构体 [164]。γ 亚单位是通道复合物一部分的证据来自 G 毒毛旋花苷衍生物的光亲和性标记（photoaffinity labeling）和免疫共沉淀研究 [166]。γ 亚单位属于一个小跨膜序列蛋白家族，包括 phospholemman[167]，它有助于离子流动。

Na^+–K^+ATPase 异构体显示出组织特异性的分布。α1β1 亚型分布广泛，包含 α2 的亚型主要在心脏、骨骼肌、脂肪细胞和脑中表达，α3 是脑中的亚型，α4 在睾丸中大量表达[164]。Na^+–K^+ATPase 结构的差异来自于 α 和 β 基因的不同、α 基因的剪接变异以及不同亚单位的组合，这也是离子通道多样性的基础，尤其是 K 通道。α 亚单位是催化反应的，细胞外第一和第二跨膜段间的连接区可以结合洋地黄的糖基（图 1–12，下图）。人类心脏包含 α1、α2、α3 亚单位[168]。在大鼠 α3 亚单位结合糖基的亲和力是含 α1 亚单位钠泵的 3 倍。但是在人类，α 亚单位结合的亲和力没有那么大的差异。β 亚单位是通道功能所必需的，影响 K^+、Na^+与 α 亚单位的亲和力，同时也作为一种伴侣确保 α 亚单位可以恰当地转运到肌细胞膜[164]。在人类心脏似乎只有 β2 亚单位是大量存在的[168]。

在心衰时，用 ^{3}[H] –G 毒毛旋花苷标记的 Na^+–K^+ATPase 的密度下降。这种降低对洋地黄甙对心室肌的变力作用没有明显的影响[169]。但是，这种钠泵密度的降低可能影响心肌细胞的电生理以及在心肌缺血时对细胞外钾负荷的反应性。

细胞间离子通道——连接蛋白和连接子

缝隙连接是特殊的膜结构，由多个细胞间的离子通道组成，促进细胞间电信号和化学信号的交流。哺乳动物缝隙连接通道是由一族密切相关的基因编码的连接蛋白构成。连接蛋白是跨膜的蛋白，包括四个高度保守的跨膜 α 螺旋、两个细胞外环和一个细胞内环。细胞内的氨基末端和羧基末端在连接蛋白之间不是特别保守（图 1–13）[170]。三种不同的连接蛋白在哺乳动物心脏有高度表达：连接蛋白 40（Cx–40）、连接蛋白 43（Cx–43）、连接蛋白 45（Cx–45），它们是以其分子量命名（表 1–1）。在血管平滑肌细胞、心房和心室的心内膜下还发现了连接蛋白 37（Cx–37）[171]。连接蛋白以六聚体组装在一起，中间围绕一个亲水性的孔，在细胞膜上形成一个半通道。来自相邻两个细胞的半通道头对头聚合在一起，跨过细胞间的缝隙，形成缝隙连接通道或*连接子*。半通道间的相互作用是由高度保守性

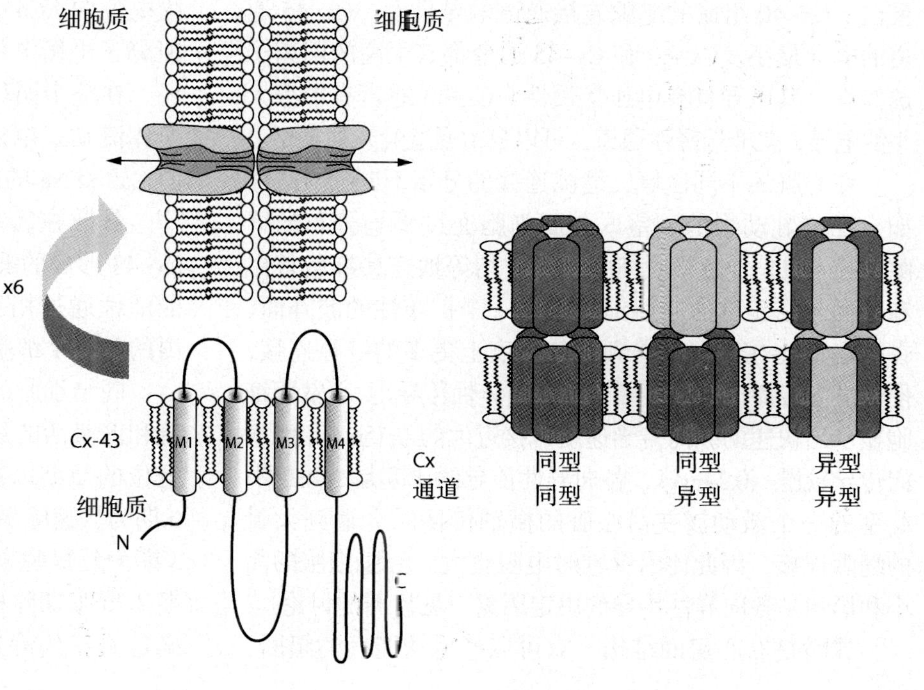

图 1–13　缝隙连接通道的亚单位结构。**左图**：缝隙连接通道是细胞间的离子通道，由相邻细胞的两个半通道或连接子组成。每个半通道由 6 个亚单位或连接蛋白组成。每个连接蛋白由 4 个高度保守的跨膜重复序列、两个保守的细胞外环、一个变化较多的细胞内环以及氨基和羧基末端组成。**右图**：不同的连接蛋白亚型可以组装成不同类型的通道：同型通道（在每个连接子中是同一型的连接蛋白），异型通道（两个半通道分别由不同的连接蛋白组成），异侧通道（在一个半通道中有不止一种连接蛋白）。

的细胞外环介导的。因此，由不同的连接蛋白组成的半通道可以形成缝隙连接并不奇怪（图 1–13）。Cx–43 的结构最近已经可以用 7.5 埃的分辨率来研究[172]。

缝隙连接通道的多样性是由于通道由不同的连接蛋白组成。由一个单独的连接蛋白组成的连接子称为*同型*（homomeric）连接子；两个半通道分别由不同的连接蛋白组成，称为*异型*（heterotypic）通道；在一个半通道中有不同的连接蛋白，称为*异侧*（heteromeric）连接子（图 1–13）。不同的连接蛋白聚集在缝隙连接中，但不知道通道是异型还是异侧的。由于一些细胞只表达一种类型的连接蛋白，且同源重组的连接子重现了野生型缝隙连接通道的功能，所以在体内可能存在同型的通道。但是许多细胞表达不同的连接蛋白，在野生的组织和异源表达系统[176]中用免疫荧光法[173]和免疫印迹法[174,175]显示有异源多聚体。形成异型通道的能力依赖于细胞外的环，也受到 C 末端和胞浆内环的轻度影响 [177]。在心脏中两种主要的连接蛋白 Cx–43 和 Cx–40，显然不能形成异型的缝隙连接。

缝隙连接通道可以透过离子和分子量不超过 1kDa 的小分子物质。一种分子的通透性依赖于其大小和所带的电荷，包括心脏的第二信使例如 Ca^{2+}、cAMP 和三磷酸肌醇。不同的心脏组织由不同的缝隙连接相连，缝隙连接的空间分布和连接蛋白的组成都有差异[178~180]。缝隙连接通道中连接蛋白的构成决定了通道的离子选择性、电导、电压敏感性和调节。心室肌主要表达 Cx–43 和 Cx–45，而心房肌和浦肯野纤维表达所有的三种连接蛋白。Cx–40 组成的缝隙连接通道电导最大，Cx–45 通道的电导最小。Cx–40 和 Cx–45 通道都有很高的阳离子选择性，其电导具有电压依赖性。Cx–43 通道有中等大小的电导，是非选择性通道，可以自由通过荧光素黄[181]。

在心脏的不同区域，缝隙连接的分布不同[182,183]。例如，在哺乳动物的心室，心肌细胞通过平均分布的缝隙连接与 11 个相邻的细胞相连，均等地连接细胞首尾和侧面。在正常的心肌细胞中，一个扩布性的波阵面，在横向上比在纵向上遇到单位长度上更多的缝隙连接，使得横向传播比纵向要慢（即各向异性传导）。心室肌细胞显示出快速的纵向传导速度，接近大约 0.75m/s，而横向传导较慢（0.24m/s），各向异性传导的比率是 3~4:1[184]。心室的一个激动波在沿心脏的横轴传播时会遇到大量的缝隙连接，因此比沿纵轴时电阻更大。心肌细胞的大小和形状是各向异性传导的决定因素（见后面的讨论）。

界嵴是右心房的结构。它可以产生功能性的阻断，这在典型房扑的维持中有重要作用（见第 15 章）。界嵴在房扑中的作用可能反映了它较高的传导速度（≈ 1m/s），和异向传导比率（10:1）[185]。决定较高的传导速度和各向异性传导的基础是细胞形状、缝隙连接的种类和分布。界嵴细胞是圆柱形的，在单位表面积上缝隙连接的数量少，并且大部分是首尾相连的 [182]。界嵴和浦氏纤维有较大的纵向传导速度，这也反映了 Cx–40 的表达，它比 Cx–43 有更大的电导。

心脏激活和恢复的分子基础

在正常窦性节律时，心脏的激动起源于窦房结。窦房结位于右心房根部界嵴与右心房–上腔静脉（right atrial–superior venacava, RA–SVC）连接处之间，是特定的起搏细胞聚集的位置。窦房结细胞可以进行自发的除极，激活心脏其他的部分。窦房结和房室结细胞的静息膜电位比心房和心室肌细胞的要高，这是因为存在较低密度的内向整流钾电流（I_{K1}）以及超极化激活的起搏电流（I_f）。结果是膜电位缓慢持续地去极化，因此结细胞没有真正的静息电位，最大舒张电位不会低于–60mV。

I_f 逐渐激活及 I_{K1} 逐渐减低缓慢地使结细胞除极到接近–40mV，此时钙电流激活，促进了 AP 上升的速度。首先是瞬时的 T 型钙电流（$I_{Ca,T}$）激活，驱动膜电位到钙离子的平衡电位（E_{Ca}），紧接着激活持续时间长且对二氢吡啶敏感的 L 型钙通道（$I_{Ca,L}$）。同时，激活速度更慢的外向钾电流（延迟整流，I_K）被激活，阻止膜电位向 ECa 改变。最终钙电流失活，膜电位恢复到钾离子平衡电位（E_K）。I_K 关闭，激活 I_f，重新开始循环。在整个循环中，电流可以通过生电性的Na^+–Ca^{2+}交换体流动。电流的大小和方向取决于膜电位以及细胞内 Ca^{2+}和 Na^+的浓度。

分散在窦房结中的起搏细胞，通过由 Cx–40 和 Cx–43 形成的缝隙连接通道来保持同步性[186]。起搏细胞的活性通过相互的拖带过程维持同步，在结区合胞体内的每一个细胞持续地调节其他细胞的放电频率。

同结细胞的 AP 一样，肌细胞的 AP 也是多种离子流和谐激活的过程。图 1–14 给出了心室肌细胞中动作电位的原型以及可能的离子流。AP 被分为 5 个阶段：0 期为快速除极期；1 期为早期复极期；2 期为平台期；3 期为复极晚期；4 期为静息电位，或者在结细胞中此期为舒张期除极。与结细胞不同，在心肌细胞中可以确定真正的静息电位，大约是–90mV，接近钾离子平

图 1–14 在心室动作电位期间的动作电位以及激活的膜电流。(Courtesy of Dr. Fadi Akar.)

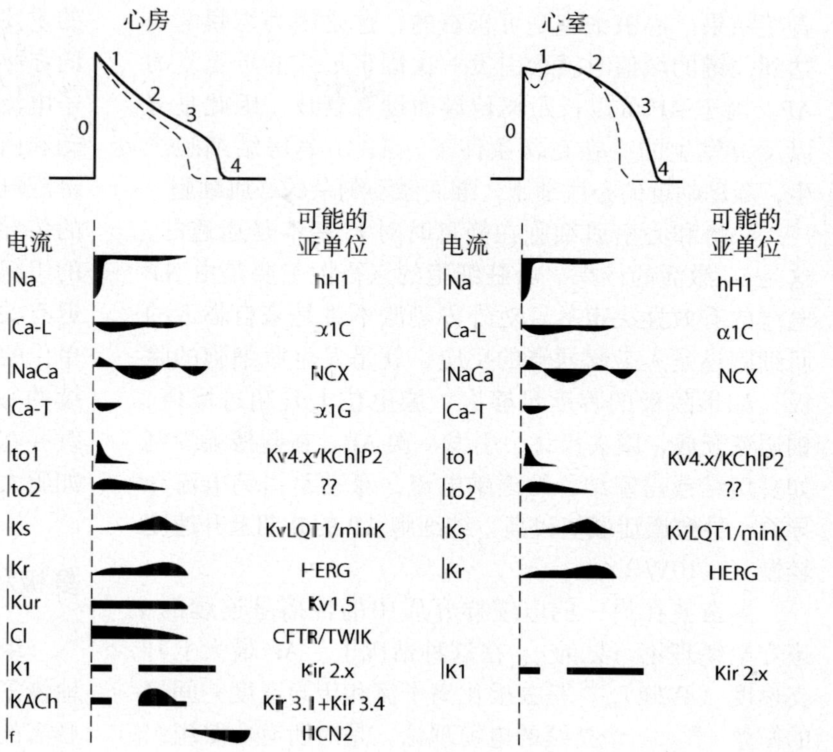

衡电位。因此由于 I_{K1} 的激活，静息的心肌细胞对 K^+基本是可通透的。

在正常条件下，肌细胞可以被产生于起搏组织的自发冲动所激动。当激动将膜电位去极化到域值水平（约–65mV），就可以引发一次 AP。去极化超过域电位时，爆发性地激活钠通道，产生一个巨大（≈400pA/pF）但瞬时（1~2m/s）的电流，驱动膜电位到 ENa（+65~+70mV）。尽管钠通道在细胞膜上的数量是最多的，但是其激活时间短，或者说跨膜的 Na^+梯度可以很快的恢复。由于失活，钠电流可以很快地减小，在钠通道从失活恢复变得可以再次激活之前，膜电位必须要恢复到静息水平。因此钠电流有效的电压和时间依赖性是心肌细胞不应期的基础。

AP 的上升支在 E_{Na} 后很快地下降，是由于钠电流的失活和一种钾电流的激活，可能还有 Ca^{2+}依赖性的 Cl^-电流（I_{to2}）参与，使膜电位快速地复极到接近 10mV（1 期）。当钠通道失活时，Ca^{2+}非依赖性的瞬时外向 K^+电流（I_{to1}）激活。I_{to1} 激活迅速（≈10ms），生理温度下在 30~40ms 内衰减。I_{to1} 电流的密度不到 I_{Na} 电流密度的 5%，因此钠电流的失活是早期复极的主要原因，而 I_{to1} 是决定 1 期末膜电位的重要因素。在犬的心室肌细胞，I_{to2} 是 AP 1 期主要的电流[187]，但在人类心肌细胞此电流的功能尚不清楚。

膜电位除极激活许多其他的电流，但比 I_{Na} 和 I_{to1} 要慢。在心室肌细胞，$I_{Ca,L}$ 激活是 AP 平台期（或 2 期）的主要除极电流。此电流是 Ca^{2+}内流的主要途径，并引起 Ca^{2+}诱导的 Ca^{2+}释放（Ca^{2+}–induced Ca^{2+} release, CICR），导致细胞收缩。$I_{Ca,L}$ 使膜趋于除极，而在平台期和 3 期激活的延迟整流 K^+电流对抗这一作用。延迟整流钾电流的激活和钙电流的失活使平台期结束，并开始 3 期或叫复极晚期。在心房组织，I_{Kur} 是主要的延迟整流电流，是决定平台期高度的重要因素，并有助于平台期的结束 [188]。延迟整流电流（尤其是 I_{Kr}）对于结束平台期是重要的，但是由于它在膜电位低于–40mV 时去活化，因此对于恢复静息电位的作用是有限的[135]。末期复极是由 I_{K1} 的外向成分承担的，即使是在 I_{K1} 密度小于心室肌的心房肌细胞亦如此。

心脏电生理的细胞和分子基础

兴奋性和传播

心脏的许多电生理特性是 AP 期间离子电流活动的

直接结果。心脏细胞是可兴奋的，这是因为当膜电位达到关键的域值时就会引发一次固定形式的可重复的AP。由于AP可以长距离传导而没有衰减，因此是可以反复发生的。在正常条件下，AP由窦房结细胞产生，激动临近的心房细胞，继而激动剩余的心肌细胞。

心房和心室肌细胞在静息时对K^+基本是通透的，这是I_{K1}激活的结果。心脏细胞的兴奋性主要是由Na^+电流的有效性决定的。对外界刺激不管是来自临近的肌细胞还是人工起搏器的反应，就是发生肌细胞的除极。如果除极的程度足够大，膜电位上升超过域值，钠通道开放，膜去极化，引发一次AP。在起搏组织例如窦房结或房室结，缺乏钠电流，激动是由钙电流介导的，导致激活域值较高，结细胞AP的0期上升速度较慢（1~10V/s）。

兴奋波在均一的电缆样介质中的传播是连续的，遵守电缆理论（见前）。在这种情况下，AP最大上升支速度（$(dV/dt)_{max}$），是去极化离子流和传导速度的间接的衡量[189]。一个持续的电缆理论，是对所有心脏组织结构的简单化，除了正常的乳头肌结构[190]。兴奋波连续的传导不是心脏组织的特征。由于心肌结构和功能的复杂性，不连续传导才是事实。

当心肌组织传播兴奋时，在网络特性（细胞和细胞之间通过缝隙连接偶联）和激活的膜特性（离子流）之间存在反馈[3]。在正常细胞间连接的条件下，局部的传导速度、AP的形状、离子流动的波动变化较小。但是当细胞失偶联时（例如缺血），细胞间传导和膜激活特性之间的相互作用就非常显著。在心肌，钠电流是膜除极和局部电路的主要决定因素。当细胞失偶联时，不连续传导增加，细胞激活延迟增加，钠电流要充分地失活来激活AP平台期的电流（如L型Ca电流），驱动兴奋电流通过缝隙连接[191]。在实验模型和计算机模拟中，阻断L型钙电流都降低传导的安全系数，减小细胞间电阻，产生传导阻滞[191,192]。细胞失偶联和不连续传导对于冲动的传播有重要的意义。在简单的传播模型中，适度的细胞与细胞间失偶联时，传导减慢但是有较高的安全系数，但是如果失偶联的程度更大，传播的电流就太小，钠电流不足以引发一次AP。

心脏存在不连续传导的最重要原因是心肌组织结构宏观的不连续性。这种解剖上的不连续存在于心脏的各个区域，在心房和心室的肌小梁[193]、心室肌不同层之间[2]以及浦肯野纤维和肌细胞连接的部位[194]尤为突出。大体组织不连续的二维模型强调了几何学改变的重要性，以及由此发生的传播特性中局部环路电流的弥散和这些部位的阻滞[195]。类似于细胞间偶联和离子电流间的反馈，还有一个反馈存在于离子电流的流动和由组织结构产生的负载错配电流之间。小的负载错配电流（较大的线/面比例）与通过不连续组织的小的传导延迟有关。同时，以大的负载错配电流为特征的组织结构体系（从窄线到大的面），与显著的传导延迟有关。用钠或钙通道阻断剂都可以造成通过不连续单位的传导阻断[196]。因此，L型钙通道对于冲动在不连续的心脏组织中传播是必不可少的。这种结构的不连续存在于正常的心脏中，在老年或病变的心肌中（例如肥大或梗死）更为突出。

复极和不应期

组织的不应期是心脏在较长的AP期间，允许逐步地恢复兴奋性的结果。不应期是维持正常心脏功能所必需的，可以使心肌在下一次活动之前舒张。心肌的不应期可以分为绝对和相对：绝对不应期是发生在紧跟AP的0期之后一直到平台期，这时无论多大的刺激都不能使细胞再次兴奋。相对不应期在3期，此时细胞可被兴奋，但是刺激的强度要超过静息时的水平（图1-15）。不应期的分子基础是缺乏可用的去极化电流（肌肉中的钠电流），这是因为通道从快速失活恢复活性需要复极到负的电位，然后才能允许激活电流通过。任何心肌组织的不应期，其时限依赖于表达的离子通道的成分（尤其是去极化电流）。当去极化电流恢复可激活，外向电流（典型的延迟整流K电流）增加了达到域值所需的刺激强度，使得组织进入相对不应期（与静息状态比较）。

在某些情况下一些组织，特别是浦肯野纤维，可能显示出超常的兴奋性[197]。这种现象发生在复极末期，是由于当心脏细胞的膜电位比起完全恢复到静息水平更接近兴奋的域值时，钠电流再次激活的结果。超常兴奋期是心脏心动周期的易损期，在复极的终末提高了再兴奋的可能性（此时AP时程不均一，可能产生折返）。

心律失常有关的细胞和分子基础

心律失常是由于冲动产生和/或传导的异常。但是很难建立一种基本的机制来解释多种临床心律失常。

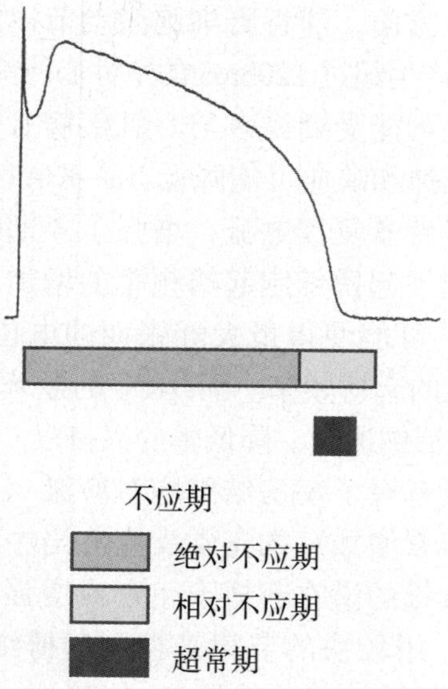

图 1–15　心室的绝对和相对不应期。从心室肌记录的动作电位。动作电位下的长条代表了不应期的时程。在绝对不应期，无论多大的刺激都不能使心脏再次兴奋。在相对不应期，细胞可被兴奋，但是刺激的强度要超过在静息时的水平。在相对不应期内，在一定条件下，细胞可表现为超常兴奋性（即正常情况下的阈下刺激可以引发动作电位）。

在临床电生理实验室中，一些标准，如用起搏或拖带能被触发或终止，被用来在一些病例中做出折返的诊断。用来诊断非折返性心律失常的特异性工具就更少了。已明确的是，心脏分子的改变可能产生异常的心律。但是用一种绝对的分子方法来理解心律失常的机制是有限的，因为这样则不能包括心脏的细胞和网络特性。我们尝试在文章中解释细胞和分子的改变对产生临床上重要心律紊乱的作用。在表 1–3 中概括了细胞和分子改变引起的心律失常及其发生机制。

冲动产生异常：自律性

自发地（4 期）舒张期除极是窦房结和房室结细胞、希氏束–浦肯野系统、冠状窦以及可能的肺静脉细胞自律性的基础。4 期除极是由于多种离子电流协调激活的结果，但是这些电流的相对重要性还有争论（图 1–16）[51]。内向整流 K 电流（I_{K1}）维持静息膜电位，阻止除极，因此必然有其他电流（如钙电流）的激活或 I_{K1} 的降低来使细胞膜电位达到域值，引发一次 AP。I_f 电流可能在浦肯野纤维的正常自律性中发挥特别重要的作用 [198]，尽管这一假说也不免有矛盾的争论 [199]。I_K

表 1–3　心律失常的机制

	分子构成	机制	心律失常
冲动产生			
自律性	I_f, I_{Ca-L}, I_{Ca-T}, I_k, I_{k1}	抑制/加速	窦性心动过缓
			窦性心动过速
触发活动	I_{TI}	延迟后除极	地高辛中毒
			再灌注性室速,室性自主心律
			特发性室速
	I_{Ca-L}, I_K, I_{Na}	早期后除极	尖端扭转性室速
			缺血性室颤
兴奋性			
	I_{Ca-L}	动作电位延长	房室传导阻滞
	I_{Na}, I_{Ca-L}, K 通道		多形性室速
复极	Ca 通道	早期后除极	(肥大，心衰)
	I_{Na}, I_{Ca-L}, K 通道	动作电位缩短	心房颤动
多细胞			
	连接蛋白	失偶联	缺血性室速/室颤
	I_{Na}, I_{K-ATP}	传导延迟或阻滞	
		功能性折返	
细胞连接			
	细胞间基质胶原	折返	单形性室速

的去激活是允许去极化电流驱动膜电位接近域值的另一机制。钙电流，不论是 L 型还是 T 型，都在舒张期除极中发挥作用，形成结区细胞和潜在的心房起搏细胞 AP 的上升支。大量其他的时间依赖性电流可能在舒张期除极及起搏活性中发挥作用，包括生电性的Na^+–K^+ ATPase、Na^+–Ca^+交换体和背景电流。

4 期除极的速度以及激活起搏细胞的速度，受到动态的调节。对 4 期调节的最重要因素是自主神经的张力。副交感神经系统对激活的负性变时作用，是通过释放乙酰胆碱与 M 型受体结合，引起 G 蛋白 βγ 亚单位的释放，激活了结细胞和心房细胞中的一种钾电流（I_{KACh}）（图 1–11）[200]。钾电流的激活阻碍了膜除极，延缓了 AP 4 期的上升速率。激动剂激活 M 受体，通过抑制腺苷酸环化酶，降低 cAMP 并抑制蛋白激酶 A，也会拮抗自主神经系统的激活作用。相反，增加交感神经的张力，可以增加心肌儿茶酚胺的浓度，激活 α 和 β 受体。β1 肾上腺素能刺激对起搏细胞有突出的作用，能增加 L 型钙电流，使 I_f 的电压依赖性曲线右移，因而增大了 4 期除极的斜率，提高了窦房结起搏的节律。L 型钙电流的密度可以被 PKA 介导的磷酸化所增大 [201]，引起 4 期和结细胞 AP 上升支上升速度的增加。增强的交感神经系统活性，可以显著地提高窦房结细胞起搏的频率，引起频率超过 200bpm（beats per minute, bpm）的窦性心动过速。另一方面，浦肯野细胞激动节律的增加是很有限的，很少产生超过 120bpm 的室性心律失常。

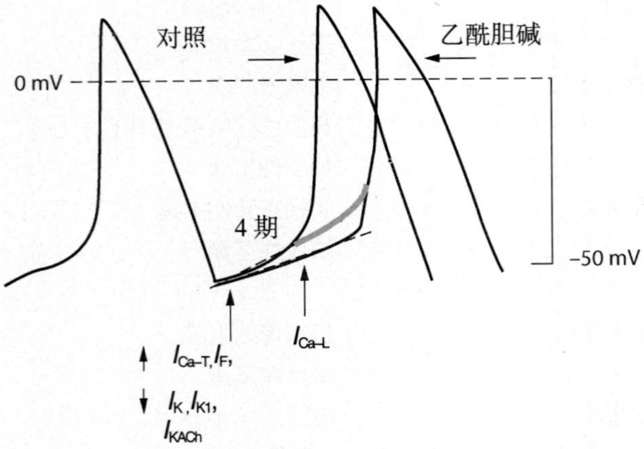

图 1–16 结细胞的动作电位和 4 期舒张期除极电流。结细胞表现出 4 期自发性的舒张期除极，带动细胞膜除极到域值，引起一次 AP。许多电流在 4 期起作用，包括钙电流（L 型和 T 型）、I_f 或起搏电流，以及钾电流的减低（包括 I_K、I_{K1}、I_{KACh}）。4 期自动除极的节律对自主神经的张力高度敏感。胆碱能激动剂减慢 4 期除极，交感神经递质促进 4 期除极。

正常的自律性可能受到许多与心脏疾病有关的其他因素的影响。低钾和缺血可能降低 Na^+–K^+ATPase 的活性，因此降低了背景复极电流，增强了 4 期舒张期的除极。最终引起了起搏细胞起搏频率的增加。细胞外钾的轻度增加，可能使得最大舒张期的电位更正，也能提高起搏细胞的起搏频率。而 $[K^+]_0$ 的显著增加却可以升高膜电位失活钠通道，降低膜的兴奋性。

交感神经刺激解释了窦房结细胞对应激（例如运动、发热、甲状腺素增加）的正常反应。当主要起搏点起搏失败时，次级的潜在起搏点正常或增强的自律性可以产生逸搏。用较快的节律来抑制起搏细胞时，引起细胞内 Na^+负荷增加（尤其是 Na^+依赖性 AP 的细胞）。通过 Na^+–K^+ATPase 从细胞内排出 Na^+，可以增大背景复极电流，减慢了 4 期舒张期除极 [202,203]。节律慢时，Na^+负荷降低，这是 Na^+–K^+ATPase 激活的结果，引起逐渐加速的舒张期除极和温醒。并不能在所有的自主性心动过速中观察到超速抑制和温醒现象。例如，起搏组织与其余心脏功能性分离（输入阻滞），可以钝化或消除超速抑制和温醒现象。

心房和心室肌细胞，在病理情况下静息膜电位可以除极到正于–60mV，从而显示出自发性的活动[204]。收缩细胞发生自发性除极的机制还不清楚，可能涉及许多除极和复极电流，它们平衡地移动使膜电位趋向除极。心室肌细胞的确也表达 I_f，其激活域值显著低于静息膜电位，因此其功能意义不清楚。介导异常自律性细胞 AP 上升支的电流依赖于舒张期膜电位。在舒张期电位较负时，钠通道阻断剂可以抑制异常的自发性除极。当舒张期电位较高时（>–50mV），钠通道阻断剂无效，而钙通道阻断剂可以抑制异常的自律性，这提示在这种情况下，AP 上升支中有 L 型钙通道[205]。

异常自律性细胞和组织对超速抑制的敏感性，不如充分极化的自律性增强的细胞和组织[206]。但是当细胞去极化到使 Na 通道失活限制了细胞内 Na^+负荷时，由于细胞内 Ca^{2+}负荷增加，仍然可以观察到超速抑制。这种 Ca^{2+}负荷可能激活 Ca^{2+}依赖的 K 电流（倾向于复极），促进 Ca^{2+}通过 Na^+–Ca^{2+}交换体排出细胞以及钙通道的磷酸化，提高 Na^+负荷，因此激活 Na^+–K^+ATPase。细胞内 Ca^{2+}负荷增加，可能通过促进Ca^{2+}诱导的钙电流失活，降低了除极的 L 型 I_{Ca} [207]。

异常的自律性可能引起房性心动过速、加速性室性自主心律和室性心动过速，尤其是与缺血再灌注有关的心律失常。有研究显示在缺血区域边界的损伤电流，可以使临近非缺血区的细胞除极，易于产生自主性室性心动过速[205]。

后除极及触发活动

触发自律性或激活指的是依赖于后除极引发的冲动（图 1–17）。后除极是发生在 AP 时程之内［早后除极（early afterdepolarization, EAD）］或之后［延迟后除极（delayed of terdepolarization, DAD）］的膜电位振荡[208]。

20 世纪 70 年代早期，在暴露于毒性浓度的洋地黄甙的浦肯野纤维中实验性地观察到了 DAD[209,210]。诱发出 DAD 的细胞共同特征是，胞浆和肌浆网中 Ca^{2+}负荷增加[211]。用洋地黄甙抑制 Na^+–K^+ATPase，将通过提高细胞内Na^+，进而经 Na^+–Ca^{2+}交换体交换 Ca^{2+}，从而增加 Ca^{2+}负荷。增加的 $[Ca^{2+}]_i$ 激活了一种瞬时内向电流 I_{TI}，使细胞除极[212]。I_{TI} 的离子基础尚有争议，可能来自生电性的 Na^+–Ca^{2+}交换体产生的电流或 Ca^{2+}激活的去极化电流[161]。

用洋地黄甙抑制 Na^+–K^+ATPase，促进了 Ca^{2+}超载（但不是发生所必需的），易于产生 DAD。儿茶酚胺和缺血足以增加 Ca^{2+}负荷，诱发 DAD。儿茶酚胺刺激引

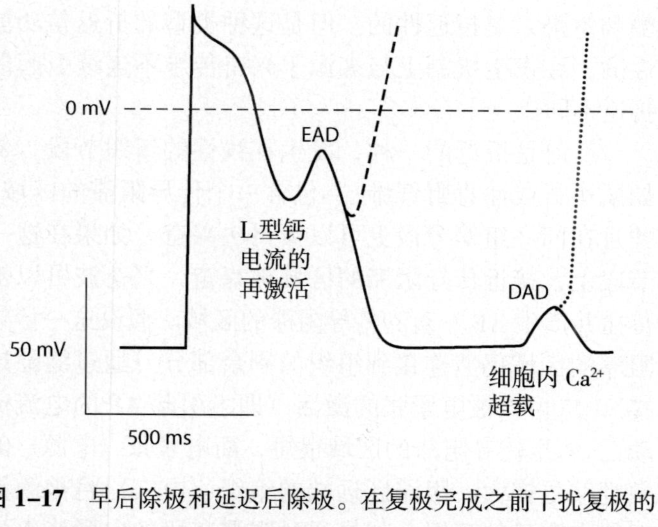

图 1–17　早后除极和延迟后除极。在复极完成之前干扰复极的为早后除极（EAD）。大部分 EAD，尤其是 2期和 3 期早期的 EAD，被认为是由于 L 型钙通道的再激活，也可能有 Na^+–Ca^{2+}交换体电流。3 期晚期的 EAD 可能涉及钠通道的再激活（没有显示）。后除极发生于复极完成之后的被称为延迟后除极（DAD）。DAD 的机制涉及细胞内 Ca^{2+}的超载和肌浆网释放 Ca^{2+}振荡，激活大量的 Ca^{2+}依赖性传导。

起胞浆 Ca^{2+}增加和 DAD 的可能机制，是通过 L 型 Ca 通道的 Ca^{2+}内流增加。儿茶酚胺还可以增强 Na^+–Ca^+交换体活性，因而增加 DAD 介导的触发活动的可能性[213]。缺血心肌细胞内 Ca^{2+}的增加，也与 DAD 及触发的心律失常有关。在缺血的心肌细胞中，溶血磷酸甘油酯积聚及其引起的 Na^+、Ca^{2+}超载，可能是 DAD 与触发活动的机制[214]。损伤区或梗死后存活的心肌细胞可能会发生肌浆网自发性地释放 Ca^{2+}，这将引起细胞内 Ca^{2+}水平的波动和心律失常[215]。

AP 时程是 DAD 存在的决定因素。AP 越长，往往有更多的 Ca^{2+}内流，更容易发生 DAD。如果 I_{TI} 至少是部分 DAD 的基础，那么这种瞬时内向电流的电压依赖性可以在 DAD 的电压依赖性中得到反映。实际上，在 I_{TI} 接近其最大值的膜电位时，DAD 的幅度最大[216]。重要的是，在实验中刺激频率较快时，可以增加 DAD 的大小和触发活动[209]，就像肌浆网内 Ca^{2+}频率依赖性的负荷功能。

心脏肌浆网 Ca^{2+}释放通道 RYR2 受体（ryanodine receptor）突变，已经被确定与儿茶酚胺诱发的多形性室性心动过速以及短 QT 间期的室性颤动有关[217]。$[Ca^{2+}]_i$ 的紊乱及因此发生的 DAD 可能是这些综合征发生心律失常的基础。然而还没有临床的心律失常被证明与 DAD 引起的触发活动有关。可能地高辛中毒有关的一些室性心动过速是由触发活动引起。也有证据提示 DAD 可能是一些特发性室性心动过速的基础，尤其是起源于右心室流出道的室性心动过速（表 1–3）。

另一种类型的后除极 EAD，发生在 AP 时程中，破坏了心肌细胞有序地复极。依其发生的时间可分为 2 期和 3 期，不同的亚型涉及到不同的发生机制。通常认为，与 DAD 不同，EAD 不是由于细胞内 Ca^{2+}的增加，而是由于 AP 的延长和去极化电流的再次激活而产生的[211]。最新的实验证据提示了原来并不清楚的细胞内 Ca^{2+}负荷和 EAD 间的关系。AP 延长时，胞浆内的 Ca^{2+}将增加，这将反过来增强 L 型钙电流（可能是通过 Ca^{2+}–钙调蛋白激酶活化），进一步延长 AP 时程，同时引起内向电流驱动 EAD[218]。AP 延长引起的细胞内钙超载，也能增加 DAD 的可能性。细胞内钙超载与 DAD、EAD 的内在联系，可以解释心脏在钙超载时对心律失常的易感性，尤其是在使用延长 AP 的药物时。

AP 的平台期是一个高膜电阻的时期，这时几乎没有电流流动。因此，复极或除极电流的较小改变都将影响 AP 的时程和形状。2 期、3 期早后除极以及它们引起 AP 上升支的离子机制是不同的。在 2 期的除极膜

电位，钠电流是失活的，因此 EAD 是由于 L 型 Ca 电流的再激活 [211,219]。也有少量的证据提示，由于 Na^+–Ca^{2+}交换体的存在，钠电流可能也参与了 3 期 EAD 的形成[220]。由 2 期和 3 期 EAD 引起的 AP 上升支的机制也不同。2 期 EAD 引起 AP 上升支是由钙电流介导 [211,219]；不管此电流是否是可扩布性的，都可以引起 AP 复极的不均一（折返的关键基础），而且EAD 在一些特定的区域更容易发生（例如心外膜、心内膜、浦肯野纤维、中层心肌）。由 3 期 EAD 引起的 AP 发生在更负的膜电位水平，上升支可能由钠和钙电流来介导，激动更有可能扩布。

EAD 诱发的心律失常显示出频率依赖性。总的来说，当心率慢 AP 长时 EAD 的幅度被加大。起搏引起的心率加快缩短了 AP，减低了 EAD 的幅度 [221]。刺激频率增加引起 AP 缩短和 EAD 抑制，可能是由于延迟整流钾电流增大的结果，也可能是增强了 Ca^{2+}诱导的 L 型钙电流的失活。同样，尽管 β 肾上腺素刺激增加 L 型钙电流的作用已很清楚，但儿茶酚胺加快心率，降低 AP 时程和 EAD 幅度[201]。

形成 EAD 的基本条件是 AP 延长，在体表心电图上的表现为 QT 间期延长。低钾血症、低镁血症、心动过缓以及一些药物可延长 AP 促发 EAD，其中药物是最常见的原因 [222]。IA 和Ⅲ类抗心律失常药物延长 AP 和 QT 间期来发挥治疗作用，但经常导致心律失常。非心脏药物，例如一些酚噻嗪类、非镇静类抗组胺药物和一些抗生素也可以引起 AP 延长，易于发生 EAD 介导的触发性心律失常。降低 $[K^+]_0$ 矛盾地降低一些心室肌细胞膜上的钾电流（尤其是 I_{Kr}），这也可以解释为何低钾可以引起 AP 延长和 EAD[223,224]。实际上，对于先天性 LQTS [225]和药物诱发 QT 延长的患者给予静脉补钾可以缩短 QT 间期[226]。

EAD 介导的触发活动，可能是先天性或获得性 LQT 患者，发生特征性的多形性室性心动过速和尖端扭转性室性心动过速的基础（见第 27 章）。获得性 QT 间期延长，最常见于药物治疗或电解质紊乱。但是，器质性的心脏疾病，如肥厚性心肌病和心力衰竭，也可能延迟心脏复极（所谓的电重构），易于发生复极异常相关的心律失常[227]。心肌肥厚和心衰引起的复极异常通常可以被伴随的药物治疗或电解质紊乱所加强。

异常冲动传导：折返

折返是最常见的心律失常机制。折返既是单个心肌细胞的特性也是心肌网络的特性。从根本上说，折返就是一个激动波围绕一个不可兴奋的障碍来循环。因此，折返的形成需要两条电生理特性不同的通路，使冲动围绕一个难以激动的区域来传导，这样在一条通路上发生单向阻滞，并有一个可兴奋组织位于波形传导的另一末端 [228]。心脏的结构和电生理特性有助于形成难以激动的障碍以及单向阻滞。在心脏中肌束复杂的几何构型、细胞间连接的空间异质性 [229]或其他一些膜激活的特性（即离子电流）似乎是关键的。

在整体水平上，通过正常心脏组织的传导均具有统一的（均匀一致的）各向异性；这也就是说，传导是连续或光滑的，但在纵向上要比横向快得多。但是，从更高层次上来讲，由于细胞形状和缝隙连接分布的不规则，各向异性又是不均一的[3,4]。正是这种整体上各向异性从均一到不均一的转变，使得易于发生心律失常。研究较好的一个例子是老年人的心房肌，在高分辨的心电图中表现为不均一的各向异性，与细胞横向失偶联有关，显著地减慢了整体水平的横向传导。这就为产生折返提供了良好的基质，为在老年人中发生常见的心房颤动打下基础[230]。

由解剖结构决定的、兴奋传导不连续造成的折返可以解释许多临床重要的心动过速，例如房室折返、心房扑动和束支折返性心动过速（见第二章）。大量证据提示，与心脏更复杂的活动有关的心律失常例如房颤和室颤，是折返性的。但是这种类型的折返是功能性的，在发生机制上与来源于兴奋传导不连续引起的折返不同。

反射是折返的一种，发生在线性的组织节段（例如肌小梁或浦肯野纤维），包含一个传导阻滞的区域，并且在同一组织节段上可以被再次兴奋。如果在这一节段上，接近传导阻滞的区域被兴奋，兴奋波可以被传播并产生 AP 一直到传导阻滞的区域。假设这一传导阻滞的区域仍然连接到组织的剩余部分（通过缝隙连接），它可以被电紧张的激活（即不引起 AP 的电流流动）。如果传导阻滞的区域很短，而电紧张（电源）的幅度又足够大，阻滞区远端的组织（电穴）将被激活但伴有明显的延迟。如果通过阻滞节段的电紧张电流与远端可兴奋组织存在恰当的关系，那么远端的组织不仅可以被激活，而且还可以通过由远端到近端的扩布性电流再次激活近端的组织。

对折返性心律失常分类的一个重要特征（尤其是对治疗来说）是可激动间隙的存在及其大小（见第 2

章)。当心动过速的周长大于心动过速的波长时(λ=传导速度×不应期),就会存在可激动间隙,将会允许恰当时间的刺激来重设兴奋传播环路。折返性心律失常在没有可激动间隙时也会存在,此时心动过速的波长接近传导通路的长度。在这种情况下,波阵面通过部分不应期的组织进行传播,而没有解剖上的阻滞和完全不能激动的节段。这就是主导环折返[231],一种功能性的折返(依赖于组织功能特性的折返)。与可激动间隙造成的折返不同,在这种主导环折返中没有固定的解剖环路,因此就无法通过起搏或破坏部分环路来终止心动过速。而且,这种主导环折返比可激动间隙造成的心律失常更不稳定,在循环周期上有更多的变化,更易于终止。心房扑动代表了一种折返性心动过速,存在一个较大的可激动间隙,但不总是由于解剖的限制,而是由于功能上的阻断(反应了界嵴的特性,这在前面讨论过)。实验数据和计算机模拟已经阐明了主导环折返观点的缺陷,提示螺旋型的波可以更好地解释一些功能性的折返(见第2章)。

在缺血性心脏病中,组织的各向传导异性是功能折返性心律失常产生的另一个重要的决定因素。功能上的改变与解剖上的各向异性,是急性和慢性缺血性心脏病的特征。在心肌缺血开始的30min内,可观察到缝隙连接电阻和包膜(packing)显著增大。缺血60min,可以看到更进一步的细胞失偶联和缝隙连接蛋白的显著减少[232],这与不可逆的细胞损伤相一致。这些改变加剧了损伤区的各向异性传导。

慢性缺血而并非梗死的心肌,也显示出缝隙连接蛋白(Cx-43)大约下调50%,伴有闰盘形状和数量的显著改变[233]。缝隙连接蛋白50%的下调影响了各向异性传导,已经通过测量异源Cx-43敲除小鼠的传导速度而得到证实[234]。在人类心室[235]和犬的心梗模型[236],梗死心肌的边界区域不仅表现出离子电流功能性的改变,还有组织的重构和缝隙连接分布的改变。大体组织中缝隙连接表达的改变,支持各向异性传导在折返性心律失常中的作用,使得冠状动脉疾病更为复杂。

小结

心脏电生理学起源于临床医学。它开始于(并一直在)描述特异的心律失常综合征。理解那些已经明确定义的综合征的正常和异常机制,已经成为发展和广泛实施现代治疗手段的关键,例如定向消融局灶或折返性心律失常。更多地了解在正常或异常的电活动中,各个电流成分的作用及其分子机制,为我们在这些方向上发展提供了进一步的机会。实际上,对特殊综合征的描述(例如LQTS和室间孔综合征),并理解其发生的分子机制,正进一步革新心律失常的治疗:确定有心律失常遗传风险的患者,可能为这组患者的有效治疗开辟一条新路。而且,进一步的理解复杂或常见心律失常(如房颤或室颤)发生和维持的分子机制,可能会产生全新的药物或非药物治疗方法。

李 宁 译

浦介麟 校

参考文献

1. Weidmann S: Effect of current flow on the membrane potential of cardiac muscle. J Physiol (Lond) 1951;115:227-36.
2. LeGrice IJ, Smaill BH, Chai LZ, et al: Laminar structure of the heart: Ventricular myocyte arrangement and connective tissue architecture in the dog. Am J Physiol 1995;269:H571-82.
3. Spach MS, Heidlage JF: The stochastic nature of cardiac propagation at a microscopic level. Electrical description of myocardial architecture and its application to conduction. Circ Res 1995;76:366-80.
4. Spach MS, Kootsey JM, Sloan JD: Active modulation of electrical coupling between cardiac cells of the dog. A mechanism for transient and steady state variations in conduction velocity. Circ Res 1982;51:347-62.
5. Marmont G: Studies on the axon membrane. I. A new method. J Cell Comp Physiol 1949;34:351-82.
6. Cole KS: Dynamic electrical characteristics of the squid axon membrane. Arch Sci Physiol 1949;3:253-8.
7. Hodgkin AL, Huxley AF, Katz B: Ionic currents underlying activity in the axon of the squid. Arch Sci Physiol 1949;3:129-50.
8. Hamill OP, Marty A, Neher E, et al: Improved patch-clamp techniques for high-resolution current recording from cells and cell-free membrane patches. Pflugers Arch 1981;391:85-100.
9. Antzelevitch C, Sicouri S, Litovsky SH, et al: Heterogeneity within the ventricular wall. Electrophysiology and pharmacology of epicardial, endocardial, and M cells. Circ Res 1991;69: 1427-49.
10. Drouin E, Charpentier F, Gauthier C, et al: Electrophysiologic characteristics of cells spanning the left ventricular wall of hu-

man heart: Evidence for presence of M cells [see comments]. J Am Coll Cardiol 1995;26:185–92.

11. Stühmer W, Conti F, Suzuki H, et al: Structural parts involved in activation and inactivation of the sodium channel. Nature 1989; 339:597–603.
12. Makielski J, Sheets M, Hanck D, et al: Sodium current in voltage clamped internally perfused canine cardiac Purkinje cells. Biophys J 1987;52:1–11.
13. Rose W, Balke C, Wier W, Marban E: Macroscopic and unitary properties of physiological ion flux through L–type Ca^{2+}channels in guinea–pig heart cells. J Physiol (Lond) 1992;456:267–84.
14. Noda M, Shimizu S, Tanabe T, et al: Primary structure of *Electrophorus electricus* sodium channel deduced from cDNA sequence. Nature 1984;312:121–7.
15. Ahmed CM, Ware DH, Lee SC, et al: Primary structure, chromosomal localization, and functional expression of a voltage–gated sodium channel from human brain. Proc Natl Acad Sci U S A 1992;89:8220–4.
16. Gellens ME, George AL Jr, Chen LQ, et al: Primary structure and functional expression of the human cardiac tetrodotoxin–insensitive voltage–dependent sodium channel. Proc Natl Acad Sci U S A 1992;89:554–8.
17. George AL, Knittle TJ, Tamkun MM: Molecular cloning of an atypical voltage –gated sodium channel expressed in human heart and uterus: Evidence for a distinct gene family. Proc Natl Acad Sci U S A 1992;89:4893–7.
18. Yellen G, Jurman ME, Abramson T, MacKinnon R: Mutations affecting internal TEA blockade identify the probable pore– forming region of a K^+ channel. Science 1991;251:939–42.
19. Chiamvimonvat N, Perez –Garcia M, Ranjan R, et al: Depth asymmetries of the pore–lining segments of the Na^+ channel revealed by cysteine mutagenesis. Neuron 1996;16:1037–47.
20. Heinemann S, Terlau H, Stuhmer W, et al: Calcium channel characteristics conferred on the sodium channel by single mutations. Nature 1992;356:441–3.
21. Hodgkin AL, Huxley AF: A quantitative description of membrane current and its application to conduction and excitation in nerve. J Physiol (Lond) 1952;117:500–44.
22. Yang N, Horn R: Evidence for voltage–dependent S4 movement in sodium channels. Neuron 1995;15:213–18.
23. Yang N, George A Jr, Horn R: Molecular basis of charge movement in voltage–gated sodium channels. Neuron 1996;16:113–22.
24. Yang N, George A, Horn R: Probing the outer vestibule of a sodium channel voltage sensor. Biophys J 1997;73:2260–8.
25. Chen L, Santarelli V, Horn R, Kallen R: A unique role for the S4 segment of domain 4 in the inactivation of sodium channels. J Gen Physiol 1996;108:549–56.
26. Kontis K, Rounaghi A, Goldin A: Sodium channel activation gating is affected by substitutions of voltage sensor positive charges in all four domains. J Gen Physiol 1997;110:391–401.
27. Aldrich RW, Corey DP, Stevens CF: A reinterpretation of mammalian sodium channel gating based on single channel recording. Nature 1983;306:436–41.
28. Yue D, Lawrence J, Marban E: Two molecular transitions influence cardiac sodium channel gating. Science 1989;244:349–52.
29. Adelman WJ, Palti Y: The effects of external potassium and long duration voltage conditioning on the amplitude of sodium currents in the giant axon of the squid, *Loligo pealei*. J Gen Physiol 1969;54:589–606.
30. Chandler WK, Meves H: Slow changes in membrane permeability and long lasting action potentials in axons perfused with fluoride solutions. J Physiol 1970;211:707–28.
31. Moorman JR, Kirsch GE, Brown AM, Joho RH: Changes in sodium channel gating produced by point mutations in a cytoplasmic linker. Science 1990;250:688–91.
32. Patton D, West J, Catterall W, Goldin A: Amino acid residues required for fast Na^+–channel inactivation: Charge neutralizations and deletions in the III–IV linker. Proc Natl Acad Sci U S A 1992;89:10905–9.
33. West J, Patton D, Scheuer T, et al: A cluster of hydrophobic amino acid residues required for fast Na^+–channel inactivation. Proc Natl Acad Sci U S A 1992;89:10910–4.
34. McPhee JC, Ragsdale DS, Scheuer T, Catterall WA: A role for intracellular loop IVS4–S5 of the Na^+ channel α subunit in fast inactivation. Biophys J 1996;70:318a.
35. Tomaselli G, Chiamvimonvat N, Nuss H, Balser J, Perez–Garcia M, Xu R, Orias D, Backx P, Marban E. A mutation in the pore of the sodium channel alters gating. Biophys J 1995;68:1814–27.
36. Balser J, Nuss H, Chiamvimonvat N, et al: External pore residue mediates slow inactivation in mu 1 rat skeletal muscle sodium channels. J Physiol 1996;494:431–42.
37. Hayward L, Brown R Jr, Cannon S: Slow inactivation differs a–

mong mutant Na channels associated with myotonia and periodic paralysis. Biophys J 1997;72:1204–19.

38. Ragsdale D, McPhee J, Scheuer T, Catterall W: Molecular determinants of state-dependent block of Na+ channels by local anesthetics. Science 1994;265:1724–8.

39. Balser J, Nuss H, Orias D, et al: Local anesthetics as effectors of allosteric gating. Lidocaine effects on inactivation-deficient rat skeletal muscle Na channels. J Clin Invest 1996;98:2874–86.

40. McPhee J, Ragsdale D, Scheuer T, Catterall W: A mutation in segment IVS6 disrupts fast inactivation of sodium channels. Proc Natl Acad Sci U S A 1994;91:12346–50.

41. McPhee J, Ragsdale D, Scheuer T, Catterall W: A critical role for transmembrane segment IVS6 of the sodium channel alpha subunit in fast inactivation. J Biol Chem 1995;270:12025–34.

42. Satin J, Kyle J, Chen M, et al: A mutant of TTX-resistant cardiac sodium channels with TTX-sensitive properties. Science 1992; 256:1202–5.

43. Backx P, Yue D, Lawrence J, et al: Molecular localization of an ion-binding site within the pore of mammalian sodium channels. Science 1992;257:248–51.

44. Lipkind G, Fozzard H: A structural model of the tetrodotoxin and saxitoxin binding site of the Na+ channel. Biophys J 1994;66:1–13.

45. Hartshorne R, Messner D, Coppersmith J, Catterall W: The saxitoxin receptor of the sodium channel from rat brain. Evidence for two nonidentical beta subunits. J Biol Chem 1982; 257: 13888–91.

46. Messner D, Catterall W: The sodium channel from rat brain. Separation and characterization of subunits. J Biol Chem 1985; 260:10597–604.

47. Roberts R, Barchi R: The voltage-sensitive sodium channel from rabbit skeletal muscle. Chemical characterization of subunits. J Biol Chem 1987;262:2298–303.

48. Isom L, De Jongh K, Patton D, et al: Primary structure and functional expression of the beta 1 subunit of the rat brain sodium channel. Science 1992;256:839–42.

49. Isom L, Ragsdale D, De Jongh K, et al: Structure and function of the beta 2 subunit of brain sodium channels, a transmembrane glycoprotein with a CAM motif. Cell 1995;83:433–42.

50. Bennett P Jr, Makita N, George A Jr: A molecular basis for gating mode transitions in human skeletal muscle Na+ channels. FEBS Letters 1993;326:21–4.

51. Cannon S, McClatchey A, Gusella J: Modification of the Na+ current conducted by the rat skeletal muscle alpha subunit by coexpression with a human brain beta subunit. Pflugers Arch 1993;423:155–7.

52. Patton D, Isom L, Catterall W, Goldin A: The adult rat brain beta 1 subunit modifies activation and inactivation gating of multiple sodium channel alpha subunits. J Biol Chem 1994;269: 17649–55.

53. Li M, West J, Numann R, et al: Convergent regulation of sodium channels by protein kinase C and cAMP-dependent protein kinase. Science 1993;261:1439–42.

54. Murphy B, Rogers J, Perdichizzi A, et al: cAmp-Dependent phosphorylation of two sites in the alpha subunit of the cardiac sodium channel. J Biol Chem 1996;271:28837–43.

55. Frohnwieser B, Chen L, Schreibmayer W, Kallen R: Modulation of the human cardiac sodium channel alpha-subunit by cAMP-dependent protein kinase and the responsible sequence domain. J Physiol 1997;498:309–18.

56. West J, Numann R, Murphy B, et al: A phosphorylation site in the Na+ channel required for modulation by protein kinase C. Science 1991;254:866–8.

57. Qu Y, Rogers J, Tanada T, et al: Phosphorylation of S1505 in the cardiac Na+ channel inactivation gate is required for modulation by protein kinase C. J Gen Physiology 1996;108: 375–9.

58. Cohen S, Levitt L: Partial characterization of the rH1 sodium channel protein from rat heart using subtype-specific antibodies. Circ Res 1993;73:735–42.

59. Cannon S: Sodium channel defects in myotonia and periodic paralysis. Annu Rev Neurosci 1996;19:141–64.

60. Celesia GG: Disorders of membrane channels or channelopathies. Clin Neurophysiol 2001;112:2–18.

61. Wang Q, Shen J, Splawski I, et al: SCN5A mutations associated with an inherited cardiac arrhythmia, long QT syndrome. Cell 1995;80:805–11.

62. Haug K, Sander T, Hallmann K, et al: The voltage-gated sodium channel beta2-subunit gene and idiopathic generalized epilepsy. Neuroreport 2000;11:2687–9.

63. Chen Q, Kirsch GE, Zhang D, et al: Genetic basis and molecular mechanism for idiopathic ventricular fibrillation. Nature 1998; 392:293–6.

64. Antzelevitch C, Yan GX, Shimizu W: Transmural dispersion of

repolarization and arrhythmogenicity: The Brugada syndrome versus the long QT syndrome. J Electrocardiol 1999;32:158–65.

65. Tanabe T, Takeshima H, Mikami A, et al: Primary structure of the receptor for calcium channel blockers from skeletal muscle. Nature 1987;328:313–8.

66. Ertel EA, Campbell KP, Harpold MM, et al: Nomenclature of voltage–gated calcium channels [letter] . Neuron 2000;25:533–5.

67. Koch WJ, Ellinor PT, Schwartz A: cDNA cloning of a dihydropyridine–sensitive calcium channel from rat aorta. Evidence for the existence of alternatively spliced forms. J Biol Chem 1990; 265: 17786–91.

68. Biel M, Hullin R, Freundner S, et al: Tissue–specific expression of high–voltage–activated dihydropyridine–sensitive L–type calcium channels. Eur J Biochem 1991;200:81–8.

69. Diebold RJ, Koch WJ, Ellinor PT, et al: Mutually exclusive exon splicing of the cardiac calcium channel alpha 1 subunit gene generates developmentally regulated isoforms in the rat heart. Proc Natl Acad Sci U S A 1992;89:1497–501.

70. Klockner U, Mikala G, Eisfeld J, et al: Properties of three COOH–terminal splice variants of a human cardiac L–type Ca^{2+}–channel alpha1–subunit. Am J Physiol Cell Physiol 1997; 272:H1372–81.

71. Yang J, Ellinor PT, Sather WA, et al: Molecular determinants of Ca^{2+} selectivity and ion permeation in L–type Ca^{2+} channels [see comments] . Nature 1993;366:158–61.

72. Singer D, Biel M, Lotan I, et al: The roles of the subunits in the function of the calcium channel. Science 1991;253:1553–7.

73. Wei XY, Perez–Reyes E, Lacerda AE, et al: Heterologous regulation of the cardiac Ca^{2+} channel alpha 1 subunit by skeletal muscle beta and gamma subunits. Implications for the structure of cardiac L–type Ca^{2+} channels. J Biol Chem 1991;266:21943–7.

74. Lory P, Varadi G, Slish DF, et al: Characterization of beta subunit modulation of a rabbit cardiac L–type Ca^{2+} channel alpha 1 subunit as expressed in mouse L cells. FEBS Lett 1993;315: 167–72.

75. Perez–Reyes E, Castellano A, Kim HS, et al: Cloning and expression of a cardiac/brain beta subunit of the L–type calcium channel. J Biol Chem 1992;267:1792–7.

76. Kamp TJ, Perez–Garcia MT, Marban E: Enhancement of ionic current and charge movement by coexpression of calcium channel beta 1A subunit with alpha 1C subunit in a human embryonic kidney cell line. J Physiol (Lond) 1996;492:89–96.

77. Chien AJ, Zhao X, Shirokov RE, et al: Roles of a membrane–localized beta subunit in the formation and targeting of functional L–type Ca^{2+} channels. J Biol Chem 1995;270:30036–44.

78. Haase H, Kresse A, Hohaus A, et al: Expression of calcium channel subunits in the normal and diseased human myocardium. J Mol Med 1996;74:99–104.

79. Klugbauer N, Dai S, Specht V, et al: A family of gamma–like calcium channel subunits. FEBS Lett 2000;470:189–97.

80. Wiser O, Trus M, Tobi D, et al: The alpha 2/delta subunit of voltage sensitive Ca^{2+} channels is a single transmembrane extracellular protein which is involved in regulated secretion. FEBS Lett 1996;379:15–20.

81. Gurnett CA, De Waard M, Campbell KP: Dual function of the voltage–dependent Ca^{2+} channel alpha 2 delta subunit in current stimulation and subunit interaction. Neuron 1996;16:431–40.

82. Bangalore R, Mehrke G, Gingrich K, et al: Influence of L–type Ca channel alpha 2/delta–subunit on ionic and gating current in transiently transfected HEK 293 cells. Am J Physiol 1996;270: H1521–8.

83. Tanabe T, Adams BA, Numa S, Beam KG: Repeat I of the dihydropyridine receptor is critical in determining calcium channel activation kinetics. Nature 1991;352:800–3.

84. Zuhlke RD, Pitt GS, Deisseroth K, et al: Calmodulin supports both inactivation and facilitation of L–type calcium channels [see comments] . Nature 1999;399:159–62.

85. Peterson BZ, DeMaria CD, Adelman JP, Yue DT: Calmodulin is the Ca^{2+} sensor for Ca^{2+}–dependent inactivation of L–type calcium channels [published erratum appears in Neuron 1999 Apr; 22:following 893] . Neuron 1999;22:549–58.

86. Peterson BZ, Lee JS, Mulle JG, et al: Critical determinants of Ca^{2+}–dependent inactivation within an EF–hand motif of L–type Ca^{2+} channels [in process citation] . Biophys J 2000;78: 1906–20.

87. Irisawa H, Brown HF, Giles W: Cardiac pacemaking in the sinoatrial node. Physiol Rev 1993;73:197–227.

88. Van Wagoner DR, Pond AL, Lamorgese M, et al: Atrial L–type Ca^{2+} currents and human atrial fibrillation [see comments] . Circ Res 1999;85:428–36.

89. Vassort G, Alvarez J: Cardiac T–type calcium current: Pharmacology and roles in cardiac tissues. J Cardiovasc Electrophysiol 1994;5:376–93.

90. Bers DM, Perez-Reyes E: Ca channels in cardiac myocytes: Structure and function in Ca influx and intracellular Ca release. Cardiovasc Res 1999;42:339-60.

91. Beuckelmann DJ, Nabauer M, Erdmann E: Characteristics of calcium-current in isolated human ventricular myocytes from patients with terminal heart failure. J Mol Cell Cardiol 1991;23: 929-37.

92. Beuckelmann DJ, Nabauer M, Erdmann E: Intracellular calcium handling in isolated ventricular myocytes from patients with terminal heart failure. Circulation 1992;85:1046-55.

93. Perez-Reyes E, Cribbs LL, Daud A, et al: Molecular charac terization of a neuronal low-voltage-activated T-type calcium channel [see comments]. Nature 1998;391:896-900.

94. Cribbs LL, Lee JH, Yang J, et al: Cloning and characterization of alpha1H from human heart, a member of the T-type Ca^{2+} channel gene family. Circ Res 1998;83:103-9.

95. Hockerman GH, Peterson BZ, Johnson BD, Catterall WA: Molecular determinants of drug binding and action on L-type calcium channels. Annu Rev Pharmacol Toxicol 1997;37:361-96.

96. Welling A, Kwan YW, Bosse E, et al: Subunit-dependent modulation of recombinant L-type calcium channels. Molecular basis for dihydropyridine tissue selectivity. Circ Res 1993;73:974-80.

97. Heginbotham L, Abramson T, MacKinnon R: A functional connection between the pores of distantly related ion channels as revealed by mutant K^+ channels. Science 1992;258:1152-5.

98. Tempel BL, Papazian DM, Schwarz TL, et al: Sequence of a probable potassium channel component encoded at Shaker locus of Drosophila. Science 1987;237:770-5.

99. Yeola SW, Rich TC, Uebele VN, et al: Molecular analysis of a binding site for quinidine in a human cardiac delayed rectifier K^+ channel. Role of S6 in antiarrhythmic drug binding [see comments]. Circ Res 1996;78:1105-14.

100. Snyders DJ: Structure and function of cardiac potassium channels. Cardiovasc Res 1999;42:377-90.

101. Gulbis JM, Zhou M, Mann S, MacKinnon R: Structure of the cytoplasmic beta subunit-T1 assembly of voltage-dependent K^+ channels. Science 2000;289:123-7.

102. Gulbis JM, Mann S, MacKinnon R: Structure of a voltage-dependent K^+ channel beta subunit. Cell 1999;97:943-52.

103. Perez-Garcia MT, Lopez-Lopez JR, Gonzalez C: Kvbeta1.2 subunit coexpression in HEK293 cells confers O2 sensitivity to kv4.2 but not to Shaker channels. J Gen Physiol 1999;113: 897-907.

104. An WF, Bowlby MR, Betty M, et al: Modulation of A-type potassium channels by a family of calcium sensors. Nature 2000;403:553-6.

105. Tai KK, Goldstein SA: The conduction pore of a cardiac potassium channel. Nature 1998;391:605-8.

106. Murai T, Kakizuka A, Takumi T, et al: Molecular cloning and sequence analysis of human genomic DNA encoding a novel membrane protein which exhibits a slowly activating potassium channel activity. Biochem Biophys Res Commun 1989;161:176-81.

107. Sanguinetti MC, Curran ME, Zou A, et al: Coassembly of K (V) LQT1 and minK (IsK) proteins to form cardiac I (Ks) potassium channel [see comments]. Nature 1996;384:80-3.

108. Barhanin J, Lesage F, Guillemare E, et al: K (V) LQT1 and lsK (minK) proteins associate to form the I (Ks) cardiac potassium current [see comments]. Nature 1996;384:78-80.

109. Abbott GW, Sesti F, Splawski I, et al: MiRP1 forms I_{Kr} potassium channels with HERG and is associated with cardiac arrhythmia. Cell 1999;97:175-87.

110. Salinas M, Duprat F, Heurteaux C, et al: New modulatory alpha subunits for mammalian Shab K^+ channels. J Biol Chem 1997; 272:24371-9.

111. Armstrong CM: Inactivation of the potassium conductance and related phenomena caused by quaternary ammonium ion injection in squid axons. J Gen Physiol 1969;54:553-75.

112. Hoshi T, Zagotta WN, Aldrich RW: Biophysical and molecular mechanisms of Shaker potassium channel inactivation [see comments]. Science 1990;250:533-8.

113. Zagotta WN, Hoshi T, Aldrich RW: Restoration of inactivation in mutants of Shaker potassium channels by a peptide derived from ShB [see comments]. Science 1990;250:568-71.

114. Lopez-Barneo J, Hoshi T, Heinemann SH, Aldrich RW: Effects of external cations and mutations in the pore region on C-type inactivation of Shaker potassium channels. Receptors Channels 1993;1:61-71.

115. Tseng GN, Hoffman BF: Two components of transient outward current in canine ventricular myocytes. Circ Res 1989;64:633-47.

116. Zygmunt AC, Gibbons WR: Calcium-activated chloride current in rabbit ventricular myocytes. Circ Res 1991;68:424-37.

117. Nabauer M, Kaab S: Potassium channel down-regulation in heart failure. Cardiovasc Res 1998;37:324–34.

118. Dixon JE, Shi W, Wang HS, et al: Role of the Kv4.3 K^+ channel in ventricular muscle. A molecular correlate for the transient outward current [published erratum appears in Circ Res 1997 Jan;80:147]. Circ Res 1996;79:659–68.

119. Kaab S, Dixon J, Duc J, et al: Molecular basis of transient outward potassium current downregulation in human heart failure: A decrease in Kv4.3 mRNA correlates with a reduction in current density. Circulation 1998;98:1383–93.

120. Po S, Roberds S, Snyders DJ, et al: Heteromultimeric assembly of human potassium channels. Molecular basis of a transient outward current? Circ Res 1993;72:1326–36.

121. Yeola SW, Snyders DJ: Electrophysiological and pharmacological correspondence between Kv4.2 current and rat cardiac transient outward current. Cardiovasc Res 1997;33:540–7.

122. Dixon JE, McKinnon D: Quantitative analysis of potassium channel mRNA expression in atrial and ventricular muscle of rats. Circ Res 1994;75:252–60.

123. Juang G, Burysek M, Ohler A, et al: Regional alterations of K channel subunit expression in canine pacing-tachycardia heart failure. Circulation 2000;102:1281a.

124. Wettwer E, Amos GJ, Posival H, Ravens U: Transient outward current in human ventricular myocytes of subepicardial and subendocardial origin. Circ Res 1994;75:473–82.

125. Nabauer M, Beuckelmann DJ, Uberfuhr P, Steinbeck G: Regional differences in current density and rate-dependent properties of the transient outward current in subepicardial and subendocardial myocytes of human left ventricle. Circulation 1996;93:168–77.

126. Feng J, Wible B, Li GR, et al: Antisense oligodeoxynucleotides directed against Kv1.5 mRNA specifically inhibit ultrarapid delayed rectifier K^+ current in cultured adult human atrial myocytes. Circ Res 1997;80:572–9.

127. Yue L, Feng J, Li GR, Nattel S: Characterization of an ultrarapid delayed rectifier potassium channel involved in canine atrial repolarization. J Physiol (Lond) 1996;496:647–62.

128. Wang Z, Fermini B, Nattel S: Sustained depolarization-induced outward current in human atrial myocytes. Evidence for a novel delayed rectifier K^+ current similar to Kv1.5 cloned channel currents. Circ Res 1993;73:1061–76.

129. Mays DJ, Foose JM, Philipson LH, Tamkun MM: Localization of the Kv1.5 K^+ channel protein in explanted cardiac tissue. J Clin Invest 1995;96:282–92.

130. Sanguinetti MC, Jurkiewicz NK: Two components of cardiac delayed rectifier K^+ current. Differential sensitivity to block by class III antiarrhythmic agents. J Gen Physiol 1990;96: 195–215.

131. Varnum MD, Busch AE, Bond CT, et al: The min K channel underlies the cardiac potassium current IKs and mediates species-specific responses to protein kinase C. Proc Natl Acad Sci U S A 1993;90:11528–32.

132. Wang Q, Curran ME, Splawski I, et al: Positional cloning of a novel potassium channel gene: KVLQT1 mutations cause cardiac arrhythmias. Nat Genet 1996;12:17–23.

133. Demolombe S, Baro I, Pereon Y, et al: A dominant negative isoform of the long QT syndrome 1 gene product. J Biol Chem 1998;273:6837–43.

134. Curran ME, Splawski I, Timothy KW, et al: A molecular basis for cardiac arrhythmia: HERG mutations cause long QT syndrome. Cell 1995;80:795–803.

135. Gintant GA: Characterization and functional consequences of delayed rectifier current transient in ventricular repolarization. Am J Physiol Heart Circ Physiol 2000;278:H806–17.

136. Lees-Miller JP, Kondo C, Wang L, Duff HJ: Electrophysiological characterization of an alternatively processed ERG K^+ channel in mouse and human hearts. Circ Res 1997;81:719–26.

137. London B, Trudeau MC, Newton KP, et al: Two isoforms of the mouse ether-a-go-go-related gene coassemble to form channels with properties similar to the rapidly activating component of the cardiac delayed rectifier K^+ current. Circ Res 1997;81:870–8.

138. Doyle DA, Cabral JM, Pfuetzner RA, et al: The structure of the potassium channel: molecular basis of K^+ conduction and selectivity [see comments]. Science 1998;280:69–77.

139. Hille B, Armstrong CM, MacKinnon R: Ion channels: From idea to reality. Nat Med 1999;5:1105–9.

140. Kubo Y, Baldwin TJ, Jan YN, Jan LY: Primary structure and functional expression of a mouse inward rectifier potassium channel [see comments]. Nature 1993;362:127–33.

141. Ashen MD, O'Rourke B, Kluge KA, et al: Inward rectifier K^+ channel from human heart and brain: Cloning and stable expression in a human cell line. Am J Physiol 1995;268:H506–11.

142. Wible BA, De Biasi M, Majumder K, et al: Cloning and functional expression of an inwardly rectifying K^+ channel from human atrium. Circ Res 1995;76:343–50.

143. Kubo Y, Reuveny E, Slesinger PA, et al: Primary structure and functional expression of a rat G-protein-coupled muscarinic potassium channel [see comments]. Nature 1993;364:802-6.

144. Krapivinsky G, Gordon EA, Wickman K, et al: The G-protein-gated atrial K^+ channel IKACh is a heteromultimer of two inwardly rectifying K (+) -channel proteins. Nature 1995;374:135-41.

145. Corey S, Krapivinsky G, Krapivinsky L, Clapham DE: Number and stoichiometry of subunits in the native atrial G-protein-gated K^+ channel, IKACh. J Biol Chem 1998;273:5271-8.

146. Logothetis DE, Kurachi Y, Galper J, et al: The beta gamma subunits of GTP-binding proteins activate the muscarinic K^+ channel in heart. Nature 1987;325:321-6.

147. O'Rourke B: Myocardial K (ATP) channels in preconditioning [in process citation]. Circ Res 2000;87:845-55.

148. Inagaki N, Gonoi T, Clement JP, et al: Reconstitution of IKATP: An inward rectifier subunit plus the sulfonylurea receptor [see comments]. Science 1995;270:1166-70.

149. Seino S: ATP-sensitive potassium channels: A model of heteromultimeric potassium channel/receptor assemblies. Annu Rev Physiol 1999;61:337-62.

150. Duprat F, Lesage F, Fink M, et al: TASK, a human background K+ channel to sense external pH variations near physiological pH. EMBO J 1997;16:5464-71.

151. DiFrancesco D: Cardiac pacemaker: 15 years of "new" interpretation. Acta Cardiol 1995;50:413-27.

152. Ludwig A, Zong X, Jeglitsch M, et al: A family of hyperpolarization-activated mammalian cation channels. Nature 1998;393:587-91.

153. Santoro B, Tibbs GR: The HCN gene family: Molecular basis of the hyperpolarization-activated pacemaker channels. Ann N Y Acad Sci 1999;868:741-64.

154. Ludwig A, Zong X, Stieber J, et al: Two pacemaker channels from human heart with profoundly different activation kinetics. EMBO J 1999;18:2323-9.

155. Baker K, Warren KS, Yellen G, Fishman MC: Defective "pacemaker" current (Ih) in a zebra fish mutant with a slow heart rate. Proc Natl Acad Sci U S A 1997;94:4554-9.

156. Nicoll DA, Longoni S, Philipson KD: Molecular cloning and functional expression of the cardiac sarcolemmal Na^+-Ca^{2+} exchanger. Science 1990;250:562-5.

157. Komuro I, Wenninger KE, Philipson KD, Izumo S: Molecular cloning and characterization of the human cardiac Na^+/Ca^{2+} exchanger cDNA. Proc Natl Acad Sci U S A 1992;89:4769-73.

158. Nicoll DA, Ottolia M, Lu L, et al: A new topological model of the cardiac sarcolemmal Na^+-Ca^{2+} exchanger. J Biol Chem 1999;274:910-7.

159. Li Z, Nicoll DA, Collins A, et al: Identification of a peptide inhibitor of the cardiac sarcolemmal Na^+-Ca^{2+} exchanger. J Biol Chem 1991;266:1014-20.

160. Fozzard HA Afterdepolarizations and triggered activity. Basic Res Cardiol 1992;87:105-13.

161. Kass RS, Tsien RW, Weingart R: Ionic basis of transient inward current induced by strophanthidin in cardiac Purkinje fibres. J Physiol (Lond) 1978;281:209-26.

162. Benndorf K, Friedrich M, Hirche H: Reoxygenation-induced arrhythmogenic transient inward currents in isolated cells of the guinea-pig heart. Pflugers Arch 1991;418:248-60.

163. January CT, Fozzard HA: Delayed afterdepolarizations in heart muscle: Mechanisms and relevance. Pharmacol Rev 1988;40:219-27.

164. Blanco G, Mercer RW: Isozymes of the Na-K-ATPase: Heterogeneity in structure, diversity in function. Am J Physiol 1998;275:F633-50.

165. Forbush Bd, Kaplan JH, Hoffman JF: Characterization of a new photoaffinity derivative of ouabain: Labeling of the large polypeptide and of a proteolipid component of the Na, K-ATPase. Biochemistry 1978;17:3667-76.

166. Mercer RW, Biemesderfer D, Bliss DP Jr, et al: Molecular cloning and immunological characterization of the gamma polypeptide, a small protein associated with the Na,K-ATPase. J Cell Biol 1993;121:579-86.

167. Palmer CJ, Scott BT, Jones LR: Purification and complete sequence determination of the major plasma membrane substrate for cAMP-dependent protein kinase and protein kinase C in myocardium. J Biol Chem 1991;266:11126-30.

168. Wang J, Schwinger RH, Frank K, et al: Regional expression of sodium pump subunits isoforms and Na^+-Ca^{++} exchanger in the human heart. J Clin Invest 1996;98:1650-8.

169. Schwinger RH, Bohm M, Erdmann E: Effectiveness of cardiac glycosides in human myocardium with and without "downregulated" beta-adrenoceptors. J Cardiovasc Pharmacol 1990;15:692-7.

170. Kumar NM, Gilula NB: The gap junction communication chan-

nel. Cell 1996;84:381–8.

171. Dhein S: Gap junction channels in the cardiovascular system: Pharmacological and physiological modulation. Trends Pharmacol Sci 1998;19:229–41.
172. Unger VM, Kumar NM, Gilula NB, Yeager M: Three–dimensional structure of a recombinant gap junction membrane channel. Science 1999;283:1176–80.
173. Risek B, Klier FG, Gilula NB: Developmental regulation and structural organization of connexins in epidermal gap junctions. Dev Biol 1994;164:183–96.
174. Jiang JX, Goodenough DA: Heteromeric connexons in lens gap junction channels. Proc Natl Acad Sci U S A 1996;93:1287–91.
175. Bevans CG, Kordel M, Rhee SK, Harris AL: Isoform composition of connexin channels determines selectivity among second messengers and uncharged molecules. J Biol Chem 1998;273: 2808–16.
176. Brink PR, Cronin K, Banach K, Peterson E, et al: Evidence for heteromeric gap junction channels formed from rat connexin43 and human connexin37. Am J Physiol 1997;273:C1386–96.
177. White TW, Paul DL, Goodenough DA, Bruzzone R: Functional analysis of selective interactions among rodent connexins. Mol Biol Cell 1995;6:459–70.
178. Kanter HL, Saffitz JE, Beyer EC: Cardiac myocytes express multiple gap junction proteins. Circ Res 1992;70:438–44.
179. Kanter HL, Laing JG, Beyer EC, et al: Multiple connexins colocalize in canine ventricular myocyte gap junctions. Circ Res 1993;73:344–50.
180. Gourdie RG, Severs NJ, Green CR, et al: The spatial distribution and relative abundance of gap–junctional connexin40 and connexin43 correlate to functional properties of components of the cardiac atrioventricular conduction system. J Cell Sci 1993; 105: 985–91.
181. Veenstra RD: Size and selectivity of gap junction channels formed from different connexins. J Bioenerg Biomembr 1996; 28: 327–37.
182. Saffitz JE, Kanter HL, Green KG, et al: Tissue–specific determinants of anisotropic conduction velocity in canine atrial and ventricular myocardium. Circ Res 1994;74:1065–70.
183. Saffitz JE, Green KG, Schuessler RB: Structural determinants of slow conduction in the canine sinus node. J Cardiovasc Electrophysiol 1997;8:738–44.
184. Kadish A, Shinnar M, Moore EN, et al: Interaction of fiber orientation and direction of impulse propagation with anatomic barriers in anisotropic canine myocardium. Circulation 1988; 78: 1478–94.
185. Spach MS, Miller WT, Geselowitz DB, et al: The discontinuous nature of propagation in normal canine cardiac muscle. Evidence for recurrent discontinuities of intracellular resistance that affect the membrane currents. Circ Res 1981;48:39–54.
186. Gourdie RG: A map of the heart: Gap junctions, connexin diversity and retroviral studies of conduction myocyte lineage. Clin Sci (Colch) 1995;88:257–62.
187. Zygmunt AC, Gibbons WR: Properties of the calcium–activated chloride current in heart. J Gen Physiol 1992;99:391–414.
188. Courtemanche M, Ramirez RJ, Nattel S: Ionic targets for drug therapy and atrial fibrillation–induced electrical remodeling: Insights from a mathematical model. Cardiovasc Res 1999;42: 477–89.
189. Hodgkin AL: A note on conduction velocity. J Physiol (Lond) 1954;125:221–4.
190. Buchanan JW Jr, Saito T, Gettes LS: The effects of antiarrhythmic drugs, stimulation frequency, and potassium–induced resting membrane potential changes on conduction velocity and dV/dtmax in guinea pig myocardium. Circ Res 1985;56:696–703.
191. Sugiura H, Joyner RW: Action potential conduction between guinea pig ventricular cells can be modulated by calcium current. Am J Physiol 1992;263:H1591–604.
192. Shaw RM, Rudy Y: Ionic mechanisms of propagation in cardiac tissue. Roles of the sodium and L–type calcium currents during reduced excitability and decreased gap junction coupling. Circ Res 1997;81:727–41.
193. Spach MS, Miller WT, Dolber PC, et al: The functional role of structural complexities in the propagation of depolarization in the atrium of the dog. Cardiac conduction disturbances due to discontinuities of effective axial resistivity. Circ Res 1982;50: 175–91.
194. Mendez C, Mueller WJ, Urguiaga X: Propagation of impulses across the Purkinje fiber–muscle junctions in the dog heart. Circ Res 1970;26:135–50.
195. Fast VG, Kleber AG: Role of wavefront curvature in propagation of cardiac impulse. Cardiovasc Res 1997;33:258–71.
196. Rohr S, Kucera JP: Involvement of the calcium inward current in cardiac impulse propagation: Induction of unidirectional conduction block by nifedipine and reversal by Bay K 8644. Bio–

phys J 1997;72:754–66.

197. Spear JF, Moore EN: Supernormal excitability and conduction in the His–Purkinje system of the dog. Circ Res 1974;35:782–92.

198. DiFrancesco D: A new interpretation of the pace–maker current in calf Purkinje fibres. J Physiol (Lond) 1981;314:359–76.

199. Yu H, Chang F, Cohen IS: Pacemaker current exists in ventricular myocytes. Circ Res 1993;72:232–6.

200. Sakmann B, Noma A, Trautwein W: Acetylcholine activation of single muscarinic K^+ channels in isolated pacemaker cells of the mammalian heart. Nature 1983;303:250–3.

201. Yue DT, Herzig S, Marban E: Beta–adrenergic stimulation of calcium channels occurs by potentiation of high–activity gating modes. Proc Natl Acad Sci U S A 1990;87:753–7.

202. Courtney KR, Sokolove PG: Importance of electrogenic sodium pump in normal and overdriven sinoatrial pacemaker. J Mol Cell Cardiol 1979;11:787–94.

203. Boyett MR, Fedida D: Changes in the electrical activity of dog cardiac Purkinje fibres at high heart rates. J Physiol (Lond) 1984;350:361–91.

204. Katzung BG, Morgenstern JA: Effects of extracellular potassium on ventricular automaticity and evidence for a pacemaker current in mammalian ventricular myocardium. Circ Res 1977;40: 105–11.

205. Janse MJ, Wit AL: Electrophysiological mechanisms of ven tricular arrhythmias resulting from myocardial ischemia and infarction. Physiol Rev 1989;69:1049–169.

206. Dangman KH, Hoffman BF: Studies on overdrive stimulation of canine cardiac Purkinje fibers: Maximal diastolic potential as a determinant of the response. J Am Coll Cardiol 1983;2:1183–90.

207. Watanabe EI, Honjo H, Boyett MR, et al: Inactivation of the calcium current is involved in overdrive suppression of rabbit sinoatrial node cells. Am J Physiol 1996;271:H2097–107.

208. Cranefield PF: Action potentials, afterpotentials, and arrhythmias. Circ Res 1977;41:415–23.

209. Rosen MR, Gelband H, Merker C, Hoffman BF: Mechanisms of digitalis toxicity. Effects of ouabain on phase four of canine Purkinje fiber transmembrane potentials. Circulation 1973;47: 681–9.

210. Ferrier GR, Moe GK: Effect of calcium on acetylstrophanthidin–induced transient depolarizations in canine Purkinje tissue. Circ Res 1973;33:508–15.

211. Marban E, Robinson SW, Wier WG: Mechanisms of arrhythmogenic delayed and early afterdepolarizations in ferret ventricular muscle. J Clin Invest 1986;78:1185–92.

212. Lederer WJ, Tsien RW: Transient inward current underlying arrhythmogenic effects of cardiotonic steroids in Purkinje fibres. J Physiol (Lond) 1976;263:73–100.

213. Han X, Ferrier GR: Contribution of Na^+–Ca^{2+} exchange to stimulation of transient inward current by isoproterenol in rabbit cardiac Purkinje fibers. Circ Res 1995;76:664–74.

214. Pogwizd SM, Onufer JR, Kramer JB, et al: Induction of delayed afterdepolarizations and triggered activity in canine Purkinje fibers by lysophosphoglycerides. Circ Res 1986;59:416–26.

215. Ter Keurs HEDJ, Boyden PA: Ca^{2+} and arrhythmias. In Spooner P, Rosen MR (ed) : Foundations of Cardiac Arrhythmias–Basic Concepts and Clinical Approaches. New York, Marcel Dekker, 2001, pp 287–317.

216. Wasserstrom JA, Ferrier GR: Voltage dependence of digitalis afterpotentials, aftercontractions, and inotropy. Am J Physiol 1981;241:H646–53.

217. Priori SG, Napolitano C, Tiso N, et al: Mutations in the cardiac ryanodine receptor gene (hRyR2) underlie catecholaminergic polymorphic ventricular tachycardia. Circulation 2001;103: 196–200.

218. Wu Y, MacMillan LB, McNeill RB, et al: CaM kinase augments cardiac L–type Ca^{2+} current: A cellular mechanism for long Q–T arrhythmias. Am J Physiol 1999;276:H2168–78.

219. January CT, Riddle JM: Early afterdepolarizations: Mechanism of induction and block. A role for L–type Ca^{2+} current. Circ Res 1989;64:977–90.

220. Szabo B, Sweidan R, Rajagopalan CV, Lazzara R: Role of Na^+: Ca^{2+} exchange current in Cs^+–induced early afterdepolarizations in Purkinje fibers. J Cardiovasc Electrophysiol 1994;5:933–44.

221. Damiano BP, Rosen MR: Effects of pacing on triggered activity induced by early afterdepolarizations. Circulation 1984;69: 1013–25.

222. Roden D, Lazzara R, Rosen M, et al: Multiple mechanisms in the long–QT syndrome. Current knowledge, gaps, and future directions. Circulation 1996;94:1996–1202.

223. Shibasaki T: Conductance and kinetics of delayed rectifier potassium channels in nodal cells of the rabbit heart. J Physiol (Lond) 1987;387:227–50.

224. Sanguinetti MC, Jurkiewicz NK: Role of external Ca^{2+} and K^+ in gating of cardiac delayed rectifier K^+ currents. Pflugers Arch 1992;420:180–6.

225. Compton SJ, Lux RL, Ramsey MR, et al: Genetically defined therapy of inherited long-QT syndrome. Correction of abnormal repolarization by potassium [see comments] . Circulation 1996; 94:1018-22.

226. Choy AM, Lang CC, Chomsky DM, et al: Normalization of acquired QT prolongation in humans by intravenous potassium. Circulation 1997;96:2149-54.

227. Tomaselli GF, Beuckelmann DJ, Calkins HG, et al: Sudden cardiac death in heart failure. The role of abnormal repolarization [see comments] . Circulation 1994;90:2534-9.

228. Mines GR: On circulating excitations in heart muscles and their possible relation to tachycardia and fibrillation. Trans R Soc Can 1914;IV:43-52.

229. Rohr S, Kucera JP, Fast VG, Kleber AG: Paradoxical improvement of impulse conduction in cardiac tissue by partial cellular uncoupling. Science 1997;275:841-4.

230. Spach MS, Dolber PC: Relating extracellular potentials and their derivatives to anisotropic propagation at a microscopic level in human cardiac muscle. Evidence for electrical uncoupling of side-to-side fiber connections with increasing age. Circ Res 1986;58:356-71.

231. Allessie MA, Bonke FI, Schopman FJ: Circus movement in rabbit atrial muscle as a mechanism of trachycardia. Circ Res 1973;33:54-62.

232. Hoyt RH, Cohen ML, Corr PB, Saffitz JE: Alterations of intercellular junctions induced by hypoxia in canine myocardium. Am J Physiol 1990;258:H1439-48.

233. Peters NS, Green CR, Poole-Wilson PA, Severs NJ: Reduced content of connexin43 gap junctions in ventricular myocardium from hypertrophied and ischemic human hearts. Circulation 1993;88:864-75.

234. Guerrero PA, Schuessler RB, Davis LM, et al: Slow ventricu- lar conduction in mice heterozygous for a connexin43 null mutation. J Clin Invest 1997;99:1991-8.

235. Smith JH, Green CR, Peters NS, et al: Altered patterns of gap junction distribution in ischemic heart disease. An immunohistochemical study of human myocardium using laser scanning confocal microscopy. Am J Pathol 1991;139:801-21.

236. Peters NS, Coromilas J, Severs NJ, Wit AL: Disturbed connexin43 gap junction distribution correlates with the location of reentrant circuits in the epicardial border zone of healing canine infarcts that cause ventricular tachycardia. Circulation 1997;95: 988-96.

237. Warmke JW, Ganetzky B: A family of potassium channel genes related to eag in Drosophila and mammals. Proc Natl Acad Sci U S A 1994;91:3438-42.

238. Philipson LH, Schaefer K, LaMendola J, et al: Sequence of a human fetal skeletal muscle potassium channel cDNA related to RCK4. Nucleic Acids Res 1990;18:7160.

239. Tamkun MM, Knoth KM, Walbridge JA, et al: Molecular cloning and characterization of two voltage-gated K^+ channel cDNAs from human ventricle. FASEB J 1991;5:331-7.

240. Kong W, Po S, Yamagishi T, et al: Isolation and characterization of the human gene encoding the transient outward potassium current: Further diversity by alternative mRNA splicing. Am J Physiol 1998;275:H1963-70.

241. Ashford ML, Bond CT, Blair TA, Adelman JP: Cloning and functional expression of a rat heart KATP channel. Nature 1994; 370:456-9.

242. Chan KW, Langan MN, Sui JL, et al: A recombinant inwardly rectifying potassium channel coupled to GTP-binding proteins. J Gen Physiol 1996;107:381-97.

243. Vaccari T, Moroni A, Rocchi M, et al: The human gene coding for HCN2, a pacemaker channel of the heart. Biochim Biophys Acta 1999;1446:419-25.

244. Inagaki N, Gonoi T, Clement JP, et al: A family of sulfonylurea receptors determines the pharmacological properties of ATP-sensitive K^+ channels. Neuron 1996;16:1011-7.

245. Powers PA, Gregg RG, Lalley PA, et al: Assignment of the human gene for the alpha 1 subunit of the cardiac DHP-sensitive Ca^{2+} channel (CCHL1A1) to chromosome 12p12-pter. Genomics 1991;10:835-9.

246. Powers PA, Liu S, Hogan K, Gregg RG: Skeletal muscle and brain isoforms of a beta-subunit of human voltage-dependent calcium channels are encoded by a single gene. J Biol Chem 1992;267:22967-72.

247. Rosenfeld MR, Wong E, Dalmau J, et al: Cloning and characterization of a Lambert-Eaton myasthenic syndrome antigen. Ann Neurol 1993;33:113-20.

248. Nagase T, Ishikawa K, Miyajima N, et al: Prediction of the coding sequences of unidentified human genes. IX. The complete sequences of 100 new cDNA clones from brain which can code for large proteins in vitro. DNA Res 1998;5:31-9.

249. Makita N, Bennett PB Jr, George AL Jr: Voltage-gated Na^+

channel beta 1 subunit mRNA expressed in adult human skeletal muscle, heart, and brain is encoded by a single gene. J Biol Chem 1994;269:7571–8.

250. Eubanks J, Srinivasan J, Dinulos MB, et al: Structure and chromosomal localization of the beta2 subunit of the human brain sodium channel. Neuroreport 1997;8:2775–9.

251. Fishman GI, Spray DC, Leinwand LA: Molecular characterization and functional expression of the human cardiac gap junction channel. J Cell Biol 1990;111:589–98.

252. Kanter HL, Saffitz JE, Beyer EC: Molecular cloning of two human cardiac gap junction proteins, connexin40 and connexin45. J Mol Cell Cardiol 1994;26:861–8.

253. Kawakami K, Ohta T, Nojima H, Nagano K: Primary structure of the alpha–subunit of human Na,K–ATPase deduced from cDNA sequence. J Biochem (Tokyo) 1986;100:389–97.

254. Yang–Feng TL, Schneider JW, Lindgren V, et al: Chromosomal localization of human Na^+, K^+–ATPase alpha– and beta–subunit genes. Genomics 1988;2:128–38.

255. Ovchinnikov Yu A, Monastyrskaya GS, Broude NE, et al. Family of human Na^+, K^+–ATPase genes. Structure of the gene for the catalytic subunit (alpha III–form) and its relationship with structural features of the protein. FEBS Lett 1988;233:87–94.

256. Kawakami K, Nojima H, Ohta T, Nagano K: Molecular cloning and sequence analysis of human Na,K–ATPase beta–subunit. Nucleic Acids Res 1986;14:2833–44.

257. Martin–Vasallo P, Dackowski W, Emanuel JR, Levenson R: Identification of a putative isoform of the Na,K–ATPase beta subunit. Primary structure and tissue–specific expression. J Biol Chem 1989;264:4613–8.

第 2 章　折返性心律失常的机制

JOSÉ JALIFE，FARAMARZ H. SAMIE

经过多年的研究，目前普遍认为绝大多数致命性心律失常是源于一些可自行维持高速旋转的激动波，相互间以一种复杂的运行方式激动整个心室，最终引起整个心室快速、规则或不规则的搏动造成的[1,2]。这些可自行维持高速旋转的激动波就是折返激动。它们是由于简单激动波在传导路径上遇到各种障碍后碎裂形成的多个运行频率和路径各不相同的环形[3]或螺旋状的激动波[4,5]。当然还应指出，折返激动也可由类似触发激动（如早后除极和延迟后除极）的异位自律性增高的起搏细胞所诱发[6,7]。本章就是对有关折返性心律失常产生和维持机制的文献进行一下简单的历史性回顾，既包括常规心动过速的机制，也包括颤动。重点阐述近年来的最新研究成果，即激动波在特殊传导系统之外的可激动组织上非线性传导理论的一些概念，这些概念将加深我们对折返激动和心室颤动的理解。

什么是折返？

在最简单的折返模型中，折返就是心脏电冲动围绕一个障碍物作循环运动，引起心脏反复被激动，其被激动的频率依赖于电冲动的传导速度和障碍物的周径（图 2–1）。根据 George Mines 于 1913 年的原始描述[8]，折返发生于电冲动围绕一个解剖障碍物作环形运动，这个结构性的障碍物干扰了电冲动的均质性传导，环形径路物理性质的改变，可使环形激动中断。如图 2–1 所示，折返激动的产生依赖于单向阻滞的形成，由此电冲动才能在解剖障碍物周围所形成的折返环内作单向运动，从而形成环形运动。

从图 2–1 可看出，电冲动绕折返环运行一圈所用时间应长于折返环内各个部分的恢复时间。只有这样，电冲动才有可能完全激动整个折返环，这就要求折返环要相对大，或电冲动传导速度相对缓慢，或折返环内各个部分的不应期要相对短。因此，由不应期和传导速度相乘粗略计算得到的“波长”一定小于折返环的周长[9]。一个可兴奋区域将激动的波头与它自己的不应期尾分隔开来（即可激动间隙）。图 2–2 是一个经典

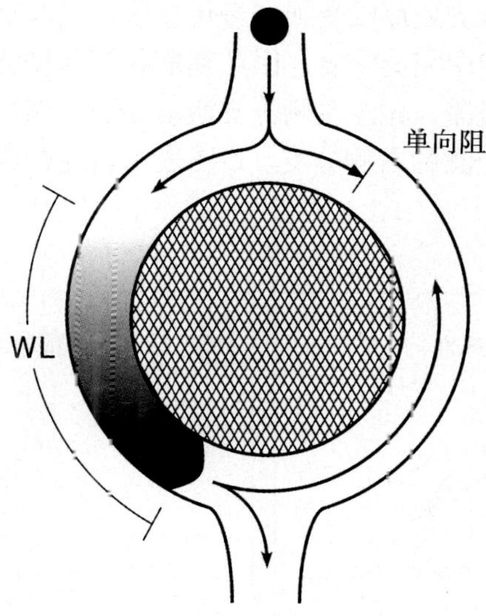

图 2–1　围绕一个解剖障碍物形成的由异质性组织构成的折返环作环状折返运动的折返激动。折返激动由一个施加于上方的期前刺激（黑点）所引起。当刺激侵入折返环时，左侧的组织已恢复兴奋，而右侧的组织还没有从前一次激动的不应期中恢复过来（图中未显示），因而产生单向传导阻滞，造成激动波围绕障碍物作旋转运动。如果环路足够长或传导速度足够慢，那么环路右侧的组织就有足够的时间恢复兴奋性，则折返激动就可持续存在。注意：在该假说模型中，激动波长（WL），即传导速度（CV）与不应期（RP）的乘积，要远远小于环路周长。

的描述折返激动的示意图[10]，这里浦肯野纤维在连接心室肌的部位分成两支。由此构成折返激动的首要先决条件就成立了（存在基础环路）。只要其中一支的某个区域出现传导受损（慢传导）（右支阴影区），同时它又能在前次兴奋后缓慢恢复可兴奋性（该区域可代表一个缺血区，它既可以形成折返所必需的慢传导，也可因为极长的恢复时间而使紧随其后同向传来的第二个激动不传导，形成单向阻滞）。那么该区域就既可以提供折返激动形成所必需的单向阻滞，同时也可因为恢复时间太长，而使逆向激动在该区域出现缓慢传导，从而使环形的折返激动能够维持。A 图表示当以较慢的窦性心律激动浦肯野纤维所支配的组织时，由于右侧分支有一小段受损区，以致该支激动传导有一定的延迟，然而激动最终还是会缓慢通过该区到达心肌组织，在 D 图所示的心电图上表现为正常的 QRS 波（a）。B 图表示一个期前收缩激动在该折返环内传导的动态过程（例如窦性心动过速、房性期前收缩或一个偶联间期很短的电刺激）。在 D 图上的 b 波表示一个由提早出现的 P 波下传引发的一个心室提前激动波，正如 B 图所示，在这种情况下，原来右侧分支处那段受损的慢传导区还没有从前一次激动的不应期中完全恢复，因此期前收缩激动势必在此处出现前传阻滞，先经左侧分支激动心肌，然后再逆行激动已恢复应激的右侧分支。C 图表示该逆行激动在经过右侧分支后最终又回到激动起源处，在心电图上则表现为一个室性期前收缩（D 图 c 波）。

折返激动是多种心律失常的产生和维持机制，包括房性期前收缩、室性期前收缩[11]、心房扑动（房扑）[12]、房室结反复性心动过速[13]、旁路折返性室上性心动过速[14]、束支性室性心动过速（室速）[15]、心肌梗死后单形性室速[16]等，甚至有证据表明，一些复杂的心律失常如心房颤动（房颤）[17]、多形性室速[18]和室颤[19]也基于折返机制，只不过与图 2–1 和 2–2 所示略不同，要复杂一些。

通常人们用一些经典的有固定解剖结构的折返环来解释一些特殊心动过速的机制，包括房室结折返性心动过速[13]、旁路参与的室上性心动过速[14]、束支折返性室性心动过速（室速）[15]等。实际上一些其他类型的心律失常其机制也是折返激动，只不过机制解释略有不同。例如起源于浦肯野纤维网周围心室肌的室性期前收缩其机制也是折返激动，但表述为“反射”机制（图 2–3*A*）。另外，一些起源于心肌组织的快速心律失常（房性或室性）其机制仍是折返，但这种折返没有固定的解剖障碍或环路（图 2–3*B*），而是电激动围绕一小块心肌作旋转运动，形成所谓的漩涡。从而不难理解，这种折返要求电激动必须围绕一小块静止的组织作环行运动。对以上这种功能性折返激动的最普遍假说是“主导环”学说[21]，以及由此衍生出来的“各向异

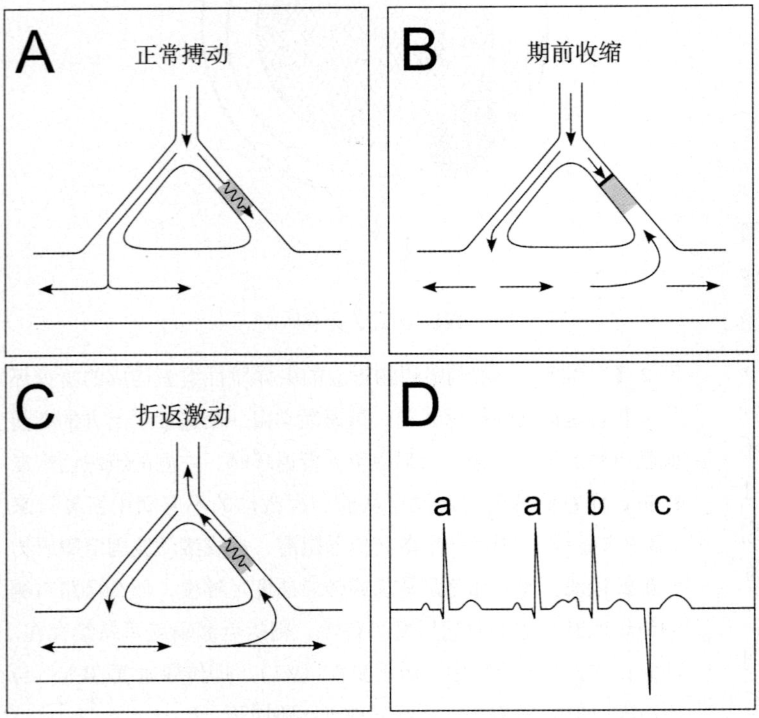

图 2–2 该示意图代表了发生在浦肯野纤维与心肌连接处的环形折返激动。一小段浦肯野纤维分成两个终末支与心室肌直接相连。**A.** 右侧支有低兴奋区（阴影区）造成传导减慢，而由左侧支的正常传导将激动传到心室。**B.** 低兴奋区阻止上面的激动传入，造成单向传导阻滞。传入左侧支的激动在激动心室肌后再逆传进入右侧支。**C.** 逆传经过低兴奋区时造成传导速度减慢，使得激动波到达时，两支交汇处的主支不应期结束，从而产生折返激动。**D.** 从 A 到 C 的心电图表现； a. 正常搏动；b. 期前收缩；c. 折返激动。

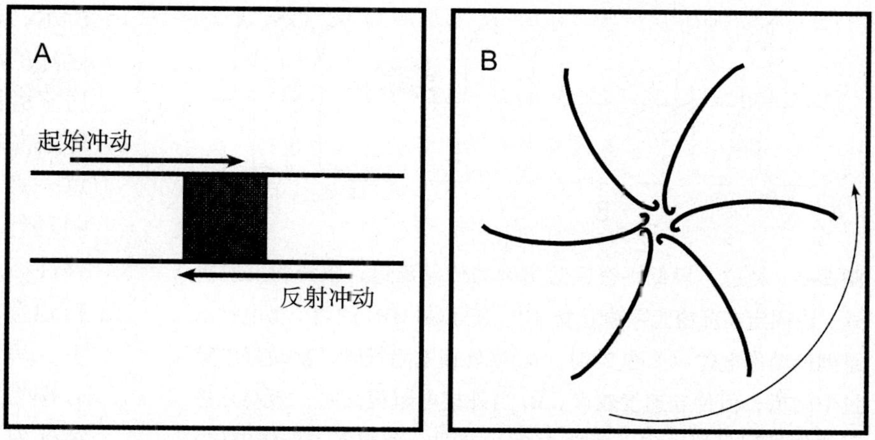

图 2–3　两种不同形式的功能性折返激动（没有解剖性障碍物）。**A.** 反射折返，在同一条线性传导路径上（例如 浦肯野纤维）经过一段低兴奋区（阴影区）即可发生折返激动。**B.** 二维心肌上的功能性折返。弯曲线代表连续的激动波走行位置的等时线。弯箭头代表旋转方向。

性”折返学说[22]和“8 字形”折返学说[23]。但对于“漩涡样”折返略有不同，即基于波在可激动介质中传导[25]的理论上发展起来的“螺旋折返”学说[24]。“螺旋折返”试图建立一种对单形性和多形性室速甚至室颤的机制的统一解释。

我们在此先关注有关反射折返和环行折返的特点，然后再简要回顾一下对主导环理论和与此对应的螺旋折返的相关最新认识，最后着重介绍有关螺旋折返在室颤机制方面的最新研究。

反射折返

只要在线性传导路径（如浦肯野纤维或细肌束）上存在严重传导受损区（但不是完全阻滞），即使没有解剖环路，也可形成折返激动（图 2–4）。在反射折返模型中，前传和逆传可存在于同一路径[20,26]，由于实验模型的简易性，反射折返多用于分析某些特定情况（如刺激频率、抗心律失常药物和缺血）对折返激动的影响，特别是单个折返激动或期前收缩[20,26~28]。

研究反射折返的常规方法是蔗糖缝隙槽实验[20~26]，如图 2–4 所示，蔗糖槽内固定一条从犬心内膜或羊心室肌上剥离下的浦肯野纤维束，该纤维束横跨三个各自独立的灌流槽，中间槽为去离子等张蔗糖灌流液（≈300mM），在该槽内的浦肯野纤维段就是不可兴奋的，但与两边的纤维是连接的。如图 2–4 所示，一根外接桥连接两边的两个灌流槽（外接桥由氯化银金属线做成，其电阻可由电压计随意调定）。通过这个外接桥就可随意调定中间槽的传导阻滞程度（详情请参阅 Antzelevitch[20]、Jalife 和 Moe[26]的专著）。

在图 2–4 中，当刺激纤维束近端（P）时，产生一个动作电位（AP）向中间槽传导，由于中间槽（缝隙）内的细胞是不可兴奋细胞（由于灌流槽内缺乏钠离子），动作电位就不能通过这些细胞。然而在动作电位被阻断的部位所形成的局部电流足以被动地（即电紧张地）激活与两边灌流槽相接的不可兴奋细胞，这种电紧张电流的强度随传导距离的增加快速衰减[29]，因而只要缝隙槽的距离相对较短（≈1mm），那么就会有足够的电紧张电流传导到纤维束远端，使远端细胞除极化达到阈电位而产生一个延迟的动作电位[20,26]，如此则实现了电流从近端到远端的传导。传导到远端的电紧张电量（或称电源量）和引起远端细胞除极化所需消耗的电量（或称电耗量）以及激动远端所需的时间三者共同决定该激动最终能否在远端传导[20,26]。正如图

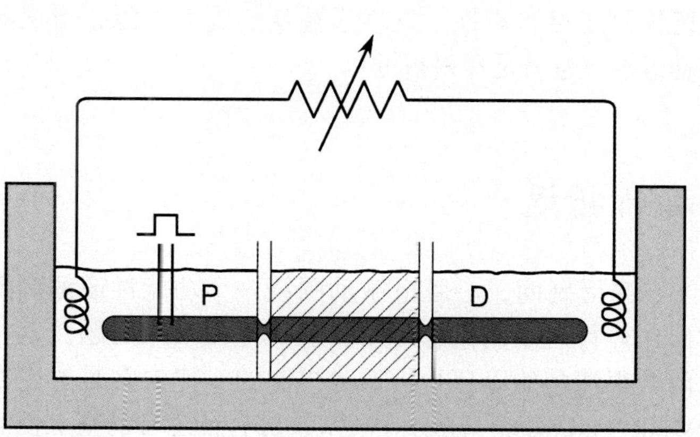

图 2–4　用以揭示反射的蔗糖缝隙装置。一段浦肯野纤维，用加黑粗线表示，被放置在三个灌流槽内。中间槽用去离子蔗糖液灌注。两边槽用正常台氏液灌注。从纤维近端（P）发放刺激，并由此处和远端（D）记录电位。从纤维两端外接一个可调电阻的金属线跨过中间槽。

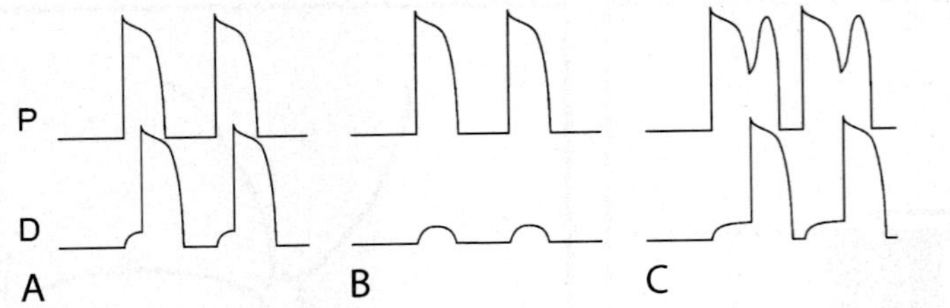

图 2-5 经过一段低兴奋区时出现的传导延迟、阻滞和反射折返。由固定在蔗糖缝隙槽近端（P）和远端（D）的两个微电极记录到的动作电位（见图 2-4）。**A.** 当外接电阻低时，激动可以穿过中间槽，但传导速度较慢。**B.** 当外接电阻很高时，激动几乎不能传导到远端（D），远端电极记录到一个阈下去极化电位。**C.** 当外接电阻处于中间位时，激动又可从近端传导到远端，但传导时间比 A 图要长。由此远端产生的动作电位就很延迟，那么近端就有足够的时间度过不应期，从而产生反射折返。在这个例子中，近端发放的每个电位后面都跟随一个反射。

2-5*A* 所示，当电源量和电耗量之间平衡搭配适宜，由纤维近端向远端传导基本不受影响，一旦电源量降低到某个临界值或所需电耗量太高（即远端细胞可兴奋性太低）或二者均有，则电激动将完全阻滞。图 2-5*B* 所示，每个近端产生的动作电位最终在远端仅引起一个很小的（局部）去极化（该局部去极化不能传导，只能作局部电紧张扩布，距离较短）。最后在图 2-5*C* 中说明，当电源量和电耗量间达到某个平衡点，则电激动会出现缓慢传导，这时由于电激动在由近端向远端传导中速度很慢，以至在远端激动的时候，近端也已恢复了可兴奋性，这样远端就会成为电源，再次激动近端（这就是反射折返）。

环行折返

毫无疑问，心脏电激动围绕一个功能性或解剖障碍作环行运动的概念可用以解释许多临床问题。其中两个很清楚的以环行折返为机制的心律失常是发生在 Wolff-Parkinson-White（WPW）综合征患者的室上性心动过速[14]和束支折返性室性心动过速[15]，后者在扩张性心肌病患者中常见。有关环行折返的所有经典概念在这两种心律失常中都有体现，具体如下：

1. 需要一个完整的预先存在的解剖环路。如图 2-6*A* 所示，在 WPW 综合征患者中有许多结构参与了折返环的构成，包括房室结、希-浦系统、心室肌和房室旁路。在束支折返性室速中（图 2-6*B*），折返环由左右束支和室间隔构成。在这些折返环路的任意一点上进行机械干预都可终止心律失常，这说明环行折返要持续存在，首先要维持折返环的完整性。
2. 折返激动发生前，必须先有单向阻滞。多数情况下，单向阻滞发生于不应期最长的区域，而且多在心率增加的情况下发生。有利于发生单向阻滞的情况为：（1）窦性心率增加；（2）快速或期前心房起搏刺激；（3）心室期前收缩逆传激动；（4）自主神经张力影响；（5）抗心律失常药；（6）缺血。
3. 折返环中某段区域出现缓慢传导将有利于折返激动的形成。在 WPW 综合征患者中，心律失常多在前传房室结出现显著延迟时发生，这样在心室激动时旁路和心房肌已恢复应激，所以该二结构才能接受由心室逆传过来的激动，从而诱发环行折返运动。
4. 电激动波长必须短于折返环周径。如图 2-7 所示，在折返激动期间折返环路的某一小段仍保持可兴奋性，这个可激动间隙的存在在许多情况下意义重大：（1）可激动间隙的存在使激动波在传导路径上所遇到的都是充分恢复应激的组织，从而保持折返激动的稳定性；（2）可激动间隙的存在可使外来刺激拖带或终止折返激动。外来激动波可侵入可激动间隙，将折返激动波提前。随着外来刺激频率的增加或偶联间期的逐渐缩短，折返激动波也逐渐提前，最终将追上折返环路中的复极化尾，从而终止折返激动；（3）延长不应期的药物只有在完全消除可激动间隙的前提下才能影响到折返激动。

功能性折返激动

当电激动围绕一个一维环路或环状结构作环行运动时，环行折返就发生了[8]。尽管这种模型可完全解释诸如房室旁路参与的心律失常，但用以解释心房或心室内的折返性心律失常就不太理想。在这些类型的心动过速中，即使没有预先存在的折返环也可形成折返激动[21, 30, 31]，甚至电激动可围绕一个解剖结构正常和一

图 2–6　**A.** 旁路（AP）介导的房室折返。**B.** 利用右束支（RBB）和左前分支（LAF）作为环路的两个主要成分构成的束支折返。AVN：房室结；LBB：左束支；LPF：左后分支。

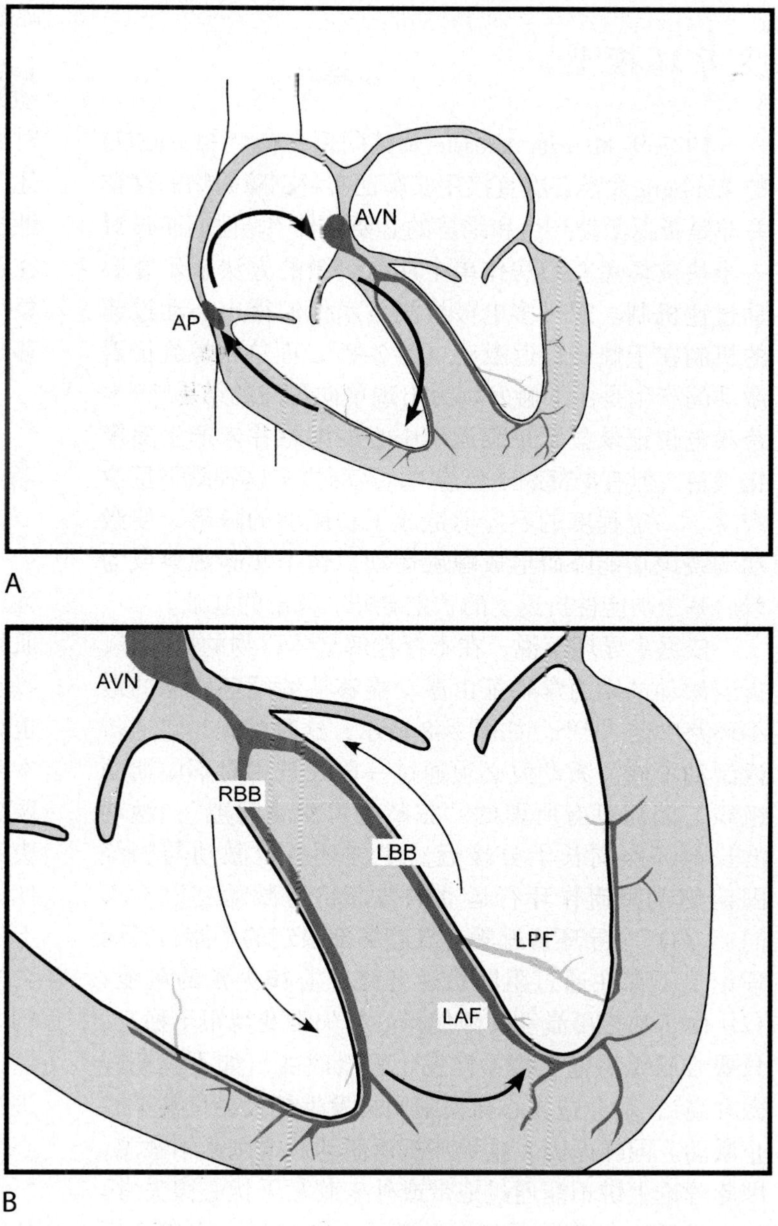

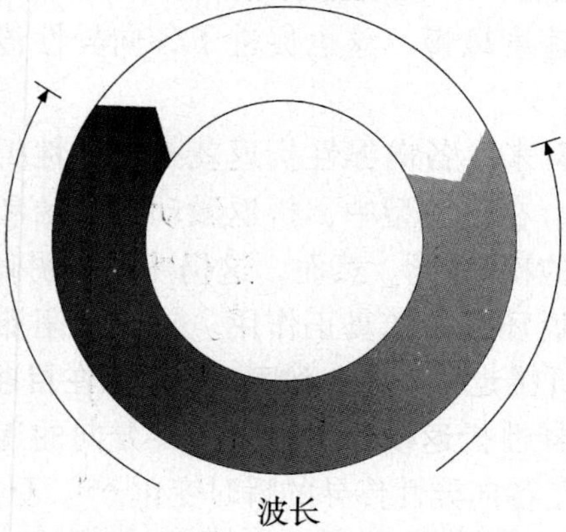

图 2–7　环状折返模型，需要充分的可激动间隙。

致但传导功能上不均质的区域作螺旋运动[25]。

1924 年 Garrey 利用龟心脏首次描述了在没有解剖障碍情况下的环行折返运动[32]。Garrey 的观察提示心房刺激部位周围就足以形成围绕刺激点作螺旋运动的规律的激动波。接着在 1946 年，Wiener 和 Rosenblueth[9]建立了环行折返的第一个数学模型，该模型支持螺旋运动围绕一个较大的障碍物产生，但是他们在缺乏障碍物存在的情况下没能演示出折返运动。据此他们认为可能 Garrey 的实验中在其刺激点附近产生过短暂的人为障碍物，只不过研究者没有意识到而已。

主导环模型

1973 年 Maurits Allessie 及其同事在荷兰 Maastricht 的 Limburg 大学首次直接用实验证实解剖障碍物的存在并非是折返激动产生和维持的必要条件[30]。他们通过对一小块离体兔左心房作单个期前刺激的方法来研究心动过速机制。通过多电极标测技术他们得出心动过速的机制在于螺旋折返激动（图 2-8），而这种螺旋折返激动的产生是由于触发刺激出现单向阻滞的结果[21,30,31]。跨膜电位记录显示螺旋运动中心的细胞并未产生除极化兴奋，但有局部阈下反应[30]，从而推测这种阈下反应产生了一定程度的不应期造成了功能性的障碍，使激动围绕该功能障碍形成螺旋运动。这个实验观察成为以后基于功能性折返上的“主导环”理论的基础。

依据主导环学说，在不存在解剖障碍物的情况下，折返激动的动力学特征由激动能够持续循环所需的最小环路决定[21,30,31]。如图 2-8 所示，这种情况与普通折返激动不同，激动波必须通过一段处于相对不应期的组织，因而没有所谓的“完整的可激动间隙”，激动波长与环路周长十分接近。主导环折返激动与围绕固定解剖障碍作环行运动的普通折返激动有以下不同：（1）主导环折返激动没有解剖限定的环路，因而理论上不存在通过阻断折返环终止心律失常的可能；（2）由于缺乏可激动间隙使得心律失常变得很不稳定，只要心肌组织电生理特性发生轻微改变（如不应期轻微升高），就会造成心律失常周长发生较大变化甚至终止激动。同样原因，主导环折返激动对电刺激不敏感，因此理论上讲不能通过拖带或外来刺激干扰心律失常；（3）最后，与普通环状折返激动不同的是，主导环折返激动的波长要短于普通环状折返。

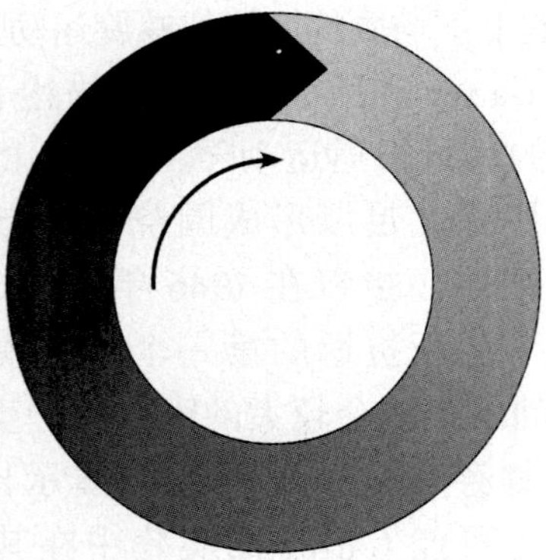

图 2-8 主导环折返。图示没有完全可激动间隙，波阵面（黑色）“咬住”了不应期（浅灰色）尾。箭头表示传导方向。

尽管主导环学说为我们进一步理解功能性折返激动铺平了道路，但经过多年的研究，许多实验证实当时主导环学说所作的推测是不准确的（详见 Jalife 的综述[34]），详细在后面讨论。另外，主导环模型也与功能性折返激动的一些主要特征不符，这些特征通常都是在正常心肌上观察到的，包括折返激动的“漂移”现象[4,5]，也即螺旋运动中心部位的逐跳改变（见漩涡的漂移与室颤）。

各向异性折返

20 世纪 80 年代的研究提示，心肌微观结构的复杂性可能是心房和心室产生折返激动的机制，尤其是心肌纤维的走行方向、心肌纤维鞘之间相互的连接方式以及由心肌纤维走行方向所决定的有效电阻[35-38]。事实也如此，动作电位在心脏的传导不仅决定于心肌细胞本身的电生理特性，如细胞的可兴奋性和不应期，也取决于由心肌纤维平行排列方式和相互间电联系共同决定的各向异性的程度[35,36,39]。正是由于这种各向异性，使得电激动在心肌纤维纵轴方向上的传播速度比横轴上的快 3~5 倍[35]。另外，激动传导安全因子的不对称性会使激动在一个方向出现阻滞（单向阻滞）。心肌在结构上的这种各向异性可能会造成心肌功能上的不均质性，进而导致折返激动的产生和维持[35,36]。对梗死心脏进行的多电极细胞外标测显示，折返激动可在存活的心外膜边沿发生[22,38,39]。此时激动波围绕一个被称为“传导阻滞线”的结构作环行运动。该阻滞线是延长的功能性传导阻滞区。基于这条阻滞线方向的各向异性传导被认为在心梗后存活心室组织折返激动的产生和维持中起主要作用（图 2-9）。另外在阻滞线的两端，激动传导速度极慢，这也促进了各向异性传导程度的加大[22,38,39]。

这样看来，各向异性折返就是功能性折返的一个很好模型，在该模型中，折返激动的起始和维持均取决于组织的特性[37,38]。然而，这仍然不能明确各向异性传导在折返环路中的真正作用。首先，阻滞线并非完全与心肌纤维走行方向一致[40]。另外，在目前已公布的所谓各向异性折返模型中，阻滞线方向的逐跳改变还不能归结于各向异性传导的瞬时变化[38,40]。更主要的是，一些新近的实验研究提示，围绕一个细的线性解剖障

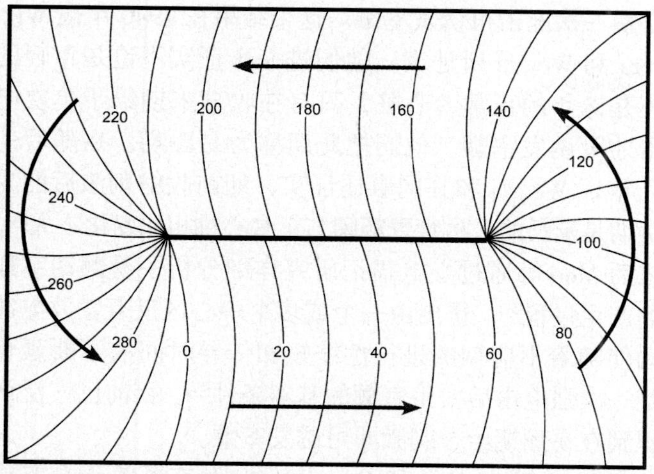

图 2–9　围绕阻滞线的各向异性折返。弯曲线表示等时线。线之间的距离表示传导速度。水平方向的传导速度明显快于围绕轴点的传导速度。

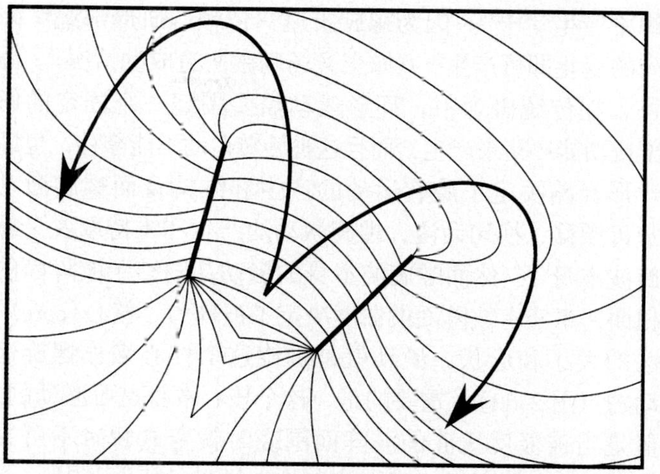

图 2–10　8 字形折返。包含两个围绕各自阻滞线相反旋转的激动波，一个顺时针方向，一个逆时针方向。激动波在环路下面会合，然后以不同的速度穿过共同路径。

碍物（如由一束激光产生的线状损伤）发生的折返环路中，最慢的传导发生在轴点，与肌纤维实际走行方向无关[41]。最后，组织的各向异性特性还被用来解释可激动间隙，近来这种说法也受到计算机模型的挑战，在该模型中增加“额外”的各向异性并不能显著改变折返环周期和可激动间隙[5]。因此我们有理由相信尽管各向异性传导在心律失常发生发展中可能起一定作用，但肯定存在影响激动波传导的其他因素，比如应该考虑到曲折波阵面（见后面讨论）和大体组织结构，这对更好地理解心肌二维（2–D）和三维（3–D）折返有益。

“8 字形”折返

目前已经认识到 8 字形折返在心肌梗死后期的折返激动中起很大作用[42,43]。在大多数情况下，顺时针和逆时针两种环形激动波同时存在，且相隔不远（图 2–10）。就像在单个折返环路中所描述的那样，8 字形折返的每个波都各自围绕一条细线或弧形阻滞区作环形运动，而将这两条阻滞线分开的区域一般称为“共同通道”。对共同通道作详尽的描述具有极大的使用价值，因为有证据显示这些区域是外科手术或导管消融此类型折返的靶区域。实际上与其他功能性折返激动不同，8 字形折返激动可被机械刺激所打断。已有几个研究试图描述共同通道的传导特性[44~46]，然而共同通道的传导特性至今没有确切界定，它的传导特性与由两种功能障碍区构成的峡部传导特性极其相似。另外既然在共同通道内存在两种相互作用的波阵面，那么其传导特性就理应由这两种激动的综合因素决定，而不应像以往研究各向异性激动实验那样仅分析单个因素。对峡部传导和曲折波阵面传导的研究可能对我们理解共同通道的传导特性有极大帮助，具体在下节讨论。

螺旋折返

用计算机模拟的激动波在二维可激动介质[47,48]中的传导表明，波可以围绕比常规期前刺激所测的不应期更长的介质中作螺旋运动，而且在螺旋波的波头和前次激动的复极波尾间有很宽的可激动间隙。这种观察结果使得人们对室性心律失常的认识更进一步，即倾向于一些理论生物学家、数学家及物理学家的预测[48~50]。这种认识汲取了目前最新认识到的螺旋波可在二维介质中普遍存在的理论。有关螺旋波形成的详细内容在以后的“转子的自发形成”一节中加以论述。螺旋波折返与传统的功能性折返（如主导环理论）存在两点差异：（1）折返的启动；（2）激动的循环[34]。

依据传统概念，环形折返运动之所以能产生的先决条件是心脏各部位间功能上的不均质性导致的传导阻滞[51]，而螺旋折返却可在功能特性完全均质的心肌组织中产生[48,50,52]。因为螺旋折返只依赖心肌局部组织瞬间的变化即可产生[34]（如交叉场刺激所造成的情况）。另外，在传统概念中，环形运动需要围绕一个固定的解剖或功能环路来产生，而且这种旋转运动不能漂移，也即环形径路决定了旋转运动的产生和维持；而螺旋激动却可漂移，换句话说，螺旋激动的产生和维持取决于螺旋波本身[34]。然而螺旋波本身的启动却归结于波阵面的扭曲，事实上波阵面的曲度决定了被称为“核心(core)”区的大小和形状，激动就是围绕这个核心来作螺旋运动的（图 2–11）。重要的是，这个核心本身是可激动的，但是当被极度扭曲的波阵面围绕时就变成暂时不可兴奋的[53]，这就可以解释螺旋波核心漂移的机制了[4,5]。

螺旋波理论和室颤

关于室颤目前的难题依然是，室颤究竟是多个各自独立的小激动波随机传导的结果还是单个或少量的折返激动以很高频率持续激动心室造成的？这个领域已成为心脏电生理学家研究激动的非线性动态传导的主要领域。

螺旋折返的启动模式

1923 年，De Boer [54]的实验显示，在收缩末期给蛙

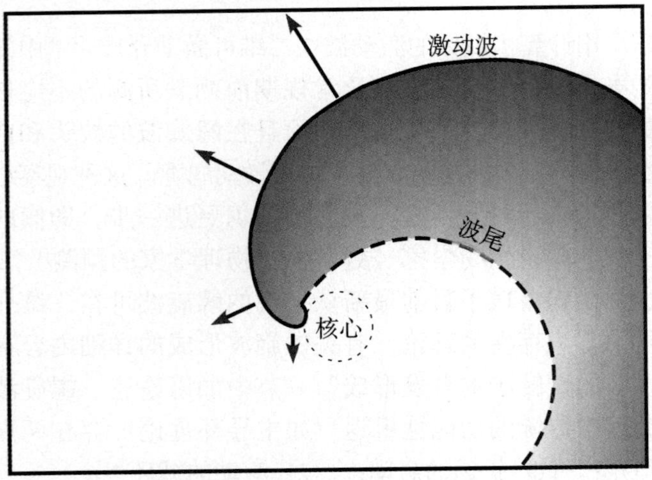

图 2–11 螺旋波折返。激动波由外围到中心逐渐增加扭曲度。在尖端扭曲到极致，不能传导到核心区。注意激动波在某一特殊点追上了它的不应期尾（虚线）。

心室一次电击可诱发室颤。这个结果在 1940 年被 Wiggers 和 Wégria 所证实，他们进一步证实不论是年轻的还是老年的正常犬心脏，只有在收缩末期给予单次电击才可诱发室颤，他们把此期称为*易颤期*。在随后的几年， Wégria 和其同事还证实，期前收缩刺激后的易颤期是延长的，尽管致颤阈与正常心跳相比变化不大[56]。之后 Moe 等通过心电描记研究详细分析了易颤期室颤的产生过程[57]，得出由一个或多个中心区反复发放电冲动伴随着不应期的进行性缩短和传导时间的不断延长是一次强电击后发生室颤的基本条件[57]。目前已广泛认识到在易颤期给予刺激即可诱发室颤。

1946 年 Weiner 和 Rosenblueth 发表了关于在有或无解剖障碍的心脏，扑动和颤动产生机制的理论描述[9]，他们推测激动波围绕单个或多个障碍区作旋转运动是这两种心律失常产生和维持的先决条件，他们倾向于用单个折返机制来解释这种心律失常。

30 多年以后，另一种关于室颤启动时在二维空间的漩涡学说被提出，并已被多个采用不同的可激动介质进行的同类实验所证实。这些实验都采用 Winfree 提出的“pin–wheel（风车）”实验模式[49,58]。如图 2–12 所示，该模式包括相互交叉的两个空间梯度，一个是短时刺激梯度，一个是时相梯度（如不应期，由前一次波阵面通过介质产生）[58]。根据该理论，一旦在合适的时机给予一次强度适宜的刺激（S*），镜像漩涡就开始围绕由刺激强度梯度和时相梯度相交的某个关键截面进行旋转，这个关键时期大概相当于 Wiggers 和 Wégria 所说的易颤期 [55]。基于这个理论对易颤区段进行了描述，易颤区段是在前一次激动就要完全恢复前开始的，其概念有时间和刺激强度的限制，与以往的易颤期概念相似。Shibata 等用实验诱导室颤的方法来应用 Winfree 的理论[49,58]，并得出在易颤期给予电击所产生的心室反应是相当复杂的。然而，依据这个理论，在心室起搏过程中，如果在易颤期给予强度和延迟均适宜的电击，两个相反方向旋转的漩涡就会形成，即使在正常的心肌也是如此 [58,60]。随后，Frazier 等利用细胞外电极矩阵记录，改良了风车实验，称作双冲动程序(twin–pulse protocol)，据此揭示了犬心脏的折返和颤动机制。他们使用*关键点*这个词来表示一个特殊的时相，并为他们称之为“漩涡状折返和颤动产生的关键点假说”提供了强有力的支持。他们还揭示了在易颤期存在一个室颤的易颤性上限，如果电击强度超过一定的限度，室颤极有可能不能诱发[52]。

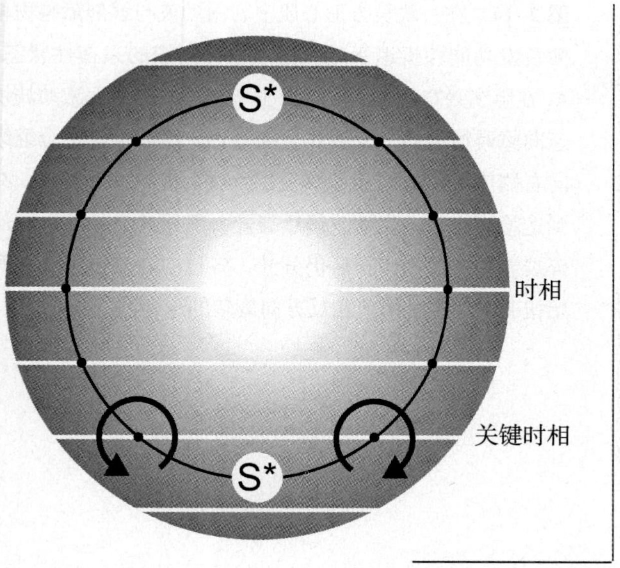

图 2-12　Winfree 的风车实验模式[25,49,58]。环形表面代表心肌的二维结构。水平白线代表动作电位的不同时相。白圈代表给予组织中心以关键强度的刺激（S*）。黑点代表在相应时相给予不同的刺激。在 S* 与关键时相交叉处，两个相反方向旋转的漩涡出现了。

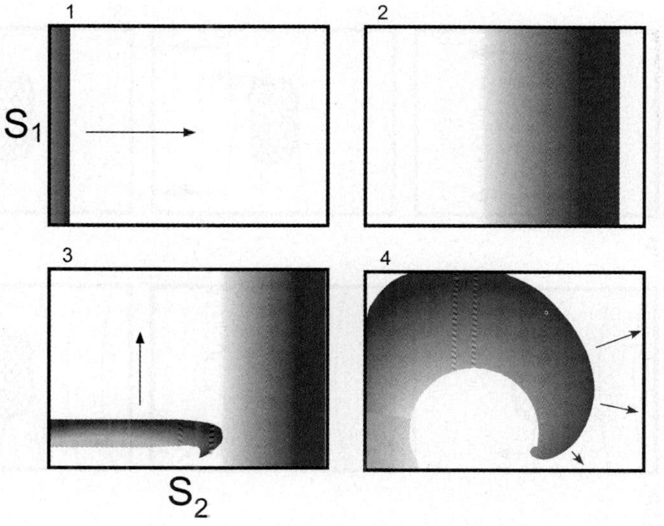

图 2-13　在长方形心肌组织块上，利用交叉场刺激模式诱发螺旋激动（漩涡状）的示意图。在时段 1 处，于心肌块整个左侧面发放一个 S1 刺激。在时段 2 处，一个平面波（黑色）到达肌块右侧面，其后跟着不应期尾（浅灰色）。在时段 3 处，当肌块右侧面还没有从前一次激动中完全恢复过来时，发放一个与 S1 垂直的刺激 S2，结果 S2 激动波在 S1 不应期尾处碎裂，产生漩涡。在时段 4，波阵面足够的扭曲产生了持续的螺旋波激动。

另一个产生漩涡的模式是交叉场刺激模式[4,5]。该模式不同于风车模式之处在于不要求强刺激。如图 2-13 所示，在交叉场刺激模式中，一个条件刺激（S1）产生一个波传导平面，紧接着第二个刺激（S2）以适当的角度和时间与 S1 刺激的波阵面尾端相接。S2 刺激波不能侵入与 S1 波尾相接处的不应期组织；由此在 S2 波尾就形成一个波裂或独特时相，在该点旋转运动就会产生。计算机模拟刺激和实验研究均已证实交叉场刺激可诱发折返激动[61,62]。最后总结一点，无论风车模式还是交叉场刺激模式都要求在不同的部位有两个不同的刺激。

折返和颤动还可以通过一个单极[63]或双极电极[64]经快速刺激诱发。这是 Keener 提出的，他认为心肌组织不连续的特性和其结构上的各向异性特点在这种模式中起了关键作用[65]。近来，Cheng 等利用可植入式除颤复律电极在兔心脏不应期发放电击产生了一个真实电极极化电位（virtual electrode polarization, VEP），该电位既有正值也有负值。他们发现在电击后，在两区域接触面产生了一个新的可传导的激动波并再度激动负值极化区[66]，而且波裂也可产生，这些波裂在适当的条件下（如慢传导）可以退化为心律失常，这样真实电极电位的形成代表了产生转子的另一个方法。

转子的自发形成

可激动介质中波传导理论对理解折返性心律失常产生机制的最大贡献在于波裂的概念[67-69]。正如在计算机模拟实验和铯催化的 Belousov-Zhabotinsky（BZ）反应模式中揭示的一样[70]，波阵面与障碍物相互作用使得波碎裂和转子形成。折返波既可以是一个单漩涡[4,21]，也可以是一对相反方向旋转的漩涡[42]，或是两对相反方向旋转的漩涡（四环折返，可参阅 Lin 等的综述[71]）。

波裂的概念可参阅图 2-14 的示意图，该图显示了在二维心肌上，两种不同情况下波阵面与解剖障碍物间相互作用的动态过程，在 A 图中，当组织兴奋性正常时，激动波绕过障碍物后，碎裂波重新融合而恢复到以前的模式继续运行，然而在 B 图中，当组织兴奋性低下时，碎裂波不能重新融合，而是沿相反方向作旋转运动。如图 2-15 所示，当正常传导时，激动由线状激动源（平面波，A 图）或点状激动源（环形波，B 图）启动，恢复带或波尾紧跟着波阵面，此时波峰和波尾不相接，其间的距离相当于激动波的波长。相反地，如 C 图所示，经过障碍物后的碎裂波呈现独特的

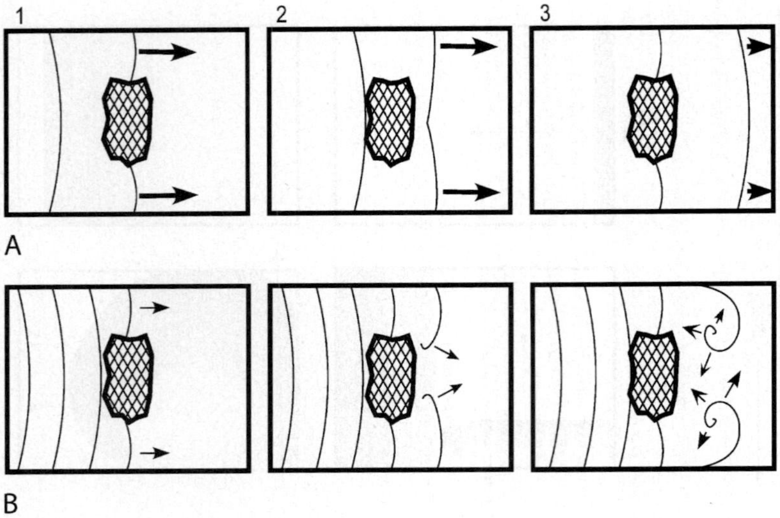

图 2–14 在一块长方形心肌上，激动波与解剖障碍物相撞诱发功能性折返激动。图示两种组织的兴奋性状态。**A.** 在组织兴奋性很高时，产生于左侧的类平面激动波快速向障碍物运动，分裂开，绕过它，然后重新融合继续向右侧传导。**B.** 当组织兴奋性低时，传导速度减慢，在到达障碍物时，激动波仍然裂开，然而此时，新形成的碎裂波在绕过障碍物后仍分开，各自向右侧传导，并开始扭曲，产生了两个相反方向旋转的螺旋波。

特征，即波峰和波尾在波裂区相互衔接[67,69]，此时波峰扭曲，其向波裂处方向的传导速度减低。事实上，在波裂处扭曲很显著，以致波峰根本无法激动其前方的组织，这样波裂实际上就起一个旋转轴点的作用，它迫使波阵面成为螺旋状而围绕一个被称为“核心”的小的中心区作旋转运动[72]。

利用普通的二维可激动介质模型，Pertsov 等[73]研究了波峰与障碍物相撞后形成波裂的条件，发现波裂会造成侧翼电不稳定，其动力学取决于介质中存在临界曲度。如果在障碍物波裂区形成的波阵面曲度大于上述要求的临界曲度，波就会萎缩，出现减慢传导[74]。然而如果波阵面曲度小于该临界曲度，波就会扩张，在适当的条件下（如慢扩张和足够大的障碍物），碎裂的波尾就会扭曲，从而形成折返激动[73,74]。

心肌组织本身就存在各种层次的功能性或解剖性障碍物，但是正常起源于窦房结的心脏激动，依次传递到心房和心室产生规律的心脏搏动，这个过程由于有希–浦系统的正常传导使得波裂不易形成，因而也不会引起心律失常。由此看出，障碍物的存在并非是折返激动形成的充分条件。Cabo 等 [75]利用高清晰图像采集系统观察电压敏感性染料在激动传导中的运行情况，提示必须达到一定的关键条件才能使不可激动的障碍物附近的传导产生不稳定，从而产生能自我维持的漩涡，然后以不可控制的高频率激动心脏。这个关键条件就是组织的兴奋性，当组织兴奋性太低时，碎裂波将逐渐缩小直至消失（即发生传导阻滞）。然而，如果组织处于中度兴奋性时，碎裂波就会从障碍物处分离出来形成漩涡，就像一股溪流在绕过障碍物后其湍流就会形成漩涡[76]一样。另外 Cabo 等 [75]还发现高频刺激可减低组织兴奋性，在有障碍物存在的情况下也可导致碎裂波分离，最终产生漩涡。这一现象被称作*漩涡蜕变*。总而言之，波裂的动态过程受以下几个因素决

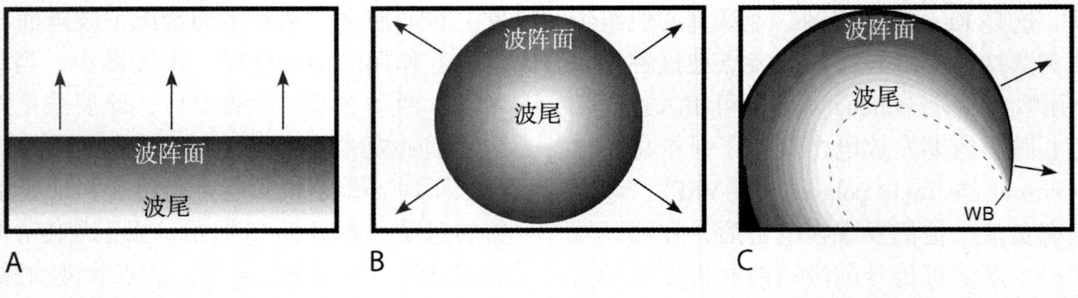

图 2–15 不同类型的激动波在均质的各向同性的心肌组织块中的传导情况。**A.** 在肌块底部整体刺激产生的平面波。**B.** 在肌块中心点状刺激产生的环状波。**C.** 交叉场刺激产生的螺旋波。注意无论平面波还是环状波，波阵面（front）均没有与不应期尾（tail）相接。相反，在螺旋波激动中，波阵面与波尾在波裂处（wavebreak, WB）相接。

定：（1）波阵面的临界曲度（这样的曲度激动不能传导）；（2）介质的兴奋性（既不高也不太低）；（3）刺激的频率或出现连续波。

与波阵面相互作用的障碍物的特点（包括大小和形状）在形成波裂和漩涡状激动中也起作用。Agladze与其同事采用可激动的化学介质——Belousov-Zhabotinsky（BZ）反应，显示在不可激动的障碍物存在的情况下产生螺旋波，该障碍物必须有锐利的拐角，因为波裂不能从拐角平缓的障碍物处分离出来。而且假如障碍物过小或刺激频率太低，那么在障碍物近端会形成一个平整的波阵面，该波在经过障碍物时分裂为两个独立的波，在经过障碍物后会重新融合成一个激动波[70]。相反地，假如障碍物足够大或刺激频率高过某一临界值，波阵面在经过障碍物后会仍保持各自独立的碎裂状态，如果遇到中度兴奋性的组织时，一对相反方向旋转的波就会形成。

波裂在室颤中的作用

基于其他可激动介质中波的传导研究[70,73,74,77]，目前已清楚，在组织兴奋性和刺激频率都正常的情况下，波峰与障碍物相遇不能产生波裂。然而当兴奋性降低到一定程度时，波阵面如果遇到合适的解剖或功能障碍物，波裂就会产生并维持下去。那么什么是合适的障碍物?正如理论预测的那样，障碍物的大小必须等于或大于波阵面的宽度。波阵面的宽度等于动作电位时程（AP duration, APD）和传导速度（conduction velocity, CV）的乘积，当传导速度为0.5cm/s时，在正常心肌，波阵面的宽度大约1mm [78]。因而等于或大于1mm的障碍物就有可能形成波裂进而产生漩涡状折返。

心室复杂的结构为折返激动的形成提供了必要的基础。例如复杂和不平整的内膜结构（如肌小梁和乳头肌）以及心肌细胞的高度异质性排列对于折返激动的形成有重要作用，增加了折返性心律失常的复杂性或（和）稳定性。然而如前所述，在正常情况下，心律失常并不能经常发生，它们只在期前收缩或高频率刺激或者一些病理状态下发生，如充血性心力衰竭、心肌缺血或梗死 [79]。在病变心脏或老年心脏，大于1mm的纤维化斑片比比皆是，这样适宜的障碍物和一定程度减低的兴奋性（由缺血引起）就都具备了，因此老年患者易于发生折返性心律失常[80]。另外，由于各腔室不平衡扩大引起的不应期弥散（即细胞间不应期在时间上的差别），都可引起折返性心律失常 [80]。这种不应期的弥散还会造成功能性的障碍物，最终与正常激动波相互作用，从而产生波裂[81]，而且在折返激动发生过程中，由于波阵面头部与尾部的相互作用也会产生波裂[81]。需要指出的是，波裂却并不总能导致折返激动。

显而易见，有许许多多的可能和情况可产生波裂，然而波裂和室颤间究竟存在什么样的关系?作者实验室的假设是，在室颤时观察到的大量碎裂波是起源于一个高频激动源的激动波与障碍物相互作用之后发生的[80]。由于其两侧不稳定，一些波将发生萎缩，进而出现递减传导，但是另外一些波将不受影响直至被其他波抵消。还会有部分波发生扭曲，形成新的转子。最终是从高频激动源处起源的母波碎裂分解为多个短寿的子波才产生了室颤时观察到的复杂的传导模式。

转子的漂移和锚定

依据可激动介质中螺旋波理论和高清晰光学标测实验结果[5,62,82]，可看出漩涡核的行为特征在决定心律失常的心电图特征方面起了很重要的作用。实际上，核锚定在某一部位产生的是单一形态的激动（如室速），而漂移的核（即其锚定位置逐跳发生改变）将导致激动模式不规则[62]。Davidenko[62]提出，当核在一个方向漂移时，在激动时程内会产生两种频率的旋转共存的多普勒漂移，一个在核的前方，一个在核的后方，此时一般后面的旋转频率要低于前面的旋转频率[62]，折返激动时进行的模拟心电图记录显示，若转子的漂移是单向的，则图形呈现起伏不定的模式（即盈亏不定，使得去极化轴出现类似尖端扭转时的扭转）[5]。然而一旦核以较高的频率向多个方向漂移时，心电图就表现得很复杂，也非常类似室颤[5,62,82]，这就是转子的动态改变决定心电图表现的方式。

依据可激动介质理论，漂移也可以是某些电生理参数如不应期[83]、纤维走行方向[5]或由于转子在有边界的介质中与某个边界相互作用 [84] 产生的空间梯度所形成的。众所周知，即使健康心脏其不应期、兴奋性、纤维走行等也不是均质的，理论上讲也可形成螺旋漂移，但是这种螺旋漂移一般是短寿的、瞬时的和自限的，也可能是它们锚定在某些兴奋性低或兴奋不连续的区域使其不表现漂移（如纤维斑片或小血管）[4,5]而已。

室颤的维持机制

室颤是随机混乱的还是有序规范的?

根据对心肌电影摄影的研究，Wiggers在1940年指出不能把室颤描述成简单的心肌纤维的无序收缩[85]，Wiggers观察到室颤时先有较大节段的心肌失去同步和协调运动，逐渐地不同步心肌不断变小分割成许多块各自颤动，然而即使在室颤的晚期，相邻心肌纤维之间的不同步收缩仍不会发生[85]，这些观察与认为室颤是起源于一些传导方向和参与数量不断变化的移动波阵面的认识是一致的[86]。进而还提示，波阵面碎裂为许多各自独立的小波的原因是因为与行进途中的障碍物和其他波的不应期波尾相互作用的结果[87]。当波阵面碎裂时，一些波会萎缩进而消失（如递减传导)，而其他波会继续传导直到与别的波或边界相撞而终止，还有部分波会扭曲产生新的漩涡[80]。这样就构成了室颤时激动波复杂的传导特征。但是目前文献中有大量的证据证明室颤不完全是一个随机现象。以下就对认为室颤是有序规范的实验研究作一总结。

1981年，Ideker及其同事[88]证实，在由正常激动向室颤过渡时，犬心室的激动起源于缺血再灌注区域的边缘，激动在向正常区传导过程中是有序的，但是在体表心电图上观察到的却是无序的，因为在连续、共存的激动波之间的间隙是可变的。最近Damle等在愈合的犬心肌梗死模型上发现，室颤时心外膜的激动不是无序的[89]，在室颤时同一个传导途径会被许多连续的波阵面以相对节律的方式横传过去，表现为激动波在空间和时间两方面的关联性，但是与空间的关联性更大一些[89]。

其他一些技术例如波谱关联和一致性分析[90,91]，以及非线性动态分析等均已用来进行室颤的有序性研究[92]。Ropella等[90]对窦性心律、阵发性室上性心动过速、单形性室速以及室颤患者的双极心电图波谱进行了一致性分析，发现颤动时波谱的一致性要显著低于非颤动节律时；尽管如此，他们证实在室颤时，波谱仍存在一定程度的一致性。Damle等[89]则进行了另外的尝试，他们对室颤时时间-空间联系进行了测定[89]，他们通过贴在心脏多点的记录电极得到两个正交的双极电图，再相加得到向量环，通过这种方法，向量标测被引入以分析心外膜激动方向，试图检测和定量分析心脏相邻点之间以及在不同的室颤周长下基本的有序化特征。由此他们建立了一种线性回归模型用以预测在不同的室颤周长下相邻部位间激动的关系，提示室颤时心肌的激动存在一定形态的波阵面，而不是一些随机混乱的局部事件[89]。这些结果强有力地证明了室颤时激动波存在时间-空间上的有序性。

Garfinkel等[92]则利用非线性动态理论在计算机模型上来研究颤动，他们共研究了三种心律失常：人类的慢性房颤、犬心的稳定性室颤及犬和人类心室肌断面室颤样电激动，发现室颤的发生经历了周期和幅度都动态调节的四个时相，得出颤动在空间-时间上是混乱的结论。然而Bayly等[93]近来开发了几项技术用来定量分析室颤时空间方面的有序性，他们在猪心脏贴上一个由多个单极细胞外电极组成的矩形电极阵片来记录心外膜电位，得出室颤既不是低维度混乱，也不是随机的，而是在高维度上表现出一定的空间一致性[93]。

最近Gray等[94]也开发了一种分析技术，显著减少了描述室颤复杂模式所需的数据量，使研究者能详细研究碎裂波和转子的产生、存在时限及终止的整个动态过程。他们利用电位敏感性荧光染料和录像系统，记录了心脏大片区域跨膜动作电位的动态过程，明确了在许多点上跨膜信号表现为较强的周期性。顺着这种分析，周期性就被看作一种二维时相空间的磁力中心，每一个位点都可用其自身在磁力中心的相对时相来代表，由此他们揭示所谓的室颤“激动源”在几个位点上存在拓扑缺陷或时相异常[49]。从心脏整体而言，空间和时间上的有序性是室颤时的基本模式[94]。

作者实验室[95]利用离体灌注兔心脏也证实，室颤时心室波的激动顺序在空间和时间两方面都是有序的，而且周期性激动的频率对应于双极心电图和光学模拟心电图的高峰值，说明周期性激动的激动源在该模型中就是维持室颤的主要源头。进一步定量分析室颤时的子波，发现波裂是子波形成的基础，然而转子的碎裂不是室颤维持的主要机制。总的说来，周期性激动源的有序激动是室颤大多数频率的主要机制，因此对于维持这种心律失常是重要的[95]。

转子与室颤

大约30年前，在一些理论[96]和实验研究[30]的基础上，出现了一个新的观点，认为在心脏中电激动可以围绕一个功能性障碍物持续旋转，这些"转子"被认为是颤动的主要有序中心。自此大量的工作将重点放在转子是室颤的基本机制方面。然而此时又出现两种认识。一种认识认为应关注转子的瞬时性和不稳定性来解释室颤，这些机制提示转子的碎裂形成了颤动本身"汹涌不定"的性质，这种机制其中之一就是电复原假说（restitution hypothesis），该假说认为一旦动作电位时程（APD）的波动幅度大到可以阻断波阵面的传导时，随后就会产生转子的碎裂[92,99,100]。另一种认识认为在三维空间的心肌内传导本身就具有高度的各向异性，这是因为心肌纤维间的排列呈扭转走行方式，这就使有序中心产生扭曲和电不稳定性，造成螺旋波在与各种界面反复碰撞碎裂而发生倍增效应[97]。

作者实验室也把转子作为颤动发生的主要机制[4,5,101]。然而他们不把转子的碎裂看作室颤发生的基本机制，而把室颤看作是既有确定规律又有一定随机性的非线性激动波的自我组织过程[72,94,101,102]。从而产生一个假设，在结构正常的心脏，室颤时尽管波谱的行为特征多种多样，但总体上在空间和时间上是有序的。这样一方面使人联想到单个转子的漂移就可产生类似室颤的很复杂的激动模式[101]，另一方面也提示，室颤起源于一个高频且相对稳定的激动源，至于其中复杂的激动模式可能是源于从该激动源发放的电激动在传导中出现碎裂（即颤动扩布）的结果[103]。在随后的章节中会检验这两种极端情况。

漩涡的漂移与室颤

Gray 等[94,101]利用电压敏感性荧光染料在结构正常的离体灌注兔心脏上进行高清晰图像采集，来研究室颤时的螺旋波理论，提示在心外膜存在一个漂移的转子。通过同步记录容积导体心电图和荧光显影，发现在室颤时可记录到一个快速运行的转子与汹涌不定的多形性电激动波相关联。这里假定转子是三维空间的卷动波在二维心外膜上的代表。另外利用计算机模拟重建心脏三维立体结构并赋予合适的模型参数，揭示该模型产生快速漂移转子的能力与上面实验观察到的类似[101,102]。对以上实验和计算机模拟进行不规则心电图的频谱分析，结果与以前发表的数据一致[104,105]。进一步他们通过多普勒转换显示，频谱的宽度与转子旋转的频率、旋转速度和波速相关[102]。

颤动的扩布

Gray 等[101]在兔心脏上的实验明确地显示单个漂移转子也可产生类似室颤的心电图表现。然而在其他种属的心脏上仍以一种复杂的空间-时间有序组合为主，这促使 Jalife 及其同事[103]推测有一些颤动是依赖于独立折返环路的不间断的周期性激动产生的，快速运行的转子就相当于主导频率的激动源，它维持着整个激动。那些快速连续的激动波就来源于这些激动源，进而传导到整个心室并与心室的结构和功能性的不均质组织界面相互作用，最终导致碎裂波形成[103]。新形成的子波将有可能发生递减传导或与其他子波或组织界面相撞而消失，也有部分子波会最终保留下来并形成新的转子[103]，这样的结果就是颤动得以扩布，或者说从高频折返激动中产生出来的频率依赖性的波碎裂形成许多短寿的小子波[64,95]。

Zaitsev 等[106]对羊心室肌块上的心内膜和心外膜的光学信号应用波谱分析技术也得出，颤动的扩布应是室颤发生的基本机制。他们的实验数据显示，激动的主导频率在心内膜和心外膜并无连续性的改变，而且在他们称作心肌节段的各个区域内这些频率均保持不变，然而在心室表面这些节段的数量很少。他们还发现，在相邻节段的激动主导频率通常与最快主导频率间存在 1:2、3:4 或 4:5 的关系，这说明在心肌相邻节段之间存在间断的文氏样传导阻滞[106]，由此得出在他们的模型中，室颤是由于持续高频的卷曲波在三维跨肌层空间上向外扩布时与高度异质性的组织结构相撞后波碎裂产生的复杂传导引起的[106]。

Samie 等[107]利用离体豚鼠灌流心脏也为该假说提供了强有力的证据，认为颤动波从一个相对稳定的高频折返性激动源向周围传导是室颤的基本机制。从心室表面心外膜利用电压敏感性荧光染料进行光学标测与容积导体心电图同步记录，对光学信号进行波谱分析（逐点像素），将每个像素点的主导频率（最大能量时的频率）逐点绘成图（主导频率图）。然后对逐点像素进行快速傅立叶转换（Fast Fourier Transform, FFT）发现，在整个心室主导频率图是不连续的，节段之间存在清楚的分界，最高频率节段通常在左心室前壁。将转子旋转频率与最快主导频率节段相比对，发现转子是最快频率的基本机制。进一步对光学标测结果分析发现，从高频转子衍生出来的波阵面的碎裂也发生在主导频率节段区的边界。总之，离体豚鼠心脏实验提示，左心室稳定的高频折返性激动源的存在是室颤维持的主要机制。

贾玉和 译
孙瑞龙 校

参考文献

1. Zipes DP, Wellens HJ: Sudden cardiac death. Circulation. 1998; 98:2334–51.
2. Zipes DP, Jalife J, eds. Cardiac Electrophysiology from Cell to Bedside. Philadelphia, WB Saunders, 2000.
3. Frazier DW, Wharton JM, Wolf PD, et al: Mapping the electrical initiation of ventricular fibrillation. J Electrocardiol 1989; 22 (Suppl) :198–9.
4. Davidenko JM, Pertsov AV, Salomonsz R, et al: Stationary and drifting spiral waves of excitation in isolated cardiac muscle. Nature 1992;355:349–51.
5. Pertsov AM, Davidenko JM, Salomonsz R, et al: Spiral waves of excitation underlie reentrant activity in isolated cardiac muscle. Circ Res 1993;72:631–50.
6. Marban E, Robinson SW, Wier WG: Mechanisms of arrhythmogenic delayed and early afterdepolarizations in ferret ventricular muscle. J Clin Invest 1986;78:1185–92.
7. Asano Y, Davidenko JM, Baxter WT, et al: Optical mapping of drug–induced polymorphic arrhythmias and torsades de pointes in the isolated rabbit heart [see comments] . J Am Coll Cardiol 1997;29:831–42.
8. Mines GR: On dynamic equilibrium in the heart. J Physiol 1913;46:349–83.
9. Weiner N, Rosenblueth A: The mathematical formulation of the problem of conduction of impulses in a network of connected excitable elements, specifically in cardiac muscle. Arch Inst Cardiol Mex 1946;16:205–65.
10. Schmitt FO, Erlanger J: Directional differences in the conduction of the impulse through heart muscle and their possible relation to extrasystolic and fibrillary contractions. Am J Physiol 1928–1929;87:326–47.
11. Cranefield PF: Conduction of the Cardiac Impulse. Mount Kisko, NY, Futura, 1975.
12. Puech P, Latour H, Grolleau R: Le flutter et ses limites. Arch Mal Coeur Vaiss 1970:116–44.
13. Josephson ME: Paroxysmal supraventricular tachycardia: An electrophysiologic approach. Am J Cardiol 1978;41:1123–6.
14. Gallagher JJ: Variants of preexcitation: Update 1984. In DP Zipes, J Jalife (eds) : Cardiac Electrophysiology and Arrhythmias. Orlando, Fla., Grune & Stratton, 1985, pp 419–33.
15. Akhtar M, Gilbert C, Wolf FG, Schmidt DH: Reentry within the His –Purkinje system. Elucidation of reentrant circuit utilizing right bundle branch and His bundle recordings. Circulation 1978;58:295–304.
16. Josephson ME, Buxton AE, Marchlinski FE, et al: Sustained ventricular tachycardia in coronary artery disease–evidence for reentrant mechanisms. In DP Zipes, J Jalife (eds) : Cardiac Electrophysiology and Arrhythmias. Orlando, Fla., Grune & Stratton, 1985, pp 409–18.
17. Allessie MA, Lammers WEJEP, Bonke FIM, Hollen J: Experimental evaluation of Moe′ s multiple wavelet hypothesis of atrial fibrillation. In Zipes DP, Jalife J (eds) : Cardiac Electrophysiology and Arrhythmias. Orlando, Fla., Grune & Stratton, 1985, pp 265–75.
18. Gray RA, Jalife J, Panfilov A, et al: Nonstationary vortexlike reentrant activity as a mechanism of polymorphic ventricular tachycardia in the isolated rabbit heart. Circulation 1995;91: 2454–69.
19. Mines GR: On circulating excitation on heart muscles and their possible relation to tachycardia and fibrillation. Trans R Soc Can 1914;4:43–53.
20. Antzelevitch C, Jalife J, Moe GK: Characteristics of reflection as a mechanism of reentrant arrhythmias and its relationship to parasystole. Circulation 1980;61:182–91.
21. Allessie MA, Bonke FI, Schopman FJ: Circus movement in rabbit atrial muscle as a mechanism of tachycardia. III. The “leading circle” concept: A new model of circus movement in cardiac tissue without the involvement of an anatomical obstacle. Circ Res 1977;41:9–18.
22. Dillon S, Allessie MA, Ursell PC, Wit AL: Influence of anisotropic tissue structure on reentrant circuits in the subepicardial border zone of subacute canine infarcts. Circ Res 1988;63:182–206.
23. El–Sherif N: The Figure 8 model of reentrant excitation in the canine post–infarction heart. In DP Zipes, J Jalife (eds) : Cardiac Electrophysiology and Arrhythmias. Orlando, Fla., Grune & Stratton, 1985, pp 363–78.
24. Winfree AT: Electrical turbulence in three–dimensional heart

muscle. Science 1994;266:1003–6.

25. Winfree AT: When Time Breaks Down. Princeton, N.J., Princeton University Press, 1987.
26. Jalife J, Moe GK: Excitation, conduction and reflection of impulses in isolated bovine and canine Purkinje fibers. Circ Res 1981;49:233–47.
27. Davidenko JM, Antzelevitch C: The effects of milrinone on conduction, reflection, and automaticity in canine Purkinje fibers. Circulation 1984;69:1026–35.
28. Antzelevitch C, Bernstein MJ, Feldman HN, Moe GK: Parasystole, reentry, and tachycardia: A canine preparation of cardiac arrhythmias occurring across inexcitable segments of tissue. Circulation 1983;68:1101–115.
29. Weidmann S: The electrical constants of Purkinje fibers. J Physiol (Lond) 1952;118:348–60.
30. Allessie MA, Bonke FI, Schopman FJ: Circus movement in rabbit atrial muscle as a mechanism of tachycardia. Circ Res 1973; 33:54–62.
31. Allessie MA, Bonke FI, Schopman FJ: Circus movement in rabbit atrial muscle as a mechanism of tachycardia. II. The role of nonuniform recovery of excitability in the occurrence of unidirectional block, as studied with multiple microelectrodes. Circ Res 1976;39:168–77.
32. Garrey WE: Auricular fibrillation. Physiol Rev 1924;4:215–50.
33. Waldo AL, Maclean WAH, Karp RB, et al: Entrainment and interruption of atrial flutter with atrial pacing. Studies in man following open heart surgery. Circulation 1977;56:737–54.
34. Jalife J, Davidenko J, Michaels D: A new perspective on the mechanisms of arrhythmias and sudden cardiac death: Spiral waves of excitation in heart muscle. J Cardiovasc Electrophysiol 1991;2: S133–52.
35. Spach MS, Dolber PC: Relating extracellular potentials and their derivatives to anisotropic propagation at a microscopic level in human cardiac muscle. Evidence for electrical uncoupling of side–to–side fiber connections with increasing age. Circ Res. 1986;58:356–71.
36. Spach MS, Dolber PC, Heidlage JF, et al: Propagating depolarization in anisotropic human and canine cardiac muscle: Apparent directional differences in membrane capacitance. A simplified model for selective directional effects of modifying the sodium conductance on Vmax, tau foot, and the propagation safety factor. Circ Res 1987;60:206–19.
37. Spach MS, Dolber PC, Heidlage JF: Influence of the passive anisotropic properties on directional differences in propagation following modification of the sodium conductance in human atrial muscle. A model of reentry based on anisotropic discontinuous propagation. Circ Res 1988;62:811–32.
38. Dillon SM, Coromilas J, Waldecker B, Wit AL: Effects of overdrive stimulation on functional reentrant circuits causing ventricular tachycardia in the canine heart: Mechanisms for resumption or alteration of tachycardia. J Cardiovasc Electrophysiol 1993;4: 393–411.
39. Peters NS, Wit AL: Myocardial architecture and ventricular arrhythmogenesis. Circulation 1998;97:1746–54.
40. Ciaccio EJ, Scheinman MM, Fridman V, et al: Dynamic changes in electrogram morphology at functional lines of block in reentrant circuits during ventricular tachycardia in the infarcted canine heart: A new method to localize reentrant circuits from electrogram features using adaptive template matching. J Cardiovasc Electrophysiol 1999;10:194–213.
41. Girouard SD, Pastore JM, Laurita KR, et al: Optical mapping in a new guinea pig model of ventricular tachycardia reveals mechanisms for multiple wavelengths in a single reentrant circuit. Circulation 1996;93:603–13.
42. El Sherif N, Smith RA, Evans K: Canine ventricular arrhythmias in the late myocardial infarction period. 8. Epicardial mapping of reentrant circuits. Circ Res 1981;49:255–65.
43. El –Sherif N, Mehra R, Gough WB, Zeiler RH: Ventricular activation patterns of spontaneous and induced ventricular rhythms in canine one–day–old myocardial infarction. Evidence for focal and reentrant mechanisms. Circ Res 1982;51:152–66.
44. Harada T, Stevenson WG, Kocovic DZ, Friedman PL: Catheter ablation of ventricular tachycardia after myocardial infarction: Relationship of endocardial sinus rhythm potentials to the reentry circuit. J Am Coll Cardiol 1997;30:1015–23.
45. Stevenson WG, Friedman PL, Sager PT: Exploring post infarct reentrant ventricular tachycardia with entrainment mapping. J Am Coll Cardiol 1997;29:1180–9.
46. Stevenson WG, Friedman P: Catheter ablation of ventricular tachycardia. In Zipes DP, Jalife J (eds) : Cardiac Electrophysiology from Cell to Bedside. Philadelphia, WB Saunders, 2000, pp 1049–55.
47. Mikhailov AS, Krinsky VI: Rotating spiral waves in excitable media: The analytic results. Physica D 1983;90:346–71.

48. Pertsov AM, Emarkova EA, Panfilov AV: Rotating spiral waves in modified Fitz Hugh–Nagumo model. Physica D 1984;14:117–24.
49. Winfree AT: Chemical waves and fibrillating hearts: Discovery by computation. J Biosci 2002;27:465–473.
50. Zykov VS: Simulation of Wave Process in Excitable Media. New York, Manchester University Press, 1987.
51. Allessie MA, Schalij MJ, Kirchhof CJ, et al: Electrophysiology of spiral waves in two dimensions: The role of anisotropy. Ann N Y Acad Sci 1990;591:247–56.
52. Frazier DW, Wolf PD, Wharton JM, et al: Stimulus–induced critical point. Mechanism for electrical initiation of reentry in normal canine myocardium. J Clin Investig 1989;83:1039–52.
53. Gray RA, Pertsov AM, Jalife J: Incomplete reentry and epicardial breakthrough patterns during atrial fibrillation in the sheep heart. Circulation 1996;94:2649–61.
54. De Boer S: Die physiologie und pharamkologie des Flimmers. Ergeb Physiol 1923;21:1–20.
55. Wiggers CJ, Wegria R: Ventricular fibrillation due to single, localized induction and condenser shocks applied during the vulnerable phase of ventricular systole. Am J Physiol 1940;128:500–5.
56. Wegria R, Moe GK, Wiggers CJ: Comparison of the vulnerable periods and fibrillation thresholds of normal and idioventricular beats. Am J Physiol 1941;133:651–57.
57. Moe GK, Harris AS, Wiggers CJ: Analysis of the initiation of fibrillation by electrographic studies. Am J Physiol 1941;134:473–92.
58. Winfree AT: Vortex action potentials in normal ventricular muscle. Ann N Y Acad Sci 1990;591:190–207.
59. Shibata N, Chen PS, Dixon EG, et al: Influence of shock strength and timing on induction of ventricular arrhythmias in dogs. Am J Physiol 1988;255:H891–901.
60. Winfree AT: Electrical instability in cardiac muscle: phase singularities and rotors. Journal of Theoretical Biology 1989; 138: 353–405.
61. Beaumont J, Davidenko N, Davidenko JM, Jalife J: Spiral waves in two–dimensional models of ventricular muscle: Formation of a stationary core. Biophys J 1998;75:1–14.
62. Davidenko JM: Spiral wave activity: A possible common mechanism for polymorphic and monomorphic ventricular tachy cardias. [Review] [63 refs] . J Cardiovasc Electrophysiol 1993;4: 730–46.
63. Matta RJ, Verrier RL, Lown B: Repetitive extrasystole as an index of vulnerability to ventricular fibrillation. Am J Physiol 1976;230:1469–73.
64. Samie FH, Mandapati R, Gray RA, et al: A mechanism of transition from ventricular fibrillation to tachycardia: Effect of calcium channel blockade on the dynamics of rotating waves. Circ Res 2000;86:684–91.
65. Keener JP: On the formation of circulating patterns of excitation in anisotropic excitable media. J Math Biol 1988;26:41–56.
66. Cheng Y, Mowrey KA, Van Wagoner DR, et al: Virtual electrode–induced reexcitation: A mechanism of defibrillation. Circ Res 1999;85:1056–66.
67. Krinsky VI: Mathematical models of cardiac arrhythmias (spiral waves) . Pharmacol Ther Part B: General & Systematic Pharmacology 1978;3:539–55.
68. Winfree AT: Evolving perspectives during 12 years of electrical turbulence. Chaos 1998;8:1–19.
69. Krinsky VI: Self–Organization: Autowaves and Structures Far from Equilibrium. Berlin, Springer, 1984.
70. Agladze K, Keener JP, Muller SC, Panfilov A: Rotating spiral waves created by geometry. Science 1994;264:1746–8.
71. Lin SF, Roth BJ, Wikswo JP Jr: Quatrefoil reentry in myocardium: An optical imaging study of the induction mechanism. J Cardiovasc Electrophysiol 1999;10:574–86.
72. Jalife J, Gray RA, Morley G, Davidenko J: Self–organization and the dynamical nature of ventricular fibrillation. Chaos 1998; 8: 79–93.
73. Pertsov AM, Panfilov AV, Medvedeva FU: [Instabilities of autowaves in excitable media associated with critical curvature phenomena] . Biofizika 1983;28:100–102.
74. Nagy–Ungvarai Z, Pertsov AM, Hess B, Muller SC: Lateral instabilities of a wave front in the Ce –catalyzed Belousov – Zhabotinsky reaction. Physica D 1992;61:205–12.
75. Cabo C, Pertsov AM, Davidenko JM, et al: Vortex shedding as a precursor of turbulent electrical activity in cardiac muscle. Biophys J 1996;70:1105–11.
76. Tritton DJ: Physical Fluid Dynamics. Berkshire, UK, Van Nostrand Reinhold, 1977.
77. Starobin JM, Zilberter YI, Rusnak EM, Starmer CF: Wavelet formation in excitable cardiac tissue: The role of wavefront–obstacle interactions in initiating high–frequency fibrillatory–like arrhythmias. Biophys J 1996;70:581–94.
78. Pertsov AM: Scale of geometric structures. In Spooner PM, Joyner RW, Jalife J (ed) : Discontinuous Conduction in the Heart.

Armonk, N.Y., Futura Publishing Company, 1997, pp 273–93.

79. Myerburg RJCA: Cardiac arrest and sudden cardiac death. In Braunwald E (ed): Heart Disease: A Textbook of Cardiovascular Medicine. Philadelphia, WB Saunders, 1997, pp 742–79.

80. Jalife J: Ventricular fibrillation: mechanisms of initiation and maintenance. Ann Rev Physiol 2000;62:25–50.

81. Winfree AT: Varieties of spiral wave behavior: An experimentalist's approach to the theory of excitable media. 1991;1:303–334.

82. Gray RA, Jalife J, Panfilov A, et al: Nonstationary vortexlike reentrant activity as a mechanism of polymorphic ventricular tachycardia in the isolated rabbit heart. Circulation 1995; 91: 2454–69.

83. Fast VG, Pertsov AM: Drift of a vortex in the myocardium. Biophysics 1990;35:489–94.

84. Yermakova YA, Pertsov AM: Interaction of rotating spiral waves with a boundary. Biophysics 1986; 31:932–940.

85. Wiggers CJ: The mechanism and nature of ventricular fibrillation. Am Heart J 1940;20:399–412.

86. Moe GK, Rheinboldt WC, Abildskov JA: A computer model of atrial fibrillation. Am Heart J 1964;67:200–220.

87. Panfilov AV: Spiral breakup as a model of ventricular fibrillation. Chaos 1998;8:57–64.

88. Ideker RE, Klein GJ, Harrison L, et al: The transition to ventricular fibrillation induced by reperfusion after acute ischemia in the dog: A period of organized epicardial activation. Circulation 1981;63:1371–9.

89. Damle RS, Kanaan NM, Robinson NS, et al: Spatial and temporal linking of epicardial activation directions during ventricular fibrillation in dogs. Evidence for underlying organization. Circulation 1992;86:1547–58.

90. Ropella KM, Sahakian AV, Baerman JM, Swiryn S: The coherence spectrum. A quantitative discriminator of fibrillatory and nonfibrillatory cardiac rhythms. Circulation 1989;80:112–9.

91. Bayly PV, Johnson EE, Wolf PD, et al: A quantitative measurement of spatial order in ventricular fibrillation. J Cardiovasc Electrophysiol 1993;4:533–46.

92. Garfinkel A, Chen PS, Walter DO, et al: Quasiperiodicity and chaos in cardiac fibrillation. J Clin Invest 1997;99:305–14.

93. Bayly PV, KenKnight BH, Rogers JM, et al: Spatial organization, predictability, and determinism in ventricular fibrillation. Chaos 1998;8:103–15.

94. Gray RA, Pertsov AM, Jalife J: Spatial and temporal organization during cardiac fibrillation. Nature 1998;392:75–8.

95. Chen J, Mandapati R, Berenfeld O, et al: High-frequency periodic sources underlie ventricular fibrillation in the isolated rabbit heart. Circ Res 2000;86:86–93.

96. Krinskii VI [Excitation propagation in nonhomogenous medium (actions analogous to heart fibrillation)]. Biofizika 1966;11: 676–83.

97. Fenton F, Karma A: Vortex dynamics in three-dimensional continuous myocardium with fiber rotation: Filament instability and fibrillation. Chaos 1998;8:20–47.

98. Riccio ML, Koller ML, Gilmour RF Jr: Electrical restitution and spatiotemporal organization during ventricular fibrillation. Circ Res 1999;84:955–63.

99. Karma A: Electrical alternans and spiral wave breakup in cardiac tissue. Chaos 1994;4:461–72.

100. Weiss JN, Garfinkel A, Karagueuzian HS, et al: Chaos and the transition to ventricular fibrillation: A new approach to antiarrhythmic drug evaluation. Circulation 1999;99:2819–26.

101. Gray RA, Jalife J, Panfilov AV, et al: Mechanisms of cardiac fibrillation. Science 1995;270:1222–3.

102. Jalife J, Gray R: Drifting vortices of electrical waves underlie ventricular fibrillation in the rabbit heart. Acta Physiol Scand 1996;157:123–31.

103. Jalife J, Berenfeld O, Skanes A, Mandapati R: Mechanisms of atrial fibrillation: Mother rotors or multiple daughter wavelets, or both? J Cardiovasc Electrophysiol 1998,9 (8 Suppl) :S2–12.

104. Herbshlef JN, Heethaar RM, van der Tweel I, et al: Signal analysis of ventricular fibrillation. IEEE Comp Cardiol 1979; 49–52.

105. Herbshlef JN, Heethaar RM, van der Tweel I, Meijler FL: Frequency analysis of the ECG before and during ventricular fibrillation. IEEE Comp Cardiol 1980;365–368.

106. Zaitsev AV, Berenfeld O, Mironov SF, et al: Distribution of excitation frequencies on the epicardial and endocardial surfaces of fibrillating ventricular wall of the sheep heart. Circ Res 2000; 86:408–17.

107. Samie FH, Berenfeld O, Mironov SF, et al: An ionic mechanism for ventricular fibrillation in the Langendorff-perfused guinea pig heart. Circulation 2000;102:II-341–2 (Abstract).

第3章 自主神经系统和心律失常

DAVID G. BENDITT, DEMOSTHENES ISKOS, SCCTT SAKAGUCHI

调节整个心血管系统的状态和功能是自主神经系统（autonomic nervous system, ANS）的主要功能之一。自主神经系统持续监测来自各个器官的传入神经信号，并根据不断变化的生理和代谢需要调节传出至心脏和血管的冲动。自主神经系统中交感神经系统和副交感神经系统是调节心血管功能的主要组成部分[1,2]，自主神经系统也参与心脏内外的神经体液调节、心脏内反射弧以及许多目前尚不甚了解的物质如血管活性肠肽（VIP）[3]、神经肽 Y [4]、神经递质（嘌呤能神经末梢释放）[5~8]、一氧化氮[9,10]等的协调作用。

自主神经系统在通过反射调节系统动脉血压、静脉回流、呼吸频率和潮气量的同时，也监测和调节心脏的变时性、变传导性、变力性。由于这种关键的"监督"作用，自主神经系统活动变成令人感兴趣的心血管稳定性的"压力表"，后者可以预测心律失常的易感性。尤其有趣的是，间接的但可定量分析的自主神经系统活动的指标（如压力感受器灵敏度、心率变异、QT间期离散度）可判定某个患者今后发生猝死的危险[11, 12]。

由于自主神经系统在心血管调节中起着十分重要的作用，任何自主神经系统功能的紊乱均可能引起临床上重要的后果。自主神经异常引起的心律失常及其相关疾病通常发生于两种情况：（1）急性心肌缺血；（2）血管迷走性晕厥。第一种情况可以是致命性的，而第二种情况中自主神经系统异常是自限性和功能性的，一般是良性的。自主神经系统功能障碍偶可引起致命性后果的其他临床情况包括突发性器质性中枢神经系统事件（如蛛网膜下腔出血、感染、癫痫）、充血性心力衰竭、代谢性疾病、药物中毒（如某些药物的促心律失常作用）。

本章旨在系统回顾自主神经系统的解剖与生理，因为其与心律失常、传导障碍及相关疾病有关；另外也讨论了一些自主神经系统在心律失常的起源以及与心律失常有关的症状发展中起重要作用的临床情况。

心脏自主神经系统支配和作用的解剖与生理

副交感神经和交感神经活性

自主神经系统主要是通过交感神经和副交感神经及通过释放一些神经体液物质来调节人体心脏的 2 个主要电生理特性：变时性和变传导性（图 3-1）[1]。在此方面，很多研究观察了在心脏水平的神经连接。然而，自主神经系统在大脑内的功能部位和在心肌水平的细胞连接尚不完全清楚（图 3-2），而且主要来自动物模型的研究结果[1,2,13,14]。

在犬心脏中，传出神经及其对窦房结、房室结和心脏收缩功能的影响曾成为研究热点[2]。研究发现支配窦房结区域的迷走神经纤维沿右肺静脉走行，切断肺静脉与心脏的连接部位对房室结功能影响甚小或没有影响。反之，支配房室结区域的迷走神经是从下腔静脉水平进入的，在该部位切断迷走神经并不影响窦房结的副交感神经调节。而且这两个部位均不影响交感神经对窦房结或房室结的调节。

犬心脏中起变力作用的交感神经与心室侧壁神经以及沿主肺动脉走行的神经相伴行。对窦房结产生变时作用的神经部分沿心室侧壁神经和肺静脉（左侧交感神经）走行，部分从肺动脉区（右侧交感神经）走行。右侧神经支配可能更重要一些，因为其对窦房结的变时性影响更大一些（即它们对心室变力性影响较小）。房室结的交感神经支配来自左右两侧的神经纤

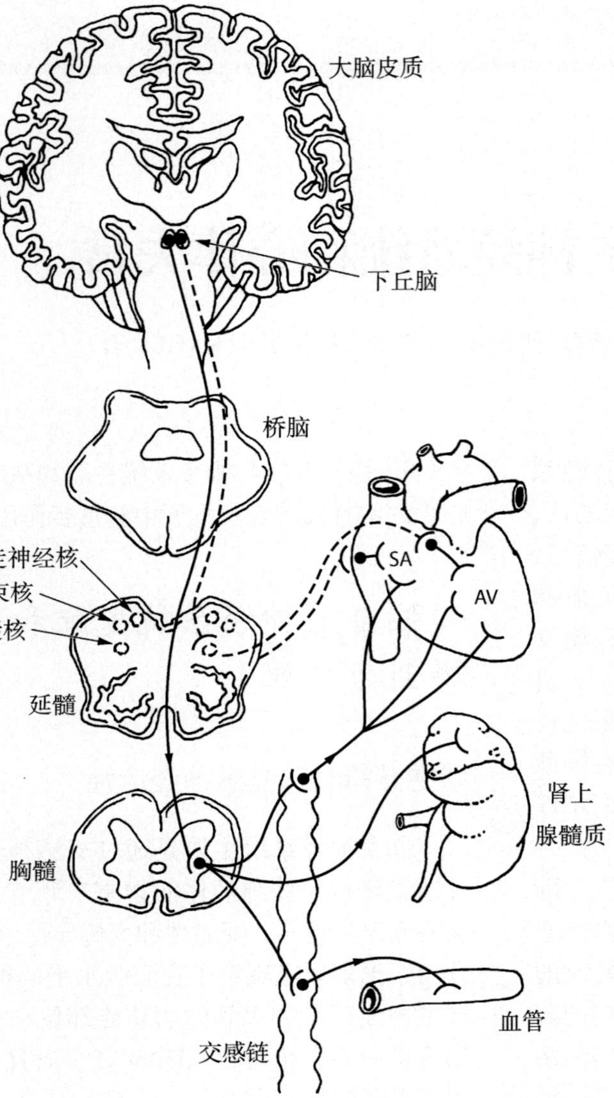

图 3–1 支配心脏和大血管的交感神经（实线）和副交感神经（虚线）走行示意图。

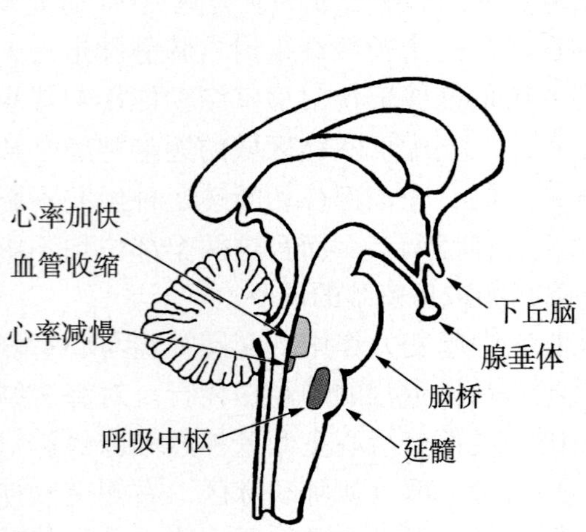

图 3–2 调节心血管功能的基本自主神经系统在中脑内的大致部位。

维，并在心室侧壁神经和肺动脉区内走行。

目前研究表明，在心脏内交感神经主要在心外膜表面走行，与血管伴行，交感神经纤维从心肌穿过到达心内膜表面[15-18]。副交感神经纤维可能从房室沟到达心内膜心室面（图 3–3）[15-18]。过去曾一度认为副交感神经很少支配心室传导系统和心肌，最近又有新的认识，愈来愈多的证据支持副交感神经在心室中也起着重要作用。

在犬实验研究中，在中枢神经系统内，支配窦房结和房室结的迷走神经传出纤维主要源于延髓的*疑核*（图 3–2）。在人体，迷走神经背核和疑核与第四脑室和孤束核（外周压力/化学感受器传入纤维的中枢）相邻。至于窦房结和房室结功能，疑核内有独立的细胞分别

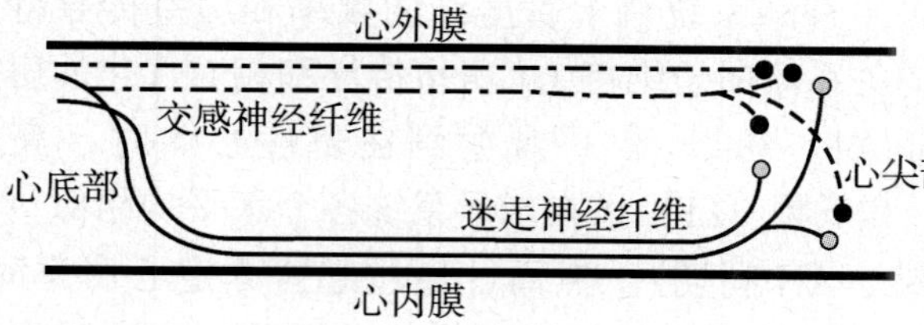

图 3–3 心室交感神经和副交感神经分别在心外膜和心内膜中的位置。(Adapted from Zipes DP, Inoue H: Autonomic neural control of cardiac excitable properties. In Kulbertus HE, Franck G (eds) : Neurocardiology. Mount Kisco, NY, Futura Publishing, 1988, pp 59–84.)

调节。调节方式尚不清楚，但变时性和变传导性不能互相替代，变力性也是如此。

单纯通过解剖学研究不易阐明心脏神经支配的生理作用。人体在静息状态下，就窦房结的变时性而言，副交感神经占主导地位[19]；而就房室结的变传导作用而言，副交感神经和交感神经的作用是平衡的[20]。当然，全天中其影响因素是多方面的，尤其是体力活动和情感变化。长期的影响因素包括年龄、药物等。

本章不详细讨论心血管神经病理学的内容，这些与临床也不一定相关，因为目前尚不能完全推测所观察到的神经解剖学异常的功能意义，然而，可以推断全面切断心脏神经（如在移植心脏中）并不导致严重的电生理问题。但局部神经调节障碍则可能不一样，例如，至少从实验证明副交感神经切除术可导致持续性窦性心动过速[21]。这可以解释某些不适当性窦性心动过速综合征患者的机制。另外，研究提示局部切断神经伴心肌梗死时，心律失常的易感性增加（见后文）。

嘌呤能神经影响

嘌呤能神经激动剂与整个自主神经系统对心脏传导的调节和心律失常之间的关系尚不清楚。然而，嘌呤能神经激动剂可能对某些心脏传导性的调节有作用[5–8]。嘌呤能神经最重要的效应器是腺苷激活的 *P_1 受体*和三磷酸腺苷（ATP）激活的 *P_2 受体*。

心脏中 P_1 受体主要有 4 种亚型表达，即 A_1、A_{2a}、A_{2b}、A_3，其中 A_1 对传导系统的影响最大[8,22]。该部位的腺苷激活可引起负性变时、负性变传导、负性变力作用以及抗肾上腺素能作用。A_{2a} 受体可引起冠状动脉扩张。ATP 由于迅速降解为腺苷而可以既作用于 P_2 受体又作用于 P_1 受体。

嘌呤能受体和胆碱能受体激动剂可以激活 I_K（ACh、ado），I_K 是存在于心房组织中的内向整流钾电流。二者也可以抑制 I_f，I_f 对窦房结舒张期除极可能起重要作用。乙酰胆碱和腺苷也可能部分通过这些离子通道的活性产生对窦房结的负性变时作用和对房室结的负性变传导作用。尤其是根据后者（即负性变传导作用），拟迷走神经药（如洋地黄）和腺苷可使依赖房室结的折返性室上速频率减慢，并且常可终止。另一方面，一般而言乙酰胆碱和腺苷对心室均没有表现出直接的电生理作用；但抗肾上腺素能作用例外，尤其是儿茶酚胺兴奋的 L 型钙通道电流（$L-I_{ca}$）的阻断[8,23]。腺苷常可终止某些类型的室速（如右心室流出道室速、左心室分支性室速），其机制尚不清楚。然而，在某种程度上这些可能是由于肾上腺素能驱动的触发活动，其作用可能是由于减弱了 β–肾上腺素能增强的 L 型 I_{Ca}。

自主神经系统和心脏传导系统的生理

窦房结

一般认为，心脏的正常电激动源于窦房结细胞的自动除极，窦房结位于右心房和上腔静脉交界区（界嵴）的心外膜界沟外侧。然而，窦房结解剖要远比常人所描述的复杂得多。例如，起搏组织更靠近常规描述的尾侧，而且正常窦房结是由位于纤维组织中的多个起搏细胞“巢”所组成。多数情况下，更为快速的除极细胞支配着其他次级起搏细胞。在一定的生理条件下，次级起搏细胞或细胞群也可占支配地位，通常根据自主神经系统的指示[24,25]。

自主神经系统是影响窦房结功能的外在因素（如药物、激素）中最为重要的。窦房结区含有丰富的副交感神经和交感神经末梢[24,25]。乙酰胆碱（来自副交感神经末梢）、去甲肾上腺素（主要来自交感神经末梢）及肾上腺素（来自肾上腺）可改变窦房结细胞的除极速率，并影响窦房结内主要起搏点的位置。例如，乙酰胆碱增加跨膜静息电位（即使静息电位负值增大），降低 4 期（舒张期）自动除极斜率（动作电位中起搏细胞自动除极至阈电位的时相），因而可降低除极速率。乙酰胆碱也可延长窦房结的不应期。相反，儿茶酚胺（去甲肾上腺素和肾上腺素）增加了4相除极速率，因而可使窦率增快。因此，副交感神经活性过强会导致严重的窦性心动过缓、窦性停搏、窦房阻滞，而儿茶酚胺可使心率加快，可逆转窦性停搏和窦房阻滞。在病态下，这些神经递质可促发“异位”起搏点的电活动，导致异常的窦房和房性心律失常。

在健康者的心脏中，自主神经系统的波动对窦房结功能的影响导致窦性周长随着呼吸发生正常的变化（即呼吸性窦性心律不齐）。呼吸性窦性心律不齐时的变化可以很大（提示窦性停搏）或很小。室相性窦性心律不齐也是如此，这种窦性心律不齐是指含有QRS波群的PP间期（即心房周长）短于随后发生的因压力反射介导而延长的窦性周长。窦性心律不齐变异性的缺失可能是心脏病的一个标志（见后有关心率变异的讨论）。

自主神经系统随年龄变化对窦房结功能的影响近来已成为研究热点[26,27]。一般而言，随着年龄增长，副交感神经对窦房结变时性的影响逐渐减弱，然而同时固有心率（即无自主神经系统影响时的心率）随着年龄逐渐下降[28]。因此，老年人维持适当的心率和变时反应逐渐依赖于整个自主神经系统中的交感神经张力。

房室结和心脏传导系统

正常情况下，房室结和特异的传导系统是电冲动传至心室的惟一连接通路，至于房室结功能，很多因素有助于缓慢和递减传导。其细胞较小，散在于复杂的纤维组织中，而细胞外间隙较大；中心区动作电位的特点是静息电位较低，上升支缓慢（Ca^{2+}依赖性），复极后不应期持续较长（即时间依赖性不应期）；而且，房室结区有丰富的神经连接，它们不仅源于自主神经系统中交感神经和副交感神经成分，也有源自嘌呤能神经成分（即腺苷介导作用）[1,2,13,29]。

一般而言，静息状态下房室结变传导性处于交感神经和副交感神经平衡中[20,30,31]。然而，这种情况很容易受到生理事件（如运动、睡眠）、疾病或药物的影响。在这些情况下，任何使副交感神经占优势的情况都可增加房室结的递减传导特点；严重时可发生短暂性完全性房室结阻滞。事实上后者在患者睡眠中以及健康者在休息状态下十分常见。

自主神经系统调节窦房结的频率和房室传导特性之间的关系倾向于维持1:1房室传导和相对优化的房室传导间期。Malik等[32]观察到在窦性心律时，高频(HF)和低频（LF）谱在传导系统各个水平均相似（即窦房结、AH间期）。然而，通过起搏固定心房率时，在房室结水平副交感神经占优势。因此，自主神经系统对传导系统各水平的影响存在相互作用。在窦性心律时，通过测量在心室水平的心率变异可以估计交感神经和副交感神经的平衡。然而，若心房周长固定，则失去了内部平衡，自主神经系统对房室传导的影响更为明显。

组成希氏束和束支的细胞同房室结的细胞相比表面积较大，静息膜电位更负，动作电位（Na^{+}依赖性）更快。而且，组成心脏传导系统的细胞有丰富的细胞间连接，并按有助于纵向传导的方式排列。因此，不存在递减传导（至少用常规的记录方法不能识别），但在传导系统有严重病变者例外。

在特异的传导系统远端，交感神经比副交感神经更多。交感神经兴奋可使前向传导加速，并调整交界区起搏点的频率（偶尔需要的心脏“备用”起搏点）。然而，越来越多的证据表明，副交感神经穿入到特异的心脏传导系统比原先认为的要深（但变异大）。除了调节交界区次级起搏点外，副交感神经的作用尚不清楚。

心室肌

关于心室肌神经支配的研究主要是在犬模型上进行的（图3–3），研究发现犬左心室交感神经位于心外膜下层，伴行冠状动脉到达心肌[15~18]。而副交感神经则在通过房室沟后穿过心肌，到达心内膜下。支配心肌的副交感神经的迷走神经传出支并不直接终止于心肌细胞，而是到达心内神经节。研究表明神经节不仅作为中继站（relay station），而且具有某些局部整合功能(包括心内反射活动)[33]。

在右心室中，交感神经也是在心外膜，从右侧房室沟或与左前降支动脉伴行垂直分散至心肌[17,18]。右心室流出道与右心室其他部位多少有些不同，其交感神经更多在室壁内。所有部位的迷走神经纤维都在室壁内。

心室肌内肾上腺素能活性升高具有潜在的致心律失常作用。首先，交感神经张力增高可提高起搏点自律性，但单纯这一点并不太可能导致致命性室性心律失常，其可能增加了触发折返节律的机会。其次，交感神经张力增高增加了产生早后除极（EAD）和延迟后除极（DAD）的可能性[34,35]。EAD可能与异常复极综合征中的多形性室速（如尖端扭转型室速）有关，可以由肾上腺素能活性加强。DAD与洋地黄中毒相关，但也可单纯由肾上腺素能刺激所产生，而且其振幅与频率均直接与心率相关（即窦性心动过速时易发生DAD以及DAD性心动过速）。

与心房相比，多数情况下在心室水平副交感神经的胆碱能作用不太明显。在犬中，副交感神经作用主要表现为当肾上腺素能张力增加时的抗肾上腺素作用。然而，在人体中，更多证据支持不论肾上腺素活性是否增高（如心肌缺血），心室的副交感神经作用更大[36,37]。这种活性可能会减少肾上腺素诱导的EAD和DAD的产生，因此可降低致心律失常的危险。

自主神经系统成像

评估人体自主神经系统状态的方法主要是无创性间接测量技术如心率变异（heart rate variability, HRV）和压力感受器灵敏度（baroreceptor sensitivity, BRS）。目前，核素成像技术已取得进展，最终其不仅可根据自主神经系统对心血管系统的影响更精确地判断自主神经系统异常，而且有可能反过来判断（即疾病影响的幅度如心肌梗死对患者自主神经系统分布的影响）。

目前在人体最常用的显影剂是^{123}I-聚苯碘胍（MIBG）和^{11}C-羟基肾上腺素（HED）。两者均是评估交感神经突触前功能的假性神经递质。突触后标志物如经过标记的β受体阻滞剂（于β受体部位）和其他物质（毒蕈碱样胆碱能受体）也在研究中，但解释这些结果尚有很多问题。

目前已经在很多可能发生心脏去神经化的疾病中（如移植的心脏、心肌梗死）进行了MIBG和HED研究，并取得了进展[38~40]。结果支持早期实验的观点即去神经化区和低灌注区常常不匹配[40~43]。而且随着时间变化还可观察到神经元再生，后者可能有致心律失常作用，因为神经支配恢复至少在一段时间内是不均匀的[44]。

目前，自主神经系统成像技术是令人感兴趣的研究课题，这可能有助于了解器质性心脏病和发生周期性心律失常之间的关系。

自主神经系统和各种心动过缓及心脏传导系统障碍

窦房结功能障碍

窦房结功能障碍（病窦综合征）包括很多心电图和电生理表现：窦房结冲动起源异常、冲动向心房传出障碍、冲动在心房内（有时为从心房至心室）传导异常、易发生房性心动过速（尤其房颤）、变时功能不全、不适当性窦性心动过速等[24,25]。其临床表现不一，可能无症状而仅有心电图改变，也可能有多种主诉，包括晕厥、头晕、气短、心悸、乏力、窒息感、卒中、早老性记忆力减退。

窦房结功能障碍的病因有多种，通常分为两类：(1) 直接影响窦房结或窦房区的疾病（称内源性窦房结疾病）或两者均包括；(2) 间接影响窦房结功能（即外源性因素如自主神经系统障碍或药物作用引起）。

随年龄增长特发性变性和纤维化可能是与“内源”性窦房结功能障碍最密切相关的表现。“外源性”窦房结功能障碍中，药物是最重要的因素，常见的有β受体阻滞剂、钙通道阻滞剂、膜活性抗心律失常药，少见的有洋地黄。药物的影响可能是直接的作用（如氟卡尼、d-索他洛尔、维拉帕米），也可以是通过自主神经系统间接作用（如β受体阻滞剂），或两者均包括（如奎尼丁、丙吡胺、普罗帕酮、胺碘酮、洋地黄）[24,25]。就临床结果而言，心血管活性药物可以诱发或加重窦性心动过缓，或导致变时功能不全。

除了药物引起的自主神经系统障碍外，自主神经系统也可直接导致窦房结功能障碍。尽管窦房结固有功能或心房功能正常，但副交感神经占优势时也可出现窦性心动过缓、窦性停搏、窦房阻滞、房颤伴缓慢心室率。在一些病例，窦性心动过缓实质上是窦性心律不齐的特殊形式。例如体格正常的个体在窦房结水平和房室结水平均是副交感神经长期占优势。在这些个体中，在睡眠或静息时可出现窦性停搏和各种程度的房室阻滞，通常无症状，临床上无不良后果。然而，其出现（通常是无意中检测出来）可以引起恐慌。另一个例子是颈动脉窦综合征及其相关的疾病，可短暂出现迷走神经张力增高，而固有传导系统功能通常相对正常，临床上表现为自主神经系统介导的障碍。有学者提示，在很少的一部分病例中，无其他异常的个体当迷走神经介

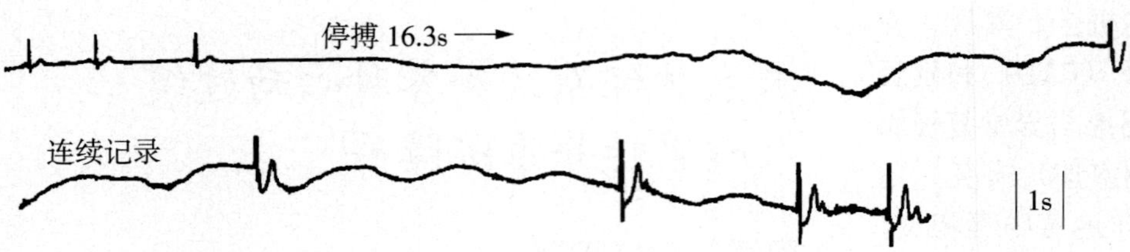

图 3–4 心电图监测显示血管迷走性晕厥患者出现长时间停搏，随后自行恢复了自主心律。

导的停搏时间过长时会诱发心脏猝死综合征（很可能是触发了室颤）[46,47]。幸运的是，即使出现长时间的停搏，大多数病例可以自行恢复窦性心律（图 3–4）。

自主神经系统在致心律失常中起着重要作用的另一个例子是持续性或不适当性窦性心动过速（窦速），其基础可能是窦房结内或附近的心房区自律性异常增高。具体的病因仍不清楚，目前的观点倾向于窦房结副交感神经的调节功能减弱，尤其是常常与现在的射频消融心脏组织（或以前外科切除旁路）相关，有人推测可能为医源性心脏内迷走神经反射的异常。但若其为近期外科手术或消融术所致，通常持续时间较短（数周至数月），或为自限性疾病。对这些病例，消除病人的疑虑和（或）用 β 受体阻滞剂即可。但偶尔顽固性不适当性窦速需要有创检查，包括经导管消融/窦房区改良，但目前长期结果仍不令人满意。

在同一个患者中既出现心动过缓，又出现房颤，或较少见的阵发性房速，是窦房结功能障碍的常见表现（称为慢–快综合征）。至于房颤的发作，胆碱能或嘌呤能激动剂可以增加致心律失常的易感性。乙酰胆碱和腺苷均可缩短心房不应期，因而易于维持多个房内折返；肾上腺素能激动剂可能也有相同的促心律失常作用（图 3–5）。

慢–快综合征的症状可以是心率太快或缓慢或两者都有的结果 [24,25]。这种窦房结功能障碍的表现很少可以完全用自主神经系统的影响来解释，但自主神经系统可能参与诱发。与此相似，真正的变时功能不全通常不是单纯自主神经系统影响所致。一般地，副交感神经占优势的患者可以表现为静息心率低，但最终表现为对体力活动的正常变时性反应。真正的变时功能不全（即心脏不能根据代谢需要适当调整心率）常指内

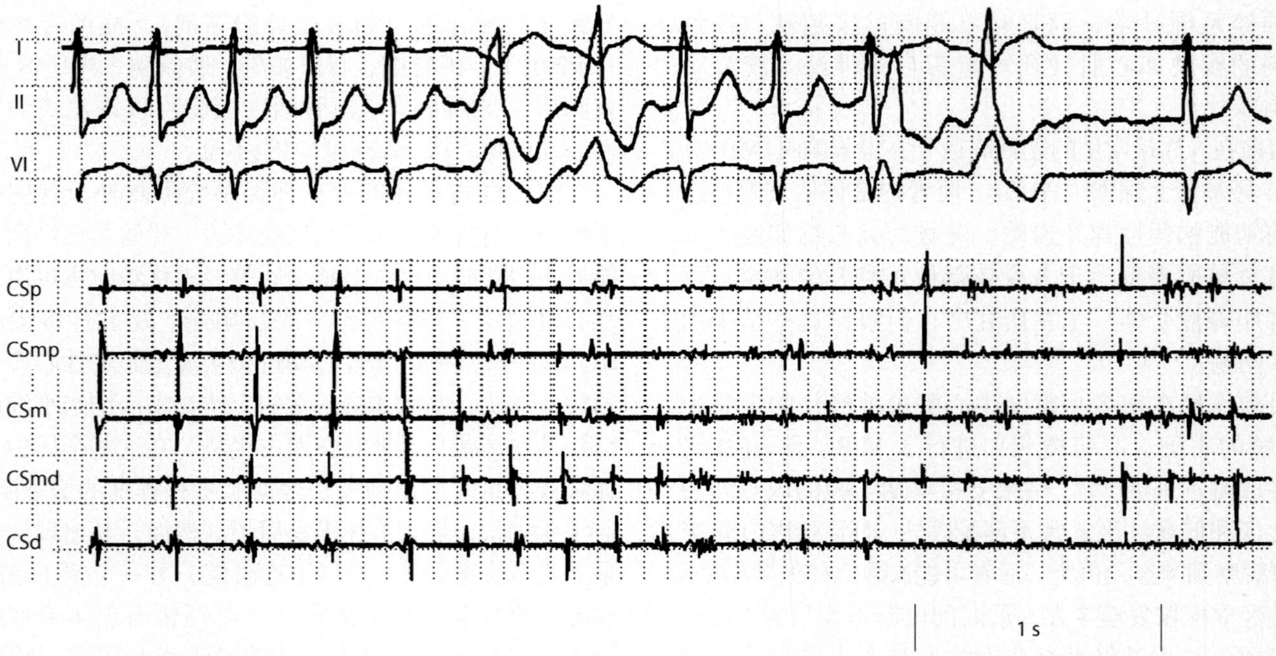

图 3–5 房性期前收缩触发了房颤。图中显示了Ⅰ、Ⅱ、Ⅵ导联的体表心电图和从冠状窦记录的心房电图 [近端（CSp）至远端（CSd）]。患者处于静息状态，约在 1~2min 前开始滴注异丙肾上腺素。第 1 个房早的起源尚不能肯定，但最早激动点在 CS 电图的最近端。

源性窦房结功能障碍或其他药物治疗的不良反应，或两者均包括。在这方面，尽管常规的运动试验对识别多数窦房结功能障碍并无益处，但有助于将静息时窦性心动过缓而运动时心率反应正常的患者（如运动员）与真正的变时性反应不当的患者鉴别开来。

评估窦房结对药物干预（如自主神经阻滞）、神经反射（如颈动脉窦按摩、Valsalva 手法、直立倾斜时的心率反应）或诱发低血压（如通过给予硝酸酯）的反应是诊断窦房结功能障碍的重要方法。例如，药物干预可以评估窦房结对β受体阻滞剂、β受体激动剂或副交感神经毒蕈碱样受体（M受体）阻滞剂（即滴注阿托品）的反应。这些试验中最重要的还是通过同时给予β受体阻滞剂和阿托品来评估固有心率（intrinsic heart rate, IHR），即“无”神经调节时的窦房结节律。给予药物后所观测到的心率与自主神经系统冲动调节无关，可表示为观测到的固有心率（IHR_0）。通过线性回归方程可大致预测 IHR 的正常值（IHRp）：IHRp= 118.1-（0.57×年龄）[28]。因此，若患者无药物影响时在静息时出现心动过缓或窦性停搏，但 IHR_0 正常可能提示外源性自主神经系统介导性窦房结功能障碍[24,48]。自主神经阻滞可用于确定自主神经系统对窦房传导时间（sinoatrial conduction time, SACT）和窦房结恢复时间（sinus node recovery time, SNRT）的影响[24]。虽然这两种测量方法的临床意义尚不十分清楚，但其可进一步提示在一些个体中自主神经系统可能是窦房结功能障碍的诱因。

房室传导障碍

如前文所述，在正常静息状态下，交感神经和副交感神经对房室结功能的影响大致是平衡的（而在窦房结是副交感神经通常占优势）[20,30,31]。但是在一些情况下（如运动员、强心苷类过量、高迷走神经状态如颈动脉窦综合征或其他神经介导性晕厥），副交感神经占优势，至少为一过性。结果可以发生一度、二度Ⅰ型甚至更严重的房室阻滞。一些临床和心电图线索可以提示病因为自主神经的。更重要的是，在心电图上若房室阻滞伴有真正的或相对的窦性心动过缓则应可疑为自主神经系统影响所致，而器质性传导系统疾病出现血流动力学障碍时常出现窦性心动过速。

一度和二度Ⅰ型房室阻滞常常为在房室结水平的传导障碍所致（即 AH 间期延长），通常为自主神经系统影响所引起，尤其当无心脏病的证据、QRS 波群形态正常、个体为年轻人或体格健康或两者均是的情况下[49~52]。当然，必须排除药物引起的房室阻滞。如果为窄 QRS 波群，一度房室阻滞为房室结延迟所致者占85%以上，希氏束延迟所致者不足15%。同样，二度Ⅰ型房室阻滞伴窄 QRS 波群者，绝大多数为房室结传导延迟。很早以前无创电生理记录技术已证实，在经典的文氏周期中 AH 间期进行性延长，用阿托品阻断毒蕈碱样受体后可以恢复[49]。

有时也可见到自主神经系统介导的高度房室阻滞。这些“阵发性房室阻滞”事件通常为良性的，很少导致死亡，但可能有头晕、晕厥（如血管迷走性晕厥）等症状以及有躯体损伤的危险。持续性三度房室阻滞通常不是自主神经系统的影响所致，成人获得性三度房室阻滞几乎都存在器质性心脏病，常常表现为宽 QRS 波群。然而自主神经系统也可能对心电图有影响。

在急性前壁心肌梗死时，短暂性或持续性三度房室阻滞的发生率约为5%，一般为结下阻滞[49]。这些患者最终不良的预后与心室损伤的程度有关。而下壁心肌梗死患者中完全性房室阻滞更常见（10%~15%），但自主神经系统的影响常常是主要原因。事实上，阻滞可以从 PR 间期延长或二度Ⅰ型房室阻滞开始发展；阻滞部位在房室结。除了自主神经系统介导的副交感神经作用外，这种房室阻滞的机制还包括房室结缺血和释放腺苷。然而，这种阻滞常可通过阿托品逆转（至少是暂时的），因此支持副交感神经在发病机制中起重要作用。

药物影响是房室结传导障碍的常见原因，很多心脏活性药物可影响房室结，其要么直接作用于心肌细胞，要么通过自主神经系统间接作用，或者两者均包括。强心苷类通过自主神经系统介导的作用影响房室结；强心苷引起迷走神经张力增高作用于房室结，可引起一度或二度Ⅰ型房室阻滞。β受体阻滞剂可导致房室结传导延缓或阻滞，或两者均包括，其机制是降低了交感神经对房室结的作用。

大多数钙通道阻滞剂（尤其是维拉帕米和地尔硫䓬）和多数抗心律失常药（尤其是ⅠC类）可直接作用于房室结，减慢房室结的传导。然而，在一些病例中，非心脏性钙通道阻滞作用（如扩张血管）可启动神经反射（即增加交感神经活性）而加速房室传导。硝苯地平即具有这种效应。

在应用某些抗心律失常药时一定要考虑其对自主

神经系统的作用。奎尼丁和丙吡胺表现为明显的拮抗迷走神经作用，可以拮抗其直接的负性变传导作用。这种拮抗迷走神经作用可以导致在应用这些药物治疗某些类型的原发性房速，尤其是房扑时，心室率反而加速。这是由于药物一方面减慢了心房率，另一方面加速了房室传导；其净效应是在房室结水平阻滞减轻，而使心室反应更快。对一些其他抗心律失常药（如胺碘酮、索他洛尔），负性变传导不仅是通过自主神经系统直接作用，也可通过自主神经系统间接作用；在这些病例中，这种拟交感神经作用可能导致意外的严重心动过缓。

自主神经系统和各种快速性心律失常

自主神经系统活性能以不同的程度影响各种快速性心律失常的诱发、维持和临床表现。例如，对易感患者在房室结水平的交感神经、副交感神经和嘌呤神经的冲动可在很大程度上决定房室结折返或房室折返性室上性心动过速是否可被触发或维持一定时间。事实上，房性期前收缩或室性期前收缩可使传导途径分离，因而可以形成折返，这种能力取决于神经影响的变化。在少见情况下，自主神经系统对心律失常起更大作用，例如迷走神经性房颤和交感神经性房颤。在某些心室复极异常时尖端扭转型室速也属于此类。另外，众所周知心肌缺血时自主神经系统对心律失常易感性有重要影响，但其机制尚不明了。

心房颤动

自主神经系统对某些类型房颤的电生理机制和触发均有作用。例如，虽然在临床中儿茶酚胺介导性房颤并不常见，而在电生理检查中则相对常见（图3–5）[53-60]。另外，自主神经系统对心脏传导系统的相对平衡是决定房颤时心室反应的重要因素，对于自主神经系统是否也参与了房颤的终止尚不清楚。

很多实验研究提示乙酰胆碱（晚近又提出腺苷）可提高房颤的易感性。已知这些药可缩短心房不应期，后者与房颤的易感性相关。这种作用的细胞基础可能是通过乙酰胆碱激活的钾通道增加了复极电流。由于细胞内腺苷环化酶活性减弱导致内向钙电流降低也可能与此相关。这些作用，尤其是若心房自主神经系统的变化导致的解剖学上的不均质性，可能增加了同时存在多个“功能性”折返途径的可能，从而易于触发和维持房颤。

自主神经系统也可能通过诱发触发活动而引起“局灶起源性”房颤，或产生维持房颤所必需的异位兴奋灶而与房颤的触发相关。除了初步研究提示自发房颤事件很难预测外，其他方面知之甚少[60]。因此，虽然自主神经系统可能是很重要的因素，心律失常发作的总易感性几乎是多因素的。

通过调节自主神经系统降低房颤的易感性或甚至终止房颤很少得到人们的关注。然而 Elvan 等[61,62]发现在犬心房射频消融产生线性损伤可以降低通过起搏和迷走神经刺激诱发房颤的易感性，而用大剂量的乙酰甲胆碱后房颤仍可诱发。这些结果提示心房神经的改良可能影响房颤的诱发，迷路手术的治疗作用可能部分由于改变了自主神经系统对心房的影响。

心房颤动的触发（迷走神经和交感神经介导的）

迷走神经介导的（心动过缓或长间歇依赖性）房颤相对少见[53,54]。男性多于女性（≈4:1），多于夜间或清晨迷走神经优势最大时发生，同一患者还可能有餐后房颤。临床识别迷走神经介导性房颤很重要，因为此类患者禁用强心苷类和 β 受体阻滞剂。最近一项研究比较了丙吡胺和美托洛尔在迷走神经性房颤患者的应用，结果发现 β 受体阻滞剂治疗组房颤复发率明显高于丙吡胺治疗组[56]。拮抗迷走神经的抗心律失常药（如奎尼丁、丙吡胺）可能有用，但常常耐受性差或不需要（在无其他异常的年轻人）。以心房为基础的心脏起搏也可能有作用（即预防迷走神经介导的心动过缓及相关的房颤发作），但一般在相对年轻而无其他异常的患者中，起搏治疗常常被认为是“不可接受”的[63]。

除了手术后心律失常可能有交感神经张力增加的作用外（见后文），真正的交感神经介导性阵发生房颤比迷走神经介导性房颤还要少见。罕见情况下，交感神经介导性房颤继发于非心脏疾病如甲状腺功能亢进或嗜铬细胞瘤。病史常提示在睡醒时（通常在清晨）发作，与应激或劳累有关[53,54,63]，可能有或无基础心脏病。一些患者可表现为“孤立性房颤”，而另一些患者可能与近期心脏或胸外科手术有关。是否这种类型的房颤主要是触发活动的结果（即局灶性房颤），尚需进一步研究。这些病例应首选抗交感神经治疗。

如前文所述，自主神经系统可能对手术后房颤起一定作用；然而这种关系主要是推测的。Dimmer 等[59]应用 HRV 方法观察到手术后发生房颤的患者迷走神经张力减低而交感神经张力增强。在细胞水平，一项研究提示手术后发生房颤的患者在术前（仍为窦律）β 肾上腺素能受体的密度要比不发生手术后房颤的个体高[64]。而且，几项研究提示预防性应用 β 受体阻滞剂可减少进行冠状动脉旁路移植术的患者手术后房颤的发生率[65-67]。

调节心室率

房室结对房颤时心房快频率刺激的反应方式及产生不规则心室反应的机制尚不清楚。然而，不论何种机制，都可以肯定自主神经系统对调节心室率起着重要作用。迷走神经张力增加或交感神经张力降低，或两者均包括，均与平均心室率降低有关，反之则可增加平均心室率。R–R 变异的程度是否通过这种方式减小还不清楚。然而在临床中常常通过药物调节自主神经系统的活性（如强心苷类、β 受体阻滞剂）来控制房颤患者的心室率[68]。

室上性心动过速（房颤除外）

为便于讨论，根据是否依赖于房室结传导将室上速分为房室结依赖性和非房室结依赖性（表 3–1）。第一组的例子有房室结折返性心动过速（AV nodal reentry tachycardia, AVNRT）和旁路参与的房室折返性心动过速。非房室结依赖的室上速包括折返性心律失常以及自律性的或触发性的心律失常。折返性心律失常中常见的有窦房结折返性心动过速和房内折返性心动过速（包括各种形式的房扑）。第二组中非折返性心动过速包括“不适当性窦性心动过速”和各种“局灶性”房速。

房室结依赖性心动过速的频率和稳定性取决于自主神经系统对房室传导系统的影响（尤其是房室结）。因此，这些心律失常的诱发、维持和终止可能受到自主神经系统作用的影响。而非房室结依赖性心动过速则较少受到自主神经系统的影响；其心房率主要决定于其基质特性（但心房周长在一定程度上受到交感神经的影响）。另一方面，非房室结依赖性心动过速的心室反应则更多受自主神经系统在房室结水平的影响。

表 3–1　室上性心动过速

房室结依赖性（即心动过速的维持依赖于自主神经系统对房室结的作用）
房室结折返
房室折返
● 顺向型房室折返性心动过速
● 逆向型房室折返性心动过速（通过房室结逆传）
非房室结依赖性（即自主神经系统主要影响心室率，不影响心动过速的维持）
心房颤动
心房扑动
窦房结折返性心动过速
“多源性”房性心动过速
其他原发性房性心动过速

在这一点，自主神经系统的影响与前文所述的对房颤的影响相似。

房室结依赖性心动过速

房室结是折返环必需组成部分的心动过速称为房室结“依赖性”心动过速。在这些病例中，自主神经系统影响了房室结的传导特性，因而对心动过速的诱发、稳定性、周长及其终止方式起重要作用。Waxman 等指出室上速发作后出现一系列的复杂事件，可能导致心动过速自行终止[69,70]。心律失常发作时出现的低血压可能启动了反射性交感神经增强以使血压稳定。当血压稳定后，反射性迷走神经张力增高可能使心动过速减慢和终止（图 3–6）。而在另一些病例，尤其是心动过速后血流动力学不易恢复的心脏病患者，常常发生低血压引起的交感神经活性增强，进一步导致心率增快、低血压加重。在这些病例中不会发生“治疗性迷走神经反跳”。

静脉回流的改变（如在深吸气或咳嗽时）也可能对终止折返性心动过速起一定的作用。在这种情况下，对心房组织的张力可能起一定作用；或者通过激动了压力敏感性受体触发了心房的神经反射，导致自主神经系统对心房和房室结传导特性的影响发生改变。因此，Valsalva 手法、咳嗽、头低位和其他增加静脉回流的方法也可能同样通过压力效应和自主神经系统反射终止心动过速。后者主要影响房室结，因为房室结是许多心律失常的必需参与部分，而又最易受到神经系统影响。

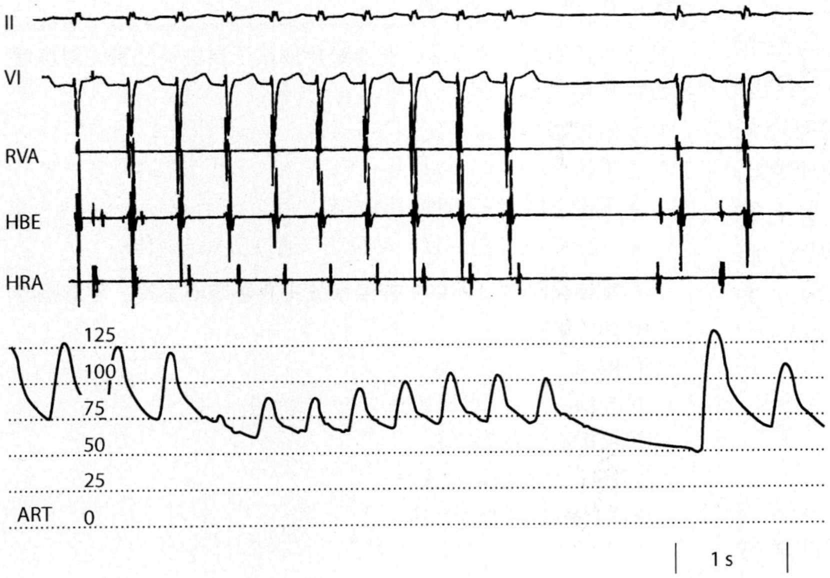

图 3–6 短阵折返性室上速发作时体表心电图、心内电图和动脉血压记录。注意心动过速发作时血压下降，后来血压缓慢上升。血压的恢复可能对终止心动过速起一定的作用。

非房室结依赖性心动过速

除了自主神经系统可调节心室率外，自主神经系统对非房室结依赖性室上速的影响差异很大。同其他心动过速一样，可以假定患者总是存在发生心律失常的基质，而自主神经系统只是影响了其触发。然而，只能推测自主神经系统影响了心动过速的发作。可能的机制包括通过对心房兴奋灶的直接神经体液作用或通过牵张等间接作用引起异位性期前收缩而触发了心动过速。自主神经系统介导性心房周长的改变（如窦性心律不齐）或在折返环内传导特性的改变也可能导致了平时无心律失常患者出现心动过速。

窦房结折返性心动过速[24,71,72]和不适当性窦性心动过速[73,74]在临床中不常见但也是非房室结依赖性的室上速，自主神经系统对其有重要影响。除了前文所述的触发组织外，这两种心律失常的心率均有很大的游走性，提示自主神经系统效应较大。用 β 受体阻滞剂或钙通道阻滞剂或两者联合应用治疗窦房结折返性心动过速常常有效，但这种治疗方法对不适当性窦性心动过速的疗效不可靠。

房扑和其他房内折返在有器质性心脏病患者中相对常见。一般地，这些心律失常对自主神经系统的易感性不及窦房结折返或不适当性窦性心动过速，然而自主神经系统介导的心房容量和压力的变化可以继发性影响心动过速周长和稳定性。而且如果出现持续性心动过速介导的低血压，则使循环儿茶酚胺增加，因而可以进一步增快心动过速频率以及通过对房室结传导的影响加快心室反应。

医源性因素

非药物性和药物性医源性影响，至少部分通过自主神经系统作用，在分析室上速时应当考虑。在临床广泛应用短暂改变自主神经系统张力（有时机制较复杂）的非药物方法以试图终止某些室上速（通常是房室结依赖性的）或减慢某些室上速（常为非房室结依赖性）的心室反应。因此常用的颈动脉窦按摩、面部浸水（通常仅在儿童中有效）以及注射药物盐酸苯肾上腺素以暂时增加血压（现在多摒弃不用）等方法可以提高心脏尤其是房室结的迷走神经张力，通过引起传导减慢而改变了房室结依赖性心动过速折返环的稳定性，使心动过速终止（通常阻滞在 AH 间期）。Valsalva 动作、咳嗽和头低位等方法也可采用。在这些病例中，作用机制可能部分通过自主神经系统反射，因为前后负荷的改变导致心腔容量的变化，通过压力变化影响了折返环的电生理特性。

关于药物引起自主神经系统状态改变，人们长期应用强心苷类的兴奋迷走神经作用降低对房室结依赖性室上速的易感性以及降低各种类型室上速的心室率[68]。但后来发现在预激综合征患者中应用强心苷类有一定的不良反应（即缩短旁路的前传不应期、增加房颤伴预激时的心室反应）[75]。这种影响的机制可能是药物对旁路的直接作用，但自主神经系统介导的间接作用也不能排除（如中枢交感神经张力增加、由于房室结阻滞增加而引起隐匿性逆传减少）。与此相似的问题还有房颤伴预激时应用维拉帕米后心室反应加速[76,77]。药物引起的低血压（通过自主神经系统反射性增加了交感神经张力）或房室结阻滞加重（致旁路的隐匿性逆传减少）或两者均包括可以部分解释这一点。

也许治疗室上速时常见的医源性不良反应是用某些抗心律失常药（如奎尼丁、丙吡胺、普鲁卡因胺）治疗原发性房速时出现的。这些药物恰好表现为拮抗迷走神经作用，不仅可产生某些副作用（如眼干、口干、便秘），还可产生有害的电生理后果。因此，治疗原发性房速时，这些药物的直接抗心律失常作用是延长心房周长，同时拮抗迷走神经作用加速了房室结的传导，其净效应可能是心动过速稍微有些减慢但因 1:1 房室传导导致心室率增快，这很危险。因此，在这种情况下开始联合应用 β 受体阻滞剂和钙通道阻滞剂治疗应当十分谨慎[78]。

室性心动过速

目前已知在某些疾病状态下，自主神经系统对决定室性快速性心律失常的易感性有重要作用。急性缺血性心脏病是最好的例子[79]。然而自主神经系统在有慢性基质的患者中对心律失常的触发起作用，如患者有陈旧性心肌梗死或早期有心脏外科手术（如儿童期行室间隔修补术）形成的瘢痕。自主神经系统参与触发心律失常几乎肯定与其他慢性疾病（其心律失常基质一直存在）有关，但心律失常只是偶发事件，例如心室异常复极综合征（如长 QT 综合征、Brugada 综合征）[80~83]。在这些病例中，通常不可能判断自主神经系统异常对突发的心律失常事件的确切意义或具体特点。然而在一些病例中致命性室性心律失常与“惊吓”反应（如听到闹铃声）的关系强烈支持自主神经系统的作用。

自主神经系统对室性心律失常的影响还表现为心率对室性异位期前收缩的影响。这种情况下很难鉴别是心率的影响还是自主神经系统介导的其他影响（如血压的上升）。因此，在一些病例中，运动可减少室性期前收缩的频率，当心率增快时，交感神经张力增强，副交感神经活性减低，这时可能以心率影响为主，而其他因素有促心律失常的作用。反之，在另一些病例中，心率减慢时室性期前收缩减少，可能是由于交感神经张力降低，或迷走神经影响升高，或两者均包括。

了解自主神经系统影响室性心律失常易感性的机制受到交感神经和副交感神经张力间接作用的干扰[84]。因此自主神经系统可影响缺血性心脏病患者的冠状动脉血流，从而产生心律失常。同样，系统循环血压增加可改变心肌代谢（后负荷效应）或通过压力机制直接产生期前收缩。后者在严重二尖瓣脱垂时尤其重要，对乳头肌装置的牵拉是产生室性期前收缩的基础。Waxman 等[85]观察到通过改变心血管系统的自主神经系统调节的方法（如 Valsalva 动作）可以终止室速，这可能是心室容量改变（压力效应）所致，而不是在心肌水平的自主神经系统平衡变化的直接影响[85]。

缺血性心脏病

自主神经系统对急性心肌缺血时心律失常的发生具有很重要的作用[86,93]。简而言之，心肌缺血时交感神经活性增强，致命性心律失常和猝死的危险增加，而应用交感神经阻滞剂和（或）拟迷走神经药可以降低这种危险。本章不讨论支持这种论点的有关文献的详细研究，但肯定要涉及几个主要研究。

1. 交感神经影响

临床上急性心肌缺血常伴有交感神经张力增高的表现，如窦性心动过速和高血压（虽然迷走神经张力增高也可出现，尤其是下壁心肌梗死时）。另外，这种交感神经张力增高与致心律失常作用相关[87~91]。很多报告提示 β 受体阻滞剂降低猝死的危险就支持这一点[86,87,92~94]。Yusuf 和 Teo 对这些研究进行了荟萃分析，纳入了 52 000 余患者[94]。总的来说，β 受体阻滞剂同安慰剂相比可使病死率降低 17%，但需要同其他药物作对照才能全面评估其影响。

急性心肌梗死和缺血导致了中枢自主神经系统的改变，可能由于：启动了心脏传入神经的活性；疼痛、恐惧等导致中枢效应；外周神经在心室肌分布的障碍。在中枢神经系统，心肌缺血可触发不同程度的交感神经传出活性的改变，既可增强也可降低。在心肌水平，心肌梗死引起分布在心室的交感神经的损伤超过真正的心肌损伤[40]。随着时间的推移，损伤较为一致。然而，经过一段长时间后中枢神经系统介导的以及外周交感神经对梗死区和非梗死区心肌影响的不一致性可能促使心律失常易于发生（即自主神经系统对心肌支配的不均衡性）。

β受体的效应可能是异常交感神经活性使心脏电生理发生不利改变的主要通路。在缺血的部分除极的心肌，交感神经活性增强可能通过增加钙内向电流而使折返易于发生和维持；在没有交感神经驱动时，传导阻滞可以防止出现持续性心律失常。另外，β受体兴奋可使触发活动增加，由于触发或折返使心律失常持续。

人们对α受体兴奋在缺血性心脏中的作用的了解不如β受体。对α受体阻滞剂对急性缺血心肌的保护作用正反面意见均有。目前对犬的研究并不支持α受体阻滞剂对急性缺血综合征的保护作用。然而仍有可能通过在心肌细胞内逆转α受体激动剂介导的钙离子动员（calcium mobilization）作用，从而有助于减少再灌注性心律失常。

2. 副交感神经影响

前些年人们还认为副交感神经张力增强与缺血性心脏病中心律失常和死亡危险增高有关，现在不再这么认为。实验和临床研究均支持副交感神经张力增强可降低急性心肌缺血时的心律失常危险。最近的研究提示神经介导的心率减慢作用与副交感神经激动剂的直接作用在患者获益方面相似[95]。而且，很多实验提示毒蕈碱样受体激动剂在急性心肌缺血时在抗心律失常方面并不及β受体阻滞剂有效，但其没有副交感神经阻滞剂的副作用（即眼干、口干、便秘）。

关于压力感受器灵敏度（baroreceptor sensitivity, BRS）（测量迷走神经对心脏的影响）的实验和临床研究提示，在缺血性心脏病患者中，副交感神经系统具有保护作用[96~98]。首先，人们观察到心肌梗死后即刻BRS下降。后来人们发现在一部分心肌梗死后发生室颤的患者BRS值更低。一项前瞻性试验观察了低危患者，发现在2年随访期内死亡的患者BRS较低，这种影响似乎与以射血分数评估的左心室功能无关[98]。最近一项多中心试验——急性心肌梗死后自主神经系统张力与反射（Autonomic Tone and Reflexes after Acute Myocardial Infarction, ATRAMI）也支持这一点[99]。ATRAMI试验纳入了1 284例近期心肌梗死、能够运动、不需要外科血运重建术的患者，随访21±8个月，发现BRS低（<3ms/mmHg）或SDNN低（<70ms）的患者心脏性死亡率要高于BRS正常（>6.1ms/mmHg）或SDNN正常（>105ms）的患者（9% *vs* 2%；10% *vs* 2%），两项指标联合则危险度更大，这种影响似乎仍与射血分数无关。

关于BRS的研究导致人们需重新审视心率变异（HRV）可以对缺血性心脏病患者发生致命性心律失常的危险进行分层这一观点[100~102]。与在ATRAMI研究中关于SDNN的部分相似，研究提示HRV减少与心肌梗死后死亡的危险增大有关[99]。因此，与BRS相比，HRV可能更多为交感神经和副交感神经混合影响，副交感神经占优势时具有保护作用，副交感神经作用减少时具有损害作用，这一点是一致的。

既然实验提示副交感神经占优势具有保护作用，经过指导的运动锻炼则可能改善缺血性心脏病患者的生存率，目前正在进行前瞻性研究验证这种假说。

长QT综合征和Brugada综合征

近些年来心室复极异常已成为研究热点[80~83,103~105]。与这些疾病相关的心律失常（主要是尖端扭转型室速）常常是医源性的，并且几乎总是致命性的，如果及时发现诱因，通常是可以治疗或预防的。

1. 获得性长QT综合征

获得性长QT综合征是常见的长QT综合征，常常是应用延长QT间期药物的结果。尖端扭转型室速（torsades de pointes, TDP）常常发生在心动过缓（如睡眠中）或心脏间歇（如室性期前收缩后）而QT间期离散时[104~106]。表3-2列出了常见的药物。大多数药物是通过拮抗外向（即复极）钾电流起作用的（如IA类、Ⅲ类抗心律失常药），还有一些是影响那些直接延长QT间期药物的代谢。一般而言，QT间期越长，发生尖端扭转型室速的危险就越大。

自主神经系统在药物诱导的长QT综合征中对于启运TDP的影响尚未被完全证明。然而，有关证据强烈提示二者之间存在着重要联系。因此，在某些情况下心动过缓（经常为自主神经系统起源）可能是一个促进因素。在这种情况下，心脏起搏被一些人认为是一种有效的治疗策略，尽管在大多数报告中它的作用常常因同时使用抗肾上腺素治疗而变得含糊不清[107,108]。Schwartz和Priori[108]检查了长QT的资料数据，做出结论认为起搏确定起作用，但其作用的程度并不足以使其成为首先的治疗方法。

表 3-2 延长 QT 间期的药物

抗心律失常药	
IA 类	
	丙吡胺
	普鲁卡因胺
	奎尼丁
III 类	
	胺碘酮
	多非利特
	D-索他洛尔
	伊布利特
	N-乙酰普鲁卡因胺（NAPA）
	索他洛尔
抗心绞痛药	
	苄普地尔（bepridil）
精神活性药	
	酚噻嗪
	甲硫哒嗪
三环类抗抑郁剂	
	阿米替林
	丙咪嗪
抗生素	
	琥乙红霉素
	喷他眯
	氟康唑
无镇静作用的抗组胺药	
	特非那定
	阿司咪唑
其他	
	西沙比利

2. 先天性长 QT 综合征

先天性、特发性、家族性长 QT 综合征由离子通道的基因突变所致，这些离子通道与动作电位的复极过程有关。先天性长 QT 综合征较少见，但及早识别可挽救患者生命，患者表现为 QT 间期延长，由于 TDP 容易反复发生晕厥甚至心脏性猝死。在长 QT 综合征患者中自主神经系统可能在触发 TDP 中起着一定作用，但机制尚不十分清楚。晕厥和猝死常与情感激动或体力活动有关（如恐惧、噪音、劳累）[105]。临床表现不一，而另一些患者 TDP 出现在心率缓慢时或睡眠中，伴有频率依赖性 QT 间期延长。

3. Brugada 综合征

Brugada 综合征是新近认识到的疾病，其病因是心脏钠离子通道基因异常，导致易于发生致命性室性心律失常，患者常在夜间猝死，提示与自主神经系统影响有关[82]，睡眠中心动过缓可能是一个触发因素。

其他类型的特发性室速

自主神经系统活性在其他类型的特发性室速患者中是否对心律失常的触发或维持起作用不清楚，但研究不多，例如在电生理研究中，常需经肠道外给予 β 受体激动剂以“诱发”右心室流出道室速和可能为左心室分支起源的室速，而且 β 受体阻滞剂已经用于终止这些室速。

Engelstein 等[109]应用影像学技术研究了左心室功能正常的特发性室速，发现可能存在心肌葡萄糖代谢异常和交感神经障碍超过了灌注缺损，这提示心肌代谢或神经支配的较小不均一性可能会变成功能上重要的致心律失常基质，显然这需要进一步研究。

自主神经系统与晕厥

晕厥是一种短暂性意识丧失综合征，常伴有不能维持自主体位，随后能自行恢复。鉴别真正的晕厥（表 3-3）与其他非晕厥疾病或意识障碍（如癫痫、睡眠障碍、“倾倒发作”）很重要。这些内容不是本章讨论的重点，有关晕厥的病因和治疗读者可以参考有关文献[110-113]。

晕厥常常是短暂性脑血流障碍的结果，维持脑血流量有几个因素，这些因素在某种程度上均受到自主神经系统的影响。这些因素包括：（1）心排血量；（2）通过压力感受器对心率和系统血管阻力的调节；（3）脑血管自身调节（部分由于系统动脉血压和局部代谢因素如 PCO_2）；（4）肾和激素对血管容量的调节。

生理机制如不能保护脑血流量或不能干预损害 O_2 运输到极低水平的因素达 8~10 秒或更长，则可以影响脑功能，发生晕厥，老年人或病人比年轻人或健康者更易发生晕厥。年龄增长本身与脑血流量减少有关，

表 3-3 晕厥的分类

1. 神经介导的调节血压的反射紊乱
● 血管迷走性晕厥
● 颈静脉窦性晕厥
2. 直立位低血压
3. 原发性心律失常
● 窦房结功能障碍（包括心动过缓/心动过速综合征）
● 房室传导系统疾病
● 阵发性室上性心动过速
● 阵发性室性心动过速（包括 TDP）
4. 器质性心血管或心肺疾病
● 心瓣膜病/心肌缺血
● 急性心肌梗死
● 梗阻性心肌病
5. 非心血管性
● 代谢性/内分泌紊乱
● 心理性“晕厥”

而主要取决于神经反射偿机制可能更不稳定。

在晕厥的众多病因中，自主神经系统可能在各种神经介导性晕厥中影响最大[111~113]。其中血管迷走性晕厥和颈动脉窦综合征最常见。本组中其他类型的晕厥（如排尿性晕厥、咳嗽性晕厥、吞咽性晕厥）相对少见。然而，自主神经系统影响对直立体位性晕厥作用很关键，甚至对某些快速性心律失常和瓣膜性心脏病起着重要作用。

神经介导性晕厥

目前研究提示，神经介导性晕厥综合征是有共同病理生理机制的一组疾病。各型神经介导性晕厥之间的鉴别诊断主要根据“触发因素”及自主神经系统处理信号的方式[111~115]。一般而言，触发各型晕厥的信号可能来自不同的受体，这些受体对机械性或化学性刺激、疼痛或较少见的温度变化有反应，体位、循环容量、情绪等都起着重要作用。在颈动脉窦综合征中，颈动脉压力感受器可能产生了传入神经信号。然而最近研究提示，颈部其他结构（尤其是颈肌）信号障碍也起重要作用）[116]。

在血管迷走性晕厥中，尤其是与应激或情绪波动有关的晕厥，原发性中枢神经系统兴奋可能产生了“触发”信号。但各器官系统的受体也可以参与，例如，若室壁张力增加或化学环境改变（如心肌缺血），位于心房肌和心室肌的压力感受器以及化学感受器在一定程度上也可以通过启动传入神经信号参与某些神经介导性晕厥[111,116]。与此相似，在心脏移植受体发生血管迷走性晕厥也可能由于大血管和肺的压力感受器和化学感受器受到刺激[116]。在貌似健康者中发生血管迷走性晕厥易感性的差异基础以及在某个时间发生晕厥的因素尚不清楚。

神经介导性晕厥中的心动过缓主要是通过迷走神经介导的副交感神经张力传出增加的结果（图 3-4 和 3-7）。其可表现为停搏、窦性心动过缓或一过性房室阻滞（图 3-7）。如果缓慢性心律失常十分严重，则可能是晕厥的主要原因（即“心脏抑制型”晕厥）。然而很多病人也表现为“血管减压型”，主要为自主神经系统介导的不适当的血管扩张[115,117,118]。血管扩张的机制可能主要是由于外周交感神经张力突然“减低”的结果，但是由于循环肾上腺素水平增高或肾上腺素/去甲肾上腺素平衡改变导致 β 肾上腺素能神经张力增高是否也参与其机制尚不清楚。血管扩张是症状性低血压的主要病因，患者可归类为“血管减压型”晕厥。但大多数患者表现为混合型反应（即“血管减压”和“心脏抑制”均参与），每次晕厥发作的类型也可不同。

直立体位性晕厥

自主神经系统也与体位突然改变所出现的先兆晕厥或晕厥症状有关。这些症状的发生是由于在重力应激时（如改变为直立体位），外周血管代偿不足或延迟，实际的或相对的中心血管容量减少所致[119,120]。其结果是体位相关的症状性低血压。医源性因素如过度利尿或抗高血压药应用过多也是主要原因。前者减少了中心血管容量，后者降低了自主神经系统介导的缩血管作用。在老年人或体质弱者，环境因素（如闷热）、运动能力受损、食欲低下也可以通过降低循环容量和降低缩血管反应来加重病情。

原发性自主神经系统障碍较少见，但逐渐被人们所认识，其引起血管调节异常而导致晕厥[120~123]。其偶尔发生于没有其他神经系统障碍时，病情轻微者可能未被发现。自主神经系统功能障碍也可能伴多系统受累（曾称为 Shy-Drager 综合征），但在临床中继发性自

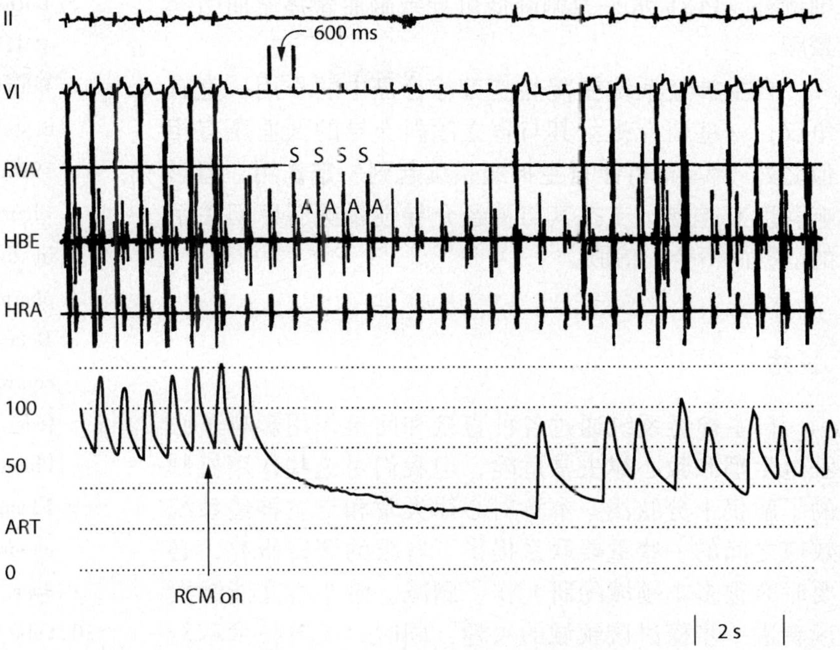

图 3-7 体表心电图、心内电图和血压监测显示右侧颈动脉窦按摩时（RCM，时间约 5s）出现阵发性房室阻滞。在本例中，心房（A）是起搏心律（S），以预防心房率缓慢，因此掩盖了房室阻滞，注意在恢复到自身下传心律后，血压仍然偏低，提示血管减压反射也参与了晕厥发作。

主神经系统功能障碍要比原发性多见，例如酒精性或糖尿病性神经炎、某些炎症性疾病（如格林-巴利综合征）或类肿瘤综合征所伴发的自主神经系统功能障碍。

原发性心律失常

原发性心律失常是指内在的心脏疾病或其他器质性病变（如旁路）伴发的心律紊乱，是晕厥的常见病因。前文已讨论了自主神经系统在窦房结功能障碍、传导系统障碍和某些心律失常中所起的作用[19,26,27,31,53,54,73,124~126]。然而晕厥的发生是多因素的，不仅包括心律失常的类型和频率，也包括左心室功能以及血管对血流动力学应激的代偿能力。

最近研究提示，窦房结功能障碍患者，尤其是伴有阵发性房颤者，其神经反射性血管减压可能是晕厥的原因；其他阵发性室上速患者，甚至可能室速患者也是如此[124~126]。在心动过速发作时不适当的血管扩张或血管收缩缓慢或不完全可能引起了低血压而促发了晕厥。

器质性心血管或心肺疾病

因左心室疾病而发生晕厥的常见病因为急性心肌缺血或心肌梗死[127]。发病因素有多方面，不仅包括短暂性心排血量减少，也包括神经反射（前文已述）[127~131]。其他与晕厥有关的疾病包括肺栓塞和心脏压塞，晕厥的机制也是多因素的，神经反射可能起重要作用。

左心室流出道梗阻也是晕厥的少见病因，如未能被发现和及时处理，则预后较差（如主动脉瓣狭窄、梗阻性肥厚型心肌病）[129~131]。晕厥可能部分由于机械性梗阻、心室压力感受器介导的反射性心动过缓和血管扩张（尤其是主动脉瓣狭窄）而引起脑血流灌注不足。

在房室分离或心房波太接近前一个 QRS 波群时（如逆向心房激动、PR 间期过长），也可出现晕厥和头晕，原因可能为失去心房的“辅助泵”作用以及神经反射影响，后者可能更主要一些。房室瓣关闭时心房收缩可能引发一系列神经（如通过压力感受器牵张）和神经体液（如心房肽）效应；其结果是不适当的血管扩张和低血压，以及其他系统性影响。另外还有常见的*起搏器综合征*，其可以得到纠正[132,133]。它的主要原因是单腔心室起搏伴有房室分离或 1:1 室房传导（逆向心房“夺获”）。

非心血管原因的晕厥

非心血管病因引起的常常是“类似晕厥”而不是真正的晕厥。然而一些颞叶癫痫十分伪似甚至可诱发神经介导性反射，导致心动过缓和低血压。与此相似，代谢性/内分泌紊乱并不常引起真正的晕厥，急性焦虑发作引起或伴有过度换气（也许自主神经系统相关的）

则例外，PCO_2水平急剧降低可导致脑血管痉挛而引起晕厥。

自主神经系统在*慢性疲劳综合征*中的作用一直有争议，一些研究提示其与直立倾斜介导的低血压有相似之处[134]。很可能自主神经系统起到一定作用，但影响程度有差异，支持其与神经介导性晕厥有密切关系的证据尚不令人信服。

小结

自主神经系统通过各种直接和间接作用影响了心脏电生理和致心律失常危险，但我们对这些作用机制的了解仍十分肤浅。本章对心律失常和自主神经系统效应之间的一些重要联系提供了有限的调查研究，必要时对很多本领域的研究作了删减。希望本文能激发读者进一步探讨该领域的兴趣，同时，随着技术革新的发展，我们会看到自主神经系统在对很多心律失常患者确定心律失常危险和决定最终临床结果方面起重要作用。

致谢

作者十分感谢 Wendy Markuson 和 Barry LS Detloff 对本文所提供的帮助。

洪　江　译
孙宝贵　校

参考文献

1. Levy MN, Martin PJ: Neural control of the heart. In Berne RM, Sperelakis N (eds): Handbook of Physiology, Section 2: The Cardiovascular System, vol 1, The Heart, Bethesda, Md, American Physiological Society, 1979, pp 581–620.
2. Randall WC, Wurster RD: Peripheral innervation of the heart. In Levy MN, Schwartz PJ (eds): Vagal Control of the Heart: Experimental Basis and Clinical Implications, Armonk, NY, Futura Publishing, 1994, pp 21–32.
3. Hill MRS, Wallick DW, Martin PJ, Levy MN: The effects of repetitive vagal stimulation on heart rate and on cardiac vaso-active intestinal polypeptide efflux. Am J Physiol 1995;268: H1939–46.
4. Warner MR, Levy MN: Neuropeptide Y as a putative modulator of the vagal effects on heart rate. Circ Res 1989;64:882–9.
5. Burnstock G: Purinergic receptors in the heart. Circ Res 1980; 46:I175–82.
6. Burnstock G, Wood JN: Purinergic receptors: Their role in nociception and primary afferent neurotransmission. Curr Opin Biol 1996;6:526–32.
7. Shyrock JC, Belardinelli L: Adenosine and adenosine receptors in the cardiovascular system: Biochemistry, physiology, and pharmacology. Am J Cardiol 1997;79:2–10.
8. Belardinelli L, Song Y, Shyrock JC: Cholinergic and purinergic control of cardiac electrical activity. In Zipes DP, Jalife J (eds): Cardiac Electrophysiology: From Cell to Bedside, 3rd ed. Philadelphia, WB Saunders, 2000, pp 294–300.
9. Elvan A, Rubart M, Zipes DP: NO modulates autonomic effects on sinus discharge rate and AV nodal conduction in open-chest dogs. Am J Physiol 1997;272:H263–71.
10. Yabe M, Nishikawa K, Terai T: The effects of intrinsic nitric oxide on neural regulation in cats. Anesth Analg 1998;86:1194–1200.
11. Camm AJ, Katritis DG: Risk stratification of patients with ventricular arrhythmias. In Zipes DP, Jalife J (eds): Cardiac Electrophysiology: From Cell to Bedside, 3rd ed. Philadelphia, WB Saunders, 2000, pp 808–28.
12. Verrier RL, Cohen RJ: Risk identification by noninvasive markers of cardiac vulnerability. In Spooner PM, Rosen MR (eds): Foundations of Cardiac Arrhythmias: Basic Concepts and Clinical Approaches. New York, Marcel Dekker, 2001, pp 745–77.
13. Randall WC: Efferent sympathetic innervation of the heart. In Armour JA, Ardell JL (eds): Neurocardiolog. New York, Oxford University Press, 1994, pp 77–94.
14. Rossi L: Histology of vagal cardiac innervation in man. In Levy MN, Schwartz PJ (eds): Vagal Control of the Heart: Experimental Basis and Clinical Implications. Armonk, NY, Futura Publishing, 1994, pp 3–20.
15. Barber MJ, Mueller TM, Henry DP, et al: Transmural infarction in the dog produces sympathectomy in noninfarcted myocardium. Circulation 1983;64:787–96.
16. Barber MJ, Mueller TM, Davies BG, Zipes DP: Phenol topically applied to canine left ventricular epicardium interrupts sympathetic but not vagal afferents. Circ Res 1984;55:532–44.
17. Takahashi N, Barber MJ, Zipes DP: Efferent vagal innervation of the canine ventricle. Am J Physiol 1985;248:H89–97.
18. Ito M, Zipes DP: Efferent sympathetic and vagal innervation of the canine ventricle. Circulation 1994;90:1459–68.

19. Desai JM, Scheinman MM, Strauss HC, et al: Electrophysiologic effects of combined autonomic blockade in patients with sinus node disease. Circulation 1981;63:953–60.
20. Levy MN, Zieske H: Autonomic control of cardiac pacemaker activity and atrioventricular nodal transmission. J Appl Physiol 1969;27:465–70.
21. Pappone C, Stabile G, Oreto G, et al: Inappropriate sinus tachycardia after radiofrequency ablation of para-Hisian accessory pathways. J Cardiovasc Electrophysiol 1997;8:1357–65.
22. Fredholm BB, Abbrachio MP, Burnstock G, et al: Nomenclature and classification of purinoceptors. Pharmacol Rev 1994;46:143–56.
23. Isenberg G, Belardinelli L: Ionic basis for the antagonism between adenosine and isoproterenol on isolated mammalian ventricular myocytes. Circ Res 1984;55:309–25.
24. Benditt DG, Sakaguchi S, Goldstein MA, et al: Sinus node dysfunction: Pathophysiology, clinical features, evaluation and treatment. In Zipes DP, Jalife J (eds): Cardiac Electrophysiology: From Cell to Bedside, 2nd ed. Philadelphia, WB Saunders, 1995, pp 1215–47.
25. Schuessler RB, Boineau JP, Saffitz JE, et al: Cellular mechanisms of sinoatrial activity. In Zipes DP, Jalife J (eds): Cardiac Electrophysiology: From Cell to Bedside, 3rd ed. Philadelphia, WB Saunders, 2000, pp 187–95.
26. de Marneffe M, Jacobs P, Haardt R, et al: Variations of normal sinus function in relation to age: Role of autonomic influence. Eur Heart J 1986;7:662–72.
27. de Marneffe M, Gregoire JM, Waterschoot P, et al: Autonomic nervous system in relation to age in patients with and without sinus node disease. Eur J Cardiac Pacing Electrophysiol 1992;2:44–52.
28. Jose AD, Collison D: The normal range and the determinants of the intrinsic heart rate in man. Cardiovasc Res 1970;4:160–7.
29. Randall WC: Selective autonomic innervation of the heart. In Randall WC (ed): Nervous Control of Cardiovascular Function. New York, Oxford University Press, 1984, pp 46–67.
30. Warner MR, deTarnowsky JM, Whitson CC, Loeb JM: Beat-by-beat modulation of AV conduction II. Autonomic neural mechanisms. Am J Physiol 1986;251:H1134–42.
31. Benditt DG, Klein GH, Kriett JM, et al: Enhanced atrioventricular nodal conduction in man: Electrophysiologic effects of pharmacologic autonomic blockade. Circulation 1984;69:1088–95.
32. Malik M, Kautzner J, Hnatkova K, Camm AJ: Identification of electrocardiographic patterns. PACE 1996;19:245–51.
33. Xi X, Randall WC, Wurster RD: Intracellular recording of spontaneous activity of canine intracardiac ganglion cells. Neurosci Lett 1991;128:129.
34. Cranefield PF: Action potentials, afterpotentials, and arrhythmias. Circ Res 1977;41:415–23.
35. Ben-David J, Zipes DP: Differential response to right and left ansae subclaviae stimulation of early afterdepolarizations and ventricular tachycardia induced by cesium in dogs. Circulation 1988;78:1241–50.
36. Morady F, Kou WH, Nelson SD, et al: Accentuated antagonism between beta-adrenergic and vagal effects on ventricular refractoriness in humans. Circulation 1988;77:289–97.
37. Prystowsky EN, Jackman WM, Rinkenberger RL, et al: Effect of autonomic blockade on ventricular refractoriness and atrioventricular nodal conduction in humans. Evidence supporting a direct cholinergic action on ventricular muscle refractoriness. Circ Res 1981;49:511–8.
38. Rosenpire K, Haka MS, Van Dort ME, et al: Synthesis and preliminary evaluation of 11C-metahydroxyephedrine: A false transmitter for neuronal imaging. J Nucl Med 1990;31:1328–34.
39. Wieland D, Swanson DP, Brown LE, Beierwaltes WH: Imaging the adrenal medulla with an I131 labeled antiadrenergic agent. J Nucl Med 1979;20:155–8.
40. Stanton MS, Tuli MM, Radtke NL, et al: Regional sympathetic denervation after myocardial infarction in humans detected noninvasively using I123 Metaiodobenzylguanidine. J Am Coll Cardiol 1989;14:1519–26.
41. Wharton JM, Friedman JM, Greenfield RA: Quantitative perfusion and sympathetic nerve defect size after myocardial infarction in humans. J Am Coll Cardiol 1992;19:264A.
42. Spinnler MT, Lombardi F, Moretti C, et al: Evidence of functional alterations in sympathetic activity after a myocardial infarction. Eur Heart J 1993;14:1334–43.
43. Katoh K, Nishimura S, Nakanishi S, et al: Stunned myocardium and sympathetic denervation: Clinical assessment using MIBG scintigraphy. Jpn Circ J 1991;55:919–22.
44. Lai AC, Wallner K, Cao J-M: Colocalization of tenascin and sympathetic nerves in a canine model of nerve sprouting and sudden cardiac death. J Cardiovasc Electrophysiol 2000;11:1345–51.

45. Scheinman MM, Strauss HC, Evans GT, et al: Adverse effects of sympatholytic agents in patients with hypertension and sinus node dysfunction. Am J Med 1978;64:1013–20.
46. Engel GL: Psychologic stress, vasodepressor (vasovagal) syncope, and sudden death. Ann Intern Med 1978;89:403–12.
47. Milstein S, Buetikofer J, Lesser J, et al: Cardiac asystole in patients with neurally mediated hypotension –bradycardia syndrome. J Am Coll Cardiol 1989;14:1626–32.
48. Jordan JL, Yamaguchi I, Mandel WJ: Studies on the mechanism of sinus node dysfunction in the sick sinus syndrome. Circulation 1978;57:217–23.
49. Puesch P, Grolleau R, Guimond C: Incidence of different types of A–V block and their localization by His bundle recordings. In Wellens HJJ, Lie KI, Janse MJ (eds) : The Conduction System of the Heart. Philadelphia, Lea & Febiger, 1976, pp 467–84.
50. Coumel PH: Autonomic influences in atrial tachyarrhythmias. J Cardiovasc Electrophysiol 1996;7: 999–1007.
51. Narula OS, Scherlag BJ, Javier RP, et al: Analysis of the A–V conduction defect in complete heart block utilizing His bundle electrograms. Circulation 1970;41:437–48.
52. Smith ML, Carlson MD, Thames MD: Reflex control of the heart and circulation: Implications for cardiovascular electrophysiology. J Cardiovasc Electrophysiol 1991;2:441–9.
53. Coumel PH: Autonomic arrhythmogenic factors in paroxysmal atrial fibrillation. In Olsson SB, Allessie MA, Campbell RWF (eds) : Atrial Fibrillation: Mechanisms and Therapeutic Strategies. Armonk, NY, Futura Publishing, 1994, pp 171–85.
54. Rosen KM, Rahimtoola SH, Chuquimia R, et al: Electro physiological significance of first degree atrioventricular block with intraventricular conduction disturbance. Circulation 1971; 43: 491–502.
55. Sharifov OF, Fedorov VV, Rosenshtraukh LV, Yusshmanova AV: Effects of isoproterenol on acetylcholine mediated atrial fibrillation in the dog (abstract) . Eur Heart J 2000;21:325.
56. Lokshyn S, Pravosudovich, Bondarenko O: Night atrial fibrillation: Disopyramide versus metoprolol (abstract) . Eur Heart J 2000;21:326.
57. Hwang C, Peter C, Chen P–S: Mechanisms of adrenergic atrial fibrillation (abstract) . Circulation 1998;98:I–282.
58. Alessi R, Nusynowitz M, Abildskov JA, Moe GK: Non–uniform distribution of vagal effects on the atrial refractory period. Am J Physiol 1958;194:406–10.
59. Dimmer C, Tavernier R, Gjorgov N, et al: Variations of autonomic tone preceding onset of atrial fibrillation after coronary artery bypass grafting. Am J Cardiol 1998;82:22–5.
60. Hoffmann E, Janko S, Dorwath U, Steinbeck G: Is the onset mechanism of atrial fibrillation always the same? In Raviele A (ed) : Cardiac Arrhythmias 1999, vol 2. Milan, Springer–Verlag Italia, 2000, pp 211–3.
61. Elvan A, Pride HP, Eble JN, Zipes DP: Radiofrequency catheter ablation of the atria reduces the inducibility and duration of atrial fibrillation in dogs. Circulation 1995;91:2235–44.
62. Elvan A, Huang X, Pressler M, Zipes DP: Radiofre quency catheter ablation of the atria eliminates pacing induced sustained atrial fibrillation and reduces connexin 43 in dogs. Circulation 1997;96:1675–85.
63. Benditt DG, Samniah N: Antiarrhythmic drug treatment of atrial fibrillation: Relation to atrial fibrillation "type," and nature and severity of underlying heart disease. In Santini M (ed) : Progress in Clinical Pacing. Rome, CEPI Srl, 2000, pp 397–406.
64. Kempf FC, Hedberg A, Molinoff P, et al: The relation of atrial beta receptor density to postoperative arrhythmias (abstract) . J Am Coll Cardiol 1984;3:487.
65. Mantangi MF, Eutze JM, Graham IC, et al: Arrhythmia prophylaxis after aorta–coronary bypass: The effect of minidose propranolol. J Thorac Cardiovasc Surg 1985;89:439–43.
66. Stephanson LW, MacVaugh H, Tomasello DN, et al: Propranolol for prevention of postoperative cardiac arrhythmias: A randomized study. Ann Thorac Surg 1980;29:113–6.
67. White HD, Antman GM, Glynn MA, et al: Efficacy and safety of timolol for prevention of supraventricular tachyarrhythmias after coronary artery bypass surgery. Circulation 1984;70:479–84.
68. DiMarco JP, Drucker M: Clinical pharmacology of AV nodal conduction. In Mazgalev TN, Tchou PJ (eds) : Atrial –AV Nodal Electrophysiology. Armonk, NY, Futura Publishing, 2000, pp 323–33.
69. Waxman MB, Cameron DA: The reflex effects of tachycardias on autonomic tone. Ann N Y Acad Sci 1990;601:378–93.
70. Waxman MB, Sharma AD, Cameron DA, et al: Reflex mechanisms responsible for early spontaneous termination of paro xysmal supraventricular tachycardia. Am J Cardiol 1982;49: 259–72.
71. Narula OS: Sinus node re–entry. A mechanism for supraventricular tachycardia. Circulation 1974;50:1114–28.

72. Allessie MA, Bonke FIM: Direct demonstration of sinus node reentry in the rabbit heart. Circ Res 1979;44:557–68.

73. Morillo CA, Klein GJ, Thakur RK, et al: Mechanism of "inappropriate" sinus tachycardia: Role of sympathovagal balance. Circulation 1994;90:873–7.

74. Olsovsky MR, Ellenbogen KA: Autonomic effects of radiofrequency catheter ablation. In Mazgalev TN, Tchou PJ (eds): Atrial–AV Nodal Electrophysiology. Armonk, NY, Futura Publishing, 2000, pp 479–91.

75. Sellers TD, Bashore TM, Gallagher JJ: Digitalis in the pre–excitation syndrome: Analysis during atrial fibrillation. Circulation 1977; 56:260–7.

76. Gulamhusein S, Ko P, Klein GJ: Ventricular fibrillation following verapamil in the Wolff–Parkinson–White syndrome. Am Heart J 1983;106:145–7.

77. Klein GJ, Gulamhusein S, Prystowsky EN: Comparison of electrophysiologic effects of intravenous and oral verapamil in patients with paroxysmal supraventricular tachycardia. Am J Cardiol 1982;49:117–24.

78. Waldo AL, Mackall JA, Biblo LA: Mechanisms and medical management of patients with atrial flutter. Cardiol Clinics 1997; 15:661–76.

79. Shusterman V, Aysin B, Gottipaty V, et al: Autonomic nervous system activity and the spontaneous initiation of ventricular tachycardia. J Am Coll Cardiol 1998;32:1891–9.

80. Moss AJ, Zareba W, Benhorin J, et al: ECG T–wave patterns in genetically distinct forms of the hereditary long QT syndrome. Circulation 1995;92:2929–34.

81. Zareba W, Moss AJ, Schwartz PJ, et al: Influence of genotype on the clinical course of the long QT syndrome. International Long QT Registry Research Group. N Engl J Med 1998;339:960–5.

82. Brugada J, Brugada R, Brugada P: Right bundle–branch block and ST segment elevation in leads V1 through V3: A marker for sudden death in patients without demonstrable structural heart disease. Circulation 1998;97:457–60.

83. Priori S: Long QT and Brugada syndromes: From genetics to clini cal management. J Cardiovasc Electrophysiol 2000;11:1174–80.

84. De Ferrari GM, Salvati P, Grossoni M, et al: Pharmacologic modulation of the autonomic nervous system in the prevention of sudden cardiac death. J Am Coll Cardiol 1993;22:283–90.

85. Waxman MB, Wald RW: Termination of ventricular tachycardia by an increase in cardiac vagal drive. Circulation 1977;56:385–91.

86. Zipes DP, Wellens HJJ: Sudden cardiac death. Circulation 1998; 98:2334–51.

87. Schwartz PJ, Priori SG: Sympathetic nervous system and cardiac arrhythmias. In Zipes DP, Jalife J (eds): Cardiac Electrophysiology: From Cell to Bedside. Philadelphia, WB Saunders, 1990, pp 330–43.

88. Schomig A, Richardt G, Kurz T: Sympatho–adrenergic activation of the ischemic myocardium and its arrhythmogenic impact. Herz 1995;29:169–86.

89. Du XJ, Cox HS, Dart AM, Esler MD: Sympathetic activation triggers ventricular arrhythmias in rat heart with chronic infarction and failure. Cardiovasc Res 1999;43:919–29.

90. Podrid PJ, Fuchs T, Candinas R: Role of the sympathetic nervous system in the genesis of ventricular arrhythmia. Circulation 1990;82 (suppl):1103–13.

91. Neely BH, Hageman GR: Differential cardiac sympathetic activity during myocardial ischemia. Am J Physiol 1990; 258: H1534–41.

92. Beta Blocker Heart Attack Trial Research Group: A randomized trial of propranolol in patients with acute myocardial infarction. JAMA 1992;247:1707–14.

93. Armour JA: Myocardial ischemia and the cardiac nervous system. Cardiovasc Res 1999;41:41–54.

94. Yusuf S, Teo KK: Approaches to prevention of sudden death: Need for fundamental reevaluation. J Cardiovasc Electrophysiol 1991;2:S233–9.

95. de Ferrari GM, Vanoli E, Schwartx PJ: Vagal activity and ventricular fibrillation. In Levy MN, Schwartz PJ (ed): Vagal Control of the Heart: Experimental Basis and Clinical Implications. Armonk, NY, Futura Publishing, 1994, pp 613–35.

96. Schwartz PJ, Vanoli E, Stramba–Badiale M, et al: Autonomic mechanisms and sudden death. New insight from the analysis of baroreceptor reflexes in conscious dogs with and without a myocardial infarction. Circulation 1088;78:969–79.

97. La Rovere MT, Mortara A, Specchia G, Schwartz PJ: Baroreflex sensitivity, clinical correlates and cardiovascular mortality among patients with a first myocardial infarction: A prospective study. Circulation 1988;78:816–24.

98. Farrell TG, Odemuyiwa O, Bashir Y, et al: Prognostic value of baroreceptor sensitivity testing after acute myocardial infarction. Br Heart J 1992,67:129–37.

99. La Rovere MT, Bigger JT Jr, Marcus FI, et al: Baroreflex sensi–

tivity and heart rate variability in prediction of total cardiac mortality after myocardial infarction. Lancet 1998;351:487–494.

100. Kleiger RE, Miller JP, Bigger JT Jr, et al: Decreased heart rate variability and its association with increased mortality after acute myocardial infarction. Am J Cardiol 1987;59:256–62.

101. Lanza GA, Guido V, Galeazzi N, et al: Prognostic role of heart rate variability in patients with a recent myocardial infarction. Am J Cardiol 1998;82:1323–8.

102. Task Force of the European Society of Cardiology and the North American Society of Pacing and Electrophysiology: Heart rate variability. Standards of measurement, physiological interpretation, and clinical use. Circulation 1996;93:1043–65.

103. Jackman WM, Friday KJ, Anderson JL, et al: The long QT syndromes: A critical review, new clinical observations and a unifying hypothesis. Prog Cardiovasc Dis 1988;31:115–72.

104. Moss AJ, Schwartz PJ, Crampton RS, et al: The long QT syndrome: Prospective longitudinal study of 328 families. Circulation 1991;84:1136–44.

105. Schwartz PJ, Zaza A, Locati E, Moss AJ: Stress and sudden death: The case of the long QT syndrome. Circulation 1991;83 (suppl II) :71–80.

106. Tobe TJM, de Langen CD, Bink–Boelkens Mt, et al: Late potentials in bradycardia-dependent long QT syndrome associated with sudden death during sleep. J Am Coll Cardiol 1992;19:541–9.

107. Eldar M, Griffin JC, Abbott JA, et al: Permanent cardiac pacing in patients with the long QT syndrome. J Am Coll Cardiol 1987;10:600–7.

108. The long QT syndrome. In Zipes DP, Jalife J (eds) : Cardiac Electrophysiology. From Cell to Bedside, 3rd ed. Philadelphia, WB Saunders, 2000, p 611.

109. Engelstein ED, Sawada S, Hutchins GD, et al: "Idiopathic" ventricular tachycardia is not really idiopathic. Structural ventricular abnormalities detected by positron emission tomography. J Am Coll Cardiol 1998; 31:180A.

110. Kapoor W: Evaluation and outcome of patients with syncope. Medicine 1990;69:160–75.

111. Hainsworth R: Syncope and fainting: Classification and pathophysiological basis. In Mathias CJ, Bannister R (eds) : Autonomic Failure. A textbook of clinical disorders of the autonomic nervous system, 4th ed. Oxford, England, Oxford University Press, 1999, pp 428–36.

112. Benditt DG: Syncope. In Evans RW (ed) : Diagnostic Testing in Neurology. Philadelphia, WB Saunders, 1999, pp 391–404.

113. Benditt DG: Sinus node dysfunction. In Willerson JT and Cohn JN (eds) : Cardiovascular Medicine. New York, Churchill Livingston, 1994, pp 1296–1316.

114. Almquist A, Gornick C, Benson DW Jr, et al: Carotid sinus hypersensitivity: Evaluation of the vasodepressor component. Circulation 1985;71:927–36.

115. Benditt DG, Lurie KG, Adler SW, Sakaguchi SW: Rationale and methodology of head-up tilt table testing for evaluation of neurally mediated (cardioneurogenic) syncope. In Zipes DP, Jalife J (ed) : Cardiac Electrophysiology. From Cell to Bedside, 2nd ed. Philadelphia, WB Saunders, 1995, pp 1115–28.

116. Tea SH, Mansourati J, L'Heveder G, et al: New insights into the pathophysiology of carotid sinus syndrome. Circulation 1996;93:1411–6.

117. Sutton R, Petersen M, Brignole M, et al: Proposed classification for tilt induced vasovagal syncope. Eur J Cardiac Pacing Electrophysiol 1992;2:180–3.

118. Benditt DG, Ferguson DW, Grubb BP, et al: ACC Expert Consensus Document: Tilt Table Testing for Assessing Syncope. JACC 1996;28:263–75.

119. Bannister R: Chronic autonomic failure with postural hypotension. Lancet 1979;ii:404–6.

120. Low PA: Autonomic nervous system function. J Clin Neurophys 1993;10:14–27.

121. Low PA, Opfer–Gherking TL, McPhee BR, et al: Prospective evaluation of clinical characteristics of orthostatic hypotension. Mayo Clin Proc 1995;70:617–22.

122. Weiling W, van Lieshout JJ: Investigation and treatment of autonomic circulatory failure. Curr Opinion Neurology Neurosurg 1993;6:537–43.

123. Edmonds ME, Sturrock RD: Autonomic neuropathy in the Guillain–Barré syndrome. BMJ 1979;2:668–70.

124. Leitch JW, Klein GJ, Yee R, et al: Syncope associated with supraventricular tachycardia: An expression of tachycardia or vasomotor response. Circulation 1992;85:1064–71.

125. Brignole M, Gianfranchi L, Menozzi C, et al: Role of autonomic reflexes in syncope associated with paroxysmal atrial fibrillation. J Am Coll Cardiol 1993;22:1123–9.

126. Alboni P, Menozzi C, Brignole M, et al: An abnormal neural reflex plays a role in causing syncope in sinus bradycardia. J Am

Coll Cardiol 1993;22:1130–4.

127. Pathy MS: Clinical presentation of myocardial infarction in the elderly. Br Heart J 1967;29:190–9.

128. Dixon MS, Thomas P, Sheridon DJ: Syncope is the presentation of unstable angina. Int J Cardiol 1988;19:125–9.

129. Johnson AM: Aortic stenosis, sudden death, and the left ventricular baroreceptors. Br Heart J 1971;33:1–5.

130. Lombard JT, Selzer A: Valvular aortic stenosis. Ann Intern Med 1987;106:292–8.

131. Atwood JE, Kawanishi S, Myers J, et al. Exercise testing in patients with aortic stenosis. Chest 1988;93:1083–7.

132. Ausubel K, Furman S: The pacemaker syndrome. Ann Intern Med 1985;103:420–9.

133. Ellenbogen K, Wood MA, Stambler B: Pacemaker syndrome: Clinical, hemodynamic, and neurohumoral features. In Barold SS, Mugica J (eds) : New Perspectives in Cardiac Pacing, vol 3. Mount Kisco, NY, Futura Publishing. 1993, pp 85–112.

134. Rowe P, Bou–Holaigah I, Kan J, Calkins H: Is neurally mediated hypotension an unrecognized cause of chronic fatigue? Lancet 1995;345:623–4.

第 4 章　除颤的基本概念和进展

NIPON CHATTIPAKORN, RAYMOND E. IDEKER

在工业化国家，心脏性猝死（sudden cardiac death，SCD）是一个重要的健康问题[1]。大多数猝死可能是室颤引起[2]。目前，电除颤是终止这种致命性心律失常的惟一手段。过去 10 年，SCD 所致的死亡率在逐渐下降，至少部分归功于人们对这种心律失常的理解以及除颤装置的发展。体外除颤已发展到在公共场所进行除颤，这明显降低了 SCD 的死亡率。另外，体内除颤器也取得进展，如应用双相波、经静脉植入、体积缩小等已使特定的患者获益[2-4]。尽管经胸除颤器和心腔内除颤器被广泛应用，仍有很多方面需要改进。我们对除颤的机制掌握得越多，越有可能设计改进除颤的方案。本章将阐述决定除颤结果的一些重要因素和可能的关键因素。

电击产生的电位梯度分布

除颤成功与否取决于电击的强度，取决于放电能否改变心肌纤维的跨膜电位。这种跨膜电位的改变是电击产生的在细胞外和细胞内间隙之间的电流所致。放电时通过心脏不同部位的电流大小不同。这种电流分布与电位梯度（即电击电位在空间的改变）以及通过心脏电击产生的电位梯度的空间投影直接相关[5,6]。从心内电极放电时，电位梯度分布明显不一致，即高电位梯度位于放电电极附近，而低电位梯度位于远离放电电极的部位[7]。其他因素如心肌纤维的曲度和方向[8]、心肌结缔组织屏障[9,10]、血管、瘢痕组织[11]等也直接影响跨膜电位。

当向心脏放电时，电击产生的电位模式及电位梯度分布取决于放电电极的特点。当从右心房电极（阳极）、左心室心尖部电极（阴极）放电 1V 时，电击产生的最大负电位位于心尖部。心尖部（除颤电极所在的位置）的电压变化也明显（图 4–1*A*）[12]。图 4–1*B* 显示根据这种电位分布所计算的电位梯度。对于这种放电电极方式，电位梯度分布明显不均匀，心尖部要比心室基底部电位梯度大，变化更快（等电位梯度线示间隙狭窄）。若从右心室基底部侧壁电极（阳极）和左心室基底部侧壁电极（阴极）放电 1.5V（图 4–2），则在与放电电极相邻的区域电压变化明显（图 4–2*A*），最强的电位梯度区在电极附近的心室基底部，最弱的电位梯度区在远离放电电极的心尖部（图 4–2*B*）[12]。因此，不论电极方式如何，放电产生的电位梯度分布有相似的特点，电位梯度迅速改变的高电位梯度区总是位于除颤电极附近，而低电位梯度区通常位于远离除颤电极的部位[7,12]。

心肌对电刺激的反应

若对心肌纤维发放电刺激，根据不同的刺激强度（即刺激产生的电位梯度）和在刺激时心肌纤维动作电位的时相，可观察到几种反应[13]。若刺激强度在阈值之上，所刺激的细胞处于静息状态或相对不应期，则可产生新的动作电位（图 4–3*A*）[14]。若刺激较弱（低于阈值），细胞处于静息状态或不应期，则不引起反应。然而刺激非常强（远高于阈值），即使细胞处于高度不应期，可以发生分级反应（图 4–2*B*）。分级反应的大小随着刺激强度增加和（或）偶联间期增加而增加[15]。这种分级反应延长了心肌细胞的动作电位时程以及不应期[16,17]。有人认为这种类型的心肌反应是除颤的可能机制，即*不应期延伸假说*[18,19]。该假说认为，成功除颤必须有足够的电击强度，能使所穿过的心肌的不应期延

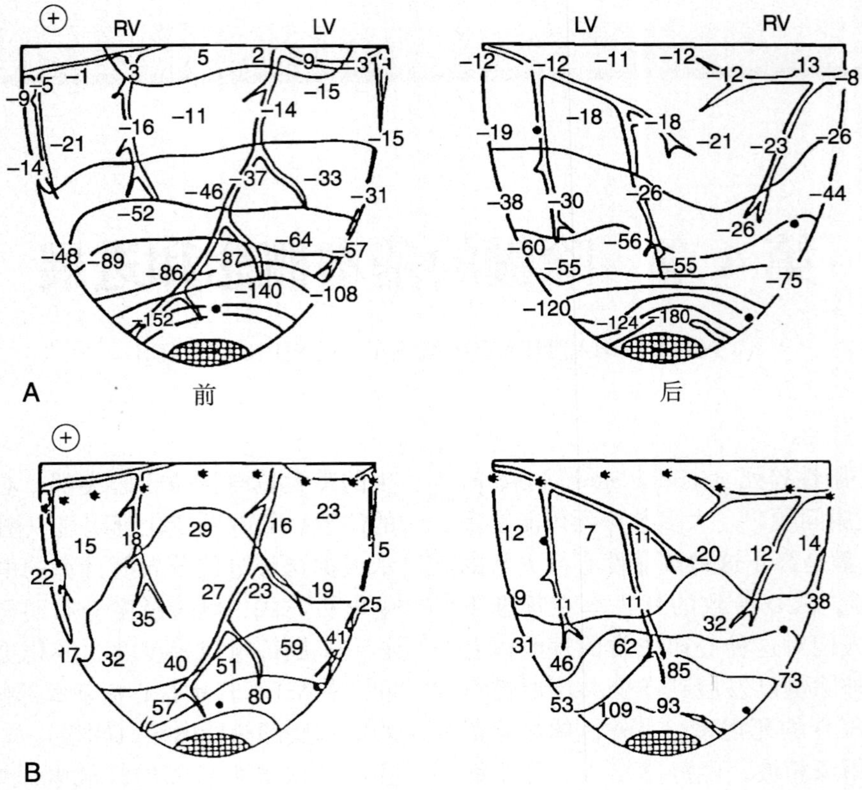

图 4–1 从心尖部电极（带栅格的圆圈代表电极）（阴极，–）和右心房电极（阳极，+）进行放电 1V 产生的心外膜电位及电位梯度分布图。图中显示了心室前面（左图）和后面（右图）的投影。图中数字代表了所在部位的电位（A 图，mV）和电位梯度（B 图，mV/cm）。实心圆圈示不当记录部位。星号示心室边缘不能计算电位梯度的电极部位。等电位线的间距是 25mV/V；等电位梯度线的间距是 25mV/(cm·V)。**A.** 等电位图。在心尖部（放电电极的位置）等电位线线排列较密集，朝向基底部时，等电位线逐渐稀疏，提示通过心室的电位分布不均匀。**B.** 从 A 图计算的等电位梯度图。电击引起电位梯度不均匀，邻近放电电极所在的心尖部区域，电位梯度高；而远离电极的基底部，电位梯度低。（Reproduced with permission from Chen P–S, Wolf PD, Claydon FJ III, et al: The potential gradient field created by epicardial defibrillation electrodes in dogs. Circulation 1986; 74: 626–636.）

长，这样除颤后若有异位激动，则因不应期延长而不能扩布，不能形成折返和室颤。然而电位梯度分布是不均匀的，因此，为了在电击场最弱的区域达到最低要求的电位梯度，电击产生的电位梯度应强于绝大多数区域所需的梯度。

室颤时放电及心肌反应

在室颤时，在心脏中每个时刻都存在游走的激动波[20]。在相同的或不同的室颤事件，在不同的时刻，激动顺序不固定且变化很大[21,22]。在室颤时进行相同或不同强度的电击，每次心肌对电击的反应也彼此不同，其取决于放电时心室所处的状态。因为这些反应可能是决定除颤是否成功的关键，以相同的电击强度对颤动的心脏进行除颤有时可以成功，有时则不成功。因此，不存在明确的电击强度阈值可以截然区分除颤成功或失败。电击强度与除颤成功之间的关系因而是或然性的，导致除颤成功或然性的其他因素包括自主神经张力的改变和室颤时心脏容积的改变[23,24]。虽然除颤成功是或然性的，但不论是经胸除颤还是心内除颤，电击强度越大，除颤的成功率就越高（图 4–4）[25,26]。

电击后即刻激动的区域

除颤研究表明，在电击后即刻在心脏出现激动的区域与电击产生的细胞外电位梯度分布有关。若要成

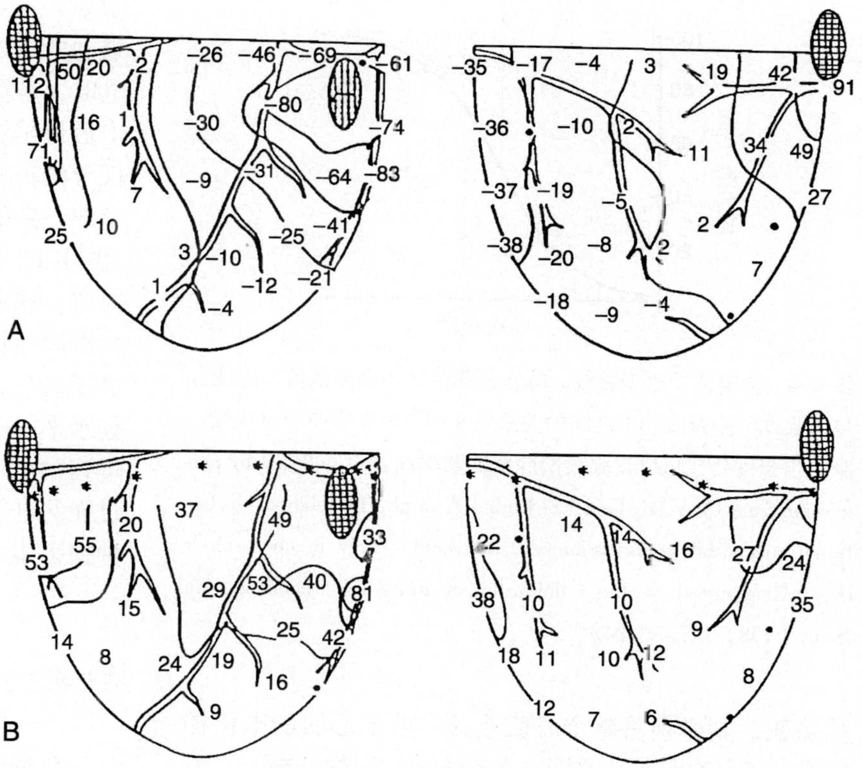

图 4-2 从右心室基底部电极（阳极，+）和左心室基底部电极（阴性，-）放电 1.5V 产生的心外膜电位和电位梯度分布图。带栅格的圆圈代表电极。**A.** 放电电极附近等电位线较密集。**B.** 从 A 图计算的等电位梯度图。在两个除颤电极附近电位梯度高。（Reproduced with permission from Chen P-S, Wolf PD, Claydon FJ III, et al: The potential gradient field created by epicardial defibrillation electrodes in dogs. Circulation 1986; 74: 626-636.）

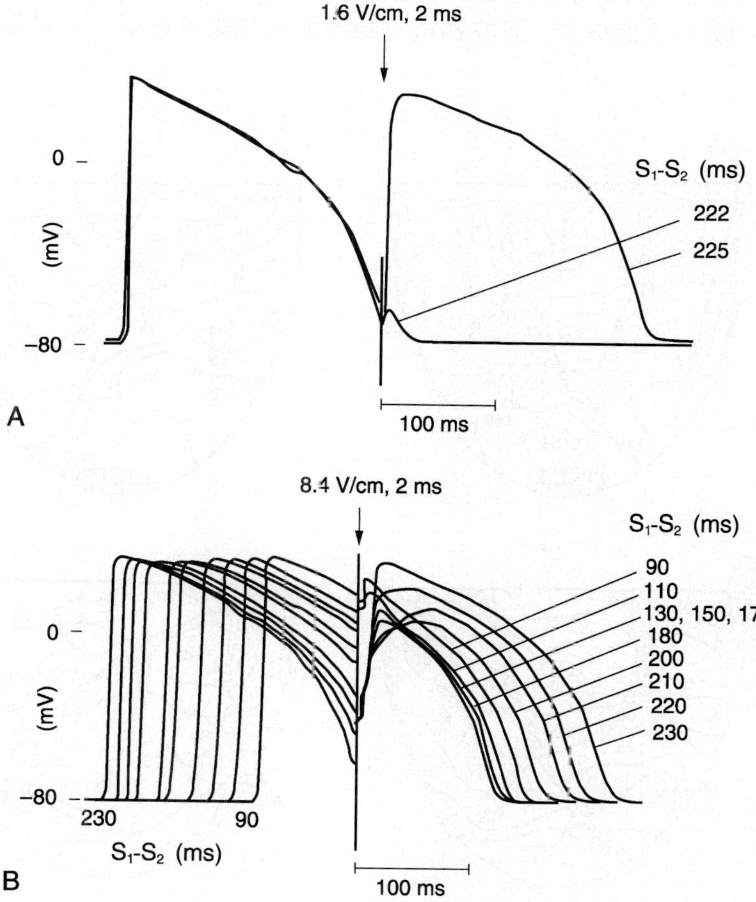

图 4-3 **A.** 单细胞电位记录显示细胞对 S_2 电击场刺激（在该细胞为 1.6V/cm）的全或无反应。当 S_1S_2 间期为 222ms 时，细胞几乎无反应。然而，当 S_1S_2 间期再延长仅3ms后，产生了新的动作电位。**B.** 单细胞电位记录显示 S_2 场刺激（在该细胞为 8.4 V/cm）引起动作电位时程延长。记录均来自同一细胞，并按 S_2 时间排列。在发放 S_2 刺激前的电位记录图的下方显示了 S_1S_2 的偶联间期。记录图的右侧显示 S_2 刺激后不同的 S_1S_2 间期引起的反应。随着 S_1S_2 间期延长，动作电位时程延长的程度增加。（Reproduced with permission from Knisley SB, Smith WM, Ideker RE: Effect of field stimulation on cellular repolarization in rabbit myocardium: Implications for reentry induction. Circ Res 1992; 70: 707-715.）

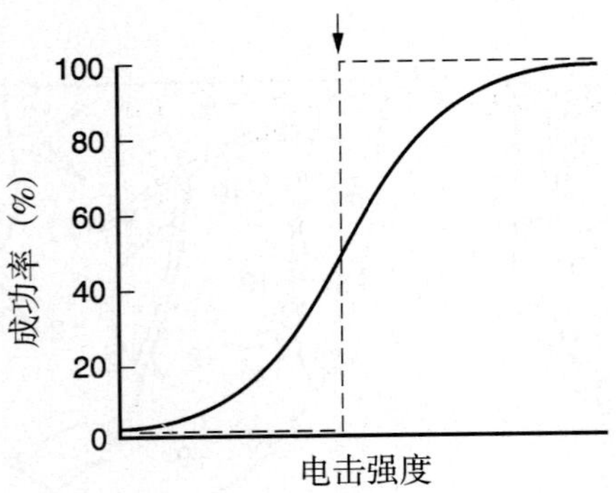

图 4–4 除颤成功概率曲线。除颤的阈值并不是离散值（虚线）。电击强度与除颤成功率之间的关系呈 S 型剂量反应曲线（实线）。高电击强度要比低电击强度的除颤成功率高。（Modified by permission from Davy JM, Fain ES, Dorian P, et al: The relationship between successful defibrillation and delivered energy in open-chest dogs: Reappraisal of the " defibrillation threshold" concept. Am Heart J 1987; 113: 77–84.）

功除颤，则必须将整个心肌或几乎整个心肌的电位梯度提高到某个最低水平[27]。支持这种论断的证据有：不能成功除颤的弱电击后即刻在心室的多个部位出现激动电位[28]，随着电击强度逐渐加大，电击后即刻激动部位的数目逐渐减少，且在高电位梯度的区域未见即刻激动。图 4–5 显示在与图 4–1 和 4–2 相同的动物中记录到的电击后即刻激动的部位。从两个不同的电极放电时，若除颤电极分别在右心房和心室心尖部时，电击后最早激动点在心室基底部（图 4–5*A*）；若除颤电极分别在左、右心室基底部，电击后最早激动点在心室的心尖部（图 4–5*B*）。两个区域均与从每种除颤电极（图 4–1*B* 和 4–2*B*）进行电击时所产生的弱电位梯度相对应。这些结果提示，电击产生的电位梯度场决定了除颤后心肌的即刻反应。因为电击产生的电位梯度场明显不均匀，若要在心室电位梯度场最弱的区域达到最佳水平的电位梯度，通常需要很强的电击强度。然而，过强的电击是有害的，因为其可在放电电极附近产生过强的电位梯度，可损伤心肌[29,30]。几项研究表明，这种损害作用可导致电击后传导阻滞和其他心律失常[31]。

除颤为何失败？

在接近除颤阈值放电未能除颤时，记录到的可以向整个心肌或几乎整个心肌传播的最早激动点总是位于低电位梯度区。经过几个快速有序的周期，激动变得更加无序，使室颤可以重新开始。目前有 2 种机制

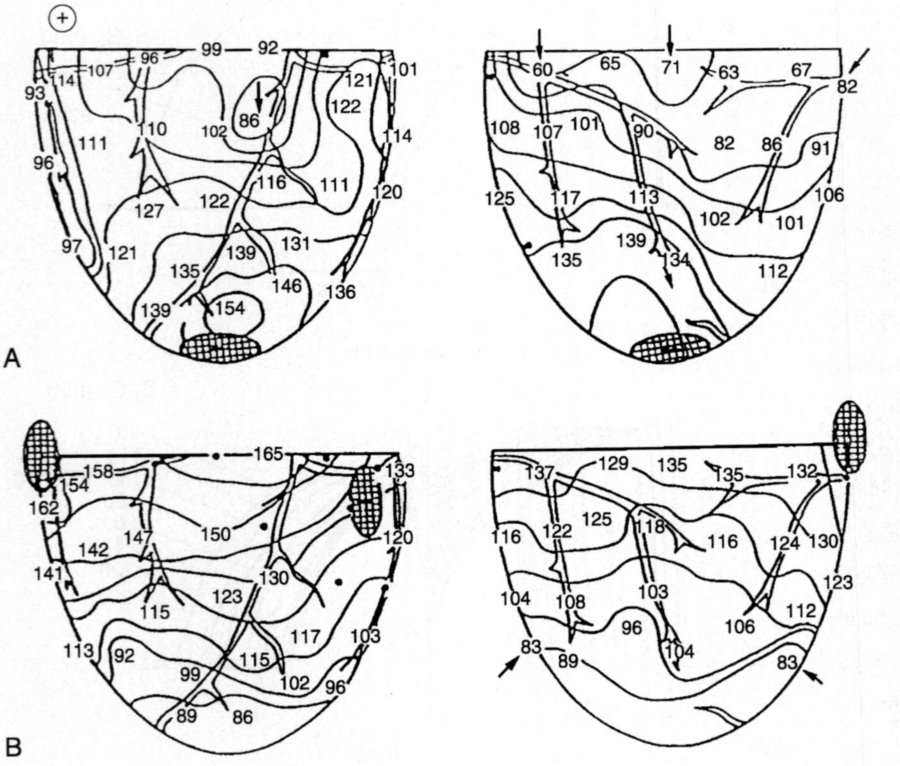

图 4–5 电击后首次激动的等时线。细实线是相隔 10ms 的等时线。数字代表每个记录部位相对于开始电击的激动时间（ms）。**A.** 在室颤时从右心房和心尖部电极放电 4.9J 未能成功除颤。电击后最早激动点位于心室基底部（箭头所示）。这种电极方式放电产生的弱电位梯度区见图 4–1*B* 中的电位梯度图。**B.** 在室颤时从右、左心室基底部电极放电 23.2J 未能成功除颤。电击后最早激动点位于心室的后壁和心尖部（箭头所示）。这种电极方式放电产生的弱电位梯度区见图 4–2*B*。（Reproduced with permission from Chen P–S, Wolf PD, Claydon FJ III, et al: The potential gradient field created by epicardial defibrillation electrodes in dogs. Circulation 1986; 74: 626–636.）

可以解释在低电位梯度区形成电击后最早激动。其一是*临界心肌假说*（critical mass hypothesis）。假说认为，电击产生的电位梯度场太小而不能终止存在于这些区域的颤动波，使电击后颤动可以继续传播[32~34]。其二是*除颤的易损性上限假说*（upper limit of vulnerability hypothesis for defibrillation）。该假说认为，接近阈值强度的电击已经足够大可以终止所有的颤动波，包括在低电位梯度区的颤动波。然而，这种电击未能成功除颤是因为其在这些区域产生了新的激动波[28,35,36]。这些激动向四周传播，最后在心室引起阻滞和形成无序激动，然后蜕变为室颤。这两种假说仍有争议[37~39]。不论何种机制，因为在每个心肌部位电击的直接作用取决于电击强度（即电位梯度）和放电时所处的心动周期时相，这两种假说均认为电击电位梯度及其投影必须足够高，才能终止心室的颤动波，或不产生引起室颤恢复的新的激动波，或两者均包括[28,35,36]。

临界点假说：经典解释

曾有心脏标测研究显示，在以接近除颤阈值的强度电击而未能除颤后，电击后的激动方式与电击前室颤激动方式不同[28,35]。这些研究提示电击后的激动并不是该部位电击前室颤激动未经改变的延续，而是电击终止了所有的室颤激动波但未能除颤，其在低电位梯度区形成了新的激动，然后蜕变为室颤。*临界点假说*（critical point hypothesis）被认为可以解释电击是如何在低电位梯度区产生新的激动并导致室颤的。该假说是基于电击产生的电位梯度分布、电击时心肌的状态和心肌对电击的反应三者之间的关系。Winfree[40]从理论上提出了该假说，后来 Frazier 等[41]用实验证实了该假说。在电击时也可观察到心肌组织对同一刺激的不同反应。因此，根据电击时心肌组织的状态不同，一些部位的心肌可由电击场直接激动而形成新的动作电位，而另一些部位则因动作电位的分级反应导致不应期延伸[14,16,42,43]。因此，在两种类型部位交界处的临界点电击终止了室颤，又有激动波形成。这种死胡同式的激动波经过扩布形成了功能性折返环。

Frazier 等[41]为证实这种假说在犬心于起搏下进行放电（图 4-6）。在记录部位的右侧放置一排心外膜刺激导线以发放 S_1 起搏刺激。图 4-6*A* 显示在最后一个 S_1 刺激时，在标测区域激动时间和恢复时间的分布。实线代表激动波背离 S_1 电极传播，虚线代表从局部 2mA 刺激产生的不应期估计的恢复时间。在标测区的底部放置一长而窄的电极，发放 S_2 电击，其与 S_1 起搏刺激产生的激动波相垂直。较强的 S_2 早搏电击产生的电位梯度（图 4-6*B*）显示最大电位梯度位于与 S_2 电极邻近的区域，并随着与 S_2 电极的距离变远而减弱。在最后一个 S_1 刺激后发放 S_2 电击可以扫描易损期。

图 4-6*C* 显示当标测区的不应期离散时在 S_1S_2 偶联间期发放 S_2 刺激后形成折返环时的早期激动方式。在较强的 S_2 刺激后，首先出现的激动波距 S_2 电极数厘米，一端在标测区中心的某点终止，此处 S_2 电位标度约为 6V/cm，组织刚过绝对不应期[41]。这一点称为*折返的临界点*。激动波然后从 S_1 电极开始传播，围绕关键点转动，再向左下扩布，当进入右下方时就形成了折返环，持续十来个周期后蜕变成室颤。

折返环的形成机制可能是在放电时在不同部位的心肌组织对 S_2 电击场的反应不同。根据心肌组织对 S_2 电击的反应，标测区可分成 4 个区，大致形成 4 个象限（中心在临界点）。在阴影区的心肌（右象限的上部和底部）直接激动，在电击时充分恢复。左上象限的心肌没有直接激动，因为其不应期比阴影区的长。因为电击电位梯度比在上象限引起分级反应所需的临界值弱，该象限的心肌不应期并未延伸。然而，在下象限电击产生的电位梯度比临界值强。因此，邻近 S_1 起搏电极的左下象限心肌组织的不应期因分级反应而延长，因为该部位心肌不应期比远离 S_1 起搏电极部位心肌不应期短。左下象限的大多数心肌不应期太长而不易受电击的影响，尽管其电位梯度较大。因此，在直接激动区（阴影区）形成的激动波仅能从右上象限向左上象限传播。在右下象限的直接激动不能向左传播，因为遇到不应期较长的心肌而被阻滞。在激动波从左上象限进入左下象限时，左下象限的心肌组织已经恢复。这使得激动可以传播，并再次进入右下象限的直接激动的组织，该部位在此之前也恢复了兴奋性。因此，在临界点周围形成了逆时针折返环。

临界点假说：新的解释

光学标测研究显示，当对心肌进行电刺激时，在刺激电极附近可见到不同的跨膜电位极性改变[6,9,44~46]。在进行除颤放电时，可能电击引起的除极区和超极化

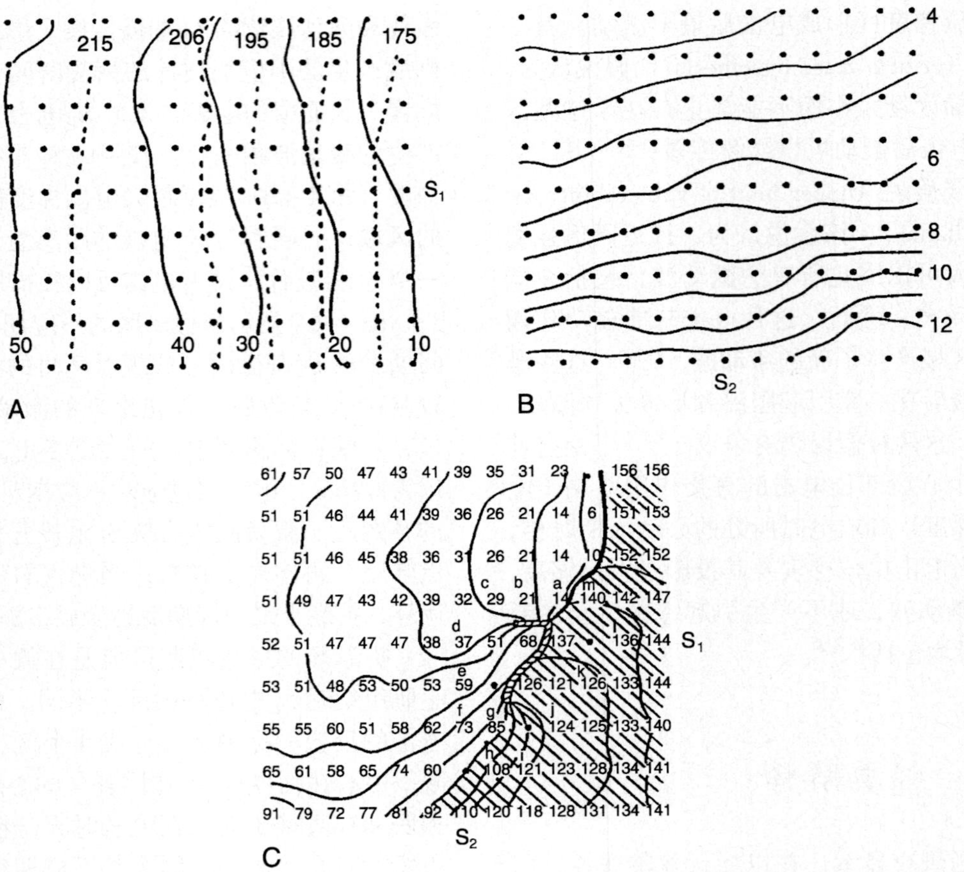

图 4-6 电击形成的折返环。**A.** 最后一个 S_1 刺激时的激动时间（实线）和局部 2mA 刺激后的恢复时间（虚线）。单位：ms。**B.** S_2 刺激产生的电位梯度分布。单位：V/cm。**C.** 发放 S_2 电击后即刻早期激动方式。图中数字代表在每个记录部位距离 S_2 刺激的时间（ms）。实线是间距 10ms 的等时线，阴影区示标测区中直接由 S_2 刺激场激动的部位。帧扫描线（粗实线）代表激动波的起源，并从直接激动的区域向外传播，也代表了在该激动周期的标测图与下一个周期的标测图（图中未显示）之间的转变。阴影线代表在折返环中心功能性的传导阻滞区。（Reproduced with permission from Frazier DW, Wold PD, Wharton JM, et al: Stimulus-induced critical point: Mechanism for electrical initiation of reentry in normal canine myocardium. J Clin Invest 1989; 83: 1039–1052.）

区散布于整个心脏[9,47,48]。Efimov 等通过应用光学标测技术研究除颤失败的机制，观察到可形成与经典临界点不同的折返环[47]。其结果显示，在可观察到折返环的区域，临界点的形成依赖于电击产生的跨膜电位的除极和超极化的幅度及分布。若在除极化和超极化区的交界区，当跨膜极化改变的幅度和速率足够大时，就在此交界区形成了临界点。在电击引起的组织超极化区，超极化可使在电击前除极的组织“去激动”，因此使该区域的心肌恢复可兴奋性 [6,47]。根据这些结果，电位梯度和不应期并不是形成折返环的关键。图 4-7 显示了根据经典的和新的临界点假说所描述的折返环的形成。

图 4-7*A* 显示的是 Frazier 等[41]所描述的经典临界点形成。S_1 起搏电极位于标测区的左侧，S_2 放电电极位于标测区的下方。当放电时，由 S_2 电击所直接激动（directly activate, DA）的心肌位于 S_1 起搏电极附近。不应期延伸（refractory period extension, RPE）的心肌位于 S_2 电极附近。因此，起源于 DA 区域的激动可以围绕临界点以顺时针方向单向传播。

图 4-7*B* 显示是新型临界点形成的理想化示意图。当放电时产生的除极区与超极化区相邻[9,45]。在 DA 区电击产生除极的幅度在上方区域高（较大的正数），并向下方逐渐减小（较小的正数）。与除极区相邻的是超极化区。电击产生的超极化的振幅也是在上方高（较大的负数），并从上至下逐渐减小（较小的负数）。如图的中心上方密集的等电位线所示，电击产生的跨膜电位分布模式在除极区和超极化区之间形成了较大的

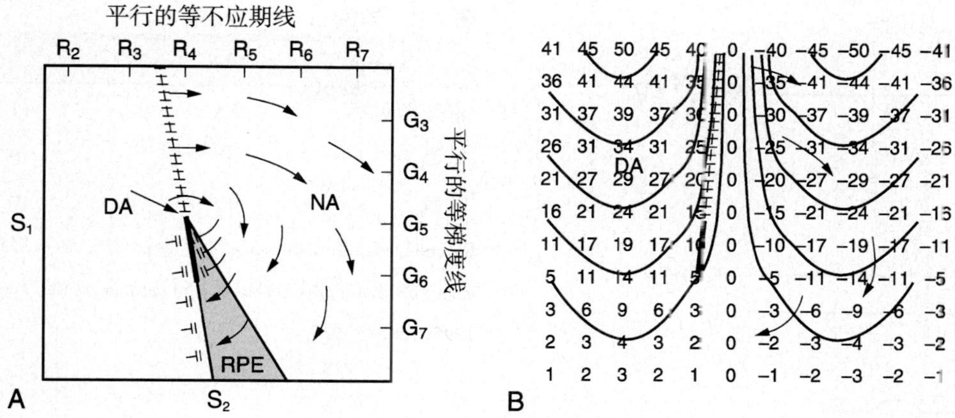

图 4-7　两种类型的临界点假说。**A.** 与图 4-6 所示实验相应的理想化示意图。在临界电击电位梯度 G_5 与临界组织不应期 R_4 相交处形成了临界点。从左侧进行 S_1 起搏引起在 S_2 电击时组织不应期离散，R_2 代表不应期短，R_7 代表不应期长。从最大电位梯度 G_7 在下方而最小电位梯度 G_3 在上方的区域下方，在易损期发放 S_2 电击，标记为 DA 的区域心肌充分恢复，因而可以由电位梯度场直接激动。在点画区，虽然不应性更强，但电位梯度大，不应期延伸（RPE），DA 区组织的激动不能通过该区域传播。NA 区的不应性太强，甚至不受较大电位梯度的影响。因此，在上方从 DA 区向 NA 区激动单向传播，围绕着临界点，然后折回 DA 区，形成了折返环路。**B.** 相邻的除极化和超极化跨膜电位变化引起的临界点理想化示意图。数字代表跨膜电位变化，等电位线从-45mV 开始，间距 10mV。在帧扫描线的左侧是 DA 区，此处除极化的跨膜电位变化是阈上的。在跨膜电位梯度较大处，如图中心上方密集的等电位线所示，传导可向超极化区进行。在下方，跨膜电位梯度较小，不能发生扩布。在帧扫描线和阻滞线相交处形成了临界点，激动波的一端终止于此。（Reproduced with permission from Chattipakorn N, Ideker RE: Mechanism of defibrillation. In Aliot E, Clementy J, Prystowsky EN (eds): Fighting Sudden Cardiac Death: A Worldwide Challenge. Armonk, NY, Futura Publishing, 2000.）

电位梯度，使得激动波可从除极区向超极化区传播（上方的箭头所示）。在图的下方没有激动传播因为跨膜电位梯度太小。因此，在帧扫描线和阻滞线（分别为阴影线和实线）的相交处形成了临界点，激动波的一端在此终止。因此，起源于 DA 区的激动从上至下单向传播（箭头所示），随后又折返至 DA 区，形成了顺时针折返环。

虽然这两种解释提示不同的临界点形成机制，但均提示除颤失败是由电击引起的折返激动所致，后者后来蜕变成室颤。多数应用大动物模型的心脏标测研究提示，在未能成功除颤的电击（其强度接近除颤阈值）后，很少能观察到折返激动[28,34,49-52]。这些研究常常观察到心外膜局部激动模式，提出了跨壁或浦肯野–心肌折返是产生激动波的可能机制。在这些研究中，心外膜局部激动模式是由心外膜突破点形成，而不是存在一个真正的局灶起源[28,34,50-52]。为了证实该假说，需要三维标测。目前，仅有几项三维标测研究探讨除颤机制。Chen 等进行了跨壁心脏标测研究，观察到在未能成功除颤的电击后，仅有几个颤动事件是由折返环引起的[49]，很多是起源于某个点。这些发现提示，目前关于临界点形成的理论只能部分解释除颤机制，对颤动的心脏放电与心脏对电击的反应之间的关系是复杂的。

易损性的上限和除颤机制

在正常窦律下或起搏时在心动周期的易损期对心肌组织发放一定强度的电刺激，可以诱发室颤[53]。可以诱发室颤的最低刺激强度称为室颤阈值（图 4-8）。随着刺激强度增加，仍可诱发室颤，直至达到一定的值之上室颤不再能诱发。这种不再能诱发室颤的较强的刺激强度（不论在复极的易损期中何时发放）称为易损性的上限（upper limit of vulnerability, ULV）（图 4-8）[54]。表 4-1 显示了不同心肌反应所需的刺激电流和电压梯度的阈值估计[27]。

有人将存在 ULV 与除颤机制相联系[35,36]。因为考虑室颤是通过折返维持的，应当连续存在激动波。如果是这样，那么复极也应当连续发生。若发放电击以使心脏除颤，在电击时一部分心肌可能处于易损期。因此，如果该部位的电击梯度比室颤阈值强但比 ULV 弱，

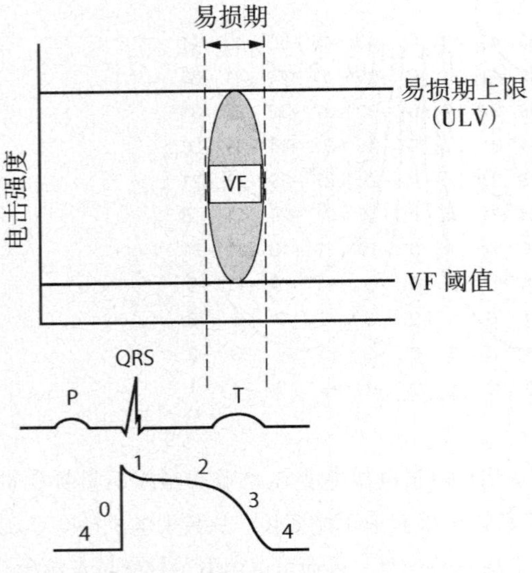

图 4–8 电击强度、易损期、室颤（VF）之间的关系。若在易损期（对应于心电图上 T 波部分或动作电位的复极相）的适当时间发放，一定强度的电击（即在室颤阈值之上）可诱发室颤（椭圆）。然而，若电击强度超过了易损期上限（ULV），则在心动周期的任何时间发放电击也不能诱发室颤。（Reproduced with permission from Chattipakorn N, Ideker RE: Mechanism of defibrillation. In Aliot E, Clémenty J, Prystowsky EN (eds): Fighting Sudden Cardiac Death: A Worldwide Challenge. Armonk, NY, Futura Publishing, 2000.）

则可以诱发室颤，导致除颤失败。然而，若电击强度足够大而超过整过心脏的 ULV，则不能诱发室颤，导致除颤成功。因此，按照该理论，若要成功除颤，电击必须足够强以致不能诱发可导致电击后再次室颤的

表 4–1 阈值

	mA	V/cm
舒张期起搏	0.5	1
室颤	20	6
除颤	10 000	6

Reproduced with permission from Ideker RE, Zhou X, Knisley SB: Correlation among fibrillation, defibrillation, and cardiac pacing. Pacing Clin Electrophysiol 1995; 18: 512–525.

新的激动。确实，有人证实了 ULV 与除颤阈值之间非常相关（图 4–9）[55,56]，提示存在 ULV 是除颤机制的可能解释 [28,35,54,57]。该假说称为*除颤的 ULV 假说*，该假说认为成功的电击必须终止所有的室颤激动波，同时不产生可再次诱发室颤的电击后新的激动[58,59]。

有人用临界假说解释除颤阈值与 ULV 之间的关系（图 4–10）[27]。当发放电击时，在电极附近的区域电击产生的电位梯度较大，并随着远离电极而逐渐减弱。因为形成临界点需要一定的临界电位梯度，较弱的电击（即室颤阈值）仅可以在距放电电极最近的部位产生临界电位梯度（a 线），导致在 S_2 电极附近形成临界点。随着电击强度增加，可以在距放电电极较远的部位形成临界电位梯度（b~h 线）。因此，临界点和折返环远离放电电极。若电击强度足够大，电击产生的电位梯度大于整个心肌的临界值（i 线），则在心室不能产生临界点，也不产生折返环。这种电击强度达到易损性的上限（若在正常窦律或起搏节律下在易损期放电

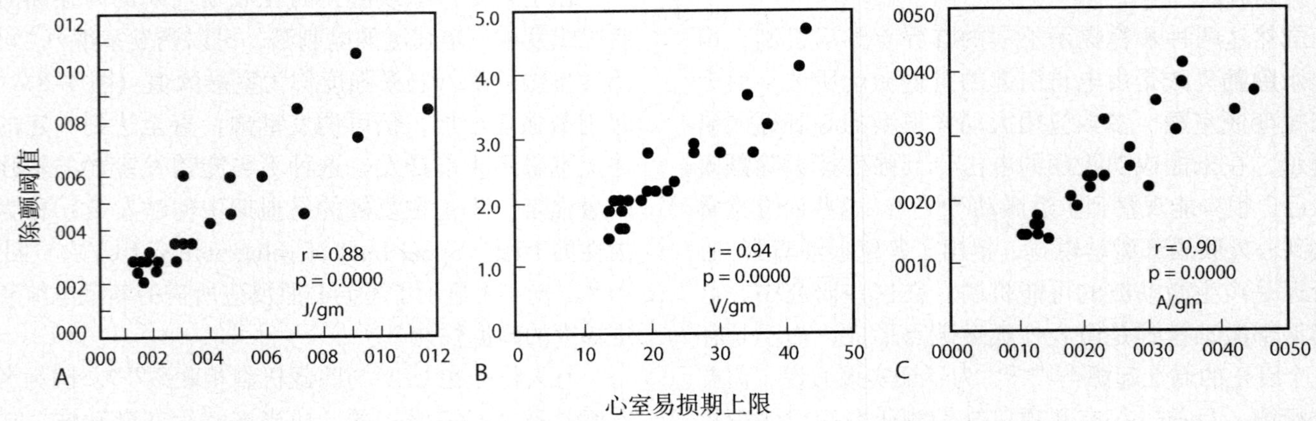

图 4–9 除颤阈值与易损期上限（ULV）的关系。除颤电极在右心房（阳极）和左心室心尖部（阴极）。结果是从 22 条犬的实验中得出的，分别用能量（**A**）、电压（**B**）、电流（**C**）的单位来表示。所有单位均按每克心脏重量表示。（Reproduced with permission from Chen P–S, Shibata N, Dixon EG, et al: Comparison of the defibrillation threshold and the upper limit of ventricular vulnerability. Circulation 1986; 73: 1022–1028.）

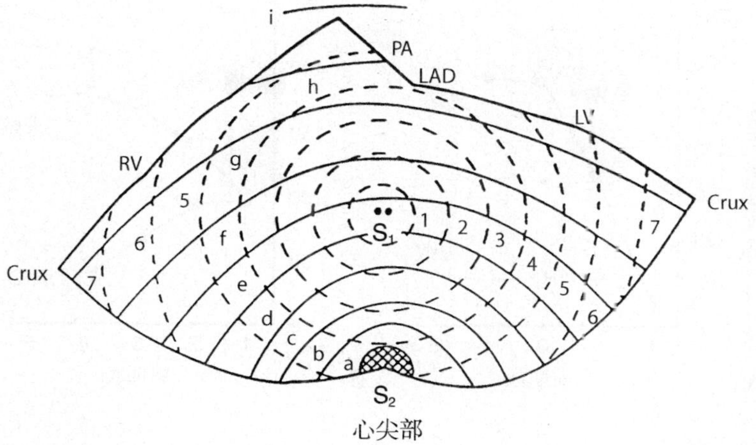

图 4–10　对心室放电形成临界点的假说。图中显示的是想象中从十字交叉至心尖部切开后心室被展开后的心外膜表面。等恢复线（虚线 1~7）代表不应期的不同程度，围绕起搏点（S_1）呈同心圆状。从心尖部电极（S_2）发放较强的早搏刺激，回路电极在远离心脏的机体其他部位。等电位梯度线（实线 a~i）代表不同水平的细胞外电位梯度，围绕 S_2 电极呈同心圆状。心室中电位梯度最小值位于心室上部的小部分区域，代表肺动脉流出道。LAD：冠状动脉左前降支；LV：左心室；PA：肺动脉；RV：右心室。（Reprodused with permission from Ideker RE, Tang ASL, Frazier DW, et al: Ventricular defibrillation: Basic concepts. In El-Sherif N, Samet P（eds）: Cardiac Pacing and Electrophysiology. Orlando, Fla., WB Saunders, 1991, pp713–726.）

时），若在室颤时放电，则可以成功除颤。Idriss 等[60]的实验研究支持这种假说。

虽然有人认为在临界点周围形成折返环是除颤失败和在 T 波电击诱发室颤的可能机制，但在大多数研究中通常并未观察到折返模式[34,50~52,61]。这些结果提示临界点假说只是部分解释了除颤和诱发室颤的机制。例如，最近在猪用接近阈值强度的电击[52,61,62]诱发室颤和除颤研究提示，起源于低电位梯度区的快速反复的电击后局灶性激动可能是再次诱发室颤而导致除颤失败的机制。这些研究未发现心外膜折返。室壁内折返也可能是其机制，几项研究提示电击介导的自律性或触发活动可能是这些电击后产生的快速反复性激动的机制[63~66]。这些发现提示其他机制（如局灶性电活动）也可能是除颤失败的原因。值得指出的是，在小动物心脏模型中（如豚鼠或兔）应用弱电击（即远低于除颤阈值）的研究发现多数为折返活动[46,67,68]。而在犬和猪中以较强的电击（即接近除颤阈值）诱发室颤或除颤的研究中可观察到局灶性电活动[35,50,52,61]。

接近阈值的电击和除颤机制

“为何一些电击能成功除颤，而另一些不成功？”这个问题虽很简单，但至今仍然没有明确的答案。虽然除颤研究已持续多年，但其机制仍有争议[37~39]。这些研究的结果不一致，可能受到不同的电击强度以及应用不同种属的动物的影响。为了减小不同电击强度和动物种属差异的影响，一些学者用猪心应用接近除颤阈值的电击强度探讨除颤的机制。应用大动物模型主要是由于其生理与解剖与人的心脏相近[50~52,69]。

Chattipakorn 等在用接近除颤阈值的强度电击后，50%可成功除颤（DFT_{50}），成功的和不成功的电击后最早激动周期的区别很小[52]。然而，从第 2 个周期开始，不成功电击与成功电击相比，前者起源于心外膜的激动周期进行性加快，通过心室的时间逐渐减慢（图 4–11*A* 和 *B*）。电击后最早的几个激动总是起源于左心室心尖部，该部位电击电位梯度场较弱，因为该研究中放电电极的方式为右心室（RV）心尖部和上腔静脉（SVC）（图 4–12）[7]。这些发现提示，是电击后激动周期的数目与速度，而不是电击后即刻激动，决定了电击的效果。为证实该假说，随后的研究在发放除颤阈值之上的电击后，在左心室心尖部发放 1~5 个起搏刺激[70]。因此，电击本身总可以成功除颤，5 个起搏刺激类似在 DFT_{50} 电击研究中所观察到的连续的快速电击后周期。本研究结果提示，为再次诱发室颤，总是需要 3 个连续的快速的电击后起搏刺激；1~2 个起搏刺激即使

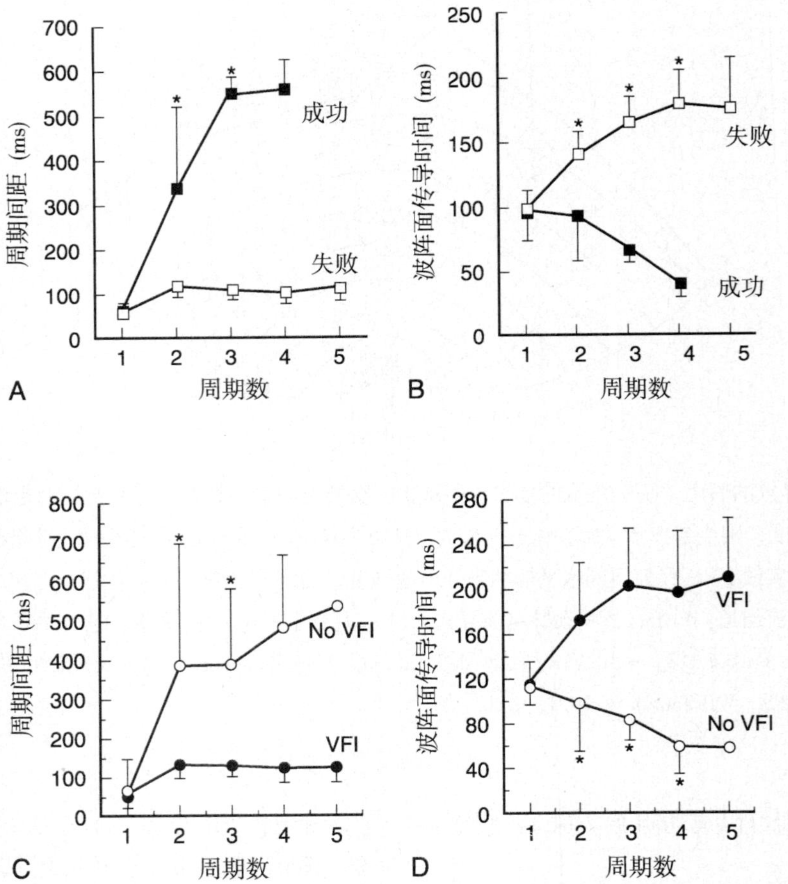

图 4-11 除颤放电后前 5 个电击后激动周期的周期间间期（2 个连续的电击后周期的起点之间的间期）和波峰传导时间（激动周期通过心室需要的时间）。所有的电击强度均相同，50%可成功除颤，即 DFT_{50}（**A** 和 **B**），在起搏节律下在易损期放电，50%可诱发室颤，即 ULV_{50}（**C** 和 **D**）。星号示该周期两种结果差异有统计学意义。No VFI：通过 ULV 电击不能诱发室颤；VFI：通过 ULV 电击成功诱发室颤。

在可夺获心肌的最短偶联间期也不能诱发室颤。这些结果与 DFT_{50} 电击研究的结果一致，从而支持电击后激动的数目与速度决定了电击效果的假说[52,70]。

由于 ULV 假说认为未成功的除颤与在易损期放电诱发室颤的机制相似，一项研究应用与 50%可诱发室颤的 ULV（ULV_{50}）接近的同样强度的电击观察结果是否与室颤时发放 DFT_{50} 电击的结果相似[61]。可诱发室颤和不可诱发室颤的电击在电击后首次激动模式方面不易鉴别（图 4-13）。在室颤诱发事件中，随后的周期发生逐渐变快，通过心室的时间逐渐比未诱发室颤事件中长（图 4-11*C* 和 *D*），这些结果与 DFT_{50} 电击研究相似 [52]，支持除颤的 ULV 假说。为了证实如前文所述的除颤起搏研究所提示的电击后激动周期的数目和速度是否决定了诱发室颤的电击结果，也进行了相似的研究，在一次比 ULV 强的电击后，在左心室心尖部发放 1~5 个起搏刺激[62]。结果，电击本身未诱发室颤，5个起搏刺激与在接近阈值的电击研究中观察到的连续快速电击后周期相似。这些结果显示，诱发室颤总需要 3 个连续快速电击后起搏刺激；1~2 个起搏刺激即使以可夺获心肌的最短偶联间期也不能再诱发室颤。所有这些结果均与除颤起搏研究相一致，证实了电击后激动的数目与速度决定电击的效果[52,61,62,70]。

接近阈值强度的电击后较小致心律失常区

用接近阈值的电击强度进行除颤和诱发室颤的研究结果均提示，若放电电极方式为右心室心尖部和上腔静脉，在电击后最早激动点总是位于左心室心尖部

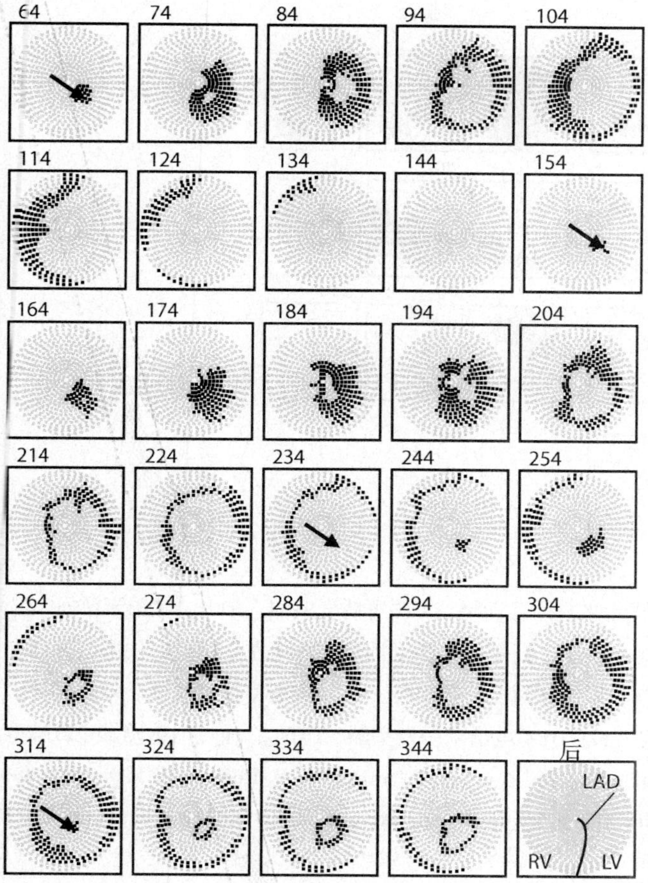

图 4-12 在 DFT_{50} 除颤电击（未能成功）后，电击后激动周期的示例。图的右下方显示记录电极（灰色或黑色方块）相对于心室的方向。每幅图中黑色显示电极位置，在 10ms 间期的任何时刻 dV/dt≤-0.5V/s，提示激动。每帧图的上方数字表示每个间期相对于电击开始的时间。箭头所示为每个周期记录到最早激动的部位。在左心室前心尖部放电 64ms 后在心外膜出现第 1 个周期，并向左心室前基底部扩布。第 2 个周期（154ms）起源于与第 1 个周期相同区域的心外膜，也以局灶激动的方式向外扩布。第 3 个周期（235ms）和第 4 个周期（315 ms）在前一个周期的激动波消失前出现。DFT_{50}：50%的除颤概率；LV：左心室；dV/dt：电压相对时间的一阶导数。（Reproduced with permission from Chattipakorn N, Fotuhi PC, Ideker RE: Prediction of defibrillation outcome by epicardial activation patterns following shocks near the defibrillation threshold. J Cardiovasc Electrophysiol 2000; 11: 1014-1021.）

（低电击电位梯度区）[7]。正如在除颤和诱发室颤研究中所观察到的，在该区域起源的快速有序激动至少有 5 个周期，然后才变成室颤[50,52,61,62,70]。目前尚不清楚这些电击后激动是如何产生的，又为何在几个周期后自行终止，导致在一些情况下除颤成功/不能诱发室颤，而另一些情况下可以持续并产生室颤，导致除颤失败/成功诱发室颤。然而，这些结果提示电击后致心律失常的较小区域非常重要。成功电击和不成功电击的电击后即刻激动模式十分相似，提示在正常心脏电击后整个不应期的离散并不是除颤成功或失败的主要决定因素，而电击后激动起源的致心律失常局部区域的状态才是电击效果的关键因素。

有几项研究强烈支持该假说。若在右心室心尖部和上腔静脉的电极发放标准除颤电击之前或之后，在左心室心尖部心外膜处的较小电极发放 50~100V 的电击（该部位电位梯度最小，是电击后最早激动周期起源点），整个除颤阈值能量要比单纯通过右心室和上腔静脉电极放电降低 60%[71~73]。若将小电极放在心外膜的其他部位，则对除颤阈值影响甚小或没有影响。一项诱发室颤研究提示，在用比室颤阈值略大的刺激诱发室颤后，也出现相同的现象[74]。从与诱发室颤电极直接相邻的电极发放除颤电击，从诱发的前 3 个周期发放电击要比诱发室颤后 10s、原诱发部位已没有激动产生时发放电击的除颤阈值低（图 4-14）。在大多数最近的研究中，通过应用接近 ULV 的电击诱发室颤后，对最早电击后激动起源部位进行心内膜下射频消融[75]。对该致心律失常部位消融后 ULV 明显降低，但在其他部位消融则对 ULV 影响很小或没有影响（图 4-15）。所有这些研究提示电击后产生激动的较小部位对决定除颤结果的重要性。

电击后等电位窗：是否真正电学静止？

以前的心脏标测研究显示，在除颤电击后，成功除颤的电击后间期（电击至可传播整个心室的电击后最早激动的间期）要比不成功除颤的间期长[28,35]。这种电击后间期曾被认为是电学静止，称为“等电位窗”[35]。存在等电位窗可能是由于电击引起的不应期延长。几项研究表明，同不成功除颤电击相比，成功除颤电击引起不应期延长的程度和所涉及的心肌面积要大[18,76]。

通过应用光学标测技术，Dillon 发现，如果当心肌组织恰巧通过颤动动作电位的升支时对心肌放电，则在室颤时电击引起的不应期延长可在任何时间观察到[77]。不论在放电前即刻心肌的电状态如何，在成功除颤后

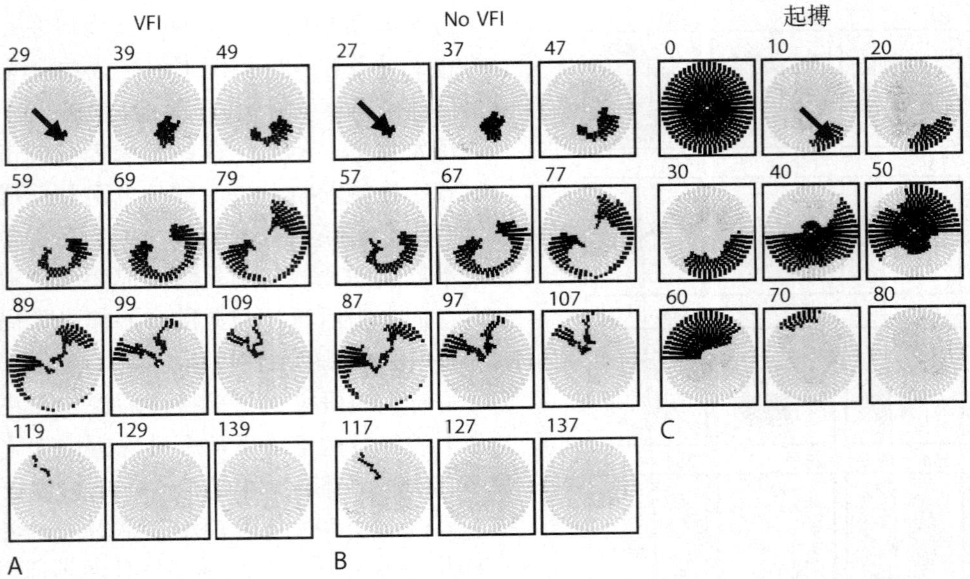

图 4-13 应用 ULV_{50} 电击后，第 1 个电击后激动周期的示例。A、B、C 图均来自同一动物，A 图可诱发室颤（VFI），B 图未诱发（No VFI），C 图为起搏周期。图的方向同图 4-12。箭头所示每个周期的最早激动部位。**A.** 第一个激动周期起源于左心室前心尖部，并向左心室后基底部扩布，在右心室心尖部上方阻滞。**B.** 第一个激动周期起源点与 A 图相同，扩布相同。**C.** 从左心室前基底部心外膜起搏引起的激动通过心尖部扩布而没有减慢，提示在心尖部没有解剖学阻滞。No VFI：ULV 电击未诱发室颤；ULV_{50}：通过电击诱发室颤概率为 50%的易损性上限；VFI：通过 ULV 电击成功诱发室颤。（Reproduced with permission from Chattipakorn N, Rogers JM, Ideker RE: Influence of postshock epicardial activation patterns on initiation of ventricular fibri llation by upper limit of vulnerability shocks. Circulation 2000; 101: 1329-1336.）

所有标测区的心肌均已复极，并同时恢复到静息状态。Dillon 推测除颤不成功是由于电击后心脏的不应期不均匀离散引起折返所致，因此，成功电击可能需要整个心肌的电击后即刻复极时间是固定的以缩小不应期的离散度。这称为*复极同步化假说*（synchronization of repolarization hypothesis）。因为除颤成功与电击强度相关，复极同步化的概念已发展为新的除颤假说：*逐渐除极假说*（progressive depolarization hypothesis）[38]。该假说将电击终止室颤或诱发室颤的机制统一起来。随着电击强度逐渐增加，心脏的除极区以及不应期延伸的程度逐渐增加，由于复极时间的同步化导致了不应期的离散度减小。与临界点假说相似，逐渐除极假说认为电击后即刻心肌反应对决定除颤或诱发室颤的效果很关键。

心脏电学标测[51]和光学标测[47,67]提示电击后间期并不是完全的电静止。在光学标测中大多数电击低于除颤阈值，而在电学标测中仅应用接近除颤阈值的电击。Chattipakorn 等报告，在可传播至整个心脏的电击后最早激动被观察到之前，在电击后即刻可出现激动，但仅在局部扩布一小段距离然后便消失[51]。在成功除颤和不成功除颤均可观察到这些局部激动（图 4-16）。因此，等电位窗并不是真正的电静止。存在这些电击后即刻局部扩布的激动提示成功除颤并不一定需要心室不应期均匀分布，因为这样的不应期可能会阻止这些激动。最近除颤和诱发室颤的研究应用接近阈值的相似强度的电击，以使电击强度的变异不会影响实验结果，强烈支持这一点 [34,50,51,61,62]。这些结果提示以前研究中所观察到的逐渐除极与电击强度有关，与除颤效果并没有直接的因果关系。

强电击的有害作用

虽然除颤成功与电击强度相关，但用很强的电击并不总是能成功除颤。图 4-17 显示对心脏应用高强度的电击所产生的有害作用，因为除颤成功概率降低[78]。

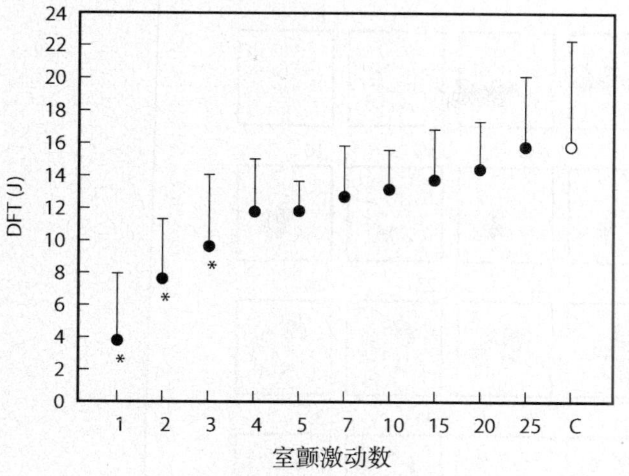

图 4–14　DFT 随时间延长而增加，图示从位于诱发室颤部位附近的除颤电极在诱发室颤后的前几个周期发放电击，其 DFT 低，提示室颤是源于该部位的激动波的前几个周期来维持的。在 7 只猪的右心室诱发了室颤，除颤电极也在右心室。除颤放电分别在室颤 1~5 个周期和室颤 10s 后（对照组，C）。平均 DFT±SD 在室颤 1~4 个周期后发放电击迅速上升，然后直到 25 个室颤周期后发放电击则上升缓慢。星号示在该室颤周期数放电 DFT 显著低于对照组的 DFT，有统计学意义。DFT：除颤阈值；SD：标准差。（Reproduced with permission from Strobel JS, Kenknight BH, Rollins DL, et al: The effects of ventricular fibrillation duration and site of initiation on the defibrillation threshold during early ventricular fibrillation. J Am Coll Cardiol 1998; 32: 521–527.）

研究表明对心脏发放比 ULV 强得多的电击时，不论心脏组织处于动作电位的哪一期，均能诱发室颤 [56,79]。应用心腔内电极除颤时，与放电电极相邻的区域为高电位梯度区。Walker 等 [80]通过在 SVC 和 RV 电极发放接近除颤阈值的电击，发现电击后即刻激动常起源于左心室心尖部，此处电位梯度最低。当电击强度增大到超过除颤阈值数百伏时，电击后即刻激动起源于右心室电极附近，此处电位梯度最大，而未诱发室颤。电击强度若再升高数百伏，在电击后即刻高电位梯度区出现快速性心律失常样激动。Jone 等[81]发现若对心肌的电击强度过大（约 50V/cm）可出现电穿孔和心肌损害，这可能导致高强度电击时除颤成功概率较低而室颤诱发率较高[18,81,82]。

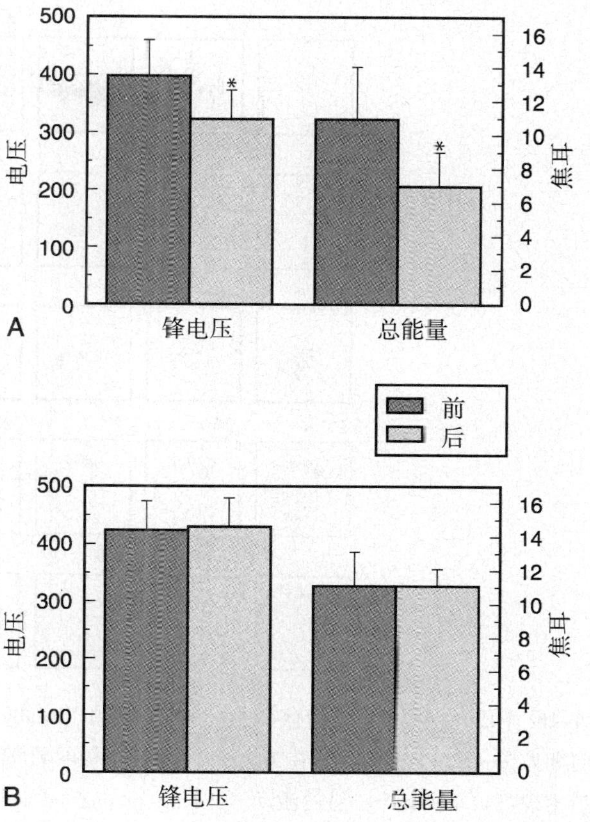

图 4–15　在左心室心尖部（A）和左心室基底部（B）消融前后测定的 ULV 电击。在左心室心尖部消融后在 ULV 放电的电压和能量分别降低了 19%和 34%，有统计学意义；但在左心室基底部消融前后，所需的ULV 电击差异无统计学意义。星号示消融后比消融前 ULV 降低，有统计学意义。ULV：易损性上限。（Reproduced with permission from Chattipakorn N, Fotuhi PC, Zheng X, et al: Left ventricular apex ablation decreases the upper limit of vulnerability. Circulation 2000; 101:2458–2460.）

除颤机制仍有争议

虽然近几十年来人们深入研究了除颤并有很多发现，但除颤机制仍有争议。电击后心肌的即刻反应以及电击后即刻激动方式（即折返）可能是除颤成功的关键。然而最近研究提示电击后即刻心肌的反应为局灶起源的，可能并不绝对是决定除颤效果的关键因素[51,61,83]。而用接近除颤阈值的电击时，在低电位梯度区的致心

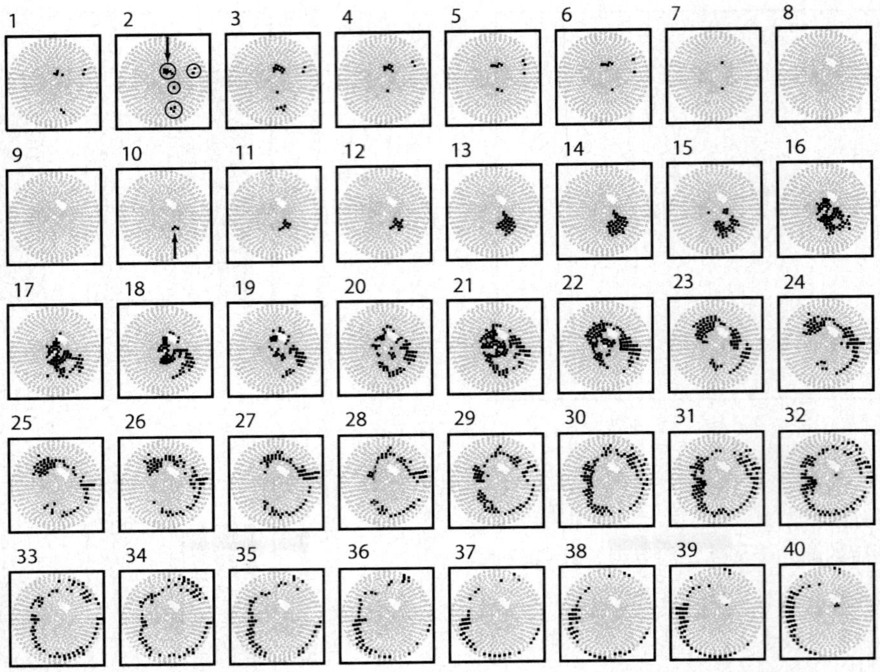

图 4–16 不成功的除颤电击后存在局部扩布的激动（locally propagated activation, LPA）。每幅图代表了心室的极面观。连续的两图之间的间期为 2ms。每个黑点代表在 1/504 个心外膜电极的局部激动。放电后 48 ms 可检测到 LPA（圆圈，第 1 帧）。其局部扩布然后消失，此后出现可扩布到整个心脏的激动（globally propagated activation, GPA）（箭头，第 10 帧）。GPA 波峰被阻滞而没有穿过一个 LPA 区（带箭头的圆圈，第 2 帧）。从第 8 帧至第 40 帧中的白点示阻滞发生的 LPA区。（Reproduced with permission from Chattipakorn N, KenKnight BH, Rogers JM, et al: Locally propagated activation immediately after internal defibrillation. Circulation 1998; 97: 1401–1410.）

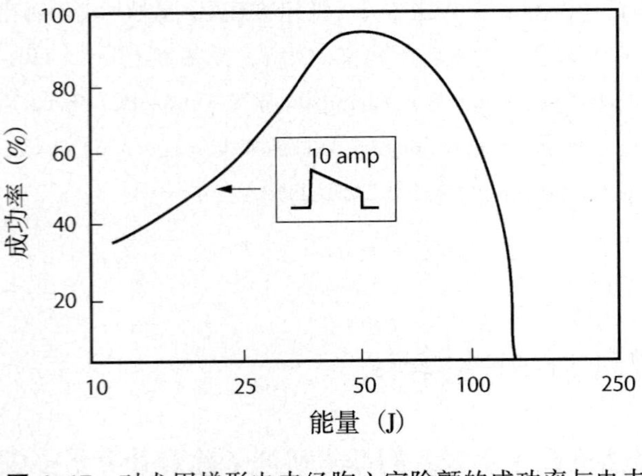

图 4–17 对犬用梯形电击经胸心室除颤的成功率与电击能量的关系。通过增加电击的脉宽而增加了电击能量，初始为 10A。(Modified with permission from Schuder JC, Rahmoeller GA, Stoeckle H: Transthoracic ventricular defibrillation with triangular and trapezoidal waveforms. Circ Res 1966; 19: 689–694.)

律失常的较小区域产生的电击后激动的数目和速度可能是除颤效果的主要决定因素[61,62]。这些不同的研究结果提示除颤的机制是十分复杂的，今后高分辨率的三维标测技术的发展（不改变心肌的电生理特性）可望解决以前研究结果不一致的问题。

洪　江　译

孙宝贵　校

参考文献

1. Zipes DP, Wellens HJJ: Sudden cardiac death. Circulation 1998;98:2334–51.
2. Maron BJ, Shen WK, Link MS, et al: Efficacy of implantable cardioverter–defibrillators for the prevention of sudden death in patients with hypertrophic cardiomyopathy. N Engl J Med 2000; 342:365–73.
3. Moss AJ, Hill WJ, Cannom DS, et al: Improved survival with an implanted defibrillator in patients with coronary disease at high risk for ventricular arrhythmia. N Engl J Med 1996;335:1933–40.
4. Zipes DP, Roberts D: Results of the international study of the

implantable pacemaker cardioverter–defibrillator: A comparison of epicardial and endocardial lead systems. Circulation 1995;92: 59–65.

5. Knisley SB: Transmembrane voltage changes during unipolar stimulation of rabbit ventricle. Circ Res 1995;77:1229–39.

6. Wikswo JP Jr, Lin S–F, Abbas RA: Virtual electrodes in cardiac tissue: A common mechanism for anodal and cathodal stimulation. Biophys J 1995;69:2195–210.

7. Tang ASL, Wolf PD, Claydon FJ III, et al: Measurement of defibrillation shock potential distributions and activation sequences of the heart in three–dimensions. Proc IEEE 1988;76: 1176–86.

8. Eason J, Trayanova N: The effects of fiber curvature in a bidomain tissue with irregular boundaries. Proc 15th Annu Intl Conf IEEE Engineering in Medicine and Biology Society 1993:744–5.

9. Gillis AM, Fast VG, Rohr S, et al: Spatial changes in transmembrane potential during extracellular electrical shocks in cultured monolayers of neonatal rat ventricular myocytes. Circ Res 1996;79:676–90.

10. Fast VG, Rohr S, Gillis AM, et al: Activation of cardiac tissue by extracellular electrical shocks. Formation of "secondary sources" at intercellular clefts in monolayers of cultured myocytes. Circ Res 1998;82:375–85.

11. White JB, Walcott GP, Pollard AE, et al: Myocardial discontinuities: A substrate for producing virtual electrodes to increase directly excited areas of the myocardium by shocks. Circulation 1998;97: 1738–45.

12. Chen P–S, Wolf PD, Claydon FJ III, et al: The potential gradient field created by epicardial defibrillation electrodes in dogs. Circulation 1986;74:626–36.

13. Katz AM: The cardiac action potential. In Katz: Physiology of the Heart. New York, Raven Press, 1992, pp 438–72.

14. Knisley SB, Smith WM, Ideker RE: Effect of field stimulation on cellular repolarization in rabbit myocardium: Implications for reentry induction. Circ Res 1992;70:707–15.

15. Kao CY, Hoffman BF: Graded and decremental response in heart muscle fibers. Am J Physiol 1958;194:187–96.

16. Dillon SM: Optical recordings in the rabbit heart show that defibrillation strength shocks prolong the duration of depolarization and the refractory period. Circ Res 1991;69:842–56.

17. Knisley SB, Hill BC: Optical recordings of the effect of electrical stimulation on action potential repolarization and the induction of reentry in two–dimensional perfused rabbit epicardium. Circulation 1993;88:I:2402–14.

18. Jones JL, Tovar OH: The mechanism of defibrillation and cardioversion. Proc IEEE 1996;84:392–403.

19. Sweeney RJ, Gill RM, Steinberg MI, et al: Ventricular refractory period extension caused by defibrillation shocks. Circulation 1990;82:965–72.

20. Moe GK, Rheinboldt WC, Abildskov JA: A computer model of atrial fibrillation. Am Heart J 1964;67:200–20.

21. Janse MJ, Wilms–Schopman FJG, Coronel R: Ventricular fibrillation is not always due to multiple wavelet reentry. J Cardiovasc Electrophysiol 1995;6:512–21.

22. Huang J, Rogers JM, KenKnight BH, et al: Evolution of the organization of epicardial activation patterns during ventricular fibrillation. J Cardiovasc Electrophysiol 1998;9:1291–1304.

23. Idriss SF, Anstadt MP, Anstadt GL, et al: The effect of cardiac compression on defibrillation efficacy and the upper limit of vulnerability. J Cardiovasc Electrophysiol 1995;6:368–78.

24. Strobel JS, Kay GN, Walcott GP, et al: Defibrillation efficacy with endocardial electrodes is influenced by reductions in cardiac preload. J Intervent Cardiac Electrophys 1997;1:95–102.

25. Gold JH, Schuder JC, Stoeckle H: Contour graph for relating percent success in achieving ventricular defibrillation to duration, current, and energy content of shock. Am Heart J 1979;98: 207–12.

26. Davy JM, Fain ES, Dorian P, et al: The relationship between successful defibrillation and delivered energy in open–chest dogs: Reappraisal of the "defibrillation threshold" concept. Am Heart J 1987;113:77–84.

27. Ideker RE, Chen P–S, Zhou X–H: Basic mechanisms of defibrillation. J Electrocardiol 1991;23 (suppl) :36–8.

28. Shibata N, Chen P–S, Dixon EG, et al: Epicardial activation following unsuccessful defibrillation shocks in dogs. Am J Physiol 1988;255:H902–9.

29. Dahl CF, Ewy GA, Warner ED, et al: Myocardial necrosis from direct current countershock: Effect of paddle size and time interval between discharge. Circulation 1974;50:956–61.

30. Jones JL, Lepeschkin E, Jones RE, et al: Response of cultured myocardial cells to countershock–type electric field stimulation. Am J Physiol 1978;235:H214–22.

31. Jones JL, Jones RE: Postshock arrhythmias: A possible cause of unsuccessful defibrillation. Crit Care Med 1980;8:167–71.

32. Zipes DP, Fischer J, King RM, et al: Termination of ventricular fibrillation in dogs by depolarizing a critical amount of myocardium. Am J Cardiol 1975;36:37–44.

33. Witkowski FX, Penkoske PA, Plonsey R: Mechanism of cardiac defibrillation in open-chest dogs with unipolar DC-coupled simultaneous activation and shock potential recordings. Circulation 1990;82:244–60.

34. Zhou X, Daubert JP, Wolf PD, et al: Epicardial mapping of ventricular defibrillation with monophasic and biphasic shocks in dogs. Circ Res 1993;72:145–60.

35. Chen P-S, Shibata N, Dixon EG, et al: Activation during ventricular defibrillation in open-chest dogs: Evidence of complete cessation and regeneration of ventricular fibrillation after unsuccessful shocks. J Clin Invest 1986;77:810–23.

36. Chen P-S, Wolf PD, Ideker RE: Mechanism of cardiac defibrillation: A different point of view. Circulation 1991;84:913–19.

37. Chen PS, Swerdlow CD, Hwang C, et al: Current concepts of ventricular defibrillation. J Cardiovasc Electrophysiol 1998;9:553–62.

38. Dillon SM, Kwaku KF: Progressive depolarization: A unified hypothesis for defibrillation and fibrillation induction by shocks. J Cardiovasc Electrophysiol 1998;9:529–52.

39. Efimov IR, Gray RA, Roth BJ: Virtual electrodes and deexcitation: New insights into fibrillation induction and defibrillation. J Cardiovasc Electrophysiol 2000;11:339–53.

40. Winfree AT: When time breaks down: The three-dimensional dynamics of electrochemical waves and cardiac arrhythmias. Princeton, NJ, Princeton University Press, 1987, pp 1–153.

41. Frazier DW, Wolf PD, Wharton JM, et al: Stimulus-induced critical point: Mechanism for electrical initiation of reentry in normal canine myocardium. J Clin Invest 1989;83:1039–52.

42. Zhou X, Knisley SB, Wolf PD, et al: Prolongation of repolarization time by electric field stimulation with monophasic and biphasic shocks in open chest dogs. Circ Res 1991;68:1761–7.

43. Jones JL, Jones RE, Milne KB: Refractory period prolongation by biphasic defibrillator waveforms is associated with enhanced sodium current in a computer model of the ventricular action potential. IEEE Trans Biomed Eng 1994;41:60–8.

44. Clark DM, Pollard AE, Ideker RE, et al: Optical transmembrane potential recordings during intracardiac defibrillation-strength shocks. J Interv Card Electrophysiol 1999;3:109–20.

45. Efimov IR, Cheng YN, Biermann M, et al: Transmembrane voltage changes produced by real and virtual electrodes during monophasic defibrillation shocks delivered by an implantable electrode. J Cardiovasc Electrophysiol 1997;8:1031–45.

46. Lindblom AE, Roth BJ, Trayanova NA: Role of virtual electrodes in arrhythmogenesis: Pinwheel experiment revisited. J Cardiovasc Electrophysiol 2000;11:274–85.

47. Efimov IR, Cheng Y, Van Wagoner DR, et al: Virtual electrode-induced phase singularity: A basic mechanism of defibrillation failure. Circ Res 1998;82:918–25.

48. Lin SF, Roth BJ, Wikswo JP Jr: Quatrefoil reentry in myocardium: An optical imaging study of the induction mechanism. J Cardiovasc Electrophysiol 1999;10:574–86.

49. Chen P-S, Wolf PD, Melnick SD, et al: Comparison of activation during ventricular fibrillation and following unsuccessful defibrillation shocks in open chest dogs. Circ Res 1990;66:1544–60.

50. Usui M, Callihan RL, Walker RG, et al: Epicardial sock mapping following monophasic and biphasic shocks of equal voltage with an endocardial lead system. J Cardiovasc Electrophysiol 1996;7:322–34.

51. Chattipakorn N, KenKnight BH, Rogers JM, et al: Locally propagated activation immediately after internal defibrillation. Circulation 1998;97:1401–10.

52. Chattipakorn N, Fotuhi PC, Ideker RE: Prediction of defibrillation outcome by epicardial activation patterns following shocks near the defibrillation threshold. J Cardiovasc Electrophysiol 2000;11:1014–21.

53. Wiggers CJ, Wégria R: Ventricular fibrillation due to single, localized induction and condenser shocks applied during the vulnerable phase of ventricular systole. Am J Physiol 1940; 128:500–5.

54. Shibata N, Chen P-S, Dixon EG, et al: Influence of shock strength and timing on induction of ventricular arrhythmias in dogs. Am J Physiol 1988;255:H891–901.

55. Chen P-S, Shibata N, Dixon EG, et al: Comparison of the defibrillation threshold and the upper limit of ventricular vulnerability. Circulation 1986;73:1022–8.

56. Lesigne C, Levy B, Saumont R, et al: An energy-time analysis of ventricular fibrillation and defibrillation thresholds with internal electrodes. Med Biol Eng 1976;14:617–22.

57. Chen P-S, Wolf PD, Dixon EG, et al: Mechanism of ventricular vulnerability to single premature stimuli in open-chest dogs. Circ Res 1988;62:1191-1209.

58. Walcott GP, Walcott KT, Ideker RE: Mechanisms of defibrillation. J Electrocardiol 1995;28:1-6.

59. Ideker RE, Tang ASL, Frazier DW, et al: Ventricular defibrillation: Basic concepts. In El-Sherif N, Samet P (eds): Cardiac Pacing and Electrophysiology. Orland, Fla., WB Saunders, 1991, pp 713-26.

60. Idriss SF, Wolf PD, Smith WM, et al: Effect of pacing site on ventricular fibrillation initiation by shocks during the vulnerable period. Am J Physiol (Heart Circ Physiol 46) 1999;277: H2065-82.

61. Chattipakorn N, Rogers JM, Ideker RE: Influence of post- shock epicardial activation patterns on initiation of ventricular fibrillation by upper limit of vulnerability shocks. Circulation 2000;101:1329-36.

62. Chattipakorn N, Fotuhi PC, Sreenan KM, et al: Pacing after shocks stronger than the upper limit of vulnerability: Impact on fibrillation induction. Circulation 2000;101:1337-43.

63. Li HG, Jones DL, Yee R, et al: Defibrillation shocks produce different effects on Purkinje fibers and ventricular muscle: Implications for successful defibrillation, refibrillation and postshock arrhythmia. J Am Coll Cardiol 1993;22:607-14.

64. Sano T, Sawanobori T: Mechanism initiating ventricular fibrillation demonstrated in cultured ventricular muscle tissue. Circ Res 1970;26:201-10.

65. Antoni H, Tagtmeyer H: Die Wirkung starker Ströme auf Errgungsbildung und Kontraktion des Herzmuskels. Beitr. Ersten Hilfe Bei Unfaellen Durch Elekt. Strom 1965;4:1.

66. Antoni H, Berg W: Wirkungen des Wechselstroms auf Erregungsbildung und Kontraktion des Saugetiermyocards. Beitr. Ersten Hilfe Bei Unfaellen Durch Elekt. Strom 1967;5:3.

67. Kwaku KF, Dillon SM: Shock -induced depolarization of refractory myocardium prevents wave -front propagation in defibrillation. Circ Res 1996;79:957-73.

68. Girouard SD, Patore JM, Laurita KR, et al: Optical mapping in a new guinea pig model of ventricular tachycardia reveals mechanisms for multiple wavelengths in a single reentrant circuit. Circulation 1996;93:603-13.

69. Huang J, KenKnight BH, Walcott GP, et al: Effects of transvenous electrode polarity and waveform duration on the relationship between defibrillation threshold and upper limit of vulnerability. Circulation 1997;96:1351-9.

70. Chattipakorn N, Fotuhi PC, Ideker RE: Pacing following shocks stronger than the defibrillation threshold: Impact on defibrillation outcome. J Cardiovasc Electrophysiol 2000;11: 1022-8.

71. KenKnight BH, Walker RG, Ideker RE: Marked reduction of ventricular defibrillation threshold by application of an auxiliary shock to a catheter electrode in the left posterior coronary vein of dogs. J Cardiovasc Electrophysiol 2000;11:900-906.

72. Walker RG, KenKnight BH, Ideker RE: Impact of low - amplitude auxiliary shock strength on endocardial defibrillation threshold reductions with novel dual-shock therapy (abstract). Pacing Clin Electrophysiol 1998;21:900.

73. Walker RG, KenKnight BH, Ideker RE: Reduction of defibrillation threshold by 50% with a low-amplitude auxiliary shock (abstract). Pacing Clin Electrophysiol 1998;21:853.

74. Strobel JS, Kenknight BH, Rollins DL, et al: The effects of ventricular fibrillation duration and site of initiation on the defibrillation threshold during early ventricular fibrillation. J Am Coll Cardiol 1998;32:521-7.

75. Chattipakorn N, Fotuhi PC, Zheng X, et al: Left ventricular apex ablation decreases the upper limit of vulnerability. Circulation 2000;101:2458-60.

76. Tovar OH, Jones JL: Relationship between "extension of refractoriness" and probability of successful defibrillation. Am J Physiol 1997;272:H1011-9.

77. Dillon SM: Synchronized repolarization after defibrillation shocks: A possible component of the defibrillation process demonstrated by optical recordings in rabbit heart. Circulation 1992;85:1865-78.

78. Schuder JC, Rahmoeller GA, Stoeckle H: Transthoracic ventricular defibrillation with triangular and trapezoidal waveforms. Circ Res 1966;19:689-94.

79. Fabiato A, Coumel P, Gourgon R, et al: Le seuil de réponse synchrone des fibres myocardiques. Application à la comparaison expérimentale de l'efficacité des différentes formes de chocs électriques de défibrillation. Arch Mal Coeur 1967;60: 527-44.

80. Walker RG, Walcott GP, Smith WM, et al: Sites of earliest activation following transvenous defibrillation (abstract). Circulation 1994;90:Abstract.

81. Jones JL, Proskauer CC, Paul WK, et al: Ultrastructural injury to chick myocardial cells in vitro following "electric countershock." Circ Res 1980;46:387–94.
82. Tung L: Detrimental effects of electrical fields on cardiac muscle. Proc IEEE 1996;84:366–78.
83. Ujhelyi MR, Sims JJ, Miller AW: Induction of electrical heterogeneity impairs ventricular defibrillation: an effect specific to regional conduction velocity slowing. Circulation 1999;100: 2534–40.
84. Chattipakorn N, Ideker RE: Mechanism of defibrillation. In Aliot E, Clémenty J, Prystowsky EN (eds): Fighting Sudden Cardiac Death: A Worldwide Challenge. Armonk, NY, Futura Publishing, 2000.
85. Ideker RE, Zhou X, Knisley SB: Correlation among fibrillation, defibrillation, and cardiac pacing. Pacing Clin Electrophysiol 1995;18:512–25.

第 5 章　临床药理学原理

JACQUES TURGEON, PAUE DORIAN

绝大多数抗心律失常药给予的剂量是相对固定的，没有考虑由于各种各样的原因会导致疗效的差异。虽然这种差异在每个个体很难给予量化的确定，药物剂量与临床预后的关系也很难预测，然而临床药代动力学和临床药效学知识对于临床医师提高疗效以及减少抗心律失常药物毒性是非常有用的。

我们不能过分强调应用于假定“平均患者”的抗心律失常药物的标准推荐剂量，在给予特定剂量时个体的血药浓度可能存在明显个体差异。另外，在剂量和血药浓度之间的关系方面，在通常的剂量范围内也并非呈现线性关系。在药物剂量的上限和下限范围内，增加剂量可能会导致不同程度的疗效提高。由于明显的个体差异和药物疗效的难以预测性，临床医生需要警惕其疗效可能超出或达不到预期的疗效。普遍而有用的方法是在用药之前先确立一些临床疗效方面的靶目标，并在治疗初期仔细观察药物毒性。如果没有达到预期疗效 [如不应期或心脏复极（QT）延长、心率减慢、血压下降]，又无不良反应，可以增加剂量，直至达到预期疗效阈值或者达到最大的推荐剂量。虽然某些患者会从增加剂量获益，但此种情况并非推荐，因为缺乏关于安全性方面的临床试验资料。

药代动力学的基本概念

药代动力学是描述药物剂量和生物体液浓度之间关系的科学。两个药代动力学参数对于理解药代动力学非常重要：药物清除率（clearance, CL）和分布容积（volume of distribution, Vd）。这些参数相互独立，但决定了药物在体内的配置；换言之，它们互不影响，但二者决定药物在体内的清除时间：半衰期（$t_{1/2}$）。从这一概念得出如下公式：

$$CL=\frac{Vd \times 0.693}{t_{1/2}} \quad \{EQ.5-1\}$$

这样清除率越大，半衰期越短。分布容积越大，半衰期越长。

清除率反映某器官或整体清除药物的能力，药物清除能力将决定药物的浓度；

$$CL=\frac{剂量}{平均血药浓度} \quad \{EQ.5-2\}$$

这样药物清除增加（如酶诱导）将降低药物的平均血药浓度，半衰期会更短；相反药物清除降低（如酶抑剂）将增加平均血药浓度，半衰期将延长。最终，整体清除药物的能力反映每个器官清除药物的能力：

$$CL=CL_{肾}+CL_{肝}+CL_{肠}+CL_{皮肤}+\cdots \quad \{EQ.5-3\}$$

$$CL=CL_{肾}+CL_{代谢} \quad \{EQ.5-4\}$$

当药物代谢或肾清除下降时，整体清除率减少，血药浓度增加，半衰期延长。

分布容积反映药物溶解在机体组织液中的表观分布容积。分布容积越大，体液浓度越低，某器官清除药物的能力越低（半衰期越长）。例如，抗心律失常药物进入机体后产生分布，如胺碘酮分布容积很大，导致半衰期明显延长；相反，地高辛分布在非脂肪组织中，其分布容积在肾衰患者中降低，肾分泌地高辛减少，导致这些患者容易中毒。分布容积的改变在老年人同样重要，如使用索他洛尔的患者，血中肌酐清除率是惟一肾清除指标，这样那些老年人肌肉减少者，即使肌酐浓度接近正常者，也可能存在潜在性的肾损害，并带来索他洛尔中毒的危险。

药物作用的个体差异

不言而喻，每个人在出生时是一个个体，而且我们的生理特点也是惟一的。药物给予特定患者后，当出现意外的作用时我们总是不安的。这些疗效被称之为“意外”，是基于“正常”人群所观察到的“通常”反应。所谓的*意料中*的反应（事实上反映*平均*反应）是来自于药物研究时临床试验中所选择的患者，这些患者有很好的条件控制，但并非总能代表“真实世界”的情形。在每天的实践中，患者可能要接受多种药物治疗，合并多种疾病，以及有不同的病理和生理情况。

在某个特定时间，特定患者给予特定药物后，某些因素可以改变其药物反应。因此不可“一刀切”，需要对患者进行个体化治疗。处方者要结合临床药理学的基本原理，充分理解药代动力学、药效学和药物功效的基本原则。图 5–1 显示关于药物剂量和临床结局之间关系的三个主要原理。

如前面所讨论，药代动力学描述的是药物剂量和药物或其代谢物在所选择的生物体液中的浓度二者之间的关系。活性或毒性物质在有效或毒性作用部位的浓度通常是最令人感兴趣的。药效动力学描述的是活性物质在作用部位的浓度和生理效应之间的关系。绝大多数药物是通过直接或间接地改变蛋白质功能来发挥作用。对于绝大多数药物来说，在一定范围内，蛋白质功能的改变与药物浓度呈线性关系。最终，药物的疗效将给药后所观察到的生理效应与临床结局联系起来。最近的临床试验如心律失常抑制试验提示我们，达到预期的药物动力学反应与期望的临床结局（即药物效力）并非必然相关[1,2]。

治疗指数窄的药物：抗心律失常制剂

在第二次世界大战期间，在抗疟新药研究中，人们提出利用血药浓度监测的方法来调整药物剂量以减少药物反应的个体差异的概念。此后不久，这一观察方法应用于奎尼丁的治疗[3]。这一概念的提出是根据广泛公认的

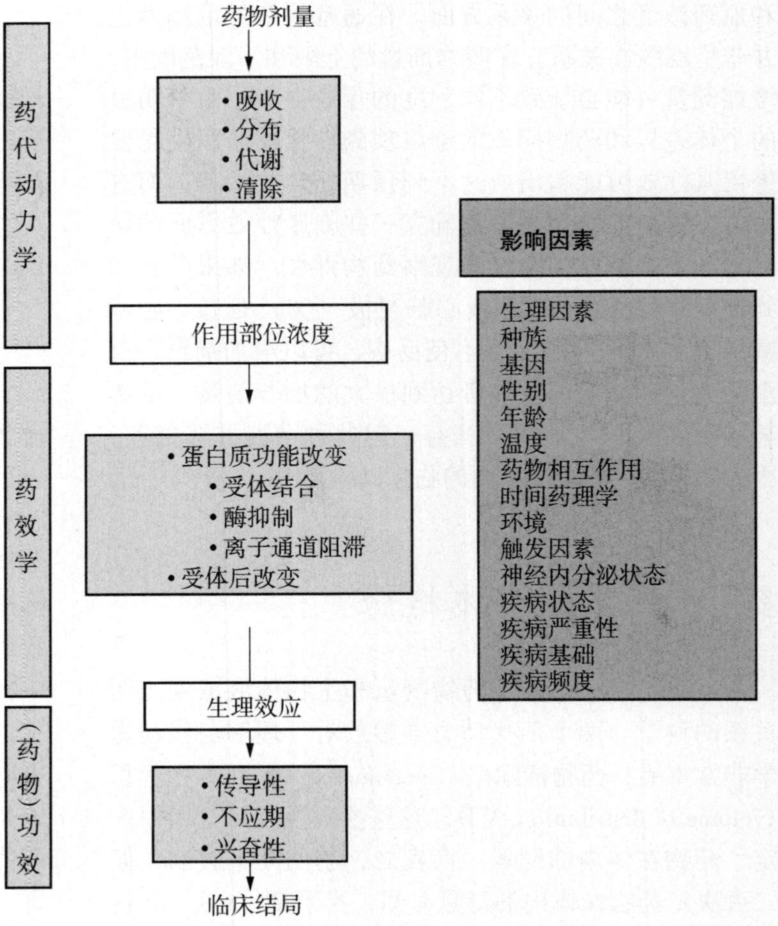

图 5–1 临床药理学原理：影响抗心律失常药物剂量和临床结局之间关系的因素。本图没有考虑药物的心脏外作用，而此作用将使生理状态和药物效力之间的关系更加复杂。

正常血清电解质或激素水平与正常生理状态之间的关系而提出的。在此框架下，在最初的临床试验中发现奎尼丁浓度小于3μg/ml时很少出现抗心律失常作用；而浓度大于8μg/ml时则经常与QRS波增宽、金鸡纳中毒和低血压有关[4]。因此，建议其治疗浓度范围为3~8μg/ml。

利用同样的方法，相对更精确的治疗室性心动过速患者的利多卡因（4~8μg/ml）、美西律（mexiletine，500~1000ng/ml）和普鲁卡因胺（4~8μg/ml）的治疗范围也得到确定[5-8]。然而随着药物分析技术的发展和经验的积累，越来越多的证明显示抗心律失常药物的血药浓度窗口非常宽，并且存在明显个体差异，治疗浓度范围必须重新确定。例如，由于早期免疫荧光方法受杂质和代谢物的影响，奎尼丁治疗浓度范围重新确定为2~5μg/ml[9]。在有些病人中治疗浓度和中毒浓度有很大重叠（治疗-中毒窗口很小）。对于某个特定病人，血药浓度与疗效或毒性之间的关系几乎是无法预测的。

随后，I_C类抗心律失常药物恩卡尼（encainide）个体差异的重要原因被证实[10]。11例室性心律失常病人，有10例心律失常被抑制，并伴有QRS增宽，第11例无反应。10例有效者中，恩卡尼血药物浓度在3~200ng/ml。惟一一例无效者，血浆峰浓度是最高的（300ng/ml）。进一步的研究证明了其活性代谢物（ODE和MODE）在恩卡尼作用中有重要意义。单独根据母药或者结合其代谢物的血药浓度是无法确定其治疗范围的[11]。

普罗帕酮（propafenone）是另一个I_C类抗心律失常药，其活性代谢物形成和疗效反应也具有很大的个体差异[12]。另外，由于给药途径、代谢状态、同分异构体浓度不同，其电生理性能（钠、钙、钾通道阻滞）和药理效应（β阻滞）显示很大变化[12,13]。有些研究者试图结合代谢物、同分异构体以及用母药加上其代谢物的血药浓度来建立一个综合的治疗范围，均未获得成功。

不但抗心律失常药物有这种情况，其他治疗指数窄的药物也有这种情况。例如若华法林维持国际标准化比率（International Normalized Ratio, INR）在一个可以接受的范围内（2~3），其剂量和血药浓度在不同个体间差异很大[14,16]。应用华法林同分异构体的血浆浓度而非INR来调整华法林的剂量，是没有理论基础的。

维持药物的血浆浓度在一定范围内以保证疗效和防止毒性副作用的想法是吸引人的。问题是必须确定每个患者的浓度范围，除了母药血浆浓度必须考虑外，还必须考虑其他因素。正确理解具有电生理效应的临床药理学，包括抗心律失常和非抗心律失常药，对于最佳处方非常有益。

遗传药理学

如前所述，即使给予相同的剂量，每个个体产生的血药浓度并不相同（药代动力学）；即使血药浓度相同，其生理反应也不一定相同（药效动力学）；即使生理反应相同，每个个体的临床结局也并非相同（药物疗效）。这种差异的部分原因可以由遗传因素来解释：研究由于遗传因素导致个体反应差异的药理学称之为遗传药理学。

遗传决定的药代动力学因素

遗传因素决定药物生物转化能力的异常，从看似良好的情况如Gilbert综合征（一种葡萄糖醛酸转移酶活性缺乏症）到罕见的潜在致命性的假性胆碱脂酶缺乏症。药物氧化多态性特点研究最多的是细胞色素P450同功酶（CYP2D6）缺乏，它负责将抗高血压药物异喹胍（debrisoquine）进行生物转化形成无活性的4-羟基代谢产物[17,18]。在口服单剂量10mg后，利用测定8小时尿中代谢物的排出，可以计算其代谢率（异喹胍/4-羟基异喹胍），据此可以区分为2种代谢型[19]。比值大于12.6的个体为弱代谢型（PM），低于此值为强代谢型（EM）。家族性研究显示此酶缺乏具有常染色体隐性遗传的特点[17]，5%~10%高加索人是PM型，不管其地理位置如何。

CYP2D6基因位于第22号染色体长臂（q11.2qter）[20]，基因的缺失或转换突变都会导致mRNA合成过程中的剪接错误，最终导致蛋白质的不稳定[21,22]。因此，PM者CYP2D6蛋白质在功能上是缺乏的。基于等位基因特异性扩增技术的PCR的DNA分析，可以使我们识别大约95%的PM者[22-24]。

CYP2D6可以通过多种C-氧化途径将底物代谢，包括芳香化、脂环化、脂肪羟基化、氮-、硫-氧化以及氧-脱烷基化。某些心血管药物如β受代谢阻滞剂和I类抗心律失常药以及安定类、抗抑郁药物的代谢机制与异喹胍4-羟化酶的多态性是相互分离的[25]。遗传决定的药物代谢多态性的临床效果依赖于母药相对于代谢物的药理学性质或毒性，这些代谢物是由CYP2D6形成的。以下四种情况是非常重要的：

1. 药物疗效由母药单独产生。

2. 代谢物活性强于母药。
3. 代谢物与母药具有不同的药理作用。
4. 毒性存在于代谢物之中。

某些药物不再使用或很少使用就是很好的例证，无论如何这些原理对于处方抗心律失常药是非常重要的。

临床药理效应由母药单独产生：

美西律是 I_b 类抗心律失常药物，由于其强代谢，其配置具有立体选择性。10%以下的口服药量以原形经尿液排出[26,27]，经碳和氮氧化形成的主要代谢物是羟甲基美西律、P-羟基美西律、M-羟基美西律和N-羟基美西律[26~29]。抗心律失常作用主要存在于美西律中，其他代谢物无活性。羟甲基美西律、P-羟基美西律和M-羟基美西律的形成是由遗传决定的，并且与多态性的异喹胍 4-羟化酶（CYP2D6）活性共同分离[30]。因此强代谢型者形成大量的这些活性代谢物；与此相反，弱代谢型者，美西律清除率小 2 倍，半衰期更长。因此，在同等剂量下，在长期治疗的弱代谢型患者美西律平均血药浓度更高，药物更易蓄积[30]。

奎尼丁是选择性的 CYP2D6 抑制剂，通过抑制 CYP2D6 三条主要氧化途径来抑制美西律的代谢，并且改变美西律的配置，如果与小剂量奎尼丁同时应用，将使强弱代谢型的临床药代动力学参数差异性消失[30]。美西律和奎尼丁通常联合使用以提高抗心律失常疗效，并减少胃肠道不良反应的发生[31]。二者同时应用时清除率下降和半衰期延长，强代谢型者将出现较高的血药浓度，血药浓度峰谷波动将变小，如果不做剂量调整的话，药物蓄积和长期不良反应将是一个危险。

活性代谢物的疗效大于母药：

恩卡尼的早期临床观察得出重要的结论，即活性代谢物在介导药理效应中有潜在的作用。在关于恩卡尼代谢物浓度与恩卡尼疗效的研究中，10 例有效者尿液中检出 O-去甲基恩卡尼（O-desmethylencainide, ODE）和 3-甲氧化去甲基恩卡尼（MODE），而无效者尿液中未检出上述物质。电生理研究证明 ODE 对于钠通道的阻滞作用是母药的 10 倍，而 MODE 是其 3 倍，其代谢物具有延长不应期作用，而母药的作用非常微弱。

药物代谢研究清楚显示 CYP2D6 参与恩卡尼转化成 ODE 和 MODE 的系列代谢过程[11]。不能形成 ODE 和 MODE 者是恩卡尼的弱代谢型，其 CYP2D6 活性低。在强代谢型健康志愿者，给予小剂量奎尼丁进行预治疗，将使恩卡尼系统清除率降低 5 倍，使恩卡尼转化成 ODE+MODE 的代谢率降低 13 倍[35]。这些资料显示奎尼丁抑制恩卡尼的生物转化（抑制 CYP2D6）。强代谢型者同时服用奎尼丁与恩卡尼，将使恩卡尼延长 QRS 波的作用减弱[35]。

母药和代谢物具有不同的药理作用：

普罗帕酮剂量-效应与浓度-效应关系的系统评价显示，普罗帕酮延长 QRS 的作用与抑制心律失常所需的最小有效血药浓度存在明显的个体差异。随访研究显示普罗帕酮转化为 5-羟基普罗帕硐是由 CYP2D6 催化的。在体外实验时，5-羟基普罗帕酮的钠通道阻滞作用与母药相似，而其第 2 级代谢产物 N-去烷基普罗帕硐作用明显减弱[36~38]。长期应用普罗帕硐的一组患者短期给予小剂量奎尼丁，普罗帕硐血药浓度提高 2.5 倍，同时 5-羟普罗帕酮血药浓度下降[39]。

虽然普罗帕酮和 5-羟普罗帕酮都是钠通道阻滞剂，但母药 β 受体阻滞作用更大[13]。在弱代谢型观察到高浓普罗帕硐可以产生与心得安（20mg，每 8 小时 1 次），相似的 β 受体阻滞作用。普罗帕硐代谢在强代谢型具有饱和现象，即普罗帕硐剂量从 450mg/d 增加到 900mg/d 时，普罗帕硐平均血药浓度不成比例地增加 6 倍[36]。因此其 β 受体阻滞作用，主要发生在弱代谢者或强代谢型者接受大剂量治疗时[40]。

普罗帕硐和奎尼丁联合治疗房颤超过 1 年的临床试验[41]，其目的是观察联合应用二者预防房颤的疗效是否优于普罗帕酮单用（又称为 *CAQ-PAF 研究*）。其理由是同时服用奎尼丁可以增加普罗帕酮的血药浓度，并势必增加其电生理（钠、钾和钙通道阻滞）和临床药理（β-阻滞）疗效，相对于 5-羟基代谢物而言，这主要是由普罗帕酮介导产生。结果显示长期服用奎尼丁 1 年以上可以抑制 CYP2D6 和普罗帕酮代谢。在遗传决定的弱代谢型者或血药浓度超过 1500ng/ml 者，房颤的复发率很低（1/11），而血药浓度低于 1000ng/ml 者复发率很高。这个例子说明联合用药以改变患者的代谢型可以改善药物的疗效。

文拉法新（Venlafaxine，万拉法新）是另一个例子，母药和其代谢物的药理疗效在 EM 和 PM 者均不同。文拉法新是新一代治疗抑郁的一线药物，它明显抑制去甲肾上腺素和5-羟色胺的突触前再摄取[42]，并轻微抑制多巴胺再摄取[42]。在口服给药后，文拉法新经过强烈的首过代谢[43,44]，其代谢物包括O-去甲基文拉法新，它可抑制去甲肾上腺素和5-羟色胺的再摄取，类似于文拉法新[45]，其配置是由遗传决定的并且与CYP2D6活性分离[46]。PM型的文拉法新血浆浓度是EM型的4~8倍，代谢形成O-去甲基代谢物的能力低20倍。由于O-去甲基代谢物和文拉法新抑制5-羟色胺再摄取的能力相似，CYP2D6在EM型和PM型的抗抑郁作用无差别。然而，病例研究显示，由于CYP2D6活性降低，高浓度的文拉法新可以增加心血管的危险性，因为文拉法新（可能非其代谢物）具有心脏钠通道阻滞作用[47]。文拉法新与CYP2D6只有微弱的亲和力，药物相互作用轻微。然而有几种CYP2D6作用物，例如第一代组胺H1拮抗剂苯海拉明可以抑制文拉法新代谢，使其血药浓度提高4倍，并增加了患者的心脏毒性危险[48]。

代谢物的毒性

导致普鲁卡因胺不能长期使用的毒副作用是药物引起的红斑狼疮[49]，触发这一自身免疫性综合征的确切机制尚不清楚。早期代谢研究表明，小鼠肝细胞线粒体与普鲁卡因胺孵育，导致活性代谢物的产生[50]。通过比较孵育线粒体中化合物芳香胺[N-乙酰基普鲁卡因胺（NAPA）、P-羟基普鲁卡因胺、去胺基普鲁卡因胺]位置的变化得出结论：普鲁卡因胺芳香胺氧化参与活性代谢物的形成[49~51]。鼠和人体肝细胞线粒体中均证实有N-羟基普鲁卡因胺，其反应持点显示是细胞色素P450介导的[52,53]。体外实验证明，由基因控制的线粒体，具有高水平的CYP2D6表达能力，其形成N-羟基普鲁卡因胺的活性很强[54]。体外实验结果被临床观察进一步证实：CYP2D6缺乏的弱代谢型者其稳定的最终产物N-羟基普鲁卡因胺、硝基普鲁卡因胺缺乏，在CYP2D6高活性的患者则大量存在[46]。EM者如果与奎尼丁（CYP2D6抑制剂[46]）同时服用，N-羟基普鲁卡因胺形成被抑制，研究结果显示CYP2D6是其毒性代谢物形成的关键酶。在CYP2D6功能缺陷的个体（弱代谢型），由普鲁卡因胺引起红斑狼疮的危险性降低。

遗传决定的药效学因素

过去10年分子生物学领域的巨大进展，进一步阐明了遗传性长QT综合征（LQTS）的遗传病因[55~58]。这种令人鼓舞的发现对于疾病的理解和治疗具有重要意义，并导致对于一般心律失常和心脏复极有了进一步理解。然而遗传性LQTS发病率很低。相反，越来越多的发现证实许多老药和最近引进的药物合用（新的或继往认为是安全有效的，因此可以在柜台上购买）使患者心脏毒性增加。事实上，与获得性LQTS相关的药物仍旧在增加。

与药物引起LQTS危险性增加的遗传标志已被发现[59]，即这些患者编码特定离子通道蛋白的基因发生突变，而这些貌似正常的患者对药物引起的心脏复极延长发生过度反应，尖端扭转型室速（Torsades de pointes, Tdp）的危险性增加，Priori等1998年首次证实罗-沃LQTS（Romano-Ward LQTS)存在隐性变异[60]。KvLQT1孔区纯合型错义突变发生在1个9岁男孩，其听力正常，Q-T延长，运动时反复发生晕厥。然而其父母为杂合子突变，其Q-T间期正常。1997年Dongen等证实KvLQTl C端基因错义突变与显著的Q-T间期延长无关，但却能使患者服用Q-T延长的药物时发生TdP的危险性增加[61]。这些最近的观察表明心脏钾通道基因（或者编码参与心脏复极的蛋白质的其他基因）突变，可使Q-T间期正常的患者在服用调节心脏复极的药物时，发生获得性LQTS。

药物的相互作用

临床医师和管理部门最近关注非抗心律失常药物导致心脏复极延长的危险性。这种担忧是由于心电图监测并非是这些药物的常规监测手段，这种意外的作用最初是作为促心律失常来报告的。这些作用是患者在服用组胺H1拮抗剂——特非那定（terfenadine）之后发生的[52,63]，这种特那非定治疗期间QT延长和Tdp的发生与I_{Kr}阻断有关[64,65]。I_{Kr}阻断剂还包括其他一些药物如苯海拉明、西沙必利、胍迷清（pimozide）、硫利达嗪（thioridazine）、氟哌利多（droperidol）、多潘立酮（domperidone）、大环内酯类抗生素（红霉素、克来霉素）、咪唑类抗真菌药和西地那非（sildenafil），这些药物与促心律失常和猝死有关[66~74]。

药物的促心律作用几乎总是在与I_{Kr}阻滞剂合用时观察到，因此有作者得出结论认为同时应用I_{Kr}阻滞剂可能会促进心律失常发生。然而这一假说还未得到证实，在受体水平使用竞争性拮抗剂显示，联合使用 I_{Kr} 阻滞剂将减弱药物疗效而非协同作用。事实上，来自本实验室的资料显示多非利特（dofetilide）和 NAPA 或者苯海拉明与 NAPA 合用比单独使用会减轻动作电位时间延长的作用。同样，多非利特与红霉素合用要比单用多非利特动作电位延长的作用减弱[75]。因此，同时应用 I_{Kr} 阻滞剂所观察到的促心律失常作用不能单独归之于对 I_{Kr} 电生理学性质的影响。

I_{Kr} 阻滞剂联合使用的促心律失常作用通常发生于其代谢能力下降时。例如同时应多非利特和红霉素或者酮康唑（ketoconazole）而诱发尖端扭转性室速，其主要的解释是基于特异的细胞色素 P450 酶受抑制[76,77]。特非那定已知由 CYP3A4 催化代谢[78]，红霉素和咪唑类口服抗真菌药是已知的 CYP3A4 抑制剂。同时服用特非那定和红霉素时，红霉素可使无活性的酸性代谢物形成减少，而使特非那定蓄积并导致心脏复极（QT）延长和 Tdp。其他药物可有类似的机制。这样，同时应用 CYP3A4 作用底物易导致其中一种药物蓄积；如果该药有 I_{Kr} 阻滞作用，可以观察到由于延长复极所产生的促心律失常作用（尖端扭转型室速）。

第三个因素在药物诱导的 LQTS 也可能发挥重要作用。P-糖蛋白（P-gp）是具有多种功能的转运器，可将异源性化学物质转移到细胞外[79]。P-糖蛋白主要位于小肠绒毛柱状上皮细胞和肝细胞中，在心肌细胞中也有发现[80]。在防止辛脂性毒性化合物进入细胞或降低细胞内药物浓度等方面 CYP3As 与 P--gp 有共同的作用。P-gp 和 CYP3As 共同分享大量底物或（和）特异性抑制剂；因此底物或 CYP3A4 抑制剂可以同时抑制 P-糖蛋白。在联合应用 I_{Kr}/CYP3A4/P-gp 作用底物治疗时，不但血药浓度增加，而且心脏细胞内 I_{Kr} 阻滞剂的浓度也增加。

最后，与 CYP3A4 一样，P-糖蛋白的表达具有很大变异性，并且 *CYP3As* 和 *MDR1*（P-gp）遗传多态性已被描述[81,82]。我们已发现 29%的法裔加拿大人 *MDR1* 有两个等位基因发生变异（外显子 26），并且与药物浓度的改变有关。因此，由于这些基因突变或者由于与 LQTS 有关的基因突变，某些患者促心律失常作用危险性增加。

小结

个体化治疗逐渐地成为提高疗效、减少毒副作用的有益方法。随着生物技术治疗的应用，这种方法会在未来更加重要。事实上，这些治疗是针对一些特定患者的特定基因缺陷（特定的突变或基因缺失）进行纠正，并且需要实行完全的个体化治疗。通过个体化治疗，常规药物可以获得最佳反应，其中部分原因可通过遗传因素或者同时用药的药物相互作用改变了患者之间或同一患者不同时间的药物反应来解释。

楚建民　译
孙瑞龙　校

参考文献

1. Ruskin JN: The Cardiac Arrhythmia Suppression Trial (CAST) . N Engl J Med 1989;321:386–8.
2. The Cardiac Arrhythmia Suppression Trial (CAST) Investigators: Preliminary report: Effect of encainide and flecainide on mortality in a randomized trial of arrhythmia suppression after myocardial infarction. N Engl J Med 1989; 321:406–10.
3. Edgar AL, Sokolow M: Experiences with the photofluorometric determination of quinidine in blood. J Lab Clin Med 1950;36: 478–84.
4. Sokolow M, Edgar AL: Blood quinidine concentrations as a guide in the treatment of cardiac arrhythmias. Circulation 1950; 1: 576–92.
5. Gianelly R, von der Gruben JO, Spivack AP, Harrison DC: Effect of lidocaine on ventricular arrhythmias in patients with coronary heart disease. N Engl J Med 1967;277:1215–9.
6. Campbell NPS, Kelly JG, Shanks RG, et al: Mexiletine (Ko 1173) in the management of ventricular dysrhythmias. Lancet 1973; August:404–7.
7. Koch –Weser J: Serum drug concentrations as therapeutic guides. N Engl J Med 1972;287:227–31.
8. Koch–Weser J: Correlation of serum concentrations and pharmacologic effects of antiarrhythmic drugs. In Acheson GH, Maxwell RA (eds) : Pharmacology and the Future of Man. Basel, Karger, 1973, pp 69–85.
9. Kessler KM, Lowenthal DT, Warner H, et al: Quinidine elimination in patients with congestive heart failure or poor renal function. N Engl J Med 1974;290:706–9.
10. Roden DM, Reele SB, Higgins SB, et al: Total suppression of ventricular arrhythmias by encainide. Pharmacokinetic and electrocardiographic characteristics. N Engl J Med 1980;302: 877–82.
11. Barbey JT, Thompson KA, Echt DS, et al: Antiarrhythmic activi-

ty, electrocardiographic effects and pharmacokinetics of the encainide metabolites *O*-desmethyl encainide and 3-methoxy- *O*-desmethyl encainide in man. Circulation 1988;77:380–91.

12. Funck-Brentano C, Kroemer HK, Lee JT, Roden DM: Propafenone. N Engl J Med 1990;322:518–25.
13. Kroemer HK, Funck-Brentano C, Silberstein DJ, et al: Stereoselective disposition and pharmacologic activity of propafenone enantiomers. Circulation 1989;79:1068–76.
14. Breckenridge A, Orme M, Wesseling H, et al: Pharmacokinetics and pharmacodynamics of the enantiomers of warfarin in man. Clin Pharmacol Ther 1974;15:424–30.
15. Chan E, McLachlan A, O'Reilly R, Rowland M: Stereo- chemical aspects of warfarin drug interactions: Use of combined pharmacokinetic -pharmacodynamic model. Clin Pharmacol Ther 1994;56:286–94.
16. Furuya H, Fernandez-Salguero P, Gregory W, et al: Genetic polymorphism of CYP2C9 and its effect on warfarin maintenance dose requirement in patients undergoing anticoagulation therapy. Pharmacogenetics 1995;5:389–92.
17. Price Evans DA, Mahgoub A, Sloan TP, et al: A family and population study of the genetic polymorphism of debrisoquine oxidation in a white British population. J Med Genet 1980;17:102–5.
18. Idle JR, Mahgoub A, Angelo MM, et al: The metabolism of [^{14}C] -debrisoquine in man. Br J Clin Pharmacol 1979;7:257–66.
19. Daily AK, Armstrong M, Monkman SC, et al: Genetic and metabolic criteria for the assignment of debrisoquine 4-hydroxylation (cytochrome P4502D6) phenotypes. Pharmacogenetics 1991;1:33–41.
20. Kimura S, Umeno M, Skoda RC, et al: The human debrisoquine 4-hydroxylase (CYP2D) locus: Sequence and identification of the polymorphic CYP2D6 gene, a related gene, and a pseudogene. Am J Hum Genet 1989;45:889–904.
21. Gonzalez FJ, Skoda RC, Kimura S, et al: Characterization of the common genetic defect in humans deficient in debrisoquine metabolism. Nature 1988;331:442–6.
22. Gonzalez FJ, Meyer UA: Molecular genetics of the debrisoquin-sparteine polymorphism. Clin Pharmacol Ther 1991;50:233–8.
23. Broly F, Gaedigk A, Heim M, et al: Debrisoquine/sparteine hydroxylation genotype and phenotype: Analysis of common mutations and alleles of CYP2D6 in a European population. DNA Cell Biol 1991;10:545–58.
24. Broly F, Marez D, Sabbagh N, et al: An efficient strategy for detection of known and new mutations of the CYP2D6 gene using single strand conformation polymorphism analysis. Pharmacogenetics 1995;5:373–84.
25. Eichelbaum M, Gross AS: The genetic polymorphism of debrisoquine/sparteine metabolism. Clinical aspects. Pharmacol Ther 1990;46:377–94.
26. Beckett AH, Chidomere EC: The identification and analysis of mexiletine and its metabolic products in man. J Pharm Pharmacol 1977;29:281–5.
27. Beckett AH, Chidomere EC: The distribution, metabolism and excretion of mexiletine in man. Postgrad Med J 1977; 53 (suppl 1) :60–6.
28. Grech-Bélanger O. Turgeon J, Lalande M, Bélanger PM: Metahydroxymexiletine, a new metabolite of mexiletine. Isolation, characterization, and species differences in its formation. Drug Metab Dispos 1991;19:458–61.
29. Turgeon J, Paré JRJ, Lalande M, et al: Isolation and structural characterization by spectroscopic methods of two glucuronide metabolites of mexiletine after N-oxidation and deamination. Drug Metab Dispos 1992;20:762–9.
30. Turgeon J, Fiset C, Giguère R, et al: Influence of debrisoquine phenotype and of quinidine on mexiletine disposition in man. J Pharmacol Exp Ther 1991;259:789–98.
31. Duff HJ, Roden DM, Primm RK, et al: Mexiletine in the treatment of resistant ventricular tachycardia: Enhancement of efficacy and reduction of dose-related side effects by combination with quinidine. Circulation 1983;67:1124–8.
32. Carey EL Jr, Duff HJ, Roden DM, et al: Encainide and its metabolites. Comparative effects in man on ventricular arrhythmia and electrocardiographic intervals. J Clin Invest 1984;73:539–47.
33. Dawson AK, Roden DM, Duff HJ, et al: Differential effects of O-dimethyl encainide on induced and spontaneous arrhythmias in the conscious dog. Am J Cardiol 1984;54:654–8.
34. Duff HJ, Dawson AK, Carey EL, et al: The electrophysiologic actions of O-demethyl encainide: An active metabolite [abstract] . Clin Res 1981;29:270A.
35. Funck-Brentano C, Turgeon J, Woosley RL, Roden DM: Effect of low dose quinidine on encainide pharmacokinetics and pharmacodynamics: Influence of genetic polymorphism. J Pharmacol Exp Ther 1989;249:134–42.
36. Siddoway LA, Roden DM, Woosley RL: Clinical pharmacology of propafenone: pharmacokinetics, metabolism and concentration-

response relations. Am J Cardiol 1984;54:9D–12D.

37. Malfatto G, Zaza A, Forster M, et al: Electrophysiologic, inotropic and antiarrhythmic effects of propafenone, 5 -hydroxypropafenone and *N* -depropylpropafenone. J Pharmacol Exp Ther 1988; 246:419–26.

38. Thompson KA, Iansmith DHS, Siddoway LA, et al: Potent electrophysiologic effects of the major metabolites of propaferone in canine Purkinje fibers. J Pharmacol Exp Ther 1988;244:950–5.

39. Funck-Brentano C, Kroemer HK, Pavlou H, et al: Genetically-determined interaction between propafenone and low dose quinidine: Role of active metabolites in modulating net drug effect. Br J Clin Pharmacol 1989;27:435–44.

40. Lee JT, Kroemer HK, Silberstein DJ, et al: The role of genetically determined polymorphic drug metabolism in the beta-blockade produced by propafenone. N Engl J Med 1990; 322:1764–68.

41. O'Hara GE, Philippon F, Gilbert M, et al: Combined administration of quinidine and propafenone for atrial fibrillation: The CAQ-PAF pilot study. Eur Heart J 1999; 20:104 (Abstract).

42. Bolden-Watson C, Richelson E: Blockade by newly-developed antidepressants of biogenic amine uptake into rat brain synaptosomes. Life Sci 1993;52:1023–29.

43. Howell SR, Husbands GEM, Scatina JA, Sisenwine SF: Metabolic disposition of ^{14}C-venlafaxine in mouse, rat, dog, rhesus monkey and man. Xenobiotica 1993;23:349–59.

44. Wang CP, Howell SR, Scantina J, Sisenwine SF: The disposition of venlafaxine enantiomers in dogs, rats, and human receiving venlafaxine. Chirality 1992;4:84–90.

45. Muth EA, Moyer JA, Haskins JT, et al: Biochemical, neurophysiological, and behavioral effects of Wy-45,030, an ethyl cyclohexanol derivative. Drug Dev Res 1991;23:191–3.

46. Lessard E, Yessine MA, Hamelin BA, et al: Influence of CYP2D6 activity on the disposition of the antidepressant agent venlafaxine in humans. Pharmacogenetics 1999;9:435–43.

47. Khalifa M, Daleau P, Turgeon J: Mechanism of sodium channel block by venlafaxine in guinea pig ventricular myocytes. J Pharmacol Exp Ther 1999;291:280–4.

48. Lessard E, Yessine MA, Hamelin BA, et al: Diphenhydramine alters the disposition of venlafaxine trough inhibition of CYP2D6 activity in humans. J Clin Psychopharmacol 2001;21:175–84.

49. Uetrecht JP, Freeman RW, Woosley RL: The implications of procainamide metabolism to its induction of lupus. Arthritis Rheum 1981;24:994–9.

50. Freeman RW, Uetrecht JP, Woosley RL, et al: Covalent binding of procainamide in vitro and in vivo to hepatic protein in mice. Drug Metab Dispos 1981;9:188–92.

51. Freeman RW, Woosley RL, Oates JA, Harbison RL: Evidence for the biotransformation of procainamide to a reactive metabolite. Toxicol Appl Pharmacol 1979;50:9–16.

52. Uetrecht JP, Sweetman BJ, Woosley RL, Oates JA: Metabolism of procainamide to a hydroxylamine by rat and human hepatic microsomes. Drug Metab Dispos 1984;12:77–81.

53. Budinsky RA, Roberts SM, Coats EA, et al: The formation of procainamide hydroxylamine by rat and human liver microsomes. Drug Metab Dispos 1987;15:37–43.

54. Lessard E, Fortin A, Bélanger PM, et al: Role of CYP2D6 in the N -hydroxylation of procainamide. Pharmacogenetics 1997;7:381–90.

55. Roden DM, Spooner PM: Inherited long QT syndromes: A paradigm for understanding arrhythmogenesis. J Cardiovasc Electrophysiol 1999;10:1664–83.

56. Keating MT: The long QT syndrome. A review of recent molecular genetic and physiologic discoveries. Medicine 1996;75:1–5.

57. Splawski I, Shen J, Timothy KW, et al: Genomic structure of three long QT syndrome genes: KVLQT1, HERG, and KCNE1. Genomics 1998;51:86–97.

58. Wang Q, Shen J, Splawski I, et al: SCN5A mutations associated with an inherited cardiac arrhythmia, long QT syndrome. Cell 1995;80:805–11.

59. Mitcheson JS, Chen J, Lin M, et al: A structural basis for drug-induced long QT syndrome. Proc Natl Acad Sci U S A 2000;97:12329–33.

60. Priori SG, Schwartz PJ, Napolitano C, et al: A recessive variant of the Romano-Ward long-QT syndrome? Circulation 1998;97:2420–5.

61. Donger C, Denjoy I, Berthet M, et al: KVLQT1 C-terminal missense mutation causes a forme fruste long-QT syndrome. Circulation 1997;96:2778–81.

62. MacConnell TJ, Stanners AJ: Torsades de pointes complicating treatment with terfenadine. BMJ 1991;302:1469.

63. Mathews DR, McNutt B, Okerholm R, et al: Torsades de pointes occurring in association with terfenadine use. JAMA 1991;266:2375–6.

64. Rampe D, Wible B, Brown AM, Dage RC: Effects of terfenadine and its metabolites on a delayed rectifier K^+ channel cloned

from human heart. Mol Pharmacol 1993;44:1240–5.

65. Roy ML, Dumaine R, Brown AM: HERG, a primary human ventricular target of the nonsedating antihistamine terfenadine. Circulation 1996;94:817–23.
66. Salata JJ, Jurkiewicz NK, Wallace AA, et al: Cardiac electrophysiological actions of the histamine H1-receptor antagonists astemizole and terfenadine compared with chlorpheniramine and pyrilamine. Circ Res 1995;76:110–9.
67. Drolet B, Khalifa M, Daleau P, et al: Block of the rapid component of the delayed rectifier potassium current by the prokinetic agent cisapride underlies drug-related lengthening of the QT interval. Circulation 1998;97:204–10.
68. Kang J, Wang L, Cai F, Rampe D: High affinity blockade of the HERG cardiac K (+) channel by the neuroleptic pimozide. Eur J Pharmacol 2000;392:137–40.
69. Drolet B, Vincent F, Rail J, et al: Thioridazine lengthens repolari zation of cardiac ventricular myocytes by block of the delayed rectifier potassium current. J Pharmacol Exp Ther 1999;288:1261–8.
70. Drolet B, Zhang S, Deschênes D, et al: Droperidol lengthens cardiac repolarization due to block of the rapid component of the delayed rectifier potassium current. J Cardiovasc Electrophysiol 1999;10:1597–1604.
71. Drolet B, Rousseau G, Daleau P, et al: Domperidone should not be considered a no-risk alternative to cisapride in the treatment of gastrointestinal motility disorders. Circulation 2000;102:1883–5.
72. Daleau P, Lessard E, Groleau MF, Turgeon J: Erythromycin blocks the rapid component of the delayed rectifier potassium current and lengthens repolarization of guinea pig ventricular myocytes. Circulation 1995;91:3010–6.
73. Dumaine R, Roy ML, Brown AM: Blockade of HERG and Kv1.5 by ketoconazole. J Pharmacol Exp Ther 1998;286:727–35.
74. Geelen P, Drolet B, Rail J, et al: Sildenafil (Viagra) prolongs cardiac repolarization by blocking the rapid component of the delayed rectifier potassium current. Circulation 2000;102:275–7.
75. Antzelevitch C, Sun ZQ, Zhang ZQ, Yan GX: Cellular and ionic mechanisms underlying erythromycin-induced long QT intervals and torsades de pointes. J Am Coll Cardiol 1996;28:1836–48.
76. Honig PK, Wortham DC, Zamani K, et al: Terfenadine-ketoconazole interaction. Pharmacokinetic and electrocardiographic consequences. JAMA 1993;269:1513–8.
77. Honig PK, Woosley RL, Zamani K, et al: Changes in the pharmacokinetics and electrocardiographic pharmacodynamics of terfenadine with concomitant administration of erythromycin. Clin Pharmacol Ther 1992;52:231–8.
78. Kuang TY, Morgan A, Lazarev A, Cantilena LR: Human CYP3A4 as a potential in vitro screening system for terfenadine drug interactions [abstract]. Clin Pharmacol Ther 1994;55:139.
79. Bellamy WT: P-glycoproteins and multidrug resistance. Annu Rev Pharmacol Toxicol 1996;36:161–83.
80. Cayre A, Moins N, Finat-Duclos F, et al: In vitro detection of the MDR phenotype in rat myocardium: Use of PCR, [^{3}H] daunomycin and MDR reversing agents. Anticancer Drugs 1996;7:833–7.
81. Paulussen A, Lavrijsen K, Bohets H, et al: Two linked mutations in transcriptional regulatory elements of the CYP3A5 gene constitute the major genetic determinant of polymorphic activity in human. Pharmacogenetics 2000;10:415–24.
82. Kim RB, Leake BF, Choo EF, et al: Identification of functionally variant MDR1 alleles among European Americans and African Americans. Clin Pharmacol Ther 2001;70:189–99.

第 6 章　基础心电图学

GALEN WAGNER

历史回顾

心电图（ECG）在临床上应用已有 100 余年，当初的标准 3 导联也扩展到如今的 12 导联，能反映额面以及水平面各 6 个向量心电活动，经过 1 个世纪的发展和大量心脏诊断试验，标准的 12 导联 ECG 在临床中的应用凸显重要，特别是在缺血性心脏病的诊断和治疗中。

20 世纪初，Einthoven 及其同事[1]将 3 个记录电极分别放置于患者右臂、左臂以及左下肢，另置一参考电极于右下肢并接地来记录心电活动，于是产生了 3 个标准导联（I、II、III），每个导联应用 1 对肢体电极分别作为负极和正极。1 个导联可为心电活动提供两个“视图”，一个来自正极，另 1 个“颠倒的视图”来自负极。正极电极分别位于左臂及下肢，故“正常”心电图在这些导联上呈直立的向量，例如 I 导联左臂电极为正极，右臂电极为负极。II 导联正极位于左下肢，负极位于右臂，可以记录沿心脏长轴（心底至心尖）的电活动。III 导联正极位于左下肢，负极位于左臂（图 6–1*A*）。

由这 3 个导联构成的 Einthoven 三角（爱氏三角），提供了这些导联在额面上的真正向量的简单模型，3 个导联所记录的心电向量在额面的中心相交，并保持起始向量方向不变，这便构成了观察心脏电活动的一个三轴参考体系（图 6–1*B*）。

3 个标准导联相交所成的 60°角，这对观察心脏电活动遗留了较大空隙，Wilson 等[2]发展了一种中心电端的方法来弥补这种不足，即标准 3 导联的每个电极都和一个 5000 欧姆电阻相接，以此中心电端作为负极，另一探查电极作为正极可以放置于体表的任一部位，所形成的导联称为 V 导联。当中心电端和四肢的探查电极相连时所记录的心电信号较小，当探查肢体和中心电端断开时额面电轴所记录的心电信号振幅便会增加，这样振幅增强的 V 导联称为 aV。例如 aVF 导联是记录左下肢和左右臂平均电势之间的电势差。标准 I 导联、Ⅱ导联之间记录空隙被 aVR 所填充，Ⅱ、Ⅲ导联之间为 aVF，Ⅲ、Ⅰ导联之间为 aVL。1932 年 Goldberger 等提出了 aVR、aVL、aVF 导联，aVL、aVF 的正极分别位于左上肢或左肢，故“正常”心电波形在这些导联上主要向上，但 aVR 的正极位于右上肢，故“正常”心电波形在此导联上主要向下。

三个 aV 导联加上三轴参考体系便形成了在额面电轴观察心脏电活动的六轴系统，相邻导联之间的间隔为 30°，这正如在第 3 节所讨论及图 6–2 所示，如表盘一样在额面提供了心电活动的观察面，I 导联作为参考所指向定义为 0°，顺时针按 30°递增直至 180°，同理逆时针按 30°递减至–180°，Ⅱ导联指向为 60°，aVF 指向为 90°，Ⅲ导联指向为 120°，aVL 及 aVR 分别指向–30°和–150°。这些导联的负指向完成观察心电的“表盘”，现代心电图采用数字化技术，它们只记录Ⅰ、Ⅱ导联电极所处位置的电位，然后根据 Einthoven 公式（Ⅰ+Ⅲ=Ⅱ[1]），实时计算其他导联电位：然后可根据如下代数公式从Ⅰ、Ⅱ、Ⅲ导联计算加压肢体导联：

$$aVR=-1/2\ (I+II),$$

$$aVL=I-1/2\ (II),$$

$$aVF=II-1/2\ (I),$$

于是

$$aVR+aVL+aVF=0。$$

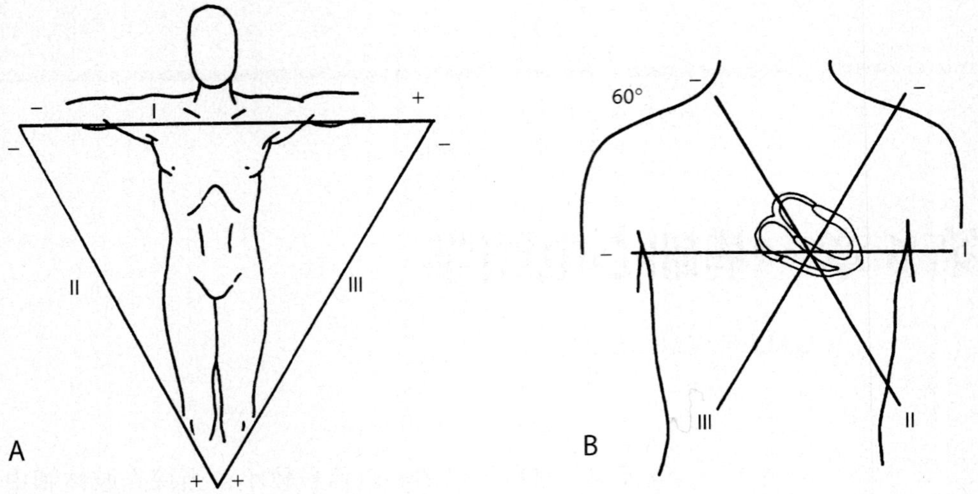

图 6–1 A. I、II、III 导联构成的呈等边三角形的 Einthoven 三角。图中显示了每个导联（I、II、Ⅲ）的正极（+）和负极（–）。**B.** Einthoven 三角与心脏示意图的关系，3 个导联在心脏电活动的中心点相交。

如今的标准 12 导联包括额面上的这 6 个导联及在身体水平面的 6 个导联。Wilson 通过连接中心电端与置于胸壁不同位置的探测电极而建立一些导联 [3~7]。由于这些位置靠近心脏而命名为心前导联，这些电信号的振幅足够大，故不需要增强放大。这些导联又名胸导联依次称为 V_1~V_6，由肢体导联所构成的中心电端作为胸导联的负极（图 6–3），V_1 导联正极位于心脏右前位置，负极位于左后，这便提供了最好的能区分左、右心脏电活动的心电视图（图 6–4）。

胸导联探查电极的安放位置由前胸及左侧胸壁的骨性标志来确定，如同额面上 6 个肢体导联轴一样，水平面上 6 个胸导联轴之间所构的角约 30°。

如今的心电图机可以通过正极探查电极记录 12 个标准化心电图，通过负极可以记录另外的 12 个，这便

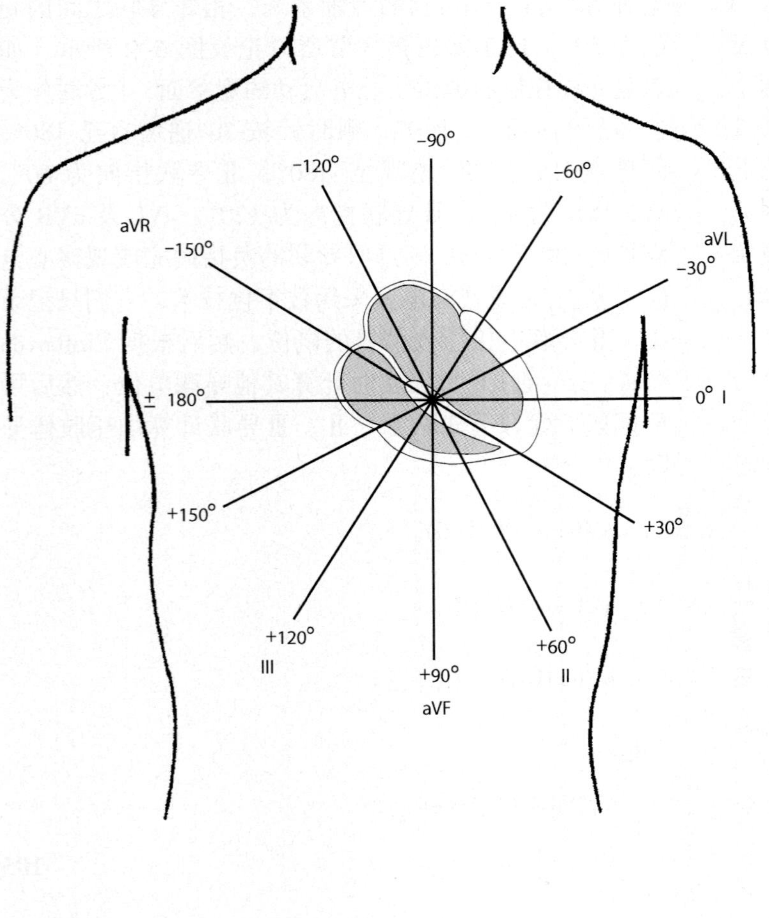

图 6–2 在 360°的“表盘 ”上六轴系统每个导联的正极和负极的位置。在 6 个导联的正极标出了导联名称。

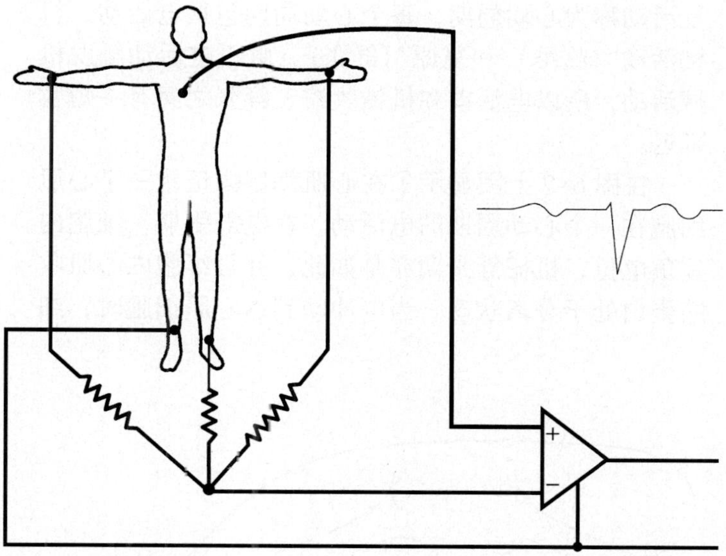

图 6–3 记录胸导联心电图方法的示意图。以 V_1导联为例。波浪线表示在 3 个肢体导联上的记录电极连接之间的电阻，并构成每个 V 导联的负极。（改编自：Netter FH: The Ciba collection of medical illustrations, Vol 5. Heart. Summit, NJ, Ciba–Geigy, 1978, p 51.）

构成了 24 个心电图。

基本原理

心脏在体内的解剖方位

心脏在体内的位置决定了心电活动的"图像"，这种"图像"可在体表电极所记录的心电图上观察到。心房位于心脏的上部或心底部，心室逐渐变小朝向心尖，但是心脏的左右侧并不与身体的左右侧一致。心脏的长轴从心底部向心尖部延伸并倾斜，使心尖指向身体的左前方（图 5–5）。心脏还有些旋转而使右心房和右心室较左心房、右心室更加靠前[8,9]。这些解剖关系使得从右前到左后的心电图导联（例如 V_1）较从右侧到左侧的导联（例如 I 导联）能更好地提供右心的电活动(图 6–6)。

心动周期

心肌细胞收缩的间期和同步性由起搏细胞和传导系统所控制，起搏细胞所发生的冲动产生节律性的重

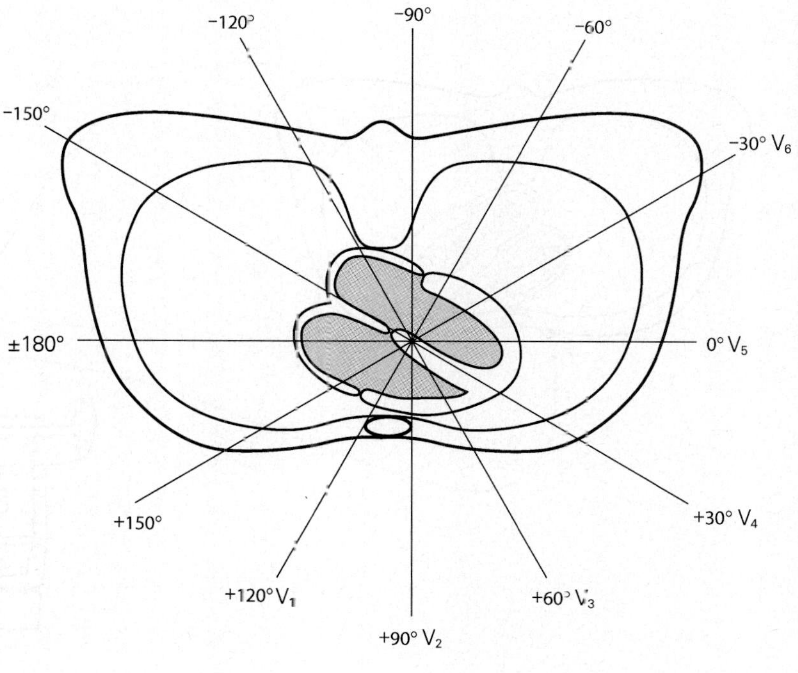

图 6–4 从每个胸导联的记录部位至心脏电活动中心点的实线代表这 6 个胸导联的方向。这些实线延伸至对侧胸壁处，可认为是 6 个胸导联的负极部位。

复活动称为心动周期，每个心动周期包括电活动、机械活动（收缩）和复原（舒张）。由于电活动触发机械活动，所以电活动和机械收缩、舒张之间有一短暂延迟。

在图 6–7 上图显示了在心肌细胞内记录一个心肌细胞在一个心动周期的电活动。在电舒张期，细胞内呈负电位，机械舒张期亦是如此，并且细胞内心肌收缩蛋白处于分离状态。当电冲动到达心肌细胞时，细胞表面的正电荷便跨越细胞膜进入细胞内触发除极过程，这种离子运动引发了电收缩而形成动作电位（中图），动作电位进而触发机械收缩，收缩蛋白相互滑动导致肌细胞缩短。电收缩活动持续到细胞内正电荷离子被泵出为止。阳离子被泵出的过程称为细胞的复极，复极后细胞内电位恢复至除极前的负向静息电位，电舒张期的恢复导致细胞内收缩蛋白再次分离，于是细胞在下一电冲动到达时具备再次被激动的能力。

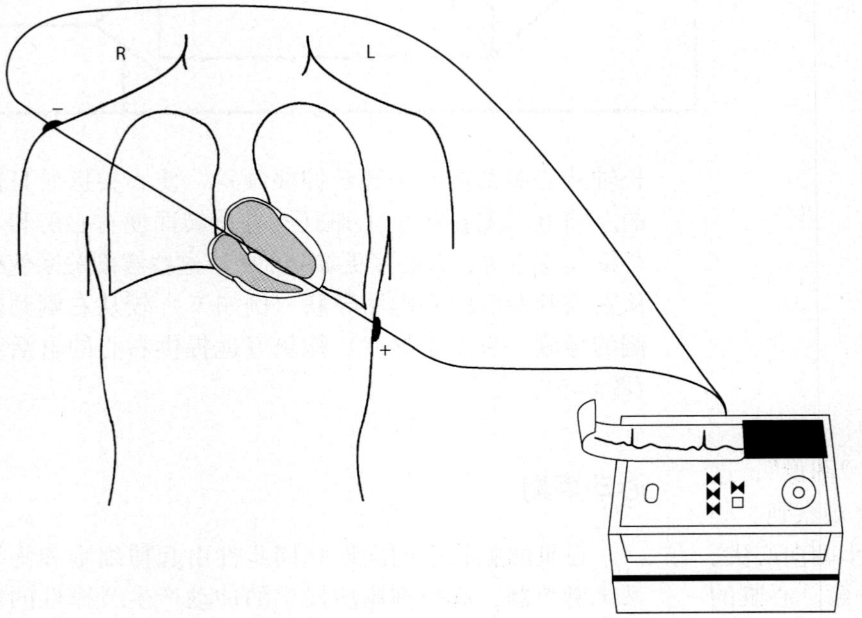

图 6–5 胸腔内心脏额面观示意图。电极在心脏的长轴与体表相交的位置，正极在左下胸壁，负极在右肩，方向从心底向心尖部，与房间隔和室间隔平行。电极与单通道心电图机相连。心室复极波为正向。

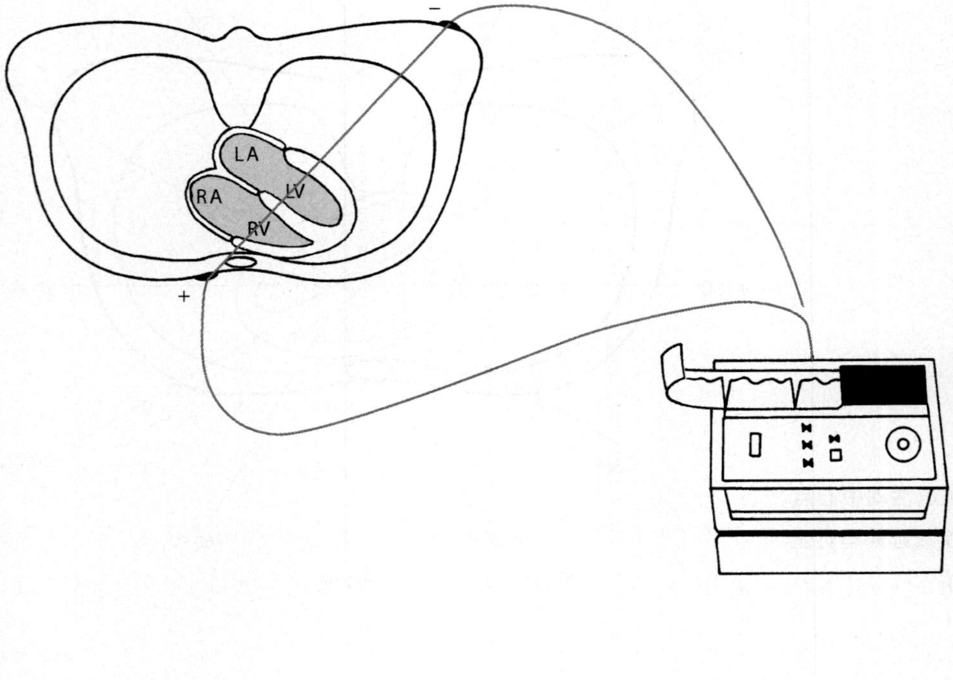

图 6–6 心脏横断面示意图。电极在心脏短轴与体表相交的位置。正电极在锁骨的右侧，负极在背部，方向与房间隔和室间隔垂直。电极与单通道心电图机相连。在这些位置记录的心电图上，P 波和 T 波呈双向，QRS 波群主波向下。

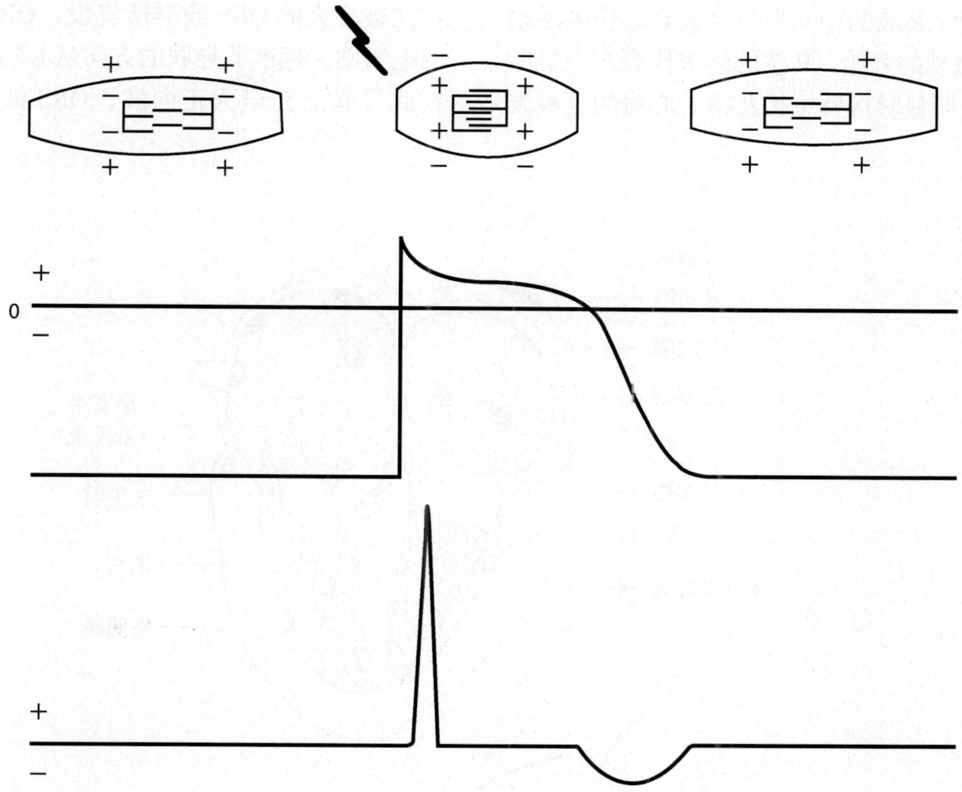

图 6–7 心肌细胞动作电位与心电图示意图。（Modified from Thaler MS: The Only EKG Book You'll Ever Need. Philadelphia. JB Lippincott, 1988, p 11.）

所有心肌细胞电信号的总和形成心电图（见图 6–7 下图），当心肌细胞处于静息状态时，心电图为一平坦的基线。心肌细胞除极开始则产生频率较高的心电图波形，随后心电图回到基线。心肌细胞复极时心电图出现相反方向的低频波形。

心脏冲动形成和传导

单个心肌细胞或一小部分细胞的电活动并不能足以产生体表能记录到的电流，临床心电图记录的可能是心房和心室心肌组织激动所产生的其振幅足够大到可以在体表记录到的电活动。

心肌细胞往往不具备自发形成和快速传导电活动的能力，心脏的自律性和传导性有赖于特殊的心脏起搏细胞和按规律排列的传导系统（图 6–8）。传导系统细胞被安排形成结、束、束支以及纤维网络，这些细胞缺乏收缩功能，但有形成冲动（作为起搏细胞）以及改变电传导速度的能力。窦房结内特殊细胞的固有起搏率是最高的，最低的位于心室内。固有起搏率随自主神经交感成分和副交感成分之间的平衡而变化[10~13]。

心室内传导系统包括一个共同传导束（希氏束），它将冲动由房室结传向室间隔最顶部，希氏束以下分为左右束支，分别沿左右心室间隔表面将冲动传向各自心室（图 6–8A），左束支以下呈扇状细小分支沿左侧室间隔表面至二尖瓣两乳头肌（图 6–8B）。右束支在抵达右侧室间隔远侧之前结构紧密少有分支，此后逐渐形成分支分布于室间隔远侧部和右心室外侧（图 6–8C）。心室内的传导系统由浦肯野纤维组成，它具有起搏和快速传导的能力。浦肯野纤维构成的细束在右、左心室心内膜下形成网络，于是冲动由心内膜向心外膜慢速传导，遍及左右心室[14~16]。

心电波群

心动周期中第一个波代表心房的激动，称为 P 波（图 6–9），由于窦房结位于右心房，P 波的初始部分代表右心房的电激动，P 波的中间部分代表右心房电激动的结束和左心房激动的开始，P 波的终末代表左心房电激动的结束。P 波明显时房室结被激活。心房的复极波往往被较大的 QRS 波群所淹没，QRS 波群代表着心室的电激动。标准Ⅱ导联的方向从心底部至心尖部，P 波在此导联上完全为正向波，QRS 波群以正向波为主，

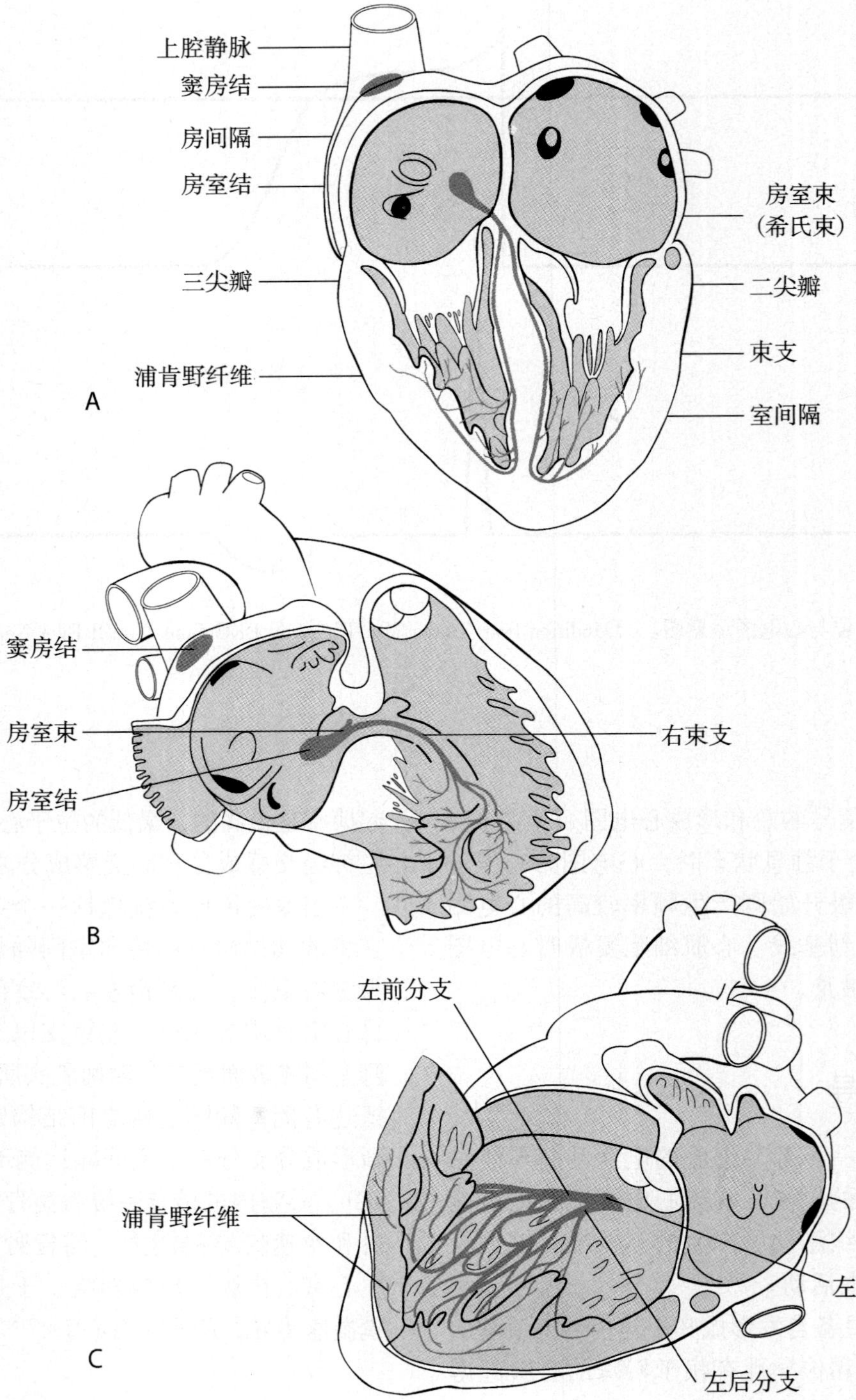

图 6-8 心腔与起搏和传导系统结构的解剖关系。**A.** 从心脏正前方观。**B.** 从心脏的右前方观，通过右心房和右心室观察房间隔和室间隔。**C.** 从左后方观，通过左心房和左心室观察房间隔和室间隔。（Modfied from Netter FH: The Ciba collection of medical illustrations, vol 5. In Yonkman FF（ed）: Heart. Summit, NJ, Ciba-Geigy, 1978, p 13, 49.）

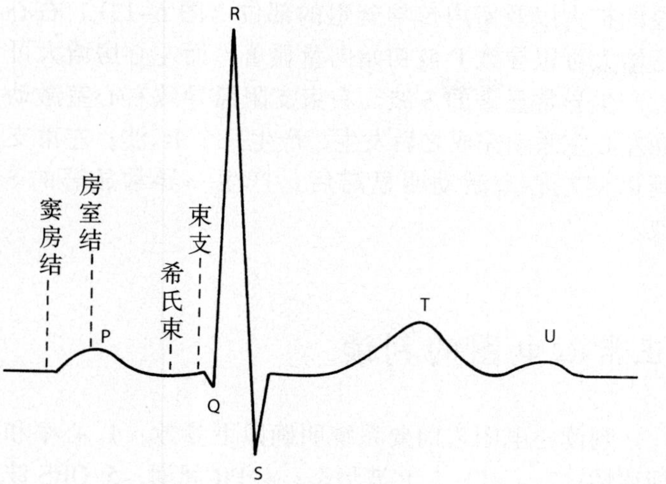

图 6–9 可见到的波形分别代表心房（P 波）、心室（Q、R、S 波）的激动和心室的复极（T 波和 U 波）。图中也标出了起搏和传导系统的激动时间。

只有起始和终末有一小部分为负向波。QRS 波群正常可以有 1 个（单相）、2 个（双相）或 3 个（三相）波形。传统上，QRS 波群中第一个负向波称为 Q 波，第一个正向波称为 R 波，aVR 导联的负向波称为 S 波。第二个正向波为 R′ 波，1 个单相的负向 QRS 波群应该称为 QS 波。

心动周期中心室的复极部分形成 T 波，由于心室肌细胞复极形成除极的反向电流，有人可能推测 T 波与 QRS 波群方向相反，但由于心外膜细胞复极早于心内膜细胞，故复极波的扩布方向和除极波的相反，这导致 T 波的方向同 QRS 波群相似（图 6–10）。T 波后面有时候会有一小的正向波被称为 U 波，其来源不明。

P 波起始至 QRS 波群起点之间的时限称为 PR 间期，不论 QRS 波群的第一个波是 Q 波还是 R 波（图 6–11）。PR 间期代表从心房激动到心室激动的时间。PR 段是指从 P 波终末至 QRS 波群起点的时间。QRS 波群的时限是指心室激动从开始到结束的时间。由于左心室较厚，激动比右心室需要更长的时间，QRS 波群的终末部分仅由左心室激动构成。

ST 段代表从心室激动终末至心室复极开始之间的间期。不管 QRS 波群最后的波是 R 波还是 S 波均用 ST 段这个名称。QRS 波群和 ST 段的交接点称为 J 点。从心室激动起始至心室复原终点之间的时限称为 QT 间期。

在心率缓慢的健康人，PR 段、ST 段、TP 段有一共同水平线，这一水平线形成等电位线。等电位线是测量各种波形振幅的基准线。在快心率时 T 波和随后的 P 波融合故 TP 段消失[17~19]。

确定左侧心还是右侧心的电活动

确定异常电活动来源于左侧心还是右侧心常常很重要，区分左、右侧心电活动的理想记录点位于心脏短轴（垂直房间隔和室间隔）的延伸方向和心前体表相交处，如 V_1 导联（图 6–12）。

由于电活动从房间隔走向右心房外侧壁，故 V_1 导联上的 P 波初始段（代表右心房激动）为正波。P 波的终末段代表左心房激动，由于电活动从房间隔走向左

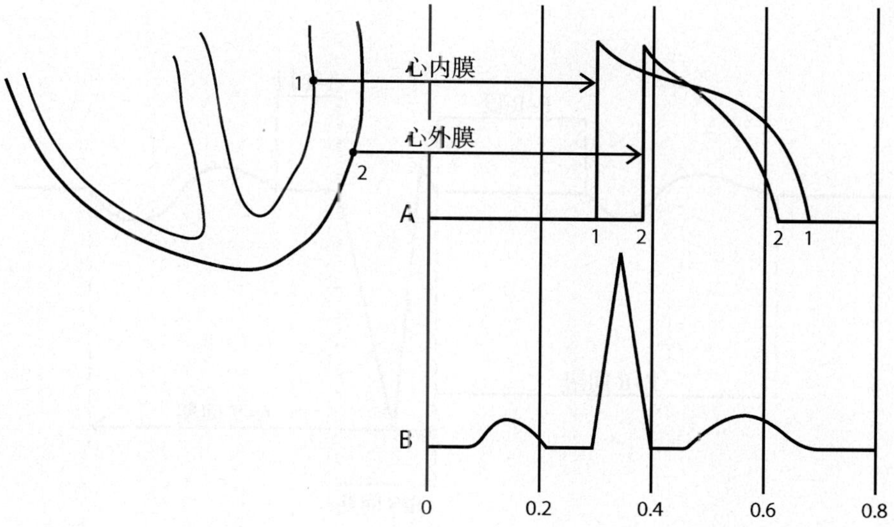

图 6–10 **A.** 左右心室的额面观。图中显示在心内膜（1）和心外膜（2）表面记录的左心室心肌细胞电位示意图。**B.** 心脏长轴体表心电图的波形。心电图下方的数字代表这些系列电活动所需的时间（s）。

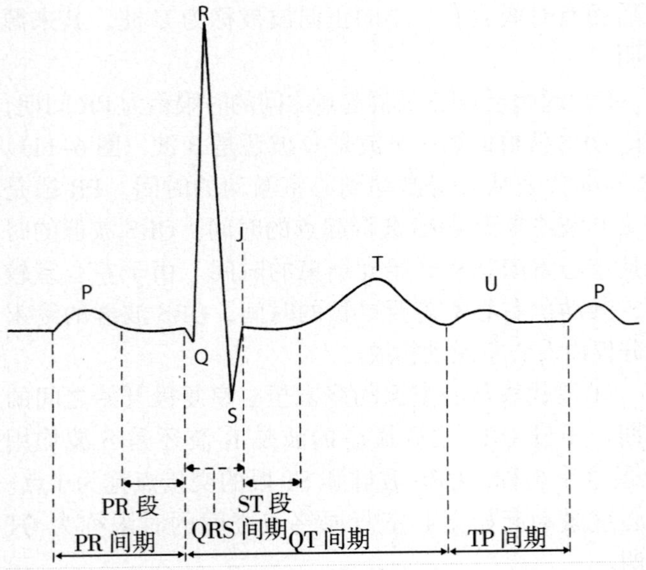

图 6–11 从心脏长轴记录的心电图放大图。图中显示心电图各时段（PR 段和 ST 段）和各间期（PR、QRS、QT、TP 间期）。

心房外侧壁，故在 V_1 导联为负向，这种激动顺序在 V_1 导联上产生了双相的 P 波（图 6–12）。

QRS 波群起始部分代表着室间隔的激动，方向主要为由左向右，故在从左向右的记录上可见一正向波（R 波）。QRS 波群的中间部分代表着左右心室肌的激动过程，由于位于后面的左心室相对较厚，它产生的激动向量超过了位置相对靠前的右心室，故形成一较深的负向波 S 波。QRS 波群的终末部分代表着左心室激动的完成，它构成负向 S 波的最后部分。

对比左右两侧心脏的 ECG 记录可以识别出某一心腔的扩大以及室内传导延迟的部位（图 6–13）。右心房增大可以导致 P 波初始向量显著，而左心房增大可以产生异常显著的 S 波。右束支阻滞导致右心室激动在左心室激动完成之后发生，产生一个 R’波；左束支延迟使左心室激动明显滞后，产生一异常显著的 S 波。

正常心电图的判读

判读心电图之前要系统明确以下参数：1. 心率和规律性；2. 心律；3. P 波形态；4. PR 间期；5. QRS 波群形态；6. ST 段形态；7. T 波形态；8. U 波的形态；9. 校正的 QT 间期（QTc）。其中心率、规律性以及心律问题将在本书其他章节论述，而 P 波的形态已在本章讨论过。

PR 间期

PR 间期测量冲动从近窦房结处心房肌传导至浦肯野纤维网邻近处心室肌所需要的时间，其正常范围是 0.10~0.22s。PR 间期主要由房室结的缓慢传导所形成，它受自主神经系统中交感和副交感成分之间的平衡的影响，因此 PR 间期随心率的变化而变化，在交感神经兴奋为主心率快时 PR 间期变短，而副交感神经兴奋心率慢时延长。PR 间期有随年龄的增加而增加的趋势[20]。

异常的 P 波常伴随着异常缩短的 PR 间期，这是因为冲动形成处从窦房结移至更接近房室结的位置所致

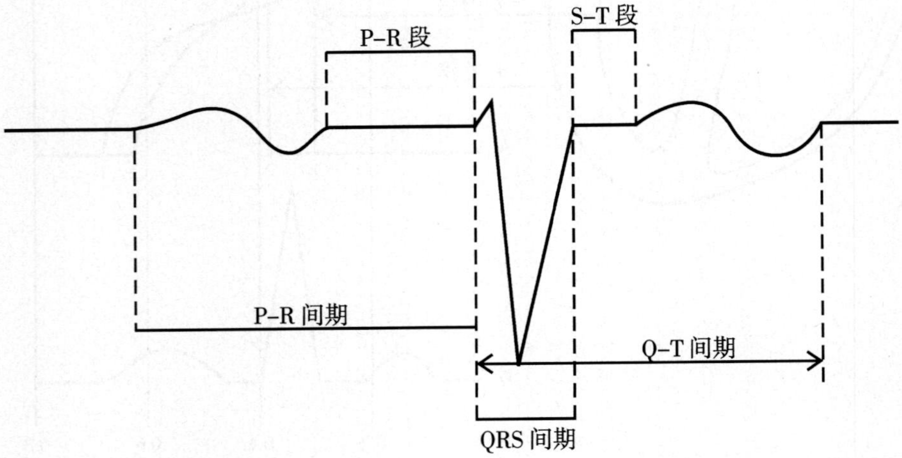

图 6–12 从心脏短轴记录的心电图放大图。图中显示了如同从心脏长轴记录的心电图的主要时段和间期。

图 6-13 右心房（A）、左心房（B）、右心室（C）、左心室（D）增大以及右侧（E）和左侧室内传导延迟引起的典型心电图改变（虚线表示）。

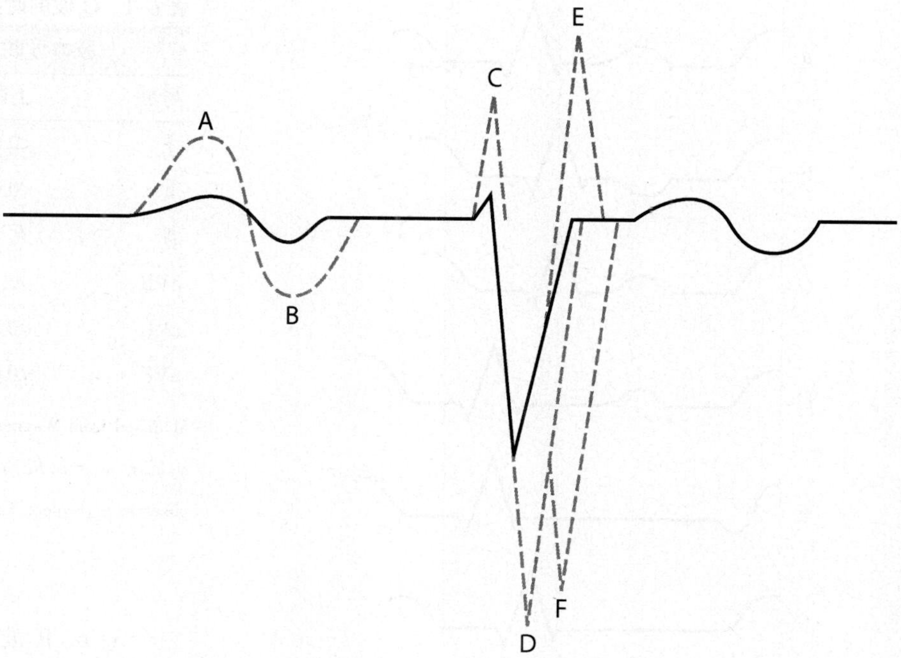

（图 6-14），正常 P 波电轴的短 PR 间期提示房室结异常快速传导通路或连接心房与心室并传导至房室结的异常传导束的存在（如 Kent 束）。异常房室传导束可导致心室的预激或折返至心房产生心动过速（WPW 综合征）。

正常 P 波电轴伴 PR 间期延长提示房室之间传导的延迟（图 6-15），异常 P 波伴 PR 间期延长时应考虑 P 波与前面的 QRS 波群而非后面的 QRS 波群有关联，如此的室房逆传存在时，PR 间期往往长于其前的 RP 间期。当无明显 P 波、PR 间期不能确定时常常提示异常心脏节律的存在。

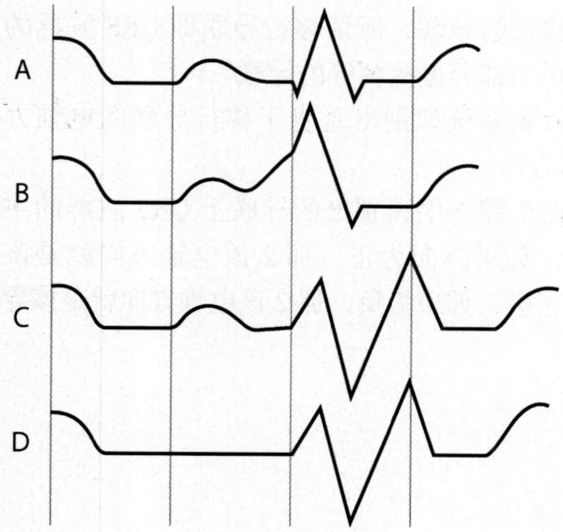

图 6-14 正常 P 波与 QRS 波群之间的关系及图形（A），其与各种疾病状况引起的异常心电图（B~D）的比较。每个图例均从 T 波开始，从下一个心动周期的 T 波结束。

QRS 波群

QRS 波群包含比 P 波和 T 波更为高频的成分，因此其波形相对尖锐而非圆钝，QRS 波群的描述也较单纯描述为正向或负向的 P、T 波复杂。QRS 波群的负向部分有特定的名称，如 Q 波。

Q 波 Q 波出现在某些导联如 V_1、V_2、V_3 提示异常。正常的 Q 波在其他导联（III、aVR 导联除外）振幅应很小。Q 波的正常上限见表 6-1 所示[21]。

V_5、V_6 导联小 Q 波的消失应考虑为异常，III、aVR 导联上任何大小的 Q 波应视为正常，因为这些导联指向右侧。Q 波在某些情况下可以增大，如局部心肌组织的丧失（梗死）、肥大、心室肌的扩张或异常的心室传导。

R 波 胸导联提供了心脏电活动由较薄的右心室向较厚的左心室传导的概略图（图 6-16），正常情况下 R

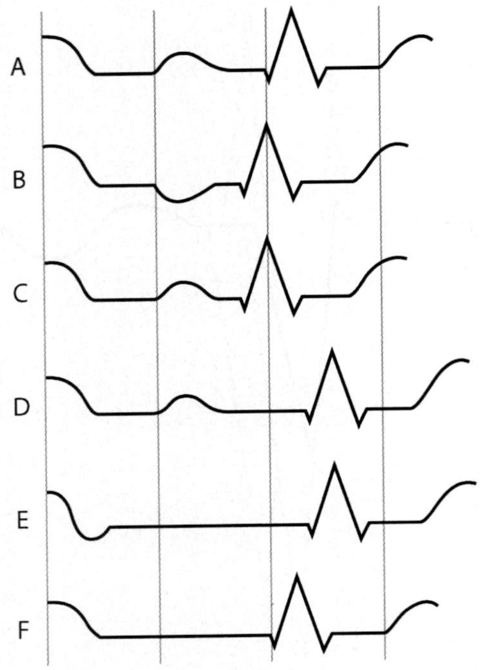

图 6–15 正常 P 波与 QRS 波群之间的关系及表现（A），以及各种疾病状况引起的明显异常（B~F）。每个图例均从 T 波结束而开始，从下一个心动周期的 T 波起点结束。相邻两条纵线之间的间期为 0.2s。因此 A 图中的 PR 间期为 0.2s，接近正常上限。

波振幅从 V_1 到 V_4 或 V_5 导联递增，若反向递增如 V_1、V_2 导联出现较大的 R 波可见于右心室的增大。而 V_5、V_6 导联异常高大的 R 波常提示左心室增大。正常 R 波从 V_1 至 V_5 导联逐渐消失常提示左心室壁心肌的丧失，如心肌梗死。

S 波 S 波在胸导联亦有一定的变化趋势，它在 V_1、V_2 导联振幅较大，V_3~V_6 导联振幅逐渐降低（图 6–16）。同 R 波一样，这种变化趋势的改变可由某个心室的增大所致。

QRS 波群的时限称为 QRS 间期，正常范围为 0.07~0.10s，男性较女性略长。QRS 间期的测量应从第

表 6–1 Q 波的时限

肢体导联		胸导联	
导联	上限	导联	上限
Ⅰ	<0.03s	V_1	任何 Q 波
Ⅱ	<0.03s	V_2	任何 Q 波
Ⅲ	无	V_3	任何 Q 波
aVR	无	V_4	<0.02s
aVL	<0.03s	V_5	<0.03s
aVF	<0.03s	V_6	<0.03s

Modified from Wagner GS, Freye CJ, Palmeri ST, et al: Evaluation of a QRS scoring system for estimating myocardial infarct size. I. Specificity and observer agreement. Circulation 1982;65:345.

一个 Q 或 R 波的起始量至 R、S 波或 R′ 波的终末。QRS 间期测量时应进行多个导联的比较，因为在某些导联上 QRS 波群的开始或终末为等电位线。通常情况下 QRS 波群起始部较为清晰，而其与 ST 段接合处常不明显，特别是在胸导联。QRS 间期无提示异常的下限。左心室增大、心室内传导异常、室内异常起搏点可产生宽 QRS 波群。

QRS 电轴的确定

对于一份典型的心电图，确定其额面电轴（简称电轴）有三个步骤。

1. 确定移行的导联，所谓移行导联即 QRS 波群的正向和负向部分振幅相等的导联。
2. 利用六轴系统识别出垂直于移行导联的电轴方向（图 6–17）。
3. 考虑在步骤 2 中识别出的导联上 QRS 波群的主要方向，如果方向为正，那么该电轴方向就是该导联的正极，如果为负，那么该电轴方向就是该导联

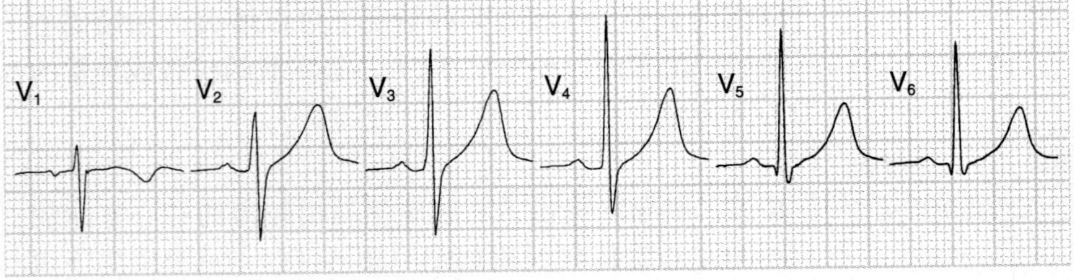

图 6–16 典型的 6 个胸导联心电图。图中显示 R波和 S 波正常递增和递减变化。

的负极。

正常范围内的额面电轴应该指向左侧，轻微的偏上或偏下，在-30°~+90°之间（图6-17），所以QRS波群在I导联以正向波为主（它的正电极在0°）。II导联也是以正向波为主（它的正电极在+60°）。如果QRS波群在I导联为正、在II导联为负，则电轴左偏在-30°~-120°之间。当QRS波群在I导联为负、而在Ⅱ导联为正时，则电轴右偏在+90°~+180°。在很少的情况下，电轴和正常的方向完全相反，在I、II导联呈负向。

额面电轴通常是以15°的倍数排列成圆形，如果它按某个肢体导联的方向排列，那么电轴的方向将按-30°、0°、+30°、+60°排列。如果电轴处于两个相邻肢体导联的中间，那么电轴将为-15°、+15°、+45°、+75°等。不同的额面电轴见图6-17中A~E所示。

正常的额面电轴在新生儿方向向右，在儿童期转向垂直方向，而在成人转向更为水平的方向。正常成人的额面电轴综合向量几乎全部平行于从心底部至心尖部方向，即Ⅱ导联的方向，在消瘦的个体电轴综合向量更加垂直而在肥胖的患者则更加水平。在成人QRS电轴向量大于90°为*电轴右偏*（right axis deviation, RAD）（图6-17B），在任何年龄段的人电轴负向小于-30°为*电轴左偏*（left axis deviation, LAD）（图6-17C）。右心室肥大可以导致电轴右偏，左心室肥大可以产生电轴左偏。如果电轴位于-90°~+180°则称为电轴极度偏移（extreme axis deviation, EAD）而不指明是左偏还是右偏（图6-17E）。

ST段形态

ST段代表着心室肌仍处于激动或除极状态的一段时间，它的起始段与QRS波群交汇于J点并形成一接近90°的交角，然后水平延伸直至弯曲融入T波。一些改变心室激动时间的因素影响ST段的长度。ST段上点的位置可以参照其与J点的相对距离来表示，例如J+20、J+40、J+60表示J点后20ms、40ms、60ms。

ST段的第一部分通常与PR段和TP段所决定的基线处于同一水平，轻度的上扬、下降及水平压低可视为正常的变异，ST段另一常见的正常变异与心室的心外膜早复极有关，它导致ST段向随后的T波方向偏移，偶尔在正常的男性此变异可导致V_1~V_3导联ST段抬高达4mm之多。ST段的形态还受运动以及心室激动顺序改变的影响。

T波的形态

平滑呈弧形弯曲的T波形态类似于P波，单向的T波较双向的T波正常变异为大，T波起始部较终末部平缓，因此T波并非对称，T波略为陡峭为正常变异，在儿童中T波切迹多见。T波时限较少测量而多测量QT间期。T波振幅如同QRS波群一样变异较大，它随着年龄的增加而减小，男性较女性的大。T波振幅随着QRS波群振幅的变化而变化，如果出现U波，应该比U波的振幅大，T波振幅在任一肢体导联上不应超过5mm，在任一胸导联不超过10mm。T波振幅在下列导联上较低，aVL和Ⅲ导联上的T波不超过3mm，在V_1和V_6导联上不超过5mm[24]。

评价T波的方向与QRS波群有关，这两个波有相似方向的理由在前面的“基本原理”中已讨论过，它们代表心肌除极和复极两个相对的过程。前已述及的确定额面QRS波群方向的方法也适用于决定T波的方向。术语QRS-T夹角用来表示QRS波群电轴和T波电轴在额面上的夹角[25]，类似的方法可以用于二者在水平面上的夹角。

U波的形态

U波正常可以不出现，也可以表现为T波后一小而圆钝的波形，它的方向通常与T波方向相同，但振幅只有其1/10左右，通常U波在V_2、V_3导联较为明显。

Q-Tc间期

Q-T间期代表着心室的除极和复极总时间，它的长短跟心率的快慢呈负相关，在心率增快时为确保心肌细胞在下一激动之前完全恢复，心肌的恢复时间必须缩短，因此，正常范围Q-T间期的确定需要用心率来校正，心电图中的Q-T间期的分析默认为校正的Q-T间期（Q-Tc间期）的分析。Bazett提出一公式用来校正Q-T间期[20]，后来Hodges及其同事[21]以及Macfarlane和Veitch Lawrie[22]修订该公式如下：

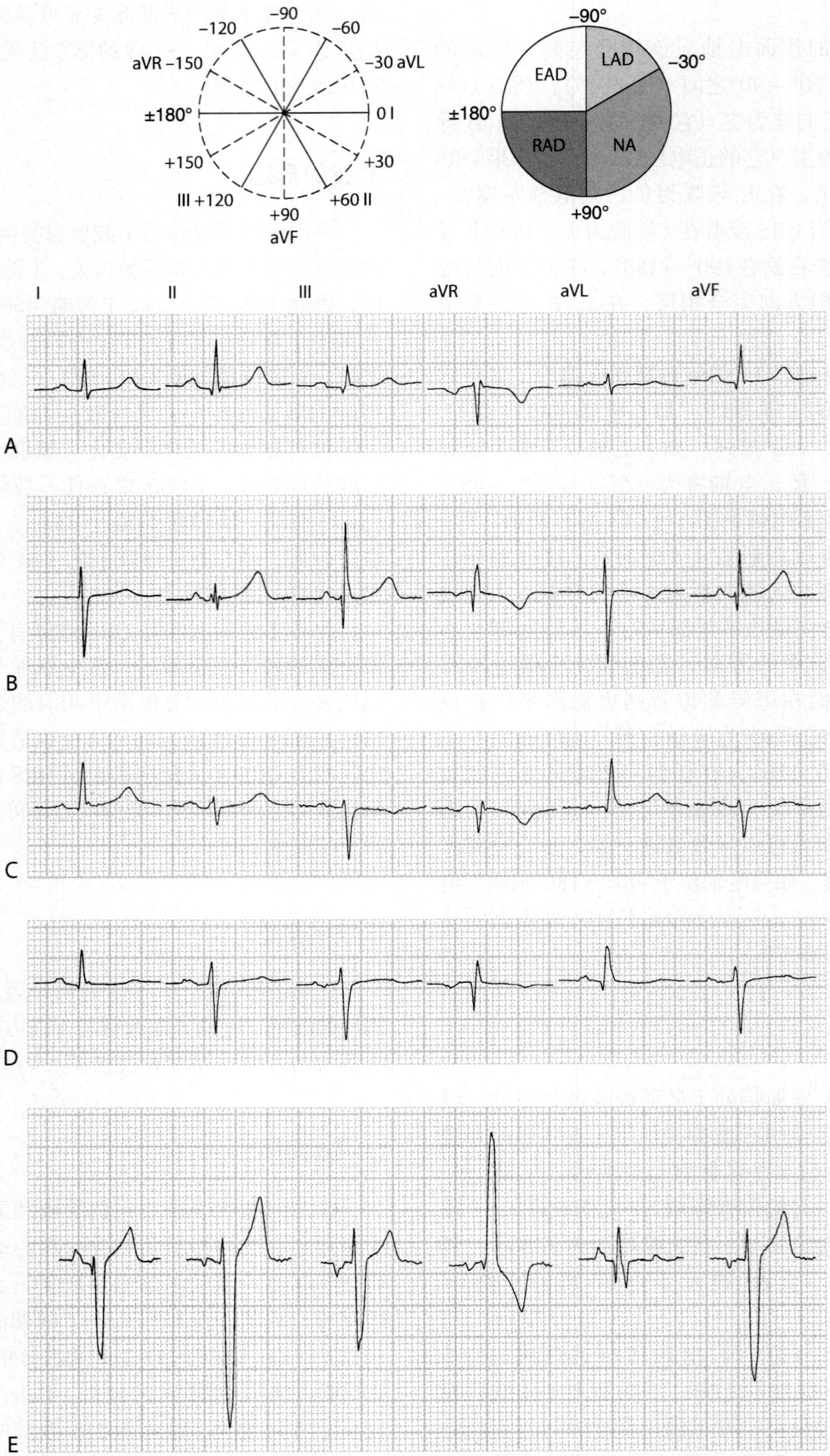

图 6–17 左上图为额面六轴参考系统，右上图显示成人额面 QRS 电轴的各种命名：正常电轴（NA）、电轴右偏（RAD）、电轴左偏（LAD）、电轴极度偏移(EAD)。下图：列举了各种额面 QRS 电轴的例子：**A.** +60 度；**B.** +150 度；**C.** –30 度；**D.** –60 度；**E.** –120 度。

Q-Tc=Q-T+1.75（心室率-60）

正常的 Q-Tc 大约为 0.41s 左右，女性较男性略长且随年龄的增加而轻度延长。Q-T 间期随心率的适应性调节并非立即发生而是在几个心动周期之后，因此 Q-Tc 的精确计算需要记录一段规则而稳定的心动周期。

因心室的电恢复终末点常常难以确定，故 Q-Tc 间期的诊断价值有限。

1. 通常不同导联计算的 Q-T 间期会有所不同，特别是当 T 波的终末段在一些导联上处于等电位水平线时[23]，通过多个导联比较而计算出的 Q-T 间期应视为实际的 Q-T 间期。
2. U 波可能随 T 波而出现，产生 TU 结合点且不位于等电位线上，这时 U 波的起始处可视为 Q-T 间期的终末。
3. 快心率时 P 波和 T 波融合，产生 PT 结合点且不位于等电位线上，这时 P 波的起始处可视为 Q-T 间期的终末。

明显的 ST 段抬高、T 波振幅的显著增加或减少、Q-Tc 间期的异常延长或 U 波振幅的增加常提示心脏存在发生严重节律异常的状况（图 6-18）。

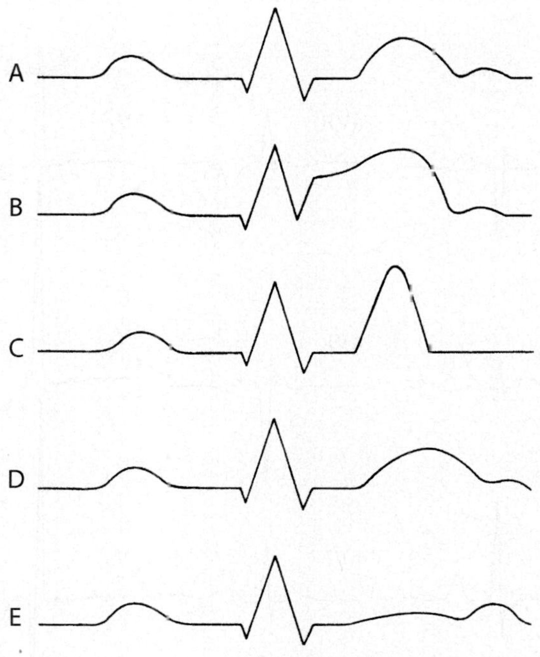

图 6-18 正常 QRS 波群与 T 波之间的关系（A），并和与心律失常相关的各种异常比较（B~E）。每个示例均从 TP 段开始，至下一个 TP 段的起点结束。

心腔增大

右心室扩张

右心室扩张可以发生于容量超负荷后代偿或者压力超负荷右心肥大后失代偿，心室扩张导致从心底向心尖部沿室间隔右侧面心内膜下走行的右束支被牵张（图 6-8），右束支因此传导缓慢致使右心室激动晚于左心室，这种现象称为右束支阻滞。右束支传导阻滞可以在容量超负荷早期或代偿期或者压力超负荷晚期或衰竭期突然出现。

右心室肥大

右心室肥大的发生是由于右心室压力超负荷的代偿所致，在胎儿发育期由于肺循环阻力大于体循环，因此新生儿右心室较左心室肥厚，胎盘移除后右侧循环阻力剧增[26]，自此后，左心室相对于右心室变得较为肥厚导致右心室占优势的心电图表现逐渐丧失，因此，肥厚相对于扩张而言很可能是一种代偿而非病理状态[27]。右心室的压力超负荷日后有可能因为血液流经肺动脉瓣、肺循环、左侧心脏的阻力增加而再度发生。

成人正常 QRS 波群在 V_1 导联以负向为主，表现为一小的 R 波后伴随一深大 S 波。当压力超负荷导致右心室肥大时，V_1 导联负向波为优势的表现逐渐消失。在轻度肥大者，QRS 末会出现一小的 R′波，中度肥大者，QRS 起始向量前移（表现为 V_1 导联 R 波增大），同时终末向量向右偏移（表现为 I 导联 S 波加深）。显著肥厚者，QRS 波群会变为正向波为主（图 6-19），这种严重的压力超负荷导致持续的右心室心肌复极延迟，产生 ST 段及 T 波均为负向，称为右心室劳损。

左心室扩张

导致左心室扩张的原理如同右心室，然而，左心室的扩张并不足以牵张左束支导致完全性左束支阻滞，

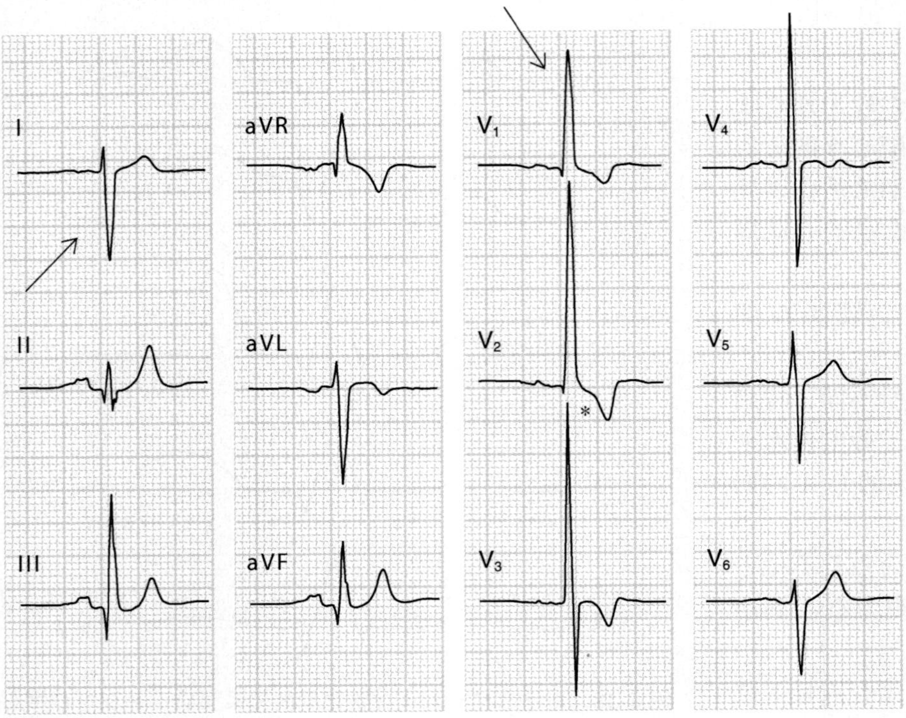

图 6–19 一例 18 岁男性先天性心脏病合并肺动脉高压患者的心电图。箭头所示为右心室肥大时 QRS 波群形态，星号所示为右心室劳损的 ST–T 改变。

这主要是由于左右束支的解剖差异所致，右束支沿室间隔右侧表面呈细长单支走行，而左束支穿室间隔后立刻分为多束小分支，故左心室扩张仅产生部分或不完全性左束支阻滞。

左心室扩张增加了心室表面积使心肌更接近心前导联（即胸导联），这使得 QRS 波形向左以及向后的振幅增加[28]，V_2、V_3 导联 S 波加深，V_5、V_6 导联 R 波增高。

左心室肥大

如前述，在新生儿期后左心室变得较右心室肥厚，由于压力超负荷导致的异常肥厚可产生心电图上左心室优势图形，如同扩张一样，左心室肥大增加了左心室表面积，使 QRS 波形向左向后增大，因而在额面和水平面上造成相似的偏移。

左心室肥大后从心内膜向心外膜传导时间延长，使得到达 R 波峰的时间延长和 QRS 时限延长，这些由于左心室肥厚引起的传导延迟可产生类似不完全左束支阻滞甚至完全左束支阻滞的图形（图 6–20）。

压力超负荷导致持续的左心室复极延迟，在向左或向后的导联上产生 ST 段和 T 波均为负向，这称为左心室劳损[29]。在这种情况下心外膜细胞不再首先复极而变为由心内膜向心外膜方向复极，T 波的方向因此变得与 QRS 波方向相反，左心室劳损的机制尚不清楚，可能与多个因素有关，左心室劳损的发展和超声心动图确定的左心室重量相关性很好[30]，心肌缺血和室内传导延迟都可能与左心室劳损有关。

室内传导异常

束支阻滞和分支阻滞

体表心电图并不能显示心室浦肯野系统的激动情况（图 6–8），该系统激动的异常只能间接从其对心肌激动和恢复的影响中推断，比较特异的变化发生于 QRS 波群，右束支、左束支、左束支分支或者浦肯野纤维与心肌之间的传导异常可以改变 QRS 波群和 T 波的形态，His 束的传导异常对双侧心室传导的影响相同，因此不改变 QRS 波群、T 波的形态特征。

单分支阻滞

该词用于心电图上出现单个分支阻滞的情况，例如孤立的右束支阻滞（right bundle branch block, RBBB）

图 6-20　A. 患者女性，75 岁，长期高血压，有心衰的症状。图为 12 导联心电图。箭头所示为室内传导延迟。**B.** 患者男性，70 岁，严重主动脉瓣狭窄，图为换瓣前 12 导联心电图。箭头所示为 ST 段压低，T 波倒置。

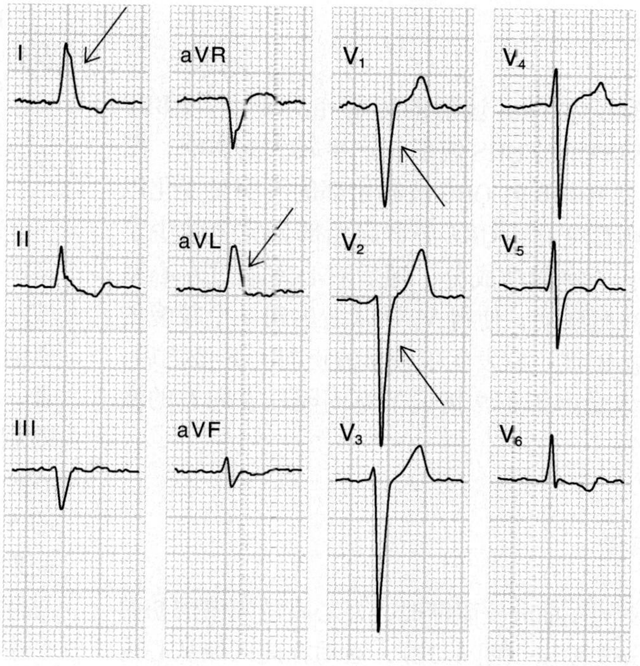

A

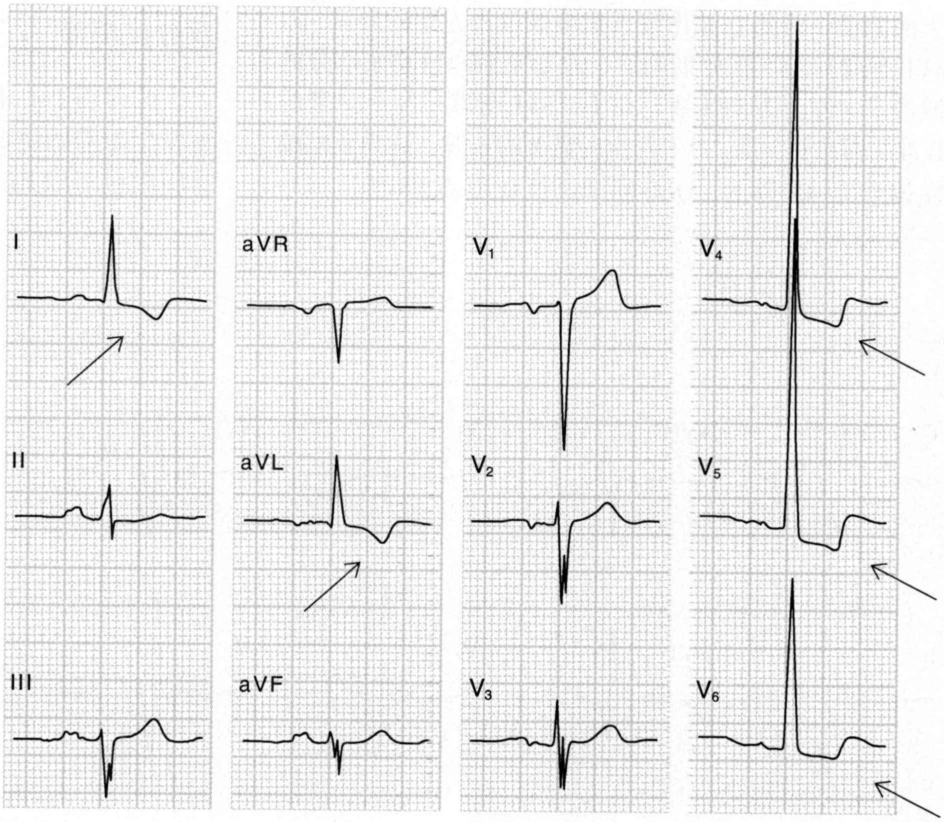

B

或左前分支阻滞（left anterior fascicular block, LAFB）比较常见，而左后分支阻滞（left posterior fascicular block, LPFB）少见。Rosenbaum 等连续报道的分支阻滞中仅有 30 例 LPFB，而 LAFB 高达 900 例[31]。

右束支阻滞

右心室对正常 QRS 波形的影响相对较小，RBBB 在左心室激动期间对 QRS 波形仅产生较少的影响，图 6–21 显示典型 RBBB 时 QRS 波起始部的不明显变化以及终末部的明显变化。QRS 波群起始部分完全缺少了影响较小的右心室激动成分，随后右心室通过左心室传导来的兴奋而激动，使得 V_1 导联上出现一个较晚的显著的正向波 R′波，它发生于较早的正向的 R 波之后，该 R 波的产生是由于正常情况下室间隔从左向右的激动（图 6–21）。

左前分支阻滞

当左束支的左前分支阻滞时，左心室游离壁的初始激动由左后分支发出（图 6–22），激动在此区域从心内膜向心外膜传导并指向右下，左前分支阻滞取消了向左上的激动，因此 Q 波出现于正电极位于左臂的导联（I、aVL 导联）上。初始期间后，左心室游离壁剩余部分的激动呈向左上方向传播，在Ⅰ、aVL 导联产生一显著的 R 波，而在Ⅱ、Ⅲ、aVF 产生一显著的 S 波，这导致电轴左偏至少–45°以上，QRS 间期延长 0.10~0.20s[32]。

LAFB 是最常见的左束支传导异常，在一项 45~69 岁的 8000 人群中统计显示 LAFB 发生率为 1.5%[33]。

左后分支阻滞

左后分支阻滞发生时则情况相反（图 6–22），左心室游离壁的初始向量由左前分支所激动，激动在此区域从心内膜向心外膜传导并指向左上，左后分支阻滞取消了向右下的激动，因此在正电极位于左下肢的Ⅱ、Ⅲ、aVF 导联产生一 Q 波。初始期间后，左心室游离壁剩余部分的激动呈向右下方向传播，这在Ⅱ、Ⅲ、aVF 导联产生一显著的 R 波而在Ⅰ、aVL 产生一显著的 S 波，这导致 QRS 电轴右偏至少+90°以上[33]，QRS 间期如同 LAFB 一样有轻度延长。LPFB 确诊之前必须排除右心室肥大的证据，因为右心室肥大本身也可以产生类似 LPFB 的心电图表现。

双分支阻滞

该词用于心电图上出现包含两个主要的浦肯野分支发生阻滞的情况，各个分支的阻滞可以发生于不同时间内也可以共存于同一心电图内。双分支阻滞有时

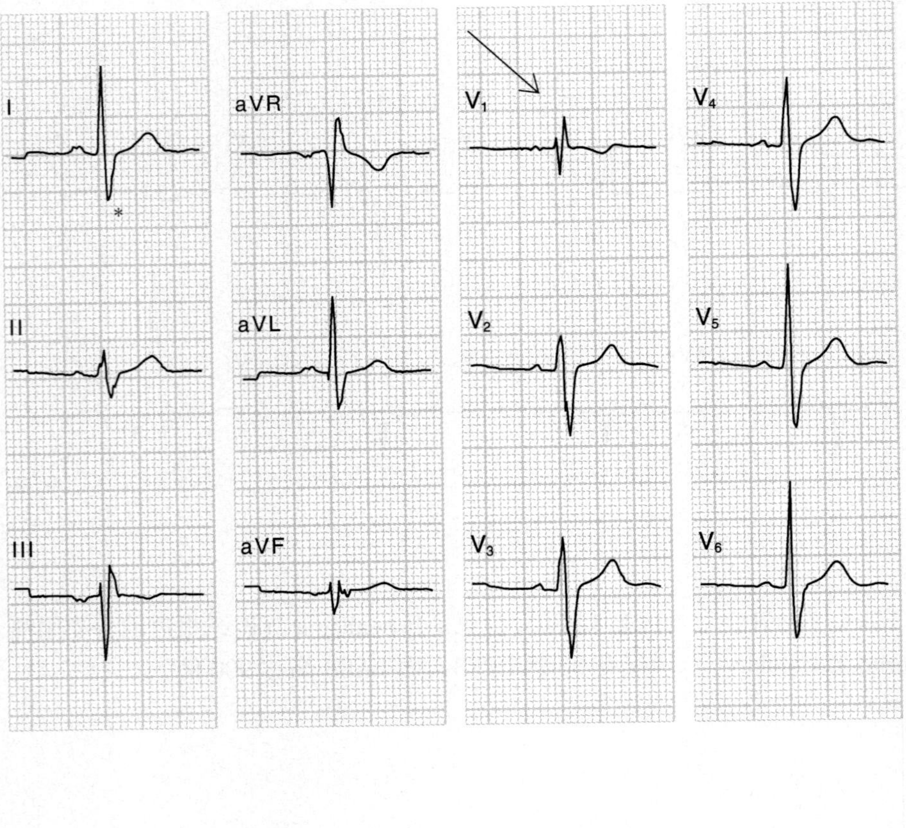

图 6–21 一例 17 岁女性房间隔继发孔缺损患者的12 导联心电图。箭头所示为 V_1 导联 R′波高大，星号所示为电轴右偏和左偏。

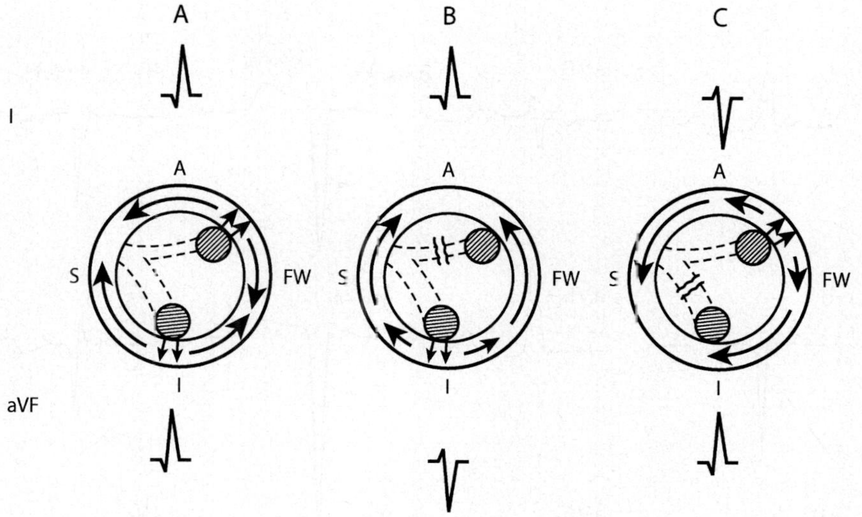

图 6–22　左心室的模式图（从心尖部向上指向心底部观）。图中标出了室间隔（S）、左心室游离壁（FW）、前壁（A）、下壁（I）。图中分别显示正常情况下（**A**）、左前分支阻滞时（**B**）、左后分支阻滞时（**C**）I 导联（上图）和 aVF 导联（下图）QRS 波群的典型表现。圆圈内虚线代表分支；横过分支的双波浪线代表阻滞部位。有交叉阴影线的小圆圈代表乳头肌；外层的圆圈代表左心室心肌的心内膜和心外膜。外层圆圈内的箭头代表激动波锋通过非阻滞的分支到达心肌的传播方向。

候用于完全性左束支阻滞，但更常用于 RBBB 合并 LAFB 或 LPFB。双侧束支阻滞也用来指 RBBB 合并 LAFB 或 LPFB [34]。当双分支阻滞发生时，QRS 时限至少延长至 0.12s。

左束支阻滞

图 6–23 显示 LBBB 时 QRS 波群的显著变形，完全性左束支阻滞可以由左束支主干（分叉前）病变或者所有分支（分叉后）的同时病变导致，当激动不能沿左束支传导时它必须先进入右心室然后穿室间隔进入左心室。

一般情况下，室间隔从左向右激动，在右胸导联产生一起始 R 波，在 I、aVL 导联和左胸导联产生一 Q 波。当完全 LBBB 存在时，室间隔变为从右向左激动，这导致在右胸导联产生起始部 Q 波，并且使指向左侧导联上的正常 Q 波消失[35]。左心室的激动于是顺序从室

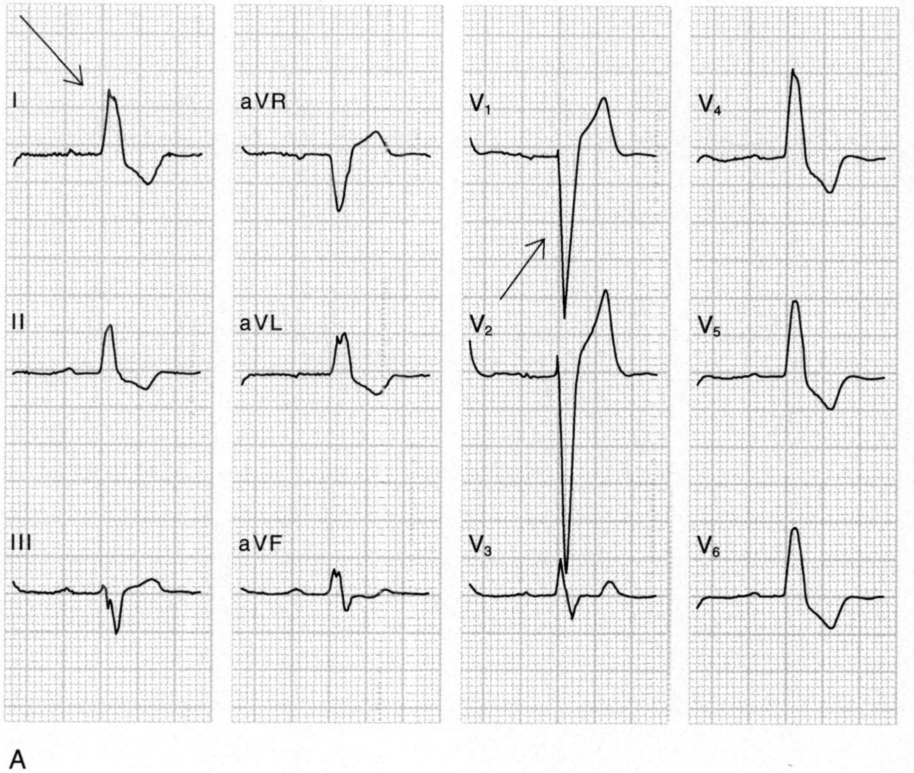

图 6–23　**A.** 一例 82 岁女性的 12 导联心电图，其无器质性疾病。**B.** 一例 71 岁男性慢性心衰患者的心电图。**C.** 一例 74 岁男性长期高血压患者的心电图。A 图和 C 图中箭头所示为 Ⅰ 和 V_1 导联典型的左束支阻滞图形，B 图中箭头所示为Ⅱ、Ⅲ、aVF 导联深 S 波，V_2~V_4 导联 R 波降低。

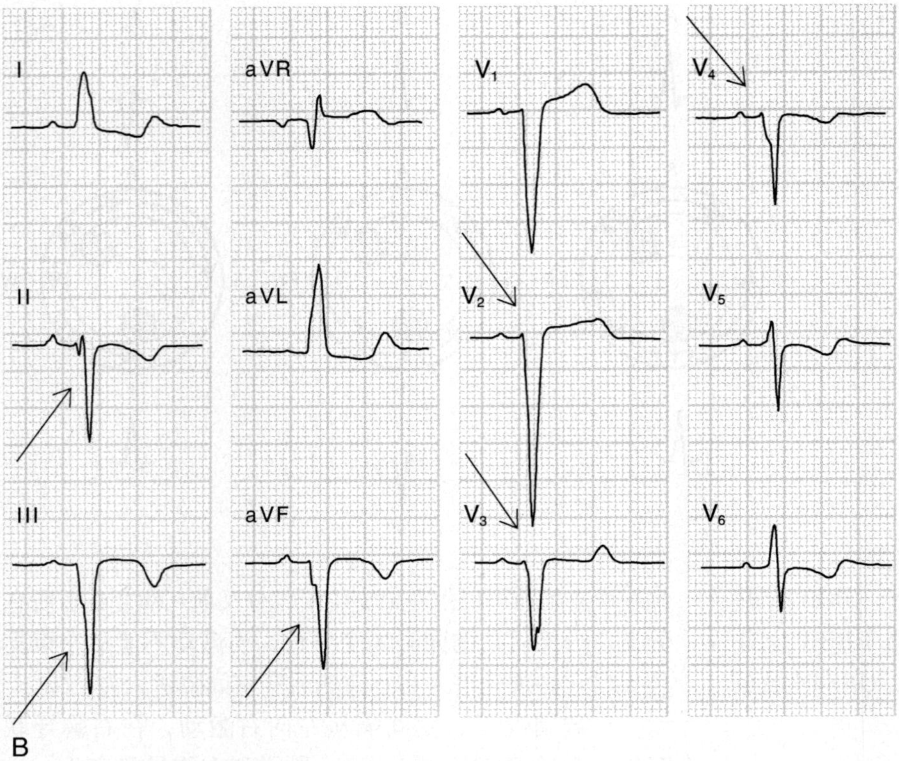
I
aVR
V1
V4
II
aVL
V2
V5
III
aVF
V3
V6
B

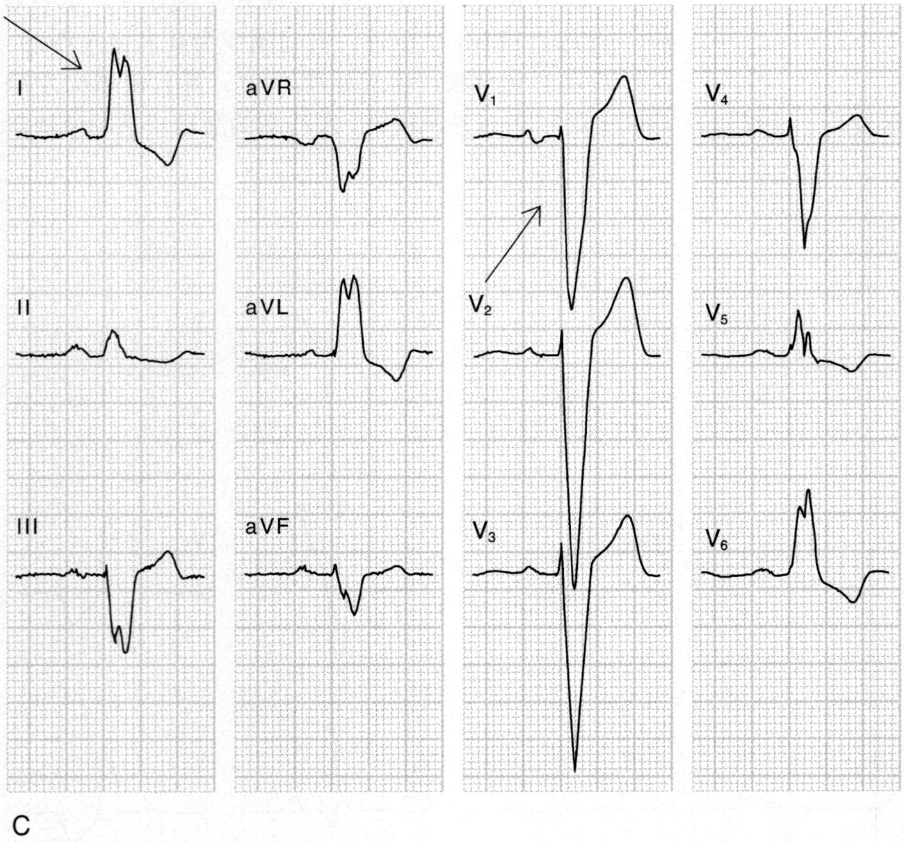
I
aVR
V1
V4
II
aVL
V2
V5
III
aVF
V3
V6
C

图 6–23 续。

间隔向临近的前上壁、下壁和后外侧游离传导，这种完全性 LBBB 的心室激动顺序倾向于产生单向的 QRS 波群：V_1 导联呈 QS 波形，Ⅰ、aVL、V_6 导联呈单向 R 波。

右束支合并左前分支阻滞

LAFB 作为单分支阻滞远比 LPFB 常见，它常合并 RBBB 形成双分支阻滞。其诊断依据是在 RBBB 的 V_1 导联有一延迟而显著的 R 或 R′ 波和 LAFB 的Ⅱ、Ⅲ、aVF 导联起始 R 波伴显著的 S 波，QRS 间期至少 0.12s，额面电轴在−45°~−120°之间（图 6−24）[33]。

右束支合并左后分支阻滞

这种双分支阻滞很少发生，即使心电图改变非常典型，只有在临床上排除了右心室肥大后才能做出该诊断。如果 V_1 导联有典型的 RBBB 表现，以及 I 导联和 aVL 导联出现初始 R 波和显著的 S 波等符合 LPFB 的表现，则应考虑 RBBB 合并 LPFB 的诊断。QRS 间期至少 0.12s，额面电轴至少+90°（图 6−25）[26,27]。

急性和慢性缺血性心脏病

电生理基本原理

处于复极相的心肌细胞比处于除极相的心肌对缺血更为敏感，由于心肌需氧量的增加而导致的缺血程度不如由于冠状动脉血管完全阻塞导致的缺血严重。缺血在心电图上表现为心肌复极相的异常——ST 段和 T 波的改变，甚至有时候影响 QRS 波群。当阻塞血管的血流未能迅速恢复时，随即会发生心肌梗死的永久性的 QRS 波群改变[38,39]。

由于心肌代谢的增加或者冠状动脉血流的减少导致心电图 T 波的变化称为“缺血”，而 ST 段发生改变时成为心肌的“损伤”。在本章中，缺血的概念更为常用，用来指病理状态下心肌需氧和供氧的不平衡。

室壁较厚的左心室比右心室对缺血更为敏感，两个心室心内膜均由室腔直接供血，左心室心内膜下层的心肌细胞最容易发生缺血，这是因为它位于冠脉供血的最末端（图 6−26），在冠脉粥样硬化的患者缺血往往在心肌需氧量增加或者冠脉供血不足时发生[40,41]。

由心肌需氧量增加导致缺血的典型心电图表现是

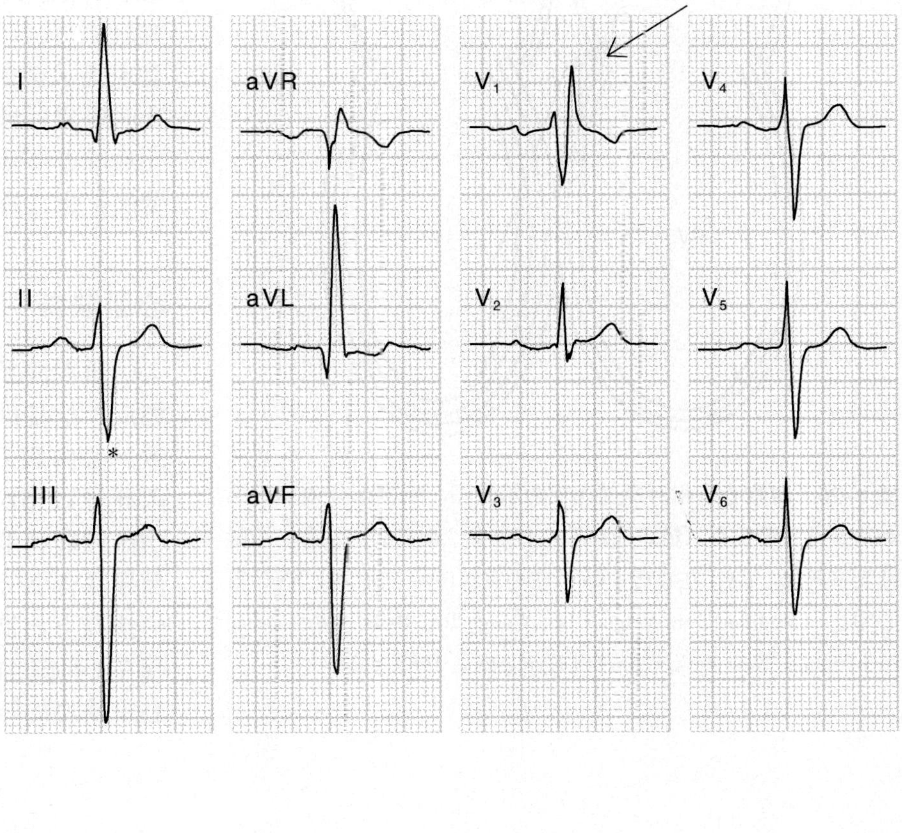

图 6−24 患者男性，82 岁，右束支和左前分支均纤维化。箭头所示为 V_1 导联显著的 R′ 波，星号所示为电轴右偏和左偏。

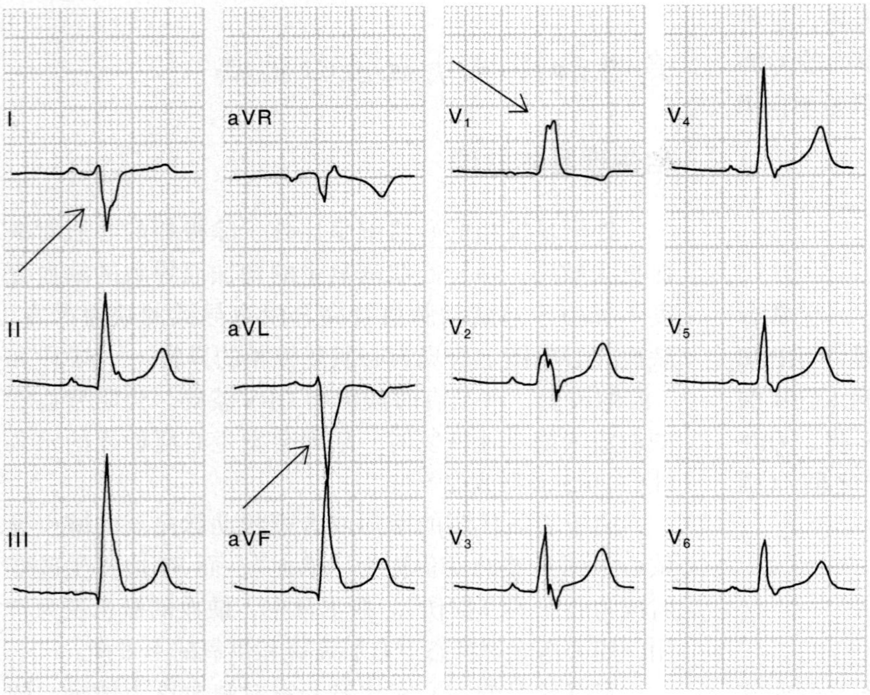

图 6–25 一例 82 岁女性 12 导联心电图，其没有任何主诉，无心脏病的证据。箭头所示为Ⅰ和 aVL 导联出现显著的 S 波，V_1 导联 QRS 波群呈 RR′型。

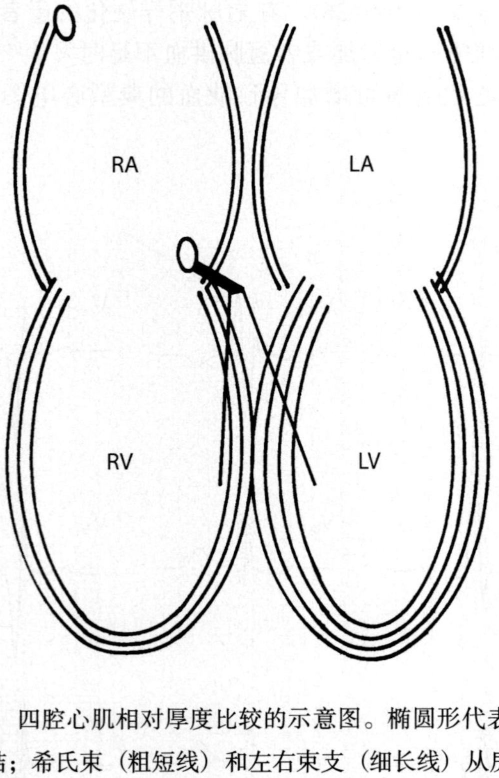

图 6–26 四腔心肌相对厚度比较的示意图。椭圆形代表窦房结和房室结；希氏束（粗短线）和左右束支（细长线）从房室结延续至室间隔。LA：左心房；LV：左心室；RA：右心房；RV：右心室。（Modified from Wagner GS, Waugh RA, Ramo BW: Cardiac Arrhythmias. New York, Churchill Livingstone, 1983, p 2.）

ST 段偏移受累的左心室，T 波在 ST 相同偏移的方向上改变或不改变。由于缺血累及的心肌定位以及特有的 ST 段偏移基线，这种情况叫做*心内膜下缺血*。

急性心肌血流阻塞所导致的缺血的典型的心电图改变是 ST 段向特定受累区域偏移，T 波可在 ST 段偏移方向上改变或不改变。由于累及心室壁全层心肌（包括心外膜），这种情况称作“心外膜损伤”。在这里“损伤”代替了“缺血”，这是因为这种心电图的典型表现提示至少有一部分心肌发生了不可逆的梗死，梗死时受累区域的 QRS 波群和 T 波均偏移该区域[42]。梗死后除非心肌重构不良导致心壁变薄或者甚至形成室壁瘤扩张，否则 ST 段会很快返回到等电位线。

心肌缺血

通常情况下，QRS 波群和 T 波的方向一致而不是相反，这是因为心肌心内膜层维持较长的激动状态所致，心内膜下层细胞缺血不能维持较长的激动状态，因此导致相对于 QRS 波群的 T 波的倒置（图 6–27）。QRS 波群和 T 波在额面导联有小于 45°的夹角，在水平面导联有小于 60°的夹角，在无心室肥厚以及束支阻滞的情况下如果二者有超过上述范围的夹角应考虑可能存在心肌缺血。显示倒置 T 波导联的位置可能指示左心室缺血的特定部位，显示三支主要冠状动脉缺血定

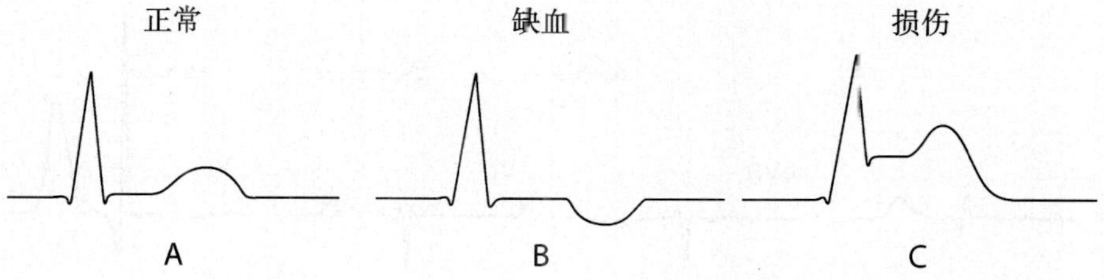

图 6–27 沿心脏长轴方向导联记录的心电图单个心室周期的示意图。**A.** 正常。**B.** 心肌缺血。**C.** 心肌损伤。

位的导联组见图 6–28。

T 波的变化对于心肌缺血的诊断不如 ST 段变化特异。QRS 波群方向的逆转有时是一种正常的变异或者发生于其他心脏或非心脏原因。T 波的倒置也不是左心室缺血的敏感指标。当心肌代谢增加时心内膜下缺血的典型 ST 段改变在 T 波倒置和无倒置时均会发生（图 6–29）[43]。

如同 ST 段的压低，T 波的倒置在增加的左心室负荷消失后也会恢复。然而不同于 ST 段的压低，T 波的倒置在心肌梗死的急性期持续时间要长一些。慢性的 T 波倒置不应看作是持续心肌缺血的证据，这种改变是心肌梗死诱发的一种电活动的继发改变，就如同 LBBB 时 T 波发生的继发改变一样。

心内膜下损伤

通常情况下，ST 段位于心电图的等电位线水平，同 PR 段和 TP 段位于同一水平，运动试验结果阳性的患者 ST 段的变化在心电图上称为心内膜下缺血[44]。

当部分冠状动脉阻塞以致血流不能满足代谢增加的需要时，左心室受累心内膜下层心肌和未受累的中层心肌以及心外膜心肌之间电生理的不平衡产生“损伤电流”[45,46]。当心肌代谢回落到基线水平，ST 段变化随之消失，这提示心肌细胞发生的是可逆性“缺血”，这些变化在心理以及生理诱发的心肌代谢增加时均可以发生。

联合如下两条标准是诊断典型心内膜下缺血所必需的：

1．ST 段的 J 点至少压低 0.10mV
2．ST 段向 T 波方向水平或下斜形压低

轻度的 ST 段偏移可由心内膜下缺血引起或者是正常的变异，甚至具有诊断意义的 ST 段变化有时候是正

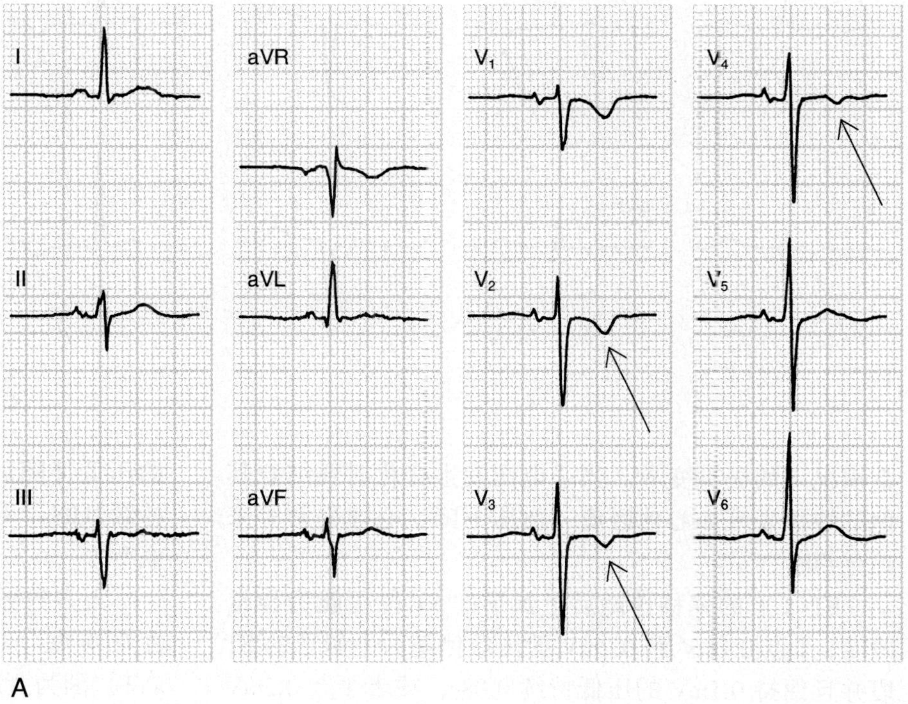

图 6–28 **A.** 患者女性，63 岁，因胸骨后疼痛 2 小时到急诊室就诊。图为急诊时心电图。**B.** 患者男性，78 岁，冠脉旁路移植术后 3 天右冠状动脉的移植静脉闭塞。**C.** 患者男性，83 岁，有陈旧性心肌梗死，腹部手术后出现静息性胸痛复发。冠状动脉造影提示前降支近段严重狭窄。A、B、C 图中箭头所示为 T 波方向异常。

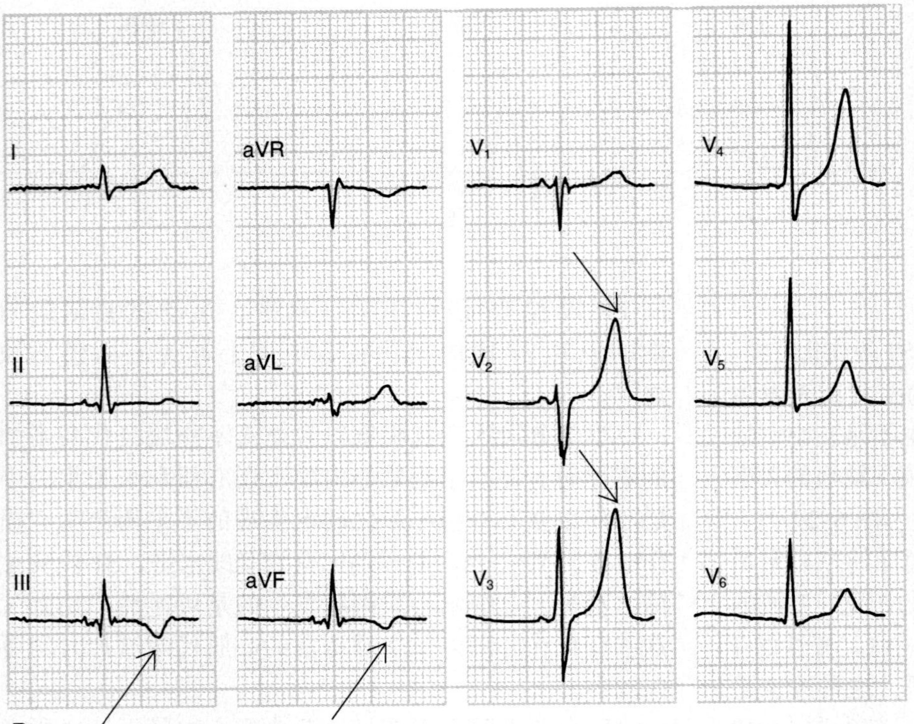

B

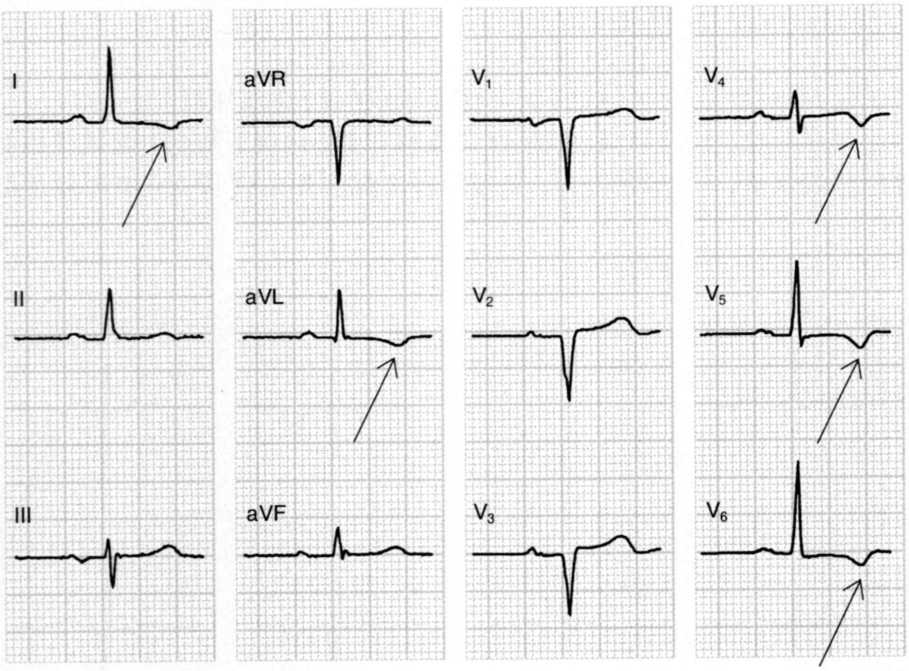

C

图 6–28 续。

常情况下的极端变异。当心电图发生变化时要结合其他的缺血表现如心前区痛、血压下降、心律失常等来综合判断[45,47]。

ST–J 点的偏移伴随后上斜形的 ST 段可能为异常改变，J 点 0.1mV 到 0.2mV 的压低伴随后上斜形的 ST 段并且保持 0.1mV 的压低持续 0.08s，或者 J 点 0.2mV 的压低伴随后上斜形的 ST 段并且保持 0.2mV 的压低持续 0.08s，以上可考虑为具有诊断意义的心内膜下缺血[48,49]。

大多数标准肢体导联和胸导联的正极朝向左心室。左侧导联（I、aVL 或 V_4~V_6）或下壁导联（II、III、aVF）因为背离左心室，心内膜下缺血时在这些导联的

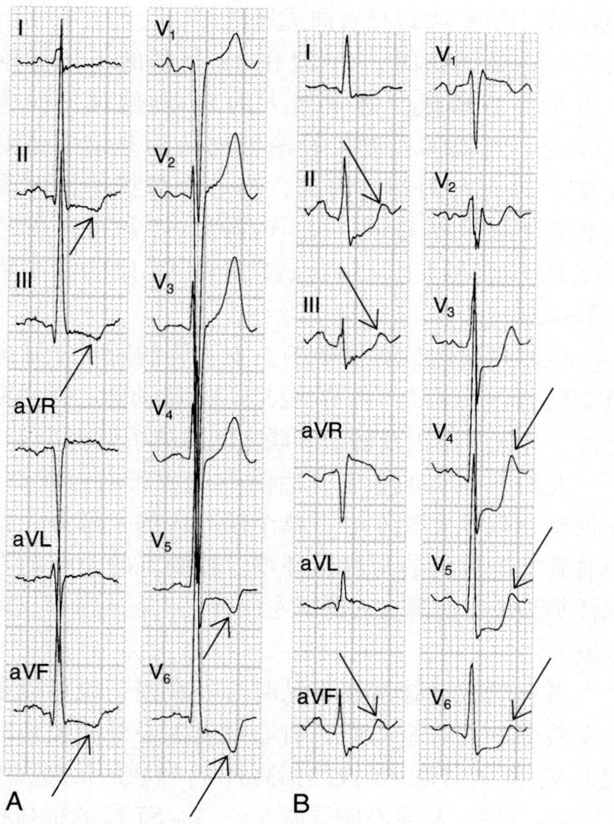

图 6–29 A. 一例 47 岁男性患者静息时和运动时 12 导联心电图，箭头所示为 T 波倒置。**B.** 一例 72 岁男性在运动试验时出现持续性胸痛的心电图，箭头所示为 ST 段压低后 T 波直立。

ST 段变化是负向或压低。ST 段压低的导联的位置并不能反映左心室心内膜下缺血的位置。

左心室心内膜下缺血时 ST 段的变化类似严重的左心室肥大时 ST 段的变化（称为劳损），左心室劳损导致的 ST 段压低是左心室肥大的慢性表现。

心内膜下缺血时最大的 ST 段压低几乎从不出现在 V_1~V_3 导联（当最大 ST 段压低出现在这些导联时，其原因为右心室劳损或正后壁的心内膜下损伤）。当过重的心血管负荷移除后，左心室心内膜下缺血导致的 ST 段压低常迅速恢复。在无左心室负荷加重的情况下出现 ST 段的持续压低应该考虑心内膜下心肌梗死（心梗）的可能。但是只有上述变化伴有血清生化标志物异常升高时方能确诊心内膜下心梗[50]。

心外膜损伤

正如心肌需氧增加时 ST 段的变化是缺血的可靠指标，它们也是冠状动脉供血不足时心肌缺血的可靠指标。在急性心前区疼痛的患者观察 ST 段的位置相对于 PR 段和 TP 段的变化有助于鉴别是否存在严重心肌缺血或发生急性心肌梗死，然而 ST 段本身有很多正常的变异（图 6–30）[51~53]。

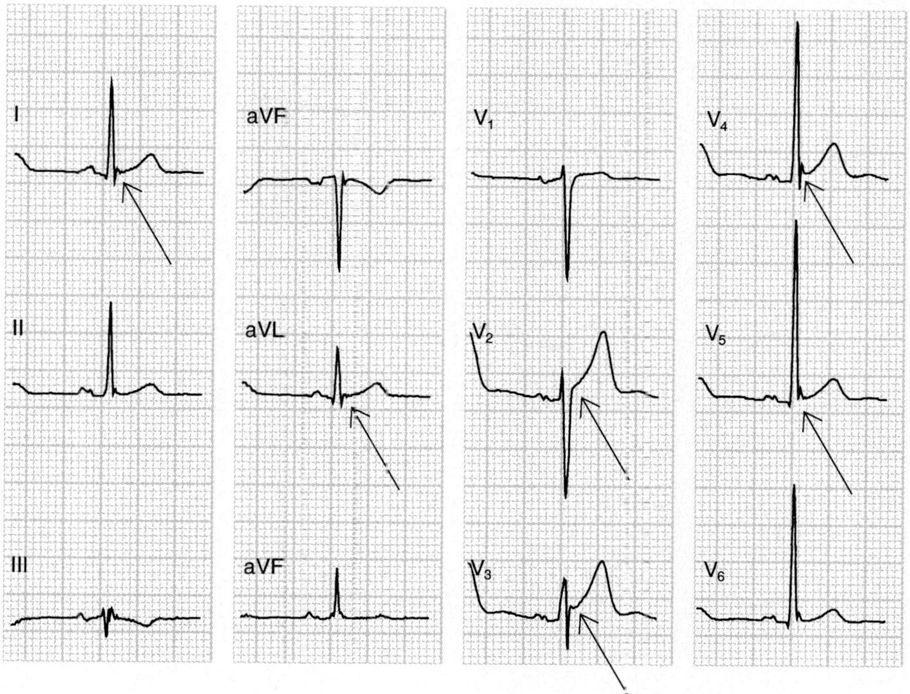

图 6–30 患者男性，34 岁，冠心病家族史强阳性，1 年中因严重胸痛第 4 次到急诊室就诊。箭头所示在多个导联 ST 段抬高。

当 ST 段轻微偏移时鉴别是心内膜损伤导致的异常 ST 改变还是 ST 段的正常变异常常比较困难。存在下列指标之一是诊断心外膜损伤所必需的：

1. ST 段与 QRS 波交接处（J 点）的起始段抬高
   a. 在两个或两个以上的肢体导联或 V_4~V_6 胸导联超过 0.1mV
   b. 在两个或两个以上的 V_1~V_3 胸导联中抬高超过 0.2mV
2. 在两个或两个以上的 V_1~V_3 胸导联中 J 点处 ST 段的起始段压低超过 0.1mV

正常情况下 V_1~V_3 导联 ST 段便有轻度地抬高，因此诊断心外膜损伤需要更严格的标准。

ST 段的偏移通常情况下为朝向 T 波方向上的水平或下斜形压低，在从 J 点向 T 波的移行过程中产生最大的 ST 段偏移，有时会选择不同的 ST 段位置来表示 ST 的偏移，这是为了确立心外膜损伤的诊断或表示 ST 段偏移的程度。例如，J 点、J 点后 0.02s 以及 J 点后 0.06s 都曾考虑过。

由于心外膜损伤时 ST 段的变化向受累心肌区域偏移，在正极朝向左心室侧壁、下壁或前壁的导联中 ST 段呈正向或抬高，而在正极背向左心室后壁的导联中心外膜损伤时 ST 段呈负向或压低。

心外膜损伤时，ST 段在 12 导联的不同导联上可以抬高或压低。通常较大的 ST 段偏移方向为原发改变，而偏移程度较轻的方向认为是继发或对应改变。然而有例外的情况，当心外膜损伤同时累及左心室下壁和后壁时，V_1~V_3 导联 ST 段的压低程度可能等于或超过 II、III、aVF 导联 ST 段的抬高程度（图 6–31）。

心外膜损伤最常发生于三支主要的冠状动脉远端所支配的心肌区域（图 6–32）[54]。冠状动脉、左心室四分区、分区各段以及确诊导联之间的关系见表 6–2。

大约有 90%的患者，后降支起源于右冠状动脉，左回旋支仅仅支配左心室单个四分区的一部分，这样的血管支配称为*右冠脉优势型*。在剩下的 10%的左冠脉优势型中，后降支起源于左回旋支，右冠脉仅支配右心室。

当右冠状动脉供血不足时心外膜损伤也可以累及室壁较薄的右心室心肌，右心室发生心外膜损伤时表现为 V_1 和 V_2 导联 ST 段的抬高且 V_1 导联的抬高程度要大于 V_2 导联，甚至右胸导联 V_{3R}、V_{4R} ST 段的抬高程度更大（图 6–33）。

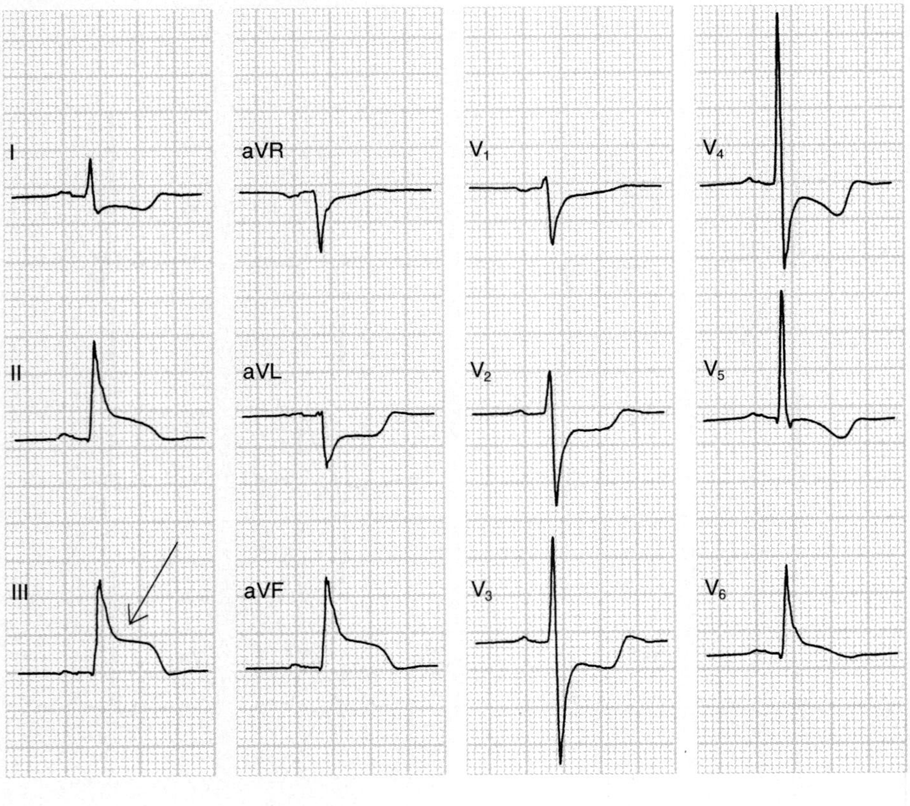

图 6–31 患者男性，47 岁，有不稳定心绞痛的症状。图为右冠状动脉中段球囊扩张阻断血流 1min 后急性心外膜损伤的 12 导联心电图。箭头所示为朝向损伤区的最大 ST 段偏移。

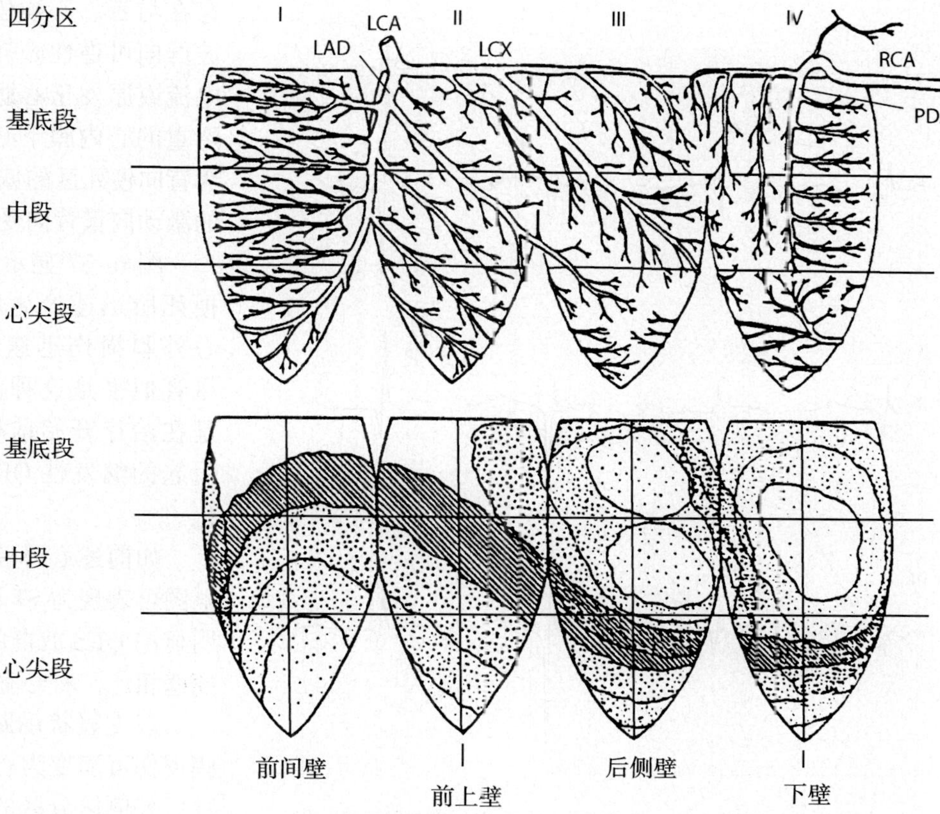

图 6-32 根据四扇形区和三个平面确定的左心室12 个节段。冠状动脉（LCA、LAD、LCX、RCA、后降支 PDA）的分布（上图）与相应动脉闭塞引起的供血不足的分布（下图）相关。4 个强度的阴影区由浅到深分别代表累及的范围为小、中、大、很大。(From Califf RM, Mark DB, Wagner GS: Acute coronary care in the thrombolytic era, 1st ed. Chicago, Year Book, 1998, pp 20–1.)

经皮腔内冠状动脉形成术（percutaneous transluminal coronary angioplasty, PTCA）使心外膜损伤仅持续 1~2min，可使整个 ST 段抬高突然消失。而冠状动脉血栓导致的心外膜损伤通常持续数分钟到数小时并且需要临床实施某种再灌注治疗，血流的恢复也是逐渐的。心外膜损伤消失后有可能会揭示出被损伤电流所掩盖的陈旧性心肌梗死的 QRS 波群的改变。在一些患者实施溶栓治疗后可以观察到反复 ST 段抬高和回落。在溶栓失败的患者，当心外膜损伤发展为梗死时 ST 段最终会逐渐回落[55,56]。

有时候心外膜损伤导致的 ST 段偏移会伴有由于局部高血钾导致的异常高大的 T 波，这种原发性的 T 波增高称为*超急性 T 波*，在急性冠脉血栓时它往往持续较短一段时间[57]（图 6-34）。当患者以急性心前区痛而就诊时，超急性 T 波可以用来作为心外膜损伤的分期。

定义 T 波的振幅用来识别心外膜损伤时超急性变化需要参照正常人不同导联上的 T 波振幅上限。表 6-3 列举了在苏格兰 Glasgow 正常人数据库中 40 岁以上的男女在不同导联上 T 波振幅的上限[58]。简单粗略估算 T 波振幅上限的方法是：在肢体导联上至少为 0.5mV，胸导联至少为 1.00mV。

心外膜损伤从 QRS 波群开始，这可能导致 QRS 波群继发性的偏移，其方向同 ST 段偏移方向一致。这会影响 QRS 波的振幅而不影响 QRS 波的时限，且对晚期波形的影响比对早期波形大些[59]。

ST 段的偏移影响 QRS 波振幅的测量。如图 6-35，PR 段作为 QRS 波起始部的参考基线，但是 QRS 波终末部分则受 ST 基线的影响。

如图 6-36 所示，PTCA 时所产生的心外膜损伤可立刻导致 QRS 波群的原发性改变。QRS 波群朝向心外膜损伤区域的偏移为原发性的改变，这是因为其振幅的增加超过了 ST 段的变化，其时限也延长。最常见的原发性 QRS 波群偏移的原因是缺血诱发的心内膜下激动传导的延迟。心外膜损伤使中层以及心外膜心肌激动延迟，故而产生正向 QRS 波。当心外膜损伤累及左心室后侧壁时，QRS 波在 V_1~V_3 呈负向偏移[60]。

心肌梗死

当心肌糖原耗尽而冠状动脉缺血持续存在时，心肌细胞受到不可逆的缺血损伤，于是坏死或梗死过程开始[61,62]。在 ECG 中 QRS 波群形态最有价值评价心梗

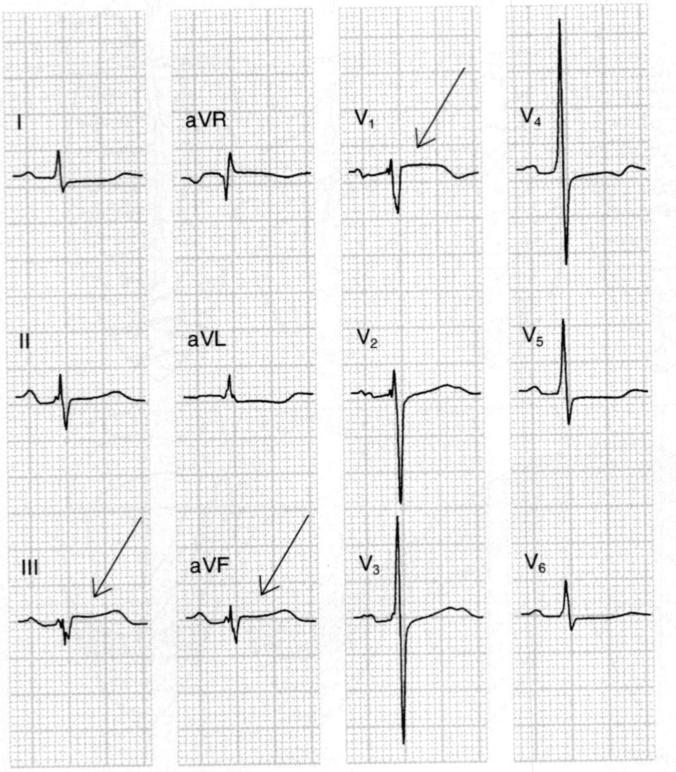

图 6–33 患者女性，65 岁，突发心前区疼痛，图为右冠状动脉近段球囊扩张阻断血流 1 min 后的 12 导联心电图。箭头所示为下壁心外膜损伤（表现为 III 和 aVF导联ST 段抬高）和右心室心外膜损伤（表现为 V_1 导联 ST段抬高）。

存在与否、心梗位置以及梗死程度。如前所述，QRS 波群向可逆性心外膜损伤的区域偏移，可继发于损伤电流或原发于心肌激动延迟。心肌梗死开始于缺血最严重的心内膜下心肌层，QRS 波群向缺血区的偏移变为背向梗死区的偏移[63]。由于梗死的心肌无电活动，总的激动向量背向受累区域。

图 6–37 显示连续监测中由缺血导致的前壁心肌梗死所迅速产生的 QRS 波群异常。心肌再灌注后，心外膜损伤迅速恢复，QRS 波群移离左心室前壁。尽管似乎是这种治疗引起心肌梗死，但最大的可能是在治疗开始前梗死就已经发生，但是心外膜损伤引起的继发性 QRS 波群变化掩盖了梗死心电图的变化。

如前述心外膜损伤累及薄的右心室游离壁时，心电图可表现为 ST 段的偏移，但是右心室梗死并不伴有明显的 QRS 波群的变化。和较厚的室间隔和左心室游离壁相比，右心室游离壁激动向量较小。

三支冠状动脉中某支血管远端闭塞所引起的心外膜损伤可演变为心肌梗死（图 6–32 及表 6–2）[64]，左心室后外侧区分区的基底段和中段偏离标准 12 导联的正极探测方向。因此，后壁心梗表现为 QRS 波群的正向而非负向偏移，这时需加做胸后、侧壁导联，以记录心外膜损伤导致的 ST 段抬高和该区心肌梗死导致的

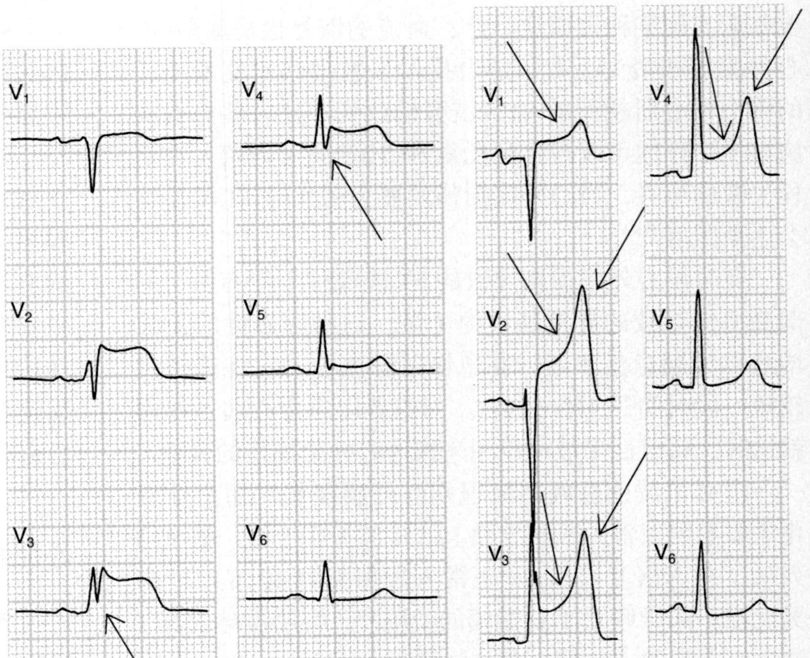

图 6–34 **A.** 患者女性，74 岁，劳累性心绞痛史 5 年，图为左前降支动脉球囊扩张阻断血流 1 min 后的胸导联心电图。箭头所示为 ST 段抬高、超急性 T 波。**B.** 患者男性，51 岁，初发心前区疼痛。箭头所示为在 TP–PR 段基线以下的 S 波消失。

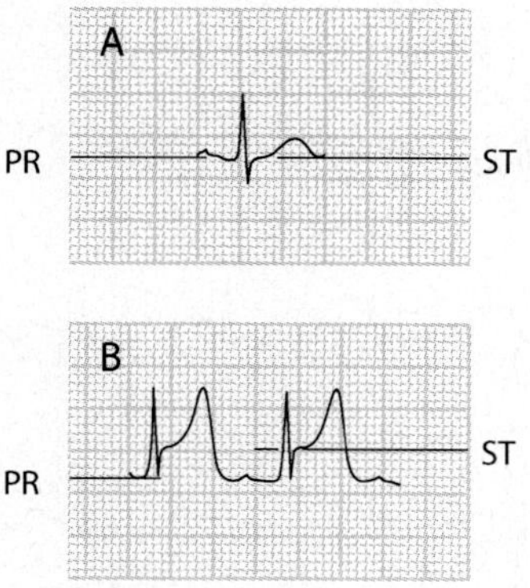

图 6-35　A. 球囊扩张前的心电图。PR 段和 ST 段基线在相同水平，S 波振幅 0.03mV。**B.** 球囊扩张阻断血流后，由于心外膜损伤电流，ST 段抬高 0.03mV，S 波也向上偏移，正好达到 PR 段基线水平。

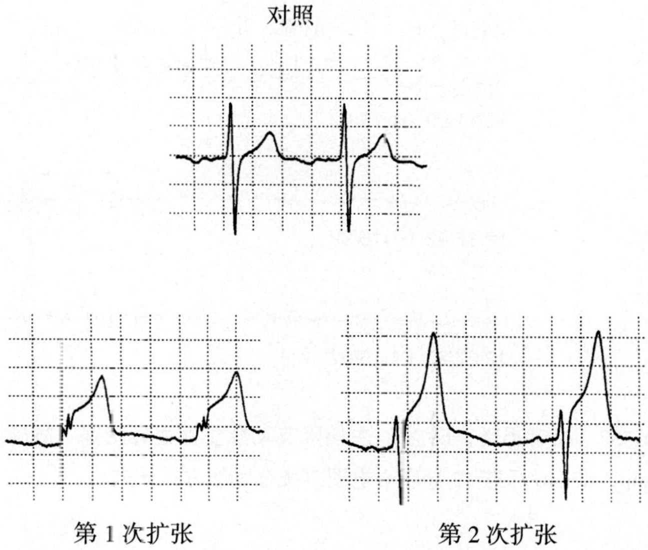

图 6-36　左前降支冠状动脉球囊扩张前（对照）和两次扩张（每次阻塞的时间不同）2 分钟后 V_2 导联上两个心动周期的心电图。（From Wagner NB, Sevilla DC, Drucoff MW, et al: Transient alterations of the QRS complex and the ST segment during percutaneous transluminal balloon angioplasty of the left anterior descending coronary artery. Am J Cardiol 1988;62: 1038–42.）

QRS 波群的负向偏移[65]。

心梗时 QRS 初始段最显著地偏离梗死区，在心电图上表现为 Q 波时限延长。正常情况下所有导联（V_1~V_3 导联除外）初始 QRS 波可以为负向（Q 波，振幅小于 30ms）；仅在 V_1~V_3 导联中出现 Q 波应考虑为异常。表 6-1 列举了在不同导联中 Q 波时限的正常上限[66]。Q 波时限（而不是振幅）是决定 Q 波是否异常的指标，这是因为每个 Q 波的振幅随总的 QRS 波群振幅而变化，Q 波振幅只有参照 R 波振幅才能决定是否为异常。

除了心梗，一些其他的心脏情况也可以产生异常的 QRS 波初始段。心室肥大、室内传导障碍、心室预激均可产生时限延长的异常 Q 波，在此“Q 波”也用来指 V_1、V_2 导联中异常 R 波的 Q 波相应波，下列步骤用于鉴别是否存在因为心梗而导致的 Q 波：

1. 在某一导联是否存在异常 Q 波？
2. 是否存在判断其他能产生异常 Q 波的心脏状况的标准？
3. Q 波异常的程度是否超过了其他心脏状况产生异常 Q 波的程度？

在无异常 Q 波的心梗中，QRS 波群偏离梗死区有可能表现为减小的 R 波。表 6-4 列举了在某些导联中 R 波（振幅、时限）小到一定程度就应考虑心梗的可能[67]。

由左前降支供血不足导致的心肌梗死可局限于前壁-间隔扇形区（图 6-32）。它也可以累及前上扇形区以及其他扇形区的心尖段，分别叫前壁、前侧壁、前壁心尖部心梗。

表 6-2　心肌损伤与术语的关系

冠状动脉	左心室分区	节段	诊断导联	常用术语
左前降支	前间隔	所有	V_1~V_3（抬高）	前壁
	前上间隔	所有	Ⅰ、aVL（抬高）	侧壁
	下壁	心尖段	V_4~V_6（抬高）	侧壁
	后侧壁	心尖段	V_4~V_6（抬高）	侧壁
后降支	下壁	基底段、中段	Ⅱ、Ⅲ、aVF（抬高）	下壁
左回旋支	后侧壁	基底段、中段	V_1~V_3（压低）	后壁

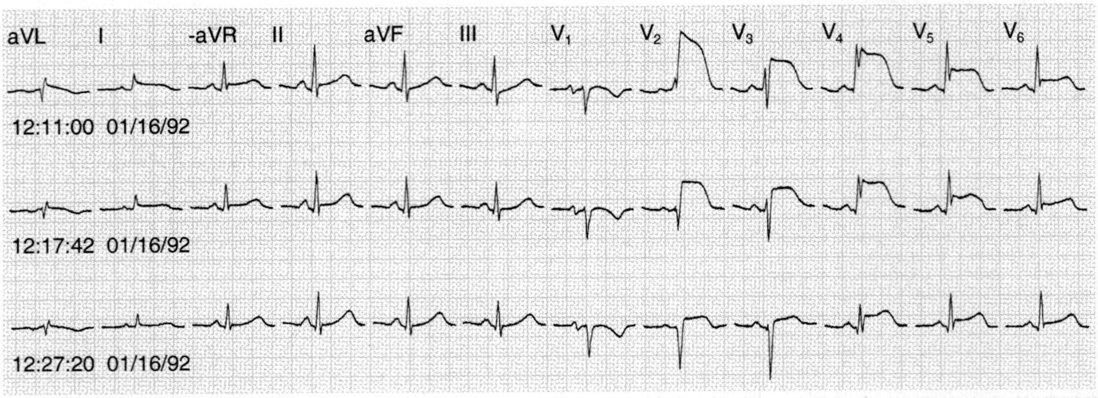

图 6-37 患者男性，69 岁，左前降支动脉急性血栓闭塞。静脉溶栓（12:00:00 开始）前 27min 心电图连续监测。图为溶栓后 11min、17min、27min 标准 12 导联心电图（按全览图方式排列）。

当心脏为右冠状动脉优势型时，右冠状动脉突然闭塞可在下部扇形区的基底段和中段产生典型的下壁心梗。左回旋支支配位于前降支和后降支之间的左心室游离壁部分，其突然完全闭塞仅导致后壁的心肌梗死，如图 6-38 所示 QRS 波群偏离该区。

当心脏为左冠状动脉优势型时，右冠状动脉的突然闭塞仅导致右心室的心梗，并不产生 QRS 波群的变化。左冠状动脉的回旋支支配左心室的后外侧扇形区和下扇形区的中段和基底段，它的闭塞可产生下-后壁心梗。在右冠状动脉优势型心脏，如果右冠状动脉的一个分支延至典型左冠状动脉回旋支所支配的区域，该分支闭塞所累及范围同左回旋支闭塞时。因此心电图可以指示梗死部位但不能明确导致心梗的“罪犯血管”是右冠状动脉还是左回旋支动脉。

三支主要冠状动脉支配左心室肌层的个体间变异很大，这些变异可能是先天形成或者某支冠状动脉闭塞后另一冠状动脉侧支循环形成所致。例如，后降支可能发出分支支配下扇形区心尖段，在这种情况下它的突然闭塞可导致 V_4~V_6 以及Ⅱ、Ⅲ、aVF 导联 QRS 波群偏离该区，表现为下壁心尖部心梗。同样，支配

表 6-3 T 波振幅范围 *

导联	男性 40~49 岁	女性 40~49 岁	男性> 50 岁	女性> 50 岁
aVL	0.30	0.30	0.30	0.30
Ⅰ	0.55	0.45	0.45	0.45
–aVR	0.55	0.45	0.45	0.45
Ⅱ	0.65	0.55	0.55	0.45
aVF	0.50	0.40	0.45	0.35
Ⅲ	0.35	0.30	0.35	0.30
V_1	0.65	0.20	0.50	0.35
V_2	1.45	0.85	1.40	0.70
V_3	1.35	0.85	1.35	0.85
V_4	1.15	0.85	1.10	0.75
V_5	0.90	0.70	0.95	0.70
V_6	0.65	0.55	0.65	0.50

* 资料来自苏格兰 Glasgow 研究的正常人群，列出不同性别和年龄组各导联的 T 波振幅上限（mV，接近 0.05 取近似值）。导联按全部导联轴图顺序排列。

Modified from Macfarlane PW, Lawrie TDV: In *Comprehensive electrocardiology*, vol. 3. New York, Pergamon Press 1989, pp 1446–57.

表 6-4 R 波的下限

肢体导联		胸导联	
导联	异常标准	导联	异常标准
Ⅰ	R 波振幅≤0.20mV	V_1	无
Ⅱ	无	V_2	R 波时限≤0.01s 或振幅≤0.10mV
Ⅲ	无	V_3	R 波时限≤0.02s 或振幅≤0.20mV
aVR	无	V_4	R 波振幅≤0.70mV 或≤Q 波振幅
aVL	R 波振幅≤Q 波振幅	V_5	R 波振幅≤0.70mV 或≤2 倍 Q 波振幅
aVF	R 波振幅≤2 倍 Q 波振幅	V_6	R 波振幅≤0.70mV 或≤3 倍 Q 波振幅

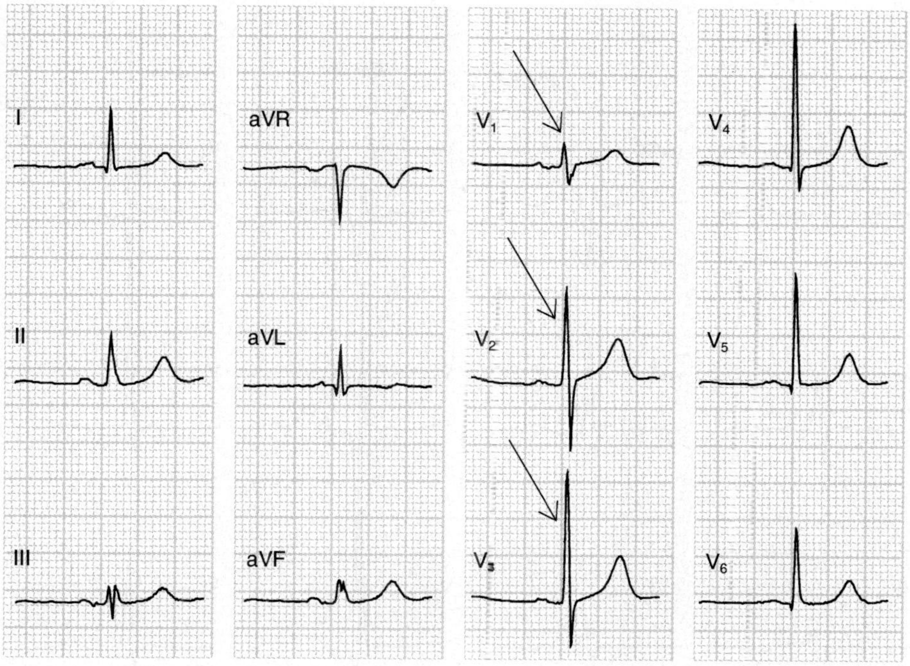

图 6–38　患者男性，70 岁，急性后壁心肌梗死 1 年后的 12 导联心电图。冠状动脉造影显示非优势的左回旋支动脉完全闭塞（右冠状动脉供应后降支动脉）。箭头所示 V_1~V_3 导联 R 波振幅增高。

后外侧扇形区的心尖段的左回旋支闭塞后可产生后侧心尖部心室壁心梗。支配前–上扇形区一部分的左冠状动脉回旋支的边缘支闭塞后可产生后–外侧心室壁心梗。

当心尖的后部为优势的右冠状动脉或者左回旋所支配时，这些血管闭塞可以产生下壁、后部、心尖部位心肌梗死的心电图表现（图 6–39）。

估计梗死范围大小

心梗患者可能是不同血管支配不同面积的单部位心梗，也可以是多处心梗。Selvester 等采用一种加权的评分系统来估测左心室心梗的百分比[68]。计算机模拟正常左心室的电激动顺序是该评分系统的基础。总分为31分，每分大约相当于3%的左心室心肌[69]。Selvester 的 QRS 评分系统包括 50 条标准，来自 12 个标准导联中的 10 个导联，每条标准权重 1~3 分（图 6–40）。前胸的 V_1、V_2 导联在前壁心梗和后壁心梗中各有其标准，除了 Q 波和 R 波振幅降低作为诊断和定位心梗的指标，该评分系统还采用有关 S 波的标准[67]。

在 Selvester 评分系统中，一个重要的指标是 Q 波的时限，当 QRS 波群有分离的 Q、R、S 波时测量 Q 时限较为容易[67]。图 6–41 显示位于初始异常负向的 Q 波与终末正常负向的 S 波之间小的正向曲折，真正的 Q 波时限计算应该从等电位线上负向波起点至正向曲折起点或者至负向曲折切迹最高点。仅符合单一 Selvester 评分标准意味着正常变异或者极小的梗死。当梗死区位于左心室相对的两个位置时有可能会干扰该系统的评价，这是因为两个除极向量可能相互抵消产生假性的负向 QRS 波群，例如当前壁和后壁心梗同时存在时会低估左心室梗死的百分比。

当缺血心肌发生梗死或者重新获得血流供给时，心外膜损伤的典型变化消失，ST 段变化显著。当“罪犯血管”重新获得血流灌注后上述演变加速，当 ST 段重新抬高时应考虑进一步的心外膜损伤或者心包病变。心外膜损伤通常局限于左心室的某一局限区域。当左心室多个区域的导联显示 ST 段抬高时应考虑心包的急性积血[70]。这可能是梗死室壁穿孔导致血液漏入心包腔的第 1 个指征，如果未能及时识别，随后的心脏压塞可导致心脏骤停，此时由于封闭心包腔血液的限制，心肌舒张严重受限。

在部分患者，心梗急性期抬高的 ST 段不能完全回落，这多发生于前壁心梗。ST 段未能完全回落提示左心室壁梗死延展导致室壁变薄[71,72]。过度的梗死延展可形成室壁瘤，成功的溶栓治疗可降低这种极度梗死延展的发生。

T 波的运动方向朝向发生心外膜损伤的区域，如同 ST 段一样，当心肌缺血消失或者发展为梗死后，T 波变化可恢复。然而在心肌梗死演变过程中 T 波不会恢复

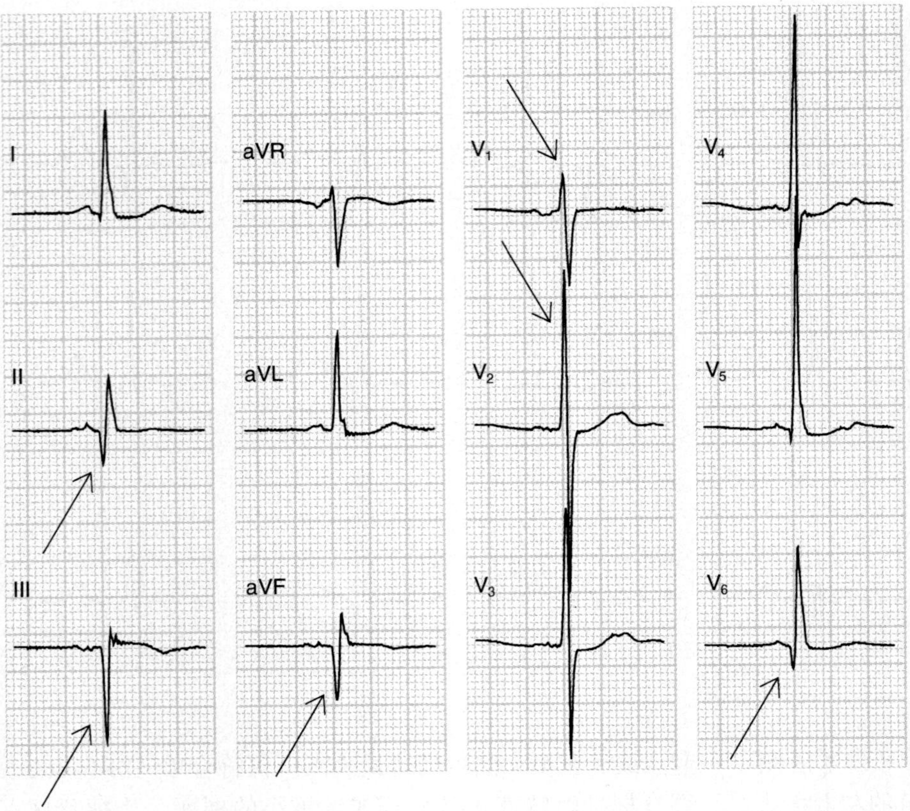

图 6–39 以前常规检查时的系列心电图。箭头所示异常的 QRS 波群初始向量。

50 条标准，31 分 QRS 评分系统

导联	导联最大分数	标准	分数
I	(2)	Q ≥ 30 ms	(1)
		R/Q ≤ 1	(1)
		R ≤ 0.2 mV	(1)
II	(2)	Q ≥ 40 ms	(2)
		Q ≥ 30 ms	(1)
aVL	(2)	Q ≥ 30 ms	(1)
		R/Q ≤ 1	(1)
aVF	(5)	Q ≥ 50 ms	(3)
		Q ≥ 40 ms	(2)
		Q ≥ 30 ms	(1)
		R/Q ≤ 1	(2)
		R/Q ≤ 2	(1)
V_1 前	(1)	Any Q	(1)
V_1 后	(4)	R/S ≥ 1	(1)
		R ≥ 50 ms	(2)
		R ≥ 1.0 ms	(2)
		R ≥ 40 ms	(1)
		R ≥ 0.6 mV	(1)
		Q and S ≤ 0.3 mV	(1)
V_2 前	(1)	Any Q	(1)
		R ≤ 10 ms	(1)
		R ≤ 0.1 mV	(1)
		R ≤ RV_1 mV	(1)
V_2 后	(4)	R/S ≥ 1.5	(1)
		R ≥ 60 ms	(2)
		R ≥ 2.0 mV	(2)
		R ≥ 50 ms	(1)
		R ≥ 1.5 mV	(1)
		Q and S ≤ 0.4 mV	(1)
V_3	(1)	Any Q	(1)
		R ≤ 20 ms	(1)
		R ≤ 0.2 mV	(1)
V_4	(3)	Q ≥ 20 ms	(1)
		R/S ≤ 0.5	(2)
		R/Q ≤ 0.5	(2)
		R/S ≤ 1	(1)
		R/Q ≤ 1	(1)
		R ≤ 0.7 mV	(1)
V_5	(3)	Q ≥ 30 ms	(1)
		R/S ≤ 1	(2)
		R/Q ≤ 1	(2)
		R/S ≤ 2	(1)
		R/Q ≤ 2	(1)
		R 0.7 mV	(1)
V_6	(3)	Q ≥ 30 ms	(1)
		R/S ≤ 1	(2)
		R/Q ≤ 1	(2)
		R/S ≤ 3	(1)
		R/Q ≤ 3	(1)
		R ≤ 0.6 mV	(1)

图 6–40 QRS 计分法。每个导联名称（或 V_1 或 V_2 导联的左心室分区）后括号内给出了每个导联的最大分数。评分标准在每个标准后的括号内。图中列出了 10/12 导联的 QRS 标准。大括号中每组标准中只能选择 1 条标准。所有有关 R/Q 或 R/S 比率的标准均应考虑这些波的相对振幅。（Modified from Selvester RH, Wagner GS, Hindman NB: The Selvester QRS scoring system for estimating myocardial infarct size. The development and application of the system. Arch Intern Med 1985; 145: 1877–81. Copyright 1985 American Medical Association.）

图 6-41 下壁心肌梗死时 aVF 导联 QRS 波群的各种变化。根据 QRS 波群的时限和 R/Q 振幅的比率所得出的 QRS 评分列于括号内。最后一栏是 aVF 导联 QRS 波群的总分。（Modified from Wagner GS, Freye CJ, Palmeri ST, et al: Evaluation of a QRS scoring system for estimating myocardial infarct size. I. Specificity and observer agreement. Circulation 1982;65:342–7.）

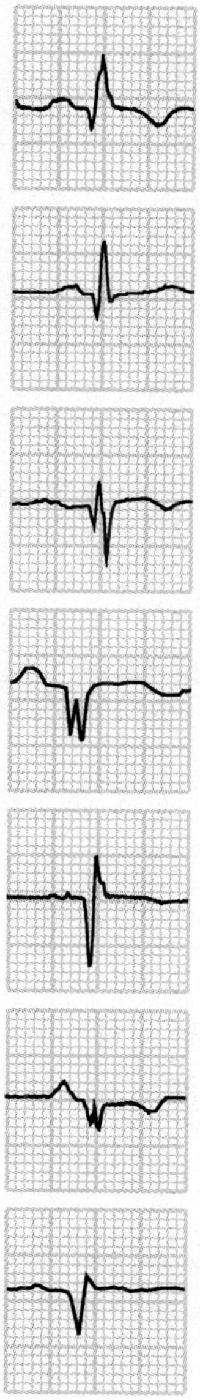

aVF 导联	Q 波时限	R/Q 比率	总分
A	0.03 s (1)		1
B	0.03 s (1)	≤2:1 (1)	2
C	0.03 s (1)	≤1:1 (2)	3
D	0.03 s (1)	≤1:1 (2)	3
E	0.04 s (2)	≤1:1 (2)	4
F	0.04 s (2)	≤1:1 (2)	4
G	≥0.05 s (3)	≤1:1 (2)	5

到完全正常的程度，T 波会倒置越过等电位线直至偏离心梗区域[73]，呈现出双支对称的“缺血性 T 波”，即使无正在发生的缺血也表现如此。通常，T 波的终末部首先倒置，其后是中部和初始部。

与此类似，当左心室后、侧壁心梗时，T 波最终会变得正向高大。图 6-42 显示下、后心尖部心梗慢性期时，V_1、V_2 导联高大正向的 T 波而此时其他导联的 T 波呈负向。

未来心电图发展方向

在 5 年前由标准 12 导联心电图测量所得的这些实用信息尚不为人所知，当这种诊断方法进入它的第二个世纪时，仍有很多问题尚待阐明，例如：

1. 心电图有关急性心肌梗死过程的时间指标能否在病史的基础上再提供预测心肌可挽救性的信息？
2. 急性心肌缺血时不同波形的变化程度是如何反映缺血范围的？
3. 能否改进目前梗死面积的确定方法使其能更加精确地定量梗死范围？

大的多中心临床试验为标准的定义提供心电图数据和非心电图准则，这些和其他许多新型临床诊断和

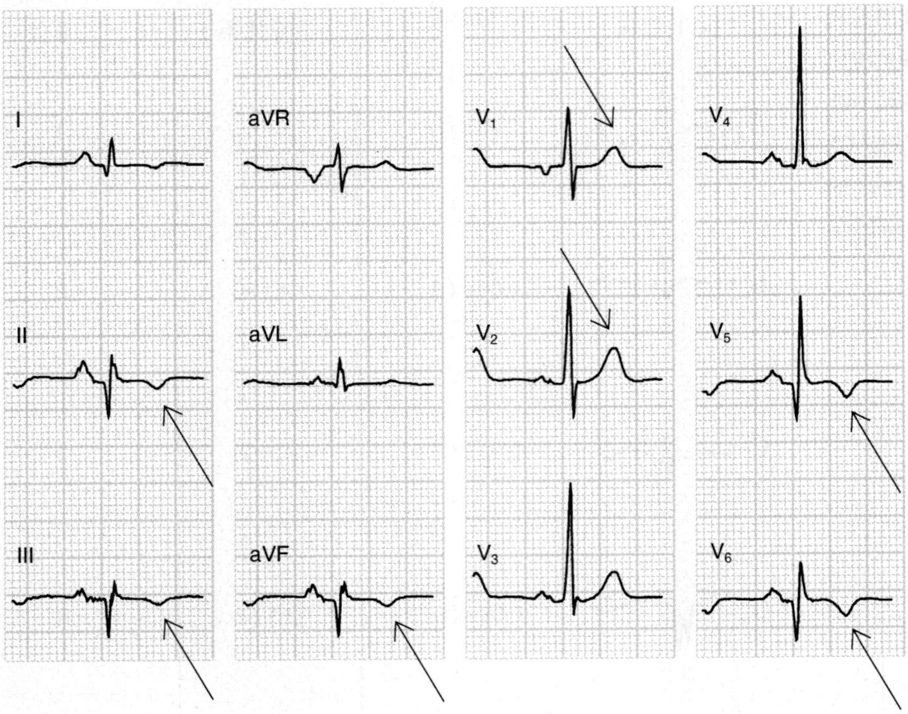

图 6-42 患者男性，53 岁，图为下后侧壁心肌梗死 5 天后的心电图。箭头所示为有异常 Q 波的导联 T 波倒置，但有异常 R 波的导联 T 波直立。

预后方法将在心电图第二个世纪中相结合。

张 锋 译

孙宝贵 洪 江 校

参考文献

1. Einthoven W, Fahr G, de Waart A: Uber die richtung und die manifeste grosse der potentialschwangkungen im menschilichen herzen und uber dem einfluss der herzlage auf die from des elektrokardiogramms. Pfluegers Arch 1913;150:275 –315. (Translation: Hoff HE, Sekelj P: Am Heart J 1950;40:163–94.)
2. Wilson FN, Macloed AG, Barker PS: The interpretation of the initial deflections of the ventricular complex of the electrocardiogram. Am Heart J 1931;6:637–64.
3. Wilson FN, Johnston FD, Macloed AG, Barker PS: Electrocardiograms that represent the potential variations of a single electrode. Am Heart J 1934;9:447–71.
4. Kossmann CE, Johnston FD: The precordial electrocardiogram. I. The potential variations of the precordium and of the extremities in normal subjects. Am Heart J 1935;19:925–41.
5. Joint recommendations of the American Heart Association and the Cardiac Society of Great Britain and Ireland. Standardization of Precordial Leads. Am Heart J 1938;15:107–8.
6. Committee of the American Heart Association for the Standardization of Precordial Lead. Supplementary report. Am Heart J 1938;15:235–9.
7. Committee of the American Heart Association for the Standardization of Precordial Leads. Second supplementary report. JAMA 1943;121:1329–51.
8. De Vries PA: Development of the ventricles and spiral outflow tract of the human heart. Contrib Embryol 1962;37:87.
9. Mall FP: On the development of the human heart. Am J Anat 1912;13:249.
10. Rushmer RF: Functional anatomy and the control of the heart, part I. In Rushmer RF (ed): Cardiovascular Dynamics. Philadelphia, WB Saunders, 1976;76–104.
11. Langer GA: Heart: Excitation–contraction coupling. Ann Rev Physiol 1973;35:55–85.
12. Weidmann S: Resting and action potentials of cardiac muscle. Ann N Y Acad Sci 1957;65:663.
13. Rushmer RF, Guntheroth WG: Electrical activity of the heart, part I. In Rushmer RF (ed): Cardiovascular Dynamics. Philadelphia, WB Saunders, 1976.
14. Meyerburg RJ, Gelband H, Castellanos A, et al: Electrophysiology of endocardial intraventricular conduction: The role and function of the specialized conducting system. In Wellens HJJ,

Lie KL, Janse MJ (eds) : The conduction system of the heart. The Hague, Martinus Nijhoff, 1978.

15. Guyton AC: Rhythmic excitation of the heart. In Guyton AC (ed) : Textbook of Medical Physiology. Philadelphia, WB Saunders, 1991.
16. Scher AM: The sequence of ventricular excitation. Am J Cardiol 1964;14:287.
17. Graybiel A, White PD, Wheeler L, Williams C: The typical normal electrocardiogram and its variations. In Graybiel A, White PD, Wheeler L, Williams C (eds) : Electrocardiography in Practice. Philadelphia, WB Saunders, 1952.
18. Netter FH: Section II, the electrocardiogram. The CIBA Collection of Medical Illustrations, vol 5. New York, CIBA, 1978.
19. Barr, RC: Genesis of the electrocardiogram. In MacFarlane PW, Veitch Lawrie TD (eds) : Comprehensive Electrocardiology, vol I. New York, Pergamon Press, 1989, pp 139–47.
20. Bazett HC: An analysis of the time relations of electrocardiograms. Heart 1920;7:353–70.
21. Hodges M, Salerno D, Erlien D: Bazett's QT correction reviewed. Evidence that a linear QT correction for heart is better [abstract] . J Am Coll Cardiol 1983;1:694.
22. Macfarlane PW, Veitch Lawrie TD: The normal electrocardiogram and vectorcardiogram. In Macfarlane PW, Veitch Lawrie TD (eds) : Comprehensive electrocardiology, vol I. New York, Pergamon Press, 1989, pp 451–2.
23. Day CP, McComb JM, Campbell RW: QT dispersion in sinus beats and ventricular extrasystoles in normal hearts. Br Heart J 1992; 67:39–41.
24. Kleiger RE, Miller JP, Bigger JT, Moss AJ: The Multi–Center Post–Infarction Research Group. Decreased heart rate variability and its association with increased mortality after acute myocardial infarction. Am J Cardiol 1987;59:256–62.
25. Rushmer RF: Cardiovascular Dynamics. Philadelphia, WB Saunders, 1991, pp 452–56.
26. Rushmer RF: Cardiac compensation, hypertrophy, myopathy and congestive heart failure. In Rushmer RF (ed) : Cardiovascular Dynamics. Philadelphia, WB Saunders, 1976, pp 532–65.
27. Cabrera E, Monroy JR: Systolic and diastolic loading of the heart. II. Electrocardiographic data. Am Heart J 1952;43:661.
28. Devereux RB, Reichek N: Repolarization abnormalities of left ventricular hypertrophy. J Electrocardiol 1982;15:47.
29. Casale PN, Devereux RB, Kligfield P, et al: Electrocardiographic detection of left ventricular hypertrophy: Development and prospective validation of improved criteria. J Am Coll Cardiol 1985;6:572.
30. Rosenbaum MB, Elizari MV, Lazzari JO: The Hemiblocks. Oldsmar, FL, Tampa Tracings, 1970.
31. Rosenbaum MB: Types of left bundle branch block and their clinical significance. J Electrocardiol 1969;2:197.
32. Yano K, Peskoe SM, Rhoads GG, et al: Left axis deviation and left anterior hemiblock among 8000 Japanese–American men. Am J Cardiol 1975;35:809.
33. Rosenbaum MB: The Hemiblocks: Diagnostic criteria and clinical significance. Mod Concepts Cardiovasc Dis 1970;39:141–6.
34. Hindman MC, Wagner GS, JaRo M, et al: The clinical side of bundle branch block complicating acute myocardial infarction. II. Indications for temporary and permanent insertion. Circulation 1978;58:689–99.
35. Scher AM, Young AC, Malmgren AL, Erickson RV: Activation of the interventricular septum. Circ Res 1963;3:56–64.
36. Willems JL, Robles De Medina EO, Bernard R, et al: Criteria for intraventricular–conduction disturbances and pre–excitation. J Am Coll Cardiol 1985;6:1261–75.
37. Hassett MA, Williams RR, Wagner GS: Transient QRS changes simulating myocardial infarction. Circulation 1980;62:975–9.
38. Ekmekci A, Toyoshima HJ, Kwoczynski JK, et al: Angina pectoris: Giant R and receding S wave in myocardial ischemia and certain non–ischemic conditions. Am J Cardiol 1961;7:521–32.
39. Wagner NB, Sevilla DC, Krucoff MW, et al: Transient alterations of the QRS complex and the ST segment during percutaneous transluminal balloon angioplasty of the left anterior descending artery. Am J Cardiol 1988;62:1038–42.
40. Reimer KA, Lowe JE, Ramussen MM, Jennings RB: The wavefront phenomenon of ischemic cell death: I. Myocardial infarct size vs. duration of coronary occlusion in dogs. Circulation 1977; 56:786–94.
41. Reimer KA, Jennings RB: The "wavefront phenomenon" of myocardial ischemic cell death: II. Transmural progression of necrosis within the framework of ischemic bed size (myocardium at risk) and collateral flow. Lab Invest 1979;40:633–44.
42. Wagner NB, Wagner GS, White RD: The twelve lead ECG and the extent of myocardium at risk of acute infarction: Cardiac anatomy and lead locations, and the phases of serial changes during acute occlusion. In Califf RM, Mark DB, Wagner GS

(eds) : Acute coronary care in the thrombolytic era. Chicago, Year Book, 1988, pp 31–45.

43. Stuart RJ, Ellestad MH: Upsloping ST segments in exercise stress testing. Am J Cardiol 1976;37:19.
44. Sheffield LT, Holt JH, Reeves TJ: Exercise graded by heart rate in electrocardiographic testing for angina pectoris. Circulation 1965;32:622.
45. Ellestad MH, Cooke BM, Greenberg PS: Stress testing; clinical application and predictive capacity. Prog Cardiovasc Dis 1979; 21:431–60.
46. Lepeschkin E: Modern electrocardiography, vol I. Baltimore, Williams & Wilkins, 1951, p 798.
47. Ellestad MH, Savitz S, Bergdall D, Teske JE: The false positive stress test: Multivariate analysis of 215 subjects with hemo dy namic, angiographic and clinical data. Am J Cardiol 1977; 40:681.
48. Rijneki RD, Ascoop CA, Talmon JL: Clinical significance of up–sloping ST segments in exercise electrocardiography. Circulation 1980;61:671.
49. Kurita A, Chaitman BR, Bourassa MG: Significance of exercise–induced junctional ST depression in evaluation of coronary artery disease. Am J Cardiol 1977;40:492–7.
50. Hurst JW, Logue RB: The heart: Arteries and veins. New York, McGraw–Hill, 1966, p 147.
51. Prinzmetal M, Goldman A, Massumi RA, et al: Clinical implica–tions of errors in electrocardiographic interpretation: Heart dis–ease of electrocardiographic origin. JAMA 1956;161:138.
52. Levine HD: Non–specificity of the electrocardiogram associated with coronary artery disease. Am J Med 1953;15:344.
53. Marriott HJL: Coronary mimicry: Normal variants, and physiologic, pharmacologic and pathologic influences that stimulate coronary patterns in the electrocardiogram. Ann Intern Med 1960;52:411.
54. Wagner GS, Wagner NB: The 12–lead ECG and the extent of my ocardium at risk of acute infarction: Anatomic relationships among coronary, Purkinje, and myocardial anatomy. In Acute Coro nary Care in the Thrombolytic Era. Chicago, Year Book, 1988 pp 20–1.
55. Krucoff MW, Croll MA, Pope JE, et al: Continuously updates 12–lead ST–segment recovery analysis for myocardial infarct artery patency assessment and its correlation with multiple si–multa neous early angiographic observations. Am J Cardiol 1993;71: 145–51.
56. Kondo M, Tamura K, Tanio H, Shimono Y: Is ST segment re–elevation associated with reperfusion an indicator of marked myocardial damage after thrombolysis? J Am Coll Cardiol 1993; 21:62–7.
57. Dressler W, Roesler H: High T waves in the earliest stage of my–ocardial infarction. Am Heart J 1947;34:627–45.
58. Macfarlane PW, Lawrie TDV (eds) : Comprehensive electrocardiography. New York, Pergamon Press, 1989, pp 1446–57.
59. Wagner NB, Sevilla DC, Krucoff MW, et al: Transient alterations of the QRS complex and ST segment during percutaneous trans–luminal balloon angioplasty of the left anterior descending artery. Am J Cardiol 1988;62:1038–42.
60. Selvester RH, Wagner NB, Wagner GS: Ventricular excitation during percutaneous transluminal angioplasty of the left anterior descending coronary artery. Am J Cardiol 1988;62:1116–21.
61. Reimer KA, Lowe JE, Rasmussen MM, Jennings RB: The wavefront phenomenon of ischemic cell death: I. Myocardial infarct size vs. du–ration of coronary occlusion in dogs. Circulation 1977;57:786–94.
62. Reiner KA, Jennings RB: The "wavefront phenomenon" of myocardial ischemic cell death: II. Transmural progression of necrosis within the framework of ischemic bed size (myocardi–um at risk) and collateral flow. Lab Invest 1979;40:633–44.
63. Wagner NB, White RD, Wagner GS: The 12–lead ECG and the extent of myocardium at risk of acute infarction: Cardiac anato–my and lead locations, and the phases of serial changes during acute occlusion. In Califf RM, Mark DB, Wagner GS (eds) : Acute coronary care in the thrombolytic era. Chicago, Year Book, 1988, pp 36–41.
64. Wagner GS, Wagner NB: The 12–lead ECG and the extent of myocardium at risk of acute infarction: Anatomic relationships among coronary, Purkinje, and myocardial anatomy. In Califf RM, Mark DB, Wagner GS (eds) : Acute coronary care in the thrombolytic era. Chicago, Year Book, 1988, pp 16–30.
65. Flowers NC, Horan LG, Sohi GS, et al: New evidence for inferi–or–posterior myocardial infarction on surface potential maps. Am J Cardiol 1976;38:576.
66. Wagner GS, Freye CJ, Palmeri ST, et al: Evaluation of a QRS scoring system for estimating myocardial infarct size. I. Speci–ficity and observer agreement. Circulation 1982;65:342–7.
67. Hindman NB, Schocken DD, Widmann M, et al: Evaluation of a QRS scoring system for estimating myocardial infarct size. V. Specificity and method of application of the complete system. Am J Cardiol 1985;55:1485–90.

68. Selvester RH, Wagner JO, Rubin HB: Quantitation of myocardial infarct size and location by electrocardiogram and vectro cardio-gram. In Snellen HA, Hemker HC, Hugenholtz PG, von Bem-mel JH: Boerhave Course in Quantitation in Cardiology. The Netherlands, Leiden University Press, 1972, p. 31.

69. Selvester RH, Soloman J, Sapoznikov D: Computer simulation of the electrocardiogram. In Cady L (eds) : Computer techniques in cardiology. New York, Marcel Dekker, 1979, p 417.

70. Olivia PB, Hammill SC, Edwards WD: Electrocardiographic di-agnosis of post infarction regional pericarditis: Ancillary obser-vations regarding the effect of reperfusion on the rapidity and amplitude of T wave inversion after acute myocardial infarction. Circulation 1993;88:896-904.

71. Lindsay J Jr, Dewey RC, Talesnick BS, Nolan NG: Relation of ST segment elevation after healing of acute myocardial infarction to the presence of left ventricular aneurysm. Am J Cardiol 1984;54:84-6.

72. Arvan S, Varat MA: Persistent ST-segment elevation and left ventricular wall abnormalities: Two-dimensional echocardio-graphic study. Am J Cardiol 1984;38:178-88.

73. Mandel WJ, Burgess MJ, Neville J Jr, Abidskov JA: Analysis of T wave abnormalities associated with myocardial infarction using a theoretic model. Circulation 1968;38:178-88.

第7章 电药理学原理

MICHAEL R. ROSEN

不久前，电药理学似乎演变为一个简单明了的领域。对心脏动作电位（AP）的基础研究揭示，只要结合动物种系和所记录的心脏部位一起考虑，抗心律失常药物的作用是可预测的。对抗心律失常药物的临床研究获得了足够的成功（虽然有些是非对照的个案研究），提示修饰一些已知分子可以增加作用的时程或降低不希望的副作用而使治疗最优化。但是，我们的知识非常有限，这使将来的抗心律失常治疗似乎可以预测，甚至千篇一律，对使未来治疗复杂化的临床和实验研究也不进行质疑。

本章首先综述了此领域34年前的状况，然后重新列举了一系列信息来表明我们对电药理学治疗的有限理解，最后探索了目前临床医师和科学家们所面临的未来以电药理学方法治疗心律失常的可能性。

1970年的电药理学：一个领域的未来已经来临

1970年代为电药理学的关键时刻，当时Miles Vaughan Williams在Astra专题会上报道了一个抗心律失常药物的分类方法[1]。在1972年对分类方法进行了重要的修订，当时Bramah Singh（Vaughan Williams的学生及研究伙伴）与其导师联合发表了论文，描述了第四种抗心律失常作用[2]，因此Vaughan Williams分类（四类）诞生了。这些作用包括："I类：直接影响除极（局部麻醉剂型）；II类：抗交感作用，通过神经阻断或递质竞争作用；III类：延迟复极作用；IV类：干扰钙转运"[2]。

尽管后来有许多重要的更新[3,4]，1972年的Vaughan Williams分类法不仅是那个时代电药理学的艺术与科学，而且决定了20世纪后期抗心律失常药物的发展和治疗方向。

Vaughan Williams分类的优点在于简练，使不同药物根据作用的常见特征归类，这种方法易化了关于抗心律失常药物的教与学。而且，在20世纪60年代至90年代抗心律失常研究的进展在某种程度都通过Vaughan Williams分类进行解释，其在药物作用方面提供了更深的启发。比如I类中局麻药，根据其对传导及除极的影响又进行了亚分类。因此在1981年Harrison等提出在I类药里有三个亚类：奎尼丁、普鲁卡因胺及丙吡胺归为IA类——这些药物增加希-浦系统的传导和复极时间；利多卡因、妥卡尼及美西律为IB类，它们对正常组织的0相除极影响甚微，但可以减低缺血组织的0相除极与缩短AP时程；恩卡尼、氟卡尼、劳卡尼（lorcainide）等缩短0相除极，但对复极时相几乎没有或很少有影响，这些药归为IC类[3]。

在随后的几年里，几组研究发表了关于钠通道阻断剂局部麻醉的动力学信息，部分地帮助解释了I类药物的不同临床效果。药物对传导速度、0相V_{max}或每秒Na电流作用的动力学已被论述，这些作用来源于钠通道的阻断（降低V_{max}及减慢传导），通过增加刺激（心脏）频率得到增强，此现象被描述为效用依赖性[5~7]。效用依赖性指Na^+通道开放、失活和关闭（在快速心率时发生）的频率越快，药物越易于到达通道的结合部位，并与之平衡及阻断通道。然而一些高度不解离的脂溶性药物如苯唑卡因几乎不表现上述作用，为非效用依赖性（所以只是一种"兴奋性"阻断），大多数局麻药在一定程度上解离，并表现为不同程度的效用依赖性[6,7]。

这一领域内最显著的进展为研究与解释的内在统一性。但是，随着进一步研究探索，有证据表明许多临床和基础研究没有进行合理地设计以反映药物、病理心脏和心律失常之间相互作用特点的复杂性。

从1970年后的电药理学：呈现的问题

我们认为电生理学有一个光明的未来，重要的观点之一为心律失常前沿研究（Cardiac Arrhythmia Pilot Study, CAPS），在1988年对之进行了报道[8]。研究表明Vaughan Williams I类药物中的3种药物——氟卡尼、恩卡尼及莫雷西嗪可以抑制患者心肌梗死后室性期前收缩的除极。因为许多人认为异位的自发性兴奋灶与室速和室颤有关，所以检验这类药物减少死亡率的能力自然也是合理的。心律失常抑制研究（Cardiac Arrhythmia Suppression Trial, CAST）[9,10]为应用局麻药类抗心律失常药物的一个主要研究，试验设计和药物选择遵循下列原则：（1）氟卡尼、恩卡尼和莫雷西嗪（前两种为VW分类IC类，第三个药物具有混合的I类特点）在CAST试验中可抑制室性期前收缩；（2）对心梗后室性异位兴奋灶的抑制可能减少致命性心律失常的发生率；（3）CAST入选的安慰剂组患者预期在心肌梗死后3年内猝死率为11%[11]。

遗憾的是，后两种设想得到了无效的结果，CAST不但没有证实预期的降低猝死率，相反提示了一个重要的虽然是阴性的教训。首先，我们了解到药物对室性异位兴奋灶的抑制与猝死率的降低不一定有关系；其次，我们发现安慰剂组的死亡率并不像设计的那么高。更重要的是，氟卡尼/恩卡尼组10个月的总死亡率为7.76%，而安慰剂组的死亡率为3.0%。观察非致命性心脏停搏或猝死的亚组，分别为4.5%和1.2%。这些发现导致氟卡尼的严格停用，同时也停止了恩卡尼和莫雷西嗪的临床发展，无论I类药物的作用如何，其研究和发展进入一个混乱状态。

在CAST之前，对“Ⅲ类”药物的兴趣正在增加[1]。实际上在各种抗心律失常药物自1970至1990年的发展时期，延长复极药物引起了最大的关注[1,2]。这一努力通过胺碘酮的效果得到了引燃，引发了对Ⅲ类药物的认识[1]。胺碘酮治疗效果使研究者和药理学机构等重点开发类似的药物，“类似”指与胺碘酮类似的延长复极作用。换言之，胺碘酮的抗心律失常效果假设是来源于对复极的延长作用。后来我们已认识到胺碘酮有许多作用——如此之多以至于生产者称其为具有所有四类Vaughan Williams药物作用的惟一药物。

III类和纯“Ⅲ”类药物中还没有证明对各种心律失常的治疗比胺碘酮更有效或效果相当的药物；而且口服-D索他洛尔生存研究（Survival with ORal-D Sotalol, SWORD）试验中（d-索他洛尔在治疗心梗后患者中的死亡率比安慰剂组增加，与CAST试验的选择标准有些不同[13]）表明，所谓的Ⅲ类药物效果可能有致心律失常作用并且为致命性的。这一结果部分与此类药物的“逆频率依赖性”有关，逆频率依赖性指在慢心率比在快心率时有复极延长增加的特性，正好与所希望的开发药物通过延长复极和不应期抑制心动过速相反。这种心率慢时对复极的延长易于诱发一种心律失常即尖端扭转室速，特点是与QT间期延长有关，无论是先天的还是药物诱发的[14]。

基于这一历史，抗心律失常药物的开发不是许多公司的优先选择项目。虽然仅在美国每年死于猝死的人数超过了300 000 [15]，65岁以上患者5%的人有房颤(AF)[16]，相对于器械治疗和消融的有效性而言，促心律失常问题明显降低了开发新药及应用抗心律失常药物治疗患者的热情。

为何会产生这种状况呢？我们认为电药理学并不复杂，我们认为我们对心律失常的病因和抗心律失常药物作用的认知比我们做的要多。简而言之，我们过于简化和跨越过多。由于认识到我们的无知，我们现在针对心律失常自身的电生理学机制，已找到新方式理解心律失常的电药理学，这些认识是本章其他部分讨论的主要内容。

针对心律失常电生理机制的电药理学

CAST试验之后，召开了对于“CAST后时代”的抗心律失常药物分类的会议，报告的结果被称为“西西里岛分类（Sicilian Gambit）”[17]，常被误解为提出新的抗心律失常药物分类。实际上，它是针对抗心律失常药物分类的争论，这是因为那些研究抗心律失常治疗和抗心律失常药物作用机制的人们面临的主要困境是药物作用的复杂性。为了显示该分类，表7-1列出了不同于Vaughan Williams分类的药物分类形式：“IA类”药分为一组，“IB类药”分为一组，依此类推，虽然它们不是由此确定。作为一个复杂性举例，只讨论IA类药物：奎尼丁、普鲁卡因胺和丙吡胺。虽然它们对快钠通道的效果相似，但重要的是它们对复极电流和自律性功能的影响效果却不同，这似乎与这些药物的临床效果不同有关。

更重要的是，对所谓 III 类药物，胺碘酮被认为是这类药物的原型，不仅通过阻断复极钾电流而且也阻断内向钠和钙电流及抗交感作用，使复极延长。相反，多非利特只通过阻断钾电流 I_{Kr} 来延长复极[18,19]；阿齐利特（azimilide）同时阻断 I_{Kr} 和 I_{Ks}；伊布利特阻断 I_{Kr} 及增加 I_{Na} [20]。因此，4 种 III 类药中的每一个都有不同的作用机制。实际上，任何增加复极期内向电流和减弱外向电流的药物，或具上述两种作用的药物，都有Ⅲ类药物的效果。

那么我们如何对药物分类呢？实际上，我们能对药物分类吗？或针对心律失常电生理机制我们应更多地考虑心律失常本身及药物的效果吗？

西西里岛分类会议最早提出掌握心律失常的电生

表 7–1　抗心律失常药物西西里岛分类

药物	离子通道						受体				泵	临床作用			心电图影响		
	Na 快	Na 中	Na 慢	Ca	K	I_f	α	β	M_2	A1	Na-K ATPas	左心室功能	窦率	心脏外	P-R 间期	QRS 宽度	J-T 间期
利多卡因	○											→	→	⊘			↓
美西律	○											→	→	⊘			↓
妥卡尼	○											→	→	●			↓
莫雷西嗪	●I											↓	→	○		↑	
普鲁卡因胺		●A			⊘							↓	→	●	↑	↑	↑
丙吡胺		●A			⊘				○			↓	→	⊘	↑↓	↑	↑
奎尼丁		●A			⊘		○		○			→	↑	⊘	↑↓	↑	↑
普罗帕酮		●A						⊘				↓	↓	○	↑	↑	
安搏律定		●I		○	○	○						→	→	⊘	↑	↑	→
西苯唑啉			●A	○	⊘				○			↓	→	○	↑	↑	→
吡美诺			●A		⊘				○			↓	↑	○	↑	↑	↓→
氟卡尼			●A		○							↓	→	○	↑	↑	
匹西卡因胺			●A									↓→	→	○	↑	↑	
恩卡尼			●A									↓	→	○	↑	↑	
比匹地尔	○			●	⊘							?	↓	○			↑
维拉帕米	○			●			⊘					↓	↓	○	↑		
地尔硫䓬				⊘								↓	↓	○	↑		
溴苄铵					●		◪	◪				→	↓	○			↑
索他洛尔					●			●				↓	↓	○	↑		↑
胺碘酮	○			○	●		⊘	⊘				→	↓	●	↑		↑
烯丙尼定					⊘	●						?	↓	●			
纳多洛尔								●				↓	↓	○	↑		
普萘洛尔	○							●				↓	↓	○	↑		
阿托品									●			→	↑	⊘	↓		
腺苷										□		?	↓	○	↑		
地高辛									□		●	↑	↓	●	↑		↓

相对阻滞能力　○ 低　⊘ 中　● 高　A=激活状态下阻滞剂

□=激动剂　◪ =激动剂/拮抗剂　I=失活状态下阻滞剂

（Modified from Members of the Sicilian Gambit：Antiarrhythmic Therapy: A Pathophysiologic Approach: Futura Publishing Co, Inc, Armonk, NY, 1994.）

理学机制和决定正常和异常电活动的离子通道机制有助于理解药物作用。实际上，这是基于图 7-1 提供的信息。这表明两点：（1）即使在正常心脏，不同组织有不同的 AP，重要的是，特定的离子通道组成不同。（2）形成 AP 的离子通道，我们对分子决定簇的认识不断增加。第 3 个因素在图中没有显示，即在特定的疾病中离子通道发生了重要的变化，并且这些变化使药物与通道间的作用复杂化，药物的作用表现也复杂化[21]。

离子通道和它们的分子决定簇

以心室肌为例：其 AP 的 0 相由钠内流触发，决定人类快速内流钠电流的基因为 *SCN5A*，钠通道不仅在 0 相细胞除极起作用，而且在 AP 平台期一直保持着较小的内向电流。单独以这一通道为例，我们可以开始探讨对病理生理学的一些理解。比如，如果在 AP 平台期内向钠电流持续更长时间或比正常幅值更大，或者两者都有，那么 AP 时程将增加，精确地讲，它是先天性 QT 综合征（LQTS）的一种变异。在这里，由于 *SCN5A* 结构的任何一种异常，均可产生病理性 Q-T 间期延长，但是同一种钠通道结构的其他类型变化导致其从 AP 超射期的失活态更快地恢复，结果是 ECG 选择导联上 J 点及早期 ST 段抬高及心律失常增加，而 QT 并不延长。这些 *SCN5A* 结构的变异与另一种类型遗传性心律失常——Brugada 综合征有关。

药物-通道相互作用的复杂性由于 AP 平台期的几种内向和外向电流组成变得更加复杂，除了前面提到的 *SCN5A* 外，钙内向电流（$I_{Ca,L}$）维持平台期[17]，这一通道被定义为二氢吡啶受体，它们中的一些被临床当做钙电流阻断剂使用。

决定 AP 复极的外向电流为钾电流，这些电流开始

图 7-1 与产生静息电位和动作电位有关的电流和通道。图中所示**左侧**为典型心房和心室肌细胞的动作电位时程，**右侧**为窦房结细胞。**上部**和**下部**分别为各种通道和与电活动有关的离子泵。尽可能用文字符号标记有关通道或泵的近似电流时程，而不代表它们相互之间的振幅。I_K 包括至少两种电流：I_{Kr} 与 I_{Ks}。似乎还有超速成分，称为 I_{Kur}。较粗的横条为 I_{Cl}、I_{pump} 及 $I_{K(ATP)}$，只表明存在这些通道或泵，没有提示其电流幅度，因为其随生理和病理生理条件而改变。括号内确定的通道（I_{Ns} 与 $IK_{(ATP)}$）提示只在病理状态下激活。在窦房结细胞，I_{Na} 和 I_{K1} 很小或缺如，问号标志尚未获得实验证据确定在窦房结细胞膜上存在这些通道。尽管好像存在其他离子通道机制，在这里没有显示，因为其在电活动中的作用还没有充分确定。（Modificed from Members of the Sicilian Gambit：Antiarrhythmic Therapy: A Pathophysiologic Approach. Armonk, NY, Futura Publishing, 1994.）

为瞬间外向钾电流 I_{to}，大多数人类和犬由 *Kv4.3* 编码其 α 亚基 [22]，十分重要的是根据我们对 AP 跨壁差异的认识，在心室壁各层 *Kv4.3* 和 I_{to} 呈梯度变化，在心外膜电流密度高而心内膜下则电流密度低。这种电流密度的跨壁差异同时伴随着复极期 1 相切迹的不同，这决定于 I_{to}，在心外膜较大而心内膜下则变得很小像消失一样。尽管 Ito 还没有作为抗心律失常的特定靶点，一些局部麻醉药（如奎尼丁、氟卡尼）及 AP 延长药物（比如阿齐利特）也可阻断这一电流，使它们的作用更加复杂化。

复极期主要的外向电流为延迟整流 I_K 电流，其组成分三部分：一种为超速激活电流，称为 I_{Kur}，其在心房肌内比心室肌要多[23,24]；一种为 I_{Kr}，是一种快激活部分；另一个为 I_{Ks}，为缓慢激活成分，在心房和心室肌均存在[25]。I_{Kr} 和 I_{Ks} 的 α 亚基基因分别为 *HERG*（the Human Ether-a-go-go-Related Gene）及 *KvLQT1* 基因，不仅具有生理学而且具有病理生理学重要意义，两种基因的异常能引起不同类型的 LQTs [14]。这些异常可使复极钾电流减少，延长 AP 时程及易于发生尖端扭转型室速，而且 *HERG* 通道与多种心脏和非心脏用药引起的获得性 LQTs 有关[26]。这些药物（在表 7-2 中列举了一部分）都易于阻断 I_{Kr}，因此当分别应用时及联合应用时（如一种非镇静抗组胺剂和一种大环内酯类抗生素），它们增加 QT 间期病理性延长及引起尖端扭转型室速的危险。

复极期的另一种重要离子流为内向整流电流 I_{K1}，它与 3 相末期及维持负的跨膜电位有关[17]，基因决定簇为 *KIR*。

动作电位的局部离散性反映了离子通道的分布

我们对离子通道的认识非常重要的是在心肌中其跨部位分布的变化，由此决定了局部电生理学特性的差异。比如，I_{to} 在心室外膜的密度高，中层密度居中，在心内膜的密度低[27,28]；I_{Na} 在中层心肌最大，而 I_{Ks} 在中层心肌最小[29]。表达密度不同的电生理特性表现为中层心肌的 AP 时程长于外膜和内膜的 AP 时程（因为在中层心肌有较大的 I_{Na} 和较小的 I_{Ks}）及外层和中层心肌 1 相复极时有大的切迹而心内膜并不如此（反映了 I_{to} 的跨壁梯度）[30-32]。

表 7-2　可能延长 QT 间期及引发尖端扭转型室速的药物示例

分类	示例
抗心律失常药	胺碘酮
	阿齐利特
	溴卞胺
	氯非铵（clofilium）
	Dofetilide
	双异丙吡胺
	伊布利特（ibutilide）
	N-乙酰普鲁卡因胺
	普鲁卡因胺
	普罗帕酮
	奎尼丁
	司美利特（sematilide）
	D,L-索他洛尔
血管扩张剂/抗缺血药	苄普地尔（bepridil）
	利多氟嗪（lidoflazine）
	普尼拉明（prenylamine）
抗精神病药	阿米替林（amitriplyline）
	氯丙嗪（chlorpromazine）
	西酞普兰（citalopram）
	地昔帕明（desipramine）
	多塞平（doxepin）又称多虑平
	氟哌利多（droperidol）
	氟哌啶醇（haloperidol）
	米帕明（丙咪嗪, imipramine）
	锂
	马普替林（maprotiline）
	胍迷清 （Pimozide）
	舍吲哚（sertindole）
	舒托必利（sultopride）
	硫利哒嗪（thioridazine）
	替米哌隆（timiperone）
	齐美利定（zimelidine ）
抗菌药和抗疟疾药	金刚烷胺（amantadine）
	克拉霉素
	氯奎宁
	复方新诺明（cotrimoxazole）
	红霉素
	格帕沙星（grepafloxacin）
	卤泛曲林（halofantrine）
	酮康唑
	喷他脒（pentamidine）
	奎宁
	螺旋霉素（spiramycin）

表 7-2 可能延长 QT 间期及引发尖端扭转型室速的药物示例（续）

分类	示例
抗组胺药	司帕沙星（sparfloxacin）
	阿斯咪唑（astemizole）
	苯海拉明
	特非拉定
其他药物	布地品（布地匹尼，budipine）
	西沙比利
	普罗布考（probucol）
	特罗地林（terodiline）
	加压素

Modified from Haverkamp W, Breithardt G, Gamm AJ, et al：The potential for QT prolongation and proarrhythmia by non-antiarrhythmic drugs: Clinical and regulatory implications. Report on a policy conference of the European Society of Cardiology. Eur Heart J 2000;21:1216-1231.

在不同部位 I_{K1} 的密度也不同，在心室肌，I_{K1} 较大，产生了 3 相末和 4 相的外向电流[17]，这种外向电流“钳制”膜在一个负向电位并保持此状态。在起搏组织中，比如浦肯野纤维或窦房结组织，I_{K1} 的密度较低，结果外向电流的幅度很少能抵消起搏电流携带的内向电流 I_f，由此允许产生自发活动。这些只是在心脏不同区域产生复极电流和 AP 特性的广泛不均一性的两个例证。另外一些调节因素如电流随着生长、发育和老化而变化以及电流与性别和性激素有关 [33,34]的差异，具有非常重要的意义，但超出了本章讨论内容。

冲动形成和冲动的传导

起搏过程对于心脏正常冲动的引发非常重要，主要的起搏电流 I_f 为内向性，由 Na^+形成，在细胞膜超极化时激活 [35,36]。I_f 决定起搏电位的形成和初始的斜坡，它降低较快并且在 4 相除极由衰减的外向钾电流来保持 [37]。4 相起始部位的内向电流和 4 相内衰减的钾电流，可使细胞内正电荷聚集，由此形成膜的除极。最后在 4 相较晚部分，由 I_{Ca-T} 携带的钙离子可产生附加的内向电流[38]。

对决定激活和复极的细胞之间相互作用的特征目前也进行了精细的电生理学研究。游离细胞研究发现心脏不同部位的细胞具有不同的动作电位，正如前面所描述的一样[30,31]。尽管这些区域有不同的离子通道群，在正常心脏，彼此相连的细胞则具有相似的 AP 形态。在正常心脏，均匀一致的复极形式可能是缝隙连接的重要产物。在心肌细胞末端（即沿长轴分布）集中的缝隙连接，形成电流在细胞间流动的低阻部位[39]。在心脏的边缘也有缝隙连接，但这些连接的密度要低得多[39]。每个细胞有一个半通道——或连接子（connexon），相对的细胞也有一个半通道，两个半通道在一起形成连接两个细胞的缝隙连接。装配一个半通道要求相互结合的 6 个缝隙连接蛋白（connexin），在心室肌主要为连接蛋白 43 [40,41]。细胞间的电紧张电流使相邻细胞的 AP 形态相似，在缺血、梗死或其他病理状态下，缝隙连接有不同程度解离。在这些情况下，不同区域的不同离子通道成分的表达可以如前面所述，引起复极的不均一性。

这里包括缝隙连接蛋白的其他两个重要方面。首先，在细胞-细胞间转运相当大的重要分子以及细胞至细胞的信号[42,43]。其次是位于细胞末端的低阻连接的密度，这种形式决定了心脏兴奋脉冲的传播方向和快速性。因此，AP 的快速超射，为冲动通路上的下一个细胞提供除极信号，对前进中的波阵面所遇阻抗起决定作用的缝隙连接在冲动传播过程中是一个主要因素。

病理状态的离子通道变化

在电药理学的早期，多数研究者只集中于正常细胞的研究，实际上，在整个 Vaugham Williams 分类也基于此。但是，只考虑到正常细胞则忽略了多数病理状态下心脏和多种心律失常心脏的实际特性。以充血性心衰为例，其表现倾向于膜电位的除极、AP 切迹消失及 AP 时程延长[44]。这些改变是由于 I_{to} 和 I_{K1} 的密度减低[44]，可能延迟整流 I_K 也减低。另外，常有早后除极或延迟后除极引起的触发活动[44]。

另一个例子为心梗，这是梗死细胞本身即发生了明显的改变，这些细胞正在死亡或已死亡，在梗死进展中除极程度不同。在心外膜部位存活细胞也有重要改变（例如梗死周围组织），它们变得肥厚并且表现为复极延长及 I_{to} 和 I_{K1} 密度相应降低[4,5]。

两种情况——充血性心衰和心梗时，都有由于心律失常引起的麻烦。理解药物对正常细胞的作用怎样帮助我们认识药物在心律失常发生时如何发挥作用？事实上，似乎在充血性心衰或心梗时或两者并存时，离子通道的改变对心律失常的产生非常重要，并且是抗心律失常药物的潜在靶点。近期对这些病理情况下心律失常电生理机制的理解促成了现有药物不同类型的作用的探讨；其基础在于各个通道特性的差异及总体通道的数量[21]。

缝隙连接在不同的病理情况有所变化，因此它们通过电流的密度和能力下降，它们的分布也可能有变化，可在细胞的侧面缝隙连接密度增加。缝隙连接的这种分布和密度的改变在心梗时也会发生，特别是在心外膜边缘区域[46]，此处易于产生兴奋的路径改变及促发折返性心律失常。所以，缝隙连接已成为研究的重要靶点，并认为对其进行药理学调节可能有抗心律失常作用。

根据心律失常病理生理学的电药理学

我们将注意点移向通常描述的“心律失常的病理生理学”，而非“心律失常的电生理机制”，来讨论下面的问题：我们的研究和观点过多关注了心律失常，尤其忽略了电药理学，制约了我们对电生理学机制的考虑。这并非指相对局限于电生理学是有缺陷的，实际上，对此焦点的关注使我们认识了许多各种情况下发生心律失常的决定因素。然而，在我们想去理解和影响决定病变心脏发生心律失常的各种事件时，这却被认为是有缺陷的。换言之，还没有对心律失常总的病理生理学（真正决定心律失常事件的各种因素）做出足够的努力。这些特征可以通过图 7–2 得以理解，此图表强调了心律和心律失常的各种决定因素。体质因素如个体的基因组成及性别为主要决定因素。重要的环境调节因素包括自主神经系统、血流动力学负荷、心肌灌注及年龄。

在健康状态下，我们能构想一种有效的基因程序及心脏功能的正常表型通过负反馈机制维持于一种稳定状态以适应心脏的持续需求；相反，在疾病状态下，上面提到的体质或环境因素的变化可能解释为通过正反馈机制发挥作用，使基因序列和表型均发生改变而产生心律失常（及疾病过程的其他表现）。图 7–3 使我们主要考虑常发生的抗心律失常药物治疗失效的主要

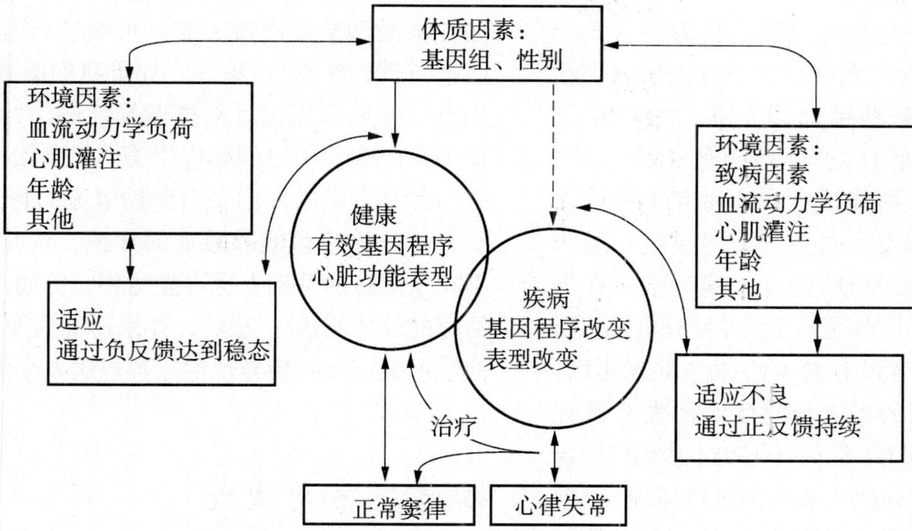

图 7–2　关于窦律和心律失常的发生与普通心脏内环境的稳定相关联的模式图。在此描述的是导致心律失常发生的复杂的系列事件，一些即刻与心律失常发生相关，一些与更远期心律失常发生相关。因此，我们可以考虑基因组和患者性别作为正常功能的主要决定因素，受环境因素（如图中所示）的重要调节。所有这些因素将调节患者个体对取代内环境稳定的疾病过程干预的反应。在程度上治疗焦点集中于即刻与心律失常有关的靶点（如缺血性心脏病患者及室速患者的离子通道），其益处可能由于其有害作用而抵消，如对心肌的收缩性。验证上游靶点（即调节在疾病过程中为主要决定因素的分子的活性）的能力应该明显提高实现成功预防的程度，这种验证预防心律失常的方法使患者比治疗更受益，而在预防失败时可以认识到需要研究更有效的治疗方法。（Modified from Members of the Sicilian Gambit：Antiarrhythmic Therapy: A Pathophysiologic Approach. Armonk, NY, Futura Publishing, 1994.）

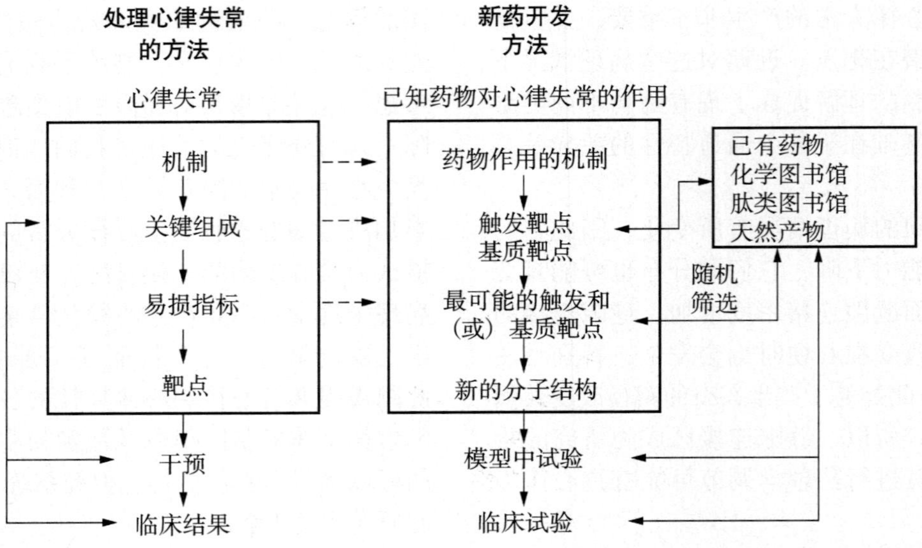

图 7-3 根据西西里岛分类诊断心律失常与开发抗心律失常治疗之间的关系。每一个心律失常的关键组成包括潜在的基质靶点或激发靶点，或两者均有。以与潜在靶点的关系对各种来源的分子进行筛选，随机地（或当可能时）集中筛选到两种靶点，可能验证了一种新的有效的分子，可应用此分子干预心律失常模型，并最后应用于患者。参见正文以进一步讨论。（Modified from Members of the Sicilian Gambit：Antiarrhythmic Therapy: A Pathophysiologic Approach. Armonk, NY, Futura Publishing, 1994.）

原因，即指完全使心脏恢复窦性心律。更重要的是当我们更加明白引起心律失常的过程时将调整基础疾病本身，使其恢复至健康状态。

一个有启发性的例子是怎样应用这种方法去治疗先天性 LQTs。如前面所述，迄今从基因方面研究了钠通道（*SCN5A*）损伤及两种钾通道受损（*HERG* 及 *KvLQT1*）与许多 LQTs 病例有关[14]。然而有许多复杂因素包含其中：比如，有人可能认为在这种常染色体疾病中，心律失常和死亡的发生很大程度上决定于基因异常的表达及 ECG 上延长的 QT 间期，病理学上在男性与女性均匀分布；但是，女性更易于发生猝死危险。而且，一些长 QT 间期的患者没有发生心律失常或死亡，而其他相对正常 QT 间期的患者却发生心律失常及死亡。虽然离子通道异常引起 QT 延长（*SCN5A* 使内向平台期电流增加及 *HERG* 和 *KvLQT1* 减少复极钾电流），但是在心律失常与死亡将要发生时需要具备一些其他因素——激发因素。*HERG* 特别是 *KvLQT1*，这种外在因素似乎为儿茶酚胺作用于 β 肾上腺素受体。有趣的是，早期认为心脏交感神经的失衡导致 LQTS[47,48]，这种观点支持应用 β 受体阻滞剂作为首选治疗，总体上取得了满意的疗效[14]，尽管原发病变存在于特殊的心脏离子通道[14]。

在考虑心律失常原因时如果我们认为 LQTS 为一个范例，从中我们受到什么启发呢？首先，针对靶病变的治疗，我们可能需要确定心脏基质的靶点（例如离子通道）或激发靶点（例如 β 肾上腺素能受体）或两者均有。其次，即使我们确定了首要的病理因素，例如在基质和激发因素方面，可能还有其他重要的调节因素（例如性别）。第三，如果我们能确定一种特定的靶点，然后可以设计高度选择性的治疗，有望能对心律失常产生作用（例如应用美西律来治疗 *SCN5A* 患者，因为其具有阻断内向平台期钠电流的特点）。第四，具有最佳的治疗目的和最多的知识，优化治疗在错误或不完全信息的基础上也可能达到（例如，β 阻滞剂作为治疗的成功范例）。最后，如果得知病变与基因的关系，似乎可确定疾病特异性治疗甚至病人个体化的治疗。

心律失常与重塑

LQTS 的问题，尽管有其复杂性，但与多种器质性疾病比如缺血或心衰引起的心律失常相比，最终还是相对简单的。然而在后者情况下，针对预防和治疗的主要挑战和要求仍未解决，一个重要的挑战在于心脏重塑的能力。重塑（remodeling）为一种生理或病理的复杂过程[21,50]，前者的一个例子是左心室肥厚，它发生于出生后动脉导管关闭及系统循环作用于左心室的要求，在这种情况下，可以发生左心室肥厚，但是整个系统仍保持在代偿阶段。病理重塑的一个明显而且与之平行的例证是在系统性高血压时发生的左心室肥厚，如果未经治疗，则可进展到失代偿阶段。

从心律失常方面考虑，重塑常被认为是一种电生理或结构的重塑。人们熟知的一种电生理重塑的例证为，当心房快速起搏时，动作电位时程（APD）及有效不应期缩短[51]。而且，这种改变与更加易于诱发房颤有关，而房颤本身可能加速除极及缩短有效不应期[51]。基于此现象 Wijffels 等提出“房颤引发房颤（AF begets AF）”，这种称法成为电重塑的代名词[51]。这种类型的电生理重塑不是独立发生的：的确，起搏不仅可引发电生理重塑及房颤，而且它也可引起心房结构的改变[52]。因此，一种简单的干预开始了——心率的改变及兴奋途径的改变（依赖于心房起搏的位点），以至于除极和不应期的快速改变——在心房包括结构在内引起广泛病变。

伴随着快速起搏时引起的房颤不仅发生 AP 的改变，而且离子通道特性也发生改变。简言之，如在人类心房记录的那样，I_{Ca-L} 与 I_{to} [53,54]的密度约减低 60%，有人报告 I_{Kur} 也发生改变[55]，也有人报道 I_{K1}[54,55]增加。所有这些变化总的结果为 APD 减少及平台期降低，表现为房颤的特征。有趣的是，AP 的这些改变在很大程度上与快速起搏的犬心房所观察到的一致，即使快速起搏不能引起犬心房颤也能观察到这种变化。这导致一个不可回避的结论，即房颤特征性的 AP 改变和离子通道改变本身不能或不会引起房颤，而是由心房频率或通道激活决定，或两者兼备时决定，并且是一些原因性事件的副产品。

什么是原因性事件呢？这个非常重要的问题还没有回答。事实上，有多种因素与房颤易感性有关，似乎没有一个单一的原因性事件，主要的代表性因素为年龄、结构性心脏病及心衰[16]。其共同点为心房结构基质的改变，使心肌细胞的牵张力改变[16]。因此，寻找办法使压力–牵张力关系正常化，有可能确定新的靶点。同时，房颤的例证表明重塑是心脏结构和功能改变的一个强有力的和致心律失常的结果和决定因素。

电药理学的未来方案

我们如何从心脏心律失常的复杂性方面考虑设定电药理学治疗方案呢？从近期的专题讨论会[16]看可能获得如下的认识：首先，必须明白抗心律失常药物最初成功和最后失败及其作用不一致[56,57]的基础。我们必须了解到离子通道的改变是否发展至超出了抗心律失常药物可能有效的范围，或者是否存在额外的结构变化例如纤维化或缝隙连接的不匹配或两者均有。更好地针对离子通道的药物可能预防心律失常。例如，在心房重塑时 I_{Kur} 和 I_{Ca-L} 下调为重要改变[53,55]，发展上调或开放这些通道的心房选择性药物可能有效。

如果设计一种更好的离子通道阻断剂并不是最理想的抗心律失常目标，更好的答案在于考虑重塑的决定因素及使其具有更宽的抗心律失常范围。房颤在这里提供了一种良好范例。临床试验已经建议抑制血管紧张素Ⅱ合成或阻止其与受体的结合以减少房颤的复发[58,59]。血管紧张素Ⅱ是一种强有力的重塑物质，它可使心脏肥厚及增加 L 型钙电流[60,61]。而且，通过改变压力–张力的关系可诱导心肌细胞合成血管紧张素Ⅱ[60]，确切地说在心脏缺血/心衰或瓣膜性心脏病时发生此种事件。因此，这提供了一个病理生理基础去理解为什么干预血管紧张素Ⅱ的合成或影响其与受体的结合是一个很好的抗心律失常方案。如果血管紧张素转换酶抑制剂减慢或逆转了机械重塑及使收缩均匀一致，这可能促进均匀的机械–电偶联及减少电生理离散。

预防房颤的其他建议与钙调节的复杂变化有关，钙与致心律失常作用及心脏的代谢状态有关[16]。一旦心律失常开始，后者可能影响了心房产生电生理重塑的易感性。改变颤动的心房的氧化还原状态可以预防 AF 初始时短期的电生理重塑及降低转复后房颤的再发[16]。而且，AF 终止后恢复为正常电生理功能的时间可能与当时的心房代谢状态及其他因素例如自主神经的重塑有关[62]。

总之，应用特异性抗心律失常药物作为治疗方案的一部分仍然有效，理解病理生理机制及探讨电生理、结构、内分泌、遗传及其他成分间的相互作用应该使我们能设计出比现在更有效的电药理学治疗方案。

考虑到我们对未来的设想，临床医师和药理学家如何能够解决抗心律失常的治疗和药物设计问题？这一问题不易回答。目前，经验论似乎主宰了大部分的临床医师和药物开发者的工作。但是，通过对一般的电生理学理解及对每一位患者的病理生理理解，有助于启发进行个体化治疗及结合患者群体的需求进行药物设计。几年前，西西里岛分类建议应用图 7–2 中描述的方法作为理解每一位患者的病理学状态的方法，使治疗个体化，并考虑成功或失败的经验教训，进而提高下一代患者的治疗方式。

简而言之，对于任何一种我们已知或猜测其机制的心律失常，某些关键成分可能构成激发因素和发病基质。例如在房室结折返机制中不仅包括心房肌与心室肌，而且包括房室结及折返至右心房的径路。易感因素为主要的干预靶点。对于药物治疗，房室结 AP 为治疗靶点，应用钙通道拮抗剂或 β 受体阻滞剂可以抑制此 AP。应用消融治疗，自主神经分布至心房的折返部位为首选的治疗靶点。介入治疗产生最佳的临床效果——可以根治及受益。在更为复杂的心律失常例如缺血引起的室速或室颤的治疗中，获得像房室结折返性心律失常那样相当直接的效果是一项挑战。

目前已应用一种调整方案将临床需要与药物开发联系起来（见图 7-3）。在激发因素或基质水平或两者都有的水平确定治疗靶点，通过筛选现有药物、文献及天然产物，我们可以找到确定的最佳靶点及理解药物-靶点的干预方案，然后可以合成新的化学分子与靶点相互作用，或对现有的药物分子进行改进，使其治疗效益高于风险，或两种作用都有。

小结

尽管电药理学领域有“很长的一段路”要走，多数抗心律失常治疗更多地基于经验治疗，而非严格的科学知识，有些是有害的。我们继续关注抗心律失常治疗，以及在微观世界水平管理和预防心电事件方面的药物研发，最好的治疗效果能减少发作，但并非治愈性的。电药理学远景的开发提示在分子学、遗传学、结构学及病理生理学基础上，我们找到了知识发展的空间及产生治疗的方法。在这些方向包含有我们最令人兴奋的机遇，使我们的注意力更加集中于此。

致谢

一些研究由 USPHS-NHLBI 资金（HL-28958、HL-53956、HL-67449）及野翼基金会（Wild Wings Foundation）资助。

作者非常感谢 Eileen Franey 女士对书稿进行精心的整理。

赵新然 译
浦介麟 校

参考文献

1. Vaughan Williams EM: Classification of antiarrhythmic drugs. In Sandoe E, Flensted-Jensen E, Olsen KH (eds): Cardiac Arrhythmias. Sodertalje, Sweden, Astra, 1971, pp 449-72.
2. Singh BN, Vaughan Williams EM: A fourth class of anti-dysrhythmic action? Effect of verapamil on ouabain toxicity, on atrial and ventricular intracellular potentials, and on other features of cardiac function. Cardiovasc Res 1972;6:109-19.
3. Harrison DC, Winkle RA, Sami M, et al: Encainide: A new and potent antiarrhythmic agent. In Harrison DC, Hall GK (eds): Cardiac Arrhythmias, a Decade of Progress. Boston, Medical Publishers, 1981, pp 315-30.
4. Campbell TJ: Kinetics of onset of rate-dependent effects of class I antiarrhythmic drugs are important in determining their effects on refractoriness in guinea-pig ventricle, and provide a theoretical basis for their subclassification. Cardiovasc Res 1983;17:344-52.
5. Courtney K: Mechanisms of frequency-dependent inhibition of sodium currents in frog myelinated nerve by the lidocaine derivative GEA-968. J Pharmacol Exp Ther 1975;195:225-36.
6. Hondeghem LM, Katzung BG: Time- and voltage-dependent interactions of antiarrhythmic drugs with cardiac sodium channels. Biochim Biophys Acta 1977;472:373-98.
7. Hondeghem LM, Katzung BG: Antiarrhythmic agents: The modulated receptor mechanism of action of sodium and calcium blocking drugs. Annu Rev Pharmacol Toxicol 1984;24:387-423.
8. The Cardiac Arrhythmia Pilot Study (CAPS) Investigators: Effects of encainide, flecainide, imipramine and morizine on ventricular arrhythmias during the year after acute myocardial infarction. Am J Cardiol 1988;61:501-9.
9. CAST Investigators: Preliminary Report: Effects of encainide and flecainide on mortality in a randomized trial of arrhythmia suppression. N Engl J Med 1989;321:406-12.
10. The Cardiac Arrhythmia Suppression Trial-II (CAST) Investigators: Effect of the antiarrhythmic agent moricizine on survival after myocardial infarction. N Engl J Med 1992;327:227-33.
11. Task Force of the Working Group on Arrhythmias of the European Society of Cardiology: CAST and beyond. Implications of the cardiac arrhythmia suppression trials. Eur Heart J 1990;11:194-9.
12. Hondeghem LM, Snyders DJ: Class Ⅲ antiarrhythmic agents have a lot of potential but a long way to go. Reduced effective-

ness and dangers of reversed use dependence. Circulation 1990; 81: 676–90.

13. Waldo AL, Camm AJ, Deruyter H, et al: Effect of d–sotalol on mortality in patients with left ventricular dysfunction after recent and remote myocardial infarction. Lancet 1996;348:7–12.
14. Roden DM, Lazzara R, Rosen MR, et al: Multiple mechanisms in the long–QT syndrome: Current knowledge, gaps, and future directions. Circulation 1996;94:1996–2012.
15. Spooner PM, Rosen MR: Perspectives on arrhythmogenesis, antiarrhythmic strategies and sudden cardiac death. In Spooner PS, Rosen MR (ed) : Foundations of Cardiac Arrhythmias. New York, Marcel Dekker, 2000.
16. Allessie MA, Boyden PA, Camm AJ, et al: Pathophysiology and prevention of atrial fibrillation. Circulation 2001;103:769–77.
17. Task Force of the Working Group on Arrhythmias of the European Society of Cardiology: The Sicilian Gambit: A new approach to the classification of antiarrhythmic drugs based on their action on arrhythmogenic mechanisms. Circulation 1991; 84:1831–51.
18. Carmeliet E: Voltage– and time–dependent block of the delayed K^+ current in cardiac myocytes by dofetilide. J Pharmacol Exp Ther 1993;262:809–17.
19. Jurkiewicz NK, Sanguinetti MC: Rate–dependent prolongation of cardiac action potentials by a methansulfonanilide class Ⅲ antiarrhythmic agent. Circ Res 1993;72:75–83.
20. Wesley RC Jr, Farkhani F, Morgan D, et al: Ibutilide: Enhanced defibrillation via plateau sodium current activation. Am J Physiol 1993;264:H1269–74.
21. Members of the Sicilian Gambit: The search for novel antiarrhythmic strategies. Eur Heart J 1998;19:1178–96.
22. Dixon JE, Shi W, Wang H–S, et al: Role of the Kv4.3 K^+ channel in ventricular muscle. A molecular correlate for the transient outward current. Circ Res 1996;79:659–68.
23. Backx PH, Marban E: Background potassium current active during the plateau of the action potential in guinea pig ventricular myocytes. Circ Res 1993;72:890–900.
24. Wang Z, Fermini B, Nattel S: Delayed rectifier outward current and repolarization in human atrial myocytes. Circ Res 1993;73: 276–85.
25. Sanguinetti MC, Jurkiewicz NK: Two components of cardiac delayed rectifier K^+ currents. Differential sensitivity to block by class III antiarrhythmic agents. J Gen Physiol 1990;96:195–215.
26. Haverkamp W, Breithardt G, Camm AJ, et al: The potential for QT prolongation and proarrhythmia by non –antiarrhythmic drugs: Clinical and regulatory implications. Report on a policy conference of the European Society of Cardiology. Eur Heart J 2000;21:1216–31.
27. Litovsky SH, Antzelevitch C: Transient outward current prominent in canine ventricular epicardium but not endocardium. Circ Res 1988;62:116–25.
28. Litovsky SH, Antzelevitch C: Rate dependence of action potential duration and refractoriness in canine ventricular endocardium differs from that of epicardium: Role of the transient outward current. J Am Coll Cardiol 1989;14:1053–66.
29. Liu DW, Gintant GA, Antzelevitch C: Ionic bases for electrophysiological distinctions among epicardial, midmyocardial, and endocardial myocytes from the free wall of the canine left ventricle. Circ Res 1993;72:671–87.
30. Sicouri S, Antzelevitch C: A subpopulation of cells with unique electrophysiological properties in the deep subepicardium of the canine ventricle: The M cell. Circ Res 1991;68:1729–41.
31. Sicouri S, Antzelevitch C: Electrophysiologic characteristics of M cells in the canine left ventricular wall. J Cardiovasc Electrophysiol 1995;6:591–603.
32. Anyukhovsky EP, Sosunov EA, Gainullin RZ, et al: The controversial M cell. J Cardiovasc Electrophysiol 1999;10:244–60.
33. Drici MD, Burklow TR, Haridasse V, et al: Sex hormones prolong the QT interval and downregulate potassium channel expression in the rabbit heart. Circulation 2000;94:1471–4.
34. Hara M, Danilo PJ, Rosen MR: Effects of gonadal steroids on ventricular repolarization and on the response to E4031. J Pharmacol Exp Ther 1998;285:1068–72.
35. DiFrancesco D: A new interpretation of the pacemaker current in calf Purkinje fibres. J Physiol 1981;314:359–76.
36. DiFrancesco D: A study of the ionic nature of the pacemaker current in calf Purkinje fibres. J Physiol 1981;314:377–93.
37. Vassalle M, Yu H, Cohen I: A time–dependent decay of a K^+ current generates a "pacemaker" current at diastolic potentials in Purkinje myocytes. Circulation 1994;90:14.
38. Hagiwara N, Irisawa H, Kameyama M: Contribution of two types of calcium currents to the pacemaker potentials of rabbit sino atrial node cells. J Physiol (Lond) 1988;395:233–53.
39. Hoyt RH, Cohen ML, Saffitz JE: Distribution and three– dimensional structure of intercellular junctions in canine myocardium.

Circ Res 1989;64:563–74.

40. Kumar NM, Gilula NB: The gap junction communication channel. Cell 1996;84:381–8.
41. Gros DB, Jongsma HJ: Connexins in mammalian heart function. BioEssays 1996;18:719.
42. Imanaga I: Cell–to–cell diffusion of procion yellow in sheep and calf Purkinje fibers. J Membr Biol 1974;16:381–8.
43. Imanaga I, Kameyama M, Irisawa H: Cell–to–cell diffusion of fluorescent dyes in paired ventricular cells. Am J Physiol 1987; 252:H223–32.
44. Kääb S, Nuss B, Chiamvimonvat N, et al: Ionic mechanism of action potential prolongation in ventricular myocytes from dogs with pacing–induced heart failure. Circ Res 1996;78:262–73.
45. Pinto JMB, Boyden PA: Electrophysiologic abnormalities in hypertrophied, failed or infarcted hearts. In Zaza A, Rosen MR (eds) : An Introduction to Cardiac Electrophysiology, Amsterdam, Harwood Academic Publishers, 2000, pp 179–97.
46. Peters NS, Coromilas J, Severs NJ, et al: Disturbed connexin43 gap junction distribution correlates with the location of reentrant circuits in the epicardial border zone of healing canine infarcts that cause ventricular tachycardia. Circulation 1997;95: 988–96.
47. Schwartz PJ: Sympathetic imbalance and cardiac arrhythmias. In Randall WC (ed) : Nervous Control of Cardiovascular Function. New York, Oxford University Press, 1984, pp 225–52.
48. Schwartz PJ, Locati E: The idiopathic long QT syndrome. Pathogenetic mechanisms and therapy. Eur Heart J 1985;6:103–14.
49. Schwartz PJ, Priori SG, Locati EH, et al: Long QT syndrome patients with mutations of the SCN5A and HERG genes have differential responses to Na^+ channel blockade and to increases in heart rate. Implications for gene–specific therapy. Circulation 1996;92:3381–6.
50. Weber KT: Targeting pathological remodeling. Concepts of cardioprotection and reparation. Circulation 2000;102:1342–5.
51. Wijffels MCEF, Kirchof CJHJ, Dorland R, et al: Atrial fibrillation begets atrial fibrillation: A study in awake chronically instrumented goats. Circulation 1995;92:1954–68.
52. Morillo CA, Klein GJ, Jones DL, et al: Chronic rapid atrial pacing: Structural, functional, and electrophysiologic characteristics of a new model of sustained atrial fibrillation. Circulation 1995; 91: 1588–95.
53. Van Wagoner DR, Pond AL, Lamorgese M, et al: Atrial L–type Ca^{2+} currents and human atrial fibrillation. Circ Res 1999;85: 428–36.
54. Bosch RF, Zeng X, Grammar JB, et al: Ionic mechanisms of electrical remodeling in human atrial fibrillation. Cardiovasc Res 1999;44:121–31.
55. Van Wagoner DR, Pond AL, McCarthy PM, et al: Outward K^+ current densities and Kv1.5 expression are reduced in chronic human atrial fibrillation. Circ Res 1997;80:772–81.
56. Daoud EG, Knight BP, Weiss R, et al: Effect of verapamil and procainamide on atrial fibrillation–induced electrical remodeling in humans. Circulation 1997;96:1542–50.
57. Yu WC, Chen SA, Lee SH, et al: Tachycardia–induced change of atrial refractory period in humans: Rate dependency and effects of antiarrhythmic drugs. Circulation 1998;97:2331–7.
58. Pedersen OD, Bagger H, Kober L, et al: Trandolapril reduces the incidence of atrial fibrillation after acute myocardial infarction in patients with left ventricular dysfunction. Circulation 1999; 100:376–80.
59. Crijns HJ, van den Berg MP, Van Gelder IC, et al: Management of atrial fibrillation in the setting of heart failure. Eur Heart J 1997;18:C45–49.
60. Sadoshima JI, Izumo S: Molecular characterization of angiotensin Ⅱ–induced hypertrophy of cardiac myocytes and hyperplasia of cardiac fibroblasts. Circ Res 1993;73:413–23.
61. Kass RS, Blair ML: Effects of angiotensin II on membrane current in cardiac Purkinje fibers. J Mol Cell Cardiol 1981;13:797–809.
62. Jayachandran JV, Sih HJ, Winkle N, et al: Atrial fibrillation produced by prolonged rapid atrial pacing is associated with heterogeneous changes in atrial sympathetic innervation. Circulation 2000;101:1185–91.

第8章　心脏电刺激的基本原理

RAHUL MEHRA

心脏电生理的早期学者 Bichat 和 Galvani 首先发现了心脏组织对电刺激的反应。1927 年 Marmorstein 证实犬的心率能通过体外脉冲发生器的起搏而增加[1]。在 20 世纪 30 年代初 Mark Lidwill 和 Albert Hyman 把这种电刺激理论应用于临床，并开展人体心脏的电刺激[2,3]。近几十年来基础科学和心脏电刺激技术迅猛发展，推动了埋藏式起搏器和除颤器的发展，使数百万患者获益。同时，学者们正在努力应用复杂实验工具和计算机以探索电刺激的机制。理解这些机制将有助于加速应用创新，增加电刺激的有效性，减小脉冲发生器的体积，延长植入性装置的寿命。

电刺激的基本概念有三方面：细胞外刺激、细胞内刺激和细胞内外刺激之间的关系。细胞外刺激是把电极放置在心肌细胞外进行刺激。刺激、电极和组织的不同特性将会影响心脏组织的兴奋。细胞内刺激是把一个电极插入细胞内进行刺激。这可记录引发心肌兴奋跨膜电位的变化。细胞外刺激是如何引发细胞内刺激的则是一个值得探索的问题。目前的实验数据和各种实验模型对这种复杂关系已提供独特的见解。

细胞外刺激

刺激变量

近几十年实验观察表明：给予心肌组织一次能引起可扩布反应的最小强度刺激，心肌组织就会出现兴奋。刺激是通过电极发出的，其强度是以电压或电流的大小来衡量（电压=电流×电阻）。从生理学角度，最小的电流在不考虑电极与组织间界面的电阻时通过电极兴奋组织。如果电阻增高，电压阈值将升高，因为电压的阈值等于电流阈值乘以组织的电阻。心房和心室兴奋研究表明：兴奋的阈值不仅随心动周期内的不同时期而变化，而且也随刺激持续时间、电极的极性、电极的形状、面积、材料以及与组织距离的变化而不同。当无关电极是阳性时，刺激电极是阴性的，被称为阴极；当无关电极是阴性时，刺激电极被称为阳极。这些变化在心脏兴奋中的作用将在下文讨论。

强度–间期曲线

刺激阈值随心动周期中的不同间期而变化的现象可以由强度–间期曲线来说明。刺激阈值在心脏舒张期是较低的，随着刺激偶联间期缩短，阈值会逐渐升高，直至心脏收缩期。这意味着心脏组织兴奋后即刻再次兴奋是很困难的[4-6]。偶联间期很短时，即使用强刺激，组织也是不能被再次兴奋。图 8–1 所示强度–间期曲线，该曲线通过以 90 次/分持续电刺激患者心室的实验而绘制。用阴极刺激，刺激阈值在偶联间期大于 310ms 时（即在起搏心搏 T 波末端之后）是相对较低的(0.4mA)。刺激间期小于 288ms 时，即使使用 8mA 刺激，组织也不能被再次兴奋，这就是相对不应期。相对不应期是一种可兴奋组织的基本特征，它决定了刺激的最大速率。当电极的极性改变时，刺激电极是阳极，则强度–间期曲线形状会明显改变。阳极阈值在舒张期是更高的，相对不应期明显缩短。这说明阳极刺激比阴极刺激在 T 波上可更早地启动兴奋。如图 8–1 所示:用 8mA 刺激时，阳极不应期比阴极短 10ms。另外一个主要的不同点是：当刺激偶联间期逐渐缩短时，阳极阈值是先增加后下降；当给予最短的偶联间期时，阈值再次明显增加。这种阳性阈值在偶联间期被缩短

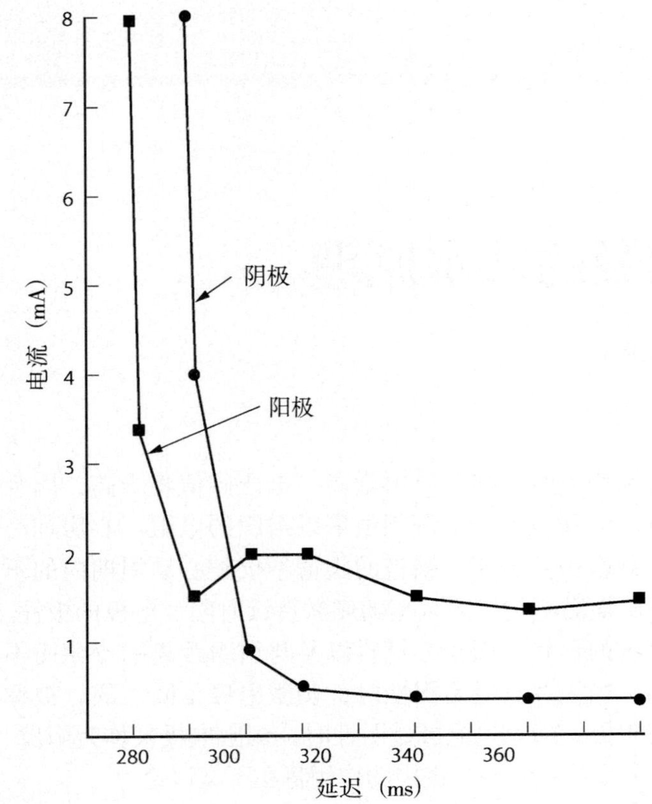

图 8-1 应用尖端单极电极（头端11mm²）对患者进行电刺激获得的典型阴、阳单极强度-间期曲线。纵坐标代表兴奋电流阈值（mA），而横坐标代表以 90 次/分起搏心室的刺激后偶联间期。结果显示：在大部分刺激电流强度下阳极不应期比阴极不应期短。（Reproduced from Mehra R, Furman S: Comparison of cathodal, anodal and bipolar strength-interval curves with temporary and permanent electrode . Br Heart J 1979;41:468-76.）

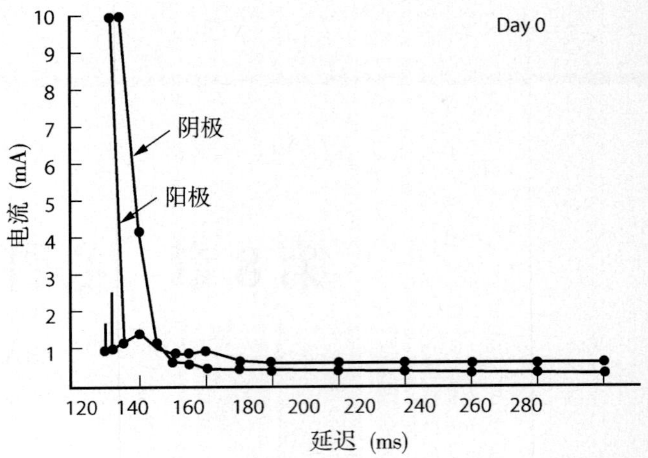

图 8-2 心内膜电极插入后立即刺激犬心室出现的阴、阳单极强度-间期曲线。在阳极强度-间期曲线中，小圆点曲线代表能有效引起兴奋的刺激电流强度的范围。例如，当偶联间期为 130ms 时，仅仅刺激强度为 1.0~1.7mA 时才引起兴奋，更强的刺激是无效的。这就是所谓的无反应现象，仅在用短的偶联间期和阳极刺激才能观察到。（Reproduced from Mehra R, McMullen M,Furman S: Time dependence of unipolar cathodal and anodal strength interval curves. Pacing Clin Electrophysiol 1980;3:526-30.）

时出现下降的现象被称为阳极谷（anodal dip）。

在相对不应期，阳极刺激有一个奇特的特性是"无反应"现象[7-9]。通常，阈值是指能引发组织兴奋的最低刺激强度。在相对不应期内，当阳极刺激电流强度超过阈值时，兴奋可以被引发。相反，当阳极刺激强度进一步上升时，刺激成为无效，不再引发兴奋。例如，在图 8-2 强度-间期曲线中，阳极刺激间期在 130ms 时，刺激强度仅在 1.0~1.7mA 就可引起兴奋。当进一步提高刺激强度时，兴奋不能发生，这就叫无反应区（no-response zone）。如给予很大强度的刺激，仍有可能引发兴奋。这种无反应区在相对不应期中的时间间期是很短的。虽然这种现象在犬的心脏中已被发现，但还没有在临床上被报道。

强度-时间曲线

可兴奋性实验研究表明：刺激持续时间愈长，组织愈容易兴奋。强度-时间曲线是研究能引起兴奋的刺激强度与刺激持续时间之间的关系。虽然阳极阈值是比阴极高，但当延长刺激持续时间时，刺激阈值总是降低的。图 8-3 所示犬心室电刺激出现的阴、阳极强度-时间曲线。在长的刺激持续时间段，两条曲线都可达到很低的阈值，这时的阈值称为基强度（rheobase）。基强度是用特别长的刺激持续时间刺激心肌时能引起兴奋的最小刺激强度。图 8-3 所示：阴极基强度大约是 0.2mA，阳极基强度大约是 0.5mA。时值（chronaxie）是当刺激强度是基强度 2 倍时能引发兴奋的刺激持续时间。图 8-3 所示，阳极刺激的时值大约是 0.8ms。已知基强度（Io）和时值（T），方程式 It = Io（1 + t / T），基本上可说明任何脉冲持续时间（t）的阈值电流[11]。较低阈值在较长的刺激持续时间中所引起的基本电生理机制将在以后的章节中讨论。

对于植入性装置，常常需要以最小的刺激能量保持长时间的起搏，以保证最长的仪器寿命。最有效的

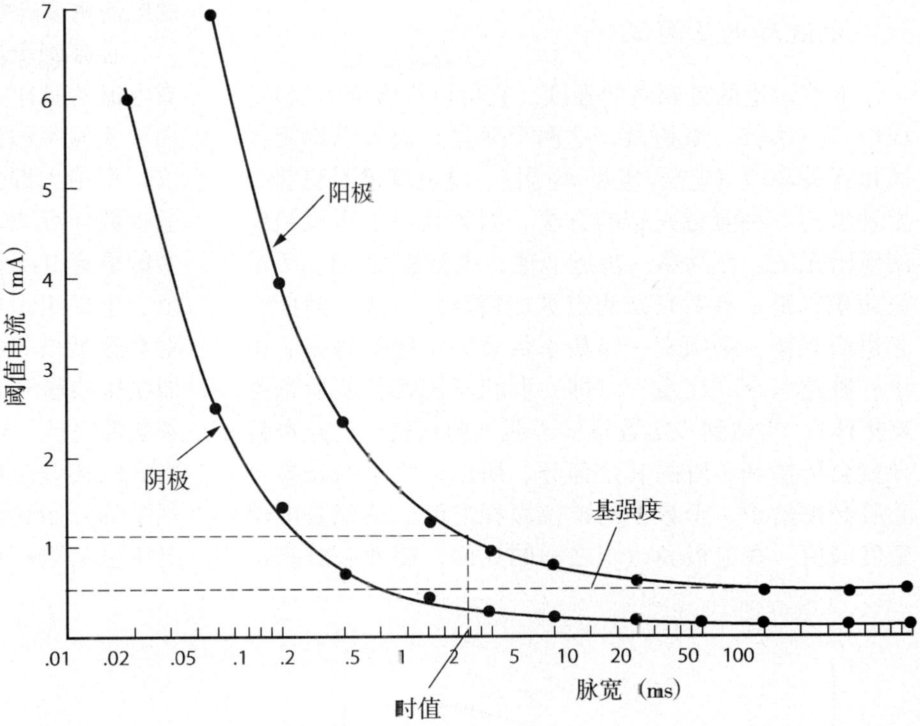

图 8-3 犬心室电刺激阴、阳极强度-时间曲线。脉冲持续时间是按对数的比例排列的。注意是当脉冲持续时间在 2~5ms 时，刺激阈值曲线趋向平稳。这时的阈值称为基强度。时值是指能引起兴奋的阈值是基强度 2 倍的刺激持续时间。（Reproduced from Mehra R: Myocardial Vulnerability to Arrhythmias with Cathodal, Anodal and Bipolar Stimulation. [PHD Dissertation # 75－21384] University of Michigan Microfilms, Ann Arbor, Mich, 1975.）

电极和脉冲持续时间的设计能有助于最大限度地减少每个脉冲的能量消耗。每个脉冲的能量消耗可由公式 $I^2 \times R \times t$ 算出，I 是电流阈值，R 是起搏环路的电阻，t 是脉冲刺激持续时间。与电流强度-时间曲线不同，能量强度-时间曲线有一个最小值，在某一段持续时间中，单个脉冲能量消耗是最小的，如图 8-4 所示[12]。使用这种独特的脉冲持续时间可以最大限度地延长装置的寿命。使能量消耗减少到最低，除选择合适的刺激持续时间外，还与电极的材料和设计有关。

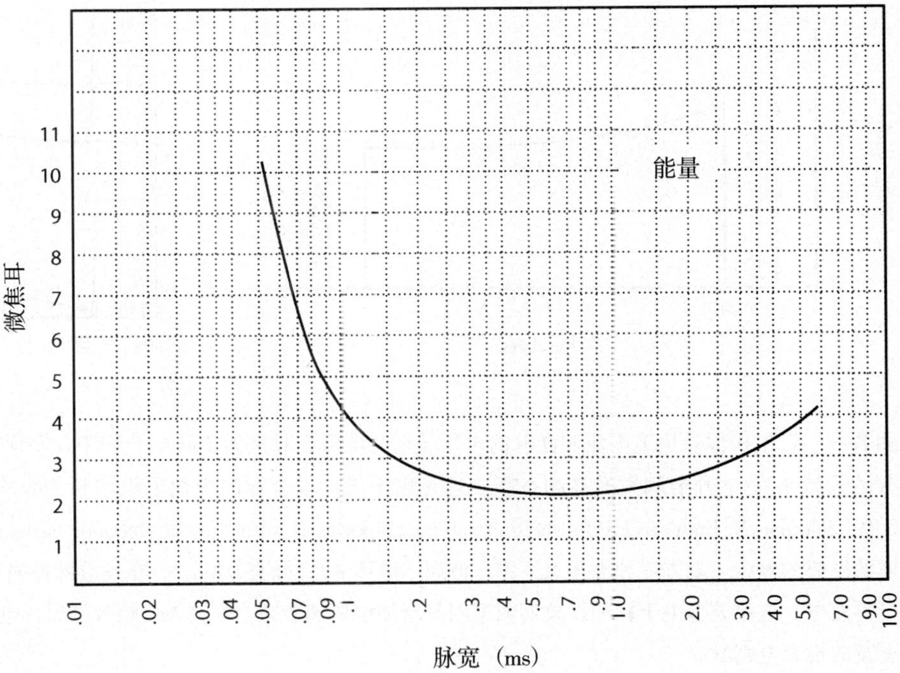

图 8-4 持续起搏犬心室在不同刺激持续时间的刺激能量需要曲线。在这种情况下，刺激持续时间在0.25~1.0ms 时，刺激能量消耗是最小的。刺激持续时间长于或短于这种范围时，能量消耗都会增加。（Reproduced from Furman S, Hurzeler P, Mehra R: Cardiac pacing and pacemakers IV: Threshold of Cardiac stimulation , Am Heart J 1977;94: 115-24.）

电流和电压阈值

上节讨论的是刺激的强度，它可以用电流（安培）或电压（伏特）来衡量，这两个变量是通过欧姆定律而相互关联的（电压=电流×电阻）。电流阈值是更符合生理学的一种测量兴奋的方法，因为其与电极或组织的电阻无关。作为第一位近似值，电流密度（电流/单位面积）是一种对兴奋测定更加精确的方法。假使引起组织兴奋，必须有一组最小数量的细胞被兴奋。由于心脏是一个“密室”（即一群相互连接的心肌细胞聚集体），当达到一定数量的心肌细胞兴奋时，这种传导就会传播到心脏的其余部分。所以，为了兴奋整个心脏必须给予一个最小的单位面积电流。这就是电流密度阈值。在电极和组织之间的界面，能使心脏兴奋的电流密度通常需要 2~2.5 mA/cm^2 [13,14]。

心脏刺激器能在整个脉宽过程中输出稳定的电压或电流的脉冲。这些刺激器被称为恒压或恒流刺激器。用于实验室的生理刺激仪通常是一种恒压或恒流刺激仪，但绝大部分起搏器却不是这样，通常其电压输出呈指数样衰减，如图 8-5A 和 B。图 8-5A 显示一种典型的恒定电流刺激器，自始至终输出恒定的电流强度。由于电极组织界面的极性特点，随着脉冲的输出，电阻会逐渐增高，为了维持稳定的电流，就必须逐渐增加电压的输出。这就是说电压从刺激的开始点（V_0）到刺激的终点（Vt）是明显增高。图 8-5B 阐明了起搏器刺激的典型波形，其刺激电压输出呈指数样衰减，从刺激的开始到结束，输出电压是呈轻度下降的。输出电压呈指数样衰减是由于电容器的缘故，后者用于发

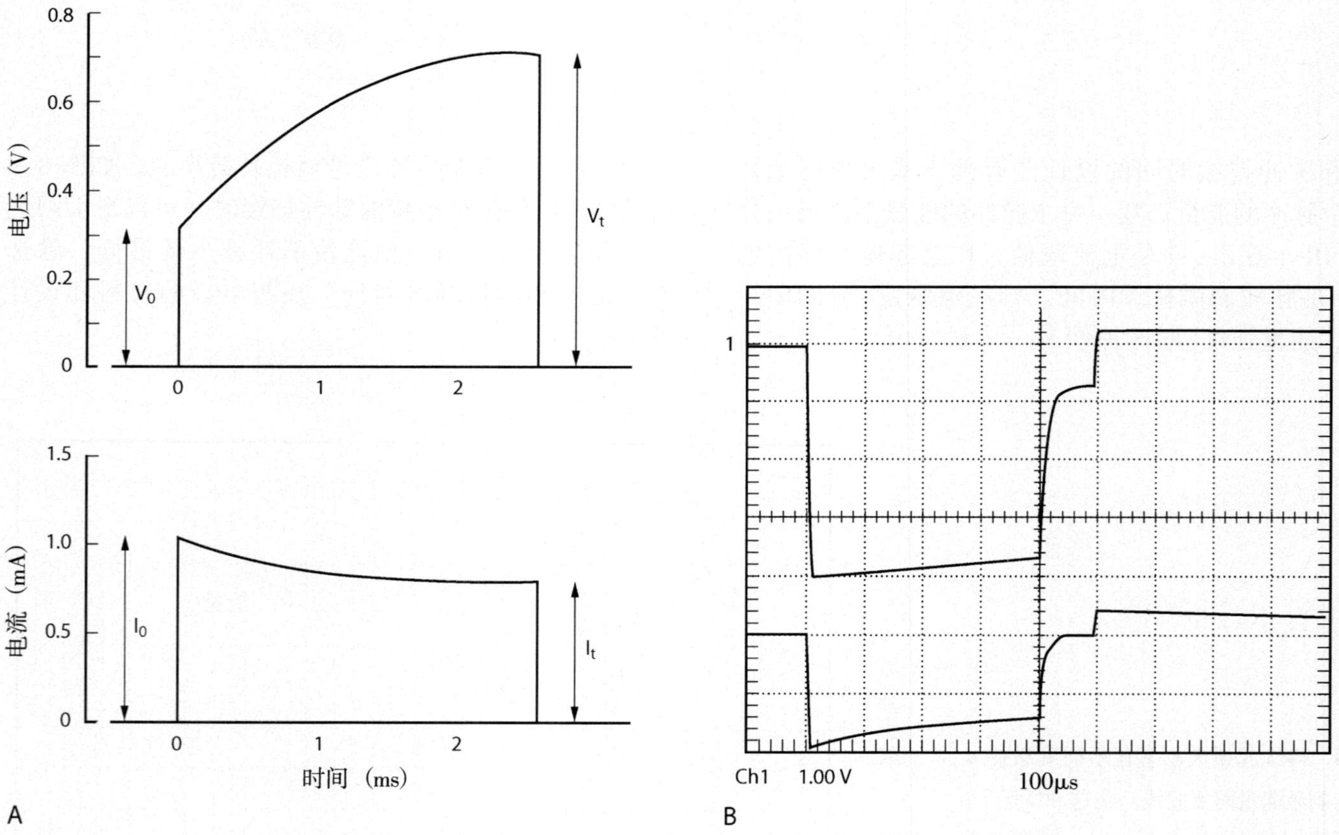

图 8-5 A. 电极保持恒定电流刺激时的电压波形。电流在脉宽为 2ms 的全程中几乎保持 1.0mA。为了维持恒定的电流刺激，电压从刺激的开始 0.3V 上升至刺激的终点 0.7V。这是由于脉冲发放期间极化电阻增高的缘故。（Reproduced from Furman S, Parker B, Escher DJW, Solorpon N: Endocardial threshold of cardiac response as a function of electrode surface area. J Surg Res 1968;8:161–6.） **B.** 一个典型起搏器发放的电压（上方）和电流（下方）波形（电压 4V、脉宽 0.4ms）。在发放脉冲时电压呈指数样衰减，然后通过相反的电极极性进行再充电。电流波形由于脉冲发放期间电阻的增加也快速衰减。在 0.4ms 刺激之后，电流回到 0，然后紧跟随着一个强度较小、但脉宽更宽的再充电刺激。

放脉冲。电容器是一种保证安全工作、维持低能消耗的植入型装置的部件。由于极化导致脉冲发放期间的电阻逐渐增高，电流波形也会有较大的衰减。无论哪一种刺激波形，强度-时间或强度-间期曲线的形状是不会改变的，这一点很重要。

电极参数

单极和双极电极

上一节评估了当电极是阴极或阳极时心脏刺激的特性。一般情况下，另一个无关电极总是被假定为相当大和远离心脏组织。心脏起搏通常是使用双极电极，阴极和阳极是靠得很近的，而且电极体积也很小。图 8-6 所示的就是这样的电极。这样的心内膜电极，顶端是阴极，由于它紧贴心肌组织，所以阈值较低。近侧的阳极一般是不接触心肌组织的。如果阳极接触到心肌组织，可能会引发兴奋，当然还取决于刺激的输出大小和阳极的阈值。在心动周期的任何时间双极兴奋阈值总是相当于单极阴、阳极阈值的较低者[5,6]。所以双极强度-间期曲线总是接近阴、阳极单极阈值的较低者

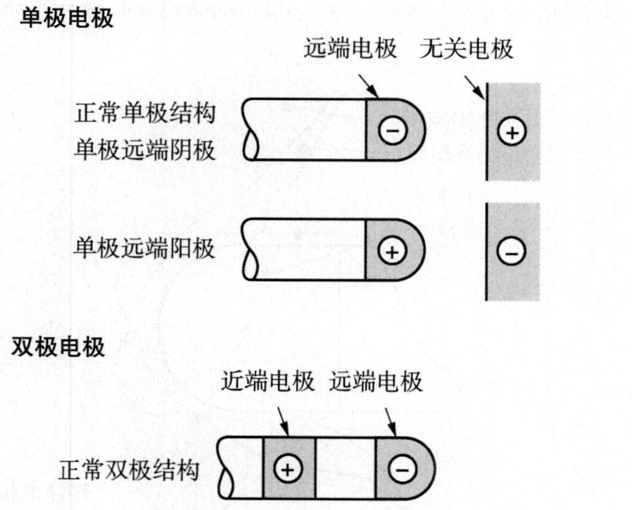

图 8-6　单极和双极电极结构。正常单极起搏电极的结构是电极的顶端是阴极（远端阴极），无关电极是阳极。单极远端为阳极者电极极性相反，一般不会被使用，因为阳极电极的阈值较高。正常的双极结构是把顶端作为阴极，近端环状电极作为阳极。（Reproduced from Mehra R,Furman S: Comparison of cathodal, anodal and bipolar strength-interval curves with temporary and permanent electrodes. Br Heart J 1979;41:468-76.）

曲线，正如图 8-7A 所示。这说明双极刺激时，如果刺激输出超过阴极和阳极阈值，两极都会引发兴奋；如果刺激输出在阴、阳极阈值之间，仅单极可引发兴奋。例如，如图 8-7A，一个强度为 2mA，偶联期间为 380ms 的刺激仅仅在阴极可引发兴奋，相反，如给予 7mA 的刺激将会导致阴极和阳极都引发兴奋。

电极大小

因为兴奋需要有一个最小的电流密度，所以兴奋的阈值还跟电极的大小有关。研究结果表明，在心脏舒张期，心脏起搏电流阈值与电极表面面积（10~50mm²）成正比（图 8-8）。如图 8-8 所示，电极越小，需要引发兴奋的电流就越小。同时，电极越小，电阻越高，因为圆形电极的电阻与其半径成反比。因此，问题就产生了，对于更小的电极，引发的兴奋的能量是增加还是减少呢？刺激的能量=I^2Rt，I 是电流阈值，R 是电阻，t 是刺激持续时间。对于小电极来说，虽然电阻是增加的（因为半径减小），但电流阈值减小更明显，结果导致能量消耗更低。正因为这个理由，近年来，商业的植入性电极的表面面积已做得愈来愈小了。把电极做得太小也有一些不利之处。太小的电极容易移位，并且由于纤维组织膜的形成导致慢性阈值升高。

组织纤维化

据观察在急性期所发生的电极所致的创伤、组织损害和水肿，会及时地被纤维组织膜代替（图 8-9）[16,17]。这些纤维组织膜增加了电极与兴奋组织之间的距离，因此，减小了兴奋组织的电流密度（单位面积的电流）。随着电极从急性期向慢性期过渡，实际的电极半径也从“r”增加到“r +Δ”，如图 8-9 所示。因此要达到兴奋组织的电流密度，就必须给予更大的电流。这也会使得植入后起搏阈值增高，如图 8-10 所示。植入后 4~8 周，因为电极下的水肿会导致阈值的增高。随着时间的推移，这些水肿膜会皱缩，代之以纤维层。这将会使兴奋阈值再次降低并趋向稳定。

电极技术的一个重大进展是电极头释放少量皮质激素地塞米松磷酸钠[18]。这种类固醇激素电极的特性是从电极植入到数年后，阈值变化极小，由电极附近的炎症、水肿所致的急性阈值上升事件显著减少。虽然

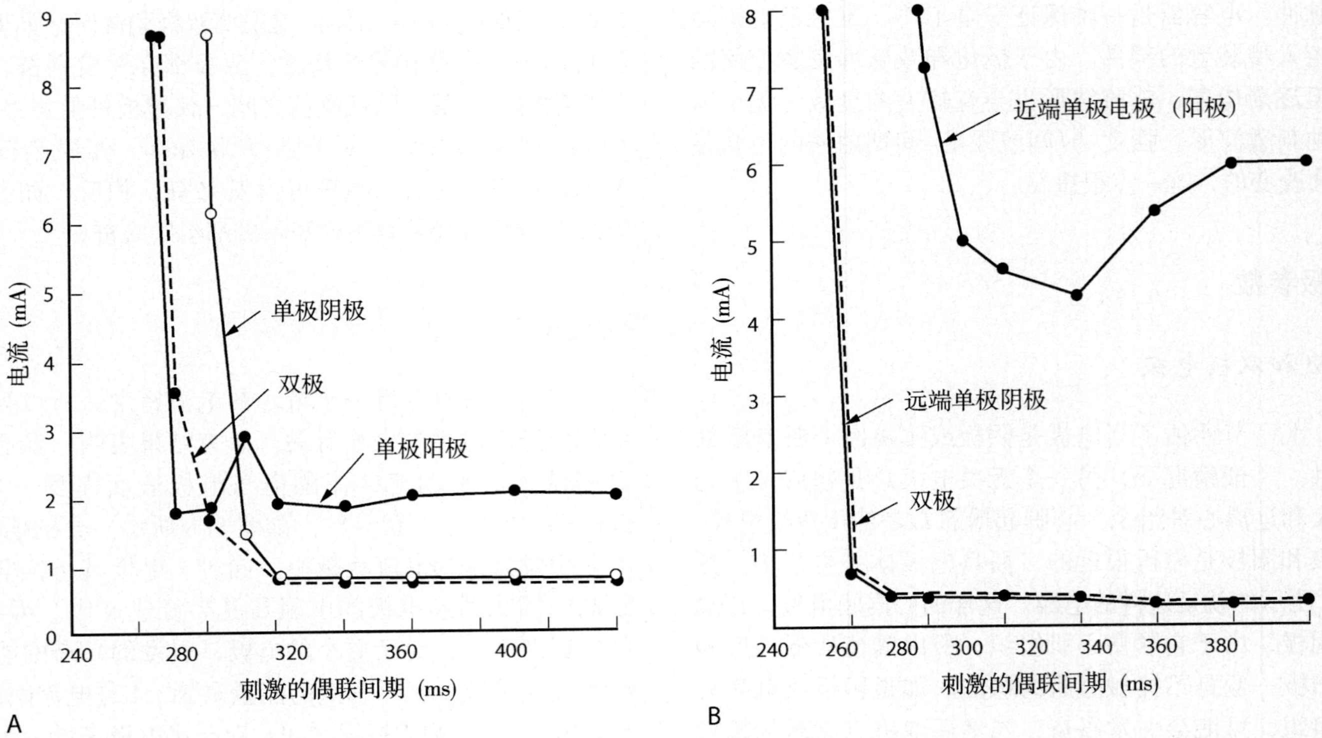

图 8–7 **A.** 在临时起搏患者测定的阴、阳单极和双极电极电刺激的强度–间期曲线。测定近端阳性单极电极阈值时，环形电极是阳性端，无关电极是阴性端。测定远端阴性电极阈值时，电极顶端是阴性。无论刺激间期如何，双极阈值总是跟较低单极阈值波形一样。(Reproduced from Mehra R, Furman S: Comparison of cathodal, anodal and bipolar strength–interval curves with temporary and permanent electrodes. Br Heart J 1979;41:468–76.) **B.** 此患者近端单极阳性电极阈值相当高，而远端电极阴性电极和双极电极强度–间期曲线是相同的。(Reproduced from Mehra R, Furman S: Comparison of cathodal, anodal and bipolar strength–interval curves with temporary and permanent electrodes. Br Heart J 1979;41:468–76.)

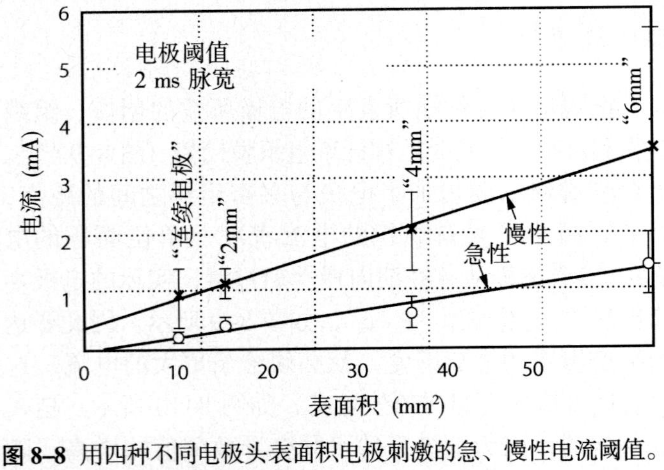

图 8–8 用四种不同电极头表面积电极刺激的急、慢性电流阈值。测定每个阈值的刺激脉宽是 2ms。标识"连续电极"、"2mm"、"4mm"和"6mm"表示电极头表面面积逐渐增加。急、慢性阈值是随着电极面积增加而增加的，但两者的斜率是不同的。(Reproduced from Furman S, Hurzler P, Parker B: Clinical thresholds of endocardial cardiac stimulation: A long–term study. J Surg Res 1975;19:149–55.)

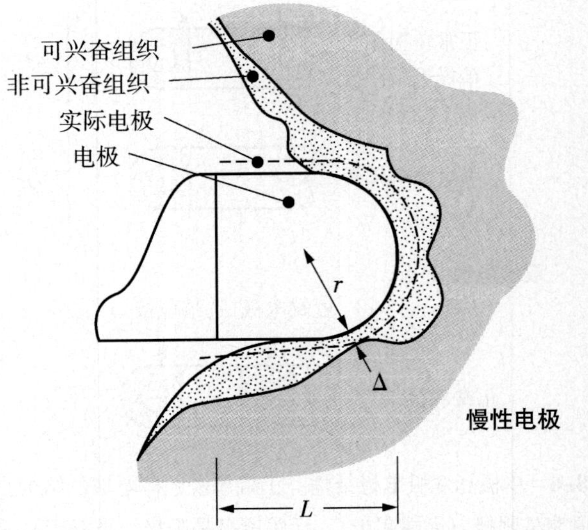

图 8–9 慢性植入电极的示意图。形状不规则的非兴奋组织纤维膜在电极周围形成，这纤维膜使电极与兴奋组织分离。虚线表示：电极的半径从 r 增加至 r+△。这就是起搏阈值慢性增高的原因。(Reproduced from Furman S, Hurzler P, Parker B: Clinical thresholds of endocardial cardiac stimulation: A long–term study. J Surg Res 1975;19:149–55.)

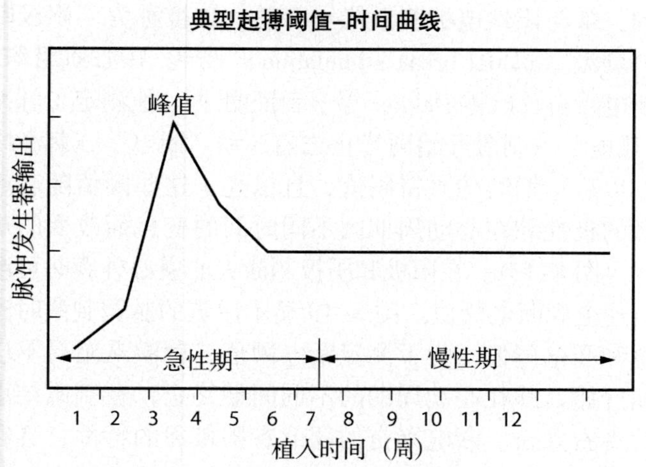

图 8–10 非类固醇起搏电极随着植入时间的不同，起搏阈值改变的典型曲线。植入后 2~3 周，起搏阈值明显升高，但以后将稳定在较低水平。

类固醇可减少纤维层，从而减小阈值的升高已成为假说，但确切的机理还不很清楚。

电极的极化

对于一种高效的起搏，在电极与组织的界面上的能量消耗应该是很小的，刺激的全部能量应被心脏组织吸收。遗憾的是，绝大部分电极由于电极与组织之间界面的电化学反应而使得能量被丢失，这就称为极化（polarization）[19,20]。在电极，电流是由于电子的存在；而在组织，是由于离子的存在。发生在电极组织界面、把电子流转换成离子流的这种化学反应是复杂的，且随金属和电极构型的变化而不同。这种极化会消耗和浪费能量。如果电极是非极化的，电压和电流波形将是相同的，没有能量消耗在界面上。图 8-5A 显示在保持恒定的电流刺激时，极化电极的电压波形。电压开始是低的，但由于极化的缘故所致的阻抗增加使得电压随之增高。在阳极的电化学反应是不同的，因此电流波形也是不同的。目前已开发了降低极化的新材料。其中有多孔的铂电极，其电压和电流特性已接近非极化电极。

植入起搏器心脏刺激的目标

生理状态下的起搏阈值是动态的，随着新陈代谢活动、pH 值、电极成熟度等因素的变化而发生改变的。如果起搏器被设置为当时植入时所测定的阈值水平，起搏经常不能夺获。解决这方面问题有两种方法：其一，用更强的刺激起搏（即增加安全系数）；其二，开发一种能自动测定阈值，并作相应调整刺激强度的系统。适当的安全系数设置是基于电极的类型和阈值的预期改变。显然，安全系数越高，起搏输出越大，则电源消耗越快，起搏器的寿命就越短。根据起搏阈值自动调整输出系统要求具有评估从同一起搏导线起搏夺获的能力。这就要求有特殊的低极化电极或独特的演算法，目前已证实在心室中有效，但用于心房仍面临挑战。

细胞内刺激

一个心肌细胞在去极化时或在超极化到一定的值就可以被兴奋。在正常心肌细胞内测得的跨膜电位是–70~–90mV。当去极化电流出现时，跨膜电位绝对值会变小。当跨膜电位到阈电位水平时，就会引发动作电位。图 8-11 显示低于阈值的刺激是无效的，直到刺激达到阈值使跨膜电位达–65mV 时，就产生兴奋。在这样的阈电位（critical membrane potential, CMP）时，膜通透性的改变引起大量的钠离子内流。其他各种离子通透性的改变相继被触发，动作电位也就随之发生。

如图 8-11 所示，当发出一个矩形刺激时，跨膜电位不能马上达到一种稳定的值。这种跨膜电位却会因细胞膜有储存电荷的能力（电容器）而缓慢升高。同样，如果刺激停止，跨膜电位也会慢慢地恢复。随着

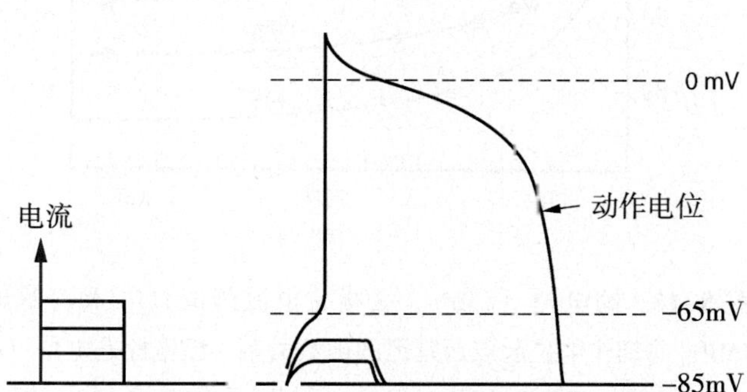

图 8–11 三个逐渐递增的电流刺激对心肌细胞跨膜电位作用的示意图。对最小的刺激，膜电位从–85mV 变化到–80mV 左右，在刺激停止后，又恢复至–85mV。用最大的刺激，细胞跨膜电位达到阈电位（–65mV），产生了动作电位。

刺激的强度增加，跨膜电位将达到阈电位（-65mV），就启动了动作电位的主动运输机制。在刺激打开以后，关闭之前，兴奋发生，称为通电兴奋（make excitation）。如果这种刺激被很快关闭（即一个很窄的脉宽），将不能达到阈电位，细胞也不发生动作电位。在窄的脉宽条件下，如要达到阈膜电位需要更强的刺激。这种细胞电容的特性跟引发兴奋的刺激持续时间和振幅的关系有关（即强度-时间曲线）（图 8-3）。

引发兴奋的阈膜电位还依赖心动周期的时间段。用阴极电极刺激时，阈电位在舒张期最低，近收缩期时会升高。Hoshi 等学者在犬的浦肯野纤维上测定了在心动周期不同时间段的能引发组织兴奋的阈电位和跨膜电流（图 8-12）[21]。图 8-12 显示：阈电位在整个舒张期和膜电位的复极晚期都稳定在 60~65mv。在复极的快速相，阈电位与电流阈值均快速上升。这就是描述引起兴奋的电流阈值和阴性电极刺激引起动作电位以后不同时间关系的双曲线。这也是细胞内的刺激强度-间期曲线，它与细胞外的阴性电极强度-间期曲线很相似（图 8-1）。

在刺激关闭之后心肌细胞被超极化到阈电位水平时，就产生了第二种类型的兴奋，即“断电兴奋”（break excitation）。这种现象首次在神经纤维中被观察到，常与阳性电极刺激终止有关，这被称为“阳极断电刺激（anodal break stimulation）”[22,23]。在心肌组织，断电兴奋首次被 Dekker 等学者证明[24]。他测定了脉冲“通电”（刺激开始到终止之前）和“断电”（刺激终止以后）期间的兴奋阈值，且描述了这些阈值随着刺激的极性和在心动周期内不同时间的变化而改变的规律（图 8-13）。在阳极和阴极刺激犬心室心外膜时可测定通电和断电阈值。图 8-13 显示用宽的脉宽刺激时通电和断电阈值。为了测定断电阈值，刺激从绝对不应期开始，并在心动周期的不同间期终止，在刺激结束后观察兴奋。断电兴奋的阈值有阳极谷的特性，且在舒张期明显上升；通电阈值有一种双曲线的特点。断电兴奋不论在宽的脉宽还是窄的脉宽刺激都可以观察到[24-26]。Wikswo 等学者用光标测技术证明了断电兴奋在超极化区域的刺激终止以后发生[25]。这种现象发生在阳

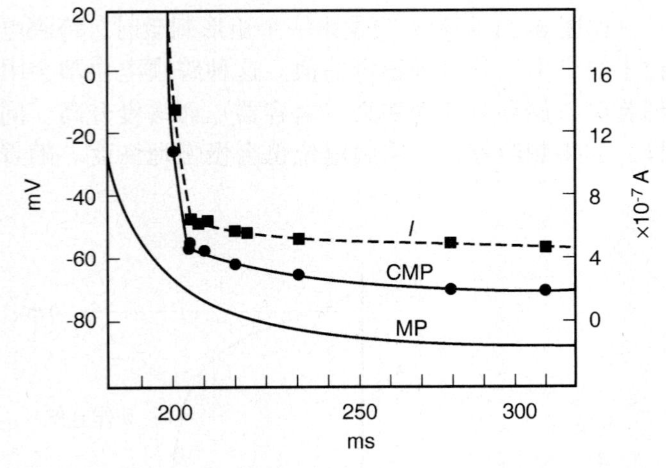

图 8-12 阈电位（CMP）、去极化电流阈值（I）和跨膜电位（MP）与动作电位起点后延迟的函数关系。纵坐标是电位（mV）或电流阈值，而横坐标是时间（ms）。阈电位在延迟 200ms 以上的间期内几乎是恒定的，去极化电流阈值代表用去极化刺激时细胞内的强度-间期曲线。（Reproduced with permission from Hoshi T, Matsuda K: Excitability cycle of Cardiac muscle examined by intracellular stimulation. Jpn J Physiol 1962;12;433.）

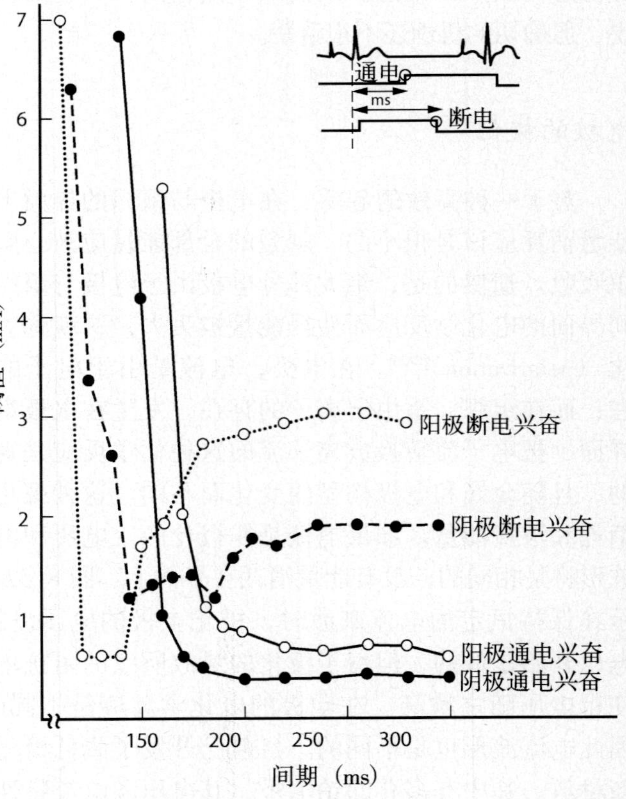

图 8-13 在正常 QRS 波群以后的不同间期，用各种刺激模式（包括阳极通电、阳极断电、阴极通电和阴极断电模式）的典型心室阈值与间期的函数关系图。“通电”兴奋发生在刺激开始到结束以前。“断电”兴奋发生在刺激结束以后。（Reproduced from Dekker E: Direct Current make and break thresholds for pacemaker electrodes on the canine ventricle. Circ Res 1970;27;811.）

极和阴极断电兴奋时。在超极化状况下，组织是不能兴奋的，因为钠通道失活。兴奋仅仅在超极化刺激终止以后被观察到。

断电兴奋的发生机制仍有争议。目前存在两种观点。Roth 等学者提出超极化区的断电兴奋仅仅发生在邻近去极化区，不会发生在均匀的超极化区组织[27]。在刺激结束后，电流从去极化区扩散到超极化区。基于此种观点断电兴奋是一种组织合胞体特性所致，而不是单纯细胞膜的特性。另外一种观点，学者们提出，在没有来自邻近组织的弥散电流，断电兴奋仍可在超极化组织发生[28]。这种争议至今还未被解决。

细胞内刺激和细胞外刺激的关系

前部分已讨论了这种现象：要引起兴奋，必须改变跨膜电位（△Vm）。问题又产生了：细胞外刺激如何改变跨膜电位？一些学者利用光标测技术在细胞外单电极周围测量跨膜电位 [25,26,29]。他们关键的发现是临近区域的超极化和去极化；这种模式被描述为“犬骨”状（图 8–14）。例如，在阴极刺激下（图 8–14A），在电极下方的组织被去极化并有一种“犬骨”的形状，犬骨的长轴垂直于纤维的轴。沿着垂直于纤维轴的方向，组织仅仅被去极化，它的振幅随距离增加而减小。可是，沿纤维轴平行的方向，在电极下方的组织被去极化，但改变了极性，在距电极 1mm 处被超极化，如图 8–14A 的蓝色图形所示。如果细胞外电极刺激改为阳极刺激，“犬骨”形状仍然很相似，但超极化区和去极化区是颠倒的（图 8–14B）。

这些观察结果跟双域模型的预测是相当吻合的。在双域模型中，细胞内和细胞外区域被认为是两个不同的区域，高阻抗的细胞膜把这两个区域隔开。假设每个细胞的胞内区域是通过低阻抗的细胞内通道而连接的。假设细胞内和细胞外区域是各向异性的（即测量平行或垂直于心肌细胞不同方向时组织的电传导性是不司的）。早期的双域模型的理论都假设细胞内和细胞外各向异性的传导比例是相等的。如果细胞内和细胞外各向异性的传导比例是相等的，细胞外刺激是一个点刺激，跨膜电位轮廓的形状是一种随距离增加而减小的椭圆形[25]。因此，组织将不是被去极化就是被超极化。这和实验观察到的在细胞外刺激时临近区域的去极化和超极化结果（见图 8–14）不吻合。近来，双域模型模拟假设细胞内和细胞外区域都是各向异性的，但程度不同。各向异性的传导比例在细胞外空间是 2:1，而细胞内区域是 10:1。心脏组织的这种特点决定了其许多有趣的电生理特性 [25]。模拟其不同的各向异性特性，观察到临近区域的去极化和超极化形成的“犬骨”形状，这和实验观察结果很相似 [25,30]。临近区域的去极化和超极化的产生是因为细胞内和细胞外的电位改变速率不均匀所致。去极化和超极化区域的大小和形状随它们各向异性比值而改变。这可用图 8–15 的二维示意图说明。“犬骨”形状代表着去极化区域；阴影区域代表超极化。去极化发生在电流进入细胞合胞体的阴极下方，超极化发生在电流离开细胞之处。如果刺激电极是正极，则“犬骨”区将是超极化区，去极化区将在临近区域观察到。由于缺血、存在纤维化组织、

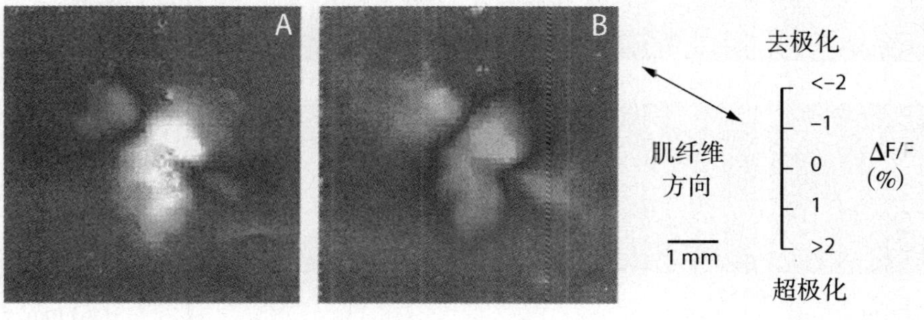

图 8–14　在不应期给予心脏组织电流刺激获得的跨膜电位图（也见彩图 8–14）。**A.** 用尖状电极给予 10mA、2 ms 的阴极刺激产生的图像。记录到“犬骨”形状的去极化区域（橙色）和一对邻近的超极化区域（蓝色）。纤维方向是从右下方至左上方。颜色标尺表示荧光变化分级。**B.** 在心脏相同部位用 10mA、2 ms 阳极电刺激所得的图像。记录到“犬骨”是一个超极化区域（蓝色）和邻近的去极化区域（橙色）。（Reproduced from Wikswo JP, Lin SF, Abbas RA: Virtual electrodes in cardiac tissue: A common mechanism for anodal and cathodal stimulation. Biophys J.1995;69:2195–210.）

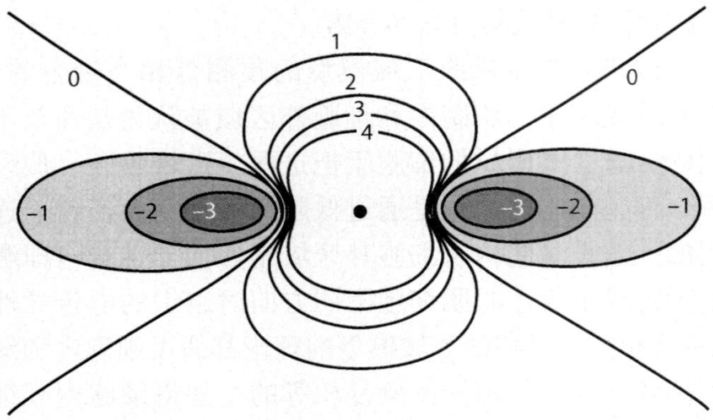

图 8-15 根据细胞内和细胞外是不等各向异性的双域模型，在二维组织细胞外单电极刺激产生的跨膜电位。中心点表示阴极发放刺激的电极。纤维呈水平排列，超极化区组织用阴影表示。跨膜电位单位是任意的。（Reproduced from Roth BJ: The pinwheel experiment revisited. J Theor Biol 1998;190:389–93.）

血管、纤维曲率等使细胞电去偶联而使电压的不均匀性增强。在细胞外刺激期间，所有的这些变异对产生跨膜电位（△Vm）都会起关键的作用。

除了描述去极化和超极化区域外，光标测技术研究和双域模型确定了细胞外刺激兴奋的区域。根据阈值较低的缘故，通电兴奋发生在去极化区域，断电兴奋发生在超极化区域。例如，阴极刺激下，电极下区域被去极化。如果达到一定的阈值，兴奋波就会发生。图 8-16 的光标测图和图 8-17 的示意图已说明了这种现象[30]。以 10mA 阴极刺激，随着通电刺激兴奋发生在去极化的“犬骨”区域（见图 8-16A 和 17A）。如果是阳极刺激，通电兴奋发生在离电极数毫米处的去极化区域，在超极化区域通电阈值低于断电阈值。在图 8-16B 中，通电阈值是较低的，兴奋发生在两个黄色区域。

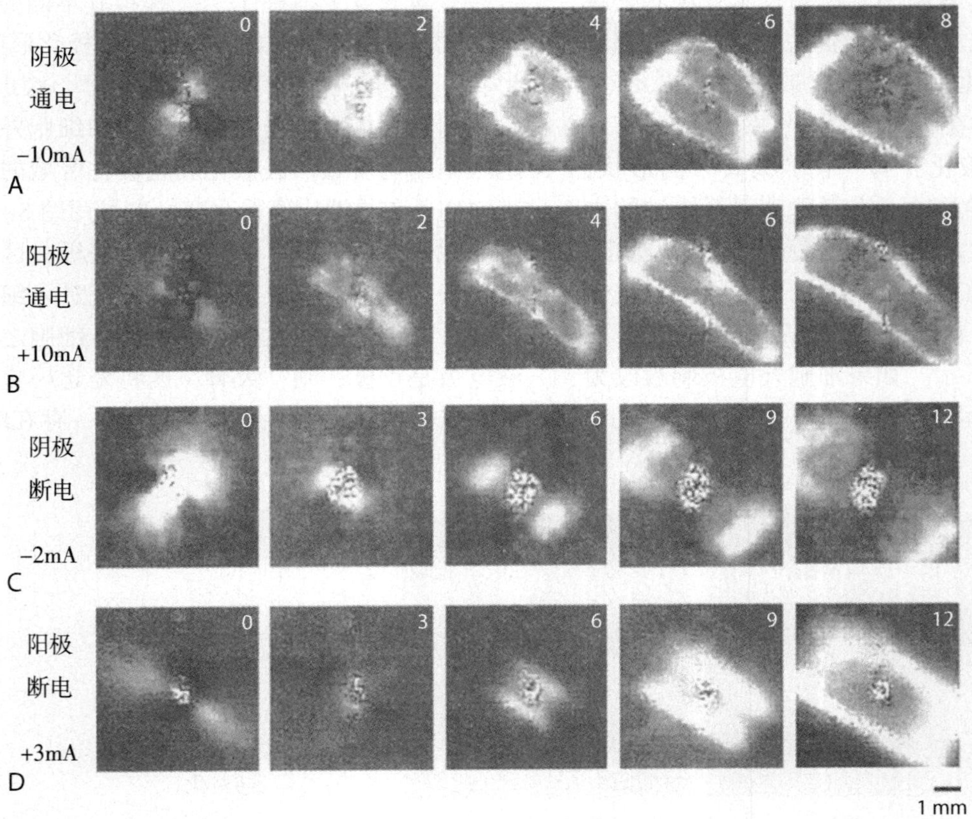

图 8-16 （也见彩图 8-16）电流进入完全复极化的可兴奋心脏组织引起跨膜电位变化的非彩色图像。每个框架内的数字是以 ms 为单位的时间。上面两排：通电兴奋。**A.** 用 1ms 10mA 刺激的阴极通电兴奋；**B.** 在同一心脏，用 1ms 10mA 刺激的阳极通电兴奋。下面两行：断电刺激。**C.** 在另外一个心脏，用 180ms 2mA 的阴极断电刺激。**D.** 用 150ms、 3mA的阳极断电刺激。心外膜纤维的方向是从右下方到左上方。颜色标尺与图 8-14 一致。（Reproduced from Wikswo Jp,Lin SF,Abbas RA: Virtual electrodes in cardiac tissue: A common mechanism for anodal and cathodal stimulation .Biophys J 1995;69:2195–210.）

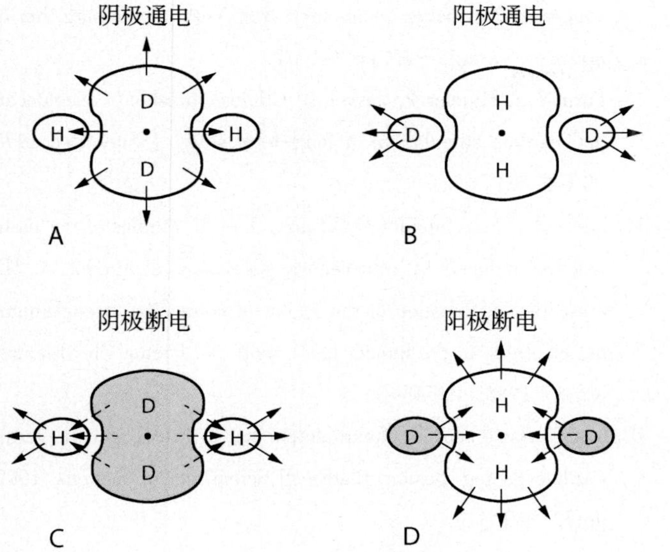

图 8-17 基于双域模型的四种刺激机制的示意图：**A.** 阴极通电；**B.** 阳极通电；**C.** 阴极断电；**D.** 阳极断电。心肌纤维方向是水平的，电极的位点显示也是水平的。"D"代表去极化组织和"H"代表超极化组织。实线箭头表示波阵面传播的初始方向；虚线箭头表示在刺激终止后去极化扩散进入邻近超极化的组织。阴影部分代表由于去极化时间延长的非兴奋组织。（Reproduced from Roth BJ: Strength-interval curves for cardiac tissue predicted using the bidomain model. J Cardeivasc Electrophysiol 1996;7:722.）

如前所述，兴奋也可发生在刺激关闭（如"断电刺激"）后的超极化区域。"断电"兴奋发生在超极化区域，其机制已讨论过。例如，在阴极刺激下，电极下方的组织被去极化，远端的组织被超极化（图 8-16C 和 8-17C）。如果刺激的强度不足以在去极化区域引起通电兴奋，则在脉冲终止后"断电"兴奋可在超极化区域被启动，如图 8-16C。这会沿着纤维轴迅速传播。以相似的方式，如果阳极通电兴奋在去极化区域不能被启动，"断电"兴奋仍可在超极化区域被启动，如图 8-16D 和 8-17D。

双域模型不仅预测了去极化和超极化区域的形状和解释了"通电"和"断电"兴奋，而且它也能模拟阴极和阳极的强度-间期曲线、"阳极谷"、"无反应现象[32]"、阳极和阴极阈值与电极表面积的比率[33]。Roth 等利用双域模型模拟了阴极和阳极的强度-间期曲线，也模拟了其他的一些关键特点。该模型预测了窄的脉宽刺激时，阴极的强度-间期曲线的形式主要由去极化组织的通电兴奋决定。然而，用长偶联间期的阳极刺激时，由于其有最低的阈值，在电极的远端通电兴奋可以被刺激诱发。可是，用短的偶联间期时，在超极化区的断电阈值是较低的，可以出现阳极强度-间期曲线的谷。这些观察结果和 30 年前 Dekker 等的实验结果非常相似[24]。用长偶联间期时，通电阈值比断电阈值低，阴极通电阈值是最低的（图 8-13）。阴极和阳极通电强度-间期曲线跟断电兴奋曲线比较，呈双曲线，但后者有一个较短的不应期和一个特征性的"谷"。在心动周期内任何一种偶联间期，"通电"或"断电"阈值的较低者决定了兴奋的阈值。例如：用阳极刺激时，兴奋在较长的偶联间期时会产生通电兴奋，在较短的偶联间期时会产生断电兴奋（图 8-13）。这些实验观察结果都是和双域模型的模拟结果相符合。

在临床实验研究中，阳极和阴极阈值的比值在急性期电极是 2.8，而在慢性期电极是 1.5[10]。这也已经用双域模型进行模拟，证实如果由于灌注浴或者纤维化组织，电极和兴奋组织之间的距离增加了，则兴奋阈值的比值就会减小[34]。由阴极刺激诱导的去极化电位的振幅在电极附近会急剧减小，而对于一个阳极刺激来说，远离电极的去极化电位就减小得很少。随着电极与组织的距离增大，最大的去极化值和最大的超极化值的比值会减小，同时阳极和阴极兴奋阈值的比值也降低。

心脏兴奋的未来研究方向

由于优化的光标测技术和计算机技术的发展，我们对于心脏刺激的理解在过去的几十年里有了大幅度地深化。本章主要叙述"近场刺激"（即靠近电极的刺激）而不是"远场刺激"的基础理论。"远场刺激"在心脏除颤中起到了很重要的作用。对于"远场刺激"机制的理解已经向前跨了一大步，但是它的价值须作进一步的评估。几个心脏刺激的其他领域，例如其统计学性质和刺激波形的效果都未进行讨论。今后，近场刺激和远场刺激基本原理的理解还需要通过标测和刺激技术的不断提高而得到加强。

杨德业 译

孙宝贵 洪 江 校

参考文献

1. Marmorstein M: Contribution a l′etude des axcitations electriques localisees sur le Coeur en rapport avec al topographie de l′innervation du Coeur chez le chien. J Physiol Pathol 1927;25:617–25.
2. Lidwill M: Cardiac disease in relation to anesthesia. Transactions of the third session, Australasian Medical Congress (British Medical Association) . Sydney, Australia, 1929.
3. Hyman A: Resuscitation of the stopped heart by intracardial therapy. II. Experimental use of artificial pacemaker. Arch Intern Med 1932;50:283.
4. Brooks C. McC, Hoffman BF, Suckling EE, et al: Chapters III and IV. In: Excitability of the Heart. New York/London, Grune & Stratton, 1955.
5. Van Dam RT, Durrer D, Strackee J, et al: The excitability cycle of the dog′s ventricle determined by anodal, cathodal and bipolar stimulation. Circ Res 1956;4:196.
6. Mehra R, Furman S: Comparison of cathodal, anodal and bipolar strength–interval curves with temporary and permanent electrodes. Br Heart J 1979;41:468–76.
7. Brooks C. McC, Orias O, Gilbert JL, et al: Excitability of the mammalian heart during the cardiac cycle: The auricle. Fed Proc 1950;9:18.
8. Cranefield PF, Hoffman BF, Siebens AA: Anodal excitation of cardiac muscle. Am J Physiol 1957;190:383.
9. Mehra R, McMullen M, Furman S: Time dependence of unipolar cathodal and anodal strength interval curves. Pacing Clin Electrophysiol 1980;3:526–30.
10. Mehra R: Myocardial Vulnerability to Arrhythmias with Cathodal, Anodal and Bipolar Stimulation. [PhD Dissertation #75–21384] . University of Michigan Microfilms, Ann Arbor, Mich, 1975.
11. Lapicque L: Recherches quantitative sur l′excitation electriques des nerfs traitee′ comme une polarisation. J Physiol Paris 1907;9:620.
12. Furman S, Hurzeler P, Mehra R: Cardiac pacing and pacemakers IV: Threshold of cardiac stimulation. Am Heart J 1977;94:115–24.
13. Furman S, Parker B, Escher DJW, Solomon N: Endocardial threshold of cardiac response as a function of electrode surface area. J Surg Res 1968;8:161–6.
14. Irnich W: Engineering concepts of pacemaker electrodes. In Schaldach M, Furman S (eds) : Engineering in Medicine I. Advances in Pacemaker Technology. New York, Heidelberg, Berlin, Springer–Verlag, 1975, pp 241–72.
15. Furman S, Hurzler P, Parker B: Clinical thresholds of endocardial cardiac stimulation: A long–term study. J Surg Res 1975;19:149–55.
16. Beyersdorf F, Schneider M, Kreuzer J, et al: Studies of the tissue reaction induced by transvenous pacemaker electrodes. I. Microscopic examination of the extent of connective tissue around the electrode in the human heart ventricle. Pacing Clin Electrophysiol 1988;11:1753–9.
17. Kay G: Basic aspects of cardiac pacing. In Ellenbogen K (ed) : Cardiac Pacing. Boston, Blackwell Scientific Publications, 1992, pp 32–119.
18. Stokes K, Graf J, Wiebusch W: Drug eluting electrodes improved pacemaker performance. New York, Fourth Annu Conf IEEE Eng Med Biol Soc, 1982, p 499.
19. Schwan H, Kay C, Bothwell T: Electrical resistivity of living body tissues at low frequencies. Proc Fed Biol Sci 1954;13:1.
20. Mansfield PB: Myocardial stimulation: The electrochemistry of electrode–tissue coupling. Am J Physiol 1967;212:1475.
21. Hoshi T, Matsuda K: Excitability cycle of cardiac muscle examined by intracellular stimulation. Jpn J Physiol 1962;12:433.
22. Frankenhaenser B, Widen L: Anode break excitation in desheathed frog nerve. J Physiol 1956;131:243.
23. Ooyama H, Wright EB: Anode break excitation on single Ranvier node of frog nerve. Am J Physiol 1961;200:209.
24. Dekker E: Direct current make and break thresholds for pacemaker electrodes on the canine ventricle. Circ Res 1970; 27:811.
25. Wikswo JP, Lin SF, Abbas RA: Virtual electrodes in cardiac tissue: A common mechanism for anodal and cathodal stimulation. Biophys J 1995;69:2195–210.
26. Knisley SB: Transmembrane voltage changes during unipolar stimulation of rabbit ventricle. Circ Res 1995;77:1229–39.
27. Roth BJ: A mathematical model of make and break electrical stimulation of cardiac tissue by a unipolar anode or cathode. IEEE Trans Biomed Eng 1995;42:1174–84.
28. Ranjan A: A novel mechanism of anode–break stimulation predicted by bidomain modeling. Circ Res 1999;84:153–6.
29. Neunlist M, Tung L: Spatial distribution of cardiac transmembrane potentials around an extracellular electrode: Dependence of fiber orientation. Biophysical J 1995;68:2310–22.
30. Sepulveda NG, Roth BJ, Wikswo JP: Current injection into a

two-dimensional anisotropic bidomain. Biophys J 1989;55:987-99.
31. Roth BJ: Strength-interval curves for cardiac tissue predicted using the bidomain model. J Cardiovasc Electrophysiol 1996;7:722.
32. Roth BJ: Nonsustained reentry following successive stimulation of cardiac tissue through a unipolar electrode. J Cardiovasc Electrophysiol 1997;8:768.
33. Patel GP, Roth BJ: How electrode area affects the electric potential distribution in cardiac tissue. IEEE Trans Biomed Eng 2000;47:1284-7.
34. Latimer DC, Roth BJ: Electrical stimulation of cardiac tissue by a bipolar electrode in a conductive bath. IEEE Trans Biomed Eng 1998;45:1449-58.
35. Roth BJ: The pinwheel experiment revisited. J Theor Biol 1998;190:389-93.

第9章 临床电生理学技术

JOHN D. FISHER

"技术"一词暗含目标的意思。本章所述的心脏电生理检查技术旨在确定患者的电生理方面是否正常、适当或异常。目前已有很多电生理检查技术和方法，评价心脏传导系统各不同电生理水平，包括窦房结、心房、房室结、希-浦系统、心室以及相关结构如肺静脉等的电生理特性，以诊断任何部位相关的快速性和缓慢性心律失常。本章将介绍完整的电生理检查(electrophysiological study, EPS)，具体各个疾病的电生理检查方法将在其他章节详述。

电生理检查适应证

并不是每一位心律失常患者均需要电生理检查，简单的心电图和其他无创性检查常常足以明确诊断。有关电生理检查及射频消融的适应证在美国心脏病学会和美国心脏协会（ACC/AHA）[1]及北美起搏和电生理协会（NASPE），即现在的心律学会（Heart Rhythm Society）制定的指南中已有详述。随着国际性的组织不断扩大，其他组织如欧洲心脏病学会（Europe Society of Cardiology）也在加入。在不久的将来这些指南很可能将更新。

电生理检查术前准备

电生理医师

进行电生理检查并不是常规的操作；必须根据不同患者制定个体化的检查方案。在检查过程中电生理医师应当能够认识不同的电生理现象并相应地调整方案。这就要求电生理医师必须对患者的病情、EPS这种特殊检查的适应证和检查技术，包括每个测试或操作的危险和益处均有深入的了解。临床电生理学作为一项特殊检查和心脏病学的一个分支，需要规范的培训和具备一定的临床经验。诊断和治疗（介入治疗或器械治疗）只能由经过这样培训的医师进行[2-3]。

电生理检查室

电生理检查室所需的所有设备清单不在本章讨论之列。与心脏导管室相比，一些电生理检查室仅限于做诊断性试验。而另一些则既进行诊断性试验，也进行治疗性/介入性操作。电生理室可设专门的实验室，也可与心导管/血管造影共用实验室。其常规必需的设备包括：(1) 脉冲荧光透视/成像系统及辐射防护装置(尤其是在消融时)；(2) 信号放大/记录系统；(3) 程控刺激仪；(4) 不同型号的电生理检查导管、置入鞘管和连接器等；(5) 消融系统（常为射频消融仪)；(6) 静脉用抗心律失常药物；(7) 除颤仪及高级心脏生命支持系统（advanced cardiac life support, ACLS)，包括血压、血氧饱和度、二氧化碳排出量的监测。

人员[4]

电生理检查室人员可根据检查和治疗的不同而有所不同，但必须保证患者的安全和减少并发症(包括感染）的发生。相对简单的电生理检查仅需要一名电生理医师和一名助手，通常是护士或技师。有关规章规定，在清醒镇静麻醉时，护士仅主要负责患者的镇静[5]。在相对复杂的操作和检查中，医师很难既反复操作无菌导管，又操作程控刺激仪和记录仪。有时一些医师试图在患者和程控仪/记录仪之间快速移动，而仅靠更换手套来防止感染，这是很不好的。因此稍复杂的操作配备专门的电生理小组人员来操作仪器和提供对患者的镇静、除颤等，以此来保证电生理医师专注于检查和治疗，这要好得多。在更加复杂的检查中，还需要其他医护人员的协助。

患者术前准备

在择期的电生理检查之前，电生理医师必须复习由转诊医师提供的患者资料，而且应当尽可能地准确。一些电生理医师给来诊患者的印象常是操作仅需要15~20分钟，根本没有危险。事实上，常常很难预测操作需要多长时间。最好在开始检查时，告诉患者可能需要数小时，但随着应用镇静麻醉剂，时间会过得很快。尽可能准确地告知患者可能存在出血、感染、穿孔、休克、死亡等并发症，甚至需要植入永久起搏器，还可能有其他并发症。同时应告诉患者并发症发生的情形及其几率。谈话时过多的书面语言易使患者对并发症的理解发生困难，简单的类比如“手术并发症的发生如同过马路时发生的事故，只要小心，发生的可能性就很小”等等可能使患者更易理解。另外术前还需考虑患者抗凝和抗心律失常药物是否继续使用或停用。

当患者进入电生理检查室后，工作人员应尽可能以专业、友善和自信的态度减少患者的焦虑。对既往有各种疼痛病史的患者，使用较软的床垫可减轻患者的术后疼痛。在复杂的电生理检查或植入式心脏复律除颤器 (implanted cardioverter defibrillator, ICD) 植入过程中，由训练有素的医务人员应用镇静剂[5]是安全的并且可使患者能够耐受较长手术时间和ICD的测试。另外，在一些患者，由于使用镇静剂或不习惯于卧床而导致术中、术后排尿困难，可预先留置Foley导尿管；部分男性患者对导尿管置入时引起的不适和疼痛不能耐受时，也可酌情尿道内使用利多卡因凝胶以起到润滑和局部麻醉作用。

导管置入和定位

导管的置入没有固定的模式，常规采用Seldinger技术穿刺上臂静脉、锁骨下静脉、颈内外静脉及股静脉。导管的数目和穿刺点的选择常根据不同的电生理检查目的和是否需要留置导管而不同，见图9-1。

在我们实验室，多数诊断性检查是采用股静脉途径。一些电生理医师偏爱从同一根静脉插入多根导管，而另一些医师分别从左、右股静脉穿刺以期减少血管损伤或血栓的危险。另外，一些电生理医师在电生理检查时常用肝素，而另一些医师仅在导管进入动脉系统或左心房、左心室时才应用肝素。

锁骨下静脉和颈内静脉入路：两种入路各有千秋。颈内静脉入路引起气胸并发症的可能性较小，但存在导管操作难度增加。若操作时间较长或需要保留导管，因导管靠近头发和转动头部易引起污染。锁骨下静脉，尤其是左侧，导管易于以弧形进入心脏。我们实验室多选用锁骨下静脉，部分因为我们常在消融后次日进行消融效果的电生理评价，需保留导管过夜。在此入路中，也常用“一针两鞘”法，具体方法为：锁骨下静脉穿刺成功后，置入无三通的6F鞘管，经鞘管内置入2根导引钢丝至锁骨下静脉，撤去6F鞘管。经其中一根导引钢丝置入4F鞘管，经鞘管将双极导管置于右心室心尖部（RVA）；其他导引钢丝可置入6F或7F鞘管，经鞘管分别放置8极、10极、20极导管（Halo导管）。20极的Halo导管经过放置可在冠状静脉窦(coronary sinus, CS)、CS与下腔静脉之间的峡部及右心房侧壁均有电极，该方法与心房扑动消融时从股静脉置入多极Halo导管相似，但经股静脉置入可以保留导管至次日重复电生理检查。设计的特殊弯曲使Halo导管的跨峡部放置更加容易，位置更靠前，心室、心房均可刺激且能多点记录，并可保留导管至消融后次日进行准确的电生理评价而无需重新置入导管。

股静脉入路：股静脉入路是电生理检查中最常用的导管入路，一些电生理医师几乎全用该入路。可弯曲的电极导管使经股静脉放置CS亦成为可能。虽然穿刺股静脉相当安全，但仍需警惕多次穿刺导致的血管撕裂、血栓形成、腹膜后出血等并发症。为减少多次穿刺引起的并发症，也可使用多极导管，如一根适当间距的8极、10极导管可放置在RVA和HRA，且刺激与记录可同时进行，结合希氏束 (His bundle, HB) 导管即可进行全面的电生理检查。

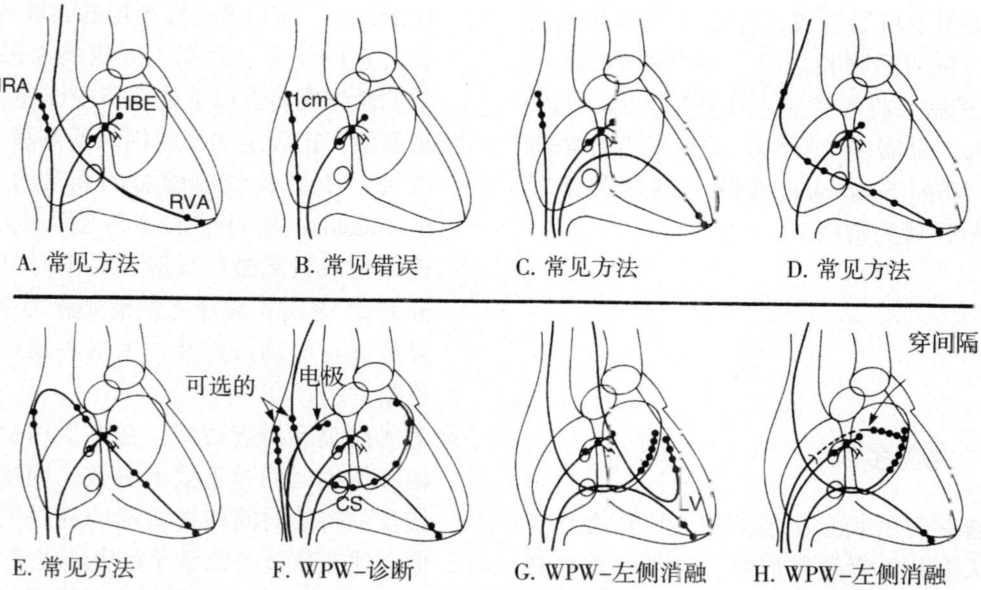

图9-1 常见的电生理导管放置。导管的数目和类型根据不同的电生理检查目的、医师和实验室的偏好、患者情况而不同。**A**图示标准诊断性电生理检查导管放置。可见高位右心房（high right atrium，HRA）导管头端四个距离相近的电极，保证了远端刺激信号传至近端电极时仍靠近HRA部位。如HRA导管电极间距离大于1cm，则近端电极记录的信号超出HRA部位，如**B**图示。**A**图中一根电极从上方植入（如上臂、锁骨下、颈静脉）。**C**图示导管均经下方置入。**D**、**E**图示多电极导管放置，避免了HRA和右心室心尖部（right ventricular apex，RVA）导管的分别放置。多电极导管的刺激和信号记录在同一导管进行，使得在一些记录系统中能够记录到非刺激直接引起的心电信号。**F**、**G**、**H**图示复杂电生理检查的导管放置。

导引鞘管：近年来，各种特殊形状的导引鞘管的出现使得电极导管在心脏内的定位更加容易，稳定性更好。这类鞘管通常较长（长鞘），远端可达心脏，顶端仅有数厘米电极导管穿出，这种导管在消融时有重要作用。由于此类导管的特殊设计可使得电极导管直接到达心脏的特定部位，所以失去部分柔韧性，因此要放置导管于其他的心腔部位，常需更换其他形状的导管或标准的短鞘。导引鞘管在房间隔穿刺中常发挥重要的作用。

房间隔穿刺术及导管置入[6~9]：房间隔穿刺术出现于20世纪50年代，但直到对左侧心腔的射频消融技术问世后，其在电生理检查中的作用才得以体现。经典操作置入头端弯曲、中空的房间隔穿刺针（Brockenbrough needle），穿刺针具有一定的硬度，保证了准确扭转和定位，并可经内腔置入管心针、导引钢丝及注射液体/造影剂。房间隔穿刺针是通过特殊的鞘管送入的。电生理检查时，最新的特殊形状的鞘管已代替了传统的远段弯曲呈伞柄状的Mullins鞘管，前者可更加容易地到达左心房的理想部位。房间隔穿刺最严重的并发症是左心房穿孔（通常位于后方）导致的急性或迟发的心脏压塞。有些技术可减少这种危险。穿刺时应确保房间隔穿刺针和鞘管在卵圆窝内，一些学者还常注射少量造影剂来“标记”房间隔以保证穿刺的准确性。穿刺后置入细导引钢丝（如0.015英寸），经影像学证实钢丝在左心房及进入左肺静脉内，或经注射造影剂可证实穿刺成功。另外，压力监测也可推测穿刺进入部位，当穿刺针从右心房内进入卵圆窝穿刺进入左心房后，可见压力先下降后再出现典型的左心房内压力波形。如穿刺针进入心包腔，压力明显下降或不能测出；如穿刺针进入主动脉内，则压力明显上升。一些学者还同时应用心腔内或经食管超声指导穿刺定位[7]。虽然文献中报道的上述并发症发生率相对较低[6~9]，但必须强调的是，房间隔穿刺术在技术上存在很多的细节（本章不讨论），并且有很多潜在的并发症发生，术者需要有自己的判断力和经验，仅仅依靠阅读本段文字或一般经验无法完成这项操作。

对某些消融而言，经房间隔穿刺和经主动脉逆行途径（从股动脉至主动脉瓣入左心室）均是可行的。

Mullins鞘管最早是用于将导管置入左心室，该技术仍然可用于涉及左心室的标测和消融。心房颤动（atrial fibrillation, AF）的消融要将导管送入肺静脉，无一例外地要经房间隔进入，且需多次穿刺。预激综合征消融（Wolff-Parkinson-White Syndrome, WPW）则两种途径（穿间隔或逆行途径）皆为常用。

程序刺激

递增/递减刺激：究竟多快？

遗憾的是，通常表示刺激快慢的术语广泛存在相互矛盾的表达。大多数学者通常以每分钟的心搏次数（beat per minute, bpm）来表示心搏的快慢，临时起搏器起搏的快慢也是应用上述方法表示。因此，递增刺激即表示刺激引起的每分钟心搏次数的进行性增加。但这种表示方法仅适合于心律规则时或房颤时平均心率的快慢，如果观察自发的或刺激引起的房性、室性期前收缩的影响时，以每分钟心搏次数则不恰当。

以毫秒（ms）为单位的间期（interval）或周长（cycle length, CL）的概念则可以精确的表示每次心搏或刺激之间以及期前收缩与前次心搏的时间间隔，其与每分心搏次数成反比关系。这样期前刺激的偶联间期递减时（间期变快/变短），也称为递增起搏（逐渐变快），出现递减性传导现象，即CL延长（变慢）。通常在阅读文献时可以通过上下文的关系来明确递增或递减的具体含义，但以“频率递增或频率递减”来代替“递增或递减刺激”可使表达的含义更加明确。

Rate 和 frequency：英语中通常对“rate”以bpm来表示。而“frequency”用来表示：（a）心律失常发作的频度；（b）信号滤波设置，以Hz表示。在其他的语言中，两者是通用的，因此在交流中可能造成误解。

固定刺激：刺激的频率和周长固定，通常有特定的刺激次数和周长，每阵刺激之间的频率的增加或周长的缩短可称为递增刺激，递减刺激同理。

斜坡式刺激[7]：每个刺激之间的周长进行性缩短或增加的刺激方法称为斜坡式刺激（Ramp）。周长进行性缩短的斜坡式刺激在临床上常用于评价传导功能及诱发或终止心动过速，如以400ms（150bpm）为起始刺激周长，10ms递减，10个刺激后刺激周长即为300ms（200bpm）。周长进行性增加的斜坡式刺激也可用于心动过速的终止。根据不同疾病而进行的不同的斜坡式刺激方案将在以下的章节中详述。

期前刺激：在固定频率或周长的刺激（称为S_1S_1）之后，给以一个周长较前缩短的刺激称为期前刺激（extrastimulus，称为S_1S_2）。S_1S_2之间周长可进行性缩短以连续地观察刺激后反应，必要时可给予2个或3个期前刺激（S_3S_4）。临床上期前刺激用于评价不应期、诱发或终止心动过速及作为对心动过速发作时的一种诊断方法。

刺激的振幅和持续时间：在电生理检查中，刺激的振幅和持续时间是重要的参数。刺激时较高的振幅和较长的持续时间使得快速的刺激更易夺获心脏[10~11]，但上述参数过高也易导致房颤或室颤的发生。因此，在通常的电生理检查中，常采用心肌舒张期阈值的2~4倍的电压（用mA或V表示）和1~2ms为刺激电压和持续时间（脉宽）[12]。

超快速刺激[13~14]：超快速刺激（ultra-rapid train stimulation）是指以极快的速率（通常10~60ms的周长）连续刺激，不需每个刺激均夺获被刺激的组织。该技术以进行性升高的电压进行连续刺激心室，常用于评价心室肌的易颤性。以通常的电压或电流快速刺激心室常用于终止或诱发单形性室速。当以低于心肌舒张期阈值的电压或电流刺激心肌时可改变局部心肌反应，后者可影响某些心动过速。

刺激方案

临床电生理检查方案没有统一的、固定的模式，世界上各个医学中心均有自己不同的电生理检查方案。一般而言，主要的不同在于对完整的电生理检查内容的定义，具体而言，差异在于某一项电生理检查中检查内容的先后顺序、刺激的电压和持续时间等方面。因此，也造成了各个电生理检查方案的灵敏度、特异度以及完成时间的差异。

近年来曾有学者多次呼吁建立统一的标准刺激方案，但可能性较小。各个医学中心的现有的数据均基于各自的刺激方案，而各种新的刺激方案在保持现有灵敏度、特异度的基础上进一步改善了刺激的有效性。虽然标准刺激方案有利于数据的统计和比较，但强迫接受统一的刺激方案也可能导致刺激方案的僵化和对新的刺激方案研究的停滞。因此，为解决该问题，制定以循证为基础的指南是可行的，可以被广泛接受。如北美起搏和电生理协会（NASPE）要求，对冠心病合并持续性室速患者的刺激方案必须能在90%以上的病例可诱发临床室速[12]。

信号滤波和电极间距（图9-2）

在电生理检查中，常要鉴别一些较大信号（如QRS起始和持续的时间）和较小信号（如激动从希氏束传导至右束支的毫秒数），对这些较大和较小信号的识别均受信号滤波和电极间距的影响。

低频滤波和宽电极间距：较大信号如QRS波群时限最好以电图的滤波频率0.5~100Hz时测量最佳。大多数心电信号为低频信号，与高频信号相比，其传播距离较远。记录心电信号的最初方法为体表心电图。推荐体表心电图的滤波也在此范围，滤波范围在0.5~20Hz时QRS波群也无甚差异。另外电极间距离也对信号产生一定影响（如上肢之间、上肢与下肢及胸壁之间）。心内电生理导管记录的信号以较低的频率滤波（0.5Hz起始）和电极间相对较大的间距可将远离记录电极的远场信号充分放大，如当滤波在0.5~100Hz时，心室电极可记录到一个较宽的波形，可能由低振幅的心房波以及随后的高振幅的心室波和宽而圆钝的T波组成。心室电极记录到的电位通常由以下几方面组成：1）当激动从远场传至记录电极时，在电极处产生逐渐陡峭上升的电位直至峰电位；2）当激动通过记录电极后，形成迅速的斜面向下、近乎垂直的电位，导致心内电图的dV/dt的迅速升高，产生

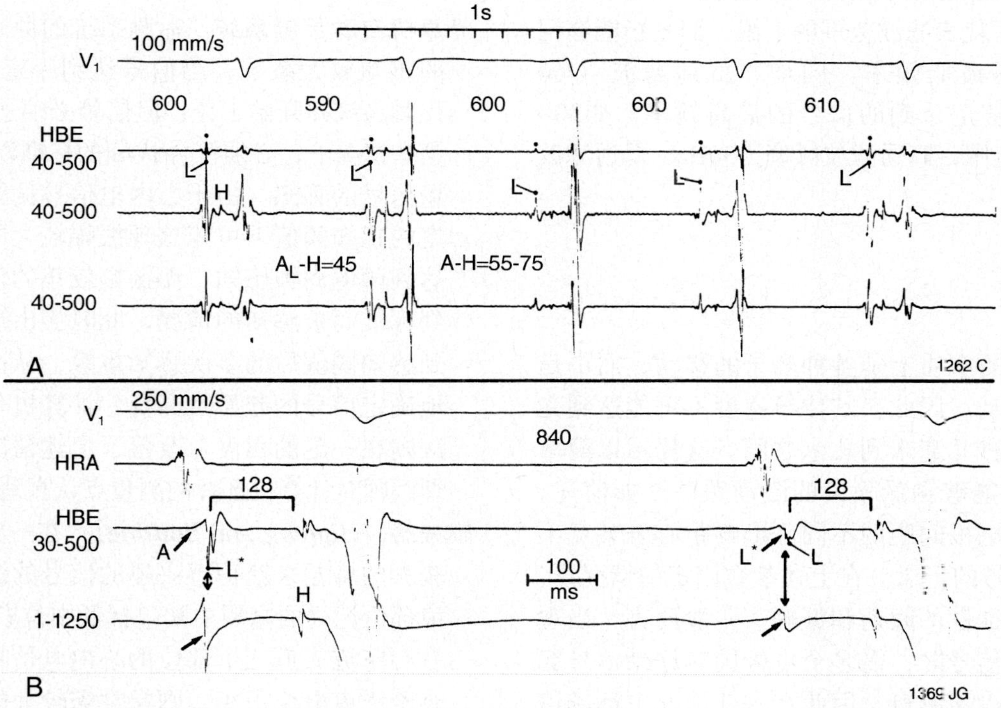

图9-2 窦律下逐搏变化。**A图**示体表V_1导联和滤波范围为40~500Hz、三种增益下的希氏束（HBE）电极记录的心内电图。纸速为100mm/s。可见逐搏变化影响了希氏束电图中房波初始斜率，从而也导致了以通常的方法测量的A-H间期出现20ms的变异。L点示低增益下HBE电图记录的房波的最大振幅点和测出最大振幅A_L，且A_L-H间期保持固定。**B图**示纸速为250mm/s，窦性心律下的心房电图。房波的最早起点也随逐搏变化。A_L-H间期恒定为128ms。HBE电极上以300~500Hz滤波记录的局部心房电活动L和L*由用1~1250Hz的滤波同步记录证实。A=通常测量的心房电活动起始点，用箭头表示；L=示HBE电图记录的房波的最大振幅点，滤波范围为30（40）~500Hz；L*=示在最靠近HBE电极部位，未滤波的电极中同步记录到的房波的最大振幅点；L、L*点与未滤波电极记录到的房波相对应点（箭头所示）以垂线连接。(With permission from Fisher JD, Backer J, Ferrick KJ, et al: The atrial electrogram during clinical electrophysiologic studies: Onset versus the local/intrinsic deflection. J Cardiovascular Electrophysiol 1991;2:398-407.)

所谓的本位曲折；3）当激动继续远离记录电极时，电位再次发生偏转，产生与激动接近记录电极时产生偏转的镜像改变。

高频滤波和窄电极间距：局部的信号如希氏束电位，可以通过将滤波范围设置从30Hz或40Hz至500Hz或更高以更清晰记录。这是利用高频信号传导距离近的特点，以及一些组织如希氏束的心肌纤维较少，能量低。因此，较近距离的电极间距（2~10mm）和较高滤波范围（30~500Hz）可最大程度地放大局部电位而避免感知远场电位或较大信号。

理论上可以通过更高的滤波范围，如100~1000Hz来尽可能放大局部电位，但在此滤波范围，能量非常低，记录放大系统需以较大的增益才能获得信号，但此时的信噪比趋向于减少局部信号而增大了噪音信号，使得该方法不可行。

如同递增刺激和递减刺激含义不清的概念一样，信号滤波的概念也易混淆。其中高通滤波（high pass）概念并不代表滤波范围的上限，而是指能够记录到的信号的最低频率。同理，低通滤波（low pass）代表能够记录到的信号的最高频率。如30~500Hz的滤波范围，高通滤波频率为30Hz，低通滤波频率为500Hz。

电信号计时[15]

心内电信号的本质上是各种离子的移动，而不是电子或光子的移动。因此，其传导速度不可能达到光速，其速度在每秒几毫米到几米之间。这提示以简单的分规和直尺就能够测量除极的激动顺序。如前述，信号滤过范围和电极间距的不同可影响距心脏某点不同距离的心电信号的记录。在上述参数固定的情况下，心电信号有其特征性的间期和振幅。一般而言，当观察发现某个心电信号时，需多个电极同时记录信号起始时的电位偏转以便测量，因此在一些情况下远场信号是有价值的。而在心内电生理标测时，某个电信号的电极所在部位的计时非常重要，此时应避免远场信号，所以需要高的信号滤波范围（30~500Hz）和窄的电极间距。但在一些测量，如希氏束电图中心房波的记录，如仍以40~500Hz为滤波范围，则正好处于本位曲折的频率范围，而导致记录到较少的信号（图9-2）[15]。

影响记录到的心电信号波形的因素很多。如记录电极距心室复极起始点足够近（如窦性心律下心室的最早除极点、室速起源点），本位曲折可出现在波群中靠前的位置。这在单极电极记录时更为明显；在心室的最早除极点的单极电极记录到明显的快速的负向的本位曲折。但一般不用单极电极刺激，因为此时由于较大的远场（心内电极–“单极”–至体表电极）电位常可引起很大的刺激伪迹，而影响信号的记录。

当滤波范围在30~500Hz时，记录到的心电图表现为多个锯齿状的波折，常有波形方向的突然改变。由于滤过了较多的远场波，整个心电信号的间期小于当滤波范围在0.5~100Hz时的间期。但最大电位即峰曲折的计时间期在上述两个滤波范围（0.5~100Hz和300~500Hz）下是相近的[15]。如记录电极位于瘢痕或损伤区域，信号通常较低（<1.0mV），仅可记录到一些低振幅的曲折波，均不符合局部电位或本位曲折的标准，通常将第一个振幅相对较高的曲折（该方法较为客观）作为计时波形。

计算机自动标测系统：标测系统的原理类似于起搏器的感知放大系统，当信号达到一定振幅被感知后，计时系统即开始工作，但信号必须达到一定的阈值。某些情况下，必须符合dV/dt的标准以减少对T波和远场信号的感知。由于心内电信号振幅差异较大，一定的感知阈值下可能出现振幅较大的信号早期即能达到阈值而被感知，而振幅较小的信号较晚才能达到标准而被感知的情况，此时会出现不同信号在达到感知阈值后的多次感知重叠，从而导致无法准确地确定信号的起始及高峰。计算机化下的感知运算法则在一定的程度上改善了上述情况，但仍需电生理医师对计算机选择的测量点认真地确认。

限幅器（clipping and limiting）：在一些情况下常需要较大的增益来获得感兴趣的信号的波形，如在希氏束部位记录的电图中常包括低中位右心房、希氏束、右心室流入道三个部位的心内电信号波形。如果记录希氏束电位很小，则常常需较大的增益，从而导致右心房和右心室波形被过度放大，以致于在记录仪上与其他同步记录的通道信号波形重叠。此时需要应用限幅器限制信号的过度放大而使其保持在限定的范围内。在希氏束部位记录时，应用限幅器应没有问题，但如需记录某些区域信号的峰值进行计时，此时限幅器将使测量无法进行。

陷波滤波器（notch filters）：电生理检查室通常需要良好的生物工程学设计，以将电磁波对记录仪器的干

扰降到最低，但一些交流电仍会产生50~60Hz的电磁波导致电极记录出的信号波形无法辨认，因此陷波滤波器的滤波范围应调至50~60Hz，可以减轻电磁干扰。虽然陷波滤波范围在50~60Hz，但仍减弱了频率位于50~60Hz的部分信号。在大部分情况下这对心内信号波形的临床影响较小。

电生理检查

体表心电图和心内电图的选择

在通常电生理检查中并不需显示完整的体表12导联心电图，可以选择方向相互垂直的导联（如I、aVF、V_1），也常加用Ⅱ导联以观察有无异常的电轴左偏，但不同学者通常有不同的导联选择习惯。正交导联（X，Y，Z）虽然符合逻辑，但并不常用。

在心脏内不同位置放置心内电极导联以记录放置部位的局部心电信号。通过对心内信号的滤波可避免感知远场信号。

刺激方案和刺激顺序

电生理检查中常用的刺激技术有期前刺激、（频率）递增刺激和药物诱发。评价从窦房结至心室的整个心脏传导系统的方法各不相同。根据不同的疾病和检查目的应选择合适的刺激方案，不存在统一的刺激方案。但对某些适应证，应当符合已经制定的指南(如对冠心病合并持续性室速患者的刺激方案必须能在90%以上的病例可诱发临床室速)[12]。

前文所述的期前刺激是电生理检查中的核心技术，主要用于测量不应期和诱发心动过速。刺激方案通常是8个基础驱动，可以是窦性心律，亦可是刺激器发放的固定周长刺激（S_1S_1），随后给予1个、2个或3个期前刺激，相应地被称之为S_2、S_3、S_4。S_1S_2起始间期通常为驱动周长的80%~90%。所有刺激均设置统一的技术参数，通常以1~2ms为刺激持续时间，刺激阈值为舒张期阈值的2~4倍。S_1S_2以及随后的S_2S_3和$_S3S_4$的周长递减方式，既可以是“串联”式，也可是“顺序”式[16]。(图9-3)。

串联式期前刺激：S_1S_2先以10ms逐渐递减至S_2不能夺获心脏后，在此时的S_2基础上增加40~50ms，固定S_1S_2间期并引入S_3，S_2S_3逐渐递减至S_3不能夺获心脏，再次缩短S_1S_2间期，使S_3再次达到不应期，从而测量出达到不应期时最短的S_1S_2和S_2S_3间期。将S_3增加40~50ms，引入S_4，重复上述程序。一些实验室还进行S_5、S_6刺激，但通常仅引入到S_4后终止。

简单顺序式期前刺激：S_1S_2先以10ms逐渐递减至S_2不能夺获心脏，然后增加10ms或再逐渐递增S_2至能够确切夺获心脏后，固定S_1S_2间期并引入S_3，同样逐渐递减至S_3不能夺获心脏，同理引入S_4。前瞻性的随机临床试验显示两种刺激方式在临床心律失常的诱发率、非临床心律失常的诱发率及诱发失败率方面均相似[16]。临床中简单顺序式期前刺激技术可节省时间[16]。

不应期和传导性

不应期和传导性两个概念有所交叉，简单来区分即前者由期前刺激测量，后者由频率递增刺激来测量。

不应期[17~25]

不应期（refractory period）的测量通常是在8个基础刺激（S_1S_1）后跟随1个期前刺激S_2，其间期比S_1S_1短。逐渐递减S_1S_2间期直至S_2到达不应期（即不能夺获心脏）。S_1S_2间期通常以10ms递减，但在一些检查室中S_1S_2若较长也以20~30ms递减。不应期通常随基础S_1S_1周长的减小而缩短，但在房室结，当基础S_1S_1周长从1000 ms减至600ms时，房室结不应期逐渐延长，当进一步减小至600ms后，房室结不应期才逐渐开始缩短(图9-4)。根据检查目的的不同，可在心房、心室的不同部位和以不同的基础S_1S_1周长测量不应期，但测量的每个不应期应标注测量时的部位和基础刺激周长。下文介绍几种不应期的概念。

绝对不应期（absolute refractory period, ARP）：在最大的刺激强度下，S_2刺激仍不能夺获心脏时的最短的S_1S_2间期。

相对不应期（relative refractory period, RRP）：在ARP之后的一段时间，由于心肌细胞复极不完全，虽然在电刺激下能够除极，但动作电位的除极、传导速度较慢，动作电位传导至邻近细胞时不稳定。

有效不应期（effective refractory period, ERP）：S_2刺激不能夺获心脏时的最长的S_1S_2间期。注意ERP是根据

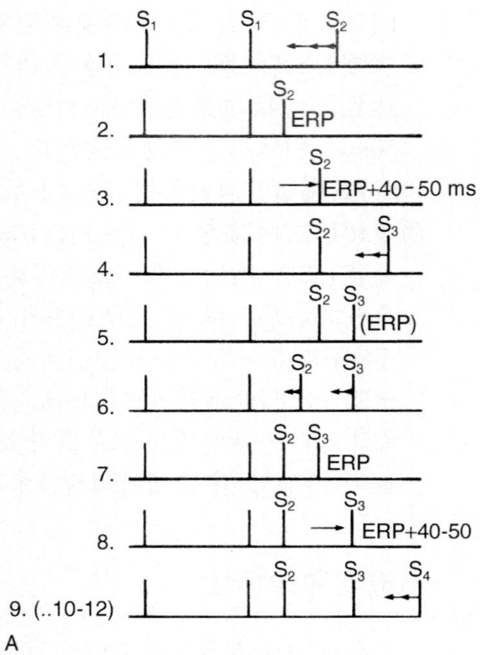

图9–3 期前刺激方案。**A.** 串联式刺激。当第一个期前刺激S_2达到有效不应期（ERP）后，在此基础上增加40~50ms后引入第二个期前刺激S_3。逐渐缩短S_2S_3间期直至S_3达到不应期后，再次缩短S_1S_2间期，使S_3能再次夺获。继续以这种串联的方式递减S_2和S_3，直至S_2和S_3能夺获的最短间期（S_1S_2和S_2S_3间期）。S_4测量方法同上，将S_3到达不应期后增加40~50ms引入S_4，对S_3和S_4重复上述程序。**B.** 简单顺序式刺激。逐渐缩短S_1S_2间期直至S_2达到不应期，S_2增加10~20ms确认S_2能够夺获。S_3和S_4测量方法同上。上述两种测量方法所得的结果相近。（With permission from Roelke M, Smith AJ, Palacios IF: The technique and safety of transseptel left heart catheterization: The Massachusetts General Hospital experience with 1,279 procedures. Catheter Cardiovasc Diag 1994;32:332–339.）

刺激–刺激（S_1S_2）间期来测定的。用两个（S_3）或三个（S_4）来测量有效不应期时这个定义存在一些问题，此时不应期的定义略有改变，第一个期前刺激的ERP定义为能够夺获的最短偶联间期。比不能夺获心脏的最长S_1S_2间期长10ms；但若更早的期前刺激不能夺获，则对更晚的期前刺激就没有太大意义。

下游效应：ERP存在下游效应（downstream effect）。在起搏刺激部位测量ERP，则用程控刺激仪可直接显示ERP的数值。但如测量希氏束ERP时，通常采用从高位右心房（HRA）发放刺激，可能需要缩短S_1S_2间期，直至到达心房的ERP，使得从HRA到房室结（AVN）/希氏束区的传导时间延长。刺激也可能遇到AVN的相对不应期，使得从希氏束发放的S_2刺激产生的激动（H）延迟到达，从而导致H_1H_2间期较S_1S_2间期明显延长。由于此时需测定的是希氏束的电生理特性，其ERP可定义为不能扩布的最长H_1H_2间期。这可能与HRA发放S_1S_2测定的ERP数值不同。在组织近端部位（如HRA）的ERP比远端部位的ERP长，从而无法测定在远端的ERP[17~25]。是否采用其他的方法来

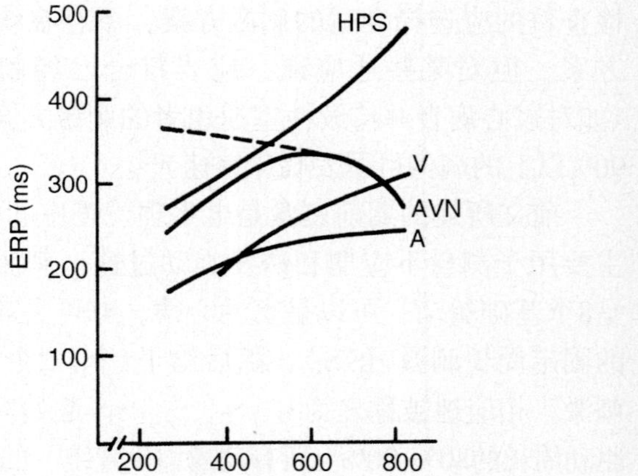

图9–4 传导系统不同部位的有效不应期（ERP）的差异。随基础S_1S_1刺激周长缩短，希–浦系统（HPS）、心房(A)、心室(V)不应期逐渐缩短，而房室结（AVN）不应期则出现先延长后缩短。（With permission from Fisher JD: Primer of Cardiac Electrophysiology. Armonk, NY, Futura, In press.）

减少下游效应，可根据电生理检查的目的而决定。

功能不应期 (functional refractory period, FRP)：以S_1S_2刺激时，需测量的传导部位最短的S_1和S_2反应间期称为功能不应期。同样，根据需测传导部位的不同，最短的刺激间期不一定产生最短的反应间期，如经HRA发放以10ms递减的S_1S_2刺激测量房室结的FRP时，房室结内传导时间延长的同时，希氏束内H_1H_2间期亦逐渐延长。因此房室结的FRP时S_1S_2间期长于房室结的ERP 时S_1S_2间期。上述不应期之间的关系，见图9–4至图9–6。

不同部位不应期的定义[23~25]

心房有效不应期：在刺激部位不能够夺获心房的最长S_1S_2间期。

心房功能不应期：以S_1S_2刺激时最短的A_1A_2间期。在测量功能不应期时，应描述刺激和记录心房反应的各自部位，通常所测量的A_1A_2间期即是指在HRA部位刺激，而在靠近房室结部位记录心房反应，而很少指在其他部位如HRA记录心房反应。但如需测量心房间（从HRA至左心房）或其他特殊的情况时，也可选择其他记录部位。

房室结有效不应期：（在低位右心房）不能下传至希氏束（即产生H_2）的最长的A_1A_2间期。

房室结功能不应期：以S_1S_2刺激时，A_1A_2下传产生的最短的H_1H_2间期。

希氏束有效不应期：不能下传至心室的最长的H_1H_2间期。但希氏束以下传导组织的传导性常影响有效不应期的测量，如出现右束支电位或束支传导阻滞图形时，使得有效不应期和功能不应期的测量相近。

希氏束功能不应期：以S_1S_2刺激时，H_1H_2下传产生的最短的V_1V_2间期。

心室有效不应期：（在心室发放的）不能夺获心室的最长的S_1S_2间期。

心室功能不应期：以S_1S_2刺激时最短的V_1V_2间期。在测量心室功能不应期时，刺激部位和记录心室反应的部位可是同一部位，也可不同。

旁路有效不应期：刺激经旁路不能传导的最长的S_1S_2间期。需要指出测量旁路有效不应期时刺激和记录心房或心室反应的部位必须靠近旁路，如以HRA部位进行S_1S_2刺激，若旁路位于左侧二尖瓣环，则在HRA部位的S_1S_2刺激间期与到达左心房的A_1A_2间期差异很大。

旁路功能不应期：以S_1S_2刺激心房产生A_1A_2经旁路下传的（预激的）最短V_1V_2间期。与测量旁路有效不应期时相同，也必须考虑到刺激部位。

逆传不应期：房室结、希氏束、旁路的逆传不应期的概念同前，仅是在心室以S_1S_2刺激。

传导性[18~20, 27~31]

传导性通常定义为组织（或组织条）随刺激频率增加传导波峰的能力。不涉及期前刺激。通常以短阵快速刺激或慢斜坡刺激的方法进行[18]。短阵快速刺激起始时周长远短于基础心律周长，使心肌产生一段"适

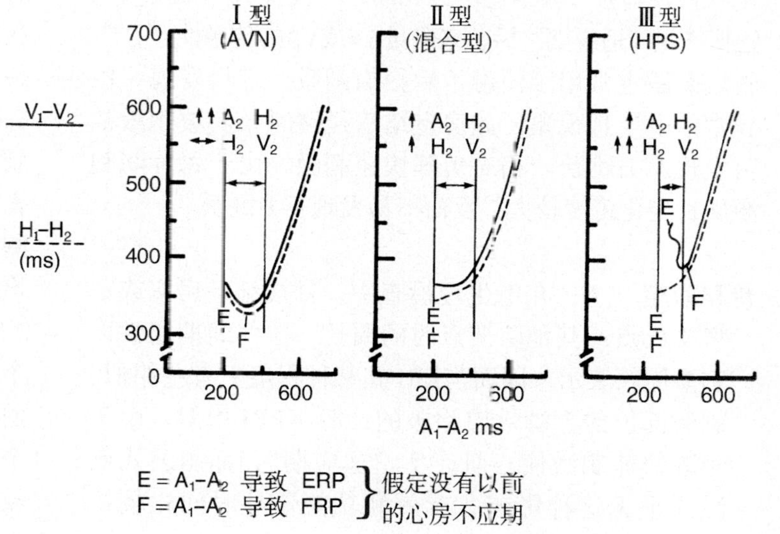

图9–5 房室结传导和不应期的模式。缩写词同前。随S_1S_2逐渐缩短，房室结传导（A_2H_2）和希–浦系统传导（H_2V_2）有所不同。常见A_2H_2延长为主伴有轻度的H_2V_2延长（Ⅰ型）；其次为H_2V_2延长为主型（Ⅲ型）和A_2H_2、H_2V_2均延长型（Ⅱ型）。(With permission from Fisher JD: Primer of cardiac electrophysiology. Armonk, NY, Futura, In press.)

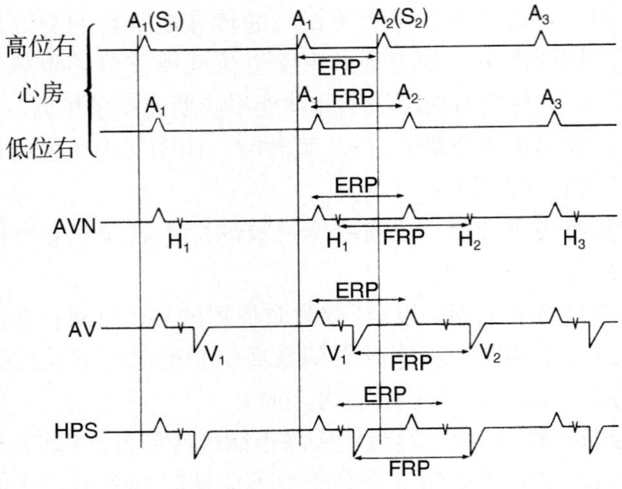

图9-6 房室传导系统不同部位的有效不应期(ERP) 和功能不应期 (FRP)。A_1 (S_1)、H_1、V_1代表各部位基础除极。高位右心房A_2 (S_2) 示期前刺激，A_2、H_2、V_2示期前刺激后低位右心房、希氏束、心室的反应。A_3为恢复的自主心律。参看正文。每个传导部位的ERP是指不能夺获（或传导）该部位心肌的最长的刺激间期，而FRP是指以S_1S_2刺激时该部位最短的成对的反应间期。因此ERP是指需测量部位的上位传导部位的刺激间期，而不仅指高位右心房部位的S_1S_2间期，如希-浦系统的ERP是指其上位的代表希氏束开始除极的H_1H_2间期。注意：所示H_1H_2间期应较图中所示缩短，应与下方两图的H_1H_2间期相等。(With permission from Fisher JD: Primer of cardiac electrophysiology. Armonk, NY, Futura, In press.)

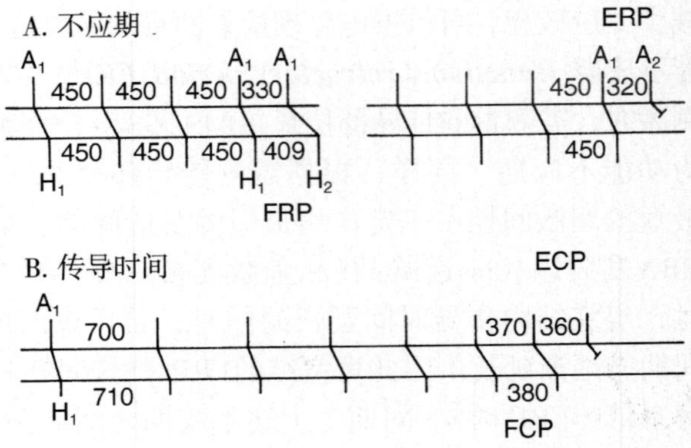

图9-7 不应期与传导时间比较示意图。**A.** 房室结不应期。从低位右心房发放周长450ms的刺激 (A_1A_1)，随后给予期前刺激A_2，A_1A_2间期330ms。结果最短的H_1H_2间期409ms代表房室结的功能不应期 (FRP)。A图的右侧，期前刺激A_1A_2=320ms不能传导，代表有效不应期 (ERP)。通常测量FRP时期前刺激间期长于其ERP。**B.** 房室结传导时间。以递减的周长起搏，直至发生阻滞。其最短的HH间期为功能传导时间 (FCP)。不能传导的最长AA周长为有效传导时间 (ECP)。间期反映了ECP和FCP的差异通常较小。(With permission from Fisher JD, Zhang X, Waspe LE, et al: Tests of refractoriness and conduction during clinical eletrophysiologic studies: Yields and roles. J Electrophysiol 1988; 2:175.)

应期”，有时可持续约45s，但通常刺激10~15s即可恢复[30,31]。激动经HRA至心室的传导性常用频率递增的短阵快速刺激的方法测量，窦房结恢复时间 (sinus node recovery time, SNRT) 的测量亦常用上述方法（见后文)。缓慢的斜坡刺激（频率递增2~4bpm/ s）持续10~15s使心肌逐搏产生“适应期”后，来测量AV或VA的传导性[18,26-29]。斜坡刺激也常用于消融术后扫描刺激，容易发现一些异常的电生理现象，如房室结双径路时，斜坡刺激常可发现A-H跳跃。相对短阵快速刺激，由于每阵间刺激周长变化跨度较大，反而不易发现A-H跳跃。

传导间期 [18, 26]：在电生理检查中，常规记录房室或室房文氏点或其他阻滞点时的周长。这些间期通常以刺激周长表示，因而与ERP在某种程度上有些相似。刺激部位的下游效应除极的计时与FRP相似。由于短阵快速刺激使心肌产生“适应期”，而斜坡式刺激几乎无这种影响，有效和功能传导时间比较接近，其差异通常比有效不应期与功能不应期的差异小（图9-7)。

刺激哪些部位和以什么顺序刺激?

心房刺激通常从HRA 开始，若临床需要然后进行心房其他部位的刺激，如冠状静脉窦。心室刺激通常在右心室心尖部 (right ventricular apex, RVA)，如需进一步检查，还可选择右心室流出道 (right ventricular outflow tract, RVOT) 进行刺激。有时需进行其他部位的刺激，如右心室流入道、室间隔部、左心室。一般而言，当刺激部位越靠近需评价的组织时，其不应期的测量就越准确，心律失常也越易诱发。因此根据临床检查目的的不同要求选择不同的刺激部位和刺激顺序。

是否需要在完成各个刺激部位多个驱动频率的两个期前刺激的检查后，再进行各个部位三个期前刺激的检查，还存在一定的争议[34~37]。在进行三个（或四个）期前刺激的检查时，当基础刺激频率过快时会导致刺激诱发的非临床心律失常的发生率增加[38]。但在所有刺激部位完成两个期前刺激再重复第三个期前刺激有几个缺点：需要多次移动导管，且两次刺激测得的不应期的差异较大，因此建议在一个刺激部位以一个和两个期前刺激反复测量得到稳定的、可重复的不应期后再进行三个期前刺激的检查[39]。在任何部位，当基础频率为窦性心律或起始驱动刺激时，诱发临床心律失常成功率增加，而诱发非临床心律失常的发生率下降[34,36,38]（图9-8）。因此，如果检查的目标是减少诱发非临床心律失常，最好是在对某一个部位检查时，在窦性心律或较低的基础刺激频率下进行$S_2S_3S_4$刺激和在较高的基础刺激频率下进行S_2刺激，这些刺激均在同一个部位进行，当完成一个部位的上述方案的检查后，再移动导管进入下一个部位的刺激。从实用性角度考虑也是应该完成一个部位的方案后再到下一个部位[34]。但不同的学者和检查室的检查数据和结果常基于各自以前的刺激顺序而有所不同，这对其刺激顺序的选择也很重要。

针对性与系统性电生理检查

在电生理检查中，可根据检查的目的仅进行某一方面的针对性检查。典型范例是评价抗心律失常药物对心律失常的诱发率，或测量植入式心脏复律除颤器(ICD) 的除颤阈值。有时也由于时间限制，在患者疾病允许的情况下仅进行有限的电生理检查，如临床需要完整的检查可留待以后进行。

一般而言，不管是否消融已知或可疑心律失常，应安排对患者进行全面性的电生理检查。其原因是有电生理检查指征的患者常存在不止一种类型的心律失常。因此，对未确定病因的晕厥患者既可能是窦房结、房室结、希-浦系统其中一个部位的异常，或是可诱发的心律失常；也可能是上述异常的组合；这些不同异常会影响选择正确的治疗方案。如室性心动过速的患者经全面的电生理检查发现同时合并窦房结功能异常时，合理的治疗方案应是植入双腔ICD；另外，室上性心动过速 (supraventricular tachycardia, SVT) 患者中约15%存在有超过一种的可重复的诱发机制。因此，也可见一个患者同时检查出旁路和双径路相关的心动过速，且发作时心率相近，而以往的记录很难明确鉴别。因此，许多学者在消融引起临床心律失常的主要机制后，建议将经刺激诱发的心律失常同时消融，避免患者以

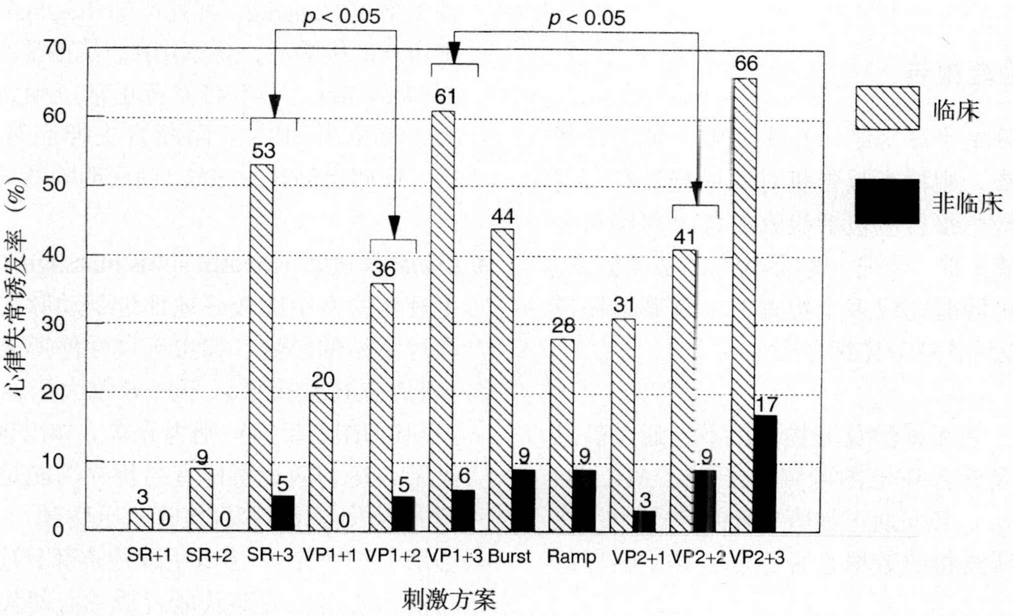

图9-8 在可诱发室速的患者中，连续以不同方案刺激时临床和非临床心律失常的诱发率。所有患者的刺激步骤均相同。横坐标示不同的刺激方案；纵坐标示不同的刺激方案时心律失常的诱发率。直方图中阴影和黑色部分分别示临床心律失常和非临床心律失常的诱发率。图中数字示诱发率的精确数据。SR=窦性心律；VP1=慢频率基础刺激；VP2=快频率基础刺激；1、2、3示期前刺激数。可见SR+3临床心律失常诱发率高于VP1+2和VP2+2，VP1+3高于VP2+2（$P<0.05$）。VP2+3较SR+3、VP1+2更易诱发非临床心律失常（$P<0.05$）。(With permission from Artoul SG, Fisher JD, Kim SG, et al: Stimulation hierarchy: Optimal sequence for double and triple extrastimuli during electrophysiological studies. Pacing Clin Eletrophysiol 1992;15:790–800.)

后发作另一种心律失常而再次手术。附加的电生理检查引起并发症的风险也相应增大，除了传导阻滞外，主要在于器械操作过程引起的其他并发症。但还是应该尽可能在一次电生理检查中彻底治疗临床相关的心律失常。

全面的电生理检查

“全面”是相对的概念，如在电生理检查中不可能将所有可用的药物用于诊断心律失常，仅是选择其中最有诊断价值的药物以完成相对全面的电生理检查。

全面的电生理检查应包括对窦房结、心房、房室结、希-浦系统功能的评价，以及是否存在室房逆传和能否诱发室上性、室性心律失常。通常的刺激部位和顺序即能完成对多个心腔和多个部位的检查，如心房频率递增刺激可用于测量SNRT和房室结、希-浦系统的传导性；心房期前刺激可用于测量窦房传导时间（sinoatrial conduction time, SACT）、诱发房性心动过速、鉴定是否存在房室结双径路、诱发AVN折返性心动过速以及提供心房、房室结、希-浦系统的不应期数据。同样，心室刺激能够发现室房逆传、诱发室性心律失常。

完整的电生理检查报告

如果认为心脏始于窦房结，止于心室，加上二者之间各结构的检查，则检查报告相对简单和具有一定条理性。电生理检查报告应包括检查的各个部位和步骤，并且详细记录正常、异常和临界状态的各项数据。许多相同的刺激可同时完成多个检查。本章简单提及的检查方法将在以后各章节详细介绍。

1. **基础传导间期：** 在无刺激及药物作用下，通过静息时体表心电图及希氏束电图可测量出PA、AH、H、HV间期（图9-8）。各间期正常值见表9-1[15,23,39~47]。在报告中应标示所测得的数据是否正常、处于临界值或是异常。
2. **窦房结功能测定：** 包括窦房结恢复时间（SNRT）[22,23,48~75]，Narula法[72,76]、Strauss法[55,71,72,74]或直接法[77~81]测量的窦房传导时间（SACT）。随刺激频率和刺激部位的不同，SNRT数值也有所不同，如以120次/分（周长500ms）在心房内不同部位刺激15~120s，所测的SNRT数值波动幅度可达250 ms（±2 SD）。由于较低的刺激频率或刺激时间太短不能超速抑制原有的心脏起搏点，而较高的频率则易导致传导阻滞和生理性反射产生神经内分泌调节变化，从而均会影响SNRT数值。详细的测量方法将在以后的章节介绍。

表9-1 各传导间期正常值（ms）

	P-A	A-H	H	H-V	P-LA
平静时	10~45	55~130	<25	30~55	40~130
心房刺激	10~75	*	<25	30~55	65~150

* A-H间期进行性延长，见图9-10。

缩略词见正文。

变时功能不全： 患者静息时窦性心率正常但对应激事件的不适当反应常可产生相对的症状性心动过缓。是否存在窦房结变时功能不全可通过运动试验或异丙肾上腺素、阿托品试验来进一步鉴别。

窦房结固有心率（*intrinsic heart rate, IHR*）： 窦房结作为心脏最高起搏点，其起搏功能易受神经体液因素的影响。因此，当出现窦性不适当的心率或SNRT、SACT检查异常时，进一步鉴别是窦房结功能不良引起的还是外源性因素的影响就显得很重要。可给予普萘洛尔0.2mg/kg、阿托品0.04mg/kg阻断自主神经对窦房结的影响后，观察IHR，其正常值为IHR=118.1-(0.57×年龄)。小于45岁者正常范围为上述值±14%；大于45岁者±18%。阻断自主神经对窦房结的影响后，所测得SNRT、SACT尚无明确意义。

3. **颈动脉窦按摩（carotid sinus massage, CSM）[82~88]：** 在电生理实验室中能较好地评价颈动脉窦按摩对窦房结和房室结的影响。如出现窦性停搏或房室传导阻滞（阻滞点在希氏束以下）导致大于3s以上的长间歇（心脏抑制型反应）则为异常。如出现窦性停搏，可给予心房刺激观察房室结传导功能是否受影响。持续的血压监测可鉴别血管减压反射。
4. **心房[42~46, 89~103]：** 心房电生理检查部分应评价心房传导功能、心房不应期及能否诱发心律失常。心房内传导时间以P-A间期表示（图9-9）。测量从最早的窦房结除极的起点（正常的P波或从HRA记录到的最早的A波）到His记录到的最早的A波的间距。心房刺激时P-A间期可能延长，原因有：刺激部位的“潜伏期”；各向异性导致的刺激点周围的缓慢传导；刺激所产生激动的传导远离窦房结与房室结之间的优势传导

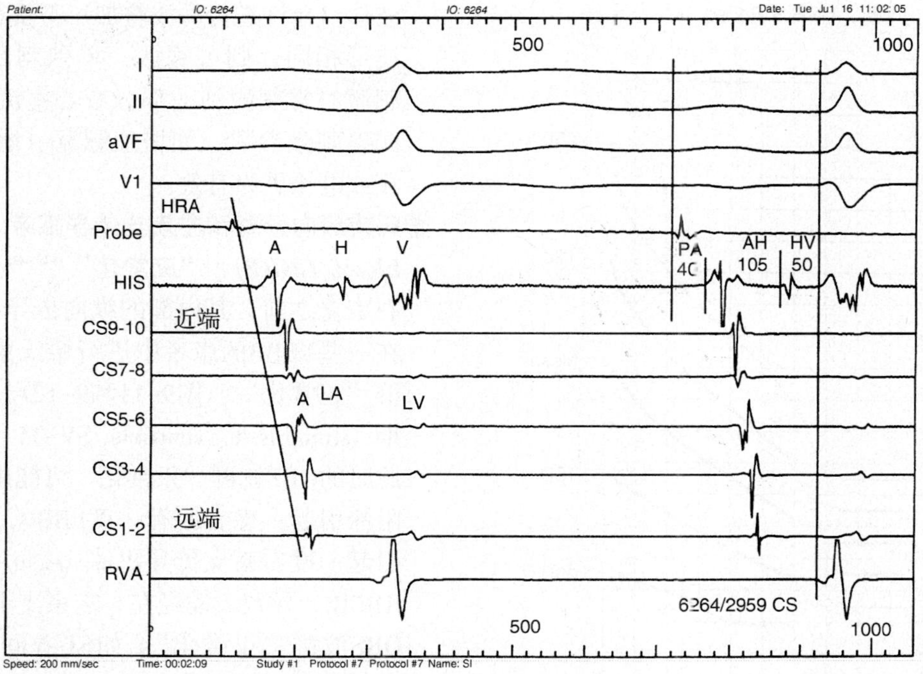

图9-9 正常心内电图。图中显示“被动”希氏束电图（指在窦律时，无心内导管操作、刺激、应激情况下记录）。呈半正交的I、aVF导联和V_1导联以及II导联的组合，有助于判断心电轴。CS电极1-2（远端）至9-10（近端）记录的电图分别代表左心房和左心室心电活动。具体测量方法见文中。

通路。另外在器质性心脏病、术后瘢痕及其他心房结构异常时也可出现P-A间期延长。心房间传导时间的测量通常从HRA记录到的A波到CS中远端记录到的A波的间距，一般不超过130ms。但心房间的传导径路较为复杂，仍需进一步研究。

心房期前刺激通常用于测量心房不应期和诱发心律失常。

任何患者在持续快速的心房刺激下都会诱发房颤，特别是在药物如腺苷直接或间接作用的提高迷走神经张力时更易诱发，对这类房颤的临床意义需要医师慎重的判断。

对于诱发的房性心动过速和房扑，尤其是在相同刺激条件下能规律性诱发并呈持续性，常提示电生理异常的存在而不同于诱发出房颤的意义。

5. 房室结功能[23, 89-122]：房室结功能与窦房结相似易受神经体液因素影响。在体表心电图主要表现为P-R间期，可根据不同的生理需要而延长或缩短。一般情况下，运动、焦虑等活动使交感神经活动增强时，A-H间期缩短；夜间正常人或高强度训练的运动员活动减少时，副交感神经活动增强，A-H间期延长，甚至出现传导阻滞。阿托品和腺苷作为“药物探针”常用于评价窦房结和房室结功能。

在频率递增刺激下，A-H间期逐渐延长，呈光滑的曲线，并在出现房室阻滞前出现最大延长（图9-10）。心房期前刺激亦可出现相似变化。事实上，电生理检查中应将房室结传导“设置”到符合患者生理状态的适宜的A-H间期。一般需要安静状态，通常需要轻度镇静。

在起搏刺激、副交感活动增强、药物作用或疾病状态下，房室结传导常可出现文氏周期，其机制较为复杂，尚存争论[112-116]。

房室结双径路或多径路：人类与其他一些动物不同，尚未发现明确的相互分离的结间传导径路，但这些传导径路的残存纤维可能存在于进入房室结的“后下慢纤维径路”、“前上快纤维径路”和“左心房传入纤维”。虽然这是复杂解剖结构的简化，但是意味着这些通路可能具有不同电生理特性，因此房室结传入可在一条通路因不应期受阻而以相同间期在另一通路却可以传入。这些通路表现为递增刺激或期

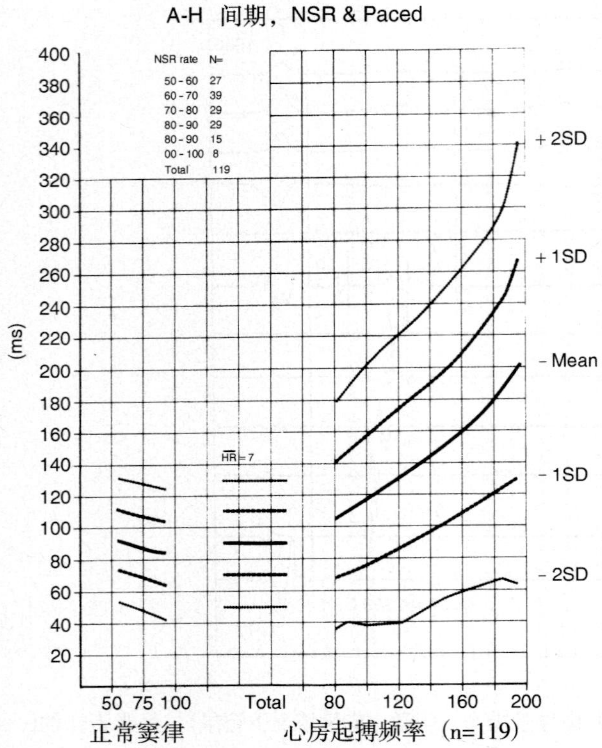

图9-10 正常窦性心律（NSR）及高位右心房刺激下A-H间期变化趋势图。图中显示无房室结疾病者的A-H间期平均值及标准差。（With permission from Fisher JD: Primer of cardiac electrophysiology. Armonk, NY, Futura, In press.）

前刺激时，A-H间期不连续。这些不连续或者“跳跃”定义为在起搏刺激间期（如斜坡式刺激）或期前刺激递减10ms时，本来平滑的AH间期突然延长50ms或更多。跳跃几乎在所有AVNRT患者出现。然而跳跃现象在无心动过速病史的患者中也可出现，使下一步的治疗出现困难，如果此患者有难以解释的晕厥或心悸，可选择消融慢径，避免再次进行电生理检查，但同时也存在较小的完全性房室传导阻滞的风险，导致需安装永久起搏器。

6. 希-浦系统 [22, 123~152]：希氏束的反应在被动希氏束电图、频率递增刺激、期前刺激时记录到，也可发生在药物作用后。

希氏束电图的确认：通常所见的希氏束电位实际上包括了心房波的末端，甚至右束支电位的一部分。真实的希氏束电图需以记录假定的希氏束部位的电极进行刺激，如刺激-心室波间期（ST-V间期）及QRS波形（允许逆传房波叠加）与窦律下H-V间期及QRS波形相同，则可确认。单独刺激希氏束较为困难，刺激时常刺激到一部分右心室流入道心肌，可适当调整刺激参数，如增加脉宽（增至5ms），较增加电流或电压更为有效。

希氏束纵向分离和左束支传导阻滞（left bundle branch block, LBBB）“正常化”[144,145]：在希氏束分为左、右束支之前，其内部的纵向传导纤维存在各向异性。在一些LBBB的患者中进行希氏束刺激时可使QRS波群“正常化”（图9-11和9-12）。如刺激至心室波间期（stimulus-to-ventricle, SV-T）长于基础H-V间期，此时的QRS波群“正常化”可能由于均衡性一度束支阻滞引起：患者原有一度LBBB，刺激希氏束后同时引起一度右束支传导阻滞（right bundle branch block, RBBB），导致激动经左、右束支下传时均延长，出现QRS波群“正常化”。如ST-V间期等于基础H-V间期，则提示希氏束病变，此时刺激部位实际在希氏束阻滞部位以下，起搏了左束支，这种情况往往提示预后不良，病变进展可能导致出现在HV水平的完全性房室传导阻滞。

导管损伤：放置电生理检查导管时引起的损伤可影响HV间期。短暂的RBBB常见，很少持续数小时。完全性房室传导阻滞非常罕见，除非患者已有LBBB，放置导管而致希氏束或右束支损伤，可能导致完全性房室阻滞。

刺激后反应：心房频率递增刺激和期前刺激很少引起

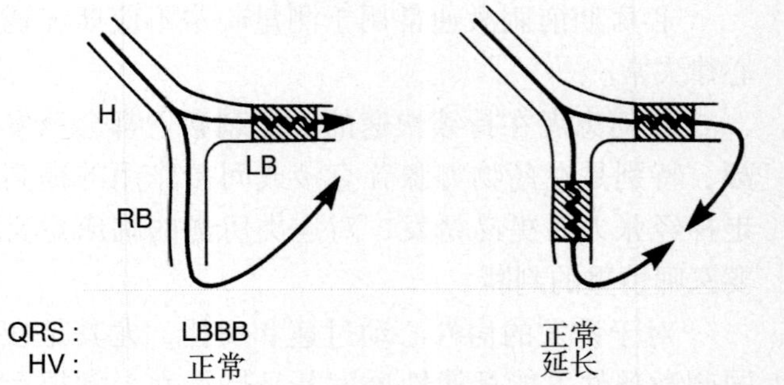

图9-11 左、右束支均衡性一度传导阻滞。左图示左束支（LB）传导延迟，而右束支（RB）传导正常，此时在体表ECG上出现LBBB图形，且心内电图示正常H-V间期；右图示左、右束支均出现一度传导阻滞，激动经左、右束支下传时有相同的延迟，此时在体表ECG上出现正常QRS图形，心内电图示H-V间期延长。(With permission from Fisher JD: Primer of cardiac electrophysiology. Armonk, NY, Futura, In press.)

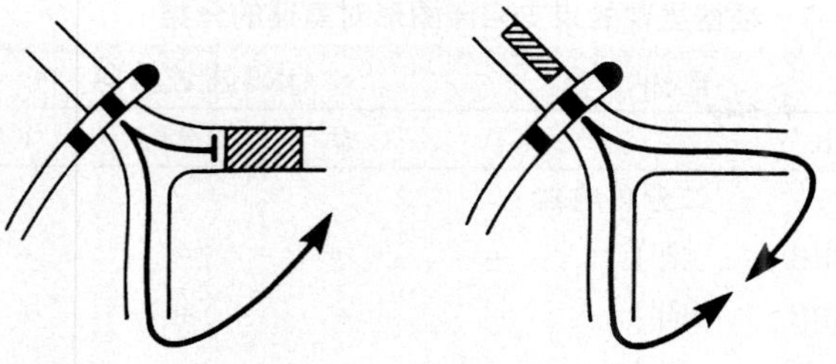

图9-12 左束支近段与远段病变导致LBBB机理示意图。左图示左束支病变时，体表ECG及希氏束刺激时均为LBBB图形。右图示希氏束内将延续为左束支的纤维存在病变，这种纵向分离导致体表ECG也呈LBBB图形，但在阻滞部位的远端进行希氏束刺激时，刺激沿着左束支和右束支同时下传，使得ST-V间期（相当于HV间期）正常，体表心电图QRS波形正常。（With permission from Giusti RP, Fisher JD: Prolongation of intra-atrial conduction time in response to atrial pacing. Clin Res 1976; 24: 218A.）

H-V间期变化。如果患者的房室结功能良好，冲动可在希-浦系统的不应期内激动部分组织。常见的例子是随着心房期前刺激的间期逐渐缩短，可引起RBBB；房颤时较短的周长也可出现RBBB，这称之为Ashman现象。更早的心房期前刺激则会可能导致A-H间期延长，相应的H-H间期亦随之延长；相反会减轻、改善右束支传导阻滞。这种裂隙现象是正常表现，将在本章及其他章节详述。

通常在递增刺激或期前刺激下，H-H间期在400ms或以上时，很少出现希-浦系统传导阻滞。如在刺激周长未达到房室结文氏周长前即出现H-V阻滞，则可明确希-浦系统病变，有起搏器治疗指征[127]。

药物试验：异丙肾上腺素对希-浦系统仅有轻度的正性传导作用。因此，应用异丙肾上腺素更可能增加心室逸搏心律，而非增加房室传导，除非是阻滞在房室结而不是在希-浦系统。

利多卡因、普鲁卡因胺、阿义马林[130~135]常用于评价可疑的希-浦系统传导功能，如出现传导阻滞或H-V间期延长大于30%以上考虑传导功能异常。利多卡因常用剂量为75mg，间隔大于30s后可再次给予上述剂量；普鲁卡因胺剂量为10mg/kg，速度为25~50 mg/min，给予药物后可同时行频率递增刺激有助于发现希-浦系统传导功能异常。

7. **室房逆传功能**[153~160]：临床电生理检查中发现，约20%~50%房室前传功能正常的患者无室房逆传，属于正常变异，经给予异丙肾上腺素后，大多可恢复正常的室房逆传功能。

室房逆传功能正常者中，逆传最早激动心房点通常位于房间隔相对靠前的位置，即希氏束记录电极处。有时也可由于存在慢旁路而使逆传心房最早激动点位于后间隔位置。如逆传心房最早激动点出现在其他部位，即呈偏心性传导，则提示旁路的存在。

在一些患者中，斜坡式递增刺激时VA传导时间延长可能很小，而期前刺激更易发现。这非常重要，因为正常情况下室房逆传也是呈频率“递减”性（即随刺激或期前刺激频率增加，室房逆传时间而逐渐延长的现象），如无上述特性，需考虑旁路的存在。

室房逆传阻滞可发生于传导系统的任何水平，但束支远端的浦肯野纤维的不应期相对较长（“远端门控”现象）[159~160]，可能是一些现象的机制，下文中将详述此问题。

室房逆传的检查方法与前述相同，也是期前刺激与递增刺激结合，不过刺激部位在心室。

8. **少见现象**：在前向和逆向传导中可见各种裂隙现象（见其他章节）[98,161~170]，注意这些是少见的现象而不是异常现象。室房逆传时出现裂隙现象的常见原因有：(a) 逆传房室结双径路；(b) 经旁路逆传，随刺激频率增加达到其不应期后出现传导阻滞，出现跳跃改由房室结传导，或由房室结传导跳跃至旁路；(c) 右心室刺激时室房阻滞发生在右束支（出现RBBB），激动只能由经室间隔传导，并经左束支逆传，有时左束支的逆传激动继续通过希氏束逆传至心房，同时到达束支分叉处后又沿着脱离不应期的右束支下传至心室，从而形成束支折返（bundle branch reentry）[171~172]，有数个心搏的束支折返是一种正常现象，与持续性束支折返性心动过速（bundle branch reentry tachycardia, BBRT）不同，后者将在本书其他章节讨论。超常传导现象是[173]发生在后一次的激动恰好落入以前激动传导阻滞区域但能传导，在讨论3相、4相阻滞及超常传导的现象时一并详述。

9. **心室**：心室中最重要的问题是能否诱发出可重复的持续性单形性室速。在足够的刺激强度下，任何患者均有可能诱发出室颤，因此在排除一些特殊的情况（本书其他章节详述）外，这种诱发出的室颤不具特异性。

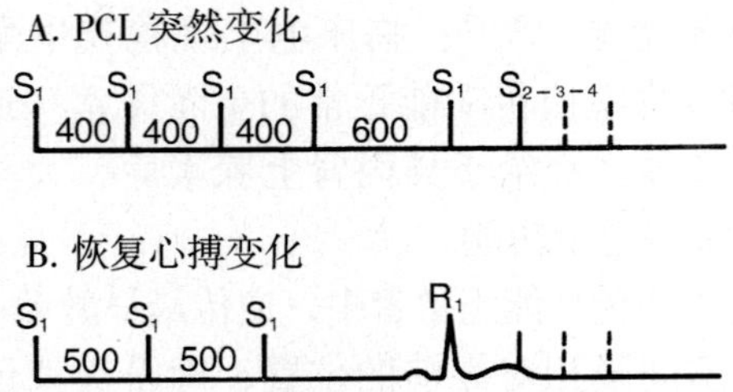

图9-13 离散刺激方案。**A.** 基础刺激周长（pacing cycle length, PCL）突然变化。**B.** 基础刺激S_1停止后，经过不同时间的恢复期，出现第一个自身心律（R_1）后延迟发放期前刺激（S_{2-3-4}）。(With permission from Fisher JD: Primer of Cardiac Electrophysiology. Armonk, NY, Futura, In press.)

如前所述，不存在统一、通用的电生理检查方案（图9-3、9-8、9-13和9-14）[12,14,32-36]。临床常用的方法包括了至少在2种基础刺激频率、2个心室刺激部位情况下的S_2、S_3、S_4、偶尔用S_5期前刺激，一些中心也采用短阵猝发刺激（burst）和快速频率递增斜坡式刺激。在某些情况下以及高度怀疑有室性心律失常的患者中，还常给予异丙肾上腺素用于激发，对给药后心率各中心有不同的标准：(a) 窦性心率达到120 bpm或（b）增加基础频率的25%（或其他值）。为激发出自发的心律失常（房性以及室性）经常需连续增加异丙肾上腺素的剂量，常用的方案为：1~2μg/min 持续5min后，每5min增加剂量至4 μg/min、6 μg/min、8 μg/min、10 μg/min。通常达到6~8μg/min后，继续增加剂量，患者心率无明显上升，提示β受体已达到饱和。但在缺血性心肌病，尤其是近期发生心肌梗死的患者要避免或严格限制异丙肾上腺素的使用。诱发出10~15次的单形性、多形性室速及室扑可能是正常的，尤其是在频率较高的短阵快速刺激和间期较短的期前刺激下[34]。对持续性室速的定义在不同的检查室有所不同，有以持续15s或30s以上，但大多数的标准将需电复律才能转复的室速定义为持续性室速。持续性单形性室速可用某一束支阻滞时的图形来描述其单一的形态（但不是真正的房室传导障碍），相关的描述见表9-2。

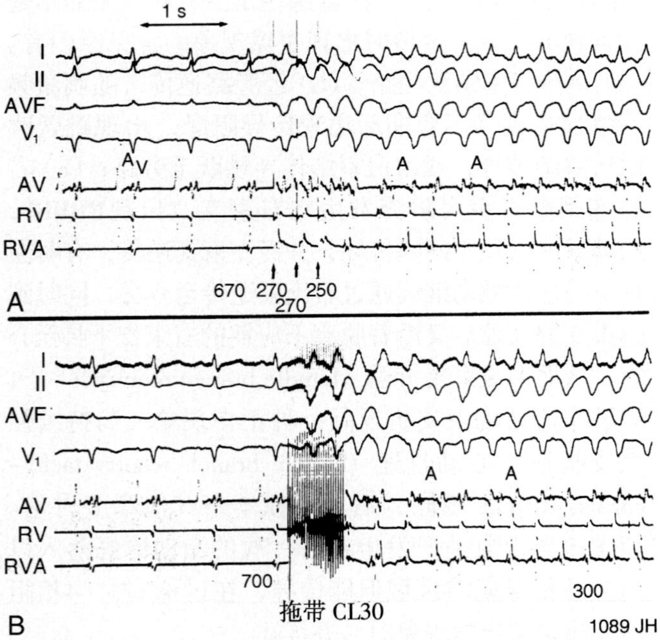

图9-14 程序刺激和超快速刺激诱发室速。**A.** 在窦性心律下高位右心房S_1S_1刺激后，引入3个心室期前刺激后诱发室速，偶联间期如图所示。**B.** 同一患者，以周长30ms的超快速刺激，夺获心室3次后诱发如A图所示室速。AV：记录心房波（A）和心室波（V）的心内电图；RV：右心室；RVA：右心室心尖部。

表9-2 根据呈现的束支阻滞图形对室速的分类

	电轴	QRS 主波方向			
BBB		*I*	*II*	*AVF*	*V1*
	二分类电轴				
RBBB	向上	+, −	−	−	+
RBBB	向下	+, −	+	+	+
LBBB	向上	+, −	−	−	−
LBBB	向下	+, −	+	+	−
	四分类电轴				
RBBB	RBNA	+	+	+	+
RBBB	RBLA	+	−	−	+
RBBB	RBRA	−	+	+	+
RBBB	RBXA	−	−	−	+
LBBB	LBNA	+	+	+	−
LBBB	LBLA	+	−	−	−
LBBB	LBRA	−	+	+	−
LBBB	LBXA	−	−	−	−

LA：电轴左偏; LBBB, LB：左束支阻滞; NA：电轴正常; RA：电轴右偏; RBBB, RB：右束支阻滞; XA：极度电轴（西北象限）; +：向上; −：向下。

小结

本章介绍了诊断性电生理检查的基本技术和方法，包括：选择刺激部位和记录技术；各种刺激方法（短阵快速刺激、斜坡式刺激及期前刺激）及各自的特点；一般的激动顺序及局部电位的计时；药物试验。以下各章中将介绍上述基本方法的不同组合用于鉴别和治疗复杂心律失常。

廖德宁 译
孙宝贵 校

参考文献

1. Zipes DP, DiMarco JP, Gillette PC, et al: ACC/AHA task force report–guidelines for clinical intracardiac electrophysiological and catheter ablation procedures. A report of the ACC/AHA task force on practice guidelines (committee on clinical intracardiac electrophysiological and catheter ablation procedures), developed in collaboration with NASPE. J Am Coll Cardiol 1995; 26: 555–73.
2. Tracy CM, Akhtar M, DiMarco JP, et al: ACC/AHA clinical competence statement on invasive electrophysiology studies, catheter ablation, and cardioversion. A report of the American College of Cardiology/American Heart Association/American College of Physicians–American Society of Internal Medicine Task Force on Clinical Competence. Developed in collaboration with NASPE. Circulation 2000;2309–20.
3. Curtis AB, Landberg JJ, Tracy CM: Clinical competency statement: Implantation and follow–up of cardioverter defibrillators. J Cardiovasc Electrophysiol 2001;12:280–4.
4. Fisher JD et al: Catheter ablation for cardiac arrhythmias: Clinical applications, personnel and facilities. ACC position statement–J Am Coll Cardiol 1994;24:828–33.
5. Bubien RS, Fisher JD, Gentzel JA, et al: NASPE expert consensus document: Use of IV (conscious) sedation/analgesia by nonanesthesia personnel in patients undergoing arrhythmia specific diagnostic, therapeutic, and surgical procedures. Pacing Clin Electrophysiol 1998;21:375–85.
6. Fisher JD, Kim SG, Ferrick KJ, et al: Internal transcardiac pericardiocentesis for acute tamponade. J Interv Card Electrophysiol 2001;5:173–6.
7. Hahn K, Gal R, Sarnoski J, et al: Transesophageal echocardiographically guided atrial transseptal catheterization in patient with normal–sized atria; incidence of complications. Clin Cardiol 1995;18:217–20.
8. Roelke M, Smith AJ, Palacios IF: The technique and safety of transseptal left heart catheterization: The Massachusetts General Hospital experience with 1,279 procedures. Catheter Cardiovasc Diag 1994;32:332–9.
9. Clugston R, Lau FY, Ruiz C: Transseptal catheterization update. Cathet Cardiovasc Diagn 1992;26:266–74.
10. Mehra R, Furman S: Comparison of cathodal, anodal, and bipolar strength–interval curves with temporary and permanent pacing electrodes. Br Heart J 1979;41:468–76.
11. Roth BJ: Strength–interval curves for cardiac tissue predicted using the bidomain model. J Cardiovasc Electrophysiol 1996;7: 722–37
12. Waldo AL, Akhtar M, Brugada P, et al: NASPE policy statement: The minimally appropriate electrophysiologic study for the initial assessment of patients with documented sustained mono morphic ventricular tachycardia. Pacing Clin Electrophysiol 1985;8:918.
13. Fisher JD, Ostrow E, Kim SG, Matos JA: Ultrarapid single–capture train stimulation for termination of ventricular tachycardia. Am J Cardiol 1983;51:1334–8.
14. Fisher JD, Platt SB, Cua MC, et al: Ultrarapid train stimulation: An efficient alternative to conventional programmed electrical stimulation for induction of ventricular arrhythmias. J Interv Card Electrophysiol 1997;1:15–21.
15. Fisher JD, Baker J, Ferrick KJ, et al: The atrial electrogram during clinical electrophysiologic studies: Onset versus the local/intrinsic deflection. J Cardiovascular Electrophysiol 1991;2: 398–407.
16. Fisher JD, Kim SG, Ferrick KJ, Roth JA: Programmed ventricular stimulation using tandem vs. simple sequential protocols. Pacing Clin Electrophysiol 1994;17:286–94.
17. Dubrow IW, Fisher EA, Amat–Y–Leon F, et al: Comparison of cardiac refractory periods in children and adults. Circulation 1975;51:485.
18. Fisher JD, Zhang X, Waspe LE, et al: Tests of refractoriness and conduction during clinical electrophysiologic studies: Yields and roles. J Electrophysiol 1988;2:175.
19. Wit AL, Weiss MB, Berkowitz WD, et al: Patterns of atrioventricular conduction in the human heart. Circ Res 1970;27:345.
20. Akhtar M, Damato AN, Batsford WP, et al: A comparative analysis of antegrade conduction patterns in man. Circulation 1975; 52:766.
21. Bisset JK, Kane JJ, DeSoyza N, et al: Electrophysiological significance of rapid atrial pacing as a test of atrioventricular con–

duction. Cardiovasc Res 1975;9:593.

22. Fisher JD: Primer of Cardiac Electrophysiology. Armonk, NY, Futura, In press.
23. Fisher JD: Role of electrophysiologic testing in the diagnosis and treatment of patients with known and suspected bradycardias and tachycardias. Prog Cardiovasc Dis 1981;24:25–90.
24. Josephson ME: Clinical Cardiac Electrophysiology: Techniques and Interpretations, 3rd ed. Philadelphia, Lippincott Williams & Wilkins, 2002, p 39.
25. Denes P, Wu D, Dhingra R, et al: The effects of cycle length on cardiac refractory periods in man. Circulation 1974;49:32.
26. Fisher JD, Brodman R, Kim SG, et al: Attempted nonsurgical electrical ablation of accessory pathways via the coronary sinus in the Wolff–Parkinson–White syndrome. J Am Coll Cardiol 1984;4:685–94.
27. Loeb JM, deTarnowsky JM, Warner MR, et al: Dynamic interactions between heart rate and atrioventricular conduction. Am J Physiol 1985;249:H505.
28. Warner MR, Loeb JM: Beat–by–beat modulation of AV conduction. I. Heart rate and respiratory influences. Am J Physiol 1986;251:H1126.
29. Warner MR, Loeb JM: Beat–by–beat modulation of AV conduction. II. Autonomic neural mechanisms. Am J Physiol 1986;251: H1134.
30. Narula OS: Disorders of sinus node function. In Narula OS (ed) : Electrophysiologic Evaluation. His Bundle Electrocardiography and Clinical Electrophysiology. Philadelphia, FA Davis Publishers, 1975:145–6.
31. Lehmann MH, Denker S, Mahmud R, Akhtar M: Patterns of human atrioventricular nodal accommodation to a sudden acceleration of atrial rate. Am J Cardiol 1984;53:71.
32. Denker S, Lehmann M, Mahmud R, et al: Facilitation of ventricular tachycardia induction with abrupt changes in ventricular cycle length. Am J Cardiol 1984;53:508–15.
33. Simpson JS, Gang ES, Mandel W, et al: Increasing the yield of ventricular tachycardia induction: A prospective, randomized comparative study of the standard, ventricular stimulation protocol to a short–to–long protocol and a new two–site protocol. Am Heart J 1991;121:68–76.
34. Fisher JD, Kim SG, Ferrick KJ, et al: Programmed electrical stimulation of the ventricle: An efficient, sensitive, and specific protocol. Pacing Clin Electrophysiol 1992;15:435–50.
35. Fisher JD, Kim SG, Ferrick, Roth JA: Programmed electrical stimulation protocols: Variations on a theme. Pacing Clin Electrophysiol 1992;15:2180–7.
36. Artoul SG, Fisher JD, Kim SG, et al: Stimulation hierarchy: Optimal sequence for double and triple extrastimuli during electrophysiological studies. Pacing Clin Electrophysiol 1992;15: 790–800.
37. Josephson ME: Clinical Cardiac Electrophysiology: Techniques and Interpretations, 3rd ed. Philadelphia, Lippincott Williams & Wilkins, 2002, p 452.
38. Josephson ME: Clinical Cardiac Electrophysiology: Techniques and Interpretations, 3rd ed. Philadelphia, Lippincott Williams & Wilkins, 2002, p 446.
39. Damato AN, Lau SH, Helfant RH, et al: Study of atrioventricular conduction in man using electrode catheter recordings of His bundle activity. Circulation 1969;39:287–96.
40. Narula OS, Cohen LS, Samet P, et al: Localization of A–V conduction defects in man by recording of the His bundle electrogram. Am J Cardiol 1970;25:228.
41. Josephson ME, Seides SF: Electrophysiologic investigation: Technical aspects. In Josephson ME, Seides SF (eds) : Clinical Cardiac Electrophysiology: Techniques and Interpretations. Philadelphia, Lea & Febiger Publishers, 1979, pp 17–18.
42. Ausubel K, Klementowicz P, Furman S: Interatrial conduction during cardiac pacing. Pacing Clin Electrophysiol 1986;9:1026.
43. Buxton AE, Waxman HL, Marchlinski FE, Josephson ME: Atrial conduction: Effects of extrastimuli with and without atrial dysrhythmias. Am J Cardiol 1984;54:755.
44. Camous J–P, Raybaud F, Dolisi C, et al: Interatrial conduction in patients undergoing AV stimulation: Effects of increasing right atrial stimulation rate. Pacing Clin Electrophysiol 1993; 16:2082.
45. Plumb VJ, Karp RB, James TN, Waldo AL: Atrial excitability and conduction during rapid atrial pacing. Circulation 1981;63: 1140.
46. Dhingra RC, Rosen KM, Rahimtoola SH: Normal conduction intervals and responses in sixty–one patients using His bundle recording and atrial pacing. Chest 1973;64:55–9.
47. Josephson ME: Clinical Cardiac Electrophysiology: Techniques and Interpretations, 3rd ed. Philadelphia, Lippincott Williams & Wilkins, 2002.
48. Narula OS: Disorders of sinus node function. In Narula OS

(ed) : Electrophysiologic Evaluation. His Bundle Electrocardiography and Clinical Electrophysiology. Philadelphia, FA Davis Publishers, 1975:275–311.

49. Narula OS: Sick sinus syndrome: Key references. Circulation 1979;60:1422–4.

50. Scarpa WJ: The sick sinus syndrome. Am Heart J 1976;92:648.

51. Seinfeld D, Altschuler H, Yipintsoi T, et al: Pathogenetic locus of the sick sinus syndrome. Clin Res 1978;26:270A.

52. Jordan JL, Yamaguchi I, Mandel WJ: Studies on the mechanism of sinus node dysfunction in the sick sinus syndrome. Circulation 1978;57:217–22.

53. Mandel W, Hayakawa H, Danzig R, et al: Evaluation of sinoatrial node function in man by overdrive suppression. Circulation 1971;44:59–66.

54. Mandel WJ, Laks MM, Orayashi K: Sinus node function: Evaluation in patients with and without sinus node disease. Arch Intern Med 1975;135:388–94.

55. Strauss HC, Bigger JT Jr, Saroff AL, Giardina EG: Electrophysiologic evaluation of sinus node function in patients with sinus node dysfunction. Circulation 1976;53:763–76.

56. Kulbertus HE, DeLeval-Rutten D, Mary L, Casters P: Sinus node recovery time in the elderly. Br Heart J 1975;37:420.

57. Breithardt G, Seipel L, Loogen F: Sinus node recovery time and calculated sinoatrial conduction time in normal subjects and patients with sinus node dysfunction. Circulation 1977;56: 43–50.

58. Gupta PK, Lichstein F, Chadda KD, Badui E: Appraisal of sinus nodal recovery time in patients with sick sinus syndrome. Am J Cardiol 1974;34:265–70.

59. Altschuler H, Fisher JD: Increasing the yield of the sinus recovery time in the sick sinus syndrome. Clin Res 1976;24:205A.

60. Benditt DG, Strauss HC, Scheinman MM, et al: Analysis of secondary pauses following termination of rapid pacing in man. Circulation 1976;54:436–41.

61. Dhingra RC, Amat-Y-Leon F, Wyndham C, et al: Electrophysiologic effects of atropine on sinus node and atrium in patients with sinus node dysfunction. Am J Cardiol 1976;38:848.

62. Reiffel JA, Bigger JT Jr, Giardina EGV: "Paradoxical" prolongation of sinus nodal recovery time after atropine in the sick sinus syndrome. Am J Cardiol 1975;36:98.

63. Dhingra RC, Deedwania PC, Cummings JM, et al: Electrophysiologic effects of lidocaine on sinus node and atrium in patients with and without sinoatrial dysfunction. Circulation 1978;57:448.

64. Evans TR, Callowhill EA, Krikler DM: Clinical value of tests of sino-atrial function. Pacing Clin Electrophysiol 1978;1:2.

65. Alboni P, Malcarne C, Pedroni P, et al: Electrophysiology of normal sinus node with and without autonomic blockade. Circulation 1982;65:1236–42.

66. Nalos PC, Deng Z, Rosenthal ME, et al: Hemodynamic influences on sinus node recovery time: Effects of autonomic blockade. J Am Coll Cardiol 1986;7:1079.

67. Karagueuzian HS, Jordan JL, Sugi K, et al Appropriate diagnostic studies for sinus node dysfunction. Pacing Clin Electrophysiol 1985;8:242–54.

68. Tonkin AM, Heddle WF: Electrophysiological testing of sinus node function. Pacing Clin Electrophysiol 1984;7:735–48.

69. De Marneffe M, Jacobs P, Englert M: Reproducibility of electrophysiologic parameters of extrinsic sinus node function in patients with and without sick sinus syndrome. Pacing Clin Electrophysiol 1986;9:482–9.

70. De Marneffe M, Waterschoot P, Melot C, Englert M: Electro physiclogy of the normal sinus node. J Electrophysiol 1988;2: 155–74.

71. Reiffel JA, Kuehnert MJ: Electrophysiological testing of sinus node function: Diagnostic and prognostic application including updated information from sinus node electrograms. Pacing Clin Electrophysiol 1994;17:349–65.

72. Narula OS, Shantha N, Narula LK, Alboni P: Clinical and electro physiological evaluation of sinus node function. In Narula OS (ed) : Cardiac Arrhythmias Electrophysiology: Diagnosis and Management. Baltimore/London, Williams & Wilkins, 1979: 176–206.

73. Engel TR, Schaal SF: Digitalis in the sick sinus syndrome: The effects of digitalis on sinoatrial automaticity and atrioventricular conduction. Circulation 1973;48:1201–7.

74. Dhingra RC, Amat-Y-Leon F, Wyndham C, et al: Clinical significance of prolonged sinoatrial conduction time. Circulation 1977; 55:8–15.

75. Josephson ME: Clinical Cardiac Electrophysiology: Techniques and Interpretations, 3rd ed. Philadelphia, Lippincott Williams & Wilkins, 2002, pp 68–91.

76. Narula OS, Shantha N, Vasquez M, et al: A new method for measurement of sinoatrial conduction time. Circulation 1978;58: 706–14.

77. Reiffel JA, Zimmerman G: The duration of the sinus node depo-

larization on transvenous sinus node electrograms can identify sinus node dysfunction and can suggest its severity. Pacing Clin Electrophysiol 1989;12:1746–56.

78. Juillard A, Guillerm F, Van Chuong H, et al: Sinus node electrogram recording in 59 patients. Comparison with simultaneous estimation of sinoatrial conduction using premature atrial stimulation. Br Heart J 1983;50:75.
79. Gomes JAC, Kang PS, El–Sherif N: The sinus node electrogram in patients with and without sick sinus syndrome: Techniques and correlation between directly measured and indirectly estimated sinoatrial conduction time. Circulation 1982;66:864–73.
80. Reiffel JA, Gang E, Gliklich J, et al: The human sinus node electrogram: A transvenous catheter technique and a comparison of directly measured and indirectly estimated sinoatrial conduction time in adults. Circulation 1980;62:1324–34.
81. Reiffel JA, Bigger JT Jr: The relationship between sinoatrial conduction time and sinus cycle length revisited. J Electrophysiol 1987;1:290–9.
82. Moore EN, Spear JF: Effect of autonomic activity on pacemaker function and conduction. In Wellens HJ, Lie KL, Janse MJ (eds) : The Conduction System of the Heart. Philadelphia, Lea & Febiger, 1976, pp 100–110.
83. Martin P: The influence of the parasympathetic nervous system on atrioventricular conduction. Circ Res 1977;41:593.
84. Sigler LH: Clinical observations on the carotid sinus reflex I. The frequency and the degree of response to carotid sinus pressure under various diseased states. Am J Med Sci 1933;186:110.
85. Sigler LH: Further observation on the carotid sinus reflex. Ann Intern Med 1936;9:1380.
86. Heidorn GH, McNamara AP: Effect of carotid sinus stimulation on the electrocardiograms of clinically normal individuals. Circulation 1956;14:1104.
87. Hartzler GO, Maloney JD: Cardioinhibitory carotid sinus hypersensitivity. Intracardiac recordings and clinical assessment. Arch Intern Med 1977;137:727.
88. Fisher JD, Katz G, Furman S, Rubin I: Differential responses to carotid sinus massage in cardiac patients with and without syncope. In Feruglio GA (ed) : Cardiac Pacing, Electrophysiology and Pacemaker Technology. Florence, Italy, Piccin Medical Books Publishers, 1982, pp 521–2.
89. Josephson ME, Scharf DL, Kastor JA, et al: Atrial endocardial activation in man: Electrode catheter technique for endocardial mapping. Am J Cardiol 1977;39:972.
90. James TN: The connecting pathways between the sinus node and AV node and between the right and left atrium in the human heart. Am Heart J 1963;66:498.
91. Sherf L: The atrial conduction system: Clinical implications. Am J Cardiol 1976;37:814.
92. Ross AM, Proper MC, Aronson AL: Sinoventricular conduction in atrial standstill. J Electrocardiol 1976;9:161.
93. Giusti RP, Fisher JD: Prolongation of intra–atrial conduction time in response to atrial pacing. Clin Res 1976;24:218A.
94. Millar RNS, Mauer BJ, Rei DS, et al: Studies of intra–atrial conduction with bipolar atrial and His electrograms. Br Heart J 1973;35:604.
95. Fisher JD, Lehmann MH: Marked intra–atrial conduction delay with split atrial electrograms: Substrate for reentrant supraventricular tachycardia. Am Heart J 1986;111:781.
96. Simpson RJ Jr, Foster JR, Gettes LS: Atrial excitability and conduction in patients with interatrial conduction defects. Am J Cardiol 1982;50:1331.
97. Simpson RJ Jr, Amara I, Foster JR, et al: Thresholds, refractory periods, and conduction times of the normal and diseased human atrium. Am Heart J 1988;116:1080.
98. Akhtar M, Caracta AR, Lau SH, et al: Demonstration of intra–atrial conduction delay, block, gap and reentry: A report of two cases. Circulation 1978;58:947.
99. Narula OS, Runge M, Samet P: Second–degree Wenckebach type AV block due to block within the atrium. Br Heart J 1972; 34:1127.
100. Castellanos A Jr, Iyengar R, Agha AS, Castillo CA: Wenckebach phenomenon within the atria. Br Heart J 1972;34:1121.
101. Calkins H, El–Atassi R, Kalbfleisch S, et al: Effects of an acute increase in atrial pressure on atrial refractoriness in humans. Pacing Clin Electrophysiol 1992;15:1674.
102. Niwano S, Aizawa Y: Fragmented atrial activity in patients with transient atrial fibrillation. Am Heart J 1991;121:62.
103. Tanigawa M, Fukatani M, Konow A, et al: Prolonged and fractionated right atrial electrograms during sinus rhythm in patients with paroxysmal atrial fibrillation and sick sinus node syndrome. J Am Coll Cardiol 1991;17:403.
104. Narula OS, Narula JT: Junctional pacemakers in man: Response to overdrive suppression with and without parasympathetic blockade. Circulation 1978;57:880.

105. Narula OS, Narula JT: Junctional pacemakers in man. Response to overdrive suppression with and without parasympathetic blockade. Circulation 1978;57:880.

106. Mazgalev TN, Tchou PF (eds): Atrial–AV Nodal Electrophysiology. Armonk, NY, Futura 2000.

107. Jackman WM, Beckman KJ, McClelland JH, et al: Treatment of supraventricular tachycardia due to atrioventricular nodal reentry by radiofrequency catheter ablation of slow–pathway conduction. N Engl J Med 1992;327:313–8.

108. Mitrani RD, Klein LS, Hackett FK, et al: Radiofrequency ablation for atrioventricular node reentrant tachycardia: Comparison between fast (anterior) and slow (posterior) pathway ablation. J Am Coll Cardiol 1993;21:432–41.

109. Atrioventricular node of the isolated rabbit heart. In Wellens HJJ, Lie KI, Janse MJ (eds): The Conduction System of the Heart: Structure, Function and Clinical Implications. Philadelphia, Lea & Febiger Publishers, 1976.

110. Jackman WM, Prystowsky EN, Naccarelli GV, et al: Reevaluation of enhanced atrioventricular nodal conduction: Evidence to suggest a continuum of normal atrioventricular nodal physiology. Circulation 1983;67:441.

111. Billette J, Bonin JP: Rate–induced shortenings in refractory periods and conduction time in the dog atrioventricular node. In Meere C (ed): Proceedings of the 6th World Symposium on Cardiac Pacing. Montreal, Pacing Clin Electrophysiol Symposium, 1979, chap 11–4.

112. Billette J, Nattel S: Dynamic behavior of the atrioventricular node: A functional model of interaction between recovery, facilitation, and fatigue. J Cardiovasc Electrophysiol 1994;5:90.

113. Rosenblueth A: Mechanism of Wenckebach–Luciani cycles. Am J Physiol 1958;194:491–4.

114. Young M–L, Wolff GS, Castellanos A, Gelband H: Application of the Rosenblueth hypothesis to assess cycle length effects on the refractoriness of the atrioventricular node. Am J Cardiol 1986;57:142.

115. Malik M, Ward D, Camm AJ: Theoretical evaluation of the Rosenblueth hypothesis. Pacing Clin Electrophysiol 1988; 11:1250.

116. Aranda J, Castellanos A, Moleiro F, Befeler B: Effects of the pacing site on A–H conduction and refractoriness in patients with short P–R intervals. Circulation 1976;53:33.

117. Batsford WP, Akhtar M, Caracta AR, et al: Effect of atrial stimulation site on the electrophysiological properties of the atrioventricular node in man. Circulation 1974;50:283.

118. Iinuma H, Dreifus LS, Price R, Michelson EL: Influence of the site of stimulation on atrioventricular nodal refractory periods and the effect of Verapamil. Am J Cardiol 1986;57:1167.

119. Amat y Leon F, Denes P, Wu D, et al: Effects of atrial pacing site on atrial and atrioventricular nodal function. Br Heart J 1975; 37:576.

120. Mae GK, Preston JD, Burlington H: Physiologic evidence of a dual AV transmission system. Circ Res 1956;4:357–75.

121. Prystowsky EN, Klein GJ: Cardiac Arrhythmias: An Integrated Approach for the Clinician. New York, McGraw–Hill Publishers, 1994, p 120.

122. Dhingra RC, Wyndham C, Amat–Y–Leon F, et al: Significance of A–H interval in patients with chronic bundle branch block: Clinical, electrophysiologic and follow–up observations. Am J Cardiol 1976;37:231.

123. Damato AN, Lau SH, Helfant RH, et al: A study of heart block in man using His bundle recordings. Circulation 1969;39:297–305.

124. Narula OS, Samet P: Predilection of elderly females for intra–His bundle (BH) blocks. Circulation 1974;49–50 (suppl III): 195.

125. Narula OS, Samet P: Wenckebach and Mobitz type II A–V block due to block within the His bundle and bundle branches. Circulation 1970;41:947–65.

126. Dhingra RC, Wyndham C, Bauernfeind R, et al: Significance of block distal to the His bundle induced by atrial pacing in patients with chronic bifascicular block. Circulation 1979;60: 1455–64.

127. Gregoratos G, Cheitlin MD, Conill A, et al: ACC/AHA Guidelines for Implantation of Cardiac Pacemakers and Antiarrhythmia Devices. A report of the American College of Cardiology/American Heart Association Task Force on Practice Guidelines (Committee on Pacemaker Implantation). J Am Coll Cardiol 1998;1175–209.

128. Josephson ME: Clinical Cardiac Electrophysiology: Techniques and Interpretations, 3rd ed. Philadelphia, Lippincott Williams & Wilkins, 2002, pp 110–39.

129. Prystowsky EN, Klein GJ: Cardiac Arrhythmias: An Integrated Approach for the Clinician. New York, McGraw–Hill Publishers, 1994, pp 47–70.

130. Gupta PK, Lichstein E, Chauda KD: Lidocaine–induced heart block in patients with bundle branch block. Am J Cardiol 1974:

33:487–92.

131. Fisher JD, Zilo P, Kim SG: Procainamide and lidocaine as electrophysiologic stress tests. In Feruglio GA (ed) : Cardiac Pacing: EP and Pacemaker Technology. Florence, Italy, Piccin Medical Books Publishers, 1982, pp 125–6.
132. Josephson ME, Caracta AR, Ricciutti MA, et al: Electrophysiologic properties of procainamide in man. Am J Cardiol 1974;33: 596–603.
133. Cannom DS: The effects of procainamide in left bundle branch block. Circulation 1975;51–52 (suppl II) :137.
134. McKenna WJ, Rowland E, Davies J, Krikler DM: Failure to predict development atrioventricular block with electrophysiological testing supplemented by ajmaline. Pacing Clin Electrophysiol 1980;3:666–9.
135. Kaul U, Dev V, Narula J, et al: Evaluation of patients with bundle branch block and "unexplained" syncope: A study based on comprehensive electrophysiologic testing and ajmaline stress. Pacing Clin Electrophysiol 1988;11:289–97.
136. Dhingra RC, Denes P, Wu D, et al: Prospective observations in patients with chronic bundle branch block and marked H–V prolongation. Circulation 1976;53:600–4.
137. Rosen KM, Dhingra RC, Wyndham C, et al: Significance of HV interval in 515 patients with chronic bifascicular block. Am J Cardiol 1980;45:405.
138. Scheinman MM, Peters RW, Modin G, et al: Prognostic value of infranodal conduction time in patients with chronic bundle branch block. Circulation 1977;56:240–4.
139. Gupta PK, Lichstein E, Chadda KD: Follow–up studies in patients with right bundle branch block and left anterior hemiblock: Significance of H–V interval. J Electrocardiol 1977;10: 221–4.
140. McAnulty JH, Rahimtoola SH, Murphy ES, et al: A prospective study of sudden death in "high–risk" bundle branch block. N Engl J Med 1978;299:209–15.
141. Vera Z, Mason DT, Fletcher RD, et al: Prolonged His–Q interval in chronic bifascicular block. Relation to impending complete heart block. Circulation 1976;53:47–55.
142. Altschuler H, Fisher JD, Furman S: Significance of isolated H–V interval prolongation in symptomatic patients without documented heart block. Am Heart J 1979;97:19–26.
143. Castellanos A Jr: Letter to the editor: H–V intervals in LBBB. Circulation 1973;47:1133.
144. Narula OS: Longitudinal dissociation in the His bundle: Bundle branch block due to asynchronous conduction within the His bundle in man. Circulation 1977;56:996–1006.
145. El–Sherif N, Amat–Y–Leon F, Schonfield C: Normalization of BBB patterns by distal His bundle pacing: Clinical and experimental evidence of longitudinal dissociation in the pathologic His bundle. Circulation 1978;57:473–83.
146. Hindham MC, Wagner GS, Jaro M: The clinical significance of bundle branch block complicating acute myocardial infarction. I. Clinical characteristics, hospital mortality, and one–year follow–up. Circulation 1978;58:679.
147. Hindham MC, Wagner GS, Jaro M: The clinical significance of bundle branch block complicating acute myocardial infarction. II. Indications for temporary and permanent pacemaker insertion. Circulation 1978;58:689.
148. Ritter WS, Atkins JM, Blumqvist CG, Mullins CB: Permanent pacing in patient with transient trifascicular block during acute myocardial infarction. Am J Cardiol 1976;38:205.
149. Lichstein E, Gupta PK, Chadda KD: Long–term survival of patients with incomplete bundle–branch block complicating acute myocardial infarction. Br Heart J 1975;83:924.
150. Lie KI, Wellens HJ, Schuilenburg RM, et al: Factors influencing prognosis of bundle branch block complicating acute antero–septal infarction: The value of His bundle recordings. Circulation 1974;50:935.
151. Harper R, Hunt D, Vohra J, et al: His bundle electrogram in patients with acute myocardial infarction complicated by atrioventricular or intraventricular conduction disturbances. Br Heart J 1975;37:705.
152. Seinfeld D, Fisher JD: Unpredictability of site of conduction system injury due to acute myocardial infarction. Clin Progress EP & Pacing 1985;3:202–6.
153. Akhtar M, Gilbert C, Wolf FG, Schmidt DH: Retrograde conduction in the His–Purkinje system: Analysis of the routes of impulse propagation using His and right bundle branch recordings. Circulation 1979;59:1252.
154. Mahmud R, Lehmann M, Denker S, et al: Atrioventricular sequential pacing: Differential effect on retrograde conduction related to level of impulse collision. Circulation 1983;68:23–32.
155. Akhtar M: Retrograde conduction in man. Pacing Clin Electrophysiol 1981;4:548.
156. Josephson ME, Kastor JA: His–Purkinje conduction during ret–

rograde stress. J Clin Invest 1978;61:171.

157. Mann DE, Sensecqua JE, Easley AR, Reiter MJ: Effects of upright posture on anterograde and retrograde atrioventricular conduction in patients with coronary artery disease, mitral valve prolapse or no structural heart disease. Am J Cardiol 1987; 60:625–9.

158. Akhtar M, Gilbert C, Wolf FG, et al: Reentry within the His–Purkinje system: Elucidation of reentrant circuit utilizing right bundle branch and His bundle recordings. Circulation 1978; 58:295.

159. Gallagher JJ, Damato AN, Varghese PJ, Lau SH: Localization of an area of maximum refractoriness or "gate" in the ventricular specialized conduction system in man. Am Heart J 1972; 84:310.

160. Akhtar M, Denker S, Lehmann MH, Mahmud R: Macro–reentry within the His–Purkinje system. Pacing Clin Electrophysiol 1983;6:1010.

161. Wu D, Denes P, Dhingra R: Nature of the gap phenomenon in man. Circ Res 1974;34:682.

162. Akhtar M, Damato AN, Batsford WP, et al: Unmasking and conversion of gap phenomenon in the human heart. Circulation 1974;49:624.

163. Akhtar M, Damato AN, Caracta AR, et al: The gap phenomena during retrograde conduction in man. Circulation 1974;49:811.

164. Waleffe A, Bruninx P, Demoulin J–C, Kulbertus HE: Two unusual cases of intra–atrial gap. Br Heart J 1977;39:451–5.

165. Mazgalev T, Dreifus LS, Michelson EL: A new mechanism for atrioventricular nodal–vagal modulation of conduction. Circulation 1989;79:417.

166. Mazgalev T, Tchou P: Atrioventricular nodal conduction gap and dual pathway electrophysiology. Circulation 1995;92:2705.

167. Reddy CP, Harris B: Gap phenomenon in "the right and left bundle branch systems" during retrograde conduction in man. Am Heart J 1979;97:216.

168. Bexton RS, Hellestrand KJ, Nathan AW, et al: Retrograde gap in fast pathway conduction accentuated by the class I antiarrhythmic agent, flecainide. Pacing Clin Electrophysiol 1983;6:1273.

169. Weiss J, Stevenson WG: A new type of ventriculo–atrial gap phenomenon in man. Pacing Clin Electrophysiol 1984;7:46.

170. Agha AS, Castellanos A Jr, Wells D, et al: Type I, type II, and type III gaps in bundle–branch conduction. Circulation 1973; 47:325.

171. Fisher JD: Bundle branch reentry tachycardia: Why is the HV interval often longer than in sinus rhythm? J Interv Card Electrophysiol 2001;5:173–6.

172. Casceres J, Jazayeri M, McKinnie J, et al: Sustained bundle branch reentry as a mechanism for clinical tachycardia. Circulation 1989;79:256.

173. Puech P, Guimond C, Nadeau R, et al: Supernormal conduction in the intact heart. In Narula OS (ed): Cardiac Arrhythmias: Electrophysiology, Diagnosis and Management. Baltimore, Williams & Wilkins Publishers, 1979, pp 40–56.

第 10 章　导管消融的原理

MOHAMMAD SAEED, PAUL J. WANG, MARK S. LINK, MUNTHER K. HOMOUD, N.A. MARK ESTES III

消融治疗心律失常的原理是根据一切心律失常存在于特定的解剖部位，在这些部位有不正常的冲动形成或者扩布使得心律失常被触发或者得以维持，选择性地毁损该心肌组织将根除心律失常。1968 年一例 WPW 综合征患者 Kent 束被外科成功地切除而首次证明了这个基本原理[1]。此后，导管消融技术因为成功率很高、并发症极低而几乎完全取代了外科手术。目前，常规应用于临床的是射频能源。导管消融的替代方法包括微波、激光、冷冻、超声和化学消融（表 10–1）。

本书的随后几章阐述室上性心动过速、房性心律失常、心房颤动、房室结消融以及室性心动过速的标测和消融技术。本章专门讨论导管消融的基本概念和基本原理包括导管消融的生物物理学和病理学尤其是射频消融技术。

射频消融

历史背景

使用射频电流经导管消融治疗心律失常是概念上的革命。尽管首次临床使用射频能量消融心律失常在 1987 年才被报道，这种治疗方法的背景可以追溯到一个世纪以前。1891 年首先报告了在外科领域使用交流电作为治疗方法并避免神经肌肉刺激的技术[2]。第一例射频电流的临床应用是著名的神经外科专家 Harvey Cushing，他和 W.T. Bovie 一起使用高频电流进行电凝[3]。随后人们进行了更细致的研究，包括关键性的病理学观察，提示在射频区域高频损伤是可以再修复的、损伤边界清晰，使得该方法在以后广泛应用。

尽管射频电流使用已久，第一例导管消融技术使用的是直流电。1982 年 Scheinmann 和 Gallagher 报道使用导管消融技术在人体内阻断了房室传导[4,5]。早期的报告是将导管放置在邻近欲消融的心脏结构部位，大面积的电极放在皮肤上，使用传统的体外除颤器在导管和电极之间进行直流电击。尽管直流电击对于心脏的组织消融是有效的，并用于产生完全性心脏阻滞、治愈 WPW 综合征以及某些室性心动过速，但也存在与心腔内直流电电击相关的并发症[2]。随后，导管消融技术治疗心律失常没有广泛开展，直到射频消融出现。1985 年首先报道了在闭胸的犬模型使用常规顶端 2mm 的电极导管应用射频电流消融房室结是可行的[7,8]。许多

表 10–1　导管消融可应用的能量

	射频	微波	激光	冷冻	超声	化学
导管消融的临床经验	很多	很少	很少	很少	很少	很少
损伤面积	小	中–大	中–大	中–大	中–大	大
产生透壁损伤的能力	小	低–高	高	高	小	高
产生血栓的可能性	中	中	中–高	低	中	低
损伤是否依赖于接触良好	是	否	否	是	否	否
穿孔的危险	低	低	高	低	低	高
能否可逆性标测	否	否	否	极好	否	否

体内和体外动物实验评价电极面积、电极-组织接触压力、脉冲功率、消融时间、阻抗和温度的影响[9~11]。体内实验还使用射频电流在动物心室[12~16]、心房[17~21]、冠状窦[21~23]、三尖瓣环[17~21]进行消融。这些体内和体外观察对于20世纪90年代成功地应用于人体心律失常的治疗至关重要[21,24,25]。

射频消融的生物物理学

射频能涉及较广泛的频谱，呈现出不同的电阻和绝缘特性。在医学上常应用频谱在300~30 000 kHz范围的射频进行电凝、消融、电灼组织。低于300kHz的频谱也可用于消融，但是低于10kHz的频谱则刺激可兴奋的肌肉和心脏组织。频谱大于1000kHz可有效地使组织加热，但随着频谱增加，沿着传输导线的能量丧失也增加，加热的模型从电阻加热向绝缘加热改变[26]。因此，考虑到易行性、安全性和患者的舒适感等因素，多数标准的射频能发生器采用的频率范围是300~750kHz[27]。

射频电流应用到心肌导致产热是由于在绝缘层电阻散热（图10-1），在组织内产热的大小与功率密度成正比，与半径的四次幂成反比。因此，只有小范围的心肌组织直接被射频能源加热（在多数病例<2mm），然而其余的心肌组织通过传导加热[11]。Haines和Watson建立了一种简单的热力学模型以研究在稳定的状态和均一的介质上热量传递的动力学。在该模型中，组织温度下降和离热源的距离成反比（图10-2），它也预示着当通过不同的功率在电极-组织界面维持温度恒定时，损伤的大小应该和温度以及电极半径成正比[11]。临床研究也证实，较高的电极-组织温度和较大的电极顶端可以引起较大的射频损伤面积，操作的成功率也就越高[24,28]。然而，温度高于100℃在射频的电极表面形成凝固结痂以及电极的阻抗升高，这就严重限制了损伤的面积。当导管的顶端在心内膜表面降温，可以发放非常高的能量而没有结痂形成或阻抗突然升高。因此，高能量的消融和导管顶端对流性的降温能够引起损伤的深度超过10mm。通过灌注或者循环的生理盐水可以实现导管顶端对流降温。因为使用该技术时最高的温度位于心内膜下，所以尽管导管顶端的热敏电阻器只检测到较低的温度，但组织温度可以达到非常高。在严重的情况下，心内膜下的组织温度能够超过100℃，并导致迅速的蒸汽膨胀和凹陷形成，常常伴随

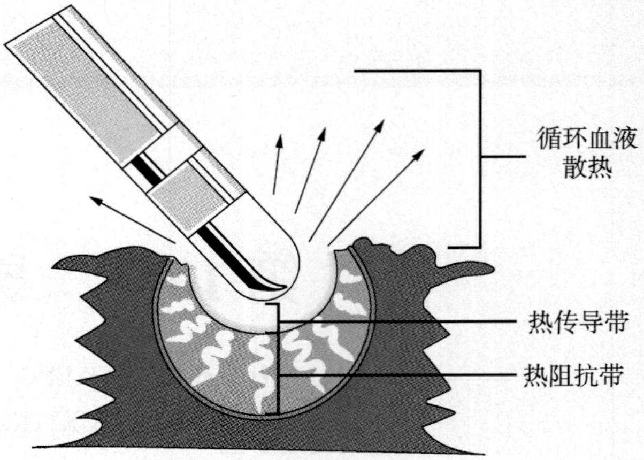

图10-1 应用射频能对组织进行加热。与电极-组织界面相邻的浅表组织通过电阻加热被消融，而深部组织通过传导加热。由于在电极-组织界面附近的血流和冠脉循环，出现对流冷却。(Adapted with permission from Avitall B, Helms R: Determinants of Radiofrequency-Induced Lesion Size, 2nd ed. Armonk, NY, Futura, 2000.)

着可以听见的“爆裂声”[10]，这些被称之为爆裂损伤，能够引起血栓形成，也可以导致薄的心肌壁（如心房）破裂。然而，通过使用该技术达到损伤的深度和宽度扩大在难治性心律失常深层组织（如难治性折返性室性心动过速）的消融中是非常有益的。

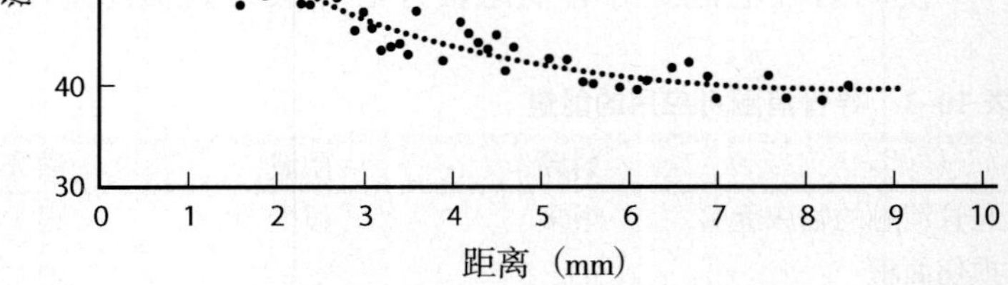

图10-2 对离体灌注和超灌注的犬右心室游离壁发放射频能。通过热敏电阻测定组织温度（℃）。图中显示稳定状态下温度与距离的函数关系。(Adapted with permission from Wang P, et al: Physics and Biology of Catheter Ablation. Armonk, NY, Futura, 1998.)

一般而言，射频损伤是通过单极放电产生的。电流在与心肌接触的消融电极顶端和放置在患者体表皮肤上的接地参考片状电极之间通过[29]。因为射频电流是交流电，电极与发生器连接的极性并不重要。标准的消融电极表面积（≈12mm^2）要比背部皮肤电极的表面积（100~250cm^2）小得多，因此在电极-组织接触点的功率密度最大，因而产生的组织加热最高，而在背部皮肤电极几乎没有加热效应。

在电极-组织界面温度上升很快（$t_{1/2}$，7~10s），但热能传导到组织深层很慢，产生了很大的组织梯度。研究表明，消融 40s 后才能达到稳定状态的损伤范围，心肌内温度一直上升至 60s 时达到平台期，大多数加热发生在前 30s（图 10-3）[30]。然而，因为深层组织延迟加热，所以停止放电后组织温度仍持续升高[31]。这种热潜伏期现象可能是消融意外效应的原因，如在临床中尽管立即停止放电，房室阻滞仍在发展。

临床上，射频消融的疗效取决于对靶点的精确标测和适当的损伤形成[28,32,33]。很多实验和临床观察发现应用的能量、功率、电流并不是损伤程度的精确指标[34]。射频导管消融有效组织温度范围为 50~90℃。通常在临床上应用的温控导管时设置目标温度或最佳温度为 55~65℃[35-38]。如果温度低于 50℃，组织没有损伤或损伤很小。另一方面，过度加热导致结痂形成，影响了损伤范围。临床上很多消融系统在消融时采用温度监测以

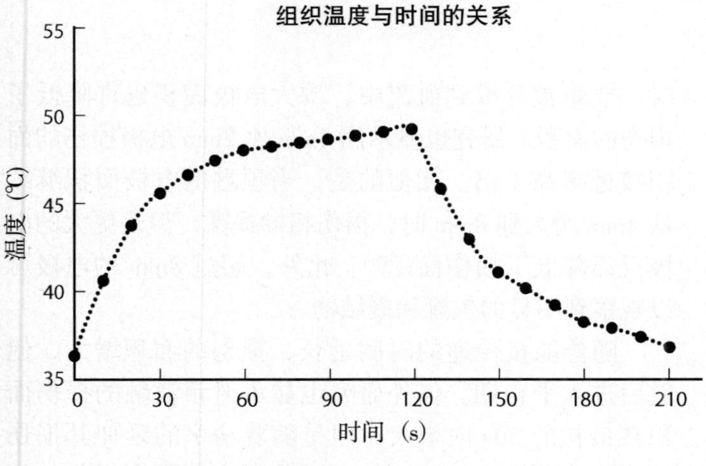

图 10-3 对离体灌注和超灌注的犬右心室游离壁发放射频能。通过距离射频电极 2.5±0.2mm 的热敏电阻在射频放电 120s 后测定组织温度（℃）。电极顶端的温度为 80℃。（Adapted with permission from Wang P, et al: Physics and Biology of Catheter Ablation. Armonk, NY, Futura, 1998.）

预防结痂形成，达到合适的电极-心肌组织温度。这些系统在电极顶端放置一个温差电偶或者热敏电阻[39]。温差电偶是由 2 个相互接触的金属片组成，产生与周围温度相对应的微小电流。温差电偶一般放在电极顶端内部，与远端电极相连。热敏电阻实际上是个半导体，自身电阻按照一定规律随着温度改变而改变。小的热敏电阻可以放置在电极顶端，通过绝缘袖与周围组织隔热[39]。目前这种导管用作温度监测、闭式反馈系统的一部分，在该系统中，射频发生器自动调整功率以维持操作者设置的温度。温度监测的临床应用使得在消融中结痂的发生率降低[32]。

很多因素导致了记录温度与电极-组织真实温度的不一致。导管电极可能没有与在热敏电阻或温差电偶或电极的各部分处的心肌很好接触，这就可能低估了心肌界面的温度[36]，尤其是当导管电极可能与心肌表面平行而不是垂直时，如经间隔消融旁路时。另外，随着电极增大，或电极几何学发生改变时，温度监测很困难。随着电极增大应用单点温差电偶仅测定顶端温度可能大大低估了最高温度，尤其是房颤线性消融时应用较长的电极。此外，在线性消融时应用较长的电极时，边缘的温度可能超过电极体的温度，该现象称为边缘效应（edge effect）[40]。因此，在中点测量温度也可能低估最高温度。

射频消融的病理学特征

射频消融过程中细胞损伤的机制主要是通过热能介导的，此外，可能有电能直接作用于心肌细胞，特别是肌纤维膜。在消融损伤的中心区域，热损伤是凝固性坏死的主要原因，然而在边缘地域热能和电能对于损伤共同起作用。

使用哺乳类细胞培养株研究显示在高温状态下组织生存率是温度和时间的函数[41]。温度越高，细胞死亡就越快、程度更大。体内的研究也显示应用常规的消融方法当 52~55℃范围之间时可造成心肌细胞不可逆性死亡[42]。一般情况下，射频导管消融可在相对短的时间（30~60s）达到较高的温度（55~60℃）。紧邻电极的组织，组织损伤发生很快，但是通过传递受热的组织随着远离电极相对延迟发生心肌损伤[10]。研究表明，导管消融的临床疗效与达到的最大组织温度相关，最大组织温度在（62±15）℃时出现不可逆的电生理作用，在（50±15）℃时出现可逆的电生理作用[28]。一项关于在房

室交界区消融的患者研究发现，在 (51±4) ℃之间出现交界区心律而没有心脏阻滞，但在 (58±6) ℃时出现心脏阻滞[43]。因此，在较低的温度下可观察到高温的生理学效应，但是产生持续的不可逆性组织损伤需要更高的温度。

射频能诱导的高温可对细胞电生理、结构和功能造成即刻而深远的影响，这些包括细胞的质膜、细胞骨架、细胞核和细胞代谢。高温暴露导致膜转运蛋白受抑制[44]以及离子泵和离子通道结构改变[45~49]。作用于细胞骨架的热效应包括应力因素的破坏[50]，质膜的支持作用丧失和膜气泡化[51]。细胞核的结构和功能也丧失[52]。由于代谢蛋白的变性导致细胞代谢的抑制[53]。微血管发生损伤和微血管血流减低[54]。在质膜的水平存在一过性的非特异的离子孔隙[55]。在开始发放射频能时，这些作用引起早期的可逆性细胞传导功能丧失，可能是通过电张力性和热能介导的细胞除极。成功消融后可以引起电生理功能立即不可逆地丧失，这可能是由于通过热能对组织的损伤，导致局部凝固性的坏死。当微血管损伤后存在继发性的炎症反应和缺血，这将引起边缘区组织进行性损伤[54]。进行性损伤能够导致在一定时间后消融损伤扩大，这可能是射频消融后延迟电生理功能丧失的病理生理学机制。大约有 5%~10%的病例，在边缘区射频介导的组织损伤可能会修复，导致电生理功能延迟恢复以及心律失常再发。

射频能量引起的损伤是均质的并且和周围组织有明显的界线（图 10–4）。射频消融的优势是损伤面积相对小。其他可以替代的能源例如微波或者激光，对于较深的心律失常病灶更大的损伤是合适的，同时心脏穿孔和其他并发症的危险也可能更大。

损伤大小的决定因素

射频消融损伤面积的主要影响因素包括电极的结构、面积、功率、持续时间、温度和心肌组织的特征[56]。电极的形状能够改变电流的密度从而影响到射频损伤的面积。尽管针状的电极能够产生最大的损伤面积，但在临床应用中由于更切合实际的需要而采用圆顶形的电极[57]。电极的面积也对射频消融损伤范围有重要作用。随着电极面积的增大，只要电极表面和心内膜面保持着密切的接触，功率尽可能用于维持电流的密度，损伤的面积也随之增大[58]。当电极没有和心肌密切接触

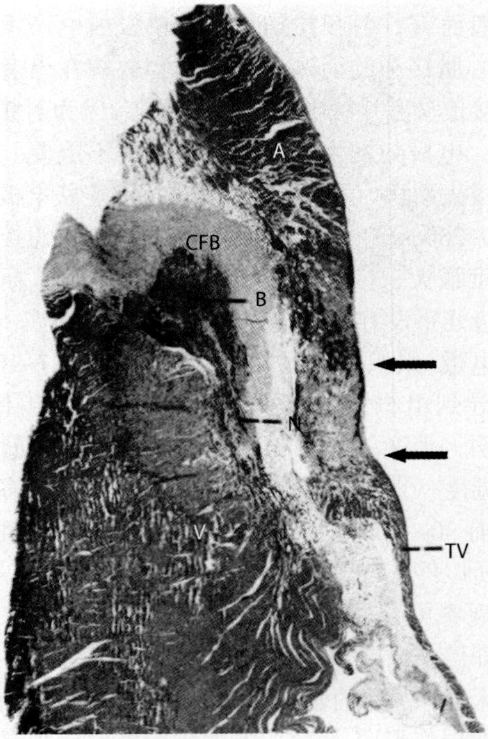

图 10–4 房室结消融后的低倍镜下观。房室结的末端和束支的起始部出血，凝固性坏死区扩展到相邻的心房肌和心室肌。CFB：中心纤维体；A：心房肌；TV：三尖瓣；V：室间隔；B：房室结的末端和束支的起始部；N：房室结；箭头：向室间隔顶端扩展（尤其在右侧）的散在的坏死区分界线。（Adapted with permission from Huang S, Bharti S, Graham A, et al: Closed chest catheter dessication of the atrioventricular junction using radiofrequency energy–a new method of catheter ablation. J Am Coll Cardiol 1987; 9: 349–358.）

时，能量被分散到血流中，增大电极面积也许降低了损伤的面积。研究也显示用 4mm 比 2mm 电极损伤的面积接近提高 1 倍。相似的是，当顶端的电极面积继续从 4mm 增大到 8mm 时，损伤相继提高，但是更大的电极反而降低了损伤面积[59]。此外，超过 8mm 的电极可以观察到明显的焦痂和凝结物。

随着能量传递的时间延长，损伤的面积增大，但随后进入平台期。体外研究也显示射频消融的损伤面积在最初的 30s 内增大，但是随着功率的延伸其损伤的速度降低[42]。与此相似，随着温度的提高损伤的面积也增大。然而，就像前文所讨论的那样，当温度进一步提高，凝固结痂的发生率提高，因此限制了进一步提高损伤面积的可能。通过将电极和心肌密切接触可提高到达心内膜表面的射频能量[30]。导管电极不稳

定将因为能量传递丧失而导致温度波动，最终产生组织加热不良。在射频导管的顶端和心内膜之间能量有效的传递也取决于导管–组织方向和电极接触的角度。和电极平行放置相比较，垂直或者倾斜放置所产生的温度较低[60,61]。近来的研究已经显示，使用更高频率的电流可影响损伤的范围。用大小相同的 1mm 电极，温度也恒定（90℃），比较 100kHz、600kHz、1200kHz 和 2000kHz 电流的损伤范围，结果发现使用不同的频率损伤宽度差异无统计学意义，但是随着频率增加损伤的深度增加 [62]。然而，很少有人应用标准的导管技术和使用 500~750kHz 以外频谱的射频发生器进行过研究。

也可在两个心内膜电极之间用双极模式发放射频电流产生长的线性损伤用于心房颤动的消融。比较单极和双极射频消融，单极损伤比双极损伤更长（14.9±1.6mm *vs* 9.2 ±1.5mm）、更宽（8.1 ±1.8mm *vs* 5.6 ± 1.5mm）[63]。比较两种技术的其他研究发现使用双极射频能量比用单极技术产生的损伤更长、更宽，但两者的损伤深度没有区别[64]。体外的观察提示双极放电比单极放电造成更大的损伤深度，但是宽度和深度在两者之间的差别没有统计学意义[65]。

冷却射频消融

正如前文所述，电极–组织界面的温度是损伤面积的重要决定因素。研究表明消融电极的顶端降温既可以防止界面温度过热，也防止射频传递过程中阻抗升高，使得可以传递更大的功率，产生更大、更深的损伤[66]。在冷却射频消融过程中，最大的温度可在心内膜表面下达到。电极–心肌界面往往较低但是能够接近最大温度。由于电极顶端能够持续性地被降温不能够准确反映界面温度，需要改进在消融过程中测量电极–心肌界面温度的方法。

导管顶端的设计可通过闭式设计（盐水通过导管内腔和消融电极循环）或开放式设计（通过电极顶端的小孔灌注盐水）。这两种设计已经能够保持低的电极界面温度，容许应用更高的功率引起更大的组织损伤[67,68]。冷却射频消融对于房扑的初次消融和难治性房扑的再次消融已经显示出有效性和安全性，对室性心律失常合并器质性心脏病患者也有很高的成功率[69~71]。

微波消融

微波消融的作用主要是通过对心肌进行电介质加热，微波能量的产生源于心肌内的水分子振动，放在导管顶端的微波天线向周围的组织辐射电磁场，并且不依赖从消融导管到组织的电流[72]，如同使用射频电极那样。因此，与射频消融相反，向心肌组织传热并不需要与心肌组织紧密接触[29]。

微波消融系统包括微波发生器和消融导管连接的天线，微波发生器的频率为 915 MHz 或者 2450MHz。反映应用微波系统心肌消融的特征有几种指标。比吸收率（specific absorption rate, SAR）可以提供在微波消融时电磁场的三维图像。比吸收率通过短暂的能量脉冲和测量在天线周围三维空间的温度上升而获得。能量传递到介质的能力称为天线与介质的介电特性的“匹配程度”，可以用能量传递的效率或反射功率与发射功率的比值来测定。当天线与组织匹配良好时，能量传递的效率就高，并且反射的功率很少。多数消融系统都有经过优化的特殊负荷或者阻抗，虽然有一些消融系统能改变系统的阻抗以适应心肌组织特性的差别。

微波消融系统的加热方式和效果取决于天线的设计（图 10–5）。螺旋线圈天线产生环形加热方式，与心内膜表面平行放置时最佳，而双极天线产生的加热方式是向前发散。因此，螺旋线圈天线更适合于较长的线性消融如房颤的消融，而向前发散式天线更适于旁路的消融。体内实验发现螺旋形微波天线要比其他微波天线系统产生的损伤更大、更深[73]。这对有器质性心脏病的室性心律失常的消融有用，这些致心律失常病灶位于心室肌的深处或心外膜下。

同射频消融相比，在同样的深度时微波消融的温度更高[72]。随着微波能量的功率和时间增加，损伤范围也逐渐增加。与射频能量不同，微波能量不受阻抗升高的限制。微波消融产生的损伤要比射频消融慢得多[74]。Whayne 等发现应用 915MHz 的单极天线系统产生的损伤范围在消融后 300s 仍在增加（图 10–6）[42]。微波消融损伤的病理改变与射频损伤相似。与射频损伤相同，在一定的功率下微波消融产生损伤的宽度大于深度。消融的急性期可见大量出血，而在慢性期，则形成界限清楚的、致密的纤维瘢痕（图 10–7）。

研究显示，在开胸和闭胸动物模型中，应用 2450MHz 的发生器经导管微波消融可有效产生慢性房

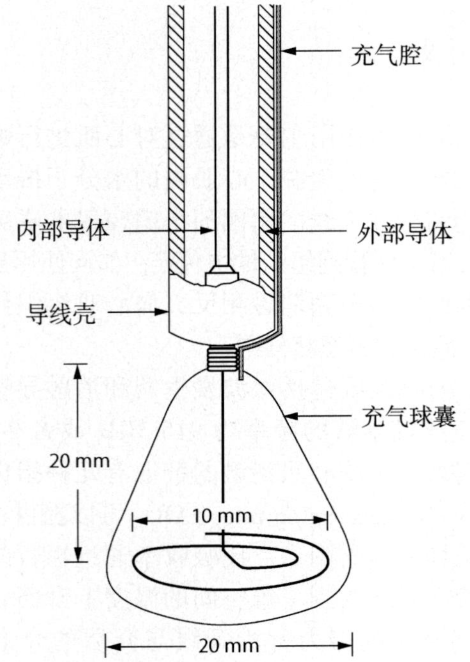

图 10–5 螺旋形微波天线的模式图。(Adapted with permission from Vanderbrink B: Microwave ablation using a spiral antenna design in a porcine thigh muscle preparation: In vivo assessment of temperature profile and lesion geometry. J Cardiovasc Electrophysiol 2000; 11: 193–198.)

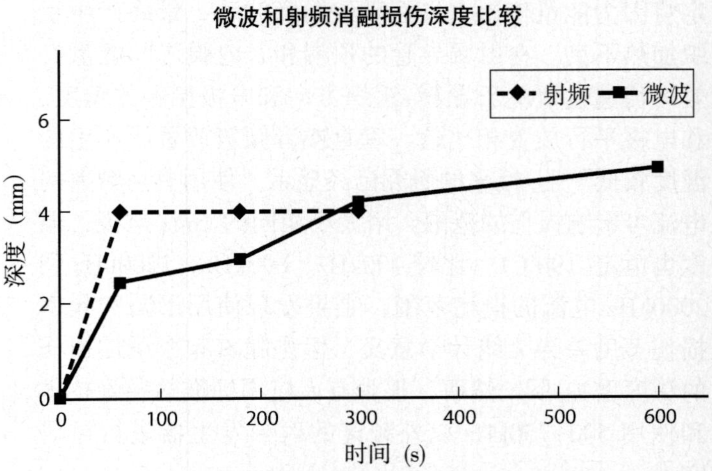

图 10–6 微波和射频消融的损伤深度比较。虽然微波加热较慢，但应用的能量越大，产生的损伤越深。(Adapted with permission from Wang P, et al: Physics and Biology of Catheter Ablation. Armonk, NY, Futura, 1998.)

室传导阻滞。微波消融可成功治疗乌头碱引起的房性心动过速[78]。另外一项研究显示在 7 只犬中应用可控微波导管在峡部产生了双向阻滞，平均消融 2.7±1.3 次，提示微波消融产生较长的线性损伤的益处[79]。用 2450MHz 或 915MHz 的微波也可用于心室肌的消融。犬体内实验显示，微波对左心室心肌损伤范围随着功率和时间的增加而增加[76]。微波能与射频能不同，组织结痂时仍可发放。因此，微波与射频消融相比，消融电极的温度控制更为重要，以避免血栓栓塞事件。有学者在 11 只犬中应用温度反馈控制的可控弯微波导管进行了实验[80]，进行 3 次微波损伤，每次 60s，平均功率75W，产生了较大的透壁性损伤。虽然未发现血栓，但消融后 1 周内室速的发生率较高。

激光消融

激光心肌消融的机制主要是通过热量。激光能量波长范围 250~10 600nm。组织对于激光能量的反应取决于发放的波长。在红外线区域的波长如钕–钇–铝–石榴石（Nd:YAG）激光导致光子的散射，后者通过光凝固作用引起组织破坏而不引起汽化。由于在正常和凝固的心肌组织吸收少，Nd:YAG 激光可从心内膜或心外膜达到心肌深部。这可导致更深的损伤，并已经广泛应用于外科室性心律失常的消融。相反，CO_2 激光大多数被吸收，导致组织汽化和切割损伤。其他的激光如氙和氟化物准分子引起组织汽化是由于能量吸收集中在一薄层组织[29,81]。

激光消融系统包括在传送导管内的可弯曲的光学纤维电缆和激光源。因为能够在消融部位产生相当大的热量，所以，必须持续性地用生理盐水冲洗导管以降温，这也同时有利于清除导管顶端的血液。激光，如同微波能量从光学纤维顶部发射到达心肌。因此，不像射频消融，在纤维光束和心肌之间不需要接触。连续的激光波辐射能对被照射心肌产生逐渐的、剂量依赖性的凝固性坏死[82]。与正常的心肌组织相比在病理性的心肌组织需要更大的能量才能产生相当大的损伤[83]。损伤的范围随着能量的增加而扩大。然而，在体内激光消融要比在体外引起更大的损伤[84]。温度监测对于避免组织温度过高很重要。也有学者研究以低的重复发放的激光能量发放脉冲以减低组织焦痂的程度。

激光能量引起的损伤根据激光类型不同能够引起不同的病理特征。使用 Nd:YAG 激光，主要是凝固性坏死，很少有空泡形成和凹陷形成[85~87]。损伤有明显的分

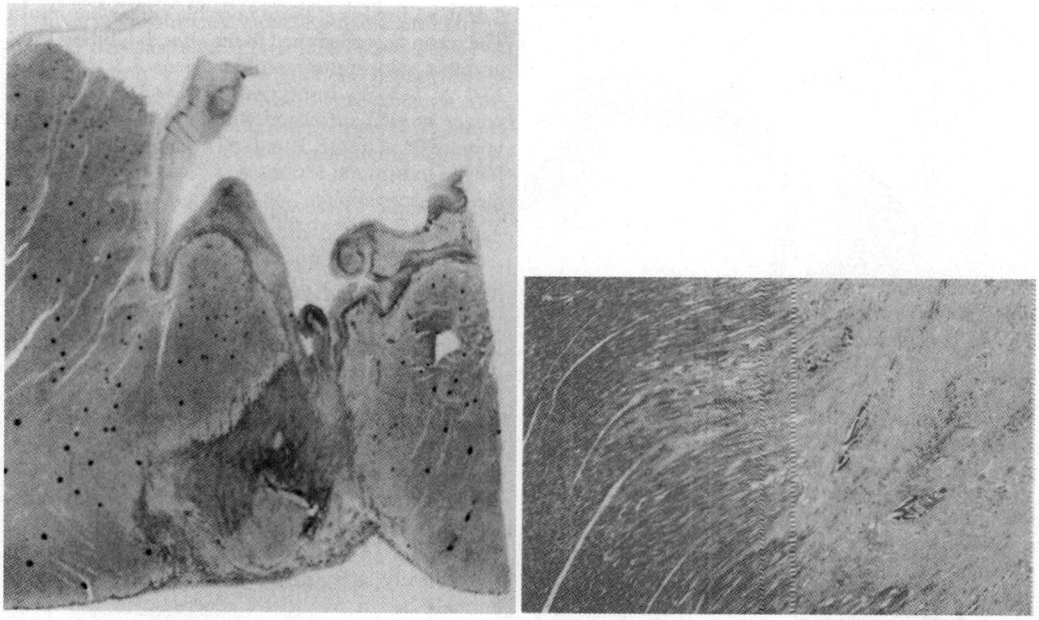

图 10–7　（也见彩图 10–7。）微波消融损伤的组织学。**A.** 应用微波产生的心室透壁性损伤（低倍显微镜下观）。损伤是透壁性的，从心内膜表面延伸到心外膜。**B.** 心室肌损伤的高倍显微镜下观。注意大量的纤维组织和界限清楚的损伤边缘区。Masson 三色染色。（Adapted with permission from Vanderbrink B, Gilbride C, Aronovitz M, et al: Safety and efficacy of a steerable temperature monitoring microwave catheter system for ventricular myocardial ablation. J Cardiovasc Electrophysiol 2000; 11: 305–310.）

界线，若中央存在被汽化的凹陷，则周围是一圈坏死的组织。逐渐地，损伤被均质的纤维组织修复。水溶性的气态物质作为激光消融的副产品出现，心肌穿孔也是激光消融的潜在危险。

应用激光消融已经成功地引起持久的房室传导阻滞[88,89]。一项研究使用顶端带有针样电极的预塑形的导管在 10 例房室结折返性心动过速患者中进行激光消融均获得成功，随访 27 个月没有不良反应出现[90]。激光也广泛地在外科领域治疗室性心动过速。一项包括 57 例患者的研究应用 Nd:YAG 激光系统治疗室性心动过速，手术的死亡率是 14%。49 例幸存者中，只有 3 例可以诱发出室性心动过速[91]。近来，有学者提出使用散射激光组织内缓慢加热可能是一种更安全有效的心肌消融方式。目前，一种可控弯的激光消融导管已经研制成功，用其治疗室性心动过速的初步临床研究已经开始。

冷冻消融

以上所讨论的消融方式都是通过热能引起组织破坏，而冷冻消融则是通过冰冻引起组织损伤，这样组织损伤较少而且保存基本的组织结构。在外科领域有大量的临床经验使用冷冻技术治疗心律失常，并证明是有效和安全的。冷冻消融已经广泛在外科应用于产生房室阻滞或者房性心动过速和室性心动过速的消融[92~94]。

通过在组织表面的冷冻探头进行冷冻可导致边界明显的冷冻组织的半球形的冷冻区域。首先在细胞水平在细胞内和细胞外形成冰晶，然后复温解冻。在 24h 之内，产生凝固性坏死伴有出血、水肿和炎症。一定时间后损伤和周围组织之间界限分明，大约 2~4 周后被脂肪组织和纤维组织替代（图 10–8）[95]。冷冻消融后即刻，往往发生频发的室性异位搏动，尤其在最初的 24h 之内。在冷冻消融后 1 周或者更长时间，室性异位搏动能够完全地消除。这些急性心律失常的机制可能是自律性增高所致[96,97]。

人们已经设计出能够冷冻心肌组织的导管技术已经用于冷冻治疗各种心律失常[98,99]，冷冻消融心肌组织通常需要温度–60℃达 2min 或以上。目前已经有一些特殊的设计应用于经导管冷冻消融系统（图 10–9），这些设计应用不同的技术达到冷冻温度。一些设计根据

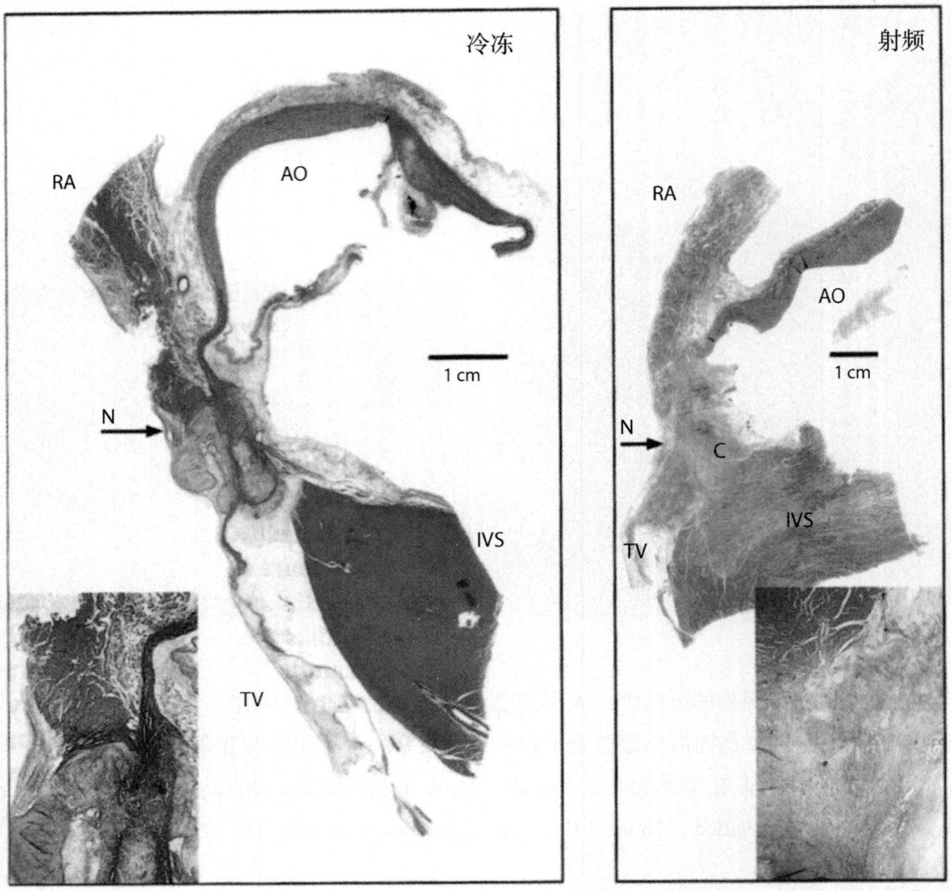

图 10-8 （也见彩图 10-8。）左图：犬房室结冷冻消融的慢性损伤（Azan 染色）。均匀的纤维组织从右心房壁通过中心纤维体伸向室间隔肌部。插图：高倍放大：在纤维带内无存活心肌。蓝色代表纤维组织，红色代表正常组织。 右图：犬房室结射频消融的慢性损伤（Azan 染色）。注意瘢痕带内的纤维组织内有存活心肌。插图：高倍放大：损伤含有不均质的纤维组织，有存活心肌带和软骨形成。边界不及冷冻消融产生的损伤清楚。AO：主动脉；C：软骨；IVS：室间隔；N：致密房室结；RA：右心房；TV：三尖瓣。（Adapted with permission from Rodriguez LM, Leunissen J, Hoekstra A, et al: Transvenous could mapping and cryoablation of the AV node in dogs: Observations of chronic lesions and comparison to those obtained using radiofrequency ablation. J Cardiovasc Electrophysiol 1998; 9: 1055-1061.）

Joule Thompson 效应，一滴冷冻剂可导致有意义的降温或者冰冻形成。一些气体例如一氧化二氮或者卤化碳（halocarbon）被用作冷冻剂。冷冻消融的损伤面积依赖于各种不同的因素例如温度、时间、冷冻探头的表面积和探头的数目等。紧密接触和更长时间的冷冻可以增大损伤面积[100,101]。事实上，在温热血液灌注的区域研究证实冷冻后 10min 冷冻消融损伤的范围在继续扩大。冷冻消融探头的大小受到心室中循环血液提供的热量的限制 [102]。实验研究已证明冷冻导管技术能够产生永久性的房室传导阻滞[99]。经静脉导管冷冻消融室性心动过速已经在动物研究中获得成功。早期的研究是令人鼓舞的，显示能产生透壁性的损伤。导管冷冻消融治疗室速的临床研究正处于早期阶段。

冷冻也可进行可逆性的“冷冻标测（ice mapping）”，即在产生不可逆性损伤之前，利用抑制其电生理特性来评估致心律失常的可能病灶 [103]。研究显示，犬的心室肌从 37℃下降到 30℃时，出现进行性的传导减缓直至完全性的阻滞[104]。外科冷冻标测已经被应用于治疗室上性心律失常和室性心律失常。经导管冷冻标测房室结已经在狗的模型中成功实施[105,106]。Friedman 等在 18 例患者中 16 例成功地应用冷冻标测识别慢径路治疗房室结折返性心动过速[107]。经导管冷冻消融的临床研究正处于早期阶段，在不久的将来结果将会分晓。

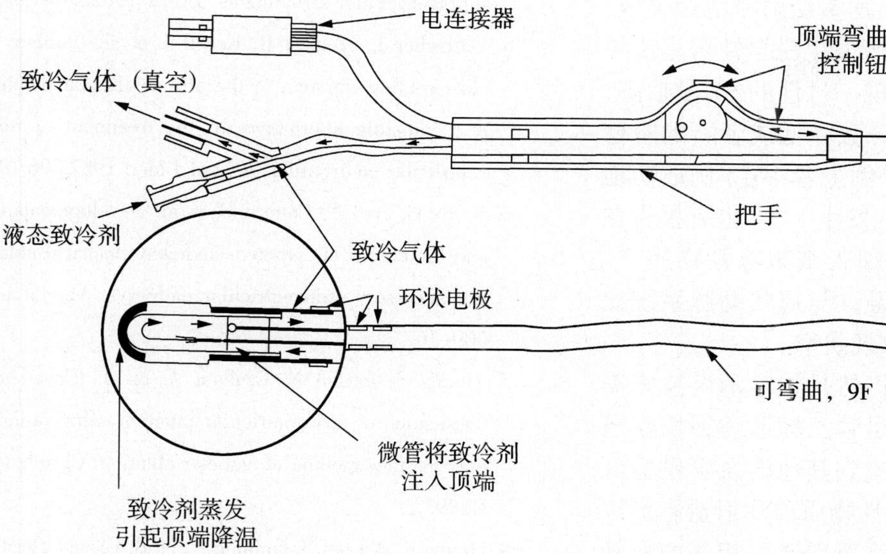

图 10-9 冷冻消融导管的模式图。（Adapted with permission from Dubuc M, Roy D, Thibault B, et al: Transvenous catheter ice mapping and cryoablation of the atrioventricular node in dogs. Pacing Clin Electrophysiol 1999; 22: 1488-1498.）

超声消融

超声消融是一种新兴的技术，在心脏电生理领域有着潜在的治疗价值。应用频率在 500kHz~10MHz 之间的超声可引起预定深度的局部高温而不损伤中间的组织。应用心脏超声对选择性的心脏组织进行消融具有良好的前景。He 等应用 10MHz 的超声换能器置于导管上，在犬左心室产生了深达 8.7±2.9mm的损伤[108]。另一项研究应用圆柱形的换能器置于导管上，产生了深达 6.4±2.5mm 的损伤[109]。功率增加与损伤深度呈线性相关。当维持功率不变时，随着温度增加，损伤也增大。超声消融好像没有射频消融中出现的“爆裂”现象，一项研究报告在导管顶端有血凝块形成[110]。有学者在 10 只犬心脏外应用高强度聚焦超声消融，成功产生了房室阻滞，而没有损伤在其上方或下方的组织[111]。因此，今后可能应用超声能量进行心律失常无创性的消融。超声消融结合超声影像也可能是该技术的潜在优势 [112,113]。超声消融也已用于肺静脉电绝缘治疗房颤。早期的临床经验提示在人体应用超声进行环绕肺静脉消融是可行的。Wilber 等评估了对 10 例有症状的反复房颤患者应用超声环绕肺静脉消融系统的效果[114]，随访 12 周，几乎半数患者仍无房颤发作，1 例患者发生了卒中的并发症。

化学消融

经导管化学消融的原理是应用细胞毒性物质通过冠状动脉循环选择性毁损心肌组织而能够有效地治疗各种心律失常。该技术借助血管成形术导管，选择性地插入冠状动脉的分支，通过灌注导管将这些细胞毒性物质例如乙醇注入这些小分支。仅在该冠状动脉血液供应区域的心肌细胞被选择性地毁损。应用该技术已经对各种实验性心律失常和临床心律失常都进行了消融。在动物研究中发现随着乙醇浓度的增加组织的坏死也随着扩大，但左心室功能损害也越大，也容易发生急性和早期慢性心律失常的恶化[115]。

在临床上，使用化学消融已经成功地治疗了室性心动过速。Nellens 等对 12 例急性心肌梗死后无休止性室速患者经冠脉内注射乙醇治疗，其中 10 例取得了成功 [116]。随访发现，7 例存活的患者中有 6 例仍然没有室速复发。另外一项研究对 23 例持续性单形室速患者中的 10 例经冠状动脉内灌注乙醇。9 例患者心律失常在术后即刻不再被诱发，但是 5~7 天后，2 例患者复发[117]。4 例患者出现了完全性心脏阻滞，1 例发生了心包炎。

化学消融也被应用于消融房室结，通过选择性地注射乙醇到房室结动脉[118]。在一个研究中 12 例患者有药物难以控制的房性心律失常，房室结射频消融失败，注入了96%乙醇2ml后10例患者发生完全性房室传导阻滞[119]。2例患者下壁导联出现一过性的ST段抬高，但是没有患者出现左心室射血分数降低或者新的室壁运动障碍。另一项研究报告19例患者中13例成功地进行了化学消融而且没有并发症发生[116]。也有报告在动物实验中，经心脏静脉系统注入细胞毒性物质[120]。通过心脏静脉系统进行化学消融，与冠状动脉系统比较，其优势在于心脏静脉较少出现狭窄。

控制心肌坏死范围的方法仍然是化学消融技术需要探讨的问题。Haines等显示尽管乙醇灌注损伤在冠状动脉所供应区域，但乙醇反流到其他的血管供应区域也常见[121]。可在注入细胞毒性物质前注射造影剂以评估坏死面积。避免细胞毒性物质反流到相邻的血管分支是提高这些技术的焦点。未来导管设计的改进可能将细胞毒性物质注入细小的远端冠状动脉或者心脏静脉分支以避免反流到邻近血管区域。

小结

各种不同的导管消融技术已经被应用于选择性地消融心肌细胞以根除心律失常。当射频电流、激光、微波或者超声被用做消融能源时，心肌细胞通过能量吸收或者加热被损伤。冷冻消融较独特，其通过使细胞被冻结的方法导致心肌细胞死亡。尽管在临床实践中射频电流已经作为主导的能源，但其仍有局限性。需要进一步的研究决定这些不同的技术适应各种不同的临床情况。

汪 芳 译
孙宝贵 校

参考文献

1. Cobb R, Blumenschein S, Sealy W: Successful surgical interruption of the bundle of Kent in a patient with Wolff-Parkinson-White syndrome. Circulation 1968;38:1018-29.
2. D´arsonval M: Action physiologique des courants alternatifs. Comp Rend Soc Biol 1891;43:283-7.
3. McLean A: The Bovie electrosurgical current generator. Arch Surg 1929;18:1863-70.
4. Scheinman M, Morady F, Hess D, et al: Catheter-induced ablation of the atrioventricular junction to control refractory supraventricular arrhythmias. JAMA 1982;248:194-200.
5. Gallagher J, Svenson R, Kasell J, et al: Catheter technique for closed-chest ablation of the atrioventricular conduction system: A therapeutic alternative for the treatment of refractory supra ventricular tachycardia. N Engl J Med 1982;306:194-200.
6. Bardy G, Ivey T, Coltorti F, et al: Developments, complications and limitations of catheter-mediated electrical ablation of posterior accessory atrioventricular pathways. Am J Cardiol 1988;61:309-16.
7. Huang S, Jordan N, Graham A, et al: Closed-chest catheter dessication of atrioventricular junction using radiofrequency energy—a new method of catheter ablation. Circulation 1985; 72:I-II389.
8. Huang S, Bharati S, Graham A, et al: Closed chest catheter desiccation of the atrioventricular junction using radiofrequency energy—a new method of catheter ablation. J Am Coll Cardiol 1987;9:349-58.
9. Ring M, Huang S, Gorman G, et al. Determinants of impedance rise during catheter ablation of bovine myocardium with radiofrequency energy. Pacing Clin Electrophysiol 1989;12:1502-13.
10. Haines D, Verow A. Observations on electrode-tissue interface temperature and effect on electrical impedance during radiofrequency ablation of ventricular myocardium. Circulation 1990;82:1034-8.
11. Haines D, Watson D. Tissue heating during radiofrequency catheter ablation: A thermodynamic model and observations in isolated perfused and superfused canine right ventricular free wall. Pacing Clin Electrophysiol 1989;12:962-76.
12. Huang S, Graham A, Hoyt R, et al: Transcatheter desiccation of the canine left ventricle using radiofrequency energy: A pilot study. Am Heart J 1987;114:42-8.
13. Huang S, Graham A, Wharton K: Radiofrequency catheter ablation of the left and right ventricles: Anatomic and electrophysiologic observations. Pacing Clin Electrophysiol 1988;11:449-59.
14. Ring M, Huang S, Graham A, et al: Catheter ablation of the ventricular septum with radiofrequency energy. Am Heart J 1989;117:1233-40.
15. Haverkamp W, Hindricks G, Gulker H, et al: Coagulation of ventricular myocardium using radiofrequency alternating current: Bio-physical aspects and experimental findings. Pacing Clin Electrophysiol 1989;12:187-95.
16. Oeff M, Langberg J, Franklin J, et al: Effects of multipolar elec-

trode radiofrequency energy delivery on ventricular endocardium. Am Heart J 1990;119:599–607.

17. Lee M, Huang S, Graham A, et al: Radiofrequency catheter ablation of the canine atrium and tricuspid annulus. Circulation 1987;76:IV–405.
18. Chauvin M, Wihelm J–M, Dumont P, et al: The ablation of canine atrial tissue by high–frequency currents: Anatomical and histological findings. J Electrophysiol 1988;2.
19. Lavergne T, Prunier L, Guize L, et al: Transcatheter radiofrequency ablation of atrial tissue using a suction catheter. Pacing Clin Electrophysiol 1989;12:177–86.
20. Lee M, Huang S, Graham A, et al: Transcatheter radiofrequency ablation in the canine right atrium. J Intervent Cardiol 1991; 4: 125–33
21. Jackman W, Kuck K–H, Naccarelli G, et al: Catheter ablation at the tricuspid annulus using radiofrequency current in canines [abstract] . J Am Coll Cardiol 1987;9:99A.
22. Huang S, Graham A, Bharati S, et al: Short– and long–term effects of transcatheter ablation of the coronary sinus by radiofrequency energy. Circulation 1988;78:416–27.
23. Langberg J, Griffin J, Herre J, et al: Catheter ablation of accessory pathways using radiofrequency energy in the canine coronary sinus. J Am Coll Cardiol 1989;13:491–6.
24. Jackman W, Wang X, Friday K, et al: Catheter ablation of accessory atrioventricular pathways (Wolff–Parkinson–White syndrome) by radiofrequency current. N Engl J Med 1991;324: 1605–11.
25. Calkins H, Sousa J, El–Atassi R, et al: Diagnosis and cure of Wolff–Parkinson–White syndrome or paroxysmal supraventricular tachycardia during a single electrophysiologic test. N Engl J Med 1991;324:1612–18.
26. Wang P, et al: Physics and Biology of Catheter Ablation. Armonk, NY, Futura, 1998.
27. Lin J: Engineering and Biophysical Aspects of Microwave and Radiofrequency Radiation. Glasgow, Scotland, Blackie, 1986.
28. Langberg J, Calkins H, el–Atassi R, et al: Temperature monitoring during radiofrequency catheter ablation of accessory pathways. Circulation 1992;86:1469–74.
29. Avitall B, Khan M, Krum D: Physics and engineering of trans catheter cardiac tissue ablation. J Am Coll Cardiol 1993;22:932.
30. Haines DE: Determinants of lesion size during radiofrequency catheter ablation: The role of electrode–tissue contact pressure and duration of energy delivery. J Cardiovasc Electrophysiol 1991;2:509–15.
31. Wittkampf F, Nakagawa H, Yamanashi W, et al: Thermal latency in radiofrequency ablation. Circulation 1996;93:1083–6.
32. Calkins H, Prystowsky E, Carlson M, et al: Temperature monitoring during radiofrequency catheter ablation procedures using closed loop control. Circulation 1994;90:1279–86.
33. Strickberger S, Hummel J, Gallagher M, et al: Effect of accessory pathway location on the efficiency of heating during RF catheter ablation. Am Heart J 1995;129:54–8.
34. Nath S, Di MJ, Haines D: Basic aspects of radiofrequency catheter ablation. J Cardiovasc Electrophysiol 1994;5:863–76.
35. Langberg J, Harvey M, Calkins H, et al: Titration of power output during radiofrequency catheter ablation of atrioventricular nodal reentrant tachycardia. Pacing Clin Electrophysiol 1993;16: 465–70.
36. McRury ID, Whayne JG, Haines DE: Temperature measurement as a determinant of tissue heating during radiofrequency catheter ablation: An examination of electrode thermistor positioning for measurement accuracy. J Cardiovasc Electrophysiol 1995;6: 268–78.
37. Pires L, Huang S, Wagshal A, et al: Temperature–guided radiofrequency catheter ablation of closed–chest ventricular myocardium with a novel thermistor–tipped catheter. Am Heart J 1996;127: 163–73.
38. Dinnerman J, Berger R, Calkins H, et al: Temperature monitoring during radiofrequency ablation. J Cardiovasc Electrophysiol 1996;7:163–73.
39. Nath S, Haines DE: Biophysics and pathology of catheter energy delivery systems. Prog Cardiovasc Dis 1995;37:185–204.
40. McRury ID, Panescu D, Mitchell MA, et al: Nonuniform heating during radiofrequency catheter ablation with long electrodes: Monitoring the edge effect. Circulation 1997;96:4057–64.
41. Bauer K, Henle K: Arrhenius analysis of heat survival curves from normal and thermotolerant CHO cells. Radiat Res 1979;78: 251–63.
42. Whayne JG, Nath S, Haines DE: Microwave catheter ablation of myocardium in vitro. Assessment of the characteristics of tissue heating and injury. Circulation 1994;89:2390–5.
43. Nath S, Di MJ, Mounsey J, et al: Correlation of temperature and pathophysiological effect during radiofrequency catheter ablation of the AV junction. Circulation 1995;92:1188–92.

44. Kapiszewska M, Hopwood LE: Changes in bleb formation following hyperthermia treatment of Chinese hamster ovary cells. Radiat Res 1986;105:405–12.
45. Stevenson A, Galey W, Tobey R: Hyperthermia-induced increase in potassium transport in Chinese hampster cells. J Cell Physiol 1983;115:75–86.
46. Yi P: Cellular ion content changes during and after hyperthermia. Biochem Biophys Res Commun 1979;91:171–82.
47. Vidair C, Dewey W: Evaluation of a role for intracellular Na, K, Ca and Mg in hyperthermic cell killing. Radiat Res 1986;105 (2) : 187–200.
48. Boonstra J, Schamhart D, Delaat S, et al: Analysis of K and Na transport and intracellular contents during and after heat shock and their role in protein synthesis in rat hepatoma cells. Cancer Res 1984;44:955–60.
49. Borelli M, Carlini W, Ransom B, et al: Ion-selective microelectrode measurements of free intracellular chloride and potassium concentrations in hyperthermia-treated neuroblastoma cells. J Cell Physiol 1986;129:175–84.
50. Glass J, DeWitt R, Cress A: Rapid loss of stress fibres Chinese hamsters ovary cells after hyperthermia. Cancer Res 1985;11: 258–62.
51. Borelli M, Wong R, Dewey W: A direct correlation between hyperthermia-induced membrane blebbing and survival in synchronous G1 CHO cells. J Cell Physiol 1986;126:181–90.
52. Warters R, Rori J: Hyperthermia and cell nucleus. Radiat Res 1982;92:458–62.
53. Haines DE, Whayne J, Walker J, et al: The effect of radiofrequency catheter ablation on myocardial creatine kinase activity. J Cardiovasc Electrophysiol 1995;6:79–88.
54. Nath S, Whayne J, Kaul S, et al: Effects of radiofrequency catheter ablation on regional myocardial blood flow: Possible mechanism for late electrophysiologic outcome. Circulation 1994;89:2667–72.
55. Chang D: Cell poration and cell fusion using an oscillating electric field. Biophys J 1989;56:641–52.
56. Avitall B, Helms R: Determinants of Radiofrequency-Induced Lesion Size, 2nd ed. Armonk, NY, Futura, 2000.
57. Blouin L, Marcus F: The effect of electrode design on the efficiency of delivery of radiofrequency energy to cardiac tissue in vitro. Pacing Clin Electrophysiol 1989;12:136–43.
58. Haines D, Watson D, Verow A: Electrode radius predicts lesion radius during radiofrequency energy heating. Validation of a proposed thermodynamic model. Circ Res 1990;67:124–9.
59. Langberg J, Lee Michael A, Chin M, et al: Radiofrequency catheter ablation: The effect of electrode size on lesion volume in vivo. Pacing Clin Electrophysiol 1990;13:1242–8.
60. Panescu D, Whayne J, Fleischman S, et al: Three-dimensional finite element analysis of current density and temperature distributions during radiofrequency ablation. IEEE Trans Biomed Eng 1995;42:879–90.
61. Kongsgaard E, Steen T, Jensen O, et al: Temperature guided radiofrequency catheter ablation of myocardium: Comparison of catheter tip and tissue temperature in vitro. Pacing Clin Electrophysiol 1997;20:1252–60.
62. Kovoor P, Eipper V, Dewsnap B, et al: The effect of different frequencies on lesion size during radiofrequency ablation. Circulation 1996;94:3953.
63. Haines DE, McRury ID, Whayne, et al: Radiofrequency ablation at the tricuspid-inferior vena cava isthmus: Unipolar versus bipolar delivery. Circulation 1994;90:3202;I–594.
64. Anfinsen O, Kongsgaard E, Foerster A, et al: Radiofrequency catheter ablation of pig right atrial free wall: Larger lesions but similar incidence of lung injury and diaphragmatic paresis with two-catheter bipolar compared to unipolar electrode configuration. Circulation 1996;92:3260;I–557.
65. Anfinsen O, Kongsgaard E, Aass H, et al: Radiofrequency current ablation of thin-walled structures; an in vitro study comparing unipolar and bipolar electrode configuration. Pacing Clin Electrophysiol 1996;19:714.
66. Ruffy R, Imran MA, Santel DJ, et al: Radiofrequency delivery through a cooled catheter tip allows the creation of larger endomyocardial lesions in the ovine heart. J Cardiovasc Electrophysiol 1995;6:1089–96.
67. Nakagawa H, Yamanashi W, Pitha J, et al: Comparison of in vivo tissue temperature profile and lesion geometry for radiofrequency ablation with a saline-irrigated electrode versus temperature control in a canine thigh muscle preparation. Circulation 1995;91:2264–73.
68. Mittleman R, Huang S, de Guzman, et al: Use of saline infusion electrode catheter for improved energy delivery and increased lesion size in radiofrequency catheter ablation. Pacing Clin Electrophysiol 1995;18:1022–7.
69. Jais P, Haissaguerre M, Shah D, et al: Successful irrigated-tip

catheter ablation of atrial flutter resistant to conventional radiofrequency ablation. Circulation 1998;98:835–8.

70. Jais P, Shah DC, Haissaguerre M, et al: Prospective randomized comparison of irrigated–tip versus conventional–tip catheters for ablation of common flutter. Circulation 2000;101:772–6.

71. Calkins H, Epstein A, Packer D, et al: Catheter ablation of ventricular tachycardia in patients with structural heart disease using cooled radiofrequency energy: Results of a prospective multicenter study. Cooled RF Multi Center Investigators Group. J Am Coll Cardiol 2000;35:1905–14.

72. Wonnell TL, Stauffer PR, Langberg JJ: Evaluation of microwave and radio frequency catheter ablation in a myocardium–equivalent phantom model. IEEE Trans Biomed Eng 1992;39:1086–95.

73. Vanderbrink BA, Gu Z, Rodriguez V, et al: Microwave ablation using a spiral antenna design in a porcine thigh muscle preparation: In vivo assessment of temperature profile and lesion geometry. J Cardiovasc Electrophysiol 2000;11:193–8.

74. Thomas S, Clout R, Deery C, et al: Microwave ablation of myocardial tissue: The effect of element design, tissue coupling, blood flow, power, and duration of exposure on lesion size. J Cardiovasc Electrophysiol 1999;10:72–8.

75. Langberg J, Wonnell T, Chin M, et al: Catheter ablation of the atrioventricular junction using a helical microwave antenna: A novel means of coupling energy to the endocardium. Pacing Clin Electrophysiol 1991;14:2105–13.

76. Yang X, Watanabe I, Kojima T, et al: Microwave ablation of the atrioventricular junction in vivo and ventricular myocardium in vitro and in vivo. Effects of varying power and duration on lesion volume. Jpn Heart J 1994;35:175–91.

77. Lin J, Beckman K, Hariman R, et al: Microwave ablation of the atrioventricular junction in open–chest dogs. Bioelectromagnetics 1995;16:97–105.

78. Rho T, Ito M, Pride H, et al: Microwave ablation of canine atrial tachycardia induced by aconitine. Am Heart J 1995;129:1021–5.

79. Liem L, Mead R: Microwave linear ablation of the isthmus between the inferior vena cava and tricuspid annulus. Pacing Clin Electrophysiol 1998;21:2079–86.

80. Vanderbrink B, Gilbride C, Aronovitz M, et al: Safety and efficacy of a steerable temperature monitoring microwave catheter system for ventricular myocardial ablation. J Cardiovasc Electrophysiol 2000;11:305–10.

81. Isner JM, Donaldson RF, Deckelbaum LI, et al: The excimer laser: Gross, light microscopic and ultrastructural analysis of potential advantages for use in laser therapy of cardiovascular disease. J Am Coll Cardiol 1985;6:1102.

82. Ware D, Boor P, Yang C, et al: Slow intramural heating with diffused laser light: A unique method for deep myocardial coagulation. Circulation 1999;99:1630–6.

83. Weber HP, Heinze A, Enders S, et al: Laser catheter coagulation of normal and scarred ventricular myocardium in dogs. Lasers Surg Med 1998;22:109–19.

84. Lee BI, Gottdiener JS, Fletcher RD, et al: Transcatheter ablation: Comparison between laser photoablation and electrode shock ablation in the dog. Circulation 1985;71:579–86.

85. Weber HP, Heinze A, Enders S, et al: Catheter–directed laser coagulation of atrial myocardium in dogs. Eur Heart J 1994;15:971–80.

86. Weber H, Heinze A, Enders S, et al: Mapping guided laser catheter ablation of the atrioventricular conduction in dogs. Pacing Clin Electrophysiol 1996;19:176–87.

87. Weber HP, Heinze A, Enders S, et al: Laser versus radio frequency catheter ablation of ventricular myocardium in dogs: A comparative test. Cardiology 1997;88:346–52.

88. Curtis A, Abela G, Griffin JC, et al: Transvascular argon laser ablation of atrioventricular conduction in dogs: Feasibility and morphological results. Pacing Clin Electrophysiol 1989;12: 347–57.

89. Curtis AB, Mansour M, Friedl SE, et al: Modification of atrio ventricular conduction using a combined laser –electrode catheter. Pacing Clin Electrophysiol 1994;17:337–48.

90. Weber H, Kaltenbrunner W, Heinze A, et al: Laser catheter coagulation of atrial myocardium for ablation of atrioventricular nodal reentrant tachycardia. First clinical experience [see comments] . Eur Heart J 1997;18:487–95.

91. Svenson R, Littman L, Splinter R, et al: Current status of lasers for arrhythmia ablation. J Cardiovasc Electrophysiol 1992;3:345–53.

92. Harrison L, Gallagher J, Kasell J: Cryosurgical ablation of the AV node. Circulation 1977;55:463–70.

93. Gallagher L, Selay W, Anderson W: Cryo–surgical ablation of accessory atrioventricular connections: A method for correction of pre–excitation syndrome. Cardiology 1977;55:471–8.

94. Otto D, Garson A, Cooley D: Cryoablative techniques in the treatment of cardiac tachyarrhythmias. Ann Thorac Surg 1987;26:438–41.

95. Whittaker D: Mechanisms of tissue destruction following cryosurgery. Ann R Coll Surg Engl 1984;66:313–8.

96. Klein G, Harrison L, Ideker R, et al: Reaction of myocardium to cryosurgery: Electrophysiology and arrhythmogenic potential. Circulation 1979;59:364–72.

97. Hunt G, Chard R, Johnson D, et al: Comparison of early and late dimensions and arrhythmogenicity of cryolesions in the normo thermic canine heart. J Thorac Cardiovasc Surg 1989; 97:313–8.

98. Dubuc M, Friedman PL, Roy D: Reversible electrophysiologic effects using ice mapping with a cryoablation catheter. Pacing Clin Electrophysiol 1997;20:1203.

99. Dubuc M, Talajic M, Roy D, et al: Feasibility of cardiac cryoablation using a transvenous steerable electrode catheter. J Interv Card Electrophysiol 1998;2:285–92.

100. Matsudaira K, Nakagawa H, Yamanashi W, et al: Effect of contact pressure on lesion size during catheter cryoablation [abstract]. Circulation 2000;102:II–526.

101. Matsudaira K, Nakagawa H, Yamanashi W, et al: Effect of application time on catheter cryoablation lesion size [abstract]. Circulation 2000;102:II–527.

102. Imae S, Nakagawa H, Yamanashi W: Cryo–catheter ablation: Effect of blood flow on lesion formation. Pacing Clin Electrophysiol 1997;20:1204.

103. Gallagher J, Del Rossi A, Fernandes J: Cryothermal mapping of recurrent ventricular tachycardia in man. Circulation 1985; 71: 732–9.

104. Gessman J, Agarwal J, Endo T: Localization and mechanism of ventricular tachycardia by uce mapping 1 week after the onset of myocardial infarction in dogs. Circulation 1983;68:657–66.

105. Rodriguez LM, Leunissen J, Hoekstra A, et al: Transvenous cold mapping and cryoablation of the AV node in dogs: Observations of chronic lesions and comparison to those obtained using radio frequency ablation. J Cardiovasc Electrophysiol 1998;9: 1055–61.

106. Dubuc M, Roy D, Thibault B, et al: Transvenous catheter ice mapping and cryoablation of the atrioventricular node in dogs. Pacing Clin Electrophysiol 1999;22:1488–98.

107. Friedman PL, Stevenson W, Tchou P, et al: Reversible cryomapping of slow pathway during catheter cryoablation of atrioventricular nodal reentrant supraventricular tachycardia [abstract]. Circulation 2000;102:II–368.

108. He DS, Zimmer JE, Hynynen K, et al: Application of ultrasound energy for intracardiac ablation of arrhythmias [see comments]. Eur Heart J 1995;16:961–6.

109. Hynynen K, Dennie J, Zimmer J, et al: Cylindrical ultrasonic transducers for cardiac catheter ablation. IEEE Trans Biomed Eng 1997;44:144–51.

110. Ohkubo T, Okishige K, Goseki Y, et al: Experimental study of catheter ablation using ultrasound energy in canine and porcine hearts. Jpn Heart J 1998;39:399–409.

111. Strickberger S, Tokano T, Kluiwstra J, et al: Extracardiac ablation of the canine atrioventricular junction by use of high–intensity focused ultrasound. Circulation 1999;100:203–8.

112. Packer D, Chan R, Johnson S: Ultrasound cardioscopy: Initial experience with a new resolution combined intracardiac ultrasound/ablation system. Pacing Clin Electrophysiol 1994;17:863.

113. Packer DL SJ, Chan RC: The utility of a new integrated high resolution intracardiac ultrasound/ablation system in a canine model [abstract]. J Am Coll Cardiol 1995;353A.

114. Wilber D, Packer D, Natale A, et al: Initial US clinical experience with circumferential ultrasound ablation of the pulmonary veins for treatment of atrial fibrillation [abstract]. Circulation 2000;102:II–443.

115. Haines DE, Whayne JG, DiMarco JP: Intracoronary ethanol ablation in swine: Effects of ethanol concentration on lesion formation and response to programmed ventricular stimulation. J Cardiovasc Electrophysiol 1994;5:422–31.

116. Nellens P, Gursoy S, Andries E, et al: Transcoronary chemical ablation of arrhythmias. Pacing Clin Electrophysiol 1992;15: 1368–73.

117. Kay G, Epstein A, Bubien R, et al: Intracoronary ethanol ablation for the treatment of recurrent sustained ventricular tachycardia. J Am Coll Cardiol 1992;19:159–68.

118. Wang P, Ursell P, Sosa–Suarez G, et al: Permanent AV block or modification of AV nodal function by selective AV nodal artery ethanol infusion. Pacing Clin Electrophysiol 1992;15:779–89.

119. Kay G, Bubien R, Dailey S, et al: A prospective evaluation of intracoronary ethanol ablation of the atrioventricular conduction system. J Am Coll Cardiol 1991;17:1634–40.

120. Wright KN, Morley T, Bicknell J, et al: Retrograde coronary venous infusion of ethanol for ablation of canine ventricular myocardium [see comments]. J Cardiovasc Electrophysiol 1998;9: 976–84.

121. Haines D, Verow A, Sinusas A, et al: Intracoronary ethanol ablation in swine: Characterization of myocardial injury in target and remote vascular beds. J Cardiovasc Electrophysiol 1994;5:41–9.

第 11 章　临床试验的阐释：病死率试验与心房颤动治疗的关系

ALBERT L. WALDO, CRAIG M. PRATT

对评价各种治疗方案的有效性与安全性而言，目前临床试验已经变得至关重要。然而以往并非一直如此，很久以来，可用于评价心律失常治疗方法安全性与有效性的临床试验几乎空白。幸运的是，近来这种情况发生了变化，尤其是受到心律失常抑制试验（Cardiac Arrhythmia Suppression Trial，CAST）[1,2]影响，随后又有多个临床试验及指南进行了补充。本章讨论了几个重要的——实际上是里程碑式的——心律失常治疗试验，不仅分析从中获得的经验，而且研究它们是如何应用于临床的。本处的讨论可作为对临床研究进行阐释的一个例子。

心律失常抑制试验（CAST）Ⅰ[1]和Ⅱ[2]

背景

基于既往的一系列研究[3~9]，心肌梗死后室性期前收缩的数目和（或）复杂程度被认为是心脏性猝死的危险因素。并且，治疗患者的室性期前收缩可减少室性心动过速发作——心脏性猝死的假设模型——的观念已经被广泛接受。实际上，许多临床医师一直应用抗心律失常药物来控制室性期前收缩[10,11]，而且发展出一整套专门用语，如将室性心律失常分为良性、潜在恶性或者恶性，其中室性期前收缩被归类于良性或潜在恶性[12~15]。

有鉴于此以及心肌梗死后心脏性猝死高发，美国国家心、肺和血液协会（the National Heart, Lung and Blood Institute）开展了心律失常前期研究（Cardiac Arrhythmia Pilot Study, CAPS），这是一项意在验证下述假设的可行性研究，即在急性心肌梗死后长期采用抗心律失常药物抑制室性心律失常可改善生存率[16]。CAPS 研究结束时，共登记 502 例患者，在入选前 6~60 天内发生急性心肌梗死，并满足下述条件：左心室射血分数（LVEF）≥20%，年龄低于 75 岁，24 小时动态心电图（Holter）有可靠记录证明室性期前收缩（premature ventricular complexes, PVC）≥10 次/小时或者非持续性室性心动过速发作≥5 次/24 小时。非持续性室速定义为连发 3~9 次 PVC，其频率≥100 次/分（bpm）。在这个安慰剂-对照的前期研究中共采用 4 种药物——恩卡尼、氟卡尼、莫雷西嗪及丙米嗪，后者作为“奎尼丁类似物”被认为较奎尼丁更易耐受。当时研究的抗心律失常药物恩卡尼、氟卡尼、莫雷西嗪，与安慰剂相比，显示出对室早具有较好的乃至明显的抑制作用，并且易于耐受[17]。随后，上述药物被选定进行全面研究。

CAST Ⅰ

研究方案

CAST 是一项多中心、随机、安慰剂对照研究，意在验证当心肌梗死后，通过抑制无症状或伴轻度症状的室性心律失常可降低心律失常所致死亡率[1,2,18]。由于在 CAPS 中，恩卡尼、氟卡尼、莫雷西嗪显示出可有效抑制目标人群中的上述心律失常[17]，并且耐受良好[17]，故被选入 CAST 研究。并且，与 CAPS 相比，方案作了重大修改。CAST 的病例入选要求：（1）在 6 天至 2年内发生有证据的心肌梗死；（2）Holter 监测（至少记录了 18 个小时的可分析数据）证实 PVC≥6 次/小时；（3）LVEF≤55%，如果在心肌梗死发生后 90 天之内行 Holter 检查；（4）LVEF≤40%，如果在心肌梗死发生后 90 天至 2 年行 Holter 检查。将心肌梗死 90 天后 LVEF≤40%的患者入选，是由于 Duke 大学心肌梗死后患者的当前数据（通常为数年之后）显示，上述人群中，伴有室性期前收缩的患者心脏性猝死的发生率为 10%。最后，患者不应出现超过 120 次/分的连续 15 跳以上的非持续性室速。

患者入选后首先进行开放标签的剂量个体化阶段，以对最多 3 种药物（恩卡尼、氟卡尼、莫雷西嗪）的两种不同口服剂量进行评价。当发现可抑制 PVC 的药物与剂量后，剂量个体化阶段即告结束。“抑制”的定义为 PVC 减少≥80%，以及非持续性室速发作次数减少≥90%。心律失常得到抑制的患者随后随机接受有效的药物或者安慰剂治疗。未达到有效抑制标准的患者随机接受“相对最有效的药物”或者安慰剂。LVEF≥30%的患者随机接受下述一种个体化顺序：恩卡尼-莫雷西嗪-氟卡尼或者氟卡尼-莫雷西嗪-恩卡尼。LVEF<30%的患者随机接受恩卡尼-莫雷西嗪或者莫雷西嗪-恩卡尼顺序，由于担心氟卡尼负性肌力作用而未用于本组患者。

研究开始约 22 个月后，CAST 数据与安全监测委员会建议终止恩卡尼与氟卡尼组研究，因为，与安慰剂组相比，其死亡率明显升高[1]。不论对于作为主要终点的心律失常性死亡或者心脏骤停复苏（图 11-1），还是作为次级终点的总死亡率，均明显升高。对于上述两组共 1498 例患者平均随访 10 个月后，共 90 例死亡（59 人死于心律失常，43 人服用药物，16 人为安慰剂；P=0.0004），非心律失常性死亡 22 例（17 人服用药物，5 人为安慰剂；P=0.1），非心源性死亡 8 例（3 人服用药物，5 人为安慰剂）。当时恩卡尼及其安慰剂组共 857 人（432 例服用活性药物，425 例为安慰剂），氟卡尼及其安慰剂组为 641 人（323 例服用活性药物，318 例为安慰剂）。考虑到全部分析指标，随机分配至氟卡尼或恩卡尼组的患者其基线特征与安慰剂组相似。

CAST I 分析

意外的结果

CAST I 有很多惊人之处：首先是恩卡尼与氟卡尼

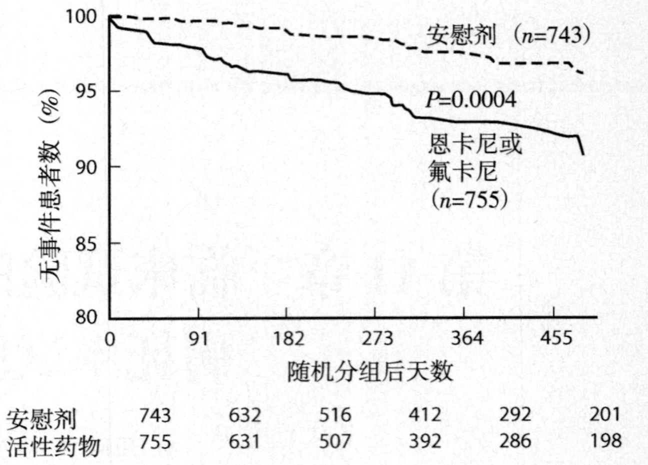

图 11-1 对于 1948 例接受恩卡尼、氟卡尼以及对应安慰剂的患者中未发生死亡或心脏骤停的精算概率。对于一种事件相应的高风险患者数目排列于图形底部。（From Anderson JL, Platia EV, Hallstrom RW, Interaction of baseline characteristics with hazard of encainide, flecainide, and moricizine therapy in patients with myocardial infarction; possible explantation for increased mortality in the Cardiac Arrhythmia Suppression Trial （CAST）. Circulation 1994; 90:2843~52.）

治疗的损害作用出乎意料，推测是由于致心律失常作用。其次是 β 阻滞剂的使用率之低出乎意料（两种药物治疗组与安慰剂组均为 27%），尽管该类药物已经被确切证明对于该组患者的预后有益[19~21]。第三是安慰剂组心律失常导致的死亡率出乎意料地低。考虑到最后一点，对比 CAPS 与 CAST I 中患者的基础特征与病死率结果最有启发意义[22]。1 年总死亡率以及 1 年猝死率，在 CAPS 安慰剂组分别为 9.0%与 4.6%，但 CAST 安慰剂组仅为 3.6%与 1.5%。直觉上，可以预期 CAST 安慰剂组应当具有比 CAPS 中更高的心律失常病死率，因为 CAST 中患者 LVEF 更低而且充血性心力衰竭的发生率也更高。CAST I 安慰剂组不仅心律失常死亡率明显低于 CAPS 安慰剂组，而且也低于当时发表的关于急性心肌梗死后基于 Holter 的室性心律失常程度分层的生存率资料[4,5,9,17,19]。

CAST I 安慰剂组死亡率数据

对于 CAST 中安慰剂组心律失常死亡率如此之低的一个可能的解释是：在 CAST I 中持续约 2 周的开放标签室性心律失常抑制阶段中（CAPS 中无此阶段），62 例死亡未计入病死率分析。如果上述死亡发生于随机化分组之后，它们同样会平均分布在治疗组中。尽管这将增加安慰剂组死亡率，使其与既往发表的资料更为接近，但也不太可能导致不同的结论。第二个可能的部分原因是，在CAST I中，相对于无反应者，通过抗心律失常药物治疗抑制室性期前收缩的患者（注意：该研究入选药物有反应者）具有较低的心律失常致死风险[23]。

与CAPS以及其他以往研究相比，CAST I安慰剂组病死率较低的第三个可能原因是CAST I患者中内科治疗较以前进步。CAPS患者于1983至1985年间接受随机分组。CAST I患者从1987年6月至1989年4月中旬随机分组。在此期间，心肌梗死患者治疗进展迅速，与CAPS相比，CAST I中更多的患者接受溶栓治疗或者经皮冠状动脉成形术（PTCA），以及冠状动脉搭桥术（CABG）（溶栓治疗：24.3% *vs* 17%；CABG/PTCA：54.1% *vs* 18.0%）。而且，32%的CAPS安慰剂组有非持续性室速，一个重要的心脏性猝死的危险因素[3,8,13,16]；而CAST I安慰剂组为20.1%。最后，与Duke大学的"旧"数据所预期的相反，CAST I安慰剂组中记录到的室性心律失常发生于心肌梗死90天后者，无一死亡。

致心律失常作用

显然，恩卡尼与氟卡尼组死亡率增高与其致心律失常作用有关。而且，CAST I显示，与当时的临床思维模式相反，致心律失常作用并非仅限于药物治疗初期，而是持续存在于治疗全程（平均10个月）[1]。

两项犬急性心肌缺血与梗死研究模型提示了致心律失常作用的机制，其一为Nattel及其同事[24]采用安搏律定（IC类药物，在该种意义上，与恩卡尼与氟卡尼相似），另一为Kou及其同事[25]使用氟卡尼。两项研究均显示，与对照组相比，采用IC类抗心律失常药物预处理增加室速/室颤的发生率。从上述研究可以推论，关于CAST I中恩卡尼/氟卡尼组死亡率增加的一个可能解释是，急性缺血对患者不利，但是采用IC类药物预处理的患者中急性心肌缺血情况更为严重。因此，CAST I中恩卡尼与氟卡尼组死亡率增加见于发生非Q波心肌梗死的患者群体（即患者的心肌仍处于危险之中）[26,27]。该种看法的其他证据来自于CAST中的一个事实——即接受CABG治疗是预后良好的最重要单一预测因子[28]。所以，冠状动脉疾病与IC类药物的作用在逻辑上并未混杂。

CAST I的价值、影响以及经验

CAST I数据的反响在过去是巨大的，迄今亦然。恩卡尼最终被Bristol-Myers Squibb撤出市场，最大原因是由于CAST I的研究结果。然而，随后3M公司宣布氟卡尼对不合并器质性心脏病的阵发性心房颤动是安全与有效的，由此，在CAST I的结果被充分理解并发表后，氟卡尼通过美国食品与药品管理局（FDA）批准可用于该适应证。然而，一个目前已被广泛接受的通用概念是IC类抗心律失常药物禁用于缺血性心脏病患者。而且，CAST I研究结果促使Teo等进行一项荟萃分析[29]，结果显示应用I类抗心律失常药物与安慰剂相比，死亡率增加（P=0.05）。因此，基于该荟萃分析，至少不仅IC类药物不适宜用于缺血性心脏病患者群体，全部I类抗心律失常药物均不适用。重要的是，上述数据可推论至在合并器质性心脏病，尤其是冠心病（CAD）的患者中使用I类抗心律失常药物控制心房颤动的治疗[30]。事实上，类似的推论已成为在室性心律失常患者中研究抗心律失常药物的范例，而且对于房颤的药物治疗也有效。

总之，从CAST I中可以学到很多：（1）安慰剂对照研究的重要性（如果使用历史对照，数据将显示CAST I中接受恩卡尼与氟卡尼患者的中性结果）；（2）在CAST I患者中β阻滞剂的不合理使用（仅27%），尽管三项研究清楚地阐明对于该类患者β阻滞剂可有效改善心脏性猝死的发生率；（3）当低风险患者接受具有潜在副作用，尤其是致心律失常作用的药物时，很可能会产生不良后果（如果在CAST I中选择高风险患者群体，结果将会好得多，但很明显这在当时并不受重视，直至对该研究的数据进行分析之后）；（4）认识到抑制假设的室性快速心律失常的心律失常诱发因素，实际上并不能给CAST I患者带来防止心律失常性死亡和心脏性猝死的益处或者改善病死率；（5）认识到致心律失常作用并不仅限于药物治疗初期；（6）认识到对于心肌梗死后90天后合并LVEF≥40%的患者，尽管出现CAST I描述的室性期前收缩，其心律失常性死亡或者心脏性猝死的风险仍然很低。

CAST Ⅱ

方案的变动

CAST I的研究结果指出，对于发生近期心肌梗死

合并心室功能下降的患者，抑制室性期前收缩的假设要么是错误的，要么可能是特异药物依赖性的。尽管有 CAST I 的研究结果，在其后进行分析后，数据与安全监测委员会仍建议继续该研究，因为早期的数据显示莫雷西嗪可能具有改善预后的作用[2]。尽管有增加一种或多种药物的考虑，没有其他药物符合最原始的纳入标准，而且加用另一种药物在逻辑上说也非常困难。因此 CAST Ⅱ继续使用莫雷西嗪与安慰剂。

因为 CAST I 的分析结果，方案还有其他的变动[2]。由于登记的心肌梗死超过 90 天的安慰剂组患者中没有发生心律失常性猝死，类似患者不再继续进行登记。而且，具有资格入选的 LVEF 降低至≤40%。其他改变有重新定义了不具有资格入选的非持续性室速，排除任何持续≥30 秒、频率≥120 次/分者。然而连续室性搏动≥15 次、持续最长达 30 秒且不伴有症状者被入选（该类患者 CAST I 不予收入）。莫雷西嗪的第三种也是更大的剂量方案（300mg /8h）被采纳，并且既往接受恩卡尼、氟卡尼及其安慰剂的患者如符合新的入选标准（当然要求符合记载的心肌梗死发生的时间）可再次随机分组。而且，CAST Ⅱ的剂量个体化阶段采用安慰剂对照（回忆 CAST I 中，该阶段为开放标签）以确定在药物应用前 2 周病死率的改善作用或是风险增加。

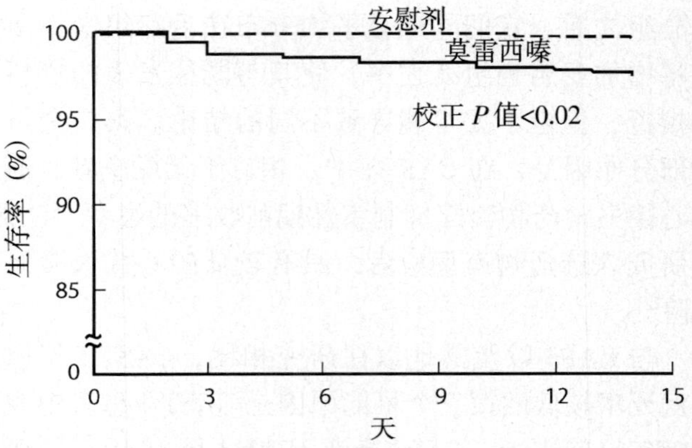

有风险患者数 [生存率（%）]			
安慰剂	660 (100)	659 (99.9)	658 (99.7)
莫雷西嗪	665 (100)	655 (98.5)	608 (97.7)

图 11-2 莫雷西嗪或安慰剂治疗 14 天时患者存活情况。终点为任何原因所致的死亡或非致命性心脏骤停。分别基于时序统计以及序列监控对 P 值进行调整。55 例开始接受莫雷西嗪短期剂量个体化的患者完成了该阶段，在第 14 天前患者的资料接受了审核。（From The Cardiac Arrhytnmia Suppression Trial Ⅱ (CAST) Investigators: Effect of the anti-arrhythmic agent moricizine on survival after myocardial infarction. N Engl J Med 1992;327;227-33.）

CAST Ⅱ分析

在 CAST I 终止后，继续 CAST Ⅱ19.5 个月时，数据与安全监测委员会推荐早期终止该研究，基于 2 个原因[2]。首先，对低剂量莫雷西嗪组（200mg /8h）前 2 周的安慰剂对照，剂量个体化阶段分析表明，莫雷西嗪组较安慰剂组病死率增加（17 *vs* 4 死亡或心脏骤停；$P<0.02$）（图 11-2）。其次，由于对比莫雷西嗪与安慰剂长期数据为一平坦曲线（$P=0.40$，终点为死亡或心律失常所致非致死性心脏骤停）（图 11-3），长期数据几乎没有可能显示莫雷西嗪组的生存率较之安慰剂组有所改善。因此结合药物早期不良反应与远期的中性效果导致研究的终止。

莫雷西嗪组 581 例患者中共有 49 例心律失常导致的死亡或心脏骤停，安慰剂组共 574 例患者中为 42 例（$P=0.40$）（图 11-3）。在安慰剂组中，4.8%的患者死于心律失常或者在第一年罹患心律失常导致的心脏骤停。事实上，这与 CAPS 中第一年 4.6%的猝死率极为相似[17]，所以 CAST Ⅱ入选标准的改变确实使风险与最初的预期相吻合。而且，莫雷西嗪组共有 87 例死亡或心脏骤停，安慰剂组为 71 例，2 年生存率分别为 81.7%与 85.6%。非心律失常性心源性死亡或心脏骤停例数在莫雷西嗪组与安慰剂组相似（23 *vs* 20）。有意思的是，部分抑制室性期前收缩的亚组研究共包括 219 人，其中 110 例随机接受莫雷西嗪，109 例接受安慰剂。莫雷西嗪组中 17 例死亡（10 例由于心律失常），安慰剂组中 15 例死亡（9 例由于心律失常）。

CAST Ⅱ的经验

本研究数据支持 CAST Ⅰ的结论，即抑制 CAST 患者群体中的室性异位心律或者没有保护作用或者具有副作用。实际上，可以说得更严重——CAST Ⅱ终结了“抑制室性异位心律是预防心脏性猝死的有效手段”的假设。

安慰剂对照莫雷西嗪个体化阶段数据显示莫雷西嗪是有害的，不仅再次强调了对于该组患者进行预防性给予抗心律失常药物的潜在风险，而且支持了目前被广泛确立的医疗规范，即合并器质性心脏病的患者

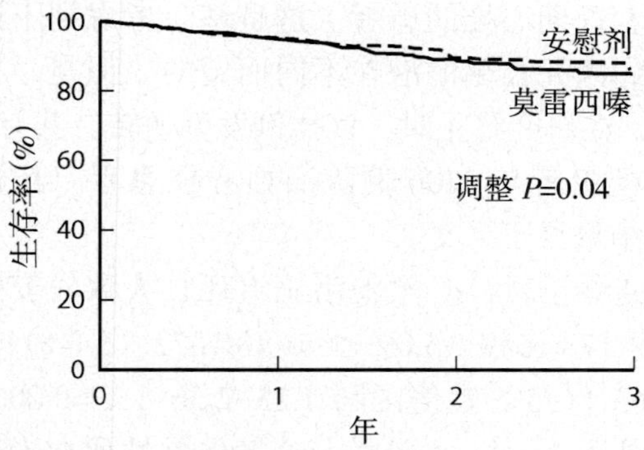

有风险患者数[生存率(%)]

安慰剂	574 (100)	351 (95.2)	175 (89.6)	56 (88.0)
莫雷西嗪	581 (100)	350 (94.9)	181 (88.8)	56 (85.0)

图 11-3 在服用莫雷西嗪有效抑制室性期前收缩后在研究主体的长期随访阶段中患者的生存率。终点为因心律失常导致的死亡或非致死性心脏骤停。调整的 *P* 值为双尾的。（From The Cardiac Arrhytnmia Suppression Trial Ⅱ (CAST) Investigators:Effect of the anti-arrhythmic agent moricizine on survival after myocardial infarction. N Engl J Med 1992;327;227-33.）

开始抗心律失常药物治疗之初需收入院。是否在开始莫雷西嗪治疗之初将明显高风险的患者收入院可避免治疗之初的相关风险尚不能基于 CAST Ⅱ做出回答，尽管莫雷西嗪组 17 例死亡中有 12 例出现在开始治疗的第一周，并且 10 例出现在 LVEF 低于 0.30 者[2]。相反，17 例死亡中有 5 例（29%）出现在治疗 1 周之后，说明即使住院 1 周但风险仍然存在[2]。

尽管认识到 CAST Ⅰ中具有明确 β 阻滞剂应用指征的患者仅在 27%的时间里使用 β 阻滞剂，这在 CAST Ⅱ中没有改变。实际上，CAST Ⅱ的长期治疗组中仅有 28.1%的莫雷西嗪组患者与 29.9%的安慰剂组患者接受 β 阻滞剂，在前 2 周的双盲安慰剂对照剂量个体化阶段，仅 30.3%的莫雷西嗪组患者与 27.1%的安慰剂组患者接受 β 阻滞剂[2]。

将 CAST Ⅱ的结果推论至房颤患者的治疗是相当诱人的。因为莫雷西嗪是一个治疗房颤的有效药物，由于它的长期生存率和安慰剂相似，并且由于 CAST Ⅱ中莫雷西嗪组中 42%的患者 LVEF≤0.30 [2]，人们可能认为对于心肌梗死特定时段（至少 90 天，更为保守的是 6 个月）的 CAST Ⅱ类型患者来说，莫雷西嗪可有效治疗房颤。这可能是最为诱人的，因为该药的长期治疗随访似乎是安全的，尽管有很大一部分患者伴有严重的左心室功能低下。

口服 D-索他洛尔生存率试验

背景

1992 年 8 月，在口服 D-索他洛尔生存率（the Survival With ORal D-sotalol, SWORD）试验研究开始时，已经认识到心室功能受损[3,4,8]、心室异位电活动[3~9]、信号平均晚电位[32]、低心率变异性[33]以及低压力反射灵敏度[34]可鉴别出近期发生心肌梗死的高危患者。然而当心梗时间较早时，尽管心脏性猝死的风险仍然很高[35]，对高风险的心室功能障碍的患者进行识别的方法仍未能很好地建立。对于这些“远期”心肌梗死患者，左心室功能不全据认为是总死亡率的最佳预测因子。然而，由于治疗方案的改进（如 CABG、降低后负荷、溶栓、PTCA），左心功能不全的患者心律失常性猝死的实际发生率尚不确定并且在不断变化。此外，“远期”心梗的左心功能不全患者，其心律失常性猝死的真实发生率也不清楚。

在此时期（1992 年 8 月），正如前文所述，认为对于合并心室功能不全、室性异位搏动的冠心病患者，Ⅰ类抗心律失常药物尽管可减少室性异位搏动的数目与复杂程度，但可增加而非降低全因病死率以及心源性猝死率。然而，Ⅲ类抗心律失常药物预期结果可能不同，尽管已认识到单纯Ⅲ类抗心律失常药物潜在具有诱发以尖端扭转型室速为表现的致室性心律失常作用。因此对于新型Ⅲ类药物的研究看起来更有保证 [36]。

D-索他洛尔，一种 I_{k_r} 通道阻断剂，曾经是应用最为广泛的新型Ⅲ类药物，由于作为一个轻度的正性肌力药物，预期严重左心功能不全患者可良好耐受。与 dl-索他洛尔不同，d-索他洛尔对于人类没有临床上明显的 β 受体阻断作用，显示其良好耐受性，并且文献报导副作用发生率低，后者包括约 1.2%的尖端扭转型室速[36,37]。因此，SWORD 研究作为一个多国家、多中心、随机化、双盲、安慰剂对照研究启动，以验证下述假设：即 d-索他洛尔，一个单纯的钾通道阻断剂，可减少既往心肌梗死并伴有左心室功能不全患者的全因病死率[36,37]。

研究方案[36,37]

SWORD 研究入选≥18 岁的患者，而且随机分组 6 个月之内 LVEF≤0.40。患者必须同时具备既往心肌梗死的证据。2/3 的研究对象选自随机分组前 6~42 天发生心肌梗死合并明显/或无心力衰竭的患者，1/3 来自随机分组前 42 天以上发生心肌梗死并且合并明显心力衰竭的患者（NYHA 分级Ⅱ或Ⅲ级）。

主要排除标准的设计主要基于尖端扭转型室速的风险，并且包括：(1) 校正的 QT（Q-Tc）间期>460ms；(2) 同时使用延长 QT 间期的抗心律失常药物；(3) 特殊的电解质紊乱（血清钾<4.0mmol/L 或者血清镁<1.5mmol/L）；(4) 肾功能不全；(5) 近期（14 天内）PTCA 或 CABG 史；(6) 不稳定心绞痛；(7) 既往有与心肌梗死无关的危及生命的心律失常史；(8) 非缺血性或严重的（NYHA Ⅳ级）心功能不全；(9) 病态窦房结综合征或者高度房室阻滞，未植入起搏器；(10) 肝功能异常。

入选患者随机接受 d-索他洛尔或安慰剂的滴定剂量。研究进程中剂量不得超过 200mg bid。患者最初接受口服 d-索他洛尔 100mg bid 或者匹配的安慰剂口服 1 周，如果服用该剂量后，Q-Tc<520ms，遂增加至 200mg bid，或者匹配的安慰剂再次口服 1 周。如果 Q-Tc<560ms，在研究中维持该剂量。如果任何时间随访发现 Q-Tc 超过 560ms，立即减量。如果在 100mg bid 的剂量时 Q-Tc 仍>560ms，停止药物服用。患者可同时服用 β 阻滞剂、地高辛、ACEI 以及钙拮抗剂。该研究包括一个筛选阶段与一个双盲阶段。在筛选阶段，通过 Holter 记录来明确患者的基础特点，但是随机分组并非取决于 Holter 结果。在插入阶段中 500 名患者在随机分组 3 个月时接受 Holter 检查。该结果仅可供安全与数据监测委员会浏览以筛选出导致尖端扭转型室速的致心律失常可能。

SWORD 研究的主要有效性终点是全因病死率。心源性病死率为次级终点。第三位终点为心血管病死率、推测的心律失常性死亡、非致命性严重的心律失常事件、因心血管疾患而住院以及上述终点的联合。目标入选 6400 例患者。

研究结果[37]

截至 1994 年 11 月 1 日，经过 2.3 年的患者入选工作，并且在 SWORD 研究入选 3121 例患者平均随访 148 天时，数据与安全监测委员会建议终止研究。中期分析显示 d-索他洛尔组病死率增加达到预定的咨询统计学临界值。该研究原计划每 1 名陈旧性心梗患者同时入选两名近期心梗的患者。这是基于考虑到不同分组的特定病因死亡率的潜在不同而定的。但是，极为重要的是，在研究终止时，该比例发生逆转。共有 915 例近期心梗患者与 2206 例陈旧性心梗患者（比例 1:2.04）。其结果见于下文。

当研究终止时，d-索他洛尔组死亡人数较安慰剂组多 30 例 [78/1549（5.0%） *vs* 48/1572（3.1%）]；相对风险 1.65 [（95% 置信区间 1.15~2.36）；P=0.006][37]。生存曲线见图 11-4。心源性与心律失常性死亡人数的明显增加导致了病死率增加。报告的尖端扭转型室速的发生率较低 [3/1549（0.2%）]。探索性亚组分析普遍显示药物对于病死率影响的一致性（表 11-1）[37]。在全部亚组，服用 d-索他洛尔的患者均比安慰剂组具有更高的死亡率。观察到的 d-索他洛尔的相关风险不受年龄、性别、心肌梗死时间、LVEF 或者同期治疗影响。然而 d-索他洛尔的副作用在左心功能不全相对较轻（LVEF:0.31~0.40）的患者中比左心功能较差者更为明显，并且女性较男性严重，尽管入选女性病例较少[37]。同期采用 β 阻滞剂、利尿剂或钙拮抗剂不影响副作用的发生。

数据分析

SWORD 研究中一个明显的可能解释是 d-索他洛尔

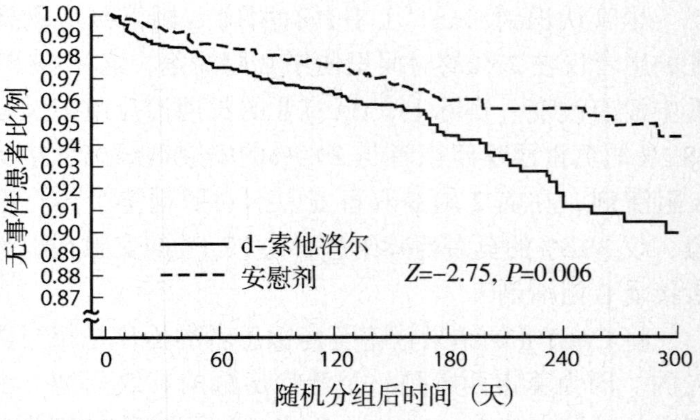

有风险患者数					
安慰剂	1572	1170	874	551	330
d-索他洛尔	1549	1150	844	544	323

图 11-4 3121 例随机接受 d-索他洛尔或安慰剂的患者生存率。(From Waldo AL, Camm AJ, deRuyter H, et al: Effect of d-sotalol on mortality in patients with left ventricular dysfunction after recent and remote myocardial infarction. Lancett 1996;348:7~12.)

表 11-1　d-索他洛尔对亚组患者死亡率的影响

随机分组前特点		n	死亡人数 d-索他洛尔	死亡人数 安慰剂	相对风险度（95% 置信区间）
全部患者		3121	78	48	
性别	男性	2684	64	45	
	女性	437	14	3	
年龄（岁）	<60	1368	23	17	
	≥60	1753	55	31	
MI 后天数	6~42	915	23	13	
	>42	2206	55	35	
LVEF（%）	≤30	1361	45	40	
	31~40	1760	33	8	
VPD（/h）	<6	1325	13	8	
	≥6	1598	55	35	
QTc（ms）	<420	1699	38	22	
	420~460	1334	37	20	
血钾（mmol/l）	≥4.5	1767	40	29	
	>4.5	1300	37	17	
肌苷（μmol/l）	≤97.2	1397	31	16	
	>97.2	1670	46	30	
利尿剂使用情况	Yes	1487	55	43	
	No	1560	18	5	
地高辛使用情况	Yes	817	37	25	
	No	2230	36	23	
β 阻滞剂使用情况	Yes	983	16	10	
	No	2064	57	33	
钙拮抗剂使用情况	Yes	575	15	12	
	No	2472	58	35	
ACE 抑制剂使用情况	Yes	2171	55	38	
	No	876	18	10	
阿司匹林使用情况	Yes	1980	37	26	
	No	1067	36	22	

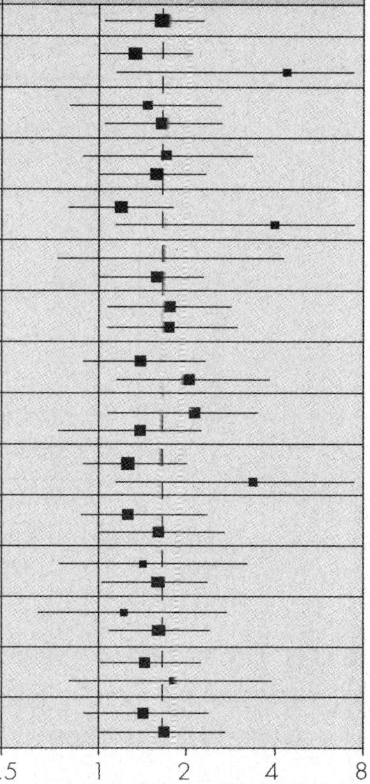

* 方块代表该亚组的相对危险度：方块面积与死亡人数成正比。

ACI:血管紧张素转换酶；MI：心肌梗死；QTc：校正的 QT（间期）；VPD: 心室期前除极。

From Waldo AL,Camm AJ, deRuyter H, et al: Effect of d-sotalol on mortality in patients with left ventricular dysfunction after recent and remote myocardial infarction. Lancett 1996;348:7-12.

导致的死亡增加是由于室性致心律失常作用，尤其是尖端扭转型室速。然而，开始最初的分析后，这种情况根本不明显。首先，在插入阶段时，仅有 3 例尖端扭转型室速报道，排除了在女性中具有更高的死亡风险（注意：仅 14%患者为女性），其他基础特征似乎揭示尖端扭转型室速与病死率增加无关。但是，附加分析非常有启示作用。SWORD 中两个原始心梗分组：近期（6~42 天）与远期（>42 天），被分为 LVEF 低下（0.31~0.40）与非常低下（≤0.30）组[38]。这样结合原始分组共有 4 个主要亚组，已知的预后重要因素（年龄、LVEF、心功能分级）[3~9,13,16]以及尖端扭转型室速相关变量（性别、研究药物应用的时间关系、Q-Tc 延长、血清钾、镁浓度以及利尿剂使用情况）[39]均被评价。针对基于心肌梗死（近期、远期）以及心功能不全程度（LVEF≥0.30 或者 0.31~0.40）区分的四个主要亚组建立了治疗特异的 Kaplan-Meier 生存曲线（图 11-5）[38]。

尽管正如既往所述[38]，d-索他洛尔组与安慰剂组中具有预后重要性的基线特征没有明显差异，在前瞻性标志心肌梗死情况（近期与远期）的分组中，基线特征仍有许多差异（表 11-2）[38]。在远期心肌梗死组，更为严重的左心室收缩功能不全与症状性左心衰者中也存在明显差异。而且，尤为重要的是，不同亚组中 d-索他洛尔相关的总死亡率与推测的心律失常相关死亡

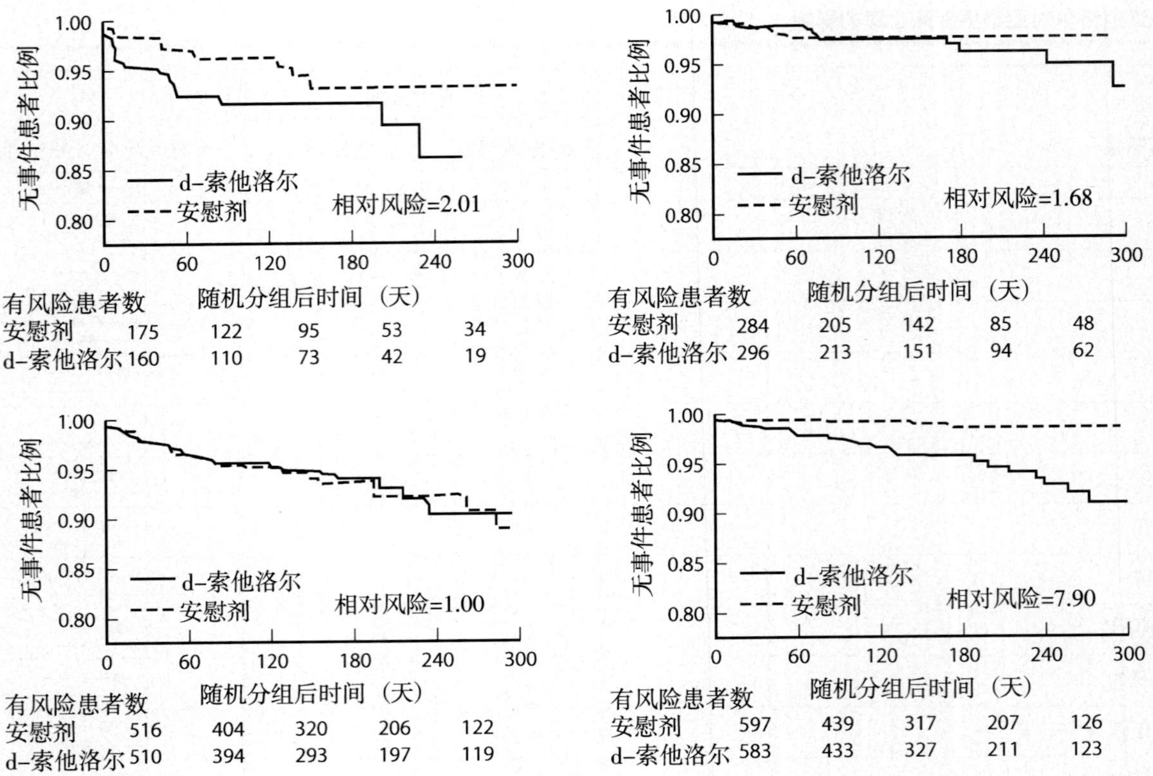

图 11-5 治疗组总死亡率生存曲线。共列出了 4 个主要亚组。近期心梗史（MI），左心室射血分数（LVEF）≤30%（左上）；近期心梗，LVEF 31%~40%（右上）；远期心梗，LVEF≤30%（左下）；远期心梗，LVEF 31%~40%（右下）。后一组中接受 d-索他洛尔治疗的患者显示死亡率风险进行性增加，而安慰剂治疗组几乎无临床事件发生（相对风险=7.9）。（From Pratt CM, Camm AJ, Cooper W, et al: Mortality in the Survival With Oral d-Sotalol (SWORD) Trial: Why didi patients die? Am J Cardiol 1998;81:869~76.）

率变化很大（分别为 1.0~7.9 与 1.2~20.7），并且在远期心梗组 LVEF 0.31~0.40 亚组中最高[38]。图 11-5 显示四个亚组中关于总死亡率的治疗特异的生存曲线。令人惊讶的是在远期心梗组，LVEF 0.31~0.40 亚组中安慰剂死亡率非常低，共 3 例死亡，其中仅 1 例为心律失常所致。阐明 d-索他洛尔如何能够帮助上述患者是困难的。而且，很明显上述患者仅对于潜在风险相对敏感，实际上没有潜在的获益可能。此外，在远期组中距离心肌梗死的平均时间为 4.2 年，而近期心梗组为 22.4 天。所以，不仅入选的患者近期与远期心肌梗死的比例偏移了 2:1，而且对于远期心梗组没有一个终点。由于如此众多的患者在心梗很久以后入选，实际上，已经证明了他们继续生存的趋势。

考虑到性别的影响，尽管 SWORD 中男性与女性死亡的风险相似，在 d-索他洛尔组女性有较男性更高的风险趋势，而在安慰剂组中正好相反。与安慰剂相比，d-索他洛尔与女性患者死亡率增加 4.7 倍及男性患者死亡率增加 1.4 倍有关 [37,38]。对女性患者而言，d-索他洛尔相关死亡总数不多 [14/219（6.4%）]，并且在最初 2 周，14 例死亡中仅 2 例与 d-索他洛尔有关。大多数死亡 [10/14（71%）] 发生在近期心肌梗死组，尽管大多数 [133/219（61%）] 服用 d-索他洛尔的女性患者位于远期心肌梗死组（*P*=0.005）。对于其他基线变量的探索性分析并未提供任何其他明显的相互作用[37,38]。

SWORD 的亚组分析显示在不同亚组中病死率差异明显（图 11-5）。最有意义的是远期心肌梗死组（平均 4.5 年）中 LVEF 0.31~0.40 组。安慰剂组的病死率达到令人惊讶的 2%！近来关于植入式心脏复律除颤器的临床研究根据 LVEF 鉴别心梗后高危患者。多中心自动除颤器植入试验（MADIT Ⅱ）要求心梗后患者 LVEF<30%[40]。SWORD 数据支持上述人群有很大风险。但是多中心非持续性心动过速试验（MUSTT）入选合并非持续性室速的 CAD 患者，LVEF 达 40%[41]。SWORD 数据不支持 MUSTT 中 LVEF 高于 30%的患者会受益于

表 11-2 指标心肌梗死的基线特征

特点	指标 MI 近期 (n=915)	远期 (n=2206)	*P* 值
男性（%）	83	87	0.007
高加索人种（%）	91	93	0.01
年龄(岁)(平均值,SD)	59.5 (10.6)	60.4 (9.7)	0.01
病史（%）			
MI，在指标性 MI 之前	29	35	<0.001
高血压	37	36	0.51
CABG	9	28	<0.001
PTCA	15	15	0.97
慢性 AF	2	4	<0.001
距离指标性 MI 的时间(周) 平均值 SD,	3.2 (1.6)	219 (255)	—
LVEF（%）			
≤30%	37	47	
31%~40%	63	54	
平均值（SD）	31.9 (6.4)	30.5 (7.0)	<0.001
NYHA 分级（%）			
Ⅰ	25	0	
Ⅱ	56	78	<0.001
Ⅲ	19	22	
12-导联心电图			
心率（平均值，SD）	73.9 (13.7)	72.8 (13.6)	0.03
QT(ms)（平均值,SD）	385 (43)	386 (40)	0.42
QTc(ms)（平均值,SD）	415 (32)	416 (31)	0.44
异常 Q 波（%）	70	81	<0.001
LVH（%）	7	16	<0.001
起搏器（%）	1	1	0.34
LBBB（%）	4	7	0.01
RBBB（%）	5	6	0.08
24 小时 ECG			
患者数	875	2057	
PVC/h（%）			
无	4	2	
有（<6）	58	37	
≥6	39	61	
平均值（SD）	35 (101)	65 (152)	<0.001
成对 PVC	47	67	<0.001
VT 发作（%）	27	40	<0.001
随机分组时服用的药物（%）			
利尿剂	36	54	<0.001
地高辛	17	31	<0.001
ACE 抑制剂	69	72	0.11
硝酸酯类	52	54	0.43
β 阻滞剂	41	29	<0.001
钙拮抗剂	12	22	<0.001
阿司匹林	71	62	<0.001

ACE：血管紧张素转化酶；AF：心房颤动；CABG：冠状动脉搭桥术；LBBB：左束支阻滞；LVH：左心室肥厚；MI：心肌梗死；NYHA：纽约心脏协会；PTCA：经皮冠状动脉腔内成形术；PVC：室性期前收缩；QTc：校正的 QT [间期]；RBBB：右束支阻滞；SD：标准差；VT：室速。

From：Pratt CM, Camm AJ, Cooper W, et al: Mortality in the Survival With Oral d-Sotalol (SWORD) Trial: Why did patients die? Am J Cardiol 1998;81: 869-76.

ICD 的治疗，因为其病死率如此之低。

SWORD 数据的初步观测结果包括：（1）d-索他洛尔相关死亡最多见于非常远期的心肌梗死患者（平均 4.1 年），其 LVEF 为 0.31~0.40，尽管对应的安慰剂组死亡率极低；（2）d-索他洛尔相关病死率的风险与性别存在相关性，近期发生心肌梗死的女性患者的死亡率较男性有增高倾向；（3）d-索他洛尔相关病死率与心衰严重程度、基础心率或者缺血的间接测量指标无关；（4）d-索他洛尔相关病死率的增加在药物给予的第一周并未恶化；实际上，它在整个研究期间不论对于男性还是女性都是平均分布的。基于上述详细的分析，支持 SWORD 研究中 d-索他洛尔相关病死率是由尖端扭转型室速所致的数据是有限的。实际上，当前数据并未提供任何对致心律失常作用机制的支持。

SWORD 研究的经验

SWORD 研究再一次阐明了安慰剂对照、随机化研究的极端重要性。在 SWORD 研究中，尽管具有临床心衰表现，远期心肌梗死组 LVEF 0.31~0.40 中接受安慰剂的患者预后良好。该组中接受 d-索他洛尔者具有整个研究中最高的药物相关风险。很明显，对作为研究对象的高风险人群的识别必须非常审慎。对于药物治疗的潜在收益几乎没有需求的患者不应接受治疗，因为这只会将患者无益地暴露于药物的潜在风险之下。并且高风险人群常常是变动的目标。当我们对比 CAPS 与 CAST Ⅰ时可看到后者的表现。对于 SWORD 患者群体，新治疗方法的使用很可能改善了患者的预后，尤以远期心肌梗死患者为然。因此，SWORD 的研究结果指出对于传统风险因素的预后准确性必须重新进行评价，例如左心室功能不全等指标源自 10 年前积累的回顾性资料，但当时尚未开展溶栓治疗以及减低后负荷治疗。

至于其与房颤治疗的关系，由于 SWORD 研究以及另一个随后的临床研究 d-索他洛尔与胺碘酮治疗房颤进行对比的结果，d-索他洛尔退出了市场。然而，另一个单纯 I_{Kr} 通道阻滞剂——多非利特，基于一系列设计良好的研究结果 [42-46]，被 FDA 批准用于房颤的治疗。随之而来的问题是“d-索他洛尔与多非利特到底有何不同”。看来很明显，其中之一来自研究方案的差异。我们可能失去了一种非常好的药物——d-索他洛尔，因为它被不恰当地应用于不恰当的人群。

此外，似乎很清楚，心肌梗死后的心功能不全患者在心梗后 6 个月内风险最大。同时全部关于急性心肌梗死及其后效应包括左心室功能不全等治疗方法持续不断地突出进展将明显影响其发病率与死亡率。因此，在心脏性猝死的临床研究中，对高风险患者的鉴别尤为重要，因为很可能收入不太可能从研究药物受益的患者，同时却将其暴露于疾病风险以及药物副作用之下。类似情况见于 d-索他洛尔与 SWORD 研究，但下文探讨的丹麦多非利特对心律失常与死亡率影响研究（the Danish Investigation of Arrhythmia and Mortality ON Dofetilide, DIAMOND）中多非利特的情况并非如此。

丹麦多非利特对心律失常与死亡率影响研究（DIAMOND）

背景

多非利特，作为一种 Ikr 通道阻断剂，被 FDA 批准用于心房颤动的复律与预防[44,47]。在既往发生心肌梗死以及临床明显的充血性心力衰竭（CHF）患者中，多非利特对死亡率的影响已被评估过。上述两个研究要求患者左心室收缩功能下降[43,45]。DIAMOND 研究设计初衷是评价多非利特降低死亡率的效果。在美国，令人信服的死亡率数据通常被认为是注册抗心房颤动新药的必需安全性证据（与安慰剂相比，中性死亡率）。例如，索他洛尔被批准用于心房颤动的治疗，并且既往有死亡率研究支持其安全性[48]。多个死亡率研究评价了胺碘酮对于心肌梗死伴临床心力衰竭患者死亡率的改善作用 [49~51]。随后章节中将对其进行讨论。本节重点为 DIAMOND 研究中关于多非利特安全使用的经验。

研究方案

DIAMOND 研究包括两个相同设计但入选对象不同的临床研究 [43,45]。研究假设为对于高风险的左心功能不全伴有 CHF 症状或近期心肌梗死的患者，采用多非利特治疗可降低总死亡率与发病率。入选标准要求超声心动图室壁运动指数提示 LVEF≤35%，伴有近期心肌梗死病史（DIAMOND-MI; n=1510）或临床 CHF 症状(DIAMOND-CHF; n=1518)[43,45]。设计为随机化、平行、安慰剂对照以及双盲。主要终点为总死亡率。

DIAMOND-MI 组包括急性心肌梗死发生 2~7 日内住院且 LVEF≤35%的患者。DIAMOND-CHF 组包括 7 日内因新发生 CHF 或症状加重而入院的 LVEF≤35%的患者。

排除标准包括 QTc 延长（≥460ms），心动过缓（<50 次/分），高度心脏阻滞，低钾血症或者多形性室速病史。其他常见的排除标准包括可能存在研究期间导致死亡的基础疾患以及明显肝功能异常或严重肾功能不全的患者。同时Ⅰ、Ⅲ类抗心律失常药物以及其他可能导致尖端扭转型室速的药物禁止使用。植入式心脏复律除颤器以及可能需要心脏移植的 CHF 患者也被排除在外。

患者服用多非利特或安慰剂 500μg Bid。因为多非利特主要通过肾排泄，对于肌酐清除率降低的患者其剂量相应下调。肌酐清除率采用 Cockcroft-Gault 公式计算得出[52]。肌酐清除率≥60ml/min 的患者不需要调整剂量。随清除率降低，剂量也逐步减少。肌酐清除率≤20ml/min 的患者不入选。对该剂量方案有一种例外情况。入选 DIAMOND 研究的患者伴有心房颤动者给予多非利特 250μg Bid（500μg Bid 不作考虑）。与其他患者相同，当计算的肌酐清除率明显下降时，药物剂量相应调整。

对于全部的多非利特研究方案，要求在给予药物后住院行远程心电监测 3 日。住院监测的目的在于：（1）观察心律失常的发生；（2）肌酐清除率降低者改变药物剂量；（3）监测 QT 间期延长情况。除了排除 QTc≥460ms（束支阻滞时为 500ms）的患者外，如果 QT 或者 QTc 间期较用药前延长≥20%或超过 500ms，减少药物剂量，但是对于研究中 QT 或者 QTc 间期≥550ms 者应停止用药。发生类似尖端扭转型室速的多形性室速也是停药指征之一。

两组 DIAMOND 研究的有效终点为总死亡率。心律失常死亡率是重要的次要终点，后者还包括总住院时间以及因 CHF 住院时间。此外，在两组研究中，预先指定评价全部有心房颤动患者的基础情况。关于心房颤动的分析支持应用多非利特治疗心房颤动的有效性与安全性，在后文“心房颤动与充血性心力衰竭：来自胺碘酮与多非利特试验的经验”中讨论。

研究结果

DIAMOND 研究共收入 3028 例患者，其中 1511 例患者随机接受多非利特[43,45]。表 11-3 概况了基础流行病学特点[43,45,53]。与 DIAMOND-MI 组相比，DIAMOND-CHF 组年龄偏大，NYHA Ⅲ级患者比例较多。DIA-

MOND-MI 组 β 阻滞剂使用较为普遍，而 DIAMOND-CHF 组 ACEI 以及钙拮抗剂更多使用。在每一研究中安慰剂组与药物组死亡风险呈均衡分布。

两个研究的死亡率结果见表 11-4。研究对象均为高风险人群（安慰剂组死亡率，DIAMOND-MI 为 31%，DIAMOND-CHF 为 42%）[43,45]。低 LVEF 伴有 CHF 临床症状的人群死亡率较高并不出人意料。多非利特组与安慰剂组中未见到明显的死亡率差异。在两个研究中，由一个独立的不知情的委员会对死因进行分类。所有死亡事件中约 60%归因于心律失常。心律失常死亡率在多非利特组与安慰剂组并未见到明显差异。

对于临床相应的人群还进行了附加的亚组分析。对于下述变量并未发现治疗效果的差别：NYHA 分级、性别、年龄、既往心肌梗死史、同时使用 β 阻滞剂、ACEI、钙拮抗剂，入选前伴/不伴心房颤动或心房扑动。

表 11-4　DIAMOND 研究中的死亡率

	DIAMOND MI*		DIAMOND CHF†	
	多非利特	安慰剂	多非利特	安慰剂
总人数	749	761	762	756
死亡	230	243	311	317

*P=0.226

†P=0.557

CHF：充血性心力衰竭；DIAMOND：丹麦多非利特对心律失常与死亡率影响研究；MI：心肌梗死。

数据分析：聚焦住院情况

由于主要死亡率终点呈中性，所以其他次级终点以及亚组分析在本质上应是探索性的。然而，DIAMOND 研究中住院率的信息令人迷惑。其数据主要来源于 DIAMOND-CHF 研究。通常认为这些患者更常因心衰症状加重而入院。实际上，在整个研究过程中，229/762 例（30%）多非利特组患者与 290/756 例安慰剂组患者因心衰加重而入院[43,45,53]。当把因心衰首次与下次住院时间间隔的延长作为终点分析时，多非利特组患者较安慰剂组患者预后更佳（P≤0.001，相对风险 0.75，95% 置信区间 0.63~0.89）。该观察结果不能以患者入选前因心衰住院的风险不同或者研究中同时接受其他药物治疗而解释。在研究中，多非利特组与安慰剂组患者的 NYHA 分级没有明显改变，尽管变化趋势

表 11-3　DIAMOND CHF 与 MI 研究中患者的人口统计特点

	DIAMOND CHF		DIAMOND MI	
特点	多非利特 n=762	安慰剂 n=756	多非利特 n=749	安慰剂 n=761
心衰中位持续时间—— n	12	12	N/A	N/A
MI 后随机分组的时间 [天（范围）]	N/A	N/A	3 (1-11)	3 (0-13)
平均年龄 [岁（范围）]	70 (26-94)	70 (32- 92)	68 (34-89)	69 (33-92)
男性—— n (%)	546 (72)	568 (75)	542 (72)	569 (75)
病史—— n (%)				
MI	389 (51)	390 (52)	269 (36)	278 (37)
缺血性心脏病	509 (67)	508 (67)	749 (100)	761 (100)
糖尿病	152 (20)	140 (19)	97 (13)	96 (13)
高血压	111 (15)	115 (15)	120 (16)	130 (17)
随机分组时 AF/AFl —— n (%)	190 (25)	201 (27)	59 (8)	56 (7)
室壁运动指数中位数（范围）	0.9 (0.3-1.2)	0.9 (0.3-1.2)	1.1 (0.4-1.4)	1.1 (0.4-1.9)
随机分组时治疗药物—— n (%)				
β 阻滞剂	72 (9)	80 (11)	266 (36)	282 (37)
ACE 抑制剂	552 (72)	541 (76)	445 (59)	431 (57)
钙拮抗剂	153 (20)	170 (23)	129 (17)	130 (17)
NYHA 功能分级—— n (%)				
Ⅰ	16 (2)	17 (2)	80 (11)	82 (11)
Ⅱ	268 (35)	297 (40)	383 (54)	390 (53)
Ⅲ	423 (56)	385 (51)	215 (30)	233 (32)
Ⅳ	49 (7)	52 (7)	34 (5)	27 (4)
不详	6 (<1)	5 (<1)	37 (5)	29 (4)

ACE：血管紧张素转化酶；AF：心房颤动；AFL：心房扑动；CHF：充血性心力衰竭；DIAMOND，丹麦多非利特对心律失常与死亡率影响研究；MI：心肌梗死；NYHA：纽约心脏协会。

有利于多非利特组。

DIAMOND 研究的经验

我们来关注三个从 DIAMOND 研究中获得的经验。首先，当按照入院行心电遥测、根据肾功能以及治疗中 QTc 的改变而调整剂量的方案应用时，多非利特是安全的。其次，当合理使用时，即使在高危患者亚组（女性，以及近期心肌梗死、左心收缩功能不全、代偿性心衰）中，多非利特也是安全的。第三，DIAMOND 研究提供了在严重器质性心脏病基础上 506 例房颤患者随机化、安慰剂对照的观察结果。第三点是“心房颤动与充血性心力衰竭：来自胺碘酮与多非利特试验的经验”一节的讨论重点。本文重点为多非利特的治疗方案和如何确保其安全应用。多非利特的“开发”步骤要求开始治疗时住院并行 3 日心电遥测，同时基于肌酐清除率与 QTc 改变进行剂量调整。如此谨慎的治疗方案其结果如何？

首先，要考虑到在 DIAMOND 组中多非利特组与安慰剂相比并无明显死亡率增加。实际上，尽管有 32 例尖端扭转型室速，与安慰剂组相比，多非利特组死亡事件减少 20 例。表 11–5 简单介绍了尖端扭转型室速的病例。多非利特用于 CHF 患者比心肌梗死后患者发生尖端扭转型室速的风险明显增高。仅有 2 名患者死于尖端扭转型室速。绝大多数尖端扭转型室速病例（25/32）发生于开始治疗 3 日之内[43,45]。

表 11–6 的数据提供了对该治疗方案价值的解释。该表列出了在两个研究的住院治疗方案中多非利特的

表 11–5 DIAMOND 研究中尖端扭转型室速

	DIAMOND CHF	DIAMOND MI
患者人数	762	749
扭转型 VT 例数（%）	25 (3.3%)	7 (0.9%)
需要干预	16/25	7/7
因扭转型 VT 致死人数	2	0

CHF：充血性心力衰竭；DIAMOND：丹麦多非利特对心律失常与死亡率影响研究；MI：心肌梗死；扭转型 VT：尖端扭转型室速。

剂量调整频率。多非利特或者停用或者根据测算的肌酐清除率与 QTc 改变情况进行调整剂量[43,45,53]。很大部分（40%）的 DIAMOND 患者根据计算的肌酐清除率减低了药物剂量[52]。此外，82 例多非利特组患者在 3 天住院调整剂量时由于 QT 间期延长而减少了剂量，但安慰剂组仅有 4 例。总之，约 50%的服用多非利特患者在研究期间减药或者停药，而安慰剂组为 42%。据推测许多尖端扭转型室速高风险患者被鉴别出来并下调多非利特剂量，从而避免了临床事件的发生。由此解释了多非利特组未见死亡率增高的现象，支持在用药初期应收住院。门诊条件下的安全性可能无法保证与上述方案相同。

胺碘酮的临床研究

研究背景

胺碘酮是一个常用的治疗室性与室上性心律失常的药物。在美国，胺碘酮被 FDA 批准仅用于危及生命

表 11–6 采取住院治疗策略的多非利特剂量的调整

	DIAMOND CHF		DIAMOND MI	
	多非利特 患者数量（%）	安慰剂 患者数量（%）	多非利特 患者数量（%）	安慰剂 患者数量（%）
总数	762	756	749	761
停药				
扭转型 VT	15 (2.0)	0	4 (0.5)	0
QTc 延长	2 (0.3)	0	2 (0.3)	0
停药患者总数	17 (2.3)	0	6 (0.8)	0
剂量调整				
肌苷清除率	342 (44.9)	314 (41.5)	312 (41.7)	323 (42.4)
QTc 延长	32 (4.2)	2 (0.3)	46 (6.1)	2 (0.3)
剂量调整的患者总数	374 (49.1)	316 (41.8)	358 (47.6)	325 (42.7)

CHF：充血性心力衰竭；DIAMOND：丹麦多非利特对心律失常与死亡率影响研究；MI：心肌梗死；QTc：校正的 QT 间期；扭转型 VT：尖端扭转型室速。

的室性心动过速，尽管该药也常用于治疗心房颤动[54,56]。有三个评价胺碘酮在心肌梗死存活患者和（或）临床心衰患者中有效性的临床试验，共入选 3300 例以上患者。这些包括了充血性心力衰竭抗心律失常治疗的生存试验（CHF-STAT）[49]，欧洲心肌梗死胺碘酮试验（EMIAT）[50]，以及加拿大胺碘酮心肌梗死心律失常试验（CAMIAT）[51]。

研究方案

关于三个胺碘酮临床试验的主要设计特点的简要回顾列于表 11-7。CHF-STAT 研究入选的患者射血分数≤40%，有临床心衰症状以及室性心律失常。EMIAT 及 CAMIAT 患者的特点是均为心肌梗死幸存者。两者区别在于 EMIAT 要求 LVEF 降低，而 CAMIAT 要求伴有室性心律失常的动态心电图（Holter 监测）证据（见表 11-7）。CHF-STAT 与 EMIAT 患者均为低 LVEF 者，也是对于确立胺碘酮安全性范围的重要人群。二者的主要终点均为总死亡率，CAMIAT 的主要终点为心律失常性死亡与复苏的室颤。三个研究的排除标准相当规范，已列举于既往发表的文献[49~51]。对于每个研究中胺碘酮与安慰剂组患者基础情况的对比无差异。

研究结果

死亡率结果列于表 11-8。对于每个研究而言，总死亡率在安慰剂组与胺碘酮组并无差异。然而，在 EMIAT 与 CAMIAT 研究中，与安慰剂组相比，胺碘酮组患者的猝死率稍有下降。关于上述死亡率数值有意思的是，尽管每一个临床研究中至少有心源性猝死率下降的趋势，但是总死亡率与安慰剂组相当。由此提示或者死亡分类系统存在问题，或者存在下述可能即胺碘酮可导致非心源性死亡率增加，也可能两者并存[49-51]。

对于三个安慰剂对照临床试验中胺碘酮毒性的回顾是非常具有启示意义的。可能其中最有意思的观察结果是每个研究中均没有尖端扭转型室速的报道。缺乏胺碘酮相关的致心律失常作用证据是有利的，但是上述研究中存在大量的证据提示存在严重的胺碘酮相关的非心脏毒性。表 11-9 列出了严重非心脏毒性的发生率，此时常常导致患者退出研究。在下述四个方面：肺纤维化、甲状腺功能异常、神经系统症状如共济失调以及皮肤表现等，与安慰剂组相比，胺碘酮组患者退出率明显增高。

数据的分析

尽管上文提到的每种毒副作用均令人担忧，支持胺碘酮心脏安全性的数据还是相当多的。考虑到在门诊开始应用胺碘酮的患者在上述试验中是相当多的，然而在三个试验中并未见到尖端扭转型室速的案例。通过总死亡率反映的胺碘酮安全性在全部研究中呈中性结果。作为对比，在 DIAMOND 研究中多非

表 11-7　胺碘酮试验的不同设计方案

	CHF-STAT	EMIAT	CAMIAT
患者数量	674	1486	1202
主要入选标准	LVEF≤40% ≥10VPC/h 临床 CHF	LVEF≤40% 急性 MI（5-21 天）	急性 MI（6-45 天）以及≥10VPCs/h 或 NSVT
主要终点事件	总死亡率	总死亡率	总死亡率
随诊持续时间	45 个月（中位数）	21 个月（中位数）	1.79 年（平均值）
平均 LVEF	≈2/3 LVEF≤30%	25%	N/A
胺碘酮剂量方案	800mg ×14 天； 400mg×50 周；随后 300mg/d 至终点	800mg×14 天； 400mg×14 周； 200mg 至终点	10mg/kg×2 周； 400mg/d； （300mg >75 岁，<60 岁）VPC 抑制后进一步减至 200mg

CAMIAT：加拿大胺碘酮心肌梗死心律失常试验；CHF：充血性心力衰竭；CHF-STAT：充血性心力衰竭抗心律失常治疗的生存试验；EMIAT：欧洲心肌梗死胺碘酮试验；LVEF：左心室射血分数；MI：心肌梗死；N/A：不详；NSVT：非持续性室速；VF：心　室颤动；VPC：室性期前收缩。

表 11-8 胺碘酮研究的死亡率结果

	CHF-STAT		EMIAT		CAMIAT	
	安慰剂	胺碘酮	安慰剂	胺碘酮	安慰剂	胺碘酮
总死亡率	143	131	(102)	103	68	57
猝死	75	64	50	33*	31	15†

*P=0.05

†P=0.02

CAMIAT：加拿大胺碘酮心肌梗死心律失常试验；CHF-STAT：充血性心力衰竭抗心律失常治疗的生存试验；EMIAT：欧洲心肌梗死胺碘酮试验。

利特治疗组死亡人数比安慰剂治疗组少 20 例。有一个几乎相同的结果见于全部三个组合的胺碘酮研究（胺碘酮相关的死亡人数较安慰剂相关者少 22 例）。后者是在没有强制严格执行入院启动治疗方案的情况下得到的。

综合三个试验，共有超过 3300 例患者的安慰剂对照的药物安全性信息，由此我们可以精确地推测安慰剂去除的有关胺碘酮的严重非心脏毒性发生率。在 1685 名接受胺碘酮的患者中，严重的肺、甲状腺、神经以及皮肤并发症发生率见于表 11-10。安慰剂去除的严重胺碘酮相关反应发生率从 0.7%到 3%不等。

胺碘酮试验的经验

上述三个胺碘酮的临床试验中许多患者是在门诊开始药物治疗的。考虑到门诊患者开始服用胺碘酮来治疗心房颤动的情况，再次对尖端扭转型室速的缺如情况进行了确认。而且，全部三项试验显示与安慰剂相比，死亡率风险没有增加。其中两项试验显示了一种趋势或统计学差异，即心律失常相关死亡率更有利于服用胺碘酮的患者。至少，人们可以得出结论即胺碘酮看来用于伴有严重器质性心脏病的心房颤动患者是安全的。应当强调的是对于胺碘酮，治疗心房颤动并非经 FDA 批准的适应证。

心房颤动与充血性心力衰竭：来自胺碘酮与多非利特试验的经验

研究背景

此处讨论集中于在 DIAMON 与 CHF-STAT 试验中基础状态便伴有心房颤动的患者。焦点是在严重左心室收缩功能不全的情况下，使用多非利特与胺碘酮治疗心房颤动。这是一个重要的患者亚群，因为心房颤

表 11-9 选择的胺碘酮非心脏毒性情况

	CHF-STAT* (n = 674)		EMIAT† (n = 1486)		CAMIAT† (n = 1202)	
	安慰剂	胺碘酮	安慰剂	胺碘酮	安慰剂	胺碘酮
肺纤维化/毒性	4	10	3	6	7	23
甲状腺功能异常	2	4	12	44	5	24
神经系统/共济失调	6	16	1	4	5	19
皮肤反应	2	1	1	9	8	12

*定义为严重反应

†停药的原因

CAMIAT：加拿大胺碘酮心肌梗死心律失常试验；CHF-STAT：充血性心力衰竭抗心律失常治疗的生存试验；EMIAT：欧洲心肌梗死胺碘酮试验。

表 11-10　胺碘酮治疗相关的严重非心脏毒性的发生率与去除安慰剂后的发生率（治疗患者 n=1685）

疾病分类	发生率 *	去除安慰剂后的发生率⁺
肺	39/1685 = 2.3%	25/1685 = 1.5%
甲状腺	72/1685 = 4.3%	51/1685 = 3.0%
神经系统	39/1685 = 2.3%	27/1685 = 1.6%
皮肤	27/1685 = 1.6%	12/1685 = 0.7%

仅包括“严重”的案例或者停药情况。

* 代表了 CHF-STAT、EMIAT 以及 CAMIAT 研究中全部胺碘酮治疗的患者。

⁺代表了 CHF-STAT、EMIAT 以及 CAMIAT 研究中全部胺碘酮治疗的患者中去除安慰剂组中事件发生率的结果。

CAMIAT：加拿大胺碘酮心肌梗死心律失常试验；CHF-STAT：充血性心力衰竭抗心律失常治疗的生存试验；EMIAT：欧洲心肌梗死胺碘酮试验。

动明显增加临床心力衰竭患者的发病率与病死率[57]。

DIAMOND 与 CHF-STAT 试验为我们提供了第一个关于心力衰竭与心房颤动患者的大规模群组研究（DIAMON——506 名患者，CHF-STAT——103 名患者）。这些研究提供了安慰剂对照的信息，从而允许精确地反映多非利特以及胺碘酮的有效性。同时也存在对于上述分析的不利因素与限制之处。首先，人们认识到两个试验中，这些是对于中性死亡率研究的亚组分析。列出的数据代表的是来自于一个随机化、安慰剂对照群体中特定的人群（心房颤动患者）。由于这是一个亚组分析，在研究开始与研究进程中有关人群风险对等性的信息不甚可靠[58]。同时关于在研究前与进程中联合治疗所提供的信息也相对有限。但是，上述两个试验代表了合并心力衰竭与心房颤动患者中规模最大的抗心律失常治疗的经验。

研究结果

DIAMOND 研究中房颤患者（n=506）的分布情况见图 11-6。在 DIAMOND 研究开始前共有 506 例患者合并心房颤动[46]。其中 DIAMOND-CHF 中房颤患者人数是 DIAMOND-MI 中患者的三倍以上。因此心房颤动与 CHF 具有强相关性，因为两个研究均要求 LVEF≤35%，但是二者区别在于 DIAMOND-CHF 中合并有临床心衰表现。

表 11-11　基线特征：DIAMOND AF 人群（n=506）

	多非利特（n=249）	安慰剂（n=257）
平均年龄（岁）	72	72
性别（%男性）	76/24	78/22
LVEF（<25%）	21%	24%
NYHA		
Ⅰ	44%	40%
Ⅱ	52%	49%
Ⅲ	7%	7%
药物使用%		
地高辛	92%	89%
β 阻滞剂	12%	12%
ACE 抑制剂	67%	63%

ACE：血管紧张素转化酶；AF：心房颤动；DIAMOND：丹麦多非利特对心律失常与死亡率影响研究；LVEF：左心室射血分数；NYHA：纽约心脏协会。

尽管这并非独立的随机化群组研究，506 名基线时便有心房颤动的患者基线特征仍列于表 11-11[46]。该组人群的特征为具有非常低的 LVEF，包括 NYHA 分级Ⅰ、Ⅱ级心力衰竭。多数患者服用地高辛，2/3 患者服用 ACE 抑制剂。值得注意的是只有极少数患者服用 β 阻滞剂。

CHF-STAT 人群中合并心房颤动的患者（n=103）分布情况可见图 11-7[58]。总体来说，研究开始前 15.4% 的患者合并心房颤动，与 DIAMOND 研究中心房颤动的总体发生率非常接近（16.7%）。上述 103 例患者在胺碘酮治疗组与安慰剂治疗组平均分布。患者的基线特征列于表 11-12。与多非利特治疗组患者相比，胺碘酮治疗组患者稍年轻，两组左心室收缩功能不全的程度较为接近。

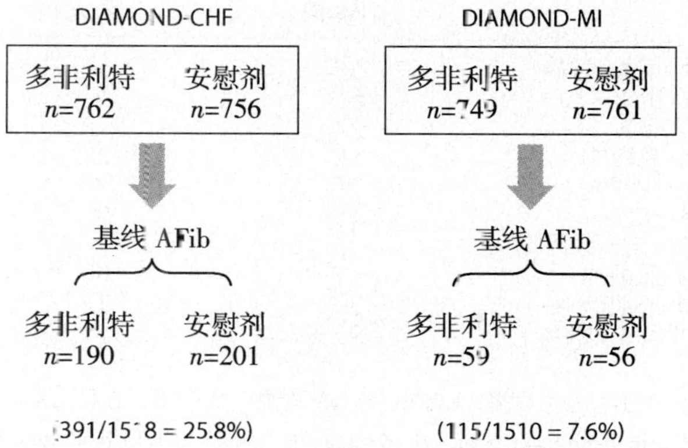

图 11-6　丹麦多非利特对心律失常与死亡率影响研究（DIAMOND）中心房颤动（Afib）患者的分布情况。

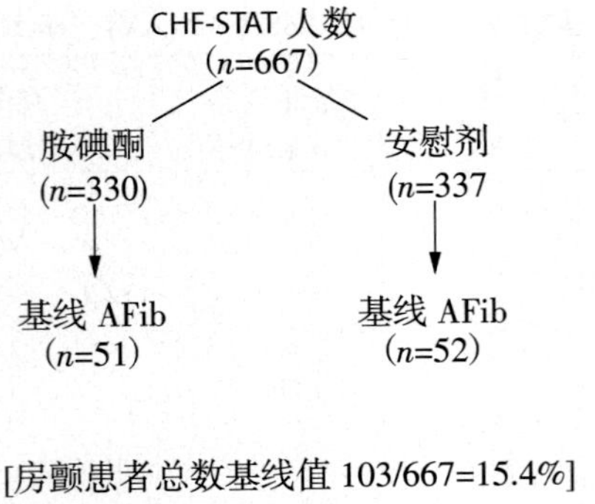

图 11-7 充血性心力衰竭抗心律失常治疗的生存试验（CHF-STAT）中心房颤动患者的分布情况。

数据的分析

在 DIAMOND-AF 人群中研究前即合并心房颤动的患者资料概况于表 11-13。多非利特治疗组中共有 148 例，而安慰剂组中有 86 例患者在研究过程中心房颤动转复为窦性心律。上述结果包括了电复律与自行复律两种情况。安慰剂治疗组中共有 55 例患者新发心房颤动，而多非利特组中为 21 例（$P \leq 0.01$）。上述数据支持下述事实即：该研究中多非利特对于心房颤动转复为窦性心律以及心房颤动复发的预防均有效[46,53]。

关于 DIAMOND-AF 入选人群最醒目的特点是与安慰剂治疗组相比，多非利特治疗组总住院时间以及因临床心力衰竭住院时间降低 31%（P=0.014）。重要的是，多非利特治疗组与安慰剂组房颤队列研究的死亡率基本相似（风险比 1.03；95% CI，0.79~1.35）。

表 11-12 随机接受胺碘酮与安慰剂治疗的房颤患者的基础临床特征

	胺碘酮 (n=51)	安慰剂 (n=52)
平均年龄（岁）	67 ± 7	67 ± 8
高血压%	61	57
糖尿病%	27	33
目前吸烟%	18	23
目前饮酒%	27	27
既往 MI%	45	50
导致 CHF 原因%		
心肌缺血	61	58
非心肌缺血	39	42
平均 LVEF%	25 ± 8.4	26 ± 8.1

CHF：充血性心力衰竭；LVEF：左心室射血分数；MI：心肌梗死。

Used with permission from：Deedwania PC，Singh BN，Ellenbogen K，et al：Spontaneous conversion and maintenance of sinus rhythm by amiodarone in patients with heart failure and atrial fibrillation. Circulation 1998；98：2574-9.

表 11-13 DIAMOND 研究中 AF 患者群（转复为窦性心律）

	多非利特	安慰剂
基线 AF 患者的总人数	249	257
转复为正常窦性心律的人数	148	86
因 CHF 入院的人数（%）*	73 (29%)	102 (40%)

* 风险比=0.69；95%；CI=0.51~0.93；P=0.02

AF：心房颤动；CHF：充血性心力衰竭；DIAMOND：丹麦多非利特对心律失常与死亡率影响研究。

对于 CHF-STAT 房颤人群数据的分析见表 11-14。安慰剂组患者房颤转复为窦性心律的比例（8%）明显低于胺碘酮治疗组（31%）（P=0.02）。由于患者数目相对较少，对住院时间进行评价是不可行的。206 例胺碘酮治疗组中研究前即为窦性心律的患者中共有 11 例进展为心房颤动，而 263 例安慰剂组研究前为窦性心律的患者中有 22 例（P=0.005）[59]。

总之，胺碘酮与多非利特均表现出维持房颤患者保持窦性心律的适度疗效。二者也可预防伴有明显收缩功能不全与临床 CHF 症状的患者新发房颤。DIAMOND 数据提示对于上述人群，多非利特可减少住院时间。

表 11-15 对结果进行了总结。两个研究中，心房颤动是临床 CHF 一个常见的伴随表现，在 DIAMOND-CHF 试验中见于高达 25%的患者。在 DIAMOND 试验中，转复窦性心律的患者比例明显高于 CHF-STAT 试验。电复律使用的差别可解释其部分原因。对安慰剂组的有效率进行比较可以发现，两组人群特点也可能有相当大的差异（表 11-15）。

与非校正的有效性数值相反，两种药物的安慰剂-去除有效性非常相似，均呈现出维持窦性心律的中等

表 11-14 CHF-STAT 研究中 AF 患者群（转复为窦性心律）

	胺碘酮	安慰剂
基线 AF 患者的总人数	51	52
转复为 NSR 的人数	16	4*
转复为 NSR 的百分比	31%	8%

*P=0.002

AF：心房颤动；CHF-STAT：充血性心力衰竭抗心律失常治疗的生存试验；NSR：正常窦性心律。

表 11-15 试验期间获得窦性心律的情况：基线心房颤动的患者

	DIAMOND 试验（多非利特）	CHF-STAT 试验（胺碘酮）
AF 患者人数	506	103
AF 患者百分比	16.7%	15.4%
有效性		
活性药物	59%	31%
安慰剂	34%	8%
安慰剂去除后的有效性	25%	23%

AF：心房颤动；CHF-STAT：充血性心力衰竭抗心律失常治疗的生存试验；DIAMOND：丹麦多非利特对心律失常与死亡率影响研究。

疗效（多非利特与胺碘酮的安慰剂-去除有效性分别为25%与 23%，见表 11-15）。一个持久的经验是设立安慰剂组对于精确比较相对有效性具有重要意义。对两种药物进行直接对比是不合适的，因为入选患者的群体以及研究的设计是不可比的，而且这也是一个亚组分析[58]。

关于心房颤动的经验

观察到多非利特对于 CHF 患者住院时间具有改善作用是很鼓舞人的，推测可能与心房颤动得到有效治疗有关。有可能未来抗心律失常药物研究将针对心房颤动与低 LVEF 患者，以前瞻性评价其对于心力衰竭的改善作用。就目前而言，多非利特可能降低临床死亡率是一个诱人的也是一个重要的假设。胺碘酮与多非利特是目前仅有的有大量数据支持可使上述高风险患者维持窦性心律的药物。

致谢

本工作部分由美国公共卫生服务部、国家卫生协会、国家心、肺和血液协会（Bethesda，Md）提供的 RO1 HL38408 经费资助。

牛国栋 译
孙瑞龙 校

参考文献

1. The Cardiac Arrhythmia Suppression Trial (CAST) Investigators: Effect of encainide and flecainide on mortality in a randomized trial of arrhythmia suppression after myocardial infarction. N Engl J Med 1989;321:406–12.
2. The Cardiac Arrhythmia Suppression Trial–II (CAST) Investigators: Effect of the antiarrhythmic agent moricizine on survival after myocardial infarction. N Engl J Med 1992;327:227–33.
3. Bigger JT Jr, Fleiss JL, Kleiger R, et al: The relationships among ventricular arrhythmias, left ventricular dysfunction and mortality in the 2 years after myocardial infarction. Circulation 1984;69:250–8.
4. The Multicenter Postinfarction Research Group: Risk stratification and survival after myocardial infarction. N Engl J Med 1983; 309:331–6.
5. The Multicenter Diltiazem Postinfarction Trial Research Group: The effect of diltiazem on mortality and reinfarction after myocardial infarction. N Engl J Med 1988;319:385–92.
6. Ruberman W, Weinblatt E, Goldberg JD, et al: Ventricular premature complexes and sudden death after myocardial infarction. Circulation 1981;64:297–305.
7. The Miami Trial Research Group: Metoprolol in acute myocardial infarction (MIAMI): A randomized placebo-controlled inter- national trial. Eur Heart J 1985;6:199–226.
8. Mukharji J, Rode RE, Poole K, et al: Late sudden death following acute myocardial infarction: Importance of combined presence of repetitive ectopy and left ventricular dysfunction. Clin Res 1982;30:108A.
9. Moss AJ, Davis HT, DeCamilla J, Bayer LW: Ventricular ectopic beats and their relation to sudden and non-sudden cardiac death after myocardial infarction. Circulation 1979;60:998–1003.
10. Vlay SC: How the university cardiologist treats ventricular premature beats: A nationwide survey of 65 University Medical Centers. Am Heart J 1985;110:904–12.
11. Morganroth J, Bigger JT Jr, Anderson JL: Treatment of ventricular arrhythmias by United States cardiologists: A survey before the Cardiac Arrhythmia Suppression Trial results were available. Am J Cardiol 1990;65:40–8.
12. Morganroth J: Premature ventricular complexes. JAMA 1984; 252:673–6.
13. Bigger JT Jr: Identification of patients at high risk for sudden cardiac death. Am J Cardiol 1984;54:3D–8D.
14. Morganroth J, Oshrain C, Steele PP: Comparative efficacy and safety of oral tocainide and quinidine for benign and potentially lethal arrhythmias. Am J Cardiol 1985;56:581–5.

15. Morganroth J: Comparative efficacy and safety of mexiletine and quinidine in benign or potentially lethal ventricular arrhythmias. Am J Cardiol 1987;60:1276–81.

16. The CAPS Investigators: The Cardiac Arrhythmia Pilot Study. Am J Cardiol 1986;57:91–5.

17. The Cardiac Arrhythmia Pilot Study (CAPS) Investigators: Effects of encainide, flecainide, imipramine and moricizine on ventricular arrhythmias during the year after acute myocardial infarction: The CAPS. Am J Cardiol 1988;61:501–9.

18. Greene HL, Roden DM, Katz RJ, et al: The Cardiac Arrhythmia Suppression Trial: First CAST ... then CAST–II. J Am Coll Cardiol 1992;19:894–8.

19. Beta–blocker Heart Attack Trial Research Group: A randomized trial of propranolol in patients with myocardial infarction: I. Mortality results. JAMA 1982;247:1707–17.

20. Norwegian Multicenter Study Group: Timolol–induced reduction in mortality and reinfarction in patients surviving acute myocardial infarction. N Engl J Med 1981;304:801–7.

21. Hjalmerson A, Elmfeldt D, Herlitz J, et al: Effect on mortality of metoprolol in acute myocardial infarction. A double–blind randomized trial. Lancet 1981;iv:823–7.

22. Pratt CM, Moye L: The Cardiac Arrhythmia Suppression Trial: Background, interim results, and implications. Am J Cardiol 1990;65:20B–9B.

23. Goldstein S, Brooks MM, Ledingham R, et al: Association between ease of suppression of ventricular arrhythmia and survival. Circulation 1995;91:79–83.

24. Nattel S, Pederson DH, Zipes DP: Alterations in regional myocardial distribution and arrhythmogenic effects of aprindine produced by coronary artery occlusion in the dog. Cardiovasc Res 1981;15:80–5.

25. Kou WH, Nelson SD, Lynch JJ, et al: Effect of flecainide acetate on prevention of electrical induction of ventricular tachycardia and occurrence of ischemic ventricular fibrillation during the early post myocardial infarction period: Evaluation of a conscious canine model of sudden death. J Am Coll Cardiol 1987;9: 359–65.

26. Echt DS, Liebson PR, Mitchell LB, et al: Mortality and morbidity in patients receiving encainide, flecainide, or placebo. The Cardiac Arrhythmia Suppression Trial. N Engl J Med 1991;324:781–8.

27. Anderson JL, Platia EV, Hallstrom RW, et al: Interaction of baseline characteristics with hazard of encainide, flecainide, and moricizine therapy in patients with myocardial infarction; possible explantation for increased mortality in the Cardiac Arrhythmia Suppression Trial (CAST). Circulation 1994;90:2843–52.

28. CAST database.

29. Teo KK, Yusuf S, Furberg CD: Effects of prophylactic antiarrhythmic drug therapy in acute myocardial infarction: An overview of results from randomized control trials. JAMA 1993; 270:1589–95.

30. Fuster V, Ryden LE, Asinger RW, et al: ACC/AHA/ESC guidelines for the management of patients with atrial fibrillation: Executive summary. A report of the American College of Cardiology/ American Heart Association Task Force on Practice Guidelines and the European Society of Cardiology Committee for Practice Guidelines and Policy Conferences (Committee to develop guidelines for the management of patients with atrial fibrillation). Developed in collaboration with the North American Society of Pacing and Electrophysiology. Circulation 2001;104: 2118–50.

31. Geller JC, Geller M, Carlson MD, Waldo AL: Efficacy and safety of moricizine in the maintenance of sinus rhythm in patients with recurrent atrial fibrillation. Am J Cardiol 2001;87:172–7.

32. Steinberg J, Regan A, Sciacca R, et al: Predicting arrhythmic events after acute MI using the signal–averaged electrocardiogram. Am J Cardiol 1992;69:13–21.

33. Odemuyiwa O, Malik M, Farrell TG, et al: Comparison of the predictive characteristics of heart rate variability index and left ventricular ejection fraction for all–cause mortality, arrhythmic events and sudden death after acute myocardial infarction. Am J Cardiol 1991;68:434–9.

34. Schwartz PJ, LaRovere MT, Vanoli E: Autonomic nervous system and sudden cardiac death. Circulation 1992;85 (suppl I) :78–91.

35. SOLVD Investigators: Effect of enalapril on survival in patients with reduced left ventricular ejection fractions and congestive heart failure. N Engl J Med 1991;325:293–302.

36. Waldo AL, Camm AJ, deRuyter H, et al: Survival with ORal d–Sotalol in patients with left ventricular dysfunction after myocardial infarction: Rationale, design, and methods (the SWORD Trial). Am J Cardiol 1995;75:1023–7.

37. Waldo AL, Camm AJ, deRuyter H, et al: Effect of d–sotalol on mortality in patients with left ventricular dysfunction after recent and remote myocardial infarction. Lancet 1996;348:7–12.

38. Pratt CM, Camm AJ, Cooper W, et al: Mortality in the Survival

With ORal d-Sotalol (SWORD) Trial: Why did patients die? Am J Cardiol 1998;81:869–76.

39. Priori SG, Diehl L, Schwartz PJ: Torsades de pointes. In Podrid PJ, Kowey PR (ed) : Cardiac Arrhythmia; Mechanisms, Diagnosis and Management. Baltimore, Williams & Wilkins, 1995, pp 951–63.

40. Moss AJ, Zareba W, Hall J, et al: Multicenter Automatic Defibrillator Implantation Trial II Investigators. Prophylactic implantation of a defibrillator in patients with myocardial infarction and reduced ejection fraction. N Engl J Med 2002;346:877–83.

41. Buxton AE, Lee KL, Fisher JD, et al: Multicenter Unsustained Tachycardia Trial Investigators. A randomized study of the prevention of sudden death in patients with coronary artery disease. Multicenter Unsustained Tachycardia Trial Investigators. N Engl J Med 1999;341:1882–90.

42. DIAMOND Study Group: Dofetilide in patients with left ventricular dysfunction and either heart failure or acute myocardial infarction: Rationale, design, and patient characteristics of DIAMOND study. Clin Cardiol 1997;20:704–10.

43. Torp-Pedersen C, Moller M, Bloch-Thomsen PE, et al: Dofetilide in patients with congestive heart failure and left ventricular dysfunction. N Engl J Med 1999;341:857–65.

44. Singh S, Zoble RG, Yellen L, et al: Efficacy and safety of oral dofetilide in converting to and maintaining sinus rhythm in patients with chronic atrial fibrillation and flutter. The Symptomatic Atrial Fibrillation Investigation Research on Dofetilide (SAFIRE-D) Study. Circulation 2000;2385–90.

45. Kober L, Bloch Thomsen PE, Moller M, et al: Effect of dofetilide in patients with recent myocardial infarction and left ventricular dysfunction: A randomized trial. Lancet 2000;356:2052–8.

46. Pedersen OD, Bagger H, Keller N, et al: Efficacy of dofetilide in the treatment of atrial fibrillation-flutter in patients with reduced ventricular function: A Danish Investigation of Arrhythmia and Mortality ON Dofetilide (DIAMOND) substudy. Circulation 2001;104:292–6.

47. Sedgwick ML, Rasmussen HS, Cobbe SM: Clinical and electrophysiologic effects of intravenous dofetilide (UK-68,798), a new class III antiarrhythmic drug, in patients with angina pectoris. Am J Cardiol 1992;69:513–7.

48. Julian DG, Prescott RJ, Jackson FS, Szekely P: Controlled trial of sotalol for one year after myocardial infarction. Lancet 1982; 1:1142–7.

49. Singh SH, Fletcher RD, Fisher SG, et al, for the Survival Trial of Antiarrhythmic Therapy in Congestive Heart Failure: Amiodarone in patients with congestive heart failure and asymptomatic ventricular arrhythmia. N Engl J Med 1995;333:77–82.

50. Julian DG, Camm AJ, Frangin G, et al, for the European Myocardial Infarct Amiodarone Trial investigators: Randomised trial of effect of amiodarone on mortality in patients with left ventricular dysfunction after recent myocardial infarction: EMIAT. Lancet 1997;349:667–74.

51. Cairns JA, Connolly SJ, Robert R, Gent M, for the Canadian Amiodarone Myocardial Infarction Arrhythmia Trial investigators: Randomised trial of outcome after myocardial infarction in patients with frequent or repetitive ventricular premature depolarisations: CAMIAT. Lancet 1997;349:675–82.

52. Cockcroft DW, Gault MH: Prediction of creatinine clearance from serum creatinine. Nephron 1976;16:31–41.

53. Dofetilide (Tikosyn) presentation at the Cardiorenal Advisory Board meeting of the Food and Drug Administration, Bethesda, MD, Jan. 14, 1999.

54. Ceremuzynski L, Kleczar E, Krzeminska-Pakula M, et al: Effect of amiodarone on mortality after myocardial infarction: A double-blind, placebo-controlled, pilot study. J Am Coll Cardiol 1992;20:1056–62.

55. Roy D, Taljic M, Dorian P, et al, for the Canadian Trial of Atrial Fibrillation investigators: Amiodarone to prevent recurrence of atrial fibrillation. N Engl J Med 2000;342:913–20.

56. Herre JM, Sauve MJ, Malone P, et al: Long-term results of amiodarone therapy in patients with recurrent sustained ventricular tachycardia or ventricular fibrillation. J Am Coll Cardiol 1989;13:442–9.

57. Dries DL, Exner DV, Gersh BJ, et al: Atrial fibrillation is associated with an increased risk for mortality and heart failure progression in patients with asymptomatic and symptomatic left ventricular systolic dysfunction: A retrospective analysis of the SOLVD trials. J Am Coll Cardiol 1998;32:695–703.

58. Assmann SF, Pocock SJ, Enos LE, Kasten LE: Subgroup analysis and other (mis) uses of baseline data in clinical trials. Lancet 2000;355:1064–9.

59. Deedwania PC, Singh BN, Ellenbogen K, et al, for the Department of Veterans Affairs CHF-STAT investigators: Spontaneous conversion and maintenance of sinus rhythm by amiodarone in patients with heart failure and atrial fibrillation. Circulation 1998;98:2574–9.

第二部分

心律与心律失常

第12章 窦房结功能障碍

SAROJA BHARATI, NORA GOLDSCHLAGER, FRED KUSUMOTO, RALPH LAZZARA,
RABIH AZAR, STEPHEN HAMMILL, GERALD NACCARELLI

流行病学：Nora Goldschlager，Fred Kusumoto，Rabih Azar
解剖学和病理学：Saroja Bharati
基础电生理学：Ralph Lazzara
病因学：Nora Goldschlager，Fred Kusumoto，Rabih Azar
诊断评价：Gerald Naccarelli
临床电生理学：Stephen Hammill
循证治疗：Nora Goldschlager，Fred Kusumoto，Rabih Azar

20世纪初，Keith和Flack将窦房结认定为心脏活动的起源点。Laslett在1909年首次提出了窦房结功能障碍能导致心动过缓，在随后的20世纪50~60年代，Short、Ferrer、Lown等人描述了窦房结功能障碍的临床表现，即通常所说的“病态窦房结综合征”和“静息性心动过缓”[2–5]。窦房结功能障碍可以有多种不同的心电图表现，包括窦性停搏、慢-快综合征以及对运动反应不良(变时功能障碍)。

流行病学

窦房结功能障碍和生理性的窦性心动过缓在某一特定人群中往往难以区分，在一项包括50例青年男性的试验中，24小时动态心电监护结果显示试验组中有24%出现了低于40次/分的心率、最长达1.7s的停搏或睡眠时长达2.1s的停搏[6]。在另一组50名青年女性的试验中也观察到有1.6~1.9s的停搏[7]。而在无症状的老年人群中，心率低于40次/分和长间歇在1.5~2.0s的不到2%[8]。这可能与迷走神经张力随年龄增长而逐渐减低相关。

当患者主诉出现疲劳、晕厥或黑曚、运动耐力下降等症状，同时心电图或Holter监测有窦性心动过缓或停搏时，应该怀疑窦房结功能障碍。一般而言，有症状的窦房结功能障碍发病率会随年龄而增加，41~50岁与51~60岁两个年龄段的发病率加倍。Kulbertus估计在约9000名就诊于比利时某心脏中心的患者中50岁以上患者的发病率不到5/3000[9]。然而，随着老年人口的增加以及医师对该病认识的提高，越来越多的窦房结功能障碍被诊断。1997年的一项调查表明，美国的150 000名新安装心脏起搏器的患者中窦房结功能障碍约占50%。而欧洲的150 000名新安装心脏起搏器的患者中，窦房结功能障碍约占20%~30%[10,11]。

尽管在老年人群中发生率更高，但值得一提的是，在以下几种特殊的年轻人群中同样可以出现窦房结功能障碍。首先是先天性心脏病的患者，在Mayo诊所安装起搏器的39名年龄小于40岁的窦房结功能障碍患者中，有54%患有先天性心脏病[12]。其中最多的是经过Mustard手术矫正后的大动脉错位患者，而此手术需要将心房大范围切开。其次是已确定的数种类型的家族性窦房结功能障碍，在表现为窦房结功能障碍的患者中约占2%[13~15]。Bharati等人报道了一个家族，具有先天性窦性心律缺如。另外还有一些研究也提到窦房结功能障碍可能具有遗传性[13]。心脏移植术后的患者中有近4%的人出现了窦房结功能障碍[16,17]。部分研究表明，如果供体年龄大于40岁，则术后发生窦房结功能障碍而需永久起搏者的风险会增加[16,17]。

解剖学

窦房结位于上腔静脉和右心耳之间的界沟内，略呈弧形，从右心耳侧的拱形隆起向下腔静脉渐行渐细(图12-1A)。窦房结位于心外膜下，其部分肌纤维可达心肌层。窦房结在肉眼下看不见，在光镜下观察，它由许多明显小于周围心房肌细胞的梭型细胞组成，这些细胞围绕着窦房结动脉并沿界沟延伸，细胞质染色比心房肌细胞着色浅（图12-1B)。其肌原纤维不如周围心房肌细胞明显，条纹也比较稀少，但随着年龄的增加会逐渐增多。光镜下观察它没有闰盘结构，被大量很粗的胶原纤维和较细的弹力纤维包裹[18~22]。

电镜下观察，窦房结细胞的肌原纤维比心房肌细胞要少，这些肌原纤维排列杂乱，并有为数不多杂乱排列的线粒体，其肌浆网很不发达，也无横管系统，有很少量的筋膜附着，少量缝隙连接，边缘部还通过过渡细胞最终连接心房肌细胞[18~20]。

血液供应

窦房结靠上腔静脉口支（即窦房结动脉）供血，心房支以及部分支气管动脉分支做补充供血。另外，左冠状动脉的一根分支Kugel动脉也参与窦房结的血供。约55%的人窦房结动脉发自右冠状动脉，而在45%的人发自左冠状动脉[18~22]。在窦房结的周围还有神经元和神经纤维，神经纤维位于窦房结头部的中间[18~23]。

病理学

室上性心律失常的解剖学基础就在窦房结及其传导通路，以及心房优势传导通路（房间束）、至房室结的传导通路和房室结。尽管目前尚未明确房性心律失常的特殊病理学机制，但是在不同时机发生的心动过缓和心动过速可能结功能障碍比较罕见[13]（图12-2)。

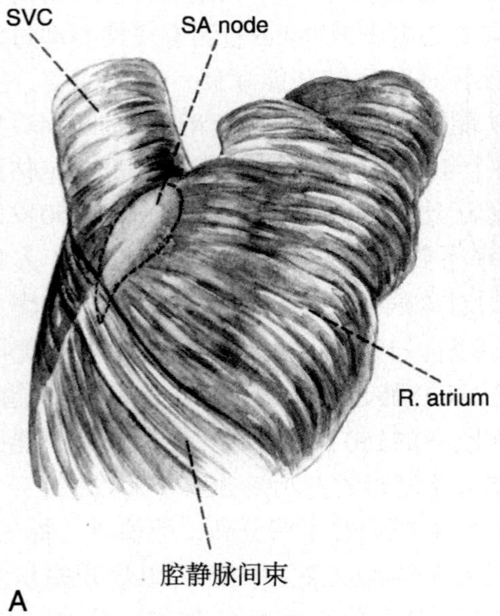

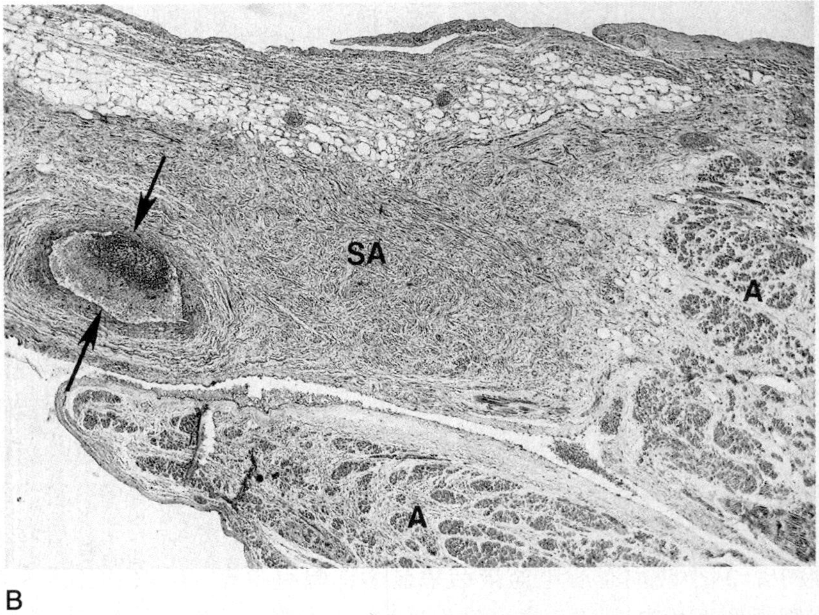

图12-1 **A.** 窦房结的位置关系示意图。R.atrium：右心房；SA node：窦房结；SVC：上腔静脉。**B.** 窦房结横切面HE染色×50。箭头所示为窦房结动脉。A：心房肌；SA：窦房结。（From Lev M：The conduction system. In Gould SE（ed）：Pathology of the Heart and Blood Vessels，3rd ed. Springfiled，Ill，Charles C Thomas 1968.）

年轻人与病态窦房结综合征

尽管病态窦房结综合征多见于老年人，但在年轻人中有时也发生。对其进行病理研究发现窦房结附近、房间束以及传入房室结的通路中脂肪及结缔组织明显增多，房室束分开。而在另外一些病例中也发现在窦房结和房室结周围有明显增多的来自心房其他部位的脂肪组织[24]。

老年人与病态窦房结综合征

病态窦房结综合征的老年患者大多合并有冠状动脉的病变，但其基础病理改变却各有不同。如房间隔结构异常导致传入窦房结、房室结以及心房优势传导通路的传导束发生纤维化，或在这些结构中发现有脂肪组织包绕。随着年龄的增长，这些部位的传导束会由于细胞的凋亡而逐渐被脂肪组织代替并发生纤维化，使得局部心肌细胞肥大或萎缩（图12-3）。另外，还会发生心房内的动脉硬化、坏死或慢性炎症[25-27]。

老年性淀粉样变性

这是指发生于80岁以上的老年人的一种原发性淀粉样变性，它可以影响包括窦房结及其传导通路在内的心房细胞、窦房结动脉以及心房的小动脉（图12-4）。老年性淀粉样变性可能伴有窦性心动过缓、慢-快综合征以及窦性回波现象[27-30]。

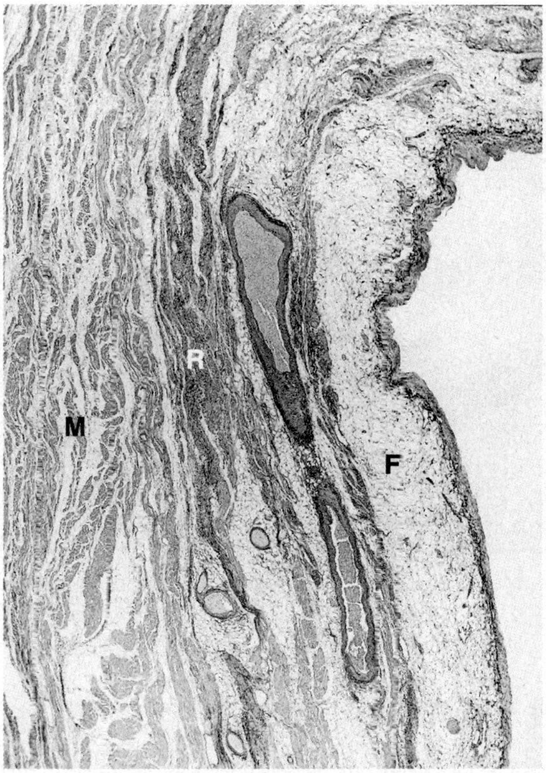

图12-2 一位72岁男性窦房结区组织学特点。患者来自一个先天性无窦性心律的家族，该家族的成员很容易在早年发生房颤，当他从椅子上站起来时跌倒而未能复苏。患者有18年房颤病史，起初为阵发性，后来转为慢性，活动仅轻度受限。注意碎裂片状的窦房结。Weigert-van Gieson染色×30。F：脂肪；M：心房的心肌细胞；R：残余的窦房结。（From Bharati S，Surawicz B，Vidaillet，HJ，Lev M：Familial congenital sinus rhythm anomalies，clinical and pathological correlations. Pacing Clin Electrophysiol 1993；15：1720-9.）

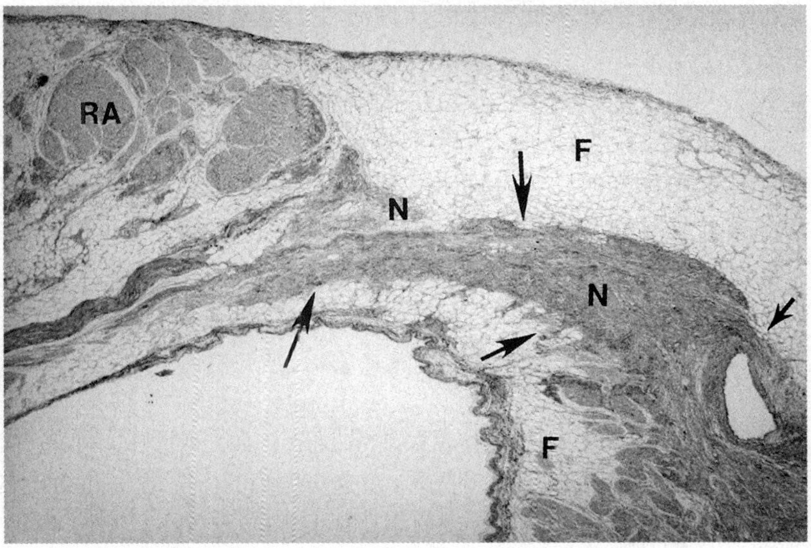

图12-3 一位老年病窦综合征患者的窦房结，可见窦房结周围脂肪堆积以及脂肪取代窦房结，几乎将窦房结和其传导通路完全分开。Weigert-van Gieson 染色×45。F：脂肪；N：窦房结；RA：右心房。箭头所指为窦房结及其内部和周围的脂肪。（From Lev M，Bharati S：Age related changes in the cardiac conduction system. Inter Med 1981；2：19-21.）

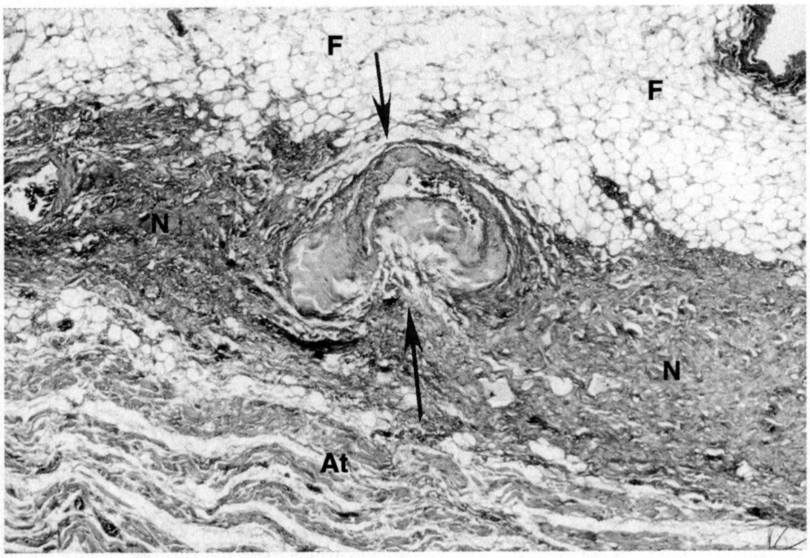

图12-4 窦房结内较大微动脉的淀粉样浸润。患者男性，83岁，有晕厥、左束支传导阻滞、H-V间期延长、反复出现窦性回波现象。Weigert-van Gieson染色×45。At：心房内的传导通路；F：脂肪；N：窦房结中及其周围有明显的脂肪和淀粉样物。（From Bharati S，Lev M，Dhingra R，et al：Pathologic correlations in three cases of bilateral bundle branch disease with unusual electrophysiologic manifestations in two cases. Am J Cardiol 1976；38：508-18.）

暂时性及持续性心房静止

研究发现窦房结和房室结发生动脉硬化，而传向房室结的传导通路和房室结内也有纤维化和纤维弹性组织增生 [29]。

医源性因素

先天性或后天性心脏病手术治疗后均可能出现窦房结功能障碍[30,31]。霍奇金病的放疗过程以及胸壁的钝器伤也可能导致窦房结功能障碍[18]。

在慢性或永久性窦房结功能障碍的病理研究中发现在窦房结、心房传向房室结的通路、房室结、房室束以及心室肌均有不同程度的病理改变。当然也可能只有窦房结或心房发生这种改变，或是两者同时存在病理改变。任何病理状态如肌强直性萎缩、卡-赛（Kearns-Sayre）综合征、原发或继发性肿瘤、原发或继发性淀粉样变性，以及许多其他可以影响心房、窦房结及其传导通路和房室结及其传导通路的疾病，均可能引起不同类型的窦房结功能障碍[22]。

窦房结的基础电生理学

窦房结的结构和功能组成都非常复杂，而不同种属的窦房结又有着明显的差别[32,33]。对兔窦房结的研究最为广泛，研究发现窦房结包括位于中心部的体积小、结构原始、典型的起搏细胞和位于外周部体积稍大、有潜在起搏能力的过渡细胞，另外还有从窦房结心房交界处呈条状伸入窦房结的混杂的非起搏心房细胞，这在外周更加明显。窦房结区内的细胞相对较少通过缝隙连接相互连接，而在窦房结细胞束之间散布有较多间质组织[34]。相对较差的细胞连接使得窦房结中心的起搏细胞发出的冲动向四周传导速度减慢。另外，靠近窦房结边缘部的过渡细胞和心房内的心肌细胞并不是光滑的连续体，而是通过两者杂乱的交织成束并延续到窦房结内。在窦房结内及其周围记录到的电图显示“多中心”电活动的产生很可能代表电活动不规则扩布至心房肌细胞，而不是不同位点同时产生冲动。窦房结优先与界嵴上方的心房连接，因而貌似向房间隔方向的传出阻滞。

窦房结内密集分布的交感、副交感神经和神经节确保了其灵敏的自动反应能力 [35]。随着迷走神经刺激的增加，窦房结上部的主要起搏位点将发生下移。反之，增加肾上腺素能神经的刺激，窦房结内主要起搏位点又会逐渐回移至上部的位置。仔细分析P波形态以及窦房结标测，表明起搏位点随心率的变化而动态迁移。

动作电位

窦房结内体积小而原始的起搏细胞产生主要的起搏电位，其最大舒张电位极化程度最低（-60mV~-40mV）、舒张期除极速度最快、从舒张末期到上升支过渡平缓和上升支速度最慢（约1~10V/s）(图12–5)[30]。位于窦房结周围部的潜在起搏细胞，其极化程度更高，舒张期除极速率稍慢，从舒张期到上升支过渡更快，上升速度更快。过渡细胞的特性存在连续的梯度转变，从主要起搏细胞的特征逐渐演变到高度极化的、有接近-80mV稳定的静息电位、除极速率接近100V/s的周围心房肌细胞的特征。这种特性的演变是由细胞连接和电紧张的相互作用以及窦房结内细胞固有性质的差异共同决定的。由于心房细胞电紧张的影响，过渡细胞的起搏能力受抑制，而较远相连的窦房结内细胞因为同无起搏功能的心房细胞隔离而维持了起搏的优势地位[37]。位于心房周围部的潜在起搏细胞一方面与心房细胞分隔，另一方面也和中心部起搏细胞分隔，由于它不受无起搏功能心房细胞的影响，会保持其较快的固有频率。心房其他部位尤其是窦房结下部靠近冠状窦的细胞也能成为后备的起搏点，这些细胞能对自主神经的影响做出适当的反应，在异常情况下可以夺获心脏的节律。但是这些次级起搏点的电生理特性还没能像窦房结那样被完全描述清楚。

电流

窦房结起搏细胞因为没有I_{K1}离子通道电流的缺失使它呈相对去极化[38]。I_{K1}离子通道在心房肌、心室肌细胞数量很多，且在负向膜电位时开放。在静息状态下，它们是K^+通透性的主要原因，因此静息电位在数值上接近K^+的平衡电位（–90mV）。在中央部体积小的起搏细胞中，这些通道是完全缺乏的，其舒张电位为–60mV~–30mV，在较大而极化程度更高的过渡细胞，I_{K1}可能存在，但是有不同程度的减少。这些细胞的上升支速率降低与钠通道的缺乏有关，因为在心房和心室内Na^+通过钠通道形成强兴奋性钠电流[39]。这种电流的缺失源于个别细胞内钠通道的缺乏，而且在细胞膜舒张期除极到的膜电位水平，钠通道即便存在也会失活。最小的起搏细胞可能完全缺乏钠通道，而体积稍大的过渡细胞则可能有钠通道，可以在舒张电位时被激活进而产生兴奋性的钠电流并使除极速率加快。起搏细胞缓慢而较小的除极上升支是由L–型钙电流引起的，此电流触发肌浆网释放Ca^{2+}，从而触发所有心肌细胞的收缩，也是窦房结细胞除极时的主要兴奋性电流。该电流比钠电流要慢且不如钠电流强烈，因而引起窦房结内的除极和传导都比较慢。引起基本起搏电位的舒张期除极电流，可能性众多，目前还未达成共识[40,41]。“有趣的”电流 I_f 是一种非特异的阳离子电流，主要是在舒张期舒张电位范围内负向膜电位时一种相对慢的内向钠电流[40]。当负向膜电位的绝对值增大时，这种电流会变得更强，它在窦房结细胞强烈表达，受肾上腺素能和胆碱能刺激的调节，似乎应该是一种重要的起搏电流候选者。然而，部分研究发现该电流可在比起搏细胞的舒张电位更负的电位水平（低于–60mV）被激活，而且更多地存在于外周潜在起搏细胞中。于是有人认为I_f在潜在起搏细胞中既保持了起搏活性又能抵抗极化良好的心房细胞的稳定舒张电位产生的电紧张影响。I_f电流由第二信使cAMP激活，使电压激活曲线移向更正的范围。据认为起搏细胞中生理浓度水平的cAMP便能使电压激活曲线移向初级起搏细胞的舒张电位范围。

当I_{K1}缺失时，在动作电位中被激活的延迟整流钾电流I_{Kr}和I_{Ks}可能在最大舒张电位的形成中发挥了作用。它们的激活提供K^+的通透性，使动作电位末期跨膜电位向K^-平衡电位靠近。当这些电流在舒张期失活时，膜电位将趋向由其他较多的离子如Na^+、Ca^{2+}和Cl^-共同形成的正向平衡电位。有人认为其中一种或另一种延迟整流电流是主要起搏电流[41]。然而，虽然I_{Ks}对自律性调控有适当敏感性，但是I_{Kr}则没有。I_{Ks}在任何种属的窦房结都不明显。

钙电流，包括I_{CaL}和I_{CaT}都参与起搏功能。I_{CaL}在多数心肌细胞中的激活阈值高于–40mV，于是它能在起搏细胞的舒张期除极末期被激活。而相比之下I_{CaT}可以在

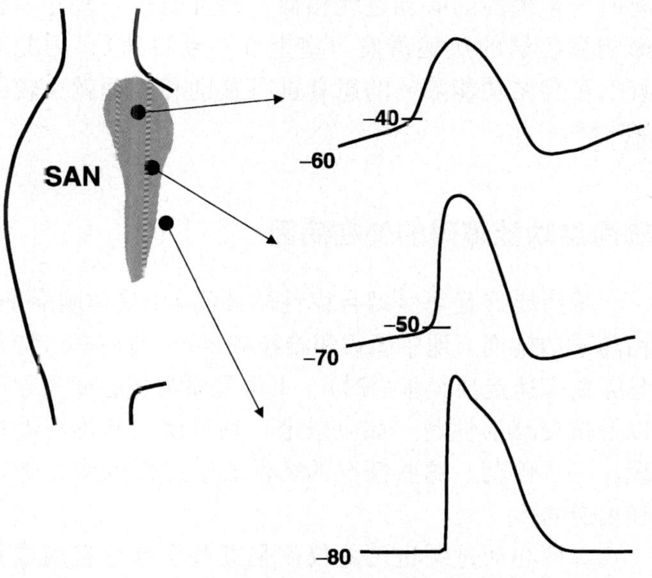

图12–5 从窦房结中心到外周不同部位记录到的不同动作电位。

更负的电压水平被激活，因而在舒张期除极的早期和潜在起搏细胞便可被激活。I_{CaL}对自主神经的反应类似窦房结，最近有研究提出窦房结细胞的激活阈值可能更低。I_{CaT}的作用目前还不清楚。其他被命名了的电流还包括Na^+-Ca^{2+}交换电流和另一种新报道的持续内向电流，Na^+-Ca^{2+}交换电流引起动作电位时程中Ca^{2+}内流，舒张期Ca^{2+}外流。窦房结的主要起搏细胞和潜在起搏细胞在不同条件时的起搏可能需要多种起不同作用的电流参与。

乙酰胆碱活化的钾电流I_{KAch}能在整个动作电位周期中增加K^+通透性，它加速复极的进程、使细胞超极化、降低舒张期除极的速率，从而对起搏功能产生显著的影响。但它对于乙酰胆碱的敏感性不如窦房结内的I_f电流高。起搏功能的复杂性还有待进一步阐明，现代分子生物技术有助于阐明窦房结内离子通道的定位和功能以及它们在窦房结起搏过程中所发挥的作用。

病因学

各种能抑制窦房结自律性或抑制窦房结、窦房结周围或心房组织传导性的因素都可能引起窦房结功能障碍。这些因素可以是内源性的，系窦房结结构的损坏所致；也可以是外源性的，如由药物或全身性疾病引起的。窦房结功能障碍以不适宜性窦性和房性心动过缓为表现[42-45]，有些患者可能还出现过室上性心动过速（快-慢综合征）。由于窦房结功能障碍的临床表现有时与生理性的心动过缓相似，而且能被一些并不会影响窦房结的疾病诱发（室上性心动过速），因此对疑似窦房结功能障碍的患者进行鉴别和处理就比较困难[6,46-48]。

窦房结功能障碍的外在病因

某些能抑制窦房结自律性的药物如β受体阻滞剂、钙离子拮抗剂（地尔硫䓬和维拉帕米）、地高辛（特别是存在高迷走神经张力时）、Ⅰ类和Ⅲ类抗心律失常药以及抗交感活性药（如可乐定）均可诱发窦性心动过缓。一旦停药，这些情况的窦性心动过缓通常是暂时和可逆的。

窦性心动过缓也可能仅仅是某些全身性疾病或其他外源性病因引起的一种表现而已，此类病因包括甲状腺功能减退、睡眠呼吸暂停导致的低氧血症、颅内压增高以及由气管插管、呕吐、Valsalva动作引起的迷走神经张力增高等。了解这些因素对于诊断很重要，因为只要针对这些因素采取适当的措施便能使窦房结恢复正常的功能。

窦房结功能障碍的内在病因

内源性的窦房结功能障碍通常由窦房结和窦房区的退行性改变引起的，主要是获得性的，但也有很少的一部分具有家族性[8]。当出现不适宜性的窦性心动过缓、窦性停搏、窦房传导阻滞或者它们混合出现时大多已有窦房结功能障碍[49]。这种退行性变及其伴随的纤维化也会侵及房室结和室内传导系统，因此，大约有17%的窦房结功能障碍患者也可能会出现房室传导阻滞和束支传导阻滞[50]。

自然病程

病窦综合征定义的自然病程呈一种交替性自发临床改善和临床恶化的过程。当患者出现心动过缓的表现时，往往会首先寻求药物治疗，大多数病例中，心率可以自发性增快，继而症状减退[51,52]。然而，临床上进程往往是不可预知的，甚至于曾经出现过晕厥等严重症状的患者在之后很多年内也不会再次发病，据调查超过半数的患者在随后四年的随访中没有再次发生晕厥[53]。对这种综合征奇怪的病程目前还没有十分明确的解释。在综合征的发生中，尤其是晕厥的触发过程中，自主神经系统可能起着重要的作用[53]。曾经出现过晕厥症状的患者对按摩颈动脉窦和直立倾斜试验异常反应（停搏超过3s）发生率明显高于没有晕厥史的患者，这表明是异常的神经反射导致了这一病理生理改变[53,54]（图12-6）。

虽然病窦综合征的患者常有症状，但即便是已经发生晕厥的患者，其生存率通常也不会受到影响[55]。在长达6~7年的随访中发现直接由窦房结功能障碍导致死亡的患者不到2%[56,57]。然而病窦综合征患者常合并患有其他缩短寿命的疾病。其中冠状动脉粥样硬化是最常见的，另外，心肌缺血和梗死、充血性心力衰竭以及高龄等危险因素也很常见[58,59]。有报告显示病窦综合征患者与同年龄性别的健康人群相比，其年死亡率高出4%~5%[60]。但没有其他伴随疾病的单纯病窦综

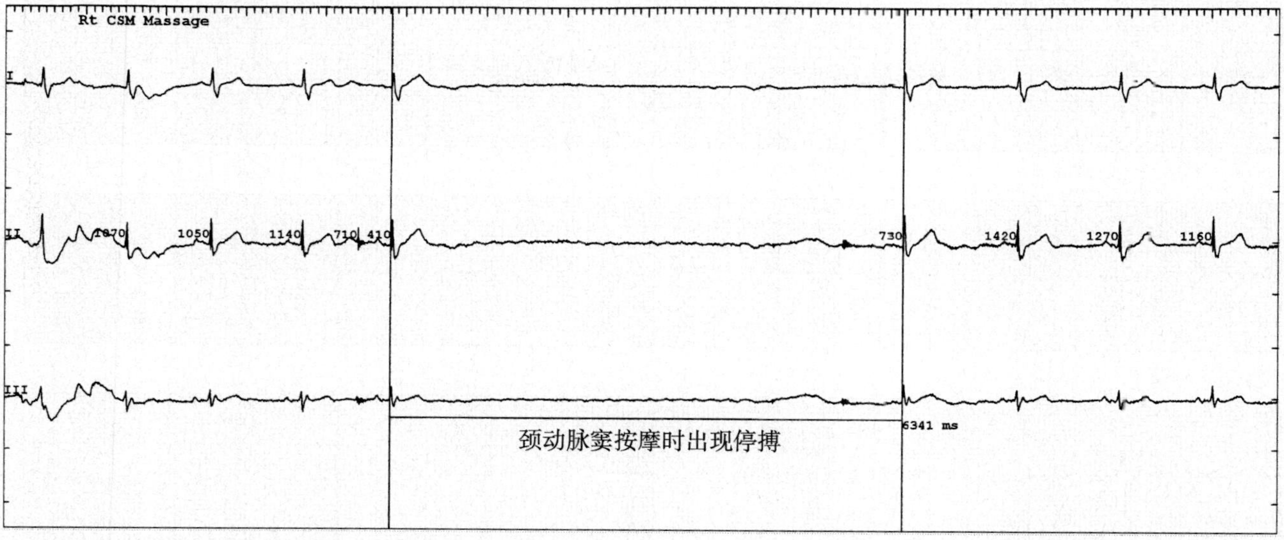

图12–6　按摩右颈动脉窦过程中出现窦性停搏。患者老年女性，有晕厥反复发作病史。同时记录三个导联心电图。在持续按摩颈动脉窦时停搏时间超过6s，图中的Ⅱ、Ⅲ导联上标出了间期的时长（ms）。

合征患者与正常对照组相比，两者的死亡率并没有明显的差异。因此，药物干预或植入永久性的起搏器可以改善症状，但尚无数据显示这些措施可以提高生存率。

临床表现

病窦综合征的临床表现可以归纳为心动过缓和心动过速。慢–快综合征的患者会出现阵发性的室上性心动过速，包括房性心动过速、房扑、房颤和折返性心动过速（图12–7）。患者可能会出现不止一种类型的心动过速。突然的心率加快会导致心悸、心绞痛和晕厥。反之，心率太慢而又不能代偿性的增加每搏输出量会引起心排血量的减少从而引起疲劳、乏力、头晕眼花等症状。

心率不能随运动而适当加快（变时功能障碍）是窦房结功能障碍的表现之一。这里所说的变时功能障碍是指在运动负荷最大时心率仍不能增加到年龄预测值的85%或不能超过100次/分，或是运动中的最快心率比对照组低两个标准差[61–63]。变时功能障碍的患者可能只有在运动过程中才会出现症状。

约17%的病态窦房结综合征患者会发展到明显的充血性心力衰竭[52]，这可能与心率过慢、出现房颤后左心室充盈缺少了心房辅助泵血以及植入心室起搏器后失去了房室同步有关。

晕厥和严重的晕厥先兆是病态窦房结综合征典型的临床表现，约25%的患者会出现此类症状。一项前瞻性试验报道经过一年和四年的随访，晕厥的预计发生率分别是16%和31%[51,52]。晕厥通常是由于窦性节律过缓或停搏时间过长，或是窦房结传出阻滞产生的逸搏心率过慢引起的（图12–8）。慢–快综合征的患者心动过速终止时，窦房结超速抑制可引起停搏时间延长和晕厥。这类患者如果应用抗心律失常药来控制心动过速，会加重心动过缓，因此需要安装心脏起搏器。

约有1/3~1/2的病窦综合征患者曾出现过室上性心动过速[51,57]。有报道指出经过19个月的随访，慢性房颤的发生率为11%，而随访时间延长到5年和10年时，发生率分别为16%和28%[51,52,63]。已经证实慢性房颤的发生与年龄、左心室舒张末期容积、瓣膜性心脏病、心室起搏（而非生理性的心房起搏或是双腔起搏）相关[63,65]。曾出现过阵发性房颤的慢–快综合征患者更容易出现慢性房颤。当出现房颤时，许多先前症状性心动过缓的患者，由于心室率的增快使症状得到了明显的改善[66]。

血栓栓塞事件是病窦综合征的另一种表现，其发生率为3%~9%。而对于慢–快综合征的患者，其发生率可达24%[56]。在随访中发现心室起搏的患者（与心房起搏或双腔起搏患者相比）以及有脑血管病病史的患者发生血栓栓塞事件的风险更高[63–65]。应鉴别高危人群并

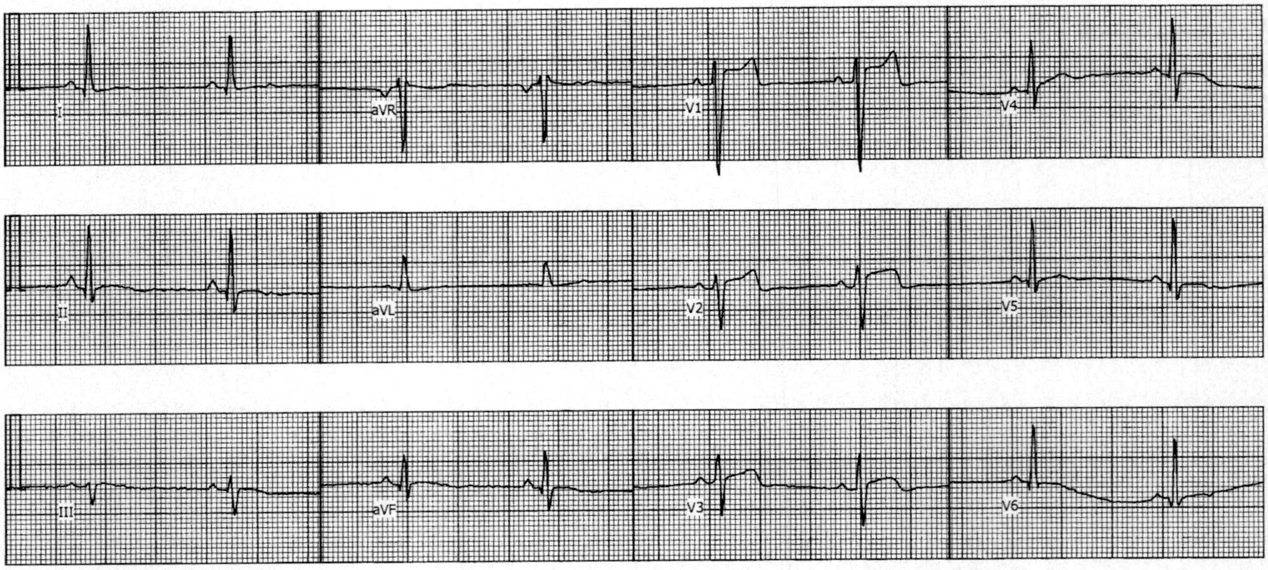

窦性心动过缓

A

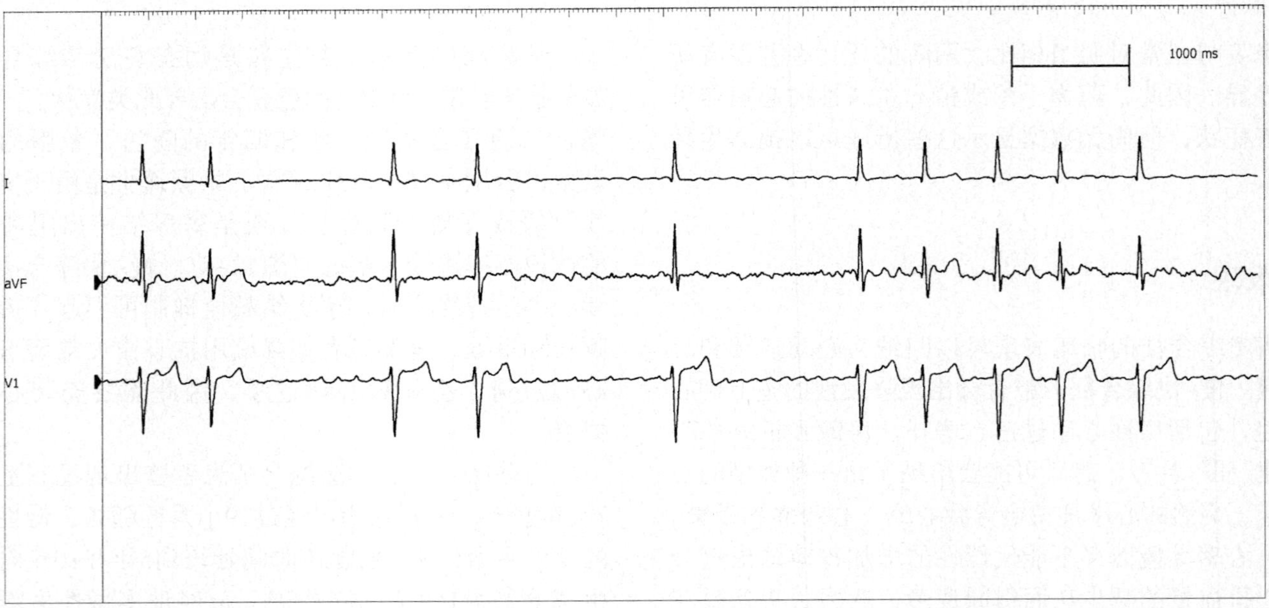

慢－快综合征

B

图12–7 **A.** 慢–快综合征的患者出现窦性心动过缓时的12导联心电图。**B.** 同一个患者出现心动过速时的三导联心电图，图为阵发性粗波房颤。该患者的心电图中可见其房室传导时快时慢，房颤是阵发性的。

长期予以抗凝治疗。当然，这类人群中发生的脑血管意外并非都是由血栓栓塞引起的。有动脉粥样硬化性脑血管病的老年患者，一旦因为心动过缓或心动过速引起心排出量下降使得脑血管灌注量减少时，便有可能发生短暂性缺血发作或脑梗死。

窦房结功能障碍时的房室传导

虽然高度房室传导阻滞只存在于5%~10%的病态窦房结综合征患者，但约有17%的患者在诊断为窦房结功能障碍时已经存在房室传导系统病变[50,67]。而这种房室传导系统病变对使用抗心律失常药物的安全性以及起搏模

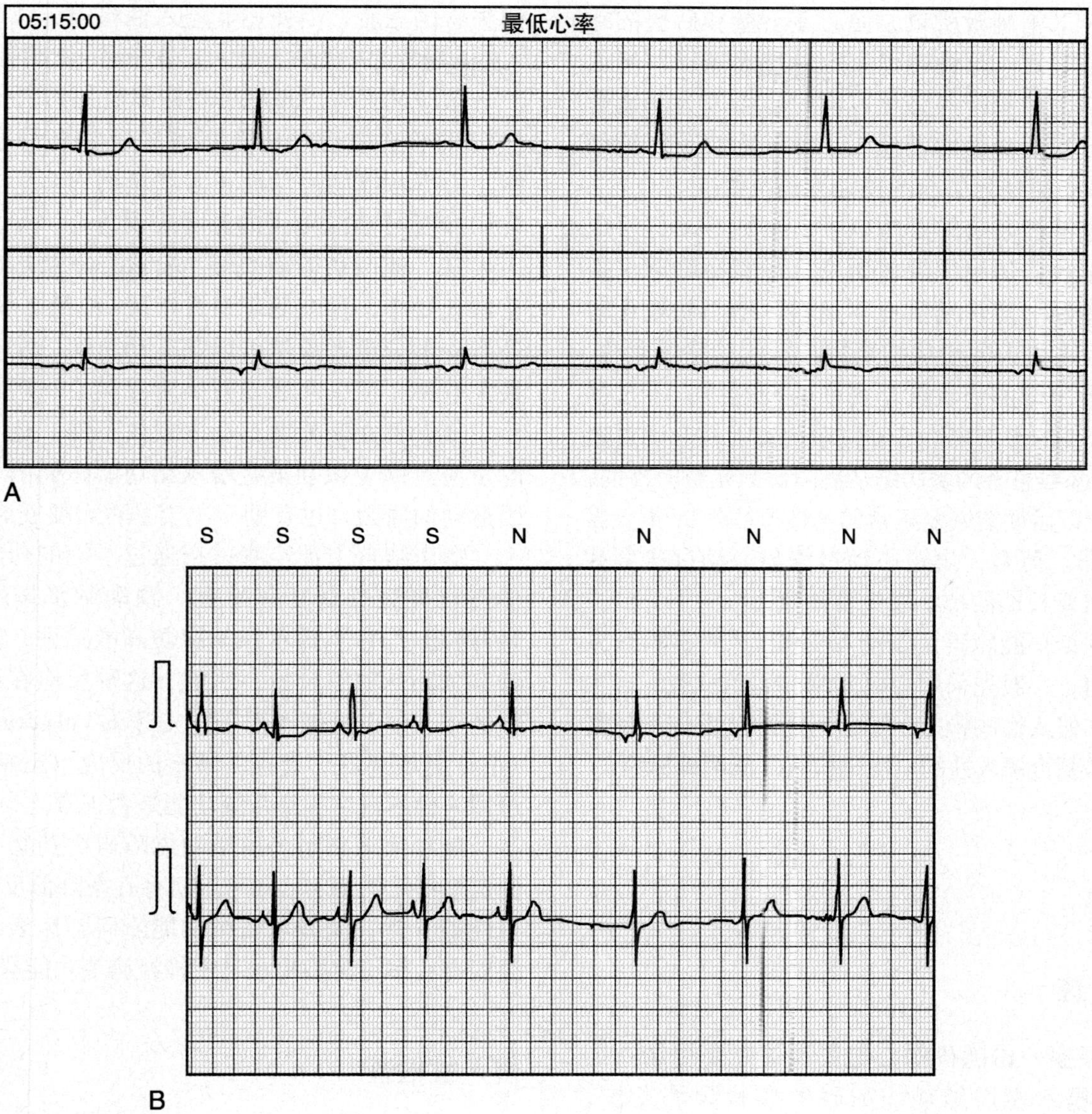

图12–8 A. 患有原发性电生理疾病和晕厥的年轻患者通过双通道Holter监测到的窦性心动过缓。**B.** 同一个患者在另一时刻双通道Holter监测到的窦性停搏时出现缓慢房性或交界性逸搏心律。逸搏心率可能过慢以至引起脑灌注不足的症状。

式的选择都会造成影响。明显提示房室传导系统受累的心电图和电生理检查结果包括P–R间期大于240ms、完全性束支传导阻滞、在心率≤120次/分心房起搏时出现二度Ⅰ型房室传导阻滞、H–V间期延长以及二、三度房室传导阻滞。随访期间，病窦综合征患者的房室传导功能通常是稳定的[68~70]。一份对28个心房起搏研究的文献荟萃分析发现二、三度房室传导阻滞的年发生率仅为0.6%[68]。在另一项病窦综合征的心房起搏与心室起搏对比的前瞻性研究中，二、三度房室传导阻滞的发生率也很低（110名患者中只有4例）[65]（入选的是≤70岁，同时P–Q间期≤220ms的患者；或>70岁，同时P–Q间期≤260ms的患者），而且在安装起搏器后心房率达到100次/分时他们的房室传导功能仍然是正常的。

房室传导病变的进展一般很慢，可以通过认真的临床和心电图监测发现。外源性影响如抗心律失常药或能阻断房室传导的药物往往比传导系统进行性退行性变更常引起房室传导恶化[71,73]。

急性心肌梗死患者的窦房结功能障碍

急性心肌梗死，尤其是下壁和后壁心肌梗死的患者经常会出现窦性心动过缓[74,75]。窦性心动过缓多是由于传入迷走神经末梢刺激所致，而心室下壁和后壁的迷走神经末梢最丰富。这种迷走反应可被疼痛以及迷走神经兴奋性药物如吗啡等强化，同时也可因为其血管抑制反应而导致全身性的低血压。静脉内给予阿托品可以逆转这种心肌梗死引起的迷走神经反射。

除了自主神经系统的影响以外，窦性心动过缓也可以由窦房结或心房组织缺血诱发，尽管在临床上很少有这样的诊断。窦房结供血不足在下壁心肌梗死时更常见。因为多数人的窦房结是靠右冠状动脉供血的，所以多数患者出现的症状就是窦性心动过缓，不过据报道也有约35%的患者窦性心动过缓与室上性心动过速交替出现[76]。多数患者的窦房结功能障碍只是暂时性的，通过住院治疗以后便能恢复正常的窦性节律[76,77]，很少需要安装起搏器。但是，出现心动过缓与心动过速交替的患者可能需要长期的抗心律失常治疗[76]。

诊断窦房结功能障碍，非侵入性和侵入性的检查方法都可以选用，一般先采用心电监测、运动试验、自主神经试验等非侵入性的检查，但是对于那些发作不频繁的患者往往需要行侵入性的电生理检查才能明确诊断。

诊断评价

非侵入性检查

很少仅根据一份随机的心电图而诊断窦房结功能障碍。如果提示窦房结功能障碍的症状频繁发作，Holter监测可能有助于诊断[56,78,79]。要使症状与Holter记录到的发作时心律关联起来，那么Holter监测的病人就有必要记录事件日志。如果在出现头晕、黑矇、晕厥等症状时Holter记录到的是正常窦性心律则可以排除窦房结功能障碍的诊断。然而，在无症状的人群中有时也可能会监测到窦性心动过缓和窦性停搏，这就降低了检测结果的特异性。

对于症状发作不频繁的患者，事件记录器比Holter更实用些。不过患者激活模式也存在其局限性，因为它要求症状持续的时间要足够长才能保证将当时的心律完整地记录下来。对于很少甚至没有预兆的患者可以选用植入式事件记录器，这种记录器能在症状发作的瞬间或稍后被激活，其发作前45秒的心电图被冻结。新型记录器能被心动过缓或心动过速自动触发，对于一些患者非常有用。对于症状反复发作疑似缓慢性心律失常的患者，当使用非侵入性检查方法不能记录到可供诊断的心电图时，植入式事件记录器则有助于诊断。

运动试验对于窦房结功能障碍的诊断价值有限[49]，但可用于鉴别变时功能障碍的患者和静息时心动过缓、心率却能随运动而正常增快的患者。窦房结功能障碍和变时功能障碍的患者表现为心率变化对运动反应异常。他们在运动的每个阶段心率增加的幅度都比正常人要小，存在低于最大年龄-预测心率的平台期。还有一部分患者虽然可以随运动达到一个比较合适的最大心率，但是在运动开始阶段其心率增加的加速度小，或者是在恢复期其心率很快下降。这种异常的变时反应有助于识别某些窦房结功能障碍的患者不能耐受运动的原因，也有助于决定是否需要安装起搏器[82]。

窦房结自主神经测试指通过不同的药物干预和操作进行神经反射反应检查。颈动脉窦按摩反应异常（停搏超过3秒）提示颈动脉窦高敏感性，往往提示患者有颈动脉窦综合征。当然，这种反应在部分无症状的老年人中也可能出现[83]。心率对Valsalva动作的反应（正常应该减慢）或直立倾斜的反应（正常应该加快）可用来判断自主神经系统功能是否正常。

最常用来判断窦房结功能障碍的药物干预试验是测定窦房结的固有心率[84]。固有心率降低反映窦房结自身功能异常，而有窦房结功能障碍临床表现的患者如果固有心率正常则提示自主神经调节功能异常。

侵入性检查

窦房结功能可以通过侵入性电生理检查来评估。这类检查通常用于临床表现高度疑似窦房结功能障碍却又不能通过非侵入性检查方法明确诊断的患者，起搏检查常用于测定窦房结恢复时间和窦房传导时间。

以快于固有心率的频率起搏心房可用来测定窦房结恢复时间。快速心房起搏停止到恢复窦性心律的延迟属正常情况（超速抑制）。但窦房结功能障碍患者的窦性节律需要更长的时间才能恢复。更准确的指标是校正窦房结恢复时间，即窦房结恢复时间减去起搏前自主窦性节律的联律间期。所以，静息状态下心率慢的患者可以有异常长的窦房结恢复时间，但其校正窦房结恢复时间可正常[85]。间接测定校正窦房结恢复时间同时受窦房传导时间和窦房结自律性的影响，因而具有一定的局限性。间接测定校正窦房结恢复时间可能会由于快速心房起搏时存在窦房结传入阻滞而使测得的时间缩短，或因传出阻滞而使测得的时间延长。并非所有的窦房结功能障碍患者的窦房结恢复时间都是异常的，从病理学的观点考虑是由于窦房结功能障碍并非是均一性的病理改变所致。尽管有其局限性，校正窦房结恢复时间仍在评估窦房结功能中得到了广泛的应用。

另一项常用的侵入性检查指标是窦房传导时间，通常是在高位右心房间接测定[86,87]。在窦房传导时间的计算过程中，有几个假设的前提条件，包括期前收缩不会影响窦房结的自律性，窦房结的传入和传出时间是相等的以及房性期前收缩不会引起主要起搏位点改变。窦房传导时间的另一局限性就是它要求窦性节律必须规整，因此，窦性心律不齐的患者就无法用这种方法来计算其窦房传导时间。

临床电生理学

窦房结功能障碍的电生理检查通常适用于那些从临床表现上高度怀疑有窦房结病变，但通过非侵入性检查无法明确症状与窦房结功能障碍相关的患者。临床判断窦房结功能障碍使用最多的三项检查是窦房结恢复时间（SNRT）、窦房传导时间（SACT）和固有心率的测定。当三项检查合用时，其灵敏度为65%~70%，特异度可达90%[88]。阴性的测定结果也不能排除窦房结功能障碍，阳性的测定结果强烈支持窦房结本身疾病的诊断。

窦房结恢复时间

在评估窦房结功能的检查中使用最多的是窦房结恢复时间。以稍快于固有心率的频率起搏心脏时，心脏的起搏功能会被抑制，SNRT是通过在窦房结附近的心房内放置一起搏电极，然后以逐渐增加的频率起搏心脏，并观察停止起搏后恢复正常窦性节律所需要的时间。曾经提出过多种方案，其中使用最多的是以比固有心率稍快的频率起搏，然后逐渐增加刺激频率（多次增加直至200次/分），每次起搏30s，逐级递增频率之间的间隔为1min。在起搏过程中可以测得两项指标。最大窦房结恢复时间是从最后一次心房刺激到第一次恢复窦性节律之间的时间最大值，由离窦房结最近的电极测得，通常是高位右心房的电图。其次可测出校正窦房结恢复时间（corrected sinus node recovery time，CSNRT），在SNRT的基础上减去窦性周期就可以得到。一些研究者分别给出了SNRT和CSNRT的正常值（表12-1）[89~93]。

通常认为SNRT的正常上限是1500ms，CSNRT的正常上限是550ms（图12-9）。CSNRT使用起来更加简单，它排除了基础窦性节律周期的影响，因而在评估窦房结功能时用得最多。重要的是窦性心动过缓的患者SNRT延长时，CSNRT可以正常。例如，某患者的静息心率为50次/分，其窦性周期为1200ms，测得SNRT为1650ms比正常值大，但其CSNRT为450ms，仍在正常范围内。即CSNRT已经排除了静息状态下心动过缓的影响。通常在程序刺激终止后经过5~6次搏动，就能恢复静息状态下的心动周期。心动周期在终止程序刺激后经过10次搏动逐渐缩短至静息状态下水平的情况也并不少见[94]。程序起搏后最长的心动周期经常出现在起搏停止后的第2或第3个周期。这是由于快速起搏时，窦房结传入阻滞使得终止程序刺激后的第一个恢复周期缩短。程序刺激终止后前6个心动周期中最长的即相当于SNRT。这些间歇通常发生在快速心房起搏频率达200次/分时。窦房结正常者进行电生理检查很少会发现窦房结功能异常，而有明确窦房结病变的患者行电生理检查却会出现较高的假阴性，因而该检查的灵敏度比较低，但是特异度比较高。

窦房传导时间

这是一种通过对诱发的房性期前收缩（atrial premature depolarization, APD）的反应来间接评估窦房传导功能的方法（图 12-10 和 12-11）。此项检查可以评估

表12-1 窦房结功能障碍：正常值

参考文献	SNRT (ms)	CSNRT (ms)	SACT (ms)
Breithardt	<1480	<508	<120
Mandel	1040±56		
Delius	<1400	<525	
Josephson		<550	45~125
Strauss			68~156
推荐标准	<1500	<550	<125

CSNRT：校正窦房结恢复时间；ms：毫秒；
SACT：窦房结传导时间；SNRT：窦房结恢复时间。

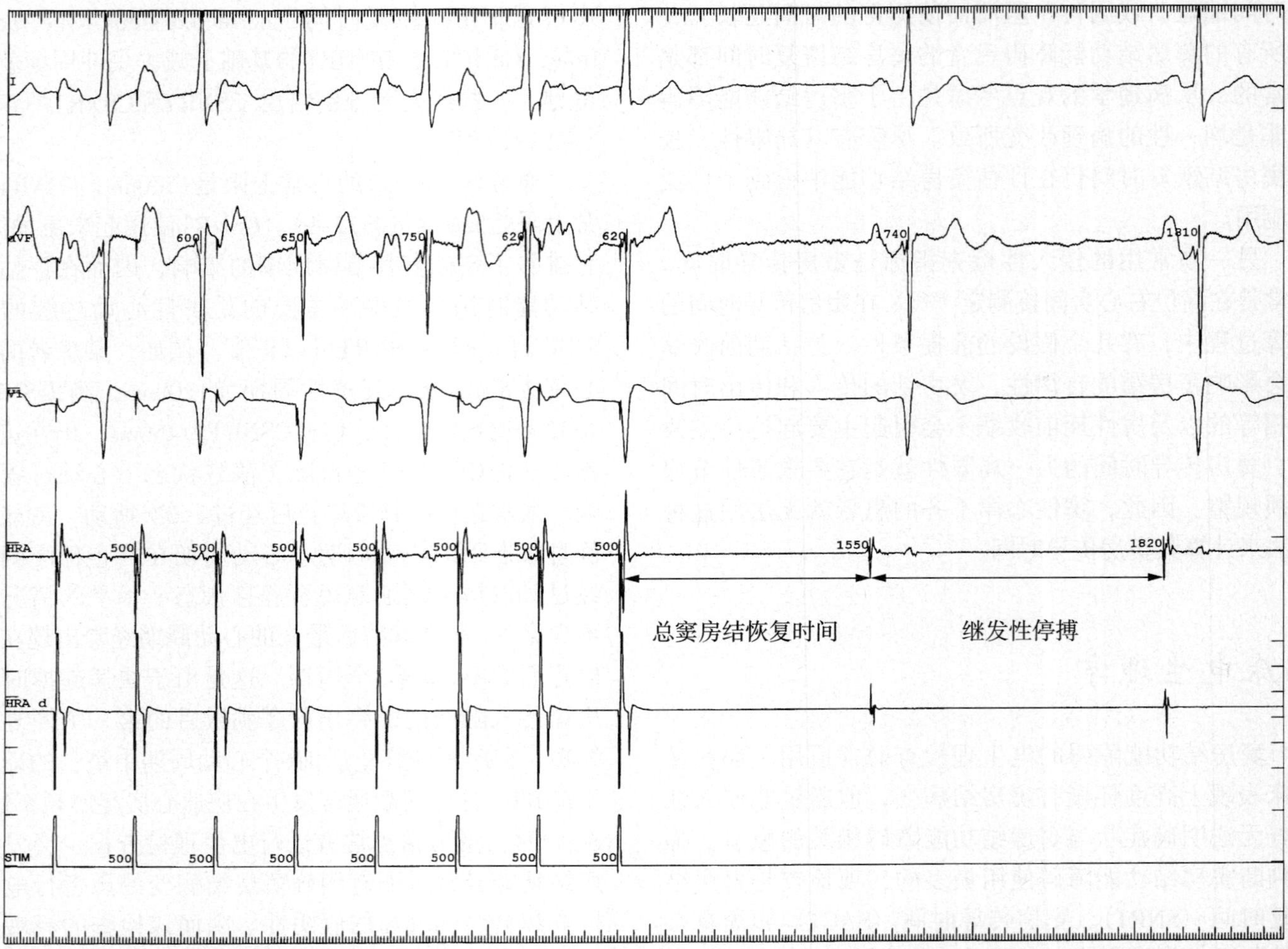

图12–9 快速心房起搏后的窦房结恢复时间。患者老年男性，电生理检查过程中出现晕厥和窦性心动过缓。图中的窦房结恢复时间轻度延长，在第一个恢复周期之后出现了一次继发性停搏。高位右心房电图上的数字表示心动周期的周长（ms）。SN：窦房结；STIM：人工刺激。

期前收缩刺激对窦性心动周期时限的影响。该方法由Strauss 发明，包括通过在靠近窦房结的高位右心房释放单个心房期前收缩程序刺激，对整个窦性节律周期扫描（A_1A_1），在每 8~10 个稳定的正常窦性冲动之后释放一个递减的联律刺激（A_1A_2），然后测定随后出现的窦性恢复周期（A_2A_3），并用曲线图把结果表示出来（图 12–10），比较心房期前收缩联律间期（A_1A_2）与第一个窦性恢复周期（A_2A_3）。窦房结的反应可以分为四个区（图 12–11）：（1）碰撞（collision）；（2）重整；（3）传入阻滞或插入；（4）折返。

第1区是指碰撞、冲突而非重整带，其形成机制就是期前收缩刺激A_2与自发性窦性冲动A_1发生冲突。这个带的恢复间歇是完全代偿的，即A_1A_2 加上A_2A_3等于A_1A_1时间的2倍。通常在期前收缩刺激落在自主节律周期后20%~30%时这种情况容易发生，由于窦房结并不受A_2 刺激的影响，所以A_2 刺激之后，随后的冲动“按时”地发出。

第2区是指重整带。其期前收缩刺激之后自主节律周期A_2A_3保持恒定，在曲线上形成一个平台。在此带中，期前收缩刺激A_2 引起窦房结的重整，使得恢复周期A_2A_3比基础窦性周期要长。但随后的恢复周期是代偿不完全的，即A_1A_2 加上A_2A_3小于2倍A_1A_1。第2带占心动周期的40%~50%，由A_2 刺激传入窦房结并使起搏细胞重整形成平台，但并不会影响起搏细胞的自律性。假设窦房结的传入和传出功能是均等的，由窦房结到心房的传导时间即为窦房传导时间，通常用A_2A_3减去A_1A_1然后再除以2计算。但是一项研究表明这种假设是不完全正确的，因为窦房结传出的时间比传入的时间要长[92]。

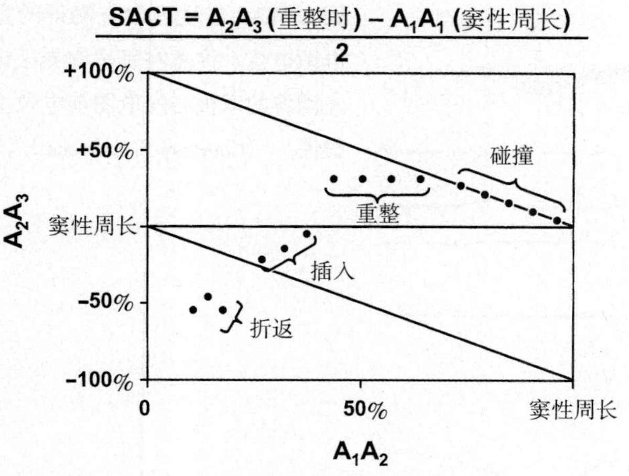

图12–10 通过心房期前收缩刺激来评估窦房传导时间（SACT）。A_1A_2为期前收缩的联律间期，A_2A_3为恢复周期，分别用占窦性周期A_1A_1的百分比表示。其中碰撞、重整、插入和折返区在图12–11中详细描述。SACT为平台或重整期A_2A_3减去A_1A_1，该数值为传入及传出窦房结的时间，然后再除以2即得到窦房传导时间。（Modified from Ward DE，Camm AJ：The current status of ablation of cardiac conduction tissue and ectopic myocardial foci by transvenous electrical discharges. Eur Heart J 1982；3：267.）

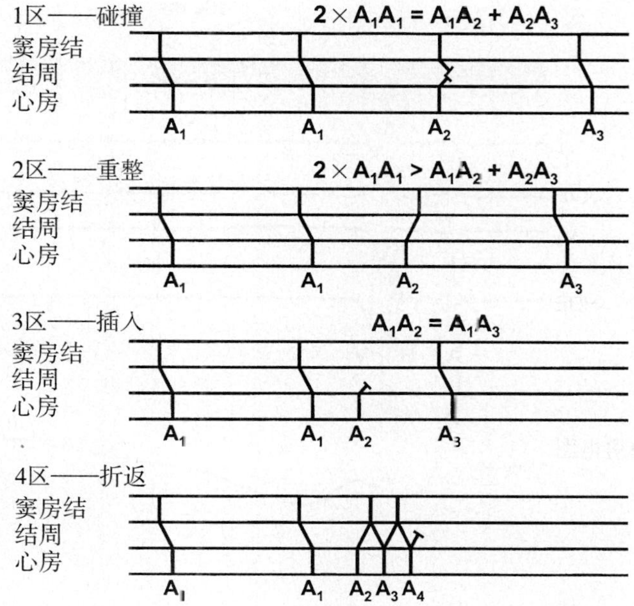

图12–11 在窦性节律中释放房性期前收缩然后测定其窦房传导时间的梯形图。将房性期前收缩引起窦房结的反应分成4个区。1区：房性期前收缩A_2和正常窦性搏动A_1发生碰撞而不能进入窦房结。窦性周期时限不受影响（$2\times A_1A_1=A_2A_3+A_1A_2$）。2区：房性期前收缩在窦性周期的早期释放所以能够引起窦房结除极，引起下一次窦性冲动A_3提早出现或重整，称为重整区（$2\times A_1A_1>A_1A_2+A_2A_3$）。3区：房性期前收缩$A_2$在更早的时刻释放，未能进入窦房结或使窦房结重整，亦不影响结周组织的传导，下一次窦性冲动A_3按时发出，引起插入（$A_1A_2=A_1A_3$）。4区：此区很少出现，房性期前收缩突然使得A_2A_3和A_3A_4间期比正常的窦性周期A_1A_1短很多，被认为是窦房结折返。（Modified from Ward DE，Camm AJ：The current status of ablation of cardiac conduction tissue and ectopic myocardial foci by transvenous electrical discharges. Eur Heart J 1982；3：267.）

这已被直接记录的窦房结电图证实。尽管存在这样那样的局限性，但只要第2带确实存在一个平台，仍可通过心房的期前收缩刺激对窦房传导时间作出恰当的评估。一般认为窦房传导时间的正常值小于125ms。如果存在窦性心律失常、因移行较慢的起搏细胞导致平台增加缓慢或由于窦房结周围心房组织的不应期使窦房结传入时间延长，窦房传导时间的测量就会发生偏差。

在第3区（插入）和第4区（折返），期前收缩刺激引起的恢复周期A_2A_3比自主的窦性周期A_1A_1短。3区反应由于期前收缩的插入，以及期前收缩遇到了窦房结周围组织的不应期，导致了窦房结的传入阻滞。窦房传导时间对窦房结疾病的诊断是不敏感的，阳性结果有助于窦房结功能障碍的确诊。

评估窦房结功能障碍的其他检查

已有报道通过自主神经阻断后直接记录窦房结电图或测定固有频率评估窦房结功能来评价疑似窦房结功能障碍的患者[95,96]。窦房结电图可以通过将电极间距为0.5~1.5cm的导管置于上腔静脉和右心房连接处的窦房结区，或把导管弯曲置于右心房，使电极牢固接触上腔静脉和右心房连接处，进行记录。大约40%~90%的患者能记录到窦房结电图，只是比较费时且需要经验（图12–12）。高通滤波的范围为0.1~0.6Hz，低通滤波的范围为20~50Hz，信号增益为50~100μV/cm。Josephson用这种方法在50%未经筛选人群中获得了稳定的窦房结电图[92]。在对窦房结功能障碍患者的研究中将间接和直接测量窦房传导时间的方法[75]进行比较后发现这两种方法测定结果有很高的一致性。

通过联合使用自主神经阻断剂阿托品和β–受体阻滞剂来测定固有心率（intrinsic heart rate, IHR）。此试验通过自主神经阻断剂消除自主神经对窦房结功能的影

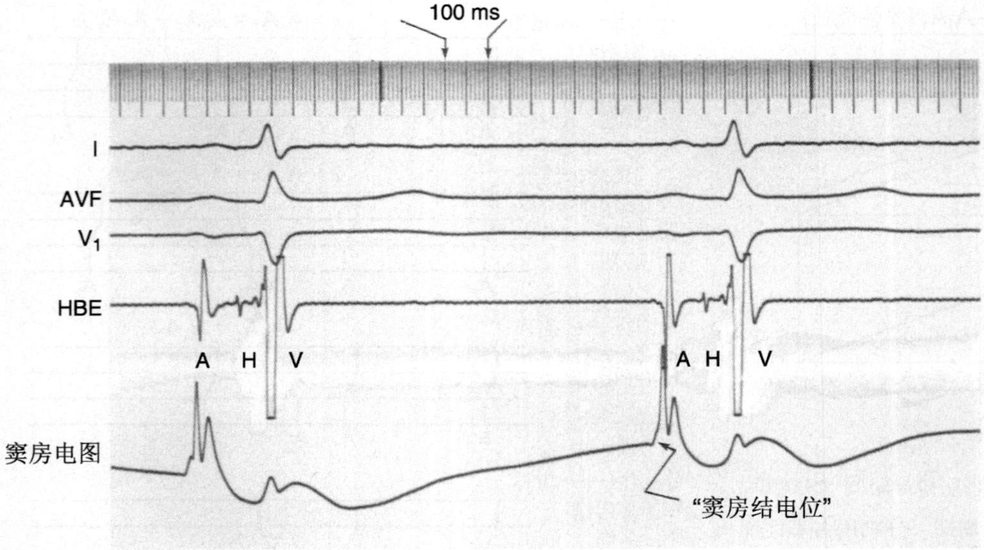

图12-12 电生理检查测得的窦房结电图电位。注意在窦房交界区记录的未滤波的双极心房电图前电位上升支很慢。(Courtesy S. Saksena.)

响，从而显示出非调制的窦房结活动。普萘洛尔0.2mg/kg和阿托品0.04mg/kg可以达到药物性去神经效果，测出固有心率。5min后药物作用达到峰值，测出的固有心率是年龄依赖性的，两者之间的关系可用下述的回归方程来表示：

IHR=117.2-（0.53×年龄）次/分[97,98]

固有心率可用来鉴别真性窦房结功能障碍和迷走神经张力增高。另外，有研究证明单用阿托品和联合使用阿托品和β-受体阻滞剂为诊断提供的信息是相当的[99]。

直接记录窦房结电图的难度较大，因而这项技术在临床电生理实验室应用很少。同样，通过自主神经阻滞来测定固有心率的方法也很少使用。

药物对评价窦房结功能的影响

地高辛可以缩短窦房结功能障碍患者的SNRT[92]。这可能与窦房结周围心房组织的不应期延长，产生传入阻滞有关。这种情况下，只有少量心房起搏的激动会进入窦房结去抑制窦房结的功能。已证实普萘洛尔延长SNRT，可能是通过降低窦房结的自律性来实现的。维拉帕米和地尔硫䓬对正常人窦房结的作用甚微。抗心律失常药可加重窦房结病变患者的窦房结功能障碍，但对正常人的影响却很小。总之，不应在应用已知的能影响窦房结功能的药物时通过电生理检查来评估窦房结的功能，这些药物包括地高辛、β-受体阻滞剂、钙离子拮抗剂以及抗心律失常药。这些药物不仅会加重窦房结病变患者的窦房结功能障碍，而且对正常人的窦房结功能也会有不利影响。

通过临床症状、心电图和长时间监测提供的信息，对有窦房结疾病的患者做出最适当的处理。电生理检查对窦房结病变患者的处理帮助不大，测定结果正常并不能完全排除窦房结疾病的可能，而异常结果也不能因此对无症状的患者施行起搏器治疗。药物能影响窦房结的自律性和心房不应期，加重病变的窦房结功能障碍。

循证治疗

在过去十年的内科治疗过程中，十分强调来自临床试验的证据。本节将对窦房结功能障碍行起搏器治疗的疗效和不同起搏方式的效果进行综述。

起搏器治疗的疗效

目前只有一项已公布的研究评价窦房结功能障碍的起搏器治疗、未治疗和药物治疗在症状改善方面的疗效。在THEOPACE试验中，将入选的107名窦房结功能障碍患者随机分为不治疗、口服茶碱和植入双腔频率适应性起搏器三组（入选标准是年龄在45岁以上，从两次不同时机的白天心电图记录中观察到平均静息心率低于50次/分或（和）间歇性窦房传导阻滞，由于窦房结功能障碍出现症状)[51]。心率低于30次/分或窦性停搏大于3s以上的重症窦房结功能障碍患者不予入选。经过18个月的随访，晕厥的发生率分别为：起搏器组6%，药物组17%，未处理组23%。三组患者的房性心动过速的发生率均接近26%~28%。THEOPACE试验证明起搏器治疗能明显改善窦房结功能障碍的症状，但是，起搏器治疗并不可能改善患者的生存率，因为自然病程研究表明窦房结功能障碍本身并不会增加死亡的风险[55]。

起搏模式的选择

在窦房结功能障碍的患者中，单腔心室起搏（VVI）、单腔心房起搏（AAI）或双腔起搏（DDD）均可以预防心动过缓的出现。一些随机试验评价了窦房结功能障碍患者不同起搏方式的疗效。1994年公布了第一个前瞻性试验：将225名窦房结功能障碍患者随机分为两组，分别接受单腔心房起搏和单腔心室起搏[65]，随访至1997年和1998年（平均随访时间为3.3年）发现心房起搏组的血栓栓塞事件发生率为5.5%，而心室起搏组为17.4%，差别显著。两者对房颤的改善不显著，心房起搏组为14%，心室起搏组为23%。心房起搏组心衰加重发生率为9%，而心室起搏组为31%。在老年患者起搏模式的选择试验（PASE）中，407名（平均年龄76岁）患者被随机分配为VVIR和DDDR两组，经过平均30个月的随访[100]，入选的175名窦房结功能障碍患者中，DDDR模式改善了心血管功能的状况及体能、情绪、社会功能和SF-36调查表得分等日常生活质量评分。DDDR模式对死亡率（DDDR组为12%，VVIR为20%）和房颤发生率（DDDR组为19%，VVIR组为28%）的降低差别并不显著。整个试验中，26%的患者由于出现起搏器综合征的症状，将VVIR模式调整为DDDR模式。

加拿大生理性起搏实验（CTOPP）对有症状的心动过缓患者应用不同方式起搏治疗的疗效进行评估[101]。2568名患者被随机分配为两组，一组为单腔心室起搏，另一组为保持了房室同步性的生理性起搏（单腔心房起搏或双腔起搏）。在脑卒中和死亡的年发生率方面，两组没有显著的差异（心室起搏组为5.5%，生理性起搏组为4.9%）。房颤的年发生率生理性起搏组明显低于心室起搏组（心室起搏组为6.6%，生理性起搏组为5.3%），随访两年后这种差异更加明显。虽然40%的窦房结功能障碍患者的详细情况还没有公布，但亚组分析显示植入永久起搏器的不同适应证（病态窦房结或房室传导阻滞）对脑卒中和死亡的年发生率并没有明显的影响。值得注意的是此项研究经过5年随访发现，最初随机分入心室起搏组的患者有95%仍为心室起搏，而生理性起搏组中只有75%仍保持生理起搏模式。

最后，在模式选择试验（MOST）中，2010位窦房结功能障碍患者被随机分为双腔起搏组和单腔心室起搏组[102]。经过5年随访发现两组间死亡率和脑卒中发生率没有显著差异。房颤的发生率却明显降低，尤其是对于先前没有心律失常病史的患者。但是，有31%心室起搏组的患者因为出现起搏器综合征而将起搏模式调整为双腔起搏。研究表明，双腔起搏模式能明显改善患者的生活质量。

这些试验数据提示保持房室同步起搏模式经过几年后能显著降低房颤的发生率，而且能改善患者的生活质量以及减少起搏器综合征的发生。

处理

评估和处理窦房结功能障碍患者首先要排除由外在原因影响窦房结或窦房组织而引起的生理性窦性心动过缓。β受体阻滞剂、某些钙离子拮抗剂（维拉帕米和地尔硫䓬）、地高辛以及其他具有抗交感活性的药物都可以引起窦房结功能障碍。因此详细了解患者之前的用药史就显得很重要，只要停止服用这类药物通常便能恢复正常的窦房结功能。也应充分考虑其他外源性致病因素并逐一排除，包括甲状腺功能减退、睡眠呼吸暂停及一些其他全身性疾病。另外应认真分析出现心动过缓时的情形，明确是否有使迷走张力增高的因素存在如吮吸和呕吐等触发心动过缓。无论何时，只要可能都应该直接纠正引起心动过缓的外在因素。

内源性窦房结功能障碍患者处理指南

当怀疑患者为内源性窦房结功能障碍时，重要的是将发作时的症状与监测到的心律失常关联起来，而窦房结功能障碍甚为常见，尤其是老年患者，有时也可以没有任何症状。间歇性发作的症状和心电图特征性表现有时往往难以建立起因果关系。Holter监测或事件记录器可有助于确定诊断，但需进行长期的监测。在选择的病例中，可以利用植入式心电事件记录器（implantable loop recorder）获取的心电信号进行分析[102]。Krahn等人为16名电生理检查和直立倾斜试验均阴性的晕厥患者植入了心电事件记录器，15人再次出现晕厥，其中5人监测到有窦性停搏[102]。通常不采用侵入性的电生理检查来评估窦房结的功能。

治疗的目的仅仅是改善症状，目前尚无证据表明药物治疗或起搏器治疗能提高患者的生存率，这可能与由缓慢性心律失常本身引起的死亡率很低有关。

起搏器植入的适应证

药物治疗对于窦房结功能障碍引起的心动过缓基本无效，植入起搏器是最佳的治疗手段。在美国，窦房结功能障碍是植入起搏器最常见的适应证[10]。植入起搏器后获益的多少很大程度上取决于对适应证的把握。

窦房结功能障碍的患者植入起搏器的指南已公布[104]。窦房结疾病中植入起搏器的适应证详见表12–2。指南强调了无论何时将症状和心动过缓相关联的重要性。起搏器治疗的最大优点是能够预防晕厥、组织低灌注引起的症状和心率缓慢使心排出量下降造成的充血性心力衰竭。20世纪70年代的一些重症患者，经过起搏器治疗，疲劳、头昏眼花、接近晕厥等症状得到了明显的改善 [105]。20世纪90年代的一项随机试验对病窦综合征行起搏器治疗后的疗效进行了评估，经过平均18个月的随访，起搏器组晕厥的发生率明显低于对照组（6% *vs* 23%，*P*=0.02）[51]，心衰的发生率也明显低于对照组（3% *vs* 17%，*P*=0.05），而阵发性心动过速、慢性房颤、血栓栓塞事件的发生率在两组没有显著差异。与几个系列观察和回顾性研究相比，在该试验中植入起搏器组在改善轻微症状如疲劳、头昏眼花、心悸和NYHA分级方面与未治疗组没有明显不同，这是因为在安慰剂组，随机分组3个月后患者主观上也感觉这些症状得到了明显的改善[51]。

对部分患者而言，心动过缓可能是医源性的，通常会因为服用治疗室上性心动过速的药物而使症状加重。如果这些药物是治疗心动过速的惟一选择，而且如果患者的症状是心动过缓引起的，他们应该接受起搏器治疗。但是，如果心动过缓未产生症状，单纯的节律异常并非是植入起搏器的适应证。

指南还考虑到了疾病进程的独特性，以及建立症状和心律失常的因果关系的难度。因此，建议心率低

表 12–2 窦房结功能障碍患者永久性起搏的适应证

类别	适应证
Ⅰ类	窦房结功能障碍有明确的症状性心动过缓，包括频发症状性窦性停搏。有些患者的心动过缓是因为必须长期服用某种一定剂量的药物而引起的，这种药物一时又没有合适的替代品
	症状性变时功能不良
Ⅱa 类	心率小于 40 次/分的自发性或药物治疗引起的窦房结功能障碍，但是没有记录到与心动过缓相符的症状与心动过缓之间的联系
	电生理检查诱发或发现重大窦房结功能异常时发生的不明原因的晕厥
Ⅱb 类	清醒时心率小于 40 次/分，症状轻微的患者
Ⅲ类	无症状性窦房结功能障碍，包括长期药物治疗导致心率小于 40 次/分者
	窦房结功能障碍患者提示心动过缓的症状被明确证实与缓慢心率无关
	非必需药物治疗引起的症状性窦房结功能障碍

Ⅰ类：有明显证据或达成共识确定所给予的方法或治疗有益、有用和有效。
Ⅱ类：指治疗的有用/有效性方面证据有矛盾，意见不统一。
Ⅱa类：证据/意见倾向于有用/有效。
Ⅱb类：有用/有效性的证据/意见不足。
Ⅲ类：有证据或已达成共识，治疗并非有用/有效，某种情况下甚至有害。

From Gregoratos G，Cheitlin MD，Conill A，et al：ACC/AHA guidelines for implantation of cardiac pacemakers and antiarrhythmia devices：A report of the American College of Cardiology/ American Heart Association Task Force on Practice Guidelins （Committee on Pacemaker Implantation）. J Am Coll Cardiol 1998；5：1175–1209；和 Gregoratos G，Abrams J，Epstein AE，et al：ACC/AHA/NASPE 2002guideline update for Iimplantation of cardiac pacemakers and antiarrhythmia devices. J Am Coll Cardiol 2002；40：1703–1719.

于40次/分同时又有符合心动过缓症状的患者，虽然症状和心动过缓的关系并不明确，植入起搏器是有帮助的。无症状的患者、服用非必需药物引起心动过缓的患者以及证实症状并非由心动过缓引起的患者不需要植入起搏器。

变时功能障碍的患者在运动过程中由于不能随运动增加心率和心排出量而产生症状，因此也是植入起搏器的适应证。这些患者在植入频率应答起搏器后症状和运动耐力都会得到明显的改善[19,96]。

起搏模式的选择

单腔心房起搏器、单腔心室起搏器、双腔起搏器都能有效地预防窦房结功能障碍的患者出现心动过缓。每种类型的起搏器都有其优缺点。单腔心房起搏器比较简单，相对比较便宜（约3000~4000美元），它能保持房室的同步性。但如果合并有房室传导阻滞，则不能预防心室率过慢。有近20%的患者在诊断为窦房结功能障碍时已经合并有房室传导通路的异常，这部分患者不适于植入单腔心房起搏器 [50]。一项前瞻性试验中，入组的225名患者在心率低于100次/分时房室以1:1的比例下传，经过对其平均5.5年的随访Anderson等人发现他们的房室传导功能与最初评价时相比没有发生变化[69]。每年发生二、三度房室传导阻滞以致需要植入双腔起搏器的患者只占0.6%[69]。

单腔心室起搏器同样也很简单和便宜，在合并有房室传导阻滞时也能预防出现心动过缓，但不能保持房室同步性。房室同步性的丧失会使患者心排血量下降20%~30%，出现所谓的“起搏器综合征”[108]。起搏器综合征是一组症候群，包括头昏、胸痛、乏力、耐力下降、黑矇、晕厥等症状。其产生机制比较复杂，但主要是由于房室顺序收缩功能的丧失以及室房逆传引起的心排血量下降，而心排出量下降反射性地激活交感神经系统。当二、三尖瓣关闭时，心房收缩会引起房内压力升高，并释放心钠肽，使外周静脉和动脉扩张。各种研究报道的起搏器综合征的发生率从1%到80%不等，这可能是反映了其定义上的多变性，而不是真正发生率的多变性[107,109]。在PASE、MOST等大规模随机试验中，因为起搏器综合征而需要从心室起搏转换为双腔起搏的患者约占25%~30%[101,110,111]。

双腔起搏器保持了房室的同步性，能有效预防各种原因引起的心动过缓，但双腔起搏器更加复杂，也更加昂贵（约5000~7000美元）。此外，因为它需要植入两根电极导线，所以发生电极脱位的几率更高一些（双腔：6%；单腔：2%）

目前的起搏系统中还有频率适应特性，当频率适应处于开启状态时，起搏器利用传感器，能对机体的运动、每分通气量、Q–T间期改变或联合应用以上参数评估机体所需的代谢量，然后起搏器根据传感器的输入参数调整起搏频率。这对窦房结功能障碍合并变时功能障碍的患者效果更佳。起搏器还具有监测功能，因此临床医师可以用它来评估患者的心率波动范围，如果记录到的心房率波动幅度很小往往提示有变时功能障碍。

特殊条件下的窦房结功能障碍

急性心肌梗死

在急性心肌梗死特别是下壁和后壁心肌梗死时，经常会由于迷走张力增高或窦房组织缺血而引起窦性心动过缓[16,17]。迷走张力增高还能引起暂时性的房室传导阻滞和引起外周血管舒张而导致低血压。这类心律失常一般不需要治疗，除非患者出现症状（低血压、缺血、心动过缓相关的室性心律失常）。通常静脉应用阿托品的效果不错。对症状明显而对阿托品没有反应或需要重复给阿托品的患者，可能需要临时经静脉起搏。一般是在右心室心尖部起搏，但如果需要保持房室的同步起搏时（尤其是出现难治性低血压时），可在右心耳的位置放置一“J”形的电极施行双腔起搏。在冠状窦近端放置一个临时起搏电极导线也可实现心房起搏。发生于急性心肌梗死时的窦房结功能障碍大多是暂时性的，一般不需要植入永久性起搏器[76,77]。

颈动脉窦高敏和颈动脉窦综合征

无症状的患者可出现按摩颈动脉窦反应异常（心脏停搏超过3s），不能因此作为治疗的适应证，与症状的相关性很重要。接近64%的由颈动脉窦高敏引起晕厥的患者在随访中没有症状；对反复出现黑矇或晕厥症状的患者应该给予治疗 [112]。地高辛及抗交感活性药（可乐定、甲基多巴）等能增加颈动脉窦敏感性的药物应尽量停用。

治疗方法的选择及是否成功（起搏器或药物）的

关键在于晕厥的发生机制。起搏器对按摩颈动脉窦引起心脏抑制的患者有效[113~116]。而对于以血管抑制型为主的患者，起搏器或抗胆碱能药物均不能有效防止血压下降，因为这是由于交感缩血管神经被抑制，以及胆碱能交感舒血管神经被激活所致[116]。弹力袜或保钠扩容药物有助于改善症状。

最新的资料显示老年人无法解释的跌倒可能与颈动脉窦高敏有关，而其中部分病例植入起搏器效果不错[117]。选择175名有非意外性跌倒史且按摩颈动脉窦出现明显的心动过缓（停搏时间超过3秒）的患者随机分为起搏器治疗组和非起搏器治疗组，经过1年随访发现起搏器治疗组的受伤事件发生率降低了70%。

对于颈动脉窦综合征的患者，植入永久性起搏器的适应证详见表12-3。单腔心房起搏器是禁忌证，因为迷走神经兴奋往往会导致房室传导阻滞或不出现室性逸搏心律。而单腔心室起搏器尽管能预防心动过缓，但可以通过神经激素作用引起起搏器综合征使症状加重。因而双腔起搏器是最合适的选择，它既能预防心动过缓又能保持房室同步性。另外，新一代的双腔起搏器还可以在感知的和起搏的心室搏动后程控不同的起搏频率（滞后现象）。通过程控起搏器在起搏初期以相对较快的频率起搏，即使是有明显血管抑制反应的颈动脉窦综合征患者也能有效地改善症状[118]。

血管迷走性晕厥

血管迷走性晕厥是年轻人发生晕厥的最主要原因，1932年Lewis用“血管迷走性”一词来强调与该综合征相关的血管舒张作用和心动过缓同时存在[119]。血管迷走性晕厥的具体发生机制还不清楚，可能的机制是心脏机械感受器被激活引起高位神经中枢兴奋，交感神经活性被反射性抑制而迷走神经张力增高。

血管迷走性晕厥的患者出现的心动过缓多为窦性心动过缓或窦性停搏，因此，尽管起搏器不影响其血管抑制性成分，但仍被用于症状严重而药物治疗无效的患者。两个相关的大规模随机试验对起搏器治疗血管迷走性晕厥的疗效进行了评估。北美血管迷走性起搏器研究（VPS-Ⅰ）将54位重症血管迷走性晕厥和心动过缓（直立倾斜试验中最低心率小于60次/分）患者随机分为起搏器组和非起搏器组[120]，2年后终止试验时分析发现起搏组晕厥的发生率降低了85%。同样，国际血管迷走性晕厥研究（VASIS-Ⅰ）将42位耐药的重症血管迷走性晕厥患者随机分为起搏器组和非起搏器组[121]，在平均3.7年的随访中起搏器组只有1位患者发生晕厥，而非起搏器组有14位患者发生晕厥。最近的VPS-Ⅱ发现植入DDD起搏器能使发生晕厥的危险性减低30%（P=0.14），明显低于先前试验的结果[122~125]。抗药的血管迷走性晕厥患者需要起搏治疗时应该植入双

表12-3 颈动脉高敏综合征植入永久性起搏器适应证

类别	适应证
Ⅰ类	颈动脉窦刺激引起反复晕厥；未应用抑制窦房结或房室结传导的药物时，轻压颈动脉窦引起大于3s的心室停搏
Ⅱa类	没有明确诱因的反复晕厥，合并心脏抑制性颈动脉窦高敏反应
	与自发记录的或在直立倾斜试验时记录到的心动过缓有关的、症状明显且反复发作的神经心脏性晕厥
Ⅱb类	无
Ⅲ类	颈动脉窦刺激引起的无症状性过度心脏抑制反应
	颈动脉窦刺激引起的过度心脏抑制反应，出现迷走神经张力增高的症状，如眩晕、头晕或两者都有
	反复晕厥、眩晕或头晕但是没有过度心脏抑制反应

Ⅰ类：有明显证据或达成共识确定所给予的方法或治疗有益、有用和有效。
Ⅱ类：指治疗的有用/有效性方面证据有矛盾，意见不统一。
Ⅱa类：证据/意见倾向于有用/有效。
Ⅱb类：有用/有效性的证据/意见不足。
Ⅲ类：有证据或已达成共识，治疗并非有用/有效，某种情况下甚至有害。

From Gregoratos G，Cheitlin MD，Conill A，et al：ACC/AHA guidelines for implantation of cardiac pacemakers and antiarrhythmia devices：A report of the American College of Cardiology/ American Heart Association Task Force on Practice Guidelins （Committee on Pacemaker Implantation）. J Am Coll Cardiol 1998；5：1175-1209；和 Gregoratos G，Abrams J，Epstein AE，et al：ACC/AHA/NASPE 2002guideline update for Iimplantation of cardiac pacemakers and antiarrhythmia devices. J Am Coll Cardiol 2002；40：1703-1719.

腔起搏器，因为他们在出现心动过缓时往往会出现短暂的房室传导阻滞。对于这些患者特殊的起搏程序使起搏初始时以较快的频率起搏是最好的起搏治疗方案[123,126]。目前有些评价这些方法有效性的研究如VASIS-Ⅱ正在进行中。

谭 琛 王方正 译

孙瑞龙 校

参考文献

1. Keith A, Flack M: The form and nature of the muscular connections between the primary divisions of the vertebrate heart. J Anat Physiol 1907;41:172–89.
2. Laslett EE: Syncopal attacks associated with prolonged arrest of the whole heart. QJM 1909;2:347–53.
3. Ferrer MI: The sick sinus syndrome in atrial disease. JAMA 1968;206:645.
4. Lown B: Electrical reversion of cardiac arrhythmias. Br Heart J 1967;29:469–89.
5. Short DS: The syndrome of alternating bradycardia and tachycardia. Br Heart J 1954;16:208–14.
6. Brodsky M, Wu D, Denses P, et al: Arrhythmias documented by 24 hour continuous electrocardiographic monitoring in 50 male medical students without apparent heart disease. Am J Cardiol 1977;39:390–5.
7. Sobotka PA, Mayer JH, Bauernfeind RA, et al: Arrhythmias documented by 24 hour continuous ambulatory electrocardiographic monitoring in young women without apparent heart disease. Am Heart J 1981;101:753–9.
8. Fleg JL, Kennedy HL: Cardiac arrhythmias in a healthy elderly population: Detection by 24–hour ambulatory electrocardiography. Chest 1982;81:301–7.
9. Kulbertus HE, De Leval–Rutten F, Mary L, et al: Sinus node recovery time in the elderly. Br Heart J 1975;37:420–5.
10. Bernstein AD, Parsonnet V: Survey of cardiac pacing and implanted defibrillator practice patterns in the United States in 1997. Pacing Clin Electrophysiol 2001;24:842–55.
11. Ector H, Rickards AF, Kappenberger L, et al: The World Survey of cardiac pacing and implantable cardioverter defibrillators. Pacing Clin Electrophysiol 2001;24:842–55.
12. Albin G, Hayes DL, Holmes DR: Sinus node dysfunction in pediatric and young adult patients: Treatment by implantation of a permanent pacemaker in 39 cases. Mayo Clin Proc 1985;60: 667–72.
13. Bharati S, Surawicz B, Vidaillet HJ, Lew M: Familial congenital sinus rhythm abnormalities: Clinical and pathological correlations. Pacing Clin Electrophysiol 1992;15:1720–9.
14. Mehta AV, Chidambaram B, Garrett A: Familial symptomatic sinus bradycardia: Autosomal dominant inheritance. Pediatr Cardiol 1995;16:231–4.
15. Olson TM, Keating MT: Mapping a cardiomyopathy locus to chromosome 3p22–p25. J Clin Invest 1996;97:528–32.
16. Chau EM, McGregor CG, Rodeheffer RJ, et al: Increased incidence of chronotropic incompetence in older donor hearts. J Heart Lung Transplant 1995;14:743–8.
17. Heinz G, Ohner T, Laufer G, et al: Demographic and perioperative factors associated with initial and prolonged sinus node dysfunction after orthotopic heart transplantation. The impact of ischemic time. Transplantation 1991;51:1217–24.
18. Bharati, S: Pathology of the conduction system. In Silver MD, Gotlieb AI, Schoen FJ (eds): Cardiovascular Pathology, 3rd ed. New York, Churchill Livingston, 2001, pp 607–28.
19. Bharati S, Lev M: The anatomy of the normal conduction system: Disease–related changes and their relationship to arrhythmogenesis. In Podrid PJ, Kowey PR (eds): Cardiac Arrhythmias: Mechanism, Diagnosis and Management. Baltimore, Williams & Wilkins, 1995, pp 1–15.
20. Bharati S, Lev M: Morphology of the sinus and atrioventricular nodes and their innervation. In Mazgalev T, Dreifus LS, Michelson EL (eds): Electrophysiology of the Sinoatrial and Atrioventricular Nodes: Progress in Clinical and Biological Research. New York, Alan R Liss, 1988, 275, pp 3–14.
21. Lev M, Bharati S: Lesions of the conduction system and their functional significance. In Sommers SC (ed): Pathology Annual 1974. New York, Appleton–Century–Crofts, 1974, pp 157–208.
22. Lev M: The conduction system. In Gould SC (ed): Pathology of the Heart and Blood Vessels, 3rd ed. Springfield, Ill, Charles C Thomas, 1968, pp 180–220.
23. Lev M, Bharati S: The pathologic base of supraventricular arrhythmias. In Iwa T, Fontaine G (eds): Cardiac Arrhythmias: Recent Progress in Investigation and Management. Amsterdam, Elsevier, 1988, pp 1–13.
24. Bharati S, Nordenberg A, Bauernfeind R, et al: The anatomic

substrate for the sick sinus syndrome in adolescence. Am J Cardiol 1980;46:163–72.

25. Kaplan BM, Langendorf R, Lev M, et al: Tachycardia–bradycardia syndrome (so–called "sick sinus syndrome"). Pathology, mechanisms and treatment. Am J Cardiol 1973;31:497–508.
26. Bharati S, Lev M: The pathologic changes in the conduction system beyond the age of ninety. Am Heart J 1992;124–486.
27. Bharati S, Lev M: Pathologic changes of the conduction system with aging. Cardiol Elderly 1994;2:152–60.
28. Bharati S, Lev M, Dhingra R, et al: Pathologic correlations in three cases of bilateral bundle branch disease with unusual electrophysiologic manifestations in two cases. Am J Cardiol 1976;38:508–18.
29. Rosen KM, Rahimtoola SH, Gunnar RM, et al: Transient and persistent atrial standstill with His bundle lesions, electrophysiologic and pathologic correlations. Circulation 1971;44:220–36.
30. Bharati S, Lev M: Sequelae of atriotomy and ventriculotomy on the endocardium, conduction system and coronary arteries. Am J Cardiol 1982;50:580–7.
31. Bharati S, Molthan ME, Veasy LG, et al: Conduction system in two cases of sudden death two years after the Mustard procedure. J Thorac Cardiovasc Surg 1979;77:101–8.
32. Schuessler RB, Boineau JP, Brombert BI: Origin of the sinus impulse. J Cardiovasc Electrophysiol 1996;7:263–274.
33. Anderson RH, Ho SY: The architecture of the sinus node, the atrio ventricular conduction axis, and the internal atrial myocardium. J Cardiovasc Electrophysiol 1998;9:1233–1248.
34. Anumonwo JMB, Jalife J: Cellular and subcellular mechanisms of pacemaker activity initiation and synchronization in the heart. In Zipes DP, Jalife J (eds): Cardiac Electrophysiology: From Cell to Bedside. Philadelphia, WB Saunders, 1995, pp 151–164.
35. Crick SJ, Wharton J, Sheppard MN, et al: Innervation of the human cardiac conduction system. A quantitative immunohistochemical and histochemical study. Circulation 1994;89: 1697–1708.
36. Bleeker WK, MacKaay AJC, Masson–Pevet M, et al: Functional and morphologic organization of the rabbit sinus node. Circ Res 1980;46:11–22.
37. Watanabe E, Honjo H, Anno T, et al: Modulation of pacemaker activity of sinoatrial node cells by electrical load imposed by an atrial cell model. Am J Physiol 1995;269:H1735–1742.
38. Shibata EF, Giles WR: Ionic currents that generate the spontaneous diastolic depolarization in individual cardiac pacemaker cells. Proc Natl Acad Sci USA 1985;82:7796–7800.
39. Honjo H, Boyett MR, Kodama I, Toyama J: J Physiol 1996;496: 795–808.
40. Robinson RB, Difrancesco D: Sinoatrial node and impulse initiation. In Spooner P, Rosen M (eds): Foundations of Cardiac Arrhythmias: Basic Concepts and Clinical Approaches. New York, Marcel Dekker, 2001, pp 151–170.
41. Vassalle M, Yu H, Cohen IS: Pacemaker channels and cardiac automaticity. In Zipes DP, Jalife J (eds): Cardiac Electrophysiology: From Cell to Bedside. Philadelphia, WB_Saunders, 1995, pp 94–103.
42. Thiene G (ed): Cardiac Arrhythmias: Recent Progress in Investigation and Management. Amsterdam, Elsevier, 1988, p 1.
43. Spodick DH, Raju P, Bishop RL, Rifkin RD: Operational definition of normal sinus heart rate. Am J Cardiol 1992;69:1245–6.
44. Spodick DH: Survey of selected cardiologists for an operational definition of normal sinus heart rate. Am J Cardiol 1993;72: 487–8.
45. Spodick DH: Normal sinus heart rate: Appropriate rate thresholds for sinus tachycardia and bradycardia. South Med J 1996; 89:666–7.
46. Viitasalo MT, Kala R, Eisalo A: Ambulatory electrocardiographic recording in endurance athletes. Br Heart J 1982;47:213–20.
47. Kantelip JP, Sage E, Duchene–Marullaz P: Findings on ambulatory monitoring in subjects older than 80 years. Am J Cardiol 1986; 57:398–401.
48. Northcote RJ, Canning GP, Ballantyne D: Electro cardiographic findings in male veteran endurance athletes. Br Heart J 1989; 61: 155–60.
49. Lorber A, Maisuls E, Palant A: Autosomal dominant inheritance of sinus node disease. Int J Cardiol 1986;15:252–6.
50. Sutton R, Kenny R: The natural history of sick sinus syndrome. Pacing Clin Electrophysiol 1986;9:1110–4.
51. Alboni P, Menozzi C, Brignole M, et al: Effects of permanent pacemaker and oral theophylline in sick sinus syndrome. The THEOPACE Study: A randomized controlled trial. Circulation 1997;96:260–6.
52. Nenozzi C, Brignole M, Albini P, et al: The natural course of untreated sick sinus syndrome and identification of the variables predictive of unfavorable outcome. Am J Cardiol 1998;82:1205–9.

53. Alboni P, Menozzi C, Brignoli M, et al: An abnormal neural reflex plays a role in causing syncope in sinus bradycardia. J Am Coll Cardiol 1993;22:1130–4.
54. Brignole M, Menozzi C, Gianfranchi L, et al: Neurally mediated syncope detected by carotid sinus massage and head–up tilt test in sick sinus syndrome. Am J Cardiol 1991;68:1032–6.
55. Shaw DB, Holman RR, Gowers JI: Survival in sinoatrial disorder (sick sinus syndrome) . Br Med J 1980;280:139–41.
56. Rubenstein JJ, Schulman CL, Yurchak PM, DeSanctis RW: Clinical spectrum of the sick sinus syndrome. Circulation 1972; 46:5–13.
57. Lien WP, Lee YS, Chang FZ, et al: The sick sinus syndrome. Natural history of dysfunction of the sinoatrial node. Chest 1977; 72:628–34.
58. Bigger JT Jr, Reiffel JA: Sick sinus syndrome. Annu Rev Med 1979;30:91–118.
59. Chung EK: Sick sinus syndrome: Current views. Mod Concepts Cardiovasc Dis 1980;49:61–6.
60. Skagen K, Hansen JF: The long–term prognosis for patients with sinoatrial block treated with permanent pacemaker. Acta Med Scand 1975;199:13–5.
61. Ellestad MH, Wan MK: Predicted implications of stress testing: Follow–up of 2700 subjects after maximum treadmill stress testing. Circulation 1975;51:363–9.
62. Wiens R, Lafia P, Marder CM, et al: Chronotropic incompetence in clinical exercise testing. Am J Cardiol 1984;54:74–82.
63. Sgarbossa EB, Pinski SL, Maloney JD, et al: Chronic atrial fibrillation and stroke in paced patients with sick sinus syndrome. Relevance of clinical characteristics and pacing modalities. Circulation 1993;88:1045–53.
64. Andersen HR, Thuesen L, Bagger JP, et al: Prospective randomized trial of atrial versus ventricular pacing in sick sinus syndrome. Lancet 1994;344:1523–8.
65. Andersen HR, Nielsen JC, Thomsen PEB, et al: Long–term follow–up of patients from a randomized trial of atrial versus ventricular pacing for sick–sinus syndrome. Lancet 1997;350:1210–6.
66. Vera Z, Mason DT, Awan NA, et al: Improvement of symptoms in patients with sick sinus syndrome by spontaneous development of stable atrial fibrillation. Br Heart J 1977;39:160–7.
67. Gann D, Tolentino R, Samet P: Electrophysiologic evaluation of elderly patients with sinus bradycardia: A long–term follow–up study. Ann Intern Med 1979;24:29.
68. Rosenqvist M, Obel IW: Atrial pacing and the risk for AV block: Is there a time for change in attitude? Pacing Clin Electrophysiol 1989;12:97–101.
69. Narula OS: Atrioventricular conduction defects in patients with sinus bradycardia. Analysis by His bundle recordings. Circulation 1971;44:1096–110.
70. Mortensen PT: Atrioventricular conduction during long–term follow–up of patients with sick sinus syndrome. Circulation 1998; 98:1515–1521.
71. Van Mechelen R, Segers A, Hagemeijer F: Serial electrophysiologic studies after single chamber atrial pacemaker implantation in patients with symptomatic sinus node dysfunction. Eur Heart J 1984;5:628–36.
72. Stangl K, Wirtzfeld A, Seitz K, et al: Atrial stimulation: Long–term follow–up of 110 patients. In Belhassen B, Feldman S, Copperman Y (eds) : Cardiac Pacing and Electrophysiology. Proceedings of the VIII World Symposium on Cardiac Pacing and Electrophysiology. Jerusalem, R&L Creative Communications, 1987, pp 283–5.
73. Santini M, Alexidou G, Ansalone G, et al: Relation of prognosis in sick sinus syndrome at age, conduction defects and modes of permanent cardiac pacing. Am J Cardiol 1990;565: 729–35.
74. Grauer LE, Gershen BJ, Orlando MM, Epstein SE: Bradycardia and its complications in the pre–hospital phase of acute myocardial infarction. Am J Cardiol 1973;32:607–11.
75. Rotman M, Wagner GS, Wallace AGP: Bradyarrhythmias in acute myocardial infarction. Circulation 1972;45:703–22.
76. Parameswaran R, Ohe T, Goldberg H: Sinus node dysfunction in acute myocardial infarction. Br Heart J 1976;38:93–6.
77. Hatle L, Bathen J, Rokseth R: Sinoatrial disease in acute myocardial infarction. Long–term prognosis. Br Heart J 1976;38: 410–4.
78. Mangrum JM, Dimarco JP: The evaluation and management of bradycardia. N Engl J Med 2000;342:703–9.
79. Kaplan BM, Langendorf R, Lev M, Pick A: Tachycardia–bradycardia syndrome (so–called "sick sinus syndrome") . Pathology, mechanisms and treatment. Am J Cardiol 1973;31:497–508.
80. Mazuz M, Friedman HS: Significance of prolonged electrocardiographic pauses in sinoatrial disease: Sick sinus syndrome. Am J Cardiol 1983;52:485–9.

81. Hilgard J, Ezri MD, Denes P: Significance of ventricular pauses of three seconds or more detected on twenty-four-hour Holter recordings. Am J Cardiol 1985;55:1005-8.
82. Holden W, McAnulty JH, Rahimtoola SH: Characterization of heart rate response to exercise in the sick sinus syndrome. Br Heart J 1978;40:923-30.
83. Mandel WJ, Hayakawa H, Allen HN, et al: Assessment of sinus node function in patients with sick sinus syndrome. Circulation 1972;46:761-9.
84. Jose AD, Collison D: The normal range and determinants of the intrinsic heart rate in man. Cardiovasc Res 1970;4:160-7.
85. Josephson ME: Sinus Node Function. Clinical Cardiac Electrophysiology, 2nd ed. Philadelphia, Lea & Febiger, 1993, pp 83-4.
86. Strauss HC, Saroff AL, Bigger JT Jr, Giardina EG: Premature atrial stimulation as a key to the understanding of sinoatrial conduction in man. Presentation of data and critical review of literature. Circulation 1973;47:86-93.
87. Narula OS, Shantha N, Vasquez M, et al: A new method for measurement of sinoatrial conduction time. Circulation 1978; 58:706-14.
88. Benditt DG, Milstein S, Goldstein M, et al: Sinus node dysfunction: Pathophysiology, clinical features, evaluation, and treatment. In Zipes DP, Jalife J (eds): Cardiac Electrophysiology: From Cell to Bedside. Philadelphia, WB Saunders, 1990, pp 708-34.
89. Breithardt G, Seipel L, Loogen F: Sinus node recovery time and calculated sinoatrial conduction time in normal subjects and patients with sinus node dysfunction. Circulation 1977;56:43-50.
90. Mandel W, Hayakawa H, Danzig R, et al: Evaluation of sinoatrial node function in man by overdrive suppression. Circulation 1971;44:59-66.
91. Delius W, Wirtzfeld A: The significance of the sinus node recovery time in the sick sinus syndrome. In Luderitz B (ed): Clinical Pacing, Diagnostic and Therapeutic Tools. Berlin, Springer-Verlag, 1976, pp 25-32.
92. Josephson ME: Sinus node function. In : Clinical Cardiac Electrophysiology. Malvern, Pa, Lea & Febiger, 1992, p 83.
93. Strauss HC, Saroff AL, Bigger JT, Giardina EGV: Premature atrial stimulation as a key to the understanding of sinoatrial conduction in man. Circulation 1974;47:86.
94. Benditt DG, Strauss HC, Scheinman MM, et al: Analysis of secondary pauses following termination of rapid atrial pacing in man. Circulation 1976;54:436.
95. Reiffel JA, Gang E, Livelli F, et al: Indirectly estimated sinoatrial conduction time by the atrial premature stimulus technique: Patterns of error and the degree of associated inaccuracy as assessed by direct sinus node electrography. Am Heart J 1983; 106:459.
96. Gomes JAC, Kang PS, El-Sherif N: The sinus node electrogram in patients with and without sick sinus syndrome: Techniques and correlation between directly measured and indirectly estimated sinoatrial conduction time. Circulation 1982;66:864.
97. Desai JM, Scheinman MM, Strauss HC, et al: Electrophysiologic effects on combined autonomic blockade in patients with sinus node disease. Circulation 1981;63:953-60.
98. Jose AD: Effect of combined sympathetic and parasympathetic blockade on heart rate and cardiac function in man. Am J Cardiol 1966;18:476.
99. Tonkin AF, Heddle WF: Electrophysiological testing of sinus node function. Pacing Clin Electrophysiol 1984;7:735.
100. Lamas GA, Orav EJ, Stambler BS, et al: Quality of life and clinical outcomes in elderly patients treated with ventricular pacing as compared with dual-chamber pacing. N Engl J Med 1998; 338: 1097-104.
101. Connolly SJ, Kerr CR, Gent M, et al: Effects of physiologic pacing versus ventricular pacing on the risk of stroke and death due to cardiovascular causes. N Engl J Med 2000;342:1385-91.
102. Lamas GA, Lee K, Sweeney MO, et al: Ventricular pacing or dual chamber pacing for sinus node dysfunction. N Engl J Med 2002;346:1854-1862.
103. Krahn AD, Klein GJ, Norris C, Yee R: The etiology of syncope in patients with negative tilt table and electrophysiological testing. Circulation 1995;92:1819.
104. Gregoratos G, Cheitlin MD, Conill A, et al: ACC/AHA guidelines for implantation of cardiac pacemakers and antiarrhythmia devices: A report of the American College of Cardiology/ American Heart Association Task Force on Practice Guidelines (Committee on Pacemaker Implantation). J Am Coll Cardiol 1998;5:1175-1209.
105. Breivik K, Ohm OJ, Segadal L: Sick sinus syndrome treated with permanent pacemaker in 109 patients. A follow-up study. Acta Med Scand 1979;206:153-9.

106. Rosenqvist M, Aren C, Kristensson BE, et al: Atrial rate - responsive pacing in sinus node disease. Eur Heart J 1990;11: 537–42.

107. Batey L, Sweesy MW, Scala G, Forney RC: Comparison of low rate dual chamber pacing to activity responsive rate variable ventricular pacing. Pacing Clin Electrophysiol 1990;13:646–52.

108. Ausubel K, Furman S: The pacemaker syndrome. Ann Intern Med 1985;103:420–9.

109. Sulke N, Dritsas A, Bostock J, et al: "Subclinical" pacemaker syndrome: A randomized study of symptom free patients with ventricular demand (VVI) pacemakers upgraded to dual chamber devices. Br Heart J 1992;67:57–64.

110. Heldman D, Mulvihill D, Nguyen H, et al: True incidence of pacemaker syndrome. Pacing Clin Electrophysiol 1990;13:1742–50.

111. Link MS, Helkamp AS, Estes NA III, et al: High incidence of pacemaker syndrome in patients with sinus node dysfunction treated with ventricular based pacing in the Mode Selection Trial (MOST). J Am Coll Cardiol 2004;43:2066–71.

112. Strasberg B, Sagie A, Erdman S, et al: Carotid sinus hypersen sitivity and the carotid sinus syndrome. Prog Cardiovasc Dis 1989;31:379–91.

113. Richardson DA, Bexton RS, Shaw FE, Kenny RA: Prevalence of cardioinhibitory carotid sinus hypersensitivity in patients 50 years or over presenting to the accident and emergency department with "unexplained" or "recurrent" falls. Pacing Clin Electrophysiol 1997;20:820–3.

114. Huang SK, Ezri MD, Hauser RG, et al: Carotid sinus hypersensitivity in patients with unexplained syncope: Conical, electrophysiologic, and long-term follow-up observations. Am Heart J 1988;116:989–96.

115. Brignole M, Menozzi C, Lolli G, et al: Long-term outcome of paced and non-paced patients with severe carotid sinus syndrome. Am J Cardiol 1992;69:1039–43.

116. Sugrue DD, Gersh BJ, Holmes DR, et al: Symptomatic "isolated" carotid sinus hypersensitivity: Natural history and results of treatment with anticholinergic drugs or pacemakers. J Am Coll Cardiol 1986;7:158–62.

117. Kenny RA, Richardson DA, Steen N, et al: Carotid Sinus Syndrome: A modifiable risk factor for nonaccidental falls in older adults (SAFE PACE). J Am Coll Cardiol 2001;38:1491–6.

118. Katritsis D, Ward DE, Camm AJ: Can we treat carotid sinus syndrome? Pacing Clin Electrophysiol 1991;14:1367–9.

119. Lewis T: Vasovagal syncope and the carotid sinus mechanism. BMJ 1932;1:873–6.

120. Connolly SJ, Sheldon R, Roberts R, et al: The North American vasovagal pacemaker study: A randomized trial of permanent cardiac pacing for the prevention of vasovagal syncope. J Am Coll Cardiol 1999;33:16–20.

121. Sutton R, Brignole M, Menozzi C, et al: Dual chamber pacing in the treatment of neurally-mediated tilt positive cardioinhibitory syncope: Pacemaker versus no therapy: A multicentre randomized study. The Vasovagal Syncope International Study. Circulation 2000;102:294–9.

122. Connolly SJ, Sheldon R, Thorpe KE, et al: The Second Vasovagal Pacemaker Study (VPSII). Pacing Clin Electrophysiol 2003;26:1565.

123. Sutton R: Has cardiac pacing a role in vasovagal syncope? J Intervent Cardiac Electrophysiol 2003;9:145–9.

124. Connolly SJ, Sheldon R, Thorpe KE, et al for Vps Investigators: Pacemaker therapy for prevention of syncope in patients with recurrent severe vasovagal syncope. Second vasovagal pacemaker study (VPS-2). A randomized trial. JAMA 2003; 209: 2224–9.

125. Ammirati F, Colivicchi F, Toscano S, et al: DDD pacing with rate drop response function versus DDI pacing with rate hysteresis pacing for cardioinhibitory vasovagal syncope. Pacing Clin Electrophysiol 21:2178–81.

126. Ammirati F, Colivicchi F, Santini M: Permanent cardiac pacing versus medical treatment for the prevention of recurrent vasovagal syncope: A multicenter, randomized, controlled trial. Circulation 2001;104:52–7.

127. Gregoratos G, Abrams J, Epstein AE, et al: ACC/AHA/NASPE 2002 guideline update for implantation of cardiac pacemakers and antiarrhythmia devices. J Am Coll Cardiol 2002;40:1703–19.

第13章 房室传导阻滞

NORA GOLDSCHLAGER, SANJEEV SAKSENA, SAROJA BHARATI, RALPH LAZZARA,
GERALD NACCARELLI, STEPHEN HAMMILL, FRED KUSUMOTO, RABIH AZAR

流行病学：Nora Goldschlager
解剖学：Sanjeev Saksena
病理学：Saroja Bharati
基础电生理学：Ralph Lazzara
心电图学：Sanjeev Saksena
诊断技术：Gerald Naccarelli
临床电生理学：Stephen Hammill
循证治疗：Fred Kusumoto，Nora Goldschlager，Rabih Azar

1852年，Stannius注意到在青蛙心脏的心房和心室间放置结扎带可引起心动过缓。19世纪末，Tawara和His确定了房室结和希氏束是人类心房和心室间正常的传导通路。Wenckebach提出房室结传导阻滞是心率缓慢和节律不规整的原因[2-4]。

房室传导阻滞的流行病学

在儿童或青年人睡眠中可见暂时性房室传导阻滞，而持续的房室传导阻滞少见。这样的房室传导阻滞常存在于由于迷走神经张力增高的正常人。对100名健康青少年进行监测发现：12%的人群出现暂时性一度房室传导阻滞，11%出现暂时性二度房室传导阻滞[5]。而暂时性房室传导阻滞的发生率在青年女性降至4%，青年男性降至6%[6,7]。在健康老年人，暂时性二度Ⅰ型房室传导阻滞（文氏）发生率很低（1%），未发现较高程度的房室传导阻滞[8]。

在青年人少见持续的一度房室传导阻滞。回顾70000份来自加拿大和美国军队年轻男性的心电图发现一度房室传导阻滞的发生率小于1%[9,10]。心电图研究显示PR间期延长及一度房室传导阻滞发生率增加与年龄增长相关。20岁以上的成年人一度房室传导阻滞的发生率约为2%，而在50岁以上的人群则为5%[11,13]。随年龄不断增长，房室传导异常更加常见。一项关于1500名65岁以上老人的流行病学研究显示：30%患者出现房室传导或室内传导障碍[14]。应用高分辨率心电图技术发现随年龄增长出现的PR间期逐渐延长是由于房室结内或希氏束近端传导延迟[11]。60岁以下无伴随疾病的人很少（4%）有从持续性一度房室传导阻滞发展为二度或高度房室传导阻滞的[13]。

无论年龄大小，在正常人群中几乎没有获得性持续性二度和三度房室传导阻滞。症状性高度房室传导阻滞的发生率约为每年200/1000 000[15]。

先天性孤立的完全性（三度）房室传导阻滞在活产儿的发生率约为1/20 000[16]。先天性完全性房室传导阻滞是新生儿红斑狼疮最常见的表现，与母体循环系统的自身抗体形成有关。其他与房室传导阻滞相关的遗传性疾病包括卡—赛（Kearns–Sayre）综合征（眼肌麻痹、色素性视网膜炎）和肌强直性营养不良[17]。

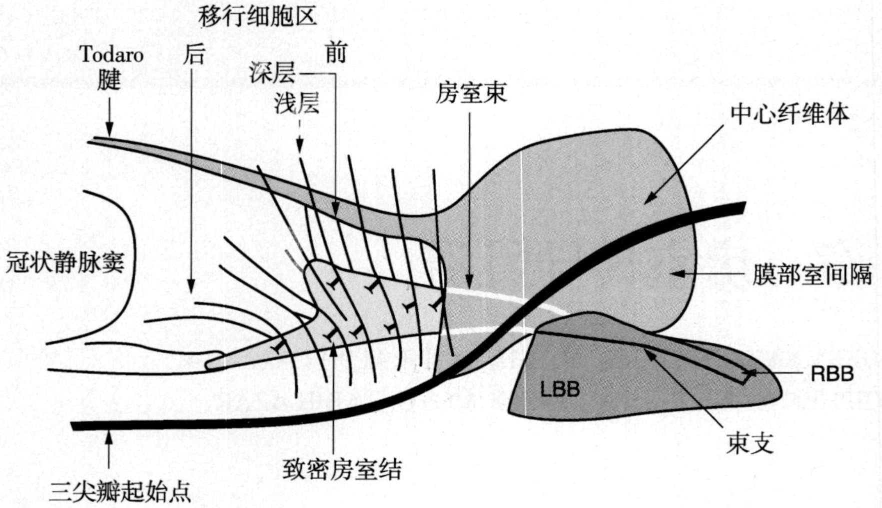

图13-1 人类心脏房结连接区和房室结及其周围解剖结构示意图。LBB：左束支；RBB：右束支。（Reproduced from Anderson et al：The human atrioventricular junctional area：A morphological study of the AV node and the bundle. Eur J Cardiol 1975；3:11.）

房室传导束的解剖学

房室结、希氏束和房结连接的解剖在很大程度上已被重新定义[18]。先前Truex和Smythe描述致密房室结有连向心房的延伸，其最显著者朝向冠状静脉窦口。Anderson及其同事将心房-房室结过渡区分为表浅的、深在的和后方的细胞聚集带（图13-1）。Racker描述上、内、后房结束汇聚入致密房室结区。这些房结肌束与心房肌工作细胞的特性有所不同。更详细的讨论见14章。

房室传导阻滞的病理学

从病因学观点将完全性房室传导阻滞分为两大类：先天性和获得性。另一方面，从电生理的观点房室传导阻滞可根据房室传导阻滞的位置分为阻滞于希氏束近端、阻滞于希氏束内和阻滞于希氏束远端者。从病理学的观点房室传导阻滞与多种疾病状态有关：(1) 先天性心脏病；(2) 冠状动脉疾病；(3) 高血压性心脏病；(4) 左侧心脏骨架硬化；(5) 主动脉瓣疾病；(6) 胶原病；(7) 心肌炎；(8) 感染性心内膜炎；(9) 医源性；(10) 心脏肿瘤；(11) 多种疾病和生理状态的变化（表13-1）[19-49]。

先天性房室传导阻滞

先天性房室传导阻滞可以并发于任何类型的先天性心脏疾病，或发生于正常心脏[19-25]。从病理角度看，先天性房室传导阻滞有四种类型：心房与外周传导系统

表13-1 完全性房室传导阻滞的原因

先天性
获得性
退行性变
纤维化和钙化
缺血和梗死
药物性
β 受体阻滞剂
钙通道阻滞剂
可乐定
锂
感染
心内膜炎
莱姆病
白喉
弓形虫病
梅毒
Chagas 病
炎症
心肌炎
风湿热
风湿和自身免疫病
系统性红斑狼疮
强直性脊柱炎
Reiter 病
浸润性疾病
淀粉样变性
结节病
恶性浸润性疾病
迷走神经张力增高
心脏外伤
神经肌肉异常
其他
缺氧
高钾
冠脉搭桥手术或瓣膜手术后（特别是主动脉瓣）

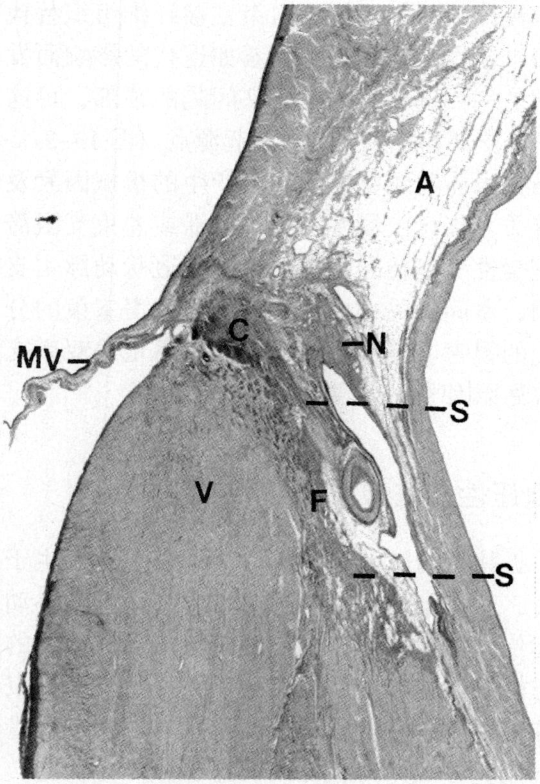

图13–2　一例49岁先天性房室传导阻滞男性患者，其通向房室结的传导径路上大量脂肪浸润，将房室结完全隔离。Weigert–van Gieson染色×17。A：通向房室结的通路几乎完全被脂肪和少量纤维组织替代；C：中心纤维体；F：纤维化；MV：二尖瓣；N：房室结与心房通路被隔离；S：室间隔顶部右侧；V：室间隔。（From Bharati S，Rosen KM，Strassberg B，et al：Anatomic Substrate for Congenital AV Block in Middle Aged Adults. Pacing Clin Electrophysiol 1982；5：860–9.）

连接缺失；房室束中断；束支疾病；房室束形成异常和中断。

心房与外周传导系统连接缺失

这是先天性房室传导阻滞最常见的类型，常伴或不伴先天性心脏解剖的异常[19~25]。在这种阻滞类型中心房远端的心肌细胞完全或部分缺失，被脂肪细胞、血管、钙化、单核细胞及纤维化替代（图13–2）。房室结常有缺陷或形成异常，与周围的心房肌细胞连接不连续。更有甚者，房室结可完全缺失。还有在中心纤维体中可能有残余的房室结细胞。在一些病例中房室束的穿插部可能有缺陷。这种阻滞位于希氏束的近端。传导系统的其他部分功能是正常的。心脏发育正常的先天性传导阻滞患者可存活至30岁~40岁[25]。

房室束中断

这种类型的阻滞少见，至房室结的传导通路和房室结结构正常，然而房室束的穿插部分明显异常。房室束分支部分和分支开始的部分可能正常或有缺陷。然而一个或两个束支部分与心室肌相连。根据房室束分支部分存在缺陷的位置不同，这种类型的阻滞产生窄或宽QRS波群[19~25]。

束支起始部中断

这可能是一种家族性的类型，束支的起始段被空隙、脂肪组织和纤维组织替代。该类型是一种罕见的由束支疾患造成的完全性房室传导阻滞[19,21,23,24]。

房室束结构异常和中断

中断发生于发育异常的传导系统，这种情况可见于矫正的心脏转位（混合型左位心合并心室转位），此时心房的位置多少有些正常。这可能与先天性房室传导阻滞有关。阻滞可能由于房室结及周围心肌的缺陷或缺失或在房室束的穿插部或分支部中断造成。大部分矫正型转位的病例房室束多位于形态学左心室的前上部，其位置是不正常的，使之易受血流动力学的影响，产生传导束中断[19~21,23,24]。先天性房室传导阻滞可发生于各种类型先天性心脏病，然而矫正型心脏转位的患者房室传导阻滞的发病率高。常伴有房室结及周围心房肌缺失，有单核细胞、钙化组织、纤维组织及脂肪组织浸润[19,24]。

急性心肌梗死——冠状动脉疾病

完全性房室传导阻滞可发生于急性或慢性冠状动脉疾病。在急性心肌梗死患者，必须区别前壁及后壁心肌梗死[19~25,26~29]。

后间隔心肌梗死可引起窦房结及其周围组织和房室结附近组织梗死，以及房室结和束支的局灶坏死。在一些病例传导系统的病理改变不明显，而另一些病例可能会有房室束或束支的改变。

与后间隔心肌梗死相反，前间隔心肌梗死的病例房室束分支部及束支通常受坏死的影响。房室结和房室束的穿插部也可受到心肌梗死的影响。这种梗死范围常常较大，然而如果患者康复，心脏传导阻滞常常可以恢复。急性心肌梗死后的慢性房室传导阻滞很少见。因此从对传导系统的影响看，心肌梗死的位置比冠状动脉闭塞的位置更重要。

慢性冠状动脉供血不足

伴有或不伴有陈旧性心肌梗死的慢性冠状动脉供血不足可影响传导系统的不同位置，主要影响束支，经过长时间的发展，成为完全性房室传导阻滞。慢性冠状动脉供血不足的病例，除了缺血之外，还有传导系统老化的因素，如左侧心脏骨架硬化或房室束本身结构异常。另外，传导阻滞还可能与小血管疾病（小动脉硬化）相关。因此慢性冠状动脉供血不足可通过数种机制引起房室传导阻滞。关于发病机制总的来说，

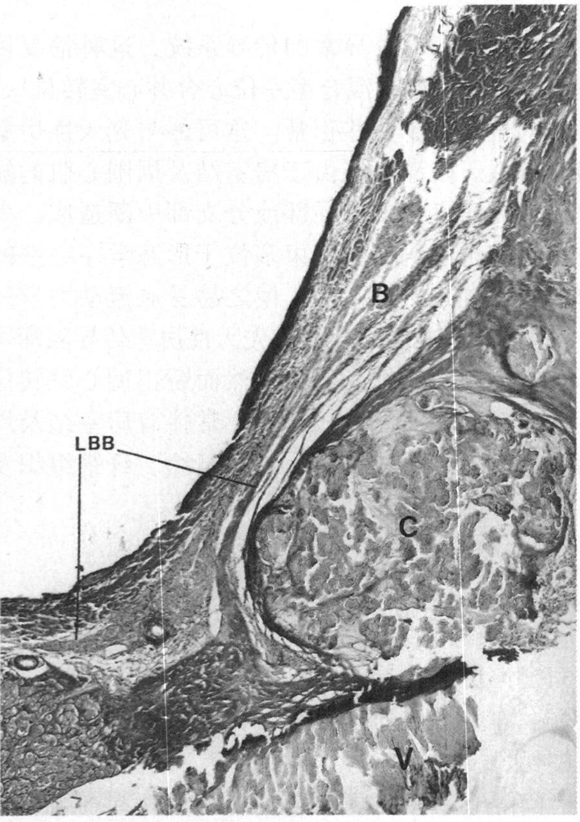

图13-3 慢性冠状动脉供血不足合并房室传导阻滞，图示室间隔顶部的钙化组织压迫房室束的分支部和左束支。Weigert-van Gieson染色×30。B：房室束纤维化和传导纤维消失；C：钙化组织；LBB：残留左束支；V：钙化的室间隔。

对于慢性缺血的病例，右束支被纤维组织替代，左束支由于慢性缺血和其他因素如退化的影响而发生功能异常。例如钙化组织位于室间隔的顶部，可撞击房室束的分支部和左束支主干的起源点（图 13-3）。左束支纤维化可能与钙化组织撞击产生的机械因素及慢性缺血有关。临床上慢性右束支阻滞或左束支阻滞可发展为完全性房室传导阻滞。一些无冠状动脉主支疾病的病例，室间隔的小血管疾病可引起房室束的分支部和束支的损害。慢性冠状动脉供血不足是双束支阻滞的最常见原因[19~21,23,24,26~29]。

高血压性心脏病

心脏小动脉硬化（小动脉疾病）常发生于高血压患者，窦房结、房室结、房室束和束支的小动脉硬化引起传导异常。高血压心脏病对于传导系统的病理改变与机械压力和小动脉硬化有关。由于房室束的分支部位于表浅的心内膜下，高血压对心脏纤维骨架产生的机械应力和张力容易损伤这部分传导功能。由于高血压心脏病影响整个心脏，产生的病理改变和小动脉硬化可发生于窦房结、房室结、房室束和束支，因而可引起多种心律失常如窦房结功能不良、左或右束支阻滞或完全性房室传导阻滞[19~21,23,24,26~29]。

室间隔顶部的老化

随着年龄不断增长，室间隔顶部、室间隔膜部、中心纤维体、主动脉瓣二尖瓣交界处、二尖瓣环、主动脉瓣基底部和主动脉瓣都会退化。这些病理改变包括纤维化、钙化、小动脉硬化、脂肪浸润和纤维束替代导致传导纤维减少。这种退化的进程被称为左侧心骨骼硬化。它是高压系统“应力和张力”对房室束和束支影响的结果。房室束的分支部分、左右束支的起始部或左束支的主干受到钙化组织的压迫，被纤维弹性组织替代，细胞减少，形成有或没有脂肪填充的孔隙。左束支主干可从房室束分支处完全中断。右束支的第二段可被纤维弹性组织完全替代。这些改变最终导致完全性房室传导阻滞、左束支阻滞或双束支阻滞。室间隔顶部的老化常出现于30岁以后，高血压性心脏病、冠状动脉疾病和糖尿病可加速老化过程。房室束的分支部、左束支主干起始部和右束支起始部位于心内膜下浅表处，容易发生老化。

胶原病

心脏传导系统中有相当数量的胶原组织，因此不同的胶原病可以不同程度地影响传导系统。房室传导阻滞或束支阻滞可发生于红斑狼疮、皮肌炎、硬皮病和其他混合型胶原病。根据损伤传导系统的部位不同，可出现束支阻滞或完全性房室传导阻滞。例如，组织学上可见狼疮的肉芽组织完全替代房室结，皮肌炎使束支不同程度的纤维性中断，类风湿性关节炎传导系统中可见肉芽肿[19~21,23,24,30,31]。

心肌炎

无论是急性或慢性心肌炎均可引起完全性房室传导阻滞。如果患者存活，传导阻滞常可恢复；心肌炎后慢性传导阻滞极少见。从病理角度看，疾病的急性期主要是心室肌炎性变，影响传导系统远端，如房室束的分支处和束支。偶尔可有传导系统的一部分受到影响。总的来说，传导系统和周围心肌组织受到炎性改变的影响。少数病例传导系统受到的影响比心肌组织严重[19~21,23,24]。

感染性心内膜炎

主动脉瓣和（或）二尖瓣感染性心内膜炎可延伸至主动脉-二尖瓣瓣环、室间隔膜部和室间隔顶部，因此可影响房室结、房室束引起房室传导阻滞[19~21,23,24]。

心脏肿瘤

任何类型的肿瘤转移到心脏都可以不同程度地影响传导系统的各部分从而引起房室传导阻滞[19~21,23,24,32]。

一种特殊类型的良性肿瘤——房室结间皮瘤，仅侵犯房室结及其传导通路（图13-4）。尽管少见，这种肿瘤可完全取代房室结及其附近组织，引起窄QRS波群的房室传导阻滞。总的来说，这是一种进展缓慢的肿瘤，临床上可以从出生到老年表现为房室传导阻滞。肿瘤包括良性肿瘤细胞，没有间变，可形成包囊。肿瘤常见于没有症状的年轻女性，第一次出现症状即可能表现为猝死。

有趣的是间皮瘤尽管在病理学上是良性肿瘤，但是也能引起正常青年人的猝死。另一个有趣的方面是肿瘤

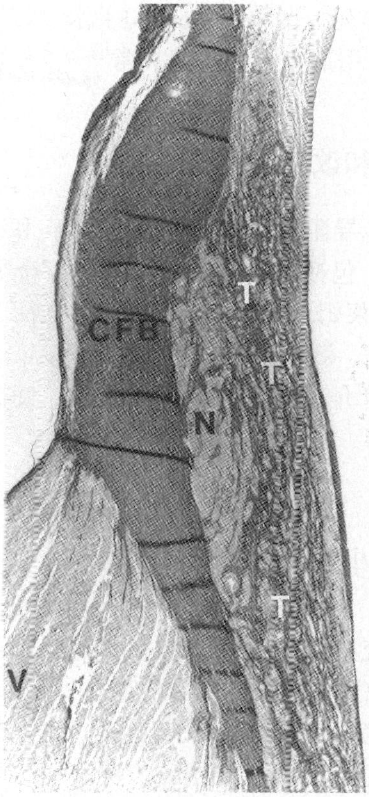

图13-4 一例16岁无症状女孩在生产出一个足月健康婴儿后，立即出现无症状2:1房室传导阻滞合并间歇性完全性房室传导阻滞。六周后发展为完全房室传导阻滞，并猝死。显微照片可见间皮瘤替代了房室结及其传导径路。Weigert-van Gieson染色×45。CFB：中心纤维体；N：房室结；T：肿瘤替代房室结及其通道；V：室间隔顶端。（From Bharati S，Lev M：The Cardiac Conduction System in Unexplained Sudden Death . Mt Kisco，NY，Futura，1990，p136.）

引起的传导阻滞部位常常是房室束的近端，在心电图上表现为窄QRS波群，常被认为是良性临床过程[19~21,23,24,32]。

外科手术引起的房室传导阻滞

目前外科手术修补室间隔缺损和原发房间孔缺损损伤房室束的情况很少发生。另一方面，房室传导阻滞常见于矫正转位心脏的缺损修补术时。单心室分隔术术后常出现房室传导阻滞。总的来说，当心室倒转或呈十字，房室束位于前上方时，易于被手术损伤。另一方面，单纯的完全性大动脉转位或室间隔缺损的右束支可能在修补缺损时受损。完全心脏转位的Mustard术式将房间隔切除，重新设置隔板，这会导致房间隔变形，传向房室结的通路纤维化，最终引起房室传

导阻滞和猝死。另外，Mustard手术可以不同程度地影响窦房结，引起室上性心律失常[19~21,23,24,33~36]。

其他疾病和改变的生理状态

房室传导阻滞可发生于多种疾病和改变的生理及代谢状态，包括二尖瓣脱垂、马方综合征、Chagas病、Reiter病、莱姆病、Kearns-Sayre综合征、血色素沉着病、白血病、酒精中毒、放射治疗[37]、低温状态、运动试验、导管介入操作、长时间咳嗽、睡眠呼吸暂停伴或不伴肥胖、蝎子叮咬和姿势改变[19]。

基础电生理学

房室交界区包括房室结及其与心房连接处的移行区和希氏束这一观点已广为接受[38]。从房室传导阻滞电生理观点考虑，将房室交界区定义更广一些很有用，它包括心房与房室结交界区、房室结、希氏束和束支的近端，这部分通过纤维基质将束支与心室肌绝缘。心脏传导阻滞可发生于广义房室交界区任何部位的传导中断。因此它们在电生理和组织学特性上有很大不同（图13-5）。房室交界区传导速度的范围、静息和动作电位幅度、动作电位时程、细胞间的传导均较心房肌和心室肌更大、更高、更长。

致密房室结

致密房室结的细胞具有不同的电生理特性。通过多细胞标本的细胞内记录发现的典型房室结细胞的电生理特性已经在从房室结分离的单细胞标本上重复证实，从而确定了特殊离子流、离子泵及交换体的活动[39,40]。静息电位幅度（-60mv）、动作电位幅度（85mv）及除极速度（<10V/s）均下降。这些细胞表现出舒张期除极、高跨膜阻抗（输入）及对细胞外K^+浓度改变相对不敏感的特点。它们还具有复极后不应期，绝对不应期比动作电位长。舒张期相对不应期延长，此期所发生的相对减弱的动作电位传导较缓慢。动作电位幅度和上升速度以及传导速度受到自主神经的调节，肾上腺素能刺激（交感兴奋）时增加，胆碱能刺激（迷走兴奋）时降低。房室结受丰富的迷走神经和交感神经支配。很大程度上，动作电位的这些特性使致密房室结具有缓慢传导及自律性。

特殊离子流的排列和活动可以解释跨膜电位的特性。与窦房结细胞相似，房室结细胞缺少I_{K1}。在心房肌和心室肌细胞该离子通道在显著负向膜电位时开放，保证钾离子的主要通透性，以维持接近钾离子平衡电位值的跨膜电位。房室结细胞缺乏该离子流使静息膜电位相对降低，向钾离子平衡电位正向偏移，对细胞外钾离子不敏感，并且跨膜阻抗也高。

与窦房结细胞相似，房室结细胞缺乏能为心房肌和心室肌细胞提供兴奋性电流的钠通道，有些细胞可能有在低静息电位时失活的离子通道[41,42]。对于房室结细胞来说，兴奋性离子流是I_{CaL}，这是一种可以产生缓慢上升支的离子流，因为它与钠通道相比激活慢而且强度低。L型钙离子流从失活状态恢复需要相对较长的时间，因此形成房室结的复极后不应期。自主神经对房室结传导功能的影响主要是通过肾上腺素能和胆碱能

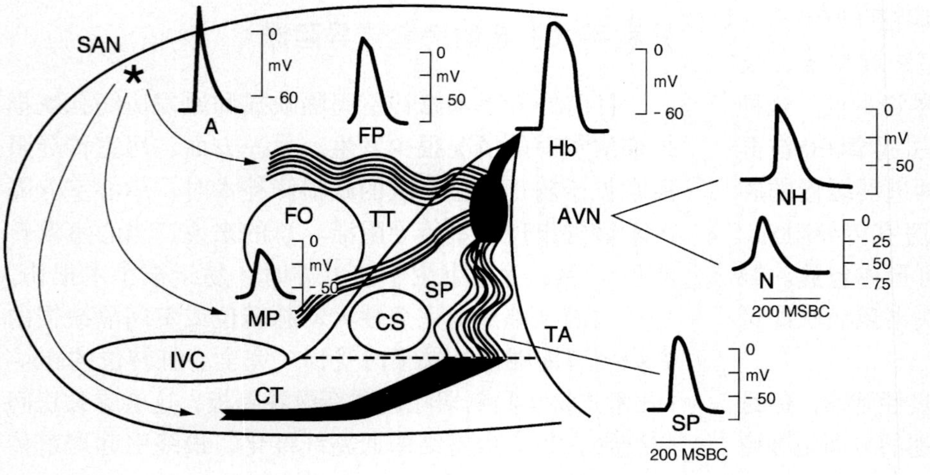

图13-5 右心房解剖以及心房和房室交界区的动作电位示意图。A：心房动作电位；AVN：房室结；BB：束支动作电位；CS：冠状静脉窦；CT：界嵴；FO：卵圆窝；FP：快径和动作电位；SP：慢径和动作电位；Hb：希氏束和动作电位；IVC：下腔静脉；MP：中间通路和动作电位；N：房室结中心细胞动作电位；NH：房室结远端动作电位；TT：Todaro腱。

刺激，经特定的受体和信号转导系统对I_{CaL}进行调制实现的。肾上腺素能刺激加强离子流活动，加速激活、失活以及复活动力学；胆碱能刺激则产生相反的效应。

房室结细胞具有起搏电流I_f，起搏电流使房室结细胞具有自律性。另一方面，I_{to}是一种快速激活和失活的钾离子流，可形成动作电位的切迹（I相），这在心房肌细胞表现得很突出，但I_{to}离子流在房室结较少或缺如。复极的钾离子流I_{Kr}可能是房室结细胞复极相的主要离子流。而心房肌、心室肌和浦肯野细胞复极的离子流I_{Ks}，在房室结细胞中不存在。

窦房结细胞和心房肌细胞中起重要作用的钾离子流$I_{Ach,Ado}$也在房室结细胞中存在，但是在心室肌细胞中没有。乙酰胆碱和腺苷激活该离子流，使静息电位变得更负，自律性降低，减低动作电位，从而减慢房室结传导。

与心房肌和心室肌细胞相比，缝隙连接在房室结细胞少且小[43]。其中的缝隙连接主要为Connexin 40，而不是在心室肌中占主导地位的Connexin 43。房室结细胞间电活动传递较少，这与缝隙连接的特点和细胞间空隙较心房肌和心室肌大有关。

房结的过渡连接

连接心房与房室结的过渡纤维聚集在功能相对离散的条带中，与心房肌并不绝缘。最近研究表明这些路径传导具有各向异性 [44]。这些过渡纤维从房室结延伸至或超出Koch三角的边界，沿边缘相对离散的位置与房室结相连。

这些房结连接纤维的动作电位特性介于心房肌细胞与典型房室结细胞之间。与房室结细胞类似，这些过渡连接可表现为递减传导和文氏传导阻滞。直到最近，对这些过渡纤维的功能性定义才区分出位于房室结前上部位的连接卵圆窝心房的“快径路”和连接房室结下部和后部的“慢径路”，后者从后部延伸至冠状静脉窦口下部的峡部后方。快和慢并不代表径路传导速度不同，而是指整个心房激动的不同起源点经过不同路径和长度的通路后产生不同的传导时间。通常认为人的快径不应期较慢径的长。

新近的观察表明心房至房室结的连接更复杂[38]。已发现中间通路在深部（相对右心房心内膜而言）连接至房室结上部，同时连接至卵圆窝后部的房间隔。在人体也发现了左侧连接[45]。正常房室结传导时，通道间功能上的联系尚未阐明。很明显这些通道、心房和房室结可形成不同折返环路，引起房室结折返性心动过速。心房至房室结连接的中断可产生房室传导阻滞。

希氏束和束支

希氏束和束支与心室肌的纤维基质绝缘形成房室传导的心室部分。它们在功能上使冲动在心室以一种最优化的方式快速扩布，产生从心尖向心底部的同步和谐收缩从而最有效地射血[46]。在这些组织中的传导是整个心脏中传导最快的，使远端产生同步激动。束支的树枝状结构和近端的绝缘性形成心尖至心底部和室间隔与游离壁的同步收缩。多细胞实验表明这些传导纤维的动作电位有很快的上升支，平台期、复极较长，有自律性。

对单个浦肯野细胞个别离子流的定量测定相对有限。其动作电位有快速的上升支和传导速度快说明钠通道很丰富。平台期延长的离子流基础尚未阐明，但显然浦肯野细胞的I_{Ks}不如心室肌的活跃[47]。

希-浦系统自律性的基础存在争议。一些学者认为是由于动作电位中钾电流衰减，然而另外有学者认为是由于I_f离子流[48]。自律性可能有多种离子参与。希-浦系统近端的自律性较远端明显。远端的自律性低且不稳定，结果由于束支退变和纤维化产生的心脏传导阻滞远较希氏束近端的房室交界区阻滞恶性程度大。

在束支的浦肯野纤维及其远端分支均有丰富的缝隙连接。它们沿长轴和纤维末端均匀分布，促进经过细胞边缘的细胞间传递，加快传导速度。然而希氏束表现为横向连接较差，以致在动物实验和人体实验中观察到希氏束内的纵向分离现象[49]。

房室传导阻滞的心电图学

最早的房室传导阻滞是由临床医师通过脉搏不规律或脉搏短绌诊断的，后来Wenckebach和其他研究者通过记录外周脉搏进行诊断。然而无论不规则的外周脉搏是否具有周期性，均提示房室传导受到损害。体表心电图是判断阻滞类型和阻滞部位的主要方法。一般将房室传导阻滞分为三类：房室结传导延迟（一度房室传导阻滞），间歇传导（二度房室传导阻滞）和传导中断（三度或完全房室传导阻滞）。一度房室传导阻滞表现为PQ延长或PR间期超过200ms（图13-6）。阻滞点可位于心房、房室结、希氏束或希浦系统。相关的QRS波可提供病变位置的信息，但不能作为房室传导阻滞定位的证据。图13-6显示由于出现束支阻滞提示有远端传导系统病变。另外，窄QRS波群多提示阻滞部位在房室结，或少见的在希氏束。然而，在患有钙化性二尖瓣疾病的患者诊断后者值得怀疑，这常见于有晕厥或晕厥先兆的中年妇女。二度房室传导阻滞分为Ⅰ型（文氏型或莫氏Ⅰ型），特点是PR间期逐渐延长，直至P波不能下传（图13-7）。之后PR间期缩短，随后逐渐延长。重要的是，P波传导脱落前的最后几个心动周期的PR间期延长可不明显，如果不与前面的心动周期对比，可能会漏诊。这被认为是不典型文氏传导。一个重要的鉴别诊断是具有双径路的患者出现自发慢快径交替传导（图13-8）。仓促的心电图检查可将之误诊为二度Ⅰ型传导阻滞。而且，这种情况可出现于有房颤和房扑等心动过速时，使传导类型的分析复杂化。莫氏Ⅱ型阻滞的特点是在P波传导脱落前没有PR间期的延长（图13-9）。需与不典型二度Ⅰ型阻滞仔细鉴别。二度Ⅱ型传导阻滞可以偶有一个P波下传脱落，当连续出现P波不下传时称为阵发性高度房室传导阻滞。典型的二度Ⅱ型传导阻滞多发生于希氏束远端或希氏束下，在体表心电图上可表现束支阻滞。这提示希氏束和束支存在进展性病变。完全房室传导阻滞可根据逸搏节律判断阻滞部位（图13-10和13-11）。窄QRS波逸搏提示起源于房室结或希氏束逸搏点，阻滞点多位于房室结（很少位于希氏束内）。窄QRS波多见于先天性完全房室传导阻滞，稳定的交界区逸搏节律可持续很多年（图13-10）。完全房室传导阻滞更常见于传导系统远端疾病而且室性逸搏节律常低于40次/分（见图13-11）。对体表心电图仔细分析以确定房室传导阻滞部位，并通过以后章节介绍的临床电生理检查进行验证。

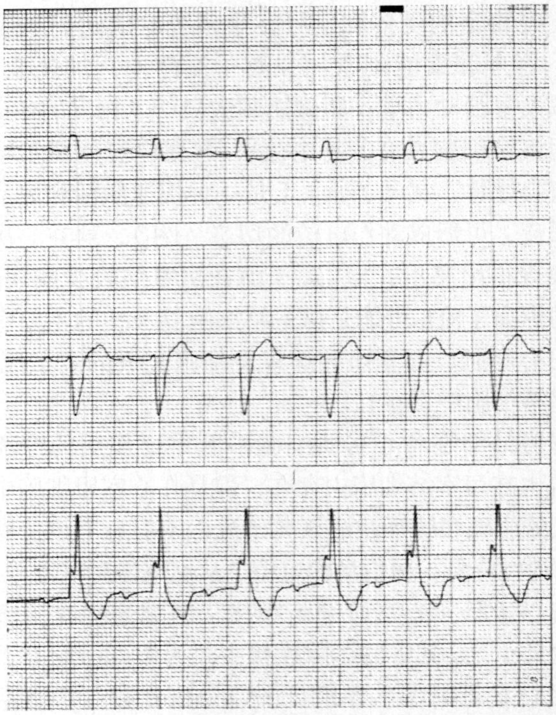

图13-6 体表心电图中一度房室传导阻滞PR间期延长和束支阻滞样QRS图形。

诊断技术

由于房室传导阻滞起源在房室结还是结下，其预后和治疗完全不同，判断阻滞的部位显得非常重要。在许多病例中选定阻滞部位可以进行非侵入性方法。QRS波群持续时间、P-R间期及体表心电图的心室率能在定位阻滞部位方面提供重要线索。一些无创的手段，比如说迷走神经刺激手法、运动试验或使用阿托品也能提供帮助。这些诊断方法利用房室结和希氏束-浦肯野纤维自主神经支配的差异而产生不同的效果[61]。房室结接受丰富的神经支配且对交感神经和迷走神经刺激反应明显，而希氏束-浦肯野纤维受自主神经的影响程度较小。颈动脉窦按摩能增加迷走神经张力，加重房室结传导阻滞。运动或阿托品的交感神经刺激能改善房室传导。相反，颈动脉窦按摩能减轻房室结下阻滞，而运动或阿托品反而加重房室结下阻滞，这是由于改变了通过房室结传导的冲动的频率。

运动试验有助于明确伴有窄或宽QRS波群疑似二度或三度传导阻滞的阻滞水平。运动可使推测有房室传导阻滞或先天性完全房室传导阻滞和正常QRS波群患者的心室率增加。相反，获得性房室传导阻滞和宽QRS波

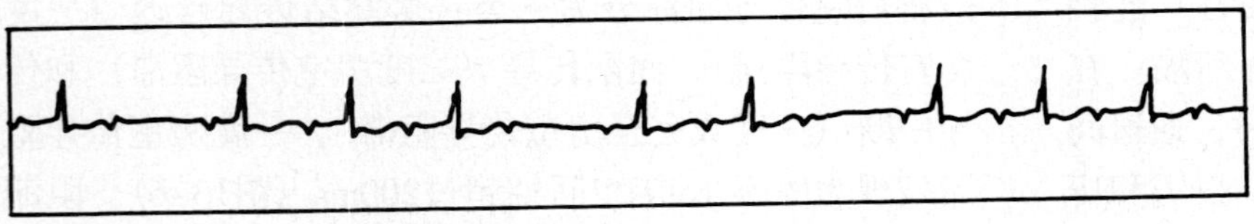

图13-7 二度Ⅰ型房室传导阻滞（莫氏Ⅰ型或文氏型）时显示P波下传脱落前PR间期逐渐延长。

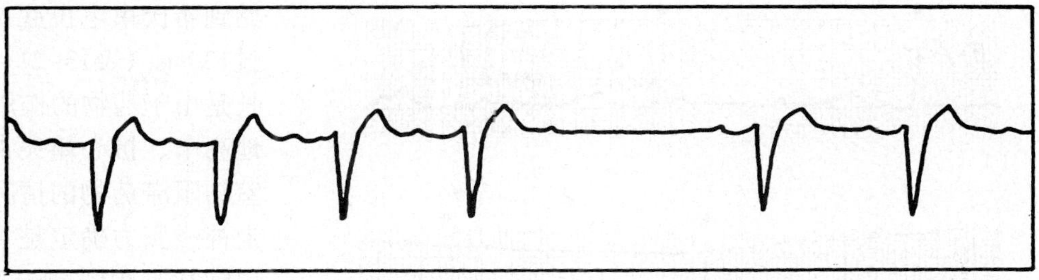

图13-8　二度Ⅱ型房室传导阻滞（莫氏Ⅱ型）显示P波下传脱落前无PR间期延长。

的患者在运动后心室率很少或没有增加。

当非侵入性方法无法明确疑似高度房室传导阻滞是患者晕厥或晕厥前兆的原因时，可进行电生理检查[62,63]。对于冠心病患者，电生理学检查在诊断症状是继发于房室传导阻滞或室性心动过速方面是大有益处的。侵入性检查可帮助二度或三度房室传导阻滞的患者确定房室传导阻滞的部位及决定治疗或评价预后。一旦通过心电图能明确症状和房室传导阻滞相关，侵入性检查不是必需的。伴发一过性的文氏传导阻滞无症状患者往往与迷走神经张力增高有关，不应接受有创的心电生理检查。

电生理学检查可分析希氏束图及通过心房心室起搏进一步寻找传导异常及可诱发的室性心动过速。通过希氏束电图可测得心房–希氏束（A–H）和希氏束–心室（H–V）间期[64]。心房起搏有助于确定阻滞的部位和评价房室结及希氏束–浦肯野纤维的传导功能。心房起搏频率增加，A–H间期逐渐变大直到房室结出现文氏现象。不管起搏心率如何变化，H–V间期通常保持不变。房室结传导异常可定义为出现房室文氏阻滞的心房起搏频率较正常的慢（如低于120bpm）。要确定是否存在房室结疾病或是由于迷走神经张力过高的影响，可以单独使用阿托品或联合使用阿托品和普萘洛尔（心得安）阻断自主神经，以区分固有的房室结传导异常和迷走神经介导的异常。在心房波之后出现希氏束电位，但无心室去极化时意味着结下阻滞（莫氏Ⅱ型）的存在。除非起搏间期很短（350ms或更短），否则希氏束下的阻滞是异常的[56]。

临床电生理学

对有传导系统疾病的患者进行心为电生理学检查有助于确定房室传导阻滞部位，评估引 起患者晕厥的机制，以及通过心房起搏和药物干预识别发展为完全传导阻滞的危险性及永久性起搏植入的必要性。伴发传导疾病的患者可表现出心源性晕厥，被认为是间断出现完全性传导阻滞。传导性疾病经常被归咎为心肌的疾患，如心肌病，但是晕厥也可能由于室性心动过速。在这种情况下，应明确传导性疾病和恶性室性心律失常倾向以便能给予适当的治疗[51]。对通过电生理评价有明确传导性疾病的患者，应评估目前室房传导决定起搏器类型。具有室房传导的患者应植入双腔起搏器以减少起搏器综合征或起搏器介导的心动过速。

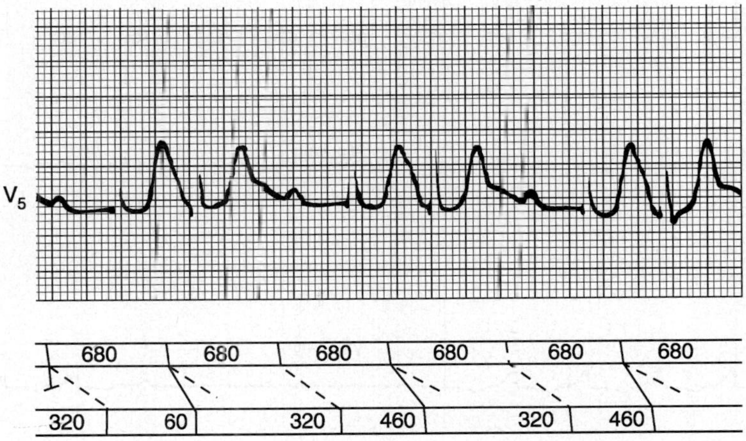

图13-9　房室结双径路交替传导易误诊为二度房室传导阻滞。梯形图显示P波和PR间期（单位：ms）。

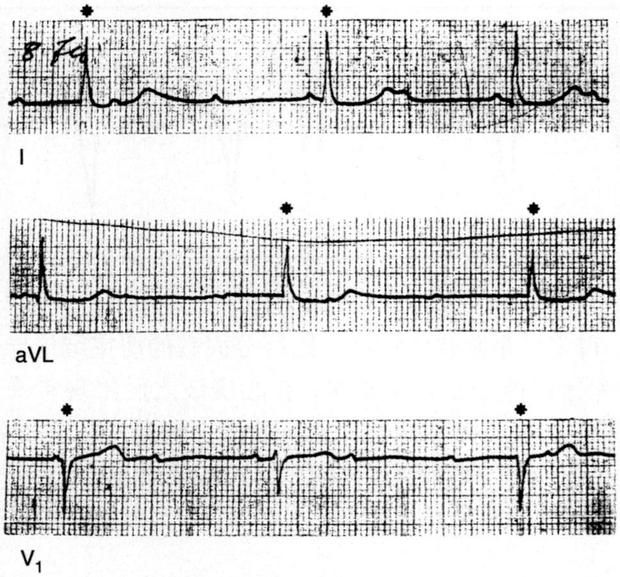

图13-10　一例无症状先天性房室传导阻滞青年妇女运动时交界区起搏点反应良好。

一度房室传导阻滞

造成P-R间期延长的最常见原因是通过房室结的传导延迟。这一点可以通过心内电生理检查时测量A-H间期和评价对药物试验反应来鉴别。A-H间期代表房室结的传导，是希氏束标测电极记录到的心房电位起始到希氏束电位起始的间期。正常的A-H间期不应超过130ms（表13-2），在大多数情况下，A-H间期的延长是由于药物的作用（β受体阻滞剂、钙通道阻滞剂、地高辛、抗心律失常药物）或迷走张力增高。在无房室结阻滞药物的情况下，阿托品可通过逆转增高的迷走神经张力确定是否存在固有的房室传导性疾病。应用阿托品阻滞迷走神经后，缓慢心房起搏（<100次）引起A-H间期延长及房室结文氏传导现象意味着存在房室结传导性疾病。

二度房室传导阻滞

二度Ⅰ型房室传导阻滞（文氏现象）通常发生在房室结内。二度Ⅱ型房室传导阻滞通常是在希-浦系统的房室结下。然而，任何类型的阻滞可发生于房室结内或结下。确切的阻滞水平可以通过电生理学检查进行评价（图13-12和13-13）。电生理学检查能进一步明确静息心电图上表现为一度房室传导阻滞和束支传导阻滞患者的房室传导阻滞是源于希-浦系统的疾病还是存在房室结内阻滞。

2:1或高度房室传导阻滞患者的阻滞部位可以在房室结或希-浦系统。房室结内阻滞常采用改变药物的方式治疗，而希-浦系统的阻滞通常需要植入永久性起搏

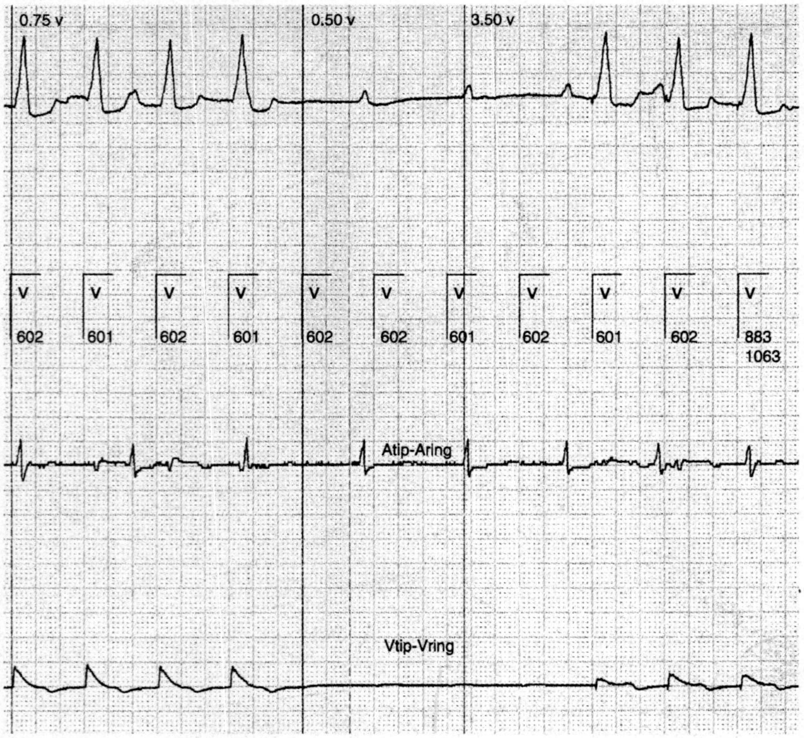

图13-11　植入起搏器后患者阈值测试时出现完全性房室传导阻滞。注意室性逸搏消失，由于有症状，立即起搏。Atip-Aring：心房双极电图；Vtip-Vring：心室双极电图。

器。可以通过电生理检查确定确切的阻滞水平，采用适当的治疗方式。

希-浦系统疾病

传导系统远端的传导异常是指房室结下或希氏束远端传导疾病。希-浦系统的传导延迟在临床上倍受重视，因为这种阻滞可能会发展为完全性传导阻滞而需要起搏治疗。通常，受益于永久起搏器的患者可以根据短期或长期的无创性心电图记录及症状与心电图异常的相关性做出临床判断。希-浦系统传导性疾病可以通过测量H-V间期进行评价。H-V间期为希氏束标测电极记录的希氏束电位起始到心内或体表心电图记录的最早心室激动之间的传导时间，通常是由单一尖锐的电位组成（图13-12A）。正常的H-V间期为35~55ms（表13-2）。由于心室预激或记录到了右束支电位而不是希氏束电位使H-V间期更短。心房程序刺激可出现一度希氏束内阻滞（图13-12B）。典型的病例可见希氏束电位分裂（图中表示为H_1、H_2）。二度Ⅰ型传导阻滞可以出现在希-浦系统内，在希氏束下的阻滞前可出现H-V间期逐跳进行性延长（图13-12C）。这种类型的阻滞不常见。发生于希-浦系统内的二度Ⅱ型传导阻滞比较常见，常与束支传导阻滞、静息H-V间期延长及在电生理检查中由自发或起搏引发的希氏束下传导阻滞相关（图13-13）。希-浦系统的病变常需起搏治疗。心内记录可以记录到分裂的两个希氏束电位间间隔15~25ms。阻滞可以发生在两个希氏束电位之间，尽管这种情况很少见，但应该作为二度结下阻滞采用永久起搏器治疗。

表13-2 电生理间期：正常值

参考文献	P-A（ms）	A-H（ms）	H-V（ms）
Dhingra[52]	9~45	54~130	31~55
Gallagher[53]	24~45	60~140	30~55
Fisher[54]	10~45	55~130	30~55
Josephson[55]	—	60~125	35~55
推荐值	25~50	50~130	35~55

AH：希氏束电图记录到的心房电位起始至希氏束电位起始的间期；HV：希氏束电位起始至心室最早激动点间期；PA：心房激动起始至希氏束电图记录到心房电位的间期。

束支传导阻滞

H-V间期反映了从希氏束到心室的最短的传导时间，用于评价慢性束支传导阻滞患者中存留分支的传导功能状态。例如，慢性左束支传导阻滞的患者，并H-V间期延长常常表示存留的右束支传导功能也有损害。很典型的是，H-V间期在55~70ms的无症状患者自发进展为二度或三度结下阻滞的年发病率为1%，因而永久起搏器的治疗应该个体化[56]。H-V间期在70~100ms的无症状患者，完全性传导阻滞年发病率为4%，可能需起搏治疗，而无症状H-V间期超过100ms的患者，每年有8%发展为完全性传导阻滞，需要立刻植入永久性起搏器[57~59]。在慢起搏频率时自发性希氏束远端阻滞的患者出现完全性传导阻滞和猝死的频率很高，应行起搏治疗[56]。

Girard及其同事[60]在一项研究中静脉应用普鲁卡因胺评价希-浦系统传导，79名接受电生理检查的患者静脉应用普鲁卡因胺。研究发现：37名基线H-V间期正常（<55ms）的患者中3%对普鲁卡因胺反应异常（定义为H-V间期>80ms），这种异常反应在27名基线H-V间期轻度延长（56~70ms）的患者发生率为48%，在15名基线H-V间期中度延长（>70ms）的患者发生率为100%。在14%的晕厥患者及2%的室性心动过速患者中发现普鲁卡因胺可以诱导出希氏束远端传导阻滞。作为电生理检查适应证的晕厥和心电图所示左束支传导阻滞是发生希氏束远端传导阻滞最好的预测指征。药物影响和基线H-V间期之间有良好的线性关系。对普鲁卡因胺的线性反应和前瞻性研究均支持基线H-V间期大于70ms而且有晕厥的患者应植入起搏器。这项研究认为那些H-V间期轻度延长（56~70ms）、晕厥原因不明确的患者接受电生理检查时应该静脉应用普鲁卡因胺观察其反应。为预测长期预后，应用心房起搏及静脉使用普鲁卡因胺评价希-浦系统传导功能的灵敏度和特异度尚不能确定。

完全性传导阻滞

电生理检查在评价完全性传导阻滞，尤其是出现缓慢的逸搏节律和宽大QRS波的患者中意义不大。这类患者需要植入起搏器治疗。阻滞于希氏束近端的完全性传导阻滞通常由于迷走神经张力高、下壁心肌梗死并发房室结缺血，或由于使用β受体阻滞剂、钙通道阻

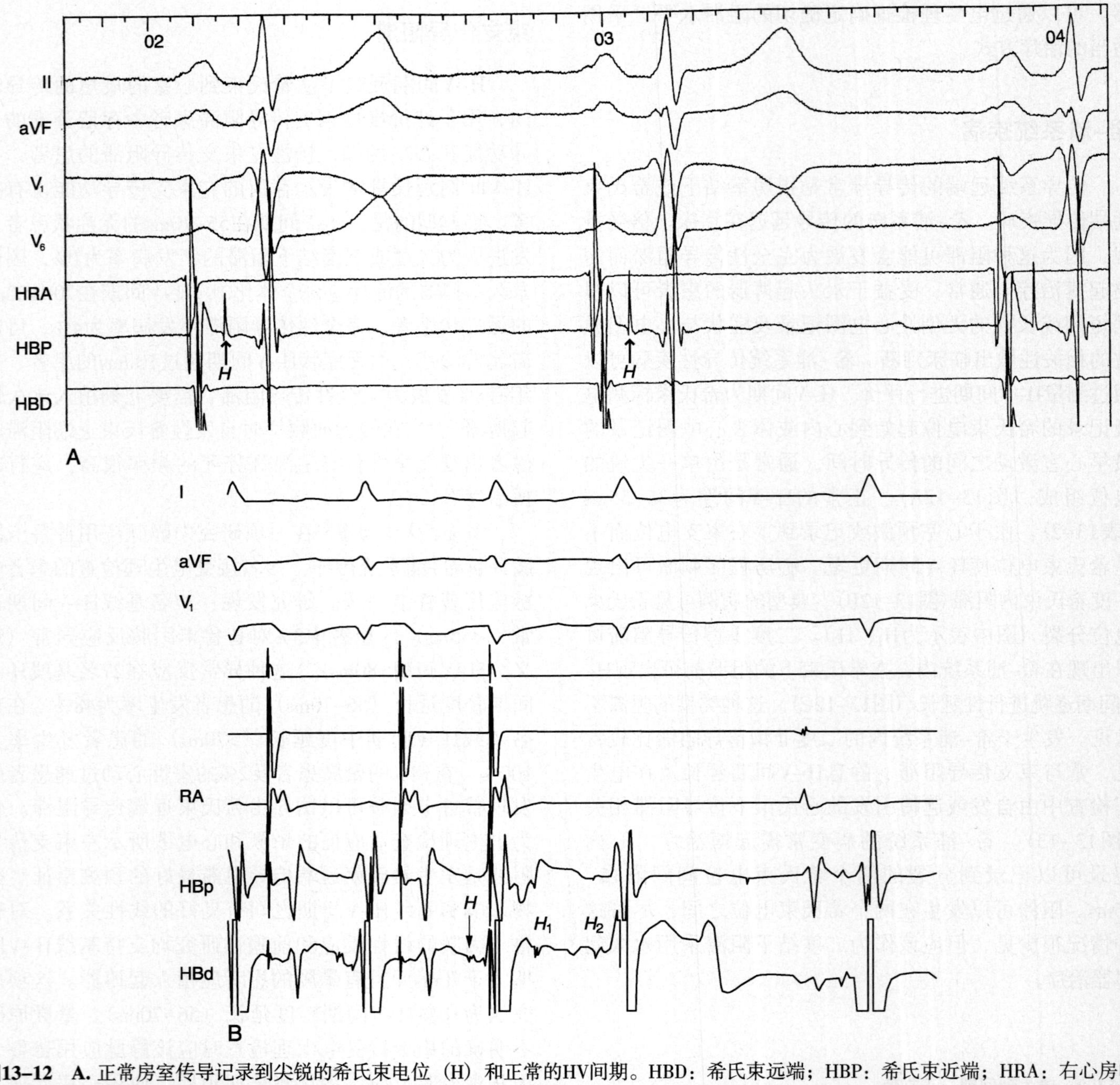

图13-12 **A.** 正常房室传导记录到尖锐的希氏束电位（H）和正常的HV间期。HBD：希氏束远端；HBP：希氏束近端；HRA：右心房电图。**B.** 心房期前刺激时出现一度希氏束内阻滞。希氏束远端记录到低振幅（H）和希氏束电位分裂（H_1和H_2）。希氏束近端可记录到微小的希氏束电位，H_1仅见于希氏束远端记录条图。HBd：希氏束远端；HBp：希氏束近端；RA：右心房电图。

滞剂、地高辛等药物引起。在上述情况下，电生理检查通常不是诊断所必需的，进一步的治疗应根据临床情况进行。类似地，电生理检查在先天性完全性传导阻滞患者的意义尚未确定，它不能为基本的临床治疗提供有益信息。

对于已明确房室传导阻滞和有意识变化等相关症状，临床已决定植入起搏器的患者，电生理检查通常没有特别的指导意义。然而，通过侵入性电生理检查可评价整个希-浦系统的传导状态和发展为完全传导阻滞的危险，以获得有传导疾患（包括双分支传导阻滞）患者的预后信息。另外，评估伴发晕厥和心脏病患者房室传导系统的电生理特性和室性心律失常的可诱发性，对决定适当的治疗特别有用。

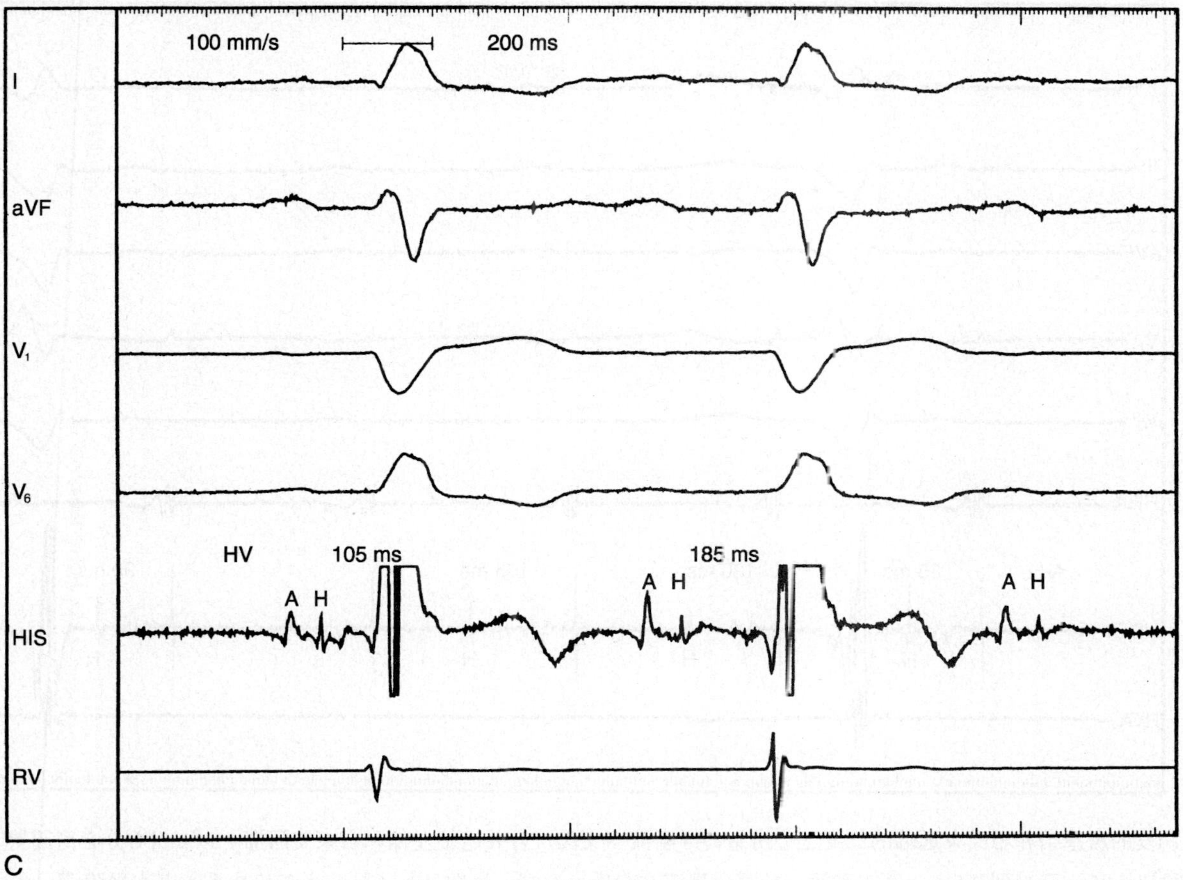

图13-12 （续）C. 自发的希普系统二度Ⅰ型房室传导阻滞出现PR间期延长，电轴左偏和左束支阻滞。窦性心律时，在希氏束远端阻滞前，AH间期固定，HV间期从105ms延长至185ms。Ⅰ、aVF、V_1、V_6：体表心电图导联；His：希氏束电图；RV：右心室电图。

循证治疗

虽然回顾性研究能提供有助于提出假设的有益信息，但往往夸大治疗的益处。如果有可能的话，临床决策的确定最好基于前瞻性随机研究的数据。然而，对于有症状的房室传导阻滞（不是由于可逆性原因）患者除了起搏器植入治疗，没有其他选择，因此还没有随机前瞻性研究用于评价植入起搏器对房室传导阻滞患者的疗效。另外，很难收集有关无症状的特殊类型房室传导阻滞患者的大样本。永久起搏器植入的推荐意见是基于房室传导阻滞自然病程的观察性研究得出。总之，有症状的房室传导阻滞和由于希-浦系统疾患产生的无症状房室传导阻滞患者都应植入永久起搏器[65]。

起搏模式的选择

对于房室传导阻滞患者选择不同模式起搏效果的前瞻性研究数据有限。单腔心室起搏和双腔起搏都能预防房室传导阻滞的患者发生心动过缓。可是，仅双腔起搏能维持房室的同步性。双腔起搏还能减少起搏器综合征的发生率。尽管有很多优点，双腔起搏器对于房室传导阻滞，特别是老年患者的重要性尚未确立。

在老年患者起搏器选择（PASE）试验中，407名老年患者（平均年龄76岁）随机分为频率适应的心室抑制性起搏模式（VVIR）组或频率适应的双腔抑制/触发起搏模式（DDDR）组。在201名由于房室传导阻滞植入起搏器的患者当中，死亡率、脑卒中及房颤的发生率并未下降。与窦房结功能障碍相比，双腔起搏模式并不与生活质量指数改善相关。在加拿大生理性起搏试验（CTOPP）中将2568名有心动过缓症状的患者随机

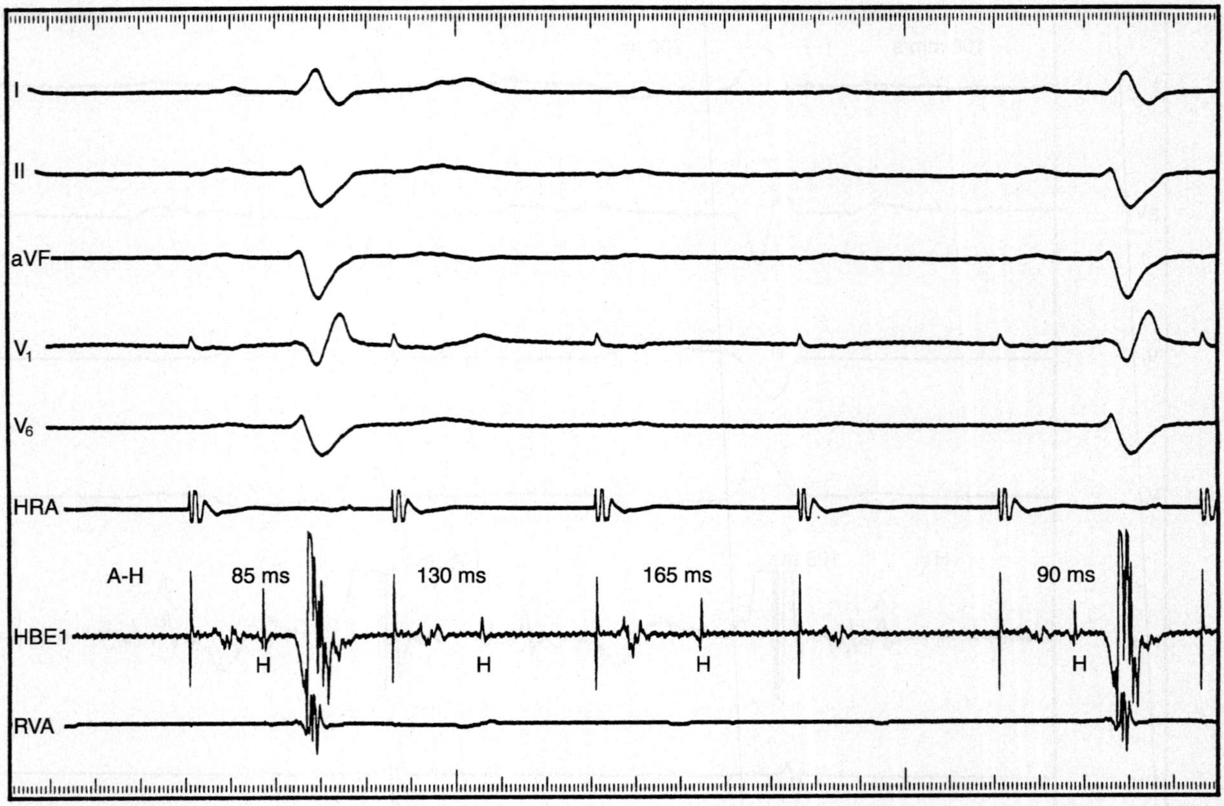

图13–13 诱发的房室结和希氏束远端的二度Ⅰ型房室传导阻滞（文氏）合并电轴左偏和右束支阻滞。以133次/分心房起搏时，房室结阻滞前AH间期从85ms延长到165ms，第二和第三跳显示阻滞在希氏束远端。该图显示了同一患者传导系统多水平阻滞。Ⅰ、Ⅱ、aVF、V_1、V_6：体表心电图导联；HBE1：希氏束电图；HRA：高位右心房电图；RVA：右心室心尖部电图。

分为单腔心室起搏或“生理”起搏模式来维持房室之间传导的同步性（单腔心房起搏或双腔起搏）[67]。大约60%患者由于房室传导阻滞植入起搏器。生理性起搏未减少一级终点即脑卒中和心血管疾病的死亡。有趣的是，生理型起搏减少慢性房颤的发生，甚至由于房室传导阻滞植入起搏器的患者也同样受益[68]。近来已进行老年房室传导阻滞患者起搏模式选择重要性的大样本前瞻性研究[69]。在英国的起搏和临床事件试验（UK-PACE）中，70岁以上房室传导阻滞的患者被随机分为心室抑制（VVI）、VVIR和DDD起搏模式，至少随访三年。试验的一级终点是全因性死亡，同时对其他次级终点如房颤、心衰、脑卒中/一过性脑缺血/血栓栓塞、起搏系统的调整、心绞痛或心梗等心血管事件，以及运动量、生活质量和联合终点均进行评价。从1995~1999年入选患者，试验终止于2002年9月，平均随访4年。504名患者随机分入VVI起搏组，505名患者分入VVIR起搏组，1012名患者分入DDD起搏组。某些患者仍然在随机分组时的起搏模式：96.6%的VVI起搏模式的患者；96.4%的VVIR起搏模式的患者；87.7%的DDD起搏模式的患者。各组间全因死亡或出现房颤或其他心血管事件的时间没有区别。VVI组脑卒中的危险性增加（危险比1.58），但次级终点和联合终点没有区别。该试验提示与较年轻患者相比，DDD模式起搏使老年患者获益有限。这反映了心房和心血管疾病状态的进展或其他不稳定因素。

总之，任何房室传导阻滞患者起搏治疗的随机研究均不可能进行有效性的评价。尽管双腔起搏有效性的证据目前还不完善，大多数房室传导阻滞的患者还应该接受双腔起搏治疗。

房室传导阻滞的治疗

一旦房室传导阻滞确诊，应寻找可逆性原因，评价血流动力学的稳定性以决定是否需植入临时起搏器，最终决定是否有必要植入永久起搏器。

临时起搏

对于房室传导阻滞而血流动力学不稳定的患者，临床医师必须确定是否存在可逆性原因，包括高钾血症、低氧、迷走神经张力过高、心肌缺血。开始治疗可逆性原因时，必须立刻决定血流动力学不稳定的患者是否需要临时起搏。临时起搏最快的是经皮将两个专用电极板置于胸壁。电极的位置是决定经皮起搏有效性的关键因素。阴极应放置于左胸心尖部的上方，阳极应放置于背部脊柱和肩胛骨之间或胸前右侧乳头上方。通常需要电流量为20~140mA来夺获和激动心室。正确地使用该项技术，经皮起搏能在超过90%的病例中有效，并发症很少[71,72]。然而，由于患者的不适及由于阻抗的变化导致不可靠的夺获，经皮起搏不能较长时间应用。

如果临时起搏器需要使用超过30min，应采用具有更好可靠性和良好耐受性的经静脉临时起搏。通常经右侧颈内静脉，将起搏电极放置于右心室。起搏电极与脉冲发生器相连；心室夺获的电流量通常为1~2mA，经静脉起搏能使用较长时间，并发症少（一旦进入静脉，小于2%）[71]。

永久起搏

一旦患者病情稳定，临床医师必须评估房室传导阻滞是否是永久性的。有几种情况持续的房室传导阻滞会逐渐得到改善。在大约10%~15%并发下壁和后壁心肌梗死的患者，会发生一过性的二度、高度或完全房室传导阻滞[75]。几乎所有房室传导阻滞都会缓解，不需要植入永久性起搏器。下壁心肌梗死的患者中，溶栓治疗不能改变房室传导阻滞的发生率。大约8%~10%的莱姆病患者由于心肌炎症侵及房室结区域出现一过性房室传导阻滞。房室传导阻滞会在几周内缓解，几乎不需要植入永久起搏器。急性风湿热也会出现房室传导阻滞，而且会在几周内得到缓解[75]。

永久起搏器的适应证

在1984、1991、1998、2002年ACC和AHA联合委员会先后发表了获得性房室传导阻滞中植入起搏器的适应证。2002年ACC/AHA/NASPE治疗指南使用标准的三组分类方案。Ⅰ类适应证是指有明显证据或达成共识确定所给予的方法或治疗有益、有用和有效。Ⅱ类适应证是指治疗的有用/有效性方面证据有矛盾，意见不统一。Ⅱ类适应证进一步分为：Ⅱa，证据/意见倾向于有益/有效；Ⅱb，有益/有效性的证据/意见不充分。Ⅲ类适应证是指有证据或已达成共识，治疗并非有用/有效，某种情况下甚至有害。尽管有一些不足[76],ACC/AHA/NASPE指南仍提供了关于治疗的有用框架。对于有症状的二度或三度房室传导阻滞的患者植入永久起搏器是明显的适应证（表13-3）。有争议的适应证大多针对无症状患者[76,77]。对于无症状的患者决定是否植入起搏器稍有困难，需要了解房室传导阻滞的病理生理和自然病程。作为一般原则，由于心室逸搏心律不可靠，如果房室传导阻滞发生在希-浦系统，无症状的患者也应植入起搏器。

三度房室传导阻滞

有症状的三度房室传导阻滞是起搏器治疗的Ⅰ类适应证。对于无症状的患者，目前的治疗指南使用心率界值，当逸搏心室率低于40次/分时为Ⅰ类适应证，心室率大于40次/分时为Ⅱa类适应证。尽管这种区分看似合理，医师必须证实患者是否真的无症状；某些病例中症状与三度房室传导阻滞相关性不明显。更重要的是，预后取决于逸搏心率的稳定性而不是实际心率；源于心室组织的逸搏节律（宽大的QRS波）本身就不稳定。在临床实践中，无论有无症状，无可逆性原因的获得性三度房室传导阻滞被认为是植入永久起搏器的Ⅰ类适应证。

表 13-3　房室传导阻滞植入永久心脏起搏器的适应证

无症状	
一度房室传导阻滞	不建议应用
二度房室传导阻滞	窄 QRS 波的二度Ⅰ型房室传导阻滞不建议应用
	宽 QRS 波的二度Ⅰ型房室传导阻滞应考虑进行电生理检查
	二度Ⅱ型房室阻滞建议起搏治疗
三度房室传导阻滞	植入永久起搏器
有症状	无论阻滞类型均应植入永久起搏器

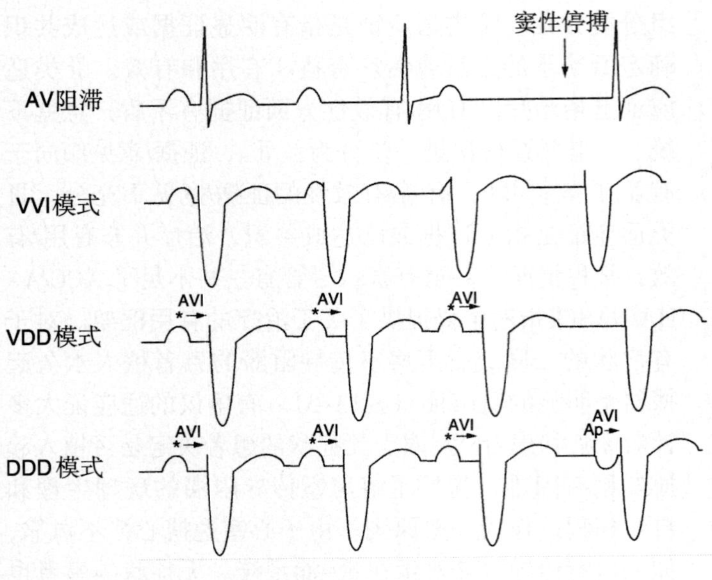

图13-14 完全性房室传导阻滞和窦性停搏患者不同起搏模式的反应。第一行：起搏前的基线节律条图显示完全性房室传导阻滞和窦性停搏。第二行：VVI起搏时，预防了心动过缓，但房室同步性丧失。第三行：VDD起搏模式时，心房活动被起搏器感知（*），形成AV间期，保持房室同步性。然而，出现窦性停搏时，由于心房不被起搏，仅起搏心室，此时房室同步性丧失。第四行：任何原因的心动过缓在DDD起搏模式时，都能保持房室同步。窦性停搏时，可提供心房刺激（A_p）。

二度房室传导阻滞

任何类型的症状性二度房室传导阻滞是起搏器植入的Ⅰ类适应证。对于无症状的二度房室传导阻滞起搏器治疗是有争议的，起搏治疗取决于阻滞的部位和类型。

通常窄QRS波（<0.12s）的二度Ⅰ型房室传导阻滞是由于房室结内阻滞，最近的治疗指南不推荐对于无症状的患者植入起搏器。一项关于56名由于房室结传导延迟的慢性二度房室传导阻滞的研究发现，其中未合并心血管疾病的患者预后良好，合并心血管疾病的患者预后不良，但这种预后不良是由于不断进展的基础心血管疾病，而非突发的心动过缓[79]。然而，在另一项214名二度房室传导阻滞患者的回顾性研究中发现，在二度Ⅰ型和二度Ⅱ型房室传导阻滞患者之间存活率和起搏器植入率无明显差异，束支传导阻滞的出现与否不影响对存活率的预测[80]。根据这些有争议的数据，对窄QRS波二度Ⅰ型房室传导阻滞应严密监测，观察是否出现相关症状和是否有进展的传导系统疾病（如出现束支传导阻滞或QRS波增宽）。如果二度Ⅰ型房室传导阻滞伴发增宽的QRS波（>0.12s），房室传导阻滞在30%~40%的患者发生在房室结，60%~70%的患者发生在希-浦系统。在这些病例中，需要有创的电生理检查确定阻滞的部位。如果确定阻滞发生在希氏束内或希氏束下，应该植入起搏器，因为这种情况在五年内会发展为完全性房室传导阻滞[83]。

二度Ⅱ型房室传导阻滞的部位常位于希-浦系统。无症状的二度Ⅱ型房室传导阻滞会出现症状，需要植入永久起搏器[84,85]。

在2:1的二度房室传导阻滞中，P波间隔下传，无法连续测量P-R间期。QRS波能为判断阻滞部位提供线索：窄QRS波与希氏浦肯野纤维系统阻滞相关性为30%，宽大的QRS波与希氏束-浦肯野纤维系统阻滞相关性为80%。在无症状的2:1阻滞的患者中，改变心房和心室传导比例的措施（例如运动、阿托品、持续ECG监测）可能有助于定位阻滞部位。而在某些病例仍需要电生理检查确定阻滞部位。

一度房室传导阻滞

一度房室传导阻滞很严重时，心房激动和收缩可发生于上一次的心房收缩后心室收缩时，导致心房压力不适当的升高引起类似于起搏器综合征的症状。由于肾上腺素能刺激不能适当缩短P-R间期，因此即便运动仍不能缓解症状。目前的指南[65]将有症状的一度房室传导阻滞归为植入起搏器的Ⅱa类适应证，无症状的一度房室传导阻滞为Ⅲ类适应证。该项指南的例外情况是无症状的一度房室传导阻滞患者、由于左前分支或左后分支阻滞而产生的电轴异常，以及神经肌肉疾病。神经肌肉疾病例如肌张力萎缩和Kearns-Sayre综合征往往并发进展性房室传导阻滞，由于是否发展为完全房室传导阻滞不可预测，植入永久起搏器是明智的。

起搏模式的选择

预防房室传导阻滞患者的心动过缓可采用三种起搏模式（DDD、VDD和VVI模式）（图13-14）。

VVI和VVIR起搏模式

VVI和VVIR起搏模式可以预防心动过缓，如果频率适应程控处于“开”的状态，心率会随着运动增加。但这两种起搏模式无法维持房室的同步性。对于房室传导阻滞的患者来说房室活动同步性的重要性是有争议的，因为运动后增加心输出量的主要因素是心率的增加而非房室活动的同步性。与窦房结功能障碍者相比，起搏器综合征的发生率在房室传导阻滞的患者中出现较少。然而，存在有效的心房活动时使用VDD和DDD起搏模式，似乎直觉上很合理。事实上，从20世纪90年代，英国起搏和电生理组指南就已声明VVI和VVIR起搏模式的惟一适应证是房颤或房扑合并房室传导阻滞或慢心室率。VVI和VVIR起搏模式可能使用于那些活动少或瘫痪的患者，以及伴发其他疾病预期寿命短的患者。

DDD和DDDR起搏模式

DDD起搏模式能预防心动过缓，并为房室传导阻滞的患者提供房室同步性。尽管对于运动相关的心输出量增加影响不大，有多项研究表明房室同步性的维持与基线活动水平的症状改善相关。已报道一项比较VVI和DDD起搏模式对老年二度或三度房室传导阻滞患者（大于70岁）疗效的大样本随机研究（UK-PACE）[69]。尽管DDD是最复杂的起搏模式，无论心动过缓的原因如何，鉴于DDD起搏模式维持了房室活动的同步性，在大多数的治疗指南中均推荐用于房室传导阻滞的患者。

VDD和VDDR起搏模式

尽管DDD起搏模式能提供房室同步性，其使用需要单独的心房导线。最近研制出一种能同时具有心室和心房电极的单一电极导线，心室电极直接与右心室心内膜相连接触，同时心房电极“飘浮”在右心房中。当使用VDD模式时，这种导联允许感知心房的活动和起搏心室。正常的窦性节律存在时，采用这种不太复杂的系统就可维持房室的同步性。可是，如果发生窦性心动过缓，因为不能起搏心房，房室的同步性也就丧失了（图13-14）。

谭琛 王方正 译

孙瑞龙 校

参考文献

1. Stannius HF: Zwei Reihen physiologischer Verusche. Arch Anat Physiol Wis Med 1852;2:85–100.
2. His W Jr: Die Tatigkeit des embryonalen Herzens und deren Bedeutung fur die Lehre von der Herzbewegung beim Erwachsenen. Arb Med Klin Leipzig 1893;14:49.
3. Tawara S: Das Reizleitungssystem des Saugetierherzens. Eine anatomisch histologische Studie uber das Atrioventrikularbundel und ide Purkinjeschen Faden. Mit einem Vorwort von L. Aschoff (Marburg). Fischer, Jena, 1906.
4. Wenckebach KF: Beirage zur Kenntnis der menschlichen Herztatigleit. Arch Anat Physiol 1906;297–354.
5. Dickinson DF, Scott O: Ambulatory electrocardiographic monitoring in 100 teenage boys. Br Heart J 1984;51:179–83.
6. Sobotka PA, Mayer JH, Bauernfeind RA, et al: Arrhythmias documented by 24 hour continuous ambulatory electrocardiographic monitoring in young women without apparent heart disease. Am Heart J 1981;101:753–9.
7. Brodsky M, Wu D, Denes P, et al: Arrhythmias documented by 24 hour continuous electrocardiographic monitoring in 50 male medical students without apparent heart disease. Am J Cardiol 1977;39:390–5.
8. Manning GW: Electrocardiography in the selection of Royal Canadian Air Force crew. Circulation 1954;10:401–12.
9. Johnson RL, Averill KH, Lamb LE: Electrocardiographic findings in 67,375 asymptomatic subjects. Am J Cardiol 1960;6:153–7.
10. Perlman LV, Ostrander LD, Keller JB, Chiang BN: An epidemiologic study of first degree atrioventricular block in Tecumseh, Michigan. Chest 1971;59:40–6.
11. Logue RB, Hanson JF: Heart block. A study of 100 cases with prolonged PR interval. Am J Med Sci 1944;207:765–9.
12. Fleg JL, Kennedy HL: Cardiac arrhythmias in a healthy elderly population: Detection by 24-hour ambulatory electrocardiography. Chest 1982;81:301–7.

13. Mymin D, Mathewson FAL, Tate RB, et al: The natural history of first-degree atrioventricular heart block. N Engl J Med 1986; 315: 1183-8.
14. Bhat PK, Watanabe K, Rao DB, Luisado AA: Conduction defects in the aging heart. J Am Geriatr Soc 1974;22:517-20.
15. Morgensen L: Cardiac arrhythmias in the asymptomatic individual without overt cardiac disease. In Kulbertus H (ed) : Medical Management of Cardiac Arrhythmias. Edinburgh, Churchill Livingstone, 1986.
16. McCue CM, Mantakas ME, Tingelstad JB, et al: Congenital heart block in newborns of mothers with connective tissue disease. Circulation 1977;56:82-90.
17. Barold SS: Acquired AV block. In Kusumoto FM, Goldschlager N(ed) : Cardiac Pacing for the Clinician. Philadelphia, Lippincott Williams & Wilkins, 2000.
18. El-Sherif N, Turitto G, Jain P: Advances in the anatomy and physiology of atrioventricular nodal and atrioventricular pathways. In Saksena S, Luderitz B: Interventional Electrophysiology, 2nd ed. Armonk, NY, Futura, 1995, pp 3-24.
19. Bharati S: Pathology of the conduction system. In Silver MD, Gotlieb AI, Schoen FJ (ed) : Cardiovascular Pathology. New York, Churchill Livingston, 2001, 20:607-28.
20. Bharati S, Lev M: The anatomy of the normal conduction system: Disease -related changes and their relationship to arrhythmo genesis. In Podrid P, Kowey P (eds) : Cardiac Arrhythmias: Mechanisms, Diagnosis and Management. Baltimore, Williams & Wilkins, 1995, Chapter 1, pp 1-15.
21. Bharati S, Lev M: Pathology of atrioventricular block. In: Cardiology Clinics. Philadelphia, WB Saunders, 1984, 4:741-51.
22. Bharati S, Swerdlow MA, Vitullo D, et al: Neonatal lupus with congenital atrioventricular block and myocarditis. Pacing Clin Electrophysiol 1987, 10:1058-70.
23. Bharati S, Lev M: The anatomy and pathology of the conduction system. In Samet P, El-Sherif N (eds) : Cardiac Pacing. New York, Grune & Stratton, 1980, pp 1-35.
24. Lev M, Bharati S: Lesions of the conduction system and their functional significance. In Sommers SC (ed) : Pathology Annual 1974. New York, Appleton-Century Crofts, 1974, 9:157-208.
25. Bharati S, Rosen KM, Strasberg B, et al: Anatomic substrate for congenital atrioventricular block in middle aged adults. Pacing Clin Electrophysiol 1982;5:860-9.
26. Lev M, Bharati S: The conduction system in coronary artery disease. In Donoso, Lipski J: Current Cardiovascular Topics. New York, Stratton Intercontinental Medical Book Corp, 1978, pp 1-16.
27. Rossi L: Histopathologic Features of Cardiac Arrhythmias. Milan, Ambrosiana, 1969.
28. Lenegre J: Etiology and pathology of bilateral bundle branch block in relation to complete heart block. Prog Cardiovasc Dis 1963-1964;6:409.
29. Davies MJ: Pathology of chronic AV block. Acta Cardiol 1976; 21:19.
30. Bharati S, de la Fuente DJ, Kallen RJ, et al: The conduction system in systemic lupus erythematosus with atrioventricular block. Am J Cardiol 1975;35:299-304.
31. Lev M, Bharati S, Hoffman FG, Leight L: The conduction system in rheumatoid arthritis with complete atrioventricular block. Am Heart J 1975;90:78-83.
32. Bharati S, Bicoff JP, Fridman JL, et al: Sudden death caused by benign tumor of the atrioventricular node. Arch Intern Med 1976;136:224-8.
33. Bharati S, Lev M: Sequelae of atriotomy and ventriculotomy on the endocardium, conduction system and coronary arteries. Am J Cardiol 1982;50:580.
34. Bharati S, Molthan ME, Veasy LG, et al: Conduction system in two cases of sudden death two years after the Mustard procedure. J Thorac Cardiovasc Surg 1979;77:101.
35. Bharati S, Lev M: Conduction system in cases of sudden death in congenital heart disease many years after surgical correction. Chest 1986;90:861.
36. Bharati S, Lev M: The Pathology of Congenital Heart Disease: A Personal Experience with More Than 6,300 Congenitally Malformed Hearts. Armonk, NY, Futura, 1996, 2:1445-1498.
37. Kaplan BM, Miller AJ, Bharati S, et al: Complete AV block following mediastinal radiation therapy: Electro-cardiographic and pathologic correlation and review of the world literature. J Interv Card Electrophysiol 1997;1:175-88.
38. Scherlag BJ, Patterson E, Yamanashi W, et al: The AV conjunction: A concept based on ablation techniques in the normal heart. In Mazgalev TN, Tchou PJ, eds: Atrial-AV Nodal Electrophysiology: A View from the Millennium. Armonk, NY, Futura, 2000.
39. Lazzara R, Scherlag BJ, Belardinelli L: Atrioventricular con duction. In Spooner PM, Rosen MR (eds) : Foundations of Cardiac

Arrhythmias: Basic Concepts and Clinical Approaches. New York, Marcel Dekker, 2001.

40. Petrecca K, Shrier A: Spatial distribution of ion channels, receptors, and innervation in the AV node. In Mazgalev TN, Tchou PJ (eds) : Atrial-AV Nodal Electrophysiology: A View from the Millennium. Armonk, NY, Futura, 2000.
41. Petrecca K, Amellal F, Laird DW, et al: Sodium channel distribution within the rabbit atrioventricular node as analyzed by confocal microscopy. J Physiol (Lond) 1997;501:263-74.
42. Zipes DP, Mendez C: Action of manganese ions and tetrodotoxin on atrioventricular nodal transmembrane potentials in isolated rabbit hearts. Circ Res 1973;32:447-54.
43. Saffitz JE, Yamada KA, Schuessler RB: Distribution and function of gap junction proteins in atrial-AV nodal conduction. In Mazgalev TN, Tchou PJ (eds) : Atrial-AV Nodal Electrophysiology: A View from the Millennium. Armonk, NY, Futura, 2000.
44. Hocini M, Loh P, Siew Y, et al: Anisotropic conduction in the triangle of Koch of mammalian hearts: Electrophysiologic and anatomic correlations. J Am Coll Cardiol 1989;31:629-36.
45. Otomo K, Wang Z, Lazzara R, et al: Atrioventricular nodal reentrant tachycardia: Electrophysiological characteristics of four forms and implications for the reentrant circuit. In Zipes D, Jalife J (eds) : Cardiac Electrophysiology: From Cell to Bedside, 3rd ed. Philadelphia, WB Saunders, 2000.
46. Lazzara R: Electrophysiology of the specialized conduction system: Selected aspects relevant to clinical bradyarrhythmias. In Samet P, El-Sherif N (eds) : Cardiac Pacing, 2nd ed. New York, Grune & Stratton, 1980.
47. Han W, Wang Z, Nattel S: Slow delayed rectifier current and repolarization in canine cardiac Purkinje cells. Am J Physiol Heart Circ Physiol 2001;280:H1075-80.
48. Vasalle M, Yu H, Cohen IS: Pacemaker channels and cardiac automaticity. In Zipes D, Jalife J (eds) : Cardiac Electrophysiology: From Cell to Bedside, 3rd ed. Philadelphia, WB Saunders, 2000.
49. Narula OS: Longitudinal dissociation in the His bundle. Bundle branch block due to asynchronous conduction within the His bundle in man. Circulation 1977;56:996-1006.
50. Hammill SC, Sugrue DD, Gersh BG, et al: Clinical cardiac electrophysiologic testing: Technique, diagnostic indications, and therapeutic uses. Mayo Clin Proc 1986;61:478-503.
51. Click RL, Gersh BG, Sugrue DD, et al: Role of invasive electrophysiologic testing in patients with symptomatic bundle branch block. Am J Cardiol 1987;59:817-23.
52. Dhingra RC, Rosen KM, Rahimtoola SH: Normal conduction intervals and responses in sixty-one patients using His bundle recording and atrial pacing. Chest 1973;64:55-9.
53. Gallagher JJ, Damato AN: Technique of recording His bundle activity in man. In Grossman W (ed) : Cardiac Catheterization and Angiography, 2nd ed. Philadelphia, Lea & Febiger, 1980, pp 283-301.
54. Fisher JD: Role of electrophysiologic testing in the diagnosis and treatment of patients with known and suspected bradycardias and tachycardias. Prog Cardiovasc Dis 1981;24:25-90.
55. Josephson ME: Clinical Cardiac Electrophysiology. Malvern, Pa, Lea & Febiger, 1992, pp 96-116.
56. Dhingra RC, Wyndham C, Bauernfeind R, et al: Significance of block distal to the His bundle induced by atrial pacing in patients with chronic bifascicular block. Circulation 1979;60:1455-64.
57. McAnulty JH, Rahimtoola SH, Murphy E, et al: Natural history of "high-risk" bundle-branch block: Final report of a prospective study. N Engl J Med 1982;307:137-43.
58. Scheinman MM, Peters RW, Modin G, et al: Prognostic value of infranodal conduction time in patients with chronic bundle branch block. Circulation 1977;56:240-44.
59. Dhingra RC, Palileo E. Strasberg B, et al: Significance of the HV interval in 517 patients with chronic bifascicular block. Circulation 1981;64:1265-71.
60. Girard SE, Munger TM, Hammill SC, Shen WK: The effect of intravenous procainamide on the HV interval at electrophysiologic study. J Interv Card Electrophysiol 1999;3:123-37.
61. James TN: Cardiac innervation: Anatomic and pharmacologic relations. Bull NY Acad Sci 1967;43:1041-86.
62. Damato AN, Lau SH, Helfant R, et al: A study of heart block in man using His bundle recordings. Circulation 1969;39:297-305.
63. Rosen KM: The contribution of His bundle recording to the understanding of cardiac conduction in man. Circulation 1971; 43: 961-6.
64. Scheinman MM, Peters RW, Sauve MJ, et al: Value of the H-Q interval in patients with bundle branch block and the role of prophylactic permanent pacing. Am J Cardiol 1982;50:1316-22.
65. Gregoratos G, Abrams J, Epstein AE, et al: ACC/AHA/NASPE 2002 guideline update for implantation of cardiac pacemakers and antiarrhythmia devices. J Am Coll Cardiol 2002;640:1703-

1719.

66. Lamas GA, Orav EJ, Stambler BS, et al: Quality of life and clinical outcomes in elderly patients treated with ventricular pacing as com pared with dual-chamber pacing. N Engl J Med 1998; 338: 1097-104.

67. Connolly SJ, Kerr CR, Gent M, et al: Effects of physiologic pacing versus ventricular pacing on the risk of stroke and death due to cardiovascular causes. N Engl J Med 2000;342:1385-91.

68. Skanes AC, Krahn AD, Yee R, et al: Progression to chronic atrial fibrillation after pacing: The Canadian Trial of Physiologic Pacing. J Am Coll Cardiol 2001;38:167-72.

69. Toff WD, Skehan JD, deBono DP, Camm AJ for the UK PACE investigators: The United Kingdom Pacing and Cardiovascular Events (UK-PACE) trial. Presented at the Late Breaking Clinical Trials Session, Annual Sessions of the American College of Cardiology, Chicago, Illinois, March 2003.

70. Clarke M, Sutton R, Ward D, et al: Recommendations for pacemaker prescription for symptomatic bradycardia. Report of a working party of the British Pacing and Electrophysiology Group. Br Heart J 1991;66:185-91.

71. Sheldon M, Kusumoto F, Goldschlager N: Techniques for temporary pacing. In Kusumoto FM, Goldschlager N (ed) : Cardiac Pacing for the Clinician. Philadelphia, Lippincott Williams & Wilkins, 2000.

72. Zoll PM: Noninvasive cardiac stimulation revisited. PACE 1990; 13:2014.

73. Behar S, Eldar M, Hod H, et al: Conduction disturbances complicating acute myocardial infarction. Card Electrophysiol Rev 1997;1/2:171-6.

74. Van der Linde MR, Crijns H, Lie KI: Transient complete atrioventricular block in Lyme disease. Chest 1989;96:219-21.

75. Barold SS, Sischy D, Punzi K, et al: Advanced atrioventricular block in a 39-year-old man with acute rheumatic fever. PACE 1998;21:2025-28.

76. Hayes DL, Barold SS, Camm AJ, Goldschlager NF: Evolving indications for permanent cardiac pacing: An appraisal of the 1998 American College of Cardiology/American Heart Association Guidelines [editorial] . Am J Cardiol 1998;82:1082-1086.

77. Barold SS, Barold HS: Pitfalls in the characterization of second-degree AV block. Heartweb on line: Available at http://www. 1997; Article #97040001.

78. Strasberg B, Amat-Y-Leon F, Dhingra RC, et al: Natural history of chronic second-degree atrioventricular nodal block. Circulation 1981;63:1043-9.

79. Shaw DB, Kekwick CA, Veale D, et al: Survival in second-degree atrioventricular block. Br Heart J 1985;53:587-93.

80. Narula OS: Atrioventricular block. In Narula OS (ed) : Cardiac Arrhythmias. Electrophysiology, Diagnosis, and Management. Baltimore, Williams & Wilkins, 1979, pp 85-113.

81. Peuch P, Wainwright RJ: Clinical electrophysiology of atrioventricular block. Cardiol Clin 1983;1:209-24.

82. Barold SS, Hayes DL: Second-degree atrioven tricular block: A reappraisal. Mayo Clin Proc 2001;76:44-57.

83. Sumiyoshi M, Nakata Y, Yasuda M, et al: Changes in conductivity in patients with second or third degree atrioventricular block after pacemaker implantation. Jpn Circ J 1995;59:284-91.

84. Dhingra RC, Denes P, Wu D, et al: The significance of second-degree atrioventricular block and bundle branch block: Observations regarding site and type of block. Circulation 1974; 49: 638-46.

第14章 阵发性室上性心动过速与预激综合征

SANJEEV SAKSENA, SAROJA BHARATI, SHIH-ANN CHEN, SAMUEL LEVY, BRUCE D. LINDSAY

流行病学：Sanjeev Saksena
解剖学和病理学：Saroja Bharati
基础电生理学：Sanjeev Saksena
临床表现：Sanjeev Saksena
心电图学：Bruce D. Lindsay
诊断方法：Samuel Levy
临床电生理学：Shih-Ann Chen
处理原则：Sanjeev Saksena
循证治疗：Sanjeev Saksena

阵发性室上性心动过速（阵发性室上速，paroxysmal supraventricular tachycardia，PSVT）是一种临床综合征，是主要根据心电图诊断的心律失常。早在心电图问世不久，在19世纪的欧洲文献中，已有该综合征的描述。1867年，Cotton报道了一种“心脏异常快速跳动”，随后法国和德国的学者也相继有报道[1,2]。该综合征被描述为“一种通常见于正常心脏的、不用诱发的心动过速，可持续数秒至数天”，并被冠以“Bouveret综合征”、“阵发性房性心动过速”等不同名称。在第十届Bethesda优化心电图会议上，将其心电图表现定义为“一种突发突止的、心房律140~240次/分的心动过速，伴或不伴房室传导阻滞，电生理检查能发现特定的机制如前传或逆传旁路及折返部位”[3]。

在过去的25年中，人们对该心律失常进行了深入的研究，对其产生机制、临床表现、分类和电生理特点有了深刻认识，并对PSVT的药物治疗和非药物治疗进行了充分的研究和改进。PSVT的认识过程是临床电生理学发展史的一个经典，奠定了心律失常现代治疗的基石。

流行病学

在现代没有对PSVT进行大规模调查研究的流行病学资料。先前的心电图报道对持续性心悸和室上性心动过速（supraventricular tachycardia，SVT）发作患者的心律失常检测很有用，但对于大量室上速短暂发作并在就诊时已终止的患者几乎无甚裨益[4,5]。动态心电图的问世提供了很大帮助，它能记录无症状患者的心律失常事件，弥补了普通心电图的不足。相反，许多伴或不伴心脏病的患者在监测时未发生心律失常或仅记录到期前收缩，但动态心电图却证实患者确实曾有提示心动过速的症状发生。流行病学资料会因入选标准以及心电图记录方法的不同而有偏差。Brodsky等报道，在50名男性医学生中，动态心电图记录到房性期前收缩的占56%，但仅有1人超过100次/24小时[6]。有限的观察时间限制了对这些对象SVT发作情况的客观评价。Hinkle等在301名年龄中位数为56岁的男性中，发现有不同类型室上性心律失常的占76%，但有冠心病者占20%[7]。Clark等在一组16~65岁、貌似健康的人群中发现室上性心律失常发病率较低[8,9]。然而，最近的研究利用远程监测和心脏起搏器证实，有症状和无症状性房性心律失常有很高的发病率，特别是发生在伴有缓慢性心律失常患者中的心房颤动[10]。因此，由于PSVT的发作特点和有限的检测方法，其在人群中的真实发生率仍然未知。据推测其发生率可能比以前一般认为的要高。房性心律失常随年龄增长发生率增加 [11]。在心血管健康研究（Cardiovascular Health Study）中，50%的男性和48%的女性有短阵PSVT，80岁以上年龄组中的发病率是其2倍。PSVT见于28%养老院中的老人[11]。

对于预激综合征，特别是Wolff-Parkinson-White（WPW）综合征，有相对较多的资料。对健康人群的电生理检查提示，普通人群中的发生率为0.3%[12]。早期的研究表明，在WPW综合征中，房颤伴前传预激引起的室颤导致较高的病死率 [13]。然而，Klein等报道了无症状性WPW综合征者的自然病程，发现严重的有症状的心律失常（包括房颤）伴旁路快速前传的发生率及病死率都很低[14]。

室上性心律失常见于所有年龄，特别在婴儿、儿童和年轻人中较多见。这些心律失常的年龄相关性也成为流行病学的调查课题。Mantakas等在一项对年龄小于1岁婴儿的调查中发现，合并先天性心脏病者占35%[15]。大部分患者（90%）随生长发育症状得到改善或保持稳定，但合并先心病的患者可能发展为难治性心律失常。有报道，没有临床心律失常的WPW综合征儿童，其生活质量和寿命是正常的。

解剖学和病理学

房室交界区的正常解剖

为了理解房室结折返性心动过速（atrioventricular nodal reentry tachycardia，AVNRT）和房室折返性心动过速（atrioventricular reentry tachycardia，AVRT）的病理基础，将在下面简要描述正常房室结及其连接部分（包括心房和房室束）的正常解剖，主要包括以下3个部分：（1）房室结径路（包括房间隔）；（2）房室结；（3）房室结-希氏束交界区[16~27]。

房室结径路

房室结径路包括房室结前方、上方、下方和中间隔的心房肌，它们会聚于房室结。冠状窦下方的纤维可称为后方或下方径路。左侧径路包括来自左心房肌和二尖瓣的纤维。上方径路包括从右心房上壁、侧壁和后壁至房室结区、房间隔和Todaro腱的梳状肌。另外，也有从三尖瓣发出的径路。房室结径路由来自不同方向、不同类型的心肌纤维向房室结会聚而成（图14-1）。总的来说这些细胞排列疏松，并有染色较浅的小细胞。在房室结周围，不同径路的心肌纤维大小和形态相差很大。在电镜水平，心房肌细胞的线粒体和肌原纤维结构不如心室肌细胞的规则，部分心房肌细胞缺乏横管系统[16]。

房室结径路的变异

房室结径路的心房肌纤维包括胶原、弹性组织和神经纤维，其大小、形状和方向存在变化，提示其传导速度存在功能上的差异[16~20]。解剖上，房室结的某一径路可能较其他径路更占优势。例如在人类，优势的

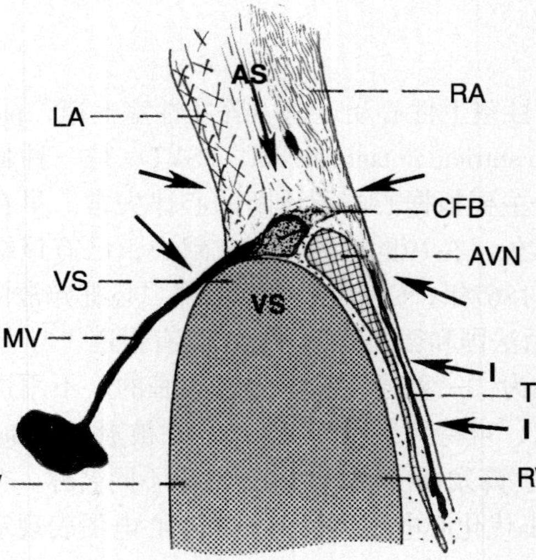

图 14-1 房室交界区示意图，显示通向房室结的传导径路。AVN：房室结；CFB：中心纤维体；LA：左心房肌-左心房径路；LV：室间隔左心室侧；MV：二尖瓣径路；RA：右心房肌-上方径路；AS：房间隔；S：上方径路；I：下方径路；RV：室间隔右心室侧-右心室径路；TV：三尖瓣径路；VS：室间隔顶。箭头所指为从三尖瓣区、右心房、右心室、房间隔、左心房及二尖瓣至房室结的径路。（With permission from Bharati S，Lev M：The anatomy of the normal conduction system：Disease -related changes and their relationship to arrhythmogenesis. In Podrid PJ，Kowey PR ［eds］：Cardiac Arrhythmias，Mechanism，Diagnosis and Management. Baltimore，Williams & Wilkins，1995，p1.）

后方径路与不明显的上方径路提示慢径传导占优势的可能性。同样，优势的上方径路与几乎消失的下方径路提示快径传导占优势或存在其他传导径路的可能性。心房肌可能插入中心纤维体并延伸入房室结。在其他一些情况下，房室结和房室结径路可能被二尖瓣环或三尖瓣环或主动脉瓣环基底部包围。这些异常可能形成折返环的解剖基质，导致不同类型的室上性或交界区性心律失常[16~18]。

房室结

正常房室结与其心房径路连成一体[16~23,26]。房室结通常邻近三尖瓣隔瓣，是一个相当大的结构。在成年人，长约5~7mm，宽约2~5mm。房室结紧贴右心房心内膜下，邻近三尖瓣隔瓣，与室间隔右心室面及中心纤维体靠得很近。房室结的大小和形态在不同心脏变化较大。光镜下，房室结由一些排列成网格状的细胞组成，大小与心房肌细胞相近，较心室肌细胞小。组织学上，房室结可分为3层：(1) 浅层或心内膜下层；(2) 中层；(3) 深层[16~18]。

房室结浅层或心内膜下层

不同方向的房室结径路逐渐会聚到房室结浅层。这些纤维和一些较小的结样细胞沿着心房细胞疏松排列，有些纤维与心房细胞、脂肪、弹性组织、胶原及神经纤维混在一起。随着年龄增长，脂肪组织明显增多[16~18]。

房室结中层

房室结细胞较致密，只是程度不同，但细胞的排列和方位变化较大。胶原、弹性组织和神经纤维成分较浅层少。在老年人中，房室结中层可存在脂肪[16~18]。

房室结深层

房室结深层细胞排列致密。然而，这些细胞的方位和排列仍可有变化。仍有一些胶原和弹性组织，但较浅层及中层房室结少。在老年人中，可见到结细胞中混有脂肪。在光镜下，房室结纤维从外周到中心纤维体都有变化[16~18]。在电镜下，线粒体和肌原纤维较少并且排列紊乱，肌浆网发育较差，没有横管系统。目前尚不清楚房室结是否比周围的心房和心室肌含更多的糖原。缝隙连接罕见，而桥粒多见。黏着面（fascia adherens）较窦房结细胞多，但较心房和心室肌细胞少[16~18]。

房室结的血供和神经支配

在大约90%的心脏，房室结由发自右冠状动脉的中隔纤维支（房室结动脉）及前降支动脉的分支供血[16~23]。大量的神经纤维包围房室结，特别是在房间隔邻近房室结的部分和房室结内部。人类房室结区域的确切神经分布仍不清楚。然而，犬窦房结和房室结区域的自主神经分布较丰富，提示窦房结主要接受副交感神经调节，而房室结传导对交感神经调节较敏感。

房室结大小、形态和位置的变异

房室结位于三尖瓣隔瓣的下方，靠近室间隔右心室侧和中心纤维体。房室结可以位于房间隔内包裹中心纤维体，或一些房室结纤维部分位于三尖瓣瓣环内或中心纤维体内。某些个体，房室结纤维位于左心房侧或二尖瓣环内，或靠近主动脉瓣基底部[16~23]。房室结样细胞也可能在三尖瓣、二尖瓣、主动脉瓣的瓣环附近见到，其中一些结样细胞可进入中心纤维体且最终加入规律的后房室结。另外，在右心房壁层前上部近三尖瓣环处可能见到副房室结[16]。注意并不是所有的房室结细胞都最终形成房室束，一些细胞（如残存结细胞）保留了下来，位于邻近中心纤维体或瓣膜的位置。

Mahaim纤维

来自房室结、房室束和左束支的传导纤维可直接与心室肌连接。这些纤维被称为“Mahaim纤维”或“旁特异性Mahaim纤维”。Mahaim纤维构成心室预激多样性的解剖基质。Mahaim纤维近端细胞与其起源部位的细胞类似，并逐渐演变，远端细胞与心室肌细胞相似。Mahaim纤维可出现在从房室结至室间隔的左侧、右侧或中间部位置[16~23]。

房室旁路——Kent束

房室旁路可在6个月内的正常儿童中见到[21]。心房侧的旁路细胞与心房细胞相似，而心室侧的旁路细胞与心室细胞相似[16~22]。已证实在成年人中，这些旁路导致了预激及不同类型的室上性心律失常。

房室结-希氏束交界区

房室结穿入中心纤维体形成房室束穿行部。房室束穿行部的形态及纤维方向可有很大变化。结-束区非常小，最大直径约1~1.5mm，在大部分心脏都比这个数据要小。结-束区可以认为是房室结最远的部分或房室束穿行部的开始[16~18]。靠近三尖瓣和后房室结径路的房室结细胞首先形成房室束穿行部。另一方面，来自房室结前侧和上侧的结纤维进入中心纤维体最后失去与房室结上方径路的连接形成房室束。因此，中心纤维体内房室束的形成存在差异。房室结的后部较前部及上部穿入中心纤维体早。房室结上部包括靠近左心房侧、房间隔和右心房侧的结纤维[16~18]。

结-束区的功能

房室结上部和下部在大小上的变异，以及在房室束形成处的变异可能提供了心律失常的基质。因为结-束区在组织学上兼有房室结和房室束的特征，其功能可能介于两者之间，同时具有房室结和房室束穿行部的功能特征。从二尖瓣、三尖瓣、右心室肌和房间隔来的房室结径路可进入中心纤维体，随后这些纤维加入房室结或结-束区，或同时加入这两者。房室交界区正常的形态变异有导致房室结性心律失常的可能[16~18]。房室交界区的形态变异也易于引起多种形式的生理现象包括房室结双径路及其他心律失常[15,16]。例如，存在双房室结或者一个位于心房壁或三尖瓣环附近的前房室结可改变房室结的传导速度。房室结双径路可以是正常现象也可以是异常的。上述这些变异可以是暂时的或永久存在[16~18]。

副房室结及其与预激和房室交界区性心动过速的关系

很少有病理学研究能证实副房室结与预激或其他起源于房室交界区的心律失常有关。图14-2显示一个患有顽固性交界性心动过速的5月龄儿童，猝死后尸检发现，其冠状窦向三尖瓣隔瓣相对移位，存在双房室结和双房室束（图14-2A和B）。其他一些情况下，部分房室结可位于中心纤维体内伴有左侧的房室束，或者右侧房室结在缝合时合并损伤而完全中断，左侧房室结与房间隔相连。最近证实，一例患者位于房室交界区前方的副房室结可直接与右心房和右心室交通，产生心室预激并可形成AVRT的逆传支。在另一例存在典型预激及反复AVRT的猝死患者，尸检未发现通常的右侧异常旁路。相反，在右心房前部发现一个副房室结，并延续至右心室肌。

这些房室交界区的异常在儿童和成人中均可发现。一名诊断为肥厚型心肌病和室上性心动过速的13个月男孩，其心动过速符合后侧隐匿性旁路引起的AVRT。尸检病理发现，大量Mahaim纤维（结-室纤维）在室间隔两侧形成中心纤维体，伴有左束支纤维化（图14-3）。

概念和分类

通过数十年的实验和临床电生理研究，PSVT的基本概念已被阐明。Moe等的实验研究和Durrer、Wellens、Castellanos、Rosen、Denes等的临床研究帮助说明了PSVT的机制和基质[28~31]。深入的病理学研究加强了我们对PSVT解剖基础的理解。目前的基本概念是：此类心律失常的机制是自律性增加或折返。尽管在临床实践及特定人群中折返机制多见一些，但是在某些患者这两种机制可能同时存在。自律性增高引起的心律失常可起源于窦房结区、心房肌细胞或房室交界区。折返性心律也可起源于上述结构以及房室旁路或其他变异型预激。表14-1提供了基于电生理机制和心律失常发生基质的PSVT分类。下面将概要讨论PSVT的基本概念。

基础电生理学

随着导管消融技术的发展，对SVT的解剖和电生理认识更加深入。基于解剖学和病理学研究，旁路被认为是可以跨越房室环任何部位的心脏工作肌肌束或是连接特殊传导系统的心房或心室工作肌纤维。AVRT中

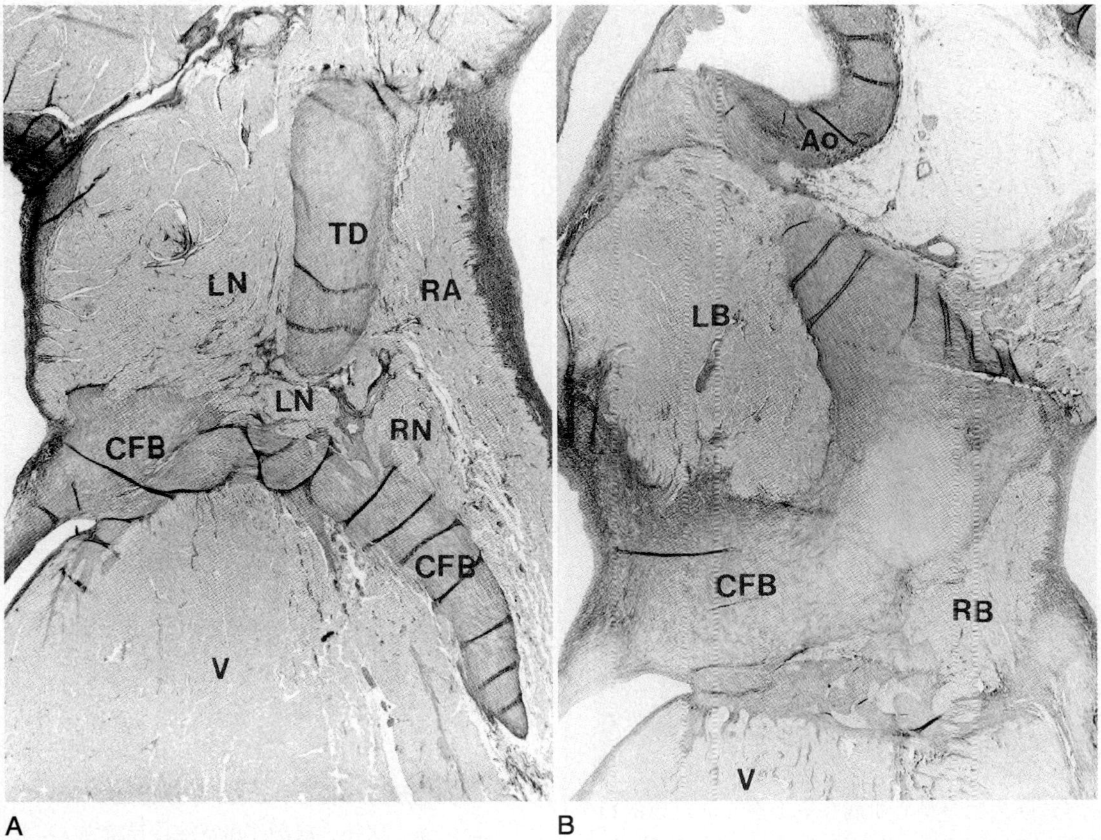

图 14–2 一名5个月的西班牙裔儿童，出生以来持续发作206次/分的心动过速，被诊断为交界区性心动过速。行心导管检查时因发作室颤死亡。**A.** 病理发现中心纤维体内双房室结。**B.** 中心纤维体内双房室束。Weigert–van Gieson染色×19.5。RN：右侧房室结；LN：左侧房室结；CFB：中心纤维体；RA：右心房；LB：较大的左侧房室束；RB：较小的右侧房室束；V：室间隔顶；TD：Todaro腱；AO：主动脉。（With permission from Bharati S，Moskowich，Sheinman M， et al：Junctional tachycardias：Anatomic substrate and its significance in ablative procedures. J Am Coll Cardiol 1991；15：172~86.）

的折返环路有4个部分：心房、正常房室结、心室和旁路。在一些情况下，心动过速来自心房或房室结，而旁路仅仅用于下传激动至心室（旁观者旁路）。而房室结径路被认为位于房室结内部或紧邻房室结周围。房室结被分为心房移行区（房结区）、致密部（结区）和希氏束（结希区）。结区也就是解剖描述的致密房室结。房室结折返环限制在房室结和邻近的心房肌。关于这两种解剖基质及其生理的简要讨论是解释这些特定心律失常变异型的基础。

房室结折返性心动过速（AVNRT）

Tawara和Kent对房室结的早期解剖研究和Moe在犬发现的房室结双径路的生理现象形成了我们目前对AVNRT认识的基础[28,32,33]。Tawara等致力于致密房室结的研究，而近来的研究多集中在房室结的连接处。Moe等首次揭示了犬房室结具有在功能和空间上不同的、分裂成快速或缓慢传导特性的径路[30]。随后学者们研究了房室结及其邻近组织在细胞水平的电生理特性（见第13章）。房结区和结区位于由Todaro腱、三尖瓣环和冠状窦口围成的Koch三角内。这种解剖位置对于理解导管消融AVNRT很重要。结区位于Koch三角的顶部，在这里位于房室束分叉部位近端的结希区穿过中心纤维体形成希氏束。关于房结区及心房和房室结的连接仍有很多不清楚。Truex和Smythe发现房室结致密部可以延伸到心房，并且后方的尾部延伸至冠状窦开口[24]。Anderson等将心房至房室结的连接处分为3个区：浅区、深区和后区[34]。浅区延伸至结区的前部和上部；后区延伸至结区的下部和后部；深区纤维连接房间隔左侧面至结区。Anderson注意到，深区纤维加入结区的远端部分，提示该处房室传导可能较快。这3个区的发现进一步促进了临床对房室结的改良术和消融术。Racker也描述了上、

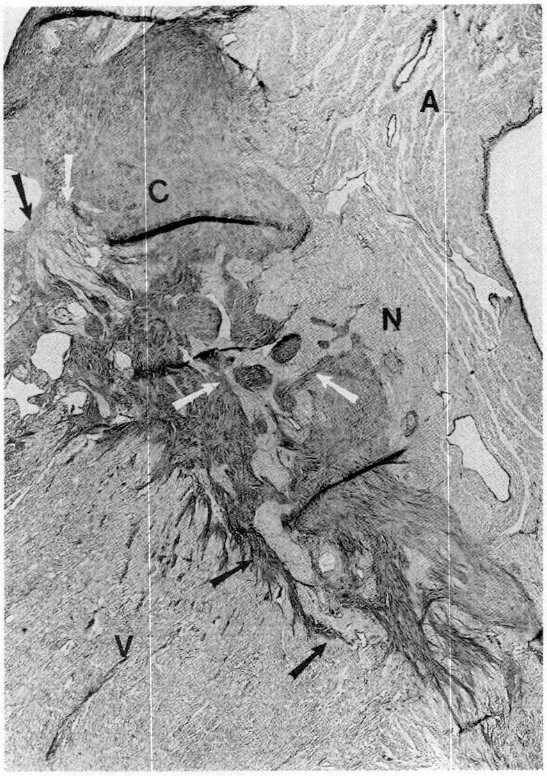

图 14-3 一名诊断为肥厚型心肌病和室上性心动过速的13个月男孩发生了猝死。光镜照片显示从房室结到室间隔的Mahaim纤维。黑箭头指示大量的结-室纤维（从房室结至室间隔），白箭头指示中心纤维体内房室结纤维形成环形。Weigert-van Gieson染色×30。A：房室结的心房径路；C：中心纤维体；N：房室结；V：室间隔。（With permission from Cantor RJ，Gravatt A，Bharati S：Pathologic finding sudden death in an infant with hypertrophic cardiomyopathy and supraventricular tachycardia. J Cardiovasc Electrophysiol 1997；8：222-5.）

中、外侧3条分离的房结束[35]。中间和外侧纤维束会聚成一条近端房室束进入致密房室结。这两条纤维束被认为形成了生理性的房室结“前快”、“后慢”双径路。

Moe等揭示AVNRT的基础是房室结双径路[28]。他们注意到一个特定配对间期的房性期前收缩可引起房室结的传导时间明显延长。这种现象常伴随心房回波的出现，推测是由两条房室结径路引起，即一条具有较快传导能力和较长不应期的β径路和一条具有较慢传导能力和较短不应期的α径路。特定配对间期的期前收缩沿β径路下传受阻转而经α径路传导并逆传进入β径路，形成心房回波。近来，McGuire、de Bakker和Janse在犬和猪的二尖瓣及三尖瓣瓣环周围的细胞发现结型动作

表14-1 规则的窄QRS波室上性心动过速的分类

窦性心动过速
阵发性窦性心动过速
非阵发性窦房折返性心动过速
房室结折返性心动过速（AVNRT）
慢-快型（1型）
慢-快型（2型）
快-慢型（3型）
折返性和异位性房性心动过速
房内折返性心动过速
自律性房性心动过速（单局灶或多局灶）
预激综合征（WPW综合征）
顺传型房室折返性心动过速
持续性交界区反复性心动过速（PJRT）
逆传型房室折返性心动过速
房速、房颤、房扑伴或不伴旁路传导
其他预激综合征：Mahaim纤维传导
结-室和结-束折返
房速、AVNRT、房颤伴结-室或结-束“旁观者旁路”
其他预激综合征：L-G-L综合征
房速、房扑、房颤伴房室结传导增强
自律性交界区性心动过速

电位[36]。这些细胞通过另一些具有中间型动作电位的细胞与心房细胞分离开。腺苷能降低这些结型细胞动作电位的幅度和上升支上升速度，但是不能从其形态特征与心房肌细胞区分。然而它们可以因缺乏缝隙连接蛋白43（Cx43）而与心房肌及心室肌细胞分开。房室结后方径路可通过起搏与心房及房室结分开，经过后方慢径路逆传的心房回波可提前激动心房。这些后方径路并不参与快径路传导。

实验研究与临床的联系

Bigger和Goldreyer以及Denes、Rosen等的早期工作证实了上述实验结论与临床的联系[31,37]。房室结传导延迟在SVT发作中的重要作用得到认识。Denes等在SVT反复发作的患者中发现了房室结传导的纵向分离[31]。Sung等完成的标志性实验揭示了人类房室结解剖和生理现象之间的联系，他们阐述了靠后的房室结“慢径”和靠前的“快径”[38]。这一发现曾有一段时间的争议，后来它形成了房室结折返性心动过速慢径或快径消融策

略的基础。数年后，这项实验在人类心脏手术中被证实。McGuire等在术中标测Koch三角，明确了AVNRT中的心房最早激动点。64%的患者可以在Koch三角中找到缓慢传导区[39]。心房激动特点证实：快径连接于Koch三角顶部房室结-希氏束附近，而慢径连接于冠状窦开口处房室结后侧附近。两种类型的AVNRT被明确：（1）常见型或1型，称为“慢快型”AVNRT，利用慢径前传，快径逆传。（2）少见型或2型，称为“快慢型”AVNRT，利用快径前传，慢径逆传。后来认识到可存在多条“慢径”，并发现存在第三种折返，即3型或“慢慢型”AVNRT。这些不同的类型和旁路说明，这些心律失常依赖于房室结组织、房结移行区及其他结周组织，它们具有不同的电生理特性，功能上拟似电传导径路分离。

房室折返性心动过速（AVRT）

从命名Kent束、Mahaim束和James束起，预激综合征的分类一直在演变。长期以来广为接受的欧洲研究小组（European Study Group）分类见表14-2。然而目前认为这一分类存在局限性。主要的根据是，在房室旁路中观察到递减传导的特性，进而推测旁路可能是异位的房室结及特殊传导系统[40]。在持续性交界区性反复性心动过速（permanent form of junctional reciprocating tachycardia，PJRT）的后间隔旁路以及连接右心房至右束支远端的房束旁路中也可观察到递减传导。房束旁路引起的心动过速经房束旁路前传，经正常房室传导系统逆传并且心房和心室也作为折返环的一部分。这与Mahaim最初描述的结-室旁路明显不同。结-室旁路引起的心动过速其激动顺序与前者相同，但心房可以不包括在折返环路中，目前已被称为“交界区下心动过速”。

AVRT的解剖基础是房室旁路，即一段心脏工作肌束跨过房室环。旁路常见的部位依次为左心室游离壁、后间隔和中间隔、右心房游离壁，极少见于前间隔。大约15%的患者存在多条旁路。尸检中发现后间隔区域从冠状窦口开始延伸，约2.3±0.4cm，左心室游离壁长度约5±1cm。后间隔旁路位于离冠状窦口1.5cm内，离冠状窦口1.5~3cm的可能是后间隔间隙或左心室游离壁旁路，超过3cm的后间隔旁路无一例外位于游离壁。

预激综合征的基本电生理概念

房室旁路在电生理检查中一般表现为“全或无”的传导特点。房室旁路的前传和逆传都表现为非递减性的传导直至进入不应期，特别是在不存在竞争性的房室结传导时。当逐渐提前的期前刺激引起递减传导时，大多是由于传导改由房室结-希氏束传导。当旁路前传时，最常见的表现是WPW综合征：出现短PR间期、δ波（由于旁路引起的心室提前激动）和QRS间期延长（由于异常的心室内传导）。在某些情况下，旁路的前传不应期特别长或旁路不具备前传功能，则成为隐匿性旁路，仅仅当发生逆传回波或AVRT时才表现出来。隐匿性旁路的患者体表心电图正常。极少情况下可以看到旁路递减传导特性，这偶尔是由于结-室旁路，更多是由其他具有Mahaim纤维特点的旁路引起的。关于旁路递减传导特性的电生理基础有多种猜测，包括旁路与心房和心室插入端传导阻抗的不匹配、旁路的极度扭曲等。研究表明这些旁路的阻滞通常发生在旁路的心室插入端，并且可能与各向异性、纤维狭窄或细胞间连接改变有关。年龄和自主神经状态相关的电生理变化会导致预激综合征和心律失常间歇性发作的表现。婴儿期无休止的心动过速和显性预激常随着年龄增长而好转。预激综合征常在患者年轻时首次出现症状。年龄增长通常可减弱旁路的功能。预激的首次表现在老年患者中出现，虽然不常见但也不罕见。

自律性增强导致的室上性心动过速

在广泛应用洋地黄而不监测血药浓度的时代，常能记录到加速性交界区性心律引起的室上性心动过速，也可在术后、心梗后及电解质紊乱的患者中见到这类心律失常[41,42]。这些心律失常大多被认为是延迟后除极引起的触发性自律性增强（触发活动）。起搏可以增强后除极，后除极的幅度可因为细胞外高钙而增加（地高辛中毒时可见到这一现象）。实验动物模型中，心肌缺血也能导致冠状窦区域加速的触发的自律性（触发活动）。低钾血症易诱发后除极。触发的自律性增加在心电图上表现为非阵发性交界性心动过速。不像其他自律性节律，触发的心律失常经常能被超速起搏诱发，

表14-2 预激综合征的分类

1. 房-室旁路：旁路直接连接心房和心室
2. 结-室旁路：旁路连接房室结和心室肌
3. 束-室旁路：旁路连接传导束与心室肌
4. 房-希旁路：旁路连接心房和希氏束

在起搏停止后心律失常不一定继续。触发的节律也能在人类外科手术切除的患病的心房组织以及实验研究中的冠状窦细胞中诱发。

PSVT的临床表现

PSVT大多表现为突然发作的心悸，伴有胸闷、呼吸困难、近似晕厥或晕厥，持续时间从数秒到数天不等，大多突然终止，尽管有部分患者表现为逐渐终止[1,43]。在没有明显器质性心脏病的儿童和成人中，胸闷可能与心率加快有关，而且PSVT终止后仍有一段时间有轻度的不适。在老年人和有明显器质性心脏疾病的患者中，胸闷可能与心肌缺血有关。在左心室功能不全的患者中，由于前向射血减少导致肺淤血，呼吸困难可能比较明显。心率非常快的PSVT，因血流动力学紊乱可引起近似晕厥或晕厥症状。许多PSVT患者，房室激动顺序不协调导致心室充盈不足，快速的心率特别是超过200次/分时，可进一步导致充盈不足，心输出量严重降低[44]。而另一些患者，PSVT可以症状很轻或没有症状。婴儿和儿童中，无休止的PSVT可造成心律失常性心肌病，导致心力衰竭、晕厥和死亡。心率非常快或血流动力学不稳定的PSVT还可诱发心肌梗死、室性心动过速及心脏骤停。

PSVT的心电图学

PSVT的心电图特征可反映其潜在的心律失常机制。用于分辨这些机制的主要标准包括：发作的特征、P波在RR间期中的位置、有无QRS波群电交替、心动过速频率的变化、P波的形态、束支传导阻滞（BBB）对PVST的影响、有无V_1导联R′波及是否有心室预激等。上述有些标准被证明特别有效，但不同机制引起的SVT其心电图表现相互有重叠。

1. *发作特点*

AVNRT一般由一个形态上不同于窦性节律的房性期前收缩（房早）诱发。如图14-4所示，房性期前收缩在快径路下传受阻而沿慢径下传导致PR间期突然延长，当快径路从不应期中恢复，冲动沿快径逆传形成折返，导致心动过速。与之相反，由房性期前收缩开始的触发或折返性房速，心动过速前没有PR间期的延长。自律性房速表现为心率逐渐加快且P波形态与窦性不同。AVRT可由房性期前收缩或室性期前收缩诱发。室性期前收缩诱发的房速非常少见。

2. *P波的位置*

典型的AVNRT时，心房一般与心室同步激动，故P波埋藏在QRS波群中，尽管在某些情况下P波见于ST段初始段（图14-5A）。在不典型的AVNRT中由于激动沿慢径路缓慢逆传至心房，P波位于RR间期的后半部分。在顺向型AVRT，冲动沿旁路逆传激动心房，P波位于RR间期的前半部分，常开始于QRS波群起始处后70ms，并延续至ST段（图14-5B）。房速时，P波通常见于RR间期的后半部分，但是当存在传导系统病变或应用抗心律失常药物引起房室传导延迟时，则是例外。Kalbfleisch将体表心电图与电生理检查结果比较后发现，91%的AVNRT、87%的AVRT和11%房速患者的P波位于RR间期的前半部分[45]。

3. *QRS波群电交替*

Green观察到，SVT的患者可有QRS波群电交替现象，而且通常出现在旁路引起的AVRT中[46]。Kalbfleisch和Kay随后发现，QRS波群电交替依赖于SVT的突然发作，并且在较快速的心动过速时更多见。在他们的研究中，27%~38%的顺向型AVRT和13%~23%的AVNRT有QRS波群电交替，而在房速

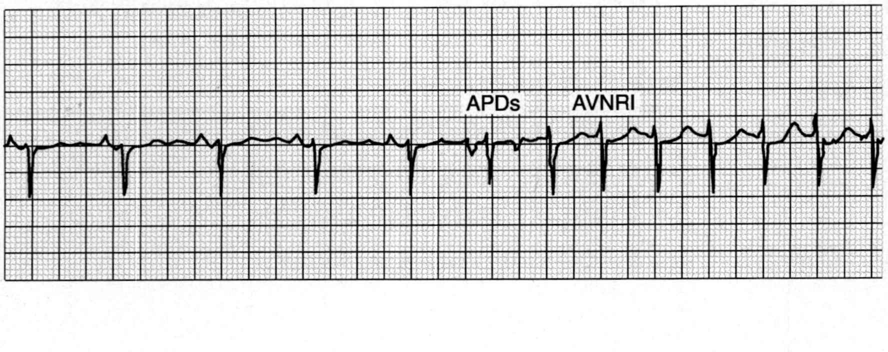

图14-4 窦性心律时出现2个房性期前收缩，第二个房性期前收缩在快径路受阻沿慢径路下传诱发房室结折返性心动过速（AVNRT）。AVNRT时P波因埋在QRS波群中而不明显。

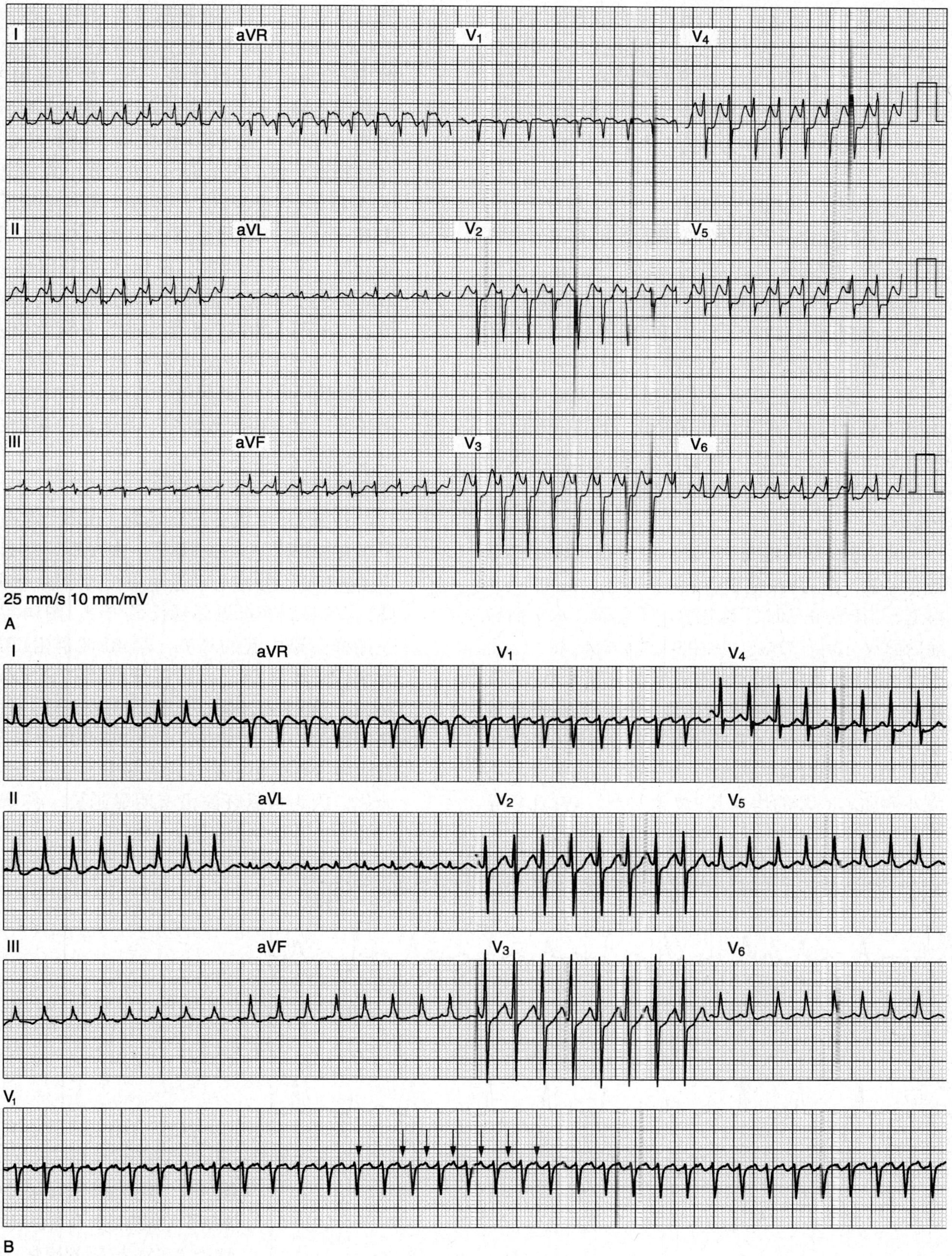

图14–5 **A.** 240次/分的窄QRS心动过速，RR间期中没有见到前传或逆传的P波。后经电生理检查明确为典型的AVNRT。**B.** 206次/分的窄QRS心动过速，在RR间期中部见到明显的P波，尤其在V_1导联。后经电生理检查证实为经后间隔旁路逆传的AVRT。

中很少见[45,47]。上述研究之间不同的结果可能是由于其记录导联数目的不同和对QRS波群电交替的评判标准不同。例如，QRS波群振幅的改变可能仅在某些特定导联明显，监护导联或有限的体表导联对QRS波群电交替的发现显然不如12导联心电图[48]。

4. *心动过速周长（频率）的变化*

几项研究评价了SVT的频率对鉴别心律失常机制的作用，但未发现其有明显差别[44~46]。在折返性心动过速中，心动过速周长的改变相对少见。折返性心动过速如AVRT和AVNRT有相对稳定的周长，但有时折返环某一支的传导变化会导致周长的变化。图14-6记录到了左侧壁房室旁路引起的顺向型AVRT时少见的RR间期变化。该患者同时合并房室结双径路现象，激动前传通过房室结快径或慢径的不同导致RR间期发生变化。

5. *P波形态*

若SVT发作时能见到P波，经常很难确定其形态和电轴，因为P波常被QRS波群掩盖。Kalbfleisch报道，当P波可见时，其电轴在垂直面、水平面和前后面仅分别有32%、11%和9%能分辨出来[45]。由于房速时P波落在RR间期的后半部分其不易被T波掩盖，故其形态能被更精确地分析。Tang提出体表心电图鉴别局灶性房速起源于右心房或左心房的方法[49]。他们对31名患者的分析表明，起源于右心房外侧和右心耳的房速其P波无差别。aVL和V_1导联在鉴别局灶性房速起源时最有用。右心房房速的P波在aVL导联多为正向或双向，而左心房房速的P波为负向或等电位线。左心房房速的P波在V_1导联为正向，而V_1导联双向或负向P波见于右心房房速。同时下壁导联的P波可鉴别来自心房下部（负向P波）或心房上部（正向P波）的房速。Morton分析了9名患者的P波形态，其房速起源于三尖瓣环[50]。这一系列患者中，P波在aVL导联直立，Ⅲ导联、V_1导联倒置，在V_2~V_6导联双向或倒置。Tada研究了32名行消融手术的患者后，提出了在体表心电图上鉴别右心房房速的方案[51]。他们发现下壁导联的负向P波提示房速来自右心房下壁，aVR导联负向P波是起源于界嵴房速的特点。所有上述研究都有病例数较少、常无法分辨T波终末部分与P波等不足。

6. *束支传导阻滞的影响*

SVT时发生束支传导阻滞（BBB）能提供诊断AVRT的线索。Coumel等第一次观察到在旁路同侧发生的BBB会导致心动过速周长的增加（即频率下降），这是因为折返环延长了[52,53]。图14-7记录了左侧壁旁路引起的SVT，其QRS波群由LBBB型转为窄QRS波群型，心动过速的周长由300ms变为260ms（频率由200次/分增至230次/分）。而右侧旁路引起的心动过速也会因形成RBBB而频率下降。但间隔旁路引起心动过速的频率不会因产生BBB而变化，因为折返环路没有明显延长。甚至会出现

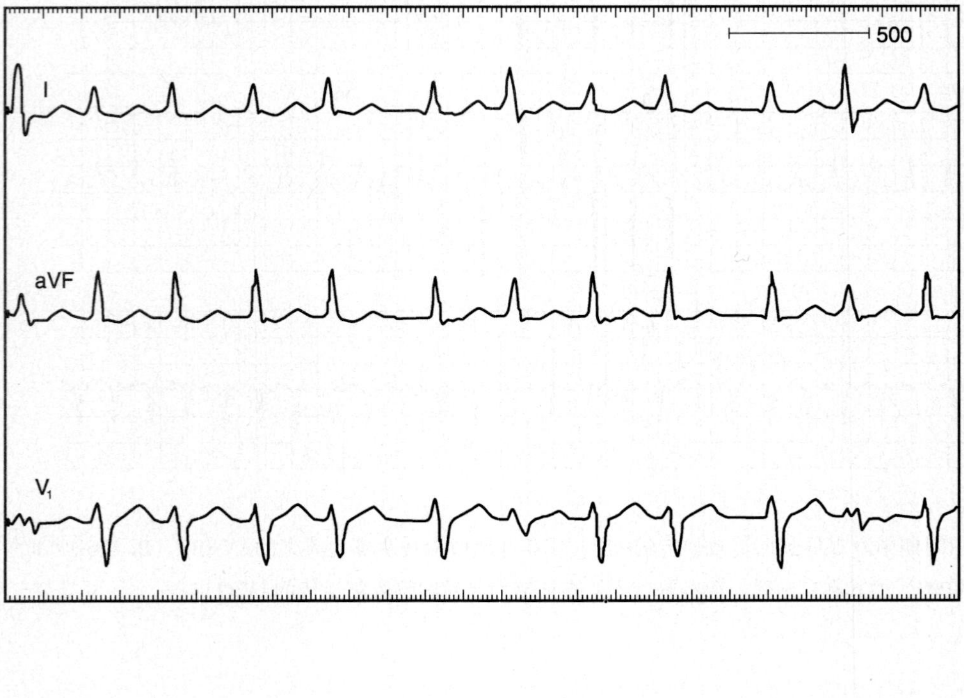

图14-6 体表心电图I、aVF和V_1导联显示了左侧壁隐匿旁路引起的顺向型AVRT伴房室结双径路现象。不规则的RR间期是由于AVRT间断经慢径路下传。

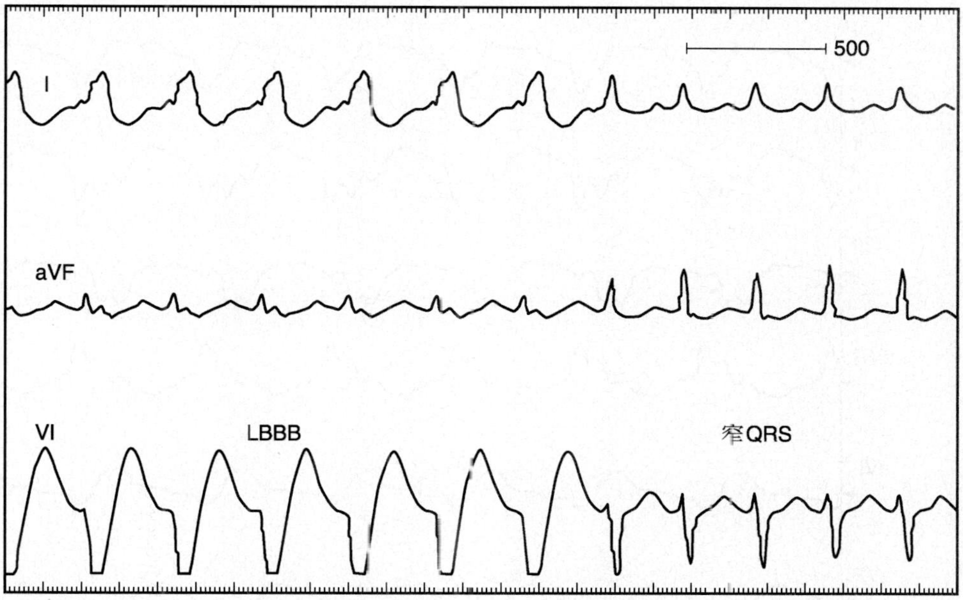

图14-7　当QRS波群由LBBB型转变为窄QRS波型时，体表心电图I、aVF、V_1导联出现顺向型房室折返图形。旁路位于左侧。注意，QRS波型正常后频率由200次/分增至230次/分。

旁路伴同侧BBB造成室房传导时间增加，同时伴有房室结前传时间缩短，最终其净效应使得心动过速周长没有明显变化。

7. *V_1导联伪R′波*

V_1导联伪R′波在AVNRT比在AVRT或房速中更常见，其对诊断AVNRT的灵敏度为58%，特异度为91% [45]。伪R′波的形成是由于QRS波群终末部融入了逆传的P波。

8. *旁路前传的表现*

心动过速伴有心室预激常见于房室正路逆传型AVRT（逆向型AVRT）、房颤及房速沿旁路下传及Mahaim纤维导致的心动过速 [54]。图14-8所示，由于逆向型AVRT时房室传导完全经过旁路下传，心室形成最大程度的预激。逆向型AVRT时心电图表现为类似室速的规则的单形性宽QRS波群。由于逆传P波被宽大的QRS波群掩盖，P波很难在RR间期的前半部分分辨出来。当能见到P波时，其与QRS波群呈1:1关系，这是因为房室结和旁路任何一处的阻滞都会终止心动过速。有时逆向型AVRT可见到心动过速周长突然改变，从中可以反映出室房逆传是经过哪一束支[55]。在房颤伴预激时，表现为快速的、RR间期不规则的宽QRS波群心动过速，QRS波群的形态变化取决于房室激动下传时的预激程度。房颤伴预激时其不规则的节律和变化的QRS波群有助于与逆向型AVRT和单形性室速鉴别。旁路的前传不应期小于220~250ms的患者，房颤伴旁路快速前传而诱发室颤的风险较大[13,56]。图14-9显示Mahaim纤维介导的心动过速，其QRS波群形态类似于LBBB，QRS波群电轴一般介于0°~-75°，QRS波群时限≤0.15s，I导联可见R波，V_1导联可见到rS波。胸前导联QRS波群移行区位于V_4~V_6导联 [57]。

9. *旁路的定位*

心室预激波形有助于旁路的定位及判断是否存在多条旁路。多位学者制定了旁路定位的标准，这些方法的准确性取决于记录心电图时心室的预激程度以及是否存在潜在的心脏疾病影响预激形态[58~64]。这些标准随着时间演变而不断加以修正补充，其主要基于这样一个概念，即δ波极性、QRS波群电轴和R波在胸前导联的移行部位能反映旁路的位置。当预激程度较明显时，左侧旁路在V_1导联表现为明显的R波和正向δ波。如果旁路位于左后壁，δ波一般在下壁导联呈负向，QRS波群呈QS型。左前侧壁旁路在aVL导联呈负向δ波和QS型QRS波群，而在下壁导联呈正向δ波。后间隔旁路在下壁导联呈负向δ波，V_1导联R/S<1，而在V_2导联移行为R/S>1。Arruda发现心外膜下旁路的特征性表现为δ波前20ms在Ⅱ导联呈明显负向 [63]。右侧旁路在V_1导联表现为R/S<1，胸前导联R波移行延迟。右后壁旁路的δ波在下壁导联为负向。下壁导联正向δ波提示旁路位于较靠前的位置。右前间隔和右中间隔旁路在下壁导联的δ波正向，

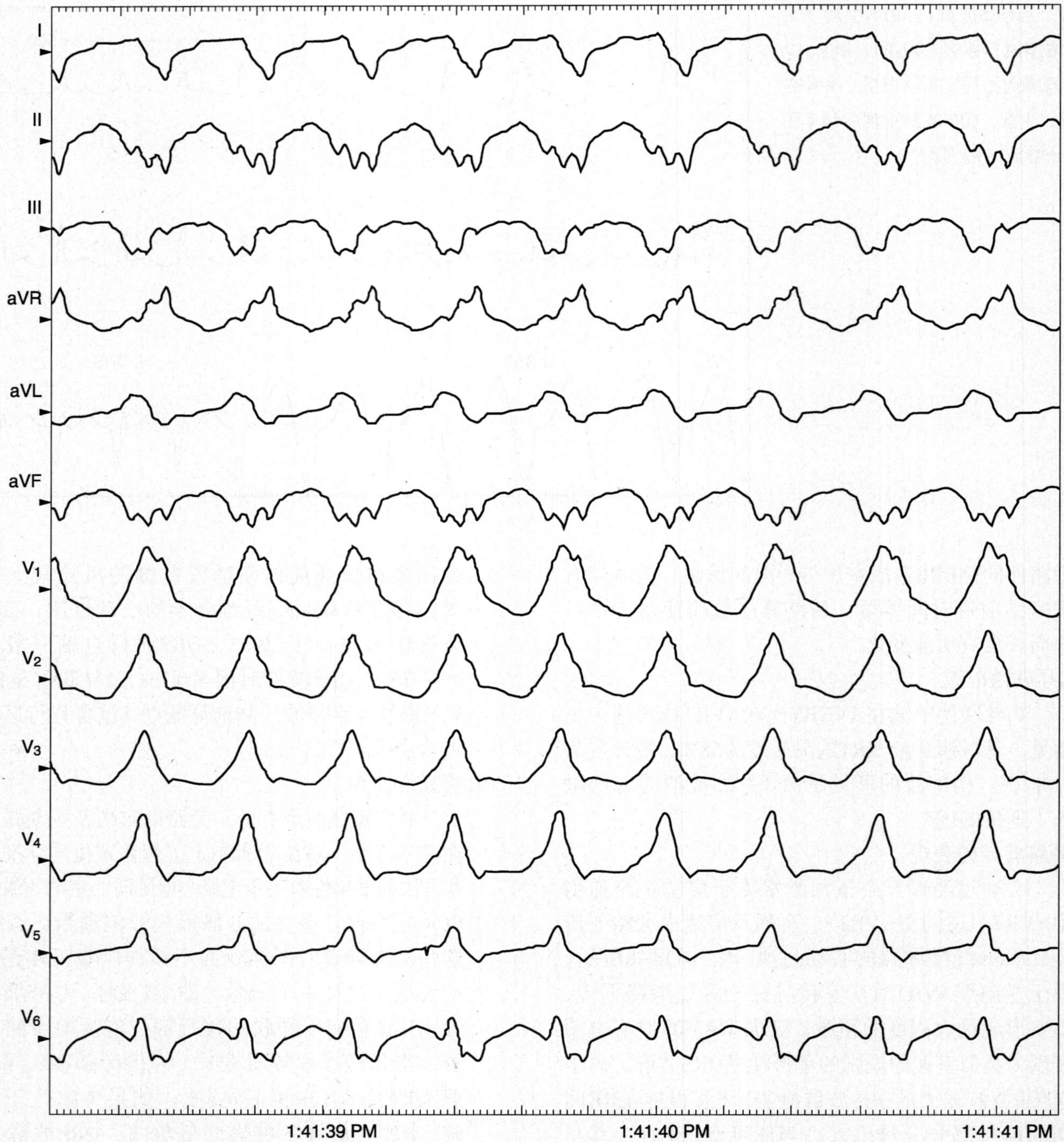

图14-8 12导联体表心电图记录到的逆向型AVRT。QRS波群规则，呈最大程度预激，形态一致，典型的左侧旁路特征，符合窦律或心房起搏时逆向预激形态。

V_1导联可表现为负向δ波。右前间隔旁路在Ⅲ导联R/S>1而右中间隔旁路在Ⅲ导联R/S=1[61]。

当预激程度不明显时，旁路的定位较困难。Chiang利用V_2导联R/S比值、Ⅲ导联δ波初始40ms的极性、V_1导联δ波初始60ms的极性以及aVF导联δ波初始40ms的极性来确定旁路的位置，准确预测了93%患者的旁路位置[64]。Arruda总结了135例患者后提出的方法应用于121例患者，灵敏度90%，特异度99%。其方法基于Ⅰ、Ⅱ、aVF导联δ波初始20ms的形态及Ⅲ、V_1导联R/S比值。这一方法见表14-3。存在多条旁路时可以通过观察其可变的预激形态及不合常规的预激形态来加以辨别。

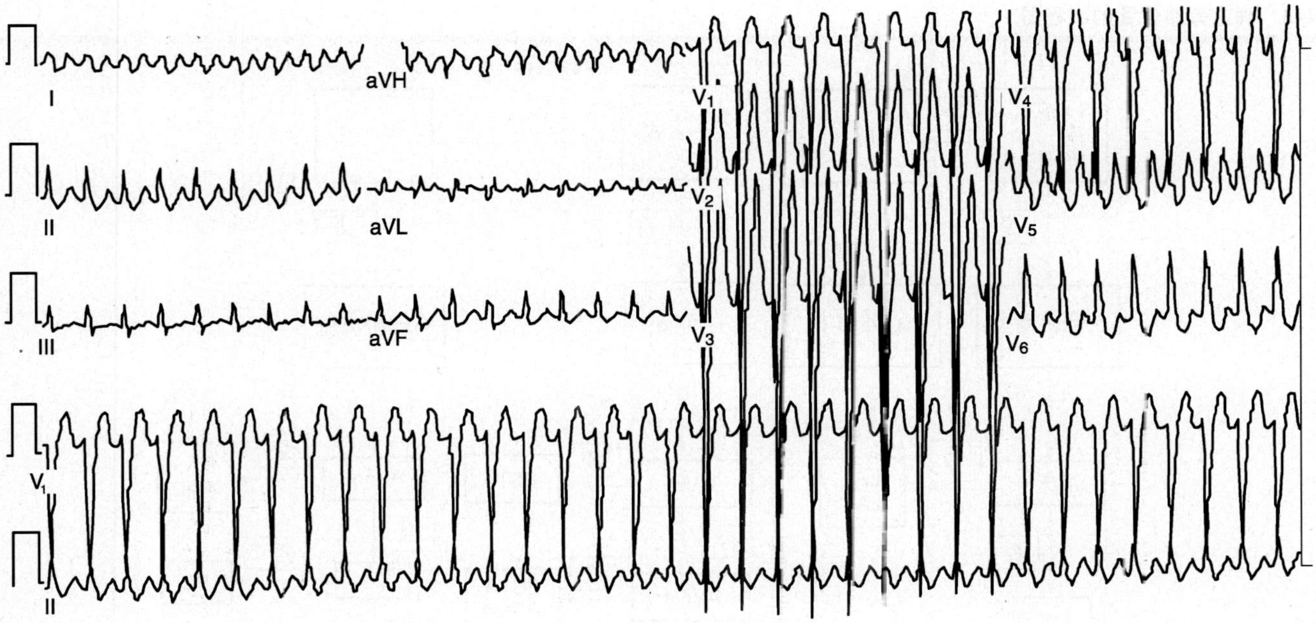

图14-9 Mahaim纤维介导的大折返性心动过速的特征性12导联心电图。其QRS波群形态类似于LBBB，V_1导联可见到rS波。鉴别诊断包括：SVT伴室内差异性传导、逆向型AVRT以及室速，须行电生理检查明确诊断。

Fananapazir发现，存在多条旁路的患者，在窦性心律时只有32%的患者表现为一种以上的预激形态，而在房颤时则有55%的患者可发现多条旁路[65]。

SVT的诊断方法

SVT的诊断建立于对其机制和发作时临床表现的认识。一个系统的诊断过程应从病史和体格检查开始，这些能提供发作时的临床症状并能发现患者潜在的心脏疾病，而心电图则是诊断所不可缺少的部分[66]。

临床表现

仔细的病史采集能提供有价值的信息。心动过速引起的心悸是SVT最常见的症状。突发突止的心悸伴多尿提示PSVT，在没有心电图的1888年法国文献中将这一现象称为“de Bouveret”综合征，当然这一表现也可在室速如维拉帕米敏感型室速中出现[2]。偶尔，SVT可引起晕厥，而晕厥前多有心悸表现。当心悸突然结束后即刻出现的晕厥应怀疑慢-快综合征的可能。其他与SVT相关的症状包括头晕、胸闷、呼吸困难等。SVT也可表现为症状很轻或没有症状，甚至是因为其他原因做心电图时偶然发现的。有时则因为SVT引起的并发症而反过来考虑心律失常的诊断（如脑栓塞后回顾性考虑无症状性阵发性房颤的诊断）。体格检查主要集中在发现潜在的器质性心脏病，但一般PSVT多发生在没有器质性心脏病的患者。相反，房颤患者中70%合并其他心脏疾病。

SVT的心电图鉴别诊断（表14-4）

心电图对于SVT的诊断与处理至关重要。当心动过速发作较频繁或持续时间较长时，多能记录到其发作时的心电图。SVT一般表现为窄QRS波群心动过速，当患者先前存在BBB或SVT合并室内差异性传导（差传）时其表现为宽QRS心动过速。鉴别SVT与VT有时是比较困难的，特别是当存在预激时。

a. *窄QRS心动过速的鉴别诊断（表14-5）*

大部分规则的SVT利用房室结作为折返环的一部分如PSVT或仅仅利用房室结下传激动如房速和房扑。窄QRS心动过速的诊断步骤如下[66-68]。

首先确定RR间期是否规则。

1. *如果RR间期不规则*，房颤或房扑是最可能的诊断。然而当房颤伴快速心室率时，其RR间

表14–3 确定旁路位置的流程图

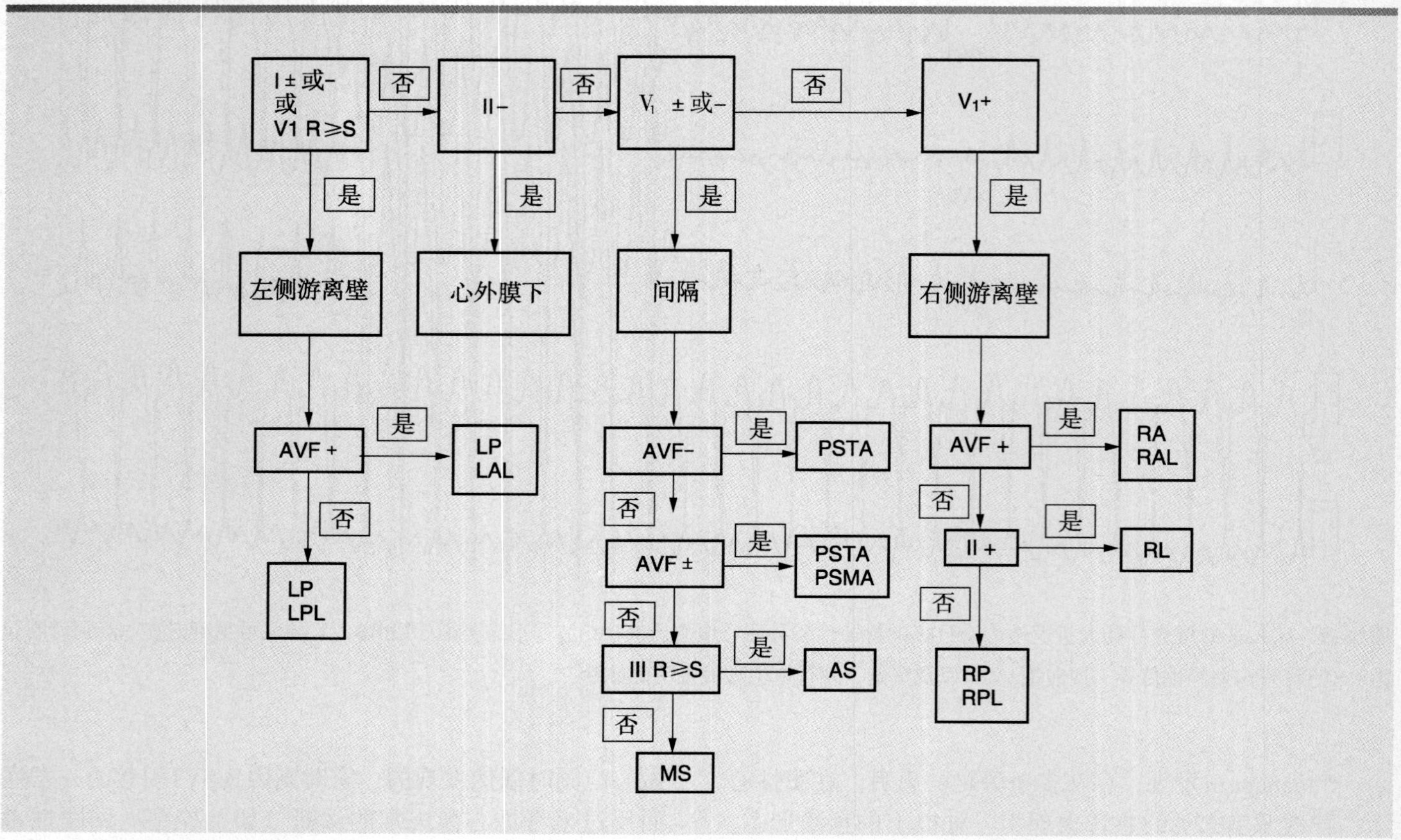

AS：前间隔；LAL：左前侧壁；LL：左侧壁；LP：左后壁；LPL：左后侧壁；MSTA：中间隔三尖瓣环；PSMA：后间隔二尖瓣环；PSTA：后间隔三尖瓣环；RA：右前壁；RAL：右前侧壁；RAPS：右前间隔旁；RL：右侧壁；RP：右后壁；RPL：右后侧壁。（From Arruda et al：J Cardiovasc Electrophysiol 1998；9：2–12）

表 14–4 室上性心动过速的分类

心房起源
- 心房颤动
- 心房扑动
- 房性心动过速
- 自律性增高：房内局灶
- 折返：房性心动过速和窦房折返性心动过速

房室交界起源
- 房室结折返性心动过速
- 常见类型：慢径前传–快径逆传型
- 少见类型：快径前传–慢径逆传型
- 慢–慢型：慢径前传–慢径逆传型

房室折返性心动过速
- 房室正路顺传型房室折返性心动过速（顺向型 AVRT）
- 房室正路逆传型房室折返性心动过速（逆向型 AVRT）

期也可规则。持续性交界区性反复性心动过速（PJRT）的RR间期经常不规则。这种由Coumel等描述的心动过速被发现与具有递减传导功能的隐匿性旁路有关，其利用房室结作为前传支而具有缓慢传导能力的旁路作为逆传支（图14–10），并可表现为无休止性心动过速[69]。当儿茶酚胺分泌增多如运动或情绪激动时，其发作呈持续状态。PJRT须尽早治疗以减轻症状并预防心动过速性心肌病。PJRT的鉴别诊断包括非典型的AVNRT及起源于冠状窦开口附近的房速。

2. *当RR间期规则时*，下一步观察P波。P波是否出现、P波的形态及其与QRS波群位置关系在鉴别窄QRS心动过速机制时很重要。当P波位于QRS波群前，与窦性P波形态不同，且PR间期与窦性时相同或稍长时，局灶性房速的诊

表14-5 窄QRS波群心动过速诊断流程图

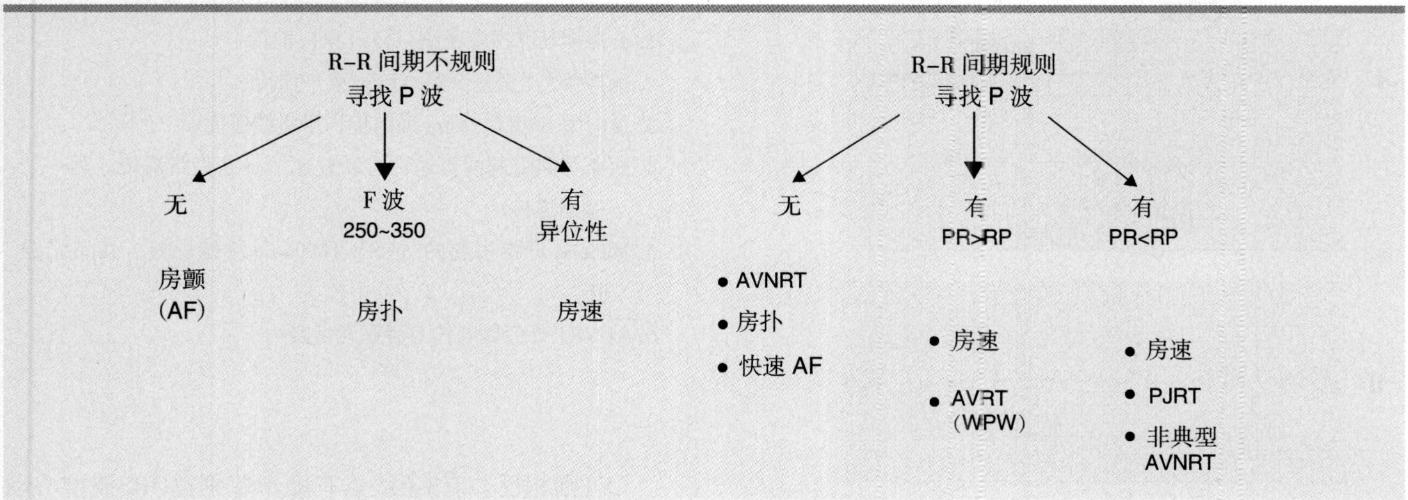

断可能性最大，也有可能是房内折返性房速或窦房折返性心动过速，进一步鉴别需要心内电生理检查。如果P波形态与窦性P波一致则应鉴别窦性心动过速（窦速）和不适当性窦性心动过速。不适当性窦速是最近被认识的一种少见的心律失常，表现为静息及生理性应激时不适当的窦速[70]。其机制目前仍未明确，有多种推测包括窦房结区异位性房速、窦房结对交感神经张力过于敏感以及窦房结内在异常等。当P波埋藏在QRS波群内而无法分辨时，最可能的诊断是AVNRT（心动过速利用房室结慢径前传、快径逆传导致P波融入QRS波群或紧跟在QRS波群后）[71,72]。Wellens曾描述过一种提示AVNRT的心电图表现，即心动过速时V_1导联出现不完全性右束支传导阻滞型（RSR′）而在窦性心律时不出现[72]。窄

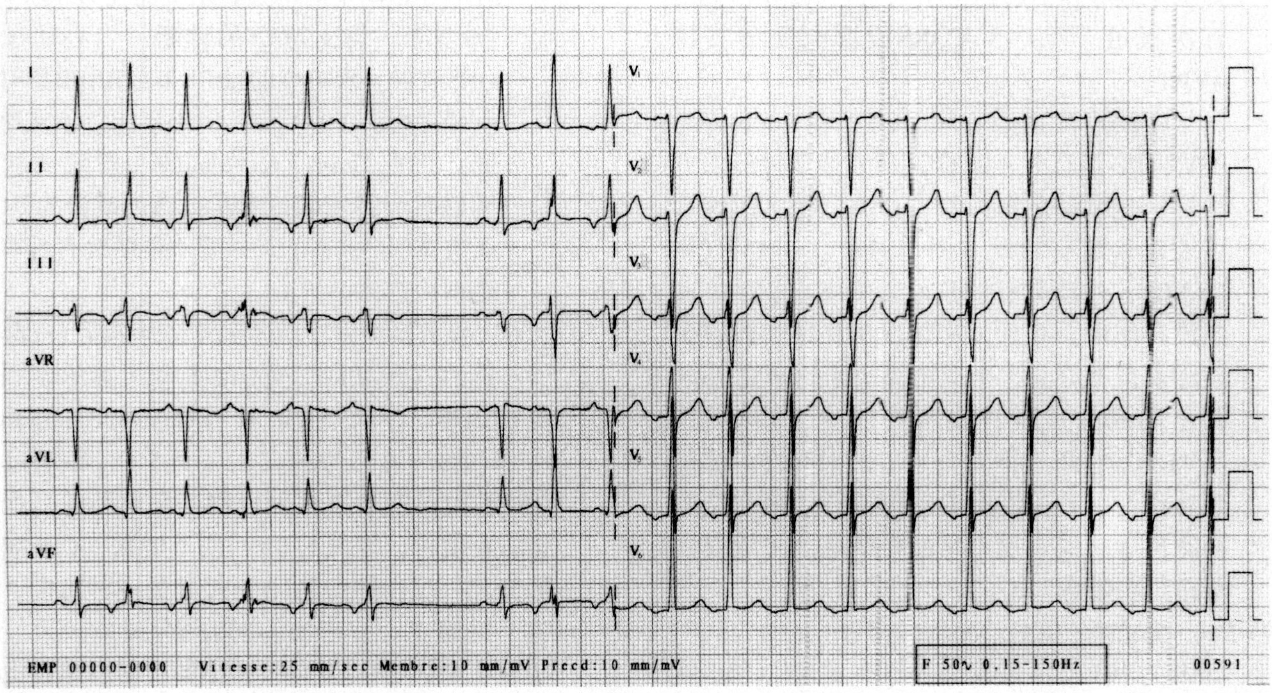

图14-10 12导联心电图显示了具有缓慢传导能力的旁路作为逆传支引起心动过速。由于旁路具有递减传导功能引起RR间期轻度不规则。

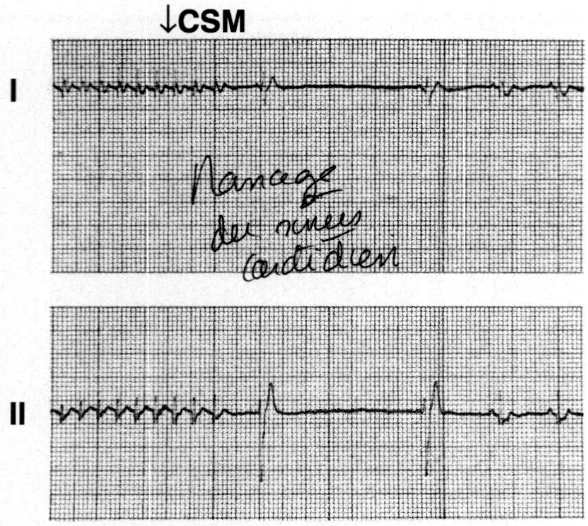

图14-11 颈动脉窦按摩（CSM）终止窄QRS波群心动过速。

QRS心动过速心室率150次/分左右时要考虑房扑伴2:1下传的可能。如果SVT时P波在QRS波群后，并与QRS波群有明显间隔且R-P<PR间期，则最可能是顺向型AVRT。其他的线索还有I、V_1导联负向P波提示顺向型AVRT时左侧旁路逆传心房引起从左至右的心房激动[72]。当同时记录到窄QRS波群心动过速及QRS波群呈LBBB型心动过速伴有心动过速周长的增加，提示左侧旁路引起的AVRT，这一现象由Paris首次报道[52,73]。出现QRS波群电交替支持AVRT。

房颤伴快速心室率及房扑伴1:1下传与PSVT的鉴别有时较困难，刺激迷走神经的方法特别是颈动脉窦按摩（CSM）和应用腺苷可能对诊断有帮助（图14-11）。在AVRT和AVNRT，颈动脉窦按摩可突然终止心动过速或没有作用。相反，房颤或房扑很少能被颈动脉窦按摩终止，但其心室率可降低并且显露出隐藏的房颤波或房扑波。应注意到，PSVT和房扑可在同一个患者同时存在。注射腺苷作为一种诊断实验可用于评价房室结双径路传导功能、房室结慢径消融效果以及揭示隐匿性旁路[74]。

b. *宽QRS心动过速的鉴别诊断（表14-6）*

规则的SVT也可表现为宽QRS波型（QRS时限>0.12s）而与VT较难鉴别。需要强调的是大部分规则的 SVT发生在没有器质性心脏病的患者而VT则相反。有3条线索有助于鉴别宽QRS波群心动过速。

表14-6 宽QRS波群心动过速

1. 心房颤动伴房室旁路（Kent 束）前传
2. 房扑伴 1:1 房室旁路（Kent 束）前传
3. 逆向型 AVRT（Kent 束前传，房室结逆传）
4. 两条旁路引起的折返性心动过速（一条旁路前传，另一条旁路逆传）
5. Mahaim 纤维引起的 AVRT（Mahaim 纤维前传，房室结逆传）
6. AVNRT 伴旁路前传（旁观者旁路）

1. 患者的年龄。在儿童和青年人，预激综合征比VT更常见。在这些患者中，窦性心律时表现出预激波，而心动过速时的QRS波群形态与窦律时的完全一致。
2. 房室分离的出现一般可诊断VT，但房室分离只见于40%的VT[66,75~79]。
3. Wellens等提出了一系列标准用于鉴别SVT与VT，其中有一些被证明特别有效[79]。如电轴左偏（小于-30°），QRS时限>0.14s，QRS波群在V_1导联呈单向R波或QR型而在V_6导联呈rS或QS型等，均支持VT的诊断。当心动过速时QRS波群呈现典型的LBBB型或RBBB型时，特别要考虑SVT伴差传，但仍不能排除室速的诊断。因此Agustin Castellanos Jr曾说“在无法明确时应将宽QRS波群心动过速认为是VT”。所有宽QRS波群心动过速不能明确者都有行电生理检查的指征。

c. *伴QRS波群预激的心动过速的鉴别诊断（图14-12）*

当存在预激时，宽QRS心动过速的鉴别诊断更加困难。幸运的是，所有宽QRS波群心动过速中伴QRS波群预激的仅占不到5%。心动过速伴QRS波群预激者有多种机制。最常见的是房颤伴Kent束前传，表现为RR间期不规则，QRS波群不断变化。房扑伴旁路1:1下传是另一种可能，不过这一诊断在心室率250~300次/分时应慎重。在年轻患者中，QRS波群呈LBBB型心动过速伴电轴左偏提示Mahaim纤维的存在。其他一些机制须细致的心内电生理检查才能发现。

d. *非介入性心电检查*

如前所述，心电图是诊断SVT很重要的一步，下面的方法可获取SVT发作时的心电图。

1. *动态心电图*

动态心电图仅仅当SVT的发作频率足以使症状在24小时或48小时内出现时才有应用价值，否则动态心电图只能提供SVT发作的可能触发因素如期前收缩。偶尔，动态心电图可记录到类似窦速的心动过速，使得动态心电图对于诊断不适当性窦速特别有用。心动过速引起的胸痛和呼吸困难可能是SVT的惟一症状，动态心电图有助于将这些症状与心动过速联系起来。

2. *心电事件记录器*

如果心动过速发作不频繁或持续时间很短，事件记录器通常有用。近几年，技术的飞速发展使得事件记录器能远程监护患者（如电话传输监护）。根据每天的检测和传送的症状医生可评估心律失常相关的症状。

3. *院内心电监护*

当心动过速症状较重或发作很频繁时，住院后的心电监护是另一种选择，但是这种方式要求患者住院并且费用较高。

4. *运动试验*

当心动过速是由于运动引起或是儿茶酚胺依赖时，运动试验特别有用。如房速和房颤可由运动诱发，尽管PSVT偶尔由运动诱发，但PSVT患者很少应用运动试验。运动试验对于不适当性窦速的诊断有很高价值。

5. *植入式环形心电记录器（植入性Holter）*

植入性Holter是将循环心电记录器植入皮下（而不进入心腔），目前已经发展的新产品如“Reveal Plus”系统，有助于判断出现症状时心电图的变化，已经用于晕厥和心肌梗死患者。虽然该系统可以记录心动过速，但尚无针对该系统用于PSVT的大规模临床试验，而且植入性Holter记录的心电图用于鉴别SVT和VT并不可靠。对于已经植入起搏器或除颤器（ICD）的患者，较容易获得其心律失常发作时的心电图和起源点。

6. *电生理检查（图14−13）*

电生理检查能用于PSVT患者的诊断和治疗。电生理检查能通过诱发心动过速以记录心动过速发作时的心电图，明确心动过速机制，确定折返环的关键部位，评价心动过速时的症状，评价抗心律失常药物的疗效以及完成心律失常的导管射频消融。大多数SVT由折返机制引起，可通过程序电刺激诱发[75~79]。在房室交界区性心动过速中，电生理检查能诱发90%以上的AVRT和AVNRT。AVNRT的患者心房期前刺激能发现房室结双径路现象并诱发心动过速[75]。与WPW综合征有关的心律失常包括环形运动型心动过速和房性心律失常[71,77]。在某些AVNRT患者，同时存在QRS波群预激，称为“旁观者旁路”。Mahaim纤维引起的心动过速时QRS波群呈LBBB型伴电轴左偏，其窦性心律时呈显性预激，电生理检查经常能发现其为具有递减传导功能的旁路。

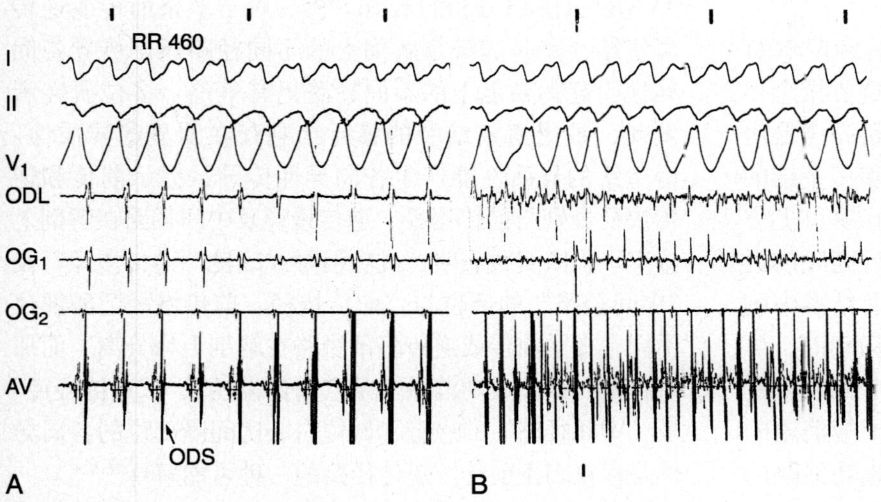

图14−12 伴QRS波群预激的心动过速。导联安置与图14−13一致。**A图**符合逆向型AVRT。**B图**显示刺激迷走神经终止室上速后，出现房颤通过左侧旁路下传。

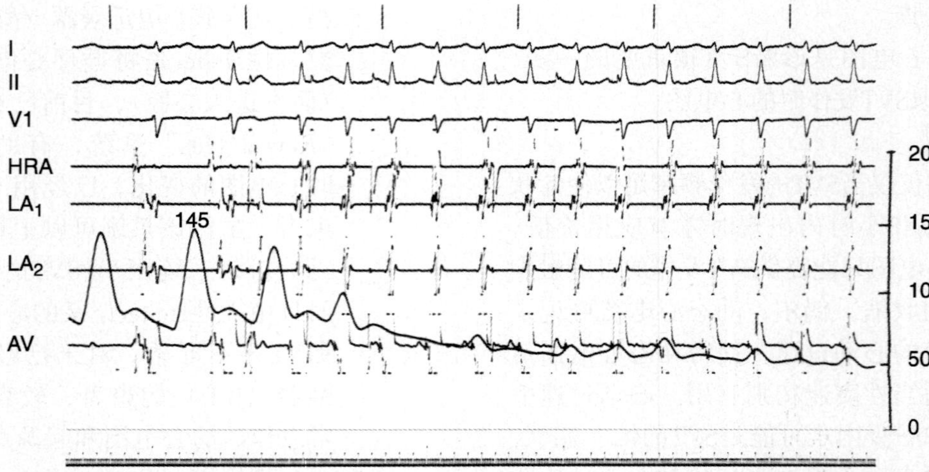

图14-13 一位主诉心动过速发生晕厥的76岁女性的心电记录。从上到下依次为：体表心电图Ⅰ、Ⅱ和V_1导联、高右心房（HRA）、左心房（LA_1和LA_2）、股动脉压及房室导联（AV）。注意心房超速起搏诱发AVNRT后血压下降。

临床电生理学

房室结折返性心动过速（AVNRT）

房室结双径路的概念

电生理检查时，典型的AVNRT表现为通过一条“慢”径路前向传导，通过“快”径路逆向传导。其电生理特点为存在房室结双径路现象，表现为房室结功能曲线中断。相反，非典型的AVNRT通过一条“快”径路或“慢”径路前传，而另一条“慢”径路逆传[80,81]。房室结功能曲线中断定义为：期前刺激联律间期递减10~20ms，A-H或H-A间期突然增加（跳跃）>50ms。在某些患者，心房递增起搏也能引起A-H间期跳跃>50ms，这是房室结双径路另一种表现。

通过房室结双径路患者的药物诱发试验和AVNRT的导管消融术，关于房室结双径路的两个重要概念得以逐渐阐明。一个关键问题是房室结双径路完全是房室结组织内部的纵向分离还是涉及到心房和房室结的连接处。慢径路电位临床研究表明，在冠状窦口上方及下方肌束不同步激动时，可见到先低频后高频的慢径路电位。而在实验研究中，在心房细胞及结型细胞（结型细胞可能就是慢径路的基质）不同步激动时，可见到先高频后低频的电位[82~85]。因此，快慢径路有可能存在于房结连接处而不是在房室结内部。导管消融的结果提示快慢径路起源于致密房室结外，成功消融的靶点包括了包绕房室结的心房工作肌[83~88]。但是，AVNRT时可存在房室或室房传导阻滞，支持心动过速的维持不需要心房或心室组织的参与（图14-14）[90~91]。

AVNRT时，逆传激动的径路电生理特点与前传激动的径路不同，这些特点可以通过电生理检查和药物明确。如普鲁卡因胺延长逆传径路的传导时间而对前传径路无影响，快速起搏可在一些患者延长前传径路的传导时间而对逆传径路无影响。

少见的房室结双径路电生理特点

一些AVNRT患者有多条前传和逆传房室结径路，出现多次房室结功能曲线的中断。另一些AVNRT患者，房室结双径路可出现连续的房室结功能曲线[87,88]。另外发现了多种变异型（慢-慢型，慢-中间型，快-中间型）AVNRT（图14-15和14-16）[86,91]。对于多条前传或逆传房室结径路是起源于解剖上的不同径路还是传导各向异性引起的功能上的不同径路仍有争议。多位研究者发现，致密房室结旁的移行细胞存在明显的异质性。房室结的异质性能产生各向异性传导，提示前传和逆传快径分别与前传慢径、逆传慢径及中间径路在解剖上分离。临床实践表明，成功消融或改良“逆传慢径”及“中间径路”的部位与“前传快径、前传慢径”的部位不同，提示前传或逆传多条径路在解剖上相分离。而那些在单一部位成功消融多条“前传慢径”、“逆传慢径”及“中间径路”的患者，低位右心房间隔部位的各向异性是存在多条前传、逆传径路的一种可能解释[86~88,91]。

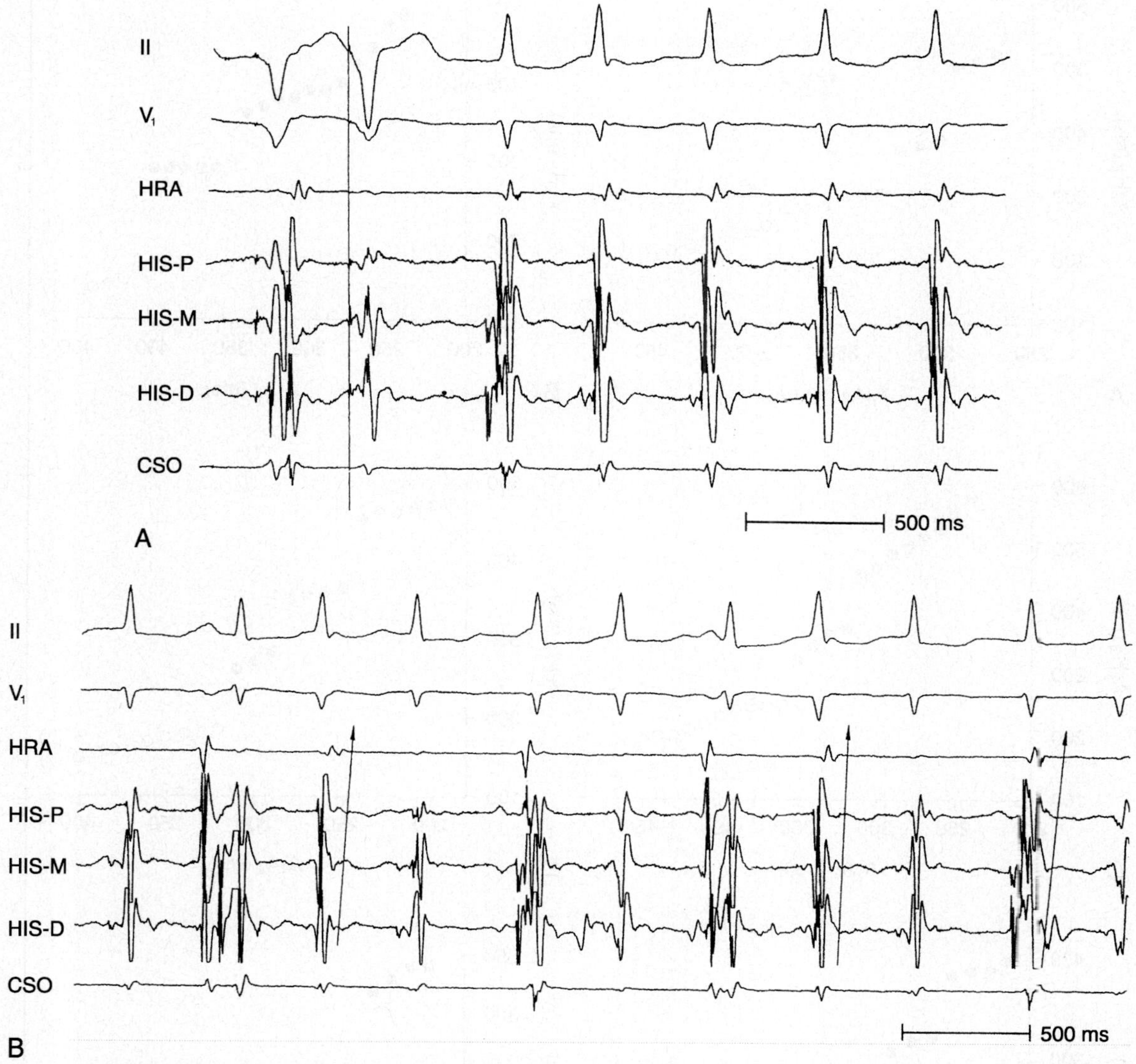

图14-14 **A.** 右心室刺激诱发AVNRT。尽管最后一个起搏刺激（竖线）未逆传至心房，AVNRT仍然诱发。**B.** AVNRT时偶尔逆传至心房（斜线）。

AVNRT的患者也可以有连续的房室结传导曲线，这些患者心房起搏时在高位右心房及冠状窦应用两个驱动周长和两个期前刺激也不能表现出A-H间期跳跃。其可能的机制包括：（1）心房功能不应期限制了能侵入房室结不应期的心房期前收缩的提前程度，使心房期前收缩不能揭示双径路现象；（2）快径路和慢径路的不应期和传导时间相近[87]。

房室折返性心动过速（AVRT）

旁路的解剖及电生理

仔细的心内膜和心外膜标测表明大多数旁路斜跨房室环，旁路的心房插入端和心室插入端最多可相差2cm[92-94]。另外，一些旁路的前传和逆传纤维在不同的位置，这一点已经通过在旁路的不同部位消融从而阻断前传及逆传功能而得到证实[95]。因此旁路可能存在解剖和功能上的分离。大约90%的房室旁路具有快速传导功能，其他一些旁路（包括Mahaim纤维）显示递减传导的性质[96-99]。这些具有递减传导功能的旁路可能对一些抗心律失常药物敏感，如维拉帕米和腺苷。这类旁路多见于右侧游离壁及后间隔。一旦发现这类具有递减传导功能的旁路，就要考虑Mahaim纤维如房束旁路或结-室旁路的可能。多项研究表明这些特殊旁路的心室插入端邻近右束支。具有房束旁路的患者沿着三尖瓣环可记录到经典的Mahaim纤维电位[100-102]（图14-17）。

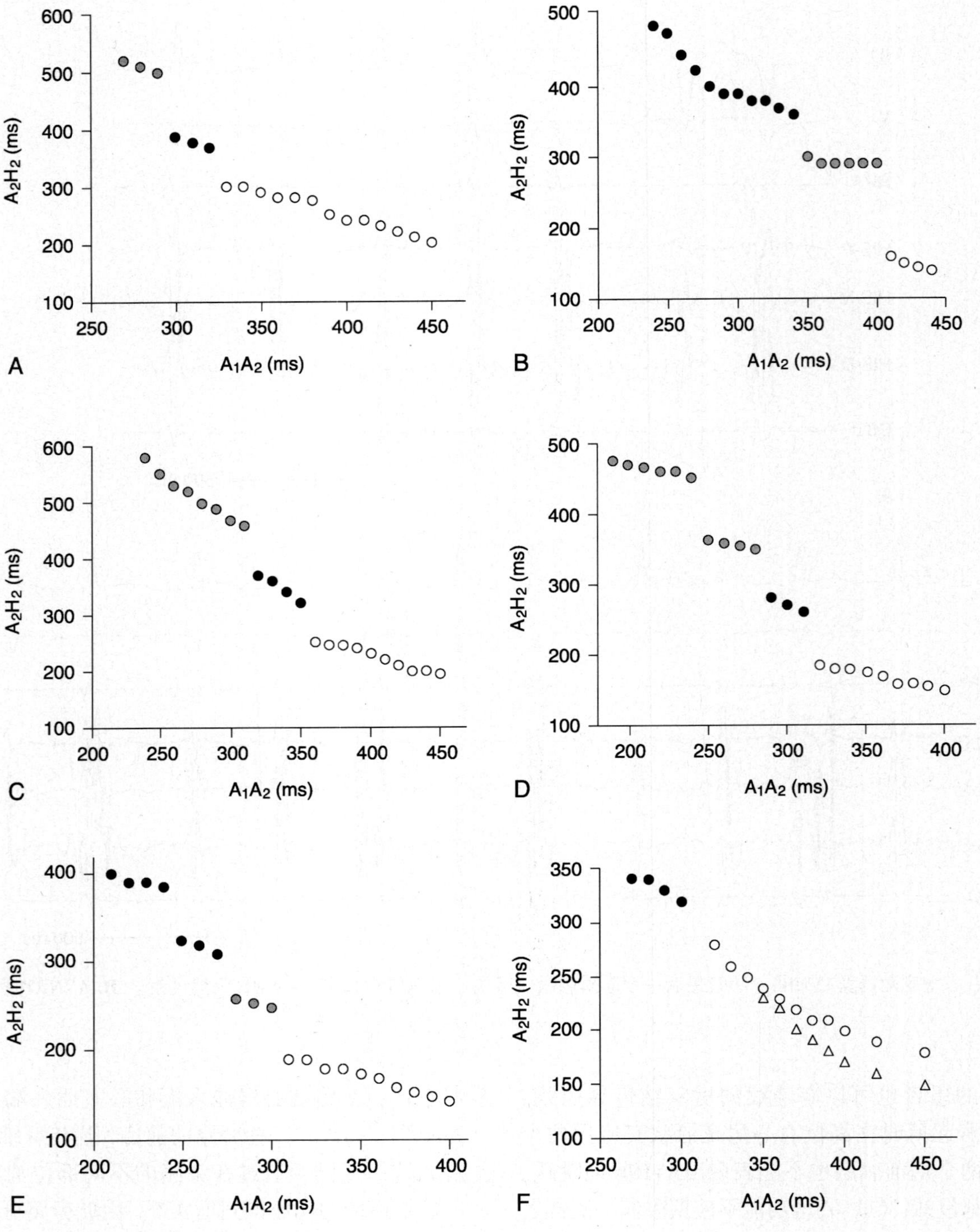

图14–15 A~D. 房室结传导曲线多次跳跃。房室结传导曲线（A_2H_2比A_1A_2）显示慢–快型AVNRT诱发的5种模式。A_2H_2：房性期前收缩引起的房–希氏束传导间期；A_1A_2：房性期前收缩的配对间期。空心圈表示快径路传导；灰色空心圈表示慢径路传导触发和维持持续性心动过速；黑色实心圈表示慢径路传导触发但不维持持续性心动过速。**A.** 仅仅第1条慢径被用来诱发和维持持续性的心动过速（模式1）。**B.** 仅仅第2条慢径被用来诱发和维持持续性的心动过速（模式2）。**C.** 第1条慢径被用来维持心电过速，第1或第2条慢径用来诱发心动过速（模式3）。**D.** 第1条慢径被用来维持心电过速，3条慢径中的任何1条用来诱发心动过速（模式4）。**E.** 第3条慢径被用来维持心电过速，第2或第3条慢径用来诱发心动过速（模式5）。（From Tai CT，et al：J Am Coll Cardiol 1996；28：725–31.）**F.** 房室结传导曲线没有AH跳跃。消融前，曲线光滑没有房室结双径路的证据（○）。一定的AH延迟后，心动过速被诱发（●）。在慢径区域消融术后，曲线的“尾部”消失（△）。（From Tai CT，et al：Circulation 1997；95：2541–7.）

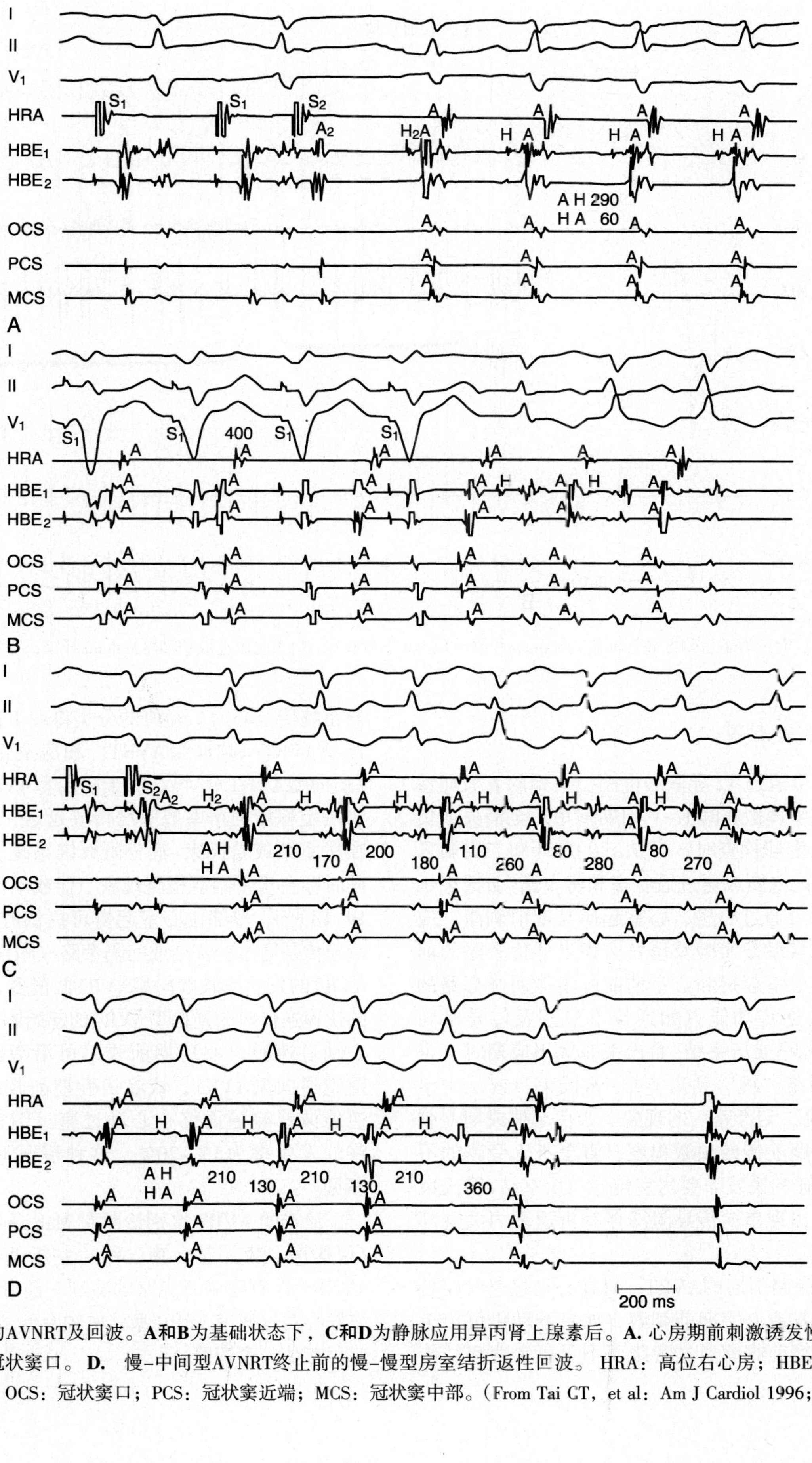

图14-16 4种形式的AVNRT及回波。**A**和**B**为基础状态下，**C**和**D**为静脉应用异丙肾上腺素后。**A.** 心房期前刺激诱发慢-快型AVNRT，心房最早激动点为冠状窦口。**D.** 慢-中间型AVNRT终止前的慢-慢型房室结折返性回波。HRA：高位右心房；HBE_1：希氏束远端；HBE_2：希氏束近端；OCS：冠状窦口；PCS：冠状窦近端；MCS：冠状窦中部。(From Tai CT，et al：Am J Cardiol 1996；77：52~8.)

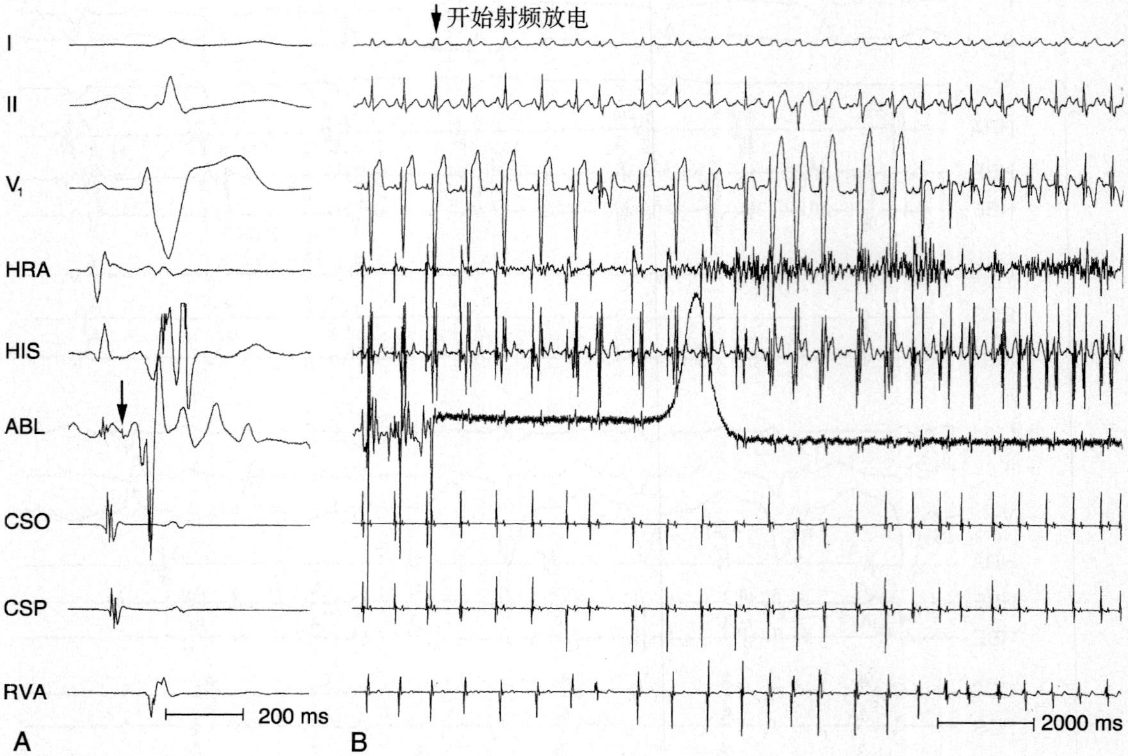

图14-17 沿三尖瓣后侧方导管标测到Mahaim纤维电位（**A**中箭头）。**B.** 在此放电成功消融Mahaim纤维，心室预激消失。

AVRT的电生理表现

显性旁路可通过 12 导联心电图上典型的 δ 波而诊断，并通过电生理检查时 H-V 间期缩短乃至消失或负值而确诊。电生理检查时，可从三尖瓣环和二尖瓣环处直接记录心内电图或通过冠状窦和房室结-希氏束系统间接记录。可通过心房、心室起搏与期前刺激，应用异丙肾上腺素激发实验及诱发房颤来评价旁路的前向传导功能。心室起搏和心室期前刺激能明确旁路的位置及旁路的逆传功能（如逆传不应期及传导时间等）。当达到旁路或房室结-希氏束有效不应期时，可出现传导从旁路“跳”到房室结-希氏束（或从房室结-希氏束“跳”到旁路）的现象。心房起搏或期前刺激可加重经旁路前传的预激程度，直至进入旁路的不应期。心动过速的诱发需要房室传导（房室结-希氏束系统或旁路）出现单向传导阻滞伴有折返环内关键部位的缓慢传导。

为了诊断旁路引起的AVRT，可在心动过速时在希氏束不应期内发放心室期前刺激，如果冲动仍可传至心房，这提示期前收缩通过旁路而不是正常房室结传导系统传至心房。经典的分类将AVRT分为房室正路顺传型AVRT（顺向型AVRT）和房室正路逆传型AVRT（逆向型AVRT）[103~105]。对于顺向型AVRT的发作通常需要一定程度的房室或室房传导延迟，这种延迟可发生在房室结或希氏束-浦肯野纤维系统。AVRT的患者可同时存在房室结双径路现象（伴或不伴有AVNRT）（图14-18）[106]。多部位心室起搏可提供有价值的信息，明确逆传是通过房室结或间隔旁路（图14-19）[107]。逆向型AVRT的发生率较顺向型AVRT低很多。房室结-希氏束的快速逆传对于逆向型AVRT的起始和维持很重要[106,107]。心动过速时，心房期前收缩可沿旁路提前激动心室重整逆向型AVRT，或者房性期前收缩与心动过速的逆传波锋碰撞而终止心动过速（图14-20）。多条旁路的发生率为5%~20%，这种情况下逆向型AVRT较多见。

最难的 AVRT 鉴别诊断是 Mahaim 介导的心动过速（包括房 - 束、结 - 束、结 - 室折返性心动过速）与 AVNRT 伴有旁观者旁路的鉴别。前者多表现为宽 QRS 波群心动过速呈 LBBB 型伴电轴左偏。出现室房分离支持存在结 - 束旁路。

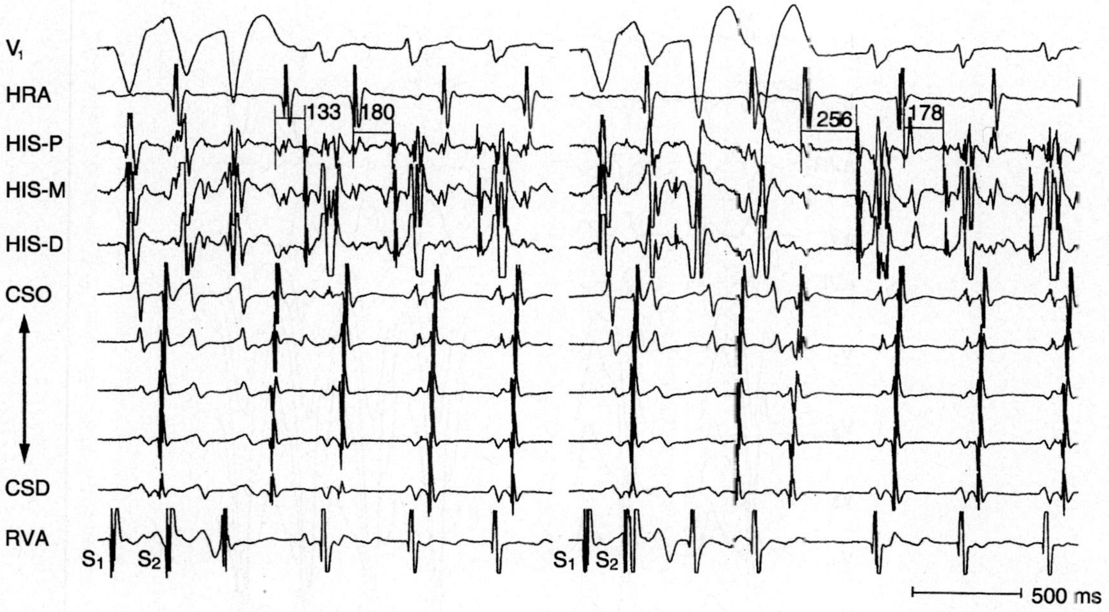

图14-18 右心室期前刺激（S_1S_2）伴V_3现象诱发左侧壁旁路引起的顺向型AVRT。左侧图中，其心动过速的第1个、第2个心搏前传时间（A-H间期）分别为133ms和180ms。右侧图中，S_1S_2的配对间期较左侧为短，心动过速的第一个心搏的A-H间期（256ms）明显较第二个心搏的A-H间期（178ms）长，两者相差大于50ms，提示存在房室结双径路现象。

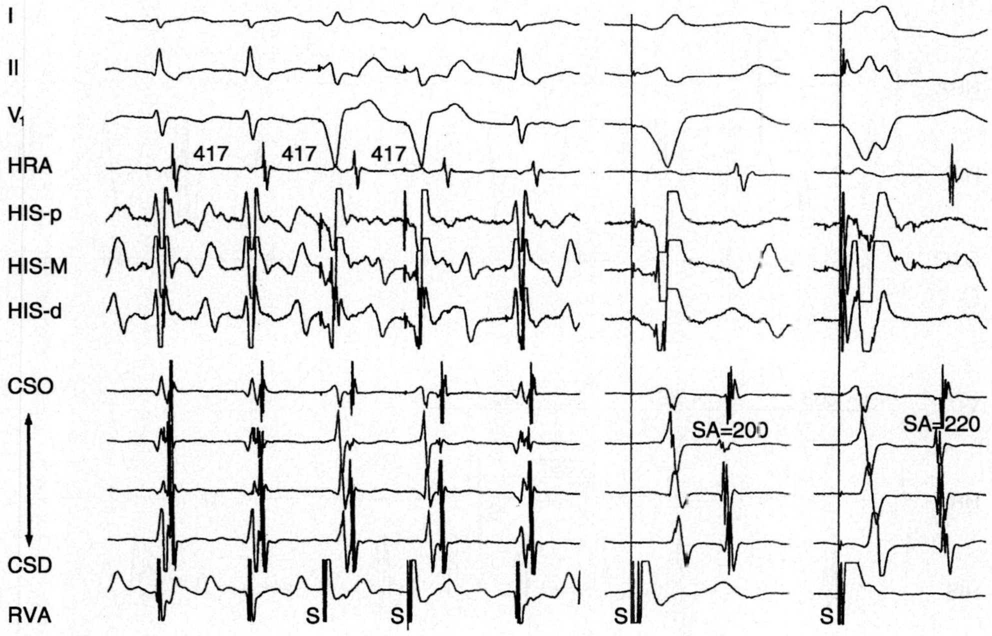

图14-19 **左图**在心动过速时右心室心尖部发放2个刺激没有改变心动过速周长（417ms）。而且，心房最早激动点在冠状窦近端。**中图**在右心室心尖部发放起搏周长等于心动过速周长的刺激，S-A间期（从刺激到冠状窦处心房激动的时间）为200ms。**右图**在右心室基底部发放起搏周长等于心动过速周长的刺激，S-A间期为220ms。逆传的希氏束电位位于心房激动前。S-A间期明显较QRS-A间期长。这些提示心动过速为AVNRT，其在心室起搏时有较低的共同通路，并排除了后间隔旁路逆传的可能性。

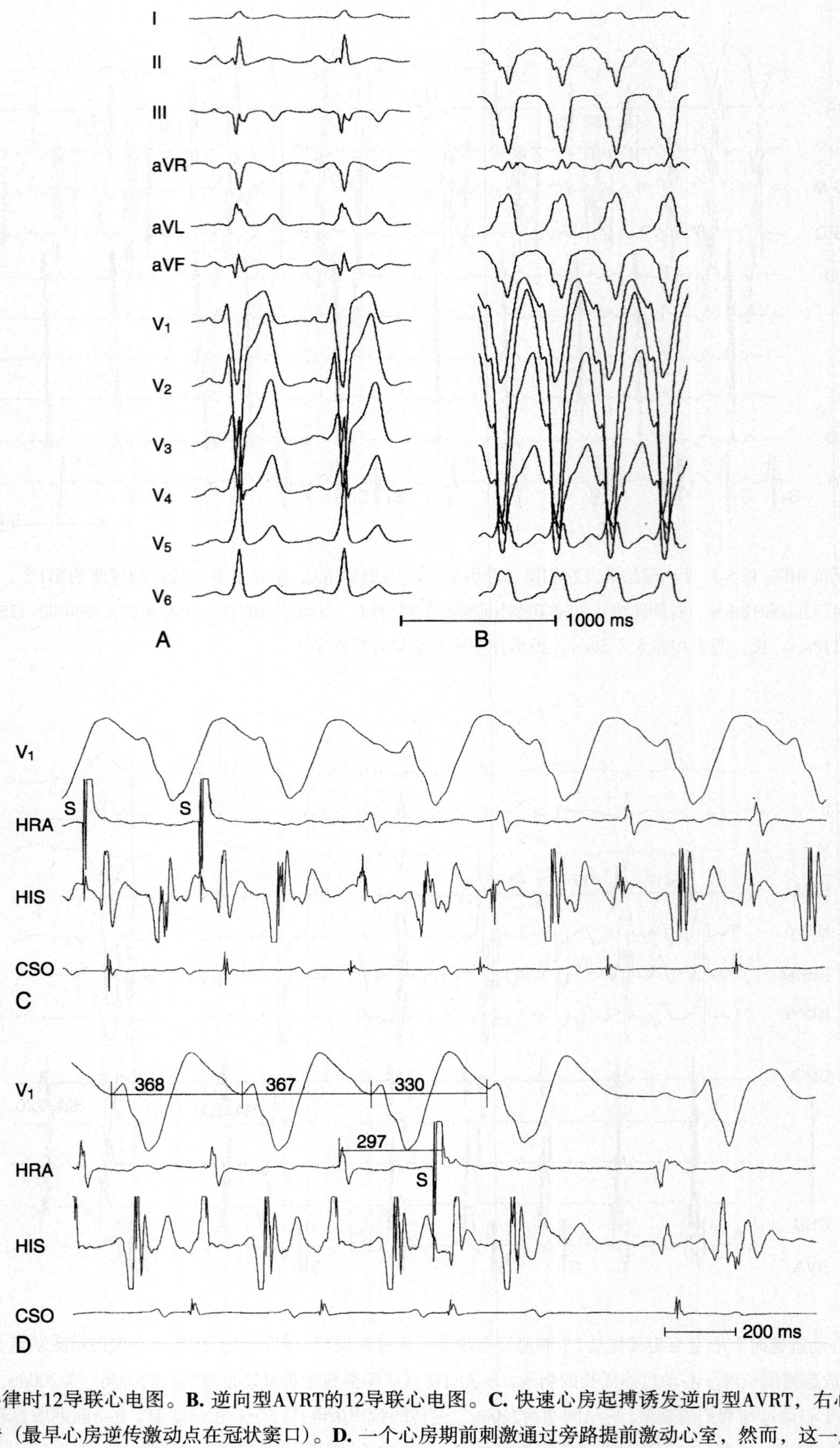

图14-20 **A.** 窦性心律时12导联心电图。**B.** 逆向型AVRT的12导联心电图。**C.** 快速心房起搏诱发逆向型AVRT，右心室游离壁旁路前传，房室结慢径逆传（最早心房逆传激动点在冠状窦口）。**D.** 一个心房期前刺激通过旁路提前激动心室，然而，这一房性期前收缩也与逆传的心房激动波碰撞，终止心动过速。

处理原则

随着人们对PSVT自然病史和机制认识的不断深入以及随着药物的不断研发和消融技术的不断进步，PSVT的治疗原则经历了巨大的变化。PSVT的即刻治疗和长期预防性治疗有很大的不同。即刻治疗的目的在于快速终止某一次心动过速发作；预防性治疗的目的在于根治，但在少数情况下也是长期控制心动过速或终止心动过速。某一次SVT发作时，是否需要即刻治疗取决于临床状况，一般不需行预防性治疗，除非SVT可能要反复发作，或者这一心律失常有潜在致命性。如果患者SVT时伴有胸痛、心力衰竭、晕厥，则须即刻予以治疗。持续的心悸会损害功能导致患者严重的不适，需要即刻终止SVT。在婴儿及儿童中，某些特定患者的SVT可随着生长发育而消失，对这类心律失常的正确诊断能准确评价其临床预后并选择合适的治疗方法。尽管在儿童患者中选择较保守的治疗方法仍更为常见，导管消融技术的发展使得其对儿童患者的适应证不断扩大。前文已经提及，随时间推移SVT的形式可出现变化，这种情况并不少见，并应当考虑行预防性治疗。

对AVNRT、AVRT及某些局灶性房速安全而成功的消融为SVT的治愈提供了新方法。SVT在年轻人中较高的发生率以及反复发作的特点促使临床医师将导管消融作为SVT急性发作终止后的一线治疗手段。药物治疗主要用于SVT急性发作时及短时间的预防性治疗，极少数情况下用于不愿行消融或无法行消融患者的长期预防治疗。尽管抗心动过速起搏器能有效终止多种PSVT，这类装置在SVT患者中仍应用较少，而且多为合并其他临床适应证时才考虑植入。在不能行消融手术且药物治疗失败的患者，抗心动过速起搏器的应用近来有所增加，但还是很罕见。

循证治疗

SVT发作的自行终止很常见。Waxman等总结，SVT的自行终止发生在房室结内部。进一步的药物试验提示，SVT引起低血压使交感神经兴奋，进而迷走张力增加，从而使SVT终止[110]。SVT发作时终止的方法包括刺激迷走或静脉应用短效的房室结阻滞药物。通常应用的刺激迷走的方法包括按摩一侧颈动脉窦、用冷水浸没面部或Valsalva动作等。这些方法非常简单有效，一项临床研究表明单独应用Valsalva动作终止SVT的有效率为19%，单独应用颈动脉窦按摩的有效率为11%，同时使用两种方法的总有效率为28%[111]。

腺苷的安全性和有效性以及其极短的半衰期，使之在美国成为终止SVT的首选药物。用法为6mg或12mg单剂腺苷经外周静脉快速推注，继之以生理盐水快速推注以使药物迅速输入避免被稀释。临床试验表明，单剂6mg腺苷的有效率为63%，而12mg腺苷的有效率为91%[112]。经中心静脉给药并不比外周静脉增加疗效，但3mg或6mg剂量时更有效[113]。腺苷在一些患者可引起一过性的完全性房室传导阻滞及窦性停搏，但可在数秒钟内自行恢复并且SVT复发率<10%。腺苷也能用于揭示SVT的机制[115,116]。在电生理检查时通常用于阻断房室结传导，显示旁路传导。在其他一些情况下，腺苷能显示AVNRT的房室结双径路现象。

腺苷比较昂贵，其他一些较有效的替代药物包括钙通道阻滞剂如维拉帕米和地尔硫䓬、β受体阻滞剂和Ⅰ类抗心律失常药物。维拉帕米一般为快速推注5mg，总量10~15mg应能起效。对于难治性患者，静脉滴注可能有效。在一项研究中，静脉应用维拉帕米的有效率为73%，与腺苷没有显著性差别，但是应用维拉帕米者低血压更常见。少见情况下，可考虑静脉应用Ⅰ类抗心律失常药物如普鲁卡因胺来阻断快径路。静脉应用氟卡尼2mg/kg能终止90%以上的AVRT和AVNRT[117]。电刺激能再次诱发出PSVT的少见，即使能诱发，其心动过速频率也明显减慢。静脉用0.2mg/kg地尔硫䓬比0.5mg/kg艾司洛尔更有效[118]。在一项研究中，新的静脉用抗心律失常药多非利特（dofetilide）用于WPW综合征（包括AVRT和房颤伴预激），其总体有效率为71%。另一项研究中，在相同的患者中使用普罗帕酮也有很高的有效率[119]。

目前很少用电学的方法来转复SVT[76]。但是临床医师应知道电复律和心房抗心动过速起搏能有效转复SVT。心房短阵快速刺激、期前刺激或心房递增起搏能有效终止AVNRT，心室快速起搏在许多患者也能达到效果。因此，对于已经存在临时或永久起搏导线的患者，应用上述方法可有效终止AVNRT。心房起搏偶尔可诱发房颤，有时心室起搏可以在某些易感患者引起室性心律失常。直流电复律尽管很有效但很少应用，当非常快速的PSVT伴有晕厥时考虑电复律。

表 14-7 教学医院与非教学医院导管消融成功率比较

导管操作	教学医院成功率	非教学医院成功率
房室交界区	171/176，97.2%	458/470，97.4%
房室结折返性心动过速	456/476，95.8%	705/732，93.2%
旁路（总计）	255/275，92.7%	372/399，93.2%
左侧游离壁旁路	160/172，93.6%	232/247，93.9%
右侧游离壁旁路	26/27，96.3%	54/56，96.4%
间隔旁路	75/83，90.4%	90/103，87.4%

目前应用口服单剂抗心律失常药物终止单次心律失常发作这一方案越来越流行，特别是在欧洲。该方案较多应用于房颤发作时的复律，但也可用于单次PSVT发作时症状不严重且可以耐受的患者。β受体阻滞剂、钙通道阻滞剂甚至Ⅰ类抗心律失常药物均可考虑，但是目前还缺乏口服单剂抗心律失常药物终止SVT有效性和安全性的正规试验。

反复PSVT的预防性治疗

反复PSVT的预防性治疗包括药物、导管消融和抗心动过速装置。导管消融已成为对于几乎所有PSVT人群的一线治疗手段[83,84,105,121,123]。对于某些有禁忌证的患者如未控制的感染、出血体质、血流动力学不稳定、人工瓣膜置换术后、极度虚弱和老龄等情况，应避免导管消融操作。然而，我们也曾为一名90多岁的患者成功施行了导管消融。对于AVNRT的患者最常应用的方式是消融房室结慢径，而对AVRT的患者则消融其旁路。具体的操作细节见本书的第五部分“药物和介入治疗”。对于AVNRT的消融可在标测指导或解剖指导下进行，而对预激综合征的患者在标测下消融旁路。简而言之，慢径的消融在Koch三角的后侧或后侧上方冠状窦口的上方进行，快径路的消融在Koch三角的上部即房室结-希氏束的上方。左、右侧游离壁旁路，前、中、后间隔旁路各有其不同的操作方法。目前，在标测指导下，结-室、束-室、房-希旁路都能成功消融。这些方法治愈SVT的成功率超过90%，而并发症不到1%[120,121]。不可逆的完全性房室传导阻滞和心肌穿孔是最严重的并发症，估计约1%~2%，死亡者罕见。AVRT的成功率取决于旁路的位置；左侧游离壁、后间隔和中间隔旁路的消融成功率较右侧游离壁和右前间隔高。房室结快径路的消融可作为治疗AVNRT的备选方案。快径的消融能同样有效地治愈AVNRT，但合并有较高的房室传导阻滞的发生率（约5%）。消融中间隔旁路也有造成完全性房室传导阻滞的危险。目前很少有必要行房室结消融（加永久性起搏器植入）来控制SVT。临床试验表明，对于反复发作的PSVT患者，导管消融更好地控制症状，改善生活质量。

表 14-8 导管消融术>100 例的中心与<100 例的中心成功率比较（1998）

导管操作	>100 例的中心成功率	<100 例的中心成功率
房室交界区	354/366，96.7%	275/280，98.2%
房室结折返性心动过速	603/627，96.2%	558/581，95.8%
旁路（总计）	315/339，92.9%	312/335，93.1%
左侧游离壁旁路	201/216，93.1%	191/202，94.6%
右侧游离壁旁路	37/39，94.9%	43/44，97.7%
间隔旁路	144/160，90.0%	85/98，86.7%

前瞻性的临床研究证实，导管消融治疗SVT具有很高的疗效。表14-7和表14-8列出了NASPE（北美起搏与电生理学会）注册的美国68个中心共3423例导管操作情况，显示了导管消融SVT在不同医院的成功率[120]。从中可以看到，所有心律失常的成功率都超过90%，并且不同部位的消融成功率没有显著性差别。另外，大中心（年手术量>100例）与小中心之间手术成功率没有差别，提示对于导管操作的学习曲线已过。右侧游离壁和间隔旁路的消融成功率较左侧游离壁略低。这些行房室交界区消融的患者中，极少数患者因术后多形性室速而猝死，因而建议房室交界区消融术后几周内给予相对快的起搏频率。行慢径消融的患者二度房室传导阻滞（AVB）发生率为0.16%，完全性AVB为0.74%。总的并发症发生率低于1%，主要的并发症包括心脏压塞、AVB，极罕见的发生冠脉闭塞和肺栓塞。

药物治疗目前作为暂时的、间断的或二线治疗选择。地高辛在过去20年已被更为有效的钙通道阻滞剂、β受体阻滞剂和ⅠC类及Ⅲ类抗心律失常药物取代。在前瞻性临床试验中，口服氟卡尼在60天内能预防79%~82%有症状的PSVT发作，与之相比安慰剂的效果为15%（$P<0.01$）[124]。氟卡尼组首次有症状的PSVT发作明

显推迟，并且反复发作的间隔时间延长。与之相似，普罗帕酮能减少80%的SVT发作[125,126]。口服维拉帕米与安慰剂相比，能有效预防SVT发作，减少药物复律的必要[127]。在一项与氟卡尼的比较中，维拉帕米与其效果相当并且患者耐受性较好。另一项研究则表明，两药都能明显降低PSVT的发作频率，但氟卡尼更佳[128]。氟卡尼组30%的患者无有症状的PSVT发作而维拉帕米组为13%（P=0.026）。到1年时，氟卡尼组11%的患者因无效停药，而维拉帕米组为19%。两药均能较好为患者耐受，氟卡尼组19%的患者因副作用停药，而维拉帕米组为24%。随机双盲对照研究显示，普罗帕酮600mg/d与安慰剂相比，使第一次PSVT复发的时间延长6倍[126]。如果能耐受普罗帕酮900mg/d，则效果更好，但副作用明显增加。研究显示，普罗帕酮与氟卡尼有相似的安全性和有效性[126]。新的药物包括多非利特、阿齐利特和索他洛尔[129~131]。目前多非利特的资料较少，有试验表明多非利特500μg/d与普罗帕酮450mg/d疗效相当，分别可预防50%和54%的PSVT发作，而安慰剂则为6%。由此，药物治疗的疗效较导管消融明显低，仅作为二线治疗。另外导管消融对生活质量的改善明显优于药物治疗[132]。对症状较重的患者可明显改善生活质量。IC类药物对老年人的致心律失常作用也是药物治疗受限的原因之一[133]。

PSVT的外科消融

自从20世纪80年代以来，PSVT的外科消融有了很大发展，手术方式和技巧不断改进和成熟。外科消融治疗SVT基于切除或改良致心律失常的基质，许多外科消融方法成为后来导管消融的原理。实验研究发现结扎希氏束可控制SVT[132]。自那以后，外科技巧得以改进，完全性的AVB得以避免，外科医师追求选择性地改良传导径路而保留正常房室传导功能。在动物实验中，McGuire等离断了房室结的前部，发现轻度的房室传导损害，而50%的动物室房传导被破坏[36]。这一实验有助于确定房室传导中不同径路的作用，并且提示正常情况下激动多经快径路下传。这成为外科阻断快径治疗AVNRT的基础。目前通过外科或导管消融慢径已成为首选，其具有较高的成功率和较低的损伤希氏束的风险[83,84]。然而在消融慢径失败的患者，可考虑消融快径。

经心内膜或心外膜途径线性消融标测到的旁路在80年代广为应用，直至被导管消融术取代[103,104]。在没有其他心脏疾病的患者中，外科消融旁路的效果近乎完美，其手术死亡率<1%[134]。具体的标测及手术技巧已超出本章范围，请参阅本书其他部分及所列文献。经心外膜途径冷冻消融房室沟有很高的成功率和安全性，并且不需要体外循环。其他的消融能量如激光等也已被用于临床[135]。目前经外科消融旁路主要用于因其他原因行心脏手术的患者以及经导管消融失败的患者，特别是存在多条旁路的患者。尽管已有成功的报道，外科治疗应用于窦房折返性心动过速和房速仍不成熟[136]。

器械治疗

除了一些特殊情况，应用抗心动过速装置终止和预防PSVT已成为历史。早期的研究证实了抗心动过速起搏器对反复发作的PSVT的作用[137~140]。心房短阵快速刺激和递增起搏能有效终PSVT和典型房扑[141]。这类装置也能用于不同PSVT的预防。永久性双腔起搏器以较短的A-V间期起搏能预防折返性PSVT，其原理是使折返环中的心房或心室波峰遇到心肌组织的有效不应期。人工或自动终止心动过速的永久性抗心动过速起搏器可应用于PSVT的长期治疗[138~140]。目前的这类装置都具有上述这些功能。对于需要安装永久起搏器或ICD且同时合并PSVT的患者，可考虑采用上述起搏器模式。但对于PSVT发作极频繁或无休止性发作的患者建议行消融治疗。

刘少稳　译

参考文献

1. Cotton RP: Notes and observations of unusually rapid action of the heart. BMJ 1867;1:629.
2. Bouveret 1888, quoted by Froment R: Précis de Cardiologie Clinique. Masson et Cie 1962;238-42.
3. Surawicz B, Uhley H, Borun R, et al: Task Force 1: Standardization of terminology and interpretation. Am J Cardiol 1978;41:130-45.
4. Wolff L, Parkinson W, White PD: Bundle branch block with short P-R interval in healthy young people prone to paroxysmal tachycardia. Am Heart J 1930;5:685-704.
5. Lown B, Ganong WF, Levine SA: The syndrome of short PR interval, normal QRS complex and paroxysmal rapid heart action. Circulation 1952;5:693-706.
6. Brodsky M, Wu D, Denes P, et al: Arrhythmias documented by

24 hour continuous electrocardiographic monitoring in 50 male medical students without apparent heart disease. Am J Cardiol 1977;39:390–5.

7. Hinkle LE Jr, Carver ST, Stevens M: The frequency of symptomatic disturbances of cardiac rhythm. Am J Cardiol 1969;24:629–50.
8. Clark JM, Hamer J, Shelton JR, et al: The rhythm of the normal human heart. Lancet 1976;2:508–12.
9. Harrison DC, Fitzgerald JW, Winle RA: Contribu tion of ambu latory electrocardiographic monitoring to an tiarrhythmic management. Am J Cardiol 1978;41:996–1004.
10. Roche F, Gaspoz JM, Da Costa A, et al: Frequent and prolonged asymptomatic episodes of paroxysmal atrial fibrillation revealed by automatic long–term event recorders in patients with a negative 24 –hour Holter. Pacing Clin Electrophysiol 2002;25:1587–93.
11. Manolio TA, Furberg CD, Rautaharju PM, et al: Cardiac arrhythmias on 24 –h ambulatory electrocardiography in older women and men: The Cardiovascular Health Study. J Am J Cardiol 1994;23: 916–25.
12. Berkman NL, Lamb LE: The Wolff–Parkinson–White electro car diogram: A follow–up study of 5 to 28 years. N Engl J Med 1968; 278:492–4.
13. Dreifus LS, Wellens HJJ, Watanabe Y, et al: Sinus bradycardia and atrial fibrillation associated with the Wolff –Parkinson – White syndrome. Am J Cardiol 1976;38:149–56.
14. Klein GJ, Bashore TM, Sellers TD, et al: Ventricular fibrillation in the Wolff–Parkinson–White syndrome. N Engl J Med 1979; 301: 1080–5.
15. Mantakas ME, McCue CM, Miller WW: Natural history of Wolff–Parkinson–White syndrome discovered in infancy. Am J Cardiol 1978;41:1097–1103.
16. Bharati S: Pathology of the conduction system. In Silver MD, Gotlieb AI, Schoen FJ (eds): Cardiovascular Pathology. New York, Churchill Livingston, 2001, pp 607–28.
17. Bharati S: Anatomic –morphologic relation between AV nodal structure and function in the normal and diseased heart. In Mazgalev TN, Tchou PJ (eds): Atrial–AV Nodal Electro physiology: A View from the Millennium. Armonk, NY, Futura, 2000, pp 25–48.
18. Bha rati S, Lev M: The anatomy of the normal conduction system: Disease – related changes and their relationship to arrhythmogenesis. In Podrid PJ, Kowey PR (eds): Cardiac Arrhythmias, Mechanism, Diagnosis and Manage ment. Balti–more, Williams & Wilkins, 1995, p 1.
19. Bharati S, Lev M: The anatomy and histology of the conduction system. In Chung EK (ed): Artificial Cardiac Pacing: Practical Approach. Baltimore, Williams & Wilkins, 1984, p 12.
20. Lev M, Bharati S: A method of study of the pathology of the conduction system for electrocardiographic and His bundle electrogram correlations. Anat Rec 1981;201:43.
21. Lev M, Bharati S: Lesions of the conduction system and their functional significance. In Sommers SC (ed): Pathology Annual. New York, Appleton–Century–Crofts, 1974, p 157.
22. Lev M: The conduction system. In Gould SC, Charles C(ed): Pathology of the Heart and Blood Vessels. Springfield, Ill, Charles C Thomas, 1968, p 180.
23. Wildran J, Lev M: The dissection of the human AV node, bundle and branches. Circulation 1951;4:863.
24. Truex RC, Smythe MO: Recent observations on the human cardiac conduction system with special considerations of the atrioventricular node and bundle. In Taccardi B(ed): Electrophysiology of the Heart. New York, Pergamon Press, 1965, pp 177–98.
25. Truex RC, Bishof JK, Hoffman EL: Accessory a trioventricular muscle bundles of the developing human heart. Anat Rec 1958; 131:45.
26. Bharati S, Lev M: The morphology of the AV junction and its significance in catheter ablation(editorial). Pacing Clin Electro–physiol 1989;12:879.
27. Randall WC: Differential autonomic control of SAN and AVN regions of the canine heart: Structure and function. In Liss A (ed): Progress in Clinical and Bio logical Research. Electro – physiology of the Sinoatrial and Atrioventricular Nodes. New York, 1988, 275:15.
28. Moe GK, Preston JB, Burlington H: Physiologic evidence for a dual A–V transfusion symptom. Circ Res 1956;357–75.
29. Durrer D, Schoo L, Schulenberg RM, Wellens HJJ: The role of premature beats in the initiation and termination of supraventricular tachycardia in the Wolff –Parkinson –White syndrome. Circulation 1967;36:644–62.
30. Castellanos A Jr, Chapuroff E, Castello O, et al: His Bundle electrograms in two cases of Wolff–Parkinson–White (pre–excitation) syndrome. Circulation 1970;41:399–411.

31. Denes P, Wu D, Dhingra RC, et al: Demonstration of dual AV nodal pathways in patients with paroxysmal supraventricular tachycardia. Circulation 1973;48:549-55.

32. Tawara S: Das Reizleitungssystem des Saugetier herzens. Eine anatomisch-histologische Studie uber das Atrioventricularbun-del und die Purkinjeschen Faden. Mit einerm Vorwrt von L. Aschoff(Marburg), Fischer, Jena.

33. Kent AFS: Researches on the structure and function of the mammalian heart. J Physiol 1893;14:233-54.

34. Anderson R, Becker A, Brechenmacher C, et al: The human atri-oventricular junctional area: A morphological study of the AV node and the bundle. Eur J Cardiol 1975;3:11-8.

35. Racker DK: Atrioventricular node and input pathways: A corre-lated gross anatomical and histological study of the canine atri-oventricular junctional region. Anat Rec 1989;224:336.

36. McGuire MA, de Bakker JM, Vermuelen JT, et al: Origin and significance of double potentials near the atrioventricular node: Correlation of extracellular potentials, intracellular potentials and histology. Circulation 1994;89:2351-60.

37. Goldreyer BN, Bigger JT Jr: Site reentry in paroxysmal supraven-tricular tachycardia in man. Circulation 1971;43:15-26.

38. Sung RJ, Waxman H, Saksena S, et al: Sequence of retrograde atrial activation in patients with dual atrioventricular nodal pathways. Circulation 1981;64:1053-60.

39. McGuire MA, Bourke JP, Robinson MC, et al: High resolution mapping of Koch's triangle using sixty electrodes in humans with atrioventricular junctional (AV nodal) reentrant tachycar-dia. Circulation 1993;88:2315-28.

40. Gallagher JJ, Pritchett ELC, Sealy WC, et al: The preexcitation syndromes. Prog Cardiovasc Dis 1978;20:285-327.

41. Bigger JT, Sahar DL: Clinical types of proarrhythmic response to antiarrhythmic drugs. Am J Cardiol 1987;59:2E-9E.

42. Bash SE, Shah JJ, Albers WH, Geiss DM: Hypothermia for the treatment of post surgical greatly accelerated junctional ectopic tachycardia. J Am Coll Cardiol 1987;10:1095-9.

43. Brembilla Perot B, Marcon F, Bosser G, et al: Paroxysmal tachy-cardia in children and teenagers with normal sinus rhythm and without heart disease pacing. Pacing Clin Electrophysiol 2001; 24:41-5.

44. Saksena S, An H: Electrophysiologic mechanisms underlying termination and prevention of supraventricular tachyarrhythmias. In Saksena S, Goldschlager N (eds): Electrical Therapy for Cardiac Arrhythmias. Philadelphia, WB Saunders, 1990, pp 384-94.

45. Kalbfleisch SJ, El-Atassi R, Calkins H, et al: Differentiation of paroxysmal narrow QRS complex tachycardias using the 12-lead electrocardiogram. J Am Coll Cardiol 1993;21:85-9.

46. Green M, Heddle B, Dassen W, et al: Value of QRS alternation in determining the site of origin of narrow QRS supraventricular tachycardia. Circulation 1983;68:368-73.

47. Kay GN, Pressley JC, Packer DL, et al: Value of the 12-lead electrocardiogram in discriminating atrioventricular nodal recip-rocating tachycardia from circus move ment atrioventricular tachycardia utilizing a retrograde accessory pathway. Am J Car-diol 1987;59:296-300.

48. Morady F: Significance of QRS alternans during narrow QRS tachycardias. PACE 1991;14:2193-8.

49. Tang CW, Scheinman MM, Van Hare GF, et al: Use of P wave configuration during atrial tachycardia to predict site of origin. J Am Coll Cardiol 1995;26:1315-24.

50. Morton JB, Sanders P, Das A, et al: Focal atrial tachycardia aris-ing from the tricuspid annulus: Electrophysiologic and electro-cardiographic characteristics. J Cardiovasc Electrophysiol 2001; 12: 653-9.

51. Tada H, Nogami A, Naito S, et al: Simple electrocardiographic criteria for identifying the site of origin of focal right atrial tachycardia. PACE 1998;21:2431-9.

52. Coumel P, Cabrol C, Fabiato A, et al Tachycardie permanente par rhythme réciproque. Arch Mal Coeur Vaiss 1967;60:1830-64.

53. Coumel P, Attuel P: Reciprocating tachycardia in overt and la-tent preexcitation. Influence of functional bundle branch block on the rate of the tachycardia. Eur J Cardiol 1974;423-36.

54. Bardy GH, Packer DL, German LD, Gallagher JJ: Preexcited re-ciprocating tachycardia in patients with Wolff-Parkinson-White syndrome: Incidence and mechanisms. Circulation 1984;377-91.

55. Kuck KH, Brugada P, Wellens HJJ: Observations on the an-tidromic type of circus movement tachycardia in the Wolff-Parkinson-White syndrome. J Am Coll Cardiol 1983;2:1003-10.

56. Montoya PT, Brugada P, Smeets J, et al: Ventricular fibrillation in the Wolff-Parkinson-White syndrome. Eur Heart J 1991;12: 144-50.

57. Bardy GH, Fedor JM, German LD, et al: Surface electrocardio-

graphic clues suggesting presence of a nodofascicular Mahaim fiber. J Am Coll Cardiol 1984;3:1161–8.

58. Tonkin AM, Wagner GS, Gallagher JJ, et al: Initial forces of ventricular depolarization in the Wolff–Parkinson–White syndrome. Circulation 1975;52:1030–5.

59. Fontaine FG, Guiradon G, Cabrol C, et al: Correlation entr l'orientation de l'onde delta et la topographie de la pre–excitation dans le syndrome de Wolff–Parkinson–White. Arch Mal Coeur Vaiss 1977;5:441–50.

60. Lindsay BD, Crossen KJ, Cain ME: Concordance of distinguishing electrocardiographic features during sinus rhythm with the location of accessory pathways in the Wolff–Parkinson–White syndrome. Am J Cardiol 1987;59:1093–102.

61. Rodriguez LM, Smeets JLMR, deChilou C, et al: The 12–lead electrocardiogram in midseptal, anteroseptal, posteroseptal and right free wall accessory pathways. Am J Cardiol 1993;72:1274–80.

62. Iwa T, Iwase T: Localization of accessory pathway conduction in the Wolff–Parkinson–White syndrome by electrocardiogram. Heart(Japan) 1984;16:225–32.

63. Arruda MS, McCleland JH, Wang X, et al: Development and validation of an ECG algorithm for identifying accessory pathway ablation site in Wolff–Parkinson–White syndrome. J Cardiovasc Electrophysiol 1998;9:2–12.

64. Chiang CE, Chen SA, Tai CT, et al: Prediction of successful ablation site of concealed posteroseptal accessory pathways by a novel algorithm using baseline electrophysiological parameters: Implications for an abbreviated ablation procedure. Circulation 1996;93:982–91.

65. Fananapazir L, German LD, Gallagher JJ, et al: Importance of preexcited QRS morphology during induced atrial fibrillation to the diagnosis and localization of multiple accessory pathways. Circulation 1990;81:578–85.

66. Marriott HJL: Systematic approach to diagnosis of arrhythmias. In Practical Electrocardiography, 7th ed. Baltimore, William & Wilkins, 1984, pp 109–25.

67. Davies DW, Toff WD: Diagnosis of cardiac arrhythmias from the surface electrocardiogram. In Camm AJ, Ward DE(eds): Clinical Aspects of Cardiac Arrhythmias. London, Kluwer Academic, 1988, pp 95–117.

68. Lévy S: Diagnostic approach to cardiac arrhythmias. J Cardiovasc Pharmacol 1991;17(suppl 6):524–31.

69. Coumel P, Attuel P, Motte G, et al: Paroxysmal junctional tachycardia. Determination of the inferior point of junction of the reentry circuit. Dissociation of the intra–nodal reciprocal rhythms. Arch Mal Coeur Vaiss 1975;68:1255–68.

70. Morillo CA, Klein GJ, Thakur RK, et al: Mechanism of inappropriate sinus tachycardia, role of sympathovagal balance. Circulation 1994;90:873–7.

71. Akhtar M, Jazayeri MR, Sra J, et al: Atrioventricular re–entry. Clinical, electrophysiological and therapeutic considerations. Circulation 1993;88:282–95.

72. Farré J, Wellens HJJ: The value of the electrocardiogram in diagnosing the site of origin and mechanism of supraventricular tachycardia. In Wellens HJJ, Kulbertus HG (eds): What's New in Electrocardiography? The Hague, Martinus Nijhoff, 1981, pp 131–71.

73. Slama R, Coumel P, Bouvrain Y: Tachycardies paroxystiques liées à un syndrome de Wolff–Parkinson–White inapparent. Arch Mal Coeur Vaiss 1973;66:639–53.

74. Viskin S, Fish R, Glick A, et al: The adenosine triphosphate test: A bedside diagnostic tool for identifying the mechanism of supraventricular tachycardia inpatients with palpitations. J Am Coll Cardiol 2001;38:173–7.

75. Josephson ME: Paroxysmal supraventricular tachycardia: An electrophysiologic approach. Am J Cardiol 1978;41:1122–26.

76. Wellens HJJ: Contribution of cardiac pacing to our under standing of the Wolff–Parkinson–White syndrome. Br Heart J 1975;37:231–41.

77. Akhtar M: Supraventricular tachycardias: Electrophysiologic mechanisms, diagnosis and pharmacologic therapy. In Josephson ME, Wellens HJJ (eds): Tachycardias: Mechanisms, diagnosis, and treatment. Philadelphia, Lea & Febiger, 1984, p 137.

78. Camm AJ: The recognition and management of tachycardias. In Julian DG, Camm AJ, Fox KM, et al (eds): Diseases of the Heart. London, Balliere Tindal, 1989, pp 509–83.

79. Wellens HJJ, Bar FW, Vanagt EJ, et al: The differentiation between ventricular tachycardia and supraventricular tachycardia with aberrant conduction: The value of the 12–lead electrocardiogram. In Wellens HJJ, Kulbertus HG(eds): What's New in Electrocardiography? The Hague, Martinus Nijhoff, 1981, pp 164–99.

80. Wu D, Denes P, Amat–y–Leon F, et al: An unusual variety of atrioventricular node reentry due to dual atrioventricular nodal

pathways. Circulation 1977;56:50–9.

81. Sung RJ, Styperek JL, Myerburg RJ, et al: Initiation of two distinct forms of atrioventricular nodal reentrant tachycardia during programmed ventricular stimulation in man. Am J Cardiol 1978; 43: 404–15.
82. Ross DL, Johnson DC, Denniss AR, et al: Curative surgery for atrioventricular junctional ("AV nodal") reentrant tachycardia. J Am Coll Cardiol 1985;6:1383–92.
83. Jackman WM, Beckman KJ, McClelland JH, et al: Treatment of supraventricular tachycardia due to atrioventricular nodal reentry by radiofrequency ablation of slow–pathway conduction. N Engl J Med 1992;32:313–16.
84. Haissaguerre M, Gaita F, Fischer B, et al: Elimination of atrioventricular nodal reentrant tachycardia using discrete slow potentials to guide application of radiofrequency energy. Circulation 1992;85:2162–75.
85. McGuire MA, Lau KC, Johnson DC, et al: Patients with two types of atrioventricular junctional (AV nodal) reentrant tachycardia; evidence that a common pathway of nodal tissue is not present above the reentrant circuit. Circulation 1991;83:1232–46.
86. Yeh SJ, Wang CC, Wen MS, et al: Radiofrequency ablation therapy in atypical or multiple atrioventricular node reentry tachycardias. Am Heart J 1994;128:742–58.
87. Tai CT, Chen SA, Chiang CE, et al: Complex electrophysio logical characteristics in atrioventricular nodal reentrant tachycardia with continuous atrioventricular node function curves. Circulation 1997;95:2541–7.
88. Tai CT, Chen SA, Chiang CE, et al: Multiple anterograde atrioventricular node pathways in patients with atrioventricular node reentrant tachycardia. J Am Coll Cardiol 1996;28:725–31.
89. Wellens HJJ, Wesdorp JC, Duren DR, et al: Second degree block during reciprocal atrioventricular nodal tachycardia. Circulation 1976;53:595–9.
90. Lee SH, Chen SA, Tai CT, et al: Electrophysiologic characteristics and radiofrequency catheter ablation in atrioventricular node reentrant tachycardia with second–degree atrioventricular block. J Cardiovasc Electrophysiol 1997;8:502–11.
91. Tai CT, Chen SA, Chiang CE, et al: Electrophysiologic characteristics and radiofrequency catheter ablation in patients with multiple atrioventricular nodal reentry tachycardias. Am J Cardiol 1996;77:52–8.
92. Gallagher JJ, Kasell J, Sealy WC, et al: Epicardial mapping in the Wolff –Parkinson –White syndrome. Circulation 1978;57: 854–66.
93. Jackman WM, Friday KJ, Yeung LW, et al: New catheter technique for recording left free –wall accessory atrioventricular pathway activation: Identification of pathway fiber orientation. Circulation 1988;78:598–610.
94. Tai CT, Chen SA, Chiang CE, et al: Identification of fiber orientation in left free–wall accessory pathways: Implication for radiofrequency ablation. J Interv Card Electrophysiol 1997;1: 235–41.
95. Chen SA, Tai CT, Lee SH, et al: Electrophysiologic characteristics and anatomical complexities of accessory atrioventricular pathways with successful ablation of anterograde and retrograde conduction at different sites. J Cardiovasc Electrophysiol 1996; 7:907–15.
96. Gallagher JJ, Sealy WC: The permanent form of junctional reciprocating tachycardia: Further elucidation of the underlying mechanism. Eur Heart J 1978;8:413–20.
97. Farre J, Ross D, Wiener I, et al: Reciprocal tachycardia using accessory pathways with long conduction time. Am J Cardiol 1979;44:1099–109.
98. Tchou P, Lehmann MH, Jazayeri M, et al: Atriofascicular connection or a nodoventricular mahaim fiber? Electrophysiologic elucidation of the pathway and associated reentrant circuit. Circulation 1988;77:837–48.
99. Chen SA, Tai CT, Chiang CE, et al: Electrophysiologic characteristics, electropharmacologic responses and radiofrequency ablation in patients with decremental accessory pathway. J Am Coll Cardiol 1996;28:732–37.
100. Klein LS, Hackett FK, Zipes DP, et al: Radiofrequency catheter ablation of Mahaim fibers at the tricuspid annulus. Circulation 1993;87:738–47.
101. McClelland JH, Wang X, Beckman KJ, et al: Radiofrequency catheter ablation of right atriofascicular (Mahaim) accessory pathways guided by accessory path way activation potentials. Circulation 1994;89:2655–66.
102. Cappato R, Schluter M, Weiss C, et al: Catheter–induced mechanical conduction block of right–sided accessory fibers with Mahaim –type preexcitation to guide radiofrequency ablation. Circulation 1994;90:282–90.
103. Selle JG, Sealy WC, Gallagher JJ, et al: Technical considerations

in the surgical approach to multiple accessory pathways in the Wolff-Parkinson-white syndrome. Ann Thorac Surg 1987;43: 579-84.

104. Yeh SJ, Wang CC, Wen MS, et al: Catheter ablation using radiofrequency current in Wolff-Parkinson-White syndrome with multiple accessory pathways. Am J Cardiol 1992;71: 1174-80.

105. Huang JL, Chen SA, Tai CT, et al: Long-term results of radiofrequency catheter ablation in patients with multiple accessory pathways. Am J Cardiol 1996;78:1375-9.

106. Csanadi Z, Klein GJ, Yee R, et al: Effect of dual atrioventricular node pathways on atrioventricular reentrant tachycardia. Circulation 1995;91:2614-8.

107. Hirao K, Otomo K, Wang X, et al: Para-Hisian pacing. A new method for differentiating retrograde conduction over an accessory AV pathway from conduction over the AV node. Circulation 1996;94:1027-35.

108. Packer DL, Gallagher JJ, Prystowsky EN: Physiological substrate for antidromic reciprocating tachycardia-prerequisite characteristics of the accessory pathway and atrioventricular conduction system. Circulation 1992;85:574-88.

109. Luria DM, Chugh SS, Munger TM, et al: Electro physiologic characteristics of diverse accessory pathway lo cations of antidromic reciprocating tachycardia. Am J Cardiol 2000;86: 1333-8.

110. Waxman MB, Sharma AD, Cameron DA, et al: Reflex mechanisms responsible for early spontaneous termination of paroxysmal supraventricular tachycardia. Am J Cardiol 1982;49: 259-72.

111. Lim SH, Anantharaman V, Teo WS, et al: Comparison of the treatment of supraventricular tachycardia by Valsalva maneuver and carotid sinus massage. Ann Emerg Med 1998;31:30-5.

112. DiMarco JP, Miles W, Akhtar M, et al: Adenosine for paroxysmal supraventricular tachycardia: Dose ranging and comparison with verapamil. Assessment in placebo-controlled, multicenter trials. The Adenosine for PSVT Study Group. Ann Intern Med 1990;113:104-10.

113. McIntosh-Yellin NL, Drew BJ, Scheinman MM: Safety and efficacy of central intravenous bolus administration of adenosine for termination of supraventricular tachycardia. J Am Coll Cardiol 1993;22:741-5.

114. Hood MA, Smith WM: Adenosine versus verapamil in the treatment of supraventricular tachycardia: A randomized double-crossover trial. Am Heart J 1992;123:1543-9.

115. Dierkes S, Vester EG, Dobran LJ, et al: Adenosine in the noninvasive diagnosis of dual AV nodal conduction: Use as a follow-up parameter after slow pathway ablation in AVNRT. Acta Cardiol 2001;56:103-8.

116. Belhassen B, Fish R, Viskin S, et al: Adenosine-5'-triphosphate test for the noninvasive diagnosis of concealed accessory pathway. J Am Coll Cardiol 2000;36:803-10.

117. Gambhir DS, Bhargava M, Arora RK, Khahilullar M: Electrophysiologic effects and therapeutic efficacy of in travenous flecainide for termination of paroxysmal supraventricular tachycardia. Indian Heart J 1995;47:237-43.

118. Gupta A, Nail A, Vora A, Lokhandwala Y: Com parison of the efficacy of intravenous diltiazem and esmolol in terminating supraventricular tachycardia. J Assoc Physicians India 1999;47: 969-72.

119. Reimold SC, Maisel WH, Antman EM: Propafenone for the treatment of supraventricular tachycar dia and atrial fibrillation: A meta analysis. Am J Cardiol 1998;82:66N-71N.

120. Melvin Scheinman, Hugh Calkins, Paul Gillette, et al: NASPE policy statement on catheter ablation: Personnel, policy, procedures, and therapeutic recommenda tions. Pacing Clin Electrophysiol 2003;26:789-99.

121. Kugler JD, Dansford DA, Houson K, Felix G: Radiofrequency catheter ablation for paroxysmal supraventricular tachycardia in children and adolescents without mitral heart disease. Pediatric EP Society Radiofrequency catheter ablation registry. Am J Cardiol 1997;80:1438-43.

122. Tai CT, Chen SA, Chang CE, et al: Accessing atrioventricular pathways and atrioventricular nodal reentrant tachycardia in teenagers. Electrophysiologic charac teristics and radiofrequency catheter ablation. Jpn Heart J 1995;36:305-17.

123. Lau CP, Tai YL, Lee PW: The effects of radiofrequency ablation versus medical therapy on the quality of life and exercise capacity in patients with supraventricular tachycardia: A treatment comparison study. Pacing Clin Electrophysiol 1995;18:424-32.

124. Henthorn RW, Waldo AL, Anderson JL, et al: Flecainide acetate prevents recurrence of symptomatic paroxysmal supraventricular tachycardia. The Flecainide Supraventricular Tachycardia Study Group. Circulation 1991;83:119-25.

125. Benditt DG, Dunnigan A, Buetikofer J, Milstein S: Flecainide acetate for long-term prevention of paroxysmal supraventricular

tachyarrhythmias. Circulation 1991;83:345–9.

126. Pritchett EL, McCarthy EA, Wilkinson WE: Propafenone treatment of symptomatic paroxysmal supraventricular arrhythmias. A randomized, placebo–controlled, crossover trial in patients tolerating oral therapy. Ann Intern Med 1991;114:539–44.

127. Mauritson DR, Winniford MD, Walker WS, et al: Oral verapamil for paroxysmal supraventricular tachycardia: A long–term, double–blind randomized trial. Ann Intern Med 1982;96:409–12.

128. Dorian P, Naccarelli GV, Coumel P, et al: A randomized comparison of flecainide versus verapamil in paroxysmal supraventricular tachycardia. The Flecainide Multicenter Investigators Group. Am J Cardiol 1996;77:89A–95A.

129. Tendera M, Wuuk–Wojanr AM, Kulakowski P, et al: Efficacy and safety of dofetilide in the prevention of symptomatic episodes of paroxysmal supraventricular tachycardia: A 6 month double blind comparison with propafenone and placebo. Am Heart J 2001;142:93–8.

130. Page RL, Connolly SJ, et al: Antiarrhythmic effects of Azimilide in paroxysmal supraventricular tachycardia: Efficacy and dose response. Am Heart J 2002;143:643–9.

131. Wanless RS, Anderson K, Joy M, Joseph SP: Multicenter comparative study of the efficacy of sotalol in the prophylactic treatment of patients with paroxysmal supraventricular tachycardia. Am Heart J 1997;133:441–6.

132. Dreifus LS, Nichol H, Morse DH, et al: Control of recurrent tachycardia of Wolff–Parkinson–White syn drome by surgical ligature of the A–V bundle. Circulation 1968;38:1030–6.

133. Gallagher JJ, Sealy WC, Anderson RW, et al: Cryosurgical ablation of accessory atrioventricular connections: A method for correction of the pre–excitation syn drome. Circulation 1977; 55: 471–479.

134. Guiradon GM, Klein GJ, Sharma AD, et al: Surgery of the Wolff–Parkinson–White syndrome: The epicardial approach. Semin Thorac Cardiovasc Surg 1989;1:21–33.

135. Saksena S, Hussain SM, Gielchinsky I, Pantopoulos D: Intraoperative mapping–guided argon laser ablation of supraventricular tachycardia in Wolff–Parkinson–White syndrome. Am J Cardiol 1987;60:196–9.

136. Yee R, Guiraudon GM, Gardner MJ, et al: Refractory paroxysmal sinus tachycardia management by subtotal right atrial exclusion. JACC 1984;3:400–4.

137. Castellanos A, Waxman HL, Moleiro F, et al: Preliminary studies with an implantable multimode A–V pacemaker for reciprocating atrioventricular tachycardias. Pacing Clin Electrophysiol 1980;3:257–60.

138. Saksena S, Pantopoulos D, Parsonnet V, et al: Usefulness of an implantable antitachycardia pacemaker system for supraventricular or ventricular tachycardia. Am J Cardiol 1986;58:70–4.

139. Jung W, Mletzko R, Manz M, Luderitz B: Clinical results of chronic antitachycardia pacing in supraventricular tachycardia. In Luderitz B, Saksena S(eds): Interventional Electrophysiology. Mt Kisco, NY, Futura, 1992, pp 197–211.

140. Boccadamo R, Toscano S: Prevention and inter ruption of supraventricular tachycardia by antitachycardia pacing. In Luderitz B, Saksena S(eds): Interventional Electrophysiolog. Mt Kisco, NY, Futura, 1992, pp 213–23.

141. Vollmann D, Stevens J, Buchwald AB, Unterberg C: Automatic atrial anti–tachy pacing for the termination of spontaneous atrial tachyarrhythmias: Clinical experience with a novel dual chamber pacemaker. J Interv Card Electrophysiol 2001;5:477–85.

第15章 房性心动过速、心房扑动和心房颤动

A. JOHN CAMM, IRINA SAVELIEVA, SAROJA BHARATI, BRUCE D. LINDSAY, STANLEY NATTEL, KAORI SHINAGAWA, SHIH-ANN CHEN

引言：A. John camm
流行病学及分类：Irina Savelieva， A. John camm
解剖学与病理学：Saroja Bharati
临床心电图学：Bruce D. Lindsay
基础电生理学：Stanley Nattel，Kaori Shinagawa
房性快速性心律失常的检查手段：Irina Savelieva，A. John camm
临床电生理学：Shih-Ann Chen
治疗策略：A. John camm
房性快速性心律失常的循证治疗：A. John camm，Irina Savelieva

房性快速性心律失常（atrial tachyarrhythmias）是一大类心律失常的总称，每一种心律失常都有其自身的病理基础、电生理机制、临床表现及相应的治疗策略。其中，以心房颤动（房颤）最为常见，在65岁及以上的人群中年发病率为19.2‰[1]；其次是心房扑动(房扑)，在50岁以上的人群中年发病率为3.17‰[2]。房性心动过速（房速）的流行病学在很大程度上尚未被人们所了解，但据估计，它在所有心律失常患者中所占的比例约为0.34%~0.46%之间[3]。房性快速性心律失常，尤其是房颤，主要影响老年人，其发病率及病死率明显增高。房性快速性心律失常可产生明显的症状，使患者丧失活动能力，或使患者的生活质量下降[4]。此外，它们还可使患者发生缺血性卒中[5]及心力衰竭[6,7]的危险明显增加。最近的调查显示，1996年因房性快速性心律失常而住院的患者是1986年以相同病因住院人数的2倍[8,9]。即使在校正了基础疾病及其他因素的影响后，房颤及房扑仍使患者全因死亡（all-cause death）和心血管事件病死率明显增加[10,11]。

在过去二十年中，虽然我们对房性快速性心律失常的病理基础、病理生理机制及诱发因素等方面的认识已有了明显的提高，但在房性快速性心律失常的治疗进展方面，尤其是对于房颤的治疗，仍不容乐观。造成这类心律失常治疗成功率低的一个可能因素是，到目前为止，我们对房性快速性心律失常的分类仍过于简单化——将房颤、房扑及房速视为同一种心律失常，而且其治疗方案相似。

十余年前，Sicilian Gambit研究小组最早对抗心律失常药物治疗的适应证进行了规范化分类的工作，分类的依据是药物对心律失常的作用环节，尤其是对可激动间隙（excitable gap）的影响[12]。在新的心律失常发生机制被发现以及更新的药物被开发出来以后，这一方案又得到了进一步的修订[13]：一是与传统抗心律失常药物结构类似但又修饰过的药物的临床应用，这类药物具有更新的抗心律失常作用，而药代动力学则进一步简化，因而有效性和安全性均较传统药物为高；二是传统上被视为非抗心律失常的药物也用于心律失常的治疗。值得注意的是以下几类新药的出现：一是对心房组织具有高亲和力、能高选择性作用于与心房复

极相关的离子通道的药物；二是能逆转离子通道重构的药物；三是能调节细胞内钙代谢及细胞-细胞间偶联（couple）的药物[14]。

对房性快速性心律失常机制认识的深化，使对这类心律失常的非药物治疗技术获得了迅速发展，其中包括导管消融技术，它使多数此类心律失常能获得"根治"，并已成为典型房扑[15]及部分类型房速[16]的一线治疗。电生理检查显示，导致房颤发生的异位病灶或折返环多数位于左心房的后壁或肺静脉内，而非在右心房内，提示左心房是房颤发生的电学上的驱动心腔，因而应是非药物治疗的主要靶标。由于对房颤的解剖学基质尚未明了，使导管消融技术的应用受到了限制，但应用导管消融对与房颤复发有关的心房组织进行改良的工作还是获得了明显的进展（主要包括消融或隔离起源于肺静脉口部的局灶；或者是应用导管消融行改良的迷宫手术，以减少能维持房颤的有效心房面积）[17~19]。目前人们对"联合"治疗（'hybrid' therapy）策略的兴趣明显增加，这一策略主张联合应用两种或两种以上的治疗措施，以对房性快速性心律失常的节律控制（rhythm control）产生协同作用[20]。例如，对房颤有效的抗心律失常药物可使房颤的活动变得相对规则，成为一个固定的折返环（例如房扑），然后就可以应用射频导管消融进行治疗。通过对心房进行线性消融以对心律失常的基质进行改良，再联合应用抗心律失常药物或心房起搏治疗，对特定选择的患者也可能具有疗效[21]。

几个有关窦房结功能障碍的大型临床试验结果显示，与心室起搏相比，心房起搏或双腔起搏发生持续性房性快速性心律失常的危险明显减少[22,23]。同时具有起搏器及植入式心脏复律除颤器（ICD）功能的新器械可对房性快速性心律失常进行不间断地监测和识别。它们还可通过程控实现基于心房的递增治疗（atrial-tiered therapy），包括抗心动过速起搏和对心房的预防性治疗，前者主要是为终止心律失常，后者是当致心律失常的触发因素存在时，减少心律失常的驱动因素或诱发因素[24]。

"上游"治疗途径（'upstream' therapeutic approaches）主要针对的是基础病理状态。例如，血管紧张素转换酶（ACE）抑制剂、1型血管紧张素Ⅱ受体拮抗剂（AT-1）和β-阻滞剂，可通过降低心房的负荷或直接改善心房的电生理状态，使导致心房重构的心肌改变不发生，或推迟其出现的时间[25]。因此治疗的切入点明显扩大，对可导致房性快速性心律失常的因素，可在系统、器官、组织、心肌细胞膜及细胞内等不同水平上进行纠正。

房性快速性心律失常的流行病学及分类

关于总体人群中房性快速性心律失常的自然病程及危险因素方面的信息，主要来源于一系列对房颤的流行病学方面的研究[26~30]。在房性快速性心律失常中，房颤是最常见的持续性心律失常，目前房颤患者约占总体人群的1.5%。由于心脏疾病治疗技术的进步，使得大量患有影响健康、但并非致命性心脏疾病的患者能存活至老年阶段。有两个来自于北美的研究，一是Framingham心脏研究（Framingham Heart Study）[26]，一是心血管健康研究（Cardiovascular Health Study）[1]，这两个研究的结果显示，在年龄低于64岁的人群中，房颤的年发病率为男性0.31%，女性0.19%；而对于65~74岁年龄组的人群，房颤的年发病率则猛增至1.92%。在年龄大于80岁的高龄人群中，房颤的年发病率更高达3.14%~3.80%[1,26]。类似的结果也见于在加拿大进行的Manitoba随访研究（Manitoba Follow-up study）[27]，及在瑞典进行的为期25年的欧洲人群研究（the only European population-based study）(图15-1)[28]。最近有一个截面调查研究，称为房颤的抗凝与危险因素研究（AnTicoagulation and Risk Factors in Atrial Fibrillation，ATRIA），该研究入选的是20岁及以上的成年人，他们都是加利福尼亚一个大型卫生保健维护组织的研究对象，这一研究的结果提示，在未来50年内，美国的房颤患者例数将可能达到目前的2.5倍，即由目前的230万增至届时的560万，而且其中半数以上将都是80岁及以上的老年人[29]。

关于房扑的流行病学方面资料只有美国威斯康星州Marshfield临床中心（Marshfield流行病学研究区域，Marshfield Epidemiologic Study Area，MESA）的报道。他们共入选了58 820位居民作为研究的样本[2]。房扑的总体年发病率为0.088%，但58%的房扑患者同时合并有房颤。单纯房扑的年发病率仅为0.033%。与房颤一样，房扑的发病率随着年龄的增长而明显增加：50岁以下的人群，年发病率为5/100 000；而对于80岁以上的人群，年发病率则高达587/100 000（图15-2）。在患有房

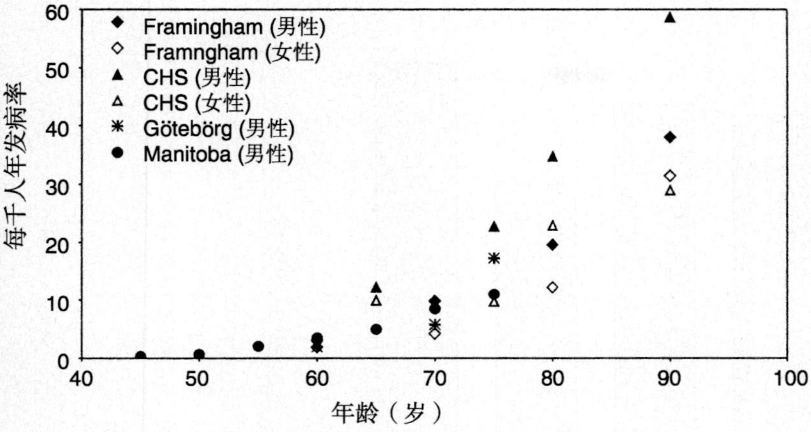

图15-1　四个在北美、加拿大及欧洲进行的以人群为对象的研究所显示的房颤发病率情况。这四个研究是：心血管健康研究、Framingham心脏研究、Manitoba随访研究及Göteborg多因素一级预防研究（Göteborg Multifactor Primary Prevention Study）。（Data from reference 1，26-28.）

颤的人群中，男性是女性的1.5倍。类似的，对于患有房扑的人群，也是男性多于女性，男性约为女性的2.5倍。房速在总体人群的患病率不详。据观察，它约占心律失常患者的0.34%~0.46%；在接受导管消融的患者中，约占10%~15%[3]。

我们对房颤流行病学的了解，主要来源于对白人队列（cohort）观察的资料。心血管健康研究所入选的人群中，非洲裔美国人仅占5%，他们的房颤发病率要比白人低[1]。在ATRIA研究入选的50岁或50岁以上的人群中，白人的房颤患病率也比黑人高（分别为2.2%和1.5%）[29]。

相关的疾病及危险因素

房性快速性心律失常常有心脏疾病作为基础，例如高血压及心力衰竭（图15-3）[1,26]。在左心室功能不全合并充血性心力衰竭患者中，房颤的患病率随纽约心脏协会（NYHA）所定义的心功能级别的不同而改变，自4%到50%不等。房颤的经典病因是二尖瓣狭窄、甲状腺功能亢进及长期大量饮酒；但在房颤的患者中，这些情况其实还相对少见。房颤是急性心肌梗死及肥厚型心肌病的常见并发症。先天性心脏病及旁路引起的预激综合征常可合并房颤或房扑。特发性（idiopathic）或“孤立性”（“lone”）房颤在阵发性房颤中约占一半，在持续性房颤患者中也达20%，尤其多见于年轻的患者。更深入地研究会发现，部分房颤患者心房肌有炎症，也可能有轻度的心室舒张功能障碍，或存在亚临床型甲状腺疾病、自身免疫紊乱或窦房结功能障碍。与通常的观点不同，典型房扑及房速常出现于器质性心脏疾病患者。MESA研究的结果显示，几乎所有房扑患者都合并有器质性疾病或某些特定的病理状态。前者包括心力衰竭、高血压、慢性肺疾病等；后者常见的有大手术、肺炎及急性心肌梗死[2]。仅1.7%的房扑患者无任何器质性心脏疾病的依据或相关的诱发因素，称为“孤立性房扑”。在接受冠状动脉旁路及瓣膜手术的老年患者中，术后房颤并不罕见。手术切口折返（incisional reentry）所致的房速或房扑（为非峡部依赖型房扑），常出现于先天性心脏病矫治术后。

房扑和房颤可能具有共同的危险因素。不过这一结论大多是来源于房颤的流行病学研究，而在这些研究的对象中，以房扑作为心律失常主要表现的患者仅占10%~20%。开始于1948年的Framingham心脏研

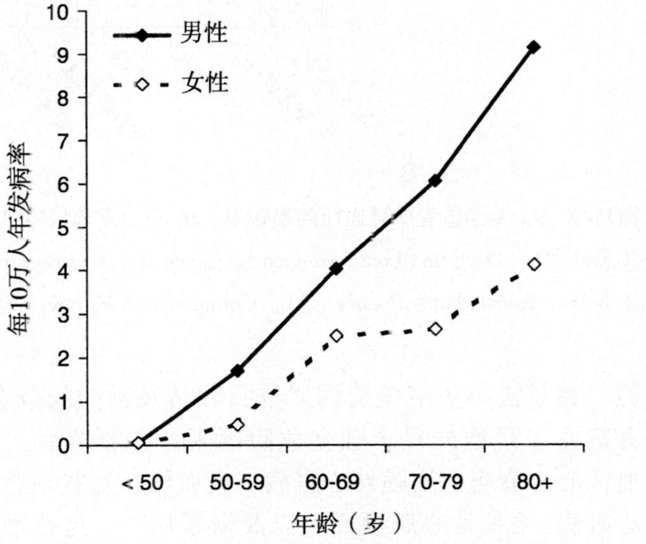

图15-2　MESA研究中房扑的发病率与年龄及性别的关系。（Modified from Granada J，Uribe W，Chyou PH，et al：Incidence and predictors of atrial flutter in the general population. J Am Coll Cardiol 2000；36：2242-6.）

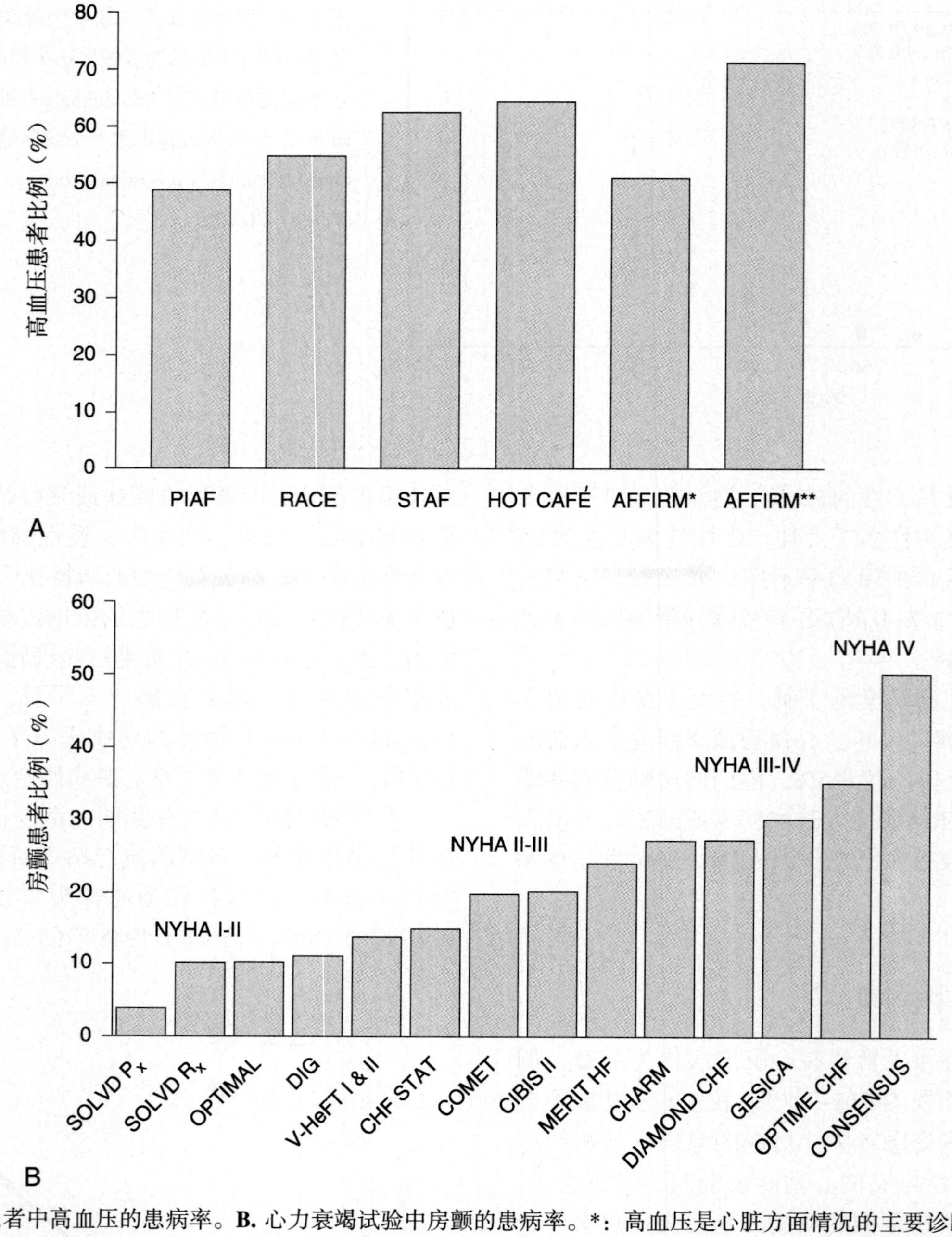

图15-3 A. 房颤患者中高血压的患病率。**B.** 心力衰竭试验中房颤的患病率。*：高血压是心脏方面情况的主要诊断；**：高血压的总体患病率。（Modified from Savelieva I，Camm AJ：Supraventricualr and ventricular arrhythmias in heart failure. In Van Veldhuisen DJ，Pitt B（eds）：Amsterdam，Benecke N.I.，Chronic Heart Failure，2002，pp 111–43.）

究，最早提出了对危险因素进行评估及预防的概念，并确立了房颤的几个独立危险因素，包括高龄、充血性心力衰竭、瓣膜性心脏病、高血压、冠状动脉性心脏病（尤其是心肌梗死）以及糖尿病[33]。这些经典的危险因素在许多其他以人群为对象的调查中也得到了证实，并在不同的模型中获得进一步的完善（表15–1）[1,26–28,30]。

心血管疾病治疗措施及预防策略（含一级预防和二级预防）上的进步，使得房性快速性心律失常危险因素的结构和分布也发生了改变。瓣膜性心脏病，尤其是风湿性心脏病，在既往的Framingham研究及其他早期的研究中，是房颤最常见的病因及最明确的危险因素；但它在近年的调查中，已退居次要位置。不过在发展中国家，以及老年患者中，它还是房颤的重要原因。另一方面，在长期存活的慢性心力衰竭患者中，有相当比例的患者会出现房性快速性心律失常，在这些患者中，充血性心力衰竭是房颤极其重要的危险因素。2000~2001年间在24个国家进行的“欧洲心脏病调查”结果表明，在因心力衰竭而住院的患者中，新发房颤的总患病率达13%，不同的国家患病率为8%~36%不等[31]。另外，心室舒张功能不全的患者，由于充盈压升高导致心房重构，其发生房颤的危险性较舒张功能正常的人群增加5.26倍[32]。

房性快速性心律失常的分类

依据心电图表现及电生理机制，房性快速性心律失常目前被划分为如下7个大类[33]：

- 窦房结折返性心动过速
- 局灶性房性心动过速（房速），包括自律性增高、触发及微折返3个机制
- 心房内大折返所致的典型心房扑动（房扑）
  - 逆时针折返
  - 顺时针折返
- 手术切口折返性房扑（或房速）
- 不典型右心房房扑（非峡部依赖性）
- 不典型左心房房扑（肺静脉或二尖瓣环依赖性）
- 心房颤动（房颤）

电生理分类相对简明和直接；而临床分类则往往会相互重叠或交叉，可能其中的一种名称，就包含了不同的病因、危险因素、诱发因素、临床表现、发作方式及持续时间。而上述因素是选择治疗策略的重要依据，最终将影响到疗效。

最近，美国心脏病学学会/美国心脏协会/欧洲心脏病学协会（ACC/AHA/ESC）对房颤的临床分类做出了新的规定。他们建议将房颤分为 4 种类型：即首次发现的房颤（first detected）、阵发性房颤（paroxysmal）、持续性房颤（persistent）及永久性房颤（permanent）

表15-1 基于人群调查确立的房颤独立危险因素（比值比，95%可信区间）

危险因素	Framingham 研究（始于 1948 年，历经 33 年）[26]	Manitoba 研究（始于 1948 年，共 44 年）[26]	CHF 研究（始于 1989 年，历经 3 年）[30]	初发房颤的 CHF（始于 1989 年，历经 3 年）[3]	Wilhemsen 等（始于 1970 年，历经 27 年）[28]	房扑 MESA 研究（始于 1991 年，历经 4 年）[2]
年龄	2.1(1.8–2.5)	—	1.03	1.05(1.03–1.08)	1.1(1.07–1.16)	未提供
高血压	1.5(1.2–2.0)	1.42(1.10–1.84)	1.39	1.11(1.05–1.18)*	1.33(1.07–1.65)	0.9(0.6–1.4)
充血性心力衰竭	4.5(3.1–6.6)	3.37(2.29–4.96)	2.67	1.51(1.17–1.97)†	6.7(5.17–8.87)§	3.5(1.7–7.1)
冠心病/心肌梗死	1.4(1.0–2.0)	3.62(2.59–5.07)	—	1.48(1.13–1.95)	—	1.3(0.7–2.2)
瓣膜病	1.8(1.2–2.5)	3.15(1.99–5.00)	3.27	2.42(1.62–3.60)	—	4.0(0.4–30)
糖尿病	1.4(1.0–2.0)	—	—	1.08(1.03–1.13)	—	1.8(0.9–3.6)
左心室肥厚	1.4(0.9–2.4)	—	—	—	—	—
胆固醇	—	—	—	0.86(0.76–0.98)	—	0.8(0.5–1.2)
吸烟	1.1(0.8–1.5)	—	—	—	—	—
饮酒	1.01(0.99–1.03)‡	—	—	0.96(0.93–0.99)	—	—
体重指数	1.03(0.99–1.06)‡	1.28(1.02–1.62)	—	—	1.07(1.04–1.1)	—
身高	—	—	—	1.03(1.02–1.05)	1.04(1.03–1.06)	—
黑色人种	—	—	—	0.47(0.22–1.01)	—	—

* 收缩压，以每10mmHg为研究对象

† 使用了利尿剂，但无心力衰竭史。

§ 同时有心力衰竭和心肌梗死。

‡ 对性别和年龄作了调整，但未对心脏的危险因素作调整。

AF：心房颤动；CAD；冠状动脉疾病；CHF：慢性心力衰竭；CI：置信区间；LVH：左心室肥厚；MI：心肌梗死。

(图15-4A)[34]。初发房颤(first onset AF)是指房颤第一次出现，而且当患者前来就诊时仍为房颤心律，但持续时间未超过48h。由于房颤的发作也可能无症状，因而“首次发现”，并不意味着一定是真正的首次发作。如果房颤被发现后，不能自行转复为窦性心律，或者复律(cardioversion)的措施无效，此时就被称为永久性房颤。如果医师或患者决定不再考虑使用复律的措施，允许房颤心律持续存在，此时就称为“被接受的”房颤(“accepted”AF)。阵发性房颤大多能自行转复为窦性心律；而持续性房颤则需要积极的干预措施才能转复窦性心律。其中也有混合类型，例如对于复发(recurrent)的房颤，既可能自行转复，也可能不会自行转复；而且经常可以看到(虽然并非总是这样)，阵发性房颤可进展为持续性房颤，最终转变为永久性房颤(或“被接受的”房颤)(图15-4B)[35]。

房性快速性心律失常的发病率(morbidity)及病死率(mortality)

持续性(sustained)房性快速性心律失常的临床意义在于其易导致血栓栓塞；其二是由于长期持续的快心室率，易致左心室功能不全，而产生相关症状。房速及房扑常与房颤相伴，因此对于它们可能带来的危害以及如何减少这些危害，经常是流行病学及大规模随机试验的研究课题。

卒中的危险

据估测，房颤可使卒中的危险增加5倍[36]。Fram-

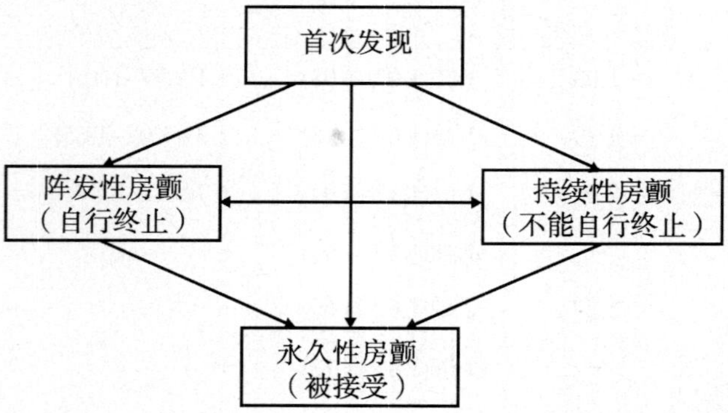

A

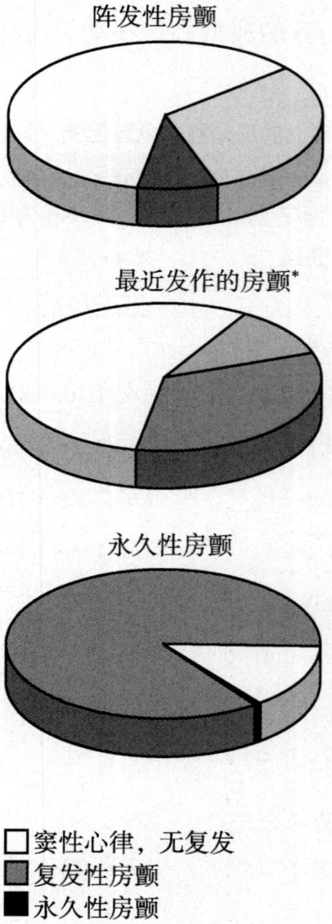

B

图15-4 **A.** ACC/AHA/ESC对房颤分类的建议。(Reprinted from Fuster V，Rydén LE，Asinger RV，et al：Task Force Report：ACC/AHA/ESC guidelines for the management of patients with AF. Eur Heart J 2001；22：1852-1923.)。**B.** 不同类型的房颤，经为期平均8.6个月的随访后的结局。*：“最近发作的房颤(Recent onset AF)”是指表现为持续性(不能自行终止)、持续时间在7天或7天以上、但短于1个月的房颤。(Reprinted from Lévy S，Maarek M，Coumel P，et al. On behalf of the College of French Cardiologists：Characterization of different subsets of atrial fibrillation in general practice in France：The ALFA Study. Circulation 1999；99：3023-3035.)

ingham心脏研究的结果显示，在50~59岁年龄段的患者中，每年因房颤而致卒中的发生率为1.5%，而在80岁以上的高龄患者中，这一数字猛增至23.5%[36]。如果把短暂性脑缺血发作（transient ischemic attacks，TIA）和无症状的脑血管栓塞事件也计算进去，则缺血性卒中的年发生率超过7%[37]。退伍老兵非风湿性房颤患者卒中事件预防（Veterans Affairs Stroke Prevention in Non-rheumatic Atrial Fibrillation，SPINAF）的研究结果显示，在有神经系统疾患但无症状的患者中，15%的患者罹患过1次或1次以上临床确诊的无症状性脑梗死[38]。在既往曾有卒中史或曾发作过TIA的患者中，再次卒中的危险更高，年发生率可达12%[39]。

人们普遍认为，房扑和房速常为阵发性，心房搏动也相对规则，因而它们导致血栓栓塞的风险较低。但最近一项对从医疗保险数据库（Medicare data）中抽取的337 428例房颤及17 413例房扑患者资料的回顾性研究发现，它们发生卒中的相对危险度（relative risk，RR）相近，分别为1.64和1.4 [40]。进一步的亚组分析显示，那些同时有房颤和房扑的患者血栓栓塞风险最大；而单纯房扑的患者，与对照组相比，血栓栓塞的风险也有轻度的增加。

心动过速性心肌病（Tachycardia-Induced Cardiomyopathy）

对于患有房性快速性心律失常但无器质性心脏病或基础心脏疾病相对较轻微的患者，其左心室功能不全的症状主要是由于心率控制不好、心室反应不规则及丧失心房收缩的辅助等因素所致。房室的不同步，则会使舒张期的充盈受阻、每搏量（stroke volume）下降、舒张期心房压升高，最终使心排血量下降约20% [41]。不规则的心室反应会使心排血量下降，右心房压及肺毛细血管楔压（pulmonary capillary wedge pressure，PCWP）升高，而且随心率的增快而更加明显 [42]。像这样由心动过速导致的心脏扩大，伴心室功能不全及心力衰竭的症状，就称之为心动过速性心肌病。

导致心动过速性心肌病所需的心律失常频率以及持续时间目前尚未明了；但一般认为，如果心室反应的频率持续超过120次/分，就可能产生心动过速性心肌病。虽然心动过速性心肌病多见于持续性的心律失常，但如果阵发性的心律失常频繁反复发作，且发作时心室率难以控制，也可以诱发心动过速性心肌病。如果心动过速的持续时间超过每天的10%~15%，就足以损害心室的功能[43]。但如果通过药物或非药物的手段，能使患者恢复窦性心律，或使心室率获得满意的控制，则心动过速性心肌病可以被彻底逆转（图15-5）[44]。

当患者心室功能受损时，房性快速性心律失常可诱发出明显的心力衰竭。来自心血管健康研究及洋地黄调查组（Digitalis Investigation Group）所获得的数据显示，在65岁年龄段的人群中，房颤导致充血性心力衰竭的相对危险度为1.65[6]，使心力衰竭恶化的几率是对照组的3倍 [45]。

病死率

Framingham心脏研究的结果显示，即使是未诊断有器质性心脏病的患者，房颤也会使其死亡的危险增加一倍 [46]。巴黎前瞻性研究（Paris Prospective Study）对43~52岁年龄组的6722名男性作了23年的随访，发现“孤立性房颤”可使全因病死率升高4.2倍，因心血管事件所致的死亡增加1.97倍 [47]。在校正了年龄、高血压、吸烟、糖尿病、左心室肥厚、心肌梗死、充血性心力衰竭、瓣膜性心脏病、卒中及TIA等因素的影响后，女性患者的房颤死亡风险仍然显著高于男性，比值比（odds ratio，OR）分别为1.9和1.5[46]。

在MESA研究的人群中，平均随访3.6年后，单纯房扑即可使病死率升高1.7倍；而同时有房颤及房扑的患者，其病死率则增加2.5倍[11]。5年后，房颤及房扑的病死率基本相当（图15-6）。

房性快速性心律失常的特殊类型

无症状的房性快速性心律失常

近来，无症状性房性快速性心律失常的威胁正日益受到重视[44]。通常，房性快速性心律失常会产生一些症状，如心悸、呼吸困难、胸部不适、疲乏、眩晕甚至晕厥（图15-7）。阵发性房性快速性心律失常更易产生症状，而且症状常常较为特异；而永久性者较少有症状，而且症状也常为非特异性的。ALFA试验入选了来自全法国的756位房颤患者，在其中的86例无症状的患者中，63例（73%）患者是永久性房颤，14例（16%）是持续性房颤，仅有9例（11%）是阵发性房颤 [35]。电话传输心电监测（transtelephonic monitoring）证实，心

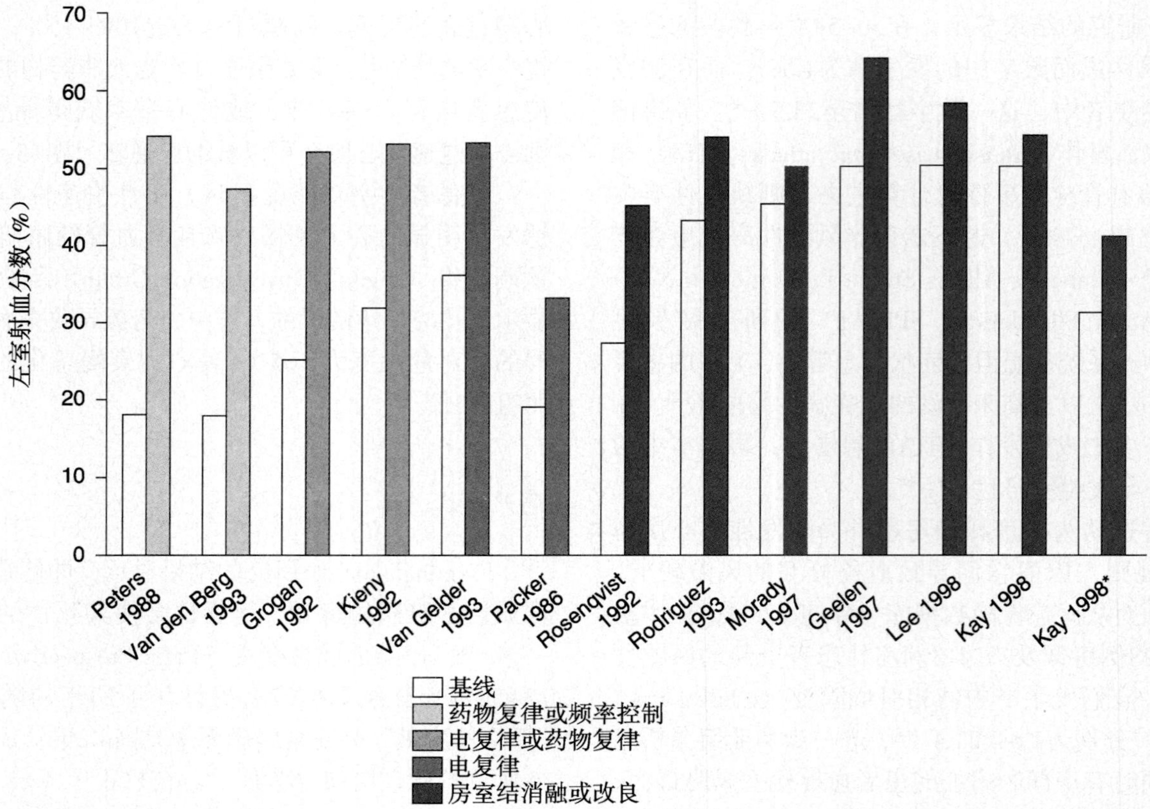

图15-5 房颤和房速的患者，使用药物治疗、电复律、房室结消融或改良后，左心室的功能得到改善。*：基线状态时，患者的左心室功能明显受损。（Reprinted from Savelieva I，Camm AJ. Clinical relevance of silent atrial fibrillation：Prevalence，prognosis quality of life，and management. J Interv Card Electrophysiol 2000；4：369-82.）

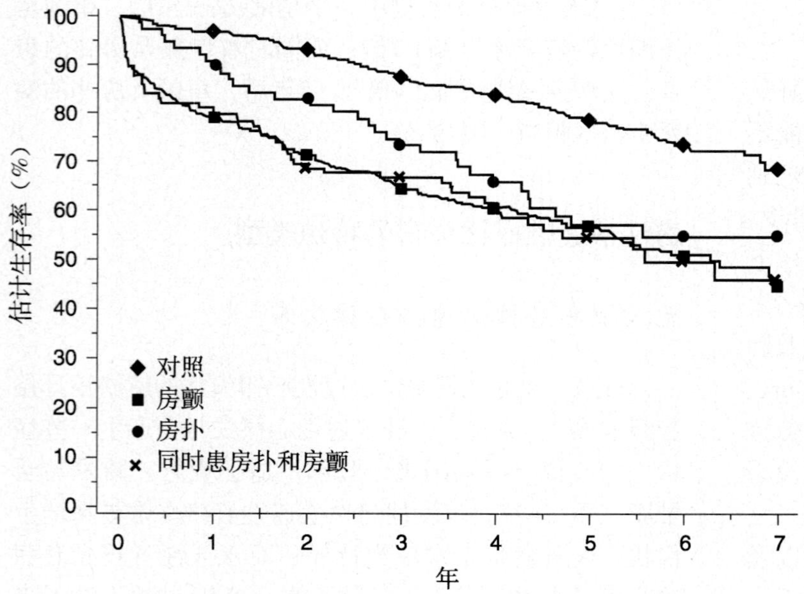

图15-6 房性快速性心律失常患者生存情况的Kaplan-Meier曲线。（Reprinted from Vidaillet H，Granada JF，Chyou PH，et al. A population-based study on mortality among patients with atrial fibrillation or flutter. Am J Med 2002；113：365-70.）

律失常带来的症状，80.2%来自于房颤，40.6%与房扑有关[48]。

无症状性房性快速性心律失常可能于常规体检、手术前检查、职业性例行体检时或在人群调查中被偶然检出。有时，它们仅在已出现卒中、心力衰竭等并发症后才被发现，心律失常的持续时间常难以确定。

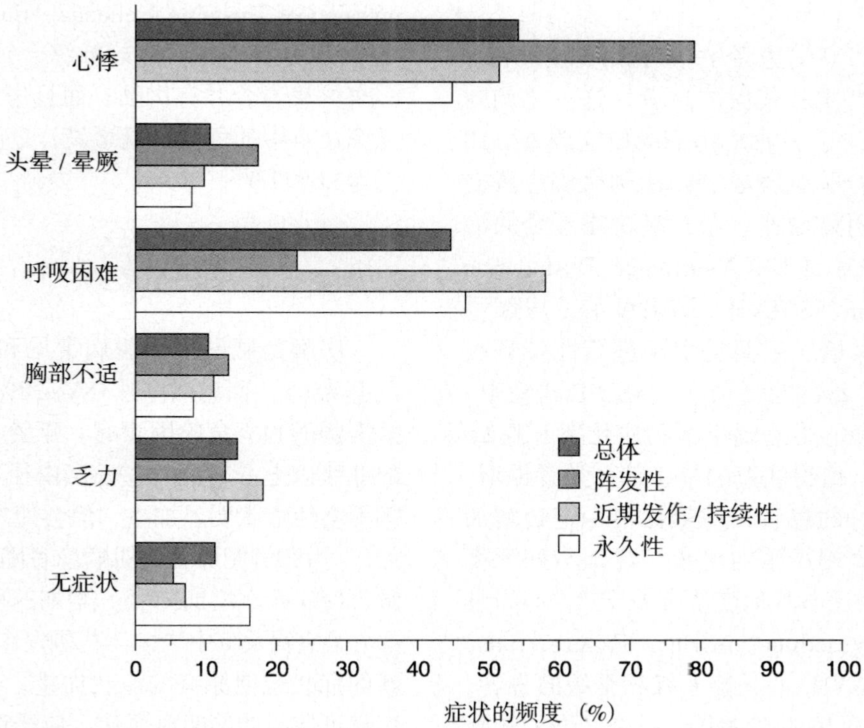

图15-7 各种类型房颤的症状分布情况。（Modified from Lévy S，Maarek M，Coumel P，et al. On behalf of the College of French Cardiologists：Characterization of different subsets of atrial fibrillation in general practice in France：The ALFA Study. Circulation 1999；99：3028-3035.）

据估测，持续性无症状性快速性心律失常所占的比例约为25%~30%，但用于控制节律的植入性器械（如起搏器或ICD等）监测的结果显示，此类心律失常远高于这一比例，可能约有50%~100%的患者出现过无症状的心律失常事件，但未被患者自己察觉[49]。很久以来人们就已经知道，药物可以使有症状的心律失常转变为另一种完全无症状的类型。房颤复律后的预防（Prevention of Atrial Fibrillation After Cardioversion，PAFAC）研究入选了1000例以上的房颤患者，结果显示，在使用抗心律失常药物治疗后，90%复发的房颤无症状，只是在例行的每日电话传输心电监测中被发现[50]。

虽然症状不一定是心律失常直接引起的，而心律失常产生并发症的风险，也不会因是否有症状而有明显的差异。例如，在因卒中而住院的患者中，25%的患者可能会被意外发现患有房颤[51]。经颅多普勒（transcranial Doppler）对无症状性脑血栓的检出率，在有症状的房性快速性心律失常患者中为13%，而在无症状的房性快速性心律失常患者中为16%[52]。值得注意的是，在施行了房室结消融或改良术（或二者均已施行）后，心律失常可以变得无症状，但并不能降低卒中的危险。

心力衰竭合并房颤

全美国的调查显示，2/3的心力衰竭患者年龄在65~70岁之间（或大于70岁），而且常并发有房颤[31]。心力衰竭会使容量负荷及压力负荷增加，导致心房扩大、心房受牵张（stretch），使心房的电生理发生改变，例如使心房的有效不应期（ERF）缩短，后者是导致房颤的一个重要因素。心房肌细胞的肥大及小片状的纤维化，可以产生大量的传导延缓和传导阻滞区，利于微折返的形成。钙超负荷（calcium overload）以及牵张介导的离子通道激活，易使心房产生后除极（afterdepolarization）及触发活动（triggered activity）。对于患有心力衰竭的患者，房颤的出现常可能与下列情况有关：明显的临床失代偿、NYHA心功能分级恶化、运动时氧耗量峰值（peak exercise oxygen consumption）下降、心脏指数（cardiac index）下降以及二尖瓣或三尖瓣的反流量增加等。这些现象强烈提示，房颤可能是左心心力衰竭的原因，而并非仅仅是严重左心室功能不全的标志[53]。

在轻度或中度心力衰竭患者中，房颤的患病率约为10%~20%；而对于严重失代偿的患者，这一比例则可增至50%（图15-3B）[54]。欧洲心力衰竭研究调查了10 464例患者，结果45%合并有房颤[31]。心力衰竭患者出现房颤后，病死率会明显增加。左心室功能不全的治疗和预防研究（Studies of Left Ventricular Dysfunction Treatment and Prevention，SOLVD）结果显示，房颤可使全因病死率升高1.34倍，主要是由于进行性泵衰竭（pump failure）导致了死亡的增加[7]。在DIG试验中，房性快速性心律失常使心力衰竭患者的病死率升高2.5倍，住院率增加3倍[45]。值得注意的是，部分学者提出，对于心室功能储备尚好的患者，房颤并不一定会增加病死率；而对于心力衰竭严重的患者，房颤与病死率的关系也较复杂，因为还与其他变量有关[55,56]。心力衰竭与血管扩张剂试验(Vasodilator in Heart Failure Trials，V-HeFT）中所入选的NYHA心功能Ⅱ级和Ⅲ级的患者，房颤的存在也未影响他们的生存率[57]。一个可能的解释是，V-HeFT-Ⅱ试验的随访期太短（只有2年），而且未设立安慰剂组作对照。

心肌梗死合并房颤

急性心肌梗死常合并有房颤。全球开通闭塞冠状动脉的策略研究（Global Use of Strategies To open Occluded Coronary Arteries，GUSTO-I）入选的40 891例患者中，有4280人合并有房颤[58]；而心血管协作工程（Cooperative Cardiovascular Project）研究入选的106 780例患者中，有23 665人合并有房颤[59]。这两个研究的结果还显示，房颤使心肌梗死患者的卒中及心力衰竭的发生率明显增高，1年病死率增加1.3倍。应用血管紧张素Ⅱ受体拮抗剂洛沙坦使心肌梗死治疗最优化试验（Optimal Trial in Myocardial Infarction with Angiotensin Ⅱ Antagonist Losartan，OPTIMAAL）中入选的是心肌梗死合并轻度心力衰竭的患者，结果发现，房颤可使卒中和死亡的危险分别增加2.5倍和2.6倍[60]。群多普利心脏评估试验（Trandolapril Cardiac Evaluation，TRACE）入选了1749例心肌梗死合并左心室功能不全的患者，经随访5年后发现，房颤可使患者的远期病死率增加30%[61]。

血小板Ⅱb/Ⅲa受体拮抗剂治疗不稳定性心肌缺血试验（Platelet Ⅱb/Ⅲa Underpining the Receptor for Suppression of Unstable Ischemia Trial，PURSUIT）入选的是非ST段抬高的急性冠脉综合征（ACS）患者，其中6.4%的患者合并有房颤；而且房颤出现后6个月时的病死率及卒中的危险明显增高，危险比（hazard ratio）分别为3.0和2.9[62]。

肥厚型心肌病合并房颤

房颤是肥厚型心肌病常见和重要的并发症，年发生率为2%，而患病率达18%~28%[63,64]。肥厚型心肌病合并房颤的独立危险因素有：年龄大于50岁、NYHA定义的Ⅱ级以上心功能、左心房内径达到或超过4.5 cm。房颤不会使症状明显加重，但会使发病率及病死率明显增加。对480例肥厚型心肌病患者随访9年的结果表明，房颤可使病死率增加3.7倍，增加的死亡主要来源于进行性的心力衰竭及卒中[64]。当房颤发作时，84%的患者会产生新的症状或使原有的症状加重；长时间随访可观察到，房颤可使心功能明显恶化，使严重心力衰竭的发生危险增加3倍。卒中及其他血栓栓塞性事件在肥厚型心肌病患者中的患病率为6%，年发生率为0.8%；在年龄超过60岁的患者中，年发生率高达1.9%[64]。房颤的出现则使血栓栓塞并发症更为常见，使这一风险增加10.2倍[65]。如果是永久性房颤，则更易使病死率增加、心功能受损及发生卒中。因此如果能通过治疗阻断或延缓阵发性房颤转变为永久性房颤的进程，也许可以改善预后。

预激综合征（preexcitation syndrome）合并房颤

在Wolff-Parkinson-White（WPW）综合征患者中，合并房颤的比例约为30%；这部分患者猝死的风险明显升高，而且猝死可能是年轻患者的首发症状。旁路的电生理特性与房室结不同，通常传导速度快，而且无递减传导；如果旁路的有效不应期短于250 ms，就可能在房颤时产生快速的心室反应，随后蜕变为心室颤动（室颤）。猝死的年发生率约为0.15%~0.39%；如果是多径路，或合并Epstein畸形（Epstein's anomaly），或者是家族性Wolff-Parkinson-White综合征，则猝死的危险还要升高[66]。

心脏外科手术后的房性快速性心律失常

冠状动脉旁路术后的房颤发生率约为27%~37%，而瓣膜术后的房颤发生率超过50%[67,68]。外科术后的房颤最常出现于术后4天内，可导致卒中、循环衰竭及延长住院时间等，最终可使发病率及病死率增加。超过90%患者的心律失常类型是阵发性或初发型。房扑和房速相对少见，它们常出现于先天性心脏病矫治术后，系由“切口折返机制”所致，心动过速围绕着手术切口形成的阻滞线进行折返[33,69]。

使外科术后房性快速性心律失常发生率升高的临床因素有：老年、男性、既往心律失常史、充血性心力衰竭、瓣膜性心脏病、慢性阻塞性肺疾患（COPD）、慢性肾功能衰竭、既往心脏外科手术史、左心房扩大、心脏保护（cardioprotection）或低温不充分、右冠状动脉旁路移植术及体外循环时间过长等[68]。近期的观察发现，如果使用微创技术（minimally invasive technique），术后房性快速性心律失常的发生率可以降低，这种情况尤以瓣膜手术为明显[69a]。

家族性房颤

虽然房颤多见于有基础心脏疾病的患者，但也有相当比例的房颤患者并未发现有明显的心血管异常[70,91]。“孤立性”或“特发性”房颤的发病机制尚未明了，但它可能有一定的遗传倾向，也可能就是一种特异性的遗传性心律失常。最近这一假说获得了证实。西班牙3个家系共49位家族成员中，有21人于较年轻时（最小的2岁，最大的46岁）即出现房颤伴快速心室反应，他们的基因缺陷明确定位于染色体10q22–q24上 [72]。之后不久，又发现了另一个导致房颤的基因异常，定位于染色体6q14–16[73]。但突变基因尚未确定。

一项来自爱尔兰Mayo临床中心（Mayo Clinic）的结果显示，约5%的房颤患者或15%的“孤立性”房颤患者具有遗传背景的异常[74]。4个多代（multigeneration）家系的50位房颤先证者（probands）证实为常染色体显性遗传。其中3个家系表现有阵发性房颤伴快速心室反应，并出现了可逆性心动过速性心肌病。第4个家系的表现型与前3个家系不同，表现为无症状房颤（不需作频率控制）、进行性房室阻滞、左心室扩大及低射血分数或正常的射血分数，曾被怀疑有弥漫性的心脏损害 [74]。事实上，定位于染色体6q14–16的“孤立性”房颤基因区域，与已知的一种扩张型心肌病的基因位点有重叠，提示“孤立性”房颤与某种扩张型心肌病可能是等位基因性的（allelic）。

其他几个可致房颤发生率增加的突变基因见表15–2。染色体1p1–q21上的*Lamin A/C*基因的错义突变（missense mutation），可以导致扩张型心肌病以及心房肌病伴进行性的传导系统损害、房颤、卒中或猝死[75,76]。β–肌球蛋白重链基因的突变Arg663His，具有特异的表现型，表现为家族性肥厚型心肌病，其中左心室为中度肥厚，以室间隔近段较为明显；而这些患者中47%合并有房颤[77]。房颤与*minK*基因多态性的关系已有报道，在相同危险因素的条件下，具有38G等位基因的个体较具有38S等位基因的个体更易发生房颤 [78]。最近，在患有持续房颤的中国患者身上，发现了染色体11p15.5上*KCNQ1*基因的突变S140G [79]。与长QT综合征的“失能”（loss of function）突变不同，S140G突变可使心脏的钾电流“获能”(gain of function)，从而使心房肌的动作电位时程（APD）缩短，促使房颤发生。这些资料说明，家族性房颤的遗传背景相当弥散。今后的研究将可能发现许多的基因位点，供治疗使用，以预防或逆转房颤的进程。

房性快速性心律失常与生活质量

到目前为止，大部分有关房性快速性心律失常的研究，关注的都是某些客观的生理指标，如发作的频度、每一次发作的持续时间、心室功能、运动耐量（exercise tolerance）、静息及运动时的心室反应以及最大氧容量（maximum oxygen）。一般认为，“生活质量（quality of life, QoL）”本身是一个主观上的概念，没有明确的定义；而且由于缺乏标准的及心脏疾病相关的对照，因而较难进行评估[4]。一般以健康状况（health profiles）作为评估生活质量的依据，包括身体情况（physical condition）、心理健康（psychological well–being）、社会活动（socal activities）及日常活动（every–day activity）。

对152例阵发性房颤患者的调查结果显示，他们的生活质量较健康人群明显为低，而与有更明显器质性心脏病（如心肌梗死、充血性心力衰竭）、健康状况受损的患者相当 [80]。在加拿大心房颤动试验（Canadian Trial of Atrial Fibrillation，CTAF）中，入选的264位阵发性或持续性房颤患者称，当他们觉察到自己已是窦性心律时，生活质量有明显改善，在体力状态、活力（vitality）、心理健康及角色意识（role–emotional）方面的积分均明显为高[81]。有意思的是，生活质量在主

表15-2 房颤的基因多态性

表达	基因	染色体
孤立性房颤（3个家系，来自Catalonia）	未明确	10q22-q24
孤立性房颤（1个家系，来自美国）	未明确	6q14-16
孤立性房颤（4个家系，来自美国）	未明确	未明确，但肯定非上述
孤立性房颤（1个家系，来自中国）	*KCNQ1*	11p15.5
房颤，来自中国的总体人群	*KCNE1* S38G	Xx21q22.1-q22.2
房颤合并长QT综合征	未明确	4q25-q27
房颤合并家族性WPW综合征	*PRKAG2*	7q36
房颤合并肥厚型心肌病	*MYH7*	14q12
	β-MHC	14q1
房颤合并扩张型心肌病	Lamin A/C	1p1-q21
	未明确	3p22-p25
房颤合并二尖瓣脱垂	未明确	16p11
	未明确	11p15.4

观感觉上受损的程度，与传统的疾病严重程度方面的客观指标（如房颤发作的频度、每次发作的持续时间、NYHA心功能分级、左心室射血分数等）相关性并不好。在基础疾病严重程度相当的情况下，女性报告的生活质量要比男性为低。

有关房室结消融的研究则一致认为患者的生活质量有明显改善。这些研究入选的都是症状剧烈、心室率难以控制的房颤患者[80,82,83]。如果把房颤患者随机分为房室结消融及房室结改良（AV node modification）组，对比他们的生活质量状况，会发现房室结消融在改善症状、提高生活质量方面要优于房室结改良，原因可能是心室率控制得更好、心室反应更为规则（图15-8）[83]。有一个小样本的研究，入选的是永久性房颤伴正常心室反应（normal ventricular response rate）的患者，对他们进行房室结消融后，发现他们的症状也获得了明显的改善，表现为劳累及休息时的呼吸困难减轻、活动耐量增加、倦怠感（lethargy）减轻、总体自我感觉（perception of general well-being）更为良好；这一结果提示，对于房颤患者，即使通过使用药物已使其心室率控制得较好，其生活质量仍有可能下降[84]。而无症状的房颤患者与健康对照人群相比，即使在其他所有评分项目上的分数都相同，但总体的健康感（perception of general health）及对整个生活的满意度（global life satisfaction）评价也不如后者[85]。这一研究结果提示，对于症状轻微或无症状的患者，在评价他们的生理、社会和心理方面的情况时，如果单独评价其中的任何一项，房颤带来的主观影响可能并不大；但进行综合评价时，他们的总体自我感觉会明显变差。

房颤的费用

房颤给卫生保健系统带来了沉重的经济负担，而且这一负担还在继续增加。住院费用占了其中的大部分。患者常频繁住院，而且住院时间都相对较长；当合并卒中及心力衰竭等并发症时，耗费更大。患其他心血管疾病的患者，如果合并房颤，则在该病种上的花费也会明显增加。一个1991~1992年的北美前瞻性队列研究的结果显示，医疗保险支付的房颤患者年住院费比非房颤患者高22%[85a]。患者初次住院后的2~3年内，其费用还会持续增加。通常，住院费约占总体费用的一半，其次是药物及会诊费，分别占总费用的20%~25%及10%~15%[85b]。

既往治疗房颤的费用主要用于电复律、药物复律、控制心室率以及抗凝治疗。新兴的能彻底根治房颤的治疗手段，也许能改善其长期的费用-效益比（cost-effectiveness）。导管消融治疗阵发性房颤的费用分析研究（Cost Analysis of Catheter Ablation for paroxysmal Atrial Fibrillation，COCAF）结果显示，即使在3年后，传统的药物治疗费用曲线与肺静脉消融的费用曲线也是分离的；10年后，导管消融的费用-效益比为0.54，明显为优[85c]。

解剖学与病理学

患有慢性房速、房扑及房颤的患者，其心房肌的结构会发生改变，但具体改变的程度不定。发生于心房的各种病理性变化，均可能改变正常心房肌的结构，从而产生各种类型的房性心律失常。不过，如果要讨论房性心律失常，就不能不注意到传导系统中与心房相关的部分，如窦房结及其传导径路、心房优势传导

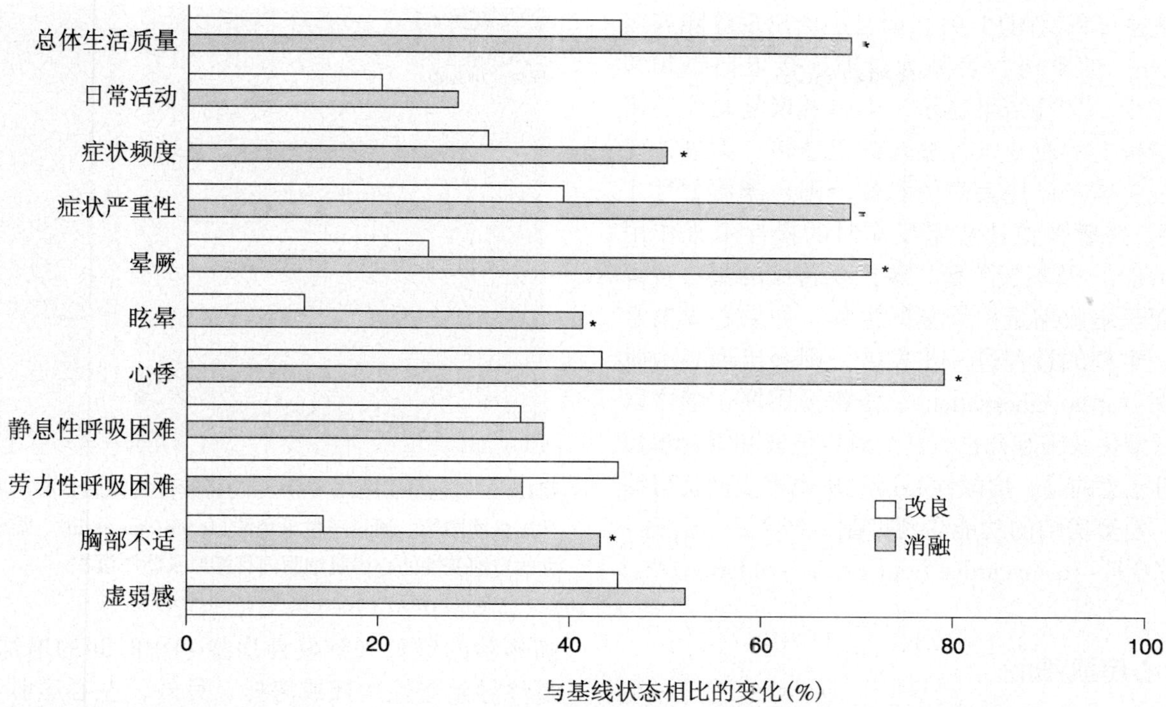

图15-8 房室结消融和房室结改良患者于随访6个月后的生活质量情况对比。*：指房室结消融组和房室结改良组相比，$P<0.01$。(Modified from Lee SH，Chen SA，Tai CT，et al. Comparisons of quality of life and cardiac performance after complete atrioventricular junction ablation and atrioventricular junction modification in patients with medically refractory atrial fibrillation. J Am Coll Cardiol 1998；31：637-44.)

途径（atrial preferential pathways）、到达房室结的传导径路（approaches to the AV node）、房室结、梳状肌（pectinate muscles）、Bachmann束、肺静脉和冠状静脉窦。患有慢性房颤的患者，其心房内常会出现各种各样的病理变化；而且这些病理变化还可能出现于传导系统的远端，甚至出现于心室肌内。偶见有单纯心房病变（完全未累及心室）就导致房颤的现象。不过在多数情况下，常常是整个心脏都有病理改变，包括传导系统在内[76,86-100]。

心房解剖学

从组织学上看，心房肌的排列较心室肌疏松，而结缔组织的数量则较后者为多。正常情况下，左心房的肌纤维排列就相对紊乱。此外，心房肌还在肺静脉周围形成肌袖（sleeve），内含数量不等的心房肌细胞。相对的，右心房在边缘区（limbic margin）及间隔部的肌纤维排列则较为平滑。右心房的上壁自窦房结区延伸至房室结区均有被一排排细小的腔隙所分隔的梳状肌分布。脂肪变性（fatty metamorphosis）更多见于右心房。弹力纤维则在双心房内均含量丰富。中年后，右心房心肌的脂肪变性开始变得明显。40~50岁年龄段后，胶原和弹力纤维开始在右心房的间质里大量沉积，而且双心房间质内的脂肪组织也在逐渐弹力纤维化。老年患者的心房肌细胞则有不同程度的萎缩、空泡变性、脂肪样变及丢失（loss）[86-88]。

心房病理学

心房的病理学改变可以是如下结构的先天性异常：心房、窦房结、房室结及房室交界区。获得性的病变有：脂肪变性、纤维化、浸润性病变（infiltrative diseases）、冠状动脉疾病、急性和慢性炎症以及肿瘤。同样地，出现于二尖瓣、三尖瓣、Todaro腱、中心纤维体、房室隔膜部以及肺静脉内的病变，也可能导致包括房颤在内的各种房性心律失常[86]。

房颤一旦出现，即可使心房的结构发生进一步的改变，这一过程称之为“心房重构（atrial remodeling）”；心房的重构，则又进一步维持这一心律失常[101]。心房肌细胞的表型则变得更像胎儿期细胞，这一现象称之为“去分化(dedifferentiation)”[102]。此时，细胞的容积增大，肌小节移位（sarcomere misalignment），收缩成分丢失，糖原沉积（图15–9）。而且还会出现缝隙连接（gap junction）的重构，表现为缝隙连接蛋白Cx40和Cx43表达减少。实验结果显示，当患者恢复窦性心律后，这些结构上的改变可以减轻甚至逆转；不过，变细变长的线粒体及已经丢失的肌丝，则还需数个月才能恢复[103]。房颤伴快速心室反应时的慢性牵张作用（chronic stretch）及钙超负荷，易产生持续的蛋白溶解作用，从而延缓收缩蛋白恢复的进程。如果心律失常长期持续，重构的过程进一步发展，则会出现心房肌细胞的冬眠（atrial hibernation）、溶解及肥厚，继之以不可逆的纤维化及细胞死亡，从而难以恢复和维持窦性心律。值得注意的是，房颤性心房肌病也可以使窦房结发生重构，使窦房结的功能受到抑制，产生心动过速–心动过缓综合征（tachycardia–bradycardia syndorme）[104]。

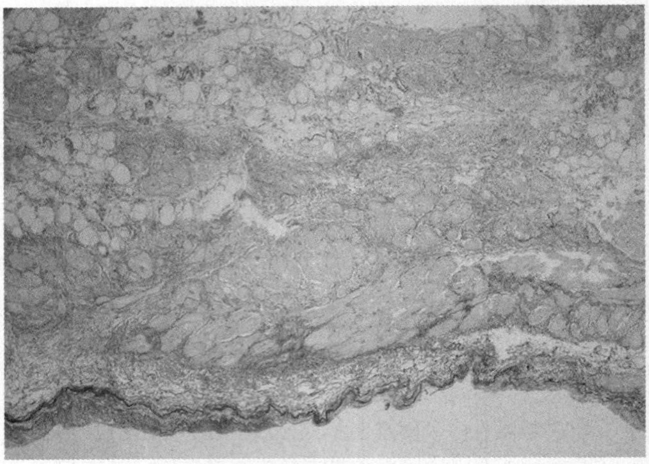

图15–9 （也见彩图15–9。）一位持续性房颤患者心房肌细胞的光学显微镜图像。通过三色染色法（trichrome stain），显示在体积增大的空泡变性的心房肌细胞内有糖原及脂肪沉积。

肺静脉的心房肌细胞

心房肌细胞延伸至肺静脉，是在正常的胚胎发生过程中进行的。无症状的成年患者，大约85%~95%的肺静脉有心房肌袖包绕；而房颤患者，则100%存在肺静脉肌袖[105,106]。随着患者年龄的增加，这些肺静脉上残存的心房肌组织会发生变性，并可由肺静脉的扩张和牵拉而激活，产生自发的快速异位电活动，从而触发房速及房颤。肌袖的平均长度约9.3mm，通常覆盖于平滑肌层的外面；一般上肺静脉的肌袖明显长于下肺静脉；同样地，上肺静脉导致房性快速性心律失常的情况也较下肺静脉多见。与无房颤的患者相比，房颤患者延伸至肺静脉的心房肌组织出现肥厚、中断及纤维化等的表现明显更为严重[106]。

心房各种类型的慢性病变均可能导致房颤，而衰老则是其中最为常见的原因。本章要讨论的正是这些导致房颤的常见原因，如衰老、高血压性心脏病、冠状动脉性心脏病（简称冠心病）、糖尿病、心脏外科手术、浸润性病变、遗传性因素以及先天性房室交界区异常[76,86~100]。

正常的衰老过程

左心房心肌组织正常的衰老变化就可导致肌纤维丢失、脂肪变性、结缔组织增加及不同程度的组织纤维化。有的肌纤维萎缩，有的肌纤维肥厚，还有的则发生不同程度的退行性变，表现为肌纤维之间形成较大的空隙。这些变化导致心房肥厚和扩大。这些变化随年龄的增长和阵发性房颤累积时间的增加而明显，最终导致慢性房颤或房扑。另外，左心房肌正常条件下排列即相对紊乱，加之肺静脉肌袖内有各种类型的心肌细胞，使得左心房天然地较易形成房颤[86]。

老年性的淀粉样变性

在80~85岁以上的老年人中，常见有淀粉样变性（amyloidosis）。这是一种原发的淀粉样变性，年龄越大越明显，而且心房的累及程度较心室为高。淀粉样物质在间质内沉积，就会压迫周围的肌纤维，使心房产生退行性变（图15–10）。窦房结及其传导径路也可被累及。淀粉样变性还可能累及窦房结动脉及心房内的其他小血管（主要是小动脉）[86,88,89]。

高血压性心脏病

高血压性心脏病（hypertensive heart disease）能明显增加室上性心律失常和房颤的发生率。患者双心房均有肥厚和扩大，而且多数伴有中到重度的冠心病。全心肥厚的患者，左心室是压力性肥厚（pressure hypertrophy）。传导系统各部常伴有严重的小血管病变（细动脉硬化），这些病变可见于窦房结、房室结及它们的传导径路。窦房结及房室结的正常组织可被弹力纤维组织所取代，但不一定有脂肪组织浸润。高血压性心脏病合并房颤的患者，传导系统远端常有纤维脂肪变性[86,88,90]。随着年龄的增长，或者是在冠心病合并外周传导系统病变的患者，这些病理改变的进程会逐渐变快。因而临床上常见患有左束支阻滞或右束支阻滞的老年患者合并有房颤[86,88,90]。

冠心病

急性和慢性冠心病均可使传导系统近端和远端的血供减少，从而产生各种类型的房性心律失常。房颤常出现于急性心肌梗死的患者，也可发生于慢性冠心病的病程中。窦房结动脉明显狭窄的患者，在出现急性后间隔梗死时，常有心房梗死（但不一定有窦房结梗死）合并房室阻滞[86,91,92]。慢性冠状动脉供血不足常合并有高血压性心脏病，且随年龄的增长而加重。这些条件下的病理改变往往类似[86,91-93]。

老年患者的病态窦房结综合征

老年病态窦房结综合征患者常合并有冠心病和糖尿病。导致病态窦房结综合征的因素可能为：动脉硬化（arteriosclerosis）、急性或慢性退行性变、弹力纤维增生、脂肪变性、心房肌（含窦房结及房室结在内）局灶性纤维组织样坏死（fibrinoid necrosis）[86,90,94]。

心脏外科手术

先天性心脏畸形外科矫治术后常发生房颤，这些手术包括：房间隔缺损修补术、为矫治完全性大动脉转位（complete transposition）而作的Mustard或Senning手术、房间隔切开术及其他手术[95,96]。在Mustard或Senning手术后，心房肌细胞常被纤维、脂肪及慢性炎症细胞所取代。房室结与周围正常心房肌组织的联系也被这些组织所隔开。房间隔缺损修补术后，窦房结的传导径路常对缝线发生排异反应，表现为局部的纤维化、神经炎及脂肪变性。心房间的优势传导通路及房室结的传导径路也会发生类似的改变。因此，各种类型涉及房间隔的外科手术结束后，房间隔及窦房结区发生的排异反应，以及由此形成的纤维化、脂肪变性，就成为房颤形成的解剖基础[95,96]。这些病理改变常合并有心房的肥大及扩张。老年患者缺损修补术后的慢性病理改变，可使心律失常加重[95]。

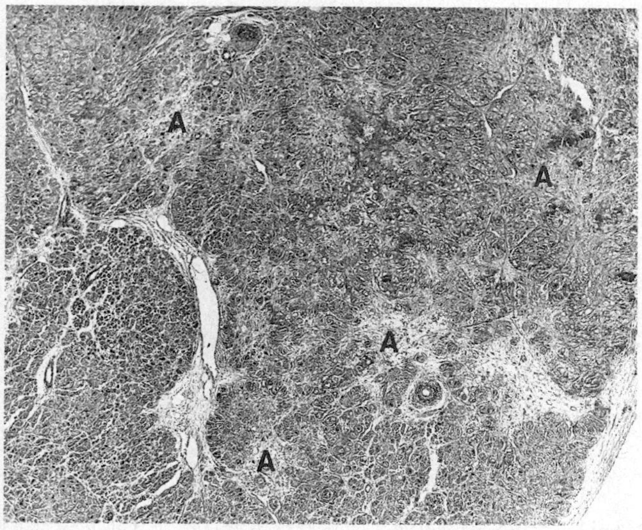

图15-10 一位83岁、患束支阻滞合并房颤患者的心房肌组织显微镜图像。图示右心房有退行性变，表现为广泛的淀粉样物质浸润。（苏木精-伊红染色×150倍）。**A**：淀粉样物质。

虽然经胸外科手术及冠状动脉旁路手术后常发生房颤，但发生房颤的解剖基础及功能上的机制并未明了。推测可能与如下因素有关：手术伤及窦房结及其传导径路、术后的心包炎、液体容量超负荷，还可能有其他生理因素。通常情况下，老年患者在外科手术后更易发生室上性心律失常[86]。

心脏的浸润性疾病

房颤可发生于浸润性心脏疾病（如淀粉样变及结节病）的基础上[97]。正如前述，淀粉样变可累及窦房结及其传导径路以及周围的心房肌组织，也可累及小血管。心房肌可有明显的淀粉样物质沉积（图15-10），肌细胞可出现严重的退行性变，部分细胞可萎缩、脂肪变性及坏死。

同样，结节病（sarcoidosis）也可不同程度地影响到心房，从而产生房性心律失常[97]。此外，如果房间隔有明显的脂肪浸润（尤其见于长期肥胖的患者），则可出现酷似脂肪瘤及肿瘤的表现，并可导致房颤[86]。

饮酒

长期饮酒，尤其是老年患者，易诱发房颤。病理上表现为心房的扩大伴不同程度的退行性变，窦房结区至房室结区之间有相当数量的脂肪沉积[86]。

先天性异常

房室交界区的先天性异常，如房-希氏束连接

(atrio-Hisian connection)，可在成年患者中形成难治性房颤，因为这种房颤可能难以通过消融进行根治[98]。先天性房室阻滞则可能是由于大量心房肌组织的脂肪变性，使得心房肌与外周传导系统的联系中断所致；也可能是先天性的房室结缺如或发育不良。心房肌和外周传导系统内还可见各种类型的退行性变[99]。

与房颤相关的传导系统遗传学异常

家族性房颤或房扑，如果合并高度或完全性房室阻滞，可以导致猝死。病理学上，心房肌有退行性变，表现为不同程度的脂肪沉积及纤维化（图15-11）[100]。近来的研究发现，*lamin A/C*基因的错义突变，可以导致扩张型心肌病伴进行性传导系统病变、房颤、房室阻滞、充血性心力衰竭、卒中及猝死[76]。其传导系统的病理改变与衰老、高血压性心脏病及冠心病诱发房颤时的传导系统病理改变类似[86,88,90-93]。

预激综合征

预激综合征（preexcitation）患者常合并有房颤。房室旁路可以形成逆向传导，从而利于形成房颤。在病理学上，除存在旁路外，心房的其他表现同前述内容。

其他因素

房颤还可发生于肥厚型心肌病、神经肌肉疾病及其他病理情况。这些情况下的病理改变与前述的情形类似[80]。

总之，慢性房颤患者的心房肌可以出现多种器质性的异常。而心脏的任何一种慢性病变也均有可能发生房颤。这些病理改变包括：心肌纤维丢失、脂肪沉积、纤维化、细胞坏死、急慢性炎症、心肌萎缩或肥厚、浸润性疾病（如结节病、淀粉样变、心房肌组织的肿瘤细胞浸润等）、冠心病以及小血管病变。

这些病理改变在两个心房、窦房结、房室结及它们的传导径路上的表现程度各异。需要强调的是，传导系统的远端也可能发生这些病理改变。另外，导致房颤的这些病理变化也同样可引起其他房性心律失常[76,86,100]。诱发房颤的因素还有：代谢异常、生化异常、生理改变、异常神经系统反应、激素失衡、心理因素及其他未知的因素；对于心房已有组织学异常的患者，这些因素的存在更易诱发房颤[86]。离子通道表达基因的异常可以导致家族性心肌病伴房颤以及进行性传导系统障碍，其临床症状可能在患者的40~50岁年龄段显现[76]。

临床心电图学

通过心电图鉴别房颤与房扑具有重要的实用价值，因为这涉及到是否需要抗凝治疗，是否需要静脉注射抗心律失常药物转复为窦性心律，决定电复律时所需的能量，以及确定患者是否适合消融治疗等。近期的调查发现，在区分这两种心律失常方面，心脏科的专科医师（cardiologists）及低年资医师（cardiology fellow）、还有家庭医师（house officer）和普通内科医师（internists），都较为困难[107]。当Ⅲ导联和V_1导联上都有明显房颤波（f波）时，只有31%的内科医师能正确识别出房颤。即使是心脏科的低年资医师和专科医师，能正确识别者，也不足1/3。当下壁导联无f波，而仅V_1导联上有明显f波时，诊断房颤的准确性可提高到95%。心脏科专科医师诊断典型房扑的准确性也较高，可达92%。这一研究结果显示，当心电图上不只一个导联有f波时，无论是心脏科专科医师还是普通内科医师，都易将房颤误诊为房扑。

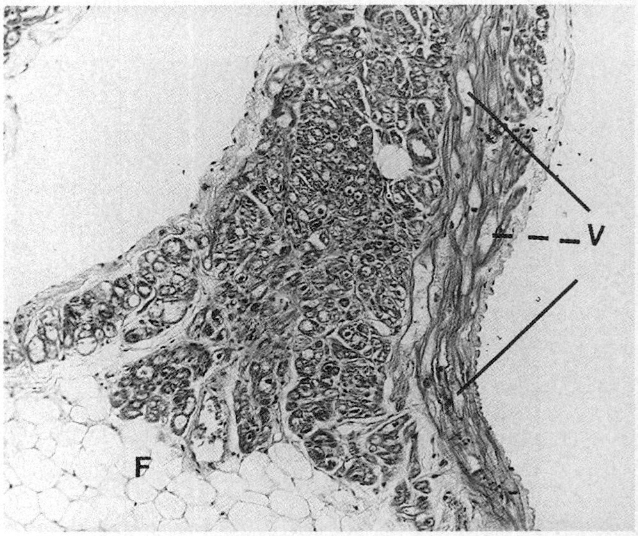

图15-11 一位年龄为40岁、患家族性房颤及房扑并高度或完全性房室阻滞患者的心房组织显微镜下观。图示心房肌组织的空泡变性、脂肪浸润、细胞肥厚及早期坏死。（Gomori三色染色×165倍）。箭头所指为早期坏死。**F**：脂肪；**V**：空泡变性。

ACC/AHA/ESC的指南，以及北美起搏与电生理学会（North American Society for Pacing and Electrophysiology，NASPE）有关房扑与房速分类的建议，已对这些心律失常的心电图特点作了描述与归类[33,34]。

房扑

房扑比房颤更为规则，以规则的锯齿形房扑波（F波）为特征性的表现，尤以Ⅱ、Ⅲ、aVF导联最为明显，F波之间无等电位线。F波频率通常为240~300次/分。逆时针旋转为典型的右心房房扑（图15-12），F波在Ⅱ、Ⅲ、aVF、V_6导联倒立，在V_1导联直立。V_1导联少见有双向或负向的F波。Ⅰ、aVL导联的心房电位振幅通常较低。如果右心房的激动顺序与此相反（为顺时针旋转），则F波可能在Ⅱ、Ⅲ、aVF导联直立，在V_1导联倒立。V_1导联有宽的负向波，而V_6导联F波正向，是右心房顺时针旋转的特征[108,109]。图15-13记录的是一位顺时针房扑患者的心电图。表15-3总结了顺时针房扑与逆时针房扑的体表心电图特点。

逆时针房扑

下壁导联负向波成分（negative deflection）之前的等电位区（silent isoelectric zone）对应于低位右心房及三尖瓣环与下腔静脉之间的峡部的激动，它早于左心房的激动（左心房的激动起始于低位间隔部）[108~114]。这些研究还证实，F波的形态主要取决于左心房的激动顺序。图15-12显示的是一个逆时针房扑的典型示例。Ndrepepa等[110]证实，典型的逆时针右心房房扑，左心房的激动是同时从房间隔的上部和房间隔的下部开始的。左心房的后壁常由房间隔下部激动，而前壁常由房间隔上部激动。而激动左心房侧壁的冲动则有前壁和后壁两个来源，但两个来源成分的比例并不固定。左心房的激动时间平均为133 ± 28 ms，对应于Ⅰ、Ⅱ、Ⅲ、aVF、V_6的负向波成分及V_1导联的平坦部或缓慢上升段。右心房侧壁的激动对应于Ⅰ、V_1、V_6的正向波成分（positive deflection）及下壁导联的上升支（upstroke component）。Ⅲ导联的平台期（plateau duration）对应于三尖瓣环与下腔静脉之间峡部激动所需的时间。Sippens-Groenewegen等[113]同时记录了体表心电图与心内电图，经对比后，确定F波依右心房的激动过程可以划分为3个时段：（1）右心房间隔部由下向上激动，同时冠状静脉窦由近端向远端激动，这一激动时间是F波的起始成分；（2）右心房游离壁自上而下的激动时间，对应于F波的中间段；（3）Eustachian嵴下部侧壁峡部的激动时间对应于F波的终末段。

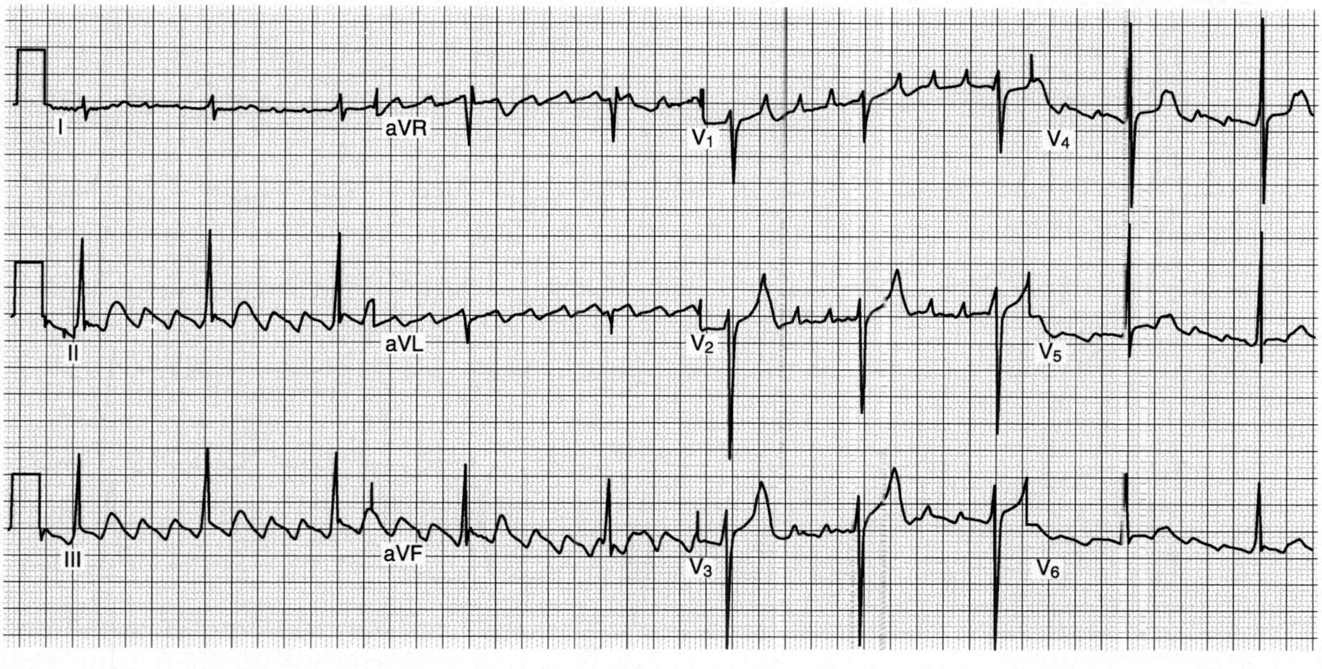

图15-12 一位年轻运动员的12导联体表心电图，图示为典型的逆时针房扑，F波频率300次/分，房室传导比例为3:1。注意到患者有左心室肥厚的表现。

顺时针房扑

顺时针房扑的等电位线比逆时针房扑要短[108,109,113]。Saoudi等[108]曾观察到，一位顺时针房扑患者的下壁导联也有负向的锯齿波，酷似逆时针房扑；其平台期较短，而负向的F波成分较宽。这一研究的18位患者中，仅有3位患者在下壁导联有正向的F波。F波在V_1均为负向，在V_6多数为正向（图15-13）。右心房侧壁由下向上的激动，对应于平台期的终末部分及负向F波的下降支。F波的上升支对应于右心房间隔部由上向下的激动及冠状静脉窦由近端向远端的激动。Kalman 等 [109]也观察到了类似的结果，他们认为，右心房侧壁由下向上的激动时间，对应于下壁导联F波上升支之前的负向波成分，但波幅不定。部分患者，这一时间段内表现为等电位线。与Saoudi等[108]观察到的结果不同的是，Kalman等[109]发现，大部分顺时针房扑的患者，在下壁导联上F波均直立。当激动的波阵面抵达界嵴（crista teminalis）上部邻近Bachmann束的区域时，此即为F波上升支的起始。它也与胸前导联主波（major deflections）的起始相对应。一般认为F波的主体代表左心房的激动。

表15-3 典型顺时针和逆时针右心房房扑的F波特征

导联	顺时针房扑	逆时针房扑
Ⅱ、Ⅲ、aVF	正向或负向	负向
Ⅰ	正向	双相 / 等电位线
aVL	双相 / 等电位线	正向
V_1	负向或双相	正向
V_6	正向	负向

Ndrepepa等[110]观察到，在5位顺时针房扑的患者中，有4位患者的左心房激动主要是从前间隔的上部开始；左心房第二个激动点则位于低位后间隔。左心房的激动时间约需130±13ms，对应于Ⅰ、Ⅱ、Ⅲ、aVF、V_6的正向波成分及V_1导联的第一个负向波成分。右心房侧壁的激动对应于Ⅰ导联、下壁导联及V_6的负向波成分。他们发现，双心房激动的起始及结束在时间上有重叠。Rodriquez等报道的左心房激动的顺序与此相同[111]。Sippens-Groenewegen等[113]将F波的起始段归结为右心房间隔部由上向下的激动；F波的中间段对应于峡部的激动及冠状静脉窦由近端向远端的激动；F波的终末段则

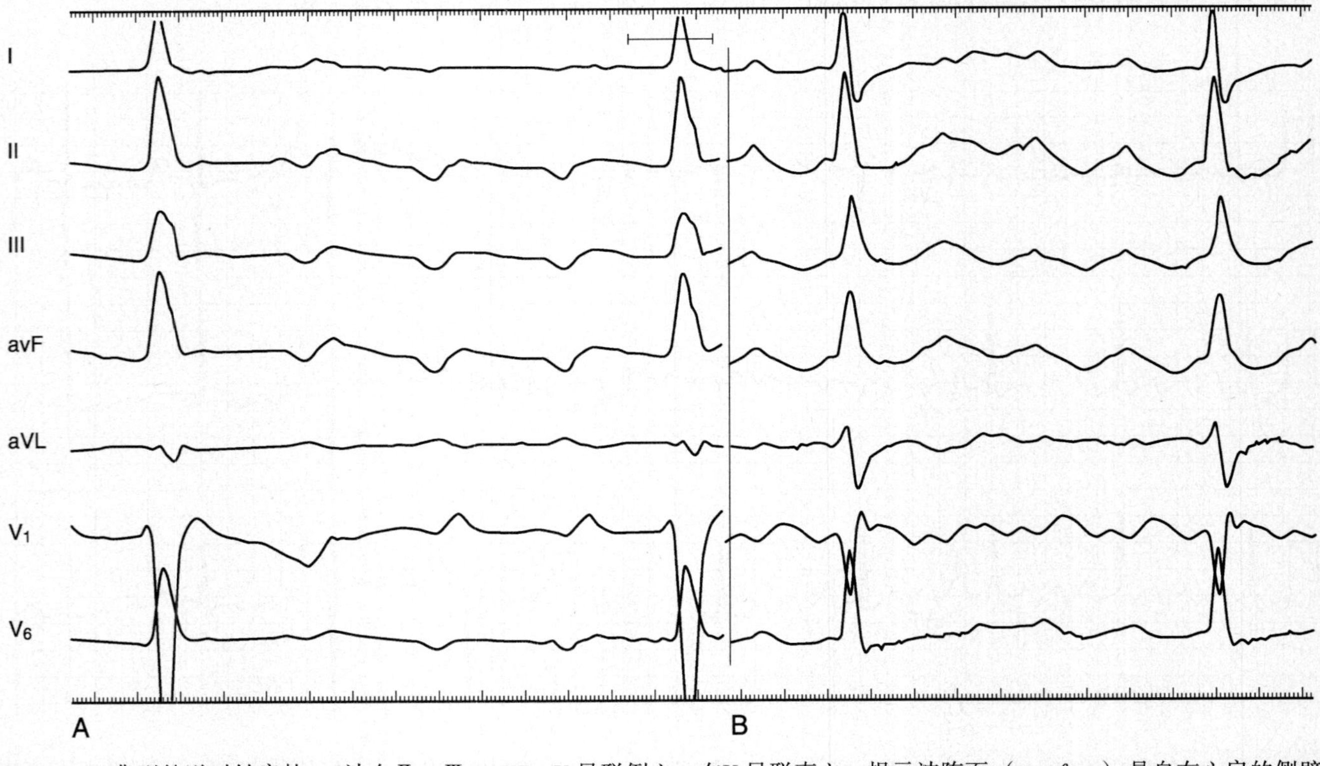

图15-13 **A.** 典型的逆时针房扑。F波在Ⅱ、Ⅲ、aVF、V_6导联倒立，在V_1导联直立，提示波阵面（wavefront）是自右心房的侧壁通过Eustachian嵴向房间隔传导的。**B.** 顺时针房扑。注意F波的极性恰与A相反，在Ⅱ、Ⅲ、aVF、V_6导联直立，在V_1导联负向。

对应于右心房游离壁自下向上的激动时间。

对心电图进行分析和解释的难点

要对房扑的形态做出正确的判断，需要房室传导的比例足够少，使F波能不受心室激动波及复极波的干扰，从而得以识别。各种非典型房扑F波的形态多样，缺乏统一的标准，因而心电图诊断更为困难。有时F波的波幅太低；而当心室反应过快时，F波则易被心室的复极波所掩盖。非典型的右心房内大折返的心电图也往往难以进行分析[114,116]。左心房内大折返形成的F波，形态上可与典型的右心房房扑相似，在V_1导联多为正向[117]。图15-14记录的是一位曾因大血管转位而行Fontan手术患者的心电图，这位患者发生的是围绕右心房侧壁上的瘢痕折返形成的不典型房扑。

房速

鉴别局灶性房速与房扑有时也不容易。使用抗心律失常药物后，房扑的频率也可能下降至130~240次/分(很少能仍维持300次/分)，这就与房速的频率有交叉。房速的等电位线通常较长。但当其频率较快时，就难以与房扑相鉴别。

房速发生的机制一般认为有3种，即自律性增高、触发活动以及心房内的微折返。大折返房速通常发生于先天性心脏病外科矫治术后。折返性房速的频率通常较慢（130~170次/分），且能被房性期前收缩所诱发和终止。PR间期与心动过速的频率有关，但比相同频率的窦性心律要长。如果房速发作时心房的频率是逐渐增加的（“温醒”现象），而房速终止前心房的频率是逐渐下降的（“冷却”现象），则提示为自律性增高所致。自律性增高所致的房速也可以表现为无休止性(incessant)，可以导致心动过速性心肌病。

P波的形态取决于心动过速发生的部位。左心房房速的P波在Ⅰ、aVL、V_5和V_6导联负向（图15-15）。单个房性期前收缩诱发的快频率房速，且P波形态一致，提示房速为局灶性来源，通常起源于肺静脉附近。如果P波的形态与窦性心律时相同，则提示为窦房折返性心动过速，折返环就位于窦房结内或窦房结附近的心房肌组织内。房速的频率可在80~200次/分范围内变动，一般为130~160次/分。如果心动过速表现为突发突止(sudden onset and termination)，则支持为房速，可排除窦性心动过速。对于器质性心脏病患者，房速发作时常伴有房室阻滞，其中50%~70%是洋地黄中毒所致。

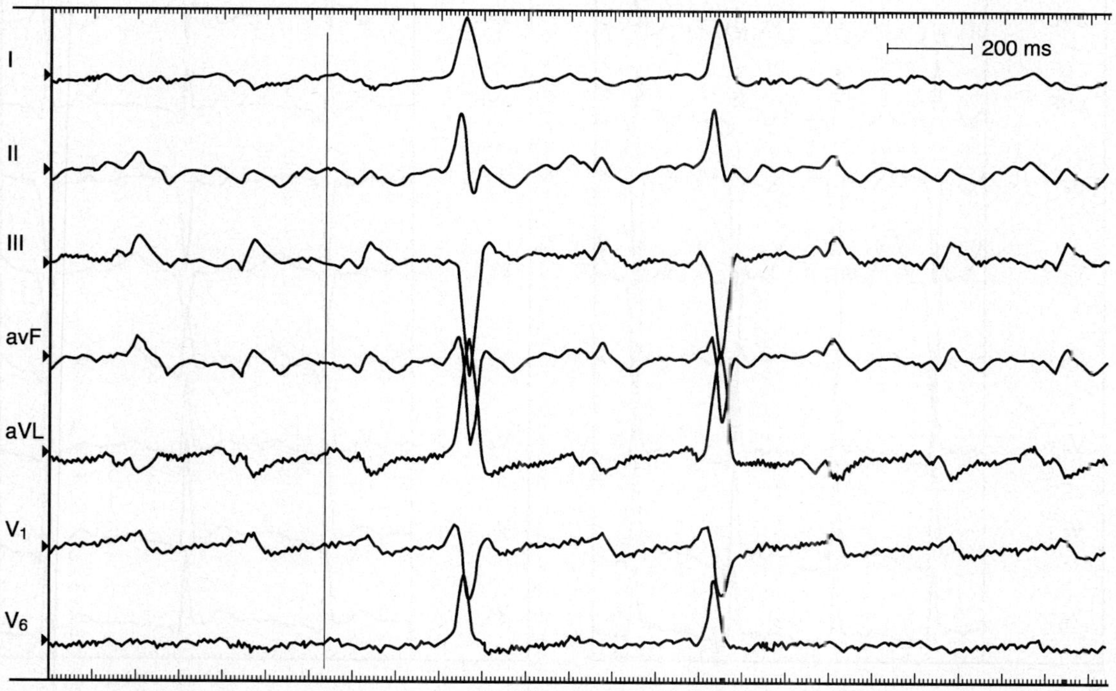

图15-14 Fontan手术后形成的房扑。它既不是典型房扑，也不是与典型房扑激动方向相反的房扑，而是手术切口相关性房扑，波阵面是围绕着瘢痕折返的。

多源性房速表现为心房频率快而不规则，PP间期离散，P波形态多变，被认为是房速与房颤间的过渡形态（图15-16）。

房颤与房扑的关系

房颤和房扑各有其电生理机制；不过这两种心律失常也可出现于同一位患者身上。Roithinger等对连续入选的80位拟行射频消融的患者做多部位心内标测时，发现10位患者的房颤自行转变为房扑[118]。当房颤逐渐变得规则时，右心房侧壁的激动顺序也在发生改变。如果右心房游离壁先出现规则的由下向上的激动顺序，可以继发逆时针房扑；如果右心房游离壁先变为规则的由上向下的激动顺序，可以继发顺时针房扑。房扑可由房颤所触发；同样，约6.4%的房颤发作前有房扑，提示这两种心律失常之间有相互作用[114]。这一研究的结果可以解释某些观察到的事实，即部分患者在消融房扑后，房颤也不再发作。

房颤

ACC/AHA/ESC的指南定义房颤为心房持续快频率的激动，而f波在波幅、形态及时程上各不相同[34]。心室反应受3个因素的影响，即房室结的电生理特性、药物作用及交感神经与副交感神经张力的平衡。除非发生了房室阻滞或心室内为起搏心律，否则RR间期是不规则的。

阵发性房颤或间歇性房颤（intermittent AF）多由异位的房性期前收缩所诱发。Kolb等[114]应用12导联Holter

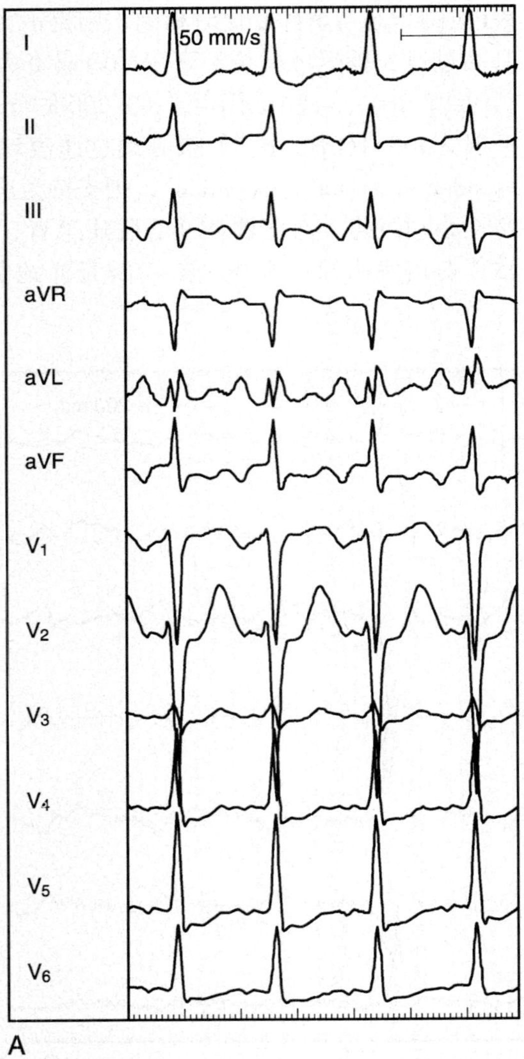

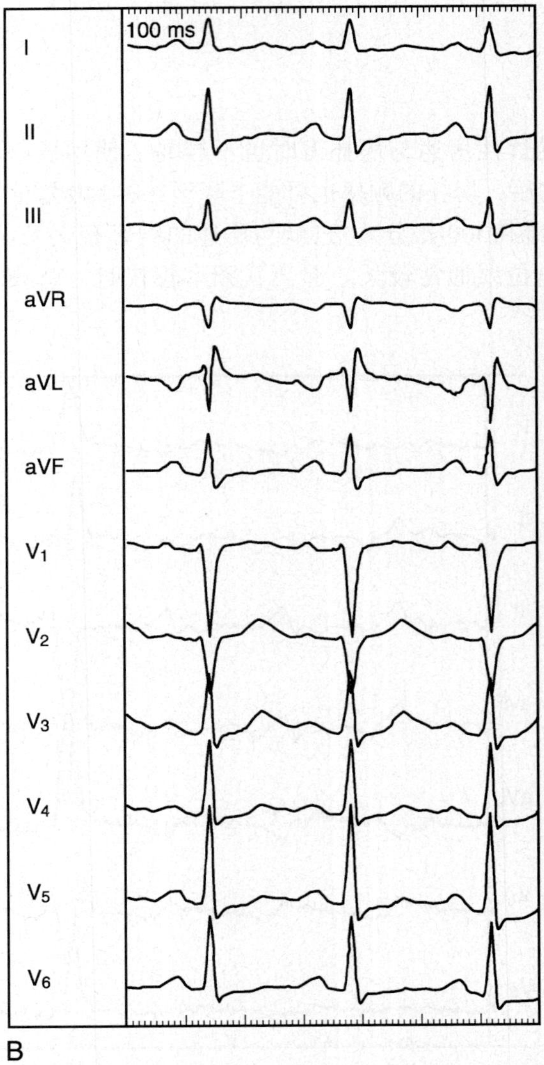

图15-15 **A.** 起源于右心房的局灶性房速。P波在aVL导联正向，在V_1导联为负向。**B.** 起源于左心房的局灶性房速。P波在aVL导联负向，在V_1导联为正向。

观察阵发性房颤自行发作时的起始情况。他们观察到，阵发性房颤93%由房性期前收缩所诱发，而有6.4%由典型房扑所触发。房性期前收缩P波的形态可有助于触发灶的定位。应用这种方法，他估计77.5%的触发灶来源于左心房，2.0%起源于右心房，还有13.5%为非特异性。房颤发作前30s内常有异位房性期前收缩频率的增快。这一结果与Lu等所描述的情形类似[119]。在他们的研究中，93%的异位房性期前收缩来源于肺静脉，其余的则来源于上腔静脉。能诱发房颤的期前收缩，其配对间期（coupling intervals）要短于不能诱发房颤的期前收缩。超过一半以上的房颤发作前，PP间期有短长交替的表现。阵发性房颤时右心房的激动顺序似乎与慢性房颤时不同[120]，但目前并无统一的12导联心电图标准，以便将阵发性房颤与慢性房颤区分开来。

房颤的基础电生理学

心律失常的基本机制已在本书第3章内详细介绍，这里不作重复。本节要讨论的是近期有关房颤基础电生理学的知识。

房颤机制的历史回顾

在19世纪晚期，房颤被认为是“心房纤维性颤动（delirium cordis）”所造成的，因为心脏搏动无丝毫规则性可言。后来，随着心电图及心脏电生理研究方法的发展，出现了三个与房颤机制有关的基础理论[123]。图15-17显示的就是这三种机制。Mines和Garrey发现，在离体的心肌组织上既有规则的折返，也有颤动样传导，他们认为，房颤是由心房多部位完全不同步的持续不规则折返所造成的，此即“多环折返”学说（‘multiple circuit reentry’，参见图15-17A）。Garrey最早提出这样一个观点，即只有心房肌组织的面积足够大，才能容纳足够多数量的不规则折返环，使房颤得以维持。Lewis则认为[124]，房颤是由一个快频率的大折返环所导致的（图15-17B），这一始发的“驱动”环（“driver” circuit）在向四周传导的过程中，当遇到不应期各异（尤其不应期相对较长）的组织时，波阵面即发生碎裂，形成“颤动样传导（fibrillatory conduction）”，进而使整个心房的激动都变得绝对不规则。另有人认为房颤是由高频的电活动导致的，可能是单一的驱动灶合并颤动样传导所致（图15-17C），也可能是多个异位灶不同步、波阵面相互碰撞形成房颤。此后的几年内，各种证据都支持多环折返与房颤的相关关系，因而从那以后直至不久前，多环折返（图15-17A）一直被认为是房颤的主要机制。

Moe对多环折返的概念作了改进。他提出，参与房颤的未必是始终局限于原位的完整折返环，而可能是同时出现的多个子波（wavelets），它们在遇到可兴奋组

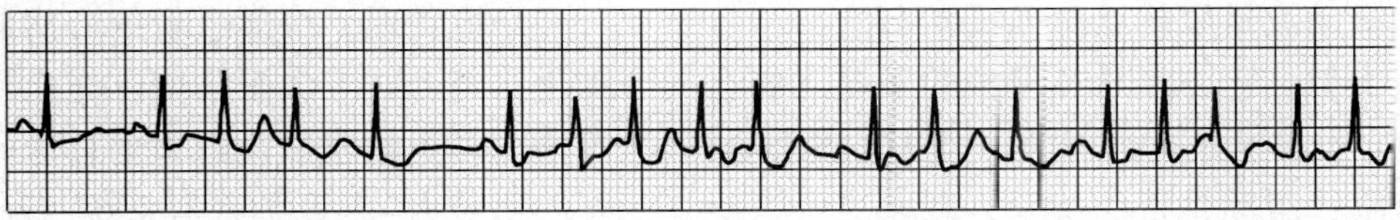

图15-16 心电图条带上显示的是多源性房速。PP间期离散，P波形态多变，提示心房内不同来源的冲动，在以不同的频率激动心室。

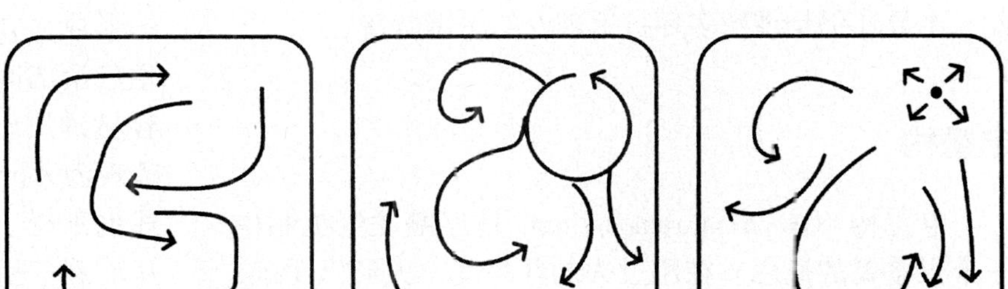

图15-17 20世纪初有关房颤机制的几个理论。

织时，有可能湮灭（即不参与维持房颤），也有可能继续持续，从而维持房颤[123]。Moe认为，房颤能够维持，说明心房肌组织在电生理特性、面积大小以及单位时间内的子波数量等方面都具备了随时发生房颤的条件[123]。

Allessie在Moe理论的基础上，又增加了一个量的概念。他强调的是波长（wavelength）的重要性（图15-18）。波长是冲动在一个不应期内所行经的路程，它等于不应期×传导速度（图15-18A），也是维持折返所需的最短路径的长度。如果一个环路短于波长，那么电冲动的头（head）就可能遇上前一个激动周期后尚处于不应期的尾（tail），从而使电冲动无法再传导下去。Allessie提出了功能性折返“主导环”理论（lead circuit），他认为一个与波长相等的周界（perimeter），即可天然地形成一个功能性的折返环[126]。如果波长较短，则心房内能同时容纳的功能性折返环的数量就更多，从而有利于房颤的维持（图15-18C）。如果能延长不应期，波长也可相应变长，就可减少折返环的数目，使房颤更难以维持，从而预防或终止多环折返形成的房颤（图15-18D）[127]。相反，能缩短波长的因素（如缩短不应期或降低传导速度）就要利于房颤的维持[128]。心房扩大也有利于房颤的形成，因心房面积增大后，心房内能容纳的折返环数目就可增多（图15-18E）。心房内各部分的不应期不均一，则易使电冲动破碎为多个折返的波阵面，从而利于形成房颤。

近年来，功能性折返模型又作了许多修改，其中一种是“螺旋波”模型（“spiral wave” model）。这一理论认为，房颤的激动波是螺旋状向四周扩布的，与自然界的飓风有点类似。它与主导环理论的不同之处在于，螺旋波的中心虽然也是可兴奋的，但并未被激动，有点像飓风的风眼；激动是否能持续，则取决于螺旋形扩布的偏转角（angle of curvature）。但到目前为止，这一理论还难以明确解释房颤发生和维持的机制。因此，主导环仍是理解多环折返理论的关键所在。

电重构

电重构（electrical remodeling）是房颤发生机制中一个很重要的概念。在刚过去的几年间，人们已明确，房颤长时间持续，也可以改变心房的电生理特性，从而使房颤变得更易发生和维持[129]。房颤是驱动心房发生重构的首要因素，其他房性快速性心律失常，如房扑和房速，也可产生类似的变化。房颤发生后，电重构的程度随房颤的持续时间增加而明显。由于心房激动的频率增快，而每一次激动时都伴有Ca^{2+}向细胞的内流，因而细胞内的Ca^{2+}负荷明显增加，从而促使心房发生一系列的适应性改变[130]。图15-19对心动过速引发的心房电重构所产生的电生理改变作了总结。

短期的变化主要是功能性的改变，首先是Ca^{2+}电流（I_{Ca}）失活，使动作电位时程（APD）、不应期和波长缩短，从而使房颤更易发生。长期的效应则是离子通道蛋白的改变，其中很重要的一个改变是L型Ca^{2+}流（I_{CaL}）的下调，而I_{CaL}是形成动作电位平台期和触发心肌收缩的主要离子流[131]。I_{CaL}的下调，会缩短APD，使APD对频率过快的反应能力下降；因正常情况下，当心动过速时，主要依赖减少I_{CaL}来缩短APD。此外，Na^+电流也会降低，使传导速度减慢；沟通细胞间联系的缝隙连接蛋白Cx40（connexin 40）也会减少，且分布不均一。心房波长不均一地缩短，可使房颤更易维持；即使房颤终止后，这一改变也会使心房更易再发房颤。

房颤诱导心房电重构的概念很重要，因为它能解释：为什么阵发性房颤总趋向于进展为慢性房颤，而长期持续的房颤则难以转复；为什么电转复后，最易在头几天内复发。当然，要使心房发生重构，房颤持续的时间必须足够长。因此，在重构形成前，必然有其他的机制参与了房颤的发生和维持。

结构重构

尸检发现，房颤患者的心房肌组织常有广泛的纤维化，当合并二尖瓣病变、充血性心力衰竭以及衰老等情况时更为明显。近来的临床研究发现，房颤患者有心房肾素-血管紧张素系统（renin-angiotensisn system，RAS）及促丝裂原活化蛋白激酶（mitogen-activated protein kinase，MAPK）的激活，从而促使纤维化的形成。在充血性心力衰竭的动物模型上，当心房发生广泛的间质纤维化、使局部的传导发生异常后，很容易诱发出持续性房颤。这种诱发出的房颤，有时会表现为大折返环合并颤动样传导[132]，就像图15-17B所描述的那样。此外，结构重构还常表现为心房的扩大，从而利于房颤的形成，见图15-17E。心力衰竭也会发生细胞电生理特性的改变，但这与房性快速性心律失常导致的电重构有区别[133]。APD并不缩短，波长也不缩短，但Na^+- Ca^{2+}交换的离子流（NCX）活动会增加。

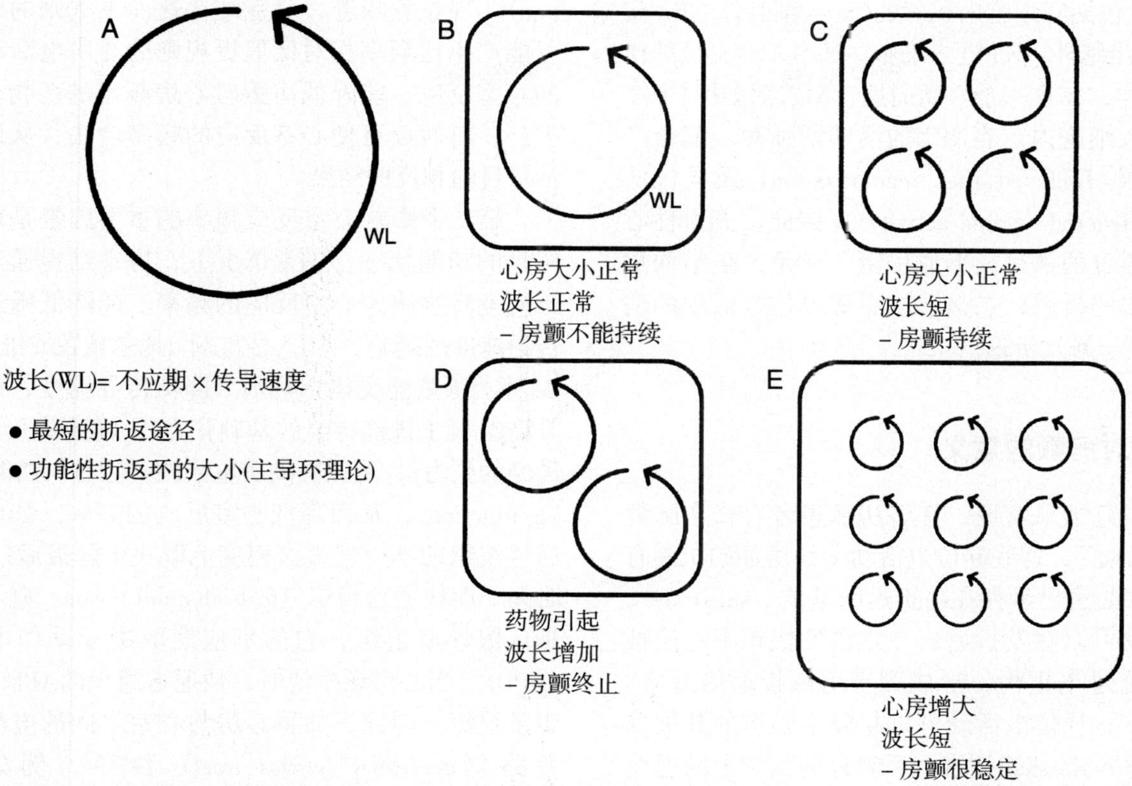

图15-18 **A.** 依照主导环理论，波长的大小就决定了折返所需的最短环路及功能性折返环的大小。**B.** 心房大小及波长均在正常范围时，心房无法容纳多个折返环；即使房颤已被诱发，也常会自行终止。**C.** 如果波长缩短了（例如迷走神经刺激或电重构），即使心房大小正常，也可容纳足够多的折返环，从而维持房颤。**D.** 药物可以延长不应期、波长以及折返环的环路，因而使房颤更难维持，使房颤更易转复和维持窦性心律。**E.** 如果心房扩大了，而波长又缩短了，则房颤将相当稳定，窦性心律则难以产生和维持。AF：心房颤动；WL：波长。

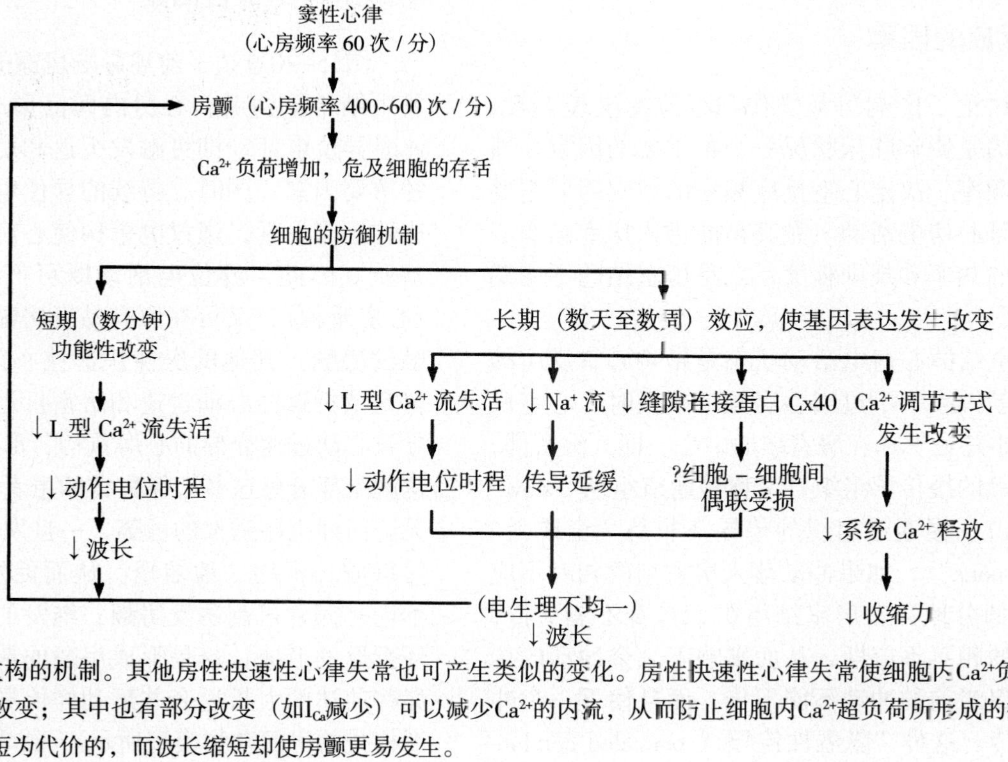

图15-19 房颤诱发电重构的机制。其他房性快速性心律失常也可产生类似的变化。房性快速性心律失常使细胞内Ca^{2+}负荷明显增加，从而引发一系列的生理改变；其中也有部分改变（如I_{Ca}减少）可以减少Ca^{2+}的内流，从而防止细胞内Ca^{2+}超负荷所形成的损害。但这一保护性作用是以波长缩短为代价的，而波长缩短却使房颤更易发生。

NCX将动作电位期间细胞内积累的Ca^{2+}与细胞外的Na^{+}交换，把Ca^{2+}运出胞外，Na^{+}进入细胞，Na^{+}- Ca^{2+}交换的比例为3:1。这样，在每一个心动周期，NCX都会把1个净的正电荷带入细胞内。当NCX的活动增强时，就会产生延迟后除极（delayed after depolarization）及异位的触发活动（triggered ectopic activity）。因此，充血性心力衰竭可以通过两条途径形成房颤：一是产生结构重构，利于心房的折返；二是形成心房异位电活动的功能性基础，利于触发折返。

异位电活动对房颤的意义

最近的研究结果发现，许多房颤患者有来自肺静脉的异位电活动[17]。这些异位电活动促发房颤的机制有二：一是如果心房已经存在易折返的基质（substrate），则异位电活动可以触发折返；二是诱发快频率的房性心律失常，通过电重构，形成利于房颤折返的基质。少见的情况下，异位电活动可以起源于心房的其他部位，如腔静脉和Marshall韧带，后者是解剖学上的退化结构，邻近心脏大静脉。不论这些异位电活动起源于心房的哪一个部位，只要对这些异位灶进行了有效的消融，就可能预防房颤的复发，提示异位电活动对房颤有重要的病理生理学意义。

影响心室反应的因素

前面已讨论了影响房颤发作和维持的生理因素，下面要讨论的是影响临床状况一个很重要的因素，即心室反应的频率。决定心室反应频率的独立因素主要有两个：一是心房电活动（尤其是能进入房室结的心房电活动）的频率和规则程度；二是房室结的不应期特性。

进入房室结的心房电活动状态是影响心室反应的一个很重要的因素；不过当心房频率减慢时，心室反应的频率并非总是下降。房室结的中心，即其致密部，是一个I_{CaL}依赖的慢传导组织，又称慢通道组织（slow-channel tissue）。慢通道组织的传导并非是“全或无”的（“all-or-none”），如果冲动落入房室结的相对不应期时，则可部分地兴奋房室结组织，自身不能下传，但可形成新的相对不应期，从而影响下一个冲动的传导。这样不仅当前的冲动不能下传，而且使下一个冲动也难以下传。这种“隐匿性传导（concealed conduction）”现象意味着，房室结快速而不规则的电活动有可能产生比频率相对低但更规则的心房电活动还更慢的心室反应。能降低房颤时心房频率的药物，例如IC类药，有时反可使心室反应的频率增快，从而产生与治疗目的相反的结果。

第二个影响心室反应频率的重要因素是房室连接路径的功能状态。正常情况下，房室结慢通道组织的不应期特性决定心室反应的频率。能降低慢通道组织传导速度的药物，如I_{CaL}拮抗剂（地尔硫䓬或维拉帕米）、β-肾上腺素能受体拮抗剂（降低传导速度，但反馈性升高β-肾上腺能神经的基础张力）、洋地黄（升高迷走神经的张力），可以提高房室结的“滤过”功能（filtering function），从而降低心室反应的频率。如前述，慢通道组织的不应期很大程度上取决于除极后I_{CaL}的恢复时间。而快通道组织（fast-channel tissue）则不同，它是I_{Na}依赖型组织，它的不应期取决于动作电位时程（APD）。当心房频率快时，快通道组织的APD和不应期明显缩短。因此，如果心房与心室之间的电活动通过旁路（accessory bypass tract）传导，例如Wolff-Parkinson-White综合征时，则房颤高频率的心房活动将可能使旁路产生极短的不应期，从而导致危险性很大的快速心室反应。

影响房颤的综合因素

图15-20总结了前述影响房颤的各种生理因素。在发生结构重构后，心房内即已形成房颤易发的基质，此时异位电活动即可触发折返和房颤，成为诱发房颤的重要因素。同时，持续的异位电活动可产生房性快速性心律失常，通过电重构使心房产生对房颤易感的基质。因此，异位电活动既可产生易发房颤的基质（心房重构），又可在原有易发房颤基质的基础上直接触发房颤。其他的房性快速性心律失常（包括房扑、房室结折返性心动过速和房室折返性心动过速）也可导致心动过速介导的心房重构，形成易发房颤的基质，这就是部分患这些心律失常的患者会合并房颤的机制。无论何种机制诱发的房颤，一旦发生，电重构即开始，使得波长不均一地缩短，从而促发多环折返。因此，不论是何种机制诱发房颤，继发的电重构均会利于多环折返的形成，这是形成房颤的最终共同途径。甚至那些前述的大折返合并颤动样传导（正如部分心力衰竭相关的房颤动物模型所示），或者是快速的局灶性异

位电活动合并颤动样传导形成的房颤，当患者前来就诊时，可能已因重构而形成了多环折返。

近来人们又再次重视20世纪初提出的有关房颤机制的理论（如图15-17所示）。近来的研究结果提示，历史上提出的各种有关房颤机制的理论对于特定的患者来说可能都是正确的。后来出现的占主导地位的多环折返学说也是一个伟大的发现，因为对于许多患者，电重构活动会使多环折返成为导致他们发生房颤的最终共同机制。因此，对于每一位患者，应从动态的角度去正确认识其房颤发生的机制（即房颤的不同阶段，导致房颤的机制也可能不同），这样才能选择最佳的治疗方案。

房性快速性心律失常的检查手段

对患有房性快速性心律失常的患者进行首次评估时，首先要注意的是患者是否存在基础疾病；如果有，又是何种性质的病理状态。因为这些病理基础，本身即可导致心律失常，也可能产生易发心律失常的基质，或者是这两种作用均有。对于相当一部分比例的患者，可能有数种这样的因素在同时起作用。大部分房性快速性心律失常出现于心血管疾病或曾行心血管介入手术的患者身上，但也有不少是由心脏外因素所激发或促进的（表15-4）[132]。对患者已有的基础疾病（如急性疾病或者可纠正的代谢紊乱，尤其是甲状腺毒症）做出诊断和治疗，是对患有房性快速性心律失常患者进行诊治不可缺少的一部分。诱发因素一旦去除，心律失常即可能自行终止或不再发作。其次，应该对心律失常的发作方式及持续时间进行评估，了解心律失常是阵发性、持续性还是永久性的，明确患者的症状及

表15-4 能引起房性快速性心律失常的心脏疾病及心脏外因素

心脏疾病	心脏外因素
高血压	甲状腺毒症
充血性心力衰竭	嗜铬细胞瘤
冠状动脉疾病和心肌梗死	急性或慢性肺部疾病，如肺炎、慢性阻塞性肺病（COPD）、肺纤维化
瓣膜性心脏病	肺血管疾病（肺栓塞）
心肌病（扩张型、肥厚型）	电解质紊乱（低血钾）
心肌炎和心包炎	交感神经张力增高（运动或肾上腺能神经介导的心律失常）
先天性心脏病	副交感神经张力增高（迷走神经介导或餐后心律失常）
预激综合征	酗酒（长期摄入；酒精性心脏病）
传导系统病变，如窦房结病变，心房内传导延迟	咖啡因
心脏肿瘤	吸烟
外科手术（先天性心脏病、冠状动脉旁路、瓣膜成形及置换）	吸毒
为治疗心律失常及纠正传导障碍而作的介入手术（如永久心室起搏、消融房扑）	心理应激；睡眠剥夺

临床表现如何，估测患者可能会出现的并发症及预后。这些评估很重要，可以指导我们如何从一系列可供选择的检查手段中选取最合适的检查技术。这些评估还可以指导我们如何选取最合理的治疗策略，如是否需恢复和维持窦性心律（节律控制策略），还是采用药物或非药物手段控制心室反应的频率并终生抗凝治疗，还可利于鉴别出那些能通过消融或外科手术进行根治的心律失常（表15-5）。

从病史和体格检查所获得的信息有助于明确：(1) 是否需要进行紧急复律（一般用直流电作电击），

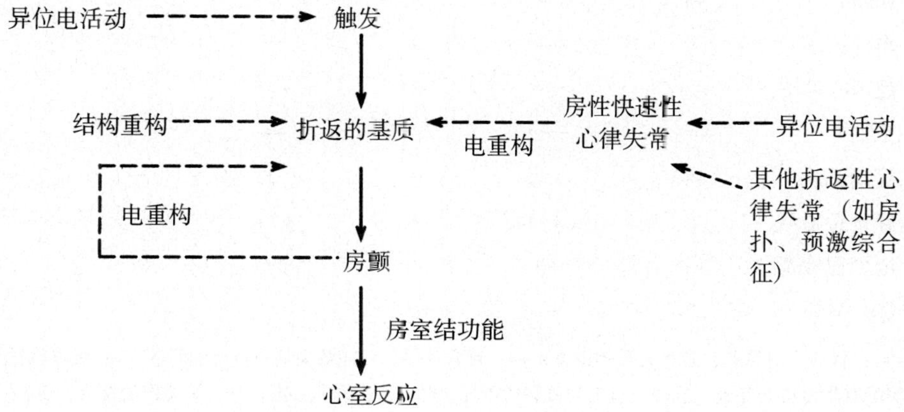

图15-20 导致房颤及影响心室反应的各种生理因素。WPW：Wolff-Parkinson-White综合征

还是可在晚些时候再复律。如果是后者，就可先作经食管超声心动图检查，以排除左心房血栓形成，这对于心律失常已持续24~48h的患者尤为重要。对于拟行药物复律的患者也是必需的；(2) 下一步检查的目的及项目；(3) 选择最佳的治疗策略。

许多患有房性快速性心律失常的患者，尤其是房颤患者，有可能是在意外的情况下被诊断出来的，因此被认为是无症状的患者。其中可能有1/4的患者确实是无症状的；但更多的患者其实是有症状的，但是他们可能并非以心悸为主诉，而更多的是感到有轻度的劳力性呼吸困难、自觉运动耐量下降或感到疲乏，这些表现多见于心室率比较慢的时候[44]。由于这些表现被忽视，患者可能长期得不到诊治，因而罹患血栓栓塞性并发症及心动过速诱导的左心室功能不全的危险就很高，患者常可能以缺血性卒中或心力衰竭作为首发症状。另外，即使有症状的患者，临床症状也未必能正确区分心律失常是阵发性的还是永久性的，因为当心室率很快而不规则时，患者就会感到有心悸发作；而当心室率缓慢时，患者即可能没有症状，而误认为心律失常已消失（图15-21）。另外，药物治疗也可以使阵发性心律失常的患者在再次发作时无症状；或者改变患者对心律失常的察觉方式[50]。

胸部X线片及心电图检查对怀疑患有房性快速性心律失常的患者是最重要的检查手段。胸部X线片有助于排除明显的基础心血管病理状态如心脏扩大、主动脉扩张等，还可帮助评估治疗的效果，例如恢复窦性心律或获得满意的频率控制后，心脏的大小会回缩，心力衰竭会改善。有约20%的房性快速性心律失常患者，心律失常是心脏扩大的惟一因素（心动过速性心肌病）（图15-22）。诊断任何一种心律失常都要有心电图的依据，如果使用以下技术，可以提高诊断的准确率：(1) 标准导联心电图；(2) 捕捉到心律失常发作时的心电图；(3) 患者随身携带Holter；(4) 电话传输心电图监测（transtelephonic monitoring）或遥测心电图（telemetric monitoring）；(5) 环形心电事件记录器（loop event recorder），包括可植入性心电监测装置。

充分获取12导联心电图所提供的信息十分重要。首先，这是明确诊断的需要。心律失常的类型也必须了解清楚。例如，当有心脏阻滞或频发室性期前收缩时，心搏即不规则，此时易与房颤相混淆。而房扑及房速患者，如果通过药物治疗获得了充分的频率控制，则患者的心搏会变得慢而整齐（图15-23）。如果房颤合并完全性心脏阻滞，则心电图的基线上可以见到颤动波，但心室节律却是慢而规则的。第二，必须明确

表 15-5 对患有房性快速性心律失常进行评估的目的及可供选用的检查

目的 / 检查	除外基础疾病	评估心律失常发作方式	评估临床表现	确定是否需紧急复律	确定是否以非药物手段做一线治疗	选择节律控制还是室率控制	评估是否有致心律失常作用的危险	评估卒中的危险，决定是否抗凝治疗	预测治疗效果
病史	+++	+++	+++	++	+	++	++	+++	++
体格检查	+++	+	+++	+++	+	++	+	+	+
血液检查	+++	—	++	+	—	—	+	*	—
心电图	+++	++	+	+++	++	+	++	—	+
Holter	++	+++	+	+	++	++	++	—	+
事件记录	*	+++	+	—	++	—	+	—	+
超声心动图	+++	—	++	+++	—	++	+	+++	++
X 线	+++	—	++	++	—	++	—	—	+
运动试验	++	++	++	—	—	+	+	—	+
经食管超声	+	—	+	+++	—	+	—	+++	+
电生理检查	++	+++	++	—	+++	++	++	—	++
QoL 调查	*	+	+++	—	—	+	—	—	±

+++：代表十分重要，常为必需的检查；++：常常使用，可能解决某一特定的问题；+：可以验证某一方面的问题，或者提供额外的信息；*：如果已经明确有凝血功能亢进，且确定有更为可靠的指标，此项检查即非必需；—：不需作的检查；QoL：生活质量。

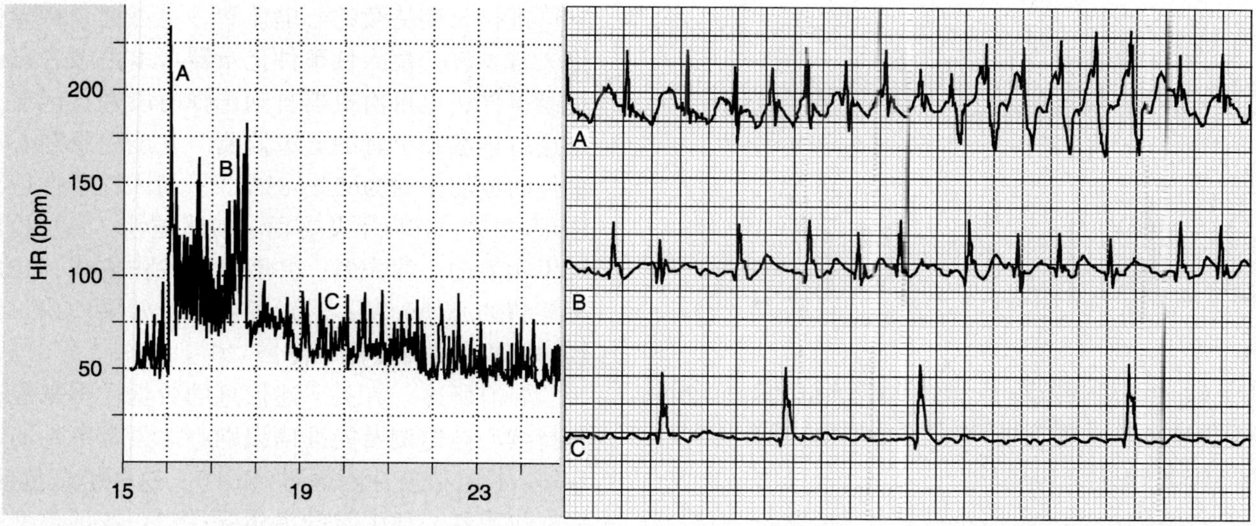

图15-21 一位房颤患者的Holter心室率图表及心电图记录条带。**A.** 心室反应的频率很快时（超过200次/分），感到有明显的症状；**B.** 心室反应的频率相对慢但不规则时，仍有症状；**C.** 无症状的慢心室反应频率房颤。对于"间歇有症状的房颤"患者来说，在无症状的时候，即可能被误认为是窦性心律。

基线状态时有无预激综合征的表现，以决定下一步的诊治方案。第三，心电图的其他异常，如病理性Q波、心室波群低电压、ST-T改变、左心室肥厚以及心电轴的偏移（axis deviation）等，可有助于了解是否合并存在其他的病理情况。第四，在使用抗心律失常药物进行治疗时，要注意监测PR间期、QT间期以及QRS波群的宽度，警惕药物的致心律失常作用。

如果阵发性心律失常频繁发作，则24h Holter检查对明确诊断就很有帮助。对于确诊的患者，如果选择频率控制作为主要的治疗策略，Holter也有助于评价药物减慢频率的效果（图15-24）。对于部分患者，例如"局灶性"房颤（"focal" AF）患者，Holter可有助于选择合理的治疗方案——如果明确在房颤发作之前，先有心室反应的周期在200~250ms的规则性房速，则应首选非药物治疗手段（图15-25）。新近开发出来的数字化动态心电图记录器（digital ambulatory recorder），其

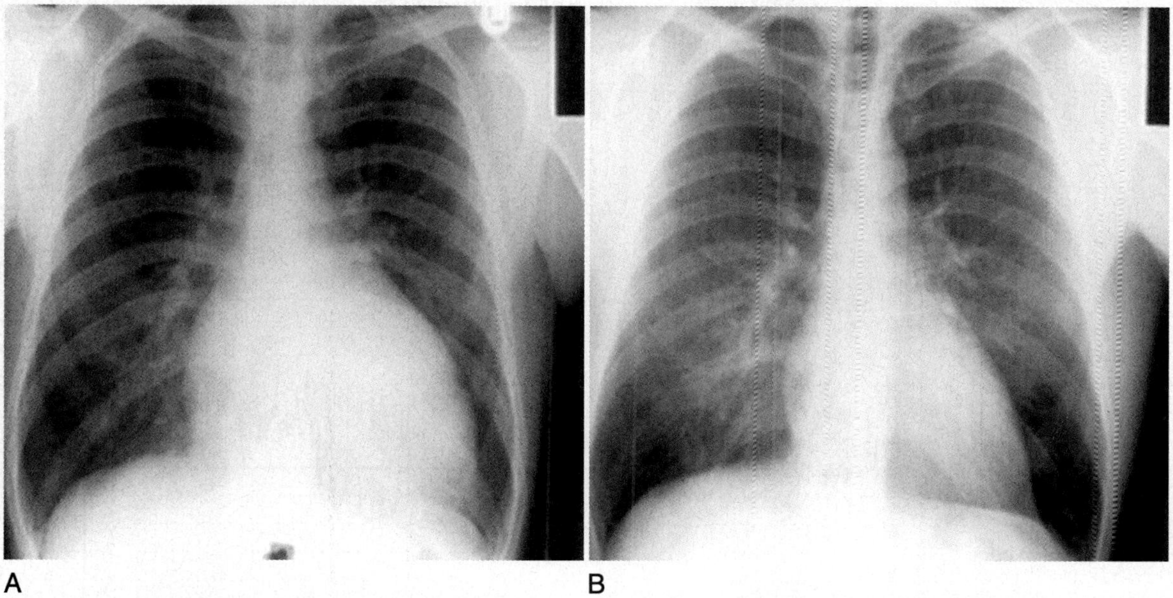

图15-22 **A.** 一位持续性房颤伴快速心室反应患者的胸部X线片，考虑患者有心动过速性心肌病。**B.** 同一患者，恢复窦性心律3个月后的X线表现。

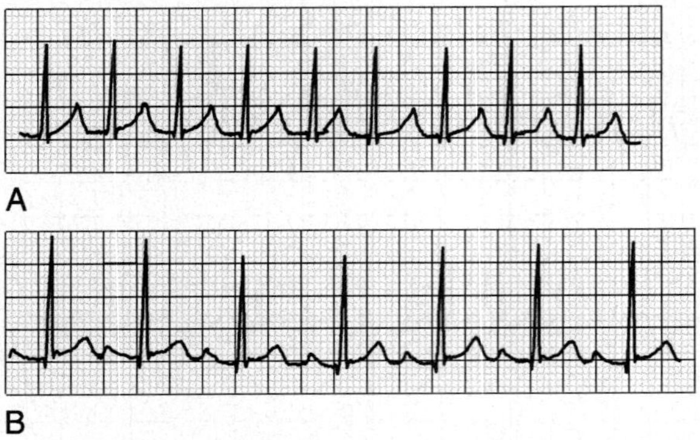

图15-23 **A.** 一段心电图条带，记录到房速在未治疗前，心室反应的频率为140次/分；**B.** 应用索他洛尔治疗后，房速仍存在，但心室反应的频率已降至100次/分。

所记录的12导联心电图质量几乎可与数字化的标准12导联心电图机相媲美，可以提高对心律失常的识别和对心律失常定位的准确性[116]。

如果心律失常发作不频繁，可以使用配有电话传输或远程发射传递（telemetric）装置的事件记录器，它可进行长期持续的心电监测，也可记录特异性的心律失常事件。植入性事件记录器可以由患者自己控制记录事件，也可由机器自动选择时段进行记录，最长可进行连续18个月的心电监测。它能记录到心律失常事件的成功率约为65%~83%[133]。植入性事件记录器与Holter相比，在以下几方面具有优越性：（1）检出发作极不频繁的心律失常，并明确其发作方式；（2）检出无症状的心律失常；（3）评价治疗效果；（4）识别药物的致心律失常作用（图15-26）。

如前所述，有关下述信息的数据，多来源于能进行持续心电监测及能准确识别心律失常事件的起搏器和植入性心脏复律除颤器（ICD），这些信息包括：（1）房性快速性心律失常的患病率；（2）各种类型心律失常之间的相互转化；（3）心律失常发作与终止的方式；（4）基线时的心律状态；（5）可能的触发因素。最近新开发出来的植入性装置，记忆功能已大大改善，可能将会发现，无症状房性心律失常的患病率比我们目前所认识到的要高[49]。通过分析还发现，心动过缓、能

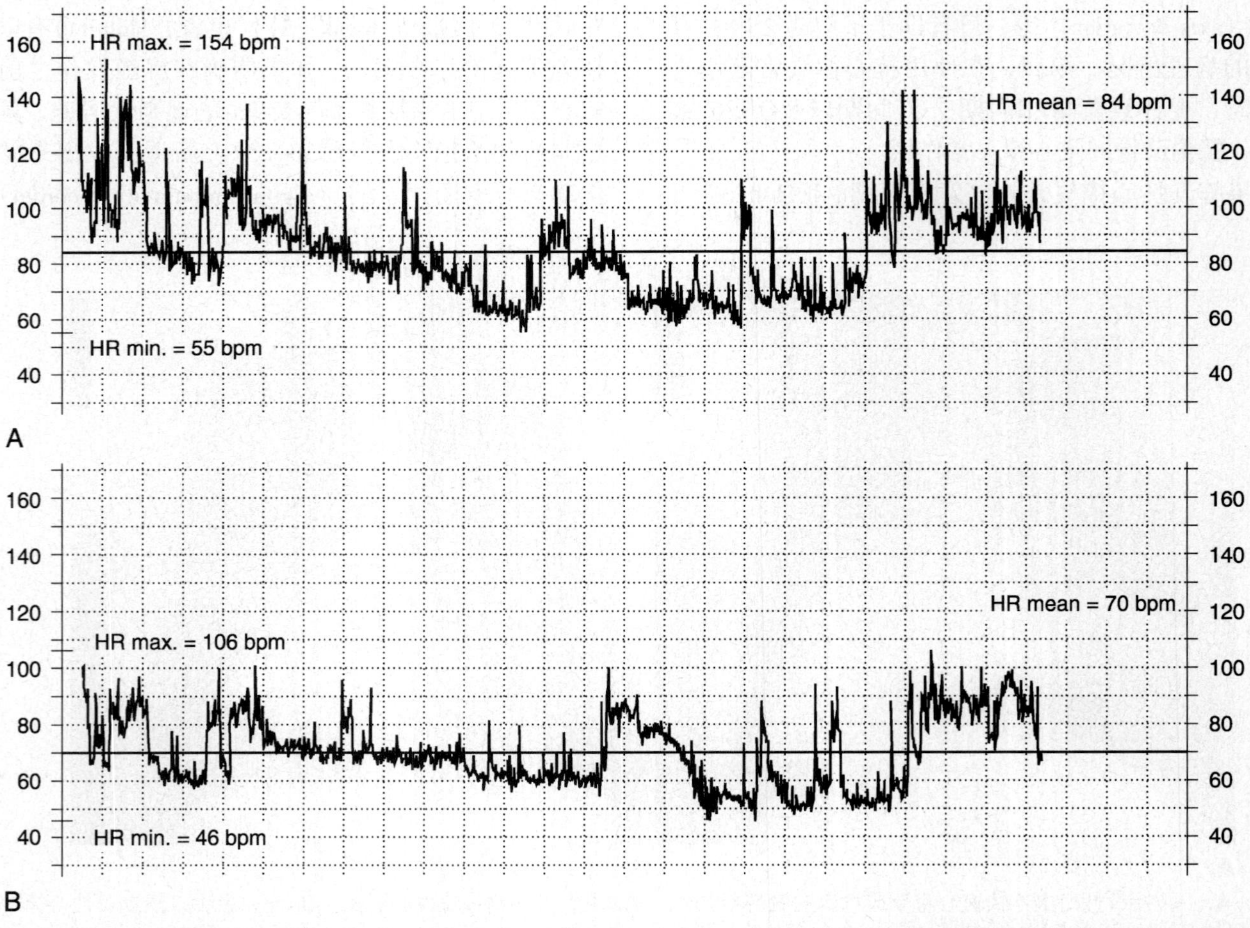

图15-24 **A.** 一位永久性房颤患者未治疗前Holter上的心室频率图表；**B.** 应用使房室结传导减慢的药物进行频率控制之后的表现。

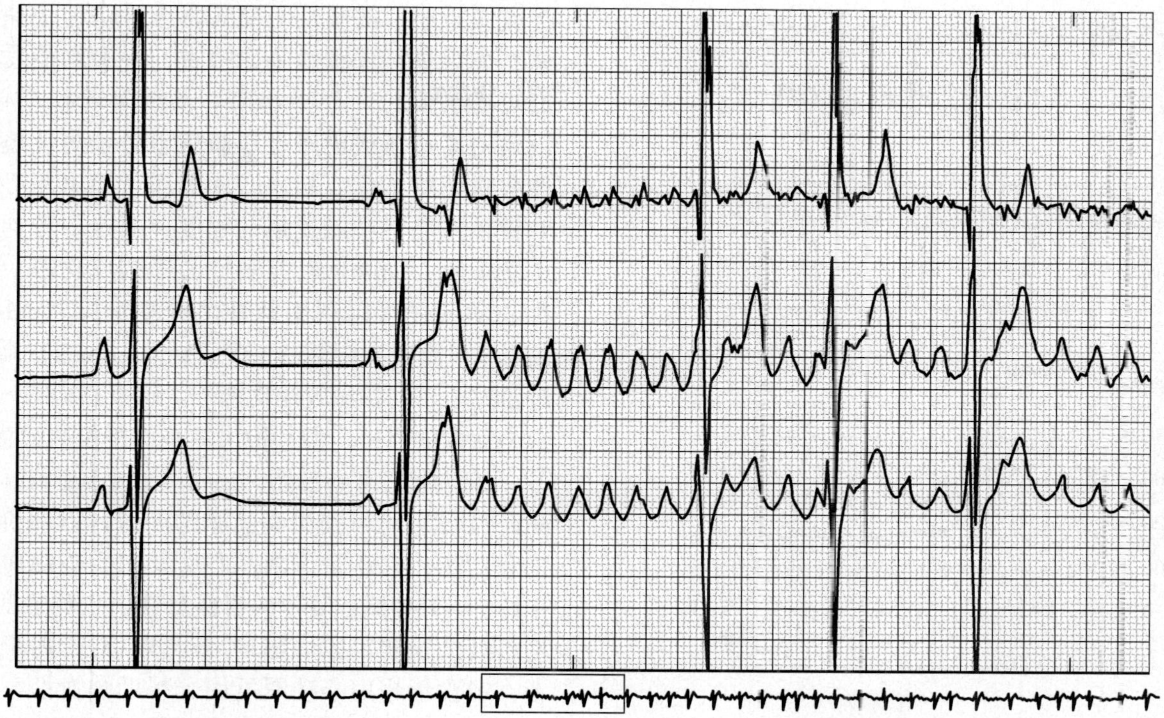

图15-25 Holter上记录到阵发性房颤的发作过程。注意在房颤发作前，先有周长在190~200ms的局灶性房速。由于房速可能起源于肺静脉部位，且可能对射频消融敏感，因而下一步的诊断措施应是做电生理检查。

产生短-长周期的房性期前收缩以及短阵的房速是大部分持续性房颤发作的触发因素。这一结果提示，对于许多持续性房颤的患者，非药物治疗应是一个可供选择的策略[134]。

运动负荷试验（exercise stess testing）对以房性快速性心律失常为突出表现的患者也有价值，可以明确无器质性心脏病患者是否患有肾上腺素能神经或运动诱发的房颤，还可以评价永久性房颤患者进行频率控制的效果（图15-27）。它也被广泛应用于冠心病患者，尤其是准备使用IC类抗心律失常药或者怀疑IC类抗心律失常药已产生毒性作用（指房室传导增强、室内传导受损或发生室性心律失常）时。

血液检查包括全血细胞计数、血红蛋白定量、血清电解质（含钾和镁）和甲状腺功能测定。有冠心病危险因素的患者，还要检测血清胆固醇的浓度。甲状腺毒症（thyrotoxicosis，即甲状腺功能亢进症，简称甲亢）所致的房颤，约占新发房颤病例的1%~2%；但在房颤患者中，约有4%~12.5%的患者有甲状腺功能异常[135,136]。检出甲亢很重要，因为在患有甲亢时，要转复窦性心律就比较困难；即使能够转复，也难以长期维持。甲状腺素有直接的正性变时性效应（positive chronotropic effect），它可通过增高心肌β-肾上腺能受体的密度，从而增强心肌对儿茶酚胺的敏感性。有部分甲亢患者，并没有明显的甲亢症状，或者只有轻度甲状腺功能活跃的表现，称为无症状甲亢（apathetic hyperthyroidism），此时心律失常可能就是这一疾病的惟一临床表现。Framingham心脏研究的结果也支持这一假说。该研究60岁以上的人群中，如果血清促甲状腺素（TSH）的水平低，则随访10年后，发现他们患房颤的危险增加3.1倍[137]。加拿大房颤注册研究（CARAF）的结

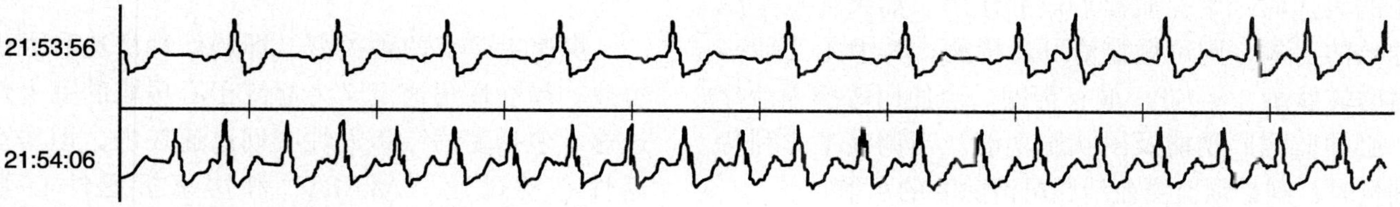

图15-26 植入性事件记录器记录到房速发作的过程。

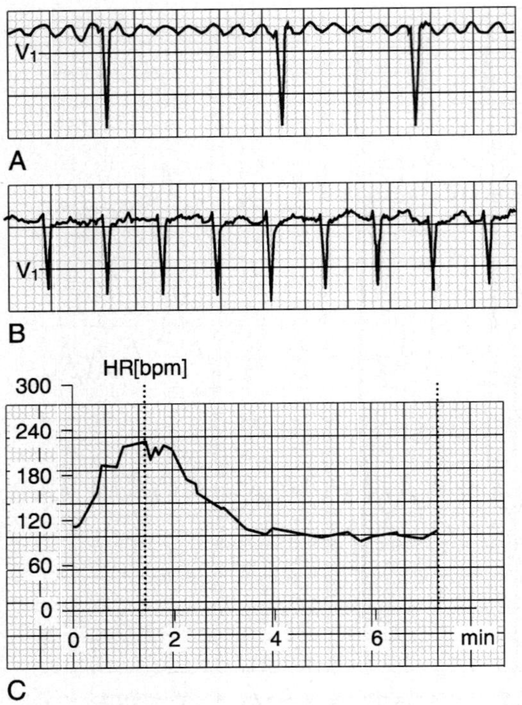

图15-27 永久性房颤的患者，仅使用了地高辛治疗，运动试验提示频率控制不充分。**A.** 基线状态时的心电图。**B.** 运动负荷1.5min后的心电图。**C.** 室率图表显示，运动开始不久，心室率即立刻增快。

果也证实，在单纯TSH水平低的无症状患者中，出现房颤的情形也很常见，比值比（odds ratio）为5.5[138]。传统上一直认为甲状腺功能减退与房颤无关。

贫血可以导致呼吸困难和诱发房性快速性心律失常。白细胞计数可以提示是否因炎症存在从而导致了心律失常。如果考虑有炎症或恶性病变，则急性期反应的标志物如血红细胞沉降率（ESR）、C反应蛋白（CRP）等，可提供明确的证据。近期的研究显示，如果房颤患者（不论是特发性还是器质性心脏病患者）的C反应蛋白水平增高，则提示炎症反应可能是诱发房颤的机制[139,140]。持续性房颤患者C反应蛋白水平（0.34mg/dL）要比阵发性者高（0.18 mg/dL），而无论是持续性还是阵发性者，都比无房颤患者的C反应蛋白水平（0.096 mg/dL）高[140]。C反应蛋白还可通过增加组织因子的表达而产生促血栓形成的作用。如果怀疑是酗酒导致的房颤，则可做血清肝酶检测，其中尤其是γ-谷氨酰转肽酶（γ-GT）最有帮助。当使用胺碘酮治疗时，必须监测肝功能及甲状腺功能。当调整多非利特的剂量时，则必须监测血清肌酐清除率的水平。

如果要对房颤进行积极的治疗，则经胸超声心动图就很重要。瓣膜性心脏病常合并房性快速性心律失常，如果进行仔细地临床检查，一般均能发现，但有时可能被漏诊。如果超声心动图发现有左心室肥厚，就可对高血压或肥厚型心肌病患者预防性地使用抗心律失常药物治疗。超声心动图还可检出左心房的扩大和评估左心室功能受损的程度；而这二者均可增加卒中的危险，而降低转复窦性心律的成功率。而且，超声心动图还可以利用脉冲多普勒信号（pulse Doppler signal），测定二尖瓣的A峰（A component）高度，从而评价左心房的机械收缩功能[141]。超声心动图一般能检测出心室内的血栓，但其检出左心房血栓的敏感性很低。

经食管超声心动图（transesophageal echocardiography，TEE）可以提供高品质的图像，以评价心脏的结构和功能；它还是诊断左心房及左心耳内血栓（出现于约5%~15%拟行复律的房颤患者中）敏感度和特异性均最高的检测手段（图15-28）[142]。对于房颤和房扑患者，经食管超声心动图可用于帮助缺血性卒中的危险分层（stratification）。此外，对于拟行择期复律的患者，术前必须行经食管超声心动图检查。

如果患者疑有短暂性脑缺血发作（transient ischemic attacks, TIA）史，则可行头颅计算机断层扫描（CT）或磁共振（MRI）检查，以明确是否有无症状的脑梗死史。如果有，则需考虑终生抗凝治疗（图15-28）。

对于特定的患者，例如患有典型房扑、局灶性和折返性房速以及阵发性或持续性房颤患者，如果要考虑使用导管消融作根治，则需作电生理检查，以明确其电生理机制（图15-29）。电生理检查可以发现窦房结的功能障碍，明确宽QRS波心动过速的机制，排除是否为预激综合征所导致的房颤伴快速心室反应。如果要植入起搏器或ICD以预防房性快速性心律失常，也要行电生理检查。

临床电生理学

房速

房速主要有两种类型，即局灶性房速和大折返性房速。局灶性房速定义为起源于心房肌的室上性心动过速，包括窦房结折返性心动过速在内，但房室结折返性心动过速（AVNRT）和房室折返性心动过速（AVRT）不包括在内（图15-30）。大折返性房速可以通过拖带（entrainment）标测证实，折返环上有缓慢传导区。房速的诊断标准为：（1）心动过速时，心房的激动顺序与窦性心律或心室起搏时不同；（2）PR间期和RP间期随心动过速频率的改变而改变；（3）房室阻滞时，心动过速不受影响[34,145~148]。

局灶性房速有三种发生机制，即自律性增高、触发活动及折返（为微折返）。自律性房速的诊断标准为：（1）房速的频率有“温醒”和“冷却”现象；（2）房速可以自发，也可由异丙肾上腺素诱发；（3）房速不能通过起搏的方法诱发、拖带或终止；（4）房速可以被心房超速起搏（overdrive atrial pacing）短暂抑制，但随即恢复，恢复过程中心房频率仍是逐渐增加的。触发活动所致房速的诊断标准为：（1）房速可由心房起搏或期前刺激（extrastimuli）诱发或终止，而且它的诱发是周期依赖性的（cycle length dependent）；（2）房速不能被拖带，但可以被超速起搏抑制或终止；（3）记录单相动作电位时，可以在房速发作前见到延迟后除极（图15-31）。

折返性房速的诊断标准是：（1）房速可由心房起搏或期前刺激反复诱发或终止；（2）单相动作电位上无延迟后除极表现[34,145,146]。局灶性房速可以起源于心房或与心房相连的胸大静脉（thoracic veins）内的任何部位。近来的研究发现，局灶性房速多起源于界嵴。其他起源部位有房间隔、Koch三角（Koch’s triangle）、心耳（atrial appendage）和房室环（包括二尖瓣环和三尖瓣环）[149~151]。此外，还需注意的是与双心房相连的血管结构，如上、下腔静脉、冠状静脉窦以及4支肺静脉。心房肌可以延伸至这些结构内，使它们也成为局灶性房性快速性心律失常的起源病灶[17,152,153]。三维标测系统应用以来，人们发现，大折返房速的折返环涵盖的区域包括正常心房组织和瘢痕组织（指低电压及缓慢传导的区域）在内。而且，它不仅可以是单环折返，还可以是“8”字形折返（“figure-of-eight”）。大部分此类患者的心房肌都有病理基础，许多是先天性心脏病矫治术后遗留的心房瘢痕。起搏拖带时，如果起搏的部位靠近或恰在缓慢传导区的出口上，则起搏的心房激动顺序将会与心动过速时相同，而且起搏后间期（post-pacing interval）也短，此称为隐匿性拖带（concealed entrainment）[154]。

房扑

房扑可以分为典型房扑与不典型房扑。典型房扑又称峡部依赖型（isthmus-dependent）房扑，可以为顺时针折返，也可以是逆时针折返；而不典型房扑则为非峡部依赖型。Cosio等[155]最早对房扑的折返环进行了标测，证实在低位右心房的峡部存在缓慢传导区。由于其缓慢传导特性，使得心房的波阵面传导到峡部时可能出现单向阻滞（unidirectional block），从而形成房扑。Olshansky等[156]证实，人体内房扑发作时，在低位右

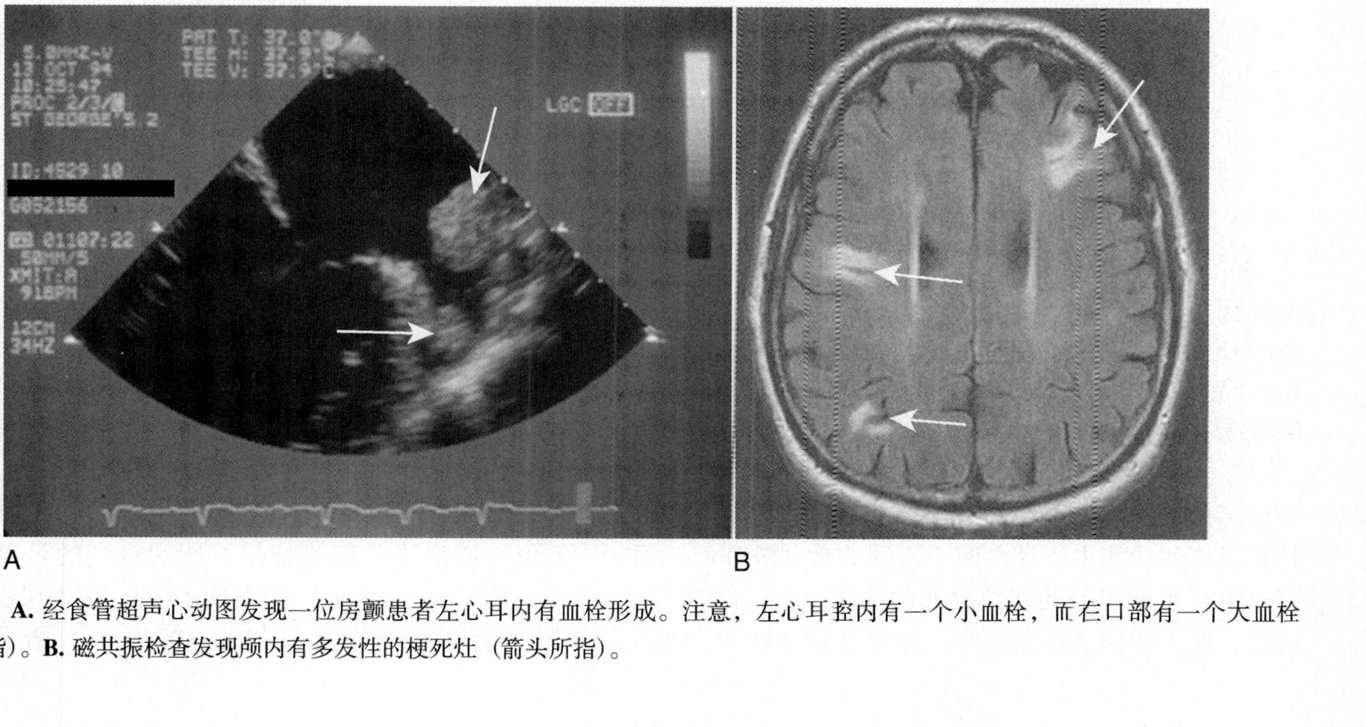

A　　　　B

图15-28 **A.** 经食管超声心动图发现一位房颤患者左心耳内有血栓形成。注意，左心耳腔内有一个小血栓，而在口部有一个大血栓（箭头所指）。**B.** 磁共振检查发现颅内有多发性的梗死灶（箭头所指）。

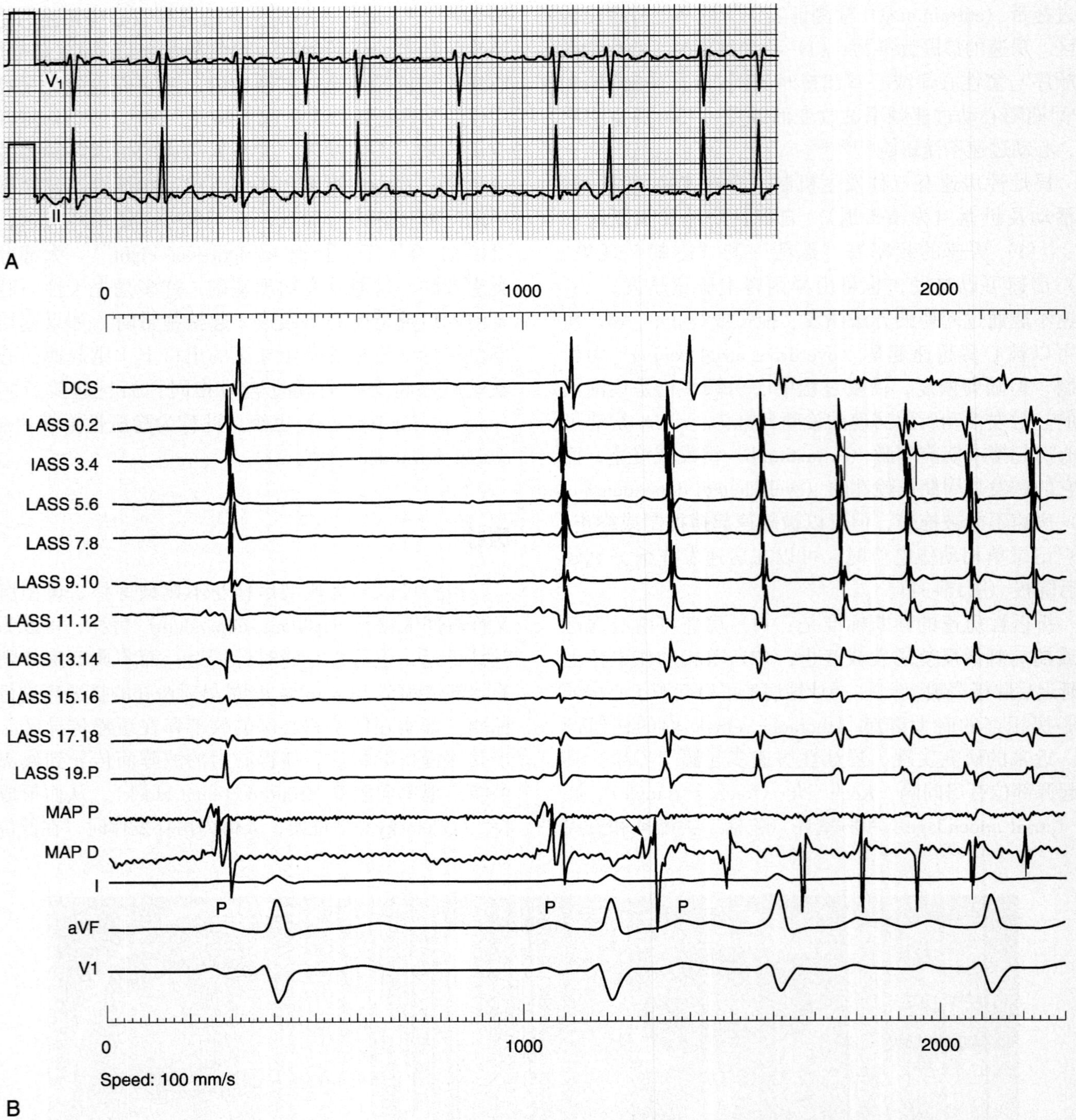

图15-29 **A.** 一位疑有“局灶性”房颤的患者，房颤发作时的心电图，可见有细碎的f波。**B.** 同一位患者，拟行射频消融，在行电生理检查时记录的心内电图。起源于左上肺静脉内的肺静脉房速传导至左心房，诱发房颤。体表心电图列出了3个导联：I、aVF、V_1导联。MAP P及MAP D是放置于左上肺静脉内的标测导管的近端和远端；LASS 0.2…LASS 19.P是放置于左心房内的10极Lasso导管的电图；DCS是冠状静脉窦的远端电极对。一个肺静脉期前收缩（箭头所指）诱发了肺静脉内的房速，进而诱发了房颤。Speed：走纸速度。

心房可以记录到双电位（double potential），说明在房扑折返环的功能中心存在两个不同的激动波阵面，因而双电位也就成为功能性阻滞的标志。Saoudi等[157]也证实，在人体内房扑发作时，存在缓慢传导区。Chen等[158]进一步证实，典型房扑发作时，如于有双电位的低位右心房进行起搏拖带，所观察到的是显性拖带（manifest entrainment）的表现。Olgin等[159]在心腔内超声心动图（intracardiac echocardiography）指导下，放

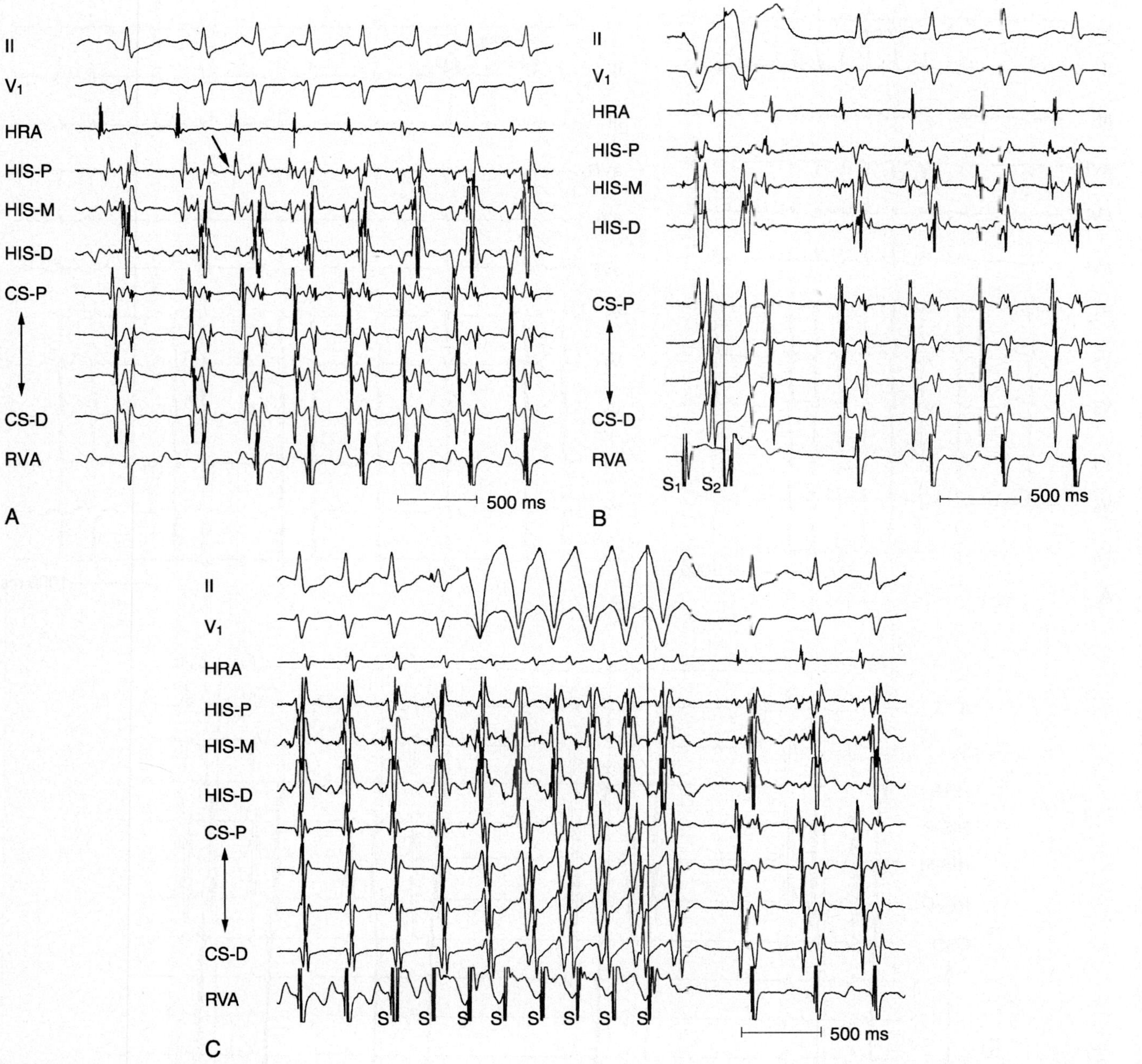

图15-30 房速的诊断。**A.** 起源于希氏束区域（箭头所指）的自发房速。**B.** 心室刺激诱发房速时的心内电图。注意，最后一个心室刺激结束后，呈V-A-A-V的激动顺序。**C.** 快速心室刺激后，AVNRT转变为房速，最后一个心室刺激结束后，同样可见V-A-A-V的激动顺序。CS：冠状静脉窦；HIS：希氏束；HRA：高位右心房；RVA：右心室心尖部；P：近端；D：远端。

置多极导管进行标测，发现在界嵴全长均可以记录到碎裂电位（split potentials）。Tai等[160]对室上速的患者以房扑的周长起搏心房时，发现有阻滞线（block line），阻滞线恰好行经界嵴全长，这与诱发房扑的情形一样（图15-32）。这些发现说明，界嵴也是形成典型房扑折返环功能阻滞的解剖结构；而且，界嵴的横向传导（transverse conduction）能力差，就可以有效地阻止折返环变短，因而可以参与房扑的形成和维持。

通过使用多极电极导管标测、拖带标测及三维标测等技术，已经发现了若干类型的不典型房扑，包括在低位右心房游离壁折返的房扑、在高位右心房（上腔静脉-房间隔区）折返的房扑、围绕2个或4个肺静脉口折返的房扑以及围绕二尖瓣环或卵圆窝（fossa

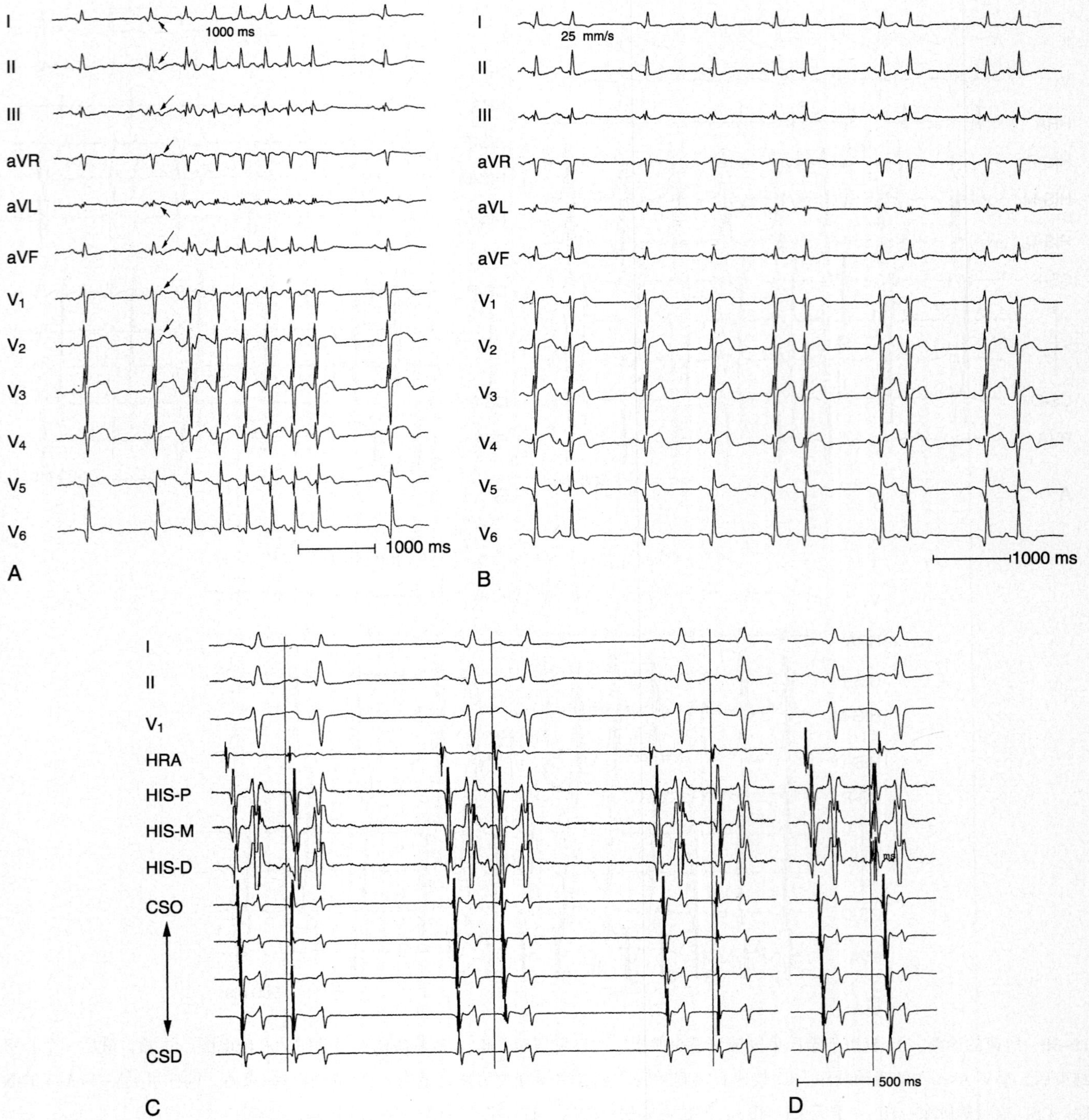

图15-31 房速及多源性房性期前收缩。**A.** 单个房性期前收缩诱发房速。箭头所指为12导联心电图上房性期前收缩P波的形态。**B.** 同一位患者，频发房性期前收缩，但各个期前收缩的P波形态各不相同。**C和D.** 心内电图显示不同房性期前收缩的激动顺序。第一个期前收缩（C）的最早激动部位在高位右心房，而冠状静脉窦口的激动与冠状静脉窦的远端几乎同时激动；第二个期前收缩的最早激动部位也在高位右心房，而冠状静脉窦的激动是由近端向远端传导；第三个房性期前收缩（D）的激动顺序与第一个房性期前收缩大致相同，但最早激动部位在希氏束区。HRA：高位右心房；HIS：希氏束；P：近端；M：中部；D：远端；CSO：冠状静脉窦口；CSD：冠状静脉窦远端。

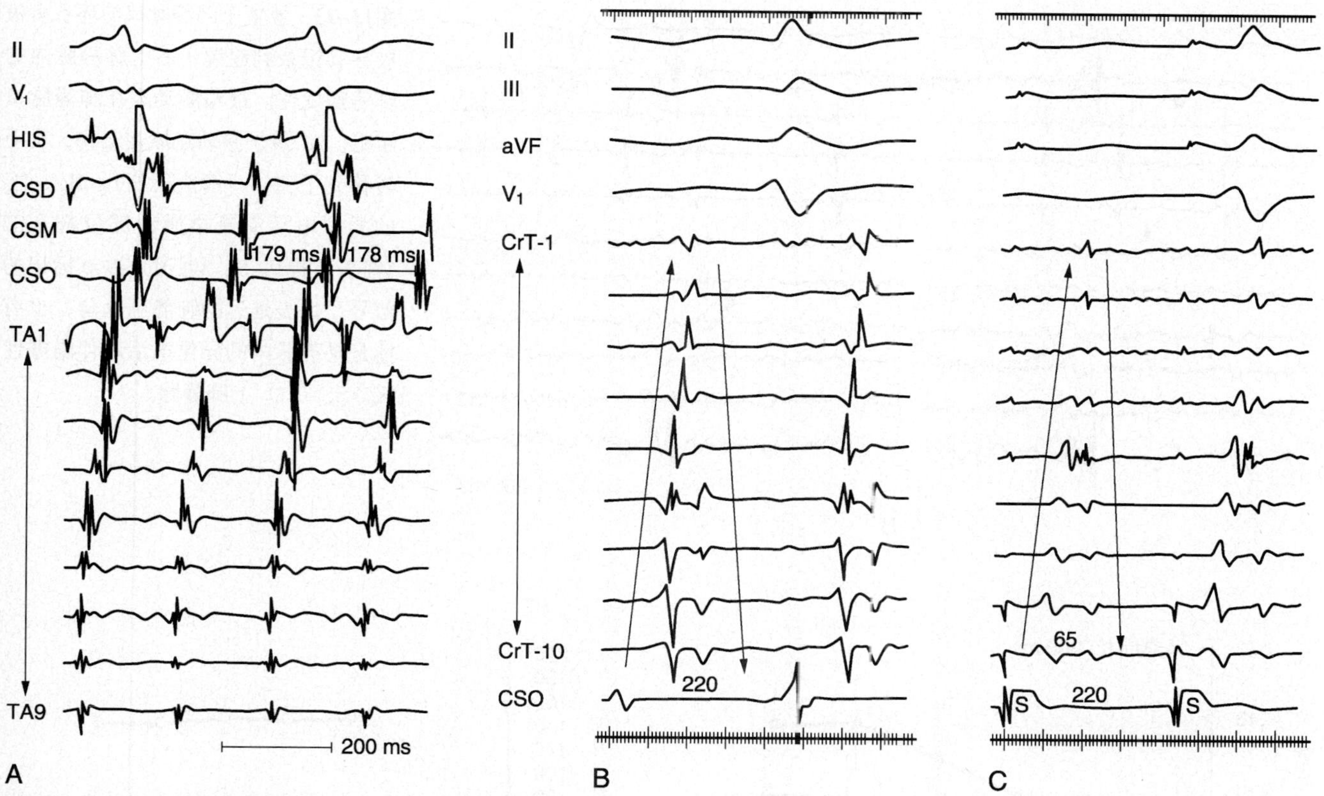

图15-32 **A.** 心内电图显示逆时针房扑时的心房激动顺序。TA1~TA9显示的是沿三尖瓣环的激动顺序。**B.** 逆时针房扑时（周长为220ms），界嵴上记录到的双电位，这两种电位的顺序刚好相反。**C.** 以220ms的周长起搏低位右心房后部，界嵴上记录到的双电位的激动顺序同B图。近端电极置于界嵴的最低位，此处的双电位间的距离最大，为65ms。HIS：希氏束；CSD：冠状静脉窦远端；CSM：冠状静脉窦中部；CSO：冠状静脉窦口；CrT：界嵴。（Reprinted from Tai CT，Chen SA，Chen YJ，et al. Conduction properties of the crista terminalis in patients with typical atrial flutter：Basis for a line of block in the reentrant circuit. J Cardiovasc Electrophysiol 1998；9：811–9.）

ovalis）折返的房扑[111,117~119,161,162]。

房颤

近几年来，许多研究证实，大部分阵发性房颤是由起源于胸部静脉或心房的异位电活动触发的，因而射频导管消融可以有效治疗房颤[18,152,153,163]。这些异位电活动的起源病灶分布于肺静脉、上腔静脉、Marshall韧带、界嵴及心房壁内（图15-33）。房颤的“局灶”机制（“focal” mechanism）与经典的“折返”机制不同，“局灶”机制主要是触发房颤的形成，也可促使房颤复发；而“折返”机制主要作用于房颤的维持过程[128,164]。

另一个重要的概念是房颤可引起电重构，称为“房颤致房颤”（AF begets AF）[129]。临床观察发现，即使没有器质性心脏病基础，阵发性房颤也可以进展为持续性房颤。持续时间越长，房颤就越难以转复和维持窦性心律。这些结果说明，房颤具有自我促进的作用。Wijffels等[129]对一只山羊持续起搏了2~3周后，即诱发了持续性房颤。主要的电生理改变表现为心房有效不应期的缩短，而且心房不应期不再随频率的改变而进行生理性的调整。房颤终止后，这些改变可以恢复。对人体的研究结果也证实，持续时间短的房颤，可以明显缩短心房的有效不应期，而这种改变在房颤终止数分钟后就可恢复至房颤发生前的状态[165,166]。如果是持续性房颤，即使转复窦性心律，在转复即刻，心房不应期仍然是短的，直至1周内方能恢复正常（图15-34）[167]。这些电生理改变就称之为“电重构”。

治疗策略

房性快速性心律失常的基本治疗策略有：（1）用电学方法或药物手段转复和维持窦性心律；（2）如果难以转复和维持窦性心律，则作频率控制（rate con-

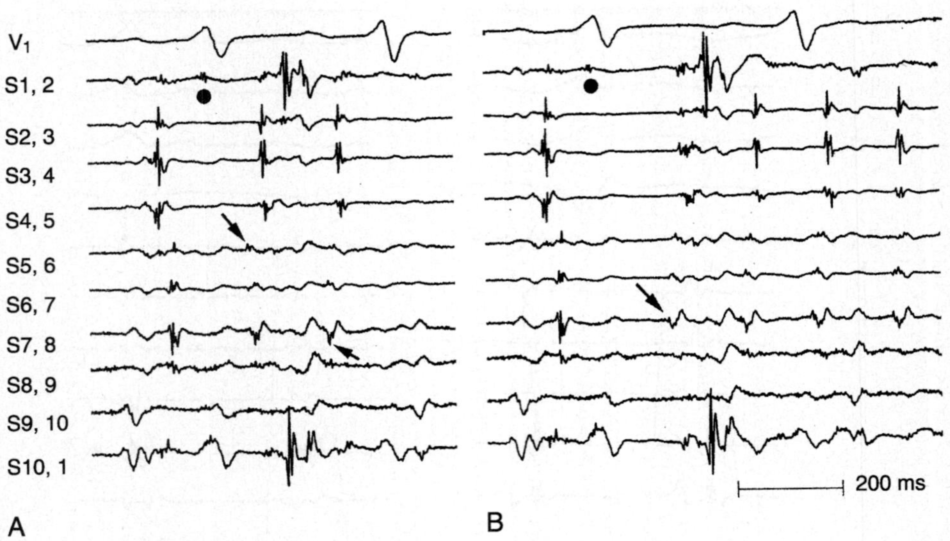

图15-33 放置于肺静脉口的环状多极电极导管记录到起源于右上肺静脉内的短阵房颤发作。最早激动点在肺静脉口周游走。**A.** 最早激动点原在S5,6，马上又转移到了S7,8（箭头所指）。**B.** 一连串的异位电活动最早激动部位都在S7,8（箭头所指）。S1,2通道上以点标记的电信号，代表延迟的肺静脉电位，也有可能是肺静脉内的异位电活动伴隐匿性除极。S：（右）上肺静脉。

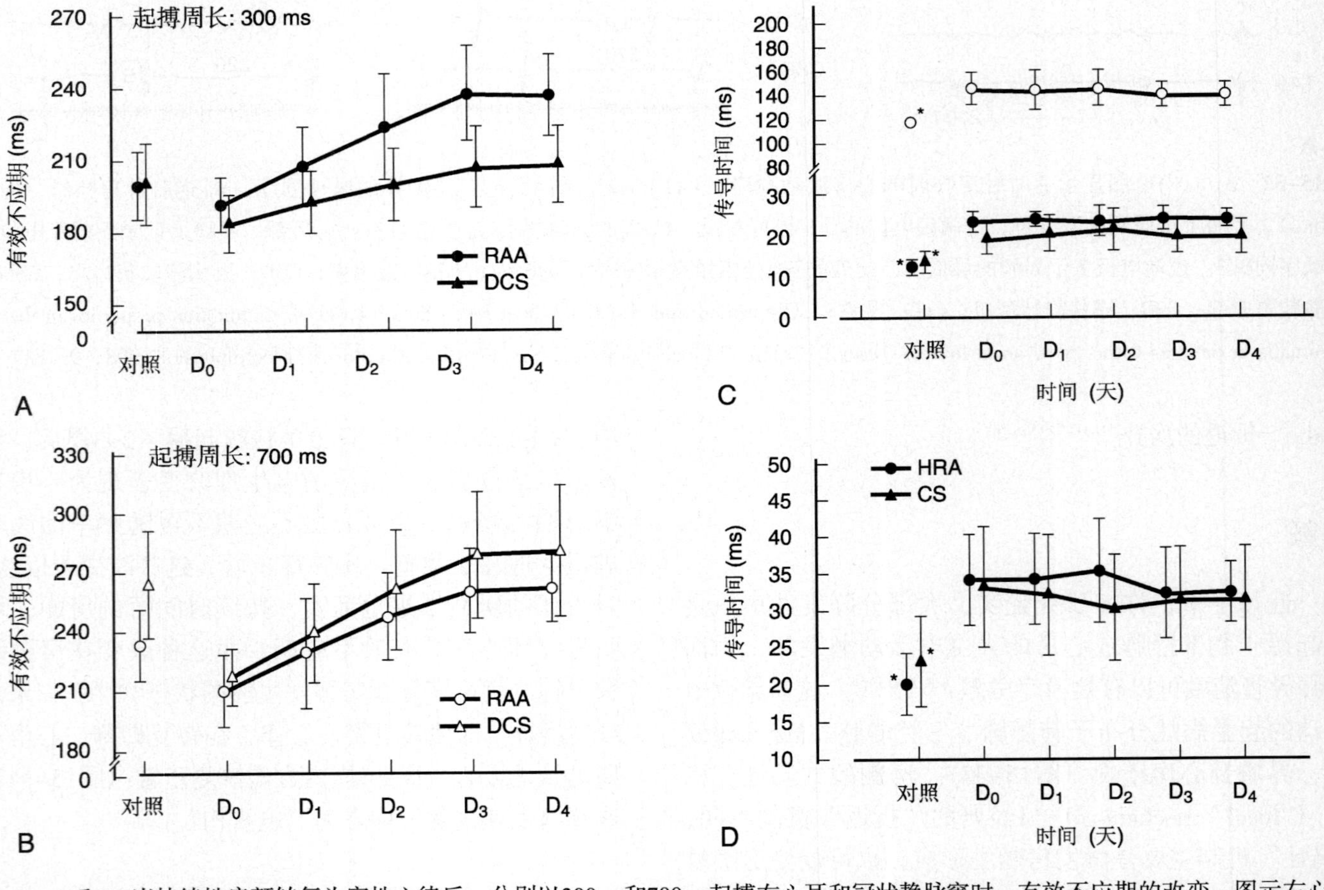

图15-34 A和B. 当持续性房颤转复为窦性心律后，分别以300ms和700ms起搏右心耳和冠状静脉窦时，有效不应期的改变。图示右心耳和冠状静脉窦的有效不应期在逐渐延长，直到起搏第3天才稳定下来。**C和D.** 持续房颤转复窦性心律后，右心房传导时间、左心房传导时间及体表心电图P波时程随时间的改变。房颤患者的这些时间参数，与原无房颤的人群相比，均明显更长。请注意，无房颤的对照人群的数据列于图的左侧。不过在转复4天后，传导时间就不再有明显的改变了。C图所示的心房传导时间是在基础起搏周长（basic pacing cycle length）的条件下测得，而D图所示心房传导时间是在最早夺获心房的心搏（the earliest capture beat）时测得的。* 是指房颤组与对照人群相比，*P*<0.01。（Reprinted from Yu WC，Lee SH，Tai CT，et al. Reversal of atrial electrical remodeling following cardioversion of long-standing atrial fibrialltion in man. Cardiovasc Res1999；42：470-6.）

trol)；(3) 对血栓栓塞并发症和卒中的危险进行分层，预防其发生；(4) 识别、预防和减少危险因素，去除诱发因素（precipitating agent)；(5)“上游”治疗(upstream therapy)，即治疗基础心脏病（如高血压）和特异性的心房病理生理改变（如纤维化)；(6) 鉴别出能通过非药物手段（如射频导管消融和迷宫手术）治疗的心律失常，例如典型房扑、局灶性或大折返性房速以及“局灶”性房颤；(7) 对于病情适合的患者，可植入相关器械治疗，如抗心动过速起搏器、预防房颤的心房起搏器以及心房除颤器（atrial defibrillators）等。目前可供选用的治疗策略详见表15-6。

对于房性快速性心律失常患者，选择何种最佳的治疗策略，很大程度上取决于其原发的基础病理情况。如果心律失常是由偶发的因素所致，则未必需要作特别的治疗。如果考虑以转复和维持窦性心律作为治疗策略，则基础心脏疾病的情况将是选择何种药物的主要依据（图15-35)[34]。例如，孤立性（lone）房性快速性心律失常或者有高血压但尚无左心室肥厚的患者，可以选用IC类药物或索他洛尔；迷走神经张力增高引起的房颤，可以选用双异丙吡胺（disopyramide)；有冠心病的患者，可以使用索他洛尔；合并左心室功能不全或明显充血性心力衰竭的患者，则选用胺碘酮或多非利特。如果患者有严重的器质性心脏病，此时转复窦性心律（电学或药物手段）和维持窦性心律（用药物）很困难；即使能转复，心律失常的复发率也很高，此时更多的应该考虑作频率控制，而非节律控制。另外，如果有卒中的危险因素，如高血压、心力衰竭或左心室功能不全等，就需考虑抗凝治疗[39]。

转复和维持窦性心律

对于持续性房性快速性心律失常的患者，复律(cardioversion）可以择期施行；而对于有器质性心脏病患者，如急性心肌梗死或充血性心力衰竭患者，房颤可使病情在短时间内迅速恶化，产生低血压、心绞痛等症状，或使左心室功能不全的症状明显加重，则需紧急复律（图15-36)。对于部分患者，如果反复多次复律，可以提高转复和维持窦性心律的成功率。如果加用抗心律失常药，更可以增加即刻的成功率，并抑制早期复发。

最近，已出现了一种低能量的经静脉复律的方法。它与传统的经胸体外复律相比，首次复律的成功率明显为高，尤其适用于长期持续的心律失常而体外复律失败者、有严重的阻塞性肺疾病者或体重明显超重的患者[166]。经静脉复律还适用于已植入起搏器及除颤器的患者。

也可以使用抗心律失常药物复律，通常使用静脉注射。ACC/AHA/ESC专家组认为，如果在心律失常发作7天内做复律较为有效，大约70%的患者可以转复为窦性心律。药物转复与电转复相比，确实更为方便，不过有效率要更低，发生血栓栓塞性并发症的风险则相同（表15-7)[167]。如果在住院期间已证实某种药物对患者的有效性和安全性，则有时在门诊也可以口服负荷剂量的该种药物作紧急复律。

如果阵发性快速性心律失常频繁发作（至少每3个月发作一次)，而且症状明显和（或)左心室功能恶化，可以使用抗心律失常药物预防复发。对于反复发作的持续性心律失常，如果不使用药物就不一定能维持窦性心律，尤其是存在早期复发的危险因素时，也可以预防性使用抗心律失常药。促使早期复发的危险因素有：左心房扩大、心房收缩功能受损、左心室功能不全、有基础心血管疾病、心律失常的持续时间长、高龄、女性以及既往复律史等[168]。对于初次发作的心律失常，不论其是自行终止的，还是通过复律措施转复的，都不建议使用药物预防复发。如果导致心律失常的原因是暂时性的或者通过医学手段是可彻底根除的因素（如急性疾患或甲状腺功能亢进等)，则不需要使用抗心律失常药物治疗，除非是为了减慢心室率。

首次启用抗心律失常药物的地点

在何处开始启用药物治疗房性快速性心律失常，主要要考虑两方面的因素：一是风险，二是可操作性[169]。延长复极时间的药物，就会增加致心律失常作用的危险，尤其是基线的QT间期已经延长时。Ⅲ类药物引发尖端扭转型室速（TdP）的危险为0.9%~3.3%[170~172]。伊布利特和多非利特可产生与使用目的相反的副作用，例如，当心率减慢时，更易延长有效不应期，因而心动过缓时更易产生致心律失常的QT间期延长。胺碘酮可能是惟一的例外，它也能致QT间期延长，并且也有导致TdP的报道，但它产生致心律失常作用的危险很低[173]。大部分Ⅲ类药物优先延长中层心肌M细胞的动作电位时程，因而能扩大心肌跨壁复极的不均一性；胺碘酮与此不同，它延长的是整个心室壁细胞的动作电位，相

表 15-6 房性快速性心律失常的治疗策略

策略	优点	缺点	适应证
药物控制节律	(1) 减轻症状 (2) 心脏和体循环血流动力学正常 (3) 阻止或延缓心房电生理或结构上的重构及心房扩大的进程 (4) 药物现成；费用低 (5) 可供选用的药物相对较多 (6) 无创；可在门诊进行 (7) 非药物手段失败后，仍可使用	(1) 长期维持窦律的成功率低，1~2 年后仅约 50%~60% (2) 常需多次电转复 (3) 不能降低病死率及血栓栓塞性事件 (4) 药物可能有致心律失常作用，或可致心动过缓 (5) 心脏外的副作用 (6) 如果心律失常反复发作，或有无症状的心律失常复发，则为高危患者，需要抗凝治疗	(1) 阵发房颤反复发作 (2) 持续房颤转复后又复发，尤其症状明显者 (3) 阵发或持续房颤，不能进行消融或消融失败 (4) 阵发性房速或无休止性房速，不能进行消融或消融失败
药物控制室率	(1) 减轻症状 (2) 药物现成；费用低 (3) 方便启用和控制 (4) 在病死率及血栓栓塞性事件方面，可与药物控制节律相比 (5) 非药物手段失败后，仍可使用	(1) 心脏和体循环血流动力学受损 (2) 单个药物难以充分控制室率，常需多药联合 (3) 药物可能有致心律失常作用，或可致心动过缓（如地高辛） (4) 心脏外的副作用 (5) 需要终生抗凝 (6) 不能长期预防心房重构	(1) 永久性房颤 (2) 许可性房颤：例如 65 岁以上，症状轻微或无症状的患者 (3) 持续房颤合并心力衰竭，NYHA Ⅱ级以上心功能 (4) 许可性房颤：不能进行消融或消融失败
消融房室结加起搏治疗	(1) 明显改善症状 (2) 部分改善心功能（如提高运动耐量、心室射血分数 (3) 改善生活质量 (4) 病死率与药物控制频率的策略相比无差别	(1) 起搏器依赖 (2) 有血栓栓塞的风险，需要抗凝 (3) 有可能仍需药物控制节律 (4) 不能长期预防心房重构；可能进展为永久性房颤 (5) 长期右心室起搏，可能使心室功能恶化	(1) 症状明显、药物治疗无效的房颤 (2) 药物控制室率不充分 (3) 抗心律失常药物治疗有禁忌证
房室结改良	与消融房室结加起搏治疗相当	(1) 导致完全性房室阻滞的比例很高，需要植入起搏器治疗 (2) 有血栓栓塞的风险，需要抗凝 (3) 心室反应不规则，可能仍有症状 (4) 常还需另用药物控制室率 (5) 长时间后，房室结的快径传导有可能恢复	症状明显、药物治疗无效的房颤
峡部消融	(1) 可以根治房扑，成功率达 95% (2) 可以减少由房扑触发的房颤	(1) 没有完全去除房颤 (2) 消融后房颤的发生率为 10%~74% (3) 如果房颤能被药物转复为房扑，则在房扑消融后，还需继续服用这些药物	(1) 典型房扑 (2) 药物治疗后，房颤转变为房扑 (3) 手术切口折返性房扑，如果在折返环上也能找到“峡部”
消融局灶性或大折返性房速	(1) 可以根治房速，成功率达 75%~86% (2) 可以减少由房速触发的房颤	(1) 难以对心律失常的起源病灶或折返环进行定位 (2) 复发率为 8%；但目前随访的资料有限 (3) 严重并发症（如心脏穿孔、房室阻滞）的发生率达 1%~2%	(1) 局灶性房速 (2) 房间隔缺损修补、Fontan 手术及 Mustard 手术后的大折返房速

表 15–6 房性快速性心律失常的治疗策略（续）

策略	优点	缺点	适应证
肺静脉隔离	如果消融成功，房颤可彻底根治，最高成功率为66%；如果用环肺静脉隔离（circumferential pulmonary vein isolation），成功率最高可达85%	(1) 难以识别所有的心律失常起源病灶 (2) 复发率高，需要再次消融 (3) 肺静脉狭窄或血栓形成，最高可达42%；应用新技术，可降至1%~2% (4) 血栓栓塞症（thromboembolism）的危险为0.5% (5) 只适于阵发性房颤 (6) 约23%的患者，仍需持续口服抗心律失常药	异位局灶性旁速（通常位于肺静脉内）触发的房颤
外科术中的导管消融或“迷宫”手术	如果消融成功，房颤可彻底根治，远期成功率为80%（32%~93%）；如果加服抗心律失常药，成功率最高可达99%	(1) 需要做广泛的线性消融；损伤的部位不限于一个心房 (2) 广泛的组织损伤 (3) 消融线不完全的部位，可能成为新的心律失常起源病灶 (4) 手术时间过长 (5) 体循环血栓栓塞并发 (6) 病死率达1%~2%	(1) 症状明显、药物治疗无效的房颤 (2) 需行心脏外科手术（冠状动脉旁路手术或瓣膜置换及修补术）的患者
电隔离左心房	可以根治房颤，成功率为71%；如果在此基础上加作右心房消融，成功率可达85%	可能与上述的一致	与上述的一致
心房除颤器	(1) 通过同步的低能心房电击，可将房颤或房扑转复窦性心律 (2) 可在门诊完成 (3) 电击发放的时机可以调控 (4) 可以阻止或延缓电生理性及结构性心房重构、心房扩大及进展为永久性房颤的进程	(1) 电击时的明显不适感 (2) 耐受性差 (3) 早期复发率高 (4) 需要反复电击 (5) 器质性心脏病患者的资料有限	发作不频繁，但症状明显、药物治疗无效的房颤或房扑，且消融也无效的患者（可能有轻度的器质性心脏病）
心房起搏或双腔起搏器	(1) 为生理性起搏，可维持正常的心脏血流动力学 (2) 可以阻止或延缓远期随访过程中（超过2年）进展为永久性心律失常的进程，尤其是既往无房性心律失常史的患者，或者是单纯病态窦房结综合征、未合并房室阻滞的患者 (3) 可以通过无痛苦的抗心动过速起搏方式终止规则的房性心律失常 (4) 有许多预防房颤的模式可供选用，可以改良房颤的基质，抑制房颤的触发灶 (5) 可以起搏某些特殊部位（如Bachmann 束或 Koch 三角），也可做多部位起搏	(1) DDD（R）模式与 VVI（R）模式相比较，并不能降低全因病死率 (2) 抗心动过速起搏与预防性起搏的效果尚未获明确肯定 (3) 尚无关于降低心律失常负荷的报道 (4) 有些病例（如频繁发作的患者），只能住院才能进行治疗 (5) 仍有血栓栓塞的并发症，需要终生抗凝 (6) 常需抗心律失常药物辅助治疗 (7) 长期右心室起搏，可能使心室功能恶化 (8) 如果需要植入其他起搏电极导线（如冠状静脉窦内），技术难度大 (9) 可以产生电极导线相关的并发症，例如电极导线移位，在双腔起搏的患者发生率为1.5%，双心房起搏的患者可达15%	心动过缓、本身即需起搏治疗的患者，同时有反复发作的心律失常，尤其以房颤为多者

表 15-6 房性快速性心律失常的治疗策略（续）

策略	优点	缺点	适应证
双腔 ICD	（1）可以通过无痛苦的抗心动过速起搏方式终止规则的房性心律失常 （2）有许多预防房颤的模式可供选用，可以改良房颤的基质，抑制房颤的触发灶 （3）通过同步的低能心房电击，可将房颤或房扑转复窦性心律 （4）可以预防房颤蜕变为室颤	（1）抗心动过速起搏与预防性起搏的效果尚未获明确肯定 （2）有些病例（如频繁发作的患者），只能住院才能进行治疗 （3）仍有血栓栓塞的并发症，需要终生抗凝 （4）尚不清楚电击是否会产生致心律失常作用 （5）心房电击的缺点同单纯的心房除颤器；不过对于早期复发，更常用的仍是超速起搏抑制 （6）为了减少电击次数，常需口服抗心律失常药物辅助治疗 （7）费用昂贵，难以推广 （8）如果需要植入其他起搏电极导线（如冠状静脉窦内），技术难度大 （9）如果感知功能有问题（如过度感知远声电位），有不适当发放电击的危险	同时有室性心律失常和房性心律失常，并有器质性心脏病、心功能已受损的患者，抗心律失常药物产生致心律失常作用的危险很高

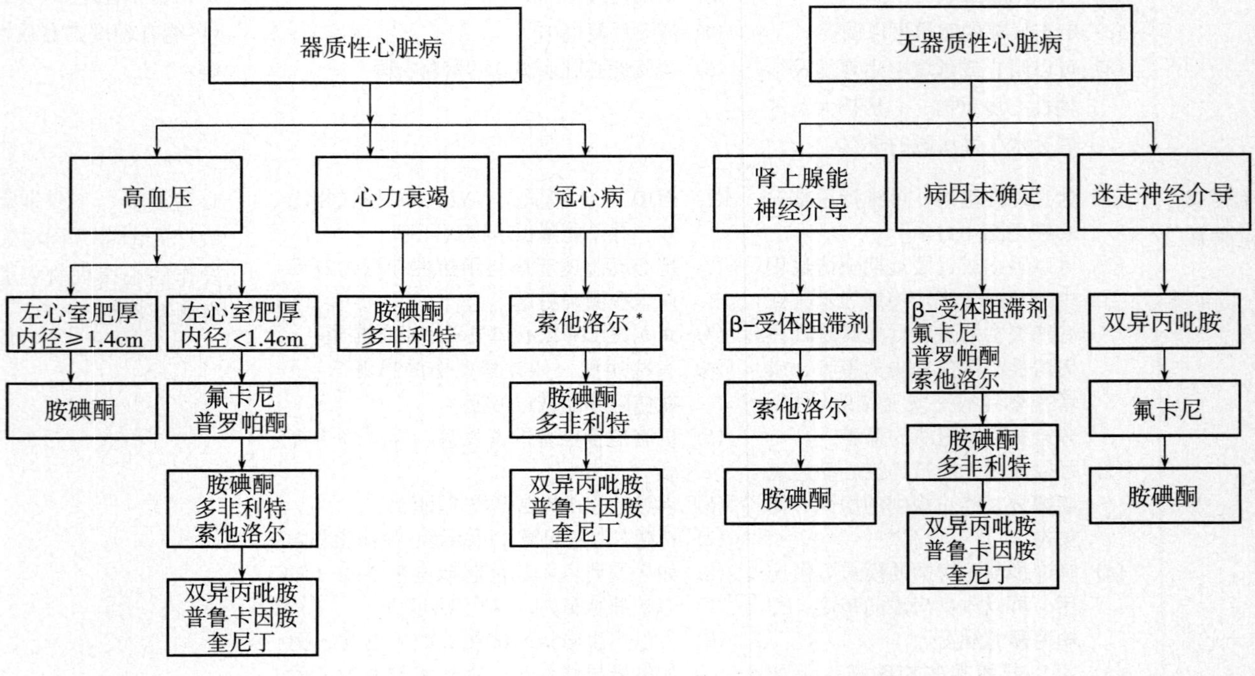

图15-35 可用于预防房性快速性心律失常的药物。*指无左心室功能不全时使用。（Modified from Fuster V，Rydén LE，Asinger RV，et al. Task Force Report：ACC/AHA/ESC guidelines for the management of patients with atrial fibrillation. Eur Heart J 2001；22：1852–1923.）

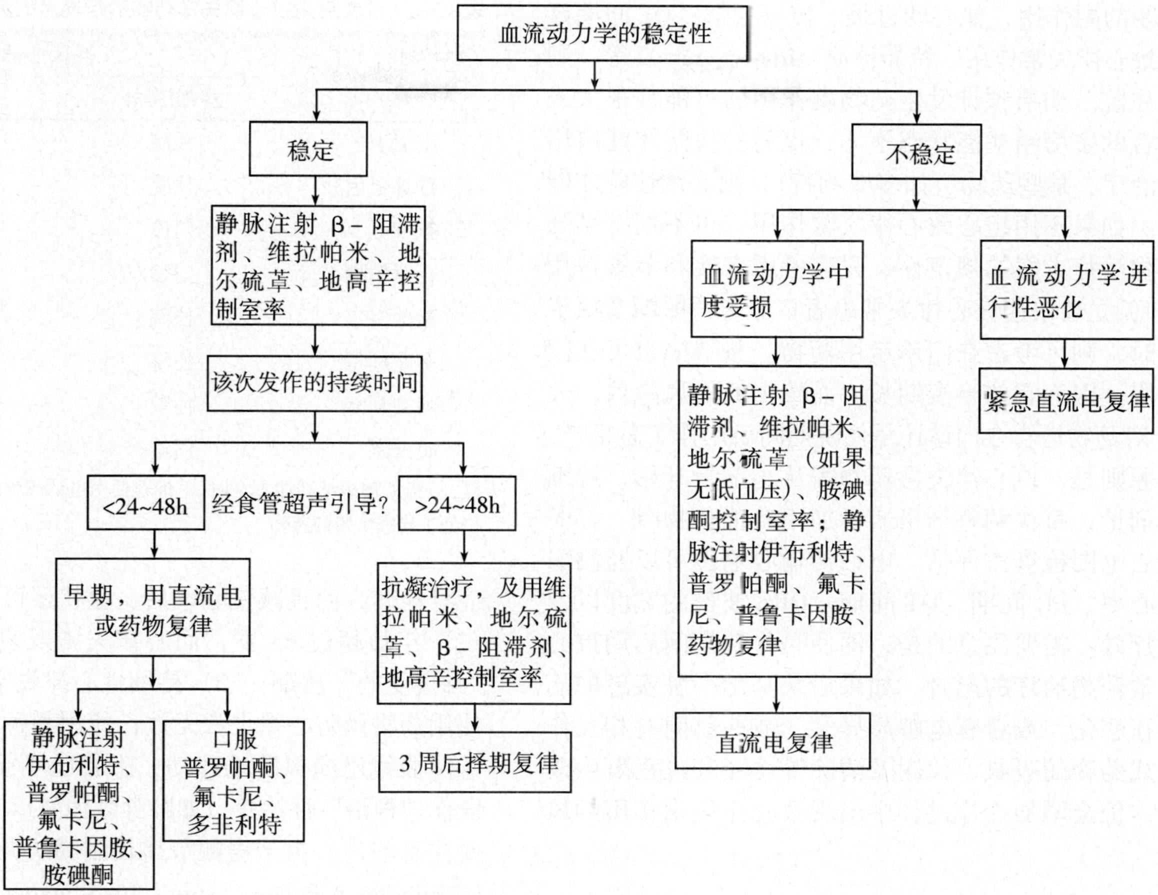

图15-36 房性快速性心律失常的复律策略。DC：直流电；INR：国际标准化比值。

反对 M 细胞动作电位时程的影响最小，因而能降低跨室壁复极的离散度。此外，胺碘酮能抑制缓慢内向钙电流以及浦肯野纤维的钙依赖性早后除极（calcium-dependent early afterdepolarizations），后者是 TdP 的触发因素。IC 类药物可以将房颤转复为房扑，同时可以将心房的频率降低至 200 次/分，此时可能产生 1:1 的房室传导。

如果要准确评价药物的疗效，或者需要立即识别

表 15-7 药物复律与电复律的优缺点

药物复律		电复律	
优点	**缺点**	**优点**	**缺点**
不需要麻醉	显效时间长，尤其是口服药物复律时	起效快，尤其适用于血流动力学不稳定的患者	需要全身麻醉
可在门诊施行 *	适用于持续时间短的心律失常	对于长期持续的心律失常，转复窦性心律的成功率也高	有致心律失常的风险，不过几率较低
药物携带方便 †	有致心律失常的风险		即刻或早期复发
如果第一次药物复律未成功，还可以接着进行第二次药物复律	负性肌力作用，不能用于有严重器质性心脏病患者		可能需要抗心律失常药物辅助治疗
	血栓栓塞的危险		血栓栓塞的危险
	药物的副作用；对特异体质者可能有特殊反应（如过敏）；器官毒性		可能导致患者不适
	可能需要电话传输心电图做监测		

注：* 只适用于某些特别的药物；† 在证明可行后方可使用。

出药物的副作用，如心动过缓、传导异常、QT 间期延长、致心律失常作用、特异体质（idiosyncrasy）等，则需要住院。如果预计发生药物副作用的可能性很大或者患者的窦房结功能状态不详，也需要住院才能启用药物治疗。某些药物（如多非利特），则必须住院才能使用。如果不用担心致心律失常作用，也不用特别强调药物治疗方案的规范性，只需考虑方便和节省费用（例如孤立性快速性心律失常患者口服普罗帕酮及氟卡尼）时，则可考虑在门诊启用药物。胺碘酮也可在门诊口服，因为它的半衰期长，而致 TdP 的风险低。表 15-8 对药物适合在门诊还是住院期间启用作了总结[169]。总的原则是，抗心律失常药物需从小剂量开始，逐渐增大剂量；每次调整剂量或者加用其他药物时，都需要行心电图检查作评估。电话传输心电图可以监测患者的心率、PR 间期、QT 间期、QRS 波群的宽度以及评估疗效。需要注意的是，即使是住院期间启用抗心律失常药物治疗的患者，如果后来基础心脏疾患的病情仍在恶化，或者有电解质异常，或药物间有相互作用，或药物的吸收、代谢及清除等途径和过程发生改变时，仍会增加治疗过程中出现致心律失常作用的风险。

表 15-8　首次启用抗心律失常药物治疗地点的选择：门诊或住院

药物	基础心律	
	房颤/房扑	窦性心律
奎尼丁	住院	住院
普鲁卡因胺	住院	住院
氟卡尼	门诊*	门诊
普罗帕酮	门诊*	门诊
索他洛尔	住院	门诊†
多非利特	住院	住院
阿齐利特‡	住院	住院
胺碘酮	门诊†	门诊†

注：*指无窦房结功能不全时；†推荐使用电话传输心电监测；‡是一个仍处于研究阶段的药物。

频率控制

频率控制适用于所有房性快速性心律失常患者，它也是房颤治疗策略的重要内容。当有如下情况时，可首选频率控制策略：（1）永久性的快速性心律失常，症状轻微，而且减慢心率后，症状还可以进一步改善；（2）年龄超过 65 岁，而心律失常反复发作，如基本“可接受的”房颤；（3）持续性心律失常，再次复律及使用药物预防心律失常无效；使用某种药物的风险-效益比曲线已向风险端移动；患者已不能接受非药物手段作“根治”性治疗（如肺静脉消融）（表 15-9）[174]。需要注意的是，由于房颤节律控制随访调查试验（Atrial Fibrillation Follow -up Investigation of Rhythm Management Trial，AFFIRM）结果的发表，当前有关房颤治疗的指南已作了一些调整（图 15-37）[175]。

对于哪些因素会影响心室率控制的充分程度，目前尚未广泛达成一致意见。用什么手段评价心室率控制的有效性，也未达成一致。迄今为止，人们很少注

表 15-9　房颤与房扑频率控制的适应证、优点及缺点

考虑作频率控制的因素	优点	缺点
（1）心力衰竭，NYHA Ⅱ级以上心功能	（1）减轻症状	（1）需要终生抗凝治疗
（2）射血分数低于 40%	（2）可以降低致心律失常作用的危险	（2）血流动力学受损；失去心房的辅助
（3）心律失常的持续时间长，超过 6 个月	（3）可以预防心动过速性心肌病	（3）心房重构会进一步进展
（4）抗心律失常药物（3 种以上）及复律治疗（3 次以上）无效	（4）费用-效益比佳	（4）可能进展为永久性心律失常
（5）Ⅰ类和Ⅲ类抗心律失常药已产生致心律失常作用		
（6）有致心律失常作用的危险因素		
（7）对Ⅰ类和Ⅲ类抗心律失常药不能耐受		
（8）左心房内径>5cm		
（9）因频率控制不充分而产生明显症状		
（10）无症状性心律失常		
（11）窦房结功能障碍		
（12）没有终生抗凝治疗的禁忌证		

意到，“充分的频率控制”（adequent rate control）含义要比单纯的“预防快速心室反应”（prevention of fast ventricular rates）概念广。很少人认识到，不适当变时作用（chronotropic incompetence）及极不规则节律的消失，也是频率控制有效的表现。很少有研究能特别关注这个问题，它们研究的焦点大部分都着眼于用何种药物进行频率控制。一般认为，出于对丧失心房辅助作用进行补偿的考虑，房颤时的心室率以比窦性心律时高10%~20%为宜。现有的ACC/AHA/ESC指南建议，如果静息时心室频率在60~80次/分之间，而中度体力活动时心室频率在90~115次/分之间，则认为心室率已获得良好的控制[34]。

频率控制的机理主要是通过药物抑制房室结的传导。要达到充分控制频率的目的，需要对药物的剂量进行仔细地滴定（dose titration）；药物偶尔可能产生症状性的心动过缓，需要植入永久起搏器治疗。如果症状明显，而减慢频率的药物又无效，则可考虑消融房室结加植入永久起搏器治疗。到目前为止，尚无随机临床试验的结果提示，使用哪一种手段作频率控制最有效。大部分研究频率控制策略益处的临床试验都未对消融房室结等非药物手段进行评价。

抗凝治疗

抗凝治疗已是相当一部分房性快速性心律失常患者的常规治疗。考虑是否需要抗凝治疗，首先就要对卒中的危险进行分层。人们已设计了多个危险分层的模型，用于预测卒中的危险以及使用华法林或阿司匹林抗凝治疗的益处[5,34,39,176,177]。这些模型是以下几个组织提出的：(1) 房颤研究小组（Atrial Fibrillation Investigator，AFI），他们的观点是来源于5个使用华法林做一级预防（primary prevention）的临床试验的汇总分析结果；(2) 房颤患者卒中预防小组（Stroke Prevention in Atrial Fibrillation Investigators，SPAF）[176]，他们依据的是SPAF试验 Ⅰ~Ⅲ的研究结果；(3) 美国胸科医师学会（American College of Chest Physicians，ACCP）[39]，他们对卒中的危险分层为3级：“高”为>7%，“中”为2.5%，“低”为1%。这三个模型，以及目前ACC/AHA/ESC Task Force小组有关房颤的指南均认为，以下所列因素是卒中及体循环栓塞的危险因素（表15-10）[176a]：(1) 年龄为75岁或在75岁以上，尤其是女性；(2) 既

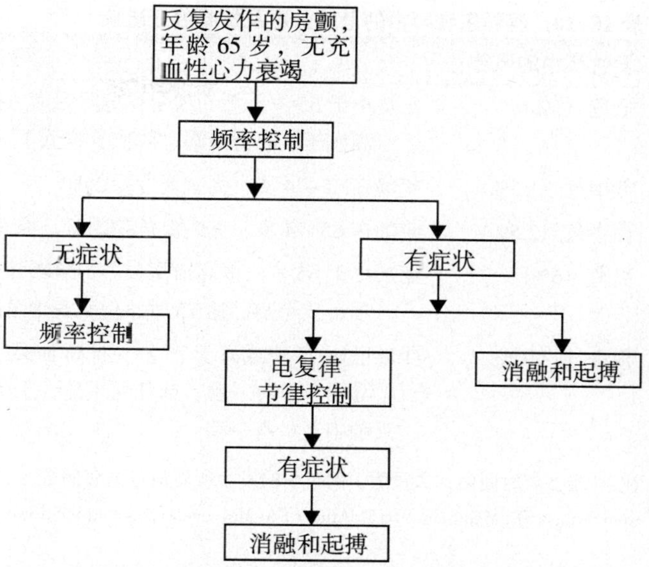

图15-37 AFFIRM试验的结果发表后，当前修订版的房颤治疗指南。

往短暂性脑缺血发作（TIA）史；(3) 瓣膜性心脏病，尤其是二尖瓣狭窄；(4) 高血压；(5) 充血性心力衰竭或左心室功能不全。美国胸科医师学会大会（ACCP Consensus Conference）及ACC/AHA/ESC指南里还把糖尿病、冠心病、甲状腺功能亢进列为中级危险因素。患者只要有上述任何一项主要危险因素，尤其该项危险因素病变严重者，发生卒中的危险很高，据估算，年发生率为7%~12%。而如果没有上述危险因素的患者，卒中的年发生率不会超过1%。

依据危险分层的结果，人们已制定了对房性快速性心律失常患者进行抗血栓治疗的指南[34,39]。对于有高危因素而又无禁忌证的患者，建议口服华法林，并调整剂量，目标是使国际标准化比值（INR）达到2.5（变动范围2.0~3.0）。低危患者，可以使用抗血小板制剂治疗，如阿司匹林和氯吡格雷（clopidogrel）。上述危险分层的标准确立了高危和低危患者，明确了能从终生抗凝治疗中获益最大和获益最小的人群；但对于那些有中级危险因素的患者（年卒中发生率为3%~5%），如果使用华法林或阿司匹林抗凝，其风险-效益比到底如何，尚不明确。但显然，有两个及两个以上中级危险因素的患者，其发生卒中的危险要比仅有一个中级危险因素的患者高，因而也需要使用华法林抗凝治疗。

上游治疗

应用药物作“上游”治疗，实际上针对的是基础

表 15-10 房颤患者卒中的危险分层及抗凝治疗建议

发生卒中的风险	危险因素	抗凝药物及治疗人数 *
低危（1%）	年龄小于 65 岁，无一项主要危险因素（指卒中前期、TIA、体循环血栓栓塞、高血压、心力衰竭、射血分数低于 50%）	阿司匹林：227（132~2500）
低中危（1.5%）	年龄在 65~74 岁，无主要危险因素	阿司匹林：152（88~1667）[†]
高中危（2.5%）	年龄在 65~74 岁，无主要危险因素，但有糖尿病或冠心病	华法林：32（28~42）
高危（6%）	年龄小于 65 岁，但高血压、心力衰竭和射血分数低于 50%这三项中至少有一项；或年龄已达 75 岁，但无其他危险因素	华法林：14（12~17）
极高危（10%）	年龄已达 75 岁或高于 75 岁，且高血压、心力衰竭、射血分数低于 50%这三项中至少有一项；或任何年龄，于卒中前期、TIA，体循环血栓栓塞这三项中至少有一项	华法林：8（7~10）

注：*指 2 年时间内，为预防 1 例卒中的发生所需治疗的病例数；[†]如果使用华法林，治疗人数可降至 54（46~69）。TIA：短暂脑缺血发作。Adapted from Strauss SE, Majumdar SR, McAlister FA: Mew evidence for stroke prevention: Scientific review. JAMA 2002; 288: 1388–95.

疾病，因为这些疾病可以导致血流动力学异常，或者使心房产生病变，从而利于形成房性心律失常。目前人们对ACE抑制剂（ACEI）及1型血管紧张素受体阻滞剂（AT-1 receptor blockers）治疗房性快速性心律失常的兴趣正日趋浓厚，因为它们不仅能改善心房的血流动力学，而且有直接的抗心律失常作用[25,178,179]。使用一级预防措施根治房颤的可能性也值得研究。心律失常患病率及发病率的明显增加，毫无疑问与某些病理生理状态有关，如衰老、并存的心血管、肺以及其他系统的疾病等。许多疾病的进展是可以阻止或延缓的。既然预防或纠正这些病理状态是最有效的，那我们就可以在发现某些危险因素后立即纠正它们，从而在疾病的早期就对其进行干预。

房性快速性心律失常的非药物治疗

随着电生理标测及射频导管消融技术的进步，目前典型房扑（无论是逆时针折返型还是顺时针折返型）的根治率已可达95%，绝大部分患者消融的都是峡部[15]。局灶性和大折返型房速的成功率稍低，为75%~86%[16]。房颤的非药物治疗措施包括：（1）消融房室结，以阻止快频率的电冲动传入心室；（2）导管消融起源于心房肌的“局灶性房颤”，起源病灶包括肺静脉、腔静脉、界嵴及Marshall韧带；（3）消融预激综合征（WPW syndorme）的旁路；（4）外科迷宫手术或导管为基础的迷宫手术（maze procedure），可以把产生房颤的心房分隔为几个较小的区域；（5）植入心房除颤器、双腔ICD或同时具有预防性起搏和抗心动过速起搏功能的起搏器（图15-38）。射频消融房室结之后植入永久起搏器，称为“消融加起搏”策略（ablate and pace），适用于症状明显、药物治疗无效的房颤，因其心室反应快而难以控制，或者症状持续，常易诱发心功能不全或使心功能不全加重[180]。肺静脉内或环肺静脉的消融，联合右心房峡部的消融，或者作改良的导管迷宫式消融，可以有效地根治房颤，但只适用于“局灶性”房颤患者，而且迷宫手术只能在外科手术过程中方能施行[17~19]。

通过放置于右心房和冠状静脉窦（或左肺动脉）的电极发放低能量的双相波心房电击（biphasic atrial shock），可以将房扑或房颤转复为窦性心律，而且这种经静脉途径的复律成功率高。基于这个原理，目前开发出了植入式心房除颤器[181,182]，它可以是只单纯地作用于心房的除颤器（如Metrix Atrioverter System，InControl/Guidant），也可以与ICD相结合（如Jewel AF，Gem Ⅲ AT，Medtronic），适用于症状明显、反复发作的房颤患者，尤其是常规方法治疗无效的亚组患者。

对于单纯窦房结功能障碍而房室传导功能正常的患者，心房起搏或双腔生理性起搏要优于单纯心室起搏，因为前者能降低导致房性快速性心律失常的危险[22,23,183]。动物实验和临床实践的结果均证实，各部位传导特性的不同可以导致房颤，因而如果对有缓慢传导特性的部位进行起搏，或者做心房双部位起搏（dual-site atrial pacing）或双心房起搏，则可促使心房的除极同步，从而预防房颤[21,184,185]。人们已认识到其他一些因素也可以触发房颤，如房性期前收缩、短-长周期序列（short-long sequence）以及心动过缓等，因而开发出了新型的个体化心房起搏“参数”（algorithms），从而预

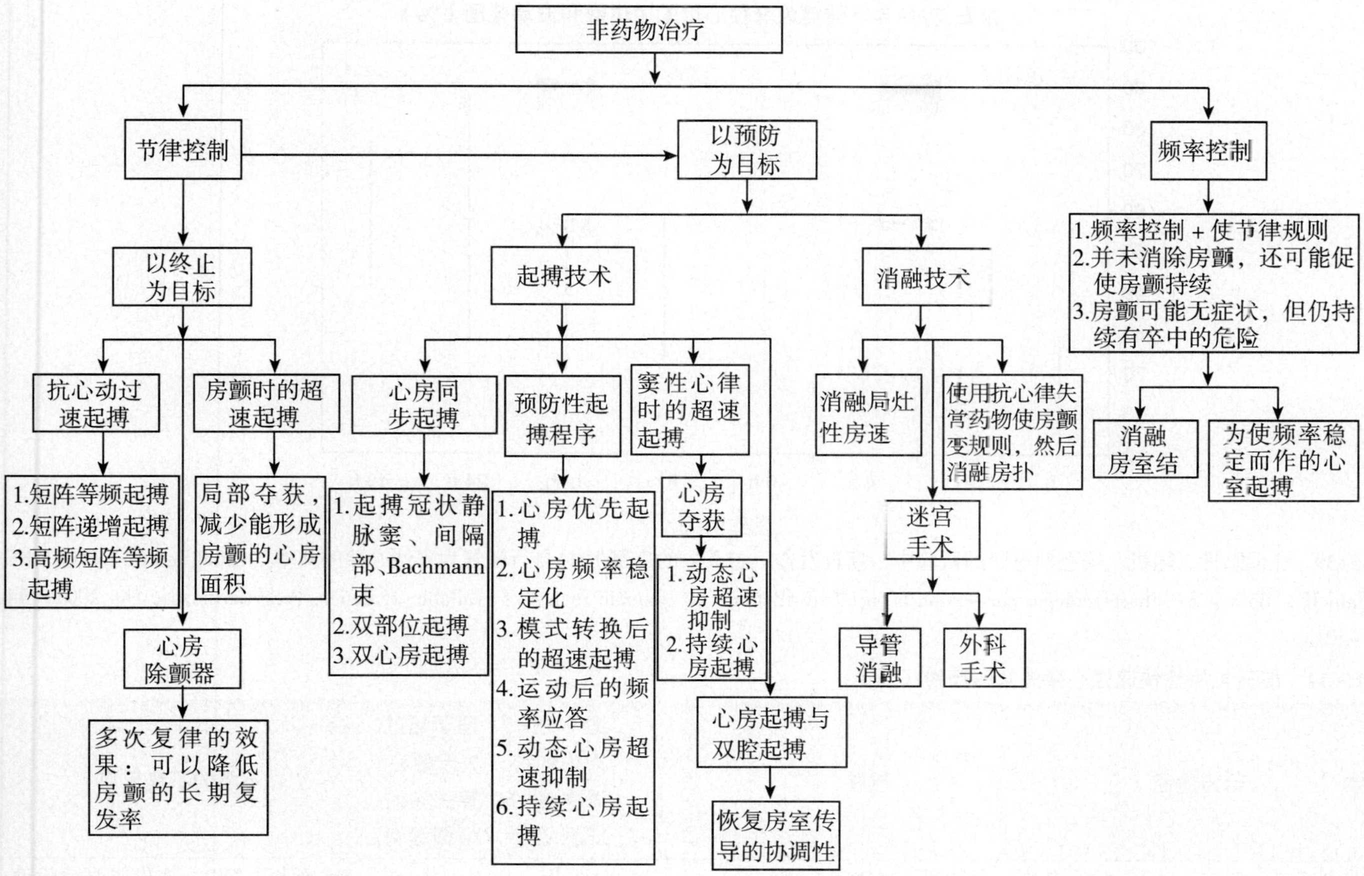

图15-38 房颤的非药物治疗。

防房性心律失常 [24,186]。"联合"治疗（hybrid therapy）是指联合应用几种不同的策略，如抗心动过速起搏可与心房除颤器相结合，也可以与预防房性心律失常的起搏模式相结合，这样可能在预防房颤方面起到协同作用[20]。

房性快速性心律失常的循证治疗

紧急治疗（acute therapy）

房性快速性心律失常是否需要紧急处理，主要取决于临床表现。如果血流动力学衰竭或左心室收缩功能进行性恶化，则须紧急电复律。如果血流动力学稳定，而且心律失常又是新近发作的，使用药物复律就可有效。心房短阵等频超速起搏（burst overdrive）被证实对82%的房扑和大折返性房速有效，而且对于心脏外科手术及植入起搏器或双腔ICD的患者来说，有现成的起搏电极导线可供使用，因心脏外科手术常会植入心外膜心房起搏电极导线[66]。最近开发出的一些起搏模式，可以使用高频心房起搏方式（high-frequency atrial pacing）终止发作早期的房颤 [24]。需要注意的是，短阵等频心房超速起搏在终止房颤前，常会有短阵的房颤；它也可能诱发持续房颤。偶尔，也可通过刺激迷走神经终止房速，例如作Valsalva呼吸、按摩颈动脉窦等。使用药物做频率控制，适用于所有的房性快速性心律失常患者，尤其当难以恢复窦性心律时。如果心律失常的持续时间超过24~48h，或者持续时间不详，则需进行抗凝治疗，这一点将会在后面详述。

房性快速性心律失常的复律治疗

66%的患者可能在发作24h内自行转复为窦性心律（图15-39）；如果心律失常持续时间长，则自行转复的可能性仅有17%（OR值1.8）[187,188]。能自行转复的患者，一般左心室功能多正常。而如果有以下因素，如高龄、女性、器质性心脏病、左心房扩大、使用地高辛等，

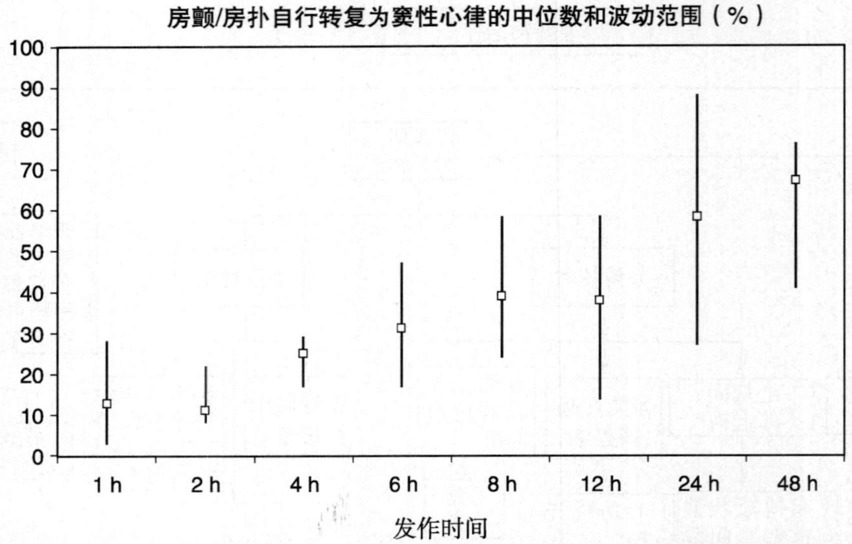

图15-39 在前瞻性、随机、安慰剂对照的试验中，新近发作（<7天）的房颤/房扑自行转复为窦性心律的几率。(Modified from Slavik RS, Tisdale JE, Borzak S: Pharmacologic conversion of atrial fibrillation: A systemic review of available evidence. Prog Cardiovasc Dis 2001; 44: 121-52)。

表 15-11 能转复房性快速性心律失常的药物

药物	给药途径	剂量	适于发作7天内的心律失常的证据级别	适于超过7天的心律失常的证据级别	可能的不良反应
多非利特	口服	每日2次，每次服125~500 mg*	Ⅰ	Ⅰ	QT延长；TdP；如果肌酐清除率低于20 ml/min，则为禁忌
伊布利特	静脉注射	1mg，静注时间超过10min；必要时再给1 mg	Ⅰ	ⅡA	QT延长；TdP；低血压
氟卡尼	口服或静脉注射	负荷剂量为200~300 mg，或1.5~3.0 mg/kg，静注时间在10~20 min以上	Ⅰ	ⅡB	房扑伴快速心室反应；有器质性心脏病时，可能使心室功能恶化
普罗帕酮	口服或静脉注射	负荷剂量为450~600 mg，或1.5~2.0 mg/kg，静注时间在10~20 min以上	Ⅰ	ⅡB	房扑伴快速心室反应；有器质性心脏病时，可能使心室功能恶化
胺碘酮	口服或静脉注射	口服：住院患者每日1200~1800 mg，分次口服，待总量达10 g后，改为每日200~400 mg；门诊患者每日600~800 mg，分次口服，待总量达10 g后，改为每日200~400 mg 静脉注射：5~7 mg/kg，静注时间在30~60 min以上，然后每日1200~1800 mg，分次口服，待总量达10 g后，改为每日200~400 mg	ⅡA	ⅡA	低血压、心动过缓、QT延长、TdP（少见）、胃肠不适、便秘、静脉炎
奎尼丁	口服	每日750~1500 mg，分次口服（每隔6~12 h一次），另可联用减慢频率的药物（如维拉帕米或β-阻滞剂）	ⅡB	ⅡB	QT延长、TdP、QRS变宽、房扑伴快速心室反应、低血压、胃肠不适
普鲁卡因胺†	静脉注射	1000 mg，静注30 min以上（33 mg/min），继以2 mg/min静脉注射	ⅡB	ⅡB	QRS变宽、TdP、房扑伴快速心室反应
索他洛尔†	口服	首剂80 mg，然后每日160~320 mg，分次口服	Ⅲ	Ⅲ	QT延长、TdP、心动过缓

* 剂量依肌酐清除率水平调整：>60 ml/min，剂量可用500 mg；40~60 ml/min，使用250 mg；20~40 ml/min，则单次剂量为125 mg，每日服2次；

† 有效率稍低，或该药尚未被全面研究，在不同的试验中，所用剂量也不同。

则较难自行转复。

药物复律

有关药物复律有效性和安全性的循证医学研究的对象主要是房颤；房扑的病例数相对较少。目前尚无大型临床试验研究药物转复房速的有效性。表15-11列出了能转复房性快速性心律失常的药物。

随机、安慰剂对照试验的结果显示，IC类药物将房颤转复为窦性心律的成功率最高可达60%~80%[189~192]。一次口服负荷量的普罗帕酮和氟卡尼，3h的转复率为51%~59%，8h的转复率为72%~78%；而安慰剂在3h和8h的转复率分别仅有18%和39%[191]。口服和静脉注射均有效，不过静脉注射起效时间更快[192,193]。在意大利第3次普罗帕酮治疗房颤的试验（the third Propafenone in Atrial Fibrillation Italian Trial，PAFIT-3）中，静脉注射2 mg/kg的普罗帕酮，可使近一半的患者在1h内恢复窦性心律，而安慰剂的转复率仅有14%[192]。静脉注射2 mg/kg的氟卡尼，可使77%的患者于30 min内转复为窦性心律[193]。IC类药物能减慢心房的频率，从而可形成1:1的房室传导、导致快速心室反应，因而需与房室结阻滞剂（β-阻滞剂、维拉帕米或地尔硫䓬）联用。IC类药物的其他心血管效应有：可逆性的QRS增宽，偶可因其负性肌力作用（negative inotropic effect）而导致左心室功能的失代偿。

IC类药物对转复房扑通常无效。它们能减慢折返环内的传导速度，从而延长房扑的周期，但很少能终止折返，而且使房室传导比例增大（形成2:1或1:1传导）的可能性升高。静脉注射氟卡尼和普罗帕酮对房扑的转复率仅为13% ~ 40%[194,195]。有部分研究称IC类药物能终止房速[196]。

在随机对照临床试验中，Ⅲ类药物伊布利特无论与安慰剂相对照，还是与普鲁卡因胺及索他洛尔相比，在转复房性快速性心律失常（尤其是房扑）方面都具有明显的优势（表15-12）[197~199]。伊布利特1~2mg，于10min内静脉注射，对房扑的转复率约为房颤的2倍（分别为63%和31%）[197]。在直接对照研究（direct comparison studies）中，伊布利特对房扑的转复率要明显高于普鲁卡因胺（分别为76%和14%）和索他洛尔（分别为70%和19%）[198,199]。对房颤的转复率相对要低，与普鲁卡因胺相对照时分别为51%和21%；与索他洛尔相对照时分别为44%和11%。如果心律失常的持续时间超过7天，转复的成功率会下降，其中房扑的成功率由71%降至57%，而房颤的成功率则由46%降至18%。在终止房颤时，需使用较高剂量的伊布利特，常需连续2次静脉注射药物，每次静脉注射1mg[197]。

像许多其他的Ⅲ类药物一样，伊布利特也可导致明显的QT间期延长和室性心律失常。需要电转复的持续性多形性室性心动过速的发生率为0.5%~1.7%，非持续性多形性室性心动过速的发生率则为2.6%~6.7%[172,197,199]。目前尚缺乏依据证明伊布利特能用于器质性心脏疾病患者，也尚无伊布利特能有效治疗房速的依据。

多非利特对心房肌的亲和力比心室高，对心房有效不应期延长的幅度比心室高2倍，因而可以解释为什么它转复房性快速性心律失常更为有效。在一个随机对照试验中，于30min内静脉注射8μg/kg的多非利特，3h内可使64%的房扑及24%的房颤转复为窦性心律，而安慰剂组的转复率仅有3.3%[200]。有三个大型的前瞻性试验，即丹麦多非利特治疗心律失常及病死率调查（Danish Investigations of Arrhythmia and Mortality on Dofetilide，DIAMOND）、多非利特治疗症状性房颤研究（Symptomatic Atrial Fibrillation Investigation on Dofetilide，SAFIRE-D）、欧洲和澳大利亚多中心应用多非利特治疗房颤的研究（European and Australian Multicenter Evaluative Research on Atrial Fibrillation Dofetilide，EMERALD）。这三个试验的结果显示，口服多非利特是转复新近发生的持续性房性快速性心律失常的Ⅰ类适应证（包括有器质性心脏病的患者）（表15-11）[34]。对DIAMOND试验作亚组分析，发现506例有房颤或房扑的患者中，75%都有明显的心力衰竭症状（射血分数都低于35%），口服多非利特（最大剂量为每日口服2次，每次口服500μg）治疗后，转复窦性心律的成功率为44%，而安慰剂组只有14%；随访1年后，多非利特组维持窦性心律的比例仍达79%，而安慰剂组仅有42%[201]。SAFIRE-D试验研究的是多非利特转复心律失常的量-效关系（dose-efficacy），发现口服多非利特250μg、500μg及1000μg后，房扑的转复率分别为6.1%、9.8%及29.9%，而安慰剂组自行转复的比例仅有1.2%[202]。EMERALD研究的是多非利特和索他洛尔转复持续性房颤和房扑的有效性，发现在口服72h后，前者的转复率明显为高，为29%；而后者仅有5%[203]。TdP的发生率为0.6%~3.3%，超过四分之三以上都发生于药物吸收的头3~4天。从现有的资料看，多非利特对有心肌梗死和心力衰竭的患者也是安全的，不过要根据肾功

表 15-12 III 类抗心律失常药物转复房性快速性心律失常和（或）维持窦性心律的临床证据

试验名称	药物及剂量	入选病例	随访时间	转复的成功率	随访结束时仍维持窦性心律的比例	全因病死率	QTc 延长	TdP
伊布利特重复剂量研究[197]	伊布利特 1.5mg 或 2mg 静脉注射	266（50% 是房扑）	24h	伊布利特总的转复率 47%（其中房扑为 63%，房颤为 31%），而安慰剂只有 2%	未评估	数据不可用	延长幅度 106~160 ms	发生率 8.3%；1.7%需电复律
伊布利特与普鲁卡因胺的随机对照试验[198]	伊布利特 1~2mg 静脉注射，与普鲁卡因胺 1.2g 静脉注射相对照	127（33% 是房扑）	24h	总体转复率：伊布利特 58.3%，普鲁卡因胺 18.3%，其中房扑两者分别为 76% 和 14%，房颤分别为 51% 和 21%	未评估	数据不可用	1 位患者出现明显的 QT 延长，最终停药	发生率 0.8%
伊布利特/索他洛尔对照研究 (ISCS)[199]	伊布利特 1mg 或 2mg 静脉注射，与 d,l-索他洛尔 1.5mg/ kg 静脉注射相对照	319（18.5% 是房扑）	72h	房扑转复率：伊布利特 56%~70%，索他洛尔为 19%。房颤转复率：伊布利特 20%~44%，索他洛尔 11%	未评估	数据不可用	未描述	伊布利特 2mg 静脉注射时，发生率为 0.9%，0.5%需电复律
d,l-索他洛尔房颤/房扑研究小组[226]	d,l-索他洛尔 160、240、320mg 口服	253（20% 是房扑）	1 年	随机分组前，均为窦性心律	首次复发的时间：索他洛尔为 106~229 天，安慰剂为 27 天	数据不可用	索他洛尔组有 7 例患者 QT ≥ 520ms	无；但入选标准较为严格
SOCESP[268]	索他洛尔 160~320mg 口服，与奎尼丁 600~800mg 口服相对照	121	6 个月	全部转复	72h 内，索他洛尔组窦律维持率 93%，奎尼丁组 64%；72h 后，索他洛尔组和奎尼丁组均为 33%	数据不可用	未描述	索他洛尔组 5%，奎尼丁组 1%
PAFAC[269]	索他洛尔 320mg 口服与奎尼丁 160 mg + 维拉帕米每日口服 2 次，每次 80 mg 相对照	1182（索他洛尔组 383）	1 年（每日均用电话心电监测）	全部转复	复发率：索他洛尔组[§] 49%，奎尼丁 + 维拉帕米组 38%，安慰剂组 78%	索他洛尔组 1.6%，奎尼丁 + 维拉帕米组 1.3%，安慰剂组 0%	未描述	2.3%，均在索他洛尔组
Bellandi[267]	索他洛尔 240mg 口服与普罗帕酮 450~900 mg 口服相对照	300	1 年	全部转复	索他洛尔组 73%，普罗帕酮组 3%，安慰剂组 35%	数据不可用	1 例患者 QTc> 550 ms	索他洛尔组 4%；其中 2% 需要电复律
CTAF[270]	胺碘酮 200mg 口服与索他洛尔 160-320 mg + 普罗帕酮 450~600 mg 口服相对照	403（51% 是持续性房颤）	16 个月	全部转复	索他洛尔组 69%，对照组 39%（危险度降低 57%）	数据不可用	索他洛尔组 0.5%，对照组 0%	索他洛尔组 0%，对照组 0.5%

表 15-12 III 类抗心律失常药物转复房性快速性心律失常和（或）维持窦性心律的临床证据（续）

试验名称	药物及剂量	入选病例	随访时间	转复的成功率	随访结束时仍维持窦性心律的比例	全因病死率	QTc 延长	TdP
CHF-STAT [208]	胺碘酮 800mg 口服 2 周，400 mg 口服 50 周，然后每天口服 200 mg	667（103 例是房颤或房扑）	总体为 1 年；房颤亚组为 4~5 年	胺碘酮组为 31.3%，安慰剂组为 7.7%	胺碘酮组为 31%，安慰剂组为 8%	转复为窦性心律患者的病死率明显下降	未描述	未描述
DDAFF [200]	多非利特 8μg/kg 静脉注射	96（18% 是房扑）	3h	总体转复率：多非利特 30.3%（其中房扑为 64%，房颤为 24%），安慰剂为 3.3%	未评估	数据不可用	发生率 12%	3%
DIAMOND-AF[201]	多非利特口服，每日 2 次，每次口服 250μg	506	1.5 年	多非利特为 59%，安慰剂为 34%	多非利特为 79%，安慰剂为 46%	多非利特为 41%，安慰剂为 42%	常有 QT 延长	3.3%（7 天后为 76%）
SAFIRE-D [202]	多非利特 250、500、1000 μg 口服	225	1 年	三个多非利特组为 6.1%、9.8%、19.9%，安慰剂组为 1.2%	三个多非利特组为 40%、37%、58 %，安慰剂组为 25%	治疗组 2.5%，对照组 3.5%	于第 3 天，多非利特组发生率 4.4%，对照组为 3.1%	第 3 天为 0.8%
EMERALD[203]	多非利特 250、500、1000 μg 口服	671	第一阶段 72h；第二阶段 2 年	72h 时，3 个多非利特组为 6%、11%、29%，安慰剂组为 5%	1 年时，三个多非利特组为 40%、52%、66%，安慰剂组为 21%	数据不可用	未描述	3 例 TdP；1 例发生猝死
ASAP	阿齐利特 50、100、125 mg 口服	384	180 天	均为窦性心律	17%，38%，83%*	2.9%，对照组为 0%	6.9%	第 4 天为 0.99%
4 个 SVA 研究的荟萃分析 [274]	阿齐利特 35、50、100、125 mg 口服	1380（房扑占 20%~31%）	至第一次复发的时间	均为窦性心律	风险比：100mg 时 1.34；125mg 时 1.32†；100mg 时 1.49；125mg 时 1.86‡	数据不可用	未描述	100mg 和 125 mg 时为 0.9%，安慰剂组为 0%
ALIVE [275a]	阿齐利特 100 mg 口服	3381	1 年	治疗组 26.8%，对照组 16.8%	新发房颤：治疗组 0.49%，对照组 1.15%	每组均为 11.6%	未描述	治疗组 0.3%，对照组 0.1%
DAFNE [275]	决奈达隆 800 mg、1200 mg、1600 mg 口服	199	6 个月	3 个治疗组为 5.8%、8.2%、14.7%，安慰剂组为 3.1%	决奈达隆 800 mg 为 35%，安慰剂组为 10%	数据不可用	治疗组 6.6%，对照组 16.4%	0%

注：*，意为能降低房颤复发的风险；†，到第一次复发时的风险比；‡，有器质性心脏病的患者；§，为持续性房颤。

能的状况调整剂量。

在转复房颤及房扑方面，索他洛尔并不比地高辛和安慰剂有效，因而不建议使用索他洛尔来终止房性快速性心律失常；不过它对频率控制是有效的[34]。在双盲（double-blinded）阶段，索他洛尔的转复率为11%~13%，安慰剂的转复率为14%；到了开放性研究（open-labeled）阶段，索他洛尔的转复率为30%[204]。索他洛尔最常见的副作用是心动过缓和低血压，发生率分别为6.5%和3.7%[200]。索他洛尔难以终止房性快速性心律失常的原因，可能与它的药理特性有关，即它能在心房率相对低的时候延长心房的有效不应期，而当心房频率快时（如房颤和房扑）则无此功能，表现为与治疗目的相反的结果。

对13个随机对照试验1174例患者作荟萃分析（meta-analysis）的结果显示，在转复房颤和房扑时，静脉注射胺碘酮明显比安慰剂有效，有效性可高出44%，基本与IC类药物等效，不过产生药效的时间较迟，在24h之后[205]。在8h时，氟卡尼与普罗帕酮转复的可能性要比胺碘酮高65%。在转复持续性心律失常时，胺碘酮不如静脉注射多非利特有效（转复率分别为4%和35%）[206]。似有证据表明，如果增大静脉注射胺碘酮的剂量，并继以胺碘酮口服，可以提高转复率（Ⅱ类适应证）[34]。一个大型临床试验入选了208例房颤患者，对他们先于1h内静脉注射胺碘酮300mg，继以20 mg/kg的剂量于24h内缓慢维持静脉注射，然后再口服4周，发现房颤的转复率可达80%[207]。不过安慰剂组的转复率也高，为40%。由于胺碘酮也能控制心室率，发生TdP的风险也低，而且无负性变力性作用，因而口服胺碘酮可用于门诊患者，包括有器质性心脏病的患者。在抗心律失常治疗与充血性心力衰竭生存试验（Congestive Heart Failure Survival Trial of Antiarrhythmic Therapy，CHF-STAT）中，胺碘酮组转复为窦性心律的比例达31%，而安慰剂组只有7.7%[208]。在对胺碘酮是否能作为房颤和房扑的一线治疗方面，各种证据的结果间还互有冲突，但从理论上看，对于心室功能差的患者，应首选胺碘酮。

奎尼丁口服的累积剂量达1000~1200mg时，对新近发生房颤的转复率可达60%~80%。在转复持续性房颤时，奎尼丁比索他洛尔有效；而在部分试验中，它与静脉注射胺碘酮等效，成功率约为47%[209~212]。它的起效时间通常在12h以内。为了预防房颤转复为房扑的过程中产生1:1传导的危险，奎尼丁应与能阻滞房室结传导的药物联用，如β-阻滞剂或非二氢吡啶类钙离子拮抗剂（如维拉帕米和地尔硫䓬）。不主张将奎尼丁与地高辛合用，因为这样会降低转复的成功率[212]。由于奎尼丁的安全性差，因而它已很少用于房性快速性心律失常的紧急复律治疗。奎尼丁明显增高TdP的风险，发生率可达6%，可能与其增加心室复极的离散度有关。对于相当部分的患者，奎尼丁还可延长QRS波的时程、产生胃肠道反应，而且也不适用于器质性心脏病患者。

随机对照的试验结果表明，普鲁卡因胺对新近发生的房颤和房扑（48h内）有效，但对持续时间较长的心律失常效果有限[199,213~215]。普鲁卡因胺首剂1000mg于30min内静脉注射，继以2 mg/min静脉注射1h，转复率为51%~70%。普鲁卡因胺的转复率要高于安慰剂（分别为69%和38%）[213]和普罗帕酮（分别为69.5%和48.7%）[214]，但低于氟卡尼（分别为65%和92%）[215]和伊布利特（分别为18.3%和58.3%）[199]。

腺苷可以使相当一部分比例的房速（包括窦房结折返性心动过速）患者转复为窦性心律。腺苷敏感型房速一般都是局灶性的，多起源于界嵴、三尖瓣环，也可以起源于心房的其他部位，而表现为反复的单形性形态（repetitive monomorphic pattern）。腺苷（平均剂量为7.3 mg± 4.0 mg）可以使17例局灶性房速中的14位患者（82%）转复为窦性心律，但13例大折返性房速患者中仅有1位患者可以转复[215]。起源于界嵴的房速通常对静脉注射维拉帕米敏感。Tecadenoson（CVT510）是腺苷的衍生物，高度特异性作用于A_1-腺苷受体，无刺激A_2-受体的副作用[217]。它对86.5%的房室折返性心动过速有效[218]，可能对终止腺苷敏感型房速有效。

不建议使用地高辛转复房性快速性心律失常[34]。在洋地黄与急性房颤（Digitalis in Acute Atrial Fibrillation，DAAF）试验中，静脉注射地高辛和安慰剂16h后，二者的转复率没有明显差异（分别为51%和46%）[219]。而且，地高辛具有“胆碱能效应”，能不均一地降低心房的传导速度和缩短心房有效不应期，延缓房颤恢复为窦性心律后的逆重构（reversal of remolding），因而反有致房颤的作用[220,221]。

电复律

电复律对持续时间少于48h的心律失常的转复成功率为90%~95%；如果心律失常持续时间达1年，则成功率降低至72%~78%（图15-40）[222]。影响电击成功率的

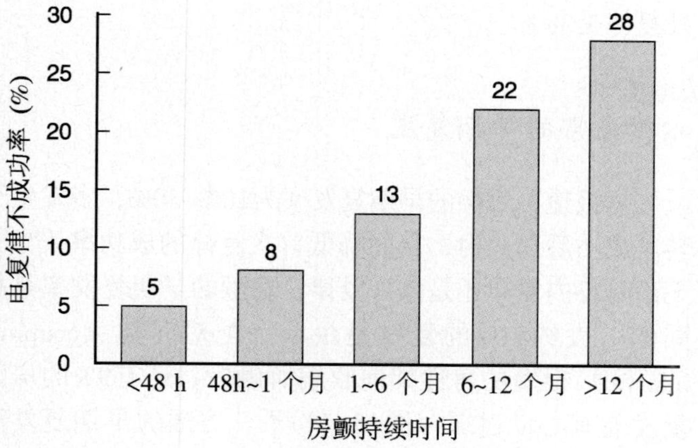

图15-40 电复律的不成功率与房颤持续时间的关系。（Modified from Elhendy A，Gentile F，Khanderia BK，et al：Predictors of unsuccessful electrical cardioversion in atrial fibrillation. Am J Cardiol 2002；89：83-6）。

因素有心律失常的持续时间过长、体重过大、经胸阻抗高[222,223]。左心房的大小不影响复律的结果，即使是左心房明显扩大的患者，其转复成功率也可达83%。高龄也不会降低复律的成功率。研究表明，高龄患者行电复律的有效率及并发症的发生率并不明显高于年轻患者；因而评估一位患者是否需行电复律以恢复窦性心律，不能只单纯考虑年龄因素[224]。

转复房扑和房速所需直流电（DC）的能量要求不高，最低只需25~50J即可；不过100J的成功率一般要更高，因此可以考虑起始就使用100J的能量进行电击。需要注意的是，直流电转复对微折返及触发机制所致的房速有效，但很少能终止自律性的局灶性房速。房颤持续时间如果少于30天，可能100J的电能即可将其转复窦性心律，但一般建议起始电击的能量应达到200J或200J以上。如果房颤的持续时间已超过180天，或患者体重过高，或有慢性阻塞性肺疾患或肺气肿时，起始电击的能量以300~360J为宜。如果第一次电击未成功，以同样的电流强度重复几次，可能于第三次或第三次以后电击会成功。与房扑及其他规则的室上性快速性心律失常相比，房颤的转复需要更高的电能，可能是因为大部分心房组织处于部分无反应状态（partially refractory state），此时除颤阈值比静息时高4倍。

要成功复律，电流的方向就要能通过参与房颤的心房组织，因而除颤电极一般以前-后位放置最佳。与前-侧位放置（心尖部-右锁骨下区）相比，电极板（electrode paddle）前-后位放置（心前区-左肩胛下区）时所需的能量更低，而成功率更高（分别为87%和76%）[225,226]。当然，由于每位患者的情况不同，不排除有电极板前-侧位放置时更有效的情况。

与传统的单相波电击相比，双相波电击可能在更低的能量状态下取得更高的转复成功率（图15-41）[227,228]。双相波电击时，由于存在阻抗补偿（impedance compensation）现象，电流强度受经胸阻抗变化的影响相对较小，因而在第一相时电流强度相对恒定。结果是除颤阈值可下降约1/3。如果作单次复律，70J的直线形（rectilinear）双相波电击的转复律就要高于100J的减幅正弦单相波（damped sine monophasic waveform）电击（分别为68%和21%）；如果重复几次，则二者的累积有效率分别为94%和79%[227]。下面三种因素会影响复律的成功率：使用双相波电击、经胸阻抗以及心律失常的持续时间。BiCard试验是一个随机双盲试验，它的结果显示，如果使用同一能量，指数曲线形（有部分截断）双相波（truncated exponential biphasic waveform）电击有效率均高于单相波电击，在100J时分别为60%和22%，200J能量时为90%和53%；不过如果心律失常的持续时间超过1年，两者的有效率则无差别（图15-42）[228]。双相波的电击也较少导致皮肤灼伤。这些结果提示，双相波的电击可以提高顽固性房颤经胸复

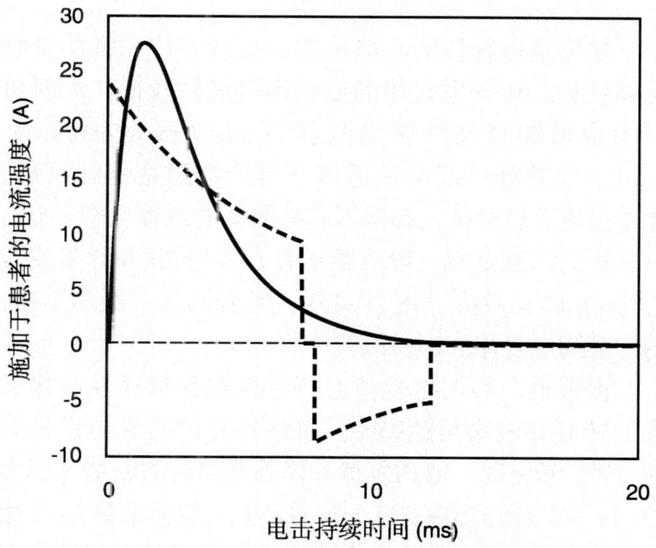

图15-41 减幅正弦单相波电击（实线）与部分截断指数曲线形双相波电击（虚线所示）的对比。电击能量150J，阻抗77Ω。（Modified from Page RL，Kerber RE，Russell JK，et al. For the BiCard Investigators：Biphasic versus monophasic shock waveform for conversion of atrial fibrillation. J Am Coll Cardiol 2002；39：1956-63）。

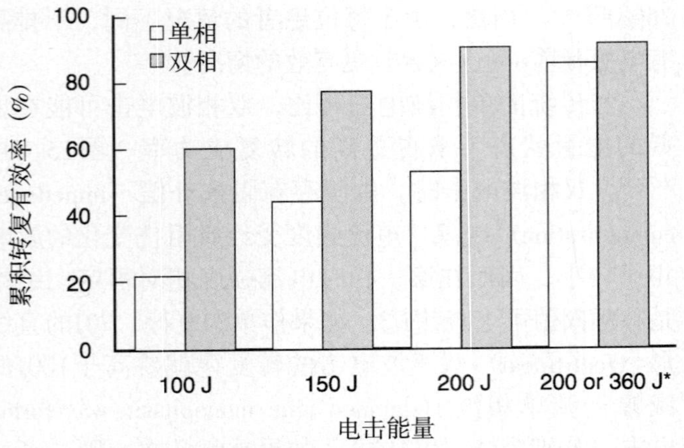

图15-42 使用同一能量时，部分截断的指数曲线形双相波电击与单相波电击有效性的比较。每位患者最多接受4次电击，前3次为100J、150J、200J，随机使用单相电击或双相电击；第4次使用200J的双相电击或360J的单相电击（以“*”为标记）。（Modified from Page RL，Kerber RE，Russell JK，et al. For the BiCard Investigators：Biphasic versus monophasic shock waveform for conversion of atrial fibrillation. J Am Coll Cardilo 2002；39：1956-63.）

律的成功率，可能可以降低经导管心内电复律（transcatheter internal cardioversion）的使用率。

心内电复律

如果是持续性的心律失常，或者心律失常的持续时间较长，体外电复律的成功率可能性较低，此时可以考虑低能量经静脉电复律（transvenous cardioversion）。经静脉电复律还适用于有严重阻塞性肺疾病、体重过重及已经植入起搏器或除颤器的患者[166,229]。心内电复律的除颤电极一般放置于右心房-冠状静脉窦或右心房-左肺动脉内（图15-43）。所需能量一般为2~6J，约为经胸电复律的2%~5%。

据报道，心内电复律对持续性房性快速性心律失常的转复有效率可达95%，而体外复律的成功率只有79%[166]。转复时，心内复律和体外复律所需能量分别为5.0 J± 3.2 J和313J± 71J。与右心房-左肺动脉途径相比，右心房-冠状静脉窦途径的成功率明显更高（分别为84%和60%），而所需能量更低（分别为2.4 J± 0.9 J和4.2J± 2.0 J）[230]。转复持续性房颤所需的能量明显要比阵发性房颤高，分别为3.3J± 1.3 J和1.8 J± 0.7 J。使用这两种方法复律1年后，维持窦性心律的比例没有明显差异，心内复律1年后的窦性心律比例为48%，而体外复律是38%。

心律失常的早期复发

据报道，房颤的早期复发率为10%~30%，多发生于转复成功后1min内，从而降低首次复律的成功率[231-233]。无论是心内复律还是体外复律，房颤的早期复发率是相同的。大约91%的复发是由单个配对间期（coupling interval）很短的房性期前收缩所触发；还有9%的房颤复发前有心动过缓（图15-44）[233]。房颤的早期复发需要再次电击，而且一般需要更高的能量，且常需联合应用抗心律失常药。似有证据表明，心房超速起搏可以预防房颤的早期复发，因为它能消除房颤的触发因素，如频发房性期前收缩引起的短-长周期序列[233]。

近来的研究显示，许多抗心律失常药，如普罗帕酮、氟卡尼、索他洛尔、伊布利特和胺碘酮，均可以预防房性快速性心律失常的早期复发，提高电复律（包括心内复律和体外复律）的成功率[233-237]。抗心律失常药有协同作用的机制可能是：延长了心房的有效不应期、把房颤先转变成了较为规则的房扑或者是抑制了恢复窦性心律后可能即刻出现的房性期前收缩。但如果复律前先使用抗心律失常药，有可能产生室性心律失常；如果有窦房结功能障碍，还可能导致心动过缓。

如果心内复律前静脉注射2 mg/kg的氟卡尼，可使复律的成功率提高16%，而所需的能量由4.4J降至3.3J（持续性房颤），或由1.68J降至0.84J（指阵发性房颤）[235]。如果经胸复律前先使用伊布利特治疗，则可使复律的成功率明显提高，而所需能量下降约30%[236]。而且，此前电复律失败的患者，在使用伊布利特治疗后，再次复律全部成功。据报道，持续性房颤复律前先口服胺碘酮，比复律前先口服地尔硫䓬的成功率要高，分别为88%和56%[237]。

复律前使用维拉帕米的协同作用，可能主要在于它对心房重构的影响，而不是能直接对心律失常自身电生理特性发生作用。在维拉帕米与房颤（Verapamil in Atrial Fibrillation，VerAF）试验中，联合使用维拉帕米可明显提高经胸复律1周后仍维持窦性心律患者的比例（维拉帕米组为74%，对照组为39%），这一效应与抑制心律失常的触发机制无关[238]。在维拉帕米与地高辛复律试验（Verapamil versus Digoxin Cardioversion Trial，VERDICT）中，电复律后1个月，无房颤复发的比例，加用维拉帕米组为47%，加用地高辛组为

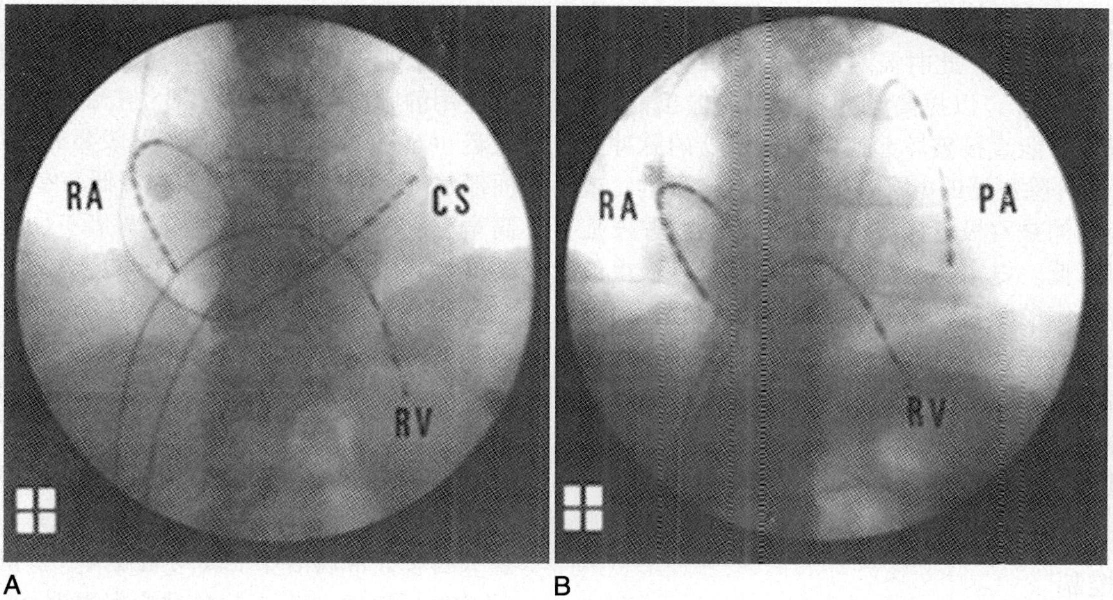

图15-43 心内电复律时，电极放置的位置。A. 右心房（RA：阴极）-冠状静脉窦（CS：阳极）途径。B. 右心房（阴极）-左肺动脉（阳极）途径。（Reprinted from Lévy，S，Ricard P，Guenoun M，et al：Low energy internal cardioversion of spontaneous atrial fibrillation. Circulation 1997；96：253-9）。

53%[239]。有关在电复律时加用地尔硫䓬的益处，目前尚无定论[240]。

电复律的并发症

与电复律有关的并发症主要是血栓栓塞性事件。据报道，在未接受抗凝治疗的患者中，发生率约为1%~7%。有时，也可能发生短暂性的快速性心律失常，如室性期前收缩和室上性期前收缩，或短阵的室上性心动过速；也可能发生短暂性的缓慢性心律失常，如心动过缓，或短暂性的窦性停搏（sinus arrest）[241,242]。如果合并电解质紊乱（如低血钾和低血镁）或洋地黄中毒，则可能诱发室性心动过速（室速）或心室颤动（室颤）。电复律后可以出现短时间的ST段抬高及血浆心肌酶（主要是肌酸激酶，creatine kinase）水平的升高，但不一定会出现很明显的心肌损伤。对于有器质性心脏病及左心室功能明显受损的患者，电复律后出现的心动过缓以及顿抑（stunned）的心房肌丧失机械收缩辅助作用，可能使心排血量明显下降，因而偶尔会出现急性心力衰竭及肺水肿。也有报道称，电复律后出现过神经源性的肺水肿。

一般认为植有起搏器及除颤器的患者，并非体外电复律的禁忌证，但需要注意的是，复律的电流流经植入的电极导线时，可能造成局部的心肌损伤，使起

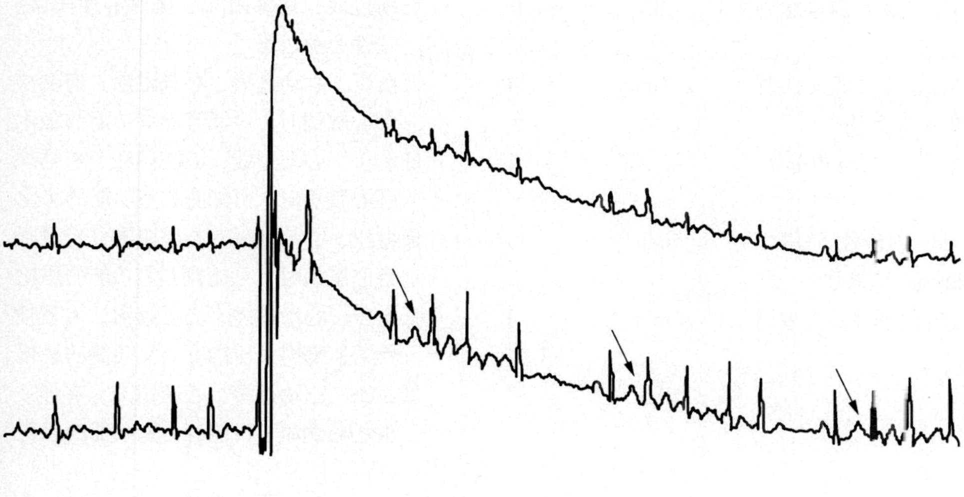

图15-44 房颤电复律成功后，又于数秒钟内出现早期复发。注意是房性期前收缩（箭头所指）诱发的房颤。

搏阈值升高，或形成起搏电流的传出阻滞，从而不能夺获（capture）心肌，此时需对植入的器械行再次程控（reprogramming），以提高脉冲发生器的输出能量。复律的电流也可能直接破坏起搏器或除颤器的脉冲发生器。如果体外除颤器的电极是按前-后位放置的，或者起搏器使用的是双极电极导线，则出现这些并发症的危险可以降低。电击的电流与起搏器电极导线上的电流应隔开一定的距离，以使双方互不能被感知。电击前后都必须立即对植入的器械进行检查，以明确各项功能是否还正常。低能量的心内复律看来不会影响植入器械的功能 [243]。据报道，在20J以下能量的电击均不会影响起搏器的功能。

紧急频率控制

随机对照临床试验的结果显示，静脉注射非二氢吡啶类的钙拮抗剂（如维拉帕米和地尔硫䓬）或β-阻滞剂（常用的是艾司洛尔），可以在紧急条件下迅速控制房颤或房扑患者心室反应的频率（表15-13）[34,244~249]。这两类药在降低心室率的幅度（约20%~30%）、静脉注射后到最大药效的时间（20~30 min）、转复心律失常的有效率（12%~25%）、药物的不良反应（常见的为低血压、心动过缓，少见的有左心室功能不全和高度心脏阻滞）等方面的表现均类似。如果怀疑甲状腺功能亢进症是导致心律失常的一个因素，则宜首选β-阻滞剂。如果患者有预激综合征合并房颤，房室结阻滞剂会增加旁路的前向传导，导致房颤伴快速心室反应，还可能蜕变为室颤。

当快速心室反应的频率须紧急控制时，目前不主张使用静脉注射地高辛，因为它治疗效应发挥的时间较迟（超过60 min）。地高辛一般要3h才达到峰效应，而地尔硫䓬在5 min内即可明显降低心室率 [248]。由于地高辛有正性变力作用，因而当患者有明显左心室功能不全合并中等程度的快速心室反应时，使用地高辛相对安全[249]。房扑一般比房颤更难控制频率。地高辛有时可以将房扑转变为房颤，此时频率控制相对容易实现。

似有证据表明，当其他的房室结阻滞剂无效或有禁忌证时，静脉注射胺碘酮对频率控制仍可能有效。有38例血流动力学不稳定的房扑及房颤患者，在使用电复律及静脉注射艾司洛尔、地尔硫䓬、地高辛及普鲁卡因胺等常规治疗手段均无效后，静脉注射胺碘酮（平均剂量242± 37 mg）1h后心室率即下降了37次/分，而血压可上升24 mmHg [250]。在这些患者中，有18位患者使用了血管加压药（vasopressors），7例患者使用了主动脉内球囊反搏（intra-aortic balloon pump）或左心室辅助装置（left ventricular assist device）。索他洛尔对终止房性快速性心律失常可能无效，但它也许可以满意地控制心室率[198,204]。

目前缺乏紧急控制房速频率的资料。一般认为，β-阻滞剂及钙拮抗剂尤其是维拉帕米，既可以终止房速，也可以通过阻滞房室结从而控制心室率，后面的效应在使用其他药物时较难实现。腺苷也可以终止房速，不过它最常见的效应是阻滞房室结，从而使房速得以显现。腺苷很少用于频率控制，因为它的半衰期

表15-13 应用药物紧急控制房性快速性心律失常的频率

药物	给药途径	剂量	起效时间	适应证级别	可能的不良反应
地高辛	静脉注射	每 2h 静注 0.25 mg，最大剂量达到 1.5 mg	2h	IIb	心动过缓，房室阻滞、房性心律失常、室性心动过速
地尔硫䓬	静脉注射	负荷量 0.25 mg /kg，于 2 min 内静注；继以 5~15 mg/h 静注	2~7min	I	低血压、心动过缓、心脏阻滞；有器质性心脏病时，可能有心室功能的恶化
维拉帕米	静脉注射	0.075~0.15 mg /kg，于 2 min 内静注	3~5min	I	低血压、心动过缓、心脏阻滞；有器质性心脏病时，可能有心室功能的恶化
艾司洛尔	静脉注射	0.5 mg/kg，于 1 min 内静注； 继以 0.05~ 0.2mg/(kg·min) 静注	5min	I	低血压、心动过缓、心脏阻滞；有器质性心脏病时，可能有心室功能的恶化
美托洛尔	静脉注射	2.5~5 mg，于 2 min 内静注；必要时可重复	5min	I	低血压、心动过缓、心脏阻滞；有器质性心脏病时，可能有心室功能的恶化
普萘洛尔	静脉注射	0.15 mg/kg	5min	I	低血压、心动过缓、心脏阻滞；有器质性心脏病时，可能有心室功能的恶化

极短。Tecadenoson能迅速延缓房室结的传导，在治疗剂量时不会引起血压下降和支气管痉挛。与腺苷相比，Tecadenoson的起效也很快（30s内），而半衰期更长（约30min），可能可用于房性快速性心律失常的紧急频率控制。DTI0009是另外一种腺苷的类似物，它与Tecadenoson不同之处在于，其半衰期更长，因而更适于口服。腺苷有可能会触发房颤，发生率约为1%~15%；腺苷的衍生物也有类似副作用。当有旁路的传导时，可以静脉注射钠通道阻滞剂（如普鲁卡因胺、普罗帕酮或氟卡尼）以阻断或减慢其传导。

预防性使用抗心律失常药

预防性使用抗心律失常药物目的是为了预防房性快速性心律失常的复发，减轻阵发性心律失常的症状，使其发作的频度降低、持续时间缩短，或使其易于自行终止。如果心律失常的发作减少，则左心室功能不全的恶化、血栓栓塞性并发症以及病死率都可能下降。不过目前在临床上已经应用的抗心律失常药物，尚不能满意地控制心律失常的复发，使患者不能长期维持窦性心律（图15-45）。

β-阻滞剂

β-阻滞剂预防房扑和房颤的作用较小，主要用于频率控制，常在使用地高辛的基础上应用。对于孤立性房颤、肾上腺能神经介导的房颤[251]、冠状动脉旁路手术后产生的房颤[252]以及甲状腺功能亢进症合并的房颤，β-阻滞剂可作为一线治疗。似有证据表明，在电复律后预防房颤的复发时，β-阻滞剂比安慰剂有效，而与索他洛尔等效[253,254]。复律1年后仍维持窦性心律的百分比，在使用比索洛尔（bisoprolol）组为58%，索他洛尔组为59%[254]。心肌梗死后左心室功能不全患者使用卡维地洛提高生存率（Carvedilol Post-Infarct Survial Control in Left Ventricular Dysfunction，CAPRICORN）试验入选了1959例患有心肌梗死和左心室功能不全的患者，发现卡维地洛可使发生房颤和房扑的风险降低约2/3，明显改善了这些患者的预后[255]。对房速进行长期预防的研究，目前很大部分都还是属于观察性试验，而且入选的患者常合并有其他阵发性室上性快速性心律失常。有些结果显示，β-阻滞剂和非二氢吡啶类钙拮抗剂可以降低房速的复发率[66]。

普罗帕酮与氟卡尼

有许多随机对照试验对IC类药物控制房性快速性心律失常的有效性进行了研究，不过它们均未将房颤和房扑单独作为研究对象[256~263]。在普罗帕酮与房颤试验（Propafenone Atrial Fibrillation Trial，PAFT）中，共入选了102例复律后的患者，6个月后仍维持窦性心律的比例，在小剂量普罗帕酮（450 mg）组为67%，而安慰剂组仅有35%[257]。阵发性室上性心动过速（Paroxys-

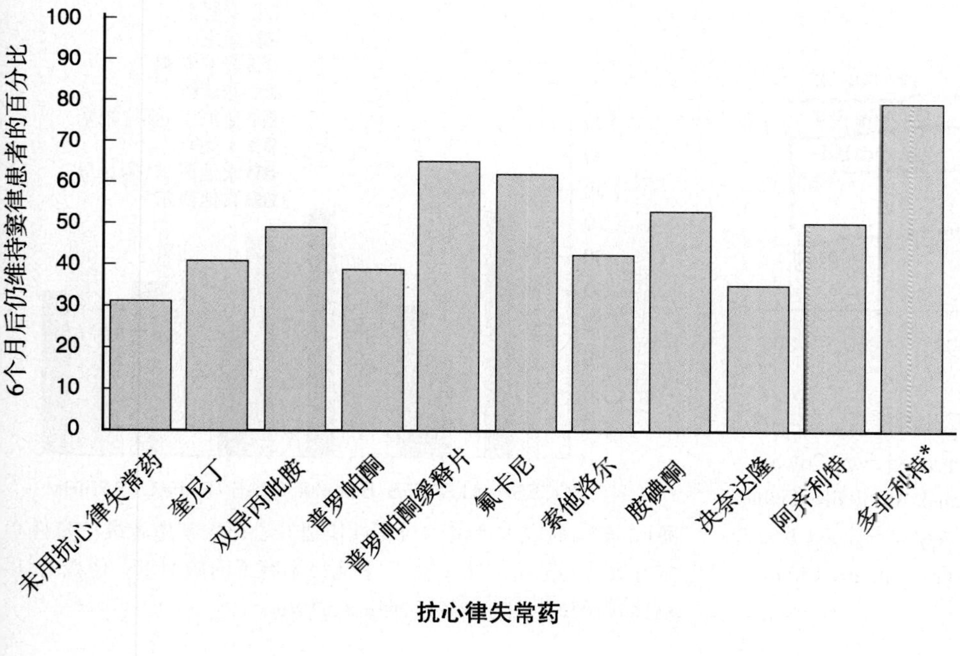

图15-45 预防性使用抗心律失常药后，仍维持窦性心律而无房颤或房扑复发的百分比。*1年时

mal Supraventricular Tachycardia，UKPSVT）试验对两种剂量（分别为每日口服600mg和每日口服900mg）的普罗帕酮的安全性和有效性作了比较，发现这两种剂量的有效性相当，而900mg的副作用相对更大[258]。之后又发现，安慰剂与小剂量的普罗帕酮相比，治疗失败的相对危险度是6.0（95%可信区间为1.8~20）；而如果与大剂量的普罗帕酮相比，则治疗失败的相对危险度下降至1.9（95%可信区间为0.7~4.7），主要是后者的副作用事件升高了10倍。

北美房颤复发试验（North American Recurrence of Atrial Fibrillation Trial，RAFT）[259]和欧洲房颤复发试验（ERAFT）[260]对使用普罗帕酮缓释片（剂量为每日2次，每次口服225mg、254 mg、425 mg）的有效性作了评估。两个试验都发现，所有试验剂量的普罗帕酮缓释片出现第一次症状性房颤或房扑复发的时间均明显比安慰剂长。使用最大剂量普罗帕酮（每日2次，每次口服425 mg）的患者，300天后仍无房颤复发的比例是65%，而安慰剂组仅有20%，不过大剂量组的副作用发生率也比小剂量组高（图15-46）[259]。普罗帕酮缓释片未增加房扑出现1:1或2:1房室传导的风险。普罗帕酮在各个亚组的效果是一致的，包括有器质性心脏病及心律失常持续时间较长的患者在内[260]。不过在两组患者中，有明显器质性心脏病患者的比例很小。

一般认为，氟卡尼是比普罗帕酮药效更强的IC类抗心律失常药。有好几个随机对照试验（其中一个试验是氟卡尼与房颤多中心研究，Flecainide Multicenter Atrial Fibrillation Study）的结果一致显示，使用氟卡尼治疗1年后，有70%~80%的患者仍维持窦性心律，而风险–效益比在可接受的范围内[261~263]。在预防器质性心脏病相对较轻患者的房颤及房扑方面，氟卡尼与普罗帕酮的效果相当，分别为77%和75%[263]。

IC类药物能用于房速长期治疗的依据主要是，在随机对照试验中，已证实它们治疗房颤的有效性；另一方面，对少数房速患者的观察性研究也支持这一做法[197,264~265]。

索他洛尔

索他洛尔具有Ⅲ类抗心律失常药物的特性，它又能减慢心律失常的频率；已有许多随机对照试验对其做了研究，结果显示，索他洛尔的有效性比安慰剂、奎尼丁和普罗帕酮都高（表15-12和图15-47）[266~272]。d,l–索他洛尔治疗房颤/房扑的剂量–效应试验（d,l–Sotalol Atrial Fibrillation/ Flutter dose efficacy study）共入选了253例患者（房扑患者占20%），通过电话传输心电监测，发现索他洛尔能明显延缓出现第一次症状性心律失常复发的时间，最长为229天，而安慰剂组仅有27天[266]。据报道，每日2次、每次口服120mg的剂量，与小剂量（每日160mg）和大剂量（每日320mg）相比，在维持窦性心律方面，既有效又安全。在直接对照试

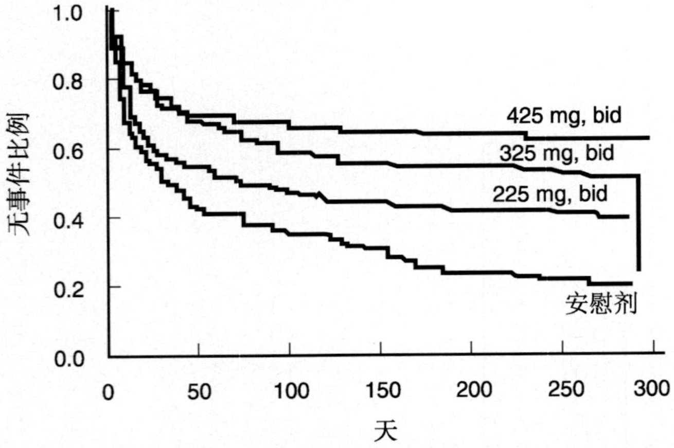

图15-46 RAFT试验中，使用普罗帕酮缓释片治疗后，第一次出现症状性房颤或房扑复发的时间。（Reprinted from Pritchett EL, Page RL, Carlson M, et al, for Rythmol Atrial fibrillation Trial（RAFT）Investigators: Efficacy and safety of sustained–release propafenone（propafenone SR）for patients with atrial fibrillation. Am J Cardiol 2003；941–6.）

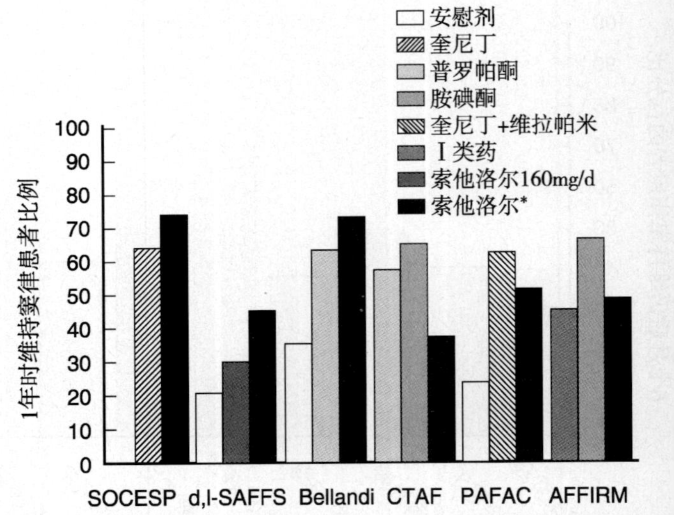

图15-47 研究索他洛尔对房性快速性心律失常患者维持窦性心律有效性的随机对照试验。*索他洛尔有不同的剂量；但在d，l-SAFF试验中为固定剂量，即每日320mg。

验中，以治疗达1年时的窦性心律维持率作为比较的指标，发现索他洛尔比普罗帕酮略高（有统计学意义），分别为73%和63%[267]，而与奎尼丁等效（分别为74%和68%）[268]。索他洛尔最常见的心血管副作用是低血压和心动过缓，发生率约为6%~10%。与QT间期延长有关的致心律失常作用发生率约为1%~4%，常出现于第一次口服后72h内[267,269]。

在后来的胺碘酮、多非利特及奎尼丁+维拉帕米的对照试验中，则发现索他洛尔的优势有限[269~271]。在CTAF试验中，索他洛尔长期维持窦性心律的有效率明显低于胺碘酮，分别是37%和65%[270]。在PAFAC试验中，通过电话传输心电监测发现，治疗1年后，索他洛尔组的复发率为50%，而奎尼丁+维拉帕米组的复发率仅有38%[269]。对AFFIRM试验进行亚组分析后发现，索他洛尔的有效性与Ⅰ类抗心律失常药相当，明显次于胺碘酮，三者分别为48%、45%和66%[271]。

人们普遍认为，索他洛尔对房速的长期治疗有效，但这一观点并无直接的依据。因为大部分的临床试验均把多种室上性快速性心律失常作为一个整体进行研究，并未特别列举出哪一种心律失常的治疗结果[272]。

胺碘酮和决奈达隆（Dronedarone）.

房性快速性心律失常患者，尤其是合并有器质性心脏病患者，使用胺碘酮维持窦性心律的有效性，已在观察性研究及前瞻性随机对照试验中得到反复验证(表15-12)。在CTAF试验中，与索他洛尔和普罗帕酮相比，胺碘酮能使房颤的持续性复发事件减少57%（图15-48）[270]。CHF-STAT试验的亚组分析结果显示，胺碘酮能使房颤的复发率明显下降，出现新发房颤的几率也只有安慰剂组的一半[208]。胺碘酮对全因病死率无影响；因而对于患房性快速性心律失常的患者，如果合并充血性心力衰竭、肥厚型心肌病或高血压伴明显的左心室肥厚，胺碘酮应是可供选用的药物[34]。胺碘酮除了有抗心律失常作用外，它还有控制快速心室反应频率的作用，而快速心室反应常可使严重器质性心脏病患者病情加重；不过，由于胺碘酮可致多脏器功能损害，因而并不建议使用它来作长期的频率控制。在CHF-STAT试验中，胺碘酮可持续显著地降低心室反应的频率，其中平均心室率可下降约16%~20%，最大心室率可下降约14%~22%。

决奈达隆是一个仍处于试验阶段的药物，它与胺碘酮一样，具有多种电生理效应，但无碘的蓄积作用，副作用可能会相对较轻。房颤电复律后使用决奈达隆试验(Dronedarone Atrial Fibrillation Study after Electrical cardioversion trial，DAFNE）对决奈达隆做了研究，目的是为了明确决奈达隆维持窦性心律的最有效剂量，同时评估持续性房颤患者使用决奈达隆的安全性和耐受性。主要终点（primary end point）是通过电话传输心电监测发生第一次心律失常复发的时间。试验入选了199例患者，他们在药物复律或电复律后，分别使用3种剂量的决奈达隆（每日800mg、1200mg或1600mg）。结果意外发现，并非剂量越大，出现第一次心律失常复发的时间越长；反而是每日800mg的剂量最有效，它与安慰剂相比，能使第一次心律失常复发的时间平均延长55%[273]。自动转复为窦性心律的几率则与药物的剂量有关，3个治疗组分别为5.8%、8.2%和14.8%，而安慰剂组的自动转复率是3.1%。与胺碘酮一样，决奈达隆也能在预防心律失常的复发时控制心室率。使用最大剂量的患者曾出现过持续的QT间期延长（超过500ms）。未发现有肺、甲状腺或对眼睛的副作用。有两个大型临床试验，即欧洲房颤/房扑患者接受决奈达隆治疗以维持窦性心律试验（EURopean trial In atrial fibrillation or flutter patients recieving Dronedarone for the maintenance of Sinus rhythm，EURIDIS）及北美-澳大利亚-非洲房颤/房扑患者接受决奈达隆治疗以维持窦性心律试验（ADONIS），初步的结果（来源于1237例患者的资料）显示，每日2次、每次口服400mg的决奈达隆，在预防房颤的复发方面中等程度地优于安慰剂，它对控制心室率也有效。EURIDIS试验及ADONIS试验只评价了决奈达隆的有效性和安全性，并未对病死率进行评估，也未入选有明显左心室功能不全的患者。而中至重度充血性心力衰竭患者使用决奈达隆以降低致残率试验（Antiarrhythmic trial with Dronedarone in Moderate to severe CHF Evaluating Morbidity Decrease study，ANDROMEDA）原拟入选1000例患者，但刚入选至627例患者，进行中期安全性分析时发现，决奈达隆对心力衰竭患者可能增加死亡的风险，因而提前终止试验。

多非利特和阿齐利特

多非利特被认为是治疗房颤或房扑合并明显器质性心脏病患者相对安全和有效的Ⅲ类抗心律失常药

(表15-12)。在DIAMOND试验中，每日2次、每次口服500μg的多非利特，可使1年时的窦性心律维持率明显增高（为79%；而安慰剂组仅有42%）(图15-49)，而新发房颤的几率明显下降（与安慰剂组相比分别为1.98%和6.55%)[171]。维持窦性心律的患者，病死率可下降56%[201]。在SAFIRE-D试验中，使用最大剂量的多非利特（1mg）治疗1年后，有58%的患者仍维持窦性心律，而安慰剂组的这一比例仅有25%[202]。多非利特用作心律失常的长期预防性治疗时，对房扑的有效性约为房颤的2倍，分别为73%和40%[202]。多非利特致尖端扭转型室速（TdP）的风险较高，因而在下列情况时禁用：(1) 肌酐清除率<20；(2) 低钾血症；(3) 低镁血症；(4) 基线状态时QT间期即已延长，超过500ms。目前尚无多非利特治疗房速的有效性和安全性的资料。

关于阿齐利特已经完成了最后阶段的临床试验，结果显示，它对预防房性快速性心律失常的复发有效[274,274a]。有4个研究剂量-效应关系的随机对照试验，对其进行荟萃分析后（合计1380例患者）发现，使用两种最大剂量的阿齐利特（每日100mg和125mg），可使房颤和房扑出现第一次症状性复发的时间明显延长，危险比分别为1.34和1.32[274]。如果对患器质性心血管疾病的患者使用阿齐利特，则患冠心病和充血性心力衰竭的患者受益最大，危险比为1.49~1.86。

阿齐利特可同时阻断I_{Kr}和I_{Ks}这两种离子流，但对动作电位时程无频率依赖效应，因而致TdP的风险相对较低；在心房频率较高时，仍能使动作电位时程延长，因而治疗房性心律失常的有效率相对较高。心肌梗死后使用阿齐利特生存评估（AzimiLide post Infarct survival Evaluation，ALIVE）研究入选了超过3000例以上的高风险患者，这些患者有近期心肌梗死史，有心室功能受损及心率变异性（heart rate variability）下降。研究发现对他们使用每日100mg的阿齐利特后，全因病死率未受影响，甚至在射血分数低于20%患者身上结果也是如此[275]。阿齐利特组和安慰剂组的病死率均为11.6%，危险比为1.0。如果在刚使用阿齐利特时患者是窦性心律，则治疗后新发房颤的患者例数也比安慰剂组低；而阿齐利特的转复成功率要明显比安慰剂高，分别为26.8%和10.8%[275a]。无论阿齐利特是在住院期间使用，还是在门诊使用，对病死率无影响。在肝、肾功能受损时，不需调整剂量；它还可安全地与地高辛、华法林联用。

目前有两个临床试验正在对125mg的阿齐利特进行研究，即降低室上性快速性心律失常试验（SupraventricularTachyArrhythmia Reduction，STAR）和复律后窦性心律维持试验（CardiOversion MaintEnance Trial，COMET）。其中STAR试验研究的是出现第一次房颤复发的时间和房颤的负荷（包括症状的严重程度和发作的频度）。COMET试验研究的是持续性房颤患者使用阿

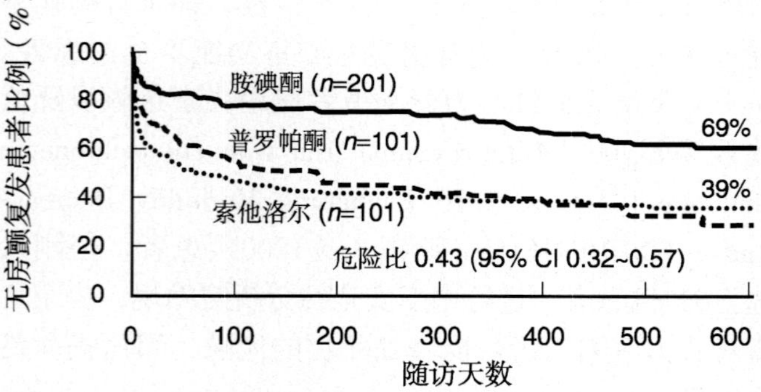

图15-48 加拿大房颤试验（Canadian Trial of Atrial Fibrillation study，CTAF）中，应用胺碘酮、索他洛尔及普罗帕酮后，无房颤复发的比例。（Reprinted from Roy D，Talajic N，Dorian P，et al，for the Canadian Trial of Atrial Fibrillation Investigator：Amiodarone to prevenent recurrence of atrial fibrillation. N Engl J Med 2000；342：913-20.）

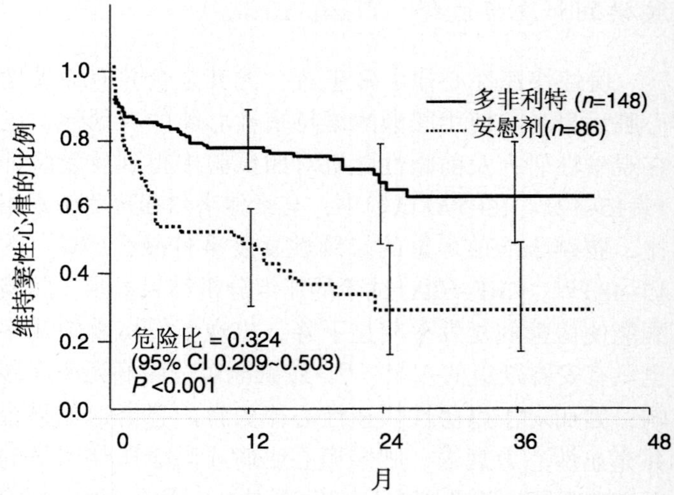

图15-49 DIAMOND-CHF试验中，房颤及房扑患者自动转复或经电复律后，维持窦性心律的比例随时间的变化曲线。竖线代表95%置信区间。（Reprinted from Pedersen OD，Bagger H，Keller N，et al，for the Danish Investigations of Arrhythmia and Mortality On Dofetilide Study Group：Efficacy of dofetilide in the treatment of atrial fibrillation -flutter in patients with reduced left ventricular function：A Danish Investigations of Arrhythmia and Mortality On Dofetilide（DIAMOND） Substudy. Circulation 2001；104：292-6.）。

齐利特后的转复率及维持窦性心律的有效性，分别与安慰剂（北美试验）和索他洛尔（欧洲试验）相对照。初步的结果显示，阿齐利特具有中等程度的有效性，但仅限于器质性心脏病患者。

尚处于实验阶段的抗心律失常药

延缓心房复极的药物，能高度特异性地作用于影响心房肌复极进程的离子通道，尤其是延迟整流钾电流I_{Kur}的超快成分（ultrarapid component）。其中以RSD1235（又名Cardiome）发展最快[14]。它的作用机制是延长心房的动作电位时程，而对心室的不应期无影响，因而对QT间期也无影响。它还能阻断快速内向钠电流I_{Na}，减慢心房肌的传导速度，延缓其恢复的时间，且这一效应只选择性作用于正在颤动的心房。现正在研究它是否能用于房颤的药物复律。

动物实验发现，刺激5-羟色胺亚型4（5-HT4）的受体时，可以产生正性变时效应，且可以诱发房颤。5-HT_4受体产生电生理作用的确切机制尚未明了，不过实验结果提示，刺激5-HT_4受体可以通过cAMP依赖的蛋白激酶途径，增加L型钙通道的离子流，从而提高了细胞内的钙离子浓度，最终使依赖于钙调蛋白的快速延迟整流钾电流I_{Kr}增大。相反，5-HT_4受体的阻滞剂可能通过降低细胞内的钙含量和阻断I_K，延长不应期，从而产生抗心律失常作用。哌波色罗（Piboserod）是5-HT_4受体的抑制剂，最早是用于治疗肠易激综合征（irritable bowel syndrome）的药物。目前的结果提示，它能阻断5-羟色胺与心房肌受体的结合，也许可以成为一种新的抗心律失常药。哌波色罗不会产生额外的QT间期延长，因而少有致室性心律失常的作用。在猪的动物模型中，哌波色罗可以使89%的房颤终止。

当心房扩大和产生纤维化后，牵张激活的离子通道可以产生电生理改变，从而使心房利于形成折返、自律性增高和产生触发活动。动物实验的结果证实，牵张激活的离子通道阻滞剂钆（gadolinium）可以在发生和维持两个环节上抑制电刺激诱发的房颤，还可以抑制自发性房颤的发生。牵张激活的离子通道阻滞剂也许是治疗心房压力升高或容积增大诱发房颤的新型抗心律失常药。目前这一类药物（如GsMtx4）正在研制过程当中。

心房牵张和房颤长期持续，可以使缝隙连接蛋白的转运、合成或降解发生改变，从而使缝隙连接产生结构重构。抗心律失常多肽AAP 10可以改善心肌的电生理特性，但不会对离子通道和动作电位时程产生直接的影响。AAP 10通过激活蛋白激酶C和G-蛋白，使Cx43的磷酸化增多，从而提高缝隙连接的传导速度，改善细胞间的偶联。不过，内源性的AAP及其衍生物不稳定，且半衰期短，难以利用。目前正在研制作用时间更长的改良缝隙连接的药物，如GAP-486。

频率控制（rate control）与节律控制（rhythm control）的比较

理论上来说，窦性心律能提供符合生理的频率控制、正常的心房激动顺序和收缩功能；它也能使心房和心室的激动互相协调，维持正常的血流动力学和房室瓣功能，并提供规则的节律。但如果窦房结有病变，不能产生正常的正性变时效应，则把心律失常清除后，未必就会是窦性心律伴正常的房室传导。心房的传导和机械收缩功能严重受损时，心房的收缩可能对心排血量并无助益。而且，不少患者的心律失常转变为永久性类型时，心悸、焦虑、胸痛等症状反可减轻；患者只不过会感到运动耐量下降和轻度的生活质量下降。最后，如果要恢复和维持窦性心律，可能会产生一定的危险，例如既往“顿抑”的心房恢复机械收缩功能后可能产生血栓栓塞性事件，药物可能产生致心律失常作用或对器官产生毒副作用。因而人们一直在两个治疗策略间寻找平衡点：一个是允许心律失常存在，但控制心室率，且进行抗凝治疗以预防血栓栓塞性事件；另一个是恢复和维持窦性心律。对频率控制与节律控制的关注，主要集中在房颤患者身上，因为房颤是老年人最常见的心律失常，它有进展为永久型的倾向，而目前的非药物治疗手段还难以完全彻底根治。

随机临床试验

有数个临床试验专门针对这一问题进行研究[175,276-280]。除其中1个试验的结果有不同之外，其他试验的结果均一致报道，进行节律控制并无明显的优越之处（表15-14）。目前人们已逐渐倾向于使用频率控制来提高生存率及减少严重的心血管不良反应事件，而不是强求作节律控制。荟萃分析的结果显示，作频率控制的患者出现脑血管意外的几率明显更低，但这主要是因为，当患者使用了有效的抗心律失常药物后，一旦患者表

表15-14 研究房颤节律控制与频率控制的临床试验

试验名称	入选患者例数	房颤持续时间	基础疾病	随访时间	维持窦性心律患者的比例	一级终点（节律控制 *vs* 频率控制）	二级终点（节律控制 *vs* 频率控制）
PIAF[276]	252	7天~1年	高血压 49% 冠心病 23% 瓣膜病 16% 充血性心力衰竭 17% 孤立性房颤 15%	1年	56% *vs* 10%	症状改善，分别为55%和61%（无统计学差异）	节律控制组运动耐量↑；住院率分别为69%和24%；抗心律失常药副作用的发生率分别为25%和14%；生活质量无差异
STAF[277]	200	>4周，<1年	高血压 62.5% 冠心病 43.5% 瓣膜病 13% 充血性心力衰竭 12.5% 孤立性房颤 10.5%	2年	1年时为40% *vs* 12%；2年时为26% *vs* 11%；3年时为23% *vs* 0%	复合终点事件（全因死亡、心血管事件、心肺复苏、血栓栓塞）分别为5.54%和6.09%（无统计学差异）；18/19发生于房颤心律时	住院率分别为54%和26%；生活质量、NYHA心功能分级、超声心动图参数无差异；晕厥发生率分别为0%和0.6%；出血事件发生率分别为6.8%和4.9%
RACR[278]	522	>24h，<1年	高血压 55% *vs* 43% 冠心病 26% *vs* 29% 充血性心力衰竭 7% vs 11% 孤立性房颤 21% *vs* 21%	3年	40% *vs* 10%	复合终点事件（心血管死亡、因充血性心力衰竭而住院、血栓栓塞、出血、植入起搏器、抗心律失常药物的副作用）分别为22.6%和17.2%（无统计学差异）；高血压患者的该比例分别为30.8%和17.3%	心血管死亡分别为6.7%和7%；因充血性心力衰竭而住院分别为4.5%和3.5%；血栓栓塞分别为7.5%和5.5%；出血事件分别为3.4%和4.7%；抗心律失常药物的副作用分别为4.5%和0.8%；起搏器植入率为3.0%和1.2%
AFFIRM[175]	4060（≥65岁，至少有一项卒中的危险因素）	>6h，<6个月（1例发作是在入选前12周）	高血压 51% 冠心病 26%	3.5年	5年时分别为60% *vs* 38%	全因病死率分别为27%和26%（无统计学差异）	卒中发生率分别为7.3%和5.7%；住院率分别为78%和70%；TdP发生率分别为0.8%和0.2%；生活质量和功能状态无差异
HOT CAFE[279]	205	7天~2年	高血压、冠心病、不严重的瓣膜病以及孤立性房颤	1年	节律控制组为75%；频率控制组未描述	未描述	节律控制组运动耐量和收缩功能↑；住院率分别为61.5%和4.8%；致心律失常作用发生率分别为11.4%和0.99%；血栓栓塞性事件发生率分别为2.9%和1.0%；出血事件发生率分别为7.7%和5.0%；病死率分别为1.9%和1%

现为“稳定”的窦性心律，往往就不再进行抗凝治疗了。需要注意的是，即使患者自觉无房颤，其仍然可能有无症状性房颤发作及血栓栓塞性事件。血栓栓塞性事件也可以由其他因素引起，如主动脉粥样硬化斑块脱落等。

房颤的药物干预试验（Pharmacological Intervention in Atrial Fibrillation study，PIAF）入选了252例患者，在电复律或药物复律后，随机分配至频率控制组（使用地尔硫䓬）和节律控制组（使用胺碘酮），发现节律控制策略可以获得较高的活动耐量，但症状和生活质量方面改善并不明显，而因反复复律所需的住院次数却有增加，抗心律失常药物的副作用也更多[276]。房颤的治疗策略初步试验（Strategies of Treatment of Atrial Fibrillation pilot study，STAF）入选了200例高危的持续性房颤患者，发现频率控制组和节律控制组的联合终点事件（指死亡、卒中、TIA、体循环栓塞、心肺复苏）发生率无统计学差异，分别为每年5.54%和6.09%[277]。两组的一级终点事件发生率类似，分别为9例和10例，而这19例患者中有18例均发生于房颤心律时。这两组患者都未强调抗凝治疗；由于具有卒中危险因素患者的比例较高，而房颤又较易复发，因而分配至节律控制组的患者发生血栓栓塞的几率可能反而更高。

频率控制与电复律对照试验（Rate Control versus Electrical Cardioversion study，RACE）入选了522例持续性房颤患者，分为频率控制组和加强节律控制组，后者行多次电复律，并配合使用索他洛尔、普罗帕酮、氟卡尼、胺碘酮等抗心律失常药物治疗，结果显示这两种治疗策略的主要联合终点事件（指心血管死亡事件、因心力衰竭而发生的住院、血栓栓塞事件、严重的出血、起搏器植入、抗心律失常药的副作用）的发生率也无统计学差异，分别为22.6%和17.2%[278]。与STAF试验一样，RACE试验的主要联合终点事件有2/3以上都是发生于房颤心律时。RACE试验中，高血压患者约占了整个受试对象的一半以上。亚组分析的结果显示，节律控制组的高血压患者比频率控制组的高血压患者出现这些事件的发生率明显为高，分别为30.8%和17.3%；而血压正常的患者，这一比例刚好相反，分别为12.5%和17.1%。原因可能是，肥厚的心肌更易出现药物的副作用；此外，高血压患者出现卒中的风险也更高。

AFFIRM试验是惟一对房颤不同治疗策略的病死率进行了评估的临床试验，它入选了4060例65岁或65岁以上的患者，每位患者都至少有一项卒中的危险因素[175]。平均随访时间为3.5年，最长为6年。频率控制组和节律控制组的主要终点事件（全因死亡、生活质量、功能状态）无统计学差异（图15-50）。节律控制组卒中的发生率略高，为7.3%（频率控制组为5.7%），可能是由于停服抗凝药的次数更多所致（尽管入选时已明确患者至少有一项卒中的危险因素）；节律控制组的TdP发生率（分别为0.8%和0.2%）和住院率也略高。

两种策略主要终点事件相近的原因可能是，在实际执行过程中，这两种策略所获得的节律及频率状态差异并不显著。理想的情况应该是，节律控制组绝大部分患者能维持窦性心律，而频率控制组绝大部分患者是房颤心律。但实际的情况并非总是如此。例如，AFFIRM试验中，节律控制组仅有60%的患者维持窦性心律；而频率控制组也有40%的患者能自行转复为窦性心律。而对AFFIRM试验作“是否达到治疗目的”分析（“on treatment” analysis）时，结果显示，窦性心律可使死亡的风险明显下降（危险比为0.53%，99%可信区间为0.39~0.72，$P<0.0001$）[280a]。

RACE入选的是持续性房颤患者，入选之前他们可能已经使用了最长达1年时间的抗心律失常药，或已作了多次电复律。这些患者虽然接受了强化的节律控制治疗，但维持窦性心律的比例还是相对较低，因而更适宜频率控制策略。随访3年后，节律控制组仍维持窦性心律的患者仅有40%，频率控制组也有10%的患者是

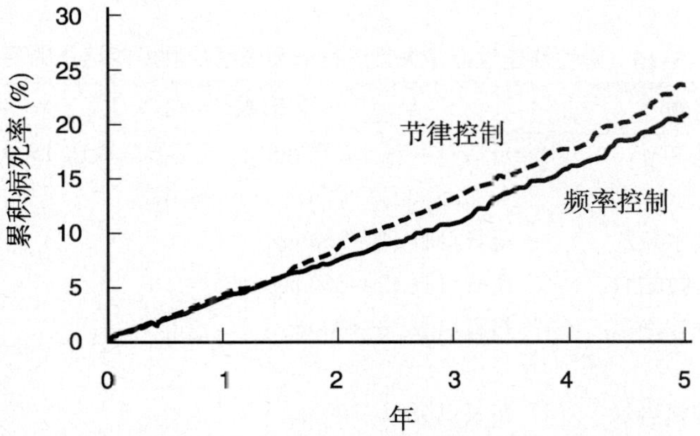

图15-50 AFFIRM试验中，节律控制组与频率控制组累积全因病死率的Kaplan-Meier曲线。（Reprinted from The Atrial Fibrillation Follow-up Investigation of Rhythm Management（AFFIRM）Investigators：A comparison of rate control and rhythm control in patients with atrial fibrillation. N Engl J Med 2002；347：1825-33）。

窦性心律。STAF试验中，节律控制组的患者，1年后仍维持窦性心律患者的比例是40%，2年后则更低，仅有26%。因此人们对近期几个试验的结果进行了最严肃的评估。不少人认为，造成频率控制比节律控制还略优这一印象的原因，完全是节律控制并不充分所致；如果有更有效的节律控制手段，必能更有效地治疗房颤。

此外，虽然AFFIRM试验的结果显示，入选的老年患者以频率控制策略为好，但这一结果并不能外推至年轻患者，因为年轻患者在发作房颤时，即使已进行了良好的频率控制，其症状和生活质量受损的程度仍更明显。有一个试验的结果意外发现，年龄低于65岁的心力衰竭患者，使用节律控制策略可明显获益，这一结果可能将改写现行的有关房颤治疗的指南。正在进行中的AF-CHF试验，目前共入选了1450例NYHA心功能Ⅱ~Ⅳ级、射血分数低于35%的房颤患者，初步的结果显示，节律控制组的病死率比频率控制组的病死率低25%。

什么是充分的频率控制？

大部分临床试验对房性快速性心律失常节律控制与频率控制的策略进行评估时，控制频率所用的手段均是药物。表15-15列出了能长期控制房颤心室反应频率的药物。一些主张对多数房颤患者作频率控制与抗凝治疗的试验称，当“频率控制满意”时，症状、NYHA心功能分级以及生活质量都有明显改善；但它们都很少提及，怎样的心率状态是最适宜的，心率状态又是如何监测的（表15-16）？已知节律控制组的患者有较明显的复发率，但频率控制组患者转变为房颤的比例却未描述。RACE试验的研究人员评估的是静息时的12导联心电图，目标是使心室率降至100次/分以下；他们未评估活动时的心室率。AFFIRM试验对“充分的频率控制”定义为：静息时心室率不超过80次/分，6min步行后不超过110次/分，或者是24h Holter上显示的平均心室率低于100次/分。依据这一标准，获得充分频率控制的患者，分别占使用β-阻滞剂（伴或不伴地高辛）患者的70%，占使用钙通道阻滞剂（伴或不伴地高辛）患者的54%，在单纯服用地高辛的患者中这一比例为58%[282a]。

目前不清楚，应用不同的方法来评估频率控制的效果时，所得结果是否有可比性；也不清楚，如果使用两种或（理论上的）两种以上的方法，是否就能提供更理想的结果（表15-17）。一个小样本的试验，入选了18例永久性房颤的患者，对他们频率控制效果的评估，联合使用了如下指标：静息5min时的心室率、50码（yard）步行后的心室率、1分钟登梯（1 minute of stair stepping exercise）后的心室率及24h Holter记录的结果（图15-51）[281]。结果显示，患者前来就诊时的静息心室率明显低于Holter的平均心室率。静息心室率比Holter记录的最慢心室率约高20次/分。1分钟登梯后的心室率与Holter上记录的最快心室率相当。不过这些结果还需要进一步验证。

非药物治疗手段，如房室结消融等，尚未在评估

表15-15 房性快速性心律失常进行长期频率控制所能选用的药物

药物	剂量	适应证类别	可能的副作用
地高辛	负荷量：每 2h 予 250 μg，直到总量达 1500 μg；之后每日口服 125~250 μg 维持	Ⅰ	心动过缓、房室阻滞、房性心律失常、室性心动过速
地尔硫䓬	每日口服 120~360 mg	Ⅰ	低血压、房室阻滞、心力衰竭
维拉帕米	每日口服 120~360 mg	Ⅰ	低血压、房室阻滞、心力衰竭
阿替洛尔	每日口服 50~100 mg	Ⅰ	低血压、心动过缓、心力衰竭、慢性阻塞性肺疾病加重或支气管痉挛性疾病加重
美托洛尔	每日口服 50~200 mg	Ⅰ	低血压、心动过缓、心力衰竭、慢性阻塞性肺疾病加重或支气管痉挛性疾病加重
普萘洛尔	每日口服 80~240 mg	Ⅰ	低血压、心动过缓、心力衰竭、慢性阻塞性肺疾病加重或支气管痉挛性疾病加重
胺碘酮	第一周每日 800 mg，第二周每日服 600 mg，接下来的 4~6 周每日服 400 mg，继以每日口服 200 mg 维持	ⅡB	心动过缓、QT 延长、TdP（偶见）、光敏感、肺毒性、多神经病、肝毒性、甲状腺功能紊乱、胃肠道不适

表15-16 房颤节律控制与频率控制的比较试验中，有关最佳频率控制的详细情况

试验名称	频率控制组的患者例数*	年龄（岁）	随访时间	频率控制的措施	评估频率控制的方法	最合适的心室率	结果
PIAF[276]	125	61±9	1年	地尔硫䓬；视情况加用别的药物	24h Holter	未描述	基线时的平均心室率为88次/分；12个月时平均心室率为81次/分，76例患者症状明显改善，生活质量提高6分，但6min步行距离无增加
STAF[277]	100	66.2±7.2	2年	β-阻滞剂、钙通道阻滞剂、地高辛（使用比例不详）、房室结消融	12-导联心电图	未描述	基线时的平均心室率为81次/分±15次/分；随访过程中平均心室率无改变；生活质量提高5分，但症状无改善
RACE[278]	256	69±9	3年	基线状态时，使用β-阻滞剂的比例为26%、钙通道阻滞剂为16%、地高辛32%、β-阻滞剂+地高辛15%、钙通道阻滞剂+地高辛4%、房室结消融7.9%	12-导联心电图	静息时100次/分	基线时的平均心室率为91次/分±21次/分，其中25%的患者平均心室率>100次/分；随访过程中平均心室率降为82次/分±16次/分；生活质量提高4分；其他数据的比较尚未发表
AFFIRM [175]	2027，数据完整的有1968	69.8±8.9	3.5年	任何时候服药的比例都相同：使用β-阻滞剂的比例为68.1%、地尔硫䓬的比例为46.1%、维拉帕米的比例为16.8%、地高辛的比例为70.6%	12-导联心电图	静息时80次/分；平均心室率100次/分 110次/分	82%的患者心室率控制满意；但心室率满意控制组及未获满意控制组的生存率无差异‡
HOT CAFE[279]	101	61±17	1年	使用β-阻滞剂的比例为49.5%、β-阻滞剂+地高辛的比例为39.6%、单用地高辛的比例为3%、使用钙通道阻滞剂的比例为7.9%；有2%的患者作了房室结消融	24h Holter；6min步行距离	未描述	NYHA心功能分级有改善，但运动耐量和左心室心功能（超声心动图上的短轴缩短率）无变化
DEHLI[280]	48	39†	1年	地尔硫䓬	未描述	未描述	20%的患者NYHA心功能改善1个级别以上；57%的患者生活质量提高超过1分；但运动耐量无变化

注：*分配到频率控制组的患者数。†房颤的基础疾病是风湿性心脏病。‡数据来源于频率控制组2027例患者中680人（34%）的资料。

表15-17 评估房颤频率控制效果的方法

体格检查，包括1min心率计数及脉搏短绌（apex-radius deficit）
6 min步行后的脉搏计数
12导联心电图或心律记录条图
24~48h Holter监测
心率变异性，但需要特别为房颤而设计的“参数”
运动负荷试验
植入式心电事件记录器
电话传输心电监测或远程心电遥测
由起搏器或ICD做出的诊断
间接检测左心室收缩功能的方法（如超声心动图）
生活质量调查问卷

频率控制益处的主要临床试验中获得充分应用。如在AFFIRM、RACE和STAE试验中，频率控制组仅有约1%~2%的患者接受了房室结的射频消融治疗。最近刚发表的澳大利亚房颤随机对照频率控制干预试验（Australian Interventional Randomized Control of Rate in Atrial Fibrillation Trial，AIRCRAFT）直接对药物频率控制及消融房室结作了比较，但它主要研究的是这两种频率控制策略对左心室功能的影响[282]。由于它所入选的患者心功能都相对较好，因此不难理解当以左心室功能为试验的终点时，结果会显示“消融加起搏”策略“未带来明显的益处”。但这一试验的结果也提示，房室结消融与药物控制频率相比，患者生活质量有改善，

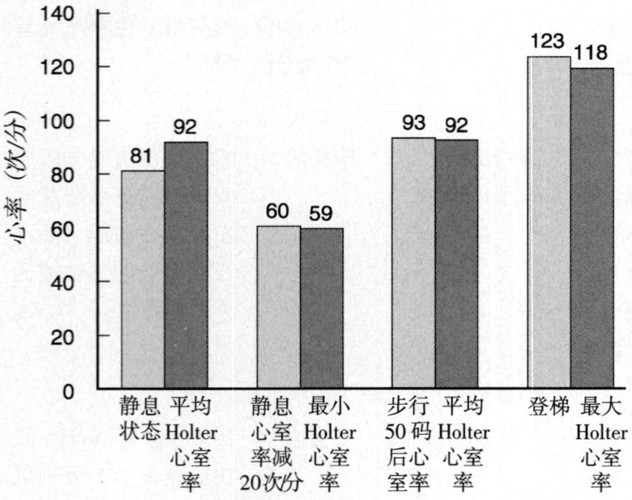

图15-51 对房颤频率控制进行评估的各种方法所获结果的相关性。（Modified from Wasmer K，Oral H，Sticherling C，et al: assessment of ventricular in patients with chronic atrial fibrillation [abstract]. J Am Coll Cardiol 2001；37：93A.）

症状减轻患者的比例要高18%左右。这是一个令人鼓舞的结果，值得进一步深入研究。

房性快速性心律失常的抗凝治疗

房颤时心房不能进行规则的机械收缩，因而使心房压力升高、心房受牵张，导致心房扩大，从而使血液淤滞，易于形成血栓（图15-52）。房性快速性心律失常，尤其是房颤，常合并有凝血系统、内皮功能紊乱及血小板激活，更增加了血栓形成和血栓栓塞的危险[283]。如进行经食管超声心动图检查，14%的房颤或房扑患者会发现有左心房血栓（甚至在他们已进行有效的抗凝治疗时），而52%的患者会有自发的回声增强（spontaneous echo contrast）[284,285]。

目前抗凝治疗已成为相当一部分房性快速性心律失常患者的常规治疗。许多大规模临床试验的结果已明确证实了华法林治疗的益处（表15-18）[286~300]。对5个一级预防和1个二级预防试验的汇总结果进行荟萃分析后发现，对于非风湿性房颤患者，使用华法林（依据化验结果调整剂量）与安慰剂相比，可以使卒中的发生率减少61%；华法林组比阿司匹林组的卒中发生率也低36%[301]。对于低风险患者（年发生率不超过2%），每预防1例卒中，每年需要治疗100例患者；而对于高风险患者（年发生率在6%或6%以上），每预防1例卒中，每年只需要治疗25例患者。

华法林确实可以预防缺血性卒中。但也需注意它可能导致严重出血并发症的危险，尤其是脑出血，常可以致死或致残。出血的危险与抗凝的强度、患者年龄及既往有药物或食物干扰时INR数值变动的情况有关[302]。总体来说，随机试验在对足量的华法林与安慰剂进行对比后，发现华法林导致严重出血（包括颅内出血）的发生率并未高到不能接受的程度。严重的出血事件多发生于年龄超过75岁的患者（表15-18）。

一般认为，当INR为2~3时的抗凝强度预防卒中的效果最大，而INR为1.6~2.5时的有效率约为更高抗凝强度时的80%（图15-53）[303]。部分研究者已倡议对75岁以上的老年患者使用后一标准（即INR1.6~2.5），因为他们与年轻患者相比，不仅卒中的危险高，而且出血的危险性也更大。但目前越来越多的证据表明，当INR低于2.0时，卒中的危险就可升高到不能接受的程度。如果INR为1.5~1.9，则与指南建议的抗凝强度相比，75岁以下患者卒中的危险将增加3.6倍，而75岁及75岁以上

的老年患者卒中的危险也将增加2倍。

与安慰剂及足量的抗凝药物效果比较的结果显示，阿司匹林预防血栓栓塞的效果并不明显。阿司匹林导致严重出血并发症的几率确实相对较低，但对于房颤患者，它预防心源性血栓栓塞的效果只是中等，可使一级预防卒中的危险降低33%，二级预防卒中的危险降低11%[301]。对5个临床试验汇总结果的荟萃分析显示，与阿司匹林相比，足量的华法林可以使各种原因所致卒中的危险减少36%，而缺血性卒中的危险减少46%。对于年龄低于65岁的患者，如果临床或超声心动图证实无器质性心血管疾病的依据，则阿司匹林可能有益。如果联用小剂量的华法林（每日1~3 mg，INR低于1.5）及325mg的阿司匹林，对预防卒中并无效；而阿司匹林如与更大剂量的华法林联用，则会增加颅内出血的危险，尤其是老年患者。一个旨在评估联合应用阿司匹林及氯吡格雷有效性的试验，应用氯吡格雷和伊贝沙坦预防房颤的心血管事件试验（Atrial Fibrillation Clopidogrel Trial with Irbesartan for prevention of Vascular Events，ACTIVE）正在进行过程当中。这一试验将入选14 000名房颤患者，通过观察第一次出现心血管死亡、心肌梗死、卒中或血管栓塞性事件的时间，来评估联合治疗相对于华法林的有效性。

阵发性房颤的抗凝治疗

临床资料显示，阵发性房颤卒中的危险也会增加；但它与永久性房颤相比，卒中的年发生率要明显为低[304]；因此，对于阵发性房颤患者来说，终生抗凝治疗的危险-效益比还尚未明了。有关华法林的随机对照试验，绝大部分入选的都是永久性房颤患者。如：哥本哈根使用阿司匹林对房颤患者进行抗凝治疗试验（Atrial Fibrillation Aspirin Anticoagulation Kobenhaven，AFASAK）[286]和非风湿性房颤的卒中预防试验（Stroke Prevention In Non-rheumatic Atrial Fibrillation，SPINAF）[292]入选的全都是永久性房颤患者；而加拿大房颤抗凝试验（Canadian Atrial Fibrillation Anticoagulation，CAFA）[294]、波士顿地区房颤抗凝试验（Boston Area AnTicoagulation in Atrial Fibrillation study，BAATAF）[393] 和SPAF试验[288]入选的间歇性房颤（intermittent AF）患者的比例也分别仅有7%、16%和34%。现行的指南认为，阵发性房颤如果频繁发作，而且每次发生的持续时间长，则具有中等级别的卒中危险，应该考虑抗凝治疗，抗凝的方法及标准可参照永久性房颤的治疗建议[39]。

房扑的抗凝治疗

目前已经证实，房扑也有卒中的危险[40,305,306]。考虑到房扑患者常合并有房颤，而且当射频导管消融房扑后，还有1/3的患者会再发房颤，因而这一危险更值得重视。

经食管超声心动图检查发现，房扑心律时左心耳的血流速度较窦性心律时慢，但比房颤时要快。是否这一现象导致血栓形成的危险相对低，目前尚不清楚。在经食管超声心动图评估复律试验（Assesment of Cardioversion Using Transesophageal Echocardiography，ACUTE）中，房扑患者（占入选病例的4.7%）血栓形成的危险似比房颤患者低，但这一差别尚无统计学意义[307]。FLASTEC试验中房扑患者的比例虽然只有2.4%，但从中已发现了心房血栓形成的病例[308]。房扑的抗凝标准可参照房颤的治疗建议，房速的抗凝也可按此方案执行。

有人工瓣患者的抗凝治疗

口服药物抗凝治疗，使INR达3.0~4.0，这一标准也适合对房性快速性心律失常合并风湿性二尖瓣疾病或人工瓣患者。对1608例机械瓣患者进行为期6年的随访后，发现最合适的抗凝强度（即血栓栓塞和出血并发症的风险都最低）是INR值为2.5~4.9[309]。INR在这一水平时，各种不良反应事件的总体发生率为每年2%；而如果INR为2.0~2.4，这一指标则立即猛增至每年7.5%；如果INR为5.0~5.5，各种不良反应事件的总体发生率也可达每年4.8%。

复律前抗凝治疗的建议

有证据表明，房性快速性心律失常患者，如果电复律前已经接受抗凝治疗，其复律时发生血栓栓塞并发症的风险要比未作抗凝治疗的患者明显为低（分别为0.8%和5.3%）[241]。抗凝治疗的益处可能在于，经过1个月的治疗后，血栓已机化并牢固地黏附于心房壁，也可能是血栓已完全溶解。因此，对于拟行择期复律的患者，应于复律前3周口服华法林抗凝治疗，目标是使INR达2.5（变动范围2.0~3.0）；复律后还要继续服4

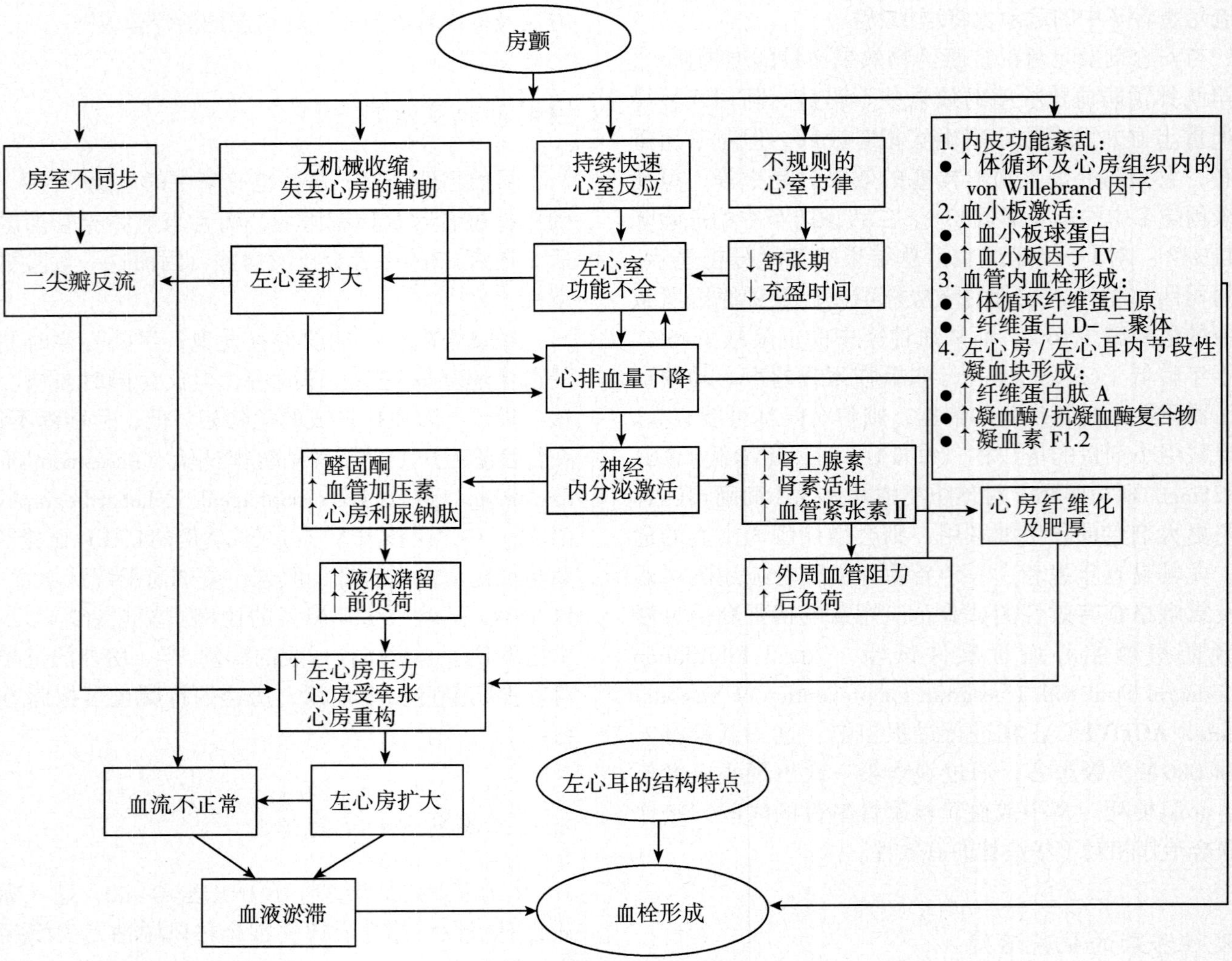

图15-52 房颤时血栓形成的病理机制。

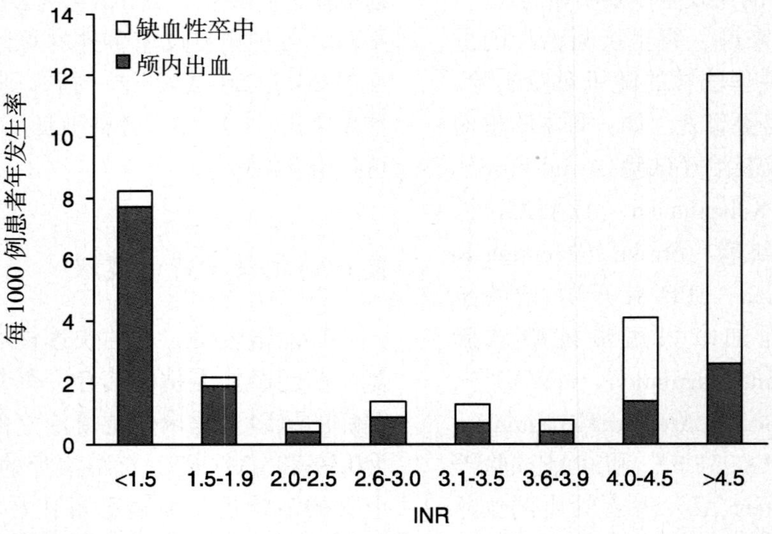

图15-53 在一个有13 355房颤患者的队列中，在不同抗凝强度时，缺血性卒中及颅内出血的发生率。（Modified from Hylek EM，Go AS，Chang Y，et al：Effect of intensity of oral anticoagulation on strokd sverity and mortality in atrial fibrillation. N Engl J Med 2003；349：1019-26.）

表15-18 研究房性快速性心律失常抗凝治疗的临床试验

试验名称	样本大小（例数）	随访时间（年）	治疗：华法林（INR或固定剂量，mg），阿司匹林，对照	风险减少的程度/其他测量指标	P值	所有出血事件的年发生率（%）
AFASAK-I [286]	1007	1.2	华法林 2.8~4.2 阿司匹林 75mg 安慰剂对照	华法林与安慰剂对照，下降 56% 阿司匹林与安慰剂对照，下降 16%	<0.05 NS	华法林 0.6% 阿司匹林 0.30% 安慰剂对照 0%
AFASAK-II [286]	677	3.0	华法林 2.0~3.0 阿司匹林 300mg 华法林固定剂量 1.25mg 华法林固定剂量 1.25mg + 阿司匹林 300 mg	足剂量华法林与阿司匹林对照，下降-21% 足剂量华法林与固定剂量华法林对照，下降 13% 足剂量华法林与固定剂量华法林+阿司匹林对照，下降-6%	NS NS NS	足剂量华法林 1.7% 阿司匹林 1.6% 华法林固定剂量 0.8% 华法林固定剂量+阿司匹林 0.3%
SPAF I [288]	522	1.3	华法林 2.0~4.5* 安慰剂对照	华法林与安慰剂对照，下降 67%	0.01	华法林 1.5% 安慰剂对照 1.6%
SPAF II[289]	1100	2.7	华法林 2.0~4.5* 阿司匹林 325mg	≤75 岁：华法林与阿司匹林对照，下降 33%； >75 岁：华法林与阿司匹林对照，下降 27%	NS NS	≤75 岁：华法林 1.7%，安慰剂组 0.9%； >75 岁：华法林 4.2%，安慰剂组 1.6%
SPAF III，高风险[290]	1044	1.1	华法林 2.0~3.0 小剂量华法林 1.2~1.5mg + 阿司匹林 325mg	足剂量华法林与小剂量华法林+阿司匹林相对照，下降 74%	<0.0001	华法林 2.1% 小剂量华法林+阿司匹林 2.4%
SPAF III，低风险[291]	892	2.0	阿司匹林 325mg	识别出房颤卒中的低危患者（无高血压患者的年卒中发生率为 0.5%，有高血压患者的年卒中发生率为 1.4%，总体人群约为 1.0%）	—	—
SPINAF[292]	525	1.8	华法林 1.4~2.8* 安慰剂对照	华法林与安慰剂对照，下降 79%	0.001	华法林 1.3% 安慰剂 0.9%
BAATAF[293]	420	2.2	华法林 1.5~2.7* 安慰剂对照	华法林与安慰剂对照，下降 86%	0.002	华法林 0.4% 安慰剂 0.2%
CAFA[294]	383	1.3	华法林 2.0~3.0 安慰剂对照	华法林与安慰剂对照，下降 26%	NS	华法林 2.1% 安慰剂 0.4%
PATAF[295]	729	2.7	香豆素 2.5~3.5 小剂量香豆素 1.1~1.6 阿司匹林 150mg	足剂量香豆素与小剂量香豆素对照，下降-14% 足剂量香豆素与阿司匹林对照，下降 19% 小剂量香豆素与阿司匹林对照，下降 9%	NS NS NS	足剂量香豆素 0.2% 小剂量香豆素 0.3% 阿司匹林 0.3%
EAFT[296]	1007	2.3	华法林 2.5~4.0 阿司匹林 300mg 安慰剂对照	华法林与安慰剂对照，下降 47% 阿司匹林与安慰剂对照，下降 17% 华法林与阿司匹林对照，下降 40%	0.001 NS 0.008	华法林 2.6% 阿司匹林 0.7% 安慰剂对照 0.6%
SIFA[297]	916	1.0	华法林 2.0~3.0 吲哚布芬 400mg	华法林与吲哚布芬对照，下降 15%	NS	华法林 0.9% 吲哚布芬 0%
ESPS-2（房颤）[298]	427	1.1	阿司匹林 50mg 安慰剂对照	阿司匹林与安慰剂对照，下降 33%	NS	阿司匹林 0.9% 安慰剂对照 0.4%
LASAF（前期试验）[299]	285	1.5	每日口服阿司匹林 125mg 隔日口服阿司匹林 125mg 安慰剂对照	每日口服组与安慰剂对照，下降-18% 隔日口服组与安慰剂对照，下降 68%	NS 0.05	-
Italian Study[300]	303	1.2	华法林 2.0~3.0 华法林固定剂量 1.25mg	联合终点事件发生率：足剂量华法林与固定剂量华法林对照，为 6.1%和 11.1%。 缺血性卒中发生率：足剂量华法林与固定剂量华法林对照，为 0%和 3.7%	NS 0.025	足额量华法林 2.6% 固定剂量华法林 1.0%

凝血酶原时间比值（prothrombin time ratio）。
NS：指无统计学差异；INR：国际标准化比值。

周，以降低新发血栓形成的危险，直至在窦性心律状态下心房完全恢复收缩功能。抗凝治疗也可预防复律后立即复发房颤所合并的血栓栓塞并发症。如果患者是首次发作，而且持续时间低于48h，则血栓形成的风险相对较低；如果已使用低分子肝素治疗，就不必延期进行复律。如果患者仍有其他致血栓栓塞的危险因素，则复律后仍需抗凝治疗。

经食管超声心动图

经食管超声心动图（TEE）是检测左心房血栓最灵敏和特异度最高的检查方法，它也可以对左心耳的血流进行评估。在ACUTE试验中，心房血栓的检出率约为13.8%[159]。有几个TEE指标可利于预测血栓栓塞事件[142]：（1）左心房或左心耳内有血栓形成；（2）左心耳内的血流速度减慢，≤20cm/s；（3）有自发的回声增强；（4）主动脉复合性粥样硬化病变，表现为斑块易动（mobile）或过厚（>4 mm），或有溃疡形成。如果需要尽早复律，则可于TEE指导下作短期的抗凝治疗，也相对安全有效。这种措施对于那些既往已作长期抗凝治疗、出血危险相对较高、又在近期发作房颤或房扑的住院患者尤为适合。在ACUTE试验中，TEE指导的复律组与常规复律前抗凝3周治疗组相比，血栓事件的发生率无差异，但TEE指导的复律组出现严重和较轻微出血事件的几率均明显为低，分别为2.9%和5.5%[285]。

对于低危患者，可考虑将TEE指导的复律与低分子肝素相结合的措施替代华法林[310]。与普通肝素相比，低分子肝素不需要持续静脉注射，也不需住院及监测实验室指标，可以很大程度地简化抗凝治疗的程序，尤其适合于房性快速性心律失常复律前后使用[311]。近期的研究证实，在心律失常发作的紧急治疗及早期复律时，使用低分子肝素与普通肝素一样安全、有效。对于房颤和房扑患者，如果TEE证实心房内无血栓，则可先皮下注射达肝素（dalteparin）100IU/kg，然后立即复律，复律后继续皮下注射达肝素11天，每日2次，每次100IU/kg，结果在复律后平均7天时，有74%的患者仍维持窦性心律。到1个月时，使用达肝素和早期复律的患者维持窦性心律的比例仍有75%，而传统抗凝及复律组维持窦性心律的比例仅有45%[312]。当然也不能排除传统抗凝组患者器质性心脏病比例较高（为45%；而低分子肝素组为31%）因素的影响。ACUTE Ⅱ前期试验主要是为了评估TEE指导+低分子肝素（伊诺肝素，enoxaparin）途径及TEE指导+普通肝素途径对房性快速性心律失常患者做紧急复律的可行性和安全性[310]。

可预防房性快速性心律失常患者发生卒中的正在试验中的药物和器械（表15-19）

最近刚完成的口服凝血酶抑制剂预防房颤患者的卒中试验Ⅲ（Stroke Prevention using an ORal Thrombin

表15-19 预防房颤卒中的其他治疗措施

治疗措施	优点与缺点
氯吡格雷	在一个小规模试验中，它不比华法林差。 另有一个正在进行的随机对照试验（ACTIVE 试验），入选了 14 000 例患者，分别对每日口服氯吡格雷 75mg 与华法林相对照，及氯吡格雷 + 阿司匹林与单用阿司匹林相对照进行研究。
西美加曲	SPORTIF-III 和 SPORTIF-V 试验证实，每日 2 次，每次口服西美加曲 36mg，不次于华法林；但需要监测肝酶（血清丙氨酸氨基转移酶会升高）。
低分子肝素 (enoxaparin、达肝素)	对于使用华法林出血危险较高的患者短期使用（如复律前）有效；但无长期使用的资料。
Indraparinux	每周皮下注射一次；有一个入选了 5700 例患者的随机临床试验（AMADEUS），正在对它与华法林进行比较。
PLAATO	对于经特定选择的患者，这个技术可行和安全；但尚无长期的随访资料；也不清楚是否仍需抗凝治疗。
结扎左心耳	对一小部分行心脏直视手术的患者可行；但尚无长期的随访资料；也不清楚是否仍需抗凝治疗。
迷宫手术	对经特定选择的行心脏直视手术的患者可行；但尚无卒中发生的长期随访资料；也不清楚是否仍需抗凝治疗。

ACTIVE：应用氯吡格雷和伊贝沙坦预防房颤的心血管事件试验；PLAATO：经皮经导管左心耳封堵；SPORTIF：口服凝血酶抑制剂预防房颤患者的卒中试验。

Inhibitor in atrial Fibrillation Ⅲ，SPORTIF-Ⅲ）结果证实，在预防高危房颤患者的卒中方面，口服直接凝血酶抑制剂西美加曲（ximelagatran）至少与华法林等效。经意向处理分析（intention-to-treat），华法林治疗组一级终点事件（指各种原因所致的卒中及体循环栓塞）发生率为2.3%，而西美加曲治疗组为1.6%，两者绝对差异为0.66%，也即后者风险相对低29%（图15-54）[313]。西美加曲与华法林相比，致残或致死性卒中的发生率、病死率以及严重出血事件的发生率无差异，而轻微与严重出血事件的联合发生率低14%。SPORTIF-Ⅴ试验的设计与SPORTIF-Ⅲ试验有所不同，它是一个"双盲"且"双哑"（double-blind and double-dummy）试验，初步的结果显示，西美加曲组的主要终点事件年发生率为1.6%，而华法林组为1.2%。两者的绝对差异为0.45%，但无统计学意义，因而也说明西美加曲不比华法林差（图15-54）。与SPORTIF-Ⅲ试验的结果相类似，在SPORTIF-Ⅴ试验中，两组的病死率、致死性出血、致残性卒中及出血性卒中等方面无差异，但西美加曲组的轻微与严重出血事件的联合发生率更低。汇总SPORTIF-Ⅲ和SPORTIF-Ⅴ试验的意向分析结果，当对主要事件的发生率、严重出血事件的发生率及病死率等指标进行综合评估后，发现西美加曲可使相对危险度减少16%（P =0.038）。

西美加曲最大的优点在于，它与其他药物无相互作用，起效快，且不需监测凝血指标。为了获得稳定的抗凝效果，西美加曲可按固定剂量进行口服，每日2次，每次口服的最大剂量可达60mg（在SPORTIF-Ⅲ和SPORTIF-Ⅴ试验中所用的剂量为每次口服36mg）。它的活性代谢产物美拉加群（melagatran）既可静脉注射，也可皮下注射。美拉加群对溶解状态的凝血酶和已与纤维蛋白结合的凝血酶均有抑制作用。在SPORTIF系列试验中，西美加曲的副作用相对较少，但它可导致无症状性的肝酶升高，可使约6%的患者肝酶升高至上限的3倍以上，而华法林产生这一副作用的比例不到1%。血清丙氨酸氨基转移酶（ALT）的升高，多出现于疗程的早期（2~6个月间），但即使继续服药，过一段时间后，常仍能恢复至正常水平。产生这一现象的机制尚不明确。但由于所有的试验都发现有这种异常，因而有必要在治疗过程中，对肝酶至少监测数个月。其他更为安全的直接凝血酶抑制剂仍尚处于不同阶段的研究过程之中。

抑制凝血因子Xa是可以影响凝血链式反应（coagulation cascade）过程的另外一个环节。AMADEUS第Ⅲ阶段的试验拟入选5700例房颤患者，主要研究含五糖（pentasaccharide）的indraparinux预防卒中及体循环栓塞（为主要终点）的效果，目前这一试验还在进行过程当中。Indraparinux抑制的是因子Xa，它只需每周皮下注射一次。口服的因子Xa抑制剂也正在研制过程当中。

对于抗凝治疗有禁忌的患者，或者患者难以耐受

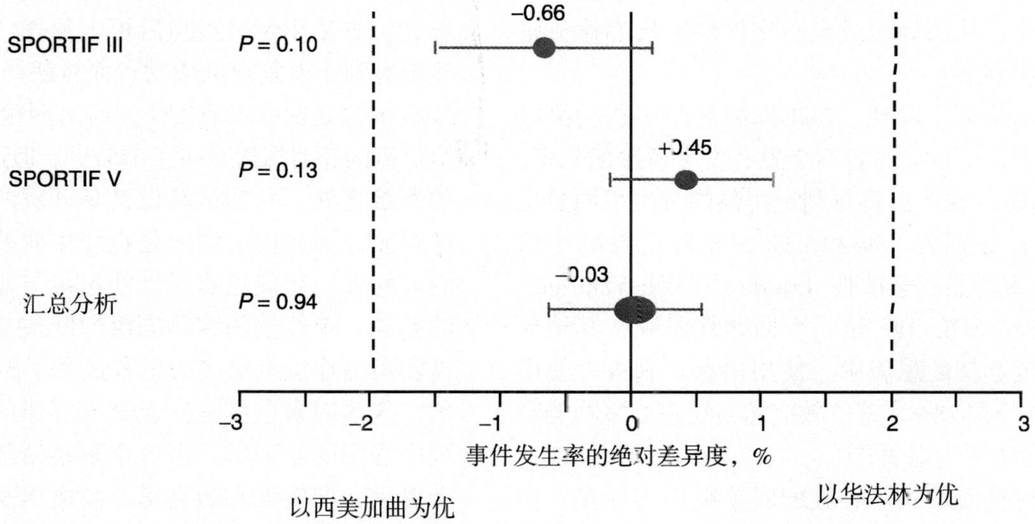

图15-54 SPORTIF-Ⅲ试验、SPORTIF-Ⅴ试验以及两者荟萃分析的结果显示，在预防卒中和体循环栓塞事件（主要终点）方面，西美加曲不次于华法林。如果两个治疗组的主要事件发生率绝对差别超过2%，则认为是有明显差异（以虚线表示）。注意到在两个试验中汇总分析的结果均显示，两种药物的事件发生率绝对差异度都在设定的临界范围内。（Data presented at the American Heart Association Scientific Sessions in 2003.）。

终生抗凝治疗时，可以考虑通过导管穿间隔途径，行经皮经导管左心耳封堵术（percutaneous left atrial appendage transcatheter occlusion，PLAATO）以预防血栓栓塞并发症。目前正在研究这一措施的可行性和安全性。封堵器是一个自膨胀的镍钛合金网笼（self-expanding nitinol cage），直径15~32 mm，外覆一层聚合膜，它可以把左心耳的口部完全封堵，但又允许组织向器械内生长。已有15例口服抗凝治疗有禁忌的房颤患者植入了这一器械，所有患者的左心耳均已获成功封堵，未产生器械相关的并发症[314]。在动物试验中，通过组织学检测发现，植入1个月后，封堵器的表面已完全平滑，未附着有易变的血栓[315]。对15例患者中的11例患者作进一步随访后，发现PLAATO封堵器不会影响左心房的结构与功能（包括肺静脉和二尖瓣在内）[315a]。通过胸腔镜或作微创的胸骨切开，行左心耳结扎或左心耳切除术，可能也可以预防或减少血栓栓塞事件。

上游治疗

心房扩大、心房受牵张以及左心室功能不全即可产生利于形成房性快速性心律失常的基质。当心房的面积增大、且传导速度变慢时，就可达到利于形成折返的“关键面积”（critical atrial mass）。这就可以容纳足够数量多的折返子波，并使牵张相关的自律性增高更为明显、触发活动更为活跃，从而利于房颤的稳定和持续[316,317]。对心力衰竭进行有效的常规治疗，即可减轻心房的负荷，从而延缓或预防房性快速性心律失常（尤其是房颤）的发生。

TRACE试验最早发现，ACE抑制剂群多普利可以减少心肌梗死后左心室功能不全患者发生房颤的几率。经过4年的随访发现，群多普利组房颤的发生率明显比安慰剂组低，分别为2.8%和5.3%，相对危险减少约55%[61]。左心室功能不全试验（Studies of Left Ventricular Dysfunction，SOLVD）是一个回顾性研究，其结果发现，在特定选择的患者中，使用伊那普利可以使房颤的发生几率下降78%，这一效应尤其在左心室功能轻度受损的患者中更为显著[318]。

多个动物模型及人体心脏的实验结果均证实，在房颤的心房中，其血管紧张素转换酶（ACE）、血管紧张素Ⅱ以及血管紧张素Ⅱ的1型和2型受体的表达均有增加[178,319~322]。心房的血管紧张素Ⅱ受体的密度一般明显高于心室。1型血管紧张素Ⅱ受体激活后，可以引发一系列的磷酸化反应，并激活可促进有丝分裂的蛋白激酶（MAPK）。血管紧张素Ⅱ依赖的MAPK目前已发现有3个亚族，即调节细胞外信号转导的蛋白激酶1和2、c-Jun N末端激酶以及p38 MAPK。后二者也可被心房牵张所激活。MAPK激活后，可以刺激成纤维细胞增殖，使细胞肥厚以及凋亡（图15-55）[322a]。血管紧张素Ⅱ还可以激活磷酯蛋白激酶C，使肌浆网释放钙；同时可使L型的钙通道磷酸化，促使钙内流，促进心房的电重构。

在心动过速诱发心力衰竭及快速心房起搏诱发房颤的动物模型中，ACE抑制剂及1型血管紧张素受体阻滞剂均可使间质的纤维化减轻。这就可防止心房不应期的缩短，从而降低持续性房颤的可诱发性[178,321,322]。血管紧张素Ⅱ抑制剂对心房电重构及结构重构的益处，似乎与心房内的压力无关。

越来越多的证据表明，ACE抑制剂及1型血管紧张素受体阻滞剂可以预防房性快速性心律失常患者心房的重构（图15-56）[322a]。188例持续性房颤合并左心室功能受损的患者中，复律前先使用ACE抑制剂治疗者，复律的成功率明显提高[323]。洛沙坦干预降低高血压患者终点事件试验（Losartan Intervention for Endpoint reduction in hypertension study，LIFE）对8804例有高血压病史但无房性快速性心律失常病史患者的资料进行了回顾性分析，发现洛沙坦与阿替洛尔相比，可使新发房颤的发生率减少30%[324]。

第一个研究血管紧张素Ⅱ受体拮抗剂伊贝沙坦（irbesartan）与持续性房颤关系的试验共入选了154例患者，先使用伊贝沙坦后再电复律，结果发现，伊贝沙坦有利于电复律的成功；而且随访1年后，使用伊贝沙坦组的复发率仅有20%，而对照组的复发率为44%，治疗组的相对风险减少了65%[179]。但这一试验也有明显的不足之处。它的试验设计是开放的，未设立安慰剂作对照，而且伊贝沙坦是在使用胺碘酮的基础上应用的。此外，还偶见有伊贝沙坦组与非伊贝沙坦组之间的差异。单纯使用胺碘酮组的既往复律次数更多。伊贝沙坦治疗组有更多的患者接受了β-阻滞剂及钙拮抗剂，这些因素也可能会影响电复律的成功率及随访过程中房颤的复发率。但这个观察结果还是给了我们一个启示，即使无心力衰竭、高血压及急性心肌梗死后的心室重构等传统适应证，只要是房颤患者，即可使用ACE抑制剂及1型血管紧张素受体阻滞剂来阻止或延缓心房的重构。正在进行过程当中的ACTIVE试验，将入选约10 000例房颤患者，研究伊贝沙坦对心房重构及

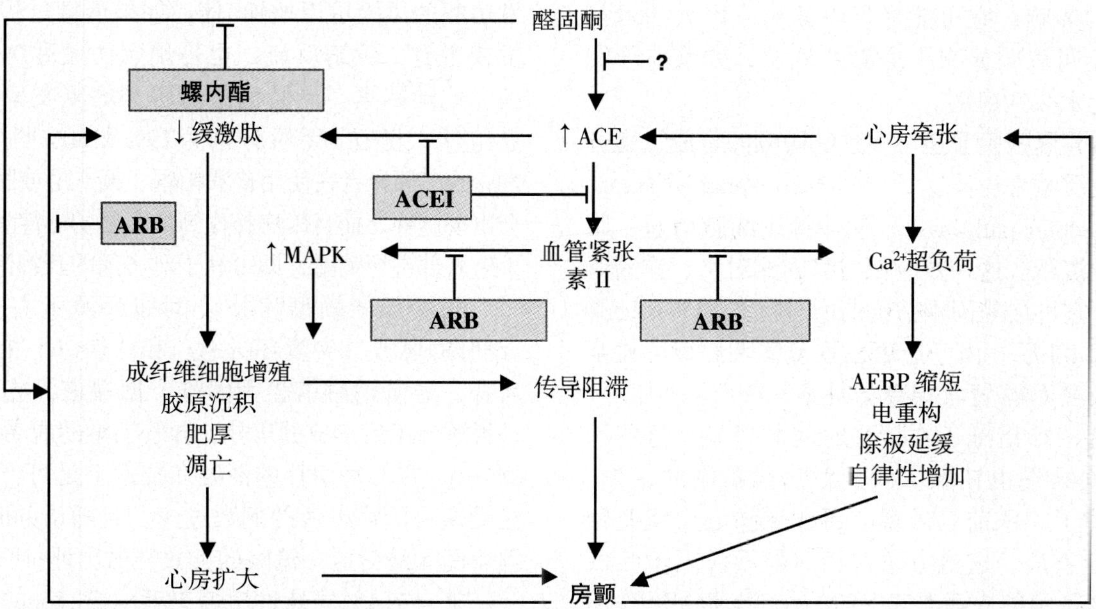

图15-55 血管紧张素Ⅱ在房颤病理机制中的作用。AERP：心房有效不应期；ACEI：血管紧张素转换酶抑制剂；ARB：血管紧张素受体阻滞剂；MAPK：促有丝分裂原活化蛋白酶；ACE：血管紧张素转化酶。（Modified from Savelieva I，Camm AJ：Atrial Fibrillation and heart failure：Natrual history and pharmacologic treatment. Europace 2004；6：S5–S19.）

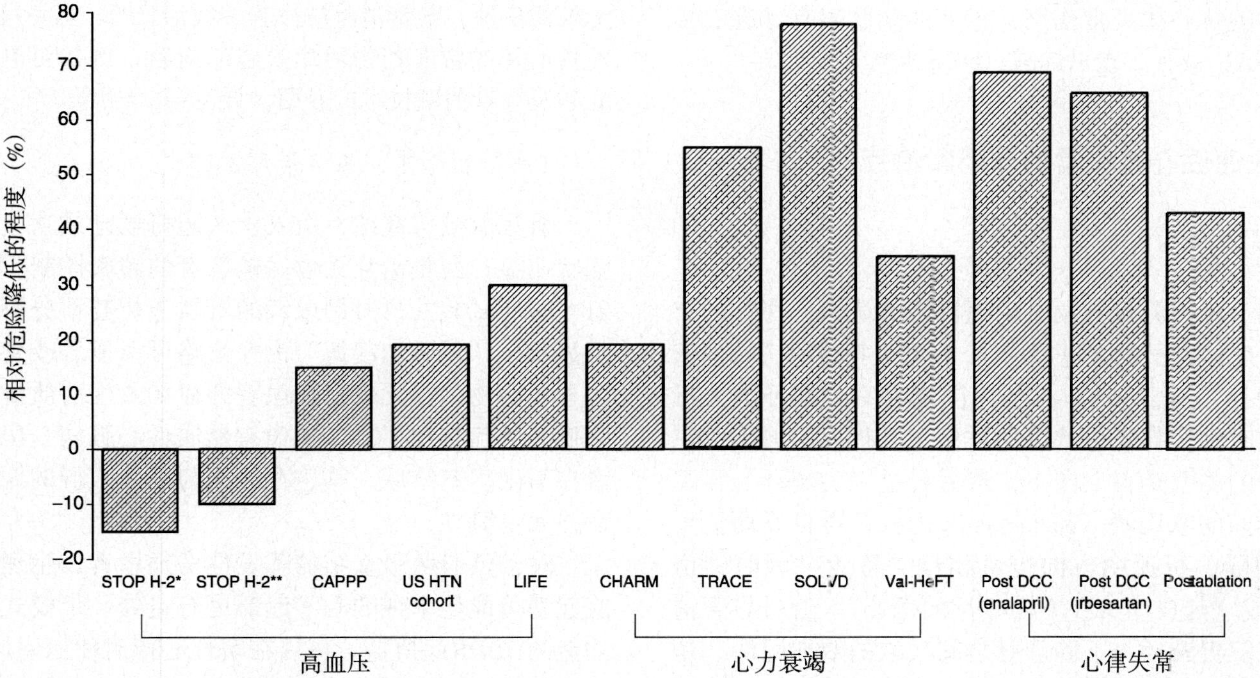

图15-56 在随机临床试验中，使用ACE抑制剂及1型血管紧张素受体阻滞剂预防房颤。CAPPP、STOP H-2、LIFE及US HTN cohort是与高血压有关的研究；SOLVD、CHARM和Val-HeFT是与心力衰竭有关的研究；TRACE试验入选的是心肌梗死合并左心室功能不全的患者；最右侧的3个试验研究的是房颤复律及房扑消融后使用ACE抑制剂及1型血管紧张素受体阻滞剂的效果。CAPPP：即卡托普利预防试验（Captopril Prevention Project）；CHARM：即坎地沙坦治疗心力衰竭患者以降低病死率试验（Candesartan in Heart failure assessment of Reduction in Mortality）；LIFE：即洛沙坦干预降低高血压患者终点事件试验（Losartan Intervention for Endpoint reduction in hypertension study）；SOLVD：即左心室功能不全研究（Studies of Left Ventricular Dysfunction）；STOP H-2：即瑞典老年高血压研究-2（Swedish Trial in Old Patients with Hypertentsion-2）；TRACE：即群多普利心脏评估试验（Trandolapril Caradiac Evaluation）；Val-HeFT：即缬沙坦与心力衰竭研究（Valsartan in Heart Failure Trial）。*ACE抑制剂与传统降压治疗药物的对比；**ACE抑制剂与钙通道阻滞剂的对比。（Reprinted from Savelieva I，Camm AJ：Atrial Fibrillation and heart failure：Natrual history and pharmacologic treatment. Europace 2004；6：S5–S19.）。

房颤复发率的影响；它可能将足以证明，伊贝沙坦与安慰剂相比，可以明显减少房颤的复发，并预防阵发性房颤进展为永久性房颤。

另外，血管紧张素Ⅱ还可促进醛固酮的合成，通过核介导的盐皮质激素受体途径（nuclear-mediated mineralocorticoid receptor pathways），使成纤维细胞增殖、肥厚以及使胶原沉积。这一效应似与醛固酮对水、钠潴留的影响无关，它可被醛固酮拮抗剂所对抗[325,326]。有证据表明，电复律48h后，由于患者已恢复窦性心律，血浆醛固酮水平及醛固酮/肾素指数会明显下降[326]。

当前有些治疗措施正在接受时间的考验，这些治疗措施所获的结果也在加深我们对房颤机制的认识，而且也已创建了一些前景乐观、旨在保护心房肌及预防房颤的治疗方法。这些方法包括（但不仅限于此）：(1) 应用小剂量的糖皮质激素[326a]或他汀类药物[326b]作用于房颤的炎症机制；(2) 应用不饱和脂肪酸氧化（pFOX）抑制剂曲美他嗪（trimetazidine），预防房颤的代谢性改变；(3) 正在探索具有膜稳定作用的omega-3脂肪酸的抗心律失常作用，相关的脂肪酸有廿碳五烯酸（EPA）及廿二碳六烯酸（DHA）[326c]。

房性快速性心律失常的非药物治疗

消融策略

由于对相关解剖及电生理机制的认识，房扑的非药物治疗已有了很大进展[327]。典型房扑或称"峡部依赖型房扑"，实质是右心房内围绕着三尖瓣环的大折返。逆时针房扑是最常见的类型，其折返的波阵面在右心房的侧壁是自上向下，然后经过三尖瓣环与下腔静脉之间的欧氏嵴（eustachian ridge），再自下而上到达房间隔。折返的方向也可相反，称为"顺时针房扑"，或"与典型房扑方向相反的房扑"。通过导管消融造成三尖瓣环与下腔静脉之间区域的双向阻滞，是治疗典型房扑最有效的方法。由于电生理标测和射频消融技术的进步，目前这一方法的有效率已达95%，因而使它成为大多数患者的首选方法[15,328]。如果以导管消融作为一线治疗，则可将房扑的复发率由使用抗心律失常药物的93%降低至5%[15]。

相当一部分患者可能患长期持续的房颤，这一比例在低危患者组中约占10%，高危患者组中约占74%[329]。如果有自发房颤的病史，且有左心室功能不全，则复发房颤的风险可以增加4倍。如果消融过程中房颤易诱发或者有二尖瓣反流，也是预测消融后房颤易复发的独立危险因素。导管消融后房颤的复发率要比药物治疗组低，随访1年后分别为29%和60%[15]。大约15%~20%的房颤患者在使用普罗帕酮、氟卡尼或胺碘酮治疗后会出现房扑，而且以房扑作为最主要的心律失常；此时如果对峡部进行消融，即可利于对房颤的药物治疗[330]。

非峡部依赖型房扑，例如起源于左心房的房扑（绕肺静脉或二尖瓣环折返）和"切口"相关的大折返房扑，导管消融就较为困难。据报道，先天性心脏病外科矫治术后形成的房扑，导管消融的成功率约为50%~88%[66]。左心房房扑的消融在技术上是可行的，但由于接受这一治疗患者的例数过少，且随访的时间也太短，因而尚无法对这一策略的有效性做出评价[117]。

来自514例局灶性房速患者（含18%的左心房房速和10%的多源性房速）的汇总资料显示，接受导管消融后，一次手术的成功率为86%；再次手术后，复发率约为8%；这一结果提示，对于无休止性房速或药物治疗无效的房速，导管消融应作为一线治疗[16]。有关房性快速性心律失常非药物治疗措施的内容，例如对电生理标测及导管消融技术的介绍，详见第6章和第7章。

"消融加起搏"策略治疗房颤

射频消融房室结并植入永久起搏器已成功应用于症状明显、药物治疗无效房颤患者的频率控制[180]。对21个临床试验共1181例患者的资料进行荟萃分析的结果显示，"消融加起搏"治疗策略可以显著改善症状明显、药物治疗无效房颤患者的症状及生活质量，并降低其医疗费用[331]。如果没有器质性心脏病，房颤患者在消融房室结后，其生存时间与总体人群的期望寿命并无差别[332]。

对于已消融房室结的阵发性房颤患者，生理性双腔起搏可能比单纯的心室起搏更有益处。带模式转换功能的DDDR起搏器，可以在窦性心律时使房室同步，而在运动时提供足够的心室率，在发生房性快速性心律失常时则避免心室跟踪心房（atrial tracking），从而延缓患者进展为永久性房颤的进程。但这一假说未能在近期发表的心房起搏加消融治疗阵发性心房颤动（Atrial Pacing Peri-Ablation for Paroxysmal AF，PA^3）试验中获得很好地证实，这一试验的结果显示，在为期1年的随访过程中，DDDR起搏与VDD起搏方式相比，并未能预防阵发性房颤的复发及延缓其进展为永久性房

颤的进程 [333]。右心室心尖部起搏所产生的左右心室收缩不同步，可能抵消了房室结消融后心室律变规则所带来的血流动力学益处。近期有试验在研究起搏其他部位的可能性，如左心室游离壁起搏、对右心室的心尖部及流出道部位进行双部位起搏以及双心室起搏等。有一个随访期尚短的“消融加起搏”策略的临床试验，入选了12例患者，其中6例射血分数不低于40%，另6例则有扩张型心肌病，结果显示，与传统的右心室起搏相比，无论是单纯左心室起搏还是双心室起搏，都可显著改善患者左心室的收缩及充盈功能 [333a]。在美国心脏病学学会（ACC）组织的年度科学论坛（Annual Scientific Session）上发表的房室结消融后评估试验（Post AtrioVentricular node ablation Evaluation trial，PAVE）是第一个有关房室结消融后行双心室起搏的前瞻性随机对照试验。PAVE试验入选了184例患者，以2:1的比例将患者随机分配至双心室起搏组和传统右心室起搏组，随访期为6个月。通过检测6min步行距离、VO_2峰值、运动持续时间（可代表生活质量）等指标，结果发现双心室起搏组的功能状态明显比单纯右心室起搏组好。双心室起搏组仍维持基线状态时的左心室射血分数，而传统右心室起搏组的左心室射血分数则由基线时的44.9%降至了40.7%。

房室结改良

对于药物治疗无效的房性快速性心律失常，尤其是当心室反应的频率难以控制或药物致心律失常作用的风险很大时，“消融加起搏”策略确实是一个有效的治疗方法，但它同时也是一个破坏性及不可逆性的治疗措施，使患者终生依赖起搏器，而且易使心功能不全恶化。为了避免永久起搏的副作用，人们试图用导管消融的方法对房室结的传导特性进行改造，使其心室反应的频率能够下降而又不导致完全性的房室阻滞。早期曾尝试对房室交界区的快径用射频能量进行改良，射频能量作用的是房间隔的前上区，结果长期有效率低，仅有32%，而且有1/3的患者发生了完全性心脏阻滞[334]。近期努力的方向主要是通过消融房室结的慢径来延长房室结的不应期，成功率约50%~74%，可使心室反应的频率平均比基线状态时下降15%~35%[83,335]。不过在较长时间后，有部分患者的房室传导会恢复，使心室反应的频率又变快。而且，由于心室律仍不规则，因而血流动力学仍可能受损，左心室功能仍可恶化，症状也可能仍持续存在。由于导致不可逆心脏阻滞的发生率高，而又不能完全消除症状，因而不植入起搏器、只单纯使用射频导管改良房室结的做法已很少使用。从长期来看，房室结消融患者症状及生活质量的改善也明显优于房室结改良的患者[83]。

肺静脉消融及迷宫手术

对于特定的患者，肺静脉内消融或环肺静脉消融（ablation in or around the pulmonary veins）可以清除肺静脉内残存心房肌袖所形成的反复发放高频冲动的异位灶，从而根治房颤 [17,18]。在一个对照但非随机的试验中，有589例“局灶”性房颤患者接受了这种治疗措施，结果复发率比对照组（582例药物治疗的患者）减少70%，病死率减少54%[336]。肺静脉消融组的致残率明显下降，尤其是充血性心力衰竭及缺血性心血管事件的发生率明显为低，而生活质量则明显改善。这一结果提示，肺静脉隔离可能可以推广应用于更多的房颤患者。

外科迷宫手术（surgical maze procedure）是最早出现的根治房颤的技术，它的理论依据是，形成多个线性阻滞区，以打断所有可能参与维持房颤的子波折返，从而消除能产生房颤的心房基质 [337]。它最初的目的是用于治疗孤立性房颤，但目前主要是在二尖瓣手术或冠状动脉旁路手术过程中使用，成功率（即术后2~3年仍维持窦性心律的比例）约为74%~90%，围术期的病死率不到1%。对于合并房颤或房扑同时接受二尖瓣外科手术的患者，如果加用冷盐水灌注导管于心内膜消融，做改良的迷宫手术，1年后仍维持窦性心律的患者有80%，而只作单纯二尖瓣置换术的患者1年后只有27%的患者仍维持窦性心律[338]。为预防和（或）终止房性快速性心律失常而所采用的消融策略和起搏治疗策略，它们目前所使用的方法和术式以及将来可能的革新和发展前景，将在其他章节详述。

预防和（或）终止房性快速性心律失常的起搏治疗策略

对有传统起搏器适应证的患者行心房起搏或双腔起搏

近期对几个回顾性和前瞻性研究的结果进行仔细分析后发现，有窦房结功能障碍的患者，如果行心房起搏或双腔起搏，可比单纯心室起搏更有利于预防阵发性房颤进展为永久性房颤[339]。单纯心室起搏导致心律失常进一步恶化的机制可能是，当心室起搏时，会产生瓣膜的反流以及心房的收缩与房室瓣的关闭相对抗，从而使心房受牵张，进而使心房扩大，最终发生房性快速性心律失常（图15-57）。双腔起搏能带来益处的机制可能是多源的，既有机械性因素，也有电生理机制在内。心房起搏或生理性起搏可以使心室的充盈及收缩与心房相协调，避免持续的室房逆向传导，使心房免于超负荷和受牵张。心房起搏还可以通过治疗心动过缓和抑制心房的异位搏动而消除长间歇，从而预防房性快速性心律失常。

对几个非随机试验进行回顾性分析的结果显示，心房起搏或生理性起搏可以使永久性房颤的发生率下降62%，而死亡的危险减少约36%（图15-58）[339]。起搏器与房性心动过速试验（Pacemaker Atrial Tachycardia，PACA-TACH）是一个小规模的临床试验，入选的是有心动过速-心动过缓综合征（tachy-brady syndorm）的患者，结果发现，生理性起搏与单纯心室起搏相比，生存率明显更高[340]。最近有两个大规模前瞻性试验，一个是加拿大生理性起搏试验（Canadian Trial Of Physiologic Pacing，CTOPP）[341]，一个是老年患者的起搏器选择试验（PAcemaker Selection in the Elderly，PASE）[342]，这两个试验的结果却未能显示出生理性起搏在全因病死率方面的益处（表15-20）。但CTOPP试验报告，生理性起搏组与单纯心室起搏组相比，房颤发作的总次数要减少18%。亚组分析的结果进一步显示，生理性起搏可使持续性房颤的年发生率由3.84%下降至2.8%，即相对风险下降27.1%[22]。PASE试验入选的窦房结功能障碍的患者，如果行生理性起搏，其发生房颤的几率也有比单纯心室起搏下降的趋势（分别为19%和28%，P =0.06）[342]。而CTOPP试验[341]和丹麦研究（Danish study）[183]的结果均显示，对于病态窦房结综合征的患者，生理性起搏或心房起搏明显降低房颤发生率的效应，只有在随访较长时间（2.5~5.5年）才能显现，这一结果提示，心房起搏或双腔起搏的生物学效应可能是迟发性的。

最近刚完成的模式选择试验（MOde Selection Trial，MOST），入选了2010例有窦房结功能障碍和（或）房室阻滞的患者，随机分为DDDR和VVIR起搏组，平均随访期为3年，结果显示，DDDR起搏对总病死率及心血管死亡事件均无益处，但可明显延缓进展为永久性房颤的进程[23]。生理性起搏组出现永久性房颤的比例为15.2%，而单纯心室起搏组这一比例为26.7%，提示前者的危险减少了21%。在起搏器植入前无房性快速性心律失常病史的患者，通过生理性起搏预防永久性房颤的益处最大，危险约减少50%。

目前尚不清楚，对于窦房结功能障碍的患者，心房起搏是否能优于双腔起搏；也不清楚，对于有房室阻滞或联合传导异常（combined conduction abnormalities）的患者，生理性起搏是否有更大的益处。但MOST的亚组分析已经揭示出DDDR起搏时，心室起搏所占的百分比与心力衰竭和房颤之间显著相关[324a]。虽然DDDR起搏模式时房室顺序是协调的，但当心室起搏的比例超过40%时，因心力衰竭而导致的住院仍会增加2.6倍。心室起搏的累积比例每增加1%，房颤的危险也增加1%。心房起搏与双腔起搏益处的差异可能是右心室心尖部起搏时左心室的电激动有异常所致，因后者就相当于是相对性的左束支阻滞。由此产生的机械收缩顺序的异常，可能导致血流动力学受损及二尖瓣反流，从而易于发生心力衰竭和房颤。这就可能解释为什么在Anderson及同事[183]所做的试验中，心房起搏会明显比心室起搏益处更大；也可能解释，为什么在CTOPP试

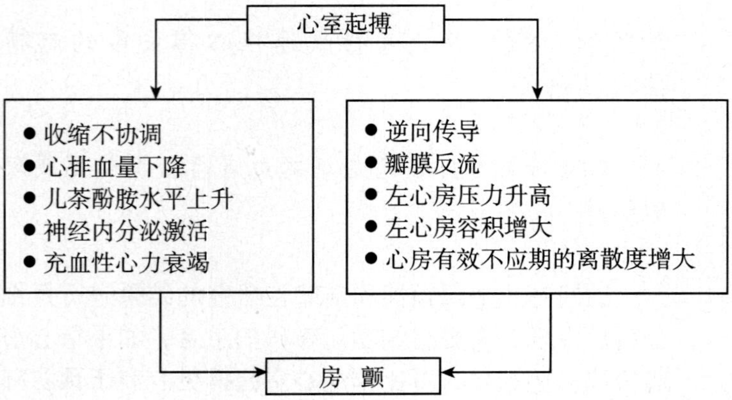

图15-57 永久右心室起搏诱发房颤的病理机制。

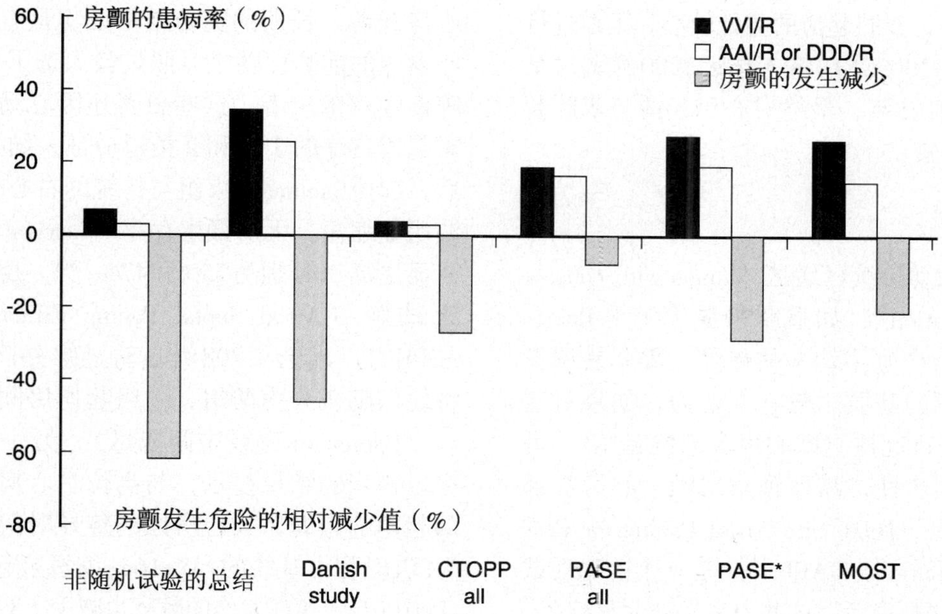

图15-58 对比心房起搏及双腔起搏与单纯心室起搏预防房颤的效果。注意在总结非随机试验（入选的多为窦房结功能障碍的患者）的结果时，以及对CTOPP试验进行分析时，房颤的发生率表示为每年的百分率。*数据来源于窦房结功能障碍但房室传导正常的患者。（Reprinted from Savelieva I，Camm AJ：The results of pacing trials for the prevention and termination of atrial tachyarrhythmias. Is there any evidence of therapeutic breakthrough? J Interv Card Electrophysiol 2003；8：103–15.）

表15–20 研究对于有传统起搏器植入适应证的患者如何选择起搏模式的临床试验

试验名称	入选例数	起搏适应证	随机分组	随访期	对病死率/致病率的影响	房颤的发生率
Danish Study[183]	225	窦房结功能障碍	110 AAI *vs* 115 VVI	5.5 年	全因死亡危险减少 34%	AAI *vs* VVI 危险减少 46%
Pac–A–Tach[340]	198	窦房结功能障碍	100 DDDR *vs* 98 VVIR	23.7 个月	3.2% *vs* 6.8%	48% *vs* 43%
PASE[342]	407	窦房结功能障碍 房室阻滞	203 DDDR *vs* 204 VVIR	1.5 年	全因病死率为 17% *vs* 16%	所有患者：17% *vs* 19% 窦房结功能障碍患者：19% *vs* 28% 房室阻滞患者：16% *vs* 11%
CTOPP[22,341]	2568	窦房结功能障碍 房室阻滞	1094 DDDR *vs* 1474 VVIR	3.1 年	心血管死亡或卒中的发生率分别为 4.9%和 5.5%	各种房颤：5.3% *vs* 6.6%，危险减少 18% 持续房颤：每年 2.8% *vs* 3.84%，危险减少 27.1%
PA–3[333]	77（均为房颤）	房室结消融后	33 DDDR *vs* 34 VDD	1 年	未评估	35% *vs* 32% 房颤负荷 6.93h/d DDDR *vs* 6.30 h/d VDD
MOST[23]	2010	窦房结功能障碍 20%有房室阻滞	1014 DDDR *vs* 996 VVIR	3 年	全因死亡危险比 0.97 (0.80~1.18)；心血管病死率 0.93 (0.73~1.13)	所有患者中：危险减少 21% 无房颤史的患者：危险减少 50%
UK PACE（尚未发表）	2021（年龄均不小于 70 岁）	窦房结功能障碍 房室阻滞（尚未发生房颤）	DDD *vs* VVI	3 年	无差异	无差异

验[341]和PASE试验[342]中，双腔起搏的益处较小。正在进行中的Danish研究（DANPACE）将入选近2000例窦房结功能障碍的患者，随访5年，最终对心房起搏与双腔起搏的长期益处作出比较。

心房多部位起搏

心房内存在的激动持续延缓区（zones with consistently prolonged activation），如冠状静脉窦口和Bachmann束，在心房内能产生不均一的传导，因此易诱发房颤和形成易发房颤的基质。曾有人认为，如果对这些部位或其他部位进行起搏（即心房多部位起搏），可以提高心房除极的同步性，从而预防房颤。心房双部位起搏预防房颤试验（Dual-Site Atrial Pacing for Prevention of Atrial Fibrillation，DAPPAF）是一个前瞻性试验[21]，入选了120例房颤患者，这些患者都有明显症状，且反复发作；他们还同时有心动过缓，需要心脏起搏治疗。这些患者入选后，即随机分为3个起搏组：（1）对右心房及冠状静脉窦行双部位起搏；（2）单纯起搏高位右心房（前两组的起搏频率均为80~90次/分）；（3）以40次/分作支持性起搏；随访期为6个月。三组的主要分析指标，例如第一次症状性房颤复发的时间以及生活质量等，无明显差异。但亚组分析的结果显示，冠状静脉窦和高位右心房同步起搏与单部位心房起搏及支持起搏相比，只对同时接受了抗心律失常药物治疗的患者有益处，表现为第一次复发房颤的时间明显延长，危险比为0.46，*P*值分别为0.004、0.623和0.006。

房颤预防性起搏新指征（New Indication for Preventive Pacing in Atrial Fibrillation，NIPP-AF）试验入选了22例症状明显、反复发作的房颤患者（无传统起搏器适应证），结果显示，双部位超速起搏可明显延长出现第一次症状性房颤复发的时间，而未起搏组事件的相对危险度可增加3.2倍[343]。双部位超速起搏同时使房颤的总负荷由45%下降至了22%；但与DAPPAF试验一样，它对生活质量和症状无影响。遗憾的是，这个试验入选患者的例数太少，而且在进行双部位起搏的同时还掺杂了其他的起搏方式，如持续超速起搏等，这就使试验的结果解释起来较为困难。起搏预防房颤试验（Pacing In Prevention of Atrial Fibrillation，PIPAF）入选了91例阵发性房颤患者，结果显示双部位心房起搏与单部位起搏相比，只是房颤发作的频率有减少的趋势[344]。

对于阵发性房颤患者，选取特定的部位作单部位心房起搏，长期的随访结果证实是有效的。一个多中心参与的前瞻性随机对照试验入选了120例反复发作的阵发性房颤患者，这些患者还因心动过缓而分别具有需起搏治疗的Ⅰ类和Ⅱ类适应证，结果显示在随访1年后，起搏Bachmann束组与传统的右心耳起搏组相比，P波明显缩短，无房颤生存率（survival free from AF）也明显更高（分别为75%和47%）[184]。房间隔起搏效果临床试验（Atrial Septal Pacing Efficacy Clinical Trial，ASPECT）入选了298例心动过缓并阵发性房颤患者，将他们随机分为两组，一组起搏房间隔（冠状静脉窦口、Bachmann束或中间隔区），另一组起搏高位右心房。初步的结果显示，与高位右心房起搏相比，间隔部起搏的患者，其心房内的传导时间明显减少，表现为P波时程由基线的137±16ms缩短至起搏后的115±15ms（P<0.001），房颤发作的频度也减少了39%[345]。但两组的房颤负荷无差异。

有报道，双心房起搏患者的长期无心律失常生存率可明显提高：在随访9年后，86例患者中有55位患者（64%）仍维持窦性心律，其中28位患者（33%）有明确的证据证明一直无心律失常的复发[185]。

心房超速起搏（overdrive atrial pacing）

房颤治疗研究（Atrial Fibrillation Therapy，AFT）的结果显示，372例阵发性房颤患者中，43%的房颤由单个的房性期前收缩触发，22%的房颤发生前有心动过缓，27%是房颤的自行复发（re-initiation）（多由心房的异位电活动介导）[134]。目前已开发出特殊的起搏程序"，以预防房颤的发作。这种程序可以进行动态心房起搏（dynamic atrial pacing），频率只比监测到的患者自身频率略快。"动态心房超速起搏（Dynamic Atrial Overdrive，DAO）"程序的机制是：当探测到一个心房事件时，心房起搏的频率立即加快，在较高频率的基础作超速起搏一段时间后，再使频率作比较平滑地下降，直到再次探测到一个新的心房事件，如此可确保始终由起搏器控制心房的除极。北美动态心房超速起搏试验（Atrial Dynamic Overdrive Pacing Trial conduction in America，ADOPTA）入选了319例窦房结功能障碍合并阵发性或持续性房颤的患者，结果显示，在抑制症状性房性快速性心律失常方面，联合应用DDDR和DAO两种起搏模式明显比单纯的DDDR起搏模式为优[186]。启用DAO后，可使规则的房性快速性心律失常（房速和房扑）负荷下降63.5%，而且房颤的负荷也有

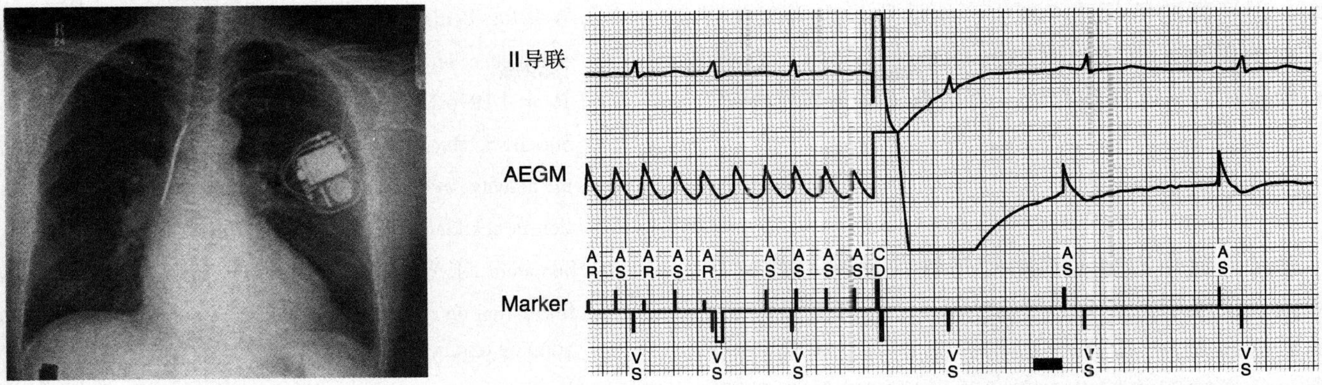

图15-59 双腔ICD使用4J的能量对房性快速性心律失常作心内电复律。AEGM：心房电图；Marker：标记（标记心房和心室的感知与起搏）。

下降的趋势（约下降25%）。两组的平均房颤发作频度、总住院率、副作用事件及病死率均无明显差异。在AFT试验中，联合应用DDD起搏（70次/分）和预防性起搏两种程序，可使房颤的负荷减少30.4%，持续房颤发作的频度减少78.1%[346]。

要把这些试验的结果转换为临床实践的指导原则，还存在一些具体的问题，主要是对这些结果的解释缺乏统一性；原因可能是终点不一致、入选患者的范围不同，有时还有不同起搏模式掺杂在一起。随访期也过短，因而无法证实预防性起搏的长期效应。不过一些随访期延长的试验如AFT试验，已获得了一些预期的结果。

总之，随机临床试验的结果已显示，在生理性起搏的基础上加用某些特殊的起搏程序，对预防房颤有中性或轻度正性的效应。不过这些试验的结果还并非是结论性的，因为它们并没有明确说明，对于某一种起搏程序，有哪些特定的房颤人群会受益最大；也没有说明，哪一种起搏策略是最有效的[24]。PIPAF的研究人员曾试图界定出能受益的人群。他们发现，左心房扩大、房室传导功能正常的患者使用DAO模式后获益最大[346a]。尚在进行中的几个试验，正在研究预防性心房起搏对特定选择人群的益处，或者是叠加于其他治疗时的益处，后者包括心脏再同步化治疗和抗心律失常药物治疗。例如，房颤与心力衰竭治疗基础上的房颤抑制试验（Management of Atrial fibrillation Suppression in AF-HF COmorbidity Therapy，MAS-COT）将入选约500例心力衰竭合并房颤的患者，随机分为两组，他们都进行心脏再同步化治疗，其中的一组启用房颤抑制程序，另一组则关闭房颤抑制程序，至少随访2年。它的主要终点是出现永久性房颤。BREATHE试验将评估心房起搏对睡眠呼吸暂停合并心动过缓和房颤患者的益处。

联合应用预防性起搏和抗心动过速起搏

电生理检查发现，如果体表心电图上有清晰可辨的房颤波（f波）时，心房激动波之间是不连续的，这些激动波之间有等电位线相间隔开；而且可能在一个相对较大的区域内，见到相对恒定的激动顺序[162]。对植入性除颤器进行询问（interrogation）的结果显示，其所存储的房颤患者心房电活动信息中，43%都是单形性、不连续、被等电位线所分隔的信号，周期均在200 ms以上[347]。这些观察的结果提示，在房颤发作前或房颤过程中会间歇出现一过性规则或不规则、但相对整齐的心房电活动，而这种心房电活动可以被抗心动过速起搏所终止或改良。现代的植入式除颤器可以持续对房性快速性心律失常作出识别，并进行以心房为对象的治疗，如预防性心房起搏、抗心动过速起搏以及电击（shock）等（图15-59）。

有一个迄今为止最大规模的临床试验，入选了537例患者，他们为预防室性心律失常而植入了双腔ICD（Jewel AF），其中74%的入选患者还合并有房颤或房扑，他们所使用的抗心动过速起搏方式有短阵等频快速起搏（burst）、短阵递增快速起搏（ramp）以及高频起搏（high frequency pacing）。这些抗心动过速起搏可以使48%的房性快速性心律失常终止，未发生起搏介导的致心律失常作用[348]。房速/房扑的抑制率是58.5%，而房颤的抑制率只有29.8%。最近刚完成的心房治疗有效性与安全性试验（Atrial Therapy Efficacy and Safety Trial，ATTEST）入选了368例心动过缓合并房性快速性心律失常的患者，结果发现抗心动过速起搏有54%的成功率，但房颤的负荷并未减少，生活质量也无改善[352]。不过此前曾有报道，当联用抗心动过速起搏、心房电击和预防性心房起搏治疗后，可以获得较好的结果[350]。

小结

总之，应用心房起搏治疗房性快速性心律失常，在理论上很吸引人，但作为适应证，还值得讨论。目前的证据还太少，还不足以指导建立一个明确的治疗指南。已经结束的随机临床试验结果还不能对起搏预防房性快速性心律失常的益处作出定论。目前还未发现有哪一类人群，能从起搏治疗中获得明显的益处[24]。

唐 恺 马 坚 译
任晓庆 浦介麟 校

参考文献

1. Psaty BM, Manolio TA, Kuller LH, et al: Incidence of and risk factors for atrial fibrillation in older adults. Circulation 1997;96:2455–61.
2. Granada J, Uribe W, Chyou PH, et al: Incidence and predictors of atrial flutter in the general population. J Am Coll Cardiol 2000;36:2242–6.
3. Poutianen AM, Koistinen MJ, Airaksinen KE, et al: Prevalence and natural course of ectopic atrial tachycardia. Eur Heart J 1999;20:694–700.
4. Dorian P, Jung W, Newman D, et al: The impairment of health–related quality of life in patients with intermittent atrial fibril lation: Implications for the assessment of investigational therapy. J Am Coll Cardiol 2000;36:1303–9.
5. Atrial Fibrillation Investigators: Risk factors for stroke and efficacy of antithrombotic therapy in atrial fib rillation: Analysis of pooled data from five randomized controlled trials. Arch Intern Med 1994;154:1449–57.
6. Gottdiener JS, Arnold AM, Aurigemma GP, et al: Predictors of congestive heart failure in the elderly: The Cardiovascular Health Study. J Am Coll Cardiol 2000;35:1628–37.
7. Dries DL, Exner DV, Gersh BJ, et al: Atrial fibrillation is associated with an increased risk for mortality and heart failure progression in patients with asymptomatic and symptomatic left ventricular systolic dysfunction: A retrospective analysis of the SOLVD trials. J Am Coll Cardiol 1998;32:695–703.
8. Wolf PA, Benjamin EJ, Belanger AJ, et al: Secular trends in the prevalence of atrial fibrillation: The Framingham Study. Am Heart J 1996;131:790–5.
9. Stewart S, MacIntyre K, MacLeod MMC, et al: Trends in hospital activity, morbidity and case fatality related to atrial fibrillation in Scotland, 1986–1996. Eur Heart J 2001;22:693–701.
10. Benjamin EJ, Wolf PA, D' Agostino RB, et al: Impact of atrial fibrillation on risk of death: The Framingham Study. Circulation 1999;98:946–52.
11. Vidaillet H, Granada JF, Chyou PH, et al: A population–based study on mortality among patients with atrial fibrillation or flutter. Am J Med 2002;113:365–70.
12. Task Force of the Working Group on Arrhythmias of the European Society of Cardiology. The Sicilian Gambit: A new approach to the classification of antiarrhythmic drugs based on their action on arrhythmogenic mechanisms. Circulation 1991;84:1831–51.
13. Members of the Sicilian Gambit. New approaches to antiarrhythmic therapy: Emerging therapeutic applications of the cell biology of cardiac arrhythmias. Eur Heart J 2001;22:2148–63.
14. Savelieva I, Camm AJ: Update on antiarrhythmic treatment of atrial fibrillation. In Tse HF, Lee KLF, Lau CP（eds）: Clinical Cardiac Pacing and Electrophysiology. Bologna, Italy, Monduzzi Editore, 2003, pp 923–44.
15. Natale A, Newby KH, Pisano E, et al: Prospective randomized comparison of antiarrhythmic therapy versus first–line radiofrequency ablation in patients with atrial flutter. J Am Coll Cardiol 2000;35:1898–904.
16. Hsieh MH, Chen SA: Catheter ablation of focal AT. In Zipes DP, Ha?ssaguerre M（eds）: Catheter Ablation of Arrhythmias. Armonk, NY, Futura Publishing, 2002, pp 185–204.
17. Haïssaguerre M, Jais P, Shah DC, et al: Spontaneous initiation of atrial fibrillation by ectopic beats originating in the pulmonary veins. N Engl J Med 1998;339:659–66.
18. Pappone C, Rosanio S, Oreto G, et al: Circumferential radiofrequency ablation of pulmonary vein ostia. Circulation 2000;102:2619–28.
19. Sie HT, Beukema WP, Ramdat Misier AR, et al: The radiofrequency modified maze procedure: A less invasive surgical approach to atrial fibrillation during open–heart surgery. Eur J Cardiothorac Surg 2001;19:443–7.
20. Camm AJ, Savelieva I: Rationale and patient selection for

"hybrid" drug and device therapy in atrial and ventricular arrhythmias. J Interv Card Electrophysiol 2003;9:207–14.

21. Saksena S, Prakash A, Ziegler P, et al, for the DAPPAF Investigators: The Dual-site Atrial Pacing for Prevention of Atrial Fibrillation (DAPPAF) trial: Improved suppression of atrial fibrillation with dual-site atrial pacing and antiarrhythmic drug therapy. J Am Coll Cardiol 2001;38:598–9.
22. Skanes AC, Krahn AD, Yee R, et al, for the CTOPP Investigators. Progression to chronic atrial fibrillation after pacing: The Canadian Trial of Physiologic Pacing. J Am Coll Cardiol 2001;38:167–72.
23. Lamas GA, Lee KL, Sweeney MO, et al, for the Mode Selection Trial in Sinus Node Dysfunction: Ventricu lar pacing or dual chamber pacing for sinus node dysfunction. N Engl J Med 2002;346:1854–62.
24. Savelieva I, Camm AJ: The results of pacing trials for the prevention and termination of atrial tachyarrhythmias: Is there any evidence of therapeutic breakthrough? J Interv Card Electrophysiol 2003;8:103–15.
25. Pedersen OD, Bagger H, Køber L, et al, for the TRACE Study Group: Trandolapril reduces the incidence of atrial fibrillation after acute myocardial infarction in patients with left ventricular dysfunction. Circulation 1999;100:376–80.
26. Benjamin EJ, Levy D, Vaziri SM, et al: Independent risk factors for atrial fibrillation in a population-based cohort: The Framingham Heart Study. JAMA 1994;271:840–4.
27. Krahn AD, Manfreda J, Tate RB, et al: The natural history of atrial fibrillation: Incidence, risk factors, and prognosis in the Manitoba Follow-Up Study. Am J Med 1995;98:476–84.
28. Wilhelmsen L, Rosengren A, Lappas G: Atrial fibrillation in the general male population-morbidity and risk factors. J Intern Med 2001;250:382–9.
29. Go AS, Hylek EM, Phillips KA, et al. Prevalence of diagnosed atrial fibrillation in adults. National implications for rhythm management and stroke prevention: The AnTicoagulation and Risk Factors In Atrial Fibrillation (A TRIA) Study. JAMA 2001;285: 2370–5.
30. Furberg CD, Psaty BM, Manolio TA, et al, for the CHS Collaborative Research Group: Prevalence of atrial fibrillation in elderly subjects: The Cardiovascular Health Study. Am J Cardiol 1994;74:236–41.
31. Cleland JGF, Swedberg K, Follath F, et al, for the Study Group on Diagnosis of the Working Group on Heart Failure of the European Society of Cardiology: The EuroHeart Failure survey programme-a survey on the quality of care among patients with heart failure in Europe. Part 1: Patient characteristics and diagnosis. Eur Heart J 2003;24:442–63.
32. Tsang TS, Gersh BJ, Appleton CP, et al: Left ventricular diastolic dysfunction as a predictor of the first diagnosed nonvalvular atrial fibrillation in 840 elderly men and women. J Am Coll Cardiol 2002;40:1636–44.
33. Saoudi N, Cosio F, Waldo A, et al: A classification of atrial flutter and regular atrial tachycardia according to electrophysiological mechanisms and anatomical bases: A statement from a Joint Expert Group from the Working Group of Arrhythmias of the European Society of Cardiology and the North American Society of Cardiology and the North American Society of Pacing and Electrophysiology. Eur Heart J 2001;22:1162–82.
34. Fuster V, Rydén LE, Asinger RV, et al: Task Force Report: ACC/ AHA/ESC guidelines for the management of patients with atrial fibrillation. Eur Heart J 2001;22:1852–923.
35. Lévy S, Maarek M, Coumel P, et al, on behalf of the College of French Cardiologists: Characterization of different subsets of atrial fibrillation in general practice in France: The ALFA Study. Circulation 1999;99:3028–35.
36. Wolf PA, Abbot RD, Kannel WB: Atrial fibrillation as independent risk factor for stroke: The Framingham Study. Stroke 1991;22:983–8.
37. Feinberg WM, Seeger JF, Carmody RF, et al: Epidemiologic features of asymptomatic cerebral infarction in patients with non-valvular atrial fibrillation. Arch Intern Med 1990;150:2340–4.
38. Ezekowitz MD, James KE, Nazarian SM, et al, for the Veterans Affairs Stroke Prevention in Nonrheumatic Atrial Fibrillation Investigators: Silent cerebral infarction in patients with non-rheumatic atrial fibrillation. Circulation 1995;92:2178–82.
39. Albers GW, Dalen JE, Laupacis A, et al: Antithrombotic therapy in atrial fibrillation. Chest 2001;119:194S–206S.
40. Biblo LA, Yan Z, Quan KJ, et al: Risk for stroke in patients with atrial flutter. Am J Cardiol 2001;87:346–9
41. Naito M, David D, Michelson EL, et al: The hemodynamic consequences of cardiac arrhythmias: evalu ation of the relative roles of abnormal atrioventricular se quencing, irregularity of ventricular rhythm and atrial fibrillation in a canine model. Am Heart J 1983;106:284–91.

42. Clark DM, Plumb VJ, Epstein AE, Kay GN: Hemodynamic effects of an irregular sequence of ventricular cycle lengths during atrial fibrillation. J Am Coll Cardiol 1997;30:1039–45.
43. Van Gelder IC, Crijns HJGM, Blanksma PK, et al: Time course of hemodynamic changes and improvement of exercise tolerance after cardioversion of chronic atrial fibrillation unassociated with cardiac valve disease. Am J Cardiol 1993;72:560–6.
44. Savelieva I, Camm AJ: Clinical relevance of silent atrial fibrillation: Prevalence, prognosis, quality of life, and management. J Interv Card Electrophysiol 2000;4:369–82.
45. Mathew J, Hunsberger S, Fleg J, et al, for the Digitalis Investigation Group: Incidence, predictive factors, and prognostic significance of supraventricular tachyarrhythmias in congestive heart failure. Chest 2000;118:914–22.
46. Benjamin EJ, Wolf PA, D' Agostino RB, et al: Impact of atrial fibrillation on risk of death: The Framingham Study. Circulation 1999;98:946–52.
47. Jouven X, Desnos M, Guerot C, Ducimetiere P: Idiopathic atrial fibrillation as a risk for mortality: The Paris Prospective Study I. Eur Heart J 1999;20:896–9.
48. Maas R, Kuesel T, Patten M: Detection of symptomatic and asymptomatic atrial arrhythmias by continuous transtelephonic self–monitoring [abstract]. Circulation 2000;102:II–801.
49. Defaye P, Dournaux F, Mouton E, for the Aida Multicenter Study Group: Prevalence of supraventricular arrhythmias from the automated analysis of data stored in the DDD pacemakers of 617 patients: The AIDA study. Pacing Clin Electrophysiol 1998; 21: 250–5.
50. Fetsch T, Breithardt G, Engberding R, et al: Can we believe in symptoms for detection of atrial fibrillation in clinical routine? The results of the PAFAC study [abstract]. Circulation 2001; 104:II–699.
51. Lin H–J, Wolf PA, Benjamin EJ, et al: Newly diagnosed atrial fibrillation and acute stroke: The Framing ham Study. Stroke 1995; 26:1527–30.
52. Cullinane M, Wainwright R, Brown A, et al: Asymptomatic embolization in subjects with atrial fibrillation not taking anticoagulants: A prospective study. Stroke 1998;29:1810–5.
53. Pozzoli M, Cioffi G, Traversi E, et al: Predictors of primary atrial fibrillation and concomitant clinical and hemodynamic changes in patients with chronic heart failure: A prospective study in 344 patients with baseline sinus rhythm. J Am Coll Cardiol 1998;32:197–204.
54. Savelieva I, Camm AJ: Supraventricular and ventricular arrhythmias in heart failure. In Van Veldhuisen DJ, Pitt B (eds): Chronic Heart Failure. Amsterdam, Benecke NI, 2002, pp 111–43.
55. Crijns HJGM, Tjeerdsma G, De Kam PJ, et al: Prognostic value of the presence and development of atrial fibrillation in patients with advanced chronic heart failure. Eur Heart J 2000;21:1238–45.
56. Middlekauff HR, Stevenson WG, Stevenson LW: Prognostic significance of atrial fibrillation in advanced heart failure: a study of 390 patients. Circulation 1991;84:40–8.
57. Carson PE, Johnson GR, Dunkman WB, et al, for the V–HeFT VA Cooperative Studies Group: The influence of atrial fibrillation on prognosis in mild to moderate heart failure: The V–HeFT Studies. Circulation 1993;87:102–10.
58. Crenshaw BS, Ward SR, Granger CB, et al, for the GUSTO–I Trial Investigators: Atrial fibrillation in the setting of acute myocardial infarction: the GUSTO–I experience. J Am Coll Cardiol 1997;30:406–13.
59. Rathore SS, Berger AK, Weinfurt KP, et al: Acute myocardial infarction complicated by atrial fibrillation in the elderly: Prevalence and outcomes. Circulation 2000;101:969–74.
60. Hornestam B, Swedberg K, Snappin S, for the OPTIMAAL Study Group: Significance of atrial fibrillation in patients with acute myocardial infarction and symptomatic or asymptomatic left ventricular dysfunction: Data from the OPTIMAAL Study [abstract]. J Am Coll Cardiol 2002;39:134A.
61. Pedersen OD, Bagger H, Køber L, Torp–Pedersen C: The ocurrence and prognostic significance of atrial fib rillation/–flutter following acute myocardial infarction. TRACE Study group TRAndolapril Cardiac Evaluation. Eur Heart J 1999;20:748–54.
62. Al–Khatib S, Pieper KS, Lee KL, et al: Atrial fibrillation and mortality among patients with acute coronary syndromes without ST–segment elevation: results from the PURSUIT trial. Am J Cardiol 2001;88:76–9.
63. Maron B, Casey S, Poliac LC, et al: Clinical course of hypertrophic cardiomyopathy in a regional United States cohort. JAMA 1999;282:650–5.
64. Olivotto I, Cecchi F, Casey S, et al: Impact of atrial fibrillation on the clinical course of hypertrophic cardiomyopathy. Circulation 2001;104:2517–24.

65. Maron BJ, Olivotto I, Bellone, et al: Clinical profile of stroke in 900 patients with hypertrophic cardiomyopathy. J Am Coll Cardiol 2002;39:301–7.

66. Blomström–Lundvist C, Scheiman MM, Aliot EM, et al: ACC/AHA/ESC guidelines for the management of patients with supraventricular arrhythmias –executive summary. A report of the American College of Cardiology/American Heart Association Task Force on Practice Guidelines and the European Society of Cardiology Committee for Practice Guidelines (Writing Committee to develop guidelines for the management of patients with supra ventricular arrhythmias) . J Am Coll Cardiol 2003;42: 1493–531.

67. Mathew JP, Parks R, Savino JS, et al, for the Multicenter Study of Perioperative Ischaemia Research Group: Atrial fibrillation following coronary artery bypass graft surgery. JAMA 1996;276: 300–6.

68. Asher CR, Miller DP, Grimm RA, et al: Analysis of risk factors for development of atrial fibrillation early after cardiac valvular surgery. Am J Cardiol 1998;82:892–5.

69. Van Hare GF, Lesh MD, Ross BA, et al: Mapping and radiofrequency ablation of intra–atrial reentrant tachycardia after the Senning or Mustard procedure for transposition of the great arteries. Am J Cardiol 1996;77:985–91.

69a. Athanasiou T, Aziz O, Mangoush O, et al: Do off–pump techniques reduce the incidence of postoperative atrial fibrillation in elderly patients undergoing coronary artery bypass grafting? Ann Thorac Surg 2004;77:1567–74.

70. Brand FN, Abbott RD, Kannel WB, Wolf PA: Characteristics and prognosis of lone atrial fibrillation: 30–year follow–up in the Framingham Study. JAMA 1985;254:3449–53.

71. Kopecky SL, Gersh BJ, McGoon MD, et al: The natural history of lone atrial fibrillation: A population–based study over three decades. N Engl J Med 1987;317:669–74.

72. Brugada R, Tapscott T, Czernuszewicz GZ, et al: Identification of a genetic locus for familial atrial fibrillation. N Engl J Med 1997; 336:905–11.

73. Ellinor PT, Shin JT, Moore RK, et al: Locus for atrial fibrillation maps to chromosome 6q14–16. Circulation 2003;107:2880–3.

74. Darbar D, Herron KJ, Ballew JD, et al: Familial atrial fibrillation is a genetically heterogeneous disorder. J Am Coll Cardiol 2003; 41:2185–92.

75. Taylor MRG, Fain PR, Sinagra G, et al: Natural history of dilated cardiomyopathy due to lamin A/C gene mutations. J Am Coll Cardiol 2003;41:771–80.

76. Bharati S, Sasaki D, Siedman S, Vidaillet H: Sudden death among patients with a hereditary cardiomyopathy due to a missense mutation in the rod domain of the lamin a/c gene [abstract] . J Am Coll Cardiol 2001:37:174A.

77. Gruver EJ, Fatkin D, Dodds GA, et al: Familial hypertrophic cardiomyopathy and atrial fibrillation caused by Arg663His beta–cardiac myosin heavy chain mutation. Am J Cardiol 1999;83: 13H–18H.

78. Lai LP, Su MJ, Yeh HM, et al: Association of the human minK gene 38G allele with atrial fibrillation: Evidence of possible genetic control on the pathogenesis of atrial fibrillation. Am Heart J 2002;144:485–90.

79. Chen YH, Xu SJ, Bendahhou S, et al: KCNQ1 gain–of– function mutation in familial atrial fibrillation. Science 2003; 299:251–4.

80. Kay GN, Bubien RS, Epstein AE, Plumb VJ: Effect of catheter ablation of the atrioventricular junction on quality of life and exercise tolerance. Am J Cardiol 1988;62:741–4.

81. Paquette M, Roy D, Talajic M, et al: Role of gender and personality on quality–of–life impairment in intermittent atrial fibrillation. Am J Cardiol 2000;86:764–8.

82. Fitzpatrick AP, Kourouyan HD, Siu A, et al: Quality of life and outcomes after radiofrequency His–bundle catheter ablation and permanent pacemaker implantation: Impact of treatment in paroxysmal and established atrial fibrillation. Am Heart J 1996; 131:499–507.

83. Lee SH, Chen SA, Tai CT, et al: Comparisons of quality of life and cardiac performance after complete atrioventricular junction ablation and atrioventricular junction modification in patients with medically refractory atrial fibrillation. J Am Coll Cardiol 1998;31:637–44.

84. Natale A, Zimerman L, Tomassoni G, et al: Impact on ventricular function and quality of life of transcatheter ablation of the atrioventricular junction in chronic atrial fibrillation with a normal ventricular response. Am J Cardiol 1996;78:1431–3.

85. Savelieva I, Paquette M, Dorian P, et al: Quality of life in patients with silent atrial fibrillation. Heart 2001;85:216–7.

85a. Wolf PA, Mitchell JB, Baker CS, et al: Impact of atrial fibrillation on mortality, stroke, and medical costs. Arch Intern Med 1998; 158:229–34.

85b. Stewart S, Murphy N, Walker A, et al: Cost of an emerging epidemic: An economic analysis of atrial fibrillation in the UK. Heart 2004;90:286–92.

85c. Weerasooriya K, Jaïs P, Le Heuzey JY, et al: Cost analysis of catheter ablation for paroxysmal atrial fibrillation. Pacing Clin Electrophysiol 2003;26:292–94.

86. Bharati S, Lev M: Histologic abnormalities in atrial fibrillation: Histology of normal and diseased atrium. In Falk RH, Podrid PJ (eds): Atrial Fibrillation: Mechanisms and Management. New York, Raven Press, 1992, p 15.

87. Bharati S, Lev M: The pathologic changes in the conduction system beyond the age of ninety. Am Heart J 1992;124:486–96.

88. Bharati S, Lev M: Pathologic changes of the conduction system with aging. Cardiol in the Elderly 1994;2:152.

89. Rosen KM, Rahimtoola SH, Bharati S, Lev M: Bundle branch block with intact atrioventricular conduction. Am J Cardiol 1973;32:782–93.

90. Bharati S, Lev M, Dhingra RC, et al: Electrophysiologic and pathologic correlations in two cases of chronic second degree atrioventricular block with left bundle branch block. Circulation 1975;52:221–9.

91. Lev M, Bharati S: The conduction system in coronary artery disease. In Donosco E, Lipski J (eds): Acute Myocardial Infarction. 1977, pp 1–16.

92. Lev M, Kinare SG, Pick A: The pathogenesis of atrioventricular block in coronary disease. Circulation 1970;42:409–25.

93. Bharati S, Lev M, Dhingra R, et al: Pathologic correlations in three cases of bilateral bundle branch disease with unusual electrophysiologic manifestations in two cases. Am J Cardiol 1976;38:508–18.

94. Kaplan BM, Langendorf R, Lev M, Pick A: Tachycardia- bradycardia syndrome (so-called "sick sinus syndrome"). Am J Cardiol 1973;31:497–508.

95. Bharati S, Lev M: Conduction system in sudden unexpected death a considerable time after repair of atrial septal defect. Chest 1988;94:142–8.

96. Bharati S, Molthan ME, Veasy G, Lev M: Conduction system in two cases of sudden death two years after the Mustard procedure. J Thorac Cardiovasc Surg 1979;77:101–8.

97. Bharati S, Lev M, Denes P, et al: Infiltrative cardiomyopathy with conduction disease and ventricular arrhythmia: Electrophysiologic and pathologic correlations. Am J Cardiol 1980;45:163–72.

98. Bharati S, Scheinman MM, Morady F, et al: Sudden death after catheter-induced atrioventricular junctional ablation in the human. Chest 1985;88:883–9.

99. Bharati S, Rosen KM, Strasberg B, et al: Anatomic substrate for congenital atrioventricular block in middle-aged adults. Pacing Clin Electrophysiol 1982;5:860–9.

100. Amat-Yy-Leon F, Racki AJ, Denes P, et al: Familial atrial dysrhythmia with AV block; intracellular microelectrode, clinical electrophysiologic and morphologic observations. Circulation 1974;50:1097–104.

101. Allessie MA, Boyden PA, Camm AJ, et al: Pathophysiology and prevention of atrial fibrillation. Circulation 2001;103:769–77.

102. Ausma J, Litijens N, Lenders MH, et al: Time course of atrial fibrillation-induced cellular structural remodeling in atrial of the goat. J Mol Cell Cardiol 2001;33:2083–94.

103. Ausma J, Van Der Velden HMW, Lenders MH, et al: Reverse structural and gap-junctional remodeling after prolonged atrial fibrillation in the goat. Circulation 2003;107:2051–8.

104. Elvan A, Zipes DP: Pacing induced chronic atrial fibrillation impairs sinus node function in dogs. Circulation 1996;94:2953–60.

105. Saito T, Waki K, Becker A: Left myocardial extension onto pulmonary veins in humans: Anatomical observations relevant for atrial arrhythmias. J Cardiovasc Electrophysiol 2000;11:888–94.

106. Hassink RJ, Arentz HT, Ruskin J, Keane D: Morphology of atrial myocardium in human pulmonary veins. J Am Coll Cardiol 2003;42:1108–14.

107. Knight BP, Michaud GF, Strickberger SA, Morady F: Electrocardiographic differentiation of atrial flutter from atrial fibrillation by physicians. J Electrocardiol 1999;32:315–19.

108. Saoudi N, Nair M, Abdelazziz A, et al: Electrocardiographic patterns and results of radiofrequency catheter ablation of clockwise type I atrial flutter. J Cardiovasc Electrophysiol 1996;7:931–42.

109. Kalman JM, Olgin JE, Saxon La, et al: Electrocardiographic and electrophysiologic characterization of atypical atrial flutter in man: Use of activation and entrainment mapping and implications for catheter ablation. J Cardiovasc Electrophysiol 1997;8:121–44.

110. Ndrepepa G, Zrenner B, Weyerbrock S, et al: Activation patterns in the left atrium during counterclockwise and clockwise atrial flutter. J Cardiovasc Electrophysiol 2001;12:893–9.

111. Rodriguez LM, Timmermans C, Nabar A, et al: Biatrial activa-

tion in isthmus-dependent atrial flutter. Circulation 2001;104:2545-50.

112. Marine JE, Korley VJ, Obioha-Hgwu O, et al: Different patterns of interatrial conduction in clockwise and counterclockwise atrial flutter. Circulation 2001;104:1153-7.

113. Sippens-Groenewegen A, Lesh MD, Roithinger FX, et al: Body surface mapping of counterclockwise and clockwise typical atrial flutter: A comparative analysis with endocardial activation sequence mapping. J Am Coll Cardiol 2000;35:1276-87.

114. Kolb C, Nurnberger S, Ndrepepa G, et al: Modes of initiation of paroxysmal atrial fibrillation from analysis of spontaneously occurring episodes using a 12-lead Holter monitoring system. Am J Cardiol 2001;88:853-7.

115. Cheng J, Cabeen WR, Scheinman MM: Right atrial flutter due to lower loop reentry. Mechanism and anatomic substrate. Circulation 1999;99:1700-5.

116. Kall JG, Rubenstein DS, Douglas EK, et al: Atypical atrial flutter originating in the right atrial free wall. Circulation 2000;101:270-9.

117. Jaïs P, Shah DC, Haïssaguerre M, et al: Mapping and ablation of left atrial flutters. Circulation 2000;101:2928-34.

118. Roithinger FX, Karch MR, Steiner PR, et al: Relationship between atrial fibrillation and typical atrial flutter in humans: Activation sequence changes during spontaneous conversion. Circulation 1997;96:3484-91.

119. Lu TM, Tai CT, Hsoej MH, et al: Electrophysiologic characteristics in initiation of paroxysmal atrial fibrillation from a focal area. J Am Coll Cardiol 2001;37:1658-64.

120. Zrenner B, Ndrepepa G, Karch MR, et al: Electrophysiologic characteristics of paroxysmal and chronic atrial fibrillation in human right atrium. J Am Coll Cardiol 2001;38:1143-9.

121. Garrey WE: Auricular fibrillation. Physiol Rev 1924;4:215-50.

122. Lewis T, Feil HS, Stroud WD: Observations upon flutter and fibrillation. II. The nature of auricular flutter. Heart 1920;7: 191-233.

123. Moe GK, Abildskov JA: Atrial fibrillation as a self-sustained arrhythmia independent of focal discharge. Am Heart J 1959; 58:59-70.

124. Allessie MA, Bonke FI, Schopman FJ: Circus movement in rabbit atrial muscle as a mechanism of tachycardia. III. The "leading circle" concept: A new model of circus movement in cardiac tissue without the involvement of an anatomical obstacle. Circ Res 1977;41:9-18.

125. Wang Z, Page P, Nattel S: Mechanism of flecainide's antiarrhythmic action in experimental atrial fibrillation. Circ Res 1992;71:271-87.

126. Rensma PL, Allessie MA, Lammers WJ, et al: Length of excitation wave and susceptibility to reentrant atrial arrhythmias in normal conscious dogs. Circ Res 1988;62:395-410.

127. Wijffels MC, Kirchhof CJ, Dorland R, et al: Atrial fibrillation begets atrial fibrillation: A study in awake chronically instrumented goats. Circulation 1995;92:1954-68.

128. Nattel S: Atrial electrophysiological remodeling caused by rapid atrial activation: Underlying mechanisms and clinical relevance to atrial fibrillation. Cardiovasc Res 1999;42:298-308.

129. Yue L, Feng J, Gaspo R, et al: Ionic remodeling underlying action potential changes in a canine model of atrial fibrillation. Circ Res 1997;81:512-25.

130. Nattel S, Li D, Yue L: Basic mechanisms of atrial fibrillation-very new insights into very old ideas. Annu Rev Physiol 2000;62:51-77.

131. Li D, Melnyk P, Feng J, et al: Effects of experimental heart failure on atrial cellular and ionic electrophysiology. Circulation 2000;101:2631-8.

132. Waktare J, Camm J: Atrial Fibrillation. London, Martin Duniz, 2000.

133. Waktare JEP, Malik M: Holter, loop recorder, and event counter capabilities of implanted devices. Pacing Clin Electrophysiol 1997;20:2658-69.

134. Hoffmann E, Janko S, Hahnewald S, et al: The atrial fibrillation therapy (AFT) trial: Novel information on dominant triggers of paroxysmal atrial fibrillation [abstract]. Circulation 2000;102:II481-II482.

135. Kannel WB, Abbott RD, Savage DD, McNamara PM: Epidemiologic features of chronic atrial fibrillation: The Framingham Study. N Engl J Med 1982;306:1018-22.

136. Ciaccheri M, Cecchi F, Arcangelli C, et al: Occult thyrotoxicosis in patients with chronic and paroxysmal isolated atrial fibrillation. Clin Cardiol 1984;7:413-16.

137. Sawin CT, Geller A, Wolf PA, et al: Low serum thyrotropin concentrations as a risk factor for atrial fibrillation in older persons. N Engl J Med 1994;331:1249-52.

138. Krahn AD, Klein GJ, Kerr CR, et al, for the Canadian Registry of Atrial Fibrillation Investigators: How useful is thyroid func-

tion testing in patients with recent-onset atrial fibrillation? Arch Intern Med 1996;156:2221-4.

139. Dernellis J, Panaretou M: C-reactive protein and paroxysmal atrial fibrillation: Evidence of the implication of an inflammatory process in paroxysmal atrial fibrillation. Acta Cardiol 2001; 56: 375-80.

140. Chung MK, Martin DO, Sprecher D, et al: C-reactive protein elevation in patients with atrial arrhythmias: Inflammatory mechanisms and persistence of atrial fibrillation. Circulation 2001;104: 2886-91.

141. Manning WJ, Silverman DI, Katz SE, et al: Impaired left atrial mechanical function after cardioversion: Relation to the duration of atrial fibrillation. J Am Coll Cardiol 1994;23:1535-40.

142. The Stroke Prevention in Atrial Fibrillation Investigators Committee on Echocardiography. Transesophageal echocardiographic correlates of thromboembolism in high-risk patients with nonvalvular atrial fibrillation. Ann Intern Med 1998; 128:639-47.

143. Chen SA, Chiang CE, Yang CJ, et al: Sustained atrial tachycardia in adult patients. Electrophysiological characteristics, pharmacological response, possible mechanisms, and effects of radiofrequency ablation. Circulation 1994;90:1262-78.

144. Chen SA, Tai CT, Chiang CE, et al: Focal atrial tachycardia: Reanalysis of the clinical and electrophysiologic characteristics and prediction of successful radiofrequency ablation. J Cardiovasc Electrophysiol 1998;9:355-65.

145. Knight BP, Zivin A, Souza J, et al: A technique for the rapid diagnosis of atrial tachycardia in the electrophysiology laboratory. J Am Coll Cardiol 1999;33:775-81.

146. Knight BP, Ebinger M, Oral H, et al: Diagnostic value of tachycardia features and pacing maneuvers during paroxysmal supraventricular tachycardia. J Am Coll Cardiol 2000;36:574-82.

147. Kalman JM, Olgin JE, Karch MR, et al: "Cristal tachycardias": Origin of right atrial tachycardias from the crista terminalis identified by intracardiac echocardiography. J Am Coll Cardiol 1998;31:451-9.

148. Nogami A, Suguta M, Tomita T, et al: Novel form of atrial tachycardia originating at the atrioventricular an nulus. Pacing Clin Electrophysiol 1998;21:2691-4.

149. Morton JB, Sanders P, Das A, et al: Focal atrial tachycardia arising from the tricuspid annulus: Electrophysiologic and electrocardiographic characteristics. J Cardiovasc Electrophysiol 2001; 12:653-9.

150. Chen SA, Hsieh MH, Tai CT, et al: Initiation of atrial fibril- lation by ectopic beats originating from the pulmonary veins: Electrophysiologic characteristics, pharmacologic responses, and effects of radiofrequency catheter ablation. Circulation 1999; 100:1879-86.

151. Tsai CF, Tai CT, Hsieh MH, et al: Initiation of atrial fibrillation by ectopic beats originating from the superior vena cava: Electrophysiological characteristics and results of radiofrequency ablation. Circulation 2000;102:67-74.

152. Nakagawa H, Shah N, Matsudaira K, et al: Characterization of reentrant circuit in macroreentrant right atri al tachycardia after surgical repair of congenital heart disease: Isolated channels between scars allow "focal" ablation. Circulation 2001;103:699-709.

153. Cosio FG, Arribas F, Palacios J, et al: Fragmented electrograms and continuous electrical activity in atrial flutter. Am J Cardiol 1986;57:1309-14.

154. Olshansky B, Okumura K, Henthorn EW, et al: Characterization of double potentials in human atrial flutter: Studies during transient entrainment. J Am Coll Cardiol 1990;15:833-41.

155. Saoudi N, Atallah G, Kirkorian G, et al: Catheter ablation of the atrial myocardium in human type I atrial flutter. Circulation 1990;81:762-71.

156. Chen SA, Chiang CE, Wu TJ, et al: Radiofrequency catheter ablation of common atrial flutter: Compari son of electrophysiologically guided focal ablation tech nique and linear ablation technique. J Am Coll Cardiol 1996;27:860-8.

157. Olgin JE, Kalman JM, Fitzpatrick AP, et al: Role of right atrial endocardial structure as barriers to conduc tion during human type I atrial flutter: Activation and entrainment mapping guided by intracardiac echocardiography. Circulation 1995;92:1839-48.

158. Tai CT, Chen SA, Chen YJ, et al: Conduction properties of the crista terminalis in patients with typical atrial flutter: Basis for a line of block in the reentrant circuit. J Cardiovasc Electrophysiol 1998;9:811-9.

159. Friedman PA, Luria D, Fenton AM, et al: Global right atrial mapping of human atrial flutter: The presence of postero medial (sinus venosa region) functional block and double potentials: A study in biplane fluoroscopy and intracardiac echocardiography. Circulation 2000;101:1568-77.

160. Yang Y, Chen J, Bochoeyer A, et al: Atypical right atrial flutter

patterns. Circulation 2001;103:3092–8.

161. Hwang C, Karaguezian HS, Chen PS: Idiopathic paroxysmal atrial fibrillation induced by a focal discharge mechanism in the left superior pulmonary vein: Possible roles of the ligament of Marshall. J Cardiovasc Electrophysiol 1999;10:636–48.

162. Konings KTS, Kirchhof CJHJ, Smeets JRLM, et al: High density mapping of electrically induced atrial fibrillation in man. Circulation 1994;89:1665–80.

163. Daoud EG, Knight BP, Weiss R, et al: Effect of verapamil and procainamide on atrial fibrillation–induced electrical remodeling in human. Circulation 1997;5:1542–50.

164. Yu WC, Chen SA, Lee SH, et al: Tachycardia–induced change of atrial refractory period in human: Rate–dependency and effects of antiarrhythmic drugs. Circulation 1998;97:2331–7.

165. Yu WC, Lee SH, Tai CT, et al: Reversal of atrial electrical remodeling following cardioversion of long–standing atrial fibrillation in man. Cardiovasc Res 1999;42:470–6.

166. Lévy S, Ricard P, Guenoun M, et al: Low energy internal cardioversion of spontaneous atrial fibrillation. Circulation 1997; 96:253–9.

167. Van Gelder IC, Tuinenberg AE, Schoonderwoerd BS, et al: Pharmacologic versus direct–current electrical cardioversion of atrial flutter and fibrillation. Am J Cardiol 1999;84: 147R–151R.

168. Van Gelder IC, Crijns HJGM, Van Gilst WH, et al: Prediction of uneventful cardioversion and maintenance of sinus rhythm from direct–current electrical cardioversion of chronic atrial fibrillation and flutter. Am J Cardiol 1991;68:41–6.

169. Reiffel JA: Drug choices in the treatment of atrial fibrillation. Am J Cardiol 2000;85:12D–19D.

170. Pritchett ELC, Page RL, Connolly SJ, et al: Antiarrhythmic effects of azimilide in atrial fibrillation: Efficacy and dose–response. J Am Coll Cardiol 2000;36:794–802.

171. Torp–Pedersen C, Møller M, Bloch–Thomsen PE, et al, for the Danish Investigations of Arrhythmia and Mortality on Dofetilide Study Group: Dofetilide in patients with congestive heart failure and left ventricular dysfunction. N Engl J Med 1999;341:857–65.

172. Kowey PR, Vanderlught JT, Luderer JR: Safety and risk/benefit analysis of ibutilide for acute conversion of atrial fibrillation/flutter. Am J Cardiol 1996;78:46A–52A.

173. Connolly SJ: Evidence–based analysis of amiodarone efficacy and safety. Circulation 1999;100:2025–34.

174. Carlsson J, Neuzner J, Rosenberg YD: Therapy of atrial fibrillation: Rhythm control versus rate control. Pacing Clin Electrophysiol 2000;23:891–903.

175. The Atrial Fibrillation Follow–up Investigation of Rhythm Management （AFFIRM） Investigators. A comparison of rate control and rhythm control in patients with atrial fibrillation. N Engl J Med 2002;347:1825–33.

176. Hart RG, Pearce LA, McBride R, et al, for the Stroke Prevention in Atrial Fibrillation （SPAF） Investigators: Factors associated with ischemic stroke during aspirin therapy in atrial fibrillation: Analysis of 2012 participants in the SPAF I–III clinical trials Stroke Prevention in Atrial Fibrillation （SPAF） Investigators. Stroke 1999;30:1223–9.

176a. Strauss SE, Majumdar SR, McAlister FA: New evidence for stroke prevention: Scientific review. JAMA 2002;288:1388–95.

177. Atrial Fibrillation Investigators. Echocardiographic predictors of stroke in patients with atrial fibrillation: A prospective study of 1,066 patients from three clinical trials. Arch Intern Med 1998; 158:1316–20.

178. Li D, Shinagawa K, Pang L, et al: Effects of angiotensin–converting enzyme inhibition on the development of atrial fibrillation substrate in dogs with ventricular tachycardia–induced congestive heart failure. Circulation 2001;104:2608–14.

179. Hernandez–Madrid A, Bueno MG, Rebollo JG, et al: Use of irbesartan to maintain sinus rhythm in patients with long–lasting persistent atrial fibrillation: A prospective and randomized study. Circulation 2002;39:106:331–6.

180. Kay GN, Ellenbogen KA, Giudici M, et al: The Ablate and Pace Trial: A prospective study of catheter ablation of the AV conduction system and permanent pacemaker implantation for treatment of atrial fibrillation. J Interv Cardiac Electrophysiol 1998; 2:121–35.

181. Lévy S, Richard P, Lau CP, et al: Multicenter low energy transvenous atrial defibrillation （XAD） trial results in different subsets of atrial fibrillation. J Am Coll Cardiol 1997;27:750–5.

182. Wellens HJJ, Lau CP, Lüderitz B, et al: Atrioverter: An implantable device for the treatment of atrial fibrillation. Circulation 1998;98:1651–6.

183. Andersen HR, Nielsen JC, Thomsen PEB, et al: Long–term follow–up of patients from a randomised trial of atrial versus ventricular pacing for sick sinus syndrome. Lancet 1997;350:1210–6.

184. Bailin SJ, Adler S, Giudici M: Prevention of chronic atrial fibrillation by pacing in the region of Bachmann's bundle: Results of a multicenter randomized trial. J Cardiovasc Electrophysiol 2001;12:912-7.

185. D'Allonnes GR, Pavin D, Leclercq C, et al: Long-term effects of biatrial synchronous pacing to prevent drug-refractory atrial tachyarrhythmia: A nine-year experience. J Cardiovasc Electrophysiol 2000;11:1081-91.

186. Carlson MD, Gold MR, Ip J, et al, for the ADOPT Investigators: A new pacemaker algorithm for the treatment of atrial fibrillation: results of the Atrial Dynamic Overdrive Pacing Trial (ADOPT). J Am Coll Cardiol 2003;20;42:627-33.

187. Danias PG, Caulfield TA, Weigner MJ, et al: Likelihood of spontaneous conversion of atrial fibrillation to sinus rhythm. J Am Coll Cardiol 1998;31:588-92.

188. Slavik RS, Tisdale JE, Borzak S: Pharmacologic conversion of atrial fibrillation: A systematic review of available evidence. Prog Cardiovasc Dis 2001;44:121-52.

189. Boriani G, Biffi M, Capucci A, et al: Oral propafenone to convert recent-onset atrial fibrillation in patients with and without underlying heart disease: A randomized, controlled trial. Ann Intern Med 1997;126:621-5.

190. Azpitarte J, Alvarez M, Baun O, et al: Value of single oral loading dose of propafenone in converting recent-onset atrial fibrillation: Results of a randomized double-blind, controlled study. Eur Heart J 1997;18:1649-54.

191. Capucci A, Boriani G, Botto GL, et al: Conversion of recent-onset atrial fibrillation to sinus rhythm by a single oral loading dose of propafenone or flecainide. Am J Cardiol 1994;74:503-5.

192. Bianconi L, Mennuni M, and PAFIT-3 Investigators: Comparison between propafenone and digoxin administered intravenously to patients with acute atrial fibrillation: Am J Cardiol 1998;82: 584-8.

193. Crijns HJ, van Wijk LM, van Gilst WH, et al: Acute conversion of atrial fibrillation to sinus rhythm: Clinical efficacy of flecainide acetate. Comparison of two regimens. Eur Heart J 1988; 9:634-8.

194. Crijns HJGH, van Gelder IC, Kingma JH, et al: Atrial flutter can be terminated by a class III antiarrhythmic drug, but not by a class IC drug. Eur Heart J 1995;15:1403-8.

195. Kingma JH, Suttorp MJ: Acute pharmacologic conversion of atrial fibrillation and flutter: The role of flecainide, propafenone, and verapamil. Am J Cardiol 1992;70:56A-60A; discussion 60A-61A.

196. Kuck KH, Kunze KP, Schluter M, Duckeck W: Encainide versus flecainide for chronic atrial and junctional ectopic tachycardia. Am J Cardiol 1988;62:37L-44L.

197. Stambler BS, Wood MA, Ellenbogen KA, et al, and the Ibutilide Repeat Dose Investigators: Efficacy and safety of repeated intravenous doses of ibutilide for rapid conversion of atrial flutter or fibrillation. Circulation 1996;94:1613-21.

198. Volgman AS, Carberry PA, Stambler B, et al: Conversion efficacy and safety of intravenous ibutilide compared with intravenous procainamide in patients with atrial flutter or fibrillation. J Am Coll Cardiol 1998;31:1414-19.

199. Vos MA, Golitsyn SR, Stangl K, et al, for the Ibutilide/Sotalol Comparator Study Group: Superiority of ibutilide (a new class III agent) over d,l-sotalol in converting atrial flutter and atrial fibrillation. Heart 1998;79:568-75.

200. Norgaard BL, Wachtell K, Christensen PD, et al: Efficacy and safety of intravenously administered dofetilide in acute termination of atrial fibrillation and flutter: A multicenter, randomized, double blind, placebo-controlled study. Am Heart J 1999;137: 1062-9.

201. Pedersen OD, Bagger H, Keller N, et al, for the Danish Investigations of Arrhythmia and Mortality ON Dofetilide Study Group: Efficacy of dofetilide in the treatment of atrial fibrillation-flutter in patients with reduced left ventricular function: A Danish Investigations of Arrhythmia and Mortality on Dofetilide (DIAMOND) Sub study. Circulation 2001;104: 292-6.

202. Singh S, Zoble RG, Yellen L, et al, for the Dofetilide Atrial Fibrillation Investigators: Efficacy and safety of oral dofetilide in converting to and maintaining sinus rhythm in patients with chronic atrial fibrillation or atrial flutter: The Symptomatic Atrial Fibrillation Investigative Research on Dofetilide (SAFIRE-D) Study. Circulation 2000;102:2385-90.

203. Greenbaum RA: European and Australian Multicenter Evaluative Research on Atrial Fibrillation Dofetilide (EMERALD). Presented at 71st Scientific Sessions of the American Heart Association. Circulation 1999;99:2486-91.

204. Sung RJ, Tan HL, Karagounis L, et al, for the Sotalol Multicenter Study Group: Intravenous sotalol for termination of supraventricular tachycardia and atrial fibrillation and flutter: A multi-

center, randomized, double-blind, placebo-controlled study. Am Heart J 1995;129:739-48.

205. Chevalier P, Durand-Dubief A, Burri H, et al: Amiodarone versus placebo and classic drugs for cardioversion of recent-onset atrial fibrillation: a meta-analysis. J Am Coll Cardiol 2003;41:255-62.

206. Vardas PE, Kochiadakis GE, Igoumenidis NE, et al: Amiodarone as a first-choice drug for restoring sinus rhythm in patients with atrial fibrillation: A randomized, controlled study. Chest 2000;117:1538-45.

207. Bianconi L, Castro A, Dinelli M, et al: Comparison of intravenously administered dofetilide versus amiodarone in the acute termination of atrial fibrillation and flutter. A multicentre, randomized, double-blind, placebo-controlled study. Eur Heart J 2000;21:1265-73.

208. Deedwania PC, Singh BN, Ellenbogen K, for the Department of Veterans Affairs CHF-STAT Investigators: Spontaneous conversion and maintenance of sinus rhythm by amiodarone in patients with heart failure and atrial fibrillation: Observations from the Veterans Affairs Congestive Heart Failure Survival Trial of Antiarrhythmic Therapy (CHF-STAT). Circulation 1998;98:2574-9.

209. Hohnloser SH, Van de LA, Baedeker F: Efficacy and proarrhythmic hazards of pharmacologic cardioversion of atrial fibrillation: Prospective comparison of sotalol versus quinidine. J Am Coll Cardiol 1995;26:852-8.

210. Halinen MO, Huttunen M, Paakkinen S, Tarssanen L: Comparison of sotalol with digoxin-quinidine for conversion of acute atrial fibrillation to sinus rhythm (the Sotalol-Digoxin-Quinidine Trial). Am J Cardiol 1995;76:495-8.

211. Kerin NZ, Faitel K, Naini M: The efficacy of intravenous amiodarone for the conversion of chronic atrial fibrillation: Amiodarone vs quinidine for conversion of atrial fibrillation. Arch Intern Med 1996;156:49-53.

212. Innes GD, Vertesi L, Dillon EC, Metcalfe C: Effectiveness of verapamil-quinidine versus digoxin-quinidine in the emergency department treatment of paroxysmal atrial fibrillation. Ann Emerg Med 1997;29:126-34.

213. Kochiadakis GE, Igoumenidis NE, Solomou MC, et al: Conversion of atrial fibrillation to sinus rhythm using acute intravenous procainamide infusion. Cardiovasc Drugs Ther 1998;12:75-81.

214. Mattioli AV, Lucchi GR, Vivoli D, Mattioli G: Propafenone versus procainamide for conversion of atrial fibrillation to sinus rhythm. Clin Cardiol 1998;21:763-6.

215. Madrid AH, Moro C, Marin-Huerta E, et al: Comparison of flecainide and procainamide in cardioversion of atrial fibrillation. Eur Heart J 1993;14:1127-31.

216. Markowitz SM, Stein KM, Mittal S, et al: Differential effects of adenosine on focal and macroreentrant atrial tachycardia. J Cardiovasc Electrophysiol 1999;10:489-502.

217. Lerman BB, Ellenbogen KA, Kadish A, et al: Electrophysiologic effects of a novel selective adenosine A1 agonist (CVT-510) on atrioventricular nodal conduction in humans. J Cardiovasc Pharmacol Ther 2001;6:237-45.

218. Prystowsky EN, Niazi I, Curtis AB, et al: Termination of paroxysmal supraventricular tachycardia by tecadenoson (CVT-510), a novel A1-adenosine receptor agonist. J Am Coll Cardiol 2003; 42:1098-102.

219. The Digitalis in Acute Atrial Fibrillation (DAAF) Trial Group. Results of a randomized, placebo-controlled multicentre trial in 239 patients. Eur Heart J 1997;18:649-54.

220. Sticherling C, Oral H, Horrocks J, et al: Effects of digoxin on acute, atrial fibrillation-induced changes in atrial refractoriness. Circulation 2000;102:2503-8.

221. Tieleman RG, Blaau Y, Van Gelder IC, et al: Digoxin delays recovery from tachycardia-induced electrical remodeling of the atria. Circulation 1999;100:1836-42.

222. Elhendy A, Gentile F, Khanderia BK, et al: Predictors of unsuccessful electrical cardioversion in atrial fibrillation. Am J Cardiol 2002;89:83-6.

223. Kerber RE, Martins JB, Kienzle MG, et al: Energy, current and success in defibrillation and cardioversion: Clinical studies using an automated impedance-based adjustment method. Circulation 1988;77:1038-46.

224. Carlsson J, Tebbe U, Rox J, et al, for the ALKK Study Group: Cardioversion of atrial fibrillation in the elderly. Am J Cardiol 1996;78:1380-4.

225. Botto GL, Politi A, Bonini W, et al: External cardioversion of atrial fibrillation: Role of paddle position on technical efficacy and energy requirements. Heart 1999;82:726-30.

226. Kerber RE, Jensen SR, Grayzel J, et al: Elective cardioversion: Influence of paddle-electrode location and size on success rate and energy requirements. N Engl J Med 1981;305:658-62.

227. Mittal S, Ayati S, Stein KM, et al: Transthoracic cardioversion of

atrial fibrillation: Comparison of rectilinear biphasic versus damped sine wave monophasic shocks. Circulation 2000;101: 1282–7.

228. Page RL, Kerber RE, Russell JK, et al, for the BiCard Investigators: Biphasic versus monophasic shock waveform for conversion of atrial fibrillation. J Am Coll Cardiol 2002;39:1956–63.

229. Sopher SM, Murgatroyd FD, Slade AK, et al: Low energy internal cardioversion of atrial fibrillation resistant to transthoracic shocks. Heart 1996;75:635–8.

230. Alt E, Ammer R, Schmitt C, et al: A comparison of treatment of atrial fibrillation with low–energy intracardiac cardioversion and conventional external cardioversion. Eur Heart J 1997;18: 1796–804.

231. Yu WC, Lin YK, Tai CT, et al: Early recurrence of atrial fibrillation after external cardioversion. Pacing Clin Electrophysiol 1999;22:1614–9.

232. Timmermans C, Rodriguez LM, Smeets JLRM, Wellens HJJ: Immediate reinitiation of atrial fibrillation following internal defibrillation. J Cardiovasc Electrophysiol 1998;9:122–8.

233. Tse HF, Lau CP, Ayers GM: Atrial pacing for suppression of early reinitiation of atrial fibrillation after successful internal cardioversion. Eur Heart J 2000;21:1167–76.

234. Bianconi L, Mennuni M, Lukic V, et al: Effects of oral propafenone administration before electrical cardioversion of chronic atrial fibrillation: A placebo–controlled study. J Am Coll Cardiol 1996;28:700–6.

235. Boriani J, Biffi M, Capucci A, et al: Favorable effects of flecainide in transvenous internal cardioversion of atrial fibrillation. J Am Coll Cardiol 1999;33:333–41.

236. Oral H, Souza JJ, Michand GF, et al: Facilitating transthoracic cardioversion of atrial fibrillation with ibutilide pretreatment. N Engl J Med 1999;340:1849–54.

237. Capucci A, Villani GQ, Aschieri D, et al: Oral amiodarone increases the efficacy of direct–current cardioversion in restoration of sinus rhythm in patients with chronic atrial fibrillation. Eur Heart J 2000;21:66–73.

238. Botto GL, Belotti G, Cirò A, et al, on behalf of the VeRAF Study Group: Verapamil around electrical cardioversion of persistent atrial fibrillation: Results from the VeRAF Study [abstract]. J Am Coll Cardiol 2002;39:91A.

239. Van Noord T, Van Gelder IC, Tieleman RG, et al: VERDICT: The Verapamil versus Digoxin Cardioversion Trial: A randomized study on the role of calcium lowering for maintenance of sinus rhythm after cardioversion of persistent atrial fibrillation. J Cardiovasc Electrophysiol 2001;12:766–69.

240. Villani GQ, Piepoli MF, Terraciano C, Capucci A: Effects of diltiazem pretreatment on direct–current cardioversion in patients with persistent atrial fibrillation: a single–blind, randomized, controlled study. Am Heart J 2000;140:437–43.

241. Arnold AZ, Mick MJ, Mazurek RP, et al: Role of prophylactic anticoagulation for direct current cardioversion in patients with atrial fibrillation and flutter. J Am Coll Cardiol 1992;19:851–5.

242. Rabbino MD, Likoff W, Dreifus LS: Complications and limitations of direct current countershock. JAMA 1964;190:417–20.

243. Prakash A, Saksena S, Mathew P, Krol RB: Internal atrial defibrillation: Effect on sinus and atrioventricular function and implanted cardiac pacemakers. Pacing Clin Electrophysiol 1997; 20:2434–41.

244. Waxman HL, Myerburg RJ, Appel R, Sung RJ: Verapamil for control of ventricular rate in paroxysmal supraventricular tachycardia and atrial fibrillation or flutter: A double–blind randomized cross–over study. Ann Intern Med 1981;94:1–6.

245. Ellenbogen KA, Dias VC, Plumb VJ, et al: A placebo–controlled trial of continuous intravenous diltiazem infusion for 24–hour rate control during atrial fibrillation and atrial flutter: A multicenter study. J Am Coll Cardiol 1991;185:891–7.

246. Platia EV, Michelson EL, Porterfield JK, Das G: Esmolol versus verapamil in the acute treatment of atrial fibrillation or atrial flutter. Am J Cardiol 1989;63:925–9.

247. Byrd RC, Sung RJ, Marks J, Parmley WW: Safety and efficacy of esmolol (ASL–8052: An ultrashort–acting beta–adrenergic blocking agent) for control of ventricular rate in supraventricular tachycardias. J Am Coll Cardiol 1984;3:394–9.

248. Schreck DM, Rivera AR, Tricarico VJ: Emergency management of atrial fibrillation and flutter: Intravenous diltiazem versus intravenous digoxin. Ann Emerg Med 1997;29:135–40.

249. Pinter A, Dorian P, Paquette M, et al: Left ventricular performance during acute rate control in atrial fibrillation: The importance of heart rate and agent used. J Cardiovasc Pharmacol Ther 2003;8:17–24.

250. Clemo HF, Wood MA, Gilligan DM, Ellenbogen KA: Intravenous amiodarone for acute heart rate control in the critically ill patient with atrial tachyarrhythmias. Am J Cardiol 1998;81:594–8.

251. Coumel P: Autonomic influences in atrial tachyarrhythmias. J

Cardiovasc Electrophysiol 1996;7:999–1007.

252. Crystal E, Connolly SJ, Sleik K, et al: Interventions on prevention of postoperative atrial fibrillation in patients undergoing heart surgery: A meta–analysis. Circulation 2002;106:75–80.
253. Kühlkamp V, Schirdewan A, Stangl K, et al: Use of metoprolol CR/XL to maintain sinus rhythm after conversion from persistent atrial fibrillation: A randomized, double–blind, placebo– controlled study. J Am Coll Cardiol 2000;36:139–46.
254. Plewan A, Lehmann G, Ndrepepa G, et al: Maintenance of sinus rhythm after electrical cardioversion of persistent atrial fibrillation: Sotalol vs bisoprolol. Eur Heart J 2001;22:1504–10.
255. McMurray JJ, Dargie HJ, Ford I, et al: Carvedilol reduces supraventricular and ventricular arrhythmias after myocardial infarction: Evidence form the CAPRICORN study [abstract]. Circulation 2001;104:II–700.
256. Pritchett ELC, McCarthy EA, Wilkinson WE: Propafenone treatment of symptomatic paroxysmal supraventricular arrhythmias: A randomized, placebo–controlled, crossover trial in patients tolerating oral therapy. Ann Intern Med 1991;114:539–44.
257. Stroobandt R, Stiels B, Hoebrechts R, on behalf of the Propafenone Atrial Fibrillation Trial Investigators: Propafenone for conversion and prophylaxis of atrial fibrillation. Am J Cardiol 1997;79:418–23.
258. UK Propafenone PSVT Study Group: A randomized, placebo–controlled trial of propafenone in the prophylaxis of paroxysmal supraventricular tachycardia and paroxysmal atrial fibrillation. Circulation 1995;92:2550–7.
259. Pritchett EL, Page RL, Carlson M, et al, for Rythmol Atrial Fibrillation Trial (RAFT) Investigators: Efficacy and safety of sustained–release propafenone (propafenone SR) for patients with atrial fibrillation. Am J Cardiol 2003;92:941–6.
260. Meinertz T, Lip GYH, Lombardi F, et al, on behalf of the ERAFT Investigators: Efficacy and safety of propafenone sustained release in the prophylaxis of symptomatic paroxysmal atrial fibrillation (The European Rythmol/Rytmonorm Atrial Fibrillation Trial [ERAFT] Study). Am J Cardiol 2002;90:1300–6.
261. Pietersen AH, Hellemann H, for the Danish–Norwegian Flecainide Multicenter Atrial Fibrillation Study Group: Usefulness of flecainide for prevention of paroxysmal atrial fibrillation and flutter. Am J Cardiol 1991;67:713–7.
262. Naccarelli GV, Dorian P, Hohnloser S, Coumel P, for the Flecainide Multicenter Atrial Fibrillation Study Group: Prospective comparison of flecainide versus quinidine for the treatment of paroxysmal atrial fibrillation/flutter. Am J Cardiol 1996;77:53A–59A.
263. Chimienti M, Cullen MT Jr, Casadei G: Safety of long–term flecainide and propafenone in the management of patients with symptomatic paroxysmal atrial fibrillation: Report from the Flecainide and Propafenone Italian Study Investigators. Am J Cardiol 1996;77:60A–75A.
264. Creamer JE, Nathan AW, Camm AJ: Successful treatment of atrial tachycardias with flecainide acetate. Br Heart J 1985; 53:164–6.
265. Coumel P, Leclercq JF, Assayag P: European experience with the antiarrhythmic efficacy of propafenone for supraventricular and ventricular arrhythmias. Am J Cardiol 1984;54:60D–66D.
266. Benditt DG, Williams JH, Jin J, et al, for the d,l–Sotalol Atrial Fibrillation/Flutter Study Group: Maintenance of sinus rhythm with oral d,l–sotalol therapy in patients with symptomatic atrial fibrillation and/or atrial flutter. Am J Cardiol 1999;84:270–7.
267. Bellandi F, Simonetti I, Leoncini M, et al: Long–term efficacy and safety of propafenone and sotalol for the maintenance of sinus rhythm after conversion of recurrent symptomatic atrial fibrillation. Am J Cardiol 2001;88:640–5.
268. De Paola AAV, Veloso HH, for the SOCESP Investigators: Efficacy and safety of sotalol versus quinidine for the maintenance of sinus rhythm after conversion of atrial fibrillation. Am J Cardiol 1999;84:1033–7.
269. Fetsch T, Bauer P, Engberding R, et al, for the Prevention of Atrial Fibrillation after Cardioversion Investigators: Prevention of atrial fibrillation after cardioversion: Results of the PAFAC trial. Eur Heart J 2004;25:1385–94.
270. Roy D, Talajic M, Dorian P, et al, for the Canadian Trial of Atrial Fibrillation Investigators: Amiodarone to prevent recurrence of atrial fibrillation. N Engl J Med 2000;342:913–20.
271. The AFFIRM First Antiarrhythmic Drug Substudy Investigators. Maintenance of sinus rhythm in patients with atrial fibrillation: An AFFIRM Substudy of First Antiarrhythmic Drug. J Am Coll Cardiol 2003;42:20–9.
272. Wanless RS, Anderson K, Joy M, Joseph SP: Multicenter comparative study of the efficacy and safety of sotalol in the prophylactic treatment of patients with paroxysmal supra ventricular tachyarrhythmias. Am Heart J 1997;133:441–5.
273. Touboul P, Brugada J, Capucci A, et al: Dronedarone for pre–

vention of atrial fibrillation: A dose-ranging study. Eur Heart J 2003;24:1481-7.

274. Connolly SJ, Schnell DJ, Page RL, et al: Dose-response relations of azimilide in the management of symptomatic, recurrent atrial fibrillation. Am J Cardiol 2001;88:974-9.

274a. Page RL, Connolly SJ, Wilkinson WE, et al, and Azimilide Supraventricular Arrhythmia Program（AS AP） Investigators: Antiarrhythmic effects of azimilide in paroxysmal supraventricular tachycardia: Efficacy and dose-response. Am Heart J 2002;143:643-9.

275. Camm AJ, Pratt CM, Schwartz PJ, et al, on behalf of the Azimilide Postinfarct Survival Evaluation（ALIVE） Investigators: Mortality in patients with recent myocardial infarction: A randomized, placebo-controlled trial of azimilide using heart rate variability for risk stratification. Circulation 2004;109: 990-6.

275a. Pratt CM, Singh S, Al-Khalidi HR, et al, on behalf of the ALIVE Investigators: The efficacy of azimilide in the treatment of atrial fibrillation in the presence of left ventricular systolic dysfunction: Results from the Azimilide Postinfarct Survival Evaluation（ALIVE） trial. J Am Coll Cardiol 2004;43:1211-6.

276. Hohnloser SH, Kuck KH, Lilienthal J, for the PIAF Investigators: Rhythm or rate control in atrial fibrillation-Pharmacological Intervention in Atrial Fibrillation（PIAF）: A randomised trial. Lancet 2000;356:1789-94.

277. Carlsson J, Miketic S, Windeler J, et al: Randomized trial of rate-control versus rhythm-control in persistent atrial fibrillation: Results from The Strategies of Treatment in Atrial Fibrillation（STAF） Study. J Am Coll Cardiol 2003;41:1690-6.

278. Van Gelder IC, Hagens VE, Bosker HA, et al, for the Rate Control versus Electrical Cardioversion for Persistent Atrial Fibrillation Study Group: A comparison of rate control and rhythm control in patients with recurrent persistent atrial fibrillation. New Engl J Med 2002;347:1834-40.

279. Opolski G, Torbicki A, Kosior D, et al. Rhythm control versus rate control in patients with persistent atrial fibrillation: Results of the HOT CAFE Polish Study. Kardiol Pol 2003;59:1-16.

280. Vora AM, Goyal VS, Naik AM, et al: Maintenance of sinus rhythm by amiodarone is superior to ventricular rate control in rheumatic atrial fibrillation: A blinded placebo controlled study [abstract]. Pacing Clin Electrophysiol 2001;24:546.

280a. The AFFIRM Investigators. Relationships between sinus rhythm, treatment, and survival in the Atrial Fibrillation Follow-up Investigation of Rhythm Management（AFFIRM） study. Circulation 2004;109:1509-13.

281. Wasmer K, Oral H, Sticherling C, et al: Assessment of ventricular rate in patients with chronic atrial fibrillation [abstract]. J Am Coll Cardiol 2001;37:93A.

282. Weerasooriya R, Davis M, Powell A, et al: The Australian Intervention Randomized Control of Rate in Atrial Fibrillation Trial（AIRCRAFT）. J Am Coll Cardiol 2003;41:1697-1702.

282a. Olshansky B, Rosenfeld LE, et al, and AFFIRM Investigators: The Atrial Fibrillation Follow-up Investigation of Rhythm Management（AFFIRM） study: Approaches to control rate in atrial fibrillation. J Am Coll Cardiol 2004;43:1201-8.

283. Kamath S, Blann AD, Lip GYH: Platelets and atrial fibrillation. Eur Heart J 2001;22:2233-42.

284. Klein AL, Grimm RA, Murray RD, et al, for the Assessment of Cardioversion Using Transesophageal Echocardiography Investigators: Use of transesophageal echocardiography to guide cardioversion in patients with atrial fibrillation. N Engl J Med 2001;344:1411-20.

285. Seidl K, Rameken M, Dr?gemüller A, et al: Embolic events in patients with atrial fibrillation and effective anticoagulation: Value of transesophageal echocardiography to guide direct-current cardioversion: Final results of the Ludwigshafen Observational Cardioversion Study. J Am Coll Cardiol 2002;39:1436-42.

286. Petersen P, Boysen G, Godtfredsen L, et al: Placebo-controlled, randomized trial of warfarin and aspirin for prevention of thromboembolic complications in chronic atrial fibrillation: The Copenhagen AFASAK study. Lancet 1989;1:175-9.

287. Gulløv AL, Koefold BG, Petersen P: Bleeding during war- farin and aspirin therapy in patients with atrial fibrillation: The AFASAK-2 study. Arch Intern Med 1999;159:1322-8.

288. Stroke Prevention in Atrial Fibrillation Investigators. Stroke Prevention in Atrial Fibrillation Study: Final results. Circulation 1991;84:527-39.

289. Stroke Prevention in Atrial Fibrillation Investigators. Warfarin versus aspirin for prevention of thromboembolism in atrial fibrillation: Stroke Prevention in Atrial Fibrillation II Study. Lancet 1994;343:687-91.

290. Stroke Prevention in Atrial Fibrillation Investigators. Adjusted-dose warfarin versus low-intensity, fixed-dose warfarin plus aspirin for high-risk patients with atrial fibrillation: Stroke Prevention in Atrial Fibrillation III randomized clinical trial. Lancet

1996;348:633–8.

291. SPAF III Writing Committee for the Stroke Prevention in Atrial Fibrillation Investigators. Patients with non–valvular atrial fibrillation at low risk of stroke during treatment with aspirin: Stroke Prevention in Atrial Fibrillation III Study. JAMA 1998;279:1273–7.

292. Ezekowitz MD, Bridgers SL, James KE, et al: Warfarin in prevention of stroke associated with nonrheumatic atrial fibrillation: Veterans Affairs Stroke Prevention in Nonrheumatic Atrial Fibrillation Investigators. N Engl J Med 1992;327:1406–12.

293. Boston Area Anticoagulation Trial for Atrial Fibrillation Investigators: The effect of low–dose warfarin on the risk of stroke in patients with nonrheumatic atrial fibrillation. N Engl J Med 1990;323:1505–11.

294. Connolly SJ, Laupacis A, Gent M, et al: Canadian Atrial Fibrillation Anticoagulation（CAFA） Study. J Am Coll Cardiol 1991;18:349–55.

295. Hellemons BSP, Langenberg M, Lodder J, et al: Primary prevention of arterial thromboembolism in nonrheumatic atrial fibrillation in primary care: Randomised controlled trial comparing two intensities of coumarin with aspirin. BMJ 1999;319: 958–64.

296. European Atrial Fibrillation Trial Study Group. Optimal oral anticoagulation therapy in patients with nonrheumatic atrial fibrillation and recent cerebral ischemia. N Engl J Med 1995; 333:5–10.

297. Morocutti C, Amabile G, Fattapposta F, et al: Indobufen versus warfarin in the secondary prevention of major vascular events in nonrheumatic atrial fibrillation: SIFA（Studio Italiano Fibrillazione Atriale） Investigators. JAMA 1998;279:1273–7.

298. Diener H, Cunha L, Forbes C, et al: European Stroke Prevention Study 2: Dipyridamole and acetylsalicylic acid in the prevention of stroke. J Neurol Sci 1996;143:1–13.

299. Posada IS, Barriales V: Alternate–day dosing of aspirin in atrial fibrillation: LASAF Pilot Study Group. Am Heart J 1999;138:137–43.

300. Pengo V, Zasso A, Barbero F, et al: Effectiveness of fixed minidose warfarin in the prevention of thromboembolism and vascular death in nonrheumatic atrial fibrillation. Am J Cardiol 1998;82:433–7.

301. Hart RG, Benavente O, McBride R, Pearce LA: Antithrombotic therapy to prevent stroke in patients with atrial fibrillation: A meta–analysis. Ann Intern Med 1999;131:492–501.

302. Hylek EM, Singer DE: Risk factors for intracranial hemorrhage in patients taking warfarin. Ann Intern Med 1994;120:897–902.

303. Hylek EM, Go AS, Chang Y, et al: Effect of intensity of oral anticoagulation on stroke severity and mortality in atrial fibrillation. N Engl J Med 2003;349:1019–26.

304. Hart RG, Pearce LA, Rothbart RM, et al: Stroke with intermittent atrial fibrillation: Incidence and predictors during aspirin therapy. J Am Coll Cardiol 2000;35:183–7.

305. Wood KA, Eisenberg SJ, Kalman JM, et al: Risk of thromboembolism in chronic atrial flutter. Am J Cardiol 1997;79:1043–7.

306. Seidl K, Haver B, Schwick NG, et al: Risk of thromboembolic events in patients with atrial flutter. Am J Cardiol 1998;82:580–4.

307. Murray RD, Tejan–Sie SA, Jasper SE, et al: Atrial mechanical function and eight–week clinical outcomes in patients with atrial flutter undergoing electrical cardioversion: Results from the ACUTE clinical trial [abstract]. J Am Coll Cardiol 2002; 39:376A.

308. Corrado G, Sgalambro A, Mantero A, et al, for the FLASIEC Investigators: Thromboembolic risk in atrial flutter: The FLASIEC（Flutter Atriale Societa Italiana di Ecografia Cardiovascolare）multicentre study. Eur Heart J 2001;22:1042–51.

309. Cannegieter SC, Rosendaal FR, Wintzen AR, et al: Optimal oral anticoagulant therapy in patients with mechanical heart valves. N Engl J Med 1995;333:11–7.

310. Murray RD, Shah A, Jasper SE, et al: Transesophageal echocardiography guided enoxaparin antithrombotic strategy for cardioversion of atrial fibrillation: The ACUTE II pilot study. Am Heart J 2000;139:1–7.

311. Camm AJ: Atrial fibrillation: Is there a role for low–molecular–weight heparin? Clin Cardiol 2001;24:I15–I19.

312. Roijer A, Eskilsson J, Olsson B: Transoesophageal echo cardiography–guided cardioversion of atrial fibrillation or flutter: Selection of a low–risk group for immediate cardioversion. Eur Heart J 2000;21:837–47.

313. Olsson SB and Executive Steering Committee on behalf of the SPORTIF III Investigators: Stroke prevention with the oral direct thrombin inhibitor ximelagatran compared with warfarin in patients with non–valvular atrial fibrillation（SPORTIF III）: Randomised controlled trial. Lancet 2003;362:1691–8.

314. Sievert H, Lesh M, Trepels T, et al: Percutaneous left atrial appendage transcatheter occlusion to prevent stroke in high risk

patients with atrial fibrillation: Early clinical experience. Circulation 2002;105:1887–9.

315. Nakai T, Lesh MD, Gerstenfeld EP, et al: Percutaneous left atrial appendage occlusion (PLAATO) for preventing cardio-embolism: First experience in canine model. Circulation 2002; 105:2217–22.

315a. Hanna IR, Kolm P, Martin R, et al: Left atrial structure and function after percutaneous left atrial appendage transcatheter occlusion (PLAATO): Six-month echocardiographic follow-up. J Am Coll Cardiol 2004;43:1868–72.

316. Ravelli F, Allessie M: Effects of atrial dilatation on refractory period and vulnerability to atrial fibrillation in the isolated Langendorff-perfused rabbit heart. Circulation 1997;96:1686–95.

317. Satoh T, Zipes DP: Unequal atrial stretch in dogs increased dispersion of refractoriness conductive to developing atrial fibrillation. J Cardiovasc Electrophysiol 1996;7:833–42.

318. Vermes E, Tardif JC, Bourassa MG, et al: Enalapril decreases the incidence of atrial fibrillation in patients with left ventricular dysfunction: Insight from the Studies of Left Ventricular Dysfunction (SOLVD) trials. Circulation 2003;107:2926–31.

319. Goette A, Staack T, Röcken C, et al: Increased expression of extracellular signal-regulated kinase and angiotensin-converting enzyme in human atria during atrial fibrillation. J Am Coll Cardiol 2000;35:1669–77.

320. Goette A, Arndt M, Röcken C, et al: Regulation of angiotensin II receptor subtypes during atrial fibrillation in humans. Circulation 2000;101:2678–81.

321. Nakashima H, Kumagai K, Urara H, et al: Angiotensin II antagonist prevents electrical remodeling in atrial fibrillation. Circulation 2000;101:2612–7.

322. Kumagai K, Nakashima H, Urata H, et al: Effects of angiotensin II type 1 receptor antagonist on electrical and structural remodeling in atrial fibrillation. J Am Coll Cardiol 2003;41:2197–204.

322a. Savelieva I, Camm AJ: Atrial fibrillation and heart failure: Natural history and pharmacological treatment. Europace 2004;6: S5–S15.

323. Van Noord T, Van Gelder IC, Van Den Berg M, et al: Pretreatment with ACE inhibitors enhances cardioversion outcome in patients with persistent atrial fibrillation [abstract]. Circulation 2001;104:II–699.

324. Wachtell K, Lehto M, Hornestam B, et al: Losartan reduces the risk of new onset atrial fibrillation in hypertensive patients with electrocardiographic left ventricular hypertrophy: The LIFE study [abstract]. Eur Heart J 2003;24:504.

325. Pitt B, Zannad F, Remme WJ, et al, for the Randomized Aldactone Evaluation Study Investigators: The effect of spironolactone on morbidity and mortality in patients with severe heart failure. N Engl J Med 1999;341:709–17.

326. Goette A, Hoffmanns P, Enayati W, et al: Effect of successful electrical cardioversion on serum aldosterone in patients with persistent atrial fibrillation. Am J Cardiol 2001;88:906–9.

326a. Dernellis J, Panaretou M: Relationship between C-reactive protein concentrations during glucocorticoid therapy and recurrent atrial fibrillation. Eur Heart J 2004;25:1100–7.

326b. Siu CW, Lau CP, Tse HF: Prevention of atrial fibrillation recurrence by statin therapy in patients with lone atrial fibrillation after successful cardioversion. Am J Cardiol 2003;92:1343–5.

326c. Mozaffarian D, Psaty BM, Rimm EB, et al: Fish intake and risk of incident atrial fibrillation. Circulation 2004;110:368–73.

327. Waldo AL: Pathogenesis of atrial flutter. J Cardiovasc Electrophysiol 1998;9:518–25.

328. Cosio FG, Arribas F, Lopex-Gill M, et al: Atrial flutter mapping and ablation. II. Radiofrequency ablation of atrial flutter circuits. Pacing Clin Electrophysiol 1996;19:965–75.

329. Paydak H, Kall JG, Burke MC, et al: Atrial fibrillation after radiofrequency ablation of type I atrial flutter: Time to onset, determinants, and clinical course. Circulation 1998;98:315–22.

330. Huang DT, Monahan KM, Zimetbaum P, et al: Hybrid pharmacologic and ablative therapy: A novel and effective approach for the management of atrial fibrillation. J Cardiovasc Electrophysiol 1998;9:462–9.

331. Wood MA, Brown-Mahoney C, Kay GN, Ellenbogen KA: Clinical outcomes after ablation and pacing therapy for atrial fibrillation: A meta-analysis. Circulation 2000;101:1138–44.

332. Ozcan C, Jahangir A, Friedman PA, et al: Long-term survival after ablation of the atrioventricular node and implantation of a permanent pacemaker in patients with atrial fibrillation. N Engl J Med 2001;344:1043–51.

333. Gilles AM, Connolly SJ, Lacombe P, et al, for the Atrial Pacing Periablation for Paroxysmal Atrial Fibrillation (PA^3) Study Investigators. Randomized crossover comparison of DDDR versus VDD pacing after atrioventricular junction ablation for prevention of atrial fibrillation. Circulation 2000;102:736–41.

333a. Simantirakis EN, Vardakis KE, Kochiadakis GE, et al: Lef ventricular mechanics during right ventricular apical or left ventricular–based pacing in patients with chronic atrial fibrillation after atrioventricular junction ablation. J Am Coll Cardiol 2004;43:1013–8.

334. Duckeck W, Engelstein E, Kuck KH: Radiofrequency current therapy in atrial tachyarrhythmias: Modulation versus ablation of atrioventricular nodal conduction. Pacing Clin Electro physiol 1993;16:629–36.

335. Della Bella P, Carbucicchio C, Tondo C, et al: Modulation of atrioventricular conduction by ablation of the "slow" atrioventricular node pathway in patients with drug–refractory atrial fibrillation or flutter. J Am Coll Cardiol 1995;25:39–46.

336. Pappone C, Rosanio S, Augello G, et al: Mortality, morbidity, and quality of life after circumferential pulmonary vein ablation for atrial fibrillation: Outcomes from a controlled non– randomized long–term study. J Am Coll Cardiol 2003;42:185–97.

337. Cox JL, Boineau JP, Schuessler RB, et al: Successful surgical treatment of atrial fibrillation. JAMA 1991;266:1976–80.

338. Deneke T, Khargi K, Grewe PH, et al: Efficacy of an additional MAZE procedure using cooled–tip radiofrequency ablation in patients with chronic atrial fibrillation and mitral valve disease: A randomized, prospective trial. Eur Heart J 2002;23:558–66.

339. Connolly SJ, Kerr C, Gent M, et al: Dual–chamber versus ventricular pacing: Critical appraisal of current data. Circulation 1996;94:578–83.

340. Wharton JM, Sorrentino RA, Campbell P, et al: Effect of pacing modality on atrial tachyarrhythmia recurrence in the tachy–bradycardia syndrome: Preliminary results of the Pacemaker Atrial Tachycardia (PAC–A–TACH) study [abstract]. Circulation 1998;98:2601.

341. Connolly SJ, Kerr CR, Gent M, et al: Effects of physiologic pacing versus ventricular pacing on the risk of stroke and death due to cardiovascular cause: Canadian Trial of Physiologic Pacing Investigators. N Engl J Med 2000;342:1385–91.

342. Lamas GA, Orav EJ, Stambler BS, et al, for the Pacemaker Selection in the Elderly Investigators: Quality of life and clinical outcomes in elderly patients treated with ventricular pacing as compared with dual–chamber pacing. N Engl J Med 1998;338:1097–104.

342a. Sweeney MO, Hellkamp AS, Ellenbogen KA, et al, for the Mode Selection Trial (MOST) Investigators: Adverse effect of ventricular pacing on heart failure and atrial fibrillation among patients with normal baseline QRS duration in a clinical trial of pacemaker therapy for sinus node dysfunction. Circulation 2003;107:2932–37.

343. Lau CP, Tse HF, Yu CM, et al, for the New Indication for Preventive Pacing in Atrial Fibrillation (NIFP–AF) Investigators: Dual–site atrial pacing for atrial fibrillation in patients without bradycardia. Am J Cardiol 2001;88:371–5.

344. Seidl K, Cazeau S, Gaita F, et al: Dual–site pacing vs mono–site pacing in prevention of atrial fibrillation [abstract]. Pacing Clin Electrophysiol 2002;24:568.

345. Padeletti L, Puerefellner H, Adler S, et al: Atrial septal lead placement and atrial pacing algorithms for prevention of paroxysmal atrial fibrillation [abstract]. Pacing Clin Electrophysiol 2002;24:687.

346. The Hotline Sessions of the 23rd European Congress of Cardiology. Eur Heart J 2001;22:2033–7.

346a. Blanc JJ, De Roy L, Mansourati J, et al: Atrial pacing for prevention of atrial fibrillation: Assessment of simultaneously implemented algorithms. Europace 2004;6:371–9.

347. Israel CW, Ehrlich JR, Gr?nefeld G, et al: Prevalence, characteristics and clinical implications of regular atrial tachyarrhythmias in patients with atrial fibrillation: Insights from a study using a new implantable devices. J Am Coll Cardiol 2001;38: 355–63.

348. Adler SW, Wolpert C, Warman EN, et al, for the Worldwide Jewel AF Investigators: Efficacy of pacing therapies for treating atrial tachyarrhythmias in patients with ventricular arrhythmias receiving a dual–chamber implantable cardioverter defibrillator. Circulation 2001;104:887–92.

340. Lee M, Weachter R, Pollack S, et al, for the ATTEST Investigators: The effect of atrial pacing therapies on atrial tachyarrhythmia burden and frequency: Results of a randomized trial in patients with bradycardia and atrial tachyarrhythmias. J Am Coll Cardiol 2003;41:1926–32.

350. Friedman PA, Dijkman B, Warman EN, et al, for the Worldwide Jewel AF Investigators: Atrial therapies reduce atrial arrhythmia burden in defibrillator patients. Circulation 2001;104:1023–8.

第16章 非持续性室性心动过速

A.JOHN CAMM, DEMOSTHENES G. KATRITSIS, WOJCIECH ZAREBA,
YONGKEUN CHO, ARTHUR J.MOSS

引言：A.John Camm，Demosthenes G.Katritsis
流行病学：Demosthenes G.Katritsis，A.John Camm
心电图学：Demosthenes G.Katritsis，A.John Camm
检查：Demosthenes G.Katritsis，A.John Camm
治疗原则：Demosthenes G.Katritsis，A.John Camm
处理与循证治疗：Wojciech Zareba，Yongkeun Cho，Arthur J. Moss

20世纪60年代，随着动态心电图监测仪应用于临床，人们开始认识到非持续性室性心动过速（non-sustained ventricular tachycardia，NSVT）在临床上是常见的无症状性心律失常。不管是无临床症状的貌似健康的年轻人，还是年死亡率达50%以上的有明显心脏疾病的患者，均能监测到NSVT[1]。大多数情况下，NSVT发作短暂，无临床症状。然而，结合患者的基础疾病，监测NSVT发生具有判断预后的价值，因此具有重要的临床意义。在一些临床疾病中，NSVT是持续性室性心动过速（简称室速）或心脏性猝死危险性增加的指标[1]。对于左心室功能下降和射血分数（EF）低于40%的患者来说，NSVT是一个不良征兆，但对健康人群来说，可能无预测意义。因此，确定NSVT的临床意义并非易事，也就是说，要区别NSVT是生理的还是病理性的，有时相当困难，多数情况下只能推测。偶然发生NSVT常常被认为存在疾病，但同时也可能代表另一个极端——正常。这常出现在健康人群，NSVT的发生是偶然的，与体力活动无关；然而，越来越多的资料证实这些看似正常但出现室性心律失常的人群存在潜在疾病[2,3]。内科医师的主要任务就是确定这些看似正常而实际上有潜在疾病的人群，并对合并有NSVT的疾病进行危险分层。然而，要做到这一点并不容易。如何恰当处理NSVT患考是一个临床挑战，这将在以后章节进行讨论，但仍有一些重要问题尚难揭晓。

流行病学

难以得到可靠的NSVT流行病学资料。大多数患者通常（但不总是）无症状，有证据表明，仅在半数NSVT患者可重复记录到这种心律失常。一项新近研究分析了患病人群NSVT的可变性，该研究采用了多中心自动除颤器植入试验（Multicenter Automatic Defibrillator Implantation Trial，MADIT）的非侵入性诊断标准。心律失常定义为可重复监测到，即每周进行一次连续动态心电图检查，连续3周，至少2次发现NSVT。结果显示能重复监测到NSVT的仅占50%，而且似乎并不是将来发生心律失常事件的独立危险因素[4]。各种临床疾病合并NSVT的发生率见表16-1。绝大多数有价值的信息来自以前动态心电图监测的研究。具有心电监测功能的植入式心脏复律除颤器（ICD）时代的到来，使得临床方便地获得大量各种心脏疾病的信息，许多观点也因此而发生改变。

来自ICD的资料显示，NSVT是一种特殊的心律失

表16-1 各种心脏病合并NSVT的发生率

基础疾病	百分数（%）
貌似健康人群	0~3
急性MI（早期阶段）	40~70
急性MI（1个月以后）	
溶栓治疗	7
非溶栓治疗	15
IHD（左心室功能代偿）	5
IHD（EF<40%）	30~90
DCM	40~95
HOCM	25~80
明显的瓣膜疾病	25
高血压	6
高血压合并左心室肥厚	15
法洛四联症修补术后	17

DCM：扩张型心肌病；HOCM：梗阻性肥厚型心肌病；IHD：缺血性心脏病；MI：心肌梗死。

常，它在心脏疾病患者中可引起晕厥但不导致死亡。这些资料还提示多形性NSVT相对于持续性心律失常的发生率要高于以前所认为的程度[5]。急性心肌梗死第一天尽管NSVT发生频繁（占40%~70%），但与远期死亡危险性增高没有关系[6]。心肌梗死第一个24h后，NSVT的发生率约为5%~10%，被认为有预测不良事件的价值，特别是发生在第1个月时[7~9]。在无心肌梗死的缺血性心脏病患者及心功能代偿的扩张型心肌病患者，虽有大约5%可监测到NSVT，但未显示有不良的临床预后[10,11]。然而，大多数左心室功能下降的缺血性心肌病及扩张型心肌病患者可发生NSVT [14~18]，20%~30%的肥厚型心肌病（HCM）可发生NSVT，有心脏骤停发作史患者约80%存在NSVT[19~22]。

多中心非持续性心动过速试验（Multicenter Unsustained Tachycardia Trial，MUSTT）[23]亚组分析报告，提供了有关不同临床疾病NSVT发生率及预后意义的有价值的信息。MUSTT资料还显示住院患者与院外患者在预后上存在差异[24]。随访2年和5年的总体死亡率，在住院患者分别为24%和48%，院外患者分别为18%和38%（校正后P=0.018）（图16-1）。在接受外科冠脉再通术患者中，冠脉搭桥术冠脉再通后早期阶段（<10d）发生NSVT比晚期阶段（10~30d）或非再通术患者发生NSVT的预后要好 [25]。事实上，早期再通术后NSVT、晚期再通术后NSVT和非再通术NSVT近2年的死亡率分别为14%、23%和24%[25]。然而，再通术后早期阶段，若NSVT能诱发持续性室速，则患者预后比不能诱发出持续性室速的患者差 [26]。在MUSTT试验中，种族差异对NSVT的预后及左心室功能下降的影响亦非常明显[27]。

在心脏瓣膜病患者中，NSVT的发生相当多（主动脉瓣狭窄和明显二尖瓣反流患者可达到25%），可作为左心室病理状况的指标 [29,30]。法洛四联症外科修复术后高达65%的患者具有室性异位心律，然而无论是休息还是运动，NSVT的发生率达17%[31,32]。心房压力增高患者NSVT与心肌肥厚的程度、心内膜下心肌纤维化有关 [33,34]，约15%的高血压和左心室肥厚发生NSVT，而6%单纯高血压患者发生NSVT[33,35]。

心电图学

NSVT是基于静息或运动心电图和动态心电记录的心电图学诊断，在NSVT识别和诊断上存在两个主要的方法学问题。首先是现在还没有一个公认的、明确的定义；其次还没有像持续性室速那样有一个明确的形态学标准。对于短暂发作的心律失常难以确定其性质是单形性室速或多形性室速。因此，在大部分发表的临床研究中，使用“NSVT发作”或“复杂心室异位心律”术语，通常并未说清楚是规则的、单形性心律失常，还是多形性室速发作，而单形性室速和多形性室速在评估各种临床NSVT具有不同的含义。

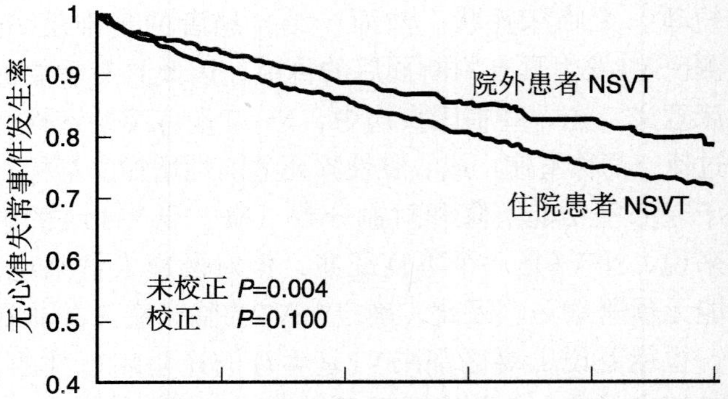

图16-1 比较明确有NSVT而未治疗的住院患者和院外患者心脏骤停和心律失常死亡发生率的Kaplan-Meier曲线。资料来自MUSTT试验。（From Pires LA，Lehmann MH，Buxton AE，et al：Differences in inducibility and prognosis of in-hospital vesus out-of-hospital identified nonsustaines ventricular tachycardia in patients with coronary artery disease. J Am Coll Cardiol 2001；38：1156-1162.）

定义

按照传统定义，心动过速（tachycardia，希腊语，“tachy”=快，“cardia”=心脏）是指无论是适应代谢需要还是受刺激或由于疾病，3次以上连续心搏的心率超过常规数值100bpm[1]。持续性的定义是指心动过速持续时间超过30s（除非因为血流动力学障碍而需要立即终止），若心动过速在30s内自行终止，则为非持续性心动过速。因此，NSVT（图16-2）被定义为3个（有时是5个）或更多的连续性房室结以下的心搏，RR间期短于600ms（>100bpm），且持续时间短于30s [36]。这个定义远不同于平常所公认的定义。由于心率在100~120bpm之间常用以指室性自主加速心律（即一种具有特殊临床特点和意义的疾病）[37]，因此室速的临界频率常被认为超过120bpm。同样，NSVT也要求心率超过120bpm[38]。

限定NSVT发作持续时间的标准也多种多样。在心电生理检查与心电监测（Electrophysiologic Study Versus Electrocardiographic Monitoring，ESVEM）研究[39]中，与常规30s不同，时间界限值为15s。这就意味着，若按照MADIT[40]和MUSTT[23]试验标准，诊断为NSVT的患者，在ESVEM组中则被诊断为持续性室性心过速。在其他研究中，使用室性异位心律或NSVT这个词常没有严格诊断标准[41]。

心电图表现

“正常心脏”的NSVT

在表面上正常的人群中，无论是静息状态或运动后，均可记录到非特异性、形态不一的NSVT发作，这种NSVT常被描述为*复杂的室性异位心律*[42,43]。当在有明确单形性室速病史的患者中记录到NSVT时，NSVT形态可能与持续性室速相同。大约10%的室速患者并没有与心律失常有关的明显心脏疾病[28]。这些心动过速可能是临床上潜在心脏病的早期表现或可能是心室肌的原发性电学异常 [28]。室速可以表现为持续性和非持续性。起源于右心室流出道（RVOT）的心动过速表现为左束支传导阻滞图形（LBBB）和电轴向下 [44]。左心室流出道或主动脉瓣下起源的心动过速表现为右束支传导阻滞图形，电轴向下[3,45]。分支型室速起源于左束支的一个分支[46,47]，临床上多见的是左后分支型室速，表现为RBBB图形和电轴左偏，但亦可电轴向下（例如，起源于左前分支）[45]。

关于NSVT的心电图特征最系统的描述来自所谓的*反复性单形性室速患者*[28]（图16-3）。对频发心律失常患者进行相对连续的心电记录，可以获取有关NSVT的形态学信息。动态心电监测研究揭示，心动过速常起始于室性融合波或一个异位心搏，随后的心搏与之有相同形态学[48]。这种室速发作常较短暂（3~15跳），而且第一跳

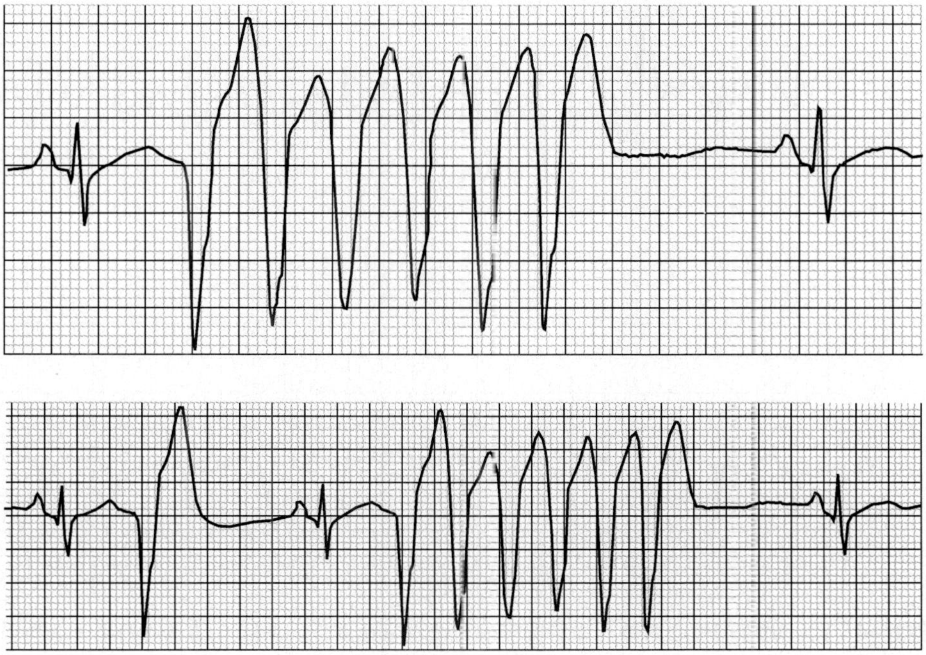

图16-2 显示同一NSVT患者（心肌梗死后3个月）的两个图例。心律失常由6个宽QRS波群组成，心率较快，约200bpm，QRS图形相似但不完全相同，这种心律失常称为单形性NSVT。

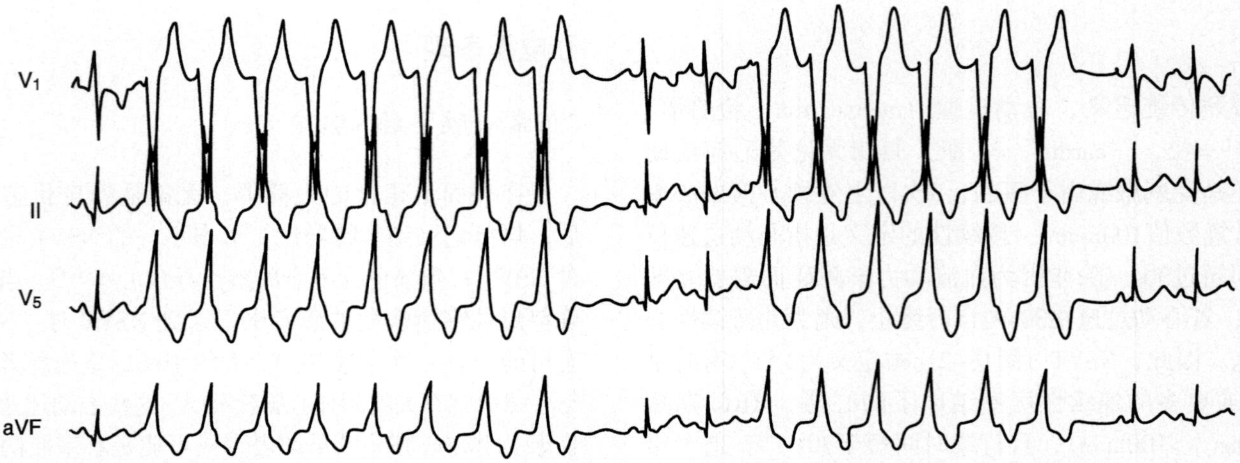

图16–3 反复性NSVT。QRS波群类似LBBB型，提示心动过速起始于右心室。该患者无明显症状，没有任何心脏病依据。

的配对间期一般较长（>400ms），接下来的心跳配对间期会逐渐延长[48~50]。多数为室性期前收缩，偶然发生心动过速，少数患者表现为短暂室速发作，发作时心率远超过窦性心律。心动过速的频率通常在110~150bpm。这种心律失常仅在一个标准心率窗口内发生（高限值和低限值）[28]。因此，心动过速经常发生在运动过程中，若心率进一步增加，则心动过速又消失，在运动后恢复过程中再次发作。一些NSVT患者在恢复阶段，发展为持续性发作（>30s），这种现象可区别反复性单形性室速和*运动触发的阵发性室速*，后者由Wilson等[51,52]首次描述，出现于看似正常心脏的人群中。现已证明，绝大多数反复性单形性VT代表右心室流出道室速的非持续性对应部分。在多种临床情况下，如心肌病、陈旧性心肌梗死[48]和起源于主动脉瓣的心动过速[3]，室速可反复发作。

缺血性心脏病

NSVT在缺血性心脏病很常见，心动过速时QRS形态可表现为右束支传导阻滞（RBBB）或左束支传导阻滞（LBBB）图形或非特异性形态（图16–4）。室间隔心肌

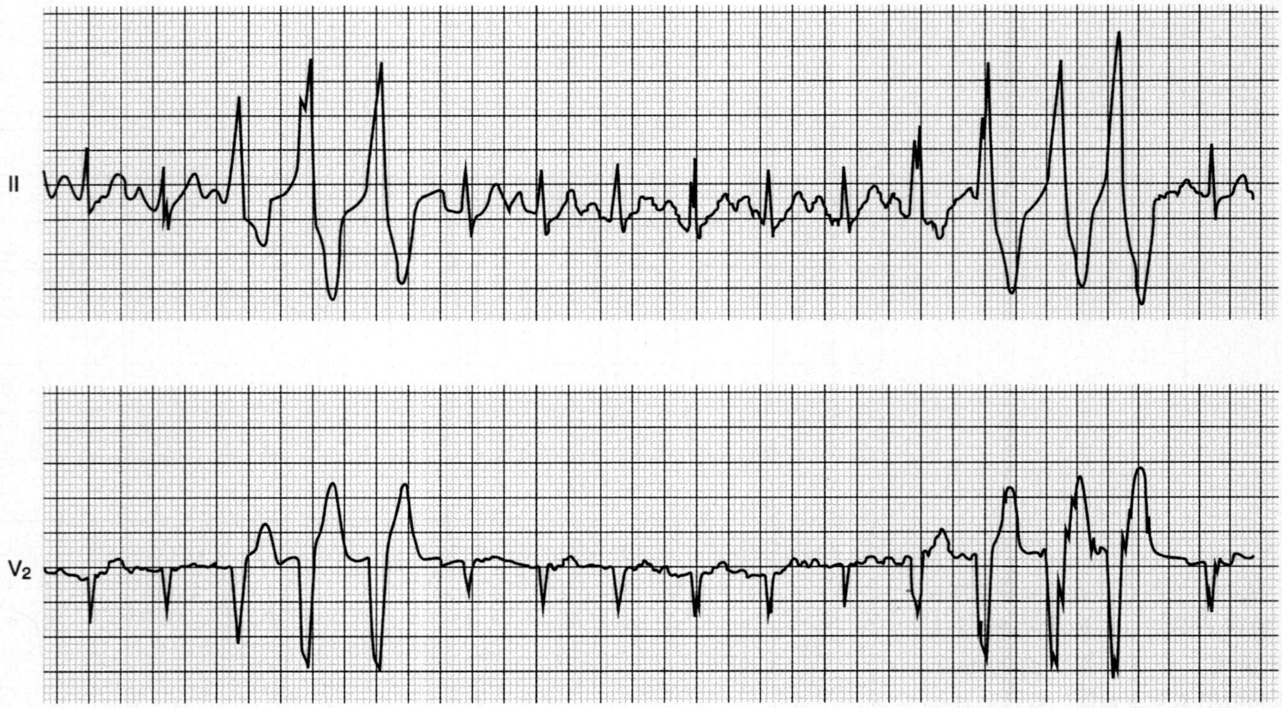

图16–4 同一例陈旧性心肌梗死患者两阵非持续性室速发作。两阵心动过速的第一心搏可能是室性与窦性QRS的融合波。

梗死后的患者可出现RBBB和LBBB两种图形的心动过速[53]（图16–5）。

在左心室功能异常的患者中，频发而复杂的室性异位心律更为常见，包括NSVT发作。大多数无QT延长的多形性室速存在冠脉病变[54]。至少有两组患者已得到证实。曾有心肌梗死病史但目前无急性缺血证据的稳定的冠脉疾病患者，多形性室速可能为惟一的临床表现[55]。第二组为缺血性患者，急性缺血可表现为室速/心室颤动（简称室颤）[56]。未治疗的室颤常常是致命的，但也有自然转为窦性心律的情况。这种情况称为非持续性室颤（图16–6）。最近来自ICD的资料说明，在所有室颤中，非持续性室颤达40% [5]。急性心肌梗死合并室颤，可以是自发的或由落入易损期的室性期前收缩（R on T）触发，但心肌梗死近期尚未稳定的患者，室速可演变为室颤[57]。

心肌病和其他临床疾病

扩张型心肌病相关的室速可表现为多形性或LBBB或RBBB图形，约1/3原发性扩张型心肌病患者[58]和少数缺血性心肌病患者持续性和非持续性室速是由于束支折返引起。束支折返必需的条件应该是希–浦系统传导时间延长，反映在窦性心律时表现为HV间期延长，室速发作时HV间期长于或等于窦性心律时的HV间期[59]。折返环路涉及右束支和左束支，前向性传导绝大多数是通过右束支，一般出现房室分离。这种心动过速通常不稳定，依束支的激动方向不同，标准12导联心电图可表现为LBBB或RBBB图形[58,59]。

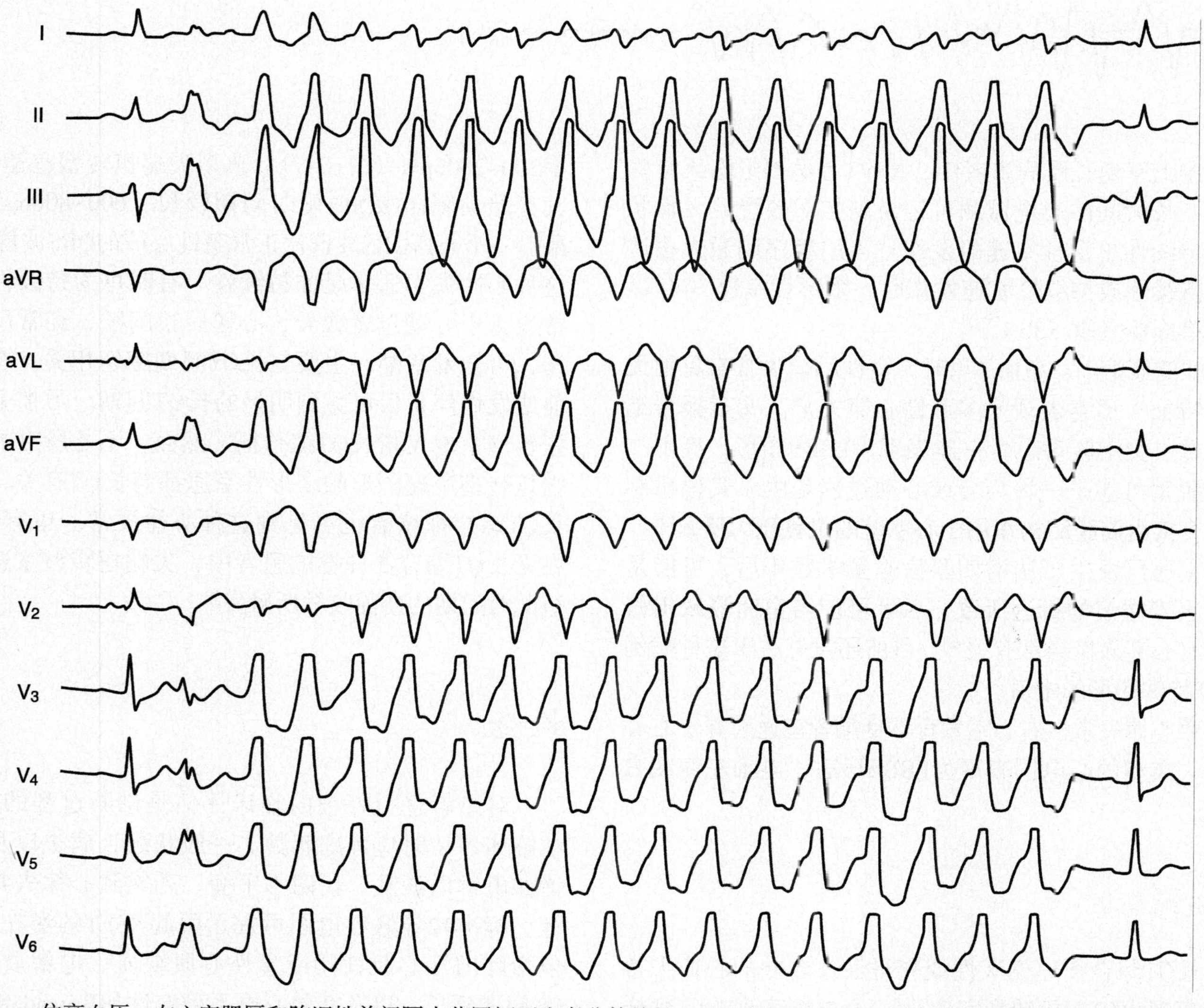

图16–5 一位高血压、左心室肥厚和陈旧性前间隔小范围梗死患者非持续性室速发作图形。胸前导联较早出现移行和I导联的形态提示其为间隔起源的心动过速。

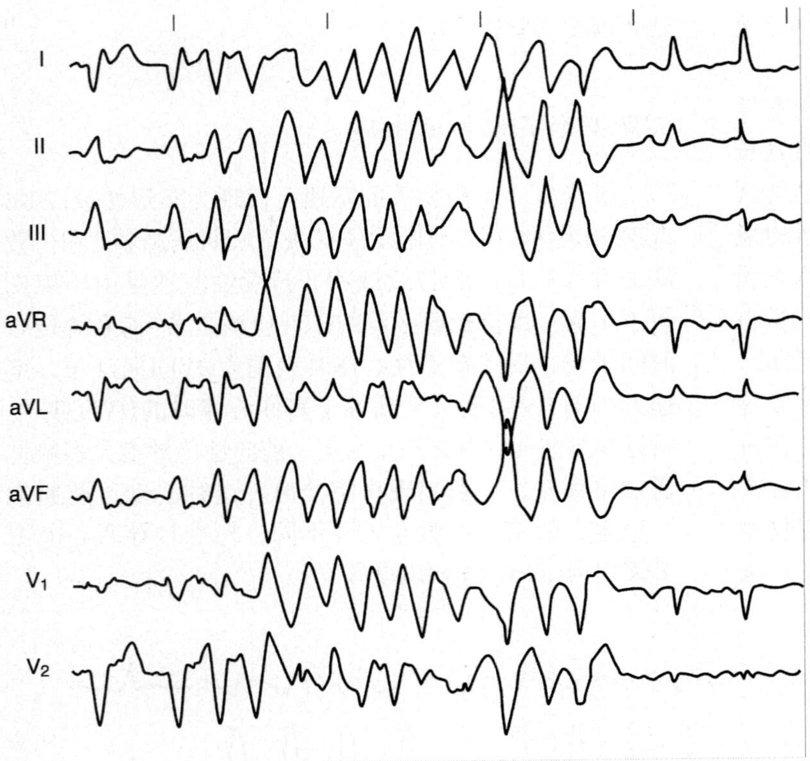

图16-6 缺血性心脏病合并非持续性室速患者电生理检查时诱发非持续性多形性室速/室颤。

在肥厚型心肌病患者中，NSVT心电图形态无特殊表现。长时间的心电监测可记录到相对较慢且无症状的非持续性单形性室速的发作。当用程序刺激方法诱发非持续性或持续性室速发作时，多形性室速（60%）多于单形性室速（30%）[1]。

在瓣膜病[30]、高血压[34]时，室性心律失常常见但无明显特征，通常表现为多形性心律失常。文献报告绝大多数二尖瓣脱垂患者室速表现为LBBB图形，提示二尖瓣脱垂可能是一种巧合或心动过速是由于其他机制而非直接由瓣膜结构作用于心室壁的机械压力所致[36]。

室速可发生于法洛四联症修复术数年后，可能是环绕手术瘢痕的折返所致，后者可能与室间隔缺损修补或右心室除极异常有关[60]。目前还没有关于这种病例NSVT特殊图形的报道。

致心律失常性右心室发育不良患者室速起源于右心室壁，典型的心电图表现为LBBB形态，电轴左偏或右偏[61]

长QT综合征

长QT综合征（先天性或获得性）合并的心律失常典型表现为尖端扭转型室速 [62]。心电图表现为尖刺样QRS波群围绕等电位线不规则扭转，因此而得名，其频率200~250bpm（图16-7）。典型尖端扭转型室速病例，其起始尖刺样QRS的配对间期较长（600~800ms），而最后一个心搏QRS波群比正常窦性心律的QRS波群大[62]。这种心律失常通常是非持续性，有时可为持续性。通常发生于心动过缓或异位心律后长间歇，经常反复发作，可触发室颤。主要与长QT间期密切相关，在发作前或发作停止后可见到明显的长QT间期。习惯上尖端扭转型室速仅指长QT综合征，然而，不是所有酷似尖端扭转型室速图形的多形性室速都与长QT有关，在非长QT综合征患者也可见到这种心律失常。也有报道，在无长QT综合征证据的患者中，尖端扭转型室速由较短配对间期的期前收缩所触发[63]。

检查

对患者进行仔细的临床评估是诊断过程的基础。在临床评估时应考虑年龄、一般状况、病史以及其他诸如电解质紊乱、代谢不平衡、药物致心律失常作用等。标准12导联心电图可提示引起NSVT的潜在原因包括陈旧性心肌梗死或急性心肌缺血、电解质紊乱、QT间期延长，以及其他心电不稳定性如Brugada综合征或致心律失常性右心室发育不良。另外，一些其他临

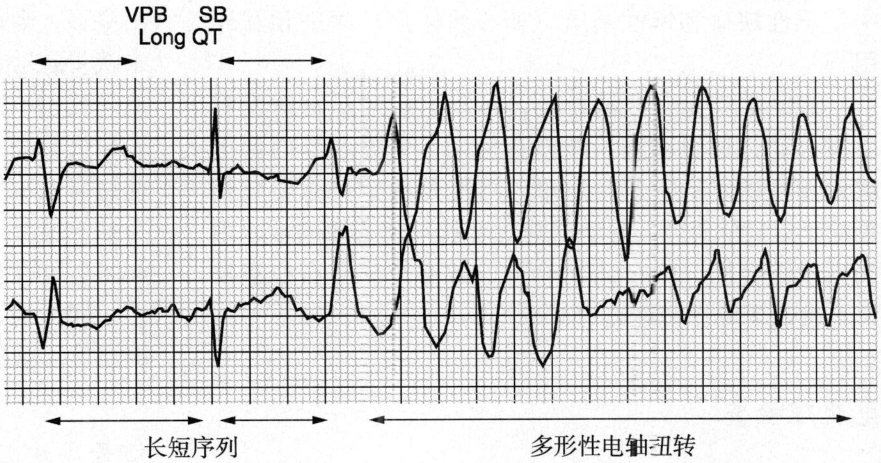

图16-7 尖端扭转型室速图例。注意心率相对快而不均，QRS形态和电轴方向不停地变化。这是一个多形性室速，当室上性激动下传产生QRS波群（两次心动过速发作之间）的QT间期延长或心动过速发作起始于前一个长间歇以后，如本例QRS波群出现（短-）长-短序列时，就诊断为尖端扭转型室速。SB：窦性心律；VPB：室性期前收缩。

床指标和试验也能提供NSVT患者潜在的心律失常事件危险性的特殊信息。

经胸超声心动图

经胸超声心动图可探测到心肌病、致心律失常右心室发育不良（ARVD）以及其他结构异常和左心室功能受损的体征

有足够的证据显示LVEF是心脏病患者心脏性死亡和总死亡率的主要决定因素[1]，MADIT和MUSTT试验结果也证实了LVEF是缺血性心肌病和NSVT患者最重要的预测因子，所以用超声心动图、放射性核素心室造影等方法评估左心室功能是NSVT患者危险分层及处理必不可少的步骤。

动态心电图

尽管动态心电图监测是诊断NSVT有价值的工具，但在随访和治疗的评估方面还存在问题。首先，NSVT的频次和其他心电图参数如心率和复杂的室性异位心律等对预后的影响尚不清楚。最近一项研究分析了531例肥厚型心肌病患者，未能证实心律失常死亡与NSVT的发作频次、持续时间和发作时的频率相关[22]。GESICA试验表明，成对室性期前收缩的发生是猝死的独立预测因子，其预测价值强于NSVT[17,64]。心肌梗死后自主神经张力和反射（Autonomic Tone and Reflexes After Myocardial Infarction，ATRAMI）试验未能确定心肌梗死后患者室性异位心律与心脏性死亡的关系[65]，但小样本布新洛尔在急性心肌梗死试验（Bucindolol Evaluation in Acute myocardial infarction Trial，BEAT）中，每小时室性期前收缩的次数与死亡率明显相关，并独立于β受体阻滞剂治疗[66]。有趣的是在最近ATRAMI试验大多进行溶栓治疗（63%）的1071例患者中，NSVT（发生率为13.4%）对预后呈负面影响，且独立于下降的LVEF [150]。在另外一项研究中，大多数患者（78%）进行了梗死相关冠脉再通治疗，梗死后早期（4~16天）NSVT的发生率较低（9%），有低水平的（但具有统计学意义）联合终点事件（心脏性死亡、室速或室颤）的危险性，但与单独心律失常事件的风险无关 [142]。在使用β受体阻滞剂期间，所有常见预测心律失常风险的指标（包括NSVT）对心肌梗死后患者预测心脏性猝死的能力下降[67]。

其次，使用β受体阻滞剂或胺碘酮抑制频发性室性异位心律或NSVT发作并不显示有好的预后。心律失常抑制试验（CAST和CAST Ⅱ）中尽管降低了室性异位心律[68,69]，死亡率反而增加了。在充血性心力衰竭抗心律失常治疗生存率（CHF-STAT）试验中，尽管胺碘酮降低了异位心律发作，而死亡率并没有降低[18]。在GESICA试验中，24小时监测未发现室性期前收缩和NSVT提示较小的猝死可能性[14,64]，然而未发现NSVT发作次数和持续时间与猝死之间有相关性。

心肌缺血检查

NSVT患者需做运动负荷心电图、铊闪烁显像和负荷超声心动图等功能性检查以证实心肌缺血情况。已证实急性心肌缺血可致多形性室速[53,55]，但基质依赖的单形性室速与急性缺血之间的关系尚未完全清楚，心肌缺血诱发单形性室速的作用并未显得非常重要 [70-72]。然而，实验研究提示，在多种室性心律失常的发生过程

中，急性缺血和慢性基质（如心肌瘢痕）存在相互作用[73,74]。

除证实有无心肌缺血外，运动试验对运动诱发右心室心动过速患者的诊断亦有帮助。劳累和异丙肾上腺素滴注诱发的室速较危重，可能是由于儿茶酚胺相关的延迟后除极[75]。运动试验对寻找其他心律失常原因如预激综合征、Brugada综合征、致心律失常右心室发育不良或多源性室速亦有必要[76~79]。

电生理检查

对表现为NSVT的患者可能需要进行电生理检查以得到初步诊断。其适应证包括NSVT与短阵心房颤动合并房室旁路或其他差异性传导的鉴别诊断、用于诊断Brugada综合征时的药物试验和程序电刺激诱发室速。

诱发持续性心律失常对合并左心室功能损害的缺血性患者有较强的预测能力，荟萃分析（meta-analysis）表明，在能诱发出持续性室速的NSVT合并心肌缺血患者中，心律失常相关死亡的危险度升高2~3倍[80]。合并有LVEF下降（<40%）的NSVT，而且程序刺激能诱发持续单形性室速，则2年内猝死、心脏骤停的风险为50%；而不能诱发室速的患者心脏骤停的风险为6%[81]。MUSTT试验资料显示，合并无症状NSVT且LVEF<40%的缺血患者，约30%可诱发持续性室速[82]。

不能诱发出持续性室速不代表心律失常事件危险性低，MUSTT和MADIT Ⅱ试验均显示，电生理检查未能诱发出心律失常与能诱发出心律失常相比，在心脏性猝死方面有相似的危险性[23,83]。在MUSTT试验中，可诱发组2年总死亡率为28%，而非诱发组为21%。非诱发组2年总死亡率高达21%，至少应在感到可疑时考虑进行程序电刺激。实际上，来自于MADIT Ⅱ的资料显示，在电生理检查中不能诱发者仍有较高的ICD除颤发生率[12]。这些发现与ICD所储存资料的分析一致。这些资料显示自发的与诱发的室性心律失常没有多大关系[84]。因此电生理检查筛选患者并未得到理想的结果。

对于左心室功能代偿相对良好（LVEF>40%）的缺血性心脏病患者，程序电刺激作用尚不清楚。程序电刺激不能诱发持续性室速可能在筛选高危患者有一定的价值[85,86]。在胺碘酮治疗的患者，程序电刺激不能诱发NSVT的患者预后较能诱发的患者要好[87~90]，而若能诱发出室颤，则猝死率较高[86]。近来，MUSTT研究了1791例未接受抗心律失常治疗的患者，分析了EF和可诱发室速与死亡率之间的关系。EF<30%时，患者总死亡率和心律失常死亡率高于EF为30%~40%时。可诱发心动过速患者其死亡原因更可能是心律失常所致。所以，这个研究提示电生理检查应该严格应用于EF介于30%~40%之间的患者[13]。

同样地，目前尚未明确程序电刺激在合并NSVT非缺血性心脏病中的作用。

信号平均心电图

信号平均心电图（signal-averaged electrocardiography，SAECG）对NSVT患者的预后判断或确定是否积极使用抗心律失常治疗方面的价值仍不明确。突发晕厥患者，晚电位阳性强烈预示可诱发持续性室速，且具有较高的灵敏度（80%~100%）和特异度（80%~90%）[91~96]，其预测能力高于动态心电监测[94,96]。然而，心肌梗死患者出现晚电位的阳性预测值较低（40%），阴性预测值较高（90%）。因此，SAECG阴性可不必进一步检查，其室速的可能性较小，但在高度怀疑有室性心律失常患者中，SAECG阴性不能完全排除非持续性或持续性室速导致的晕厥。心肌梗死后接受β受体阻滞剂治疗的患者，SAECG阳性预测心律失常死亡的准确率较低，为13%[67]。

有证据表明，在致心律失常性右心室发育不良患者中，SAECG能筛选出心脏病变范围更广泛和程序电刺激可诱导室速发作倾向的患者[97]。

自主神经张力评估

心率变异性（HRV）作为心肌梗死后心脏性死亡的独立危险因子已广泛应用于临床，据称在预测心律失常事件方面比预测总死亡率更具有特异性[98,99]。心肌梗死后患者压力反射灵敏度降低与心脏性死亡和猝死的发生率增加有关[100,101]，并比LVEF、SAECG具有更高预测能力[101,102]。ATRAMI资料显示，NSVT、心率变异性和压力反射灵敏度降低均是死亡率增高的独立危险因素。压力反射灵敏度降低与NSVT和LVEF下降的死亡危险性相同[150]。

近来多危险因子分析试验（Multiple Risk Factor Analysis Trial，MRFAT）显示，在使用β受体阻滞剂期

间，普通心律失常危险性发生变化，特别是自主神经指标和标准导联心电图指标限制了对心脏性猝死的预测能力[67]。一项研究对675例患者随访了43±15个月，发现LVEF下降（<40%）、NSVT和SAECG异常对心脏性猝死仅具有微弱的预测能力，而自主神经指标或心电图的变化则没有预测能力。这些指标（低LVEF、NVST和异常的SAECG）阳性预测准确性分别为8%、12%和13%[67]。很显然，为确定自主神经指标的临床应用价值，特别是在NSVT方面的临床应用，还需要更多的资料。

其他检查

有一些资料证实，持续性右心室流出道室速患者，病理活检异常预示预后较差[28]，但若可疑ARVD，则MRI可能更合适[78]。

治疗原则

在处理NSVT发作患者时，内科医师有两个任务，首先应该确定是否存在引起心律失常的潜在基础疾病，如果发现有心脏疾病，应进行危险分层并提出恰当的治疗措施。NVST患者的临床处理应该结合心律失常发生的特定临床情况。在一些情况下，如何恰当处理NVST具有挑战性，一些临床问题尚未有答案。突发室速是一个多因素过程，包括心肌瘢痕复杂基质的持续性变化、心肌缺血和肾上腺素能神经/遗传因素。所以我们是在处理可能发生的事件，在这些事件中目前认为的危险因子如NSVT仅是众多危险因子中的一小部分。

貌似健康的人群

早期报告，包括以社区为基础的纵向研究如Busselton[42]和Framingham[43]试验提示，复杂室性异位心律和NSVT增加了将来发生心脏病的危险性，然而，当潜在的心肌缺血或心脏结构病变被排除以后，就发现NSVT对预后无不良影响，其心脏事件发生率并不高于年龄配对的非心律失常组[103,104]。因此，如果排除潜在的心脏病变和遗传性心律失常，看似正常的个体记录到自发的NSVT并不表明预后不良。然而这些潜在的疾病可能潜伏数年，对表面上看似正常的NSVT患者应进行长期的随访并重新对其预后作出评估。

运动诱发的非持续性室速

看似正常的人在运动时出现室性期前收缩与死亡增加没有关系，而认为是对运动的正常反应。现已清楚，运动诱发的室性心律失常长期预后不良。近来，巴黎前瞻性研究（Paris Prospective Study）[109]报道健康人运动与恢复期连续2个或以上的室性期前收缩达到3%，其心血管死亡率在随后的23年内是增加的，相对危险度为2.5，这与早期的研究结果[110]一致。这个增加的相对危险度在校正了其他的一般情况和已知的易发冠状动脉病变倾向的因素后仍保持不变。有趣的是，那些运动试验后出现缺血表现的患者仅3%出现异位心律，而在运动诱发异位心律患者中仅6%出现缺血表现。因此，尽管这种情况下发生心律失常的详细机制尚未清楚，各种形式的潜在心肌病变并不能排除，只是不直接出现缺血的表现。这个研究提出了这样一个观点，运动诱发的非持续性室性心律失常可能预示冠状动脉病变，即使在缺乏缺血证据的无症状人群亦是一样。

运动试验也可诱发儿茶酚胺性多形性室速，一旦发现这类心动过速，应积极处理。

心脏病患者

对于已明确有心脏病患者，医师的任务是评估患者的风险性（即评估患者将来发生病理性心律失常事件的可能性）。危险分层的主要目的是确定将来死亡的特殊机制，以便于预测临床预后，最终通过恰当的临床干预加以预防。

除少数人以外，大多数心脏病患者的NSVT代表不良的临床预后。然而，到目前为止，NSVT是引起或影响持续性室速还是仅仅作为左心室功能损害和电不稳定性的表现，尚不清楚。即使在这些患者中表现出明显的预测能力，NSVT并不一定能解释死亡机制。有一些患者由于心脏病的进展，常因心律失常死亡，但这些结果并不代表仅仅预防NSVT就会明显延长患者寿命。MADIT试验中，尽管使用除颤器，2年心脏性死亡率仍为11%。而且，降低心律失常死亡率并非肯定降低总死亡率[111~113]，甚至已经证实，尽管在急性心肌梗死患者使用胺碘酮降低了猝死，但总死亡率仍明显升高[111]。

缺血性心脏病

缺血性心脏病合并NSVT患者，其主要预测决定因子是LVEF。MPIP（Multi-center Postinfarction Research Program）研究中，NSVT患者总死亡率和心律失常死亡率增加2倍，且独立于LVEF [7,114]。同样的分析，LVEF<30%者死亡危险性增加5倍，LVEF下降同时合并NSVT者总死亡率和心律失常死亡率风险度更高，分别达57%和34%。在MILIS（Multicenter Investigation of Limitation of Infarct Size）试验[115]中，反复发作的NSVT和死亡率之间也存在相似关系。NSVT和低EF结合后预测价值也很明显。最近的证据同样表明，缺血性心脏病患者，如果考虑到EF等其他因素，NSVT就不再表现为死亡的独立预测因子。在GISSI-2试验中，单因素分析时，NSVT是死亡率重要的预测因子，但在多因素分析中，NSVT并不独立于其他多种临床因素[9]。相似地，在ESVEM试验中，单因素分析提示心律失常与预后相关，但多因素分析心律失常却没有预测价值。在致命性心律失常并接受抗心律失常治疗的患者中，LVEF是一个最重要的预测心律失常死亡或心脏性死亡的独立因子。经过6年随访，入选ESVEM试验的486例患者中，有285例心律失常反复发作。EF高于40%的患者发展为恶性心律失常的危险性为5%，而且LVEF每下降5%，心脏事件和心律失常死亡的危险性增加15%[39]。

现已清楚，无论有无NSVT，若LVEF低于30%，其预后较差。与扩张型心肌病有所不同，缺血性心肌病患者ICD的植入可降低死亡率，缺血性患者左心室功能受损（EF 30%~40%）一般都会发生NSVT，根据MUSTT和MADIT试验[12,23]，对这组患者通过程序电刺激进行危险分层十分有用。左心室功能评估在这些患者中是最重要的检查，所以一切改善左心室功能的方法（冠脉再通、也许还有新的技术如自体骨髓干细胞移植）应该是治疗的主要手段。左心室功能代偿期（LVEF>40%）患者情况如何，尚无详细资料。

非缺血性心脏病

除缺血性心肌病外，其他心脏疾病NSVT对心律失常猝死的独立预测价值尚不明确。有一些证据认为，NSVT对梗阻性肥厚型心肌病年轻患者具有预测价值[19,22]，但对扩张型心肌病[16~18]和其他先天性、特发性致心律失常疾病患者[79,116,117]还存在许多问题。很明显，对这些患者进行危险分层还需要更多的资料，以及进一步的临床试验研究[118,119]。

目前还没有令人信服的证据说明NSVT是心脏瓣膜病变、先天性心脏病修补术后或高血压病等患者猝死的独立预测因子 [29~35]。这种情况下，有关心律失常观点的探讨目前仍为经验性的。

处理与循证治疗

NSVT是一个心电图表现，我们还应知道其病因、临床意义和治疗措施[120,121]。对NSVT患者的临床处理有赖于以下几方面，如是否存在心脏病、相关症状和发作持续时间等。NSVT可发生于心脏结构正常的患者，但多数发生于心脏病患者。

NSVT发作通常无症状，然而，即使患者左心室功能处于代偿状态，仍可引起晕厥，特别是NSVT过快和持续时间超过数秒钟。尽管NSVT无症状，但有着明显的预测作用，并进一步影响对它的处理和治疗。

NSVT患者的临床处理

NSVT发作通常是因为特殊临床原因进行心电图检查而被发现，包括预防性心电图检查、动态心电图和运动试验，还有由于出现临床症状（如心悸、晕厥）和（或）由于基础疾病需要（如冠心病）进行心电图描记而被发现。新诊断的NSVT通常还需根据患者基础心脏病情况作进一步临床评估。

健康个体的NSVT，也需要临床评估，以排除器质性心脏病和其他可能的伴发疾病。标准12导联心电图可能会提示潜在的引起NSVT的原因，包括心肌肥厚、传导障碍、QT间期延长、心肌缺血或坏死证据。心脏结构和功能性异常（心电图评估）包括由于心肌病变、心肌肥厚的发生或右心室功能异常等情况导致的左心室功能下降。除了考虑疾病本身之外，还要考虑电解质和代谢异常以及药物的抗心律失常治疗。当不存在以上异常时，可进行运动试验以明确有无缺血性心脏病，以及探究心律失常少见病因的可能性，包括致心律失常性右心室发育不良或儿茶酚胺性多形性室速。

为了排除或证实缺血性心脏病，运动试验通常需要用负荷超声心动图、负荷心肌闪烁显影或放射性核素心室显影或冠脉造影等补充或替代。

在对晕厥患者进行评估时，心电图（动态心电图、心电监测、植入式心电记录器）常可记录到NSVT。这些患者的评估过程通常包括程序电刺激，这可能有利于缺血性患者下一步处理。程序电刺激对NSVT合并其他情况的诊断，如非缺血性扩张型心脏病、肥厚型心肌病，一般无多大价值。

NSVT的处理和循证治疗将在以下章节讨论。潜在的各种特殊情况总体可分为非缺血性和缺血性两大类。NSVT的非缺血性情况包括心脏结构正常、高血压、二尖瓣脱垂和其他瓣膜病变、肥厚型心肌病、非缺血性扩张型心肌病、长QT综合征、Brugada综合征和少见的遗传性疾病。合并有NSVT的缺血性疾病本身情况有所不同，其处理要根据心肌梗死的有无和左心室功能损害的程度而定。

心脏结构正常的非持续性室速

看似正常的人群NSVT发生率为0%~3%，其心脏结构正常，提示预后良好。其他健康人群运动时出现NSVT较少见，主要见于65岁以上患者，如无心肌缺血，也不代表预后不良[105]。40岁以前有NSVT发作者，首先要排除非缺血性疾病所致心律失常，包括肥厚型心肌病、长QT综合征、特发性扩张型心肌病和致心律失常性右心室发育不良。多形性NSVT发作常提示遗传性致心律失常疾病（长QT综合征、儿茶酚胺性多形性室速）或药物所致复极异常。心电图检查、家族成员猝死和晕厥病史以及服药史可有助于诊断。40岁以上患者需排除一些少见疾病，但主要考虑缺血性心脏病。

有时没有心脏结构病变而发生NSVT时可产生症状，并需要治疗。右心室流出道起源的NSVT尽管致死的可能性非常小，但偶尔可致晕厥[122]。右心室流出道室速患者经磁共振检查可能发现右心室流出道细微的结构和功能异常[123]。尽管自主神经张力的变化也可引起这些心律失常，但还没有交感神经支配异常的证据。右心室流出道室速需要与致心律失常右心室发育不良/心肌病相鉴别，方法有一系列非侵入性心电图检查和影像学检查，必要时可进行心肌活组织检查。由于右心室流出道室速并不增加心脏性猝死的危险性，无症状患者无需治疗。有症状患者，如病情需要，在紧急情况下，治疗主要针对缓解心律失常相关症状，如使用β受体阻滞剂、维拉帕米和腺苷。如果药物治疗无效，建议经导管射频消融，这种方法成功率达80%以上，随访复发率较低[124]。

极少数情况下，一些无器质性心脏病的患者，若出现运动诱发的多形性NSVT，通常发生晕厥、心脏性猝死的危险性增加[76]，应选用β受体阻滞剂治疗。儿茶酚胺性多形性室速患者可能还需要在使用β受体阻滞剂前提下，植入除颤器。

高血压患者非持续性室速

高血压特别是当心电图或超声心动图发现左心室肥厚征象时，室性异位心律和NSVT的发生率以及心脏性猝死的危险性增加[34]。在高血压中，心肌纤维化和胶原成分增加可能是引起心律失常的原因[34]。高血压患者发生NSVT时，需评估是否存在缺血性心脏病。然而，NSVT对单纯高血压（没有伴随心脏缺血证据）是否有预测价值，尚不清楚。还没有证据说明，降低左心室肥厚或减少NSVT会改善高血压的预后[34]。高血压合并NSVT治疗应当选择积极的抗高血压治疗（包括β受体阻滞剂）。

二尖瓣脱垂及其他瓣膜病变的非持续性室速

早期研究显示，二尖瓣脱垂患者NSVT发生率增加[125]，NSVT的发生使心脏性猝死的危险增加[126]。Kilgfield等[127]估计，美国二尖瓣脱垂患者每年心脏性猝死率为1.9/10 000，低于其他所有引起NSVT疾病成年患者的心脏性猝死率。所以，二尖瓣脱垂并不增加心脏性猝死率，NSVT主要与二尖瓣反流和继发性慢性血流动力学及心肌异常有关[127]。但它们并不独立地与心脏性猝死有关。大部分二尖瓣脱垂合并NSVT患者不需要进一步的诊断评估和治疗。在有症状的NSVT患者（心悸、晕厥），β受体阻滞剂被认为是一线治疗。对于β受体阻滞剂治疗无效的患者，可选择其他抗心律失常药物。治疗应该主要针对改善生活质量，同时要考虑到药物潜在副作用（潜在的致心律失常作用）。

NSVT也常见于其他瓣膜病变，特别是主动脉瓣狭窄和二尖瓣反流。NSVT的发生通常与左心室肥厚或功能不全有关，但还没有证据表明，这些心律失常会增加换瓣后的死亡率。有限的资料提示，换瓣手术可以降低这些患者心脏性猝死的风险。

肥厚型心肌病的非持续性室速

HCM出现NSVT的比例从非选择性患者的20%到有晕厥或心脏骤停患者的80%[19~21,128]。这种估计并不真实反映HCM患者NSVT的发生率，因为这些病例是高度选择性的。除了晕厥、心脏骤停的病史或心脏性猝死的家族史外，HCM合并NSVT似乎增加了心脏性猝死的危险[19]。就HCM合并NSVT而言，还没有多少有益的心电生理学证据。有心脏骤停病史的患者多形性室速恶化为室颤仅占一半左右[20,21,128]。

抗心律失常药物对HCM合并NSVT的治疗效果不尽如人意[20,21,128]，β受体阻滞剂可降低心脏性猝死的危险，然而β受体阻滞剂治疗后死亡的危险仍明显，胺碘酮可抑制一些患者室速的诱发，同时也会导致传导异常并在另一些病例容易诱发室速[20,21,128]。所以这种药物不能作为具有高度危险的HCM患者治疗的选择。

最近的资料显示，植入除颤器是HCM患者猝死的一级预防和二级预防的首选方案[129]。有晕厥病史、猝死家族史和NSVT病史者，接受除颤器治疗作为一级预防后，每年有5%的有效放电率。在有心脏骤停复苏后的患者中（二级预防），有效放电率为11%。在有效放电的患者当中，超过1/3的患者正在接受胺碘酮治疗，进一步说明在这些病例中，胺碘酮抗心律失常作用很有限。近来对531例HCM的研究结果，未能说明心律失常死亡率和NSVT发生频次、持续时间和发作率之间有明显关系[22]。然而，NSVT与肥厚型梗阻性心肌病年轻患者的猝死风险增加有关[22]。这些观察显示存在高危因素的患者，包括合并有晕厥或有年轻时猝死家族史的NSVT，植入除颤器应是HCM患者的一级预防措施。

非缺血性扩张型心肌病患者的非持续性室速

非缺血性扩张型心肌病患者无症状性NSVT发生率较高（40%~70%），这些人群中猝死的危险也较高[14,41,130,131]。非缺血性扩张型心肌病患者随着左心室功能的下降和有症状性充血性心力衰竭的出现，室性心律失常的发生率和复杂性增加。然而，这些非缺血性扩张型心肌病和心功能Ⅳ级的患者，心脏性猝死更多的是由缓慢性心律失常引起，其次是快速性室性心律失常[15,16]。

有关NSVT与心脏性死亡率之间的关系，报道不一，一些研究发现NSVT与心脏性死亡率升高有关，但亦有不同结果[14,17,18]。在GESICA试验[17]中，心脏性猝死的危险在NSVT患者中明显增加，相反，在CHF-STAT试验中，未发现NSVT患者猝死危险增加[14,18]。

非缺血性扩张型心肌病患者，包括合并NSVT者，程序刺激的作用仍存在争论，但越来越多的证据显示，对室速的诱发作用有限[132~134]。来自一些有限的小样本研究显示，在无症状的NSVT患者中，可诱发出持续性室速的病例<10%，这些可诱发的病例比不能诱发的病例具有更高的猝死风险。然而，近来的观察和临床实践显示，程序刺激在非缺血性扩张型心肌病患者危险分层方面没有价值[134]。

合并有NSVT的非缺血性扩张型心肌病患者通常接受胺碘酮治疗。一些小样本资料显示，胺碘酮对预防猝死有益，有两个大型试验评估了胺碘酮在这类病例治疗中的作用。在GESICA试验[173]中，胺碘酮治疗与死亡率下降有关，而在CHF-STAT试验[18]中没有得出同样的结论。这两项研究对NSVT发生率以及胺碘酮治疗效果的报道均不同，原因尚不清楚，可能与患者人群各自不同的特性有关（纳入GESICA试验的患者具有更严重的左心室功能障碍，Chagas病的发生率也较高）。

最近来自心力衰竭心脏性猝死试验（SCD-HeFT，Sudden Cardiac Death in Heart Failure Trial）[118]的结果证明，胺碘酮不能预防非缺血性扩张型心肌病的死亡（危险比=1.07，813例患者随机分为胺碘酮组和对照组）。SCD-HeFT资料似乎将关于胺碘酮作为非缺血性扩张型心肌病（包括缺血性心肌病）猝死一级预防的争论推向尾声。胺碘酮作为一级预防措施并未带来益处。

自从非缺血性心肌病除颤器治疗的评估（Defibrillators in Nonischemic Cardiomyopathy Treatment Evaluation，DEFINITE）和SCD-HeFT试验完成以来，非缺血性扩张型心肌病和不明原因晕厥的患者是惟一从ICD治疗受益的患者[135]。不明原因的晕厥可由未证实的NSVT发作或持续性室速引起。Knight等[135]研究报道，有不明原因晕厥的心肌病患者与19例心脏骤停患者接受ICD治疗，经过长期随访，7例（50%）晕厥患者和8例（42%）心脏骤停患者因室速而得到有效除颤。

提前终止的AMIOVIRT试验，比较了非缺血性心肌病（EF<35%）和无症状性NSVT患者ICD治疗和胺碘酮治疗的结果，显示两组在总死亡率方面并没有差异[136]，

然而这个研究仅含103例患者随机分成ICD组和胺碘酮治疗组，样本数严重不足。另外75例患者拒绝随机分组，包括65例接受胺碘酮治疗和10例植入ICD者。最近完成的DEFINTE试验[119]旨在评估植入除颤器作为非缺血性扩张型心肌病患者预防心脏性死亡的一级预防措施的作用。458例非缺血性扩张型心肌病、EF<36%、有症状性充血性心力衰竭和NSVT或每小时超过10个室性期前收缩的患者被随机分成除颤组和非除颤组（每组229例）。平均年龄58岁，男性患者占多数（71%，平均EF=21%）。在心力衰竭方面，按照NYHA分级，22%心功能Ⅰ级，57%心功能Ⅱ级，21%心功能Ⅲ级。NSVT发生率为23%。在平均29个月的随访过程中，死亡68例；ICD组28例，非ICD组40例（log-rank检验P=0.08）。2年死亡率在非ICD组为14.1%，ICD组为7.9%（危险比0.65，置信区间 0.40~1.06）。猝死危险比0.20，P=0.006。已证实NYHA分级Ⅲ级患者明显受益于ICD治疗，危险比0.37（P=0.02）。此外，还观察到ICD加优化药物治疗（86%接受ACEI治疗和85%接受β受体阻滞剂治疗）的益处。非ICD组年死亡率7%，ICD组死亡率明显下降。

在刚结束的SCD-HeFT研究[118]中，2521例缺血性（52%）和非缺血性（48%）心肌病（EF<36%和NYHA分级Ⅱ或Ⅲ）随机分成胺碘酮组、ICD治疗组或常规治疗组。所有患者中，70%患者NYHA Ⅱ级，30%患者NYHA Ⅲ级，平均EF25%。有NSVT发作史者占23%。所有患者经过平均45个月的随访，对照组年死亡率7.2%，ICD治疗死亡率下降23%（相对危险度=0.77；P=0.007），非缺血性心肌病患者相对危险度0.73，缺血性心肌病患者相对危险度0.79（两组之间无显著性差异）。

DEFINITE和CD-HeFT两组的结果显示，EF<36%的非缺血性心肌病和NYHA分级Ⅱ或Ⅲ级患者，尽管接受优化药物治疗，仍具有7%的年死亡率，ICD治疗可明显降低死亡的风险[118,119]。这些发现扩大了ICD治疗的指证，而不仅仅限于晕厥和心律失常事件。

长QT综合征、Brugada综合征、致心律失常性右心室发育不良患者的非持续性室速

长QT综合征是一种遗传性疾病，心电图表现为长QT间期、易发生晕厥、心脏骤停或猝死。通常，长QT综合征心脏事件是由于长时间的多形性NSVT或持续性室速（尖端扭转性室速）引起，后者可演变为室颤[137]。然而短暂的、无症状性的多形性NSVT也是常见的。β受体阻滞剂是长QT综合征治疗的首选，70%患者对此治疗有效，但仍有30%患者出现心脏事件[138]。那些β受体阻滞剂治疗仍反复发生晕厥以及心脏骤停的患者应考虑ICD植入治疗，这对预防死亡很成功[139]。

Brugada综合征是另一个遗传性疾病，具有较高猝死的危险。尽管没有系统的研究来评估NSVT的临床意义，大家一致认为，有症状患者（即由于NSVT或持续性VT而出现晕厥或心脏骤停）应该植入ICD[140]。

同样地，致心律失常性右心室发育不良/心肌病（ARVD）也具有较高猝死的危险性[141]。ARVD患者尽管是右心室细微结构的异常，但可表现为无症状性NSVT发作，抗心律失常药物治疗和导管射频消融治疗效果不尽如人意，而ICD在已证实的心律失常或有症状患者似乎是一个治疗选择[141]。

冠状动脉疾病的非持续性室速

在心肌梗死后危险分层研究的开始，室性心律失常，特别是NSVT，是心脏性死亡或猝死的前奏。据报道，心肌梗死后NSVT的发生率为3%~40%，这取决于病人的选择、心电图记录的时间和过去20年的治疗[9,114,120]。近来一系列分析认为，心肌梗死一天后住院患者中约10%发生NSVT [5,142]，急性心肌梗死后第一天，NSVT的发生尽管频繁（达总患者数的40%），但与远期死亡的风险无明确关系。然而，心肌梗死第一个13小时内，NSVT的发生与新发和陈旧性心肌梗死患者死亡率明显增加有关。在多中心心肌梗死后研究项目（Multicenter Post-infarction Research Program）[114]中，入选的心肌梗死后患者820例，11%记录到NSVT，其3年猝死率为21%，明显高于无NSVT患者（8%）。多因素分析显示，NSVT使总死亡率和猝死的危险性升高2倍。NSVT相关危险性在左心室功能下降的患者更明显升高。在GISSI-2研究中，实施溶栓治疗期间，频发室性异位心律或NSVT也与不良预后有关[9]。

与非缺血性心肌病相反，在心肌梗死后合并NSVT患者，程序电刺激对心脏事件的危险分层有益。Denniss等[143]报告，对未经选择的403例心肌梗死后患者进行程序电刺激，可诱发出持续性室速，其心脏性猝死或持续性室速的发生率比不能诱发的患者升高4倍，室速可诱发性及预后与左心室功能不全的程度有关。

若心室功能损害、自发性NSVT和可诱导持续性多

形性室速同时存在，则被认为是慢性心肌梗死后特高危患者。Wilber等[81]在研究中对100例合并有自发性NSVT、陈旧性心肌梗死和EF<40%的患者，进行电刺激，可诱发持续性单形性室速，2年实际猝死或心脏骤停的危险性为43%，然而在不能诱发患者中其危险性为6%。一个多因素Cox分析显示，可诱发出持续性室速的猝死或心脏骤停的危险性增加4倍。刚完成的MUSTT试验，也显示NSVT和可诱发室速患者，比不能诱发室速患者，具有明显升高的心脏骤停或死亡危险性[144]，可诱发组2年总死亡率为28%，而非诱发组为21%。若非诱发组2年总死亡率仍高达21%，应考虑到程序刺激的必要性（至少在感到怀疑时），观察未发现自发性和诱发性室速的发作特性之间有什么关系[84]。

心肌梗死后患者合并NSVT的治疗，首先是缺血性心脏病的现代治疗，包括冠脉血运重建、β受体阻滞剂、他汀类药物和ACE抑制剂。这是冠状动脉疾病合并心律失常最有效的治疗措施，已得到CAGB-Patch（Coronary Artery Bypass Graft Patch）试验[145]证明。

由于已发现室性异位心律（包括NSVT）与死亡增加有关，临床上已设计了一系列研究，来证明抗心律失常药物控制室性心律失常可降低死亡率[146]。CAST和CAST Ⅱ试验[68,69]证实，IC类抗心律失常药物（恩卡尼、氟卡尼和莫雷西嗪）反而增加（不是降低）心肌梗死后患者死亡率。随后的口服d-索他洛尔生存率试验（Survival With Oral d-Sotalol，SWORD）[147]说明，使用d-索他洛尔（Ⅲ类抗心律失常药物），与对照组相比，增加了死亡率。欧洲心肌梗死胺碘酮试验（European Myocardial Infarct Amiodarone Trial，EMIAT）[113]和加拿大胺碘酮心肌梗死心律失常试验（Canadian Amiodarone Myocardial Infarction Arrhythnia Trial，CAMIAT）[148]未能成功地证实胺碘酮对生存率有益。所以，在心肌梗死后患者，除了β受体阻滞剂在一些研究中已证实可降低总死亡率和心脏性死亡率外，没有一个抗心律失常药物适合心脏性死亡的一级预防。然而，在β受体阻滞剂心脏突发事件试验（Beta-blocker Heart Attack Trial）中，合并有NSVT的低、中危心肌梗死后患者死亡率没有降低[149]。

20世纪90年代植入除颤器成为抗心律失常药物的替代措施，用于冠心病合并NSVT患者心脏性猝死的一级预防。两个随机对照试验应用配对研究，观察合并有NSVT的心肌梗死后患者[23,40]。在MADIT研究[40]中，196例有MI病史、EF≤35%、已证实有NSVT发作史、持续性室速可被诱发但不能被抑制的患者，随机分成ICD植入组和常规治疗组（首选胺碘酮），随访27个月，ICD植入组95例中有15例死亡，常规治疗组101例中有39例发生死亡，ICD组总体死亡率下降54%。这项研究首次证实，ICD治疗作为高危心肌梗死后患者一级预防能带来益处。

侵入性电生理检查指导抗心律失常治疗，曾经被用于治疗NSVT和可诱发持续性室速患者。MUSTT研究[23]用电生理指导抗心律失常治疗，确定这种方法能否降低EF≤40%合并NSVT的MI幸存者的死亡率。704例冠状动脉病变、无症状性NSVT、EF≤40%和可诱发持续性室速患者入选。可诱发持续性室速患者，随机分成未抗心律失常治疗和电生理指导抗心律失常治疗两组。电生理指导抗心律失常治疗包括药物治疗和植入ICD治

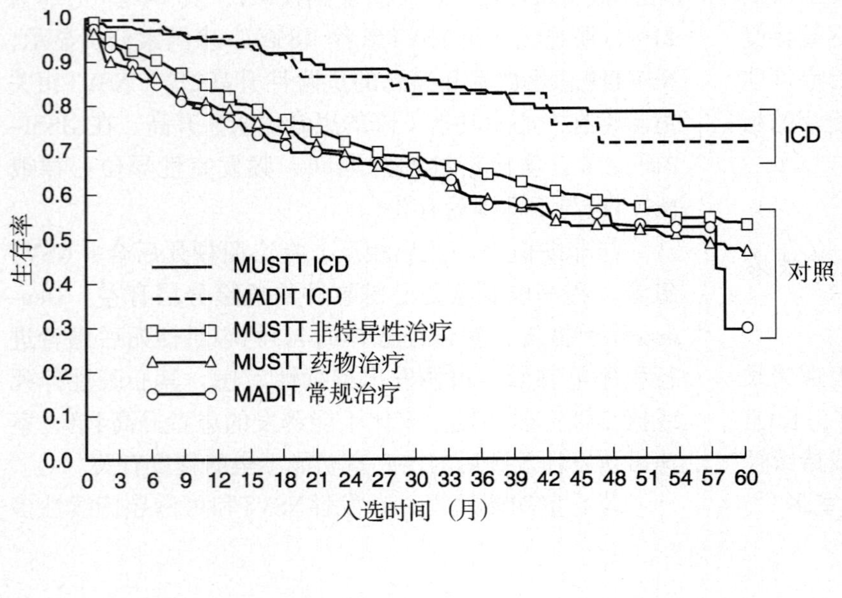

图16-8 多中心非持续性室速试验（MUSTT）和多中心自动除颤仪植入试验（MADIT）Kaplan-Meier生存曲线图。三条较低的曲线代表MADIT的常规治疗、电生理指导的抗心律失常治疗和MUSTT的非特异性抗心律失常治疗。两条较高的曲线显示两个试验中ICD治疗的生存结果。MUSTT和MADIT两个试验中，ICD治疗组与对照组相比死亡率下降的风险比分别为0.49（P<0.0001）和0.46（P<0.009）。（From Prystowsky EN，Nisam S：Prophylactic implatable cardioverter defibrillator trials. Am J Cardiol 2000；86：1214-15.）[150]

疗。在除颤组，心律失常所致心脏骤停或死亡的危险性明显低于未接受ICD治疗组（相对危险0.24；95%置信区间 0.13~0.45；*P*<0.001）。而在电生理指导的药物抗心律失常组，其死亡率和心脏骤停与未进行抗心律失常治疗的对照组相似。表16-8显示的是MADIT和MUTT试验中，ICD治疗和非ICD治疗患者累积生存曲线的重叠图。两个研究具有相当明显的一致性，MADIT确立的ICD指征得到一个大型研究的进一步证实。这些研究证实，在合并有EF下降和NSVT的心肌梗死后患者，ICD植入可明显降低心脏性猝死和总体死亡率。

心肌梗死后合并EF下降、有明确NSVT发作和可诱发持续性室速的患者，相对较少。预防性植入ICD，让更多的心肌梗死后患者受益，十分必要。90年代晚期，进行的MADIT Ⅱ和SCD-HeFT两项研究，解决了这个问题。MADIT Ⅱ [83]揭示，左心室功能明显下降（EF≤30%）的患者，不管有无危险分层因素的存在，包括频发性室性异位心律和可诱发持续性室速，ICD治疗均有益。SCD-HeFT [118]试验，是对充血性心力衰竭（缺血性和非缺血性）和EF≤30%的患者进行治疗，分ICD治疗、胺碘酮治疗和对照等三组，观察比较总死亡率。MADIT Ⅱ不久前刚刚完成，入选心肌梗死后患者1232例（742例随机分成ICD治疗组，490例为非ICD治疗组），随访20个月。结果证实，ICD组总体死亡率明显下降达30%[83]。最近的SCD-HeFT（52%患者有缺血

表16-2 不同疾病非持续性室速患者的处理和循证治疗

合并NSVT基础疾病	处理	循证治疗
非缺血性疾病		
无症状、无明显心脏病	评估有无缺血性心脏病和其他器质性疾病：ECG、运动试验、ECHO，必要时其他检查。	无治疗必要
有症状伴 RVOT 形态的 NSVT	EP 检查 与 ARVD 鉴别	β受体阻滞剂、维拉帕米、腺苷 必要时射频消融
肥厚型心肌病	评估其他危险因素：晕厥、家族史	β受体阻滞剂、腺苷，如果存在其他危险因素ICD 治疗
非缺血性扩张型心肌病	无需 EP 检查	
EF<36%		ICD 治疗
EF≥36%和晕厥伴有明确室速/室颤或心脏骤停		ICD 治疗
LQTS 伴有反复发作的晕厥或心脏骤停	无需检查	β受体阻滞剂，ICD 治疗
Brugada 综合征伴晕厥或心脏骤停	无需检查	ICD 治疗
ARVD 伴晕厥或心脏骤停	无需检查	ICD 治疗
缺血性心脏病		
急性 MI，NSVT<24h	AMI 常规治疗	直接 PTCA，溶栓治疗
NSVT>24h 直到出院前	AMI 常规治疗 当 EF<40%时行 EP 检查	优化 CAD 治疗* 血运重建治疗
无症状 CAD w/o MI 或 EF>40%的 MI	无需特殊处理	优化 CAD 治疗*
有晕厥的 CAD w/o MI 或 EF>40%的 MI	EP 检查	优化 CAD 治疗* 如 EP 能诱发：ICD
EF=31%~40%的 MI	EP 检查	优化 CAD 治疗* 如 EP 能诱发：ICD
EF≤30%的 MI	无进一步检查必要	优化 CAD 治疗* ICD 治疗

*优化 CAD 治疗指 β 受体阻滞剂、他汀类、ACEI（需要时）和冠脉再灌注治疗。

ARVD：致心律失常性右心室发育不良；CAD：冠心病；EF：射血分数；EP：电生理；ICD：植入式心脏复律除颤器；LQTS：长 QT 综合征；MI：心肌梗死；NSVT：非持续性室速；RVOT：右心室流出道。

性心肌病）研究结果显示，EF<36%和NTHA分级Ⅱ和Ⅲ级患者，ICD治疗可使其获益，证实了MDAIT Ⅱ的发现。

MDAIT Ⅱ研究明显改变了心肌梗死后患者合并NSVT的临床处理方法，按照MDAIT Ⅱ，心肌梗死后患者合并EF≤30%，无论有无NSVT，均应该进行ICD治疗。基于MADIT和MUSTT的发现，心肌梗死后患者合并NSVT和EF在31%~40%，应该进行电生理检查，如果可诱发出持续性室速，应该进行ICD治疗。若心肌梗死后患者EF高于40%，则NSVT发生率较低，其预后明显好于EF≤40%的患者。还没有资料说明，对心肌梗死后患者合并NSVT和EF高于40%时，如何采取理想的治疗措施。电生理检查指导抗心律失常治疗和ICD治疗的作用还有待于进一步研究。

小结

1. NSVT见于很多种情况，从貌似健康人群到有明显的心脏病患者，均有可能记录到NSVT。
2. NSVT对预后判断的价值，在很大程度上受基础心脏疾病类型和严重程度的影响。
3. 表16-2概括了NSVT患者目前的循证治疗。
4. 在NSVT合并其他疾病的高危患者，ICD治疗是目前抗心律失常治疗的主要手段。

赵 学 骆合德 译
孙宝贵 校

参考文献

1. Camm AJ, Katritsis D: Risk stratification of patients with ventricular arrhythmias. In Zipes DP, Jalife J（eds）: Clinical Electrophysiology. From Cell to Bedside, 3rd ed. Philadelphia, WB Saunders, 2000, pp 808-27.
2. Chimenti C, Calabrese F, Thiene G, et al: Inflammatory left ventricular microaneurysms as a cause of apparently idiopathic ventricular tachyarrhythmias. Circulation 2001;104:168-73.
3. Ouyang F, Cappato R, Ernst S, et al: Electroanatomic substrate of idiopathic left ventricular tachy cardia: Unidirectional block and macroreentry within the Purkinje network. Circulation 2002;105:462-9.
4. Senges JC, Becker R, Schreiner KD, et al: Variability of Holter electrocardiographic findings in patients fulfilling the noninvasive MADIT criteria. Multicenter Au tomatic Defibrillator Implantation Trial. Pacing Clin Electrophysiol 2002;25:183-90.
5. Farmer DM, Swygman CA, Wang PJ, et al: Evidence that nonsustained polymorphic ventricular tachycardia causes syncope（data from implantable cardioverter defibrillators）. Am J Cardiol 2003;91:606-9.
6. Cheema AN, Sheu K, Parker M, et al: Nonsustained ventricular tachycardia in the setting of acute myocardial infarction: Tachycardia characteristics and their prognostic implications. Circulation 1998;98:2030-6.
7. Bigger JT, Fleiss JL, Rolnitzky LM: Prevalence, characteristics and significance of ventricular tachycardia detected by 24-hour continuous electrocardiographic recordings in the late hospital phase of acute myocardial infarction. Am J Cardiol 1986;58:1151-60.
8. Burkart F, Pfisterer M, Kiowski W, et al: Effect of antiarrhythmic therapy on mortality in survivors of myocar dial infarction with asymptomatic complex ventricular arrhythmias: Basel Antiarrhythmic Study of Infarct Survival（BASIS）. J Am Coll Cardiol 1990;16:1711-8.
9. Maggioni AP, Zuanetti G, Franzosi MG, et al, on behalf of GISSI-2 Investigators: Prevalence and prognostic significance of ventricular arrhythmias after acute myocardial infarction in the fibrinolytic era: GISSI-2 results. Circulation 1993;87:312-22.
10. Ruberman W, Weinblatt E, Golberg JD, et al: Ventricular premature beats and mortality after myocardial infarction. N Engl J Med 1977;297:750-7.
11. Califf RM, McKinnis RA, Burks J, et al: Prognostic implications of ventricular arrhythmias during 24 hour ambulatory monitoring in patients undergoing cardiac catheterization for coronary artery disease. Am J Cardiol 1982;50:23-31.
12. Moss AJ: Dead is dead, but can we identify patients at increased risk for sudden cardiac death? J Am Coll Cardiol 2003;42:659-60.
13. Buxton AE, Lee KL, Hafley GE, et al; MUSTT Investigators: Relation of ejection fraction and inducible ventricular tachycardia to mode of death in patients with coronary artery disease:An analysis of patients enrolled in the multicenter unsustained tachycardia trial. Circulation 2002;106:2466-72.
14. Singh SN, Fisher SG, Carson PE, Fletcher RD: Prevalence and significance of nonsustained ventricular tachycardia in patients with premature ventricular contractions and heart failure treated

with vasodilator therapy. J Am Coll Cardiol 1998;32:942–7.

15. Sugrue DD, Rodeheffer RJ, Codd MB, et al: The clinical course of idiopathic dilated cardiomyopathy. A population–based study. Ann Intern Med 1992;117:117–23.
16. Tamburro P, Wilber D: Sudden death in idiopathic dilated cardiomyopathy. Am Heart J 1992;124:1035–45.
17. Doval HC, Nul DR, Grancelli HO, et al: Nonsustained ventricular tachycardia in severe heart failure. Independent marker of increased mortality due to sudden death. GESICA–GEMA Investigators. Circulation 1996;94:3198–203.
18. Singh SN, Fletcher RD, Fisher SG, et al: Amiodarone in patients with congestive heart failure and asymptomatic ventricular arrhythmia. Survival Trial of Antiarrhythmic Therapy in Congestive Heart Failure. N Engl J Med 1995;333:77–82.
19. Maron BJ, Savage DD, Wolfson JK, Epstein SE: Prognostic significance of 24 hour ambulatory electrocardiographic monitoring in patients with hypertrophic car diomyopathy: A prospective study. Am J Cardiol 1981;48:252–7.
20. Maron BJ: Ventricular arrhythmias, sudden death, and prevention in patients with hypertrophic cardiomyopathy. Curr Cardiol Rep 2000;2:522–8.
21. McKenna WJ, Behr ER: Hypertrophic cardiomyopathy: Management, risk stratification, and prevention of sudden death. Heart 2002;87:169–76.
22. Monserrat L, Elliott PM, Gimeno JR, et al: Non–sustained ventricular tachycardia in hypertrophic cardiomyopathy: An independent marker of sudden death risk in young patients. J Am Coll Cardiol 2003;42:873–9.
23. Buxton AE, Lee KL, Fisher JD, et al: A randomized study of the prevention of sudden death in patients with coronary artery disease. Multicenter Unsustained Tachycardia Trial Investigators. N Engl J Med 1999;341:1882–90.
24. Pires LA, Lehmann MH, Buxton AE, et al: The Multicenter Unsustained Tachycardia Trial Investigators. Differences in inducibility and prognosis of in–hospital versus out–of–hospital identified nonsustained ventricular tachycardia in patients with coronary artery disease: Clinical and trial design implications. J Am Coll Cardiol 2001;38:1156–62.
25. Pires LA, Hafley GE, Lee KL, et al: Multicenter Unsustained Tachycardia Trial Investigators: Prognostic significance of non–sustained ventricular tachycardia after coronary bypass surgery in patients with left ventricular dysfunction. J Cardiovasc Electrophysiol 2002;13:757–63.
26. Mittal S, Lomnitz DJ, Mirchandani S, et al: Prognostic significance of nonsustained ventricular tachycardia after revascularization. J Cardiovasc Electrophysiol 2002;13:342–6.
27. Russo AM, Hafley GE, Lee KL, et al; Multicenter UnSustained Tachycardia Trial Investigators: Racial differences in outcome in the Multicenter UnSustained Tachycardia Trial（MUSTT）: A comparison of whites versus blacks. Circulation 2003;108:67–72.
28. Katritsis D, Gill JS, Camm AJ: Repetitive monomorphic ventricular tachycardia. In Zipes DP, Jalife J: Clinical Electrophysiology. From Cell to Bedside, 2nd ed. Philadelphia, WB Saunders, 1995, pp 900–6.
29. Klein RC: Ventricular arrhythmias in aortic valve disease: Analysis of 102 patients. Am J Cardiol 1984;53:1079–83.
30. Martinez–Rubio A, Schwammenthal Y. Schwammenthal E, et al: Patients with valvular heart disease presenting with sustained ventricular tachyarrhythmias and syncope. Results of programmed ventricular stimulation and long–term follow–up. Circulation 1997;96:500–8.
31. Garson A, Gillette PC, Gutgesell HP, McNamara DG: Stress–induced ventricular arrhythmias after tetralogy of Fallot repair. Am J Cardiol 1980;46:1006–12.
32. Deanfield JE, McKenna WJ, Hallidie–Smith KA: Detection of late arrhythmias and conduction disturbance after correction of tetralogy of Fallot. Br Heart J 1980;44:248–53.
33. Cameron JS, Myerburg RJ, Wong SS. et al: Electrophysiologic consequences of chronic experimentally induced left ventricular pressure overload. J Am Coll Cardiol 1983;2:481–7.
34. McLenachan JM, Henderson E, Morris KI, Dargie HJ: Ventricular arrhythmias in patients with hypertensive left ventricular hypertrophy. N Engl J Med 1987;317:787–92.
35. Papademetriou V, Price M, Notargiacomo A, et al: Effect of diuretic therapy on ventricular arrhythmias in hypertensive patients with and without left ventricular hypertrophy. Am Heart J 1985; 110:595–9.
36. Buxton AE, Duc J, Berger EE, Torres V: Nonsustained ventricular tachycardia. Cardiol Clin 2000;18:327–36.
37. Grimm W, Marchlinski FE: Accelerated idioventricular rhythm, bidirectional ventricular tachycardia. In Zipes DP, Jalife J（eds）: Clinical Electrophysiology. From Cell to Bedside, 3rd ed. Philadelphia, WG Saunders, 2000, pp 673–7.

38. Kinder C, Tamburro P, Kopp D, et al: The clinical significance of nonsustained ventricular tachycardia: Current perspectives. Pacing Clin Electrophysiol 1994;17:637-64.
39. Caruso AC, Marcus FI, Hahn EA, et al: Predictors of arrhythmic death and cardiac arrest in the ESVEM trial. Electrophysiologic Study Versus Electromagnetic Monitoring. Circulation 1997;96:1888-92.
40. Moss AJ, Hall WJ, Cannom DS, et al: Improved survival with an implanted defibrillator in patients with coronary disease at high risk for ventricular arrhythmia. Multicenter Automatic Defibrillator Implantation Trial Investigators. N Engl J Med 1996;335:1933-40.
41. Teerlink JR, Jalaluddin M, Anderson S, et al: Ambulatory ventricular arrhythmias in patients with heart failure do not specifically predict an increased risk of sudden death. PROMISE (Prospective Randomized Milrinone Survival Evaluation) Investigators. Circulation 2000;101:40-6.
42. Cullen K, Stenhouse NS, Wearne KL, Cumpston GN: Electrocardiograms and 13 year cardiovascular mortality in Busselton study. Br Heart J 1982;47:209-12.
43. Bikkina M, Larson MG, Levy D: Prognostic implications of asymptomatic ventricular arrhythmias: The Framingham Heart Study. Ann Intern Med 1992;117:990-6.
44. Buxton AE, Waxman HE, Marchlinski FE, et al: Right ventricular tachycardia: Clinical and electrophysiologic characteristics. Circulation 1983;68:917-27.
45. Ohe T, Shinomura K, Aihara N, et al: Idiopathic sustained left ventricular tachycardia: Clinical and electrophysiologic characteristics. Circulation 1988;77:560-8.
46. Ward DE, Nathan AW, Camm AJ: Fascicular tachycardia sensitive to calcium antagonists. Eur Heart J 1984;5:896-905.
47. Katritsis D, Ahsan A, Anderson M, et al: Catheter ablation for successful management of left posterior fascicular tachycardia. An approach guided by recording of fascicular potentials. Heart 1996;75:384-8.
48. Buxton AE, Marchlinski FE, Doherty JU, et al: Repetitive monomorphic ventricular tachycardia: Clinical and electrophysiologic characteristics in patients with and patients without organic heart disease. Am J Cardiol 1984;54:997-1002.
49. Rahilly GT, Prystowsky EN, Zipes DP, et al: Clinical and electrophysiologic findings in patients with repetitive monomorphic ventricular tachycardia and otherwise normal electrocardiogram. Am J Cardiol 1982;50:459-68.
50. Zimmermann M, Maisonblanche P, Cauchemez B, et al: Determinants of the spontaneous ectopic activity in repetitive monomorphic idiopathic ventricular tachycardia. J Am Coll Cardiol 1986;7:1219-27.
51. Wilson FN, Wishart SW, Macleod AG, et al: A clinical type of paroxysmal tachycardia of ventricular origin in which paroxysms are induced by exertion. Am Heart J 1932;8:155-62.
52. Wu D, Kou HC, Hung JS: Exercise-triggered paroxysmal ventricular tachycardia. A repetitive rhythmic activity possibly related to afterdepolarization. Ann Intern Med 1981;95:410.
53. Akhtar M: Clinical spectrum of ventricular tachycardia. Circulation 1990;82:1561-73.
54. Sclarovsky S, Stransberg B, Lewin RF, Agmon J: Polymorphous ventricular tachycardia: Clinical features and treatment. Am J Cardiol 1979;44:339-44.
55. Ruskin JN, DiMarco JP, Garan H: Out-of-hospital cardiac arrest: Electrophysiologic observations and selection of long-term antiarrhythmic thearpy. N Engl J Med 1980;303:607-13.
56. Wolfe CL, Nibley C, Bhandari A, et al: Polymorphous ventricular tachycardia associated with acute myocardial infarction. Circulation 1991;84:1543-51.
57. Bayes de Luna A, Coumel P, Leclercq JF: Ambulatory sudden cardiac death: Mechanisms of production of fatal arrhythmia on the basis of data from 157 cases. Am Heart J 1989;117:151-9.
58. Caceres J, Jazayeri M, McKinnie J, et al: Sustained bundle branch reentry as a mechanism of clinical tachycardia. Circulation 1989;79:256-70.
59. Blanck Z, Jazayeri M, Dhala A, et al: Bundle branch reentry: A mechanism of ventricular tachycardia in the absence of myocardial or valvular dysfunction. J Am Coll Cardiol 1993;22:1718-22.
60. Gillette PC, Yeoman MA, Mullins CE, McNamara DG: Sudden death after repair of tetralogy of Fallot: Electrocardiographic and electrophysiologic abnormalities. Circulation 1977;56:566-71.
61. Marcus FI, Fontaine GH, Guiraudon G, et al: Right ventricular dysplasia: A report of 24 adult cases. Circulation 1982;65:384-98.
62. Jackman W, Clark M, Friday K, et al: Ventricular tachyarrhythmias in the long QT syndromes. In Zipes DP (ed): The Medical Clinics of North America. Philadelphia, WB Saunders, 1984, p 1079.

63. Leenhardt A, Glaser E, Burguera M, et al: Short-coupled variant of torsade de pointes: A new electrocardiographic entity in the spectrum of idiopathic ventricular tachyarrhythmias. Circulation 1993;89:206-15.

64. Doval HC, Nul DR, Grancelli HO, et al: Randomised trial of low-dose amiodarone in severe congestive heart failure. Lancet 1994;344:493-8.

65. La Rovere MT, Bigger JT Jr, Marcus FI, et al: Baroreflex sensitivity and heart-rate variability in prediction of total cardiac mortality after myocardial infarction. ATRAMI (Autonomic Tone and Reflexes After Myocardial Infarction) Investigators. Lancet 1998;351:478-84.

66. Abildstrom SZ, Jensen BT, Agner E, et al; BEAT Study Group: Heart rate versus heart rate variability in risk prediction after myocardial infarction. J Cardiovasc Electrophysiol 2003;14:168-73.

67. Huikuri HV, Tapanainen JM, Lindgren K, et al: Prediction of sudden cardiac death after myocardial infarction in the beta-blocking era. J Am Coll Cardiol 2003;42:652-8.

68. Cardiac Arrhythmia Suppression Trial (CAST) Investigators. Preliminary report: Effect of encainide and flecainide on mortality in a randomized trial of arrhythmia suppression after myocardial infarction. N Engl J Med 1989;321:406-12.

69. The Cardiac Arrhythmia Suppression Trial-II Investigators: Effect of antiarrhythmic agent moricizine on survival after myocardial infarction. The Cardiac Arrhythmia Suppression Trial II. N Engl J Med 1992;327:227-33.

70. El-Sherif N: Clinical significance of polymorphic ventricular tachycardia induced by programmed stimulation. J Am Coll Cardiol 1993;21:99-101.

71. DeBakker JM, van Cappelle FJ, Janse MJ, et al: Reentry as a cause of ventricular tachycardia in patients with chronic ischemic heart disease: Electrophysiologic and anatomic correlation. Circulation 1988;77:589-606.

72. Mehta D, Curwin J, Gomes JA, Fuster V: Sudden death in coronary artery disease: Acute ischemia versus myocardial substrate. Circulation 1997;96:3215-23.

73. Furukawa T, Moroe K, Mayrovitz HN, et al: Arrhythmogenic effects of graded coronary blood flow reductions superimposed on prior myocardial infarction in dogs. Circulation 1991;84:368-77.

74. Garan H, McComb JM, Ruskin JN: Spontaneous and electrically induced ventricular arrhythmias during acute ischemia superimposed on 2 week old canine myocardial infarction. J Am Coll Cardiol 1988;11:603-11.

75. Palileo EV, Ashley WW, Swiryn S, et al: Exercise provocable right ventricular outflow tract tachycardia. Am Heart J 1982;104:185.

76. Leenhardt A, Lucet V, Denjoy I, et al: Catecholaminergic polymorphic ventricular tachycardia in children. A 7-year follow-up of 21 patients. Circulation 1995;91:1512-9.

77. Vlay SC: Catecholamine-sensitive ventricular tachycardia. Am Heart J 1987;114:455-61.

78. Tandri H, Calkins H, Nasir K, et al: Magnetic resonance imaging findings in patients meeting task force criteria for arrhythmogenic right ventricular dysplasia. J Cardiovasc Electrophysiol 2003;14:476-82.

79. Antzelevitch C, Brugada P, Brugada J, et al: Brugada syndrome: 1992-2002: A historical perspective. J Am Coll Cardiol 2003;41:1665-71.

80. Kowey PR, Taylor JE, Marinchak RA, Rials SJ: Does programmed stimulation really help in the evaluation of patients with nonsustained ventricular tachycardia? Results of a meta-analysis. Am Heart J 1992;123:481-5.

81. Wilber DJ, Olshansky B, Moran JF, Scanlon PJ: Electrophysiological testing and nonsustained ventricular tachycardia. Use and limitations in patients with coronary artery disease and impaired ventricular function. Circulation 1990;82:350-8.

82. Buxton AE, Lee KL, DiCarlo L, et al: Nonsustained ventricular tachycardia in coronary artery disease: Relation to inducible sustained ventricular tachycardia. Ann Intern Med 1996;125:35-9.

83. Moss AJ, Zareba W, Hall WJ, et al: Prophylactic implantation of a defibrillator in patients with myocardial infarction and reduced ejection fraction. N Engl J Med 2002;346:877-83.

84. Monahan KM, Hadjis T, Hallett N, et al: Relation of induced to spontaneous ventricular tachycardia from analysis of stored far-field implantable defibrillator electrograms. Am J Cardiol 1999;83:349-53.

85. Wellens HJ, Doevendans P, Smeets J, et al: Arrhythmia risk: Elecrophysiological studies and monophasic action potentials. Pacing Clin Electrophysiol 1997;20 (II):2560-5.

86. Rodriguez LM, Sternick EB, Smeets JL, et al: Induction of ventricular fibrillation predicts sudden death in patients treated with amiodarone because of ventricular tachyarrhythmias after

myocardial infarction. Heart 1996;75:23-8.

87. Borggrefe M, Breithardt G: Predictive value of electrophysiologic testing in the treatment of drug-refractory ventricular arrhythmias with amiodarone. Eur Heart J 1986;7:735-42.

88. Greene HL: The efficacy of amiodarone in the treatment of ventricular tachycardia or ventricular fibrillation. Prog Cardiovasc Dis 1989;31:319-54.

89. Fisher JD, Kim SG, Waspe LE, Johnston DR: Amiodarone: Value of programmed electrical stimulation and Holter monitoring. Pacing Clin Electrophysiol 1986;9:422-35.

90. Horowitz LN, Greenspan AM, Spielman SR, et al: Usefulness of electrophysiologic testing in evaluation of amiodarone therapy for sustained ventricular tachyarrhythmias associated with coronary heart disease. Am J Cardiol 1985;55:367-71.

91. Kuchar DL, Thorburn CW, Sammel NL: Signal-averaged electrocardiogram for evaluation of recurrent syncope. Am J Cardiol 1986;58:949-53.

92. Gang ES, Peter T, Rosenthal ME, et al: Detection of late potentials on the surface electrocardiogram in unexplained syncope. Am J Cardiol 1986;58:1014-20.

93. Lindsay BD, Ambos HD, Schechtman KB, Cain ME: Improved selection of patients for programmed ventricular stimulation by frequency analysis of signal-averaged electrocardiograms. Circulation 1986;73:675-83.

94. Winters SL, Stewart D, Gomes JA: Signal averaging of the surface QRS complex predicts inducibility of ventricular tachycardia in patients with syncope of unknown origin: A prospective study. J Am Coll Cardiol 1987;10:775-81.

95. Nalos PC, Gang ES, Mandel WJ, et al: The signal-averaged electrocardiogram as a screening test for inducibility of sustained ventricular tachycardia in high risk patients: A prospective study. J Am Coll Cardiol 1987;9:539-48.

96. Breithardt G, Schwarzmaier J, Borggrefe M, et al: Prognostic significance of late ventricular potentials after acute myocardial infarction. Eur Heart J 1983;4:487-95.

97. Wichter T, Martinez-Rubio A: Value of the signal-averaged ECG in patients with arrhythmogenic right ventricular disease. Circulation 1992;86:319.

98. Algra A, Tijssen JGP, Roelandt JR, et al: Heart rate variability from 24-hour electrocardiography and the 2-year risk for sudden death. Circulation 1993;88:180-5.

99. Hartikainen JE, Malik M, Staunton A, et al: Distinction between arrhythmic and nonarrhythmic death after acute myocardial infarction based on heart rate variability, signal-averaged electrocardiogram, ventricular arrhythmias and left ventricular ejection fraction. J Am Coll Cardiol 1996;28:296-304.

100. La Rovere MT, Specchia G, Mortara A, Schwartz PJ: Baroreflex sensitivity, clinical correlates, and cardiovascular mortality among patients with a first myocardial infarction. Circulation 1988;78:816-24.

101. Farrell TG, Cripps TR, Malik M, et al: Baroreflex sensitivity and electrophysiological correlates in patients after acute myocardial infarction. Circulation 1991;83:945-52.

102. Farrell TG, Odemuyiwa O, Bashir Y, et al: Prognostic value of baroreflex sensitivity testing after acute myocardial infarction. Br Heart J 1992;67:129-37.

103. Kennedy HL, Whitlock JA, Sprague MK, et al: Long-term follow-up of asymptomatic healthy subjects with frequent and complex ventricular ectopy. N Engl J Med 1985;312:193-7.

104. Montague TJ, McPherson DD, MacKenzie BR, et al: Frequent ventricular ectopic activity without underlying cardiac disease: Analysis of 45 subjects. Am J Cardiol 1983;52:980-4.

105. Fleg JL, Lakatta EG: Prevalence and prognosis of exercise-induced nonsustained ventricular tachycardia in apparently healthy volunteers. Am J Cardiol 1984;54:762-4.

106. Bruce RA, DeRouen TA, Hossack KF: Value of maximal exercise tests in risk assessment of primary coronary heart disease events in healthy men: Five years' experience of the Seattle heart watch study. Am J Cardiol 1980;46:371-8.

107. Drory Y, Pines A, Fisman EZ, Kellermann JJ: Persistence of arrhythmia exercise response in healthy young men. Am J Cardiol 1990;66:1092-4.

108. Nair CK, Aronow WS, Sketch MH, et al: Diagnostic and prognostic significance of exercise-induced premature ventricular complexes in men and women: A four year follow-up. J Am Coll Cardiol 1983;1:1201-6.

109. Jouven X, Zureik M, Desnos M, et al: Long-term outcome in asymptomatic men with exercise-induced premature ventricular depolarizations. N Engl J Med 2000;343:826-33.

110. Udall JA, Ellestad MH: Predictive implications of ventricular premature contractions associated with treadmill stress testing. Circulation 1977;56:985-9.

111. Elizari MW, Martinez JM, Belzitic C, et al: Mortality following early administration of amiodarone in acute myocardial infarc-

tion: Results of the GEMICA trial. Circulation 1996;94 (suppl 1) :90.

112. Cairns JA, Connolly SJ, Gent M, Roberts R: Post-myocardial infarction mortality in patients with ventricular premature depolarizations. Circulation 1991;84:550-7.

113. Julian DG, Camm AJ, Frangin J, et al: Randomised trial of effect of amiodarone on mortality in patients with left-ventricular dysfunction after recent myocardial infarction: EMIAT. Lancet 1997;349:667-74.

114. The Multicenter Post-infarction Research Group. Risk stratification and survival after myocardial infarction. N Engl J Med 1983;309:331-6.

115. Mukharji J, Rude RE, Poole WK, et al: Risk factors for sudden death after acute myocardial infarction: Two-year follow-up. Am J Cardiol 1984;54:31-6.

116. Katritsis D, Camm AJ: Role of invasive electrophysiology testing in the evaluation and management of idiopathic ventricular fibrillation. Cardiac EP Review 1998;1:452-6.

117. Priori SG, Napolitano C, Gasparini M, et al: Natural history of Brugada syndrome: Insights for risk stratification and management. Circulation 2002;105:1342-7.

118. Sudden Cardiac Death in Heart Failure Trial (SDC-HeFT) : Available at http://www.sicr.org; accessed July 26, 2004.

119. Kadish A, Dyer A, Daubert JP, et al: Prophylactic defibrillator implantation in patients with nonischemic dilated cardiomyopathy. N Engl J Med 2004;350:2151-8.

120. Anderson KP, DeCamilla J, Moss AJ: Clinical significance of ventricular tachycardia (3 beats or longer) detected during ambulatory monitoring after myocardial infarction. Circulation 1978;57:890-7.

121. Denes P, Gillis AM, Pawitan Y, et al: Prevalence, characteristics and significance of ventricular premature complexes and ventricular tachycardia detected by 24-hour continuous electrocardiographic recording in the Cardiac Arrhythmia Suppression Trial. CAST Investigators. Am J Cardiol 1991;68:887-96.

122. Ritchie AH, Kerr CR, Qi A, Yeu-Lai-Wah JA: Nonsustained ventricular tachycardia arising from the right ventricular outflow tract. Am J Cardiol 1989;64:594-8.

123. Carlson MD, White RD, Trohman RG, et al: Right ventricular outflow tract ventricular tachycardia: Detection of previously unrecognized anatomic abnormalities using cine magnetic resonance imaging. J Am Coll Cardiol 1994;24:720-7.

124. O' Connor BK, Case CL, Sokoloski MC, et al: Radiofrequency catheter ablation of right ventricular outflow tachycardia in children and adolescents. J Am Coll Cardiol 1996;27:869-74.

125. Winkle RA, Lopes MG, Fitzgerald JW, et al: Arrhythmias in patients with mitral valve prolapse. Circulation 1975;52:73-81.

126. Duren DR, Becker AE, Dunning AJ: Long-term follow-up of idiopathic mitral valve prolapse in 300 patients: A prospective study. J Am Coll Cardiol 1988;11:42-7.

127. Kligfield P, Levy D, Devereux RB, Savage DD: Arrhythmias and sudden death in mitral valve prolapse. Am Heart J 1987;113:1298-307.

128. Fananapazir L, Epstein SE: Hemodynamic and electrophysiologic evaluation of patients with hypertrophic cardiomyopathy surviving cardiac arrest. Am J Cardiol 1991;67:280-7.

129. Maron BJ, Shen WK, Link MS, et al: Efficacy of implantable cardioverter-defibrillators for the prevention of sudden death in patients with hypertrophic cardiomyopathy. N Engl J Med 2000;342:365-73.

130. Meinertz T, Hofmann T, Kasper W, et al: Significance of ventricular arrhythmias in idiopathic dilated cardiomyopathy. Am J Cardiol 1984;53:902-7.

131. Olshausen KV, Stienen U, Schwartz F, et al: Long-term prognostic significance of ventricular arrhythmias in idiopathic dilated cardiomyopathy. Am J Cardiol 1988;61:146-51.

132. Grimm W, Glaveris C, Hoffmann J, et al: Arrhythmia risk stratification in idiopathic dilated cardiomyopathy based on echocardiography and 12-lead, signal-averaged, and 24-hour Holter electrocardiography. Am Heart J 2000;140:43-51.

133. Grimm W, Hoffmann J, Menz V, et al: Programmed ventricular stimulation for arrhythmia risk prediction in patients with idiopathic dilated cardiomyopathy and nonsustained ventricular tachycardia. J Am Coll Cardiol 1998;32:739-45.

134. Brilakis ES, Shen WK, Hammill SC, et al: Role of programmed ventricular stimulation and implantable cardioverter defibrillators in patients with idiopathic dilated cardiomyopathy and syncope. Pacing Clin Electrophysiol 2001;24:1623-30.

135. Knight BP, Goyal R, Pelosi F, et al: Outcome of patients with nonischemic dilated cardiomyopathy and unexplained syncope treated with an implantable defibrillator. J Am Coll Cardiol 1999;33:1964-70.

136. Strickberger SA, Hummel JD, Bartlett TG, et al; AMIOVIRT Investigators: Amiodarone versus implantable cardioverter-defib-

rillator: Randomized trial in patients with nonischemic dilated cardiomyopathy and asymptomatic nonsustained ventricular tachycardia–AMIOVIRT. J Am Coll Cardiol 2003;41:1707–12.

137. Zareba W, Moss AJ, le Cessie S, et al: Risk of cardiac events in long QT syndrome family members. J Am Coll Cardiol 1995;26: 1685–91.

138. Moss AJ, Zareba W, Hall WJ, et al: Effectiveness and limitations of beta–blocker therapy in congenital LQTS. Circulation 2000; 101:616–23.

139. Zareba W, Moss AJ, Daubert JP, et al: Implantable cardioverter–defibrillator in high–risk LQTS patients. J Cardiovasc Electro–physiol 2003;14:337–41.

140. Brugada J, Brugada R, Antzelevitch C, et al: Long–term follow–up of individuals with the electrocardiographic pattern of right bundle–branch block and ST–segment elevation in precordial leads V1 to V3. Circulation 2002;105:73–8.

141. Tavernier R, Gevaert S, De Sutter J, et al: Long term results of cardioverter –defibrillator implantation in patients with right ventricular dysplasia and malignant ventricular tachyarrhyth–mias. Heart 2001;85:53–6.

142. Hohnloser SH, Klingenheben T, Zabel M, et al: Prevalence, characteristics and prognostic value during long–term follow– up of nonsustained ventricular tachycardia after myocardial infarc–tion in the thrombolytic era. J Am Coll Cardiol 1999;33:1895–902.

143. Denniss AR, Richards DA, Cody DV, et al: Prognostic signifi–cance of ventricular tachycardia and fibrillation induced at pro–grammed stimulation and delayed potentials detected on the sig–nal–averaged electrocardio grams of survivors of acute myocar–dial infarction. Circulation 1986;74:731–45.

144. Buxton AE, Lee KL, DiCarlo L, et al: Electrophysiologic testing to identify patients with coronary artery disease who are at risk for sudden death. Multicenter Unsustained Tachycardia Trial Investigators. N Engl J Med 2000;342:1937–45.

145. Bigger JT Jr: Prophylactic use of implanted cardiac defibrillators in patients at high risk for ventricular arrhythmias after coro–nary–artery bypass graft surgery. Coronary Artery Bypass Graft (CABG) Patch Trial Investigators. N Engl J Med 1997;337: 1569–75.

146. Camm AJ, Yap YG: Clinical trials of antiarrhythmic drugs in postmyocardial infarction and congestive heart failure patients. J Cardiovasc Pharmacol Ther 2001;6:99–106.

147. Waldo AL, Camm AJ, deRuyter H, et al: Effect of d–sotalol on mortality in patients with left ventricular dysfunction after recent and remote myocardial infarction. The SWORD Investigators. Survival With Oral d–Sotalol. Lancet 1996;348:7–12.

148. Cairns JA, Connolly SJ, Roberts R, Gent M: Randomised trial of outcome after myocardial infarction in patients with frequent or repetitive ventricular premature depolarisations: CAMIAT. Canadian Amiodarone Myocardial Infarction Arrhythmia Trial Investigators. Lancet 1997;349:675–82.

149. Viscoli CM, Horwitz RI, Singer BH: Beta–blockers after myocar–dial infarction: Influence of first–year clinical course on long–term effectiveness. Ann Intern Med 1993;118:99–105.

150. Prystowsky EN, Nisam S: Prophylactic implantable cardioverter defibrillator trials: MUSTT, MADIT, and beyond. Multicenter Unsustained Tachycardia Trial. Multicenter Automatic Defibril–lator Implantation Trial. Am J Cardiol 2000;86:1214–5.

第 17 章 器质性心脏病合并持续性室性心动过速

PAUL DORIAN, MICHIEL JANSE, SAROJA BHARATI, BRUCE D. LINDSAY, WILLIAM G. STEVENSON, ROBERT J. MYERBURG, SANJEEV SAKSENA

引言：Paul Dorian
病因学和病理解剖学：Saroja Bharati
基础电生理学：Michiel Janse
临床表现：Sanjeev Saksena
心电图学：Bruce D.Lindsay
临床电生理学：William G. Stevenson
治疗原则：Paul Dorian
处理：Robert J.Myerburg，Paul Dorian，Sanjeev Saksena

在西方国家，持续性室性心动过速（以下简称室速）蜕变成心室颤动（室颤）和心搏停止是引起心源性猝死的主要原因。从流行病研究的角度来说，室速或者室颤哪个更常引起心源性猝死，很难有定论。然而，对于那些原来就有心脏病的患者，如果能够对持续性室速的发生给予尽早的诊断、治疗及长期预防，对于降低心脏病的致病率和死亡率，是有着非常显著的意义的。

对于持续性室速的定义，正在经历一个不断演变的过程。由于目前对自发性持续性室速以及另一种由程序刺激诱发的室速的定义尚无正式的统一标准，所以常用的有两种版本。在电生理暨心电图检测试验（Electrophysiologic Study versus Electrocardiographic Monitoring, ESVEM）中，室速持续时间超过15s即被认为是持续性室速[1]。而许多临床医师则倾向于采用和程序刺激诱发的室速相同的标准，即室速持续时间超过30s，或者已经伴有血流动力学障碍的证据而需及早使之终止作为定义的标准。这一章将会概略地介绍伴有器质性心脏病的持续性室速的流行病学、病因学、电生理学和治疗方面的内容。在这些患者中，室速将被分为：（1）“固定的心律失常源性基质”相关的或者由它引起的室速；（2）由于暂时的心脏电生理结构和功能异常（如神经内分泌的改变）所导致的间断性病理基质所引起的室速。

病因学和病理解剖学

通常说来，大多数有室速病史的患者，其心脏在病理演变的过程中发生了不同类型的改变，期间还间以正常的心肌组织[2-4]。引起室速最常见的原因是急性或慢性冠状动脉病变。在急性过程中，人们认为室速的发生多和心肌的生理特性、生物化学以及新陈代谢状态的改变有关。而在慢性过程中，在健康心肌和瘢痕组织的交界区之间会形成一个折返的环路。梗死组织周围围绕着不同程度的损伤心肌纤维。一般这些患者的心肌梗死面积都很大，很可能发展成为室壁瘤[2-4]。

室速也常见于心肌病的患者。几乎所有的以慢性过程影响心脏的疾病最终都会导致心肌病。所以，室速可以出现在各种心脏病的终末阶段所导致的严重心肌病，例如冠状动脉病变、心肌炎、心脏瓣膜病、高血压心脏病、家族性心肌病或其他的疾病。这些心肌病可能由多种病因引起，但最常见的仍为特发性的。在有些患者“特发性”心肌病可能是病毒感染的结果。病理方面可看到大多数心肌病患者心室肌细胞呈现不同类型的组织学特征，例如细胞肥大、不同程度的细胞变性和纤维化、伴或不伴有慢性炎症细胞的浸润。与正常心肌交界部位的心肌纤维不同程度的破坏，这就构成其折返环路的病理基础[3]。

任何一种类型的心肌炎，无论它是急性或是慢性过程，都可能引起导致猝死的室速。在大体解剖水平，心脏可能是正常的；但在微观解剖上心室肌包括束支则会显示心肌炎的间质性改变。许多患者可能并无明确的临床病史，或可能仅在猝死既往几周有过轻度的感冒[2-4]。

在有着正常心脏而发生猝死的青年患者通常会发现其心室肌里存在着纤维瘢痕。这可能与传导系统的末梢，如房室束的分叉部和束支的病理改变有关。心室肌的局灶瘢痕常被健康心肌所围绕，这就构成了室性心律失常的解剖学基质，从而导致折返或是异常的自律性。心室肌里纤维性瘢痕的形成以及束支病理改变的始动原因目前尚不清楚。我们推测这可能是个体的一种自身免疫反应或者变态反应的结果，这可能与既往心肌炎的静息状态有关，也可能无关[2-4]。

少见类型的心肌病

室速很少见于二尖瓣脱垂。与室速有关的二尖瓣脱垂有几种病理学异常。在这样的患者心脏有很多病理性改变，如右侧的房室束、室间隔的纤维瘢痕、心脏传导系统的退行性变及动脉硬化等。

在致心律失常性右心室发育不良（arrhythmogenic right ventricular dysplasia，ARVD），右心室的前壁部分或全部地被纤维脂肪组织所取代。在这些脂肪组织中也可能还散布着部分完好的心肌细胞。在室间隔和左心室也有类似的发现。这通常和心肌细胞的坏死和单核细胞的浸润有关。在两侧心室都发生了不同程度的退行性改变。左侧节段性的环状房室束有一例报道。室间隔的小血管可能也发生了病变。所以，除了获得性的病理改变以外，在窦房结、房室结和房室束等传导系统还存在着一些先天性的异常[2-4,6]。

肥厚型心肌病的心脏肥厚、扩大。室间隔也发生了不同程度的肥厚性改变。房室结可能部分或完全被中心纤维体所包绕，有时会部分嵌入三尖瓣环或是主动脉–二尖瓣环里。房室结动脉常狭窄，血管壁增厚。窦房结和房室结常可看见脂肪浸润。房室束常位于室间隔右侧，呈环袢状，束支常呈纤维变性。心肌纤维排列紊乱，室间隔顶部常有动脉硬化，心室肌常有局灶的纤维瘢痕[2-4,7]。

心肌的浸润性疾病

室速也可见于结节病和淀粉样变性。心肌的浸润性疾病，如结节病，不仅影响房室束和束支，还会影响到心室肌。同样，无论是原发还是继发的淀粉样变性，都可能会累及心室肌和束支。在原发的淀粉样变性里，有70%会累及心脏，多见于心脏传导系。淀粉样病变在心脏的浸润最终会导致限制型心肌病，猝死也不少见[2-4,8]。结节病有13%~25%会累及心脏，同时也会累及淋巴结和肺脏。结节病多累及左心室后壁，形成室壁瘤。结节性肉芽肿常会出现于传导系统和邻近的心肌里（图 17–1）。通常，浸润性损坏会导致传导的异常，并且会成为折返或异常自律性的病理基质[2-4,8]。

原发性电学异常

众所周知，预激综合征可以引起室上性心律失常。然而，这种综合征也可以引起室性心律失常。病理上，多表现为左侧或者右侧的显性旁路，左心室的心肌病变和纤维弹性组织增生，伴有心肌肥大和退行性改变。

家族性的QT间期延长多为常染色体显性遗传，表现有晕厥、室速和猝死。最近在一些先天性的长QT间期患者的染色体检测到几种异常的基因。通过对染色体上基因座的连锁分析已经证实了基因的异质性。而且，3号、7号和其他的一些染色体上离子通道的基因突变已经被证实与其他类型的长QT综合征有关[2-4,10]。病理学主要在右侧可见靠近房室结处有明显的脂肪浸润；裂片状的房室束，呈或不呈环袢状结构；动脉硬化；以及室间隔顶部的局灶纤维化。此外，在房室束和束支可以看到不同程度的纤维变性，心室肌细胞有慢性炎症细胞的浸润。伴有猝死的先天性长QT综合征的病理结果的重要性不言而喻[2-4,10]。

骨骼肌疾病

先天性肌营养不良常也会影响到心脏的传导系统。

这种进行性、全身性疾病的显著特点是特征性的骨骼肌营养不良，伴有肌强直。这种疾病常会伴发各种心律失常。病理可见左心房和主动脉血管平滑肌的退行性改变，房室结附近区域的脂肪浸润，束支和室间隔顶部的纤维样变性以及心肌不同程度的退行性变。这些都可能构成了房室阻滞和室速的基质[3,11]。

卡-赛（Kearns-Sayre）综合征的特点是进行性的外眼肌麻痹\视网膜色素变性及房室传导阻滞，而非室速。进行性的退行性变影响到了整个心脏。传导系统呈纤维变性样破坏，束支被纤维脂肪组织所代替。部分心肌细胞肥大，其他的心肌细胞则随着血管和神经周围的纤维化而发生萎缩，最终将导致心肌病。尽管这种疾病多发生房室传导阻滞，电生理研究显示它损害了整个浦肯野纤维系统。传导系统和心室肌的这些病理改变可能构成了室速的解剖学基础[3,12]。

心脏的肿瘤和寄生虫病

任何的原发或继发的肿瘤或是寄生虫的浸润，都可能会引起室速。棘球蚴包囊可引起其周边组织的纤维样变性。这样就会引起折返并导致室速[3,13]。

心脏的室壁瘤和憩室

这些疾病可以发生在一个相对正常的心脏的左心室或右心室。室速可能是它最早的临床表现[3,13]。病理解剖发现为很大开口的动脉瘤，但它的显微镜下表现会因病因的不同而异。

先天性心脏病手术后的患者

众所周知，先天性心脏病手术后可能会发生室性心动过速，如法洛四联症、主动脉狭窄和其他的许多先天性心脏病。室速可能会出现于外科手术多年以后。在健康心肌的周围可以看见纤维瘢痕，比如，在右心室流出道或是心脏的其他部位。这些可能成为将来发生室速折返环的基质[2-4,,14,15]。在主动脉瓣狭窄的患者，其心脏肥大的同时可能还伴有心肌的纤维化。

医源性因素引起的室速

抗心律失常药物有可能会改变心肌和（或）传导系统的电生理和代谢以及生物化学状态，由此引起室速。而这种室速也许是暂时性的，也许就是永久性的。同样，各种复苏和心肌导管消融技术的使用也会改变心肌组织的构型，形成纤维-脂肪瘢痕和慢性炎症。这也会成为将来发生室速的基质[2-4,13,17]。

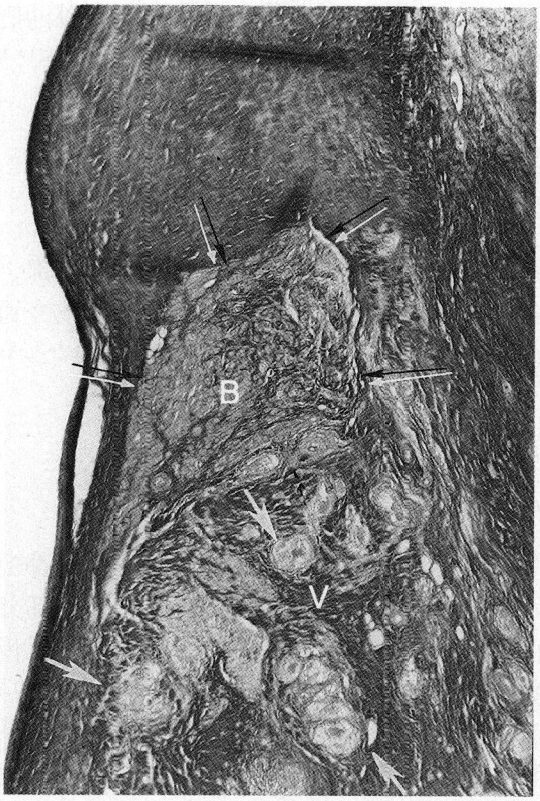

图17-1 患者男性，34岁，意大利籍，猝死。诊断为右束支阻滞、一度房室传导阻滞、间歇性三度房室传导阻滞以及反复发作的单源性阵发性室性心动过速。通过电生理检查和额外刺激技术，诱发出了反复发作的室速。图示为显微镜下的心室肌和房室束分叉部的结节病肉芽肿。（Weigert-van Gieson染色×45.）B：房室束分叉部中的结节病肉芽肿；V：室间隔高位的结节病肉芽肿。细的白色和黑色箭头所指为房室束分叉部的结节病肉芽肿，粗箭头所指是室间隔的肉芽肿。

家族性室性心动过速

病理上表现为心室肌和传导系统发生了退行性变，单核细胞浸润，并发生了不同程度的肥厚。还有一些可表现为房室束的分叉部萎缩，伴有左束支和右束支完全缺如。这些发现提示传导系统存在着基因学异常，而这导致了退行性变、炎症反应以及易于导致致死性室性心律失常[18,19]。解剖学基质可能来源于室间隔或传导系统的心室肌排列紊乱。左侧或右侧室间隔的肥厚也会引起房室结、房室束和左束支的退行性变[3,4,20]（图17–2）。

右侧室间隔提前老化改变

提前老化发生在一些个体的室间隔的顶部，表现为束支分叉处和右束支的退行性变。这些改变通常与室间隔顶部的动脉硬化有关，常见于猝死的青少年。

与先天性传导系统病变有关的特发性室性心动过速

许多涉及传导系统和（或）心肌的疾病都会引起室速。病变的心肌纤维周围环绕着（至少是部分）健康的心肌，这样就为折返、异常自律性或是慢传导提供了基质。因此各种不同的先天性传导系统的异常，如位于右侧或是左侧的房室束、遗传性的传导系统结构异常以及传导系统的代谢、生物化学或电生理状态发生改变时都可能会导致室速。

目前已经有很多文献报道过发生于正常人尤其是年轻患者的一种慢性反复发作的QRS波群呈左束支阻滞形态的右侧室速。这些患者的心脏、冠状动脉以及心脏导管检查完全正常。但是，关于这种异常的解剖基质却鲜有报道[22]。在一例报道一个有过反复室速发作病史的13岁男孩发生了猝死。尸检发现其房室束位于右侧，而且很明显地被隔膜分开了。房室结充当了房室束，房室结和束之间的分界不清（图 17–3）。房室束的穿行部细胞与典型的房室束细胞的形态不同。典型的房室束细胞则位于右侧，最后变成了右束支。此外，右心室心肌内可见片状的纤维瘢痕。推测位于右侧的那些被隔膜分开且未分化的房室束最后分化成为右束支，而这就会在一个其他方面正常的心脏引起反复发作的右侧室速。

基础电生理学

室速可发生于各种基质。而最常见的、目前研究的最多的实验模型有心梗愈合后、心肌肥大或是心衰的模型。每种基质起源的室速都有其特定的机制，这将使我们进一步了解临床的室速。

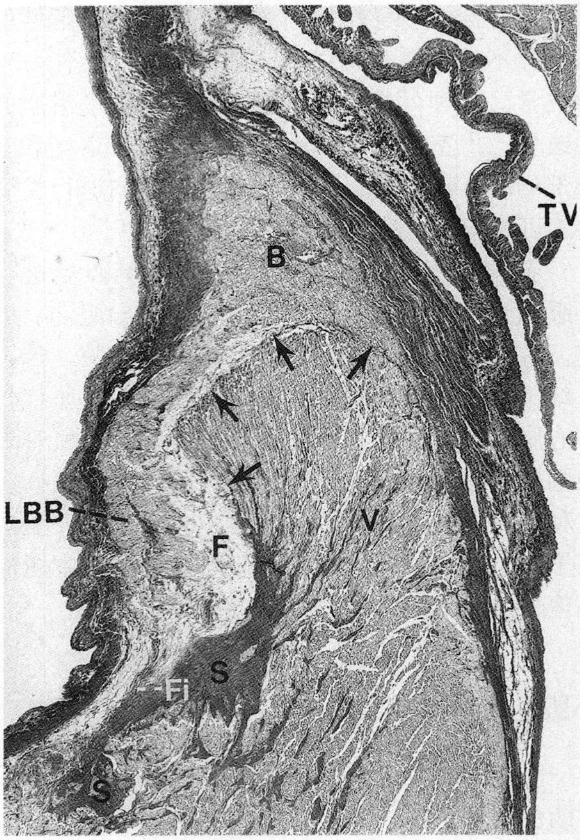

图17–2 家族性非持续性室速。患者男性，15.5岁，有过运动相关性的晕厥史，于游泳时猝死。有三代遗传的猝死家族史，其中包括他的一个兄弟。心电图和心导管检查未见异常。行电生理检查时，给予额外刺激时，可以诱发出多形性非持续性室速；在Bruce方案的第5步时，可以诱发出成串的非持续性的室性心动过速。显微镜下可见房室束的分叉部在左后分支分布的区域处受到右心室间隔肌的挤压。（Weigert–van Gieson染色×22.5.）B：房室束的分叉部；F：脂肪变质；FI：左束支纤维化和线性改变；LBB：左后分支；S：左中间隔的硬化；V：室间隔的顶部。图中箭头所指就是肥大的右心室间隔在左后分支的水平对房室束的压迫（From Brookfield L，Bharati S，Denes P et al：Familial sudden death，report of a case and review of the literature，Chest 1988；94：989–93）

心肌缺血和室速

心肌缺血和梗死引起的室速可发生在几个不同的阶段。急性缺血和再灌注就可能诱发室速。这通常发生于急性冠脉闭塞后的2~30min，而此时缺血引起的一些改变多是可逆的。心肌梗死相关的心律失常分为几种：延迟心律失常，常发生于5~48h；迟发性心律失常，常发于数日到数周；慢性心律失常，则发生数月到数年之后[23,24]。延迟心律失常，如慢率室速和加速的室性自主心律很少会蜕变为室颤，其发生多是由于梗

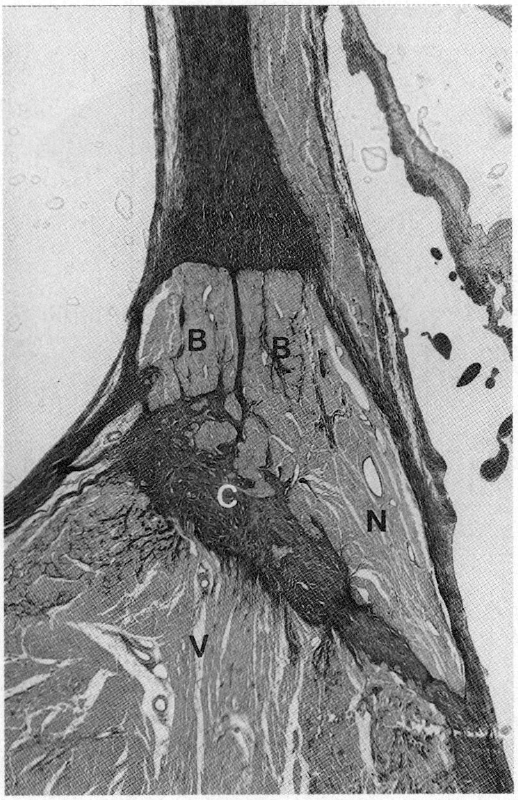

图17-3 发生于一个无其他异常的心脏的特发性室速。患者是一个13岁的男孩，有过反复发作的室速病史，发生了猝死。镜下可见房室结和房室束位于右侧，中间没有明显的分界，房室结组织部分地嵌入了中心纤维体，房室束被隔膜分开了。（Weigert-van Gieson染色×30.） B：房室束；C：中心纤维体；V：室间隔。（From Bharati S，Bauernfeind R，Scheinman M，et al Congenital abnormalities of the conduction system in two patients with tachyarrhymias. Circulation 1979；59：593-646）

死心肌上浦肯野纤维的自律性异常所致。

对犬的心梗后4~5天模型研究结果显示，愈合的梗死灶发生了结构和功能上的改变。覆盖在梗死灶上的存活的心外膜细胞的动作电位的上升速度减慢，没有平台，且动作电位的时程缩短。相当一部分离子通道的密度和动力学发生了改变，钠离子和钙离子电流减少，瞬时外向钾离子流和延迟的内向整流性钾离子流也减少[25]。在该阶段中，在所谓的“心外膜边缘区”（即覆盖在坏死心肌上的存活心肌层），给予期前刺激很容易诱发折返性室速。细胞内外这些变化，加上细胞间缝隙连接的重新分布，对于决定折返的“基质”起到了重要的作用[26]。这些室速可能会蜕变为室颤，特别在交感神经张力较高时[24]，但这种情况并不常见。

数周后，随着大多数离子通道的复活，存活心肌细胞的跨膜动作电位逐渐趋向正常。2个月时，在犬和人的梗塞灶区域的动作电位形态都已经完全正常[27,28]（图17-4）。但是究竟心肌梗死灶什么时候才能完全自然愈合，却是很难确定。很可能的情况是，室速的电生理基质在几周内逐渐形成，在数月内到15~20年的时间里保持稳定[29]。

目前许多的电生理资料是来自于治愈的犬的心梗模型，尽管犬的心律失常和人之间有许多相似之处，但仍有很大的区别。心肌梗死的犬很容易在梗死后第一周诱发出心律失常，而此后诱发的可能性就降低了；而在人类，只有很少一部分人会在心梗后5天时诱发出室速，而在3周后诱发的可能性则会增加。在犬，心动过速的折返环常位于心外膜的边缘区；而人类，在心梗愈合后，折返环通常位于心内膜下，只有大约20%的室速则是心外膜下的折返。

人心梗愈合后心脏内折返性心动过速的病理基质

据报道，在溶栓时代之前，心梗后存活的患者出院后，持续性单形性室速的发生率约为3%，而非持续性室速的发生率则达到10%~20%。尽管溶栓已经显著降低了心梗早期的心律失常事件，把持续性室速的发生率降到了不足1%[31]，但是，在心梗后发生的心律失常并不能说一定和心梗无关。随着对心梗急性期治疗上的进展，越来越多的患者得以存活，但是其中许多人却因为左心室功能失调备受折磨。众所周知，左心

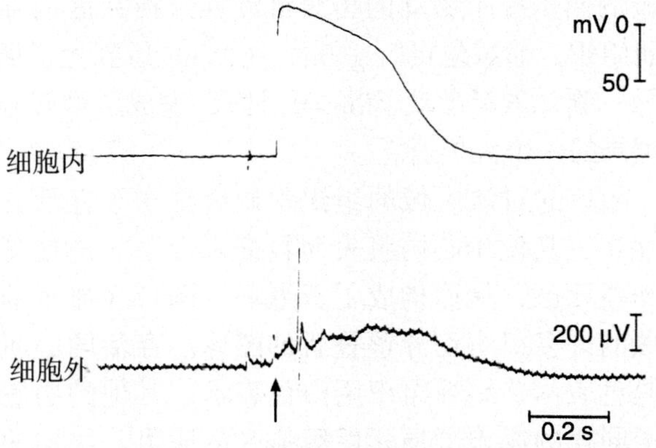

图17-4 从一个慢性心肌梗死室速的患者切除的心内膜标本记录到的跨膜电位和细胞外电位图。电图上可见碎裂电位。动作电位是接近正常的。（From de Bakker JMT，Coronel R，Tasseron S，et al：Ventricular tachycardia in the infracted，Langendorff-perfused human heart：Role of the arrangement of surviving cardiac fibers. J Am Coll Cardiol 1990；15：1594-1607.）

室功能障碍是猝死最重要的危险因素，这已经被欧洲心肌梗死胺碘酮试验（European Myocardial Infarct Amiodarone Trial，EMIAT）所证实。心律失常引起的死亡和被复苏的心脏骤停两项加起来有8.6%[32]。目前还不清楚这些患者中有多少发生了持续性室速而蜕变为室颤，以及有多少因急性心肌缺血而诱发出致命性的心律失常。同样，尽管在治疗上有了相当的进展，但是心梗后的心律失常事件，特别是存在左心室功能障碍的情况，仍然是死亡的重要原因。

关于人心梗愈合后心内折返环的重建和心脏慢传导机制的研究基于标测指导下的梗死相关室速的外科手术治疗以及梗死后进行心脏移植手术时离体Langendorff灌注的人心脏及离体乳头肌的研究[28,33~35]。图17-5显示的就是一个Langendorff灌注的离体心脏在进行程序电刺激后诱发出一次室速的激动标测图。假设沿着左前降支将心室切开，把左心室展开，然后将左心室心内膜表面通过图表显示出来。黑色区域代表梗死的区域。同时显示的是与放入心腔内的一个球囊电极记录的心内膜电图同步记录到的一个选择性的细胞外电图。该例室速的周长是264ms。室速时的最早激动点位于后壁和间隔面的移行区靠近心尖的一小片区域，它正处于梗死区的边缘带（它的周围围绕0ms的等时线）。激动从该区域传导到图中的左侧（从a到b），继续传到前壁（从b依次到c、d、e），在192ms以后到达梗死区的另一侧（接近位置e）。虽然看起来似乎该边缘带的激动已经逐渐消失，但是因为在位点e附近记录到的是一个缓慢的正向波，还有箭头所示的在梗死区记录到的缓慢的曲折提示激动的传导继续通过梗死区内存活的心肌组织，通过位点f、g和h，在258ms后到达了梗死区的另一侧，重新激动了0ms等时区，完成了沿着心室整个圆周的一个大折返。

随后的对该区域的组织学研究证实了存活心肌束的存在，其位于心内膜表面数毫米以下，连接着边缘带和梗死区，从而构成了折返环。图17-6显示的是该区域的许多组织切片重叠后的图像。存活的心肌组织用黑色表示，结缔组织用白色表示。其他的心脏也发现了同样的嵌入了梗死后瘢痕区的肌束。这样的肌束可以存在于心内膜下、心外膜下及心肌壁内。有时心肌纤维可沿着肌束的长轴与之平行排列，这就使得折返激动能够较快地从梗死区的一侧传导到另一侧。然而，在某些心脏肌束的排列和激动传导的方向相垂直，这时激动在梗死区内的传导就很慢。图17-7和图17-8

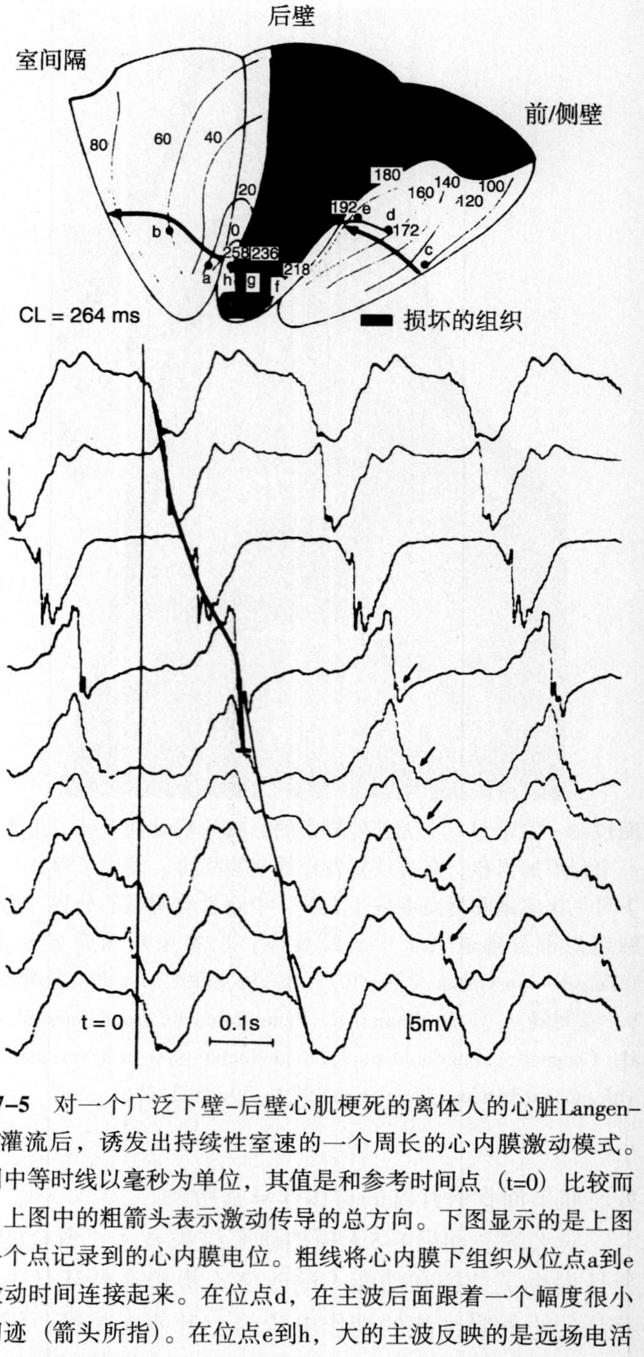

图17-5 对一个广泛下壁-后壁心肌梗死的离体人的心脏Langendorff灌流后，诱发出持续性室速的一个周长的心内膜激动模式。下图中等时线以毫秒为单位，其值是和参考时间点（t=0）比较而得。上图中的粗箭头表示激动传导的总方向。下图显示的是上图中各个点记录到的心内膜电位。粗线将心内膜下组织从位点a到e的激动时间连接起来。在位点d，在主波后面跟着一个幅度很小的切迹（箭头所指）。在位点e到h，大的主波反映的是远场电活动，但其后都有小切迹（箭头所指）。这些小切迹之间的时差用细线表示。（From de Bakker JMT，Coronel R，Tasseron S，et al：Ventricular tachycardia in the infracted，Langendorff-perfused human heart：Role of the arrangement of surviving cardiac fibers. J Am Coll Cardiol 1990；15：1594-1607.）

所示的就是这样的“慢”传导区。图17-7所示的是从梗死的人乳头肌选择性记录的电位图来说明高度碎裂的波形，是结缔组织混入存活心肌后特有的电位图表现。在这块肌肉，多极电极（极距 1.4mm）的远端上

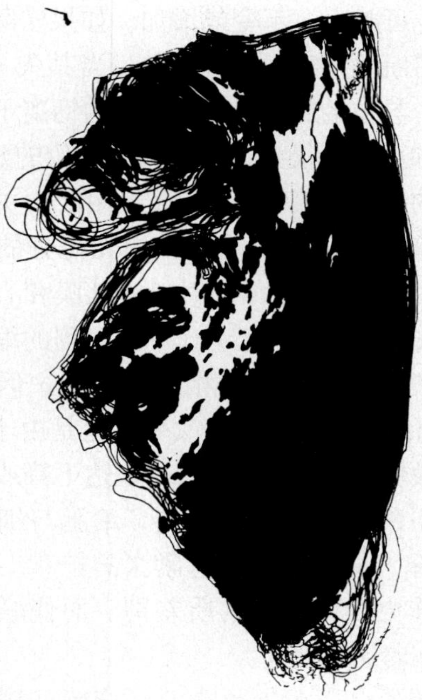

图17-6 诱发出室速的离体人心脏左心室的梗死部分选择性组织切片的重叠图像。尚存活的心肌用黑色表示，瘢痕组织用白色表示。可以看到一条存活的心肌束跨过梗死区，把梗死区两侧的非梗死区连接起来。（Unpublished data from Dakker JMT and Tasseron S.）

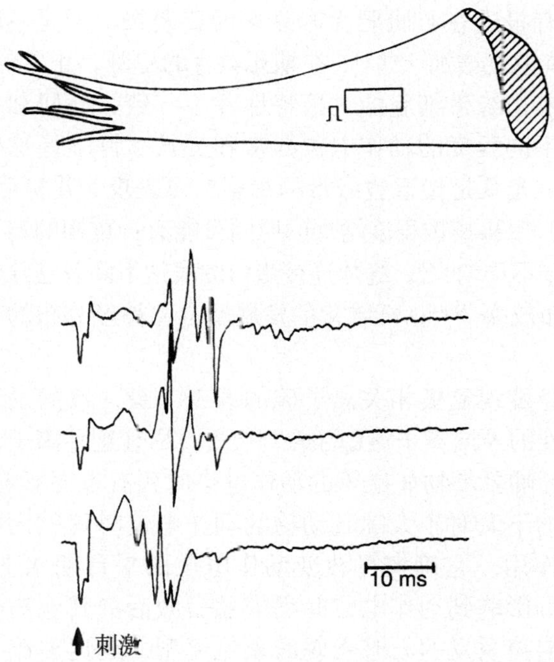

图17-7 在一个离体的人梗死乳头肌200微米的距离内记录到的选择性电图。记录部位用矩形表示；刺激的部位用方波表示。注意电位图上非常明显的碎裂电位。（Modified from De Bakker JMT, van Capelle FJL, Janse MJ, et al: Slow conduction in the infracted human heart: "Zigzag" course of activation. Circulation 1993; 88: 915-26.）

记录到波形的延迟是45ms，则其传导速度是3cm/s。如图17-8所示，这种显著的缓慢传导是由于其在被胶原组织分隔的心肌细胞束间呈"Z"字形传导所致。肌束内的激动既传向刺激位点A，又背离它。许多肌束是盲端的通路。实际的传导通路如图B所示。虽然A和B之间的最短距离是1.2mm，但是呈"Z"字形传导时其间实际的传导距离为25.2mm。在10个乳头肌，平行于纤维方向的传导速度平均为79cm/s，这就表明无论是主动电活性（动作电位的幅度和上升支的速度），还是被动电活性（纵向偶合阻抗）都是正常的。但在分叉点的传导速度为49cm/s，提示除了通路的长度外，分叉部阻抗的不匹配也是引起激动延迟的原因。

这样，在心梗愈合后人的心脏，折返的病理基础是由梗死的病灶内混入了存活的纤维构成。除了病理基础，心动过速的始动还需要触发机制。该触发因子可能来自心梗灶以外很远的部位。在左心室功能下降逐渐进展的过程中，这些进行重构的心肌可能会变成形成心律失常的基质。而且，非梗死心肌的特性可以决定室速是否会蜕变为室颤。心肌梗死后可发作室颤的患者，其非梗死区心肌不应期的离散程度比那些仅有单形性室速且血流动力学稳定的梗死后患者要大3倍[36]。

室速中心脏重建的作用

心脏通过改变其基因的表达或是蛋白质的功能特性可对许多异常的环境刺激发生反应。这最终将导致心脏发生功能上或是结构上的改变，从而导致心律失常发生。该过程就是心脏重构。在所有的有关心室肌肥大和衰竭的研究中，共有的现象是动作电位时程的延长，尤其在心率很慢时[37]。这可以看成是一个适应的过程。在动作电位延长的情况下，细胞内钙离子的转运是增加的，从而引起了心肌收缩力的增强。可以认为动作电位时程延长也可保护心脏不受折返激动的影响。但是，复极过程延长可引起心律失常。无论是心脏药物还是非心脏药物，均会延长动作电位时程。这种情况下就可能会引起早期后除极及尖端扭转性室速[38]。目前比较广为接受的是只有在复极离散度明显增加的情况下，早期后除极引起的期前收缩才会引起折返[38]。

目前已有报道在心肌肥大和衰竭时，复极（或是不应性）的离散度增加[36,39-41]。在梗死愈合的心脏，正常的、梗死区及边缘带细胞的复极特性并不一致，心肌细胞显示出不同程度的动作电位异常和延长。许多像这样的细胞，尤其是接近边缘带的细胞，可表现为复极后-不应[25]。复极离散程度增加的原因可能有：重构的离子通道分布不均匀[41,42]；缝隙连接蛋白的表达下降及缝隙连接的分布改变[43,44]；纤维化的发展及自主神经分布的改变[45,46]。

已经发现复极相关离子流的改变。最一致的发现是一过性的外向离子流I_{to}的减少[37,42,43]。尽管这种离子流对于小的哺乳动物如鼠等的动作电位时程有重要影响，但是它的下调对于大哺乳动物的动作电位时程就无如此大的作用。它确实可改变动作电位的平台期水平，而且它可影响到动作电位时程中随后激活的其他离子流。在起搏诱发的心脏衰竭的家兔模型，延迟整流离子流的快、慢成分，I_{Kr}和I_{Ks}离子成分都是减少的[47]。内向整流电流I_{K1}可减少、不变或增加。如果实际的I_{K1}是减少的，则会引起静息电位不稳定，当其失去调节时，就会变成一个异位的起搏点[48,49]。L型的钙离子流可不变或减少，这种离子流很少会引起动作电位的延长[50]。可能晚期增加的钠离子流会起到一定作用[51]。关于大部分这些重构的离子流的区域差别，尚无充分的资料。然而，在β肾上腺素能活动增强时，心外膜和心内膜层残余的I_{Ks}离子浓度增加而引起动作电位时程的缩短，从而导致透壁的复极离散度随着相应地增加。但它并不会引起壁内的M细胞发生类似的改变，这是由于其I_{Ks}离子流本身就很微弱[53]。由于连接蛋白表达下降或是肥大心肌细胞的镜下纤维化程度的加重，细胞与细胞之间电偶联程度下降，从而减少了电紧张的扩布，进一步就会显露出动作电位时程的本质差别。而偶联程度很好的心肌就会减弱这种差别。

缺血和梗死会引起梗死中心区交感和副交感神经的传入和传出纤维功能受损。而去神经的其他方面正

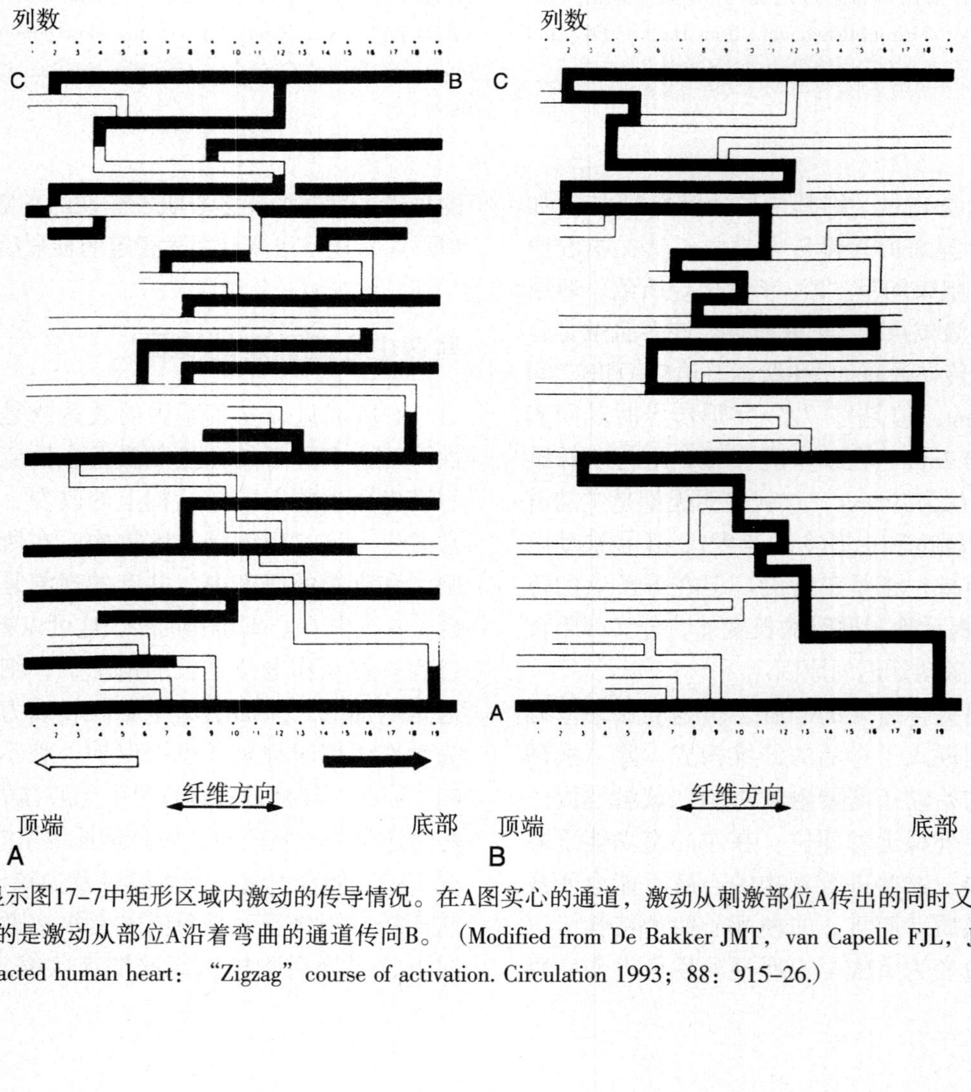

图17-8 用图示法显示图17-7中矩形区域内激动的传导情况。在A图实心的通道，激动从刺激部位A传出的同时又会沿着开放的通路传回部位A。B图显示的是激动从部位A沿着弯曲的通道传向B。（Modified from De Bakker JMT，van Capelle FJL，Janse MJ，et al：Slow conduction in the infracted human heart：“Zigzag” course of activation. Circulation 1993；88：915-26.）

常的心肌对肾上腺素敏感性增高，所以对循环的儿茶酚胺的反应大大增强[45]。室速和猝死的神经起源假说认为，心肌梗死后导致神经受损，从而引起自主神经的发芽生长，局部的异质性心肌的神经支配密度大大增加，加之电重构的影响，从而就会导致复极分布的异质性，并引起室速[46]。

目前多认为细胞内钙离子的调控在心衰时是受损的，但实际上对参与维持钙稳态的所有成分尚有对立的报道[37,53~55]。普遍认为肌浆网内ATP依赖的钙离子聚集是有所下降的。在延长的动作电位和改变了钙离子的内环境下，早期后除极和延迟后除极均会发生[43,49]。在梗死后的心脏，很可能会引起一个解剖上的折返环，由于这些后除极引起的期前收缩，或同时有成串的触发活动，就会引发持续性的室速。在那些没有心梗病史但发生了肥大和功能衰竭的心脏，由于纤维化和复极离散度的增加，这些触发活动同样会启动折返性室速。在动物的心衰模型，如家兔，容量及压力的超负荷就会导致超过50%的动物发生非持续性的室速，猝死亦不少见[56]。然而，并不能确定猝死是否都是由于室速蜕变为室颤所致。在终末期心衰的患者以及家兔的心衰模型里，都可看到心动过缓、心脏停搏以及电-机械分离是引起猝死的原因[57~59]。

临床表现

持续性室速的症状轻重不一，轻者可无症状，重者可表现为心血管系统的严重障碍，导致循环停止、意识丧失。20世纪早期的临床文献已经有关于无症状或轻微症状的持续性室速的个案报道。值得注意的是，这样的情况可以持续数周或数月。这些患者可能仅会感到轻微的心悸或根本没什么感觉，即使有上述的症状也被认为并无太大意义。图17-9的电图来自于我们的一个无休止室速的患者，他在1981年有持续1周的缓慢的室性心动过速的发作，尽管其左心室收缩功能严重下降，但其心动过速发作时仅有心悸伴轻度的呼吸困难。持续性室速最常见的症状是心悸、呼吸困难、心绞痛及高血压，还可出现近乎晕厥及晕厥的状态。症状的严重性与几个因素有关，包括心动过速的频率、形态、左心室功能失调的严重程度、前负荷以及并存的疾病如冠状动脉疾病等。症状的复杂程度常与心律失常对血流动力学的影响有关。Saksena等在其一个早期的研究里证实，室速会引起左心室舒张功能受损，随之收缩功能损害，并引起dP/dt值的下降[60]。心动过速的频率及原先是否存在左心室功能失调以及前负荷是重要的影响因素。心室率过快以及前负荷很低易于引起低血压和晕厥。Hamer注意到室速期间与晕厥的类似联系[61]。在对接受除颤器植入患者的一个研究里，以“心室颤动”区内的快速心室事件判断植入式心脏复律除颤器（ICD）治疗前的近乎晕厥和晕厥[62]。然而，如果没有血流动力学的不稳定，也很难除外室速的诊断。公认的是既往有心肌梗死病史或心电图证据为宽QRS心动过速时常首先考虑室速，直至随着其后的检查能证明是其他的心律失常。

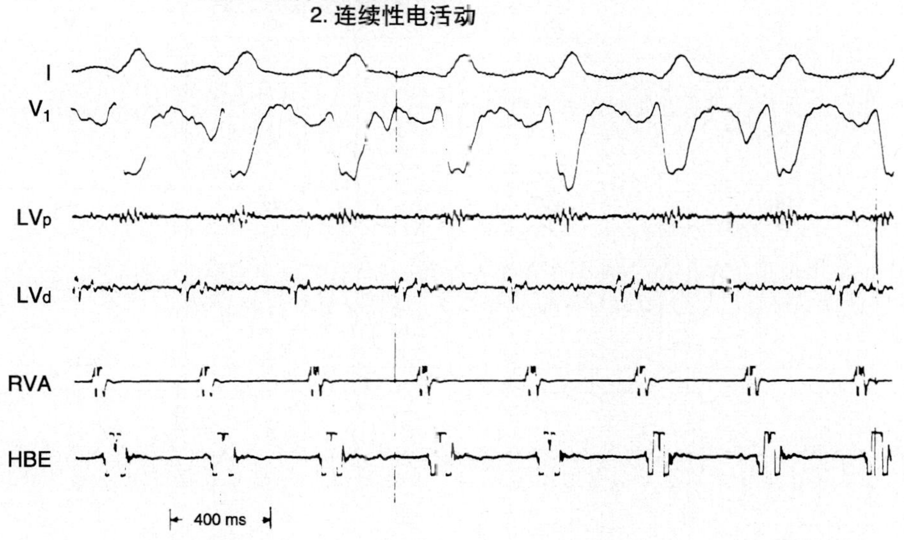

图17-9　一个冠状动脉病变患者发作的无休止室速。左心室有一个很大的室壁瘤，估计左心室射血分数为15%，充血性心力衰竭。该患者的室速持续发作了数天，症状轻微，室速的频率很慢。对其室速发作时进行了心内导管标测。HB：希氏束电图；RV：右心室电图

心电图学

在持续性室速发作期间的12导联心电图对于病情的诊断是非常重要而且必需的手段。它必须在室速发作期间记录，而且可能的话，需和原来窦性心律下的心电图进行比较。仔细测量可以进一步明确诊断，除外其他的心动过速并有助于研究其发生机制。室速发作时的QRS波群形态还有助于确定其起源点。

室速的心电图诊断

12导联心电图对于区别室速和室上性心动过速是很有用的。当室上性心动过速伴室内差异性传导时与室速的鉴别是比较困难的。但是目前已经有几条标准用于提高诊断的精确性[63-69]。房室分离是宽QRS心动过速时诊断室速的最特异的标准。在一些很少见的室上性心动过速（例如房室结折返伴逆行阻滞、交界区心动过速从结-室纤维下传伴逆行阻滞）可能会有类似的表现。仅有21%的室速患者心电图上会出现房室分离，所以很难凭之确定室速的诊断[65]。当心电图上房室分离的表现不是很明显时，就要依靠其QRS波群的形态是否像左束支阻滞或右束支阻滞的标准来判断了。

当心室结构是正常时，QRS波群的形态对于心律失常起源点的判断是很好的标志物。V_1导联呈左束支阻滞形态的室速的起源点常位于右心室及室间隔（室间隔的左侧或右侧面）（图17-10）。QRS额面的电轴指向下方（Ⅱ、Ⅲ、AVF导联R波为主）提示起源点位于心脏的高位（如左心室前壁或右心室流出道）。QRS额面的电轴上偏（Ⅱ、Ⅲ、aVF导联S波为主）提示最早的除极来自于左心室或右心室的后壁。V_3和V_4导联R波为主提示起源点来自于心脏的基底部而非心尖部。而以S波为主则更提示来自于心尖部。伴典型的左束支或右束支阻滞的QRS波群表现的室速提示其机制可能为束支折返。但如果心室内存在有瘢痕，QRS波群的形态就不那么可靠，而且有时可能还会误导正确的诊断。

Kindwall观察到几种呈左束支阻滞形态的室速患者的特征性表现，并总结出4条标准用以对呈左束支阻滞的室速与室上性心动过速伴室内差异性传导进行鉴别[66]。该研究里所有的患者V_1导联的主波向下，QRS波群时限大于120ms。在该研究里用了以下4条标准：⑴V_1和V_2导联R波时限超过30ms；⑵V_6导联出现Q波；⑶V_1或V_2导联QRS波群起始点至S波的最低点时限超过60ms；⑷在上面所有的那些导联S波的下降支出现切迹。表17-1概括了这些标准的灵敏度和预测的准确度。这4条标准中的单单某一条的灵敏度并非很高，但是所有室速患者

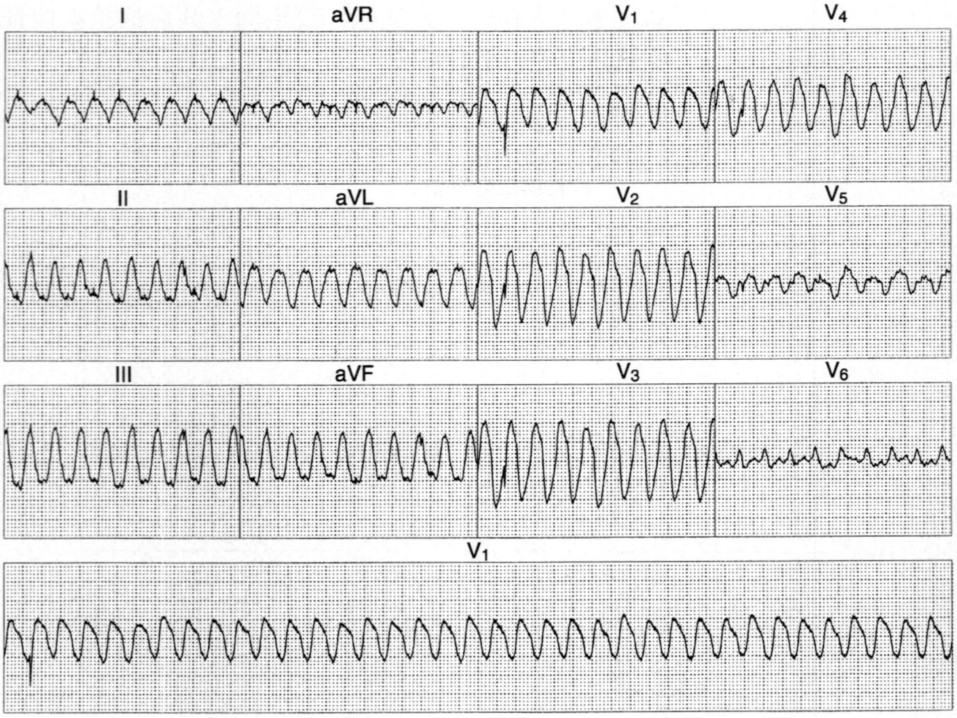

图17-10 在一个老年冠状动脉病变及下后壁心肌梗死后的持续性室速的12导联心电图。心动过速的周长是280ms，V_1导联呈左束支阻滞形态，电轴下偏。V_3和V_4导联是R波为主的。

至少会符合其中的一条标准。当把这4条标准联合起来分析，其特异度还是很高的（89%），而且其预测的准确性也是很好的（图17-11）。在该研究里，电轴左偏对于区别室速和室上速是没有价值的。这些标准是易于测量的，而且对于区别室速和室上速是非常实用的。

Brugada [67]前瞻性分析了一系列的宽QRS心动过速（包括左束支和右束支阻滞图形）。总结出室速区别于室上速的标准有：(1)至少有一个胸前导联呈RS形态；(2)任何一个胸前导联的R-S间期超过100ms；(3)房室分离；(4)V_1、V_2和V_6导联存在室速的形态学标准。室速的形态学诊断标准概括于表17-2。61%的室速患者的V_1、V_2和V_6导联是符合这些标准的。可惜由于在不同心电图导联上的形态学标准不一致，仅有1/3的室速患者心电图符合这些标准。所有室上速患者至少一个胸前导联呈RS形态，但仅有26%的室速患者所有胸前导联上均无RS形态。所有室上速患者的R-S间期均不超过100ms，但只有52%的室速患者是超过100ms的。从这些观察结果作者总结出当所有胸前导联均呈RS形态或在任一个胸前导联的R-S间期超过100ms时，高度怀疑室速。

为了说明这种方法的灵敏度和特异度，Brugada[67]用了一个阶梯式的方法来区别室上速和室速，并前瞻性地分析了这种规则（图17-12）。这种方法的灵敏度（99%）和特异度（96%）都很高。这种阶梯式方法的优点是能指导分析者做出正确的诊断。如果任一胸前导联上均无RS形态，即可诊断室速而无需进一步的分析。如果存在RS形态，且任一胸前导联最长的R-S间期超过100ms，那么室速的诊断即可明确。如果R-S间期短于100ms，就应该进一步寻找有无房室分离。这样的标准是有助于对室速的诊断。如果没有发现房室分离，那么

表17-1 区别呈左束支阻滞形态的室速和伴左束支阻滞的差异性传导的室上速的心电图诊断标准的灵敏度和预测的准确度

诊断标准*	灵敏度	预测的准确度
1. V_1和V_2导联的R>30m	36%	100%
2. V_6导联出现Q波	55%	98%
3. V_1或V_2导联上到S波的最低点>60ms	63%	98%
4. S波下降支出现切迹	36%	97%
以上任一条标准存在	100%	96%

呈左束支阻滞形态室速的诊断标准。（From Kindwall KE，Brown J，Josephson ME：Electrocardiographic criteria for ventricular tachycardia in wide complex left bundle branch block morphology tachycardias. Am J Cardiol 1988：61：1279-83.）

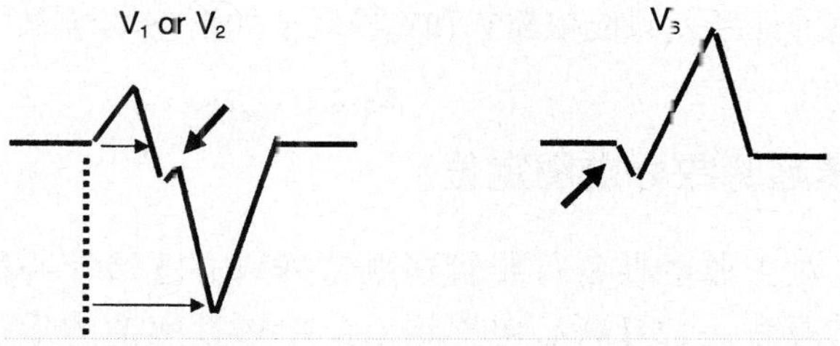

1）V_1 或 V_2 R 波>30ms
2）V_6 出现 Q 波
3）V_1 或 V_2 QRS 起始至 S 波最低点>60ms
4）V_1 或 V_2 S 波下降支有切迹

图17-11 左束支阻滞形态的室速心电图的4个诊断标准。（From Kindwall KE，Brown J，Josephson ME：Electrocardiographic criteria for ventricular tachycardia in wide complex left bundle branch block morphology tachycardias. Am J Cardiol 1988：61：1279-83.）

表 17-2 室速的形态学诊断标准

	灵敏度（%）	特异度（%）	阳性预测值（%）	阴性预测值（%）
QRS 呈右束支阻滞型的室速				
V_1 导联				
单相 R 型	60	84	78	69
QR 或 RS 型	30	98	95	60
三相型	82	91	90	83
V_6 导联				
R/S<1	41	94	87	63
QS 或 QR 型	29	100	100	60
单相 R 型	1	100	100	52
三相型	64	95	93	71
R/S 比>1	30	76	58	81
QRS 呈左束支阻滞型的室速				
V_1 或 V_2 和 V_6 导联				
以下中的任何一条：	100	89	96	—
V_1 或 V_2 导联				
R>30ms*				
到 S 波最低点>60ms*				
S 波切迹				
V6 有 Q 波				
V_6 导联				
QR 或 QS 型	17	100	100	52
单相 R 型	100	17	51	100

* 分析胸前导联 RS 宽度的诊断标准（From Brugada P，Brugada J，Mont L，et al：A new approach to the differential diagnosis of a regular tachycardia with a wide QRS complex. Circulation 1991;83:1649-59.）

室速的诊断就只能依靠V_1和V_6导联上的形态学标准。

室速起源的心电图定位

对于那些准备行导管消融或外科方法治疗心律失常的患者，12导联心电图记录的单形性室速的形态对于预测他们折返性室速的出口位置是很有用的。Josephson[68]分析了那些进行心内电生理标测患者室速发作期间的QRS波群形态。室速的形态可根据V_1导联的QRS波群形态分为左束支阻滞型和右束支阻滞型（图17–13）。右束支阻滞型包括V_1导联R波呈单相型、双相型和三相型或呈qR型。左束支阻滞型指V_1导联呈QS、rS或qrS型。左束支阻滞型的16个室速患者是冠状动脉病变的患者。V_1导联QRS波群的形态在10个患者是呈rS型的，在4个呈QS型，2个呈qrS型。这些患者的室速除了一例以外其他皆起源于室间隔或其毗邻区域。心电图的总体特点如束支阻滞的类型或QRS电轴并不能为室速起源点的定位提供可靠的依据。

此外，他们还根据室速起源点的位置来分析室速。起源于前间隔下部的室速特点是电轴上偏或左偏。观察了6个起源于该区域的室速中有5个V_1至V_4导联呈QS型。另1个起源部位不太靠心尖部，胸前导联上均无持续性的R波出现，而所有的I和V_6导联上均有Q波。4种心动过速起源于中到上间隔的上部，这些室速的特点是电轴正常或右偏，V_1导联呈rS、QS或qrS型。他们的侧部胸导联上均表现为R波为主。5种室速起源于后基底部区，其V_1到V_2导联均呈rS型，在侧部胸导联上R波呈进行性升高，在I和V_6导联上均无Q波。其中4种电轴是

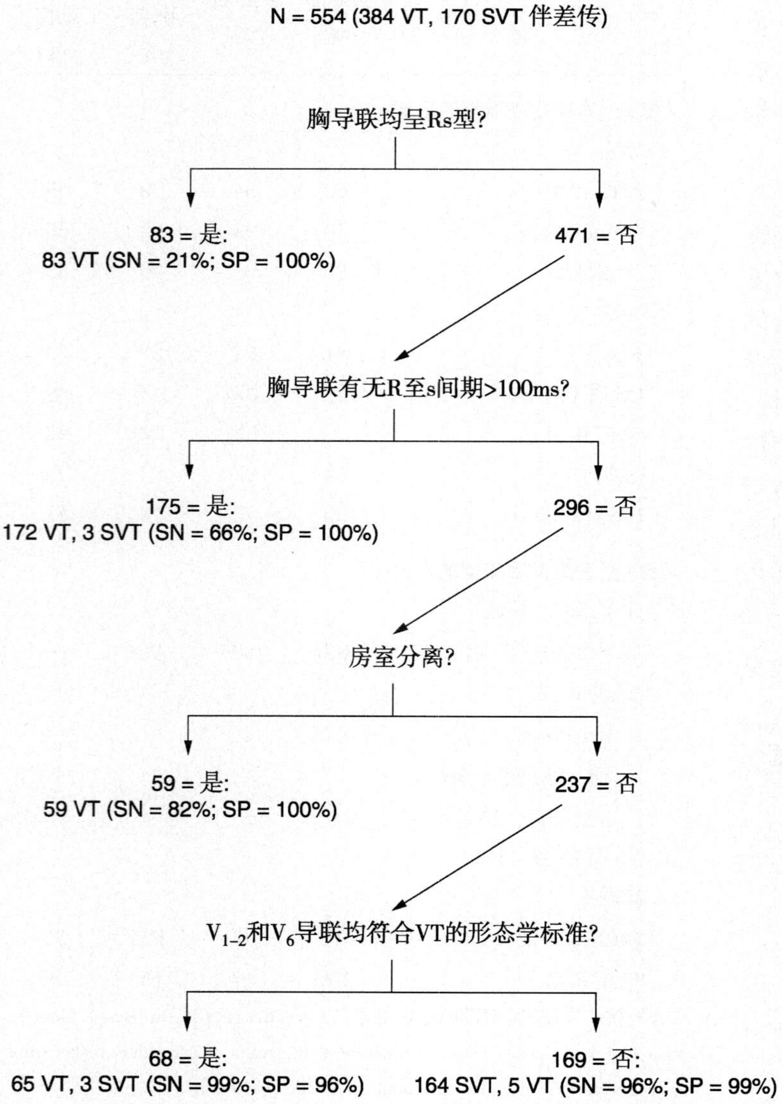

图17–12 Brugada提出的室速诊断的规则。VT：室速；SVT：室上速；SN：灵敏度；SP：特异度。（Modified from Brugada P，Brugada J，Mont L，et al：A new approach to the differential diagnosis of a regular tachycardia with a wide QRS complex. Circulation 1991；83：1649–59.）

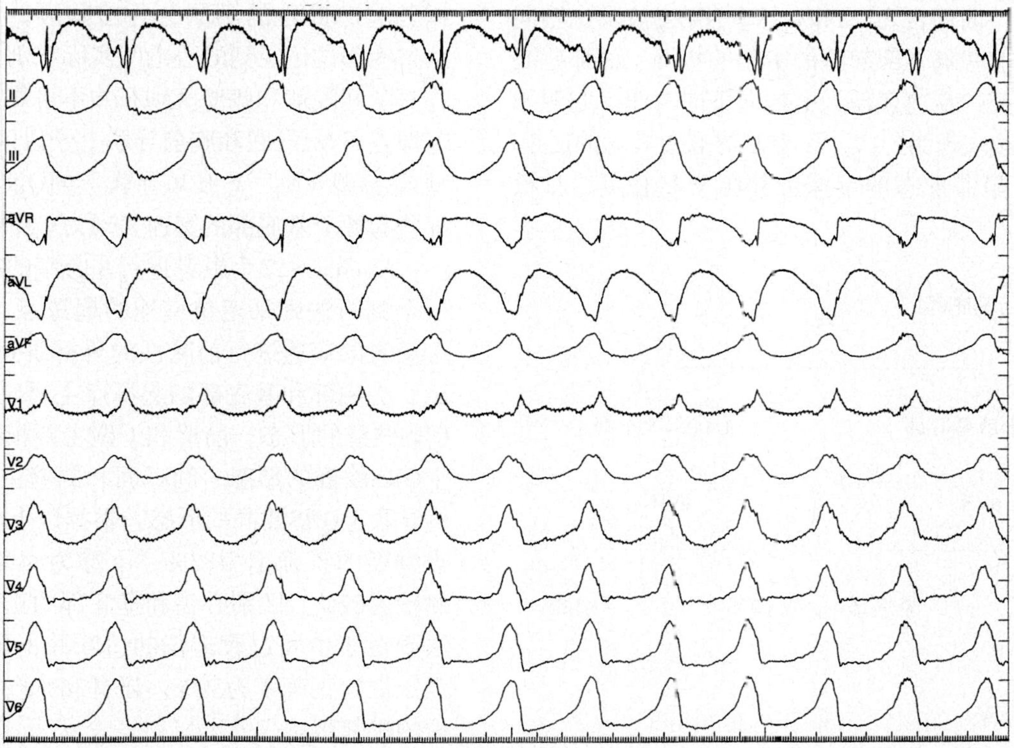

A

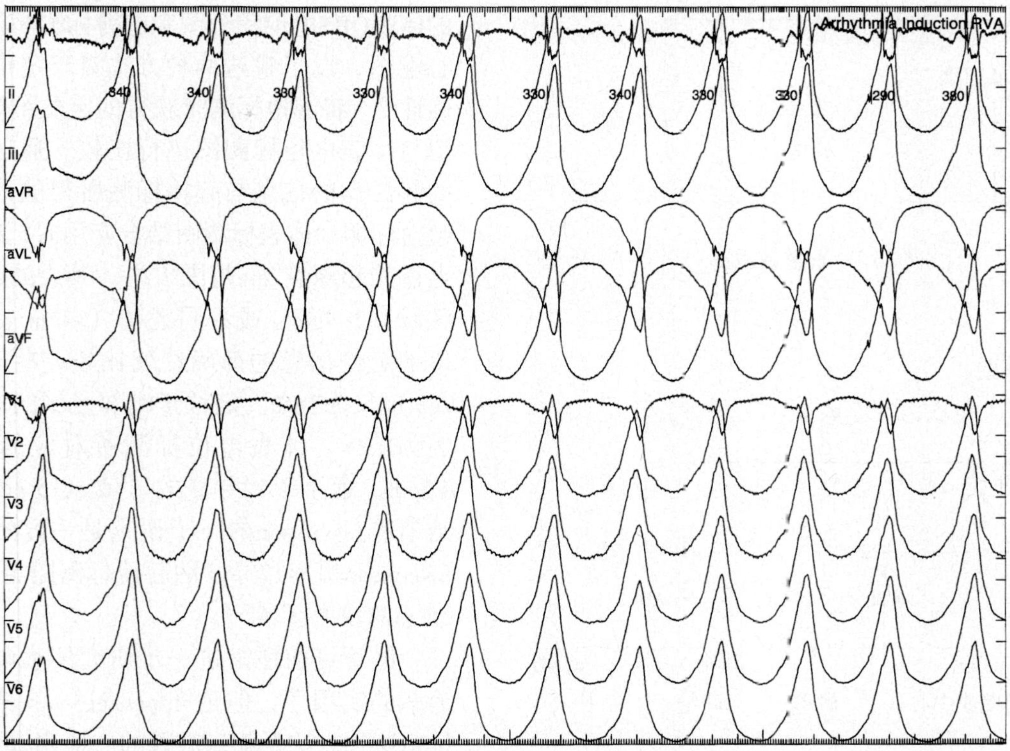

B

图17-13 一个冠状动脉多支病变及左心室后基底部室壁瘤引起的缺血性心肌病患者，其体表12导联心电图记录到两种形态的室速。这两种血流动力学稳定的室速的形态经标测起源于室壁瘤边缘区不同的出口。**A.** 持续性室速的V_1导联呈右束支阻滞型，电轴下偏，心动过速的周长为315ms。注意心电图V_1~V_6导联正向的R波。**B.** 持续性室速的V_1导联呈左束支阻滞型，电轴下偏，心动过速的周长为330ms。

上偏和左偏的。简而言之，I和V_6导联存在Q波及电轴向上和向左偏是前间隔下部起源的室速的特征。而那些起源于前间隔上部的室速表现为电轴向下向右偏。起源于后基底部的室速表现为I、V_2、V_3和V_6导联上较大的R波。

呈右束支阻滞形态的室速皆起源于左心室，且根据其起源部位的不同分为前间隔、前侧壁或基底部。从这些部位记录到的心电图实际在部位上有些重叠，要将其从间隔侧和侧壁区别开并不可靠。前壁和基底部的起源点可从I导联和胸前导联上予以区别。I导联上的qR型或QS型及V_1、V_2和V_6导联上的Q波提示为前壁起源。那些起源于基底部的室速表现为V_1到V_6导联上均为R型。

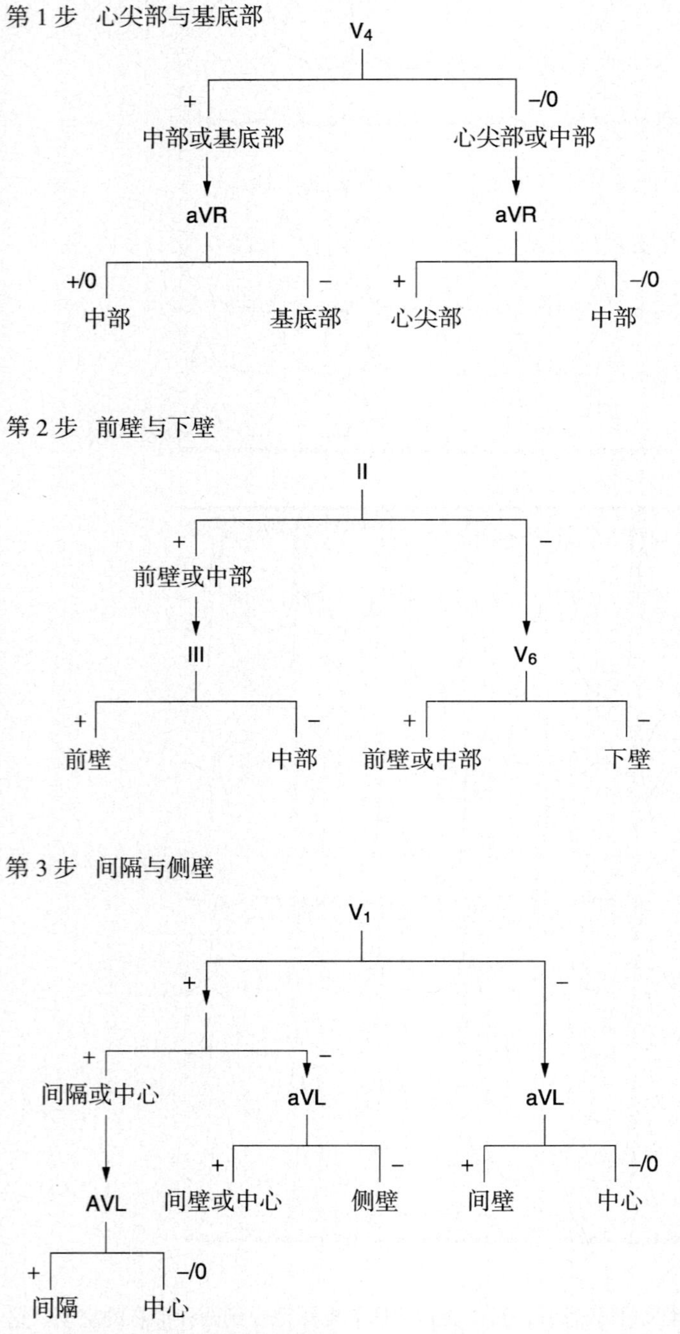

图17-14 定位室速起源点的法则。（Modified from Kuchar DL, Ruskin JN, Garan H: Electrocardiographic localization of the site of origin of ventricular tachycardia in patients with prior myocardial infarction. J Am Coll of Cardiol 1989; 13: 893–903.）

Kuchar对22个患者进行左心室的起搏标测，得出了一个判断法则来定位室速的起源点，随后对另一组44个患者的室速进行前瞻性的分析研究。正如图17-14所示，心尖部和基底部的起源点主要通过V_4和aVR导联上QRS波群的形态；前壁和下壁主要根据Ⅱ、Ⅲ和V_6导联上QRS波群的形态；间隔面和侧壁主要根据Ⅰ、aVL和V_1导联上QRS波群的形态。根据以上的法则，前壁的位点判断的正确率为83%，下壁为84%，间隔部为90%，侧壁为82%。区别心尖和基底部的正确率为70%，但该法则对于中间过渡部位的诊断并不可靠。总之，起源点定位的正确率为39%，还有36%的起源点就在预想部位的毗邻区。

Slippensgroenewegen比较了心肌梗死后室速62导联的体表QRS电位积分图和起搏标测时得到的标量12导联心电图，以了解这两种方法对于定位室速起源点的准确性[70]。将起搏标测时获得的定位结果，把12导联心电图与体表电位标测图进行比较。通过心内标测所得到的起源点的信息与起搏标测所得的信息进行比较。将起搏标测和体表标测图结合应用后，80%的室速的定位点在其起源点2cm范围以内。其余的20%定位于其毗邻区域（2~4cm）或不同区域（>4cm）。而标准12导联所得的定位信息的准确性就比较差些。其准确定位（<2cm）仅为18%。定位于毗邻区域的为55%，不同区域的为27%。体表电位标测所对应的心内区域为6.0±4.5cm，远小于12导联的区域（15.1±12.0cm）。该研究结果和Josephson的一个研究是一致的，在那个研究中Josephson提出12导联的起搏标测图定位的是在一个20~25cm的较大区域[2,71]。

尽管目前还需进一步研究体表电位标测对于室速消融的实用性，但是Sippensgroenewegen[72] 所得的结论提示这种方法是相对准确的。他比较了QRS积分图（62导联）与64阵室速发作时的激动顺序标测图，此外还将积分图与既往在梗死区周围起搏所得的QRS电位积分图的数据进行比较。每种形式的数据对应于左心室18到22个部分里的一个，并将心电图的定位信息与外科手术或导管进行心内激动顺序标测时的信息进行比较。结果显示体表电位标测图能够正确识别62%的起源点，以及30%的起源点毗邻区，另外8%则非正确的区域。

这些研究显示根据室速发作或心室起搏标测的QRS波群形态可以估计起源点的部位，但是利用12导联心电图往往会使得估计的部位和真正的起源点之间产生很大的偏差。利用体表电位标测图就会更精确一些，但是这些都不能替代电生理检查时所获得的一些其他信息。因为电生理检查可以提供有关折返环的详细信息，而这对于射频消融而言又是必需的。

临床电生理学

大多数与心脏疾病有关的室速发生基础是折返机制，通常可以通过关键时间窗内的心室刺激来诱发和终止。该发现使得我们可以在可控的条件下在电生理室对它进行评估。诱发出的心律失常根据间期和形态来分类。诱发出的室速持续时间达到或超过了30s，或因血流动力学不稳定而需提前终止的室速即为持续性室速。持续性室速根据其QRS的形态分为单形性和多形性室速。

诱发室速的程序刺激

大多数电生理室采用阶梯式的刺激方案来诱发室速。在给予心室8~15个的起搏刺激后，释放一个额外刺激来扫描心室的电学舒张期，直至达到心室的不应期或是非常短的配对间期（<200ms）。然后可以加入第2、第3个甚至在有些情况下可以加入第4个额外刺激。在期前刺激既往常用的有两种基础起搏频率（驱动周长），例如100次/分或150次/分。如果在右心室心尖部起搏无法诱发出室速，则常可在心室的其他部位（如右心室流出道）起搏诱发。一些实验室有时也用左心室起搏。刺激的数目、基础驱动周长以及心室刺激的部位因实验室不同而异。通常对于心肌梗死后曾有自发室速的患者，以不超过2种基础周长、3个期前刺激及2个刺激部位进行起搏，约有90%是可以诱发出室速的[73]。再加用短阵快速刺激（Burst刺激）、左心室刺激及静脉滴注异丙肾上腺素后进行程序心室刺激则可进一步增加诱发的灵敏度。

随着期前刺激数目的增加，诱发出非特异性、多形性室速（图 17–15）或室颤的风险也相应增加（见后文）。将最小的期前刺激的配对间期限制在不小于200ms，可以减少诱发出室颤的风险[73]。尽管刺激方案对于发现可诱发室速是相对敏感的，但是实际所需的刺激数目和刺激配对间期是随着时间变化的，所以诱发室速所需额外刺激数目的变化并不能说明对室速的敏感性发生了变化[74,75]。静脉滴注异丙肾上腺素后或滴注时加用快速心室Burst刺激诱发室速，而非配对的期前刺激诱发室速，被认为更可能是由于异常自律性机制，而非折返机制。少见的情况下，这样的刺激在有心脏

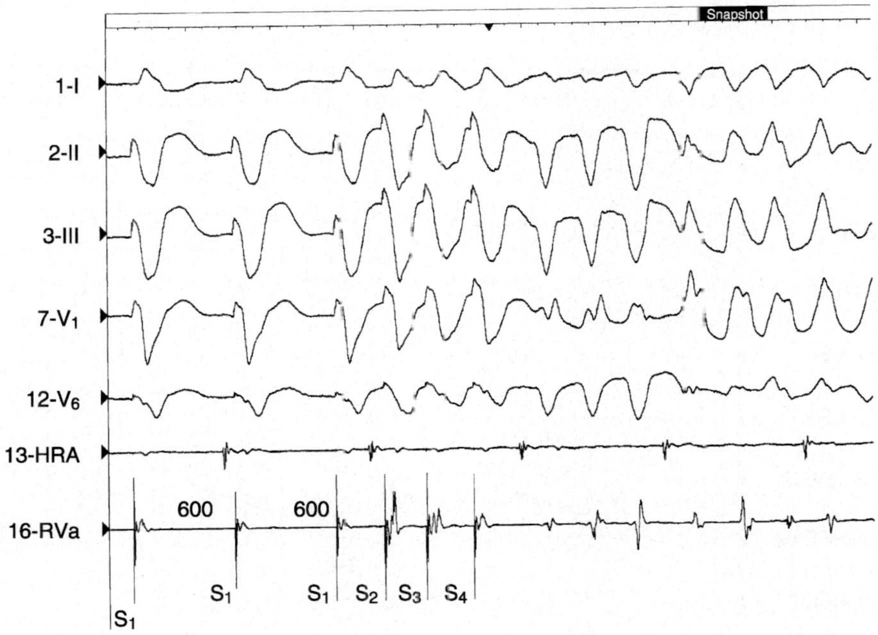

图17–15 图中所示的是在右心室心尖部程序刺激诱发出单形性室速。从上到下依次是体表心电图的Ⅰ、Ⅱ、Ⅲ、V_1和V_6导联，及心内的高位右心房（HRA）、右心室心尖部（RVa）电图。图中从左边开始，以600ms（每分钟100次）的周长释放一串的基础刺激的（S_1），最后2个S_1后是3个连续的期前刺激（S_2、S_3、S_4）。如此即诱发了室速。

骤停综合征遗传基础的患者可诱发出单形性室速。

明确诊断

体表心电图的心房活动是比较难以被检测出的，而直接在心房记录其电活动则可清楚看到是否存在有房室分离（图 17-16）。当存在着房室分离时，即可诊断室速，除了一些很少见的情况如交界区心动过速伴室房传导阻滞或是室上速发作而无心房组织的参与。前面一种的心律失常，常见于儿童先心病修补术后围术期，而很少见于成年人。当房室分离存在，而且希氏束的除极并不领先于每个QRS波群时，室速的诊断就是毫无疑问的了（图17-16）。当然也有很难诊断的时候。如果每个QRS波群后面都跟着一个心房的除极波，即伴1:1经希氏束-浦肯野系统逆传的室速需要和逆行性房室旁路参与的折返性心动过速相鉴别（详见14章，阵发性室上性心动过速与预激综合征）。

多形性室速 多形性室速（图17-15）提示心室的激动顺序不断地发生变化。自发的多形性室速常是由于心肌缺血或QT间期延长所致的尖端扭转性室速所致。在电生理室并不总能诱发出尖端扭转性室速，而且进行电生理检查时也不能保证正处于心肌缺血期。多形性室速也见于特发性心室颤动、Brugada综合征及肥厚型和其他类型心肌病的患者。

心室刺激时诱发出多形性室速或室颤的意义常很难解释。但室速为持续性发作时常迅速蜕变为室颤。非持续的多形性室速常为对程序刺激的非特异性反应，可见于那些并不易患心律失常的患者。持续的多形性室速（持续超过30s或需提前终止）很少能在正常人心脏诱发，且常需要很强的刺激（3个或更多的期前刺激及相对短的小于200ms的刺激配对间期）才可诱发。可诱发出多形性室速在一些情况下是电活动不稳定的标志。在曾经从心室功能下降和冠状动脉疾病相关性的室颤后行心肺复苏的患者里，约有1/3可诱发出多形性室速[76]。在那些有过心肌梗死病史及诱发出多形性室速的患者，在静脉给予普鲁卡因胺后，更易诱发出持续的单形性室速[74]。其发生机制可能是由于使用抗心律失常药物对折返环的稳定作用，但该观察结果的临床相关性还不是很清楚。

多形性室速的诱发可能和那些可疑的Brugada综合征有关联。常在2个或更少的期前刺激下诱发出的多形性室速，见于约80%的曾有心搏骤停复苏的Brugada综合征的患者 [77]。在以其他表现为主的该综合征的患者，能诱发出多形性室速则更进一步支持对其的诊断。在肥厚型心肌病的患者，曾有过心搏骤停病史的患者里有66%可诱发出多形性室速，而在既往无心搏骤停或晕厥病史的患者该比例仅为23%[78]。目前对于肥厚型和其他类型的心肌病患者，诱发出多形性室速的预后意义尚存在着争议[79]。

持续性单形性室速 持续性单形性室速发作时，每个QRS波群的波形与其前后的QRS波形都是一样的（图17-16）。心室反复地以相同的顺序除极。与偶然在并

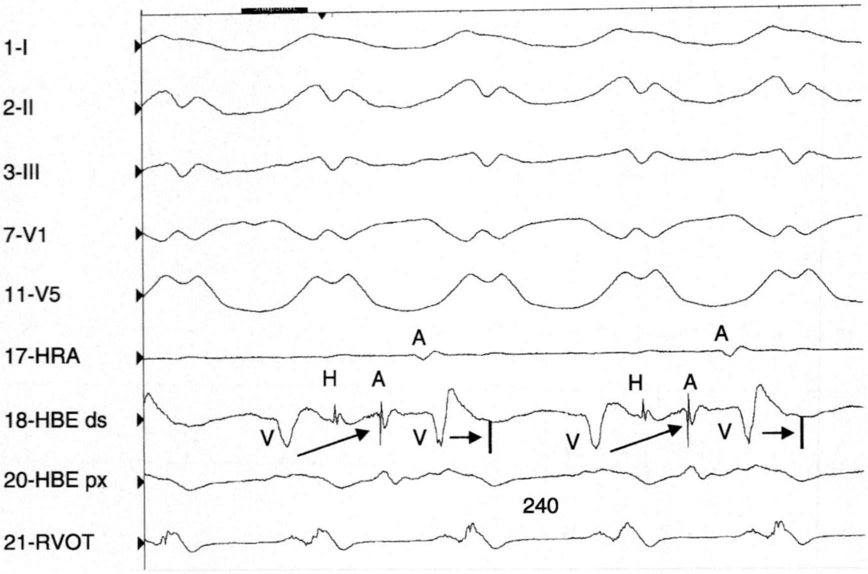

图17-16 持续性室性心动过速发作图。从上到下依次是：体表心电图的Ⅰ、Ⅱ、Ⅲ、V_1和V_5导联及心内的高位右心房（HRA）和希氏束（HBE）电图。室速的周长是240ms（250次/分），QRS呈左束支阻滞型，电轴下偏。室速时存在着2:1的室房传导阻滞，心室波每隔1个就逆传入希氏束（H），并逆传入心房（A）。所以希氏束和心房并没有参与室速的发生。

无异常的心脏诱发出的多形性室速相比，自发的或诱发出的持续的单形性室速提示存在着异常的引起折返的区域，或是有异常自律性的兴奋灶。心肌梗死后瘢痕相关性的折返是最常见的原因。其他瘢痕相关性的室速包括致心律失常性右心室心肌病、结节病、硬皮病、Chagas病、心脏外科手术后的心室切口或其他心肌病[78]。在导管标测的过程中，瘢痕所在的区域常表现为局部电位的电压很低（图17-17）。有时，自律性机制所致的无休止特发性室速会引起心动过速性心肌病[80]。

束支折返性室速

在一种不常见的通过束支折返的室速中，在每个QRS波群的前面始终有一个希氏束波（图17-18）。折返的波阵面通过左束支上传，右束支下传，再穿过室间隔再次进入左束支[81]。心室除极先从右束支开始，产生了呈左束支阻滞形态的心动过速。很少见的情况下，折返环也可循着相反的方向折返（通过左束支下传，右束支上传），或是仅局限于左束支的分支内进行折返，从而产生了呈右束支阻滞形态的心动过速。对它的诊断主要根据心房的活动与心室无关，但希氏束的除极与折返环却是密切相关的。当持续的单形性室速发生于那些没有大面积心室瘢痕或梗死区的情况，如瓣膜性心脏病[82]、心肌病或是肌营养不良[83]；或者和窦律下即存在的希氏束-浦肯野纤维系统疾病（室内传导延迟）有关时，就要高度怀疑是束支折返性室速。

诱发室速的QRS波群形态

心动过速时QRS波群的形态可以反映出心室的激动顺序，并常可提供可能的致心律失常的区域所在的位置（图17-19）。对于自律性和局灶的室速，激动是从一个心律失常的局灶部位传出的；QRS波群的形态是对局灶兴奋点所在位置一个很好的指示。对于瘢痕相关性的室速折返环的定位，QRS波群形态的指导作用相对不是很可靠，但是还是非常有价值。

瘢痕相关性折返环常在其瘢痕区内还有存活的心肌细胞束。这些细胞的除极活动在体表心电图上很难表现出来（图17-17和图17-20）。这些细胞束可能成为折返环的峡部，从而成为消融的靶点。于这些部位的标测时常可记录到许多低振幅的电位（图17-21）。室速发作时QRS波群的形成代表折返的波阵面经峡部自其出口传出到沿着心室肌传播的过程。QRS波群的形态与折返环出口所在的位置有关（图17-20）。瘢痕相关性的室速常表现为多种形态；特别在那些准备射频

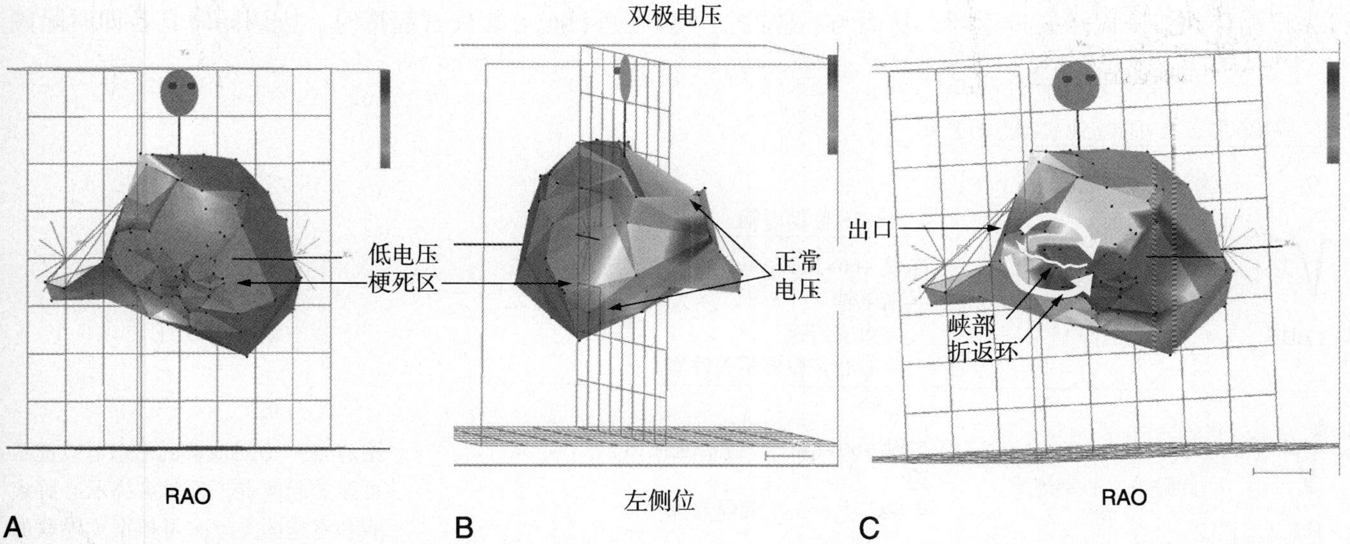

图17-17 （也见彩图17-17）。对一个既往有前壁心肌梗死病史的室速患者的标测。**A和B**：通过点到点移动标测导管所获得的右前斜位（RAO）和左前斜位（LAO）下左心室的标测图。图中的不同颜色代表电位图电压的大小，低电压区用红色、黄色及橙色表示。正常的电压用绿色、蓝色和紫色表示。图中见到的大片区域的低电压区，可认为是梗死区，范围从间隔、心尖直到前壁。**C**：在室速发作时得到的激动顺序标测图，白色箭头所指代表折返环。室速折返环的峡部位于间隔面。折返的波阵面从心尖部沿着间隔面传到基底部，出口在基底部附近（红色），然后分成2个波阵面，一个向上传导，另一个向下传回峡部。

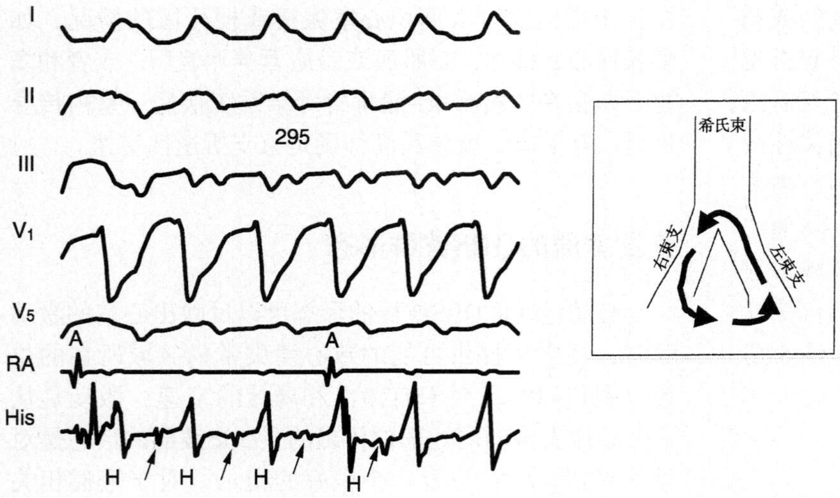

图17-18 图中所示的是束支折返性室速。左图所示的是体表心电图的Ⅰ、Ⅱ、Ⅲ、V_1和V_5导联及高右心房和希氏束电图。心动过速的周长是295ms（203次/分），V_1导联上呈左束支阻滞形态。存在着房室分离，高右心房电图上显示心房除极（A波）的频率慢于心室。尽管心动过速与心房的活动无关，但在每个QRS波群既往固定地可见到希氏束电位（箭头所指的H波）。右图为其机制的示意图。

消融的患者可观察到3种或更多的形态[84]（图17-20和图17-22）。其中那些曾经被观察到有自发的室速就称为“临床性室速”。其他的室速可能起源于瘢痕区的相同部位或是解剖上不同的部位。有些“非临床性室速”可能在以后自发出现或是由于一个植入性除颤器在试图终止“临床性室速”而进行的抗心律失常起搏所诱发。

终止室速的起搏

单形性室速多可通过电转复终止，推测是由于电转复可先于循环的波阵面除极折返环，从而与不应的组织发生碰撞，从而终止了折返。许多的单形性室速还可通过快于心动过速的频率起搏而终止（超速起搏）。刺激产生的波阵面传到了折返环，并且分成两个方向的波，一个与折返波阵面的方向相同（顺向型），另一个与其相反（逆向型）。逆行的波阵面与下一个折返的波阵面发生碰撞而消失。刺激产生的顺向型波阵面继续穿过整个折返环，并可重整折返环，使得心动过速得以维持（即所谓的重整或拖带）。若刺激产生的顺向波阵面遇到前方处于不应期的组织并消失，心动过速即终止。在心动过速发作时起搏也有可能使心动过速的频率加快或诱发室颤（图17-22）。所以在进行抗心律失常起搏时，应该同时具备即时除颤

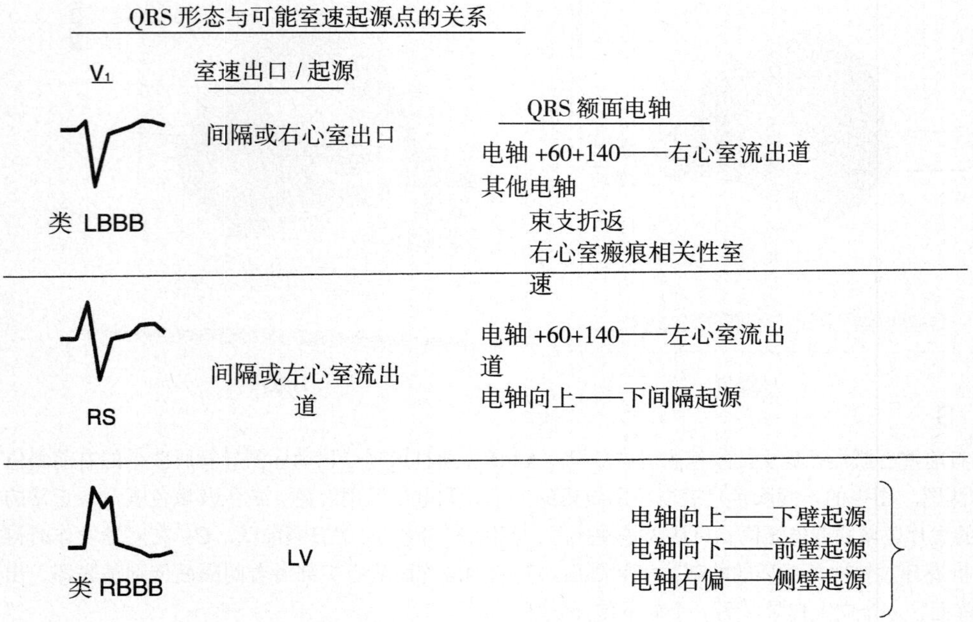

图17-19 QRS波群的形态可以提示可能的起源点，且常可提示心脏疾病和室速的类型。可根据V_1导联的形态来初步判断室速可能的起源点。进一步可根据图中右边所示的额面QRS电轴来判断。LBBB：左束支阻滞；LV：左心室；RBBB：右束支阻滞。

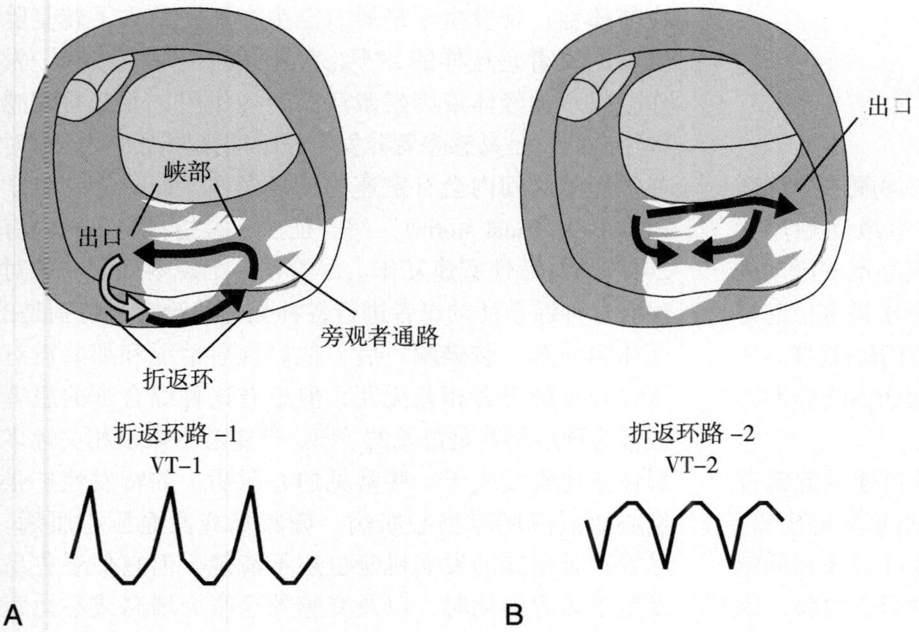

图17-20 图中所示的是左心室下壁心肌梗死区域的折返环示意图。**A.** 折返的波阵面沿着峡部传导，并从梗死边缘区的出口传出进入心室，产生了QRS波群。在激动传出以后，波阵面继续沿着梗死边缘区循环折返，并进入到梗死区到达峡部的近端部分。梗死边缘区的组织就构成了一个很宽的圈，成为折返环的组成部分。旁观者通路所在的区域在梗死区的毗邻位置，但不在折返环路上。它常会产生异常的电信号，由于其时限和特性常误以为其在折返环上。**B.** 图示的是同一片梗死区如何产生一个与图A不同的折返环，从而产生了多种形态的单形性室速。Isthmus：峡部；By-stander：旁观者通路；Exit：出口；Loop：折返环；Reentry Circuit：折返环路。

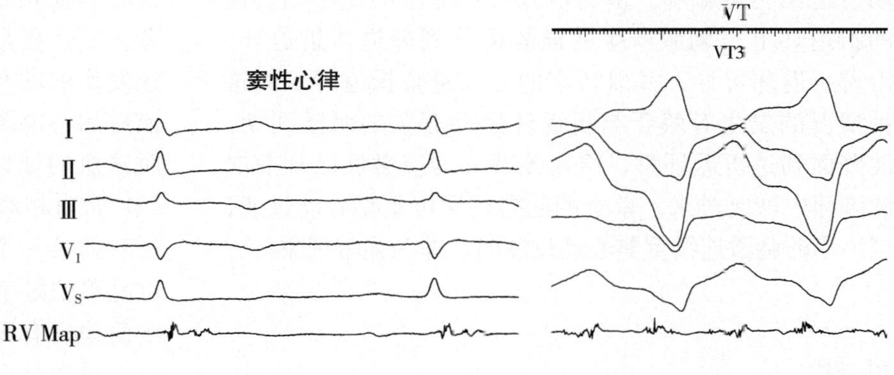

图17-21 对一例致心律失常右心室心肌病合并室速患者的记录图。从上到下依次是：体表心电图的Ⅰ、Ⅱ、Ⅲ、V_1和V_5导联，以及放置接近三尖瓣环的右心室前基底部标测电极导管记录的电图（RV Map）。在窦性心律下在该部位记录到的右心室电位图是低幅的、碎裂的（多个曲折）电位。这与该部位是尚有存活心肌细胞束的瘢痕组织的局部结构相一致。诱发出的室速（右图）的频率为150次/分。QRS波群前记录到的碎裂电位，与其折返环中峡部的位置是一致的。

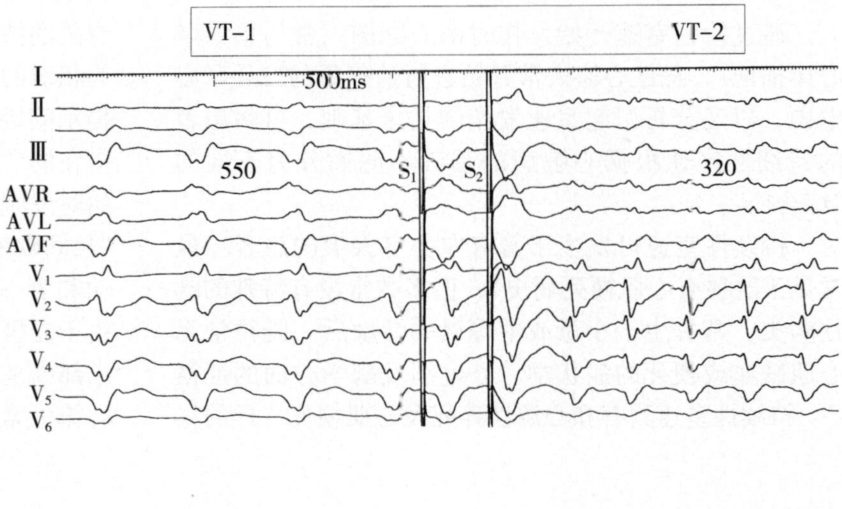

图17-22 对一例既往有过心梗病史的患者记录到两种形态的室速的12导联心电图。第一种室速（VT-1）的周长是550ms。利用2个期前刺激（S_1、S_2）诱发出单形性VT-2，其频率更快（周长320ms），形态也不同。

的能力。

室速的导管标测

自律性增高引起的室速常可通过激动顺序标测辨认其起源点（例如，室速发作时的心室激动顺序记录）。在心动过速的局灶起源点，可发现心室的激动领先于体表QRS波群的起始。在窦性心律下于该部位起搏会产生一个和室速发作时形态非常相似的QRS波群。所以比较不同部位心室起搏时产生的不同QRS波群形态（起搏标测）也可定位室速的起源点。

激动顺序标测较难正确定位折返性室速的起源部位。领先于QRS波群的激动区域常接近折返环的出口。在折返环内距出口的近端所在的位置常可记录到低幅的信号。通常，折返环只有一部分是位于心内膜，因为其他部分位于心内膜深处或心外膜处，心内的导管无法全面采样。

心动过速发作时起搏有助于确定折返环的位置（拖带标测）。如果成串起搏刺激能全部夺获，但对心动过速无明显影响，多提示起搏点部位不在心动过速的折返环上。刺激产生的波阵面传到并进入折返环，沿着折返环传导，并以特定的方式重整折返环。而这种情况的发生有赖于与折返环激动有关的刺激间期。波阵面到达折返环时，恰逢该部分的应激性已从前次波阵面中恢复过来。单个的起搏刺激可重整心动过速，当一串的刺激连续重整心动过速时，即为拖带现象。

处理

治疗原则

通过检查室速开始发作时的心电图（常为单导联心律描记）、急性心律失常开始进行治疗后的12导联心电图，以及分析引起室速发作的临床基础，可将患者的持续性室速根据心脏病的基础不同而分为不同的“综合征”。

持续性室速可发生于曾有左心室瘢痕的患者（最常见于既往有心肌梗死病史），但多数常没有特殊的既往病史，常发生于小量或中等量的活动后。既往常无心肌缺血或梗死的症状学、心电图及酶学方面的证据[85]。持续性室速具有和心源性猝死及心肌梗死一样的昼夜节律性，常发生于早晨（至少在那些植入了转复除颤器的患者是这样的）[86,87]。室速倾向于呈“簇状”发作，提示神经体液因素激活的间接作用，尤其是交感神经激活，是易感患者猝发室速的间接原因[87,88]。有时在很短的时间内会有室速的反复发作，即称为“电学风暴（electrical storm）”综合征。它是指在24小时内有2~3阵的持续性室速发作。尽管在一个观察性研究中对患有这种综合征的患者进行各种强力的治疗（特别是β受体阻滞剂、胺碘酮）后，他们预后情况和那些没有该综合征的患者相差无几，但患有这种综合征的患者被认为预后仍然是很差的[88,89]。严重心室瘢痕相关性多形性室速常发生于一些常见的心肌病，如特发性扩张型心肌病或肥厚型心肌病、瓣膜病或高血压心肌病。尽管这种室速的发病机制也还不清楚，但它似乎更易发生于体力活动时，以及交感神经张力增高或心力衰竭恶化时。对于这类患者的治疗，除了抗心律失常治疗外，还应着重于改善心肌功能和降低交感张力，如降低前、后负荷以及阻滞交感活性等。

持续性室速的一种特殊类型可见于心肌缺血、急性心肌梗死或严重的冠状动脉病变的患者。在这些患者，室速更常发生于体力或精神压力增加的情况。室速发作前常有胸痛或其他心肌缺血的症状。室速治疗前后的心电图常显示为窦性心动过速、ST段压低或心肌缺血的征兆。这种心律失常的心电图表现（图17–23）常有相对短的Q–T间期，与最后一个正常窦性搏动配对的第一个室性期前收缩即触发了多形性室速，并可能很快蜕变为室颤。对于这种表现的患者应迅速并全面检查有无心肌缺血，并应该针对缺血而不只是针对心律失常进行治疗，否则无法完全防止其室速的复发[90,91]。

最后，与复极延长有关的多形性室速已在本书的其他章节详细讨论。然而需要指出的是，与复极延迟有关的持续性室速（常指“尖端扭转型室速”）可表现为相对的单形性室速，尤其是在一开始时（图17–24）。提示病因的心电图线索与异常且延迟的复极有关而非潜在的“致心律失常的瘢痕”，这也可在心动过速的起始时发现。复极延迟相关的室速通常与QT间期延长及“长间歇依赖性”现象有关，其最后一个正常的窦性搏动和第一个室速搏动之间的配对间期相对延长有关。由于复极延长，这一个室性搏动常落在前一个T波的终末部或是T–U波之间。这种心律失常应该要和那些“致心律失常瘢痕”仔细鉴别，因为这种复极延长的室速

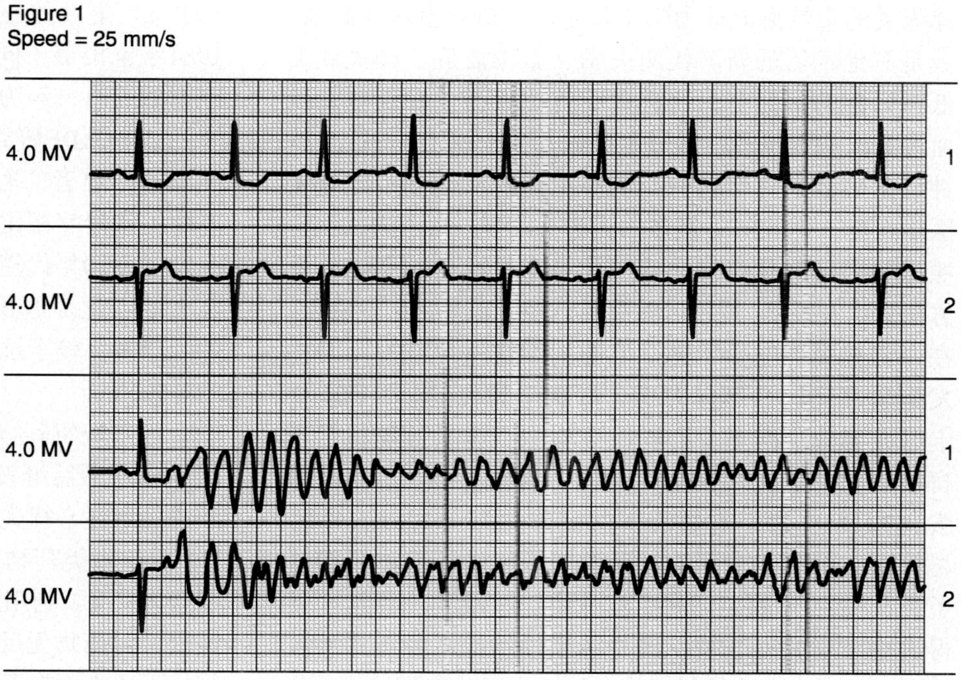

图17–23　一例70岁男性、冠状动脉3支严重病变的患者，其“R on T”室性期前收缩诱发了室颤。注意其Q–T间期是相对短的，诱发心动过速的室性期前收缩与其前正常心搏的配对间期很短。

对于用下列治疗措施是很有效的：静脉推注镁盐、补充钾离子（如果有适应证）、加快心率，并可治疗引起复极延长的潜在机制（常是因药物治疗导致复极时间延长或心动过缓或两者兼有）。

持续性室速的急诊治疗

室速的急诊治疗根据高级生命支持国际指南（International Guidelines for Advanced Cardiac Life Suppot）[92]的概要，首先应该恢复有效的循环。简单地说，所有已经发生血流动力学不稳定的患者，包括意识水平下降、低血压以及出现了脑或其他重要器官灌注不足的临床征兆、心力衰竭或是心肌缺血的征象或症状，即应紧急进行同步电转复。迅速进行电转复是治疗室速非常有效的手段，而且风险很低。紧急电转复的限制性在于需要麻醉，但是通常只需清醒麻醉，而不必进行气管插管或是涉及严重的麻醉风险。如果要选择药物治疗作为室速的初始治疗或是电转复后即用以预防室速的复发，那么建议使用静脉的普鲁卡因胺或是胺碘酮[92]。还应仔细监测抗心律失常药物治疗可能引起的低血压和心动过缓。

目前尚无大型的随机临床试验结果用以支持临床医师对于持续性室速成功电转复为窦律后的即时治疗。室速即时复发的风险因临床环境而异，而且通常在那些稳定的冠状动脉疾病及左心室功能失调伴单形性室速的患者，其复发的风险相对较低。在那些与心动过

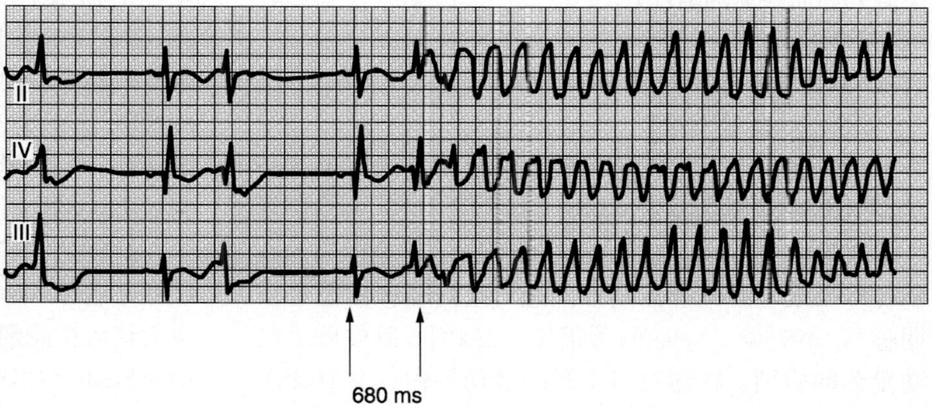

图17–24　复极延迟导致多形性室速的心电图表现。注意室速的起始是长间歇依赖性的，室速开始那一跳的Q–T间期延长。该心电图来自于一个服用索他洛尔伴低钾血症的患者。

速无关的急性血流动力学不稳定，或进行性心肌缺血，或是其他术后的新陈代谢失调、脓毒血症、肺炎或是低氧血症的情况下，这种风险就比较高。在那些非缺血性心肌病的患者，通过静脉给予β受体阻滞剂或星状神经节阻滞以直接减弱心脏自主神经活动的治疗常被医生忽略，但确实是重要的治疗手段[89]。有限的临床对照试验提示静脉注射胺碘酮和溴苄胺在预防室速复发方面同样有效[93]。但溴苄胺目前已经无法从市面上获得。在一个针对“电学风暴”（即持续性室速在24小时内发作超过2次，平均4.93次，静脉注射利多卡因和普鲁卡因胺无效）的多中心随机试验中，患者被随机给予盲法治疗，分别为静推胺碘酮（1000mg/d）、静推溴苄胺（2.5g/d）及小剂量静推胺碘酮治疗（125mg/d）[93]。尽管由于低剂量胺碘酮组和溴苄胺组的许多患者接受了开放性的（open label）静脉注射胺碘酮治疗从而使得试验结果变得复杂，但是结果仍然提示静脉注射胺碘酮对于减少室速的复发是有效的。在胺碘酮治疗后的最初12小时有中位数为0阵的室速发作，在整个试验研究过程有0.48阵室速发作。终止无休止室速的时间为静脉注射胺碘酮治疗开始后的4.23小时（中位数）。没有其他同等的针对电学风暴的Ⅰ类药物或索他洛尔的临床试验。预防性临床试验的外推法提示Ⅰ类药物（钠通道阻滞剂）不应用于经常复发室速或室颤的患者[92]。

尽管目前还没有对于频繁复发室速患者使用镇静剂的随机临床试验，但是无对照的治疗显示强力镇静剂是一项重要的辅助治疗。静脉注射索他洛尔、氟卡尼和普鲁卡因胺均被报道是终止持续性室速的有效的急诊手段[92]。由于钠通道阻滞剂的负性变力和致心律失常作用，对器质性心脏病和持续性室速，尤其是有冠状动脉病变的患者，在选择这类药物时应非常谨慎。

一旦患者的急性情况得到了纠正，就应转向进一步追查其潜在的心脏病因，评价并完善对左心室功能下降和心肌缺血的治疗。

临床试验的影响

最近的一个对室速流行病学随机试验的结果及相关信息改变了人们对室速治疗的看法。几年来，患者左心室射血分数（LVEF）、心肌梗死病史等方面的大体情况以及发生猝死和持续性室速风险的相似性已经很明显[85]。1975年，Schaffer等报道了234例心脏骤停后成功复苏的病例。在超过51个月的随访期内，共有89次（=38%）复发的心脏骤停和死亡发生[94]。Myerburg等在1984年也报道了同样的复发率，心脏骤停的复发率在停搏后的第一年为10%，接下来3年每年为5%[95]。1993年的CASCADE研究[96]报道了院外患者随机分组接受胺碘酮治疗患者的心脏骤停存活率的改善（与传统的抗心律失常治疗相比），其2年存活率为78%，4年为52%。在20世纪80年代随着ICD的出现，治疗的可选性发生了重大的变化。近几年来有几项试验对曾发生过室速事件的患者比较了抗心律失常药物和ICD对全部死亡率的治疗效果。

1995年[97]荷兰观察者们将60个曾有过心肌梗死病史、室速或室颤后继发心脏骤停，以及在电生理检查时易于诱发室性心律失常的患者随机地分为传统治疗组（Ⅰ-A、IC或Ⅲ类药物）或ICD组[97]。每组的左心室射血分数接近30%。利用严格的药物试验对药物的有效性进行评价，对药物无反应者则给予ICD治疗。两组在冠状血管的再通方面有不平衡的情况，传统治疗组为10%，而ICD组为26%。尽管临床终点事件（死亡、循环停止引起的晕厥时间延长以及充血性心力衰竭需接受心脏移植治疗）发生的数目很少，但是结果显示ICD治疗优于抗心律失常药物治疗（$P<0.02$）。

汉堡心脏骤停试验（Cardiac Arrest Study Hamburg，CASH）[98]于1987年开始入选患者，将患者随机分为2组接受抗心律失常药物治疗（普罗帕酮、美托洛尔或胺碘酮）或接受ICD治疗。入选标准包括继发于室速（83%）或室颤（16%）后心脏骤停幸存者。所有的患者都进行了电生理检查。该试验的一级观察终点是总死亡率，二级终点是室速复发需终止药物治疗及心脏骤停复发需要行心脏移植。1992年CASH安全监督委员会中止了普罗帕酮组的试验。这是由于该组患者服用了IC类药物后，在随访过程中与ICD组相比，尽管在总死亡率方面无明显的差别，但发生了过多的猝死、复发的心脏骤停以及复发的室速（所有的次级终点）（$P<0.05$）。4组平均的左心室射血分数超过了40%。其他三个试验组则继续入选患者。最后的结果显示ICD组的总死亡率为36.4%，美托洛尔组和胺碘酮组共为44.4%。单侧t检验（可以扩大ICD的受益）$P=0.081$作为显著性报告值。

2个更大型针对更多不同人群的研究也进行了对症状性室速患者的ICD和抗心律失常药物治疗的比较。加拿大植入性除颤器研究（Canadian Implantable Defibrillator Study，CIDS）[99]将曾记录到过室颤发作的、或院外发生过心脏骤停的、或有症状性室速、或曾发生晕厥者在行电生理检查时可诱发出室速的共659个患者随机分到胺碘酮治疗组或ICD治疗组。每组约有50%的患者入选标准为室颤或心脏骤停。每组的平均左心室射血分数为33%。该研究的一级观察终点是所有原因引起的死亡。在进行单侧t检验分析数据时还进行了治疗意向分析。在治疗分析时显示那些被随机分到ICD组的患者里有94%实际上接受了ICD治疗，而分到胺碘酮组的85%在他们5年的随访期内仍然在接受胺碘酮治疗。尽管β受体阻滞剂的使用是其潜在的混杂因素（胺碘酮组为23%，ICD组为53%），但胺碘酮组的总死亡率（10.2%/年）与ICD组的（8.3%）没有明显差别（P=0.142）。

目前最大型的研究为抗心律失常与植入型除颤器研究（Antiarrhythmics versus Implantable Defibrillator study，AVID），将室颤复苏成功的幸存者、伴晕厥的持续性室速以及持续性室速伴血流动力学不稳定的共1016个患者随机分为2组，分别接受抗心律失常药物治疗及ICD植入治疗。共筛选了6035例患者，实际上有17%的患者被随机分组。在入选时被随机分组的患者中45%有室颤发作，55%有室速发作。被随机分到抗心律失常药物治疗组的患者进一步被随机分为电生理指导的索他洛尔治疗组，或是根据观察者谨慎地给予经验性胺碘酮治疗。每组的左心室射血分数相似（分别为31%和32%）。治疗意向性处理分析显示ICD组98%实际上接受了ICD植入治疗。在抗心律失常药组，85%的患者接受了经验性的胺碘酮治疗，11%的患者在索他洛尔治疗失败后接受了胺碘酮治疗，2.6%的患者仅接受了索他洛尔治疗。该研究于1997年4月在资料和安全监督委员会的建议下提前终止，其原因不同于CIDS，而是ICD组在平均18个月的随访期内总死亡率发生了显著性改善（ICD组为15.8%，抗心律失常药组为24%，P<0.02）。

简而言之，流行病学和临床试验的结果已经促成了一些适用于持续性症状性室速的原则。ICD只能预防心律失常性死亡。这些试验中大多数有低左心室射血分数及器质性心脏病的入选者更易发生死亡。抗心律失常药物对于充血性心力衰竭可能产生良性的结果（胺碘酮），或实际上可能通过致心律失常作用增加心律失常死亡的风险（CASH研究中的普罗帕酮）。试验中的观察者和课题引起的偏差不可避免，因为治疗组并未用盲法进行。而且，异质性的研究人群（就如AVID试验和CID试验）可能导致在小组内不同分层的人群治疗效果很不相同。Domanski [91]等报道了AVID数据库内依照左心室射血分数进行分层的人群接受ICD和抗心律失常药物治疗的不同效果[100]。在左心室射血分数大于35%的患者里，两种治疗方法在存活者里并无明显差别，这提示所有治疗效果的差别来自于那些左心室射血分数小于35%的患者。尽管目前已经发表的这些临床试验尚存在内在的限制性，但最大型的研究是支持为那些具症状性室性心律失常所致的一级死亡风险患者行ICD治疗的。

总之，持续性室速和器质性心脏病患者的长期治疗和那些心脏骤停后复苏患者的治疗非常相似。对AVID试验中的“可耐受性”室速及无心脏骤停室速患者的回顾性分析显示其结果与室颤或伴严重心功能不全的室速患者的结果非常相似。大多数持续的症状性室速或室颤的患者，无论其症状的严重程度如何，其预后通常很差，常需按照室颤的治疗原则来处理。但是那些左心室功能相对较好（EF>40%）及没有心脏骤停的持续性室速患者并未被包括入ICD的随机治疗组。所以不知道对这样的患者植入ICD治疗是否会使其生存率高于那些接受“最佳药物治疗”（包括β受体阻滞剂和胺碘酮）的患者。对CIDS和AVID研究的补充分析显示，在那些左心室射血分数大于35%及症状性室速患者，ICD的中期疗效并不优于胺碘酮[101,102]。这些症状性的室速患者可给予植入ICD或口服胺碘酮及β受体阻滞剂治疗 [103]。对于无心脏疾病的持续性室速治疗将在下一章详细介绍。

新设备技术的作用

伴随着这些重要的二级和一级预防性临床试验，同时出现了重大的技术和设备方面的进展[104]。这些在本书的第5部分，*药物和介入治疗*里详细讨论。对于持续性室速和左心室功能不全患者治疗上的重大进展，最重要的就是双心室起搏技术的出现。对于那些药物难以控制的充血性心力衰竭及室内和室间室壁运动不同步的患者，双心室起搏是很有益处的[105]。尽管其他的用于分析室壁运动的技术越来越多，但是大多数这样的患者的诊断多还是依靠延长的QRS波群时限。这样，对于那些束支传导阻滞，尤其是QRS波群时限大于0.15s及一度房室传导阻滞（可能进而导致心室充盈不足）的患者即为双心室起搏的适应证。心房颤动是许多这些持续性室速患者合并的重要心律失常，常引起进行性心力衰竭及死亡率增加。已有ICD装置用于心房颤动的治疗（包括预防性的和用于终止发作的治疗）。这样，交替部位起搏如双心房起搏，新型的抑制心房期前收缩的预防性起搏设置，用于终止房性心动过速的抗心动过速起搏以及心房除颤治疗目前都是可得到的。图17-25就是一例难治的持续性心房颤动患者的心电图。该患者年龄较大，持续性室速伴晕厥及难治性充血性心力衰竭。对这些临床综合征的治疗就是植入了一个四腔的ICD（Metronic InsyncⅢ ICD产品），可分别在双心室起搏以及右心房的双部位起搏。

最近的一些临床试验如COMPANION研究（第49章，*充血性心力衰竭的装置治疗技术*）的资料进一步证实了双心室起搏可降低发病率和死亡率。新技术的获得以及其可降低持续性室速和心脏病患者的死亡率（如非猝死）风险的证据，都极大地推动了对那些左心室功能不全及充血性心力衰竭的患者首选ICD治疗。

导管消融技术的作用

目前已经开始对那些持续性的及血流动力学稳定的室速患者开始施行导管消融，这些患者有或没有器质性心脏病，可耐受导管标测[106,107]。这些方法中用得最多的还是射频消融。除了根据心电图的形态以外，利用接触式导管和非接触式的三维标测技术大大方便了对室速基质的精确定位。有关这些技术的详细内容会在本书的其他章节详细介绍。但是，这些技术已经可以对这些病变组织进行快速的标测和精确的几何定位，仅需几个甚至只需一个心动过速的周长。这样那些进行性血流动力学不稳的室速患者也可进行介入消融治疗[108]。通过带或不带冷冻功能的接触式电极可在病变的心室肌产生中等大小的消融点。这样，通过消融室速可以被暂时抑制、减慢频率，甚至在一些患者就可以终止其发作。它可减少ICD治疗放电的次数[109]。但它并不能完全治愈室速，在长期的随访中常可见到室速的复发[110]。这样在那些有器质性心脏病的室速患者，在特定的临床情况下，消融是一种潜在的治疗手段。对耐药性的无休止室速或"电学风暴"经药物治疗无效的患者，消融治疗是很有价值的。对于那些尽管进行了抗心律失常药物治疗，但ICD仍需频繁反复放电的室速患者，消融是可以减少放电次数的。最后，对于那些室速频繁反复发作，却无法耐受药物治疗的患者，也可考虑进行消融治疗。但是，室速的消融应该与ICD联合应用，以便其能为室速或室颤的复发提供支持的急救治疗措施。

患者选择方面的影响

室速治疗方面一线治疗措施的选择目前主要是根据临床疾病、并发因素及心律失常的特点。对潜在的心脏疾病及相关的情况如心力衰竭及缺血的治疗是整

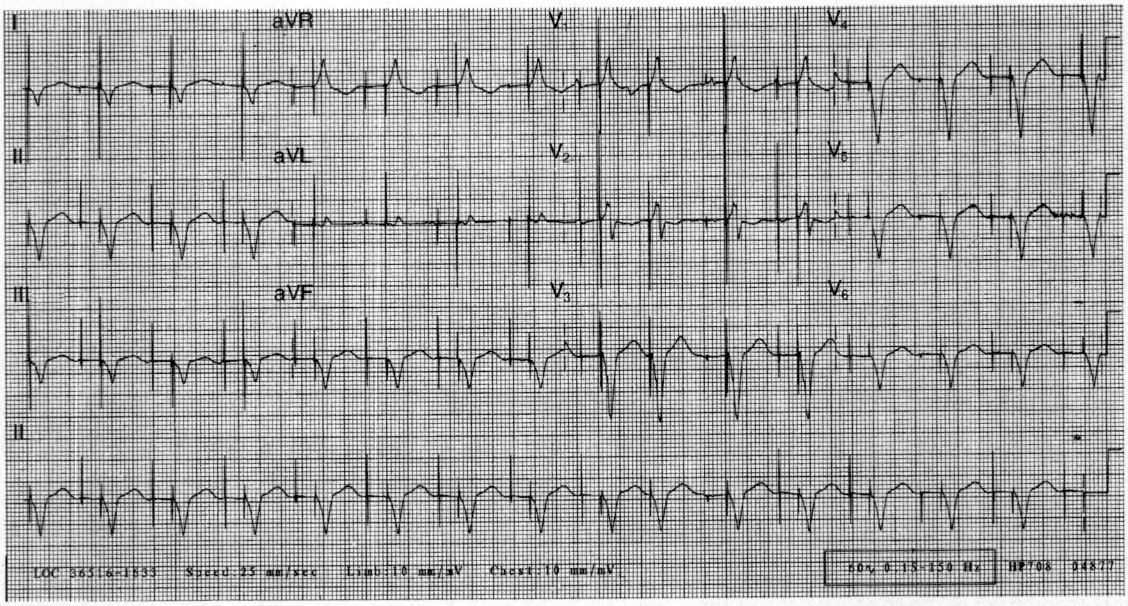

图 17-25 一例难治的充血性心力衰竭、室速的患者，伴有难治性心房颤动并植入一个4腔的ICD的12导联心电图。植入的Metronic InsyncⅢ ICD可分别在双心室及右心房的双部位起搏。治疗后心房颤动和心力衰竭都得到了控制。

个治疗过程的重要组成部分。这些方面在本章的开始部分已经详细讨论。心律失常发作的频率是需要考虑的一个重要方面。频繁的或无休止室速需要评估并发的确切因素，如电解质的异常、自主神经张力增高、缺氧或未控制的缺血。纠正了这些因素常可将这些频发的室速转变为“偶然发作”的状态。心律失常的血流动力学状态也常会影响到治疗的迫切程度。血流动力学极不稳定时需要立刻进行药物的和非药物治疗。对比较稳定的室速，药物治疗、标测和消融以及抗心动过速起搏都可选择。在室速发作频率减少后或那些室速发作本身就比较分散的患者，应该实施长期的治疗策略。对这些患者的治疗里一个重要的部分就是植入 ICD 支持治疗以防止猝死。抗心律失常药物治疗和导管消融在减少室速事件的治疗方面具有辅助作用，使其对起搏治疗有效，而且可以降低心律失常和 ICD 治疗相关症状的频繁程度。

郑黎晖 姚 焰 译

孙瑞龙 校

参考文献

1. Mason JW, for the Electrophysiologic Study versus Electro cardiographic Monitoring Investigators: A comparison of electro-physiologic testing with Holter monitoring to predict antiarrhythmic drug efficacy for ventricular tachyarrhythmias. N Engl J Med 1993;329:445.
2. Bharati S: Pathology of the conduction system. In Silver MD, Gotlieb AI, Schoen FJ (ed): Cardiovascular Pathology, 3rd ed. New York, Churchill Livingston, 2001, p 20.
3. Bharati S, Lev M: The pathologic aspects of ventricular tachy cardia. In Iwa T, Fontaine G (eds): Cardiac Arrhythmias-Recent Investigation and Management. Amsterdam, Elsevier Science Publishers BV Biomedical Division, 1988, pp 15-27.
4. Bharati S, Lev M: The Cardiac Conduction System in Unexplained Sudden Death. Mt. Kisco, NY, Futura Publishing, 1990, pp 1-416.
5. Bharati S, Granston AS, Liebson PR, et al: The conduction system in mitral valve prolapse syndrome with sudden death. Am Heart J 1981;101:667-70.
6. Bharati S, Feld AW, Bauernfeind R, et al: Hypoplasia of the right ventricular myocardium with ventricular tachycardia. Arch Pathol Lab Med 1983;107:249-53.
7. Bharati S, McAnulty JH, Lev M, Rahimtoola SH: Idiopathic hypertrophic subaortic stenosis with split His bundle potentials: Electrophysiologic and pathologic correlations. Circulation 1980;62:1373-80.
8. Bharati S, Lev M, Denes P, et al: Infiltrative cardiomyopathy with conduction disease and ventricular arrhythmia: Electrophysiologic and pathologic correlations. Am J Cardiol 1980;45:163-73.
9. Bharati S, Strasberg B, Bilitch M, et al: Anatomic substrate for preexcitation in idiopathic myocardial hypertrophy with fibroelastosis of the left ventricle. Am J Cardiol 1981;48:47-58.
10. Bharati S, Driefus L, Bucheleres G, et al: The conduction system in patients with a prolonged QT interval. J Am Coll Cardiol 1985; 6:1110-9.
11. Bharati S, Bump T, Bauernfeind R, Lev M: Dystrophica myotonia. Chest 1984;86:444-50.
12. Gallastegui J, Hariman RJ, Handler B, et al: Cardiac involvement in the Kearns-Sayre syndrome. Am J Cardiol 1987;60:385-8.
13. Bharati S, Lev M: Arrhythmogenic ventricles. Pacing Clin Electrophysiol 1983;6:1035-49.
14. Bharati S, Lev M: Sequelae of atriotomy and ventriculotomy on the endocardium, conduction system and coronary arteries. Am J Cardiol 1982;50:580-6.
15. Bharati S, Lev M: Conduction system in cases of sudden death in congenital heart disease many years after surgical correction. Chest 1986;90:861-8.
16. Bharati S, Lev M: The pathology of congenital heart disease. A personal experience with more than 6300 congenitally malformed hearts. Armonk, NY, Futura Publishing, 1996, 761-800; pp 1445-98.
17. Bharati S, Scheinmann MM, Morady F, et al: Sudden death after catheter-induced atrioventricular junctional ablation. Chest 1985;88:883-9.
18. Gault JH, Cantwell J, Lev M, Braunwald E: Fatal familial cardiac arrhythmias. Am J Cardiol 1972;29:548-53.
19. Husson GS, Blackman MS, Rogers MC, et al: Familial congenital bundle branch system disease. Am J Cardiol 1973;32:365-9.
20. Brookfield L, Bharati S, Denes P, et al: Familial sudden death: Report of a case and review of the literature. Chest 1988;94:989-93.
21. Bharati S, Lev M: Congenital abnormalities of the conduction

system in sudden death in young adults. J Am Coll Cardiol 1986; 8:1096–104.

22. Bharati S, Bauernfeind R, Scheinman M, et al: Congenital abnormalities of the conduction system in two patients with tachyarrhythmias. Circulation 1979;59:593–606.
23. Janse MJ, Wit AL: Electrophysiological mechanisms of ventricular arrhythmias resulting from myocardial ischemia and infarction. Physiol Rev 1989;69:1049–169.
24. Wit AL, Janse MJ: The Ventricular Arrhythmias of Ischemia and Infarction. Electrophysiological Mechanisms. Mount Kisco, NY, Futura Publishing, 1993.
25. Pinto JMB, Boyden PA: Electrical remodeling in ischemia and infarction. Cardiovasc Res 1999;42:284–97.
26. Peters NS, Coromilas J, Severs NJ, Wit AL: Disturbed connexin 43 gap junction distribution correlates with the location of reentrant circuits in the epicardial border zone of healing canine infarcts that cause ventricular tachycardia. Circulation 1997;95: 988–96.
27. Ursell PC, Gardner PI, Albala A, et al: Structural and electrophysiological changes in the epicardial border zone during infarct healing. Circ Res 1985;56:436–51.
28. De Bakker JMT, Van Capelle FJL, Janse MJ, et al: Reentry as a cause of ventricular tachycardia in pa tients with chronic ischemic heart disease: Electrophysiologic and anatomic correlation. Circulation 1988;77:589–606.
29. Callans DJ, Josephson ME: Ventricular tachycardia associated with coronary artery disease. In Zipes DP, Jalife J（eds）: Cardiac Electrophysiology: From Cell to Bedside, 2nd ed. Philadelphia, WB Saunders, 1995, pp 732–43.
30. Willems AR, Tijssen JGP, van Capelle FJL, et al: Determinants of prognosis in symptomatic ventricular tachycardia or ventricular fibrillation late after myocardial infarction. J Am Coll Cardiol 1990;16:521–30.
31. Hohnloser SH, Franck P, Klingenheben T, et al: Open infarct artery, late potentials and other prognostic factors in patients after acute myocardial infarction in the thrombolytic era. A prospective trial. Circulation 1994;90:1747–56.
32. Julian DG, Camm AJ, Frangin G, et al: Randomized trial of amiodarone on mortality in patients with left-ventricular dysfunction after recent myocardial infarction: EMIAT. Lancet 1997:349:667–74.
33. De Bakker JMT, Coronel R, Tasseron S, et al: Ventricular tachycardia in the infarcted, Langendorff-perfused human heart: Role of the arrangement of surviving cardiac fibers. J Am Coll Cardiol 1990;15:1594–607.
34. De Bakker JMT, van Capelle FJL, Janse MJ, et al: Slow conduction in the infarcted human heart: "Zigzag" course of activation. Circulation 1993;88:915–26.
35. Maglaveras N, de Bakker JMT, van Capelle FJL, et al: Activation delay in healed myocardial infarction: A comparison between model and experiment. Am J Physiol 1995;269: H1441–H1449.
36. Ramdat Misier AR, Opthof T, van Hemel NM, et al: Dispersion of "refractoriness" in noninfarcted myocardium of patients with ventricular tachycardia or ventricular fibrillation after myocardial infarction. Circulation 1995;91;2566–72.
37. Tomaselli GF, Marbán E: Electrophysiological remodeling in hypertrophy and heart failure. Cardiovasc Res 1999;42:270–83.
38. Haverkamp W, Breithardt G, Camm AJ, et al: The potential for QT prolongation and pro-arrhythmia by non-anti-arrhythmic drugs: Clinical and regulatory implications. Cardiovasc Res 2000; 47:219–33.
39. McIntosh MA, Cobbe SM, Smith GL: Heterogeneous changes in action potential and intracellular Ca++ in left ventricular myocyte subtypes from rabbits with heart failure. Cardiovasc Res 2000;45: 397–409.
40. Bryant SM, Shipsey SY, Hart G: Regional differences in electrical and mechanical properties of myocytes from guinea-pig hearts with mild left ventricular hypertrophy. Cardiovasc Res 1997;35:315–23.
41. Keung EC, Aronson RS: Non-uniform electrophysiological properties and electrotonic interaction in hypertrophied myocardium. Circ Res 1981;49:150–8.
42. Qin D, Zhang ZH, Caret EB, et al: Cellular and ionic basis of arrhythmias in postinfarction remodeled ventricular myocardium. Circ Res 1996;79:461–73.
43. Peters NS, Cabo C, Wit AL: Arrhythmogenic mechanisms: Automaticity, triggered activity, and reentry. In Zipes DP, Jalife J（eds）: Cardiac Electrophysiology. From Cell to Bedside, 3rd ed. Philadelphia, WB Saunders, 2000, pp 345–56.
44. Saffitz JE, Schuessler RB, Yamada KA: Mechanisms of remodeling of gap junction distribution and the development of anatomic substrates of arrhythmias. Cardiovasc Res 1999;42:309–17.
45. Zipes DP: Influence of myocardial ischemia and infarction on

autonomic innervation of heart. Circulation 1990;82;1095–104.

46. Cao J–M, Chen LS, Ken Knight BH, et al: Nerve sprouting and sudden cardiac death. Circ Res 2000;86:816–21.

47. Tsuji Y, Opthof T, Kamiya K, et al: Pacing–induced heart failure causes a reduction of delayed rectifier potassium currents along with a decrease in calcium and transient outward current in rabbit ventricle. Cardiovasc Res 2000;48:300–9.

48. Cerbai E, Pino R, Porciati F, Mugelli A: Characterization of the hyperpolarization–activated current in ventricular myocytes from human failing heart. Circulation 1998;95:568–71.

49. Vermeulen JT, McGuire MA, Opthof T, et al: Triggered activity and automaticity in ventricular trabeculae of failing human and rabbit hearts. Cardiovasc Res 1994;28:1547–54.

50. Wickenden AD, Kaprielien R, Tiassiri Z, et al: Role of action potential prolongation and altered intracellular calcium handling in the pathogenesis of heart failure. Cardiovasc Res 1998;37: 312–23.

51. Makielski J, Kamp T, Valdivia CR: Late sodium current is increased in ventricular myocytes from failing human heart compared with non–failing hearts. Jpn J Electrocardiol 2000; 20 (suppl 3) :99–100.

52. Shimizu W, Antzelevitch C: Cellular basis for the ECG features of the LQT1 form of the long QT syndrome: Effects of beta–adrenergic agonists and sodium channel blockers on transmural dispersion of repolarization and torsade de pointes. Circulation 1998;98:2314–22.

53. Hasenfuss G: Alteration of calcium regulatory proteins in heart failure. Cardiovasc Res 1998;37:279–89.

54. Movsesian M, Schwinger RHG: Calcium sequestration by the sarcoplasmic reticulum in heart failure. Cardiovasc Res 1998; 37: 352–9.

55. Phillips RM, Novayam P, Gomez A, et al: Sarcoplasmic reticulum in heart failure: Central players or bystanders? Cardiovasc Res 1998;37:346–51.

56. Opthof T, Coronel R, Rademaker HME, et al: Changes in sinus node function in a rabbit model of heart failure with ventricular arrhythmias and sudden death. Circulation 2000;101:2975–80.

57. Rademaker HME: Arrhythmogenesis During the Development of Heart Failure in Rabbits [thesis] . University of Amsterdam, 1997.

58. Luu M, Stevenson WG, Stevenson LW, et al: Diverse mechanisms of unexpected cardiac arrest in advanced heart failure. Circulation 1989;80:1675–80.

59. Stevenson WG, Stevenson LW, Middlekauf HR, Saxon LA: Sudden death prevention in patients with advanced ventricular dysfunction. Circulation 1993;88:2953–61.

60. Saksena S, Ciccone J, Craelius W, et al: Studies on left ventricular function during sustained ventricular tachycardia. J Am Coll Cardiol 1984;4:501–8.

61. Hamer AW, Rubin SA, Peter T, Mandel WJ: Factors that predict syncope during ventricular tachycardia in patients. Am Heart J 1984;107:997–1005.

62. Krol RB, Saksena S: Clinical Trials of Antiarrhythmic Drugs in Recipients of Implantable Cardioverter –Defibrillators. Interventional Electrophysiology, 2nd ed. Mt. Kisco, NY, Futura 1996, p 371.

63. Sandler A, Marriott HJL: The differential morphology of anomalous ventricular complexes of RBBB type in lead V1.Ventricular ectopy versus aberration. Circulation 1965;31:551–6.

64. Marriott HJL, Sandler IA: Criteria, old and new, for differentiating between ectopic ventricular beats and aberrant ventricular conduction in the presence of atrial fibrillation. Progr Cardiovasc Dis 1966;9:18–28.

65. Wellens JHH, Bar FW, Lie KI: The value of the electrocardiogram in the differential diagnosis of a tachycardia with a widened QRS complex. Am J Med 1978;64:27–33.

66. Kindwall KE, Brown J, Josephson ME: Electrocardiographic criteria for ventricular tachycardia in wide complex left bundle branch block morphology tachycardias. Am J Cardiol 1988;61: 1279–83.

67. Brugada P, Brugada J, Mont L, et al: A new approach to the differential diagnosis of a regular tachycardia with a wide QRS complex. Circulation 1991;83:1649–59.

68. Josephson ME, Horowitz LN, Waxman HL, et al: Sustained ventricular tachycardia: Role of the 12–lead electrocardiogram in localizing the site of origin. Circulation 1981;64:257–71.

69. Kuchar DL, Ruskin JN, Garan H: Electrocardiographic localization of the site of origin of ventricular tachycardia in patients with prior myocardial infarction. J Am Coll of Cardiol 1989;13: 893–903.

70. Sippensgroenewegen A, Spekhorts H, Van Hemel NM, et al: Localization of the site of origin of postinfarction ventricular tachycardia by endocardial pace mapping: Body surface mapping compared with the 12–lead electrocardiogram. Circulation

1993: 88;2290–306.

71. Josephson ME, Waxman HL, Cain ME, et al: Ventricular activation during ventricular endocardial pac ing, II: Role of pace-mapping to localize origin of ventricular tachycardia. Am J Cardiol 1982; 50:11–22.
72. Sippensgroenewegen A, Spekhorst H, Van Hemel NM, et al: Value of body surface mapping in localizing the site of origin of ventricular tachycardia in patients with previous myocardial infarction. J Am Coll Cardiol 1994;24:1708–24.
73. Hummel JD, Strickberger SA, Daoud E, et al: Results and efficiency of programmed ventricular stimulation with four extrastimuli compared with one, two, and three extrastimuli. Circulation 1994;90:2827–32.
74. Cooper MJ, Koo CC, Skinner MP, et al: Comparison of immediate versus day to day variability of ventricu lar tachycardia induction by programmed stimulation. J Am Coll Cardiol 1989;13: 1599–607.
75. Wellens HJ, Brugada P, Stevenson WG: Programmed electrical stimulation of the heart in patients with life-threatening ventricular arrhythmias: What is the significance of induced arrhythmias and what is the correct stimulation protocol? Circulation 1985; 72:1–7.
76. Buxton AE, Josephson ME, Marchlinski FE, et al: Polymorphic ventricular tachycardia induced by programmed stimulation: response to procainamide [see comments] . J Am Coll Cardiol 1993;21:90–8.
77. Brugada J, Brugada R, Brugada P: Right bundle-branch block and ST-segment elevation in leads V1 through V3: A marker for sudden death in patients without demonstrable structural heart disease. Circulation 1998;97:457–60.
78. Fananapazir L, Chang AC, Epstein SE, et al: Prognostic determinants in hypertrophic cardiomyopathy. Prospective evaluation of a therapeutic strategy based on clinical, Holter, hemodynamic, and electrophysiological findings. Circulation 1992;86:730–40.
79. Turitto G, Ahuja RK, Caref EB, et al: Risk stratification for arrhythmic events in patients with nonischemic dilated cardiomyopathy and nonsustained ventricular tachycardia: Role of programmed ventricular stimulation and the signal-averaged electrocardiogram. J Am Coll Cardiol 1994;24:1523–8.
80. Delacretaz E, Stevenson WG, Ellison KE, et al: Mapping and radiofrequency catheter ablation of the three types of sustained monomorphic ventricular tachycardia in nonischemic heart disease. J Cardiovasc Electrophys 2000;11:11–7.
81. Blanck Z, Dhala A, Deshpande S, et al: Bundle branch reentrant ventricular tachycardia: Cumulative experience in 48 patients [see comments] . J Cardiovasc Electrophysiol 1993;4:253–62.
82. Narasimhan C, Jazayeri MR, Sra J, et al: Ventricular tachycardia in valvular heart disease: Facilitation of sustained bundle-branch reentry by valve surgery. Circulation 1997;96:4307–13.
83. Merino JL, Carmona JR, Fernandez-Lozano I, et al: Mechanisms of sustained ventricular tachycardia in myotonic dystrophy: Implications for catheter ablation. Circulation 1998;98:541–6.
84. Stevenson WG, Friedman PL, Sager PT, et al: Exploring postinfarction reentrant ventricular tachycardia with entrainment mapping. J Am Coll Cardiol 1997;29:1180–9.
85. Stevenson W, Brugada P, Waldecker B, et al: Clinical, angiographic, and electrophysiologic findings in patients with aborted sudden death as compared with patients with sustained ventricular tachycardia after myocardial infarction. Circulation 1985;71: 1146–52.
86. Nanthakumar K, Newman D, Paquette M, et al: Circadian variation of sustained ventricular tachycardia in patients subject to standard adrenergic blockade. Am Heart J 1997;134:752–7.
87. Greene M, Newman D, Geist M, et al: Is electrical storm in ICD patients the sign of a dying heart? Outcome of patients with clusters of ventricular tachyarrhythmias. Europace 2000;2:263–9.
88. Credner SC, Klingenheben T, Mauss O, et al: Electrical storm in patients with transvenous implantable cardioverter-defibrillators: Incidence, management and prognostic implications. Am Coll Cardiol 1998;32:1909–15.
89. Nademanee K, Taylor R, Bailey WE, et al: Treating electrical storm: Sympathetic blockade versus advanced cardiac life support-guided therapy. Circulation 2000;102:742–7.
90. Holmes DR Jr, Davis K, Gersh BJ, et al: Risk factor profiles of patients with sudden cardiac death and death from other cardiac causes: A report from the Coro nary Artery Surgery Study (CASS) . J Am Coll Cardiol 1989;13:524–30.
91. Garan H, Ruskin JN, DiMarco JP, et al: Electrophysiologic studies before and after myocardial revascularization in patients with life-threatening ventricular arrhythmias. Am J Cardiol 1983;51: 519–24.
92. Guidelines 2000 for cardiopulmonary resuscitation and emergen-

cy cardiovascular care: International consensus on science. Part 6: Advanced cardiac life support; Section 5: Pharmacology I: Agents for arrhythmias. Circulation 2000;102:I112–I1128.

93. Kowey PR, Levine JH, Herre JM, et al: Randomized, double-blind comparison of intravenous amiodarone and bretylium in the treatment of patients with recurrent, hemodynamically destabilizing ventricular tachycardia or fibrillation. The Intravenous Amiodarone Multicenter Investigators Group. Circulation 1995; 92:3255–63.

94. Schaffer W, Cobb L: Recurrent ventricular fibrillation and modes of death in survivors of out-of-hospital ventricular fibrillation. N Engl J Med 1975;293:259–62.

95. Myerburg R, Kessler K, Estes D, et al: Long term survival after prehospital cardiac arrest: Analysis of outcome during an 8 year study. Circulation 1984;70:538–46.

96. The CASCADE Investigators: Randomized antiarrhythmic drug therapy in survivors of cardiac arrest (the CASCADE study). Am J Cardiol 1993;72:280–7.

97. Wever EFD, Hauer RNW, van Capelle FJI, et al: Randomized study of implantable defibrillator as first-choice therapy versus conventional strategy in postinfarct sudden death survivors. Circulation 1995;91:2195–203.

98. Kuck KH, Cappato R, Siebels J, Ruppel R: Randomized comparison of antiarrhythmic drug therapy with implantable defibrillators in patients resuscitated from cardiac arrest: The Cardiac Arrest Study Hamburg (CASH). Circulation 2000;102:748–54.

99. Connolly S, Gent M, Roberts R, et al: Canadian implantable defibrillator study (CIDS) –a randomized trial of the implantable cardioverter defibrillator against amiodarone. Circulation 2000; 101:1297–302.

100. The AVID investigators: A comparison of antiarrhythmic-drug therapy with implantable defibrillators in patients resuscitated from near-fatal ventricular arrhythmias. N Engl J Med 1997; 337:1576–83.

101. Domanski M, Saksena S, Epstein A, et al: Relative effectiveness of the implantable cardioverter-defibrillator and antiarrhythmic drugs in patients with varying degrees of left ventricular dysfunction who have survived malignant ventricular arrhythmias. J Am Coll Cardiol 1999;34:1090–5.

102. Raj SR, Sheldon RS: The implantable cardioverter-defibrillator: Does everybody need one? Prog Cardiovasc Dis 2001;44:169–94.

103. Amiodarone Trials Meta-Analysis Investigators: Effect of prophylactic amiodarone on mortality after acute myocardial infarction and in congestive heart failure: Meta-analysis of individual data from 6500 patients in randomized trials. Lancet 1997; 350: 1417–24.

104. Rao BH, Saksena S: Implantable cardioverter-defibrillators in cardiovascular care: Technologic advances and new indications. Curr Opin Crit Care 2003;9:362–8.

105. Kalinchak DM, Schoenfeld MH: Cardiac resyn chronization: A brief synopsis part I: Patient selection and results from clinical trial. J Interv Card Electrophysiol 2003;9:155–61.

106. Delacretaz E, Stevenson WG: Catheter ablation of ventricular tachycardia in patients with coronary heart disease: Part I: Mapping. Pacing Clin Electrophysiol 2001;24:1261–77.

107. Delacretaz E, Stevenson WG: Catheter ablation of ventricular tachycardia in patients with coronary heart disease. Part II: Clinical aspects, limitations, and recent developments. Pacing Clin Electrophysiol 2001;24:1403–11.

108. Sra J, Bhatia A, Dhala A, et al: Electroanatomically guided catheter ablation of ventricular tachycardias causing multiple defibrillator shocks. Pacing Clin Electrophysiol 2001;24:1645–52.

109. Reddy VY, Neuzil P, Taborsky M, Ruskin JN: Short-term results of substrate mapping and radiofrequency ablation of ischemic ventricular tachycardia using a saline-irrigated catheter. J Am Coll Cardiol 2003;41:2228–36.

110. Weinstock J, Wang PJ, Homoud MK, et al: Clinical results with catheter ablation: AV junction, atrial fibrillation and ventricular tachycardia. J Interv Card Electrophysiol 2003;9:275–88.

111. Camm AJ, Savelieva I: Rationale and patient selection for "hybrid" drug and device therapy in atrial and ventricular arrhythmias. J Interv Card Electrophysiol 2003;9:207–14.

第 18 章 无器质性心脏病的室性心动过速和心室颤动

KELLEY ANDERSON , BRUCE D. LINDSAY, SANJEEV SAKSENA

引言：Sanjeev Saksena
定义和分类：Kelley Anderson
流行病学：Kelley Anderson，Sanjeev Saksena
临床表现：Sanjeev Saksena
心电图特征：Bruce D.Lindsay
临床电生理学：Kelley Anderson，Sanjeev Saksena
治疗原则：Kelley Anderson
处理：Kelley Anderson，Sanjeev Saksena

从20世纪初开始，特发性室性心动过速（idiopathic ventricular tachycardia，IVT）和心室颤动（ventricular fibrillation，VF）被逐步认识并报道。自从Vakil对室壁瘤及其与室速（VT）的关系做了经典性描述，早期的文献开始将室速与器质性心脏病联系在一起[1~3]。然而，有时阵发性室速会发生于年轻患者，以及偶尔发生于看似健康的人群[4,5]。心电图记录使人们开始关注室性心律失常包括异位搏动和VT的起源部位[6,7]。1974年芝加哥电生理学院的研究人员仔细回顾了20世纪已有的文献，发现心脏电刺激研究显示可以通过QRS波形状来确定心室异位搏动的起源点。异位搏动可以根据它们的束支阻滞图形分类[8]，左心室起源的为右束支型，右心室起源的为左束支型，后者被认为预后较好，然而，年轻患者中偶尔出现的死亡报道与普遍的良好预后相悖。

定义和分类

当前认为，IVT指在不存在明显器质性心脏病或短暂、可逆的致心律失常因素（如电解质紊乱、心肌缺血）情况下发生的不明原因的VT。事实上，不能严格地根据器质性心脏病证据来排除患者，因为随着诊断试验的发展，某些典型IVT综合征患者被发现存在心脏的器质性改变[9-11]；另外，患者可能由于并存心脏功能紊乱而发生结构病变。考虑到目前对一些心律失常理解的深度，“特发性”一词有时并不恰当。为了对此进行讨论，我们假设表18-1所列的综合征是明确的IVT综合征，可是必须承认这些综合征还包括不同种类的亚型，某些和其他的IVT综合征有共同的特征，以至于不可能清楚地区分。而且，经常出现“新的”IVT报道[12,13]，其中有一些可能是先前没有被认识的综合征，而另一些可能是已存在形式的变异。

流行病学

由于对IVT综合征及其人口统计学的认识存在困难，因此缺乏相关的流行病学资料。有关IVT临床综合征的人口统计学来自于临床和后来的电生理学研究。Pietras等分析了27例心电图分类为慢性复发性VT的患者，检测了他们的临床、ECG和血流动力学特征[8]，并

表18-1 特发性室性快速性心律失常综合征

多形性室性心动过速/心室颤动综合征
长QT综合征
Brugada综合征
短联律间期（Short-coupled）尖端扭转型室速
儿茶酚胺诱导的多形性VT
其他特发性多形性VT/VF综合征
单形性VT综合征
右心室流出道VT*
左心室束支心动过速
肾上腺素性（Adrenergic）单形性VT
其他特发性单形性VT综合征

* 和其他腺苷敏感性VT

VT：室性心动过速；VF：心室颤动。

进一步对当时文献中报道的73例病例进行了资料统计。他们注意到右侧VT的平均年龄（平均32岁）比左侧VT（平均43岁）低，与先前报道的数据有相似的趋势（36岁 *vs* 53岁）。女性以右侧VT为主（分别是52%或66%），左侧VT分别为33%或15%。左侧VT几乎都存在器质性心脏病（分别是100%或85%），而在右侧VT却不存在或少见（分别是25%或48%）。右侧VT的死亡率显著低于左侧，在Pietras报道的病例中这种室速无死亡病例，而在文献报告中死亡率为12%。1975年，Chapman等报道了一系列"特发性室速"患者电学和血流动力学的相关性[14]，此后，对这一综合征的电生理研究确定了心律失常的发病机制、亚型、新的临床治疗和它们的预后[9,15]。

目前缺乏正式的流行病学资料，但是认为IVT少见。例如，据估计在Brugada综合征发病非常高的泰国和老挝，每年10 000个居民中Brugada综合征猝死者占4~10例，然而，问题可能更严重，尸检发现 5%~15%的猝死病例无心脏病或其他可能的原因[16~18]。这些观察表明IVT综合征可能很普遍但没有被充分认识。最近一项回顾性的多中心研究对小儿IVT患者进行了评估，发现初发心律失常的平均年龄是5.4岁，范围在0.1~15岁之间，其中27%的患者在婴儿期发病[19]。

临床表现

IVT患者的临床表现有很大的不同。在健康年轻个体中，心悸是典型的表现，还可能发展为近乎晕厥或晕厥、心律失常和间或心脏骤停。在某些个体，特别是有猝死家族史的患者，心脏骤停可能是主要的表现，而另一些患者因存在猝死家族史或心电图异常如长QT综合征或Brugada综合征而在无症状时就开始就医。随着人们对心律失常的家族性和症状性频发室性期前收缩或非持续性VT认识的不断增长，对这些个体需进行评估。

特发性快速性室性心律失常的心电图特征

IVT的主要形式包括起源于右心室或左心室流出道的心律失常和束支内折返性心律失常，这三种类型的IVT可以通过反映心律失常起源或发生机制的特征性ECG表现来加以区别。

右心室流出道性VT 1983年，Buxton[15]描述了起源于右心室流出道（RVOT）VT的临床特点和一般ECG特征。ECG表现为电轴向下的左束支阻滞图形，这些心律失常与运动有关，许多患者表现为非持续性和反复发作的特点，而另一些患者可能只是频发的室性异位搏动。图18-1是一例反复发生RVOT起源VT患者的心电图记录。Jadonath [20]评价了以12导联心电图来定位心律失常消融后患者RVOT室速起源点的作用。他们将RVOT分为9个部分，通过起搏每个部分并记录QRS波以评估其形态，发现所有患者的9个部分都表现为aVR导联呈QS型，Ⅱ、Ⅲ和aVF导联呈单相的R波。前壁位点起搏在Ⅰ导联或以Q波为主或呈qR型，但未见单相的R波或Rs波，相反，后壁位点起搏在Ⅰ导联可见显著的R波。当从前壁位点起搏时，aVL的QRS波呈QS型，但随着起搏移向后壁，aVL的R波进行性增大，从室间隔高后位起搏的过程中，在胸前导联可能观察到早期的R波转变。Yoshida和他的同事报道了相似的结果 [21]。Coggins [22]发现起源于RVOT间隔侧的VT在aVL导联呈负向的QRS波，而起源于RVOT侧面的VT在aVL导联为正向的QRS波。

左心室流出道性VT 起源于左心室流出道的室性心律失常可以根据QRS形态上的差异与RVOT的心律失常相鉴别。最早的心室激动开始于瓦氏窦（Valsalva sinus，主动脉窦），在主动脉瓣下或在心外膜上。图18-2是一例患者的心电图，在其主动脉瓣前侧位以下对心律失

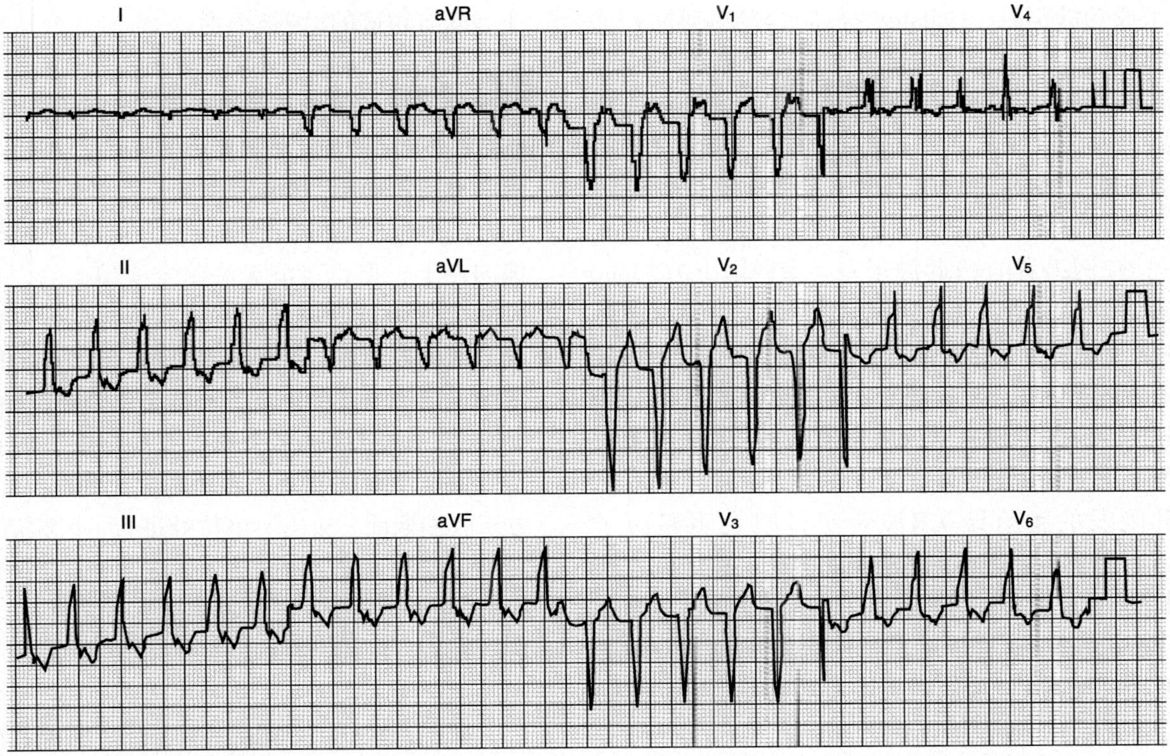

图18-1　起源于右心室流出道的室性心动过速12导联ECG。QRS波呈单形性左束支阻滞图形伴电轴向下。

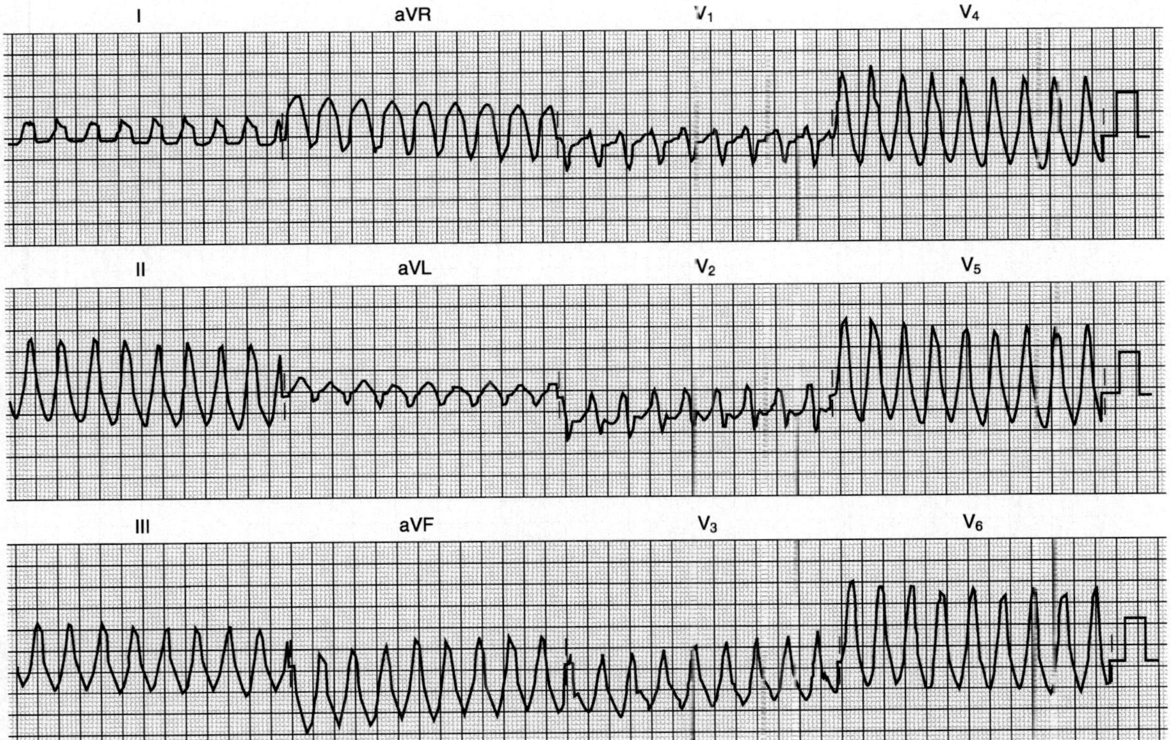

图18-2　起源于左心室流出道的室性异位搏动12导联ECG。注意V_1导联的RS波和V_2导联显著的R波，电轴向下。

常进行了成功的消融。Callans[23]描述了4例单形性VT患者，VT标测于LVOT，其中2例起源于二尖瓣环内上位以上，表现为右束支形，电轴向下伴V_1导联显著的R波，这些患者的ECG表现与Lamberti[24]研究的5位患者心电图记录相似，他通过心内心电图发现所有患者的VT其起源点靠近心房-二尖瓣连接部的左冠瓣尖。Callans描述的另外2例患者的VT起源于左心室间隔上方基部，ECG表现为左束支形，QRS电轴向下伴V_2导联R波转换。Krebs [25]研究了10例患者，其VT呈左束支形、电轴向下，标测于LVOT，与起源于RVOT的VT的区别是胸前导联R波转换发生得更早（中位值V_3 *vs* V_5）、电轴右偏更明显、下壁的R波更高以及 V_1导联小R波。如果 V_1无R波和晚发的胸前导联R波转变，则表明起源于RVOT。这些结果与Kamakura的报道[26]相一致，他发现如果V_3的R/S比例大于或等于1，那么VT很可能起源于LVOT。Kanagaratnam [27]描述了12例患者发生的一种变异的LVOT来源的VT，他们的心律失常起源于主动脉的瓦氏窦，观察到了两种特征性的QRS波形。所有患者ECG表现为电轴向下的左束支形、下壁单形性高R波以及早发的胸前导联R波转变即 V_1呈rS或RS型和V_2或V_3呈Rs型。那些经无冠窦进行心律失常消融的患者可根据Ⅰ导联有切迹的R波被识别。

特发性维拉帕米敏感性左心室心动过速 1983年，Lin [28]将特发性维拉帕米敏感性VT描述为QRS波呈右束支阻滞型（RBBB）和电轴左偏。后来的研究集中于心律失常的电生理基础和消融技术，发现尽管QRS电轴经常偏向左上，但也可能无法确定或偏向右。电生理资料表明束支内折返或是具有递减传导的异常浦肯野组织参与的折返对维拉帕米敏感[29-36]。确切的QRS波群形态依赖于出口所在的束支，心律失常消融失败引起QRS形态改变，说明存在多个出口点的可能。图18-3显示的是特发性左侧VT折返，在距心尖大约2~3cm的室间隔下方于收缩期前“束支”电位处进行了射频消融。

临床电生理学

对先天性LQTS和Brugada综合征的理解已经深入很多，这些心律失常将在本文的其他章节详细讲解，但由于它们有助于其他IVT综合征的探讨，在此将对某些方面作一讨论。LQTS患者室速（经常是尖端扭转性室

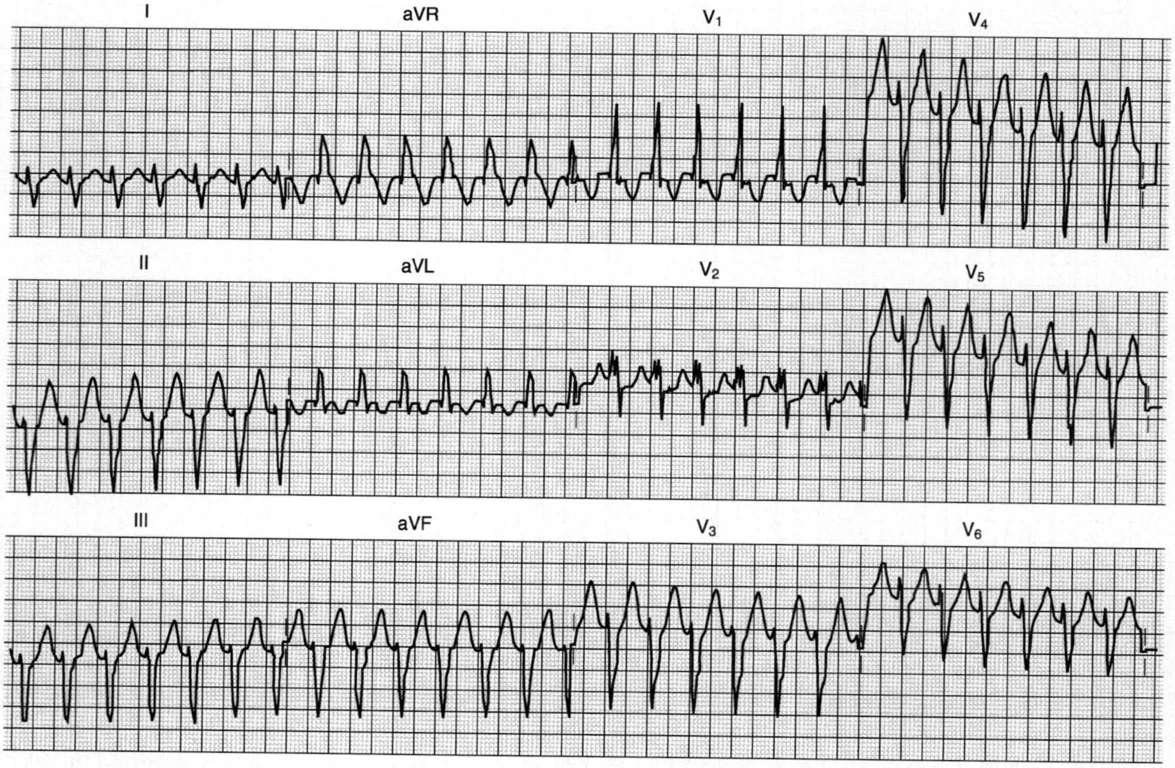

图18-3 由束支内折返形成的特发性室速12导联心电图。QRS波呈右束支阻滞图形，电轴左上偏。

速）的发生机制还不十分清楚，尽管如此，一种理论认为其发生机制是由于心肌细胞动作电位时程不同程度的延长，特别是M细胞的动作电位，增加了复极的离散度引起折返，从而引发心律失常[37,38]。折返可由延迟复极导致钙动力学异常引起的早期后除极触发。这可以解释为什么不同的突变通过不同的机制引起动作电位延长而导致相似的VT，不过心律失常产生的环境存在差异。在LQTS模型上，交感神经活动对三种亚型有不同的影响：对于LQT1，交感神经活动对复极离散度的增加是必需的，如果没有它就不会发生尖端扭转性室速；在LQT2，复极的离散度和尖端扭转性室速发生的趋势因交感神经活动水平的不同而不同；然而对于LQT3，交感神经活动的增加降低了复极弥散度，防止了尖端扭转性室速的发生[38]。

Brugada综合征发生VT的机制推测是由复极离散度增加导致折返引起的。在这种情况下，复极弥散性的增加被认为是动作电位缩短的程度不同造成的，这对心外膜细胞影响最大[39]，折返能由2相折返触发。已知几种突变能导致Brugada综合征表型。这可以解释在东南亚某些夜间猝死性心律失常的临床特点存在差异。关于尖端扭转性室速短联律间期型[40,41]和儿茶酚胺性多形性室速综合征[42]所知甚少。根据快速型心律失常的表现，

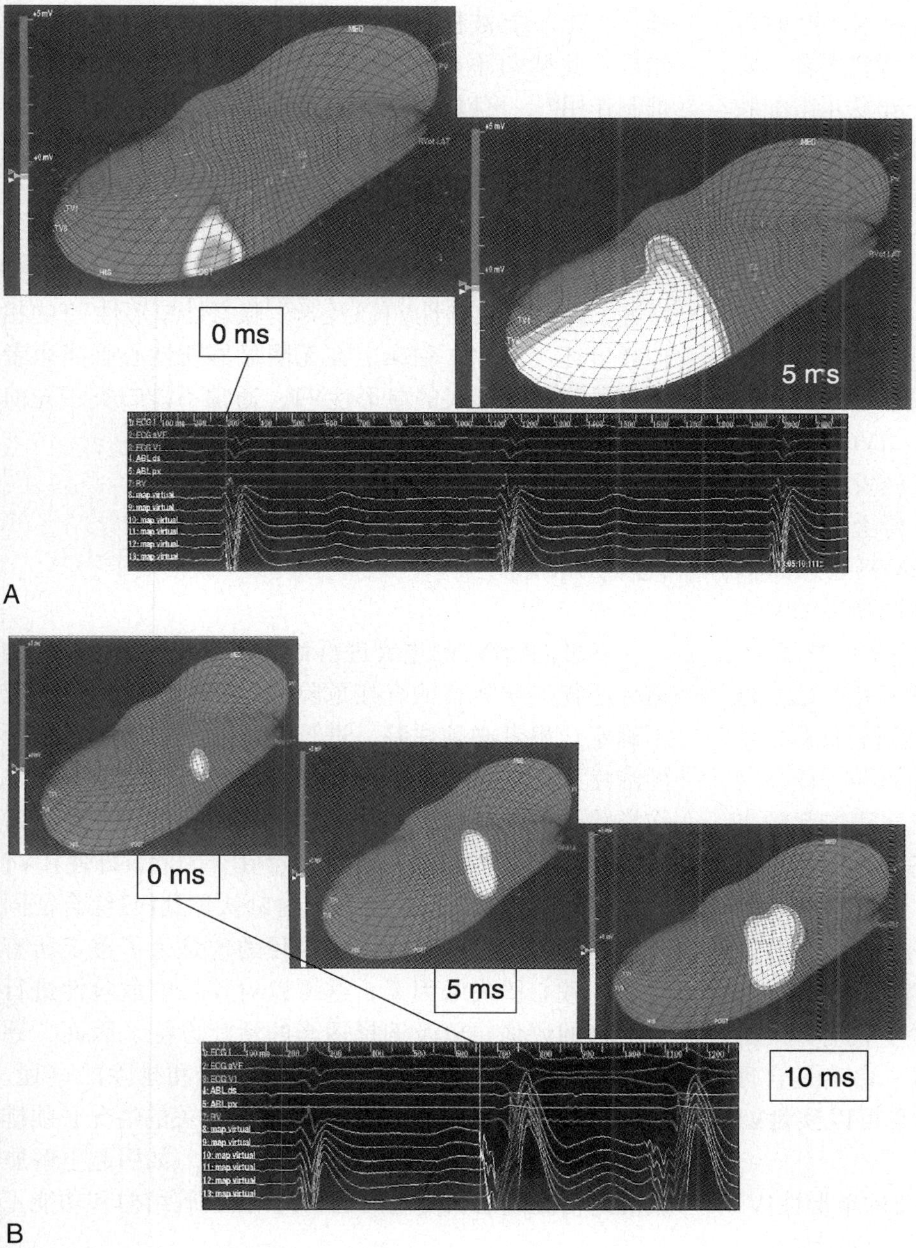

图18-4（也见彩图18-4）　起源于RVOT室速的三维非接触标测图。**A.** 窦性心律。**B.** VT，来自RVOT。流出道的非接触标测在一系列记录上呈现为有VT波阵面的长椭圆形腔室，可见到局部起源点离心性传播。RV：右心室。发作后以毫秒定时。在三维图下方是标准ECG导联、aVF和V_1，以及虚拟的电描记图。

可推测由于复极离散度增加引起的折返是一种可能的发生机制。然而，这种改变的发生机制以及产生因素并不清楚。

临床电生理学研究（electrophysiological study，EPS）在多形性VT或VF相关的IVT综合征中的应用是有限的。第一，室性快速型心律失常并不是在所有的IVT综合征中都能被诱发出来，特别是LQTS。第二，即使被诱发出来也很难证明诱发出的VT就是自发性的心律失常。第三，由于诱发出的VT是快速性、多形性的，患者不能耐受，经常需要电击复律，因此很难对它进行系统性的研究。与LQTS不同，Brugada综合征患者经常能诱发出VT或VF。另外，还有激发试验。RBBB和ST段抬高的特征性ECG表现可能在静息时不存在，但使用阿义马林、氟卡尼、吡西卡尼或普鲁卡因胺时可以激发。对于尖端扭转性室速短联律间期型患者，常不能诱发VT；静注异丙肾上腺素可用于激发儿茶酚胺性多形性室速综合征患者的VT。

单形性IVT与VF和多形性VT在临床电生理学上有很大的差异。单形性IVT最常见的形式是RVOT起源VT，它由环磷酸腺苷（cAMP）介导的触发活动引起，依赖于延迟后除极[9]。这种异常潜在的病理生理基础仍不清楚，特别是它起源于心脏局部的原因。已经报道一种变异的RVOT室速的遗传异常[43]，但家族性分布并不常见。EPS对这一综合征的研究非常有用，RVOT起源VT常可通过快速起搏或静注异丙肾上腺素诱发，在某些情况下，还需要使用氨茶碱、阿托品、肾上腺素或高剂量的异丙肾上腺素（14μg/min）[44]。RVOT型VT常表现为单一的QRS形态、与RVOT起源一致的典型的左束支阻滞以及电轴向下。它不能被拖带，通常可被腺苷、维拉帕米、β受体阻滞剂或迷走神经刺激终止。已报道个别患者有多种表现形态[45]。对RVOT室速进行标测，事实上这种心动过速能定位于流出道的所有部位。图18-4是单个VT波阵面传播的三维图，可见流出道的起源点本质上是局限的，通过标测技术能很好确定。非接触性标测能在单个心动周期确定起源点，而磁性电解剖技术进行连续标测可用于稳定的持续性VT。起源于LVOT和心外膜位点的心动过速与RVOT起源的VT有许多共同点，包括对腺苷的反应[23,46,47]，表明它们有共同的机制，也证明了“腺苷敏感性室速”这一命名是合理的。通过仔细辨别ECG12导联的波形通常可以预测VT的起源点。

左心室束支性心动过速是另一种重要的单形性IVT综合征，尽管在亚洲国家要比在西方国家更常见，这种类型也不如RVOT室速普遍[45,48,49]。这种心律失常被认为是由折返引起，尽管早期认为是微小折返[50]，但最近研究发现存在大的折返环[51~56]。特点是程序性刺激能诱发和终止，相对窄的QRS波，存在浦肯野电位以及拖带。左心室束支性心动过速与左后分支的联系更普遍，呈RBBB-电轴左偏图形。这一VT的RBBB-电轴右偏图形与左前分支有关[57]。常能被维拉帕米终止，如果需要儿茶酚胺来诱发，那么腺苷几乎不能终止VT[9]。无休止的左心室束支性心动过速能引起心动过速诱发的心肌病[58]。

肾上腺素性单形性VT表现为左或右束支形QRS波，其临床和电生理特点所知甚少，推测自律性的增加是其电生理特性的基础。它通常由静注儿茶酚胺和运动诱发，但不能被程序电刺激诱发、拖带和终止。维拉帕米对此型VT不起作用[59]，但有报道腺苷能产生短暂抑制作用[60]，可以被β受体阻滞剂终止和抑制。

在婴儿和儿童观察到了左和右束支阻滞形的单形性IVT[61]。这些心律失常可能是无休止的，能引起心动过速诱发的心肌病。更常见的是，它们有较好的预后，也能自行性恢复。这种心律失常在发病机制上与RVOT室速、左心室束支性VT以及肾上腺素性单形性VT的相似程度还不确定。临床上在无明显器质性心脏病患者中可见到其他形式的单形性VT，通常不能归类于先前描述的任何一种常见形式。

治疗原则

对可能为IVT的患者进行评价，首要的临床目的是估计心律失常死亡的直接危险性。如果危险性很高或不确定，患者必须住院，进行连续监测直到制定确切的治疗方法或判定为低的死亡危险性。IVT综合征经常在排除一般的心律失常情况后再考虑，然而实验室研究不能肯定地排除IVT综合征的存在。因此，即使在VT的病因很清楚时，医生也必须时刻认识到IVT综合征同时存在的可能性。临床评价的目的也是为了鉴定所有潜在的致心律失常因素，这可以对猝死的危险性进行最准确的评估，以及选择适当的治疗方法。因而，评估是对致心律失常因素进行积极确定和排除的过程。在做出IVT的假设诊断前，两种与VT相关的情况必须排除（表18-2），外部的致心律失常因素（如引起电解质紊乱的情况或延长复极的药物），在心脏结构和功能正

表18-2 类似非器质性室性心动过速综合征的病症

外部原因
癫痫
药物滥用
极端饮食
醛固酮增多症
血液凝固性过高
肺栓塞
缓慢性心律失常
室上性快速性心律失常
未被发现的器质性心脏病
右心室发育不良
结节病
肥厚型心肌病
扩张型心肌病
心肌炎
冠状动脉痉挛
冠状动脉畸形
冠状动脉病变
房室旁路

常时可能与VT有关。此外，VT可能与未发现的心脏病同时存在，貌似IVT综合征。进行综合评估，试图排除所有潜在的致心律失常情况需要侵入性的诊断程序[62]，这对表现有心脏骤停或血流动力学障碍的VT患者是有必要的，但对于很少症状表现或可疑IVT患者的应用程度必须进行个体化判定。

在病史、ECG及其他检查结果不足以指导治疗的情况下，EPS能提供一些信息。EPS至少有三种潜在的适应证。首先，在无证据的心律失常患者中，筛查不同形式的IVT。在儿茶酚胺静注之前或过程中，各种形式的程序性刺激（额外刺激试验和快速起搏）被用于诱发VT。一般认为诱发的持续性VT是一种异常反应，然而，诱发出的VT和血流动力学反应应与临床表现相一致。窦性心律时碎裂电位的确定可能作为存在折返性心律失常发生基质的根据。诱发出多形性VT或VF被认为是特发性VT或Brugada综合征患者发生自发性心律失常的危险因素，然而，没有诱发出VT或VF并不意味着低危险性。不幸的是，EPS对非特异性筛查的敏感性不高，因为IVT的许多形式不能被可靠地诱发。此外，如果预测IVT的可能性很低，如晕厥等普通症状，那么EPS的收益则非常低，而且假阳性反应的可能性增加。EPS的好处在于能快速获得结果，如果试验是阳性，结果能马上被应用。希望开发新的激发方法以扩展EPS的应用，提高其价值。对于Brugada综合征高危险性的患者提倡使用阿义马林、氟卡尼或普鲁卡因胺进行激发试验。然而，氟卡尼也被建议用于LQT3型的治疗。最近的研究发现呈LQT3基因型表现的患者ECG上发生了提示Brugada综合征的改变，这使人们开始关注氟卡尼在治疗和激发试验中的作用[63]。因此，对此药物试验的合理应用还没有被界定。

EPS的第二个作用是确诊IVT和提高临床诊断概率。以单形性IVT患者为例，如果能诱导出心律失常，则可判定此心律失常的特征包括诱发方式（额外刺激技术、快速起搏、需要儿茶酚胺）、心电图表现（束支图形和电轴）、存在多种形态、心动过速对起搏的反应（被拖带、重整、终止）以及对药物（如腺苷、维拉帕米和β受体阻滞剂）和迷走神经刺激的反应。EPS能提供重要资料以鉴别有较好预后的单形性IVT和那些伴有威胁生命疾患的VT。最常见的临床难题是鉴别RVOT起源VT与致心律失常右心室发育不良引起的VT。来自这两种疾病的VT有相似的QRS波形和对程序性刺激的反应，包括对儿茶酚胺的敏感性。最有用的鉴别方法是对腺苷的敏感性，这在其他形式的VT中很少见到。

EPS的第三个功能是对IVT患者的治疗作用。据报道EPS有助于指导特发性VF患者抗心律失常药物的治疗[64]，尽管这一方法还没有被广泛推荐[62]。当EPS标测到IVT的起源部位后，射频导管消融术被广泛用于单形性IVT综合征。图18-5是对RVOT局部进行导管消融而记录的非接触性三维标测图，可见到在心律失常起源和传播的相关位置标记的消融点。对于许多IVT综合征患者，导管消融可能是一种治疗选择。

如果发现一个特异性突变，那么进行遗传学检查能提供更准确的诊断，存在的局限是许多关键的遗传学异常还没有被确定。当前另一个主要问题是这种检查不能被普遍进行，也不能在恰当的时间提供结果。尽管如此，毫无疑问的是遗传学检查将进入临床，因为它能对患者、存活的亲属和家族后代进行危险评估。

循证治疗

目前尚无临床试验来阐述IVT综合征患者的治疗选择。回顾性和前瞻性注册研究资料用于指导治疗，但由于数据库小，参阅过程中可能会产生偏倚，因此结

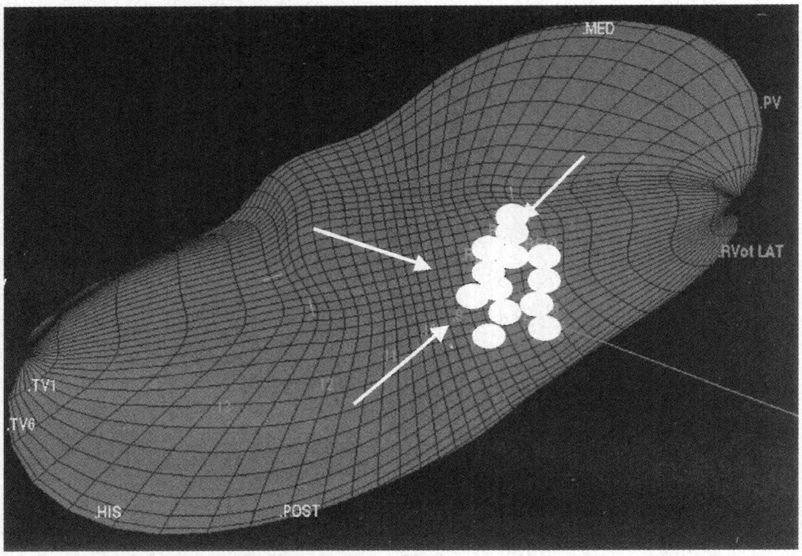

图18-5（也见彩图18-5） 图18-4所示的右心室流出道VT患者，经三维非接触性标测进行导管消融。在局灶起源部位及周围区域标记出了消融灶（圆形标记），VT消融成功。

果的可靠性及将来对患者的应用还不确定。然而，他们提供了最好的可用的证据。最大的注册研究是针对LQTS患者的，数据库的结果支持应用β受体阻滞剂作为主要治疗药物，但对于有心脏骤停和晕厥史的患者，即使使用了β受体阻滞剂，仍报道有持续很高的危险性[65]。来自一个国际注册研究报告显示用β受体阻滞剂、钠通道阻滞剂和胺碘酮药物治疗特发性VF是无效的[62]，这与先前Belhassen等[64]的研究产生了矛盾。他们报道一些钠通道阻滞剂在EPS指导下的治疗是成功的，特别是奎尼丁。

室性心动过速的处理

预防猝死是IVT综合征患者首先要考虑的，这是因为受累的个体经常是年轻人，有正常的心血管功能，几乎没有并存风险，长期的存活依赖于心律失常的死亡危险和治疗的并发症。不幸的是，对IVT综合征进行精确的心律失常危险评估是很困难的。第一，缺乏资料进行可靠的结果预测；第二，IVT人群存在不均一性，特殊的基因型和特殊基因型中的变异可能会影响心律失常的危险性。已发现特定基因型的外显率变化多样，难以预料[66]。不能对家族进行充分的诊断是另一挑战，当对发生多例猝死的家族中存活成员进行评估时，经常会遇到这一问题。受累的存活成员被假设携带有“恶性”基因，经常考虑进行预防性治疗。然而，由于模棱两可的表现型以及无法进行遗传学检查，经常不可能确定基因型。在这种情况下，个体或处于高危险性或处于低危险性。幸运的是，危险评估将继续提高IVT注册，收集更多资料，改进诊断方法，使遗传学检查成为临床工具。

潜在的猝死可能、不确定的心律失常风险以及现有治疗手段的局限使IVT综合征的处理复杂化。普遍认为植入式心脏复律除颤器（ICD）是一种可以接受的治疗，尽管在患者人群中有关其危险和效益的资料很有限。临床试验结果支持ICD的应用比胺碘酮更能降低心脏骤停存活者和某种VT患者的全因死亡率。另一方面，来自同一试验的亚组分析表明ICD对于正常左心室射血分数患者效益很小。然而，获得的临床证据大部分是来自于伴有器质性心脏病和多种竞争死亡危险的心脏骤停/VT患者。而且，对IVT人群的随访期相当短，这些试验不能有效指导IVT综合征患者选择治疗。

IVT患者经常是儿童或青少年，ICD对这些患者可能有显著意义，能加强治疗的依从性。这组患者药物治疗的依从性经常很差，特别是在缺乏症状的情况下。器械对怀孕女性也能提供保护，不需要服用抗心律失常药物。另一方面，年轻患者面临着多次的ICD和电极更换并长期处于发生并发症的威胁之下，而且，生活质量可能会由于关注身体形象、受到他人孤立和讥讽以及依赖医疗服务而受到负面影响[67]。ICD电击，无论是恰当的或是不恰当的，都可能进一步降低生活质量。

尽管很担心ICD治疗对年轻患者生活质量的影响以及多年治疗的危险性，但没有其他可替代的办法能提供比它更可靠的保护，防止心律失常性死亡。因此，如果心律失常性死亡的危险性很高，则建议植入ICD。心脏骤停存活者或快速性室性心律失常患者通常被认为有很高的危险性。来自于欧洲无法解释的心脏骤停注册研究（UCARE）结果支持这一结论，它评估了特发性VF患者心脏骤停或晕厥的复发率，大约是30% [62]。

对风险-效益比较高的患者（例如，表现为晕厥的患者、心脏骤停存活者家族中的无症状成员以及基因型未知的“高风险”家族中的无症状成员），决定是否安装ICD更加困难。

LQTS是IVT综合征的典型例子，因为它显示了研究的进步既增进了人们的关注，也产生了新的不确定领域。LQTS基因携带者中只有70%的人表现有明确的QT延长，大约12%的人有正常的QT间期。此外，至少10%的受累者其首发表现是猝死。可能存在有几种未被发现的遗传缺陷和散发突变引起这一心律失常。而且，激发因素的类型、持续性室速发作的危险性和对药物治疗的反应性因特有的遗传缺陷的不同而不同。尽管治疗本身有效，但药物治疗的失败可能来自于若干原因，包括不完全的依从性、不充足的药物剂量或使用致心律失常药物。表现为VT或晕厥的患者、使用β受体阻滞剂仍有症状者以及其他高危险性个体，是植入ICD的候选人群。左颈神经节切除术和永久性起搏对一些个体可能会预防猝死，但已经有失败的报道，对于不能耐受β受体阻滞剂或不能依从药物治疗的患者，它们可能是有用的辅助或替代方法。实验性治疗包括针对HERG突变补充氯化钾；针对LQT1和LQT2使用钾离子通道开放剂；美西律或氟卡尼治疗LQT3型、LQT2型，也可能对LQT1型有效[37,38]。

与LQTS不同，目前还没有被广泛采用的、适于伴有多形性室速/室颤的其他IVT综合征患者的、可预防心律失常性死亡的ICD替代治疗手段。对于Brugada综合征，钠通道阻断剂用于激发特征性的ECG异常表现，可能会触发VT[68]。其他药物，例如β受体阻滞剂和胺碘酮不能提供足够的保护。同样，如同之前所注意到的，UCARE研究的数据库结果显示胺碘酮、β受体阻滞剂和钠通道阻断剂治疗特发性VF是失败的 [62]。相比之下，有报道在EPS指导下Ⅰ型抗心律失常药物的治疗，大部分是奎尼丁，对一小部分患者是有效的[64]。奎尼丁对短暂外向电流的特别作用可能是所观察到的这一极好保护效应的原因，然而，这一方法还没有被广泛接受。维拉帕米和胺碘酮可能抑制短联律间期型尖端扭转性VT，但还未显示能预防猝死 [69]。β受体阻滞剂被报道对儿茶酚胺多形性VT有效，但经验太有限，不足以信任这一方法。外科介入治疗（除LQTS的左颈胸交感神经切除术之外）对多形性VT/VF型IVT综合征的治疗作用，还没有被很好的确定。

单形性IVT综合征发生心律失常死亡的危险性被认为很低，例如RVOT起源室速和它的变异型，除非存在提示潜在恶性的特征，如晕厥或非常快速的心动过速，否则并不建议安装ICD。反而，治疗的目的是缓解症状或预防无休止心动过速的有害效应[58,61]。如果没有症状或症状很少，心动过速不频繁，则没有必要治疗。β受体阻滞剂或钙阻断剂的单独或联合药物治疗通常是安全的并且常常有效。胺碘酮、索他洛尔、恩卡尼和氟卡尼可能有效。尼可地尔，一种钾离子通道开放剂，已报道能终止和抑制腺苷敏感性VT[59]。如果用可耐受的和安全的药物治疗（如服用β受体阻滞剂或钙通道阻断剂）能控制心律失常，那么这种治疗对许多个体可能都适用。如果症状是间断的，那么药物也可以作为“需要时”的使用。

对于那些顽固性的或无法耐受药物治疗的患者、那些为了满足终身需求以及想要怀孕者，可考虑非药物治疗。许多患者在怀孕时想中止所有的药物，而这时心血管功能的变化可能加剧某些形式的VT或引起更严重的症状，而不能撤回治疗。导管消融术以较高的成功率可能获得长期的纠正（图18-5）。第42章和第45章对标测和消融技术进行了描述。简而言之，接触性导管标测或非接触性标测用于确定最早的心室激动位点，收缩期前电位通常在此，这一部位也经常在使用异丙肾上腺素后[79]显示出反复的电活动，在此位点和毗邻区域施行射频接触导管消融。偶尔，可能看到不止一个位点。对于RVOT-VT，有效率能超过90%。导管消融的失败指标包括复杂波形、QRS波起始呈δ波形以及VT发生时与消融位点起搏时的12导联ECG匹配不佳[71]。大多数RVOT-VT病例不需要左心导管插入术，这使并发症的危险降到最低（2%）。如果消融灶分布在左心室或心外膜区域，可能会有更大的危险。药物治疗最初的危险性很低，但是由于无效、不能耐受以及可能发生未知的、长期的副作用，失败的危险性更大。而且，由于药物的长期需求和将来导管消融可能成为必需，消费上的差异可能极小。在缺乏药物与导管消融之间对照比较的情况下，每个病例必须个体化考虑，对每种选择进行彻底的讨论，以决定对患者最合适的治疗。

器械治疗（如起搏抑制或抗心律失常起搏）能触发RVOT-VT，不会是合理的一线选择。然而，缺乏赞同或驳斥这一观点的已发表的证据。

特发性束支性VT也被认为有良好的长期预后，尽管相关经验比RVOT-VT少。治疗适用于预防或控制症状以及防止无休止心动过速可能的有害效应。钙拮抗剂与β受体阻滞剂一样，已显示出对许多患者有效，药物治疗或导管消融是合理的方法。

许多不同的单形性IVT也许没有左心室束支VT或RVOT-VT的特征，这样的心律失常其预后不能认为与这些VT一样良好。对这些患者评估ICD植入、导管消融或药物试验的风险/效益比时，必须进行个体化的临床判断。

小结

虽然在临床中IVT综合征并不常见，但对于那些表现为已知或可疑VT的患者，它常常是需鉴别的诊断。如果存在特征性的ECG结果，那么诊断很明确，但在许多患者，这些特征可能很隐蔽或不存在。由于没有能排除IVT综合征的试验或法则，这对临床是一大挑战。可能有相当大部分的IVT综合征仍没有被发现。总之，如果IVT综合征被证明是无器质性心脏病猝死的重要因素，那么努力发现心律失常的发生机制以及发展试验手段以发现易感人群是值得的。

马克娟　浦介麟　译

孙瑞龙　校

参考文献

1. Vakil RJ: Repetitive paroxysmal ventricular tachycardia with fusion beats. Br Heart J 1957;19:293–5.
2. Thind US, Blakemore WS, Zinsser HF: Ventricular aneurysmectomy for the treatment of recurrent ventricular tachyarrhythmia. Am J Cardiol 1971;27:690–4.
3. Nitter–Hauge S, Storstein O: Surgical treatment of recurrent ventricular tachycardia. Br Heart J 1973;35:1132–5.
4. Rally CR, Walters MB: Paroxysmal ventricular tachycardia without evident heart disease. J Can Med Assoc 1962;86:268–73.
5. Hair TE Jr, Eagen JT, Orgain ES: Paroxysmal ventricular tachycardia in the absence of demonstrable heart disease. Am J Cardiol 1962;9:209–14.
6. Bisteni A, Sodi–Pallares D, Medrano GA, et al: A new approach for the recognition of ventricular premature beats. Am J Cardiol 1960;5:358–69.
7. Rosenbaum MB: Classification of ventricular extrasystoles according to form. J Electrocardiol 1969;2:289–98.
8. Pietras RJ, Mautner R, Denes P, et al: Chronic recurrent right and left ventricular tachycardia: Comparison of clinical hemodynamic and angiographic findings. Am J Cardiol 1977;40:32–7.
9. Lerman BB, Stein KM, Markowitz SM, et al: Recent advances in right ventricular outflow tract tachycardia. Card Electrophysiol Rev 1999;3:210–4.
10. Carlson MD, White RD, Trohman RG, et al: Right ventricular outflow tract ventricular tachycardia: Detection of previously unrecognized anatomic abnormalities using cine magnetic resonance imaging. J Am Coll Cardiol 1994;24:720–7.
11. Markowitz SM, Litvak BL, Ramirez de Arellano EA, et al: Adenosine–sensitive ventricular tachycardia: Right ventricular abnormalities delineated by magnetic resonance imaging. Circulation 1997;96:1192–200.
12. Swan H, Piippo K, Viitasalo M, et al: Arrhythmic disorder mapped to chromosome 1q42–q43 causes malignant polymorphic ventricular tachycardia in structurally normal hearts. J Am Coll Cardiol 1999;34:2035–42.
13. Chiladakis J, Vassilikos V, Maounis T, et al: Unusual features of right and left idiopathic ventricular tachycardia abolished by radiofrequency catheter ablation. Pacing Clin Electrophysiol 1998;21:1831–4.
14. Chapman JH, Schrank JP, Crampton RS: Idiopathic ventricular tachycardia: An intracardiac electrical hemodynamic and angiographic assessment of six patients. Am J Med 1975;59: 470–80.
15. Buxton AE, Waxman HL, Marshlinski FE, et al: Right ventricular tachycardia: Clinical and electrophysiologic characteristics. Circulation 1983;68:917–27.
16. Chugh SS, Kelly KL, Titus JL: Sudden cardiac death with apparently normal heart. Circulation 2000;102:649–54.
17. Loire R, Tabib A: Unexpected sudden cardiac death: An evaluation of 1000 autopsies. Arch Mal Coeur Vaiss 1996;89:13–8.
18. Bacci M, Giusti G: Diagnostic possibilities and limitations of the necropsy examination on cadavers exhumed because of sudden

death. Pathologica 1996;88:25–8.

19. Pfammatter JP, Paul T: Idiopathic ventricular tachycardia in infancy and childhood: A multicenter study on clinical profile and outcome. Working Group on Dysrhythmias and Elec – trophysiology of the Association for European Pediatric Cardiology. J Am Coll Cardiol 1999;33:2067–72.
20. Jadonath RL, Schwartzman DS, Preminger MW, et al: Utility of the 12–lead electrocardiogram in localizing the origin of right ventricular outflow tract tachycardia. Am Heart J 1995;130: 1107–13.
21. Yoshida Y, Hirai M, Murakami Y, et al: Localization of precise origin of idiopathic ventricular tachycardia from the right ventricular outflow tract by a 12–lead ECG: A study of pace mapping using a multielectrode " basket" catheter. Pacing Clin Electrophysiol 1999;22:1760–8.
22. Coggins DL, Randall JL, Sweeney J, et al: Ra diofrequency catheter ablation as a cure for idiopathic tachycardia of both left and right ventricular origin. J Am Coll Cardiol 2994;23:133–41.
23. Callans DJ, Volker M, Schwartzman D, et al: Repetitive monomorphic tachycardia from the left ventricular outflow tract: Electrocardiographic patterns consistent with a left ventricular site of origin. J Am Coll Cardiol 1997;29:1023–7.
24. Lamberti F, Calo L, Pandozi C, et al: Radiofrequency catheter ablation of idiopathic left ventricular outflow tract tachycardia: Utility of intracardiac echocardiography. J Cardiovasc Electrophysiol 2001;12:529–35.
25. Krebs ME, Krause PC, Engelstein ED, et al: Ventricular tachycardias mimicking those arising from the right ventricular outflow tract. J Cardiovasc Electrophysiol 2000;11:45–51.
26. Kamakura S, Shimizu W, Matsuo K, et al: Localization of optimal ablation site of idiopathic ventricular tachycardia from right and left ventricular outflow tract by body surface ECG. Circulation 1998;98:1525–33.
27. Kanagaratnam L, Tomassoni G, Schweiker R, et al: Ventricular tachycardias arising from the aortic sinus of Valsalva: An under–recognized variant of left outflow tract ventricular tachycardia. J Am Coll Cardiol 2001;37:1408–14.
28. Lin FC, Finley CD, Rahimtoola SH, Wu D: Idiopathic paroxysmal ventricular tachycardia with a QRS pattern of right bundle branch block and left axis deviation: A unique clinical entity with specific properties. Am J Cardiol 1983;52:95–100.
29. Ohe T, Shimomura K, Aihara N, et al: Idiopathic sustained left ventricular tachycardia: Clinical and electrophysiologic characteristics. Circulation 1988;77:560–8.
30. Nakagawa H, Beckma KJ, McClelland JH, et al: Radiofrequency catheter ablation of idiopathic left ventricular tachycardia guided by a Purkinje potential. Circulation 1993;88:2607–17.
31. Wen MS, Yeh SJ, Wang CC, et al: Radiofrequency ablation therapy in idiopathic left ventricular tachycardia with no obvious structural heart disease. Circulation 1994;89:1690–6.
32. Chen YJ, Chen SA, Tai CT, et al: Radiofrequency ablation of idiopathic left ventricular tachycardia with changing ECG morphology. Pacing Clin Electrophysiol 1998;21:1668–71.
33. Tsuchiya T, Okumura K, Honda T, et al: Significance of late diastolic potential preceding Purkinje potential in verapamil sensitive idiopathic left ventricular tachycardia. Circulation 1999;99: 2408–13.
34. Aiba T, Suyama K, Aihara N, et al: The role of Purkinje and pre–Purkinje potentials in the reentrant circuit of verapamil–sensitive idiopathic LV tachycardia. Pacing Clin Electrophysiol 2001;24: 333–44.
35. Nogami A, Naito S, Tada H, et al: Demonstration of diastolic and presystolic Purkinje potentials as critical potentials in a macroreentry circuit of verapamil–sensitive idiopathic left ventricular tachycardia. J Am Coll Cardiol 2000;36:811–23.
36. Miyauchi Y, Kobayashi Y, Ino T, Atarashi H: Identification of the slow conduction zone in idiopathic left ventricular tachycardia. Pacing Clin Electrophysiol 2000;23:481–7.
37. Vincent GM, Timothy K, Zhang L: Congenital long QT syndrome. Card Electrophysiol Rev 1999;1:207–9.
38. Shimizu W, Antzelevitch C: Differential effects of beta–adrenergic agonists and antagonists in LQT1, LQT2 and LQT3 models of the long QT syndrome. J Am Coll Cardiol 2000;35:778–86.
39. Gussak I, Antzelevitch C, Bjerregaard P, et al: The Brugada Syndrome: Clinical, electrophysiologic and genetic aspects. J Am Coll Cardiol 1999;33:5–15.
40. Leenhardt A, Glaser E, Burguera M, et al: Short–coupled variant of torsades de pointes: A new electrocardiographic entity in the spectrum of idiopathic ventricular tachyarrhythmias. Circulation 1994;89:206–15.
41. Von Bernuth G, Bernsau U, Hoffman W, et al: Tachyarrhythmic syncope in children with structurally normal hearts with and without QT prolongation in the electrocardiogram. Eur J Pediatr 1982;138:206–10.

42. Leenhardt A, Lucet V, Denjoy I, et al: Catecholaminergic polymorphic ventricular tachycardia in children: A 7-year follow-up of 21 patients. Circulation 1995;91:1512-9.

43. Lerman BB, Dong B, Stein KM, et al: Right ventricular outflow tract tachycardia due to a somatic cell mutation in G protein subunit12. J Clin Invest 1998;101:2862-8.

44. Calkins H: Role of invasive electrophysiologic testing in the evaluation and management of right ventricular outflow tract tachycardias. Card Electrophysiol Rev 2000;4:71-5.

45. Lokhandwala Y, Vora A, Naik A, et al: Dual morphology of idiopathic ventricular tachycardia. J Cardiovasc Electrophysiol 1999;10:1326-34.

46. Yeh S, Wen M, Wang C, et al: Adenosine-sensitive ventricular tachycardia from the anterobasal left ventricle. J Am Coll Cardiol 1997;30:1339-45.

47. Stellbrink C, Diem B, Schauerte P, et al: Transcoronary venous radiofrequency catheter ablation of ventricular tachycardia. J Cardiovasc Electrophysiol 1997;8:916-21.

48. Goy JJ, Tauxe F, Fromer M, et al: Ten-years' follow-up of 20 patients with idiopathic ventricular tachycardia. Pacing Clin Electrophysiol 1990;13:1142-7.

49. Sebastien P, Waynberger M, Beaufils P, et al: Isolated ventricular tachycardia without patent cardiopathy. Arch Mal Coeur Vaiss 1976;69:919-28.

50. Kottkamp H, Chen X, Hindricks G, et al: Radiofrequency catheter ablation of idiopathic left ventricular tachycardia: Further evidence for microreentry as the underlying mechanism. J Cardiovasc Electrophysiol 1994;5:268-73.

51. Han J, Sung RJ: Evaluation and management of idiopathic ventricular tachyarrhythmias -update. Card Electrophysiol Rev 2000;4:61-5.

52. Tsuchiya T, Okumura K, Honda T, et al: Significance of late diastolic potential preceding Purkinje potential in verapamil- sensitive idiopathic left ventricular tachycardia. Circulation 1999; 2408-13.

53. Friedman PA, Beinborn DA, Schultz J, Hammil SC: Ablation of noninducible idiopathic left ventricular tachycardia using a noncontact map acquired from a premature complex with tachycardia morphology. Pacing Clin Electrophysiol 2000;23:1311-4.

54. Lai L, Lin J, Hwang J, Huang S: Entrance site of the slow conduction zone of verapamil-sensitive idiopathic left ventricular tachycardia: Evidence supporting macroreentry in the Purkinje system. J Cardiovasc Electrophysiol 1998;9:184-90.

55. Aiba T, Suyama K, Matsuo K, et al: Mid-diastolic potential is related to the reentrant circuit in a patient with verapamil-sensitive idiopathic left ventricular tachycardia. J Cardiovasc Electrophysiol 1998;9:1004-7.

56. Miyauchi Y, Kobayashi Y, Ino T, Atarashi H: Identification of the slow conduction zone in idiopathic left ventricular tachycardia. Pacing Clin Electrophysiol 2000;23:481-7.

57. Nogami A, Naito S, Tada H, et al: Verapamil-sensitive left anterior fascicular ventricular tachycardia: Results of radiofrequency ablation in six patients. J Cardiovasc Electrophysiol 1998;9:1269-78.

58. Toivonen L, Nieminen M: Persistent ventricular tachycardia resulting in left ventricular dilatation treated with verapamil. Int J Cardiol 1986;13:361-5.

59. Sung RJ, Shapiro WA, Shen EN, et al: Effects of verapamil on ventricular tachycardias possibly caused by reentry, automaticity, and triggered activity. J Clin Invest 1983;81:688-99.

60. Lerman BB: Response of nonreentrant catecholamine-mediated ventricular tachycardia to endogenous adenosine and acetylcholine: Evidence for myocardial receptor-mediated effects. Circulation 1993;87:382-90.

61. Pfammatter JP, Paul T: Idiopathic ventricular tachycardia in infancy and childhood: A multicenter study on clinical profile and outcome. J Am Coll Cardiol 1999;33:2067-72.

62. Survivors of out-of-hospital cardiac arrest with apparently normal heart. Need for definition and standardized clinical evaluation. Consensus Statement of the Joint Steering Committees of the Unexplained Cardiac Arrest Registry of Europe and of the Idiopathic Ventricular Fibrillation Registry of the United States. Circulation 1997;95:265-72.

63. Priori SG, Napolitano C, Schwartz PJ, et al: The elusive link between LQT3 and Brugada syndrome-the role of flecainide challenge. Circulation 2000;102:945-7.

64. Belhassen B, Viskin S, Fish R, et al: Effects of electrophysiologic-guided therapy with class IA antiarrhythmic drugs on the long-term outcome of patients with idiopathic ventricular fibrillation with or without the Brugada syndrome. J Cardiovasc Electrophysiol 1999;10:1301-12.

65. Moss AJ, Zareba W, Hall WJ, et al: Effectiveness and limitations of beta-blocker therapy in congenital long-QT syndrome

Circulation 2000;101:616–23.

66. Priori SG, Napolitano C, Schwartz PJ: Low penetrance in the long-QT syndrome–clinical impact. Circulation 1999;99: 529–33.

67. Domanski MJ, Saksena S, Epstein AE, et al: Relative effectiveness of the implantable cardioverter-defibrillator and antiarrhythmic drugs in patients with varying degrees of left ventricular dys function who have survived malignant ventricular arrhythmias. J Am Coll Cardiol 1999;34:1090–5.

68. Brugada R, Brugada J, Antzelevitch C, et al: Sodium channel blockers identify risk for sudden death in patients with ST-segment elevation and right bundle branch block but structurally normal hearts. Circulation 2000;101:510–15.

69. Kobayashi Y, Miyata A, Tanno K, et al: Effects of nicorandil, a potassium channel opener, on idiopathic ventricular tachycardia. J Am Coll Cardiol 1998;32:1377–83.

70. Lee SH, Tai CT, Chiang CE, et al: Determinants of successful ablation of idiopathic ventricular tachycardias with left bundle branch block morphology from the right ventricular outflow tract. Pacing Clin Electrophysiol 2002;25:1346–51.

71. Rodriguez LM, Smeets JLRM, Timmermans C, Wellens HJJ: Predictors for successful ablation of right- and left-sided idiopathic ventricular tachycardia. Am J Cardiol 1997;79:309–14.

第19章　心室颤动

PAUL DORIAN, SAROJA BHARATI, ROBERT J. MYERBURG, DAVID ROSENBAUM,
KARA J. QUAN, MARIAH L. WALKER, BRUCE D. LINDSAY, L. BRENT MITCHELL,
WILLIAM G. STEVENSON, MICHAEL DOMANSKI

引言：Paul Dorian
病因学和病理学：Saroja Bharati
流行病学：Robert J. Myerburg
基础电生理学：David Rosenbaum，　Kara J. Quan，Mariah L. Walker
临床心电图学：Bruce D. Lindsay
诊断评估：L. Brent Mitchell
电生理检查：William G. Stevenson
治疗原则：Paul Dorian
循证治疗：Paul Dorian，　Michael Domanski

心室颤动（室颤，VF）是最严重的心律失常，是心脏性猝死（sudden cardiac death，SCD）的首要原因。室颤导致心血管衰竭，循环骤停。变化的周期可以消失，常伴有心脏停搏（图19-1）。在动物实验中自发终止的室颤，在人类很少见到。室颤发生前通常有持续时间不等的有序的快速性室性心动过速（室速，VT），这一点现在已经在植入性装置的记录中得到证实。缺血损伤可以触发室颤。如果不加以处理，在室颤发生后5~7 min将发生不可逆的终末器官损伤，包括大脑和心肌的损伤。如果除颤延迟时间长于10 min，即使给予恰当的基础心肺复苏，其死亡率仍超过95%。院外发生室颤的生存规律是每延迟除颤1min可以降低10%的生存率。室颤有效复苏的绝对必要条件是立刻除颤，且尽可能早。重要的是，院外发生的心脏骤停，尤其是那些心脏停止持续时间超过4 min者，除颤前短时间的心肺复苏（cardiopulmonary resuscitation，CPR）可以提高生存率。

病因学

室颤发生于心肌和传导系统的许多疾病状态，广义上分成二类：（1）遗传-家族性；（2）获得性。心肌和（或）特殊传导纤维的遗传性缺陷，可导致室性心动过速和室颤的发生，在临床上呈家族聚集性。然而，获得性心脏病的主要类型，如冠状动脉疾病、高血压性心脏病、伴或不伴心衰的各种原因引起的心肌病，以及其他各种各样的疾病状态（第17章——器质性心脏病合并持续性室性心动过速，有讨论），是室颤和猝死的最常见原因[1~3]。导致室颤发作的室性心动过速可发生于各种原因引起的急性心肌炎。而慢性心肌炎相关的顽固性室速可伴有反复发作的心脏骤停，难以用药物或植入除颤器控制（图19-2）[4]。

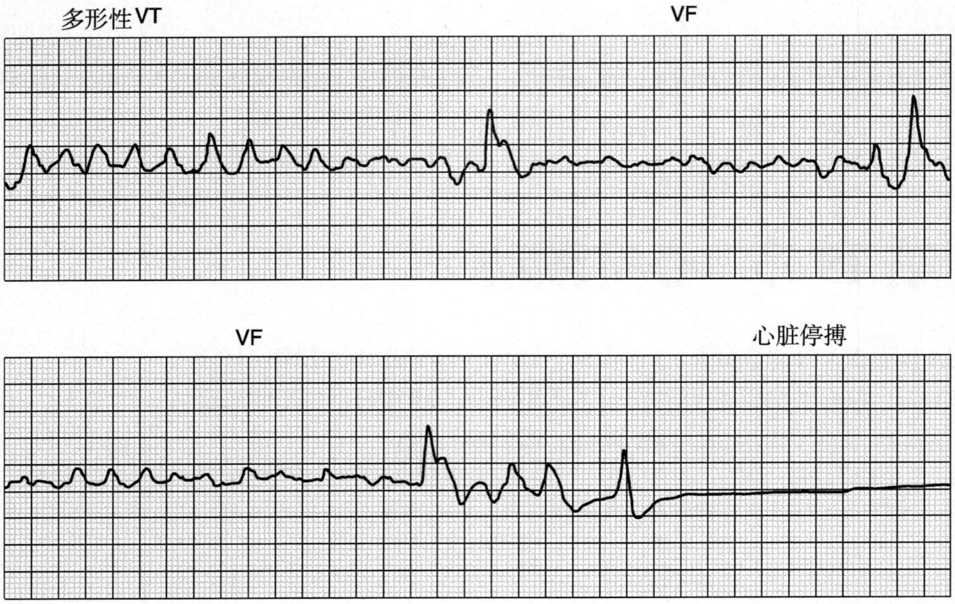

图19–1 多形性室性心动过速演变为心室颤动，接着发生心脏停搏。

病理学

获得性心脏病室颤的解剖基础与前面章节论述的室性心动过速类似。而本章节重点讨论的是运动员或健康年轻人发生室颤的形态学表现，这是一群表面上过着“正常的”、“无症状的”生活的人群，会突然不幸死亡。另外，由反复发作的室性心动过速恶化为室颤的家族性猝死，也将做简要的讨论[1-3,5,6]。

运动员或年轻人和健康人的猝死

已经仔细研究了一些过着“正常生活”并猝死的年轻患者的传导系统。常规尸体解剖通常无显著特征，大多数人的心脏肥厚并轻度、中度或显著扩大；但是总体来说没有发现明显的异常[3]。传导系统和周围心肌的系列切片检查可发现不同类型的异常包括先天性和获得性。在窦房结、房室结或房室束和束支可存在先天异常（图19–3），病理学上可以看到窦房结或房室结的结构异常，例如双窦房结或双房室结或在未预料到的不正常的位置存在窦房结和房室结。房室束可以明显地碎裂成几个部分，或位置异常，亦可两者都有。另外，可有获得性病理改变，表现为灶性心肌排列紊乱、脂肪浸润、不同程度的纤维化打断或取代了部分特殊传导纤维和周围患有小动脉硬化（小血管病）的室间隔心肌（图19–3）。一般而言，传导系统的异常改变往往伴随周围心肌的病理改变。窦房结入路和窦房结存在单核细胞浸润[3]。

尽管这些患者的传导系统内部和周围存在有这样的病理改变，但通常可以认为他们完全没有症状，猝死是疾病的首发表现。临床上，几乎所有情况下，室颤是复苏时护理人员发现的惟一常见特征。可以假设传导系统内部和周围存在的不同类型先天性或获得性病理改变可以保持“静止状态”，这些个体可较长时间“无症状”，但是在生理或代谢状态变化过程中，解剖和（或）病理改变可以触发心律失常，继而发展为室性心动过速、室颤和猝死[3]。

家族性猝死

传导系统和（或）周围心肌发育不正常的遗传倾向同样可以导致室性心动过速、室颤和猝死（图19–4）[5,6]。家族性室性心律失常的发生可能与先天性长QT综合征或Brugada综合征相关的许多基因突变有关。这些离子通道的功能缺陷也会导致细胞功能不全和病理改变，如脂肪浸润、纤维化以及传导系统和毗邻心肌的破坏[7,8]。这些疾病已分别在其他章节中讨论过，并将在本章后面部分提及。

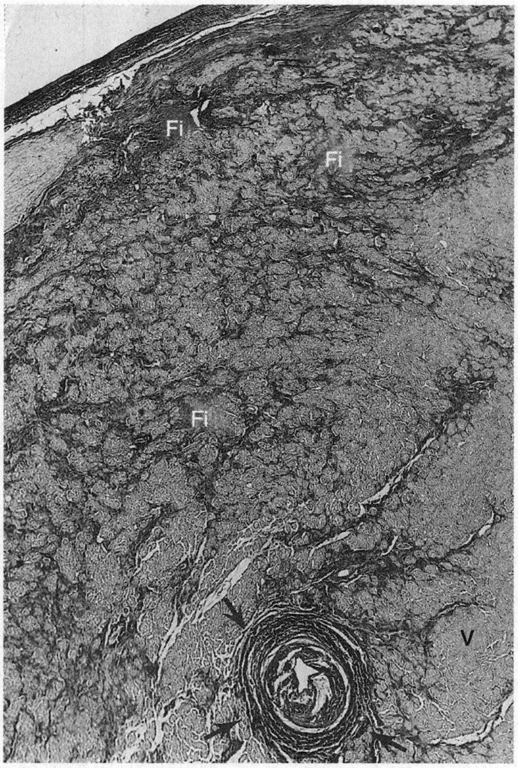

图19–2 一位35岁慢性心肌炎的男性患者，发生多形性、持续性室性心动过速，药物治疗无效，多次伴心脏骤停，β受体阻滞剂、抗心律失常药物和植入除颤器均无效。在这位患者进行了心脏移植。切除的心脏显示房室结入口、房室结和右束支起始部存在慢性或缓慢形式的心肌炎。房室束偏向左侧，呈现纤维–脂肪改变。存在左束支显著纤维化、慢性心外膜炎、室间隔顶部动脉硬化和间隔两侧纤维化。（Weigert–van Gieson染色 ×45.）Fi：心肌纤维化；V：室间隔。箭头所示为动脉硬化。（From Bharati S，Olshansky B，Lev M. Pathological study of an explanted heart due to intractable ventricular fibrillation. J Cardiovasc Electrophysiol，1992，3：437–441.）

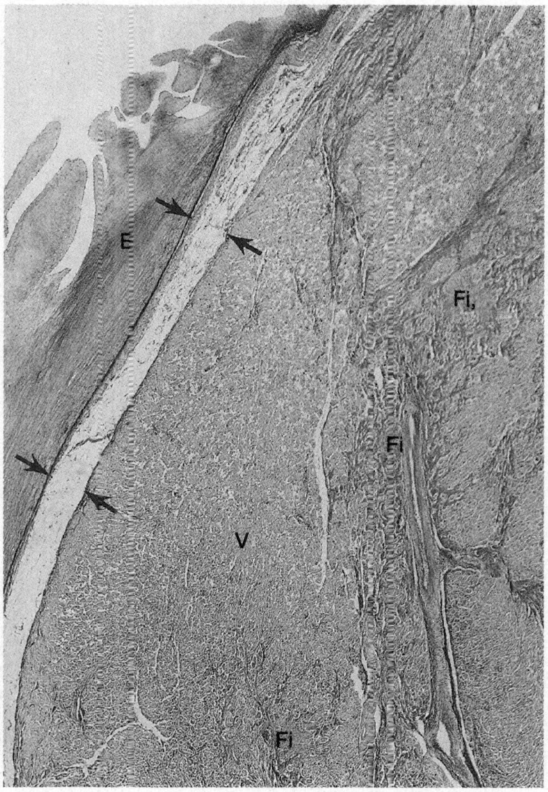

图19–3 传导系统和邻近心肌的疾病。该患者25岁，男性，打篮球时虚脱。他被发现发生了心室颤动，且不能复苏。左束支的显微照片显示细胞的丢失。注意心内膜增厚以及室间隔存在许多纤维化病灶区域。（Weigert–van Gieson染色 ×30.）E：心内膜；V：室间隔；Fi：纤维化。箭头所示为左束支纤维的丢失。（From Bharati S，Lev M. The Cardiac Conduction System in Unexplained Sudden Death. Mt. Kisco，NY，Futura Publishing，1990，p87.）

流行病学

心室颤动和心脏性猝死

室颤的流行病学可以通过获得的有关心脏性猝死（或心脏骤停）资料和急救系统人员的记录一起综合评价[9]。1998年，源于意大利东北部的流行病学前瞻性研究报道了每年心脏骤停的发生率为95/100 000[10]。该研究出现的异常节律中，30.2%是室颤，48.3%是心脏停搏，21.5%是无脉电活动。另一项关于院外心脏骤停的类似研究证实，197名来自洛杉矶地区的患者中59名（30%）起始节律为室性心动过速或室颤[11]。尽管两项研究显示，室性心动过速和室颤均可能和自主循环的恢复有关，但是对研究中最初记录到的心律的时间依赖性仍有争论。Ontario院前高级生命支持（Ontario Prehospital Advanced Life Support，OPALS）研究引证每年院外心脏骤停的发病率为58/100 000，其中急救机构（EMS）小组目击的心脏停搏、室性心动过速和室颤的病例占总病例的34.2%[12]。但是，近来来自瑞典的分析估计患者在发生心脏骤停后前10 min的心电图记录中，室颤发生率占50%~60%。线性回归进一步估计在目击心脏骤

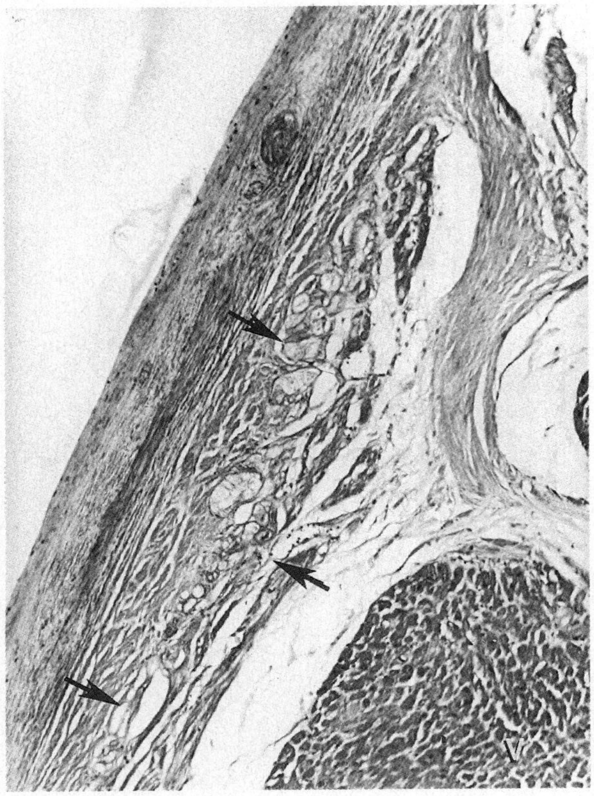

图19-4 心脏传导系统的组织学。该患者为16岁猝死女孩。有交替性双向性室性心动过速家族史。家族中3代发生了致命性室性心律失常，包括两个姊妹和母亲。传导系统显示变性样改变。显微照片显示其左束支发生了空泡样变性。（HE染色 ×104.）箭头指向左束支主干的空泡样变性。（From Gault JH，Cantwell J，Lev M，Braunwald E: Fatal familial cardiac arrythmias. Am J Cardiol，1972；29：548-553.）

停后前4 min记录到的心电图中，室颤发生率为75%~80%[13]。

心室颤动和人群分析

尽管对入院前心脏骤停中室颤的真实比例和发生率存在争议，在美国每年该类事件的发生率在250 000~500 000例范围内[14]，其绝对数字受人群变化和所研究的亚组人群影响很大。尽管已证实的“高危亚组”人群(合并低左心室射血分数的缺血性心脏病、复杂的室性异位节律、因充血性心力衰竭曾入院治疗或以前发生过心脏骤停）年事件发生率最高（图19-5），但占总体心脏骤停人群的比例较小。

因此不需要对999/1000人使用筛选措施或预防性干预来影响原先未予确诊的、最终要发生心脏骤停的1/1000人。Framingham研究 [15]阐明了已知的危险因素，如年龄、家族史、性别、是否吸烟、高血脂和高血压。它们评价心脏骤停的分值从最高至最低差别很大（最高和最低危险相差14倍）。计算机电子束断层扫描发现的冠状动脉钙化与冠状动脉事件危险相关[16]。近来有报道把Framingham危险指数和一些心脏性猝死患者尸检发现的冠状动脉钙化事件进行了比较[17]。上述两种危险评价方法彼此之间呈轻度相关（63%）。这些病例中83.5%的冠状动脉钙化评分或Framingham危险指数高于该年龄段的平均值。其余的17.5%病例需寻找能广泛应用于人群的新的心脏危险因素（可能是纤维蛋白原、半胱氨

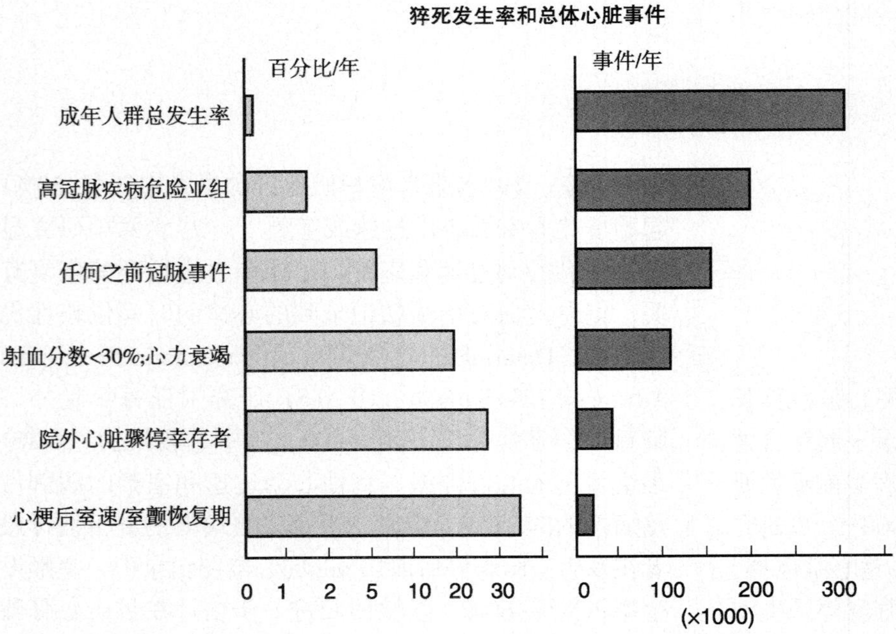

图19-5 中年人和老年人猝死危险及已有的心脏病对危险大小的影响。猝死率与年龄有关（见正文）。（Modified from Figure 1 in Myerburg RJ，Kessler K and Castellanos A. Sudden cardiac death：Structure，function and time-dependence of risk. Circulation 1992，85[suppl I]：2-10.）

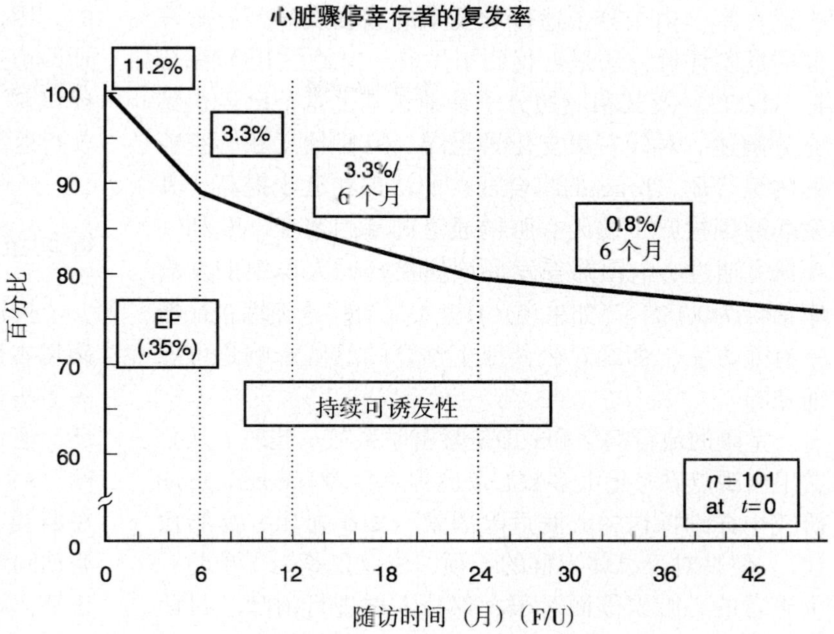

图19-6 院外心脏骤停幸存者心脏骤停复发的风险。心脏骤停复发的最高风险是最初的12~24个月。在该阶段的早期，射血分数是最强的预测指标。而超过这个时间段后，电生理检查可持续诱发室性心动过速是重要的预测指标。尽管如此，射血分数仍是整个时期的预测指标。（Modified from figue1 in Furukawa T，Rozanski JJ，Nogami A，et al. Time-dependent risk of and predictors for cardiac arrest recurrence in survivors of out-of-hospital cardiac arrest with chronic coronary artery disease. Circulation 1989，80：599-608.）

酸、感染因素或离子通道异常）。

近期文献对“高危”亚群的流行病学进行了分析。Worcester Heart Attack 研究发现22年间（1975~1997）住院的急性心肌梗死（myocardial infarction，MI）患者有4.7%的相对固定的室颤发生率[18]。GISSI-2数据库报道了心肌梗死后早期室颤发生率（急性心梗后4 h之内）为3.1%，晚期室颤发生率（急性心梗后4~48 h）为0.6%。有室颤患者的院内预后较无室颤患者差，但是室颤亚组和对照组出院后至6个月的死亡率相似[19]，心脏骤停患者复发事件的危险具有与Furukawa等所报道相似的“时间依赖”性（图19-6）[20]。

低左心室射血分数（LVEF）是室颤最高复发危险的强烈预测因子（最初6个月为11%）。6~42个月电生理检查（EPS）持续诱发心室颤动是复发事件的较好预测因子，但在所研究的最后6个月室颤危险降至0.8%。参加抗心律失常药物和植入除颤器对照研究（Antiarrhythmics Versus Implantable Defibrillators，AVID）的心室颤动患者[21]，生存曲线显示使用抗心律失常药物治疗的患者与没有接受该类治疗的患者，早期（<6月）复发率相同（图19-7）。

临床试验正在评价紧急住院以外的心脏事件的“静息”风险[22]。多中心自动复律除颤器植入（Multicenter Automatic Defibrillator Implantation，MADIT-Ⅱ）试验对患缺血性心脏病、既往有心肌梗死史、LVEF低于30%的患者植入心脏复律除颤器（ICD）和标准药物治疗进行了比较。试验显示ICD治疗患者可减少31%的相对危险。心力衰竭中心脏性猝死（Sudden Cardiac Death in Heart Failure，SCD-HeFT）试验比较了充血性心力衰竭和LVEF低于30%患者的三组治疗——最佳传统心衰治疗、最佳传统心衰治疗加用胺碘酮或安慰剂、最佳传统心衰治疗加ICD[22]。初期报道认为，与对照组比较，植入ICD后相对减少了23%的全因死亡率（从7.2%/年降至5.8%/年）。与安慰剂相比，胺碘酮不能减

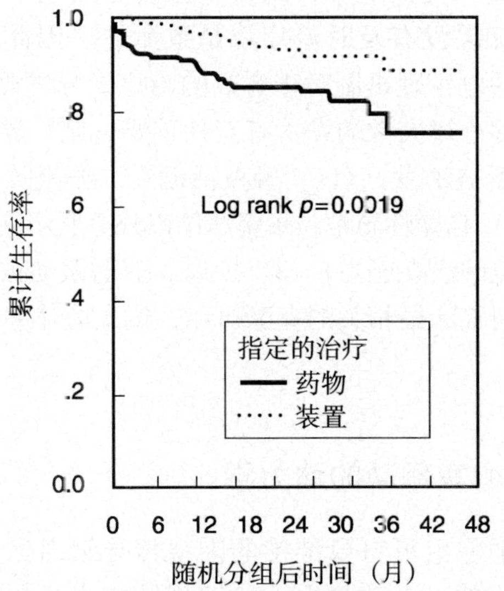

图19-7 符合抗心律失常药物和植入除颤器对照研究（AVID）的室颤患者无心律失常性心脏性死亡的存活率。该试验研究了非心律失常性心脏性死亡和非心脏性死亡。（From the AVID Investigators：Causes of death in the AVID study. J Am Coll Cardiol 1999，34：1552-1559.）

少死亡率。由于分子遗传学技术的蓬勃发展，心脏骤停的危险评价方法最近得到了发展。家族性长QT综合征（LQTS）及其相应的分子基础在其他章节已经得到充分阐述。对伴右束支传导阻滞、ST段抬高和心脏猝死的综合征（Brugada综合征）的认识在逐步提高，其发病原因被归于编码心脏钠通道的基因突变。欧洲一项研究通过心电图筛查发现该病在普通人群中的发病率估计为0.1%[23]。如果说ICD植入是治疗这类综合征惟一有效方法，那么对公共卫生预算的经济影响是可想而知的。

室颤的流行病学和SCD是紧密联系在一起的。从公共卫生观点看，绝大多数心脏骤停幸存者有Framingham研究中详细探讨的心脏危险因素（如高血压、高脂血症）。但是对于总体人群的干预，将仅仅是为了预防一个患者的心脏骤停而对很大部分人群进行治疗。目前正在进行针对心脏骤停发生前的“高危”亚组人群（尽管占总体人群的少数）预防性ICD植入和其成本-效益比的调查研究。今后SCD预防需要进一步开发出能广泛应用的、经济的和成本-效益比好的新筛选工具。

基础电生理学

室颤过程中心肌不能有效收缩和驱动血液循环。有些种属如大鼠能够自动将室颤转为窦性节律，而人类室颤如果没有及时治疗将是致命的。因此，分析终止室颤的电生理机制对于有效的治疗十分重要。

室性心律失常的发生有三种重要机制。异常冲动可通过以下被诱发：(1)“触发活动”（早期或延迟后除极）；(2) 自律性异常，指窦房结以外心肌不同区域有作为起搏点的潜在能力；(3) 折返。折返激动被认为是主要的、与临床最相关的室颤机制，因此是本章的讨论重点。

折返性心室颤动的动力学

室颤是由可自身维持的围绕传导阻滞区域的折返环路产生的。一些情况下，解剖结构本身构成了传导阻滞线，例如愈合的瘢痕部位或纤维化区域。在上述病例中，折返环围绕阻滞部位，并形成稳定的转子和单形性室性心动过速。如果传导阻滞本质上为功能性的，处于不应期的区域在空间和时间上都是瞬间发生的，因此在传导阻滞线周围形成的折返环能够自由地迂回前进，或大小发生改变，为室颤的发生提供了重要机制。但是至今仍未完全清楚关于折返波的本质以及折返波通过何种机制导致室颤。

颤动波阵面的本质

折返激动是室颤发生的基本机制，这些波阵面的确切本质、形成和维持对我们理解室颤是很重要的。关于折返波的本质存在多种理论。其中之一是“主导环”假说，其首先由Allessie及其同事提出用以解释房颤（AF）[24]。该假说提出折返环是冲动能持续循环的最短路线，折返环中心保持永久的不应状态（即没有可激动间隙）（图19-8）。但是，因为该区域的膜电位相对正常，舒张间期相对长，因此Janse[25]对在折返过程中中心是否真处于不应状态提出质疑。而且该部位存在可激动间隙，使得波阵面（自发或诱发）侵入该区域，终止折返或使折返环拖带。Allessie等[24]能够通过期前收缩（即抗心动过速起搏）终止心动过速。现在发现在大多数室颤病例中确实存在可激动间隙，但是对于某些心律失常现象，特别是房颤，主导环折返中仍然可能存在[26]。

室颤的另一个机制是螺旋波折返。该理论提示因为曲度与传导速度呈负相关（基于电源-电穴关系），室颤波阵面弯曲或形成螺旋。结果，核心处的波高度弯曲、缓慢运行，但是在远处末端波速提高，形成螺旋波形。由于覆盖在愈合心肌梗死组织上的存活组织在理论上可以存在二维螺旋波，很显然三维波群（即“回卷波”）与心律失常的相关性更大。回卷波可以设想为一些螺旋波，这些螺旋波的核心在其中心前后排列形成“波丝”（filaments）。已经证明室颤过程中存在单种回卷波，其中心形成一条直线[27]。螺旋波核心垂直于记录表面，则看起来像二维的螺旋波，而平行于记录表面的波丝看起来像平面波。有学者提出在室颤过程中滚动波往往平行于表面，这可以解释为什么有时候室速或室颤时标测研究不能发现折返。具有环形波丝的回卷波称作回卷环，有趣的是这种波的截面呈典型的“8字形”折返。只有间接的实验证据证明存在回卷环，可能与其只存在于透壁层，而不存在于表层，因此难以测量有关[28]。回卷波初始形状与其波阵面遇到的不可激动的屏障形状密切相关，因此心肌内容易发生不同形状的波丝。当螺旋环最终相互碰撞叠加，单

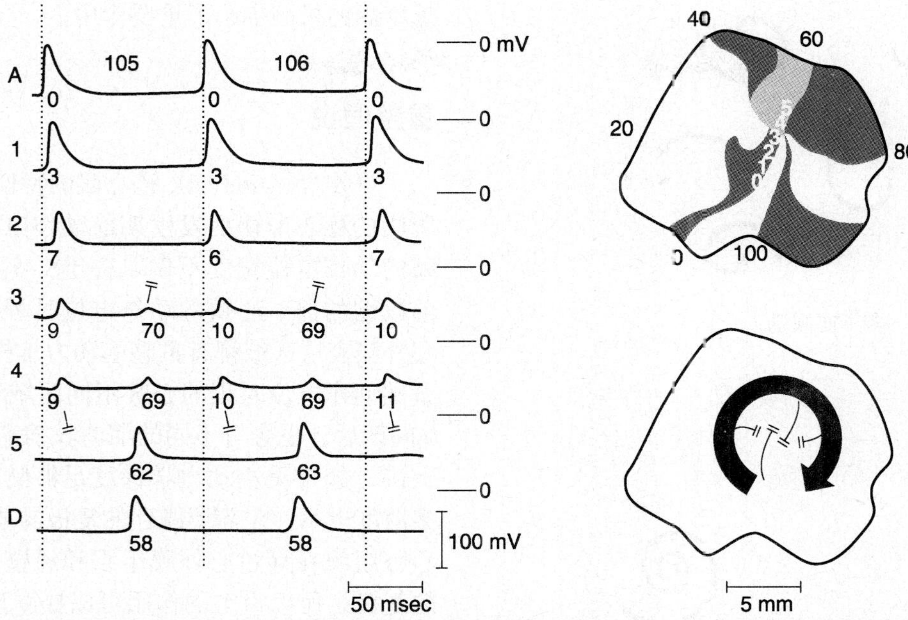

图19-8 主导环折返。离体兔心房组织标本在稳定的心动过速过程中获得的激动标测图（右）和动作电位图（左）。折返环中心区域细胞表现为低幅度的双电位（描记图3和4）。右侧下图表示激动类型图解。双线表示传导阻滞；黑色部分是绝对不应期；折返波阵面的首尾之间是相对不应组织。主导环折返的特征是：（1）中心通过向心子波保持永久不应状态；（2）主导环首部紧随本身相对不应的尾部。（Reproduced from Allessie MA，Bonke FI，Schopman FJ. Circ Res，1977，41：9-18.）

一回卷波就得到了稳定和维持[29]。

对于构成室颤基础的颤动波本质有很多假设，图19-8阐述了其中的三个假说：多子波假说、螺旋波假说和母子波假说。“多子波假说”由Moe[30]在20世纪60年代初期提出，他认为颤动由持续形成的、碎裂的和再形成的多种不稳定波阵面组成（图19-9A）。复极的空间离散是多种子波室颤发生的重要条件。另有假说认为室颤是徘徊在心肌周围的螺旋折返波（图19-9B）[31]。按照该理论，室颤心电图的紊乱表现归因于单个迂回螺旋波旋转穿过心室肌层形成的。Jalife[32]提出颤动的机制可能包括一个稳定的、周期性的折返波。这种折返波释放出“子波”，子波再迂回、分级（图19-9C）。按照该假说，局部不应期梯度形成了不稳定的子波，产生了心电图的颤动形式。

心室颤动的基质

复极和不应期的异质性

早期认为多种解剖和功能性的基质可以导致颤动动力学的发展[30]。房颤的早期研究提示不应期异质性是心脏颤动的必需基质。随后研究显示室颤可以发生在没有明显不应期离散的心脏（即正常心脏）[33]，或发生在使用电学均一模拟组织的模型研究中，但这些研究可能与临床不相关。在正常心脏很难诱发室颤，绝大多数的颤动发作发生在病变的心脏，而病变心脏的复极动力学梯度（和相应的不应期）几乎肯定异常。近来许多研究强调复极在折返基质形成中的重要作用，阐明跨壁复极特性本身就不均匀[34]。Antzelevitch[35]和其他研究人员[36]已经阐明，复极的跨壁异质性对各种药物或诱发的疾病状态下折返基质的形成起了重要作用。

Rosenbaum等近期提出了一种假说，该假说解释了复极异质性究竟严重到什么程度才能提供折返形成的基质，从而形成折返[37]。已经发现心脏动作电位时程（APD）前后两个心动周期的变化构成了T波电交替，T波电交替是与SCD危险相关性良好的心电图指标[37]。我们已经证实当心肌不同区域以“无序”方式发生电交替时（即一些区域处于长-短-长周期，而另一些区域处于短-长-短周期），产生了陡峭的复极梯度并且前后两个心动周期梯度方向相反，从而形成传导阻滞、折返和室颤[38]。

Laurita等[39]的相关工作阐明了期前收缩影响复极离散度，对室颤的易患性具有直接作用。随着S_1-S_2间期缩短，复极梯度下降，与之相应室颤易患性也下降，

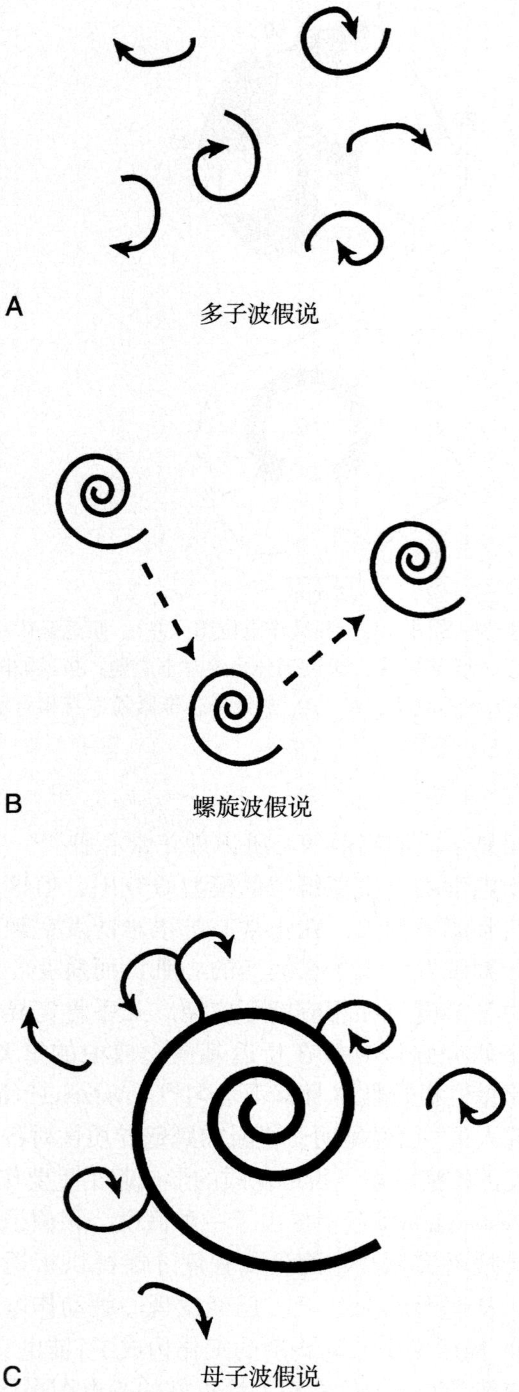

图19-9 颤动波阵面运行的各种理论图解说明。**A.** 多子波假说；**B.** 螺旋波假说；**C.** 母子波假说。

但是当S_1–S_2间期进一步缩短时，复极梯度上升，与之相应的室颤易患性提高（图19-10）。这种对于离散的双相调节作用可追溯到"易损期"的概念。该概念源自于Moe[30]等的重要研究，其阐明了心电图T波是最易发生室颤的时间窗。因此，复极离散和不应期显然在折返室颤的机制中起了重要作用。

重整假说

重整（restitution）是心肌的特性，它决定了在一个阶段的稳态节律后发生期前动作电位的宽度。期前收缩的动作电位宽度不仅取决于S_1–S_2间期，亦取决于期前收缩的前一心搏的动作电位时程。而且，已知穿过心外膜表层区域都有重整的动力学梯度[40]，因此有相同基础动作电位时程的心脏不同区域细胞，在相同的S_1–S_2间期后，也会有不同的期前收缩动作电位时程。理论上讲，如果重整动力学梯度足够陡峭，那么产生复极离散度也不一定需要既存的复极异质性[40]。但是，已知心脏组织在穿过心外膜组织和透壁表层表现出不均匀的复极，所以重整的作用可以提高现有的复极离散度，并促进室颤。

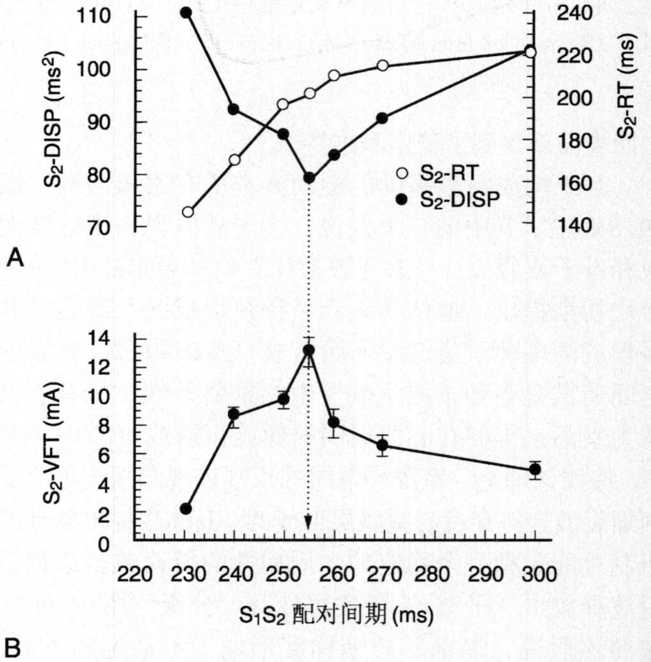

图19-10 离散度调节假说与室颤易损性。**A.** 平均复极（S_2–RT，空心圈）和复极离散度（S_2–Disp，实心圈）依赖于S_1S_2配对间期。**B.** 期前收缩的配对间期决定心律失常的易损性（S_2–VFT）。复极离散度（A，实心圈）和室颤易损性（B）受相似的双相调节，在相同S_1S_2配对间期（255 ms，虚线箭头）显示最低易损性（即最大S_2–VFT）和最低离散度。这种固有机制可以为中等配对间期给予的期前刺激提供保护。（From Laurita KR，Girouard SD，Akar FG，et al. Modulated dispersion explains changes in arrhythmia vulnerability during premature stimulation of the heart. Circulation，1998，98：2774–2780.）

描述室颤中重整作用的一个可能机制是“重整假说”，该假说陈述了当重整曲线（动作电位时程与舒张间期的散点图）斜率>1时，室颤就可诱发。例如，当波阵面落在前波的末端尾部时，在前后波之间产生了舒张间期（diastolic interval，DI）梯度（假设曲度是不同的）。在重整陡峭的组织区域内，陡峭的重整将随着第二个波阵面形成大的动作电位时程离散度。波的一些区域可能因舒张间期太短而不能扩布，导致波阵面碎裂。该理论由Garfinkel等[41]证实，他也曾经用药物使重整曲线斜率变平，并降低室颤的易损性。Koller等[42]发现提高细胞外钾浓度有助于降低重整曲线斜率≥1的部分，能够将室颤转为周期性节律。其他研究人员在多种类型的心脏组织中发现重整曲线的双相特点，亦是室颤易损性的重要决定因素[43]。新近，已经将重整假说应用于动作电位时程和传导速度的重整曲线[44]。

心肌缺血

室颤通常由急性心肌缺血造成。在实验条件下的正常组织使用期前刺激很难诱发室颤；但是在缺血组织，期前搏动增加不应期的离散，并有利于形成快速性心律失常[45]。其原因是由于缺血过程发生了各种电学改变，以及继发形成的各种基质促进了折返和室颤的形成。

在细胞水平，急性缺血使静息膜电位除极，降低了动作电位的最大上升速率和幅度，降低了动作电位时程[46-48]，也降低了细胞间偶联[49-51]。细胞膜除极很大程度归功于细胞外钾的聚集[52]，同样复极后的不应状态亦与细胞外钾聚集有关[53]。酸中毒能够产生静息膜电位的小幅度除极[54]，也降低了缝隙连接的传导性以及细胞间的偶联。缺血过程中发生了电学改变的最终结果是传导速度减慢、不应期离散度增大和交替波，形成了能够产生折返和碎裂波的基质。

愈合的心肌梗死

急性心肌梗死发生后组织愈合和瘢痕形成的进程包括梗死区域的坏死，亦存在非梗死区域的肿胀和肥厚，以代偿心肌梗死丢失的心肌[55]。心梗后肥厚心室动作电位时程的不均匀延长[56]和（或）缝隙连接蛋白表达的改变[57]都可以造成复极的异质性。愈合的梗死灶也为心律失常提供了解剖基质。梗死可呈形成附加通路的单一存活心肌束或复杂的心内膜下片状结构，后者通过多个连接束与周围心肌连接，形成了复杂的网状传导组织，可以促进多种折返环路的形成。特别是合并传导减慢和结构异常，作用更显著，因为在激动能力低下的组织，在通过障碍后波阵面分裂，并在障碍内部边缘（波阵面分裂的地方）绕圈，形成“8”字形折返[58]。而在正常的有激动能力的组织，激动波往往在阻滞的另一侧重新形成。

心室颤动的自主神经调节

众所周知，交感神经张力增强增加SCD的风险，而迷走反射增强具有相反作用[59-61]。犬模型的研究显示去除犬左侧的心脏交感神经，或行左侧星状神经结切除术，提高了急性心梗期间的存活率，降低了心律失常的发生[62]。相反，通过冷冻单侧阻滞右侧星状神经结增加了冠脉阻塞后心律失常的发生[63]。许多临床研究显示β肾上腺素受体阻滞剂对预防心梗患者SCD的发生可能有帮助[64-67]，而抗α-肾上腺素药物则无此效果[68]。

研究显示在急性心肌梗死期间，穿行分布在心室壁的交感神经受到损伤，形成了去神经支配的高敏感性[68]。反过来，这将引起对心室的β肾上腺素刺激后反应空间上不均一，从而形成了折返激动的可能基质。尚需进一步的研究来完整地阐明β肾上腺素刺激和致心律失常的机制。

心室颤动的遗传基质

Brugada综合征是一种以ST段抬高为特征，与缺血、QT间期延长、电解质异常或器质性心脏病无关的心脏疾病[69]。Brugada综合征患者由于易发生心室颤动而有高SCD风险。该综合征是由编码心脏钠通道的基因（*SCN5A*）突变造成[70]，常见于东南亚，是该地区年轻男性第二大死亡原因。在欧洲，尽管女性患者的症状往往轻于男性患者，总的说来，性别差异不显著。Brugada综合征患者经常在睡眠中死亡，已经提示可能与婴儿猝死综合征（sudden infant death syndrome，SIDS）可能有关[71]。

Brugada患者发生心室颤动的机制与突变的晚期延迟内向钠电流功能减退相关，该电流控制着利于复极的平台期电流的平衡。这就是为何任何进一步钠通道功能的损伤（如使用钠通道阻滞剂）会加重这类疾病的心电图和致心律失常发作的原因[72]。由于心外膜（而非心内膜）的细胞具有瞬间外向钾电流（I_{to}），它们特别容易受Brugada综合征钠通道突变复极作用的影响。相对于心内膜动作电位，明显选择性地缩短心外膜动作电位可以在平台期形成跨壁电压梯度。反过来，这也是这些患者出现特征性ST段抬高表现的原因[73]。跨壁动作电位梯度也是室颤的可能机制（例如2期折返）。

总之，室颤是一种伴随许多明显不同电生理机制的复杂心律失常。毫无疑问，它与上述疾病状态密切相关。虽然多数室颤与急性缺血或愈合的心梗相关，但是室颤可以发生在无器质性心脏病时，如遗传性疾病——Brugada综合征。需要进一步了解这些机制以指导研制新型的最终应用于治疗和预防室颤的药物和作用靶点。目前，我们还必须依赖于电除颤。无论室颤发病机制如何，电除颤是高度有效的治疗方法。

临床心电图学

对于发生室颤的患者，心电图的作用越来越重要。高危患者的心电图特征或能够导致室颤的一过性事件在临床上非常重要，能够被心电图发现。室速可以发生在室颤之前，在第17章——器质性心脏病合并持续性室性心动过速有讨论。

室颤高危患者的心电图特征

室颤起始阶段记录的心电图为判断该事件是否会突然发生猝死提供了研究的线索。通过医院遥测室的持续心电监测和动态心电图监测记录可以获得这些事件的证据。参与这些研究的患者冠状动脉疾病的发病率较高，大多数有频发或复杂的室性异位搏动。有大约10%的患者会发生窦性停搏、完全性心脏阻滞或心脏停搏等临终事件，而90%的室颤发作前有持续时间不同的室速或室扑发作[74~77]。也有报道在临终室性心律失常发作前有与急性心梗或冠脉痉挛相关的ST段和T波缺血性改变[74~77]。另有研究显示，心动过缓和电机械分离是严重的心衰患者和非缺血性心肌病患者猝死的重要原因[78]。这些发现对制定治疗策略以减少有猝死危险患者的死亡率具有重要意义。

在过去的10年里，心电图在发现有猝死危险患者的作用得到持续的发展，这些猝死与遗传疾病相关的室性心律失常有关。LQTS、Brugada综合征和致心律失常性右心室心肌病的心电图特征引起了广泛的注意，这对有这些疾病的年轻患者（特别对于从事运动员职业的患者）的猝死预防极其重要。

LQTS LQTS的心电图表现包括QT间期延长、T波形态异常、QT离散度增加、T波电交替以及儿童的相对性心动过缓（图19-11）。QTc间期的正常上限，女性是460~470 ms，男性是440~460 ms[79~80]。青春期后正常女性也能看到长的QT间期[81]。QT间期延长程度与晕厥危险不直接相关，但是当QTc间期超过600 ms时恶性心律失常更为频繁[81]。诊断所遇到的困难是有该综合征的患者QT间期变化为一过性，随机记录的QTc值可以在正常值之内[82]。Garson[83]报道6%的LQTS患者有正常的QT间期。国际注册中心的数据显示QTc间期低于440 ms的家庭成员中10%会发生心脏骤停[84]。因此，对于高度怀疑LQTS的患者，即使心电图记录的QTc间期正常，特别当QTc间期处于临界范围，也不能排除该诊断。运动可以增加LQTS患者的QTc间期，但是对于LQT3型患者的作用不如其他基因类型明显[85]。大约62%的LQTS患者T波双向或有切迹，有心脏事件的患者发生的比例更高[84]。该综合征的心电图典型特征在胸前导联V_2~V_5表现得特别明显。运动可诱发T波切迹的出现。QT间期的离散程度是用12导联心电图上最长和最短QT间期之差来测量的，在LQTS患者有所延长[87]。这被认为是复极离散度增加。使用β受体阻滞剂治疗的患者如果QT离散程度没有变化，说明其有心脏事件的高风险[84]。T波电交替是T波的幅度和极性发生逐波变化。它是心电不稳定的标志，易发生尖端扭转型室速[88]。LQTS的儿童静息心率往往低于正常，对运动的反应呈变时反应迟钝[81,89]。尖端扭转型室速是与LQTS有关的室性心律失常，其特征是QRS波群沿轴向转动，呈现幅度波动。其发作的起始通常与落在T波上的长间歇依赖的室性期前收缩有关[90~92]。

Brugada综合征 Brugada综合征的心电图形式包括：（1）V_1的末端有R′波，呈完全或不完全右束支阻滞图形；（2）在V_1导联或V_1和V_2导联的ST段弓背向下（凹形）抬高0.1mV；ST段弓背向上抬高（马鞍形）0.1mV；（3）抬高的J点后出现下斜型ST段，并终末为一负向波（三角形）[92]。同一患者行系列心电图比较，可以看到ST段抬高从一种形式转变成另一种形式、正常化和逐渐形成的右束支阻滞图形。图19-12的A~C是同一患者在阿义马林试验过程中发生变化的Brugada心电图例子。据报道人群中0.07%~0.7%有Brugada心电图特点，主要为男性，亚洲人群尤为显著[95~100]。其患病率看来依赖于所用的诊断标准。马鞍形ST段抬高更常见。日本和欧洲以社区为基础的人群研究发现0.1%~0.26%有典型穹隆形的ST段[98~100]。在一项日本研究人群的健康检查中进行了心电图检查，所有类型Brugada心电图的人群患病率为0.7%[97]。心电图有Brugada形态的人群中，38%为穹隆形ST段抬高，62%为马鞍形ST段抬高。在相同研究中，41%呈V_1的rsR′表型，59%呈V_1的RsR′表型。ST段呈穹隆形的患病率是0.26%，伴穹隆形ST段抬高的"典型"Brugada心电图形态和V_1呈rsR′表型者为0.12%。如果只考虑男性群体，2.14%的人群符合Brugada心电图形态标准，但是男性中典型的Brugada心电图形态仅为0.38%[98]。Hermida[97]研究的欧洲人群中，ST段抬高的患病率为6.1%，但符合Brugada心电图形标准的61人中仅一人（0.1%）呈穹隆形。其他人均呈马鞍形。

Brugada心电图类型的预后意义很难评价。Brugada报道在无症状的住院人群中心律失常事件发生率为8%[100]。ST段抬高的程度和类型需对以社区为基础的人群中无症状个体作进一步的危险分层研究。Matsuo[95]评价了1958年年龄小于50岁患者的死亡率，这些患者具有直至1999年的每年两次体检记录的心电图，共发现32名有Brugada类型心电图的患者，其中7名突然死亡或死于无法解释的事件。尽管有Brugada类型心电图患者的总体死亡率没有增高，但是意外死亡率明显增加。Miyasaka[98]、Takenaka[99]或Priori[101]的研究没有观察到死亡率的增加。在Osaka人群中，平均随访2.6年，981名有Brugada类型心电图人群中有一人猝死[98]。Atarashi[102]报道，有Brugada心电图类型的人群随访3年，发现有症状患者无心脏事件的发生率是67.6%，而无症状组无心脏事件的发生率是93.4%。穹隆形ST段抬高看来与心脏事件相关。院内研究显示较高的心脏事件发生率可能反应了转院病种是以有猝死家族史患者为基础的现实。判断Brugada心电图标准不同或对心电图不同的解释影响了对Brugada心电图类型的诊断，而且多数研究的随访时间太短，无法对长期预后做出明确的结论。

致心律失常性右心室心肌病 致心律失常性右心室心肌病（Arrhythmogenic Right Ventricular Cardiomyopathy, ARVC）患者窦性心律时心电图有许多明显不同的特征（图 19-13）[103]。右胸前导联的QRS波群延长程度

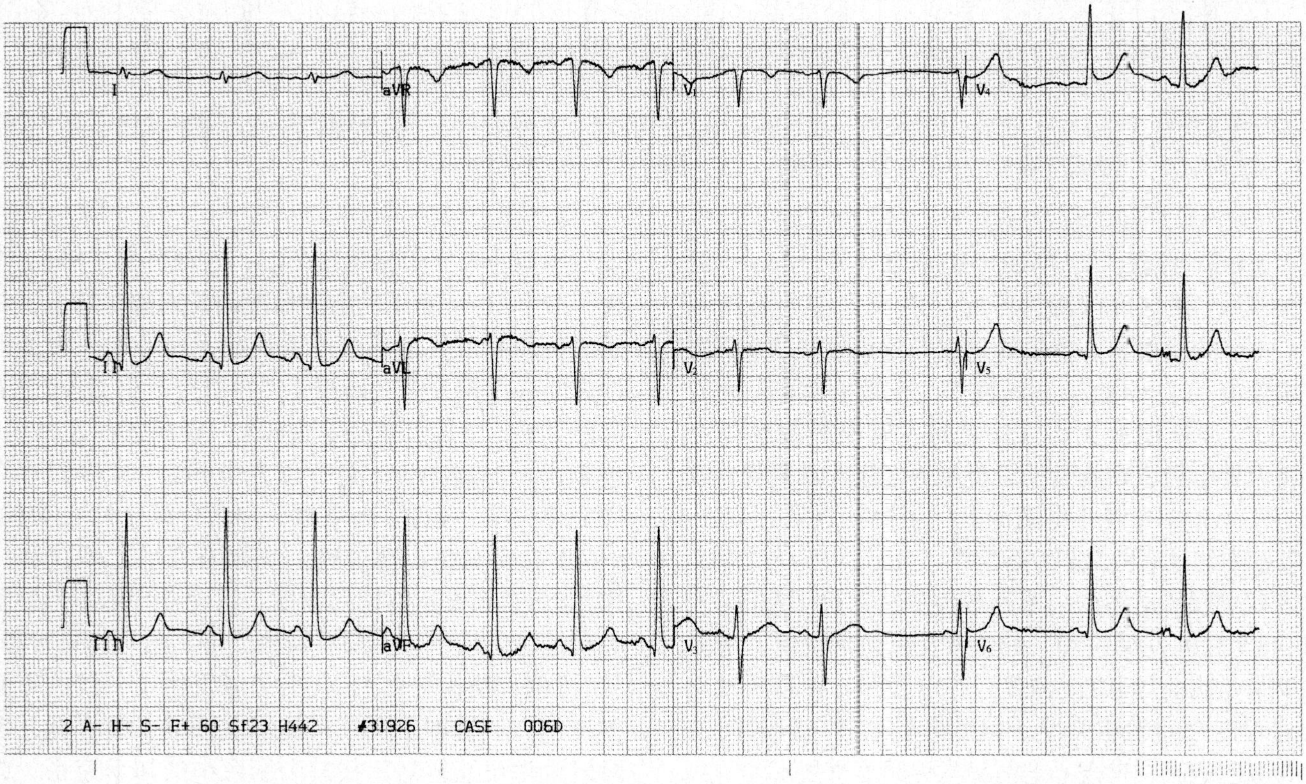

图19-11 家族性长QT综合征患者的12导联心电图。注意QT间期延长和T波异常。

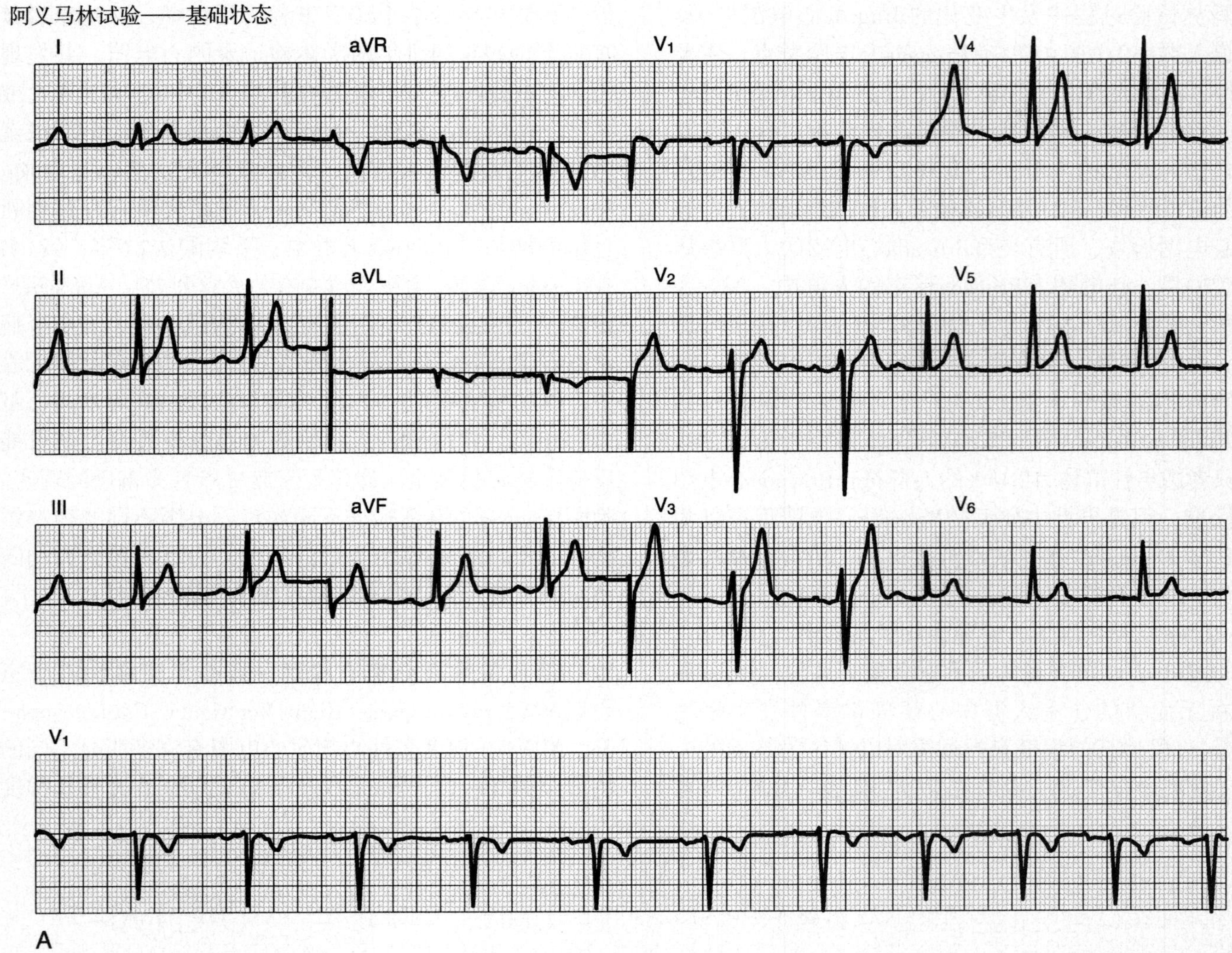

图19-12 阿义马林（Ajmaline）试验中记录的同一患者Brugada心电图形态的系列改变。（**A**）基础状态下12导联心电图记录；（**B**）注入阿义马林 2min后，右胸前导联可见ST段弓背向上抬高；（**C**）随后V_1~V_3的ST段明显抬高。

远远大于I或V_6导联。V_1导联的QRS通常长于110 ms（灵敏度55%），并且可以看到不完全右束支传导阻滞图形[104]。30%的病例右心室传导延迟导致V_1导联的QRS波群终末部有一个小电位，称ε波[103]，胸骨上面和下面的双极记录可将ε波放大。方法是将左臂电极放在剑突上，将右臂电极放在胸骨柄，将左腿电极放在常规V_4或V_5处 [105]。ARVC患者心电图的其他主要特点是，42%~54%患者胸前导联的T波倒置[105,106]。 Metzger[107]经过对20名患者12导联心电图的一系列数值分析评价了ARVC平均71±48个月的发展进程。90%患者有异常发现。最多见的异常是胸前导联T波倒置。心电图和心脏彩超发现的疾病程度之间无相关性。14名患者经过一段时间的多次心电图记录，发现心电图异常无明显进展。

ARVC相关的室性心律失常的典型表现为V_1导联呈现为类似左束支传导阻滞图形，电轴可变。Nana [106]报告了37个ARVC家系的临床概况和长期随访情况，证实了心脏彩超所见的病变严重性和室性心律失常的严重性之间存在相关性。该相关性在所有严重ARVC患者中都能见到，中等严重患者为82%，轻症患者为23%。总体来说，132名ARVC生存患者中60名（45%）存在室性心律失常，包括1名室颤，14名持续室性心动过速，8名非持续室性心动过速，16名有室性二联律和三联律，8名有频发室性期前收缩。运动介导的多形性室性心动过速可见于13例没有其他已证实的心律失常患者。只有1例诊断为轻度ARVC的患者发生了持续的室性心律失常。尽管本研究资料显示室颤的发病率低，但实际发生率可能较高。在37个家系中的19个家系，先证者在年轻时死亡，尸检时明确了诊断。可以推测其中

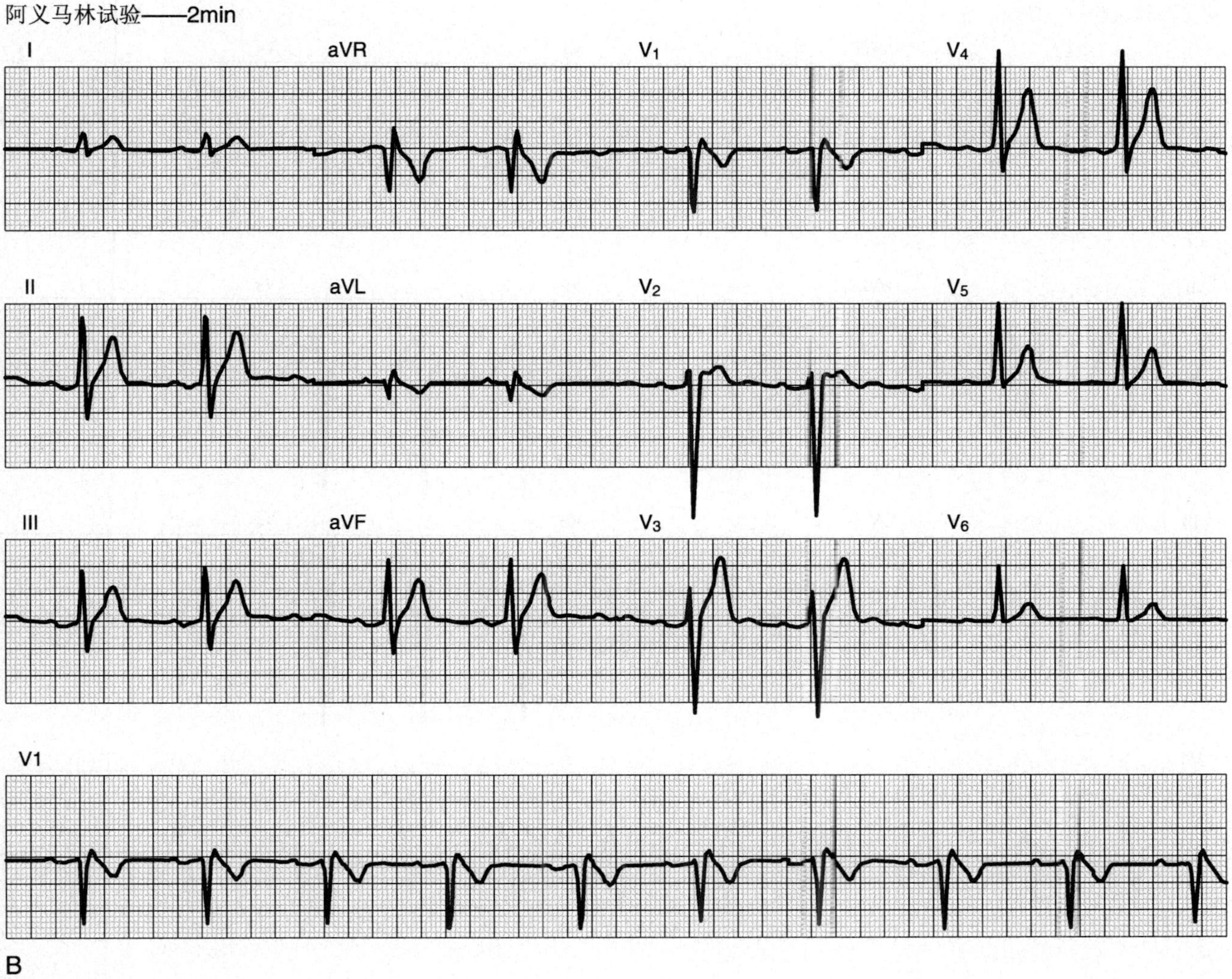

图19-12 续

一些研究对象发生了心室颤动。图19-14示ARVC的十几岁男孩植入ICD后记录的心电图和频发的非持续性室性心律失常。记录的是该男孩夜间睡眠时室颤的突然发作，并成功终止。在此之前该患儿无晕厥或持续室性心律失常史。

诊断评估

对于从短阵自发室颤中复苏患者的研究旨在于确定这一短阵的室颤是否由一过性或可逆性原因造成，识别存在器质性心脏病的种类和程度，确立室颤的机制，认识共存的可能与以后抗心律失常治疗相互作用的疾病状态，以及评价/监测所选用的抗心律失常治疗。对每一种情况，完整的病史和体格检查都是至关重要的，在此不做进一步的讨论。

一过性或可逆原因的评估

继发于可逆或一过性原因的室颤，恰当处理方法为：纠正可逆原因，短期治疗，或在等待一过性原因的自动恢复期间密切观察[108]。通常经过仔细观察可以较容易地识别有这些特征的室颤的发病原因。复苏后尽早检测血清电解质可以发现电解质异常。导致室颤最常见的电解质异常是低钾和低镁血症，或两者都有。考虑室颤发作完全是由于低钾或低镁，或合并二者引起，必须清楚室颤复苏过程中交感神经状态导致细胞外的钾和镁重新分布，使之进入细胞内。因此，室颤后的相对低钾、低镁，或合并低钾、低镁很常见[109]。只有明显的低钾、低镁或合并二者，并确信可以预防以

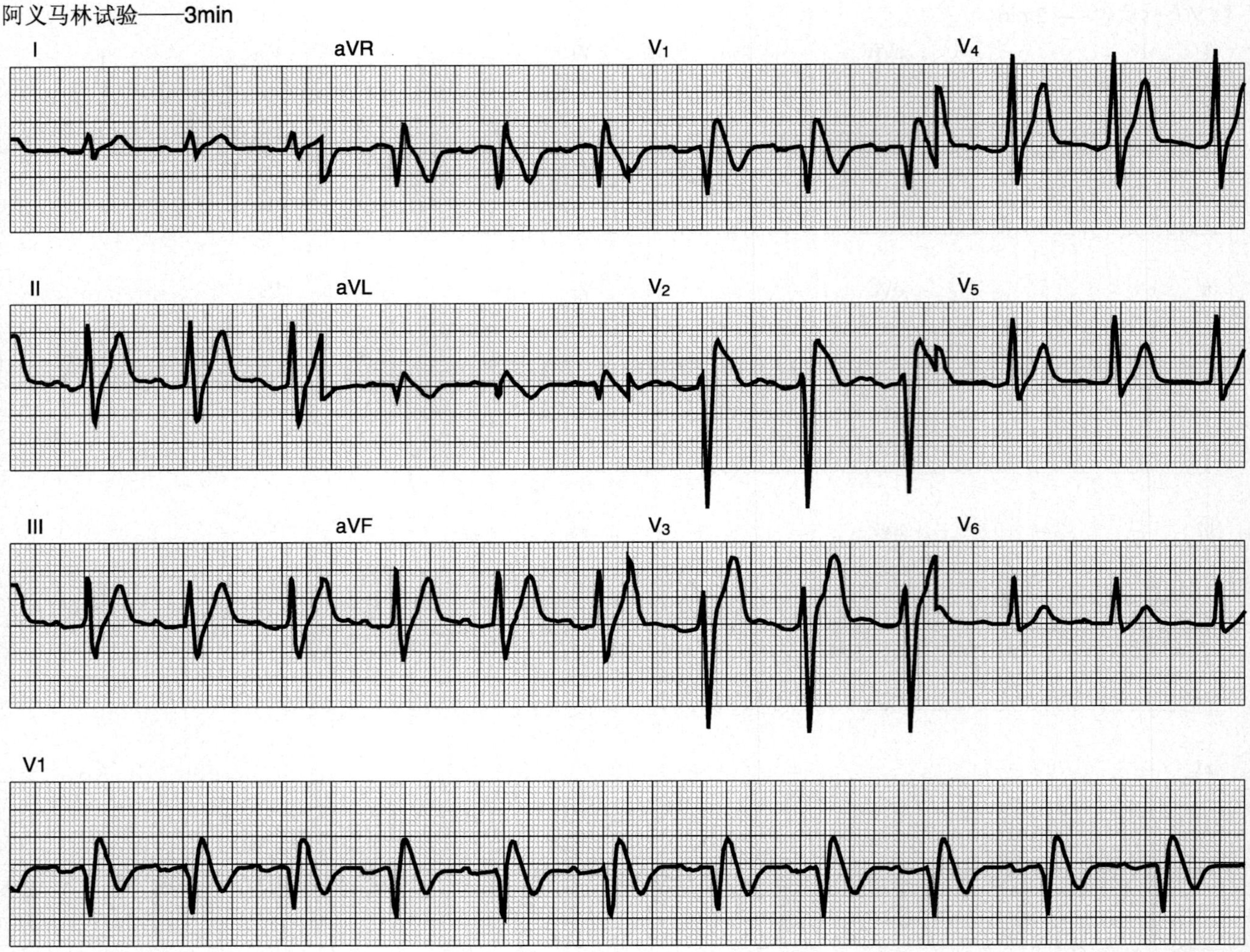

C

图19–12 续

后室颤的发作，才可以认为室颤是可逆原因所致。

早期行12导联心电图和心肌坏死的血清标志物（CKMB、肌钙蛋白）检查可用以识别发生在心梗急性期（前48h）的室颤。证据表明Q波心梗的急性期发生室颤的危险仅仅是一过性的[110]，然而在非Q波心梗发生室颤的危险也可以为一过性的[111]。但是如果说明急性心肌坏死的惟一证据是代表坏死的血清标志物轻度升高，研究者必须避免将室颤发作的原因完全归于急性心梗，因为这种升高可能是继发于室颤引起的心脏停搏，而不表示其为首发原因。

室颤另一个常见的可逆的、一过性原因是抗心律失常药物的应用[112]——典型的“抗心律失常”药物；有电生理作用的其他药物；以及药物滥用，尤其是可卡因。根据病史可以发现患者曾经使用过这些药物。但是如果研究者认为从高危人群中无法如期得到曾经使用这些药物的报告，应该申请行毒理学筛选。当患者汇报了使用治疗性药物时，早期确定药物的血清浓度很重要，血清中药物相关毒性与血清药物浓度有关（如洋地黄）。

最后，如果室颤发作所伴随的严重生理紊乱状态不会反复发生，那么室颤的发作也可认为是可逆的。这种状态包括手术后即刻出现的室颤、伴脓毒血症和伴血流动力学不稳定状态的室颤，尤其当生理紊乱需要使用拟交感神经药物治疗的状态。

器质性心脏病的诊断

对于世界大部分地区来说，促使室颤发生的最常见的器质性心脏病是冠状动脉粥样硬化性心脏病和充血性或肥厚型心肌病。因此，大多数从室颤复苏的患

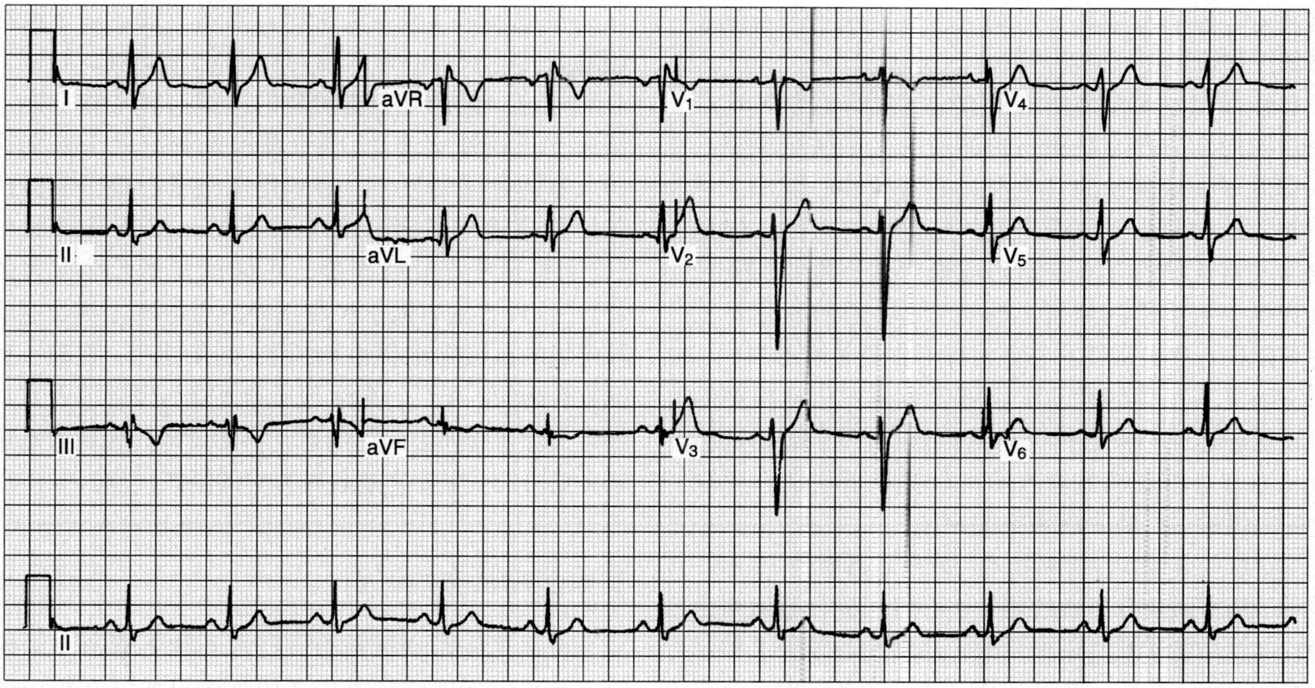

图19–13 致心律失常性右心室心肌病的19岁男性患者12导联心电图。V_1导联可见ε波。

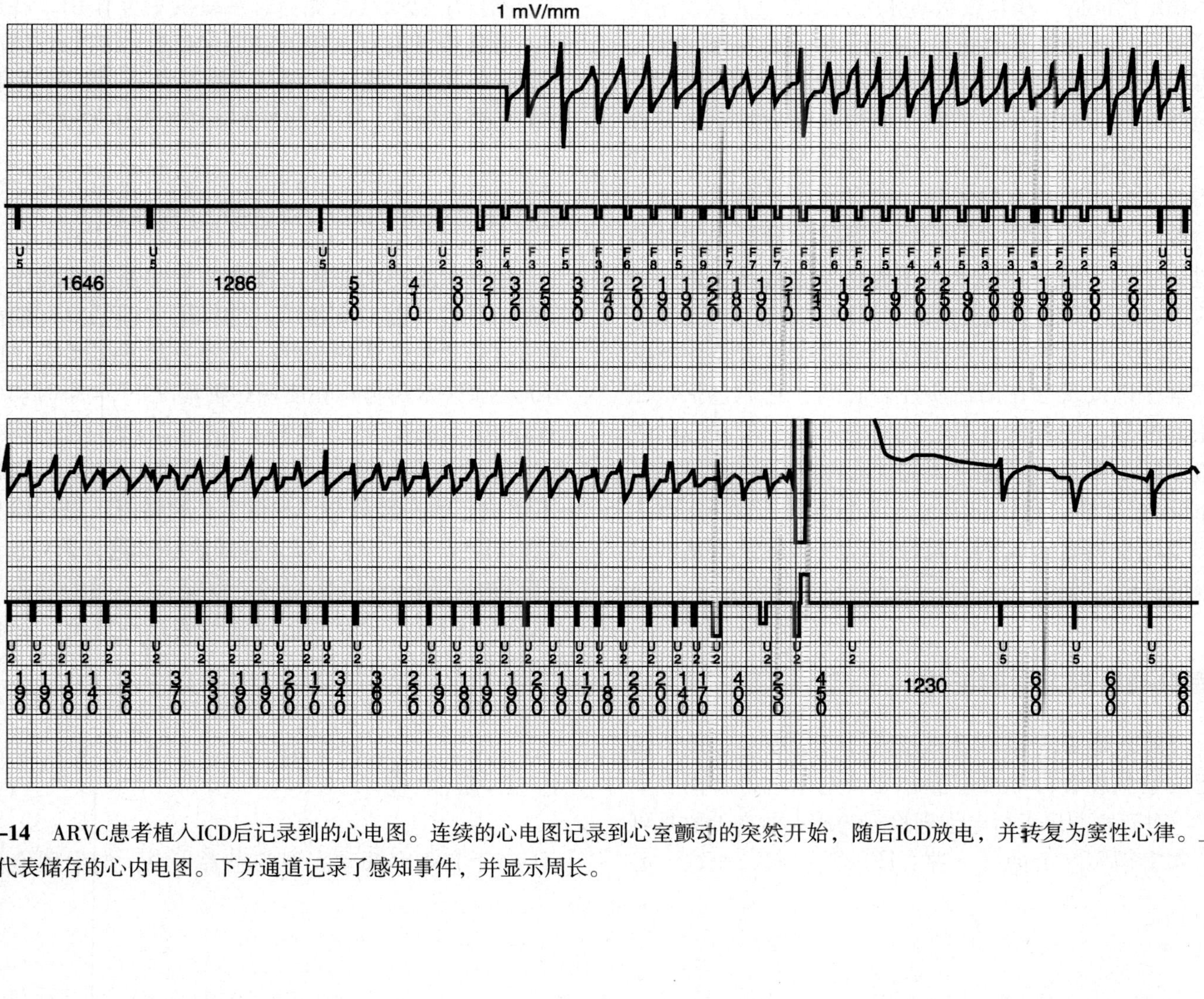

图19–14 ARVC患者植入ICD后记录到的心电图。连续的心电图记录到心室颤动的突然开始，随后ICD放电，并转复为窦性心律。上方通道代表储存的心内电图。下方通道记录了感知事件，并显示周长。

者需要行心脏彩超检查、运动试验（需或不需心肌灌注显像）和冠脉造影的心导管术。

心脏彩超主要作为体格检查的辅助方法来发现心肌或血管的器质性心脏病，尤其适用于证明肥厚型心肌病和发现临床漏诊的其他形式的器质性心脏病。尽管心脏彩超对左心室收缩功能的定量也有帮助，但是核素左心室成像和左心室造影成像对这个重要的预后变量提供了更精确的判断。重要的是，心脏彩超对于发现早期致心律失常性右心室发育不良灵敏度不高。

室颤复苏患者的运动试验可以为诱发运动相关的心肌缺血和运动相关心律失常提供信息[113]。运动试验合并核素和心脏彩超显像技术可以提高可逆性心肌缺血诊断的灵敏度、特异度和空间定位。

尽管这些非侵入性诊断技术可以发现器质性心脏病，但是对于从室颤复苏患者的器质性心脏病进行精确和完全的解剖及功能诊断是很重要的，这常使心导管术和冠脉造影变得很有必要。偶尔，结合有关自发室颤病史获得的信息(尤其是发病前伴发心绞痛的生理和情感应激)、运动试验证明有可逆的心肌缺血（尤其有伴心室电不稳定的证据）和有冠状动脉疾病证据（尤其当不伴有严重左心室功能不全时），可提示阵发性室颤可能是由可纠正的心肌缺血引起。尽管有报道认为这种情况下行冠脉血运重建术可以预防一些患者随后的室颤发作[114]，但是其作用难以预测。因此，习惯上认为血运重建术治疗不足以防止室颤复发，而应给予长期抗心律失常治疗；或血运重建术治疗后经静脉导管行电生理检查过程中给予程序刺激证明不能诱发室速或室颤——尤其当术前导管电生理检查证实可诱发室速或室颤时。

有时，对有可疑高危指数的选择性患者需要特殊检查程序以发现存在的器质性心脏病。它们包括核磁共振诊断致心律失常性右心室发育不良、导管心内膜活检诊断心肌炎以及静注 I 类抗心律失常药物以诊断 Brugada 综合征。到目前为止，可推荐用于诊断室颤患者的基因检测尚未成熟，但是用以该病诊断的基因检测未来有望实现。

心室颤动机制方面的证据

目前，是否应该对所有经历过可逆或一过性原因引起的室颤患者行常规经静脉导管电生理检查尚有争议[115]。对有室颤患者行电生理检查的最大潜在价值是可以证实室颤实际上由另一种心律失常引起，而这一心律失常可以用其他方法治疗。当然，最适用于经导管消融的其他快速心律失常可以恶化为室颤，如室上性心动过速（包括有心室预激的房颤）和某些室速（包括束支折返性室速）。电生理检查也有助于鉴别存在持久室速基质的患者（特别是那些有心肌瘢痕能诱发单形性室速的患者）和不存在持久室速基质的患者（特别是那些无心肌瘢痕、不能诱发单形性室速的患者）。这种鉴别有助于医师选择治疗方案，例如冠状动脉疾病的血运重建术很少使用，如果使用，在前一种情况是有用的。最后，电生理检查也能为以后植入 ICD 提供有关优化程序方面的信息。不管怎样，表现为室速的患者更可能受益于上述各种方法的潜在优点。

其他疾病状态的识别

识别其他影响对室颤进行抗心律失常治疗的疾病状态是研究者研究该类患者的重要目标。在使用依赖于肾和肝代谢为基础的抗心律失常药物时，以前需筛查肾和肝功能不全的生化指标。同样，抗心律失常药物的副作用包括与其他器官系统的相互作用。在此之前，需筛查该器官系统的功能完整性（例如胺碘酮治疗前行甲状腺功能试验和肺功能试验）。随访中根据需要重复筛选检查，作为参考基础评价发生的变化。

选择性抗心律失常治疗的评价和监测

评价和监测某些抗心律失常治疗需要选择做其他检查。尽管目前不常使用，选择用于抑制室性期前收缩的抗心律失常药物治疗，需要评价基线状态（即不用抗心律失常药物）和使用药物情况下 24 小时动态心电图和运动试验[113,116]。同样，使用抗心律失常药物抑制程序刺激诱发的室性心律失常需要分别在基础状态（不用抗心律失常药物）和使用药物情况下进行电生理检查评价[117,118]。当然，接受室颤治疗的随访患者通常需要长期的监测——最常用的是重复 24 小时的动态心电图检查。但是，没有直接证据说明这种监测对有心室颤动表现的患者有价值。

电生理检查

对于有心室颤动表现的患者来说，电生理检查的作用依赖于心律失常病因。继发性心室颤动与急性可逆的紊乱如缺血、电解质紊乱或心脏创伤有关；相反，原发性心室颤动与任何急性原因无关。对于继发性室颤最好的治疗方法是治疗促使室颤发作的特殊原因，电生理检查对于继发性室颤常常作用有限。因此，本章重点讨论在电生理实验室针对原发性心室颤动的治疗方法。对于原发性心室颤动，首先确定解剖基质是十分必要的。因为恢复期的心梗是原发性心室颤动最常见的原因，心脏彩超、运动试验和心导管检查都是重要的诊断手段。如果已经证实存在心肌缺血，血运重建术治疗（经皮或外科手术）将提高长期的生存率[119,120]。

室性心动过速和心室颤动诱发的比较

确定基础心脏疾病后，对于原发性心室颤动的危险分层进行电生理评价是非常重要的。普遍认为室性心动过速发生在心室颤动前，室性心动过速恶化后成为心室颤动，所以，在电生理实验室诱发出室性心动过速是心室颤动的预兆（图 19–15）。因此，电生理试验的目标是诱发单形性持续室性心动过速。对于陈旧性心肌梗死患者，20%~45%行电生理检查可以诱发出室性心动过速。室性心动过速的解剖和电生理基质已有详细描述。陈旧性心肌梗死范围、慢传导区域和不应期的异质性都有助于产生对程序刺激的特殊反应和室速的诱发。由于电生理检查时诱发室性心动过速已经详细描述（见第 17 章，器质性心脏病合并持续性室性心动过速），本部分的重点讨论室颤的诱发。

在电生理实验室诱发室颤和发生室颤事件之间的相关性很小，原因可能是两者都有一过性因素或室颤发作前都有室性心动过速[121]。先前有心脏骤停的患者，20%~50%电生理检查时不能诱发室颤。心脏骤停幸存者诱发出室颤的比例可达 25%，而存在单形性室性心动过速患者诱发室颤的比例仅有 3%。提示临床室颤患者诱发的室颤可能是自发室颤发作的特异预兆，而有室性心动过速的患者诱发室颤可能是程序电刺激后非特异反应[122]。

对于无症状的非持续性室性心动过速、冠状动脉疾病和射血分数低于 40%的患者，高达 6%的病例可以诱发出室颤或多形性室性心动过速[117]。临床指标不能鉴别出能否诱发出心律失常的患者。不能诱发出心律失常患者和诱发出非持续性室性心动过速患者、诱发出持续性单形性室性心动过速患者或诱发出心室颤动患者的射血分数无明显差异（图 19–16）。在这 6%可诱发心室颤动或多形性室性心动过速患者中，随访期间17%发生猝死[120]。出现可以诱发的持续室性心律失常和治疗中持续存在可以诱发的持续室性心律失常是猝死显著的单变量预测指标。但是，只有治疗中持续存在可以诱发的持续心律失常才是 SCD 独立的预测指标（图 19–17）。

与室颤诱发有关的电生理特征

很难理解为什么有些患者在临床电生理实验室可以诱发出心室颤动，而有些患者却不能诱发。因为使用多个紧密相连的期前刺激，或在 T 波上使用电击，可以在完全正常的心脏诱发心室颤动，通过导管刺激诱发心室颤动不一定预后不好。电生理试验诱发心室颤动的非特异反应可能存在很多原因，包括正常心肌的局部分级反应，或由于短配对间期而使传导阻滞逐渐降低。这看来与不应期和传播的离散度关系不大，而更多与正常心肌的局部分级反应有关。基于上述原因，期前配对间期通常不短于 180ms，因此避免了诱发出没有诊断价值的心室颤动[123]。对程序刺激的非特异反应和诱发心室颤动的其他原因包括在临近刺激电极处隐匿传导增加和局部激活时间的延长。心室颤动诱发前潜伏时间增加（图 19–18）[124]

程序刺激时偶联紧密的期前刺激能够诱发心室颤动的另一种假设是传导延迟。传导减慢本身使得刺激电极附近和远处激动时间的离散。期前刺激的传导减慢使得起搏远处较起搏部位有更长配对间期。这些因素导致不应期的离散，使期前搏动后的不应期在起搏部位远处较起搏部位更长。这样就允许附加的期前刺激诱发心室颤动。所以，评价技术本身改变了我们对心律失常的评价（表 19–1）[125]。另外间接证据认为，陈旧性心肌梗死中心室颤动的机制可能与慢传导范围和稳定的折返环有关。偶尔，使用 I 型抗心律失常药物治疗能够使多形性室性心动过速/心室颤动转变为单形性室性心动过速 [126]。这些心动过速已经在手术室中标测，可以经过心内膜切割而获治愈。在正常心脏和可诱发的多形性室性心动过速/心室颤动患者，没有观察到同样的现象。因此，使用 I 型抗心律失常药物可能有助于在电生理室鉴别非特异性和特异性发现。

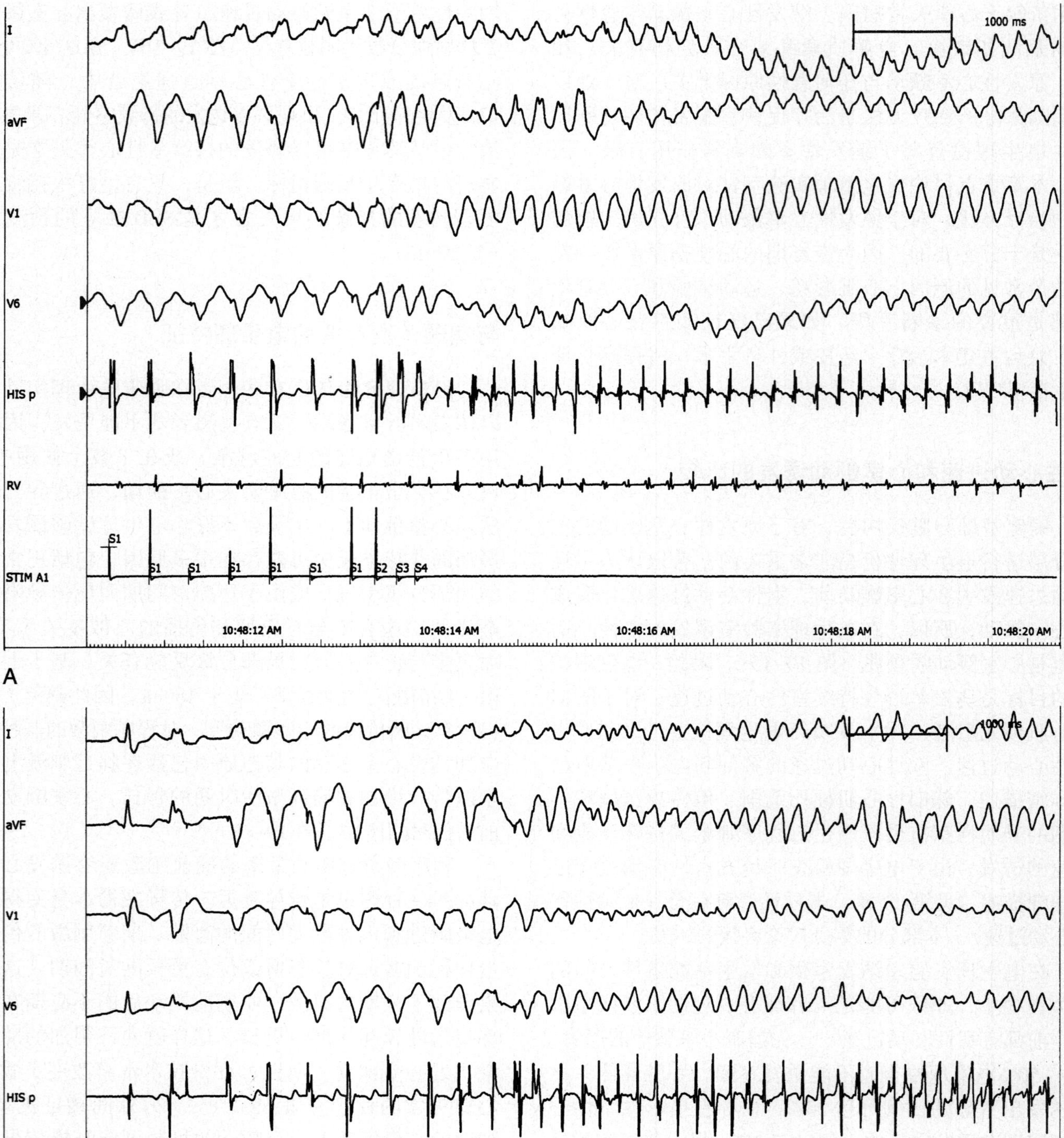

图 19-15　A. 对 1 例心脏骤停患者用 3 个期前刺激诱发快速的单形性室速。**B.** 随后3 个期前刺激诱发了室颤。

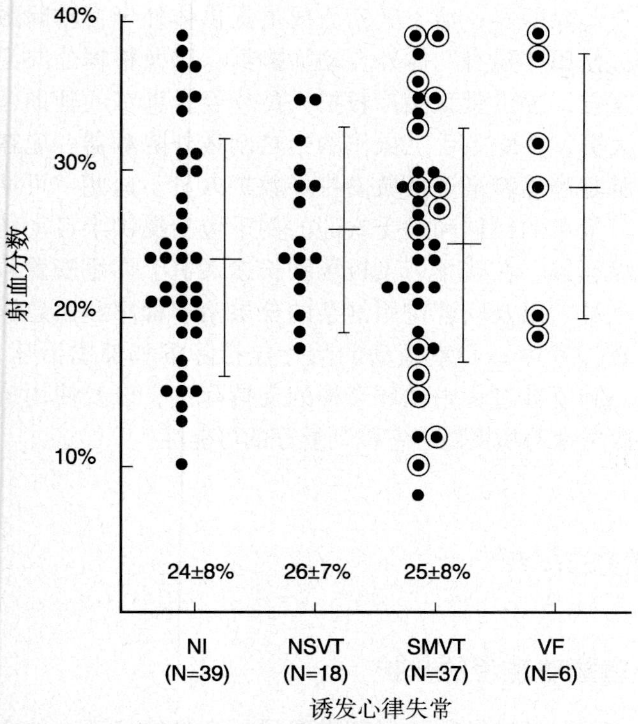

图 19-16 根据基础状态诱发室性心律失常分层的左心室射血分数散点图。竖线代表每组均数±SD。带圈圆点代表诱发出的心律失常被抑制的患者。NI：不能诱发；NSVT：非持续性室性心动过速；SMVT：持续性单形性室性心动过速；VF：室性颤动。*P*值=各组之间差异无统计学意义。（Reproduced from Wilber DJ，Olshansky B，Moran JF，et al. Electrophysiological testing and nonsustained ventricular tachycardia：Use and limitations in patients with coronary artery disease and impaired ventricular function.）

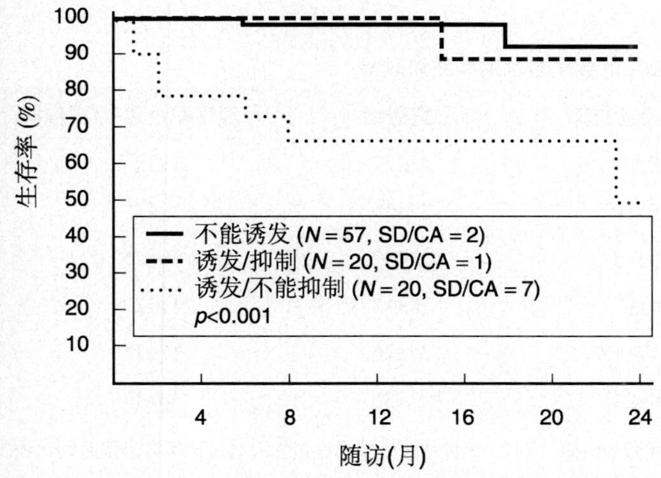

图 19-17 根据保险统计 97 名患者心脏猝死或心脏骤停的发生率，按照治疗亚组分层。系列药物试验过程中 3 名心脏骤停患者不包括在分析中。CA：心脏骤停；SD：心脏性猝死。（Reproduced from Wilber DJ，Olshansky B，Moran JF，et al. Electrophysiological testing and nonsustained ventricular tachycardia：Use and limitations in patients with coronary artery disease and impaired ventricular function.）

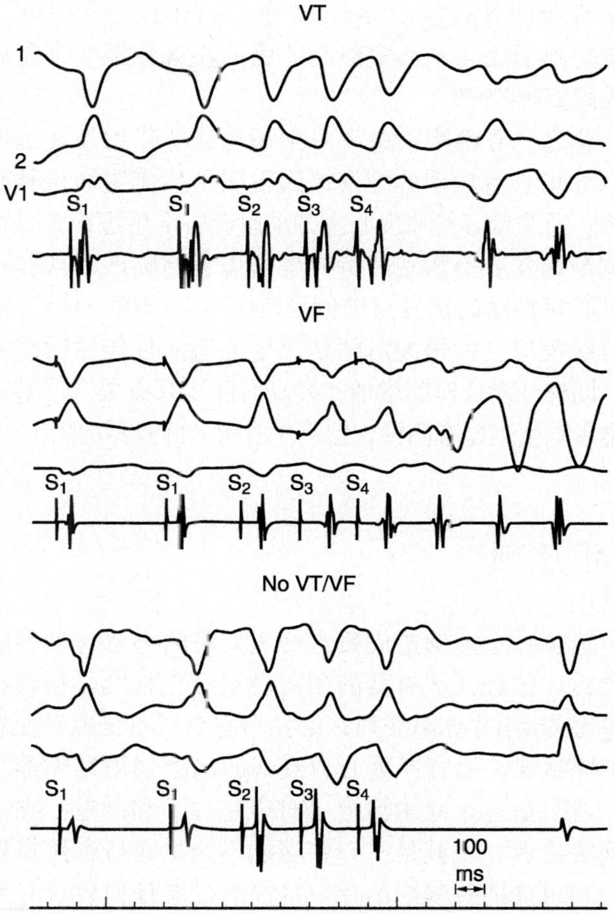

图 19-18 心电图 I、II 和 V_1 导联以及心室电图。**上图**：基础刺激（S_1）的最后 2 个心室刺激图和诱发出持续性单形性室性心动过速的 3 个期前刺激。**中图**：诱发室颤。**下图**：不能诱发室性心动过速或心室颤动。VF：心室颤动，走纸速度 100 ms/cm；VT：室性心动过速。（Reproduced from Avitall B，McKinnie J，Jazayeri M，et al. Induction of ventricular fibrillation versus monomorphic ventricular tachycardia during programmed stimulation：Role of premature beat conduction delay. Circulation，1992，85：1271-1278.）

预后和临床相关性

对于心脏骤停的幸存者已经广泛使用电生理检查来评价其预后价值。心室颤动能够重复诱发是心脏骤停再发的强烈预测指标。但是，程序刺激不能诱发心律失常并不一定有好的预后。在有冠状动脉疾病的特殊亚组病人，LVEF值低于40%、伴有无症状非持续性室性心动过速和不能诱发的心律失常，其相对的死亡危险是1.8[119]。

另外，许多二级预防试验支持给院外心室颤动幸存患者植入除颤器，不管这些患者的电生理检查结果如何都会使其获益。CASH试验、AVID试验和CIDS试验支持给予无可逆心室颤动原因的心脏骤停幸存患者植入除颤器[127,129]。

总之，心室颤动患者电生理检查的作用正在进展中。如果心室颤动的继发原因很明确，需要纠正基础诱因。通常推荐给原发心室颤动患者行电生理检查，程控刺激诱发心室颤动的特异度随患者的临床表现而不同。心室颤动的诱发与慢传导范围（陈旧性心梗）、局部分级反应、由短配对间期产生的递减性传导阻滞有关；同样与潜伏时间增加和激动时间延长有关。尽管这些患者电生理检查阴性，但仍然有植入除颤器的指征。

治疗原则

预防心室颤动造成死亡的主要策略方法包括预防和治疗。已经证实有益的预防性治疗包括给心梗或心衰患者使用β受体阻滞剂；给左心室功能不全患者使用ACE抑制剂；给有严重心力衰竭的患者使用螺内酯治疗；进行血运重建术治疗（对于左主干和严重三支血管病变患者，尤其是左心室功能不全患者行旁路搭桥术）和可能的胺碘酮治疗。目前尚没有任何设置对照的试验显示其他抗心律失常药物可能减少心室颤动发生、猝死或整体死亡率。预期发生的心室颤动（即这种心律失常发生危险特别高的患者）治疗应包括：植入自动除颤器；给予其家族成员提供体外半自动除颤器；使用“随身”体外自动除颤器；以及根据公共卫生观点，提供紧急医疗救护人员或经过训练的辅助营救人员，并配备手工操作的半自动体外除颤器。应在心脏骤停患者最近区域安排好救护人员。这些“可期待”策略的最佳和最受欢迎的例子包括提供半自动体外除颤器，在赌场、飞机场和长途飞机上训练安置救护人员，以及联合应用复杂的分层治疗程序和紧急医疗救护程序。心室颤动的治疗包括除颤和辅助治疗，如心肺复苏过程中循环衰竭的支持疗法，以及使用抗心律失常药物提高心室颤动复苏的可能性。

循证治疗

心室颤动患者的救护

心室颤动最佳的复苏需要尽早恢复维持灌注的心脏节律，同样在复苏过程中需提供最大可能的脑血流和冠脉血流。机械辅助治疗，能够在心肺复苏过程中提高心排血量，在动物实验以及临床试验中能够提高心室颤动的复苏效果。机械辅助治疗已经证实能够提高心室颤动的早期复苏和患者生存从而能入院接受进一步治疗[128]。尽管缺少关于出院存活率提高的确切临床试验，这种干预措施可能提高心室颤动患者的长期预

表 19-1 用以计算累积潜伏期和激动时间的 S_1S_2、$S_1S_2S_3$ 和 $S_1S_2S_3S_4$（ms）的标化潜伏期和激动时间

室性心动过速	心室颤动	无室性动过速/心室颤动	室性心动过速	心室颤动	无室性动过速/心室颤动
S_2 4±4*	17±13	1±6*	2±6*	43±27	1±12*
S_2 5±5	10±14	1±6*	6±10*	22±20	1±12†
S_3 4±5*	14±23	5±12*	8±15*	31±32	10±15*
S_2 4±8	8±10	1±6*	4±9†	16±15	1±12†
S_3 12±14	20±20	5±12*	17±17†	37±26	10±15†
S_4 7±18	14±27	7±13	8±22†	33±36	14±17‡

S_1S_2、$S_1S_2S_3$ 和 $S_1S_2S_3S_4$（ms）的标化潜伏期和激动时间可用来计算累积隐匿传导和激动时间（ms）。诱发持续性单形性室性心动过速所需潜伏时间比诱发心室颤动短。使用单个、2 个和 3 个期前刺激的总激动时间在诱发心室颤动组更长。

*P<0.01 vs 心室颤动。

†P<0.001 vs 心室颤动。

‡P<0.05 vs 心室颤动。

ms：毫秒。走纸速度 100 ms/cm。

（Reproduced from Avitall，et al：Induction of ventricular fibrillation versus monomorphic ventricular tachycardia during programmed stimulation. Role of premature beat conduction delay. Circulation，1992，85：1271–1278.）

后，尤其是心室颤动后心脏骤停开始的相对早期（如在5~10 min）就使用机械辅助治疗的患者。

这些机械干预包括主动加压—减压的CPR器械、内置腹部和胸部的压力设备、阻抗阈值筏、机械或呼吸驱动的胸部压力设备或插入胸腔的器械直接辅助按压心脏[130]。所有以上器械通过CPR压缩过程中提高胸腔内压来提高心排血量，或者在CPR减压过程中使用腹部正压和胸内负压提高静脉回流。

室颤紧急处理的药物治疗

院外心室颤动患者使用药物治疗作为除颤辅助治疗的益处还没有完全明确。尽管长期使用以及许多实验证据认为药物治疗对心室颤动有效，但是从设置对照的临床试验来看，无论低剂量还是高剂量的肾上腺素都不能证明对院外心室颤动患者的治疗明显有益[131]。在心脏骤停的实验模型中发现，血管加压素提高实验室颤模型的存活率高于肾上腺素[132]。在一些研究中血管加压素比肾上腺素理想[133],但另一些研究则不然[134]。但是，加压素在随机对照试验中也没有证实作用比安慰剂理想。

同样，关于抗心律失常治疗的证据基础还不完整。辅助电除颤的标准治疗是应用利多卡因，但是还没有临床对照试验的证据表明利多卡因在提高入院存活率和出院存活率方面比安慰剂和其他药物更理想[135]。心梗后预防性使用利多卡因的荟萃分析提示利多卡因可以减少初发室颤的发生率但是可以增加死亡率[136]。利多卡因可能提高了除颤阈值[137,138]，以及可以增加心脏停搏的发生率。镁治疗因室颤而引起的心脏骤停的作用并不比安慰剂理想[139]。虽然做过溴苄铵在室颤中应用的研究，但是已不再使用。

Kudenchuk等[140]进行了随机双盲临床试验，比较了静脉使用胺碘酮和安慰剂在对于3次电除颤无效的室颤患者中的应用。246名对电除颤无效的院外室颤患者随机给予胺碘酮，300mg，快速静脉推注，并与安慰剂比较；一级研究终点是入院时存活。结果使用胺碘酮静注患者的存活率为44%，使用安慰剂患者存活率是34%。在另一相关研究中，对于3次电除颤后仍为持续性室颤的病人，比较了静注胺碘酮和静注利多卡因患者存活率的双盲试验发现，胺碘酮治疗患者入院存活率为23%，而使用利多卡因治疗患者为12%（P=0.009）[141]。尽管这些试验均没有表现出入院存活率的统计学显著改善，但是以这些试验为基础，如果对院外心室颤动患者使用抗心律失常药物，首选胺碘酮比较合理。

重要的是要注意心室颤动的复苏是动态的临床情况，许多患者在开始除颤后数秒至数分钟会经历多次心室颤动的复发，还会经历心室颤动、心脏停搏、无脉电活动和延长的心脏骤停过程中有灌注的规则节律之间的多种转变。因此给予通常使用的辅助药物除了帮助除颤之外，还有助于预防心室颤动复发。尤其对于频繁复发的心室颤动患者，将从抗交感治疗[142]、静脉使用胺碘酮治疗[143]和偶尔使用的抗缺血治疗、血运重建治疗或使用体内主动脉球囊反搏中获益。

预防心脏猝死的“非抗心律失常”药物

心衰发生时，最初支持灌注的是级联式的“神经体液激活”[144]。但是，神经体液激活过程中，不时释放生物活性分子，包括交感神经系统和肾素-血管紧张素-醛固酮系统物质，导致左心室功能不全逐渐发展。已经证明使用拮抗这两种系统的药物是有效的治疗策略。

β受体阻滞剂 1981年挪威多中心研究小组报道了β受体阻滞剂治疗心梗后患者的有效的确凿证据[145]。在其研究中，1884名患者随机给予替米洛尔（10mg，每天2次），或给予安慰剂。对照组的死亡率是16%，而替米洛尔治疗患者死亡率为10%（P=0.0001），SCD从13.9%减少至7.7%（P=0.0001）。第2年，β受体阻滞剂心脏猝发事件试验（Beta-Blocker Heart Attack Trial，BHAT）报道了比较心梗后患者使用普萘洛尔和安慰剂的结果。该研究中，3837名患者在心梗后随机给予普萘洛尔和安慰剂5~10天。试验提前9个月，平均随访25月后就终止了，原因是使用普萘洛尔后显著降低死亡率（普萘洛尔组死亡率为7.2% *vs* 安慰剂组9.8%）。这些研究和随后的研究组成的荟萃分析证明，β受体阻滞剂减少了总体死亡率和SCD[147]。

新近，两个给予心衰患者使用β受体阻滞剂的研究发现，β受体阻滞剂具有减少总体死亡率和预防SCD的作用[148,149]。CIBIS Ⅱ试验随机给2647名LVEF≤0.35的患者和NYHA分级为Ⅲ级或Ⅳ级心衰患者使用$β_1$受体阻滞剂比索洛尔或给予安慰剂[148]。各种原因的死亡率都从安慰剂组的17.3%降至比索洛尔组的11.8%（P<0.0001）。比索洛尔组的猝死患者较安慰剂组明显下降（3.6% *vs* 6.3%，P=0.0011）。MERIT-HF试验随机给予

3991名LVEF≤0.40的NYHA分级Ⅱ级至Ⅳ级患者控释/缓释的β_1受体阻滞剂美托洛尔，或给予安慰剂[149]，美托洛尔组每年各种原因的死亡率是7.2%，而安慰剂组是11%（*P*=0.00009），美托洛尔组的SCD也减少了（比值比：0.59；置信区间：0.45~0.78）。

血管紧张素转化酶抑制剂

很多研究已经阐明血管紧张素转化酶（angiotensin converting enzyme，ACE）抑制剂用于心衰患者能提高生存能力[150~153]，但是，仅仅TRACE试验说明使用ACE抑制剂减少SCD具有统计学上的显著差异[153]。近来发表的荟萃分析清楚地证实ACE抑制剂能降低SCD[154]。在该研究中，根据15个实验的15 104名患者进行的研究，ACE抑制剂治疗的患者SCD的相关风险是0.80（置信区间：0.70~0.92）。

醛固酮拮抗作用

RALES试验研究了螺内酯对于生存率的作用[155]，共822名LVEF≤0.35使用ACE抑制剂的患者随机给予螺内酯或给予安慰剂。平均随访24个月后，安慰剂组死亡率为46%，而螺内酯组死亡率为35%（*P*<0.001）。螺内酯治疗组SCD相对风险是0.71（置信区间：0.54~0.95）。总之，资料证明拮抗伴随心衰的多种内源性神经激活成分有助于减少SCD。

抗血栓和抗凝治疗

累积数据提示在狭窄的冠状动脉内血栓形成所致缺血可导致SCD。以病理学检查结果为依据，大于80%的有缺血性心脏病的SCD患者存在血栓形成或斑块撕裂[156~157]。在ISIS-2试验中，使用阿司匹林减少了总体死亡率和SCD[158]。SOLVD试验对于6797名患者行多变量分析，证实抗血小板和抗凝治疗都能减少SCD风险[159]，它为左心室功能不全患者使用抗血栓治疗或抗凝治疗或合并使用抗血栓抗凝治疗提供了依据。

抗心律失常药物

已经知道室性异位节律是冠脉疾病患者SCD的重要危险因素。因此可以假设使用标准的阻滞钠或钾通道的抗心律失常药物抑制室性期前收缩（premature ventricular complexe，PVC），有助于减少SCD风险。

Ⅰ类药物 CAST试验[160]对有心梗史和有可被恩卡尼、氟卡尼或莫雷西嗪（IC类药物，钠通道阻滞剂）抑制的频发PVC患者做了研究。试验入选了心梗后超过90天、LVEF≤0.40的患者。恩卡尼和氟卡尼组提前终止，因为尽管它们能抑制PVC，但是使用抗心律失常药物的患者死亡率提高了。随后莫雷西嗪组试验也终止了，因为很清楚使用该药没有任何益处，同时早期死亡率明显增加[161]。

CAST试验提供了四个重要启示：（1）产生PVC的机制与引起心律失常（推测为室性心动过速）诱发SCD的机制不同；（2）心室异位节律不是临床试验中SCD的恰当替代终点；（3）甚至在开始使用后数月，抗心律失常药物仍具有促心律失常作用；（4）心肌基质的改变（可推测为缺血），可使抗心律失常药物呈现促心律失常作用。

新的Ⅲ类药物 在SWORD存活率研究中，研究了D-索他洛尔——一种没有β受体阻滞作用的钾通道阻滞剂对SCD的作用[3,121,162]。有心梗史和LVEF<0.40的患者随机分为D-索他洛尔或安慰剂。该研究由于D-索他洛尔治疗组患者过多的死亡危险而终止（相对危险：1.65；*P*=0.006）。在充血性心力衰竭患者也做过多非利特的评价[163]。该研究中随机给有症状的充血性心力衰竭和严重左心室功能不全的1518名患者服用多非利特或服用安慰剂。尽管多非利特成功将AF转为窦性心律，但两组患者没有死亡率的差异。在心梗后无充血性心力衰竭患者也得到相同结果[164]。这些资料提示，虽然多非利特没有预防SCD的作用，但是该药物也可能是有SCD危险的AF患者有用的治疗方法，因为多非利特没有增加这些患者的死亡率。1993年Teo等[165]报告了抗心律失常试验的荟萃分析。从138个试验和98 000名患者中收集了资料。随机给予Ⅰ类抗心律失常药物的患者死亡率明显高于给予安慰剂治疗的患者（比值比：1.14；95%置信区间：1.01~1.28；*P*=0.03）。

根据已有的资料，有理由提出疑问，抗心律失常药物不能预防SCD的原因是与药物自身作用无效有关，还是与选择指导药物的方法有关。如果上述问题的答案是指导选择可能有效药物的方法不对，那么如果药物不能抗心律失常，至少也不会促心律失常发生。但是，除胺碘酮外，多数抗心律失常药物可以在临床试验中激发SCD。这提示不能预防SCD的基础是药物本身，而不是药物的选择方案。电生理研究和心电图监测（Electrophysiologic Study versus Electrocardiographic Monitoring，ESVEM）研究支持这种观点[116]。该研究对486名有持续性单形性室性心动过速患者，包括程序电刺激可以诱发的室速和Holter监测≥10个PVC/小时的患者，根据指南随机分为程序电刺激证实刺激诱发的室性心动过速抑制组或Holter记录室性异位节律抑制组。尽管ESVEM使用了有限的程序电刺激，ESVEM的结果在两组中无差异。这提示程序电刺激指导治疗并不比Holter指导治疗优越。相反，使用标准程序电刺激的Calgary研究显示对非药物难治性的患者程序电刺激引导的治疗结果较理想[117,118]。

从目前的研究中可以得出结论，除胺碘酮外，抗心律失常药物不能防止室性心律失常患者的死亡，有些药物甚至可能增加死亡率。因此，除胺碘酮外，其他已经做过研究的抗心律失常药物在预防SCD上作用有限，只有在不能采用其他更好的治疗时才考虑使用。

胺碘酮 许多早期研究认为，胺碘酮与其他抗心律失常药物不一样，可能有抑制心梗后人群室性心动过速的作用。心梗后人群基础抗心律失常研究（Basel Antiarrhythmic Study of Infact Survival，BASIS）随机给予312名心梗后复杂室性异位节律患者胺碘酮、首先使用盐酸普鲁卡因胺的个体化药物治疗或不予抗心律失常药物治疗[166]。随访1年后，胺碘酮治疗患者比不予抗心律失常药治疗患者的生存率明显增高（95% *vs* 87%；*P*=0.048）。胺碘酮治疗患者生存率也比个体化治疗患者高，但未达到统计学上的显著差异。Ceremuzynski等随机给予心梗后不能接受β受体阻滞剂的613名患者胺碘酮或安慰剂[167]。尽管总体死亡率没有达到统计学的显著差异，胺碘酮治疗患者心脏死亡率呈统计学的显著减少（*P*=0.08）。前文讨论过Teo等作的荟萃分析显示，胺碘酮治疗的心梗后患者死亡率显著减少[165]。总之，这些研究提示胺碘酮可能减少心律失常性死亡。

欧洲心肌梗死胺碘酮试验（European Myocardial Infarction Amiodarone Trial，EMIAT）[168]和加拿大胺碘酮心肌梗死心律失常试验（Canadian Amiodarone Myocardial Infarction Arrhythrnia Trial，CAMIAT）[173]进一步证明了上述观点。EMIAT试验随机给予1486名心梗后5~21天、LVEF≤0.40的患者胺碘酮或安慰剂治疗。两组总体死亡率的一级终点或心脏死亡率没有差异。心律失常死亡率从安慰剂组的7.0%降至胺碘酮组的4.0%（*P*=0.05）。所有死亡率获益均发生在胺碘酮治疗同时服用β受体阻滞剂的患者。CAMIAT试验中，有心梗史和频繁室性异位节律的1202名患者（≥10个PVC/小时或至少1阵室性心动过速）被随机给予胺碘酮或安慰剂治疗。对于复苏的心室颤动或心律失常死亡的终点事件，从安慰剂组的6.0%降至胺碘酮组的3.3%（*P*=0.03），总体死亡率无差异。和EMIAT试验相似，只有在使用β受体阻滞剂的胺碘酮治疗患者能够获益。最近已经发表的两组荟萃分析定量观察了可以收集的随机试验。胺碘酮试验荟萃分析研究人员检查了包括6553名患者的13个随机试验[170]，其中包括5个有关充血性心力衰竭患者的试验，8个有关心梗后患者的试验。该人群的平均LVEF是0.31。研究人员发现SCD降低了29%（比值比：0.71；95%置信区间：0.59~0.85）。心梗后人群和充血性心力衰竭人群之间无明显差异。Sim等[171]使用随机作用模型研究了胺碘酮预防SCD的15个随机试验，发现胺碘酮明显减少了总体死亡率风险（比值比：0.77；95%置信区间：0.66~0.89；*P*<0.001）和SCD（危险比：0.70；95%置信区间：0.58~0.85；*P*<0.001）。

这些资料提示，胺碘酮与其他抗心律失常药物不同，它可以减少心梗后人群心律失常性死亡，如果合并使用β受体阻滞剂治疗效果尤其明显。但心律失常死亡的减少没有带来总体死亡率的下降，这可能是由于胺碘酮有限的保护作用。但是与前期研究比较，SCD-HeFT试验（详细见前）没有显示使用胺碘酮比使用安慰剂组改善死亡率；经过长达5年的随访，胺碘酮治疗的845名患者与安慰剂治疗组847名患者比较，其死亡率比值比是1.06（97.5%置信区间0.86~1.30）。

非药物治疗

血运重建术治疗 如前文讨论，缺血是SCD发生的促发事件，经常是由斑块破坏和冠脉血栓形成所致。支持使用抗血栓药物有效的资料（前述）提示，血运重建术可能有抗心律失常作用。有趣的是几乎没有关于直接针对这一问题的有关血运重建术的试验。冠状动脉外科手术研究（Coronary Artery Surgery Study，CASS）登记显示，血运重建术与无SCD事件的生存率提高独立相关（使用药物治疗患者，4.9%发生SCD；使用手术治疗患者，1.6%发生SCD）[172]。Garan等发现心肌血运重建术可以消除程序电刺激诱发的室性心动过速度 [173]。Hii等[174]发现开放的梗死相关动脉与程序电刺激诱发的室性心动过速的有效药物抑制有关。总之，资料支持缺血在室性心律失常产生中起作用的观点。研究提示消除缺血的有益治疗效果，由此可得出结论：消除可诱发的缺血应该是预防SCD治疗的组成部分。

ICD 自1980年Mirowski植入首例ICD以来 [175]，这一系统已经得到了持续性发展。现在一般采用的皮下ICD植入术的死亡率低于1%[176]。目前的ICD系统可以在患者发生室颤时给予除颤，对于室性心动过速行分级治疗(竞争性起搏、同步心脏复律和除颤）以及抗心动过缓起搏。逐渐发展成熟的心电图储存和遥测功能对于节律的诊断有帮助。

已经开展的很多关于恶性室性心律失常（包括SCD）患者的随机对照临床试验对ICD发挥恰当的作用有着重要意义。AVID试验是一个二级预防试验，随机将有症状的室性心动过速或心室颤动患者分为ICD植入组或抗心律失常药物治疗组[125]。随机的患者必须是曾从室颤中复苏或曾经有影响血流动力学稳定的室性心动过速发作或LVEF低于0.40的患者。总共1016名患者随机分为立即植入ICD组或给予抗心律失常药物治疗组。尽管抗心律失常药物组允许使用索他洛尔或胺碘酮，但该组患者中仅有2.6%的出院病人服用索他洛尔。因此，实际上该研究是比较胺碘酮治疗和ICD植入的差异的试验。由于ICD植入组患者生存率明显改善而试验提前终止（3年生存率为75.4% vs 64.1%，P<0.02）。CIDS试验[128]和CASH试验[129]研究了和AVID试验相似的患者群，并得出了相似的结果。

多中心自动除颤器植入试验（Multicenter Automatic Defibrillator Implantation Trial，MADIT）是一个一级预防试验。该试验对196名心梗后具有非持续性室性心动过速和LVEF≤0.35的患者进行了研究 [177]。持续性单形性室性心动过速在这些患者可以被程序电刺激诱发，且不能被普鲁卡因胺抑制。该人群与AVID患者的区别是没有自发的持续性室性心律失常，但是其室性心动过速可以被程序电刺激诱发。这些患者随机分为即刻ICD植入组或给予抗心律失常药物治疗组。随访1个月，74%的抗心律失常药物组患者使用的是胺碘酮。ICD植入组患者的生存率显著优于抗心律失常药物治疗组患者（大多数是胺碘酮）（整体死亡率的危险比：0.46；95%置信区间：0.26~0.82；P=0.009）。

所有至今发表的ICD试验（AVID、MADIT、CIDS和CASH）纳入了具有高致命性心律失常危险的患者，因为他们有前期的室性心动过速发病史，或是病史陈述中有室性心动过速发病史或可被程序电刺激诱发。冠状动脉旁路移值试验（Coronary Artery Bypass Graft Patch，CABG-Patch）对有SCD危险的患者做了检查，因为他们均有冠脉疾病并进行了CABG治疗、LVEF≤0.35以及有异常信号平均心电图[178]。与其他研究中的患者群体不同，该试验患者无自发或程序电刺激诱发的持续性室性心动过速发病史。该研究在行冠脉旁路手术时将900名患者随机分为ICD植入组或非植入组，在平均随访32±16月中，ICD植入患者和非植入患者的死亡率无显著差异，ICD植入组总体死亡率的危险比是1.07（95%置信区间：0.81~1.42）。CABG-Patch试验发现，71%的死亡不是心律失常造成，因此不能从ICD植入中获益 [179]。血运重建术治疗可能通过去除诱发缺血的原因从而减少了室性心动过速发作的频率。该试验结果不支持使用信号平均心电图作为危险分层指标。

多中心非持续性心动过速试验（Multicenter Unsustained Tachycardia Trial，MUSTT）研究的患者有冠心病、LVEF≤0.40，Holter记录到非持续性室性心动过速，可以诱发出持续单形性室性心动过速或心室颤动 [188]。患者随机给予冠心病的标准治疗或标准治疗加程序电刺激指导的抑制可诱发室性心动过速/心室颤动的治疗。对于诱发的室性心动过速/心室颤动可以被抑制的患者或室性心动过速发作时动力学能耐受的患者给予抗室性心动过速治疗药物。程序电刺激继续诱发出血流动力学不稳定的室性心动过速患者植入ICD。该研究的一级终点是心脏骤停或死亡。总共704名患者予以随机分组。因为有不能抑制的室性心律失常而接受ICD植入的患者被看作最高危险组患者，而他们比接受抗心律失常治疗组患者或程序电刺激指导的抗心律失常治疗下心律失常被抑制组患者的生存率更高（相对危险度：0.24；95%置信区间：0.13~0.45；P<0.001）。没有接受抗心律失常治疗组患者和接受抗心律失常治疗抑制诱发的患者之间的死亡或心脏骤停事件无差异。有趣的是，与其他ICD试验不同，该研究可以对ICD植入患者和证实有室性心动过速发作（程序电刺激证实这种情况）但不用抗心律失常药物治疗的患者进行比较。这些资料提示ICD是预防这些患者SCD最有效的方法。同样该研究也提供了重要的附加证据，程序电刺激指导抗心律失常药物选择是无效的。MUSTT试验结论提

示存在低射血分数和非持续室性心动过速、但程序电刺激可以诱发持续性单形性室性心动过速或心室颤动的大量冠心病患者应该植入ICD。MADIT Ⅱ试验随机将心梗后LVEF≤0.30的患者分为ICD组或标准治疗组[181]。一级终点是总体死亡率。大多数患者为NYHA Ⅰ级或Ⅱ级。ICD组患者的总体死亡率减少31%，提示在该人群中SCD预防具有重要作用[181]。但是最获益的是静息心电图QRS波群延长的患者。总之，累积资料提示ICD减少致命性室性心动过速高危患者的死亡率，在这方面比胺碘酮治疗更有效。

基于对这些事实的认识，目前对存在SCD危险的患者治疗方法是：

a) 心室颤动的复苏患者或伴随血流动力学不稳定的室性心动过速患者或LVEF下降（≤0.40）患者需要植入ICD。他们同样需要使用阿司匹林、β受体阻滞剂和在可耐受的情况下使用ACE抑制剂，如果存在可诱发的缺血，需要行血运重建术。
b) 有冠心病、LVEF减少（0.31~0.40）和非持续室性心动过速，并且程序电刺激可以诱发持续单形性室性心动过速的患者，同样也需要植入ICD。应该给予阿司匹林、β受体阻滞剂和在可耐受的情况下使用ACE抑制剂。如果存在可诱发的缺血，需要血运重建术。值得注意的是，非持续室性心动过速的存在可能是发现持续室性心律失常高风险的筛选工具，但是对于有持续心律失常病史，包括程序电刺激诱发的持续心律失常患者来说，这点显然是多余的。
c) 最后，有冠心病、曾经发生心梗和严重左心室功能不全（LVEF≤0.30）的患者需行危险分层（例如，测量QRS波群宽度，并且≥120ms），或考虑予以ICD治疗，或合并应用这两种方法。

猝死的一级预防

关于这个主题，人们不再怀疑ICD可以预防心律失常性死亡。这意味着任何可能存在致命性室性心律失常患者（尽管接受了恰当的药物治疗）可能从ICD植入中获益。未来研究的中心问题是识别SCD特高危患者，以评价SCD发病率和植入器械的费用。早期报告的一些患者亚组使用胺碘酮治疗可能有效。例如，AVID数据库的析因分析显示，对于LVEF>0.35患者来说，ICD植入并不比使用胺碘酮更有效[182]。对这类患者的治疗需要行随机试验来制定确切的治疗指南。

已知有SCD风险的特定患者人群可以从植入ICD中获益，因为ICD可以减少死亡风险，但是对于总体人群来说，尚不清楚植入ICD是否有益。

急性心肌梗死除颤器试验（Defibrillator in Acute Myocardial Infarction Trial，DINAMIT）使用代表自主神经功能不全的危险因素作为危险分层指标，使得除颤治疗更有效地集中在危险性最高的患者。已经证明具有低心率变异（heart rate variability，HRV）的冠心病患者预后较差[133~135]。DINAMIT试验患者有低的HRV，且他们的射血分数≤35%。他们均为急性心梗发病40天内的患者。随机分为ICD植入患者（n=332）和对照组患者（n=342），在死亡率上没有获益。该试验经过30±13月的随访，ICD组患者与对照组相比全因死亡的风险比是1.08（95%置信区间：0.76~1.55）[185]。

在除颤器在非缺血性心肌病治疗评估（Defibrillators In Non-Ischemic Cardiomyopathy Treatment Evaluation，DEFINITE）研究中，将458名LVEF≤35%、每小时存在超过10个室性期前收缩或任何非持续室性心动过速发作的非缺血性心肌病患者随机分成标准药物治疗组和标准治疗合并ICD植入组。在随访29±14.4月后，全因死亡率的危险比，ICD组和对照组比较是0.65（95%置信区间：0.4~1.06；P=0.08）[187]。

对于这个问题的全部讨论集中在已知SCD高危的人群。Myerberg和其他研究人员强调，实际上大多数心脏骤停发生在低危的但数量极大的、临床上还没有发现的SCD危险增加的人群[188]。为了发现预防SCD的重要途径，学会对无症状人群使用便宜但安全、有效的筛选方法是必要的。SCD预防的下一个目标是在低危无症状人群中识别出高危患者以及找出具有已知高SCD危险但是并不需要植入ICD的患者群。

李毅刚　孟　舒　译
孙宝贵　校

参考文献

1. Bharati S: Pathology of the conduction system. In Silver MD, Gotlieb AI, Schoen FJ (eds): Cardiovascular Pathology. New York, Churchill Livingston, 2001, pp 20:607-28.
2. Bharati S, Lev M: The pathologic aspects of ventricular tachycardia. In Iwa T, Fontaine G(eds): Cardiac Arrhythmias: Recent Investigation and Management. Elsevier Science Publishers BV (Biomedical Division), 1988, pp 2:15-27.

3. Bharati S: Pathology of the conduction system. In Silver MD, Gotlieb AI, Schoen FJ (eds): Cardiovascular Pathology. New York, Churchill Livingston, 2001, pp 20:607–28.
4. Bharati S, Lev M: The pathologic aspects of ventricular tachycardia. In Iwa T, Fontaine G (eds): Cardiac Arrhythmias: Recent Investigation and Management. Elsevier Science Publishers BV (Biomedical Division) 1988;2:15–27.
5. Bharati S, Lev M: The Cardiac Conduction System in Unexplained Sudden Death. Mt. Kisco, NY, Futura Publishing, 1990, pp 1–416.
6. Bharati S, Olshansky B, Lev M: Pathological study of an explanted heart due to intractable ventricular fibrillation. J Cardiovasc Electrophysiol 1992;3:437–41.
7. Gault JH, Cantwell J, Lev M, Braunwald E: Fatal familial cardiac arrhythmias: Histologic observation in the cardiac conduction system. Am J Cardiol 1972;29:548–53.
8. Husson GS, Blackman MS, Rogers MC, et al: Familial congenital bundle branch system disease. Am J Cardiol 1973;32:365–9.
9. Cobb LA, Fahrenbruch CE, Walsh TR, et al: Influence of cardiopulmonary resuscitation prior to defibrillation in patients with out-of-hospital ventricular fibrillation. JAMA 1999;281:1182–8.
10. Kette F, Sbrojavacca R, Rellini G, et al: Epidemiology and survival rate of out-of-hospital cardiac arrest in northeast Italy: The FACS study. Resuscitation 1998;36:153–9.
11. Stratton S, Niemann J: Outcome from out-of-hospital cardiac arrest caused by nonventricular arrhythmias: Contribution of successful resuscitation to overall survivorship supports the current practice of initiating out-of-hospital ACLS. Ann Emerg Med 1998;32:448–53.
12. De Maio V, Stiell I, Wells G, Spaite D for the OPALS study group: Cardiac arrest witnessed by emergency medical services personnel: Descriptive epidemiology, prodromal symptoms, and predictors of survival. Ann Emerg Med 2000;35:138–46.
13. Holmberg M, Holmberg S, Herlitz J: Incidence, duration and survival of ventricular fibrillation in out-of-hospital cardiac arrest patients in Sweden. Resuscitation 2000;44:7–17.
14. American Heart Association: 1999 Heart and Stroke Statistical Update. Dallas, American Heart Association, 1998.
15. Kannel W, Thomas H: Sudden coronary death: The Framingham study. Ann N Y Acad Sci 1982;382:3–21.
16. Secci A, Wong N, Tang W, et al: Electron beam computed tomographic coronary calcium as a predictor of coronary events: Comparison of two protocols. Circulation 1997;96:122–9.
17. Taylor A, Burke A, O'Malley P, et al: A comparison of the Framingham risk index, coronary artery calcification and culprit plaque morphology in sudden cardiac death. Circulation 2000;101:1243–8.
18. Thompson C, Yarzebski J, Goldberg R, et al: Changes over time in the incidence and case-fatality rates of primary ventricular fibrillation complicating acute myocardial infarction: Perspectives from the Worcester heart attack study. Am Heart J 2000;139:1014–21.
19. Volpi A, Cavalli A, Santoro L, Negri E: Incidence and prognosis of early primary ventricular fibrillation in acute myocardial infarction. Results of the Gruppo Italiano per lo Studio della Sopravvivenza nell'Infarto Miocardico (GISSI-2) Database. Am J Cardiol 1998;82:265–71.
20. Furukawa T, Rozanski J, Nogami A, et al: Time-dependent risk of and predictors for cardiac arrest recurrence in survivors of out-of-hospital cardiac arrest with chronic coronary artery disease. Circulation 1989;80:599–608.
21. The AVID investigators: Causes of death in the Antiarrhythmics versus Implantable Defibrillators trial. J Am Coll Cardiol 1999;34:1552–9.
22. Klein H, Auricchi A, Reek S, Geller C: New primary prevention trials of sudden cardiac death in patients with left ventricular dysfunction: SCD-HeFT and MADIT-II. Am J Cardiol 1999;83:91d–97d.
23. Hermida J, Lemoine J, Aoun F, et al: Prevalence of the Brugada syndrome in an apparently healthy population. Am J Cardiol 2000;86:91–4.
24. Allessie MA: Circus movement in rabbit atrial muscle as a mechanism of tachycardia. III. The "leading circle" concept: A new model of circus movement in cardiac tissue without the involvement of an anatomic obstacle. Circ Res 1977;41:9–18.
25. Janse MJ: Functional reentry: Leading circle or spiral wave? J Cardiovasc Electrophysiol 1999;10:621–2.
26. Ravelli F, Disertori M, Cozzi F, et al: Ventricular beats induce variations in cycle length of rapid (type II) atrial flutter in humans: Evidence of leading circle reentry. Circulation 1994;89:2107–16.
27. Frazier DW, Wolf PD, Wharton JM, et al: Stimulus-induced critical point mechanism for electrical initiation of reentry in normal canine myocardium. J Clin Invest 1988;83:1039–52.

28. Krinsky V: Qualitative theory of reentry. In Zipes D, Jalife J(eds): Cardiac Electrophysiology. From Cell to Bedside, 3rd ed. Philadelphia, WB Saunders, 2000, pp 320–7.

29. Panfilov A, Persov A: Vortex rings in a three–dimensional medium described by reaction–diffusion equations. Dokl Biophys 1984; 274:58–60.

30. Moe GK: On the multiple wavelet hypothesis of atrial fibrillation. Arch Int Pharmacodyn 1962;140:183–8.

31. Perstov AM, Davidenko JM, Salomonsz R, et al: Spiral waves of excitation underlie reentrant activity in isolated cardiac muscle. Circ Res 1993;72:631–50.

32. Jalife J, Berenfeld O, Skanes A, Mandapati R: Mechanisms of atrial fibrillation: Mother rotors or multiple daughter wavelets, or both? J Cardiovasc Electrophysiol 1998;9(suppl):S2–S12.

33. Chen P, Wolf PD, Dixon EG, et al: Mechanism of ventricular vulnerability to single premature stimuli in open–chest dogs. Circ Res 1988;62:1191–209.

34. Antzelevitch C, Sicouri S, Litovsky SH, et al: Heterogeneity within the ventricular wall: Electrophysiology and pharmacology of epicardial, endocardial and M cells. Circ Res 1991;69:1427–49.

35. Antzelevitch C, Nesterenko VV, Yan G–X: Role of M cells in acquired long QT syndrome, U wakes, and torsade de pointes. J Electrocardiol 1996;28(suppl):131–8.

36. Akar FG, Laurita KR, Rosenbaum DS: Cellular basis for dis persion of repolarization underlying reentrant arrhythmias. J Electrocardiol 2000;33:(suppl):23–31.

37. Rosenbaum DS, Jackson LE, Smith JM, et al: Electrical alternans to the genesis of cardiac fibrillation. Circulation 1999;99: 1385–94.

38. Pastore JM, Girouard SD, Laurita KR, et al: Mechanism linking T–wave alternans to the genesis of cardiac fibrillation. Circulation 1999;99:1385–94.

39. Laurita KR, Girouard SD, Akar FG, et al: Modulated dispersion explains changes in arrhythmia vulnerability during premature stimulation of the heart. Circulation 1998;98:2774–80.

40. Watanabe MA, Fenton FH, Evans SJ, et al: Mechanisms for discordant alternans. J Cardiovasc Electrophysiol 2001;12:196–206.

41. Garfinkel A, Kim YH, Voroshilovsky O, et al: Preventing ventricular fibrillation by flattening cardiac restitution. Proc Natl Acad Sci USA 2000;97:6061–6.

42. Koller M, Riccio M, Gilmour RJ: Effects of $[K^+]_0$ on electrical restitution and activation dynamics during ventricular fibrillation. Am J Physiol Heart Circ Physiol 2000;279:H2665–H2672.

43. Watanabe M, Otani NF, Gilmour FR Jr: Biphasic restitution of action potential duration and complex dynamics in ventricular myocardium. Circ Res 1995;76:915–21.

44. Dekker L, Coronel R, VanBavel E, et al: Intracellular Ca^{2+} and the delay of ischemia–induced electrical uncoupling in preconditioned rabbit ventricular myocardium. Cardiovasc Res 1999; 44:101–12.

45. Han J, Moe GK: Nonuniform recovery of excitability of ventricular muscle. Circ Res 1964;14:44–60.

46. Franz MR, Flaherty JT, Platia EV, et al: Localization of regional myocardial ischemia by recording of monophasic action potentials. Circulation 1984;69:593–604.

47. Mohabir R, Franz MR, Clusin WT: In vivo electrophysiological detection of myocardial ischemia through monophasic action potential recording. Prog Cardiovasc Dis 1991;34:15–28.

48. Dilly SG, Lab MJ: Changes in monophasic action potential duration during the first hour of regional myocardial ischemia in the anaesthetized pig. Cardiovasc Res 1987;21:908–15.

49. Jongsma HJ WR: Gap junctions in cardiovascular disease. Circ Res 2000;86:1193–7.

50. Owens LM, Fralix TA, Murphy E, et al: Correlation of ischemia–induced extracellular and intracellular ion changes to cell–to–cell electrical uncoupling in isolated blood–perfused rabbit hearts. Experimental Working Group. Circulation 1996;94:10–3.

51. Owens L, Murphy E, Fralix TA: Relationship of cellular electrical uncoupling to changes of CA, pH, ATP, and contracture in ischemic rabbit myocardium [abstract]. Circulation 1993; 88: 1373.

52. Coronel R, Fiolet JW, Wilms–Schopman FJ, et al: Distribution of extracellular potassium and its relation to electrophysiologic changes during acute myocardial ischemia in the isolated perfused porcine heart. Circulation 1988;77:1125–38.

53. Cascio WE, Yan GX, Kleber AG: Passive electrical properties, mechanical activity, and extracellular potassium in arterially perfused and ischemic rabbit ventricular muscle. Effects of calcium entry blockade or hypocalcemia. Circ Res 1990;66:1461–73.

54. Kagiyama Y, Hill JL, Gettes LS: Interaction of acidosis and increased extracellular potassium on action potential charac–

teristics and conduction in guinea pig ventricular muscle. Circ Res 1982;51:614–23.

55. Anversa P, Olivetti G, Meggs LG, et al: Cardiac anatomy and ventricular loading after myocardial infarction. Circulation 1993; 87(suppl):VII22–VII27.

56. Qin D, Zhang ZH, Caref EB, et al: Cellular and ionic basis of arrhythmias in post-infarction remodeled ventricular myocardium. Circ Res 1996;79:461–73.

57. Peters NS, Green CR, Poole-Wilson PA, Severs NJ: Reduced content of connexin43 gap junctions in ventricular myocardium from hypertrophied and ischemic human hearts. Circulation 1993; 88:864–75.

58. Starobin JM, Zilberter YI, Rusnak EM, Starmer CF: Wavelet formation in excitable cardiac tissue: The role of wavefront obstacle interactions in initiating high-frequency fibrillatory-like arrhythmias. Biophys J 1996;70:581–94.

59. Stramba-Badiale M, Vanoli EDFG, et al: Sympathetic- parasympathetic interaction and accentuated antagonism in conscious dogs. Am J Physiol 1991;260:H335–H340.

60. Vanoli E, De Ferrari G, Stramba-Badiale M, et al: Vagal stimulation and prevention of sudden death in conscious dogs with a healed myocardial infarction. Circ Res 1991;68:1471–81.

61. De Ferrari G, Vanoli E, Stramba-Badiale M, et al: Vagal reflexes and survival during acute myocardial ischemia in conscious dogs with a healed myocardial infarction. Am J Physiol 1991; 261: H63–H69.

62. Schwartz PJ, Stone HL: Left stellectomy in the prevention of ventricular fibrillation caused by acute myocardial ischemia in conscious dogs with anterior myocardial infarction. Circulation 1980;62:1256–65.

63. Schwartz PJ, Stone HL, Brown AM: Effects of unilateral stellate ganglion blockade on the arrhythmias associated with coronary occlusion. Am Heart J 1976;92:589–99.

64. GHAT investigators: A randomized trial of propranolol in patients with acute myocardial infarction: I. Mortality results. JAMA 1982; 247:1707–14.

65. Hjalmarsen A: Effects of beta blockade on sudden cardiac death during acute myocardial infarction and the postinfarction period. Am J Cardiol 1997;80:35J–39J.

66. Timolol-induced reduction in mortality and reinfarction in patients surviving acute myocardial infarction. N Engl J Med 1981;304:801–7.

67. Vanoli E, Hull SJ, Foreman R, et al: Alpha-1 adrenergic blockade and sudden cardiac death. J Cardiovasc Electrophysiol 1994; 5:76–89.

68. Kammerling JJ, Green FJ, Watanabe AM, et al: Denervation supersensitivity of refractoriness in noninfarcted areas apical to transmural myocardial infarction. Circulation 1987;76:383–93.

69. Brugada P, Brugada J, Brugada R: The Brugada syndrome. Cardiovasc Drugs Ther 2001;15:15–17.

70. Chen QY, Kirsch GE, Zhang DM, et al: Genetic basis and molecular mechanism for idiopathic ventricular fibrillation. Nature 1998;392:293–6.

71. Priori SG, Napolitano C, Giordano U, et al: Brugada syndrome and sudden cardiac death in children. Lancet 2000;355:808–9.

72. Antzelevitch C: The Brugada syndrome. J Cardiovasc Electrophysiol 1998;9:513–6.

73. Lukas A, Antzelevitch C: Phase 2 reentry as a mechanism of initiation of circus movement reentry in canine epicardium exposed to simulated ischemia. Cardiovasc Res 1996;32:593–603.

74. Pandis IP, Morganroth J: Sudden death in hospitalized patients: Cardiac rhythm disturbances detected by ambulatory electrocardiographic monitoring. J Am Coll Cardiol 1983;2:798–805.

75. Pandis IP, Morganroth J: Holter monitoring and sudden cardiac death. Cardiovasc Rev Rep 1984;5:283–304.

76. Pratt CM, Francis MJ, Luck JC: Observations on sudden cardiac death recorded during ambulatory electrocardiographic monitoring. Circulation 1982;66(suppl):2:26.

77. Savage DD, Dasteli WP, Anderson SJ: Sudden unexpected death during ambulatory electrocardiographic monitoring: The Framingham study. Am J Med 1983;74:148–52.

78. Luu M, Stevenson WG, Stevenson LW, et al: Diverse mechanisms of unexpected sudden cardiac arrest in advanced heart failure. Circulation 1989;80:1675–80.

79. Merri M, Benhorin J, Alberti M, et al: Electrocardiographic quantitation of ventricular repolarization. Circulation 1989;80: 1301–8.

80. Surawicz B, Knoebel SB: Long QT: Good, bad, or indifferent. J Am Coll Cardiol 1984;4:398–413.

81. Priori S, Bloise R, Crotti L: The long QT syndrome. Europace 2001;3:16–27.

82. Schwartz PJ: The long QT syndrome. In Kulbertus HE, Wellens HJJ（eds): Sudden Death. The Hague, M Nijhoff 1980, pp 358–78.

83. Garson A Jr, Dick M II, Fournier A, et al: The long QT syndrome in children: An international study of 287 patients. Circulation 1993;87:11866–72.

84. Moss AJ, Schwartz PJ, Crampton RS, et al: The long QT syndrome: Prospective longitudinal study of 328 families. Circulation 1991;84:1136–44.

85. Schwartz PJ, Priori SG, Locati EH, et al: Long QT syndrome patients with mutations on the SCN5A and HERG genes have differential responses to Na channel blockade and to increases in heart rate. Implications for gene-specific therapy. Circulation 1995; 92:3381–6.

86. Malfatto G, Beria G, Sala S, et al: Quantitative analysis of T wave abnormalities and their prognostic implications in the idiopathic long QT syndrome. J Am Coll Cardiol 1994;23:296–301.

87. De Ambroggi L, Negroni MS, Monza E, et al: Dispersion of ventricular repolarization in the long QT syndrome. Am J Cardiol 1991;68:614–20.

88. Priori SG, Napolitano C, Diehl L, Schwartz PJ: Dispersion of the QT interval: A marker of therapeutic efficacy in the idiopathic long QT syndrome. Am Heart J 1975;89:1681–9.

89. Schwartz PJ, Periti M, Maliani A: The long QT syndrome. Am Heart J 1975;378–90.

90. Kay GN, Plumb VJ, Arciniegas JG, et al: Torsade de pointes: The long-short initiating sequence and other clinical features: Observations in 32 patients. Am J Cardiol 1983;806–17.

91. Jackman WM, Friday KJ, Anderson JL, et al: The long QT syndrome: A critical review, new clinical observations, and a unifying hypothesis. Prog Cardiovasc Disease 1986;31:115–72.

92. Guzak I, Antzelevitch C, Bjerregaard P, et al: The Brugada syndrome: Clinical, electrophysiologic and genetic aspects. J Am Coll Cardiol 1999;33:5–15.

93. Atararashi J, Ogawa W, Harumi K, et al: Characteristics of patients with right bundle branch block and ST-segment elevation in right precordial leads. Am J Cardiol 1996;78:581–3.

94. Brugada P, Brugada R, Brugada J: Sudden death in high-risk family members. Brugada syndrome. Am J Cardiol 200;86:40–3.

95. Matsuo K, Akahoshi M, Nakashima E, et al: The prevalence, incidence and prognostic value of the Brugada-type electrocardiogram. A population-based study of incidence and prognostic value of the Brugada-type electrocardiogram. A population-based study of four decades. J Am Coll Cardiol 2001;38:765–70.

96. Monroe MH, Littman L: Two-year case collection of the Brugada syndrome electrocardiogram pattern at a large teaching hospital. Clin Cardiol 2002;23:849–51.

97. Hermida JS, Lemoine JL, Aoun FB, et al: Prevalence of the Brugada syndrome in an apparently healthy population. Am J Cardiol 2000;86:91–4.

98. Myasaka Y, Tsuji H, Yamada K, et al: Prevalence and mortality of the Brugada-type electrocardiogram in one city in Japan. Am J Cardiol 2001;38:771–4.

99. Takenaka S, Hisamatsu K, Nagase S, et al: Relatively benign clinical course in asymptomatic patients with Brugada-type electrocardiogram without family history of sudden death. J Cardiovasc Electrophysiol 2001;12:2–6.

100. Brugada J, Brugada R, Brugada P: Asymptomatic patients with Brugada electrocardiogram: Are they at risk? J Cardiovasc Electrophysiol 2001:12:7–8.

101. Priori SG, Napolitano C, Gasparini M, et al: Clinical and genetic heterogeneity of right bundle branch block and ST-segment elevation syndrome. A prospective evaluation of 52 families. Circulation 2000;102 2509–15.

102. Atarachi H, Ogawa S, Harumi K, et al: Three year follow-up of patients with right bundle branch block and ST segment elevation in the right precordial leads. Japanese registry of Brugada syndrome. Idiopathic ventricular fibrillation investigators. J Am Coll Cardiol 2001;37:1916–20.

103. Macus FI, Fontaine GH, Guiradon G, et al: Right ventricular dysplasia: A report of 24 adult cases. Circulation 1982;65:384–98.

104. Fontaine G, Umemura J, Di Donna P, et al: Duration of the QRS complexes in arrhythmogenic right ventricular dysplasia. A new non-invasive diagnostic marker. Ann Cardiol Angeiol (Paris) 1993;42:399–405.

105. Fontaine G, Fontaliran F, Hebert JL, et al: Arrhythmogenic right ventricular dysplasia. Annu Rev Med 1999;50:17–35.

106. Nava A, Bauce B, Basso C, et al: Clinical profile and long-term follow-up of 37 families with arrhythmogenic right ventricular cardiomyopathy. J Am Coll Cardiol 2000;36:2226–33.

107. Metzger JT, de Chillou C, Cheriex E, et al: Value of the 12-lead electrocardiogram in arrhythmogenic right ventricular dysplasia and absence of correlation with echocardiographic findings. Am J Cardiol 1993;72:964–7.

108. Mitchell LB: Drug therapy of sustained ventricular tachyarrhyth–

mias: Is there still a role? Cardiol Clin 2000;18:357–73.

109. Salerno DM, Katz A, Dunbar DN, et al: Serum electrolytes and catecholamines after cardioversion from ventricular tachycardia and atrial fibrillation. PACE 1993;16:1862–71.

110. Cobb LA, Baum RS, Alvarez H III, et al: Resuscitation from out–of–hospital ventricular fibrillation: 4 years follow–up. Circulation 1975;51 (suppl III) :III223–III228.

111. Volpi A, Cavalli A, Santoro L, et al: Incidence and prognosis of early primary ventricular fibrillation in acute myocardial infarction–results of the Gruppo Italiano per lo Studio della Sopravvivenza nell'Infarto Miocardico (GISSI–2) database. Am J Cardiol 1998;82:265–71.

112. Kerin NZ, Somberg J: Proarrhythmia: Definition, risk factors, causes, treatment, and controversies. Am Heart J 1994;128:575–85.

113. Podrid PJ, Graboys TB: Exercise stress testing in the management of cardiac rhythm disorders. Med Clin North Am 1984;68: 1139–52.

114. Kelly P, Ruskin JN, Vlahakes GJ, et al: Surgical coronary artery revascularization in survivors of pre–hospital cardiac arrest: Its effect on inducible ventricular arrhythmias and long–term survival. J Am Coll Cardiol 1990;15:267–73.

115. Mitchell LB, Gettes LS: Is a baseline electrophysiologic study mandatory for the management of patients with spontaneous, sustained, ventricular tachyarrhythmias? Prog Cardiovasc Dis 1996;38:385–92.

116. Mason J for the Electrophysiologic Study Versus Electro cardiographic Monitoring Investigators: A comparison of electrophysiologic testing with Holter monitoring to predict antiarrhythmic drug efficacy for ventricular tachyarrhythmias. N Engl J Med 1993;329:445–51.

117. Mitchell LB, Duff HJ, Manyari DE, Wyse DG: A randomized clinical trial of the noninvasive and invasive approaches to drug therapy ventricular tachycardia. N Engl J Med 1987;317:1681–7.

118. Mitchell LB, Duff HJ, Miller CE, et al: Drug therapy of ventricular tachycardia: A cost comparison of randomized noninvasive/invasive approaches. Can J Cardiol 1992;8:487–94.

119. Buxton AE, Lee KL, Fisher JD, et al: A randomized study of the prevention of sudden death in patients with coronary artery disease. N Engl J Med 1999;341:1882–90.

120. Wilber DJ, Olshansky B, Moran JF, Scanlong PJ: Electro physiological testing and nonsustained ventricular tachycardia. Circulation 1990;82:350–8.

121. Swerdlow CD, Bardy GH, McAnulty J, et al: Determinants of induced ventricular arrhythmias in survivor of out–of –hospital VF. Circulation 1987;76:1053–60.

122. Adhar GC, Larson LW, Bardy GH, et al: Sustained ventricular arrhythmias, differences between survivors of cardiac arrest and patients with recurrent sustained ventricular tachycardia. J Am Coll Cardiol 1988;12:159–65.

123. Morady F, DiCarlo LA Jr, Baerman JM, DeBuitleir M: Comparison of coupling intervals that induce clinical and nonclinical forms of ventricular tachycardia during programmed stimulation. Am J Cardiol 1986;57:1269–73.

124. Avitall B, McKinnie J, Jazayeri M, et al: Induction of VF versus monomorphic ventricular tachycardia during programmed stimulation. Circulation 1992;85:1271–8.

125. Avitall B, Levine HJ, Naimi S, et al: Local effects of electrical and mechanical stimulation in the recovery properties of the canine ventricle. Am J Cardiol 1982;50:263–70.

126. Horowitz LN, Greenspan AM, Speilman SR, Josephson ME: Torsades de pointes: Electrophysiologic studies in patients without transient pharmacologic of metabolic abnormalities. Circulation 1981;63:1120.

127. The Antiarrhythmics versus Implantable Defibrillators (AVID) Investigators: A comparison of antiarrhythmic drug therapy with implantable defibrillators in patients resuscitated from near fatal ventricular arrhythmias. N Engl J Med 1997;337:1576–83.

128. Connolly SJ, Gent M, Roberts RS, et al: Canadian Implantation Defibrillator Study (CIDS) Investigators. Circulation 2000; 101: 1297–302.

129. Cappato R, Siebels J, Ruppel R, et al. For the Cardiac Arrest Study Hamburg (CASH) Investigators. PACE 2000;23:568.

130. Voelckel WG, Lurie KG, Sweeney M, et al: Effects of active compression–decompression cardiopulmonary resuscitation with the inspiratory threshold valve in a young porcine model of cardiac arrest. Pediatr Res 2002;51:523–7.

131. Gueugniaud PY, Mols P, Goldstein P, et al: A comparison of repeated high doses and repeated standard doses of epinephrine for cardiac arrest outside the hospital. European Epinephrine Study Group. N Engl J Med 1998;339:1595–601.

132. Wenzel V, Lindner KH, Krismer AC, et al: Survival with full neurologic recovery and no cerebral pathology after prolonged

cardiopulmonary resuscitation with vasopressin in pigs. J Am Coll Cardiol 2000;35:527–33.

133. Lindner KH, Dirks B, Strohmenger HU, et al: Randomized comparison of epinephrine and vasopressin in patients with out-of-hospital ventricular fibrillation. Lancet 1997;349:535–7.

134. Stiell IG, Hebert PC, Wells GA, et al: Vasopressin versus epinephrine for inhospital cardiac arrest: A randomized controlled trial. Lancet 2001;358:105–9.

135. Weaver WD, Fahrenbruch CE, Johnson DD, et al: Effect of epinephrine and lidocaine therapy on outcome after cardiac arrest due to ventricular fibrillation. Circulation 1990;82:2027–34.

136. Hine LK, Laird N, Hewitt P, Chalmers TC: Meta-analytic evidence against prophylactic use of lidocaine in acute myocardial infarction. Arch Intern Med 1989;149:2694–8.

137. Echt DS, Gremillion ST, Lee JT, et al: Effects of procainamide and lidocaine on defibrillation energy requirements in patients receiving implantable cardioverter defibrillator devices. J Cardiovasc Electrophysiol 1994;5:752–60.

138. Dorian P, Fain ES, Davy JM, Winkle RA: Lidocaine causes a reversible, concentration-dependent increase in defibrillation energy requirements. J Am Coll Cardiol 1986;8:327–32.

139. Thel MC, Armstrong AL, McNulty SE, et al: Randomized trial of magnesium in in-hospital cardiac arrest. Duke Internal Medicine Housestaff. Lancet 1997;350:1272–6.

140. Kudenchuk PJ, Cobb LA, Copass MK, et al: Amiodarone for resuscitation after out-of-hospital cardiac arrest due to ventricular fibrillation. N Engl J Med 1999;341:871–8.

141. Dorian P, Cass D, Schwartz B, et al: Amiodarone as compared with lidocaine for shock-resistant ventricular fibrillation. N Engl J Med 2002;346:884–90.

142. Nademanee K, Taylor R, Bailey WE, et al: Treating electrical storm: Sympathetic blockade versus advanced cardiac life support-guided therapy. Circulation 2000;102:742–7.

143. Kowey PR, Levine JH, Herre JM, et al: Randomized, double-blind comparison of intravenous amiodarone and bretylium in the treatment of patients with recurrent, hemodynamically destabilizing ventricular tachycardia or fibrillation. The Intravenous Amiodarone Multicenter Investigators Group. Circulation 1995; 92:3255–63.

144. Mann D: Mechanisms and models in heart failure. Circulation 1999;100:999–1008.

145. The Norwegian Multicenter Study Group: Timolol-induced reduction in mortality and reinfarction in patients surviving acute myocardial infarction. N Engl J Med 1981;304:801–7.

146. The Beta-Blocker Heart Attack Research Group. A randomized trial of propranolol in patients with acute myocardial infarction, I: Mortality results. JAMA 1982;247:1707–14.

147. Teo K, Yusef S, Furberg C: Effects of prophylactic antiarrhythmic drug therapy in acute myocardial infarction: An overview of results from randomized, controlled trials. JAMA 1993; 270: 1589–95.

148. CIBIS-II Investigators and Committees: The Cardiac Insufficiency Bisoprolol Study II (CIBIS II): A randomized trial. Lancet 1999;353:9–13.

149. The MERIT-HF Study Group: Effect of metoprolol CR/XL in chronic heart failure: Metoprolol CR/XL Randomized Intervention Trial in Congestive Heart Failure (MERIT-HF). Lancet 1999;353:2001–7.

150. Pfeffer M, Braunwald E, Moye, et al: Effect of captopril on mortality and morbidity in patients with left ventricular dysfunction after myocardial infarction: Results of the Survival and Ventricular Enlargement Trial. N Engl J Med 1992;327:669–77.

151. The Consensus Trial Study Group: Effects of enalapril on mortality in severe congestive heart failure: Results of the cooperative North Scandinavian Enalapril Survival Study (CONSENSUS). N Engl J Med 1987;316:1429–35.

152. The Studies of Left Ventricular Dysfunction Investigators: Effect of enalapril in survival in patients with reduced left ventricular ejection fraction and congestive heart failure. N Engl J Med 1991;325:293–302.

153. Kober L, Torp-Pederson C, Carlsen J, et al for the Trandolapril Cardiac Evaluation (TRACE) Study Group: A clinical trial of the ACE inhibitor Trandolapril in patients with left ventricular dysfunction after myocardial infarction. N Engl J Med 1995;333: 1670–6.

154. Domanski M, Exner D, Borkowf C, et al: Effect of angiotensin converting enzyme inhibition on sudden cardiac death in patients following a myocardial infarction: A meta-analysis of randomized clinical trials. J Am Coll Card 199;33:598–604.

155. Pitt B, Zannad F, Remme W, et al for the Randomized Aldactone Evaluation Study Investigators: The effect of spironolactone on morbidity and mortality in patients with severe heart failure. N Engl J Med 1999;341:709–17.

156. Davies M: Anatomic features in victims of sudden coronary

death: Coronary artery pathology. Circulation 1992;85 (suppl I): I19–I24.

157. Farb A, Tang A, Burke A, et al: Sudden coronary death: Frequency of active coronary lesions, inactive coronary lesions and myocardial infarction. Circulation 1995;92:1701–9.

158. ISIS–2 (Second International Study of Infarction Survival) Collaborative Group: Randomized trial of intravenous strepto kinase, oral aspirin, both or neither among 17,187 cases of suspected myocardial infarction. Lancet 1988;ii:349–60.

159. Dries D, Domanski M, Waclawiw M, Gersh B: Effect of antithrombotic therapy on risk of sudden coronary death in patients with congestive heart failure. Am J Cardiol 1997;79:909–13.

160. Echt D, Liebson P, Mitchell B, et al: Mortality and morbidity in patients receiving encainide, flecainide, or placebo: The Cardiac Arrhythmia Suppression Trial (CAST I). N Engl J Med 1992; 327:227–33.

161. The Cardiac Arrhythmia Suppression Trial II Investigators: Effect of antiarrhythmic agent moricizine on survival after myocardial infarction. N Engl J Med 1992;327:227–33.

162. Waldo A, Camm J, deRuyter H, et al: Survival with oral d–sotalol in patients with left ventricular dysfunction after myocardial infarction: Rationale, design and methods (the SWORD Trial). J Am Coll Cardiol 1995;75:1023–7.

163. Torp–Pedersen C, Moller M, Bloch–Thomsen P, et al: Dofetilide in patients with congestive heart failure and left ventricular dysfunction. N Engl J Med 1999;341:857–65.

164. Kober L, Bloch Thomsen PE, Moller M, et al, Danish Investigations of Arrhythmia and Mortality on Dofetilide (DIAMOND) Study Group: Effect of dofetilide in patients with recent myocardial infarction and left–ventricular dysfunction: A randomised trial. Lancet 2000;356:2052–8.

165. Teo K, Yusef S, Furberg C: Effects of prophylactic antiarrhythmic drug therapy in acute myocardial infarction: An overview of results from randomized controlled trials. JAMA 1993;270: 1589–95.

166. Burkart F, Pfisterer M, Kiowski W, et al: Effect of antiarrhythmic therapy on mortality on survivors of myocardial infarction with asymptomatic complex ventricular arrhythmias: Basel Antiarrhythmic Study of Infarct Survival (BASIS). J Am Cardiol 1992;20:1056–62.

167. Ceremuzynski L, Kleczar K, Krzeminska–Pakula M, et al: Effect of amiodarone on mortality after myocardial infarction: A double–blind, placebo–controlled, pilot study. J Am Coll Cardiol 1992; 20:1056–62.

168. Julian D, Camm A, Frangin G, et al for the European Myocardial Infarction Amiodarone Trial Investigators: Randomized trial of effect of amiodarone on mortality in patients with left ventricular dysfunction after recent myocardial infarction: EMIAT. Lancet 1997;349:667–74.

169. Cairns J, Connolly S, Roberts R, Gent M for the Canadian Amiodarone myocardial Infarction Arrhythmia Trial Investigators: Randomized trial of outcome after myocardial infarction in patients with frequent of repetitive premature depolarizations: CAMIAT. Lancet 1997;349:675–82.

170. Amiodarone Trials Meta–Analysis Investigators. Effect of prophylactic amiodarone in mortality after acute myocardial infarction and in congestive heart failure: Meta–analysis of individual data from 6500 patients in randomized trials. Lancet 1997; 350: 1417–24.

171. Sim I, McDonald K, Lavori P, Norbutas B: Quantitative overview of randomized trials of amiodarone to prevent sudden cardiac death. Circulation 1997;96:2823–9.

172. Holmes D, Davis K, Gersh B, et al, and participants in the Coronary Artery Surgery Study: Risk factor profiles of patients with sudden death and from other cardiac causes: A report of the Coronary Artery Surgery Study (CASS). J Am Cardiol 1989; 13:524–30.

173. Garan H, Ruskin J, DiMarco J, et al: Electrophysiologic studies before and after myocardial revascularization in patients with life–threatening ventricular arrhythmias. Am J Cardiol 1983; 51: 519–24.

174. Hii J, Traboulsi M, Mitchell L, et al: Infarct artery patency predicts outcome of electropharmacological studies in patients with malignant tachyarrhythmias. Circulation 1993;87:764–72.

175. Mirowski M, Reid P, Mower M, et al: Termination of malignant ventricular arrhythmias with an implanted automatic defibrillator in human beings. N Engl J Med 1980;303:322–4.

176. Saksena S: The PCD investigators Group: Clinical outcome of patients with malignant ventricular tachyarrhythmias and a multiprogrammable cardioverter–defibrillator implanted with or without thoracotomy: An international multicenter study. J Am Coll Cardiol 1994;23:1521–30.

177. Moss A, Hall J, Cannom D, et al for the Multicenter Automatic Defibrillator Implantation Trial Investigators: Improved survival with an implanted defibrillator in patients with coronary disease at high risk for ventricular arrhythmia. N Engl J Med 1996; 335: 1933–40.

178. Bigger J for the Coronary Artery Bypass Graft (CABG) Patch Trial Investigators: Prophylactic use of implanted cardiac defibrillators in patients at high risk for ventricular arrhythmias after coronary artery bypass graft surgery. N Engl J Med 1997; 337

1569–75.

179. Bigger J, Whang W, Rottman J, et al: Mechanisms of death in the CABG Patch Trial. A randomized trial of implantable cardiac defibrillator prophylaxis in patients at high risk of death after coronary artery bypass graft surgery. Circulation 1999;99:1416–21.

180. Buxton A, Lee K, Fisher J, et al for the Multicenter Unsustained Tachycardia Trial (MUSTT) Investigators: A randomized study of the prevention of sudden death in patients with coronary artery disease. N Engl J Med 1999;341:1882–90.

181. Moss AJ, Zareba W, Hall WJ, et al: Multicenter Automatic Defibrillator Implantation Trial II investigators: Prophylactic implantation of a defibrillator in patients with myocardial infarction and reduced ejection fraction. N Engl J Med 2002;346:877–83. Epub 2002; Mar 19.

182. Domanski M, Saksena S, Epstien A, et al for the AVID Investigators: Relative effectiveness of the implantable cardioverter–defibrillator and antiarrhythmic drugs in patients with varying degrees of left ventricular dysfunction who have survived malignant ventricular arrhythmias. J Am Coll Cardiol 1999;34:1090–5.

183. Hohnloser S, Klingengeben T, Zabel M, Li Y: Heart rate variability used as an arrhythmia risk stratifier after myocardial infarction. Pacing Clin Electrophysiol 1997;20:2594–601.

184. LaRovere M, Bigger J, Marcus F, et al: Baroreflex sensitivity and heart–rate variability in prediction of total cardiac mortality after myocardial infarction. ATRAMI (Autonomic Tone and Reflexes After Myocardial Infarction) Investigator. Lancet 1998;351:478–84.

185. Nolan J, Batin P, Andrews R, et al: Prospective study of heart rate variability and mortality in chronic heart failure: Results in the United Kingdom heart failure evaluation and assessment of risk trial (UK–HEART). Circulation 1998;98:1510–6.

186. Connolly SJ, Hohnloser SH, on behalf of the DINAMIT steering committe and investigators: DINAMIT: Randomized Trial of Prophylactic Implantable Defibrillator Therapy versus Optimal Medical Treatment Early after Myocardial Infarction: The Defibrillator in Acute Myocardial Infarction Trial. Late Breaking Clinical Trial, ACC Annual Scientific Session 2004.

187. Kadish A, Dyer A, Daubert JP, et al: Prophylactic defibrillator implantation in patients with non–ischemic dilated cardio myopathy. N Engl J Med 2004;350:2151–58.

188. Huikuri HV, Makikallio TH, Raatikainen MJ, et al: Prediction of sudden cardiac death: Appraisal of the studies and methods assessing the risk of sudden arrhythmic deaath. Circulation 2003;108:110–5.

第三部分

临床综合征

第 20 章 心脏性猝死

VIVEK Y. REDDY, JEREMY N. RUSKIN

在发达国家，导致自然死亡最常见的原因为心血管疾病。在美国，尽管从 1965 年至 1990 年心血管疾病的死亡率下降了接近 50%，但心血管疾病仍是导致死亡的主要原因[1]。其中由于心脏原因引起的猝死约占 50%[2,3]。在美国和其他发达国家，多数的心脏性猝死（sudden cardiac death, SCD）是由于快速室性心律失常所致，大多数由于冠状动脉疾病引起[3,4]。在不太发达的国家，由于特定原因的死亡分析资料相对较少，使得对于 SCD 的绝对和相对数字的估计较为困难[5]。一些报道提出在这些国家 SCD 的发生率与冠状动脉疾病的发生率近似。然而，其他研究的流行病学统计提示，在发展中国家，SCD 的主要原因为非冠状动脉疾病所引起的心力衰竭（如高血压性心脏病等）[6]。可以肯定的是，随着发展中国家人均预期寿命的提高，心血管疾病的发病率以及 SCD 的发生率也在上升。

在过去的 20 年，多个临床试验资料使我们对 SCD 的高危因素有了进一步的认识。具有 SCD 高危因素的患者服用抗心律失常药物对预防 SCD 通常无效[7~13]。惟一可预防 SCD 的长期有效的治疗方法是植入式心脏复律除颤器（implantable cardioverter-defibrillator, ICD）。ICD 的使用是过去 20 年电生理领域中最重要的进展之一。但是 ICD 仅用于那些被认为具有 SCD 极高危因素的患者，而这些患者仅占发生 SCD 患者中的一小部分。大部分具有 SCD 危险因素的患者未进入 ICD 的临床试验。

心脏性猝死的定义

SCD 是由于心血管原因导致的快速、意外的自然死亡，通常发生于症状开始后的 1 小时内[3,4]。根据该定义，患者在发生 SCD 之前没有导致短期内致死的情况出现。目前，SCD 通常定义为意外的心血管功能衰竭引起的死亡，常由于心律失常所导致，死亡在症状开始后 1 小时内发生。重要的是鉴别引起死亡的心律失常发生的原因，例如由于充血性心力衰竭的恶化引起的致死性心律失常。然而，在临床试验中将 SCD 作为一个临终事件时确定引起死亡的直接原因通常是比较困难的。

心脏性猝死的流行病学

每年美国发生 SCD 的人数大约为 30 万，估计波动范围为 20~40 万/年[3,4,14,15]。对这 30 万人的研究发现，每年每 1000 名 35 岁以上的人群中，平均 1~2 人发生 SCD，SCD 占所有心脏相关性死亡的 50%[15]。由于近 25 年来冠脉介入治疗的发展，这一数字仍在变化。

目前的流行病学研究发现，在发达国家，由于冠状动脉病变引起的心律失常占致死性心律失常的 80% [2~4,15]。扩张型及肥厚型心肌病也是引起 SCD 的主要原因。其余引起死亡的为其他心脏疾病如瓣膜病、充血性心力衰竭以及原发性心电紊乱，包括离子通道异常。离子通道异常占 SCD 中的很少一部分。然而，对于 SCD 发生机制的重要发现却是基于对离子通道异常的研究。

在发展中国家，平均寿命的变化直接影响因心血管疾病和冠状动脉疾病而发生死亡的人数及其比例。例如，在 1951~1961 年，印度的平均寿命为 41.2 岁；

而1991~1996年，平均寿命上升至61.4岁。这主要是由于围产期并发症、感染性疾病以及营养缺乏发生减少而导致儿童死亡率下降[5]。在中国城市人口，心血管疾病所导致的死亡率逐渐上升，从1957年的12.1%上升至1990年的35.8%[16]。有趣的是，在发展中国家，不同的区域心血管疾病的流行病学亦有差异。例如，在巴西65岁以下男性冠心病引起的死亡率为42%，而在工业化国家，这一比例为25%[5,17]。相反，在非洲国家，冠心病较少见，而与高血压相关的充血性心力衰竭则较为常见[5,18]。

在不同的流行病学范畴SCD的发病率与发病的绝对例数呈负相关，认识到这一点非常重要。在成年人中SCD的年发病率仅0.1%~0.2%，但在全美国人口中每年发生SCD的例数超过30万[2-4,15]。相反，具有高危因素的患者所占人口总数的百分比更小。例如，有心肌梗死病史、左室射血分数下降、在电生理检查中可诱发室性心动过速者发生猝死的可能性比普通人高30%。然而，符合上述统计学标准的患者仅占每年发生猝死总人数的一小部分。采用以人群为基础的预防措施来减少SCD的发生时，这一原则至关重要。为了最大程度的减少人群中SCD的发病率，必须建立整个人群猝死危险分层的标准。

SCD在青少年和年轻成人（10~30岁）中的流行病学特征与成人差异很大。SCD在这一人群中的发病率比成人中的发病率低2个百分点(1/100 000 *vs* 1/1000）[15]。冠状动脉粥样硬化在这一年龄段中很少见。常见的病因为肥厚型心肌病、心肌炎、右室发育异常、冠状动脉发育异常、Brugada综合征、长QT综合征以及心震荡（非穿透性的胸部钝器伤）。由于这些情况有许多是遗传所导致的发育异常，因此发病年龄与发病率呈逆相关，青少年的死亡率反而高于年轻成人[15]。

心脏性猝死的发病机制

前瞻性的临床研究发现，引起SCD的原因可大致分为三类：（1）原发性室性快速心律失常；（2）由于室上性心动过速合并旁路下传引起的继发性室性心动过速；（3）缓慢性心律失常及心脏停搏。一系列针对发生心血管意外患者的研究评估了这些导致SCD的心律失常的重要性。研究发现，这些心律失常的发生率与从发生意识丧失到首次记录心电图的时间相关[14]。如果发生意识丧失的时间不详，急救人员首次心电图发现40%的患者为室颤心律，心脏停搏的患者占40%，电机械分离的患者占20%，室速占1%[19]。发生意识丧失后<4min时发现，95%的患者为室颤心律，心脏停搏占5%。发生意识丧失后12~15min，室颤占71%，心脏停搏占29%[20]。上述研究发现，快速性室性心律失常是SCD的首发病因，而电机械分离和心脏停搏则继发于长时间的室颤和低氧状态。前瞻性研究还发现，如果室颤为首发的心律失常，患者的长期生存率为25%；而如果电机械分离或心脏停搏为首发的心律失常，其生存率仅分别为6%和1%[21]。

动态心电图记录显示最常见的首发心律失常为快速室性心动过速，继而恶化为多形性室速和室颤[22,23]。研究既往发生过室性心动过速以及心脏骤停幸存者的ICD储存的心电记录证实了这一结果[24,25]。但是，对于这一理论尚有争议。有人提出室颤很少由于室速转化而来，其本身常为首发心律失常[14]。提出这一观点的理由是：（1）急救人员很少发现室速为首发心律失常；（2）在1287例使用体外自动除颤器的心脏骤停患者中，仅有16例患者为单形性室速（1.2%），使用除颤器的时间为意识丧失后2~3min [19]；（3）在25例意识丧失发生30s内进行心脏复苏的患者的心电监护发现，92%的患者为室颤，而仅有8%患者为室速[26]。但是，从这些数据不能排除短暂室速引起室颤的可能。

继发性室颤可发生于具有短不应期的快速旁路的预激综合征患者。然而因WPW综合征而发生SCD的发病率很低，在患有WPW综合征的患者中，发病率仅约为1/1000。研究发现，除了那些严重的心衰患者，原发性的缓慢性心律失常如电机械分离和心脏停搏不是SCD的常见原因[27]。在严重的心衰患者中发现，室速或室颤较电机械分离和心脏停搏发生少。由于心脏停搏而发生SCD的患者通常在送往医院的过程中即死亡。

心脏性猝死的危险因素

由于冠状动脉性疾病是导致SCD的主要原因，不难想象SCD的危险因素与冠状动脉疾病的危险因素类似。SCD 的发病率随年龄的增加而上升，在男性中更为明显[28]。与其他人种相比，白种人 SCD 的发病率更高。关于发生 SCD 的生理活动目前尚有争议。大多数可能是由于血小板聚集能力和黏附性增加，突然的剧烈运动可诱发急性心肌梗死而导致 SCD [28]。但是，长期体育锻炼是有益的，可降低剧烈运动时发生 SCD 的可能性[28,29]。在犬试验中发现，长期的体力活动可通过增加迷走神经张力来减少缺血所导致的室颤及死亡[30]。因此，运动员很少发生 SCD，大约为每年 1/200 000~1/250 000。

年轻运动员发生 SCD 通常是由于肥厚型心肌病[31]。而在意大利北部，先天性致心律失常性右心室发育不良（Naxos 病）是运动员发生 SCD 的主要原因。参加团队运动的年轻运动员可能因心震荡（commotio cordis）而发生猝死，主要由于胸部的撞击。易于发生心震荡的运动包括垒球（最常见）、曲棍球、橄榄球、足球，甚至一些少见的情况如轻微的停止呃逆的动作、宠物狗的头部触及小孩也可能引起心震荡的发生[33]。引起心震荡现象的原因是“许多因素的巧妙融合”，包括直接撞击心脏和撞击正巧发生在 T 波高峰前的复极易损期 [34-37]。

吸烟除了是冠状动脉疾病的危险因素外，也是 SCD 一个重要的独立危险因素。在 Framingham 研究中发现，每天抽烟超过 20 支的人群较不吸烟的人群 SCD 的年发生率增加 2.5 倍。这一现象可能由于血小板活性改变、儿茶酚胺水平改变以及动脉粥样硬化斑块破裂倾向增加所导致[38]。情绪激动也是诱发 SCD 的一个重要因素[39]。

左室射血分数（left ventricular ejection fraction，LVEF）也是 SCD 重要的预测因素。左室功能不全是缺血性心脏病和非缺血性心脏病发生 SCD 的独立预测因子。在多中心自动除颤器植入试验（MADIT）I 期中发现，有心肌梗死病史、LVEF 小于或等于 35%、非持续性室性心动过速（nonsustained VT，NSVT）以及电生理检查中可诱发室性心动过速的患者每年 SCD 的发生率大于 30% [40]。在 MADIT II 期试验中进一步发现具有心梗史以及低 LVEF（<30%）的患者属于 SCD 的高危人群[41]。与之相似，非缺血性心肌病的患者既往发生过室速或室颤是 SCD 的高危因素[4]。在左室功能严重受损的患者中，引起 SCD 的病因包括电机械分离和心脏停搏，限制了这部分终末期充血性心力衰竭患者使用 ICD 的治疗效果。

心源性猝死的病理生理学

SCD 可被视为一种心电异常，在两个特殊因素的共同作用下可能出现：易损基质和促发因素。即组织结构的异常是室性心律失常发生的必要基质，这一组织结构异常在短暂的触发事件的影响下可导致血流动力学不稳定，促发心律失常。最常见的组织结构异常为陈旧性心梗引起的心肌瘢痕组织。其他可能由于解剖结构异常易于诱发室速和室颤，包括心肌病——非缺血性、肥厚型和瓣膜性。

易于引起 SCD 的解剖学异常可发生在超微结构水平，特别是细胞膜离子通道异常可诱发多种心电异常，包括长 QT 综合征中的尖端扭转型室速和 Brugada 综合征中的特发性室颤 [3,4]。一些严重的突变本身即是 SCD 的高危因素。但也有一些突变（如长 QT 综合征中的 HERG 基因隐性突变）本身不足以引起 SCD，在合并其他危险因素时，如患者服用延长 QT 间期的药物时，可引起尖端扭转型室速。

缺血可诱发致命性的心律失常，在过去的几十年进行了大量的研究。缺血可引起瞬间的、急性的、细胞水平心电变化，可改变传导的速度，并影响复极。传导模式以及复极的改变可引起折返性心律失常。在动物试验中发现，在冠脉阻塞后最初的几分钟，有一个明显的致心律失常期，而在 30min 后减轻。缺血发生后的 30min 可划分为：最初的 10min 缺血引起了直接损伤，而在随后的 20min 心肌不同层——心外膜、心内膜以及浦肯野纤维发生了再灌注损伤和进一步的缺血损伤[4,42,43]。缺血心肌局部可发生许多改变，包括局部组织 pH 明显下降至低于 6.0、局部组织间隙的钾浓度可升高至大于 15mmol/L、细胞内钙浓度升高以及其他神经体液的改变。这些变化可改变心电活动，包括传导速度减慢、兴奋性降低、不应期延长、减慢细胞间偶联甚至产生自发电活动[4,44]。除了产生这些局部的微折返和大折返外，还可由于后除极导致局部自律性增高和触发活动。

近年来，对于室颤机制的研究有很大的进展。以前认为室颤仅为许多随机的折返所引起，目前发现颤动心肌存在一定的有序性。在动物模型中发现，单发的或少数几个周期性的激动（滚动波）也是室颤产生和持续的原因，颤动的传导背离这些滚动波，形成许多瞬时性的子波[45-47]。在这一模型中发现，稳定的滚动波的反复可导致高频心率，由于心室结构非常复杂(瘢痕、乳头肌、血管壁等)，在体表心电图上则表现为紊乱的心室激动。这一理论是否是室颤产生的机制临床上尚无定论，但目前正在大力研究。

引起心脏性猝死的疾病

冠状动脉疾病

非粥样硬化性冠状动脉疾病包括冠脉畸形、冠脉栓塞、动脉炎和先天性畸形如冠状动脉起始部异常。这些病变发病年龄较早，且临床上较罕见。大约 80%的 SCD 患者有冠脉动脉粥样硬化疾病并存在解剖学的异常。那些发生 SCD 的幸存者，大约 40%~86%的患者存在严重的、限制血流的冠脉狭窄，发病率随人群的年龄以及性别变化[48~50]。虽然仅有不足 50%的幸存者有急性心肌梗死的证据，但尸检研究发现，20%~95%的 SCD 患者可发现近期冠脉阻塞性血栓[14,48,49]。另外，尸检还发现 40%~75%的患者存在陈旧性心肌梗死[14,48,51]。

对于那些不伴有酶学升高且心电图没有急性心肌梗死证据的患者，急性缺血在 SCD 发病机制中的作用目前尚不明了。斑块破裂后可发生快速的纤维蛋白溶解，但在尸检中未发现证据。类似的，可以想象脂质斑块破裂后产生许多微小的碎片，可阻塞远端冠状动脉，引起微血管的狭窄和室性心律失常，但尸检也没有发现临床证据[52]。临床上几乎没有证据证明 SCD 的患者近期有心绞痛加重的病史或剧烈运动史[14,53,54]。进一步的研究发现，那些在心电监护时发生室速或室颤的患者，很少伴有明显的 ST 段改变[14,55,56]。

扩张型心肌病

特发性扩张型心肌病约占成人 SCD 的 10%。根据心肌病的严重程度不同，SCD 每年发生率在 10%~50% [57]。在这些人群中，束支折返是引起室速的重要原因[58]。然而，当心肌病加重、充血性心力衰竭恶化时，室速或室颤的发生率下降，电机械分离和心脏停搏成为更常见的首发临终事件[59]。与缺血性心脏病一样，LVEF 是一个重要的预测因子。另外，纽约心脏协会（New York Heart Association）心功能分级以及是否出现晕厥是扩张型心肌病患者发生 SCD 的两个重要的临床预测因素[14,56]。

肥厚型心肌病

每年肥厚型心肌病患者的死亡率为 2%~3%。SCD 发生率与心室肥厚程度相关。尤其是当心室壁厚度超过 30mm，20 年中累积发生 SCD 的危险性为 40% [60]。其他重要的预后因素包括既往曾有心脏骤停史或有 SCD 的家族史、持续性室速、反复发生晕厥以及多次发生 NSVT [61]。最近发现，α 原肌球蛋白和 β 肌球蛋白重链基因突变与 SCD 的发病有关[61,62]。相反，心尖部的肥厚型心肌病（“日本型”）发生 SCD 的危险性很小[63]。

左心室肥厚

心电图和超声心动图可发现的左心室肥厚是 SCD 的独立危险因素[4,64]。在左心室肥厚的患者，NSVT 更常见[4,65]。而这一发现在预测 SCD 方面的作用目前尚不清楚。

长 QT 综合征

KVLQT1、*HERG*、*SCN5A*、*minK* 和 *MiRP1* 基因发生突变可分别引起 LQT1、LQT2、LQT3、LQT5、LQT6 型——不伴有耳聋的常染色体显性遗传性 Romano Ward 综合征[66]。Jervell-Lange-Nielsen 综合征较少见，它表现为明显的 QT 间期延长伴有感觉神经性耳聋，当儿童遗传了父母双方的 *KVLQT1* 或 *minK* 基因突变时可发生。钠通道基因（*SCN5A*）异常通过增加平台期钠内流延长动作电位。另一种突变可通过“功能缺失”机制减少钾电流而造成复极电流减弱。由于 QT 间期延长而导致多形性室速的首发原因是浦肯野纤维的早后除极，而之后由于心肌透壁性折返使室速持续[67]。由于基因和突变的特异性使得临床表现多样化。一些伴有 LQTS 突变的患者可能没有任何表型异常。这些患者在服用延长 QT 间期的药物后或在心肌缺血的情况下以及在某些家系可能与 SCD 的高危险性相关。

致心律失常性右心室心肌病

致心律失常性右心室心肌病（ARVC）是一种原发

性心肌病，表现为年轻患者左束支传导阻滞型室速和SCD [68]。在意大利北部发现了这种疾病的一个家系，合并有掌跖角化病（Naxos 病），是由细胞结构元素——斑珠蛋白（plakoglobin）的基因缺陷引起[69]。这种疾病可导致进行性右心室壁脂肪变性（有时发生在左心室）。最佳的诊断方法是心脏磁共振检查，以发现和评估心肌脂肪浸润的程度。

Brugada 综合征

不合并有器质性心脏病的原发性室颤是 Brugada 综合征发生 SCD 的原因[70]。这一综合征首次被描述为“右束支传导阻滞合并 V_1~V_3 导联持续性 ST 段抬高”，患者心脏结构正常，并伴有室颤的高发生率。这一综合征被称为“突发性猝死综合征”，在东南亚被称为“lai-tai”（睡眠中死亡，老挝语）、“pokkuri”（暴卒病，突然的、无法预料的死亡，日本语）或“ban-gungut”（睡眠中坐起并呻吟，菲律宾语）[70,71]。这一综合征的一个显著特点为当患者发生一次心律失常后，反复心脏骤停的发病率明显增加[4]。

这一综合征是由于 *SCN5A* 离子通道基因突变所导致的原发性电生理疾病[70]。常规检查的 ECG 可完全正常。然而，患者在服用钠通道阻滞剂如氟卡尼、阿义马林（ajmaline）及普鲁卡因胺时可出现前胸导联 ST 段改变 [70]。右室心外膜动作电位呈圆顶形（但心内膜没有）使得心电图上出现 J 点和 ST 段的改变。这种心电活动的不均匀性导致在折返期发生较早的室性期前收缩，促发室速或室颤[70]。

WPW 综合征

WPW 综合征在房性快速心律失常（如房颤）通过旁路下传的情况下可导致 SCD。多数发生 SCD 的 WPW 综合征幸存者以前发生过有症状的心律失常，而 10% 的患者以 SCD 为首发症状[72]。最近米兰的研究人员发现对无症状的 WPW 综合征的成人或儿童进行预防性射频消融可降低心律失常和 SCD 的危险性[72a,72b]。对室颤的最佳预测因子是诱发房颤（最短 R-R 间期<250ms）时出现快速心室反应。这一试验的灵敏度为 100%，但特异性较低。然而，诱发房颤具有评估预后的价值[72b]。这一综合征不一定有家族史，但在家系研究中发现 *PRKAG2* 基因突变可引起 WPW 综合征，并合并传导系统异常[73]。

其他

儿茶酚胺敏感性室速是罕见的心律失常，患者可表现为晕厥，室速极其容易诱发，与应激相关，呈双向性室速，无器质性心脏病或 QT 间期延长，可能存在心脏 ryanodine 受体基因突变[74]。最后，除了长 QT 综合征和 Brugada 综合征外，*SCN5A* 基因突变也可能引起孤立性心脏传导障碍[75]。

评估心脏性猝死危险的试验

如前所述，心血管功能是评估 SCD 危险的重要指标。这包括纽约心脏协会的心功能分级以及 LVEF。然而，随着合并严重心衰（心功能 IV 级）的患者以及发生猝死的绝对人数增多，由于室性心律失常直接导致的死亡比例下降。目前，LVEF 作为危险分层的重要指标用于每一个研究 SCD 的临床试验。MADIT II 试验结果显示，仅使用 LVEF（<30%）作为危险分层指标，即可使预防性 ICD 治疗的患者死亡率明显下降[41]。

非持续性室性心动过速原先被认为是增加死亡率的重要预测因子。然而，治疗在动态监护中发现的室性心律失常并没有改善生存率。实际上，控制室性期前收缩的抗心律失常药物非但对于预防 SCD 无效，在心梗早期使用反而会增加死亡率 [76]。同样的，以前认为室性心律失常使 SCD 的危险性上升，最近的研究发现对于心衰的患者室性心律失常对评估预后没有价值。严重的心衰患者较中度心衰患者更多的存在室性心律失常（室性期前收缩和非持续性室速）[77]。但在严重心衰组，由于室速或室颤导致 SCD 的患者比例显著降低。这些结果表明室性心律失常可能反映心衰的程度，但不能作为预测 SCD 的有效指标[3]。因此，非持续性室性心律失常在预测 SCD 方面的价值很有限。

高分辨率的体表心电图可清楚地显示心室的除极和复极。高分辨率 ECG 记录 QRS 波终末部分的微伏电位，反映在心肌瘢痕存在时动作电位延迟的情况[3,78]。在有心肌梗死病史的患者，这一检查在排除危险性方面的价值很大。但许多研究发现这一试验的阳性预测值低，使用价值有限[3,78~80]。

QT 间期离散度或 T 波电交替可以评估复极异常。QT 间期离散度检查可区分标准心电图不同导联最大和最小 QT 间期的差值[81]，而 T 波电交替反映 T 波振幅在每一心搏的微伏级改变[82]。最近的研究发现，QT 离散度预测 SCD 危险性的结果不一致[83,84]。然而，高危患者在心率 105~110 次/分时分析 T 波电交替可准确预测室性心律失常的危险性[85~87]。目前使用 T 波电交替来预测低危至中危人群 SCD 危险性的临床研究正在进行。

从临床及回顾性研究发现自主神经系统在室速/室颤发生中起着重要的作用。交感神经兴奋性升高和（或）迷走神经兴奋性降低在心肌缺血时有明显的发生室颤的倾向[88,89]。尤其是对交感神经刺激的敏感性增加或交感神经功能障碍均有这种作用。目前临床上进行的神经自律性检查包括心率变异性（HRV）和压力反射敏感性（baroreflex sensitivity, BRS）[3,14]。HRV 反映交感神经和副交感神经对心脏的支配，通过 24 小时观察不同心率的 R–R 间期变异来计算。BRS 反映自主神经系统的反射能力，使用去甲肾上腺素进行试验。这些试验单独进行时没有明显的意义，但它们和其他试验结合使用时有一定的价值[3,90~93]。对于自主神经功能检查的价值目前正在进行进一步的研究。

目前对于 SCD 进行危险分层最常用的检查是通过心室程序刺激进行有创性电生理（EP）检查[94,95]。有心肌梗死病史的患者在电生理检查中诱发室速显示有较大的心律失常复发和 SCD 的危险性。电生理检查在许多临床情况下有预测价值，包括有心脏骤停史[96~98]、心室功能下降合并 NSVT [40,99] 以及心室功能损害合并晕厥[100] 的患者。

与那些非缺血性心肌病不同，对于有过心肌梗死病史的患者，电生理检查预测价值最大[3]。阳性结果表示 SCD 的危险性增加，但是阴性结果并不能排除 SCD 的危险性，尤其是在有严重的左室功能异常的患者。最近结束的 MADIT II 试验发现，LVEF 低于 30%的缺血性心肌病患者，即使没有使用电生理检查进行筛选，ICD 治疗也能够明显提高生存率[41]。使用这种危险分层方法对于非缺血性心肌病患者是否同样有效尚不清楚，不过相关的研究正在进行。

既往医师进行一系列电生理检查来评估抗心律失常药物治疗是否有效。但这种方法无明显作用，目前在临床上不再使用。电生理检查在左室功能正常的患者临床意义不大。在有左心室肥厚或肥厚型心肌病患者，电生理检查的价值尚不清楚，阴性的电生理检查结果不能除外 SCD 的高危性。在电生理检查中，室颤是这些患者诱发的最常见的室性心律失常，但是其临床意义尚不清楚[3,4,14]。

院外复苏

如前所述，预测复苏是否有效最重要的指标是从心脏骤停至首次除颤的时间。全球最大的急救系统之一在西雅图。西雅图急救系统是一个多层次的救援系统：接到 911 电话，立即派出最近的消防车或救护车，对患者进行现场急救和心肺复苏。这些救援队伍携带自动体外除颤仪，最初的救援到达时间为 2.6±1.7min [101,102]。同时派出更专业的救援人员，在 6.0±2.9min 内赶到。另外，西雅图对社会开展了广泛的教育和宣传，25%~40%的人接受过旁观者心肺复苏培训[14]。研究证明即使迅速地进行了除颤，旁观者心肺复苏对于急救的效果仍然非常重要。在心脏骤停 6min 内接受除颤电击的患者中，3min 内接受旁观者心肺复苏的患者生存率高达 70%，而 6min 后进行心肺复苏的患者生存率仅为 39%[21]。在西雅图，由于拥有完善和快速反应的急救系统以及心肺复苏的广泛宣教使这一地区室颤患者的现场复苏率高达 60%[103]。

然而，西雅图统计仅有 40%的心脏骤停患者表现为室颤，这些患者中的 26%从医院出院时神经系统功能正常[19]。因此，尽管及时进行了心肺复苏、救护系统反应及时以及使用自动体外除颤仪，仍仅大约 10%的心脏骤停患者可完全康复出院[102,103]。而这是从美国最好的急救系统之一所得到的最佳数据。其他组织的急诊救护系统与之相比略差。如纽约和芝加哥报道的心脏骤停后生存率分别为 1.4%和 2%[104]。造成复苏失败的原因很多，包括人口特点、交通拥挤情况以及社会发达程度，这些结果均可对急救系统的反应时间造成影响[15]。1991 年，美国心脏骤停后的生存率大约为 1%~3%[15]。

为了改善效果，在缺乏经验者中普及自动体外除颤仪的使用受到了关注。如在明尼苏达州的 Rochester，警车中配置自动体外除颤仪。急诊救援人员和警察都能够参与急救，到达现场后即可进行电击。在警察急救的发生室颤的心脏骤停者中，41%可恢复正常的循环，而由急诊救援人员到达后进行急救这一比例仅为 28%。在这些患者中，住院治疗后 96%能够存活。这些成功的数据直接与救援到达时间有关[105]。因此，在交通情况不佳的城市中，警车中配置自动体外除颤仪将显著提高急救成功率。如在佛罗里达州的 Miami-Dade 县，警察接到 911 后到达救援现场的时间为 4.9min，而消防车到达的时间则为 8.1min[15]。

目前已将自动体外除颤仪从警车普及到了其他公共场所。如在赌场配备自动体外除颤仪进行心脏骤停的急救目前正在研究中[106]。对赌场的保安人员进行了自动体外除颤仪的培训，并统计了 148 名患者的数据。其中 105 人发生室颤，其余的人为电机械分离（17 例）或心脏停搏（26 例）。在室颤组，56 名（53%）患者存活并从医院出院。在意识丧失后 3min 内接受电击的患者存活率为 74%，而在 3min 后接受首次电击的患者存活率为 49%。在赌场配置自动体外除颤仪不能解决 SCD 造成的社会健康问题，但这个例子说明了在人流大的公共场所配置自动体外除颤仪能够起到明显的效果，即使是由缺乏经验的人员操作。

与之相似，一项研究对美国航空公司在主要航线的飞机上配置自动体外除颤仪进行了评估[107]。电击的灵敏度和特异度均为 100%。所有进行除颤的患者均能够成功除颤，出院生存率为 40%。有趣的是，仅有很少的患者发现 “可电击” 的心律。这一研究也在其他航线上得到了证实：78%的患者以缓慢性心律失常或心脏停搏为首发表现[108]。发生缓慢性心律失常的患者比例高的原因尚不清楚，可能与飞机飞行时海拔较高、机舱内低氧情况有关[14]。实验发现低氧水平可缩短从室颤发展到心脏停搏的时间[109]。这些成功的例子使得美国政府决定在主要航线和机场配置自动体外除颤仪。实际上，自动体外除颤仪目前被配置在人流量大的建筑和场所。希望将来能够通过在公众中普及除颤来提高心肺复苏的成功率。

心脏性猝死的预防性治疗

由于冠状动脉疾病和心肌梗死是 SCD 的重要发病机制，因此治疗这些疾病（如降脂药物、阿司匹林、ACEI、β 受体阻滞剂等）在减少 SCD 的发病率中同样很重要。有人对两种治疗原发性、致命性的室性心律失常的方法（使用抗心律失常药物和植入 ICD）进行了研究。尽管外科手术治疗心律失常取得了肯定的效果，但对室颤和 SCD 进行辅助治疗如介入消融尚无肯定的研究结果。然而，随着介入消融的技术发展，它可能取代外科手术而获得同样的效果。

预防 SCD 最初的研究是使用 β 受体阻滞剂治疗有心肌梗死病史的患者。虽然最初设计的试验并非针对 SCD，这些研究一致发现使用 β 受体阻滞剂能够明显减少 SCD 的发生率[4,110,111]，尤其在那些射血分数较低的患者[111]。但是，当使用作用于细胞膜的抗心律失常药物治疗频发异位室性心律时，SCD 的发病率反而增加[7,8]。这在使用 IC 类药物的 CAST 试验和使用 III 类药物的 SWORD 试验中均得到了证实[7-12]。惟一证明不增加缺血性心脏病患者死亡率的膜活性抗心律失常药物为索他洛尔和胺碘酮。然而，两项对有心肌梗死病史患者使用胺碘酮的研究——欧洲心肌梗死胺碘酮试验（EMIAT）和加拿大胺碘酮心肌梗死心律失常试验（CAMIAT）发现，胺碘酮不能改善生存率[112,113]。对一组高危患者进行的研究（GESICA 研究：LVEF<35%的缺血性或非缺血性心肌病患者）发现，经验性使用胺碘酮治疗对降低死亡率有效[114]，尽管这组患者中大多数为非缺血性心肌病。这些数据与另一个对缺血性心肌病的患者所进行的研究（CHF-STAT 研究：LVEF<40%）结果不符[115]。该试验发现预防性使用胺碘酮不能改善生存率。更新的抗心律失常药物 dronaderone 具有胺碘酮的抗心律失常效果且不良反应更少，可能对改善生存率有效。然而，除了 β 受体阻滞剂，大多数使用药物预防 SCD 的试验结果都是令人失望的。

另一类研究着重于 ICD 在 SCD 一级预防中的作用。两项大规模、随机临床研究（MADIT I 试验和 MUSTT 试验）评估了有心肌梗死病史、LVEF 低、NSVT 和电生理检查可诱发室速的患者使用 ICD 的效果[40,99]。两项研究均发现与使用或不使用药物治疗抗心律失常的患者相比，植入 ICD 的患者死亡率明显降低。最近进行的 MADIT II 试验对 LVEF 低于 30%、既往有心肌梗死病史的患者预防性植入 ICD，NSVT 不作为必需的入选标准。与传统的使用 β 受体阻滞剂和转换酶抑制剂治疗相比，植入 ICD 可明显减低死亡率[41]。有三项研究（AVID 研究、CIDS 研究和 CASH 研究）对发生过持续性室速或室颤的患者使用 ICD 预防 SCD 进行了评估[96-98]，结果发现与使用抗心律失常药物（主要是胺碘酮）相比，植入 ICD 能够明显改善生存率。惟一没有发现植入 ICD 可减少死亡率的研究是 GABG-Patch 研究，入选患者为有左室功能减退的冠脉搭桥术后患者[116]。这一研究强调了进行危险分层和血管重建在预防 SCD 中同样重要。

虽然使用ICD治疗在极高危患者中有效，但重要的是必须认识到这部分人群只占具有猝死危险性人群中的一小部分。在高危患者中使用ICD预防猝死十分昂贵，在较低危人群中使用ICD将耗资更大。大规模临床研究的亚组研究发现病情最严重的患者（LVEF最低）使用ICD获益更明显[117,118]。正在进行进一步的研究以更好地对患者进行危险分层以发现SCD极高危人群，同时也观察其他患者能否从ICD治疗中获益。

小结

我们已经进入了21世纪，SCD仍然是公共健康中的一个重要问题。对于SCD的机制以及触发因素的认识正逐步加深。对于高危患者，ICD治疗较使用抗心律失常药物预防SCD更加有效。为了使更多的患者从ICD治疗中获益，需要进行两个方面的研究：（1）更好地对极高危患者进行临床定义；（2）低价的预防性ICD将使其使用更加广泛并获得更好的性价比。今后ICD将在电生理治疗领域占主导地位，而将来分子生物学治疗亦可能在心律失常治疗方面发挥更大的作用。过去的20年我们对于长QT综合征以及Brugada综合征的认识达到了分子水平。可能随着对于离子通道生理学以及病理生理学研究的进展，能够发现更安全、有效的治疗药物或通过基因治疗来预防潜在的致命性室性心律失常。从根本上防止SCD有待血管生物学的进一步发展以预防粥样硬化性冠状动脉疾病的发生。

张代富　来　晏　译

孙宝贵　校

参考文献

1. Lopez AD: Assessing the burden of mortality from cardiovascular disease. World Health Stat Q 1993;46:91-6.
2. Myerburg RJ, Interian A, Mitrani RM, et al: Frequency of sudden cardiac death and profiles of risk. Am J Cardiol 1997;80:10F-19F.
3. Huikuri HV, Castellanos A, Myerburg RJ: Sudden death due to cardiac arrhythmias. N Engl J Med 2001;345:1473-82.
4. Zipes DP, Wellen HJJ: Sudden cardiac death. Circulation 1998;98:2334-51.
5. Reddy KS, Yusuf S: Emerging epidemic of cardiovascular disease in developing countries. Circulation 1998;97:596-601.
6. Rotimi O, Ajayi AA, Odesanmi WO: Sudden unexpected death from cardiac causes in Nigerians: A review of 50 autopsied cases. Int J Cardiol 1998;63:111-5.
7. The Cardiac Arrhythmia Suppression Trial(CAST) Investiga tors. Preliminary Report: Effect of encainide and flecainide on mortality in a randomized trial of arrhythmia suppression after myocardial infarction. N Engl J Med 1989;321:406-12.
8. The Cardiac Arrhythmia Suppression Trial Ⅱ (CAST Ⅱ) Investigators: Effect of the antiarrhythmic agent moricizine on survival after myocardial infarction. N Engl J Med 1992;327:227-33.
9. Waldo AL, Camm AJ, deRuyter H, et al: Effect of d-sotalol on mortality in patients with left ventricular dysfunction after recent and remote myocardial infarction (SWORD). Lancet 1996;348:7-12.
10. Coplen SE, Antman EM, Berlin JA, et al: Efficacy and safety of quinidine therapy for maintenance of sinus rhythm after cardioversion: A meta-analysis of randomized control trials. Circulation 1990;82:1106-16.
11. Stanton MS, Prystowsky EN, Fineberg NS,et al: Arrhyth mogenic effects of antiarrhythmic drugs: A study of 506 patients treated for ventricular tachycardia or fibrillation. J Am Coll Cardiol 1989; 14:209-15.
12. IMPACT Research Group. International mexiletine and placebo antiarrhythmic coronary trial: Report on arrhythmia and other findings. J Am Coll Cardiol 1984;4:1148-63.
13. Teo KK,Yusuf S,Furberg CD:Effects of prophylactic antiarrhythmic drug therapy in acute myocardial infarction. An overview of results from randomized controlled trials (see comments). JAMA 1993;270:1589-95.
14. Poole JE, Bardy GH: Sudden cardiac death. In Zipes DP, Jalife F (eds): Cardiac Electrophysiology: From Cell to Bedside. Philadelphia, WB Saunders, 2000, pp 615-40.
15. Myerburg RJ: Sudden cardiac death: Exploring the limits of our knowledge. J Cardiovasc Electrophysiol 2001;12:369-81.
16. Yao C, Wu Z, Wu J: The changing pattern of cardiovascular diseases in China. World Health Stat Q 1993;46:113-8.
17. Nicholls ER, Peruga A, Restrepo HE: Cardiovascular mortality in the Americans. World Health Stat Q 1993;46:134-50.
18. Walker ARP, Sarell P: Coronary heart disease: Outlook for Africa. J R Soc Med 1997;90:23-7.
19. Weaver WE, Hill D, Fahrenbruch CD, et al: Use of the

automatic external defibrillator in the management of out-of-hospital cardiac arrest. N Engl J Med 1988;319:661-6.

20. Hallstrom AP, Eisenberg MS, Bergner L: The persistence of ventricular fibrillation and its implications for evaluating EMS. Emerg Health Serv Q 1983;1:41-7.

21. Weaver WD, Cobb LA, Hallstrom AP, et al: Considerations for improving survival from out-of-hospital cardiac arrest. Ann Emerg Med 1986;15:1181-6.

22. Bayes de Luna A, Coumel P, Leclercq JF: Ambulatory sudden cardiac death: Mechanisms of production of fatal arrhythmia on the basis of data from 157 cases. Am Heart J 1989;117:151-9.

23. Paridis IP, Morganroth J: Sudden death in hospitalized patients: Cardiac rhythm disturbances detected by ambulatory electrocardiographic monitoring. J Am Coll Cardiol 1983;2:798-805.

24. Marchlinski FE, Callans DJ, Gottlieb CD, et al: Benefits and lesions learned from stored electrogram information in implantable defibrillators. J Cardiovasc Electrophysiol 1995;6:832-51.

25. Hook BG, Callans DG, Kleiman RB, et al: Implantable cardioverter-defibrillator therapy in the absence of significant symptoms: Rhythm diagnosis and management aided by stored electrogram analysis. Circulation 1993;87:1897-1906.

26. Hossaack KF, Hartwig R: Cardiac arrest associated with supervised cardiac rehabilitation. J Cardiac Rehabil 1982;2:402-18.

27. Luu M, Stevenson WG, Stevenson LW, et al: Diverse mechanisms of unexpected cardiac arrest in advanced heart failure. Circulation 1989;80:1675-80.

28. Wang JS, Jen CJ, Kung HC, et al: Different effects of strenuous exercise and moderate exercise on platelet function in men. Circulation 1994;90:2877-85.

29. Albert CM, Mittleman MA, Chae CU, et al: Triggering of sudden death from cardiac causes by vigorous exertion. N Engl J Med 2000;343:1355-61.

30. Schwartz PJ, Zipes DP: Autonomic modulation of cardiac arrhythmias and sudden cardiac death. In Zipes DP, Jalife J (eds): Cardiac Electrophysiology: From Cell to Bedside. Philadelphia, WB Saunders, 2000.

31. Maron BJ, Shirani J, Poliac LC, et al: Sudden death in young competitive athletes: Clinical, demographic, and pathological profiles. JAMA 1996;276:199-204.

32. Corrado D, Basso C, Schiavon M, Thiene G: Screening for hypertrophic cardiomyopathy in young athletes. N Engl J Med 1998; 339:363-9.

33. Maron BJ, Gohman TE, Kyle SB, et al: Clinical profile and spectrum of commotio cordis. JAMA 2002;287:1142-6.

34. Maron BJ, Poliac L, Kaplan JA, Mueller FO: Blunt impact of the chest leading to sudden death from cardiac arrest during sports activities. N Engl J Med 1995;333:337-42.

35. Link MS, Maron BJ, Vanderbrink BA, et al: Impact directly over the cardiac silhouette is necessary to produce ventricular fibrillation in an experimental model of commotio cordis. J Am Coll Cardiol 2001;37;649-54.

36. Link MS, Wang PJ, Pandian NG, et al: An experimental model of sudden death due to low-energy chest-wall impact (commotio cordis). N Engl J Med 1998;338:1805-11.

37. Link MS, Wang PJ, Vanderbrink BA, et al: Selective activation of the KATP channel is a mechanism by which sudden death is produced by low-energy chest-wall impact (commotio cordis). Circulation 1999;100:413-8.

38. Burke AP, Farb BA, Malcom GT, et al: Coronary risk factors and plaque morphology in men with coronary heart disease who died suddenly. N Engl J Med 1997;336:1276-82.

39. Leor J, Poole WK, Kloner RA: Sudden cardiac death triggered by an earthquake. N Engl J Med 1996;334:413-9.

40. Moss AJ, Hall WJ, Cannom DS, et al: Multicenter automatic defibrillator implantation trial investigators. Improved survival with an implanted defibrillator in patients with coronary disease at high risk for ventricular arrhythmia. N Engl J Med 1996;335:1933-40.

41. Moss AJ, Zareba W, Hall WJ, et al: Prophylactic implantation of a defibrillator in patients with myocardial infarction and reduced ejection fraction. N Engl J Med 2002;346:877-83.

42. Kimura S, Bassett AL, Saoudi NC, et al: Cellular electrophysiologic changes and "arrhythmias" during experimental ischemia and reperfusion in isolated cat ventricular myocardium. J Am Coll Cardiol 1986;7:833-42.

43. Kimura S, Bassett AL, Kohya T, et al: Simultaneous recording of action potentials from endocardium and epicardium during ischemia in the isolated cat ventricles. Circulation 1986;64:401-9.

44. Owens LM, Fralix TA, Murphy E, et al: Correlation of ischemia-induced extracellular and intracellular ion changes to cell-to-

cell electrical uncoupling in isolated blood-perfused rabbit hearts. Circulation 1996;94:10-3.

45. Chen J, Mandapati R, Berenfel O, et al: High-frequency periodic sources underlie ventricular fibrillation in the isolated rabbit heart. Circ Res 2000;86:86-93.

46. Ohara T, Ohara K, Cao JM, et al: Increased wave break during ventricular fibrillation in the epicardial border zone of hearts with healed myocardial infarction. Circulation 2001;103:1465-72.

47. Zaitsev AV, Berenfeld O, Mironov SF, et al: Distribution of excitation frequencies on the epicardial and endocardial surfaces of fibrillating ventricular wall of the sheep heart. Circ Res 2000;86:408-17.

48. Davies MJ, Thomas A: Thrombosis and acute coronary artery lesions in sudden cardiac ischemic death. N Engl J Med 1984;310:1137-40.

49. El Fawal MA, Berg GA, Whealey DJ, et al: Sudden coronary death in Glasgow: Nature and frequency of acute coronary lesions. Br Heart J 1987;57:329-35.

50. Davies M, Bland J, Hangartner J, et al: Factors influencing the presence or absence of acute coronary artery thrombi in sudden ischemic death. Eur Heart J 1989;10:203-8.

51. Reichenbach DD, Moss NS, Meyer E: Pathology of the heart in sudden cardiac death. Am J Cardiol 1977;39:865.

52. Farb A, Tang AL, Burke AP, et al: Sudden coronary death: Frequency of active coronary lesions, inactive coronary lesions, and myocardial infarction. Circulation 1995;92:1701-9.

53. Weaver WD, Cobb LA, Hallstrom AP: Characteristics of survivors of exertion and on exertion-related cardiac arrest: Value of subsequent exercise testing. Am J Cardiol 1982;50:671-6.

54. Cobb LA, Weaver WD: Exercise: A risk for sudden death in patients with coronary artery disease. J Am Coll Cardiol 1986;7:215-9.

55. Pratt CM, Francis MJ, Luck JC, et al: Analysis of ambulatory electrocardiograms in 15 patients during spontaneous ventricular fibrillation with special reference to preceding arrhythmic events. J Am Coll Cardiol 1983;2:789-97.

56. Gomes JA, Alexopoulos D, Winters SL, et al: The role of silent ischemia, the arrhythmic substrate and the short-long sequence in the genesis of sudden cardiac death. J Am Coll Cardiol 1989;14:1618-25.

57. Tamburro P, Wilber D: Sudden death in idiopathic dilated cardiomyopathy. Am Heart J 1992;124:1035-45.

58. Blanck Z, Dhala A, Deshpande S, et al: Bundle branch reentrant ventricular tachycardia: Cumulative experience in 48 patients. J Cardiovasc Electrophysiol 1993;4:253-62.

59. Stevenson WG, Stevenson LW, Middlekauff HR, Saxon LA: Sudden death prevention in patients with advanced ventricular dysfunction. Circulation 1993;88:2953-61.

60. Sprito P, Bellone P, Harris KM, et al: Magnitude of left ventricular hypertrophy and risk of sudden death in hypertrophic cardiomyopathy. N Engl J Med 2000;342:1778-85.

61. Spirito P, Seidman CE, McKenna WJ, Maron BJ: The management of hypertrophic cardiomyopathy. N Engl J Med 1997; 336: 775-85.

62. Marian AJ, Robert R: Molecular genetic basis of hypertrophic cardiomyopathy: Genetic markers for sudden cardiac death. J Cardiovasc Electrophysiol 1998;9:88-99.

63. Eriksson MJ, Sonnenberg B, Woo A, et al: Long-term outcome in patients with apical hypertrophic cardiomyopathy. J Am Coll Cardiol 2002;39:638-45.

64. Levy D, Garrison GJ, Savage DD, et al: Prognostic implications of echocardiographically determined left ventricular mass in the Framingham heart study. N Engl J Med 1990;322:1561-6.

65. McLenachan JM, Henderson E, Morris KI, et al: Ventricular arrhythmias in patients with hypertensive left ventricular hypertrophy. N Engl J Med 1987;317:787-92.

66. Chiang E-E, Roden DM: The long QT syndromes: Genetic basis and clinical implications. J Am Coll Cardiol 2000;36:1-12.

67. El-Sherif N, Chinushi M, Caref EB, Restivo M: Electro physiological mechanism of the characteristic electrocardiographic morphology of torsades de pointes tachyarrhythmias in the long QT syndrome. Detailed analysis of ventricular tridimensional activation pattern. Circulation 1997;96:4392-9.

68. Nava A, Bauce B, Basso C, et al: Clinical profile and long-term follow-up of 37 families with arrhythmogenic right ventricular cardiomyopathy. J Am Coll Cardiol 2000;36:2226-33.

69. McKoy G, Protonotarios N, Crosby A, et al: Identification of a deletion in plakoglobin arrhythmogenic right ventricular cardiomyopathy with palmoplantar keratoderma and wooly hair (Naxos disease) . Lancet 2000;355:2119-24.

70. Gussak I, Antzelevitch C, Bjerregaard P, et al: The Brugada syndrome: Clinical, electrophysiologic and genetic aspects. J Am

Coll Cardiol 1999;33:5–15.

71. Nademanee K, Veerakul G, Nimmannit S, et al: Arrhythmogenic marker for the sudden unexplained death syndrome in Thai men. Circulation 1997;96:2595–600.

72. Bromberg BI, Lindsay BD, Cain ME, Cox JL: Impact of clinical history and electrophysiologic characterization of accessory pathways on management strategies to reduce sudden death among children with Wolff–Parkinson–White syndrome. J Am Coll Cardiol 1996;27:690–5.

72a. Pappone C, Santinelli V, Manguso F, et al: A randomized study of prophylactic catheter ablation in asymptomatic patients with the Wolff–Parkinson–White syndrome. N Engl J Med 2003;349: 1803–11.

72b. Pappone C, Manguso F, Santinelli R, et al: Radiofrequency ablation in children with asymptomatic Wolff–Parkinson–White syndrome. N Engl J Med 2004;351:1197–1205.

73. Gollob MH, Seger JJ, Gollob TN, et al: Novel PRKAG2 mutation responsible for the genetic syndrome of ventricular preexcitation and conduction system disease with childhood onset and absence of cardiac hypertrophy. Circulation 2001;104:3030–3.

74. Priori SG, Napalitano C, Tiso N, et al: Mutations in the cardiac ryanodine receptor gene (hRyR2) underlie catecholaminergic polymorphic ventricular tachycardia. Circulation 2001;103: 196–200.

75. Tan HL, Bink–Boelkens MTE, Bezzina CR, et al: A sodium–channel mutation causes isolated cardiac conduction disease. Nature 2001;409:1043–4.

76. Echt DS, Liebson PR, Mitchell LB, et al: Mortality and morbidity in patients receiving encainide, flecainide, or placebo: The Cardiac Arrhythmia Suppression Trial. N Engl J Med 1991; 324: 781–8.

77. Packer M: Lack of relation between ventricular arrhythmias and sudden death in patients with chronic heart failure. Circulation 1992;85 (suppl I) :I50–I56.

78. El–Sherif N, Denes P, Katz R, et al: Definition of the best prediction criteria of the time–domain signal–averaged electrocardiogram for serious arrhythmic events in the postinfarction period. J Am Coll Cardiol 1995;25:908–14.

79. Gomes JA, Winter SL, Stewart D, et al: A new noninvasive index to predict sustained ventricular tachycardia and sudden death in the first year after myocardial infarction: Based on signal averaged electrocardiogram, radionuclide ejection fraction and Holter monitoring. J Am Coll Cardiol 1987;10:349–57.

80. McClements BM, Adgey AAJ: Value of signal–averaged electrocardiography, radionuclide ventriculography, Holter monitoring and clinical variables for prediction of arrhythmic events in survivors of acute myocardial infarction in the thrombolytic era. J Am Coll Cardiol 1993;21:1419–27.

81. Day CP, McComb JM, Campbell RW: QT dispersion: An indication of arrhythmia risk in patients with long QT intervals. Br Heart J 1990;63:342–4.

82. Smith JM, Clancy EA, Valeri CR, et al: Electrical alternans and cardiac electrical instability. Circulation 1988;77:110–21.

83. Zabel M, Klingenheben T, Franz MR, Hohnloser SH: Assessment of QT dispersion for prediction of mortality or arrhythmic events after myocardial infarction: Results of a prospective, long–term follow–up study. Circulation 1998;97: 2543–50.

84. Glancy JM, Garratt CJ, Woods KL, de Bono DP: QT dispersion and mortality after myocardial infarction. Lancet 1995;345: 945–8.

85. Rosenbaum DS, Jackson LE, Smith JM, et al: Electrical alternans and vulnerability to ventricular arrhythmias. N Engl J Med 1994; 330:235–41.

86. Hohnloser SH, Klingenheben T, Li Y–G, et al: T wave alternans as a predictor of recurrent ventricular tachyarrhythmias in ICD recipients: Prospective comparison with conventional risk markers. J Cardiovasc Electrophysiol 1998;9:1258–68.

87. Klingenheben T, Zabel M, D'Agostino L, et al: Predictive value of T–wave alternans for arrhythmic events in patients with congestive heart failure. Lancet 2000;356:651–2.

88. Schwartz PJ: The autonomic nervous system and sudden death. Eur Heart J 1998;78:969–79.

89. Schwartz PJ, La Rovere MT, Vanoli E: Autonomic nervous system and sudden cardiac death: Experimental basis and clinical observations for post–myocardial infarction risk stratification. Circulation 1992;85 (suppl I) :I77–I91.

90. Bigger JT, Fleiss JL, Steinman RC, et al: Frequency domain measures of heart period variability and mortality after myocardial infarction. Circulation 1992;85:164–71.

91. La Rovere MT, Bigger JT, Marcus FI, et al: Baroreflex sensitivity and heart–rate variability in prediction of total cardiac mortality after myocardial infarction. Lancet 1998;351:478–84.

92. La Rovere MT, Pinna GD, Hohnloser SH, et al: Baroreflex

sensitivity and heart rate variability in the identification of patients at risk for life-threatening arrhythmias: Implications for clinical trials. Circulation 2001;103:2072-7.

93. Huikuri HV, Makikallio T, Airaksinen KEJ, et al: Measurement of heart rate variability: A clinical tool or a research toy? J Am Coll Cardiol 1999;34:1878-83.

94. Brugada P, Green M, Abdollah H, Wellens HJJ: Significance of ventricular arrhythmias initiated by programmed ventricular stimulation: The importance of the type of ventricular arrhythmia induced and the number of premature stimuli required. Circulation 1984;69:87-92.

95. Wilber DJ, Garan H, Finkelstein D, et al: Out-of-hospital cardiac arrest: Use of electrophysiological testing in the prediction of long-term outcome. N Engl J Med 1988;318:19-24.

96. The Antiarrhythmics versus Implantable Defibrillators (AVID) Investigators. A comparison of antiarrhythmic-drug therapy with implantable defibrillators in patients resuscitated from near-fatal ventricular arrhythmias. N Engl J Med 1997;337:1576-83.

97. Connolly SJ, Gent M, Roberts RS, et al: Canadian Implantable Defibrillator Study (CIDS): Randomized trial of the implantable cardioverter defibrillator against amiodarone. Circulation 2000;101:1287-1302.

98. Kuck KH, Cappato R, Siebels J, Ruppel R: Randomized comparison of antiarrhythmic drug therapy with implantable defibrillators in patients resuscitated from cardiac arrest: The Cardiac Arrest Study Hamburg (CASH). Circulation 2000;102; 748-54.

99. Buxton AE, Lee KL, Fisher JD, et al: A randomized study of the prevention of sudden death in patients with coronary artery disease. N Engl J Med 1999;341:1882-90.

100. Mittal S, Iwai S, Stein KM, et al: Long-term outcome of patients with unexplained syncope treated with an electrophysiologic-guided approach in the implantable cardioverter-defibrillator era. J Am Coll Cardiol 1999;34:1082-9.

101. Hallstrom AP, Cobb LA, Swain M, et al: Predictors of hospital mortality after out-of-hospital cardiopulmonary resuscitation. Crit Care Med 1985;13:927-9.

102. Weaver WD, Copass MK, Hill DL, et al: Cardiac arrest treated with a new automatic external defibrillator by out-of-hospital first responders. Am J Cardiol 1986;57:1017-21.

103. Cobb LA, Weaver WD, Fahrenbruch CE, et al: Community-based interventions for sudden cardiac death: Impact, limitations, and changes. Circulation 1992;85:I98-I102.

104. Becker LB, Han BH, Meyer PM, et al: Racial differences in the incidence of cardiac arrest and subsequent survival. The CPR Chicago Project. N Engl J Med 1993;329:600-6.

105. White RD, Asplin BR, Bugliosi TF, et al: High discharge survival rate after out-of-hospital ventricular fibrillation with rapid defibrillation by police and paramedics. Ann Emerg Med 1996;28:480-5.

106. Valenzuela TD, Roe DJ, Nichol G, et al: Outcomes of rapid defibrillation by security officers after cardiac arrest in casinos. N Engl J Med 2000;343:1206-9.

107. Page RL, Joglar JA, Kowal RC, et al: Use of automated external defibrillators by a U.S. airline. N Engl J Med 2000;343: 1210-16.

108. O' Rourke MF, Donaldson E, Geddes JS: An airline cardiac arrest program. Circulation 1997;96:2849-53.

109. DeBehnke DJ, Hilander SJ, Dobler DW, et al: The hemodynamic and arterial blood gas response to asphyxiation: A canine model of pulseless electrical activity. Resuscitation 1995;30:169-75.

110. Yusuf S, Peto R, Lewis J, et al: Beta blockade during and after myocardial infarction: An overview of the randomized trials. Prog Cardiovasc Dis 1985;27:335-71.

111. Gottlieb SS, McCarter RJ, Vogel RA: Effect of beta-blockade on mortality among high-risk and low-risk patients after myocardial infarction. N Engl J Med 1998;3339:489-97.

112. Julian DG, Camm AJ, Frangin G, et al: Randomized trial of effect of amiodarone on mortality in patients with left ventricular dysfunction after recent myocardial infarction: EMIAT. Lancet 1997;349:667-84.

113. Cairns JA, Connolly SJ, Roberts R, Gent M: Randomized trial of outcome after myocardial in patients with frequent or repetitive ventricular premature depolarizations: CAMIAT. Lancet 1997; 349:675-82.

114. Doval HC, Nul DR, Grancelli HO, et al GESICA-GEMA Investigators: Nonsustained ventricular tachycardia in severe heart failure: Independent marker of increased mortality due to sudden death. Circulation 1996;94:3198-203.

115. Massie BM, Fisher SG, Radford M, et al: Effect of amiodarone on clinical status and left ventricular function in patients with congestive heart failure. Circulation 1996;93:2128-34.

116. Bigger JT: Prophylactic use of implantable cardiac defibrillators in patients at high risk for ventricular arrhythmias after coronary artery bypass graft surgery. N Engl J Med 1997;335:

1569-75.

117. Moss AJ: Implantable cardioverter defibrillator: The sickest patients benefit the most. Circulation 2000;101:1638-40.

118. Domanski MJ, Saksena S, Epstein AE, et al: Relative effectiveness of the implantable cardioverter-defibrillator and antiarrhythmic drugs in patients with varying degrees of left ventricular dysfunction who have survived malignant ventricular arrhythmias. J Am Coll Cardiol 1999;34:1090-5.

第21章 晕 厥

HUGH CALKINS

晕厥（syncope）一词源于希腊文 synkope，意思是“终止、停止”。晕厥是指突然发生的、短暂的意识丧失，不能维持自主体位，一般能自行恢复。晕厥是临床中十分重要的问题，因为其常见、诊治费用高、影响了生活质量，而且可能是心脏性猝死（sudden cardiac death, SCD）事件发作前首次和惟一症状。

曾有研究推测晕厥占急诊病例的 3%，占住院病例的 1%[1]。几项关于年轻成人的研究发现大约 1/3 的年轻人曾发生过晕厥，其中大多数是孤立性事件而来就诊[2]。晕厥在不活动的老年人中也极常见，每年发生率为6% [3]。与年轻人和老年人的情况相反，晕厥在中年人中十分少见。Framingham 研究对成年人每 2 年进行 1 次检查，随访 26 年发现，大约 3%的人群至少发生 1 次晕厥[4]。

最近有人统计医疗保险资料，估计晕厥的诊断和治疗费用约为 800 美元/年[5,6]。另外，反复性晕厥的患者生活质量也明显下降，与慢性病如类风湿性关节炎、慢性阻塞性肺病等相似[7]。一些晕厥事件是良性的和自限性的，而有些晕厥是严重的或致命性疾病如室速所致，如不治疗，预后很差。因室速未治疗而发生晕厥的患者中，高达 1/3 在 1 年内发生 SCD[8]。

本章回顾了晕厥最常见的原因，并提出了评估晕厥的诊断方案。本章也简要回顾了晕厥的治疗。然而，本章不能全面回顾各种病因所致晕厥的详细治疗方案，读者如有兴趣可参阅欧洲心脏病学会关于晕厥的指南[9,10]。

病理生理学

当脑干的上行激活系统供血显著减少时就会发生晕厥，因为上行激活系统是与意识活动有关的神经元网络。与很多其他器官不同，脑的代谢尤其依赖于血流灌注。因此，脑血流中断 10s 以上就能引起意识丧失。多数情况下，一过性心排血量降低的病因为各种循环障碍，如血容量减少、静脉回流减少、心律失常、心脏排血受阻、脑血管血流阻塞等。

随着年龄的增长，老人尤其易于发生晕厥，其血管僵硬，心排血量可减少 25%[11]。另外，老年人维持血压稳定的神经反射代偿机制减弱，脑血流自身调节能力也减弱[11,12]。

鉴别诊断

确定晕厥的病因是十分困难的。首先，发生晕厥的病因非常繁多；其次，晕厥常常是多因素的；第三，几乎不可能在患者自发晕厥时同步监测心率、血压和脑电图。因此临床医师更多是在寻找“晕厥的可能病因”。

晕厥的病因通常分为两大类：心血管性晕厥和非心血管性晕厥。这种分类方法虽然简单，但有很大的不足，尤其是在某些情况下，特别是直立性低血压和神经介导性晕厥难以归类于心血管性还是非心血管性晕厥。另外，普遍认为“心源性”晕厥是致命性的，但神经反射性晕厥是良性的。有鉴于此，我们提出了略有不同的分类方法（表 21–1），将晕厥的病因分为 5 大类：心源性、代谢性/其他、神经性/脑血管性、血管性、不明原因的晕厥。心源性晕厥可进一步分为解剖性和心律失常性。以前认为，高达 50%的晕厥在初次评估时未能明确病因[8]，然而，随着直立倾斜试验用作血管迷走性晕厥的诊断方法以及其他新型诊断方法如植入型心电记录器的问世，大约 80%的晕厥能找到可能的病因[8, 13~19]。

表 21-1 晕厥的病因

心源性
解剖学因素
主动脉夹层
主动脉瓣狭窄
心房黏液瘤
心脏压塞
肥厚型心肌病
二尖瓣狭窄
心肌缺血/梗死
肺栓塞
肺动脉高压
心律失常
缓慢性
房室阻滞
起搏器故障
窦房结功能障碍/心动过缓
快速性
室上性心动过速
室性心动过速
尖端扭转型室速/长 QT 综合征
神经性/脑血管性
Arnold-Chiari 畸形
偏头痛
癫痫发作（部分复杂型，颞叶）
短暂性脑缺血发作/椎基底供血不足/脑血管意外
代谢性/其他
代谢性
过度通气（低碳酸血症）
低血糖
药物/酒精
其他
心理因素性晕厥
癔症
惊恐发作
焦虑症
脑性晕厥
出血
血管性
解剖学因素
锁骨下窃血
直立体位性
药物引起
低血容量
原发性自主神经功能障碍
单纯自主神经功能障碍（Bradbury-Eggleston 综合征）
多发性萎缩（Shy-Drager 综合征）
Parkinson 病伴自主神经功能障碍
继发性神经源性晕厥
餐后晕厥（老年患者）
直立性心动过速综合征（POTS）
反射介导性
神经介导性晕厥/血管迷走性晕厥
颈动脉窦过敏
生理活动（咳嗽、排便、排尿、吞咽）
吞咽性晕厥
三叉神经痛
不明原因的

血管性晕厥

血管性晕厥（尤其是体位性晕厥）是最常见的。至少 1/3 的晕厥事件为血管性。

直立性低血压

直立性低血压是指站立 3min 由于血压调节系统异常，收缩压下降 20mmHg 或舒张压下降 10 mmHg[20]。直立性低血压可能是由于血管或压力感受器官的异常而导致对直立体位产生不适当的反射反应[21]。常常被外在因素所诱发或加重。直立低血压在老年人中尤为常见[11,12,22]。

减少血容量或扩张血管的药物（如利尿剂、抗高血压药）是引起直立性低血压的最常见原因。通常用于治疗膀胱颈梗阻的特拉唑嗪也是引起直立性低血压的常见原因。老年患者更容易发生药物性低血压，因为随着年龄增长，其压力感受器的灵敏性降低，脑血流量减少，肾的钠重吸收能力减弱，口渴反应减弱等[2,11,12,21]。

在餐后发生的晕厥，尤其是老年人中，可能是血液向胃肠道再分布所致。有学者报告在家护理的老年人中高达 1/3 在餐后 1 小时收缩压降低 20 mmHg[23]。通常情况下无症状，但有时也可导致头晕或晕厥。对易感者而言，饱餐同时饮酒是十分危险的，因为酒精能显著损害机体的血管收缩功能[24]。其他继发因素如脱水、贫血或其他伴发疾病较少见，但亦应引起重视。

直立性低血压也可由原发性或继发性自立神经功能障碍引起[6,25]。原发性自主神经功能障碍是特发性的，而继发性自主神经功能障碍与已知的生化或结构异常有关，或常见于特定的疾病或综合征。原发性自主神经功能障碍主要有三种类型：（1）单纯自主神经功能障碍（Bradbury–Eggleston 综合征）；（2）多发性萎缩（Shy–Drager 综合征）；（3）帕金森病（Parkinson´s disease）伴自主神经功能障碍。单纯自主神经功能障碍是特发性疾病，其特征是直立性低血压伴广泛的自主神经功能异常，如胃肠、膀胱、体温调节和性功能的障碍。这些患者卧位时血浆去甲肾上腺素水平减低。Shy–Drager 综合征是散发的、进行性疾病，其特征是自主神经功能障碍、帕金森病、共济失调。

直立性心动过速综合征（postural orthostatic tachycardia syndrome, POTS）是最近提出的一种综合征，是轻型慢性自主神经功能障碍，其特征是站立或直立倾斜 5min 后有直立不耐受（orthostatic intolerance）的症状，心率可增加 28 次/分或更快，而血压没有明显的变化[27~29]。POTS 机制可能为在直立体位应激下，外周血管不能适当收缩。POTS 也可与神经介导性低血压所致晕厥有关。最近研究表明，POTS 的症状一般可用药物控制，该病一般不发展为严重的自主神经功能障碍[29]。

反射性晕厥

反射性晕厥综合征有很多种（表 21–1）。每一种晕厥都是由反射介导的，反射有触发因素（传入支）和传出反应（传出支）。晕厥由不同的外周感受器触发，例如，吞咽性晕厥源于上消化道的神经冲动，排尿性晕厥源于膀胱内机械感受器的激活，排便性晕厥源于肠壁张力感受器的神经冲动，颈动脉窦性晕厥的触发部位是人们所熟知的颈动脉窦压力感受器。这些触发因素也可源于中枢神经系统本身（如与焦虑或恐惧相关的晕厥）。反射性晕厥综合征有着共同的反射传出支，包括迷走神经张力增加，外周交感神经张力减低，导致心动过缓、血管扩张，最终发生先兆晕厥或晕厥。神经介导性晕厥（血管减压性晕厥）和颈动脉窦性晕厥是最常见的反射性晕厥。

神经介导性晕厥是指一种常见的血压调节异常，其特征是突然发作的低血压伴或不伴心动过缓综合征（也称为神经心源性晕厥、血管减压性晕厥、血管迷走性晕厥、虚脱等）。神经介导性晕厥的触发因素（如见到鲜血、疼痛、长久站立、闷热环境、热水浴、紧张等）要么导致心室充盈不足，要么增加了儿茶酚胺的分泌。可能的机制包括静脉回流减少，心室前负荷降低，导致心排血量减少，血压降低，启动了反常反射，动脉压力感受器感知后，导致儿茶酚胺水平升高，与静脉充盈减少一起激活了反射，引起心室强烈收缩，心室排空。心脏本身也参与了反射，心房、心室和肺动脉中无髓鞘的压力感受器即 C 纤维也能被激活[30~33]。心室强烈收缩、排空导致了易感个体的 C 纤维激活。这些传入纤维投射到中枢的延髓迷走神经背核，导致外周交感神经张力“矛盾性”减低而迷走神经张力增高，反过来又引起血管扩张、心动过缓，最终的临床结果是晕厥或先兆晕厥。但并不是所有的神经介导性晕厥都是通过压力感受器激活的。众所周知，某些人见到血液或极度的情感变化也可能晕厥，这提示高级神经中枢也参与了血管迷走性晕厥的病理生理机制。另外，中枢机制也可参与神经介导性晕厥的发生[32~34]。

颈动脉窦性晕厥源于颈动脉窦压力感受器对刺激的异常反应。颈动脉窦位于颈总动脉分叉上方的颈内动脉内。其异常反应主要有 3 类：（1）心脏抑制型反应，表现为严重的心动过缓（间歇>3s）；（2）血管减压型反应，表现为收缩压下降 50mmg，但无心动过缓；（3）混合型反应。虽然颈动脉窦高敏症常见于晕厥，但应认识到停搏>3s 常见于无症状的老年患者[3]。因此，诊断颈动脉窦高敏症应当谨慎，必须排除导致晕厥的其他病因。

心源性晕厥

心源性晕厥是晕厥的第二大常见病因，约占所有晕厥的 1/5。心源性晕厥的病因可进一步分为心律失常（心动过速或心动过缓）和器质性心血管/心肺疾病。

原发性心律失常可能是晕厥的第二大常见病因，尤其是有潜在心血管疾病的患者。这些心律失常包括各种心动过速和心动过缓。心动过速常常在发作时引起晕厥，随后意识恢复，而心动过速仍在持续。这可能与处于卧位以及代偿机制激活有关。

同心律失常相比，器质性心血管疾病和心肺疾病较为少见，这些病因包括严重的主动脉瓣狭窄、心房黏液瘤、肺栓塞等。虽然急性心肌缺血和心肌梗死也可引起晕厥，但在这种情况下发生晕厥通常是多因素的[36,37]。

神经性晕厥

神经性晕厥包括偏头痛、癫痫、Arnold–Chiari 畸形、短暂性脑缺血发作等，在所有晕厥中占不足 10%。大多数被诊断的“神经性晕厥”实际上是癫痫而不是真正的晕厥[8,13]。

晕厥的代谢性、其他、精神性病因

由于代谢性疾病（包括低血糖、低氧血症、过度通气）引起的晕厥占总晕厥不足 5%，确定低血糖为晕厥的病因需要在晕厥发作时测定血糖确实低于正常。虽然一般认为过度通气引起晕厥的机制是由于脑血流量减少，最近一项研究表明，单纯过度通气并不足以引起晕厥，提示过度通气介导性晕厥，可能也存在心理因素[29]。

心理疾病可伪似真正的晕厥，是经过全面查体后仍不能解释的晕倒的常见原因。心理疾病引起的晕厥占不明原因晕厥的 25%[39]。这些疾病的确切原因尚不清楚，但多数情况下并不导致真正的晕厥。然而有必要指出，表现为“癔症”性晕厥的也可发生神经介导性晕厥，这使晕厥的评估和处理更为复杂。

脑性晕厥是晕厥少见原因，仅在最近才提出来[40]。这种少见型晕厥发生于直立体位时，但血压正常。这种晕厥可能是脑血管痉挛所致，后者引起脑灌注不足而意识丧失，尽管血压正常。脑性晕厥难以诊断，容易与精神疾病引起的“假性晕厥”相混淆。在 Johns Hopkins 医院，仅在倾斜试验时出现晕厥、血流动力学正常、脑灌注不足（用经颅多普勒检查）、脑电图有脑灌注不足的表现，才做出脑性晕厥的诊断[40]。

诊断评估

正如前述，晕厥通常是散发的，且不频繁，因此很难在晕厥发作时检查或记录患者的心律和血压。所以评估晕厥的主要目标是推断晕厥的可能原因。对晕厥患者初步评估应用的主要检查简要介绍如下。

病史和体格检查

在对晕厥的评估中，病史和体格检查是最重要的[13,14,41~44]。普遍认为 50%以上的晕厥诊断是根据病史和体格检查得出的[13,14]。初步评估应该首先确定是不是发生了真正的晕厥。与晕厥不同，头晕、先兆晕厥、眩晕等并不导致意识丧失和位置觉的丧失。“猝倒症”（drop attack）是指突然晕倒而没有意识丧失。心脏骤停亦与晕厥不同，其意识丧失一般不能自行恢复，而需要复律。鉴别晕厥与癫痫也很重要（表 21–2）。

在采集晕厥的病史时，尤其要注意：（1）心脏病史；（2）心脏病、晕厥、猝死的家族史；（3）可能导致晕厥的药物；（4）以前发作的次数和时间；（5）诱发因素（包括体位）；（6）前驱症状及恢复后症状的类型和时间。表 21–2 总结了有助于判断晕厥是否源于神经介导性低血压、心律失常或癫痫的病史特点。

寻找提示其他类型晕厥的诱发因素也很重要。例如，如果患者诉在转头时发生晕厥应怀疑颈动脉窦性晕厥，如果在小便时发生晕厥应怀疑排尿性晕厥。癫痫小发作或失张力性发作的特征是无反应而没有体位张力的丧失。颞叶癫痫发作可持续几分钟，其特征是抽搐后混乱、意识状态的改变，自主神经的体征如面部潮红。如果晕厥发作伴有脑干缺血的其他症状（如复视、强直、味觉障碍、局部无力或感觉丧失、眩晕、构音障碍等），则应考虑椎基底动脉供血不足。

体格检查应包括观察有无脱水表现及直立体位的生命体征、判断有无器质性心脏病，检查有无提示自主神经功能障碍或脑血管意外的神经系统异常体征。

实验室检查

常规的血液检查如血电解质、血糖、血细胞比容等的诊断价值一般较低。这些检查在不足 3%的患者中能得到诊断[8,13]。大多数实验室检查结果异常的为抽搐而不是真正的晕厥。然而这些检查常常作为对晕厥患者评估的一部分。

颈动脉窦按摩

颈动脉窦按摩可以有助于诊断颈动脉窦高敏症，

表 21-2 晕厥患者的病史特点

	心律失常	神经介导性低血压	癫痫发作
人群特征/临床环境	男>女	女>男	
	年龄较大（>54岁）	年龄较轻（<55岁）	年龄较轻（<45岁）
	发作较少（<3次）	发作较多（>2次）	
	任何情况	站立、房间闷热、情绪波动	任何情况
先兆症状	持续时间较短（<6s）	持续时间较长（>5s）	突然发作或短暂的先兆
	心悸少见	心悸	（幻觉记忆、幻嗅、幻味觉、
		视觉模糊	幻视觉）
		恶心	
		闷热	
		出汗	
		头晕	
发作时表现	脸色发紫，不苍白	脸色苍白	脸色发紫，不苍白
		出汗	口吐白沫
		瞳孔散大	晕厥时间长（>5min）
		脉搏缓慢、血压低	舌咬伤
			眼球水平震颤
			脉搏增快，血压增高
	可发生大小便失禁	可发生大小便失禁	更可能发生大小便失禁
	可发生短暂的阵挛	可发生短暂的阵挛	若为大发作可有强直-阵挛
遗留症状	遗留症状少见	遗留症状常见	遗留症状常见
	（除非意识丧失时间长）	长时间乏力常见（>90%）	肌肉疼痛
	有定向力	有定向力	定向力障碍
			乏力
			头痛
			恢复缓慢

其方法是在下颌角的下方颈动脉分叉处用手轻轻按压颈动脉窦，按压时间5s。在颈动脉窦按摩前应听诊注意有无颈动脉杂音。虽然颈动脉窦按摩时发生脑血管意外的危险尚不清楚，但普遍认为在有颈动脉杂音时按摩颈动脉窦可能发生脑血管栓塞事件。如果按摩时出现停搏>3s或收缩压下降50mmHg，则为异常反应。

心电图

高达50%的晕厥患者心电图有异常，但在大多数患者中并无诊断价值。有人估计大约5%的晕厥患者根据心电图做出诊断[13,14]，如心电图发现QT间期延长、心室预激、急性心肌梗死、高度房室阻滞可有诊断价值。其他提示晕厥可能的病因、后来经其他检查证实的心电图表现有陈旧性心肌梗死、束支阻滞、心室肥大、右胸导联T波倒置（提示右心室发育不良）、右束支阻滞图形伴右胸导联ST段持续性抬高（提示Brugada综合征）。Brugada综合征心脏性猝死的发生率很高[45,46]。心电图正常提示心源性晕厥的可能性较小。

信号平均心电图（signal-averaged electrocardiogram，SAECG）是一项无创检查技术，用于检查QRS波群终末部的低振幅信号（晚电位），SAECG阳性提示存在恶性心律失常的基质。一些研究提示SAECG可能预测晕厥合并缺血性心脏病室性心律失常的可诱发性。然而SAECG的主要缺点是仅能作为心律失常和症状之间直接联系的替代品，因此，SAECG目前仍不是评估晕厥的常规检查[47]，惟一的例外是怀疑致心律失常性右心室发育不良，常表现为运动介导性室速和（或）晕厥的发生[48,49]。其诊断较困难，因为左心室功能是正常的，没有一种诊断性检查能可靠地确诊或排除该诊断。

动态心电图监测

Holter 和 Gengerilli 在 1949 年发明了动态心电图技术[50]。此后大量研究证明了心电图监测在心律失常的诊断和处理中的价值[41~54]。记录动态心电图的仪器也不断进展，记录的真实度增加，体积和重量减小，信号采集和传输能力提高。目前的动态心电图仪包括：（1）Holter 监测：可以连续监测心律 24~48 小时；（2）心电事件记录器：可以连续或间断监测患者的心律。当事件记录器被激活后，可以前瞻性地记录几分钟的心电图，或可以冻结储存中的 2~5min 前的心电图。这些储存的心电图可以随后传输到监测站进行分析和判断。大多数事件记录器可记录大约 1 个月，但最近推出的植入式 Holter（Medtronic）例外，可以记录很长时间。该装置体积如打火机，可以置于皮下。其可以连续监测心电图，并可根据程控的标准、或通过激活、或两者结合来储存心电图[55]。

Holter 监测

Holter 监测常用于确定或排除心律失常性晕厥。然而，由于晕厥的散发和偶发特点，未加选择的晕厥患者佩戴 Holter 监测仪时发生晕厥的可能性仅约为 0.1%[56]。一些 Holter 监测研究提示 4%的患者在晕厥发作时有相关的心律失常，而 17%的患者出现症状但无心律失常。将 Holter 监测时间增加到 72 小时并不能明显增加 Holter 监测的诊断价值[57,58]。虽然在动态心电图监测期间发现心律失常可提示晕厥的病因，但必须认识到除非这些心律失常伴有先兆晕厥或晕厥的症状，否则这些心律失常很可能是偶然发生的，而不应该推断与晕厥有因果关系。因为确诊需要在 Holter 监测期间再发生一次晕厥，所以仅在少数频繁发生（即每天）晕厥事件的患者，Holter 监测才具有诊断意义。

事件记录器

连续的体外事件记录器（event recorder）可用于长时间监测（数周或数月）。事件记录器特别适用于频繁发生晕厥的患者，尤其是在排除了恶性晕厥之后[51~54]。在频繁发生晕厥的患者中，8%~20%在晕厥时检测到心律失常，12%~27%在症状发作时心律是正常的[53,54]。事件记录器的缺点是依从性低、仪器可能产生误差、传输问题。另外还有反复使用事件记录器监测需要长时间放置电极，可能对皮肤有刺激作用。

植入式 Holter

一些患者 1 年才发生 1~2 次晕厥，所以传统的事件记录器可能由于记录时间问题而没有诊断价值。最近推出小型（61mm×19mm×8mm）的植入式心电记录器（Medtronic）可置于胸部皮下，其机壳中有 2 个电极，可持续心电监测 24 个月[55]。一项小规模研究发现其诊断价值高于联合应用 Holter 监测、直立倾斜试验、电生理检查的价值[19]。

直立倾斜试验

直立倾斜试验（tilt table testing）被公认为是诊断神经介导性晕厥的金标准，因为其可以直接评估患者对晕厥的易感性[59~67]。其方法是让患者倾斜大约 70°，时间 30~45min。一般而言，直立倾斜试验的阳性标准为发生晕厥或先兆晕厥，伴有低血压或心动过缓，或两者均有。直立倾斜试验的阳性反应可分为心脏抑制型、血管减压型、混合型。如不用药物诱发，60°~70°的直立倾斜试验特异度约为 90%[60,67]。美国心脏病学会专家组制定的指南提出了关于直立倾斜试验适应证和方法的建议[67]。直立倾斜试验的适应证：（1）反复发生晕厥或高危患者的单次晕厥，没有器质性心脏病的证据或排除了晕厥的其他病因；（2）评估晕厥的原因已确定（心脏停搏）、但若直立倾斜试验时发生神经介导性晕厥会影响治疗的患者；（3）作为评估运动相关性晕厥的一部分。对于仅有一次晕厥发作，且是典型的神经介导性晕厥，晕厥时未发生损伤者，一般认为没有必要进行直立倾斜试验。对情境性晕厥（如排尿后晕厥）直立倾斜试验没有诊断价值[63]。异丙肾上腺素曾一度广泛用作诱发直立倾斜试验的药物，最近更常用硝酸酯类[64~66]，部分原因是异丙肾上腺素不容易获得，另外倾斜后给予单次舌下含服硝酸甘油观察 45min 的试验方案十分简单易行。如持续监测手指动脉血压可以缩短试验时间[68]。

超声心动图

虽然超声心动图常用于评估晕厥患者，但对体格检查和心电图均正常的患者，很少有证据能支持应用超声心动图[69~72]。超声心动图仅能在5%~10%的患者证实可疑的器质性心脏病，但发现心脏病并不一定能提示其就是晕厥的病因。由于器质性心脏病是晕厥患者很强的预测因子，所以在采集病史、体格检查和心电图检查未见明显异常后可进行超声心动图检查以确定有无隐性心脏病，从而进行危险分层。超声心动图最有助于对有器质性心脏病史且伴有运动介导性晕厥的中老年患者的评估。

负荷试验、心导管检查

心肌缺血不太可能是晕厥的病因[13,36,37]。因此，运动负荷试验和心导管检查不太可能对晕厥患者形成诊断，除非临床高度怀疑心肌缺血。仅对运动中或运动后即刻发生晕厥或先兆晕厥、或伴有心肌缺血症状的患者才进行运动试验。对运动时反复发生晕厥的年轻患者，在排除了其他晕厥原因之后，可考虑进行运动负荷试验以排除冠状动脉畸形。应当指出，即使是在运动时发生晕厥的患者，在运动负荷试验中能诱发晕厥的可能性非常小。对怀疑有严重的主动脉瓣狭窄或梗阻性肥厚型心肌病的患者不应进行运动试验，以免诱发心脏骤停。

电生理检查

一般而言，对有潜在的器质性心脏病、传导系统疾病、预激综合征的晕厥患者进行电生理检查有助于识别可能的心律失常所致晕厥。最近ACC/AHA晕厥指南提出了在晕厥患者评估中进行电生理检查的适应证[73]。目前一致认为，对可疑器质性心脏病合并不明原因晕厥的患者应进行电生理检查（I类适应证）；对于已知晕厥病因、电生理检查结果不影响治疗者，不应进行电生理检查（Ⅲ类适应证）。对于反复发生不明原因的晕厥而没有器质性心脏病、直立倾斜试验阴性的患者，电生理检查有无价值尚有争议。

大约1/3的进行电生理检查的不明原因晕厥患者能得出可能的诊断。能预测电生理检查阳性结果的临床因素包括心室功能受损、男性、陈旧性心肌梗死、束支传导阻滞、外伤、非持续性室速。其余2/3电生理检查正常的患者一般认为其发生心脏性猝死的危险性较低。然而有必要指出，电生理检查并不总能识别致晕厥的心律失常，因为可能忽视了一过性的异常（如心肌缺血或自主神经张力的变化）[73]。另外，新近研究表明，对心室功能严重低下尤其是特发性扩张型心肌病患者，电生理检查的预测价值较小。最近一些研究提示，特发性扩张型心肌病合并晕厥的患者，尽管电生理检查正常，其持续性室性心律失常的发生率仍很高（约为50%）[74~76]。这些研究提示对特发性扩张型心肌病合并晕厥的患者应尽可能植入心脏复律除颤器。

窦房结功能

电生理检查发现窦房结功能障碍导致晕厥的较少见（<5%）[77~80]。有必要指出，电生理检查未发现窦房结功能障碍并不能排除心动过缓是晕厥的病因。

电生理检查时评估窦房结功能主要是测定窦房结恢复时间（sinus node recovery time, SNRT）。通常是以350~600ms的周长起搏30~60s。SNRT反映的是对窦房结超速抑制的程度，其等于最后一个起搏的房波至窦房结激动所形成的第一个自主的房波之间的间期。校正的SNRT（CSNRT=SNRT-窦性周长）>525ms一般认为是异常的[73]。第一个起搏后的心动周长常常正常，但随后的周长可能延长，因此称为“继发性间歇”。如果出现“继发性间歇”，则可增加SNRT检测窦房结功能障碍的灵敏度。其他不常用的测定窦房结功能障碍的指标包括窦房传导时间和窦房结不应期。

颈动脉窦高敏症

颈动脉窦高敏症的诊断方法是按摩颈动脉窦约5s，如果出现>3s的窦性停搏则可诊断。然而，在无症状的老年患者不易见到3~5s的停搏。在这些患者中，颈动脉窦高敏症仍然是推定诊断[81]。因此诊断颈动脉窦高敏症应十分谨慎，必须排除晕厥的其他病因。因为孤立性颈动脉窦高敏症患者其症状可自行缓解，所以仅对那些症状反复发作者才进行植入起搏器治疗。然而植入了起搏器治疗颈动脉窦高敏症相关的晕厥患者其晕厥复发率很低。而且对于50岁以上的非偶然晕倒而发现有颈动脉窦高敏症者，起搏治疗可以降低再次晕倒的发生率[82]。

房室阻滞

在电生理检查时通过测定从房室结至希氏束的传导时间（A–H 间期）、从希氏束至心室的传导时间（H–V 间期）以及心房递增起搏和心房期前刺激（早搏）对房室传导的影响来评估房室结的功能。在电生理检查中，推断房室阻滞可能是晕厥的原因的表现包括 H–V间期>90ms 或观察到自发的或心房起搏时出现的希氏束下阻滞[73,79,83]。研究表明希氏束下阻滞可预测随后可能发生二度或三度房室阻滞。房室阻滞在 10%~15%的患者中可能是晕厥的病因。

室上性心动过速

将室上性心动过速（室上速）诊断为晕厥的可能病因在因不明原因晕厥进行电生理检查的患者中不足 5% [13,83]。虽然大多数室上速患者有心悸、轻度头晕等症状，但这些患者很少发生晕厥，尤其是心功能正常时。标准的电生理检查可以识别绝大多数可能引起晕厥的室上速。静滴异丙肾上腺素时重复电生理检查可以增加电生理检查的灵敏度，尤其是检测特发性室速或房室结折返性心动过速。

室性心动过速（室速）

室性心动过速（室速）是晕厥患者进行电生理检查发现的最常见的异常。如果可诱发出持续性单形性室速，则电生理检查诱发室速阳性。诱发多形性室速、室颤、非持续性室速一般考虑为电生理检查的非特异性反应。在用于评估晕厥患者的电生理检查研究报告中，约在 20%的患者发现室速为晕厥的可能病因[13,73,78,79]。

神经系统检查

晕厥作为孤立性症状很少由神经系统病变引起。在多数已发表的大型系列研究中，神经系统疾病引起晕厥者不足 5%。因此普遍应用的筛选神经系统病变的检查很少有诊断价值。脑电图能提供诊断信息者占晕厥患者不足 2%[13,84]，大多数提示有癫痫的症状或提示有癫痫的病史。CT 扫描有意义者约为 4%[13]，大多数为局灶病变。颈动脉或椎基底动脉病变引起的短暂性脑缺血发作很少导致晕厥。目前尚没有研究表明颈动脉多普勒有助于评估晕厥。在很多医院，CT 扫描、脑电图、颈动脉多普勒被过度使用，占晕厥患者 50%以上。大多数诊断是根据病史和神经系统检查做出的。最近一项研究提示 29%的抗癫痫治疗无效或怀疑非癫痫性抽搐的患者为潜在的心血管疾病所致晕厥，如神经介导性低血压、颈动脉窦高敏症、一过性房室阻滞[85]。

晕厥患者的评估方案

“晕厥”患者的初步评估包括确定患者是否发生了真正的晕厥，还是实际上表现为头晕、先兆晕厥、眩晕、猝倒症（患者不能维持直立体位，但意识未丧失）或癫痫发作。评估的第二步包括详细询问病史、体格检查和 12 导联心电图（图 21–1）。根据初步评估，大约 1/3 的患者可找到晕厥的可能原因。根据初步评估常常能得到晕厥的诊断。很多其他患者在初步评估中怀疑晕厥的可能病因，而后来经特定的检查证实诊断（如主动脉瓣狭窄、右心室发育不良、神经系统疾病）。下一步评估要根据有无器质性心脏病以及临床医师是否怀疑心律失常为晕厥的可能病因。

存在器质性心脏病（冠状动脉疾病、充血性心衰、先天性心脏病、瓣膜性心脏病）是发生心律失常和死亡的重要预测因子[8,41]。心源性晕厥与 1 年病死率高达 30%相关[8]。相反，非心源性晕厥或无器质性心脏病者通常预后良好。

此时超声心动图常有助于判断有无器质性心脏病。根据我们的经验，如果病史可疑心脏病、老年患者、运动介导性晕厥，超声心动图尤其有用。患者有明显的器质性心脏病，或病史提示心律失常，下一步可进行电生理检查。另一方面，若无器质性心脏病，病史也不支持心律失常，则可根据患者症状的严重程度及时间选择进行直立倾斜试验、事件记录器或植入式 Holter 或进行随访。应用这种方法，75%~80%的患者可以找到晕厥的可能病因[16,17]。

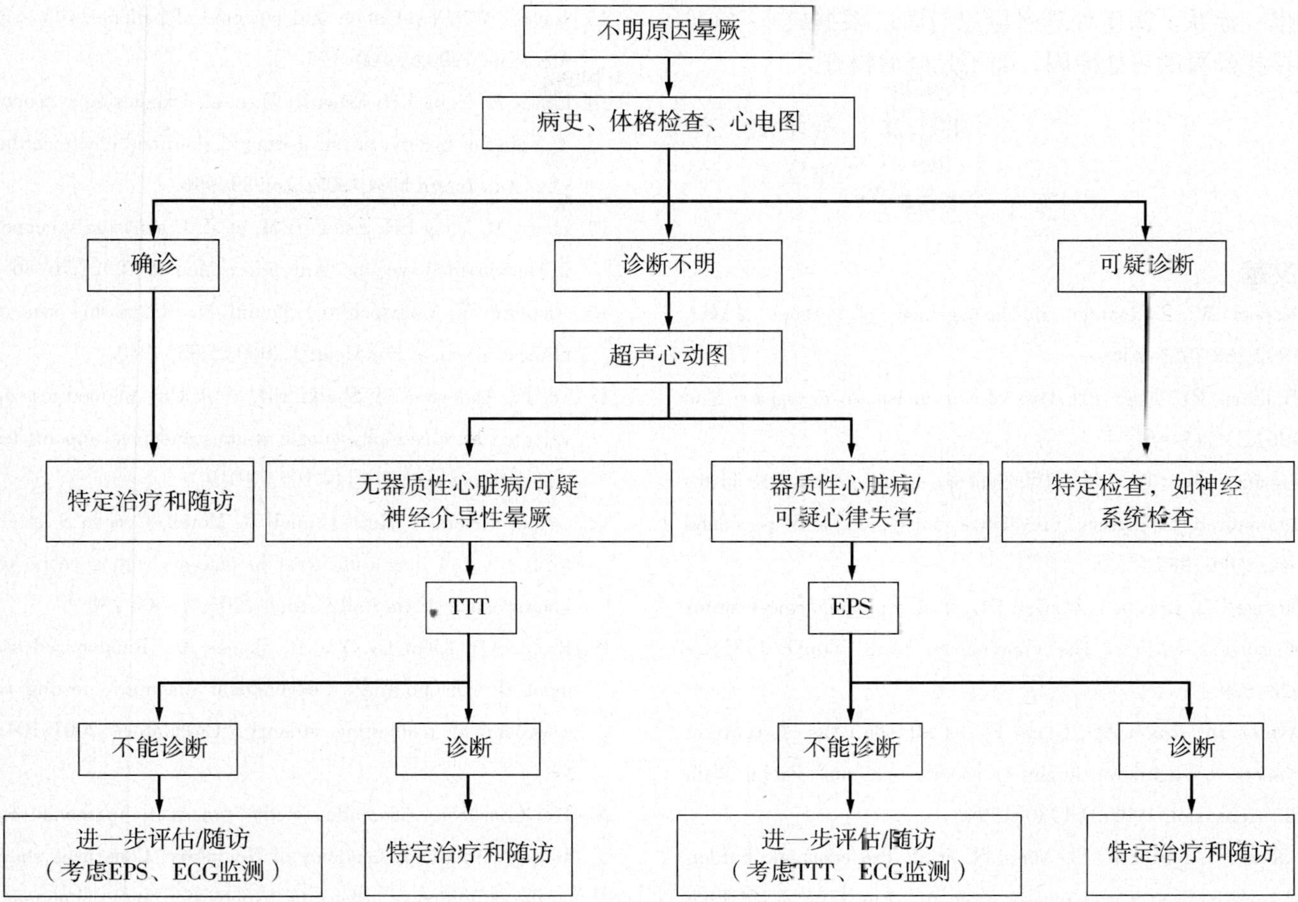

图 21-1 不明原因晕厥患者的临床处理

治疗问题

显然，晕厥患者的治疗取决于诊断。例如，预激综合征引起晕厥患者的最佳治疗是导管消融，而室速导致晕厥患者的治疗是应当植入ICD。对其他类型的晕厥，应当停用有可能引起晕厥的药物，各种病因所致晕厥的治疗可参阅欧洲心脏病学会的晕厥指南[10]。

另一个需要考虑的问题是晕厥患者是否应该住院。没有研究评估晕厥患者住院的适应证。一般而言，如考虑到延迟评估会出现不良后果时，则应收住院治疗。如果患者有器质性心脏病，症状提示心律失常或心肌缺血，或心电图异常时，应考虑住院评估。怀疑神经介导性晕厥患者，或无器质性心脏病的证据者，一般可在门诊评估。

医生也常谈到驾驶的危险。驾驶时发生晕厥的患者对自己和他人都有危险。虽然有人提出所有的晕厥患者均不宜再驾驶，因为理论上晕厥有复发的可能，但这种方法不切实际，很多患者也不会听从。建议患者是否应该继续驾驶应考虑：（1）晕厥复发的可能；（2）有无严重的症状及持续时间；（3）坐位时是否发生晕厥或仅在站立时发生晕厥；（4）患者驾驶的频度和能力；（5）有无所在州制定的相应的法律。考虑这些问题时，医生应当指出，包括晕厥在内的急性疾病不容易引起交通事故。最近，美国心脏协会和加拿大心血管协会均发表了关于这个问题的指南[86,87]。对于非商用机动车司机，一般限制驾驶数月，若患者仍无症状，数月后可恢复驾驶。

小结

总之，晕厥是重要的医学问题，因为其常见，可造成一定的经济负担，甚至可能是心脏性猝死前的首发和惟一症状。医生处理晕厥患者时应根据成本-效益原则寻找晕厥的可能原因，而不是全面检查。

洪 江 李学斌 译
孙宝贵 校

参考文献

1. Kapoor W: Evaluation and management of syncope. JAMA 1992;268:2553-2560.
2. Williams RL, Allen PD: Loss of consciousness. Aerospace Med 1962;33:545-551.
3. Lipsitz L, Wei JY, Rowe JW: Syncope in an elderly, 310 institutionalized population: Prevalence, incidence, and associated risk. QJM 1985;55:45.
4. Savage DD, Corwin L, McGee DL, et al: Epidemiologic features of isolated syncope: The Framingham Study. Stroke 1985;16: 626-629.
5. Nyman JA, Krahn AD, Gland PC, et al: The costs of recurrent syncope of unknown origin in elderly patients. Pacing Clin Electrophysiol, 1999;22:1386-1394.
6. Calkins H, Byrne M, El-Atassi R, et al: The economic burden of unrecognized vasodepressor syncope. Am J Med 1993;95: 473-479.
7. Linzer M, Pontinen M, Gold, DT, et al: Impairment of psycho social function in recurrent syncope. J Clin Epidemiology 1991;44: 1037-1043.
8. Kapoor WN, Karpf M, Wieand S, et al: A prospective evaluation and follow-up of patients with syncope. N Engl J Med 1983; 309: 197-204.
9. Brignole M, Alboni P, Benditt D, et al: Task force on syncope, European Society of Cardiology. Part 1. The initial evaluation of patients with syncope. Europace 2001;3:253-260.
10. Brignole M, Alboni P, Benditt D, et al: Task force on syncope, European Society of Cardiology. Part 2. Diagnostic tests and treatment: Summary of recommendations. Europace 2001;3: 261-268.
11. Scheinberg P, Blackburn I, Saslaw RM: Effects of aging on cerebral circulation and metabolism. Arch Neurol Psychiatry 1953; 70:77.
12. Wollner L, McCarthy ST, Soper NDW, et al: Failure of cerebral autoregulation as a cause of brain dysfunction in the elderly. BMJ 1979;1:1117.
13. Kapoor WN: Evaluation and outcome of patients with syncope. Medicine 1990;69:160-175.
14. Linzer M, Yang EH, Estes III M, et al: Diagnosing syncope, part 1: Value of history, physical examination, and electrocardiography. Ann Intern Med 1997;126:989-996.
15. Linzer M, Yang EH, Estes III M, et al: Diagnosing syncope, part 2: Unexplained syncope. Ann Intern Med 1997;127:76-86.
16. Ammirati F, Colivicchi F, Santini M: Diagnosing syncope in clinical practice. Eur Heart J 2000;21:935-940.
17. Sra JS, Anderson AJ, Sheikh SH, et al: Unexplained syncope evaluated by electrophysiologic studies and head-up tilt testing. Ann Intern Med 1991;114:1013-1019.
18. Garcia-Civera R, Ruiz-Granell R, Morell-Cabedo S, et al: Selective use of diagnostic tests in patients with syncope of unknown cause. J Am Coll Cardiol 2003;41:787-790.
19. Krahn AD, Klein GJ, Yee R, Skanes AC: Randomized assessment of syncope trial: Conventional diagnostic testing versus a prolonged monitoring strategy. Circulation 2001;104:46-51.
20. The Consensus Committee of the American Autonomic Society and the American Academy of Neurology: Consensus statement on the definition of orthostatic hypotension, pure autonomic failure, and multiple system atrophy. Neurology 1996;46: 1470-1471.
21. Wieling W, van Lieshout JJ: Maintenance of postural normotension in humans. In Low P (ed): Clinical Autonomic Disorders. Boston, Little Brown, 1993, pp 69-75.
22. Kapoor WN: Syncope in the older person. J Am Geriatr Soc 1994;42:426.
23. Vaitkevicius PV, Esserwein DM, Maynard AK, et al: Frequency and importance of postprandial blood pressure reduction in elderly nursing-home patients. Ann Intern Med 1991;115: 865.
24. Narkiewic K, Cooley RL, Somers VK: Alcohol potentiates orthostatic hypotension: Implications for alcohol-related systems. Circulation 2000;101:398-402.
25. Mathias CJ: The classification and nomenclature of autonomic disorders: Ending chaos, resolving conflict and hopefully achieving clarity. Clin Auton Res 1995;5:307-310.
26. Low P, McLeod J: The autonomic neuropathies. In Low P (ed): Clinical Autonomic Disorders. Boston, Little Brown, 1993, pp 395-421.

27. Schondorf R, Low PA: Idiopathic postural orthostatic tachycardia syndrome: An attenuated form of acute pandysautonomia? Neurology 1993;43:132–137.

28. Low P, Opfer–Gehrking T, Textor S, et al: Postural tachycardia syndrome (POTS) . Neurology 1995;45:519–525.

29. Sandroni P, Opfer–Gehrking TL, McPhee BR, Low PA: Postural tachycardia syndrome: Clinical features and follow–up study. Mayo Clin Proc 1999;74:1106–1110.

30. Smith ML, Carlson MD, Thames MD: Reflex control of the heart and circulation: Implications for cardiovascular electrophysiology. J Cardiovasc Electrophysiol 1991;2:441–449.

31. Rea R, Thames M: Neural control mechanisms and vasovagal syncope. J Cardiovasc Electrophysiol 1993;4:587–595.

32. Abboud FM: Neurocardiogenic syncope. N Engl J Med 1993; 328:1117–1119.

33. Morillo CA, Eckberg DL, Ellenbogen KA, et al: Vagal and sympathetic mechanisms in patients with orthostatic vasovagal syncope. Circ 1997;96:2509–2513.

34. Hjorth S: Penbutolol as a blocker of central 5HT1A receptor–mediated responses. Eur J Pharmacol 1992;222:121–127.

35. Richardson DA, Beston RS, Shaw FE, Kenny RA: Prevalence of cardioinhibitory carotid sinus hypersensitivity in patients 50 years or over presenting to the accident and emergency department with unexplained or recurrent falls. Pacing Clin Electrophysiol 1997;20:820–823.

36. Pathy MS: Clinical presentation of myocardial infarction in the elderly. Br Heart J 1967;29:190–199.

37. Dixon MS, Thomas P, Sheridon DJ: Syncope is the presentation of unstable angina. Int J Cardiol 1998;9:125–129.

38. Racco F, Sconocchini C, Reginelli R: La sincope in una popolazone generale: Diagnosi ezilogoca e follow–up. Minerva Med 1993;84: 249–261.

39. Kapoor WN, Fortunato M, Hanusa BH, Schulberg HC: Psychiatric illnesses in patients with syncope. Am J Med 1995; 99: 505–512.

40. Grubb, BP, Samoil D, Kosinski D, et al: Cerebral syncope: Loss of consciousness associated with cerebral vasoconstriction in the absence of systemic hypotension. Pacing Clin Electrophysiol 1998;21:652–658.

41. Martin TP, Hanusa BH, Kapoor WN: Risk stratification of patients with syncope. Ann Emerg Med 1997;29:459–466.

42. Calkins H, Shyr Y, Frumin H, et al: The value of the clinical history in the differentiation of syncope due to ventricular tachycardia, atrioventricular block, and neurocardiogenic syncope. Am J Med 1995;98:365–373.

43. Hoefnagels WAJ, Padberg GW, Overweg J, et al: Transient loss of consciousness: The value of the history for distinguishing seizure from syncope. J Neurol 1991;238:39–43.

44. Benbadis, SR, Wolgamuth BR, Goren H, et al: Value of tongue biting in the diagnosis of seizures. Arch Intern Med 1995;155: 2346–2349.

45. Brugada J, Brugada P: Further characterization of the syndrome of right bundle branch block, ST segment elevation, and sudden cardiac death. J Cardio Elect 1997;8:325–331.

46. Alings M, Wilde A: Brugada syndrome, clinical data and suggested pathophysiological mechanism. Circulation 1999;99:666–673.

47. Steinberg JS, Prystowsky E, Freedman RA, et al: Use of the signal–averaged electrocardiogram for predicting inducible ventricular tachycardia in patients with unexplained syncope: Relation to clinical variables in a multivariate analysis. J Am Coll Cardiol 1994;23:99–106.

48. Marcus FI, Fontaine G, Guiraudon G, et al: Right ventricular dysplasia: A report of 24 adult cases. Circulation 1982;65: 384–398.

49. McKenna WJ, Thiene G, Nava A, et al: Diagnosis of arrhythmogenic right ventricular dysplasia/cardiomyopathy. Br Heart J 1994;71: 215–218.

50. Holter NJ, Gengerelli JA: Remote recording of physiologic data by radio. Rocky Mt Med J 1949;16:79.

51. Linzer M, Pritchett ELC, Pontinen M, et al: Incremental diagnostic yield of loop electrocardiographic recorders in unexplained syncope. Am J Cardiol 1990;66:214–219.

52. Fogel RI, Evans JJ, Prystowsky EN: Utility and cost of event recorders in the diagnosis of palpitations, presyncope, and syncope. Am J Cardiol 1997;79:207–208.

53. Linzer M, Pritchett ELC, Pontinen M, et al: Incremental diagnostic yield of loop electrocardiographic recorders in unexplained syncope. Am J Cardiol 1990;66:214–219.

54. Brown AP, Dawkins KD, Davies JG: Detection of arrhythmias: Use of a patient–activated ambulatory electrocardiogram device with a solid–state memory loop. Br Heart J 1987;58:251–253.

55. Krahn AD, Klein GJ, Yee R, et al: Use of an extended monitor–

ing strategy in patients with problematic syncope. Circulation 1999; 99:406–410.

56. Gibson TC, Heizman MR: Diagnostic efficacy of 24 hour electrocardiographic monitoring for syncope. Am J Cardiol 1984;53: 1013.

57. DiMarco JP, Philbrick JT: Use of ambulatory electrocardiographic (Holter) monitoring. Ann Intern Med 1990;113:53–68.

58. Bass EB, Curtiss EI, Arena VC, et al: The duration of Holter monitoring in patients with syncope: Is 24 hours enough? Arch Intern Med 1990;150:1073–1078.

59. Benditt DG, Ferguson DW, Grubb BP, et al: Tilt table testing for assessing syncope. J Am Coll Cardiol 1996;28:263–275.

60. Natale A, Akhtar M, Jazayeri M, et al: Provocation of hypotension during head–up tilt testing in subjects with no history of syncope or presyncope. Circulation 1995;92:54–58.

61. Ammirati F, Colivicchi F, Biffi A, et al: Head–up tilt testing potentiated with low–dose sublingual isosorbide dinitrate: A simplified time–saving approach for the evaluation of unexplained syncope. Am Heart J 1998;135;671–676.

62. Sutton R, Peterson MEV: The clinical spectrum of neurocardiogenic syncope. J Cardiovasc Electrophysiol 1995;6:569.

63. Sumiyoshi M, Nakata Y, Yoriaki M, et al: Response to head–up tilt testing in patients with situational syncope. Am J Card 1998; 82: 1117–1118.

64. Raviele A, Giada F, Brignole M, et al: Comparison of diag- nostic accuracy of sublingual nitroglycerin test and low–dose test in patients with unexplained syncope. Am J Cardiol 2000;85: 1194–1198.

65. Del Rosso A, Bartoletti A, Bartoli P, et al: Methodology of head–up tilt testing potentiated with sublingual nitroglycerin syncope. Am J Cardiol 2000;85:1007–1011.

66. Del Rosso A, Bartoli P, Bartoletti A, et al: Shortened head–up tilt testing potentiated with sublingual nitroglycerin in patients with unexplained syncope. Am Heart J 1998;135:564–570.

67. Benditt DG, Ferguson DW, Grubb BP, et al: ACC expert consensus document: Tilt table testing for assessing syncope. J Am Coll Cardiol 1996;28:263–275.

68. Pitzalis M, Massari F, Guida P, et al: Shortened head–up tilting test guided by systolic pressure reductions in neurocardiogenic syncope. Circulation 2002;105:146–148.

69. Ewy GA, Appleton CP, DeMaria AN, et al: ACC/AHA guidelines for the clinical application of echocardiography. Circulation 1990;82:2323–2345.

70. Krumholz HM, Douglas PS, Goldman L, Waksmonski C: Clinical utility of transthoracic two–dimensional and Doppler echocardiography. J Am Coll Cardiol 1994;24:125–131.

71. Panther R, Mahmood S, Gal R: Echocardiography in the diagnostic evaluation of syncope. J Am Soc of Echocardiogr 1998; 11:294–298.

72. Recchia D, Barzilai B: Echocardiography in the evaluation of patients with syncope. J Gen Intern Med 1995;10:649–655.

73. Zipes DP, DiMarco JP, Gillette PC, et al: Guidelines for clinical intracardiac electrophysiological and catheter ablation procedures. J Am Coll Cardiol 1995;26:555–573.

74. Middlekauf HB, Stevenson WG, Saxon LA: Prognosis after syncope: Impact of left ventricular function. Am Heart J 1993; 125: 121–127.

75. Middlekauff HR, Stevenson WG, Stevenson LW: Prognostic significance of atrial fibrillation in advanced heart failure. A study of 390 patients. Circulation 1991;84:40.

76. Knight BP, Goyal R, Pelosi F, et al: Outcome of patients with nonischemic dilated cardiomyopathy and unexplained syncope treated with an implantable defibrillator. J Am Coll Cardiol 1999;33:1964–1970.

77. Bachinsky WB, Linzer M, Weld L, Estes III NAM: Usefulness of clinical characteristics in predicting the outcome of electrophysiologic studies in unexplained syncope. Am J Cardiol 1992;69: 1044–1049.

78. Moazez F, Peter T, Simonson J, et al: Syncope of unknown origin: Clinical, noninvasive, and electrophysiologic determinants of arrhythmia induction and symptom recurrence during long–term follow–up. Am Heart J 1991;121:81–88.

79. Dimarco JP, Garan H, Harthorne W, Ruskin JN: Intracardiac electrophysiologic techniques in recurrent syncope of unknown cause. Ann Intern Med 1981;95:542–548.

80. Fujimura O, Yee R, Klein GJ, et al: The diagnostic sensitivity of electrophysiologic testing in patients with syncope caused by transient bradycardia. N Engl J Med 1989;321:1703–1707.

81. Sugrue DD, Gersh BJ, Holmes DR, et al: Symptomatic "isolated" carotid sinus hypersensitivity: Natural history and results of treatment with anticholinergic drugs or pacemaker. J Am Coll Cardiol 1986;7:158–162.

82. Kenny RA, Richardson DA, Steen N, et al: Carotid sinus syn–

drome: A modifiable risk factor for nonaccidental falls in older adults (SAFE PACE). J Am Coll Cardiol 2001;38:1491–1496.

83. Leitch JW, Klein GJ, Yee R, et al: Syncope associated with supraventricular tachycardia. Circulation 1992;85:1064–1071.

84. Davis TL, Freemon FR: Electroencephalography should not be routine in the evaluation of syncope in adults. Arch Intern Med 1990;150:2027–2029.

85. Zaidi A, Crampton S, Clough P, et al: Misdiagnosis of epilepsy: Many seizure-like episodes have a cardiovascular cause. J Am Coll Cardiol 2000;36:181–184.

86. Epstein AE, Miles WM, Benditt DG: Personal and public safety issues related to arrhythmias that may affect consciousness: Implications for regulation and physician recommendations. An AHA/NASPE Medical Scientific Statement. Circulation 1996;94:1147–1166.

87. Consensus Conference, Canadian Cardiovascular Society: Assessment of the cardiac patient for fitness to drive. Can J Cardiol 1992;8:406–412.

第 22 章　无症状性心电图异常

ALLAN C. SKANES, BRUSE WALKER, PAUL LELORIER, GEORGE J. KLEIN

许多患者在做体格检查或因其他疾病进行 Holter 监测或心电图检查时经常会意外发现心电图异常。高明的医生不会放过任何相关的潜在危险，但也不应该对无意义的异常过分关注。在对这种心电图异常进行评估时需要注意以下几点：

1. 这种异常是真的不正常还是仅为类似异常？
2. 这种异常是否会与潜在不利事件有关？
3. 这种异常对于不利事件的阳性预测价值如何？
4. 这种异常是否值得做进一步检查？

无症状的 Wolff-Parkinson-White 综合征

病例 1：一名 14 岁男孩因打篮球时胸部受伤出现非心源性胸痛被送入急诊室治疗。无心悸、晕厥及心动过速的表现。心电图见图 22-1。诊断为 Wolff-Parkinson- White（WPW）综合征。可能的处置有：

1. 告知患者及家属无需处理，不必随访

2. 心脏电生理检查

3. 超声心动图检查

4. 建议平板运动试验

WPW 综合征最早于 1930 年首次报道[1]。起初，人们认为这种表现预示着心律失常的发生，但后来发现，许多患者有这种心电图改变但无症状，预后良好。旁路的射频消融是主要的治疗手段，疗效显著而且并发症较少。但是，对于无症状的 WPW 综合征患者是否应该预防性进行射频消融治疗尚存在争议。

一些流行病学调查发现，大约有 0.1%~0.15%的人有 WPW 综合征的心电图表现，但其中有一半的人从来没有出现过症状[2]。新发现的病例以每年 0.004%的比率递增[2]，但是实际的发病率可能更高些，因为许多人从来不做心电图检查，又有些患者为间歇性预激而没有被发现。每年最多有 0.01%的患者可能出现猝死[2,3]。但有趣的是，Munger 等在他的大型回顾性分析中（113 例患者）并没有发现猝死的病例。尸检的方法很难发现旁路的存在，但是发现大多数意外死亡的患者存在冠心病或其他未发现的器质性心脏疾病。也有很少的无症状性 WPW 综合征患者会发生意外死亡，而且很不幸的是，通常为健康的年轻人。

WPW 综合征患者发生猝死的最常见原因是由房颤引发的室颤。这是由于至少存在一条旁路不应期较短引起的，使得房颤时心室反应较快。有学者发现，那些房颤时最短 R-R 间期（SRR）大于 250ms 的患者很少出现室颤[4]。在房颤发生前通常出现房室折返性心动过速，并可能由房室折返性心动过速引起的血流动力学以及代谢变化而引发房颤。因此，不能诱发室上速标志着预后良好。值得注意的是，有多条旁路的患者发生猝死的危险性增高 3.1 倍，这可能是由于多个预激波引起的心室电活动不同步造成的。

由于此病的致死率较低（<1/1000 每年），任何检查对猝死的预测价值都值得怀疑。其中，心电生理检查的阴性结果可能比较有价值。Klein 等根据房颤时的最短 R-R 间期（Short RR interval, SRR），把发生心脏性猝死的风险做了如下分层[6]：

1) 明确的风险——最短 RR 间期<220ms
2) 可能的风险——220ms<最短 RR 间期<250ms
3) 较弱的风险——250ms<最短 RR 间期<300ms
4) 最弱的风险——最短 RR 间期>300ms

需要指出的是，所谓“明确的风险”并不是“高”风险。在临床上广泛使用的 SRR<250ms 这一指标并不像想像的那样有效。因为有 17%的无症状 WPW 综合征

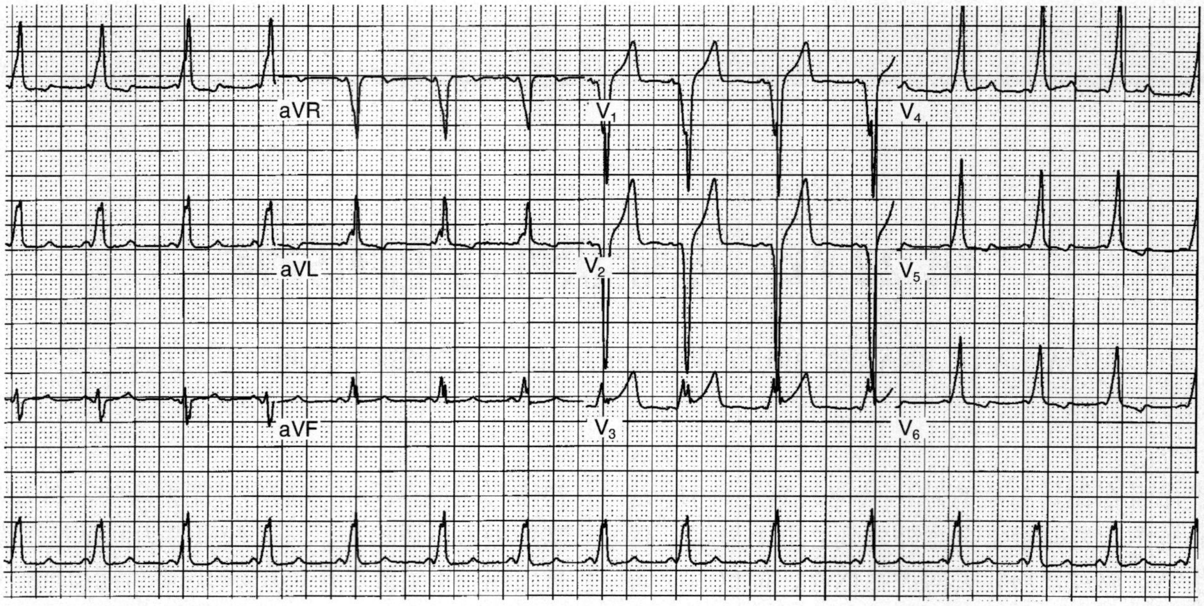

图 22–1 WPW 综合征

患者其 SRR 均在这一范围内，比发生猝死的患者要多得多 [6]。此指标的灵敏度为 77.8%，特异度为 48.3%，预测的准确度为 18.9%[7]。尽管其他心脏性猝死的危险因素，即心房易损性和可诱发心动过速在理论上能够提高这一指标预测的准确度，但尚未得到试验证实。Teo 等曾报道若存在多条预激旁路结合该指标则灵敏度从 88%下降到 29%，但特异度从 36%提高到 92%，预测的准确度从 9%提高到 22%[5]。

异丙肾上腺素在临床上通常被用来诱发房颤和(或)心动过速，也可以使相当多患者的 SRR<250ms，因此，这一指标有限的阳性预测值就显得更加令人失望。

但是不管怎样，电生理检查仍然是评估无症状性 WPW 综合征患者猝死危险性的金标准。其他无创性评估猝死危险的方法包括：Holter 监测用来观察患者是否存在间歇性预激（因而旁路的 SRR 不太可能<250ms）；运动负荷试验中[8]或滴注阿义马林[9]或普鲁卡因胺[10]过程中预激的突然消失标志着旁路的不应期较长；食管调搏。除了食管调搏之外，其他方法都有其局限性，都是只能在窦律的情况下评估旁路的传导性，仅作为一种辅助检查，而食管调搏的支持者较多[11]。但是比起心内电生理检查，它能提供的信息较少，而风险和不适的感觉却差不多。

既然无症状 WPW 综合征患者中以猝死为首发表现的很少见，那么如何对这样的患者进行合理的处置呢？因为有经验的医疗中心进行射频消融严重并发症的发生率很低（≈1%），所以也很难对患者进行射频消融做出支持或反对的建议。显然，对那些 SRR<250ms 而无症状的患者进行射频消融可能存在一定的并发症和致死率，而这些患者可能终生无症状，另一方面，对无症状的个体不采取干预措施，也可能会发生一些本可以避免的死亡。在这种情况下，许多医生可能会选择冒一定的风险进行射频消融以避免因潜在的致死性心律失常而导致的长期危险性[10a,10b]。

同样，患者以及患者的父母也要面对这样的问题，他们要问自己能否接受这样一种虽然发生率不高但却持续存在的猝死威胁。如果不能接受，可能会导致焦虑以及工作娱乐上的限制，这样的患者可能会选择进行射频消融。如果能接受，这样的患者就会较少考虑理论上存在的心律失常所引发的危险，而更多的顾及手术所带来的危险。

最后，有两点其他因素可能会影响人们的决定：

1) 某些旁路的射频消融手术具有较高的危险性如临近房室结的间隔旁路。
2) 猝死作为 WPW 综合征首发表现的危险性随着年龄的增长而降低：例如，60 岁的男性患者发生猝死的危险性比 10 岁的男性患儿要小得多。

既然治疗和不治疗的危险性都较低，那么就很难对无症状的 WPW 综合征患者是否需要消融治疗做出一个普遍适用的处置原则。如果患者有工作和娱乐的特殊要求，则推荐进行射频消融。对于其他人群，是否进行电生理检查以及是否进行射频消融则要具体分析。鉴于一些情感的、个人的、社会的因素，以及治疗与否其危险性都较低的特点，最终的决定要由患者自行选择。

病例 1 讨论：如前所述，无症状的 WPW 患者有发生猝死的危险，虽然很小但确实有统计学上的风险，患者及其家属需要知情，单纯对其进行安抚是不够的。下一步最适宜的处置是进行运动平板试验，在试验中可以很容易对 δ 波进行监测，如果试验中 δ 波消失，那么旁路的性质是良性的，发生猝死的危险性很低。在运动平板试验不能做出明确的预后诊断时，可以进行电生理检查。超声心动图的意义不大，因为这种患者大多心脏结构正常。最佳答案是 4。

在运动平板试验中，最大心率达到 190 次/分时，仍可以持续观察到预激波，患者及其家属要求进行进一步评估以决定是否从事竞技运动。在对危险及获益进行反复讨论后，患者接受了电生理检查。检查发现，预激旁路位于中间隔，未诱发出心动过速，未诱发房颤。在起搏间期为 320ms 时出现旁路阻滞，这提示房颤时不大可能会因快速的旁路传导而出现危险，发生猝死的几率较低。而且，由于旁路的位置离房室结较近，不适于进行射频消融。

复极异常

一般而言，12 导联心电图上出现的原发性复极异常是良性的或是正常变异，如早期复极，但是有一些来自于心脏的器质性病变（如心肌梗死、扩张型心肌病和肥厚型心肌病等）或药物的作用（如某些抗心律失常药物）。先天性长 QT 综合征和 Brugada 综合征这两种罕见的疾病可以引起致命性的室性心律失常，而其机制都与复极异常有关。下面的章节将集中讨论这两种疾病的典型心电图改变和临床特征。

长 QT 综合征

病例 2：一名 36 岁的会计师，其 24 岁的弟弟日前突然死亡，既往健康状况良好，死因不明。其 27 岁的妹妹健在，身体健康。其母于 46 岁时死于车祸，有癫痫病史。这个会计师的心电图显示有极长的 QT 间期（QT=600ms，QTc=545ms，见图 22-2A）。平素没有服用任何药物，运动规律。2 年前健康保险体检时所做心电图正常（图 22-2B）。目前正确的处理是：

1. *不再进行进一步的检查，告知患者身体健康，无需顾虑*
2. *安排运动负荷试验*
3. *进行心脏电生理检查*
4. *推荐应用 β 受体阻滞剂*

先天性长 QT 综合征是一种罕见的疾病（发病率 1/10 000~1/15 000），以 QT 间期延长、反复发作的晕厥和猝死为特征。临床上主要分为两型：Romano-Ward 综合征（常染色体显性遗传），Jervell 和 Lange-Nielson 综合征（常染色体隐性遗传），后者伴有先天性耳聋。在过去的 10 年间，在长 QT 综合征的遗传学及细胞学研究方面取得了很大进展，现在已经确定长 QT 综合征有 6 个亚型，包含有 170 多个基因突变。现在可以对 50%~60%的患者进行基因诊断[12~14]（图 22-1）。长 QT 综合征的主要异常是由于外向钾离子电流的减弱（1 型和 2 型长 QT 综合征）或较少见的平台期持续性内向钠离子电流（3 型长 QT 综合征）引起的动作电位时程延长。动作电位时程延长容易引发早期后除极形成触发活动导致期前收缩[15]，而期前收缩会引发多形性室速即尖端扭转型室速，临床表现为心悸、晕厥甚至因发生室颤而导致猝死。

表 22-1 长 QT 综合征分型

亚型	位点	基因	离子通道	突变率，%
LQT1	11p15.5	*KCNQ1 (KVLQT1)*	I_{Ks}（α 亚基）	42
LQT2	7q35-q36	*KCNH2 (HERG)*	I_{Kr}（α 亚基）	45
LQT3	3p21-p23	*SCN5A*	I_{Na}（α 亚基）	8
LQT4	4q25-q27	?	?	
LQT5	21q22.1-p22	*KCNE1 (MinK)*	I_{Ks}（β 亚基）	3
LQT6	21q22.1	*KCNE2 (MiRP 1)*	I_{Kr}（β 亚基）	2

Modified from Walker BD, Krahn AD, Klein GJ, et al: Congenital and acquired long QT syndromes. Can J Cardiol 2003;19:76–87.

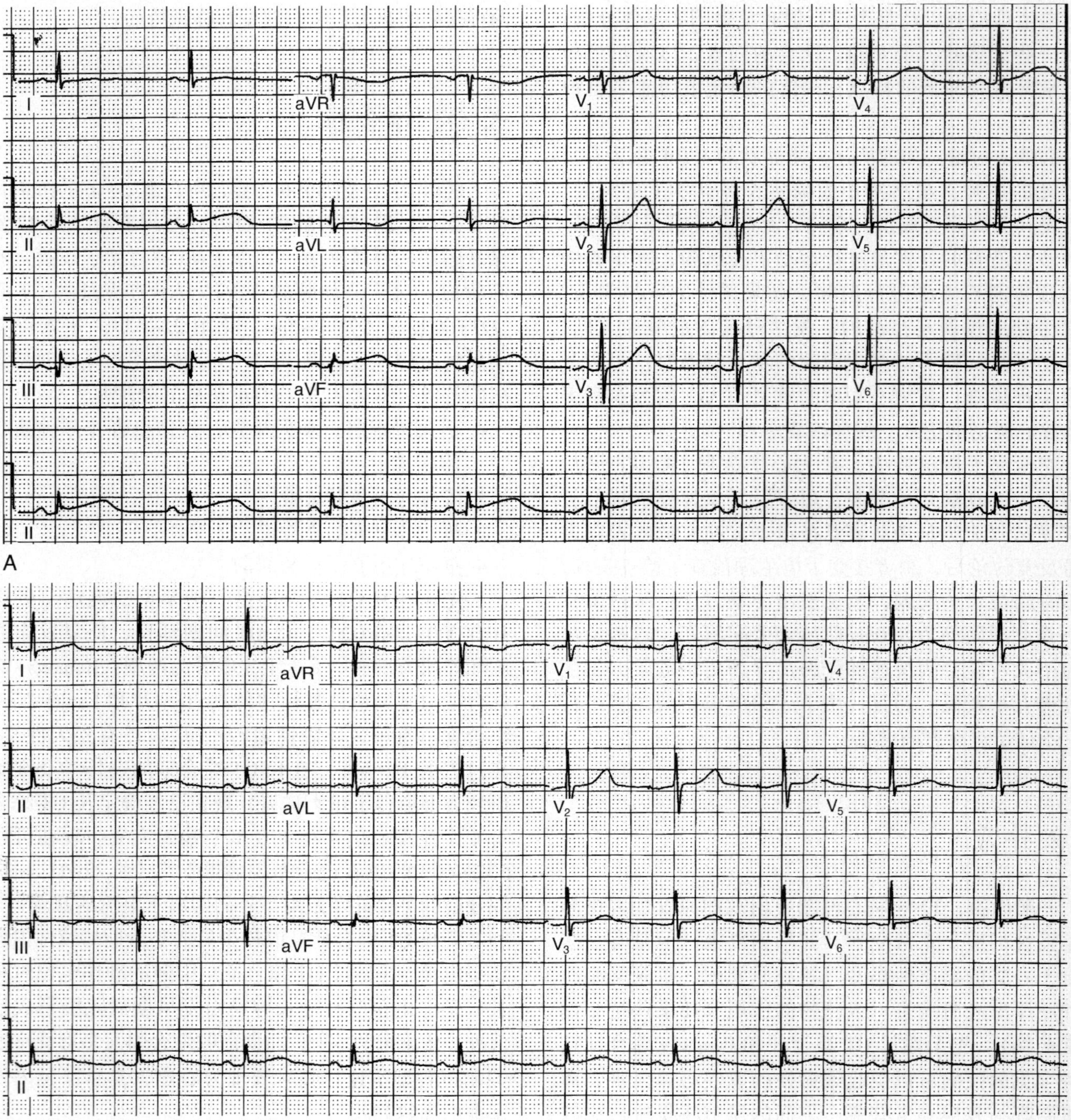

图 22–2 长 QT 综合征

典型的长 QT 综合征通常由运动或情绪激动所诱发，通常在青少年期发病，1 型的发病年龄要更早些[14]，极易被误诊为癫痫发作。运动、情绪以及突然惊醒会引起心率增快造成心脏事件的发生[14,16,17]。1 型长QT 综合征的患者在肾上腺素水平升高的情况下易于发生心脏事件，有些患者以游泳为特殊的促发因素 [14,16]。3 型长 QT 综合征的患者则通常在休息或睡眠时发作[14]。而 2 型长 QT 综合征的患者则通常由于受到惊扰（如在夜间因电话铃声而惊醒）而发作[14,17]。上述这些情况都会伴随心率的突然变化，从而影响复极，诱发心律失常。

长 QT 综合征的显著特点是 QTc 间期延长超过 460ms，但最近人们发现有三分之一的患者 QTc 间期者现正常[18~20]。由于许多因素如交感神经活动、电解质平衡以及药物都可以影响复极过程，所以 QTc 间期会有很大波动。在去除了明显的可逆性因素后（表 22-2 和表 22-3），根据临床表现和心电图特点可以做出长 QT 综合征的诊断[21]。1 型、2 型和 3 型长 QT 综合征的平均 QTc 间期没有明显差别[14]， Jervell 和 Lange-Neilson 综合征的 QTc 间期相对明显延长。除此之外，心电图的异常表现还包括 ST-T 改变、U 波、T 波电交替、QT 间期离散度增大以及窦性心动过缓等[15]，特别是特征性的 ST-T 形态学改变对判断长 QT 综合征的亚型很有意义。1 型表现为宽大的 T 波，2 型表现为低振幅有切迹的 T 波，3 型表现为 ST 段延长，T 波延迟出现[18]。

对于未经治疗的患者，晕厥的年发生率为 5%，10 年的病死率约为 50%[18,22]。在美国，每年大概有 3000~4000 名青少年因长 QT 综合征发生猝死[23]。如果应用 β 受体阻滞剂、心脏起搏、左侧颈交感神经切除术或植入心脏复律除颤器（ICD）等治疗措施，存活率能大幅度提高[24]。经这样治疗的患者，5 年病死率可以减少到 3%~5%[15]。

病例 2 讨论：该患者未服用药物但有明显的 QT 间期延长。家族史提示其兄及其母都患有长 QT 综合征（长 QT 综合征经常会被误诊为癫痫）。由于家族史是最重要的危险因子，故此正确的处置方案为 4。至于是否安装 ICD，目前还没有一致的指导性意见，运动试验对于治疗原则没有影响，但对明确诊断可能有益，尤其在运动过程中可以观察到有无心律失常出现。在长 QT 综合征的诊断中，心电生理检查一般来讲价值不大。这个患者既往有正常的心电图，这种情况不常见，通常同一个长 QT 综合征的患者不会在不同时间的心电图中出现 QT 间期的明显变化。许多长 QT 综合征的患者表现并不会这样明显，尤其是在心电图呈现临界变化时。需要记住的是，家族史有很好的预后价值。

表 22-2 QT 间期延长的继发性因素

病因	机制
心动过缓	↑ APD ↑ APD，应用Ⅲ类抗心律失常药物使 APD 延长
药物作用（表 22-3）	主要阻断 I_{Ks}，I_{Kr}
电解质紊乱（低钾血症，低镁血症，低钙血症）	低钾血症降低 I_{Kr} 并升高 I_{Kr} 对阻断剂的敏感性
左室肥大/功能不全	降低钾通道电流（包括 I_{to}、I_{Kr}、I_{Ks}），改变 I_{CaL} 和细胞内钙电流
其他因素（如食欲减退、脑血管疾病、甲状腺功能减退等）	
降低复极储备	长 QT 综合征

Modified from Walker BD, Krahn AD, Klein GJ, et al: Congenital and acquired long QT syndromes. Can J Cardiol 2003;19:76–87.

表 22-3 可能引起 QT 间期延长及尖端扭转型室速的药物

类型	亚类	药物
心脏药物	Ia 类药物	丙吡胺、普鲁卡因胺、奎尼丁
	Ib 类药物	溴苄胺
	Ⅲ类药物	胺碘酮、多非利特、依比利特、索他洛尔
	Ⅳ类药物	苄普地尔（bepridil）、利多氟嗪、普尼拉明（prenylamine）
抗微生物药	抗生素	甲基红霉素、阿霉素、红霉素、双戊烷、螺旋霉素、复方磺胺制剂
	抗真菌药	氟康唑、依曲康唑、酮康唑
	抗疟药	氯喹、丙二苯
抗组胺药		阿司咪唑、苯海拉明、羟嗪、特非那定
精神类药物	抗抑郁药	阿米替林、丙咪嗪、氟西汀、多虑平
	抗精神病药物	氯丙嗪、达哌啶醇、氟哌啶醇、碳酸锂、派迷清、甲哌氯丙嗪、甲硫哒嗪、舍吲哚、三氟拉嗪
其他药物		Amantidine、氨茶碱、西沙比利、Fenoxidil、水蛭素（Ketaserin）、泼尼松、苯丁酚、沙丁胺醇、琥珀胆碱、特罗地林（terodiline）、长春胺（vincamine）、齐美利定（zimelidine）

Modified from Walker BD, Krahn AD, Klein GJ, et al: Congenital and acquired long QT syndromes. Can J Cardiol 2003;19:76–87.

Brugada 综合征

病例 3：某 42 岁东南亚籍男性，患有不典型胸痛，心电图见图 22-3，其他状况良好。其父 40 多岁时突然死亡，具体情况不详。为明确诊断，下列哪项处置最为恰当：

1. 基因检测
2. 运动试验
3. 静滴普鲁卡因胺
4. 心电生理检查

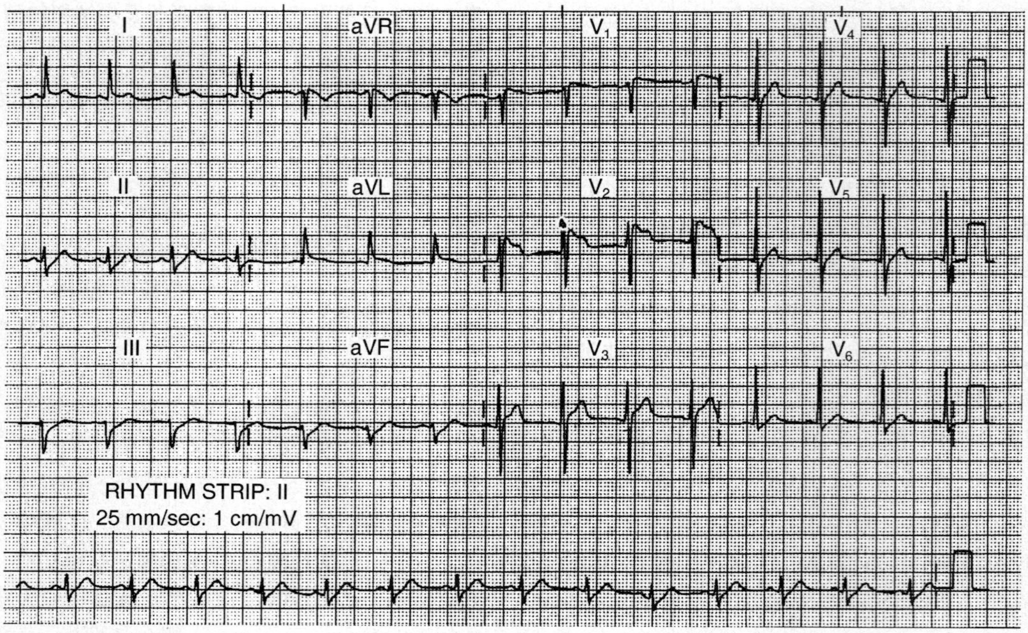

图 22–3 Brugada 综合征

Brugada 综合征是一种遗传性疾病（常染色体显性遗传），其主要特点是出现多形性室速和室颤，并因此导致晕厥乃至猝死[25]。这种疾病最早被发现于 1992 年，现在被公认为是心脏性猝死的主要病因之一，尤其是在欧洲和东南亚。大约 50%的特发性室颤患者，其潜在病因都是 Brugada 综合征[26]。其主要的电生理异常是动作电位时程缩短（尤其是在右心室），从而导致 2 相折返和多形性室速[27]。患者的基因检测可以发现 *SCN5A* 发生突变，该基因编码快速内流钠通道[26]。通过犬的右心室离体标本研究可以发现，减弱的快速内向钠离子流（I_{Na}）和增强的外向钾离子流（I_{to}）共同导致了心外膜动作电位时程的显著缩短，造成跨壁复极离散度的增加[27]。

心电图可以表现正常或呈特征性的右束支传导阻滞及心前区导联 V_1~V_3（反映以右心室异常为主）ST 段上抬 0.1mV。上抬的 ST 段呈典型的穹顶状改变，与急性心包炎引起的马鞍状改变有显著不同。QT 间期通常是正常的，但也有报道称 Brugada 综合征和长 QT 综合征可以同时出现。值得注意的是，其他一些疾病也会有相似的心电图改变，例如：前间壁心肌梗死、急性心包炎、致心律失常性右心室发育不良以及低体温状态等。因此对这一疾病的诊断仍然属于一种排除性诊断。

对于一些高度怀疑 Brugada 综合征但心电图表现不典型的患者可以使用药物激发试验来确定。钠通道阻滞剂如氟卡尼、普鲁卡因胺可以诱发出特征性的心电图表现，且诱发试验具有很高的灵敏度和特异度[28,29]。其他诊断手段还包括如：心电生理检查利用心室程序电刺激可以诱发出多形性室速以及室颤[30]。信号平均心电图对大多数 Brugada 综合征患者可以显示出晚电位的存在[31]。运动负荷试验通常不能诱发出室性心律失常，因为多数心脏事件发生在夜间或迷走神经兴奋时[31]。有症状的患者应该安装 ICD，无症状的 Brugada 综合征患者应进行上述试验以确定危险性来进一步指导治疗。初步证据显示，静息时心电图正常以及心脏电生理检查结果阴性预示着危险性较低。目前，人们正在寻找能进行危险分层的最佳检查方法，但尚无一致意见。因此，这些患者应到有经验的医疗中心就诊，对危险性做进一步评估。目前尚无有效的药物可以预防室性心律失常，对高危患者，ICD 仍是最佳选择。

病例 3 讨论：该患者心电图显示右心前区导联持续性 ST 段抬高、T 波倒置，应高度怀疑 Brugada 综合征。今后基因检测可能是最好的诊断方法，但目前尚没有广泛应用，且并不是所有的突变基因都已经被发现。运动试验对 Brugada 综合征没有诊断价值。钠通道阻滞剂（在北美多使用普鲁卡因胺）可以提高 ST 段上抬的高度，具有较高的诊断价值。心电生理检查的诊断意义不大，其预测患者预后的作用还处在评估中。所以，应选择 3。

对于这个患者，做了超声心动图来排除是否存在未知的陈旧性心肌梗死造成室壁瘤导致心电图异常，超声心动图结果显示没有室壁运动异常。普鲁卡因胺诱发试验具有诊断意义，但在给药过程中没有诱发出心律失常。心脏电生理检查诱发出了非持续性多形性室性心动过速，但无持续性心律失常，尽管随访期相对短暂，但初步资料仍提示着预后较好[32,33]。其父在 40 岁左右猝死的家族史提示为高危人群。因此，对该患者安装了 ICD。

无症状性心律失常

室性异位搏动

病例 4：52 岁男性，因自觉心悸，进行 Holter 检查。监测期间无症状，但记录到 12 导联心电图上相似的无症状性室性异位搏动（图 22-4A）。图 22-4B 为正常情况下心电图。目前该患者的下一步检查应为：

1. 告知患者不需处理，不需要随访。

2. 超声心动图

3. 心脏核磁共振

4. 冠脉造影

心电图和 Holter 监测经常意外记录到无症状的单发室性期前收缩或者非持续性室性心动过速，我们需要知道它们发生的原因。对于有器质性心脏病的患者来说，频发室性期前收缩和非持续性心动过速都是心脏性猝死的危险因素[34]。但另一方面，对于无器质性心脏病的患者来说，室性异位搏动的预后都比较好，并不需要特殊的治疗[35]。因此，对于有室性异位搏动的患者来说，确定有无器质性心脏病是非常重要的。

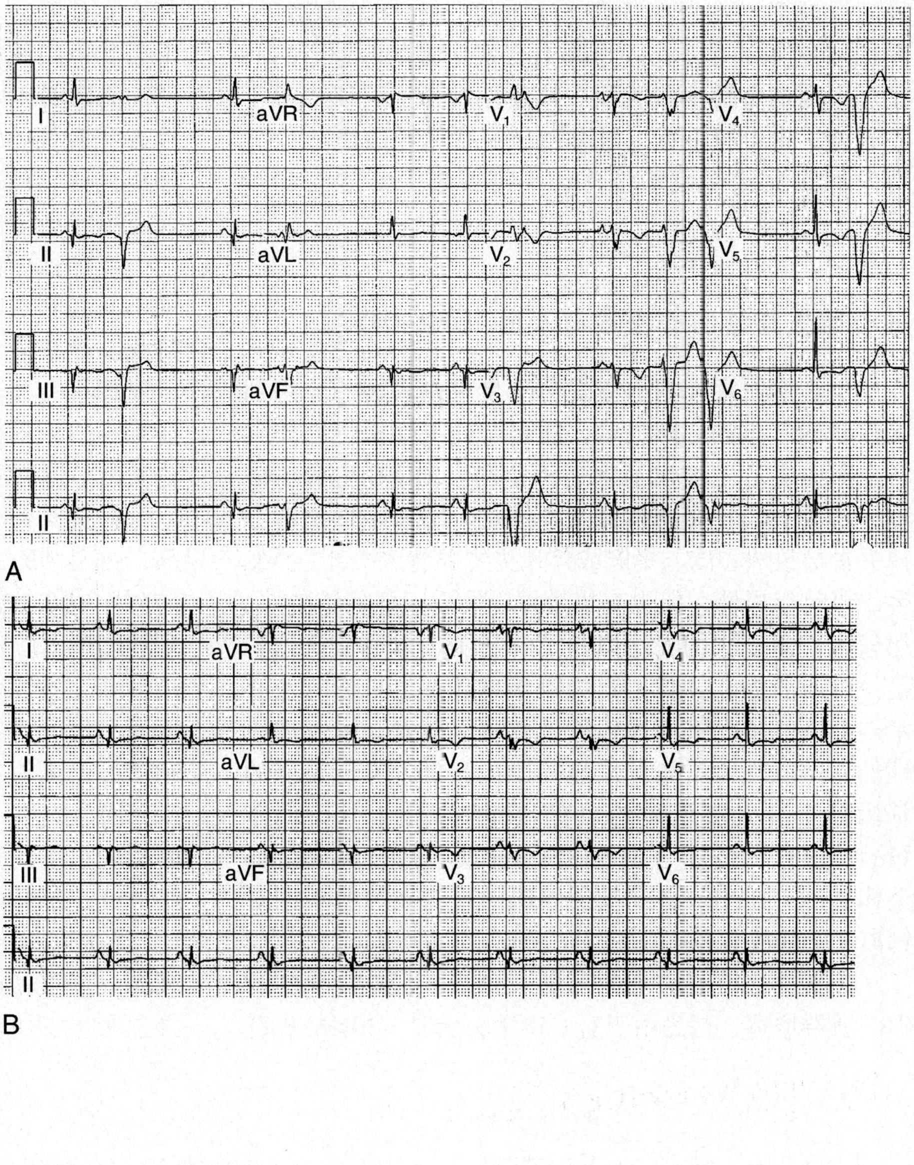

图 22-4 室性异位搏动。

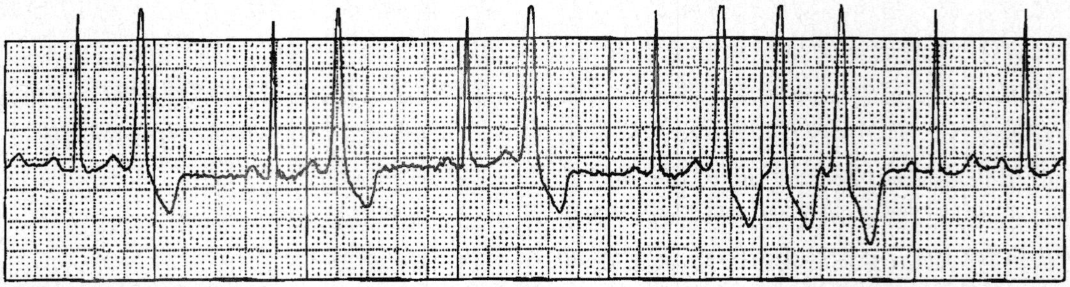

图 22–5 动态心电图上 II 导联记录的来源于右心室流出道的室性异位搏动

无器质性心脏病的患者

无器质性心脏病的患者其室性心动过速（室速）既可以起源于左心室又可以起源于右心室，通常被称为特发性室速。右室流出道室速通常表现为反复发作的非持续性单形性室速[35]，心电图上表现为左束支传导阻滞波形，在下壁导联上 R 波高大和 T 波倒置[35]。图22–5 显示的是动态心电图 II 导联记录的起源于右心室流出道的室性期前收缩。特发性室速也可以来源于左心室，也可有临床上没有明显症状的异位搏动[35~37]。特发性无症状室性异位搏动不需要进一步检查和治疗。

致心律失常性右心室发育不良（ARVD）

致心律失常性右心室发育不良可以表现为一系列无症状的严重的心律失常，需要与先天性室性心律失常尤其是右心室流出道室速相鉴别。ARVD 主要的病理表现为右心室脂肪样变及纤维化。临床上以室性心律失常导致的心悸、晕厥或猝死为主要特点[38]。主要发生于青壮年男性，但也有报道可以发生于任何年龄层。尽管人们对于它的发生机制了解甚少，但通常认为它是一种心肌病，并且不只局限于右心室也可影响左心室。此病既具有家族遗传性，也可以散发。家族遗传性的病例表现为常染色体显性遗传。最近发现突变的基因位于 3 号染色体的短臂（3p23）和 1 号染色体（1q42–q43）[39,40]，1 号染色体突变累及心脏的 Ryanodine 受体基因（RYR2），此基因编码的蛋白调控肌浆网对钙离子的释放。

在窦性心律时心电图可见 I、V_1、V_3 和 V_6 导联的 QRS 波群增宽，这是由于右心室激动延迟。30%的患者在右心前区导联可见 QRS 波后明显的 ε 波，这标志着右心室激动明显延迟[38]。有时在这些导联还可以见到 T 波倒置，右心室肥厚波形和 P 波增宽。而 ARVD 最灵敏的检测指标是信号平均心电图所检测到的晚电位（灵敏度达 85%）[38]。右心室多部位的程序电刺激可以诱发出一种或多种类型的持续性单形性室速甚至室颤。超声心动图、右心室造影和核磁共振可以发现心室内大面积的脂肪样变和纤维瘢痕。但是对于以上检测方法的灵敏度和特异度上还有不少争议。ARVD 主要的治疗方法有药物治疗（I 类药物、胺碘酮和 β 受体阻滞剂）、射频消融、外科手术切断引起折返的区域以及目前应用的日益增多的 ICD。

当患者存在左束支阻滞波形的室性心律失常，尤其不是起源于右心室流出道时，需要仔细研究其病史特点。若患者具有 ARVD 或心脏性猝死的的家族史，且发现有右心室病变（使用超声心动图、核磁共振或运动多门控扫描等方法），需要进行心脏电生理检查，诱发出心律失常的患者需要安装 ICD。

病例 4 讨论：12 导联心电图有 QRS 波终末低电压，这是 ARVD 的特征，在 V_1~V_3 导联看得比较清楚。同时伴有 T 波倒置。室性期前收缩表现为左束支传导阻滞图形，心电轴向左上，提示起源于右心室心尖部。很明显，室性期前收缩不是起源于右心室流出道，不能简单地认为良性的，需要进行右心室的影像学检查。超声心动图对右心室的观察影响因素较多，通常不足以诊断 ARVD。若技师经验丰富，核磁共振是最好的诊断手段，并且诊断标准也已经确立[41~42]。冠脉造影无诊断价值，如果有冠脉病变也只能说是偶然。

超声心动图可以显示出右心室扩大以及室壁运动减弱。静息和运动时多门控扫描证实这些改变，核磁共振除显示右心室扩大外，并有脂肪样变，符合

ARVD。此患者没有心脏性猝死的家族史，心脏电生理检查没有诱发出心律失常。应给予 β 受体阻滞剂并密切随访。

心房颤动

病例 5：患者男性，59 岁，近 2 周来出现进行性呼吸困难。心电图见图 22–6。急诊查体发现患者有充血性心力衰竭表现：颈静脉压增大，心界增大，出现第三心音，肺部听诊有啰音。静脉注射利尿剂及应用 ACEI 类药后症状和体征好转。超声心动图显示左室收缩功能下降，射血分数为 35%。哪项处置是最适当的：

1. 电复律
2. 药物复律
3. 用药物进行频率控制
4. 房室结消融同时安装心脏起搏器

临床上经常可以见到许多患者患有持续性房颤，但病程不详，也无明显不适症状[43]。房扑患者也有相似情况（图 22–6）。患者日常活动基本不受影响。但仍需要对这些患者加以注意，包括抗凝、隐性心动过速性心肌病、心脏复律等方面。

频率控制

房颤时的快速室率可以诱发心动过速性心肌病[44–46]，这种心肌病引起的左室功能不全可以通过控制心室率来逆转[44–46]。房颤的症状和心室率轻度相关，但也有无症状的快速房颤，根据心室率的情况这些患者可能存在左室功能下降的危险。对于房颤患者都要进行心功能的评估，对于已有心功能下降的患者要加强控制心室率。可以通过复查 Holter 来评估患者日常心率控制情况，在非活动状态下，心率最好控制在 100 次/分以下。而更重要的是，应反复评估患者心功能。若患者多次试用抗心律失常药物无效或左室功能一直没有明显改善，无论患者有无症状，可考虑电复律或房室结消融同时安装心脏起搏器。

抗凝

关于使用华法林还是阿司匹林来抗凝的问题，可以参考房颤脑卒中防治研究（SPAF）中所列出的危险因素来选择[47–49]。但是房颤抗凝治疗的指南并没有提及症状的影响[47]。需要注意的是症状轻微的患者应该使用

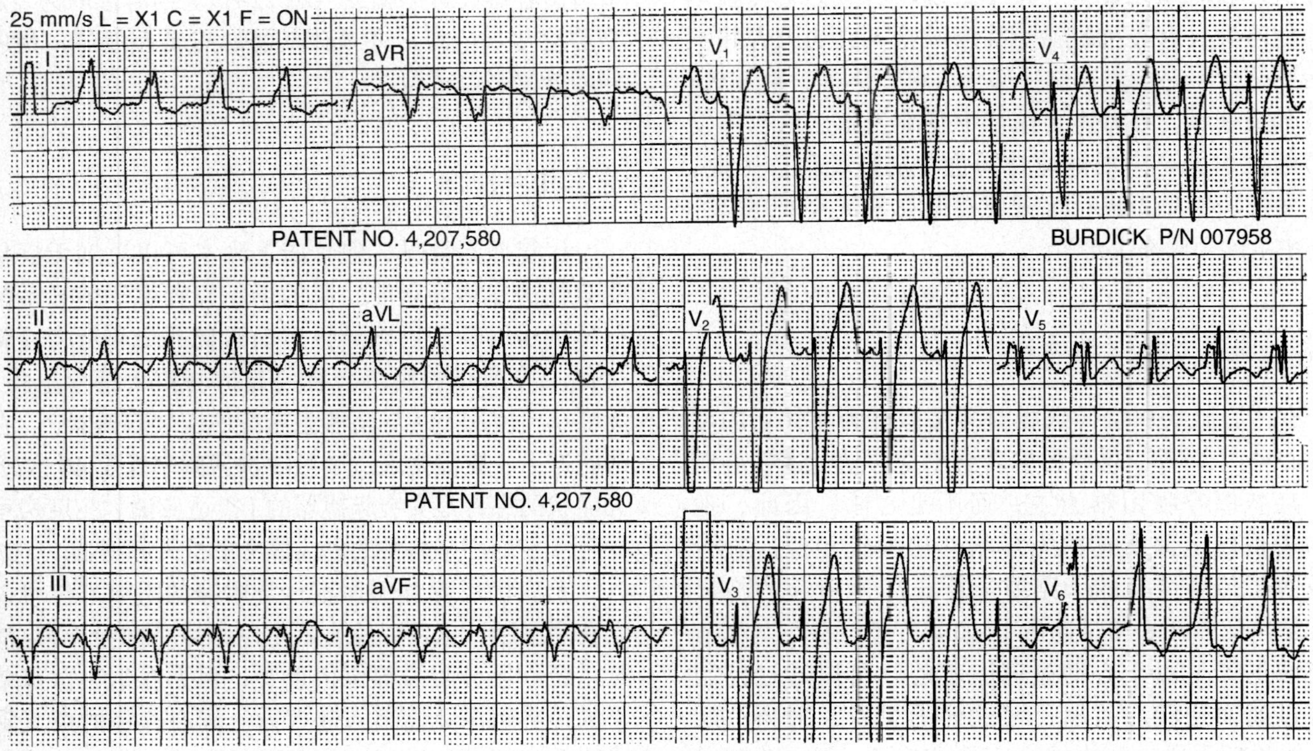

图 22–6　心房扑动

华法林，因为症状轻微使人难以察觉房颤是否复发。

心脏复律

现在存在这样的现象，不管患者有无症状，患者及医生都倾向于进行房颤电复律。对于真正无症状的患者，并没有强有力的证据证明复律的益处。目前，没有证据表明窦性心律的患者预后较好或中风的危险性较小[50]。

无症状的房颤会导致心功能的下降，因此，对这样的患者至少应给予一次心脏复律的机会。一般来讲，复律的成功率主要取决于房颤的持续时间、心房是否增大等因素。前者因许多患者不能提供确切的病史而较难确定，但是超声心动图可以显示左房是否增大，从而反映出心脏复律成功的可能性以及维持窦律的难易程度。如果当患者恢复窦律后，心功能没有改善，则不应反复进行复律。

无症状性阵发性房颤（PAF）

有许多患者在进行 Holter 检查时会发现有阵发性房颤存在，对这些患者的处理较为棘手，因为尚没有临床试验评估这样的患者发生血栓的危险性，尤其是不知道多长时间以及多大频率出现的房颤会增加脑卒中的危险性。有关抗凝治疗临床试验入选的患者并不包括或至少不完全代表这一部分人群。但是，从 SPAF 亚组分析来看，在调整了脑卒中危险因素之后，阵发性房颤发生脑卒中的危险性同慢性房颤相似。因此，对阵发性房颤是否进行抗凝要根据临床试验中列出的脑卒中危险因素来决定[51]。

无休止性室上性心动过速

有些心脏疾病会导致相对缓慢但常为无休止的室上性心动过速 [52]。这样的患者会出现心动过速性心肌病，症状以呼吸困难为主，而不是心悸。因此，他们的表现同上面所述的无症状性房颤较相似。患者呈现由于传导缓慢的旁路或无休止房速引起的持续性反复性交界性心动过速[45,54]。如前所述，左心室收缩功能减退若是由于心动过速引起的则可以通过控制心动过速而逆转。目前，对这样的患者，射频消融是一线治疗手段。药物治疗也可以考虑，但是改善心功能首先要维持窦律。我们推荐对这样的患者进行射频消融治疗。

病例 5 讨论：该患者心电图显示典型房扑 2:1 传导，左束支传导阻滞波形。不过很难确定该患者出现的左室功能不全是否为由于心动过速性心肌病所引起。在没有进行抗凝治疗而且没有进行经食管超声心动图以排除左房附壁血栓的情况下不宜进行心脏复律。另一方面，控制心室率后可以改善左室功能。故首先应该应用减慢房室传导的药物，对于难以控制的病例尤其是房颤病例可以使用房室结消融同时安装起搏器的治疗手段。但是对于典型的房扑患者可以采用标准射频消融治疗而无需消融房室结。

该患者应用地高辛和小剂量阿替洛尔未能有效地控制心室率，随后进行了心脏电生理检查发现为逆时针峡部依赖性房扑。消融后成功的恢复为窦律，3 个月后随访超声心动图发现心功能已恢复正常。

无症状性房室结及希氏束–浦肯野系统疾病

有关缓慢型心律失常以及起搏器适应证的问题我们已在其他章节讨论过，本章节我们简单讨论一下无症状的缓慢型心律失常。

病例 6：一貌似健康的 54 岁女性因 Holter 监测显示缓慢心律失常而就诊（图 22–7）。当时诊断为二度 II 型房室传导阻滞，并被告知需要安装起搏器，请问这样的处置是否正确？

房室传导阻滞

尽管并不常见，但临床上确实可以见到无症状的完全性房室传导阻滞。有的老年患者由于传导系统进行性的退行性变可以导致运动耐量下降和劳力性胸闷气促。美国心脏病协会有关起搏器植入指南里指出，无症状三度房室传导阻滞患者应该安装起搏器[55]。在清醒状态下心脏停搏超过 3 秒或逸搏频率低于 40 次/分但无症状的患者是安装起搏器的 I 类适应证，三度房室传导阻滞平均心率略快的也应该考虑植入起搏器。

无症状二度 II 型房室传导阻滞的阻滞部位可以发生在房室结，也可以发生在房室结以下即希氏束–浦肯野系统。区分阻滞部位很重要，因为发生在房室结水平的传导阻滞无需植入起搏器。同时存在的束支阻滞或双分支阻滞有助于判断阻滞的水平。美国心脏病学

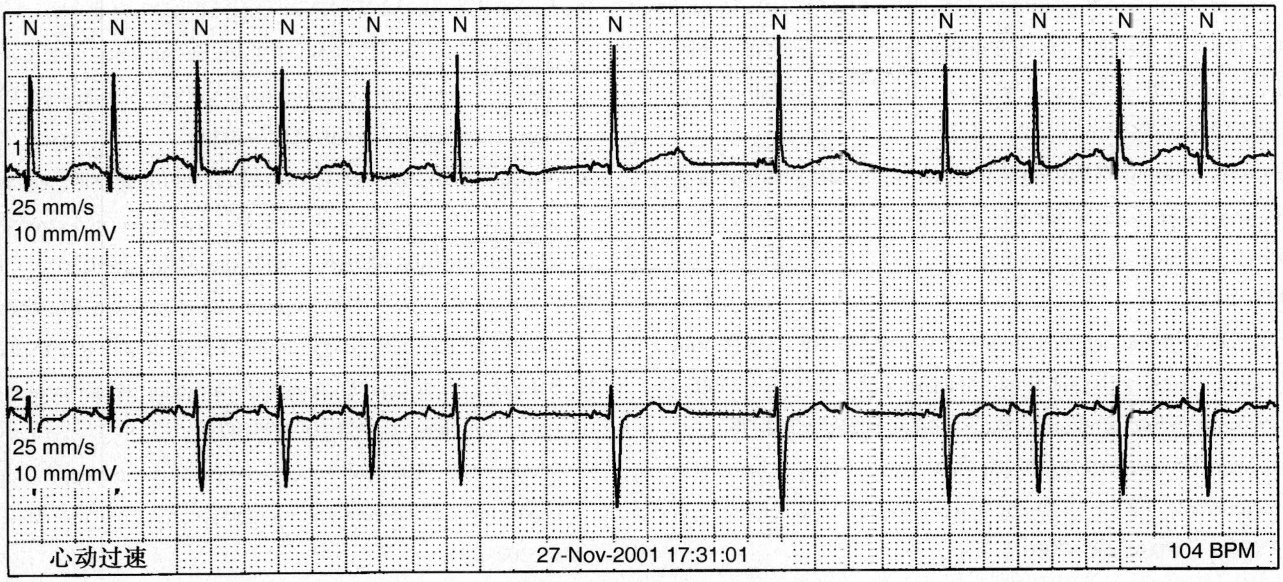

图 22-7 房室结及希氏束-浦肯野系统疾病

会起搏器植入指南把二度 II 型房室传导阻滞列为 IIa 类指征[55]。

病例 6 讨论：仔细观察可发现，该图为 2:1 房室传导阻滞，这样的比例很难判断阻滞是发生在房室结还是希氏束-浦肯野系统，但鉴别很重要。此病例为窄 QRS 波群，阻滞前最后一个 PR 间期比心搏脱落后第一个 PR 间期要长。这提示该阻滞为二度 I 型房室传导阻滞，阻滞部位在房室结，这种情况在健康人睡眠中很常见，无需安装起搏器。传导系统远端阻滞（束支阻滞、双分支和三分支阻滞）提示阻滞部位低于房室结（二度 II 型），这样的患者无论有无症状均需安装起搏器[55]。

无症状双分支和三分支阻滞可以逐渐进展为高度房室传导阻滞[55]。但至今尚无明确指标可以预测房室传导阻滞的进展。因此，无论无症状的单纯束支阻滞、双分支或三分支阻滞都不是起搏器的适应证。无症状的束支传导阻滞可能是隐匿性心脏病的惟一表现。因此，这样的患者需要经常进行无创检查以评估心脏大小和心脏功能。

小结

目前，对无症状心律失常患者的评估仍存在许多争议。对这样的患者要考虑长期无症状的自然状况、进一步检查和治疗所带来的情绪压力以及潜在的并发症。重要的是，许多患者因没有自觉症状而放松了对疾病的警惕，从而使潜在的危险性增加。

孙 冰 译
孙宝贵 洪 江 校

参考文献

1. Wolff L, Parkinson J, White P: Bundle branch block with short P-R interval in healthy young people prone to paroxysmal tachycardia. Am Heart J 1930;5:685–704.
2. Munger TM, Packer DL, Hammill SC, et al: A population study of the natural history of Wolff-Parkinson-White syndrome in Olmsted County, Minnesota. Circulation 1993;87:866–873.
3. Klein GJ, Prystowsky EN, Yee R, et al: Asymptomatic Wolff-Parkinson-White. Should we intervene? Circulation 1989;80:1902–1905.
4. Klein GJ, Bashore TM, Sellers TD, et al: Ventricular fibrillation in the Wolff-Parkinson-White syndrome. N Engl J Med 1979;301:1080–1085.
5. Teo WS, Klein GJ, Guiraudon GM, et al: Multiple accessory pathways in the Wolff-Parkinson-White syndrome as a risk factor for ventricular fibrillation. Am J Cardiol 1991;67:889–891.
6. Leitch J, Klein GJ, Yee R, Murdock C: Prognostic value of electrophysiology testing in asymptomatic patients with Wolff-Parkinson-White pattern. Circulation 1990;82:1718–1723.

7. Sharma AD, Yee R, Guiraudon G, Klein GJ: Sensitivity and specificity of invasive and noninvasive testing for risk of sudden death in Wolff-Parkinson-White syndrome. J Am Coll Cardiol 1987;10:373-381.
8. Gaita F, Giustetto C, Riccardi R, et al: Stress and pharmacological test as methods to identify patients with Wolff-Parkinson-White syndrome at risk of sudden death. Am J Cardiol 1989;64:487-490.
9. Eshchar Y, Belhassen B, Laniado S: Comparison of exercise and ajmaline tests with electrophysiologic study in the Wolff-Parkinson-White syndrome. Am J Cardiol 1986;57:782-786.
10. Boahene KA, Klein GJ, Sharma AD, et al: Value of a revised procainamide test in the Wolff-Parkinson-White syndrome. Am J Cardiol 1990;65:195-200.
10a. Pappone C, Manguso F, Santinelli R, et al: Radiofrequency ablation in children with asymptomatic Wolff-Parkinson-White syndrome. N Engl J Med 2004;351:1197-1205.
10b. Wellens HJ: Catheter ablation for cardiac arrhythmias. N Engl J Med 2004;351:1172-1174.
11. Critelli G, Grassi G, Peticone F, et al: Transesophageal pacing for prognostic evaluation of preexcitation syndrome and assessment of protective therapy. Am J Cardiol 1983;51:513-518.
12. Walker BD, Krahn AD, Klein GJ, et al: Congenital and acquired long QT syndromes. Can J Cardiol 2003;19:76-87.
13. Splawski I, Shen J, Timothy KW, et al: Spectrum of mutations in long-QT syndrome genes. KVLQT1, HERG, SCN5A, KCNE1, and KCNE2. Circulation 2000;102:1178-1185.
14. Schwartz PJ, Priori SG, Spazzolini C, et al: Genotype-phenotype correlation in the long-QT syndrome: Gene-specific triggers for life-threatening arrhythmias. Circulation 2001;103:89-95.
15. Roden DM, Lazzara R, Rosen M, et al: Multiple mechanisms in the long-QT syndrome. Circulation 1996;94:1996-2012.
16. Ackerman MJ, Tester DJ, Porter CJ, Edwards WD: Molecular diagnosis of the long-QT syndrome in a woman who died after near-drowning. N Engl J Med 1999;341:1121-1125.
17. Wilde AA, Jongbloed RJ, Doevendans PA, et al: Auditory stimuli as a trigger for arrhythmic events differentiate HERG-related (LQTS2) patients from KVLQT1-related patients (LQTS1). J Am Coll Cardiol 1999;33:327-332.
18. Moss AJ, Schwartz PJ, Crampton RS, et al: The long QT syndrome. Prospective longitudinal study of 328 families. Circulation 1991;84:1136-1144.
19. Locati EH, Zareba W, Moss AJ, et al: Age- and sex-related differences in clinical manifestations in patients with congenital long-QT syndrome: Findings from the International LQTS Registry. Circulation 1998;97:2237-2244.
20. Vincent GM: Role of DNA testing for diagnosis, management and genetic screening in long QT syndrome, hypertrophic cardiomyopathy and Marfan's syndrome. Heart 2001;86:12-14.
21. Schwartz PJ, Moss AM, Vincent GM, Crampton RS: Diagnostic criteria for the long QT syndrome. Circulation 1993;88:782-784.
22. Schwartz PJ: Idiopathic long QT syndrome: Progress and questions. Am Heart J 1985;109:399-411.
23. Vincent GM: The molecular genetics of the long QT syndrome: Genes causing fainting and sudden death. Annu Rev Med 1998;49:263-274.
24. Priori SG, Barhanin J, Hauer RNW, et al: Genetic and molecular basis of cardiac arrhythmia: impact on clinical management. Circulation 1999;99:518-528.
25. Brugada P, Brugada J: Right bundle branch block, persistent ST elevation and sudden cardiac death: A distinct clinical and electrocardiographic syndrome. J Am Coll Cardiol 1992;20:1391-1396.
26. Chen Q, Kirsch GE, Zhang D, et al: Genetic basis and molecular mechanism for idiopathic ventricular fibrillation. Nature 1998;392:293-296.
27. Yan G-X, Antzelevitch C: Cellular basis for the Brugada syndrome and other mechanisms of arrhythmogenesis associated with ST-segment elevation. Circulation 1999;100:1660-1666.
28. Gussak I, Antzelevitch C, Bjerregaard P, et al: The Brugada syndrome: Clinical, electrophysiologic and genetic aspects. J Am Coll Cardiol 1999;33:5-15.
29. Brugada R, Brugada J, Antzelevitch C, et al: Sodium channel blockers identify risk for sudden death in patients with ST-segment elevation and right bundle branch block but structurally normal hearts. Circulation 2000;101:510-515.
30. Brugada J, Brugada R, Brugada P: Right bundle-branch block and ST-segment elevation in leads V1 through V3: A marker for sudden death in patients without demonstrable structural heart disease. Circulation 1998;97:457-460.
31. Ailings M, Wilde A: "Brugada" syndrome. Clinical data and suggested pathophysiological mechanism. Circulation 1999;99:666-673.
32. Brugada P, Geelen P, Brugada R, et al: Prognostic value of elec-

trophysiologic investigations in Brugada syndrome. J Cardiovasc Electrophysiol 2001;12:1004–1007.

33. Priori SG: Foretelling the future in Brugada syndrome: Do we have a crystal ball? J Cardiovasc Electrophysiol 2001;12:1008–1009.

34. Myerburg RJ, Kessler KM, Kimura S, et al: Life–threatening ventricular arrhythmias: The link between epidemiology and pathophysiology. In Zipes DP, Jalife J (eds): Cardiac Electrophysiology: From Cell to Bedside. Philadelphia, WB Saunders, 1995, p 723.

35. Wellens HJJ, Rodriquez L–M, Smeets JL: Ventricular tachycardia in structurally normal hearts. In Zipes DP, Jalife J (eds): Cardiac Electrophysiology: From Cell to Bedside. Philadelphia, WB Saunders, 1995, p 780.

36. Lin FC, Finley CD, Rahimtoola SH, Wu D: Idiopathic paroxysmal ventricular tachycardia with a QRS pattern of right bundle branch block and left axis deviation: A unique clinical entity with specific properties. Am J Cardiol 1983;52:95–100.

37. Belhassen B, Shapira I, Pelleg A, et al: Idiopathic recurrent sustained ventricular tachycardia responsive to verapamil: An ECG–electrophysiologic entity. Am Heart J 1984;108:1034–1037.

38. Fontaine G, Fontaliran F, Lascault G, et al: Arrhythmogenic right ventricular dysplasia. In Zipes DP, Jalife J (eds): Cardiac Electrophysiology: From Cell to Bedside. Philadelphia, WB Saunders, 1995, p 754.

39. Ahmad F, Li D, Karibe A, et al: Localization of a gene responsible for arrhythmogenic right ventricular dysplasia to chromosome 3p23. Circulation 1998;98:2791–2795.

40. Tiso N, Stephan DA, Nava A, et al: Identification of mutations in the cardiac ryanodine receptor gene in families with arrhythmogenic right ventricular cardiomyopathy 2 (ARVD2). Hum Mol Genet 2001;10:189–194.

41. McKenna WJ, Thiene G, Nava A, et al: Diagnosis of arrhythmogenic right ventricular dysplasia/cardiomyopathy. Task Force of the Working Group Myocardial and Pericardial Disease of the European Society of Cardiology and of the Scientific Council on Cardiomyopathies of the International Society and Federation of Cardiology. Br Heart J 1994;71:15–18.

42. Corrado D, Fontaine G, Marcus FI, et al: Arrhythmogenic right ventricular dysplasia/cardiomyopathy. Circulation 2000;101: e101–e106.

43. Humphries KH, Kerr CR, Connolly SJ, et al: New–onset atrial fibrillation: Sex differences in presentation, treatment, and outcome. Circulation 2001;103:2365–2370.

44. Packer D, Bardy G, Worley S, et al: Tachycardia–induced cardiomyopathy: A reversible form of left ventricular dysfunction. Am J Cardiol 1986;57:563–570.

45. Fenelon G, Wijns W, Andries E, Brugada P: Tachycardiomyopathy: Mechanisms and clinical implications. Pacing Clin Electrophysiol 1996;19:95–106.

46. Phillips E, Levine S: Auricular fibrillation without other evidence of heart disease: A cause of reversible heart failure. Am J Med 1949;7:478–489.

47. Laupacis A, Albers G, Dalen J, et al: Antithrombotic therapy in atrial fibrillation. Chest 1998;114 (suppl 5):579S–589S.

48. Albers GW, Atwood JE, Hirsh J, et al: Stroke prevention in nonvalvular atrial fibrillation. Ann Intern Med 1991;115:727–736.

49. Hart RG, Benavente O, McBride R, Pearce LA: Antithrombotic therapy to prevent stroke in patients with atrial fibrillation: A meta–analysis. Ann Intern Med 1999;131:492–501.

50. The Planning and Steering Committees of the AFFIRM study for the NHLBI AFFIRM investigators: Atrial fibrillation follow–up investigation of rhythm management–the AFFIRM study design. Am J Cardiol 1997;79:1198–1202.

51. The SPAF III Writing Committee for the Stroke Prevention in Atrial Fibrillation Investigators: Patients with nonvalvular atrial fibrillation at low risk of stroke during treatment with aspirin: Stroke Prevention in Atrial Fibrillation III Study. [see comments]. JAMA 1998;279:1273–1277.

52. Gillette PC, Smith RT, Garson A Jr, et al: Chronic supraventricular tachycardia. A curable cause of congestive cardiomyopathy. JAMA 1985;253:391–392.

53. Cruz FE, Cheriex EC, Smeets JL, et al: Reversibility of tachycardia–induced cardiomyopathy after cure of incessant supraventricular tachycardia. J Am Coll Cardiol 1990;16:739–744.

54. Shinbane JS, Wood MA, Jensen DN, et al: Tachycardia–induced cardiomyopathy: A review of animal models and clinical studies. J Am Coll Cardiol 1997;29:709–715.

55. Gregoratos G, Cheitlin MD, Conill A, et al: ACC/AHA guidelines for implantation of cardiac pacemakers and antiarrhythmia devices: A report of the American College of Cardiology/ American Heart Association Task Force on Practice Guidelines (Committee on Pacemaker Implantation). J Am Coll Cardiol 1998;31:1175–1209.

第 23 章　运动员心律失常的评估和处理

SAMI FIROOZI, SANJAY SHARMA, WILLIAM J. MCKENNA

规律的训练对心血管健康的益处已得到了充分证实[1, 2]，然而从媒体的报道判断，人们认为运动员更易患心脏疾病、猝死和心律失常，运动员突然死亡或被发现患有心脏病的消息对公众产生了强烈的冲击，因为公众认为运动员是人群中最健康并且对心血管疾病有“免疫力”的。

心律失常在运动员中并不少见，而且可能是其患病和死亡的一个原因。尽管有时比较困难，但是将良性或生理性心律失常与病理性心律失常鉴别开来是至关重要的，特别是识别出具有心脏性猝死危险的心律失常尤为重要。目前认为每年每一百万运动员中将发生猝死危险的为 5~10 人[3]。极为重要的是，是否应该建议一名运动员终止其运动生涯，尽管该运动员在此方面出类拔萃并依此能获得大学教育的资格或是其谋生的惟一手段。此外，心律失常可能是某种潜在的心脏异常的外在表现（表 23–1），这些心脏异常可导致竞技性运动员发生心脏性猝死。

长时间的强化身体训练可导致心血管适应，这集中表现为“运动员心脏综合征”[4]。体育训练增加了向运动肌肉输入氧的能力，这一点可以从最大氧摄取量反映出来[5]。输氧能力的提高是通过心排出量增加来实现的。当训练未能提高最大心率时，就要通过大幅增加每搏输出量来提高输氧能力。舒张末期心室容积增加而收缩末期心室容积变化很小。心腔扩大和收缩力的增强与心肌的体积增加有关，从而导致心室壁厚度在一定程度上增加[6]。受过训练的运动员心电图可以反映出心脏的这些变化，典型表现是左心室高电压。另外，长期训练引发的迷走神经张力增加可导致各种缓慢性心律失常如休息时的窦性心动过缓和其他的一些心律失常，如窦性心律失常、窦房阻滞、游走性房性节律、交界性心律和轻度的房室阻滞[4, 7]。

根据第 26 届 Bethesda 会议对于确定有心血管异常运动员参赛资格的建议，在下面的部分我们提供了最新的运动员心律失常的资料[8]，同时列出了对有提示心律失常症状或有引发心律失常的病因但无症状的运动员进行评估的方案。

表 23–1　35 岁以下年轻运动员最常见的心脏性猝死病因

肥厚型心肌病
致心律失常性右心室心肌病
冠状动脉异常
离子通道疾病（长 QT 和 Brugada 综合征）
WPW 综合征
马方综合征
心肌炎
特发性扩张型心肌病
二尖瓣脱垂
主动脉瓣狭窄
发育不全的冠状动脉疾病

心动过缓

因长时期的高强度训练而导致的高迷走张力致使大部分杰出的运动员患有众所周知的窦性心动过缓，目前认识到窦性停搏、窦性心律失常以及游走性房性节律同样与高迷走张力有关（表 23–2）[4, 9~11]。相反，通过外科手术和化学方法去除神经支配的研究显示出心脏固有心率降低，表明心脏本身也参与了心动过缓的发生[4,12]。一旦迷走张力消除，如在运动时最大的心室率不受影响，只要没有合并症状的心动过缓和大于 3s 的窦性停搏，就不需要进一步评估。长间歇及严重心

表 23–2 运动员和普通人群缓慢性心律失常的发生频率

心律失常	普通人群，%	运动员，%
窦性心动过缓	23	50~85
窦性心律失常	2~40	13~83
游走性房性节律	非常少见	7~20
窦性停搏	6	37~39
Ⅰ度房室传导阻滞	0.65	5~35
Ⅱ度房室传导阻滞		
莫氏Ⅰ型	0.003	0.1~10
莫氏Ⅱ型	0.003	0.1~8
Ⅲ度房室传导阻滞	0.0002	0.017
结性心律	0.06	0.03~7

动过缓在运动员中不常见，这些情况需要行静息 12 导联心电图、动态心电图、运动试验以及超声心动图进一步评估，以寻找潜在的器质性心脏病。如果心率能随运动适当地增加，而且运动员没有症状，可以参加所有的比赛运动。有晕厥先兆或晕厥症状的运动员至少应接受 3 个月针对心动过缓的有效治疗，否则应当限制其参加比赛[13]。

迷走神经张力过高也可引起Ⅰ度和Ⅱ度莫氏Ⅰ型房室传导阻滞，这是运动员休息时常见的心律失常（表 23–2）。阻滞的程度与训练的强度和停止训练后恢复情况有关[4, 7, 10]。只要运动员没有症状而且心脏阻滞的程度不随运动加重，就没有必要限制运动员参加比赛（表 23–3）。有报道在运动员中可出现莫氏Ⅱ型和完全性心脏传导阻滞且可能较一般人群更常见（表 23–2）[9, 14]。这些情况必须行超声心动图和运动试验进一步评估是否有潜在的器质性心脏病。然而，短暂的或永久性的完全性心脏传导阻滞并不影响运动员在较长时间内保持较高的体育运动水平。一项对超过 12 000 名运动员的研究发现，5 名运动员患有二度房室传导阻滞，两名患有完全性心脏传导阻滞。所有运动员的房室传导在训练和退出训练时均表现为正常[15]。然而，一般来说，高度房室传导阻滞很可能与潜在的心脏结构异常有关，不管有无症状都需要安装永久性起搏器（表 23–3）。有些运动员的情况与此不同，他们患有先天性完全心脏传导阻滞，但没有潜在的器质性心脏病、没有症状、静息时心率大于 40 次/分，而且没有因训练导致的室性心律失常。显然，安装了永久性起搏器的运动员不应参加那些有剧烈身体碰撞危险的运动（表 23–3）。此外，对心动过缓的运动员，患器质性心脏病是限制参加运动的独立因素。

室上性心律失常（表 23–4）

房性期前收缩

在运动员中房性期前收缩是常见的[4,7]，可能因期外搏动或短暂心悸被运动员发现，或体检时由医师发现。病史或临床检查无器质性心脏病的证据，而且除了偶有短暂心悸外没有其他症状时，建议除 12 导联 ECG 外不做其他检查，而且不需要特别的治疗[13]。对有明显症状（如频繁或长时间心悸或晕厥先兆）的运动员可以考虑使用 β 受体阻滞剂。然而，必须记住一些运动员很难耐受 β 受体阻滞剂，而且在某些运动中是被禁止

表 23–3 患有缓慢性心律失常运动员的治疗和限制

疾病	症状	诊断	治疗	竞技性运动
窦性停搏<3s	无	ECG、ACM	无	没有限制
窦性停搏<3s	晕厥/头晕	ECG、ACM、Echo、ET	?PPM	如果植入 PPM，不能进行身体碰撞
窦性停搏>3s	无	ECG、ACM、Echo、ET	?PPM	如果植入 PPM，不能进行身体碰撞
窦性停搏>3s	晕厥/头晕	ECG、ACM、Echo、ET	PPM	不能进行身体碰撞
Ⅰ度 HB	无	ECG	无	没有限制
文氏阻滞	无	ECG、ACM	无	没有限制
文氏阻滞	晕厥/头晕	ECG、ACM	PPM	不能进行身体碰撞
莫氏Ⅱ型 HB/CHB	无	ECG、ACM	PPM	不能进行身体碰撞
莫氏Ⅱ型 HB/CHB	晕厥/头晕	ECG、ACM	PPM	不能进行身体碰撞

ACM：动态心脏监测；CHB 完全性心脏传导阻滞；ET：运动试验；HB：心脏传导阻滞；PPM：永久性起搏器；Echo：超声心动图

表 23–4 室上性心律失常的评估和处理

条件	症状	心电图	诊断	治疗	竞技运动
AVNRT	心悸 晕厥先兆 晕厥	正常 EPS	ECG 监测	RFA BB、CCA 或洋地黄	如果没有症状 3~6 个月后可参加
WPW	无症状	短 PR、δ 波	ECG EPS	无需治疗 如果危险性高，RFA	只有在 EPS 检查除外高危险性后
WPW	心悸 晕厥先兆 晕厥	短 PR、δ 波	ECG EPS	RFA 抗心律失常药物	如果没有症状 3~6 个月后可参加
AF	心悸	经常正常	ECG 监测	控制心率 抗凝 抗心律失常药物	如果用肝素避免碰撞性运动
A/Flutter	心悸	经常正常	ECG 监测	控制心率 抗凝 抗心律失常药物 RFA	如果用肝素避免碰撞性运动
APE	心悸	经常正常	ECG 监测	无需治疗；如果症状严重用 BB	不需要限制

AF：房颤；A/Flutter ：房扑；APE：房性期前收缩；AVNRT：房室结折返性心动过速；BB：β 受体阻滞剂；CCA：钙通道拮抗剂；EPS：电生理检查；RFA：射频消融；WPW：Wolff–Parkinson–White 综合征

使用的。患有房性期前收缩的运动员可以参加所有的比赛运动。

心房颤动和心房扑动

虽然心房颤动（AF）和心房扑动并不常见，但与相对久坐不运动的人群相比，这些心律失常在运动员更为常见[4,16]。运动员有由迷走神经介导房颤的特殊风险[17]。局灶性房性心动过速引发的阵发性心房颤动（局灶性 AF）可能更为常见，特别是在年轻人群中[18]。

对这些运动员的评估应当包括询问是否服用违禁药品，检查是否有甲状腺毒症、先天性或获得性器质性心脏病，还应行超声心电图、运动试验和动态 ECG 监测。

治疗方案是以维持窦性节律为目的的节律控制为基础，若心房颤动为持续性或频繁发作，则以控制心室率为基础。虽然维持窦性节律可保持生理性房室同步而且避免使用抗凝剂，但仍要注意所用药物潜在的促心律失常作用，特别是对大强度训练和比赛者[19]。因此，在某些病例中，优先使用药物来控制心率，如使用地高辛、钙拮抗剂或 β 受体阻滞剂。如果需要抗凝处理，那么运动员就不能参加有剧烈身体碰撞危险的运动。无论是否合并器质性心脏病、是否服用减慢心率的药物，如果患有心房颤动的运动员对训练产生类似窦性心动过速的心室反应，他们只能参加那些不受器质性心脏病限制的运动[13]。如果心房颤动是迷走神经介导的，那么对这些运动员应当考虑心房起搏。对患有局灶性心房颤动和心房扑动的运动员，应当考虑电生理检查以进行有效的肺静脉心房颤动点或扑动折返环的射频消融[20]。如果消融成功，那么 3 个月后运动员可以参加所有的比赛[13]。

房室结折返性心动过速

当运动员有室上性心动过速（SVT）的症状时，应进行有创性电生理检查以确定其准确的机制。富有经验的医生，射频消融的成功率超过 95%，而并发症的发生率小于 1%。一般认为射频消融是房室结折返性心动过速（AVNRT）的首选治疗方法 [21]，特别适用于那些因不可预测的心动过速引起明显的晕厥先兆或晕厥的运动员。射频消融是一种有效的治疗方法，一旦成功而且不导致心律失常或复发，3~6 个月后，运动员可以进行所有的比赛[13]。对药物治疗的运动员没有明确规定，除非运动员进行了有效的治疗并且 6 个月内没有复发，否则不能参加比赛[13]。

WOLFF-PARKINSON-WHITE 综合征

患 Wolff-Parkinson-White 综合征的运动员有症状的表现包括阵发性 SVT、晕厥且常规 ECG 存在预激波、心房颤动或罕见的因心室颤动导致的心脏停搏。初始评估应当包括静息时 ECG 和动态 ECG 监测、运动试验以及超声心动图以排除合并其他的心脏病[13]。在心动过速期间允许自心室至心房逆向传导的 WPW 旁路，在静息 ECG 上可能表现为显性或隐匿性。不论旁路是显性或隐匿性的，对合并 SVT 的 WPW 患者，导管消融是最佳的治疗方法，因为其成功率高而并发症发生率低。如果消融成功，且不能诱发心律失常、3 个月内 SVT 无复发，运动员可以参加所有的比赛[13]。对于用药物治疗的运动员，其治疗指南同 AVNRT。如果伴有器质性心脏病，对竞赛项目的限制度更加严格[13]。

对无症状的 WPW 运动员的评估和治疗存在较多争议，因为这一人群发生猝死的危险性很低[22, 23]。通常，应建议这些运动员行电生理检查以评估其旁路是否有较高的传导速率。如果传导速率超过 240 次/分，就应考虑射频消融旁路以消除未来发生潜在的致命性快速心律失常的危险[13,24]。

室性心律失常

年轻运动员发生猝死并不常见。目前认为大部分年轻运动员猝死的机制与室性心律失常有关，室性心律失常源于有致心律失常作用的潜在的心脏异常（表 23-1）[25~27]，然而，几乎没有直接的证据支持此观点，因为年轻运动员在猝死时极少正在进行心电监测，但回顾性研究表明大多数年轻运动员猝死的真正病因是心血管病，而且与潜在的器质性心脏病有关[28]。肥厚型心肌病（hypertrophic cardiomopathy, HCM）是年轻运动员最常见的猝死病因，50%以上的猝死病例是由 HCM 引起的（图 23-1）。在北美，对年轻运动员的研究表明冠状动脉异常是另一个最常见的病因[26]，在年龄大于 35 岁的运动员中，冠状动脉疾病是最常见的猝死原因，超过 80%的病例可以用此病解释，这些发现与意大利的研究结果不同。在意大利，致心律失常性右心室心肌病（ARVC）是年轻运动员猝死的最常见的病因（图 23-2）[25, 27]。欧洲和北美洲 ARVC 和 HCM 发病率的差异可能是由于意大利在运动员中严格筛查[29]HCM 或北美洲对 ARVC认识不足造成的。总之，患 HCM、ARVC 或冠状动脉异常的年轻运动员患室性心律失常和猝死的风险最大。

对大多数患器质性心脏病的个体来说，训练可能促使室性心律失常和猝死的发生。在 HCM 患者，超过半数的心律失常和猝死与过度用力有关[30]，同样 ARVC[31]、长 QT 综合征（LQTS）[32]、特发性心室颤动[33]和冠状动脉疾病[34]患者的室性心律失常也与过度用力有较强的相关性。

最近证实了与年轻运动员猝死有关的两种病因。

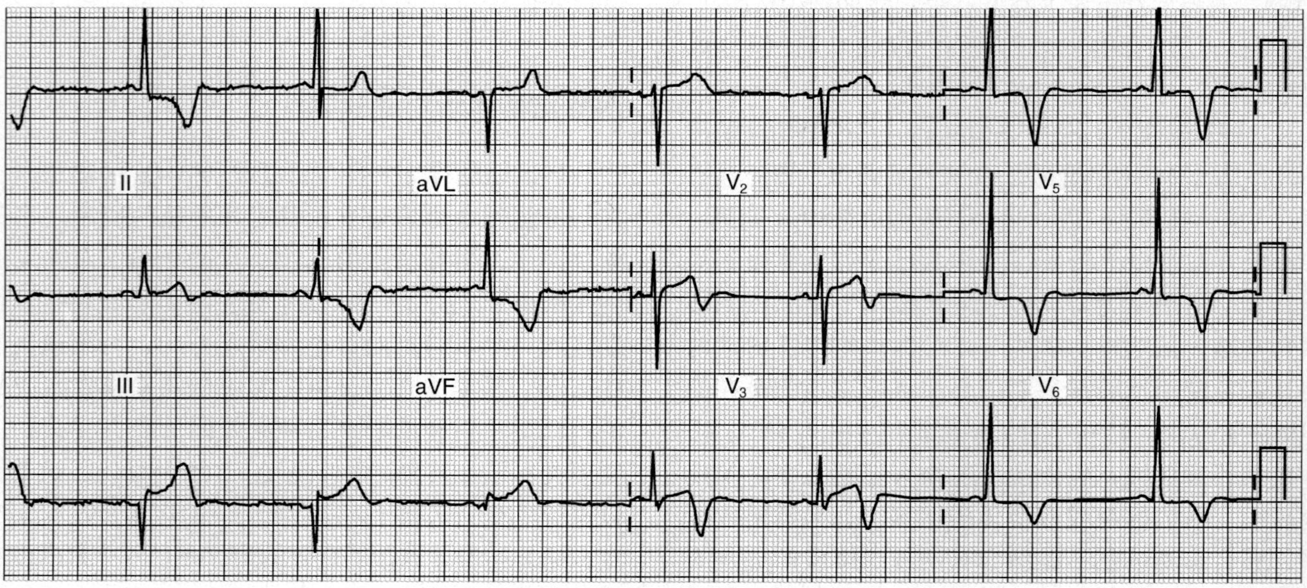

图 23-1 赛前筛查诊断为肥厚型心肌病的心电图

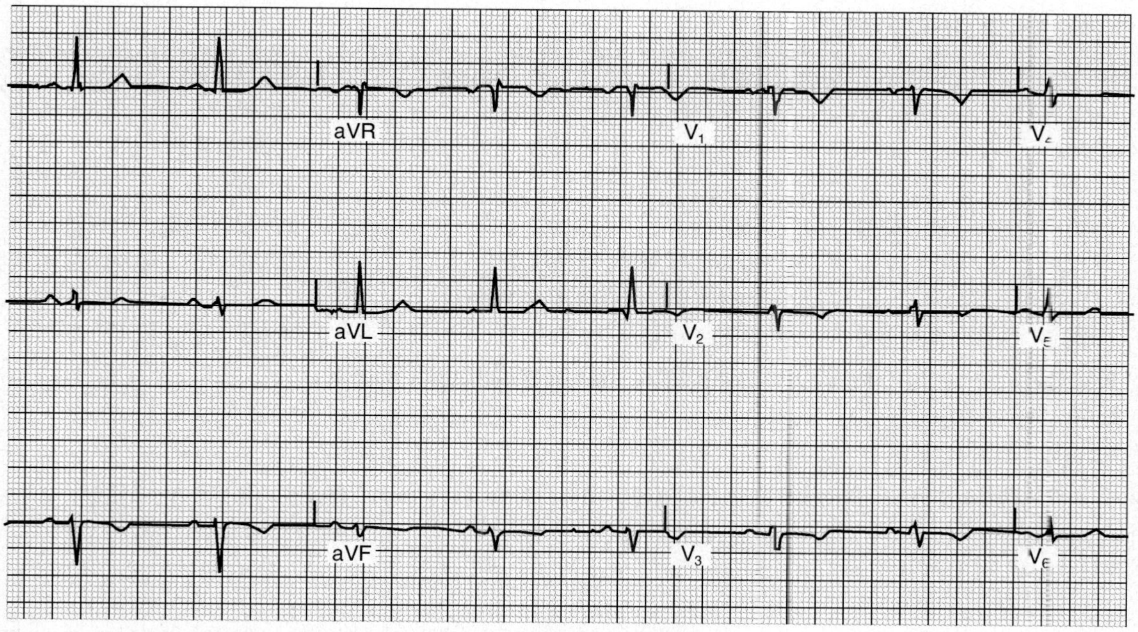

图 23–2　致心律失常性右心室心肌病的心电图。前壁导联 T 波倒置

在特发性心室颤动的患者中有一重要的亚组即 Brugada 综合征，此综合征是由于基因突变导致钠通道 *SCN5A* 异常所致[35,36]。此综合征患者易发生致命性室性心律失常，通过静息 ECG 可以做出诊断，其典型的心电图特征是心前区导联呈不完全性右束支传导阻滞图形和 ST 段抬高[35]。

另一个情况是心震荡（commotio cordis），即年轻运动员因心前区的钝性非穿透性创伤而猝死[37,38]，大部分报道的死亡发生在棒球比赛中，但也发生在曲棍球、长曲棍球、垒球和任一有胸壁直接接触可能的比赛中。猝死的病因是难于复苏的心室颤动，其存活几率小于 10%。研究已经确定了影响心震荡猝死发病机制的重要因素，包括碰撞时机（碰撞必须发生在 T 波上升支的 20ms 时间窗内）、速度和撞击位置，以及撞击物体的硬度[39]。

室性期前收缩和非持续性室性心动过速

在运动员和久坐不动的人群中，常见室性期前收缩（premature ventricular extrasystole, PVE），大部分为良性，通常无症状。若没有器质性心脏病，室性期前收缩不会增加猝死的危险性，但可能是临床评估或超声心动图检查尚未发现的心脏病的一种征兆。对频发或多形性 PVE 的患者，可以考虑行心脏磁共振（MRI）和心脏导管作进一步评估以寻找器质性心脏病，如 ARVC、冠状动脉异常和动脉粥样硬化。β 受体阻滞剂可减轻症状的严重程度，但是不能减少期前收缩发作的频率。除非症状影响生活工作，一般不需要治疗。患 PVE 而无器质性心脏病的运动员只要在训练中心律失常没有加重而且 PVE 没有导致晕厥或晕厥先兆，就不要限制竞赛性运动（表 23–5）[13]。

无器质性心脏病的非持续性室性心动过速也不会增加猝死的危险性[40]，这些运动员的治疗方法与患有 PVE 运动员的治疗方法一样。如果非持续性室性心动过速伴有器质性心脏病，那么对竞赛性运动的限制取决于心脏异常的情况（表 23–5）。

持续性室性心动过速和心室颤动

对患持续性室性心律失常的运动员更难以评估和治疗，可选择的治疗方法包括抗心律失常药物、射频消融和植入式心脏复律除颤器（ICD）。通常，在运动员记录到的室性心律失常具有潜在致命性[41]，但有些情况除外，如运动员没有器质性心脏病、非左心室或右心室流出道的心动过速[42]，这些病例应考虑作电生理检查以进行射频导管消融[43,44]，治愈率达 90%（表 23–5）。如果射频消融成功而且没有室性心

表 23–5 室性心律失常运动员的评估和治疗

心律失常	症状	ECG	治疗	竞技性运动
VPE	心悸	正常	不需治疗	没有限制 β 受体阻滞剂 SHD 评价
NSVT	心悸	通常正常	SHD 评价 如果没有 SHD，不需治疗 如果有 SHD，需要更多的评估	如果没有 SHD，没有限制 如果有 SHD，限制以 SHD 的类型为基础
VT/VF	心悸 晕厥先兆 晕厥 SCD	正常或有 SHD 的表现	如果没有 SHD，RFA 如果有 SHD，植入 ICD 或抗心律失常药物	低强度的运动

ICD：植入式心脏复律除颤器；NSVT：非持续性室性心动过速；RFA：射频消融；SHD：器质性心脏病；VF：室颤；VPE：室性期前收缩；VT：室性心动过速。

律失常复发，运动员可在 6 个月后重返赛场且不受任何限制[13]。

另一方面，伴有器质性心脏病运动员的持续性室性心律失常是难以治愈的，持续性室性心律失常具有远期猝死的潜在危险，因此，这些运动员常需要接受预防性治疗，可选用抗心律失常药物或者 ICD。对危及生命的心律失常，ICD 的治疗效果要优于抗心律失常药物[45~47]。而且抗心律失常药物有潜在的促心律失常危险[48]。由于 ICD 具有这些优势，对患有不可治愈的室性心律失常的运动员植入 ICD 是理想的治疗方法。

无论采用何种治疗方法，通常不建议那些患有致命性室性心律失常的运动员重返赛场（表 23–5），除非参加低强度的运动，如高尔夫球[13]。另一个例外是患冠状动脉异常的运动员可进行外科手术修补，只要他们的室性心律失常不再复发，6 个月后可以重返赛场[13]。避免中度至重度用力的根本原因在于用力可能导致室性心律失常以及影响 ICD 和导线的完整。

对有心律失常症状运动员的评估

运动员心律失常的症状与久坐不动的人群一样，其程度从短暂的心悸到晕厥和心脏性猝死，最重要的评估内容包括症状的严重性，是否存在潜在的器质性心脏病，以及是否有家族史。一般情况下症状的严重性与发生室性心律失常和猝死的危险性相关，因此，心悸通常是良性的，心律失常所致晕厥和晕厥先兆应受到重视，而猝死后复苏的患者最令人担忧。

心悸是常见的症状，可由房性或室性期前收缩、室上性或室性心动过速、或焦虑及关注正常心律而引起。对有频繁的或反复出现症状的患者，用 Holter 进行长期的心电图监测是有价值的，对有短暂的或偶发症状的运动员，最好的评估是用连续的心电记录器(loop recorder)，此种记录器可连续记录 1~3min 的体表心电图，一旦受试者激活监测器，磁带将冻结，在此之前数分钟的心电图被记录下来。

无先兆的晕厥或高强度活动引发的晕厥比逐渐发生的晕厥或直立性晕厥或情境性晕厥更令人担心，心律失常所致晕厥的伤害比神经源性晕厥更典型（表 23–6）。

有严重症状的运动员至少应该接受 12 导联静息心电图和超声心动图检查，最好也行运动试验和动态心电图监测。

表 23–6 心律失常和非心律失常所致晕厥的临床特征

临床特征	非心律失常性晕厥	心律失常性晕厥
先兆	晕厥先兆、恶心、出汗	没有/短暂晕厥先兆
发生次数	经常/频繁	很少/一次
状态因素	直立位、恐惧	用力
晕厥后症状	疲劳	无
伤害	不常见	常见
器质性心脏病	不常见	常见

SHD：器质性心脏病

对超过 35 岁的运动员或运动导致晕厥的运动员，应进行心肌缺血的评估，如果怀疑冠状动脉有异常，则需做心脏导管检查。如果怀疑一个运动员患 ARVC，则要行心脏 MRI 检查以寻找有无右室心肌的脂肪变性。

对猝死复苏的病例，应行全面的心脏检查（包括前面所提到的所有评估以及电生理检查），还应当考虑进行阿义马林（ajmaline，缓脉灵）试验以寻找 Brugada 综合征的典型 ECG 改变。

许多易于导致心律失常和猝死的心脏病是遗传性疾病，因此家族史是非常重要的，无论有无症状，有心脏异常或猝死家族史的人应该接受详细的心脏评估。一些具有遗传特征的心脏疾病有 HCM、LQTS、Brugada 综合征、冠状动脉疾病、部分 ARVC 和特发性扩张型心肌病（DCM）。

心电图

运动员的心电图具有许多生理性变化，包括窦性心动过缓、Ⅰ度或文氏（Wenckebach）心脏传导阻滞、电压升高达到左室肥厚的标准、J 点上移伴轻度 ST 段抬高[4,7,49]。在导致心律失常和猝死的心脏病中所见的心电图变化列于表 23–7。重点指出的是运动员的 ECG 改变和心脏病患者的 ECG 变化之间有明显的重叠[50, 51]。

表 23–7 多种心脏病可观察到的心电图变化

心脏病	心电图异常
致心律失常性右心室心肌病	前壁导联 T 波倒置
	不完全性或完全性右束支传导阻滞
	ε 波
	很少正常
肥厚型心肌病	左心室肥厚
	病理性 Q 波
	T 波倒置
	ST 段压低
	很少正常
特发性扩张型心肌病	室内传导异常
	可能正常
长 QT 综合征	QT 间期延长
Brugada 综合征	不完全性或完全性右束支传导阻滞
	前壁导联 ST 段抬高
冠状动脉异常	通常正常
冠状动脉疾病	通常正常
	Q 波
	ST 段变化
Wolff–Parkinson–White 综合征	短 PR 间期
	δ 波

有创性电生理检查评估

有创性电生理检查（EPS）在对患室性心律失常运动员的评估中所起的作用尚未完全清楚。对有冠状动脉疾病的患者，EPS 常被用于确定患者未来发生心律失常的危险性及是否应采取预防措施，在这种情况下对心室刺激诱发持续性单形性室性心动过速有很高的灵敏度和特异度[52]。对于 ARVC 患者，EPS 的灵敏度较低，但仍达 70%~80%[53]。在 HCM、特发性 DCM 和 LQTS 病例中，EPS 的灵敏度和特异度均较低，限制了其在临床上的应用[41,54]。

因此，EPS 对冠状动脉疾病患者是一种有效的评估手段，可用来评估提示心律失常的症状，或预测未来心血管事件，然而对在排除了冠状动脉疾病的可能性后患有心脏病的运动员，EPS 不能提供可靠的信息以指导治疗。

对有致心律失常基质但无室性心律失常运动员的处理

一些运动员患有易于发生室性心律失常（表 23–8）和猝死的心脏疾病，但尚未出现症状而且无室性心律失常，对于他们来说，很难给出建议而且难于处理。如果他们患有诸如 HCM、ARVC 或特发性 DCM 等器质性心脏病，一般不能允许他们进行比赛和高强度的体育训练[13]。

肥厚型心肌病

对于患 HCM 运动员的处理最重要的一点是使用一个危险分级模型来确定与猝死危险性增加有关的标志物[55]，并以此确定高危运动员。这些标志包括猝死家族史、有晕厥或心脏骤停复苏史、在动态心电图中记录到室性心律失常、训练中出现异常血管反应以及极度左室肥厚（最大室壁厚度≥30mm）[56,57]。具备两个或两个以上危险标志提示猝死的危险性增加[58]，应当用 ICD

表 23–8 有与器质性心脏病相关的室性心律失常的运动员

疾病	症状	ECG	VT 形态	治疗	竞技性运动
HCM	心悸 晕厥 猝死	LVH Q 波 ST–T 倒置	右或左束支	β 受体阻滞剂 胺碘酮 ICD	只能进行低强度运动
ARVC	心悸 晕厥先兆 猝死	T 波倒置 RBBB ε 波	左束支 下壁导联	β 受体阻滞剂 ICD 射频消融	只能进行低强度运动
特发性 DCM	心悸 晕厥 猝死	经常 LBBB	右或左束支	β 受体阻滞剂 胺碘酮 ICD	只能进行低强度运动
冠脉异常	劳力性 CP 晕厥 猝死	正常	VF	CABG	CABG 后没有限制
CAD	胸痛 心悸 晕厥 猝死	可能有缺血变化	右或左束支	胺碘酮 ICD	只能进行低强度运动
LQTS	心悸 晕厥 猝死	长 QT 综合征	尖端扭转型室速	β 受体阻滞剂 ±PPM ICD	只能进行低强度运动
特发性左室 VT	心悸 晕厥先兆 晕厥	正常	右束支 电轴左偏	射频消融	射频消融后 3 个月以上没有限制
特发性 RVOT VT	心悸 晕厥先兆 晕厥	正常	左束支 下壁	射频消融	射频消融后 3 个月以上没有限制

ARVC：致心律失常性右室心肌病；CABG：冠状动脉旁路移植术；CAD：冠状动脉疾病；CP：胸痛；DCM：扩张型心肌病；ICD：植入式心脏复律除颤器；LBBB：左束支传导阻滞；LVH：左心室肥厚；PPM：永久性心脏起搏器；RBBB：右束支传导阻滞；RVOT VT：右室流出道室速；VF：室颤；VT：室速。

或胺碘酮进行预防治疗[59~61]，ICD 的治疗效果要优于胺碘酮，因此在这种情况下，ICD 是首选治疗方法[59~61]。用于评估猝死危险性的指标是依据 HCM 中心专家的经验制定的，而不是依据患 HCM 的运动员决定的。用危险分级模型对 HCM 的运动员进行评估尚有疑问，但在没有进一步研究之前此法仍可使用。

对 HCM 运动员处理的其他方面包括治疗胸痛和呼吸困难等症状并对一级亲属进行筛查[55]。

致心律失常性右心室心肌病

患 ARVC 的运动员通常表现为心悸、晕厥先兆、晕厥或心脏停搏。然而，一些运动员没有症状，需要对其评估发生室性心律失常和猝死的危险性。遗憾的是，与 HCM 相比，有关 ARVC 的经验很有限，危险分级也未建立。然而，回顾性资料表明曾患心脏骤停、恶性家族史、曾患晕厥、年轻时发病、伴有收缩功能损害的右室扩张，以及左室受累等情况提示预后差[53,62,63]。对患 ARVC 运动员的治疗方法包括 β 受体阻滞剂[64]、射频消融[65]或者植入 ICD。如果怀疑一个运动员将来发生室性心律失常和猝死的危险性很大，则应考虑植入 ICD[31,62]。

对一个运动员来说，将 ARVC 与右室流出道室速鉴别开来是非常重要的，因为后者是良性的而且可用

表 23-9　致心律失常性右室心肌病和右室流出道室速的鉴别诊断

症状/检查	RVOT VT	ARVC
静息心电图	正常	异常
晕厥	少见	常见
其他症状	在 VT 时没有症状	经常存在
信号平均心电图	正常	经常异常
二维超声心动图	正常	可能异常
心脏 MRI	可能在 RVOT 没有特异性表现	纤维-脂肪变性
预后	好	可能差
VT 的治疗	RFA，β 受体阻滞剂	ICD

ICD：植入式心脏复律除颤器；MRI：核磁共振检查；RFA：射频消融；RVOT：右心室流出道；VT：室性心动过速。

射频消融治疗（表 23-9）[43,44]。

患 ARVC 的运动员禁止进行中、高强度的体育训练和比赛，特别是那些可诱发室性心律失常发生的运动[13]。

扩张型心肌病

导致心脏猝死危险的最重要因素是左心室受损的程度[66]，晕厥和 Holter 记录到的非持续性室性心动过速也与猝死的危险性增加有关[67]。一般来说，除 ACE 抑制剂和 β 受体阻滞剂外无症状的 DCM 运动员不需要其他治疗，在收缩功能损害时应用这两种药物的疗效已较为肯定。然而，如果一个患 DCM 的运动员出现晕厥症状，就应当考虑植入 ICD 进行预防治疗。DCM 伴持续性室性心律失常的运动员应当避免参加比赛和中、高等强度的体育训练[13]。

离子通道病

患 LQTS 的运动员出现室性心律失常和猝死的危险性增加，高危因素包括猝死家族史、发病年龄早、曾患晕厥或复苏的心脏停搏[68,69]。所有患 LQTS 运动员的初始治疗是使用 β 受体阻滞剂，如果在使用 β 受体阻滞剂时出现心动过缓或仍有症状发作，应安装永久性起搏器[70]，如果发现一个运动员猝死的危险性很高，应考虑植入 ICD[32]。

对患有 Brugada 综合征的运动员，建议进行 EPS 检查。如果运动员曾出现晕厥、复苏的心脏骤停或在 EPS 期间诱发出室性心律失常，建议植入 ICD[71]。

冠状动脉异常

对冠状动脉异常但无症状的运动员，应做极量运动试验以寻找运动时缺血的客观证据。对有冠状动脉异常运动员，应考虑外科血管重建手术，如果手术成功而且不能诱发心肌缺血，6 个月后运动员可重返赛场[72]。

冠状动脉疾病

患冠状动脉疾病的运动员，如合并非持续性室性心动过速、可诱发的室性心动过速和射血分数降低，猝死的危险性增加。多中心自动除颤器植入试验（MADIT）研究已经证实，射血分数低和可诱发的室性心动过速的患者植入 ICD 后生存率提高[73]。患冠状动脉疾病和室性心律失常的运动员只能参加低强度的训练和运动。如果患冠状动脉疾病的运动员尚未出现症状，而且其收缩功能正常，就不需要进行 EPS 或植入 ICD，也没有必要对其作任何限制[13]。

小结

运动员常被认为是社会中最健康的个体，但他们并不能幸免于心律失常或心脏疾病。对患心律失常或有提示心律失常症状运动员的处理和评估并不常见，但这是一般医师和运动心脏病专家必须面对的重要问题，患有严重的心律失常可中断或结束一个运动员的生涯，这一事实强调了这篇主题的重要性。

无症状的心动过缓常见于运动员，这是由于高强度体育训练引起的迷走神经张力增高所致。病理性心动过缓是罕见的，可通过安装起搏器治疗。虽然在运动员中发生的室上性心动过速并不致命，但可能引发症状，常用药物或者射频消融治疗。运动员因患心动过缓或室上性心动过速而不能参加竞赛运动的情况是非常罕见的。

潜在致命性的室性心律失常在运动员中并不常见，且常与潜在的心脏疾病有关，一般来说，只有在无心脏疾患时持续性室性心律失常才可治愈，因此大部分患持续性室性心律失常的患者是难以治愈的，对他们的处理集中在危险级别的确定和预后治疗，在很长时间内，要限制这些患者中的大多数人参加比赛和高强度的体育训练。

吴寿岭 郝 冰 译
洪 江 校

参考文献

1. Paffenbarger RS Jr, Hyde RT, Wing AL, et al: The association of changes in physical activity level and other lifestyle characteristics with mortality among men. N Engl J Med 1993; 328:538–545.
2. Sandvik L, Erikssen J, Thaulow E, et al: Physical fitness as a predictor of mortality among healthy, middle-aged Norwegian men. N Engl J Med 1993;328:533–537.
3. Maron BJ: Cardiovascular risks to young persons on the athletic field. Ann Intern Med 1998;129:379–386.
4. Huston TP, Puffer JC, Rodney WM: The athletic heart syndrome. N Engl J Med 1985;313:24–32.
5. Saltin B, Astrand PO: Maximal oxygen uptake in the athlete. J Appl Physiol 1967;23:353.
6. Maron BJ: Structural features of the athletic heart as defined by echocardiography. J Am Coll Cardiol 1986;7:190–203.
7. Oakley CM: The electrocardiogram in the highly trained athlete. Cardiol Clin 1992;10:295–302.
8. 26th Bethesda Conference: Recommendations for determining eligibility for competition in athletes with cardiovascular abnormalities. J Am Coll Cardiol 1996;94.
9. Zehender M, Meinertz T, Keul J, Just H: ECG variants and cardiac arrhythmias in athletes: Clinical relevance and prognostic importance. Am Heart J 1990;119:1378–391.
10. Oakley DG, Oakley CM: Significance of abnormal electrocardiograms in highly trained athletes. Am J Cardiol 1982;50:985–989.
11. Roeske WR, O'Rourke RA, Klein A, et al: Non-invasive evaluation of ventricular hypertrophy in professional athletes. Circulation 1976;53:286–292.
12. Ordway GA, Charles JB, Randall DC, et al: Heart rate adaptation to exercise training in cardiac-denervated dogs. J Appl Physiol 1982;52:1586–1590.
13. Zipes DP, Garson A: Task force 6: Arrhythmias. J Am Coll Cardiol 1996;94:892–899.
14. Cooper JP, Fraser AG, Penny WJ: Reversibility and benign occurrence of complete heart block in athletes. Int J Cardiol 1992;35:118–120.
15. Fenici R, Caselli G, Zeppilli P, Piovano G: High degree A-V block in 17 well-trained endurance athletes. In Lubich T, Venerando A (eds): Sports Cardiology. Bologna, Italy, Aulo Gaggi, 1980, pp 523–537.
16. Furlanello F, Bertoldi A, Dallago M, et al: Atrial fibrillation in elite athletes. J Cardiovasc Electrophysiol 1998;9:S63–S68.
17. Coumel P: Autonomic influences in atrial tachyarrhythmias. J Cardiovasc Electrophysiol 1996;7:999–1007.
18. Haissaguerre M, Jais P, Shah DC, et al: Spontaneous initiation of atrial fibrillation by ectopic beats originating in the pulmonary veins. N Engl J Med 1998;339:659–666.
19. Ganz LI, Antman EM: Anti-arrhythmic drug therapy in the management of atrial fibrillation. J Cardiovasc Electrophysiol 1997;8:1175–1189.
20. Fischer B, Haissaguerre M, Garrigues S, et al: Radiofrequency catheter ablation of common atrial flutter in 80 patients. J Am Coll Cardiol 1995;25:1365–1372.
21. Naccarelli GV, Shih H, Jalal S: Catheter ablation for the treatment of paroxysmal supraventricular tachycardia. J Cardiovasc Electrophysiol 1995;6:951–961.
22. Wellens HJ, Rodriguez LM, Timmermans C, Smeets JL: The asymptomatic patient with the Wolff-Parkinson-White electrocardiogram. Pacing Clin Electrophysiol 1997;20:2082–2086.
23. Munger TM, Packer DL, Hammil SC, et al: A population study of the natural history of Wolff-Parkinson-White syndrome in Olmsted County, Minnesota, 1953–1989. Circulation 1993; 87: 866–873.
24. Leitch JW, Klein GJ, Yee R, Murdock C: Prognostic value of electrophysiological testing in asymptomatic patients with Wolff-Parkinson-White pattern. Circulation 1990;82:1718–1723.
25. Maron BJ, Epstein SE, Roberts WC: Causes of sudden death in competitive athletes. J Am Coll Cardiol 1986;7:204–214.
26. Liberthson RR: Sudden death from cardiac causes in children and young adults. N Engl J Med 1996;334:1039–1044.
27. Corrado D, Thiene G, Nava A, et al: Sudden death in young competitive athletes: Clinicopathological correlations in 22 cases. Am J Cardiol 1990;89:588–596.
28. Maron BJ, Shirani J, Poliac LC, et al: Sudden death in young competitive athletes: Clinical, demographic and pathologic profiles. JAMA 1996;276:199–204.
29. Corrado D, Basso C, Schiavon M, Thiene G: Screening for hy-

pertrophic cardiomyopathy in young athletes. N Engl J Med 1998; 339:364–369.

30. Maron BJ, Fananapazir L: Sudden death in hypertrophic cardiomyopathy. Circulation 1992;85 [suppl I] :57–63.

31. Link MS, Wang PJ, Haugh CJ, et al: Arrhythmogenic right ventricular dysplasia: Clinical results with implantable cardioverter defibrillators. J Interv Card Electrophysiol 1997;1:41–48.

32. Roden DM, Lazzara R, Rosen M, et al: Multiple mechanisms in the long–QT syndrome. Current knowledge, gaps and future directions. The SADS Foundation Task Force on LQTS. Circulation 1996;94:1996–2012.

33. Viskin S, Belhassen B: Idiopathic ventricular fibrillation. Am Heart J 1990;120:661–671.

34. Thompson PD: The cardiovascular complications of vigorous physical activity. Arch Intern Med 1996;156:2297–2302.

35. Brugada P, Brugada J: Right bundle branch block, persistent ST segment elevation and sudden cardiac death: A distinct clinical and electrocardiographic syndrome. J Am Coll Cardiol 1992; 20: 1391–1396.

36. Gussack I, Antzelevitch C, Bjerregaard P, et al: The Brugada syndrome: Clinical, electrophysiologic and genetic aspects. J Am Coll Cardiol 1999;33:5–15.

37. Maron BJ, Poliac LC, Kaplan JA, Mueller FO: Blunt impact to the chest leading to sudden death from cardiac arrest during sports activities. N Engl J Med 1995;333:337–342.

38. Maron BJ, Link MS, Wang PJ, Estes NA III: Clinical profile of commotio cordis: An under–appreciated cause of sudden death in the young during sports and other activities. J Cardiovasc Electrophysiol 1999;10:114–120.

39. Link MS, Wang PJ, Pandian NG, et al: An experimental model of sudden death due to low energy chest wall impact (commotio cordis) . N Engl J Med 1998;338:1805–1811.

40. Kinder C, Tamburro P, Kopp D, et al: The clinical significance of non–sustained ventricular tachycardia: Current perspectives. Pacing Clin Electrophysiol 1994;17:637–664.

41. Link MS, Estes NA III: Ventricular arrhythmias. In Estes NA III, Salem DN, Wang PJ (eds) : Sudden Cardiac Death in the Athlete. Armonk, NY, Futura Publishing, 1998, pp 253–275.

42. Brooks R, Burgess JH: Idiopathic ventricular tachycardia. Medicine 1988;67:271–294.

43. Klein LS, Miles WM: Ablative therapy for ventricular arrhythmias. Prog Cardiovasc Dis 1995;37:225–242.

44. Manolis AS, Wang PJ, Estes NA III: Radiofrequency catheter ablation for cardiac tachyarrhythmias. Ann Intern Med 1994; 121:452–461.

45. AVID investigators: A comparison of anti–arrhythmic drug therapy with implantable cardioverter defibrillators in patients resuscitated from near–fatal ventricular arrhythmias. N Engl J Med 1997;447:1576–1583.

46. Kuck K–H, Cappato R, Siebels J, Ruppel R: Randomized comparison of anti–arrhythmic drug therapy with implantable cardioverter defibrillator in patients resuscitated from cardiac arrest. Circulation 2000;102:748–754.

47. Connolly SJ, Gent M, Roberts RS, et al: Canadian implantable cardioverter defibrillator study (CIDS) : A randomized trial of the implantable cardioverter defibrillator against amiodarone. Circulation 2000;101:1297–1302.

48. Link MS, Homoud M, Foote CB, et al: Anti–arrhythmic drug therapy of ventricular arrhythmias: Current perspectives. J Cardiovasc Electrophysiol 1996;7:653–670.

49. Sharma S, Whyte G, Elliott PM, et al: Electrocardiographic changes in 1000 highly trained junior elite athletes. Br J Sports Med 1999;33:319–324.

50. Pelliccia A, Maron BJ, Culasso F, et al: Clinical significance of abnormal electrocardiographic patterns in trained athletes. Circulation 2000;102:278–284.

51. Foote CB, Michaud G: The athlete's electrocardiogram: Distinguishing normal from abnormal. In Estes NA III, Salem DN, Wang PJ (eds) : Sudden Cardiac Death in the Athlete. Armonk, NY, Futura Publishing, 1998, pp 101–114.

52. Brugada P, Green M, Abdollah H, Wellens HJ: Significance of ventricular arrhythmias initiated by programmed ventricular stimulation: The importance of the type of ventricular arrhythmia induced and the number of premature stimuli required. Circulation 1984;69:87–92.

53. Peters S, Reil GH: Risk factors of cardiac arrest in arrhythmogenic right ventricular cardiomyopathy. Eur Heart J 1995;16: 77–80.

54. Anderson KP, Mason JW: Clinical value of cardiac electro–physiological studies. In Zipes DP, Jalife J (eds) : Cardiac Electrophysiology. Philadelphia, Saunders, 1995, pp 1133–1150.

55. Spirito P, Seidman CE, McKenna WJ, Maron BJ: The management of hypertrophic cardiomyopathy. N Engl J Med 1997; 336: 775–785.

56. Elliott PM, Poloniecki J, Dickie S, et al: Sudden death in hypertrophic cardiomyopathy: Identification of high risk patients. J Am Coll Cardiol 2000;36:2212–2218.

57. Spirito P, Bellone P, Harris KM, et al: Magnitude of left ventricular hypertrophy and risk of sudden death in hypertrophic cardiomyopathy. N Engl J Med 2000;342:1778–1785.

58. Elliott PM, Gimeno Blanes JR, Mahon NG, et al: Relation between severity of left ventricular hypertrophy and prognosis in patients with hypertrophic cardiomyopathy. Lancet 2001;357: 420–424.

59. Maron BJ, Shen W-K, Link MS, et al: Efficacy of the implantable cardioverter-defibrillator for the prevention of sudden death in hypertrophic cardiomyopathy. N Engl J Med 2000;342: 365–373.

60. McKenna WJ, Oakley CM, Krikler DM, Goodwin JF: Improved survival with amiodarone in patients with hypertrophic cardiomyo pathy and ventricular tachycardia. Br Heart J 1985;53: 412–416.

61. Cecchi F, Olivotto I, Montereggi A, et al: Prognostic value of non-sustained ventricular tachycardia and the potential role of amiodarone treatment in hypertrophic cardiomyopathy: Assessment in an unselected non-referral based patient population. Heart 1998;79:331–336.

62. Marcus FI, Fontaine G: Arrhythmogenic right ventricular dysplasia/ cardiomyopathy: A review. Pacing Clin Electrophysiol 1995; 18:1298–1314.

63. Peters S, Peters H, Thierfelder L: Risk stratification of sudden cardiac death and malignant ventricular arrhythmias in right ventricular dysplasia/cardiomyopathy. Int J Cardiol 1999;71: 243–250.

64. Witcher T, Borggrefe M, Haverkamp W, et al: Efficacy of antiarrhythmic drugs in patients with arrhythmogenic right ventricular disease. Circulation 1992;86:29–37.

65. Fontaine G, Tonet J, Gallais Y, et al: Ventricular tachycardia catheter ablation in arrhythmogenic right ventricular dysplasia: A 16-year experience. Curr Cardiol Rep 2000;2:498–506.

66. Borggrefe M, Block M, Breithardt G: Identification and management of the high risk patient with dilated cardiomyopathy. Br Heart J 1994;72 (suppl) :S42–S45.

67. Middlekauff HR, Stevenson WG, Stevenson LW, Saxon LA: Syncope in advanced heart failure: High risk of sudden death regardless of origin of syncope. J Am Coll Cardiol 1993;21:110–116.

68. Moss AJ: Prolonged QT-interval syndromes. JAMA 1986; 256: 2985–2987.

69. Jackman WM, Friday KJ, Anderson JL, et al: The long QT syndromes: A critical review, new clinical observations and a unifying hypothesis. Prog Cardiovasc Dis 1988;31:115–172.

70. Moss AJ, Zareba W, Hall WJ, et al: Effectiveness and limitations of beta-blocker therapy in congenital long-QT syndrome. Circulation 2000;101:616–623.

71. Priori SG: Long QT and Brugada syndromes: From genetics to clinical management. J Cardiovasc Electrophysiol 2000;11: 1174–1178.

72. Graham TP Jr, Bricker JT, James FW, Strong WB: Task force 1: Congenital heart disease. J Am Coll Cardiol 1994;24:867–873.

73. Moss AJ, Hall WJ, Cannom DS, et al: Improved survival with an implanted defibrillator in patients with coronary disease at high risk for ventricular arrhythmia. Multicenter Automatic Defibrillator Implantation Trial Investigators. N Engl J Med 1996; 335:1933–1940.

第 24 章　促心律失常综合征

ANNE M. GILLIS

促心律失常作用（proarrhythmia）通常定义为一种药物以非毒性浓度治疗过程中激发出新的心律失常或已有的心律失常加重[1~6]。然而，其他治疗或病理生理状态也可触发心律失常。表 24–1 总结了各种促心律失常综合征，表 24–2 列出的是与促心律失常作用关联密切的药物和病理生理状态。大多数促心律失常发生于器质性心脏病，但也可能发生在无明显心脏病的个体[7]。与其他治疗相比抗心律失常药物有相对高的促心律失常作用，这要求临床医生对每一位患者要权衡抗心律失常药物治疗的相对危险度和益处（图 24–1）。

钠通道阻滞剂与促心律失常

心肌梗死后的心脏性猝死

心律失常抑制试验

心律失常抑制试验（CAST）表明应用氟卡尼或恩卡尼治疗心肌梗死患者的频发室性期前收缩较应用安慰剂死亡率高（表 24–2）[8]。促心律失常的危险度不仅在治疗的早期出现，而且在药物治疗的整个过程中逐渐上升。亚组分析表明反复心肌缺血增加心律失常死亡的危险度[8,9]。非 Q 波心肌梗死或未接受溶栓治疗的患者总死亡率和心脏停搏的危险度高[8~9]，非 Q 波心肌梗死患者死亡或心脏停搏的相对危险度为 10.6，而 Q 波心肌梗死患者的相对危险度为 1.45[9]。基于以上事实推测在反复心肌缺血的情况下应用 IC 类抗心律失常药可改变心肌梗死区的电生理特性，形成促心律失常效应[3,10]。与假说一致，同时应用 β 受体阻滞剂和氟卡尼或恩卡尼并不增加死亡的相对危险度[11,12]。

CAST–II 表明 I 类抗心律失常药物莫雷西嗪的应用早期促心律失常增加[13]，死亡或非致死性心脏停搏的发生率明显高于安慰剂组。在应用莫雷西嗪治疗的前两周，死亡或非致死性心脏停搏的相对危险度为 5.6。尽管长期随访表明莫雷西嗪治疗的生存率与安慰剂组相同，但 CAST II 还是被提前终止，因为既使整个试验结束，也不可能得出莫雷西嗪有助于提高生存率的结论。

CAST 试验[8,13]和其后关于 I 类抗心律失常药物治疗缺血性心脏病伴或不伴左室功能紊乱患者的荟萃分析[14~15]，均表明这类药物可增加致死性心血管事件发生

表 24–1　促心律失常综合征

新的持续性心律失常
钠通道阻滞剂
• 心室颤动
• 室速
• 无休止室速
• 心房扑动伴 1：1 房室传导
延长动作电位药物
• 尖端扭转型室速——长 QT 综合征
• 心室颤动
已有心律失常加剧
• 非持续性心律失常转为持续性心律失常
• 心动过速加速
• 心动过缓或传导异常加重
• 窦房结功能障碍
• 房室阻滞
• 显著的心室内传导延迟
• 起搏阈值升高
• 除颤阈值升高

表 24-2 与尖端扭转型室速相关的药物和情况

药物分类	药物
抗心律失常药物	
IA 类	奎尼丁
	普鲁卡因胺
	丙吡胺
IC 类	普罗帕酮
III 类	胺碘酮
	d,l-索他洛尔
	d-索他洛尔
	多非利特
	依布利特
精神调节药	氟哌啶醇
	酚噻嗪类
	利培酮
	三环类抗抑郁药
	四环类抗抑郁药
利尿剂	呋塞米
	氢氯噻嗪
	吲达帕胺
	美托拉宗
抗生素	红霉素
	克拉霉素
	甲氧苄啶-磺胺甲基异噁唑
	喷他脒
抗真菌剂	酮康唑
	氟康唑
	依曲康唑
抗组胺剂	苯海拉明
	特非那定
	阿司咪唑
降脂药	普罗布考 *
抗胆碱能药	西沙必利 *
其他情况	
心动过缓	完全心脏传导阻滞或显著心动过缓
电解质紊乱	低钾血症
	低镁血症
	低钙血症
神经系统损伤	蛛网膜下腔出血
饥饿	神经性厌食症，流质蛋白饮食

* 不再销售。

的危险。因此，这类药物仅用于有心肌梗死史的患者。延伸这一结论，许多临床医师也相信这类药物对缺血

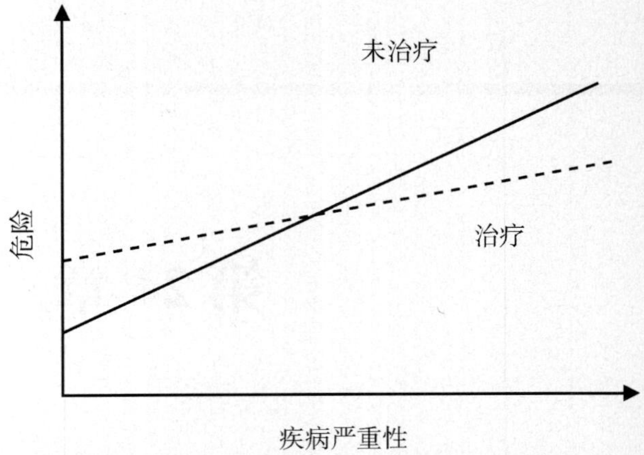

图 24-1 根据疾病严重性，应用抗心律失常药物的危险-效益图。如果致命心律失常事件的危险度很高，那么抗心律失常药物治疗与促心律失常事件相比能显著降低危险度。相反，如果致命心律失常事件的危险度很小，那么促心律失常事件的危险度可能会超出抗心律失常药物治疗的最低利益。

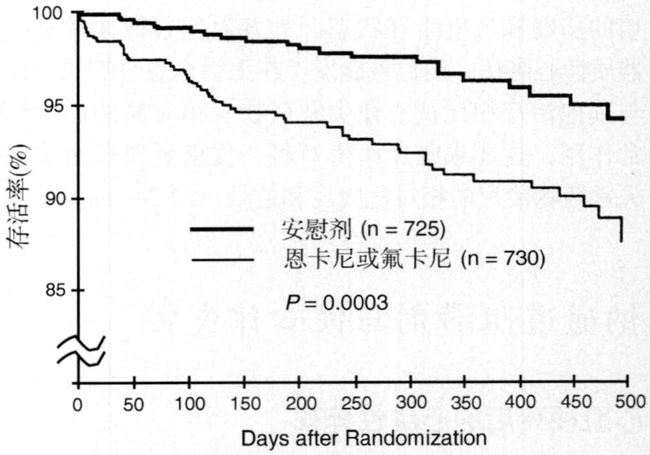

图 24-2 1455 例患者随机接受恩卡尼、氟卡尼或安慰剂治疗的存活率。如果患者接受恩卡尼或氟卡尼，与安慰剂对比更可能发生死亡（P=0.0003）。(From The Cardiac Arrhythmia Suppression Trial (CAST) Investigators: Preliminary report: Effect of encainide and flecainide on mortality in a randomized trial of arrhythmia suppression after myocardial infarction. N Engl J Med 1989;3321:406-412.)

性心脏病或有缺血性心脏病危险因素或明显左室功能紊乱的患者也是相对禁忌的。

缺血性心脏病促心律失常的机制

钠通道阻滞剂通过功能依赖性的方式来减慢心房

肌和心室肌传导性，即心率越快药物的阻滞效应越明显[16]。但一些钠通道阻滞剂如恩卡尼和氟卡尼在生理性心率缓慢时也产生明显的阻滞效应，其结果是促心律失常的危险度增加[3,4,16~18]。由于 IC 类抗心律失常药物过度地减慢疾病组织的传导速度，其程度超过不应期的变化，使先前不能维持的折返环在应用 IC 类药物后可建立稳定的折返环，因此形成了一种产生持续性室性心动过速或将非持续性室速转化为持续性单形室速的电生理基质[3,19~22]。折返模型认为药物仅仅改变了传导速度，但许多钠通道阻滞剂实际上以不同的方式改变了传导速度和不应期，且这种变化依赖于生理状况。另外组织不应期的离散性增加也促进室性折返环的形成。

由于 CAST 试验提出了 I 类抗心律失常药物的促心律失常作用，设计了一系列实验用于研究抗心律失常药物对陈旧性心肌梗死和急性心肌缺血患者的影响。几位调查者报告恩卡尼和氟卡尼诱发既往无室性心动过速的陈旧性心肌梗死模型狗发生持续性室性心动过速[20,22~24]。因为这些药物优先减慢梗死区附近的心肌传导，出现单向阻滞或肌纤维的横向传导明显减慢，促成室性折返环的形成。Restivo 等 [25]认为当期前收缩被诱发时，单向阻滞发生在心肌梗死区附近。但由于冲动遭遇到处于不应期的组织，未能形成折返环。而氟卡尼减慢心肌梗死区附近的传导，允许循环的冲动反复进入该区域，因此室性心动过速被诱发。Ranger[20]和 Coromilas 等[21]认为氟卡尼引起心律依赖性、区域性和横向性传导阻滞，或加剧原先存在的传导延缓，诱发自发性室速或稳定的大折返环室速。

在正常心室肌，氟卡尼对传导速度的影响与肌纤维的方向性无关，但在心肌梗死组织氟卡尼明显减慢肌纤维的横向传导速度，提供了形成室性折返的基质[20,21,25]。除了钠通道阻滞剂外，梗死面积和药物浓度也是促心律失常发生的重要决定因素[3,20]。在慢性心肌缺血，低浓度的药物很少出现促心律失常作用。

在急性心肌缺血的实验模型中，钠通道阻滞剂的应用可明显增加自发性室颤的发生率[3]。I 类药物如利多卡因[6,26,27]、氟卡尼[28,29]和安搏律定[30]明显影响缺血组织的传导速度和不应期，导致室颤的发生。IC 类药物安搏律定在冠状动脉结扎前增加缺血性室颤的危险度，而在冠状动脉结扎后安搏律定并不导致室性心律失常。因为，在急性心肌缺血期，药物在缺血组织蓄积使传导减慢加剧，而当冠状动脉结扎后，药物在缺血组织的分布被限制[31]。Ranger 等认为氟卡尼在急性或慢性心肌梗死狗模型中出现促心律失常具有浓度依赖性[20]。促心律失常见于在 79%的慢性心肌梗死狗模型和 55%的急性心肌缺血狗模型。然而，氟卡尼浓度依赖性促心律失常效应在两组之间存在本质差异：急性心肌梗死狗模型的促心律失常效应发生在治疗剂量时，且大部分以室颤为表现形式；慢性心肌梗死狗模型的促心律失常效应发生在 20 倍的治疗剂量时，以持续性单形室速为表现形式[20]。

以上实验可以解释 CAST 试验结果：在有效的浓度下，I 类抗心律失常药物能增加有心肌急性缺血的冠状动脉疾病患者发生室颤的危险度，其机制可能是药物对心肌的传导速度和不应期的影响不一致，引起了折返和室颤。

实验模型也支持 β 受体阻滞剂降低钠通道阻滞剂在急性缺血模型中的促心律失常效应[32,33]。在正常条件下，异丙肾上腺素逆转氟卡尼对钠通道的阻滞。但在缺血心肌膜除极时，异丙肾上腺素能加剧氟卡尼对钠通道的阻滞程度[33,34]。因此，在急性缺血期，交感神经张力的增加可进一步调节 I 类药物和缺血组织之间的相互作用，促进促心律失常的发生。

其他心脏疾病

关于 I 类抗心律失常药物在非缺血性心脏病中的促心律失常信息有限。然而，在容量负荷过大时，I 类药物可使心肌肥厚和心室功能障碍的心肌传导性和不应期异常[35,36]。在这类心脏病患者，一些心肌细胞的静息膜电位升高，抗心律失常药物使这些细胞的传导延缓更明显[35,37]。同时，在左心室功能障碍的患者频发的室性期前收缩，可加剧 I 类药物对心肌传导的阻滞，易于形成室性折返。一些抗心律失常药物如 IA 类的奎尼丁和 IC 类的普罗帕酮明显减慢各种病症模型心肌的传导[38,39]。因此，很可能任何一种钠通道阻滞剂均能通过各种方式明显加剧病态心肌组织的电生理反应，产生室性心律失常。总之，选择性钠通道阻滞剂是伴随左心室功能障碍患者的相对禁忌证。

钠通道阻滞剂引起的持续性室速

一些应用钠通道阻滞剂尤其是 IC 类药物如氟卡尼、普罗帕酮或恩卡尼治疗的患者，可出现心律相对缓慢的持续性室速[17,18,40]。这种情况通常见于器质性心脏病如陈旧性心肌梗死。典型地，这种心律失常由传导明显减慢发展而来，它可能延长静息时的 QRS 间期和在心率增快时心肌传导更缓慢[41]。在动物模型中，心肌梗死区附近的传导减慢可形成大的折返环路[3,20,21]。这种心律失常通常见于传导明显减慢的患者，因为折返波很少遇上不应期组织而被终止（图 24–3）。

由于心率较慢，这种持续性室速对血流动力学影响较小。但是，这种心律失常可蜕变成对血流动力学影响显著的室速或室颤，甚至死亡[41,42]。这种心律失常通常见于药物过量或中毒[20]，或其他加剧药物对传导影响的病理生理情况(如酸中毒、高钾血症或同时应用钠通道阻滞剂如苯妥英)。这种心律失常还见于三环类抗抑郁药过量服用[43]。三环类抗抑郁药抑制副交感神经活性，增加窦性心率，加剧药物对钠通道的阻滞效应。

治疗

停用抗心律失常药物，纠正电解质紊乱或酸中毒[44]。高渗盐水或碳酸氢钠可逆转缓慢传导和终止心律失常[44–47]。然而，钠盐可以加重心力衰竭，因此，对于明显左心室功能障碍的患者应谨慎应用。应用 β 受体阻滞剂减慢心率是有益的，因为钠通道阻滞剂在心率缓慢时对传导的影响小[41]。尽管理论上快速失活的钠通道阻滞剂同缓慢失活的钠通道阻滞剂竞争，从而降低钠通道阻滞剂的效应，还是应避免使用钠通道阻滞剂[48]。

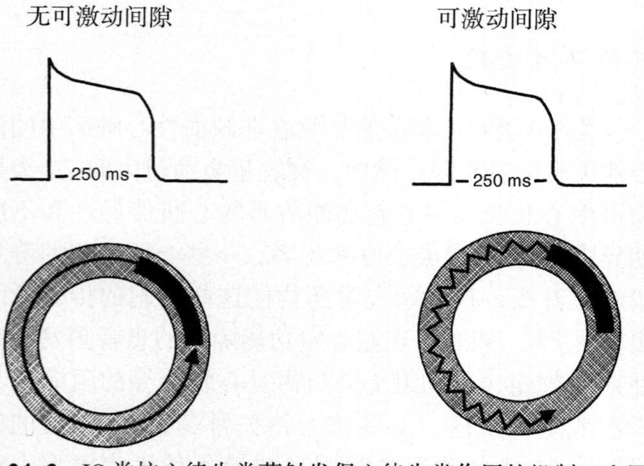

图 24–3 IC 类抗心律失常药触发促心律失常作用的机制。**上图**为相对不应期为 250ms 的动作电位。**左下图**为 4cm 长路径的固定解剖阻滞。折返波阵面围绕着这一路径，为了维持折返在下次波面到达之前，组织必须恢复兴奋性。如果不存在可激性空隙，那么折返就不可能发生。如果波的传导速度是 40cm/s，组织的不应期为 250ms，那么环绕阻滞的时间就是 100ms，不存在可激性空隙，折返不可能发生。然而，如**右下图**所示，药物显著减低了这一区域的传导速度达 10 cm/s，但没有改变不应期，那么现在围绕阻滞的时间为 400ms，存在 150ms 的可激性空隙，从而可能发生折返。

房扑伴 1:1 房室传导

钠通道阻滞剂可明显减慢房扑患者的房性扑动波周期，使房室传导比例演变为 1:1 传导，心室率变快（图 24–4）[49–52]。曾有报道认为奎尼丁可产生此种现象，称这种现象为奎尼丁的抗迷走神经效应。然而，房扑波周期的减慢也见于氟卡尼和普罗帕酮，特别是控制心率的抗心律失常药物未被应用时。典型地房扑发作时，房率大约为 300 次/分，没有应用房室结阻滞剂的大部分患者，其房室传导比例为 2:1，心室率为 150 次/分。由于氟卡尼或普罗帕酮可将心率减为 200~220 次/分，当房室传导比例为 1:1 时，其心室率将从 150 次/分升至 200~220 次/分。由于药物在心率较快时具有心率依赖性传导阻滞特性，室内传导延缓也经常见到，实际上这种类型的心律失常常被误诊为室速。类似的促心律失常效应也可发生在应用 I 类抗心律失常药物治疗的房颤患者，这类患者可有间歇性房扑，或者抗心律失常药物使心房的电生理基质发生改变，易于形成房扑。

房扑并 1:1 房室传导的诊断应考虑患者应用 IC 类药物治疗房扑/房颤的病史。颈动脉窦按摩或静脉内应用腺苷可以暴露房扑的特性，有利于诊断。应静脉内应用 β 受体阻滞剂或钙通道阻滞剂（维拉帕米或地尔硫䓬）来控制心室率。钠通道阻滞剂应与房室结阻滞药物（β 受体阻滞剂或钙通道阻滞剂）联用治疗房扑/房颤患者，以避免出现类似的致心律失常效应。

动作电位时程延长与促心律失常

尖端扭转型室速

一种多形性、非持续性、间歇依赖性室速与药物或

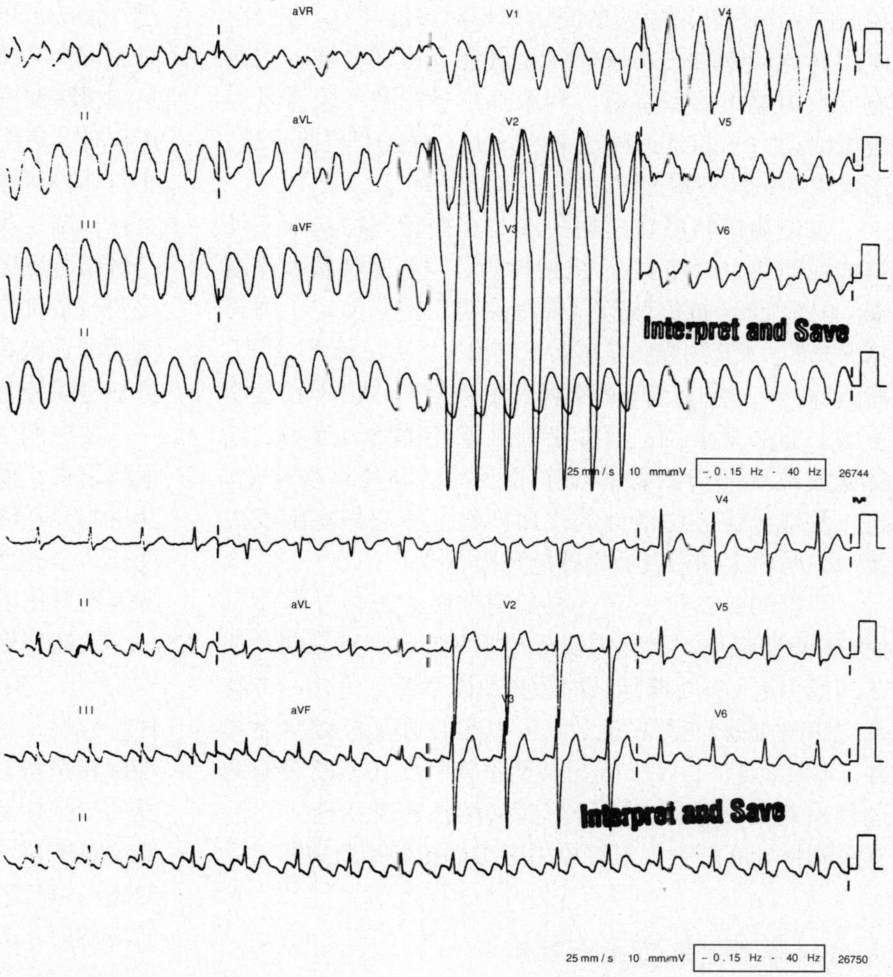

图 24-4 上图：无器质性心脏病患者服用普罗帕酮过程中出现伴 1:1 房室传导的心房扑动。普罗帕酮用于预防阵发性心房颤动，未使用房室结阻滞剂，它能减慢心房扑动周长至 320ms，引起 1:1 房室传导伴心室内传导延迟。**下图：**应用房室结阻滞剂后，明显转变为 2:1 房室传导的扑动，心室率为 96 次/分，心室内传导阻滞消失。

病理生理条件下过度延长 QT 间期有关（图 24-5）[3-6,53,54]。尽管早在 1920 年当奎尼丁开始应用于临床时就识别这种晕厥与奎尼丁有关，但直到持续心电监测出现后才确定这种"奎尼丁晕厥"为多形性室速所致[55]。1966 年 Dessertenne 最早用"尖端扭转"术语描述这种室速[56]。尖端扭转型室速可引起晕厥，有时可蜕变成持续性室速或室颤，引起心脏性猝死。

引起 QT 间期过度延长和尖端扭转型室速的条件总结于表 24-2。延长心室动作电位时程（APD）的抗心律失常药物包括 IA 类药物奎尼丁、普鲁卡因胺、丙吡胺，IC 类药物普罗帕酮和 III 类药物胺碘酮、索他洛尔、多非利特和依布利特，这些药物均被报道可引起尖端扭转型室速[-3,6,53-71]。心动过缓或由利尿引起的电解质紊乱（低钾血症、低镁血症或两者均有）可增加 IA 类或 III 类药物使用过程中出现尖端扭转型室速的可能性[72-74]。尽管胺碘酮可延长 QT 间期，但与胺碘酮使用

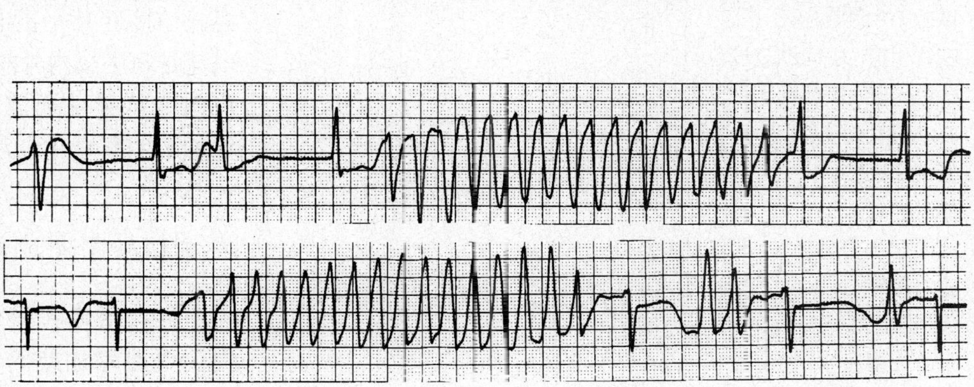

图 24-5 尖端扭转型室速。可见心动过缓，QT 间期延长，偶联室性期前收缩，引起 QT 间期更加延长，导致自发终止性多形性室速重复发生。

相关的尖端扭转型室速的发生率相对较低[1,58,59]。在没有使用其他药物时，利尿剂引起低钾或低镁血症，也可能导致尖端扭转型室速。利尿剂吲哒帕胺可阻滞具有慢激活动力学的延迟整流 K^+流（I_{Ks}）使 QT 间期延长，形成尖端扭转型室速[75]。

与尖端扭转型室速相关的非心血管药物包括三环类抗抑郁药（丙咪嗪）、抗精神病药（氟哌啶醇和吩噻嗪）[3,4,3,54,76–79]、抗组胺药（苯海拉明、特非拉定、阿司咪唑）[80–87]、大环内酯类抗生素（红霉素、克拉霉素）[88–95]、喷他脒[96–97]、抗真菌药[98]和西沙必利[99–105]。由于频发明显的心律失常事件，西沙必利最近已被撤出市场。红霉素或酮康唑抑制特非拉定或西沙必利的生物转化，阻止其成为无心脏活性的代谢产物，使它们在胞浆内蓄积，增加尖端扭转型室速的危险[53]。

严重的分离性心动过缓如完全性心脏传导阻滞可使 QT 间期延长，引起尖端扭转型室速，特别是同时存在其他引起 QT 间期延长的药物或因素时。另外，神经系统事件如蛛网膜下腔出血可引起心脏复极化明显异常，QT 间期延长和尖端扭转型室速[106]。在多巴胺输注过程中刺激交感神经也可引起尖端扭转型室速[107–110]。有病例报导麻醉剂如氟烷可引起尖端扭转型室速[111]。

尖端扭转型室速的危险因素

尖端扭转型室速的危险因素见表 24–3[1,4,68,112,113]。女性[114–117]；QT 间期的基础值延长；药物应用后 QT 间期过度延长；心动过缓；低钾或低镁血症或两者均存在；左室肥厚或左室功能障碍或两者均存在；既往有室速发作的历史和肾功能损害，均增加尖端扭转型室速发作的危险度[1,3,53,54,118]。多个危险因素如女性、心肌肥厚、电解质紊乱和既往有室速发作史可明显增加尖端扭转型室速发作的危险度。Houltz 等报道血钾浓度正常时，应用利尿剂也可导致尖端扭转型室速[68]。这可能与体内钾消耗有关，因为血钾尚不能反应体内钾的消耗情况，另外有些利尿剂可直接延长动作电位。这些研究者还报告双分支阻滞、T 波电交替和 T 波形态的改变（特别在 V_2 导联出现双相 T 波）也是尖端扭转型室速的危险因素。有趣的是尖端扭转型室速可以频繁见于房颤转为窦性心律时[55,119,120]。

表 24–3 尖端扭转型室速的危险因素

女性
基础 QT 间期延长
药物引起 QT 间期过度延长
药物引起 QT 间期离散度增加
心动过缓/不规则心率
低钾血症
低镁血症
充血性心力衰竭/左室功能障碍
心室肥厚
室速/室颤病史
肾脏受损

在应用延长动作电位的药物时，女性独立于其他危险因素，使尖端扭转型室速的危险增加 2~3 倍[114–118]。其机制尚不清楚。在普通人群中，女性的 QT 间期较男性长[121]。这表明女性的心脏复极化过程偏慢，是否这种因素恶化了疾病状态，目前尚不清楚。

尖端扭转型室速的危险度通常与药物的使用剂量有关[53,118]。尖端扭转型室速曾被描述为奎尼丁治疗的一种特异性反应，在奎尼丁治疗的头几个小时易发生尖端扭转型室速，引起晕厥。小剂量应用奎尼丁仍可出现尖端扭转型室速，表明奎尼丁具有多种电生理效应，低剂量时优先抑制 I_{Kr}（具有快激活动力学的延迟整流 K^+流），较高剂量时明显抑制钠离子通道[53]。而应用索他洛尔时出现尖端扭转型室速与剂量明显相关[118]，发生尖端扭转型室速的危险度被其他危险因素（如肾功能衰竭）放大。索他洛尔首次使用剂量为 320mg/d 时，尖端扭转型室速的发生率为 1.8%；当剂量增至 480mg/d 时，尖端扭转型室速的发生率为 4.5%；当剂量大于 640mg/d 时，尖端扭转型室速的发生率为 6.8%。其他抗心律失常药如依布利特和多非利特发生尖端扭转型室速的危险度也与剂量有关[122]。

一些心脏疾病如心室肥厚或明显左室功能障碍可使 APD 明显延长[35,36]，这种电生理改变与复极电流密度如 I_{to}（在除极后快速打开的 K^+流）、I_{K1}（维持心肌细胞静息电位接近 K^+平衡电位的 K^+流）、I_{Kr} 下降有关[36,123]。复极电流在密度或内外向电流的平衡性或两者均存在变化时可改变特异性通道阻滞剂的效应，使 APD 显著延长，增加心室复极化的离散性，引起尖端扭转型室速[124–127]。

尖端扭转型室速的形成机制

在心室动作电位 2 相和 3 相期的外向电流降低或内向电流增加或两者均出现时延长动作电位，在心电

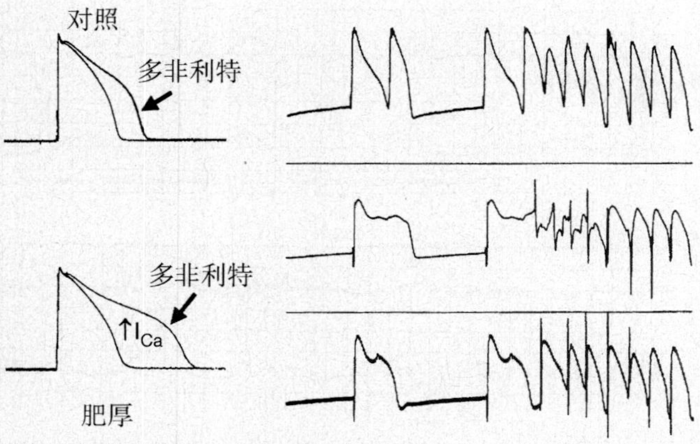

图 24-6　尖端扭转型室速的发生机制。动作电位时程延长，引起内向钙离子电流增加。细胞内钙负荷触发早期后除极，这可能产生室性期前收缩，并反复发生。传导缓慢或复极离散度扩大的区域利于心室折返的发生，引起持续性心室折返性心动过速。

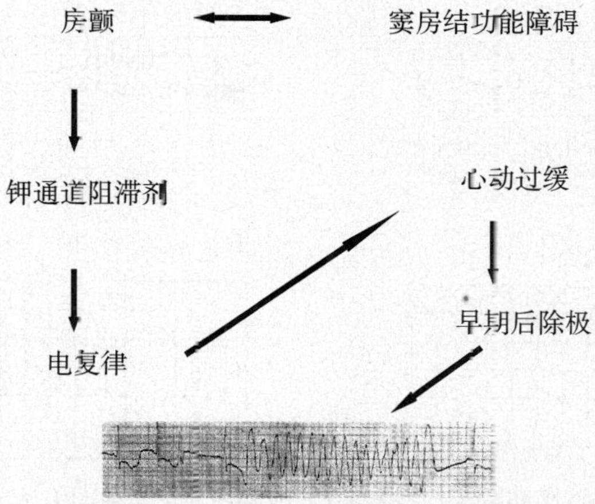

图 24-7　房颤恢复窦性心律增加心室促心律失常作用的危险度。窦性心律的恢复通常与重度心动过缓有关，这在左室肥厚或左室功能障碍时与动作电位延长相关。这种情况下，更可能发生早期后除极触发尖端扭转型室性心动过速。

图上表现为 QT 间期延长。由于特殊的心肌细胞如浦肯野纤维和内膜下心肌细胞、中层心肌细胞或外膜下心肌细胞的电流密度不同，APD 在不同部位的延长程度不同[128,129]。在一些疾病状态如心室肥厚，心脏复极化离散被进一步扩大 [127]。外向电流的降低或内向电流的增加或者两者均出现时会促进心肌细胞早期后除极使 M 细胞或浦肯野细胞的内向钙电流再激活或钠–钙交换电流激活，形成尖端扭转型室速[53,54]。

延长 APD 的药物或因素（条件）能促进细胞内钙超载，导致早期后除极 (图 24–6) [128–134]。早期后除极多见于心动过缓时，因为动作电位时程在心率缓慢时更易被延长[130,133]。当心肌复极化明显离散时，早期后除极可促发折返、触发尖端扭转型室速[53,54,128]。心室不同部位 APD 的差异性似乎是形成尖端扭转型室速的前提[125~131]，心室不同部位复极的差异性是形成折返的基础。功能性阻滞部位在逐搏变化，形成螺旋性折返波，由此可见心律失常的波形具有多形性特征[135]。

多种离子机制参与形成尖端扭转型室速。尖端扭转型室速通常见于应用抑制 I_{Kr} 的药物，然而，使净复极化电流降低的任何药物均存在诱发尖端扭转型室速的风险。多种复极化电流的抑制可过度延长心室的复极化时间，演变成室速[75,127]。研究表明先天性长 QT 综合征患者携带突变的基因，产生异常的复极钾电流或钠通道，心室复极化异常[136]。确实，一些伴发尖端扭转型室速的个体可能是尚未识别的先天性长 QT 综合征患者[53]。是否编码复极化电流的钾通道基因的多态性增加后天性尖端扭转型室速的风险性，目前还不清楚。

引起尖端扭转型室速的大多数药物均通过阻滞钾通道（I_{Kr} 或 I_{Ks}）而延长 APD，然而，单独阻滞钾通道似乎不足够形成尖端扭转型室速。由于钾通道被阻滞，心室动作电位时程延长，钙通道被重新激活，内向电流增加形成早期后除极，触发期前收缩[6,134,137]。

房颤转为窦性心律的即刻似乎是尖端扭转型室速发生的高危时间[119,120]，其可能机制见图 24–7。持续性心动过速和与房颤相关的神经体液变化改变了心脏的一些电生理特性，包括复极化电流的下调。窦性心律恢复后经常会出现心动过缓和动作电位延长，而由于钾通道电流下调，这种情况可能更严重，动作电位延长会增加肌浆网钙离子释放，诱发触发效能。

持续性房颤行房室结消融术后的患者也有同样的情况发生。这类患者在消融术后早期特别容易出现心脏性猝死，据称这种情况由心动过缓依赖性多形性室速所致[138,139]。因为房室结成功消融后心率迅速下降，心率的突然减慢和消融后的 APD 延长能增加早期后除极发生。另外，明显左室功能障碍的患者接受房室交界区消融后，其心动过缓依赖性 APD 延长进一步加剧[140,141]。

尖端扭转型室速发作的心电图预兆

QT 间期过度延长和 T 波形态的改变通常预示尖端

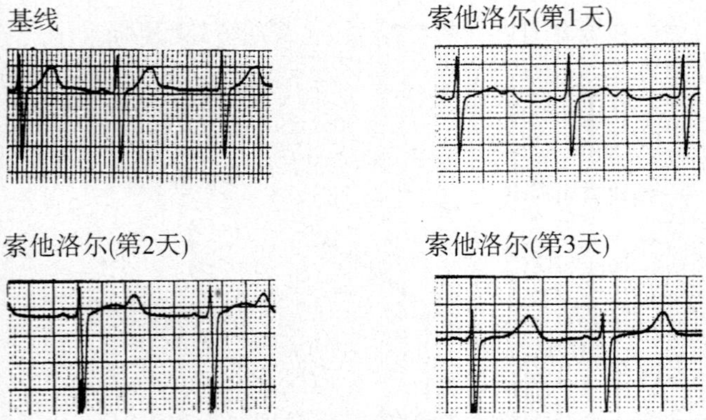

图 24–8 索他洛尔引起的一系列 QT 间期改变。可见索他洛尔引起的早期 QT 间期延长（**右上**）。随后伴发更显著的 U 波、心动过缓和进一步的 QT 间期延长。

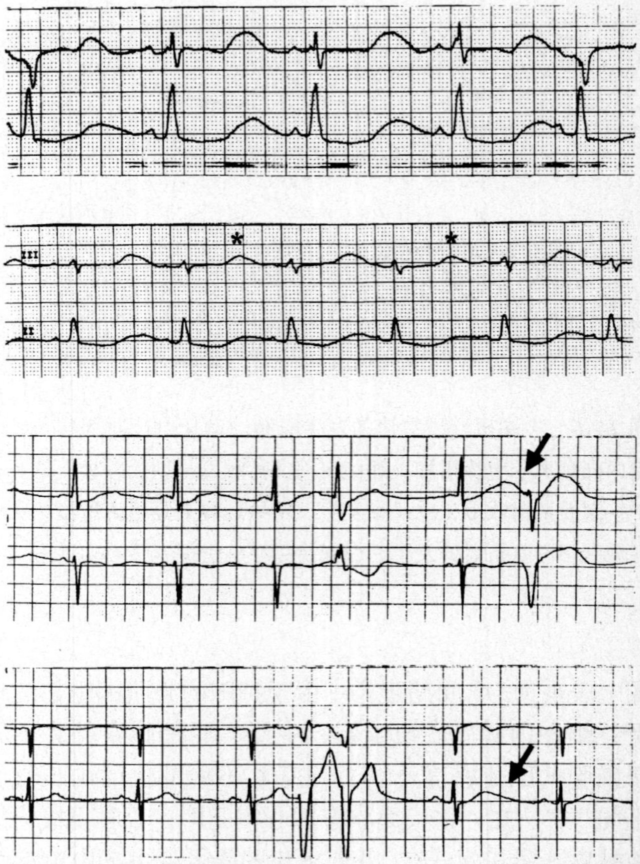

图 24–9 尖端扭转型室速的心电图预兆。可见明显的 QT 间期延长，期前收缩间歇后 QT 间期延长，以及晚偶联室性期前收缩。

扭转型室速的发生[68,143,144]。图 24–8 表明在应用索他洛尔早期预示尖端扭转型室速发生的 QT 间期和 T 波形态变化情况。在索他洛尔应用的 48~72 小时间，QT 间期延长渐渐变得更加明显，并出现 U 波，QT 间期的明显延长可能与心率的快速下降有关（如出现一个代偿间歇），U 波随心搏而变化，心率的快速变化改变 U 波的形态。图 24–9 表明尖端扭转型室速出现前的心电图征兆，表 24–2 总结了一些尖端扭转型室速的心电图特征。QT 间期的过度延长，明显的 U 波，T 波电交替[144,145]，期前收缩后的间歇加剧 QT 间期延长，T 波形态的改变和反复多形的室性期前收缩，均预示尖端扭转型室速的发作。

心室复极化离散和尖端扭转型室速

测量 12 导联心电图最短和最长的 QT 间期，其差异为 QT 间期离散度。QT 间期离散度增加可发生尖端扭转型室速。我们已显示 IA 类抗心律失常药物明显增加 QT 间期离散度，在这类药物治疗期间，患者易发生尖端扭转型室速（图 24–10）[58]。相反，不增加 QT 间期离散度的药物在治疗期间，患者不易发生尖端扭转型室速。胺碘酮不增加曾应用 IA 类药物发生尖端扭型室速患者的 QT 间期离散度。

在胺碘酮治疗期间很少发生尖端扭转型室速，因为胺碘酮均一地延长心室不同部位的复极化，部分归因于它的钙通道和 β 受体阻滞效应[58,146,147]。Drouin 等最近评价了胺碘酮对心室肌细胞 APD 的影响，这些心肌细胞分别来自移植受体的移植心脏和没有使用胺碘酮的心衰患者的移植心脏[146]。胺碘酮较少引起 M 细胞（midmyocardial layer cells）出现心动过缓诱导的动作电位延长，因此胺碘酮降低心衰患者的心肌细胞和正常对照组心肌细胞的 APD 跨膜离散度（图 24–11）。相似的结果也见于实验模型[147,148]。由于胺碘酮较少引起心室的不均一复极化，因此，同 I 类或其他III 类抗心律失常药相比，胺碘酮较少引起尖端扭转型室速。此外，同其他III 类药物如索他洛尔或司美利特相比，胺碘酮能更大

表 24–4 尖端扭转型室速的心电图预兆

QTU 延长
QT 离散度增加>60ms
T 波电交替
期前收缩间歇 TU 改变
晚偶联多形性室性期前收缩
反复多形性搏动

ms：毫秒；QTU：QT–U 间期；TU：T–U 复合波。

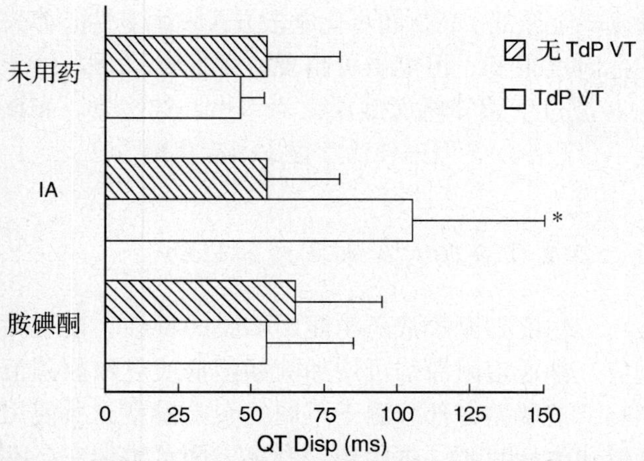

图 24-10 服用 I 类抗心律失常药物发生尖端扭转型室速的患者，其胸前导联 QT 间期离散度增加。（From Hii JT, Wyse DG, Gillis AM, et al., Circulation 1993;87:764-772.）

程度地降低心肌梗死患者的 QT 间期离散度[149,150]。但我们曾观察到使用胺碘酮治疗的患者发生尖端扭转型室速，这种情况可能与 QT 间期离散度明显增加有关[151]。

治疗

尖端扭转型室速的初始治疗为硫酸镁 1~2g 静推[44,152-155]，停用相关的药物，纠正其他可逆的原因如电解质紊乱、心动过缓等。不管是否应用镁剂，心房或心室超速起搏可终止复发的尖端扭转型室速[156,157]。也有报道阿托品可终止尖端扭转型室速[158]，这可能与提高心率、缩短 QT 间期有关。血清钾应该保持在正常高限水平 4.5~5mmol/L。细胞外钾浓度升高可增加外向钾电流，并降低药物对 I_{Kr} 的抑制程度，从而缩短心室复极。血清钾浓度适度升高可逆转复极化异常（这种异常可见于一些变异的长 QT 综合征或应用抗心律失常药物的患者），使 QT 间期缩短，降低 QT 间期离散度[159,160]。补充镁剂可预防尖端扭转型室速的机制尚不清楚，镁剂并不能缩短 APD 或 QT 间期，可能通过阻滞钙通道而发挥作用[153-155]。实验模型中已证实钠通道阻滞剂可拮抗 IA 类或 III 类药物对 APD 的影响，预防促心律失常[161-164]。是否这种干预有重要的临床价值还需要进一步研究。钾通道激活复合物也可能阻止早期后除极和促心律失常（动物模型）[165]。一个病例报告提示钾通道开放剂尼可地尔治疗尖端扭转型室速有效[166]。

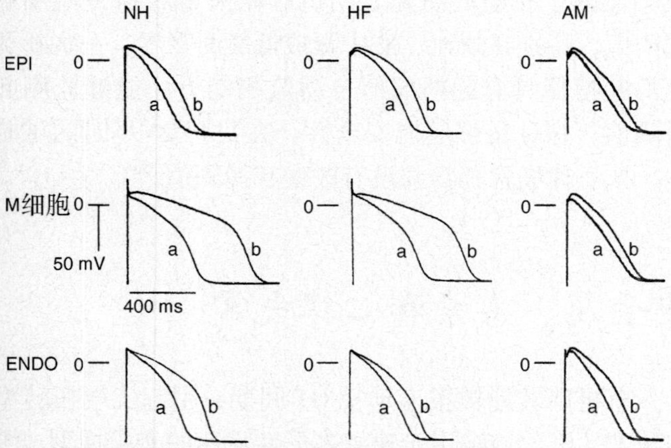

图 24-11 胺碘酮对心室复极均质性的影响。EPI：心外膜；ENDO：心内膜；NH：正常心脏；HF：心力衰竭；AM：应用胺碘酮。（From Drouin E, Lande G, Charpentier F: Amiodarone reduces transmural heterogeneity of repolarization in the human heart. J Am Coll Cardiol 1998;32:1063-1067.）

预防

尖端扭转型室速可通过以下方式预防：（1）明显左室功能障碍的患者避免使用 I 类或 III 类抗心律失常药物；（2）在药物使用期间如 QT 间期明显延长（>500ms）或 QT 间期离散度增加（>80ms）应减量或停止用药；（3）抗心律失常药物使用前纠正电解质紊乱如低钾血症或低镁血症；（4）避免使用排钾利尿剂，使用保钾的利尿剂如阿米洛利或螺内酯；（5）高危患者预防性地补充镁剂[167]；（6）预防明显的心动过缓；（7）明显心动过缓的患者使用 I 类或 III 类抗心律失常药时可考虑植入永久性起搏器；（8）高危患者使用抗心律失常药物早期应住院监测[118,168,169]。

患者在开始抗心律失常药物治疗时应该住院监测吗？

关于患者在门诊开始使用抗心律失常药物是否安全存在争议。这种情况已被 Nattel 和 Thibault 详细论述过[118]。约 50%的室性促心律失常发生在房颤患者应用抗心律失常药物治疗的 72 小时内，为了避免尖端扭转型室速所致的死亡，他们估计 1200 名患者必须监测 3 天。多非利特治疗症状性房颤的研究（the Symptomatic Atrial Fibrillation Investigative Research on Dofetilide，SAFIRE-D）报道多非利特治疗房颤患者的前 72 小时内尖端扭转型室速的发生仅有 0.8%[170]。但是美国食品和药品管理局（U.S. Food and Drug Administration）认可的指南要求开始应用多非利特治疗的患者应住院监测。相似的建议也见于早期应用索他洛尔治疗房颤患者。在药物治疗的早期，对于高危患者应给予心电监测，但从成本-效益来看对于低危危患者似乎没有必要。而且，预防促心律失常的努力贯穿于整个抗心律失常药物治疗的过程中。

Ⅲ类药物增加心脏病死亡率

口服 d-索他洛尔生存试验（Survival with Oral d-Sotalol，SWORD）表明左室功能障碍的患者口服索他洛尔组与安慰剂组相比增加心血管病死亡率[171,172]。同CAST 研究结果相似，在整个随访过程中，索他洛尔的持续应用增加死亡率，但死亡率增加的机制尚不清楚，尖端扭转型室速可能是死亡率增加的机制之一。然而，与 CAST 试验的发病机制类似，心肌缺血可放大抗心律失常药物的效应，在急性心肌缺血时可能诱发室颤也可能是死亡率增加的原因之一。相反，丹麦多非利特心律失常和死亡率研究（Danish Investigation of Arrhythmia and Mortality on Dofetilide，DIAMOND）表明左室功能障碍的患者口服多非利特组与安慰剂组相比并未增加死亡率[173]。试验设计的差异可能导致结果的不同。在 DIAMOND 试验中，试验在医院进行，通过心电图监测，如 QT 间期过度延长则治疗被终止。相反，SWORD 试验以有效的药物剂量引起 QT 间期延长，而且，SWORD 观察对象健康状况相对较好，因此这类患者从药物治疗中获益较少（图 24-1）。

器械-药物相互作用

植入式心脏复律除颤器（ICD）的促心律失常作用

应用 ICD 的抗心动过速起搏方式有时并不能终止持续性室速，有时它会将室速转为室颤或使血流动力学恶化[174~176]。这种危险度的发生率相对较小，大约为4%，与递增式起搏和短阵快速起搏方式相似。植入ICD 的患者出现晕厥可能由 ICD 抗心动过速起搏方式诱发的致室性心律失常所致，调整 ICD 的工作参数可避免这种情况发生[177,178]。有时，同时应用减慢室速心率的抗心律失常药物可增加 ICD 抗心动过速的效果，并将 ICD 抗心动过速起搏方式诱发促心律失常作用的危险度降至最低。ICD 同步化电击方式发生室性心律失常的危险度很低，但电击可出现心率偏慢[179~182]。由于远场 R 波过度感知将房颤误认为室性心律失常，ICD 实施不合适治疗，但这种治疗很少引起房颤[183]。

抗心律失常药物对除颤阈值的影响

一些抗心律失常药物能影响膜的特性，改变除颤阈值。钠通道阻滞剂可增加除颤阈值或对除颤阈值无影响，这些差异部分源于不同的实验模型或所使用的麻醉药类型[184~187]。据报道，利多卡因可增加左心室功能障碍患者的除颤阈值[188]。延长 APD 和发挥Ⅲ类抗心律失常效应的药物（如普鲁卡因胺、d-索他洛尔、阿齐剂特）可降低除颤能量或对除颤无影响[188~191]。胺碘酮对除颤阈值的影响还有争议，一些研究认为长期应用胺碘酮的患者除颤阈值无改变，而其他一些研究则认为胺碘酮可明显增加除颤阈值[192~194]。处于除颤阈值边缘的患者应用增加除颤阈值的抗心律失常药物，则该患者的除颤阈值应该被重新评价。

抗心律失常药物与心脏起搏器

一些抗心律失常药物（如 β 受体阻滞剂和钙离子通道拮抗剂）可抑制窦房结的自律性，或者加剧房室结传导异常，引起严重的窦性心动过缓、窦性静止或高度房室传导阻滞，需要安装永久起搏器。而在联合应用治疗房颤的Ⅰ或Ⅲ类抗心律失常药物时，上诉情况会加剧。先前的研究表明抗心律失常药物可增加起搏阈值，特别在缺血、酸中毒或低氧时[196,197]。一些新开发的起搏器具有起搏阈值自动监测能力，能够监测起搏阈值，保证足够起搏安全性。在我们 24 小时的试验中，抗心律失常药物并没有改变起搏阈值[198]。

重金属、毒素和心律失常

有机磷酸酯被报道延长 QT 间期，引起尖端扭转型室速[198]。氯化铯被用于建立多形性室速的实验模型[199]。氯化钯曾被用于一些营养补充剂，选择性治疗恶性肿瘤[200,201]。有报道一名正摄入含钯的营养补充剂的低钾血症患者发生多形性室速[200]。在低钾的条件下，钡中毒也可导致室速[202]。锑剂用于治疗寄生虫感染，但在一定的环境下也可导致尖端扭转型室速[203, 204]。

一些化学疗法，特别是蒽环类抗生素对心脏有毒性，可引起心肌病[205,206]。心律失常可以继发于重要的结构性心脏病。

环境和促心律失常作用

环境紊乱（如地震）可增加猝死的发生率，推测由于室性心动过速引起[207,208]。这种事件导致精神紧张，交感神经极度兴奋，触发室性心动过速[208~210]。温度的激烈变化也增加室速的发生率，推测温度变化改变交感神经的节律，导致心律失常的发生。

致谢

本章得到加拿大医学研究理事会以及 Alberta 心脏和卒中基金会的资助。Gillis 博士是 Alberta 医学研究基金会的医学科学家。

马克娟　译
浦介麟　校

参考文献

1. Hohnloser SH, Singh BN: Proarrhythmia with class III anti arrhythmic drugs: Definition, electrophysiologic mechanisms, incidence, predisposing factors, and clinical implications. J Cardiovasc Electrophysiol 1995;6:920–936.
2. Friedman PL, Stevenson WG: Proarrhythmia. Am J Cardiol 1998;82:50N–58N.
3. Nattel S: Experimental evidence for proarrhythmic mechanisms of antiarrhythmic drugs. Cardiovasc Res 1998;37:567–577.
4. Roden DM: Mechanisms and management of proarrhythmia. Am J Cardiol 1998;82:49I–57I.
5. Skanes AC, Green MS: What have clinical trials taught us about proarrhythmia? Can J Cardiol 1996;12 (suppl B) :20B–26B.
6. Viskin S: Long QT syndromes and torsade de pointes. Lancet 1999;354:1625–1633.
7. Reiffel JA: Impact of structural heart disease on the selection of class III antiarrhythmics for the prevention of atrial fibrillation and flutter. Am Heart J 1998;135:551–556.
8. The Cardiac Arrhythmia Suppression Trial (CAST) Investigators: Preliminary report: Effect of encainide and flecainide on mortality in a randomized trial of arrhythmia suppression after myocardial infarction. N Engl J Med 1989;321:406–412.
9. Anderson J, Platia E, Hallstrom A, et al: Interaction of baseline characteristics with the hazard of encainide, flecainide and moricizine therapy in patients with myocardial infarction: A possible explanation for increased mortality in the cardiac arrhythmia suppression trial (CAST) . Circulation 1994;90:2843–2852.
10. Greenberg HM, Dwyer EM Jr, Hochman JS, et al: Interaction of ischemia and encainide/flecainide treatment: A proposed mechanism for the increased mortality in CAST I. Br Heart J 1995;74: 631–635.
11. Kennedy HL, Brooks MM, Barker AH, et al: Beta-blocker therapy in the Cardiac Arrhythmia Suppression Trial. Am J Cardiol 1994;74:674–680.
12. Kennedy HL: Beta-blocker prevention of proarrhythmia and proischemia: Clues from CAST, CAMIAT, and EMIAT. Am J Cardiol 1997;80:1208–1211.
13. The Cardiac Arrhythmia Suppression Trial II (CAST) Investigators: Effect of the antiarrhythmic agent moricizine on survival after myocardial infarction. N Engl J Med 1992;327: 227–233.
14. Coplen SE, Antman EM, Berlin JA, et al: Efficacy and safety of quinidine therapy for maintenance of sinus rhythm after cardioversion. A meta-analysis of randomized control trials. Circulation 1990;82:1106–1116.
15. Flaker GC, Blackshear JL, McBride R, et al: Antiarrhythmic drug therapy and cardiac mortality in atrial fibrillation. J Am Coll Cardiol 1992;20:527–532.
16. Nattel S: The molecular and ionic specificity of antiarrhythmic drug actions. J Cardiovasc Electrophysiol 1999;10:272–282.
17. Morganroth J, Horowitz LN: Flecainide: Its proarrhythmic effect and expected changes on the surface electrocardiogram. Am J Cardiol 1984;53:89B–94B.
18. Morganroth J: Risk factors for the development of proarrhythmic events. Am J Cardiol 1987;59:32E–37E.
19. Brugada J, Boersma L, Kirchhof C, et al: Proarrhythmic effects of flecainide. Experimental evidence for increased susceptibility to reentrant arrhythmias. Circulation 1991;84:1808–1818.
20. Ranger S, Nattel S: Determinants and mechanisms of flecainide-induced promotion of ventricular tachycardia in anesthetized dogs. Circulation 1995;92:1300–1311.
21. Coromilas J, Saltman AE, Waldecker B, et al: Electrophysiological effects of flecainide on anisotropic conduction and reentry in

infarcted canine hearts. Circulation 1995;91:2245–2263.

22. Duff HJ, Stemler M, Thannhauser T, et al: Proarrhythmia of a class IC drug: Suppression by combination with a drug prolonging repolarization in the dog late after infarction. J Pharmacol Exp Ther 1995;274:508–515.
23. Kidwell GA, Gonzalez MD: Effects of flecainide and d–sotalol on myocardial conduction and refractoriness: Relation to antiarrhythmic and proarrhythmic drug effects. J Cardiovasc Pharmacol 1993;21:621–632.
24. Wallace AA, Stupienski RF III, Kothstein T, et al: Demonstration or proarrhythmic activity with the class IC antiarrhythmic agent encainide in a canine model of previous myocardial infarction. J Cardiovasc Pharmacol 1993;21:397–404.
25. Restivo M, Yin H, Caref EB, et al: Reentrant arrhythmias in the subacute infarction period. The proarrhythmic effect of flecainide acetate on functional reentrant circuits. Circulation 1995;91: 1236–1246.
26. Carson DL, Cardinal R, Savard P, et al: Relationship between an arrhythmogenic action of lidocaine and its effects on excitation patterns in acutely ischemic porcine myocardium. J Cardiovasc Pharmacol 1996;8:126–136.
27. Aupetit JF, Timour Q, Loufoua–Moundanga J, et al: Profibrillatory effects of lidocaine in the acutely ischemic porcine heart. J Cardiovasc Pharmacol 1995;25:810–816.
28. Kou WH, Nelson SD, Lynch JJ, et al: Effect of flecainide acetate on prevention of electrical induction of ventricular tachycardia and occurrence of ischemic ventricular fibrillation during the early postmyocardial infarction period: Evaluation in a conscious canine model of sudden death. J Am Coll Cardiol 1987;9:359–365.
29. Lederman SN, Wenger TL, Bolster DE, et al: Effects of flecainide on occlusion and reperfusion arrhythmias in dogs. J Cardiovasc Pharmacol 1989;13:541–546.
30. Elharrar V, Gaum WE, Zipes DP: Effect of drugs on conduction delay and incidence of ventricular arrhythmias induced by acute coronary occlusion in dogs. Am J Cardiol 1977;39:544–549.
31. Nattel S, Pedersen DH, Zipes DP: Alterations in regional myocardial distribution and arrhythmogenic effects of aprindine produced by coronary artery occlusion in the dog. Cardiovasc Res 1981;15:80–85.
32. Myerberg RJ, Kessler KM, Cox MM, et al: Reversal of proarrhythmic effects of flecainide acetate and encainide hydrochloride by propranolol. Circulation 1989;80:1571–1579.
33. Packer DL, Munger TM, Johnson SB, et al: Mechanism of lethal proarrhythmia observed in the cardiac arrhythmia suppression trial: Role of adrenergic modulation of drug binding. PACE 1997;20 [part II] :455–467.
34. Cragun KT, Johnson SB, Packer DL: β–Adrenergic augmentation of flecainide–induced conduction slowing in canine Purkinje fibers. Circulation 1997;96:2701–2708.
35. Boyden PA, Jeck CD: Ion channel function in disease. Cardiovasc Res 1995;73:379–385.
36. Tomaselli GF, Marban E: Electrophysiological remodeling in hypertrophy and heart failure. Cardiovasc Res 1999;42: 270–278.
37. Task Force of the Working Group on Arrhythmias of the European Society of Cardiology: The Sicilian Gambit. A new approach to the classification of antiarrhythmic drugs based on their actions on arrhythmogenic mechanisms. Circulation 1991; 84:1831–1851.
38. Yuan F, Pinto JM, Li Q, et al: Characteristics of I (K) and its response to quinidine in experimental healed myocardial infarction. J Cardiovasc Electrophysiol 1999;10:844–854.
39. Gillis AM, Lester WM, Keashly R: Propafenone disposition and pharmacodynamics in normal and cardiomyopathic hearts. J Pharmacol Exp Ther 1991;258:722–727.
40. Winkle RA, Mason JW, Griffin JC, et al: Malignant ventricular tachyarrhythmias associated with the use of encainide. Am Heart J 1981;102:857–863.
41. Ranger S, Talijic M, Lemery R, et al: Amplification of flecainide–induced ventricular conduction slowing by exercise. Circulation 1989;80:1571–1579.
42. Oetgen WJ, Tibbits PA, Abt MEO, et al: Clinical and electrophysiologic assessment of oral flecainide acetate for recurrent ventricular tachycardia: Evidence for exacerbation of electrical instability. Am J Cardiol 1983;52:746–750.
43. Nattel S, Keable H, Sasniuk BI: Experimental amitriptyline intoxication: Electrophysiologic manifestations and management. J Cardiovasc Pharmacol 1983;6:83–89.
44. Gillis AM: Intractable ventricular tachycardia: Investigations and treatment. Card Electrophysiol Rev 1999;3:145–148.
45. Bellet S, Hamden G, Somlyo A, et al: A reversal of the car diotoxic effects of procainamide by molar sodium lactate. Am J Med Sci 1959;237:177–189.
46. Bajaj AK, Woosley RL, Roden DM: Acute electrophysiologic ef–

fects of sodium administration in dogs treated with o-desmethyl encainide. Circulation 1989;80:994-1002.

47. Winklemann BR, Leinberger H: Life threatening flecainide toxicity: A pharmacodynamic approach. Ann Intern Med 1987;106: 807-814.

48. Clarkson CW, Hondeghem LM: Evidence for a specific receptor site for lidocaine, quinidine, and bupivacaine associated with cardiac sodium channels in guinea pig ventricular myocardium. Circ Res 1985;56:496-506.

49. Crijns HJ, van Gelder IC, Lie KI: Supraventricular tachycardia mimicking ventricular tachycardia during flecainide treatment. Am J Cardiol 1988;62:1303-1306.

50. Feld GK, Chen PS, Nicod P, et al: Possible atrial proarrhythmic effects of class IC antiarrhythmic drugs. Am J Cardiol 1990; 66: 378-383.

51. Murdock CJ, Kyles A, Yeung-Lai-Wah JA: Atrial flutter in patients treated for atrial fibrillation with propafenone. Am J Cardiol 1990;66:755-757.

52. Falk RH: Proarrhythmia in patients treated for atrial fibrillation or flutter. Ann Intern Med 1992;117:141-150.

53. Roden DM: Acquired long QT syndromes and the risk of proarrhythmia. J Cardiovasc Electrophysiol 2000;11:938-940.

54. Haverkamp W, Breithardt G, Camm AJ, et al: The potential for QT prolongation and pro-arrhythmia by non-anti-arrhythmic drugs: Clinical and regulatory implications. Report on a Policy Conference of the European Society of Cardiology. Cardiovasc Res 2000;47:219-233.

55. Selzer A, Wray HW: Quinidine syncope-paroxysmal ventricular fibrillation occurring during treatment of chronic atrial arrhythmias. Circulation 1964;30:17-26.

56. Dessertenne F: La tachycardie ventriculaire a deux foyers opposes variables. Arch Mal Coeur Vaiss 1966;59:263-272.

57. Dangman KH, Hoffman BF: In vivo and in vitro antiarrhythmic and arrhythmogenic effects of N-acetyl procainamide. J Pharmacol Exp Ther 1981;217:851-862.

58. Hii JTY, Wyse DG, Gillis AM, et al: Precordial QT interval dispersion as a marker of torsade de pointes: Disparate effects of class la antiarrhythmic drugs and amiodarone. Circulation 1992; 86:1376-1382.

59. Hii JTY, Wyse DG, Gillis AM, et al: Propafenone-induced torsade de pointes: Cross reactivity with quinidine. Pacing Clin Electrophysiol 1991;14:1568-1570.

60. Botto GL, Bonini W, Broffoni T, et al: Conversion of recent onset atrial fibrillation with single loading oral dose of propafenone: Is in-hospital admission absolutely necessary? Pacing Clin Electrophysiol 1996;19 [part II] :1939-1943.

61. de Paola AAV, Veloso HH for the SOCESP Investigators: Efficacy and safety of sotalol versus quinidine for the maintenance of sinus rhythm after conversation of atrial fibrillation. Am J Cardiol 1999;84:1033-1037.

62. Dancey D, Wulffhart Z, McEwan P: Sotalol-induced torsades de pointes in patients with renal failure. Can J Cardiol 1997;13:55-58.

63. Barbey JT, Sale ME, Woosley RL, et al: Pharmacokinetic, pharmacodynamic, and safety evaluation of an accelerated dose titration regimen of sotalol in healthy middle-aged subjects. Clin Pharmacol Ther 1999;66:91-99.

64. Delacretaz E, Fuhrer J: Fatal torsade de pointes with d, l-sotalol and low potassium. Clin Cardiol 1999;22:423-424.

65. Kuhlkamp V, Mermi J, Mewis C, et al: Efficacy and proarrhythmia with the use of *d,l*-sotalol for sustained ventricular tachyarrhythmias. J Cardiovasc Pharmacol 1997;29:373-381.

66. Pfammatter JP, Paul T, Lehmann C, et al: Efficacy and proarrhythmia of oral sotalol in pediatric patients. J Am Coll Cardiol 1995;26:1002-1007.

67. Norgaard BL, Wachtell K, Christensen PD, et al: Efficacy and safety of intravenously administered dofetilide in acute termination of atrial fibrillation and flutter: A multicenter, randomized, double-blind, placebo-controlled trial. Am Heart J 1999; 137: 1062-1069.

68. Houltz B, Darpo B, Swedberg K, et al: Effects of the I_{Kr}-blocker almokalant and predictors of conversion of chronic atrial tachyarrhythmias to sinus rhythm. A prospective study. Cardiovasc Drugs Ther 1999;13:329-338.

69. Middlekauff HR, Stevenson WG, Saxon LA, et al: Amiodarone and torsades de pointes in patients with advanced heart failure. Am J Cardiol 1995;76:499-502.

70. Tomcsanyi J, Merkely B, Tenczer J, et al: Early proarrhythmia during intravenous amiodarone treatment. PACE 1999; 22 [part I] :968-970.

71. Chen Y-J, Hsieh M-H, Chiou C-W, et al: Electropharmacologic characteristics of ventricular proarrhythmia induced by ibutilide. T Cardiovasc Pharmacol 1999;34:237-247.

72. Brachmann J, Scherlag BJ, Rosenshtraukh LV, et al: Bradycar-

dia-dependent triggered activity: Relevance to drug-induced multiform ventricular tachycardia. Circulation 1983;68:846–856.

73. Chvilicek JP, Hurlbert BJ, Hill GE: Diuretic-induced hypokalaemia inducing torsades de pointes. Can J Anaesth 1995; 42:1137–1139.

74. Eriksson JW, Carlberg B, Hillorn V: Life-threatening ventricular tachycardia due to liquorice-induced hypokalaemia. J Intern Med 1999;245:307–310.

75. Fiset C, Drolet B, Hamelin BA, Turgeon J: Block of IKs by the diuretic agent indapamide modulates cardiac electrophysiological effects of the class III antiarrhythmic drug dl-sotalol. J Pharmacol Exp Ther 1997;283:148–156.

76. Drolet B, Vincent F, Rail J, et al: Thioridazine lengthens repolarization of cardiac ventricular myocytes by blocking the delayed rectifier potassium current. J Pharmacol Exp Ther 1999; 288:1261–1268.

77. Jackson T, Ditmanson L, Phibbs B: Torsade de pointes and low-dose oral haloperidol. Arch Intern Med 1997;157:2013–2015.

78. O' Brien JM, Rockwood RP, Suh KI: Haloperidol-induced torsade de pointes. Ann Pharmacother 1999;33:1046–1050.

79. Michalets EL, Smith LK, van Tassel ED: Torsade de pointes resulting from the addition of droperidol to an existing cytochrome P450 drug interaction. Ann Pharmacother 1998;32:761–765.

80. Zreba W, Moss AJ, Rosero SZ, et al: Electrocardiographic findings in patients with diphenhydramine overdose. Am J Cardiol 1997; 80:1168–1173.

81. Vorperian VR, Zhou Z, Mohammad S, et al: Torsade de pointes with an antihistamine metabolite: Potassium channel blockade with desmethylastemizole. J Am Coll Cardiol 1996;28:1556–1561.

82. Khalifa M, Drolet B, Daleau P: Block of potassium currents in guinea pig ventricular myocytes and lengthening of cardiac repolarization in man by the histamine H1 receptor antagonist diphenhydramine. J Pharmacol Exp Ther 1999;288:858–865.

83. Yap YG, Camm AJ: Arrhythmogenic mechanisms of non-sedating antihistamines. Clin Exp Allergy 1999;29 (suppl 3) :174–181.

84. Feroze H, Suri R, Silverman DI: Torsades de pointes from terfenadine and sotalol given in combination. Pacing Clin Electrophysiol 1996;19:1518–1521.

85. June RA, Nasr I: Torsades de pointes with terfenadine ingestion. Am J Emerg Med 1997;15:542–543.

86. Ikeda S, Oka H, Matunaga K, et al: Astemizole-induced torsades de pointes in a patient with vasospastic angina. Jpn Circ J 1998; 62:225–227.

87. Martin ES, Rogalski K, Black JN: Quinine may trigger torsades de pointes during astemizole therapy. Pacing Clin Electrophysiol 1997;20:2024–2025.

88. Chennareddy SB, Siddique M, Karim MY, et al: Erythromycin-induced polymorphous ventricular tachycardia with normal QT interval. Am Heart J 1996;132:691–694.

89. Antzelevitch C, Zuwo-Qian S, Zi-Qing Z, et al: Cellular and ionic mechanisms underlying erythromycin-induced long QT intervals and torsade de pointes. J Am Coll Cardiol 1996;28: 1836–1848.

90. Fazekas T, Krassoi I, Lengyel C, et al: Suppression of erythromycin-induced early afterdepolarizations and torsade de pointes ventricular tachycardia by mexiletine. Pacing Clin Electrophysiol 1998;21:147–150.

91. Drici MD, Ebert SN, Wang WX, et al: Comparison of tegaserod (HTF 919) and its main human metabolite with cisapride and erythromycin on cardiac repolarization in the isolated rabbit heart. Cardiovasc Pharmacol 1999;34:82–88.

92. Granberry MC, Gardner SF: Erythromycin monotherapy associated with torsade de pointes. Ann Pharmacother 1996;30:77–78.

93. Lee KL, Jim MH, Tang SC, Tai YT: QT prolongation and torsades de pointes associated with clarithromycin. Am J Med 1998; 104:395–396.

94. Yap YG, Camm J: Risk of torsades de pointes with non-cardiac drugs. Doctors need to be aware that many drugs can cause QT prolongation. Br Med J 2000;320:1158–1159.

95. Daleau P, Lessard E, Groleau M-F, et al: Erythromycin blocks the rapid component of the delayed rectifier potassium current and lengthens repolarization of guinea pig ventricular myocytes. Circulation 1995;91:3010–3016.

96. Girgis I, Gualbert J, Langan L, et al: A prospective study of the effect of IV pentamidine therapy on ventricular arrhythmias and QTc prolongation in HIV-infected patients. Chest 1997; 112: 646–653.

97. Orsuka M, Kanamori H, Sasaki S, et al: Torsades de pointes complicating pentamidine therapy of pneumocystis carinii pneumonia in acute myelogenous leukemia. Intern Med 1997;36: 705–708.

98. Wassmann S, Nickenig G, Bohm M: Long QT syndrome and tor-

sade de pointes in a patient receiving fluconazole. Ann Intern Med 1999;131:797.

99. Carlsson L, Amos GJ, Andersson B, et al: Electrophysiological characterization of the prokinetic agents cisapride and mosapride in vivo and in vitro: Implications for proarrhythmic potential? J Pharmacol Exp Ther 1997;282:220–227.

100. Drolet B, Khalifa M, Daleau P, et al: Block of the rapid component of the delayed rectifier potassium current by the prokinetic agent cisapride underlies drug-related lengthening of the QT interval. Circulation 1998;97:204–210.

101. Piquette RK: Torsade de pointes induced by cisapride/ clarithromycin interaction. Ann Pharmacother 1999;33:22–26.

102. Sekkarie MA: Torsades de pointes in two chronic renal failure patients treated with cisapride and clarithromycin. Am J Kidney Dis 1997;30:437–439.

103. Michalets EL, Williams CR: Drug interactions with cisapride: Clinical implications. Clin Pharmacokinet 2000;39:49–75.

104. Rampe D, Roy M-L, Dennis A, et al: A mechanism for the proarrhythmic effects of cisapride (propulsid): High affinity blockade of the human cardiac potassium channel HERG. FEBS Lett 1997;417:28–32.

105. Thomas AR, Chan L-N, Bauman JL, et al: Prolongation of the QT interval related to cisapride-diltiazem interaction. Pharmacotherapy 1998;18:381–385.

106. Machado C, Baga JJ, Kawasaki R, et al: Torsade de pointes as a complication of subarachnoid hemorrhage. A critical reappraisal. J Electrocardiol 1997;30:31–37.

107. Chao C-L, Chen W-J, Chen M-F, et al: Torsade de pointes in a patient using usual dose of beta agonist therapy. Int J Cardiol 1996;57:295–296.

108. Fujikawa H, Sato Y, Arakawa H, et al: Induction of torsades de pointes by dobutamine infusion in a patient with idiopathic Long QT Syndrome. Intern Med 1998;37:149–152.

109. La Vecchia L, Ometto R, Finocchi G, et al: Torsade de pointes ventricular tachycardia during low dose intermittent dobutamine treatment in a patient with dilated cardiomyopathy and congestive heart failure. Pacing Clin Electrophysiol 1999;22: 397–399.

110. Tisdale JE, Patel R, Webb CR, et al: Electrophysiologic and proarrhythmic effects of intravenous inotropic agents. Progress Cardiovasc Dis 1995;38:167–180.

111. Abe K, Takada K, Yoshiya I: Intraoperative torsade de pointes ventricular tachycardia and ventricular fibrillation during sevoflurane anesthesia. Anesth Analg 1998;86:701–702.

112. Roden DM: Taking the "idio" out of "idiosyncratic": Predicting torsades de pointes. Pacing Clin Electrophysiol 1998;20: 1029–1034.

113. Buckingham TA, Bhutto ZR, Telfer EA, et al: Differences in corrected QT intervals at minimal and maximal heart rate may identify patients at risk for torsades de pointes during treatment with antiarrhythmic drugs. J Cardiovasc Electrophysiol 1994;5: 408–411.

114. Makker RR, Fromm BS, Steinman RT, et al: Female gender as a risk factor for torsades de pointes associated with cardiovascular drugs. JAMA 1993;270:2590–2597.

115. Kawasaki R, Machado C, Reinoehl J, et al: Increased propensity of women to develop torsades de pointes during complete heart block. J Cardiovasc Electrophysiol 1995;6:1032–1038.

116. Lehmann MH, Hardy S, Archibald D, et al: Sex difference in risk of torsade de pointes with *d, l*-Sotalol. Circulation 1996; 94:2534–2541.

117. Lehmann MH, Timothy KW, Frankovich D, et al: Age-gender influence on the rate-corrected QT interval and the QT-heart rate relation in families with genotypically characterized long QT syndrome. J Am Coll Cardiol 1997;29:93–99.

118. Thibault B, Nattel S: Optimal management with class I and class III antiarrhythmic drugs should be done in the outpatient setting: Protagonist. J Cardiovasc Electrophysiol 1999;10:472–481.

119. Prystowsky EN: Proarrhythmia during drug treatment of supraventricular tachycardia: Paradoxical risk of sinus rhythm for sudden death. Am J Cardiol 1996;78 (suppl 8A) :35–41.

120. Choy AM, Darbar D, Dell'Orto S, et al: Exaggerated QT prolongation after cardioversion of atrial fibrillation. J Am Coll Cardiol 1999;34:396–401.

121. Rautaharj PM, Zhou SH, Wong S, et al: Sex differences in the evolution of the electrocardiographic QT interval with age. Can J Cardiol 1992;8:690–695.

122. VanderLugt JT, Mattioni T, Denker S, et al: Efficacy and safety of ibutilide fumarate for the conversion of atrial arrhythmias after cardiac surgery. Circulation 1999;100 369–375.

123. Gillis AM, Geonzon RA, Mathison HJ, et al: The effects of barium, dofetilide and 4-aminopyridine (4-AP) on ventricular repolarization in normal and hypertrophied rabbit heart. J Pharmacol Exp Ther 1998;289:262–270.

124. Vos MA, Verduyn SC, Gorgels APM, et al: Reproducible induc-

tion of early afterdepolarizations and torsade de pointes arrhythmias by d-sotalol and pacing in dogs with chronic atrioventricular block. Circulation 1995;91:864-872.

125. Volders PGA, Sipido KR, Vos MA, et al: Cellular basis of biventricular hypertrophy and arrhythmogenesis in dogs with chronic complete atrioventricular block and acquired torsade de pointes. Circulation 1998;98:1136-1147.

126. Vos MA, de Groot SHM, Verduyn SC, et al: Enhanced susceptibility for acquired torsade de pointes arrhythmias in the dog with chronic, complete AV block is related to cardiac hypertrophy and electrical remodeling. Circulation 1998;98:1125-1135.

127. Gillis AM, Mathison HJ, Kulicz E, et al: Dispersion of ventricular repolarization and ventricular fibrillation in left ventricular hypertrophy: Influence of selective potassium channel blockers. J Pharmacol Exp Ther 2000;292:381-386.

128. Antzelevitch C, Sicouri S: Clinical relevance of cardiac arrhythmias generated by afterdepolarizations. Role of M cells in the generation of U waves, triggered activity and torsade de pointes. J Am Coll Cardiol 1994;23:259-277.

129. Antzelevitch C, Shimizu W, Gan-Xin Y, et al: The M Cell: Its contribution to the ECG and to normal and abnormal electrical function of the heart. J Cardiovasc Electrophysiol 1999;10: 1124-1152.

130. El-Sherif N, Bekheit SS, Henkin R: Quinidine-induced long QTU interval and torsade de pointes: Role of bradycardia-dependent early afterdepolarizations. J Am Coll Cardiol 1989; 14: 252-257.

131. Davidenko JM, Cohen L, Goodrow R, et al: Quinidine-induced action potential prolongation, early afterdepolarizations and triggered activity in canine Purkinje fibers. Effects of stimulation rate, potassium and magnesium. Circulation 1989;79:674-686.

132. Nattel S, Quantz MA: Pharmacological response of quinidine induced early afterdepolarizations in canine cardiac Purkinje fibers: Insights into underlying ionic mechanisms. Cardiovasc Res 1988;22:808-817.

133. Roden DM, Hoffman BF: Action potential prolongation and induction of abnormal automaticity by low quinidine concentrations in canine Purkinje fibers. Relationship to potassium and cycle length. Circ Res 1985;56:857-867.

134. Carlsson L, Drews L, Duker G: Rhythm abnormalities related to delayed repolarization in vivo: Influence of sarcolemmal Ca^{++} entry and intracellular Ca^{++} overload. J Pharmacol Exp Ther 1996;279:231-239.

135. Asano Y, Davidenko JM, Baxter WT, et al: Optical mapping of drug-induced polymorphic arrhythmias and torsade de pointes in the isolated rabbit heart. J Am Coll Cardiol 1997;29:831-842.

136. Vincent GM, Timothy K, Fox J, et al: The inherited long QT syndrome: From ion channel to bedside. Cardiol Rev 1999; 7: 44-55.

137. Volders PG, Vos MA, Szabo B, et al: Progress in the understanding of cardiac early afterdepolarizations and torsades de pointes: Time to revise current concepts. Cardiovasc Res 2000; 46: 376-392.

138. Kappos KG, Kranidis AJ, Anthopoulos LP: Torsades de pointes following radiofrequency catheter His ablation. Int J Cardiol 1996;57:177-179.

139. Conti JB, Mills RM Jr, Woodard DA, et al: QT dispersion is a marker for life-threatening ventricular arrhythmias after atrioventricular nodal ablation using radiofrequency energy. Am J Cardiol 1997;79:1412-1414.

140. Dizon J, Blitzer M, Rubin D, et al: Time dependent changes in duration of ventricular repolarization after AV node ablation: Insights into the possible mechanism of postprocedural sudden death. Pacing Clin Electrophysiol 2000;23:1539-1544.

141. Raj SR, Gillis AM, Morck M, et al: Adaptive response of the QT dispersion to sudden rate drop following AV node ablation: Dependence on LV function [abstract]. Can J Cardiol 2000; 16: 138F.

142. Haverkamp W, Hordt M, Breithardt G, et al: Torsade de pointes secondary to d, l-sotalol after catheter ablation of incessant atrioventricular reentrant tachycardia: Evidence for a significant contribution to the "cardiac memory." Clin Cardiol 1998; 21: 55-58.

143. Trohman RG, Sahu J: Drug-induced torsade de pointes. Circulation 1999;99:E7.

144. Tan HL, Wilde AAM: T wave alternans after sotalol; evidence for increased sensitivity to sotalol after conversion from atrial fibrillation to sinus rhythm. Heart 1998;80:303-306.

145. Shimizu W, Antzelevitch C: Cellular and ionic basis for t-wave alternans under long-QT conditions. Circulation 1999;99: 1499-1507.

146. Drouin E, Charpentier F, Gauthier C, et al: Electrophysiological characteristics of cells spanning the left ventricular wall of hu-

man heart: Evidence for the presence of M cells. J Am Coll Cardiol 1995;26:185–192.

147. Sicouri S, Moro S, Litovsky S, et al: Chronic amiodarone reduces transmural dispersion of repolarization in the canine heart. J Cardiovasc Electrophysiol 1997;8:1269–1279.

148. Zabel M, Hohnloser SH, Behrens S, et al: Differential effects of d–sotalol, quinidine, and amiodarone on dispersion of ventricular repolarization in the isolated rabbit heart. J Cardiovasc Electrophysiol 1997;8:1239–1245.

149. Cui G, Sen L, Sager P, Uppal P, Singh BN: Effects of amiodarone, sematilide, and sotalol on QT dispersion. Am J Cardiol 1994;74:896–900.

150. Gillis AM: Effects of antiarrhythmic drugs on QT interval dispersion –relationship to antiarrhythmic action and proarrhythmia. Prog Cardiovasc Dis 2000;42:385–396.

151. Mitchell LB, Gillis AM, Sheldon RS et al: Increased QT interval dispersion in patients with amiodarone–associated torsades de pointes ventricular tachycardia [abstract] . Can J Cardiol 2000; 16:227F.

152. Tzivoni D, Banai S, Schuger C, et al: Treatment of torsade de pointes with magnesium sulfate. Circulation 1988;77:392–397.

153. Bailie DS, Inoue H, Kaseda S, et al: Magnesium suppression of early afterdepolarizations and ventricular tachyarrhythmias induced by cesium in dogs. Circulation 1988;77:1395–1402.

154. Verduyn SC, Vos MA, van der Zande J, et al: Role of interventricular dispersion of repolarization in acquired torsade –de – pointes arrhythmias: Reversal by magnesium. Cardiovasc Res 1997; 34:453–463.

155. Po SS, Wang DW, Yang IC –H, et al: Modulation of HERG potassium channels by extracellular magnesium and quinidine. J Cardiovasc Pharmacol 1999;33:181–185.

156. Monraba R, Sala C, Cortes E, et al: Percutaneous overdrive pacing in the out–of–hospital treatment of torsades de pointes. Ann Pharmacother 1999;33:3.

157. Viskin S, Fish R, Roth A, et al: Prevention of torsade de pointes in the congenital long QT syndrome: Use of a pause prevention pacing algorithm. Heart 1998;79:417–419.

158. Tan HL, Wilde AAM, Peters RJ: Suppression of torsades de pointes by atropine. Heart 1998;79:99–100.

159. Yang T, Roden DM: Extracellular potassium modulation of drug block of IKr. Implications for torsade de pointes and reverse use–dependence. Circulation 1996;93:407–411.

160. Tan HL, Alings M, Van Olden RW, et al: Long–term (subacute) potassium treatment in congenital HERG–related long QT syndrome (LQTS2) . J Cardiovasc Electrophysiol 1999;10: 229–233.

161. Chezalviel–Guilbert F, Davy J–M, Poirier J–M, et al: Mexiletine antagonizes effects of sotalol on QT interval duration and its proarrhythmic effects in a canine model of torsade de pointes. J Am Coll Cardiol 1995;26:787–792.

162. Hallman K, Carlsson L: Prevention of class III–induced proarrhythmias by flecainide in an animal model of the acquired long QT syndrome. Pharmacol Toxicol 1995;77:250–254.

163. Sicouri S, Antzelevitch D, Heilmann C, et al: Effects of sodium channel block with mexiletine to reverse action potential prolongation in in vitro models of the long QT syndrome. J Cardiovasc Electrophysiol 1997;8:1280–1290.

164. Assimes TL, Malcolm I: Torsade de pointes with sotalol overdose treated successfully with lidocaine. Can J Cardiol 1998;14: 753–756.

165. Brosch SF, Studenik C, Heistracher P: Abolition of drug –induced early afterdepolarizations by potassium channel activators in guinea –pig Purkinje fibers. Clin Exp Pharmacol Physiol 1998; 25:225–230.

166. Watanabe O, Okumura T, Takeda H, et al: Nicorandil, a potassium channel opener, abolished torsades de pointes in a patient with complete atrioventricular block. Pacing Clin Electrophysiol 1999;22:686–688.

167. White CM, Xie J, Chow MSS, et al: Prophylactic magnesium to decrease the arrhythmogenic potential of class III antiarrhythmic agents in a rabbit model. Pharmacotherapy 1999;19:635–640.

168. Maisel WH, Kurtz KM, Reimold SC, et al: Risk of initiating antiarrhythmic drug therapy for atrial fibrillation in patients admitted to a university hospital. Ann Intern Med 1997;127: 281–284.

169. Pinski SL, Helguera ME: Antiarrhythmic drug initiation in patients with atrial fibrillation. Prog Cardiovasc Dis 1999; 42:75–90.

170. Singh S, Zoble RG, Yellen L, et al: Efficacy and safety of oral dofetilide in converting to and maintaining sinus rhythm in patients with chronic atrial fibrillation or atrial flutter: The symptomatic atrial fibrillation investigative research on dofetilide (SAFIRE–D) study. Circulation 2000;102:2385–2390.

171. Waldo AL, Camm AJ, de Ruyter H, et al: Effect of d–sotalol on

mortality in patients with left ventricular dysfunction after recent and remote myocardial infarction. Lancet 1996;348:7–12.

172. Pratt CM, Camm AJ, Cooper W, et al: Mortality in the survival with oral d–sotalol (SWORD) trial: Why did patients die? Am J Cardiol 1998;81:869–876.

173. Torp–Pedersen C, Moller M, Bloch–Thomsen PE, et al: Dofetilide in patients with congestive heart failure and left ventricular dysfunction. Danish Investigations of Arrhythmia and Mortality on Dofetilide Study Group. N Engl J Med 1999; 341: 857–865.

174. Gillis AM, Leitch JW, Sheldon RS, et al: A prospective randomized comparison of autodecremental pacing to burst pacing in device therapy for chronic ventricular tachycardia secondary to coronary artery disease. Am J Cardiol 1993;72:1146–1151.

175. Gillis AM: The current status of the implantable cardioverter defibrillator. Annu Rev Med 1996;47:85–93.

176. Dougherty AH: Interactions between antiarrhythmic drugs and implantable cardioverter–defibrillators. Curr Opin Cardiol 1996; 11:2–8.

177. Olatidoye AG, Verroneau J, Kluger J: Mechanisms of syncope in implantable cardioverter–defibrillator recipients who receive device therapies. Am J Cardiol 1998;82:1372–1376.

178. Vlay LC, Vlay SC: Pacing induced ventricular fibrillation in internal cardioverter defibrillator patients: A new form of proarrhythmia. Pacing Clin Electrophysiol 1997;20:132–133.

179. Simons GR, Newby KH, Kearney MM, et al: Safety of transvenous low energy cardioversion of atrial fibrillation in patients with a history of ventricular tachycardia: Effects of rate and repolarization time on proarrhythmic risk. Pacing Clin Electrophysiol 1998;21:430–437.

180. Levy S, Ricard P, Gueunoun M, et al: Low–energy cardioversion of spontaneous atrial fibrillation. Immediate and long–term results. Circulation 1997;96:253–259.

181. Ayers GM, Alferness CA, Ilina M, et al: Ventricular proarrhythmic effects of ventricular cycle length and shock strength in a sheep model of transvenous atrial defibrillation. Circulation 1994;89:413–422.

182. Tse HF, Lau CP, Sra JS, et al: Atrial fibrillation detection and R–wave synchronization by Metrix implantable atrial defibrillator: Implications for long–term efficacy and safety. The Metrix Investigators. Circulation 1999;99:1446–1451.

183. Wolpert C, Jung W, Scholl C, et al: Electrical proarrhythmia: Induction of inappropriate atrial therapies due to far–field R wave oversensing in a new dual chamber defibrillator. J Cardiovasc Electrophysiol 1998;9:859–863.

184. Natale A, Jones DL, Kim YH, et al: Effects of lidocaine on defibrillation threshold in the pig: evidence of anesthesia related increase. Pacing Clin Electrophysiol 1991;14:1239–1244.

185. Natale A, Jones DL, Kleinstiver PW, et al: Effects of flecainide on defibrillation threshold in pigs. J Cardiovasc Pharmacol 1993; 21:573–577.

186. Stevens SK, Haffajee CI, Naccarelli GV, et al: Effects of oral propafenone on defibrillation and pacing thresholds in patients receiving implantable cardioverter–defibrillators. Propafenone Defibrillation Threshold Investigators. J Am Coll Cardiol 1996; 28:418–422.

187. Fain ES, Dorian P, Davy JM, et al: Effects of encainide and its metabolites on energy requirements for defibrillation. Circulation 1986;73:1334–1341.

188. Echt DS, Gremillion ST, Lee JT, et al: Effects of procainamide and lidocaine on defibrillation energy requirements in patients receiving implantable cardioverter defibrillator devices. J Cardiovasc Electrophysiol 1994;5:752–760.

189. Dorian P, Newman D, Sheahan R, et al: d–Sotalol decreases defibrillation energy requirements in humans: A novel indication for drug therapy. J Cardiovasc Electrophysiol 1996;7:952–961.

190. Qi XQ, Newman D, Dorian P: Azimilide decreases defibrillation voltage requirements and increases spatial organization during ventricular fibrillation. J Interv Card Electrophysiol 1999;3:61–67.

191. Dorian P, Newman D, Sheahan R, et al: d–Sotalol decreases defibrillation energy requirements in humans: A novel indication for drug therapy. J Cardiovasc Electrophysiol 1996;7:952–961.

192. Huang SK, Tan de Guzman WL, Chenarides JF, et al: Effects of long–term amiodarone therapy on the defibrillation threshold and the rate of shocks of the implantable cardioverter– defibrillator. Am Heart J 1991;122:720–727.

193. Jung W, Manz M, Pizzulli L, et al: Effects of chronic amiodarone therapy on defibrillation threshold. Am J Cardiol 1992;70: 1023–1027.

194. Dorian P: Amiodarone and defibrillation thresholds: A clinical conundrum. J Cardiovasc Electrophysiol 2000;11:741–743.

195. Danilovic D, Ohm OJ: Pacing threshold trends and variability in modern tined leads assessed using high resolution automatic

measurements: Conversion of pulse width into voltage thresh-olds. Pacing Clin Electrophysiol 1999;22:567-587.

196. Stokes KB, Kay GN: Artificial electrical cardiac stimulation. In Ellenbogen KA, Kay GN, Wilkoff BL (eds) : Clinical Cardiac Pacing and Defibrillation, 2nd ed. Philadelphia, WB Saunders, 2000, pp 17-52.

197. Gillis AM, Lundstrom R, Tonder L, et al: Circadian variation of ventricular pacing thresholds [abstract] . Can J Cardiol 2000; 16:191F.

198. Kiss Z, Fazekas T: Organophosphates and torsade de pointes ventricular tachycardia. J R Soc Med 1983;76:984-985.

199. Eckardt L, Haverkamp W, Borggrefe M, Breithardt G: Experimental models of torsade de pointes. Cardiovasc Res 1998;39: 178-193.

200. Saliba W, Erdogan O, Niebauer M: Polymorphic ventricular tachycardia in a woman taking cesium chloride. Pacing Clin Electrophysiol 2001;24:515-517.

201. Olshansky B, Shivkumar K. Patient-heal thyself? Electrophysiology meets alternative medicine. Pacing Clin Electrophysiol 2001;24:403-405.

202. Jan IS, Jong YS, Lo HM: [Barium intoxication: A case report] J Formos Med Assoc 1991;90:908-910.

203. Sundar S, Sinha PR, Agrawal NK, et al: A cluster of cases of severe cardiotoxicity among kala-azar patients treated with a high-osmolarity lot of sodium antimony gluconate. Am J Trop Med Hyg 1998;59:139-143.

204. Ortega-Carnicer J, Alcazar R, De la Torre M, Benezet J: Pentavalent antimonial-induced torsade de pointes. J Electrocardiol 1997; 30:143-145.

205. Minotti G, Cairo G, Monti E: Role of iron in anthracycline cardiotoxicity: New tunes for an old song? FASEB J 1999; 13:199-212.

206. Hershko C, Pinson A, Link G: Prevention of anthracy- cline cardiotoxicity by iron chelation. Acta Haematol 1996;95:87-92.

207. Leor J, Poole WK, Kloner RA: Sudden cardiac death triggered by an earthquake. N Engl J Med 1996;334:413-419.

208. Saksena S: Calamities and cardiac arrhythmias: The medical and scientific impact of epidemics of suffering. J Int Cardiovasc Electrophysiol 2002;6:7-8.

209. Muller JE, Verrier RL: Triggering of sudden death-lessons from an earthquake. N Engl J Med 1996;334:460-461.

210. Lampert R, Jain D, Burg MM, et al: Destabilizing effects of mental stress on ventricular arrhythmias in patients with implantable cardioverter-defibrillators. Circulation 2000;101:158-164.

211. Fries RP, Heisel AG, Jung JK, Schieffer HJ: Circannual variation of malignant ventricular tachyarrhythmias in patients with implantable cardioverter-defibrillators and either coronary artery disease or idiopathic dilated cardiomyopathy. Am J Cardiol 1997;79:1194-1197.

第 25 章　妊娠期心律失常

JAMIE BETH CONTI，ANNE B. CURTIS

一般来说，对妊娠患者心律失常评估的方法与非妊娠者相似。然而决定治疗方案时必须结合妊娠所伴有的一些特殊情况。这些情况包括：胎儿的存在；妊娠妇女特有的血流动力学改变；抗心律失常治疗对分娩和哺乳的影响；以及药物对未出生孩子的影响。另外，医生必须认识到在妊娠的过程中，早期妊娠发生畸胎的危险性更大。受精后 8 周内是最危险的时期；8 周以后，器官形成趋于完全，对胎儿的致畸风险大大降低。畸胎的发生取决于胎儿所用药物及用药时间和遗传倾向[1]。妊娠期药物的吸收、分布和排泄是有动态变化的，监测药物浓度很困难，使治疗变得更复杂。

幸运的是，育龄妇女中发生致命性心律失常的相对较少。在这些人群中，发生有持续症状的缓慢性心律失常的也非常少见，绝大多数在育龄前就已发生[2]。正因为如此，大多数普通心内科医师缺乏治疗这些患者的经验，一些治疗可能会对胎儿造成威胁。如果根据相关心律失常评估方法和治疗的原则，绝大多数妊娠合并心律失常的患者治疗预后是很好的。

妊娠期的生理改变

在正常妊娠时，机体总的液体量增加约 5~8L，多数有水肿的临床表现[3]。血容量的增加导致心排血量增加约 40%，母亲心脏的耗能显著增加。心排血量在早期妊娠就开始增加，可能主要发生在第 5~10 周。妊娠早期心排血量的增加比心率的增快更明显，可能是继发于每搏输出量增加（表 25–1）[4]。心排出量的增加持续到妊娠的中期才开始稳定，直到最后的一星期才可能有小幅的降低。在整个妊娠期外周血管阻力减小，导致妊娠早期血压下降，中期到达最低点，在足月时回到基线水平。

妊娠期的生理改变使药物的吸收、分布和排泄变得更加难以预测（图 25–1）[5]。由于胃动力及消化液分泌的变化使得药物在胃肠吸收和生物利用度上发生难以预测的变化。一些患者，胃动力的下降即可使药物吸收增加（增加了通过小肠的时间），也可使药物吸收减少（药物分解），或者是没有改变[5]。胃 pH 的改变可能会引起某些药物吸收程度的变化。

血容量的增加以及由此产生的容量分布的增加使中央室药物浓度下降和药物清除半衰期延长。同时血浆蛋白浓度的下降导致药物结合蛋白减少[4,7,8]。心排出量的增加使肾血流量增加，会显著影响经肾排泄的药物代谢。肾血流量在妊娠中期比平常增加 60%~80%。肾小球滤过率峰值超出非妊娠水平 50%，这种改变将一直维持到妊娠结束[4]。另外，孕酮的水平增高可能增加肝对药物的清除，导致血药浓度的下降[5]。

由于这些改变的共同影响我们必须仔细评估临床药物的有效性，因为药物蛋白结合的改变使测量的血清药物浓度发生误差。虽然总的药物浓度可能比较低，但由于药物蛋白结合的下降，实际游离的活性药物部分并没有变。虽然总的药物浓度水平比较低，但可能已经达到了治疗效果，若再增加药物的剂量是没有必要的，甚至可能是有害的。

临床评估和治疗的原则

首先，正确诊断和记录心律失常是非常重要的，因为“妊娠患者不可进行实验性治疗”[9]。患者有心悸主诉，但是通过无创性检查没有记录到心律失常的患者，那么发生致命性心律失常的可能性很小，也不需

表 25-1 正常妊娠时心脏循环的改变

参数	不同时期的变化 *（周）					
	5	12	20	24	32	38
心率	↑	↑↑↑	↑↑↑	↑↑↑	↑↑↑↑	↑↑↑↑
收缩压	⟷	↓	↓	⟷	↑	↑↑
舒张压	⟷	↓	↓↓	↓	⟷	↑↑
每搏输出量	↑	↑↑↑↑↑	↑↑↑↑↑↑	↑↑↑↑↑↑	↑↑↑↑↑	↑↑↑↑↑
心排出量	↑↑	↑↑↑↑↑↑	↑↑↑↑↑↑↑	↑↑↑↑↑↑↑	↑↑↑↑↑↑↑	↑↑↑↑↑↑↑
全身血管阻力	↓↓	↓↓↓↓↓	↓↓↓↓↓↓	↓↓↓↓↓↓	↓↓↓↓↓↓	↓↓↓↓↓
左室射血分数	↑	↑↑	↑↑	↑↑	↑	↑

*↑，≤5%；↑↑，6%~10%；↑↑↑，11%~15%；↑↑↑↑，16%~20%；↑↑↑↑↑，21%~30%；↑↑↑↑↑↑，>30%；↑↑↑↑↑↑↑，>40%。

Modified from Robson et al：Am J Physiol 1989；256：H1060–H1065.

From Elkayam U, Gleicher N: Hemodynamics and cardiac function during normal pregnancy and the puerperium. In Elkayam U, Gleicher N (eds)：Cardiac Problems in Pregnancy, 3rd ed. New York, Wiley Liss, 1988, p 4.

要进一步评估[1]。一些患者用标准心电图来评估。另一些患者用 Holter 监测和事件监测来评估与症状相关的心律失常。在开始药物治疗前，确定所记录的心律失常和症状的关系是非常关键的。

其次，是否需要治疗必须非常明确。我们必须注意症状的严重程度。对于妊娠患者治疗的惟一不同点是医生必须同时考虑母亲和胎儿的风险-受益比。因为这类心律失常可造成母体和胎盘的血流不足，应该重点关注影响母亲血流动力学的心律失常。

第三，尽早使用最低剂量、种类最少的药物达到

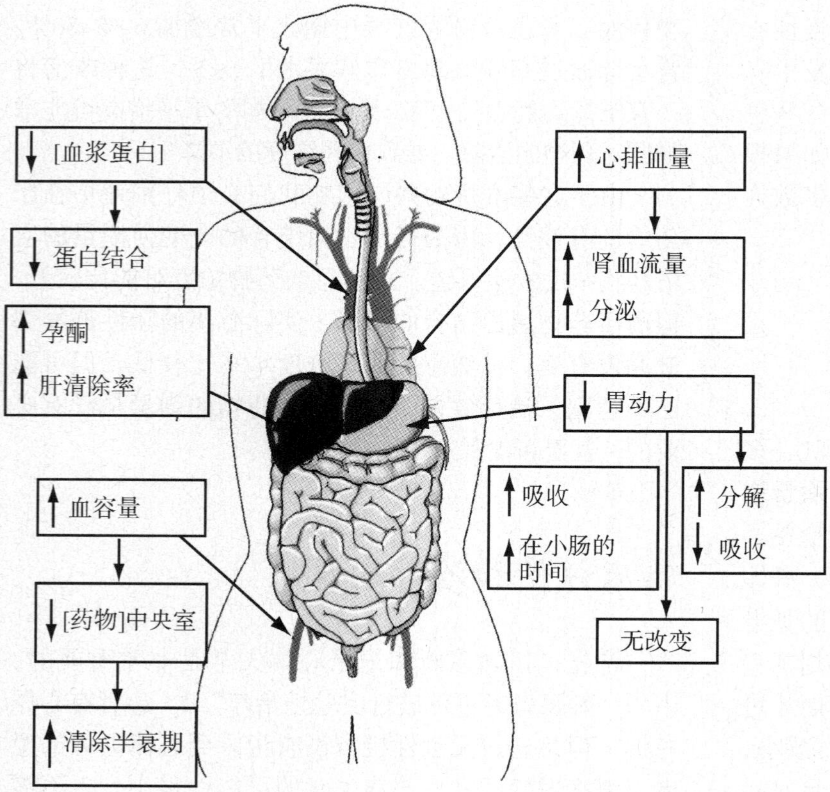

图 25-1 图解说明妊娠期生理性改变对药物吸收、分布和排泄的影响。

最有效的作用。虽然这种治疗原则对于所有患者都是一样，但对于妊娠患者尤其重要。这样可使患者接受最少种类的可能有潜在毒性的药物。药物治疗仅用于有血流动力学危害的心律失常患者，而对于心脏正常但有症状的患者，尽可能采取心理治疗。

第四，选择经常用于妊娠患者的药物。这些药物已经在临床上使用了许多年，拥有最安全的使用数据。大多数抗心律失常药物被美国食品和药物管理局（FDA）分为“C 类”，这意味着该药物仍存在危险，或是动物试验提示有危险但没有人体研究依据或是没有人体或动物的对照研究依据（表 25-2）[10]。这种分类因易令人误解而受到批评，因为它向人们传达了这样一种信息，即不同的分类有不同级别的危险性，同一分类中的药物有相似的危险性。这种分类不精确，在分类中药物副作用的严重性范围很广，而且通常没有区分致畸和其他毒副作用。这样，在选择同是 C 类的一种新药和一种已经使用长久且安全的药物时，推荐使用有安全历史的药物。

病史

病史对于评估妊娠患者特别重要。确定临床症状和严重程度对决定药物使用时机和治疗对象至关重要。病史应包括详细询问症状出现的时间、持续的时间、严重程度、恶化及缓解因素。表明血流动力学不稳定的各种症状，如头晕、晕厥和近似晕厥，提示胎儿的循环受损及可能造成危害。最初的评估应该针对与症状相关的心血管疾病，妊娠期出现心律失常可能是患者心脏疾病的最早表现。还需考虑其他促发心律失常的因素如甲状腺功能亢进。

表 25-2 FDA 对于妊娠时药物使用的分类

分类	解释
A	对照研究显示没有危害。在妊娠妇女中进行的大量对照研究表明妊娠的各阶段对胎儿均无危害。
B	没有证据说明对人体有危害。在妊娠妇女中进行的大量对照研究未发现胎儿致畸作用，在动物中发现不良作用，或者动物研究没有发现危害但缺乏足够的人体研究。提示对胎儿的危害性基本排除，但仍有发生的可能。
C	危害不能被排除。缺乏充分的、人体和动物的对照研究，或动物研究提示对胎儿有危害。妊娠期的使用有可能对胎儿有害，但从中获得的益处可能性更大。
D	有证据说明有危害。人体研究或观察或是回顾性资料显示对胎儿有害。然而使用药物得到的益处可能超过了潜在的危害。例如，在致命性或严重的疾病中，无法使用较为安全的药物或治疗无效时，可选用此类药物。
X	妊娠时禁忌。人体或动物研究、观察或回顾性报道证明有明确的致畸作用，而且使用这类药物患者不能从中获益。

From the Physicians' Desk Reference: PDR, 55th ed. Oradell, NJ, Medical Economics, 2001, p 344.

在整个妊娠期中房性和室性的异位激动增加是十分常见的[11]。虽然有发生致命性心律失常的描述，但通常这种异位激动是良性的和可耐受的。然而以前有过快速心律失常的孕妇其再发心律失常的危险将增加，这可能是被增多的异位激动所促发。另外，以前没有心律失常病史的患者在妊娠期可能会出现首次有症状的心律失常[12,13]。

体格检查

从心血管的观点来看，妊娠患者和非妊娠者体格检查的本质是相同的。不同的是，妊娠期第一心音的宽分裂伴与呼吸相关的第二心音分裂（妊娠晚期出现）、柔和的收缩期杂音（提示增多的血流通过肺动脉和肺动脉瓣）以及轻度的外周水肿属于正常表现[14]。二尖瓣狭窄的杂音（房颤）、充血性心力衰竭的表现（室速）、先天性心脏病的杂音（儿童时修补相关的折返性心动过速）则属心律失常的特征性表现。

诊断性检查

心电图

妊娠期 ECG 常会发现额面 QRS 电轴左偏，表现为 III 导联出现小 Q 波和 T 波倒置（图 25-2 *A* 和 *B*）。这是正常的变异，可能与心脏在胸廓中逐渐转位有关[15]。

在一些有心悸表现的患者中，常规心电图就足以发现心悸的原因是房性期前收缩或室性期前收缩。同样，也能发现持续性的快速心律失常，因此大多数患者均能通过常规心电图做出诊断。伴有突发突止特点的窄 QRS 波群、规则的快速心律失常最可能是房室结折返性心动过速或房室折返性心动过速。室性期前收缩可引起房室折返性的室上性心动过速。房颤虽然在妊娠中不很常见，但在大多数病例中易被识别。伴

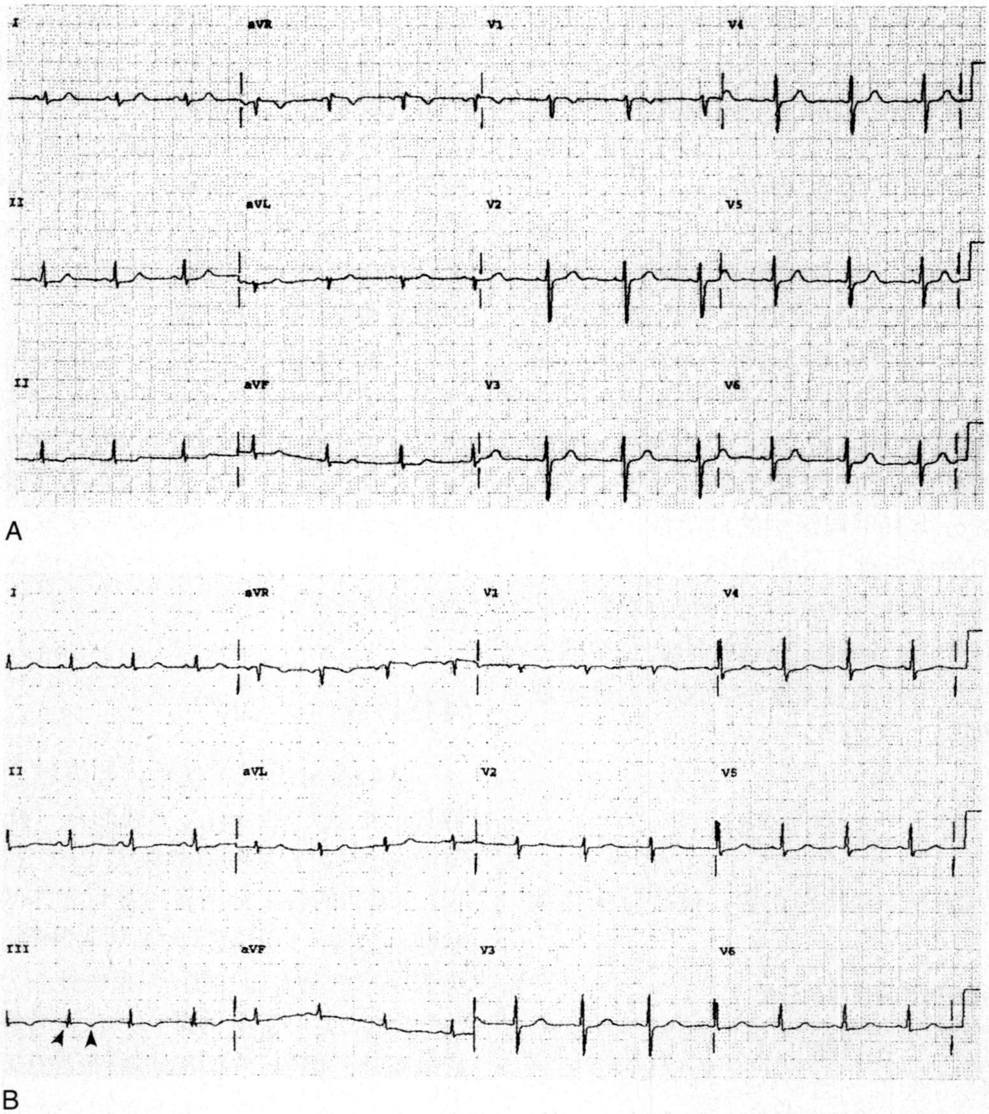

图 25–2 **A.** 一例 23 岁患者在妊娠前的基础心电图。电轴轻微右偏，III 导联中 T 波正常。**B.** 同一例患者妊娠 7 个月时的心电图。电轴左偏，III 导联中可见小 Q 波和 T 波倒置（箭头所示）。

有室性快速心律失常的患者，可能在窦性心律时有 QT 间期延长，或 ECG 提示有来源于右心室流出道的短阵室性心动过速，这些患者需要进一步评估和治疗（图 25–3）。

超声心动图

超声心动图对于排除潜在的先天性或是获得性心脏缺损非常有价值，它是心律失常的常规检查。对于被怀疑有心律失常的患者，超声心动图非常有用，因它是一种无创性检查。以下原因表明确定正常的心室功能是非常重要的。首先，对于室壁活动和功能正常的患者，治疗的选择可不受限制。其次，心肌病作为引起症状的潜在病因可以被排除。

运动平板试验

对心律失常的妊娠患者很少用运动平板试验作评估的指标。但是通过其他方法没有记录到心律失常的，特别是运动介导的心律失常，那么运动试验可能有用。在其他一些少见的情况下，运动试验可能有帮助，包括怀疑心肌缺血是引起心律失常的病因或为了判定心

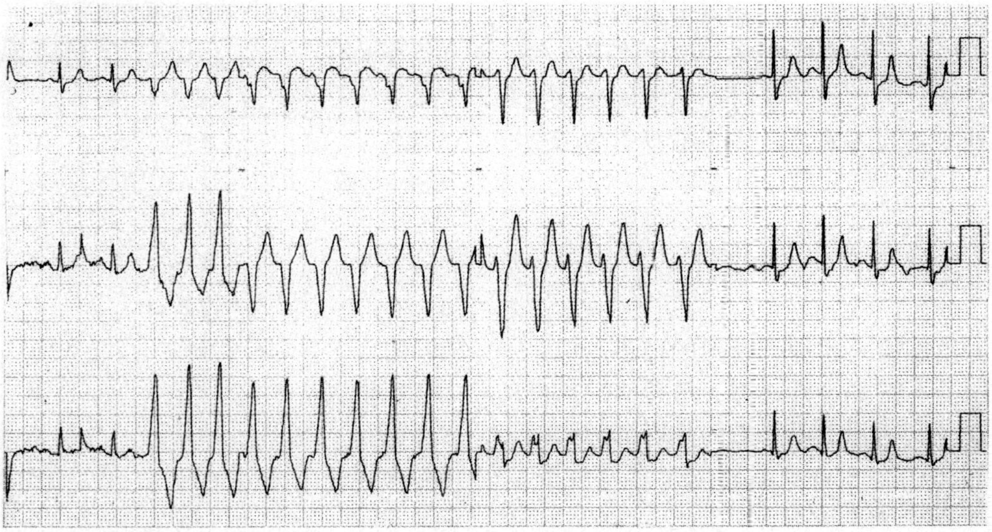

图 25-3　妊娠 8 个月的患者常规心电图中出现非持续性室速。心动过速有左束支阻滞的图形伴电轴右偏，符合右室流出道室速的特点。

脏变时功能不全。在妊娠期进行适当的运动试验并不是禁忌，但必须仔细监测患者的症状，如有任何血流动力学损害的症状出现应立即终止试验。

心导管术

在妊娠期进行左心导管术的病例报道很少[16]。虽然很少用此来评估心律失常，但是在某些患者的治疗中，心导管术对于测量心腔内压力或了解冠状动脉解剖可能是至关重要的。例如发生心脏性猝死的妊娠患者疑及冠状动脉畸形。另外，随着母亲的年龄增加，妊娠期心肌缺血的患病率可能上升。

动态监测

不明原因的心悸患者，Holter 监测可能是明确症状病因最有用的检查方法之一。但是许多心律失常是偶尔发生的，且未在 24 小时的 Holter 监测中被记录到。对于较少发生症状的患者，事件监测器提供了一个无创性的检测方法。除非是没有前驱症状的晕厥，手控触发事件记录器通常能够确定心律失常和症状的关系。一些患者有症状但是没有记录到有症状时的心律，可能需要连续的事件记录器，它可以储存并追溯一个较短时期内患者有瞬间症状出现的心律情况。假如通过这些无创的方法没有记录到心律失常，那么发生致命性心律失常的可能性不大。

电生理检查

虽然电生理检查已经成为心律失常诊断和治疗的常规方法，但是在诊断和消融时放置导管需用 X 线透视明显限制其在妊娠时的应用[1,9]。先天性畸形和智力发育迟缓与妊娠期前 6 个月暴露于放射线相关[17]。另外妊娠子宫暴露于放射线，增加儿童时期发生恶性肿瘤的危险[18,19]，特别是白血病[20,21]。假如必须进行电生理检查，那么可运用超声心动图来指引导管放置[22]。如果这种技术被使用，那么通过肋下的途径是最有效的[23]。

有趣的是妊娠期进行旁路的射频消融术已经有报道，且对于母亲和胎儿都很安全[24]。在这个病例报道中，患者 31 岁，孕 20 周，反复发作血流动力学不稳定的室上性心律失常，且药物治疗无效。在手术的过程中，患者的腹部覆盖了 5mm 厚的铅围裙。一根 7F 四极导管用于标测和传输射频能量。完成消融 X 线曝光时间为 70s。这位作者认为在手术的过程中对胎儿做好适当的有效的 X 线防护，则对妊娠患者进行射频消融是安全的。对这个结论需注意，因为作者没有对这个孩子进行长期随访。

显而易见，在这种情况下快速寻找准确的消融部位是非常重要的，但不是每一次都可以快速完成。通过电磁标测的方法已经有报道，它在射频消融的过程中只需要很少的 X 线透视时间[25]，这可考虑用于一些少见而不能等到分娩以后的特殊情况。虽然使用 X 线透视较少但十分肯定它可增加儿童时期恶性肿瘤发生的危险，所以即使有适当的防护，也不推荐射频消融作为常规治疗。

植入式事件记录器

在妊娠妇女中没有植入这种记录器的报道。但是因为植入这种记录器不需要 X 线透视，所以对它的使用是否禁忌仍不清楚。通常需要考虑的是麻醉剂的使用。

直立倾斜试验

有文献报道对晕厥的妊娠患者进行倾斜试验是安全的[26]。由于妊娠的血流动力学特征性改变，在产后也可见到血管减压神经性晕厥。Grubb 等[27]报道了 12 例妇女在产后即刻出现发作性低血压而导致晕厥。所有 12 例患者在倾斜试验中都发生了低血压。神经心脏源性晕厥的发生主要与这些患者的血容量和外周血管阻力恢复到基线水平有关。

表 25–3 妊娠期使用的抗心律失常药物

抗心律失常药物	VaughnWilliams 分类	FDA 分类	哺乳期的安全性
丙吡胺	ⅠA	C	S
普鲁卡因胺	ⅠA	C	S
奎尼丁	ⅠA	C	S
利多卡因	ⅠB	B	S
美西律	ⅠB	C	S
氟卡尼	ⅠC	C	S
莫雷西嗪	ⅠC	B	
普罗帕酮	ⅠC	C	
胺碘酮	Ⅲ	D	NS
阿奇利特	Ⅲ		
多非利特	Ⅲ		
伊布利特	Ⅲ	C	
索他洛尔	Ⅲ	B	S
腺苷	–	C	
维拉帕米	Ⅳ	C	S
地尔硫䓬	Ⅳ	C	S

A、B、C 和 D 是 FDA 对妊娠时所用药物的分类。S：普遍认为是安全的，通常可用于哺乳期；NS：普遍认为是不安全的，禁用或需要停止哺乳；–：非心脏选择性的。

心律失常治疗中抗心律失常药物的使用

在妊娠期，FDA 将目前应用的大多数抗心律失常药物归为 C 类 (表 25–2)。这一分类显示药物的危险性没有被排除。没有充分的对照人体研究，缺乏动物试验或动物试验提示对胎儿存在危险。在妊娠时使用这类药物可能会对胎儿产生危害；但是得到的益处可能超出了潜在的危害[28]。尽管所有抗心律失常药物对母亲和胎儿都有潜在的危害，同时基于伦理方面的原因不可能进行复杂的临床试验，所以只有对有严重症状的或患有致命性心律失常的才采取药物治疗。表 25–3 列出了抗心律失常药物在妊娠和哺乳时的应用及安全性分类。

房室结阻滞剂

腺苷

虽然资料有限，但都显示腺苷在胎儿监测前提下快速静脉推注时对胎儿没有直接的影响[29,30]。腺苷是一种存在于所有人体细胞中的嘌呤核苷酸，它具有抑制房室结传导和窦房结自律性的特性。这种电生理特性已经成功用于终止房室结作为折返途径的室上性心动过速[31]。虽然被 FDA 分在 C 类药物，但由于腺苷起效快，作用维持时间短，仍被认为是妊娠期使用的安全药物[32]。

维拉帕米

维拉帕米是一种钙通道阻滞剂，在治疗 SVT 上有很长的历史。它可以通过胎盘，已有报道会影响胎儿的心血管活动[33]。它能被快速的吸收，但首过代谢率很高，在尿中只有很小一部分原形药物。90%的药物和血浆蛋白结合。维拉帕米相关的先天性缺陷未见报道。虽然其在 SVT 治疗中十分有效，但和腺苷比其起效时间较长，所以在快速终止 SVT 的治疗中作为二线用药。维拉帕米与其所有长效制剂均被 FDA 分为 C 类药物。

地尔硫

相对于维拉帕米，地尔硫䓬是较新的药物，用于妊娠的历史较短。尽管如此，有报道地尔硫䓬用于早产的治疗而无先天性异常的发生[34]。地尔硫䓬以及其长效制剂被 FDA 分为 C 类药物。

地高辛

强心甙可用于治疗室上性心律失常。虽然它被 FDA 分为 C 类药物，但它在妊娠患者中有很长的使用历史。主要通过肾脏清除。地高辛容易通过胎盘，30min 内胎儿的血药浓度和母亲的相似[35]。因而可以通过母体给药来治疗胎儿的快速心律失常[36,37]。地高辛无致畸作用。

β 受体阻滞剂

β 受体阻滞剂是 II 类抗心律失常药物，已广泛用于妊娠期。已报道其副作用有胎儿心动过缓、张力过低、呼吸暂停和低血糖[1,6]，但是没有研究显示或病例报告任何 β 受体阻滞剂对胎儿有致畸作用。副作用的发生率非常低[6]，有一些研究建议优先使用有心脏选择性的制剂，因为它们可能较少影响 β_2 受体介导的外周血管扩张和子宫松弛[38,39]。

醋丁洛尔和吲哚洛尔最近被 FDA 重新分在 B 类药物中（表 25–4）。这说明没有依据表明对人体有危害。特别在妊娠妇女中进行的一些研究没有发现胎儿异常危险性增加，尽管在动物试验中发现副作用；或虽然缺乏足够的人体研究但动物试验显示对胎儿没有危害。胎儿发生危害的可能性很小但仍有可能。相反，阿替洛尔最近被重新分在 D 类中，意味着有明确的危害证据。因此，阿替洛尔不能在妊娠患者中应用，可选用其他可用的 β 受体阻滞剂。可用的药物中，醋丁洛尔既是 B 类药物又具有心脏选择性，普萘洛尔在妊娠患者中有很长的安全使用历史，对妊娠患者是较好的选择。

表 25–4　妊娠患者中 β 受体阻滞剂的应用

β 受体阻滞剂	FDA 分类	哺乳期的安全性	心脏选择性
醋丁洛尔	B	S	+
阿替洛尔	D	S	+
比索洛尔	C	不详	+
艾司洛尔	C	不详	+
普萘洛尔（Inderal）	C	S	–
拉贝洛尔	C	S	–
酒石酸美托洛尔（Lopressor）	C	S	+
美托洛尔	C	S	+
纳多洛尔	C	S	–
吲哚洛尔	B	不详	–
普萘洛尔	C	S	–
噻吗洛尔	C	S	–

A、B、C 和 D 是 FDA 对妊娠时所用药物的分类。S：普遍认为是安全的，通常可用于哺乳期；+：心脏选择性的；–：非心脏选择性的。

IA 类抗心律失常药物

奎尼丁

口服剂型的奎尼丁大约 70%~80% 在胃肠道被吸收，80% 的药物和血浆蛋白结合，主要在肝脏清除。奎尼丁易于通过胎盘，可终止胎儿的心律失常[40]。作为 IA 类药物，奎尼丁具有最长的妊娠时安全使用历史。虽然有个别的不良反应病例报道，例如胎儿血小板减少和对第Ⅷ对颅神经的毒性作用，但此药物还是相对安全的[10]。由于在妊娠患者中有很长安全使用历史，如需使用 IA 类药物，奎尼丁是一个首选的药物。

普鲁卡因胺

普鲁卡因胺 75%~90% 在肠道吸收，15% 的药物和血浆蛋白结合。主要通过肾脏清除。虽然数据有限，但显示普鲁卡因胺易于通过胎盘，它也可用于治疗胎儿的心律失常[41]。在使用中没有胎儿不良反应的报道。

丙吡胺

丙吡胺在妊娠中的使用经验非常少。它是 IA 类抗心律失常药物，60%~83% 在胃肠道吸收，蛋白结合率个体差异大[6]。主要在肾脏清除。虽然没有致畸作用，但是它能引起子宫的收缩，这种远期效应使得丙吡胺在妊娠时较少使用。

IC 类抗心律失常药物

氟卡尼和普罗帕酮都非常易于通过胎盘。有报道显示胎儿的氟卡尼水平是母体的 86%[42]。虽然氟卡尼被

表 25-5 胺碘酮对胎儿的副作用

精神运动发育迟缓
心动过缓
早产
QT 间期延长
甲状腺功能减退
先天性畸形
胎儿死亡

分在 C 类药物中，但有许多关于它在妊娠时能安全使用且没有负性结果的报道 [43]。没有一个 IC 类药物被报道有致畸作用。但在妊娠患者中使用这些药物需谨慎，心脏正常的患者在需要抗心律失常药物治疗时选择氟卡尼是合理的。

III 类抗心律失常药物

索他洛尔

索他洛尔的药代动力学相对较简单。口服后几乎完全被吸收，约有 80%~90%的原形药物通过尿液排出。索他洛尔可通过胎盘[44]。肾功能不全的患者索他洛尔的清除率下降，半衰期延长。仅 I 类和 III 类抗心律失常药物被 FDA 分在 B 类中，它们在妊娠患者中的使用没有不良反应的报道。

胺碘酮

胺碘酮是高度脂溶性的复合物，它积聚在肝、脂肪组织和细胞膜。虽然在胎儿的浓度只有母体血清浓度的 9%~14%，但它同样积聚在胎盘组织中[45]。35%~65%有生物活性，98%和蛋白结合。在一般人群中作为一个明确有效的抗心律失常药物，它在妊娠患者中的安全性特别被关注。相关资料非常有限，但提示胺碘酮对胎儿有严重的副作用，最大的危险是新生儿甲状腺功能减退。虽然在成人中胺碘酮引起的甲状腺功能减退是可逆的，但发生在新生儿中甲状腺功能减退可引起不可逆的大脑损坏和巨大甲状腺肿而严重危及呼吸。其他可能的副作用列在表 25-5。另外，有使用胺碘酮引起新生儿先天性异常的报道[46,47]。胺碘酮被 FDA 分在 D 类中。鉴于这些理由，胺碘酮仅被用于药物难治性的、有症状的或有致命性快速心律失常的患者中。假如使用胺碘酮，应监测子宫内胎儿的甲状腺功能以便早期发现甲状腺功能减退。

伊布利特

伊布利特仅能静脉使用，用于转复房颤和房扑。其在妊娠患者使用中的安全性没有临床研究。动物试验证实其有致畸作用[48]。根据有限的数据和可能的致畸作用，在妊娠时不推荐使用伊布利特。

多非利特

多非利特是新型的 III 类药物。目前，没有数据支持其在妊娠时的使用。动物数据提示多非利特可引起胎儿畸形和由药物引起的胎儿心动过缓和胚胎缺氧/缺血所致的胚胎死亡[49]。

特殊心律失常的治疗

心悸

绝大多数妊娠患者的心脏结构是正常的。症状明显的心悸可通过 Holter 或事件监测等无创性方法来评定。房性、室性和交界性的期前收缩最佳的治疗是心理治疗。妊娠时有频繁心律失常的患者，在产后期前收缩会明显的减少[11]。如为了缓解症状而必须要使用药物时，可以选择 β 受体阻滞剂。如需要进一步处理，则治疗方案应针对心律失常发生的机制。

室上性心动过速（SVT）

房室折返性心动过速（顺向型折返性心动过速）和房室结折返性心动过速是妊娠中最常见的持续性心律失常 [50]。妊娠时生理上的应激使新发 SVT 的风险增加或 SVT 发作加剧。Tawam 等 [12]在回顾性的研究中报道了妊娠时 SVT 发作加剧，该研究包括 60 例患者，38 例伴 SVT 和 22 例对照。所有患者在 16 岁以后都发生过 SVT。38 例患者中有 13 例（22%）在妊娠时发作了阵发性 SVT，大多数发生在初次妊娠时（8 例）。4 例患者在妊娠早期发生了阵发性 SVT，6 例在妊娠中期发生，3 例则在妊娠晚期发生。作者发现妊娠时发生有症状的阵发性 SVT 与没有妊娠时比较相对危险度是 5.1（$P<0.001$）。妊娠时不同类型的阵发性 SVT 发生率没有明显的差别。另有 11 例以前有阵发性 SVT 的患者发作

加剧。其他的研究者[13]也证实了这一点。SVT 发作的风险在整个妊娠期的分布是均匀的，诱发机制不同的 SVT 发生风险也是相似的[9]。

妊娠期心律失常发生率升高的原因有数种机制，包括血流动力学、自律性、激素以及妊娠时情绪的变化[10]。虽然不能用单一的机制来确定，但是应激、血管内容量的改变、雌激素水平的上升以及生理性心率加快等因素有相互协调作用。

在妊娠中其他类型的 SVT 较少出现。窦性心动过速是妊娠时正常反应，很少发现需要特别治疗的“不适当”窦性心动过速。房性心动过速、房扑、房颤常见于有器质性心脏疾病的患者中，如修补术后的先天性心脏病和瓣膜性心脏病。

图 25-4 为急诊处理 SVT 的流程图。腺苷是首选的治疗。在最近出版的成人心脏生命支持（Adult Cardiac Life Support，ACLS）指南中 β 受体阻滞剂和钙通道阻滞剂被作为二线治疗药物[51]。另外，地高辛、普鲁卡因胺和索他洛尔也可选择。指南中指出要注意胺碘酮的使用。在妊娠患者中，如果可能即使是静脉很小剂量

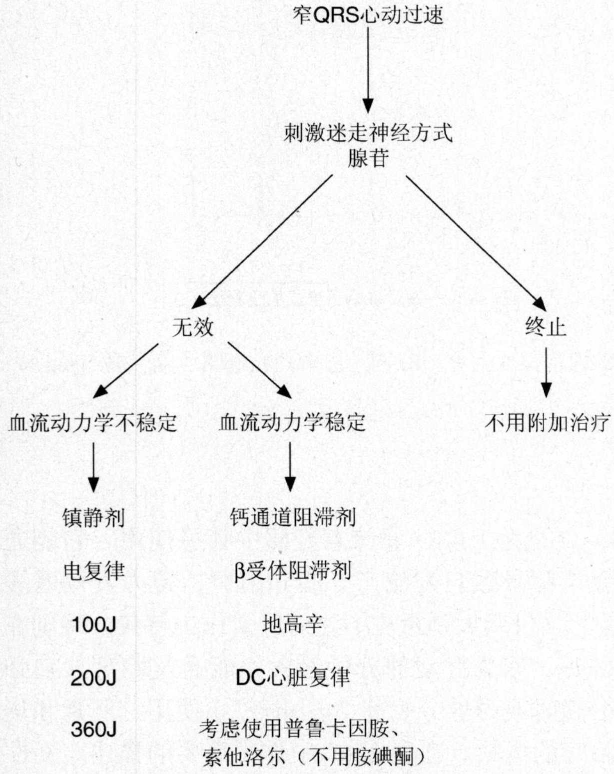

图 25-4 治疗妊娠患者 SVT 的流程。包括了最近成人心脏生命支持（ACLS）对治疗建议的修改，但排除了胺碘酮的使用。DC：直流电。

的胺碘酮也应避免。对于顽固的 SVT 考虑电复律，特别是血流动力学不稳定的患者。

心律失常的慢性治疗和非妊娠患者相似。如体表 ECG 没有预激，可使用任何一种房室结阻滞剂。膜敏感性的抗心律失常药物主要用于有明确症状的心律失常患者。心脏结构正常的妊娠患者，最初治疗 β 受体阻滞剂是较好的选择。其他抗心律失常药物包括氟卡尼、奎宁丁、普鲁卡因胺和索他洛尔，后者亦可用于器质性心脏疾病的患者。

Wolff-Parkinson-White 综合征

与房室结折返性心动过速相似，有报道伴有 Wolff-Parkinson-White 综合征的妊娠妇女心律失常的发生率也增高[52]。对于有 Wolff-Parkinson-White 综合征和房室折返性心动过速的患者，最初治疗 β 受体阻滞剂是首选的。如需用其他药物，氟卡尼是一个好的选择，因为它对旁路的传导有抑制作用（图 25-5*A* 和 *B*）[53,54]。

在这种患者中最好避免使用维拉帕米和地高辛，因为它们可能会增强旁路的传导。特别是对房颤伴有预激者，钙通道阻滞剂和地高辛都不能使用。联合应用 β 受体阻滞剂和 IA 类或 IC 类抗心律失常药物是最好的治疗方法。

房扑和房颤

房扑和房颤在一般的人群中很常见，但在没有潜在心脏病的育龄妇女中很少发生。地尔硫䓬、维拉帕米、β 受体阻滞剂和地高辛都可用于控制心室率。如没有自动转复为窦性心律，则应进行早期心脏复律以避免抗凝治疗（出现症状 48 小时内）。在复律时和复律后即刻应监测胎儿是否有不良应激。在妊娠时，300J 的心脏转复能量被证实是安全的[55]。

除了电复律还可选择口服氟卡尼（300mg）或普罗帕酮（600mg）来复律[56]。如前所述在妊娠时，不推荐使用伊布利特和胺碘酮。如心律失常复发，或难以复律，大多数是由潜在的风湿性心脏病所致。对于没有心脏复律可能的患者，治疗的目标是更好的控制心室率防止血流动力学不稳定而危及胎盘的血流供应（理想状态：休息时心率<90bpm，活动时心率<140bpm）[9]。

为了维持窦性心律，用于治疗 SVT 的药物同样可用在治疗房扑和房颤。奎尼丁和普鲁卡因胺在产科中

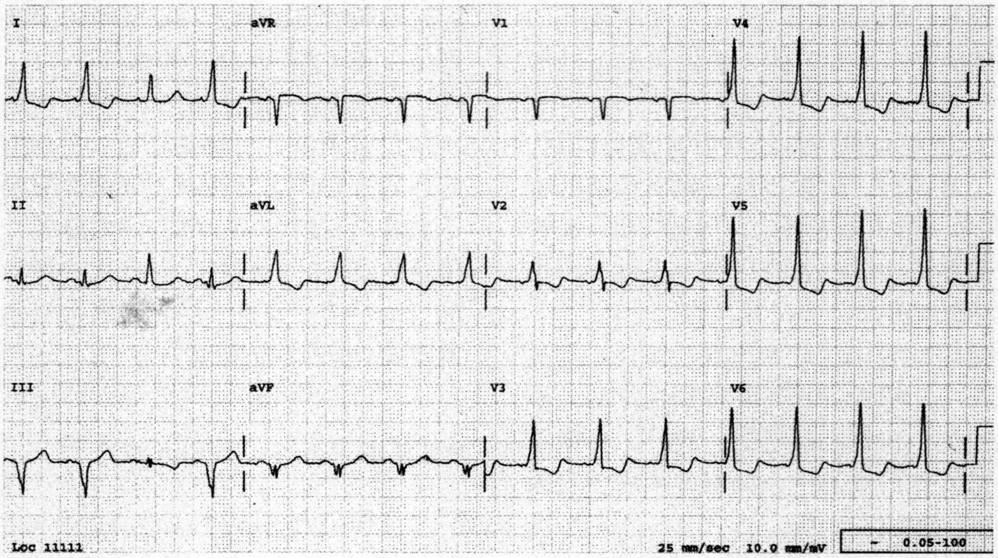

A

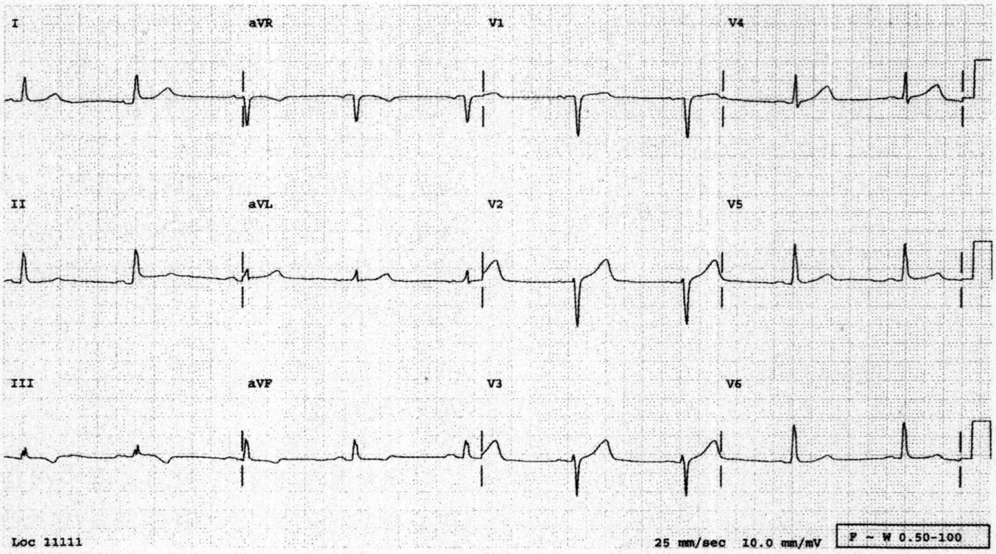

B

图 25–5 **A.** 一例妊娠患者的基础心电图存在右侧旁路，有需要治疗的间歇性房颤发生史。**B.** 同一患者的心电图。氟卡尼 50mg 每日 2 次，治疗 2 天后，旁路没有前向传导。

已有很长的应用历史，已证实在人群中使用是安全的。氟卡尼和索他洛尔虽相对较新，但也显示是安全的。胺碘酮和多非利特对胎儿有潜在的副作用，不能用于妊娠时室上性心律失常的治疗。

抗凝治疗

在高危的慢性房颤患者中（糖尿病、高血压、充血性心力衰竭、有脑卒中史或患有风湿性心脏病）必须在整个妊娠期用抗凝治疗。重要的是，华法林被FDA 分类为 X 类，意味着妊娠中禁忌使用。它能通过胎盘屏障导致自发流产、胎儿出血、智力发育迟缓和畸胎[57]。可用大剂量皮下注射肝素作为替代，特别在早期妊娠，因为肝素的分子量大不能通过胎盘。它必须在分娩时或诱导分娩前 24 小时停止使用。肝素和华法林治疗的优缺点在表 25–6 中作了简要的描述。慢性房扑发生血栓栓塞的危险比房颤低，且由于在妊娠时的抗凝治疗非常困难，因此在妊娠期对于房扑患者不推荐常规使用华法林或肝素抗凝。

表 25-6 妊娠时的抗凝治疗

	优点	缺点
肝素	• 不通过胎盘 • 容易快速清除 • 半衰期短	• 必须注射给药 • 母亲有出血风险 • 母体骨质减少 • 母体血小板减少 • 母体瓣膜血栓形成 • 全身感染
华法林	• 最有效地防止血栓栓塞事件发生	• 可通过胎盘 • 不易快速清除 • 对胎儿有副作用 • 妊娠早期应用有致畸作用 • 在产程和分娩时出血倾向增加

依诺肝素是较新的一种低分子肝素，被 FDA 分在 B 类。目前，它不是房颤使用指征，但在应用肝素有禁忌的患者中可考虑使用。

室性心动过速

在 1921 年 Mackenzie 报道大约 50%的妊娠妇女发生过非持续性室性心律失常[58]。阵发性/反复性室性心动过速的病因包括致心律失常性右室心肌病、长 QT 综合征（LQTS）、肥厚型心肌病、围生期心肌病和冠状动脉疾病（少见）。无器质性心脏病的妊娠患者即使发生非持续性阵发性室性心动过速，其发病率和死亡率很低。对这种患者特别是只有轻微症状者，不采取药物治疗是合理的[59]。

有一些关于妊娠时发生持续性室逗的报道[60]。所幸的是，育龄妇女很少患有冠状动脉疾病，且伴有折返性室性心动过速者更少。这些患者中绝大多数在妊娠前心脏正常无室性心动过速发作史。有资料显示其中一些患者有儿茶酚胺敏感的特发性室速且 β 受体阻滞剂治疗有效[60]。这种室速的典型心电图表现为左束支阻滞和电轴右偏，图形提示起源于右心室流出道（图 25-6）。Marchlinski 等报道，右心室流出道室速可能会被不断变化的激素状态所触发[61]。在他们研究的人群中，有两例妇女在妊娠时发作了这种心律失常。其中一例患者在妊娠早期出现症状，另一例则发生妊娠中期。两例患者分娩以后症状完全消失。Marchlinski 等提示这种心律失常触发有性别差异，妊娠状态是其中之一。他们猜测室速发生是由于儿茶酚胺敏感性增加引起室性期前收缩增多所致。如需要治疗，可以选用 β 受体阻滞剂特别是有心脏选择性的 β 受体阻滞剂。

在心脏结构正常的患者中束支性心动过速是较常见的室速。这种心动过速常起源于左后分支，典型的心电图表现为右束支阻滞伴电轴左偏，应用钙通道阻滞剂治疗有效。在妊娠患者中这种室性心动过速未见报道。

对于血流动力学不稳定的室速需立即进行直流电复律。如血流动力学稳定的，可使用静脉抗心律失常药物。虽然 ACLS 的指南最近已修订过[62]，若妊娠患者需使用抗心律失常药物，仍可选用利多卡因。虽然它

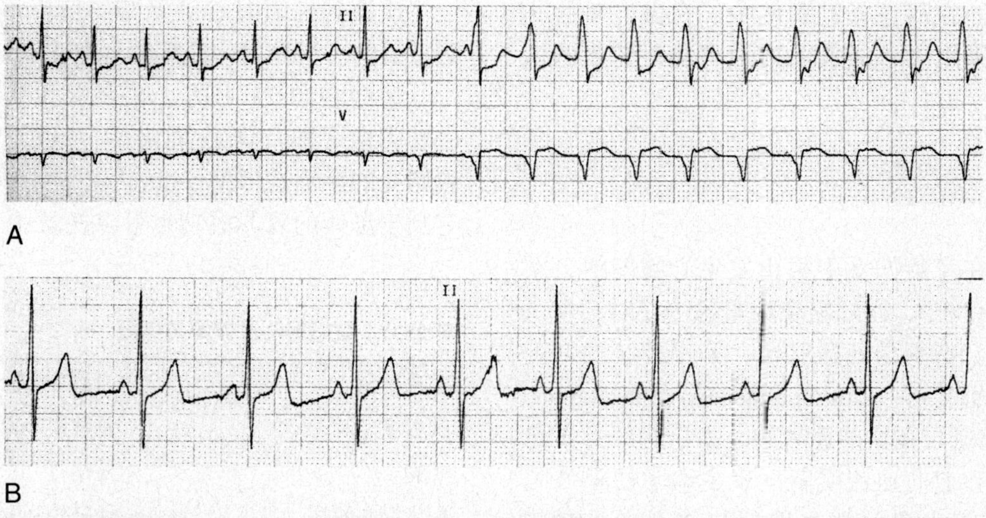

图 25-6 A. 遥测心电图记录到间歇性右心室流出道室速。心动过速时有晕厥先兆症状，需要治疗。B. 同一患者首先 β 受体阻滞剂治疗 2 天后经遥测心电图记录，心动过速已经终止。

能通过胎盘，但很少有利多卡因对胎儿产生不良事件的报道，即便是在妊娠早期[63]。

对于持续性或反复性室性心动过速可能需要长期使用抗心律失常药物。除了阿替洛尔和胺碘酮被分在D类，索他洛尔和利多卡因被分在B类中，大多数治疗室速的药物仍被分在C类中[63]。尽管如此，在妊娠时应用的抗心律失常药物大部分在正常剂量时还是相对安全的。如已有很长应用历史的奎尼丁对胎儿没有严重的影响。文献回顾也证实在妊娠时应用普鲁卡因胺和氟卡尼效果好也没有对胎儿产生副作用[43,64]，但在心脏结构有异常的患者中禁忌使用氟卡尼。索他洛尔目前仍分在B类，对于肾功能正常的妇女它是一个很好的选择。有许多报道指出在妊娠时使用索他洛尔是安全的[65]。

我们在使用药物治疗时β受体阻滞剂可作为抗心律失常一线用药，氟卡尼可选择用于心脏结构正常的患者中而索他洛尔可选择用于器质性心脏病患者中。初次使用抗心律失常药物治疗室性心律失常时，建议对患者做好监测，特别是使用某些药物如索他洛尔，因它有引起QT间期延长和发生尖端扭转型室速的危险。除非对其他治疗无效，在所有的病例中应避免使用胺碘酮，因为它对胎儿有显著的不良作用。

对有致命性室性心律失常的患者可选择植入体积小巧的心脏复律除颤器。抗心律失常药物和植入式除颤器对照研究（Antiarrhythmics versus Implantable Defibrillator，AVID）显示[66]，在妇女中可使用植入式心脏复律除颤器（ICD）治疗因缺血性或非缺血性心肌病引起的室性心动过速[67]。如要选择这种治疗，为避免放射线对胎儿的影响，电极导管的放置必须在超声心动图的指引下完成。在所选择的病例中，在做好对胎儿防护的前提下，采用X线透视的方法可能对装置的植入更有利。

心脏停搏

幸运的是，在育龄妇女中很少发生心脏停搏，发生率大约为1/30 000[68]。在妊娠晚期紧急治疗时会涉及一些特殊的情况。特别是妊娠后期，采用传统的仰卧位进行标准的心肺复苏（Cardiopulmonary resuscitation，CPR）时成功率较低。在这些患者中，由于胸部受压迫使静脉回流减少和前向血流受阻出现主动脉梗阻[69,70]。成功心肺复苏要将患者放置在坡形物体上如推翻的椅子或救援者的膝盖使患者倾向一侧（图25-7）[62,71]。

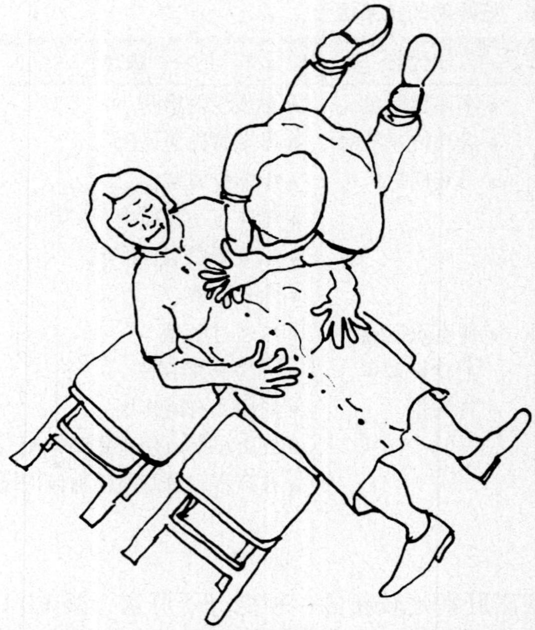

图25-7 妊娠患者心脏停搏后复苏的图解。倾倒椅子使子宫向左侧倾斜，这样可增加下腔静脉回流。

为了适应骨盆和腹部内容物向着头部方向移动，胸部按压位置比常规要高。

除了CPR时体位的变化，可以适用ACLS关于药物治疗、气管插管和除颤的标准指南。但还有一个例外，最近的指南把胺碘酮作为顽固性室颤治疗的药物[62]。由于胺碘酮对胎儿的不良影响，如果除颤不成功妊娠患者应先接受利多卡因或普鲁卡因胺的治疗。但是，如果胎儿没有存活的可能，那么对于因顽固性室颤而受到生命威胁的母亲来说，胺碘酮值得一试。

认识到妊娠时心脏停搏的病因不同于一般人群是很重要的。潜在的一些病因列在表25-7。

大约在孕25周前，在妊娠和非妊娠患者中采用CPR方法一样。孕25周以后，胎儿已能成活，为了挽救胎儿的生命在停搏5min内必须采取剖宫产术，这样有利于母体的复苏成功也可以挽救胎儿[9]。所以在复苏

表25-7 妊娠时心脏停搏的病因

羊水栓塞	出血
肺栓塞	硫酸镁中毒
子痫	外伤
围生期心肌病	硬膜外麻醉
主动脉夹层	

的同时，儿科和产科的人员都应做好准备。

有文献报道，高达 300J 能量的成功电复律对母亲和胎儿均无不良作用[55]。复律诱发胎儿心律失常的危险是很小，因为只有很小一部分能量到达胎儿心脏[72]。在复律过程中，必须监测胎儿的 ECG。

已植入心脏复律除颤器的患者

很少有患者在妊娠前植入了 ICD。一项包括 44 例妇女的多中心回顾性分析评估了这些患者的预后[73]。在该研究中，42 例除颤器植入在腹部，另两例植入在胸前。30 例是采用心外膜电极感知系统，14 例电极经静脉植入。36 例（82%）在妊娠时没有并发症的发生，8 例（18%）有药物或除颤器相关的并发症。与 ICD 相关的并发症包括囊袋瘢痕的触痛（两例），装置的移位（1 例），继发于心外膜补片的心包炎（1 例）。39 例婴儿健康出生，1 例死产，两例早产儿，1 例有短暂的低血糖；1 例妇女发生与 ICD 无关的流产。妊娠期，33 例没有接受 ICD 的治疗，8 例有一次电击，1 例有 5 次放电，1 例有 11 次电击，1 例有 5 次电击。这位作者得出结论认为 ICD 不会妨碍妇女妊娠，除非她患有器质性心脏疾病而禁忌妊娠。他们补充说明妊娠不会增加与 ICD 相关的并发症，也不会增加 ICD 的放电次数。

没有关于妊娠期植入 ICD 的资料。目前植入 ICD 成为治疗需要，通过超声引导植入电极的方法已有描述[23,74]。

长 QT 综合征

Rashba 等最近回顾了遗传性 LQTS 的治疗[75]。因为长 QT 综合征在妊娠和产后这段时期最佳治疗方案不清楚，作者评估了患有 LQTS 的妇女妊娠时对心脏事件发生率的影响。这个研究回顾分析了 422 例妇女，其中 111 例为 LQTS 患者，311 例为 LQTS 患者的直系亲属。心脏事件定义为 LQTS 相关的死亡、成功复苏的心脏停搏和晕厥的总发生率。他们分析比较了产前 40 周、妊娠期和产后这三个阶段。发现妊娠期与心脏事件发生率的增加无明显关系。然而，在 LQTS 患者中产后期间相关的心脏事件发生率比其他两个时期增加（优势比 40.8；95%可信区间，3.1~5.4；P=0.01）。他们建议这些患者在妊娠期和产后都要使用 β 受体阻滞剂。已有 LQTS 患者在实施左侧星状神经节切除术后成功妊娠的报道[76]。

也有其他研究者发表了关于 LQTS 患者在妊娠时心律失常治疗的疾例报道[76~78]。晕厥可能是猝死的先驱表现，必须采取干预。许多此类患者需要住院直到分娩，除非可以植入 ICD，因为它是一种确定有效的治疗方法。分娩时进行遥感监测是必须的。已有分娩时 QT 间期延长的报道[79]，提示 LQTS 患者在分娩时由于生理和或情感压力的原因使 QT 间期延长。

致心律失常性右心室发育不良

关于妊娠患者合并有致心律失常右心室发育不良的报道很少。有一篇报道描述了一例 26 岁的妇女有严重的右心室扩大和收缩功能减退、三尖瓣反流、轻度肺动脉瓣关闭不全[80]。医师建议其避免妊娠，但 3 个月后其已经怀孕。在孕 37 周时通过剖宫产分娩了一个健康的女婴。她在妊娠时只有轻微的外周水肿。虽然有反复发生晕厥的病史，但在分娩过程中未发生心律失常。

另有病例报道描述了一例年轻妇女有中重度致心律失常性右心室发育不良且因室性心律失常接受了氟卡尼的治疗[81]。在妊娠期未发生严重的室性心律失常。最终通过了剖宫产分娩了一个正常的婴儿。

肥厚型心肌病

妊娠过程对肥厚型心肌病患者的影响在文献中已有详细的描述[82~84]。对肥厚型心肌病，特别是有梗阻患者，因生理性变化遭到损坏，导致外周血管舒张，前负荷下降。相反，妊娠时特征性的变化是血容量的增加和血管阻力的下降。致使大多数这类心肌病患者可很好地度过妊娠期。但是有个别报道母体和胎儿因为肥厚型心肌病相关的室性心律失常而死亡[83]。虽然室性心律失常很少发生，但是由于妊娠时的生理性改变使这些患者发生室性心律失常时特别危险。妊娠末期主动脉腔的压迫或分娩时大量失血可显著减少前负荷而阻碍成功复苏。

缓慢性心律失常和妊娠

血管减压神经性晕厥

血管减压神经性晕厥是育龄妇女出现症状性心动

过缓的最常见原因之一，人群中20%以上不明原因的晕厥是由它引起的。尽管如此，在妊娠时却很少发生。对疑有血管减压神经性晕厥患者的评估方法包括直立倾斜试验，并通过治疗来获得特定的结果。许多患者可仅通过宣教来治疗，注意晕厥前兆时的征象并及时采取措施避免晕厥的发生。这些患者如需要药物治疗，首选β受体阻滞剂。

先天性完全性心脏传导阻滞

虽然大多数先天性心脏传导阻滞在儿童时就被诊断，但有一些则在妊娠时才被发现。通常，这些患者没有症状，在妊娠时不需要采取紧急干预。对于早中期妊娠时有症状的患者，虽然没有明确的指南，但是有指征植入永久性心脏起搏器，电极的放置可通过心电图或超声心动图来指导完成[23,74]。在晚期妊娠出现症状的患者尽可能在诱导分娩时安置临时起搏器[85]。

产程和分娩

在产程中，心排出量和血压都上升。分娩以后，开始时心排出量是上升的，但在产后第一个小时内开始下降，产后两周到达基础水平。已有在产程和分娩时突发室上性和室性心动过速的报道[86]。这种心律失常的治疗主要针对病因。例如，患者出现房室结参与折返的SVT，可选择腺苷。反复发作的、频率快的、可能会对胎儿产生损害的SVT，最有效的方法是马上剖宫产而不是使用多种药物来控制心律失常。

在产程和分娩中，对于有心脏疾病的患者，即使以前没有记录到心律失常，也应采取连续的心电监测。例如，患有风湿性心脏病二尖瓣关闭不全的患者，在产程和分娩时Holter监测发现有频发的室性心动过速。而常规的床旁脉律检查不能发现这些问题[86]。

虽然已有在产程和分娩时发生完全性心脏传导阻滞的报道，但非常罕见[86]。曾有报道，一例风湿性心脏病患者，伴有二尖瓣狭窄和房颤。每天口服0.5mg地高辛治疗心律失常后发生完全性心脏传导阻滞。作者推测是地高辛的中毒导致完全性心脏传导阻滞，虽然没有地高辛浓度检测来证实他的猜测。在产程和分娩时，对于突发的完全性心脏传导阻滞且引起血流动力学不稳定的患者可考虑在超声心动图的指引下安置临时起搏器。

哺乳期和哺乳

对于抗心律失常药物的使用，在哺乳期和妊娠时是相似的（表25-4）。许多抗心律失常药物和房室结阻滞剂可被分泌到母乳中，因此在哺乳时应根据个体的情况考虑是否继续使用。华法林和肝素在哺乳母亲中均可安全使用。

患者住院时机

妊娠患者需要住院的指征和非妊娠者相似。心脏停搏、血流动力学不稳定的室上性心律失常或持续性室性心动过速的患者应该入院进行评估和治疗。大多数情况下，妊娠患者开始抗心律失常治疗时必须住院，除了用IC类药物治疗室上性心律失常的患者。单纯因心悸就诊或血流动力学稳定的可自行中止的或通过刺激迷走神经方法可终止的室上性心律失常患者不需要收入院。

患者在分娩后应如何治疗

妊娠时发生的心律失常应在分娩后尽早重新评估以便制订治疗方案。虽然许多患者的症状在妊娠结束后会消退，但是产生心律失常的基质可能还存在。例如，有折返性SVT的患者，在下次妊娠前应考虑采取射频消融来治疗，有先天性完全性心脏传导阻滞的患者应考虑安置起搏器等。即使这些患者不打算再次妊娠，也应该在分娩以后给予相应的治疗。

小结

妊娠时的心律失常绝大多数可以通过药物或非药物方法得到安全的治疗。心律失常的正确诊断是非常重要的。许多当前使用的抗心律失常药物对母亲和胎儿都很安全。假如症状十分严重而需要治疗，应选用在妊娠时使用历史最悠久的药物，尽可能使用最少数量的药物，以及选择有效的最小剂量。已证实在妊娠时心脏电复律是安全的，且可被用于心律失常的早期治疗。

孟伟栋 译

孙宝贵 陈颖敏 校

参考文献

1. Rotmensch HH, Elkayam U, Frishman W: Antiarrhythmic drug therapy during pregnancy. Ann Intern Med 1983;98:487.
2. Michaelsson M, Engle MA: Congenital complete heart block: An international study of the natural history. Cardiovasc Clin 1972; 4:85.
3. Krauer B, Krauer F: Drug kinetics in pregnancy. Clin Pharmacokinet 1977;2:167.
4. Dean M, Stock B, Patterson RJ, et al: Serum protein binding of drugs during and after pregnancy in humans. Clin Pharmacol Ther 1980;28:253.
5. Cox JL, Gardner MJ: Treatment of cardiac arrhythmias during pregnancy. Prog Cardiovasc Dis 1993;36:137.
6. Mitani GM, Steinberg I, Lien EJ, et al: The pharmacokinetics of antiarrhythmic agents in pregnancy and lactation. Clin Pharmacokinet 1987;12:253.
7. Chen SS, Perucca E, Lee JN, et al: Serum protein binding and free concentration of phenytoin and phenobarbitone in pregnancy. Br J Clin Pharmacol 1982;13:547.
8. Herngren L, Ehrnebo M, Boreus LO: Drug binding to plasma proteins during human pregnancy and in the perinatal period. Studies on cloxacillin and alprenolol. Dev Pharmacol Ther 1983; 6:110.
9. Anderson MH: Rhythm disorders. In Oakley C (ed): Heart Disease in Pregnancy. London, BMJ Publishing Group, 1997, p 248.
10. Joglar JA, Page RL: Treatment of cardiac arrhythmias during pregnancy: Safety considerations. Drug Saf 1999;20:85.
11. Shotan A, Ostrzega E, Mehra A, et al: Incidence of arrhythmias in normal pregnancy and relation to palpitations, dizziness, and syncope. Am J Cardiol 1997;79:1061.
12. Tawam M, Levine J, Mendelson M, et al: Effect of pregnancy on paroxysmal supraventricular tachycardia. Am J Cardiol 1993; 72:838.
13. Lee SH, Chen SA, Wu TJ, et al: Effects of pregnancy on first onset and symptoms of paroxysmal supraventricular tachycardia. Am J Cardiol 1995;76:675.
14. Hunter S, Robson S: Adaptation of the cardiovascular system to pregnancy. In Oakley C (ed): Heart Disease in Pregnancy. London, BMJ Publishing Group, 1997, p 5.
15. Nihoyannopoulos P: Cardiovascular examination in pregnancy and the approach to diagnosis of cardiac disorder. In Oakley C (ed): Heart Disease in Pregnancy. London, BMJ Publishing Group, 1997, p 52.
16. Shalev Y, Ben-Hur H, Hagay Z, et al: Successful delivery following myocardial ischemia during the second trimester of pregnancy. Clin Cardiol 1993;16:754.
17. Miller RW: Intrauterine radiation exposures and mental retardation. Health Phys 1988;55:295.
18. Stewart A, Webb J, Giles D: Malignant disease in childhood and diagnostic irradiation in utero. Lancet 1956;2:447.
19. Doll R, Wakeford R: Risk of childhood cancer from fetal irradiation. Br J Radiol 1997;70:130.
20. Brent RL: The effect of embryonic and fetal exposure to x-ray, microwaves, and ultrasound: Counseling the pregnant and non-pregnant patient about these risks. Semin Oncol 1989;16:347.
21. Brent R, Meistrich M, Paul M: Ionizing and nonionizing radiations. In Paul M (ed): Occupational and Environmental Reproductive Hazards: A Guide for Clinicians. Baltimore, Williams & Wilkins, 1993, p 165.
22. Lee MS, Evans SJ, Blumberg S, et al: Echocardiographically guided electrophysiologic testing in pregnancy. J Am Soc Echocardiogr 1994;7:182.
23. Drinkovic N: Subcostal echocardiography to determine right ventricular pacing catheter position and control advancement of electrode catheters in intracardiac electrophysiologic studies. Am J Cardiol 1981;47:1260.
24. Dominguez A, Iturralde P, Hermosillo AG, et al: Successful radiofrequency ablation of an accessory pathway during pregnancy. Pacing Clin Electrophysiol 1999;22:131.
25. Marchlinski F, Callans D, Gottlieb C, et al: Magnetic electroanatomical mapping for ablation of focal atrial tachycardias. Pacing Clin Electrophysiol 1998;21:1621.
26. Grubb BP: Neurocardiogenic syncope. In Grubb BP, Olshansky B (eds): Syncope: Mechanisms and Management. Armonk, NY, Futura Publishing Company, 1998, p 73.
27. Grubb BP, Kosinski D, Samoil D, et al: Postpartum syncope. Pacing Clin Electrophysiol 1995;18:1028.

28. Physicians´ Desk Reference: PDR, 54th ed. Oradell, NJ, Medical Economics, 2000, p 344.
29. Afridi I, Moise KJ Jr, Rokey R: Termination of supraventricular tachycardia with intravenous adenosine in a pregnant woman with Wolff-Parkinson-White syndrome. Obstet Gynecol 1992; 80:481.
30. Mason BA, Ricci-Goodman J, Koos BJ: Adenosine in the treatment of maternal paroxysmal supraventricular tachycardia. Obstet Gynecol 1992;80:478.
31. DiMarco JP, Sellers TD, Lerman BB, et al: Diagnostic and thera peutic use of adenosine in patients with supraventricular tachyarrhythmias. J Am Coll Cardiol 1985;6:417.
32. Elkayam U, Goodwin M: Safety and efficacy of intravenous adenosine therapy for supraventricular tachycardia during pregnancy-results of a national survey. J Am Coll Cardiol 1994;23 (suppl A) :91A.
33. Klein V, Repke JT: Supraventricular tachycardia in pregnancy: Cardioversion with verapamil. Obstet Gynecol 1984;63 (suppl 3) :16S.
34. El-Sayed YY, Holbrook RH Jr, Gibson R, et al: Diltiazem for maintenance tocolysis of preterm labor: Comparison to nifedipine in a randomized trial. J Matern Fetal Med 1998;7:217.
35. Saarikoski S: Placental transfer and fetal uptake of 3H-digoxin in humans. Br J Obstet Gynaecol 1976;83:879.
36. Heaton FC, Vaughan R: Intrauterine supraventricular tachycardia: Cardioversion with maternal digoxin. Obstet Gynecol 1982; 60:749.
37. Wladimiroff JW, Stewart PA: Treatment of fetal cardiac arrhythmias. Br J Hosp Med 1985;34:134.
38. Page RL: Treatment of arrhythmias during pregnancy. Am Heart J 1995:130;871.
39. Pruyn SC, Phelan JP, Buchanan GC: Long-term propranolol therapy in pregnancy: Maternal and fetal outcome. Am J Obstet Gynecol 1979;135:485.
40. Hill LM, Malkasian GD Jr: The use of quinidine sulfate throughout pregnancy. Obstet Gynecol 1979;54:366.
41. Dumesic DA, Silverman NH, Tobias S, et al: Transplacental cardioversion of fetal supraventricular tachycardia with procainamide. N Engl J Med 1982;307:1128.
42. Kofinas AD, Simon NV, Sagel H, et al: Treatment of fetal supraventricular tachycardia with flecainide acetate after digoxin failure. Am J Obstet Gynecol 1991;165:630.
43. Ahmed K, Issawi I, Peddireddy R: Use of flecainide for refractory atrial tachycardia of pregnancy. Am J Crit Care 1996;5:306.
44. MacNeil DJ: The side effect profile of class III antiarrhythmic drugs: Focus on d,l-sotalol. Am J Cardiol 1997;80:90G.
45. Chow T, Galvin J, McGovern B: Antiarrhythmic drug therapy in pregnancy and lactation. Am J Cardiol 1998;82:58I.
46. Magee LA, Downar E, Sermer M, et al: Pregnancy outcome after gestational exposure to amiodarone in Canada. Am J Obstet Gynecol 1995;172:1307.
47. Ovadia M, Brito M, Hoyer GL, et al: Human experience with amiodarone in the embryonic period. Am J Cardiol 1994;73:316.
48. Ellsworth AJ, Witt DM, Dugdale DC, Oliver LM: Mosby´s Complete Drug Reference, 7th ed. St. Louis, Mosby-Yearbook, 1997.
49. Webster WS, Brown-Woodman PD, Snow MD, et al: Teratogenic potential of almokalant, dofetilide, and d-sotalol: Drugs with potassium channel blocking activity. Teratology 1996;53:168.
50. Wilbur SL, Marchlinski FE: Adenosine as an antiarrhythmic agent. Am J Cardiol 1997;79:30.
51. The American Heart Association in collaboration with the International Liaison Committee on Resuscitation: Guidelines 2000 for cardiopulmonary resuscitation and emergency cardiovascular care. Part 6: Advanced cardiovascular life support: 7D: The tachycardia algorithms. Circulation 2000;102 (suppl 8) :I158.
52. Widerhorn J, Widerhorn AL, Rahimtoola SH, et al: WPW syndrome during pregnancy: Increased incidence of supraventricular arrhythmias. Am Heart J 1992;123:796.
53. Goldberger J, Helmy I, Katzung B, et al: Use-dependent properties of flecainide acetate in accessory atrioventricular pathways. Am J Cardiol 1994;73:43.
54. Manolis AS, Estes NA III: Reversal of electrophysiologic effects of flecainide on the accessory pathway by isoproterenol in the Wolff-Parkinson-White syndrome. Am J Cardiol 1989; 64:194.
55. Curry JJ, Quintana FJ: Myocardial infarction with ventricular fibrillation during pregnancy treated by direct current defibrillation with fetal survival. Chest 1970;58:82.
56. Reiffel JA: Drug choices in the treatment of atrial fibrillation. Am J Cardiol 2000;85 (10 suppl 1) :12.
57. Shaul WL, Hall JG: Multiple congenital anomalies associated with oral anticoagulants. Am J Obstet Gynecol 1977;127:191.
58. Mackenzie J: Heart Disease and Pregnancy. London, Henry Frowde & Hodder & Stoughton, 1921, pp 92-116.

59. Chandra NC, Gates EA, Thamer M: Conservative treatment of paroxysmal ventricular tachycardia during pregnancy. Clin Cardiol 1991;14:347.
60. Brodsky M, Doria R, Allen B, et al: New-onset ventricular tachycardia during pregnancy. Am Heart J 1992;123: 933.
61. Marchlinski FE, Deely MP, Zado ES: Sex-specific triggers for right ventricular outflow tract tachycardia. Am Heart J 2000; 139:1009.
62. American Heart Association and the International Liaison Committee on Resuscitation: Guidelines 2000 for cardiopulmonary resuscitation and emergency cardiovascular care. Part 8: Advanced challenges in resuscitation. Section 3: Special challenges in ECC. 3F: Cardiac arrest associated with pregnancy. Circulation 2000;102 (suppl 8) :I247.
63. Briggs GG. Freeman RK, Yaffe SJ: Drugs in Pregnancy and Lactation, 5th ed. Baltimore, Williams & Wilkins, 1998.
64. Fagih B, Sami M: Safety of antiarrhythmics during pregnancy: Case report and review of the literature. Can J Cardiol 1999;15: 113.
65. O' Hare MF, Murnaghan GA, Russell CJ, et al: Sotalol as a hypotensive agent in pregnancy. Br J Obstet Gynaecol 1980;87:814.
66. The Antiarrhythmics versus Implantable Defibrillators (AVID) Investigators: A comparison of antiarrhythmic-drug therapy with implantable defibrillators in patients resuscitated from near-fatal ventricular arrhythmias. N Engl J Med 1997;337:1576.
67. The AVID Investigators: Causes of death in the Antiarrhythmics versus Implantable Defibrillators (AVID) Trial. J Am Coll Cardiol 1999;34:1552.
68. Kloeck W, Cummins RO, Chamberlain D, et al: Special resuscitation situations: An advisory statement from the International Liaison Committee on Resuscitation. Circulation 1997;95:2196.
69. Kerr MG, Scott DB, Samuel E: Studies of the inferior vena cava in late pregnancy. BMJ 1964;1:532.
70. Lee RV, Rodgers BD, White LM, et al: Cardiopulmonary resuscitation of pregnant women. Am J Med 1986;81:311.
71. Goodwin AP, Pearce AJ: The human wedge. A manoeuvre to relieve aortocaval compression during resuscitation in late pregnancy. Anaesthesia 1992;47:433.
72. DeSilva RA, Graboys TB, Podrid PJ, et al: Cardioversion and defibrillation. Am Heart J 1980;100:881.
73. Natale A, Davidson T, Geiger MJ, et al: Implantable cardioverter-defibrillators and pregnancy: A safe combination? Circulation 1997;96:2808.
74. Jordaens LJ, Vandenbogaerde JF, Van de Bruaene P, et al: Transesophageal echocardiography for insertion of a physiological pacemaker in early pregnancy. Pacing Clin Electrophysiol 1990;13:955.
75. Rashba EJ, Zareba W, Moss AJ, et al for the LQTS Investigators: Influence of pregnancy on the risk for cardiac events in patients with hereditary long QT syndrome. Circulation 1998; 97:451.
76. Bruner JP, Barry MJ, Elliott JP: Pregnancy in a patient with idiopathic long QT syndrome. Am J Obstet Gynecol 1984;149:690.
77. McCurdy CM Jr, Rutherford SE, Coddington CC: Syncope and sudden arrhythmic death complicating pregnancy. A case report of Romano-Ward syndrome. J Reprod Med 1993;38:233.
78. Ganta R, Roberts C, Elwood RJ, et al: Epidural anesthesia for cesarean section in a patient with Romano-Ward syndrome. Anesth Analg 1995;81:425.
79. Minakami H, Nakayam T, Ohno T, et al: Effect of vaginal delivery on the QTc interval in a patient with the long QT (Romano-Ward) syndrome. J Obstet Gynaecol Res 1999;25:251.
80. Koenig C, Katz M, Gertsch M, et al: Pregnancy and delivery in a patient with Uhl anomaly. Obstet Gynecol 1991;78;932.
81. Villanova C, Muriago M, Nava F: Arrhythmogenic right ventricular dysplasia: Pregnancy under flecainide treatment. G Ital Gardiol 1998;28:691.
82. Kolibash AJ, Ruiz DE, Lewis RP: Idiopathic hypertrophic subaortic stenosis in pregnancy. Ann Intern Med 1975;82:791.
83. Shah DM, Sunderji SG: Hypertrophic cardiomyopathy and pregnancy: Report of a maternal mortality and review of literature. Obstet Gynecol Surv 1985;40:444.
84. Maron BJ, Bonow RO, Cannon RO III, et al: Hypertrophic cardiomyopathy. Interrelations of clinical manifestations, pathophysiology, and therapy. N Engl J Med 1987;316:844.
85. Dalvi BV, Chaudhuri A, Kulkarni HL, et al: Therapeutic guidelines for congenital complete heart block presenting in pregnancy. Obstet Gynecol 1992;79:802.
86. Spritzer RC, Seldon M, Mattes LM, et al: Serious arrhythmias during labor and delivery in women with heart disease. JAMA 1970;211:1005.

第 26 章　小儿心律失常的评估与处理

VICTORIAL L.VETTER, LARRY A.RHODES

对儿童心律失常进行正确诊断与治疗，需要对其临床表现、相关疾病以及儿童对将要给予的各种治疗所产生的独特反应这一系列的问题有深入的了解。本章着重阐述儿童中常见的或临床表现与成人不同的心律失常。关于与成人心律失常相同或相似的儿童心律失常的诊断与治疗，可参考其他有关的各型心律失常的章节。

室上性心动过速

临床表现与评价

儿童室上性心动过速（SVT）的临床表现，可包括从主述心悸到出现明显心衰体征。这与患儿的年龄以及其叙述症状的能力，当然也与其所患 SVT 的亚型有关。对年龄达到能叙述症状的患儿，主述包括心悸、胸闷、疲倦、头晕及晕厥。而发生于婴儿的 SVT，临床偶表现为进食习惯改变或躁动不安。

儿童 SVT 的评价包括 12 导联或 15 导联心电图（ECG），以排除 WPW 综合征及其他异常如异位性房性心律。24 小时动态心电图（Holter）适用于症状频发（即每日发作）的患儿或用于筛查无症状的心律失常。Holter 也可用于评价心率的范围与变异性。远程电话监测心电图适用于偶尔心悸发作的患儿，可在患儿症状发生时及时记录。运动试验适用于心悸发作与活动有关的患儿。有创性诊断方法如经食管或心内电生理检查（EPS）可用于诱发心律失常及诊断心律失常发生的特定机制。

SVT 是源于心室以上部位的心律失常，其起源部位包括心房、房室结及附加的传导旁路。SVT 是婴儿、儿童中最常见的心动过速，平均每 250~1000 人[1]中就有 1 人发病。SVT 的分类主要依据产生心动过速所必需的传导通路，包括原发性房性心动过速（不依赖房室结与心室）、房室折返性心动过速（依赖心房与心室）以及与心房无关的心动过速。

发病机制

SVT 主要包括三种发病机制：自律性升高、触发活动与折返。自律性是指心肌细胞自发性除极并引起心肌收缩的能力。窦房结与房室结是生理情况下心脏最主要的自律性结构。其他部位的心肌细胞如发生自发性除极，则其自律性增加。单次收缩可导致心房或心室的异位心搏，当多次收缩时可导致 SVT 或室性心动过速（VT）[2]。

自律性升高和折返导致的心动过速的特点各不相同。前者具有对儿茶酚胺类物质的敏感性，有温醒和冷却现象（逐渐升高，逐渐降低），心动过速发作时表现出心率波动，此类心动过速既不可用程序刺激诱发，也无法用超速起搏或直流电复律终止。自律性升高所致的心动过速可产生于心脏任何部位，起源于心房的称为异位性房性心动过速，起源于房室交界区的称为交界性异位心律，而由心室引发的称为自主性室性心动过速。

触发活动（触发自律性）是由于复极时电位振幅达到阈值引起除极所导致的心肌自发性收缩[3,4]，这种振荡称为“后除极”。由触发活动所导致的心律失常由自律性升高与折返机制共同参与。患儿对儿茶酚胺敏感，并有温醒和冷却现象，与其他自律性升高所致心律失常相似，患儿心率波动范围较大；也与折返所导致的心动过速相似，可用程序刺激诱发，也可用超速起搏或直流电复律终止。触发活动在地高辛中毒所致的心律失常的发病机制中起重要作用[5]。

折返是指心电冲动在心肌组织中经过一段距离传导，再次激动该组织并继续沿原环路传导。折返性SVT是儿童最常见的心动过速。构成折返环路，至少应存在两条具有不同传导特性及不应期的传导通路。折返环路顺序如下：冲动遇到两条通路，其中一条处于传导的不应期（即此通路的不应期较长），而另一条可进行传导（即此通路的不应期较短）。冲动沿不应期较短的通路传导，此过程产生足够延迟时间使第一条通路（即不应期较长的通路）完成复极并将冲动传导回整个刺激的始发点，此后冲动再次进入传导通路并重复循环。

折返可始发于窦房结、心房组织、房室结、心室组织以及房室交界区。发生于房室间的折返环路有特殊的传导组织参与，也就是房室旁路。在房室结折返性心动过速（AV nodal reentrant tachycardia，AVNRT）中，“旁路”指的是房室结。Moe 及其同事[6]于 1956 年最早描述了房室结的特性。折返性心动过速与由自律性升高引起的心动过速的特点迥然不同。前者经常表现为突发突止，导致患儿感觉出现“开-关”现象。心动过速的节律较为规整，心率波动范围较小；折返引起的心动过速可用刺激迷走神经的方法减慢或终止，也可用各种起搏方式（从单个期前刺激到短阵快速起搏）或直流电复律诱发或终止。

原发性房性心动过速

异位性房性心动过速

异位性房性心动过速（ectopic atrial tachycardia，EAT），或称自主性房性心动过速（房速），是源于心房的快速性房性心律失常。在所有人群中，此型心律失常占 SVT 的 10%[7]。发生 EAT 时，患儿的心率变化依赖于患儿的年龄和体内的儿茶酚胺水平。自主性房性心动过速患儿表现为与其运动水平不相适应的心率加快，心率波动范围在 130~210 次/分之间，但总体上，其平均心率要低于发生折返性心动过速时。因房室结传导功能不同，患儿脉率可能与心房率不一致。

心动过速的起源点可见于心房各部位，但某些区域更多见。在右心房，主要发生于右心耳；在左心房，主要发生于肺静脉开口处[8~10]。

临床表现

EAT 罕发于婴儿，但据 Gillette 等报道，在儿童患儿中，EAT 占所有 SVT 的 18%[11]。EAT 具有“温醒现象”，在此期间心率会逐渐升高至最大值， EAT 终止时，心率逐渐下降并恢复为窦性心率。此型心律失常所表现的心率逐渐升高与逐渐下降，有别于其他 SVT 的突发突止，导致患儿不易察觉心律失常的发生。由于此型心律失常的漏诊和该心律失常无休止的特点，可导致显著的心脏功能下降，最终发展为心动过速性心脏病。许多 EAT 患儿可以出现充血性心力衰竭[12]的体征如左心室收缩力下降、房室瓣反流和心房扩张。若此型心律失常未得到积极治疗，心肌功能会持续下降，最终导致不可逆的心肌病。

评价

EAT 患儿心电图可见 P 波明显不同于窦性心律。当起源点位于左心房时，I 导联 P 波为负向；当起源点位于低位右心房时，在 aVF 导联 P 波为负向，I 导联 P 波为正向。特殊情况下，当起源点靠近窦房结或位于高位右心房时，P 波与窦性心动过速时相似，常被误诊为窦性心动过速而导致确诊与治疗的延误。与其他原发性房性心动过速相似，EAT 可在 ECG 与 Holter 检查中表现为可变化的房室传导，这一特点为确诊提供了良好依据。图 26-1 为一例 EAT 患儿的心电图。

Holter 检查有助于确定 EAT 发作的频率，并为确诊该病提供依据。详细对比患儿的活动记录与相应的心率变化，可以判定患儿心率是否为不正常升高。24 小时内平均心率用于判定患儿发生 SVT 的时间总和，尤其还要注意睡眠时心率。上述无创性诊断方法可能为诊断 EAT 的惟一方法。运动试验通常无法诱发 EAT，因为随窦性心率的提高，异位起搏点可被抑制。在多数情况下，用常规的起搏方法不能诱发 EAT，但可采用快速心房起搏（如发病机制为触发自律性）或注射异丙肾上腺素来诱发 EAT。

EAT 患儿应进行详细的超声心动图检查，首先应排除先天性心脏病，特别是可导致窦房结异常的先心病（表现为异常 P 波），如心脏异位症患儿。应详尽评价心室功能，并明确是否存在房室瓣反流现象。超声心动图检查应作为诊断该病的基础，并在治疗开始前完成，以便于跟踪记录病程变化以及评价治疗中有关负性肌力药物引起的心室功能下降。

治疗

对于 EAT 患儿，药物治疗难以完全控制心动过速。治疗 EAT 有两种方案，第一种为尝试通过减慢房室结传导而降低心率，此方案中基础用药为地高辛，此药可通过兴奋迷走神经而降低房室结传导。地高辛具有正性肌力作用，有助于增强心室收缩功能。钙离子通道阻滞剂可减慢房室传导，但因其有负性肌力作用，故应慎用。

可减慢心动过速的药物包括 β 受体阻滞剂及 I 和Ⅲ类抗心律失常药。β 受体阻滞剂通过阻断儿茶酚胺类物质对异位起搏点的作用而减慢心动过速；IA 类抗心律失常药如普鲁卡因胺可降低自律性，延长有效不应期，并降低传导速率[13,14]；IC 类抗心律失常药如氟卡尼与普罗帕酮，也有治疗 EAT 成功的报道[15,16]。胺碘酮与索他洛尔既可减慢房室结传导也可减慢其他心肌细胞传导[17,18,19]。上述药物均可影响心肌功能，所以对心室功能减退患儿应慎用。

因为应用药物治疗 EAT 患儿存在疗效不稳定和可能导致难治性心动过速的特点，近年应用非药物治疗 EAT 成为研究热点。这些非药物治疗方法包括手术切除加冷冻消融，这些治疗方法成功率很高但需进行开胸手术[20,21]。射频消融可用于难治性 EAT 的治疗[10,22,23]。

应用射频消融治疗 EAT 时，易受技术因素影响。通常 EAT 难以诱发，如果没有自发性心律失常，检查时就无法标测和消融。EAT 对儿茶酚胺类物质很敏感，经常出现患儿休息时心动过速不发作，故手术时镇静剂的应用受限。

多源性房速或紊乱性房速

多源性房速（multifocal atrial tachycardia，MAT）或紊乱性房速（Chaotic atrial tachycardia，CAT），是由心房中多个自律性升高点引起的原发性房速。心动过速时的心电图至少显示 3 种不同 P 波才可被确定为多源性房速。与其他原发性心动过速相似，多源性房速也存在冲动由心房向心室传导比例的不同。在某些情况下，多源性房速可与心房颤动相混淆，因为这两种疾病的心电图检查均可见多种异常 P 波及 P–R 间期与 R–R 间期变化。此病新生儿患儿多数经过一段时间后能自行缓解[24]。

临床表现与治疗

与 EAT 相似，多源性房速患儿经常表现充血性心力衰竭的症状与体征，一旦出现这种情况，则很难治愈。对多源性房速患儿的治疗方案与 EAT 相似（如减慢房室传导或抑制异位起搏点），以笔者经验，应采用 3 种或 3 种以上药物联合应用来控制心率，但此积极治疗可能会降低患儿心率到需要应用起搏器的水平。因存在多个起搏点，射频消融对多源性房速通常没有疗效，因为异位起搏点经常发生变化，无法对其进行标测。

据 Yeager 等报道，17%的多源性房速患儿发生猝

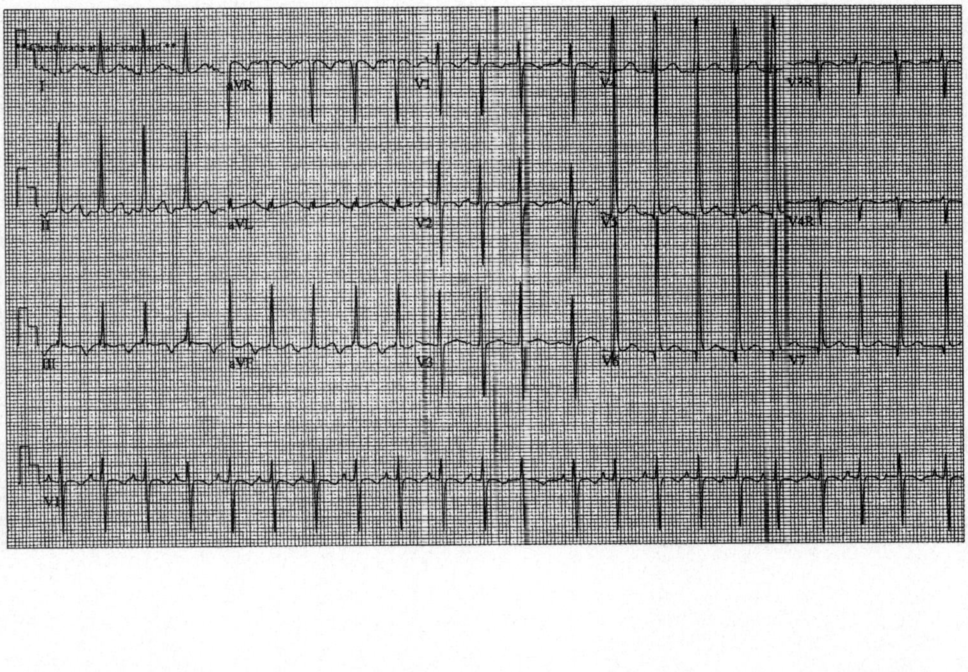

图 26–1　一例 10 岁儿童异位房性心动过速心电图，房性心律起源于低位右房。

死[25]，其中2%的死于心动过缓，心动过缓可能是由于治疗中对心动过速的过度抑制引起的。

心房扑动

心房扑动的折返环在心房内。尽管在心脏结构正常的成人中心房扑动很常见，但在儿科患儿中，心房扑动主要见于先天性心脏病患儿。“经典”心房扑动患儿的心电图可显示典型变化，包括在下壁导联（II、III、aVF导联）出现P波倒置和心房率高达250~450次/分，此型心房扑动在心房的传导通路包括位于下腔静脉瓣与三尖瓣之间的峡部。

胎儿在子宫内、分娩时及出生后不久均可出现房扑。通常情况下，患儿的心脏结构正常，当然也可能患有先心病。心房扑动占全部胎儿SVT的15%~50%[26-28]，通常导致胎儿积水（充血性心衰的一种形式）。发生于新生儿的心房扑动，可应用药物、经食管心房调搏、直流电转复等方法转为窦性心律，且大部分患儿不易复发。

先天性心脏病患儿可在手术前或手术后发生心房扑动。术前发生房扑的先心病包括显著的右心房增大，具体包括单心室功能的病变（如三尖瓣闭锁、肺动脉瓣闭锁、左右心室双入口、左右心室双出口、二尖瓣闭锁及主动脉瓣闭锁）、三尖瓣狭窄、三尖瓣反流及肺动脉高压。有器质性心脏病的患儿心电图一般无典型的锯齿样改变，心率在150 ~450次/分之间波动。在先心病的修补和姑息性手术中，缝合线造成的瘢痕可形成折返环，导致房扑发生。

很多先心病需心房手术治疗。手术包括简单的如房间隔修补术和复杂的如Mustard或Senning术式大血管转位纠正术与Fontan单心室病变姑息性手术[29-32]。此类患儿具有多个房扑折返环，心房内的冲动传导路径可发生改变，导致出现介于房扑与房颤之间的心律失常。基于以上原因，许多专家将其称为房内折返性心动过速而非房扑。

临床表现

房扑患儿的临床表现多样，包括从短暂晕厥至几乎猝死，也可无任何症状。症状依赖于发生心动过速时的心室率和心肌的功能状况。心率与房室结将冲动由心房传导至心室的能力密切相关。在房室结传导性较强的患儿，依房扑频率不同，可有1:1或1:2的冲动经由房室结传导，这会导致患儿眩晕、晕厥甚至猝死，特别是心室功能较差且心力储备较低的患儿。对于房室结传导功能发生变化的患儿，常有心悸的主述。

患儿也可有运动耐力下降或感觉不适的主诉，这通常继发于房室传导障碍所导致的伴有心房收缩无力的房室同步性丧失。单心室功能的患儿比双心室的患儿更依赖于心房收缩，以维持足够的心排血量。

器质性心脏病患儿可能合并房室结病变或可能存在应用减慢房室传导的药物如地高辛。先心病患儿的房扑速率较典型房扑频率低，导致心室率升高不明显而患儿不易自知，这种不易发觉的心动过速很令人担忧，因其可导致心房附壁血栓的形成，尤其是在心排血量较低导致心房内血流缓慢的患儿。

治疗

房扑复律前应排除心房内血栓的可能以避免恢复心律时发生栓塞。最有效的诊断心房内血栓的方法是采用经食管超声心动图。房扑的急救方法包括使用静脉给予抗心律失常药、超速起搏和直流电复律。可选用的药物包括IA类抗心律失常药如普鲁卡因胺、IC类抗心律失常药如普罗帕酮及Ⅲ类抗心律失常药如胺碘酮与索他洛尔。在应用上述药物前，应给予地高辛等药物抑制房室结传导功能以减慢快速的房室结传导。

对于先心病房扑的慢性治疗较为困难，需单独或联合应用多种药物治疗，以及应用起搏器、射频消融和外科手术治疗。治疗此类疾病的一线药物为地高辛，作用于房室结以抑制房室传导、防止心室率过快和预防房扑发作。通常单独应用地高辛无法完全控制房扑，常联合应用IA类抗心律失常药如普鲁卡因胺、奎尼丁及丙吡胺等，此类药物具有潜在毒副作用，均有延长QT间期及致心律失常作用，可导致尖端扭转型室速。丙吡胺具有潜在的负性肌力作用，对心室功能较差的患儿不利。IC类抗心律失常药如氟卡尼和普罗帕酮也可联合应用，但此类药物均有潜在的负性肌力作用。Ⅲ类抗心律失常药胺碘酮与索他洛尔适用于慢性房扑患儿且疗效较好，此类药物抑制房室结传导，索他洛尔具有β受体阻滞剂样作用，是重要的负性肌力药物。因上述药物均可致心动过缓，应密切监测以避免出现窦缓、窦性停搏、交界区性逸搏等，对有症状的窦缓患儿可给予起搏器治疗。

抗心动过速性起搏器也用于治疗先心病慢性房扑患儿[33,34]，此类起搏器对于治疗该型患儿终止房扑效果良好。但此类装置在应用上也存在问题，因为现在生产的起搏器为双极起搏，需要在心房上放置两根心外膜导线，并且有使房扑转为房颤伴快速心室率的报道[33]。新型抗心动过速起搏器具有在转为房颤或室颤（VF）时除颤的功能。

有复杂先心病的患儿，包括 Fontan 术后和由右向左心内分流的患儿，是经静脉植入起搏器的禁忌证，因为有发生栓塞的危险。

射频消融也可治疗房扑。先心病患儿房扑的折返环与典型的房扑有明显的不同，先心病的房扑存在多个折返环，这些折返环存在于心脏手术中缝合线造成的瘢痕或心脏的生理屏障（如界嵴和上下腔静脉口）。对先心病的患儿，因其心房壁较厚，常规的射频消融能量产生的损伤可能不足以阻断折返环，这种特殊情况导致此型心律失常消融成功率低于其他类型。急性期治疗的成功率大约在 70%~80%，但复发率高达 50%[35]。

心房颤动

心房颤动是一类由于心房组织内存在多个微折返而引起的原发性房性心动过速，一般认为心房颤动起源于左心房。相对于儿童患儿，心房颤动在有获得性心脏病的成人中更为多见，在风湿性二尖瓣病变和左心室功能障碍的患儿，此病高发。典型心房颤动表现为心房率在 350~400 次/分之间波动和继发于房室传导比例不等的不规则心室率。

部分心房颤动发生于心脏无器质性病变的青少年，大部分复律后不会复发，少部分可复发，需要给予抗凝（防止血栓形成）与抗心律失常（控制心律失常）的药物治疗。

交界区性异位性心动过速

交界区性异位性心动过速（junctional ectopic tachycardia，JET）是起源于房室交界区的自律性心动过速。在儿童患儿，JET 主要有两种类型，第一种较为常见的类型发生于婴儿的早期，其中 50%患儿发病与先心病有关[36]。第二种类型发生于先心病手术修补术后早期[37]，两种类型均为自律性升高所致。第一种 JET 患儿，心率在 180~240 次/分之间波动，JET 患儿心电图显示心室率较心房率快，QRS 波较窄，形态与正常窦性心律相似，如图 26-2 所示。少数情况下，JET 可出现频率相关性差传，一些患儿术后发生束支阻滞而表现宽 QRS 波群心动过速。如心电图显示 QRS 波群变宽，则应考虑诊断为 VT。如患儿表现为宽 QRS 波群心动过速，应与正常窦性心律相比较或通过快于心室率的频率起搏心室以显示通过希-浦系传导的宽 QRS 波群，从而与 VT 相鉴别。

因心率持续升高，JET 患儿可表现充血性心衰的症状与体征，在此型患儿中有发生猝死的报道[38]。

术后 JET 病程短暂，多持续 24~72 小时[37,39,40]，尽管如此，此型心动过速也可导致患儿死亡，若合并术后心功能低下、心率加快（可高达 250 次/分）及房室同步性丧失，可导致患儿出现严重的不可逆的血流动力学障碍。JET 可见于各种先心病手术后，但主要见于室间隔缺损修补术、年龄较小并伴有短暂房室传导阻滞的患儿[41]。

治疗

家族性 JET 的治疗主要包括应用地高辛减慢心率并增强心肌收缩力，但单独应用地高辛疗效不佳，应合用 IA 类、IC 类或 III 类抗心律失常药。以笔者经验，应联合应用上述药物以控制心动过速，为达到控制心率、预防心功能失代偿的目的，使用的药量很大，可能抑制窦房结，需要植入起搏器。也可应用射频消融治疗 JET[42,43]，但由于 JET 的病因是房室结附近与希氏束的自律性增高，故在行射频消融治疗时，出现完全性心脏阻滞的风险很大。也可能经过一段时间后，交界区心率逐渐降低而不需要长期药物治疗。

对术后 JET 有多种治疗方案，如合并应用地高辛和 I 类抗心律失常药普鲁卡因胺，也有人提出联合应用这两种药物同时应用体表冷却法[39,41]。也可应用双极心室起搏以降低心室率[44]。静注胺碘酮[45]对此型 JET 也有疗效，但静注抗心律失常药有潜在的负性肌力作用，对术后患儿应慎用。如 48~72 小时内患儿状态稳定，多可自行恢复窦性心律。

房室折返性心动过速

临床表现与治疗

小儿房室折返性心动过速（atrioventricular recipro-

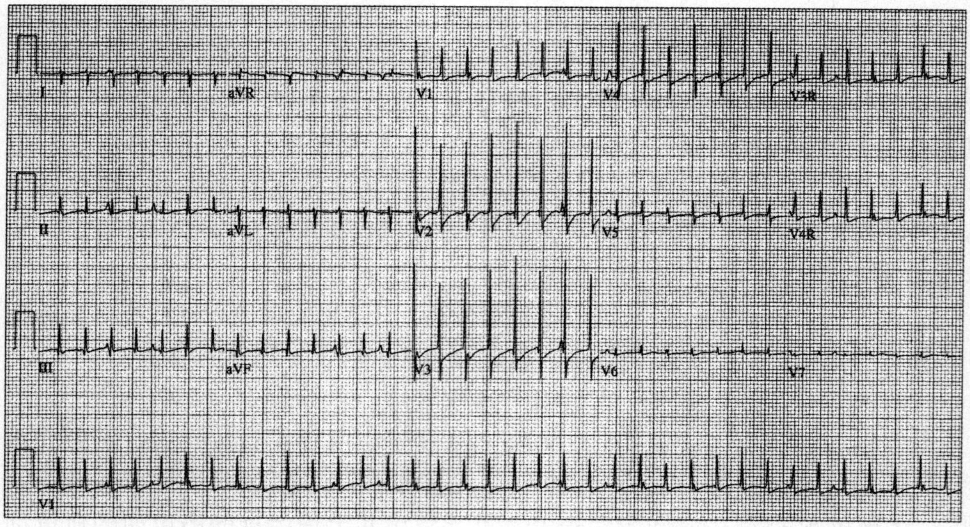

图 26-2 交界区性异位性心动过速心电图，QRS 波群较窄伴房室分离，心室率 240 次/分，心房率 120~140 次/分。

cating tachycardia）的临床表现有多种类型，并且临床表现主要取决于患儿的年龄而非所患心动过速的类型。因此，对房室结折返、隐匿性旁路及 WPW 综合征合并的心动过速的临床表现和治疗将在下文一起讨论，并着重于各年龄段患儿的不同临床表现与不同治疗。

患儿最早在胎儿阶段即可出现心动过速。对胎儿 SVT 的诊断可以依据在母亲孕期胎儿心音听诊，而确诊主要依靠胎儿的超声波检查，应用 M 型和二维心脏超声可明确胎儿心动过速的心率，还能探测心动过速可能的发生机制。此类患儿可能表现为胎儿积水-充血性心衰的一种表现形式，此种急症应给予积极治疗，可通过母体给药终止心动过速，使用的药物包括：地高辛、β 受体阻滞剂、钙离子通道阻滞剂以及Ⅰ类与Ⅲ类抗心律失常药，上述药物可单独或联合应用。胎盘对药物的透过性使治疗变得复杂，可影响药物疗效，胎儿水肿也降低了药物吸收。另一问题是对母体可能产生副作用，应密切监测Ⅰ类与Ⅲ类抗心律失常药的促心律失常作用，如药物不能立即奏效且水肿持续，可考虑提前终止妊娠。

患此病的新生儿与婴儿通常体质虚弱，并可发生充血性心衰。在给予治疗前，患儿通常已发病 48~72 小时，这是因为患儿无法表述和父母没有意识到患儿处于发病状态。父母应注意婴儿的异常状况，如易激惹和纳差，这种状态常被误诊为结肠炎或其他婴儿常见病。在临床表现方面，患儿常有因心排出量下降导致的酸中毒，需给予包括人工通气在内的积极治疗。患儿的心动过速应迅速终止，对此类患儿，静脉注射腺苷疗效较好，但体重仅 3~4kg 且已发生充血性心衰的患儿静脉注射存在技术上的困难，经食管心房超速起搏也被证明是有效的治疗方法。心律恢复正常后，心功能改善，静脉通道易于建立，可以进行静脉给药。

对于心功能低下的 SVT 患儿，地高辛为一线治疗用药，但 WPW 患儿为禁忌证。其他治疗用药包括：静脉注射 β 受体阻滞剂（如艾司洛尔）、普鲁卡因胺及胺碘酮，因有负性肌力作用，上述药物使用时应谨慎，否则可能导致心脏功能恶化。因有导致猝死的报道[46,47]，静脉注射钙离子通道阻滞剂在婴幼儿患儿为禁忌证。

婴幼儿房室折返性心动过速的长期治疗可口服表26-1 所示的各类药物。在口服抗心律失常药的起始阶段，患儿应住院观察所给药物至少 5 个半衰期，以便发现副作用，教会患儿父母如何给药及识别心动过速。在口服 β 受体阻滞剂治疗的起始阶段，应监测患儿，以避免其出现低血糖状态，并应教会患儿父母如何识别低血糖的症状。并要求每一患儿家长注意观察患儿在服用 β 受体阻滞剂后是否出现纳差、呕吐及腹泻的症状。出院后一般不必进行 Holter 监测，患儿父母通过对基本症状的观察就可判定 SVT 是否复发。大部分患儿需给药 10~12 个月，并随其体重变化而调整剂量。若 10 个月龄至 1 岁时 SVT 仍未复发，可停止药物治疗，除非 ECG 检查发现仍有 WPW 综合征的表现。在出生后 3 个月发生 SVT 的患儿约 1/3 可能在 1 岁以后自行好转[48~51]。

年长患儿的临床表现

年长患儿常有心悸和眩晕的主诉。如一名 3~4 岁儿童抱怨其心跳加快，则可能是发生该病的征象，因为这一年龄阶段儿童可以及时向监护人反映自身出现的异常状况，所以与婴儿不同，此年龄 SVT 患儿很少因延误治疗而恶化为充血性心衰。除 WPW 综合征患儿在房速发作时伴有旁路的快速传导，其他患儿在 SVT 发作时罕见晕厥症状。

治疗

对该年龄组的急性期和长期治疗在原则上与婴儿相似，不同的是 5 岁左右患儿可应用射频消融治疗。现在也有射频消融治疗更小年龄患儿的报道，但对于 4 岁以下儿童，多主张仍采用药物治疗。

房室结折返性心动过速

房室结折返性心动过速是折返环位于房室结的折返性心动过速。在房室结区，存在两条由心房向心室传导冲动旁径路，一条不应期较长而传导速度快，另一条不应期较短而传导速度慢。房室结折返性心动过速在年轻成人中比年幼患儿常见，多见青春期患儿，新生儿罕见。此病的典型心电图表现为超短的 RP 间期，这是由于存在心室至心房的经旁路快速逆传。

隐匿性旁路所致心动过速

隐匿性旁路所致心动过速是由单向传导的旁路而导致的心动过速，在这些旁路中，冲动仅能从心室向心房传导（逆传），而无顺向传导。静息心电图无法发现是否存在旁路。旁路可存在于房室沟的任何部位，包括心脏的左右侧壁或间隔。此型心动过速可见于各

表 26–1 长期治疗室性和室上性心动过速的药物

心律失常	药物	剂量	血药浓度
室上速	地高辛	剂量呈年龄依赖性 分 3 次剂量给药（1/2 TDD、1/4 TDD、1/4 TDD） 早产儿：10~20μg/kg TDD 足月新生儿–青少年期： 30~40μg/kg TDD 口服至最高剂量 1~1.5mg TDD（IV 3/4po） 口服维持：10μg/(kg·d)，q12h	1~2.5ng/ml
	维拉帕米	2~8mg/(kg·d) tid	100~300ng/ml
室速	苯妥英	负荷量:10~20mg/(kg·d)，q12h×2d 维持量:5~10mg/(kg·d)，q12h	10~20μg/ml
	美西律	5~15mg/(kg·d)，q8h	0.5~2.0μg/ml
室上速或室速	普萘洛尔	0.5~2mg/(kg·d)，q6h	50~100μg/L
	纳多洛尔	0.25mg/(kg·d)，q12h	0.03~13μg/ml
	阿替洛尔	0.5~1mg/(kg·d)，qd	
	普鲁卡因胺	20~100mg/(kg·d)，q4~6h	PA:4~10mg/L NAPA:4~8mg/L
	奎尼丁	20~60mg/(kg·d)，q6~8h	2~5mg/L
	丙吡胺	5~15mg/(kg·d)，q6h	2~4μg/ml
	氟卡尼	50~200mg/(m^2·d) 或 3~6mg/(kg·d)，q12h	0.2~1.0mg/L
	胺碘酮	负荷量：10~20mg/(kg·d)，q12h×7d 维持量：5~10mg/(kg·d)，qd	RT_3<90ng/dl
	索他洛尔	2~8mg/(kg·d)，q12h	

IV：经静脉；NAPA：N–乙酰普鲁卡因胺；PA：乙酰普鲁卡因胺；RT_3：反 T_3；TDD：总洋地黄化剂量。

年龄段儿童，从新生儿至青春期。

Wolff-Parkinson-White 综合征

临床表现

WPW 综合征患儿的临床表现与成人相似，是由于房室间存在双向传导特性的旁路所致。先天性 WPW 综合征发病率为 1/1000~4/1000 [52]，儿童期 WPW 综合征中 1/5 到 1/3 患儿伴有先心病，主要包括三尖瓣 Ebstein 畸形和大动脉 L 型转位[51]。WPW 综合征可见于各年龄段儿童，从新生儿至青春期，在胎儿或婴儿早期阶段发病的患儿可伴有折返性 SVT。儿童和青春期患儿也可能伴发折返性 SVT，但也可能发生房颤（旁路快速下传）。约 10%患儿表现为逆向型心动过速，其中约一半存在多条旁路[53]。WPW 综合征很多无症状，患儿因其他原因做心电图时发现，但部分患儿出现窄 QRS 波群心动过速，基础 ECG 检查无 WPW 综合征的表现，用地高辛抑制房室传导后，可表现预激的典型征象。

治疗

治疗方案的制定是基于患儿就诊时的年龄及症状，对婴儿及年幼儿，应主要采用抗心律失常药治疗 WPW 综合征。地高辛与钙通道阻滞剂可阻滞房室结正常传导并加快旁路中的冲动传导，可增加房颤或期前收缩时沿旁路快速下传的风险，故尽量不用。除非有严重的反应性气道疾病等禁忌证，β 受体阻滞剂为一线治疗用药。当 β 受体阻滞剂存在禁忌证或治疗无效时，可用氟卡尼、胺碘酮或索他洛尔替代。在新生儿患儿，WPW 综合征有时可能导致严重的心脏功能失代偿即心源性休克，对出现这种状况的住院患儿，可给予地高辛，增强心脏收缩能力、抑制心动过速，但在患儿出院前，应用其他抗心律失常药替代地高辛。

对青少年患儿，射频消融是治疗 WPW 综合征首选。8 岁以上患儿可采用运动试验、经食管心房调搏或心内电生理检查来评价旁路的传导速度和不应期。当考虑到应用射频消融治疗、WPW 综合征诊断较明确时，应进行心内电生理检查。

另外，无症状的 WPW 综合征患儿常是由于其他原因如胸痛或学校体检发现异常而被诊断的。对于 8 岁以上儿童应尽早诊断其旁路是否存在快速传导的现象，通常对此型患儿进行心脏导管检查以判定左心房起搏或房颤时经旁路下传的最短 RR 间期，在房颤时，若经旁路下传的最短 RR 间期小于 220ms，则患儿发生猝死的危险较大，此发现基于 Bromberg 等[54]和Paul 等[55]的研究成果，他们证实了这些评价的作用，尽管不能完全预测心脏停搏和晕厥。

室性心律失常

室性心律失常包括室性期前收缩（Premature ventricular contraction，PVC）、二联律、非持续性 VT、持续性 VT 与 VF。15%正常新生儿可发生 PVC，其中正常儿童为 1/3，先心病术后的成年与青少年为 2/3[56]。在儿童，此病可无明显诱因，通常为良性，也可继发于各种急慢性病理状态（表 26-2 和 26-3）。患儿伴或不伴心脏病，对 PVC 预后影响较大，因此观测 PVC 所伴随的病理状态十分关键。

评价

应行超声心动图检查来诊断发病相关因素和伴随的病理状态，包括结构上的异常如心肌肥厚或伴发于心肌炎和扩张型心肌病的心脏功能障碍，偶尔可发现心脏肿瘤如横纹肌瘤。诊断包括标准心电图并对 QTc 间期仔细手工测量。Holter 监测可用于诊断异位心律的

表 26-2 急性室速的病因

药物/中毒	**外伤**
全身麻醉剂	钝性伤：心脏震荡
抗心律失常药	胸部手术
咖啡因	心导管术
尼古丁	
静点拟交感神经药/儿茶酚胺	**心肌缺血**
抗精神病药：三环类药物	冠状动脉异常/心肌梗死
抗抑郁药/酚噻嗪	Kawasaki 病
可卡因	
地高辛中毒	**高脂血症**
	感染
代谢	心肌炎
缺氧	心包炎
酸中毒	风湿热
低血糖症	
低钙血症	**特发性**

表 26-3　慢性室速的病因

先天性心脏病	Ebstein 畸形
	Fallot 四联症，肺动脉瓣缺失
	主动脉瓣疾病，AI/AS
	二尖瓣脱垂
	肥厚型心肌病/IHSS
	冠状动脉异常
	Eisenmenger 综合征，肺动脉高压
先心病术后	Fallot 四联症，DORV
	室间隔缺损
	房室管缺损
	主动脉瓣病，狭窄和关闭不全
	单心室综合征 s/p Fortan 修补 d-TGA s/p 房内修补
获得性心脏病	风心病
	Lyme 病（莱姆病）
	Kawasaki 病（大动脉炎）
心肌病	肥厚型
	右心室发育不良
	病毒感染后
	结缔组织病（SLE）
	马方（Marfan）综合征
	肌肉营养不良、Friedrich 共济失调
肿瘤和浸润	横纹肌瘤
	含铁血红素沉积症：重型地中海贫血、镰状细胞病
	原癌性心肌病
	白血病
特发性/心脏结构正常	右室流出道室速
	左室间隔室速/分支性室性心动过速
原发性心律失常	LQTS
	先天性完全性心脏阻滞
	家族性室速
其他	心肌缺血或梗死

AI：主动脉瓣关闭不全；AS：主动脉瓣狭窄；DORV：左心室双出口；d-TGA：大动脉 d-型转位；IHSS：特发性肥厚型主动脉瓣下狭窄；LQTS：长 QT 综合征；SLE：系统性红斑狼疮。

数量及复杂程度。在正常心脏，20%的 PVC 一般不会影响心脏功能，可进行随访，但 30%以上日后可导致心功能障碍，此类患儿可能有潜在的心脏疾病未被诊断，如疑有右心室发育不良（RVD），应行磁共振检查。对频发 PVC 患儿，应行运动试验，通常，PVC 在运动时减少为阳性，运动时增加为阴性。在长 QT 综合征患儿，QTc 间期（尤其是恢复期的 QTc）显著增长。除非症状提示存在更复杂的心律失常或 PVC 与引起 VT 及 VF 的疾病相关，一般不应行心内电生理检查。

预后

长期随访发现 37%~65%心脏正常的 PVC 和 VT 患儿可自愈[57]，上述患儿发生猝死的可能较小，但也有病例报道。PVC 可能是发生其他心律失常的先兆，特别是当它们为复杂多形性、二联律或伴有 VT 者。

症状与体征

PVC 患儿通常没有明显症状，心律失常不易发现，特别是小于 5 岁的患儿，年长儿可主诉偶感心脏停跳一次、心跳加重及胸部颤动。一部分 PVC 患儿表现为胸痛。

治疗

除非发作频繁影响心排出量、偶联间期较短或落在 T 波上（如 LQTS 的易损期），一般 PVC 不需治疗，但对继发于心肌炎、心肌病或先心病的 PVC 应给予进一步检查与治疗，尤其是频繁发作、成串出现、影响血流动力学者。PVC 的治疗与 VT 的治疗一起讨论。

室性心动过速（VT）

与 PVC 相似，VT 也可由急、慢性病理状态诱发（表 26-2 和 26-3）。VT 在儿童中发病率不及 SVT 常见，但近年其发病率或者诊断率有升高趋势。随着复杂先心病手术存活率升高，术后 VT 增多[58]。心律失常的监测与诊断技术的改善，更有利于确定儿童期 VT 的病因，主要病因包括：先天性 LQTS、肥厚型与扩张型心肌病、RVD、心肌炎、结构正常心脏存在的异位兴奋灶或折返环和特发性 VT。

心电图检查

室速的典型心电图变化为宽 QRS 波群心动过速伴房室分离。很多患儿有室房传导，呈 1∶1 比例的室房逆传导，而不发生房室分离。VT 应与其他宽 QRS 波群心动过速相鉴别，如伴束支差传的SVT、经房室旁路前传的逆向型SVT及房扑，但在排除其他诊断前，对于宽QRS波群心动过速患儿，仍应考虑为VT。儿童正常QRS波群时限为40~80 ms，因此儿童宽QRS波其时限可能仅有80ms。VT患儿心率在120~300次/分之间波动，T波向量与QRS向量不同，但并不是在每一个导联上极性都相反。左束支传导阻滞（LBBB）是常见的形态，但右束支传导阻滞（RBBB）或LBBB与RBBB交替的图形也可能发生。在窦性心律中出现的与室速形态相同的PVC也是重要线索。房室分离提示室速，但1:1的室房传导常见，尤其在年幼儿。融合波在室速的起始和终末常见，室速分持续性室速（>30个连续QRS波群）和非持续性室速（3~30个连续QRS波群）。

根据形态可进一步将室速分为单形性室速和多形性室速。多形性室速分两种，双向型室速（图26–3）和尖端扭转型室速。尖端扭转型室速与LQTS相关，名字来源于它的扭曲和波纹形状的特性。双向型室速与地高辛中毒、家族性高钾血症性麻痹或儿茶酚胺敏感有关，心电图示在QRS电轴存在逐搏变化[59]。

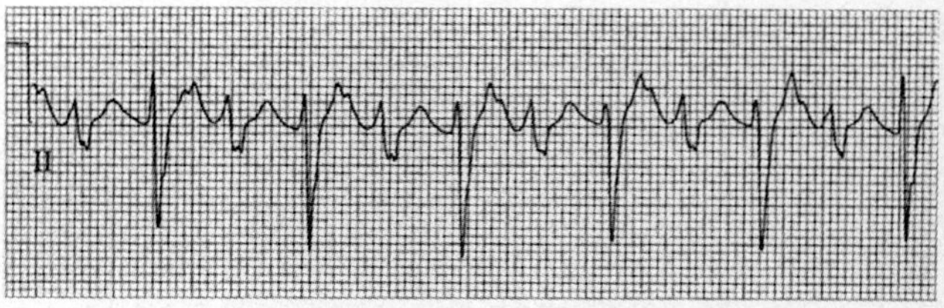

图26–3 双向性室速心电图。注意两种完全不同的宽QRS波形

室速的病因学

不伴有先天性心脏缺陷的急性室速的病因见表26–2，最常见的病因包括：代谢性和电解质异常；感染性疾病（如心肌炎），可致左心室微血管疾病[60]；HIV感染[61]；钝性心脏创伤包括心脏震荡（commotio cordis）[62~64]；冠状动脉缺血，尤其与Kawasaki病相关；药物（如咖啡因）、吸入麻醉、药物滥用（如苯丙胺和可卡因）。

慢性或反复性室速的原因包括：先天性心脏病，术前和术后获得性心脏病；代谢紊乱，包括脂肪酸代谢障碍[65]；神经肌肉病如Duchenne肌营养不良；心肌病，包括ARVD（ARVC）；肥厚型心肌病（HCM）；肿瘤和浸润；心脏结构正常的起源于左心室或右心室的室速；LQTS相关室速；其他原发性电生理异常如Brugada综合征、家族性多形性室速、儿茶酚胺敏感性室速。详见表26–3。儿童病因不能确定很常见[66~69]，在最初认为没有明确病因的儿童，持续的评估常能确定病因[70]。

室速的机制

据报道，室速的机制有折返、触发活动、自律性异常。电生理检查有助于区分这些机制，儿童室速机制包括折返（60%）和自律性异常（40%）[71]。折返是先天性心脏病患儿术后最常见的机制，与围绕着缝合线和心室切口瘢痕的折返环有关。

临床相关性

室速患儿的临床表现不同，依赖于潜在的病因和临床状况，以及潜在的心肌功能和结构。在一项对心脏结构正常患儿的VT研究中，VT主要见于婴儿（48%），其中58%小于6个月[66]。伴有心衰者占30%，血流动力学不稳定和循环衰竭者占23%，子宫内诊断者占18%。30%患儿是偶尔发现的。未发现特殊病因的占50%，心肌病或心肌炎（20%）是最常见的明确病因。

临床症状和体症

症状的类型和程度与心率相关，大部分症状发生在心率超过150次/分的患儿。除了有潜在心脏病的患儿，室速患儿的症状同室上速患儿相似；与心动过速的机制相比，症状的程度主要与心率相关。症状包括呼吸困难、气短、胸痛或腹痛、心悸、头晕、晕厥、心脏停搏、猝死，年长儿还可表现为体力耐受性差或易疲劳，婴幼儿可出现进食较差、易激惹或昏睡。有心脏病的室速患儿通常具有症状，无心脏病的室速患儿中1/3可出现症状，症状主要同心动过速的频率（很少<150次/分）及心肌功能有关。猝死主要发生在有心脏病的患儿[72]，最近报道心脏正常的患儿也可发生[67,73]。小于5岁的患儿或有持续性心动过速的患儿通常不能察觉心动过速或不能准确表达其感受，体征包括心悸、心率较快的感觉、呼吸急促、低血压伴有苍白和出汗、充血性心衰的表现。尽管室速通常突然发作，但也可能在运动中发作而很难被察觉。心率表现为“温醒”现象（即逐渐增快）。

特殊的相关病症

加速性室性心律

加速性室性心律起源于心室，具有室速的所有特征，但心率仅略快于窦性心率，通常<120次/分。常见于心脏正常的儿童，常发生于新生儿并且是自限性的，通常于出生后的两周至3个月内消失。这些早期发生的心律失常可能与自主神经的发育相关，在年长儿可能与不确定的病毒感染性心肌炎影响传导系统有关。这种心律失常可见于青春期并可能同自主神经和体液因素相关。另外，据报道加速性室性心律与代谢异常、药物、ARVD、心肌梗死相关[74]。对儿童，该心律失常通常被认为是良性的，即使其偶然发生于有先天性心脏病的患儿[74,75]。

评价和治疗

对大于5岁能够配合的儿童，评价包括ECG、Holter监测、运动试验。这些患儿总体上不需治疗但需随访，因为罕见情况下一些患儿的室速可加速至较高的心率而具有症状。大多数这类患儿不需治疗和限制活动，尤其是心脏正常者。

右心室发育不良

右心室发育不良或致心律失常性右心室发育不良作为室速的特殊病因，于1978年首次报道[76]，大多数患儿室速呈完全性左束支传导阻滞图形。据报道心脏貌似正常的室速患儿30%有右心室发育不良[77]，尽管在其他患儿中较少。右心室发育不良是一种家族性右心室心肌病，与猝死相关，为常染色体显性遗传病，有不同的外显率和基因表达。病理表现为右心室壁被大量的纤维和（或）脂肪组织替代，可发生局部心肌变化，包括坏死、变性、肥厚、慢性炎症浸润。该病变在心外膜下较重，并在后期发展至心内膜。尽管大多数病例为家族性，但也有散在的病例报道，右心室发育不良在青年人不多见，但对既往健康、现发生室速的儿童或青少年应怀疑此病。

评价

可疑患儿需进行ECG、MRI、心脏超声检查。因为该病变的局部特性，心脏超声常不能诊断。MRI或MRI造影可显示右心室肌变薄，被脂肪组织替代，动脉圆锥、右室游离壁、右室心尖部的运动低下，伴有右心室扩张、收缩功能减低，左心室游离壁和间隔也可受累[78]。其他的辅助诊断包括运动试验、心室造影术、信号平均ECG、SPECT（单光子发射计算机断层扫描）[79,80~85]。遗传学因素正在研究中，患儿的家属应进行ECG、Holter监测、心脏超声、MRI检查[70,86]。

治疗和随访

药物治疗包括β受体阻滞剂和索他洛尔，用于发作频繁、有症状或有潜在危险的室性心律失常患儿。应用植入式心脏复律除颤器（ICD）[87]能拯救生命[88]。外科手术，包括右心室游离壁完全性电隔离有报道[89]。关于这类患儿的预后和临床病程的报道各不相同。长期随访中定期的Holter监测和运动试验是重要的，因为随着年龄的增加，心律失常会加重。

长QT综合征

先天性长QT综合征是一种遗传病，主要症状表现为晕厥、癫痫发作和猝死，大多数患儿的ECG有QT间期的延长[90]。图26-4为1例长QT综合征的心电图。除了QTc间期的延长，患儿还有畸形或切迹T波，伴明显的U波或T波电交替，可发生致命性的室速、尖端扭转型室速或室颤。长QT综合征包括Jervell和Lange-Nielson综合征（该综合征在1957年[91]被认为是一种常染色体隐性遗传病，并与先天性耳聋有关），以及Romano-Ward综合征（1963年发现，1964年认为是常染色体显性遗传病不伴有听力障碍[92,93]）。

1993年，多个医学中心汇总了287名患儿的统计数据[94]，起病表现为心脏停搏（9%）、晕厥（26%）、癫 发作（10%）、晕厥前兆或心悸（6%），88%儿童有运动相关症状，39%确诊有家族史或家族成员明确有该症状，39%的患儿就诊时无症状，其中4%发生猝死，总体患儿的猝死率是8%。猝死最强预测因子是QTc间期>0.60s和未坚持服药。

心动过缓在这些患儿中很常见，一些患儿可能会发展或表现为二度房室传导阻滞，一些新生儿更常见的表现为二或三度房室传导阻滞[95]，一些年长儿也可出现，尤其是运动时。

一项系列研究数据表明，在没有治疗的情况下，猝死的发生率为73%[96]。另一些统计表明，在有症状的患儿出现晕厥后的第1年里，猝死的发生率为21%[97]。

诊断和评价

关于这种综合征的诊断有多种标准，Schwartz等提供了诊断标准，推出了判定这些患儿的量表[98]。所有的诊断标准都包括对QT间期的测量，患儿及家属关于晕厥、癫痫发作、心律失常等症状的详细病史。详细的病史还要显示出家族中年轻成员的猝死史，以及与情绪和运动相关的晕厥和癫痫发作史。

其他检查包括24h心电监测和运动试验，会提供有帮助的信息，如QT间期的明显延长，尤其在运动恢复期，或运动中或运动后出现多形性室性心律失常。应用异丙肾上腺素或肾上腺素的激发试验目前还有争议[99,100]。

诊断长QT综合征需要保持高度警惕性。患儿在运动或室速当时或之后出现晕厥，尤其是多形性室速或尖端扭转型室速，或与情绪和身体应激相关，应做ECG，测定校正的QT间期。静息ECG评价不够充分，因为12%基因携带者ECG正常[101]。Priori报告了意大利家族长QT综合征的先证者，尽管过去认为是散发的长QT综合征基因，研究显示也可有低外显率。遗传学研究显示家族中多个成员为基因携带者，但他们的心电图正常[102]。

最近的遗传学研究显示许多编码钾或钠离子通道的异常基因，通过改变心脏的复极导致长QT综合征，增加室性心律失常的危险。这些基因包括*KVLQT*1、*HERG*、*SCN5A*、*minK*、*MiRp*1（表26-4）[103-106]。1991年Keating等从一组LQTS（LQT_1）家族中在11号染色体短臂上发现了遗传标记（11p15.5，在Harvey RAS-1位点附近）[107]。遗传异质性被发现存在于不与染色体11p15.5相关的LQTS家族中[108,109]，1994年发现了另外的相关基因位于7号染色体（7q35-36）（LQT2）和3号染色体（4q21-24）（LQT3）[104]。第4个基因位点位于4q25-27（LQT4），是在日本的一个大家族中被发现，但没有特殊的基因[106]。与LQT5（*minK/KCNE1*）和LQT6（*MiRP1/KCNE2*）相关的基因也已确定[110,111]。

不是所有的LQTS家族都与已知的位点相关，提示存在其他未发现的基因，这些基因影响了离子通道，改变了心脏复极，导致了室性心律失常的发生。除了这些基因的作用以外，心肌对交感神经刺激的不平衡或过度敏感对室性心律失常的发生也可能起重要的作用。长QT综合征心律失常的发生是因为自发的再除极，它发生于动作电位延长的平台期期间或紧随其后（早期后除极）。交感神经的兴奋性加强可能使早期后除极增加，使得自发除极而触发持续的心律失常。

特殊的基因缺陷

KvLQT1（LQT1）和Mink（LQT5）

*KvLQT*1基因定位于11p5.5染色体，编码电压门控钾离子通道亚单位[103,112]。*Mink*编码电压门控钾离子通道更小的亚单位。*Mink*亚单位与*KvLQT*1亚单组装在

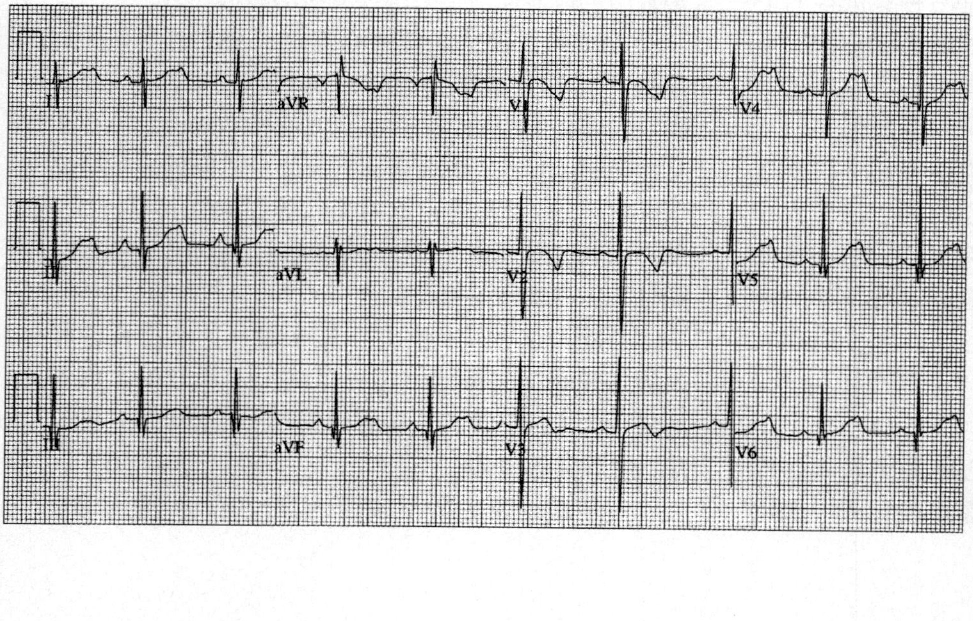

图 26-4 长QT综合征患儿心电图。QTc间期490ms，注意长的锯齿状T波。

一起形成心脏 I_{Ks} 通道[110,113,114]，两者或两者之一的不正常可抑制通道的功能而延长复极，其机制是通过减少 I_{Ks} 通道 50%的功能，即显性负性作用。导致 *KvLQT*1 功能减弱的分子机制是，通过异常亚单位的合成，使其不能组装在正常亚单位上，致使功能通道数目减少和功能丧失。其他突变导致了 *KvLQT*1 亚单位的结构异常和功能丧失。现有的证据表明 LQTS 家族的 *KvLQT1* 突变超过 40%[115]，大约 5%的突变与 *minK* 基因有关[115,116]，*KvLQT*1 或 *mink* 的纯合子突变可导致 Lange-Jervell -Nielsen 综合征[117,118]，*KvLQT*1 和 *Mink* 在内耳均可表达，*KvLQT*1 或 *Mink* 纯合子突变导致了无功能的 I_{Ks} 通道，这会导致内淋巴的产生不足和伴随神经性耳聋的 Corti 器官退化 [119]。

HERG (LQT2) 和 MIRP1 (LQT6)

1994 年，Jiang 等的研究显示了 LQTS 家族同 7 号染色体的相关性 [104]。7q35-36 认为是人类 Ether-a-go-go 相关基因（Human Ether-a-go-go-Related Gene，HERG）[105]。目前，*HERG* 突变占 LQTS 基因突变的 45%，该基因编码形成心脏延迟整流钾通道 I_{Kr} 通道的亚单位，该通道可终止动作电位的平台期[120,121]。这些突变导致了外向钾电流的降低，阻止了动作电位平台期的终止。*HERG* 亚单位与 *MiRP*1（即 *KCNE*2，定位于 21 号染色体靠近 minK 处）一起组装形成心脏 I_{Kr} 通道[111]。*MiRP1* 突变占 LQTS 基因突变的 2%。

多种药物可以延长 QT 间期，并有潜在的致心律失常作用。HERG 通道是最常被阻滞的钾离子通道。HERG 通道的结构可被多种药物作用而阻滞 [122]。阻滞 I_{Kr} 通道的药物与慢频率依赖性的尖端扭转型室速相关。

SCN5A (LQT3)

Jiang 等人[104]报道了 LQTS 家族的另一群体，病变定位于 3 号染色体（3p21-24），它是心脏钠通道基因，编码钠通道亚单位，负责激活心脏动作电位[123,124]。3 号染色体功能突变，尤其是处于钠通道部位Ⅲ区和Ⅳ区门控失活，引起功能异常，导致持续的钠内流，使动作电位时程延长，易致心律失常[125,126]。

临床相关的遗传学发现

T 波改变与特殊的基因突变有关[127]，如图 26-5，但当与其他疾病有重叠时，限制了其特异性表现。基因型对临床病程的影响已被阐明[128]。患儿心脏事件发生率LQT1（63%）或 LQT2（46%）要比 LQT3（18%）高，LQT3 患儿心脏病的死亡率（20%）要比 LQT1 或 LQT2（4%）高。LQT1 患儿常在运动时发病（62%），尤其是游泳时 [129,130]，仅有 3%是在睡眠时发病；LQT2 与 LQT3 患者在运动时发病率较低（13%），但在休息和睡眠过程中发病率较高（29%和 39%）。LQT1 经 β 受体阻滞剂治疗后再发率和死亡率（81%和 4%）与 LQT2（59%和 4%）和 LQT3（50%和 17%）相比，再发率高、死亡率低[129]。LQT3 患者多发生于休息或睡眠时，LQT2 多发生于运动和紧张时，LQT2 病人在大分贝的噪声刺激时易发病[131]。

表 26-4 长 QT 综合征

类型	遗传方式	基因（别名）	蛋白
LQT1	AD	*KvLQT*1（*KCNQ*1）	I_{Ks} K^+通道 α 亚单位
LQT2	AD	*HERG*（*KCNH*2）	I_{Kr} K^+通道 α 亚单位
LQT3	AD	*SCN5A*	I_{Na} K^+通道 α 亚单位
LQT4	AD	*LQT*4	未知
LQT5	AD	*MinK*（*KCNE*1）	I_{Ks} K^+通道 β 亚单位
LQT6	AD	*MiRP1*（*KCNE*2）	I_{Kr} K^+通道 β 亚单位
Lange Jervell-Nielson（LQTS 伴耳聋）	AR	*KVLQT*1	I_{Ks} K^+通道 β 亚单位

AD：常染色体显性遗传；AR：常染色体隐性遗传

1992 年，Vincent 在《新英格兰医学杂志》（*New England Journal of Medicine*）发表的研究显示，一些 QT 间期没有明显延长的患儿也可能携带基因 [267,101]，一些非携带者（15%）有异常延长的超过 0.44s 的 QT 间期。通常认为如果 QTc 间期超过 0.47s，100%被确认是基因携带者，只有 6%的基因携带者 QTc 间期小于 0.44s[101]。这些基因检测使医师能更特异地确定 LQTS 患儿。Priori 证实外显率是 25%的家族中，有 33%成员是基因携带者，然而却没有临床表现[102]。

另外，来自国际注册处（the International Registry）的研究提示哮喘与 LQTS 关联，LQTS 患儿的哮喘发生率随着 QTc 间期的延长而增加，LQTS 患儿的哮喘发病率与心脏事件危险增加相关，β 受体阻滞剂可减少该危险性[132]。

婴儿猝死综合征

Schwartz 对 34 442 名刚出生 3 或 4 天的意大利婴儿的研究表明，24 名相继发生婴儿猝死综合征，12 个

QT 间期延长超过 0.44s[133]。另外的研究显示在一些有婴儿猝死综合征的患儿中少数有 *SCN5A* 和 *HERG* 突变[133~135]。

评价和诊断

确诊要基于详细的病史，不但要有患儿个人的发病情况，还要有全面详细的家族史，寻找家族中有无不明原因的突然死亡、晕厥发作、听力障碍和异常癫痫发作。

所有的可疑 LQTS 患儿要作标准的 ECG，仔细测量 QTc 间期、24 小时动态心电图监测，对年龄适当的患儿行运动试验。不需用肾上腺素或异丙肾上腺素做激发试验，除非有临床高度可疑而其他检查为阴性的散发病例。

仔细评价 ECG 和 24 小时动态心电图监测是非常重要的。QTc 间期可以根据 Bazett 公式[136]手工测量，用任何导联最长的 QT 间期除以前一个 R–R 间期的平方根。需用手工测量和计算，计算机自动测出的数据常不准确。在静息和运动 ECG 中，任何导联 QTc 间期超过 0.45s 为异常，尽管有大量的方法用来计算窦性心律不齐时的 QTc 间期，但应尽量记录非窦性心律不齐的 ECG。在 Holter 监测中，因使用不同的滤波，我们认为超过 0.50s 为异常。除了发现 QT 间期延长外，Holter 监测可发现异常 T 波、R on T 现象、短阵的非持续性室速、持续性室速或尖端扭转型室速。

对有运动能力的儿童，激发试验应包括运动试验。该试验可排除窦性心律不齐，可以更准确地测量 QTc 间期。在很多患儿中，心率恢复到 120~130 次/分时，QTc 间期最长。该试验可发现异常的 T 波、多形性 PVC 或室速。如高度怀疑 LQTS 而其他检查不能确定时，肾上腺素或异丙肾上腺素激发试验有助于判定。除了 QTc 间期延长和在激发试验中发生室性心律失常，T 波异常也可发生[138]，我们认为在异丙肾上腺素试验中 QTc 间期超过 0.50s 为异常。

应确定发生晕厥和猝死的高危患儿，心电图高危因素包括 QTc 超过 0.60s、T 波电交替、QTc 间期离散[139,140]。在 LQTS 患儿，QT 间期离散认为与高危相关[138,139,141]，QT 间期离散意味着复极的异质性，易于发生尖端扭转型室速。在 Priori 的研究中，对 β 受体阻滞剂无反应的患儿复极离散度高[139]。在 Shah 的研究中，具有发生严重室性心律失常高风险的 LQTS 患儿常有 QT 和 JT 离散度超过 55ms[141]。对 LQTS 患儿，关于 T 波微伏级电交替的文献很少，尽管肉眼可见的 T 波电交替是高危因素。

治疗

患儿的紧急治疗包括利多卡因和心脏电复律，镁可治疗尖端扭转型室速 [142~144]，普萘洛尔和苯妥英对这类患儿也有效，I 类药在正常患儿可延长 QT 间期，不应用于 LQTS 患儿。事实上，一些药物能诱发尖端扭转型室速，见表 26–5。这可能与 QTc 间期延长有关，伴发心动过缓或（和）室性心律失常。临时起搏和停用相关药物是有效的治疗方法。

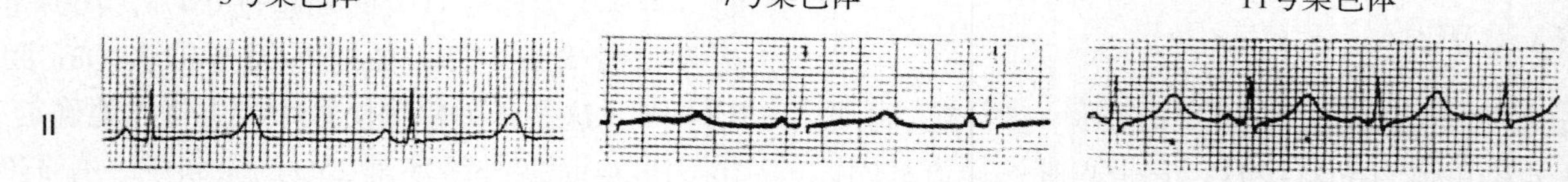

图 26–5 取自 3 名长 QT 综合征患儿的Ⅱ、aVF、V_5 导联心电图。患儿分别与 3、7、11 号染色体相关。3 号染色体异常的患儿有迟发的 T 波，伴 QTc 间期 570ms; 7 号染色体异常的患儿有低振幅 T 波，伴 QTc 间期 583ms；11 号染色体异常的患儿有早发的、宽的 T 波，伴 QTc 间期 573ms。 (From Moss AJ, Zareba W, Benhorin J, et al: ECG–T wave patterns in genetically distinct forms of the hereditary long QT syndrome. Circulation 1995;92:2931.)

图 26–6 显示，室性心律失常（尖端扭转型室速）常恶化为室颤，导致患儿猝死。

这种情况下，标准的长期治疗方案是用 β 受体阻滞剂，最常用的是普萘洛尔和纳多洛尔。一些患儿推荐用长效普萘洛尔和阿替洛尔。每日 1 次用药时，在清晨剂量最低，对一些患儿这是高危期，因此我们建议对这类患儿最少每日用药 2 次。一个研究显示阿替洛尔效果不佳 [145]。这些患儿的依从性是个问题，每日 1 次的 β 受体阻滞剂要优于不服药。β 受体阻滞剂的剂量因人而异，年轻患儿以每公斤体重的剂量增加，大部分十几岁少年需 10mg 到 20mg 纳多洛尔每日 2 次。我们根据极量运动试验时的心率确定适宜剂量，目标是使治疗后的最高心率维持在 150~160 次/分。β 受体阻滞剂可降低死亡率，使其少于 4%[146]。其他系列研究认为 β 受体阻滞剂不能对各类患儿都有保护作用[147]。

我们的患儿每年随访一次或两次，采用运动试验和 24 小时动态心电图监测，来寻找适宜的治疗方法或观察有意义的室性心律失常或两者兼备。

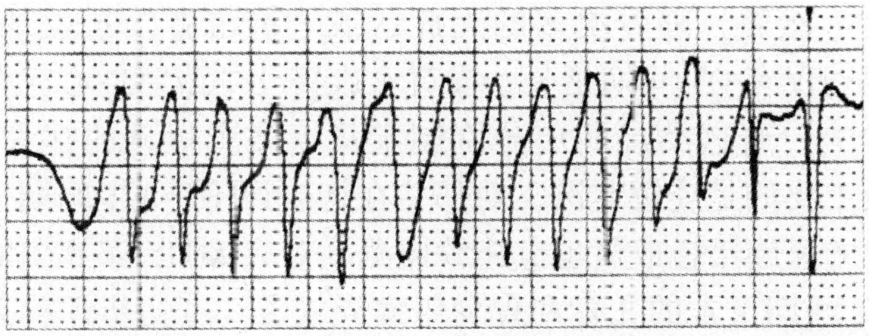

图 26–6 长 QT 综合征患儿尖端扭转型室速的心律条图，这种室速是快速、不规则和多形的。

对 β 受体阻滞剂无反应的患儿，可用苯妥英、美西律或起搏器治疗，其他抗心律失常药很少应用，避免用延长 QT 间期的药，钾治疗可能有益处。左侧星状神经节切除术目前有争议，报道的成功率不一[148~151]。

对这类患儿，永久性起搏器的植入是有效的辅助治疗方法，尤其是严重心动过缓患儿，心动过缓可能是因为自身的症状或 β 受体阻滞剂治疗所致[152,153]。起搏心率比窦性心律至少高 10%~20%，对严重患儿控制心率时间尽可能长，避免心脏出现长间歇，采用这种治疗方法，尖端扭转型室速发作会减少或消失。

对曾有心脏停搏或有频繁或严重的与室性心律失常有关的晕厥发作患儿，我们建议植入自动的心脏复律除颤器（ICD）。该装置根据程控的标准识别室颤或室速，发放不同的电击以转复窦性心律，一些 ICD 可提供备用起搏功能，但目前还不适于持续以较高频率起搏，因为电池会过早耗尽。ICD 的体积限制了其在年幼儿中的应用，但随着技术的提高，年幼儿也可植入 ICD 而获益。目前，该技术不能轻易应用，因为随访和可能的误放电有可能会影响患儿的生命和生活方式。Groh 报告 35 名植入了 ICD 的 LQTS 患儿，平均随访 31 个月[154]，主要的适应证是预防猝死。50%的患儿在随访期间至少有 1 次放电，两名患儿有多次放电，需额外的治疗，没有患儿死亡，这些结果与 Silka 早年的研究结果相似[155]。

LQTS 分子机制的进一步了解，促进了识别更特异的或称基因导向治疗的研究[156]。钠通道阻滞剂美西律已经应用[157]，对 LQT3 患儿美西律治疗可缩短 QT 间期。Sato 等报道对 LQTS 患儿应用钾通道开放剂尼可地尔[158]。还有试验应用补钾和给予螺内酯的方法。

一般而言，LQTS 患儿应避免竞技性体育运动，我们也同意已确诊的 LQTS 伴有症状或心律失常者应当如

表 26–5 即刻治疗室上速的药物

药物	初始治疗
腺苷	50~100μg/kg, 以每 2min 增加 50μg/kg, 至 400μg/kg 或最大剂量 12mg
胺碘酮	IV：5 mg /kg，1 小时后，给予 5~10μg/(kg·min) 静点
地高辛	剂量呈年龄依赖性 分 3 次剂量（1/2 TDD、1/4 TDD、1/4 TDD） 早产儿：10~20μg /kg TDD 足月产新生儿–青少年期：30~40μg/kg TDD 口服 至最高剂量 TDD：1~1.5mg（IV 3/4po） 口服维持：10μg/(kg·d)，q12h
艾司洛尔	IV 负荷：200~500μg/(kg·min)，2~4min 以 50~100μg/(kg·min) 增加 [最大剂量：1000μg/(kg·min)] 维持量：50~200μg/(kg·min)
脱羟肾上腺素	弹丸式推注：100μg /kg 静点：10μg/(kg·min)
普鲁卡因胺	5 mg /kg，5~10 min 或 10~15 mg /kg，30~45 min 静点：20~100μg/(kg·min)
普萘洛尔	0.05~0.1 mg/kg，5 min，q6h
维拉帕米	0.05 ~0.30mg/kg，3~5 min 最大剂量=10 mg

TDD：总洋地黄化剂量

此。然而，随着更多的无症状或“携带者”被发现，他们仅有QT间期延长、没有家族猝死史或室性心律失常史，对这类患儿应分别制定从事体育运动的建议。最主要的是连续监测，对那些在初步评价中QT间期正常的家族年轻成员也应连续监测。对有LQTS家族史的QT间期正常的儿童和青少年家族成员，若初步评价正常，也应定期检查标准ECG、24小时动态心电图和运动心电图，因QT间期随年龄改变，除非基因检测排除了LQTS。

建议LQTS患儿应避免使用咖啡因、交感神经兴奋剂如肾上腺素，以及非处方药如减充血剂。应避免延长QT间期的药物。

Brugada综合征

SCN5A(Brugada/家族性室颤)

1992年报道，V_1~V_3导联的ST段抬高伴右束支阻滞图形与猝死相关，被称为Brugada综合征[159]。患儿常在睡眠中死亡，推测是继发于室颤。此综合征为常染色体显性遗传，*SCN5A*突变可导致功能的丧失，引起传导速度下降[160]。此类患儿可有QT间期正常、ST段抬高、右心室传导延迟，并有猝死倾向。钠通道阻滞剂普鲁卡因胺和氟卡尼可用作激发试验[161,162]，比通常高几个肋间部位的心前区导联也可揭示此现象。该综合征常发生在亚洲男子。对有不明原因的晕厥、心脏停搏或家族成员有过这些症状发生者，均应考虑到该综合征。这类患儿应用抗心律失常药物并不能减低猝死率，而应建议ICD治疗[163]。

儿茶酚胺介导性室速

儿茶酚胺介导性室速是一种遗传性疾病，由应激诱发双向性室速，常可恶化为室颤而导致猝死。这类情况常发生于儿童、青少年和青年人。在儿茶酚胺介导性室速的家族中发现，ryanodine受体基因*RyR1*突变位于1q42-q43[164]。基因异常会导致细胞内钙异常，引起细胞内钙超载而致快速型心律失常。

评价

对惧患者应定期监测，包括ECG、运动试验、Holter监测。

治疗

应用β受体阻滞剂，有明显症状的患儿植入ICD。

心肌炎

心肌炎的患儿有一些特殊的问题。室性异位心律的患儿中，14%~50%有心肌炎的组织学变化[165,166]。病毒性心肌炎最常见的病因包括柯萨奇病毒A和B以及腺病毒。

这些患儿绝大多数出现室性心律失常，最常见的还是单一的PVC和非持续性室速，仅有轻微的或没有心室功能减退。

评价

除了PVC或VT，静息时心电图可出现ST-T变化或低电压。24小时动态心电图可显示心律失常的程度和复杂性。对住院患儿，遥测心电图可显示持续性或非持续性室速或房室传导阻滞。

治疗

一些患儿可应用类固醇[167]，静注免疫球蛋白可能促进左心室功能的恢复和提高有症状患儿的第1年生存率[168]。

有些简单的室性心律失常患儿不需治疗，更频繁和复杂的心律失常患儿需治疗。对这些患儿，用美西律和β受体阻滞剂治疗获得成功。一些患儿因窦房结功能障碍或房室传导阻滞而心率较慢，当心率慢时可发展成快速室性心律失常。这类患儿可能需要临时起搏治疗，甚至可控制室性心律失常而不需药物治疗。

当患儿的室性心律失常可潜在威胁和损害心室功能时，需即刻治疗。通常心功能下降的患儿需要正性肌力药物来维持心排出量。尽管每个患儿有独特的敏感性，还是要尽可能选择致心律失常作用最小的药物，例如，多巴酚丁胺的致心律失常作用小于多巴胺，多巴胺的致心律失常作用小于肾上腺素或异丙肾上腺素。室性心律失常可能发生在有心肌炎合并完全性心脏阻滞和缓慢逸搏心律的患儿，对这些患儿，可能仅需通过临时经静脉起搏器提高心率来控制室性心律失常。总之，仅为了增加心率而应用升压药是不可取的，因为其可增加心律失常。

术后室速

多数情况下，心外科手术后患儿有发生心律失常和传导障碍的风险[169]。大多数先心病术后室速的患儿既往有心室手术史或手术前左室压升高。先心病术后猝死主要见于主动脉瓣狭窄、大动脉转位或Fallot四联症、主动脉缩窄[170]。下列情况可能发生术后室速：长时间的右心室高压、在高压下心室切开术后瘢痕愈合、术后右心室容量超负荷、残存的左心室压力超负荷。下列任何手术：室间隔缺损修补术、房室通道缺损、主动脉瓣狭窄、特发性肥厚性主动脉瓣下狭窄、Ebstein畸形、冠状动脉异常、Fontan修补术后单心室综合征和大动脉d-型转位（d-TGA），可发展成室速[171]。另外，经心房大动脉完全转位修补术和Fontan修补术的患儿也可有室性心律失常。最近研究显示，在因主动脉瓣狭窄行Ross修补术的患儿中，29%出现围术期心律失常[172]。对行d-TGA患儿的20年的随访中显示猝死2.7%、室性心律失常2.8%，这些患儿中冠状动脉异常也可发现[173]。

Fallot四联症修补术后室速

发生术后室速的最常见的先心病是Fallot四联症[174,175]，在这些患儿中，10%~15%有术后室速。猝死发生占5%~10%[176]，对这类患儿，猝死的发生与室性心律失常有关。

危险因素和临床相关性

对于Fallot四联症患儿，与室速和猝死相关的危险因素包括年长时修补、术后时间较长、静息时右心室收缩压超过60mmHg、静息时右心室舒张末期压力超过10mmHg、右心室收缩功能下降、中至重度肺动脉瓣或三尖瓣反流[174,177~179]。近期研究显示，信号平均心电图上晚电位与室速有关[180]。宽QRS波群时限超过180ms与室速有关[179],这可能与严重肺动脉瓣关闭不全致右心室扩张有关。室速和猝死的最大危险因素是QRS波群时限和肺动脉瓣反流的程度[181]。肺动脉瓣置换不能缩短QRS波群时限，尽管QRS群时限没有继续增加。瓣膜置换可减少室速和房扑的发生[182]。其他室速的相关因素包括扩张的右心室（RVEDV）、QT离散、QRS时限延长[183]。我们认为心室切开术、心肌切除术、术后形成的瘢痕提供了心脏缓慢传导和阻滞的基质，使患儿易发生折返性心律失常。在突然死亡的Fallot四联症患儿的病理研究中发现在心室切开部位、右心室流出道（RVOT）和间隔心室肌存在大量纤维化[184]。严重室性心律失常偶尔发生在血流动力学良好者，但猝死常发生在室速合并血流动力学较差者。早期修补者似乎室速发生率低[185~187]，说明早期修补可降低室速发生率[188]。

评价

所有的术后患儿，尤其是高危患儿应定期（通常每年1次）通过标准的心电图随访。Holter监测对未发现心律失常患儿每2~3年检查一次，已发现心律失常患儿每1年检查一次，对正在进行抗心律失常治疗的患儿需经常监测。若动态心电图发现心律失常的患儿如年龄适当可行运动试验。有复杂的心律失常（非持续性VT、多形性PVC、多形性VT）和单形性室速患儿需进一步检查，包括下文所述的电生理检查。

术后患儿的电生理检查和导管射频消融术

电生理检查可用于评价发生室速的可能性，评价特殊药物的疗效，定位心律失常起源点[189~191]。

电生理检查在这些患儿中阳性的预测价值并不很清楚，但EPS有助于明确是否需要植入自动复律除颤器。阴性结果并不能保证VT/VF或猝死不能发生[192]，在一项多中心回顾性试验中并没有发现猝死和诱发的VT的关系，但人们采用了多种实验方案[193]。EPS在危险分层的应用还有待于适宜的对照研究。

15%的患儿在Fallot四联症修复后可诱发VT，大多数患儿中VT起源于RVOT，另外一些起源于室间隔[190,194]。这些患儿的VT在电生理检查中可诱发或终止，推测为折返机制[176]。可诱发因素包括RV收缩或容量超负荷、外科手术后较长时期[195]。如图26-7所示，这些患儿在RVOT有持续的电活动[190]。如图26-8所示，这类患儿的右室可记录到碎裂的、低振幅的缓慢电位，在有室速者更常见。

术后室性心动过速的治疗

因为术后室性心律失常的发生率高，其在猝死中的确切作用尚不清楚。Fallot四联症修补术后经运动试验或动态心电图监测，发现25%~70%的患儿存在室性心律失常。1985年，Garson报告对动态心电图监测显示，每小时超过10个PVC采取治疗可减少患儿猝死的发生[196]。另一方面，Sullivan 等的报告表明对类似的患儿未予治疗，猝死的发生率也没有增加。尚待大规模的对照试验来证实。室性异位心律的频度或复杂性可能有助于识别高危人群，但目前识别其中的高危患儿的能力尚有限。患儿 QRS 波群时限>180ms 和严重的肺动脉瓣反流属于高危人群。患儿瓣膜置换的最佳时间还无法确定。

尽管目前在治疗适应证上还没有达成共识，我们根据临床 VT 发作或症状加可诱发 VT 发作来制订治疗方案。我们治疗的主要是复杂的室性心律失常和血流动力学异常的患儿或症状严重并有血流动力学异常的患儿，或两者兼有者。我们用 EPS 明确药物的疗效，或对药物治疗无效或血流动力学恶化的患儿决定是否应用 ICD。

治疗包括药物、射频消融、外科修补、消融、植入起搏器或 ICD。

常用的药物包括 β 受体阻滞剂、美西律、IA 或 IC 类药物。20 世纪 70 年代，苯妥英被认为有效，但目前

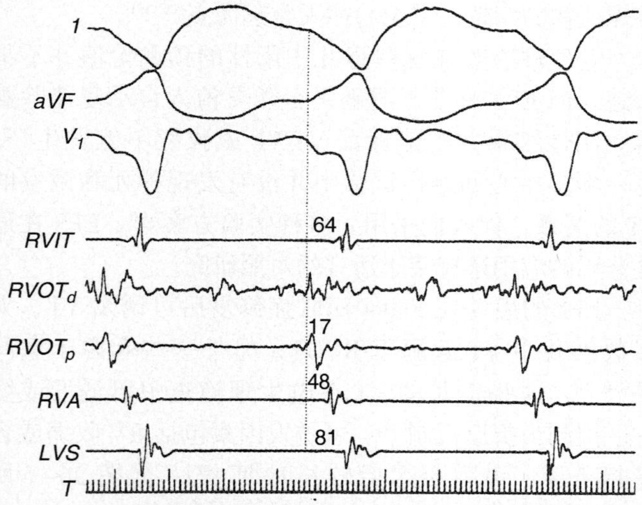

图 26-7 Fallot 四联症修复后室速患儿在室速发作时的心内膜导管标测图。图中依次显示心电图 *aVF*、V_1、*I* 导联、右心室流入道电图（*RVIT*）、右心室流出道远端电图（$RVOT_d$）、右心室流出道近端电图（$RVOT_p$）、右室心尖部电图（*RVA*）、左室中间隔电图（*LVS*）及 10ms 的时间刻度线（*T*）。虚线表示 QRS 波群的起点，数值表明这些部位的激动时间，流出道远端电图可见持续的心电活动。最早的离散的电图发生在右室流出道的近端，这里是心动过速的起源点，左心室激动晚于右心室。（From Horowitz LN, Vetter VL, Harken AH, Josephson ME: Electrophysiologic characteristics of sustained ventricular tachycardia occurring after repair of tetralogy of Fallot. Am J Cardiol 1980;46:450.）

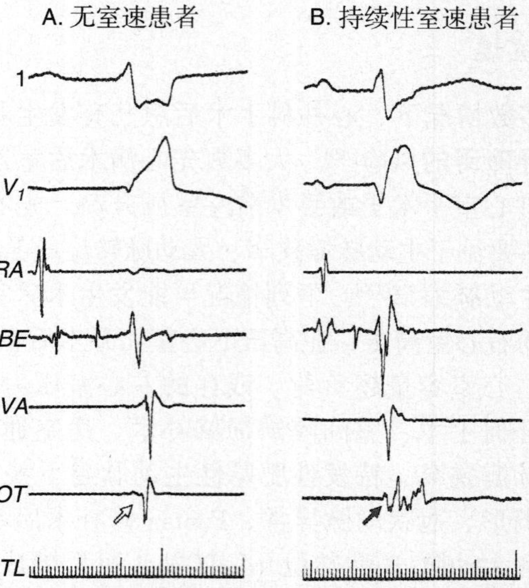

图 26-8 Fallot 四联症修补术后无室速（*A*）和伴室速（*B*）的患儿在正常窦性心律时记录的电图。两图依次显示心电图 V_1 和 *I* 导联、高位右心房（*HRA*）、His 束区（*HBE*）、右室心尖部（*RVA*）、右心室流出道（*RVOT*）等部位电图及 10ms 的时间刻度线（*TL*）。*A* 图的患儿是无 VT 的临床证据，在实验室中不能诱发出 VT。RVOT 电图在外形上较狭窄和平滑（虚线箭头）。相反，*B* 图的患儿反复发生 VT，临床心电生理检查能诱发 VT，RVOT 电图破裂、增宽，超过 100ms（实线箭头）。这是 Fallot 四联症修复后发生室速的典型电图。（From Vetter VL, Horowitz LN: Electrophysiologic residua and sequelae of surgery for congenital heart defects. Am J Cardiol 1982;50:594.）

美西律更常用，胺碘酮对难治的患儿有效。最近外科或导管消融取得了良好疗效。ICD 应用于晕厥或心脏停搏或电生理检查能诱发 VT 或 VF 的患儿。

射频消融治疗术后室速

射频消融对术后室速是一种有效的治疗手段，一些患儿的心脏解剖异常或血流动力学恶化会使病程复杂，但较新的非接触式标测技术（包括 CARTO）更有助于确定折返环、瘢痕区和解剖学屏障。目前有在少量患儿中消融成功的报告[198~200,201]。

室速和肿瘤

目前知道室速与心脏横纹肌瘤有关。据报道，婴儿和年幼儿心肌血肿可继发无休止性室速，外科手术能成功治疗[202]。我们发现积极的药物治疗（包括药物联合应用）可能控制这型的 VT。这些肿瘤和横纹肌瘤

经过一段时间可能会恢复正常。更具有扩散性的疾病如婴儿组织细胞瘤或嗜酸粒细胞瘤性心肌病可表现为无休止性室速，并通常是致命的[203]。

诊断为结节性硬化的患儿，因该病与心脏横纹肌瘤有关，需做心电图和超声心动图。如观察到肿瘤，还需做24小时动态心电图监测。

室速和二尖瓣脱垂

成人中与二尖瓣脱垂有关的猝死占1.4%[204]，并有大量关于儿童、青少年、尤其是运动员患二尖瓣脱垂猝死的报道[205]。猝死认为是继发于室性心律失常[206]，最近发现25%特发性室速患儿有二尖瓣脱垂。随访未发现发生猝死[207]。

24小时动态心电图监测发现多达46%的二尖瓣脱垂患儿有PVC或更复杂的室性心律失常[208]，23%的这些心律失常可威胁生命。运动试验揭示这类患儿20%有严重的室速。

β受体阻滞剂是控制这些心律失常的首选药物。

左心室室壁瘤

认为儿童尤其是新生儿患左心室室壁瘤或憩室可能与室性心律失常相关，治疗应依据患儿的临床情况，很多憩室过一段时间可恢复正常[209]。

室速与心肌病

肥厚型心肌病

肥厚型梗阻性心肌病的患儿猝死率高，该病也称为特发性肥厚性主动脉瓣下狭窄（idiopathic hypertrophic subaortic stenosis，IHSS），猝死的原因可能为室性心律失常[210~214]。肥厚型心肌病是年轻运动员猝死的最常见原因[211,215]。

临床相关性 具有猝死的家族史、24小时动态心电图监测发现非持续性室速等室性心律失常、晕厥前兆、广泛的心肌肥厚、心室收缩或舒张功能障碍，这类患儿认为属于高危人群[214]。Holter监测上无症状室速可有或无预测价值[216]。运动时血压异常可预测猝死，运动试验可发现ST段下降或收缩压反应异常，包括静息时收缩压和峰值收缩压之间差值小[217]。心脏性猝死的预测因素包括静息时LVOT压力阶差偏高、运动时收缩压不能升高[217]。预测猝死的因素还包括EPS时可诱发持续性室速同时有心脏停搏或晕厥史[218]。1/3以上经历过室颤/室速的患儿或室颤复苏的患儿7年内可出现心脏性猝死或进行性心衰[215]。不幸的是，很多高危人群虽然在EPS时未诱发持续性室速但仍有高风险。有人建议程序性电刺激时碎裂电图可作为高危病人的较好指标[220]。最近认为肥厚型心肌病患儿左前降支的心肌桥可导致心肌缺血[221]，区分是心肌桥还是左室肥厚的压迫还存在争议[222]。

肥厚型心肌病是遗传病，是由肌节蛋白突变所致。我们希望最近肥厚型心肌病的遗传学检测有助于对高危人群的了解和鉴定[223]。第一个被确定的肥厚型心肌病基因是β肌球蛋白重链MHC，定位于14号染色体长臂[224]。35%的肥厚型心肌病与MHC基因（*MyHC*）有关[225]。大量编码肌球蛋白的其他基因也与肥厚型心肌病有关，包括心脏肌钙蛋白T（*cTnT*）[226]、α原肌凝蛋白基因、结合蛋白C基因（*MyBP-C*）[227]，特殊的基因突变与较高的猝死率相关[228,229]。

评价 所有的家族成员和确诊的患儿应定期进行心电图和超声心动图检查，确诊的患儿每年行Holter检查，年龄适当的患儿可行运动试验，对有晕厥、复杂性心律失常或有提示室性心律失常症状的患儿应行EPS。

治疗 治疗包括抗心律失常药物治疗[230~232]、起搏器[233,234]、心肌切开术/心肌切除术[235]以及植入ICD[155,236]。Maron报告了一个关于ICD对128例肥厚型心肌病患儿预防其猝死疗效的多中心回顾性研究，这些患儿均为猝死高危的患儿，植入了ICD，每年23%的患儿进行了适当的放电或抗心动过速起搏，7%的患儿误放电。室速或心脏停搏后实行二级预防的患儿，11%患儿ICD被恰当地激活。在6个患儿中，从植入到第一次放电的间期延长至4~9年。除颤器终止致命性的室性心律失常非常有效[210]。

扩张型心肌病

儿童扩张型心肌病最常见病因是特发性的[237]，其他的病因包括先前的心肌炎、家族或遗传史、免疫调节异常[238~241]。儿童扩张型心肌病的预后不良，据报道死亡率估计是24%~50%。在一项包括62例儿童和青少年患儿的研究中（随访时间3.9±4.5年），50%死亡，16%恢复，27%残留左心室功能下降，7%接受原位的心脏移植[242]。另外一个随访 41 例儿童的研究中，随访时间中位数是 2.5 年，30%死亡，32%恢复，38%残留左心室功能下降[243]，随访的病死率第 1 年为 24%，第 5 年为29%。不良预后与临床症状的严重程度、较低的收缩力（心肌缩短率）、严重的心律失常相关[243]。关于儿童扩张型心肌病危险分层的文献很少。

临床相关性

对成人，高危因素包括室性心律失常、左室舒张末期内径超过 70mm 和 Holter 监测到非持续性室速，射血分数低于 30%和非持续性室速也是高危因素[244]。

治疗

治疗包括抗心律失常药物治疗、双心室起搏、植入 ICD，10%的患儿需心脏移植。

最近报道双心室起搏对有症状的、药物治疗无效的心衰成人患者是成功的治疗方法，该心衰继发于扩张型心肌病和室间传导延迟[245~247]。一些成人心电生理专家推荐联合双心室起搏或植入除颤器或两者并用[236,248]，双心室起搏器治疗扩张型心肌病、室间传导延迟、心室不同步、充血性心衰儿童还没有研究，但可能是一种新的治疗方法。

几个大规模多中心的双心室起搏器的试验正在进行，包括评价双心室起搏对室性心律失常的影响[249~251]，尽管在成人的早期研究结果可喜，但仍存在很多问题。

特发性室性心动过速

无器质性心脏病或遗传病的室速在儿童中不常见。这些患儿中，27%在婴儿期（平均 5 岁）出现症状[252]，严重心衰不常见（仅有 12%），36%有左心室功能障碍，2/3 的患儿经过一段时间可自愈，婴幼儿或右心室室速的患儿预后最佳。

结构正常的心脏与室速

心脏结构正常的室速多源于两个部位，第一是 RVOT，通常在前壁（尤其前间隔），也可在前侧壁或前壁[253]。心电图上室速的形态是 LBBB 图形，通常电轴向下，也可向上或右偏。也可呈向上或右偏的 RBBB 图形。临床上，可见持续性和非持续性室速。有人认为 RVOT 室速随着时间自愈。另一方面，Drago 报道在67%无明显心脏病和 RVOT 室速的患儿有急性心肌炎、ARVD 的脂肪浸润和其他组织学异常[254]。

在 40%~80%所选择的患儿中，异丙肾上腺素程序电刺激可诱发非持续性或持续性室性心动过速，起搏标测有助于判定在 RVOT 室速的特定起源位置。

第二种无心脏病的室速起源于左心室，大部分在室间隔中部至下部。室速的形态是 RBBB 伴电轴左偏，诱发方式与 RVOT 室速相同，这些室速常对维拉帕米敏感。来自左心室间隔上基底部的室速可表现为反复性、单形性室速，V_1 导联 R 波显著，伴电轴向下，心前区联 R 波移行在 V_2 导联或之前[255]。这些室速可能对维拉帕米或腺苷有反应，提示它们是触发机制[256]。一些左心室室速起源于 LVOT 伴 LBBB 图形。

评价

Holter 监测或运动试验可用来评价这类心律失常的患儿。如果考虑实施射频消融，应进行 EPS 判断心动过速的起源点。

治疗

许多患儿适于抗心律失常药物治疗，尤其是幼儿。一些 RVOT 室速可消失，对速率较慢、药物易控制的室速可采取保守治疗。RVOT 室速可用 β 受体阻滞剂或美西律，左心室室速可用 β 受体阻滞剂或维拉帕米。

两种室速均可用射频消融治疗[59,255,257~259]。呈 LBBB 图形、电轴向下、心前区导联移行较早者，可行左 Valsalva 窦或无冠窦消融[260]。对于左室间隔室速，室速时在 Purkinje 前电位（P 电位）记录部位进行消融，可获成功[261]。

右室室速消融可用标准的拖带技术、起搏标测或非接触式标测，包括电解剖图技术。右室心动过速消融的成功率较高。

室速的急性治疗

室速应紧急治疗，除非速率低、患儿临床状态稳定。如果是非心脏因素如电解质异常或酸中毒所致，应先纠正这些异常。纠正后通常室性心律失常可转成窦性心律。如心功能差，立刻静注利多卡因，剂量为 1mg/kg；如利多卡因有效，则利多卡因应持续静脉滴注，10~50μg/kg，来维持足够的利多卡因水平。应仔细监测利多卡因的水平以防中毒。

如果利多卡因没有立即转复或未能建立静脉通路(静脉穿刺不成功)，可实施同步电复律（2~5J/kg）。

普鲁卡因胺可用来治疗室速急性发作，因有负性肌力作用，治疗时应密切监测。最近，静脉给予胺碘酮治疗室速被认为有效，其他用于室速急性期的药物见于表 26-6。

如果药物治疗无效或禁忌，也可用快速心室起搏以恢复窦性心律。

长期治疗

一旦心律失常转复，选择长期治疗方案对维持患儿的稳定状态是非常重要的，常用药物见表 26-1。如利多卡因有效，应维持足够的水平或用至急性病因去除；如改用美西律，利多卡因应逐渐减量，以防止两种药联合毒性作用叠加（因两药有协同作用，副作用相似）。如患儿的心律失常对交感神经刺激敏感，普萘洛尔或其他 β 受体阻滞剂对这类患儿有效[262]。I 类药物和胺碘酮对难治性患儿有效[263,264]，胺碘酮和普萘洛尔联合可有效应用于儿童和婴儿[265]。

由于先天性心脏病合并室速患儿猝死超过 30%，这些患儿应有长期治疗方案。虽然手术后即刻出现的心律失常不易耐受，但使用利多卡因、纠正血流动力学和代谢性异常可有效。研究显示术后早期室速的患儿，在术后晚些时候会发生这类心律失常，因此推荐长期治疗。术后数年或数月出现室速的患儿也需长期治疗。需全面检查以排除潜在的血流动力学异常，因为这些患儿对室速的耐受性差。美西律和 β 受体阻滞剂类药物在 Fallot 四联症修复术后的长期治疗中均有效[266]，I类药或胺碘酮在难治患儿中有效，EPS 有助于指导药物治疗[189,130]。对药物难治性患儿，EPS 可判定心动过速起源部位，指导外科消融术。有致命性心律失常、药物或消融治疗无效的患儿，可能需要植入心脏复律除颤器。

表 26-6　室速的急性治疗

初始治疗	剂量	水平
利多卡因	IV 1~2mg /kg，每 5~15min IV 滴注：20~50μg/(kg·min)	1.5~5.0mg/L
心脏电复律	1~5J/kg，如无效加倍	
二级治疗	**IV 剂量**	**水平**
胺碘酮	5mg/kg，1 小时后， 5~10μg/(kg·min) 静脉滴注	
溴苄胺	静脉推注 5mg /kg，每 15 min 静脉滴注：5~10mg/kg，10 min，q6h	
镁	0.25mEq/kg, 1 min; 继而 1mEq/kg，5h， 直到血镁浓度 3~4mg/dl	
苯妥英	3~5mg/kg，5min，但不能 超过 1mg/(kg·min)	10~20μg/ml
普鲁卡因胺	5mg/kg，5~10 min， 或 15mg/kg，30~45min 静脉滴注：20–100μg/(kg·min)	NAPA： 4~10mg/L PA：4~8mg/L
普萘洛尔	0.05~0.1mg /kg，5 min，q6h	

NAPA：n-乙酰基普鲁卡因胺；PA：普鲁卡因胺

室速的电生理检查

室速患儿施行 EPS 的适应证见表 26-7。室速时的心内电图发现在心室除极前并不持续存在希氏束电位。以快于心动过速频率的心房起搏夺获的 QRS 波群时限正常。儿童与成人最具意义的差异是室速的发生机制[71]。在成人，90%可诱发室速；在儿童，仅有 30%~60%可诱发室速或为折返性室速。其余的是触发或自律性室速。儿童发生的诱导性室速多与器质性心脏病有关。

室速射频消融

在儿童中，可进行射频消融的室速包括在结构正常的心脏中起源于 RVOT 或左心室（尤其是在中、下间隔）的室速。消融术包括确定室速时早于体表心室电图心室波的激动点。较新的电解剖图或非接触式标测可用来确定最早的激动点。在此部位起搏可产生同临床室速形态相同的 QRS 波群心电图[253,267,268]。

另一类适合射频消融的室速是术后室速，尤其是在 RVOT，常为 Fallot 四联症术后[190]。右室切开术或动脉圆锥切除术后的瘢痕可形成缓慢传导区，成为折返的基质。1993 年报道了射频消融成功治疗四联症室速的患儿[269]，这些患儿的消融成功位点包括室速时最早激动点、低振幅的碎裂电图的传导延缓区、通过起搏标测能产生与临床或诱发的室速图形相一致的 QRS 波群的部位[199,269,270]。最近报道在 16 个患儿中成功 15 例[271]。在儿童射频消融注册（Pediatrie Radiofreq-

表 26-7 室速的电生理检查

电生理检查（EPS）的适应证
1. 记录到室速>150 次/分或宽 QRS 波群心动过速，排除以下因素：急性代谢或电解质异常、心肌炎、长 QT 综合征。EPS 在心肌病中的价值还未确定，但在一些病例中可能有用。
2. 在心脏异常患儿中的非持续性室速或复杂的心室早除极。
3. 在晕厥或有不明原因心脏停搏时的可疑室速。
4. 心脏异常（如 Fallot 四联症术后）并有提示室速症状的患儿。
5. 对可诱发室速并存在临床室速的患儿进行随访并评价长期药物治疗的效果。
6. 对一些患儿行射频消融。

uency Ablation Registry）中，54 例室速伴心脏病的患儿成功率是 59%[272]。

室速的预后

室速的预后取决于基础疾病。对室速患儿的综述报道，死亡率高达 10%~47%[58]，较高死亡发生在有器质性心脏病、手术后心脏病、血流动力学差的患儿。心脏正常的患儿猝死发生率是 6%~8%[171]。

如无器质性心脏病，尤其是新生儿或儿童，室速可自愈。如室速经治疗可被控制，则新生儿和儿童的室速预后还是乐观的[66]。

窦房结功能障碍

窦房结功能障碍在儿童并不常见，患儿可有明显的心动过缓伴继发于窦性停搏的长间歇、变时功能不全导致运动不耐受以及快慢综合征（病态窦房结综合征）。窦房结功能障碍的病因包括先天性窦房结功能障碍、窦房结创伤性损伤、血供、炎症因素或特发性病因。也有窦房结本身正常但其自主神经调节异常而呈现窦房结功能障碍的症状和体征。

临床表现

儿童窦房结功能障碍的症状包括乏力、体力下降、眩晕、晕厥或心悸。有些患儿完全无症状，因其他心脏异常在检查时发现。偶尔，一些婴儿和学龄前儿童有胸闷而发展为症状明显的晕厥。这些症状通常由伤害性刺激引起，如疼痛、责骂或儿童迷路，这些患儿开始哭泣进而晕厥。我们发现这些发作通常继发于长达 15~20s 的窦性停搏。这些心搏停止期与迷走神经张力增加有关，而不是窦房结自身异常。

评价

对可疑窦房结功能障碍患儿的检查包括心电图，以决定基本心律是否为窦性的，如房性心律伴 P 波电轴不在 0~90 度之间，需进一步检查以明确有无先天性心脏病。24 小时动态心电图监测记录高低心率来评价心率变异性，寻找有无心动过缓或长间歇以及次级起搏点，如异位房性、交界性、室性心律。如患儿年龄适当（≥5 周岁），可施行运动试验来评价变时功能。有时，心内电生理可检查窦房结功能。在笔者的实验室，评价窦房结功能应用基础和异丙肾上腺刺激时的窦房结恢复时间，用或不用阿托品。窦房结恢复时间有助于评价是否有原发性窦房结功能障碍或自主神经因素导致的心动过缓。我们认为电生理参数可结合其他检查如运动试验和 24 小时动态心电图监测来综合判断。

治疗

严重窦房结功能障碍患儿的治疗主要靠起搏器，也可尝试用药物如咖啡因、β 拟交感神经药物（茶碱），以及口服的迷走神经拮抗剂如格隆溴胺或阿托品。但这些干预治疗被证明是无效或仅部分有效，并有促心律失常的危险，对某些患儿可致心动过速。对迷走神经张力增高的患儿口服阿托品有一定效果，并无明显的副作用。

因主要的治疗选择是起搏器，应明确限定治疗标准。对于起搏器治疗窦房结功能障碍，我们采用以下标准：头晕或晕厥症状，与心动过缓相关，而不是其他触发因素如血管减压性晕厥或迷走神经张力增高；可导致心动过速的需治疗的心动过缓；运动耐量明显变化。

尽管起搏器治疗在儿童中取得重大成功，但该群体有其独特的问题[273]。首先也是最主要的是患儿的身材，体重 10kg 的患儿能放一根经静脉的起搏器电极[274]，体重<5kg 的患儿，我们须谨慎放置心外膜电极，这需要胸骨切开术或胸廓切开术。开胸手术创伤大，相比

经静脉起搏系统造成更大的不适。其次是先天性心脏病的患儿有其解剖学特点，无法应用经静脉起搏，如残留有右向左的分流或经静脉进入心室通路（Fontan手术）[275]。这些患儿也需要心外膜起搏。最后是儿童比成人活跃，更容易使导线断裂，还有其他的技术问题如导线移位。

房室传导阻滞

房室传导异常在儿童不常见但也可发生，病因包括先天异常、炎症过程、或外伤。

一度和二度房室传导阻滞

一度和二度传导阻滞可能是先天性或获得性的。获得性的病因包括治疗先心病的手术造成的损伤，以及炎症疾病如风湿性心脏病或Lyme心肌炎。EPS发现病变常位于房室结[276]，His-Purkinje系统的延迟(H-V间期延长)更有意义，提示其可能发展为完全性心脏阻滞[277,278]。一度和二度传导阻滞的患儿可以无症状，除非心室率显著下降；在心肌功能不良的患儿心率低尤其有意义，此时心排出量可能不能满足患儿的需要。

评价

一度和二度传导阻滞需进行24小动态心电图监测来确定最长的间歇和最低心率，也应观察高度房室传导阻滞的间期。运动试验应该用来评价最高心率峰值并寻找潜在的室性心律失常。

治疗

如需提高心率，药物治疗可用阿托品，尤其阻滞发生在房室结并部分受迷走神经影响。异丙肾上腺素通过促进异位起搏点来提高心率。如前所述，口服药物如咖啡因、茶碱、抗迷走神经松解剂在提高心率和改善房室传导上常无作用。紧急情况下，可能需要临时经皮或经静脉起搏。对持续的有症状的或高度的房室传导阻滞，需要永久性起搏。一些二度传导阻滞的患儿可恶化为完全性房室传导阻滞[277,278]。

完全性心脏阻滞

完全性心脏阻滞是儿童严重心动过缓最常见的原因，心室率通常在40~80次/分（依据患儿的年龄而定）。QRS波形和心率与逸搏点的位置有关，逸搏点位置越高，心室率越快，QRS波群越窄。较宽的QRS波群多起源于希氏束或其下的部位。新生儿心率通常是60~80次/分。

完全性心脏阻滞可能是先天性或获得性的，占新生儿的1/20 000。前文提到的导致二度传导阻滞的病因也可致完全性心脏阻滞。一组599例先天性完全性心脏阻滞的患儿中，随访10年以上，无器质性心脏病的患儿生存率是92%[279]。死亡率最高的是出生后最初数周，半数死亡发生在第1年。高危因素包括心脏畸形、心脏增大、心室率缓慢（心率<55次/分）和婴儿房性心动过速（心率>140次/分）。

母亲的结缔组织疾病与婴儿的先天性完全性心脏阻滞有很强的相关性。流行病学调查显示，85%患病婴儿的母亲有结缔组织病[280,281]；仅有一半患病的母亲是有症状的，另一半虽无症状但血清学阳性。系统性红斑狼疮的母亲如果抗-Ro阳性，其孩子患完全性心脏阻滞的风险是1：20[282]。母亲的针对可溶性组织核糖核蛋白抗原的免疫球蛋白G抗体，可见于人类细胞质和细胞核（抗-Ro:SS-A和抗-La:SS-B），于妊娠的第12~16周通过胎盘，这引起了胎儿心脏的炎症反应，尤其是传导系统，导致了房室结的破坏[283~285]。

Buyon的研究提示当母亲的抗体靶向结合核糖复合物的特殊部分时，尤其是48kd La（SS-B）、52kd Ro(SS-A)以及60kd Ro（SS-A），将增加危险。最高风险是同48kd La（SS-B）和52kd Ro（SS-A）的成分反应[286]。因为这些免疫因素，应用地塞米松和血浆置换法是治疗患病胎儿的母亲的有效方法[287,288]。尽管这些方法不能消除心脏阻滞，但胎儿临床状况将改善，同时减少胎儿的胸膜心包渗出和胎儿水肿的其他表现。

临床表现

因为胎儿心率低，一些病例在子宫内可诊断，胎儿心率通常在妊娠的17周后形成。胎儿超声心动图可见胎儿水肿，约占15%~61%，较高的发生率与器质性心脏病有关，尤其是房室瓣反流，有水肿者存活率低于10%，除非胎儿能立即分娩。早产后，这些患儿呈病态，难以处理，需要一套强化方案，需要新生儿专家、心脏内科医师、心胸外科医师的配合。通过强化治疗，如果胎儿心率超过55次/分且无心脏器质性心脏病，胎儿的预后相对较好。

器质性心脏病占先天性心脏阻滞的1/4~1/3，常见的相关先天性心脏缺损包括大动脉L-型转位或内脏异位症。有相关的心脏病，第1年死亡率是29%[279]。复杂的先天性心脏病术后或房室传导系统异常者可能发生术后阻滞[289]。室间隔缺损修补术后，RBBB合并左前分支阻滞占7%~17%，发生完全性心脏阻滞占1%[290]。据报道，完全性心脏阻滞可晚至术后14年发生[291]。完全性心脏阻滞常发生在房室管缺损修补术后，可能因为这些部位传导异常，可见于超过7%的患儿[292]。矫正型大动脉转位与房室传导障碍有关，从一度到完全性传导阻滞，占患儿30%~60%。

这些传导障碍出生时即可发生，缓慢发展，或在矫正相关缺损的手术时或手术后发生。房室束和传导系统横跨肺的流出道，沿室间隔缺损的前壁下行，或在有流出腔的单一心室内主腔和流出腔之间的卵圆孔右缘下行。注意观察这些病理解剖和在术中仔细标测，可减少这种术后阻滞的发生。

评价

当胎儿心率低时应行心脏超声检查，心脏代偿失调的表现包括胎儿水肿伴胸腔或心包积液或腹水。心功能可能下降，可见三尖瓣反流。

在一个先心病的研究中，随访30年以上，仅10%患儿不需起搏器，20%患儿猝死。二尖瓣反流和QTc间期延长是预后不良的表现，即使对无症状的成人也推荐应用起搏器[293]。

治疗

尽管很多先天性完全性心脏阻滞的婴儿出生时无症状，但有些患儿有充血性心衰的典型表现，需要治疗，部分患儿可发展成严重的充血性心衰和循环障碍。这些患儿需气管插管和辅助通气、治疗酸中毒、应用儿茶酚胺类药物提高心率和血压。

在紧急情况下，需施行经胸起搏。经皮起搏在紧急情况短期内有效，但应尽早用另一种起搏方式代替，最好放置经静脉临时起搏器，在透视下通过脐静脉或者股静脉置入。尽管心率低于50次/分或略高于50次/分、伴先天性心脏病或心肌病的婴儿需起搏治疗，但不能仅根据心率做出决定。患先天性传导阻滞的年长儿可逐渐出现体力不耐受、易疲劳和晕厥的症状。并不是所有具先天性传导阻滞的患儿需要起搏器，随着年龄的增长，许多患儿并不需要起搏器[293]。

植入起搏器的原因包括睡眠或运动时的室速、易疲劳或体力不耐受、晕厥或晕厥前兆[294~296]，其他起搏器适应证与猝死相关，包括严重心动过缓、运动时的室性异位搏动、较长的间歇、QRS波群增宽、QTc间期延长[297]或交界区恢复时间超过3s[298]。与炎症有关的获得性心脏阻滞如病毒性心肌炎、Lyme病或风湿热,这些是暂时的，仅需临时起搏。

对术后心脏阻滞，临时心脏起搏通常时限是7~10天，如窦性心律不能恢复则需植入永久性起搏器，因为这些术后的患儿如不起搏可能有猝死的高发生率[299]。窦性心律恢复后不能保证心脏阻滞以后不再发生，应密切随访。

室内传导异常可能是先天性或获得性的，先天性RBBB可能是遗传性的[300]或与三尖瓣Ebstein畸形有关[301]。Kearns-Sayre综合征的儿童可能发展成RBBB而致完全性心脏阻滞[302]，这类患儿推荐预防性植入起搏器来防止猝死。很多先心病修补术后RBBB很常见[303]，或在中心或在外周[304]。近几年，人们大量研究Fallot术后左前分支阻滞和RBBB共存的现象，尤其是Fallot四联症修补术后[305,306]，一些患儿可能易发展成完全性心脏阻滞，目前建议密切随访。

心动过缓的治疗

急性药物治疗包括阿托品（0.02~0.04mg/kg，IV）、异丙肾上腺素［0.01~2.0μg/(kg·min)］，可施行临时起搏，通过经皮、经食管或心内途径。长时间的药物治疗不适宜，持续的有症状的心动过缓需施行永久性起搏。

植入式起搏器

儿童永久性起搏器的应用，于20世纪60年代早期首次报道，那时尚无如今的起搏导线和脉冲发生器的先进技术[307~310]，这些先进技术，包括可程控能力和体积小巧，均促进了起搏器在儿童中的应用[311~314]。

儿童植入起搏器要符合以下三条标准中的一条：先天性完全性心脏阻滞[294]、手术后心脏阻滞或获得性心脏阻滞[274,303,315~318]。植入起搏器的适应证见表 26-8，这些建议随时间不断修订，如无症状的先天性完全性心脏阻滞患儿、清醒时心率超过 50 次/分、逸搏点不稳定的患儿应被列为 I 类适应证，因有猝死高风险[293,307]。其他可能的新适应证包括 LQTS 伴心动过缓或难以控制的心律失常和先天性房室传导阻滞伴 QT 间期延长。

一旦决定植入起搏器，需选择导线路线和起搏器类型。心外膜起搏导线放在心脏外，通过胸廓切开术和胸骨切开术，这是儿童首选的类型，该系统起搏阈值较高，结合儿童需要的起搏频率较高，可导致脉冲发生器提前电池耗竭[273]。经静脉导线无需胸廓切开术就可植入起搏器，这些导联起搏阈值较低，可提高起搏器寿命[319,320]。Esperer 最近报道导线相关的并发症发生率为 35%，经心内膜和心外膜导线的组间比较，无显著性差异。经心外膜起搏的传出阻滞发生率较高，而心内膜导线易脱位[321]。较新的类固醇洗脱导线均可在两个系统应用，由于能减少瘢痕形成，故能减少传出阻滞的发生，降低起搏阈值。

心外膜心室或心房起搏系统可通过剑突下切口，用小的胸骨切开术或小的左胸廓切开术植入。尽管技术许可，我们还是不推荐对年幼儿植入心内膜导线，因为血栓或静脉系统狭窄的发生率高[322~324]。儿童患儿不像成人，可能需要起搏器达 60 年或更久。静脉系统早期阻塞不是我们希望发生的，当起搏器和导线重新植入时可能会导致并发症，血栓可能随静脉导线发生，并形成潜在的栓子源。自右向左的分流对患儿有严重的危险，它能导致脑血管意外。血栓和栓子在循环缓慢的患儿易形成，例如 Fontan 术后患儿。我们不推荐

表 26-8 儿童或青少年永久性起搏的适应证

I 类
高二度、三度房室传导阻滞伴有症状的心动过缓、心室功能障碍、低心排出量。（证据水平：C）
窦房结功能障碍伴相关症状，出现症状时有与年龄不符的心动过缓，心动过缓的定义随着年龄和预期心率而变化。（证据水平：B）
心脏手术后，术后高二度、三度房室传导阻滞估计不能恢复或持续至少 7 天。（证据水平：B，C）
先天性三度房室传导阻滞伴宽 QRS 波群的逸搏心律、复杂的心室异位心律或心室功能不全。（证据水平：B）
婴儿先天性三度房室传导阻滞伴心室率<50~55 次/分，或伴先天性心脏病且心室率<70 次/分。（证据水平：B，C）
持续的长间歇依赖的室速伴或不伴延长的 QT，这些患儿起搏的效率有充分的文献报道。（证据水平：B）
IIa 类
慢快综合征并需要长期的药物治疗（洋地黄除外）。（证据水平：C）
先天性三度房室传导阻滞发生 1 岁以上患儿伴平均心率<50 次/分，或突然出现室性长间歇，为基础心动周期的 2~3 倍或出现因变时功能不全引起的症状。（证据水平：B）
长 QT 综合征伴 2:1 房室传导阻滞或三度房室传导阻滞。（证据水平：B）
有复杂的先天性心脏病，发生无症状的窦性心动过缓伴静息心率<40 次/分或心室长间歇>3s。（证据水平：C）
IIb 类
术后一过性三度房室传导阻滞，可转为窦性心律但仍有双束支阻滞。（证据水平：C）
先天性三度房室传导阻滞发生在无症状的婴儿、儿童、青少年、青年人，心率尚可，窄 QRS 波群、心室功能正常。（证据水平：B）
无症状的心动过缓发生在有先天性心脏病的青少年，伴静息心率<40 次/分或室性长间歇>3s。（证据水平：C）
III 类
可恢复正常传导的术后房室传导阻滞。（证据水平：B）
术后无症状的双束支阻滞伴或不伴一度房室传导阻滞。（证据水平：C）
无症状的二度 I 型房室传导阻滞。（证据水平：C）
青少年无症状的窦性心动过缓，最长的 R-R 间期<3s，最低心率>40 次/分。（证据水平：C）

From Gregoratos G, Abrams J, Epstein AE, et al: AAC/AHA/NASPE 2002 guideline update for implantation of cardiac pacemakers and antiarrhythmia devices: summary article: A report of the American College of Cardiology/American Heart Association Task Force on Practice Guidelines (ACC/AHA/NASPE Committee to Update the 1998 Pacemaker Guidelines). Circulation 2002;106:2145-61.

对这两类患儿经静脉植入起搏系统。

儿童可施行单腔和双腔起搏，双腔起搏可保证房室同步，可能提高心排出量[324]，这对生理性单心室和心室功能差的患儿有重要意义。目前有各种各样的起搏器模式，用于儿童的最常见模式是单腔起搏如VVI、VVIR、AAI、AAIR，双腔起搏可程控为DDD、DDI、DDIR或DDDR有或无模式转换。窦房结功能正常的先天性或获得性完全性心脏阻滞的患儿通常选择VDD模式，它需植入两根导线或一根经静脉导线，能感知心房、起搏心室。单导线的优点是占用静脉的截面积小，使血栓形成或血管狭窄的危险减小。

很多新型起搏器能实行临时快速起搏和（或）无创性程序电刺激，有效终止某些SVT。心房抗心动过速起搏器能有效治疗房扑和其他类型SVT [325]，但有使房速加速或恶化为更严重心律失常的危险。对这些心律失常患儿，起搏器应当慎用[326]。

ICD已在儿童中应用。1993年，Silka报道了177例年龄小于20岁植入ICD的患儿，随访125例[155]，适应证包括心脏停搏（76%）、药物难治性室速（10%）、伴可诱发室速的晕厥（10%）。最常见的相关心血管病是肥厚型和扩张型心肌病（54%）、原发性电生理疾病-LQTS（26%）、先天性心脏病（18%）[154]。随访发现68%的患儿有误放电，9例患儿死亡。经静脉非胸骨切开术导线的应用减少了植入的创伤性，但对年幼儿仍需应用心外膜导线，因为经静脉导线系统的体积相对较大[327]。

起搏器随访

儿童起搏器，同成人一样，应进行系统随访。随访有助于发现起搏器功能障碍或电池耗竭，可优化设置使从起搏器中获益最大，并延长起搏器的寿命。随访时需评价起搏器阈值、灵敏度、随时间心率变化图。经电话起搏器检查可用于儿童，但随访时不能仅用它，现场检查包括有关导线断裂、阻抗变化、起搏阈值变化。另外，在不同的参数设置下进行Holter监测、运动试验、心脏超声检查以评价功能和决定最佳的设置。

周晓旭 译

孙宝贵 陈艺贤 校

参考文献

1. Ludomirsky A, Garson A Jr: Supraventricular tachycardia. In Garson A Jr, Gillette PC (eds): Pediatric Arrhythmias: Electrophysiology and Pacing. Philadelphia, WB Saunders, 1990, pp 380–426.
2. Akhtar M, Tchou PJ, Jazayeri M: Mechanism of clinical tachycardias. Am J Cardiol 1988;61:9A–19A.
3. Damiano BP, Rosen M: Effects of pacing on triggered activity in duced by early after depolarization. Circulation 1984; 69:1025.
4. Gilmour RF, Heger JJ, Prystowsky EN, et al: Cellular electrophysiologic abnormalities of diseased human ventricular myocardium. Am J Cardiol 1983;51:137–44.
5. Ferrier GR: Digitalis arrhythmias: Role of oscillatory afterpotentials. Prog Cardiovasc Dis 1977;19:459.
6. Moe GK, Preston JB, Burlington H: Physiologic evidence for a dual AV transmission system. Circulation 1956;4:357.
7. Gillette PC: The mechanisms of supraventricular tachycardia in children. Circulation 1976;54:133–9.
8. Mehta AV, Sanchez GR, Sacks EJ, et al: Ectopic automatic atrial tachycardia in children: Clinical characteristics, management and follow-up. J Am Coll Cardiol 1988;11:379–85.
9. Walsh EP, Saul JP, Hulse JE, et al: Transcatheter ablation of ectopic atrial tachycardia in young patients using radiofrequency current. Circulation 1992;86:1138.
10. Silka MJ, Gillette PC, Garson A Jr, Zinner A: Transvenous catheter ablation of a right atrial automatic ectopic tahcycardia. J Am Coll Cardiol 1997;5:999–1001.
11. Gillette PC, Garson A Jr: Electrophysiologic and pharmacologic characteristics of automatic ectopic atrial tachycardia. Circulation 1977;56:571.
12. Gillette PC, Smith RT, Garson A Jr, et al: Chronic supraventricular tachycardia: A curable cause of congestive cardiomyopathy. JAMA 1985;253:391–2.
13. Wellens HJJ, Durer DR, Liem KL, et al: Effects of digitalis in pa tients with paroxysmal atrioventricular nodal tachycardia. Circulation 1975;52:779.
14. Rosen MR, Merker C, Gelband H: Effects of procainamide on the electrophysiologic properties of the canine ventricular conduction system. J Pharmacol Exp Ther 1973;185:438.
15. Perry JC, McQuinn R, Smith RT: Flecainide acetate for resistant arrhythmias in the young: Efficacy and pharmacokinetics. J Am Coll Cardiol 1989;14:185.
16. Zeigler V, Gillette PC, Ross BA, et al: Flecainide for supraventricular and ventricular arrhythmias in children and young adults. Am J Cardiol 1989;14:185–191.

17. Coumel P, Fidelle J: Amiodarone in the treatment of cardiac arrhythmias in children: One hundred thirty-five cases. Am Heart J 1992;100:1063-9.

18. Bernuth GV, Engelhardt W, Kramer HH, et al: Atrial automatic tachycardia in infancy and childhood. Eur Heart J 1992;13: 1410-5.

19. Colloridi V, Perri C, Ventriglia F, Critelli G: Oral sotalol in pediatric atrial ectopic tachycardia. Am Heart J 1992;123:254-6.

20. Gillette PC, Garson AJ, Hesslein PS, et al: Successful surgical treatment of atrial, junctional and ventricular tachycardia unassociated with accessory connections in infants and children. Am Heart J 1981;102:984.

21. Ott DA, Gillette PC, Garson A Jr, et al: Surgical management of refractory supraventricular tachycardia in infants and children. J Am Coll Cardiol 1985;5:124-9.

22. Walsh EP, Saul JP, Hulse JE, et al: Transcatheter ablation of ectopic atrial tachycardia in young patients using radiofrequency current. Circulation 1992;86:1138-46.

23. Margolis PO, Roman CA, Moulton KP, et al: Radiofrequency catheter ablation of left and right ectopic atri al tachycardia [abstract]. Circulation 1991;82:718.

24. Liberthson RR, Colan SD: Multifocal or chaotic atrial rhythm. Pediatr Cardiol 1982;2:179-84.

25. Yeager SB, Hougen TJ, Levy AM: Sudden death in infants with chaotic atrial rhythm. Am J Dis Child 1984;138:689-92.

26. Dunnigan A, Benson DW Jr, Benditt DG: Atrial flutter in infancy: Diagnosis, clinical features, and treatment. Pe diatrics 1985; 75: 725.

27. Mendelsohn A, Macdonald DII, Serwer GA: Natural history of isolated atrial flutter in infancy. J Pediatr 1991;119:386-91.

28. Soyeur DJ: Atrial flutter in the human fetus: Diagnosis, hemodynamic consequences, and therapy. J Cardiovasc Electrophysiol 1996;7:989-98.

29. Vetter VL, Tanner CS, Horowitz LN: Inducible atrial flutter after the Mustard repair of complete transposition of the great arteries. Am J Cardiol 1988;61:428.

30. Garson A Jr, Bink-Boelkens M, Hesslein PS: Atrial flutter in the young: A collaborative study of 380 cases. J Am Coll Cardiol 1985; 6:871.

31. Gewillig M, Wyse RK, de Leval MR, Deanfield JE: Early and late arrhythmias after the Fontan operation: Predisposing factors and clinical consequences. Br Heart J 1992;67:72-9.

32. Balaji S, Gewillig M, Bull C, et al: Arrhythmias after the Fontan procedure: Comparison of total cavopulmonary connection and atriopulmonary connection. Circulation 1991;84:III-162-III-167.

33. Rhodes LA, Walsh EP, Gamble WJ, et al: Benefits and potential risks of atrial antitachycardia pacing after repair of congenital heart disease. Pacing Clin Electrophysiol 1995;18:1005-16.

34. Fisher JD, Johnston DR, Kim SG, et al: Implantable pacers for tachycardia termination: Stimulation techniques and long-term efficacy. Pacing Clin Electrophysiol 1986;9:1325.

35. Triedman JK, Saul JP, Weindling SN, Walsh EP: Radiofrequency ablation of intra-atrial reentrant tachycardia after surgical palliation of congenital heart disease. Circulation 1995;91:707-14.

36. Garson A Jr, Gillette PC: Junctional ectopic tachycardia in children: Electrocardiography, electrophysiology and pharmacologic response. Am J Cardiol 1979;44:298.

37. Case CL, Gillette PC: Automatic atrial and junctional tachy cardias in the pediatric patient: Strategies for diagnosis and management. Pacing Clin Electrophysiol 1993;16:1323-35.

38. Villain E, Vetter VL, Garcia JM, et al: Evolving concepts in the management of junctional ectopic tachycardia: A multicenter study. Circulation 1990;81:1544.

39. Balaji S, Sullivan I, Deanfield JE, James I: Moderate hypothermia in the management of resistant automatic tachycardias in children. Br Heart J 1991;66:224.

40. Till JA, Rowland E: Atrial pacing as an adjunct to the management of post-surgical His bundle tachycardia. Br Heart J 1991; 66: 225-9.

41. Walsh EP, Saul JP, Sholler GF, et al: Evaluation of a staged treatment protocol for rapid automatic junctional tachycardia after operation for congenital heart disease. J Am Coll Cardiol 1997;29: 1046-55.

42. Van Hare GF, Velvis H, Langberg JJ: Successful transcatheter ablation of congenital junctional ectopic tachycardia in a ten-month-old infant using radiofrequency energy. Pacing Clin Electrophysiol 1990;13:730.

43. Rychik J, Marchlinski F, Sweeten TL, et al: Transcatheter radiofrequency ablation of congenital junctional ectopic tachycardia in a neonate. Pediatr Cardiol 1996;17:220-2.

44. Waldo AF, Krongrad E, Kupersmith J, et al: Ventricular paired pacing to control rapid ventricular heart rate following open heart surgery. Observations on ectopic automaticity. Report of a case in a four-month-old patient. Circulation 1976;53:176-80.

45. Raja P, Hawker RE, Chaikitpinyo A, et al: Amiodarone management of junctional ectopic tachycardia after cardiac surgery in children. Br Heart J 1994;72:265.
46. Epstein MC, Kiel EA, Victoria BE: Cardiac decompensation following verapamil therapy in infants with supraventricular tachycardia. Pediatrics 1985;75:737.
47. Abinader E, Borochowitz Z, Berger A: A hemodynamic complication of verapamil therapy in a neonate. Helv Paediatr Acta 1981; 36:451.
48. Perry JC, Garson A Jr: Supraventricular tachycardia due to Wolff–Parkinson–White syndrome in children: Early disappearance and late recurrence. J Am Coll Cardiol 1990;16:1215–20.
49. Wolff GS, Han J, Gurran J: Wolff–Parkinson–White syndrome in the neonate. Am J Cardiol 1978;41:559.
50. Nadas AD, Daeschner CW, Roth A, Blumenthal SL: Paroxysmal tachycardia in infants and children. Pediatrics 1952;9:167–81.
51. Mantakas ME, McCue CM, Miller WW: Natural history of Wolff–Parkinson–White syndrome discovered in infancy. Am J Cardiol 1978;41:1097.
52. Chung KY, Walsh TJ, Massie E: Wolff–Parkinson–White syndrome. Am Heart J 1965;69:116.
53. Benson DW Jr, Smith WM, Dunnigan A, et al: Mechanisms of regular, wide QRS tachycardia in infants and children. Am J Cardiol 1982;49:1778.
54. Bromberg BI, Lindsay BD, Cain ME, Cox JL: Impact of clinical history and electrophysiologic characterization of accessory pathways on management strategies to reduce sudden death among children with Wolff–Parkinson–White syndrome. J Am Coll Cardiol 1996;27:690–5.
55. Paul T, Guccione P, Garson A Jr: Relation of syncope in young patients with Wolff–Parkinson–White syndrome to rapid ventric ular response during atrial fibrillation. Am J Cardiol 1990;65: 318–21.
56. Alexander ME, Berul CI: Ventricular arrhythmias: When to worry. Pediatr Cardiol 2000;21:532–41.
57. Tsuji A, Nagashima M, Hasegawa S, et al: Long–term follow–up of idiopathic ventricular arrhythmias in otherwise normal children. Jpn Circ J 1995;59:654–62.
58. Vetter VL: Ventricular arrhythmias in pediatric patients with and without congenital heart disease. In Horowitz LN (ed): Current Management of Arrhythmias. Philadelphia, BC Decker, 1990, pp 208–20.
59. Benson DW Jr, Gallagher JJ, Sterba R, et al: Catecholamine induced double tachycardia: Case report in a child. Pacing Clin Electrophysiol 1980;3:96–103.
60. Chimenti C, Calabrese F, Thiene G, et al: Inflammatory left ventricular microaneurysms as a cause of apparently idiopathic ventricular tachyarrhythmias. Circulation 2001;104:168–73.
61. Saidi AS, Moodie DS, Garson AJ, et al: Electrocardiography and 24–hour electrocardiographic ambulatory recording (Holter monitor) studies in children infected with human immuno– deficiency virus type 1. The Pediatric Pulmonary and Cardiac Complications of Vertically Transmitted HIV–1 Infection Study Group. Pediatr Cardiol 2000;21:189–96.
62. Perron AD, Brady WJ, Erling BF: Commodio cordis: An underappreciated cause of sudden cardiac death in young patients: Assessment and management in the ED. Am J Emerg Med 2001; 19: 406–9.
63. Kohl P, Nesbitt AD, Cooper PJ, Lei M: Sudden cardiac death by commotio cordis: Role of mechano–electric feedback. Cardiovasc Res 2001;50:280–9.
64. Link MS, Wang PJ, Maron BJ, Estes NA: What is commotio cordis? Cardiol Rev 1999;7:265–9.
65. Bonnet D, Martin D, Pascale De Lonlay, et al: Arrhythmias and conduction defects as presenting symptoms of fatty acid oxidation disorders in children. Circulation 1999;100:2248–53.
66. Davis AM, Gow RM, McCrindle BW, Hamilton RM: Clinical spectrum, therapeutic management, and follow–up of ventricular tachycardia in infants and young children. Am Heart J 1996;131: 186–91.
67. Fulton DR, Kyung JC, Burton ST: Ventricular tachycardia in children without heart disease. Am J Cardiol 1985;55:1328.
68. Rocchini AP, Chun PO, Dick M: Ventricular tachycardia in children. Am J Cardiol 1981;47:1091–7.
69. Noh CI, Gillette PC, Case CL, Zeigler VL: Clinical and electrophysiological characteristics of ventricular tachycardia in children with normal hearts. Am Heart J 1990;120:1326–33.
70. Corrado D, Basso C, Thiene G: Sudden cardiac death in young people with apparently normal heart. Cardiovasc Res 2001;50: 399–408.
71. Vetter VL, Josephson ME, Horowitz LN: Idiopathic recurrent sustained ventricular tachycardia in children and adolescents. Am J Cardiol 1981;47:315.
72. Garson A Jr, Smith RT, Moak JP, et al: Ventricular arrhythmias and sudden death in children. J Am Coll Cardiol 1985;5:130B.

73. Deal BJ, Scott MM, Scagliotti D, et al: Ventricular tachycardia in a young population without overt heart disease. Circulation 1986; 73: 1111.

74. MacLellan-Tolbert SG, Porter CJ: Accelerated idioventricular rhythm: A benign arrhythmia in childhood. Pediatrics 1995; 96: 122-5.

75. Nakagawa M, Yoshihara T, Matsumura A, et al: Accelerated idioventricular rhythm in three newborn infants with congenital heart disease. Chest 1993;104:322-3.

76. Frank R, Fontaine G, Vedel J, et al: Electrocardiology of 4 cases of right ventricular dysplasia inducing arrhythmia. Arch Mal Coeur Vaiss 1978;71:963-72.

77. Dungan WT, Garson A Jr, Gillette PC: Arrhythmogenic right ventricular dysplasia: A cause of ventricular tachycardia in children with apparently normal hearts. Am Heart J 1981;102:745-50.

78. Lobo FV, Silver MD, Butany J, Heggtveit HA: Left ventricular involvement in right ventricular dysplasia/cardiomyopathy. Can J Cardiol 1999;15:1239-47.

79. Casset-Senon D, Babuty D, Alison D, et al: Delayed contraction area responsible for sustained ventricular tachycardia in an arrhythmogenic right ventricular cardiomyopathy: Demonstration by Fourier analysis of SPECT equilibrium radionuclide angiography. J Nucl Cardiol 2000;7:539-42.

80. Sekiguchi K, Miya Y, Kaneko Y, et al: Evaluation of signal-averaged electrocardiography for clinical diagnosis in arrhythmogenic right ventricular dysplasia. Jpn Heart J 2001;42:287-94.

81. Turrini P, Angelini A, Thiene G, et al: Late potentials and ventricular arrhythmias in arrhythmogenic right ventricular cardiomyopathy. Am J Cardiol 1999;83:1214-9.

82. Toyofuku M, Takaki H, Sunagawa K, et al: Exercise-induced ST elevation in patients with arrhythmogenic right ventricular dysplasia. J Electrocardiol 1999;32:1-5.

83. Groh WJ, Silka MJ, Oliver RP, et al: Use of implantable cardioverter-defibrillators in the congenital long QT syndrome. Am J Cardiol 1996;78:703-6.

84. Fontaine G, Fontaliran F, Hebert JL, et al: Arrhythmogenic right ventricular dysplasia. Annu Rev Med 1999;50:17-35.

85. Casset-Senon D, Philippe L, Babuty D, et al: Diagnosis of arrhythmogenic right ventricular cardiomyopathy by Fourier analysis of gated blood pool single-photon emission tomography. Am J Cardiol 1998;82:1399-404.

86. Li D, Ahmad F, Gardner MJ, et al: The locus of a novel gene responsible for arrhythmogenic right-ventricular dysplasia characterized by early onset and high penetrance maps to chromosome 10p12-p14. Am J Hum Genet 2000;66:148-56.

87. Link MS, Wang PJ, Haugh CJ, et al: Arrhythmogenic right ventricular dysplasia: Clinical results with implantable cardioverter defibrillators. J Interv Card Electrophysiol 1997;1:41-8.

88. Tavernier R, Gevaert S, De Sutter J, et al: Long term results of cardioverter-defibrillator implantation in patients with right ventricular dysplasia and malignant ventricular tachyarrhythmias. Heart 2001;85:53-6.

89. Guiradon GM, Klein GJ, Gulamhusein SS, et al: Total disconnection of the right ventricular free wall: Surgical treatment of right ventricular tachycardia associated with right ventricular dysplasia. Circulation 1983;67:463-7.

90. Schwartz PJ. Idiopathic long QT syndrome: Progress and questions. Am Heart J 1985;109:399.

91. Jervell A, Lange-Nielsen F: Congenital deaf-mutism, functional heart diseases, with prolongation of the QT interval and sudden death. Am Heart J 1957;54:59-68.

92. Romano C, Gemme G, Pongiglione R: Aritmie cardiache rare delle eta pediatrica. Clin Pediatr 1963;45:565.

93. Ward O: A new familial cardiac syndrome in children. J Irish Med Assoc 1964;54:103.

94. Garson A Jr, Macdonald DII, Fournier A, et al: The long QT syndrome in children: An international study of 287 patients. Circulation 1993;87:1866-72.

95. Scott WA, Macdonald DII: Two:one atrioventricular block in infants with congenital long Q-T syndrome. Am J Cardiol 1987; 60: 1409-10.

96. Moss AJ, Schwartz PJ, Crompton RS, et al: The long QT syndrome: A prospective international study. Circulation 1985;71:17.

97. Moss AJ, Robinson JL: Long QT syndrome. Heart Dis Stroke 1992; 1:309-14.

98. Schwartz PJ, Moss AJ, Vincent GM, Crampton RS: Diagnostic criteria for the long QT syndrome: An update. Circulation 1993; 88: 782-4.

99. Vetter VL, Berul CI, Sweeten TL: Response of corrected QT intervals to exercise, pacing and isoproterenol. Cardiol Young 1993;3 (suppl 1):63.

100. Callans DJ, Schwartzman D, Marchlinski FE: Is an isoproterenol induced QT abnormality specific to patients with the long QT syndrome? [abstract] Circulation 94[suppl I], I-432. 1996.

101. Vincent GM, Timothy KW, Leppert M, Keating M: The spectrum of symptoms and QT intervals in carriers of the gene for the long QT syndrome. N Engl J Med 1992;327:846–52.
102. Priori SG, Napolitano C, Schwartz PJ: Low penetrance in the long–QT syndrome: Clinical impact. Circulation 1999;99:529–33.
103. Keating M, Atkinson D, Dunn C, et al: Linkage of a cardiac arrhythmia, the long QT syndrome, and the Harvey ras–1 gene. Science 1991;252:704–6.
104. Jiang C, Atkinson D, Towbin JA, et al: Two long QT syndrome loci map to chromosomes 3 and 7 with evidence for further heterogeneity. Nat Genet 1994;8:141–7.
105. Curran ME, Splawski I, Timothy KW, et al: A molecular basis for cardiac arrhythmia: HERG mutations cause long QT syndrome. Cell 1995;80:795–803.
106. Schott J, Charpentier F, Peltier S, et al: Mapping of a gene for long QT syndrome to chromosome 4q25–27. Am J Hum Genet 1995; 57:1114–22.
107. Keating M, Dunn C, Atkinson D, et al: Consistent linkage of the long–QT syndrome to the Harvey ras–1 locus on chromosome 11. Am J Hum Genet 1991;49:1335–9.
108. Towbin JA, Li H, Taggart RT, et al: Evidence of genetic het erogeneity in Romano–Ward long QT syndrome. Analysis of 23 families. Circulation 1994;90:2635–44.
109. Vincent GM: Heterogeneity in the inherited long QT syndrome. J Cardiovasc Electrophysiol 1995;6:137–46.
110. Barhanin J, Lesage F, Guillemare E, et al: K(V)LQT1 and IsK (minK) proteins associate to form the I(Ks) cardiac potassium current. Nature 1996;384:78–80.
111. Abbott GW, Sesti F, Splawski I, et al: MiRP1 forms IKr potassium channels with HERG and is associated with cardiac arrhythmia. Cell 1999;97:175–87.
112. Wang Q, Curran ME, Splawski I, et al: Positional cloning of a novel potassium channel gene: KVLQT1 mutations cause cardiac arrhythmias. Nat Genet 1996;12:17–23.
113. Sanguinetti MC, Curran ME, Zou A, et al: Coassembly of K(V) LQT1 and minK (IsK) proteins to form cardiac I(Ks) potassium channel. Nature 1996;384:80–3.
114. Sanguinetti MC, Jurkiewicz NK: Two components of cardiac delayed rectifier K^+ current. J Gen Physiol 1990;96:195–215.
115. Keating MT, Sanguinetti MC: Molecular and cellular mechanisms of cardiac arrhythmias. Cell 2001;104:569–80.
116. Splawski I, Shen J, Timothy KW, et al: Spectrum of mutations in long–QT syndrome genes KVLQT1, HERG, SCN5A, KCNE1, and KCNE2. Circulation 2000;102:1178–85.
117. Schulze–Bahr E, Wang Q, Wedekind H, et al: KCNE1 mutations cause Jervell and Lange–Nielsen syndrome. Nat Genet 1997; 17: 267–8.
118. Splawski I, Tristani–Firouzi M, Lehmann MH, et al: Mutations in the hminK gene cause long QT syndrome and suppress IKs function. Nat Genet 1997;17:338–40.
119. Vetter DE, Mann JR, Wangemann P, et al: Inner ear defects induced by null mutation of the isk gene. Neuron 1996;17: 1251–64.
120. Sanguinetti MC, Jiang C, Curran ME, Keating MT: A mechanistic link between an inherited and an acquired cardiac arrhythmia: HERG encodes the IKr potassium channel. Cell 1995;81: 299–307.
121. Trudeau MC, Warmke JW, Ganetzky B, Robertson GA: HERG, a human inward rectifier in the voltage–gated potassium channel family. Science 1995;269:92–5.
122. Mitcheson JS, Chen J, Lin M, et al: A structural basis for drug–induced long QT syndrome. Proc Natl Acad Sci U S A 2000;97: 12329–33.
123. Wang Q, Shen J, Splawski I, et al: SCN5A mutations associated with an inherited cardiac arrhythmia, long QT syndrome. Cell 1995;80:805–11.
124. Gellens ME, George AL Jr, Chen LQ, et al: Primary structure and functional expression of the human cardiac tetrodotoxin–insensitive voltage–dependent sodium channel. Proc Natl Acad Sci U S A 1992;89:554–8.
125. Splawski I, Shen J, Timothy K, et al: Spectrum of mutations in Long–QT syndrome genes. Circulation 2000;102:1185.
126. Bennett PB, Yazawa K, Makita N, et al: Molecular mechanism for an inherited cardiac arrhythmia. Nature 1995;376:683–5.
127. Moss AJ, Zareba W, Benhorin J, et al: ECG–T wave patterns in genetically distinct forms of the hereditary long QT syndrome. Circulation 1995;92:2929–34.
128. Zareba W, Moss AJ, Schwartz PJ, et al: Influence of genotype on the clinical course of the long–QT syndrome. International Long–QT Syndrome Registry Research Group. N Engl J Med 1998;339:960–5.
129. Schwartz PJ, Priori SG, Spazzolini C, et al: Genotype–phenotype correlation in the long–QT syndrome: Gene–specific triggers for life–threatening arrhythmias. Circulation 2001;103:89–95.
130. Ackerman MJ, Tester DJ, Porter CJ: Swimming, a gene–specific

arrhythmogenic trigger for inherited long QT syndrome. Mayo Clin Proc 1999;74:1088–94.

131. Wilde AA, Jongbloed RJ, Doevendans PA, et al: Auditory stimuli as a trigger for arrhythmic events differentiate HERG– related (LQTS2) patients from KVLQT1–related patients (LQTS1). J Am Coll Cardiol 1999;33:327–32.

132. Rosero SZ, Zareba W, Moss AJ, et al: Asthma and the risk of cardiac events in the long QT syndrome. Long QT Syndrome Investigative Group. Am J Cardiol 1999;84:1406–11.

133. Schwartz PJ, Priori SG, Dumaine R, et al: A molecular link between the sudden infant death syndrome and the long–QT syndrome. N Engl J Med 2000;27:262–7.

134. Schwartz PJ, Priori SG, Bloise R, et al: Molecular diagnosis in a child with sudden infant death syndrome. Lancet 2001; 358:1343.

135. Schwartz PJ, Stramba–Badiale M, Segantini A, et al: Prolongation of the QT interval and the sudden infant death syndrome. N Engl J Med 1998;338:1709–14.

136. Bazett HC: An analysis of the time–relations of electrocar diograms. Heart 1920;7:353–70.

137. Garson A Jr: How to measure the QT interval–what is normal? Am J Cardiol 1993;72:14B–16B.

138. Malfatto G, Beria G, Sala S, et al: Quantitative analysis of T wave abnormalities and their prognostic implications in the idiopathic long QT syndrome. J Am Coll Cardiol 1994;23:296–301.

139. Priori SG, Napolitano C, Diehl L, et al: Dispersion of QT interval. A marker of therapeutic efficacy in the idiopathic long QT syndrome. Circulation 1994;89:1681–8.

140. Moss AJ: Measurement of the QT interval and the risk associated with QTc interval prolongation: A review. Am J Cardiol 1993;72: 23B–25B.

141. Shah MJ, Wieand TS, Rhodes LA, et al: QT and JT dispersion in children with long QT syndrome. J Cardiovasc Electrophysiol 1997;8:642–8.

142. Banai S, Tzivoni D: Drug therapy for torsade de pointes. J Cardiovasc Electrophysiol 1993;4:206–10.

143. Kothari SS, Krishnaswami S: Magnesium sulfate therapy in torsades de pointes. Indian Heart J 1988;40:210–1.

144. Crawford MH, Karliner JS, O'Rouke RA, et al: Prolonged QT interval syndrome: Successful treatment with combined ventricular pacing and propranolol. Chest 1975;68:369.

145. Trippel DL, Gillette PC: Atenolol in children with ventricular arrhythmias. Am Heart J 1990;119:1312–6.

146. Moss AJ, Robinson J: Clinical features of the idiopathic long QT syndrome. Circulation 1992;85(suppl):I140–I144.

147. Moss AJ, Zareba W, Hall WJ, et al: Effectiveness and limitations of beta–blocker therapy in congenital long–QT syndrome. Circulation 2000;101:616–23.

148. Locati EH, Schwartz PJ, Moss AJ, et al: Long–term survival after left cervico–thoracic sympathectomy in high risk long Q–T syndrome patients with refractory ventricular arrhythmias. J Am Coll Cardiol 1986;7:235A.

149. Packer DL, Coltori F, Smith MS, et al: Sudden death after left stellectomy in the long Q–T syndrome. Am J Cardiol 1984;54: 1365–6.

150. Ouriel K, Moss AJ: Long QT syndrome: An indication for cervicothoracic sympathectomy. Cardiovasc Surg 1995;3:475–8.

151. Schwartz PJ, Locati EH, Moss AJ, et al: Left cardiac sympathetic denervation in the therapy of congenital long QT syndrome. A worldwide report. Circulation 1991;84:503–11.

152. Eldar M, Griffin JC, Abbott JA: Permanent cardiac pacing in patients with the long QT syndrome. J Am Coll Cardiol 1987; 10:600.

153. Moss AJ, Liu JE, Gottlieb S, et al: Efficacy of permanent pacing in the management of high–risk patients with long QT syndrome. Circulation 1991;84:1524–9.

154. Groh WJ, Silka MJ, Oliver RP, et al: Use of implantable cardioverter–defibrillators in the congenital long QT syndrome. Am J Cardiol 1996;78 703–6.

155. Silka MJ, Kron J, Dunnigan A, Macdonald DII: Sud den cardiac death and the use of implantable cardioverter–defibrillators in pediatric patients. Circulation 1993;87:800–7.

156. Roden DM, Lazzara R, Rosen M, et al: Multiple mechanisms in the long–Qt syndrome: Current knowledge, gaps, and future directions. Circulation 1996;94:1996–2012.

157. Schwartz PJ, Priori SG, Locati EH, et al: Long QT syndrome patients with mutations of the SCN5A and HERG genes have differential responses to Na^+ channel blockade and to increases in heart rate. Circulation 1995;92:3381–6.

158. Sato T, Hata Y, Yamamoto M, et al: Early afterdepolarizations abolished by potassium channel opener in a patient with idiopathic long QT syndrome. J Cardiovasc Electrophysiol 1995;6: 279–82.

159. Brugada P, Brugada J: Right bundle branch block, persistent ST segment elevation and sudden cardiac death: A distinct clinical and electrocardiographic syndrome. A multicenter report. J Am Coll Cardiol 1992;20:1391–6.

160. Chen Q, Kirsch GE, Zhang D, et al: Genetic basis and molecular mechanism for idiopathic ventricular fibrillation. Nature 1998; 392:293-6.

161. Brugada R: Use of intravenous antiarrhythmics to identify concealed Brugada syndrome. Curr Control Trials Cardiovasc Med 2000;1:45-47.

162. Naccarelli GV, Antzelevitch C: The Brugada syndrome: Clinical, genetic, cellular, and molecular abnormalities. Am J Med 2001; 110:573-81.

163. Kakishita M, Kurita T, Matsuo K, et al: Mode of onset of ventricular fibrillation in patients with Brugada syndrome detected by implantable cardioverter defibrillator therapy. J Am Coll Cardiol 2000;36:1646-53.

164. Priori SG, Napolitano C, Tiso N, et al: Mutations in the cardiac ryanodine receptor gene (hRyR2) underlie catecholaminergic polymorphic ventricular tachycardia. Circulation 2001;103: 196-200.

165. Balaji S, Wiles HB, Sens MA, Gillette PC: Immunosuppressive treatment for myocarditis and borderline myocarditis in children with ventricular ectopic rhythm. Br Heart J 1994;72:354-9.

166. Wiles HB, Gillette PC, Harley RA, Upshur JK: Cardiomyopathy and myocarditis in children with ventricular ectopic rhythm. J Am Coll Cardiol 1992;20:359-62.

167. Ino T, Okubo M, Akimoto K, et al: Corticosteroid therapy for ventricular tachycardia in children with silent lymphocytic myocarditis. J Pediatr 1995;126:304-8.

168. Drucker NA, Colan SD, Lewis AB, et al: Globulin treatment of acute myocarditis in the pediatric population. Circulation 1994; 89: 252-7.

169. Vetter VL, Horowitz LN: Electrophysiologic residua and sequelae of surgery for congenital heart defects. Am J Cardiol 1982; 50:588.

170. Silka MJ, Hardy BG, Menashe VD, Morris CD: A population-based prospective evaluation of risk of sudden cardiac death after operation for common congenital heart defects. J Am Coll Cardiol 1998; 32:245-51.

171. Vetter VL: Ventricular arrhythmias in patients with congeni- tal heart disease. In Greenspon AJ, Waxman HL (eds): Contemporary Management of Ventricular Arrhythmias. Philadelphia, FA Davis, 1991, pp 255-73.

172. Bockoven JR, Wernovsky G, Vetter VL, et al: Perioperative conduction and rhythm disturbances after the Ross procedure in young patients. Ann Thorac Surg 1998;66:1383-8.

173. von Bernuth G: Twenty-five years after the first arterial switch procedure: Mid-term results. Thorac Cardiovasc Surg 2000;48: 228-32.

174. Garson A Jr, Nihill MR, McNamara DG, et al: Status of the adult and adolescent after repair of tetralogy of Fallot. Circulation 1979; 59:1232.

175. Gillette PC, Yeoman MA, Mullins CE, et al: Sudden death after repair of tetralogy of Fallot. Circulation 1977;56:566.

176. Vetter VL: Postoperative arrhythmias after surgery for congenital heart defects. In Zipes DP (ed): Cardiology in Review. Philadelphia, Williams & Wilkins, 1994, pp 83-97.

177. Deanfield JE, McKenna WJ, Presbitero P, et al: Ventricular arrhythmia in unrepaired tetralogy of Fallot: Relation to age, timing of repair and hemodynamic status. Br Heart J 1984;52:77.

178. Vaksmann G, Fournier A, Davignon A, et al: Frequency and prognosis of arrhythmias after operative "correction" of tetralogy of Fal lot. Am J Cardiol 1990;66:346-9.

179. Gatzoulis MA, Till JA, Somerville J, Redington AN: Mechanoelectrical interaction in tetralogy of Fallot. QRS prolongation relates to right ventricular size and predicts malignant ventricular arrhythmias and sudden death. Circulation 1995;92:231-7.

180. Zimmermann M, Friedl B, Adamec R, et al: Ventricular late potentials and induced ventricular arrhythmias after surgical repair of tetralogy of Fallot. Am J Cardiol 1991;67:873-8.

181. Gatzoulis MA, Balaji S, Webber SA, et al: Risk factors in arrhythmia and sudden cardiac death late after repair of tetralogy of Fallot: A multicenter study. Lancet 2000;356:975-81.

182. Therrien J, Siu SC, Harris L, et al: Impact of pulmonary valve replacement on arrhythmia propensity later after repair of tetralogy of Fallot. Circulation 2001;103:2489-94.

183. Daliento L, Rizzoli G, Menti L, et al: Accuracy of electrocardiographic and echocardiographic indices in predicting life threatening ventricular arrhythmias in patients operated for tetralogy of Fallot. Heart 1999;81:650-5.

184. Deanfield JE, Ho S, Anderson RH, et al: Late sudden death after repair of tetralogy of Fallot: A clinicopathologic study. Circulation 1983;67:626-31.

185. Alexiou C, Mahmoud H, Al-Khaddour A, et al: Outcome after repair of tetralogy of Fallot in the first year of life. Ann Thorac Surg 2001;71:494-500.

186. Walsh EP, Rockenmacher S, Keane JF, et al: Late results in patients with tetralogy of Fallot repaired during infancy. Circulation 1998;77:1062-7.

187. Joffe H, Georgakopoulos D, Celermajer DS, et al: Late ventricular arrhythmia is rare after early repair of tetralogy of Fallot. J Am Coll Cardiol 1994;23:1146–50.

188. Walsh EP, Rockenmacher S, Keane JF, et al: Late results in patients with tetralogy of Fallot repaired during infancy. Circulation 1988;77:1062–7.

189. Garson A Jr, Porter CJ, Gillette PC, et al: Induction of ventricular tachycardia during electrophysiologic study after repair of tetralogy of Fallot. J Am Coll Cardiol 1983;1:1493.

190. Horowitz LN, Vetter VL, Harken AH, et al: Electrophysiologic characteristics of sustained ventricular tachycardia occurring after repair of tetralogy of Fallot. Am J Cardiol 1980;46:446.

191. Deal BJ, Scagliotti D, Miller SM, et al: Electrophysio logic drug testing in symptomatic ventricular arrhythmias after repair of tetralogy of Fallot. Am J Cardiol 1987;59:1380–5.

192. Lucron H, Marcon F, Bosser G, et al: Induction of sustained ventricular tachycardia after surgical repair of tetralogy of Fallot. Am J Cardiol 1999;83:1369–73.

193. Chandar JS, Wolff GS, Garson A Jr, et al: Ventricular arrhythmias in postoperative tetralogy of Fallot. Am J Cardiol 1990;65:655–71.

194. Kugler JD, Pinsky WW, Cheatham JP, et al: Sustained ventricular tachycardia after repair of tetralogy of Fallot: New electrophysiologic findings. Am J Cardiol 1983;51:1137–43.

195. Marie PY, Marçon F, Brunotte F, et al: Right ventricular overload and induced sustained ventricular tachycardia in operatively "repaired" tetralogy of Fallot. Am J Cardiol 1992;69:785–9.

96. Garson A Jr, Randall DC, Gillette PC, et al: Prevention of sudden death after repair of tetralogy of Fallot: Treatment of ventricular arrhythmias. J Am Coll Cardiol 1985;6:221–7.

97. Sullivan I, Presbitero P, Gooch VM, et al: Is ventricular arrhythmias in repaired tetralogy of Fallot an effect of operation ora consequence of the course of the disease? Br Heart J 1987;58:40–4.

98. Stevenson WG, Delacretaz E, Friedman PL, Ellison KE: Identification and ablation of macroreentrant ventricular tachycardia with the CARTO electroanatomical mapping system. Pacing Clin Electrophysiol 1998;21:1448–56.

99. Biblo LA, Carlson MD: Transcatheter radiofrequency ablation of ventricular tachycardia following surgical correction of tetralogy of Fallot. Pacing Clin Electrophysiol 1994;17:1556–60.

00. Burton ME, Leon AR: Radiofrequency catheter ablation of right ventricular outflow tract tachycardia late after complete repair of tetralogy of Fallot using the pace mapping technique. Pacing Clin Electrophysiol 1993;16:2319–25.

201. Oda H, Aizawa Y, Murata M, et al: A successful electrical ablation of recurrent sustained ventricular tachycardia in a postoperative case of tetralogy of Fallot. Jpn Heart J 1986;27:421–8.

202. Garson A Jr, Gillette PC, Titus JL, et al: Surgical treatment of ventricular tachycardia in infants. N Engl J Med 1984;310:1443.

203. Malhotra V, Ferrans VJ, Virmani R: Infantile histiocytoid cardiomyopathy: Three cases and literature review. Am Heart J 1994; 128:1009–21.

204. Jeresaty RM: Sudden death in the mitral valve prolapse click syndrome. Am J Cardiol 1976;37:317.

205. Maron BJ, Roberts WC, McAllister HA, et al: Sudden death in young athletes. Circulation 1980;62:218.

206. Swartz MH, Teichholz LE, Donoso E: Mitral valve prolapse. A review of associated arrhythmias. Am J Med 1977;62:377.

207. La Vecchia L, Ometto R, Centofante P, et al: Arrhythmic profile, ventricular function, and histomorphometric findings in patients with idiopathic ventricular tachycardia and mitral valve prolapse: Clinical and prognostic evaluation. Clin Cardiol 1998;21:731–5.

208. Kavey RW, Sandheimer HM, Blackman MS: Detection of dysrhythmia in pediatric patients with mitral valve prolapse. Circulation 1980;62:582.

209. Papagiannis J, Van Praagh R, Schwint O, et al: Congenital left ventricular aneurysm: Clinical, imaging, pathologic, and surgical findings in seven new cases. Am Heart J 2001;141:491–9.

210. Maron BJ, Shen WK, Link MS, et al: Efficacy of implantable cardioverter–defibrillators for the prevention of sudden death in patients with hypertrophic cardiomyopathy. N Engl J Med 2000; 342: 365–73.

211. Maron BJ, Roberts WC, Epstein SE: Sudden death in hypertrophic cardiomyopathy: A profile of 78 patients. Cir culation 1982;65: 1388.

212. McKenna WJ, Deanfield JE, Faruqui A, et al: Prognosis in hypertrophic cardiomyopathy: Role of age and clinical, electrocardiographic and hemodynamic features. Am J Cardiol 1981; 47:532.

213. Maron BJ, Savage DD, Wolfson JK, et al: Prognostic significance of 24 hour ambulatory electrocardiographic monitoring in patients with hypertrophic cardiomyopathy: A prospective study. Am J Cardiol 1981;48:252.

214. McKenna WJ, England D, Doi YL, et al: Arrhythmias in hypertrophic cardiomyopathy: Influence on prognosis. Br Heart J 1981; 46:168.

215. Maron BJ, Fananapazir L: Sudden cardiac death in hypertrophic cardiomyopathy. Circulation 1992;85:I–57–I–63.

216. McKenna WJ, Franklin RCG, Nihoyannopoulos P, et al: Arrhythmia and prognosis in infants, children and adolescents with hypertrophic cardiomyopathy. J Am Coll Cardiol 1988; 11:147–53.

217. Yetman AT, Hamilton RM, Benson LN, McCrindle BW: Long–term outcome and prognostic determinants in children with hypertrophic cardiomyopathy. J Am Coll Cardiol 1998;32:1943–50.

218. Fananapazir L, Chang AC, Epstein SE, McAreavey D: Prognostic determinants in hypertrophic cardiomyopathy: Prospective evaluation of a therapeutic strategy based on clinical, Holter, hemodynamic, and electrophysiological findings. Circulation 1992;86: 730–40.

219. Elliott PM, Sharma S, Varnava A, et al: Survival after cardiac arrest or sustained ventricular tachycardia in patients with hypertrophic cardiomyopathy. J Am Coll Cardiol 1999;33:1596–601.

220. Saumarez RC: Electrophysiological investigation of patients with hypertrophic cardiomyopathy: Evidence that slowed intraventricular conduction is associated with an increased risk of sudden death. Br Heart J 1994;72(suppl):S19–S23.

221. Yetman AT, McCrindle BW, MacDonald C, et al: Myocardial bridging in children with hypertrophic cardiomyopathy — a risk factor for sudden death. N Engl J Med 1998;339:1201–9.

222. Mohiddin SA, Begley D, Shih J, Fananapazir L: Myocardial bridging does not predict sudden death in children with hypertrophic cardiomyopathy but is associated with more severe cardiac disease. J Am Coll Cardiol 2000;36:2270–8.

223. Marian AJ: Sudden cardiac death in patients with hypertrophic cardiomyopathy: From bench to bedside with an emphasis on genetic markers. Clin Cardiol 1995;18:189–98.

224. Geisterfer–Lowrance AA, Kass S, Tanigawa G, et al: A molecular basis for familial hypertrophic cardiomyopathy: A beta cardiac myosin heavy chain gene missense mutation. Cell 1990;62: 999–1006.

225. Maron BJ, Moller JH, Seidman CE, et al: Impact of laboratory molecular diagnosis on contemporary diagnostic criteria for genetically transmitted cardiovascular diseases: Hypertrophic cardiomyopathy, long–QT syndrome, and Marfan syndrome. Circulation 1998;98:1460–71.

226. Thierfelder L, Watkins H, MacRae C, et al: Alpha–tropomyosin and cardiac troponin T mutations cause familial hypertrophic cardiomyopathy: A disease of the sarcomere. Cell 1994;77:701–12.

227. Marian AJ, Roberts R: The molecular genetic basis for hypertrophic cardiomyopathy. J Mol Cell Cardiol 2001;33:655–70.

228. Epstein ND, Cohn GM, Cyran F, Fananapazir L: Differences in clinical expression of hypertrophic cardiomyopathy associated with two distinct mutations in the b–myosin heavy chain gene: A 908 Leu–Val mutation and a 403 Arg–Gln mutation. Circulation 1992; 86:345–52.

229. Watkins H, Rosenzweig A, Hwang D, et al: Characteristics and prognostic implications of myosin missense mutations in familial hypertrophic cardiomyopathy. N Engl J Med 1992;326:1108–14.

230. McKenna WJ, Oakley CM, Krikler DM, Goodwin JF: Improved survival with amiodarone in patients with hypertrophic cardiomyopathy and ventricular tachycardia. Br Heart J 1985;53: 412–6.

231. Pelliccia F, Cianfrocca C, Romeo F, Reale A: Hypertrophic cardiomyopathy: Long–term effects of propranolol versus verapamil in preventing sudden death in "low–risk" patients. Cardiovasc Drugs Ther 1990;4:1515–8.

232. Rosing DR, Condit JR, Maron BJ, et al: Verapamil therapy: A new approach to the pharmacologic treatment of hypertrophic cardiomyopathy: III. Effects of long–term administration. Am J Cardiol 1981;48:545–53.

233. Fananapazir L, Cannon ROI, Tripodi D, Panza JA: Impact of dual–chamber permanent pacing in patients with obstructive hypertrophic cardiomyopathy with symptoms refractory to verapamil and beta–adrenergic blocker therapy. Circulation 1992; 85:2148–61.

234. Jeanrenaud X, Goy JJ, Kappenberger L: Effects of dual–chamber pacing in hypertrophic obstructive cardiomyopathy. Lancet 1992 339:1318–23.

235. Cohn LH, Trehan H, Collins JJ Jr: Long–term follow–up of patients undergoing myotomy/myectomy for obstructive hypertrophic cardiomyopathy. Am J Cardiol 1992;70:657–60.

236. Gaita F, Bocchiardo M, Porciani MC, et al: Should stimulation therapy for congestive heart failure be combined with defibrillation backup? Am J Cardiol 2000;86(9 suppl 1):K165–K168.

237. Felker MG, Hu W, Hare JM, et al: The spectrum of dilated cardiomyopathy: The Johns Hopkins experience with 1,278 patients Medicine 1999;78:270–83.

238. Elliot P: Diagnosis and management of dilated car diomyopathy Heart 2000;84:106–12.

239. Bione S, D'Adamo P, Maestrini E, et al: A novel X–linked gene G4.5, is responsible for Barth syndrome. Nat Genet 1996; 1[illegible] 385–9.

240. Keeling PJ, McKenna WJ: Clinical genetics of dilated cardiomyopathy. Herz 1994;19:91–6.

241. Ortiz–Lopez R, Li H, Su J, et al: Evidence for a dystrophin missense mutation as a cause of X–linked dilated cardiomyopathy. Circulation 1997;95:2434–40.

242. Arola A, Jokinen E, Ruuskanen O, et al: Epidemiology of idiopathic cardiomyopathies in children and adolescents. A nationwide study in Finland. Am J Epidemiol 1997;146:385–93.

243. Nogueira G, Pinto FF, Paixao A, Kaku S: Idiopathic dilated cardiomyopathy in children: Clinical profile and prognostic determinants. Revista Portuguesa de Cardiologia 2000;19: 191–200.

244. Grimm W, Glaveris C, Hoffmann J, et al: Arrhythmia risk stratification in idiopathic dilated cardiomyopathy based on echocardiography and 12–lead, signal–averaged, and 24–hour Holter electrocardiography. Am Heart J 2000;140:43–51.

245. Cazeau S, Ritter P, Lazarus A, et al: Multisite pacing for end–stage heart failure: Early experience. Pacing Clin Electrophysiol 1996; 19:1748–57.

246. Blanc JJ, Etienne Y, Gilard M, et al: Evaluation of different ventricular pacing sites in patients with severe heart failure. Circulation 1997;96:3273–7.

247. Nelson GS, Curry CW, Wyman BT, et al: Predictors of systolic augmentation from left ventricular preexcitation in patients with dilated cardiomyopathy and intraventricular conduction delay. Circulation 2000;101:2703–9.

248. Lozano I, Bocchiardo M, Achtelik M, et al: Impact of biventricular pacing on mortality in a randomized crossover study of patients with heart failure and ventricular arrhythmias. Pacing Clin Electrophysiol 2000;23:1711–2.

249. Gras D, Cazeau S, Mabo P, et al: Long–term benefit of cardiac resynchronization in heart failure patients: The 12 month results of the InSync™ trial [abstract]. J Am Coll Cardiol. 2000; 35(suppl A): 230.

250. Auricchio A, Stellbrink C, Sack S, et al: The pacing therapies for congestive heart failure (PATH–CHF) study: Rationale, design, and endpoints of a prospective randomized multicenter study. Am J Cardiol 1999;83:130D–135D.

251. Saxon LA, Boehmer JP, Hummel J, et al: Biventricular pacing in patients with congestive heart failure: Two prospective randomized trials. Am J Cardiol 1999;83:120D–123D.

252. Pfammatter JP, Paul T: Idiopathic ventricular tachycardia in infancy and childhood: A multicenter study on clinical profile and outcome. Working Group on Dysrhythmias and Electrophysiology of the Association for European Pediatric Cardiology. J Am Coll Cardiol 1999;33:2067–72.

253. Klein LS, Shih H, Hackett FK, et al: Radiofrequency catheter ablation of ventricular tachycardia in patients without structural heart disease. Circulation 1992;85:1666–74.

254. Drago F, Mazza A, Gagliardi MG, et al: Tachycardias in children originating in the right ventricular outflow tract: Lack of clinical features predicting the presence and severity of the histopathological substrate. Cardiol Young 1999;9:273–9.

255. Callans DJ, Menz V, Schwartzman D, et al: Repetitive monomorphic tachycardia from the left ventricular outflow tract: Electrocardiographic patterns consistent with a left ventricular site of origin. J Am Coll Cardiol 1997;29:1023–7.

256. Lauer MR, Liem LB, Young C, et al: Cellular and clinical electro physiology of verapamil–sensitive ventricular tachycardias. J Cardiovasc Electrophysiol 1992;3:500–14.

257. Klein LS, Zipes DP, Miles WM: Ablation of ventricular tachycardia in patients without coronary artery disease and ventricular tachycar dia due to bundle branch reentry. In Huang SKS (ed): Radiofrequency Catheter Ablation of Cardiac Arrhythmias. Basic Concepts and Clinical Applications. Armonk, NY, Futura, 1994, pp 479–90.

258. Wen M, Yeh S, Wang C, et al: Radiofrequency ablation therapy in idiopathic left ventricular tachycardia with no obvious structural heart disease. Circulation 1994;89:1690–6.

259. Coggins DL, Lee RJ, Sweeney J, et al: Radiofrequency catheter ablation as a cure for idiopathic tachycardia of both left and right ven tricular origin. J Am Coll Cardiol 1994;23:1333–41.

260. Kanagaratnam L, Tomassoni G, Schweikert R, et al: Ventricular tachycardias arising from the aortic sinus of Valsalva: An under–recognized variant of left outflow tract ventricular tachycardia. J Am Coll Cardiol 2001;37:1408–14.

261. Aiba T, Suyama K, Aihara N, et al: The role of Purkinje and pre–Purkinje potentials in the reentrant circuit of verapamil– sensitive idiopathic LV tachycardia. Pacing Clin Electrophysiol 2001; 24:333–44.

262. Kornbluth A, Frishman WH, Ackerman M: Beta–Adrenergic blockade in children. Cardiol Clin 1987;5:629.

263. Garson A Jr, Gillette PC, McVoy P: Amiodarone treatment of critical arrhythmias in children and young adults. J Am Coll Cardiol 1984;4:749.

264. Moak JR, Smith RT, Garson AJ: Newer antiarrhythmic drugs in

children. Am Heart J 1986;113:179.

265. Drago F, Mazza A, Guccione P, et al: Amiodarone used alone or in combination with propranolol: A very effective therapy for tach-yarrhyth mias in infants and children. Pediatr Cardiol 1998;19: 445-9.

266. Malcolm ID, Stubington D, Gibbons JE: Mexiletine for ventricular arrhythmia after repair of tetralogy of Fallot. CMAJ 1980; 123:530.

267. Morady F, Kadish AH, DiCarlo L, et al: Long-term results of catheter ablation of idiopathic right ventricular tachycardia. Circulation 1990;82:2093-9.

268. Gursoy S, Brugada J, Souza O, et al: Radiofrequency ablation of symptomatic benign ventricular arrhythmias. Pacing Clin Electrophysiol 1992;15:738-41.

269. Burton ME, Leon AR: Radiofrequency catheter ablation of right ventricular outflow tract tachycardia late after complete repair of tetralogy of Fallot using the pace mapping technique. Pacing Clin Electrophysiol 1993;16:2319-25.

270. Goldner BG, Cooper R, Blau W, Cohen TJ: Radiofrequency catheter ablation as a primary therapy for treatment of ventricular tachycardia in a patient after repair of tetralogy of Fallot. Pacing Clin Electrophysiol 1994;17:1441-6.

271. Gonska B, Cao K, Raab J, et al: Radiofrequency catheter ablation of right ventricular tachycardia late after repair of congenital heart defects. Circulation 1996;94:1902-8.

272. Van Hare G, Kugler J: Pediatric Radiofrequency Ablation Registry. 2002. Personal communication.

273. Williams WG, Hesslein PS, Kormos R. Exit block in children with pacemakers. Clin Prog Electrophysiol Pacing 1986;4: 478-89.

274. Smith RT Jr: Pacemakers for children. In Gillette PC, Garson A Jr (eds): Pediatric Arrhythmias: Electrophysiology and Pacing. Philadelphia, WB Saunders, 1990, pp 532-58.

275. Cohen MI, Vetter VL, Wernovsky G, et al: Epicardial pacemaker implantation and follow-up in patients with a single ventricle after the Fontan operation. J Thorac Car diovasc Surg 2001; 121: 804-11.

276. Gillette PC, Reitman MJ, Gutgesell HP, et al: Intracardiac electrocardiography in children and young adults. Am Heart J 1975;89: 36.

277. Kelly DT, Brodsky SJ, Krovetz LJ: Mobitz type II atrioventricular block in children. Pediatrics 1971;79:972.

278. Young D, Eisenberg R, Fish B, et al: Wenckebach atrioventricular block (Mobitz type 1) in children and adolescents. Am J Cardiol 1977;40:393.

279. Michaëlsson M, Engle MA: Congenital complete heart block: An international study of the natural history. In Engle MA (ed): Pediatric Cardiology. Philadelphia, FA Davis, 1972, pp 85-101.

280. Chameides L, Truex RC, Vetter VL, et al: Association of maternal systemic lupus erythematosus with congenital complete heart block. N Engl J Med 1977;297:1204.

281. McCue CM, Mantakas ME, Tingelstad JB, Ruddy S: Congenital heart block in newborns of mothers with connective tissue disease. Circulation 1977;56:82-90.

282. Ramsey-Goldman R, Hom D, Deng J, et al: Anti-SS-A antibodies and fetal outcome in maternal systemic lupus erythematosus. Arthritis Rheum 1986;29:1269-73.

283. Scott JS, Maddison PJ, Taylor PV, et al: Connective-tissue disease, antibodies to ribonucleoprotein, and congenital heart block. N Engl J Med 1983;309:209-12.

284. Taylor PV, Scott JS, Gerlis LM, et al: Maternal antibodies against fetal cardiac antigens in congenital complete heart block. N Engl J Med 1986;315:667-72.

285. Litsey SE, Noonan JA, O'Connor WN, et al: Maternal connective tissue disease and congenital heart block. Demonstration of immunoglobulin in cardiac tissue. N Engl J Med 1985;312:98-100.

286. Buyon JP, Winchester RJ, Slade SG, et al: Identification of mothers at risk for congenital heart block and other neonatal lupus syndromes in their children. Comparison of enzyme-linked immunosorbent assay and immunoblot for measurement of anti-SS-A/Ro and anti-SS-B/La antibodies. Arthritis Rheum 1993; 36:1263-73.

287. Buyon JP, Winchester R: Congenital complete heart block. A human model of passively acquired autoimmune injury. Arthritis Rheum 1990;33:609-14.

288. Buyon JP, Swersky SH, Fox HE, et al: Intrauterine therapy for presumptive fetal myocarditis with acquired heart block due to system lupus erythematosus. Arthritis Rheum 1987;30:44-9.

289. Fryda RJ, Kaplan S, Helmsworth JA: Postoperative complete heart block in children. Br Heart J 1971;22:456.

290. Kulbertus HE, Coyne JJ, Hallidie-Smith KA: Conduction disturbances before and after surgical closure of ventricular septal defect. Am Heart J 1969;77:123-30.

291. Moss AJ, Klyman J, Emmanouilides JC: Late onset of complete heart block. Am J Cardiol 1972;30:884-7.

292. Levy MJ, Cuello L, Tuna N, et al: Atrioventricularis communis. Ar

J Cardiol 1964;14:587–98.

293. Michaëlsson M, Jonzon A, Riesenfeld T: Isolated congenital complete atrioventricular block in adult life. Circulation 1995;92: 442–9.

294. Karpawich PP, Gillette PC, Garson A Jr, et al: Congenital complete atrioventricular block: Clinical and electrophysiologic predictors of need for pacemaker insertion. Am J Cardiol 1981; 48:1098–102.

295. Dewey RC, Capeles MA, Levy AM: Use of ambulatory elec trocardiographic monitoring to identify high–risk patients with congenital complete heart block. N Engl J Med 1987; 316:835.

296. Levy AM, Camon AJ, Keane JF: Multiple arrhythmias detected during nocturnal monitoring in patients with congenital complete heart block. Circulation 1977;55:247.

297. Sholler GF, Walsh EP: Congenital complete heart block in patients without anatomic cardiac defects. Am Heart J 1989; 118:1193–8.

298. Benson DW Jr, Spach MS, Edwards SB, et al: Heart block in children. Evaluation of subsidiary ventricular pacemaker recovery times and ECG tape recordings. Pediatr Cardiol 1982; 2:39–45.

299. Lillehei CW, Sellers RD, Bonnabeau RC, et al: Chronic postsurgical complete heart block. J Thorac Cardiovasc Surg 1963;46: 436–56.

300. Esscher E, Hardell L, Michaëlsson M: Familial, isolated, complete right bundle branch block. Br Heart J 1976;37:745–7.

301. Giuliani ER, Fuster V, Brandenburg RO, Mair DD: Ebstein's anomaly: The clinical features and natural history of Ebstein's anomaly of the tricuspid valve. Mayo Clin Proc 1979;54: 163–73.

302. Gallastegui J, Hariman RF, Handler B, et al: Cardiac involvement in the Kearns–Sayre syndrome. Am J Cardiol 1987;60:385–8.

303. Krongrad E: Prognosis for patients with congenital heart dis- ease and postoperative intraventricular conduc tion defects. Circulation 1978;57:867–70.

304. Horowitz LN, Alexander JA, Edmonds LH: Postoperative right bundle branch block: Identification of three levels of block. Circulation 1980;60:319–28.

305. Friedli B, Bolens M, Taktak M: Conduction disturbances after correction of tetralogy of Fallot: Are electrophysiologic studies of prognostic value? J Am Coll Cardiol 1988;11:162–5.

306. Quattlebaum TG, Varghese PJ, Neill CA, Donahoo JS: Sudden death among postoperative patients with tetralogy of Fallot. Circulation 1976;54:289–93.

307. Kugler JD, Danford DA: Pacemakers in children: An update. Am Heart J 1989;17:665–79.

308. Taber RE, Estoye LR, Green ER, Gahagan T: Treatment of congenital and acquired heart block with an implantable pacemaker. Circulation 1964;29:182–5.

309. Kangos JJ, Griffiths SP, Blumenthal S: Congenital complete heart block: A classification and experience with 18 patients. Am J Cardiol 1967;20:632–8.

310. Glenn WL, de Leuchtenberg N, van Heeckeren DW, et al: Heart block in children: Treatment with a radiofrequency pacemaker. J Thorac Cardiovasc Surg 1969;58:361–73.

311. Furman S, Young D: Cardiac pacing in children and adolescents. Am J Cardiol 1977;39:550–8.

312. Young D: Permanent pacemaker implantation in children: Current status and future considerations. Pacing Clin Electrophysiol 1981; 4:61–7.

313. Beder SD, Hanisch DG, Cohen MH, et al: Cardiac pacing in children: A 15–year experience. Am Heart J 1985;109:152–6.

314. Goldman BS, Williams WG, Hill T, et al: Permanent cardiac pacing after open heart surgery: Congenital heart disease. Pacing Clin Electrophysiol 1985;8:732–9.

315. Daicoff GR, Aslami A, Tobias JA, et al: Management of post operative complete heart block in infants and children. Chest 1974;66: 639–41.

316. Driscoll DJ, Gillette PC, Hallman GL, et al: Management of surgical complete AV block in children. Am J Cardiol 1979; 43:1175–80.

317. Hofschire PJ, Nicoloff DM, Moller JH: Postoperative complete heart block in 64 children treated with and without cardiac pacing. Am J Cardiol 1977:39:559–62.

318. Flinn CJ, Wolff GS, Dick M II, et al: Cardiac rhythm after the Mustard operation for complete transposition of the great arteries. Circulation 1984;310:1635–8.

319. Gillette PC, Shannon C, Blair H, et al: Transvenous pacing in pediatric patients. Am Heart J 1983;105:843–7.

320. Epstein ML, Knauf DG, Alexander JA: Long–term follow–up of transvenous cardiac pacing in children. Am J Cardiol 1986;57: 889–90.

321. Esperer HD, Singer H, Riede FT, et al: Permanent epicardial and transvenous single– and dual–chamber cardiac pacing in children. Thorac Cardiovasc Surg 1993;41:21–7.

322. Ward DE, Jones S, Shinebourne EA: Long–term transvenous pacing in children weighing less than 10 kg. Circulation 1985; 72 (suppl 3):340.

323. Walsh C, McAlister H, Andrews C, et al: Pacemaker implantation in children: A 21-year experience. Pacing Clin Electrophysiol 1988;11(suppl 2):1940-4.

324. Karpawich PP, Perry BL, Farooki ZQ, et al: Pacing in children and young adults with nonsurgical atrioventricular block: Comparison of single-rate ventricular and dual-chamber modes. Am Heart J 1987;113:316-21.

325. Gillette PC, Ziegler VL, Case CL, et al: Atrial antitachycardia pacing in children and young adults. Am Heart J 1997;122:844-9.

326. Rhodes LA, Saul JP, Gamble WJ, et al: Benefits and potential risk of atrial antitachycardia pacing after repair of congenital heart disease. J Am Coll Cardiol 1993;21:107A.

327. Kron J, Silka MJ, Ohm OJ, et al: Preliminary experience with nonthoracotomy implantable cardioverter defibrillators in young patients. Pacing Clin Electrophysiol 1994;17:26-30.

第 27 章　遗传学与心律失常

JEFFREY A, TOWBIN, MATTEO VATTA, HUA LI, NEIL E. BOWLES

心律失常包括心脏性猝死，是人群的主要发病原因和致死原因，据报道美国每年有 30 多万人发生猝死[1]。冠心病是死亡的主要原因，但同时也存在其他病因。许多非缺血相关的病例，尸检没有任何发现。这些情况下的主要死因已集中于研究突发心律失常死亡事件上，估计占所有猝死的 5%。在能被确定的无器质性心脏病病例中，长 QT 综合征（LQTS）[1]、心室预激（Wolff-Parkinson-White 综合征）[2]、特发性心室颤动（IVF）或 Brugada 综合征［以右侧胸前导联 ST 段抬高伴或不伴右束支阻滞（RBBB）为特征］[3]被普遍认为是可能的原因。在另一种重要疾病婴儿猝死综合征（Sudden infant death syndrome，SIDS）中心律失常起着关键作用[4]，并且无器质性病变。

致心律失常性右心室发育不良（ARVD）也是猝死的重要原因[5]，尽管与右心室心肌脂肪纤维组织浸润有关，但被认为是一种基本的电活动异常。在结构正常的心肌也可以见到发生与 ARVD 相关的心律失常，如儿茶酚胺敏感性室性心动过速（VT）[6]。本章主要目的是对以心律失常为主要特征的遗传性疾病在临床和分子遗传学方面的当前认识作一介绍。

长 QT 综合征

临床特征

LQTS 是遗传性或获得性复极异常，心电图（ECG）表现为心率校正后 QT 间期（QTc）延长，通常在 460~480 毫秒（ms）以上；相对心动过缓；T 波异常（图 27-1）；以及发作室性心动过速[7]，特别是尖端扭转性室速（图 27-2）。遗传性 LQTS 呈常染色体显性或常染色体隐性特征。获得性 LQTS 可以是各种药物治疗或电解质紊乱的不良后果。无论病变是遗传性的还是获得性的，其临床表现相似[1,7]。LQTS 的首发表现是不同的，最常见的包括晕厥，多数情况下由情绪激动、运动或听觉刺激触发；其他包括癫痫发作或心悸。一些人以猝死为最初症状，而另一些病例是因为存在 LQTS 或猝死家族史，进行家族筛查评估通过体表 ECG 被诊断的。

临床遗传学

已报道家族性 LQTS 有两种不同的遗传性形式。Romano-Ward 综合征最常见，为常染色体显性遗传特征[8,9]，致病基因遗传给 50%受累个体的后代。然而，外显率低，基因携带者事实上可能没有疾病的临床特征[10]。Romano-Ward 综合征个体表现为 ECG 上QT间期延长，以及晕厥、猝死、某些患者癫痫发作等[11,12]。其他一些非心脏疾病如糖尿病[13,14]、哮喘[15]或并趾畸形[16]等也偶见与 QT 延长有关。LQTS 也可以引起 SIDS[5,17,18]，在某些情况下，常出现在家族成员中。

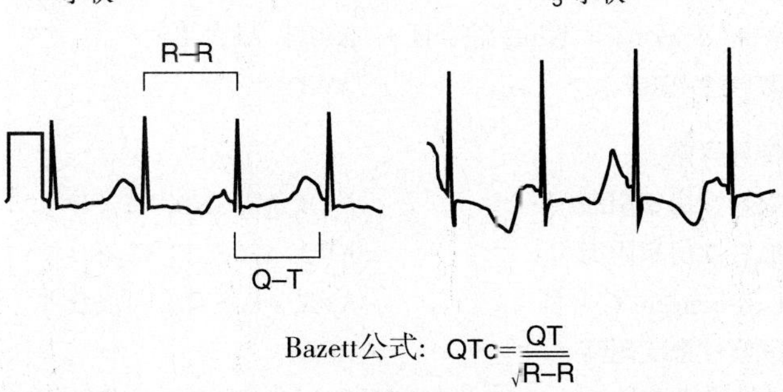

图 27-1　ECG 导联Ⅱ和 V_5 显示 Q-T 间期延长和 T 波电交替。Bazett 公式用于计算心率校正的 Q-T 间期（QTc）。

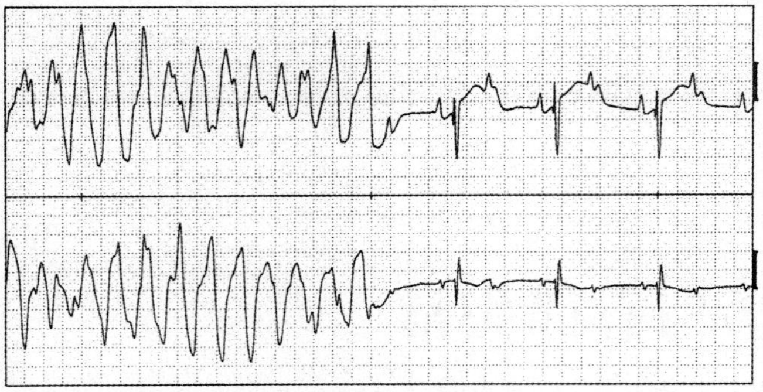

图 27-2 1 例长 QT 综合征患者发生的多形性室性心动过速。

Jervell 和 Lange-Nielsen 综合征（JLNS）是 LQTS 相对不常见的遗传形式。这类疾病被经典地描述为呈明显的常染色体隐性遗传[19~21]。这些患者与 Romano-Ward 综合征患者有相同的临床表现，但同时伴有感觉神经性耳聋。临床上，JLNS 患者的 Q-T 间期比 Romano-Ward 综合征患者更长，病程也更凶险。Priori 与同事报道了 Romano-Ward 综合征的常染色体隐性遗传病例[22]，因此改变了 JLNS 综合征的一个必要条件。

Romano-Ward 综合征基因确定

KVLQT1 或 *KCNQ1*：*LQT1* 基因

LQTS 第一个基因，即 *LQT1* 基因的确定，从首次

表 27-1 遗传学和心律失常

疾病	心律失常	遗传型	染色体定位	基因
室性心动过速				
Romano-Ward 综合征	TdP, VF	AD	11p15.5, 7q35, 3p21,4q25, 21q22*	*KVLQT1*（11p15.5）；*HERG*（7q35）；*SCN5A*（3p21）；*minK*（21q22）；*MiRP1*（21q22）
Jervell 和 Lange-Nielsen 综合征	TdP, VF	AD/AR†	11p15.5, 21q22	*KVLQT1*（11p15.5）；*minK*（21q22）
Brugada 综合征	VT, VF	AD	3p21	*SCN5A*
婴儿猝死综合征	VT, VF	AD	3p21	*SCN5A*
家族性 VT	VT	AD	?	?
家族性双向性 VT	VT	AD	1q42	*RYR2*
家族性多形性 VT	VT	AD	1q42*	*RYR2*
致心律失常性 RV 发育不良	VT	AD	1q42	*RYR2*
Naxos 病	VT	AR	17q21, 6p24	*Plakoglobin*（17q21）；*Desmoplakin*（6p24）
室上性心律失常				
家族性心房颤动	AF	AD	10q22	?
家族性心房完全静止	SND, AF	AD	?	?
家族性窦性停搏	SND, AF	AD	?	?
Wolff-Parkinson-White 综合征	AVRT, AF, VF	AD	7q3	AMPK
家族性 PJRT	AVRT	AD	?	?
传导异常				
家族性房室阻滞	AVB, AF, SND, VT, SD	AD	19q13	?
孤立性房室阻滞	AVB, AF, SND, VT, SD	AD	3p21	*SCN5A*
Lev-Lenegre 综合征	AVB, AF, SND, VT, SD	AD	3p21	*SCN5A*
家族性束支阻滞	RBBB	?	?	?

AD：常染色体显性；AF：心房颤动；AR：常染色体隐性；AVB：房室阻滞；AVRT：房室折返性心动过速；PJRT：持续型房室结折返性心动过速；RBBB：右束支传导阻滞；SD：猝死；SND：窦房结功能障碍；TdP：尖端扭转性室速；VF：心室颤动；VT：室性心动过速。

报道定位在染色体 11p15.5 [23]到克隆出基因经历了 5 年。最初基因命名为 *KVLQT1*，最近称为 *KCNQ*1（表 27–1），是一种新的钾离子通道基因，由 16 个外显子组成，大约 400 千碱基（kb），在人类心脏、内耳、肾、肺、胎盘及胰腺组织广泛表达，但不在骨骼肌、肝和脑组织中表达[24]。尽管大多数突变是“特有的”（即只见于一个家族），但 *KVLQT1* 至少有一个频繁突变区域（称为“热点”）[25~27]，这是 LQTS 最常见的突变基因。

对预测出的 *KVLQT1* 氨基酸序列分析表明其编码钾离子通道 α 亚单位，有一段保守的钾离子选择性的孔区标记序列，两侧是与 shaker 通道相似的 6 个跨膜段（图 27–3）[24,27~29]。推测第 4 个跨膜段（S4）是电压感受器，选择性的孔区位于第 5 和第 6 跨膜段（S5、S6）之间。*KVLQT1* 蛋白的生物物理学特征是 *KVLQT1* 是一种电压门控性钾离子通道蛋白亚单位，需要与 β 亚单位 *minK* 装配在一起发挥正常功能[28,29]。单独表达 *KVLQT1* 或 *minK* 时，产生的电流无效或不产生电流，然而，当两者在哺乳动物细胞或是蟾蜍卵母细胞里联合表达时，就产生了心肌细胞的缓慢激活钾离子电流 [I_{Ks}][28,29]。正常的和突变的 *KVLQT1* 亚单位共表达产生了异常的 I_{Ks} 通道，这些突变通过负显性抑制效应（突变型 *KVLQT1* 通过“毒药”机制干预正常野生型通道的功能）或功能丢失效应（只是突变的通道丢失了功能）发挥作用[30]。

既然 *KVLQT1* 和 *minK* 形成一个通道单位，那么人们预料 *minK* 的突变也能引起 LQTS，随后便发现这一事实（将在“*minK* 或 *KCNE1*：*LQT5* 基因”中讨论）[31]。

HERG 或 *KCNH2*：*LQT2* 基因

LQT2 基因最初被 Jiang 等定位在染色体 7q35~36[27,32]，后来，候选基因筛查确定了致病基因 *HERG*（*h*uman *e*ther-a-go-go-*r*elated *g*ene）为 LQT2 基因，一种心脏钾离子通道基因（表 27–1），最早是从脑 cDNA 文库中克隆的[33]，在神经嵴起源的神经元[34]、小胶质细胞[35]、各种肿瘤细胞[36]及心脏[37]中发现有表达。LQTS 相关突变贯穿于 *HERG* 基因，包括错义突变、基因内缺失、终止密码子和剪接突变[27,37,38]。当前，此基因被认为是 LQTS 基因中第二个最常见的突变基因（次于*KVLQT1*）。和 *KVLQT1* 一样，“独自的”突变散布于整个基因，没有见到聚集倾向。

HERG 由 16 个外显子组成，跨越基因组序列 55 千碱基[37]。预测其拓扑结构与 *KVLQT1* 相似（图 27–3）。与 *KVLQT1* 不同，*HERG* 有更多的细胞内氨基端和羧基端，羧基端具有与核苷酸结合域（NBD）相似的序列区域。

在蟾蜍卵母细胞表达的 *HERG* 的电生物物理学和生物物理学特征显示，*HERG* 编码快速激活延迟整流钾离子电流 I_{Kr}[39~41]。LQTS 相关突变的电生物物理学研究发现，它们或是通过功能丢失效应或是通过负显性抑制效应发挥作用[41,42]；另外，还能引起蛋白转运缺陷[43,44]。与 I_{Ks} 相似，这一通道也需要与 β 亚单位装配在一起才能发挥正常功能。McDonald 等[45]先前研究发现 *HERG* 与 *minK* 组装成复合物调节 I_{Kr} 钾离子电流。Bianchi 等 [46]对 *minK* 参与调节 I_{Ks} 和 I_{Kr} 提出了确切的证据。Abbott 等 [47]确定了 *MiRP1* 是 *HERG* 的 β 亚单位（将在“*MiRP1* 或 *KCNE2*：*LQT6* 基因”中讨论）。

SCN5A:*LQT3* 基因

通过定位候选基因的方法证明 3 号染色体上 LQTS 相关基因是心脏钠离子通道基因 *SCN5A*（表 27–1）[48,49]。*SCN5A* 在人类心肌和脑组织高度表达，但不存在于骨骼肌、肝和子宫[50~52]。它由 28 个外显子组成，跨 80 千碱基，编码 2016 个氨基酸，蛋白由 4 个同源结构域组成，每个结构域包括与钾离子通道 α 亚单位相似的 6 个跨膜段（S1~S6）（图 27–3）[27,39]。最初对 LQT3 家族与 *SCN5A* 的连锁研究将 LQT3 相关位点定位在染色体 3p21–24[50,51]，之后又确定了多个突变位点。对在蟾蜍卵母细胞上表达初期的 3 种突变进行生物物理学分析，发现所有的突变通过多种机制产生了晚期失活抵抗的、美西律和河豚毒敏感性全细胞电流[53,54]。三个突变中的两个表现出快速相后弥散再开放，而另一突变表现出弥散再开放和持久爆发[54]。这些结果表明 *SCN5A* 突变产生了通道功能增强效应（突变通道发挥正常功能，但改变了通道特性如延迟失活）。3 号染色体连锁的 LQTS 的发病机制是动作电位平台期存在持续的非失活的钠离子电流。后来，An 等[55]研究发现不是所有的 *SCN5A* 突变都与持续电流有关，并证明 *SCN5A* 与 β 亚单位相互作用。

minK 或 *KCNE1*：*LQT5* 基因

minK（*IsK* 或 *KCNE1*）定位于染色体 21（21q22.1），

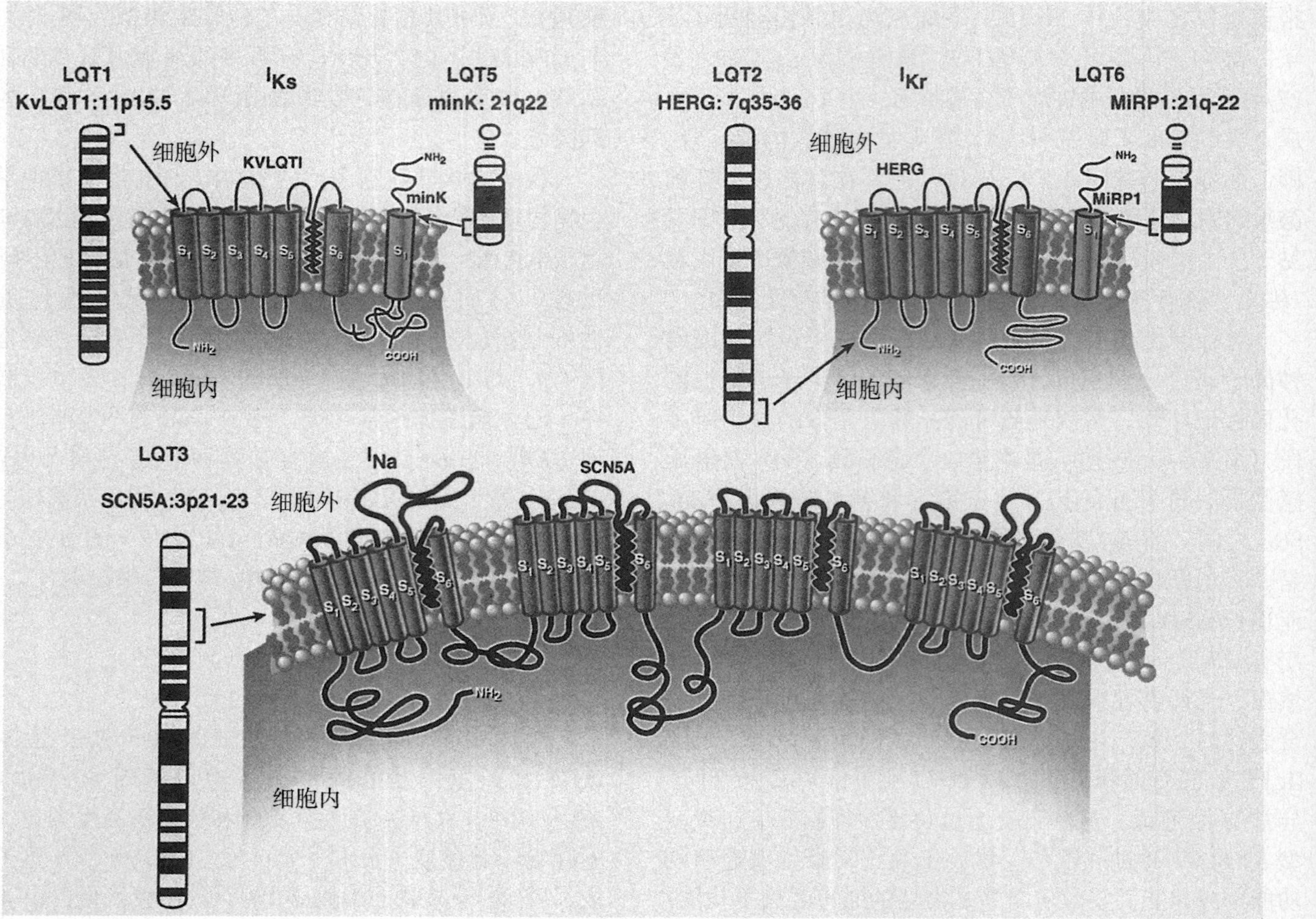

图 27-3 （也见彩图 27-3）室性心律失常遗传学。长 QT 综合征确定的遗传位点和已知基因及离子通道蛋白结构。注意钾离子通道 α 亚单位 *KVLQT1* 和 *HERG* 需要与 β 亚单位组合（*minK* 和 *KVLQT1*=I_{Ks}；*MiRP1* 和 *HERG*=I_{Kr}）以发挥正常功能。

由 3 个外显子组成，跨大约 40 千碱基（表 27-1）。编码由 130 个氨基酸组成的小蛋白，只有 1 个跨膜段及小的细胞外端和细胞内端（图 27-3）[30,31,56]。在蟾蜍卵母细胞表达时，产生的钾离子电流与心肌细胞缓慢激活延迟整流钾电流 I_{Ks} 相似 [56,57]。*minK* 克隆只在蟾蜍卵母细胞表达而不在哺乳动物细胞系表达，这一事实使人们质疑 *minK* 是否是人类通道蛋白。在哺乳动物细胞系和蟾蜍卵母细胞表达 *KVLQT1* 及联合表达 *KVLQT1* 和 *minK*，清楚地发现 *KVLQT1* 与 *minK* 相互作用形成心脏缓慢激活延迟整流 I_{Ks} 电流 [28,29]。单独表达 *minK* 不能形成有功能的通道，但与内源性 *KVLQT1* 相互作用能诱导产生 I_{Ks} 电流。Bianchi 等发现 *minK* 突变造成 I_{Ks}、I_{Kr} 异常和蛋白转运缺陷[46]。McDonald 等[45]发现 *minK* 也能与 *HERG* 形成复合物调节 I_{Kr} 电流。Splawski 等[31]确定了两个 LQTS 家族的基因突变，证明 *minK* 突变能引起 LQT5。两个病例都存在错义突变（S74L，D76N），它们改变了激活的电压依赖性，加速通道失活从而降低了 I_{Ks} 电流。*MinK* 缺陷 LQTS 鼠模型的建立证实了这一结果[58]，这些突变的功能包括延迟了心脏复极以及因此增加了心律失常的危险性。

MiRP1 或 *KCNE2*：*LQT6* 基因

MiRP1，*minK* 相关肽 1 或 *KCNE2*（表 27-1），是最近由 Abbott 及同事[47]克隆和描述的新的钾离子通道基因。这一小的完整的膜亚单位蛋白与 *HERG*（LQT2）装配在一起改变了通道功能，使 I_{Kr} 电流能充分产生（图 27-3）。*MiRP1* 是 123 个氨基酸的通道蛋白，与*minK* 相似，均具有单跨膜结构段[56]。染色体定位研究将 *KCNE2* 基因标定于 21q22.1，在 *KCNE1*（*minK*）的

79kb内，呈反向排列[47]，两者开放阅读框有34%的同源性，都只有1个外显子，说明在基因复制和进化上两者相关。

Abbott等[47]确定了3种与LQTS和心室颤动（VF）相关的*KCNE2*错义突变。生物物理学分析显示这些突变形成的通道开放缓慢，关闭快速，钾离子电流减小。其中一种错义突变，25位核苷酸上C变为G导致*MiRP1*细胞外结构域上第9个密码子编码的谷氨酰胺转变为谷氨酸（Q9E），当静注克拉霉素后产生尖端扭转性室速和VF（即药物诱发的）。

因此，和*minK*一样，这一通道蛋白作为β亚单位发挥作用，但其自身突变即有导致室性心律失常的危险。这些相似的通道蛋白（即*minK*和*MiRP1*）代表了一个通道家族，调节着离子通道α亚单位，其特殊作用和化学计量仍不清楚，成为当前研究的热点。

常染色体隐性遗传长QT综合征（JERVELL和LANGE- NIELSEN综合征）的遗传学和生理学

Neyroud等[59]首次报道了JLNS患者的分子异常。他们研究了两个家系，其中3个儿童患JLNS，并发现他们*KVLQT1*上存在一种新的纯合的缺失-插入突变，在同一位置上缺失7个碱基，插入8个碱基导致*KVLQT1*通道C末端提前终止。同时，Splawski等[60]确定了一种纯合的单核苷酸插入突变导致*KVLQT1*第二个跨膜段（S2）后编码序列发生移码。总之，这些资料强烈表明至少有一种JLNS是由*KVLQT1*（表27-1）的纯合突变引起，其他一些研究证明了这一点[27,30,61,62]。

一般的规律是，*KVLQT1*杂合突变引起Romano-Ward综合征（只有LQTS），而纯合（或复合杂合）突变引起JLNS（LQTS和耳聋）。假设性解释认为尽管*KVLQT1*杂合突变以负显性抑制机制起作用，但是内耳血管纹仍存在一些功能性*KVLQT1*钾离子通道，因此，*KVLQT1*杂合突变患者避免了遗传性耳聋。而*KVLQT1*纯合突变患者，形成的钾离子通道无功能，原位杂交实验显示*KVLQT1*在内耳表达[60]，其纯合突变能引起内耳钾离子分泌功能障碍，导致耳聋。然而，值得注意的是存在不完全表现，并不是所有的杂合和纯合突变都遵循这一规律[11,22]。

如同Romano-Ward综合征，如果*KVLQT1*突变能引起表型，那么预测*minK*突变也是引起表型（JLNS）的原因。事实上，Schulze-Bahr等[63]研究发现了*minK*突变也能导致JLNS综合征，后来也被证实（表27-1）[60]。因此，异常的I_{Ks}电流，无论其发生是由于*KVLQT1*或*minK*的纯合突变还是复合杂合突变，都能导致LQTS和耳聋。

长QT综合征基因型-表型的相关性

临床特征

很大程度上，LQTS的临床特征依赖于突变的基因以及突变在基因内的位置和对通道蛋白的影响。几项研究已阐明了一些特殊相关性，包括先证者和其父母、兄弟姐妹的临床严重性，以及对严重性的调节作用方面。

近来，Kimbrough等[64]研究了211例LQTS先证者，对先证者、受累父母和兄弟姐妹的严重性进行了分类，重要的是他们发现先证者的疾病严重性与其一级亲属的临床严重性无关，特别是他们的父母和兄弟姐妹。事实上家系内能发现各种不同的表型，这是因为其他一些遗传和环境因素调节和修饰着同一家族各成员的临床表现。已确定了几种重要分层。

研究表明受累父母和兄弟姐妹的QTc长度与发生LQTS相关心脏事件的危险性相关，也证明基因型、年龄和性别影响受累家族成员疾病的发生。例如，男性先证者比女性首发心脏事件的平均年龄小（13岁*vs* 19岁），但女性先证者40岁前发生心脏停搏或LQTS相关死亡的频率更高。对于受累的父母，女性和QTc长度是发生心脏事件的危险因素，而QTc间期是兄弟姐妹的惟一危险因素。LQTS先证者受累的母亲在先证者出生后表现出进行性心脏事件的危险，但受累的父亲并没有显示出进行性危险。

这些发现补充了先前Zareba等的研究[65]。在这一研究中，作者提供了以基因型为基础的临床后果、发病年龄和心脏事件频率的相关证据。LQT1突变患者发生心脏事件最早、频率最高，其后是LQT2。两组患者任何事件引起猝死的危险性相对较低。LQT3突变有最长的QTc间期，LQT1和LQT2突变症状发作与应激相关[66]，LQT1与运动和游泳有关[67,68]，LQT2与听觉刺激有关[68~71]。LQT3症状及相关事件的发生似乎与睡眠有关。

心电图和生物物理特征

1995 年，Moss 与同事 [72]首次提供了不同基因突变导致不同 ECG 特征的证据。特别是，作者注意对比了 LQT1、LQT2 和 LQT3 患者的不同 T 波形态，LQT1 患者 ECG 表现为宽基底部的 T 波，LQT2 患者为低振幅的 T 波，LQT3 患者表现为晚发的特征性 T 波。最近，Zhang 等 [73]研究发现事实有 4 种不同的 ST-T 波形态。根据这些发现，通过体表 ECG 能确定 88%的 LQT1 和 LQT2 患者以及 65%的 LQT3 携带者。这些作者前瞻性地正确预测了 100%患者的基因型。

Lupoglazoff 等[74]通过对 Holter 记录分析报道了对 ECG 结果和基因型的深入研究结果，作者分析了133 例 LQT1 患者、57 例 LQT2 携带者及 100 例对照，总结出大多数 LQT1 患者（92%）和正常对照（96%）T 波形态正常，但大部分 LQT2 患者 T 波异常（19%正常，81%异常）。大部分 LQT2 患者当 T 波隆起在水平线以上时可见 T 波切迹，在水平线之上或之下时，可见 T 波凸起。既往根据年龄、LQT2错义突变和 *HERG* 孔区突变可以预测形态学特征，而后来从形态学获得了潜在的诊断线索，包括 *HERG* 的氨基端和羧基端突变或移码变异。

长 QT 综合征动物模型

通过动脉灌注犬的左心室，构建了药物诱导的 LQT1、LQT2和 LQT3 动物模型 [75,76]。使用色原烷醇 293B，一种特异的 I_{Ks} 阻断剂，可以产生模拟 LQT1的模型[75]。在这一模型上，I_{Ks} 单独缺失不足以诱发尖端扭转性室速，但加入 β 肾上腺能药物（如异丙肾上腺素）后增加了复极的跨壁离散度，触发心肌产生尖端扭转性室速；加入 β 受体阻滞剂或美西律则降低诱发室速的能力，表明这些药物有可能改善患者的预后。

LQT2和 LQT3 模型可通过使用 D-索他洛尔（LQT2）或 ATX-Ⅱ（LQT3）构建[76]。两种药物易于延长 M 细胞的动作电位时程，ATX-Ⅱ也可引起跨壁离散度的突然增加。美西律能缩短两种模型 Q-T 间期的延长，降低离散度，抑制自发性尖端扭转性室速，也减小了室速发作的易损窗。这些模型有助于对不同 LQTS 亚型的理解和对潜在治疗措施的解释。

长 QT 综合征的治疗选择

当前 LQTS 标准的治疗方法是一旦诊断就使用 β 受体阻滞剂[7]。最近，Moss 等[77]证明使用 β 受体阻滞剂显著降低了心脏事件，然而，晕厥、心脏停搏和猝死仍持续发生。对于不能使用 β 受体阻滞剂的病例，如哮喘患者，也试用了其他药物，如美西律[78]。当药物治疗失败的时候，还可选用左交感神经切除术或植入自动心脏复律除颤器[7]。

以遗传为基础的治疗也有报道。Schwartz 等[78]发现钠离子通道阻断剂（如美西律）能缩短 *LQT3* 患者的 QTc，外源性补充钾[79]或使用钾通道开放剂[80]对钾通道缺陷的患者表现出潜在的效用。然而，由于肾的钾平衡作用，长期的保钾药物治疗不能维持血清钾浓度在 4mmol/L 以上。这表明长期的钾治疗可能无效。此外，没有确切证据证明这些方法（如钠通道阻断剂、外源补钾或钾通道开放剂）能改善生存。

Andersen 综合征（LQT7）

临床方面

Andersen 与同事（1971）[190]确定了一种复杂的表现型，包括室性心律失常、钾敏感性周期性麻痹和畸形。畸形表现为眼距宽、鼻根部宽、软腭和硬腭缺陷以及身材矮小，最近还增加了骨骼缺陷表型（Andelfinger 等）[191]。相关的心脏异常包括 QTc 延长、室性心动过速、心室颤动和房性心律失常，可见尖端扭转性室速和双向性 VT。另外常见复极异常影响了晚期复极，形成巨大 U 波。对 Andersen 综合征而言，猝死并不作为其主要危险因子。

遗传方面

Andersen 综合征最早由 Plaster 等[192]通过基因组连锁分析定位于染色体 17q23-q24.2。这一位点的关键区域很窄，候选基因突变筛查确定了 *KCNJ2* 突变，其编码内向整流钾离子通道 Kir2.1（Tristani-Firouzi 等）[193]。这一通道在心脏高度表达，对 3 相复极和维持静息膜电位起重要作用。迄今已确定了多种基因突变，伴有相对高的外显性。功能研究显示通过单体型不足或负显性抑制效应，使 I_{K1} 电流被减少或抑制。这一基因对于发育的信号途径也有重要的作用，可引起畸形。

Brugada 综合征

临床方面

Osher 和 Wolff [81]首次报道了 Brugada 综合征呈 RBBB 伴 V_1 到 V_3 导联 ST 段抬高的心电图特征。之后，Edeiken [82]等发现 10 个无症状的男性患者 ECG 呈持续性 ST 段抬高，不伴 RBBB；Levine 等[83]描述了严重高钾血症患者右心前区导联 ST 段抬高和右心室传导阻滞图形。Martini 等[84]首次阐述了 ECG 表现与猝死的相关性，后来 Aihara 等[85]也进行了研究，1991 年 Pedro 和 Josep Brugada[86]进一步确定了这一相关性，他们研究了 4 例猝死或猝死存活患者的 ECGs，发现 V_1 到 V_3 导联呈 RBBB 和持续性 ST 段抬高（图 27–4）。1992 年，这些作者认为这是一种临床和心电图特殊的综合征，并归纳了其特征[3]。

在各种临床和实验检查中可观察到右心前区导联 ST 段抬高，这种图形不是 Brugada 综合征独有的或诊断性的[87]，也发生在电解质或代谢紊乱、肺或炎症性疾病以及中枢或周围神经系统病变时。在不存在这些异常时，经常使用特发性 ST 段抬高，可以确定 Brugada 综合征患者。

在日本和东南亚地区，相应的 ECG 表现及突发的、无法预料的死亡报道很普遍，常常是男性睡眠中发作[88]。这一心律失常被认为是无法预料的猝死综合征（Sudden and unexpected death syndrome，SUDS）或无法预料的夜间猝死综合征（Sudden unexpected nocturnal death syndrome，SUNDS）。在东南亚有很多名字：在菲律宾称为 bangungut（睡眠猝死时尖叫）；在老挝称为 non-laitai（睡眠死亡）；在泰国称为 lai-tai（睡眠之死）；日本称为 pokkuri（夜间意外死亡）。SUNDS 普遍特征包括年轻、健康男性发病，经常在夜间睡眠时突然死亡伴随尖叫。诱因不明，尸检一般是阴性[89]。威胁生命的室性心动过速是 SUNDS 的主要原因，大多数病例发生 VF[90]。

欧洲和东南亚人群发生 Brugada 综合征和 SUNDS 相关猝死的危险性相当高，Brugada 等 [3,86,91]报道大约 75%的患者是猝死存活者。另外，有症状和无症状患者被认为有相同的危险性，但 Priori 等[92]曾驳斥过这一观点，对 60 例 Brugada 综合征患者进行研究发现无症状患者没有发生猝死事件。这一差别的重要性在于其影响治疗方案的选择，因为当前所有患者都接受 ICD 治疗，如果 Priori 等[92]的资料得到支持，那么 ICD 的选择性应用是恰当的。如果考虑选择性使用 ICD，那就需要另外一些能进行危险分层的诊断性检查。

Kakishita 等[93]对自发性 VF 发作达 37%的高危组患者进行了研究。由于大部分患者安装了 ICD，因此作者观察到 65%的自发性 VT 是由室性期前收缩（PVC）引起，这些期前收缩形态上与 VF 起源的 PVC 基本相同。事实上，触发 VF 发作的所有 PVC 起源于 T 波末端，间歇依赖性心律失常很少见。这表明 Holter 监测进行警惕性评估能分辨出处于危险的患者。此外，作者提出以起始 PVC 为靶向的射频消融术有助于降低危险性，减少 ICD 植入的需要。

Brugada 综合征的临床遗传学

迄今确定的大多数 Brugada 综合征家系表现为常染色体显性遗传[94–95]，在这些家系中，大约 50%的受累父母的后代发病。报道的家系数量很少，可能是由于认识不足以及未成年和无法预料的死亡[87,97,98]造成。

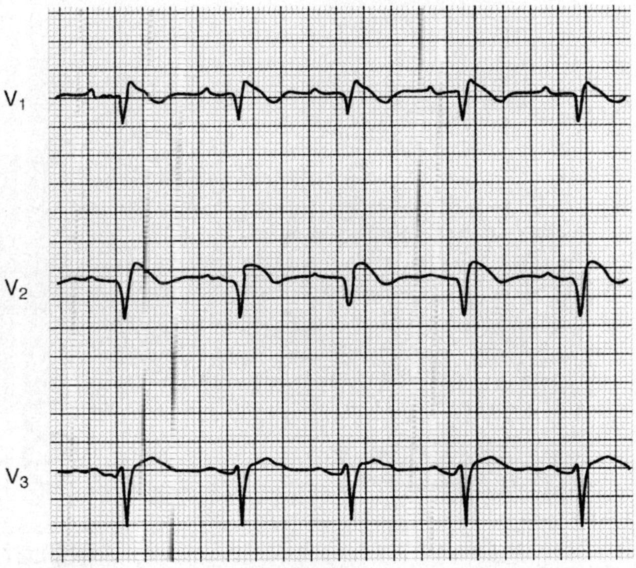

图 27–4 Brugada 综合征心电图特征。可见 V_1 和 V_2 导联 ST 段抬高（穹隆型）。

Brugada 综合征的分子遗传学

在 1998 年，我们实验室报道了对 6 个家系和几个散发 Brugada 综合征病例的研究结果[96]。最初家系的连锁分析采用已知的 ARVD 位点和 LQT 位点，排除了连锁关系。使用单链构象多态性分析突变和 DNA 测序的方法进行了候选基因筛查，根据 Antzelevitch 的建议选择了 *SCN5A* 进行研究 [87,95,97~99]。在 3 个家系中确定了 *SCN5A* 突变（表 27–1）[96]，包括：（1）错义突变（C 变为 T）引起 1620 位上高度保守的苏氨酸被甲硫氨酸替换（T1620M），其位于结构域Ⅳ上 S3 和 S4 跨膜段之间的细胞外环，是偶联通道激活与快速失活的重要区域；（2）两个核苷酸插入（AA），破坏了 *SCN5A* 第 7 号内含子的剪接序列；（3）1397 密码子上单核苷酸丢失（A），产生终止密码子，删除了 DⅢS6、DⅣS1–DⅣS6 以及 *SCN5A* 的羧基端（图 27–5）。自最初的报道开始，相继确定了多种突变，在心脏性猝死的儿童也发现了 *SCN5A* 突变[100]。

在蟾蜍卵母细胞进行突变通道的生物物理学分析表明，无论是剪接突变还是单核苷酸缺失突变都引起功能性钠离子通道减少，这将触发折返性心律失常。错义突变引起钠离子通道失活后恢复增快，随后在改良的 HEK 细胞进行的实验显示在生理温度下（37℃），T1620M 突变通道的复活作用确实减慢，而失活却非常明显地加速。这些改变使瞬间外向电流增强，因此影响 1 期动作电位的“全或无”复极[101]。钠离子通道表达失败引起如同插入和缺失突变一样的电生理改变。钠通道 I_{Na} 电流的减少导致右心室心外膜动作电位穹隆不均匀丢失，引起除极和有效不应期弥散性增大，构成折返性心律失常发生的理想基质。同一基质产生的 2 相折返为 VT 和 VF 的触发提供了必要的期前收缩，从而引起患者症状。然而，有趣的是 Kambouris 等[102]在 *SCN5A* 和 T1620M 突变的相同区域确定了一种突变，却发现这一突变的临床和生物物理学特征与 LQT3 一致，而不同于 Brugada 综合征[102]。最近，研究发现一个患者同时存在引起 Brugada 综合征和 LQT3 的 *SCN5A* 突变[103]。可见，我们对此实质的理解仍存在差距。

Brugada 综合征的危险分层

大多数有症状的或有危险的 Brugada 综合征患者，其 ECG 表现为在使用或不使用钠通道阻滞剂如阿义马

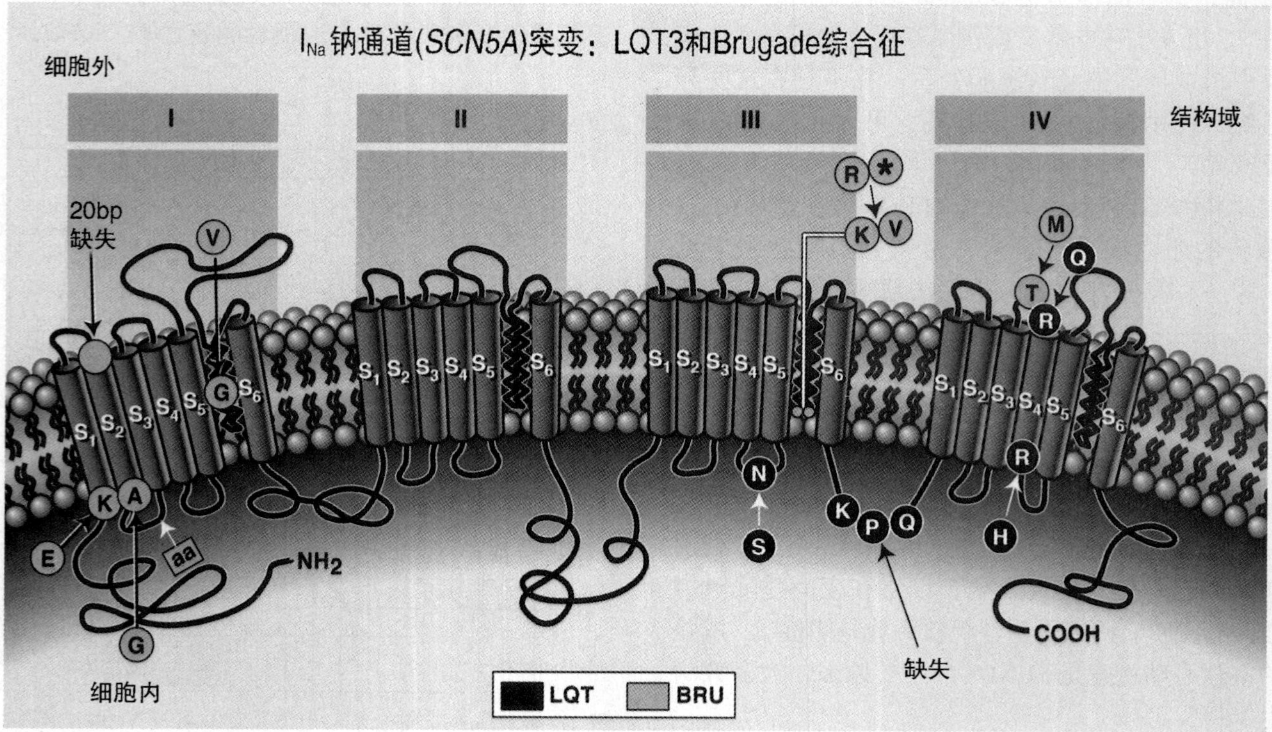

图 27–5 心脏 *SCN5A* 编码的钠离子通道的分子结构及引起 LQT3（黑色）和 Brugada 综合征（灰色）的突变。

林或氟卡尼激发情况下，ST 段呈“穹隆型”抬高（图 27-6）[104]。另一种 ST 段抬高形式称为“马鞍型”，除非其受激发后或自身转变成“穹隆型”，否则与确定的 Brugada 综合征无关。然而，Brugada 等 [89,91,104]发现在有症状患者和无症状患者之间猝死的危险性没有差别，包括那些疾病的隐匿形式。

还有很多其他不同的危险分层[105~108]。Ikeda 等[106]对非侵入性标志的评估显示信号平均 ECGs 观察到的晚电位出现在 24/33（73%）有晕厥或猝死史的患者中。通过多变量回归分析，作者发现晚电位的存在与 Brugada 综合征患者恶性事件的发生显著相关，同一患者微电压 T 波电交替和校正的 QT 间期离散度与预后不相关。这些发现也被其他研究证实[108]。

最后，研究发现 Brugada 综合征患者自发性 VF 是由特殊形态的 PVC 触发的。Kakishita 等 [93]研究显示 ICD 治疗不仅能挽救生命还能记录到特异的触发事件，有助于判断危险性，选择消融治疗或进行猝死评估。

因此，确定体表 ECG 上“穹隆型”抬高的 ST 段、信号平均 ECG 上的晚电位以及触发性 PVC 的发现有助于识别 Brugada 综合征高危患者，结合家族史能进一步进行危险分层。

心脏传导疾病

晕厥和猝死也可能由心动过缓引起。危及生命的心动过缓最常见的形式包括能发生完全性房室传导阻滞的各种疾病[109]。这些疾病需要安装心脏起搏器来维持生命。与先天性心脏病无关的两种主要的传导系统疾病包括孤立性的[109,110]及与扩张性心肌病有关的传导疾病[111]。

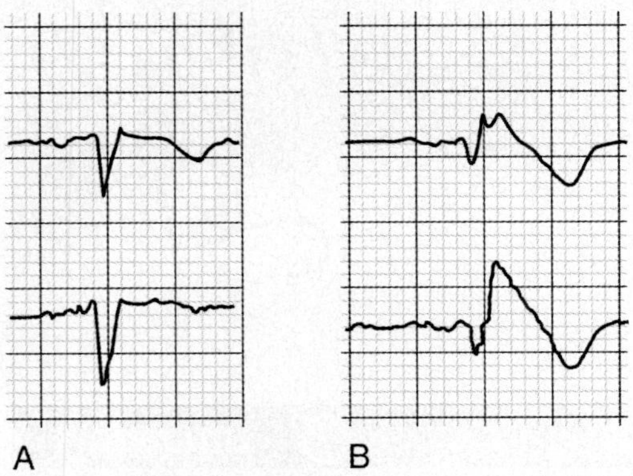

图 27-6　阿义马林激发 Brugada 综合征。**A.** 无症状隐匿性 Brugada 综合征和 *SCN5A* 突变个体的正常 V_1 和 V_2 导联心电图表现。**B.** 对阿义马林发生反应，V_1 和 V_2 导联出现 ST 段抬高。

进行性心脏传导障碍，也称为 Lev–Lenègre 病，是最常见的心脏传导疾病之一[109,112]，以希氏束–浦肯野系统传导进行性改变、发生 QRS 波增宽的 RBBB 或左束支传导阻滞为特征，最终发生完全性房室传导阻滞，导致晕厥和猝死。Lev–Lenègre 病是全世界起搏器植入最普遍的原因，在发达国家每年 1000 个人中因此植入起搏器者占 0.15。这种疾病被认为是一种主要的退行性病变，随传导系统的硬化呈进行性加重过程或是一种获得性疾病。1999 年 Schott 等[112]确定了 Lev–Lenègre 病的第一个基因，在两个常染色体显性遗传家系（图 27-7）中发现了心脏钠离子通道 *SCN5A* 的错义突变和缺失突变（表 27–1）。尽管生物物理学研究显示通道功能丢失，但没有提供电生物物理学分析。由于*SCN5A* 还可以引起 *LQT3* [50]、Brugada 综合征[61,103,113]和SIDS（图 27-7）[114]，它们都能发生室性快速性心律失常而引起晕厥和猝死[110]，因此最初 *SCN5A* 突变与传导障碍的相关性令人吃惊，不过现在已经知道这些心律失常也能发生传导障碍。

一种相似的病变，孤立性传导疾病也导致完全性房室传导阻滞、晕厥和猝死，它通常被认为是遗传性的（常染色体显性特征）而不是获得性的。1995 年，Brink 等和 Meeus 等分别将基因定位在染色体 19q13.3 上 [115,116]，但基因仍未确定（表 27–1）。然而，最近 Tan 和同事 [110]确定了这一疾病的 *SCN5A* 突变（图 27-7），并进行了生物物理学分析（表 27–1）。*SCN5A* 第 12 个外显子 G 到 T 转变引起心脏钠离子通道 DⅠ–DⅡ 细胞间连接子上 514 位甘氨酸转变为半胱氨酸。

突变通道的生物物理学特征显示电压依赖门控特性异常。与野生型通道相比，钠离子电流（I_{Na}）更快延迟。突变通道开放态失活加速，而关闭态失活降低或不稳定。计算分析预测选择性门控缺陷减慢了心脏传导而未触发 LQTS 和 Brugada 综合征中所见的快速型心律失常。比较 Brugada 综合征、*LQT3* 和传导疾病的生物物理学特征，注意到以下结果，在 Brugada 综合征，*SCN5A* 突变引起 I_{Na} 减小，加速了心外膜复极，引发 VT 和 VF，与此相反，*LQT3* 发生的 *SCN5A* 突变导致 I_{Na} 过多，复极延迟，发生尖端扭转性 VT。更重要的是，G514C 突变引起 *LQT3* 和 Brugada 综合征的门控都发生转变，包括负责减少 I_{Na} 的激活门控移位和增加 I_{Na}

的失活不稳定。Tan 等[110]发现这些电压依赖性门控异常可以被地塞米松部分纠正，这符合糖皮质激素对临床表型的有利效应。另外值得注意的是有报道一些 *LQT3* 和 Brugada 综合征患者同时伴有传导紊乱。

最后，对于发生传导病变和扩张性心肌病患者，何者是首发表现是个难题，是传导疾病引起心肌病变还是与此相反[111]。临床上，这些患者在十几岁或二十几岁时有发生不同程度房室阻滞的倾向，之后的 10 年或 20 年这种阻滞进行性发展，直到出现符合心肌病的心衰症状和体征。迄今，只有位于染色体 1q21 上的*laminA/C* 被确定引起该病[117,118]。*lamin A* 和 *C* 聚合成部分核纤层，是内层核膜核浆侧的丝状结构网。传导疾病和心肌功能障碍的特殊原因目前还不清楚，可能是由于与 Lev–Lenègre 病相似的心脏组织进行性退化引起。

婴儿猝死综合征

婴儿猝死综合征（SIDS）定义为 1 岁以下婴儿发生猝死，进行尸检、回顾临床和家族史以及检查死亡情况后，仍无法解释。尽管 1998 年美国报道 SIDS 的发生率从 1000 个活产儿的 1.6 降到 0.64，但它仍是 1 到 6 个月婴儿死亡的最常见原因之一。死亡经常在睡眠中发生[4,119]。

婴儿猝死有许多潜在的原因，包括心脏病、呼吸异常、胃肠道疾病、代谢性疾病、创伤、脑病或受虐。1976 年 Schwartz 描述了一种有参考价值的病因推测[120]，他提出心脏交感神经分布发育异常使一些婴儿易发生致命性的心律失常，特别是推测交感神经系统失衡导致 ECG 表现为 QT 间期延长，引起潜在致命的室性心律失常[17,18]。1998 年，Schwartz 等[4]公布了 1976~1994 年间收集的资料，其中记录了 34 442 例意大利新生儿出生后 3 或 4 天的 ECG。随访 1 年，期间 34 例儿童死亡。对这 34 例儿童评估显示 24 例死于 SIDS，与对照或其他死因婴儿相比，这 24 例受害者的 QTc 更长，24 例中 12 例 QTc 明显延长。作者提出出生后第一周 QTc 延长与 SIDS 有关[4,121]。

尽管这种将 SIDS 与 LQTS 联系起来的提议受到了严厉的批评[122~128]，但之后作者确定了 1 名 SIDS 存活患者的 *SCN5A* 突变（表 27–1）[114]。另外，Priori 等[100]报道

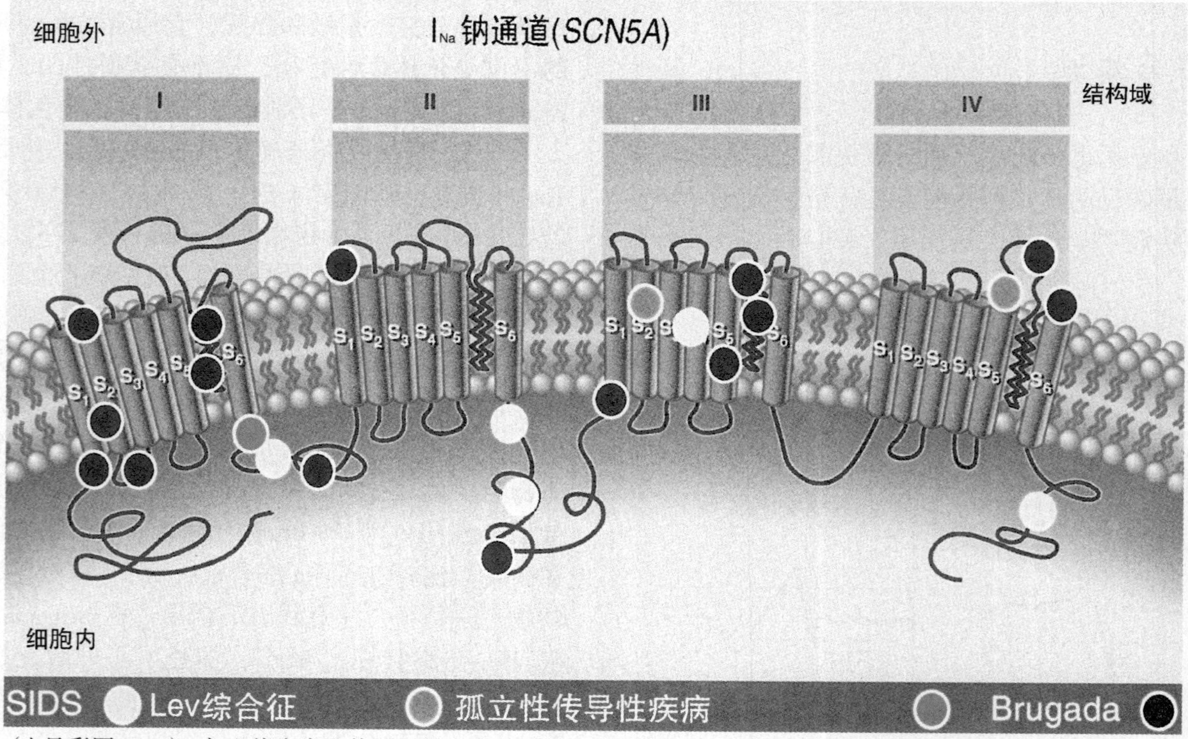

图 27–7 （也见彩图 27–7） 与心律失常和传导系统疾病有关的心脏钠离子通道（*SCN5A*）基因突变。心律失常：SIDS，婴儿猝死综合征（黄色）；Brugada 综合征（黑色）；传导系统疾病：Lev 综合征（绿色）；孤立性传导性疾病（红色）。可见心律失常的所有突变散布于整个通道蛋白结构域，既在通道的跨膜区和孔区，也在蛋白的细胞内和细胞外区域。

了一名 Brugada 综合征婴儿的 *SCN5A* 突变。最近，Ackerman 等[129]对 95 例 SIDS 进行了分子流行病学研究，从尸检获取的心肌进行离子通道基因突变筛查，其中 4 例确定了 *SCN5A* 突变，作者提出 4.3%的 SIDS 是由于这一已知基因突变引起。因此，似乎是离子通道，特别是 *SCN5A* 突变导致一些婴儿发生 SIDS（图 27-7）。生物物理学分析发现钠离子电流以缓慢延迟为特征，晚钠电流 2~3 倍升高，与 LQTS 相似。儿童于睡眠中死亡，这一事实符合突变导致 LQTS 时通道的特征。近来，SIDS 发生 *SCN5A* 突变被进一步证实 [130]。对于 SIDS 婴儿，还可能发现其他离子通道基因异常，其病因存在广泛的异质性。

致心律失常性右心室发育不良/心肌病

致心律失常性右心室发育不良/心肌病（arrhythmogenic right ventricular dysplasia/cardiomyopathy，ARVD/C）以右心室脂肪浸润、纤维化、最终发生室壁变薄、心腔扩大为特征（图 27-8）[5]，在意大利是年轻人心脏性猝死最常见的原因[131]，占美国年轻人猝死的 17%左右[132]。Rampazzo 等[133]将两个家系分别定位在染色体 1q42–q43 和 14q23–q24[134]。第 3 个位点定位在 14q12[135]。最近，将一个大的致心律失常性右室发育不良和 Naxos 病的希腊家系定位在 17q21 [136]。在北美负责 ARVD/C 的两个位点标测在 3q23 [137]和 10p12[138]。

ARVD/C 是一种破坏性疾病，首发症状经常是猝死。心电图异常包括右侧心前区导联 T 波倒置、晚电位和左束支阻滞形右室心律失常。许多病例，ECG 与 Brugada 综合征相似，伴 V_1 到 V_3 导联 ST 段抬高[139]。由于诊断 ARVD/C 很难，一个有病史的家系就涉及到猝死问题。因为病变只累及右心室，因此大多数诊断方法很难发现。目前没有确切的诊断标准。右心室活检阳性可能准确，但通常给出假阴性诊断，这是由于病变起源于心外膜，扩展到右心室游离壁心肌，因此活检很难取样。已建立了公认的诊断标准，包括右心室活检、MRI、超声心动图和心电图[140]。

ARVD/C 的遗传基础近来开始被阐述。2001 年，Tiso 等[141]确定了 ARVD/C 第一个基因，位于染色体 1q42–1q43 连锁的 ARVD2 相关位点上（图 27–9）。这一基因（表 27–1），即心脏 *RYR2* 基因，包含 105 个外显子，编码 565kd 的单体，构成四聚体与 4 个 FK–506 结合蛋白 FKBP12.6 相互作用，对维持细胞内钙稳态和兴奋收缩偶联非常重要。这一大蛋白与 T 小管上二氢吡啶（DHP）受体结合，DHP 受体蛋白，一种电压依赖性钙离子通道，由于质膜除极而激活，诱导钙内流[142,143]。*RYR2* 蛋白被钙激活，诱导肌浆网内的钙释放到细胞质。因此，*RYR2* 突变会引起钙稳态失衡，导致心律、兴奋收缩偶联紊乱和心功能障碍[143]。因此，这一致病基因在许多方面与引起 LQTS、Brugada 综合征和 SIDS 的室性心律失常的突变基因相似，这些病变都是离子通道基因突变引起临床表型。在那些病例，是钾离子通道和钠离子通道功能障碍，而 ARVD2 是细胞内钙通道功能障碍起重要作用。

与致心律失常性心肌病有关的另外两个基因也有报道。第一个桥粒斑珠蛋白（plakoglobin）研究显示能引起染色体 17q21 连锁的常染色体隐性遗传病，称为Naxos 病（表 27–1）[144]。这一疾病以 ARVD/C 伴皮肤（掌跖皮肤角化）和头发（羊毛样头发）异常为特征，因此与孤立性 ARVD/C 不完全一致，是一种更复杂的表型。

桥粒斑珠蛋白是细胞黏附蛋白，对保持细胞功能的完整非常重要，存在于许多组织，包括心脏缝隙连接的细胞质斑和真皮表皮连接，对桥粒连接的形成有潜在的信号作用。桥粒斑珠蛋白紧紧结合于钙黏蛋白的细胞质结构域，作为桥粒斑内部和外部之间的连接分子。确定的突变为纯合的两个碱基缺失，导致移码变异，蛋白提前终止[144]。支持这一基因是 Naxos 病病因的证据来自于无效突变鼠模型，它表现出了心脏和皮肤异常。突变蛋白破坏了心肌细胞的完整性，导致细胞死亡和纤维脂肪变，由于心肌基质异常继发心律失常。

最近确定的基因，桥粒斑蛋白（desmoplakin）[145]是另一个与桥粒斑珠蛋白相似的桥粒蛋白（表 27–1）。纯合突变引起 Naxos 样病变，但心脏特征发生在左心室而不是右心室。受累蛋白是细胞黏附的重要蛋白，与桥粒斑珠蛋白功能相似。尽管很容易推测出引起心肌异常的两种基因突变，但为什么存在心室腔特异性上的差异以及室性快速性心律失常如何发生仍不清楚。

Brugada 综合征和致心律失常性右心室发育不良

Brugada 综合征与 ARVD 之间可能的相关性存在着争议，一些研究者认为它们是同一种心律失常，或至

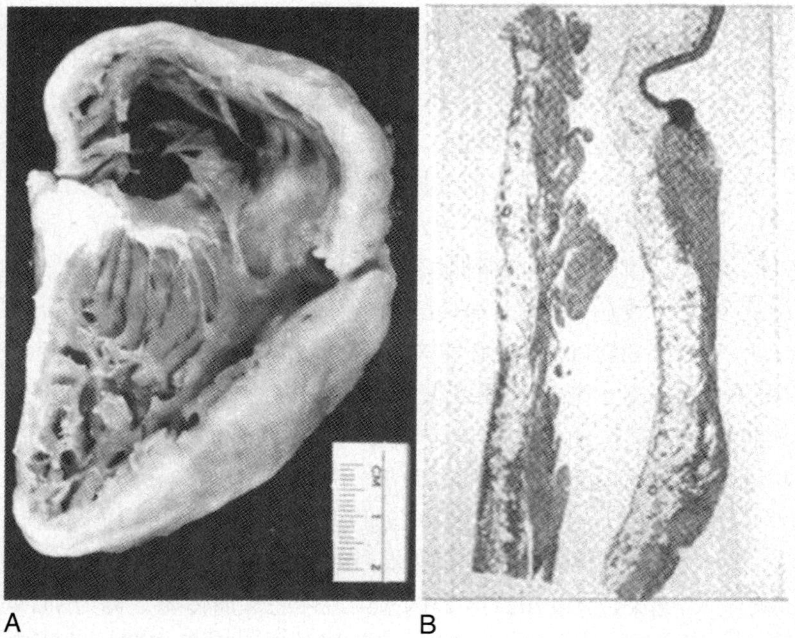

图 27-8 （也见于彩图 27-8）致心律失常右心室发育不良/心肌病（ARVD/C）。**A.** 大体解剖可见右心室室壁变薄，脂肪浸润。**B.** 组织学发现右心室脂肪纤维浸润。

少一种是另一种的不完全型[139,146~150]。然而，ARVD 典型的超声心动图、血管造影和磁共振成像表现在 Brugada 综合征患者没有看到，另外，典型的 Brugada 综合征患者不具备 ARVD 的组织病理学改变，而且 VT/VF 的形态不同[91,139]，目前确定的基因也不相同[61,141,144,145]。

多形性室性心动过速

家族性多形性 VT，一种常染色体显性遗传病，以发作双向性（图 27-10）和多形性 VT 为特征，与肾上腺素能刺激和体力活动明显相关，1978 年由 Coumel 等[151]首先描述。多发生于儿童和青少年，表现为晕厥和猝死[6,152]。据报道 20~30 岁前死亡率达 30%~50%，说明这是一种高度恶性的心律失常。尸检资料显示这一心律失常与器质性心脏病无关。

近来，Laitinen 等[153]和 Priori 等[154]对多个连锁于染色体 1q42（表 27-1）[155,156]的家系研究，确定了心脏 ryanodine 受体（*RYR2*）突变，与 ARVD2 为同一基因（图 27-9）。有趣的是，ARVD2是一种典型的 ARVD/C 形式，体内儿茶酚胺的释放是产生症状的重要因素。关于为什么家族性多形性 VT 患者与器质性心脏病无关，而 ARVD/C 患者右心室却发生典型的纤维脂肪变，目前还不清楚。

RYR 基因家族的另一成员 *RYR1*，主要在骨骼肌表达，其突变导致恶性高热和中央核病变[157]。基因突变似乎聚集在 3 个区域，与报道的 VT 病例的 *RYR2* 突变区相似，表明它们是功能上关键的区域。

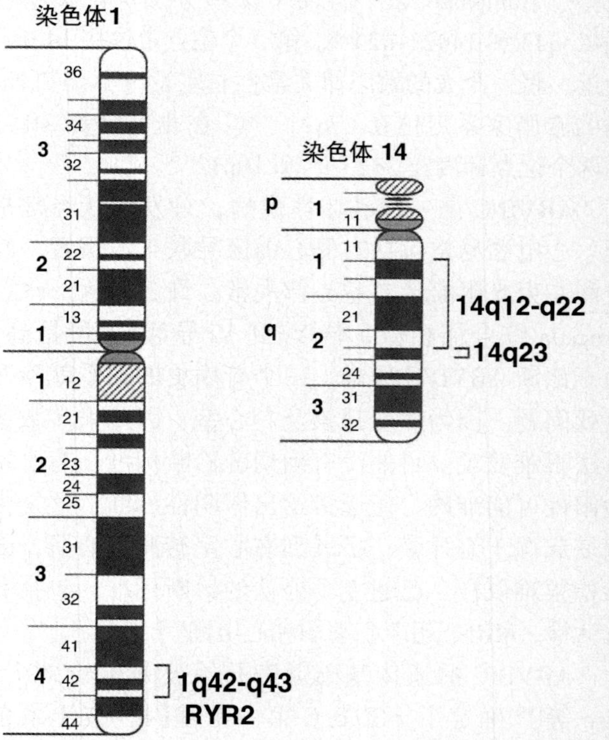

图 27-9 染色体定位：*ARVD1*（染色体 14q23），*ARVD2*（染色体 1q42-q43），*ARVD3*（染色体 14q12-q22）。确定 *ARVD2* 基因为 *RYR2*。

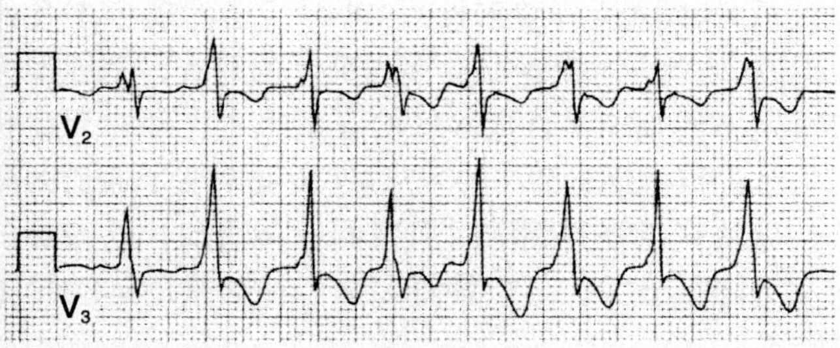

图 27–10 双向性室性心动过速。遗传病因 *RYR2* 突变，与染色体 1 连锁的致心律失常性右心室发育不良心肌病的致病基因是同一基因。

Wolff–Parkinson–White 综合征

这一心律失常是阵发性室上性心动过速（SVT）第二个最常见的原因，发病率达 1.5/1000~3.1/1000[2]。在世界的某些地区，如中国，Wolff–Parkinson–White 综合征（WPW）更普遍，涉及 70%的 SVT[158]。心动过速发病呈典型的双峰型，多在婴儿和十几岁发作。常见的症状包括晕厥、晕厥先兆、气短、心悸和猝死[109]。

WPW 长期以来被认为是由于来自心肌纤维的旁路在心房肌和心室肌之间形成直接通路[2,159]。这些旁路可以通过 WPW 特殊的 ECG 表现来确定，包括 P–R 间期缩短、QRS 波增宽以及典型的 δ 波，从中可见到 QRS 波起始向量异常（图 27–11）[2,159~161]。大部分患者发生传导异常，包括高度窦房或房室阻滞[162]，需要安装起搏器。多数伴 WPW 和 SVT 的患者，对旁路进行射频消融是可治愈的[163]。

某些 WPW 与其他疾病有关，如肥厚型心肌病[162,164]或左室非梗阻性心肌病[165]，或先天性心脏 Ebstein 畸形。关于这些病例与单纯的 WPW 相比，病因是否相似已被讨论多年，但仍没有确切答案。

最近，Gollob 等[166]和 Blair 等[167]分别在 WPW 家系中确定了第一个 WPW 的致病基因。他们都报道了 WPW 呈常染色体显性遗传，基因定位在染色体 7q34–7q36[164]，有趣的是两个报道中，大多数患者发生 WPW 和肥厚型心肌病（见表 27–1）。单磷酸腺苷激活的蛋白激酶 γ2 亚单位基因编码 569 个氨基酸，大小为 63kd，是细胞的代谢感受器，通过调节 ATP 的产生和消耗对细胞的能量需求做出反应[168~172]。关于其是否是肥厚型心肌病或 WPW 的主要致病基因仍存在困惑，特别是最初这一位点的标测是针对肥厚型心肌病及其相关的 WPW 患者进行的。无疑它并不是导致 WPW 的惟一基因，最终引起 WPW 的功能和生理异常仍不清楚。

最终共同途径假设

很明显，长 QT 综合征是一种离子通道病，同样，Brugada 综合征、儿茶酚胺 VT 和传导疾病患者也存在

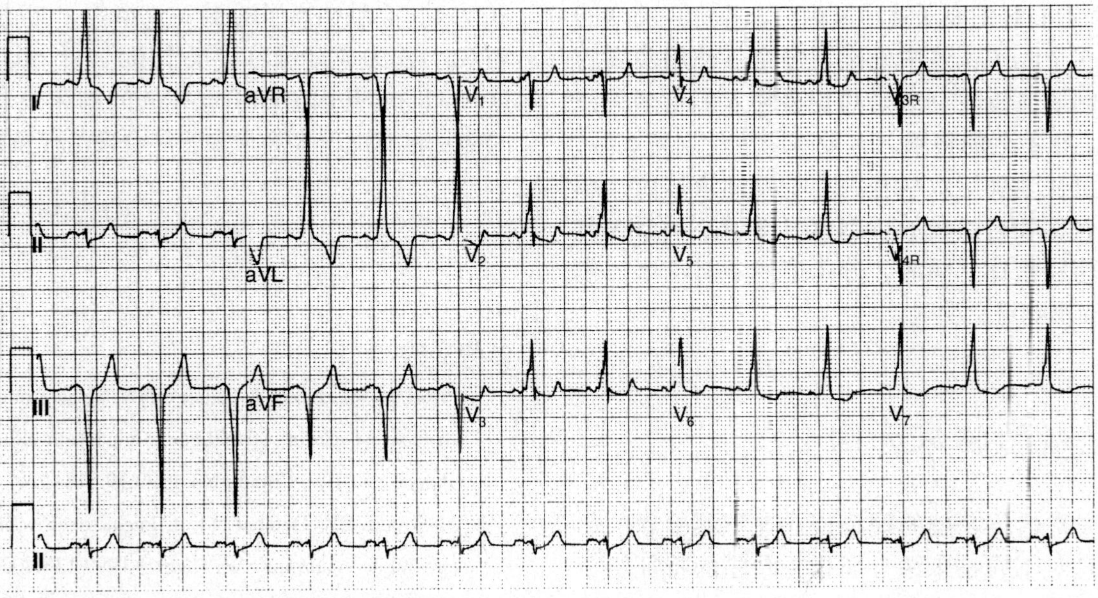

图 27–11 ECG 显示 WPW 综合征相关的短 P–R 间期和 δ 波。

基本的离子通道病变。其他心脏病患者，如家族性扩张性心肌病（FDCM）和家族性肥厚型心肌病（FHCM），也显示有编码蛋白家族基因的突变。对于FDCM，细胞骨架蛋白编码基因和肌纤维蛋白基因被认为是致病基因（即细胞骨架/肌病）[173]。另外，FHCM显示是一种肌节病变。因此，这些疾病的最终共同途径包括肌节和细胞骨架蛋白，类似于心律失常和传导疾病中的离子通道病。中间病变，例如ARVD/ARVC似乎将基本的电异常和肌肉病变机械地联系起来。此外，似乎有级联途径直接参与某些病例（如HCM和DCM中的线粒体病变），而继发的影响可能导致携带同一突变的患者有更广的临床表现。对于HCM，线粒体和代谢的影响可能是重要的。另外，与一些分子如贮钙蛋白、性激素及生长因子间的相互作用可能影响临床症状、体征和发病年龄。今后，这些因素将有望被揭示，从而发展新的治疗策略。

相关性

假设的相关性是它从分子和发病机制水平对疾病进行分类。这种根据分子异常对疾病的重分类如“离子通道病”、“肌病”或“细胞骨架病”，将引起人们更关注于进行基因发现和未来治疗干预的方法。例如，基于对长QT综合征分子方面的理解，我们考虑到这种可能，即所有室性心律失常是离子通道异常的结果。在此假设的基础上，我们研究了称为Brugada综合征的特发性VF患者心脏钠离子通道基因（*SCN5A*）突变的可能性，在3个无关家系中确定了突变。使用疾病的这种假设，例如遗传性DCM，可能会使人们更多关注基因的确定。在不久的将来，人类基因组计划完成后，研究人员能更快地确定致病基因。一旦知道基因，那么导致临床表型和自然史的机制就可知道，从而在此基础上改善药物治疗。同时，分子遗传学对临床工作和患者护理的影响将更明显。

分子研究新的临床方向

对心律失常遗传基础的理解正快速积累着新的信息，这些信息对不同临床综合征相关缺陷的特征给予更深的诠释[175~189]，从而对临床医生的影响变得更明显。在家族性双向性（多形性）VT中，已发现了多种的RYR突变[176]。对家族成员和先证者的筛查，基因型可以确定不同临床事件危险性的亚组患者，并对无症状携带者进行早期诊断[177,178]。这些突变改变了通道的调节，导致交感神经刺激时肌浆网钙漏增加，这与蛋白亲和力降低有关，可以解释临床心律失常的运动相关性[176,179]。

这些发现还有治疗意义。致心律失常性右心室心肌病的分子发病机制中凋亡的潜在意义在于引起人们关注于一类药物，从而开始了一种新的治疗方向[181]。这些疾病的遗传能力也可以通过基因型确定。桥粒斑蛋白desmoplakin突变能引起不同的临床表型和遗传方式[183,184]。不同的复杂心律失常表型可能与同一位点的基因变异有关。*SCN5A*基因和编码单磷酸腺苷激活蛋白激酶的γ2亚单位基因的新突变分别与孤立的房室传导阻滞或心室预激有关[185,188]。影响内向整流钾离子电流的遗传缺陷也能影响心肌和骨骼肌，导致心律失常-肌营养不良表型，提高了我们对其发病机制的理解[189]。

小 结

室性心律失常似乎是由于离子通道病变引起，随着ARVD/ARVC致病基因的确定，其是必需的主要的异常还是继发的改变正被进一步了解。一旦这一知识发展成熟，就可能扩展治疗选择。同样，传导系统异常亦显示继发于离子通道基因*SCN5A*突变，也是核纤层蛋白laminA/C突变的结果。Malhotra等[174]最近发现*SCN5A*，心脏钠离子通道α亚单位，与辅助亚单位β1和β2（作为连接蛋白相互作用元件）相互作用能解释这些不同的基因怎样引起相同的临床表现。这些问题的揭示将有助于提高未来发展合理治疗策略的能力。

马克娟 滕思勇 译

浦介麟 校

参考文献

1. Priori SG, Barhanin J, Hauer RNW, et al: Genetic and molecular basis of cardiac arrhythmias: Impact on clinical management (Parts I and II) . Circulation 1999;99:518-528.

2. Al-Khatib SM, Pritchett EL: Clinical features of Wolff-Parkinson-White syndrome. Am Heart J 1999;138:403-413.

3. Brugada P, Brugada J: Right bundle-branch block, persistent

ST segment elevation and sudden cardiac death: A distinct clinical and electrocardiographic syndrome. A multicenter report. J Am Coll Cardiol 1992;20:1391–1396.

4. Schwartz PJ, Stramba–Badiale M, Segantini A, et al: Prolongation of the QT interval and the sudden infant death syndrome. N Engl J Med 1998;338:1709–1714.
5. Thiene G, Basso C, Danieli G, et al: Arrhythmogenic right ventricular cardiomyopathy. Trends Cardiovasc Med 1997;7:84–90.
6. Fisher JD, Krikler D, Hallidie–Smith KA: Familial polymorphic ventricular arrhythmias: A quarter century of successful medical treatment based on serial exercise–pharmacologic testing. J Am Coll Cardiol 1999;34:2015–2022.
7. Schwartz PJ, Locati EH, Napolitano C, Priori SG: The long QT syndrome. In Zipes DP, Jalife J (eds): Cardiac Electrophysiology: From Cell to Bedside. Philadelphia, WB Saunders, 1996, pp. 788–811.
8. Romano C, Gemme G, Pongiglione R: Antmie cardiache rare in eta pediatrica. Clin Pediatr 1963;45:656–683.
9. Ward OC: A new familial cardiac syndrome in children. J Ir Med Assoc 1964;54:103–106.
10. Priori SG, Napolitano C, Schwartz PJ: Low penetrance in the long–QT syndrome. Clinical impact. Circulation 1999;99:529–533.
11. Singer PA, Crampton RS, Bass NH: Familial Q–T prolonga– tion syndrome: Convulsive seizures and paroxysmal ventricular fibrillation. Arch Neurol 1974;31:64–66.
12. Ratshin RA, Hunt D, Russell RO Jr, Rackley CE: QT–interval prolongation, paroxysmal ventricular arrhythmias, and convulsive syncope. Ann Intern Med 1971;75:19–24.
13. Bellavere F, Ferri M, Guarini L, et al: Prolonged QT period in diabetic autonomic neuropathy: A possible role in sudden cardiac death. Br Heart J 1988;59:379–383.
14. Ewing DJ, Boland O, Neilson JMM, et al: Autonomic neuropathy, QT interval lengthening, and unexpected deaths in male diabetic patients. Diabetologia 1991;34:182–185.
15. Weintraub RG, Gow RM, Wilkinson JL: The congenital long QT syndromes in children. J Am Coll Cardiol 1990;16:674–680.
16. Marks ML, Trippel DL, Keating MT: Long QT syndrome associated with syndactyly identified in females. Am J Cardiol 1995; 10: 744–745.
17. Schwartz PJ, Segantini A: Cardiac innervation, neonatal electrocardiography and SIDS. A key for a novel preventive strategy? Ann N Y Acad Sci 1988;533:210–220.
18. Schwartz PJ, Stramba–Badiale M, Segantini A, et al: Prolongation of the QT interval and the sudden infant death syndrome. N Engl J Med 1998;338:1709–1714.
19. Jervell A, Lange–Nielsen F: Congenital deaf–mutism, function heart disease with prolongation of the Q–T interval and sudden death. Am Heart J 1957;54:59–68.
20. Jervell A: Surdocardiac and related syndromes in children. Adv Intern Med 1971;17:425–438.
21. James TN: Congenital deafness and cardiac arrhythmias. Am J Cardiol 1967;19:627–643.
22. Priori SG, Schwartz PJ, Napolitano C, et al: A recessive variant of the Romano–Ward long–QT syndrome. Circulation 1998;97: 2420–2425.
23. Keating MT, Atkinson D, Dunn C, et al: Linkage of a cardiac arrhythmia, the long QT syndrome, and the Harvey ras–1 gene. Science 1991;252:704–706.
24. Wang Q, Curran ME, Splawski I, et al: Positional cloning of a novel potassium channel gene: *KVLQT1* mutations cause cardiac arrhythmias. Nature Genet 1996;12:17–23.
25. Li H, Chen Q, Moss AJ, et al: New mutations in the *KVLQT1* potassium channel that cause long QT syndrome. Circulation 1998;97:1264–1269.
26. Choube C, Neyroud N, Guicheney P, et al: Properties of *KVLQT1* K^+ channel mutations in Romano–Ward and Jervell and Lange–Nielsen inherited cardiac arrhythmias. EMBO J 1997;16:5472–5479.
27. Chiang CE, Roden DM: The long QT syndromes: Genetic basis and clinical implications. J Am Coll Cardiol 2000;36:1–12.
28. Barhanin J, Lesage F, Guillemare E, et al: *KVLQT1* and IsK (*minK*) proteins associate to form the I_{Ks} cardiac potassium current. Nature 1996;384:78–80.
29. Sanguinetti MC, Curran ME, Zou A, et al: Coassembly of *KvLQT1* and *minK* (IsK) proteins to form cardiac I_{Ks} potassium channel. Nature 1996;384:80–83.
30. Wollnick B, Schreeder BC, Kubish C, et al: Pathophysiological mechanisms of dominant and recessive *KVLQT1* K^+ channel mutations found in inherited cardiac arrhythmias. Hum Mol Genet 1997;6:1943–1949.
31. Splawski I, Tristani–Firouzi M, Lehmann MH, et al: Mutations in the *minK* gene cause long QT syndrome and suppress I_{Ks} function. Nat Genet 1997;17:338–340.

32. Jiang C, Atkinson D, Towbin JA, et al: Two long QT syndrome loci map to chromosome 3 and 7 with evidence for further heterogeneity. Nat Genet 1994;8:141–147.
33. Warmke JE, Ganetzky B: A family of potassium channel genes related to *eag* in *Drosophila* and mammals. Proc Natl Acad Sci USA 1994;91:3438–3442.
34. Arcangeli A, Rosati B, Cherubini A, et al: *HERG*– and IRK–like inward rectifier currents are sequentially expressed during neuronal crest cells and their derivatives. Eur J Neurosci 1997;9:2596–2604.
35. Pennefather PS, Zhou W, Decoursey TE: Idiosyncratic gating of *HERG*–like K^+ channels in microglia. J Gen Physiol 1998;111:795–805.
36. Bianchi L, Wible B, Arcangeli A, et al: *HERG* encodes a K^+ current highly conserved in tumors of different histogenesis: A selective advantage for cancer cells? Cancer Res 1998;58:815–822.
37. Curran ME, Splawski I, Timothy KW, et al: A molecular basis for cardiac arrhythmia: *HERG* mutations cause long QT syndrome. Cell 1995;80:795–803.
38. Schulze–Bahr E, Haverkamp W, Funke H: The long–QT syndrome. N Engl J Med 1995;333:1783–1784.
39. Sanguinetti MC, Jiang C, Curran ME, Keating MT: A mechanistic link between an inherited and an acquired cardiac arrhythmia: *HERG* encodes the IKr potassium channel. Cell 1995;81:299–307.
40. Trudeau MC, Warmke J, Ganetzky B, Robertson G: *HERG*, a human inward rectifier in the voltage–gated potassium channel family. Science 1995;269:92–95.
41. Sanguinetti MC, Curran ME, Spector PS, Keating MT: Spectrum of *HERG* K^+ channel dysfunction in an inherited cardiac arrhythmia. Proc Natl Acad Sci U S A 1996;93:2208–2212.
42. Roden DM, Balser JR: A plethora of mechanisms in the HERG–related long QT syndrome genetics meets electrophysiology. Cardiovasc Res 1999;44:242–246.
43. Furutani M, Trudeau MC, Hagiwara N, et al: Novel mechanism associated with an inherited cardiac arrhythmia. Defective protein trafficking by the mutant *HERG* (G601S) potassium channel. Circulation 1999;99:2290–2294.
44. Zhou Z, Gong Q, Epstein ML, January CT: *HERG* channel dysfunction in human long QT syndrome. J Biol Chem 1998;263:21061–21066.
45. McDonald TV, Yu Z, Ming Z, et al: A *minK–HERG* complex regulates the cardiac potassium current I_{Kr}. Nature 1997;388:289–292.
46. Bianchi L, Shen Z, Dennis AT, et al: Cellular dysfunction of *LQT5–minK* mutants: Abnormalities of I_{Ks}, I_{Kr} and trafficking in long QT syndrome. Hum Mol Genet 1999;8:1499–1507.
47. Abbott GW, Sesti F, Splawski I, et al: *MiRP1* forms I_{Kr} potassium channels with *HERG* and is associated with cardiac arrhythmia. Cell 1999;97:175–187.
48. Gellens M, George AL, Chen L, et al: Primary structure and functional expression of the human cardiac tetrodotoxin–insensitive voltage–dependent sodium channel. Proc Natl Acad Sci USA 1992;89:54–58.
49. George AL, Varkony TA, Drakin HA, et al: Assignment of the human heart tetrodotoxin–resistant voltage–gated Na channel–subunit gene (*SCN5A*) to band 3p21. Cytogenet Cell Genet 1995; 68:67–70.
50. Wang Q, Shen J, Splawski I, et al: *SCN5A* mutations associated with an inherited cardiac arrhythmia, long QT syndrome. Cell 1995;80:805–811.
51. Wang Q, Shen J, Li Z, et al: Cardiac sodium channel mutations in patients with long QT syndrome, an inherited cardiac arrhythmia. Hum Mol Genet 1995;4:1603–1607.
52. Hartmann HA, Colom LV, Sutherland ML, Noebels JL: Selective localization of cardiac *SCN5A* sodium channels in limbic regions of rat brain. Nat Neurosci 1999;2:593–595.
53. Bennett PB, Yazawa K, Makita N, George AL Jr: Molecular mechanism for an inherited cardiac arrhythmia. Nature 1995;376:683–685.
54. Dumaine R, Wang Q, Keating MT, et al: Multiple mechanisms of sodium channel–linked long QT syndrome. Circ Res 1996;78:916–924.
55. An RH, Wang XL, Kerem B, et al: Novel *LQT–3* mutation affects Na^+ channel activity through interactions between alpha– and beta 1–subunits. Circ Res 1998;83:141–146.
56. Honore E, Attali B, Heurteaux C, et al: Cloning, expression, pharmacology and regulation of a delayed rectifier K^+ channel in mouse heart. EMBO J 1991;10:2805–2811.
57. Arena JP, Kass RS: Block of heart potassium channels by clofilium and its tertiary analogs: Relationship between drug structure and type of channel blocked. Mol Pharmacol 1988;34:60–66.
58. Vetter DE, Mann JR, Wangemann P, et al: Inner ear defects in–

duced by null mutation of the IsK gene. Neuron 1996;17: 1251–1264.

59. Neyroud N, Tesson F, Denjoy I, et al: A novel mutation in the potassium channel gene *KVLQT1* causes the Jervell and Lange-Nielsen cardioauditory syndrome. Nat Genet 1997;15:186–189.

60. Splawski I, Timothy KW, Vincent GM, et al: Brief report: Molecular basis of the long-QT syndrome associated with deafness. N Engl J Med 1997;336:1562–1567.

61. Chen Q, Zhang D, Gingell RL, et al: Homozygous deletion in *KVLQTI* associated with Jervell and Lange-Nielsen syndrome. Circulation 1999;99:1344–1347.

62. Tyson J, Tranebjaerg L, Bellman S, et al: *IsK* and *KVLQTI*: Mutation in either of the two subunits of the slow component of the delayed rectifier potassium channel can cause Jervell and Lange-Nielsen syndrome. Hum Molec Genet 1997;12: 2179–2185.

63. Schulze-Bahr E, Wang Q, Wedekind H, et al: *KCNE1* mutations cause Jervell and Lange-Nielsen syndrome. Nat Genet 1997; 17:267–268.

64. Kimbrough J, Moss AJ, Zareba W, et al: Clinical implications for affected parents and siblings of probands with long-QT syndrome. Circulation 2001;104:557–562.

65. Zareba W, Moss AJ, Schwartz PJ, et al: Influence of the genotype on the clinical course of the long-QT syndrome. N Engl J Med 1998;339:960–965.

66. Tanabe Y, Inagaki M, Kurita T, et al: Sympathetic stimulation produces a greater increase in both transmural and spatial dispersion of repolarization in LQT1 than LQT2 forms of congenital long QT syndrome. J Am Coll Cardiol 2001;37:911–919.

67. Ackermann MJ, Tester DJ, Porter CJ: Swimming, a gene-specific arrhythmogenic trigger for inherited long QT syndrome. Mayo Clin Proc 1999;74:1088–1094.

68. Moss AJ, Robinson JL, Gessman L, et al: Comparison of clinical and genetic variables of cardiac events associated with loud noise versus swimming among subjects with the long QT syndrome. Am J Cardiol 1999;84:876–933.

69. Wilde AAM, Jongbloed RJE, Doevendans PA, et al: Auditory stimuli as a trigger for arrhythmic events differentiate HERG-related (LQTS2) patients from KVLQT1-related patients (LQTS1). J Am Coll Cardiol 1999;33:327–332.

70. Wilde AAM, Roden DM: Predicting the long-QT genotype from clinical data: From sense to science. Circulation 2000;102: 2796–2798.

71. Ali RH, Zareba W, Moss AJ, et al: Clinical and genetic variables associated with acute arousal and nonarousal-related cardiac events among subjects with the long QT syndrome. Am J Cardiol 2000;85:457–461.

72. Moss AJ, Zareba W, Benhorin J, et al: ECG T-wave patterns in genetically distinct forms of the hereditary long-QT syndrome. Circulation 1995;92:2929–2934.

73. Zhang L, Timothy KW, Vincent GM, et al: Spectrum of ST-T-wave patterns and repolarization parameters in congenital long-QT syndrome: ECG findings identify genotypes. Circulation 2000; 102:2849–2855.

74. Lupoglazoff JM, Denjoy I, Berthet M, et al: Notched T waves on Holter recordings enhance detection of patients with LQT2 (*HERG*) mutations. Circulation 2001;103:1095–1101.

75. Shimizu W, Antzelevitch C: Sodium channel block with Mexiletine is effective in reducing dispersion of repolarization and preventing torsade de pointes in LQT2 and LQT3 models of the long-QT syndrome. Circulation 1997;96:2038–2047.

76. Shimizu W, Antzelevitch C: Differential effects of beta-adrenergic agonists and antagonists in LQT1, LQT2, and LQT3 models of the long QT syndrome. J Am Coll Cardiol 2000;35:778–786.

77. Moss AJ, Zareba W, Hall WJ, et al: Effectiveness and limitations of beta-blocker therapy in congenital long-QT syndrome. Circulation 2000;101:616–623.

78. Schwartz PJ, Priori SG, Locati EH, et al: Long-QT syndrome patients with mutations of the SCN5A and HERG genes have differential responses to Na^+ channel blockade and to increases in heart rate: Implications for gene-specific therapy. Circulation 1995;92:3381–3386.

79. Compton SJ, Lux RL, Ramsey MR, et al: Genetically defined therapy of inherited long-QT syndrome: Correction of abnormal repolarization by potassium. Circulation 1996;94:1018–1022.

80. Shimizu W, Kurita T, Matsuo K, et al: Improvement of repolarization abnormalities by K^+ channel opener in the long QT syndrome. Circulation 1998;97;1581–1588.

81. Osher HL, Wolff L: Electrocardiographic pattern simulating acute myocardial injury. Am J Med Sci 1953;226:541–545.

82. Edeiken J: Elevation of RS-T segment, apparent or real in right precordial leads as probable normal variant. Am Heart J 1954; 48:331–339.

83. Levine HD, Wanzer SH, Merrill JP: Dialyzable currents of injury

in potassium intoxication resembling acute myocardial infarction or pericarditis. Circulation 1956;13:29–36.

84. Martini B, Nava A, Thiene G, et al: Ventricular fibrillation without apparent heart disease. Description of six cases. Am Heart J 1989;118:1203–1209.

85. Aihara N, Ohe T, Kamakura S: Clinical and electrophysiologic characteristics of idiopathic ventricular fibrillation. Shinzo 1990; 22:80–86.

86. Brugada P, Brugada J: A distinct clinical and electrocardiographic syndrome: Right bundle-branch block, persistent ST segment elevation with normal QT interval and sudden cardiac death. Pacing Clin Electrophysiol 1991;14:746.

87. Antzelevitch C, Brugada P, Brugada J: The Brugada Syndrome. Armonk, NY, Futura Publishing, 1999.

88. Nademanee K, Veerakul G, Nimmannit S, et al: Arrhythmogenic marker for the sudden unexplained death syndrome in Thai men. Circulation 1997;96:2595–2600.

89. Gotoh K: A histopathological study on the conduction system of the so-called Pokkuri disease (sudden unexpected cardiac death of unknown origin in Japan). Jpn Circ J 1976;40:753–768.

90. Hayashi M, Murata M, Satoh M, et al: Sudden nocturnal death in young males from ventricular flutter. Jpn Heart J 1985;26:585–591.

91. Brugada J, Brugada P: Further characterization of the syndrome of right bundle branch block, ST segment elevation, and sudden death. J Cardiovasc Electrophysiol 1997;8:325–331.

92. Priori SG, Napolitano C, Gasparini M, et al: Clinical and genetic heterogeneity of right bundle branch block and ST-segment elevation syndrome: A prospective evaluation of 52 families. Circulation 2000;102:2509–2515.

93. Kakishita M, Kurita T, Matsuo K, et al: Mode of onset of ventricular fibrillation in patients with Brugada syndrome detected by implantable cardioverter defibrillator therapy. J Am Coll Cardiol 2000;36:1647–1653.

94. Kobayashi T, Shintani U, Yamamoto T, et al: Familial occurrence of electrocardiographic abnormalities of the Brugada-type. Intern Med 1996;35:637–640.

95. Gussak I, Antzelevitch C, Bjerregaard P, et al: The Brugada syndrome: Clinical, electrophysiological, and genetic considerations. J Am Coll Cardiol 1999;33:5–15.

96. Chen Q, Kirsch GE, Zhang D, et al: Genetic basis and molecular mechanism for idiopathic ventricular fibrillation. Nature 1998; 392:293–296.

97. Antzelevitch C: The Brugada Syndrome. J Cardiovasc Electrophys 1998;9:513–516.

98. Antzelevitch C: The Brugada syndrome: Diagnostic criteria and cellular mechanisms. Eur Heart J 2001;22:356–363.

99. Antzelevitch C: Ion channels and ventricular arrhythmias: Cellular and ionic mechanisms underlying the Brugada syndrome. Curr Opin Cardiol 1999;14:274–279.

100. Priori SG, Napolitano C, Giordano U, et al: Brugada syndrome and sudden cardiac death in children. Lancet 2000;355:808–809.

101. Dumaine R, Towbin JA, Brugada P, et al: Ionic mechanisms responsible for the electrocardiographic phenotype of the Brugada syndrome are temperature dependent. Circ Res 1999; 85:803–809.

102. Kambouris NG, Nuss HB, Johns DC, et al: Phenotypic characterization of a novel long-QT syndrome mutation (R1623Q) in the cardiac sodium channel. Circulation 1998;97:640–644.

103. Bezzina C, Veldkamp MW, van Den Berg MP, et al: A single Na^+ channel mutation causing both long-QT and Brugada syndromes. Circ Res 1999;85:1206–1213.

104. Brugada R, Brugada J, Antzelevitch C, et al: Sodium channel blockers identify risk for sudden death in patients with ST segment elevation and right bundle branch block but structurally normal heart. Circulation 2000;1:510–515.

105. RuDusky BM: Right bundle branch block, persistent ST-segment elevation, and sudden death. Am J Cardiol 1998;82:407–408.

106. Ikeda T, Sakurada H, Sakabe K, et al: Assessment of noninvasive markers in identifying patients at risk in the Brugada syndrome: Insight into risk stratification. J Am Coll Cardiol 2001; 37: 1628–1634.

107. Remme CA, Wever EFD, Wilde AAM, et al: Diagnosis and long-term follow-up of Brugada syndrome in patients with idiopathic ventricular fibrillation. Eur Heart J 2001;22:400–409.

108. Gussak I, Bjerregaard P, Hammill SC: Clinical diagnosis and risk stratification in patients with Brugada syndrome. J Am Coll Cardiol 2001;37:1635–1638.

109. Zipes DP, Wellens HJJ: Clinical cardiology: New frontiers. Sudden cardiac death. Circulation 1998;98:2334–2351.

110. Tan HL, Bink-Boelkens MTE, Bezzina CR, et al: A sodium-

channel mutation causes isolated cardiac conduction disease. Nature 2001;409:1043-1047.

111. Kass S, MacRae C, Graber HL, et al: A gene defect that causes conduction system disease and dilated cardiomyopathy maps to chromosome 1p1-1q1. Nat Genet 1994;7:546-551.

112. Schott JJ, Alshinawi C, Kyndt F, et al: Cardiac conduction defects associate with mutations in SCN5A. Nat Genet 1999;23: 20-21.

113. Deschenes I, Baroudi G, Berthet M, et al: Electrophysiological characterization of SCN5A mutations causing long QT (E1784K) and Brugada (R1512W and R1432G) syndromes. Cardiovasc Res 2000;46:55-65.

114. Schwartz PJ, Priori SG, Dumaine R, et al: A molecular link between the sudden infant death syndrome and the long QT syndrome. N Engl J Med 2000;343:262-267.

115. Brink PA, Ferreira A, Moolman JC, et al: Gene for progressive familial heart block type I maps to chromosome 19q13. Circulation 1995;91:1633-1640.

116. de Meeus A, Stephan E, Debrus S, et al: An isolated cardiac conduction disease maps to chromosome 19q. Circ Res 1995;77: 735-740.

117. Fatkin D, MacRae C, Sasaki T, et al: Missense mutations in the rod domain of the lamin A/C gene as causes of dilated cardiomyopathy and conduction system disease. N Engl J Med 1999;341: 1715-1724.

118. Brodsky GL, Muntoni F, Miocic S, et al: Lamin A/C gene mutation associated with dilated cardiomyopathy with variable skeletal muscle involvement. Circulation 2000;101:473-476.

119. Towbin JA, Ackerman MJ: Editorial. Cardiac sodium channel gene mutations and SIDS. Circulation 2001;104:1092-1093.

120. Schwartz PJ: Cardiac sympathetic innervation and the sudden infant death syndrome. A possible pathogenetic link. Am J Med 1976;60:167-172.

121. Towbin JA, Friedman RA: Prolongation of the QT interval and the sudden infant death syndrome. N Engl J Med 1998;338: 1760-1761.

122. Lucey JF: Comments on a sudden infant death article in another journal. Pediatrics 1999;103:812.

123. Martin RJ, Miller MJ, Redline S: Screening for SIDS: A neonatal perspective. Pediatrics 1999;103:812-813.

124. Guntheroth WG, Spiers PS: Prolongation of the QT interval and the sudden infant death syndrome. Pediatrics 1999;103: 813-814.

125. Hodgman JE: Prolonged QTc as a risk factor for SIDS. Pediatrics 1999;103:814-815.

126. Hoffman JIE, Lister G: The implications of a relationship between prolonged QT interval and the sudden infant death syndrome. Pediatrics 1999;103:815-817.

127. Shannon DC: Method of analyzing QT interval can't support conclusions. Pediatrics 1999;103:819.

128. Southall DP: Examine data in Schwartz article with extreme care. Pediatrics 1999;103:819-820.

129. Ackerman MJ, Siu B, Sturner WQ, et al: Postmortem molecular analysis of SCN5A defects in sudden infant death syndrome. JAMA 2001; 2264-2269.

130. Wedekind H, Smits JPP, Schulze-Bahr E, et al: De novo mutation in the SCN5A gene associated with early onset of sudden infant death. Circulation 2001;104:1158-1164.

131. Thiene G, Nava A, Corrado D, et al: Right ventricular cardiomyopathy and sudden death in young people. N Engl J Med 1988; 318:129-133.

132. Shen WK, Edwards WD, Hammill SC: Right ventricular dysplasia: A need for precise pathological definition for interpretation of sudden death. J Am Coll Cardiol 1994;23:34.

133. Rampazzo A, Nava A, Erne P, et al: A new locus for arrhythmogenic right ventricular cardiomyopathy (ARVD2) maps to chromosome 1q42-q43. Hum Mol Genet 1995;4:2151-2154.

134. Rampazzo A, Nava A, Danieli GA, et al: The gene for arrhythmogenic right ventricular cardiomyopathy maps to chromosome 14q23-q24. Hum Mol Genet 1994;3:959-962.

135. Severini GM, Krajinovic M, Pinamonti B, et al: A new locus for arrhythmogenic right ventricular dysplasia on the long arm of chromosome 14. Genomics 1996;31:193-200.

136. Coonar AS, Protonotarios N, Tsatsopoulou A, et al: Gene for arrhythmogenic right ventricular cardiomyopathy with diffuse nonepidermolytic palmoplantar keratoderma and woolly hair (Naxos disease) maps to 17q21. Circulation 1998;97:2049-2058.

137. Ahmad F, Li D, Karibe A, et al: Localization of a gene responsible for arrhythmogenic right ventricular dysplasia to chromosome 3p23. Circulation 1998;98:2791-2795.

138. Li D, Ahmad F, Gardner MJ, et al: The locus of a novel gene responsible for arrhythmogenic right ventricular dysplasia characterized by early onset and high penetrance maps to chromosome

10p12–p14. Am J Hum Genet 2000;66:148–156.

139. Corrado D, Nava A, Buja G, et al: Familial cardiomyopathy underlies syndrome of right bundle branch block, ST segment elevation and sudden death. J Am Coll Cardiol 1996;27:443–448.

140. McKenna WJ, Thiere G, Nava AA, et al: Diagnosis of arrhythmogenic right ventricular dysplasia/cardio–myopathy. Br Heart J 1994;71:215–218.

141. Tiso N, Stephan DA, Nava A, et al: Identification of mutations in cardiac ryanodine gene in families affected with arrhyth mogenic right ventricular cardiomyopathy type 2 (ARVD2). Hum Mol Genet 2001;10:189–194.

142. Stokes DL, Wagenknecht T: Calcium transport across the sarcoplasmic reticulum–structure and function of $Ca2^{+}$–ATPase and the ryanodine receptor. Eur J Biochem 2000;267:5274–5279.

143. Missiaen L, Robberecht W, Van Den Bosch L, et al: Abnormal intracellular $Ca2^{+}$ homeostasis and disease. Cell Calcium 2000; 28:1–21.

144. McKoy G, Protonotarios N, Crosby A, et al: Identification of a deletion in plakoglobin in arrhythmogenic right ventricular cardiomyopathy with palmoplantar keratoderma and woolly hair (Naxos disease). Lancet 2000;355:2119–2124.

145. Norgett EE, Hatsell SJ, Carvajal–Huerta L, et al: Recessive mutation in desmoplakin disrupts desmoplakin–intermediate filament interactions and causes dilated cardiomyopathy, woolly hair and keratoderma. Hum Mol Genet 2000;9:2761–2766.

146. Naccarella F: Malignant ventricular arrhythmias in patients with a right bundle–branch block and persistent ST segment elevation in V_1–V_3: A probable arrhythmogenic cardiomyopathy of the right ventricle [editorial comment]. G Ital Cardiol 1993; 23: 1219–1222.

147. Fontaine G: Familial cardiomyopathy associated with right bundle branch block, ST segment elevation and sudden death [letter]. JACC 1996;28:540.

148. Scheinman MM: Is Brugada syndrome a distinct clinical entity? J Cardiovasc Electrophysiol 1997;8:332–336.

149. Ohe T: Idiopathic ventricular fibrillation of the Brugada type–an atypical form of arrhythmogenic right ventricular cardio myopathy [editorial]. Intern Med 1996;35:595.

150. Fontaine G, Piot O, Sohal P, et al: Right precordial leads and sudden death. Relation with arrhythmogenic right ventricular dysplasia. Arch Mal Coeur Vaiss 1996;89:1323–1329.

151. Coumel P, Fidelle J, Lucet V, et al: Catecholaminergic–induced severe ventricular arrhythmias with Adams–Stokes syndrome in children: Report of four cases. Br Heart J 1978;40 (suppl):28–37.

152. Leenhardt A, Lucet V, Denjoy I, et al: Catecholaminergic polymorphic ventricular tachycardia in children: A 7–year follow–up of 21 patients. Circulation 1995;91:1512–1519.

153. Laitinen PJ, Brown KM, Piippo K, et al: Mutations of the cardiac ryanodine receptor (RyR2) gene in familial polymorphic ventricular tachycardia. Circulation 2001;103:485–490.

154. Priori SG, Napolitano C, Tiso N, et al: Mutations in the cardiac ryanodine receptor gene (hRyR2) underlie catecholaminergic polymorphic ventricular tachycardia. Circulation 2001;103: 196–200.

155. Swan H, Piippo K, Viitasalo M, et al: Arrhythmic disorder mapped to chromosome 1q42–q43 causes malignant polymorphic ventricular tachycardia in structurally normal hearts. J Am Coll Cardiol 1999;34:2035–2042.

156. Bauce B, Nava A, Rampazzo A, et al: Familial effort polymorphic ventricular arrhythmias in arrhythmogenic right ventricular cardiomyopathy map to chromosome 1q42–43. Am J Cardiol 2000;85:573–579.

157. McCarthy TV, Quane KA, Lynch PJ: Ryanodine receptor mutations in malignant hyperthermia and central core disease. Hum Mutat 2000;15:410–417.

158. Wan Q, Wu N, Fan W, et al: Clinical manifestations and prevalence of different types of supraventricular tachycardia among Chinese. Chin Med J (Engl) 1992;105:284–288.

159. Gollob MH, Bharati S, Swerdlow CD: Accessory atrioventricular node with properties of a typical accessory pathway: Anatomic–electrophysiologic correlation. J Cardiovasc Electrophysiol 2000; 11:922–926.

160. Packard JM, Graettinger JS, Graybiel A: Analysis of the elec trocardiograms obtained from 1000 young healthy aviators: Ten year follow–up. Circulation 1954;10:384–400.

161. Hejtmancik MR, Hermann GR: The electrocardiographic syndrome of short P–R interval and broad QRS complexes: A clinical study of 80 cases. Am Heart J 1957;54:708–721.

162. Khair GZ, Soni JS, Bamrah VS: Syncope in hypertrophic cardiomyopathy. II. Coexistence of atrioventricular block and Wolff–Parkinson–White syndrome. Am Heart J 1985;110:1083–1086.

163. Jackman WM, Wang X, Friday KJ, et al: Catheter ablation of

accessory atrioventricular pathways (Wolff-Parkinson-White syndrome) by radiofrequency current. N Engl J Med 1991;324: 1605-1611.

164. MacRae CA, Ghaisas N, Kass S, et al: Familial hypertrophic cardiomyopathy with Wolff-Parkinson-White syndrome maps to a locus on chromosome 7q3. J Clin Invest 1995;96:1216-1220.

165. Ichida F, Hamamichi Y, Miyawaki T, et al: Clinical features of isolated noncompaction of the ventricular myocardium: Long-term clinical course, hemodynamic properties, and genetic background. J Am Coll Cardiol 1999;34:233-240.

166. Gollob MH, Green MS, Tang A S-L, et al: Identification of a gene responsible for familial Wolff-Parkinson-White syndrome. N Engl J Med 2001;344:1823-1831.

167. Blair E, Redwood C, Ashratian H, et al: Mutations in the γ2 subunit of AMP-activated protein kinase cause familial hypertrophic cardiomyopathy: Evidence for the central role of energy compromise in disease pathogenesis. Hum Mol Genet 2001; 10: 1215-1220.

168. Lang T, Yu L, Tu Q, et al: Molecular cloning, genomic organization, and mapping of *PRKAG2*, a heart abundant γ_2 subunit of 5′-AMP-activated protein kinase, to human chromosome 7q36. Genomics 2000;70:258-263.

169. Hardie DG, Carling D: The AMP-activated protein kinase-fuel gauge of the mammalian cell? Eur J Biochem 1997;246:259-73.

170. Kemp BE, Mitchelhill KI, Stapleton D, et al: Dealing with energy demand: The AMP-activated protein kinase. Trends Biochem Sci 1999;24:22-25.

171. Winder WW, Holmes BF, Rubink DS, et al: Activation of AMP-activated protein kinase increases mitochondrial enzymes in skeletal muscle. J Appl Physiol 2000;88:2219-2226.

172. Cheung PC, Salt IP, Davies SP, et al: Characterization of AMP-activated protein kinase gamma-subunit isoforms and their role in AMP binding. Biochem J 2000;346:659-669.

173. Bowles NE, Bowles KR, Towbin JA: The "Final Common Pathway" hypothesis and inherited cardiovascular disease: The role of cytoskeletal proteins in dilated cardiomyopathy. Herz 2000; 25:168-175.

174. Malhotra JD, Chen C, Rivolta I, et al: Characterization of sodium channel α- and β-subunits in rat and mouse cardiac myocytes. Circulation 2001;103:1301-1310.

175. Laitinen PJ, Brown KM, Piippo K, et al: Mutations of the cardiac ryanodine receptor (RyR2) gene in familial polymorphic ventricular tachycardia. Circulation 2001;103:485-490.

176. Marks AR, Priori S, Memmi M, et al: Involvement of the cardiac ryanodine receptor/calcium release channel in catecholaminergic polymorphic ventricular tachycardia. J Cell Physiol 2002; 190: 1-6.

177. Priori SG, Napolitano C, Memmi, et al: Clinical and molecular characterization of patients with catecholaminergic polymorphic ventricular tachycardia. Circulation 2002;106:69-74.

178. Bauce B, Rampazzo A, Basso C, et al: Screening for ryanodine receptor type 2 mutations in families with effort induced polymorphic ventricular arrhythmias and sudden death: Early diagnosis of asymptomatic carriers. J Am Coll Cardiol 2002; 40: 341-349.

179. Wehrens XH, Lehnart SE, Huang F, et al: FKBP12.6 deficiency and defective calcium release channel (ryanodine receptor) function linked to exercise induced sudden cardiac death. Cell 2003;113:829-840.

180. Tiso N, Stephan DA, Nava A, et al: Identifications of mutations in the cardiac ryanodine receptor gene in families affected with arrhythmogenic right ventricular cardiomyopathy type 2. Hum Mol Genet 2001;10:189-194.

181. Danieli GA, Rampazzo A: Genetics of arrhythmogenic right ventricular cardiomyopathy. Curr Opin Cardiol 2002;17:218-221.

182. Protonarios N, Tsatsopoulou A, Anastasakis A, et al: Genotype-phenotype assessment in autosomal recessive arrhythmogenic right ventricular cardiomyopathy (Naxos disease) caused by deletion in plakoglobin. J Am Coll Cardiol 2001;38:1477-1484.

183. Rampazzo A, Nava A, Malacrida S, et al: Mutation in human desmoplakin binding to plakoglobin causes a dominant form arrhythmogenic right ventricular cardiomyopathy. Am J Hum Genet 2002;71:1200-1206.

184. Alcalai R, Metzger S, Rosenheck S, et al: A recessive mutation in desmoplakin causes arrhythmogenic right ventricular dysplasia, skin disorder and wooly hair. J Am Coll Cardiol 2003;42: 319-327.

185. Wang DW, Viswanathan PC, Balser JR, et al: Clinical, genetic and biophysical characterization of SCN5A mutations associated with atrioventricular block. Circulation 2002;105:341-346.

186. Arbustini E, Pilotto A, Repetto A, et al: Autosomal dominant dilated cardiomyopathy with atrioventricular block: A lamin A/C defect related disease. J Am Coll Cardiol 2002;39:981-990.

187. Gollob MH, Green MS, Tang AS, et al: Identification of a gene

responsible for familial Wolff-Parkinson-White syndrome. N Engl J Med 2001;344:1823-1831.

188. Gollob MH, Green MS, Tang AS, Roberts R: PRKAG2 cardiac syndrome: Familial ventricular preexcitation, conduction system disease and cardiac hypertrophy. Curr Opin Cardiol 2002;17: 229-234.

189. Ai T, Fujiwara Y, Tsuji K, et al: Novel KCNJ2 mutation in familial periodic paralysis with ventricular dysrhythmia. Circulation 2002;105:2592-2594.

190. Andersen ED, Krasilnikoff PA, Overvad H: Intermittent muscular weakness, extrasystoles, and multiple developmental anomalies: A new syndrome? Acta Paediat Scand 1971;60:559-564.

191. Andelfinger G, Tapper AR, Welch RC, et al: KCNJ2 mutation results in Andersen syndrome with sex-specific cardiac and skeletal muscle phenotypes. Am J Hum Genet 2002;71:663-668.

192. Plaster NM, Tawil R, Tristani-Firouzi M, et al: Mutations in Kir2.1 cause the developmental and episodic electrical phenotypes of Andersen's syndrome. Cell 2001;105:511-519.

193. Tristani-Firouzi M, Jensen JL, Donaldson MR, et al: Functional and clinical characterization of KCNJ2 mutations associated with LQT7 (Andersen syndrome). J Clin Invest 2002;222: 381-388.

第四部分

其他疾病相关的心律失常

第 28 章 冠状动脉疾病相关性心律失常

TIM BETTS, ALAN KADISH

因为大多数致命性心律失常的患者存在器质性心脏病，在美国，除了高血压性心脏病以外，冠状动脉疾病（Coronary artery disease, CAD）是器质性心脏病最常见的原因，因此大多数持续性室性心律失常的患者患有 CAD 也就不足为怪。最近一项系列研究回顾了连续 270 例 20 岁以上发生心脏停搏患者的尸解资料，发现其中 256 例患有器质性心脏病；而在有特异性病理改变的 180 例尸体中，65%有冠状动脉的病变 [1]。此外，CAD 患者也会伴发相对低危心律失常，包括心动过缓、室上性和室性心律失常等。

急性心肌缺血和心肌梗死相关的心律失常

急性心肌缺血通常是由冠状动脉已经或者即将闭塞而引起的心肌需氧和供氧之间的失衡所致。急性冠脉综合征（acute coronary syndrome，ACS）是指由急性心肌缺血导致的一系列症状，包括心肌梗死（myocardial infarction, MI）（ST 段抬高和压低、Q 波型和无 Q 波型）和不稳定型心绞痛的症状[2]。急性冠脉综合征患者在冠脉阻塞的急性期、再灌注期、心肌梗死的进展期以及康复期都可发生心律失常。心率的改变、缺血区的面积、侧支循环的存在与否以及是否同时伴发其他器质性心脏疾病，都会影响心肌缺血时离子、离子通道、代谢产物、缝隙连接以及组织细胞结构的改变，从而促使心律失常的发生。

机制

我们认识到的急性心肌缺血时心律失常发生的细胞机制，许多都是来自于动物实验模型。我们不可能对人体也进行类似的实验研究，因为心肌缺血时危险性大，死亡率高。

冠脉阻塞后心肌细胞的改变

冠脉阻塞导致的急性心肌缺血使得局部组织缺氧、pH 值降低以及细胞外钾离子浓度升高。心肌细胞的静息膜电位从正常的–80mV 降至–50mV 左右[3,4]，动作电位振幅和最大除极速度（dV/dt max）也减小 [5]。在缺血的前 2min 内，静息膜电位的降低会提高兴奋的传导速度[6]。在随后的 10min 中，随着动作电位除极速度的下降，传导速度也将减小近 50%[7]。至关重要的是，缺血对不同心肌细胞电生理特性的影响是不一致的：缺血对心外膜下心肌细胞动作电位时程的缩短和除极速度减慢的作用比对心内膜下更为显著[8]；在缺血中央区，细胞不应期延长[9]，而在缺血和非缺血的交界区，细胞不应期可能缩短。

细胞之间偶联程度和组织结构的改变也会减慢细胞之间的兴奋传导，甚至导致传导阻滞。细胞外间隙缩小导致细胞外的传导电阻升高[10]。缝隙连接的破坏导致细胞之间脱偶联。有人特别提出在缺血边缘区细胞内外电阻改变的不一致性有致心律失常作用。自主神经系统对心肌梗死时发生的心律失常也起着重要作用[11]。

目前已认识到提高交感神经刺激和儿茶酚胺的蓄积可促进心律失常的发生。

冠脉阻塞后发生室性心律失常的分期

在心肌缺血后的前 30min 心律失常的发生可分为两个不同的时期[7]（表 28–1）。第一期为从冠脉阻塞后2~10min（峰时间为 5~6min），此期的心律失常被称为 1a 型心律失常。此期，由于缺血区内缺血组织和相对正常组织之间不应期的不均一而形成折返，导致持续性的室性心律失常。标测研究也发现了此期存在低振幅的碎裂电图[6,7]。

第二期发生 1b 型心律失常，其为从冠脉阻塞后10~30min（峰时间为 15~20min）。此型室性心律失常发生的确切机制尚不清楚。至此期，心外膜下心肌不应期和传导的不均一性已恢复正常[7]。尽管如此，此期仍常会发生心律失常。由于儿茶酚胺在导致心律失常中的重要作用，人们猜测，儿茶酚胺导致的自律性异常可能是此期心律失常发生的原因[12]。犬模型实验研究提示，冠脉闭塞后的前 30min 发生的室性心动过速（VT）中 60%源于浦肯野纤维的异位起搏点[13]。一般情况下，此两期心脏不发生器质性的变化；再灌注后，缺血的细胞能存活并恢复功能。不过，有学者注意到，1b 末期心脏组织内部轴向电阻发生改变，这提示细胞以及细胞之间的缝隙连接可能已发生不可逆性的损伤[14]。

冠脉闭塞后的 6~72h（峰时间为 12~24h），为亚急性期[15]。此期开始发生心肌细胞坏死；再灌注并不减少心肌细胞损伤程度。尽管梗死区的大量心肌细胞坏死，心内膜下浦肯野纤维却未坏死。不过心内膜下存活的浦肯野纤维电生理特性都发生改变，使此期易发生心律失常[16]。心肌细胞静息膜电位降低及其自动除极亦可导致其自律性异常。延迟后除极导致的触发活动也被证明是此期心律失常发生的原因[17]。此外，在梗死和存活心肌的交界区，局部心肌传导和不应期的不一致性也导致折返性心律失常。

再灌注心律失常

再灌注治疗（药物溶栓或者机械干预）的应用，促进了对再灌注心律失常的认识。再灌注心律失常好发于短期发作性的心肌缺血而非长期缺血[18]。尽管急性心肌梗死发生再灌注心律失常相对少见，但是再灌注心律失常却是急性心肌梗死猝死的重要原因。犬的心肌缺血再灌注模型发现，再灌注心律失常发生于两个时期。冠脉闭塞后立即恢复血流灌注，因缺血而失去兴奋性的细胞在再灌注后迅速恢复动作电位的过程是不同步的，而且缺血边缘区因再灌注时随血流带走细胞外间隙内的钾离子和代谢产物导致局部心肌细胞不应期缩短，这会导致局部心肌组织形成多个微折返，可致心室颤动[19]。此外，触发活动可导致早除极。尽管在此期再灌注心肌细胞的电生理功能可完全恢复正常，但是细胞之间的缝隙连接损伤仍将持续，其传导性的恢复也不均一。

犬的再灌注模型发现，再灌注后期多见加速性室性自主心律，这可能是由肾上腺素能神经活性增强导致缺血边缘区浦肯野纤维自律性升高或触发活动所致[20]。因为此时心律失常发生的基础为儿茶酚胺的蓄积，所以典型的心律失常多发生于冠脉闭塞后的 20~30min 之间。与犬不同，人再灌注早期的心律失常发生率要低得多。这说明，多数急性心肌梗死患者冠脉闭塞的时间可能比较长，早期再灌注较少，或者再灌注不完全。

急性冠脉综合征时室性心律失常的临床特点

心肌梗死后，64.1%的患者伴发室性心律失常[21]；室性期前收缩大于 10 次/小时者占 19.7%，非持续性室性心动过速占 6.8%，持续性室性心动过速或心室颤动占 10.2%，其中 1.9%发生于心肌梗死后的前 24h[22,23]。年老、高血压、以前曾发生心肌梗死、高 Killip 分级、前壁心肌梗死和射血分数降低是发生持续性室速和室颤的高危因素[22]。TIMI 的 II 期试验资料显示，室速和室颤并不能作为判断溶栓治疗后血流再通的依据，因为室速和室颤的发生与梗死相关冠脉的闭塞相关，而不是与冠脉的再通相关[23]。室性心律失常多发于左心室大面积心肌梗死的患者。然而，发生室速和室颤的患者，即使不出现充血性心力衰竭和低血压，其早期死亡率亦会升高。不稳定型心绞痛患者在心前区疼痛期和疼痛缓解期都可发生室性心律失常[24]。

室性期前收缩

室性期前收缩（Premature ventricular contraction, PVC）可见于大部分急性心肌梗死的患者，但其并不影响心肌梗死的短期预后 [25]。其中，“R on T”PVC 并不多见，占心肌梗死后前 24h 发生 PVC 患者的 1.8%[26]。发生于溶栓时的“R on T”型 PVC 多于溶栓后；而且发生于溶栓时无血流者多于有血流者（通过心电图判断）。尽管其很少触发严重的室性快速型心律失常，但是 5/7 的室颤和 3/5 的室速患者都首先出现“R on T”PVC[27]。犬的模型研究发现，心肌缺血后的前 12min（1a 期），发生“R on T”PVC 仅占所有 PVC 的 8%；而且发生自发性室速和室颤的犬中仅有 4%是以“R on T”PVC 开始的 [28]。然而，在缺血后的 12~30min（1b 期），“R on T”PVC 占所有 PVC 的 24%，且 34%的自发性室速和室颤开始表现为“R on T”PVC。因而，急性心肌缺血后可能存在着心肌细胞电生理紊乱，其在决定“R on T”PVC 的发生频率和相对恶性程度中起主要的作用。

加速性室性自主心律

加速性室性自主心律（accelerated idioventricular rhythm，AIVR）多见于急性心肌梗死后的前 12 小时。尽管其多发于成功再灌注治疗之后的患者，但是 63%冠脉仍然闭塞的患者同样会发生 AIVR。可见，出现 AIVR 不能作为再灌注治疗成功的特异性标志 [29]。且是否出现 AIVR 并不影响心肌梗死的预后。

非持续性室性心动过速

患者存在非持续性室性心动过速（nonsustained ventricular tachycardia, NSVT）提示其在住院期间有发生心脏停搏的危险。发生于入院后 2~3h 内的 NSVT 并不影响预后；然而发生于入院几小时以后的 NSVT，特别是既往曾有心肌梗死史的患者，则提示预后不良（图 28-1）。心肌梗死 24h 以后发生 NSVT 的预后比心肌梗死 24h 内发生 NSVT 的差（图 28-1）。急性心肌梗死时 NSVT 的发生率是 1%~7%，但也有可能高达 75%（图 28-2）[25]。这与既往普遍认为发生于心肌梗死后 48h 内的 NVST 不影响预后的观点正好相反。冠脉再通后发生 NSVT（心肌梗死后 7~10 天）也提示预后相对较差。

室性心动过速、多形性室速和室颤

心肌梗死后 48h 内记录到的持续性单形性室速发生率为 0.3%~1.9%。其提示患者可能为大面积心肌梗死，故可作为死亡率升高的独立危险因素。多形性室速发生于 0.3%~2%的患者，可作为仍有心肌缺血的标志，因此改善心肌缺血的治疗措施能明显减少多形性室速的发生。而且多形性室速也多见于同时发生室颤的患者[30]。一项病例系列研究发现，11 例多形性室速患者中，未见窦性心动过缓，但是有 3 例患者在发生室速之前有窦性停搏[31]；未见有 QT 间期延长、低钾血症以及血清镁、钙异常的患者；其中 9 例患者在发生心律失常之前有再缺血的表现。

近 3%的急性心肌梗死患者会发生室颤，发生的高峰时间为心肌梗死后前 4h 内 [32]。GISSI-2 试验研究发现，前 48h 发生室颤与住院期间死亡率升高相关 [33]。但是心肌梗死超急性期发生室颤与患者脱离危险期后的死亡率无相关性，这可能是因为高危患者在住院初期已经死亡。其中 11%~15%的患者室颤会复发。在入院的前 4h，室颤好发于低钾血症、低血压、梗死面积较大、吸烟以及年龄相对较小的患者。室颤好发于下后壁心肌梗死的患者，可能系因为下后壁心肌梗死时自主神经调节紊乱更严重。初期发生心动过缓也是早期发生室

表 28-1 心律失常发生的分期

	1a 期	1b 期	再灌注期	亚急性期	慢性期
发生时间	2~10min	10~30min	达 6~12h	6~72h	长时间
类型	VT=VF	VT>VF	VF>VT, AIVR	VF>VT,AIVR	VT>VF
发生机制	折返，触发活动	自律性异常	自律性异常 触发活动 折返	自律性异常 触发活动 折返	折返
病生基础	局部低氧，酸中毒以及 [K+] 升高，交感活性升高；细胞外电阻升高，细胞之间脱偶联		血管内皮损伤，儿茶酚胺蓄积（电解质转移）	出现细胞坏死	慢性瘢痕±室壁瘤；慢性缺血伴发急性缺血

VT：室速；VF：室颤；AIVR：加速性室性自主心律。

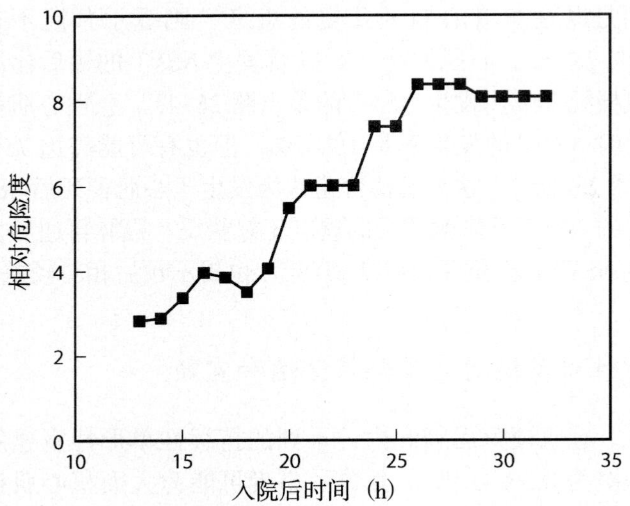

图 28-1 入院后不同时间界限点非持续性室速的相对危险性。时间界限点大于或等天 13h 差异均具有显著性。(From Cheema A, Sheu K, Parker M, et al: Nonsustained ventricular tachycardia in the setting of acute myocardial infarction: Tachycardia characteristics and their prognostic implications. Circulation 1998;98 (19) : 2030–2036.)

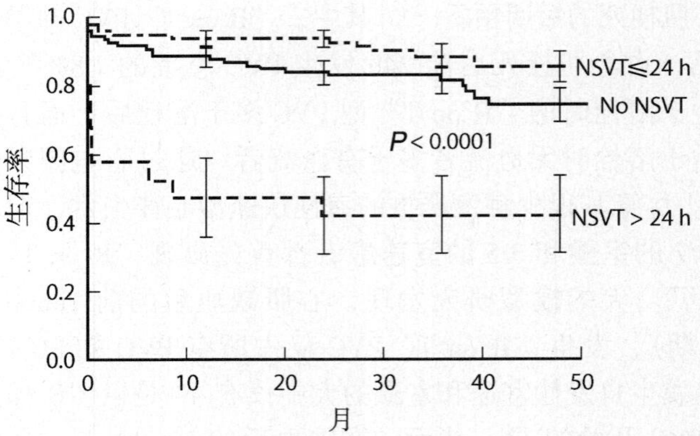

图 28-2 患者组与对照组 Kaplan-Meier 生存曲线，以心肌梗死后（入院后）24h 以内和以后发生非持续性室性心动过速分层。24h 后发生非持续性室速的患者存活率低于另外两组（P<0.0001）。(From Cheema A, Sheu K, Parker M, et al: Nonsustained ventricular tachycardia in the setting of acute myocardial infarction: Tachycardia characteristics and their prognostic implications. Circulation 1998;98 (19) :2030–2036.)

颤的高危因素，这正好和迷走神经兴奋有促室颤的作用相符合。在心肌梗死演变的各期中，室颤总是好发于系列心肌酶谱检查提示心肌梗死面积较大的患者[34]。

心肌梗死后发生心律失常，是表现为室性心动过速还是室颤，与心律失常发生的时间相关，这可能是因为它们发生的机制不同。在前 24 小时，室速和室颤发生率几乎相同；然而，室颤好发于开始溶栓后 2.5h 内，而室速好发于开始溶栓 2.5h 之后 [27]。在第 2 天至第 14 天期间，室颤少见，仅发生于 0.5%的患者；而室速见于 2.5%的患者。一项血管造影的小样本研究发现，室颤倾向发生于血管完全闭塞的患者，而室速好发于至少有一定的血流再灌注者[35]。予以药物溶栓或者安慰剂的早期对照研究也支持此结论，予以患者药物溶栓或者安慰剂后的前几个小时（即未出现或刚出现再灌注时），两组患者发生室颤的可能性相同[36]。而且，在整个住院期间，接受安慰剂的患者发生室颤的可能性大；而接受溶栓药物治疗因而有一定程度血流再灌注的患者更易发生室速。

同时发生室速和室颤的患者短期预后较单独发生室速或者室颤的患者差。不过，生存患者出院后，曾仅发生室速的患者年死亡率明显高于那些曾同时发生室速和室颤的患者[22]。

急性心肌缺血时的室上性心律失常

心肌梗死康复患者住院期间的 24 小时动态心电图监测显示，15%的患者有室上性心动过速（包括从单纯的房性期前收缩到持续性房颤）[37]。而发生于心肌梗死后前 1 个月的室上性心动过速比较常见，而且多发生于有残余缺血的患者。溶栓治疗的开展和大型临床研究的实施，包括一些血管造影研究，促进了我们对急性心肌梗死患者房颤发生率以及转归的认识。一项对152 例患者的研究显示，链激酶治疗组房颤的发生率由16%降至 3%；而致命性心律失常的发生率两组相同[38]。总的来看，目前急性心肌梗死患者房颤的发生率为7.8%~28%[39-44]。

房颤的发生机制

急性心肌梗死时的病理生理改变，包括炎症（心包炎）、血流动力学改变（心房牵张和扩张）和心房肌缺血（病变的部位和并发疾病以及缺血导致的细胞水平的改变），都对房颤的发生起作用[45-48]。急性心肌梗死时，心室肌大面积坏死，心室收缩末期容积和压力的升高，导致心房压力和心房壁张力升高，从而促进房颤的发生。这也解释了为什么心肌梗死时心衰和房颤发生密切相关。相应动脉闭塞和房颤发生之间的关系，也说明心房缺血能促进房颤的发生。冠脉造影研究显示，下壁心肌梗死时，左回旋支近段闭塞无论是否伴有右冠状动脉的闭塞，只要影响到房室结动脉的血流，房颤即易发生[49]。左回旋支远端闭塞或者近端闭塞而房室结血供良好的患者，不发生房颤；右冠状动脉闭塞而左回旋支未阻塞的患者也不发生房颤。一项对 266 例患者的研究发现，其中发生房性心律失常的 12 例患者全为下壁心肌梗死，而且绝大多数患者窦房结动脉都起源于右冠状动脉的远端，这就说明窦房结缺血也参与了房颤的发生[50]。12 导联心电图若表现为PR 段移位提示心房梗死，也预示心肌梗死患者可能发生房颤[51]。

房颤发生的危险因素还包括年龄增长[41,43,44,52]、充血性心力衰竭[39,41,43,44,52]、三支病变[43]、右冠状动脉阻塞[39]、女性[52]、前壁 Q 波型心肌梗死、陈旧性心肌梗死[41]以及冠状动脉旁路移植 (CABG)手术史[41]。

急性心肌梗死时房颤的转归

心房收缩对心室的充盈起着重要作用，尤其是在心力衰竭时。而心房颤动导致心房失去正常收缩功能。犬心肌缺血模型中，诱发房颤后，会导致心排出量、主动脉平均压乃至心肌平均灌注血流的下降[53]。房颤促进心力衰竭，心衰又促使发生房颤，从而形成一个恶性循环。这些都会导致缺血加重，增加发生室性心律失常的可能性。

急性心肌梗死时，伴发房颤者住院期间死亡率明显高于不伴房颤者（图 28-3）[39,41,42,44,54]。房颤一般发生于有心力衰竭和大面积心肌梗死表现的患者。通常，心力衰竭的表现出现于房颤发生之前。以往认为，心肌梗死预后不佳的最重要原因是心衰的严重程度，而与房颤的发生无关系；而现在发现心力衰竭同时存在房颤的患者血流动力学会进一步恶化。最近，一些大规模研究表明，心肌梗死时房颤对预后的负面影响独立于其他因素[43,52]。不过，院内死亡率升高可能仅局限于那些新发生房颤（入院后）的患者，而不包括那些心肌梗死前已发生房颤者 (图 28-3)[43]。阵发性房颤的发生与否及其预后都会受到心肌梗死所致的血流动力学紊乱程度的影响。

胸痛和心电图 ST 段压低在急性房颤患者中也非常

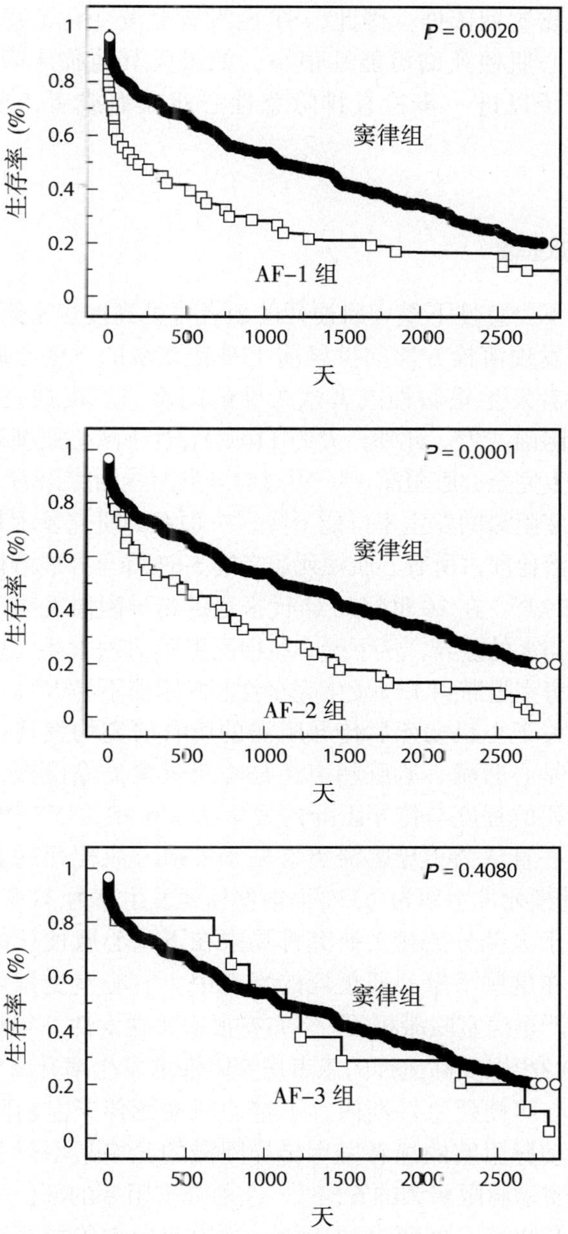

图 28-3　心肌梗死后 8 年累计生存率的 Kaplan-Meier 分析以是否发生心房颤动 (AF) 分层。所有患者分为三组：AF-1 组 (45 例心肌梗死后 24h 内发生房颤者；5±2h，范围 1~15h)、AF-2 组 (41 例急性心肌梗死 24h 以后发生房颤患者：6±4 天，范围 2~14 天) 和 AF-3 组 (14 例在心肌梗死前已发生房颤者)。其余 939 例患者为窦性心律患者。 (From Sakata K, Kurihara H, Iwamori K, et al: Clinical and prognostic significance of atrial fibrillation in acute myocardial infarction. Am J Cardiol 1997; 80:1522-1527.)

多见，因此其作为怀疑心肌梗死的依据作用很有限。然而，心电图 ST 段抬高或者压低>2mm 是诊断心肌梗死的可靠鉴别依据。因此，ST 段没有显著变化的患者，其系心肌梗死的可能性很小，如果无其他临床表现，可不予以进一步检查排除急性心肌缺血或者入院治疗[55]。

心动过缓

不少急性下壁心肌梗死的患者可见高度房室阻滞。研究发现溶栓方法问世以前 17%到 22%的下壁心肌梗死患者发生短暂性或者永久性的高度（二度或三度）房室阻滞[56-59]。此外，大约 11%的急性下壁心肌梗死患者发生完全心脏阻滞[44]。不过自开展溶栓治疗以后，严重房室阻滞的发生率可能下降，一项系列研究显示其由开展溶栓前占所有心肌梗死患者的 5.6%降至开展溶栓后的 3.7%[60]。在 20 世纪90 年代报道的传导阻滞发生率仍有相当大的差异，从下壁心肌梗死患者 7.3%发生二度或三度房室阻滞到 13%发生完全性心脏阻滞不等[61,62]。

关于心肌梗死后传导阻滞的所有研究均发现：无论用是心肌酶、心脏超声还是心肌核素显像检查，心肌坏死的程度与传导阻滞的发生率呈正相关[56,44,57,59,62,63]。人们一直认为传导阻滞更常见于下壁心肌梗死的患者（下壁梗死发生率为 7.35%而前壁梗死发生率为 3.0%）[64]，以至于大部分的相关研究都局限在下壁心肌梗死的人群。在这些下壁心肌梗死的患者中，右心室受累可能也与严重房室阻滞相关[57]。亦有报道发现女性、年龄大于 70 岁[4]以及高血钾的患者房室阻滞的发生率升高[65]。

心肌梗死急性期内，下壁心肌梗死伴有左前降支冠状动脉阻塞的患者发生传导阻滞的几率是不伴有左前降支动脉阻塞者的 6 倍[58]。左前降支阻塞的部位一般在其分出第一间隔支的近段。这说明房室传导系统的近段由左前降支和右前降支冠状动脉进行双重供血，这也解释了为什么很多下壁心肌梗死的患者发生的传导阻滞为一过性且不发生房室结的坏死。不过值得一提的是，早期溶栓（出现梗死症状 6h 内）后，伴发和不伴发完全性心脏阻滞的患者，其闭塞动脉的再通率是相似的[62]。对后下壁心肌梗死的组织病理研究发现，房室阻滞和相应的传导系统梗死之间没有相关性。然而，在心肌梗死后房室阻滞的发生，与电信号传入房室结区的心房肌梗死有很大的相关性[66]。

急性下壁心肌梗死伴发完全性心脏传导阻滞的患者发生室颤、心动过速、持续低血压、肺水肿、心包炎以及房颤者明显多于没有伴发完全性心脏传导阻滞的患者[44,59,61,62]，且住院死亡率也高[44,59,61~63]。有研究显示，同时伴有右心室心肌梗死患者死亡率会进一步升高[67]。尽管患者住院期间死亡率升高仅是大面积梗死的反映，但是大面积梗死仍作为患者死亡的独立危险因素。此外，下壁心肌梗死康复出院的患者，伴发房室阻滞不影响远期死亡率[59,61,62]。

心肌梗死早期发生传导阻滞与晚期发生传导阻滞有所不同。不过，关于此类的许多研究得出的结论却是相互矛盾的。Sclarovsky 及其同事报道，早期严重的传导阻滞，也就是心电图提示心肌梗死超急性期伴发完全性心脏传导阻滞的患者，一般持续时间短、对阿托品治疗无效，常需要起搏器治疗[68]，多发生晕厥、心力衰竭和心源性休克。发生于心肌梗死晚期的传导阻滞，典型者表现为持续时间较长的二度房室阻滞，一般用阿托品治疗能改善，并且很少需要安置起搏器。早期房室阻滞组死亡率（23%）高于晚期组（7%）。然而，Feigl 及其合作者的研究，把下壁心肌梗死伴发二度和三度房室阻滞的患者以入院后 6h 为界点，分为早期阻滞组和晚期阻滞组[69]。早期组患者的房室阻滞皆为突然发作、一过性的，于 24h 内都消失，应用阿托品有效。而晚期组患者，一般为Ⅰ度房室阻滞，持续时间较长，并且出现相对较快的心室逸搏心律，对阿托品治疗几乎无反应。另一项研究以房室阻滞出现于入院 24h 之内或之后把患者分为两组，发现两组之间的住院死亡率没有明显差异[70]。

综上所述，急性心肌梗死时房室阻滞的机制是多因素参与的；并且和发生时间有关。一般认为，心肌梗死时房室结周围心房肌和相应传导组织的急性坏死和副交感神经兴奋性升高都是导致房室阻滞的原因；不过，使用阿托品治疗之后房室阻滞持续存在也是很常见的。有人提出，心肌缺氧时内源性腺苷的释放也能导致房室阻滞[71]。所以，有人报道下壁心肌梗死患者发生房室阻滞对阿托品治疗无效时氨茶碱能促使窦性心律的下传也就不足为奇[72~74]。

慢性 CAD 的心律失常

慢性 CAD 患者，心肌需氧增加或者血流供应减少时致急性心肌缺血，从而发生室性心律失常。此外慢性 CAD 患者陈旧性心梗的梗死灶也为快速性心律失常提供了病理基础。对于临床医生来说，确定慢性心肌坏死或急性心肌缺血对某一次心律失常的发生起多大的作用通常都比较困难。不过，明确心肌缺血、慢性瘢痕或者两者在慢性 CAD 患者发生心律失常中所起的作用，有助于指导临床治疗[75]。

慢性 CAD 患者可发生室性期前收缩和非持续性室速，其一般无症状或者仅有轻微心悸[76]。也可发生其他多种类型的心律失常，包括非持续性多形性室速、非持续性或者持续性单形性室速以及室颤（图 28–4）[77]。

心律失常发生的机制

有多个机制参与了慢性 CAD 患者室性心律失常的发生。前面讨论了心肌缺血的致心律失常作用。而心肌纤维化也可以通过多种机制导致室性心动过速。动物模型和人体组织学资料都提示，心肌梗死康复后，梗死区内纤维组织分割存活心肌成条索状，同时存活心肌细胞之间缝隙连接的减少，使得电活动在梗死区内只能呈“Z”字形迂曲扩布，传导速度减慢，为发生折返提供了基础[78-81]。这也与记录到碎裂电位相关[82,83]。而存活心肌之间偶联不佳也促使单向阻滞的形成。心肌梗死后心肌细胞动作电位幅度是否降低以及梗死后心肌重构是否也引起离子通道蛋白（除连接蛋白之外）表达的改变尚有争议。

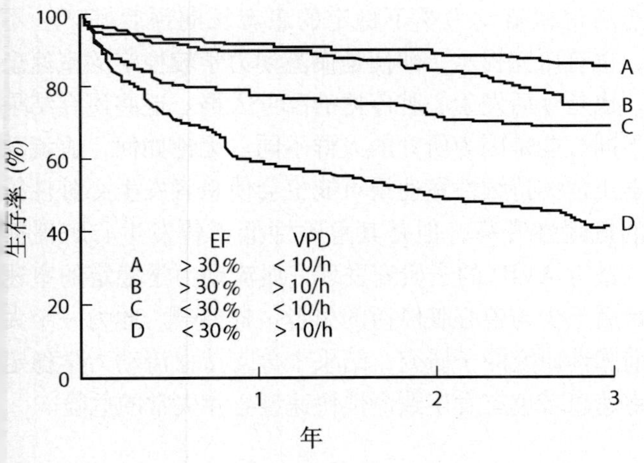

图 28–4　心肌梗死后患者射血分数和室性期前收缩对死亡率的影响。（From Bigger J, Fleis J, Kleiger R, et al: The relationships among ventricular arrhythmias, left ventricular dysfunction and mortality in the two years after myocardial infarction. Circulation 1984; 69: 250–258.）

CAD 患者启动室性快速型心律失常的期前收缩形成机制尚不清楚。一些实验模型提示，发生于窦性心律的触发活动、自律性异常以及功能性阻滞导致的折返均可见于康复的心肌梗死患者[84]。关于单形性室性心动过速的一个临床试验发现，持续性室速发生的前一个 QRS 波群形态和室速时的 QRS 波群形态非常相似，这就是说可能确系折返形成此期前收缩后诱发室速。一项研究通过手术中对心脏进行三维电标测，观察了 10 例 CAD 后非持续性室性心动过速的患者，发现其中一半患者被证实存在折返环路，而另一半患者存在导致心动过速的局部兴奋灶[85]（引文不符——译者注）。无论如何，即使应用先进的标测技术，标测单一室性期前收缩也存在困难，并且得出单一室性期前收缩机制的依据都只是推论。因此，单一 PVC、短阵室速以及诱发室速和室颤的心搏形成的机制在人体中并没有得到证实。

我们对持续性室性心动过速的发生机制了解相对较多。在电生理实验室、手术室中使用的电标测技术和使用起搏技术的间接实验显示，大部分心肌梗死康复后的患者或者实验动物发生的持续性室速系折返所致[4,82,86,87]。CAD 患者器质性或者功能性阻滞都可形成折返导致持续性室速[38]。人们观察到，在窦性心律时起搏标测，即使在诱发室速的起源点进行起搏产生的 QRS 波群形态与室速时的 QRS 波群也不相同，这就支持功能性折返机制在导致室速中的重要作用。不过也有实验显示，人工起搏的 QRS 波群形态是否与室速时的 QRS 波群相似，与是否存在功能性阻滞无关，而是取决于人工起搏点在器质性折返环路上的位置[89]。关于器质性或者功能性阻滞在形成折返中的作用，不同动物实验研究得出的结论也互不相同，这主要取决于实验在心肌梗死后的时间和选择何种动物模型[15,90]。尽管大量的证据可以说明心肌梗死恢复后室速确系折返所致，但是器质性或者功能性折返哪个更常见仍有待进一步的研究证实。

许多实验研究显示，至少室颤在心梗后不久系折返所致[91-94]。尽管其诱发机制尚不清楚，但是大部分的动物模型实验都提示，室颤持续的机制是存在折返；手术室中的心外膜标测研究结果也与此相似。但是要解释这些现象还需要对发生于人体的室颤进行深入的研究。

慢性 CAD 患者室性心律失常的临床表现

PVC 和非持续性室性心动过速

慢性 CAD 患者发生短阵室性心律失常（PVC 或者持续 15 次或以下的短阵非持续性室速）应引起重视，这是因为：（1）其提示预后不佳；（2）其引起患者难以忍受的症状。

心肌梗死恢复后的患者发生 PVC 比较常见[95]。但是不同的试验报道的发病率却并不一致，且人们发现 PVC 与患者左心室功能障碍的程度关系不大。GISSI-2 研究中，其入选的 16 000 多例心肌梗死患者，均接受不同的溶栓治疗，并于平均心肌梗死后 17 天对这些患者进行动态心电图监测[96]；发现其中 64%以上的患者发生过 PVC；20%的患者发生的 PVC 大于 10 次/小时；6.8%的患者有非持续性室速。此研究和其他一些研究发现，频发的 PVC（大于 10 次/小时）和复杂的室性心律失常增加心脏性猝死的危险性 [96~99]。GISSI-2 研究了 8676 例心肌梗死患者的动态心电图监测资料发现，用多元分析法分析心肌梗死后 1 周发生 10 次/小时以上 PVC 的患者比不发生者死亡率增加 62%，猝死率增加 122%。有趣的是，不用多元分析而使用单因素分析，则非持续性室速（定义为连续 3 个 PVC 至持续 30s 的室速）也与患者随访期死亡率的增加相关；然而，心肌梗死后用动态心电图监测发现快速型心律失常的患者中仅有少部分（<10%）发生猝死（阳性预测值低）。但欧洲心肌梗死研究小组（European Infarct Study Group）[100]发现，动态心电监护无 PVC 的患者心肌梗死后第 1 年中，不足 1%发生猝死。因此，心肌梗死康复期不发生心律失常提示预后较好。

心肌梗死后的前几个月，梗死心脏的解剖学和电生理学的特点是不断变化的[101]。因此，心肌梗死后不久自发的心律失常对预后的价值并不适用于康复期。关于心肌梗死亚急性期 PVC 和非持续性室速的研究涉及的患者数量都较少，结果也不一致[76]；因非持续性室速与发生左心室功能障碍相关，最近一些研究都以非持续性室速和电生理检查中能否诱发持续性室速来对慢性 CAD 患者进行危险分层[102,103]。

发生 PVC 和非持续性室速的患者症状各不相同，且差异甚大。有些患者对 Holter 记录到的一天内所有 PVC 都有感觉；而有些患者 24 小时发生 1 万~2 万次 PVC 却没有症状。影响期前收缩症状的因素仍未被仔细研究。因此，无任何依据能说明心脏的症状具有推断预后的价值。所以，症状不能作为非持续性室速应治疗与否的良好指标。一般而言，对 PVC 和非持续性室速治疗的基本目标就是减轻症状。除非患者有明显的心悸、晕厥或者心力衰竭（后两者不常见，但是频发 PVCs 时确有发生），一般不推荐使用特殊治疗以减少 PVC。对于那些症状较重确需治疗的患者，首先可考虑试用 β 受体阻滞剂或者钙通道阻滞剂。PVC 的治疗后文再讨论。

单形性室性心动过速

单形性室速的临床表现也复杂多样。有些患者，特别是大面积梗死的患者，可能有比较稳定的室速，其心率一般较慢，对血流动力学影响较小。如果给患者使用抗心律失常药物，对血流动力学影响则更小。而有些患者，持续性室速又和患者发生晕厥先兆、晕厥以及心脏停搏相关[104]。持续性室速时影响血流动力学的因素很多，包括室速的频率、心房同步活动以及左心室的功能状况[105]。室速来源不同可能对血流动力学的影响也不同，但是还需要大量的研究证实。持续性单形性室速对血流动力学的影响在不同的患者中有不同的表现，甚至在同一患者表现也会变化；这给心肌梗死患者伴发持续性室速的治疗带来很大的困难。

持续性室速而血流动力学稳定的患者预后情况如何，不同的研究得出的结论各不相同[106]。有些研究提示，这些患者比血流动力学不稳定的患者长期预后好[107]。不过，也有研究提示，即使是血流动力学较稳定的室速患者，也是今后发生心脏停搏的高危人群。这些研究结果的不同可能是因为研究的人群不同。无论如何，血流动力学正常的持续性室速很可能也会使患者发生心脏性猝死的危险性升高，但是其危险性低于曾发生心脏停搏者。最近 AVID 的子研究发现，血流动力学稳定的室速其预后至少与曾心脏停搏的患者一样差[108]。此为一个大型前瞻性研究的子研究，结果十分支持血流动力学稳定的室速患者也有发生致命性快速型心律失常的危险。

心脏停搏和心室颤动

在美国，尽管心血管疾病的发病率在下降，但是每年仍有 30 万人死于猝死 [109]。慢性 CAD 患者（以及其他器质性心脏病患者）发生猝死系何种心律失常所诱发目前尚不完全明了。SHWP 研究（the Seattle Heart Watch Project）和 20 世纪 70 年代后期和 80 年代的一些其他研究都显示，40%~50%的心脏停搏系室速和（或）室颤所致，而只有 20%的心脏停搏患者有 Q 波型梗死[110,111]。曾有人推断，40%患者表现为无收缩的心脏停搏，其大部分实际上在经历了室速或者室颤之后表现为终末期心电活动[112,113]。Holter 监测结果也支持此推断结论[114]。Luu 及其同事关于心力衰竭晚期患者的研究发现，其中 50%或者更多心脏停搏的患者系心动过缓和（或）心电-机械活动分离所致，但是这结论可能不适用于其他大多数心脏停搏的患者[115]。然而，大多数慢性CAD 患者发生心脏停搏导致死亡的机制为室速或者室颤。即使未发生心肌梗死，心肌缺血也是促发心脏停搏的常见因素[116]。

Holter 监测研究发现，发生心脏停搏的患者大多在发生室颤之前先发生室速[114,117~120]。Kempf 及其合作者研究了通过 Holter 监测发现有心脏停搏的 27 例患者,其中 21 例有 CAD。在这 27 例患者中，发生室颤的 20 例患者在室颤之前先发生室速。然而，此一般为多形性室速，且多只持续 3 次心搏。另外两个小系列研究共 10 例发生心脏停搏的患者，其中有 8 人有室颤。尽管单形性室速多见于那些曾因心脏停搏被抢救成功的患者，但其不是猝死的常见原因。最近的研究也发现，致命性心律失常多为多形性室速或者新发生的室颤。不过心肌梗死发病情况的改变也可能是目前 CAD 患者发生心脏停搏的原因不同往昔的原因之一。在冠脉介入或者药物溶栓治疗问世之前，发生冠脉急性阻塞的患者多发生完全性的心肌梗死；这势必导致形成大面积的致密瘢痕和发生室壁瘤，也为形成缓慢型持续性单形性室速的发生提供了病理基础。此时，相对于室颤患者，单形性室速患者发生射血分数下降和室壁瘤更常见。随着冠脉再通治疗的开展，CAD 患者发生室性快速型心律失常的病理生理基础也发生变化。如今的心肌梗死患者多只形成小斑片状的心肌梗死灶，而不发生室壁瘤。因此，多形性室速或室颤甚至已取代 10 年或者 20 年以前单形性室速的地位，已是诱发心肌梗死患者发生心脏停搏更常见的心律失常。

多形性室性心动过速

多形性室性心动过速是指每个 QRS 波形态彼此都不相同，但是仍清晰可见（区别于心室扑动或者心室颤动）的室速。多形性室速多为先天性或者获得性长 QT 综合征所致，仅少部分为 CAD 所致[121]。不过，也有关于长 QT 间期和相关多形性室速发生于冠心病患者的个案病例报道。急性心肌缺血可导致典型的多形性室速；此外，心肌梗死已康复的患者也可以有非持续性的多形性室速或者短阵多形性室速，继而恶化为室颤[122]。目前还没有明确的依据说明早期记录的室性心律失常的形态影响患者的预后。Lown 博士提出了一种室性心律失常的分级方法，其认为多形性室速危险级别高于单形性 PVC 和非持续性单形性室速，其预后相对较差[123]。不过，冠心病患者或者心肌梗死康复患者发生的短阵非持续性室速的形态对其预后以及症状的影响究竟如何，能说明这问题的依据还很少。不过，康复的 CAD 患者发生短阵非持续性多形性室速的临床症状、治疗指征（或减少室速发生）以及对患者的预后价值可与单形性室速相同。

运动诱发的心律失常

运动诱发的心律失常也是威胁 CAD 患者生命的一个潜在致命性问题。虽然体育锻炼一般能降低心脏疾病的总死亡率，但是体育锻炼时发生猝死的相对危险性是增加的[124]。尽管运动一般能降低 CAD 的严重程度，但运动时心肌需氧量增加和交感兴奋能促发心律失常。运动时也可以发生一些危险性较低的心律失常。运动时 PVC 或者非持续性室速的预后如何目前还存在争议[125]。Elhendy 研究了进行运动试验的 171 例 CAD 患者，其中 3 例发生非持续性室速，43 例发生复杂的室性心律失常。而且发现心肌运动障碍区的缺血与心律失常的发生相关。不过，此结论未能被其他研究广泛地证实。很多证据提示运动时发生 PVC 和非持续性室速可能受多因素影响。有些患者发生心律失常是因为心肌缺血，而有些患者却是因为受心肌瘢痕和 CAD 的影响。目前，运动诱发的室性心律失常与 CAD 患者心肌缺血程度之间的关系及其对患者预后影响程度的大小，仍未完全明了。

治疗

尽管严重慢性 CAD 患者室性心律失常的治疗在前文多处讨论过，但是了解非严重心律失常的一些治疗原则 (前文可能未提及) 也可能很有用。

对期前收缩和非持续性室速患者进行治疗有两个

指征：（1）需要改善症状；（2）能延长生存期。绝大多数单一的期前收缩和非持续性室速没有症状，或者症状轻微无临床意义，也不引起血流动力学的改变。Holter 监测研究发现，10%以上甚至没有器质性心脏病的老年人会发生室性期前收缩，并且心肌梗死后 PVC 的发病率与此也十分接近，这就说明大部分室性异位心律的患者不需要治疗。不过，也有部分 PVC 和非持续性室速患者会因为异位心律极其频发而引起明显的心悸症状或影响左心室功能[126,127]。对于这些患者，可适当予以控制 PVC 的发生以改善症状。后面章节对心律失常的治疗会有详细的讨论，但是对于 CAD 患者发生的 PVC 和非持续性室速，β 受体阻滞剂是用于控制症状的首选。上文所引用的一些研究提示冠心病患者或者心肌梗死康复患者发生自发性室性心律失常是其发生猝死的独立危险因素。基于这些研究，人们推测控制 PVC 发作可降低此类患者的死亡率。CAST 研究就是为验证此假设而设计的 [128]。遗憾的是，此试验发现恩卡尼和氟卡尼增加死亡率，而其他药物最好的也只是中性作用。冠心病患者抗心律失常治疗的一个荟萃分析发现，1993 年用于抗心律失常的所有药物，除了胺碘酮，都增加 CAD 患者死亡率 [129,130]。那时，研究胺碘酮的还只有一个初步试验。由此，人们开始设计试验研究胺碘酮延长 CAD 患者生存期的作用。其中有两个关于心肌梗死后胺碘酮作用的大规模研究：EMIAT 和 CAMIAT 研究[131,132]。此两项研究，尤其是在分析次要终点后，都说明胺碘酮不能提高心肌梗死后合并左心室功能障碍和（或）自发异位心律的患者生存率。最近有 3 个荟萃分析研究胺碘酮防止猝死的作用，发现预防性使用胺碘酮能使死亡率降低大约 10%[133]。

钾离子通道阻滞剂多非利特也被广泛研究用于陈旧性心肌梗死和心衰患者的治疗。研究发现尽管多非利特不能改善 CAD 患者预后，但也不会导致死亡率升高[134]。不过，对于原有 QT 间期延长的患者，多非利特可能有不良作用[135]。目前尚无证据支持对冠心病合并心律失常患者常规使用抗心律失常药物以预防猝死，但如果必须使用药物以控制症状，对于 CAD 患者，可使用 β 受体阻滞剂、多非利特或者胺碘酮；仅这些药物被证实对生存期有提高作用或者是中性作用。

房颤与 CAD

普遍认为 CAD 是房颤发生的一个基本病因。其实，尽管急性缺血促进房颤发生的作用不容置疑（见前文），但是慢性 CAD 在这方面的作用却仍备受争议。冠状动脉外科手术研究（Coronary Artery Surgery Study, CASS）发现 18 000 多例行 CABG 术患者持续性房颤的发生率只有 0.6%[136]。房颤的发生与年老、男性、二尖瓣反流以及充血性心力衰竭时心功能受损呈正相关。而有病变的冠状动脉数量和房颤的发生呈负相关。这些发现与 Framingham 心脏研究结果相一致。其也报道年老、二尖瓣病变和充血性心力衰竭为发生房颤的主要危险因素。值得注意的是，将这些因素纳入分析时，CAD 对是否发生房颤的影响无统计学意义[137]。随机选择 9000 例年龄在 32~64 岁之间的瑞典成年人，发现其中 0.28%患有房颤；虽然其中房颤组心力衰竭发病率相对比较高，但是房颤组的 CAD 发病率等同于经年龄和性别控制的窦性心律组[138]。这也就是说，CAD 引起的充血性心力衰竭能促进发生房颤，但是 CAD 本身并不促进房颤的发生。

高度房室阻滞和冠状动脉疾病

慢性 CAD 是房室阻滞的原因之一，虽然其远不如传导系统的特发性纤维化常见。相对于心肌缺血，大面积心肌梗死和传导系统远端的坏死与发生房室阻滞的关系更为密切。一项研究观察了年龄在 45~65 岁之间、没有冠心病症状、需要安置起搏器的 30 例完全性房室阻滞患者，冠脉造影显示 13 例患者（43%）有严重的冠状动脉病变，其中有 6 例患者进行了心肌血运重建，但是这并未使房室阻滞得到持续的改善[139]。然而，有很多文献报道称，右冠状动脉病变患者经血管成形术后，由阵发性或运动诱导的房室阻滞引起的症状得到完全缓解；这说明房室结缺血对房室阻滞的发生也起一定的作用[140~143]。大部分有房室阻滞的冠心病患者需要起搏器治疗。

杨文艺　译

孙宝贵　洪　江　校

参考文献

1. Chugh SS, Kelly KL, Titus JL: Sudden cardiac death with apparently normal heart. Circulation 2000;102:649-654.

2. Braunwald E, Antman EM, Beasley JW, et al: ACC/AHA guidelines for the management of patients with unstable angina and non-ST-segment elevation myocardial infarction. A report of

the American College of Cardiology/American Heart Association Task Force on Practice Guidelines (Committee on the Management of Patients with Unstable Angina) . J Am Coll Cardiol 2000;36:970-1062.

3. Kleber A: Resting membrane potential, extracellular potassium activity and intracellular sodium activity during acute global ischemia in isolated perfused guinea pig hearts. Circulation Research 1983;52:442-450.
4. Downar E, Janse MJ, Durrer D: The effect of acute coronary artery occlusion on subepicardial transmembrane potentials in the intact porcine heart. Circulation 1977;56:217-224.
5. Kleber A, Janse MJ, van Capelle FJ: Mechanism and time course of ST and TQ segment changes during acute regional myocardial ischemia in the pig heart determined by extracellular and intracellular recordings. Circ Res 1978;42:603-613.
6. Janse MJ, Wit AL: Electrophysiological mechanism of ventricular arrhythmias resulting from myocardial ischemia and infarction. Physiol Rev 1989;69:1049-1169.
7. Kaplinsky E, Ogawa S, Balke CW, et al: Two periods of early ventricular arrhythmia in the canine acute myocardial infarction model. Circulation 1979;60:397-403.
8. Gilmour RF, Zipes DP: Different electrophysiologic responses of canine myocardium and epicardium to combined hyperkalemia, hypoxia, and acidosis. Circ Res 1980;1980:814.
9. Lazzara R, el Sherif N, Hope RR: Ventricular arrhythmias and electrophysiological consequences of myocardial ischemia and infarction. Circ Res 1978;42:740-749.
10. Kleber A, Riegger CB, Janse MJ: Electrical uncoupling and increase in extracellular resistance after induction of ischemia in isolated, arterially perfused rabbit papillary muscle. Circ Res 1987;61:271-279.
11. Tsien R: Adrenaline-like effects on intracellular iontophoresis of cyclic AMP in cardiac Purkinje fibres. Nature-New Biol 1973; 245:120-122.
12. Penny WJ: The deleterious effects of myocardial catecholamines on cellular electrophysiology and arrhythmias during ischemia and reperfusion. Eur Heart J 1984;5:960-973.
13. Arnar DO, Bullinga JR, Martins JB: Role of the Purkinje system in spontaneous ventricular tachycardia during acute ischemia in a canine model. Circulation 1997;96:2421-2429.
14. Spear JF, Kleval RS, Moore EN: The role of myocardial anisotropy in arrhythmogenesis associated with myocardial ischemia and infarction. J Cardiovasc Electrophysiol 1992;3:579-588.
15. Wit AL, Janse MJ: Experimental models of ventricular tachycardia and fibrillation caused by ischemia and infarction. Circulation 1992;85:I32-I42.
16. Friedman PL, Stewart JR, Fenoglio J: Survival of subendocardial Purkinje fibers after extensive myocardial infarction in dogs. Circ Res 1973;33:597-611.
17. el Sherif N, Gough WB, Zeiler RH: Triggered ventricular rhythms in 1-day old myocardial infarction in the dog. Circ Res 1983;52: 566-579.
18. Birnbaum Y, Leor J, Kloner RA: Pathobiology and clinical impact of reperfusion injury. J Thromb Thrombol 1997;4:185-195.
19. Ehlert FA, Goldberger JJ: Cellular and pathophysiological mechanisms of ventricular arrhythmias in acute ischemia and infarction. Pacing Clin Electrophysiol 1997;20:966-975.
20. Kaplinsky E, Ogawa S, Michelson EL: Instantaneous and delayed ventricular arrhythmias after reperfusion of acutely ischemic myocardium: Evidence for multiple mechanisms. Circulation 1981;63:333-340.
21. Maggioni AP, Zuanetti G, Franzosi MG, et al: Prevalence and prognostic significance of ventricular arrhythmias after acute myocardial infarction in the fibrinolytic era. GISSI-2 results. Circulation 1993;87:312-322.
22. Newby KH, Thompson T, Stebbins A, et al: Sustained ventricular arrhythmias in patients receiving thrombolytic therapy: Incidence and outcomes. The GUSTO Investigators. Circulation 1998;98:2567-2573.
23. Berger PB, Ruocco NA, Ryan TJ, et al: Incidence and significance of ventricular tachycardia and fibrillation in the absence of hypotension or heart failure in acute myocardial infarction treated with recombinant tissue-type plasminogen activator: Results from the Thrombolysis in Myocardial Infarction (TIMI) Phase II trial. J Am Coll Cardiol 1993;22:1773-1779.
24. Lopes MG, Harrison DC, Schroeder JS: Ventricular arrhythmias during unstable angina pectoris. Arch Int Med 1975;135: 1548-1553.
25. Cheema A, Sheu K, Parker M, et al: Nonsustained ventricular tachycardia in the setting of acute myocardial infarction: Tachycardia characteristics and their prognostic implications. Circulation 1998;98 (19) :2030-2036.
26. Chiladakis JA, Karapanos G, Davlouros P, et al: Significance of

R-on-T phenomenon in early ventricular tachyarrhythmia susceptibility after acute myocardial infarction in the thrombolytic era. Am J Cardiol 2000;85:289-293.

27. Heidbuchel H, Tack J, Vanneste L, et al: Significance of arrhythmias during the first 24 hours of acute myocardial infarction treated with alteplase and effect of early administration of a beta-blocker or a bradycardiac agent on their incidence. Circulation 1994;89:1051-1059.

28. Naito M, Michelson EL, Kaplinsky E, et al: Role of early cycle ventricular extrasystoles in initiation of ventricular tachycardia and fibrillation: Evaluation of the R on T phenomenon during acute ischemia in a canine model. Am J Cardiol 1982;49:317-322.

29. Miller FC, Krucoff MW, Satler LF, et al: Ventricular arrhythmias during reperfusion. Am Heart J 1986;112:928-932.

30. Bluzhas J, Lukshiene D, Shlapikiene B, et al: Relation between ventricular arrhythmia and sudden cardiac death in patients with acute myocardial infarction: The predictors of ventricular fibrillation. J Am Coll Cardiol 1986;8:69A-72A.

31. Wolfe CL, Nibley C, Bhandari A, et al: Polymorphous ventricular tachycardia associated with acute myocardial infarction. Circulation 1991;84:1543-1551.

32. Volpi A, Cavalli A, Turato R, et al: Incidence and short-term prognosis of late sustained ventricular tachycardia after myocardial infarction: Results of the Gruppo Italiano per lo Studio della Sopravvivenza nell'Infarto Miocardico (GISSI-3) Database. Am Heart J 2001;142:87-92.

33. Volpi A, Cavalli A, Santoro L, et al: Incidence and prognosis of early primary ventricular fibrillation in acute myocardial infarction-results of the Gruppo Italiano per lo Studio della Sopravvivenza nell'Infarto Miocardico (GISSI-2) database. Am J Cardiol 1998;82:265-271.

34. Herlitz J, Hjalmarson A, Swedberg K, et al: Relationship between infarct size and incidence of severe ventricular arrhythmias in a double-blind trial with metoprolol in acute myocardial infarction. Int J Cardiol 1984;6:47-60.

35. Chen S, Tai C, Yu W, et al: Right atrial focal atrial fibrillation: electrophysiologic characteristics and radiofrequency catheter ablation. J Cardiovasc Electrophysiol 1999;10:328-335.

36. Solomon SD, Ridker PM, Antman EM: Ventricular arrhythmias in trials of thrombolytic therapy for acute myocardial infarction. A meta-analysis. Circulation 1993;88:2575-2581.

37. Jespersen CM, Vaage-Nilsen M, Hansen JF: The significance of myocardial ischaemia and verapamil treatment on the prevalence of supraventricular tachyarrhythmias in patients recovering from acute myocardial infarction. Danish Study Group on Verapamil in Myocardial Infarction. Eur Heart J 1992;13:1427-1430.

38. Nielsen FE, Sorensen HT, Christensen JH, et al: Reduced occurrence of atrial fibrillation in acute myocardial infarction treated with streptokinase. Eur Heart J 1991;12:1081-1083.

39. Sakata K, Kurihara H, Iwamori K, et al: Clinical and prognostic significance of atrial fibrillation in acute myocardial infarction. Am J Cardiol 1997;80:1522-1527.

40. Pizzetti F, Turazza F, Franzosi M, et al: Incidence and prognostic significance of atrial fibrillation in acute myocardial infarction: the GISSI-3 data. Heart 2001;86:527-532.

41. Rathore SS, Berger AK, Weinfurt KP, et al: Acute myocardial infarction complicated by atrial fibrillation in the elderly: Prevalence and outcomes. Circulation 2000;101:969-974.

42. Pedersen O, Bagger H, Kober L, et al: Trandolapril reduces the incidence of atrial fibrillation after acute myocardial infarction in patients with left ventricular dysfunction. Circulation 1999;100:376-380.

43. Crenshaw BS, Ward SR, Granger CB, et al: Atrial fibrillation in the setting of acute myocardial infarction: The GUSTO-I experience. Global Utilization of Streptokinase and TPA for Occluded Coronary Arteries. J Am Coll Cardiol 1997;30:406-413.

44. Behar S, Zahavi Z, Goldbourt U, et al: Long-term prognosis of patients with paroxysmal atrial fibrillation complicating acute myocardial infarction. SPRINT Study Group. Eur Heart J 1992;13:45-50.

45. Nagahama Y, Sugiura T, Takehana K, et al: The role of infarction-associated pericarditis on the occurrence of atrial fibrillation. [see comments] . Eur Heart J 1998;19:287-292.

46. Widimsky P, Gregor P: Recent atrial fibrillation in acute myocardial infarction: A sign of pericarditis 1993;35:230-232.

47. Sugiura T, Iwasaka T, Takahashi N, et al: Factors associated with atrial fibrillation in Q wave anterior myocardial infarction. Am Heart J 1991;121:1409-1412.

48. Solti F, Kekesi V, Juhasz-Nagy A: The effect of atrial dilatation on reperfusion arrhythmias: Development of supraventricular tachycardias on reperfusion with atrial stretching. Acta Medica Hungarica 1992;49:159-170.

49. Hod H, Lew AS, Keltai M, et al: Early atrial fibrillation during evolving myocardial infarction: A consequence of impaired left

atrial perfusion. Circulation 1987;75:146–150.

50. Kyriakidis M, Barbetseas J, Antonopoulos A, et al: Early atrial arrhythmias in acute myocardial infarction: Role of the sinus node artery. Chest 1992;101:944–947.

51. Nielsen FE, Andersen HH, Gram–Hansen P, et al: The relationship between ECG signs of atrial infarction and the development of supraventricular arrhythmias in patients with acute myocardial infarction. Am Heart J 1992;123:69–72.

52. Pedersen OD, Bagger H, Kober L, et al: The occurrence and prognostic significance of atrial fibrillation/flutter following acute myocardial infarction. TRACE Study group. TRAndolapril Cardiac Evaluation. Eur Heart J 1999;20:748–754.

53. Friedman HS, Kottmeier S, Melnicker L, et al: Effects of atrial fibrillation on myocardial blood flow in the ischemic heart of the dog. J Am Coll Cardiol 1984;4:729–734.

54. Wong CK, White HD, Wilcox RG, et al: New atrial fibrillation after acute myocardial infarction independently predicts death: The GUSTO–III experience. Am Heart J 2000;140:878–885.

55. Zimetbaum PJ, Josephson ME, McDonald MJ, et al: Incidence and predictors of myocardial infarction among patients with atrial fibrillation. J Am Coll Cardiol 2000;36:1223–1227.

56. Tans AC, Lie KI, Durrer D: Clinical setting and prognostic significance of high degree atrioventricular block in acute inferior myocardial infarction: A study of 144 patients. Am Heart J 1980; 99:4–8.

57. Strasberg B, Pinchas A, Arditti A, et al: Left and right ventricular function in inferior acute myocardial infarction and significance of advanced atrioventricular block. Am J Cardiol 1984;54: 985–987.

58. Bassan R, Maia IG, Bozza A, et al: Atrioventricular block in acute inferior wall myocardial infarction: Harbinger of associated obstruction of the left anterior descending coronary artery. J Am Coll Cardiol 1986;8:773–778.

59. Dubois C, Pierard LA, Smeets JP, et al: Long–term prognostic significance of atrioventricular block in inferior acute myocardial infarction. Eur Heart J 1989;10:816–820.

60. Harpaz D, Behar S, Gottlieb S, et al: Complete atrioventricular block complicating acute myocardial infarction in the thrombolytic era. SPRINT Study Group and the Israeli Thrombolytic Survey Group. Secondary Prevention Reinfarction Israeli Nifedipine Trial. J Am Coll Cardiol 1999;34:1721–1728.

61. Rathore SS, Gersh BJ, Berger PB, et al: Acute myocardial infarction complicated by heart block in the elderly: Prevalence and outcomes. Am Heart J 2001;141:47–54.

62. Clemmensen P, Bates ER, Califf RM, et al: Complete atrioventricular block complicating inferior wall acute myocardial infarction treated with reperfusion therapy. TAMI Study Group. Am J Cardiol 1991;67:225–230.

63. Kaul U, Hari Haran V, Malhotra A, et al: Significance of advanced atrioventricular block in acute inferior myocardial infarction– a study based on ventricular function and Holter monitoring. Int J Cardiol 1986;11:187–193.

64. Rathore SS, Gersh BJ, Berger PB, et al: Acute myocardial infarction complicated by heart block in the elderly: Prevalence and outcomes. Am Heart J 2001;141:47–54.

65. Sugiura T, Iwasaka T, Takahashi N, et al: Factors associated with late onset of advanced atrioventricular block in acute Q wave inferior infarction. Am Heart J 1990;119:1008–1013.

66. Bilbao FJ, Zabalza IE, Vilanova JR, et al: Atrioventricular block in posterior acute myocardial infarction: A clinicopathologic correlation. Circulation 1987;75:733–736.

67. Mavric Z, Zaputovic L, Matana A, et al: Prognostic significance of complete atrioventricular block in patients with acute inferior myocardial infarction with and without right ventricular involvement. Am Heart J 1990;119:823–828.

68. Sclarovsky S, Strasberg B, Hirshberg A, et al: Advanced early and late atrioventricular block in acute inferior wall myocardial infarction. Am Heart J 1984;108:19–24.

69. Feigl D, Ashkenazy J, Kishon Y: Early and late atrioventricular block in acute inferior myocardial infarction. J Am Coll Cardiol 1984;4:35–38.

70. Altun A, Ozkan B, Gurcagan A, et al: Early and late advanced atrioventricular block in acute inferior myocardial infarction. Coron Artery Dis 1998;9:1–4.

71. Belardinelli L, Mattos EC, Berne RM: Evidence for adenosine mediation of atrioventricular block in the ischemic canine myocardium. J Clin Invest 1981;68:195–205.

72. Altun A, Kirdar C, Ozbay G: Effect of aminophylline in patients with atropine–resistant late advanced atrioventricular block during acute inferior myocardial infarction. Clin Cardiol 1998;21: 759–762.

73. Goodfellow J, Walker PR: Reversal of atropine–resistant atrioventricular block with intravenous aminophylline in the early phase of inferior wall acute myocardial infarction following

treatment with streptokinase. Eur Heart J 1995;16:862–865.

74. Bertolet BD, McMurtrie EB, Hill JA, et al: Theophylline for the treatment of atrioventricular block after myocardial infarction. [see comments] . Ann Int Med 1995;123:509–511.

75. Mehta D, Curwin J, Gomes JA, et al: Sudden death in coronary artery disease: Acute ischemia versus myocardial substrate. Circulation 1997;96:3215–3223.

76. Denes P, Gillis AM, Pawitan Y, et al: Prevalence, characteristics and significance of ventricular premature complexes and ventricular tachycardia detected by 24–hour continuous electrocardiographic recording in the Cardiac Arrhythmia Suppression Trial. CAST Investigators. Am J Cardiol 1991;68:887–896.

77. Kannel W, Abbott R, Savage D, et al: Epidemiologic features of chronic atrial fibrillation: The Framingham study. N Engl J Med 1982;306:1018–1022.

78. Gardner PI, Ursell PC, Fenoglio JJ Jr, et al: Electrophysiologic and anatomic basis for fractionated electrograms recorded from healed myocardial infarcts. Circulation 1985;72:596–611.

79. de Bakker JM, van Capelle FJ, Janse MJ, et al: Slow conduction in the infarcted human heart: ‘Zigzag’ course of activation. Circulation 1993;88:915–926.

80. Kawara T, Derksen R, de Groot JR, et al: Activation delay after premature stimulation in chronically diseased human myocardium relates to the architecture of interstitial fibrosis. Circulation 2001;104:3069–3075.

81. Kanno S, Saffitz JE: The role of myocardial gap junctions in electrical conduction and arrhythmogenesis. Cardiovasc Pathol 2001;10:169–177.

82. Gardener P, Ursell P, Fenoglio JJ, et al: Electrophysiologic and anatomic basis for fractionated electrograms recorded from healed myocardial infarcts. Circulation 1985;72:596–611.

83. Ursell PC, Gardner PI, Albala A, et al: Structural and electrophysiological changes in the epicardial border zone of canine myocardial infarcts during infarct healing. Circ Res 1985;56:436–451.

84. Janse MJ, Wit AL: Electrophysiological mechanisms of ventricular arrhythmias resulting from myocardial ischemia and infarction. Physiol Rev 1989;69:1049–1169.

85. Pogwizd SM: Focal mechanisms underlying ventricular tachycardia during prolonged ischemic cardiomyopathy. Circulation 1994;90:1441–1458.

86. Mickleborough L, Harris L, Downar E, et al: A new intraoperative approach for endocardial mapping of ventricular tachycardia. J Thorac Cardiovasc Surg 1988;95:271–280.

87. Josephson ME, Zimetbaum P, Huang D, et al: Pathophysiologic substrate for sustained ventricular tachycardia in coronary artery disease. Japanese Circ J 1997;61:459–466.

88. Callans DJ, Zardini M, Gottlieb CD, et al: The variable contribution of functional and anatomic barriers in human ventricular tachycardia: An analysis with resetting from two sites. J Am Coll Cardiol 1996;27:1106–1111.

89. Bogun F, Bahu M, Knight BP, et al: Response to pacing at sites of isolated diastolic potentials during ventricular tachycardia in patients with previous myocardial infarction. J Am Coll Cardiol 1997;30:505–513.

90. Kanaan N, Robinson N, Roth SI, et al: Ventricular tachycardia in healing canine myocardial infarction: Evidence for multiple reentrant mechanisms. Pacing Clin Electrophysiol 1997; 20: 245–260.

91. Gray R, Jalife J, Pafilov A, et al: Mechanisms of cardiac fibrillation. Science 1995;270:1222–1223.

92. Gray R, Pertsov A, Arkady M, et al: Spatial and temporal organization during cardiac fibrillation. Nature 1998;392:75–78.

93. Damle R, Kanaan N, Robinson N, et al: Spatial and temporal linking of epicardial activation directions during ventricular fibrillation in dogs: Evidence for underlying organization. Circulation 1992;86:1547–1558.

94. Lee J, Kamjoo K, Hough D, et al: Reentrant wave fronts in Wiggers′ Stage II ventricular fibrillation: Characteristics and mechanisms of termination and spontaneous regeneration. Circulation 1996;78:600–675.

95. Statters DJ, Malik M, Redwood S, et al: Use of ventricular premature complexes for risk stratification after acute myocardial infarction in the thrombolytic era. Am J Cardiol 1996;77:133–138.

96. Maggioni A, Zuanetti G, Franzosi M, et al: Prevalence and prognostic significance of ventricular arrhythmias after acute myocardial infarction in the fibrinolytic era. GISSI–2 results. Circulation 1993;87:312–322.

97. Bigger J, Fleis J, Kleiger R, et al: The relationships among ventricular arrhythmias, left ventricular dysfunction, and mortality in the two years after myocardial infarction. Circulation 1984; 69:250–258.

98. Hofmann A, Buehler F, Burckhardt D: High grade ventricular ectopic activity and 5 –year survival in patients with chronic

heart disease and in healthy subjects. Cardiology 1983;70 (Suppl. 1) :82–87.

99. Hohnloser SH, Klingenheben T, Zabel M, et al: Prevalence, characteristics and prognostic value during long-term follow-up of nonsustained ventricular tachycardia after myocardial infarction in the thrombolytic era. J Am Coll Cardiol 1999;33: 1895–1902.

100. Andresen D, Bethge K, Boissel J, et al: Importance of quantitative analyses of ventricular arrhythmias for predicting the prognosis in low-risk postmyocardial infarction patients. Eur Heart J 1990; 11:529–536.

101. Kadish A: Polymorphic ventricular tachycardia. Card Electrophysiol Rev 1999;3:140–142.

102. Buxton AE, Lee KL, DiCarlo L, et al: Electrophysiologic testing to identify patients with coronary artery disease who are at risk for sudden death. Multicenter Unsustained Tachycardia Trial Investigators. N Engl J Med 2000;342:1937–1945.

103. Moss J, Hall W, Cannom D, et al: Improved survival with an implanted defibrillator in patients with coronary disease at high risk for ventricular arrhythmia. N Engl J Med 1996;335:1933.

104. Kolettis TM, Kyriakides ZS, Popov T, et al: Importance of the site of ventricular tachycardia origin on left ventricular hemodynamics in humans. Pacing Clin Electrophysiol 1999;22:871–879.

105. Holmes J, Kubo S, Cody R, et al: Arrhythmias in ischemic and nonischemic dilated cardiomyopathy: Prediction of mortality by ambulatory electrocardiography. Am J Cardiol 1985;55:146–151.

106. Cherry J, Green M: Survival in patients presenting with sustained monomorphic ventricular tachycardia. PACE 1987;10:617.

107. Sarter BH, Finkle JK, Gerszten RE, et al: What is the risk of sudden cardiac death in patients presenting with hemodynamically stable sustained ventricular tachycardia after myocardial infarction? J Am Coll Cardiol 1996;28:122–129.

108. Raitt M, Renfroe E, Epstein A, et al: "Stable" Ventricular Tachycardia Is Not a Benign Rhythm: Insight from the Antiarrhythmics versus Implantable Defibrillation (AVID) Registry. Circulation (online) 2001;103:244–252.

109. Myerburg RJ, Interian A, Mitrani RM, et al: Frequency of sudden cardiac death and profiles of risk. [see comments] . Am J Cardiol 1997;80:10F–19F.

110. Eisenberg M, Bergner L, Hallstrom A: Paramedic programs and out-of-hospital cardiac arrest: I. Factors associated with successful resuscitation. Am J Pub Health 1979;69:30–38.

111. Pratt C, Greenway P, Schoenfeld M, et al: Exploration of the precision of classifying sudden cardiac death: Implications for the interpretation of clinical trials. Circulation 1996;93 (3) : 519–524.

112. Peckova M, Fahrenbruch CE, Cobb LA, et al: Circadian variations in the occurrence of cardiac arrests: Initial and repeat episodes. [see comments] . Circulation 1998;98:31–39.

113. De Maio VJ, Stiell IG, Wells GA, et al: Cardiac arrest witnessed by emergency medical services personnel: Descriptive epidemiology, prodromal symptoms, and predictors of survival. OPALS study group. Ann Emerg Med 2000;35:138–146.

114. Kempf FC, Josephson ME: Cardiac arrest recorded on ambulatory electrocardiograms. Am J Cardiol 1984;53:1577–1582.

115. Luu M, Stevenson W, Stevenson L, et al: Diverse mechanisms of unexpected cardiac arrest in advanced heart failure. Circulation 1989;80 (6) :1675–1680.

116. Huikuri HV, Castellanos A, Myerburg RJ: Sudden death due to cardiac arrhythmias. N Engl J Med 2001;345:1473–1482.

117. Nikolic G, Bishop RL, Singh JB: Sudden death recorded during Holter monitoring. Circulation 1982;66:218–225.

118. Panidis I, Morganroth J: Sudden death in hospitalized patients: Cardiac rhythm disturbances detected by ambulatory electrocardiographic monitoring. J Am Coll Cardiol 1983;2:798–805.

119. Pratt C, Francis M, Luck J, et al: Analysis of ambulatory electrocardiograms in 15 patients during spontaneous ventricular fibrillation with special reference to preceding arrhythmic events. J Am Coll Cardiol 1983;2:789–797.

120. Schmidinger H, Weber H: Sudden death during ambulatory Holter monitoring. Int J Cardiol 1987;16:169–176.

121. Kadish A, Quigg R, Schaechter A, et al: DEFibrillators In Non-Ischemic Cardiomyopathy Treatment Evaluation (DEFINITE) . Personal communication, 1999.

122. Passman R, Kadish A: Polymorphic ventricular tachycardia, long QT syndrome, and torsades de pointes. Med Clin North Am 2001;82:321–341.

123. Lown B, Graboys TB: Abolishing advanced grades of ventricular premature beats protects patients with recurring malignant ventricular arrhythmias. Int J Cardiol 1983;4:345–350.

124. Albert CM, Mittleman MA, Chae CU, et al: Triggering of sudden death from cardiac causes by vigorous exertion. [see comments] . N Engl J Med 2000;343:1355–1361.

125. Elhendy A, Sozzi FB, van Domburg RT, et al: Relation among exercise-induced ventricular arrhythmias, myocardial ischemia,

and viability late after acute myocardial infarction. Am J Cardiol 2000;86:723–729.

126. CIBIS Investigators and Committees: A randomized trial of beta-blockade in heart failure: The Cardiac Insufficiency Bisoprolol Study (CIBIS). Circulation 1994;90:1765–1773.

127. Viscoli CM, Horwitz RI, Singer BH: Beta-blockers after myocardial infarction: Influence of first-year clinical course on long-term effectiveness. Ann Int Med 1993;118:99–105.

128. The Cardiac Arrhythmia Suppression Trial (CAST) Investigators. Preliminary Report: Effect of encainide and flecainide on mortality in a randomized trial of arrhythmia suppression after myocardial infarction. N Engl J Med 1989;321:406–412.

129. Teo K, Yusuf S, Furberg C: Effects of prophylactic antiarrhythmic drug therapy in acute myocardial infarction. An overview of results from randomized controlled trials. JAMA 1993;270 (13).

130. Waldo AL, Camm AJ, deRuyter H, et al: Effect of d-Sotalol on mortality in patients with left ventricular dysfunction after recent and remote myocardial infarction. The SWORD Investigators. Survival With Oral d-Sotalol. [see comments]. [erratum appears in Lancet 1996 Aug 10;348 (9024) :416]. Lancet 1996;348:7–12.

131. Boutitie F, Boissel J, Connolly S, et al: Amiodarone interaction with beta-blockers: Analysis of the merged EMIAT (European Myocardial Infarct Amiodarone Trial) and CAMIAT (Canadian Amiodarone Myocardial Infarction Trial) databases. Circulation 1999;99 (17) :2268–2275.

132. Cairns J, Connolly S, Roberts R, et al: Randomised trial of outcome after myocardial infarction in patients with frequent or repetitive ventricular premature depolarisations: CAMIAT. Lancet 1997;349:675–682.

133. Anonymous: Effect of prophylactic amiodarone on mortality after acute myocardial infarction and in congestive heart failure: Meta-analysis of individual data from 6500 patients in randomised trials. Amiodarone Trials Meta-Analysis Investigators. [see comments]. Lancet 1997;350:1417–1424.

134. Pedersen OD, Bagger H, Keller N, et al: Efficacy of dofetilide in the treatment of atrial fibrillation-flutter in patients with reduced left ventricular function: A Danish investigation of arrhythmia and mortality on dofetilide (diamond) substudy. Circulation 2001;104:292–296.

135. Brendorp B, Elming H, Jun L, et al: Qtc interval as a guide to select those patients with congestive heart failure and reduced left ventricular systolic function who will benefit from antiarrhythmic treatment with dofetilide. Circulation 2001;103: 1422–1427.

136. Cameron A, Schwartz MJ, Kronmal RA, et al: Prevalence and significance of atrial fibrillation in coronary artery disease (CASS Registry). Am J Cardiol 1988;61:714–717.

137. Kannel WB, Abbott RD, Savage DD, et al: Coronary heart disease and atrial fibrillation: The Framingham Study. Am Heart J 1983;106:389–396.

138. Onundarson PT, Thorgeirsson G, Jonmundsson E, et al: Chronic atrial fibrillation-epidemiologic features and 14 year follow-up: A case control study. Eur Heart J 1987;8:521–527.

139. Ginks W, Sutton R, Siddons H, et al: Unsuspected coronary artery disease as cause of chronic atrioventricular block in middle age. Br Heart J 1980;44:699–702.

140. Moreyra AE, Horvitz L, Presant SB, et al: Resolution of complete heart block after right coronary artery angioplasty. Am Heart J 1988;115:179–181.

141. Coplan NL, Morales MC, Romanello P, et al: Exercise-related atrioventricular block: Influence of myocardial ischemia. Chest 1991;100:1728–1730.

142. Deaner A, Fluck D, Timmis AD: Exertional atrioventricular block presenting with recurrent syncope: Successful treatment by coronary angioplasty. Heart 1996;75:640–641.

143. Kovac JD, Murgatroyd FD, Skehan JD: Recurrent syncope due to complete atrioventricular block, a rare presenting symptom of otherwise silent coronary artery disease: Successful treatment by PTCA. Cath Cardiovasc Diag 1997;42:216–218.

第 29 章 肥厚型心肌病相关性心律失常

BARRY J. MARON, IACOPO OLIVOTTO, FRANCO CECHI

肥厚型心肌病（hypertrophic cardiomyopathy, HCM）是一种临床表现不一、自然病史多样的遗传性心脏疾病[1~4]。自 40 多年前首次描述这种疾病时起，猝死就被认为是 HCM 突出的、具有灾难性的结果[5]。由于猝死与室性心动过速之间的因果关系，HCM 中室速的发病率就成为研究的焦点[6~21]。此外，现在发现室上性心律失常（特别是心房颤动）经常发生在 HCM 患者中，并且是临床病程的重要决定因素[18,20,21]。本章主要阐述关于 HCM 中猝死与心律失常之间的关系以及预防性干预的潜在作用的新进展。

室性心律失常与猝死

历史背景

自从 Teare 的病理报告描述了这种疾病以来[5]，人们就认识到一小部分 HCM 患者的心脏性猝死率较高，心律失常在其中所起的作用、危险性分层[1,3,6~14]以及有效的预防措施便成了人们持续关注的焦点[15]。许多研究者强调 HCM 患者的猝死（可能是由于心律失常所致）在年轻的无症状患者中并不少见[5~8,12,16,22,23]，在高危人群中报道的年病死率高达 4%~6%[6,18]。

室性心律失常是发生心脏性猝死的 HCM 患者的显著特征（图 29–1）。在常规的动态心电图监测（Holter）中，多于 95%的 HCM 患者存在严重的、复杂的室性心律失常，包括心室单个或连发的期前收缩（约占50%）、非持续性室速（20%~33%）[1,3,4,11,12,17,18,24]。这些室性快速心律失常的出现显然与 HCM 患者心脏性猝死的发生不成比例[24]。尽管如此，自 20 世纪 80 年代早期，三级医院 HCM 中心就在两个研究中将短阵的非持续性室速（通常 3~6 次）作为猝死的危险指标，试图将 Holter 监测到的室性心律失常作为主要心脏事件的先兆[11,12,17]，从而开始使用抗心律失常药物治疗。本综述汇总了关于 HCM 患者心律失常的性质、发生的显著性及如何治疗的现代观点。

非持续性室性心动过速

HCM 患者的室性心律失常在临床上表现隐蔽，多在 24 小时或 48 小时 Holter 检查中发现。实际上，有 20%~25%的 HCM 患者能在 Hoter 检查中发现短阵的非持续性室性心动过速[9,11,12,17,24]。早期研究发现，成年HCM 患者心脏性猝死危险性的增加与无症状的短阵室性心动过速有关。因此，动态心电图监测在心脏性猝死危险分层中的作用引起了大家的重视。在 HCM 患者中，

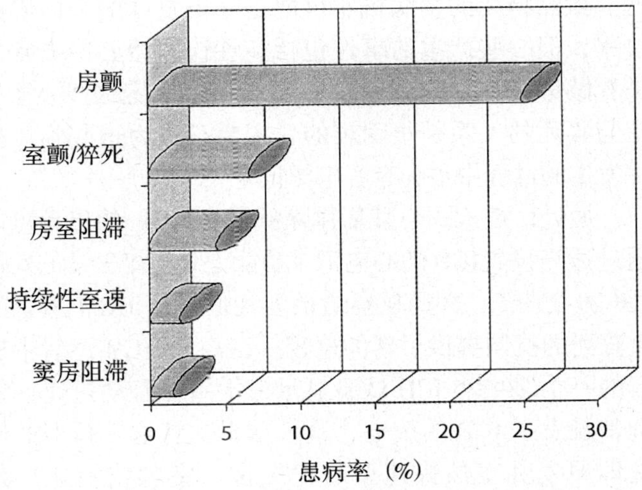

图 29–1 根据以前的报告所估算的 HCM 患者心律失常和传导异常的患病率。HCM：肥厚型心肌病。

室性心动过速可以使其猝死率提高 8 倍，每年的病死率约为 8%，而无室性心动过速 HCM 患者每年的猝死率小于 1%，并证实有较高的阴性预测值和较低的阳性预测值（分别为 96%和 26%）[11,12,17]。较低的阳性预测值提示，伴非持续性室性心律失常的 HCM 患者的心脏性猝死危险性有较大的异质性。

尽管有这些局限性，进行 Holter 检查以便发现室性心动过速，依然是评估成年 HCM 患者心脏性猝死危险性的有效可行的非侵入性筛查试验。伴室性心动过速的 HCM 患者属于高危患者应进行进一步的危险性评估（包括多次 Holter 检查以评价整个心律失常的发作情况）。Holter 检查中发现的非持续性室性心动过速是一项危险因素，它反映了一种原发的致心律失常基质和引起心脏性猝死的触发机制。反之，无室性心动过速并且无高危临床表现（如晕厥病史、猝死的家族史、心肌过度肥大）的 HCM 成年患者预后较好。

一些研究者曾经提出使用一些抗心律失常药治疗非持续性室性心动过速，包括低剂量的胺碘酮[11,12,17,25,26]。然而，由于这些药物的致心律失常作用，目前并不推荐对偶发或散发的非持续性室性心律失常使用药物治疗[3,9,26]。但对于多次 Holter 检查中发现的多发（>5 次）或发作较长（>10 个室性搏动）的非持续性室性心动过速，应视为高危状态，进行预防性治疗，包括使用胺碘酮或植入式除颤器，都是值得考虑的。

猝死的潜在机制

关于 HCM 心脏性猝死的决定因素目前并不完全清楚。虽然猝死的发病机制可能是一个复杂的多因素的过程，但一些严重的事件包括室性快速型心律失常仍被看做是其中主要的因素[9,11,12,15,17,24,27,28]。确定这些心律失常与猝死的关系是很困难的，主要是因为这些临床事件发生的过程中很少有心电图记录[27,29]。

最近，植入式心脏复律除颤器（ICD）的患者可以通过适当设置ICD 的心电记录功能记录心律失常的发作（图 29–2）[15,28]。这些观察结果为我们了解 HCM 患者发生猝死的机制提供了新的途径。在高危 HCM 患者中进行的一个多中心 ICD 试验显示每次室性心动过速或室颤都触发了 ICD 的放电，这一结果支持这一长期的假说即原发性室性快速型心律失常（室颤或室速）是 HCM 猝死最常见的病因[1,15]。但这个结果不能除外心动过缓相关的事件，因为许多装置具有起搏功能，另外，

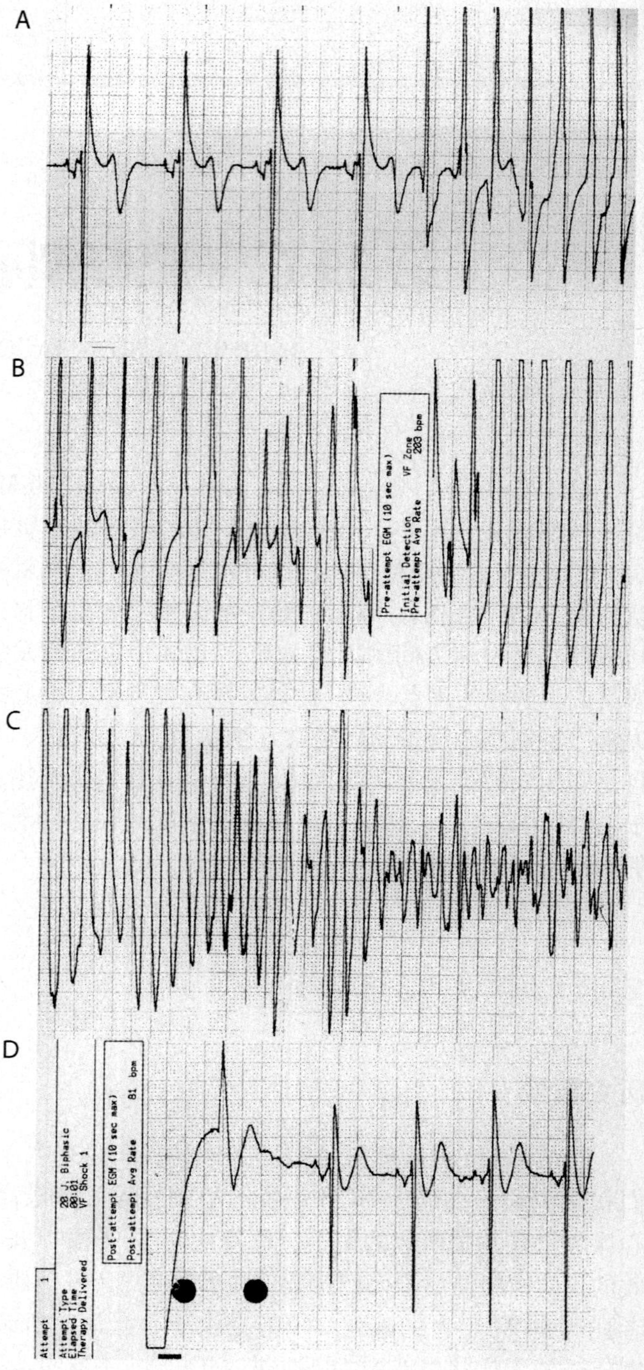

图 29–2 HCM 患者心脏性猝死的一级预防。这份储存的心室电图来自一位 35 岁的无症状男性患者，因其具有 HCM 相关猝死的家族史以及显著的室间隔肥厚（厚度为 31mm），所以植入 ICD 以预防猝死。ICD 植入 4 年零 8 个月后，心内电图记录被打开（在 1:20 AM 睡眠时）。图中 4 条心电图为连续的心电图记录（从左到右，纸速 25mm/秒）。**A.** 开始 4 跳为窦性心律，之后突发室速（200 次/分）；**B.** ICD 感知到室速并开始充电；**C.** 室速恶化为室颤；**D.** ICD 放电（20J），室颤立即转为窦律。HCM：肥厚型心肌病；ICD：植入式心脏复律除颤器。（From Maron BJ, et al [15]; reproduced with permission of the Massachusetts Medical Society.）

也可能有其他的心律失常机制参与其中[27~29]。很多学者报道临床事件与HCM患者中少见的持续性单形性室性心动过速[1,3]以及左心室心尖动脉瘤有关[30~33]。完全性心脏传导阻滞以及其他的传导异常，如旁路引起的加速性房室传导都被认为是HCM患者晕厥和猝死的少见原因[18,34,35]。

在HCM，左心室心肌的结构紊乱[5,36~38]、心肌缺血(可能是由于室壁内动脉结构异常、狭窄）导致的心肌坏死和纤维组织增生（图 29-3)[38]，产生电的不稳定性，可能是室性心律失常产生的原因。这些心肌基质可能对一些触发因素敏感，这些因素包括HCM疾病进程中内在的一些原因如流出道梗阻，也包括一些外在的环境因素如剧烈的运动[1,3]。当然，在HCM患者出现临床事件的特定时刻，患者对不同因素的易感性也起了重要作用。

猝死的预防

药物治疗

以前，对高危HCM患者的治疗仅局限于使用β受体阻滞剂、维拉帕米以及一些抗心律失常药（如普鲁卡因胺、奎尼丁和最近使用的胺碘酮）进行预防性治疗[4,25,26]。然而，只有有限的证据证明这种预防性治疗的有效性[7,11,15,17,25,26]。例如，没有对照研究证明β受体阻滞剂或维拉帕米对预防猝死有效。由于IA类抗心律失常药（如普鲁卡因胺、奎尼丁）的致心律失常作用，所以对于Holter监测中发现偶发非持续性室速的患者禁止使用IA类药物进行预防性治疗[12,25,26]。

胺碘酮可能会减少HCM患者的猝死率[25]。但仅在15年前有一项回顾性的、非随机的历史对照研究，报告这种药物可以预防伴非持续性室速的有症状或症状轻微

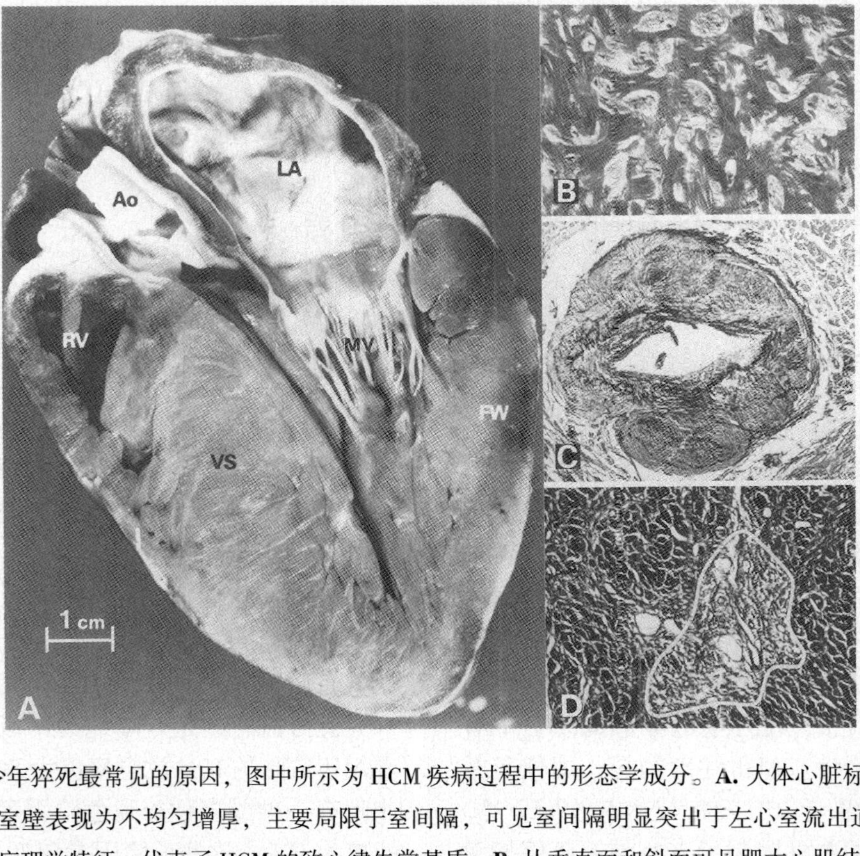

图 29-3 HCM是引起青少年猝死最常见的原因，图中所示为HCM疾病过程中的形态学成分。**A.** 大体心脏标本的横断面类似于超声心动图的胸骨旁长轴；左心室壁表现为不均匀增厚，主要局限于室间隔，可见室间隔明显突出于左心室流出道。左心室容积明显减少。**B**、**C** 和 **D.** 左心室心肌的病理学特征，代表了HCM的致心律失常基质。**B.** 从垂直面和斜面可见肥大心肌结构明显紊乱。**C.** 冠状动脉壁增厚，主要是中层明显增厚，可见管腔明显狭窄。**D.** 心室肌被纤维组织所替代（在细胞死亡后），旁边可见管壁异常的冠状动脉。Ao：主动脉；LA：左心房；RV：右心室；FW：左心室游离壁；VS，室间隔。 (Reproduced with permission from Maron BJ: Hypertrophic cardiomyopathy. Lancet 1997;350:127–133.)

的 HCM 患者的猝死。在对一些植入 ICD 患者的观察中发现，大约 50%服用胺碘酮的 HCM 患者因为室速/室颤出现了 ICD 放电，因此胺碘酮预防 HCM 患者猝死的有效性仍值得怀疑。长期使用胺碘酮引起的不良反应也严重限制了它在具有猝死危险性的年轻 HCM 患者中的应用。

由于缺乏有效的证据，缺乏发现偶发室性心动过速的有效方法，所以对大部分伴室性心动过速的 HCM 患者并未进行药物治疗。实际上，多年来，HCM 患者猝死的预防仍是对临床医师的主要挑战。

植入式除颤器

自 20 多年前，Michel Mirowski[39]提出 ICD 治疗以来，ICD 作为猝死的预防性治疗，以其无可争议的有效终止致命性室性心动过速、延长患者生命，特别是高危的缺血性心脏病患者，已得到广泛的接受[40,41]。在这些患者中，ICD 相对于抗心律失常药物治疗的优越性已经得到前瞻性随机试验证明 [40,41]。尤其重要的是当 ICD 由使用心外膜导线通过开胸手术安装发展到使用心内膜电极系统经静脉在胸部安装脉冲发生器时，ICD 的临床使用更为便利，更适于在一级预防中使用。然而，虽然 ICD 在一部分冠状动脉疾病患者中广泛应用，但在一些具有猝死危险性的遗传性疾病如长 QT 综合征、Brugada 综合征、致心律失常性右心室发育不良和 HCM 中，ICD 的应用还相对较少[15,42-44]。

在 HCM 患者中进行的除颤器试验

最近，在美国和意大利进行的一个回顾性多中心试验中的部分内容检验了 ICD 感知和自动终止 HCM 患者潜在的致命性快速心律失常的有效性，这些 HCM 患者均是猝死的高危人群（图 29–4）[15]。这组研究人群包括 128 名 HCM 患者，所有人均植入了 ICD 预防猝死，平均随访 3 年。由室性快速性心律失常触发的 ICD 放电（包括电除颤和抗心动过速起搏）约占患者的 25%，平均每年的放电率为 7%。在发生电除颤的患者中有 60%经历了多次 ICD 治疗。值得注意的是，即使是在心脏重量增加的 HCM 患者 ICD 治疗依然有效[16,22,23,45,46]。来自一个欧洲注册处的数据限制了 ICD 在心脏停搏幸存者中的大量应用[47]，在高危患儿中进行的预试验[43]也报告了 ICD 预防性治疗所取得的相似的临床益处。

在进行适当的除颤治疗的患者中，有超过 50%的

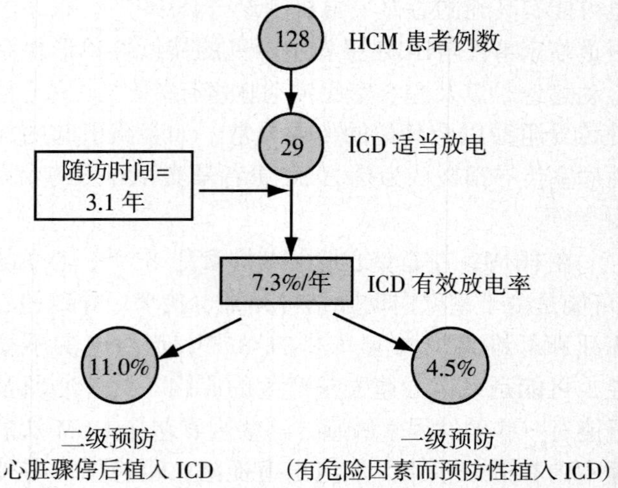

图 29–4　128 名高危的 HCM 患者植入 ICD 进行一级（≥1 个危险因素）或二级（心脏停搏或持续性室性心动过速的幸存者）预防的流程图。两名 HCM 患者（*没有在图中表现*）因伴有终末期心衰和心脏收缩功能障碍而死亡（虽然已植入 ICD）。HCM：肥厚型心肌病；ICD：植入式心脏复律除颤器。

患者服用胺碘酮或其他抗心律失常药。这些补充观察证明了 ICD 预防猝死的优越性，同时也对先前的胺碘酮可以预防 HCM 患者的猝死的观点提出了挑战[25]。

二级预防

挽救生命的除颤治疗多发生在进行二级预防的 ICD 植入者，如心脏停搏的幸存者（有室颤发作的证据），或曾经发作过自发性持续性的室性心动过速。在相对短于 3 年的随访期中，有超过 40%进行二级预防的 ICD 植入者发生了除颤治疗。这种心脏停搏后致命性室性快速型心律失常的频繁出现与无 ICD 治疗时期类似的 HCM 患者所经历的情况相似。

一级预防

值得注意的是，单纯为一级预防而植入 ICD 的患者每年适当的 ICD 放电率仅为 5%。一级预防是指在那些具有一种或多种猝死危险因素的高危患者中预防性的植入 ICD，这些危险因素包括：在近亲中有 HCM 相关的猝死的家族史；出现劳累性或反复晕厥的年轻患者；在多次 Holter 检查中出现反复多次或长时间的非持续性室性心动过速；高度左心室肥厚（最大室壁厚

度≥30mm)[16,22,23]；可能由运动引起的低血压。有无流出道梗阻或梗阻的程度目前还不能作为 HCM 患者心脏性猝死的独立危险因素[49]。

肥厚型心肌病的危险期

理解 ICD 治疗的冠状动脉疾病患者与 HCM 患者的人口统计学差异是理解在 HCM 中 ICD 治疗地位的关键。冠状动脉疾病患者在植入 ICD 时一般年龄较大(平均年龄约 65 岁)，常伴一些由早期心肌梗死所引起的其他严重疾病。与此相反，HCM 患者猝死主要是出现在小于 30 岁的患者中，当然也包括一些中老年患者；实际上，每个年龄阶段的 HCM 患者都会出现猝死[8,49]。因此，HCM 患者的情况与冠状动脉疾病患者的情况并不相同，具有猝死危险性的患者多是年轻患者，且在猝死发生前有轻微或无任何临床症状。在 HCM 患者中，植入 ICD 的平均年龄仅为 40 岁（有 25%的患者<30 岁)，第一次适当的 ICD 治疗多出现在 40 岁[15]。

虽然在 HCM 患者中 ICD 每年的放电率低于冠状动脉疾病患者[40,41]，但考虑到植入 ICD 的 HCM 患者多为无充血性心衰（心脏收缩功能良好）的年轻患者，在 ICD 的保护下，这些有潜在危险的患者可以正常地或接近正常地生活数十年，ICD 的作用还是很明显的。

根据已报告的进行一级预防的 HCM 患者的 ICD 放电率[15]，我们可以推测 10 年内，在预防性植入 ICD 的年轻患者中有 50%会出现适当的 ICD 干预治疗，从而避免了猝死事件的发生。在植入 ICD 的高危 HCM 患者中，ICD 的年放电率约为 5%，这个数字相当于三级转诊医学中心（tertiary referral centers）报告的高危 HCM 患者的猝死率[6,12,18,50]。应当强调的是，预防性植入 ICD 的 HCM 患者均是纯粹的一级预防，植入 ICD 时无任何心血管事件发生。

植入 ICD 到第一次 ICD 干预治疗的时间间隔不定，有些可以间隔 4~9 年，而且并不少见（图 29-5)[15]。这个观察结果强调了 HCM 患者猝死时间的不可预测性，在进行适当干预治疗之前，ICD 可能闲置很多年。HCM 患者预防性植入 ICD 的决定经常是在进行了危险性分层，并被认为属于高危状况的时候做出的。例如，一个被认为属于高危的 20 岁患者（当时预防性的植入了 ICD）还很年轻，当他到 35 岁时，即使在这 15 年里 ICD 没有被触发，该患者的猝死危险性仍是有增无减。在这个背景下，一旦决定在高危的 HCM 患者体内植入 ICD 就可能是一个终身的预防措施。

策略的局限性

危险性分层

虽然目前在一些少见的遗传性疾病如 HCM 中，还没有理由怀疑 ICD 预防猝死的有效性，但预防性治疗的一些重要方面还没有得到完全解决。例如，确定高危人群的临床指标和需植入 ICD 进行一级预防的 HCM 患者指征在有些方面是相互矛盾的，这主要是因为 HCM 的发病率较低、临床表现多样而造成的危险性分层不完善所致[1~4,8,45,46,49,51]。

对于所有可能出现危险的 HCM 患者，目前尚缺乏进行危险性分层的数据。考虑到这一点，对每一位患者做出植入 ICD 的决定都是富有挑战性的，是心脏病学家所能做出的最佳决定。例如，HCM 相关性猝死的家族史作为一项一级预防植入 ICD 的依据就存在一些疑问，如在近亲中有一个猝死者就应植入 ICD 还是需要有两个或更多的猝死者[1,3,52]？在一个大的 HCM 家庭中如果有一个成员猝死，其他的家庭成员是否都需要植入 ICD？关于这些非常关键的问题的数据是非常少的，所以我们目前还不能得到确切的答案。因此，医生的判断和患者植入 ICD 的意愿经常是解决上述临床决策困境的重要因素。我们有理由说，在 HCM 患者中为选择 ICD 治疗人群的危险性分层已经落后于 ICD 有

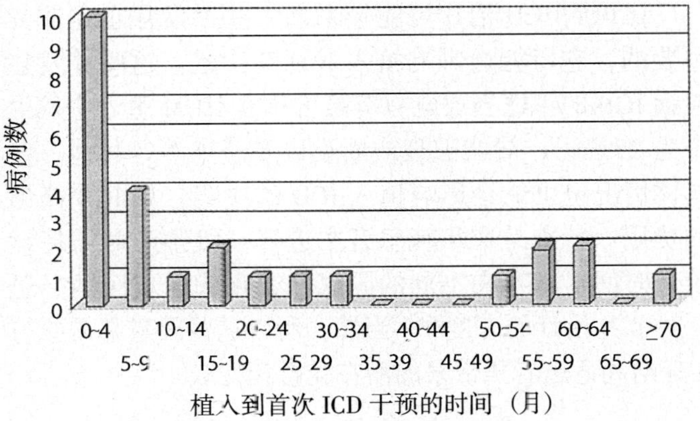

图 29-5　29 名 HCM 患者植入 ICD 与首次正确放电的时间间隔。注意有相当部分患者在 ICD 植入后 4~9 年才出现首次放电治疗。(From Maron BJ, et al[15]; reproduced with permission of the Massachusetts Medical Society.)

效终止心脏性猝死的能力和精确性。

需要有更大人群的临床试验，以便在 HCM 患者中选择预防性 ICD 治疗的适应人群，同时也是将从预防性 ICD 治疗中大大受益的人群。由于年轻 HCM 高危患者潜在的危险期较长以及伦理学上的考虑，回顾性和非随机的临床试验也是必需的[8,15]。

可诱发的室性心律失常

进行程序性心室刺激电生理检查的地位已经有所下降，诱发室性快速心律失常确定猝死基质和发病机制的能力并不显著，所以目前并不常规采用电生理检查独立确定 HCM 高危[53]患者[1,3,54,55]。电生理检查的局限性还包括仅有少部分 HCM 患者（约 10%）[53]可诱发出单形性室性心动过速，而且 HCM 基质所表现出的电生理现象与所用的电刺激方案有很大关系[1]。例如，3 个期前收缩的电生理刺激可以在大部分患者中诱发持续性多形性室速或室颤；这些诱发的心律失常在其他的常见疾病如冠状动脉疾病被认为是非特异性的[1,3,54,55]。在HCM 患者中由 2 个期前收缩诱发的室性心律失常的临床意义目前还不清楚。因此，考虑到程序性心室刺激所带来的危险和不便，诱发出的心律失常临床意义不确定以及使用一些非介入的临床指标可以筛选大部分的高危患者，所以常规进行电生理检查来模拟临床上的心律失常以评价 HCM 患者的危险性和预后的实用价值并不大[1]。

并发症及其他情况

认识到 ICD 治疗可能带来的一些并发症也是非常重要的，它可能会影响植入 ICD 的决定。这些并发症包括 ICD 的不适当放电（有报告称在 HCM 患者中发生率为 25%）[15]、导线破裂或断裂以及感染等。其他一些具体情况也可能会影响植入 ICD 的决定，如 ICD 高昂的费用（特别是在年轻患者中进行一级预防时需持续较长时间）以及在不同的国家和文化背景下医师、患者对 ICD 治疗的态度[56]。当然，所以这些因素都需要与 ICD 给高危患者所带来的潜在受益相比较。

心房颤动

在 Holter 检查中发现，有 30%~50%的成人 HCM 患者会出现伴或不伴房室旁路的阵发性室上性快速型心律失常[21,24]，心房颤动（房颤）是其中最常见的心律失常（图 29-1）。上述心律失常大部分是短暂的并且临床表现不明显。但房颤在有些患者中临床表现较明显。由于房颤在长时间内有引起急性血流动力学恶化、心衰加重以及栓塞性脑卒中的危险性，所以房颤对大部分 HCM 患者的预后具有重要意义[20,21,49,57~66]。

房颤是发生在 HCM 患者中最常见、也许是最重要的持续性心律失常[21,49,65~67]。但有研究表明房颤对 HCM 患者预后的影响有限，很多实例中研究的结论相互矛盾。早期的观察性研究（主要针对有流出道梗阻的患者）强调房颤的发生与临床状况的急性恶化有关[57]。但有一个研究表明伴房颤的 HCM 患者与窦性心律的HCM 对照组患者的病死率无明显差异[61]。在这个研究中，房颤所带来的潜在的恶性结果可能由于对照组患者的低生存率而变得不明显。

患病率和人群特征

根据许多中心的报告，HCM 患者房颤的患病率大约在 20%到 25%之间，年发病率约为 2%（表 29-1）[21]。HCM 患者发生房颤的可能性较一般人群高 4~6 倍[68~71]。在 HCM 患者中发生房颤的平均年龄是 55 岁（±15 岁）；房颤的发生随年龄的增加而增加，在 60 岁以上的患者中最多见，但在小于 50 岁的患者中也不少见，在小于 25 岁的 HCM 患者中房颤少见（图 29-6）。

易患因素

在 HCM 患者中，已经证明有一些因素可以预测房

表 29-1 肥厚型心肌病患者房颤的患病率

研究	病例数	房颤的患病率（%）	随访时间（年）
Glancy 等[57]	167	10	3
Savage 等[19]	100	12	无资料
McKenna 等[17]	86	14	2.6
Cecchi 等[66]	202	28	10.1
Maron 等[49]	277	18	8.1
Olivotto 等[21]	480	22	9.1

From Olivotto I, Maron BJ, Cecchi F. Clinical significance of atrial fibrillation in hypertrophic cardiomyopathy. In Current Cardiology Reports (Current Science), Philadelphia, 2001;3:141-146.

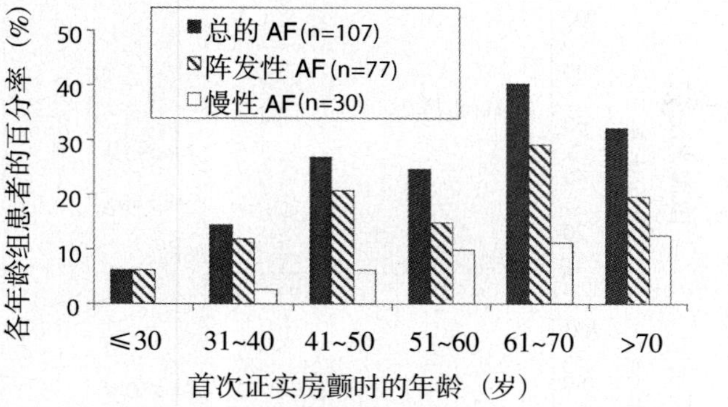

图 29-6 HCM 患者发生房颤的年龄。条形图代表每个年龄组中出现阵发性或慢性房颤的比例。由阵发性房颤发展为慢性房颤的患者被视作阵发性房颤（即以心律失常的初发表现为主）。AF：心房颤动；HCM：肥厚型心肌病。 (From Olivotto I, et al[21] with permission of the American Heart Association.)

颤的发生，这些因素包括高龄、早期出现的充血症状以及诊断时左心房的大小[57,61,63,65-67]。其中对房颤最强有力的预测因素是左心房的大小。在 HCM 患者中，左心房的轻度增大（40~45mm）是很常见的，这些患者通常表现为窦性心律，由于室壁增厚、顺应性较差，可能会损害心脏的舒张功能[72]。左心房显著、进行性的增大（50~60mm）可以预测一些 HCM 患者房颤的发生，但引起左心房明显增大的决定因素目前并不清楚。二尖瓣反流和流出道梗阻的程度均不能预测 HCM 患者房颤的发生。在伴房颤的 HCM 患者中仅有一小部分（约 15%）发生了中重度的二尖瓣反流。伴和不伴房颤的 HCM 患者流出道梗阻的发生率大体相当[21]。

特殊基因突变引起的 HCM 可能会产生心房肌病态改变，引起心房电传导的延迟和碎裂，使房颤易于产生 [64]。这种假说可以解释在一小部分（约 10%）HCM 患者中房颤的发生并未伴随左心房体积的增大[21]。

目前尚不能确定哪些窦性心律的 HCM 患者将来会出现房颤，至少还不能确定进行预防性干预的目标人群。尽管如此，基于目前的数据，结合三种非介入性指标（左心房大小、数字平均心电图所测定的 P 波宽度以及 Holter 检查中所发现的室上性快速心律失常）可以确定可能发生房颤的高危人群[65]。

房颤和 HCM 相关的病死率和发病率

房颤的发生是 HCM 相关病死率和症状的决定因素，可能代表了一些患者临床病程中的一个转折点，对长期预后有决定性的影响（图 29-7）。独立于年龄和疾病症状，HCM 合并房颤患者 HCM 相关的病死率是窦性心律的 HCM 患者的 4 倍（OR=3.7）[21]，但仅在心衰和卒中相关的病死率中有显著增加[67]。房颤与由于充血性症状造成的严重功能性障碍有显著的相关性（OR=2.8）[21]。

HCM 相关的病死率、并发症和临床情况恶化，并不是在房颤患者中均匀分布的，而是多出现在某一部分患者，如较早出现心律失常的人群（小于 50 岁）（图 29-8）[21]。虽然，目前还不清楚为什么房颤所带来的严重后果会伴随较早的发病年龄，可能房颤本身就是一种严重疾病的表现[21,29]，特别是当它伴有流出道梗阻时（图 29-9）[21,57]。梗阻型 HCM 患者对左心房收缩以代偿心室充盈的依赖性[72]大于非梗阻型患者，因此这些患者在房颤发生后更易于出现临床状况的长期恶化。

值得注意的是，目前并无证据显示房颤和猝死之间有明显的联系。虽然有个案报道房颤和潜在的致命性室性快速心律失常之间存在因果关系[14,29,48]，但基于人群的研究并不支持房颤是 HCM 患者中猝死的触发因素。Stafford 及其同事 [58]报告了一位在心脏停搏（资料证明当时发生了室颤）后幸存的青少年，在随后的电生理检查中，伴快速心室率的房颤被诱发，在心电图上出现心肌缺血的证据，然后很快恶化为室颤。有一项观察表明，在心脏停搏后幸存的 HCM 患者中，有 20% 在症状发生时出现了室上性心律失常（包括房颤）[48]。

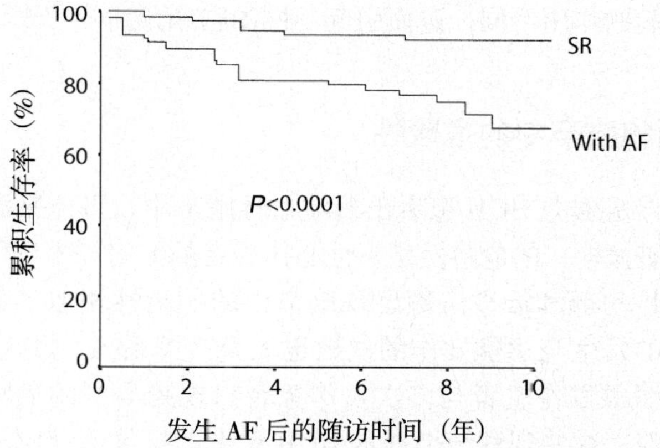

图 29-7 房颤（AF）对 HCM 相关性病死率的影响。伴房颤 HCM 患者与伴窦性心律（SR）HCM 患者累积生存率的比较。(From Olivotto I, Cecchi F, Casey SA, et al: Impact of atrial fibrillation on the clinical course of hypertrophic cardiomyopathy. Circulation 2001;104:2517-2524.)

复发性和慢性房颤可能影响HCM患者长期预后的病理生理机制无疑是复杂的（图29–10），目前并不完全了解，需要进一步研究。然而，心室率不适当的增加，心输出量的减少，再发心肌缺血以及房颤所伴发的血栓栓塞性并发症都可能在其中起重要作用。

伴房颤的HCM患者左心室形态改变的特征表现为轻度的、通常是局部的左心室壁增厚，即室间隔的前基底部厚约18~22mm，一般不伴流出道梗阻[63]。慢性房颤在极度左心室肥厚的患者中并不常见[16]。

房颤的临床差异性

房颤对HCM患者长期预后的影响表现为很大的异质性（图29–11），不应认为房颤对所有的HCM患者均有不利影响[1,21,61,63]。虽然房颤与HCM相关的病死率以及病情恶化强烈相关，但约1/3的患者可耐受房颤（无卒中或严重症状），可能会经历一个相对平静的病程。仅有阵发性房颤的患者，相对于伴慢性房颤的HCM患者，出现良性预后的可能性较大[21]。因此，预防或延迟阵发性房颤进展为慢性房颤可能会改善患者的预后。

由于资料不同，在伴慢性房颤的HCM患者中控制心室率的重要性并不明确，虽然伴慢性房颤患者病死率的增加可与心室率的持续增快有关。

房颤的临床影响是否可以用影响左心室充盈的血流动力学[72~75]、心肌缺血[76,77]或潜在的更严重的心肌病所解释目前还不清楚。伴房颤的HCM患者的明显的临床差异表明，房颤发生后，多种因素可能在不同患者中所起的作用不同，进而引起不同的临床预后[21,49,57,58,66]。

房颤和脑卒中的危险性

伴房颤的HCM患者出现缺血性脑卒中（可能来源于心脏血栓）的危险性是窦性心律患者的8倍[21,59,60,62,67]。阵发性房颤和慢性房颤出现脑卒中的危险性相似，脑卒中的发生与房颤发作的次数也无直接关系[21]。因此，首次房颤发作患者与多次发作患者出现脑卒中的危险性相似。这些观察结果提示HCM患者的抗凝治疗应尽早开始[21]，这一结果也与在更多的房颤患者及其他心脏疾病患者中所得到的结果相似[68~71]。虽然强烈推荐使用华法林对脑卒中进行一级预防（不论房颤发生的次数），但对具体患者还需在考虑发生出血性并发症的危险性、生活方式的改变和患者的依从性后再做出恰当

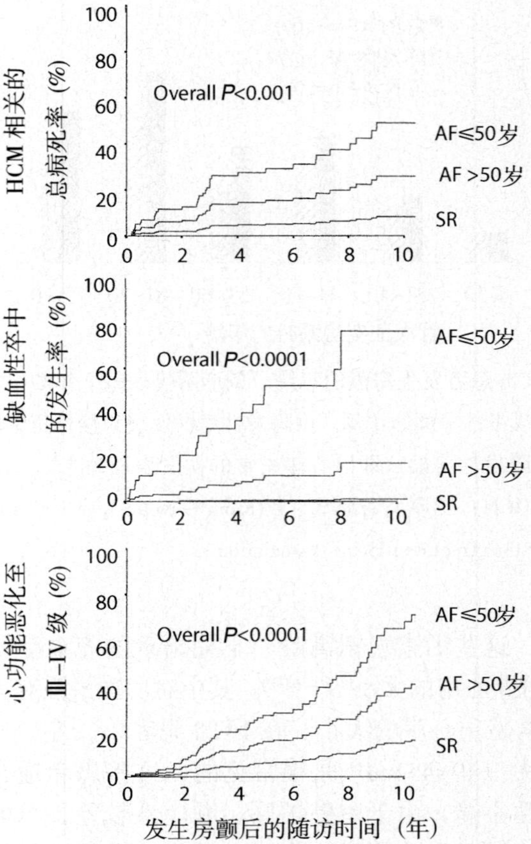

图29–8 早发房颤（≤50岁）、晚发房颤（>50岁）、窦性心律（SR）与HCM相关的病死率（**上图**）、脑卒中（**中图**）、恶化为心功能III/IV级（NYHA分级）（**下图**）的关系。NYHA：纽约心脏协会。（From Olivotto I, Cecchi F, Casey SA, et al: Impact of atrial fibrillation on the clinical course of hypertrophic cardiomyopathy. Circulation 2001;104:2517–2524.）

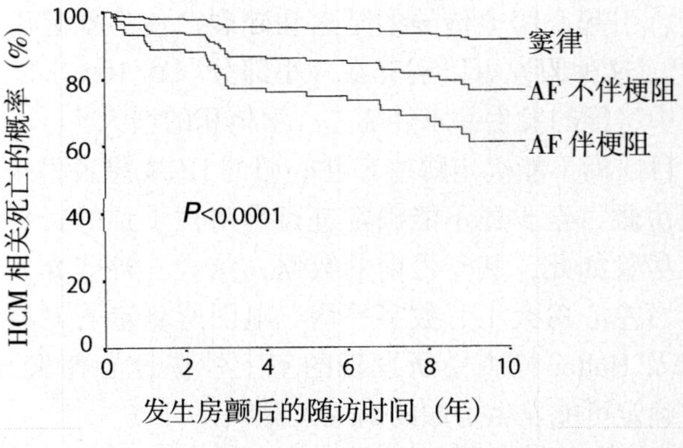

图29–9 窦性心律、房颤、房颤伴流出道梗阻梯度>30 mmHg对HCM相关病死率的影响。AF：心房颤动；HCM：肥厚型心肌病。（From Olivotto I, Cecchi F, Casey SA, et al: Impact of atrial fibrillation on the clinical course of hypertrophic cardiomyopathy. Circulation 2001;104:2517–2524.）

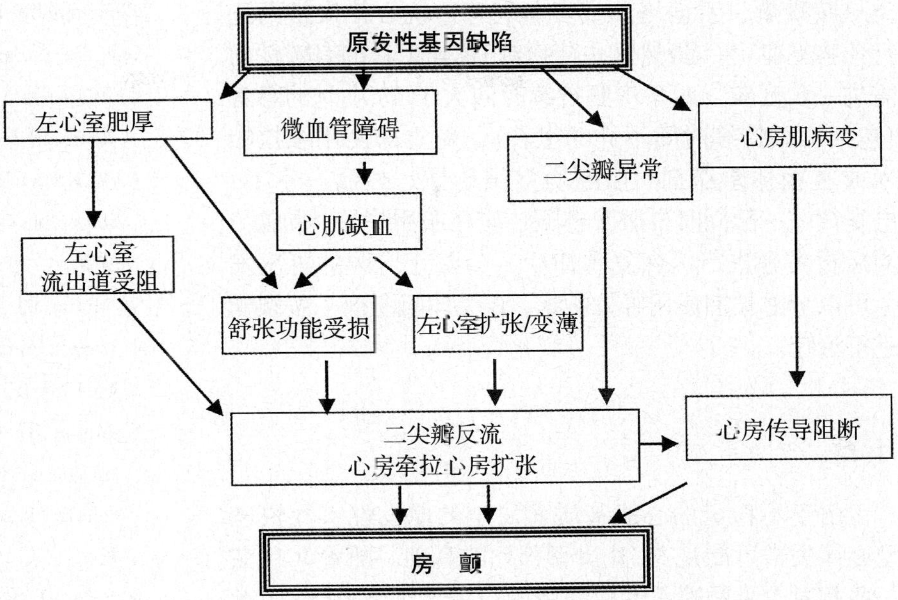

图 29-10 HCM 患者发生房颤的心律失常基质及潜在的触发因素。原发基因突通过已知的在 HCM 中发生的多种病理生理过程最终进展为房颤。图中所示为假定的事件发生顺序。(From Olivotto I, Maron BJ, Cecchi F: Clinical significance of atrial fibrillation in hypertrophic cardiomyopathy. In Current Cardiology Reports (Current Science), Philadelphia, 2001;3:141-146.)

的临床决定[68]。根据大量的其他心脏病患者的前瞻性研究，HCM 患者在阵发性房颤出现后长期服用低剂量的胺碘酮（200mg/d）以维持窦性心律可能是一项最有效的治疗策略[68,78]。

房颤和病情的急性恶化

有时，HCM 患者突然发生房颤时可能会出现急性的血流动力学和临床症状的恶化，可能出现的情况包括心衰、肺水肿、显著的功能性损伤、晕厥和急性心肌缺血等（图 29-11）[21,57,79]。这种临床状况的突然改变可以归因于心房收缩功能的突然丧失和心室率的突然增加，如果并发舒张功能不全还可以引起心排出量的下降（图 29-11）[21,29,57,58,72,74,75]。

在 HCM 患者中，治疗房颤急性发作的方法与伴有其他心脏疾病或无器质性心脏病的房颤患者标准的治疗方法并无本质区别[68~71]。当临床状况突然恶化时，紧急的直流电复律是必须的，而且也可能是挽救生命的治疗措施。对房颤持续时间短于 48 小时且状况稳定的患者，可以尝试使用 IC 类（普罗帕酮或氟卡尼）或 III

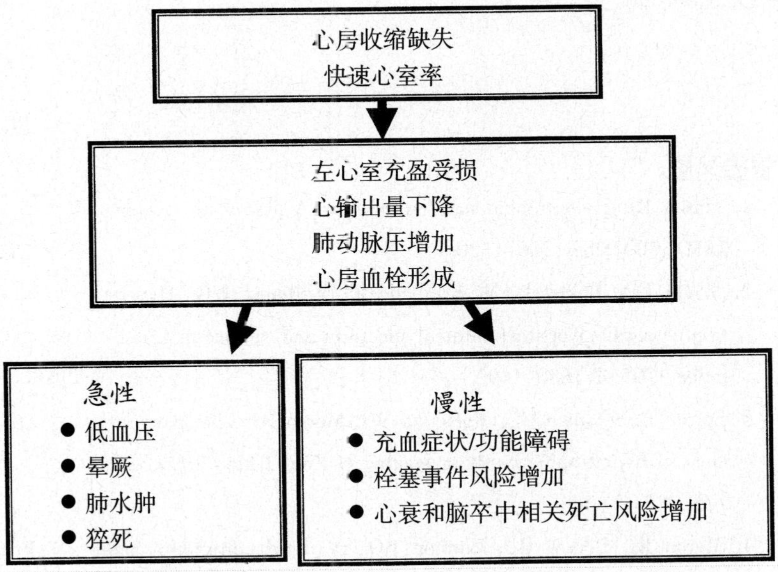

图 29-11 HCM 患者发生房颤的急性和慢性的病理生理结果。(From Olivotto I, Maron BJ, Cecchi F: Clinical significance of atrial fibrillation in hypertrophic cardiomyopathy. In Current Cardiology Reports (Current Science), Philadelphia, 2001;3: 141-146.)

类（胺碘酮、索他洛尔或多非利特）抗心律失常药进行药物复律[80]，虽然这些药物对 HCM 患者的有效性尚需进一步证实。对于房颤持续时间大于 48 小时的患者（包括房颤持续时间不详的患者），应立即使用维拉帕米或 β 受体阻滞剂（阻断房室结传导）控制心室率；电复律（一般同时口服胺碘酮）应在服用华法林抗凝 3 周后再考虑进行。恢复窦律后，为防止房颤的再次发生可以考虑长期使用维拉帕米、β 受体阻滞剂、胺碘酮进行治疗。

小结

由于不稳定的心肌基质而发生的原发性室性快速型心律失常可能是 HCM 患者猝死的基础。随着 ICD 在一些相对少见的遗传性疾病中的应用，预防 HCM 患者的猝死目前已经是一个可实现的愿望。有证据表明使用 ICD 对高危的 HCM 患者进行心脏性猝死的一级和二级预防是有效的，可以挽救患者生命。但 ICD 不应在所有的（或大部分）HCM 患者中使用，ICD 治疗的目标人群应当是那些根据目前的危险性分层方案确定的高危患者。

房颤是在 HCM 患者中发生的最常见的持续性心律失常，房颤的发生可能与 HCM 复杂的致心律失常的病理生理机制有关（图 29-10）。房颤在老年患者中更多见，但发生在年轻患者中则有更多的危险。虽然房颤的长期预后并不一定差，但阵发性或慢性房颤与 HCM 相关的病死率、脑卒中、严重的功能性缺失（特别是伴有流出道梗阻时）独立相关，并提示积极的治疗策略是必须的。

李 宁 译
浦介麟 校

参考文献

1. Maron BJ: Hypertrophic cardiomyopathy: A systematic review. JAMA 2002;287:1308–1320.
2. Wigle ED, Rakowski H, Kimball BP, Williams WG: Hypertrophic cardiomyopathy: Clinical spectrum and treatment. Circulation 1995;92:1680–1692.
3. Spirito P, Seidman CE, McKenna WJ, Maron BJ: The management of hypertrophic cardiomyopathy. N Engl J Med 1997;336: 775–785.
4. Maron BJ, Bonow RO, Cannon RO, et al: Hypertrophic cardiomyopathy: Interrelation of clinical manifestations, pathophysiology, and therapy. N Engl J Med 1987;316:780–789; 844–852.
5. Teare D: Asymmetrical hypertrophy of the heart in young patients. Br Heart J 1958;20:1–8.
6. McKenna WJ, Deanfield JE: Hypertrophic cardiomyopathy: An important cause of sudden death. Arch Dis Child 1984;59: 971–975.
7. Maron BJ, Roberts WC, Epstein SE: Sudden death in hypertrophic cardiomyopathy: Profile of 78 patients. Circulation 1982; 65:1388–1394.
8. Maron BJ, Olivotto I, Spirito P, et al: Epidemiology of hypertrophic cardiomyopathy-related death: Revisited in a large non-referral based patient population. Circulation 2000;102:858–864.
9. Spirito P, Rapezzi C, Autore C, et al: Prognosis of asymptomatic patients with hypertrophic cardiomyopathy and nonsustained ventricular tachycardia. Circulation 1994;90:2743–2747.
10. Olivotto I, Maron BJ, Montereggi A, et al: Prognostic value of systemic blood pressure response during exercise in a community-based patient population with hypertrophic cardiomyopathy. J Am Coll Cardiol 1999;33:2044–2051.
11. Maron BJ, Savage DD, Wolfson JK, Epstein SE: Prognostic significance of 24-hour ambulatory electrocardiographic monitoring in patients with hypertrophic cardiomyopathy: A prospective study. Am J Cardiol 1981;48:252–257.
12. McKenna WJ, Camm AJ: Sudden death in hypertrophic cardiomyopathy: Assessment of patients at high risk. Circulation 1989;80:1489–1492.
13. Saumarez RC, Chojnowska L, Derksen R, et al: Sudden death in noncoronary heart disease is associated with delayed paced ventricular activation. Circulation 2003;107:2595–2600.
14. Maron BJ, Cecchi F, McKenna WJ: Risk factors and stratification for sudden cardiac death in patients with hypertrophic cardiomyopathy. Br Heart J 1994;72 (Supplement) :S-13–S-18.
15. Maron BJ, Shen W-K, Link MS, et al: Efficacy of implantable cardioverter-defibrillators for the prevention of sudden death in patients with hypertrophic cardiomyopathy. N Engl J Med 2000; 342:365–373.
16. Spirito P, Bellone P, Harris KM, et al: Magnitude of left ventricular hypertrophy predicts the risk of sudden death in hypertrophic cardiomyopathy. N Engl J Med 2000;324:1778–1785.
17. McKenna WJ, England D, Doi YL, et al: Arrhythmia in hyper-

trophic cardiomyopathy: I-influence on prognosis. Br Heart J 1981;46:168-172.

18 Stewart JT, McKenna WJ. Arrhythmias in hypertrophic cardiomyopathy. J Cardiovasc Electrophysiol 1991;2:516-524.

19. Savage DD, Seides SF, Maron BJ, et al: Prevalence of arrhythmias during 24-hour electrocardiographic monitoring and exercise testing in patients with obstructive and nonobstructive hypertrophic cardiomyopathy. Circulation 1979;59:866-875.

20. Olivotto I, Maron BJ, Cecchi F. Clinical significance of atrial fibrillation in hypertrophic cardiomyopathy. In Current Cardiology Reports (Current Science), Philadelphia, 2001;3:141-146.

21. Olivotto I, Cecchi F, Casey SA, et al: Impact of atrial fibrillation on the clinical course of hypertrophic cardiomyopathy. Circulation 2001;104:2517-2524.

22. Elliott PM, Gimeno JR, Mahon NG, et al: Relation between severity of left-ventricular hypertrophy and prognosis in patients with hypertrophic cardiomyopathy. Lancet 2001;357:420-424.

23. Elliott PM, Poloniecki J, Dickie S, et al: Sudden death in hypertrophic cardiomyopathy: Identification of high risk patients. J Am Coll Cardiol 2000;36:2212-2218.

24. Adabag AS, Casey SA, Maron BJ: Sudden death in hypertrophic cardiomyopathy: Patterns and prognostic significance of tachy arrhythmias on ambulatory Holter ECG. Circulation 2002; 106 (Suppl II) :II-710.

25. McKenna WJ, Oakley CM, Krikler DM, Goodwin JF: Improved survival with amiodarone in patients with hypertrophic cardio myopathy and ventricular tachycardia. Br Heart J 1985;53: 412-416.

26. Cecchi F, Olivotto I, Montereggi A, et al: Prognostic value of non-sustained ventricular tachycardia and the potential role of amiodarone treatment in hypertrophic cardiomyopathy: Assessment in an unselected non-referral based patient population. Heart 1998;79:331-336.

27. Nicod P, Polikar R, Peterson KL. Hypertrophic cardiomyopathy and sudden death. N Engl J Med 1988;318:1255-1256.

28. Elliott PM, Sharma S, Varnava A, et al: Survival after cardiac arrest in patients with hypertrophic cardiomyopathy. J Am Coll Cardiol 1999;33:1596-1601.

29. Stafford WJ, Trohman RG, Bilsker M, et al: Cardiac arrest in an adolescent with atrial fibrillation and hypertrophic cardiomyopathy. J Am Coll Cardiol 1986;7:701-704.

30. Alfonso F, Frenneaux M, McKenna WJ: Clinical sustained monomorphic ventricular tachycardia in hypertrophic cardiomyopathy: Association with left ventricular aneurysm. Br Heart J 1989;61:178-181.

31. Maron BJ, Hauser RG, Roberts WC: Hypertrophic cardiomyopathy with left ventricular apical diverticulum. Am J Cardiol 1996; 77:117-119.

32. Ando H, Imaizumi T, Urabe , et al: Apical segmental dysfunction in hypertrophic cardiomyopathy: Subgroup with unique clinical features. J Am Coll Cardiol 1990;16:1579-1588.

33. Fighali S, Krajcer Z, Edelman S, Leachman RD: Progression of hypertrophic cardiomyopathy into a hypokinetic left ventricle: Higher incidence of patients with midventricular obstruction. J Am Coll Cardiol 1987;9:288-294.

34. Krikler DM, Davies MJ, Rowland E, et al: Sudden death in hypertrophic cardiomyopathy: Associated accessory atrioventricular pathways. Br Heart J 1980;43:245-251.

35. Maron BJ, Connor TM, Roberts WC: Hypertrophic cardiomyopathy and complete heart block in infancy. Am Heart J 1981;101: 857-860.

36. Maron BJ, Roberts WC: Quantitative analysis of cardiac muscle cell disorganization in the ventricular septum of patients with hypertrophic cardiomyopathy. Circulation 1979;59:689-706.

37. Maron BJ, Anan TJ, Roberts WC: Quantitative analysis of the distribution of cardiac muscle cell disorganization in the left ventricular wall of patients with hypertrophic cardiomyopathy. Circulation 1981;63 882-894.

38. Maron BJ, Wolfson JK, Epstein SE, Roberts WC: In tramural ("small vessel") coronary artery disease in hypertrophic cardiomyopathy. J Am Coll Cardiol 1986;8:545-557.

39. Mirowski M, Reid PR, Mower MM, et al: Termination of malignant ventricular arrhythmias with an implanted automatic defibrillator in human beings. N Engl J Med 1980;303:322-324.

40. The Antiarrhythmics Versus Implantable Defibrillators (AVID) Investigators: A comparison of antiarrhythmic-drug therapy with implantable defibrillators in patients resuscitated from near-fatal ventricular arrhythmias. N Engl J Med 1997;337:1576-1583.

41. Moss AJ, Hall WJ, Cannom DS, et al: Improved survival with an implanted defibrillator in patients with coronary disease at high risk for ventricular arrhythmia. N Engl J Med 1996;335:1933-1940.

42. Moss AJ, Daubert JP: Internal ventricular defibrillation. N Engl J Med 2000;342:398.

43. Silka MJ, Kron J, Dunnigan A, et al: Sudden cardiac death and the use of implantable cardioverter-defibrillators in pediatric patients. Circulation. 1993;87:800-807.
44. Link MS, Wang PJ, Haugh CJ, et al: Arrhythmogenic right ventricular dysplasia: Clinical results with implantable cardioverter defibrillators. J Inter Cardiovasc Elect 1997;1:41-48.
45. Klues HG, Schiffers A, Maron BJ: Phenotypic spectrum and patterns of left ventricular hypertrophy in hypertrophic cardiomyopathy: Morphologic observations and significance as assessed by two-dimensional echocardiography in 600 patients. J Am Coll Cardiol 1995;26:1699-1708.
46. Maron BJ, Gottdiener JS, Epstein SE: Patterns and significance of distribution of left ventricular hypertrophy in hypertrophic cardiomyopathy: A wide angle, two-dimensional echocardiographic study of 125 patients. Am J Cardiol 1981;48:418-428.
47. Borggrefe MM, McKenna WJ: Survival after cardiac arrest in patients with hypertrophic cardiomyopathy: Role of the implantable cardioverter-defibrillator (abstract). Circulation 1999;100 (Suppl I):I-76.
48. Cecchi F, Maron BJ, Epstein SE: Long-term outcome of patients with hypertrophic cardiomyopathy successfully resuscitated after cardiac arrest. J Am Coll Cardiol 1989;13:1283-1288.
49. Maron BJ, Casey SA, Poliac LC, et al: Clinical consequences of hypertrophic cardiomyopathy in an unselected regional United States cohort. JAMA 1999;281;650-655.
50. Maron BJ, Spirito P: Impact of patient selection biases on the perception of hypertrophic cardiomyopathy and its natural history. Am J Cardiol 1993;72:970-972.
51. Maron BJ, Gardin JM, Flack JM, et al: Assessment of the prevalence of hypertrophic cardiomyopathy in a general population of young adults: Echocardiographic analysis of 4111 subjects in the CARDIA Study. Circulation 1995; 92:785-789.
52. Maron BJ, Lipson LC, Roberts WC, et al: "Malignant" hypertrophic cardiomyopathy: Identification of a subgroup of families with unusually frequent premature deaths. Am J Cardiol 1978; 41:1133-1140.
53. Fananapazir L, Chang AC, Epstein SE, McAreavey D: Prognostic determinants in hypertrophic cardiomyopathy: Prospective evaluation of a therapeutic strategy based on clinical, Holter, hemodynamic and electrophysiologic findings. Circulation 1992;86: 730-740.
54. Geibel A, Brugada P, Zehender M, et al: Value of programmed electrical stimulation using standardized ventricular stimulation protocol in hypertrophic cardiomyopathy. Am J Cardiol 1987; 60:738-739.
55. Kuck K-H, Kunze K-P, Schluter M, et al: Programmed electrical stimulation in hypertrophic cardiomyopathy: Results in patients with and without cardiac arrest or syncope. Eur Heart J 1988;9:177-185.
56. Camm AJ, Nisam S. The utilization of the implantable defibrillator-a European enigma. Eur Heart J 2000;21: 1998-2004.
57. Glancy DL, O'Brien KP, Gold HK, et al: Atrial fibrillation in patients with idiopathic hypertrophic subaortic stenosis. Br Heart J 1970;32:652-659.
58. Losi MA, Betocchi S, Aversa M, et al: Determinants of atrial fibrillation development in patients with hypertrophic cardiomyopathy. Am J Cardiol 2004;94:895-900.
59. Furlan AJ, Craciun AR, Raju NR, et al: Cerebrovascular complications associated with idiopathic hypertrophic subaortic stenosis. Stroke 1984;15:282-284.
60. Higashikawa M, Nakamuri Y, Yoshida M, et al: Incidence of ischemic strokes in hypertrophic cardiomyopathy is markedly increased if complicated by atrial fibrillation. Jpn Circ J 1997;61: 673-681.
61. Robinson KC, Frenneaux MP, Stockins B, et al: Atrial fibrillation in hypertrophic cardiomyopathy: A longitudinal study. J Am Coll Cardiol 1990;15:1279-1285.
62. Greenspan AM: Hypertrophic cardiomyopathy and atrial fibrillation: A change of perspective (editorial). J Am Coll Cardiol 1990;15:1286-1287.
63. Spirito P, Lakatos E, Maron BJ: Degree of left ventricular hypertrophy in patients with hypertrophic cardiomyopathy and chronic atrial fibrillation. Am J Cardiol 1992;69:1217-1222.
64. Gruver EJ, Fatkin D, Dodds GA, et al: Familial hypertrophic cardiomyopathy and atrial fibrillation caused by Arg663His beta-cardiac myosin heavy chain mutation. Am J Cardiol 1999;83: 13H-18H.
65. Cecchi F, Montereggi A, Olivotto I, et al: Risk for atrial fibrillation in patients with hypertrophic cardiomyopathy assessed by signal-averaged P-wave. Heart 1997;78:44-49.
66. Cecchi F, Olivotto I, Montereggi A, et al: Hypertrophic cardiomyopathy in Tuscany: Clinical course and outcome in an unselected population. J Am Coll Cardiol 1995;26:1529-1536.
67. Maron BJ, Olivotto I, Bellone P, et al: Clinical profile of stroke

in 900 patients with hypertrophic cardiomyopathy. J Am Coll Cardiol, 2002;39:301–307.

68. Levy S, Breithardt G, Campbell RW, et al: Atrial fibrillation: Current knowledge and recommendations for management. Working Group on Arrhythmias of the European Society of Cardiology. Eur Heart J 1998;19:1294–1320.

69. Kannel WB, Abbot RD, Savage DD, et al: Epidemiologic features of chronic atrial fibrillation: The Framingham Study. N Engl J Med 1982;306:1018–1022.

70. Benjamin EJ, Wolf PA, D' Agostino RB, et al: Impact of atrial fibrillation on the risk of death: The Framingham Heart Study. Circulation 1998;98:946–952.

71. Cameron A, Schwartz MJ, Kronmal RA, Kosinski AS: Prevalence and significance of atrial fibrillation in coronary artery disease (CASS Registry) . Am J Cardiol 1988;61:714–717.

72. Bonow RO, Frederick TM, Bacharach SL, et al: Atrial systole and left ventricular filling in patients with hypertrophic cardio myopathy: Effect of verapamil. Am J Cardiol 1983;51:1386–1391.

73. Wigle ED, Rakowski H, Kimball BP, et al: Hypertrophic cardiomyopathy: Clinical spectrum and treatment. Circulation. 1995;92:1680–1692.

74. Maron BJ, Spirito P, Green KJ, et al: Noninvasive assessment of left ventricular diastolic function by pulsed Doppler echocardiography in patients with hypertrophic cardiomyopathy. J Am Coll Cardiol 1987;10:733–742.

75. Losi MA, Betocchi S, Grimaldi M: Heterogeneity of left ventricular filling dynamics in hypertrophic cardiomyopathy. Am J Cardiol 1994;73:987–990.

76. Cannon RO, Rosing DR, Maron BJ, et al: Myocardial ischemia in hypertrophic cardiomyopathy: Contribution of inadequate vasodilator reserve and elevated left ventricular filling pressures. Circulation 1985;71:284–243.

77. O' Gara PT, Bonow RO, Maron BJ, et al: Myocardial perfusion abnormalities in patients with hypertrophic cardiomyopathy: Assessment with thallium –201 emission computed tomography. Circulation 1987;76:1214–1223.

78. Roy D, Talajic M, Dorian P, et al: Amiodarone to prevent recurrence of atrial fibrillation. Canadian Trial of Atrial Fibrillation Investigators. N Engl J Med 2000;342:913–920.

79. Brembilla–Perrot B, Terrier de la Chaise A, Beurrier D: Paroxysmal atrial fibrillation: Main cause of syncope in hypertrophic cardiomyopathy. Arch Mal Coeur Vaiss 1993;86:1573–1576.

80. Reiffel JA: Drug choices in the treatment of atrial fibrillation. Am J Cardiol 2000;85:12D–19D.

第30章　扩张型心肌病伴心力衰竭患者心律失常的评估与处理

STEFAN H. HOHNLOSER

扩张型心肌病（Dilated cardiomyopathy, DCM）的特征是心腔扩大和左心室或双心室收缩功能受损。扩张型心肌病是心血管疾病致病和致死的主要原因，是心脏移植的主要适应证。据估计，扩张型心肌病的发病率为每年5~8/100 000，而且近来患病率有可能增加[1]。因为文献报告中低估了症状较轻和无症状的患者，准确的患病率可能更高[2]。许多患者无法找出扩张型心肌病的确定原因。多种心肌疾病可以产生扩张型心肌病的临床表现，因此，这种情况可能代表许多疾病导致心肌损伤的共同的最终结局[1]。

扩张型心肌病的死亡率和死亡原因

扩张型心肌病的年死亡率为10%~50%，主要取决于其基本病因[3]和疾病的严重程度。近年来，被扩张型心肌病折磨的患者的预后已经得到改善。Redfield和他的同事证明，长期趋势和研究人群的偏倚能影响扩张型心肌病患者的自然病史[4]。在该研究中，被纳入研究的扩张型心肌病患者的生存率比早先报告的显著提高。在1992年，Tamburro和Wilber综合14项研究，共纳入1432名患者，证明4年的平均死亡率为42%[5]。特别重要的是，在这篇分析中，全部死亡事件中28%为猝死（表30–1）[5]。近年来，一些评价扩张型心肌病器械治疗的潜在生存益处的随机临床试验证明，全因(all–cause)死亡率已经显著下降[17~19]。事实上，已经有年死亡率低至6%~7%的报道。预后明显改善的大部分原因是由于坚持最佳的药物治疗，包括给予转换酶抑制剂、β受体阻滞剂和醛固酮拮抗剂。尽管全因死亡率都明显减少，但扩张型心肌病仍然大约占成人全部原因心脏性猝死的10%[20]。扩张型心肌病可能引起猝死的原因包括快速的室性心动过速（VT）、心室颤动（VF），或原发性缓慢性心律失常或电机械分离。引起猝死的特异性病理生理原因取决于疾病的严重程度。例如，Luu及其同事研究了20名接受晚期心力衰竭治疗和心脏移植评估的住院患者（包括7名扩张型心肌病患者），报告了这些患者所发生的21次心脏停搏意外事件的发病机制[21]。其中13名患者（62%）发生心脏停搏时的节律为严重的心动过缓或电机械分离。这20名患者中只有38%的心脏停搏是由于室性心动过速或心室颤动引起的。值得注意的是，在这组患者中，全部扩张型心肌病患者的心脏停搏都是由于缓慢型心律失常或电机械分离引起的。诱因包括冠状动脉栓塞或血栓形成、电解质紊乱、肺栓塞或其他。因此，在充血性心力衰竭的晚期阶段，快速性心律失常引起猝死的比例似乎在降低，而在纽约心脏协会（NYHA）分级Ⅱ级和Ⅲ级心功能的患者中，由室性心动过速或心室颤动引起的死亡占猝死病例的大多数。

扩张型心肌病心律失常的病理生理学

扩张型心肌病发生室性心律失常的发病机制还未被充分认识。表30–2列出了可能起作用的因素。尸检研究在1/3的患者中发现左心室广泛心内膜下瘢痕，在超过一半的患者中发现多处斑片状的替代性纤维变性区域[22]。这些区域使心肌的传导和不应期不一致，从而构成折返性心律失常的物质基础。这一点在最近一项设计精

表 30–1 扩张型心肌病的死亡率

研究	参考文献	年份	患者数量（%男性）	1~8 年时死亡率%（猝死率%）			
				1 年	2 年	3 年	8 年
Fuster et al	(6)	1981	104（62）	32	48	51	70
Huang SK et al	(7)	1983			11(50)		
Franciosa et al	(8)	1983	87（100）	22	47	70(42)	
Schwarz et al	(9)	1984	68（81）			34(35)	
Neri et al	(10)	1986	65（80）			29(21)	
Diaz et al	(11)	1987	169（78）	28	43	50	63(9)
Stevenson et al	(12)	1987	28（64）	54	76(82)		
Hofmann et al	(13)	1988	101（93）			49(51)	
Romeo et al	(14)	1989	104（75）			34(40)	
Komajda et al	(15)	1990	201（81）	1	5	10	30(31)
Sugrue et al	(16)	1992	40（64）	5	8	10	41(33)
Baensch et al*	(17)	2002	104（83）	3.7(0)+			
Strickberger et al*	(18)	2003	103（70）	10+		13+	
Kadish et al*	(19)	2004	458（71）	6.2+	14.1*		

*随机对照临床试验

+标准治疗组

表 30–2 扩张型心肌病产生心律失常的因素

结构异常
纤维化和瘢痕
传导和复极离散度增加
对抗心律失常药的反应改变
细胞水平异常
动作电位延长
复极电流密度改变（即 I_{to}，I_{K1}）
缝隙连接结构和分布改变
对抗心律失常药的反应改变
血流动力学因素
负荷改变时不应期改变
牵张诱发的后除极
心脏自主神经张力改变
交感神经激活
迷走神经张力减低
复极不一致程度增加
对抗心律失常药的反应改变
电解质紊乱
多种药物治疗

巧的研究中得到了证实。该研究是在从因为终末期扩张型心肌病而进行心脏移植手术的患者身上取出的心脏上进行的[23]。研究者用高分辨率的心外膜标测证明纤维组织增多为传导阻滞提供了基质，导致持续兴奋折返的发生。

心肌内小动脉因为血栓形成或栓塞而阻塞也已被证明，并可能和急性局部缺血以及慢性瘢痕形成相关[24]。心室几何形状和机械功能改变也可能通过室壁张力变化和牵张引起心室不应期缩短而形成折返性心律失常[25]。动作电位延长而不伴有其他明显的电生理改变是心室肌衰竭的标志 [26,27]。它与不依赖 Ca^{2+}的外向瞬时钾电流（I_{to}）和内向整流钾电流（I_{K1}）的功能性下调相关[26,28]。最近，Kääb 和他的同事报告了人类心衰 I_{to} 下调的分子学基础[29]。在缝隙连接密度正常的区域存在心力衰竭相关的缝隙连接空间分布的改变和连接蛋白[43]的减少也已被报道[30]。心脏自主神经张力的变化，特别是交感神经活性显著增加与心力衰竭相关。已有试验和临床证据证实交感神经激活与自发的室性心律失常密切相关 [31,32]。交感神经激活可以通过增加局部传导和不应期的差异以及促进早期和晚期后除极来诱发折返性心律失常。最后，许多充血性心力衰竭的患者同时接受多种药物治疗，可能导致电解质紊乱，特别值得注意的是低钾血症和低镁血症，这两种情况都可能进一步促进室性心律失常的发生。特别是抗心律失常药物的促心律失常副作用，已经被证明更常在左心室功能下降的患者中出现[33]。

扩张型心肌病最具特征的室性心动过速形式是束支折返性室性心动过速（bundle branch reentry tachycardia, BBRT）。这种特异性的折返通过包括希氏束-浦肯野系统的大折返环路产生室性心动过速，通常伴随右束支前向传导而左束支逆向传导。在扩张型心肌病患者中，这种特殊的室性心动过速可能占全部室性心动过速的 25%[34]。在大部分患者，BBRT 常是非常快速的室性心动过速，伴发晕厥，BBRT 可能变为心室颤动。认识这种特殊的心律失常的重要性在于，这种室性心动过速通过右束支导管消融术可以治愈（见后）。

扩张型心肌病心律失常性死亡的危险分层

比起任何其他原因死亡而言，评估猝死危险也许是扩张型心肌病患者的主治医师所面临的最严峻的挑战。用现有的相对粗略的危险分层方法确定被这种常见疾病折磨的单个患者的预期寿命非常困难。

临床危险因素

病史和体格检查对鉴别到底哪些患者死亡危险增加，特别是心律失常死亡危险增加几乎没有提示作用。这可能是由于这些资料具有主观色彩。例如：某些研究发现 NYHA 心功能分级可以预测死亡率[35]，而其他研究者报告两者无关[13]。惟一证明有预测价值的临床征象是晕厥病史。Brambilla-Perrot 和他的同事前瞻性随访了103 名扩张型心肌病患者平均超过 24 个月[36]。10 名患者发生了室性心动过速或猝死，其中 7 名有晕厥病史。这些发现随后被其他研究者所证实[37,38]。

左心室功能和功能分级

左心室功能不全的程度是扩张型心肌病和充血性心力衰竭患者死亡率最重要的预测因子。临床研究中，人们曾把有关左心室功能的各项指标，包括肺动脉嵌压、左侧和右侧压力、心脏指数和右心房压与临床结局联系起来分析。左心室射血分数（LVEF）常是用于评估血流动力学功能的预测性指标。例如，Hofmann 及其同事指出，84%的 LVEF<35%的扩张型心肌病患者在平均 39 个月的随访期间死亡，而左心室功能保持尚好的患者死亡率为 46%[13]。遗憾的是，左心室功能的测定和某种特异原因导致死亡（即猝死与非猝死）并不直接相关。只有一项研究发现右心室功能下降和猝死危险相关[14]。

心电图学

从体表心电图得出的一些异常诊断被说成是扩张型心肌病患者死亡的危险因素。据报道，一度或二度房室传导阻滞是心脏性猝死和非突然发生的心脏性死亡的独立危险因素[39]。同样，一些研究者发现室内传导障碍与死亡率增加相关[40]，而其他研究则不支持这一点[13,14]。标准心电图发现心房颤动似乎与预后不良相关。例如，Hofmann 及其同事报告，心房颤动显著增加充血性心力衰竭和心律失常引起的死亡风险[13]。但是，关于所有由心电图衍生的危险因素的各种研究得出了相互矛盾的结果。因此，标准心电图对于扩张型心肌病的危险分层不是一个特别有用的工具。

自发的室性心律失常

大多数扩张型心肌病患者都有自发的室性心律失常，包括非持续性室性心动过速。因其患病率高所以难以评价预后，而且常导致这些心律失常特异度降低。一些研究者曾仔细分析 24 小时动态心电图，试图提高特异度。例如，Meinertz 及其同事在 72 名扩张型心肌病患者中定量分析室性异位搏动，发现 93%的患者有室性心律失常，35%患者室性期前收缩大于 1000 次/24 小时，49%患者至少有一次非持续性室性心动过速发作[41]。期前收缩的数量和 LVEF 呈明显负相关。后来发生猝死的患者发生非持续性室性心动过速的阵数、成对和单个的期前收缩的总数均明显多于未发生猝死者。特别是，后来又有大量研究重新评价了动态心电图监护仪中存在的非持续性室性心动过速（表 30-3）。但是分析这些研究发现结论并不一致，在非持续性室性心动过速对猝死预测能力方面存在分歧（表 30-3)。再次对评价自发心律失常对心律失常死亡预测能力的研究进行仔细分析，发现自发室性心律失常似乎主要反映了基础器质性病变的程度，因此提示快速心律失常和泵衰竭都是引起死亡的原因。

信号平均心电图

冠状动脉疾病患者信号平均心电图（signal-averaged ECG, SAECG）发现延迟电位标志着传导缓慢，并与持续性室性心动过速的发生相关。有多项相似的研究评价了这种技术对扩张型心肌病患者危险分层的价值。与心梗后患者相比，延迟电位发生率一般较低。在一些有关扩张型心肌病患者的研究中，发现 SAECG 对持续性室性心律失常和猝死有预测价值，但对这些研究的细致分析表明其敏感度和特异度范围较宽[49~52]。例如，Fauchier 及其同事最近报告，131 名扩张型心肌病患者在平均 54±41 个月的随访期间，有 43 名发生心律失常事件或猝死 [48]。延迟电位与全因性心源性死亡（相对危险度 3.3，95%可信区间 1.5~7.5)、心律失常事件（相对危险度 7.2，95%可信区间 2.6~19.4）相关。但该研究也包括既往有室性心动过速或室颤病史的患者。Yi 及其同事近来提出一种更复杂的分析方法：SAECG 的微波分解对扩张型心肌病进行危险分层 [53]。虽然作者报告这种方法优于传统 SAECG 分析，他们也承认 SAECG 的微波分解不可能前瞻性地鉴别出可能发生心律失常事件的高危扩张型心肌病患者。因此，SAECG 对扩张型心肌病的预测价值充其量是存在争议的。

心脏自主神经张力测定

心率变异性（Heart rate variability, HRV）和压力反射敏感性（baroreflex sensitivity, BRS）已被证实是研究心脏自主神经张力的有用的工具[31]。现已证明心肌梗死幸存者两个参数均减少或其中之一减少与死亡风险相关，特别是与心律失常性死亡风险的增加相关。关于这两项无创性检查在扩张型心肌病患者中的预测能力只有零星的报告。例如，Hofmann 及其同事测量了 71 名扩张型心肌病患者的 HRV，其中 10 名在随访期间发生了室性心动过速、室颤或猝死[54]。关于时域参数的分析表明其对于有心律失常事件者的价值低于无心律失常事件者。另一项研究证实，扩张型心肌病患者一般 HRV 减少，并且与疾病严重程度有关[55]。但 HRV 减少仅与心衰所致死亡相关。Fauchier 及其同事报告在 131 名扩张型心肌病患者的队列研究中，HRV 减少对

表 30-3 非持续性室性心动过速作为猝死的预测因子

研究	参考文献	年份	患者数量	NsVT 发生率（%）	随访（月）	心律失常事件的数量（%）	相关研究
Huang et al	(7)	1983	35	21（60）	34±17	2（6）	no
Von Olshausen et al	(42)	1984	60	25（42）	12±5	3（5）	no
Unverferth et al	(40)	1984	69	11（16）	12	22（32）	yes
Hofmann et al	(13)	1988	110	49 (45)	39±21	25（23）	yes
Von Olshausen et al	(43)	1988	73	31（42）	≥36	14（19）	no
Romeo et al	(14)	1989	104	19 (18)	46±42	14（14）	yes
Brembilla-Perrot et al	(36)	1991	103	56 (54)	24±8	10（10）	no
De Maria et al	(44)	1992	218	67 (27)	29±16	12 (6)	no
Kadish et al	(45)	1993	43	43（100）	20±14	7 (16)	no
Schoeller et al	(39)	1993	85	27（32）	49±37	13 (15)	yes
Turitto et al	(46)	1994	80	80（100）	22±26	9 (11)	no
Baker et al	(47)	2000	380	125（33）	57±40	n/a	yes
Fauchier et al	(48)	2000	176	n/a	47±39	22（13）	no

NsVT：非持续性室性心动过速；SD：猝死。

猝死和非突然死亡都是独立预测指标[48]。实际上，多变量分析发现只有既往有室性心动过速或室颤病史、HRV 减少和延迟电位是独立的危险预测指标。在扩张型心肌病的患者中，BRS 还未作为一个危险分层的指标被系统考查过。一项研究表明，扩张型心肌病 BRS 和 HRV 的相关性较弱，提示这两种方法可能反映了心脏自主神经调节的不同方面[56]。由于心肌梗死后患者自主神经功能测定的作用已被确认，开展更多关于扩张型心肌病患者的研究是必要的和值得的。

T 波电交替

有学者提出体表心电图的微伏水平 T 波电交替分析（microvolt level T wave alternans, MTWA）是一种新的评价室性心律失常风险的方法[57]。MTWA 主要分析相邻两次心跳之间的 T 波形态的改变。MTWA 被认为反映了动作电位发生的局限的交替，并由此导致恢复期的离散，进而促发折返性心律失常。近来，Adachi 及其同事采用运动踏车试验在 58 名扩张型心肌病患者中研究了 MTWA 的临床意义[58]。在一项将 MTWA 评估结果与其他危险分层方法进行比较的尝试中，研究者还确定了每名患者的心功能分级，记录了 SAECG，由体表心电图确定了 QT 离散度，根据动态心电图监护仪的记录进行了室性心律失常的分级。58 名患者中 23名 MTWA 检测阳性。单变量分析提示，MTWA 阳性患者发生室性心动过速（持续性和非持续性）的百分数明显高于 MTWA 阴性的患者（61%对 8%；$P<0.001$）。遗憾的是，这项研究因未进行前瞻性的随访而略显不足。

Yap 及其同事们对扩张型心肌病患者不同的复极参数进行了研究[59]。他们分析了 34 名患者的 MTWA、QT 离散度和主成分分析比率。MTWA 阳性患者左心室舒张末和收缩末的内径更大。但是三个复极参数之间没有相关性，提示这些研究只是分析了心室复极的不同成分[56]。

最近，Kitamura 及其同事对 104 名扩张型心肌病患者进行了研究，观察到在随访的 21±14 个月中，发生了 12 次心律失常事件。多变量分析表明，在发病初期心率<101 次/分钟时 MTWA 阳性和 LVEF 是这些事件的独立预测因子[60]。在笔者所在研究所开展的一项类似的研究中，137 名扩张型心肌病患者接受了一系列无创性的危险分层方法进行评估。在平均 14±6 个月的观察期内，证明只有 MTWA 检查结果可以独立预测室性心动过速事件[61]。已确认 MTWA 阳性的住院患者发生心律失常事件的相对危险度是 3.44。与这三项研究相反，Grimm 及其同事报告在另一组扩张型心肌病患者中，MTWA 评估对未来心律失常事件并没有预测能力[62]。Grimm 和其他三项研究的一个主要区别是在一开始评价 MTWA 之前就停用 β 受体阻滞剂，而其他研究并非如此。可以推测，在 Grimm 的研究中[62]，如果所有在随访期间服用 β 受体阻滞剂的患者在服用同时进行 MTWA 检测，阳性患者的数量将显著减少。因为同样原因，尽管服用 β 受体阻滞剂，MTWA 检测阳性的患者事件发生率仍然显著增加。总之，MTWA 分析这种无创方法有很大希望成为稳定性扩张型心肌病患者危险分层的重要方法。目前正在进行前瞻性、随机、干预的临床试验来证明这种假说。

电生理检查

在冠心病、心肌梗死后、左心室射血分数降低和动态心电监护仪监测有无症状的非持续性室性心动过速患者中，已经证明程序性心室刺激对危险分层有价值[63,64]。但是对扩张型心肌病，电生理检查诱发室性快速心律失常，并不能可靠地预测未来的心律失常事件或猝死。尤其值得注意的是，甚至心脏骤停后存活的扩张型心肌病患者也是如此[36,65]。扩张型心肌病患者极少能够诱发持续性单形性室性心动过速[36,66]。常能观察到在这些患者身上诱发出多形性室性心动过速或室颤，但是这些心律失常被认为无特异性，没有预后价值。程序心室电刺激对扩张型心肌病进行危险评价的灵敏度、特异度和阳性预测值很低，详见表 30–4。但扩张型心肌病伴有晕厥病史的患者需要特别说明。Knight 和他的同事证明 14 名有晕厥病史且未诱发出心律失常的扩张型心肌病患者，以后自发性快速性心律失常事件的发生率很高[37]。Mittal 和他的同事对 21 名这种患者进行了程序心室电刺激[38]，8 名患者可以诱发出单形性室性心动过速，13 名患者未能诱发。在随访期间，8 名患者发生室性心动过速或室颤，5 名死亡。电生理检查的结果对识别发生室性心动过速、室颤或猝死的患者没有帮助。

表 30-4 电生理检查对扩张型心肌病的预测价值

研究	年份	例数(n)	诱发的心律失常 NsVT (%)	诱发的心律失常 SmVT (%)	诱发的心律失常 PmVT/VF (%)	(月)	随访期间心律失常事件 Ind. SmVT SmVT (%)	随访期间心律失常事件 Ind. PmVT (%)	随访期间心律失常事件 未诱发 (%)
Meinertz (66)	1985	42	35	0 (0)	1 (2)	16 ± 7	0 (0)	0 (0)	2 (5)
Stamato (67)	1986	15	93	0 (0)	0 (0)	19 ± 4	0 (0)	0 (0)	2 (13)
Poll (65)	1986	20	100	2 (10)	4 (20)	17 ± 14	0 (0)	2 (50)	5 (36)
Das (68)	1986	24	n/a	1 (4)	4 (17)	12 ± 6	1 (100)	1 (25)	2 (11)
Gossinger (69)	1990	32	100	4 (13)	0 (0)	21	1 (25)	0 (0)	2 (7)
Brembilla-Perrot (36)	1991	92	46	3 (3)	5 (5)	24 ± 8	2 (67)	2 (40)	3 (4)
Kadish (45)	1993	43	100	6 (14)	n/a	20 ± 14	1 (17)	n/a	6 (16)
Turitto (46)	1994	80	100	10 (13)	7 (9)	22 ± 26	3 (30)	0 (0)	6 (10)
Grimm (70)	1997	34	100	3 (9)	10 (29)	24 ± 13	1 (33)	3 (30)	5 (24)

Ind：诱发的；NsVT：非持续性室性心动过速；PmVT：多形性室性心动过速；SmVT：持续性单形性室性心动过速。

处理

抗肾上腺素治疗

非缺血性扩张型心肌病使用 β 受体阻滞剂的基本原理是对抗充血性心力衰竭患者交感神经兴奋性增高所产生的有害作用。Waagstein 和他的同事首先提出在这个人群中应用 β 受体阻滞剂[71]。在这些最初的临床观察之后，一些小规模的试验显示经这种药物治疗的非缺血性心肌病 (cardiomyopathy，CMP) 患者症状得到改善。将 9 个研究共 144 名患者的数据合并后分析表明，66%的患者症状改善，19%的患者没有变化，剩下 15%的患者症状恶化[72]。为了评价在最佳标准心衰治疗的基础上加用 β 受体阻滞剂对全部原因死亡率的影响，近来在缺血性和非缺血性充血性心力衰竭患者中进行了三项大规模的前瞻性随机安慰剂对照临床试验（表 30-5）[73~75]。全部三项研究都表明，和对照组相比，接受 β 受体阻滞剂治疗的患者发病率和死亡率均明显下降。全部试验都入选了不同比例的非缺血性心肌病患者。实际上，MERIT-HF 试验入选的扩张型心肌病患者比例（35%）最大[75]。扩张型心肌病患者和缺血性心肌病患者使用 β 受体阻滞剂获益相似。需要特别注意的是，在 CIBIS-Ⅱ和 MERIT-HF 中，猝死分别减少 44%和 41%，而心衰引起的死亡分别减少 26%和 49%[74,75]。这些结果证实了早期的试验和临床研究结果，证明抗肾上腺素治疗的抗心脏颤动作用。以低剂量开始，缓慢增加剂量，则 β 受体阻滞剂耐受性良好，因此是当代扩张型心肌病和充血性心力衰竭药物治疗的支柱。

抗心律失常药物

在过去的 10~15 年间，进行了若干随机临床试验，研究几种抗心律失常药物能否减少高危患者心脏性猝死的发生[76~79]。但除了 β 受体阻滞剂外，还没有证明其他药物可以减少死亡率。事实上，已经确定应用某些Ⅰ类和Ⅲ类抗心律失常药物可以增加死亡率[77~79]。虽然这些试验并不都是专门针对扩张型心肌病患者的，但也在这些患者中重新评价了抗心律失常药物治疗。现在已经充分认识到抗心律失常药物的心脏副作用，尤

表 30-5 大型 β 受体阻滞剂临床试验死亡率分析

	USCP 安慰剂 (n=398)	USCP 卡维地洛 (n=696)	CIBIS Ⅱ 安慰剂 (n=1320)	CIBIS Ⅱ 比索洛尔 (n=1327)	MERIT-HF 安慰剂 (n=200)	MERIT-HF 美托洛尔 (n=1990)
全部	31	22	228	156	217	145
心血管 (%)	31 (100)	20 (91)	161 (71)	119 (76)	203 (94)	128 (88)
猝死 (%)	15 (48)	12 (55)	83 (36)	48 (31)	132 (61)	79 (54)
泵衰竭 (%)	13 (42)	5 (23)	47 (12)	36 (23)	58 (27)	30 (21)

HF：心力衰竭

其是这些药物的致心律失常作用，在左心室功能下降的患者比 LVEF 正常的患者要常见得多[80]，而且大多数Ⅰ类抗心律失常药物能使左心室功能不全恶化。因此，抗心律失常药物的研发集中在以延长心室复极和不应期为单独或主要作用机制的Ⅲ类新药上。胺碘酮也许是临床最常用的药物，用来治疗有症状的室上性和室性心律失常，以及在充血性心力衰竭患者中进行猝死的一级预防。

有些随机临床试验评价了胺碘酮对显著左心室功能不全和充血性心力衰竭患者的死亡率的影响。第一项前瞻性研究只入选了扩张型心肌病患者，Neri 和他的同事发现自发的室性心律失常和猝死显著减少[81]。随后，有若干随机临床试验评价了胺碘酮对充血性心力衰竭的有益作用[82~85]。非缺血性心肌病的比例从 28.6% 至 63%不等[86]。规模最大的两项研究是 GESICA[84]和 CHF-STAT 试验[82]。在 GESICA 试验中，胺碘酮使总死亡率下降 28%（95%可信区间 4%~45%），其中充血性心力衰竭引起的死亡减少了 23%，猝死减少了 27% [83]。对这些数据进一步分析发现，胺碘酮对静息心率≥90 次/分钟的患者益处特别明显[87]。

相反，尽管非缺血性心肌病患者的死亡率有降低的趋势，CHF-STAT 试验未在全部研究人群中证明全因死亡率和猝死率下降 [82]。亚组研究采用反复测定LVEF 的方法仔细评价胺碘酮对左心室功能的影响 [88]。在随访期间每一个时间点，与安慰剂相比，胺碘酮使左心室功能不全紊乱显著改善。

最近一项荟萃分析综合了 13 个前瞻性随机安慰剂对照临床试验（其中 8 个为心梗后，5 个为充血性心力衰竭的临床试验），患者总数为 6553 人。与安慰剂组相比，胺碘酮与全因死亡率减少 13%相关[86]，心律失常和猝死减少 29%。胺碘酮的停药率在不同试验中为 4.6%~40.2%，主要停药原因是药物副作用 [82]。

最近结束的 SCD-HeFT 试验可能为使用胺碘酮进行猝死的一级预防提供了最有力的证据[89]。在该试验中，缺血性或非缺血性心肌病、左心室射血分数<36%和有充血性心力衰竭病史的患者随机接受安慰剂、胺碘酮或植入式心脏复律除颤器（ICD）治疗。该试验的重要特点是以双盲的方式给药。几乎 50%的入选患者为非缺血性扩张型心肌病。经过 6 年的观察，胺碘酮治疗组与安慰剂组相比全因死亡率没有差异，而 ICD 治疗则有明显益处（见后）。因此，总的来说，胺碘酮对扩张型心肌病所致充血性心力衰竭患者进行猝死的一级预防似乎没有益处。对这一人群，因为胺碘酮无明显的负性肌力作用以及促心律失常作用弱，所以成为治疗有症状的室上性（特别是房颤）或有症状的非持续性室性心律失常的适合药物。

导管消融

如前所述，束支折返性心动过速（bundle branch reentry tachycardia，BBRT）在扩张型心肌病患者中最为常见。BBRT 是室性心动过速的一种类型，是由右束支和左束支、室间隔、希氏束远段构成的一个巨大折返环路。室性心动过速的频率通常很快，常见的临床表现是晕厥或心脏骤停。如果 BBRT 的诊断符合标准[90,91]，导管射频消融治疗是适当的一线治疗。当射频导管远端的相邻两个电极记录到右束支电位时，于右束支给予射频电流。虽然已发表的导管消融治疗 BBRT 的经验有限[92~94]，但这种方法是安全有效的。消融后，有些患者，特别是原来有宽 QRS 波的左束支传导阻滞的患者也许需要双心腔起搏。

近来，Delacretaz 和他的同事报告了治疗 26 名非缺血性心肌病患者复发性室性心动过速的经验[95]。这些研究者描述了三种截然不同的室性心动过速的机制：19%的患者为 BBRT；62%的患者室性心动过速为折返机制；27%的患者室性心动过速为局灶性的自律性升高。射频消融治疗 BBRT 成功率为 100%，治疗局灶性室性心动过速成功率为 86%，治疗折返机制的室性心动过速成功率为 53%。在该研究中，导管消融的总成功率为 77%（20/26 名患者）。在平均 15±12 个月的随访期间里，这些患者的室性心动过速无临床复发[95]。

另一项研究报告了在 8 名扩张型心肌病患者中（其中 4 人心动过速为无休止型），导管消融治疗 9 种不同的室性心动过速的结果[96]。在窦性心律时用心内标测系统标测，室性心动过速时应用激动顺序标测和拖带标测以及起搏标测。给予射频电流后，所有无休止的室性心动过速不再被诱发，但是 5 名慢性复发性室性心动过速的患者中只有 2 名不再诱发。然而在随访期间，8 名患者中只有 2 名能够完全预防室性心动过速复发。

植入式心脏复律除颤器治疗对于猝死的二级预防

在过去 20 年内，ICD 成为对心脏骤停和猝死进行二级预防的重要治疗手段。已经报告了三个对比 ICD 和药物治疗在室颤和持续性室性心动过速存活者中预防死亡的效果的大型随机试验[97~99]。AVID 是三个试验中最大的一个，但因为观察到 ICD 有超过预期的益处而提前终止。因此，这个试验的随访期最短。CIDS 试验中扩张型心肌病患者的比例约为 9.5%，CASH 试验约为 12%。AVID 亚组分析报告了 162 名非缺血性心肌病（并不全患有扩张型心肌病）患者的死亡率[100]。其中 77 名患者随机接受药物治疗，75 名接受 ICD 治疗。ICD 治疗组全因死亡率比药物治疗组减少，1 年时分别为 9%对 12%；2 年时为 11%对 18%；3 年时为 14%对 38%。对全部三个大规模 ICD 二级预防试验的荟萃分析基于所有患者的个人数据，并将这些个人数据录入一个主数据库 [101]。这个荟萃分析共纳入 1866 名患者，结果表明这三个临床试验的结果彼此一致。特别是，ICD 治疗使任何原因死亡率均明显减少，总的风险比为 0.72（95%可信区间 0.60~0.87；*P*=0.0006）。ICD 治疗使死亡的相对危险度减少 28%，几乎全部是由于心律失常死亡减少 50%所致 [风险比为 0.50（95%可信区间为 0.37~0.67；*P*<0.0001）]。与缺血性心脏病这个更大的患者人群（1493 名）相比，非缺血性心肌病患者（225 名）的亚组分析显示 ICD 治疗有相似的益处[101]。然而，LVEF 与 ICD 治疗的益处间有很大的相互影响。左心室功能较好的患者接受 ICD 治疗只有很少或者没有益处，对中度和重度左心室功能不全的患者，使用 ICD 则有显著有益的治疗效果。但是因为该分析为回顾性的，作者强调分析该结论应该谨慎，并需要前瞻性研究来证实。

扩张型心肌病猝死的一级预防

因为扩张型心肌病患者心律失常性猝死率高，所以人们设计了若干前瞻性随机临床试验来比较 ICD 和最佳药物治疗对无持续性室性快速型心律失常病史的扩张型心肌病患者的益处。德国的 CAT 试验（Cardiomyopathy Trial）选择新诊断的扩张型心肌病（<9 个月）和 LVEF≤35%的患者。预试验阶段共有 104 名患者入选，随机接受 ICD 治疗（50 名）或作为对照（54 名），平均随访 5.5±2.2 年[17]。观察结束时，两组全因死亡率无显著差异。在另一个相似的研究中，Strickberger 及其同事选了 103 名扩张型心肌病患者随机接受胺碘酮或 ICD 治疗[18]。在达到事先确定的研究无效而终止的标准时，该研究提前终止了。两组患者 1 年生存率（90%对 96%）、3 年生存率（88%对 87%）无显著统计学差异。在扩张型心肌病患者中开展的最大的一级预防试验是 DEFINITE（Defibrillators in Nonischemic Cardiomyopathy Treatment Evaluation）研究 [19]。该多中心研究选择 LVEF<35%、伴有症状的心力衰竭病史和自发性心律失常（室性期前收缩多于 10 次/小时或非持续性室性心动过速）的扩张型心肌病患者进行研究。在该试验中，458 名患者随机接受 ICD（229 名）或最佳药物治疗（229 名）。患者被随访了 29±14.4 个月，其间 68 名患者死亡：ICD 组 28 名，对照组 40 名。全因死亡率的风险比为 0.65（95%可信区间 0.40~1.06；*P*=0.08）[19]。ICD 组猝死率显著减少，风险比为 0.20（95%可信区间 0.06~0.71；*P*=0.006）。重要的是，在该研究中心衰平均病程为 2.8 年，相比而言 CAT 试验的病程则要短得多。

前面提到的 SCD-HeFT 试验是目前为止最大的 ICD 一级预防试验，纳入了 2521 名有症状的充血性心力衰竭、缺血性或非缺血性心肌病和射血分数≤35%的患者[89]。事实上，一半的患者患非缺血性心肌病。患者在最佳药物治疗基础上随机接受安慰剂、胺碘酮或 ICD 治疗。观察期结束时，胺碘酮组和安慰剂组相比生存率没有改善。但是 ICD 治疗组与安慰剂组相比，全因死亡率的相对危险度显著降低了 23%（风险比 0.77，95%可信区间 0.62~0.96，*P*=0.007）。总之，有充分的证据表明，应用 ICD 进行一级预防，可以延长扩张型心肌病患者的寿命。但是 SCD-HeFT 试验中，ICD 仅使 5 年内绝对死亡率下降 6.9%（对应的年死亡率约为 1.5%），为了提高费用收益比，仍然要设法识别出具有高度猝死危险、可能从 ICD 治疗中获得最大益处的扩张型心肌病患者。

一个重要的扩张型心肌病患者亚组包含患扩张型心肌病并有无法解释的晕厥的患者，对该组患者检验了 ICD 对猝死一级预防的疗效。前文已经提及，这些患者猝死危险很高。Knight 和他的同事在 14 名扩张型心肌病合并无法解释的晕厥、电生理检查阴性的患者中植入 ICD，并随访了平均 24±13 个月[37]。将这组患者的转归和接受 ICD 进行猝死二级预防的 19 名扩张型心肌病患者进行比较，在合并晕厥的这组，14 名患者中 7 名（50%）在随访期间接受了 ICD 适当的电击，而在有心脏骤停病史的这组为 8/19 名患者（*P*=0.1）。事实上合并晕厥组从 ICD 植入到第一次适当的 ICD 治疗的平均时间短于合并心脏骤停组（分别为 10±14 个月和 48±47 个月，P=0.06）。最重要的发现是，复发性晕厥总是与室性快速型心律失常相关。以上结果随后被另一项相似的研究所证实[38]，该研究在 21 名扩张型心肌病合并无法解释的晕厥患者中进行电生理检查，40% 的患者诱发出单形性室性心动过速。然而更重要的是，这些患者室性心动过速或室颤的发生率很高，如果不安装 ICD 经常会致命。因此，植入 ICD 对心脏性猝死进行一级预防似乎适用于扩张型心肌病合并无法解释的晕厥且未曾记录到室性快速性心律失常的患者。

起搏器治疗

除了永久起搏器的标准适应证，研究人员最近对扩张型心肌病进行起搏治疗的注意力集中在单纯的血流动力学适应证上。可是为改善血流动力学而进行标准双腔起搏的临床试验结果却彼此矛盾——主要原因是研究规模较小，入选患者非常混杂，试验设计千差万别，以及随访期短暂[102~106]。Hochleitner 和他的同事首先倡导起搏治疗扩张型心肌病以改善血流动力学[102, 103]。他们证明这种治疗使 NYHA 心功能分级、LVEF 和运动耐量均改善。这种临床获益机制是多因素的，除了其他原因之外，可能与消除了二尖瓣和三尖瓣反流的收缩期前部分有关，使心室充盈增加并增加每搏量，保持房室同步，升高舒张压和收缩压，因此允许增加转换酶抑制剂和 β 受体阻滞剂的剂量[34, 104]。但是其他研究并未发现双腔起搏对充血性心力衰竭患者有改善左心室功能的有益作用[105, 106]。到目前为止还没有双腔永久起搏治疗改善血流动力学的确切的适应证。

最近，有人提出用双心室起搏进行再同步化治疗作为一种治疗扩张型心肌病和重度充血性心力衰竭的手段。大部分扩张型心肌病患者存在心室内传导障碍，导致 QRS 间期延长，因此适合再同步化治疗。几个小规模、非对照的研究显示，心脏再同步化治疗能提高运动耐力、心功能分级和生活质量。Bradley 和他的同事对最早的 4 个临床试验进行了荟萃分析[102]。在这些试验中，患者随机接受心脏再同步化治疗或对照治疗。这项荟萃分析纳入了 1634 名患者，结果表明再同步化治疗能减少有症状的左心室功能不全的患者因心力衰竭导致的死亡率。

最近，COMPANION 研究被公布出来。在这项研究中，1520 名 NYHA 心功能分级Ⅲ、Ⅳ级心衰和 QRS 间期超过 120ms 的患者随机（按照 1:2:2 的比例）接受最佳药物治疗、单独或加用心脏再同步化治疗（伴或不伴除颤功能）[108]。该研究的主要复合终点是从研究开始到因心衰死亡或因心衰住院的时间。次要研究终点是全因死亡率。该研究结果显示两种再同步化治疗方法均显著减少达到主要终点的时间（译者注——原文如此）。但全因死亡率仅在接受 ICD 加再同步化治疗组显著减少。要注意到该试验有 41%~45%的入选者为非缺血性心肌病患者。在非缺血性心肌病患者中，与单纯药物治疗相比，起搏-除颤治疗与任何原因引起的死亡危险显著降低相关（风险比 0.50，95%可信区间 0.29~0.88，P=0.015）。缺血性心肌病患者的风险比为 0.73（95%可信区间 0.52~1.04，P=0.082）。这些结果提示非缺血性心肌病（心衰的潜在原因）患者可能特别适合心脏再同步化治疗。

致谢

作者向 Sabine Zach−Lampson 在编辑方面给予的专业帮助表示感谢。

高 鑫 朱 俊 译
孙瑞龙 校

参考文献

1. Wynne J, Braunwald E: The cardiomyopathies and myocarditides. In Braunwald E (ed) : Heart Disease. Philadelphia, WB Saunders, 1997, pp 1404–1463.
2. Richardson P. McKenna W, Bristow M, et al: Report of the 1995 World Health Organization/International Society and Federation of Cardiology Task Force on the Definition and Classification of Cardiomyopathies. Circulation 1996;93:841–842.
3. Felker GM, Thompson RE, Hare JM, et al: Underlying causes and long-term survival in patients with initially unexplained cardiomyopathy. N Engl J Med 2000;342:1077–1084.
4. Redfield MM, Gersh BJ, Bailey KR, et al: Natural history of idiopathic dilated cardiomyopathy: Effect of referral bias and secular trend. J Am Coll Cardiol 1993;22:1921–1926.
5. Tamburro P, Wilber D: Sudden death in idiopathic dilated cardiomyopathy. Am Heart J 1992;124:1035–1045.
6. Fuster V, Gersh BL, Giuliani ER, et al: The natural history of idiopathic dilated cardiomyopathy. Am J Cardiol 1981;47:525–

531.

7. Huang SK, Messer JV, Denes P: Significance of ventricular tachycardia in idiopathic dilated cardiomyopathy: Observations in 35 patients. Am J Cardiol 1983;51:507–512.
8. Franciosa JA, Wilen M, Ziesche S, Cohn JN: Survival in men with severe chronic left ventricular failure due to either coronary artery disease or idiopathic dilated cardiomyopathy. Am J Cardiol 1983;51:831–836.
9. Schwartz F, Mall G, Zebe H, et al: Determinants of survival in patients with congestive cardiomyopathy: Quantitative morphologic findings and left ventricular hemodynamics. Circulation 1984;70:923–928.
10. Neri R, Mestroni L, Salvi A, Camerini F: Arrhythmias in dilated cardiomyopathy. Postgrad Med J 1986;62:593–597.
11. Diaz R, Obasohan A, Oakley C: Prediction of outcome in dilated cardiomyopathy. Br Heart J 1987;58:393–399.
12. Stevenson LW, Fowler MB, Schroeder JS, et al: Poor survival of patients with idiopathic cardiomyopathy considered too well for transplantation. Am J Med 1987;83:871–876.
13. Hofmann T, Meinertz T, Kasper W, et al: Mode of death in idiopathic dilated cardiomyopathy: A multivariate analysis of prognostic determinants. Am Heart J 1988;116:1455–1463.
14. Romeo F, Pelliccia F, Cianfrocca C, et al: Predictors of sudden death in idiopathic dilated cardiomyopathy. Am J Cardiol 1989; 63:138–140.
15. Komajda M, Jais JP, Reeves F, et al: Factors predicting mortality in idiopathic dilated cardiomyopathy. Eur Heart J 1990; 11 (9) :824–831.
16. Sugrue DD, Rodeheffer RJ, Codd MB, et al: The clinical course of idiopathic dilated cardiomyopathy: A population–based study. Ann Intern Med 1992;117:117–123.
17. Baensch D, Antz M, Boczor S, et al: Primary prevention of sudden cardiac death in idiopathic dilated cardiomyopathy. The Cardiomyopathy Trial (CAT), Circulation 2002;105:1453–1458.
18. Strickberger SA, Hummel JD, Bartlett TG, et al: Amiodarone versus implantable cardioverter defibrillator: Randomized trial in patients with nonischemic dilated cardiomyopathy and asymptomatic nonsustained ventricular tachycardia – AMIOVIRT. J Am Coll Cardiol 2003;41:1707–1712.
19. Kadish A, Dyer A, Daubert JP, et al: Prophylactic defibrillator implantation in patients with nonischemic dilated cardiomyopathy. N Engl J Med 2004;350:2151–2158.
20. Zipes DP, Wellens HJJ: Sudden cardiac death. Circulation 1998; 98:2334–2351.
21. Luu M, Stevenson WG, Stevenson LW, et al: Diverse mechanisms of unexpected cardiac arrest in advanced heart failure. Circulation 1989;80:1675–1680.
22. Roberts WC, Siegel RJ, McManus BM: Idiopathic dilated cardiomyopathy: Analysis of 152 necropsy patients. Am J Cardiol 1987;60:1340–1355.
23. Wu TJ, Ong JJ, Hwang C, et al: Characteristics of wave fronts during ventricular fibrillation in human hearts with dilated cardiomyopathy: Role of increased fibrosis in the generation of reentry. J Am Coll Cardiol 1998;32:187–196.
24. Schwartz CJ, Gerity RG: Anatomical pathology of sudden unexplained cardiac death. Circulation 1975;51:18–29.
25. Franz MR, Burkoff D, Yue DT, Sagawa K: Mechanically induced action potential changes and arrhythmia in insolated in situ canine hearts. Cardiovasc Res 1989;23:213–223.
26. Beuckelmann DJ, Näbauer M, Erdmann E: Alterations of K^+ currents in isolated human ventricular myocytes from patients with terminal heart failure. Circ Res 1993;73:379–385.
27. KääB S, Nuss HB, Chiamvimonvat N, et al: Ionic mechanisms of action potential prolongation in ventricular myocytes from dogs with pacing–induced heart failure. Circ Res 1996;78:262–273.
28. Näbauer M, Beuckelmann DJ, Erdmann E: Characteristics of transient outward current in human ventricular myocytes from patients with terminal heart failure. Circ Res 1993;73:386–394.
29. KääB S, Dixon J, Duc J, et al: Molecular basis of transient outward potassium current downregulation in human heart failure Circulation 1998;98:1383–1393.
30. Sevres NJ: Gap junction alterations in the failing heart. Eur Heart J 1994;15:D53–D57.
31. Schwartz PJ, La Rovere MT, Vanoli E: Autonomic nervous system and sudden cardiac death. Circulation 1992:85 (Suppl. I. I–77–I–91) .
32. Meredith IT, Esler MD, Jemmimgs GL, Broughton A: Evidence of a selective increase in cardiac sympathetic activity in patient with sustained ventricular arrhythmias. N Engl J Med 1991 325:618–624.
33. Hohnloser SH, Singh BN: Proarrhythmia with class III anti arrhythmic drugs: Definition, electrophysiologic mechanisms, incidence, predisposing factors, and clinical implication. J Cardio-

vasc Electrophysiol 1995;6:920–936.

34. Galvin JM, Ruskin JN: Ventricular tachycardia in patients with dilated cardiomyopathy. In Zipes DP, Jalife J (eds) : Cardiac Electrophysiology –From Cell to Bedside. Philadelphia, WB Saunders, 2000, pp 537–546.
35. Wilson JR, Schwartz S, Sutton MS, et al: Prognosis in severe heart failure: Relation to hemodynamic measurements and ventricular ectopic activity. J Am Coll Cardiol 1983;2:403–410.
36. Brembilla–Perrot B, Donetti J, Terrier de la Chaise A, et al: Diagnostic value of ventricular stimulation in patients with idiopathic dilated cardiomyopathy. Am Heart J 1991;121: 1124–1131.
37. Knight BP, Goyal R, Pelosi F, et al: Outcome of patients with nonischemic dilated cardiomyopathy and unexplained syncope treated with an implantable defibrillator. J Am Coll Cardiol 1999;33:1964–1970.
38. Mittal S, Stephenson K, Stein KM, et al: Long–term outcome of patients with a non–ischemic cardiomyopathy and unexplained syncope. PACE 2000;23:560 (abstract) .
39. Schoeller R, Andresen D, Büttner P, et al: First– or second–degree atrioventricular block as a risk factor in idiopathic dilated cardiomyopathy. Am J Cardiol 1993;71:720–726.
40. Unverfehrt DV, Magorien RD, Moeschberger ML, et al: Factors influencing the one–year mortality of dilated cardiomyopathy. Am J Cardiol 1984;54:147–152.
41. Meinertz T, Hofmann T, Kasper W, et al: Significance of ventricular arrhythmias in idiopathic dilated cardiomyopathy. Am J Cardiol 1984;53:902–907.
42. Von Olshausen K, Schäfer A, Mehmel HC, et al: Ventricular arrhythmias in idiopathic dilated cardiomyopathy. Br Heart J 1984;51:195–201.
43. Von Olshausen K, Stienen U, Schwarz F, et al: Long–term prognostic significance of ventricular arrhythmias in idiopathic dilated cardiomyopathy. Am J Cardiol 1988;61:146–151.
44. DeMaria R, Gavazzi A, Caroli A, et al: Ventricular arrhythmias in dilated cardiomyopathy as an independent prognostic hallmark. Am J Cardiol 1992;69:1451–1457.
45. Kadish A, Schmaltz S, Calkins H, Morady F: Management of nonsustained ventricular tachycardia guided by electrophysiological testing. PACE 1993;16:1037–1050.
46. Turitto G, Ahuja RK, Caref EB, El–Sherif N: Risk stratification for arrhythmic events in patients with nonischemic dilated cardiomyopathy and nonsustained ventricular tachycardia: Role of programmed ventricular stimulation and the signal –averaged electrocardiogram. J Am Coll Cardiol 1994;24:1523–1528.
47. Baker R, Grossman M, Chough S, et al: High risk subset predicted by ambulatory Holter monitoring in patients with non–ischemic cardiomyopathy. (Abstr.) PACE 2000,23:267.
48. Fauchier L, Babuty D, Cosnay P, et al: Long–term prognostic value of time domain analysis of signal–averaged electrocardiography in idiopathic dilated cardiomyopathy. Am J Cardiol 2000; 85:618–623.
49. Poll DS, Marchlinski FE, Falcone RA, et al: Abnormal signal–averaged ECG in nonischemic congestive cardiomyopathy: Relationship to sustained ventricular tachyarrhythmias. Circulation 1986;72:1308–1313.
50. Middlekauf HR, Stevenson WG, Woo MA, et al: Comparison of frequency of late potentials in idiopathic dilated cardiomyopathy and ischemic cardiomyopathy with advanced congestive heart failure and their usefulness in predicting sudden death. Am J Cardiol 1990;66:1113–1117.
51. Winters SL, Goldman DS, Banas JS: Prognostic impact of late potentials in nonischemic dilated cardiomyopathy. Circulation 1993;87:1405–1407.
52. Mancini DM, Wong KLO, Simson MB: Prognostic value of an abnormal signal –averaged electrocardiogram in patients with nonischemic congestive cardiomyopathy. Circulation 1993; 87: 1083–1092.
53. Yi G, Hnatkova H, Mahon NG, et al: Predictive value of wavelet decomposition of the signal–averaged electrocardiogram in idiopathic dilated cardiomyopathy. Eur Heart J 2000;21 (12) : 1015–1022.
54. Hoffmann J, Grimm W, Menz V, et al: Heart rate variability and major arrhythmic events in patients with idiopathic dilated cardiomyopathy. PACE 1996;19:1841–1844.
55. Yi G, Goldman JH, Keeling PJ, et al: Heart rate variability in idiopathic dilated cardiomyopathy: Relation to disease severity and prognosis. Heart 1997;77:108–114.
56. Hoffmann J, Grimm W, Menz V, et al: Heart rate variability and baroreflex sensitivity in idiopathic dilated cardiomyopathy. Heart 2000;83:531–538.
57. Rosenbaum D, Albrecht P, Cohen RJ: Predicting sudden cardiac death from T wave alternans of the surface electrocardiogram: Promise and pitfalls. J Cardiovasc Electrophysiol 1996;7: 1095–

1111.

58. Adachi K, Ohnishi Y, Shima T, et al: Determinant of microvolt–level T–wave alternans in patients with dilated cardiomyopathy. J Am Coll Cardiol 1999;34:374–380.
59. Yap YG, Aytemir K, Mohan N, et al: Values of T wave alternans, QT dispersion, and principal component analysis ratio in patients with dilated cardiomyopathy. PACE 1999;22 (suppl.I–I) :883.
60. Kitamura H, Ohnishi Y, Okajima K, et al: Onset heart rate of microvolt–level T–wave alternans provides clinical and prognostic value in nonischemic dilated cardiomyopathy. J Am Coll Cardiol 2002;39:295–300.
61. Hohnloser SH, Klingenheben T, Bloomfield D, et al: Usefulness of microvolt T–wave alternans for prediction of ventricular tachy arrhythmic events in patients with dilated cardiomyopathy: Results from a prospective observational study. J Am Coll Cardiol 2003; 41:2220–2224.
62. Grimm W, Christ M, Bach J, et al: Noninvasive arrhythmia risk stratification in idiopathic dilated cardiomyopathy. Circulation 2003;108:2883–2891.
63. Moss AJ, Hall WJ, Cannom DS, et al: For the Multicenter Automatic Defibrillator Implantation Trial Investigators. Improved survival with an implanted defibrillator in patients with coronary disease at high risk for ventricular arrhythmia. N Engl J Med 1996;335:1933–1940.
64. Buxton AE, Lee KL, Fischer JD, et al: For the Multicenter Unsustained Tachycardia Trial Investigators: A randomized study of the prevention of sudden death in patients with coronary artery disease. N Engl J Med 1999;341:1882–1890.
65. Poll DS, Marchlinski FE, Buxton AE, Josephson ME: Usefulness of programmed stimulation in idiopathic dilated cardiomyopathy. Am J Cardiol 1986;58:992–997.
66. Meinertz T, Treese N, Kasper W, et al: Determinants of prognosis in idiopathic dilated cardiomyopathy as determined by programmed electrical stimulation. Am J Cardiol 1985;56: 337–341.
67. Stamato NJ, O' Connel JB, Murdock DK, et al: The response of patients with complex ventricular arrhythmias secondary to dilated cardiomyopathy to programmed electrical stimulation. Am Heart J 1986;112:505–508.
68. Das SK, Morady F, Dicarlo L, et al: Prognostic usefulness of programmed ventricular stimulation in idiopathic dilated cardiomyopathy without symptomatic ventricular arrhythmias. Am J Cardiol 1986;58:998–1000.
69. Gossinger HD, Jung M, Wagner L, et al: Prognostic role of inducible ventricular tachycardia in patients with dilated cardiomyopathy and asymptomatic nonsustained ventricular tachycardia. Int J Cardiol 1990;29:215–220.
70. Grimm W, Hoffmann J, Menz V, et al: Programmed ventricular stimulation for arrhythmia risk prediction in patients with idiopathic dilated cardiomyopathy and nonsustained ventricular tachycardia. J Am Coll Cardiol 1997;32:739–745.
71. Waagstein F, Hjalmarson A, Varnauskas E, Wallentin F: Effect of chronic beta adrenergic receptor blockade in congestive cardiomyopathy. Br Heart J 1975;37:1022–1036.
72. Hjalmarson A, Waagstein F: New therapeutic strategies in chronic heart failure: Challenge of long–term beta–blockade. Eur Heart J 1991;12 (suppl F) :63–69.
73. Packer M, Bristow MR, Cohn JN, et al: The effect of carvedilol on morbidity and mortality in patients with chronic heart failure. N Engl J Med 1996;334:1349–1355.
74. CIBIS–II Investigators and Committees. The cardiac insufficiency bisoprolol study II (CIBIS–II) : A randomized trial. Lancet 1999; 353:9–13.
75. MERIT–HF study group. Effect of metoprolol CR/XL in chronic heart failure: Metoprolol CR/XL randomized intervention trial in congestive heart failure (MERIT–HF) . Lancet 1999;353:2001–2007.
76. Teo KK, Yusuf S, Furberg CD: Effects of prophylactic antiarrhythmic drug therapy in acute myocardial infarction: An overview of results of randomised controlled clinical trials. JAMA 1993; 270:1589–1595.
77. The cardiac arrhythmia suppression trial (CAST) Investigators. Effect of encainide and flecainide on mortality in infarction. N Engl J Med 1989:321:406–412.
78. The cardiac arrhythmia suppression trial II Investigators: Effect of antiarrhythmic agent moricizine on survival after myocardial infarction. N Engl J Med 1992;327:227–233.
79. Waldo AL, Camm AJ, de Ruyter H, et al: Effect of d–sotalol on mortality in patients with left ventricular dysfunction after recent and remote myocardial infarction. Lancet 1996:348:7–12.
80. Hohnloser SH, Klingenheben T, Singh BN: Amiodarone–associated proarrhythmic effects: A review with special reference to torsades de pointes tachycardia. Ann Int Med 1994;121:529–535.

81. Neri R, Mestroni L, Salvi A, et al: Ventricular arrhythmias in dilated cardiomyopathy: Efficacy of amiodarone. Am Heart J 1987; 113: 707–715.

82. Singh SN, Fletcher RD, Fisher SG, et al: For the survival trial in congestive heart failure study. Amiodarone in patients with congestive heart failure and asymptomatic ventricular arrhythmia. N Engl J Med 1995;333:77–82.

83. Doval HC, Nul DR, Grancelli HO, et al: For grupo de estudio de la sobrevida en la insufficiencia cardiaca en argentina (GESICA). Randomised trial of low–dose amiodarone in severe congestive heart failure. Lancet 1994;344:493–498.

84. Garguichevich JJ, Ramos JL, Gambarte A, et al: For the Argentine pilot study of sudden death and amiodarone investigators: Effect of amiodarone therapy on mortality in patients with left ventricular dysfunction and asymptomatic complex ventricular arrhythmias: Argentine pilot study of sudden death and amiodarone (EPAMSA). Am Heart J 1995;130:494–500.

85. Nicklas JM, McKenna WJ, Stewart RA, et al: Prospective, double–blind, placebo–controlled trial of low–dose amiodarone in patients with severe heart failure and asymptomatic frequent ventricular ectopy. Am Heart J 1991;122:1016–1021.

86. Amiodarone Trials Meta–analysis Investigators. Effect of prophylactic amiodarone on mortality after acute myocardial infarction and in congestive heart failure: Meta–analysis of individual data from 6500 patients in randomised trials. Lancet 1997;350: 1417–1424.

87. Nul DR, Doval HC, Grancelli HO, et al: Heart rate is a marker of amiodarone mortality reduction in severe heart failure. JACC 1997;29:1199–1205.

88. Massie BM, Fisher SG, Deedwania PC, et al: Effect of amiodarone on clinical status and left ventricular function in patients with congestive heart failure. Circ 1996;93:2128–2134.

89. Bardy GH, Lee KL, Mark DB and the SCD–HeFT pilot investigators. The sudden cardiac death in heart failure trial: Pilot study. (Abstr.) PACE 1997;20:1148.

90. Caceres J, Jazayeri M, Mckinnie J, et al: Sustained bundle branch reentry as a mechanism of clinical tachycardia. Circ 1989; 79:256–270.

91. Simons GR, Klein GJ, Natale A: Ventricular tachycardia: Pathophysiology and radiofrequency catheter ablation. PACE 1997; 20:534–551.

92. Blanck ZA, Dhala A, Deshpande S, et al: Bundle branch reentrant ventricular tachycardia: Cumulative experience in 48 patients. J Cardiovasc Electrophysiol 1993;4:253–262.

93. Blanck ZA, Jazayeri M, Dhala A, et al: Bundle branch reentry: A mechanism of ventricular tachycardia in the absence of myocardial of valvular dysfunction. JACC 1993;22:1718–1722.

94. Cohen TJ, Chien WW, Lurie KG, et al: Radiofrequency catheter ablation for treatment of bundle branch reentrant ventricular tachycardia: Results and long–term follow–up. JACC 1991;18: 1767–1773.

95. Delacretaz E, Stevenson WG, Ellison KE, et al: Mapping and radiofrequency catheter ablation of the three types of sustained monomorphic ventricular tachycardia on nonischemic heart disease. J Cardiovasc Electrophysiol 2000;11:11–17.

96. Kottkamp H, Hindricks G, Chen X, et al Radiofrequency catheter ablation of sustained ventricular tachycardia in idiopathic dilated cardiomyopathy. Circ 1995;92:1159–1168.

97. The Antiarrhythmics Versus Implantable Defibrillators (AVID) Investigators. A comparison of antiarrhythmic–drug therapy with implantable defibrillators in patients resuscitated from near–fatal ventricular arrhythmias. N Engl J Med 1997;337: 1576–1583.

98. Connolly SJ, Gent M, Roberts RS, et al: Canadian Implantable Defibrillator Study (CIDS): A randomized trial of the implantable cardioverter defibrillator against amiodarone. Circulation 2000;101:1297–1302.

99. Kuck KH, Cappato R, Siebels J, Rüppel R: For the CASH Investigators. A randomized comparison of antiarrhythmic drug therapy with implantable defibrillators resuscitated from cardiac arrest: The Cardiac Arrest Study Hamburg (CASH). Circulation 2000;102:748–754.

100. Steinberg JS, Ehlert FA, Cannon DS, et al: Dilated cardiomyopathy vs. coronary artery disease in patients with VT/VF: Differences in presentation and outcome in the antiarrhythmic versus implantable defibrillators (AVID) registry. Circulation 1997; 96:I–715 (abstract).

101. Connolly AJ, Hallstrom AP, Cappato R, et al: Meta–analysis of the implantable cardioverter defibrillator secondary prevention trials. Eur Heart J 2000;21:2071–2078.

102. Hochleitner M, Hortnagl H, Hg C, et al Usefulness of physiologic dual–chamber pacing in drug–resistant idiopathic dilated cardiomyopathy. Am J Cardiol 1990;66:198–202.

103. Hochleitner M, Hortnagl H, Friedrich L, Gschnitzer F: Long–term efficacy of physiologic dual–chamber pacing in the treatment of end–stage idiopathic dilated cardiomyopathy. Am J Cardiol 1992;70:1320–1325.

104. Nishimura RA, Hayes DL, Holmes DR, Tajik AJ: Mechanism of hemodynamic improvement by dual–chamber pacing for severe left ventricular dysfunction: An acute Doppler and catheterization hemodynamic study. J Am Coll Cardiol 1995; 25:281–288.

105. Linde C, Gadler F, Edner M, et al: Results of atrioventricular synchronous pacing with optimized delay in patients with severe

congestive heart failure. Am J Cardiol 1995;75:919–923.

106. Gold MR, Feliciano Z, Gottlieb SS, et al: Dual–chamber pacing with a short atrioventricular delay in congestive heart failure: A randomized study. J Am Coll Cardiol 1995;26:967–973.

107. Blanc JJ, Etienne Y, Gilard M, et al: Evaluation of different ventricular pacing sites in patients with severe heart failure: Results of an acute hemodynamic study. Circulation 1997; 96: 3273–3277.

108. Bristow MR, Saxon LA, Boehmer J, et al: Cardiac resynchronization therapy with or without an implantable defibrillator in advanced chronic heart failure. N Engl J Med 2004;350: 2140–2150.

第31章　致心律失常性右心室心肌病

PAUL TOUBOUL, MARJANEH FATEMI

右心室心肌病的概念始于1952年，Uhl [1]报告了一例死于充血性心力衰竭的仅8个月大的婴儿，其病理检查显示“右心室心肌几乎完全缺失”。这个病例报告使人们想起Osler已于1905年描述过的“羊皮纸心脏”[2]。随后人们开始重视单发病例中右心室疾病与恶性快速性心律失常之间的关系。1977年，Fontaine及其同事 [3]把这种新的临床综合征定义为致心律失常性右心室发育不良（arrhythmogenic right ventricular dysplasia），由此引发了一系列研究，掀起了再次研究右心室疾病的热潮。最初的报告描述了6例患者，他们都有持续的、抗药性室性心动过速（简称室速），但“心脏未见明显异常”。所有的患者都有右心室扩张和室壁运动异常。其中3位患者接受了外科手术，发现右心室游离壁异常脂肪样外观。后来也发现，一些较年轻成人的意外猝死与右心室发育不良有关[4]。因此，可以肯定其具有致命性。但是，该病的病因依然是个有争论的问题。遗传缺陷是一个起作用的因素，但心肌缺失的机制尚不清楚，可能是多因素的——因此使用“心肌病（cardiomyopathy）”来描述此类疾病，比“发育不良（dysplasia）”更合适一些。Padova医学院的Thiene及其同事在病理学方面的研究为对该病的认识做出了很大的贡献[5]。随后，人们致力于更好地描述疾病基质，在增进对致心律失常性右心室心肌病的认识和开辟新的研究途径发面发挥了重要作用。

定义和流行病学

顾名思义，致心律失常性右心室心肌病（arrhythmogenic right ventricular cardiomyopathy，ARVC）是指右心室的心肌病变，且患者易发生心律失常。一般情况下，这样的一个定义仅适用于有室性心律失常、且可能单纯由右心室异常引起的临床表现。由于右心室异常可能是潜在的，这类患者就需要与所谓的特发性心律失常相鉴别。由于现有诊断手段的限制和缺乏病理证据，可能有很大一部分心肌病病例被漏诊。而另外一些疑似病例可能导致假阳性诊断。一般来说，除非有病理依据，临床医师会得出各种各样的、看似很有道理的诊断。而且有些疾病类型尽管确实存在右心室心肌病，却不寻致心律失常。假定有潜在的致心律失常性，这些患者仍旧可以被划分在临床心律异常的大类中。如果右心室病变明显、突出，并有很多临床证据支持，那么同时存在左心室损害并不能排除右心室心肌病的诊断。在疾病晚期，左右心室都受累的几率增多 [6]。最后，组织病理学标准也是一个争论的焦点。本病特征性的变化是心肌组织被脂肪和纤维组织替代，但是正常和异常浸润之间的界限并不明确（见下文）。因此人们虽已逐步认识到ARVC这一综合征，却又没有普遍接受的定义。还需要更多的研究，以提高我们的认识，确立疾病的诊断。由于以上这些不确定因素，ARVC的发病率和患病率是很难估测的，且没有可靠的流行病学数据。病理学方面的报告仅能提示本病是致死的原因 [4,5,6]。如此看来，在意大利开展的一项关于青少年猝死的前瞻性研究 [5]很有意义。这项调查研究是在Veneto地区进行的。20%的年轻人和运动员猝死是由于以前未曾诊断的右心室心肌病，这突显了它对患这种疾病的青少年死亡率的重要影响。在年龄范围更大的心脏性猝死人群研究中，尸检发现ARVC的比例是5%。

病理学发现

ARVC的病理学诊断根据是大体或组织学观察有心

肌丢失、局部或弥漫性透壁纤维脂肪浸润的证据[4,5,6]，病变主要影响右心室游离壁，但没有瓣膜、冠状动脉和心包受累（图 31–1 至 31–4）。右心室最常受累的区域是右心室流入道、心尖部和漏斗部，被称为发育不良三角（triangle of dysplasia）[4]。Basso 及其同事[6]确定了两种不同类型：纤维脂肪型，其特征是心肌丢失的部分被纤维和脂肪组织替代；脂肪型，心肌细胞几乎只被脂肪组织所替代。

在纤维脂肪型中（图 31–3 和 31–4），心肌细胞因坏死和凋亡而丢失[7]，并被纤维脂肪组织替代，导致右心室壁萎缩。在 50%的尸解病例中，室壁变薄是导致心室瘤性扩张的原因[8]。典型的室壁瘤是位于三尖瓣后叶下的下壁或右心室心尖部和漏斗部。由于这种独一无二的特征，右心室室壁瘤可以作为特异病征。在大约一半的病例中，病变可以扩展到左心室（图 31–1 和 31–5），但室间隔通常都能幸免 [8]。纤维脂肪组织浸润和心肌纤维分裂可能是缓慢传导和折返性心律失常的基质。在此型中（图 31–6），经常可以发现有淋巴细胞性心肌炎，随后发生纤维化[9]。

脂肪型（图 31–2）的特征性变化是轻度炎症，室壁不变薄，反而增加或厚度不变。因此室壁瘤的发生率很低。是否此型 ARVC 猝死的危险性更大，仍有争议。但在一些研究报告中没有发现两种类型在室性心律失常发生率和死亡方式方面有明显的差别[9]。

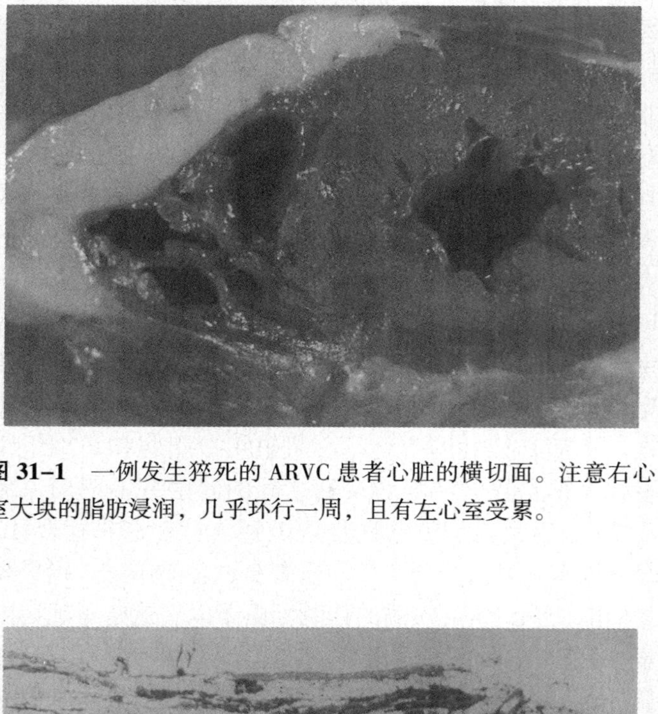

图 31–1 一例发生猝死的 ARVC 患者心脏的横切面。注意右心室大块的脂肪浸润，几乎环行一周，且有左心室受累。

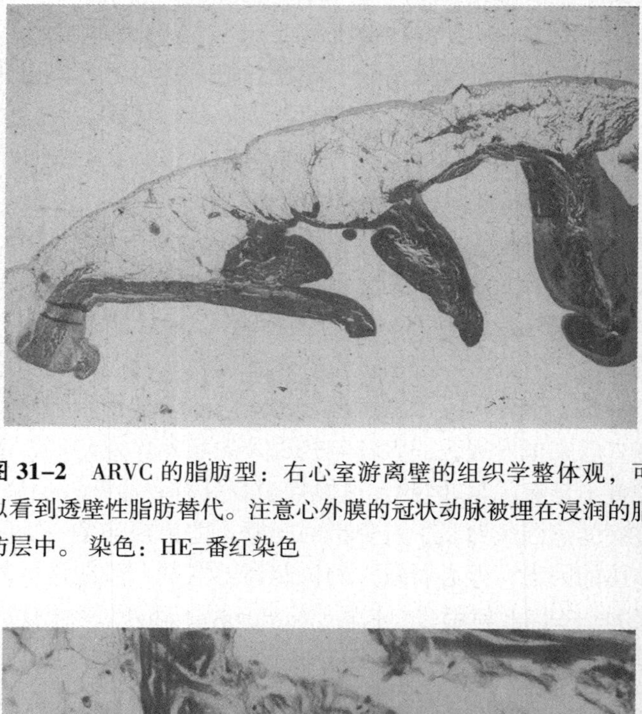

图 31–2 ARVC 的脂肪型：右心室游离壁的组织学整体观，可以看到透壁性脂肪替代。注意心外膜的冠状动脉被埋在浸润的脂肪层中。染色：HE–番红染色

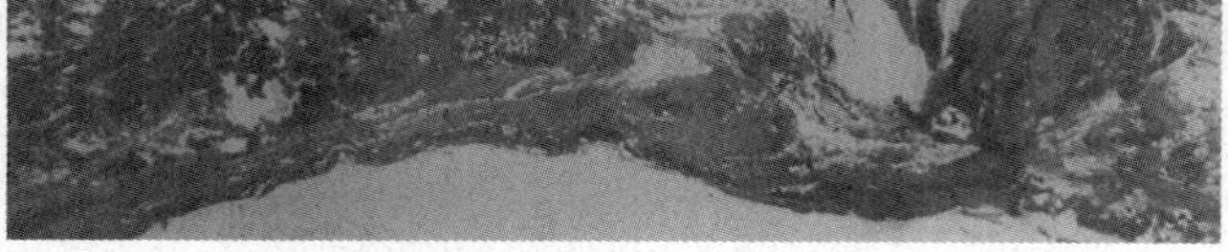

图 31–3 ARVC 的纤维脂肪型：右心室组织显微镜下观，可见心外膜脂肪浸润，临近心内膜下，纤维变性伴随心肌丢失。心外膜也有部分区域纤维化。放大倍数：1×。染色：HE–番红染色。

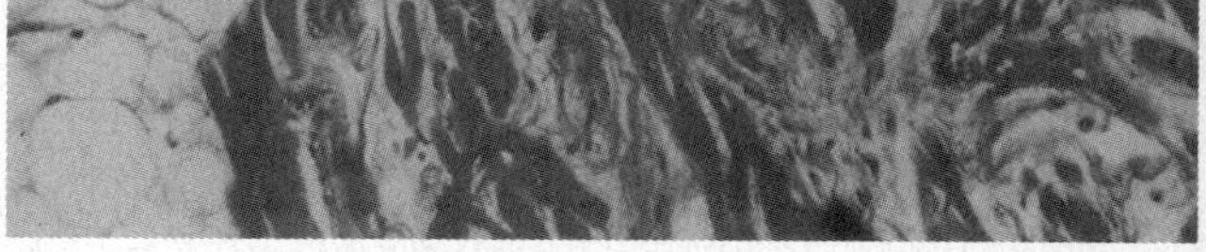

图 31–4 ARVC 纤维脂肪型：残存岛状心肌周围脂肪浸润，散在间质纤维化。放大倍数：10×。染色：HE–番红染色。

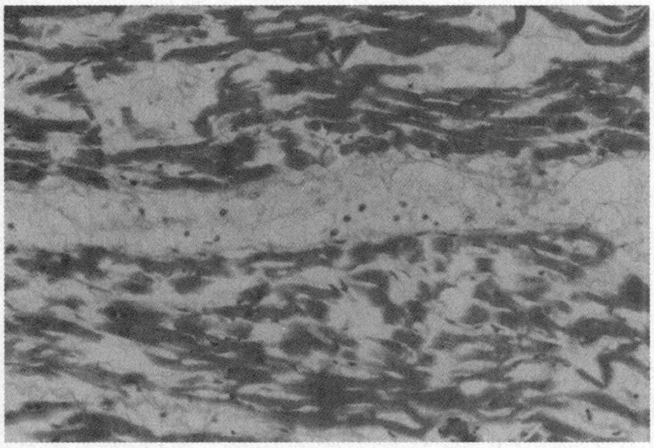

图 31–5 ARVC 侵及左心室：肌细胞溶解，伴随间质水肿、淋巴细胞浸润。放大倍数：10×。染色：HE–番红染色。

导致这些形态学改变的机制尚不完全清楚。起初，人们从 Uhl 报告的病例类推，认为心肌变化是先天性的结构缺陷。因此，使用“发育不良”这个词被提出来，暗示病理学变化是由于发育异常。该名词被使用了很多年，促进了人们认识这一新的疾病 [10]。但是，与 Uhl 畸形纸一样薄的心室壁不同，ARVC 患者心外膜到心内膜的距离正常或仅轻度缩小。由于疾病的自然进展，以及炎症病灶、变性、坏死的存在，“心肌病”一词比“发育不良”更贴切[11]。

人们提出了两种理论：（1）变性理论，心肌的丢失是由于先天性因素引起某些代谢或超微结构缺失导致进行性心肌细胞死亡。这个理论解释了一些家族性病例，可能是由于常染色体显性遗传性基因突变，有不同的外显率和表达[12~15]；（2）炎症理论，纤维脂肪浸润被看作是慢性心肌炎的复原过程。右心室心肌的消失是炎症损伤后纤维脂肪组织修复的结果[16~18]。感染性（病毒）和（或）免疫性心肌反应导致疾病发生也参与了本病的发病机制。在一些 ARVC 患者心肌中检测到的柯萨奇病毒基因组支持了这个假设[19]。这与家族性发病并不矛盾，因为不能排除对病毒易感的遗传体质诱发了免疫反应。值得注意的是，一些实验建立的心肌炎模型病变仅仅局限于右心室[20]。遗传因素在心脏受累的部位方面也发挥一定的作用。

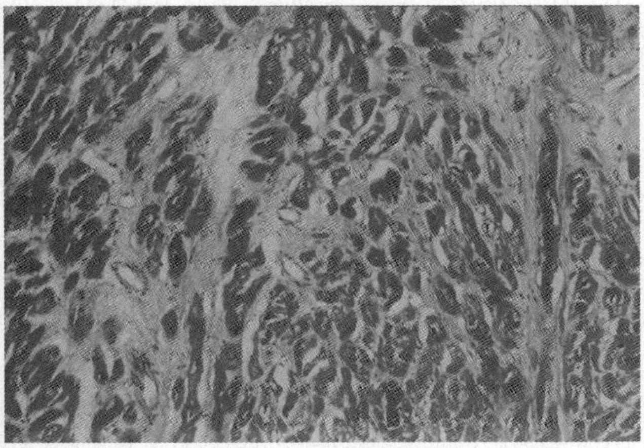

图 31–6 ARVC 侵及左心室：间质纤维化，浸润到肌层，极似心肌炎治愈后的表现。放大倍数：10×。染色：HE–番红染色。

ARVC 的病理学特征有时也会令人误解。比如心脏的局部病变，除非仔细检查右心室，很可能在大体检查时就发现不了心肌的改变。归根结底，最终诊断依靠系统的组织病理学检查。关于脂肪浸润的概念，也有争议。众所周知，在老年人中，50%的正常心脏可以有脂肪浸润，尤其是在右心室前尖部。脂肪沉积物主要是在心外膜下。关于多少脂肪浸润可以诊断异常，还有争论。Angelini 及其同事[21]认为右心室心内膜下活检的组织标本中，脂肪组织的含量超过 3.21%就高度提示 ARVC，但是 Burke 等[9]报告在正常心脏的右心室前尖部，脂肪含量达到 15%。Loire 和 Tabib [22]认为，脂肪组织在心外膜覆盖了冠脉血管，是高度异常的。由于以上这些不确定因素，很大一部分 ARVC 在常规尸检中被忽略了。

临床表现

ARVC 患者的临床表现差别很大，有的可以完全没有症状，有的却有一系列显著的心律失常事件，包括频发室性期前收缩、偶发室性心动过速或猝死。本病还可能表现为其他症状，如房室传导阻滞[23,24]、室上性心律失常[25]和心力衰竭[29]。

ARVC 相关的室速可能是电不稳定和广泛的纤维脂肪浸润导致心肌断裂的结果。这导致电传导的不均一性，成为折返性室性快速心律失常的理想基质。在身体劳累时容易发生室性心律失常[26]可能与血流动力学和神经内分泌因素有关。体育锻炼使得右心室的后负荷增加，心室腔扩大，从而牵拉右心室肌细胞触发室性心律失常[27]。疾病从心外膜向心内膜进展，还可以导致功能性和（或）器质性的交感神经阻断，儿茶酚胺再摄取障碍，对儿茶酚胺的敏感性增高，在交感刺激时发生心律失常[28]。人们已经观察到广泛的心肌疾病造成心衰[29]，且伴随室性心律失常可以使临床病程恶化。

室性异位心律和(或)持续性或非持续性室性心动过速

ARVC 相关的室速多是左束支阻滞图形[4,5]，提示是右心室源性（图 31–7）。当异位性搏动起源于右心室流出道时，QRS 波群的电轴下移或正常，而起源于右心室心尖部或下壁时，则电轴上移[30]。在一些心脏看似正常伴有所谓的良性先天性室性心律失常的患者[30]，应该考虑到 ARVC。已有报道 ARVC 是一些心脏没有明显异常的儿童发生室速的基础病因[31]。ARVC 家族史或是近亲有猝死的病史可以为诊断提供线索。

持续性室性心动过速的发作开始多与交感兴奋有关，表现为心率增快，室速开始前的第一个偶联间期缩短。Leclercq 等[32]的研究显示，引发持续性室速的交感刺激要远远大于诱发成对期前收缩或非持续性室速所需要的强度。不同个体对室性心律失常的耐受不同。心悸和胸部不适是常见的症状。应注意持续性室速患者的无力、眩晕、无法维持体力活动、低血压症状。发生晕厥说明快速心室率导致血流动力学障碍。在剧烈运动中发生的急促的室速可以演变成为室颤，这成为一些先前没有得到 ARVC 诊断的年轻运动员猝死的原因。

室颤导致的猝死

有报告 ARVC 患者猝死的发生率是 5%[33]，年发生率为 2%~3%[34]。Basso 及其同事们[35]根据对意大利威尼托地区青少年猝死的统计资料，发现所有病例中，12.5%由 ARVC 引起。ARVC 成为年轻人（≤35 岁）心源猝死的第二位病因，仅次于冠状动脉粥样硬化；而在运动员猝死的病因中，位列第一。相反，在美国的统计资料中，ARVC 导致的猝死相对少见[36-37]。

不同于猝死的其他病因，比如冠脉病变（先天异常或粥样硬化），患者的先驱症状很少被注意到，ARVC 引起的猝死很少是该病的初发表现，早期症状可能存在但由于其“良性”表现而被忽视，未对该病引起警觉。回顾性分析发现多数猝死的患者有猝死的家族史或是已经有一些预警信号可以提示 ARVC 的诊断，比如活动时心悸或劳力性晕厥、心电图记录到室性心律失常和心电图异常（右心前导联 T 波倒置）。

心力衰竭

心力衰竭是 ARVC 比较少见的临床表现。右心室最先受累是 ARVC 最显著的特征，也是该病的一个重要诊断标准。在大部分的病例，患者表现为孤立的右心衰竭症状、体静脉怒张，没有肺动脉高压[29]。也有报告 ARVC 双室受累的病例，临床表现酷似扩张性心肌病[29,38]。Ponamonti 等[39]报道，在初次评估时，39 例患者（LVEF 最低 45%）中有 14 例左心室轻度受累。大约 4 年后，部分患者的左心室功能紊乱进一步发展，LVEF 最低降到了 24%。在 Peters 等[29]报告的一个系列中，121 例 ARVC 患者中有 16 例在发生完全性右束支阻滞

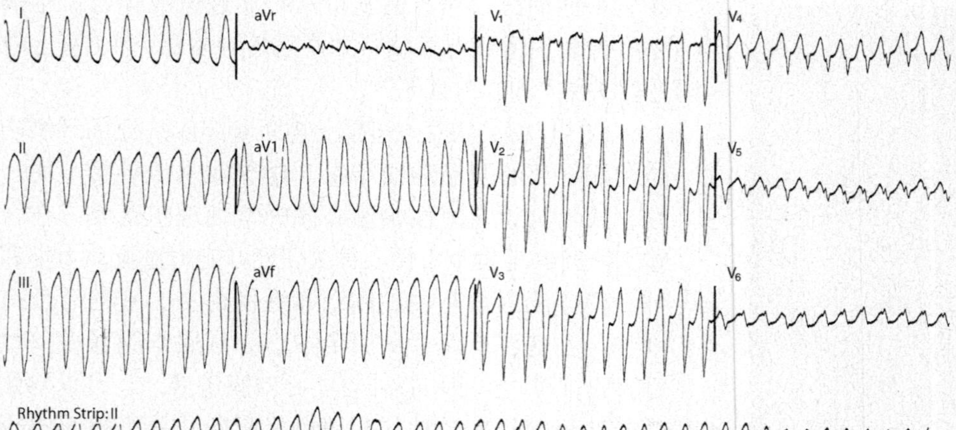

图 31–7 ARVC 患者室速发作时的 12 导联心电图，呈现典型的左束支阻滞图形。

后 4~8 年发生了心力衰竭：13 例为单纯的右心衰，3 例左右心室衰竭。

隐性病例

在一些无症状的患者，可以通过一些无创的检查来证实本病的存在，提示虽然处于静止状态却可能致心律失常的基质。这些患者可能有 ARVC 的心电图表现，信号平均心电图可以发现心室延迟电位（见下页）。在有猝死家族史的家族中，对无症状成员进行筛选时发现阳性结果的意义还有待进一步探讨[94]。

诊断方法

体格检查

尽管对 ARVC 患者的体格检查通常没有什么特殊发现，但偶尔会发现第一或第二心音分裂、收缩期杂音和（或）第三、第四心音[4]。

胸片

大部分的患者，胸片通常是正常的。有些患者可以出现中度心脏扩大，但不伴有肺血管改变。在一些年轻的成人运动员，这种心脏扩大很可能被误认为是训练造成的。在多数病例，心胸指数小于 0.6[10]。

窦性心律时的心电图

在怀疑 ARVC 的患者心电图中可发现以下异常（图 31–8 和 31–9）：

1. V_1 导联 QRS 波增宽=110ms，灵敏度 55%，特异度 100%。一般来说，V_1 的 QRS 时限较 I 和 V_6 导联延长更多[40]。完全性或不完全性右束支传导阻滞也很常见，原因可能更多是由于室内阻滞而不是右束支病变[41]。
2. 在 30%的病例由于右心室激活延迟（epsilon 波或后除极波）[3]，会在 QRS 波群终末处出现一个异常的切迹。该特征很容易被忽略。
3. QRS 波群低电压（I、II、III 导联 QRS 波群<5mm，或心前导联 QRS 波群<10mm）可反映广泛的心肌病理学改变[42]。
4. 经常会有右心前导联的 T 波倒置（大约 60%的患者 V_1~V_3 导联 T 波异常，80%的患者 V_1~V_2 导联 T 波异常）。右心前导联的 ST 段抬高对于诊断ARVC 的价值还不明确[43]，除非在运动时有动态演变（见后文）。
5. 与对照组相比，ARVC 的患者 QT 间期离散度增加。但是，离散的程度与症状的严重程度并不相关，也不受抗心律失常药物索他洛尔的影响[44]。

在一项对 20 例有症状的 ARVC 患者进行的随访研究中[42]，90%的患者有心电图异常。但是，12 导联心电图的异常表现与超声心动图观察到的右心室受累的部位和程度并不相关。在长达 71 个月的随访期中，系列的心电图记录没有提供解剖学上的疾病进展相关信息。

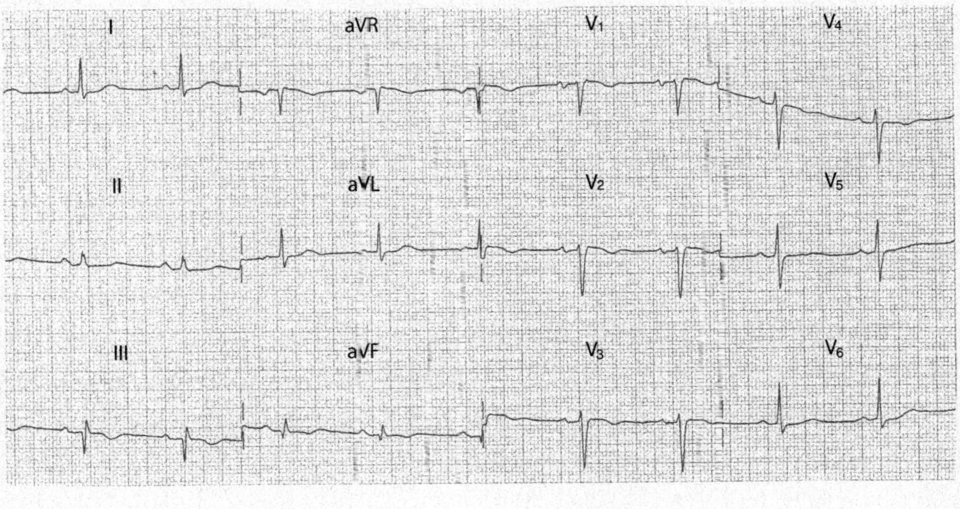

图 31–8 一例诊断 ARVC 患者窦性心律时的 12 导联心电图。注意 V_1~V_4 导联 T 波倒置，V_1 导联 QRS 波群终末处 epsilon 波。

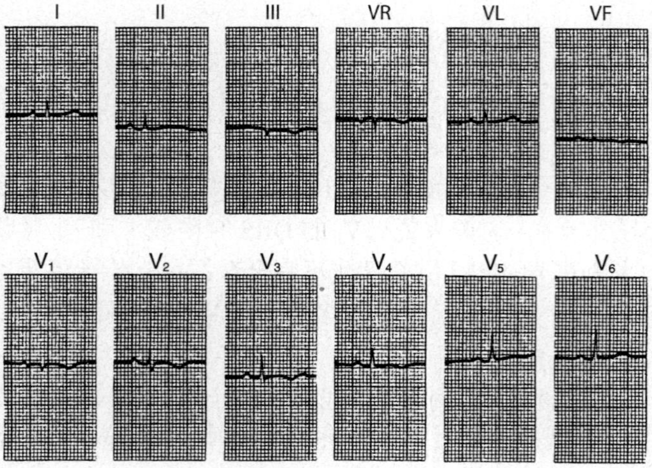

图 31–9 另一例病变范围广泛的 ARVC 患者，窦性心律时的 12 导联心电图，除了 V_1~V_4 导联 T 波倒置外，还有明显的 QRS 波群低电压。

Jaoude 等[45]报告在由 ARVC 导致心律失常事件的患者中，心电图正常的超过 40%。在 9.5 年的随访期中，观察到 56%的患者有心电图改变（T 波倒置、新发的电轴左偏、QRS 波增宽、右心房肥大、房颤），而且与初发症状后的随访时间长短相关。

运动负荷试验

大约一半的 ARVC 患者在运动负荷试验时室性心律失常可以加重，从而有助诊断，但是在运动过程中，室性心律失常没有恶化并不能排除 ARVC[46]。

ARVC 患者局部或弥漫性的室壁运动异常可以在运动试验中导致 ST 段抬高。Toyofuku 等[47]发现在 65%的 ARVC 患者中，运动诱导的 ST 段抬高大于 0.1mV。这一发现多数见于右心前导联。因为在正常受试者中运动诱导的 ST 段抬高很少见，而且无创性的影像学技术，比如超声心动图、放射性核素血管造影，不总能检测出所有的右心室形态学异常，因此这种检测方法对于诊断 ARVC 是很有帮助的。

信号平均心电图

ARVC 纤维脂肪组织浸润和替代的特征，中断了心肌纤维的电连续性，导致传导延迟。这种电生理异常产生延迟的心室电位，在体表心电图上表现为 epsilon 波，或在信号平均心电图上表现为延迟电位。

Mehta 等[48]使用时域分析发现，在 90%的 ARVC 合并右心室起源的室性心动过速的患者中，信号平均心电图可以有异常表现。信号平均心电图的所有参数和右心室心腔的直径之间有很强的相关性。

Nava 等[49]比较了 138 例不同程度 ARVC（轻度、中度、广泛）的患者和 146 例健康的个体，确定了异常信号平均心电图的灵敏度、特异度和预测价值。信号平均心电图的总体灵敏度为 57%，特异度为 95%，阳性预测值为 92%。但与之明显相关的是病变范围而不是有无室性心律失常：在病变广泛的患者中 94.4%出现心室延迟电位，中度的患者 77.7%，轻度的患者仅有 31.8%。有持续性室速或室颤的患者信号平均心电图异常的比例更高，分别为 72%和 71%，其中 94.4%的患者发生室速且电轴向上。

与此相似，Turini 等[50]发现右心室射血分数低是心室延迟电位最强的预测因子。右心室射血分数≤50%和 25Hz 时终末 40ms 的电压均方根值，都是发生持续性室性心律失常的预测因子。

亦有学者对 ARVC 患者家族成员中心室延迟电位的发生率进行了研究。Hermida 等[51]发现，在 ARVC 患者的无症状家族成员中，心室延迟电位的发生率高于正常人群（16% 比 3%）。ARVC 患者家族中貌似健康的亲属的阳性信号平均心电图（延迟电位）的临床意义还有待更长时间随访研究的结果。

电生理检查

心室程序刺激可以诱发和终止 ARVC 相关的室速，说明是折返机制（图 31–10）。进行电生理检查的目的是为了证实存在致心律失常基质、查明心律失常的电生理特征，在某些病例还可指导治疗。但是，使用程序性电刺激预测自发性室性心律失常的价值很低。起搏应该从右心室多个部位，在有些病例甚至从左心室进行，使用不同的基础周长、1~3 个额外刺激和短阵快速起搏，以提高检查的灵敏度。DiBiase 等 [52]发现，在程序刺激诱导的室速多数发生在有自发性持续性室速的亚组。只有 13%反复发作的室性异位搏动患者，可以诱发出持续性快速心律失常。偶尔需要使用异丙肾上腺素才能成功诱发出持续性室速[53]。同样，Peters 等[54]也报道可以在 90%的有自发性心动过速偶发事件的患者中成功诱发室速。在他们的研究中，所有的非持续性室速和心室异位搏动的患者以及 30%以前发生过心

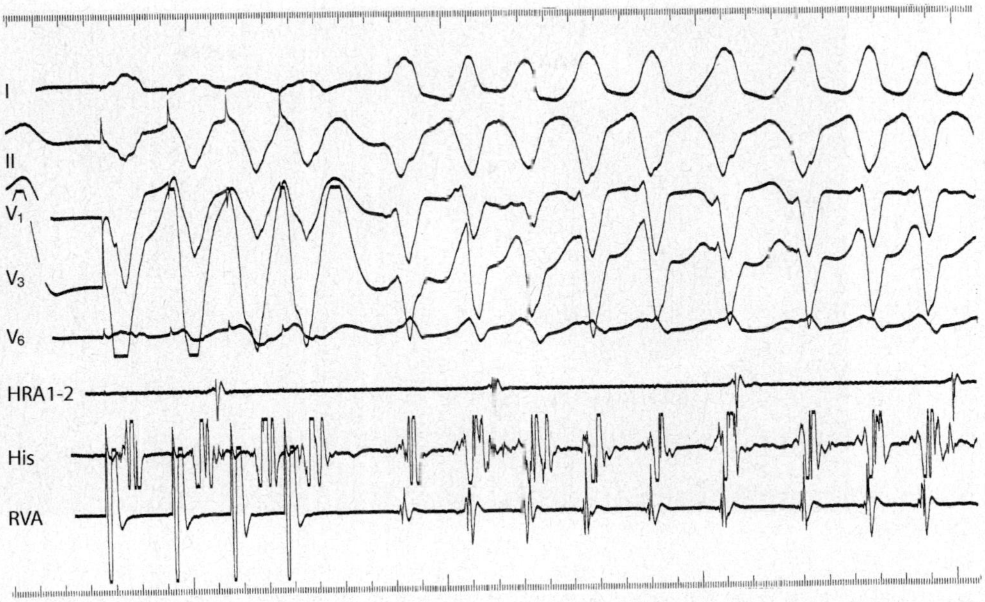

图 31-10　ARVC 患者在 600ms 周期长度以 3 个额外刺激诱发出左束支阻滞图形的室速。图中依次为体表 I、II、V_1、V_3、V_6 导联，及高位右心房（HRA）、希氏束（HBE）、右心室心尖部（RVA）的心腔内电图。注意室速时发生了房室分离。

脏骤停的患者即使应用异丙肾上腺素也不能诱发出持续性室性心动过速。值得一提的是，程序性刺激有时会引发室颤，但是其预后价值尚不清楚[55]。

电生理检查有助于了解致心律失常基质。ARVC 患者绝大多数室速发生于窦性心律时出现异常延迟的、碎裂的、低电压电描记图的部位。这些舒张期电位是在 QRS 波群后记录到的细小切迹，并呈现频率依赖的特性[56]。这种异常的电描记图可以在右心室广泛存在，利用它来判断室速的起源部位价值不高。

起搏标测技术[57]发现 ARVC 患者的室速有很多特征与心梗后患者相似。在有舒张期电位的部位发放电刺激，由于缓慢传导区的冲动传出延迟，所以从刺激到心室反应的时间间隔较长。在室速时，可以进行拖带，这更有助于确定消融的靶点。最后，在 ARVC 患者进行程序电刺激还可以诱发房性快速性心律失常[58]，但这种现象的意义还不清楚。

超声心动图

超声心动图可以显示右心腔局部异常，节制带增厚和右心室心尖部肌小梁形成。流出道可以有显著的不规则扩张，右心室/左心室比增加。但轻度病变者可能难以检测到异常。大多数 ARVC 患者的心脏有中等度结构改变[59]，要系统地观测，尤其在右心室多个节点上测量直径才能发现。然后，这些测量值需参照 Foale 等[60]提出的方案，与正常值进行比较。

二维超声心动图发现的形态学异常包括右心室扩张（图 31-11A）；心室壁变薄，并有无运动区，舒张期存在室壁瘤（图 31-11B），后基底部区域性运动障碍，尤其在三尖瓣下观察到则更具特异性。当怀疑 ARVC 时，应该令患者右侧卧位，系统检查胸骨旁切面。采用肋弓下进路法，在二维超声和 M 型超声都可以看到右心室游离壁。探头旋转 90 度，可以显示右心室的长轴，这对于观察漏斗部和肺动脉很有用。在本病的严重类型，应该特别注意有无三尖瓣和二尖瓣脱垂和反流。最近有研究发现，这种现象经常与 ARVC 有关[61]。心脏超声造影术可有助于评价右心室整体或局部功能，更好地勾勒出右心室的轮廓，以计算右心室容积。在观察室壁运动异常方面，经食管超声心动图比经胸超声更灵敏。有研究使用三维心脏超声，尤其与经食管超声相结合，可以提高该技术的诊断准确性[62]。

心内膜心肌活检

在多数病例，并不需要依靠心内膜心肌活检才能明确诊断。这项技术对于直接于病变区取活检，证明典型的、具有高度诊断意义的 ARVC 组织学异常是有用的。但是，心内膜心肌活检的样本取自心内膜下，而心内膜下表象并不一定能代表透壁病变。如果样本仅仅表现为纤维化也不稀奇。ARVC 中的纤维脂肪型，纤维组织多数分布在心内膜下区，而脂肪组织主要分

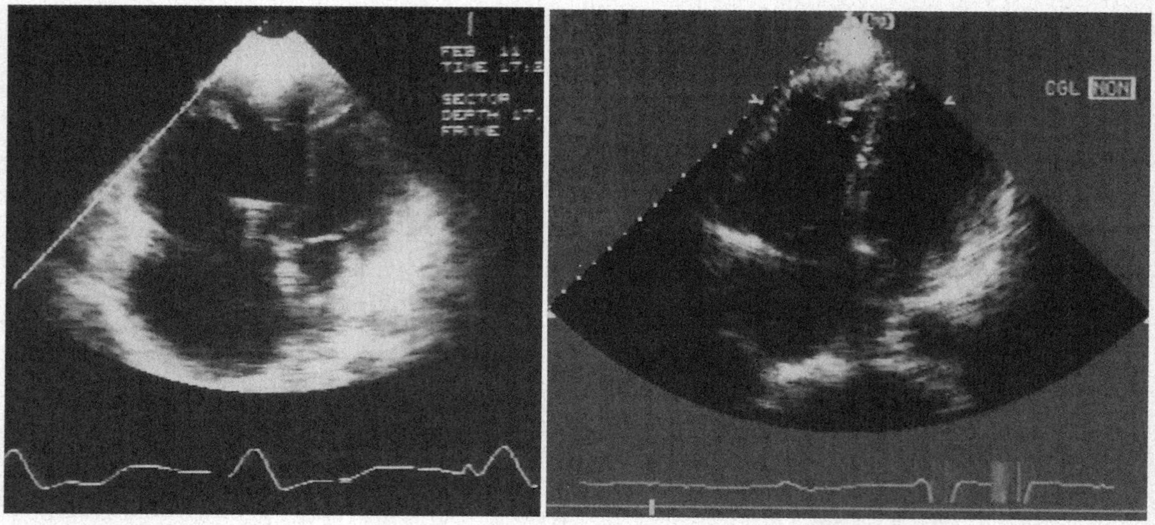

A　B

图 31-11　A. 弥漫性病变的 ARVC 患者改良的心尖四腔心超声图像，可见右心室严重扩张，右心室/左心室比值大于 1；**B.** 另一例 ARVC 患者的心尖四腔心超声图像，显示右心室中度扩大，心尖部运动障碍。

布在心外膜中层或下层。由于 ARVC 是一种局灶性病变，活检可能不是检测纤维脂肪浸润的灵敏的手段。而且这是有创的操作，ARVC 患者右心室壁萎缩、变薄，有心脏穿孔和心脏压塞的潜在危险。因此，这项技术仅在难以确诊的病例才考虑使用，而且直接在影像学技术探查提示的可能受累区采样。

右心室造影术

血管造影术现在被用来评价心室腔和室壁的形态学和功能状态。心脏扩大、深裂隙、轮廓改变、局限性膨出运动消失或异常、龛影、右心室流出道扩张和造影剂滞留是 ARVC 患者右心室为纤维脂肪替代所引起的最常见的心血管造影表现（图 31-12）[63]。Daliento 等[64]发现横向排列的肥大肌小梁被深裂隙分隔开是最有助于诊断 ARVC 的表现。三尖瓣后瓣下及漏斗部室壁膨出是另一个可以独立诊断 ARVC 的指征。在他们的研究中，若两者并存，诊断 ARVC 的特异度为 96%，灵敏度为 87.5%。

放射性核素血管造影术和计算机（X 线）断层摄影术

放射性核素血管造影术是另一种有用的检测手段，可以克服心室造影术的限制。由于右心室的特殊形态和存在肌小梁，血管造影时频发期外搏动，且难以得到一个能满足技术要求的影像，因此对右心室节段性室壁运动的分析非常复杂。而且，对比剂心室造影术的可重复性不理想[65]。放射性核素血管造影术可通过傅里叶分析得到像素心室曲线数学拟合。这种分析方法已经显示出在诊断右心室或左心室室壁运动异常和室壁瘤中的价值[66,67]。这种异常在分布直方图上表现为典型的双峰图形或后期区域时相分布，而正常表现为单峰同源时相分布直方图。在一项关于起源于右心室的室速患者的前瞻性研究中，Le Guludec 等[68]比较了普通心室造影术和放射性核素血管造影术对诊断 ARVC 的价值。后者的灵敏度为 94.3%，特异度为 90%，阳性和阴性预测值分别是 96%和 85.7%。二者对室壁运动异常定位的一致性分别为：心尖部 60%，流出道 76%，后壁 85%，游离壁 74%。这项技术的可重复性（96.2%），使得它可以被用于随访右心室室壁运动异常的发展。同时，可靠的左心室分析对于发现伴有左心室受累的 ARVC 患者很重要。

但是，对于右心室形态学的复杂性和在平面显像显示三尖瓣环的困难，一种 DSA 体层摄影数字减影血管造影方法是比较有用的。门控血池单光子发射断层显像（Gated blood pool single-photon emission tomography，GBP-SPECT）已被证实在测定右心室容量和发现

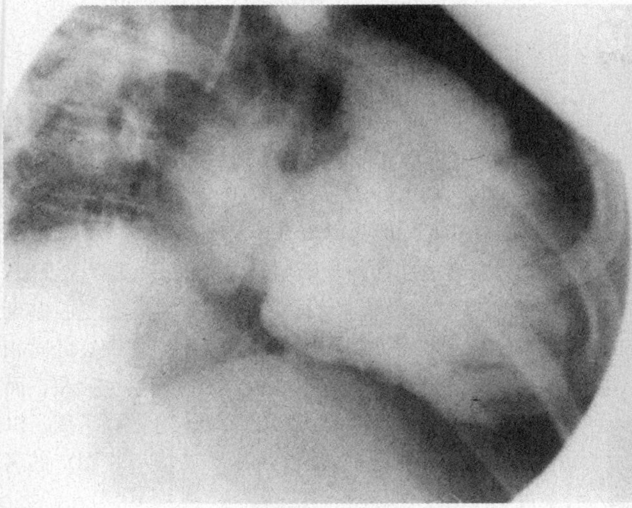

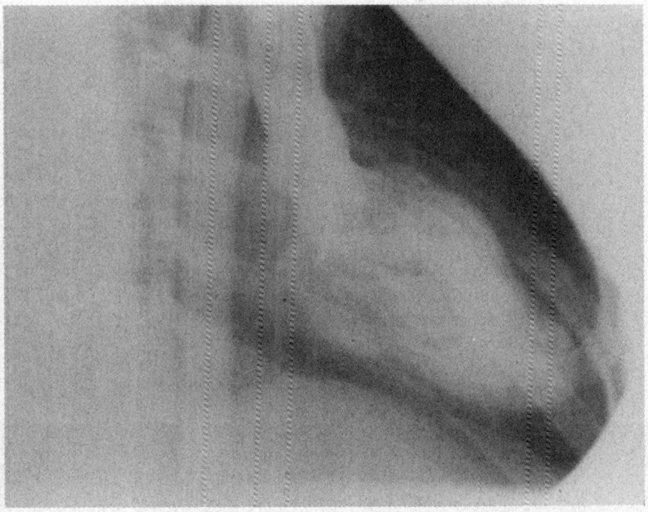

A　　B

图 31-12　A. 从右心房进行右心室造影（右前斜位观）。注意深裂隙，同左心室（**B**）相比，右心室明显扩张。

左心室室壁运动异常方面比平面显像更准确。Casset-Senon 等[69]利用 GBP-SPECT 在 18 例 ARVC 患者身上发现了以下异常：右心室射血分数显著减低、右心室扩张、心室收缩不同步、右心室收缩离散度增大、右心室壁运动紊乱和/或时相延迟（图 31-13），有时伴有左心室异常。他们根据这些诊断 ARVC 的条件提出了一个评分系统。而且，可以使用多谐波和因素分析来增加诊断能力（三次谐波傅里叶分析以检测流出道和后壁运动异常，在右心室心尖部使用因素分析）[70]。

^{123}I-META-氯碘喹琳（^{123}I-MIBG）闪烁扫描显像

ARVC 患者经常存在局部交感神经分布异常，这可以使用 ^{123}I-MIBG 闪烁扫描显像来检测。Wichter 等[28]用这项技术研究发现 48 例 ARVC 患者中有 40 例存在局部 ^{123}I-MIBG 摄取减少，而对照组摄取均一。去交感支配可能是 ^{123}I-MIBG 摄取减少的潜在机制。因此，对于 ARVC 的患者，这种用 ^{123}I-MIBG 图像检测局部去交感支配的无创的方法有助于早期诊断。

磁共振成像

磁共振成像（magnetic resonance imaging，MRI）是一项新出现的无创技术，能够提供高度空间分辨率的心脏显像，用于右心室形态功能的精确[71]评价和发现 ARVC 的特征性形态，比如小梁排列紊乱、膨出和室壁瘤。自旋回波技术被用于识别脂肪替代的区域（高密度）[72]。因此，MRI 是惟一可以提示组织成分信息的无创性检查工具。鉴别异常区域可有助于引导心脏电生理医师进行室性心律失常的标测。Cine-MRI 使用梯度回波序列提高即时分辨率，使其足以分辨心脏收缩末期和舒张末期，从而可以分析整体和局部的右心室和左心室功能[72]。但是，这项技术的灵敏度太低，诊断隐匿性 ARVC 的价值仍有争议。

遗传学

30%~50%的患者有 ARVC 家族史[12~15]。最常见的遗传方式是常染色体显性遗传，伴有不完全外显和变异表达，后者是产生临床上轻型病例的基础。也曾报道过一例患者是常染色体隐性遗传。尽管基因尚未被鉴定，连锁分析分别把该病显性型与 1、2、3、6、14 号染色体上的 8109（ARVC1-8）[73~76,95,100]，以及隐性变异型[77,99]与 17、14 号染色体上 8109 联系起来。一种隐性型（Naxos 病）的特征是伴有表皮异常，比如手掌跖角化病和似羊毛状的蓬发。这与编码盘状球蛋白（参与细胞骨架）基因的一处突变相关[96]。Naxos 病患者症状很重，在家庭成员中外显率达 90%。最近在一个 ARVC 患者家族中又检测出桥粒斑蛋白的变异，是与盘状球蛋白相互作用的一种蛋白质[95]。这些资料说明，至少部分 ARVC 患者是细胞骨架异常的遗传病。但也有些家族没有以上所说的异常基因部位，说明 ARVC 还

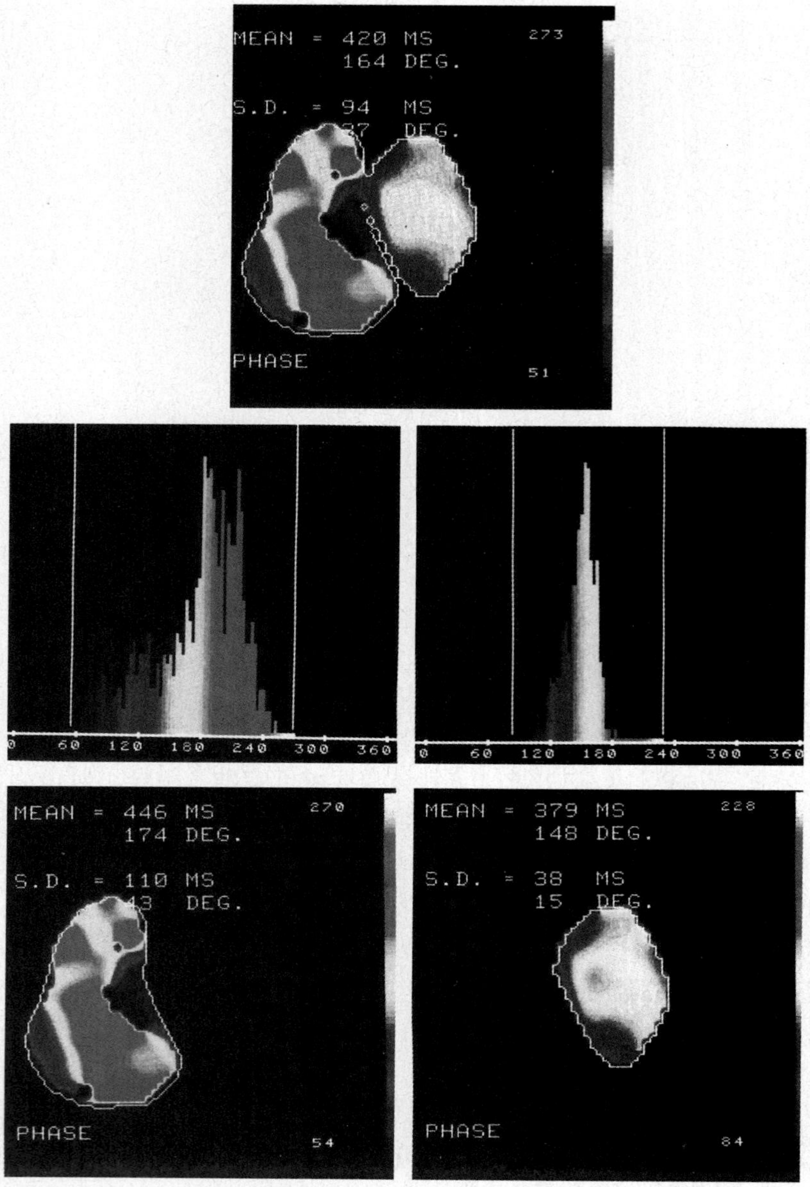

图 31-13 （也见彩图 31-13）左心室未受累的ARVC患者的门控血池断层显像数据（短轴）。**上图：** 左右心室时相分析显示右心室收缩明显比左心室延迟；**中图：** 右心室（左图）和左心室（右图）的时相直方图：左心室的直方图显示收缩时相均一分布，而右心室直方图由于收缩不均匀而比较分散；**下图：** 以时相平均值和标准差表示，可见右心室（左图）的离散度明显大于左心室（右图）。

存在其他的遗传异质性。

另外，ARVC2 基因被发现与人类 ryanodine 受体突变有关，后者在使钙离子从肌浆网释放到细胞液中发挥作用[97]。但是该基因突变与某些非结构异常的心脏病（如儿茶酚胺性多形性室速）有关联，使得它与 ARVC 的确切关系存在争议[98]。

ARVC 临床诊断

ARVC 的发病率在欧洲和北美差别很大。该病在意大利北部的发病率远远高于北美，可能是由于本病在某些地区群发，更重要的是因为该病在临床和病理学上很大部分被漏诊了。

尽管各种检查方法有了巨大的技术改进，但由于在 ARVC 的早期阶段，在超声心动图和血管造影术检查中，右心室都变化轻微，使得 ARVC 的诊断在临床上仍旧是一个挑战。尽管心内膜心肌活检可以提供体内心脏纤维脂肪浸润的证据，但出于安全考虑，活检取材多数是在室间隔位置，但 ARVC 却是很少累及室间隔。信号平均心电图在多数病变广泛的患者可以检测到延迟电位，但在病变局限的患者，却很难有所发现。MRI 似乎是一种可用于评价右心室室壁结构、室壁运动异常、右心室容量和形状的有前景的方法。但是右心室容量和节段功能正常值的标准还不统一。而且，相关的研究都是小样本的，有些研究结果甚至互相抵触。目前，MRI 的灵敏度和特异度还需要更进一步的探讨。

由于上述的困难，欧洲心脏病学会心肌与心包疾病工作组和国际心脏病协作委员会的心肌病学术委员会拟定了一个 ARVC 的诊断标准[78]，分为主要诊断标准和次要诊断标准（表 31-1）。根据这个共识，如果同时有两个主要诊断标准，或者一个主要诊断标准加两个次要诊断标准，或者四个次要诊断标准，就可以诊断 ARVC。这个诊断标准并没有经大量患者临床验证，但是这种诊断步骤有助于提高诊断能力，并标准化诊断。

鉴别诊断

鉴别 ARVC 和所谓的右心室流出道室速（一般被认为是良性疾病，而且没有家族受累的情况）是一个实际问题。患者表现为呈左束支阻滞图形的阵发性室速。药物治疗的长期预后良好。难治病例多数可以由射频消融术成功治愈。人们对于右心室流出道室速是否为 ARVC 的一种变异还存在争议[79]。

另一个要鉴别的就是 Uhl 病 [46]。Uhl 病患者的右心室发育不良包括心内膜和心外膜并置（apposition），当中没有肌纤维间隔。这种异常是先天性的个体发育不良所致。心肌没有脂肪浸润和炎症反应。与 ARVC 不同，该病的主要临床表现是右心衰，死亡率很高。ARVC 患者主要是男性，而 Uhl 病则没有明显的性别差异。尽管 Uhl 病的病理改变很特异，但仍旧归属于右心室心肌病。

ARVC 还需要与 Brugada 综合征鉴别[80,81]。后者的特征是室颤引发晕厥或心脏停搏的危险性增高，伴随右束支传导阻滞、右心前导联 ST 段抬高，但心脏没有结构改变。然而，这种 ST 段抬高只是间歇性的，并且可以被 I 类抗心律失常药物（阿义马林、普鲁卡因胺、氟卡尼）诱发。偶尔在某些常规检查没有发现异常而诊断为 Brugada 综合征的患者，MRI 可以发现右心室漏斗部脂肪替代，比较符合 ARVC 的表现。在三个小的家族和一些个体中，发现心脏钠通道基因（*SCN-5A*）的变异。患者多数为男性，在四十岁左右首次发生心律失常事件。心律失常事件复发的几率高达 40%。药物治疗不能有效预防复发，目前置入 ICD 是预防猝死的惟一有效的办法。

ARVC 的自然病程和预后

关于 ARVC 的自然病程有很多问题。因为症状发作前常有一个潜伏期，所以难以明确该病的发病时间。长时间随访的资料相对很少，而且因为随访的患者多数有严重心律失常，这些资料可能有很多选择偏倚。

表 31-1 ARVC 的诊断标准

I 弥漫性和(或)局部功能障碍和结构改变	**IV 去极化/传导异常**
主要标准	*主要标准*
右心室严重扩张和射血分数降低，而没有（或仅有轻度的）左心室功能受损	右心前导联（V_1~V_3）Epsilon 波或局部 QRS 波群增宽（>110ms）
右心室局部室壁瘤（无运动或运动障碍，舒张期呈球状）	*次要标准*
右心室节段性严重扩张	延迟电位（信号平均心电图）
次要标准	**V 心律失常**
右心室轻度弥漫性扩张和(或)射血分数降低，而左心室正常	*次要标准*
II 心室壁的组织特点	左束支传导阻滞型室速（持续性和非持续性）（心电图、Holter 监测、运动试验）
主要标准	频发的室性期前收缩（大于 1000/24h）（Holter 监测）
心内膜活检可见心肌由纤维脂肪替代	**VI 家族史**
III 复极异常	*主要标准*
次要标准	尸检或外科手术证实家族性疾病
右心前导联（V_2 和 V_3）T 波倒置（年龄大于 12 岁者；无右束支传导阻滞）	*次要标准*
	疑为右心室发育不良造成的早年（<35 岁）猝死的家族史
	家族史（根据现行标准所做的临床诊断）

From McKenna WJ, Thiene G, Nava, et al: Diagnosis of arrhythmogenic right ventricular dysplasia/cardiomyopathy. Br Heart J 1994; 71:215.

尽管ARVC的长期预后比缺血性心肌病和扩张性心肌病发作室速的患者要好，但突发心律失常死亡和心衰所导致的死亡率还是很高的。Blomström-Lundqvist等[82]对接受经验性抗心律失常治疗的患者随访了8.8年，其死亡率是20%。Marcus等[4]报告的长期随访病例的死亡率是17%。尽管该病比较隐匿的患者发生严重心律失常事件和心脏停搏的危险性相对较小，但这组患者中也有猝死的报告[30]。

猝死是影响该病预后的最基本因素。因此，识别危险因素是预防的重要一步。这个问题还有争议。有的研究在该病患者中未能筛选出猝死的预测因子[83]。但有晕厥和(或)有猝死家族史的患者，猝死的危险性增加。Bettini等[84]强调，持续性或多形性室性心律失常以及左心室异常的患者猝死的危险性增加。在一项有121例患者参加的回顾性队列研究中，Peters等[34]发现，超声心动图和(或)血管造影术显示右心室扩张和左心室异常，以及心电图上QRS波群增宽（≥110ms）、心前导联（V_3以后）T波倒置、QT间期延长（≥50ms）和JT离散度（≥30ms）是心律失常事件的强预测因子。

在另一项研究中，Peters和Reil[54]认为猝死的危险性与右心室扩张、右心室整体射血分数降低（<40%）、3个或更多的右心室节段性运动减弱或消失、大于2个节段在舒张末期/收缩末期膨出，以及程序性心室刺激可以诱发出持续性室速相关。该亚组患者代表了该病的一个典型的表现，即右心室功能进行性恶化和电不稳定加强。但是高强度的锻炼和体育活动仍是最重要的促发因素。

临床研究的长期随访数据显示ARVC是一个进展性疾病。右心室受累随着时间逐渐扩展，导致右心衰竭。左心室损害发生在疾病的各个功能和形态学发展节段，即使在右心室轻中度受累的患者也可以有左心室病变。心衰进行性恶化，而且随着年龄增加而更为常见。在Pinamonti等[24]报告的一组患者中，有心衰表现的患者死亡率（≈50%）较没有症状或心律失常表现患者死亡率（15%）高很多。在Peter等[29]报告的一组患者中，随访4~8年后，11%的患者了发生心力衰竭(多为右侧)。

治疗

如前所述，尽管右心室心肌病的预后一般较好，但长期存在猝死危险性和心力衰竭进行性加重。因此在选择治疗方案时，一定要时刻想到其持续存在的危险性。但由于本病的发病率低，系列学术报道有限，制订恰当的治疗原则时可参考的数据不多。临床上可用作判断预后的指标也存在争议。同样，治疗的选择有基础理论作依据，但是通常缺少科学的证据。因此，目前对ARVC患者的处理仅限于经验性治疗。不同的医学中心，不同的医师有不同的经验，就会有不同的治疗方案。与该病的其他方面一样，治疗也是不确定的，将来需要做一些研究来评价各种治疗方案。

药物治疗

选择治疗方案是基于临床症状的。患者频发或发生复杂性的心室异位搏动，伴有提示右心室心肌病的体征，一般认为是良性表现。有时家族性发病呈现这种表现。随后是否有发生心律失常的危险性是很难评估的。由于可能存在心肌病，进一步追查临床心律失常就很重要。运动负荷试验或电生理检查中诱发持续性室速可能与存在致恶性心律失常的基质有关。对运动试验反应阳性，即使缺少确凿的证据，也应该使用预防性抗心律失常药物治疗。根据这种观点，选用同时具有Ⅲ类和β受体阻滞作用的药物（如索他洛尔）比较合适[85]。但是，不应该进行试验性治疗。另一种观点是仅对有症状的患者施行药物治疗。又有人推荐系统性预防性应用β受体阻滞剂[86]，尽管这种疗法的危险/益处比尚不知道。对所有病例都应该禁止体育活动。

临床医师更多的是要控制持续性室速发作。发作时的血流动力学是否稳定可以指导治疗的选择。首次发作血流动力学稳定的室速后，建议给予药物治疗。由于多数心律失常与交感神经张力有关，所以应该考虑使用β受体阻滞剂。对复发病例或是血流动力学不稳定的心动过速，推荐根据电生理检查选择抗心律失常药物，以能够抑制室速被诱发作为终点。但在这种情况下，在电生理检查指导下治疗的价值尚未得到证实。依据电生理检查的评估，IC类药物或索他洛尔比胺碘酮好。一些研究者尝试联合使用抗心律失常药[85,86]。不管使用哪种抗心律失常制剂，药物治疗的长期有效性尚不清楚。但是室速的复发率好像是降低了。在一项有81例ARVC患者参加的前瞻性研究中，Wichter等[85]评价了抗心律失常药物的长期和短期疗效。程序性心室刺激可以诱发持续性室速的患者，索他洛尔对心律失常的控制率可达68%，而IA和IB类药物仅为6%，IC类药物为12%，胺碘酮为15%。联合用药没有增加疗效。在这组患者中，在随访的34个月中，非致命性心律失常的复发率为10%。在不能用电诱发室性心律失常的患者，以Holter监测和运动负荷试验来评价药物疗效，仍旧是索他洛尔最优。14个月中，该组患者有12%复发非致命性心律失常。除药物治疗以外，还有其他治疗措施可供选择。

射频导管消融术

对于药物难治性并且血流动力学稳定的持续性室速患者，射频导管消融术可以作为另一种治疗手段[87]。标测和拖带技术（图31–14、31–15）可被用来确定折返环并引导消融[57,88]。在有舒张期电位的部位进行放电以迅速抑制心动过速是切实可行的。也有报告用射频消融术进行关键区域的隔离[89]。但是相关系列报告有限，也没有关于长期效果的明确证据。消融应该作为辅助治疗手段。而且，在严重右心室发育不良的患者，因有潜在的危险而应避免消融。

右心室外科离断术

在导管消融术前，曾使用外科手术治疗药物难治

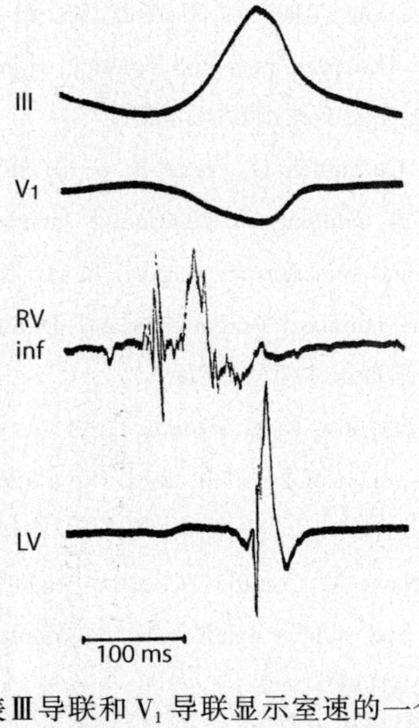

图31–14 体表Ⅲ导联和V_1导联显示室速的一个心搏。注意右心室漏斗部（right ventricular infundibulum，RV inf）的心室提前激动产生QRS波群前50ms处一个碎裂的收缩期前电位。该位点就是室速起源的位点。另外还要注意左心室（LV）激动滞后。

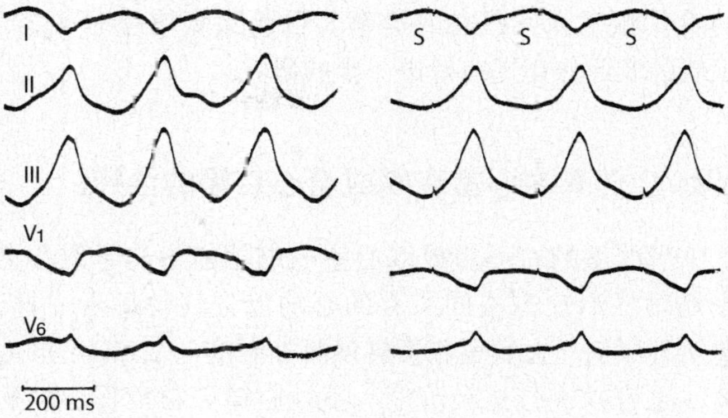

图31–15 **左图：**体表导联Ⅰ、Ⅱ、Ⅲ、V_1、V_6上看到程序刺激诱发的左束支阻滞构型的室速，电轴向右下；**右图：**窦性心律时进行起搏标测，在右心室漏斗部，也就是记录异常电描记图的位置，诱发出与室速形态极为相似的QRS波群。

性ARVC患者。Guiraudon等[90]首先设计了全部或部分右心室游离壁离断术，以把心肌异常的区域与正常区域隔离开来。这种方法的原理是要防止异常节律传导到左心室。这种方法能否长期抑制室速发作尚不知晓。而且，疾病的进展会削减早期手术的获益。因此，这种手术已经无人采用了。

植入式心脏复律除颤器

对于近乎致死性心律失常的患者和那些心脏骤停幸存者，最有效防止心脏性猝死的方法就是植入式心脏复律除颤器（ICD），尽管没有确凿的证据支持这个指导方针。在持续性室速复发的病例，ICD的应用从根本上改变了难治性病例的处理。在这种情况下，治疗的基本原理是使用快速起搏抑制心动过速，而若无效才进行放电。在Breithardt等[91]报告的82例ARVC患者中，18例患者植入了ICD。植入ICD的指征包括药物治疗无效的恶性室速、曾发生过心脏停搏但未诱发室速或室颤、导管消融失败。17个月的随访中，50%的患者得到了适当的电学治疗。

尽管围术期并发症很低，ARVC患者的起搏阈值可能会较高，且R波振幅较低，因此要在2个或更多的心室位点测试[92]。另一方面，Link等[92]发现ARVC患者与对照组相比，除颤阈值没有明显差别。

因此，ICD不仅可以除颤，还可以终止大多数的心动过速，从而防止危及生命的恶性事件和降低反复住院率。而且联合药物治疗可有助于减轻室性心律失常

的发作频率和发作时的速率。目前除颤治疗对 ARVC 患者的实际作用还有待进一步的研究。

ARVC 伴有右心室衰竭或全心衰竭的治疗

当严重的右心室或双心室收缩功能不全导致心力衰竭时，治疗方法同所有的心功能失代偿患者一样，包括利尿剂、血管紧张素转换酶抑制剂（ACEI）、洋地黄，也可以进行抗凝治疗。室性心律失常发作会使病情进一步恶化，使得疾病的控制更加困难。如果能够维持长时期的病情稳定，患者有时会有心脏移植的机会。

预防

ARVC 是一种罕见病，有致命的危险。对于该病的任何预防措施都因为很多的问题而不能达到预期效果。临床特征没有明确的定义，因此没有明确的流行病学资料。患病人口数量还是未知数。因此准确判定猝死危险性是根本不可能的。但是在已知的接受药物治疗的 ARVC 患者，每年心律失常致死的比例是 2%~3%。这为预防措施提供了一个目标。根据传统的定义，对恶性心律失常患者或心脏骤停幸存者实施的措施应被归为二级预防。目前，没有任何关于抗心律失常药物防止猝死的效果的确凿证据。在这种情况下，植入式除颤器可能提供了一个最适当的手段。一级预防是针对于那些还没有发生危及生命事件的个体，即那些需要识别出存在危险的患者。实际上，至今还没有公认的危险性标志物。但是有猝死的家族史、复发性晕厥或是左心室受累可能有一定的意义。剧烈运动可增加 ARVC 猝死的危险性。因此，年轻的竞技运动员应该给予特别的关注。这种情况下，有家族史、心律失常前驱症状和心电图特征者应该怀疑本病。加强对本病的认识、进行有效的筛选，有望可以防止年轻运动员发生本病相关的猝死的危险。

国际注册

由于 ARVC 患病率和自然病史的不确定性，以及现有诊断该病及评价疗效技术的限制，欧洲心脏病学会心肌和心包疾病及心律失常工作组的 ARVD/C 的研究小组和国际健康联盟心肌病学术委员会成立了一个国际注册机构，并于 2001 年 1 月 1 日正式开始运作。ARVD/C 国际注册组的目标是对一个大的患者群体进行超过 10 年的随访，以验证 ARVC 的临床诊断标准；观察该病不同临床亚组的自然病程，其中也包括 ARVC 患者的无症状家庭成员；识别猝死和预后不良的高危亚组；评价经验性或试验指导性使用抗心律失常药物及非药物治疗的长期疗效，以提高临床治疗的效果。这项计划还支持病理学、分子学和遗传学方面关于该病病因的研究。而且，建立国际性的数据库可以加强心血管工作者对 ARVC 的认识。

致谢

病理解剖学的资料由病理科 A. Tabib 医师提供，GPB-SPECT 图像由核医学科 L. Bontemps 医师提供，超声心动图图像由法国 Cardiovasculaire et Pneumologique Louis Pradel 医院超声心动科 M.Perinetti 医师提供。

朱彦琪 译

孙宝贵 洪 江 校

参考文献

1. Uhl HSM: A previously undescribed congenital malformation of the heart: Almost total absence of the myocardium of the right ventricle: Bull Johns Hopkins Hospital 1952;91:197.
2. Osler WLM: The principles and practice of medicine, 6th ed. New York, D'Appleton, 1905, p 820.
3. Fontaine G, Guiraudon G, Frank R, et al: Stimulation studies and epicardial mapping in ventricular tachycardia: Study of mechanisms and selection for surgery. In HE Kulbertus (ed) : Reentrant Arrhythmias: Mechanisms and Treatment. Lancaster, Pa, MTP Publishers, 1977, p 334.
4. Marcus FI, Fontaine G, Guiraudon G, et al: Right ventricular dysplasia : A report of 24 adult cases. Circulation 1982;65:384-399.
5. Thiene G, Nava A, Corrado D, et al: Right ventricular cardiomyopathy and sudden death in young people. N Engl J Med 1988; 318:129-133.
6. Basso C, Thiene G, Corrado D, et al: Arrhythmogenic right ventricular cardiomyopathy: Dysplasia, dystrophy, myocarditis? Circulation 1996;94:983.

7. Mallat Z, Tedgui A, Fontaliran F, et al: Evidence of apoptosis in arrhythmogenic right ventricular dysplasia. N Engl J Med 1996; 335:1190.
8. Basso C, Thiene G, Nava A, Dalla Volta S: Arrhthmogenic right ventricular cardiomyopathy: A survey of the investigations at the University of Padua. Clin Cardiol 1997;20:333.
9. Burke AP, Farb A, Tashko G, Virmani R: Arrhythmogenic right ventricular cardiomyopathy and fatty replacement of the right ventricular myocardium: Are they different diseases? Circulation 1998;97:1571.
10. Fontaine G, Guiraudon G, Frank R, et al: Dysplasie ventriculaire droite arythmogène et maladie de Uhl. Arch Mal Cœur 1982; 4: 361.
11. Richardson P, McKenna W, Bristow M, et al: Report of the 1995 World Health Organization/International Society and Federation of Cardiology Task Force on the definition and classification of cardiomyopathies. Circulation 1996;93:841.
12. Rakover C, Rossi L, Fontaine G, et al: Familial arrhythmogenic right ventricular disease. Am J Cardiol 1986;58:377.
13. Nava A, Scognamiglio R, Thiene G, et al: A polymorphic form of familial arrhythmogenic right ventricular dysplasia. Am J Cardiol 1987;59:1405.
14. Nava A, Thiene G, Canciani B, et al: Familial occurrence of right ventricular dysplasia: A study involving nine families. J Am Coll Cardiol 1988;12:1222.
15. Fontaine G, Fontaliran F, Lascault G, et al: Dysplasie transmise et dysplasie acquise. Arch Mal Cœur 1990;83:915.
16. Thiene G, Corrado D, Nava A, et al: Right ventricular cardiomyopathy: Is there evidence of an inflammatory etiology? Eur Heart J 1991;12 (Supplement D) :22.
17. Sabel KG, Blomström-Lundqvist C, Olsson SB, Enestrom S: Arrhythmogenic right ventricular dysplasia in brother and sister: Is it related to myocarditis? Pediatr Cardiol 1990;11:113.
18. Hofmann R, Trappe HJ, Klein H, Kemmitz J: Chronic (or healed) myocarditis mimicking right ventricular dysplasia. Eur Heart J 1993;14:717.
19. Grumbach IM, Heim A, Vonhof S, et al: Coxsackievirus genome in myocardium of patients with arrhythmogenic right ventricular dysplasia/cardiomyopathy. Cardiology 1998;89:241.
20. Matsumori A, Kawai C: Coxsackievirus B3 perimyocarditis in BALB/c mice: Experimental model of chronic perimyocarditis in the right ventricle. J Pathol 1980;131:97.
21. Angelini A, Thiene G, Boffa G, et al: Endomyocardial biopsy in right ventricular cardiomyopathy. Int J Cardiol 1993;40:273.
22. Loire R, Tabib A: Arrhythmogenic right ventricular dysplasia and Uhl disease. Anatomic study of 100 cases after sudden death. Arm Pathol 1998;18:165.
23. Akazawa H, Ikeda U, Minezaki K, et al: Right ventricular dysplasia with complete atrioventricular block: Necessity and limitation of left ventricular epicardial pacing. Clin Cardiol 1998;21: 604.
24. Pinamonti B, Lenarda A, Sinagra G, et al: Long-term evolution of right ventricular dysplasia-cardiomyopathy. Am Heart J 1995; 129:412.
25. Tonet J, Castro Miranda R, Iwa T, et al: Frequency of supraventricular tachyarrhythmias in arrhythmogenic right ventricular dysplasia. Am J Cardiol 1991;67:1153.
26. Corrado D, Thiene G: Sudden death in children and adolescents without apparent heart disease. N Trends Arrhythmias 1991; 7: 209.
27. Sarubbi B, Ducceschi V, Santangelo L, Iacono A: Arrhythmias in patients with mechanical ventricular dysfunction and myocardial stretch: Role of mechano-electric feedback. Can J Cardiol 1998; 14:245.
28. Wichter T, Hindricks G, Lerch H, et al: Regional myocardial dysinnervation in arrhythmogenic right ventricular cardiomyopathy: An analysis using ^{123}I-MIBG scintigraphy. Circulation 1994; 89:667.
29. Peters S, Peters H, Thierfekder L: Heart failure in arrhythmogenic right ventricular dysplasia-cardiomyopathy. Int J Cardiol 1999;71:251.
30. Nava A, Thiene G, Canciani B, et al: Clinical profile of concealed form of arrhythmogenic right ventricular cardiomyopathy with apparently idiopathic ventricular arrhythmias. Int J Cardiol 1992; 35:195
31. Scognamiglio R, Fasoli G, Nava A, et al: Contribution of cross-sectional echocardiography to the diagnosis of right ventricular dysplasia at the asymptomatic stage. Eur Heart J 1989;10:538.
32. Leclercq JF, Potenza S, Maison-Blanche P, et al: Determinants of spontaneous occurrence of sustained monomorphic ventricular tachycardia in right ventricular dysplasia. J Am Coll Cardiol 1996; 28:720.
33. Kullo IJ, Edwards WD, Seward JB: Right ventricular dysplasia: The Mayo Clinic experience. Mayo Clin Proc 1995;70:541.

34. Peters S, Peters H, Thierfelder L: Risk stratification of sudden cardiac death and malignant ventricular arrhythmias in right ventricular dysplasia-cardiomyopathy. Int J Cardiol 1999; 71: 243.

35. Basso C, Corrado D, Thiene G: Cardiovascular causes of sudden death in young individuals including athletes. Cardiol Rev 1999; 7:127.

36. Burke AP, Farb A, Virmani R, et al: Sports-related and non-sports-related sudden cardiac death in young adults. Am Heart J 1991;121:568.

37. Maron BJ, Shirani J, Poliac LC, et al: Sudden death in young competitive athletes: Clinical, demographic and pathological profile. JAMA 1996;276:199.

38. Nemec J, Edwards BS, Osborn MJ, Edwards WD: Arrhythmogenic right ventricular dysplasia masquerading as dilated cardiomyopathy. Am J Cardiol 1999;84:237.

39. Pinamonte B, Sinagra G, Salvi A, et al: Left ventricular involvement in right ventricular dysplasia. Am Heart J 1992;123:711.

40. Fontaine G, Umemura J, Di Donna P, et al: La durée des complexes QRS dans la dysplasie ventriculaire droite arythmogène. Un nouveau marqueur diagnostic non invasif. Ann Cardiol Angeiol 1993;42:399.

41. Fontaine G, Frank R, Guiraudon G, et al: Signification des troubles de conduction intraventriculaires observés dans la dysplasie ventriculaire droite arythmogène. Arch Mal C?ur 1984;77:872.

42. Metzger JT, de Chillou C, Cheiex E, et al: Value of the 12-lead electrocardiogram in arrhythmogenic right ventricular dysplasia and absence of correlation with echocardiographic findings. Am J Cardiol 1993;72:964.

43. Fontaine G, Piot O, Sohal P, et al: Dérivations en précordiales droites et mort subite. Relation avec la dysplasie ventriculaire droite arythmogène. Arch Mal Cœur 1996;89:1323.

44. Benn M, Hansen PS, Pedersen AK: QT dispersion in patients with arrhythmogenic right ventricular dysplasia. Eur Heart J 1999; 20:764.

45. Jaoude SA, Leclercq JF, Coumel P: Progressive ECG changes in arrhythmogenic right ventricular disease. Eur Heart J 1996; 17: 1717.

46. Marcus FI, Fontaine G: Arrhythmogenic right ventricular dysplasia/cardiomyopathy: A review. Pacing Clin Electrophysiol 1995; 18:1298.

47. Toyofuku M, Takaki H, Sunagawa K, et al: Exercise-induced ST elevation in patients with arrhythmogenic right ventricular dysplasia. J Electrocardiol 1999;32:1.

48. Mehta D, Goldman M, David O, Gomes JA: Value of quantitative measurement of signal-averaged electrocardiographic variable in arrhythmogenic right ventricular dysplasia: Correlation with echocardiographic right ventricular cavity dimensions. J Am Coll Cardiol 1996;28:713.

49. Nava A, Folino F, Bauce B, et al: Signal-averaged electrocardiogram in patients with arrhythmogenic right ventricular cardiomyopathy and ventricular arrhythmias. Eur Heart J 2000; 21:58.

50. Turini P, Angelini A, Thiene G, et al: Late potentials and ventricular arrhythmias in arrhythmogenic right ventricular cardiomyopathy. Am J Cardiol 1999;83:1214.

51. Hermida JS, Minassian A, Jarry G, et al: Familial incidence of late ventricular potentials and electrocardiographic abnormalities in arrhythmogenic right ventricular dysplasia. Am J Cardiol 1997; 79:1375.

52. Di Biase M, Favale V, Massari G, et al: Programmed stimulation in patients with minor forms of right ventricular dysplasia. Eur Heart J 1989;10 (Supplement D):49.

53. Haissaguerre M, Le Metayer P, D'Ivernois C, et al: Distinctive response of arrhythmogenic right ventricular disease to high dose isoproterenol. Pacing Clin Electrophysiol 1990;13 (Pt II) : 2119.

54. Peters S, Reil H: Risk factors of cardiac arrest in arrhythmogenic right ventricular dysplasia. Eur Heart J 1995;16:77.

55. Panidis IP, Greenspan AM, Mintz GS, Ross J Jr: Inducible ventricular fibrillation in arrhythmogenic right ventricular dysplasia. Am Heart J 1985;110:1067.

56. Rosenfeld LE, Batsford WP: Intraventricular Wenckebach conduction and localized reentry in a case of right ventricular dysplasia with recurrent ventricular tachycardia. J Am Coll Cardiol 1983;2:585.

57. Ellison KE, Friedman PL, Ganz LI, Stevenson WG: Entrainment mapping and radiofrequency ablation of ventricular tachycardia in right ventricular dysplasia. J Am Coll Cardiol 1998;32:724.

58. Brembilla-Perrot B, Jacquemein L, Houplon P, et al: Increased atrial vulnerability in arrhythmogenic right ventricular disease. Am Heart J 1998;135:748.

59. Fontaine G, Fontaliran F, Hébert JL, et al: Arrhythmogenic right ventricular dysplasia. Ann Rev Med 1999;50:17.

60. Foale RA, Nihoyannopoulos P, McKenna WJ, et al: Echocardio

cardiographic measurement of the normal adult right ventricle. Br Heart J 1986;56:33.

61. Fontaine G, Fontaliran F, Frank R: Arrhythmogenic right ventricular cardiomyopathies. Clinical forms and main differential diagnoses (editorial) . Circulation 1998;97:1532.

62. De Piccoli B, Rigo F, Caprioglio F, et al: The usefulness of transesophageal echocardiography in the diagnosis of arrhythmogenic right ventricular cardiomyopathy. G Ital Cardiol 1993; 23: 247.

63. Dobrinski G, Werdiere C, Fontaine G, et al: Diagnostic angiographique des dysplasies ventriculaires droites. Arch Mal C?ur 1985;78:544.

64. Daliento L, Rizzoli G, Thiene G, et al: Diagnostic accuracy of right ventriculography in arrhythmogenic right ventricular cardiomyopathy. Am J Cardiol 1990;66:741.

65. Blöström-Lundqvist C, Selin K, Jonsson R, et al: Cardioangio graphic findings in patients with arrhythmogenic right ventricular dysplasia. Br Heart J 1988;59:556.

66. Pavel D, Byrom E, Law W, et al: Detection and quantification of regional wall motion abnormalities using phase analysis of equilibrium gated cardiac studies. Clin Nucl Med 1983;8:315.

67. Bourguignon MH, Sebag C, Le Guludec D, et al: Arrhythmogenic right ventricular dysplasia demonstrated by phase mapping of gated equilibrium radioventriculography. Am Heart J 1986; 111: 997.

68. Le Guludec D, Slama MS, Frank R, et al: Evaluation of radionuclide angiography in diagnosis of arrhythmogenic right ventricular cardiomyopathy. J Am Coll Cardiol 1995;26:1476.

69. Casset-Senon D, Philippe L, Babuty D, et al: Diagnosis of arrhythmogenic right ventricular cardiomyopathy by Fourier analysis of gated blood pool single-photon emission tomography. Am J Cardiol 1998;82:1399.

70. Daou D, Lebtahi R, Petegnief Y, et al: Angioscintigraphy (RNA) in arrhythmogenic right ventricular cardiomyopathy: one (H1) and three (H3) harmonics Fourier phase analysis versus factor analysis. Eur J Nucl Med 1997;24:971.

71. Markiewicz W, Sechtem U, Higgins CB: Evaluation of the right ventricle by magnetic resonance imaging. Am Heart J 1987; 113:8.

72. Molinari F, Sardanelli F, Gaita F, et al: Right ventricular dysplasia as a generalized cardiomyopathy? Findings on magnetic resonance imaging. Eur Heart J 1995;16:1619.

73. Rampazzo A, Nava A, Danieli GA, et al: The gene for arrhythmogenic right ventricular cardiomyoapthy maps to chromosome 14q23-q24. Hum Mol Genet 1994;3:959.

74. Rampazzo A, Nava A, Erne P, et al: A new locus for arrhythmogenic right ventricular cardiomyopathy maps to chromosome 1q42-q43. Hum Mol Genet 1995;4:2151.

75. Rampazzo A, Nava A, Miorin M, et al: A new locus for arrhythmogenic right ventricular cardiomyopathy (ARVD4) maps to chromosome 2q32. Genomics 1997;45:259.

76. Ahmad F, Li D, Karibe A, et al: Localization of a gene responsible for arrhythmogenic right ventricular dysplasia to chromosome 3p23. Circulation 1998;98:2791.

77. Coonar AS, Protonotarius N, Tsatsopoulou A, et al: Gene for arrhythmogenic right ventricular cardiomyopathy with diffuse nonepidermolytic palmoplantar keratoderma and woolly hair (Naxos disease) maps to chromosome 17q21. Circulation 1998; 97:2049.

78. McKenna WJ, Thiene G, Nava A, et al: Diagnosis of arrhythmogenic right ventricular dysplasia/cardiomyopathy. Br Heart J 1994;71:215.

79. Carlson MD, White RD, Throhman RG, et al: Right ventricular outflow tract ventricular tachycardia: Detection of previously unrecognised anatomic abnormalities using cine magnetic resonance imaging. J Am Coll Cardiol 1994;24:720.

80. Brugada J. Brugada P: Right bundle branch block, persistent ST segment elevation and sudden cardiac death: A distinct clinical and electrocardiographic syndrome-A multicenter report. J Am Coll Cardiol 1992;20:1391.

81. Alings M, Wilde A: “Brugada” syndrome. Clinical data and suggested pathophysiological mechanism. Circulation 1999;99: 666.

82. Blomström-Lundqvist C, Sabel KG, Olsson SE: A long-term follow-up of 15 patients with arrhythmogenic right ventricular dysplasia. Br Heart J 1987;58:477.

83. Leclercq JF, Denjoy I, Maison-Blanche P, et al: La recherche de potentiels tardifs chez les sujets ayant des troubles du rythme ventriculaires sur cœur apparemment sain. L' information cardiologogique 1990;14:23.

84. Bettini R, Furlanello F, Vergara G, et al: Arrhythmologic study of 50 patients with arrhythmogenic disease of the right ventricle: Prognostic implications. G Ital Cardiol 1989;19:567.

85. Wichter T, Borggrefet M, Haverkamp W, et al: Efficacy of an-

tiarrhythmic drugs in patients with arrhythmogenic right ventricular disease. Results in patients with inducible and noninducible ventricular tachycardia. Circulation 1992;86:29.

86. Fontaine G, Zenati O, Tonet J, et al: The treatment of ventricular arrhythmias. In Nava A, Rossi L, Thiene G (eds) : Arrhythmogenic Right Ventricular Cardiomyopathy-Dysplasia:315. Amsterdam-Netherlands, Elsevier, 1997.

87. Feld GK: Expanding indications for radiofrequency catheter ablation: Ventricular tachycardia in association with right ventricular dysplasia. J Am Coll Cardiol 1998;32:729.

88. Harada T, Aonuma K, Yamauchi Y, et al: Catheter ablation of ventricular tachycardia in patients with right ventricular dysplasia: Identification of target sites by entrainment mapping techniques. Pacing Clin Electrophysiol 1998;21 (Pt II) :2547.

89. Fukushima K, Emori T, Morita H, et al: Ablation of ventricular tachycardia by isolating the critical site in a patient with arrhythmogenic right ventricular cardiomyopathy. J Cardiovasc Electrophysiol 2000;11:102.

90. Guiraudon GM, Klein GJ, Gulamhusein S, et al: Total disconnection of the right ventricular free wall: Surgical treatment of right ventricular tachycardia associated with right ventricular dysplasia. Circulation 1983;67:463.

91. Breithardt G, Wichter T, Haverkamp W, et al: Implantable cardioverter defibrillator therapy in patients with arrhythmogenic right ventricular cardiomyopathy, long QT syndrome or no structural heart disease. Am Heart J 1994;127:1151.

92. Link MS, Wang PJ, Haugh CJ, et al: Arrhythmogenic right ventricular dysplasia: Clinical results with implantable cardioverter defibrillators. J Interv Card Electrophysiol 1997;1:41.

93. Corrado D, Fontaine G, Marcus FI, et al: Arrhythmogenic right ventricular dysplasia/cardiomyopathy: Need for an international registry. Circulation 2000;101:e101.

94. Hamid MS, Norman M, Quraishi A, et al: Prospective evaluation of relatives for familial arrhythmogenic right ventricular cardiomyopathy/dysplasia reveals a need to broaden diagnostic criteria. JACC 2002;40 (8) :1445-1450.

95. McKoy G, Protonotarios N, Crosby, et al: Identification of a deletionin plakoglobin in arrhythmogenic right ventricular cardiomyopathy with palmo-plantar karatodermia and woolly hair (Naxos disease) . Lancet 2000;355:2119-2124.

96. Rampazzo A, Nava A, Malacrida S, et al: Mutation in human desmoplakin domain binding to plakoglobin causes a dominant form of arrhythmogenic right ventricular cardiomyopathy. Am J Hum Genet 2002;71:1200-1206.

97. Tiso N, Stephan DA, Bagattin A, et al: Identification of mutations in the cardiac ryanodine receptor gene in families affected with ARVC type 2. Hum Mol Genet 2001;10:189-194.

98. Priori SG, Napolitano C, Tiso N, et al: Mutations in the cardiac ryanodine receptor gene (hRg R2) XXX Catecholaminergic polymorphic ventricular tachycardia. Circulation 2001;103 (2) : 196-200.

99. Frances R, Rodriguez Benitez AM, Cohen DR: Arrhythmogenic right ventricular dysplasia and anterior wall cataract. Am J Med Genet 1997;73:125-126.

100. Severini GM, Krajinovic M, Pinamonti B, et al: A new locus for arrhythmogenic right ventricular dysplasia on the long arm of chromosome 14. Genomics 1996;31:193-200.

101. Li D, Ahmad F, Gardner MJ, et al: The locus of a novel gene responsible for arrhythmogenic right ventricular dysplasia characterised by early onset and high penetrance maps to chromosome 10p12-p14. Am J Hum Genet 2000;66:148-156.

102. Melberg A, Oldfors A, Blomström-Lundqvist C, et al: Autosomal dominant myofibrillar myopathy with ARVC linked to chromosome 10q. Am Neurol 1999;46:684-692.

第32章　心脏外科手术后的心律失常

DAVID B. BHARUCHA, PETER R. KOWEY

心脏外科术后经常发生心律失常。本章主要讨论术后房性或室性心律失常，包括心动过速及心动过缓。对这种心律失常的发生率、预后、潜在发病机制和治疗均有描述。术后房性心律失常会导致发病率增加、住院时间延长和医疗费用增加，然而常给予预防性的治疗来尝试解决这些问题是有效的。本章将讨论这些方法的疗效，包括药物治疗和非药物治疗。本章不仅讨论了术后房性心律失常的治疗策略，而且讨论了心脏外科手术后室性心律失常的发生率、危险因素、潜在的病因、心动过缓、危险分层和相应的治疗方法。

房性心律失常

发病率和预测因素

多种心脏外科术后经常发生房性心律失常。在冠状动脉旁路移植术后（CABG）可高达40%[1-4]。心房颤动（房颤）和心房扑动（房扑）是最常见的心律失常，房性心动过速（房速）包括多个局灶点的房速也经常发生。在表32–1[5-14]中描述了提示有发生术后房颤的高风险的临床指标。

Passman和他的同事[11]制定了一系列的表格，应用多种术前临床和心电图指标来评价术后发生心房颤动的危险程度。研究者回顾了前后接受CABG 的229例患者，发现术后房颤的独立预测危险因子包括高龄、左主干或右冠状动脉近端狭窄、既往有房颤或心衰病史、术前心电图PR间期≥185ms或V_1导联P波宽度≥110ms。单因素分析显示在此组患者中，慢性阻塞性肺病史、左主干或右冠状动脉近端狭窄、频发的房性期前收缩或心电图左心房不正常不是术后房颤典型的预测因子。最初的报告显示，在校正了疾病的严重性后，微创外科途径进行冠状动脉旁路移植术并不能减低术后房颤的发生率[15~16]。然而，近期更多的研究报告显示，应用微创技术进行冠状动脉旁路移植手术[17~18]和瓣膜手术[19~20]能够降低术后房颤的发生率。

在非体外循环下应用微创技术[21]进行CABG、再次进行单根血管再通[22]和80岁高龄患者[23]中进行CABG能够降低术后房颤的发生率。Ascione和他的同事[13]进行了

表32–1　心脏外科术后发生房性心律失常的预测因子

高龄
心脏瓣膜疾病（二尖瓣病变和狭窄）
左心房增大
窦性心律体表心电图：PR≥185ms，V_1导联 P 波宽度≥110ms
心房早期除极（期前收缩），或左心房异常
胸片示心脏扩大
充血性心力衰竭病史
此前曾有房性心律失常病史
此前曾有心脏外科手术史
体外循环时间长
心肌保护的方法，低温，体外循环时插管通过右上肺
右冠状动脉搭桥
左主干狭窄搭桥
术后正性肌力药支持和气管插管时间
术后肾上腺素能神经的兴奋
术后胸部感染
未应用β受体阻滞剂（或停用术前的β受体阻滞剂）
慢性阻塞性肺病
慢性肾衰
电解质紊乱：低血钾，低血镁
心包炎
住院时间

一项前瞻性、随机试验，观察应用体外循环和心脏停跳液是否影响术后房颤的发生率。200例患者被随机分配至体外循环组（包括常温和低温体外循环）和不停跳组。在这项研究中发现应用心脏停跳液的低温体外循环是术后发生房颤的危险因素，而常温的体外循环则不是。另外一些术后发生房颤的危险因子包括术后的多巴胺应用、插管时间、胸部感染和住院时间的长短。总之，与传统的CABG术后出现的术后房颤患者相似，利用微创技术的术后房颤患者与没有房颤的患者相比有较高的并发症的发生率和病死率，住院时间延长。然而，应用微创外科技术、非体外循环或心脏停跳液，房颤的发生频率会下降。

术后房性心律失常的危险度分层可以利用临床特点和实验室方法进行（表32-1）。例如，其中一个分层方法就是基于P波宽度，它可以直接从体表心电图测量，也可以利用信号平均技术得到[25]。Buxton和Josephson[24]研究了99例心脏外科术后的患者，出现了房颤和房扑的患者P波宽度明显较那些没有房颤和房扑者长（分别为160ms和126ms，$P<0.01$）。显著的P波增宽是术后发生房性心律失常的灵敏（83%）但不够特异（43%）的预测因子。在那些术后发生房性心律失常的患者，他们的P波宽度增加，或许只是反映了术前潜在的心房病变。

预后

术后房颤通常是自限性过程[26~28]，常常发生在术后的1至5天，术后2天往往达到高峰。术前无房性心律失常病史的90%以上的术后房颤患者，术后6~8周时，通常都是窦性心律[29]。Rubin等[30]对一组患者平均随访了26个月，发现术后发生房颤和没有房颤的患者比较，两者在心血管和脑血管事件发生率和病死率方面没有差别。然而其他一些观察发现术后与房颤有关的早期或晚期中风发生率增加[14,21,31,32]（见术后心律失常的治疗）。术后房性心律失常通常被认为能增加发病率、ICU监护时间、住院时间和医疗费用。Almassi和他的同事研究了3855例心脏外科术后患者，发现术后房颤患者ICU留观时间延长（3.6天 *vs* 2天，$P<0.001$），ICU再住院率增高（13% *vs* 4%），围术期心肌梗死发生率增加（7.4% *vs* 3.4%），更多的充血性心力衰竭（7.4% *vs* 3.4%）和较高的再插管率（10.6% *vs* 2.5%）[14]。在Abrau和他的同事进行的一项调查中显示，由于术后房颤导致住院时间延长4.9天，增加费用10 000美元[33]。应该注意到也有一些小的差别，Kim和他的同事观察到由于术后房颤导致的住院时间延长较短（1~1.5天）[34]。Villereal 和他的同事发现冠状动脉旁路移植术后发生房颤的患者早期和远期发生心血管事件的危险性增加。

病因

在术后房颤的病因中描述了许多围术期因素（表32-2），但尚无确切的证据。在许多患者中，术后房颤的病理生理中有此前就存在的年龄相关的心脏退行性改变因素，以及围术期的许多电生理指标改变，如心房不应期的离散、心房传导速度的改变和心房跨膜电位的改变。术后心包炎通常被认为是房颤的病因或潜在因素。在一个多中心的研究中观察了2400例外科术后[36]的患者显示，围术期低血钾与房性心律心律失常有关，OR=1.7（调整了混杂因素）。潜在的机制如低血钾可改变心房电生理特性包括增加3期除极、自律性增高和传导速度降低。

应用药物预防性的治疗

因为术后有较高的房颤发生率，所以有必要考虑预防性治疗，特别是有表32-1中描述的危险因素者。应用β受体阻滞剂不论是否合用洋地黄类均已被证实能够使CABG术后患者房颤的发生率从40%降到20%，使瓣膜手术患者房颤的发生率从60%降到30%[2,27,28]。单独应用β受体或联合应用地高辛来降低术后房颤的发生率已在荟萃分析中得到证实[37,38]。然而，利用β受体阻滞剂来节省医疗资源或降低住院时间的策略尚未得到证实。特别是在一个β受体阻滞剂住院时间研究的试验中（BLOSS）[12]，1000例经过外科手术的患者被随机双盲地分成2组，应用美托洛尔（可能为上限剂量）或安慰剂治疗。在此试

表32-2 影响术后房性心律失常发病的潜在因素

心包炎
外科操作或体外循环插管的心房损伤
由于心房压力或容量负荷过重造成的急性心房扩大
体外循环过程中不恰当的心肌保护
心房梗死或缺血
高肾上腺素状态
肺组织病变（感染、肺萎陷、胸腔积液、缺氧）

验中，接受β受体阻滞剂治疗的患者降低了房性心律失常的发生率但并没有缩短住院时间。尽管研究者发现了术后房颤与心血管死亡率或其他死亡率之间的联系，但普遍认为虽然治疗降低了房颤的发生率，但尚未证实能带来远期效果或较好的费效比[35]。

术前或术后应用洋地黄有可能对心律失常的控制有帮助，但达不到β受体阻滞剂治疗的疗效和可信度[37]。在术后窦性心律的患者中应用维拉帕米，如果有房颤发生能够降低房颤的心室率，但并不能减少房颤的发生[39]。其他抗心律失常药物如普鲁卡因胺[40]作为预防性应用的药物在不同的研究报告中的疗效有分歧。对普罗帕酮和氟卡尼没有详细的研究证据。

索他洛尔同时有β受体阻滞剂和III类抗心律失常药物的作用，它在预防性治疗外科术后房颤中有一定的作用。初步的证据[41,42]显示口服索他洛尔能够降低术后房颤的发生率。由于它同时具有III类抗心律失常药物的作用，所以它比美托洛尔疗效更好[43]。与之相反，在Suttorp进行的一个比较大的包含了429例患者的研究中，索他洛尔与美托洛尔在低剂量和高剂量的对比中并没有显示出明确的不同。这也暗示索他洛尔的潜在益处是由于其β受体阻滞的作用所致。

在Gomes[45]等近期进行的一项前瞻性、随机、双盲、对照研究中对85例患者进行了索他洛尔潜在的预防疗效的研究。在这组患者中，索他洛尔治疗组和美托洛尔治疗组或安慰剂组相比，前者显著降低了房颤的发生率。而且，没有发现室性心律失常的增加。这提示，索他洛尔的III类抗心律失常的膜作用在此试验中没有显示。然而此试验排除了心力衰竭和显著左心室功能不全的患者(这些特点预示房颤发生危险性高或有较高的致室性心律失常的作用)，意味着尽管索他洛尔有效，但尚不能广泛应用[46]。

胺碘酮——经口服和静脉途径给药，已对其预防性控制围术期心律失常的疗效进行了评估。Daoud[47]等进行了一项安慰剂对照研究，在124例术后患者中应用胺碘酮来评价它在围术期的益处。在治疗组（25%），胺碘酮术前至少应用7天，与对照组（53%）相比房颤发生率降低。胺碘酮也降低了住院时间和住院费用。尽管证据显示，门诊患者术前应用胺碘酮有降低房颤发生率的好处，观察显示对照组房颤发生率高，尽管有较高的β受体阻滞剂使用率，而它显示能够降低50%的房颤[2,37]。这也意味着这些观察结果不能被广泛应用。术前应用胺碘酮的不利因素包括：在用药过程中需要对患者进行监测，可能存在的心动过缓（特别是在门诊病人和老年患者)、肺组织纤维化的危险（尽管发生率低)[48]，以及在体外循环患者中发生与胺碘酮相关的成人呼吸窘迫综合征——这一并发症预后差。

一个对照、双盲的冠心病试验研究观察了300例患者中术后静脉应用胺碘酮是否会降低房颤的发生率[49]。结果显示给予碘酮的房颤发生率显著降低(35%)，而使用安慰剂的房颤发生率较高（47%)，没有发现胺碘酮有关的副作用。然而这种益处并没有缩短住院时间。在本试验中[49]，如果应用β受体阻滞剂的患者增加，那么静脉应用胺碘酮带来的好处可能会更微弱。

在临床应用中，必须比较获益风险比。抗心律失常药物有致心律失常的作用，特别是I类和III类药物应用在有器质性心脏病患者中时，如缺血性心脏病、代谢功能紊乱等。在这种情况下应用此类药物应谨慎[50]。

在预防性用药中β受体阻滞剂被认为是最有效的[2,37]，并且比其他抗心律失常药物危险小。基于这些证据，我们认为β受体阻滞剂可以作为预防性药物广泛应用，而应用其他药物来预防房颤的发生，需要进一步的研究。

预防性起搏治疗

就非药物治疗预防术后房颤进行了几项试验。单部位或多部位心房起搏治疗非围术期阵发性房颤是有效的[51]，用来预防术后房颤也显示了不同的结果。

初步的报道显示心房起搏对于术后房颤也许没有益处[52]。一项研究对86例冠脉搭桥术后患者进行心外膜单部位起搏，起搏频率至少80次/分，并且总超过窦性心律(超速抑制)，与不进行起搏比较，术后房性心律失常的发生率没有明显区别。在近期的一项包含100例冠脉搭桥术后患者，随机分成没有心房起搏和以等于或超过静息心率10次/分起搏心房，发现心房起搏显著增加了心房的异位搏动，没有降低房颤的发生率[53]。有几项试验对双心房超速起搏预防房颤进行了研究。Kurz [54]等进行的一项前瞻性随机试验来检验外科术后患者双心房起搏的效果，评价房颤发生率和起搏可能的致心律失常作用。不幸的是，预计完成200例患者的随机试验，在完成21例后，试验被迫中止。因为观察到这项起搏策略由于心外膜导线感知功能低下导致的不同步心房起搏能够促使房颤的发生。在Gerstenfeld[55]等进行的一项研究中，61例冠脉搭桥术后患者被随机分成右心房起搏、双心房起搏和不起搏组，进行心外膜起搏。结果显示组间房颤发生率没有明显区别，尽管起搏患者同时接受β受体阻滞者房性心律失常有降低趋势。

然而，也有一些研究报道了心房起搏预防术后房颤的一些有益的效果。Greenberg [56]等完成了一项154例CABG术后患者或CABG术后患者加主动脉瓣置换的患者的研究。患者被随机分成非起搏组、右心房起搏、左心房起搏和双心房起搏组，起搏持续到术后72小时，并同时应用β受体阻滞剂。每种起搏均可将房颤发生率从37.5%降到17%。住院时间从7.8天降到6.1天。在此试验中多因素分析显示最有效的起搏部位是右心房，其次是左心房，其次为双心房起搏。值得注意的是这项研究中的患者不包括左心室功能严重不全的患者（平均射血分数53%±10%）。相反，在Blommaert等进行的一项包含96例术后患者的研究中，这些患者左心室功能差异较大。这些患者被随机分成没有起搏组和心房超速起搏24小时组。必要时使用β受体阻滞剂。起搏组房颤发生率低（10%），不起搏组高（27%）。多因素分析显示心房起搏的益处主要表现在那些左心室功能较好和年老的患者。

双心房起搏预防术后房颤研究的结果不同。Fan [58]等与Greenberg[56]等的发现不同，他们发现双心房起搏较单部位心房起搏有明显的益处。他们研究了既往没有房颤病史的132例术后患者，被随机分到无起搏组、双心房起搏组、左心房起搏或右心房起搏。超速心房起搏5天，房颤发生率分别是41.9%、12.5%、36.4%和33.3%。此试验中，术后房颤发生率的降低缩短了住院时间。同时，保持窦性心律的患者显著缩短了P波的间期，起搏治疗后使P波的间期变异度减小。

起搏治疗防止术后房颤发生的部分潜在的原因被归于能够更多的使用β受体阻滞剂。显然，应用超速起搏治疗术后房颤，尚需进一步的研究。

心律失常后的治疗

术后房颤的心室率控制

由于大多数患者术前没有房颤病史，而术后房颤又是一个自限性过程 [29]，所以治疗控制术后房颤的心室率是一个有用的策略。应用β受体阻滞剂来控制心室率是首选治疗方案。它的部分效应来自术后的高肾素状态，防止β受体阻滞剂撤退的现象。尽管试验证据不支持[59]，但静脉快速应用洋地黄类药物偶尔被提到在恢复窦性心律方面有帮助。房室结阻滞药物，如钙通道阻断剂、洋地黄等能够控制房颤时的心室率，但并不优于β受体阻滞剂。在不能应用β受体阻滞剂时（例如，支气管痉挛），钙通道阻断剂、洋地黄等可选用。Tidale等进行的一项随机双盲的研究比较在CABG术后患者静脉应用钙通道阻断剂和洋地黄治疗，发现前者控制心室率迅速，然而12小时或24小时后，二者的效果、住院时间均没有显著的差别。

如果有潜在的支气管痉挛、心动过缓或低血压，那么静脉应用短效的β受体阻滞剂是有益的，因为静脉短效制剂的药理作用会很快消失。

Clemo[61]等研究评价在房性心律失常伴有快速心室率的严重患者中静脉应用胺碘酮的效果，其中一些是心脏外科术后患者。回顾性的分析38例ICU中血流动力学不稳定的房颤患者，尽管先前均用过传统的房室结阻断药物来控制心室率。观察显示静脉应用胺碘酮能够改善心室率的控制、外周血压、心脏充盈压和心排血量。然而，静脉应用胺碘酮后，房颤转复为窦性心律的比例没有增加。总之，这项研究显示在严重的房颤患者中静脉应用胺碘酮对于减慢心室率是有好处的，包括心脏外科术后以及以前用过房室结阻滞类药物但疗效欠佳者。尽管不能单独应用胺碘酮来转复房颤[62]，但用来维持窦性心律以及电转复前应用是有益的。

术后房颤的电转复

通常对耐受性良好的术后房颤不进行积极的转复，因为这种房颤是自限性的过程并且复发率较高。对于那些有症状的患者，治疗与那些非手术后的患者相似。除非有一些不可避免的因素会导致房颤复发，则要重点考虑房颤转复后药物控制复发的问题。如果房颤、房扑和房速发作，而又必须转复，则可进行心房除颤或起搏终止 [63]。如果房颤很难被通常的体外技术转复，则应考虑：（1）利用经静脉导线进行心内除颤；（2）利用双相波除颤器进行经胸体外同步电除颤；（3）静脉应用伊布利特（ibutilide）进行预治疗[66]。通过手术植入的临时心外膜导线进行低能量房颤转复开始应用在动物模型[67]和临床研究中[68]。对于那些不能耐受药物治疗和预防性治疗的高危患者，这是非常有效的治疗措施。

药物转复术后房颤

如果患者的呼吸状态不适合房颤的电转复或存在电

转复的禁忌证时，那么，就应考虑药物转复房颤。有一些药物是有效的，如新的III类药物伊布利特，和一些研究的药物如tedisamil和tercetilide等。最近伊布利特研究者试验比较应用该药与安慰剂治疗术后房性心律失常的效果。发现该药优于安慰剂并呈现剂量依赖反应。静脉应用III类药物治疗心房扑动较心房颤动更为有效。应用伊布利特时有致室性心律失常的作用，在2%至4%的患者中会发生持续性或非持续性尖端扭转性室速，特别是存在心动过缓、低血钾、低血镁、女性患者等情况时。当然，应用药物时，注意以上不利因素，加强心电监测，能够避免致心律失常作用。伊布利特研究组发现在心室率较快时应用该药发生室性心律失常较低，低于控制室率组由于心动过缓所致的尖端扭转室速。

术后房颤的抗凝

尽管认为术后一过性的房颤导致血栓栓塞的危险很低，但是，一些试验，无论是前瞻性的还是回顾性的病例对照研究，均显示CABG术后的脑卒中增加与术后房颤有关[14,31,32]，在对危险因子均衡后也是如此。由于血栓栓塞预后不良，所以，应考虑对术后房颤患者进行华法林抗凝治疗，特别是对那些二尖瓣病变或修复术后、左心房扩大、显著的左心室收缩功能低下、既往有栓塞史、年龄大于65岁者更是如此。由于术后患者有出血的风险，所以抗凝治疗应在严密观察下应用，应避免静脉内肝素。如果进行术后房颤的电转复，须进行传统的抗凝治疗。外科术后房性心律失常包括围术期治疗和术后发生房颤时的治疗总结如下表（表32–3）。

表32–3　心脏外科术后房性心律失常治疗方法的总结

预防性应用（术前或术后应用）
证明有效的：β 受体阻滞剂
可能有效的：索他洛尔、胺碘酮、洋地黄、普鲁卡因胺
目前无有效证据的：普罗帕酮、氟卡尼、心房起搏
无效的：钙通道阻滞剂
治疗（术后房性心律失常）
应用 β 受体阻滞剂、钙通道阻滞剂、洋地黄类、胺碘酮进行室率控制
抗凝治疗
电转复或药物转复来治疗那些症状明显，存在血流动力学问题者，特别是给予药物负荷后；应用药物来维持窦性心律至少要服至转复后 1~2 个月
—药物转复的药物：伊布利特
—转复后维持窦律的药物：胺碘酮、索他洛尔

室性心律失常

发病率和预后

术后对持续性或非持续性室性心律失常——单形室速和室颤进行观察。报道持续性和非持续性室性心律失常发病率分别为0.7%~3%[70–74]和36%[75]。一些更早的观察显示术后持续性室性心律失常的发生率可达6%[76]，这与20世纪60年代以来心外科技术与术后护理的发展是相符的。术后室性心律失常的发生意味着死亡率的增加。例如，Tam等观察了一组2364例心脏外科术后1周内的患者，其中16例发生持续性室性心律失常（大部分术前伴有明显的左心室功能不全）。在这组伴有室性心律失常的患者中，75%的患者再次发生持续性的室速和室颤，并且有19%的死亡率。Kron[72]等研究了1251例术后患者，在新发的持续性室性心律失常患者中院内死亡率达44%。对于那些术后早期有室速发作，并且电生理检查能够诱发出室速者，室速的复发率大约为40%。

病因

术后室性心律失常的病因包括器质性心脏病，如既往心肌梗死、纤维化、扩张和肥厚。潜在的急性室性心律失常的病因如表32–4[70–74,78–80]。术后室性心律失常与一些电解质及代谢紊乱有关，特别是低钾血症（不是细胞内低钾）[81]。

表32–4　心脏外科术后潜在室性心律失常的病因

心肌缺血
急性心肌梗死
再灌注损伤
电解质或代谢紊乱
酸中毒
严重的血流动力学不稳定
缺氧
药物毒性（特别是能延长 Q–T 间期的药物）
高儿茶酚胺水平（内生的和应用拟交感药物）
非同步心室起搏

诊断标准

由于发生在器质性心脏病，所以外科术后发生的宽QRS心动过速大部分可诊断为室性心动过速。当体表心电图表现很难区别是室速、室上速或房颤快速前传时，通过心房心外膜导线的记录可确定诊断[82,83]。

持续性单形性室速

Steinberg等所作的一项前瞻性调查入选了CABG术后的患者，发现3.1%的患者在术后平均4.1天至少发生过1次持续性室速。发生室速的患者有25%的院内死亡率。术后室速的预测因子包括既往心肌梗死病史、显著的心力衰竭、显著的左心室功能不全（射血分数<40%），以及血管再通的心肌以前没有侧支循环形成等。当前三者同时存在时，室速的发生率增加到30%。

室颤或多形性室速

单形性室速往往存在致心律失常的基质（如心肌的瘢痕区），而多形性室速往往是由于一过性围术期异常所致[73,74,84]。Kron等发现外科术后的急性心肌缺血更多会导致原发性室颤，而不是室速[72]。前面描述了围术期因素导致室颤（表32–4）。没有确切的证据说明在没有其他室性心律失常危险因素的情况下，是否体外循环后即刻发生的多形性室速或室颤预示着远期室性心律失常的危险性会增加。

紧急治疗

术后室速的紧急治疗尚没有一个全面的或对照的研究。然而，通常认同和接受的治疗是在高级心脏生命支持（ACLS）基础上的治疗策略[85,86]。包括同步直流电转复和起搏（当有心外膜起搏导线存在时）。为减少发作，应注意其他一些异常情况，包括缺血、液体负荷、电解质紊乱以及多种有致心律失常作用的药物等[87]。一些抗心律失常的药物也能有效的控制此种心律失常，如静脉应用胺碘酮[88,89]、β受体阻滞剂、索他洛尔[90]、硫酸镁（特别是尖端扭转室速）[91,92]和普鲁卡因胺[40]。复发的室速能够被超速抑制或快速起搏等方法预防或终止[93]。其他一些机械性支持措施，如主动脉内气囊反搏[94-96]、胸腔内心室辅助装置[97]、外部的心肺支持装置等[98]。曾有个案报道同时应用主动脉内气囊反搏和外部的心肺氧合装置治疗，并使用高剂量β受体阻滞剂静脉输注，成功控制了难治性术后室速，虽然这种治疗方法还未能广泛应用。

术后危险度分层和治疗

对于那些术后单形性室速患者的远期治疗应根据左心室功能和（或）电生理检查进行危险度分层[74,77]。那些术后发生室速并且电生理检查能够诱发者，出院后有大约40%的患者会再发生室速[7]。这也说明长期治疗（植入心脏复律除颤器）的益处，尽管缺乏降低死亡率或其他方面的直接指标。值得注意的是，在进行电生理检查时，利用心外膜导线进行单部位程序电刺激与利用心内膜电生理导管2个部位进行该刺激的结果不一致。Sheppard等对26例术后患者利用心外膜导线或心内膜导管进行了电生理检查。尽管所测量的有效不应期和功能不应期相似，但二者诱发室速的符合性只有70%，有40%的患者能够通过心内膜2个部位诱发出室性心动过速但却不能通过心外膜一个部位诱发，这说明通过心外膜导线进行单部位电生理检查不能充分估计术后患者发生室速的风险。

有报道，CABG术早期通过心电图信号平均技术发现的晚电位是室速的一个独立预测因素。但无充分的证据说明该项技术能评价患者远期的室速发生率。运动试验也被用来预测发病率，尽管尚无直接的证据证明该项检查能够预测术后室速发生的危险。进行术后室速危险度分层的时间很重要，一些研究者建议至少应在手术1周后评价，以便使机体能够恢复平衡[75,102]。

对于那些有发生室性心律失常高危因素的患者，如有术后室性心律失常、显著的左心室功能不良或电生理检查能够诱发出单形性室速的患者，进行终生服药治疗或安装心脏复律除颤器是必要的。尽管显示降低死亡率或其他指标的直接证据缺乏，但是术后患者临床发生室性心律失常的频率以及能够同时在电生理检查中诱发室速是一个需要长期治疗的指标。

心动过缓

发病率和预后

由于多种因素，有报道外科术后患者发生心脏传导系统异常和窦性心动过缓可达17%至34%（表32–5）。然而，有很大比率是可逆性的。术后患者中因持续心动过缓而需要永久性起搏治疗的大约占0.8%至4%[105~110]。在一些心脏外科术后需要安装永久性起搏器的风险增加，如瓣膜术后、预激综合征和其他一些情况，如表32-5[105~108,111~114]中所述。心动过缓而需要安装永久起搏器的患者会致使ICU内监护时间及住院时间延长，并且术后费用增加是不可避免的。

从术后心动过缓中恢复的患者占大部分。Glikson[111]等进行的一项调查显示在一组接受永久起搏器治疗的术后患者中进行长期起搏器依赖研究发现，120例患者中有41%患者不依赖起搏器。在此试验中术后发生完全性传导阻滞的患者安装永久起搏器后对起搏器是依赖的。相反，在Baerman和Morady进行的一项包含93例术后患者的试验中，三例因三度房室传导阻滞植入起搏器的患者术后2个月传导阻滞消失。对于术后最终必须应用永久起搏器的问题，Gordon等进行了进一步的研究[108]。这项研究收集了10421例患者的前瞻性logistic回归分析和多因素的预测因子分析，来预测心脏术后永久起搏器的应用（危险因素的预测因子见表32-5）。这项研究发现他们的预测模型与永久起搏器的应用有较高的相关性，提示心脏外科术后有关起搏器植入的众多危险因子的存在，可以预测较高的起搏器应用率。

危险分层和治疗策略

在心脏外科术后发生高度房室传导阻滞和逸搏频率较低而准备出院的患者中决定安装永久起搏器是相对容易的。但是没有明确的证据显示在更不确定的状态下观察多长时间是合适的。一些作者建议发生完全性房室传导阻滞时，逸搏为宽QRS波群者观察6天，为窄QRS波群者观察9天后可安装永久起搏器。在Bonatti等进行的一项研究中，对于那些患先心病的儿科患者，术后（大部分是室缺修补术）需要安装永久性起搏器者在安装前临时起搏下至少观察2周。

决定安装永久起搏器的时间受到临时起搏系统稳定与否的影响。心外膜导线的起搏阈值常常随时间延长而增高，而心内导线也有同样的问题，另外还有感染和血管并发症。Kosmas等前瞻性的研究发现在30例术后患者中，到术后第五天，通过心外膜导线有效起搏心房、心室或双心腔的百分比分别为39%、38%、61%。

在那些已经恢复或正在恢复房室传导的患者，确定是否会有持续的心动过缓和是否需要安装永久起搏器需要考虑三个方面因素：第一，是否需要应用抗心律失常药物（这种心律失常药物可能使这种临界的心动过缓恶化）；第二，进行电生理检查（一个简单有效的检查，能够利用术中放置的心外膜导线在床旁进行），用来检验房室传导和窦房结功能。电生理检查的结果中需要安装永久起搏器的指标包括HV间期大于75ms，或自发文氏点及心房起搏时文氏点≤400ms（儿科患者≤300ms）[109]，或校正的窦房结恢复时间≥550ms；第三，进行运动试验，通过增加心率来检验心率的变时功能和房室传导功能。

麻付胜　马　坚　译

孙瑞龙　校

表32-5　心脏外科术后需要植入永久起搏器的危险因子

以前存在左束支传导阻滞或其他房室传导阻滞的表现
瓣膜手术（危险度由高到低的排列为多瓣膜病、三尖瓣、主动脉瓣、二尖瓣）
CABG 同时进行瓣膜手术
左心室室壁瘤切除或心律失常消融术
再次心脏手术
高龄
心脏停跳液的种类和低温
体外循环时间的延长和主动脉阻断时间的延长
搭桥数目（或许与手术时间相关）
存在急性心内膜炎
女性患者

CABG：冠脉搭桥。

参考文献

1. Daudon P, Corcos T, Gardjbakah I, et al: Prevention of atrial fibrillation or flutter by acebutolol after coronary bypass grafting. Am J Cardiol 1986;58 933–936.
2. Andrews TC, Reimold SC, Berlin JA, Antman EM: Prevention of supraventricular arrhythmias after coronary artery bypass surgery. Circulation 1991;84 (Suppl III) :III–236–III–243.
3. Asher CR, Miller DP, Grimm RA, et al: Analysis of risk factors for development of atrial fibrillation early after cardiac valvular surgery. Am J Cardiol 1998;82:892–895.
4. Creswell LL, Schuessler RB, Rosenbloom M, Cox JL: Hazards of postoperative atrial arrhythmias. Ann Thorac Surg 1993;56: 539–549.

5. Dixon FE, Genton E, Vacek JL, et al: Factors predisposing to supraventricular tachyarrhythmias after coronary artery bypass grafting. J Thorac Cardiovasc Surg 1990;100:338–342.
6. Leitch JW, Thomson D, Baird DK, Harris PJ: The importance of age as a predictor of atrial fibrillation and flutter after coronary artery bypass grafting. J Thorac Cardiovasc Surg 1990;100:338–342.
7. Fuller JA, Adams GC, Buxton B: Atrial fibrillation after coronary artery bypass grafting: Is it a disorder of the elderly? J Thorac Cardiovasc Surg 1989;97:821–825.
8. Roffman JA, Feldman A: Digoxin and propranolol in the prophylaxis of supraventricular tachydysrhythmias after coronary artery bypass surgery. Ann Thorac Surg 1981;31:496–501.
9. Aranki SF, Shaw DP, Adams DH, et al: Predictors of atrial fibrillation after coronary artery surgery. Current trends and impact on hospital resources. Circulation 1996;94:390–397.
10. Ascione R, Caputo M, Calori G, et al: Predictors of atrial fibrillation after conventional and beating heart coronary surgery: A prospective, randomized study. Circulation 2000;102:1530.
11. Passman RS, Beshai JF, Parker M, et al: A prediction rule for post-CABG atrial fibrillation. PACE 2001;24 (4) .
12. Connolly SJ: The beta-blocker length of stay study (BLOSS) trial: A randomized, placebo controlled trial of beta-blocker treatment for reduction of hospitalization after cardiac surgery. J Am Coll Cardiol 2000;36:313.
13. Hattori Y, Yang Z, Sugimura S, et al: Terminal warm blood cardioplegia improves the recovery of myocardial electrical activity. A retrospective and comparative study. Jpn J Thorac Cardiovasc Surg 2000;48:1–8.
14. Almassi GH, Schowalter T, Nicolosi AC, et al: Atrial fibrillation after cardiac surgery: A major morbid event?. Ann Surg 1997; 226:501–513.
15. Tamis JE, Vloka ME, Malhorta S, et al: Atrial fibrillation is common after minimally invasive direct coronary artery bypass surgery. (abstract) J Am Coll Cardiol 1998;31:116A.
16. Cohn WE, Sirois CA, Johnson RG: Atrial fibrillation after minimally invasive cardiac artery bypass grafting: A retrospective, matched study. J Thorac Cardiovasc Surg 1999;117:298.
17. Abreu JE, Reilly J, Salzano RP, et al: Comparison of frequencies of atrial fibrillation after coronary artery bypass grafting with and without the use of cardiopulmonary bypass. Am J Cardiol 1999; 83:775.
18. Chauhan VS, Gill I, Woodend KA, Tang AS: Lower incidence of atrial fibrillation after minimally invasive direct coronary artery bypass surgery (MID-CAB) than bypass surgery (CABG) (abstract) . Circulation 1997;96:I–263.
19. Asher CR, DiMengo JM, Arheart KL, et al: Atrial fibrillation early postoperatively following minimally invasive cardiac valvular surgery. Am J Cardiol 1999;84:744.
20. Cohn LH, Adams DH, Couper GS, et al: Minimally invasive cardiac valve surgery improves patient satisfaction while reducing costs of cardiac valve replacement and repair. Ann Surg 1997; 226:421–428.
21. Stamou SC, Dangas G, Hill PC, et al: Atrial fibrillation after beating heart surgery. Am J Cardiol 2000;86:64.
22. Stamou SC, Pfister AJ, Dangas G, et al: Beating heart versus conventional single-vessel reoperative coronary artery bypass. Ann Thorac Surg 2000;69:1383–1387.
23. Stamou SC, Dangas G, Dullum MK, et al: Beating heart surgery in octogenarians: Perioperative outcome and comparison with younger age groups. Ann Thorac Surg 2000;69:1140–1145.
24. Buxton AE, Josephson ME: The role of P wave duration as a predictor of post-operative atrial arrhythmias. Chest 1981;80:68–73.
25. Oshima H, Usi A, Murakami F, et al: Value of the regional p-wave recorded by signal-averaged ECG on the atrium for predicting atrial fibrillation after cardiac surgery. (abstract) Circulation 1996;94:I–69.
26. Landymore RW, Howell F: Recurrent atrial arrhythmias following treatment for post-operative atrial fibrillation after coronary bypass operations. Eur J Cardiothorac Surg 1991;5:436–439.
27. Matangi MF, Neutze JM, Graham IC, et al: Arrhythmia pro phylaxis after aorta-coronary bypass: The effect of minidose propranolol. J Thorac Cardiovasc Surg 1985;89:439–443.
28. Stephenson LW, MacVaugh H, Tomasello DN, et al: Propranolol for prevention of post-operative cardiac arrhythmias: A randomized study. Ann Thorac Surg 1980;29:113–115.
29. Stebbins D, Igidbashian L, Goldman S, et al: Clinical outcome of a patient who developed atrial fibrillation after coronary artery bypass surgery. (Abstract) PACE 1995;18:811.
30. Rubin DA, Nieminski KE, Reed GE, Herman MV: Predictors, prevention, and long-term prognosis of atrial fibrillation after coronary artery bypass graft operations. J Thorac Cardiovasc Surg 1987;94:331–335.
31. Reed GL, Singer DE, Picard EH, et al: Stroke following coronary-

artery bypass surgery: A case-control estimate of the risk from carotid bruits. N Engl J Med 1988;319:246–250.

32. Taylor GJ, Malik SA, Colliver JA, et al: Usefulness of atrial fibrillation as a predictor of stroke after isolated coronary artery bypass grafting. Am J Cardiol 1987;60:905–907.

33. Abreu JE, Reilly J, Salzano RP, et al: Comparison of frequencies of atrial fibrillation after coronary artery bypass grafting with and without the use of cardiopulmonary bypass. Am J Cardiol 1999;83:775.

34. Kim MH, Deeb GM, Morady F, et al: Effect of postoperative atrial fibrillation on length of stay after cardiac surgery (the postoperative atrial fibrillation in cardiac surgery study). Am J Cardiol 2001;87:881.

35. Villareal RP, Lee V-V, Kar B, et al: Post-operative atrial fibrillation is a predictor of early and late mortality. PACE 2001;24.

36. Wahr JA, Parks R, Boisvert D, et al: Preoperative serum potassium levels and perioperative outcomes in cardiac surgical patients. JAMA 1999;281:2203–2210.

37. Kowey PR, Taylor JE, Rials SJ, Marinchak RA: Meta-analysis of the effectiveness of prophylactic drug therapy in preventing supraventricular arrhythmia early after coronary artery bypass grafting. Am J Cardiol 1992;69:963–965.

38. Andrews TC, Reimold SC, Berlin JA, et al: Prevention of supraventricular arrhythmias after coronary artery bypass surgery: A meta-analysis of randomized control trials. Circulation 1991;84 Suppl III:236–244.

39. Davison R, Hertz R, Kaplan K, et al: Prophylaxis of supraventricular tachyarrhythmia after coronary bypass surgery with oral verapamil: A randomized, double-blinded trial. Ann Thorac Surg 1985;39:336.

40. Gold MR, O'Gara PT, Buckley MJ, DeSanctis RW: Efficacy and safety of procainamide in preventing arrhythmias after coronary artery bypass surgery. Am J Cardiol 1996;78:975–979.

41. Nystrom U, Edvardsson N, Berggren H, et al: Oral sotalol reduces the incidence of atrial fibrillation after coronary artery bypass surgery. Thorac Cardiovasc Surg 1993;41:34–47.

42. Suttorp MJ, Kingma JH, Peels HO, et al: Effectiveness of sotalol in preventing supraventricular tachyarrhythmias shortly after coronary artery bypass grafting. Am J Cardiol 1991;68:1163–1169.

43. Parikka H, Toivonen L, Heikkila L, et al: Comparison of sotalol and metoprolol in the prevention of atrial fibrillation after coronary artery bypass surgery. J Cardiovasc Pharmacol 1998;31:67–73.

44. Suttorp MJ, Kingma JH, Gin TJ, et al: Efficacy and safety of low- and high-dose sotalol versus propranolol in the prevention of supraventricular tachyarrhythmias early after coronary artery bypass operations. J Thorac Cardiovasc Surg 1990;100:921–926.

45. Gomes JA, Ip J, Santoni-Rugiu F, et al: Oral d,l sotalol reduces the incidence of post-operative atrial fibrillation in coronary artery bypass surgery patients: A randomized, double-blind, placebo-controlled study. J Am Coll Cardiol 1999;34:334–339.

46. Podrid PJ: Prevention of post-operative atrial fibrillation: What is the best approach? J Am Coll Cardiol 1999;34:340–342.

47. Daoud EG, Strickberger A, Man KC, et al: Preoperative amiodarone as prophylaxis against atrial fibrillation after heart surgery. N Engl J Med 1997;337:1785–1791.

48. Greenspon AJ, Kidwell GA, Hurley W, Mannion J: Amiodarone related post-operative adult respiratory distress syndrome. Circulation 1991;84 (Suppl III):III-407–III-415.

49. Guarnieri T, Nolan S, Gottlieb SO, et al: Intravenous amiodarone for the prevention of atrial fibrillation after open heart surgery: The ARCH (Amiodarone Reduces Coronary Artery Disease Bypass Grafting Hospitalization) trial. J Am Coll Cardiol 1999;34:343–347.

50. Humphries JO: Unexpected instant death following successful coronary artery bypass graft surgery (and other clinical settings): Atrial fibrillation, quinidine, procainamide, et cetera, and instant death. Clin Cardiol 1998;21(10):711–718.

51. Defaut P, Saksena S, Krol RB: Long-term outcome of patients with drug-refractory atrial flutter and fibrillation after single- and dual-site right atrial pacing for arrhythmia prevention. J Am Coll Cardiol 1998;32:1900–1908.

52. Schweikert RA, Grady TA, Gupta N, et al: Atrial pacing in the prevention of atrial fibrillation after cardiac surgery: Results of the second post-operative pacing study (POPS-2). (abstract) J Am Coll Cardiol 1998;31:117A.

53. Chung MK, Augostini RS, Asher CR, et al: Ineffectiveness and potential proarrhythmia of atrial pacing for atrial fibrillation prevention after coronary artery bypass grafting. Ann Thorac Surg 2000;69:1057–1063.

54. Kurz DJ, Naegeli B, Kunz M, et al: Epicardial biatrial synchronous pacing for prevention of atrial fibrillation after cardiac surgery. Pacing Clin Electrophysiol 1999;22:721–726.

55. Gerstenfeld EP, Hill MR, French SN, et al: Evaluation of right a-

trial and biatrial temporary pacing for the prevention of atrial fibrillation after coronary artery bypass surgery. J Am Coll Cardiol 1999;33:1981–1988.

56. Greenberg MD, Katz NM, Iuliano S, et al: Atrial pacing for the prevention of atrial fibrillation after cardiovascular surgery. J Am Coll Cardiol 2000;35:1416–1422.
57. Blommaert D, Gonzalez M, Mucumbitsi J, et al: Effective prevention of atrial fibrillation by continuous atrial overdrive pacing after coronary artery bypass surgery. J Am Coll Cardiol 2000;35:1411–1415.
58. Fan K, Lee KL, Chiu CSW, et al: Effects of biatrial pacing in prevention of postoperative atrial fibrillation after coronary artery bypass surgery. Circulation 2000;102:755.
59. Weiner P, Bessan MM, Jacchovsky J, et al: Clinical course of acute atrial fibrillation treated with digitalization. Am Heart J 1983; 105:223–227.
60. Tisdale JE, Padhi ID, Goldberg AD, et al: A randomized, double-blind comparison of intravenous diltiazem and digoxin for atrial fibrillation after coronary artery bypass surgery. Am Heart J 1998 May;135 (5 Pt 1) :739–747.
61. Clemo HF, Wood MA, Gilligan DM, Ellenbogen KA: Intravenous amiodarone for acute heart rate control in the critically ill patient with atrial tachyarrhythmias. Am J Cardiol 1998;81:594–598.
62. Galve E, RiusT, Ballester R, et al: Intravenous amiodarone in treatment of recent–onset atrial fibrillation: Results of a randomized, controlled study. J Am Coll Cardiol 1996;27:1079–1082.
63. Waldo AL, MacLeen WA, Cooper TB, et al: Use of temporarily placed epicardial atrial wire electrodes for the diagnosis and treatment of arrhythmias following open heart surgery. J Thorac Cardiovasc Surg 1978;76:500–505.
64. Saliba WI, Juratli N, Chung MK, et al: Higher energy synchronized external direct current cardioversion with 720 joules for atrial fibrillation refractory to standard cardioversion. (abstract) J Am Coll Cardiol 1999;34:2031–2034.
65. Bjerregaard P, El–Shafei A, Janosik DL, et al: Double external direct–current shocks for refractory atrial fibrillation. Am J Cardiol 1999;83:972–974.
66. Oral H, Souza JJ, Michaud GF, et al: Facilitating transthoracic cardioversion of atrial fibrillation with ibutilide pretreatment. N Engl J Med 1999;340:1849–1854.
67. Mehmanesh H, Bauernschmitt R, Lange R, Hagl S: Adjustable atrial and ventricular temporary electrode for low–energy termination of tachyarrhythmias early after cardiac surgery. Pacing Clin Electrophysiol 1999;22:1802–1807.
68. Liebold A, Wahba A, Birnbaum: Low–energy cardioversion with epicardial wire electrodes: New treatment of atrial fibrillation after open heart surgery. Circulation 1998;98:883–886.
69. VanderLugt JT, Mattioni T, Denker S, et al: Efficacy and safety of ibutilide fumarate in patients with atrial flutter or fibrillation following cardiac surgery. Circulation 1999;100:369–375.
70. Steinberg JS, Gaur A, Sciacca R, Tan E: New–onset sustained ventricular tachycardia after cardiac surgery. Circulation 1999 Feb 23;99 (7) :903–908.
71. Tam SK, Miller JM, Edmunds LH: Unexpected, sustained ventricular tachyarrhythmia after cardiac operations. J Thorac Cardiovasc Surg 1991;102:883–889.
72. Kron IL, DiMarco JP, Harman PK, et al: Unanticipated postoperative ventricular tachyarrhythmias. Ann Thorac Surg 1984;38:317–322.
73. Pires LA; Wagshal AB; Lancey R; Huang SK: Arrhythmias and conduction disturbances after coronary artery bypass graft surgery: Epidemiology, management, and prognosis. Am Heart J 1995;129:799–808.
74. Topol EJ, Lerman BB, Baughman KL, et al: De novo refractory ventricular tachyarrhythmias after coronary revascularization. Am J Cardiol 1986;57:57–59.
75. Carlson MD, Biblo LA, Waldo AL: Post open heart surgery ventricular arrhythmias. Cardiovasc Clin 1992;22:241–253.
76. Favaloro RG, Effler DB, Groves LK, et al: Direct myocardial revascularization with saphenous vein autograft: Clinical experience in 100 cases. Dis Chest 1969;56:279.
77. Costeas XF, Schoenfeld MH: Usefulness of electrophysiologic studies for new –onset sustained ventricular tachyarrhythmias shortly after coronary artery bypass grafting. Am J Cardiol 1993;72:1291–1294.
78. Ducceschi V, D'Andrea A, Liccardo B, et al: Perioperative correlates of malignant ventricular tachyarrhythmias complicating coronary surgery. Heart Vessels 1999;14:90–95.
79. Ducceschi V, D'Andrea A, Liccardo B, et al: Ventricular tachyarrhythmias following coronary surgery: Predisposing factors. Int J Cardiol 2000;31;73:43–48.
80. Preisman S, Cheng DC: Life–threatening ventricular dysrhythmias with inadvertent asynchronous temporary pacing after cardiac surgery. Anesthesiology 1999;91:880–883.

81. Johnson RG, Shafique T, Sirois C, et al: Potassium concentrations and ventricular ectopy: A prospective, observational study in post-cardiac surgery patients. Crit Care Med 1999;27:2430-2434.

82. Malcolm ID, Cherry DA, Morin JE: The use of temporary atrial electrodes to improve diagnostic capabilities with Holter monitoring after cardiac surgery. Ann Thorac Surg 1986;41:103-105.

83. Waldo AL, Henthorn RW, Epstein AE, et al: Diagnosis and treatment of arrhythmias during and following open heart surgery. Med Clin North Am 1984;68:1153-1170.

84. Azar RR, Berns E, Seecharran B, et al: De novo monomorphic and polymorphic ventricular tachycardia following coronary bypass grafting. Am J Cardiol 1997;80 (1) :76-78.

85. Advanced Cardiovascular Life Support, Part 6. Circulation 2000; 102 (I) :I-86-I-171.

86. ACLS Subcommittee: Textbook of Advanced Cardiac Life Support. American Heart Association, 1994.

87. Perrault LP, Denault AY, Carrier M, et al: Torsades de pointes secondary to intravenous haloperidol after coronary bypass grafting surgery. Can J Anaesth 2000;47:251-254.

88. Kowey PR, Levine JH, Herre JM, et al: A randomized, double-blind comparison of intravenous amiodarone and bretylium in the treatment of patients with refractory, hemodynamically destabilizing ventricular tachycardia or fibrillation. Circulation 1995;92: 3255-3263.

89. Perry JC, Knilans TK, Marlow D, et al: Intravenous amiodarone for life-threatening tachyarrhythmias in children and young adults. J Am Coll Cardiol 1993 Jul;22 (1) :95-98.

90. Evrard P, Gonzalez M, Jamart J, et al: Prophylaxis of supraventricular and ventricular arrhythmias after coronary artery bypass grafting with low-dose sotalol. Ann Thorac Surg 2000;70:151.

91. Speziale G, Ruvolo G, Fattouch K, et al: Arrhythmia prophylaxis after coronary artery bypass grafting: Regimens of magnesium sulfate administration. Thorac Cardiovasc Surg 2000;48:22-26.

92. Thompson LD, Cohen AJ, Bellasis RM: Polymorphous ventric- ular tachycardia following cardiopulmonary bypass. J Natl Med Assoc 1996;88:49-51.

93. Fisher JD, Mehra R, Furman S: Termination of ventricular tachycardia with bursts of rapid ventricular pacing. Am J Cardiol 1978;41:94-102.

94. Kaplan JA, Craver JM, Jones EL, et al: The role of the intra-aortic balloon in cardiac anesthesia and surgery? Am Heart J 1979; 98: 580-586.

95. Craver JM. Kaplan JA, Jones EL, et al: What role should the intra-aortic balloon have in cardiac surgery? Ann Surg 1979; 189: 769-776.

96. Fotopoulos GD, Mason MJ, Walker S, et al: Stabilisation of medically refractory ventricular arrhythmia by intra-aortic balloon counterpulsation. Heart 1999;82:96-100.

97. Swartz MT, Lowdermilk GA, McBride LR: Refractory ventricular tachycardia as an indication for ventricular assist device support. J Thorac Cardiovasc Surg 1999;118:1119-1120.

98. Hamid BA, Azuma SS, Hong RA, Lau JM: Persistent postop erative ventricular tachycardia treatment by using external cardiopulmonary support. Hawaii Med J 1994;53:10-11.

99. Kurose M, Okamoto K, Sato T, et al: Successful treatment of life-threatening ventricular tachycardia with high-dose propranolol under extracorporeal life support and intraaortic balloon pumping. Jpn Circ J 1993;57:1106-1110.

100. Sheppard RC, Nydegger CC, Kutalek SP, Hessen SE: Comparison of epicardial and endocardial programmed stimulation in patients at risk for ventricular arrhythmias after cardiac surgery. Pacing Clin Electrophysiol 1993;16:1822-1832.

101. Elami A, Merin G, Flugelman MY, Adar L, et al: Usefulness of late potentials on the immediate postoperative signal-averaged electrocardiogram in predicting ventricular tachyarrhythmias early after isolated coronary artery bypass grafting. Am J Cardiol 1994;1;74:33-37.

102. Bhandari AK, Au PK, Rose JS, et al: Decline in inducibility of sustained ventricular tachycardia from two to twenty weeks after acute myocardial infarction. Am J Cardiol 1987;59:284-290.

103. Wexelman W, Lichstein E, Cunningham JN, et al: Etiology and clinical significance of new fascicular conduction defects following coronary bypass surgery. Am Heart J 1986;111:923-927.

104. Chu A. Califf RM, Priyor DB, et al: Prognostic effect of bundle branch block related to coronary artery bypass grafting. Am J Cardiol 1987;59:798-803.

105. Emlein G, Huang SK, Pires LA, et al: Prolonged bradyarrhythmias after isolated coronary artery bypass graft surgery. Am Heart J 1993;126:1084-1090.

106. Baerman JM, Kirsh MM, de Buitleir M, et al: Natural history and determinants of conduction defects following coronary artery bypass surgery. Ann Thorac Surg 1987;44:150-153.

107. Gundry SR, Sequeira A, Coughlin TR, McLaughlin JS: Postopera-

tive conduction disturbances: A comparison of blood and crystalloid cardioplegia. Ann Thorac Surg 1989;47:384–390.

108. Gordon RS, Ivanov J, Cohen G, Ralph–Edwards AL: Permanent cardiac pacing after a cardiac operation: Predicting the use of permanent pacemakers. Ann Thorac Surg 1998;66:1698–1704.

109. Bonatti V, Agnetti A, Squarcia U: Early and late postoperative complete heart block in pediatric patients submitted to open–heart surgery for congenital heart disease. Pediatr Med Chir 1998;20:181–186.

110. Del Rizzo DF, Nishimura S, Lau C, et al: Cardiac pacing following surgery for acquired heart disease. J Card Surg 1996;11:332–340.

111. Glikson M, Dearani JA, Hyberger LK, et al: Indications, effectiveness, and long–term dependency in permanent pacing after cardiac surgery. Am J Cardiol 1997;15;80:1309–1313.

112. O'Connell JB, Wallis D, Johnson Sa, et al: Transient bundle branch block following use of hypothermic cardioplegia in coronary artery bypass surgery: High incidence without perioperative myocardial infarction. Am Heart J 1982;103:85–91.

113. Ellis RJ, Mavroudis C, Gardner C, et al: Relationship between atrioventricular arrhythmias and the concentration of K+ ion in cardioplegia solution. J Thorac Cardiovasc Surg 1980;80:517–526.

114. Moore SL, Wilkoff BL: Rhythm disturbances after cardiac surgery. Semin Thorac Cardiovasc Surg 1991;3:24–28.

115. Baerman JM, Kirsh MM, de Buitleir M, et al: Natural history and determinants of conduction defects following coronary artery bypass surgery. Ann Thorac Surg 1987;44:150–153.

116. Kosmas CE, Ryder RG, Poon MJ, et al: Time–limited efficacy of pacing electrodes following open heart surgery. Indian Heart J 1996;48:681–684.

第 33 章　心律失常和电解质紊乱

DIONYSSIOS A. ROBOTIS, GIOIA TURITTO, NABIL El-SHERIF

心律失常发生的基本电生理原理与正常心脏电活动基本原理相同。心脏的电活动取决于跨膜离子梯度以及离子传导的时间和电压依赖性变化。静息的膜电位（Vm）可通过Goldman公式[1]计算，该公式包含了所有影响膜电位的离子的通透性（P）和离子活度（a）。

$$Vm=\frac{RT}{zF}\ \ln\ \frac{P_Ka_{Ko}+P_{Na}a_{Nao}+P_{CL}a_{Cli}}{P_Ka_{Ki}+P_{Na}a_{Nai}+P_{CL}a_{Clo}},$$

即使在正常心脏组织中，电解质紊乱也可能引起或促进心律失常发生，而且，电解质紊乱更有可能与异常的心肌组织相互作用而引起心律失常。抗心律失常药物通过调整特定跨膜离子通道的传导而发挥作用。因此，异常的跨膜离子梯度会增强或减弱它们的抗心律失常作用，同时增加或减少它们的促心律失常副作用。

钾

钾是细胞内含量最多的阳离子，也是静息膜电位（resting membrane potential，RMP）最重要的决定因素。钾离子的电生理学作用不仅取决于细胞外的浓度，而且还取决于钾离子流的方向（低钾血症与高钾血症）和变化速率。Hoffman和Suckling[2]认为，钾离子对静息膜电位的影响受同期钙离子浓度的调制。它们的相互作用关系是，高钙使高钾引起的除极作用减弱，低钙使低钾产生的除极作用减弱。当细胞外钾浓度高于正常时，细胞膜就像钾离子电极，膜电位可根据Nernst公式计算：

$Vm = -61.5\ \log\ [K^+]_i\ /\ [K^+]_o$

当钾离子浓度低于~3mM时，由于低钾血症使细胞膜对钾离子的通透性降低，因此它的跨膜静息电位比Nernst公式[3]计算的低。

事实上，钾离子电流也受到钾离子梯度本身和其他电解质的调节[4]（表33-1）。内向整流钾电流（I_{K1}）的传导与细胞外钾浓度的平方根成比例[5,6]。延迟整流钾电流（I_{Kr}）的活性对细胞外钾浓度的依赖作用有助于解释为什么在高钾时动作电位时程（APD）较短，而在低钾时动作电位时程较长[7]（表33-1）。因此，时间因素可能是不同钾浓度的重要电生理学作用的结果，同样相当重要的是，细胞外钾离子浓度的快速波动也确实存在，尤其是通过跨膜的转移（表33-2）。胰岛素、β受体阻滞剂、醛固酮和血pH值的变化可能独立地影响血清钾的浓度[8]。

低钾血症

低钾血症是临床上最常见的电解质紊乱。大于20%的住院患者血钾水平低于3.6mmol/l。10%~40%的噻嗪利尿剂治疗[10]患者和几乎50%的院外室颤复苏成功的患者都存在低钾血症[11]。引起低钾血症的原因包括钾摄入减少、跨细胞转移以及最常见的经肾或肾外丢失的增加（表33-3）。

低钾血症的电生理学作用

低钾血症导致了较高（绝对值更小）的静息膜电位，至少在细胞电舒张期，它使静息膜电位和阈电位（threshold potential, TP）的差值减小，引起细胞膜兴奋性升高。低的细胞外钾浓度降低了延迟整流电流（I_{Kr}），导致动作电位时程的延长和复极的延迟。这提示开放延迟整流通道需要细胞外钾离子[7]。

更重要的是，低钾血症改变了动作电位的形态，

表33-1 电解质浓度对钾离子流的调节

I_{K1}，	内向整流钾电流	它的传导与钾浓度的平方根成比例
		瞬时的内向整流的除极作用是由于生理浓度镁离子的阻滞[4]
I_{Kr}，	延迟整流钾电流	细胞外低钾浓度降低了延迟整流钾电流
I_{to}，	瞬间外向钾电流	一种类型是电压激活的，受神经传导的调节
		另一种类型通过细胞内钙激活
$I_{K(Ca)}$		在细胞内钙浓度高时开放
$I_{K(Na)}$		在细胞内钠浓度高时开放

使2相动作电位持续时间起初增加，随即降低，而使3相动作电位斜率降低。后者的作用导致动作电位出现了长“尾巴”，结果引起相对不应期增加和动作电位终末期静息膜电位和阈电位差值降低。因此，心脏组织表现为兴奋性增加伴相当一部分异位心律的动作电位。由于除极起始于不完全除极的肌纤维，因此电传导缓慢。而且，低钾血症使浦肯野纤维的平台期延长，但使心室纤维的平台期缩短[12]。传导系统的动作电位尾部比心室的动作电位尾部延长更多，增加了复极的离散度。低钾血症增加浦肯野纤维的舒张期除极，因此增加了它的自律性。

总之，低钾血症的电生理学作用包括：(1)减慢传导速度；(2)缩短有效不应期；(3)延长相对不应期；(4)增加自律性；(5)早后除极（early afterdepolarization, EAD）(表33-4)。

低钾血症的心电图表现

低钾血症的心电图表现[13]可以根据其对心肌除极和传导的作用来理解（表33-5）。

低钾血症影响复极的心电图改变包括：T波振幅和宽度的降低；U波明显；ST段压低；严重时可以出现T波和U波的融合（图33-1）。当U波振幅超过T波时，血清钾常低于3.0mmol/L。传导异常引起的心电图改变常见于更严重的低钾血症中，包括：QRS波群增宽不伴QRS波群形态的继发改变；房室传导阻滞；心脏骤停；P波振幅和时限增加；PR间期的轻度延长。

表33-3 低钾血症的病因

摄入减少	**经肾外钾丢失**
钾转移到细胞内（表33-2）	呕吐、腹泻、滥用泻药、绒毛状腺瘤
经肾钾丢失	Zollinger-Ellison 综合征
盐皮质激素作用增强	**远端肾单位血流增加**
原发或继发性醛固酮增多症	利尿剂
产生异位ACTH的肿瘤或Cushing综合征	失盐性肾病
Bartter 综合征	**低镁血症**
甘草	不被重吸收的阳离子
肾血管性或恶性高血压	羧苄西林、青霉素
先天性类固醇代谢异常	**肾小管酸中毒（I型或II型）**
产生肾素的肿瘤	**先天性远端肾单位缺失**
	Liddle 综合征

低钾血症的致心律失常作用和临床意义

低钾血症诱发的心肌兴奋性增加在临床上表现为室上性和室性异位心律的增加。在Framingham子代研究（Framingham Offspring Study）中，经调整协变量后钾离子和镁离子的浓度与复杂或频发性室性期前收缩的发生呈负相关[15]。

低钾血症通过减慢延长的相对不应期内的传导以及增加不应期的离散度而使折返增加。它对Na^+泵产生抑制作用，导致细胞内钙超负荷，后者通过瞬时内向离子流（I_{ti}）使延迟后除极的发生增加。低钾血症增加正常犬和缺血犬心脏的室颤倾向[17]。在急性心肌梗死患者中，低钾血症和室颤的相关性已非常明确[18-20]。

在低钾血症时，多非利特和奎尼丁增加I_{Kr}的阻滞，这个机制能用来解释低钾血症与尖端扭转型室速的关

表33-2 影响钾离子跨细胞转移的因素

从细胞内到细胞外	从细胞外到细胞内
酸中毒	碱中毒
α 受体兴奋剂	$β_2$ 受体兴奋剂
地高辛	胰岛素
溶质的牵引作用	

表33-4 低钾血症的电生理学作用

减慢传导速度
缩短有效不应期
延长相对不应期
增加自律性
早后除极（EAD）

表33–5 低钾血症的心电图表现

复极变化
T 波增宽，振幅降低
U 波明显
ST 段压低
T 波和 U 波融合（严重低钾血症）
传导异常
QRS 波群增宽
房室阻滞
心脏骤停
P 波振幅和时限增加
PR 间期轻度延长

系[7]（图33–2和33–3）。

高钾血症

高钾血症较低钾血症少见，主要见于肾功能不全的患者，尤其在应用多种肾毒性药物时。高钾血症可能由于钾排泄减少或由细胞内转移至细胞外引起（表33–6）。

高钾血症的电生理学作用

高钾血症对静息膜电位和阈电位作用与血钾浓度不成比例，当血钾增加时，起初心肌兴奋性和传导速度增加，而当血钾进一步增加时，心肌兴奋性和传导速度反而下降（表33–7）。轻中度的高钾血症使静息膜电位降低较阈电位降低更多，从而减少了两者的差值，增加了心肌兴奋性。动作电位上升支——心肌传导速度的一个主要决定因素，其斜率的下降被静息膜电位和阈电位差值下降所抵消，最终导致传导速度增加。严重的高钾血症伴静息膜电位和阈电位的差值增加，导致兴奋性的降低。动作电位上升支斜率的进一步降低超过了阈电位降低对传导速度的增加作用，最终导致传导速度下降。

高钾血症伴细胞膜对钾离子的通透性增加，结果引起内向整流电流和延迟整流电流的增加[5~7]，这使得复极的速率增加，并缩短了动作电位时程。高钾血症可缩短浦肯野纤维的平台期，降低心室复极离散度[12]，而且，它减慢浦肯野纤维舒张期除极的速度。

高钾血症的作用因心脏组织而异。心房肌对高钾血症最敏感，心室肌的敏感性相对较低，特殊传导组织（窦房结和希氏束）最不敏感。换句话说，心房出现兴奋和传导抑制时的血钾水平比其他心肌组织低，例如起搏器患者中偶尔可出现心房不夺获而心室夺获的现象[22]。交感神经的激活有助于窦房结对高钾血症的耐受[23]。

许多研究者观察到，在高钾血症时，非缺血心肌的复极时间存在节段性差异。Sutton等在开胸犬中分级静滴钾，直至血浆钾浓度达到9mM，记录心内膜和心外膜单相动作电位（monophasic action potential, MAP），结果提示复极时间的节段性差异主要是由于激动时间局部变化的结果，而不是它对动作电位时程的直接作用[24]。

一个有趣的现象，Zwaardemaker–Libbrecht效应，是细胞外钾浓度由低到高变化的结果，表现为起搏细胞短暂的骤停、APD的缩短和高度的除极[25~27]。这个现

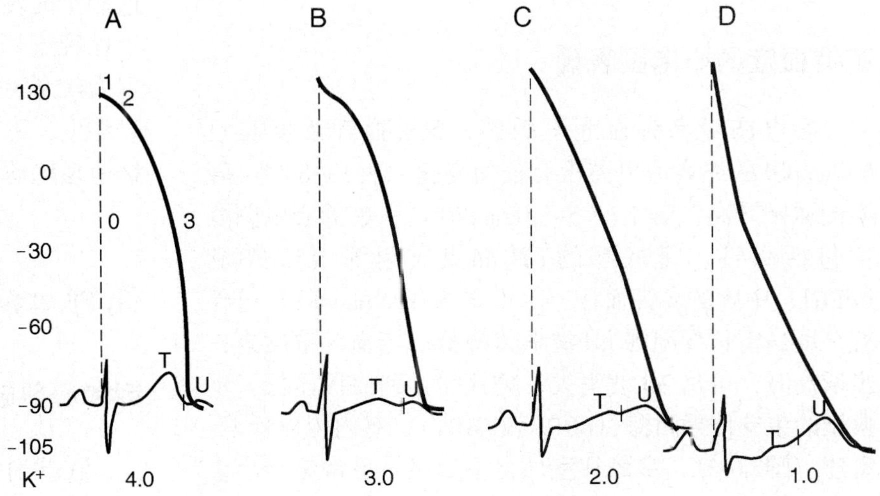

图 33–1 不同细胞外钾浓度（4.0、3.0、2.0mmol/L）时的心室动作电位图以及相应的心电图。左边的数值是指跨膜电位（mV）。(From Surawicz B: Relation between electrocardiogram and electrolytes. Am Heart J 1967;73: 814–834.)

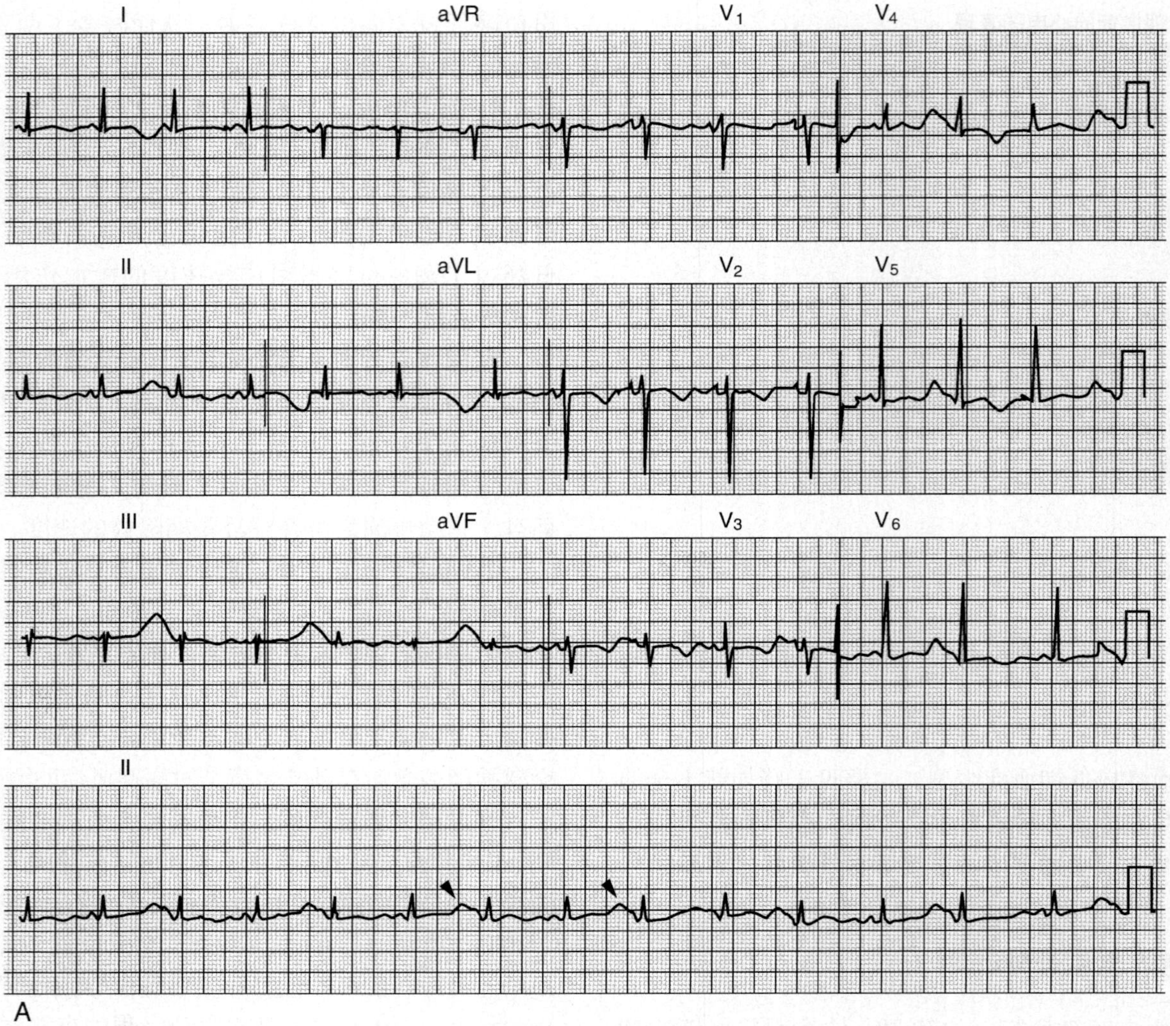

图33-2 **A.** 一低钾和低镁血症患者的12导联心电图，显示显著的QTU延长和QTU交替（箭头标记处）。

象强调了这样一个事实，从致心律失常的角度看，静脉滴注钾的速度比滴注钾的绝对数量和细胞外钾的最终浓度更重要。

高钾血症的心电图表现

心电图对高钾血症不敏感；50%血钾浓度超过6.5mmol/L的患者心电图没有任何变化（表33-8）[14]。轻度的血钾升高（[K$^+$] =5.5~7.0mmol/L）引起的心电图变化包括高尖、基底窄的T波和束支阻滞（LAFB和LPFB）。中度的高钾血症（[K$^+$] =7.5~10.0mmol/L）可伴有一度房室传导阻滞和P波振幅降低。当血钾浓度进一步增高时，可出现P波消失、窦性静止和ST段压低。不典型的束支传导阻滞（LBBB和RBBB）、室内传导延迟、室速（图33-3）、室颤和室性自主心律等更常见于严重的高钾血症（[K$^+$] >10mmol/L）患者。高钾血症伴有的束支传导阻滞往往不典型，它影响QRS的起始和终末部分，QRS电轴的变化提示左束支传导不成比例的延迟，这些室内传导延迟的表现与心内H-V间期延迟相关[28]。当血钾进一步增高时，除极与复极融合，心电图上表现为QT缩短和ST段抬高，类似急性损伤，后者在血透时消失，称为可透析的损伤电流[29]。参照图33-4可以更好地理解动作电位和心电图平行变化。

高钾血症的致心律失常作用和临床意义

钾和心肌缺血

在缺血损伤的早期，心肌细胞膜对钾离子通透性

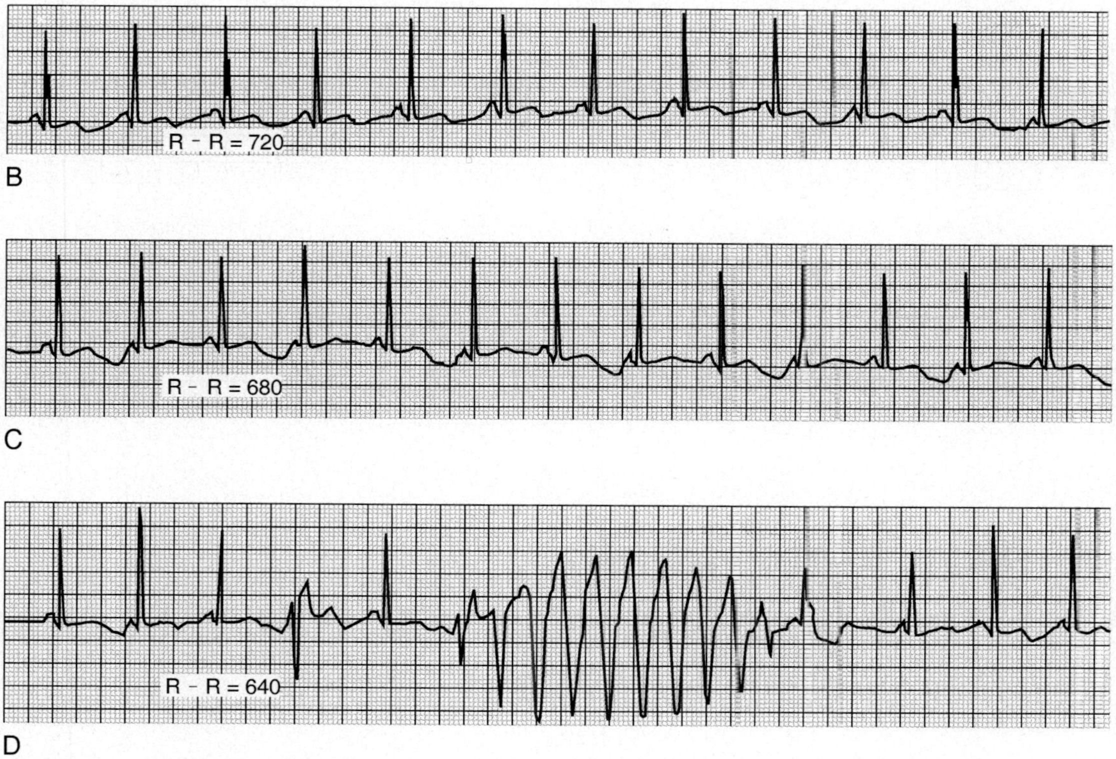

图33–2 (续) **B~D.** 与A图为同一患者，显示心动过速依赖的QTU交替现象和尖端扭转型室速[16]。

增加。对犬和猪进行冠状动脉结扎后[30,31]，细胞外钾离子浓度上升导致损伤电流、不应期缩短、传导减慢和室颤。在缺血时，衰竭心肌与正常心肌相比，动作电位时程缩短更显著，传导速度较慢。急性缺血时，衰竭心肌的细胞外钾浓度比正常心肌高。衰竭心脏缺血边缘的电生理参数空间离散度和钾浓度的增加，可以解释急性局部性缺血时易于发生折返性心律失常的机制。

钾和钙的异常

高钾血症和低钙血症两者同时存在时对房室和室内传导延迟有累积作用，使患者更易于发生室颤。高钙血症可以通过它的膜稳定作用，减轻高钾血症对房室和室间传导的作用，从而减少室颤的发生。这种保护作用很迅速，因此，静脉注射钙应该是高钾血症患者的第一种治疗方法。

钾、地高辛和奎尼丁

高钾血症抑制钠–钾ATP酶，降低地高辛的正性肌力作用，抑制地高辛诱导的异位节律。相反，低钾血症增强钠–钾ATP酶，降低地高辛的清除率，增加地高辛的毒性作用。最后，高钾血症和低钾血症增加奎尼丁的毒性作用。

钙

只有孤立的钙浓度非常高或低时才产生有临床意义的电生理学作用。根据Goldman 公式，生理范围的细胞外钙浓度变化对静息膜电位没有影响，低钙和高钙血症通过影响细胞内钙浓度和调节钾电流而对动作电位时程和有效不应期起相反的作用[2]。

低钙血症

低钙血症最常见于慢性肾功能不全患者，通常伴有其他电解质异常。通常，低钙血症可由钙摄入或吸收减少或钙丢失增加引起（表33–9）。

低钙血症的电生理学作用

低钙血症使动作电位平台期的缓慢内向电流和细胞内钙浓度降低，后者可能通过$I_{K(Ca)}$降低外向电流，延

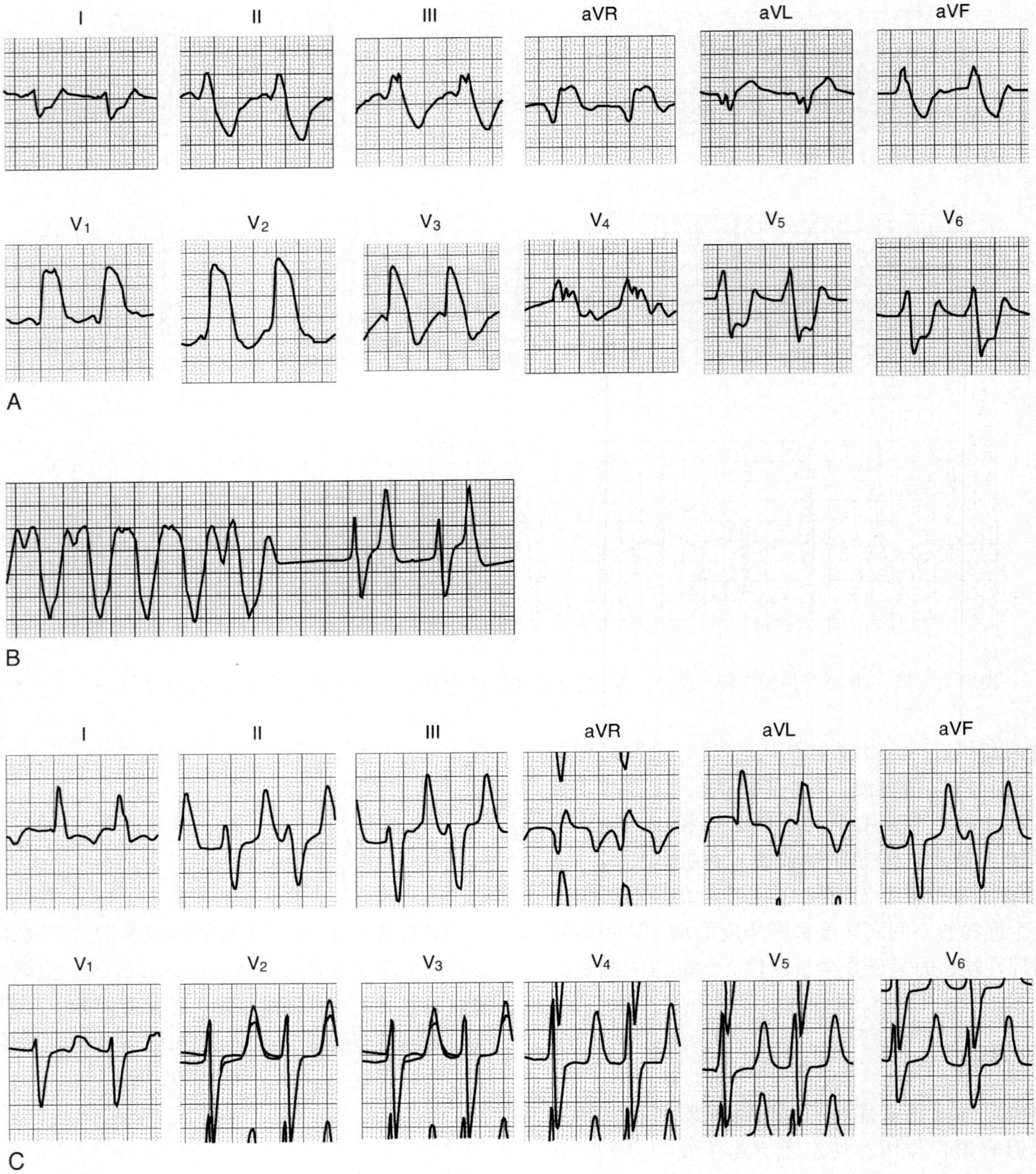

图33-3 A、**B**和**C**图均为一39岁终末期肾病透析患者的心电图，患者临床表现为无力和心悸，血清钾浓度10mmol/L。**A.** 不典型的束支传导阻滞；QRS波群增宽，与T波融合。**B.** 室性心动过速对腺苷和普鲁卡因胺无反应。**C.** 透析和血清钾浓度正常后，以上的心电图变化恢复正常。

长2相动作电位时程、总的动作电位时程和有效不应期时间。低的细胞内钙浓度使心肌收缩力减弱。而且，低钙血症通过与肌膜的直接作用，轻微降低浦肯野纤维舒张期除极的速率，增加兴奋性。

低钙血症的心电图表现

低钙血症的心电图改变包括ST段和QTc间期延长以及T波改变，包括直立、低平或QRS波群直立的导联

表33-6 高钾血症的病因

分泌减少
肾衰竭
肾分泌缺陷
低肾素血症，低醛固酮血症
肝素
药物（ACEI、醛固酮拮抗剂、氨苯蝶啶、NSAID、甲氧苄啶）
钾从细胞内向细胞外转移（表 33-2）
细胞内钾的大量释放
高渗性
胰岛素不足
高钾性周期性麻痹

中T波倒置（图33-5）。

高钙血症

高钙血症最常见于甲状旁腺功能亢进或一些恶性肿瘤患者。其他引起的血钙增高的原因见表33-10。

高钙血症的电生理学作用和心电图表现

高钙血症缩短动作电位平台期、总的动作电位时程，以及缩短了有效不应期。一项关于高钙血症对豚鼠心室动作电位影响的研究表明，内向的钠钙交换电流的降低可能大部分是由于动作电位时程的缩短[33]。细胞外钙浓度增高对细胞膜有稳定的作用，增加了引起动作电位需要的除极程度。而且，高钙血症有正性肌力作用，降低兴奋性[34]，并轻微增加浦肯野纤维的舒张期除极速率。结果，高钙血症的心电图改变仅限于ST段缩短或消失和QTc间期缩短。

表33-7 细胞外钾离子浓度对豚鼠心室肌纤维静息膜电位、阈电位和最大速度的影响

$[K^+]_o$ (mM)	RMP (mV)	TP (mV)	RMP—TP (mV)	V_{max} (V/s)
2.0	99.4	72.7	26.7	236
5.4	83.0	65.1	17.9	219
10.0	65.8	51.4	14.4	178
11.5	62.8	45.6	17.2	154
13.0	60.7	41.9	18.8	103
16.2	55.4	34.7	20.7	45

RMP：静息膜电位；TP：阈电位；$[K^+]_o$：细胞外钾离子浓度

From Kishida H, Surawicz B, Fu LT: Effects of K^+ and K^+-induced polarization on $(dV/dt)_{max}$, threshold potential, and membrane input resistance in guinea pig and cat ventricular myocardium. Circ Res 1979; 44:800-814.

表33-8 高钾血症的心电图表现

轻度高钾血症（K=5.5~7.0mmol/L）
高尖、基底窄的 T 波
束支阻滞（LAFB 和 LPFB）
中度高钾血症（K=7.5~10.0mmol/L）
一度房室传导阻滞
P 波振幅降低，随即 P 波消失、窦性静止
ST 段压低
严重高钾血症（K >10mmol/L）
不典型的束支传导阻带（LBBB，RBBB），室内传导阻滞
室性心动过速、室颤、室性自主心律

LAFB：左前分支传导阻滞；LPFB：左后分支传导阻滞；
LBBB：左束支传导阻滞，RBBB：右束支传导阻滞。

镁

镁是细胞内含量仅次于钾的阳离子。镁离子异常时由于准确测量困难，而且经常与其他电解质异常相关，因此它的临床意义存有争议[35,36]。在正常心血管生理的一些酶促反应中，镁是一个重要的辅因子。镁的缺失很常见，但即使是在最密切的监测下它的电生理学作用也很难被发现。药理学剂量的镁对尖端扭转型室速患者有效。镁的毒性作用除了肾功能不全患者以外很少发生。

低镁和高镁血症的电生理学作用和心电图表现

在血钙浓度极低时，镁对调节心室动作电位平台时间的电流有一定的作用。Hoffman和Suckling[2]发现，在钙离子浓度正常时，镁离子对犬乳头肌的动作电位的作用很小。然而，当钙离子浓度低至正常的1/10时，在低钙基础上灌注液镁离子的完全缺失，进一步延长动作电位平台期，由正常值的100~150ms延长到1000ms或以上。

镁离子阻滞钙通道，使快钠通道的稳态失活曲线向超极化方向移动，减轻高钾血症的作用，并发挥调节钾电流的作用。高镁血症抑制房室和室内传导。DiCarlo及其同事观察到静脉输注镁后的心电图表现，这些患者基础血清镁和其他电解质水平正常[37]：（1）窦房结恢复时间（SNTR）和校正窦房结恢复时间（CSNRT）

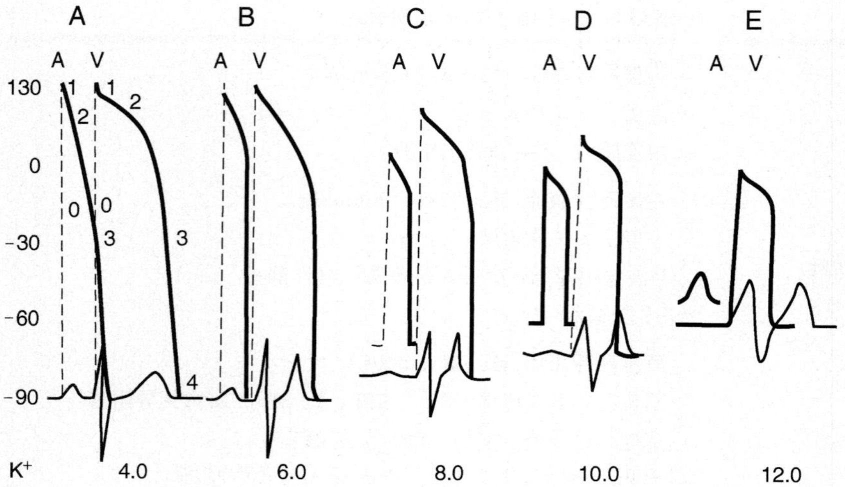

图33-4 细胞外钾浓度分别为4.0、6.0、8.0、10.0和12.0mmol/L时的心房、心室动作电位图以及相应的心电图。左面的数字表示了跨膜电位（mV），下面的数字表示了细胞外钾浓度（mmol/L）。（From Surawicz B: Relation between electrocardiogram and electrolytes. Am Heart J 1967; 73: 814–834.）

延长；(2) 房室结的功能性不应期、相对不应期和有效不应期延长；(3) 在心室起搏（周长250ms和500ms）时QRS波群宽度轻度增加；(4) 心房-希氏束间期和引起房室结文氏传导的心房起搏周期显著延长。

Kulick等[38]研究了健康人的心脏，记录了静脉注射镁的心电图改变：(1) 注射镁后PR间期由145ms显著延长到155ms；(2) 心房-希氏束间期延长；(3) 窦房传导时间（SACT）延长；(4) 房室结有效不应期延长；(5) 引起房室结文氏传导的心房起搏时的窦房结恢复时间或QRS波群宽度无显著延长。高镁或低镁血症不引起特异的心电图改变。

表33-9 低钙血症的病因

摄入或吸收减少
吸收不良
吸收面积减少（小肠旁路手术、短肠综合征）
维生素D缺乏（吸收减少，25-OH-维生素D或1,25-$(OH)_2$-维生素D减少）
丢失增多
酒精中毒
慢性肾功能不全
利尿剂治疗（呋喃苯胺酸、布美他尼）
内分泌疾病
甲状旁腺功能减退或假性甲状旁腺功能减退症
甲状腺髓样瘤（分泌降钙素）
家族性低钙血症
生理性原因
血清白蛋白降低（正常的钙离子浓度）
终末器官对维生素D反应下降
脓毒血症；高磷酸盐血症；氨基糖苷类抗生素、袢利尿剂等诱导

镁和尖端扭转型室速

在QT间期延长和尖端扭转型室速患者中，无论镁离子水平是否正常或低下，静注硫酸镁都可能抑制室性心动过速。Takanaka及其同事研究了镁和利多卡因对犬浦肯野纤维动作电位时程和钡诱导的早后除极的作用。他们的数据显示，当合并低钾血症和心动过缓时，低镁血症可能具致心律失常性，镁离子可能抑制触发活动，主要通过直接预防触发动作电位[39]。总之，硫酸镁是尖端扭转型室速非常有效安全的治疗[40]。

镁和心衰

在心衰的患者中，血清和组织镁离子缺乏在严重室性心律失常患者中并不比无严重室性心律失常患者更常见[41]。在中重度心衰患者中，血清镁不是心脏猝死或全因死亡的独立危险因素[42]。低镁血症与室性联律的频率增加有关，但它并不导致临床事件的高发。

镁和心肌梗死

在实验模型中，已发现镁对心肌梗死有积极的作用，但它在临床心肌梗死患者中的作用存有争议。在LIMIT-2研究中发现[43-45]，镁能降低死亡率，而在ISIS-4

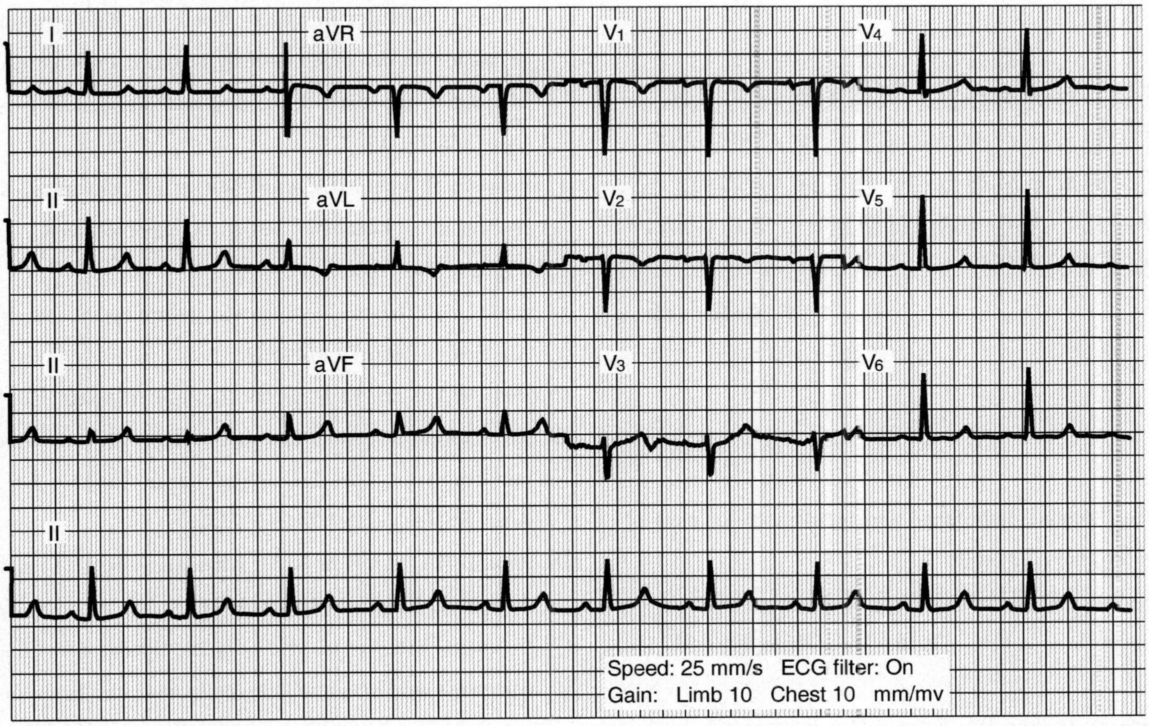

图33–5 一例24岁镰刀细胞病、终末期肾病和甲状旁腺功能亢进的黑人女性患者的12导联心电图。患者的血清钙离子浓度是7mg/dl，血清钾浓度是6.5mmol/L。该心电图显示ST段和QTc间期延长（V_5和V_6导联）。

试验中没有得到类似的结果[43,46–48]。

钾、镁和心律失常的关系

单独的镁缺乏不引起特异的电生理学效应或心律失常。然而，镁能通过直接作用、通过调节钾离子的作用或通过钙通道阻滞剂的作用来影响心律失常的发生。镁的缺乏被认为是干扰了膜ATP酶的正常功能以及将钠离子泵出细胞外，将钾离子泵入细胞内的功能，这影响了钾的跨膜静息电位，导致静息膜电位的变化和跨细胞膜钾传导的变化，干扰了复极相[49]。

表33–10 高钙血症的病因

摄入或吸收增加	**其他原因**
维生素 D 或维生素 A 过量	噻嗪类
内分泌紊乱	肉瘤
原发性甲状旁腺功能亢进或继发性甲状旁腺功能亢进（肾功能不全、吸收不良）	骨骼 Paget 病
	低磷酸酯酶症
	家族性低尿钙性高钙血症
肢端肥大症	医源性
肾上腺功能不全	
肿瘤	
产生甲状旁腺激素相关蛋白的肿瘤（卵巢、肾或肺）	
多发性骨髓瘤（破骨细胞激活因子）	

钠

钠是细胞外含量最丰富的阳离子，钠离子电流决定了动作电位0期和振幅。钠离子传导在动作电位初始期骤然增加，其跨膜离子梯度决定了动作电位的第一期和它最终的形态。因此，高钠或低钠血症通过改变跨膜离子梯度增加或降低动作电位的0期。动作电位上升支由钠离子梯度和跨膜电位决定。因此，高钠血症通过增加钠离子梯度，抵消了高钾血症降低跨膜电位的作用，通过增加动作电位振幅，高钠血症延长了动作电位时程。在体外实验中，钠浓度的增加使先前用钠通道阻滞剂而改变形态的动作电位恢复了正常。虽然钠离子异常尤其是低钠血症很常见，但它的电生理学作用却罕有临床意义。

锂

虽然锂不是一种天然存在于人体的电解质，但临床上在精神抑郁患者治疗中经常遇到，它对窦房结有潜在的副作用，因此不应被忽视。锂与窦房结功能不全（窦性心动过缓、窦房停搏或I型或II型出口阻滞）和可逆的T波改变有关[50-52]。

史浩颖 译

孙宝贵 洪 江 校

参考文献

1. Goldman DE: Potential, impedance and rectification in membranes. J Gen Physiol 27:37-60.
2. Hoffman BF, Suckling EE: Effect of several cations on transmembrane potentials of cardiac muscle. Am J Physiol 186:317-324.
3. Sheu SS, Korth M, Lathrop DA, Fozzard HA: Intra- and extracellular K^+ and Na^+ activities and resting membrane potential in sheep cardiac Purkinje strands. Circ Res 1980;47:692-700.
4. Ishihara K, Mitsuiye T, Noma A, Takano M: The Mg^{2+} block and intrinsic gating underlying inward rectification of the K^+ current in guinea-pig cardiac myocytes. J Physiol (Lond) 1989;419:297-320.
5. Sakmann B, Trube G: Conductance properties of single inwardly rectifying potassium channels in ventricular cells from guinea pig heart. J Physiol 1984;347:641-657.
6. Pelzer D, Trautwein W: Currents through ionic channels in multicellular cardiac tissue and single heart cells. Experientia 1987;43:1153-1162.
7. Yang T, Roden DM. Extracellular potassium modulation of drug block of I_{Kr}. Circulation 1996;93:407-411.
8. Brown MJ, Brown DC, Murphy MB: Hypokalemia from $beta_2$-stimulation by circulating epinephrine. N Engl J Med 1983; 309:1414-1419.
9. Paice BJ, Paterson KR, Onyanga-Omara F, et al: Record linkage study of hypokalemia in hospitalized patients. Postgrad Med J 1986;62:187-191.
10. Schulman M, Narins RG: Hypokalemia and cardiovascular disease. Am J Cardiol 1990;65:4E-9E.
11. Thompson RG, Gobb LA: Hypokalemia after resuscitation out-of-hospital ventricular fibrillation. JAMA 1982;248:2860-2863.
12. Gettes L, Surawicz B: Effects of low and high concentrations of potassium on the simultaneously recorded Purkinje and ventricular action potentials of the perfused pig moderator band. Circ Res 1968;23:717-729.
13. Surawicz B, Braun HA, Crum WB, et al: Quantitative analysis of the electrocardiographic pattern of hypopotassemia. Circulation 1957;16:750-763.
14. Surawicz B: Relation between electrocardiogram and electrolytes. Am Heart J 1967;73:814-834.
15. Tsuji H, Venditti FJ Jr, Evans JC, et al: The associations of levels of serum potassium and magnesium with ventricular premature complexes (the Framingham Heart Study). Am J Cardiol (United States) 1994;74:232-235.
16. Habbab MA, El-Sherif N: TU Alternans, long QTU, and torsades de pointes. PACE 1992;15:916-931.
17. Hohnloser SH, Verrier RL, Lown B, Raeder EA: Effect of hypokalemia on susceptibility to ventricular fibrillation in the normal and ischemic canine heart. Am Heart J 1986;112:32-35.
18. Nordrehaug JE, Johannessen K, Von der Lippe G: Serum potassium concentration as a risk factor of ventricular arrhythmias early in acute myocardial infarction. Circulation 1985;71:645-649.
19. Cooper WD, Kuan P, Reuben SR, Vanderburg MJ: Cardiac arrhythmias following acute myocardial infraction: Association with serum potassium level and prior diuretic therapy. Eur Heart J 1984;5:464-469.
20. Nordrehaug JE, Von der Lippe G: Hypokalemia and ventricular fibrillation in acute myocardial infarction. Br Heart J 1983;50:525-529.
21. Kishida H, Surawicz B, Fu LT: Effects of K+ and K^+-induced polarization on $(dV/dt)_{max}$, threshold potential, and membrane input resistance in guinea pig and cat ventricular myocardium. Circ Res 1979;44:800-814.
22. Barold S, Falkoff MD, Ong LS, Heinle RA: Hyperkalemia-induced failure of atrial capture during dual-chamber cardiac pacing. J Am Coll Cardiol 1987;10:467-469.
23. Vassalle M, Greineder JK, Stuckey JH: Role of the sympathetic nervous system in the sinus node resistance to high potassium. Circ Res 1973;32:348-355.
24. Sutton PM, Taggart P, Spear DW, et al: Monophasic action potential recordings in response to graded hyperkalemia in dogs. Am J Physiol 1989;256 (4 Pt2):H956-H961.
25. Zwaardemaker H: On physiological radioactivity. J Physiol 53:

273–289.

26. Libbrecht W: Le paradoxe cardiaque. Arch Int Physiol 16: 448–452.

27. Ito S, Surawicz B: Transient, "paradoxical" effects of increasing extracellular K^+ concentration on transmembrane potential in canine cardiac Purkinje fibers. Circ Res 1977;41:799–807.

28. Ettinger PO, Regan TJ, Oldewurtel HA: Hyperkalemia, cardiac conduction and the electrocardiogram: A review. Am Heart J 1974;88:360–371.

29. Levine HD, Wanzer SH, Merrill JP: Dialyzable currents of injury in potassium intoxication resembling acute myocardial infarction or pericarditis. Circulation 1956;13:29–36.

30. Hill JL, Gettes LS: Effect of acute coronary artery occlusion on local myocardial extracellular K^+ activity in swine. Circulation 1980;61:768–778.

31. Coronel R, Fiolet JW, Wilms–Schopman FJ, et al: Distribution of extracellular potassium and its relation to electrophysiologic changes during acute myocardial ischemia in the isolated perfused porcine heart. Circulation 1988;77:1125–1138.

32. Vermeulen JT, Tan HL, Rademaker H, et al: Electrophysiologic and extracellular ionic changes during acute ischemia in failing and normal rabbit myocardium. J Mol Cell Cardiol 1996;28:123–131.

33. Leitch SP, Brown HF: Effect of raised extracellular calcium on characteristics of the guinea pig ventricular action potential. J Mol Cell Cardiol 1996;28:541–551.

34. Weidmann S: Effects of calcium ions and local anesthetics on electrical properties of Purkinje fibres. 1955;129:568–582.

35. Keller PK, Aronson RS: The role of magnesium in cardiac arrhythmias. Prog Cardiovasc Dis 1990;32:433–448.

36. Surawicz B, Lepeschkin E, Herrlich HC: Low and high magnesium concentrations at various calcium levels: Effect on the monophasic action potential, electrocardiogram and contractility of isolated rabbit hearts. Circ Res 9:811–818.

37. DiCarlo LA Jr, Morady F, DeBuitleir M, et al: Effects of magnesium sulfate on cardiac conduction and refractoriness in humans. J Am Coll Cardiol 1986;7:1356–1362.

38. Kulick DL, Hong R, Ryzen E: Electrophysiologic effects of intravenous magnesium in patients with normal conduction systems and no clinical evidence of significant cardiac disease. Am Heart J 1988;115:367–373.

39. Takanaka C, Ogunyankin KO, Sarma JS, Singh BN: Antiarrhythmic and arrhythmogenic actions of varying levels of extracellular magnesium: Possible cellular basis for the differences in the efficacy of magnesium and lidocaine in torsades de pointes. J Cardiovasc Pharmacol Ther 1997;2:125–134.

40. Tzivoni D, Banai S, Schuger C, et al: Treatment of torsade de pointes with magnesium sulfate. Circulation 1988;77:392–397.

41. Ralston MA, Murname MR, Unverferth DV, Leier CV: Serum and tissue magnesium concentrations in patients with heart failure and serious ventricular arrhythmias. Ann Int Med 1990;113:841–846.

42. Eichhorn EJ, Tandon PK, DiBianco R, et al: Clinical and prognostic significance of serum magnesium concentration in patients with severe chronic congestive heart failure: The PROMISE study. J Am Coll Cardiol 1993;21:634–640.

43. Baxter GF, Sumeray MS, Walker JM: Infarct size and magnesium: Insights into LIMIT–2 and ISIS–4 from experimental studies [see comments]. Lancet 1996;348:1424–1426.

44. Woods KL, Fletcher S: Long–term outcome after intravenous magnesium sulphate in suspected acute myocardial infarction: The second Leicester Intravenous Magnesium Intervention Trial (LIMIT–2) [see comments]. Lancet 1994;343:816–819.

45. Woods KL, Fletcher S, Roffe C, Haider Y: Intravenous magnesium sulphate in suspected acute myocardial infarction: Results of the second Leicester Intravenous Magnesium Intervention Trial (LIMIT–2) [see comments]. Lancet 1992;339:1553–1558.

46. ISIS–4: A randomised factorial trial assessing early oral captopril, oral mononitrate, and intravenous magnesium sulphate in 58,050 patients with suspected acute myocardial infarction. ISIS–4 (Fourth International Study of Infarct Survival) Collaborative Group [see comments]. Lancet 1995;345:669–685.

47. Fourth International Study of Infarct Survival: Protocol for a large simple study of the effects of oral mononitrate, of oral captopril, and of intravenous magnesium. ISIS –4 collaborative group. Am J Cardiol 1991;68:87D–100D.

48. Flather M, Pipilis A, Collins R, et al: Randomized controlled trial of oral captopril, of oral isosorbide mononitrate and of intravenous magnesium sulphate started early in acute myocardial infarction: Safety and haemodynamic effects. ISIS –4 (Fourth International Study of Infarct Survival) Pilot Study Investigators [see comments]. Eur Heart J 1994;15:608–619.

49. Dyckner T, Wester PO: Relation between potassium, magnesium

and cardiac arrhythmias. Acta Med Scand [Suppl] 1981;647: 163–169.

50. Tilkian AG, Schroeder JS, Kao J, Hultgren H: Effect of lithium on cardiovascular performance: Report on extended ambulatory monitoring and exercise testing before and during lithium therapy. Am J Cardiol 1976;38:701–708.

51. Wellens HJ, Cats VM, Duren DR: Symptomatic sinus node abnormalities following lithium carbonate therapy. Am J Med 1975;59:285–287.

52. Carmeliet EE: Influence of lithium ions on transmembrane potential and cation content of cardiac cells. J Gen Physiol 1964; 47:501–530.

第34章 长QT综合征

PETER J. SCHWARTZ

先天性长QT综合征（LQTS）是一种相对少见的心律失常，但并不罕见。对临床电生理专家及对心律失常感兴趣的心脏病专家来说是相当重要的。1975年[1]以来，它被统一命名为“长QT综合征”，包括两种变异型。一类与耳聋[2]相关而另一类则否[3~4]；它们分别是Jervell 和Lange-Nielsen 综合征（J-LN）以及Romano-Ward综合征（R-W）。

目前对LQTS的广泛关注源自以下几点。一是此病显著的表现形式，也就是晕厥事件，它经常导致心脏骤停和猝死，且常发生在处于生理或心理压力下健康年轻个体，大部分是儿童和青少年。另一个原因是尽管未治疗的LQTS患者有较高的死亡率，但其实可以得到非常有效的治疗。有症状的患者被漏诊或误诊是让人不能接受和推脱的。最后，识别LQTS的相关基因，进而了解它们编码的离子通道，为临床心脏病专家和基础科学家提供了新的动力。控制心室复极离子的特殊突变和关键性改变之间的深刻关系使这种综合征成为展示基因型与表现型之间关系的独特范例，并在心脏性猝死领域的分子生物学与临床心脏病学之间架起了桥梁。

LQTS的分子生物学

基因鉴定和表达研究

1991年首次报道了LQTS与11号染色体存在遗传连锁[5]。不久以后证实在染色体7、3、4[6~7]也有连锁关系。1995年和1999年之间确定了四种相关基因。LQT1的相关基因（11号染色体）、LQT2的相关基因（7号染色体）、LQT3的相关基因（3号染色体）、LQT5和LQT6（均在21号染色体）已被确定[8~11]。LQT4的相关基因已被确认在4号染色体[7]，但是实际上此基因型有一些不同于LQTS的表现。

*KvLQT1*和*minK*基因

LQT1的相关基因是*KvLQT1*，LQT5的相关基因为*minK*，因这两种基因共同参与编码传导I_{Ks}电流的离子通道，所以LQT1和LQT5具有相同的临床特征[12~13]。

*KvLQT1*突变是LQTS中最常见的类型，但是其患病率还不清楚。*mink*的突变罕见，140个LQTS患者的基因型中，仅确定3个*mink*突变，表明LQT5在LQTS中少于3%[14]。

*KvLQT1*的基因突变已经在世界各地的家族中被发现。报道的突变主要是单碱基置换导致的单个氨基酸变化；但是缺失、插入和剪接（splice-donor）错误也已确认。表达研究显示突变可产生非功能性蛋白，它不能与野生型蛋白进行组合。在这种突变中，丧失50%的功能，因为野生型等位基因功能是正常的。但是，其他突变产生的不正常功能性蛋白以负显性抑制方式干扰野生型蛋白导致功能丧失超过50%。因此，产生非功能性蛋白的较严重的分子缺陷，可能导致较轻的电生理缺陷。

KvLQT1[10]和*mink*[12~13]的纯合或双重杂合突变也可导致J-LN综合征[15~16]。耳聋临床症状的可能解释是，*KvLQT1*表达在鼠的内耳壳纹血管并维持内淋巴的稳定，对保持正常听力起重要作用[15]。

这些分子生物学发现的有趣之处是，每个J-LN患者的双亲都是R-W综合征，这与先前的概念相反而且不依赖于症状。换句话说，J-LN综合征的心脏表现（QT延长）是显性遗传，而耳聋是隐性遗传。加上其他复杂因素，不是所有的*KvLQT1*的纯合突变都会导致耳聋[17]。

*HERG*和*MiRP1*基因

LQT2的相关基因是*HERG*，是钾通道的α亚基，负责介导I_{Kr}电流。该电流在动作电位3相的快速复极中起重要作用。LQT6的相关基因是一个罕见的*MiRP1*变异[11]。显然，*HERG*和*MiRP1*共同组成介导I_{Kr}的离子通道。因在心脏组织中检测*MiRP1*困难，其作用还不明确。

已确定的*HERG*突变[9,18~22]主要是碱基置换导致高度保守的氨基酸的改变引起，缺失、移码和剪接错误也有报道[9]。点突变已在所有四个跨膜片段确定，表达研究表明，I_{Kr}的功能丧失可由极小的氨基酸变化引起。

表达研究比较了不同的突变[23~24]，表明复极的变化受特定的突变的影响。以反直觉的方式评价发现，临床表现的严重性与体外研究的*HERG*或*MiRP1*缺陷程度无相关性。

*SCN5A*基因

LQT3的相关基因为*SCN5A*，是心脏钠通道基因。*HERG*、*KvLQT1*或*minK*的突变是减弱或取消通道的功能；LQTS的*SCN5A*突变则增强通道的功能[23,24]。突变被认为产生一个小的、持续的内向电流，可能打破了平台期内外电流的平衡。因此延长了心肌动作电位。电压依赖的持续内向电流对美西律敏感[24~26]。心脏钠通道突变不产生功能增强者，则引起另一种心律失常疾病Brugada综合征[27]，也能引起进行性家族性房室传导阻滞[28~29]。

临床表现

已被诊断患者数量的大量增长，极大地改变了对此病自然病史的理解和认识。20世纪70年代早期报道了第一批LQTS患者，以晕厥或心脏骤停为典型临床表现，并在生理和心理应激下诱发，多数具有体表心电图QT间期延长。如果有症状的患者未被治疗，晕厥事件会反复发生，且已证实多为致死性事件。这种概念的形成是由于早先诊断的患者都是很严重的患者，这使传统的观点过于简化了。后来逐渐明确，除了严重的病例外，也有许多病程良性的患者。不幸的是，猝死的发生率还不能预测。LQTS临床表现高度不一致，可能与修饰基因介导的自主神经介质释放相关[30]。

进行家族筛查，QT间期延长能确诊，其家族内部常有晕厥史或不能解释的早年猝死。然而有相当多（30%）的散发病例，患者有晕厥和QT间期延长但缺乏相关的家族性临床证据[31]。

反复在情感或运动应激下发作意识丧失事件是其特征性表现，医生在遇到这种情况时应想到LQTS的可能。但是，临床表现不总是很典型，有时不易诊断。LQTS有两种基本表现：晕厥事件和心电图不正常。

晕厥事件

晕厥是由于尖端扭转型室速（TdP）演化成室颤所致。TdP的发作因其特殊的形态已被充分分析[32~35]。LQTS的病例多能记录到TdP或室颤，它们在心率无变化和无特殊形式如短-长-短间期时发生，甚至在TdP发作前由一个间歇诱发[36]。

典型晕厥事件与突然增高的交感兴奋相关，如处于强烈的情绪（打架，尤其生气）或运动（特别是游泳）[37]。这种类型的触发大部分是LQT1的病例[38]。突然惊醒对部分患者是一种特殊的触发方式。有数据表明较高的晕厥事件与月经相关[37]，也与分娩相关[39]。频繁发作惊厥常被诊断为癫痫，是较常见的误诊。也有报道，在一些家族和散发病例心脏骤停发生于休息时，甚至频繁发生于睡眠时[40~41]。这些发生于休息中的病例极少是LQT1型，它们多见于LQT2和LQT3的病例[38]。

心电图异常

LQTS患者这种特异的心电图应该容易被识别（图34-1）。当然不只有一种形态的心室复极延长。根据临床经验T波有多种形态易被识别，它们之间虽然难以区分，但对诊断非常有用。而且存在基因特异性的表现形式[42~43]，后面将有论述。LQT1的T波有平坦、宽阔的底部；LQT2是低振幅带有切迹的T波；LQT3患者为晚发高尖的T波。但它们形态的差别并不好定义，之间有一定程度的重叠，且在一些家族观察到形态非常不均一的T波（图34-2）。

QT间期

尽管Bazett的心率校正公式经历了70多年的争

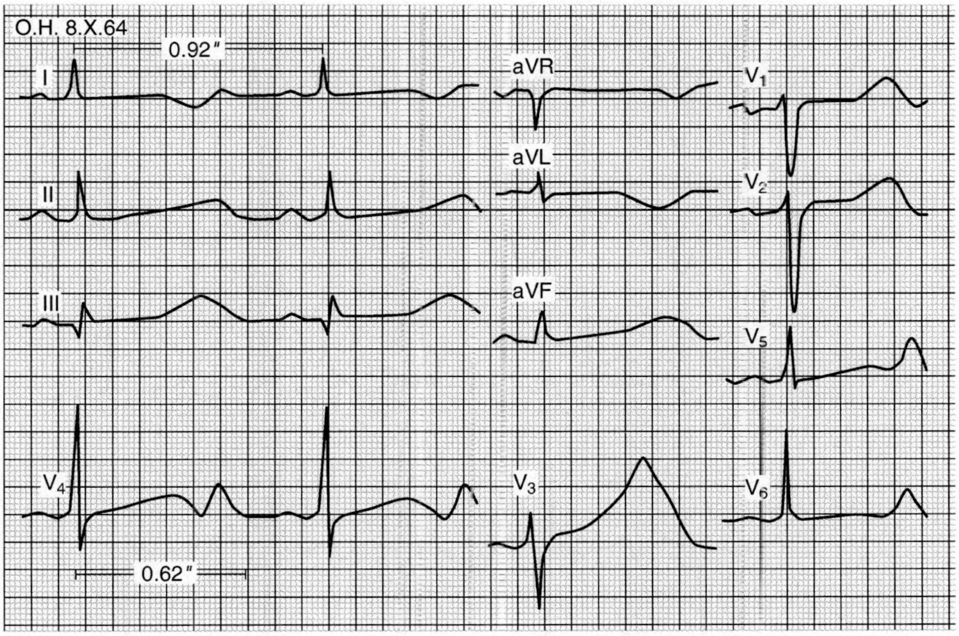

图34-1 1964年10月8日的心电图。R-R间期0.92s，QT间期0.62s，多个导联T波异常。（From Jervell A,Thingstad R, Endsjö TÖ: The surdo-cardiac syndrome. Three new cases of congenital deafness with syncopal attacks and QT prolongation in the electrocardiogram. Am Heart J 1966;72:582-593.）

论，仍被认为是一个有用的临床工具[44]。传统认为，QTc超过440ms被认为延长；但正常年轻女性的QTc可以超过460ms[45]。除了在出生时，女性QT值的延长仅在青春期后变得明显[45-46]。QT值延长的程度是变化的，不与青春期的晕厥事件密切相关，甚至在发生频繁恶性心律失常事件的、具有明显QT延长（QTc>550~600ms）的患者也是如此[47-48]。

起初认为QT延长是LQTS所必需的观点已受到挑战。基于一些理论基础，1980年[49]提出部分LQTS患者体表心电图可有正常的QT间期。这种非传统概念的合理性得到早期观察的LQTS患者家族内存在QT间期正常成员的证实，他们未发生晕厥事件，现在也证实存在具有正常QT间期的基因携带者。1989年，来自国际注册的LQTS资料表明，有6%的QTc小于440ms的LQTS家族成员发生晕厥或心脏骤停事件[50]。类似的，Garson和他的同事[48]报告了287个LQTS患者中6%具有正常的QTc。Vincent和他的同事[51]证实在3个家庭中一些基因携带者首次记录ECG时有小于440ms的QTc。最近，正在研究的9个基因型家族带有明显的散发性（其他的家庭成员具有正常的QT间期），我们发现在这些家族的5个家庭中，有多个家族成员是“沉默”（silent）基因携带者，外显率低于17%[52]。最后，我们近期分析的401个患者，均有症状并进行了直接基因分型，显示其中8%的QTc小于450ms。因而，现在的LQTS表现变异性和低外显率与20年前的假设相符[49]。

这个概念有重要的实践和法医学含义，例如它不再容许心脏病专家宣布：具有正常QTc的患者的同胞不是LQTS。

T波形态

LQTS患者不仅复极间期改变，而且它的波形也有改变。在多数典型表现中，T波可以是双相或有切迹的（图34-3），表明心室复极时程的区域性差异。这些异常在胸前导联特别明显并有助于LQTS的诊断，它们常是比单纯的QT间期延长更直接的表现。

与相同年龄和性别的健康个体相比，LQTS患者的双向或带切迹的T波明显多见（62% *vs* 15%，$P<0.001$）[53,54]。当这些特点出现在对照组时，它们通常仅限于V_2和V_3导联，而在LQTS患者中，常能从V_2至V_5导联见到，并在V_3与V_4有明显表现。这些不正常复极现象在伴有心脏骤停的患者更常见（81% *vs* 19%，$P<0.005$）。对诊断重要的是，患者在运动的恢复期出现带切迹（双峰、凹口）的T波比健康对照者要明显多见（85% *vs* 3%，$P<0.001$）。

T波电交替

T波的极性或振幅的逐跳交替变化可以在休息时

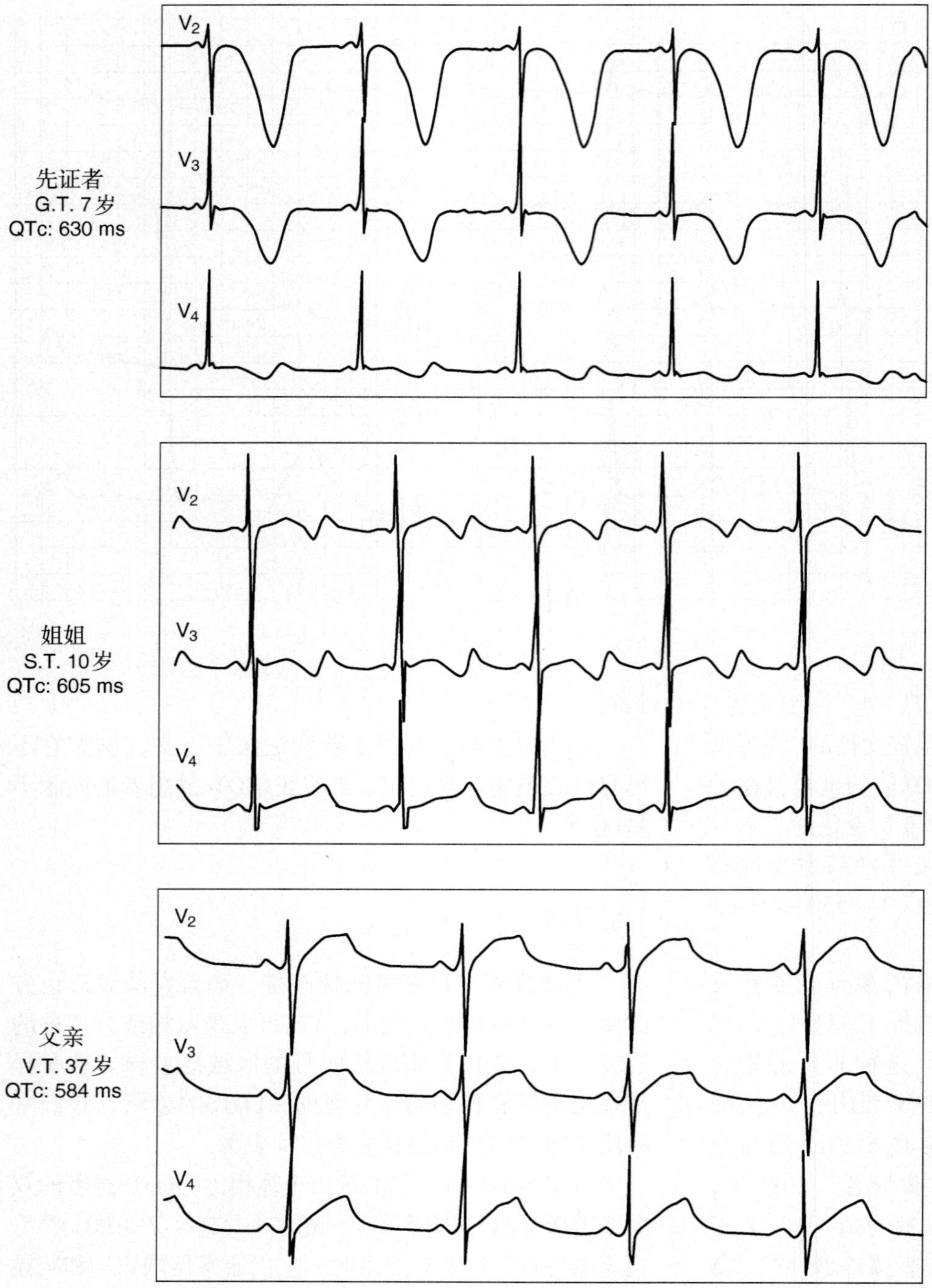

图34-2 同一家族内患病成员的不同T波形态。先证者有心脏骤停史，是LQTS的首发症状，其姐姐无症状，其父亲有两次晕厥史。（From Schwartz PJ, Priori SG, Napolitano C: The long QT syndrome. In Zipes DP, Jalife J (eds) : Cardiac Electrophysiology. From Cell to Bedside, 3rd ed. Philadelphia, WB Saunders, 2000, pp597–615.）

有短暂表现，但大部分在心理或生理应激下出现（图34-4）并产生尖端扭转型室速（TdP），它是电不稳定性和识别高风险患者的标志。

1975年，我们提议T波电交替是LQTS的第二个心电图特征[55]。T波电交替的短暂特性限制了对它的观察，即使24小时动态心电图记录不能排除它在同一患者不同情况下发生。T波电交替可出现多种形态（图34-4和34-5）。这是一个相当重要的现象，当出现时我们不应忽视。

窦性停搏

多个窦性停搏LQTS患者突然出现超过1.2s的窦性心律静止（长间歇）且不与窦性心律不齐相关[49]，可触发LQTS患者的心律失常。在多数患者中，这些长间歇后通常出现T波上切迹，反复的室性搏动也大部分

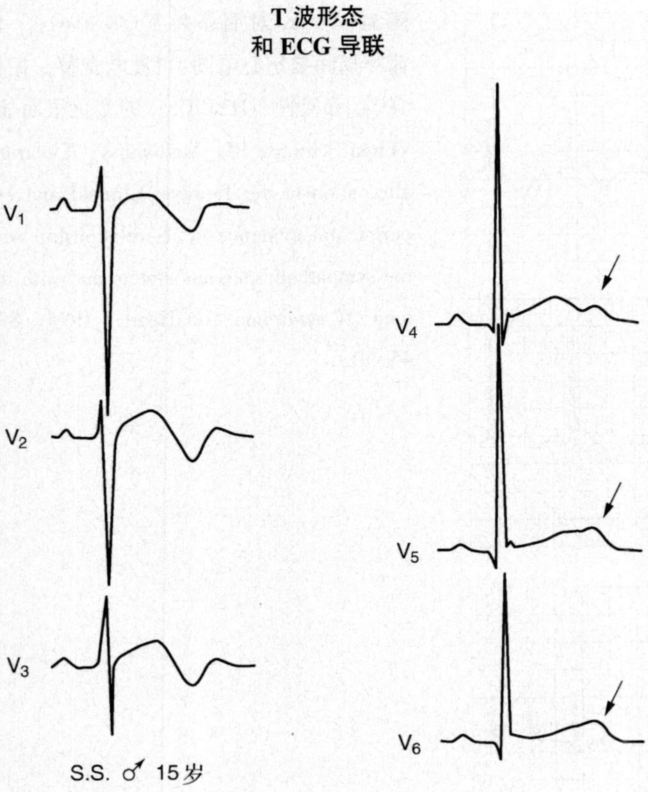

图34-3 同一LQTS患者胸前导联不同的T波形态。在V_2~V_4导联T波是清楚的双相波；而在V_5和V_6有清楚的切迹（凹口）（见箭头指示），产生了T、U复合形态。（From Malfatto G，Beria G，Sala S，et al: Quantitative analysis of T wave abnormalities and their prognostic implications in the idiopathic long QT syndrome. J Am Coll Cardiol 1994；23：296-301.）

在这些切迹后发生（图34-6）[56]。左侧心脏交感神经切除术（LCSD）可消除这些切迹[56]。间歇常常先于TdP发生。

心率

1975年Schwartz和同事[1]使人们注意到大部分LQTS患者的心率低于正常人的心率，在儿童尤其明显，这是一个普遍存在的发现[57]。在运动期间，大部分LQTS患者达到的心率水平低于由年龄和性别配对的健康对照组的心率[58]。

是否这样一个不正常的现象是由于基因控制的心脏神经支配的发展变化，或者，更可能是由于多种突变产生的离子通道异常与窦房结肾上腺受体间的相互作用，仍是推测性的。

LQTS的分子诊断

分子遗传学和危险分层

危险分层是分子遗传学对处理患者的重要贡献。LQTS中，每个疾病相关基因内大量突变的不均一性极大地阻碍了推断预后和判断猝死的风险。一个可能的例外是：已有提议，LQTS基因C-端的突变比核心区域的突变较少产生严重的病变[59]。比较而言，基因特异性表达形式更易危险分层。

来自国际注册的246个基因携带者资料显示，LQT1和LQT2基因携带者比LQT3基因携带者有更多的心脏事件。但是，LQT3患者与LQT2和LQT1患者有同样的死亡率，LQT3表现为较高的致死率[60]。另一组记录800多个已知基因型有症状患者的数据，我们发现J-LN患者是最早发生心脏事件的，随后是LQT1、LQT2和LQT3[38,60]。从5岁到10岁，85%的J-LN和61%的LQT1患者有首次晕厥。与之相比，LQT2的患者到10岁仅有25%发生晕厥。来自Pavia的647个基因型数据，表现为LQT1的患者有很大比例终生无症状，部分因为这组患者携带“沉默基因”的比例不同寻常地高达40%。通过这些数据我们认识了高风险亚组，例如，QTc>500ms的患者和LQT2女性患者。

无症状患者的诊断

分子诊断的重要作用是识别无症状的基因携带者，特别当他们具有正常QT间期时。无症状的LQTS基因携带者，如果未经治疗，他的发病率仍是未知。处理这些个体是特殊的问题，将在治疗部分讨论。如果决定一个基因携带者不用治疗，告知改变生活方式的知识是有用的，如避免心理负荷和剧烈运动。基因携带者的信息对双亲的生育计划也是有价值的。

基因型与表现型的关系和治疗的意义

有很多基因型与表现型之间关系的研究，且其中一些取得很好的进展或具有特殊的临床意义。

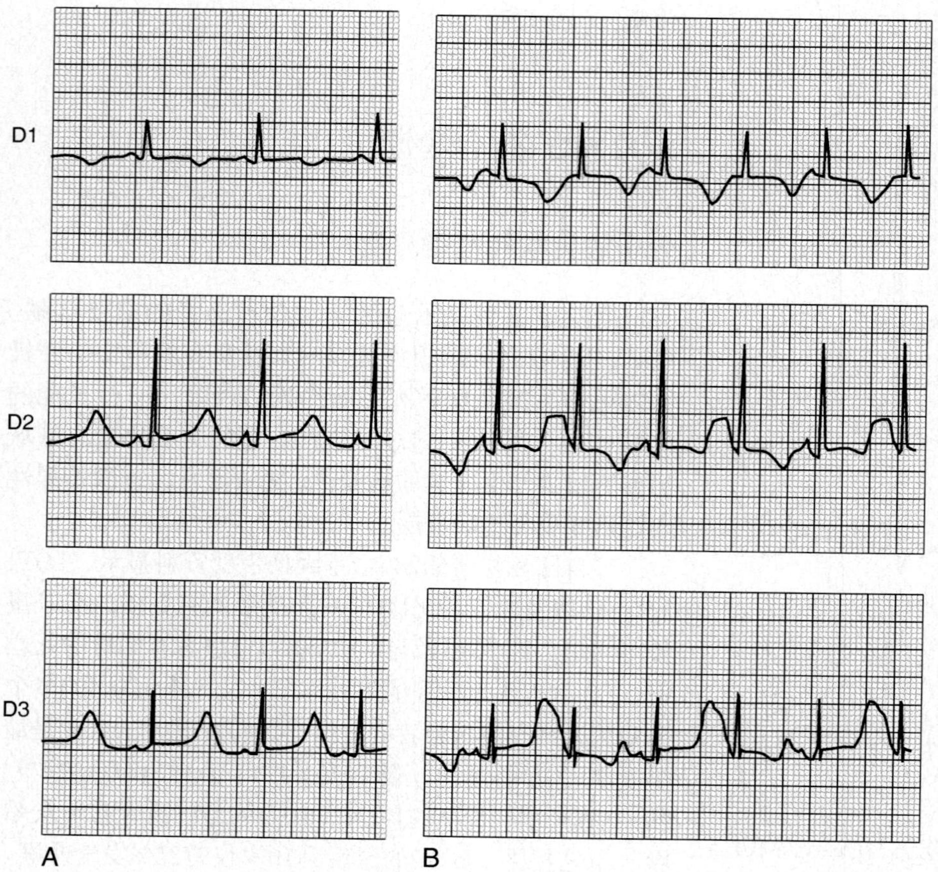

图34-4　**A.** 对照条件下QTc 0.61s。**B.** 惊吓期间描记心电图：T波电交替，振幅（D1）和极性（D2和D3）的变化很明显。（From Schwartz PJ，Malliani A：Electrical alternation of the T-wave: Clinical and experimental evidence of its relationship with the sympathetic nervous system and with the long QT syndrome. Am Heart J 1975；89：45-50.）

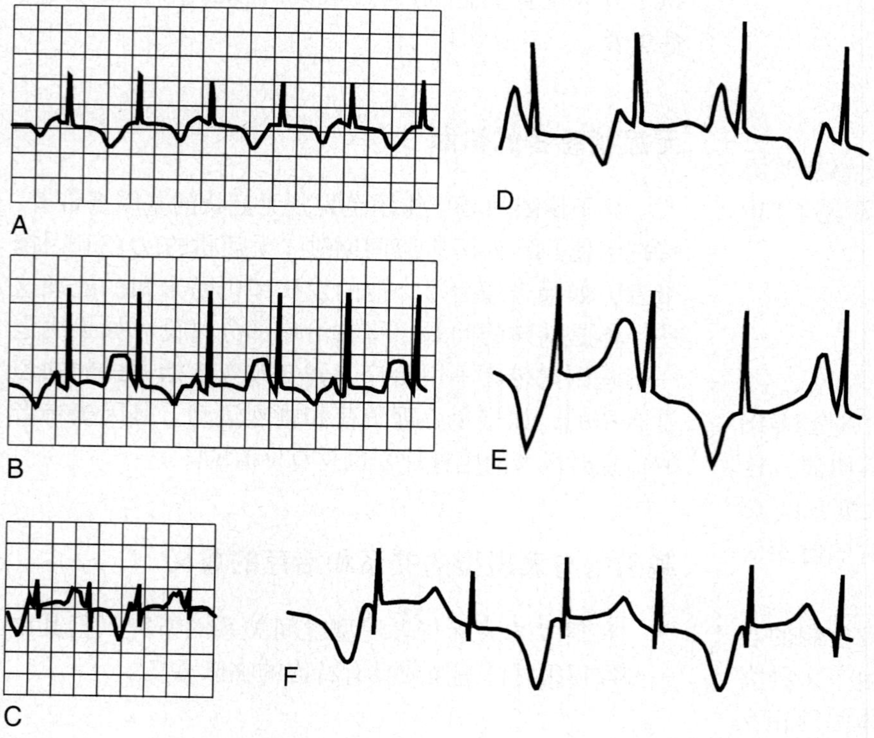

图34-5　LQTS患者T波电交替的示例。**A和B.** 一个9岁女孩，T波电交替在非故意的惊吓期间发生；**C.** 3岁男孩；**D和E.** 14岁女孩惊吓后1分钟（**D**）和3分钟（**E**）；**F.** 7岁女孩，T波电交替发生在运动期间。（**A-C**，Modified from Schwartz PJ，Malliani A：Electrical alternation of the T-wave: Clinical and experimental evidence of its relationship with the sympathetic nervous system and with the long QT syndrome. Am Heart J 1975；89：45-50；**D** and **E**，Modified from Fraser GR, et al：Q J Med，1964；33：361-385；**F**，Modified from Jervell A，Adv Intern Med 1971；17：425-438.）

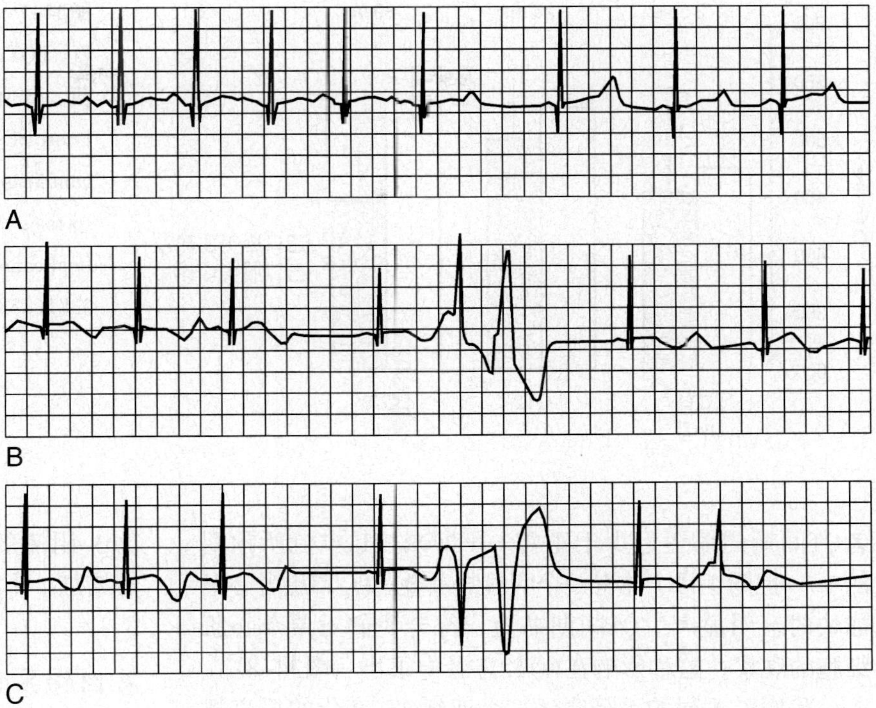

图34-6 这些心电图摘自未被治疗患者的Holter记录。它们显示T波形态的改变由窦停诱发（**A**），T波末端出现室性心律（**B**和**C**）。（From Malfatto G，Rosen MR，Foresti A，Schwartz PJ：Idiopathic long QT syndrome exacerbated by β-adrenergic blockade and responsive to left cardiac sympathetic denervation: Implications regarding electrophysiologic substrate and adrenergic modulation. J Cardiovasc Electrophysiol 1992；3：295-305.）

基因特异的ECG图形

1995年，基于6个家族的研究，Moss和他的同事提出三个主要的LQTS基因可产生不同的心电图表现[42]。这引起一个大规模涉及约300基因携带者的研究，并且证实含有主要基因型的LQTS患者存在典型的ST-T波形态，由此可识别约80%的患者个体[43]。回顾分析提示90%的LQTS家族的基因型属于两个亚组之一（LQT1或LQT2），甚至盲猜可能有50%的正确率。这种研究显示家族的ECG典型形态，大部分能被有效地从已知的基因型中识别。

ECG形态可用于提示首先检测某一基因的突变，因此可以节约分子诊断的时间。但是，ECG形态不是实际基因型的确凿代表，不应被用来做出分子诊断。

Na^+通道阻断的基因特异的QT间期缩短

在确定LQTS患者的突变发生在心脏Na^+通道基因*SCN5A*的一个月内，我们试图用Na^+通道阻滞剂美西律缩短LQT3患者的QT间期 [26,63]。这种原理是基于大部分*SCN5A*突变会增加晚Na^+内向电流 [23-24]，这种延迟失活能被美西律抵消 [24]，首先在LQT2和LQT3的试验模型中，美西律能有效对抗模拟的*SCN5A*突变引起的动作电位延长[54]。我们的初步结果显示美西律能缩短全部亚组的QT间期，但特殊基因组之间有显著差别。LQT1和LQT2患者平均缩短30ms，无临床意义，但LQT3患者平均缩短90ms，有潜在的临床意义（图34-7）。

在此基础上我们开始在接受β阻滞剂治疗的LQT3患者谨慎地加用美西律，尽管能表现出QT缩短的作用，但不具有确切的意义。不能单独用美西律治疗LQTS患者。这次我们虽没能从初步的数据得出结论，但我们意识到它对患者不具有保护作用，甚至与β受体阻滞剂联用也是如此。

另一种Na^+通道阻滞剂氟卡尼可能比美西律缩短LQT3患者的QT间期更有效[65-66]。因为氟卡尼可被用作显露Brugada综合征患者ECG形态的特殊工具，Brugada综合征是另一种涉及*SCN5A*基因的疾病。我们在13例LQTS患者试验了它的作用[67]，发现氟卡尼能使13人中的12个QT间期平均缩短31ms，但在13人中有6人出现Brugada样V_1~V_3的ST段抬高（≥2mm）。这些发现提示我们在用氟卡尼长期治疗LQT3患者前应仔细斟酌。

特定基因QT改变对心率变化的适应

当心率增快时，QT间期的长度将适应性地缩短。我们比较三个主要亚组与对照组的反应。多数LQT1患

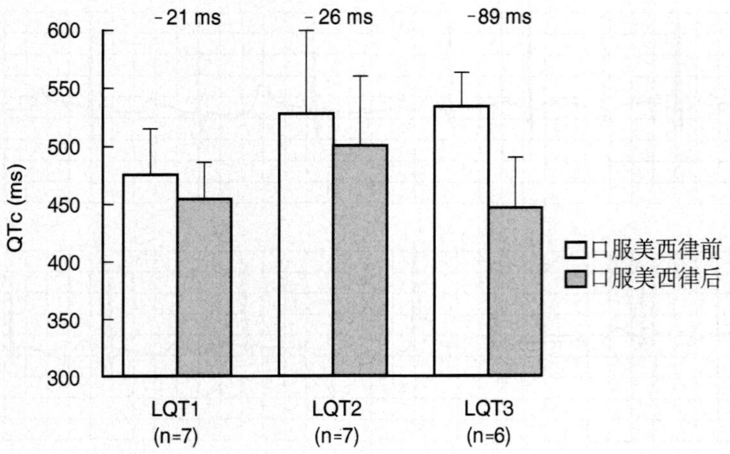

图34-7 LQT3（3号染色体，n=8）、LQT2（7号染色体，n=7）、LQT1（11号染色体，n=13）患者口服美西律前后的QTc值。数值以均数±标准差表示。（Modified from Schwartz PJ，Priori SG，Locati EH，et al: Long QT Syndrome patients with mutations on the *SCN5A* and *HERG* genes have differential responses to Na^+ channel blockade and to increases in heart rate. Implications for gene-specific therapy. Circulation 1995；92：3381-3386。）

者QT间期的缩短远少于正常——即减少I_{Ks}电流所预期的——但同正常个体有一个明显的重叠。LQT3患者心率加快时会明显产生QT间期缩短，符合我们对单个心肌细胞的观察，这种影响在LQT2患者中很小（图34-8）。

我们以不同的途径测试三个亚组QTc变化的昼夜规律[68]。LQT1患者没有明显变化，LQT2的患者有夜间增加的趋势，LQT3患者有显著的增加（图34-9）。从这两种观测得出一个合理的推断是，LQT3患者在体力运动时具有较少发生晕厥的危险，因为逐渐增加的心率可引起QT缩短，但在夜间因心率下降有较高的风险。基于同样的原因，它们较少得到β受体阻滞剂的保护，因为β-阻滞剂能明显减慢心率并阻止运动时心率的适应性增加。下一章会提供这些推断的证据。

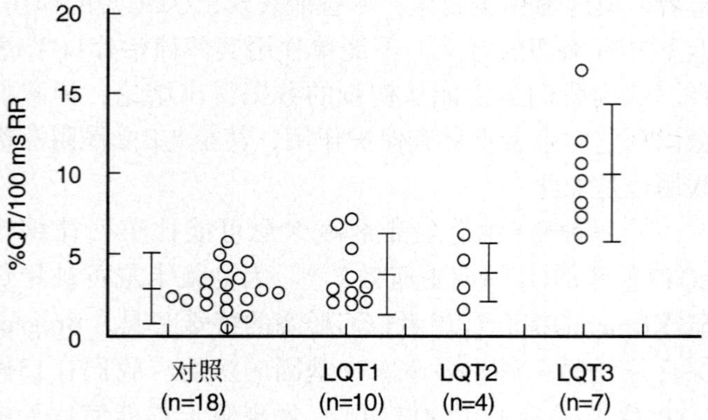

图34-8 对照组（n=18）和LQT3（3号染色体，n=7）、LQT2（7号染色体n=4）、LQT1（11号染色体，n=10）患者的个体和均值（±SD）对心率增加的反应。数值以RR间期每减少100ms时QT缩短的百分数表示。（Modified from Schwartz PJ，Priori SG，Locati EH，et al: long QT syndrome patients with mutations on the *SCN5A* and *HERG* genes have differential responses to Na^+ channel blockade and to increases in heart rate. Implications for gene-specific therapy. Circulation 1995；92：3381-3386.）

基因特异的触发致命性心律失常的因素

当我们首次提出LQTS心脏事件触发条件存在基因特异性差异[26]，我们也指出证实这种复杂的假设需要大量有基因型和症状的患者。得益于广泛的合作，我们获得了670个LQTS患者的基因型和症状信息来实现我们的目的[38]。

我们确定了与心脏事件（晕厥、心脏骤停、猝死）

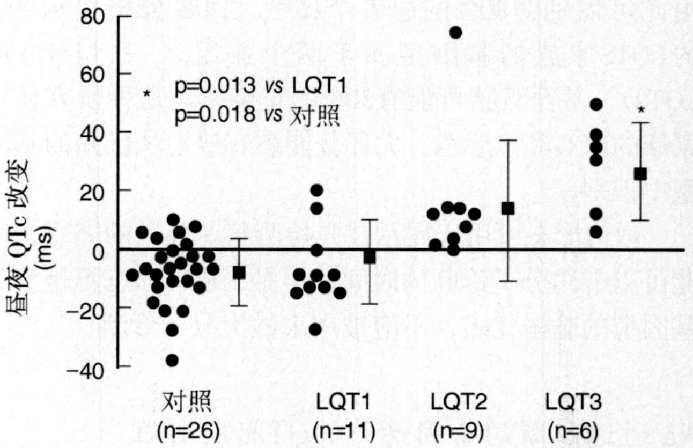

图34-9 在健康对照组、LQT1、LQT2和LQT3患者睡眠与清醒之间QTc的差异。以每组个体数量和QTc变化的均数±1个标准误表示。（From Stramba-Badiale M，Priori SG，Napolitano C，et al: Gene-specific differences in the circadian variation of ventricular rpolarization in the long QT syndrome: A key to sudden death during sleep? Ital Heart J 2000；1：323-328.）

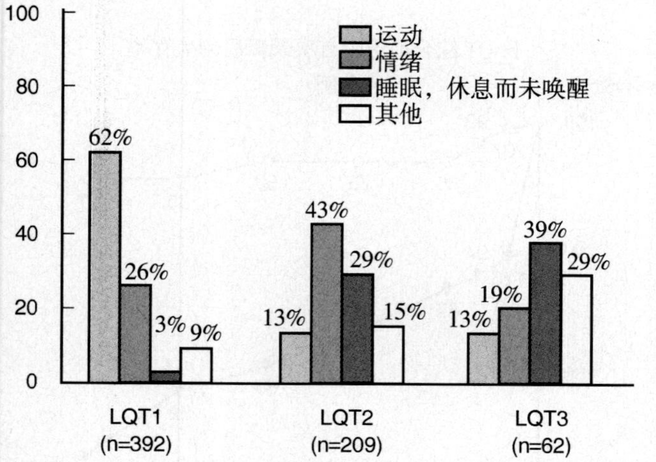

图 34-10 根据3个基因型划分的心脏事件触发因素。括号里的是触发事件数，不是患者数。（From Schwartz PJ，Priori SG，Spazzolini C，et al: Genotype-phenotype correlation in the long QT syndrome. Gene-specific triggers for life-threatening arrhythmias. Circulation 2001；103：89-95.）

相关的三个主要因素：运动、情绪和事件发生在睡眠或未被唤起的休息时。在三个亚组中有明显的区别。LQT1患者大部分（62%）心脏事件发生在运动中，非常少（3%）发生在休息或睡眠时。如图34-10所示，LQT2和LQT3在运动时较少发生心脏事件（都是13%），较多发生于休息/睡眠时（29%和39%）。这些差异如仅限于致死性事件时会更明显（图34-11）。LQT2和LQT3

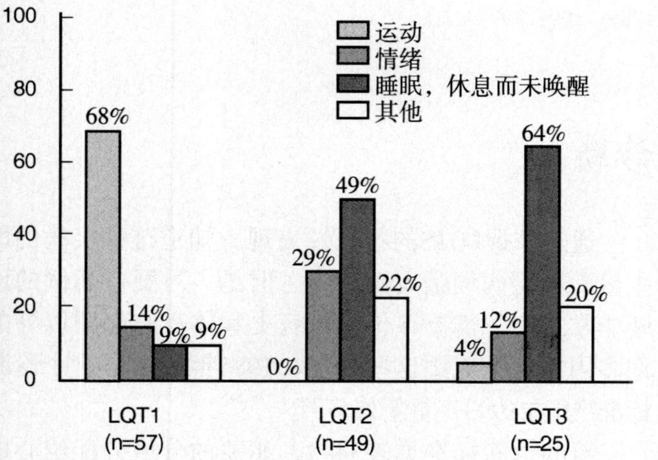

图34-11 依据三个基因型中三个类别的触发因素划分的致死性心脏事件。（From Schwartz PJ，Priori SG，Spazzolini C，et al: Genotype-phenotype correlation in the long QT syndrome. Gene-specific triggers for life-threatening arrhythmias. Circulation 2001；103：89-95.）

之间相对的相似性反映这两组患者有一种保护性的电流I_{Ks}，在心率增加时促进QT的适应性变化，但高度特异的触发因素也可出现。游泳只引起LQT1心脏事件的绝大部分（99%），而听觉刺激是大部分（80%）LQT2患者发生事件的原因。

*KvLQT1*或*minK*上的纯合子突变产生的J-LN促使我们检测是否同样的触发因素对LQT1和J-LN患者起重要作用[61]。我们136个这样患者的数据提示情绪和运动共同引起了大部分的事件，而发生在睡眠/休息的仅占3%。该数据与另一组371个LQT1患者的3%极为相似。这种发现为用β受体阻滞剂治疗LQT1和J-LN患者提供进一步的支持。

不完全外显率和表现变异性

该问题已在涉及QT延长时提出。1980~1985年假设的一些LQTS患者表现为正常的QT间期，现已被分子证据确定，在多个家族中仅有一个个体有临床症状，多个基因携带者具有正常QT间期 [52]。在这些家族中，LQTS的外显比例为17%到45%之间，意味着至少在一些家族中，用临床方法每确诊1个患者，通常有2到4个家族成员被不适当地认为没有患LQTS（图 34-12）。

"不完全外显型" LQTS的促心律失常表现

LQTS突变的不完全外显提示，携带沉默突变的个体可不表现LQTS的临床型，但在特殊环境下也有室性心律失常的高度易感性。实际上，一些发生药物诱发TdP的患者可能携带静止的突变，我们已证实了这种可能性[70]。Schulze-BAhr和他的同事也报道了相似的观察结果[71]。这些观察证实了Moss和Schwartz 在1982年提出的假设，相当数量药物诱发的TdP可能与"不完全外显型" LQTS相关[72]。

死亡率

未治疗的有症状患者的死亡率很高。第一个203例LQTS的患者汇总分析中[1]，平均约5年的随访中年死亡率接近5%。该资料代表早年对高风险患者（高比例的先天性耳聋和有症状患者，大部分未经治疗）的调查工作，但该研究缺乏暴露（显露）时间的精确信息，

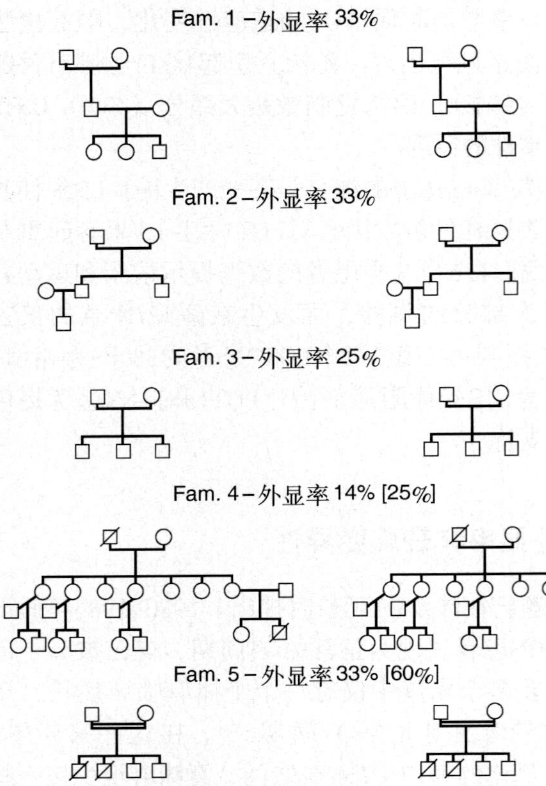

图34-12 五个家庭的家系，临床评估（左侧）确诊的先证者，是每个家庭内惟一患病的个体。分子筛查的结果在右边描述。实心符号代表由两种方法确诊的患病个体。画线代表过早猝死（<35岁）。5号家庭另有详细描述[31]。4号和5号家庭用两个外显率表示，括号内的数值包括过早的猝死。（From Priori SG，Napolitano C，Schwartz PJ：Low penetrance in the long QT syndrome. Clinical impact. Circulation 1999；99：529-533.）

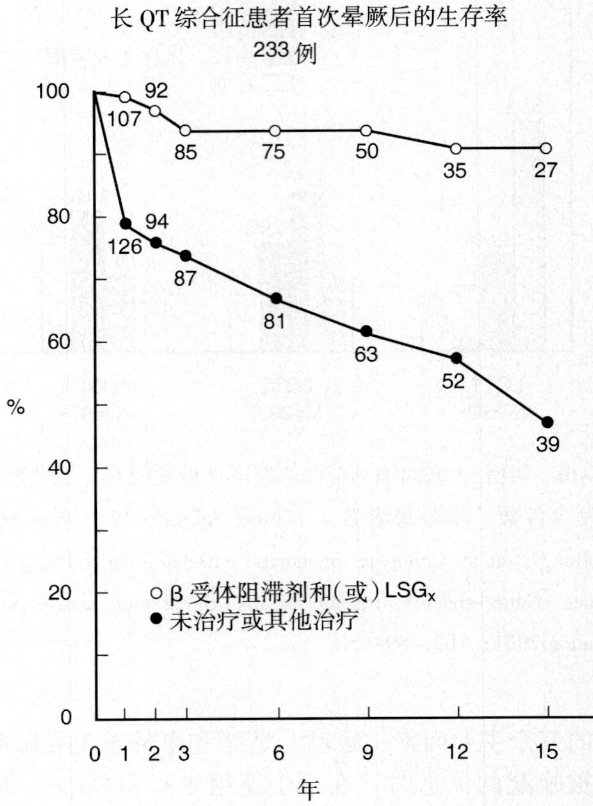

图34-13 233个先天性LQTS的患者，首次晕厥事件后，治疗对其生存率的影响。β-肾上腺素受体阻滞剂和左侧星状神经节切除术（LSG_X）的保护作用是明显的。抗肾上腺治疗组首次晕厥后3年的死亡率为6%，而未治疗和用不同的方法治疗组为26%。首次晕厥15年后，它们的死亡率分别是9%和53%。（From Schwarz PJ：Idiopathic long QT syndrome: Progress and questions. Am Heart J 1985；109：399-411.）

该时间是指首次晕厥症状出现到死亡的时间。

随后的一个分析克服了这种不足，该分析是基于126个患者，具有确切首次晕厥时间，没有被治疗或接受非抗肾上腺治疗[73]。图34-13示首次晕厥1年后20%的患者猝死，15年的死亡率超过50%。首次晕厥的平均年龄是14岁，可见，许多其他方面健康的儿童和青年有很差的预后（如果未经恰当治疗）。这些数据独特之处在于它们给我们提供了有症状患者自然病史的惟一信息。大部分患者在20世纪70年代晚期或80年代早期引起医疗界关注，当时β受体阻滞剂还未广泛应用。如今，不能再获得这种信息，而且，大量低风险患者被诊断，会得出一个不同的死亡率结果。

诊断

通过掌握LQTS的特征性表现，知道这种疾病的医生诊断典型病例是无困难的。但是，对疑似病例的诊断非常复杂，需要评价临床病史和体表心电图以外的许多因素。为克服这些困难，1985年提出了首个诊断标准[69]并在1993年重新修订[74]。

新的诊断标准见表34-1，相关的分值分配给心电图、临床和家族史。分值范围从最小的0分到最大值9分。基于我们的经验，我们主观上将这些分值分为三类：≤1分为低可能性LQTS；1~3.5分为中等可能性LQTS；≥4分为高可能性LQTS。因心率快时，QTc被过

表34-1 1993年LQTS诊断标准

心电图表现 *		分值
A. QTc†	>480ms1/2	3
	760~470ms1/2	2
	450ms1/2（男性）	1
B. 尖端扭转型室速 ‡		2
C. T 波电交替		1
D. 3 个导联的 T 波切迹		1
E. 相对于同年龄组低心率§		0.5
临床表现		
A. 晕厥 ‡	有应激因素	2
	无应激因素	1
B. 先天性耳聋		0.5
家族史‖		
A. 家族成员确诊 LQTS¶		1
B. 不能解释的 30 岁以下直系家族成员心脏性猝死		0.5

* 没有药物或其他影响心电图的因素。

† QTc以Bazetts公式计算，即QTc=QT/√RR

‡ 互相排斥

§ 静息心率低于本年龄组2个百分点

‖ 同一家庭成员不能被计入A和B中

¶ 明确的LQTS是定义为LQTS得分>4

得分

<1分=低可能性LQTS

2~3分=中等可能性LQTS

>4分=高度可能性LQTS

From Schwartz PJ, Moss AJ, Vincent GM, Crampton RS: Diagnostic criteria for the long QT syndrome: An update. Circulation 1993; 88: 782-784.

度校正，因此当诊断心率过快的患者或快心率的婴幼儿时应格外谨慎。

当一个患者根据QT间期的测量得到2~3分时，因LQTS患者的QTc值可随时变化，所以还应取得更多的ECG记录。在这组中等可能性的LQTS患者中，近期出现的不正常记录，如QT的过度离散、不正常的体表标测、运动恢复期出现有切迹的T波或心脏超声的异常[75~76]，可以帮助医生诊断。应切记症状常于出生后最初几年内出现，可以类似癫痫惊厥[37]，也可能被误认为癔症[37]，例如伴随学校的应激事件或父母亲的惩罚后发生。

任何一个涉及定量评分的诊断标准，避免不了主观的成分。不过，这些新诊断标准提出了一个统一的诊断尺度。因与致死性疾病相关，而且该疾病具有有效的治疗方法，故要避免出现漏诊而未予治疗。

与婴儿猝死综合征的相关性

婴儿猝死综合征（SIDS）是指在西方社会中发生于出生后第一年的猝死[77~78]。尽管大量的理论关注于呼吸控制和心功能异常[78]，SIDS的原因仍不清楚。1976年，我提出可能有一定数目的SIDS事件是由于QT间期延长引起的心律失常造成的[79]。它的机制可能涉及心脏交感神经的不均衡发育。

为了证实这种假设，我们测定了34 442个新生儿出生后第一周的QT间期，并为可能的SIDS事件而随访他们。该研究持续19年，一年后随访的数据是来自33 034个婴儿[80]，有34个死亡，其中24人死于SIDS。死于SIDS的婴儿比生存者和其他原因死亡的婴儿有较长的QTc（盲测的结果）。而且，24个SIDS中的12个具有延长的QTc（定义为QTc>440ms）而死于其他原因者却没有一个QTc延长。为了避免Bazett校正公式对快速心率的潜在误差，我们也测量了相似心动周期的绝对的QT间期值，并发现24人中的12个死亡者的QT值长于整个研究组97.5%人的QT值（百分位数）。在QTc延长的婴儿中SIDS的相对危险性是41，男性婴儿达到47。

该研究的结论是生命第一周的QT延长是SIDS的主要风险因素。除了提示针对SIDS有意义的办法，如筛查一个月内婴儿常规心电图结果和对QT延长的婴儿预防应用β受体阻滞剂，该研究也提出了有关婴儿QT延长原因的问题。可能的机制涉及心脏交感神经分布的发育或基因[81]的改变，或者离子通道相关基因的异常。SIDS死亡者的双亲都有正常的QT间期，除外典型的LQTS家族史。

两个最新的病例为这种理论带来了曙光。第一个是典型“差点漏诊”的SIDS病例：一个2个月大婴儿被父母发现呼吸停止和无脉搏，急送附近医院，ECG示室颤，除颤后有明显的QT间期延长[82]，随后经分子筛查诊断为LQTS，提示婴儿的*SCN5A*新发突变，但他父母却没有（父系证实）。如果该婴儿死于某次室颤，则他的QT间期正常的双亲不会被怀疑为LQTS。第二个是4个月大的SIDS死亡者，但无ECG，事后的分子诊断发现一个新生的突变，这次是*KvLQT1*；Pavia中心的一个LQTS家族中也有同样的突变[83]。

这两个例子再次证明了这种假设，即一定数量的SIDS实际上是LQTS。这意味着这些婴儿如果能早诊断和早治疗，可能获救；并可通过检测新生儿一个月内的ECG来完成。在“SIDS死亡”后取得的LQTS的分子证据，也具有重要的法医学意义[83]。

正在进行的对大量SIDS死亡者的分子研究表明，由于LQTS导致的SIDS死亡的发生率大约为10%至15%。事实上，极为重要的是这些婴儿在生后一个月内能通过ECG识别并可经恰当的治疗而获救[84]。

最后，愈来愈多的证据显示死胎与LQTS相关[85]。

治疗

大部分LQTS致死性事件的触发表现为交感神经活性的突然增加。因而，抗交感神经活性可提供最大程度的保护。但是，有些患者晕厥事件发生在睡眠或休息，有些患者的心律失常是间歇依赖的。

抗肾上腺素干预

大部分对于治疗有意义的信息仍是来源于1985年的研究，并已在死亡率的部分讨论过[73]。这些分析包括233个有症状患者的详细的临床信息，包括首次晕厥及以后的随访。图34-13显示了生存率的巨大变化，是由药物和外科抗肾上腺治疗与其他治疗或没有治疗相比得出的[69]。首次晕厥15年后的死亡率，抗肾上腺素治疗组（β受体阻滞剂和/或交感神经切除术）为9%，在未治疗或未包括β受体阻滞剂的多种治疗则超过53%。这些数据没能区分β受体阻滞剂和左侧交感神经切除术（left cardiac sympathetic denervation, LCSD）之间的效果。毫无疑问，这些结论证明药物和（或）外科抗肾上腺治疗能明显改善有症状LQTS患者的预后。

β受体阻滞剂

β受体阻滞剂，若无禁忌，仍是有症状LQTS患者的第一选择。普萘洛尔仍是最广泛应用的药物，全天剂量可为3mg/kg，有时可增加到4mg/kg。普萘洛尔的主要优势是其脂溶性，使之通过血脑屏障和对于慢性治疗具有良好耐受性。其主要缺点是一日多次服用，以及对伴有哮喘和糖尿病的患者禁忌服用。我们越来越多地采用阿替洛尔，因它有较长的半衰期，允许一天二次的用法，低于普萘洛尔的日剂量。这可增加服药的依从性，对治疗青少年特别有意义，因他们容易忘记下午的药物。

但有一小部分LQTS患者不能忍受β受体阻滞剂，因其过缓的心搏或过慢的心率增加早期后除极（EAD）引发TdP的可能。这组患者可能包括大部分LQT3和其他的患者，对这些患者联合β受体阻滞剂和心脏起搏是恰当的和必要的。

在各基因亚组中对β受体阻滞剂的反应不同（表34-2）。β受体阻滞剂对LQT1患者特别有效[38]。这种衰减的I_{Ks}电流使这些患者对儿茶酚胺特别敏感[86]，对β受体阻滞剂反应性强。除了抗肾上腺素治疗外，他们很少需要其他治疗。尽管有较高的复发率，LQT2患者对β受体阻滞剂也有较好的反应，但是β受体阻滞剂对LQT3患者则未表现有意义的保护。

左心交感神经切除术

在左侧锁骨下做一小切口，LCSD可通过胸膜外途径进行，没有必要行开胸手术。完成手术的平均时间是35~40min[87]。将近30%患者有一个轻度的（1~2mm）上睑下垂，仅在严格的检查时才会发现，但在社会交往中不会被注意到。

继1991年的首次分析后[87]，我们综述了现在世界范围的数据[88]。

我们确定了147个经过LCSD的LQTS患者。这组患者有特别高的风险，其中99%有症状和48%有过心脏骤

表34-2 基因型和β受体阻滞剂治疗

基因型	未复发 n(%)	复发 n(%)	CA/SCD n(占全部患者百分率；占复发患者百分率)
LQT1 (n=162)	131(81)	31(19)	7(4;23)
LQT2 (n=91)	54(59)	37(41)	4(4;11)
LQT3 (n=18)	9(50)	9(50)	3(17;33)

CA/SCD：心脏骤停/心脏性猝死

From Schwartz PJ, Priori SG, Spazzolini C, et al. Genotype-phenotype correlation in the long QT syndrome. Gene-spedifc triggers for life-threatening arrhythmias. Circulation 2001;103:89-95.

停，他们的平均QTc极度延长（543±65ms），且75%接受β受体阻滞剂治疗仍有心脏事件。外科手术后随访8年。LCSD后，46%患者无症状，晕厥发生31%，心脏骤停（后来复苏）为16%，猝死为7%。心脏事件的年平均数减少91%（$P<0.001$）。

因为目前认为心脏骤停幸存者，是植入ICD的适应证，故实际情况是仅在LCDS前有晕厥者。这组患者5年死亡率为3%。LCSD平均缩短QTc间期39ms，表明它的抗颤作用不仅涉及触发也能明显改变基质（电重构）。如果患者的QTc在术后6个月低于500ms，以后事件发生风险极低，但如果其QTc仍在500ms以上则仍处于风险之中，应考虑应用ICD（图 34-14）。最后，植入ICD并多次放电的患者，LCSD能减少95%的放电（$P=0.02$），使每人放电中位数从25减到0。

这些数据表明LCSD能明显和长期减少心脏骤停和晕厥的发生，尽管它不能相当有效地防止猝死，LCSD应被考虑用于服用β受体阻滞剂仍有晕厥和植入ICD后发生心律失常风暴和放电的LQTS患者。在决定已应用β受体阻滞剂仍有晕厥患者的下一步治疗前，患者和（或）其家属有权知情ICD和LCSD的长期益处和局限性。

不幸的是，尽管手术相当简单，LCSD没有被运用在很多高风险的患者身上，仅仅是因为医院里的内科和胸外科医师不熟悉这种手术。结果经常选择最容易

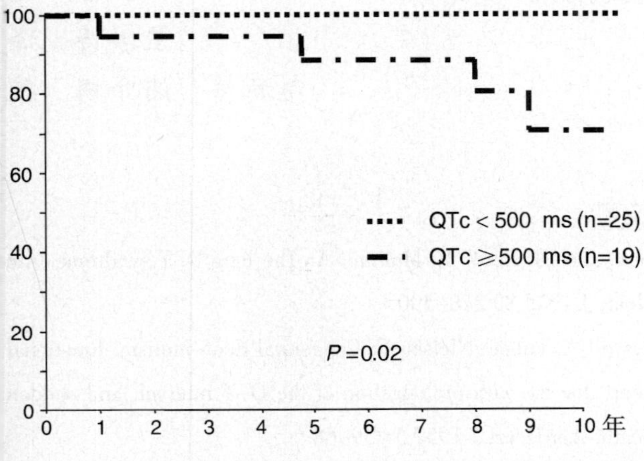

图34-14 无事件生存率和LCSD前晕厥或复苏的心脏骤停者，LCSD后不同QTc相关的生存率的Kaplan-Meier曲线，患者LCSD前有晕厥或复苏的心脏骤停。（Modified from Schwartz PJ, Priori SG, Cerrone M, et al: Left cardiac sympathetic denervation in the management of high-risk patients affected by the long QT syndrome. Circulation 2004;109:1826-1833.）

的方法，即植入ICD，即使这对患者和生活质量不是最好的选择时。

心脏起搏

已经报道，心脏起搏对LQTS能起有益的影响[89~90]。遗憾的是，实际上起搏器植入大部分是联合大剂量β受体阻滞剂或LCSD应用的，这样单独评价心脏起搏的作用是困难的。Garson等[48]的数据不支持在抗肾上腺素治疗失败后应用起搏治疗。心脏起搏明确适合伴有房室传导阻滞和有间歇依赖的恶性心律失常证据的LQTS。实际上TdP经常发生于一个间歇之后，应用起搏治疗是治疗一些LQTS患者的辅助方法。

起搏器从来未作为对LQTS的单一治疗。它们被看做β受体阻滞剂治疗的辅助手段以防止患者过度的心搏缓慢。但是，这样一些患者应考虑LCSD，因为有选择的去神经治疗没有减少心率。起搏器的作用已被具有起搏能力的ICD代替，它可明显提供更全面的保护。

植入式心脏复律除颤器

LQTS患者植入自动植入式心脏复律除颤器的数量有了很大增加，但常常不一定是恰当的。应用ICD最有力的理由是患者从心脏骤停中幸存或尽管应用足量β受体阻滞剂和LCSD仍有不断的晕厥。

应当牢记的是ICD不能预防LQTS致命性心律失常的发生以及LQTS的TdP常常自行终止，如LQTS患者的自我恢复性晕厥的高发生率所提示。同一天的ICD反复多次放电可导致青少年的自杀倾向。LQTS患者应用ICD可能发生的问题，近期已被提出并讨论[91]。对清醒患者的ICD放电可造成疼痛和恐惧，进而大量释放儿茶酚胺，这样会进一步加重心律失常并进一步放电，从而形成恶性循环。为了克服这些限制我们为ICD设计了一个新的系统，它是为青年LQTS患者特殊制作的，目前正在进行临床评估。我们允许在放电前有足够的时间，因心律失常发生后有自发恢复窦律的可能，我们设立了自动和特殊的方法，如一定时期相对快速起搏，以防止由于ICD放电促发的儿茶酚胺释放引起致命性心律失常的发生。

如果不是心脏骤停已经发生过，应特别关注儿童LQTS患者选择ICD的必要性。在用足量的β受体阻滞剂和LCSD试验治疗前就决定用ICD并不恰当，因为上述

治疗，能防止96%至97%有症状患者的猝死[69,73,88]。但是，这种疾病的本质是心脏骤停可伴随着致命性的后果再次发作。而且，这关系到患者的生命和法医学的考虑。应清楚地给患者或他的父母解释ICD的风险效益比，包括需要更换多个电池也是对年轻患者有意义的问题。在美国和欧洲注册的植入ICD的LQTS患者的信息，提供了在这一特定人群中有关目前应用（有时是滥用）的最新信息[92~93]。我们目前植入ICD的方针是：在β受体阻滞剂和LCSD后任何时候再发晕厥；不管患者是否已接受β受体阻滞剂治疗，任何时候发生心脏骤停（需要心肺复苏）。

无症状的LQTS患者的治疗

多年来，处理LQTS最困难的方面是选择治疗或不治疗那些无症状的患者，他们有延长的QT间期而且是有症状LQTS患者的同胞或直系亲属。来自Pavia随访的200多个家族的数据表明，猝死可以是12%患者的首发表现。因而，现在我们推荐所有诊断LQTS的患者加以β受体阻滞剂治疗。这样毫无疑问会导致对大量无症状患者的不必要的治疗，但对预防发生在首次心律失常的猝死是重要的。一个例外是合理的，就是超过20岁的男患者，因为他们不大可能进展为有症状的患者。

我们一直指导家庭成员进行心肺复苏训练，特别强调捶击-转复的重要性。最后，我们列出一组心脏和非心脏药物，它们能引起QT间期延长，应避免用于LQTS患者。

治疗总结

对于未知基因型的个体，当前最重要的信息是，尽管有β受体阻滞剂治疗，仍存在首次发作意外的猝死高发生率（12%）和心脏骤停后的高再发率。两个适当的处理是开始对每个诊断为LQTS患者以β受体阻滞剂治疗和任何发生过心脏骤停的患者植入ICD——为了安全的原因——不管是否正在治疗。

LQT1的患者应避免紧张的锻炼、竞争的体育运动和有生理压力的情况。他们对β受体阻滞剂特别敏感，应以足量治疗。这对J-LN患者也是适合的，因突变也影响了患者同样的电流；但是这组患者尽管接受了β受体阻滞剂治疗也表现为高再发率。因而，ICD可以是这种高风险组患者的最好选择。

LQT2的患者应尽可能避免生活中的禁忌，如用闹钟[94~95]和睡眠中的电话。

应当特别注意，大部分LQT3患者倾向于在长的心动周期时出现明显QT延长[96]，因为它发生在心动过缓或睡眠中。这些观察同LQT3患者在休息和睡眠时风险增加相一致[38]，因β受体阻滞剂延长心动周期，所以患者不仅不能从β受体阻滞剂获益，还增加风险。因此，我们以LCDS治疗这组患者；这种手术不但对所有的LQTS患者很有效，它还有抗肾上腺素和抗室颤作用，但不降低心率[97]。如果β受体阻滞剂与起搏器联合应用，则它对减少心率的潜在影响会被避免。因这些LQT3患者的突变引起了延迟的内向Na^+电流，美西律可被用于缩短QT间期[26,96]。

当面对一个成年、有基因型、无症状的患者时，考虑是否开始治疗仍是一个问题。20岁以后，如果患者有J-LN综合征则出现症状的可能非常小；LQT1的男性患者也是这样，但不适于其他基因型。

具有正常QT间期的基因突变携带者的处理是复杂的。是否应该治疗呢？我们知道这些个体中有一部分会发生晕厥。到现在，我们还没有足够的数据做出合适的判断。我们目前的选择是，如果多次ECG和Holter记录除外预示心律失常风险的短暂复极不正常，则不对具有持续QT间期正常的基因携带者进行治疗。可以预期将有评价LQTS患者心律失常风险的新方法。来自基因型-表现型的研究信息，为设计更好的治疗LQTS患者的方法带来了曙光。

王洪涛　译

赵新然　浦介麟　校

参考文献

1. Schwartz PJ, Periti M, Malliani A: The long Q-T syndrome. Am Heart J 1975;89:378-390.
2. Jervell A, Lange-Nielsen F: Congenital deaf-mutism, functional heart disease with prolongation of the Q-T interval, and sudden death. Am Heart J 1957;54:59-68.
3. Romano C, Gemme G, Pongiglione R: Aritmie cardiache rare dell'età pediatrica. Clin Pediat 1963;45:656-683.
4. Ward OC: A new familial cardiac syndrome in children. J Irish Med Assoc 1964;54:103-106.
5. Keating M, Atkinson D, Dunn C, et al: Linkage of a cardiac arrhythmia, the long QT syndrome, and the Harvey ras-1 gene.

Science 1991;252:704–706.

6. Jiang C, Atkinson D, Towbin JA, et al: Two long QT syndrome loci map to chromosomes 3 and 7 with evidence for further heterogeneity. Nat Genet 1994;8:141–147.
7. Mohler PJ, Schott JJ, Gramolini AO, et al: Ankyrin–B mutation causes type 4 long–QT cardiac arrhythmia and sudden cardiac death. Nature 2003;421:634–639.
8. Wang Q, Shen J, Splawski I, et al: SCN5A mutations associated with an inherited cardiac arrhythmia, long QT syndrome. Cell 1995;80:805–811.
9. Curran ME, Splawski I, Timothy KW, et al: A molecular basis for cardiac arrhythmia: *HERG* mutations cause long QT syndrome. Cell 1995;80:795–803.
10. Wang Q, Curran ME, Splawski I, et al: Positional cloning of a novel potassium channel gene: *KvLQT1* mutations cause cardiac arrhythmias. Nat Genet 1996;12:17–23.
11. Abbott GW, Sesti F, Splawski I, et al: *MiRP1* forms I_{Kr} potassium channels with *HERG* and is associated with cardiac arrhythmia. Cell 1999;97:175–187.
12. Barhanin J, Lesage F, Guillemare E, et al: KvLQT1 and IsK (minK) proteins associate to form the I_{Ks} cardiac potassium current. Nature 1996;384:78–80.
13. Sanguinetti MC, Curran ME, Zou A, et al: Coassembly of KvLQT1 and minK (IsK) proteins to form cardiac I_{Ks} potassium channel. Nature 1996;384:80–83.
14. Priori SG, Napolitano C, Ronchetti E, et al: Characterization of the prevalence of *minK* polymorphism and mutations in 140 long QT syndrome families. PACE 1998;21:799.
15. Neyroud N, Tesson F, Denjoy I, et al: A novel mutation in the potassium channel gene *KvLQT1* causes the Jervell and Lange–Nielsen cardioauditory syndrome. Nat Genet 1997;15:186–189.
16. DeJager T, Corbett CH, Badenhorst JCB, Brink PA: Evidence of a long QT gene with varying phenotypic expression in South African families. Mol Genet 1996;33:567–573.
17. Priori SG, Schwartz PJ, Napolitano C, et al: A recessive variant of the Romano–Ward long QT syndrome? Circulation 1998;97:2420–2425.
18. Sanguinetti C, Curran ME, Spector PS, Keating MT: Spectrum of *HERG* K^+–channel dysfunction in an inherited cardiac arrhythmia. Proc Natl Acad Sci USA 1996;93:2208–2212.
19. Schulze–Bahr E, Haverkamp W, Weibusch H, et al: Frequency and phenotype of *HERG* mutations in congenital long QT syndrome (LQTS). Circulation 1996;94 (Abstr suppl) :I–719.
20. Priori SG, Schwartz PJ, Napolitano C, et al: Molecular analysis of *HERG*–gene in forty–eight unrelated long QT syndrome patients: Genotype/phenotype correlation in two families with novel mutations. J Am Coll Cardiol 1997;29 [Suppl A] :184A.
21. Napolitano C, Priori SG, Schwartz PJ, et al: Identification of a mutational hot spot in *HERG* –related long QT syndrome (LQT2) : Phenotypic implications. Circulation 1997;96 [Abstr Suppl] :212.
22. Benson DW, MacRae CA, Vesley MR, et al: Missense mutation in the pore region of *HERG* causes familial long QT syndrome. Circulation 1996;93:1791–1795.
23. Bennett PB, Yazawa K, Makita N, George AL Jr: Molecular mechanism for an inherited cardiac arrhythmia. Nature 1995; 376: 683–685.
24. Dumaine R, Wang Q, Keating MT, et al: Multiple mechanisms of Na^+ channel–linked long–QT syndrome. Circ Res 1996;78: 916–924.
25. Priori SG, Napolitano C, Brown AM, et al: The loss of function induced by *HERG* and *KvLQT1* mutations does not correlate with the clinical severity in the long QT syndrome. Circulation 1998;98 [Suppl I] :I–457.
26. Schwartz PJ, Priori SG, Locati EH, et al: Long QT syndrome patients with mutations on the *SCN5A* and *HERG* genes have differential responses to Na^+ channel blockade and to increases in heart rate. Implications for gene–specific therapy. Circulation 1995;92:3381–3386.
27. Brugada J, Brugada R, Brugada P: Right bundle–branch block and ST–segment elevation in leads V_1 through V_3. A marker for sudden death in patients without demonstrable structural heart disease. Circulation 1998;97:457–460.
28. Brink PA, Ferreira A, Moolman JC, et al: Gene for progressive familial heart block type I maps to chromosome 19q13. Circulation 1995;91:1633–1640.
29. Schott JJ, Alshinawi C, Kyndt F, et al: Cardiac conduction defects associate with mutations in *SCN5A*. Nat Genet 1999;23:20–21.
30. Schwartz PJ: Another role for the sympathetic nervous system in the long QT syndrome? J Cardiovasc Electrophysiol 2001;12:500–502.
31. Roden DM, Lazzara R, Rosen MR, et al: The SADS Foundation Task Force on LQTS: Multiple mechanisms in the long–QT syn–

drome. Current knowledge, gaps, and future directions. Circulation 1996;94:1996–2012.

32. Jackman WM, Friday KJ, Anderson JL, et al: The long QT syndromes: A critical review, new clinical observations and a unifying hypothesis. Prog Cardiovasc Dis 1988;31:115–172.
33. Cranefield PF, Aronson RS (eds) : Cardiac Arrhythmias: The Role of Triggered Activity and Other Mechanisms. Mount Kisco, NY, Futura, 1988, pp 553–579.
34. Gilmour RF Jr, Riccio ML, Locati EH, et al: Time and rate-dependent alterations of the QT interval precede the onset of torsades de pointes in patients with acquired QT prolongation. J Am Coll Cardiol 1997;30:209–217.
35. El-Sherif N, Chinushi M, Caref EB, Restivo M: Electrophysiological mechanism of the characteristic electrocardiographic morphology of torsades de pointes tachyarrhythmias in the long-QT syndrome. Detailed analysis of ventricular tridimensional activation patterns. Circulation 1997;96:4392–4399.
36. Viskin S, Alla SR, Barron HV, et al: The mode of onset of torsades de pointes in the congenital long QT syndrome. J Am Coll Cardiol 1996;28:1262–1268.
37. Schwartz PJ, Zaza A, Locati E, Moss AJ: Stress and sudden death. The case of the long QT syndrome. Circulation 1991;83 [Suppl II] : II71–II80.
38. Schwartz PJ, Priori SG, Spazzolini C, et al: Genotype-phenotype correlation in the long QT syndrome: Gene-specific triggers for life-threatening arrhythmias. Circulation 2001;103:89–95.
39. Rashba EJ, Zareba W, Moss AJ, et al: The LQTS Investigators. Influence of pregnancy on the risk for cardiac events in patients with hereditary long QT syndrome. Circulation 1998;97:451–456.
40. Kappenberger LJ, Gloor HO, Steinbrunn W: A new observation on long QT-syndrome. [abstr] Circulation 1984;70:II-251.
41. Viersma JW, May JF, de Jongste MJL, et al: Long-QT syndrome and sudden death during sleep in one family. [abstr] Eur Heart J 1988;9 [Suppl 1] :45.
42. Moss AJ, Zareba W, Benhorin J, et al: ECG T-wave patterns in genetically distinct forms of the hereditary long QT syndrome. Circulation 1995;92:2929–2934.
43. Zhang L, Timothy KW, Vincent GM, et al: Spectrum of ST-T-wave patterns and repolarization parameters in congenital long QT syndrome. ECG findings identify genotypes. Circulation 2000; 102:2849–2855.
44. Butrous GS, Schwartz PJ (eds) : Clinical Aspects of Ventricular Repolarization. London, Farrand Press, 1989, pp 498.
45. Merri M, Benhorin J, Alberti M, et al: Electrocardiographic quantitation of ventricular repolarization. Circulation 1989;80: 1301–1308.
46. Stramba-Badiale M, Spagnolo D, Bosi G, Schwartz PJ: The MISNES Investigators. Are gender differences in QTc present at birth? Am J Cardiol 1995;75:1277–1278.
47. Moss AJ, Schwartz PJ, Crampton RS, et al: The long QT syndrome: Prospective longitudinal study of 328 families. Circulation 1991;84:1136–1144.
48. Garson A Jr, Dick M II, Fournier A, et al: The long QT syndrome in children. An international study of 287 patients. Circulation 1993;87:1866–1872.
49. Schwartz PJ: The long QT syndrome. In Kulbertus HE, Wellens HJJ (eds) : Sudden Death. M Nijhoff, The Hague, 1980, pp 358–378.
50. Schwartz PJ, Moss AJ, Locati E, et al: The long QT syndrome international prospective registry. J Am Coll Cardiol 1989; 13 [Suppl A] :20A.
51. Vincent GM, Timothy KW, Leppert M, Keating M: The spectrum of symptoms and QT intervals in carriers of the gene for the long QT syndrome. N Engl J Med 1992;327:846–852.
52. Priori SG, Napolitano C, Schwartz PJ: Low penetrance in the long QT syndrome. Clinical impact. Circulation 1999;99:529–533.
53. Malfatto G, Beria G, Sala S, et al: Quantitative analysis of T wave abnormalities and their prognostic implications in the idiopathic long QT syndrome. J Am Coll Cardiol 1994;23:296–301.
54. Lehmann MH, Suzuki F, Fromm BS, et al: T wave "humps" as a potential electrocardiographic marker of the long QT syndrome. J Am Coll Cardiol 1994;24:746–754.
55. Schwartz PJ, Malliani A: Electrical alternation of the T-wave: Clinical and experimental evidence of its relationship with the sympathetic nervous system and with the long Q-T syndrome. Am Heart J 1975;89:45–50.
56. Malfatto G, Rosen MR, Foresti A, Schwartz PJ: Idiopathic long QT syndrome exacerbated by b-adrenergic blockade and responsive to left cardiac sympathetic denervation: Implications regarding electrophysiologic substrate and adrenergic modulation. J Cardiovasc Electrophysiol 1992;3:295–305.

57. Vincent GM: The heart rate of Romano–Ward syndrome patients. Am Heart J 1986;112:61–64.

58. Locati E, Pancaldi A, Pala M, Schwartz PJ: Exercise–induced electrocardiographic changes in patients with the long QT syndrome. Circulation 1988;78 (Suppl II) :42.

59. Berthet M, Denjoy I, Donger C, et al: C–terminal *HERG* mutations: The role of hypokalemia and a *KCNQ1*–associated mutation in cardiac event occurrence. Circulation 1999;99:1464–1470.

60. Zareba W, Moss AJ, Schwartz PJ, et al: The International Long-QT Syndrome Registry Research Group. Influence of the genotype on the clinical course of the long QT syndrome. N Engl J Med 1998;339:960–965.

61. Cerrone M, Schwartz PJ, Priori SG, et al: Natural history and genetic aspects of the Jervell and Lange–Nielsen syndrome. [Abstr] Circulation 2001;104 (Suppl II) :II–462.

62. Priori SG, Schwartz PJ, Napolitano C, et al: Risk stratification in the long–QT syndrome. N Engl J Med 2003;348:1866–1874.

63. Schwartz PJ, Locati EH, Priori SG, Cantù F: Can Na^+ channel blockers normalize the prolonged QT interval of long QT syndrome patients linked to chromosome 3p21–24? Circulation 1995;92 (Abstr Suppl) :I–275.

64. Priori SG, Napolitano C, Cantù F, et al: Differential response to Na^+ channel blockade, β–adrenergic stimulation, and rapid pacing in a cellular model mimicking the *SCN5A* and *HERG* defects present in the long QT syndrome. Circ Res 1996;78:1009–1015.

65. Benhorin J, Taub R, Goldmit M, et al: Effects of flecainide in patients with new *SCN5A* mutation: Mutation–specific therapy for long–QT syndrome? Circulation 2000;101:1698–1706.

66. Windle JR, Geletka RC, Moss AJ, et al: Normalization of ventricular repolarization with flecainide in long QT syndrome patients with *SCN5A*:DKPQ mutation. Ann Noninvasive Electrocardiol 2001;6:153–158.

67. Priori SG, Napolitano C, Schwartz PJ, et al: The elusive link between LQT3 and Brugada syndrome. The role of flecainide challenge. Circulation 2000;102:945–947.

68. Stramba–Badiale M, Priori SG, Napolitano C, et al: Gene–specific differences in the circadian variation of ventricular repolarization in the long QT syndrome: A key to sudden death during sleep? Ital Heart J 2000;1:323–328.

69. Schwartz PJ: Idiopathic long QT syndrome: Progress and questions. Am Heart J 1985;109:399–411.

70. Napolitano C, Schwartz PJ, Brown AM, et al: Evidence for a cardiac ion channel mutation underlying drug–induced QT prolongation and life–threatening arrhythmias. J Cardiovasc Electrophysiol 2000;11:691–696.

71. Schulze–Bahr E, Haverkamp W, Hordt M, et al: Do mutations in cardiac ion channel genes predispose to drug–induced (acquired) long QT syndrome? Circulation 1997;96 [Abstr Suppl] :I–211.

72. Moss AJ, Schwartz PJ: Delayed repolarization (QT or QTU prolongation) and malignant ventricular arrhythmias. Mod Conc Cardiovasc Med 1982;51:85–90.

73. Schwartz PJ, Locati E: The idiopathic long QT syndrome. Pathogenetic mechanisms and therapy. Eur Heart J 1985; 6 [Suppl. D] :103–114.

74. Schwartz PJ, Moss AJ, Vincent GM, Crampton RS: Diagnostic criteria for the long QT syndrome: An update. Circulation 1993; 88;782–784.

75. Nador F, Beria G. De Ferrari GM, et al: Unsuspected echocardiographic abnormality in the long QT syndrome: Diagnostic, prognostic, and pathogenetic implications. Circulation 1991;84: 1530–1542.

76. De Ferrari GM, Nador F, Beria G, et al: Effect of calcium channel block on the wall motion abnormality of the idiopathic long QT syndrome. Circulation 1994;89:2126–2132.

77. Schwartz PJ: The quest for the mechanism of the sudden infant death syndrome. Doubts and progress. Circulation 1987;75: 677–683.

78. Schwartz PJ, Southall DP, Valdes–Dapena M: The sudden infant death syndrome: Cardio–respiratory mechanisms and interventions. Ann NY Acad Sci 1988;533:474.

79. Schwartz PJ: Cardiac sympathetic innervation and the sudden infant death syndrome. A possible pathogenetic link. Am J Med 1976;60:167–172.

80. Schwartz PJ, Stramba–Badiale M, Segantini A, et al: Prolongation of the QT interval and the sudden infant death syndrome. N Engl J Med 1998;338:1709–1714.

81. Schwartz PJ: QT prolongation, sudden death, and sympathetic imbalance: The pendulum swings. J Cardiovasc Electrophysiol 2001;12:1074–1077.

82. Schwartz PJ, Priori SG, Dumaine R, et al: A molecular link between the sudden infant death syndrome and the long QT syndrome. N Engl J Med 2000;343:262–267.

83. Schwartz PJ, Priori SG, Bloise R, et al: Molecular diagnosis in victims of sudden infant death syndrome. Lancet 2001;358: 1342–1343.
84. Schwartz PJ, Garson A Jr, Paul T, et al: Guidelines for the interpretation of the neonatal electrocardiogram. Eur Heart J 2002; 23:1329–1344.
85. Schwartz PJ: Stillbirths, sudden infant deaths, and long QT syndrome: Puzzle or mosaic, the pieces of the jigsaw are being fitted together. Circulation 2004;109:2930–2932.
86. Shimizu W, Antzelevitch C: Cellular basis for the ECG features of the LQT1 form of the long QT syndrome. Effects of β–adrenergic agonists and antagonists and sodium channels blockers on transmural dispersion of repolarization and torsades de pointes. Circulation 1998;98:2314–2322.
87. Schwartz PJ, Locati EH, Moss AJ, et al: Left cardiac sympathetic denervation in the therapy of congenital long QT syndrome: A worldwide report. Circulation 1991;84:503–511.
88. Schwartz PJ, Priori SG, Cerrone M, et al: Left cardiac sympathetic denervation in the management of high–risk patients affected by the long QT syndrome. Circulation 2004;109:1826–1833.
89. Eldar M, Griffin JC, Abbott JA, et al: Permanent cardiac pacing in patients with the long QT syndrome. J Am Coll Cardiol 1987; 10:600–607.
90. Moss AJ, Liu JE, Gottlieb S, et al: Efficacy of permanent pacing in the management of high–risk patients with long QT syndrome. Circulation 1991;84:1524–1529.
91. Schwartz PJ: The long QT syndrome. In Camm AJ (ed): Clinical Approaches to Tachyarrhythmias. Armonk, NY, Futura, 1997.
92. Zareba W, Moss AJ, Hall JW, et al: Long–term follow–up of high–risk long QT syndrome patients with and without implantable cardioverter–defibrillators. Circulation 2000;102 (Suppl. II):II–675.
93. Crotti L, Spazzolini C, De Ferrari GM, et al: Is the implantable defibrillator appropriately used in the long QT syndrome? Data from the European Registry. Health Rhythm 2004; 1 (Suppl): 582.
94. Wilde AA, Jongbloed RJ, Doevendans PA, et al: Auditory stimuli as a trigger for arrhythmic events differentiate *HERG*–related (LQTS2) patients from *KVLQT1*–related patients (LQTS1). J Am Coll Cardiol 1999;33:327–332.
95. Wellens HJ, Vermeulen A, Durrer D: Ventricular fibrillation occurring on arousal from sleep by auditory stimuli. Circulation 1972;46:661–665.
96. Schwartz PJ, Priori SG, Napolitano C: The long QT syndrome. In Zipes DP, Jalife J (eds): Cardiac Electrophysiology. From Cell to Bedside, 3rd ed. Philadelphia, WB Saunders, 2000, pp 597–615.
97. Schwartz PJ: The rationale and the role of left stellectomy for the prevention of malignant arrhythmias. Ann NY Acad Sci 1984; 427:199–221.

第 35 章　先天性心脏病相关性心律失常

GEORGE F. VAN HARE

处理先天性心脏病（先心病）合并心律失常对临床医师而言十分棘手，若不能处理好这些心律失常，可能使患者感到失望和痛苦。这些患者可能经外科修补后血流动力学良好，但仍需要密切观察心律失常的发生。

先心病患者心律失常的机制可能各不相同，术前和术后出现心律失常的机制也不一样，但处理这两种情况下的心律失常仍遵循一些共同的原则。本章将阐述术前和术后心律失常的机制，并讨论各种相应的治疗方法。

先天性心脏病患者心律失常的基质

术前心律失常的基质

房室旁路

先心病在普通人群中相对少见（约占出生人口的1%或2%），房室旁路在某种程度上也常见（1.6~3.0 / 1000个活产儿）；故而，据此推测先心病患者也存在一定比例的Wolff-Parkinson-White（WPW）综合征和室上性心动过速。实际上，在儿童射频消融注册中，许多类型的先心病均合并有房室旁路[1]。然而，某些类型的先心病并发WPW综合征的几率更高，尤其是Ebstein畸形[2,3]。据波士顿儿童医院的资料，后者合并WPW的发生率约为9%，其他见于L型大血管转位（心室转位和先天矫正型转位）[4~6]和肥厚性心肌病[7,8]。Ebstein畸形合并的旁路通常是多条，一般位于右侧，偶尔位于后间隔。在L型大血管转位，左侧（体循环）房室瓣合并Ebstein畸形的发生率增加，它在形态学上表现为三尖瓣，与位于左侧形态学上的右心室相连。一般认为这些患者WPW综合征增加的原因为合并Ebstein畸形[4~6]。最后，肥厚性心肌病合并WPW综合征的发生率可能被高估，因为其QRS波群异常而伪似预激；但这些患者确实存在旁路参与的室上性心动过速（室上速），而且一旦发生室上速，由于合并血流动力学异常，可能会使病情加剧。

心动过速的其他基质

先心病患者术前偶尔也发生其他心律失常，由于心房压力过大导致心房扩张也可引发心房扑动（房扑）。例如，Ebstein畸形或其他原因引起的严重三尖瓣反流，可使患者出现房扑，这一心律失常很可能是因心房扩张而引发[3]。二尖瓣病变患者，尤其是二尖瓣狭窄，容易发生房颤，这可能与心房扩张程度相关。左心衰竭以及肺动脉高压和（或）右心室压极高的患者也可出现心房压增高，导致房性心律失常，甚至是室性异位心律、室性心动过速或心室颤动。

房室阻滞

某些先心病患者容易发生房室阻滞，不论是否行外科修补术。首先，大血管L型转位（也称心室转位或先天矫正型大血管转位）患者一生中自发出现完全性房室阻滞的危险性较大，年发生率约为2%[9]。这可能与房间隔和室间隔之间的传导系统排列异常以及胚胎发育时期正常的致密房室结不能接触远端的传导系统等因素相关。此外，部分患者房室结靠前，容易受损。

其次，近来报道间隔缺损容易合并家族性房室阻滞。同源框转录因子NKX 2.5发生杂合子突变可导致完全性房室阻滞，同时伴有心脏病（房间隔缺损最常见），也可合并室缺，尤其是法洛四联症[10]。

外科手术后的心律失常基质

当先心病患儿需要外科修补时，多数外科医师、心内科医师和患儿的父母最关注的是尽可能使其血流动力学达到最佳。一些先心病如房间隔缺损（房缺）或室间隔缺损（室缺）、房室共道、法洛四联症等，外科手术疗效较好，术后患儿的血流动力学达到或接近最佳。更复杂一些的先心病，如永存动脉干和大血管移位，外科修补术后血流动力学可以达到或接近正常，患儿的远期预后较好。甚至一些极为非常复杂的先心病包括单心室，外科手术也可取得较好的效果，可以使患儿的生命延长至成年甚至更长。这种情况下，医生必须考虑手术后远期心律失常对准备接受手术治疗的患儿以及他们的父母的影响。这些心律失常可以给患者带来痛苦，影响其生活，甚至危及生命。

考虑到外科手术后远期心律失常并发症的发生率和病死率，对这些心律失常应积极治疗并预防复发。这些治疗措施包括抗心律失常药物治疗、植入抗心动过速起搏器、导管消融、外科消融。遗憾的是，抗心律失常药物和抗心动过速起搏器在疗效、可行性和安全性方面均有严重局限性。消融治疗虽然可以根治心律失常，但目前尚未达到预期的成功率。

主要患者群

根据缺陷的种类、心动过速的类型、目前射频消融成功率，可将手术后的快速性心律失常分为四大类。第一类为简单心房切开术后的房扑，包括简单心脏修补（如房缺、室缺、法洛四联症、房室共道以及相关的缺损）。第二类为心脏转位心房修补术后的房内折返性心律失常，包括曾进行Mustard术式或Senning术式修补的患者。第三类为Fontan术式修补后房内折返，包括各种Fontan术式修补术后的患者。第四类为四联症修补术后室速，包括法洛四联症患者，以及相关的疾病(如某些类型的右心室双出口)。下文将阐述每一类型心律失常的解剖学基础及对其消融的重要性。

解剖学及胚胎学基础

由于房扑和几乎各种类型的术后房性心动过速（房速）似乎仅累及解剖学右心房，所以右心房的局部解剖对理解这些心律失常十分重要。因此，掌握右心房的解剖对房内折返性心动过速（intra-atrial reentrant tachycardia, IART）和房扑的标测及消融是十分必要的。

在心脏胚胎发育过程中，右心房来源于三个部分[11]。固有心房与三尖瓣相邻，并形成了有许多肌小梁的右心房游离壁和右心耳；腔静脉窦与固有心房融合，形成肌壁光滑的心房后壁（静脉窦心房），位于腔静脉与固有心房之间；原始间隔和继发间隔形成房间隔，将固有心房分隔开。在原始间隔上形成的孔称为继发孔，随后由继发间隔关闭，继发间隔在该孔上形成三尖瓣，产生了卵圆孔。卵圆孔是胎儿循环中右心房血液流向左心房的通道。原始右心房与静脉窦右心房之间的连接部分称为界嵴（“终末嵴”），其内表面象山嵴一样。界嵴沿着右心房侧壁自上而下走行。在其上端，邻近上腔静脉与右心房连接处，存在窦房结起搏细胞复合体。界嵴呈弓型移行至下腔静脉，形成了欧氏嵴（eustachian valve ridge, EVR），后者更像一个活瓣。欧氏嵴是原始右窦房瓣的退化残留部分，其作用是保证静脉窦和固有右心房之间血液的单向流动。欧氏嵴向前到达下腔静脉口，向后至三尖瓣环的后壁。因此，在胎儿循环中，欧氏嵴引导血流从三尖瓣环经下腔静脉到卵圆孔，其与冠状静脉窦瓣一起形成Todara腱（后者进入希氏束附近的房间隔）。Todara腱与冠状静脉窦口、三尖瓣环一起构成Koch三角（其顶端有致密房室结）。

成人的心房扑动

典型房扑的特点是心房频率约300次/分、体表心电图上可见典型的锯齿波。因为没有较长时间的等电位间期，故提示存在几乎持续的心房电活动。典型房扑的扑动波在II、III、aVF导联较明显，且呈负向，提示心房激动的方向是由下向上。起初人们认为其机制可能是围绕腔静脉或三尖瓣环的折返激动，但后来的研究才弄清其真正的折返环路。冲动从位于下腔静脉和三尖瓣环之间的心房峡部传出，向房间隔扩布（在此可记录到希氏束电位），然后沿右心房游离壁下行再返回至峡部[12]。这种逆时针激动近来被称为典型房扑；而折返环与之相同、但沿顺时针激动者则被称为反向典型房扑[13]。另外，晚近部分学者应用拖带技术对此进行了更深入的研究。他们根据拖带时起搏后间期（post-pacing interval, PPI）等于心动过速周长（tachycardia cycle length, TCL）来确定折返环的部位，这些研究结果表明界嵴和欧氏嵴是房扑的重要传导阻滞区[14~16]。沿着界嵴和欧氏嵴可记录到双电位也提示存在传导阻滞[15~18]。通过拖带的方法进一步证实了这些传导阻滞区的临床意义，即在传导阻滞线的一侧或另一侧的心房肌是折返环的一部分。通过射频消融产生损伤，使从峡部的一侧到另一侧的激动出现阻滞，从而可以根除房扑，这就证明了阻滞线的关键作用[19~21]。这些标准既符合典型房扑又符合反向典型房扑的特点，因此这种心律失常的特点就十分清楚了。

正如前文所述，激动从三尖瓣-下腔静脉的峡部传出，沿着房间隔上行，进入上腔静脉区富含肌小梁的右心房游离壁，在界嵴（后方）和三尖瓣环（前方）之间下行。从下方看（透视时右前斜位）是围绕着三尖瓣环逆时针转动。当激动向后扩布时，进入了被 Nakagawa 称之为“漏斗”状结构（因为界嵴和三尖瓣环的距离越来越小）[16]。穿越下腔静脉和三尖瓣环之间的峡部后，三尖瓣环则位于激动波的前下方，欧氏嵴（界嵴的延伸）在其后上方。在此部位，欧氏嵴将下腔静脉和三尖瓣之间的峡部分开，欧氏嵴而非下腔静脉是传导阻滞的关键部位。激动波进入房间隔时，再次沿房间隔激动心房上部，形成下一个折返环。在房间隔部位的欧氏嵴插入端进行射频消融，在三尖瓣至欧氏嵴之间产生损伤[16]，或者向后从三尖瓣向下至下腔静脉产生损伤[19]，可使房扑终止。

简单心房切开术后的房扑

外科医师在行简单继发孔型房缺的修补术时，通常是在右心房游离壁做一长切口，呈斜形，从右心耳向外向上，但不切至三尖瓣或下腔静脉。由于要注意避免损伤窦房结，故术中并不切除右心房的界嵴部分。这种切口可以很好地暴露心房以利于房缺的修补，并且也可用于经心房修补室缺（单纯室缺或法洛四联症），通过缝合通常即可封闭房缺，房缺较大时常需加用补片。

这种术式显然在右心房界嵴的前方产生了永久性的传导阻滞线。这种解剖特点构成了两条心房组织通道，一条位于界嵴和心房切口之间；另一条则位于心房切口和三尖瓣环之间。这些通道正好成为折返所需的传导保护区，从而引起了房内折返性心动过速。有研究证实在很多房内折返性心动过速患者中，心房切口成为关键的传导屏障[22]。从心房切口至下腔静脉或三尖瓣环或上腔静脉进行射频消融，可使这些患者的心动过速终止并不能被诱发。

由于同时存在发生典型房扑的解剖基础，而且合并其他危险因素（心房扩张、纤维化等），术后患者也可有典型房扑发作。这在无其他心脏异常的患者中更为明显，这种房内折返性心动过速和房扑均可沿不同方向激动（顺时针和逆时针）。最近有几个系列报告认为在这些患者中，典型房扑或反向典型房扑比切口性房扑更常见[23,24]。在应用了补片修补的房缺患者中，补片本身也可成为阻滞部位，从而引发心动过速[19]。但这种情况较为少见。折返环路和运行方向的变化引起房波形态和房速周长的改变。

此外，患者也可有几个折返环路，常见的是典型房扑，其次为射频消融后出现的房内折返性心动过速，其周长变化较大，与峡部或界嵴后部的任何心房结构均无关。房速的心动周长较短可能是因激动局限于富含肌小梁的心房游离壁所致（此处心房传导可能缓慢），心动周长较长则可能是由于心房扩张，或反映了心房纤维化引起的缓慢传导。

大血管转位心房修补术后的房内折返

Senning术式和Mustard术式相似，均旨在纠正大血管转位引起的血流动力学异常，使体循环的血回到结构左心室及肺动脉，肺静脉血回到结构右心室和主动脉 [25,26]。虽然手术非常成功，但很少进行。这是因为，一方面动脉调转术成功率很高，另一方面两种术式的窦房结功能障碍及房性心律失常的发生率很高，且猝死的危险增加。但最近临床上更多采用双调转术治疗L型大血管转位（先天矫正型大血管转位）。该术式应用了Senning心房隔板[27]。事实上这种外科基质并未消除。Mustard术式是在界嵴的前方做一长切口，切开房间隔，放入隔板，与周围每个腔静脉缝合，通过下腔静脉和三尖瓣环之间的峡部，到达右心房的侧壁，使腔内血液流向二尖瓣环[26]。肺静脉血在隔板周围运行，到达三尖瓣环。注意沿三尖瓣环缝合隔板，使其功能与胎儿期欧氏嵴的作用相同（防止下腔静脉血液回流至三尖瓣）。此外，由于这种外科技术首先避免损伤窦房结，因而并不影响界嵴。总之，外科采用不同的术式以避免造成房室阻滞，故而术中常将冠状静脉窦保留在肺静脉引流腔内而不是将其置于体静脉引流的通道内 [28]。

这些因素使得整个右心房切口以及欧氏嵴和三尖瓣环之间的心房峡部组织保留在重建的肺静脉引流腔内[29,30]。个别例外的是将冠状窦保留在体静脉引流通道内，可将导管经下腔静脉送抵达右心房峡部[29]。

在电生理学基础的诸多方面，Senning术式与Mustard术式相似。Senning术式更多地应用了心房组织构建隔板（而Mustard术式更多采用人工材料）[25]。为达此目的，Senning术式采用2个心房切口。第1个在右心房，呈纵形，在界嵴前方，并与界嵴平行。第2个切口在左心房，与第1条切口平行，位于右肺静脉与房间隔之间。在房间隔即冠状窦上方做一个“U”形切口，保留完整峡部。将房间隔的活瓣从左心房的后部开始一直缝合，至左肺静脉的左侧。将右心房游离壁的活瓣缝合在欧氏嵴或其附近，防止下腔静脉血流通过三尖瓣。将左心房切口与右心房切口边缘缝合，关闭切口。与Mustard术式一样，峡部和右心房切口均保留在重建的肺静脉心房内。

通常情况下，这些患者可出现2种房内折返性心动过速。一种是常见的典型房扑或反向典型房扑，折返环依赖固定的解剖学屏障。另一种是真正的“切口性”房内折返性心动过速，其折返环位于富含肌小梁的右心房游离壁，激动波在心房切口的下方和三尖瓣环之间运行。

Fontan术式修补后的房内折返

Fontan术式是对没有功能性心室患者的姑息性治疗方法，是减轻心室容量负荷以及使动脉血氧饱和度正常化的一种方式，这种术式自问世以来已经多次改良[31]。起初人们认为只要肺动脉压较低右心房即可用作有效的泵血心腔（心房、肺连接），但由于术后房性心律失常的发生率非常高，以及造成体循环液体丧失以及肺静脉梗阻，因此这种术式已被摒弃。目前临床上多采用完全心脏旁路移植（通过侧管道或通过体外导管进行全腔静脉-肺动脉连接术）[32~34]。无论哪种方法，都有很多改良的术式。即便采用全腔静脉-肺动脉连接术，仍可出现房性心律失常，故对这些患者进行心律失常检测和消融前一定要了解外科手术的具体情况。

各种心房-肺动脉连接术均需做长的心房切口。无论是右心房至肺动脉置入管道的患者，还是右心耳与肺动脉或右心室流出道直接吻合的患者，其心房切口位于界嵴的前方。对上述患者通常需要在右心房切口处放置补片以增大右心房，补片可选用自体心包或其他材料。大的房缺也需要手术修补。与简单房缺修补一样，临床上也可出现两种典型房扑以及围绕心房切口激动的折返性房速。Triedman等[35]应用网篮导管进行多部位标测发现在心房前侧壁的缓慢传导区，这符合围绕由心房切口和界嵴所组成的狭长峡部传导的假设。此外，在单心室而无三尖瓣闭锁的患者，偶尔也用补片关闭三尖瓣环，这就可能在缝合线的另一侧形成缓慢传导区。

法洛四联症修补术后的室性心动过速

法洛四联症及其他相关的先心病外科修补术后发生的室速在临床上较难处理。虽然法洛四联症修补术后患者发生猝死的确切病因仍不十分清楚，但由于法洛四联症及相关先心病如右心室双出口患者频繁发生室性期前收缩、非持续性和持续室速[36~42]，因此室速可能是这些患者发生猝死的原因之一。法洛四联症修补术后是1~16岁患儿发生猝死的最常见单一病因[43]。

大多数关于先心病合并室速患者的资料是来自法洛四联症患者，其他类型的先心病较少。其他先心病患者也可发生室性心律失常，但非常罕见[44]。从治疗角度考虑，可将法洛四联症看做进行了心室切开术和(或）右心室功能不全合并室性心律失常的其他先心病患者的原型。

关于各种危险因素在室性心律失常和猝死发生中的作用、室性心律失常与猝死之间的确切关系、电生理检查和其他方法在危险分层中的作用、手术后患者室速的处理等问题仍存在很大争议。

由于在术前存在室缺伴右心室流出通梗阻（通常较严重），法洛四联症患者可出现慢性发绀。通过主动脉-肺动脉分流术进行姑息性治疗可以增加左心室的容量负荷，应用补片修补室缺也可减轻右心室梗阻。几乎所有患者均需要切除一定数量的右心室肌，在早期并非通过心房切口而是需要切开心室以切除三尖瓣。此外，法洛四联症患者的肺动脉瓣环比正常人的小，故需放置跨瓣环补片，这就可引起慢性肺动脉瓣关闭不全。如果重度肺动脉瓣狭窄引起血流梗阻，则肺动脉瓣关闭不全可能十分严重。有人推测室性心律失常的原因是长期的慢性发绀、心室切口、由于不适当解除梗阻而导致右心室压增高、严重的肺动脉瓣反流伴右心室扩大后功能不全[36,45~47]。室壁张力和慢性发绀等因素以及随着时间的推移可能发生心肌纤维化等因素，这可能是发生折返性室性心律失常的基质。法洛四联症猝死患者尸检的心脏组织学检查结果支持这一假说。这些研究均显示心肌广泛的纤维化[48]。有人在电生理检查时，在右心室可记录到碎裂电位和晚电位，提示存在缓慢传导区，这也支持该假说[49,50]。虽然法洛四联症患者冠状动脉异常的发生率仅为5%，但在完全修补时容易损伤左前降支动脉或其他大的分支，但未有人提及这种潜在损伤可能是室性心律失常或猝死的病因。

对法洛四联症修补术后室速患者进行详细的电生理检查支持室速的机制为大折返，折返环涉及右心室流出道、右心室前壁切口或室缺补片等部位。室速时，可进行短暂的拖带，起搏周长固定时可产生固定的融合波，周长递减时可产生进行性的融合波。此外，分析起搏后间期强烈提示右心室流出道是大折返环的一部分[51,52]。

早期的研究观察到法洛四联症修补术后患者有频发的室性期前收缩，Gillette等报告18%的患者常规心电图上有室性期前收缩[36]。一项研究报告运动试验时室性期前收缩的发生率可能增加20%左右[41]。Holter监测时，室性异位心律的发生率可高达48%[53]。大约半数患者的室性异位心律是复杂的（定义为多形的、成对的室性期前收缩或室速）。在大多数患者，这种室性异位心律可完全无症状。

很多学者试图找出室性异位心律的危险因素，包括就诊时的年龄、修补术时的年龄及各种血流动力学参数。其中4个因素似乎最重要：（1）初次修补时的年龄；（2）修补术后的时间；（3）有无残余右心室梗阻；（4）有无严重的肺动脉瓣关闭不全。Chandar等[53]报告的多中心研究结果显示，不论随访时间多长，修补时的年龄越大（尤其是大于10岁时），室性心律失常的发生率几乎为100%；此外修补术后的时间也可预测室性异位心律的发生，其中4/4例患者在婴儿期进行了手术，术后16年均发生了室性异位心律。然而Walsh等报告一组患者在不足18个月时修补，平均随访5年，常规心电图上室性异位心律少见[19]，但Holter监测上则较多见(31%)[54]。

Garson等报告了488例法洛四联症修补术后患者，室性心律失常的发生率与右心室血流动力学密切相关[55]。右心室收缩压>60mmHg的患者以及右心室舒张末期>8mmHg的患者（提示残余右心室流出道梗阻以及肺动脉瓣关闭不全、预后不良）室性心律失常的发生率较高。这可能也与手术时的年龄相关，但不及随访时间重要。Zahka等前瞻性研究了59例在11岁前行手术修补的法洛四联症患者，发现肺动脉瓣反流的程度是自发室性心律失常的频度和严重程度的最重要预测因素[45]。虽然在该研究中，残余右心室流出道梗阻并不是预测因素，但在研究组中严重残余梗阻非常罕见。

实际上，尽管法洛四联症修补术后患者室性异位心律较为常见，但自发的持续性室速十分少见。Harrison等在成人先心病门诊观察到的法洛四联症修补术后患者的资料可说明这点[56]。18/210例患者（8.6%）可记录到持续性室速，或者有晕厥或接近晕厥，在电生理检查时有心悸症状且能诱发持续性单形性室速。室速与右心室血流动力学密切相关，尤其是右心室流出道室壁瘤和肺动脉瓣关闭不全。这与早期Zahka等[45]强调肺动脉瓣关闭不全是室性异位心律危险因素的观点相符。

在这组先心病修补术后患者偶尔但是持续地观察到发生意外的猝死，以及自发性室性心律失常（简单的和复杂的）的发生率较高，使人们推测这些患者的猝死是室速导致的。在20世纪70年代和80年代，医生对很多法洛四联症及相关先心病修补术后患者常规进行电生理检查，根据检查结果常给予抗心律失常药物。由于缺乏采用这种方法可以预防猝死的证据，以及可能存在促心律失常作用，这种方法已基本被摒弃。在一项多中心回顾性研究中，Chandar等报告了359例法洛四联症患者术后进行了心内电生理检查的结果[53]，17%的患者可被诱发出室速，但在无症状及24小时动态心电图正常的患者则不能被诱发。虽然5例患者后来发生了猝死，但在电生理检查时均未被诱发出室速。

晚近研究资料提示，体表心电图QRS波群时限可用于评估室速的危险分层。Gatzoulis等发现，在48例修补术后法洛四联症患者，QRS波群宽于180ms者发生室速和(或)猝死的危险大大增加[46]。Balaji等也发现QRS波群宽于180ms可预测在电生理检查时可诱发持续性单形性室速[57]，这种相关性的原因尚不清楚。

一些证据表明，术后晚期随访猝死的危险增加。Nollert等对490例法洛四联症修补术后患者进行了研究，绘制了外科术后36年的生存曲线[58]，发现前25年中每年预计死亡率为0.24%，但25年后则增加至0.94%。死亡的主要原因为猝死。死亡危险也与修补年代（1970年前最高）、术前红细胞增多的程度（血细胞比容>48%者最高）、应用右心室流出道补片（用补片者最高）等因素相关，最后一个因素很可能与肺动脉瓣关闭不全相关。

外科手术引起的房室阻滞

外科术后完全性房室阻滞的危险取决于修补的类型。最高危险是进行房室间隔修补（房室共道或心内膜垫缺损）以及膜部室缺的修补[44,59,60]。在这些缺损中，外科修补时常难以避开远端传导系统。主动脉瓣下狭窄修补时也是如此。由于很多情况下主动脉瓣下狭窄的修补需要切除室间隔左侧的心肌，故也常并发房室阻滞。肌部室缺和嵴上型室缺距传导系统较远，因此发生房室阻滞的情况较少。同样，房缺修补也罕发生术后房室阻滞[44]。

术后窦房结功能障碍

在右心房进行的手术均有可能导致术后窦房结功能障碍。术后早期可能表现不明显，但数年后才突出。窦房结损伤机制尚不清楚，但可能是对窦房结复合体的直接损伤和（或）影响该区域的血液供应。修补单纯房缺罕有窦房结功能障碍的发生，危险主要在修补静脉窦型房缺。窦房结功能障碍也常见于Senning术式或Mustard术式修补大血管转位、半Fontan术式、Fontan术式[44]。

先心病心律失常的治疗

抗心律失常药物治疗

治疗方案

由于心室功能不全，先心病患者通常对持续性室速更不易耐受。另外，应用抗心律失常药也存在问题，一方面心房手术（如Mustard术式、Senning术式、Fontan术式）后窦房结功能障碍的发生率增加[61]，另一方面抗心律失常药可能具有促心律失常作用，而心室功能不全则会加剧这种作用。所以对先心病患者选择抗心律失常药时均需考虑这些问题。

对先心病术后的室性异位心律和(或)室速进行治疗的目的在于：预防猝死和(或)抑制或终止室速以减轻症状。治疗方法抗包括心律失常药物、射频导管消融、外科冷冻消融或植入分层治疗装置（抗心动过速起搏和心脏复律/除颤）。

很难掌握哪些患者需要进行电生理检查和(或)治疗。如果考虑到没有前瞻性研究表明任何类型的先心病患者应用任何治疗能预防猝死，那么对无症状的室性异位心律或其他心律失常的患者就不能进行常规电生理检查和治疗。虽然可能在某些亚组患者应用抗心律失常可有助于降低死亡率，但也可能在某些患者抗心律失常药的促心律失常作用抵消了其有益作用，其结果与心律失常抑制试验（CAST）相似[62,63]。直到这些前瞻性对照试验完成后，才能推荐对多数无症状患者应用氟卡尼、普罗帕酮、奎尼丁等药物治疗。但Garson等[64]推荐对某些患者可用β受体阻滞剂预防性治疗，例如严重的肺动脉瓣反流和(或)右心室梗阻合并复杂的室性异位心律患者。也有人认为这些患者应当考虑用心脏手术纠正血流动力学异常如残余梗阻尤其是肺动脉分支狭窄，也应考虑同种瓣膜置换以消除肺动脉瓣关闭不全。

如果治疗目标是预防临床室速复发，则考虑采用与其他室速相似的治疗方式，如进行电生理检查以诱发室速，随后进行药物试验。注意应用某些药物具有促心律失常作用的危险，尤其是奎尼丁、普鲁卡因胺、氟卡尼、普罗帕酮。对某些患者也可以应用运动试验诱发室速。因此选择抗心律失常药作为长期治疗主要根据该药对心律失常的抑制作用以及潜在的促心律失常作用。有研究表明多数I类抗心律失常药尤其是奎尼丁、普鲁卡因胺、普罗帕酮、氟卡尼以及β受体阻滞剂均有效，而较难判断其促心律失常作用。Fish等系列研究结果表明，器质性心脏病患儿应用氟卡尼和恩卡尼的促心律失常的发生率较高[65]。而且，心脏骤停和心脏性死亡主要发生在有器质心脏病患者。索他洛尔也具有促心律失常作用，尤其是有严重的心室功能不全患者[66]。索他洛尔也增加心肌梗死后心室功能不全患者的死亡率（SWORD试验）[67]。这些结果提示，在法洛四联症修补术后合并心室功能不全患者应用索他洛尔和IC类药应当十分谨慎。当然，胺碘酮除外，其促心律失常作用甚小，甚至在心室功能不全患者，但在儿童及年轻成人中长期应用应当注意其副作用如肺纤维化、眼的异常、甲状腺功能低下、转氨酶升高、严重的心动过缓等[68~70]。而且在年轻成人中应用胺碘酮意味着可能需要应用几十年，这自然使人们考虑到非药物疗法。

地高辛

地高辛在儿童患者中应用有很长的历史，尤其是房扑和房内折返性心动过速患者。虽然其对心肌细胞膜有直接作用，但其抗心律失常作用是通过自主神经系统介导的间接作用[71]。地高辛对房室结的直接和间接作用使房室结不应期延长，传导减慢。一般而言，地高辛不是房扑即刻转复的有效药物。Garson等报告的协作研究显示，单纯用地高辛仅对44%的患者可预防房扑的复发[72]。在常规药物中最有效预防复发（53%）的药物是地高辛联合IA类药和奎尼丁或普鲁卡因胺；然而，地高辛可有助于控制房扑时的心室率。

I类抗心律失常药

在先心病患者中，应用钠通道阻滞剂治疗心律失常时，必须注意平衡疗效及可能的促心律失常作用。IA类药（奎尼丁、普鲁卡因胺、丙吡胺）和IC类药（氟卡尼、普罗帕酮）对治疗房扑和室性心律失常以及隐匿性或显性旁路参与的室上速有效。由于IA类药（尤其是丙吡胺）具有抗迷走作用，故需要与地高辛制剂或其他房室结阻滞剂合用以减少发生房扑时房室1:1传导的可能性。但IB类药（利多卡因、妥卡尼、美西律、苯妥因、莫雷西嗪）一般不用于治疗房性心律失常（但一些试验显示莫雷西嗪也有效），这些药主要用于室性心律失常，它们对抑制室性期前收缩均有效，而且多年来苯妥因被用于法洛四联症修补术后患者以抑制室性期前收缩[55]，这些患者中抑制室性期前收缩是否为重要的目标尚有争议。没有明确的证据表明应用这些药物可预防室速和猝死。而且，IA类和IC类药均可能有促心律失常作用，尤其是心室功能不全患者，所以应当慎用[65]。

Ⅱ类抗心律失常药

β受体阻滞剂（如普萘洛尔和阿替洛尔）可能有助于控制慢性房扑患者的心室率，而且没有促心律失常作用。对其他类型的室上速，β受体阻滞剂常有效预防复发。同时合并窦房结功能障碍患者若应用β受体阻滞剂可能需要永久性起搏治疗。一些证据表明，对法洛四联症修补术后室性心律失常，应用普萘洛尔是安全、有效的[64]。

Ⅲ类抗心律失常药

Ⅲ类抗心律失常药的作用主要是通过延长动作电位时程和不应期而不明显延缓传导。主要代表药为胺碘酮和索他洛尔。Garson [73]等对39例先心病合并危重快速性心律失常且心律失常对常规药物治疗无反应的患者应用胺碘酮治疗，16/39例患者有反复性房扑，这16例患者中，15例房扑完全治愈。最近应用索他洛尔也有效[74,75]，它兼有Ⅲ类和β受体阻滞剂的作用，心室功能不全患者也许不能耐受。这两种药均可加重窦房结功能障碍。

Ⅳ类抗心律失常药

Ⅳ类抗心律失常药（如维拉帕米）几乎主要是经静脉给药以对心律失常进行急性干预。静脉注射维拉帕米很少能将房扑转复为正常窦律，但可以使房室结传导延缓而降低心室率或者使房扑转为房颤而减少下传心室的比例。对房扑伴1:1房室传导、病情迅速恶化的患者，应用维拉帕米可能有效。然而，在年幼儿应用维拉帕米时必须十分谨慎[76]。年龄小于6个月者禁用维拉帕米。迅速控制心室率的也可静注地尔硫䓬，它也是Ⅳ类药。

抗心律失常药物治疗的疗效

遗憾的是，药物治疗对处理术后心律失常的疗效令人失望。总的来说，各种抗心律失常药物预防反复性房扑或房内折返性心动过速的成功率相当低。Garson等发现即使抗心律失常能有效抑制房扑，仍有相当高的猝死率，提示致命性的促心律失常作用可能是术后患者的一个严重问题[72]。最后，虽然Garson等回顾研究表明在法洛四联症患者抑制室性异位心律可降低猝死率[55]，但目前尚无前瞻性试验支持这一点。

未修补先心病的旁路消融

当考虑对先心病患者的旁路进行消融成功率的技术因素时，必须考虑到动静脉入路、脏器的位置、房室传导组织的位置、特殊的心脏缺损等。然而，一般而言，无论是心脏解剖还是消融路径及方法，没有两个患者是一样的。电生理医师必须掌握心脏内详细解剖情况，同时在消融时要勇于探索、富有耐心，才能成功。

静脉和动脉入路

患者若曾有多次操作，或长期住院在重症监测室而有多条输液通路，则可能由于髂股静脉血栓形成而静脉入路较少。如果双侧髂股静脉血栓形成，则不能从正常途径进入右心房。若患者曾接受Glenn手术则无从上腔静脉直接进入右心房的入路，因为上腔静脉与肺动脉直接相连。这两种情况下均需考虑从其他途径进入右心房，例如双侧髂股静脉血栓形成时考虑从上腔静脉途径。有报告提示经肝静脉途径[77,78]也可进行有效消融。当然在较大患者的左侧旁路也可经逆行途径消融[79]。

脏器位置

脏器位置异常也可给导管消融带来困难，因为静脉、动脉和心脏本身的位置与正常不同，但若掌握了先心病的病理学，这些问题也是可以克服的。不过这些异常并不限于单纯镜像改变。在脏器位置异常时，正常解剖的标准透视平面没有多大意义。必要时可用经胸超声心动图或经食管超声心动图证实导管顶端的位置[80~82]。最后，内脏异位综合征患者可能存在下腔静脉中断伴非对称连续。在这些患者，通过股静脉的导管穿过非对称系统到达上腔静脉，然后从上方进入心房。对这些患者可以选择从颈内静脉或锁骨下静脉进行操作。

房室传导结构

在心脏解剖正常的患者能否成功消融间隔旁路而不引起房室阻滞主要取决于对致密房室结和希氏束的位置及毗邻关系的掌握。几种类型的先心病中房室传导组织的位置与正常不同，电生理医师必须牢记这种解剖[83]。例如，完全性房室共道以及原发孔型房缺患者房室传导组织位于冠状窦的后方[84]，因此消融后间隔旁路引起房室阻滞的危险较大。法洛四联症患者的传导系统位于室缺的边缘，因此也有房室阻滞的危险[85]。大血管L型转位患者的房室传导组织的位置靠前，容易受损，且在导管操作时也易误伤[86]。其他少见的先心病的解剖也已清楚[83]。

缺损特异因素

特殊缺损的特征因素很多，在此不能一一枚举。但在一些情况下，特殊的先心病可使消融途径更直接。例如，原发孔型或继发孔型房缺，更容易进入左心房标测。同样，左上腔静脉至冠状窦连接的患者，冠状窦非常大，很容易进入，但导管接触不及正常大小的冠状窦，且左前侧房室沟很难标测，因为导管容易从冠状窦进入左上腔静脉。反过来，特殊结构的异常，可能使同一患者采取与正常情况下不同的导管途径，例如，主动脉瓣狭窄或反流患者的左侧旁路消融需要采取经间隔途径以避免跨过异常的瓣膜。

Ebstein畸形的位置也富含挑战性，严重三尖瓣反流可能使导管难以稳定地定位于右侧房室沟。同样三尖瓣下移（主要是隔瓣和后瓣）也使导管难以稳定于房室沟。然而，这些患者最困难的单一因素是尽管电压最大，导管顶端仍难以达到合适的温度，很可能是由于右心房增大、右心室房化。再加上Ebstein畸形患者常有多旁路、易发生房颤，使得消融费时、困难，最后还可能不成功。必须准备尝试各种导管途径，包括从上腔静脉途径、颈内静脉途径和右锁骨下静脉途径，也必须考虑应用长静脉鞘以使导管更稳定[87]。为便于在透视下识别右侧房室沟，以及为了在房室沟进行精确标测，一些学者应用2F常规标测导丝导入右冠状动脉，围绕房室沟前送[88~90]。在Ebstein畸形患者进行消融必须应用温度监测和(或)温度控制导管，以鉴别四种情况：是导管位置不正确还是温度不适当导致消融不成功[91]。

大血管L型转位患者，房间隔和室间隔排列异常使得间隔旁路的消融十分困难。其室间隔常位于矢状面，而房间隔更靠近正常位置，但邻近房室沟。冠状窦很难进入。必须牢记这些患者易发生房室阻滞（前文已述）。若存在左侧Ebstein畸形伴严重左侧房室瓣反流，则必须经间隔途径消融左侧旁路，因为在左侧三尖瓣下定位可能很难与真正的房室沟很好地接触。也可以选择这种途径以避免导管消融后使反流加重。当然要经间隔穿刺，但可能不是标准角度，因为房间隔方向异常。如有疑问，可进行肺动脉造影以在左心房相观察左心房，和(或)应用术中超声心动图[81,82]。

Saul等报告解剖更复杂的患者，存在双房室传导系统，可以介导房室折返性心动过速。这些患者房室不协调伴或不伴心房反转[92]。第二个房室结（副房室结）及远端传导系统类似于无其他心脏异常患者的Mahaim型房束旁路，也可应用相似的技术进行标测和消融。

先心病术后房性心律失常的射频消融

随着应用射频消融技术治疗WPW综合征和房室结折返[93~96]，消融房扑和房内折返性心动过速也成为可能。Feld等参照外科经验以及应用隐匿性拖带技术，在下腔静脉和三尖瓣环之间放电对I型（"典型"）房扑成功地进行了射频消融。这些部位的射频损伤常能成功终止房扑，并取得远期成功。随后其他中心也报告成人I型房扑消融成功率较高，复发率在可接受的范围内[16,97]。

这种方法已扩展至众多心房外科手术后非典型房扑患者[22,90,98~100]。这些患者房扑的基质可能有冲动扩布的天然解剖屏障（如下腔静脉、冠状窦、三尖瓣环等）和外科手术产生的屏障（心房切口部位、房内隔板、导管）。短暂拖带可显示折返机制；在隐匿性拖带区（拖带而体表心电图未见融合波）寻找缓慢传导区，在缓慢传导区消融产生一条阻滞线，终止心动过速。所报告的初步结果较好，但初次成功后仍有一定的复发率。

经过认真检测发现，很多患者尽管有心房切口，但房扑是与三尖瓣环和下腔静脉之间的典型峡部有关。前文已述，这在简单心房手术患者中十分常见。在这些患者中可记录到典型房扑和反向典型房扑，明显与峡部有关，消融方法是采用标准的典型房扑消融技术，在峡部产生双向阻滞是消融终点，采取这种方法消融的成功率可能较高[23]。

大血管转位患者Mustard术式或Senning术式修补术后也可能有房扑，支持折返的很多结构位于新的肺静脉心房。在欧氏嵴部位的缝合线可引起纤维化和传导延缓，这也许增加了房内折返的可能性。这些患者的典型房扑和反向典型房扑也十分常见。如果靶点在肺静脉心房，消融途径不是直行，常常是通过隔板漏或裂口，或经主动脉逆行途径[29]。另外，有时患者突然从一种心动过速（与房扑峡部有关的）转变为另一种心动过速（不经过峡部，但与心房切口有关），但峡部射频消融能成功。这种现象可能提示真正的"8字形"折返，消融的是"8字形"折返的其中一个折返途径。

与房缺修补以及Mustard术式和Senning术式修补的患者相比，心房肺动脉连接型Fontan手术后患者的导管消融非常令人失望[22,29,98,101,102]。原因尚不清楚，但有人观察到存在多个心动过速折返环，初次消融成功后复发率高。也可能由于心房压高、心房肥厚引起心房壁厚，难以产生完全性透壁损伤，也可能由于血流缓慢使得导管顶端不能及时冷却，限制了放电，导致无效损伤。

晚近通过新的管道技术进行整个腔静脉、肺动脉连接，血流动力学明显改善，心房压降低。遗憾的是这些患者中经常见到房内折返性心动过速。为了排除心房的作用，上腔静脉直接与肺动脉连接，通过管道使下腔静脉血流向下方的肺动脉。其隔板与Mustard或Senning术式相似，缝合线通过欧氏嵴，隔板使下腔静脉血从三尖瓣环流出，关闭用于构建外侧管道的长的心房切口，缝合线在新的肺静脉心房。这种解剖可能在常规房扑折返环部位形成折返，以及在心房切口处形成切口性房内折返性心动过速，Rodefeld等[103]在动物模型中已经证实。但这种特殊的解剖基质下的射频消融经验仍很少，很难评价其有效性，但结果可能与Senning术式和Mustard术式相似。

先心病术后室性心律失常的射频消融

如果先心病术后患者的窦速容易诱发，且发作时血流动力学稳定，可考虑射频消融。因为很多证据支持这种血流动力学稳定的室速机制是大折返，所以应用拖带和标测技术。有学者报告应用射频消融取得了成功[104~109]。成功消融部位包括在肺动脉瓣环和流出道补片之间的区域[106]、流出道补片和三尖瓣环之间的峡部心室组织[109]、室缺补片的区域[104]。

虽然在电生理室能对血流动力学稳定的室速进行检测，但很多患者合并心室功能不全和(或)室速频率较快，因而不能耐受。一些学者报告术中进行标测和消融[104,110~113]，尤其是Downer等报告在心脏不停跳的情况下，应用一个心内膜电极球囊和一个心外膜电极套袖在术中对右心室流出道进行标测[112]。在心脏不停跳、正常体温下的心肺旁路术，或在缺氧停跳时进行冷冻消融，3例患者均取得成功。

器械治疗

起搏器治疗

病态窦房结综合征患者如需应用除地高辛以外的

抗心律失常药物以预防心律失常复发，则有使心率非常缓慢的危险。ACC/AHA关于心血管操作评估的联合指南建议这些患者应植入起搏器[114]。而且，很多患者因心率减慢而出现症状，如运动耐力下降或晕厥，也应植入起搏器。心室功能临界性改变的患者丧失房室同步则可能不耐受，虽然症状轻微但为了优化血流动力学功能有时也建议起搏治疗。

所有的在心脏术后发生持续性房室阻滞的患者应植入永久性起搏器，但也常观察到房室阻滞在术后不久能自行恢复，因此在决定植入永久性起搏器前应有一定的术后观察期，至少为5~10天。

抗心动过速起搏器可用于将房扑转复为起搏心律或心房起搏节律。转复的技术可程控，可包括亚速或超速起搏、程序额外刺激扫描等方法[115]。如果心律失常药物治疗无效，或者患者对药物不耐受，或发作频繁且持续时间较长，可选择抗心动过速起搏。另外一个优势是很多患者有快慢综合征，在对房扑超速起搏后，若自身心率缓慢起搏器可进行起搏。Gillette等报告了在先心病合并房扑患者进行抗心动过速起搏的经验[115,116]，他们应用Intertach Ⅱ型起搏器（Intermedics）。虽然很多植入了这种起搏器的患者仍需到医院进行心脏复律，但去医院的次数大为减少。但Rhodes等报告1例植入抗心动过速起搏器患者起搏使房扑转为房颤伴快速心室反应，导致猝死[117]。应用这种起搏器必须同时给予有效的房室结阻滞剂如普萘洛尔、地尔硫䓬或维拉帕米。另外一个方法是将起搏器程控为人工激活，以使若需要起搏复律时患者在医护人员的监测下。

虽然IntertachⅡ型起搏器已不再应用，但有新一代起搏器能进行双腔起搏和抗心动过速起搏（AT-500，Medtronic）。另外，最近一代的植入性心脏复律除颤器（ICD）除在心室进行分层治疗外，还可在心房进行抗心动过速起搏。最后，能在心房放电进行心脏复律的植入型除颤器正在研制中，可能最终可以在先心病修补术后患者中应用。

ICD在法洛四联症患者中的应用

随着近年来ICD导线和脉冲发生器技术的飞速发展，ICD已更多成为先心病修补术后室速的治疗选择。Silka等报告的多中心研究中，125例儿科患者ICD中，先心病修补术后患者占18%[118]。多数的报告中，ICD采用的是心外膜电极片，但最近也有应用经静脉系统的报告[119]。术后患者猝死一直是严重的问题，尤其是修补术后25年以上的法洛四联症患者[58]，以及Mustard术式和Senning术式修补的患者[72]。ICD在先心病患者心律失常治疗中的作用也不断进展，因为其体积越来越小，功能越来越多。现在经静脉导线技术已较成熟，在曾行胸骨切开术患者植入ICD已无太大问题[120]，但放置这些导线仍面临挑战。显然持续性心内分流患者不适于经静脉放置除颤导线，因为有血栓栓塞的危险。可能需要主动固定导线，因为存在心室解剖变形或可能需要在室壁光滑、形态学的左心室植入导线。过去，这些患者频发房性心律失常影响了ICD的应用，因为房性快速性心律失常可能下传心室而符合ICD治疗的频率标准，导致误放电。而现在有了双腔ICD[121,122]，通过心房导线感知心房信号，这无疑将使更多患者接受ICD治疗。植入适应证可能与成人相似，即心脏骤停；然而，大规模多中心研究可以很好识别先心病术后患者哪些是猝死的高危组而需要预防性植入ICD。

小结

导管消融和外科消融均进展迅速，多数情况下，这两种治疗均可根治心律失常，应优于长期应用抗心律失常药物，尤其是抗心律失常药物存在促心律失常作用。遗憾的是疗效不及无器质性心脏病患者的普通心律失常的消融。虽然部分因为对每一位患者的确切大折返机制认识不足，但更可能是由于难以产生较长的线性、透壁性损伤。今后导管技术的发展、损伤技术的发展以及外科消融经验的积累，会使得更多的此类患者能从消融根治术中获益。

先心病患者修补术后心律失常的导管消融技术日益成熟，不断改进，欲取得更大的发展需要在能源选择方面革新，使其产生更深的透壁性损伤，以及产生线性损伤以在解剖学屏障和外科手术产生的屏障之间连接起来利于传导。也需要掌握术前的心脏解剖及手术方式的细节，还需要优良的检测系统重建这些患者的心脏传导模式。值得庆幸的是，近来新的标测系统和新的能源取得令人瞩目的进展，可望在今后数年中取得更大的发展。

黄卫斌 译

王 焱 洪 江 校

参考文献

1. Kugler JD, Danford DA, Deal BJ, et al: Radiofrequency catheter ablation for tachyarrhythmias in children and adolescents. N Engl J Med 1994;330:1481–1487.
2. Lev M, Givson S, Miller RA: Ebstein's disease with Wolff–Parkinson–White syndrome. Am Heart J 1955;49:724–741.
3. Scheibler GL, Adams P, Anderson RC, et al: Clinical study of twenty three cases of Ebstein's anomaly of the tricuspid valve. Circulation 1959;19:165–187.
4. Benson D Jr, Gallagher JJ, Oldham HN, et al: Corrected transposition with severe intracardiac deformities with Wolff–Parkinson–White syndrome in a child: Electrophysiologic investigation and surgical correction. Circulation 1980;61:1256–1261.
5. Bokeriia LA, Revishvili A, Makhmudov MM: Syndrome of ventricular preexcitation and corrected transposition of the great vessels with insufficiency of the arterial atrioventricular valve of the Ebstein anomaly type. Kardiologiia 1984;24:94–95.
6. Keller N, Soorensen MR: Corrected transposition of the great arteries with a left–sided Ebstein–like anomaly and WPW– syndrome: A case diagnosed by two–dimensional echocardiography. Ugeskrift for Laeger 1981;143:1971–1972.
7. Perosio AM, Suarez LD, Bunster AM, et al: Pre–excitation syndrome and hypertrophic cardiomyopathy. J Electrocardiol 1983; 16:29–40.
8. MacRae CA, Ghaisas N, Kass S, et al: Familial hypertrophic cardiomyopathy with Wolff–Parkinson–White syndrome maps to a locus on chromosome 7q3. J Clin Invest 1995;96:1216–1220.
9. Huhta JC, Maloney JD, Ritter DG, et al: Complete atrioventricular block in patients with atrioventricular discordance. Circulation 1983;67:1374–1377.
10. Benson DW, Silberbach GM, Kavanaugh–McHugh A, et al: Mutations in the cardiac transcription factor NKX2.5 affect diverse cardiac developmental pathways. J Clin Invest. 1999;104:1567–1573.
11. Moore KL: The Developing Human. Clinically Oriented Embryology. Philadelphia, WB Saunders, 1974.
12. Cosio FC: Endocardial mapping of atrial flutter. In Touboul P, Waldo AL (eds): Atrial Arrhythmias. St. Louis, Mosby Year Book, 1990, pp 229–240.
13. Saoudi N, Cosio F, Waldo A, et al: A new classification of atrial tachycardias based on electrophysiologic mechanisms. Eur Heart J 2000, in press.
14. Olgin JE, Kalman JM, Fitzpatrick AP, Lesh MD: Role of right atrial endocardial structures as barriers to conduction during human type I atrial flutter: Activation and entrainment mapping guided by intracardiac echocardiography. Circulation 1995;92: 1839–1848.
15. Kalman JM, Olgin JE, Saxon LA, et al: Activation and entrainment mapping defines the tricuspid annulus as the anterior barrier in typical atrial flutter. Circulation 1996;93:398–406.
16. Nakagawa H, Lazzara R, Khastgir T, et al: The role of the tricuspid annulus and the eustachian valve/ridge on atrial flutter: Relevance to catheter ablation of the septal isthmus and a new technique for rapid identification of ablation success. Circulation 1996;93:407–424.
17. Feld GK, Shahandeh–Rad F: Mechanism of double potentials recorded during sustained atrial flutter in the canine right atrial crush–injury model. Circulation 1992;86:628–641.
18. Olshansky B, Okumura K, Henthorn RW, Waldo AL: Characterization of double potentials in human atrial flutter: Studies during transient entrainment. J Am Coll Cardiol 1990; 15:833–841.
19. Lesh MD, Van Hare GF, Epstein LM, et al: Radiofrequency catheter ablation of atrial arrhythmias: Results and mechanisms. Circulation 1994;89:1074–1089.
20. Feld GK, Fleck P, Chen PS, et al: Radiofrequency catheter ablation for the treatment of human type 1 atrial flutter: Identification of a critical zone in the reentrant circuit by endocardial mapping techniques. Circulation 1992;86:1233–1240.
21. Klein G, Guiraudon G, Sharma A, Milstein S: Demonstration of macroreentry and feasibility of operative therapy in the common type of atrial flutter. Am J Cardiol 1986;57:587–591.
22. Kalman JM, Van Hare GF, Olgin JE, et al: Ablation of "incisional" reentrant atrial tachycardia complicating surgery for congenital heart disease: Use of entrainment to define a critical isthmus of slow conduction. Circulation 1996;93:502–512.
23. Chan DP, Van Hare GF, Mackall JA, et al: Importance of atrial flutter isthmus in postoperative intra–atrial reentrant tachycardia. Circulation 2000;102:1283–1289.
24. Collins KK, Love BA, Walsh EP, et al: Location of acutely successful radiofrequency catheter ablation of intraatrial reentrant tachycardia in patients with congenital heart disease. Am J Cardiol 2000;86:969–974.
25. Senning A: Surgical correction of transposition of the great vessels. Surgery 1959;45:966.

26. Mustard WT, Keith JD, Trusler GA, et al: The surgical management of transposition of the great vessels. J Thorac Cardiovasc Surg 1964;48:953.
27. Karl TR, Weintraub RG, Brizard CP, et al: Senning plus arterial switch operation for discordant (congenitally corrected) transposition. Ann Thorac Surg 1997;64:495–502.
28. Ebert PA, Gay WA, Engle MA: Correction of transposition of the great arteries: Relationship of the coronary sinus and postoperative arrhythmias. Ann Surg 1974;180:433–438.
29. Van Hare GF, Lesh MD, Ross BA, et al: Mapping and radiofrequency ablation of intraatrial reentrant tachycardia after the Senning or Mustard procedure for transposition of the great arteries. Am J Cardiol 1996;77:985–991.
30. Kanter RJ, Papagiannis J, Carboni MP, et al: Radiofrequency catheter ablation of supraventricular tachycardia substrates after Mustard and Senning operations for d–transposition of the great arteries. J Am Coll Cardiol 2000;35:428–441.
31. Fontan F, Baudet E: Surgical repair of tricuspid atresia. Thorax 1971;26:240.
32. McElhinney DB, Petrossian E, Reddy VM, Hanley FL: Extracardiac conduit Fontan procedure without cardiopulmonary bypass. Ann Thorac Surg 1998;66:1826–1828.
33. van Son JA, Reddy M, Hanley FL: Extracardiac modification of the Fontan operation without use of prosthetic material. J Thorac Cardiovasc Surg 1995;110:1766–1768.
34. Jonas RA, Castaneda AR: Modified Fontan procedure: Atrial baffle and systemic venous to pulmonary artery anastomotic techniques. J Cardiac Surg 1988;3:91.
35. Triedman JK, Jenkins KJ, Saul JP, et al: Right atrial mapping in humans using a multielectrode basket catheter. PACE. 1995; 18: 800 [Abstract] .
36. Gillette PC, Yeoman MA, Mullins CE, McNamara DG: Sudden death after repair of tetralogy of Fallot: Electrocardiographic and electrophysiologic abnormalities. Circulation 1977;56:566–571.
37. James FW, Kaplan S, Chou TC: Unexpected cardiac arrest in patients after surgical correction of tetralogy of Fallot. Circulation 1975;52:691–695.
38. Quattlebaum TG, Varghese J, Neill CA, Donahoo JS: Sudden death among postoperative patients with tetralogy of Fallot: A follow–up study of 243 patients for an average of twelve years. Circulation 1976;54:289–293.
39. Marin–Garcia J, Moller JH: Sudden death after operative repair of tetralogy of Fallot. Br Heart J 1977;39:1380–1385.
40. Deanfield JE, McKenna WJ, Hallidie–Smith KA: Detection of late arrhythmia and conduction disturbance after correction of tetralogy of Fallot. Br Heart J 1980;44:248–253.
41. Garson A Jr, Gillette PC, Gutgesell HP, McNamara DG: Stress–induced ventricular arrhythmia after repair of tetralogy of Fallot. Am J Cardiol 1980;46:1006–1012.
42. KShen WK, Holmes DR Jr, Porter CJ, et al: Sudden death after repair of double–outlet right ventricle. Circulation 1990;81:128–136.
43. Garson A Jr, McNamara DG: Sudden death in a pediatric cardiology population, 1958 to 1983: Relation to prior arrhythmias. J Am Coll Cardiol 1985;5:134B–137B.
44. Vetter VL, Horowitz LN: Electrophysiologic residua and sequelae of surgery for congenital heart defects. Am J Cardiol 1982;50: 588–604.
45. Zahka KG, Horneffer PJ, Rowe SA, et al: Long–term valvular function after total repair of tetralogy of Fallot: Relation to ventricular arrhythmias. Circulation 1988;78:III14–19.
46. Gatzoulis MA, Till JA, Somerville J, Redington AN: Mechanoelectrical interaction in tetralogy of Fallot: QRS prolongation relates to right ventricular size and predicts malignant ventricular arrhythmias and sudden death. Circulation 1995; 92:231–237.
47. Gatzoulis MA, Till JA, Redington AN: Depolarization–repolarization inhomogeneity after repair of tetralogy of Fallot: The substrate for malignant ventricular tachycardia? Circulation. 1997; 95: 401–404.
48. Deanfield JE, Ho SY, Anderson RH, et al: Late sudden death after repair of tetralogy of Fallot: A clinicopathologic study. Circulation 1983;67:626–631.
49. Deanfield J, McKenna W, Rowland E: Local abnormalities of right ventricular depolarization after repair of tetralogy of Fallot: A basis for ventricular arrhythmia. Am J Cardiol 1985;55:522–525.
50. Zimmermann M, Friedli B, Adamec R, Oberhansli I: Ventricular late potentials and induced ventricular arrhythmias after surgical repair of tetralogy of Fallot. Am J Cardiol 1991;67:873–878.
51. Kremers MS, Wells PJ, Black WH, Solodyna MA: Entrainment of ventricular tachycardia in postoperative tetralogy of Fallot. Pacing Clin Electrophysiol 1988;11:1310–1314.
52. Aizawa Y, Kitazawa H, Washizuka T, et al: Conductive properties of the reentrant pathway of ventricular tachycardia during

entrainment from outside and within the zone of slow conduction. Pacing Clin Electrophysiol 1995;18:663–672.

53. Chandar JS, Wolff GS, Garson A Jr, et al: Ventricular arrhythmias in postoperative tetralogy of Fallot. Am J Cardiol 1990;65: 655–661.
54. Walsh EP, Rockenmacher S, Keane JF, et al: Late results in patients with tetralogy of Fallot repaired during infancy. Circulation 1988;77:1062–1067.
55. Garson A Jr, Randall DC, Gillette PC, et al: Prevention of sudden death after repair of tetralogy of Fallot: Treatment of ventricular arrhythmias. J Am Coll Cardiol 1985;6:221–227.
56. Harrison DA, Harris L, Siu SC, et al: Sustained ventricular tachycardia in adult patients late after repair of tetralogy of Fallot. J Am Coll Cardiol 1997;30:1368–1373.
57. Balaji S, Lau YR, Case CL, Gillette PC: QRS prolongation is associated with inducible ventricular tachycardia after repair of tetralogy of Fallot. Am J Cardiol 1997;80:160–163.
58. Nollert G, Fischlein T, Bouterwek S, et al: Long-term survival in patients with repair of tetralogy of Fallot: 36-year follow-up of 490 survivors of the first year after surgical repair. J Am Coll Cardiol 1997;30:1374–1383.
59. Goldman BS, Williams WG, Hill T, et al: Permanent cardiac pacing after open heart surgery: Congenital heart disease. Pacing Clin Electrophysiol 1985;8:732–739.
60. Bonatti V, Agnetti A, Squarcia U: Early and late postoperative complete heart block in pediatric patients submitted to open-heart surgery for congenital heart disease. Pediatr Med Chir 1998;20:181–186.
61. Garson A Jr: Medicolegal problems in the management of cardiac arrhythmias in children. Pediatrics 1987;79:84–88.
62. Preliminary report: Effect of encainide and flecainide on mortality in a randomized trial of arrhythmia suppression after myocardial infarction. The Cardiac Arrhythmia Suppression Trial (CAST) Investigators. N Engl J Med 1989;321:406–412.
63. Effect of the antiarrhythmic agent moricizine on survival after myocardial infarction. The Cardiac Arrhythmia Suppression Trial II Investigators. N Engl J Med 1992;327:227–233.
64. Garson A Jr, Gillette PC, McNamara DG: Propranolol: The preferred palliation for tetralogy of Fallot. Am J Cardiol 1981;47: 1098–1104.
65. Fish FA, Gillette PC, Benson DW Jr: Proarrhythmia, cardiac arrest and death in young patients receiving encainide and flecainide. The Pediatric Electrophysiology Group. J Am Coll Cardiol 1991; 18:356–365.
66. Hohnloser SH: Proarrhythmia with class III antiarrhythmic drugs: Types, risks, and management. Am J Cardiol 1997;80:82G–89G.
67. Waldo AL, Camm AJ, deRuyter H, et al: Effect of d-sotalol on mortality in patients with left ventricular dysfunction after recent and remote myocardial infarction. The SWORD Investigators. Survival with Oral d-Sotalol. Lancet 1996;348:7–12.
68. Daniels CJ, Schutte DA, Hammond S, Franklin WH: Acute pulmonary toxicity in an infant from intravenous amiodarone. Am J Cardiol 1997;80 1113–1116.
69. Celiker A, Kocak G, Lenk MK, et al: Short- and intermediate-term efficacy of amiodarone in infants and children with cardiac arrhythmia. Turk J Pediatr 1997;39:219–225.
70. Villain E: Amiodarone as treatment for atrial tachycardias after surgery. Pacing Clin Electrophysiol 1997;20:2130–2132.
71. Simpson RJ Jr, Foster JR, Woelfel AK, Gettes LS: Management of atrial fibrillation and flutter: A reappraisal of digitalis therapy. Postgrad Med 1986;79:241–253.
72. Garson A Jr, Bink BM, Hesslein PS, et al: Atrial flutter in the young: A collaborative study of 380 cases. J Am Coll Cardiol 1985;6: 871–878.
73. Garson A Jr, Gillette PC, McVey P, et al: Amiodarone treatment of critical arrhythmias in children and young adults. J Am Coll Cardiol 1984;4:749–755.
74. Tipple M, Sandor G: Efficacy and safety of oral sotalol in early infancy. Pacing Clin Electrophysiol 1991;14:2062–2065.
75. Maragnes P, Tipple M, Fournier A: Effectiveness of oral sotalol for treatment of pediatric arrhythmias. Am J Cardiol 1992;69: 751–754.
76. Abinader E, Borochowitz Z, Berger A: A hemodynamic complication of verapamil therapy in a neonate. Helv Paediatr Acta 1981;36:451–455.
77. Shim D, Lloyd TR, Cho KJ, et al: Transhepatic cardiac catheterization in children: Evaluation of efficacy and safety. Circulation 1995;92:1526–1530.
78. Sommer RJ, Golinko RJ, Mitty HA: Initial experience with percutaneous transhepatic cardiac catheterization in infants and children. Am J Cardiol 1995;75:1289–1291.
79. Lesh MD, Van Hare GF, Scheinman MM, et al: Comparison of the retrograde and transseptal methods for ablation of left free wall accessory pathways. J Am Coll Cardiol 1993;22:542–549.

80. Lai WW, al-Khatib Y, Klitzner TS, et al: Biplanar transesophageal echocardiographic direction of radiofrequency catheter ablation in children and adolescents with the Wolff-Parkinson-White syndrome. Am J Cardiol 1993;71:872-874.
81. Drant SE, Klitzner TS, Shannon KM, et al: Guidance of radiofrequency catheter ablation by transesophageal echocardiography in children with palliated single ventricle. Am J Cardiol 1995; 76:1311-1312.
82. Tucker KJ, Curtis AB, Murphy J, et al: Transesophageal echocardiographic guidance of transseptal left heart catheterization during radiofrequency ablation of left-sided accessory pathways in humans. Pacing Clin Electrophysiol 1996;19:272-281.
83. Davies MJ, Anderson RH: Conduction system in congenital heart disease. In Davies MJ, Anderson RH (eds): The Conduction System of the Heart. London, Butterworths, 1983, pp 95-166.
84. Thiene G, Wenink AC, Frescura C, et al: Surgical anatomy and pathology of the conduction tissues in atrioventricular defects. J Thorac Cardiovasc Surg 1981;82:928-937.
85. Dickinson DF, Wilkinson JL, Smith A, et al: Variations in the morphology of the ventricular septal defect and disposition of the atrioventricular conduction tissues in tetralogy of Fallot. Thorac Cardiovasc Surg 1982;30:243-249.
86. Anderson RH, Becker AE, Arnold R, Wilkinson JL: The conducting tissues in congenitally corrected transposition. Circulation 1974;50:911-923.
87. Saul JP, Hulse JE, De W, Weber AT, et al: Catheter ablation of accessory atrioventricular pathways in young patients: Use of long vascular sheaths, the transseptal approach and a retrograde left posterior parallel approach. J Am Coll Cardiol 1993;21:571-583.
88. Swartz JF, Cohen AI, Fletcher RD, et al: Right coronary epicardial mapping improves accessory pathway catheter ablation success. Circulation 1989;80 Suppl II:II-430 [Abstract].
89. Lesh MD, Van Hare GF, Chien WW, Scheinman MM: Mapping in the right coronary artery as an aid to radiofrequency ablation of right-sided accessory pathways. PACE 1991;14:671 [Abstract].
90. Van Hare GF, Lesh MD, Stanger P: Radiofrequency catheter ablation of supraventricular arrhythmias in patients with congenital heart disease: Results and technical considerations. J Am Coll Cardiol 1993;22:883-890.
91. Calkins H, Prystowsky E, Carlson M, et al: Temperature monitoring during radiofrequency catheter ablation procedures using closed loop control. Atakr Multicenter Investigators Group. Circulation 1994;90:1279-1286.
92. Saul JP, Walsh EP, Triedman JK: Mechanisms and therapy of complex arrhythmias in pediatric patients. J Cardiovasc Electrophysiol 1995;6:1129-1148.
93. Van Hare GF, Lesh MD, Scheinman MM, Langberg JJ: Percutaneous radiofrequency catheter ablation for supraventricular arrhythmias in children. J Am Coll Cardiol 1991;17: 1613-1620.
94. Dick MD, O'Connor BK, Serwer GA, et al: Use of radiofrequency current to ablate accessory connections in children. Circulation 1991;84:2318-2324.
95. Saul JP, Walsh EP, Langberg JJ, et al: Radiofrequency ablation of accessory atrioventricular pathways: Early results in children with refractory SVT. Circulation 1990;82, Supplement III:III-222 [Abstract].
96. Walsh EP, Saul JP: Transcatheter ablation for pediatric tachyarrhythmias using radiofrequency electrical energy. Pediatr Ann 1991;20:386, 388-392.
97. Okumura K, Henthorn RW, Epstein AE, et al: Further observations on transient entrainment: Importance of pacing site and properties of the components of the reentry circuit. Circulation 1985;72:1293-1307.
98. Treidman JK, Saul JP, Weindling SN, Walsh EP: Radiofrequency ablation of intra-atrial reentrant tachycardia after surgical palliation of congenital heart disease. Circulation 1995;91:707-714.
99. Triedman JK, Jenkins KJ, Colan SD, et al: Intra-atrial reentrant tachycardia after palliation of congenital heart disease: Characterization of multiple macroreentrant circuits using fluoroscopically based three-dimensional endocardial mapping. J Cardiovasc Electrophysiol 1997;8:259-270.
100. Baker BM, Lindsay BD, Bromberg BI, et al: Catheter ablation of clinical intraatrial reentrant tachycardias resulting from previous atrial surgery: Localizing and transecting the critical isthmus. J Am Coll Cardiol 1996;28:411-417.
101. Balaji S, Johnson TB, Sade RM, et al: Management of atrial flutter after the Fontan procedure. J Am Coll Cardiol 1994;23: 1209-1215.
102. Case CL, Gillette PC, Douglas DE, Liebermann RA: Radiofrequency catheter ablation of atrial flutter in a patient with postoperative congenital heart disease. Am Heart J 1993; 126:715-716.

103. Rodefeld MD, Bromberg BI, Schuessler RB, et al: Atrial flutter after lateral tunnel construction in the modified Fontan operation: A canine model. J Thorac Cardiovasc Surg 1996;111:514–526.

104. Ressia L, Graffigna A, Salerno–Uriarte JA, Vigano M: The complex origin of ventricular tachycardia after the total correction of tetralogy of Fallot. Giornale Italiano di Cardiologia 1993; 23: 905–910.

105. Burton ME, Leon AR: Radiofrequency catheter ablation of right ventricular outflow tract tachycardia late after complete repair of tetralogy of Fallot using the pace mapping technique. Pacing Clin Electrophysiol 1993;16:2319–2325.

106. Biblo LA, Carlson MD: Transcatheter radiofrequency ablation of ventricular tachycardia following surgical correction of tetralogy of Fallot. Pacing Clin Electrophysiol 1994;17:1556–1560.

107. Goldner BG, Cooper R, Blau W, Cohen TJ: Radiofrequency catheter ablation as a primary therapy for treatment of ventricular tachycardia in a patient after repair of tetralogy of Fallot. Pacing Clin Electrophysiol 1994;17:1441–1446.

108. Gonska BD, Cao K, Raab J, et al: Radiofrequency catheter ablation of right ventricular tachycardia late after repair of congenital heart defects. Circulation 1996;94:1902–1908.

109. Horton RP, Canby RC, Kessler DJ, et al: Ablation of ventricular tachycardia associated with tetralogy of Fallot: Demonstration of bidirectional block. J Cardiovasc Electrophysiol 1997;8:432–435.

110. Frank G, Schmid C, Baumgart D, et al: Surgical therapy of life–threatening tachycardic cardiac arrhythmias in children. Monatsschrift Kinderheilkunde 1989;137:269–274.

111. Lawrie GM, Pacifico A, Kaushik R: Results of direct surgical ablation of ventricular tachycardia not due to ischemic heart disease. Ann Surg 1989;209:716–727.

112. Downar E, Harris L, Kimber S, et al: Ventricular tachycardia after surgical repair of tetralogy of Fallot: Results of intraoperative mapping studies. J Am Coll Cardiol 1992;20:648–655.

113. Misaki T, Tsubota M, Tanaka M, et al: Surgical treatment of ventricular tachycardia after radical correction of tetralogy of Fallot. Nippon Kyobu Geka Gakkai Zasshi Journal of the Japanese Association for Thoracic Surgery 1990;38:130–134.

114. Frye RL, Collins JJ, DeSanctis RW, et al: Guidelines for permanent cardiac pacemaker implantation, May 1984. A report of the Joint American College of Cardiology/American Heart Association Task Force on Assessment of Cardiovascular Procedures (Subcommittee on Pacemaker Implantation) . Circulation 1984; 70:331A–339A.

115. Gillette PC, Zeigler VL, Case CL, et al: Atrial antitachycardia pacing in children and young adults. Am Heart J 1991;122: 844–849.

116. Gillette PC: Antitachycardia pacing. Pacing Clin Electrophysiol 1997;20:2121–2124.

117. Rhodes LA, Walsh EP, Gamble WJ, et al: Benefits and potential risks of atrial antitachycardia pacing after repair of congenital heart disease. Pacing Clin Electrophysiol 1995;18:1005–1016.

118. Silka MJ, Kron J, Dunnigan A, Dick MD: Sudden cardiac death and the use of implantable cardioverter–defibrillators in pediatric patients. The Pediatric Electrophysiology Society. Circulation 1993;87:800–807.

119. Wilson WR, Greer GE, Grubb BP: Implantable cardioverter–defibrillators in children: A single–institutional experience. Ann Thorac Surg 1998;65:775–778.

120. Silka MJ: Implantable cardioverter–defibrillators in children. A perspective on current and future uses. J Electrocardiol 1996;29 Suppl:223–225.

121. Li HG, Thakur RK, Yee R, Klein GJ: Ventriculoatrial conduction in patients with implantable cardioverter defibrillators: Implications for tachycardia discrimination by dual chamber sensing. Pacing Clin Electrophysiol 1994;17:2304–2306.

122. Lavergne T, Daubert JC, Chauvin M, et al: Preliminary clinical experience with the first dual chamber pacemaker defibrillator. Pacing Clin Electrophysiol 1997;20:182–188.

第 36 章　Brugada 综合征

PEDRO BRUGADEA, RAMON BRUGADA, JOSEP BRUGADA

心脏性猝死是西方国家的主要死亡原因之一，每年发生率约1‰，猝死率高达自然死亡者的25%。最常见的死亡原因为急性缺血性事件，但猝死也可能在无心肌缺血情况下由室性心律失常引起。发生猝死的患者常有器质性心脏病，但是约10%~20%的病理尸检没有器质性心脏病，即使对幸存者进行详细的医学检查也没有发现。在1992年，我们报道了一种新的引起心脏结构正常患者猝死的综合征，这种综合征约占无器质性心脏病患者猝死的50%，在南亚是<50岁男性患者自然死亡的首要原因，比如在老挝，每年占居民总死亡率的1‰；这种综合征为遗传性疾病，医学上现称之为“Brugada 综合征”。

这种综合征的特点为：（1）心电图右胸前导联$V_{1\text{-}3}$有特殊的ST段抬高（图36-1）；（2）多形性室性心律失常，在自发终止时引起晕厥，持续时间延长时及没有进行心肺复苏时引起猝死；（3）有创与无创的检测及心肌活检心脏结构正常；（4）在家族病例中至少有一半为常染色体遗传，其中有一半的事件发生率；（5）编码人类心脏钠通道的*SCN5A*基因突变，及编码某些钾通道的基因突变（未发表），其他通道也可能参与其中，表明这种疾病的异质性。电生理学方面，Brugada综合征为长QT综合征中LQT3的镜像变异，LQT3是Brugada综合征等位性疾病，也是由于*SCN5A*的异常。Brugada综合征的其他特点还包括：（1）ECG上P-R间期延长，通过电生理检查发现是因为H-V间期延长；（2）V_1~V_3导联T波终末向量变负；（3）ECG随时间不同有很大的变异，依赖于自主神经的平衡、应用抗心律失常药物及其他影响通道功能的药物、体温变化，及其他目前尚不清楚的因素；（4）单形性而非多形性室速，尤其在应用抗心律失常药物时。

近期在Brugada综合征诊断方面的进展

如果心电图像图36-1中所示那样，那么Brugada综合征诊断很明确。但是，近期发表的文献清楚地表明在不同影响因素情况下心电图每天可有所不同。J波抬高伴随“马鞍型”ST段抬高可以为最明显的特点（图36-2），而非如图36-1所示的“穹隆型”抬高[2-7]。许多药物可以影响心电图表现的变化，包括抗心律失常药物、三环抗抑郁药物、钠通道阻滞剂和钾通道阻滞剂、

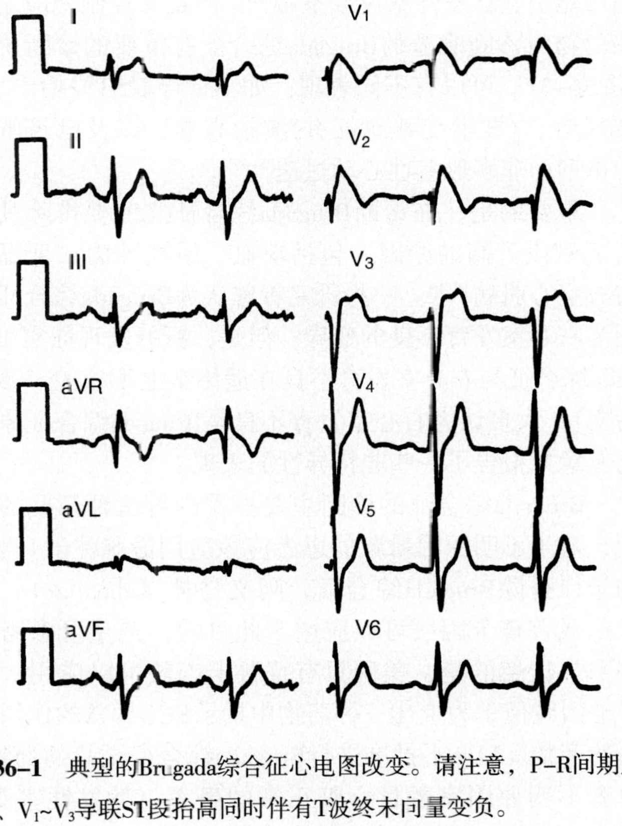

图36-1　典型的Brugada综合征心电图改变。请注意，P-R间期延长、V_1~V_3导联ST段抬高同时伴有T波终末向量变负。

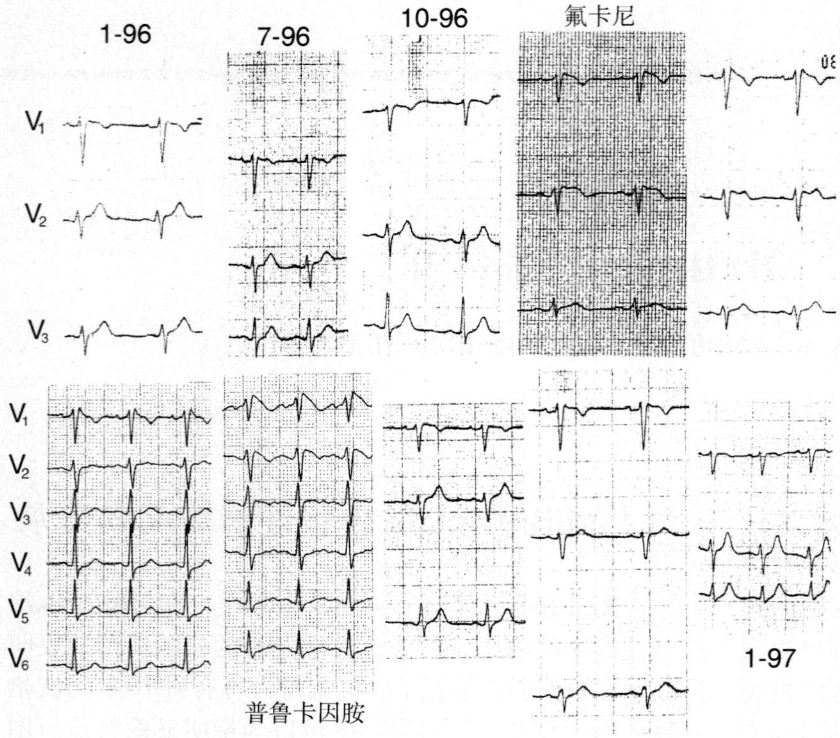

图36-2 在Brugada综合征患者自发性及药物诱发的心电图变异。请注意：1996年7月中ST段抬高呈“马鞍型”，其他时候则为“穹隆型”抬高(Flec and Proc)。

交感神经和迷走神经刺激及运动[8-19]，即使体温变化对心电图表现也有影响（观察结果尚未公布）。应用I类药物可能引起自发性室速或室颤[20]，但是有控制地应用这些药物对诊断隐匿的Brugada综合征有重要的诊断价值(图36-3)。可以有不同表现：如下壁导联ST段抬高、T波双向、T波电交替或仅有J波抬高等，以及已经阐述的单形而非多形室性心动过速[20-27]。

重要的是，在诊断Brugada综合征之前要排除其他引起ST段升高的原因，包括缺血、纵隔肿瘤、低温及右心室心肌病[28-46]。一些研究者曾认为Brugada综合征可能为右心室发育不良的变异；但是，新的发现证实Brugada综合征与右心室发育不良在遗传学上不相关（参见后文），大多认为右心室发育不良是Brugada综合征原因的文章只报告了一些非特异性的表现。

Brugada综合征的诊断主要根据内科医师怀疑的程度，对于不明原因晕厥的患者应该应用静脉注射I类药物予以排除Brugada综合征，阿义马林（ajmaline）、氟卡尼或普鲁卡因胺可以应用于此目的，剂量可参考表36-1。遗憾的是，美国只有普鲁卡因胺可以应用。普鲁卡因胺似乎为上述三种药物中揭示ECG异常的作用最弱的药物。FDA不批准进行Brugada综合征试验的药物。患者不明原因室颤且心脏正常的患者（特发性室颤）也应该试验性应用I类药物以揭示Brugada综合征。许多特发性室颤的患者常为非家族性的，但Brugada综合征常为家族性发病。对患者未予诊断可能导致遗漏患者亲属，如果其他家庭成员发展为晕厥或（流产的）猝死，这也可导致严重的法律问题。Brugada综合征患者的一级亲属必须按此疾病进行检查，他们应该进行药理学检测（表36-1）及采血进行基因学检测，测试阳性的成员应进行心室程序刺激，如果能引发室速/室颤，应植入除颤器——不一定有症状。据我们所知，无症状的不能诱发的携带者无需治疗但应进行密切地随访，当获得新的随访资料后，这些认识可能会发生改变。

关于Brugada综合征的病因学和分子电生理学认识的进展

Brugada综合征为一遗传性疾病，从第一篇发表的文献就怀疑到遗传因素[1]。在第一个报道的8例患者中存在家族性猝死史，2个为具有相同表现型的同胞。在报道后6年我们报道Brugada综合征是由于编码人类心脏钠通道基因*SCN5A*突变，这证实了Brugada综合征的遗传特点[47]。许多报道从此确定了Brugada综合征为一种离子

图36-3 一位隐匿型Brugada综合征患者快速静脉应用阿义马林50mg后的效果，请注意V_1~V_3导联ST段抬高的急性恶化。

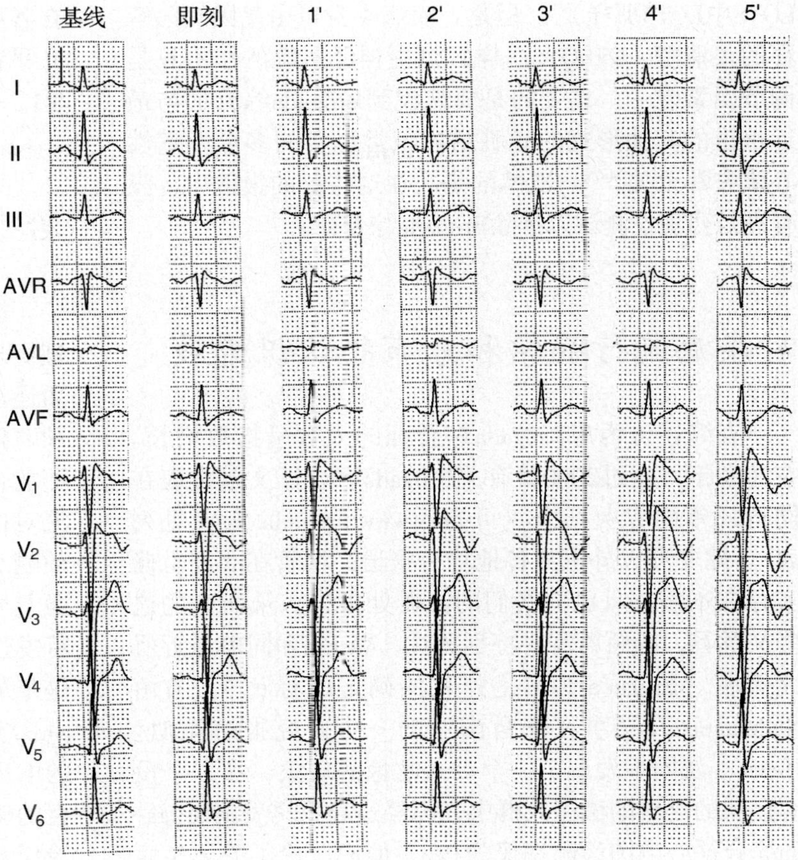

通道疾病[48-49]。病变基因部位与家族性右心室发育不良[50]、慢性心衰、非特异性传导疾病或充血型心肌病[51~52]等疾病不同，一些遗传性传导疾病为Brugada综合征的等位基因性疾病，也是*SCN5A*基因受影响。长QT综合征的一种——LQT3，也是相同的基因突变，但为镜像电生理改变，表现为功能增强，而Brugada综合征为功能丢失[54]。其他与*SCN5A*突变有关的交叉的综合征表现为LQT3、Brugada综合征及传导异常[85,86]的特点，这些看似矛盾的表现是由于异质性心肌中离子通道门控特性的轻微的改变[85,87]。

对Brugada综合征电生理机制的认识得益于基因异常的发现及这些异常基因在蟾蜍卵母细胞的表达，另外还得益于Antzelevitch研究组的实验研究。总之，Brugada综合征引起心脏钠通道功能的丢失，这种功能丢失为温度依赖性的，在较高温度时变得更严重，而且因此可以帮助解释Brugada综合征伴室颤的患者在发热时发病。钠通道的功能丢失导致缺乏对抗短暂外向钾电流I_{to}的电流，特别是在右心室心外膜的细胞，此部位I_{to}最明显。没有对抗电流的I_{to}明显地缩短了心外膜动作电位时程，导致心外膜和心内膜之间形成动作电位时程的不均一性（异质性），这形成了2相折返及室颤（更详细的细节及综述参见参考文献55~71）。病理生理机制解释了针对Brugada综合征的抗心律失常药物和其他药物的疗效（或缺乏效果），近来发现钾通道突变同样可以解释其病理生理机制（未发表的观察结果）。

表36-1 激发Brugada综合征的抗心律失常药物的剂量

阿义马林	0.7mg/kg，静注 5min
氟卡尼	2mg/mg，静注 10min
普鲁卡因胺	10mg/kg，静注 10min

与Brugada综合征机制相关的其他因素

正如LQTS那样，认为在Brugada综合征患者自主神经紊乱也可能发挥一定作用[72]。实际上Brugada综合征存在室颤发生的生理周期，大多数在休息时发病（如

LQTS中LQT3那样)[73]。但是，疾病本身可由基因缺陷解释的很清楚，如LQTS一样，自主神经系统的作用只是调节因素之一。重要的是要认识到Brugada综合征与最近报道的其他形式的心脏结构正常患者的多形性室性心律失常无关[74~75]。遗憾的是，在这些新的报道中，没有进行药理学测试以排除Brugada综合征。

对疾病流行病学和分布的认识进展

有综述认为患Brugada综合征的人数呈指数增长。在2000年，超过2000篇有关Brugada综合征文献发表在同行评审的专业杂志（可访问www.brugada.org参见列表）。除非洲以外世界各地均有报道，尽管在非洲也确实存在本病并且已向我们的注册处报告。从所有的这些文章看，有两篇需要特别关注，Viskin和同事最近研究表明“Brugada ECG是猝死的确定的标记”，与由Nademanee及同事在来自南亚的一个研究报道类似。Hermida及同事发现了一个令人吃惊的现象，在一个没有症状的健康的法国人群中，不经过药物诱发的Brugada综合征心电图诊断率仅为1‰，他们讨论了关于疾病流行及确认无症状患者的可能的医学、社会甚至经济因素的影响。

与新生儿猝死综合征及非预料性猝死综合征的关系

多年来，新生儿猝死综合征（SIDS）的原因一直处于争论中，尤其是因为死亡环境难于研究和研究死因的方法很不合适。在我们第一篇发表的文献中，8例报道的患者中有3位为小儿猝死幸存者，这立即在Brugada综合征和SIDS之间建立了联系，最近也被其他研究者所证实[79]，这更清楚地表明每一位新生儿都应常规进行ECG检查以发现Brugada综合征及LQTS，我们必须承认还不知道ECG的敏感性和特异性。

非预料性猝死综合征（Sudden Unexpected Death Syndrome, SUDS）第一次在南亚难民中被描述，Nademanee及同事[80]发现SUDS为Brugada 综合征，而对南亚患者的遗传缺陷进行了详细的研究，初步的资料表明他们具有欧洲Brugada综合征家族中相同的突变。这些患者通常在睡眠中猝死，而欧洲Brugada综合征患者可在各种环境下猝死，而且在南亚的Brugada综合征患者几乎都是男性，而世界上其他国家的患者男:女比例为8:1。

治疗的进展

遗憾的是，尽管主要进展在于对Brugada综合征病理生理的认识及诊断，在根治性治疗（基因治疗）方面还没有最终突破，因此植入式心脏复律除颤器仍为预防猝死的惟一方法。我们发现β受体阻滞剂与胺碘酮不能预防这些患者的室性心律失常的复发，尽管氟卡尼对LQT3有益[81]，对Brugada综合征患者却不利，普罗帕酮、双异丙比胺与其他I类药物也是如此——包括吡西卡尼（Pilsicainide)。尽管有肯定的报道表明奎尼丁对特发性室颤有作用，我们个人对Brugada综合征的经验是奎尼丁对预防复发甚至电风暴（未发布的对3例Brugada综合征患者的观察）没有效果。由于多次除颤造成的电风暴对Brugada综合征患者心理的、身体的甚至社会的影响，仍是一个问题。在电风暴期间惟一有一定治疗效果的是注射异丙肾上腺素（个人的观察)。溴卞胺在一位患者似乎有效但随后很快在预防复发时失效。所有的I类抗心律失常药物及静脉应用胺碘酮都使电风暴恶化（未发表的资料）。Brugada综合征复极改变可以引发T波过度感知导致的不适当的器械治疗，这与自动增益控制有关。目前还没有替代治疗，尽管有可能定位引发室性期前收缩的起源点及消融治疗预防多形性心律失常发生。

通常考虑对有症状的患者应用植入式心脏复律除颤器治疗，但是治疗无症状疾病携带者仍是重要问题。已有建议认为无症状携带者没有自发的ECG改变的证据可以不予治疗[88]，当然在无症状携带者中有自发ECG改变的患者预后要差一些[89]，有家族性猝死对决定治疗很重要，但只有在猝死与疾病有关系时才行，但并非总是很确定，因为许多Brugada综合征家族中的猝死与疾病关系不明确或没有关系[82]。这在其他疾病中当然也可能如此，比如在LQTS或肥厚型心肌病。有越来越多的证据说明区分有症状和无症状的患者不过是诊断的时间问题，如果患者在发病前发现则称之为无症状患者，如果在发病（晕厥或猝死幸存）后发现我们称之为有症状患者。对有症状患者发病前进行心电图记录分析发现在症状发作前他们已经携带疾病，这非常符合遗传性疾病的表现。在40岁左右集中发病（如许多其他遗传性疾病那样）确实令人担心，目前我们面临着疾病的第二代及第三代疾病携带者，无症状携带者平均比有症状携带者年轻15岁，因此我们可能需要随访15年时间观察无症状携带者可能进展为有症状携带者。同时我们推荐对无症状患者进行电生理检查，如果能引发持续性室性心律失常，建议患者植入除颤器，因为我们对疾病了解得不多而且患者不应因此而付出生命代价；这并非总是容易做出决定，尤其在儿童患者。我们近期发表了对334例Brugada综合征患者长期随访的资料，其中190例为无症状患者，发生了16例猝死（或猝死幸存），平均随访27个月（标准差29个月），发病率8%。无症状携带者猝死预测因素为：自发的ECG异常，（这组患者所有的事件发生率为14%），程序心室刺激引发心律失常及H-V间期延长。

小结

心脏性猝死有流行病特点，当患者在生命中最富创造力时猝死，结果是灾难性的，因此要坚持进行深入的研究以期找到针对这种遗传性疾病的最终的根治方法。一些研究者的悲观态度在此应予摒弃。应该建立必需的基金以支持预防心脏性猝死的研究，因为有一天我们会找到根治Brugada综合征——单基因疾病的方法，继之也会攻克多数复杂的多基因决定的心脏性疾病及猝死。

致谢

本研究分别得到下列基金资助：Ramon Brugada Senior基金（比利时、西班牙、美国）、Mapfre 医学基金（西班牙）、Aalst心血管研究和教学研究所（比利时）。

牛国栋 赵新然 译

浦介麟 校

参考文献

1. Brugada P, Brugada J: Right bundle branch block, persistent ST segment elevation and sudden cardiac death: A distinct clinical and electrocardiographic syndrome. J Am Coll Cardiol 1992;20: 1391–1396.
2. Bjerregaard P, Gussak I, Kotar SL, et al: Recurrent syncope in a patient with prominent J wave. Am Heart J 1994;127: 1426–1430.
3. Brugada P, Geelen P: Some electrocardiographic patterns predicting sudden cardiac death that every doctor should recognize. Acta Cardiol 1997;52:473–484.
4. Bjerregaard P, Gussak I, Antzelevitch C: The enigmatic manifestation of Brugada syndrome. J Cardiovasc Electrophysiol 1998;9: 109–110.
5. Matduo K, Shimizu W, Kurita T, et al: Dynamic changes of 12-lead electrocardiograms in a patient with Brugada syndrome. J Cardiovasc Electrophysiol 1998;9:508–512.
6. Prieto-Solis JA, Martin-Duran A: Multiples cambios en la morfologia del segmento ST en un paciente con sindrome de Brugada. Rev Esp Cardiol 2000;53:136–138.
7. Brugada P: Brugada syndrome: An electrocardiographic diagnosis not to be missed. Heart 2000;84:1–3.
8. Miyazaki T, Mitamura H, Miyoshi S, et al: Autonomic and antiarrhythmic modulation of ST segment elevation in patients with Brugada syndrome. J Am Coll Cardiol 1996;27: 1061–1070.
9. Nakazato Y, Shimada K, Nakazato K, et al: Abnormal ST elevation during oral pilsicainide treatment. Ther Research 1997;18: 357–362.
10. Nakazato Y, Nakata Y, Yasuda M, et al: Safety and efficacy of oral flecainide acetate in patients with cardiac arrhythmias. Jpn Heart J 1997;38:379–385.
11. Kasanuki H, Ohnishi S, Ohtuka M, et al: Idiopathic ventricular fibrillation induced with vagal activity in patients without obvious heart disease. Circulation 1997;95:2277–2285.
12. Goethals P, Debruyne P, Saffarian M: Drug-induced Brugada syndrome. Acta Cardiol 1998;53:157–160.
13. Nakamura W, Segawa K, I_{to} H, et al: Class Ic antiarrhythmic drugs, flecainide and pilsicainide, produce ST segment elevation simulating inferior myocardial ischemia. J Cardiovasc Electrophysiol 1998;9:355–858.
14. Krishnan S, Josephson M: ST segment elevation induced by class IC antiarrhythmic agents: Underlying electrophysiologic mechanisms and insights into drug-induced proarrhythmia. J Cardiovasc Electrophysiol 1998;9:1167–1172.
15. Eckardt L, Kirchhof P, Johna R, et al: Transient local changes in right ventricular monophasic action potentials due to ajmaline in a patient with Brugada syndrome. J Cardiovasc Electrophysiol 1999;10:1010–1015.

16. Fujiki A, Usui M, Nagasawa H, et al: ST segment elevation in the right precordial leads induced with class Ic antiarrhythmic drugs: Insight into the mechanism of Brugada syndrome. J Cardiovasc Electrophysiol 1999;10:214–218.
17. Roden D, Wilde A: Drug–induced J point elevation: A marker for genetic risk of sudden death or ECG curiosity. J Cardiovasc Electrophysiol 1999;10:219–223.
18. Brugada R, Brugada J, Antzelevitch A, et al: Sodium channel blockers identify risk for sudden death in patients with ST segment elevation and right bundle branch block but structurally normal hearts. Circulation 2000;101:510–515.
19. Matana A, Goldner V, Stanic K, et al: Unmasking effect of propafenone on the concealed form of the Brugada phenomenon. PACE 2000;23:416–418.
20. Pinar Bermudez E, Garcia–Alberola A, Martinez Sanchez J, et al: Spontaneous sustained monomorphic ventricular tachycardia after administration of ajmaline in a patient with Brugada syndrome. PACE 2000;23:407–409.
21. Miyanuma H, Sakurai M, Odaka H: Two cases of idiopathic ventricular fibrillation with interesting electrocardiographic findings. Kokyu to Junkan 1993;41:287–291.
22. Brembilla–Perrot B, Beurrier D, Jacquemin L, et al: Incomplete bundle branch block and ST–segment elevation: Syndrome associated with sustained monomorphic ventricular tachycardia in patients with apparently normal heart. Clin Cardiol 1997;20: 407–410.
23. Brugada J, Brugada R, Brugada P: Right bundle branch block and ST segment elevation in leads V_1–V_3: A marker for sudden death in patients with no demonstrable structural heart disease. Circulation 1998;97:457–460.
24. Gussak I, Antzelevitch C, Bjerregaard P, et al: The Brugada syndrome: Clinical, electrophysiologic and genetic aspects. J Am Coll Cardiol 1999;33:5–15.
25. Brugada J, Brugada P, Brugada R: The syndrome of right bundle branch block, ST segment elevation in V1 to V3 and sudden death–the Brugada syndrome. Europace 1999;1:156–166.
26. Grace AA: Brugada syndrome. The Lancet 1999;354:445–446.
27. Brugada P, Brugada J, Brugada R: The Brugada syndrome. Cardiac Electrophysiology Review 1999;3:42–44.
28. Itoh E, Suzuki K, Tanabe Y: A case of vasospastic angina presenting Brugada–type ECG abnormalities. Jpn Circ J 1999; 63: 493–495.
29. Tarin N, Farre J, Rubio JM, et al: Brugada–like electrocardiographic pattern in a patient with a mediastinal tumor. PACE 1999;22:1264–1266.
30. Tomaszewski W: Changements electrocardiographiques observes chez un homme mort de froid. Arch Mal Coeur 1938;31:525–528.
31. Anguera I, Valls V: Giant J waves in hypothermia. Circulation 2000;101:1627–1628.
32. Nacarella F: Malignant ventricular arrhythmias in patients with a right bundle branch block and persistent ST segment elevation in V1–V3: A probable arrhythmogenic cardiomyopathy of the right ventricle. G Ital Cardiol 1993;23:1219–1222.
33. Corrado D, Nava A, Buja G, et al: Familial cardiomyopathy underlies syndrome of right bundle branch block, ST segment elevation and sudden death. J Am Coll Cardiol 1996;27:443–448.
34. Brugada J, Brugada P: Further characterisation of the syndrome of right bundle branch block, ST segment elevation and sudden cardiac death. J Cardiovasc Electrophysiol 1997;8:325–331.
35. Brugada P, Brugada J, Brugada R. "Brugada syndrome": A structural cardiomyopathy or a functional electrical disease. In Raviele A (ed): Cardiac Arrhythmias. Springer–Verlag 1997.
36. Fontaine G, Aouate P, Fontaliran F: Arrhythmogenic right ventricular dysplasia, torsades de pointes and sudden death: New concepts. Ann Cardiol Angeiol 1997;46:531–538.
37. Lorga Filho A, Brugada P: Right bundle branch block, ST segment elevation from V1 to V3 and sudden death: What we know about this peculiar and clinical electrocardiographic syndrome. Arq Bras Cardiol 1997;68:205–208.
38. Lorga Filho A, Prino J, Brugada J, Brugada P: Right bundle branch block, the elevation of the ST segment in V1 to V3 and sudden death: The diagnostic and therapeutic approach. Rev Port Cardiol 1997;16:443–447.
39. Tada HT, Aihara N, Ohe T, et al: Arrhythmogenic right ventricular cardiomyopathy underlies syndrome of right bundle branch block, ST–segment elevation, and sudden death. Am J Cardiol 1998;81:519–522.
40. Zipes D, Wellens HJJ: Sudden cardiac death. Circulation 1998; 98:2334–2351.
41. Eriksson P, Hansson P, Eriksson H, Dellborg M: Bundle–branch block in a general male population. Circulation 1998;98:2494–2500.
42. Corrado D, Buja G, Baso C, et al: What is the Brugada syn–

drome? Cardiol Rev 1999;7:191-195.

43. Izumi T, Ajiki K, Nozaki A, et al: Right ventricular cardiomyopathy showing right bundle branch block and right precordial ST segment elevation. Intern Med 2000;39:28-33.
44. Brugada J, Brugada P, Brugada R: El sindrome de Brugada y las cardiopatias derechas como causa de muerte subita. Rev Esp Cardiol 2000;53:272-285.
45. Yoshioka N, Tsuchihashi K, Yuda S, et al: Electrocardiographic and echocardiographic abnormalities in patients with arrhythmogenic right ventricular cardiomyopathy and their pedigrees. Am J Cardiol 2000;85:885-889.
46. Izumi T, Ajiki K, Nozaki A, et al: Right ventricular cardiomyopathy showing right bundle branch block and right precordial ST segment elevation. Intern Med 2000;39:28-33.
47. Chen Q, Kirsch GE, Zhang D, et al: Genetic basis and molecular mechanisms for idiopathic ventricular fibrillation. Nature 1998; 392:293-296.
48. Bezzina C, Veldkamp MW, van den Berg MP, et al: A single Na+ channel mutation causing both long-QT and Brugada syndrome. Circ Res 1999;85:1206-1213.
49. Rook MB, Alshinawi CB, Groenewegen WA, et al: Human SCN5A gene mutations alter cardiac sodium channel kinetics and are associated with the Brugada syndrome. Cardiovasc Res 1999; 44:507-517.
50. Coonar A, Protonotarios N, Tsatsopoulou A, et al: Gene for arrhythmogenic right ventricular cardiomyopathy with diffuse nonepidermolytic palmoplantar keratoderma and woolly hair (Naxos disease) maps to 17q21. Circulation 1998;97:2049-2058.
51. Stephan E, Chedid R, Loiselet J, Bouvagnet P: Génétique clinique et moléculaire d'un bloc de branche familial lié au chromosome 19. Arch Mal Coeur 1998;91:1465-1474.
52. Barinaga M: Tracking down mutations that can stop the heart. Science 1998;281:32-34.
53. Probst V, Hoorntje TM, Hulsbeek M, et al: Cardiac conduction defects associate with mutations in SCN5A. Nat Genet 1999; 23: 20-21.
54. Priori S, Barhanin J, Hauer R, et al: Genetic and molecular basis of cardiac arrhythmias: Impact on clinical management. Parts I and II. Circulation 1999;99:518-528.
55. Litovsky SH, Antzelevitch C: Rate dependence of action potential duration and refractoriness in canine ventricular endocardium differs from that of epicardium: Role of the transient outward current. J Am Coll Cardiol 1989;14:1053-1066.
56. Litovsky SH, Antzelevitch C: Differences in the electrophysiologic response of canine ventricular subendocardium and subepicardium to acetylcholine and isoproterenol: A direct effect of acetylcholine in ventricular myocardium. Circ Res 1990;67:615-627.
57. Yan G-X, Antzelevitch C: Cellular basis for the electrocardiographic J wave. Circulation 1996;93:372-379.
58. Krishnan SC, Antzelevitch C: Flecainide-induced arrhythmia in canine ventricular epicardium: Phase 2 re-entry? Circulation 1992;87:562-572.
59. Matsuo K, Shimizu W, Kurita T, et al: Increased dispersion of repolarisation time determined by monophasic action potentials in two patients with familial idiopathic ventricular fibrillation. J Cardiovasc Electrophysiol 1998;9:74-83.
60. Antzelevitch A: The Brugada syndrome. J Cardiovasc Electrophysiol 1998;9:513-516.
61. Okazaki O, Yamauchi Y, Kashida M, et al: Possible mechanism of ECG features in patients with idiopathic ventricular fibrillation studied by heart model and computer simulation. J Electrocardiol 1998;30:98-104.
62. Yan GX, Antzelevitch C: Cellular basis for the Brugada syndrome and other mechanisms of arrhythmogenesis associated with ST segment elevation. Circulation 1999;100:1660-1666.
63. Antzelevitch C, Brugada P, Brugada J, et al: The Brugada syndrome. Futura, Armonk, NY, 1999.
64. Dumaine R, Towbin J, Brugada P, et al: Ionic mechanisms responsible for the electrocardiographic phenotype of the Brugada syndrome are temperature dependent. Circ Res 1999; 85:803-809.
65. Balser JR: Sodium "channelopathies" and sudden death: Must you be so sensitive? Circ Res 1999;85:872-874.
66. Antzelevitch C, Yan GX, Shimizu W: Transmural dispersion of repolarization and arrhythmogenicity: The Brugada syndrome versus the long QT syndrome. J Electrocardiol 1999;32:158-165.
67. Makita N, Shirai N, Wang DW, et al: Cardiac Na+ channel dysfunction in Brugada syndrome is aggravated by B1 subunit. Circulation 2000;101:54-60.
68. Baroudi G, Carbonneau E, Pouliot V, Chahine M: SCN5A mutation (T1620M) causing Brugada syndrome exhibits different

phenotypes when expressed in Xenopus oocytes and mammalian cells. FEBS Lett 2000;467:12–16.

69. Deschenes I, Batoudi G, Berthet M, et al: Electrophysiological characterization of SCN5A mutations causing long QT (E1784K) and Brugada (R1432G) syndromes. Cardiovasc Res 2000;46:55–65.

70. Shimizu W, Matsuo K, Takagi M: Body surface distribution and response to drugs of ST segment elevation in Brugada syndrome: Clinical implication of eighty–seven–lead body surface potential mapping and its application to twelve–lead electrocardiograms. J Cardiovasc Electrophysiol 2000;11:396–404.

71. Gonzalez Rebollo JM, Hernandez Madrid A, Garcia A, et al: Recurrent ventricular fibrillation during a febrile illness in a patient with the Brugada syndrome. Rev Esp Cardiol 2000;53: 755–757.

72. Sao N, Akasaka K, Kawashima E, et al: A case of idiopathic ventricular fibrillation with possible mechanism of autonomic dysfunction. Jpn J Electrocardiol 1994;14:206–217.

73. Matsuo K, Kurita T, Inagaki M, et al: The circadian pattern of the development of ventricular fibrillation in patients with Brugada syndrome. Eur Heart J 1999;20:465–470.

74. Leenhardt L, Glaser E, Burguera M, et al: Short–coupled variant of torsades de pointes: A new electrocardiographic entity in the spectrum of idiopathic ventricular arrhythmias. Circulation 1994; 89:206–215.

75. Fisher JD, Krikler D, Hallidie–Smith KA: Familial polymorphic ventricular arrhythmias. J Am Coll Cardiol 1999;34:2015–2022.

76. Swan H, Piippo K, Viitsalo M, et al: Arrhythmic disorder mapped to chromosome 1q42–q43 causes malignant polymorphic ventricular tachycardia in structurally normal hearts. J Am Coll Cardiol 1999;34:2035–2042.

77. Viskin S, Fish R, Eldar M, et al: Prevalence of the Brugada sign in idiopathic ventricular fibrillation and healthy controls. Heart 2000;84:31–36.

78. Hermida J, Lemoine J, Aoun FB, et al: Prevalence of the Brugada syndrome in an apparently healthy population. Am J Cardiol 2000;86:91–94.

79. Priori S, Napolitano C, Giordano U, et al: Brugada syndrome and sudden cardiac death in children. The Lancet 2000;355:808–809.

80. Nademanee KK, Veerakul G, Nimmannit S, et al: Arrhythmogenic marker for the sudden unexplained death syndrome in Thai men. Circulation 1997;96:2595–2600.

81. Benhorin J, Taub R, Goldmit M, et al: Effects of flecainide in patients with new SCN5A mutation: Mutation–specific therapy for long QT syndrome? Circulation 2000;101:1698–1706.

82. Brugada P, Brugada R, Brugada J: Sudden death in patients and relatives with the syndrome of right bundle branch block, ST segment elevation in the precordial leads V1 to V3 and sudden death. Eur Heart J 2000;21:321–326.

83. Brugada J, Brugada R, Antzelevitch C, et al:. Long–term follow–up of individuals with the electrocardiographic pattern of right bundle–branch block and ST segment elevation in precordial leads V1 to V3. Circulation 2002;105:73–78.

84. Holtzman NA, Marteau TM: Will genetics revolutionize medicine? N Engl J Med 2000;343:141–144.

85. Grant AO, Carloni MP, Neplioleva V, et al: Long QT Syndrome, Brugada syndrome and conduction system disease are linked to a single sodium channel mutation. JCI 2002;110 (8) : 1201–1209.

86. Baroudi G, Chahine M: Biophysical phenotypes of SCN5A mutations causing long QT and Brugada syndromes. EBS Letters 2000;487 (2) :224–228.

87. Clancy CE, Rudy Y. Na (+) channel mutation that causes both Brugada and long QT syndrome phenotypes: A simulation study of mechanism. Circulation 2002;105 (10) :1208–1213.

88. Priori SG, Napolitano C, Gasparini M, et al: Natural history of Brugada syndrome: Insights for risk stratification and management. Circulation 2002;105 (11) :1342–1347.

89. Brugada J, Brugada R, Antzdevitch C, et al: Long–term follow–up of individuals with the electrocardiographic pattern of right bundle branch block and ST segment elevation in precordial leads V1 to V3. Circulation 2002;105 (1) :73–78.

第五部分

药物和介入治疗

第37章　抗心律失常药物

BRAMAH N. SINGH

近年来，抗心律失常药物的作用有了很大的改变，许多因素在心脏节律紊乱再定位治疗中起着至关重要的作用。对于室上性心动过速这类心律失常的发生机制已十分清楚，应用射频消融术就可治愈大多数患者。目前，抗心律失常药物除用于缓解症状外，现在已很少强调通过长期服药抑制心律失常发作。另外，现有的静脉用药几乎可使所有的折返性室上性心律失常患者转复，但心房扑动（AFL）和心房颤动（AF）除外，后两者通常需要电复律治疗。

对于致命性室性心律失常，应用植入性装置预防猝死逐渐成为研究焦点，药物则逐渐成为辅助性治疗，用以预防电击引起的症状。与室上性心动过速不同，室性心动过速（VT）和心室颤动（VF）具致命性，主要采用电复律治疗，静脉用药治疗主要用于血流动力学稳定的无症状的患者。目前，对心律失常猝死高危患者的预防性治疗越来越受关注，开始时药物治疗仍然有着突出的意义。

某些抗心律失常药物可能会因其致心律失常作用而在抑制室上性和室性心律失常的同时增加死亡率，因此有必要对药物治疗重新评价。心律失常抑制试验（Cardiac Arrhythmia Suppression Trial，CAST）已证明上述观点[1]。该试验结果对于治疗急性、慢性心律失常及预防心律失常时的药物选择方面有着重要的临床意义。无论对于医院内的室性心律失常患者，还是院外的VT或VF患者，选择静脉治疗药物都是非常重要的，并且药物选择已成为当前高级心血管生命支持（Advanced Cardiovascular Life Support，ACLS）中的一个不可缺少的内容[2]。

抗心律失常药物分类的修订

自1970年以来，对药物作用机制的关注为药物的分类提供了基础[3~7]。最初是按药物的机制分类，而不是药物本身。这一方法确定了以药物的主要功效进行分类，根据药物的利弊综合评定临床功效，可发现有些抗心律失常药物作用单一（如β受体阻滞剂），而有些药物（索他洛尔和胺碘酮）作用谱很广。

参考一系列有关不同结构的化合物有不同电生理作用的实验研究，人们尝试根据抗心律失常药物可能有效控制心脏节律紊乱的作用方式，进行药物的分类[3~5,8,9]。这些化合物包括局部麻醉药、钠通道阻滞剂、β受体阻滞剂、选择性延长心脏复极的具抗心脏颤动作用的药物，以及基于膜水平的选择性阻断钙通道的药物。最初的分类设想是，虽然每一个所描述的机制所用方式不同，但都会在一个标准的VF实验模型中发挥抗心脏颤动作用[5]。目前广泛使用的依据药物抗心律失常机制分类的方法，其发展起源于原始框架[3~5]。该框架被略微修改过[8]。最近一次的框架修改由Nattel和Singh完成[10]。图37-1显示的是1979年完成的最终的框架[12]。大西洋两岸几乎在同时又相对独立地提出了抗心律失常药物机制分类的想法。著名的有Hoffman和Bigger[11]分类，他们将减慢传导并延长复极的奎尼丁和普鲁卡因胺作为一类抗心律失常药物（Ⅰ类），减慢传导而不缩短复极的利多卡因和苯妥因（diphenylhydantoin，DPH）作为另一类（Ⅱ类）。由于大剂量普萘洛尔展现较

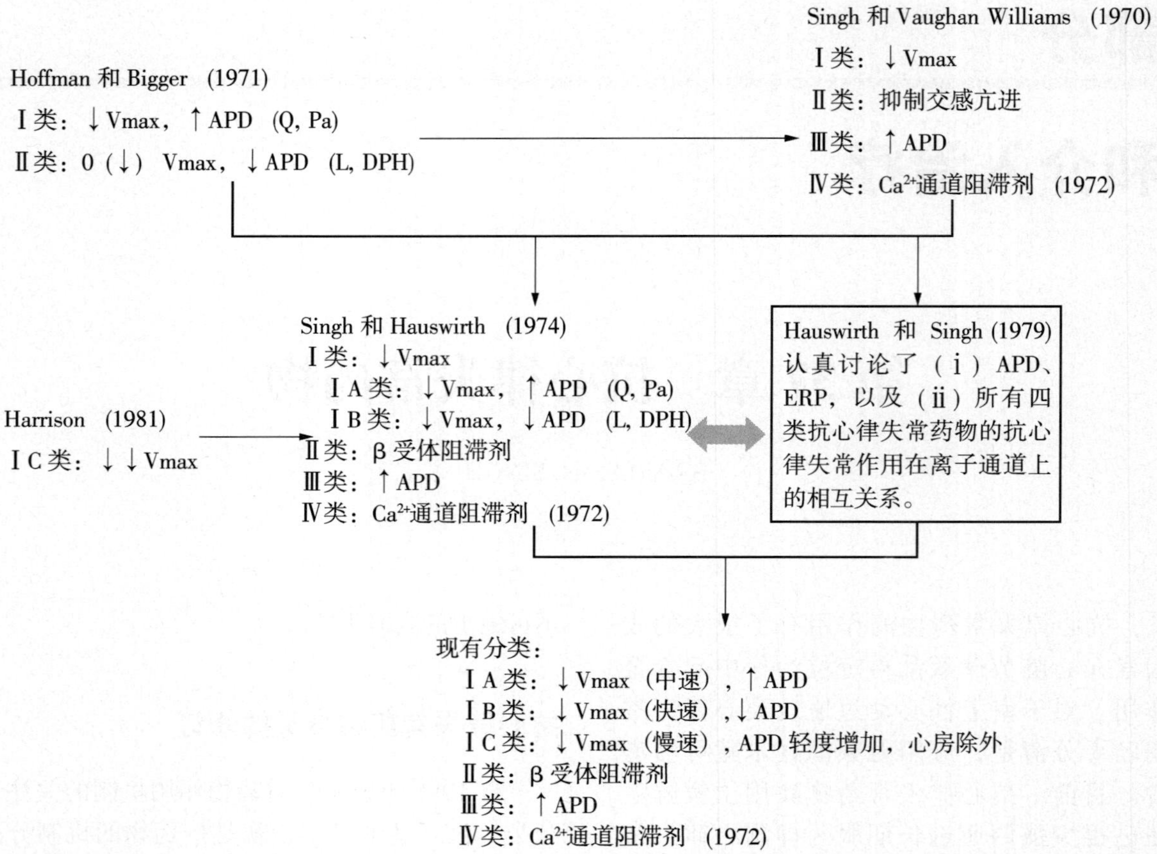

图 37–1 抗心律失常药物分类方法的演变。Vmax：最大去极化速率；APD：动作电位时程；Q：奎尼丁；P：普鲁卡因胺；L：利多卡因；DPH：苯妥因；ERP：有效不应期；AA：抗心律失常；↑：增加；↓：下降。（Modified from Nattel S, Singh BN: Evolution, mechanisms,and classification of antiarrhythmic drugs:Focus on class III actions. Am J Cardiol 1999; 84:11–19.）

强的传导阻滞特性，被归于Ⅰ类抗心律失常药物。

实验室研究发现，Ⅰ类抗心律失常药物通过将一个心律失常折返环中的单向阻滞转换成双向阻滞达到终止或预防心律失常的目的；Ⅱ类药物则是通过提高传导速度来消除单向阻滞发挥作用。随后，作为基于传统抗心律失常药物分类基础的一系列研究中的一个不可缺少的资料[9]，其结果可能受到灌注液中使用了 2.7mEq/L 浓度的 K^+的影响，因为当介质中含有生理水平的钾离子，再次测试利多卡因和 DPH 的效用时，确定它们均有显著的抑制钠通道介导的传导作用。同时证明临床有效剂量的普萘洛尔没有局部麻醉作用[8]。

相反，根据 Singh[5]以及 Singh 和 VaughanWilliams[3,7]提出的分类表，认为凡对神经和心肌膜具有局部麻醉作用的药物，包括利多卡因、奎尼丁、普鲁卡因胺、丙吡胺和 DPH 等，均是通过Ⅰ类作用起效。有抗交感神经作用的普萘洛尔和其他β受体阻滞剂则通过Ⅱ类抗心律失常作用起效。

当用Ⅰ类或Ⅱ类抗心律失常药物作用机制无法解释延长复极药物，如索他洛尔（延长复极的β阻滞剂）和胺碘酮的作用机制时，表明可能存在第Ⅲ类抗心律失常的作用机制[3]。继而，Singh 和 Vaughan-Williams 在维拉帕米的电药理效应基础上，于 1972 年又增加了第Ⅳ类抗心律失常作用机制[7]。Hauswirth 和 Singh[12]将Ⅰ类抗心律失常药物又分为两个亚型：抑制所有心脏快通道组织中钠通道的药物，典型的有奎尼丁和普鲁卡因胺（IA 类药物）；仅抑制疾病或去极化心脏组织中钠通道的药物（IB 类药物：利多卡因和苯妥因）。两个亚型间的另一个区别是，IA 类药物延长复极化，而 IB 类药物缩短复极化。Harrison[13]进一步完善了亚分类，将有效的Ⅰ类药物（氟卡尼和恩卡尼）分为一个组，称为 IC 类药物。Campbell[14]进行的实验研究验证了钠通道阻滞剂亚型分类的生物生理基础：IA 类药物钠通道阻滞动力学介于 IB（非常快）和 IC 类（非常慢）药物之间。

目前，该抗心律失常药物分类法仍在临床广泛使用，并且它是发现新的抗心律失常药物的基础。较早时候就已认识到将实验数据直接扩展至临床是不容易实现的，但随着对药物作用机制的深入了解，要求一方面依据离子通道和相关参数[12]，另一方面要将这些数据与临床疗效相结合[8]，去探究不同分类的抗心律失常药物在心肌细胞和细胞膜的作用机制。Hauswirth 和 Singh 在 1979 年首次详细提出上述方法[12]，结合膜片钳技术的引入及对膜电流的进一步认识，1991 年上述方法以 Sicilian Gambit 分类法形式再次出现[15]。

传统的分类方法对新抗心律失常药物（如纯Ⅲ类药物）的合成和最初的特点分析，以及选择适当的药物控制某种特殊的心律失常具有重要的基础性意义。抗心律失常药物分类方法直接影响严重心脏疾病患者的死亡率。比如，Ⅰ类药物的致心律失常作用可能增加心脏病患者尤其是冠状动脉疾病患者的死亡率。因此，钠通道阻滞剂的临床使用率正在下降，仅限用于减轻无心脏病患者的心律失常症状。而Ⅱ类抗心律失常药物（β 阻滞剂）涉及包括对不同程度的心脏病患者抗颤动作用在内的多种药物作用，可延长不同类型患者的生存时间。

胺碘酮和索他洛尔是两个非常独特的药物，其主要的电生理特性是延长复极化，构成了Ⅲ类抗心律失常药物的基础[3,4,7,16~18]，为一些简单化合物（如多非利特和阿齐利特）的合成和其特点分析提供了基础，并且有助于研发有相似特性、电药理方面更安全的其他药物。本章节讨论常用药物的主要特性，主要涉及控制室上性和室性快速型心律失常方面的作用。抗心律失常药物的某些电生理特性在临床中非常重要。这些将在其他作部分重点讨论。

抗心律失常药物作用的心率依赖性

药物对动作电位时间和不应期的作用具有频率依赖效应，这也是临床十分感兴趣的药物电生理特点[19]。频率依赖性指不同的心率有不同的效应（心率越快，作用越强）。在各种药物间，这些参数不同可能与治疗有关，特别是与控制 AF 相关。具典型反向频率依赖性（逆频率依赖性）的药物（多非利特、奎尼丁、dl-索他洛尔）具有相似的维持窦性心律的稳定性和诱发尖端扭转型室性心动过速（TdP）的作用。当刺激频率增加时，这些药物延长心房肌动作电位时程（APD）和有效不应期（ERP）作用下降。所有这些药物都是强效的 I_{Kr} 阻滞剂，紧急情况下给药时终止 AFL 的作用可能优于 AF，在一定程度上可以预防阵发性或持续性 AF 和 AFL 的复发。

有些药物恰恰相反，如阿齐利特或氨巴利特，可以抑制延迟整流电流的慢组分（I_{Ks}），但动作电位时间和不应期的频率依赖作用不同。在这些药物的作用下，APD 和 ERP 平行增加（图 37-2）。是否有临床意义可能需要与其他Ⅲ类心律失常的药物（如多非利特）进行直接的比较。已有资料表明，阿齐利特发生 TdP 的几率低，对心肌梗死后高危患者的死亡率有中等程度的影响[20]，至少可适度维持 AF 患者的窦性心律稳定性[21]。有关阿齐利特的大型安慰剂对照试验正在进行中。

有趣的是，胺碘酮和决奈达隆[22]有关心率的依赖效应相似，伴随平行移动（即在一个宽大的频率范围内 ERP 呈平行方式增加），如同阿齐利特和氨巴利特[10]。越来越多证据表明，胺碘酮可有效地维持窦性心律的稳定。它的作用在所有Ⅲ类抗心律失常药物中是最强的（见后），而且在 QT 间期最长时 TdP 的发生率最低，可在长期治疗中使用。药物这些作用的确切原因仍然不清楚，但这些观察对于将来研发药物具有重要的理论意义。氟卡尼（也可能是普罗帕酮）对心房组织 ERP 和 APD 的影响同样也非常重要。Wang 及其同事[23]发现，在多种哺乳动物的心房，氟卡尼（普罗帕酮也可能以相同方式起作用）延长 APD 和 ERP 的特性是由心率决定的。比如，刺激频率增加时，作用越强（图 37-3）。已有资料表明，抗心律失常药物的心率依赖作用在不同心肌组织中有较大差异，可能是药物抑制离子通道程度不同的反映。

Ⅰ类抗心律失常药物

这类药物有一个共同且显著的特征：减慢快钠通道控制传导速度的心肌组织的传导，但对心室组织的不应期的影响不一致。致心律失常作用也因某些Ⅰ类药物的附加电生理特性而不同，如奎尼丁、普鲁卡因胺、丙吡胺（IA 类药物）延长复极，可引起不应期的延长，有潜在的致 TdP 的作用。

与此相反，利多卡因及其同类口服药物，如美西律和妥卡尼、苯妥英（IB 类药物），实际是在减慢传导

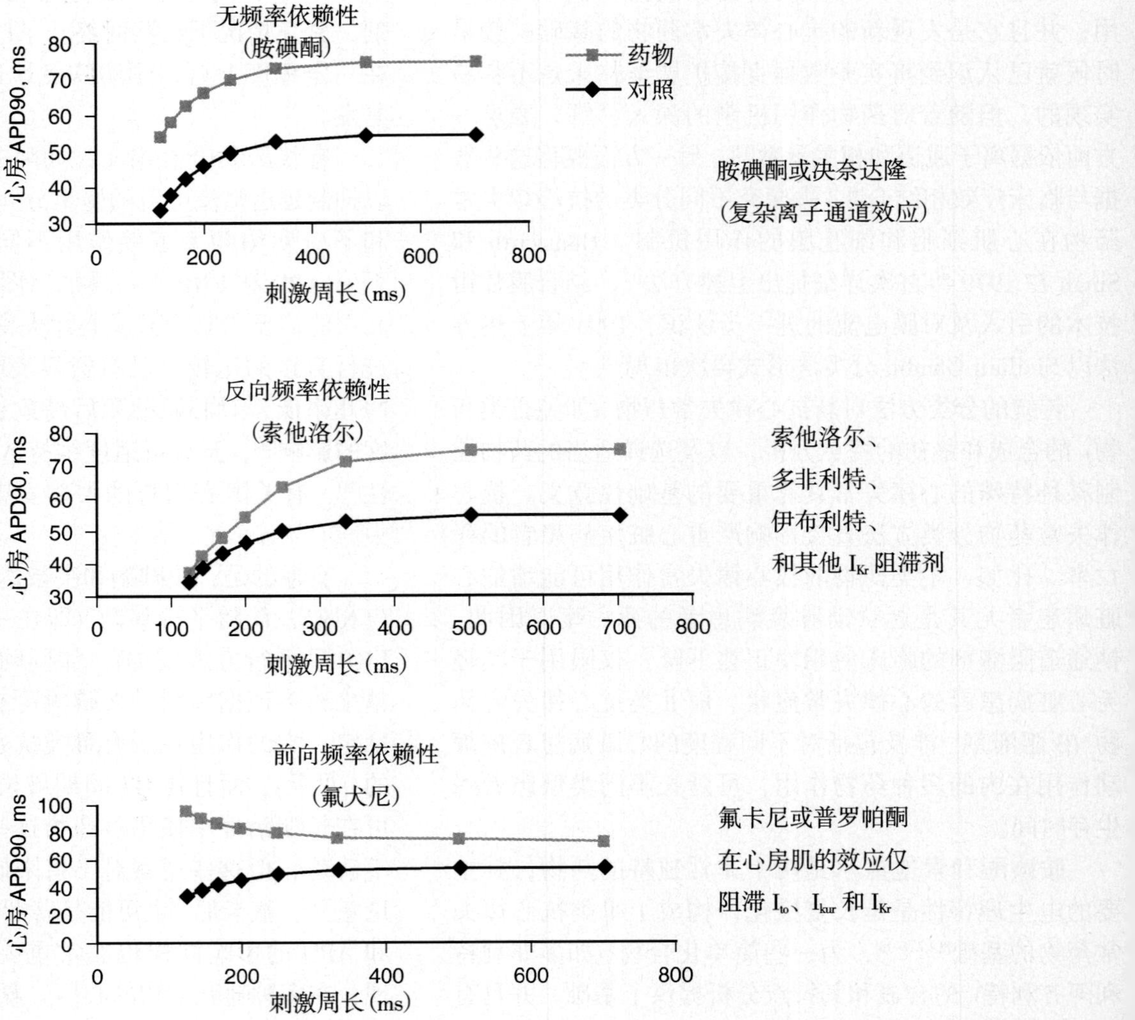

图 37-2 不同抗心律失常药诱导的心房肌复极化时程中刺激频率改变的影响。三种方式：无频率依赖、反向频率依赖和前向频率依赖。在第一种情况，以胺碘酮为例说明，当心脏频率增加时，对动作电位时程或不应期无影响；而索他洛尔和其他 I_{Kr} 阻滞剂，当心脏频率增加时，APD 和有效不应期缩短；氟卡尼图例阐述了心房前向频率依赖。这些区别对临床以及心房特异性抗心脏颤动药的研发有着重要的意义。 (From Sarma JSM, Singh BN, 2001, unpublished observations.)

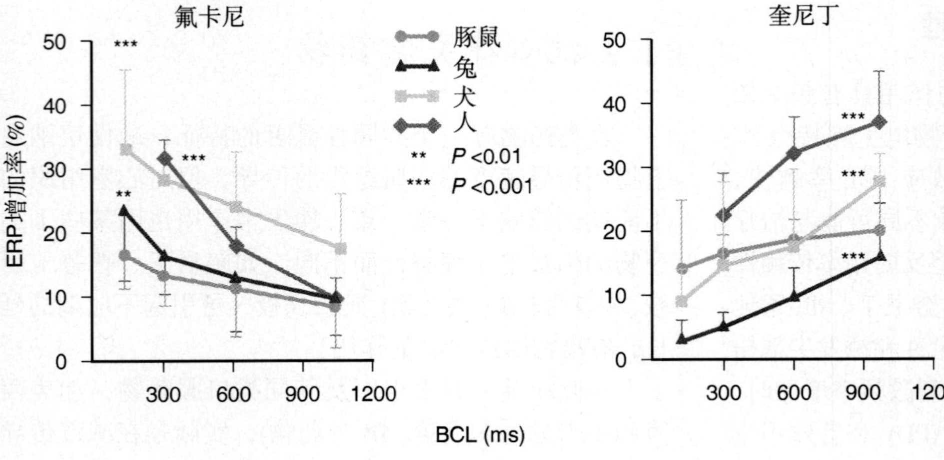

图 37-3 氟卡尼和奎尼丁对哺乳动物心房有效不应期的心率依赖效应。资料比较了氟卡尼的前向频率依赖和奎尼丁的反向频率依赖。图 37-2 和文中进一步说明了详细内容和重要性。(From Wang Z,Pelletier LC, Talajic M Nattel S:Effects of flecainide and quinidine on human atrial potentials Role of rate dependence and comparison with guinea pig, rabbit and dog tissues Circulation 1990;82:274–283.)

的同时缩短复极和不应期。I 类药物在有病变的组织中作用更强，这些组织已部分去极化，如缺血心肌组织。因而它们在局部缺血或左心室功能不全时的致心律失常作用更为突出，甚至可能致命，比如严重心功能不全的患者禁用氟卡尼、恩卡尼和普罗帕酮（IC 类药物）。作为一类抗心律失常药物，钠通道阻滞剂的临床使用已减少，原因在于其中没有一个药物可通过控制心律失常而增加生存率。如果给有严重心脏疾病的患者服用此类药物，可能还会增加死亡率[24]。该类药物主要用于使心室功能正常或接近正常患者的 AF 转复为窦性心律，并维持其窦性心律的稳定性。下面介绍各种药物的相关内容。

奎尼丁

奎尼丁有两方面电生理特性：延长复极，阻滞钠内流和各类外向钾电流而减慢传导。其对心肌电流的影响与其他抗心律失常药物比较，见表 37–1。该药有口服制剂和注射制剂两种，但现在已很少使用注射制剂。奎尼丁通过抗胆碱作用可提高心率，促进房室结的传导，增加 AF 时的心室反应。与药物抗心律失常相关的临床应用的主要电生理特性是延长动作电位时程和有效不应期（Ⅲ类药物的作用），当心率增加时该作用减弱。该药曾用于心功能不全的患者，但可抑制心肌收缩。奎尼丁的消除半衰期为 8~9h，主要由肝羟基化代谢。该药的口服剂量通常为 1.2~1.6mg/d，间隔 8~12h 分次给药。

奎尼丁最常见的副作用包括腹泻、恶心和呕吐，大约有 1/3 的患者可发生。还可引起金鸡纳中毒反应（头痛 、眩晕和耳鸣）和奎尼丁晕厥，这是一种以轻度头痛和头晕为特征的综合征。奎尼丁主要的缺点是经常引起严重腹泻，并且会造成与 QT 延长相关的 TdP（发生率为 2%~5%）。在极少的情况下，可致死。一项有关奎尼丁治疗 AF 的临床试验荟萃分析报道，奎尼丁会增加死亡率[25]。由于上述原因，同时考虑其在室性以及室上性心律失常中的有限疗效，奎尼丁在临床中的使用受到了限制。该药是否应该继续使用，仍在争论中。

普鲁卡因胺

该药主要延长心房和心室组织的 APD 和不应期，对结区组织没有作用或作用很小，通过中度抗胆碱能作用而影响传导。无抗肾上腺素能作用。主要代谢物为具有药理活性的 *N*–乙酰普鲁卡因胺（*N*–acetyl– procainamide，NAPA），构成母体化合物的大部分电生理特性。即使是使用缓释制剂（每隔 6h 给药一次），普鲁卡因胺的消除（肾）半衰期仍小于 4h。其电生理特性与奎尼丁相似。

普鲁卡因胺有口服制剂（首剂 1g，每 3h 给 500mg 或每 6h 给同量的缓释制剂）和注射制剂（推射 100mg 后 25mg/min 静脉点滴，在第一个小时内总量达 1g，此后以 2~6mg/min 持续静脉滴注），过去用于治疗室上性和室性心律失常。虽然普鲁卡因胺的 TdP 发生率比奎尼丁低，它的临床使用率在近年仍明显下降。普鲁卡因胺在急性转复 AFL 和 AF 的地位已被静脉用Ⅲ类抗心律失常药物所取代，尤其是在大多数临床情况下主要使用伊布利特。即便如此，临床仍然使用其静脉制剂，用于转复没有显著低血压的单型性 VT，以及并发预激综合征的 AF。由于扩张血管作用和负性肌力作用，普鲁卡因胺口服制剂可引起显著低血压。因长期使用可导致血液系统不良反应，特别是系统性狼疮样综合征，该药不能长期使用。因此，目前该药的口服制剂已被禁用。

表 37–1 I_{Kr} 阻滞剂维持 AF 窦性心律的有效率，相关尖端扭转型室性心动过速发生率，以及伴或不伴其他离子电流阻断的总死亡率

抗心律失常药	阻断的离子电流或受体	在 AF 中的有效率（1 年）	尖端扭转型室性心动过速发生率	死亡率
胺碘酮	I_{Kr}, I_{Ks}, I_{to}, I_{Na}, β 受体	60%~70%	<0.5%	中性或降低
dl–索他洛尔	I_{Kr}, β 受体	<50%	>2%~3%	中性
d–索他洛尔	I_{Kr}	20%~30%	>2%~3%	增加
多非利特	I_{Kr}	50%~60%	>2%~3%	中性
阿齐利特	I_{Kr}, I_{Ks}, I_{Ca}	50%	1%~2%	中性（ALIVE）
奎尼丁	I_{Kr}, I_{Kl}, I_{Kur}, I_{to}	50%	3%~5%或更高	1%~3%（荟萃分析）

丙吡胺

与奎尼丁和普鲁卡因胺相比，丙吡胺作为IA类抗心律失常药物临床应用有限。它的电生理作用与奎尼丁相似，但抗胆碱能作用更强，对胃肠道的干扰程度较轻。该药的半衰期大约为8h，该药有缓释制剂。除了抑制室性期前收缩（PVC）外，该药控制心律失常的作用尚未被广泛研究。丙吡胺过去多以口服形式使用，剂量为100~200mg/6h，但现在很少用于控制室性快速心律失常。与奎尼丁一样，丙吡胺延长QT间期，可能诱发TdP；特别要注意的是，因其负性肌力作用，丙吡胺可显著加重心室功能不全患者和心力衰竭患者的心脏失代偿症状。但是，该特性对原发性肥厚型心肌病（HCM）有治疗价值，它可产生较β受体阻滞剂更强的负性肌力作用，并可和β受体阻滞剂联合使用。虽然尚未在美国获得批准，丙吡胺在以下两种情况下有明显的抗房颤作用，其控制这种心律失常的作用可能是独一无二的：一种是对有AF的HCM患者，另一种是完全由迷走张力过度引起的AF患者[26]。在后一种情况，药物的抗胆碱能作用有着特殊的治疗作用。但是，须特别指出的是，丙吡胺的抗胆碱能作用可引起严重的不良反应，如尿潴留、青光眼恶化，或重症肌无力和严重便秘。

利多卡因、美西律和妥卡尼

IB类药物的地位近年来有很大程度的下降，有可能仅具有历史意义。这里只简单描述静脉利多卡因及其两个口服活性药物——美西律和妥卡尼的特性和作用。尽管IB类药物可抑制室性心律失常，但持续不断有资料报道其对死亡率的不良影响[27,28,30]。利多卡因作为Ⅰ类抗心律失常药物只有注射制剂，作用特点是在激活或失活状态时都能快速开关阻滞钠离子通道；也能缩短APD（QT间期）和不应期，在实验中表现为提高了心室除颤阈。因此，该药和它的口服同类药物（也有静脉制剂）主要作用是减慢传导，而不是延长不应期。然而，虽然尚缺乏这方面的临床证据，它们终止和预防心律失常的作用有可能来源于其将心律失常折返环中的单向阻滞转为双向阻滞。利多卡因在肝快速代谢，一般首剂推注100~200mg，随后2~4mg/min静脉点滴，持续时间不同（通常为24~36h），目的血药浓度为1.4~5μg/ml。

冠状动脉监护病房（coronary care units，CCU）成立初期，利多卡因作为早期预防性药物引人注目，随后在所有急性监护病房，包括急诊以及院外心脏骤停的复苏中成为控制VT/VF的一线药物。实际上，在这些情况下，使用利多卡因和其他抗心律失常药物的基础并非来源于对照性临床试验数据。令人感兴趣的是在一项直接双盲比较试验中发现，静脉用利多卡因使18%的VT转为窦性心律，而静脉用索他洛尔的转复率为68%[29]。涉及恩卡尼、氟卡尼和莫雷西嗪的心律失常抑制试验（CAST）[1]显示出矛盾的两方面：抑制心律失常和增加死亡率。目前很多资料显示静脉用利多卡因和美西律在心肌梗死后患者中同样无效[27,28,30]，并提出了问题：它们可能在控制不稳定的VT/VF以及院外心脏骤停存活者中也存在相同的问题。临床资料显示最近AHA/ACC/ACLS指南中将利多卡因的使用归入“不确定”[2]。根据上述原因，有这样的结果也就不奇怪了。在本章节的后面，以静脉用利多卡因和胺碘酮为例讨论有关在不同的临床背景下选择抗心律失常药物，控制致命性室性心律失常的疗效时，将深入讨论上述问题。

IC类药物：氟卡尼和普罗帕酮

该类抗心律失常药物是在意识到不管是PVC、持续或非持续性VT，应用抗心律失常药物抑制心律失常，应该能够预防心律失常死亡和延长寿命的情况下研发的。在这样的假设未被证实的情况下，已有一系列的治疗结果：（1）该类药可以基本或全部控制心肌梗死后患者的PVC，但同时会增加心脏疾病患者的死亡率，表明该类药物不能无限制使用，即便是为了控制心律失常的症状；（2）IC类药物引起患者死亡率增加可能是Ⅰ类药物的共性，在应用利多卡因时也发现有此情况；（3）资料并不排斥在无器质性心脏疾病的患者中使用此类药物的可能性，以便控制心律失常的症状或恢复和维持AF或AFL的窦性心律。尤其是氟卡尼和普罗帕酮。莫雷西嗪通常归入IC类药物，但它的特性很难归类，与氟卡尼和普罗帕酮比较也没有优越性。这类药物显著减慢传导速度，对心室组织的不应期几乎没有影响，从理论上讲，通过减慢传导消除折返直至冲动清除并且不再传导。这可能是它们有效减少室性异位搏动的基础。与在心室组织中的作用相比，这类药物在心房组织中的作用各异。增加心房

ERP，增加心率[23]，可能是它们有效恢复和维持窦性心律的基础。这是作为抗心律失常药物的主要临床用途。

氟卡尼

氟卡尼是一个作用于所有心脏组织的强效钠通道阻滞剂，但不显著抑制起搏电流或钙通道。对钾通道作用轻微，除了延长心房复极和有效期外，对复极影响不大。该药有很强的负性肌力作用，尤其是在大剂量时。血浆半衰期为 13~19h，2/3 在肝代谢。常用剂量为 100~300mg/d，每日给药 2 次。有静脉制剂，但不常用。在临床上，用来控制无明显器质性心脏病患者因 PVC 引起的难以控制的症状。或许，其最重要的价值是用于恢复性心律和预防 AF 的复发。但考虑到其在心脏病患者中的严重致心律失常作用，该药仅用于无器质性心脏病患者[31]。用于预防 AF 或房扑时，需与一个房室结阻滞剂联合使用（β 阻滞剂或钙通道阻滞剂），以避免在该药的作用下，心房率减慢时可加速传导（易化穿过房室结）。近年，单剂口服（200~300mg）已成功地用于终止 AF 的急性发作（因而被叫做“放在口袋里的药丸”）。

普罗帕酮

该药也是一个强效 IC 类药物，电生理作用与氟卡尼相近，有轻度 β 阻滞作用，但与临床无相关性[32]。其在心房的作用也与氟卡尼相似，不延长心室组织的复极。该药吸收快，生物利用度为 50%，消除半衰期在正常人中为 2~10h，在弱代谢型者则为 12~32h。普罗帕酮每日口服 3 次，150~300mg/d，有缓释制剂。也可以静脉给药。口服单剂（300~600mg）用于心房 AF 发作的急性转复。与氟卡尼一样，普罗帕酮不能用于有明显器质性心脏病的患者。两个主要适应证是抑制持续有症状的 PVC，以及恢复和维持无器质性心脏病患者 AF 的窦性心律。虽然没有直接比较，普罗帕酮的疗效可与氟卡尼相匹敌。与氟卡尼一样，普罗帕酮应该与一个房室结阻滞剂合用，以减少在该药的作用下心房率减慢时加速传导的可能。

具抗心律失常和抗心脏颤动作用的 β 肾上腺素能受体阻滞剂

β 受体阻滞剂是一类具有突出的抗心律失常和抗心脏颤动作用的药物，不但能持续缓解症状，而且可延长不同患者的寿命。其电生理作用和抗心脏颤动作用在交感刺激最强时最为突出。该药可预防不同动物实验模型中 VF 的诱发，其益处不能由已知的电生理机制所解释。然而，在临床上，β 受体阻滞剂的抗心律失常效力与其抗局部缺血作用相比就显得不重要了，因这类药最初研发的目的就是用于治疗心绞痛。因而，后来才逐渐认识到该药对心脏的抗儿茶酚胺作用可能是其抗颤动机制。多年来我们已经知道，交感神经活性增加通过不同机制作用可能导致心血管病发病率和死亡率增加。例如，在一定的病理机制下，交感活性增加与心律失常猝死有关[33~35]。目前已知该药在伴或不伴心力衰竭的心肌梗死患者中尤为突出。

通过不同药物所具有的相关药理学特性，β 受体阻滞剂的内源性作用可能被改变至不同程度。例如，高浓度的普萘洛尔，显著抑制钠通道。β 受体阻滞剂有相对心脏选择性的 $β_1$ 肾上腺素能受体阻滞剂（如醋丁洛尔、阿替洛尔、比索洛尔、卡维地洛和美托洛尔），以及非选择性的 $β_1$ 和 $β_2$ 肾上腺素能受体阻滞剂（普萘洛尔、纳多洛尔、噻吗洛尔和索他洛尔）。但是，几乎没有证据说明不同程度的心脏选择性显著改变 β 受体阻滞剂的抗心律失常作用和抗心脏颤动作用。另一方面，毫无疑问，如果存在显著的 β 受体激动作用（如吲哚洛尔），常与心率明显增加而不是心率降低有关，从而在很大程度上抵消了药物的抗心律失常作用和抗心脏颤动作用[36]。

电生理特性和抗心脏颤动作用

β 受体阻滞剂在不同心肌细胞中对离子通道的精确作用，即去极和复极难以确定[37]。必须认识到，该类药物中的任何一种药物，其作用来自于内源性 β 受体阻滞作用以及相关的药理学作用。该类药物的主要作用来自阻滞 β 受体，对钙通道（I_{Ca-L}）或不同钾通道（I_K）的影响很小。已知拟交感胺类对起搏电流（I_f）有兴奋作用，后者可被 β 受体阻滞剂所抑制。实际上，β 受体阻滞剂对起搏电流的阻断效应，是该类药物早已明确、最具代表性的药效动力学特点，并且与心脏病患者死亡率的有益作用相关。β 受体阻滞剂对结区组织作用明显，通过对窦房结的作用及延长房室结不应期，减慢心率。临床上利用此作用来终止室上性心动过速，减慢 AFL 和 AF 的心室反应。

该类药物在其他组织的电生理作用，即对传导和不应期的影响不同。对心房肌和心室肌的作用轻微或中等，因此紧急情况下使用不能将 AFL 和 AF 或室性心动过速转复为窦性心律，虽然后者尚未被广泛研究。同样，该类药物对浦肯野纤维或旁路的作用很小。β 受体阻滞剂对离体组织和整个心脏复极的急性作用是不同的，有报道称长期使用可轻微延长或缩短 QT 间期。

β 受体阻滞剂的抗心律失常作用

诚然，拮抗儿茶酚胺引起的心律失常的作用，是 β 受体阻滞剂在心律失常中有益作用的最主要的基础。然而，在不同临床情况下，它们确切的机制随心律紊乱的不同而不同。通过 Holter 的记录，β 受体阻滞剂中度有效地抑制室性和室上性心律失常 (PVC、PAC 和非持续性 VT)，但它们提高了 VF 的阈值，减少了复极离散度，尤其是对缺血心肌。一方面，β 受体阻滞剂对持续有症状 VT/VF 患者的室性心动过速和心室颤动 (VT/VF) 的诱发几乎无任何预防作用。另一方面，它们是最强的抗心律失常和抗心脏颤动的药物，可以减少猝死和各种原因的死亡，且不伴致心律失常作用倾向。

β 受体阻滞剂抗心律失常和抗心脏颤动作用的特点是，减轻过多的儿茶酚胺分泌所产生的有害作用。许多实验室研究[33]和临床研究[34~35]已阐述了交感神经超敏的电生理后果。在实验情况下，获得以下结论：(1) 缩短心室动作电位时间以及不应期；(2) 加速心室传导；(3) 增加心室自律性；(4) 减少迷走神经张力；(5) 降低 VF 阈值；(6) 逆转或减弱用来预防因心律失常死亡的抗心律失常药物的作用。相反，已知心脏肾上腺素能递质的损耗可提高 VF 阈值，在 VF 可被反复诱导的实验模型中，交感神经阻滞剂可预防心律失常的发作[33]。β 受体阻滞剂的抗心脏颤动作用见表 37-4[36]。实际上，对其抗颤动作用的评价是将其划分为Ⅱ类抗心律失常作用的基础[3~8]。

β 受体阻滞剂：对心肌梗死存活患者和心力衰竭患者猝死及总死亡率的影响

β 肾上腺素能阻滞剂可有效减少许多不同类型的严重心律失常患者的死亡率，以及可能死于心律失常的高危患者的死亡率[37~42]。比如，减少先天性长 QT 间期综合征患者[39,40]、心脏骤停患者，以及选择性 VT 病例[41~43]

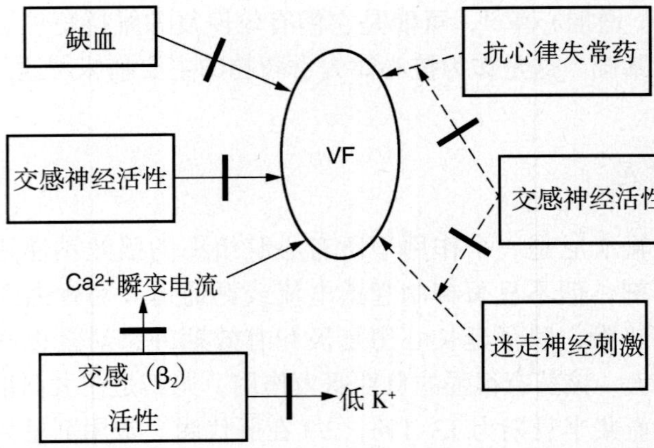

图 37-4 β 受体阻滞剂可能的抗心脏颤动作用模型。心肌缺血和肾上腺素增加易导致心室颤动 (VF) 的发生，如实线箭头所示。这些作用可被 β 受体阻滞剂的局部抗缺血和肾上腺素能拮抗剂效应所减轻，如十字线所示。$β_2$ 受体激动剂通过促进钙瞬变和低血钾也易引发 VF。这些作用被非选择性 β 受体阻滞剂阻断。迷走神经刺激和一些抗心律失常药可以预防 VF 的发生 (虚线)，但这些作用可被交感神经刺激所逆转。β 受体阻滞剂可预防这种逆转，产生抗心脏颤动作用。 (From Reiter MJ: Antiarrhythmic impact of anti-ischemic, antifailure and other cardiovascular strategies. Cardiac Electrophysiol Rev 2000;194-205.)

的死亡率。支持这些结论的资料并非全部来自对照性临床研究，但与 β 受体阻滞剂的随机、安慰对照试验的数据一致，显著降低死亡率，特别是急性心肌梗死后存活患者以及充血性心力衰竭患者的死亡率[44~51]。这些试验的样本量足够大，方案设计合理，在安慰对照研究中具双盲比较的特点。研究显示这类药物不仅对总死亡率有益，而且对心律失常的猝死亦有益 (表 37-2)。该类抗肾上腺素药物的临床应用概况详见表 37-3。

β 受体阻滞剂历来被用于降低急性心肌梗死患者、缺血性或非缺血性心力衰竭患者猝死的发生率和总死亡率。有资料证明，β 受体阻滞剂可减少心肌梗死患者院外、住院期间、院外随访期间的猝死和总死亡率。在后一种情况，第一年猝死和总死亡率下降 18%~39%。推测 β 受体阻滞剂对存活率的益处，在于预防了 VF 的发作。值得注意的是，在急性心肌梗死早期，配合溶栓治疗，β 受体阻滞剂首剂静脉给药后继以口服治疗，可降低急性心肌梗死前 10 天的死亡率。在这种情形下，需要强调 β 受体阻滞剂的另外两个特点：第

表 37-2 部分 β 受体阻滞剂终点试验的结果

试验/药物	例数	β 受体阻滞剂	总死亡率降低的百分率	猝死降低的百分率
CUMULATIVE (Post-MI)	>50 000	多种 (45)	23% (P<0.01)	23% (P<0.001)
BHAT-CHF	710	普萘洛尔 (55)	27% (P<0.05)	28% (P<0.05)
MC Carvedilol Trials	1094	卡维地洛 (59)	65% (P<0.001)	55% (P≤0.001)
CIBIS-Ⅱ	2647	比索洛尔 (57)	34% (P<0.001)	44% (P=0.0011)
MERIT-HF	3991	美托洛尔 (56)	34% (P=0.0002)	34% (P=0.0002)
COPERNICUS	2289	卡维地洛 (58)	35% (P=0.0014)	41% (P=0.0001)
BEST	2708	布新洛尔 (60)	8% (NS)	10% (NS)

Post-MI：心梗后；NS：无意义；NR：无报道。

一，与 CAST 试验不同[1]，虽然没有 β 受体阻滞剂心律失常抑制试验，但在心肌梗死以及心力衰竭时，β 受体阻滞剂对存活有益的程度与心率下降程度呈线性相关；第二，两项心肌梗死后试验证明[52,53]，胺碘酮和 β 受体阻滞剂合用，总死亡率的下降率高于其单独使用[54]。

近期的总结表明[5]，按照调整和递进剂量方式给予 β 受体阻滞剂，可以不同程度地显著降低晚期充血性心力衰竭患者的死亡率[55-61]。以下重点说明三个不同 β 受体阻滞剂的三项近期试验的结果[56,57,60]（表 37-2）。

一项有关美托洛尔的试验（MERIT-HF 试验），共 3991 例心功能Ⅱ~Ⅳ级（LVEF<40%）患者参加，随机接受长效美托洛尔（n=1990），剂量逐渐递增至 200mg/d，或安慰剂（n=2001），主要终点是 ITT 分析所有原因的死亡。平均随访 1 年。在随访期内，美托洛尔组 147 例死亡（7.2%），而安慰剂组为 217 例死亡（11.0%）（P<0.00009）。与安慰剂比较，美托洛尔降低猝死率有统计学意义[56]。

关于比索洛尔的双盲多中心试验报道了相似的结果[57]。2647 例患者随机分入 β 受体阻滞剂组（n=1327）或安慰剂组（n=1320）。患者均为心功能Ⅲ~Ⅳ级且 LVEF≤35%，与 MERIT-HF 试验一样，均服用利尿剂和 ACE 抑制剂。β 受体阻滞剂组所有原因的死亡率为 11.8%（156 例死亡），而安慰剂组为 17.3%，差异有统计学意义（P<0.0001）。比索洛尔可显著有效地降低猝死，其心血管死亡以及住院率显著低于对照组，并且两组综合终点也有显著差异。两组永久退出治疗的例数相似。虽然卡维地洛[60]的一系列试验的样本量相对较小，但累积的结果令人瞩目，美国将其批准为充血性心力衰竭患者的首选 β 受体阻滞剂。所有 β 受体阻滞剂试验的综合数据，支持在所有无 β 受体阻滞剂使用禁忌的患者中常规使用 β 受体阻滞剂作为预防性治疗。

延长复极的药物

目前已有的抗心律失常药物中，β 受体阻滞剂、索他洛尔、胺碘酮、伊布利特和多非利特在未来可能将

表 37-3 β 受体阻滞剂主要用于减少致命性室性心律失常和控制心脏手术后的术后心房颤动

适应证	注释
心脏骤停存活者	无对照性临床试验，但非对照性试验证据充分
ICD 的辅助治疗	仍需进一步获得对照性试验数据，但大规模非对照性试验有力支持用于 VT/VF
先天性长 QT 综合征	非对照性试验数据证据充分，目前使用单一药物形式被 ICD 所替代，药物常作为伴随用药
心梗后存活者	在这一情况下，大多数抗心律失常药可提高存活率，降低总死亡率、猝死以及再梗死率；有力的阳性证据来自对照性临床试验
充血性心力衰竭	降低局部缺血性或非缺血性 CHF 的总死亡率和猝死：作用已明确
预防心房颤动	预防性使用，减少心脏手术后患者的 AF 的发生率

ICD：植入式心脏复律除颤器；VT/VF：室性心动过速/心室颤动

继续应用。胺碘酮[62~65]和索他洛尔[66,67]是最令人感兴趣的，虽然机制不同，它们都可延长心房和心室的复极和不应期，同时阻滞交感神经刺激。它们具有降低心率和调节房室结功能，继而减慢 AF 和 AFL 心室反应的特点，对于控制多种心律失常具有重要的价值。因此，在控制心室以及室上性心律失常方面，它们具有更广泛的临床用途。它们各自的作用通过对照性试验[68,69]得到了进一步的支持，在 VT/VF 患者中效用优于 I 类药物。索他洛尔和胺碘酮虽然是强效交感神经拮抗剂，它们的主要作用是延长 APD，故此人们去寻找其他无副作用的相关特性的纯化合物[70~73]。近期广泛开展了对住院期间不稳定 VT/VF 和院外心脏骤停之后电击无效的 VF 患者静脉用胺碘酮的临床试验[2,74~78]。

现在有资料表明，“单纯”延长 APD 同时又延长心肌不应期的药物可能具抗心脏颤动作用[37]。在某些情况下，它们较胺碘酮或索他洛尔有优势，如多非利特、伊布利特和阿齐利特[79]。正在研究中的替他沙米的特性更为复杂[37]。这些化合物可能阻滞一个单一复极离子电流（如多非利特）或多个电流（伊布利特、替他沙米或阿齐利特）。因此，目前似乎应进一步研发该类制剂的两个亚类，即较索他洛尔或胺碘酮更为安全有效的衍生物，或相对来说单纯延长复极和不应期的药物。所有这些药物通过选择性抑制多个或单个心肌离子通道，产生相似的复极延长，而引起 TdP 的倾向轻微。

胺碘酮，一个具多样性、复杂的Ⅲ类制剂

胺碘酮是于 1962 年作为抗心绞痛药物合成的。直到 1970 年 Singh 和 Vaughan Williams[4]发现其可延长心脏复极时，人们才开始注意到它的这一独一无二的特性。胺碘酮还具有抗心脏颤动的特性，以及通过非特异的抗肾上腺能作用减慢心率的作用。这些早期研究，越来越表明胺碘酮是一个极为优秀的抗心律失常药物（图 37–5）。

表 37–4 长期使用胺碘酮与静脉用胺碘酮的作用比较

作用	静脉用胺碘酮	长期使用胺碘酮
复极(QT 间期) 延长(心房和心室)	±	++++
传导速度（心房和心室降低)	++	++ （心率的作用）
减慢窦性心率	+	+++
减慢房室结传导	+	++
增加房室结不应期	++	+++
增加心房不应期	+	+++
增加心室不应期	±	+++
非竞争性的 α–和 β–阻滞活性	+	++

胺碘酮急性给药和慢性长期给药治疗的电生理特性截然不同（表 37–4），但均与强而有效的抗心律失常作用相关[36]。该药的电生理作用是多方面的[80]，最为突出的是长期服药增加心房和心室的 APD。对浦肯野纤维[81]或 M 细胞[82]的作用轻微或没有，这个现象可导致 QT 离散度的下降[83]。该药的另一个独有特点是它对复极的作用不受心率的影响[84,85]；在分离的心肌纤维中，它消除浦肯野纤维和 M 细胞早期后除极（EAD）的出现。长期给药后胺碘酮阻滞离子通道的作用尚未完全明确，已经清楚地是，胺碘酮阻滞 I_{to} 和 I_K，以及 I_{Na} 和 I_{Ca}[64]。它去除离体心脏组织的 EADS[84]。在人类，尽管胺碘酮显著减慢心率，增加 QT/QTc 间期，但它很少引起 TdP 的发生[84]。虽然与典型的 I 类药物一样是钠通道阻滞剂，胺碘酮几乎没有致心律失常作用，尤其是在心率快的时候。胺碘酮突出的药效学特征总结见图 37–5。

胺碘酮的临床药理学作用复杂，消除半衰期为 30~60 天（它的主要代谢物——去乙基胺碘酮的半衰期更长），生物利用度约为 40%，表观分布容积大，98%以上与蛋白结合。极少由肾排泄，大部分在肝代谢消除，CYP34A 介导去乙基化完成生物转化。原药和代谢物的血药浓度都不能准确预测该药的治疗作用。与胺碘酮产生相互作用的药物很多，可能最有临床意义的是华法林、地高辛和维拉帕米。该药最好不要与其他延长心脏复极的药物联合使用。在临床实践中，要求不同负荷的强化治疗，过去每日剂量不能超过 2g，但现在已很少使用强化治疗。临床的目标是用最小的剂量达到所需的治疗效果。

胺碘酮是广谱抗心律失常药，同时副作用较多，这些副作用通常与剂量和时间依赖性有关。表 37–5 是主要的已获批准的和可能的临床适应证。静脉用胺碘酮可有效控制血流动力学不稳定和反复发作的 VT/VF（指用利多卡因和普鲁卡因胺），疗效至少与静脉用溴苄胺相同，甚至更高[74,75]。胺碘酮持续口服治疗，可强效抑制 PVC、非持续性室性心动过速（NSVT），对常规药物无效的复发性 VT/VF 的有效率在 60%~80%[86]。

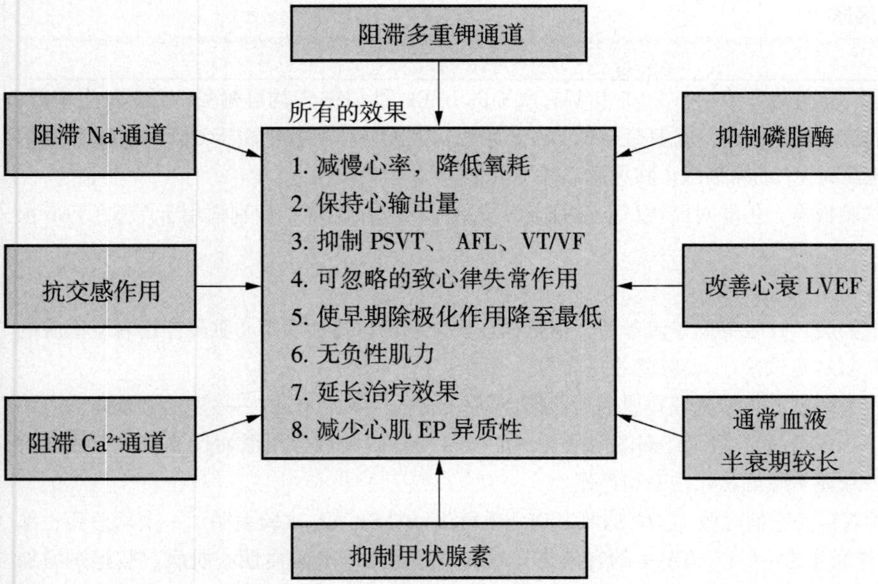

图 37-5 胺碘酮作用的多样性和复杂性。注意：该药具抗心律失常药常规分类 4 类药物的所有作用，但不具独立发生在其他药物的恶化效应。尽管 QT 显著延长、心率明显减慢，该药没有 I 类药的致心律失常作用，且 Tdp 发生率小甚至可忽略不计；改善心室功能，对几乎全部房室和室性心律失常广普有效。

仅在少数病例中，预防 VT/VF 的诱发和长期临床预后之间表现为无系统关联性或关联性不大[87]。

长期服药期间，胺碘酮的特点决定了可预先控制反复发作的阵发性室上性心动过速，减慢 AF 和 AFL 时心室的反应，维持 AF 和 AFL 药物或电转复后的窦性心律[88]。胺碘酮是维持 AF 转复患者窦性心律的最有效的药物。目前许多重要的多中心研究正在进行胺碘酮与安慰剂和索他洛尔的比较。

胺碘酮对瓣膜病[88]以及非风湿性 AF 患者的转复均有效[89]。有三项不同的临床试验，研究胺碘酮对心脏手术后发生的 AF 的疗效[90-92]。在一项随机、双盲、安慰剂对照试验中，Hohnloser 及其同事 [90]对冠状动脉旁路移植术后的 77 例患者进行了研究，静脉推注 300mg 胺碘酮后，随之每 24h 静脉给 1200mg 胺碘酮，持续 2 天，其后再给 900mg/d 胺碘酮 2 天。研究结束时，安慰剂组（n=38）AF 发生率为 21%，胺碘酮组（n=39）为 5%（*P*<0.05）。

最近，Guarnieri 及其合作者[91]提供了进一步的支持性资料。在他们进行的一项大规模的双盲研究中，300 例患者随机进入安慰剂组（n=142），或静脉用胺碘酮组（n=158），开胸心脏手术结束后通过中心静脉管给予胺碘酮，2 天内达到 2g（1g/d）。在安慰剂组中，67 例患者发生 AF（67/142，47%），胺碘酮组为 56 例（56/158，35%）（*P*<0.039）。胺碘酮组发生 AF 的时间显著晚于安慰剂组（2.9 天 *vs* 2.2 天，*P*<0.006）。

Daoud 和他的同事[92]最近报道了两项有关口服胺碘酮预防心脏术后 AF 的研究中的第一项研究的结果。124 例患者随机被分入安慰剂组（n=60）和胺碘酮组（n=64），胺碘酮组在术前至少使用 7 天胺碘酮（600mg/d），随后 200mg/d 直至出院。安慰剂组 32 例（32/60，53%）术后发生 AF，胺碘酮组只有 16 例（16/64，25%）。胺碘酮组患者的住院天数明显低于安慰剂组。

倘若胺碘酮的副作用可以改善，其独特的药效学特性使之成为未来开发对心房和心室具抗颤动作用药物的原型[93-95]。显然，胺碘酮以及索他洛尔，已成为用于控制致命性室性心动过速首要的两个主要药物。但是，需要正确对待它们的扩大适应证，即在使用 ICD 的严重器质性心脏病患者中，预防心律失常死亡的治疗作用[95]。

静脉用胺碘酮

静脉用胺碘酮是目前治疗住院期间不稳定 VT/VF 以及院外心脏骤停患者复苏的最有效的抗心律失常药物[74-77]，并且可将近期发生的 AF 转为窦性心律，虽然该适应证尚没有在临床中广泛应用。但静脉用胺碘酮已作为预防性药物，用于预防心脏外科手术后患者 AF 和 AFL 的发生[90,91]。现在静脉用胺碘酮主要用于急性控制院内不稳定 VT/VF，和院外心脏骤停存活患者无脉 VT/VF 的复苏和持续控制[74-77]。

20 世纪 90 年代早期，对不稳定 VT/VF 患者，包括那些对利多卡因或普鲁卡因胺无效而使用电击患者，

表 37-5 胺碘酮控制室性和室上性心律失常的主要用途

适应证	注释
心脏骤停存活者	优于Ⅰ类抗心律失常药 (导向治疗)；在 VT/VF 和所有水平的 LVEF 和 CHF 中均可耐受；TdP 发生率低。逐渐被认为是最强的抗心律失常药，尤其是对低 LVEF 患者，但被 ICD 所替代用于治疗 VT/VF 患者的数量正在增加。可能提高 VT 的除颤阈；临床意义尚不清楚。
ICD 的辅助治疗	仍需进一步的对照性试验数据，但非对照性试验数据显著支持 VT/VF 的治疗；特别适用于严重 LVEF 损害和 CHF 患者。
静脉给药转复 VT 为窦律	尚不清楚确切的功效
静脉用胺碘酮治疗不稳定、反复发作的 VT/VF	优于利多卡因和普鲁卡因胺；疗效等同于溴苄胺，但低血压发生率少；增加院外心脏骤停患者至医院的存活率（ARREST 和 ALIVE 试验）。心脏骤停复苏的一线用药。
在心梗后存活者	许多非对照性阳性死亡率研究；近期两项安慰剂对照研究——EMIAT 和 CAMIAT——显示显著降低心律失常死亡率，其中一项研究显示总死亡率倾向降低，如与 β 受体阻滞剂合用增加疗效。所有数据的 Meta 分析表明该药一致显示降低总死亡率和猝死。
充血性心力衰竭	两项对照性试验，一项双盲安慰剂对照 (CHF STAT) 和一项盲法（GESICA）试验表明了一个从总死亡率降低（GESICA）到作用中性 (CHF STAT) 的有效谱，倾向于更适用于非缺血性心肌病。胺碘酮增加 LVEF。
心房颤动 (AF)：	
急性转复	疗效不同，但尚无与一个可比制剂的系统性安慰剂对照试验。
窦律的维持	维持转复后窦律 12 个月的有效率>60%；房颤复发后口服给药可维持心室率 (对照性试验正在进行)。
心脏术后预防 AF 的作用	手术前口服可降低术后 AF 的发生；术后静脉给药可能通过减少 AF 缩短住院天数

AF：心房颤动；CHF：充血性心力衰竭；ICD：植入式心脏复律除颤器；IV：静脉注射； LVEF：左心室射血分数；MI：心肌梗死；SR：窦性心律；VT/VF：室性心动过速/心室颤动。

开展了众多研究，特别是两项胺碘酮剂量-反应研究 (125mg、500mg 和 1000mg/24h 或 2000mg/24h)。其中一项为与溴苄胺 (2500mg/24h) 比较研究，发现静脉用胺碘酮可以很好的控制利多卡因或普鲁卡因胺难以控制的 VT/VF（包括电击）。在一项 305 例患者参加随机双盲研究中，将胺碘酮直接与静脉用溴苄胺比较，前者显示了更为有效的降低 VT/VT 事件发生的趋势，但差异无统计学意义。但这仍然为我们提供了探索在此临床情况下静脉用胺碘酮的理由。已有两项在持续或反复发作无脉 VT/VF 患者或院外心脏骤停患者中展开的盲法随机研究的报道[76,77]。在一项前瞻性的随机双盲研究——ARREST (胺碘酮在反复持续室性心动过速院外复苏中的应用) 研究中，504 例发生院外心脏骤停伴反复或持续无脉 VT/VF 的患者入选。所有患者在使用 A-CLS 疗法（包括两组均使用利多卡因）的基础上，比较静脉用胺碘酮 (300mg) 与安慰剂的疗效。结果表明，胺碘酮治疗患者在到达医院时存活者较安慰剂组多 (44%比 34%，P=0.03)。该差异在 221 例有证据证明心脏骤停的患者中更大（P=0.008)，其原因可能是缩短了心脏骤停发生与药物治疗的间期。

ARREST 没有直接比较胺碘酮和利多卡因的疗效，原因在于后者是两治疗组整体治疗的一部分。但是，胺碘酮在 ARREST 试验中表现出的优越性足以使之在“2000 年心肺复苏和心血管急救监护指南”中得到认可[2]。相对充足的证据证明胺碘酮为ⅡB 类适应证，被认为是“可接受的、安全的、有效的”；而因为“缺乏足够的数量/质量的研究支持最后的分类决定”，利多卡因则被认为是“不确定的”。

ALIVE 试验由 Dorian 及其合作者进行[77]，对 VF 电击无效且有院外心脏骤停患者，比较研究利多卡因和胺碘酮的疗效。共有 347 例患者入选，入选标准为 3 次电击无效，静脉用肾上腺素，以及需要更多的电击，或初次成功除颤后复发 VF 的患者。在双盲状态下随机分组，给药方法为静脉用胺碘酮加利多卡因安慰剂，或利多卡因加胺碘酮安慰剂。主要终点是患者到医院时的存活率。胺碘酮组 188 例患者中有 22.8%到达医院，而利多卡因组 167 例患者有 12%到达医院，有极显著统计学差异（P=0.009，OR 2.17；95%的可信区间

[1.21, 3.83])。来自 ALIVE 试验的比较数据总结见图 37-6。

根据 ARREST 和 ALIVE 试验结果，总结在心脏复苏和院内及院外控制室性心动过速时，静脉用利多卡因和胺碘酮所累积的临床研究资料，可得出许多结论。最为突出的是，静脉用利多卡因在增加心脏骤停后到达医院的存活者数量方面，较静脉用胺碘酮差。利多卡因未表现出可以控制致命性室性心律失常，在此情况下继续使用利多卡因是不合理的[30]。现有资料支持以下假设：目前，在电击无效的 VT/VF 患者复苏时，静脉用胺碘酮已替代静脉利多卡因，成为一线抗心律失常药物[30,77]。

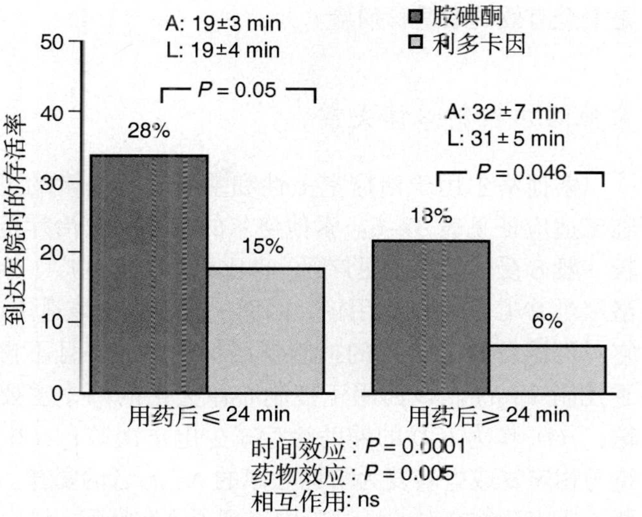

图 37-6 比较静脉用利多卡因 (L) 和静脉用胺碘酮 (A) 治疗院外心脏骤停后电击无效的持续或反复发作 VT/VF 患者在到达医院时的存活患者比例。注意：在低于或高于从出发到给药中位数 (24min) 时间段，胺碘酮组到达医院的患者数显著高于利多卡因组。 (From Dorian P, Cass D, Schwartz, et al: Amiodarone as compared with lidocaine for shock-resistant ventricular fibrillation. N Engl J Med 2002;346:884-890.)

抗心律失常药物：索他洛尔

索他洛尔的双重特性决定了该药所有的作用，竞争性阻滞 β 受体，对 β_1 或 β_2 选择性不强；延长心肌 APD。索他洛尔是 d-和 l-异构体的外消旋化合物，两种异构体均具有Ⅲ类活性，但只有 l-异构体具有显著的 β 肾上腺素受体阻滞活性[96,97]。

电生理作用

索他洛尔是一个非选择性的 β 肾上腺素受体阻滞剂，钠通道阻滞作用轻微或无，无内源拟交感神经活性。1970 年，Singh 和 Vaughan Williams[3]发现索他洛尔在分离的心房和心室多细胞配制品中显著延长 APD。该作用是Ⅲ类抗心律失常药物分类的机制。索他洛尔通过抑制 4 相去极化减慢窦房结频率，主要通过阻滞时相依从性外向延迟整流 K 电流 (I_K) 增加 APD。刺激频率增加导致 APD 降低被定义为逆心率依赖[19]。索他洛尔显著延长 QT 和 QTc 间期，对 QRS 或 PR 间期影响不大 [98]，对希-浦肯野 (H-V 间期) 或心室 (QR 间期) 传导速度无影响。

索他洛尔的药代动力学和最适剂量

因该药可被完全生物利用，不代谢，不与血浆蛋白结合，所以其血药浓度很少波动，血浆半衰期长 (10~15h)，血浆浓度与剂量呈线性相关。通常起始剂量为 80mg bid，极少为 40mg bid，逐步递增（120mg bid, 160mg bid，更高剂量极为罕见），以获得最佳效果。因为索他洛尔大部分经肾以原型排泄，血浆浓度与肌酐清除率呈线性变化。当有肾功能障碍时需要调整索他洛尔的剂量。肌酐清除率>60ml/min，合适的给药间隔为 12h。肌酐清除率 30~69ml/min，给药间隔可增至 12~24h；肌酐清除率 10~30ml/min，给药间隔增至 36~48h。但是，肌酐清除率<60ml/min 时，临床上应慎用索他洛尔。急诊数据表明，密切监测与剂量相关的 QT 间期，可有效预防 TdP 的发生。与许多心脏活性药物之间可能有药效学相互作用，尤其是其他抗肾上腺药物 (维拉帕米、地尔硫革和胺碘酮) 和其他延长 QT 的药物 (Ⅲ类制剂，包括胺碘酮、三环类抗抑郁药和酚噻嗪类)。需避免与红霉素及其他延长 QT 药物合用。在心电和血流动力学监护下，2~3min 内静脉用 dl-索他洛尔 0.2~1.5mg/kg（未被 FDA 批准）。虽然以往剂量可高至 960mg/d，尤其是在研究性方案中，目前已明确很少需要更高的剂量，而且高剂量与 TdP、心力衰竭 (NYHAⅢ级和Ⅳ级)、或严重心动过缓的高发生率相关[66-67]。少有患者 80mg/d 有效，大多数患者日总剂量为 240mg、360mg 和 480mg，分两次相同剂量使用。近期有关 AF 的研究显示，240mg (即 120mg，bid) 可能

是安全有效的最适日剂量。

索他洛尔控制心律失常

索他洛尔用于治疗室上性和室性心律失常的主要临床适应证见表 37-6。索他洛尔的心律失常治疗范围较一般 β 受体阻滞剂更广[67]，也比纯Ⅲ类制剂广。索他洛尔对 PVC 的抑制作用轻，因而一般不用于该适应证。它对可诱发的 VT/VF 的抑制作用不确定，并且不再用于控制 VT/VF。该药用于控制心律失常的两个主要用途：(1) 作为 ICD 的辅助治疗减少电击次数；(2) 维持药物转复或电转复为窦性心律的 AF 患者的窦律。这两个适应证均在对照性试验中得到了证实[99~101]。

实验表明，伴随 ICD 的抗心律失常治疗是整体治疗反复发作的 VT/VF 的一部分[101]。索他洛尔可减慢 VT 心率，帮助抗心动过速起搏终止 VT，降低除颤阈，有利于在低电能时终止心律失常，并通过抑制室上性（包括 AF）和室性心动过速事件减少电击次数。索他洛尔在室上性心律失常中的所有作用（这也是其他药物试剂在此要介绍的），必须结合伴或不伴旁路的阵发性室上性心动过速（paroxysmal supraventricular tachycardias，PSVT）以及 AFL[98]，在射频消融中的变化来观察评价。因为这些新技术的治愈成功率极高，有了射频术，PSVT 的预防性药物治疗较前已很少使用。

该药长期疗效的急性反应的预测精确性尚不清楚。索他洛尔作为Ⅲ类药物的抗纤维性颤动作用[65~67]使之能更有效地维持转复后的 AF 和 AFL 的窦性心律。索他洛尔用于急性转复 AFL 和 AF，以及长期维持窦性心律稳定性的电生理原理已明确[66,67]。索他洛尔的转复率不一，但减慢心室率的作用与预期的 β 受体阻滞作用一致。转复率在选择的病例中可高达 40%~50%，可与静脉用普鲁卡因胺或者静脉用新的Ⅲ类药物(伊布利特或多非利特) 或 IC 类药物 (氟卡尼) 相比。在转复后维持窦性心律方面临床意义重大。直接比较研究显示，索他洛尔和普罗帕酮或奎尼丁一样，能有效维持 AF 患者的窦律[102~104]，但可能弱于胺碘酮[93,94]。

令人感兴趣的是两项有关 dl-索他洛尔在维持窦性心律稳定方面的安慰剂对照试验。Benditt 及其同事[99]进行的双盲安慰剂对照试验，在 253 例患者中比较三个剂量的 dl-索他洛尔 (80、120、160mg，bid) 维持转复后窦性心律的疗效、安全性和剂量反应关系。与安慰剂相比 (27 天)，两个剂量的索他洛尔组复发时间明显延长，120mg 组为 226 天 ($p=0.001$)，160mg 组为 175 天 ($p=0.012$)。没有 1 例死亡或 TdP、持续 VT 或 VF。一些对照试验表明索他洛尔对预防心脏手术后发生的 AF 和房扑的发作有效[105,106]。虽然没有发生 TdP 的病例，但在治疗其他心律失常的研究中，TdP 的发生率随剂量波动[107]，最高剂量时发生率大于 5%。

溴苄胺

作为抗高血压药开发的溴苄胺，几十年来一直作为突出的静脉用控制不稳定 VT/VF 的抗心脏颤动药物，尤其是用于发生院外心脏骤停患者的复苏。它被用于

表 37-6　索他洛尔控制室性和室上性心律失常的主要用途

适应证	注释
心脏骤停存活者	优于Ⅰ类抗心律失常药（导向治疗）；治疗 VT/VF 也许可与胺碘酮相比（无重要的直接比较试验，但 Tdp 发生率高于胺碘酮）。目前逐渐被 ICD 所替代。
ICD 的辅助治疗	仍需进一步的对照性试验数据，但非对照性试验数据有力支持 VT/VF 的治疗。
静脉给药转复 VT 至 SR	优于利多卡因；未获美国批准使用。
心梗后存活者	一项研究结果阳性，总死亡率降低 18%，但无统计学意义。
充血性心力衰竭	未进行对照性研究。
心房颤动	
急性转复	疗效不同，但尚无与一个可比制剂的系统性安慰剂对照试验。
维持窦律	口服维持转复后窦律 12 个月的有效率达 50%。即将获得安慰剂对照试验的结果。
术后后遗症的预防	术前和术后口服给药降低 50%。

ICD：植入式心脏复律除颤器；IV：静脉注射；MI：心肌梗死；SR：窦性心律；TdP：尖端扭转型室性心动过速；VT/VF：室性心动过速/心室纤颤。关于索他洛尔对室上性心律失常的作用及心房颤动的作用，未在此表中讨论。

治疗心律失常的基础主要在于动物模型研究，以及与利多卡因急性控制 VT/VF 的比较研究[108,109]。溴苄胺并未优于利多卡因。最近有一项多中心研究比较溴苄胺与静脉用胺碘酮治疗难控制或利多卡因和普鲁卡因胺不能耐受的 VT-VF。溴苄胺在复发时间和存活时间方面与胺碘酮一样有效，但较胺碘酮引起更多的副作用(如低血压) [75]。该药不再作为控制院内或院外不稳定 VT/VF 的抗心律失常药列入最近的 ACLS 指南，并且该药已不再生产[2]。连同利多卡因一起，该药作为抗心律失常药可能将成为历史[30]。

"纯" Ⅲ类抗心律失常药物

如多非利特[71]、伊布利特[72]和阿齐利特[73]等化合物是"纯"Ⅲ类抗心律失常药物的代表。单独或单纯延长 APD，同时相应延长心肌不应期的药物，具抗心脏纤颤作用[16~18]。在某些情况下，具有该作用的药物比其他复杂化合物，如索他洛尔或胺碘酮更有优势。

伊布利特，一个静脉用Ⅲ类药物的原型

伊布利特是第一个被 FDA 批准的用于紧急终止 AFL 和房颤的"纯"Ⅲ类抗心律失常药[110~117]。其主要作用机制是延长心房动作电位和不应期[72,110]。

电生理和药代动力学

Ⅲ类药物的作用来自其阻滞延迟整流电流的快速电流成分 (I_{Kr}) 的特性，在极低浓度时还激活慢钠内向电流，该电流不能被 I_{Kr} 阻滞剂所阻滞[72,110]。在离体的心房和心室肌，伊布利特增加 APD 和 ERP，这两个作用随心率的增加而减弱。伊布利特可引起与浓度相关的 QT 和 QTc 间期延长 [111,12]。与其他Ⅲ类抗心律失常药物一样，伊布利特有抗心脏颤动作用以及致颤动作用[72]。

伊布利特对健康人和患者的窦性心律或 AV 结传导作用不大或没有作用，轻微影响 PR 或 QRS 间期[114]；因其对心房或心室无负性肌力作用，故不降低血压或使心力衰竭恶化[72]。伊布利特与自主神经系统没有显著的交互作用，该特性对其治疗用途至关重要，可迅速延长心房 ERP 导致 AF 和 AFL 的快速终止 [112]，并且当单独电转复不能转复这些心律失常时可降低心房除颤的电能[72]。

因首过效应，伊布利特在肝快速代谢，故只有静脉制剂，口服制剂可能无效。清除半衰期变化较大 (2~12h，平均 6h)。药物被广泛代谢，大部分由肾排泄，但不需要根据肝和肾功能的变化来调整静脉用药剂量。与地高辛、钙离子通道阻滞剂、β 受体阻滞剂合用，可影响其药代动力学、安全性或转复 AF 或 AFL 的疗效。同样，患者的年龄、性别或心律失常的性质也可能影响其药代动力学[72]。

伊布利特转复心房颤动和扑动

两项关键的对照研究明确了静脉用伊布利特转复 AF 和 AFL 至窦性心律的疗效[111,112]。例如，在一项试验研究中，对 200 例血流动力学稳定、无心力衰竭和心绞痛的 AF 和 AFL，发作时间在 3h~90d 内的患者静脉用伊布利特。患者被随机等分成 5 组，即安慰剂组和伊布利特 4 个剂量组 (0.005、0.010、0.015 和 0.025mg/kg)，给药时间大于 10min。安慰剂转复率为 3%，伊布利特 4 个递增剂量组的转复率分别为 12%、33%、45% 和 46%[110]。伊布利特组 AF 总转复率为 29%，AFL 转复率为 38%，平均转复时间 19min。转复的同时，ECG 表现有 QT 和 QTc 间期延长。有 6 例患者发生多形性室性心动过速 (3.6%)。

第二项研究[112]有 266 例 AF 或 AFL 患者参加，发作持续时间在 3h~45d。他们随机给予最多 2 次伊布利特 (1.0mg 和 0.5mg，或 1mg 和 1mg) 或安慰剂，10min 静推。大多数患者有心脏病病史及左心房扩大。安慰剂转复率为 2%，伊布利特为 47% (AFL 为 63%，AF 为 31%)，平均转复时间为 27min，TdP 发生率为 8.3% (AFL 12.5%，AF 6.2%)，其中 1.7%因持续发作需要电转复。这些关于伊布利特经验在随后的临床应用中得到了验证。

Singh[116]和 Roden[117]详细讨论了有关 AF 和 AFL 急性转复中纯Ⅲ类药物使用的重要议题。纯Ⅲ类药物对 AF 的转复率超过 30%，AFL 则超过 50%。转复 AF 期间 TdP 发生率低至 2%~3%，在 AFL 时高至 8%~12%。这些数据为伊布利特静脉用于急性转复 AF 和 AFL 提供了依据[118]。目前为止，该药是近年来惟一一个被 FDA 正式批准用于标准的药物转复 AF 和 AFL 的静脉用药物，尚无与其他口服或静脉疗法有意义的比较研究。Glatter 及其合作者报道的长期用胺碘酮治疗患者

使用静脉伊布利特转复 AF 和 AFL 研究令人很感兴趣[119]。在该项研究中，70 例患者使用伊布利特，AFL 转复率为 54%，AF 为 39%，只有 1 例发生非持续性 TdP (1.4%)。该数据表明，尽管事实上胺碘酮和伊布利特合用可延长 QT 间期，但胺碘酮降低了与静脉用伊布利特相关 TdP 的发生。

伊布利特预处理易化经胸心脏转复

纯Ⅲ类制剂可能降低心房和心室的除颤阈。近期，Oral 和他的同事[114]报道，电转复失败的 AF 患者，如果静脉用伊布利特预处理，可被成功转复。他们将 100 例平均持续 117 天的 AF 患者，随机分为用或不用伊布利特 1mg，然后进行经胸心脏转复。转复方案是一个递增方法，包含连续电击 50、100、200、300 和 360J。如果未用伊布利特组经胸转复无效，则给予伊布利特，然后再重复电击方案。未给予伊布利特而转复为窦性心律者 36 例 (36/50，76%)，所有给予伊布利特者均被转复 (100%，$P<0.001$)。有趣的是所有 14 例初始电转复未成功者给以伊布利特预处理后可以被转复。Oral 等人的报道 [114]是惊人的，但也需要进一步证实，因为上述结果无疑将导致伊布利特适用于大部分的临床适应证，尤其是两阶段的心脏转复，因此要慎重求证。

不良反应

通过有关 586 例患者的Ⅱ期和Ⅲ期临床试验，建立在经验基础上的静脉用伊布利特的安全方面的介绍已有报道[120]。该药的非心脏副作用，如低血压、传导阻滞或心动过缓与安慰剂的无差别。最重要的不良反应是 TdP，其发生率为 4.3% ，其中 1.7%需要心脏转复。几乎所有患者发生心律失常的时间是在静脉注射开始后 40min 内。

药物剂量和给药方法

目前已有相当多的静脉使用伊布利特转复近期发作 AF 的经验。许多用药之前的防范，提高了药物使用的安全范围。已明确促心律失常发生的高危患者，他们包括：基础 QTc 长 (>440ms)、严重心动过缓、低血钾和低血镁 (未纠正的)，正在使用其他 QT 延长药物 (可能胺碘酮是一个例外)，或既往有被其他抗心率失常药物诱发 TdP 史。体重大于 60kg 者的推荐剂量是 1mg，给药时间要超过 10min。通常，如果在第一次给药结束后心律失常没有终止，可重复给相同的剂量。给药后常规心电监测 4h，在此期间不能再给予其他 QT 延长药物。

使用多非利特维持房颤窦性心律的稳定

多非利特 (Tikosyn) 是纯Ⅲ类抗心律失常制剂的原型。它的口服制剂最近被 FDA 批准用于维持阵发性和持续性心房 AF 和 AFL 窦性心律。与伊布利特一样，该药可有效终止近期发作的 AF 和房扑[121]，但该适应证尚未被批准于临床常规使用。

药效动力学和药代动力学

该药是一个高度选择性药物，通过阻滞 I_{Kr} 延长心房、心室和浦肯野纤维的复极。虽然有可能 M 细胞的动作电位持续时程可能因 I_{Ks} 的减少而延长，I_{Kr} 的阻滞是该药在心肌中惟一明确的作用。多非利特对钠通道和钙通道无作用，因而对传导速度影响轻微。该药在拮抗自主神经递质方面无显著作用[70,122]，也就不改变体表心电图 PR 间期或 QRS 时程[30]。它惟一可测量的电生理作用是延长心脏复极，可由 QT/QTc 间期反映，是一个直接与不应期延长相关的作用。该药对心肌收缩或全身血流动力学无影响。它不降低体循环血压。因此，该药可用于控制心力衰竭患者的 AF。多非利特大部分由肾排泄，肾功能不全患者必需调整剂量。

多非利特对伴或不伴心力衰竭的左室功能不全的心肌梗死后患者死亡率的影响是中性的[71]。但是这些研究表明，多非利特的安全性主要依靠与肾功能有关的药物适当剂量的使用，因此需在医院内初始用药，并且监测药后 QT/QTc 的变化来调整药物的剂量。

多非利特对心房颤动和心房扑动中的有效性

两项双盲安慰剂对照的有影响的研究提供了该药有效性的重要数据。第一项研究是欧洲和澳洲多中心评价多非利特在心房颤动中的研究 (或 EMERALD)，在 534 例发作时间在 1 周~2 年的 AF/AFL 患者中，比较 3 种剂量的多非利特 (25、250 和 500μg) 与安慰剂，观察 12 个月[123]。最高剂量组窦性心律转复率为 29%，而安慰剂组为 1% (P=0.001)。没有被药物转复的患者可通过电转复为窦性心律。一共有 427 例患者或通过药物或通过电转复为窦性心律，其后随访观察心律失常的复发。第一年结束时，在最高剂量组，66%的患者维持窦性心律，安慰剂组该比例为 26% (P=0.001)。两个较高剂量组复发 AF/AFL 的中位时间大于 365 天，而在安慰剂组则是 34 天。

第二项研究 (症状性心房颤动和随机评价多非利特或 SAFIRE-D) 涉及 325 例患者，在持续 2 周~6 个月的慢性 AF/AFL 患者中，比较 3 个剂量的多非利特 (和 EMERALD 一样) 与安慰剂转复和维持的窦性心律的疗效。在 500μg bid 剂量组，30%的患者转复。在第一个 24h 内，70%的患者转复。48h 时药物未转复的患者被电击复律。未转复者退出试验。250 例转为窦性心律的患者继续随访观察窦性心律的稳定性。结果显示，患者对药物的反应呈剂量依赖，但仅最高剂量组 (500μg bid) 的整体疗效与安慰剂组有显著差异。随访 12 个月结束时，使用多非利特 500μg bid 的患者中有 58%维持窦性心律，安慰剂组为 25% (P=0.001)。服药者复发 AF/AFL 的中位时间大于 365 天，而安慰剂组则是 27 天。

来自 EMERALD 和 SAFIRE-D 研究的数据表明[123,124]，多非利特对于确定的 AF/AFL 患者是一个有效的转复和维持窦性心律的抗心脏颤动药物。支持性数据在“丹麦多非利特在急性心肌梗死中的试验” (DIAMOND) 也已有报道[7]。这项研究主要集中观察两组 (心室功能不全组和有症状性充血性心力衰竭组) 心肌梗死后患者的死亡率。1518 例患者被随机分为多非利特组和安慰剂组。平均随访 18 个月后，发现其对死亡率无影响。有 AF 或在随访期间发生 AF 的患者 (n=506)，多非利特可有效转复 AF 为窦性心律 (12%)，安慰剂组为 2%；各组患者一旦通过药物或电击转复后，服用多非利特组 1 年维持率是 79%，安慰剂组是 42%。这些数据与静脉用药物治疗 AF/AFL 的效果一致。Falk 等 [121]在一项双盲研究中发现，对 91 例患者 (75 例 AF，16 例 AFL) 静脉给予多非利特 8μg/kg，AF 患者转复率是 31%，4μg/kg 则是 12.5%，而安慰剂没有 1 例转复。AFL 患者的转复率是 54%。但是，上述安慰剂对照临床试验的结果也表明，多非利特在临床使用中最重要的意义在于维持阵发或持续 AF 的窦性心律。在伴或不伴心力衰竭患者中 AF 预防治疗可能是多非利特主要适应证。

不良反应和禁忌证

在安慰剂对照试验中，不良反应发生率为 5%~10%，包括头痛、胸痛、眩晕、呼吸道感染、呼吸困难和恶心。在数量上，用药组与安慰剂组没有显著的差异。多非利特最重要的副作用是发生 TdP。在两项关于 AF/AFL 的有影响的试验中 (EMERALD 和 SAFIRE-D)，11 例发生 TdP 患者中 9 例有症状，8 例需要干预，但无 1 例因心律失常死亡。762 例心肌梗死后心室功能不全或心力衰竭患者参加的 DIAMOND 试验，多非利特药物组有 518 例患者，32 例中的 29 例发生 TdP 者有症状，23 例需要干预终止，这组中有 2 例死亡，但亚组分析 AF 组无 1 例因 TdP 死亡。

多非利特治疗时禁忌伴随使用某些药物，尤其那些可能大量增加多非利特血药浓度的药物，比较突出的是维拉帕米、酮康唑、西咪替丁、甲氧苄啶、磺胺甲噁唑、丙氯拉嗪和 magesterol。多非利特也禁用于严重肾功能不全和获得性或先天性长 QT 综合征患者。既往有多非利特或其他延长 QT 药物引起发生 TdP 病史者禁用多非利特治疗 AF/AFL。

推荐剂量和增强安全性

因血浆浓度、药物剂量和 QT/QTc 间期之间存在适当的线性关系，并且均是 TdP 发生的决定因素，所以为安全使用多非利特，确定适当的起始剂量和稳态剂量至关重要。如前面所提到的，药物的剂量需根据肾功能调整。肌酐清除率大于 60ml/min，推荐起始剂量为 500μg bid；肌酐清除率为 40~60 ml/min，起始剂量减至 250μg bid；肌酐清除率为 20~40 ml/min，起始剂量进一步减至 125μg bid。基础 QT 或 QTc 间期 (窦性心律时测定) 超过 440ms (或室内传导阻滞时>500ms) 或肌酐清除率小于 20 ml/min 时禁止使用多非利特。大多数 TdP 发生在药物初始治疗阶段，因此在药物治疗的前 3 天或前 5 个剂量，患者必须在医院内监测。当 QT/QTc 间期较基础值增加 15%或延长超过 500ms 时，建议减少多非利特的剂量。这些措施可显著减少 AF/AFL 患者使用多非利特维持窦性心律期间 TdP 的发生。

钙通道阻滞剂、腺苷和地高辛

因为大多数与药物抗心律失常效应相关的作用都

涉及不同程度的房室（AV）结抑制，故将在一起讨论这些结构迥异的药物的电药理特性和临床使用。这些药物一过性完全阻滞房室结的前向传导，可用于终止折返性室上性心动过速，用来治疗或区分体表心电图上的窄 QRS 心动过速[38]。维拉帕米、地尔硫䓬和腺苷的阻滞作用可即刻转复 80%~100%的心律失常状况下的 PSVT。转复率受下列因素影响：用维拉帕米 3~5mg（儿童）到 10~15mg（成人），地尔硫䓬17~25mg，腺苷 6~12mg 静脉注射治疗。腺苷因其几乎百分之百有效，以及消除半衰期超短使得副作用为一过性，现在是最常使用的药物。但是，有些临床情况不适合使用腺苷。腺苷用于心室功能不全患者和近期使用 β 受体阻滞剂者以及新生儿为佳。维拉帕米尤适用于已知正在使用干扰腺苷作用或其代谢的药物的患者，或支气管痉挛的患者，以终止 PSVT。对于怀疑但没有确定的 PSVT 患者，最好使用维拉帕米或地尔硫䓬，因为它们不会产生持续低血压。

2 个钙通道阻滞剂（维拉帕米和地尔硫䓬）通过阻滞 L 型钙通道起作用，并有轻度非特异性抗肾上腺素能作用。后者有着重要的意义，因为它可抵消这些药物因扩张外周血管作用而引起的反射性心跳加快。腺苷通过抑制嘌呤能受体阻滞房室结，地高辛的作用主要来自其通过强心苷增强迷走神经的作用。静脉或口服钙通道阻滞剂和地高辛，改变房室结的不应期，导致 AF 和房扑的心室反应减慢。心室反应的下降是终止近期发作的 AF 的基础，这一作用并非来自它们对心房肌的内源性抗心脏颤动作用。

抗心律失常的钙通道阻滞剂

维拉帕米和地尔硫䓬对心房、心室和希-浦肯野纤维的不应期或传导没有显著的电生理作用。但是，它们可缩短心房 APD，很少引起 AF[38]。它们减慢 SA 和 AV 结 4 相去极化，减慢由 L 型钙通道阻滞介导的传导。它们主要作用于房室结，减慢传导，延长前向和反向有效不应期和功能不应期。维拉帕米和地尔硫䓬对房室结的主要抑制作用也用于以下其他 3 种情况：（1）预防 PSVT 的复发，可与地高辛或 β 受体阻滞剂合用，但随着更多人选择射频消融治愈心律失常，该用途正逐渐减少；（2）快速控制 AFL 和房颤的心室反应；（3）当控制心室率是优先选择的治疗方法时，用于长期调整这些心律失常的心室率。在这种情况下，钙通道阻滞剂可与不同剂量的地高辛和（或）β 受体阻滞剂合用[126]。有关维拉帕米可能对多源性房性心动过速的急性控制方面有价值的资料有限，它在心律失常长期预防治疗方面的疗效仍不确定[38]。近期数据提示了令人感兴趣的可能性，即在 AF 期间给予钙减慢药物（如维拉帕米），可能会减少电复律后 AF 的发作[127,128]。

因它们对心室肌的电生理作用很小，所以它们不太可能成为大多数室性快速心律失常的强效抗心律失常药物[128,129]。尽管因为药物在晚期心力衰竭患者中的负性肌力作用可能对死亡率有不良影响，因为同样的理由，这些药物不会诱发致心律失常反应以及对死亡率的不良影响。从钙通道阻滞剂对心室肌的作用就可以预测，它们治疗室性心律失常的作用有限。它们不能抑制室性期前收缩和非持续性或持续性 VT。对于某些缺血性心脏病患者，钙通道阻滞剂可能通过抗局部缺血作用预防 VT/VF，但这种可能性尚未在相关的临床模型中得到验证。

除用于室上性心动过速，包括控制 AFL 和 AF 心率之外[126]，钙拮抗剂至少对两种相对少见的室性心动过速有效[128,129]。这类心律失常发生在心脏结构正常的患者。第一种是左室间隔 VT 综合征。这种 VT 大部分发生在男性患者，心电图呈右束支阻滞型，电轴左偏；可被快速心房起搏或程控电刺激诱发；可被静脉用维拉帕米终止，但不能被腺苷终止。口服钙通道阻滞剂，尤其是维拉帕米可以控制该类心律失常，但根除性治疗是射频消融术。另外一种对钙通道阻滞剂（也对 β 受体阻滞剂）有反应的特发性室性心动过速是右心室流出道室性心动过速（RVOT），ECG 呈左束支阻滞，电轴直立，常见于女性患者，不易被程控电刺激诱发，但可被运动或静点异丙肾上腺素诱发。静脉用维拉帕米或腺苷可快速终止该心律失常。同样，根除性治疗方法是射频消融术，但它也被 β 受体阻滞剂或钙通道阻滞剂控制，并可应答 β 受体阻滞剂。

维拉帕米

该药物的电生理特性形成了Ⅳ类抗心律失常药物的基础[7]。当维拉帕米静脉给药时（5~20mg，2min 以上），在 10~15min 内达 AV 结的峰效应，作用持续 6h。口服给药数小时内起效，药后 3h 达峰效应，消除半衰期为 3~7h，但作用持续时间比之明显要长。持续口服治疗用于调整心室反应，常用剂量范围 80~120mg，每天 3 次或 4 次。另外，也可以每天一次口服长效制剂(240~480mg/d)。该药的主要心血管不良反应与其对 AV 结的过度抑制相关。另外它与地高辛和胺碘酮有药物相互作用。

地尔硫䓬

地尔硫䓬的电生理作用以及负性肌力作用的程度均与维拉帕米相似。它的抗心律失常作用尚未被广泛研究，仅用于室上性心律失常，其他功效主要用于 AFL 和房颤心室反应的急性和长期控制。口服后吸收 90%以上，但生物利用度只有 45%，15~30min 起效，峰效应在 1~2h，消除半衰期为 4~7h。该药只有 35%经肾消除，剩余部分经胃肠消除。为了快速控制心室率，2min 内静脉推注 20mg，如需要可 15min 重复静脉推注一次，随后 5~15mg/h 持续静脉点滴以延长作用时间。口服治疗目前通常采用每日一次缓释地尔硫䓬 (90、120、180、240 或 300mg)。地尔硫䓬用于控制心律失常主要是作为单一药物，或与地高辛或 β 受体阻滞剂联合使用，长期控制心室率。地尔硫䓬的副作用与维拉帕米相近，但与奎尼丁、地高辛或胺碘酮没有相互作用。

腺苷

腺苷的电生理作用是通过受体-效应器机制所介导的，包括 A1 受体和鸟嘌呤核苷酸结合 G 蛋白。腺苷的主要直接作用是激活心房、窦房结和房室结的外向钾电流 (I_{Kado})，不包括心室。在房室结，药物抑制结性动作电位，在窦房结则向起搏点和过度极化移位，减慢窦性心率。腺苷主要用于终止前向分支在房室结的所有类型的 PSVT。须强调，腺苷缩短心房动作电位时间，易触发 AF，对于 WPW 综合征的患者具有潜在危险。腺苷对控制心室起源的心律失常基本没有作用。它在紧急终止和诊断室上性快速性心律失常中的作用已得到确证[130,131]。

地高辛

将地高辛分类为抗心律失常药物一直备受争议。强心苷的主要作用是通过药物的中心作用和末梢作用激活迷走神经活性所介导[132]。有两个电生理作用：在心房，缩短心房不应期 (有益于 AF 的发生)；在房室结，迷走神经效应导致传导延迟和增加有效不应期，从而减慢 AF 和房扑的心室反应，导致这些心律失常转复为窦性心律。这样的转复并不是药物直接抗颤动作用的结果。这可能也是 β 受体阻滞剂或钙通道阻滞剂转复近期发作的 AF 和房扑的机制。地高辛对心肌的作用来自药物抑制钠-钾通道腺苷三磷酸，调控钙通道，抑制钠-钙交换，从而增加细胞内钙离子浓度。这可能是已知的该药在心室肌的弱正性肌力作用的基础。在治疗浓度 (0.8~2.0ng/ml) 内地高辛作用于心室肌，但在更高剂量时可能产生心电图上的变化，在中毒剂量可诱发心房和心室心律失常，比如房性心动过速伴传导阻滞、心房和心室期前收缩，以及双向室性心动过速。但在心力衰竭患者的大规模临床试验中，它对总死亡率有着显著的不良影响。

地高辛的清除半衰期是 1.5 天，主要由肾排泄。抗心律失常药物如胺碘酮、奎尼丁、普罗帕酮和维拉帕米都影响它的药代动力学。除了在治疗心力衰竭时使用地高辛，地高辛主要用于控制 AF 患者的心室反应，尤其是与 β 受体阻滞剂和钙通道阻滞剂联合应用。这种联合使用的效应是叠加的，并可能具协同作用。

研究中的新抗心律失常药物

当前，研发新的抗心律失常药物的兴趣多集中在Ⅲ类药物的可能性上，它们可以通过同时阻滞多个离子通道对心肌膜产生作用，根据它们的致心律失常能力可以有一个更好的电生理谱。目前在研发的两个此类药物可能有这样的能力。第一个就是阿齐利特。

阿齐利特

该药物的结构不包括索他洛尔、多非利特或伊布利特所具有的甲烷磺胺基团。虽然不属于香豆酮，阿齐利特在某些方面仍与胺碘酮相似，在高刺激频率时保持了一个Ⅲ类药物的效应[133~136]。阿齐利特可能发生 TdP 的比率较其他纯Ⅲ类药物 (d-索他洛尔、多非利特和伊布利特) 低。终末半衰期是 4~5 天，可以每天用药一次。由肝代谢消除[137]。如果不给予负荷量，达到稳态大约需要 2 周。阿齐利特与华法林或地高辛之间不存在有临床意义的药代动力学相互作用。

阿齐利特通过明显阻滞延迟整流电流的慢成分

(I_{Ks})，而延长心肌动作电位时程，可能对快成分(I_{Kr})的作用较小。该特性可能与对复极的心率依赖作用或逆频率依赖作用无关。因此，与其他特殊的 I_{Ks} 阻滞剂比较，阿齐利特可能更为少"致尖端扭转性"。该药对心室组织心肌中间部位 M 细胞的作用尚不完全清楚，但在其他组织该药可延长心脏动作电位和不应期。与其他纯Ⅲ类药物一样，该药并不减慢穿过房室结的传导。在离体人类心房和心室心肌中，阿齐利特对 I_{Ks} 和 I_{Kr} 产生浓度依赖性抑制。在完整的动物模型中，阿齐利特显示了抑制心房和心室心律失常的作用，有可能预防冠状动脉闭塞引起的猝死。特别令人感兴趣的是，发现该药在不同啮齿动物的实验模型中不同寻常的有效终止 AF 和 AFL。

基于其已知的电药理学特性，可预测有关阿齐利特的血流动力学和电生理效应已有的临床数据。在健康志愿者中，口服阿齐利特的剂量高至 200mg/d，耐受良好，这时 QT 延长作用最强，可延长 24%~28%，个体范围为 4%~42%。QT 延长为剂量依赖性，PR、QRS 间期或心率、血压无显著增加，表明该药没有钠或钙通道阻滞作用，或对交感或副交感神经系统没有显著影响。

三个剂量 (50mg、100mg 和 125mg) 在患者中的作用与在健康志愿者中一样，该药可剂量依赖性延长 QT 和 QTc 间期，对心率、PR 和 QRS 间期无临床意义的影响。

如前所示[63]，在目前正在改变的控制心律失常治疗的前景下，阿齐利特在 AFL 和房颤的紧急转复中有着特殊的治疗价值，且可有效维持药物或电转复后的窦性心律。该药的总体疗效可与多非利特相匹敌（表 37-3)，且其他纯Ⅲ类药物一样，可能对减少 ICDs 患者室性心动过速和室颤的电击次数有益。从理论上讲，该药是同时阻断 I_{Ks} 和 I_{Kr} 的Ⅲ类药物的第一个范例。因而，在一项对照试验中，该药减少近期心肌梗死患者的心律失常性猝死而改善存活的作用将引起人们更多的关注，有着重要的意义。

必须强调的是，和其他纯Ⅲ类药物一样，该药最大的用途可能是对 AF 的预防治疗。许多研究已明确 35~125mg/d 的阿齐利特在对有症状性心房心律失常的第一次复发时间的作用。有关其 100mg 和 125mg 剂量的联合数据分析表明，与安慰剂之间存在显著的统计学差异。阿齐利特的作用为剂量依赖性，安慰剂组的复发率较 125mg 阿齐利特治疗组的高出 83%。至今，阿齐利特预防 AF 复发的最有效的剂量是 125mg/d。例如，Pritchett 等[138]发现，在有症状的患者中，安慰剂组的平均复发时间是 17 天，50mg 组是 22 天，100mg 组是 41 天（均无显著差异)，但当剂量是 125mg 时达 130 天（P=0.002)。

在完成的 SVA 安慰剂对照研究中，阿齐利特 (0.9%，9/1004) 和安慰剂 (0.7%，4/569 例) 的死亡率危险相似。根据该研究的不良事件 (adverse event，AE) 报道，AF、AFL 和（或）PSVT 患者口服阿齐利特 100~125mg（1 次/天）安全、耐受良好。最常见报道的 AE 包括头痛和无力，发生率均与服用安慰剂的相同。其他有意义的 AE 包括 TdP、中性粒细胞减少和肝酶轻度升高。阿齐利特治疗的患者 TdP 和其他室性心律失常的发生率低，与Ⅲ类抗心律失常药物一致。阿齐利特治疗的患者 TdP 发生率小于 1%。TdP 的危险因素包括女性、使用利尿剂和心动过缓。

决奈达隆

该药是胺碘酮的脱碘衍生物，是为了减少胺碘酮的副作用，同时不失去其复杂的电生理和药理学特性而研发的[22,139~140]。决奈达隆除了在苯环中没有碘之外，在苯并呋喃环中包括了甲烷磺胺基团，侧链的乙基被丁基取代。这些结构的改变导致该药的消除半衰期缩短至 20~30h，对甲状腺激素代谢无影响，以及阻滞 M_2 受体的作用，因而尽管具显著的非竞争性抗肾上腺素能作用，降低心率的作用较胺碘酮轻。胺碘酮在超治疗剂量时引发便秘，而决奈达隆则是引起腹泻。重要的是，在实验及在初始的临床研究中，没有报道决奈达隆具胺碘酮的肺毒性。

其他实验研究及初步的临床研究显示，决奈达隆和胺碘酮的电药理学特征相似[138]。比如，在急性电生理研究中，决奈达隆缩短离体心肌的 APD，但与胺碘酮一样，给药 1 周后，延长心房、心室肌以及房室结的 APD 和 ERP，抑制窦房结的 4 相去极化。虽然该药的临床经验尚不充分，但是有报道决奈达隆对浦肯野纤维以及 M 细胞的作用与胺碘酮相似，表明该药物可能会展示一个可忽视的尖端扭转型室性心动过速的发生率。

和胺碘酮及其他所谓的Ⅲ类药物一样，决奈达隆有两个特性，即对 QT/QTc 间期和心率的作用，对该药作为治疗 AF 和房扑的抗心脏颤动药物，以及治疗室性心动过速和室颤中均非常重要。24 小时 Holter 记录逐个心动周期（beat-by-beat）分析确定，作为药物疗效的体现，决奈达隆（1200~3200mg/d）增加心率 QT/QTc 间期，但变化的幅度比达到稳态的胺碘酮低，在更高剂量时可辨别这些作用[141]。数项大规模 AF 和高危死亡的心脏病患者的试验正在研究该药的临床作用。

华　潞　译

孙瑞龙　校

参考文献

1. The Cardiac Arrhythmia Suppression Trial II Investigators: The Cardiac Arrhythmia Suppression Trial （CAST） Investigators. Preliminary Report: Effect of encainide and flecainide on mortality in a randomized trial of arrhythmia suppression after myocardial infarction. N Engl J Med 1989;321:227–233; 406–412.
2. Guidelines 2000 for Cardiopulmonary Resuscitation and Emergency Cardiovascular Care: An international consensus on science. 6. Advanced cardiovascular life support. 5. Pharma co logy 1: Agents for arrhythmias. *Circulation* 2000;102:Suppl 1: 1–112–128.
3. Singh BN, Vaughan Williams EM: A third class of anti–arrhythmic action: Effects on atrial and ventricular intracellular potentials, and other pharmacological actions on cardiac muscle, of MJ 1999 and AH 3474. Br J Pharmacol 1970;39:675–687.
4. Singh BN, Vaughan Williams: The effect of amiodarone, a new antianginal drug, cardiac muscle. Brit J Pharmacol 1970;39; 657–667.
5. Singh BN: Pharmacological Actions of Certain Cardiac Drugs and Hormones: Focus on Antiarrhythmic Mechanisms. D. Phil. Thesis, 1971; Hertford College & University of Oxford. UK. Published also by Futura, Mt. Kisco, NY, 1991, pp 1–98.
6. Vaughan Williams EM: Classification of antiarrhythmic drugs. E. Sandoe, E Flenstedt–Johnson, Olesen KH （eds）: Symposium on Cardiac Arrhythmias. AB Astra, Sodertalje, Sweden, 1970, pp 440–469.
7. Singh BN, Vaughan Williams EM: A fourth class of anti–dysrhythmic action? Effect of verapamil on ouabain toxicity, on atrial and ventricular intracellular potentials, and on other features of cardiac function. Cardiovasc Res 1972;6:109–119.
8. Singh BN, Hauswirth O: Comparative mechanisms of action of antiarrhythmic drugs. Am Heart J 1974;87:367–382.
9. Singh BN, Williams EM: Effect of altering potassium concentration on the action of lidocaine and diphenylhydantoin on rabbit atrial and ventricular muscle. Circ Res 1971;29:286–295.
10. Nattel S. Singh BN: Evolution, mechanisms, and classification of antiarrhythmic drugs: Focus on class III actions. Am J Cardiol 1999;84:11–19.
11. Hoffman BF, Bigger JT Jr. Antiarrhythmic drugs. In DiPalma JR （ed）: Drill's Pharmacology in Medicine, 4th ed. New York, McGraw–Hill, 1971, pp 824–852.
12. Hauswirth O, Singh BN: Ionic mechanisms in heart muscle in relationship to the genesis and the pharmacological control of cardiac arrhythmias. Pharmacol Rev 1979;30:5–63.
13. Harrison DC: Is there a rational basis for the modified classification of antiarrhythmic drugs? In Morganroth J, Moore EN （eds）: Cardiac Arrhythmias: New Therapeutic Drugs and Devices. Boston, Martinus Nijhoff, 1985, pp 36–48.
14. Campbell TJ: Kinetics of onset of rate–dependent effects of class I antiarrhythmic drugs are important in determining their effects on refractoriness in guinea–pig ventricle, and provide a theoretical basis for their subclassification. Cardiovasc Res 1983;17: 344–352.
15. The Task Force of the Working Group on Arrhythmias of the European Society of Cardiology. The Sicilian Gambit: A new approach to the classification of antiarrhythmic drugs based on their actions on arrhythmogenic mechanisms. Circulation 1991: 84;1831–1851.
16. Singh BN: The coming of age of class III antiarrhythmic principle: Retrospective and future trends. Am J Cardiol 1996;78 （Suppl 4a）:17–27.
17. Lazzara R: From first class to third class: Recent upheaval in antiarrhythmic therapy–lessons from clinical trials. Am J Cardiol 1996;78:28–33.
18. Singh BN: Expanding indications for the use of class III antiarrhythmic agents in patients at high risk for sudden death. J Cardiovasc Electrophysiol 1995;6:887–900.
19. Hondeghem LM, Snyders DJ: Class III anti–arrhythmic agents have a lot of potential but a long way to go: Reduced effectiveness and dangers of reverse use dependence. Circulation 1990; 81:686.
20. Camm AJ, Karam R, Pratt CM: The azimilide post–infarct survival evaluation （ALIVE） trial. Am Cardiol 1998;81:35D–39 D.

21. Pritchett E, Page R, Connolly S, Marcello S: Azimilide treatment of atrial fibrillation. Circulation 1998;98 (17) :1:633.

22. Sun W, Sarma JSM, Singh BN: Chronic and acute effects of dronedarone in the action potential of rabbit atrial muscle preparations: Comparison with amiodarone. J Cardiovasc Pharmacol 2002;39:677-684.

23. Wang Z, Pelletier LC, Talajic M, Nattel S: Effects of flecainide and quinidine on human atrial potentials: Role of rate dependence and comparison with guinea pig, rabbit and dog tissues. Circulation 1990;82:274-283.

24. Teo KK, Yusuf S, Furberg CD: Effects of prophylactic antiarrhythmic drug therapy in acute myocardial infarction: An overview of results from randomized controlled trials. JAMA 1993;270: 1589-1595.

25. Coplen SE, Antman EM, Berlin JA: Efficacy and safety of quinidine therapy for maintenance of sinus rhythm after cardioversion: A meta-analysis of randomized control trials. Circulation 1990;82:1106-1116.

26. Kirk MM, Gold MR.: Disopyramide phosphate. Card Electrophysiol Rev 2000;4:269-271.

27. MacMahon S, Collins R, Perot R, et al: Effects of prophylactic lidocaine in suspected acute myocardial infarction: An overview of results from randomized, controlled trials. JAMA 1988; 260: 1910-1916.

28. Impact Research Group: International mexiletine and placebo antiarrhythmic coronary trial: Report on arrhythmias and other findings. J Am Coll Cardiol 1984;4:1148-1156.

29. Ho DS, Zecchin RP, Richards DA, et al: Double-blind trial of lignocaine versus sotalol for acute termination of spontaneous sustained ventricular tachycardia. Lancet 1994;344:18-23.

30. Singh BN: Routine prophylactic lidocaine administration in acute myocardial infarction: An idea whose time is all but gone? Circulation 1992;86:1033-1035.

31. Ruffy R: Flecainide -2000 Update. Card Electrophysiol Rev 2000;4:277-279.

32. Valderrabano M, Singh BN: Electrophysiologic and antiarrhythmic effects of propafenone: Focus on atrial fibrillation. J Cardiovasc Pharmacol Ther 1999;4:183-198.

33. Schwartz PJ, La Rovere MT, Vanoli E: Autonomic nervous system and sudden cardiac death: Experimental basis and clinical observations for post-myocardial infarction risk stratification. Circulation 1992;85 (1 Suppl) :177-187.

34. Meredith IT, Broughton A, Jennings GL, Esler MD: Evidence of a selective increase in cardiac sympathetic activity in patients with sustained ventricular arrhythmias. N Engl J Med 1991; 325:618-624.

35. Reiter MJ, Reiffel JA: Importance of beta- blockade in the therapy of serious ventricular arrhythmias. Am J Cardiol 1998;82: 91-105.

36. Reiter MJ: Antiarrhythmic impact of anti-ischemic, antifailure and other cardiovascular strategies. Cardiac Electrophysiol Rev 2000; 194-205.

37. Singh BN: Current antiarrhythmic drugs: An overview of mechanisms of action and potential clinical utility. J Cardiovasc Electrophysiol 1999;10:283-301.

38. Singh BN, Sarma JSM: Beta-blockers and calcium-channel blockers as antiarrhythmic drugs. In DP Zipes and Jalife J (eds) : Cardiac Electrophysiology. From Cell to the Bedside. Philadelphia, WB Saunders, 2000, pp 903-921.

39. Schwartz PJ: The idiopathic long QT interval syndrome: Progress and questions. Am Heart J 1985;109:399-405.

40. Tan HL, Hou CJ, Lauer MR, Sung RJ: Electrophysiologic mechanisms of the long QT interval syndromes and torsades de pointes. Ann Int Med 1995;122 (9) :701-714.

41. Wiesfeld AC, Crijns HJ, Tuininga YS, Lie KI: Beta adrenergic blockade in the treatment of sustained ventricular tachycardia or ventricular fibrillation. Pacing Clin Electrophysiol 1996;19: 1026-1035.

42. Steinbeck G, Andersen D, Bach P, et al: A comparison of electrophysiologically guided antiarrhythmic drug therapy with beta-blocker therapy to patients with symptomatic sustained tachyarrhythmias. N Engl J Med 1992;327:987-993.

43. Hallstrom AP, Cobb LA, Yu BH, et al: An antiarrhythmic drug experience in 941 patients resuscitated from an initial cardiac arrest between 1970 and 1985. Am J Cardiol 1991;68:1025-1031.

44. Yusuf S, Wittes J, Friedman L: Overview of results of randomized clinical trials in heart disease. I. Treatments following myocardial infarction. JAMA 1988;260:2088-2093.

45. Norwegian Multicenter Study Group: Timolol-induced reduction in mortality and reinfarction in patients surviving acute myocardial infarction. N Engl J Med 1981;304:801-807.

46. Beta-blocker Heart Attack Trial Research Group: A randomized trial of propranolol in patients with acute myocardial infarction.

I. Mortality results. JAMA 1982;247:1707-1714.

49. Kendall MJ, Lynch KP, Hjalmarson A, Kjekshus J: Beta-blockers and sudden cardiac death. Ann Int Med 1995;123:358-367.

50. Hjalmarson A: Effects of beta blockade on sudden cardiac death during acute myocardial infarction and the postinfarction period. Am J Cardiol 1997;80 (9B) :35J-39J.

51. Gottlieb SS, McCarter RJ, Vogel RA: Effect of beta-blockade on mortality among high-risk and low-risk patients after myocardial infarction. N Engl J Med 1998;339:489-495.

52. Julian DG, Camm AJ, Franglin G, et al: For the European Myocardial Infarct Amiodarone Trial Investigators. Randomized trial of effect of amiodarone on mortality in patients with left- ventricular dysfunction after recent myocardial infarction: EMIAT. Lancet 1997;349:667-673.

53. Cairns JA, Connolly SJ, Roberts RJ, Gent M: For the Canadian Amiodarone Myocardial Infarction Arrhythmia Trial Investigators. Randomized trial of outcome after myocardial infarction in patients with frequent or repetitive ventricular premature depolarizations: CAMIAT. Lancet 1997;394:675-682.

54. Boutitie F, Boissel JP, Connolly SJ, et al., and the EMIAT and CAMIAT Investigators. Amiodarone interaction with b-blockers: Analysis of the merged EMIAT and CAMIAT databases. Circulation 1999;99:2268-2275.

55. Teerlink JR, Bassie BM: Beta-adrenergic blocker mortality trials in congestive heart failure. Am J Cardiol 1999;8:94R-102R.

56. Chadda K, Goldstein S, Byington R, Curb JD: Effect of propranolol after acute myocardial infarction in patients with congestive heart failure. Circulation1986;73:503-513.

57. MERIT-HEFT Study Group: Effect of metoprolol CR/XL in chronic heart failure: Metoprolol CR/XL randomized intervention trial in congestive heart Failure (MERIT-HF) . Lancet 1999; 353;2001-2007.

58. CIBIS II Investigators and Committees: The cardiac insufficiency bisoprolol study CIBIS II. Lancet 1999;353:9-13.

59. Packer M, Bristow Mr, Cohn JN, et al: For the US Carvedilol Heart Failure Study group: The effect of carvedilol on morbidity and mortality in patients with chronic heart failure. N Engl J Med 1996;334:1349-1355-1360.

60. Packer M, Coats, Fowler, et al: The Carvedilol, Prospective Randomized Cumulative Survival Study Group. N Engl J Med 2001;344:1651-1658.

61. The Best Steering Committee Design of the Beta Blocker Evaluation Trial (BEST) . Am J Cardiol 1995;75:75I:122-132.

62. Singh BN: The coming of age of the class III antiarrhythmic principle: Retrospective and future trends. Am J Cardiol 1996: 78 (Suppl 4A) :17-27.

63. Singh BN: Antiarrhythmic drugs: A re-orientation in light of recent developments in the control of disorders of rhythm. Am J Cardiol 1998;81 (5A) :3D-13D.

64. Kodama I, Kamiya K, Toyama J: Cellular electropharmacology of amiodarone. Cardiovasc Res 1997;35:13-29.

65. Singh BN: Expanding indications for the use of class III antiarrhythmic agents in patients at high risk for sudden death. J Cardiovasc Electrophysiol 1995;6:887-900.

66. Singh BN: Antiarrhythmic action of dl-sotalcl in ventricular and supraventricular arrhythmias. J Cardiovasc Pharmacol 1992;2: 590.

67. Singh BN: Sotalol: Current status and expanding indications. J Cardiovasc Pharmacol Ther 1999;4:59-65.

68. The CASCADE Investigators. The Cascade Study-Randomized Anti-Arrhythmic Drug Therapy in Survivors of Cardiac Arrest in Seattle. Am J Cardiol 1993;72:280-287.

69. Mason JW, and the ERVEM Investigators: A randomized com parison of electrophysiologic study to electrocardiographic monitoring for prediction of antiarrhythmic drug efficacy in patients with ventricular tachyarrhythmias. N Engl J Med 1993;329: 445-451.

70. Singh BN, Ahmed R: Class III antiarrhythmic drugs. Curr Opin Cardiol 1994;9:12-22.

71. Torp-Pedersen C, Moller M, Bloch-Thomsen PE, et al: For the Danish Investigations of Arrhythmia and Mortality on Dofetilide Study group. Dofetilide in patients with congestive heart failure and left ventricular dysfunction. N Engl J Med 1999;341:857-865.

72. Murray KT: Ibutilide. Circulation 1998;97:493-497.

73. Nattel S, Liu L, St George D: Effects of the novel antiarrhythmic agent azimilide on experimental atrial fibrillation and atrial electrophysiologic properties. Cardiovasc Res 1998;37:627-635.

74. Scheinman MM, Levine JH, Cannom DS, et al: Intravenous Amiodarone Multicenter Investigative Group: Dose ranging study of intravenous amiodarone in patients with life-threatening ventricular tachyarrhythmias. Circulation 1995;92:326.

75. Kowey PR, Levine JH, Herre JM, et al: Intravenous Amiodarone Multicenter Investigative Group. Randomized, double -blind

comparison of intravenous amiodarone and bretylium in the treatment of patients with recurrent hemodynamically destabilizing ventricular tachycardia or fibrillation. Circulation 1995;92:3255–3263.

76. Kudenchuk PJ, Cobb LA, Copass MK, et al: Amiodarone for resuscitation after out–of–hospital cardiac arrest due to ventricular fibrillation. N Engl J Med 1999;341:871.
77. Dorian P, Cass D, Schwartz, et al: Amiodarone as compared with lidocaine for shock–resistant ventricular fibrillation. N Engl J Med 2002;346:884–890.
78. Singh BN: Initial antiarrhythmic drug therapy during resuscitation from sudden cardiac death: A time for a fundamental change in strategy? J Cardiovasc Pharmacol Ther 2000;5:3–9.
79. Singh BN: What niche will newer class III antiarrhythmic drugs occupy? Curr Cardiol Rep 2001;3:314–323.
80. Singh BN: Antiarrhythmic actions of amiodarone: A profile of a paradoxical agent. Am J Cardiol 1996;78:41–53.
81. Papp JG, Nemeth M, Krassoi I, et al: Differential electro– physiologic effects of chronically administered amiodarone on canine Purkinje fibers versus ventricular muscle. J Pharmacol Exp Ther 1996;1:187–196.
82. Sicouri S, Moro S, Litovsky S, et al: Chronic amiodarone reduces transmural dispersion of repolarization in the canine heart. J Cardiovasc Electrophysiol 1997;8:1269–1279.
83. Cui G, Sen L, Sager PT, et al: Effects of amiodarone, sematilide and sotalol on QT dispersion. Am J Cardiol 1995;75:465–469.
84. Hohnloser SH, Singh BN: Proarrhythmia with class III antiarrhythmic drugs: Definition, electrophysiologic mechanisms, incidence, predisposing factors, and clinical implications. J Cardiovasc Electrophysiol 1995;6:920–936.
85. Sager PT, Uppal P, Follmer CT, et al: The frequency–dependent electrophysiologic effects of amiodarone in humans. Circ 1993;88:1063–1068.
86. Connolly SJ: Evidence based–analysis of amiodarone efficacy and safety. Circulation 1999;100:2025–2034.
87. Nasir N, Swarna US, Boahene KA, et al: Therapy of sustained ventricular arrhythmias with amiodarone: Prediction of efficacy with serial electrophysiologic studies. J Cardiovasc Pharmacol Ther 1996:1:123–133.
88. Skoulargis J, Rothlisberger C, Skudicky D, et al: Effectiveness of amiodarone and electrical cardioversion for chronic rheumatic atrial fibrillation after mitral valve surgery. Am J Cardiol 1993;72:423–427.
89. Chun SH, Sager PT, Stevenson WG, et al: Long–term efficacy of amiodarone for the maintenance of sinus rhythm in patients with refractory atrial fibrillation or flutter. Am J Cardiol 1995; 76:47–50.
90. Hohnloser SH, Meinertz T, Dummbacher T, et al: Electro car dio graphic and antiarrhythmic effects of intravenous amiodarone: Results of prospective, placebo–controlled study. Am Heart J 1991;121:89–90.
91. Guarnieri T: Intravenous amiodarone reduces CABG hospitalization: The ARCH Trial. Presentation at the NASPE Annual Scientific Meeting, San Diego, May 1998.
92. Daoud EG, Strickenberger AS, Man C, et al: Preoperative amiodarone as prophylaxis against atrial fibrillation after heart surgery. N Engl J Med 1997;337:1785–1791.
93. Roy D, Talajic M, Dorian P, et al: For the Canadian Trial of Atrial Fibrillation Investigators. Amiodarone to prevent recurrence of atrial fibrillation. N Engl J Med 2000;342:913–918.
94. Kochiadakis GE, Igoumenidis NE, Marketou ME, et al: Low–dose amiodarone versus sotalol for suppression of recurrent symptomatic atrial fibrillation. Am J Cardiol 1998;81:995–1005.
95. Singh BN: A Symposium: Approaches to Controlling Cardiac Arrhythmias: Focus on Amiodarone–the last 15 Years. Am J Cardiol 1999;84 (Supp 9A) ;1R–174R.
96. Kato R, Yabek L, Ikeda N, et al: Electrophysiologic effects of dextro– and levo–isomers of sotalol in isolated cardiac muscle and their in vivo pharmacokinetics. J Am Coll Cardiol 1986;7:116–126.
97. Antonaccio MJ, Gomoll AW: Pharmacology, pharmacodynamics and pharmacokinetics of sotalol. Am J Cardiol 1990;65:12A–20A.
98. Nademanee K, Feld G, Hendrickson JA, et al: Electrophysiologic and antiarrhythmic effects of sotalol in patients with life– threatening ventricular tachyarrhythmias. Circulation 1985; 72:555–564.
99. Benditt DG, Williams JH, Jin J, et al: For the dl–Sotalol Atrial Fibrillation/Flutter Study Group. Maintenance of sinus rhythm with oral dl–sotalol therapy in patients with symptomatic atrial fibrillation and flutter: A dose–response study. Am J Cardiol 1999;84:270–277.
100. Pacifico A, Hohnloser S, Williams JH, et al: For the dl–sotalol implantable cardioverter–defibrillator study group. N Engl J Med

1999;340:1855–1862.

101. Movsowitz C, Marchlinski FE: Interactions between implantable cardioverter-defibrillators and class III antiarrhythmic drugs. Am J Cardiol 1998;82:411.

102. Singh BN, Deedwania P, Nademanee K, et al: Sotalol: A review of its pharmacodynamic and pharmacokinetic properties, and therapeutic use. Drugs 1987;34:311–330.

103. Reimold SC, Cantillon CO, Priedman PL, et al: Propafenone versus sotalol for suppression of recurrent symptomatic atrial fibrillation. Am J Cardiol 1993;71:558.

104. Juul-Moller S, Edvardsson N, Ahlberg NR: Sotalol versus quinidine for the maintenance of sinus rhythm after direct current conversion of atrial fibrillation. Circulation 1990;82:1932.

105. Suttorp MJ, Kignma JH, Peels HOJ: Effectiveness of sotalol in preventing supraventricular tachyarrhythmias shortly after coronary artery bypass grafting. Am J Cardiol 1991;68:1163.

106. Singh BN, Lopez B, Sarma JSM: Significance and prevention of atrial fibrillation occurring after surgery: A time for fundamental change in strategy? J Cardiovasc Pharmacol Therapeut 1998; 3: 259.

107. Kehoe R, Zheutlin T, Dunnington C, et al: Safety and efficacy of sotalol in patients with drug refractory sustained ventricular tachyarrhythmias. Am J Cardiol 1990;65:58A.

108. Haynes RE, Chinn RL, Copass MK, et al: Comparison of bretylium tosylate and lidocaine in management of out-of-hospital ventricular fibrillation: A randomized clinical trial. Am J Cardiol 1981; 48:353.

109. Olson DW, Thompson BM, Darin JC, et al: A randomized comparison study of bretylium tosylate and lidocaine in resuscitation of patients from out-of-hospital ventricular fibrillation in a paramedic system. Ann Emerg Med 1984;13:807–811.

110. Lee KS, Gibson JK: Unique ionic mechanism of action of ibutilide on freshly isolated heart cells. Circulation 1995;92:2755–2757.

111. Ellenbogen KA, Sambler BS, Wood MA, et al: Efficacy of intravenous ibutilide for rapid termination of atrial fibrillation and flutter: A dose-response study. J Am Coll Cardiol 1996; 28: 130–136.

112. Stambler BS, Wood MA, Ellenbogen KA, et al: Efficacy of safety of repeated intravenous doses of ibutilide for rapid conversion of atrial flutter or fibrillation. Circulation 1996;94:1613–1621.

113. Ellenbogen KA, Clemo HF, Stambler BS, et al: Efficacy of ibutilide termination of atrial fibrillation and flutter. Am J Cardiol 1996;78:42–45.

114. Oral H, Souza HJ, Michaud GF, et al: Facilitating transthoracic cardioversion of atrial fibrillation with ibutilide treatment. N Engl J Med 1999;340:1849–1854.

115. Nacarelli GV, Lee KS, Gibson JK, et al: Electrophysiology and pharmacology of ibutilide. Am J Cardiol 1996;78:12–16.

116. Singh BN: Acute conversion of atrial flutter and fibrillation: Direct current cardioversion versus intravenously administered pure class III agents. J Amer Coll Cardiol 1997;29:391–393.

117. Roden DM: Ibutilide and the treatment of atrial arrhythmias. A new drug-almost unheralded-is now available to US physicians. Circulation 1996;94:1499–1502.

118. Stambler BS: Update on intravenous ibutilide. Cardiac Electrophysiol Rev 2000;4:243–247.

119. Glatter KA, Chatterjee K, Huang S, et al: Is it safe to use intravenous ibutilide in patients receiving chronic amiodarone therapy? Circulation 198;98:4417.

120. Kowey PR, Vanderlugt JT, Luderer JR: Safety and risk/benefit analysis of ibutilide for acute conversion of atrial flutter and fibrillation. Am J Cardiol 1996;78:46–52.

121. Falk RH, Pollak A, Singh SN, Friedrich T. Intravenous dofetilide, a class III antiarrhythmic agent, for the termination of sustained atrial fibrillation or flutter. J Am Coll Cardiol 1997;29: 385–390.

122. Carmeliet E: Voltage- and time-dependent block of the delayed rectifier K^+ current in cardiac myocytes by dofetilide. J Pharmacol Ther 1992;262:809–815.

123. Data on file in Pfizer database, New York, New York, 2001.

124. Singh SN, Zoble RG, Yellen L, et al: For the Dofetilide Atrial Fibrillation Investigators. Efficacy and safety of oral dofetilide in converting to and maintaining sinus rhythm in patients with chronic atrial fibrillation or flutter. The Symptomatic Atrial Fibrillation Investigative Research on Dofetilide (SAFIRE-D) study. Circulation 2000;102:2383–2390.

125. Doshi S, Singh BN: Pure class III antiarrhythmic drugs: Focus on dofetilide. J Cardiovasc Pharmacol Ther 2000;5:237–247.

126. Farshi R, Kistner D, Sarma JS, et al: Ventricular rate control in chronic atrial fibrillation during daily and programmed exercise: A crossover open-label study of five drug regimens. J Am Coll Cardiol 1999;33:304–310.

127. Tieleman RG, Van Gelder IC, Crijn HJ, et al: Early recurrences

of atrial fibrillation after electrical conversion: A result of fibrillation-induced electrical remodeling of the atria? J Am Coll Cardiol 1998;31:167-173.

128. Wyse DG: Calcium channel blockers. Cardiac Electrophysiol Rev 2000;4:308-311.

129. Lee SH, Chen SA, Tai CT, et al: Electropharmacologic characteristics and radiofreqency catheter ablation of sustained ventricular tachycardia in patients without structural heart disease. Cardiology 1996;87:33-41.

130. Wilbur SL, Marchlinski FE: Adenosine as an antiarrhythmic agent. Am J Cardiol 1997; (12A) :30-37.

131. Conti JB, Belardinelli L,C, Curtis AB: Usefulness of adenosine in the diagnosis of tachyarrhythmias. Am J Cardiol 1995; 75: 952-955.

132. Smith TW: Digitalis: Mechanisms of action and clinical use. N Engl J Med 1988;318:358-365.

133. Fermini B, Jurkiewicz NK, Jow B: Use dependent effect of the class III antiarrhythmic agent NE-10064 (azimilide) on cardiac repolarization block or delayed rectifier potassium and L-type calcium currents. J Cardiovasc Pharmacol 1995;26:259-267.

134. Salata JJ, Brooks RR: Pharmacology of azimilide dihydrochloride (NE-10064) , a class III antiarrhythmic agent. Cardiovas Drug Rev 1997;15:137-156.

135. Black SC, Butterfield JL, Lucchesi BR: Protection against programmed electrical stimulation-induced ventricular tachycardia and sudden cardiac death by NE-10064, a class III antiarrhythmic drug. J Cardiovasc Pharmacol 1993;22:810-818.

136. Restivo M, Hegazy M, El-Hamamy M: Antiarrhythmic efficacy of azimilide dihydrochloride on functional circus movement atrial flutter in the canine right atrial enlargement model. PACE. 1996;19:664.

137. Corey AE, Al-Khalidi H, Brezovic C, et al: Azimilide pharmacokinetics and pharmacodynamics upon multiple oral dosing. Clin Pharmacol Ther 1997;61:205-212.

138. Pritchett E, Page P, Connelly S, et al: Azimilide treatment in atrial fibrillation. Circulation 1999;98 (Suppl) 1633 (Abstract) .

139. Sun W, Sarma JSM, Singh BN: Electrophysiologic effects of dronedarone (SR33589) , on non-diodinate benzfuran derivative, in the rabbit heart: Comparison with amiodarone. Circulation 1999;100:2276-2283.

140. Guillemare E, Martion A, Nisato D, et al: Acute effects of dronedarone and amiodarone on IK1, I Kr , and IKs in guinea pig ventricular myocytes. Fund Clin Pharmacol 1999;13: 389-395.

141. Singh BN, Sarma JSM: Mechnaims of action of antiarrhythmic drugs relative to the origin and perpetuation of cardiac arrhythmias. J Cardiovasc Pharmacol Ther 2001;6:69-87.

第 38 章　起搏技术及其应用：阈值管理、自动模式转换和传感器的进展

CHU-PAU LAU

从 1958 年第一台可植入型起搏器问世以来，起搏治疗技术发生了日新月异的进步。早期起搏器中的电路元件仅有 2~3 个晶体管，而目前电路元件接近 100 万个，且存储器（RAM）的容量达到 124 000 比特(byte)[1]。起搏器的功能日趋复杂，而普通起搏器植入者已无法了解或正确程控起搏器。阈值和传感器的评价可能会耗费 40%的随访时间（图 38-1）[2]，因此，目前许多起搏器参数都设计成可以自动优化。本章节主要回顾现代起搏器三项重要技术功能的发展，包括阈值夺获功能的管理、自动模式转换（automatic mode switching，AMS）和可植入型传感器。尤其关注这些功能的适应证和程控自动化。

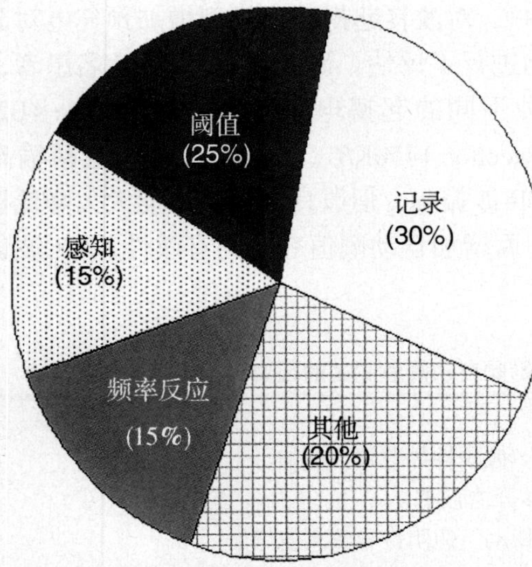

图 38-1　常规起搏器随访中各种测试所需的时间。（From Marshall M, Butts L, Flaim G, et al: Predictors of time requirements for pacemaker clinic evaluation [abstract]. Pacing Clin Electrophysiol 1995;18:952.）

起搏阈值管理

起搏器的主要功能是高效率的利用起搏能量来有效地起搏心脏。这取决于起搏器的起搏阈值，而起搏阈值在不同个体及个体的不同时间上都有较大的差异。阈值的变化可能发生在植入术后早期，电极导线移位或微脱位、药物或心肌缺血都可能导致起搏阈值变化[3-4]。因此，自动阈值夺获功能可最大限度保证患者安全、减少起搏电流耗用，更重要的是该功能能简化起搏器的程控操作。表 38-1 显示了自动阈值管理功能的必要性。

某些传感器会增加起搏器电池的能量消耗。压电晶体传感器一般不太耗电，但阻抗传感器，例如用于检测每分通气量的经胸阻抗传感器就会消耗大量电能。起搏器监测功能会消耗更多能量，特别是腔内电图的存储，但该功能对于阵发性房颤的（AF）患者尤为重要。多部位起搏功能（AF 的心房多部位起搏和心衰的

表 38-1　自动阈值夺获的潜在获益

增加电池耗用（例如，传感器、腔内电图监测和多部位起搏）
增加电池寿命
2/3 的患者需要进行起搏器更换
房颤行房室结消融术后的患者
减少电池的体积
适应生理状态下或药物引起的阈值波动
减少起搏器随访时间

心室多部位起搏）使降低起搏能量消耗的问题更为关键。起搏器的工作寿命通常为 7 年，而植入患者存活时间不断延长就意味着 2/3 以上的患者将经历起搏器更换手术。房室结消融术后起搏器植入能规整心律，减慢心率，从而减轻患者症状并提高生活质量。这些患者通常更年轻，因而起搏器电池寿命延长对他们将大有裨益。同时，起搏器制造商们还在致力于缩小起搏器的体积。

从临床角度来说，起搏阈值的变化会缩小阈值的安全范围。起搏器植入后早期、患者心肌缺血及应用抗心律失常药物都会导致起搏阈值增高。起搏器的起搏阈值测试耗时长，如果具有一种可供选择的安全起搏模式，就能大大减少程控工作量。

阈值夺获管理的类型

一些起搏器制造商已经研发出用于测定心室和（或）心房起搏阈值的算法。基础除极波振幅和阻抗可以用来识别除极波。阈值测试的方式有逐跳法或定期间断性测试起搏阈值以调整起搏输出参数两种。

St.Jude / Pacesetter 的自动阈值夺获 (Autocapture)

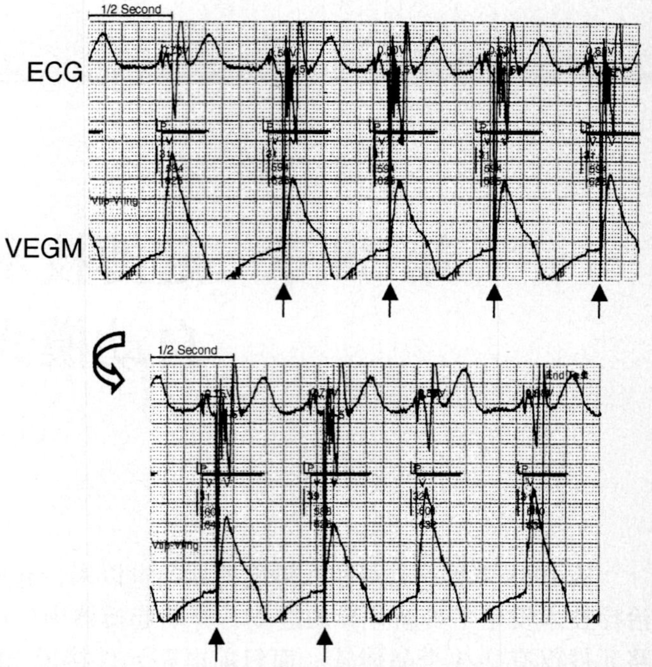

图 38-2 植入 Affinity 的患者的自动阈值测试过程。在第一个心动周期中起搏器夺获成功。在第二心动周期中，起搏电压下降 0.5V 出现失夺获，发放后备脉冲（箭头）。起搏电压增加 0.125V，达到 0.88V，连续 2 个成功夺获，完成自动阈值搜索。VEGM：心室腔内图（端极-环极）。

在心室刺激脉冲之后，自动阈值程序会在 15ms 的空白期之后打开一个 47.5ms 心室除极波（evoked response, ER）识别窗口。通过识别 ER 波的振幅诊断是否夺。一旦识别不到 ER 波，起搏器就会发放 4.5V 的高能量备用脉冲。如果连续发放两个备用脉冲，起搏器会将起搏输出增高到能保持连续两次夺获得的电压，重新开始起搏阈值搜索（图 38-2）。在单腔起搏系统中（Microny and Regency SR）增加起搏安全范围为 0.3V。另外，为了避免白天的起搏阈值波动，起搏器每 8 个小时自动进行起搏阈值测试。起搏输出在测试的起搏阈值的基础上增加 0.3V 的安全范围。在双腔起搏系统中，起搏阈值测试时，A-V 间期自动缩短到 50ms（Ap）或 25ms（As）以确保起搏夺获心室。在 Affinity DR 系列中，在阈值测试中，自动阈值夺获和起搏电压增加幅度分别为 0.25mV 和 0.125mV（图 38-2）。

有效性

表 38-2 中列出了影响自动阈值夺获 ER 波识别的因素。较大的除极信号会影响 ER 波的识别。应用低极化电极导线可以降低 ER 波（通过增加电极导线头端面积）[5]。另一种方法是通过双向波降低极化电位[6]。在一项研究中[7]，对改良起搏输出类型增加预充电对起搏输出的影响进行了评估。研究共观察了 45 名患者，分别植入两种不同的起搏电极导线（Medtronic 4024 Cap Sure 和 Pacetter 1450K/L、1470T）。尽管起搏输出类型不影响 ER 波振幅，但改良起搏输出能大大降低极化电位振幅，而增加自动阈值夺获的有效性（ER 波识别成

表 38-2 影响自动阈值测试的因素

电极极性
融合搏动（假阴性导致阈值增加）
心室夺获+自主心律
假性融合搏动（假阴性导致阈值增加）
起搏刺激信号（夺获失败）+自主心律
特殊算法：单极起搏，双极感知
ER 波振幅（>2.5mV）
其他应用：心房、心外膜和左心室

功率 94% vs 71%)。

在一项包括 60 例患者的研究成果中，建议 ER 振幅应>2.5mV 才可以打开自动阈值夺获功能。在该研究中有 93%的患者满足以上标准[8]。无论临床资料还是常规电学指标都无法预测 ER 波振幅。躯体位置和运动状态不会影响 ER 波振幅[9]。在心房和心外膜应用自动阈值夺获功能还在研究中。自主心律是影响自动阈值夺获功能的最重要因素。

在一项多中心研究中[10]，113 例患者植入了 Pacesetter 公司 Microny SR+起搏器，并随访 1 年。其中 102 例患者心室除极波能长期保持稳定。经过一段时间以后，心室刺激除极波（ER）是稳定的，但与植入时的 R 波相关性差。自动阈值夺获测试到的急、慢性期阈值与通过 VARIO 功能手动测试的相似。尽管自动阈值夺获测试的起搏阈值略高（0.11±0.22V），但可能与测试方法有关。在 Holter 记录中，并未发现失夺获现象，后备脉冲在所有脉冲刺激中占 1.1%。其中 87%的后备脉冲是由于心室融合波和伪融合波造成的，4.6%由于对 R 波或 ER 波感知不良所致；仅有 7%是由失夺获所致。尽管后备脉冲不会影响起搏功能，但却会抵消自动阈值夺获所节省的能量。关于自动阈值夺获安全性和有效性的中期研究结果已经发表，结论与此相似[11~12]。

自动阈值夺获功能可延长脉冲发生器寿命[13~14]。与出厂值设置的 5.0V 相比，Microny SR+起搏器的自动阈值夺获功能可显著降低能量耗用（0.35Ah），使脉冲发生器寿命延长 53%。而对于大电池的 Regency SR+型起搏器（0.79Ah），这个值可能达到 245%。但当起搏输出降低到 2.5V 时，自动阈值夺获功能延长脉冲发生器寿命的作用就不那么显著[13~14]。

临床应用

自动阈值管理的主要益处是保证患者安全，确保阈值变化时有效起搏。由于自动阈值测试结果与手动测试相近，所以阈值程控能够得到简化。对于慢性阈值高的患者，省电就更为关键。相反的，融合波和（或）伪融合波会影响此项功能，不仅影响电池能量的耗用，而且会导致对阈值错误的判断[15]。

Biotronik 阈值控制

Logos 起搏器通过测试夺获心室波的 ER 值，并和失夺获比较，以生成一个参考曲线[16~17]。Logos 起搏器不带有后备脉冲，但失夺获会使起搏输出以 2V 标准递增。经过一段时间后，起搏输出下降到程控值。这个算法通过逐跳监测心室激动，确保患者安全。

MEDTRONIC 心室阈值管理

Kappa700 系列起搏器具有基于 ER 波测试的心室阈值测定功能，包括起搏阈值搜索（动态）和起搏管理阈值测试（末旁）。在这个过程中，脉宽设定为 1ms，起搏电压逐渐降低直至失夺获，然后再逐渐增加起搏输出直至夺获心脏，通过这种方法测定基础强度阈值。时值为 2 倍基础强度脉宽阈值，降低脉宽（随后增加电压以夺获心脏）。由此可以确定起搏输出（图 38-3）。医师可以程控起搏器并利用动态阈值测试资料自动调整起搏输出（适应性），或仅用于监测起搏阈值变化，这项功能可以关闭。此外，还需要程控最小起搏输出。尽管在 42 天中，心室阈值管理每隔 15min 测试一次，但并不能达到逐跳阈值跟踪。

自动模式转换

由于在 DDD 起搏器中心室频率快慢取决于心房率，因而当发生房性心动过速（AT），尤其是房颤（AF）时就会出现快速心室跟踪心率（图 38-4）。目前起搏器中有一项防止心室快速跟踪的自动模式转换功能（automatic mode switching，AMS）。植入双腔起搏器

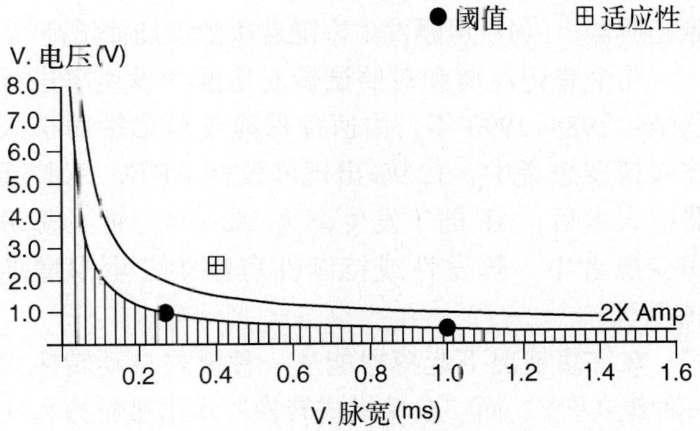

图 38-3 Medtronic Kappa700 心室阈值管理。起搏器自动测试基强度（1ms）和时值，以电压阈值的 2 倍为建议的安全范围。

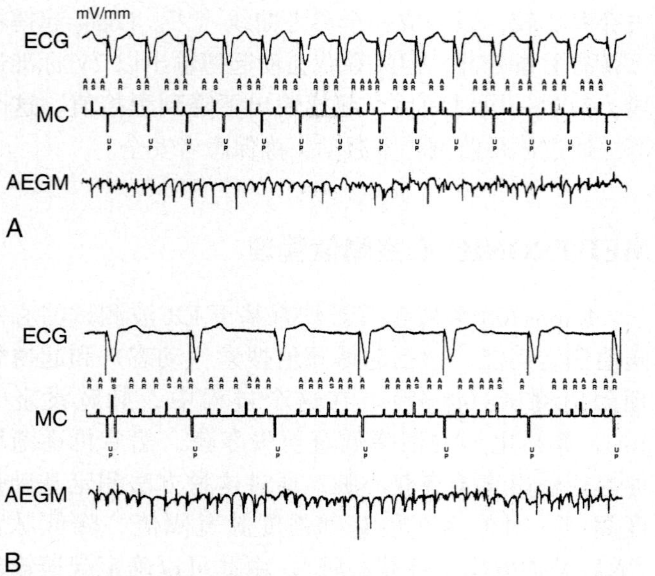

图 38-4 A. 当 AMS 功能关闭时，1 例植入 Medtrinic Kappa400 起搏器的完全性房室阻滞患者发生房颤时出现的心室快速反应。心房标识通道显示房性心动过速，而心室通道心率达到上限频率 112 次/分钟。B. 打开 AMS 后，起搏模式转换为 DDIR，心室率降到 60 次/分钟左右。AEGM：心房腔内图；AMS：自动模式转换；ECG：体表心电图；MC：标识通道。(Reproduced with permission from Lau CP, Leung SK, Tse HF, Barold SS: Automatic mode switching of implantable pacemakers. I: Principles of instrumentation, clinical and hemodynamic considerations. Pacing Clin Electrophysiol 2002;25:967–983.)

的患者发生房性心动过速的原因有以下几方面：(1) 接近 1/2 的患者因窦房结病变接受起搏治疗，其中的大部分存在慢快综合征；(2) 完全房室阻滞患者中，30%的患者合并或将发生慢快综合征[18]；(3) 由于顽固性房性心动过速行房室结消融术的患者通常植入双腔起搏器；(4) 房颤发生率随着年龄增加而增高[9]。

几个登记注册和对照试验对房颤的发生率进行了总结：1988~1990 年，由医疗保险支付费用而植入双腔起搏器患者中，12.9%出现阵发性 AF[20]。双腔起搏器植入术后，AF 的年发生率为 2%~3%。而在窦房结病变患者中，阵发性或持续性房颤年发生率增加到 8%[21~24]。

在许多情况下起搏器能从一种模式自动转换为另一种模式[25~32]。而“自动模式转换”术语被特指为在房性心动过速时起搏器暂时转换为非心房跟踪模式；恢复窦性心律时自动转换为先前的起搏模式。

自动模式转换算法的组成

自动模式转换功能包括：(1) 房性心动过速的识别；(2) 模式转换中起搏器工作状态的变化；(3) 房性心动过速终止时，恢复心室跟踪或心房起搏心律。

房性心动过速识别

起搏器识别房性心动过速主要有四种方法（表 38-3）。(1) 大多数起搏器采用“截点频率（cut-off rate）”的方法：即当感知到的心房率超过程控频率时，触发模式转换。一些起搏系统可以避免在房性期前收缩或短阵房速时发生模式转换。以 Medtronic Kappa 700 系列起搏器为例，每 7 个连续的心动周期中，有 4 个周期的心率达到模式转换频率，才会触发模式转换。在 Meta DDDR 起搏器中，采用分别统计短周期和长周期数目的增加和减少的方法。(2) 一些起搏器采用“平均心房率”或动态配对心房间期来触发自动模式转换。当配对心房间期短于预设值时触发模式转换。Medtronic 公司的 Thera DR 和 Kappa 400 系列起搏器 (GEM DR ICD)，以及 St Jude Medical 公司的 Trilogy DR+/Affinity 系列起搏器都是采用这种算法。因为识别过程是动态的，所以 AMS 触发快慢不仅决定于房性心动过速频率或间期，还取决于窦性心律。初始频率较快，就容易达到心动过速的识别频率，因此在较快窦性心律时发生的房性心动过速较窦性心动过缓时的容易通过配对心房率触发模式转换。(3) 传感器用于确定生理性起搏频率（例如 Diamond，SmarTracking in Marathon）。考虑到窦性心律波动，传感器驱动的生理性频率范围被定义为窦性心律。当频率超过生理性频率范围上限时，将触发模式转换。(4) 复杂算法通常为复合算法或具有附加条件（多为可植入 ICDs），用于鉴别房颤和其他心律。以 AT500 系列起搏器 (Medtronic, Inc.) 为例，PR 逻辑和心率标准可用于鉴别房颤和房性心动过速[33]。

目标模式

目标模式通常为 VVI (R) 或 DDI (R) 模式。尚无研究比较两者之间的差别。显然，在模式转换过程中房室失同步，因此 DDI (R) 模式在功能上相当于

表 38-3 AMS 算法中不同的 AT 识别方法分类

标准	起搏器类型	AMS 指征
截点频率	Pulsar/Vigor/Meridian/Discovery	增加/减少计数器计数
	Inos/Logos	短周期比例（例如：4/7 个连续心动周期）
	Kappa 400/700	短周期比例（例如：4/7 个连续心动周期）
	Maratharn DR	连续数个短周期
动态平均心房率	Meta DDDR（Model1254/1256）	增加/减少计数器计数
	Thera DR	心房配对间期（漏译）
	Trilogy DR+ Affinity	滤波的心房间期
基于传感器的生理频率	Clarity/Diamond	超过生理性频率带的单一心跳（15 或 30bpm）
	Marathon DR	SmarTracking 频率范围（加速度传感器）
	Meta DR（Model 1250）	传感器驱动 PVARP
	Living 1/ Living1 plus	传感器驱动频率
复合	Marathan DR	SmarTracking 和截点频率
	AT500	截点频率和 PR 关系

型号与厂商

Affinity DR	Model 5330/1（St. Jude Medical Pacesetter）
AT 500 DDDRP	Model AT500/500C（Medtronic Inc., MN, USA）
Clarity DDDR	Model 860/2/5（Vitatron BV, Dieren, The Netherlands）
Chorum DR	Model 7034/7134（ELA Medical, Rougement, France）
Diamond	Model 800/801/820/840（Vitatron BV）
Discovery	Model 1273/4/5（Guidant CPI, St. Paul, MN, USA）
Inos	Biotronik GmbH & Co.（Berlin, Germany）
Kappa	Model 400 and 700（Medtronic Inc., MN, USA）
Living 1	Sorin Biomedica（Saluggia, Italy）
Living 1 Plus	Sorin Biomedica
Marathon DR	Model 294-09（Intermedics Inc, Freeport, TX, USA）
Meridian DR	Model 1276（Guidant CPI）
Meta DDDR	Models 1250, 1254, 1256（Telectronics Pacing System, Englewood, CO, USA）
Pulsar Max DR	Model 1270（Guidant CPI）
Talent DR	Model 223（ELA Medical）
Thera DR	Model 7960/1/2（Medtronic Inc.）
Trilogy DR+	Model 2364（St. Jude Medical Pacesetter）
Vigor DR	Model 1230/2/5（Guidant CPI）

AMS：自动模式转换；AT：房性心动过速。

VVI（R）模式。理论上，DDI（R）模式能避免在房性心动过速终止时发生窦停的情况下出现房室失同步。由于保持了心房感知功能来决定 AMS 是继续还是终止，在 AMS 过程中的 VVI（R）模式实际上应为 VDI。但若在 AMS 时发生心房感知不足，DDI（R）中的心房起搏可能会加重阵发性 AF。在模式转换的算法中，除了被动发生模式转换，一些起搏器在识别到被认为是将触发 AF 的频发房性期前收缩时，还可以主动发放干预的起搏刺激或快速起搏来终止房性心动过速。

再同步化

一些 AMS 算法在 AT 终止时，采用与触发模式转换相同的终止标准恢复房室同步，然而在其他一些算法中（例如 Thera DR），AMS 终止频率标准要低于触发标准，以避免在短阵 AT 时反复触发 AMS。

表 38–4 理想的 AMS 算法的特征

特征	备注
触发	快速避免高频率心室起搏的基础上避免非持续的AT 导致的频繁的模式转换震荡
反应	避免频率波动和不适当心房起搏
再同步化	及早恢复房室同步
灵敏度	能感知不同频率和不同振幅的房性心动过速，能感知房扑
特异度	避免交叉感知，窦性心动过速和噪音干扰时出现模式转换

AMS：自动模式转换；AT：房性心动过速。

理想的 AMS 算法

理想的 AMS 算法（表 38–4）在房性心动过速开始后应该有一个合适的触发时间。较慢的算法使快速心室跟踪时间延长，而较快的算法会导致反复模式转换和心室跟踪心律震荡，造成不适的心室率波动和房室失同步。很明显，反应速度和心室频率的稳定性是两个相互制约的参数。适合这种病理状态的起搏频率取决于模式转换过程中的心房和心室反应。通常，这个频率应是传感器驱动频率。在 AT 终止时，要避免房室失同步并能尽早恢复窦性跟踪。许多算法都整合了频率回退机制，以确保在模式转变过程中保持频率平滑。此外，可靠的感知和正确的程控都是整个 AMS 算法不可缺少的部分。

然而，临床工作中与心律失常和感知相关的事件显著影响 AMS 反应的特异度和灵敏度。AMS 算法的灵敏度是指识别房性心动过速的能力（即避免假阴性），而特异度则是在窦性心律时避免不适当触发 AMS（即避免假阳性）（表 38–5）。对于 AMS 算法来说，灵敏度越高，特异度越低，反之亦然。

自动模式转换的灵敏度

多数 AMS 算法都是采用截点频率识别 AT，慢频率 AT（例如，抗心律失常药物会降低 AT 时心房率）。心房率可能低于心动过速识别频率，从而使 AMS 无法触发。一种特殊情况是，当 AF 转变为房扑，房扑波交替地落入心室后心房空白期中（PVAB），使得感知到的心房频率低于心动过速的识别标准而无法触发 AMS（图 38–5）。

目前的起搏器，在心室后心房不应期（PVARP）具有感知功能（完全或在某一特定高频率时）以增强 AMS 功能。也就是说，起搏器能感知落在 PVAB 之后的 PVARP 后半部分心房事件。PVARP 原本是为了避免远场 R 波感知。当 PVAB 过长就会发生不适当心房感知低下。通过调整 PVAB 能避免对房性心动过速感知不足。若心房感知灵敏度程控不适当，AF 时心房电图振幅变异也会导致无法触发 AMS。在电生理研究中[34]，AF 时的心房电图振幅与窦性心律时的平均值相近，但变异度却相差很大，AF 时心房电图振幅最小值明显低

表 38–5 影响 AMS 中 AT 识别的因素

	感知不足（灵敏度）	感知过度（特异度）
心律失常相关的	心房扑动	窦性心动过速
	振幅过小或波动较大的房颤	—
	频率较慢的房性心动过速	—
起搏器相关的		
电极导线极性	—	单极感知（原场感知或肌电位）
		心房电极导线位置过低
		冠状静脉窦电极
		心房双部位或双心房感知
心房感知灵敏度	对房颤感知不足	
心房空白期	降低感知的心房频率	
AV 间期	降低感知的心房频率	—
PVARP	降低感知的心房频率	在窦速或期前收缩时出现 AMS
交互感知	—	增加感知心房频率

AMS：自动模式转换；AT：房性心动过速；AV：房室的。

于窦性心律，分别为 1.4±1.1mV 和 2.0±0.8mV。心房感知灵敏度过高可能导致心房感知远场信号或噪声，但感知低下则造成 AF 感知不足（图 38-6）[35]。传统上，窦性心律时心房感知灵敏度与心房波振幅应有 2 倍安全范围；与此相对照，为 AMS 进行心房感知灵敏度优化时需要设置 3 倍安全范围（图 38-7）[35]。

心房通道远场感知 QRS 波群是造成 AMS 假阳性反应的常见原因。由于 QRS 波群远场感知（多是来自起搏的 QRS 波群）导致的 VA 交叉感知的机制与众所周知的 AV 交叉感知正相反。一些研究者通过心房电极导线或单电极导线的 VDD 系统研究 R 波远场感知的发生率[36-38]。通常，单极心房感知、起搏 QRS 波群、较长的正负极之间距离（30mm vs 17.8mm）、植入部位位于房间隔或低位心房等情况易于发生远场 R 波感知。一项研究发现[38]，当心房感知灵敏度设置为 0.1mV 时，30 根双极导线全部发生 R 波远场感知。发生 QRS 波群远场感知时感知灵敏度的中位数为 0.3mV，且多在心室起搏脉冲之后 67~202ms 发生 QRS 远场波群感知。这对于如何程控心房感知灵敏度和心房空白期有重要意义。另外，VA 交叉感知还可发生在 PVAB 设置太短或 QRS 波时限太长时。任何会导致 QRS 波群时限延长的因素（如氟卡尼、胺碘酮或高钾血症）都可能导致发生 VA 交叉感知。当 PVAB 不可程控时，可以通过降低心房感知灵敏度来避免 R 波远场感知导致的不适当 AMS。

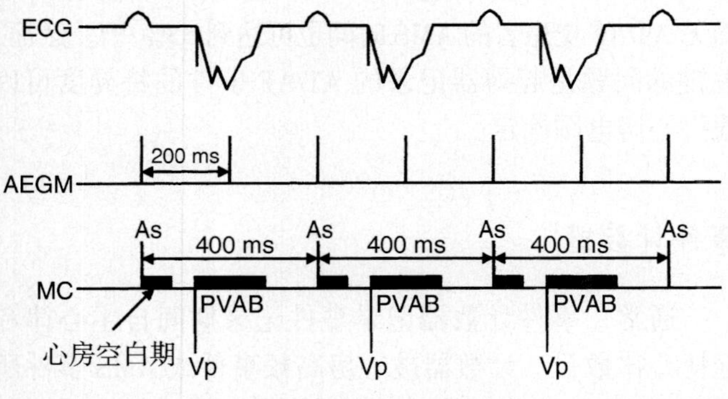

图 38-5　DDD 起搏器对心房扑动（2:1）的感知。心房扑动波周长短于 AV 间期和 PVAB 之和。图中黑方块处代表空白期。每隔一个扑动波，就有一个扑动波落在 PVAB 中，导致起搏器对扑动波 2:1 感知。AEGM：心房腔内图；ECG：体表心电图；MC：通道标识；PVAB：心室后心房空白期。（Reproduced with permission from Lau CP, Leung SK, Tse HF, Barold SS: Automatic mode switching of implantable pacemakers. I: Principles of instrumentation, clinical and hemodynamic considerations. Pacing Clin Electrophysiol 2002;25:967–983.）

较少见的情况是在 AV 间期中发生对心房信号，尤其是对 Ap 之后较大后电位（近场）或自身 QRS 波群（远场）起始部分的过度感知。在这种情况下，在心房后空白期（AV 间期初始部分）之后再次感知，从而导致对 P 波双重感知。在 PVAB 结束后感知 QRS 波群终末段较 AV 间期中感知自身 QRS 波群更为常见。只有当心房通道较心室通道更早感知到心室 QRS 波起始部分，才会发生远场感知。

一些起搏器采用基于配对心房率/间期的算法，该系统中一系列短-长周期会触发 AMS。通常长周期明显长于心动过速识别周期，而短周期多较短且发生在 AV 间期内（As-Ar 或 Ar-As）。通过出厂缺省设置或程控设置将心房空白期延长到整个 AV 间期，就可以消除 AV 间期内心房感知所造成诸多问题。在 AV 间期中，心房空白期过后心房通道的识别功能是用于识别 AF。而目前 AMS 算法的改良使得系统不再需要 AV 间期内感知。

低位心房或冠状静脉窦内心房电极导线可能会感知到心房和心室内信号。近来采用的右心房双部位起

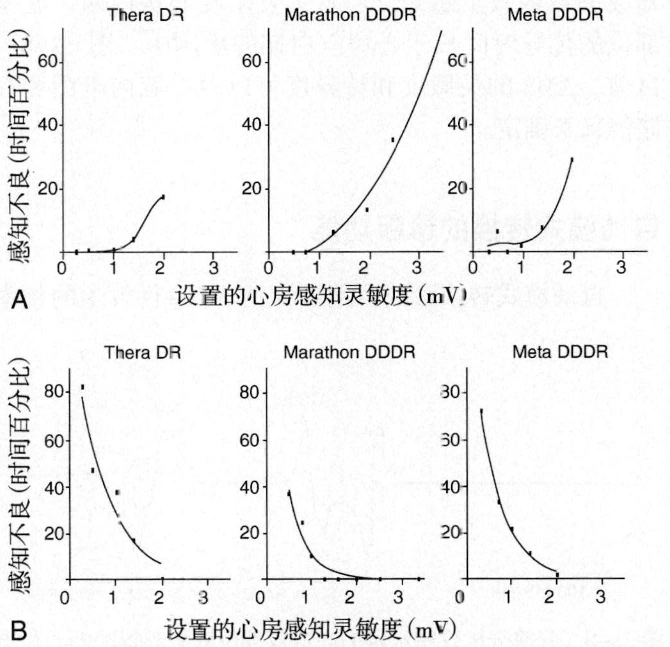

图 38-6　持续房颤（AF）时心房感知灵敏度对三种模式转换功能的影响。**A.** 当心房感知灵敏度超过 1.0mV 时，出现对 AF 感知不良。**B.** 心房感知灵敏度超过 2.0mV 时，过度感知噪声信号的几率最小。（Reproduced with permission from Leung SK, Lau CP, Lam CT, et al: Programmed atrial sensitivity: A critical determinant in atrial fibrillation detection and optimal automatic mode switching. Pacing Clin Electrophysiol 1998;21:2214–2219.）

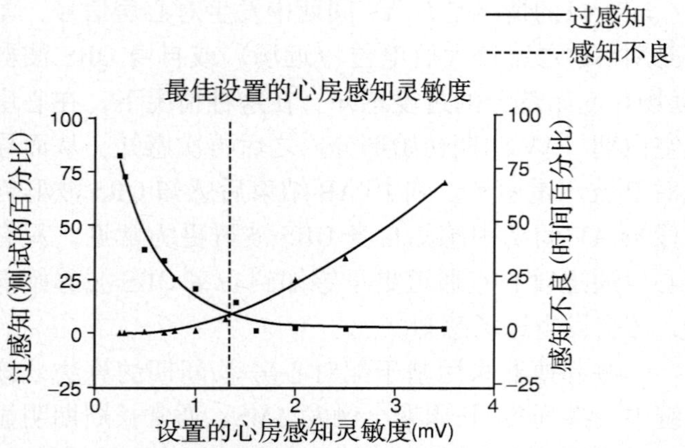

图 38-7 模式转换时心房感知灵敏度优化，心房感知灵敏度为1.3mV，与窦性P波高度相比有3倍安全范围。(Reproduced with permission from Leung SK, Lau CP, Lam CT, et al: Programmed atrial sensitivity: A critical determinant in atrial fibrillation detection and optimal automatic mode switching. Pacing Clin Electrophysiol 1998; 21:2214–2219.)

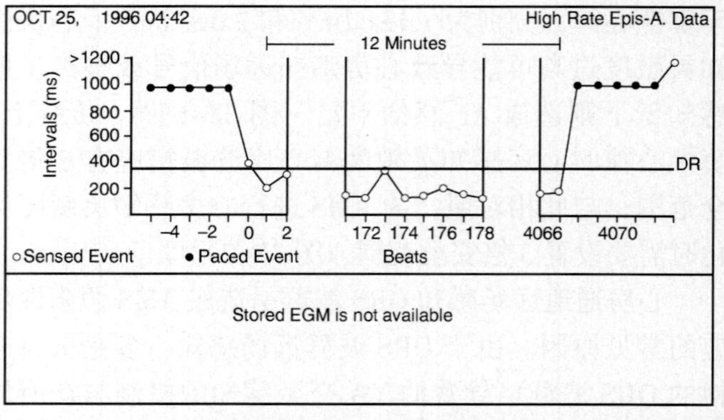

图 38-9 1例阵发性房颤(AF)患者房颤发作、进行时和终止时，Medtronic TheraDR pacemaker 记录心房心动周期周长。心房高频事件频率超过DR的识别频率(CL，350ms)，持续超过4000个心动周期。(Reproduced with permission from Lau CP, Leung SK, Tse HF, Barold SS: Automatic mode switching of implantable pacemakers. I: Principles of instrumentation, clinical and hemodynamic considerations. Pacing Clin Electrophysiol 2002;25:967–983.)

搏(心房内第二根电极导线多位于冠状静脉窦附近)需要特殊算法或优化电极导线位置以避免R波远场感知或P波的双重感知。后者多发生在心房内两个起搏部位的传导时间长于心房空白期的病例中(图 38-8)。目前，AMS的灵敏度和特异度可以通过腔内电图和存储信息来确定。

自动模式转换的诊断功能

自动模式转换诊断可用于评估AT事件发生的频率和模式。这些信息在对起搏模式重新程控时十分有用：例如当患者发生了持续性AF需将起搏模式从双腔模式转变为VVIR模式时，或患者频繁发生AF事件或AF事件持续较长时间，有必要调整抗心律失常药物和抗凝药物治疗方案时。实际上，近来研究显示[39–40]，无症状AF发生率至少是有症状者12倍。尽管这些事件发生时可能是无症状的，但其对血栓栓塞和心衰事件影响可能与有症状者相似，因而可能也需要积极的治疗。事实上，有AT/AF史患者的AMS时间平均达到66%，而无AT/AF史患者的AMS时间也可达到55% [40]。然而，关键的问题是起搏器记录的AT/AF事件的特异度可以通过心房电图确定。

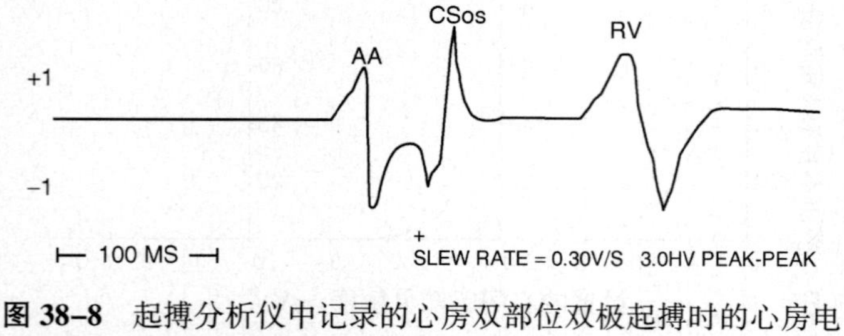

图 38-8 起搏分析仪中记录的心房双部位双极起搏时的心房电图(低位右房为阴极，高位右房为阳极)。注意图中较宽的心房电图及远场R波。AA：右心耳电图；CSOS：冠状窦口心房电图；RV：远场右室电图。(Reproduced with permission from Lau CP, Leung SK, Tse HF, Barold SS: Automatic mode switching of implantable pacemakers. I: Principles of instrumentation, clinical and hemodynamic considerations. Pacing Clin Electrophysiol 2002;25: 967–983.)

事件计数器

通常，事件计数器记录事件记录期间自主心律和起搏心律数目。计数器被心房高频事件或AMS事件所触发(图 38-9)。目前一些起搏器可以通过外置磁铁由患者自行触发。此项可用于记录和评价AF期的有症状事件[41]。AMS计数器或心房高频事件检测器都可用于识别和评价AT/AF事件。

在AMS计数器中记录了模式转换实际发生的次数。早期关于Medtronic Thera DR起搏器研究显示，在发生模式转换时，12%~40%患者并未发生AT。正如之前提到的，大多数不适当模式转换是由于远场R波感

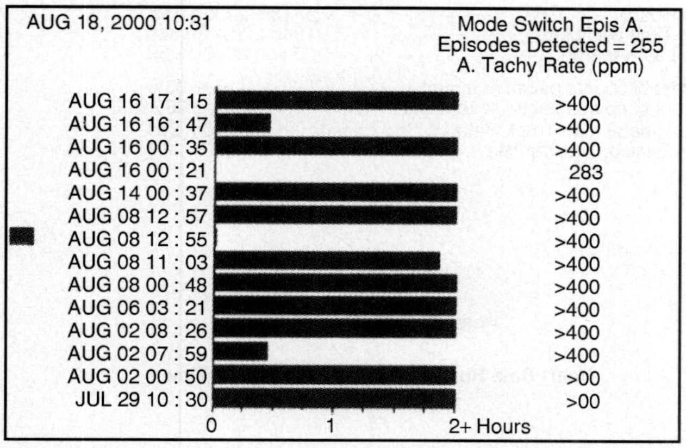

图 38-10　同一个患者中模式转换事件日志，该患者 4 年后发展成为持续性房颤。记录中显示患者各次事件发生时间相近，提示阵发性房颤发作频繁。然而，这也可能是由于心房感知不良导致频繁触发模式转换。

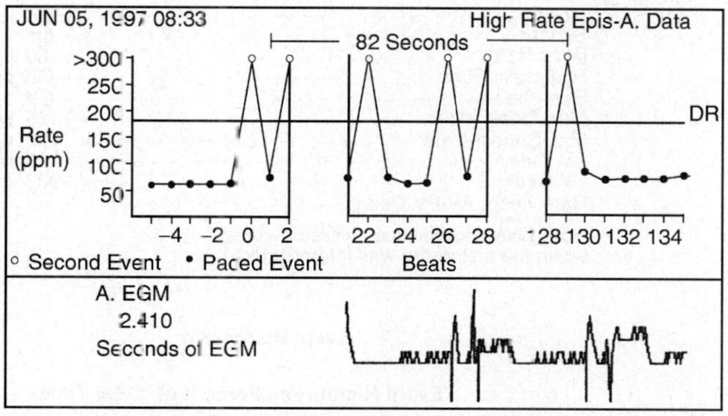

图 38-11　心房双部位起搏时出现心房双重计数导致心房频率波动。短长周期显示心率震荡，当心房率达到平均心房率标准时，触发模式转换。心房腔内图显示出 P 波双重计数。(Reproduced with permission from Lau CP, Leung SK, Tse HF, Barold SS: Automatic mode switching of implantable pacemakers. I: Principles of instrumentation, clinical and hemodynamic considerations. Pacing Clin Electrophysiol 2002;25 967–983.)

知或心房起搏后近场感知心房刺激脉冲所触发的。此外，模式转换计数器也会受到 AMS 算法的反应速度和感知灵敏度以及在 AT 终止恢复窦性和心房起搏心律时房室再同步速度的影响[42~50]。

理论上，心房高频事件监测算法应与模式转换算法无关，且较 AMS 算法更为准确。例如，间断性心房感知不良在 AMS 记录中会表现为多个阵发性 AF（图 38–10）。Seidl 等人[44]提出，理想的 Medtronic Thera DR 心房高频事件监测程序应能可靠地识别 AT，并有较高灵敏性和特异度。但仍无法避免短阵 AF 造成假阴性和对远场 R 波过度感知造成假阳性。心房过度感知也可造成模式转换震荡（图 38–11）。通过附加识别标准排除过度感知并对记录信息进行脱机分析能将假阳性率降低到 2.9%[45]。

直方图

直方图能够显示起搏器的起搏状况（例如 As–Vs、As–Vp、Ap–Vs、Ap–Vp 和室性期前收缩）以及 AMS 详细工作步骤和 AF 事件数（图 38–12）。模式转换时的心率直方图有助于识别不适当模式转换。当模式转换发生在心房频率为 175~250 次/分钟时，提示可能出现了由于对远场或近场信号过度感知造成的双重计数。如果能除外电极导线断裂和感知肌电位的影响，心房率超过 400 次/分钟的事件更有可能代表真正的 AF 事件 [46]。

存储的心房电图

许多起搏器能遥测心房电图，因而可以在线评价起搏器工作状态。在调整 AMS 参数时，这对于评价心房感知情况十分有用。存储的心房电图对于确定心律失常的性质十分有帮助（图 38–11、38–13）。同时，存储的心房电图能提高事件计数器的准确性，并能确定房性心律失常的类型[47~50]。心房电图能为了解患者心律失常的触发和终止提供重要信息（图 38–13）。最近的研究显示[44]，通过心房电图确定的起搏器的不适当模式转换可多达 62.7%。在植入单电极导线的 VDD 起搏器中 [50]，235 个可疑的 AF 事件中只有 35%事件为 AF，而剩余的均为心房感知不足。目前，受到起搏器存储空间的限制，多数起搏器只能存储有限心房电图。

在 Guidant 起搏器中，事件数目和心房、心室电图的存储间期都是可程控的，但累积存储时间不超过 40s（两个 20s 腔内图或 20 个 2s 腔内图）。其他一些起搏器可以存储带有心房和心室波的复合腔内图（房室或总和电图）。这种复合腔内图不易从心房通道远场 R 波感知中鉴别出房扑波和远场 R 波感知。腔内电图记录可以由 AT、其他心律失常或特定外部磁铁来触发。存储腔内电图也可以证实触发记录的信号是否确实为心律失常。目前的许多起搏器，一触发即可开始记录腔内图。起搏器的标准应该能够做到在心律失常开始时或在到达触发前即可以存储腔内电图，并且存储带有通道标识（这并不消耗很多内存）。目前这样的起搏器已经得到应用。

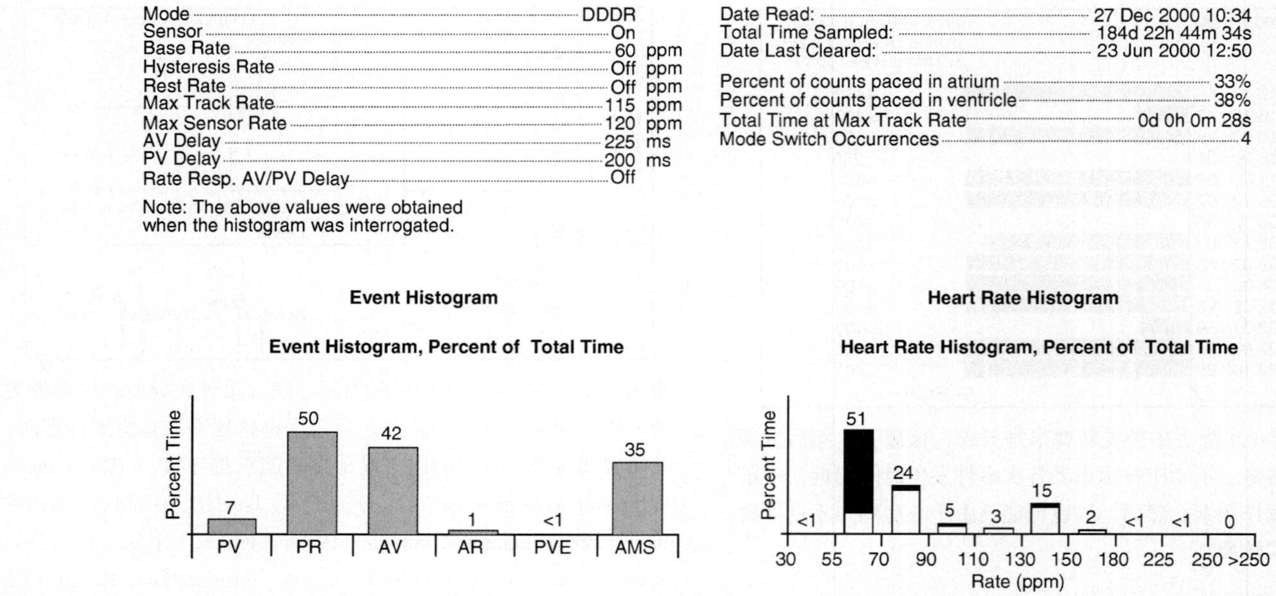

图 38-12 Affinity DR（St Jude Medical）起搏器中心率直方图。共记录到 4 个模式转换事件。另外，直方图显示患者模式转换时间达到 35%，由此可得出随访期间患者房颤负荷。

房颤负荷

一些临床研究[51~52]试图通过 AMS 诊断功能评价心房起搏对房颤负荷（包括有症状和无症状的）的影响。这也给评价 AF 治疗疗效提供了重要工具（图 38-14）。然而，通过 AMS 诊断功能判断 AF 负荷的准确性受到以下因素影响：（1）AMS 诊断功能的特异度和灵敏度；（2）能否获得心房腔内图确定 AF 事件；（3）起搏器的存储功能大小，因为多数起搏器事件计数器很容易就达到饱和。

临床益处

关于保持规则心室率能带来血流动力学益处已被报道[53~57]。一些非对照研究显示，一些非正式报道显示 AMS 可以改善症状，并通过避免 AT 触发时快速心室跟踪心率而减轻心动过速的相关症状。一项随机、交叉性、前瞻性研究评价了 AMS 对房室结消融后植入 DDDR 起搏器患者影响[58]。在这项研究中，48 例患者被随机分到 DDDR 起搏带或不带有 AMS 功能组。结果显示，患者最难以接受的是仅有 VVIR 模式，而最容易

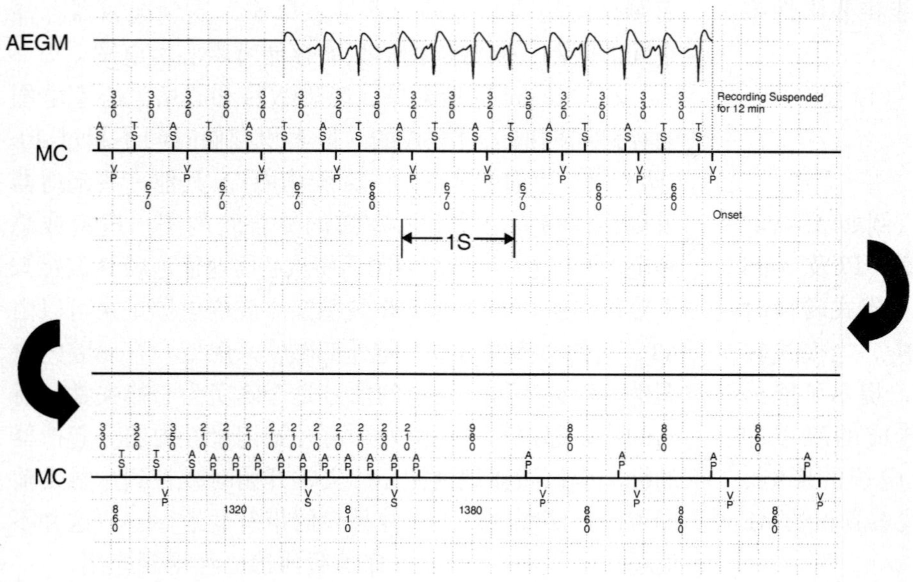

图 38-13 房性心动过速时心房电图（Model AT500，Medtronic，Inc），证实起搏器对房性心律失常识别正确。房性心动过速持续约 12min 后自行终止。AEGM：心房电图；As：心房感知；Ap：心房起搏；AT：房性心动过速；MC：标识通道；Vp：心室起搏；Vs：心室感知；Ts：心动过速感知。

被接受的是 DDDR 带有 AMS 功能（图 38-15）。接受激活 AMS 功能的患者自我感觉良好的比例高于接受未激活 AMS 的患者，早期分别有 3%和 9%的患者进行了交叉入组。这项研究证实，对于 AT 发生率较高患者，AMS 较传统 DDDR 模式更能缩短症状持续时间。

其他一些研究进一步评价了不同的 AMS 算法之间对于患者症状影响是否存在差别[59]。在一组频繁发作 AT 的患者中，用三种植入性 DDDR 起搏器（Thera DR 7142、7952 和 7960i，Medtronic, Inc.）来评价不同 AMS 触发算法（平均心房率、4/7 标准和 1/1 标准）对患者症状的影响。患者对 4/7 标准和 1/1 标准等 AMS 触发较快的算法的耐受程度优于平均心房率等 AMS 触发较慢的算法（图 38-16）。但反应快的算法记录到更多持续时间较短的 AF 事件，提示 AMS 不稳定。该研究显示不同算法对患者症状有着不同影响。不适当的 AMS 算法会加重患者的症状。例如，在早期的 DDDR Meta 起搏器中，频繁的 AMS 会导致房室失同步，而后者给患者带来较 AF 更多症状[60]。对于窦性心率快的患者，不适当的 AMS 会在窦性心律下发生。模式转换中心室逸搏间期延长会抑制心室脉冲发放[61]，而使得起搏器以 DDI/VVI 方式工作。当患者出现 PR 间期延长时，会出现一个长的 AV 间期和起搏器综合征[62]。

近来的两个评价房室结消融后窦性心律稳定性的研究[63-64]，对 AMS 的长期临床益处提出了疑问。其中一项研究[63]将手术组与传统药物治疗的对照组相比较：房室结消融后植入 DDDR 起搏器，能使患者症状改善、提高生活质量和 NYHA 心功能分级，但在长期维持窦性心律方面却不理想。术后 12 个月内大约 24% 患者发生持续性 AF，而必须要将起搏模式由 DDDR 转变为 VVIR。在另一项研究中[64]，共有 37 例接受房室结消融植入起搏器的患者中的 12 例在房室结消融后 6 周发生慢性房颤；而另外 19 例持续药物治疗的患者中无一例发生房颤。这可能与房室结消融后停用抗心律失常药物，以及消融和起搏治疗的致心律失常作用有关。然而，要是在房室结消融后植入双腔起搏器，带有 AMS 功能的设备可避免患者在 AF 时发生快速心室跟踪起搏。

自动模式转换的类型

这一部分主要通过讨论不同的起搏器制造商研发的用于 AT 检测的不同 AMS 算法，来解释这些算法的复杂性并对其进行评估，以及介绍这些算法临床应用结果。

Telectronics 的 AMS 算法

Telectronic 公司 AMS 算法反映了 AMS 整个历史发展过程。第一个 AMS 算法（Meta DDDR，1250 系列）

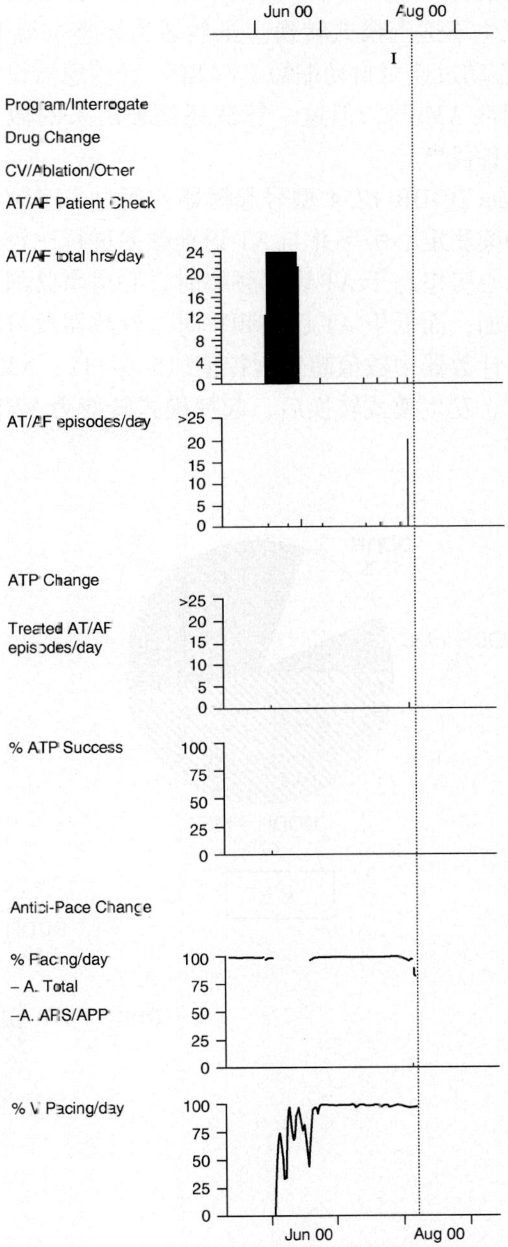

图 38-14 带有 AT/AF 治疗功能的 DDDR（AT500，Medtronic Inc.）对房颤诊断。其中 2000 年 6 月，房颤持续时间接近 24 小时/日，为持续房颤。对于此例起搏器依赖的患者，相应这段时间心房起搏比例最小。AF：心房颤动；AT：房性心动过速。

通过心室后心房不应期（PVARP）监测 AT，PVARP 内的心房感知会导致起搏模式由 DDDR 转变为 VVIR。PVARP 的时限受每分通气量传感器控制，从而通过传感器确定的频率范围定义病理性频率[32]。尽管这种算法在 AT 发生时，可以立即触发模式转换，但在窦性心动过速和频繁性房性期前收缩时会造成不适当的模式转换。在一项涉及 24 例患者的研究中[60]，Holter 监测显示由于 AMS 特异性过低导致患者有 50%的时间处于 VVIR 起搏模式。长 AV 间期和 PVARP 会导致窦性心律时发生不适当模式转换。虽然适当调整基线 PVARP（窦性心动过速时自动缩短 PVARP）和传感器设置能降低假阳性 AMS[65]，但这一算法还是被后来的截点心率标准所替代[66]。

Meta DDDR 1254 型号起搏器，通过心房频率监测系统持续测定心房率并与 AT 识别频率进行比较。当感知到的心房率高于 AT 识别频率时，心房率监测计数器就会增加；而低于 AT 识别频率时，计数器数目就会减少。当计数器中数值超过程控值（5 或 11），AMS 就可被触发。发生模式转换后，起搏模式转变为 VVIR。当 AT 终止后，当起搏器检测到 3 个低于 AT 识别频率的心房感知事件或心房间歇超过 1s，恢复房室同步。

Thera 和 Kappa 400

Medtronic 公司早期的 Thera 和 Kappa 400 系列起搏器与近期的 Kappa700 系列起搏器有较大差别。Thera 和 Kappa 400 系列起搏器，采用人工心房率（所谓的由起搏器计算出的平均心房率），随着自主心率或感知心房率波动。人工心房间期必须最终与心动过速识别间期相匹配，才能触发 AMS。因而平均心房率（间期）通常被称为配对心房率（间期）。当 AMS 功能启动后，起搏器持续监测连续两个心房事件间期，但除外 As-Ap 和 Ap-Ap 间期。当配对心房间期（matching atrial interval，MAI）长于或等于心房周期时，MAI 缩短 24ms。当 MAI 短于心房周期时，MAI 延长 8ms（图 38-17）。这一过程将持续至 MAI 短于心动过速识别间期时。此时，会触发 AMS。因此，MAI 在心动过速频率范围上下波动，而不是 AT 检测频率。如果心房率

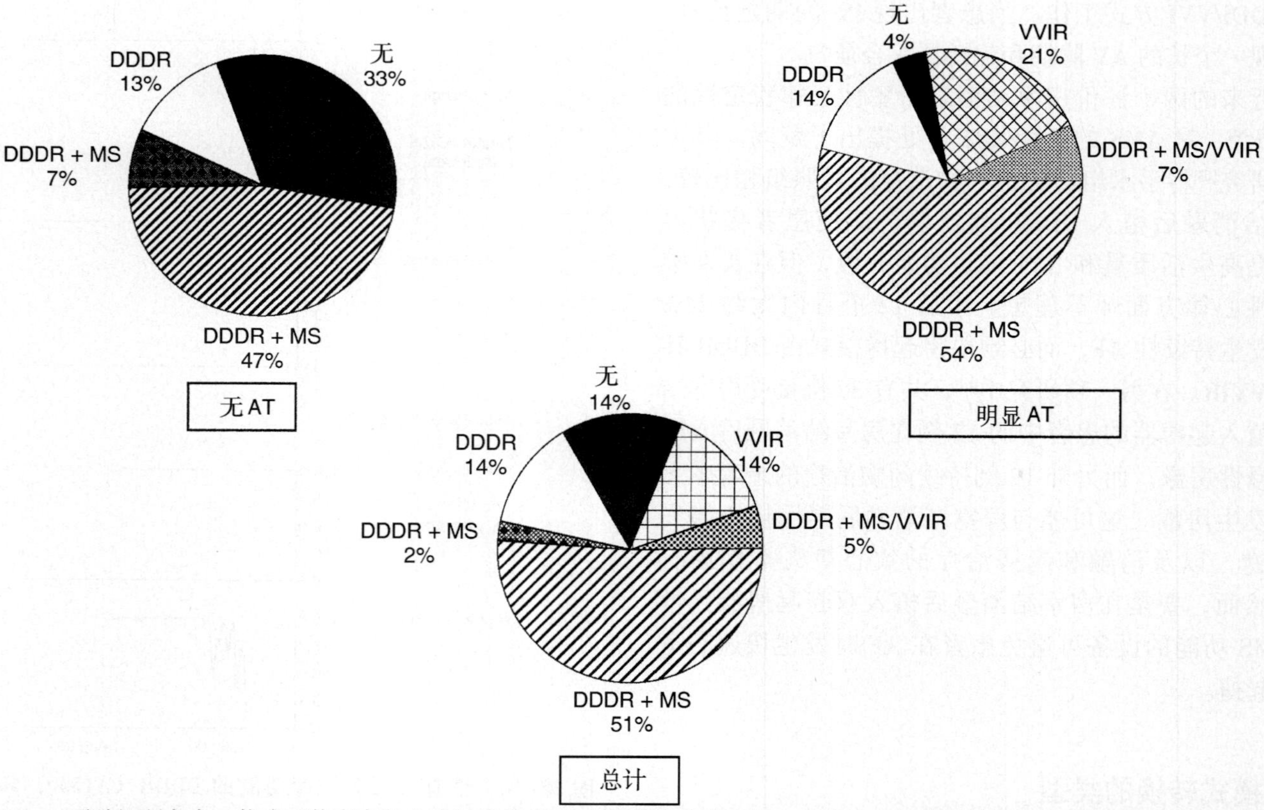

图 38-15 一项随机研究中，伴或不伴有房性心动过速的患者对起搏模式的选择。无论植入起搏器前是否有房性心动过速，大多数患者都选择带有模式转换的 DDDR（DDDR+MS）模式。（Reproduced with permission from Kamalvand K, Tam K, Kotsakis K, et al: Is mode switching beneficial? A randomized study in patients with paroxysmal atrial tachyarrhythmias. J Am Coll Cardiol 1997;30:496–504.）

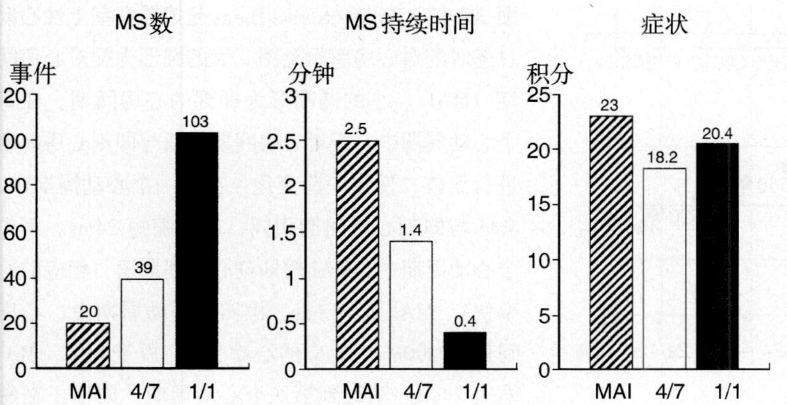

图 38-16 不同模式转换触发方式对模式转换频率、持续时间及患者症状影响。详见正文。MAI、4/7、1/1，AMS 算法基于平均心房率、4/7 法则或 1 个心房期前收缩。AMS：自动模式转换；MAI：配对心房间期。（Reproduced from Marshall HJ, Kay GN, Hess M, et al: Mode switching in dual chamber pacemakers: Effect of onset criteria on arrhythmia-related symptoms. Europace 1999;1:49-54.）

（窦律或 AT）稳定，这种波动总是 3:1。若 MAI 等于 PP 间期，则其缩短 24ms。随后 3 个 MAI 将短于 PP 间期，每一个将增加 8ms（8×3=24ms）。第 3 个 8ms 的增量使得 MAI 等于 PP 间期，这又触发了 MAI 的 24ms 减量，该过程自己重复。该算法旨在减轻间歇性感知不良，而 AMS 算法对心房率突然改变者无效。这个算法中，只要一个短的 As-As 间期就可以抵消由于感知不良导致的长 As-As 间期。

发生模式转换的时间取决于以下几个参数：（1）初始心房率——较快频率能使平均心房率较容易达到 AT 识别频率；（2）AT 识别频率。较高的 AT 识别频率使得 AMS 需要较长时间才能被触发。AT 终止时结束 AMS 是一个相反的过程，MAI 逐跳延长，直至恢复房室同步。

在 Thera 系列起搏器中，AMS 功能被激活时 As-Vp 间期必须随着感知心房率的增加而缩短，直至 30ms，以确保感知心房活动，尤其是心房扑动。由于受到 MAI 算法的限制，AV 间期也是逐渐缩短的。然而，当发生短阵 AT 时，尽管 MAI 缩短但未达到 AMS 转换标准，As-Vp 间期也会缩短。这也许可以解释在心电图中出现的无法仅用起搏频率解释的 As-Vp 间期的变化。

在 Medtronic Thera 系列和 Kappa 400 系列起搏器中，Ap 或 As 之后的心房空白期波动在 50~100ms 范围内，与感知的信号振幅相关。AV 间期内的心房感知可用于识别额外心房事件并计算 MAI。然而，这个感知窗可能会造成 P 波双感知（可能会感知心房起搏脉冲之后的极化电位）及在心室通道感知近场 R 波前心房通道对远场 R 波感知。

长短周期

长短周期是在 AT 识别间期中出现交替出现的长周期和短周期（图 38-18）。在 Medtronic Thera 系列和 Kappa 400 系列起搏器的算法中，出现短心房周期时 MAI 减去 24ms；而长心房周期会使 MAI 延长 8ms。最终，MAI 达到 AT 识别频率而触发 AMS。尽管这一算法有助于在间断性感知不良情况下识别心动过速，但也会由于发生反复房性期前收缩造成起搏器在无 AT 时发生模式转换。

Kappa 700

Kappa 700 系列双腔起搏器采用的是基于 4/7 标准的一种不同的 AMS 算法（频率界值标准）。这个算法要求在模式转换之前的 7 个感知的心房事件中，至少有 4 个事件频率超过 AT 识别频率，才能使起搏模式转变为 DDI（R）/VVI（R）（As/Ar-AP 间期不作为 7 个间期的部分被计数）。从 AT 识别到 AMS 触发之间有个可程控的延迟时间（0~60ms），以确定 AT 的持续性。如果再次确定在这一期间中心房率始终满足 AT 识别标准，起搏器就会触发 AMS。7 个低于 AT 识别频率的心房感知事件或连续 5 个心房起搏事件就可终止 AMS。如果模式转换后的传感器驱动频率与自身心律之间存在差别，起搏频率就会以 39ms 逐跳调整。采用“4/7”标准的 Kappa700 较 Thera 和 Kappa400 系列能更快触发 AMS 反应。

与 Thera 和 Kappa 400 相似，Kappa 700 起搏器的 AV 间期随着 MAI 调整。起搏器计算出较理想的 2:1 阻滞点（比配对心房率快 30 次），但从不低于 100 次/分钟，且不超过上限频率（upper rate，UR）35 次/分钟（超过 UR 则出现文氏现象）。PVARP 动态调整以确保 TARP 能提供理想的 2:1 阻滞点。如果感知的 AV 间期太长而 PVARP 需要很短，则 PVARP 缩短到设置的最小值以维持 2:1 阻滞反应。每 34 个心动周期，根据配

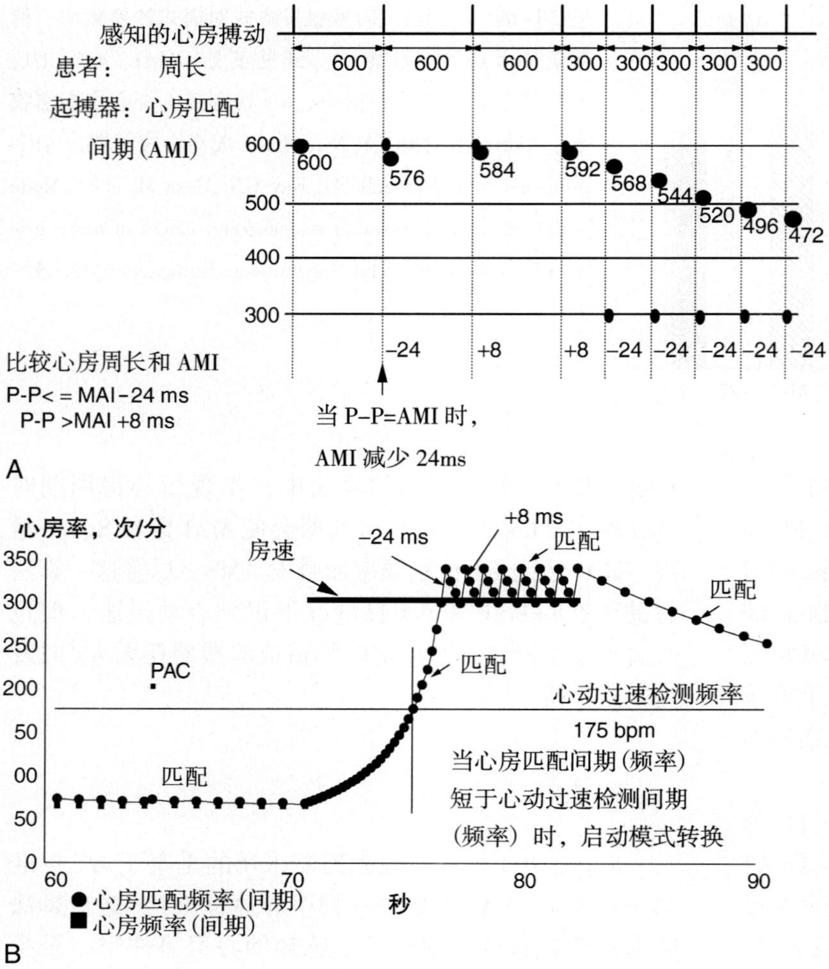

图 38–17 **A.** Medtronic Thera 起搏器在室上性心动过速时配对心房率示意图。大的圆形为配对心房间期（MAI）。小的椭圆形为即刻的心房间期。在每个心动周期中，配对心房间期不断与即刻心房间期进行比较，发生一些变化：在第一个心动周期中，MAI 与即刻心房间期相同，MAI 缩短 24ms。第二个心动周期中，MAI 较即刻心房间期短（相应的心率快），MAI 延长 8ms。第四个心动周期中，心房间期为 300ms（相应的心率快），短于 MAI，MAI 缩短 24ms。第五到第八个心动周期，同样，在每个周期 MAI 缩短 24ms。 **B.** 心室后心房空白期（PVAB）导致间断性心房感知不良，感知到的心房间期是实际心房间期的 2 倍，为 600ms。这种情况下，MAI 缩短 8ms 而不是 24ms。短于 300ms 的心房间期使得 MAI 不断缩短。当 MAI 达到心动过速识别周长时，触发模式转换。（Reproduced with permission from Lau CP, Leung SK, Tse HF, Barold SS: Automatic mode switching of implantable pacemakers. II: Clinical performance of current algorithms and their programming. Pacing Clin Electrophysiol 2001;25:1094–1113.）

对心房率+30 次/分钟来确定 TARP。这种情况下，PVARP 通过减少每个心动周期的总空白期（AV 间期和 PVARP）确保感知 AT。较长的 AV 间期在休息状态下有利于血流动力学，AT 时 AV 间期会动态缩短以减少感知的空白期。另外，在休息时，较长的 PVARP 有助于在心律失常发作时控制心室跟踪心率。

空白扑动搜索

对房扑波感知低下是造成 AMS 失败的主要原因。如果扑动波交替落入心室后心房空白期（postventricular atrial blanking period，PVAB）就可导致起搏器无法诊断心房扑动。在 Kappa700 系列起搏器中有一项算法能自动搜索心房扑动波。这个算法通过房室同步性的改变，使得落入空白期的心房信号被感知。起搏器不断回顾心房间期，并将其与 AV 间期和 PVAB 作比较。当 PP 间期低于 2×（AV 间期+PVAB），并且低于 2×心动过速识别间期时，心房率有可能按照 2:1 比例被识别。如果连续出现 8 个心动周期，PVARP 就会延长到 400ms 以确定实际的心房间期（图 38–19）。

退出自动模式转换状态

在 Medtronic Thera 和 Kappa400、700 起搏器，终止于 AP 并除外 Ap–Ap 的 AV 间期不被计数。而在表 38–6 描述情况下，Kappa 700 起搏器中 Ap–Ar 间期不被计数。在 Thera 和 Kappa 400 起搏器，心动过速识别的终止取决 MAI。当 MAI 长于上限频率间期（upper rate interval，URI）时，恢复房室同步。而另一种 AMS 终止的算法称为“连续 5 个心房起搏”。如果连续 5 个心房起搏而无 As 或 Ar 事件，AMS 立即终止，同时 MAI 恢复到低限频率（lower rate，LR）。

Medtronic AT500 起搏器

AT500 起搏器采用与 Jewel AF 和 Gem 除颤器相似

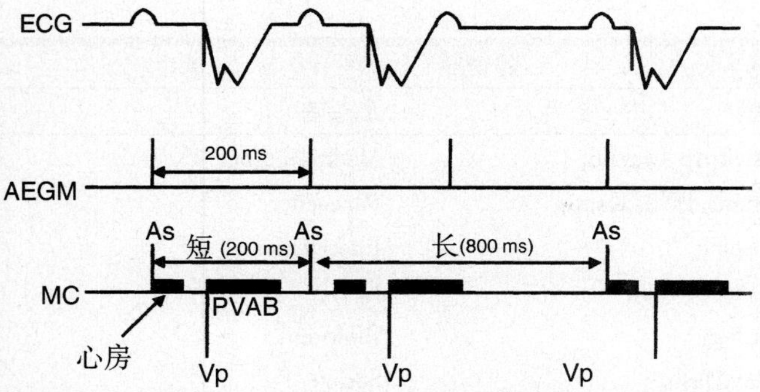

图 38-18 Medtronic Thera 和 Kappa400 起搏器，在长-短-长-短周期中，具有心房感知功能。例如起搏器对长-短周期的识别导致 3:2 文氏反应。第三个心房事件由于落入 PVAB，而不被识别。配对心房间期反复缩短 24ms，再延长 8ms，最后达到心动过速识别间期，尽管长周期可能超过心动过速识别周期。AEGM：心房电图；PVAB：心室后心房空白期（Reproduced with permission from Lau CP, Leung SK, Tse HF, Barold SS: Automatic mode switching of implantable pacemakers. II: Clinical performance of current algorithms and their programming. Pacing Clin Electrophysiol 2001;25:1094－1113.）

的 PR 逻辑算法控制模式转换。起搏器设置以下两个触发 AMS 的标准：首先，最近 12 个心动周期中位数心房率应高于程控的 AT 识别区域（在该区起搏器可以设置抗心动过速起搏）。如果 P-P 中位数低于程序参数，起搏器会评价“AT/AF 事件计数器”。当相邻的心室事件之间有两个或两个以上自身心房激动，且无远场 R 波感知，计数器的事件数就会增加。再通过另一个算法可以确定是否存在远场 R 波感知。当计数器事件数超过 3，且中位数 PP 间期低于 AT 识别间期，起搏方式转变为 DDIR。在 DDIR 模式中，心室率保持规整。在每个心室逸搏间期之后的起搏将前一个心动周期+70ms。因此，如果心室感知间期为 600ms，那之后逸搏间期应为 670ms，然后 740ms，然后 810ms，直到传感器频率或低限频率。

临床研究

在一项涉及 26 例植入 Thera DR （7940 和 7960i）起搏器的研究中[67]，通过存储的心房腔内图（5 例患者）和 12 导联心电图（9 例患者）判断起搏器已发生的 AMS 均是适当的。然而，最近有个报道指出[68]，在 30 份 Holter 记录中，4 份出现了由于远场 R 波感知导致窦性心律下出现不适当的模式转换。在 125 个 AT 事件中，93 个（74%）事件被正确识别，而 32 个（36%）短阵事件未能被识别。采用新的算法的 Kappa 700 系列起搏器的 AMS 准确性和特异度均较 Thera 系列得到提高，同时 AMS 的触发和恢复房室同步的速度也都加快（见后）。

Pacesetter/St.Jude 的 AMS 算法

Trilogy 和 Affinity 系列起搏器采用“连续平均心房间期”识别 AT[69-71]。感知到的心房间期若短于前一个心房间期，平均心率（“处理后的心房率”）将缩短 38ms（Trilogy DR+）或 39ms（Affinity DR）；若长于前一个心房间期，平均心率将延长 25ms（Trilogy DR+）或 16ms（Affinity DR）。当处理后的心房率超过 AT 识别频率时，起搏器触发 AMS，起搏方式转为 DDIR。当 AT 终止时，处理后的心房率将延长一个不可程控间期

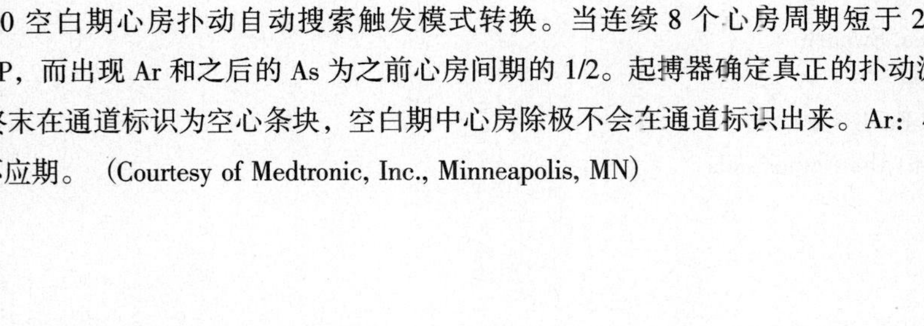

图 38-19 Medtronic Kappa700 空白期心房扑动自动搜索触发模式转换。当连续 8 个心房周期短于 2 个心房空白期之和（AV* + PVAB），起搏器会延长 PVARP，而出现 Ar 和之后的 As 为之前心房间期的 1/2。起搏器确定真正的扑动波周期，而触发模式转换，转变为 DDIR 模式。PVARP 的终末在通道标识为空心条块，空白期中心房除极不会在通道标识出来。Ar：心房率；As：心房感知；AV：房室；PVARP：心室后心房不应期。（Courtesy of Medtronic, Inc., Minneapolis, MN）

表 38–6 频率应答起搏 * 中主要的传感器类型

方式	生理参数	起搏器	
		类型	制造者
感知振动	躯体运动	Activitrax, Legend, Thera, DX2, Kappa	Medtronic,Inc
			Pacesetter
		Sensolog, Sensorhythm, Trilogy	Intermedics
			CPI
			Biotrionik
		Relay,Dash, Marathon	Sorin
		Excel	
		Ergos	
		Swing	
感知阻抗	呼吸频率	Biorate	Biotec
	每分通气量	Chorus RM	ELA Medical
		Legend plus, DX2, Kappa	Medtronic, Inc.
	每搏量，射血前间期 右心室射血时间	Precept	CPI
	心室变力参数	Diplos，Inos	Biotrionik
心室刺激反应	起搏的 QT 间期	TX, Quintech, Rhythmx	Vitatron
	起搏的 R 波面积（“梯度”）	Prism CL	Telectronics
起搏电极的特殊传感器	*生理性参数*		
	中心静脉温度	Kelvin500	Cook Pacemakers
		Nova MR	Intermedics
		Thermos	Biotrionik
	dP/dt	Deltatrax, Model 2503	Medtronic, Inc.
	右心房压		
	肺动脉压		
	心内膜加速度峰值	Best of living	Sorin
	化学参数		
	PH		
	混合静脉氧饱和度	OxyElite	Medtronic, Inc.
	儿茶酚胺含量		Siemens

* 依照实际技术方法分类

制造者：

Biotec, S.P.A., Boloana, Italy
Biotronik, GmbH & CO., Berlin,Germany
Cardlac Pacemakers Inc., St. Paul, MN
Cook Pacemakers Corporation, Leechburg, PA
ELA Medical, Rougemont, France
Intermedics Inc., Angleton, TX
Medtronic Inc., Minneapolis, MN
Siemens Pacesetter Ltd., Solna, Sweden
Sorin Biomedica, Saluggia, Italy
Telectronics Pacing Systems, Englewood, CO
Vitatron Medical B.V., Dieren, The Netherlands

（Trilogy DR+和 Affinity DR 分别为 25ms 和 16ms），当处理后的心房频率间期长于上限跟踪频率间期或上限传感器驱动频率间期，恢复心房跟踪心律。因此，这种算法使得 AT 时 AMS 的触发更迅速，恢复窦性心律时房室再同步减慢。在 Trilogy 系列起搏器中，微处理器只在 PVARP 空白期之后才有感知功能，此时若有一个快速心房感知事件，将会导致上限频率文氏阻滞。受到上限频率限制，这个提前 P 波会导致感知 AV 间期延长。此时微处理器开始对非空白期的 PVARP 内的 P 波进行感知。如果心律突然由 1:1 跟踪转变为 2:1，甚至未发生文氏阻滞，微处理器仍不会启动 AMS。在 Affinity 起搏器，传感器于非空白期 PVARP 始终具有感知功能，以确保对高频心房事件的感知。PVAB 是可以程控的，出厂值为 100ms。这有助于最大限度缩短心房空白期，提高对 AT 识别并减少 VA 交互感知。

在 Frontier 系列双心室起搏器中，在 AV 间期中设计了一种特殊的时间间期，以避免 VA 交互感知。尽管并不是真正的空白期，该期间还是被称为心室前心房空白期（preventricular atrial blanking period），用以避免心房通道对远场 R 波感知。心房通道中不应期内或不应期以外的 P 波或感知到的心房信号（例如远场 R 波）都可以触发心室前心房空白期的产生。如果心室通道在心室前心房空白期中感知到心室除极波，那么触发这个空白期的 P 波或感知到的心房信号就被作废而不被计数。也就是说，这个心房感知既不会触发心房起搏，也不会被计数。心室前心房空白期为 0~62ms，可以被程控；但当 Vs 作为近场感知事件被感知时，它就不会起作用。

Intermedics 的 AMS 算法

当发生 AT 时，Intermedics 起搏器有两种工作方式：连续心房事件落入程控的 AT 识别间期中触发 AMS 和基于传感器的上限频率转换。

自动模式转换功能

在 DDD（R）、DDDR+滞后和 VDD（R）工作模式

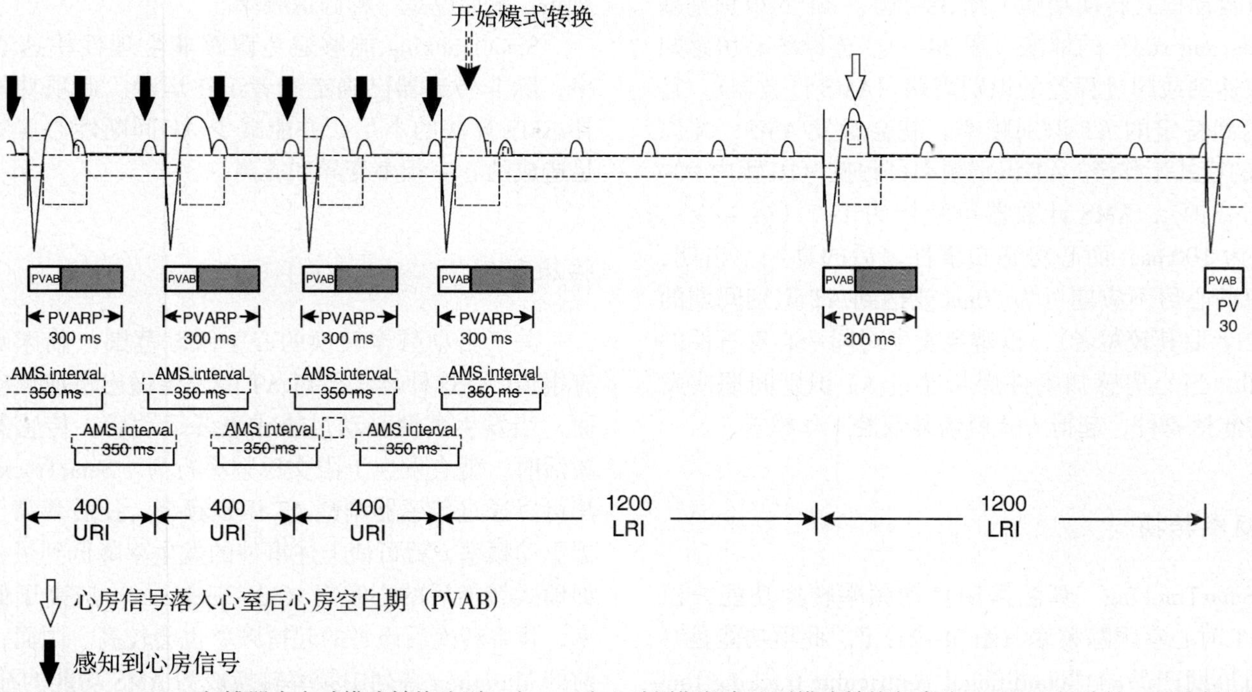

图 38-20　Marathon DDDR 起搏器中自动模式转换法则。在 1~7 个心动周期频率达到模式转换频率为 90~300 次/分钟，就会触发模式转换。在这个例子中，房性心动过速周期为 300ms（左侧第二个箭头），短于心动过速识别周期，触发模式转换。当连续 7 个心房间期短于 300ms 触发模式转换，起搏器以低限频率（LRL）起搏心室。在发生模式转换之前，心室按照上限频率（URL）跟踪较短时间。AMS：自动模式转换；AT：房性心动过速。（Reproduced with permission from Leung SK, Lau CP, Lam CT, et al: Is automatic mode switching effective for atrial arrhythmias occurring at different rates? A study on efficacy of automatic mode and rate switching to simulated atrial arrhythmias by chest wall stimulation. Pacing Clin Electrophysiol 2000;23:823–831.)

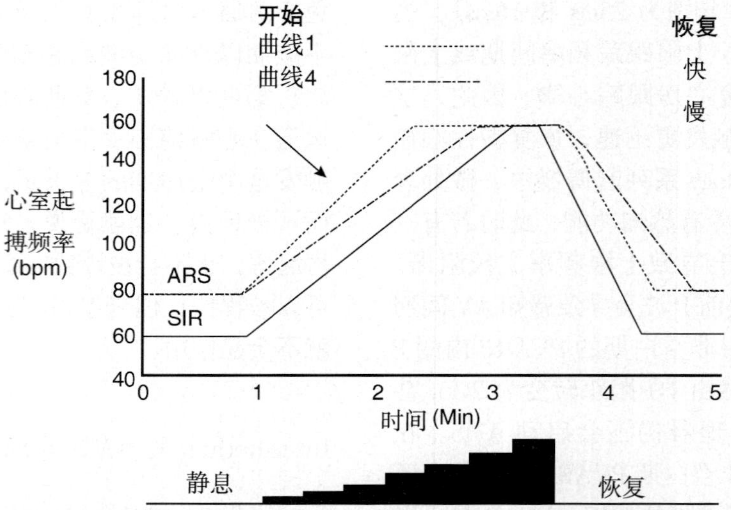

图 38-21 示意图显示 Marathon DDDR 起搏器中动态频率转换（ARS）的算法。休息时，ARS 频率至少超过低限频率 20 次/分钟，超过 ARS 频率的心房事件被按照 ARS 频率跟踪。运动时，ARS 频率根据程控的 ARS 反应曲线增加（1~4，1=最保守的，4=最激进的），频率与传感器驱动频率（SIR）有关。当患者达到最大活动量时，ARS 和 SIR 将与设置的上限频率（UR）一致（本例为 150 次/分钟）。超过 ARS 的心房感知被认为是非生理性的，将按照 ARS 频率被跟踪。运动结束时，ARS 恢复频率启动，但也高于程控 SR。(Reproduced with permission from Leung SK, Lau CP, Lam CT, et al: Is automatic mode switching effective for atrial arrhythmias occurring at different rates? A study on efficacy of automatic mode and rate switching to simulated atrial arrhythmias by chest wall stimulation. Pacing Clin Electrophysiol 2000; 23:823–831.)

中具有自动模式转换功能（图 38-20）。AT 的识别是基于“rate and run”的标准（图 38-3）。连续的心房感知事件数达到或超过程控的识别周期（AMS 计数器），且频率达到特定的 AT 识别频率，就会触发 AMS，并以 VVIR 的模式工作[72]。AT 识别频率可程控（10 跳内 90~300 次/分钟），AMS 计数器可程控为 1~7（第 1 步）。PVAB 为 100ms，而心房感知事件之后的真正空白期，即最短的心房不应期可为 70ms 或达到 AT 识别间期的 1/2（二者取其较短者），以避免发生对同一心房事件的双感知。当心房感知事件周长超过 AT 识别间期或发生心房起搏事件，起搏方式就恢复双腔工作模式。

自动频率转换

“SmarTracking”算法采用自动频率转换功能，以限制 AT 时心室跟踪频率（图 38-21）[72]。此项功能是对该公司早期产品的“conditional ventricular tracking limit”算法进行改进[73]。SmarTracking 频率超过传感器驱动频率，并可根据生理活动的需要进行调整。这个频率不仅决定触发频率转换所需的 AT 频率，也决定了心室最大跟踪频率。自动频率转换能在不改变起搏模式的情况下调整上限频率（UR）。因此与其说是一种 AMS，不如说是一种回退频率。

SmarTracking 能够避免跟踪非生理性快速心房频率，除非传感器已确定患者正在运动。此项功能能弥补 AMS 算法的不足，并能减少 AF 间断性心房感知不足造成的心室频率变异和震荡。

临床研究

关于自动频率转换的心室跟踪范围，临床研究已有报道[73]。这种算法会对 AT 的发生做出迅速反应。然而，当发生窦性心动过速或患者运动后，传感器不被激活时，就会发生上限文氏频率行为。SmarTracking 算法可以通过传感器调整 AT 识别频率，让后者高于传感器驱动频率，就可使上述事件的发生率降低到最少。正如模式转换后的心室率（fall-back rate）应高于低限频率，频率转换后患者的起搏频率也会较高。因而，在目前的 Marathon 系列中频率转换成为 AMS 功能的补充[72]。

Ela Medical 的 AMS 算法

Chorum 和 Talent DR 系列起搏器的 AMS 功能包括 AT 猝发时上限频率转换，以及随后当心房频率持续于目前的 AT 识别频率时发生的 AMS[74]。AT 识别间期被命名为心房节律加速诊断期（diagnosis of atrial rhythm acceleration period），为前一个 PP 间期的 62%（窦性心率≤80 次/分钟）~75%（窦性心率>80 次/分钟）。一旦发生 AT，只有低于 AT 识别频率的心房事件能被感知，并触发心室起搏。这样就将上限频率间期有效地转变为 AT 识别间期（起搏器发生暂时模式转换）。当 32 个心动周期中有 28 个或当 64 个心动周期中有 36 个超过 AT 识别频率时，就会触发 AMS（起搏器发生持续模式转换）。AMS 功能的进一步改进，使自身心率≤100 次/分钟时，起搏方式为 DDI；当超过这个频率时则转变为 VVI，以避免心房竞争性起搏。

如果连续 24 个心房周期低于 110 次/分钟，系统就恢复房室同步。在满足 24 个低于 110 次/分钟心房/心室间期之前，期前收缩可能导致间期计数器重置。近来在一项 194 例患者的研究中评价了 Chorum 和 Talent 系列起搏器的 AMS 功能的灵敏度和特异度[75]。所有患者在激活事件计数器的同时接受了 24 小时同步心电图记录。根据 23 例发生 AT 的患者的 Holter 监测显示，AMS 灵敏度达到 96%。在其余未发生 AT 的患者中，Holter 监测显示有 6 例患者发生了模式转换：其中 5 例患者是由于感知远场 R 波导致 VA 交互感知，另一例患者是由于发生了窦性心动过速，因而 AMS 的特异度达到 96%。调整心房感知灵敏度或 PVARP 有助于减少这些假阳性的 AMS。

Guidant CPI 的 AMS 算法

在 Pulsar Max、Vigor、Meridian 和 Discovery DR 起搏器中，AMS 采用截点频率和计数器的算法。超过 AT 识别频率（上限频率）的心房事件会导致计数器数目增加，而低于 AT 识别频率的心房事件会减少计数器的数目。当计数器的数目达到 8 时，就会触发 AT 识别。在这个过程中，心房跟踪频率会发生文氏或 2:1 阻滞。一旦确诊为 AT，起搏器就会以上限频率起搏 0~2048 个心室周期。在此期间，起搏器持续监测心房频率直到 AMS 被触发，从而避免了在非持续性 AT 时发生 AMS。随后，将在 1~5min（最短为 30s）内发生频率回退反应，从文氏阻滞频率到 DDD 的低限频率或到 VVI（R）或 DDI（R）的传感器驱动频率。当 AT 终止后，随着心房率低于 AT 识别频率，计数器内数目也会随之减少。一旦数目由 8 减少到 0，就会恢复到窦性心律。该类型起搏器在 AT 发作时触发 AMS 较缓慢，但由于带有频率平滑功能，减少了在 AMS 触发前和 AMS 终止到恢复窦性之前，逐跳之间的频率差异。

在 Pulsar Max 起搏系统中，除了上述的 AT 反应方式外，还有第二层面上的 AT 管理（心房扑动反应）。这是通过心房扑动识别窗口，当心房频率达到 230 次/分钟时立即发生频率回退。一旦在 PVARP 间期中存在心房感知事件，就会触发一个 260ms 的心房扑动识别窗口。如果在房扑识别窗口中再次感知到的心房激动，就会被定义为高频 AT 并会触发另一个房扑识别窗口。在房扑识别窗口中，感知的心房频率高于 230 次/分钟，因而既不会发放心房刺激脉冲，也不会触发心室起搏。这使得起搏器实际上是按照 VVI（R）模式工作。一旦在房扑识别窗口内，未感知到心房事件，就会立即终止识别窗口的触发（常延长心房不应期）。除了 AMS 算法外，一些 CPI 起搏器（例如 Discovery Ⅱ）仍保留频率稳定化算法，以减少心室率逐跳之间的变化。尽管发生心房期前收缩，心室跟踪频率与前一个心室周长之间按照一定比例缩短（通常为 12%）。同样，当 AT 终止时，心房频率突然下降，心室率也不会骤然降低。这与 AMS 算法不同，稳定心率在基限跟踪频率（或传感器频率）时就可发挥作用，而不需要心房率超过上限频率。

Vitatron AMS 算法

Vitatron 公司的 Diamond 和 Clarity 系列起搏器通过生理性频率带来区别生理性和病理性心房率，其 AMS 也有所不同[76-77]。通过连续的心房感知和心房起搏频率的平均值计算生理性心房频率，动态心房频率逐跳之间相差不超过 2 次/分钟（图 38-22）。生理性频率带的上限为生理性心房频率+15 次/分钟（最小不超过 100 次/分钟），而下限为生理性心房频率-15 次/分钟（最低不低于传感器频率）。在传感器驱动模式下，生理性频率由传感器频率决定，这使得当传感器被激活时，AT 识别是基于传感器的。当发生的心房感知事件频率超过生理性频率带的上限，立即触发 AMS，起搏模式转变为 DDIR。心室逸搏间期设定为传感器驱动频率和生理性频率带下限这两者中的高者。起搏器在房性期前收缩之后也会触发一个心房起搏，以防止心室率波动。自动模式转换可被程控为“auto”或“fixed”。如果程控为“auto”时，AT 识别频率随着生理性频率带变化而改变，同时 AMS 频率可以低于上限频率。当程控为

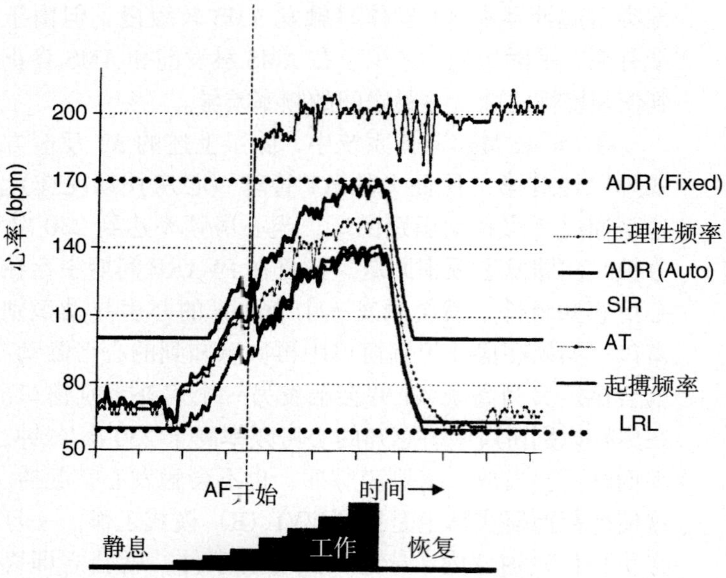

图 38-22 Diamond 起搏器（Vitatron MedicalB. V.）的 AMS 算法。起搏器持续计算起搏和感知的心房率——生理心率。AMS 算法可以被程控为 Fixed 或 Auto。在 Auto 模式下，房性心动过速识别频率为生理心率的上限（生理心房率+15 次/分钟）。在 Fixed 模式下，房性心动过速频率为上限频率。模式转换后，起搏模式转换为 DDIR（UR=170 次/分钟，LR=60 次/分钟）。AMS：自动模式转换；SIR：传感器驱动频率；UR：上限频率。

"fixed" 模式，AT 识别频率就等于上限频率，只有当心房频率超过上限频率时才会触发模式转换。在 Diamond 系列起搏器中的频率回退机制（fallback）可最大限度减少 AMS 时心室频率的变化。当连续两个心房频率低于生理性频率带的上限时，起搏器恢复房室同步起搏。

临床研究

在近来的一项 12 例患者的研究显示，系统设定为"auto"模式时转换的灵敏度较"fixed"时高[77]。这些病例均为药物治疗无效的阵发性房颤的患者，在接受 AV 结消融后植入 Diamond DDDR 起搏器。分别在休息和运动时，通过 4min 的自发性或人工诱发性的 AT 评价两种 AMS 模式的灵敏度。结果"auto"状态下发生 AMS 时心室快速跟踪心率较"fixed"状态下明显降低，休息时两者分别为 4+4%和 35+14%；运动时为 2+3%和 24+11%。在 5 个月的随访中，8 例 AMS 程控为"auto"状态、发生自发性 AF 的患者无不适症状。在另一项研究中[78]，对 26 例接受 AV 结消融或伴有高度房室阻滞的阵发性 AF 或 AFL 患者随访观察了 3~12 个月。所有患者在起搏器植入后接受了 24 小时持续 ECG 监测，在出院后接受了 Holter 监测和运动试验。其中 8 例患者发生了 AF，起搏器对 AF 均有可靠感知，在 AF 或心房扑动发作时及发作中均未出现快速跟踪心律，无一例患者出现心悸症状。另有两例患者，由于间断性跟踪持续性 AT，导致无症状性、不规整的、低于 100 次/分钟心室起搏频率，需将起搏模式转变为 DDIR。

Biotronik 的 AMS 算法

在 Biotronik 公司的 Actros 和 Kairos 系列 DDDR 起搏器中，通过反复触发心房不应期的算法防止 AT 时心室快速跟踪[79]。这种算法简单且对 AT 触发和终止反应迅速。一旦起搏器在心房总不应期（TARP）内感知到 P 波，并不是马上触发 AV 间期，而是重整一个完整的 TARP。如果在新的 TARP 中再次感知到 P 波（心房空白期以外），则 TARP 会进一步延长，并导致起搏器按照基于心室间期的 DVI（R）模式工作。而当 P 波落在 TARP 之外或发生心房起搏时，起搏器自动恢复房室同步起搏。虽然这种算法具有较高灵敏度，能在 AT 触发和终止时立即将起搏模式转变为 DVIR。然而，这种算法的特异度较低，可能在噪声干扰或房性期前收缩时频繁转变为 DVIR 模式。另外，在 AT 时 DVIR 模式导致的竞争性（不同步的）心房起搏反而会诱发 AF。

在 Biotronik 公司的 Inos 和 Logos 起搏器，统计学的"x out of y"算法被用于识别 AT。如果 8 个心房感知事件中间期短于 AT 识别间期的个数超过预先设定的数目（Inos 为 5 个，Logos 为 2~7），就会触发 AT 识别。一旦触发 AMS，Inos 系列起搏器的起搏模式转变为 VVI，而 Logos 系列转变为 DDI，同时心室率按照 2 次/分钟逐跳递减到低限频率。当连续 8 个心房感知事件低于 AT 识别频率或发生心房起搏时，就会恢复房室同步。与不应期重整相比，“x out of y”算法有更高的特异性。

Sorin 的 AMS 算法

Sorin 公司 Living Ⅰ 和 Living Ⅰ Plus 系列 DDDR 起搏器能够通过右心室心尖部加速度传感器来测定“心内膜加速度峰值”[80~81]。另外，该系列起搏器同时具有重力传感器。当心房事件超过上限频率时诊断为 AT。在 DDD 模式中，一旦识别到 AT，起搏模式将会转换为 VVI，按照上限频率工作 1000 个行动周期后，频率逐渐降低到不可程控的 77 次/分钟。

在激活重力传感器的 DDDR 模式中，起搏模式转变为 VVI 后，以上限频率工作 250 个周期。一旦在此期间内心率降低到上限频率之下，就不会触发 AMS。这种设计是为了避免在非运动性窦速时发生 AMS。如果心房频率持续高于上限频率，起搏器将进一步检测传感器驱动频率。如果后者与心房感知频率不一致，那么心室起搏频率会逐渐降低到传感器驱动频率。

当心内膜加速度峰值传感器被激活后，起搏器按照 DDDR 模式工作，超过上限频率的心房感知频率会和传感器驱动频率进行比较。当前者超过后者时，起搏器会立即发生模式转换，以 VVIR 模式工作，且起搏频率会降低到传感器驱动频率。当两种传感器都被激活时，三个感知心房频率低于上限频率，就可恢复心室跟踪。

不同 AMS 算法的比较和评价

不同的起搏器之间 AT 识别模式的差别使得 AMS 算法大相径庭。各种 AMS 算法的功能是否相似目前还不清楚。其临床作用会受到算法灵敏度和特异度的影响。在临床研究中，AT 事件本身的特性成为比较不同算法差别的障碍。

一种较为科学的比较方法是记录窦性心律和 AT 时的心房电图，在体外条件下将其在起搏器中重现，从而比较不同 AMS 算法。我们在电生理研究中记录了 260 个 AT、AF 和窦性心律下的心房电图，并将数据重现在三个带有不同 AMS 算法的双腔起搏器（Thera DR、Marathon DDDR 和 Meta DDDR）的心房通道中（图 38–23）[82]。Marathon DR 的截点频率算法在触发模式转换时较其他型号要快得多（Marathon DR 为 2.5s，Meta DDDR 为 15s，而 Thera DR 为 26s，$P<0.0001$）。当 AF 终止时，Thera DR 需要 143s 才能恢复房室同步，而 Marathon DR 和 Meta DDDR 分别为 3.4s 和 5.9s，这使得 Thera DR 有较长的房室失同步时间。然而，在持续性 AF 中，反应较慢的算法的心室率最为规整、稳定，

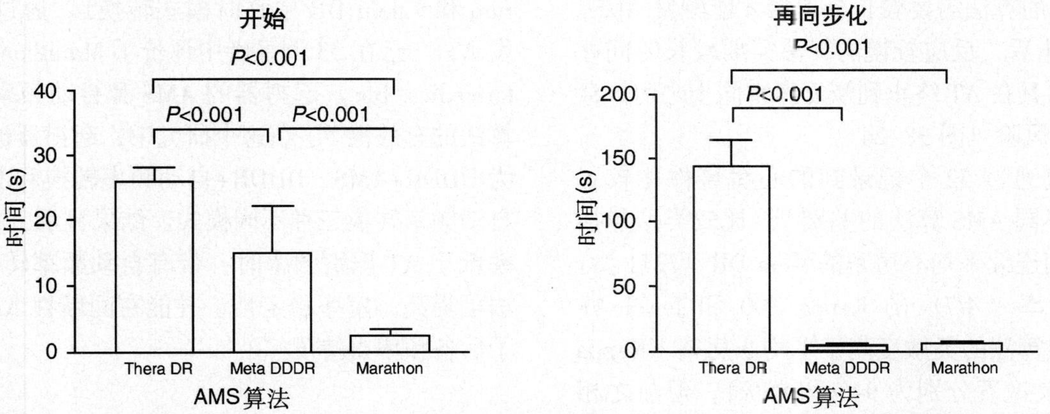

图 38–23 比较 Thera DR、Meta DDDR 和 Marathon DR 三种不同模式转换，AMS 触发时间和恢复窦性同步化时间。采用截点频率的 Marathon DR 几乎立刻触发模式转换，Thera DR 需要 30ms 触发模式转换。Meta DDDR 也采用截点频率算法，但由于低于 AT 识别频率的心房感知会减少模式转换计数器的计数，故模式转换触发较 Marathon 慢。同样，当 AF 终止时，Thera DR 恢复窦性跟踪时间较长，而 Meta DDDR 和 Marathon DR 几乎立刻就再房室同步，恢复窦性心律。AMS：自动模式转换；AT：房性心动过速。（Reproduced with permission from Leung SK, Lau CP, Lam CT, et al: A comparative study on the behavior of three different automatic mode switching dual chamber pacemakers to intracardiac recordings of clinical atrial fibrillation. Pacing Clin Electrophysiol 2000;23:2086–2096.）

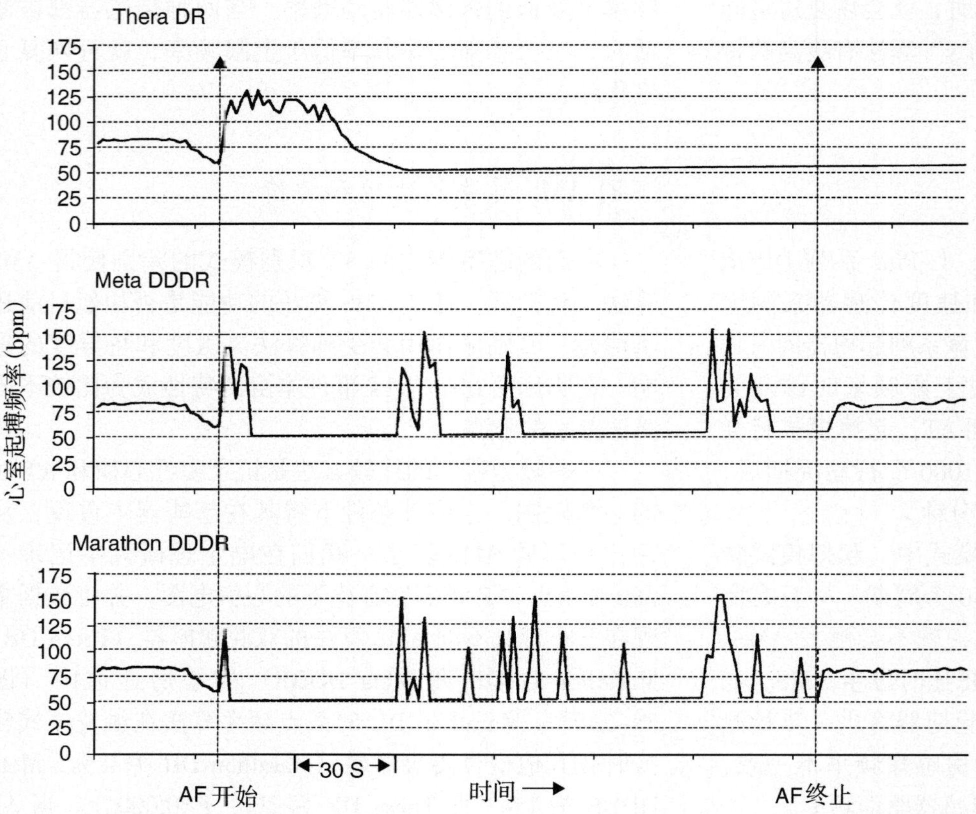

图 38-24 同一个患者在 AF 发作和恢复窦性心律时，三种不同 AMS 算法（图 38-23）心室率情况。Thera DR 的算法灵敏度较低，但特异度高，需要较长时间触发 AMS，但不易发送模式转换震荡。采用截点频率算法的 Meta DDDR 和 Marathon DR 算法，触发模式转换和恢复窦性同步较快，灵敏度较高，但特异度较低，易发生模式转换震荡。箭头显示 AF 触发和终止。AF：房颤；AMS：自动模式转换。(Reproduced with permission from Leung SK, Lau CP, Lam CT, et al: A comparative study on the behavior of three different automatic mode switching dual chamber pacemakers to intracardiac recordings of clinical atrial fibrillation. Pacing Clin Electrophysiol 2000;23:2086–2096.)

而反应较快的算法在 AMS 和 DDDR 模式出现断断续续的震荡（心室周长变化时间 Thera DR、Marathon DR 及 Meta DDDR 分别为 44±2s、346±109s 及 672±84s，$P<0.05$）。因此，反应快的算法在 AMS 后出现频率不稳定，而反应较慢的算法需要较长延迟后才能触发 AMS。在 AF 或 AT 终止后，反应较慢的算法需要较长时间才能退出 AMS，而且在 AT 终止到恢复房室同步之前，存在房室失同步的风险（图 38-24）。

有一项研究通过 52 个记录到的心房事件比较了 Medtronic 公司不同 AMS 算法的差别[83]。比较类型包括 Thera DR 、采用连续平均心房率的 Gem DR（7271 型）和采用截点频率（4/7）的 Kappa 700 和 Jewel AF（7250 型）。截点算法的灵敏度高于平均心房率（Kappa 700 和 Thera 的灵敏度分别为 94%和 85%），但与之相伴的是 AMS 触发和恢复房室同步窦性心律的时间延长。窦性心动过速为主的心律会缩短连续平均心房率算法触发 AMS 的时间。

由于感知不良或抗心律失常药物使得心动过速频率降低，导致 AT 频率低于心动过速识别频率，可将动态传感器控制的心动过速识别频率设置为安静状态下较低和运动状态下较高的识别频率，并保证窦性心律时房室跟踪心律。另一种有助于识别频率较慢的 AT 的方法是通过增加额外针对慢频率的算法，例如频率转换算法（像 Marathon DR 中 SmarTracking 算法和 Chorum 和 Talent DR 中临时模式转换）。通过胸外刺激诱发 AT，已在 33 例患者中评价了 Marathon DDDR（Intermedics, Inc.）起搏器的 AMS 和自动频率转换的复合算法的有效性[72]。在这个研究中，起搏器被随机地程控为 DDDR+AMS、DDDR+自动频率转换和 DDDR+AMS+自动频率转换三种不同模式。结果显示，在诱发 AT 频率低于 AT 识别频率时，带有自动频率转换的 AMS 算法可提高心室率稳定性，并能在间断性 AMS 失效时给予后备频率支持[72]。

随访和故障排除

在起搏器植入前和植入后仔细评价房性心律失常（基于起搏器诊断和走动的记录）是选择合适 AMS 算法和程控适当参数所必需的。在植入时，需在窦性心律前提下将心房腔内电图的振幅设置为最高，并调整电极位置以最大限度减少远场R波感知。对于可能经常使用AMS功能的患者，应植入双极心房电极导线。同时建议使用极间距短的双极心房电极，以最大限度减少R波感知。

由于房颤时心房振幅有较大变异，常规设置2倍心房感知灵敏度并不能满足最佳的AT或AF识别。在AF事件中测定心房电图振幅有助于程控合适的心房感知灵敏度。Leung及其同事[35]的研究显示：与窦性心律时心房振幅2倍的安全范围相比，程控3倍的安全范围使AMS时心房感知更灵敏。

对起搏器参数进行不适当的程控（或将起搏器设置再最适值以下）会增加许多问题。其中包括特异度下降，例如误将运动中的窦性心动过速当作病理性心动过速。不适当设置心房感知灵敏度和（或）心房空白期及相关时间间期会抑制AMS的触发。

在一项包括7例患者的Meta DDDR（1254型）研究中，心房事件落入心房空白期内导致AMS不被触发[60]。所有患者都发生心悸的症状。其中6例是由于心房扑动，扑动波交替地落入心房空白期中所造成。这些患者因药物控制AF导致心房扑动减慢。缩短AV间期或延长AV间期或PVARP都可以使心房事件在空白期外被感知，恢复触发AMS。6例中还有1例患者，AMS触发失败是由于AF时心房电图振幅下降所致。这可以通过调整心房感知灵敏度纠正。

Palma及其同事[84]在一项18例患者的研究中系统评价了心房感知灵敏度、AV间期设置和AT识别标准对AMS有效性的影响。被研究起搏器类型包括Meta DDDR（Model 1254, Medtronic, Inc.）、Thera DR（Model 7940, Medtronic, Inc.）和Relay（Model 293-03 Intermedics, Inc.）系列起搏器。尽管14例中的13例患者（93%）的心房感知灵敏度设置为1mV，且在窦性心律时感知正常，但在AF时仅有43%患者感知正常。AV间期设置在120~200ms最有助于识别AF，随着AV间期延长，对AF的感知也逐渐下降。采用严格AF识别标准可能会影响AMS的触发。这项研究指出了调整常规起搏参数对优化AMS功能的重要性。

迄今为止，AMS功能总体上令人满意。出于经济考虑，所有起搏器公司均应将AMS作为一项可程控的功能。对于伴有AF或有AF先兆的患者，AMS有助于提高AV同步性。此类起搏器也适用于所有心动过缓-过速综合征患者。对于暂时不伴有阵发性AF的窦房结疾病患者、梗阻性肥厚型心肌病患者或任何有发生阵发性AF患者，都应植入此类起搏器。实际上，没有人能预测哪位患者将发生AF（或在频率反应功能中心房变时功能不全），因而所有患者均应植入此类起搏器。不同制造商采用不同识别算法，不同算法之间差别较大。要更好地管理患者，就要求充分了解患者心律失常病史、心房电图振幅（窦性心律和AT）、各类AMS算法基础时间间期和特性。

可植入性传感器

当心脏自律性和传导异常时，生理性起搏旨在保持心率并恢复正常激动传导顺序。这就决定了传感器应模拟健康窦房结在运动和非运动时的反应。当窦房结功能正常时，心房电图可用于频率控制。然而，无论是在休息或运动状态下，大部分植入起搏器的患者都已发生或将发生窦房结功能异常。变时功能异常通常是由于药物或缺血所致，或是伴随着病态窦房结综合征。另外，一些患者可能无法进行心房起搏或感知（例如房颤或阵发性房性心动过速时），因而要求通过传感器模拟窦房结的反应。这些问题促进了非心房植入传感器的研发。另外，传感器功能也从增加频率扩展到检测心衰时心脏血流动力学和室性心律失常。尽管各类识别运动的传感器已被应用在起搏装置中，但至今尚无一个传感器能理想地模拟出窦房结行为。

传感器的类型

从相同的技术原理研发的不同型号传感器具有相同硬件要求和传感器稳定性，有相同的缺陷和不足[85]。因此，有实用价值的传感器分类是根据技术方法测定其参数（表38-6）。在等张运动中，机体运动（尤其是行走过程中足跟着地时）产生加速度会作用于起搏器。广义上的体动传感器是脉冲发生器中能够测定加速度或振动的传感器。因此，感知肢体的振动是显示运动起始的简单的方法。从技术上说，压电晶体、加速度计、斜度开关或诱发感应器都可以用于识别肢体运动。这些传感器将运动直接转变为电压，或间接转变为可测量的晶体电阻变化。虽然是第三级传感器，体动传感器由于其易于植入且与常规的单双极电极导线相匹配，而被广泛应用。此类传感器能量消耗极少或不需要能量消耗。另外传感器不需要直接与体液接触，因而通常可以长期保持稳定。另一个优点是，传感器所有硬件均位于脉冲发生器内，对电极导线的位置无特殊要求，适用于常规的单双极电极导线。这使得体动传感器能够与其他传感器联用，并成为起搏器升级中理想的传感器。体动传感器通常作为新引入传感器的后备传感器。然而，由于机体运动与负荷增加并不完全相关，体动传感器驱动的频率与运动也不相称，且这些传感器也无法识别到那些不涉及躯体运动的生理活动。

阻抗是抑制电流流动的各种反作用力，通过发放阈下刺激的电流可以测定组织的阻抗。阻抗定律被广泛用于测定呼吸参数[86]和在有创检查中用于测定每搏量[87]。阻抗测定也可用于植入的电极导线中，包括普通起搏电极导线和特殊多极电极导管。在绝大多数此类起搏系统中，脉冲发生器的机壳被作为阻抗测量的一个电极。测定阻抗可被用来识别呼吸道、右心室肌或两者联合的变化。电极位移也可导致测定阻抗值的变化，测定阻抗的电极数与阻抗值成反比。在频率适应性起搏器中，手臂的运动会导致脉冲发生器在囊袋内移动[88]，从而改变了脉冲发生器和腔内电极之间的相对位置。由于手臂运动通常伴随行走，当行走或上肢运动时都会导致阻抗值变化。同理，外来电学干扰，例如透热疗法，也会导致不适当感知。

阈上起搏刺激产生心室腔内电图可提供多个用于调整心率的参数。在起搏的心室腔内电图中去极化相曲线以下面积被定义为心室去极化梯度或起搏去极化积分（paced depolarization integral，PDI）[89]。除外去极化，通过起搏刺激到T波的时间间期（Q-T间期或刺激-T间期）可以测定去极化和复极化总时间。这些参数都是反映心率变化和循环儿茶酚胺变化的敏感参数，且通过传统起搏电极导线记录心室腔内图就可获得。因为起搏刺激后巨大的极化效应，需要抵消后电位的改良波形输出脉冲，以减少极化效应，从而能获取更准确的参数。

最后一类传感器是指那些整合到电极导线内的传感器。这些专门的传感器可以测定血液化学组成或心内血流动力学的变化，因而可能是更符合生理性的传感器系统。然而，这些传感器的长期稳定性仍被质疑，同时这些传感器会消耗更多能量。此类传感器包括热敏电阻（用于测定血液温度）、压电晶体（用于测定右心室内压力）、光敏传感器（用于测定 SvO_2）和电极头端的加速度计。其中一些传感器可以测定生理参数，包括血 pH、儿茶酚胺、氧含量（SvO_2）和右心室压力[90-91]。

表 38-7 频率应答起搏时理想传感器的特征

因素	实例及说明
传感器因素	
相关性	氧饱和度与心率有较好相关性
反应速度	体动传感器反应速度较理想
敏感性	QT 间期传感器能感知非运动参数，例如焦虑
特异性	体动传感器易受到周围振动影响
	每分通气量传感器易受到过度同期影响
技术因素	
稳定性	早期的 pH 传感器的稳定性不良
大小	可能存在脉冲发生器体积可能较大和可能需要额外电极导线的问题
	能量消耗应不会影响起搏器的寿命
生物相容性	对于与血流直接接触的传感器尤为重要
程控	早期的 QT 间期传感器不易程控

由于在血液环境中的长期稳定性仍存在问题，这些传感器仅在适当心率起搏领域使用但它们为通过植入性装置动态监测心腔内环境提供可能性。在这一领域，目前已经取得了重大突破。这类传感器还应包括测定右心室收缩性的 dP/dt [92-94]，起搏电极头端的加速度计可以监测心内膜峰值加速度，从而优化 AV 间期设置[80,81,95-98]。

理想的频率适应性起搏系统的特征

运动时，正常人在运动中窦房结去极化频率增快与 VO_2 呈线性关系。这种反应无疑是人类进化上的进步。通过人工传感器调整起搏频率的频率适应性起搏器应能模拟窦房结的变时功能（表 38-7）。但我们对于需要起搏治疗的患者其窦房结能否提供理想频率反应无从得知。尽管如此，除非有足够证据说明患者窦房结功能正常，否则带有频率应答的起搏器都将尽可能使起搏频率达到生理标准。考虑到这些不确定因素，理想的频率适应性起搏系统应能提供与代谢需要相匹配的起搏频率。评价传感器功能最好的指标之一是比较运动时传感器驱动频率与氧耗量之间的相关性（图 38-25）。一般而言，每分通气量和 QT 间期的参数与氧耗量相关性较好。而一些需要特殊电极导线的传感器产生的频率与氧耗量相关性也很好。例如，运动时 SvO_2 传感器驱动频率与氧耗量密切相关。

另外，在运动起始和终止时的适当的起搏频率反

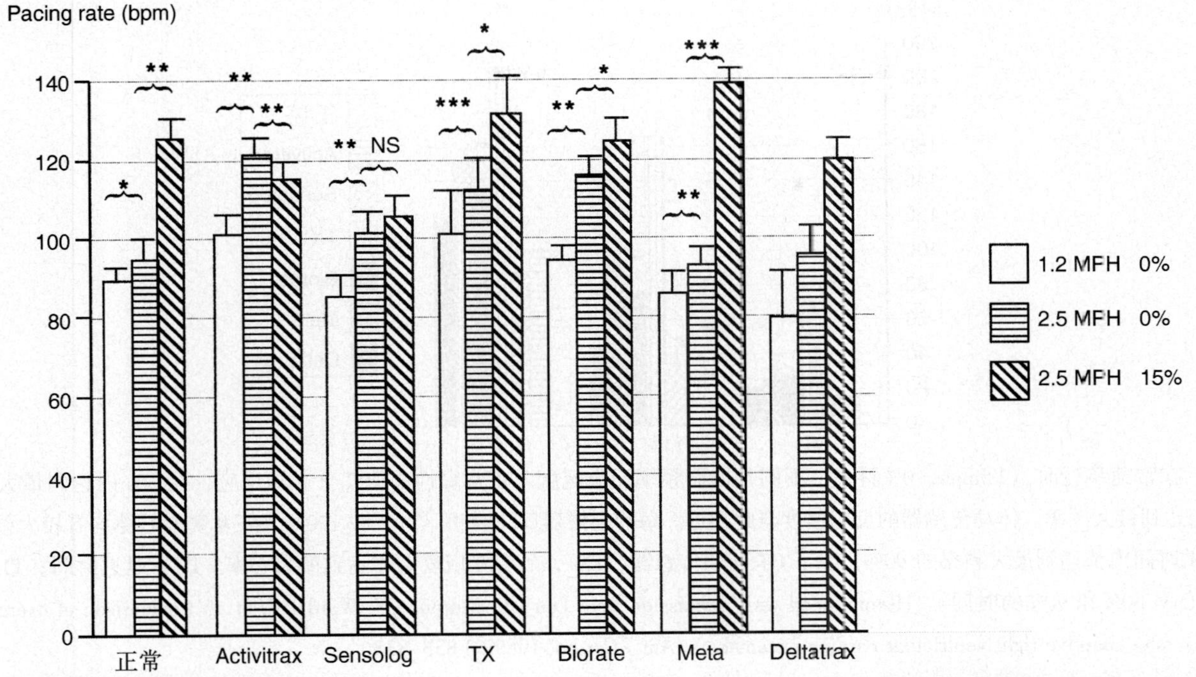

图 38–25　评价常用传感器运动和频率反应的相关性。记录不同速度（1.2 和 2.5mph）和不同斜度（0%和 15%）下，3min 步行试验的最大频率。不同运动条件下，Sensology 起搏器最大心率无明显差别，而 Activitrax 起搏器差别显著。NS：无显著差别；*：$P<0.05$；**：$P<0.01$；***：$P<0.001$；Tx：QT 间期传感器。（Reproduced with permission from Lau CP, Butrous GS, Ward DE, et al: Comparison of exercise performance of six rate-adaptive right ventricular cardiac pacemakers. Am J Cardiol 1989;63:833–838.）

应速度也是频率适应性起搏系统的重要参数。起搏频率的变化即传感器的反应动力学（或反应速度）应与窦房结相似。许多人在运动前，其心率就有一个预先反应。水平和垂直的张力运动都可使心率和心排血量在运动后 10s 内增加[99~100]。心排血量和窦性心率都呈指数增加，在半数增加时间（10~45s）以内，心率就可以上升到与剧烈运动相当的水平[99]。当垂直运动终止时，心排血量下降前有一个 5~10s 的延迟，之后按指数下降，半数下降时间为 25~60s。如果心率下降快于生理标准，就会由于心率急剧下降导致有害的血流动力学效应。一项研究显示，在相同运动后，起搏频率分别快速或逐渐下降，结果与非生理的心率恢复相比，合适的心率恢复的心排血量高，乳酸清除较快。理想的心率恢复曲线对于运动后的恢复尤为重要。

一项研究比较了 6 种不同型号的频率适应性起搏器（分别具备体动、QT 间期、呼吸频率、每分通气量和右心室 dP/dt 等传感器）与正常窦性心律的差别（图 38–26）[103]。其结果显示，在运动起始时，体动传感器起搏器能较好地模拟正常的心率上升。体动传感器反应较迅速（无滞后），从运动起始到达到峰值频率的 1/2 所需时间为 45s。在日常运动如行走后 2min 内就能达到峰值频率。呼吸频率和右心室 dP/dt 传感器有较长的滞后。对运动反应最慢的传感器为早期的 QT 间期传感器，大约需要 1min 或更长时间才能触发频率反应。在短时间的运动中，此类传感器多在运动恢复期才达到峰值频率。

运动只是需要增快心率的多种生理状态中的一种。情绪反应，例如紧张，也会导致心率发生显著变化。将患者姿势由水平位置转变为垂直位置，心率也会增加，而心排血量会下降。多数人在等容运动时心率和心排血量也会增加。在多种生理性行为（例如 Valsalva 动作）、躯体压力感受器反射，以及焦虑反应中，心率增快也很重要。在一些病理条件下，例如贫血、血容量急剧下降或其他低血容量的状态下，适当的代偿性的心率增快十分关键。人工传感器要足够灵敏以便能识别运动和非运动时心率变化，同时也要有较高特异度来避免受到体外或体内其他信号的影响。虽然理想的传感器应具有以上特性，但首先它必须能可靠地整合到现代起搏器中（表 38–7）。

频率适应性起搏系统所能提供变时反应取决于以

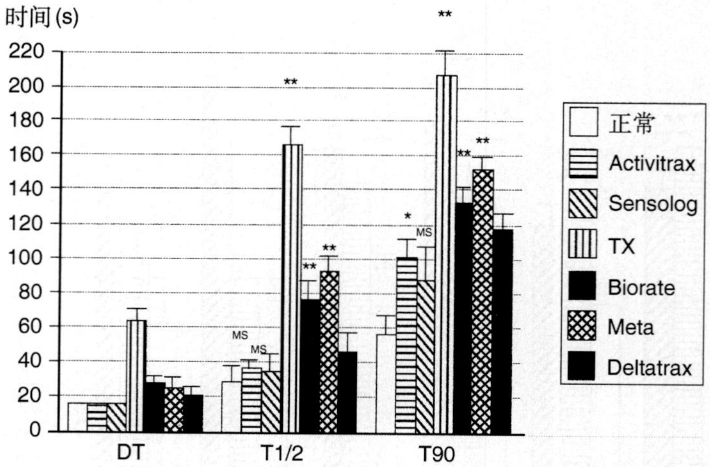

图 38-26 在常速步行时（2.5mph，0%斜率）不同起搏器频率反应速度。正常窦性心律几乎立即反应，在 30s 内达到最大频率的 1/2，1min 内达到最大频率。体动传感器的反应速度与此相近。每种起搏器反应时间（T1/2 和 T90）和正常窦性心律均有较大差别。所有患者在测试时间内都达到最大频率的 90%，除了 QT 间期传感器（TX），后者在恢复期才达到最大心率。DT：延迟时间；T1/2 和 T90：达到最大心率 50%和 90%的时间。（Reproduced with permission from Lau CP, Butrous GS, Ward DE, et al: Comparison of exercise performance of six rate-adaptive right ventricular cardiac pacemakers. Am J Cardiol 1989;63:833-838.）

下三个因素：（1）起搏系统固有特性；（2）感知信号转变为起搏频率的算法；（3）起搏系统的程控方式。以上因素都能显著地改变起搏系统中频率调整的功能。另外，适当的频率调整算法或合理的程控能克服许多传感器的固有不足。相反的，不适当程控会严重影响一个理想传感器的变时反应，产生不良临床效应。因此，基于临床考虑的正确程控是任何一个频率适应性起搏器发挥重要作用的关键。

复合传感器

近些年提出了一些关于传感器的重要的新观点。首先，临床上使用的传感器应是那些可与标准电极联用的传感器。需要特殊电极的传感器由于自身的不稳定性影响了其应用。目前应用的传感器包括体动、每分通气量和 QT 间期传感器（仅用于和其他传感器联用）。其次，对复合传感器进行频率适应性调整是可行的，而且效果优于任何一种单一传感器。第三，传感器程控的自动化是可行和有效的，这使得多传感器起搏系统程控不再成问题。

复合传感器的理论依据

随着在植入器械研发方面的重大进展，频率适应性算法被整合到“临床传感器”中以调整传感器反应的速度、比例、特异度和灵敏度。例如，体动传感器的压电晶体，尤其是用“峰值计数（peak counting）”的算法，无法区别不同程度的工作负荷以及外界震动，使其应用受到了限制[101]。而且由于身体运动与代谢变化无直接关系，此类传感器无法识别等容运动和非运动的心率需要。每分通气量传感器通过测定阻抗能提供与工作负荷成比例的频率适应性[101~104]，其不足在于它的心率反应较慢，与正常窦房结反应相比有 30s 的延迟。同时它还会受到一些和心排血量无关因素的影响，例如发声和呼吸[105]。一种新的、能更迅速增加心率并可程控反应速度的算法有助于改善此类传感器在运动早期反应较慢的缺点[106]，这也导致心率恢复更快速，使得心率恢复时间明显缩短。QT 间期传感器的主要不足是频率反应触发速度较慢[107]，同时 QT 间期容易受到药物和缺血的影响。在运动起始时频率反应曲线斜率增加，频率反应的滞后将减少[108]，但运动过程中频率反应的速度仍可能较慢[109]。因此，尽管在设计时反应速度和反应程控都已被考虑，但新一代传感器仍不完善。另外，除了 QT 传感器能对情绪产生反应外[110]，其他传感器都无法感知非运动的心率需要，例如姿势的改变、餐后迷走反射、发热和心率的昼夜变化等。

目前使用的传感器的这些不足意味着没有一种传感器能满足所有患者在各种环境下的需要。虽然通过

表 38-8 临床使用的传感器的优点

	反应速度	相关性	特异性	敏感性
体动传感器	高	低	低	低
每分通气量传感器	中	高	中	低
QT	低	中	高	中

合理程控传感器的参数并仔细编辑用于调整传感器输出和起搏频率的各种算法，有助于提高传感器功能，但传感器的临床应用仍受到很大限制。这是因为反应快的传感器与运动不相称，而与运动相称的传感器反应慢（表 38-8）。另外，体动传感器对非运动信号不敏感，特异度也不高，容易受到外界干扰。由于窦房结心率调整是多个兴奋和抑制反射的结果，所以起搏系统要取代功能低下的窦房结产生生理性心率，而复合传感器理论上能模拟窦房结在不同生理情况下的反应。因此，单传感器系统的改进和提高不可避免将引进复合传感器系统。

双传感器技术通过联合两种传感器的优点弥补它们的不足之处，而模拟正常窦房结反应的传感器系统。复合传感器旨在提高频率反应速度，与工作负荷更匹配，对运动或非运动条件下对心率需要更灵敏，并能提高频率适应性的特异度（图 38-27）。运动特异度高的传感器能避免灵敏度高、特异度低的假阳性反应。如果无特异的传感器提示运动，其他传感器要么无效，要么仅限于低水平或持续时间短。一旦一个传感器发生故障或不适用于某个患者，多传感器起搏系统能提供其他的传感器选择。另外，合适的频率恢复有助于偿还氧债和乳酸的清除。因此，有必要整合那些与运动负荷更相称的传感器。而运动时心率的调整是研发多传感器起搏器的另一个重要原因。

运动时能发挥变时功能的复合传感器有两种基本的工作方式。复合传感器工作方式可以是“faster win”（快速反应）或“blending”（慢反应）：在“faster win”模式下，起搏器比较两种传感器信号，并取其快者；而在“blending”模式下，起搏器按照一定比例整合不同传感器的信号。例如快反应传感器（如体动）在运动起始时调整心率，而另一个传感器（如每分通气量）能调整长时间运动时的心率。当快传感器感知到运动起始时，起搏频率增加到一个中间值；而当慢传感器感知到运动时，频率可以进一步增加，直到与运动相匹配的频率。通过按照一定比例计算各个传感器的输出使得实际起搏频率是两者的综合。

起搏频率可以由两种对运动和非运动的生理需要的灵敏度不同的传感器共同控制，使起搏系统对运动和情绪变化做出反应。可以根据运动和情绪反应的需要程控不同的频率适应性曲线斜率（或不同的上下限频率）。通过算法计算各个传感器对非运动的生理应力的反应而提供不同模式的频率适应性。

一个传感器的反应可以通过另一个传感器来验证，以提高变时性反应的特异度。特异度更高的传感器可以和特异度低的传感器进行交互检测，以避免不适当的频率增快。在此类装置中，特异度低的传感器频率增加的时间和幅度受到限制。当其他传感器未能显示运动状态时，前一个传感器的假阳性诊断被取消，心率恢复到低限频率，从而避免了不适当的高频率起搏。

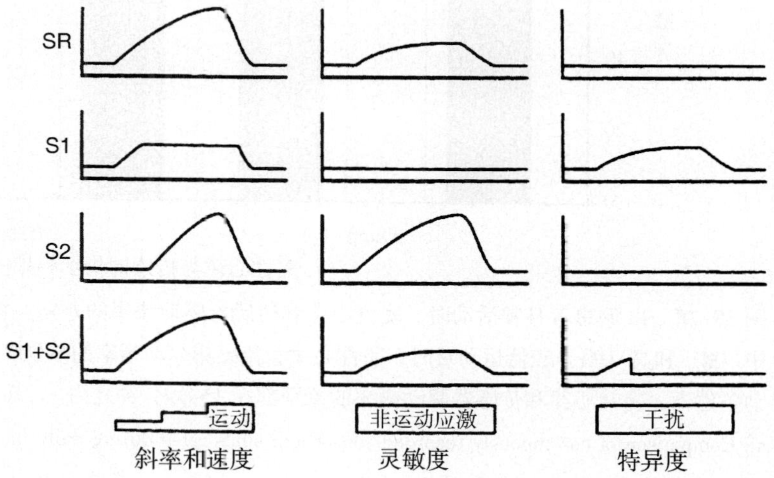

图 38-27 组合传感器有较理想的（1）相关性和反应速度、（2）灵敏度和（3）特异度。图中自上而下分别为窦性心律（SR），传感器 1（S1），传感器 2（S2），传感器 1+2。SR 相关性、反应速度及特异度理想。传感器 1 为反应较快传感器，但特异度和敏感性易受干扰。传感器 2 相关性和敏感性较好，但反应速度较慢，适用于运动。传感器 1+2 各方面都得到改善，在不同条件下都接近窦性心律。（From Lau CP: Rate- Adaptive Cardiac Pacing: Single- and Dual-Chamber. Mt. Kisco, NY, Futura, 1994.）

此类交互验证的算法使得一种传感器能限制另一种的变时性反应。在临床实践中，交互验证通常是特异度高的传感器能限制特异度低的传感器的变时反应。

双传感器起搏器

QT 传感器和体动传感器

在 Topaz 和 Diamond 起搏器（Models 515 and 800, Vitatron Medical BV, Dieren, The Netherland）中，压电传感器用于感知体动。复合传感器的算法包括“混合”和交互验证，可以分别程控体动传感器和 QT 间期传感器的比例：体动低于 QT；体动等于 QT 和体动高于 QT，二者比例可以分别为 30:70，50:50 和 70:30。为了避免体动传感器不适当的频率加速，除非运动信号被 QT 传感器所确定（传感器交互验证），否则起搏器只会在体动传感器被激活后短时间内增加心率。

体动传感器和 QT 传感器的组合能在运动起始时产生快速的频率反应，在运动过程中和恢复阶段产生与运动相匹配的频率反应[111]。早期快速反应主要取决于体动感知，此时起搏频率和体动传感器计数高度相关（r=0.94），而在较迟的阶段中由 QT 传感器驱动频率，此时起搏频率和体动传感器计数相关度低（r=0.14）[111]。一个多中心研究显示[112]，79 例植入 Topaz 起搏器的患者，运动时心率在双传感器模式下优于单一体动传感器。在踏板运动试验中，双传感器的频率分布较单传感器高[112~113]。在一项研究的 12 例患者中，比较了双传感器驱动的频率在日常生活和运动试验中与正常窦性心律的差别，双传感器驱动的频率在日常生活和运动试验中与正常窦性心律的相关性较单一传感器高（图 38-28）[114]。而且，由于外界震动造成体动传感器不适当的高频率反应能被“blending”和交互验证算法所限制[115~116]。然而，灵敏的体动传感器设置会造成在 QT 传感器不被激活的休息状态下，体动传感器计数增加。这使得在休息状态下 QT 传感器需要验证体动传感器，这种交互验证会导致双传感器的反应速度下降[116]。

每分通气量和体动传感器

压电晶体体动传感器和每分通气量传感器联合应用有助于提高各自的反应速度，同时能在高强度运动负荷时提供匹配的心率。在 Legend-Plus VVIR 起搏器

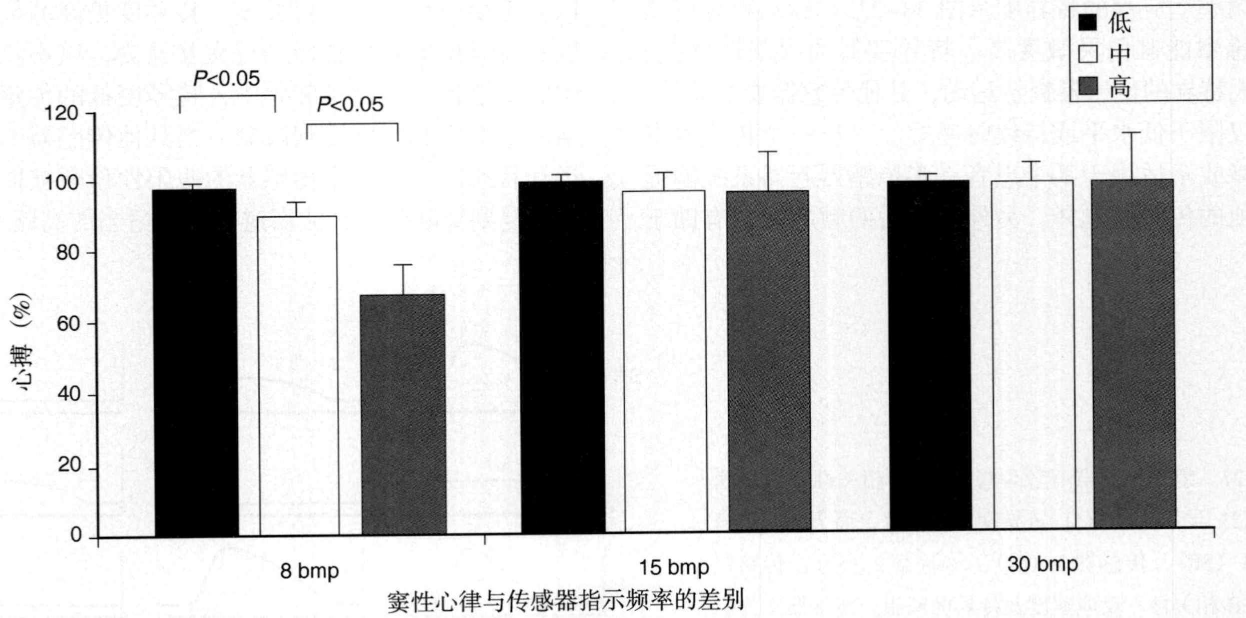

图 38-28 12 例患者日常活动时，窦性心律和传感器驱动频率的差别。根据程度差别（8、15、30 次/分钟）和运动量，分为低（L），中（M）和高（H）。较低运动量时，窦性心律和传感器驱动频率的差别多在 8 次/分钟。随着运动负荷增加，两者差别也增大。各种运动条件下，窦性心律和传感器驱动频率的差别都在 15 次/分钟之内。（Reproduced with permission from Lau CP, Leung SK, Guerola M, et al: Comparison of continuously recorded sensor and sinus rates during daily life activities and standardized exercise testing: Efficacy of automatically optimized rate adaptive dual sensor pacing to simulate sinus rhythm. Pacing Clin Electrophysiol 1996;19:1672–1677.)

(Model 8446, Medtronic, Inc.) 中，应用了复合传感器的算法。起搏器计算每个传感器驱动的频率，较快的频率为起搏频率。通过 3min 步行试验确定每个传感器的频率反应设置，记录运动中的阻抗值和体动计数器数目，程控仪会计算并显示推荐的体动传感器和每分通气量传感器的设置。

在 DX2 和 Kappa KR 起搏器中采用更为复杂的复合传感器算法。在这些装置中起搏频率通过整合体动和每分通气量的感知不可程控地自动调整。DX2 和 Kappa KR 起搏器驱动频率的低限和中间值为日常生活频率（activities of daily living rate，ADL rate）[117]。当频率增加到 ADL rate，复合传感器中体动传感器的作用减少而每分通气量传感器作用增加，之后频率适应性起搏完全由每分通气量传感器所驱动。体动传感器也可交互验证每分通气量传感器驱动的高频率。当体动传感器计数器数目较低时，就可限制每分通气量传感器，使得后者驱动的频率增量和时间受到限制。这就减少了非生理的每分通气量信号，例如上肢运动或过度通气的影响[117]。

与单一体动传感器相比，复合传感器在踏车和上楼梯试验时使得 Legend-Plus 的起搏频率和运动负荷更相称，但与分钟通气量传感器相似[118]。在次级量运动和 ADL 时，与体动传感器相比，DX2 起搏器中复合传感器的频率反应速度增快，反应延迟时间缩短，缩短到 50%反应时间和 90%反应时间，但两者的心率动力学相似[117]。无论与体动传感器还是与每分通气量传感器相比，双传感器的最大驱动频率都增加（图 38-29）。

自动化

适当的频率算法和仔细程控能克服许多传感器的固有缺陷。不适当程控会严重影响一个理想传感器的变时性反应。对于医师来说，程控传感器功能通常要花很长时间，这个过程中要进行多个运动试验，尤其是应用了根据运动参数更客观地调整传感器的算法，而双传感器的程控时间可能不止是加倍。同时，程控缺乏统一标准，通常医师是基于对患者生理状态和运动水平大体评估而做出的。对于患者来说，除了多次程控的不便外，患者实际需求也会随着时间和疾病状态而变化，而此时可能无法进行程控。因此，具有自动调整功能的传感器不仅为临床医师提供了便捷，同时也是临床的需要。通过闭环传感器可实现半自动化调整或自动程控。

自动程控

目前在开环传感器中有两种自动程控方式：一种是通过传感器与上限和下限频率进行匹配，另一种通过目标频率分布的方法。

自动斜率适应机制被应用于装备有新一代的 QT 间期传感器（Rythmx, Vitatron Medical B.V.）以及 QT 间期和体动复合传感器（Topaz VVIR and Diamond DDDR,

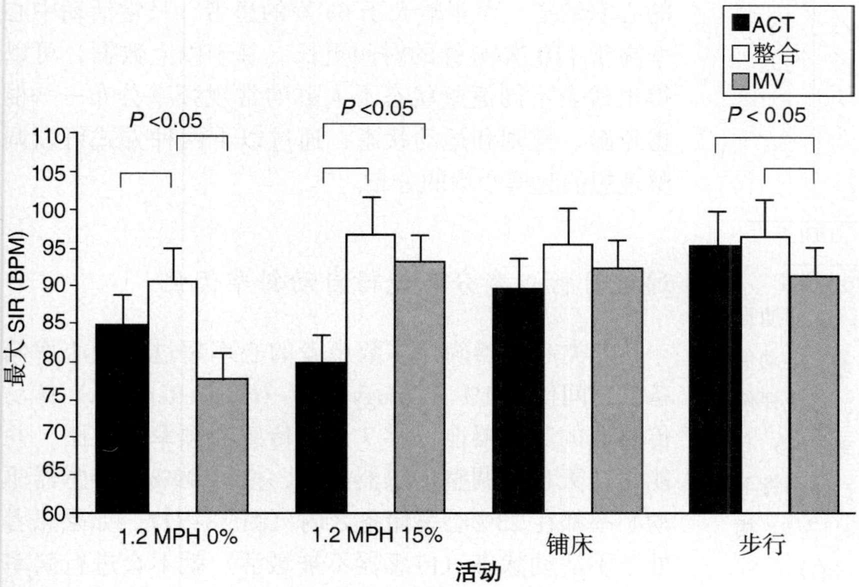

图 38-29　比较次级量运动和日常活动中最大传感器驱动频率（SIR）。与 MV 和 ACT 传感器相比，MV+ACT 双传感器在次级量运动和步行中都有更理想的 SIR。(Reproduced with permission from Leung SK, Lau CP, Tang MO, et al: New integrated sensor pacemaker: Comparison of rate responses between an integrated minute ventilation and activity sensor and single sensor modes during exercise and daily activities and nonphysiological interference. Pacing Clin Electrophysiol 1996;19:1664-1671.)

Vitatron Medical B.V.）的起搏器中。这个算法中带有两个频率适应性斜率，一个用于低运动负荷时，另一个用于高运动负荷时。通过每日学习过程，起搏器自动调整频率上升和下降时的 QT 间期斜率和体动传感器斜率。起搏器检测 QT 间期和体动计数器的动态变化，并不断更新其最大和最小值[119]。自学过程调整频率上升和下降时的频率反应斜率（图 38-30）。当起搏频率达到上限频率时，起搏器持续检测 QT 间期和体动计数器的变化。QT 间期进一步缩短或计数器数目的继续增加提示达到上限频率过快，此时上限频率的斜率会逐渐降低，使得能更平稳地达到上限频率。相反，如果在 8 天内均为能达到上限频率，斜率会逐渐提高。与此相似，在低限频率时，患者在休息状态下测定 QT 间期，如果持续增长，提示达到低限频率时间太短，因而要降低频率下降的斜率。

相对于出厂设置值，QT 和体动传感器斜率的变化已有报道[119]。多数是在起搏器植入的前 2 周内发生，6 周内达到平稳。从低限（60 次/分钟或 70 次/分钟）起，复合传感器在 2~5 周（平均 19 天）内能达到程控的最大频率（110 次/分钟或 120 次/分钟）。

自学式自动程控使得日常活动中起搏频率与窦性心律相近（图 38-28）[114]。在 12 例房室阻滞而窦房结功能正常，植入了带有体动复合传感器的 QT DDDR 起搏器（Model 800, Diamond, Vitatron BV）患者中，比较了自学式自动程控和人工程控的差别。患者在 VDD 模式下进行踏车运动和 ADL。在次级量踏车运动试验中比较自动程控和人工程控的传感器驱动频率。

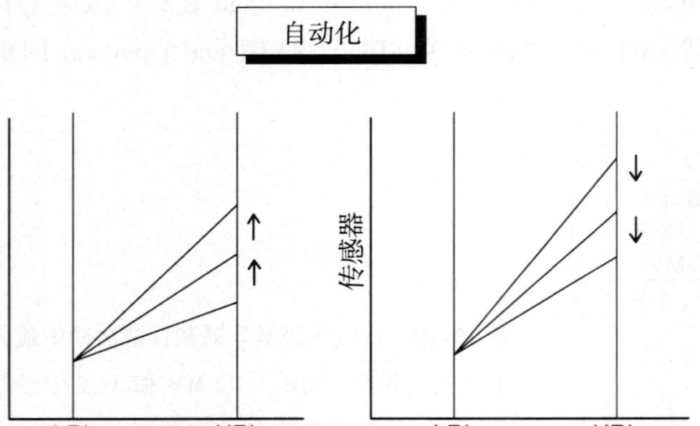

图 38-30 频率反应自动调整的 QT 传感器旨在：当 QT 间期提示无体力活动或精神压力时，以下限频率起搏；提示最大运动负荷时，以上限频率起搏。在下限频率（LRL）起搏时，每晚评价一次 QT 间期和心率的关系，斜率逐级下降。最大运动量时，心率达到上限频率（URL），如果 QT 间期进一步缩短，斜率将下降，使得下一次相同运动时，达到最大心率时间延长（左）。相反，如果 8 天之内均未能达到上限频率，斜率将上升（右）。

相似的自动频率调整算法也被用于带有每分通气量传感器或加速度计和每分通气量复合传感器的 DDDR 起搏器（Chorum 7234 and Talent DR 213, ELA Medical, Montrouge, France）中。起搏器在上限和下限频率时持续检测每分通气量传感器。当频率达到上限频率后，每 8 个起搏间期就使每分通气量斜率下降一级；而当 24 小时内未能达到上限频率会使斜率每天增加 3%。这种自动化算法在第一个月内就能稳定频率反应斜率[120]。在运动时，这种加速度计和带有自动调整的每分通气量的复合传感器的频率反应与正常窦房结相似。

这种自动算法的不足在于它使得每个患者在日常活动时都会达到上限频率。实际上，对于那些不活跃或卧床的患者，自动调整的算法在上限频率时的斜率可能过高，导致患者在日常活动中产生不适当的过高频率。

自动频率优化和目标频率分布

在正常人群中，24 小时频率分布随着性别、年龄、活动及健康状态变化[121]。通过对一组患者持续心电图监测，在 48 小时内检查其常规日常活动和 7 级的极限运动，得出心率分布状态。结果显示日常活动心率通常达到次级量心率，心率增加可以达到心率储备量的 55%[121]。亚健康人群的心率更高，在 ADL 时消耗更多的心率储备。而年龄大于 65 岁的患者，日常活动中心率高于 110 次/分钟的时间更长。基于以上数据，可以得出代表不同健康状态下人群的常规频率分布——根据年龄、性别和运动状态，通过以下两种方式可以调整理想的起搏心率的分布。

通过目标心率分布进行自动斜率优化

此类起搏器确保多数患者的心率超过 23%心率储备的时间仅占 1%。Trilogy DR+（Pacesetter, Inc.）体动传感器的起搏器能保存 7 天的传感器频率直方图，并能每 7 天自动调整传感器斜率，使得 99%的传感器驱动心率都在 23%心率储备之内（图 38-31）。如果患者处于不活动状态（传感器不被激活）就不会进行斜率

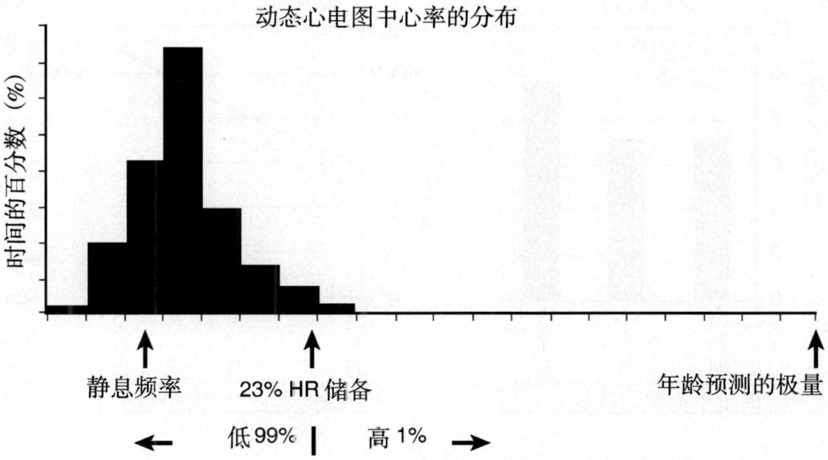

图 38-31　心率分布示意图。Triology DR+起搏器就是基于此项算法进行自动频率反应。传感器自动调整，以保证 23%心率（HR）储备。

调整。另外，偏移值可从-1 到+3 对传感器反应斜率进行更细调整。偏移值为正值时斜率增加，为负值时斜率降低。

93 例植入 Pacesetter 公司 Trilogy DR+起搏器的患者，将自动斜率优化后，在快步中进行传感器驱动频率和理想传感器频率的比较。自动斜率优化在 82.1%的事件和 75.6%的患者中提供理想频率[122]。虽然使用了自动斜率优化，仍有大约一半患者需要进一步程控斜率偏移来调整频率反应。这多是因为上限频率程控较低。在这个研究中，理想的传感器频率和适当频率调整是由临床医师确定的，而不是通过客观指标进行评价。

通过目标心率直方图优化心率分布

另一些起搏器能以正常心率直方图为基础自动调整传感器设置，从而到达与目标心率直方图相匹配（Model 7970 DX2 and Kappa DR 403, Medtronic, Inc.）。DX2 和 Kappa DR 等 DDDR 起搏器带有体动和分钟通气量复合传感器。除了传感器自动程控外，脉冲发生器可以触发植入识别来测定电极阻抗和进行电极极性识别[123]。测定的电极阻抗保持稳定 6 小时以上可确定植入，之后起搏器自动将起搏模式程控为 DDDR 并开始测定基线状态的分钟通气量。根据患者活动水平和运动频度得出的优化心率分布被程控为“目标心率直方图”（图 38-32）。这个模板用于调整日常活动中的次级量心率和运动中更高心率。起搏器通过比较传感器心率分别和目标心率直方图来计算次级量心率和极量心率的起搏时间。据此，起搏器自动调整传感器驱动频率增加和降低的速度。

自动识别电极极性和传感器初始化的可靠性已被证实[124]。在一项研究中，通过人工程控评价心率反应自动优化的有效性。这项前瞻性研究共选择了 7 例植

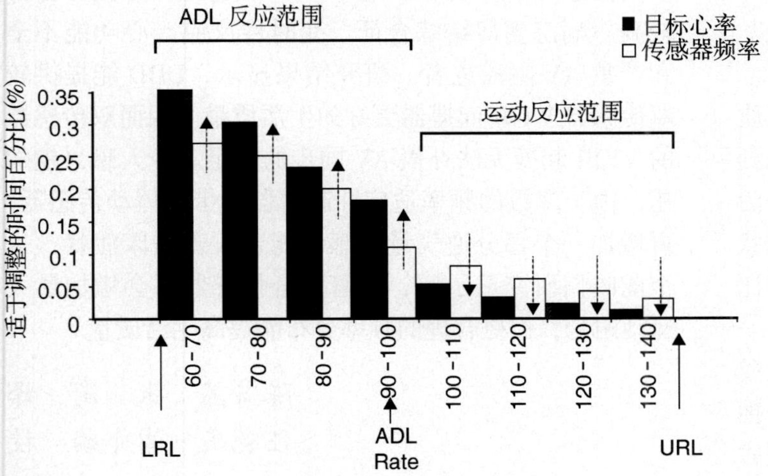

图 38-32　传感器心率和目标心率的比较。ADL 是下限频率和 ADL rate 之间心率，运动心率为 ADL rate 和上限传感器驱动频率之间心率。通过每天比较传感器心率和目标心率，传感器自动调整这两个心率范围内，心率增加和下降的速度。（Reproduced with permission from Leung SK, Lau CP, Tang MO, et al: An integrated dual sensor system automatically optimized by target rate histogram. Pacing Clin Electrophysiol 1998;21:1559-1566.）

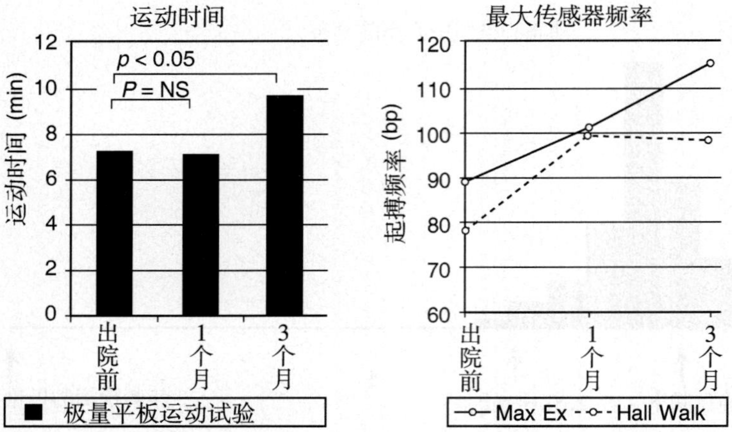

图 38-33 左图：术后极量运动时间的变化。术后 3 个月，极量运动时间较出院时增加。而术后 1 个月，极量运动时间与出院时无明显差别。右图：术后传感器对步行和极量踏车运动反应的差别。术后 1 个月时，日常活动心率已达到目标心率，而传感器对最大运动频率的优化到术后 3 个月时才完成。Max Ex：极量运动；Hall Walk：步行。（Reproduced with permission from Leung SK, Lau CP, Tang MO, et al: An integrated dual sensor system automatically optimized by target rate histogram. Pacing Clin Electrophysiol 1998;21:1559–1566.）

入此类起搏器的患者，在 ADL 时测定心率动力学，包括极量和次级量踏车试验中心率变化。将自动优化和人工调整的心率变化进行了比较：在自动心率分布优化后，行走时的心率由出院时的 78±3 次/分钟增加到 2 周后的 90±5 次/分钟和 3 个月随访时的 98±3 次/分钟（图 38-33）；而级量踏车心率也由 89±6 次/分钟增加到 3 个月时的 115±5 次/分钟，运动时间从 7.2±1min 增加到 9.6±2.0min。术后 1 个月再次评价自动程控和人工程控的准确性，在极量、次级量运动和日常活动中，平均最大起搏频率和频率反应速度在自动优化和人工优化之间无明显差别。

通过目标心率分布进行自动心率优化的主要不足在于需要程控每个患者的正常心率标准，目前还需要更多患者来判断这种模式的安全性。利用心率直方图作为传感器设置的目标，不足以判断频率反应在时间上是否合适。另外，心率反应的触发和恢复模式也不能在直方图中得到体现。

临床结果

起搏治疗的最终目的在于改善症状，提高生活质量，这些指标也被用于比较起搏模式之间差别。说到改善症状，VVIR 起搏优于 VVI 起搏。然而，对于生活质量与同年龄正常个体相似的起搏器患者来说，症状的改善和生活质量的提高可能不明显[125]。尚无研究比较不同传感器对症状改善或生活质量提高的差别。一项随机、双盲、交互性研究选入了 10 例伴有持续性或阵发性房颤的高度房室阻滞，接受了带有体动和分钟通气量复合传感器的 VVIR 起搏器患者。在 VVIR 模式下单用体动传感器、分钟通气量传感器和复合传感器，以及在 VVI 模式下各观察 2 周时间。通过主观的视觉类比评分表、特殊运动功能评分表和客观的日常运动量和踏车试验对患者进行评价。与 VVIR 模式相比，VVI 模式的主观指标，如运动耐力和功能状态都明显下降。但与单传感器相比，双传感器并无明显益处。其中 4 例患者选择带体动传感器的 VVIR 模式，3 例患者选择带双传感器的 VVIR 模式，3 例患者未做出选择。3 例患者不适应双传感器的 VVIR，3 例患者不适应带分钟通气量传感器的 VVIR，而 1 例患者对双传感器和分钟通气量 VVIR 都不适应。3 种 VVIR 模式的客观指标都相似。这个出乎意外的结果，说明在临床方面传感器之间以及复合传感器之间无显著差别。然而该研究入选的患者数较少，不足以显示差别。另外，各种起搏模式之间研究顺序也有不足之处。Lukl 及其同事们[126]还从心血管症状、生理活动和心理和情绪及自我健康评价等方面评价了 DDD 和双传感器的 VVIR 模式的差别。在所有亚组中，DDD 起搏各方面指标都较高（病态窦房结综合征、变时性反应、心功能不全和严重 AV 阻滞患者。研究结果显示，DDD 能提供较双传感器 VVIR 起搏器更好的生活质量。因而双传感器的 VVIR 起搏无法补偿 AV 同步的不足。令人感兴趣的是，由于多数的频率适应性起搏器都带有体动传感器，再增加一个每分通气量传感器能否改善临床症状？一个前瞻性研究显示[127]，尽管复合传感器不会增加最大运动耐力，但更合理的频率分布能提高生活质量。

陈若菡　张　澍　译

任晓庆　浦介麟　校

参考文献

1. Ohm OJ, Danilovic D: Improvements in pacemaker energy consumption and functional capability: Four decades of progress. Pacing Clin Electrophysiol 1997;20:2-9.
2. Marshall M, Butts L, Flaim G, et al: Predictors of time requirements for pacemaker clinic evaluation [abstract]. Pacing Clin Electrophysiol 1995;18:952.
3. Preston TA, Fletcher RD, Lucchesi BR, Judge RD: Changes in myocardial threshold. Physiologic and pharmacologic factors in patients with implanted pacemakers. Am Heart J 1967;74:235-242.
4. Dohrmann ML, Goldschlager NF: Myocardial stimulation threshold in patients with cardiac pacemakers: Effect of physiologic variables, pharmacological agents, and lead electrodes. Cardiol Clin 1985;3:527-537.
5. Schaldach M, Hubmann M, Weikl A, et al: Sputter-deposited TiN electrode coatings for superior sensing and pacing performance. Pacing Clin Electrophysiol 1990;13:1891-1895.
6. Curtis AB, Vance F, Miller K: Automatic reduction of stimulus polarization artifact for accurate evaluation of ventricular evoked responses. Pacing Clin Electrophysiol 1991;14:529-537.
7. Provenier F, Germonpre E, De Wagter X: Improved differentiation of the ventricular evoked response from polarization by modification of the pacemaker impulse. Pacing Clin Electrophysiol 2000;23:2073-2077.
8. Schuchert A, Ventura R, Meinertz T: Automatic threshold tracking activation without the intraoperative evaluation of the evoked response amplitude. Pacing Clin Electrophysiol 2000;23:321-324.
9. Schuchert A, Ventura R, Meinertz T: Effects of body position and exercise on evoked response signal for automatic threshold activation. Pacing Clin Electrophysiol 1999;22:1476-1480.
10. Clarke M, Liu B, Schuller H, Binner L, et al: Automatic adjustment of pacemaker stimulation output correlated with continuously monitored capture thresholds: A multicenter study. Pacing Clin Electrophysiol 1998;21:1567-1575.
11. Sermasi S, Marconi M, Libero L, et al: Italian experience with autocapture in conjunction with a membrane lead. Pacing Clin Electrophysiol 1996;19:1799-1804.
12. Lau C, Cameron DA, Nishimura SC, et al: A cardiac evoked response algorithm providing threshold tracking: A North American multicenter study. Pacing Clin Electrophysiol 2000; 23:953-959.
13. Boriani G, Biffi M, Branzi A, et al: Benefits in projected pacemaker longevity and in pacing related costs conferred by automatic threshold tracking. Pacing Clin Electrophysiol 2000;23 (II) : 1783-1787.
14. Simeon L, Duru F, Fluri M, et al: The impact of automatic threshold tracking on pulse generator longevity in patients with different chronic stimulation thresholds. Pacing Clin Electrophysiol 2000; 23 (II) :1788-1791.
15. Duru F, Bauersfeld U, Schuller H, Candinas R: Threshold tracking pacing based on beat by beat evoked response detection: Clinical benefits and potential problems. JICE 2000;4:511-522.
16. Guilleman D, Bussillet H, Scanu P, et al: Output adjustment with the DDD pacemaker with automatic capture-control algorithm. Prog in Biomed Res 1999;4:291-294.
17. Novak M, Kamaryt P, Haeuser T, Mach P: Simplifying pacemaker follow-up using automatic threshold determination in ventricle. Prog Biomed Res 1999;4:287-290.
18. Gross JN, Moser S, Benedek ZM, et al: DDD pacing mode survival in patients with a dual-chamber pacemaker. J Am Coll Cardiol 1992;19:1536-1541.
19. Benjamin EJ, Levy D, Vaziri SM, et al: Independent risk factors for atrial fibrillation in a population-based cohort. The Framingham Heart Study. JAMA 1994;271:840-844.
20. Lamas GA, Pashos CL, Normand SL, et al: Permanent pacemaker selection and subsequent survival in elderly Medicare pacemaker recipients. Circulation 1995;91:1063-1069.
21. Connolly SJ, Kerr C, Gent M, et al: Dual-chamber versus ventricular pacing. Critical appraisal of current data. Circulation 1996; 94:578-583.
22. Andersen HR, Nielsen JC, Thomsen PE, et al: Long-term follow-up of patients from a randomised trial of atrial versus ventricular pacing for sick-sinus syndrome. Lancet 1997;350: 1210-1216.
23. Lamas GA, Orav EJ, Stambler BS, et al: Quality of life and clinical outcomes in elderly patients treated with ventricular pacing as compared with dual-chamber pacing. Pacemaker Selection in the Elderly Investigators. N Engl J Med 1998;338:1097-1104.
24. Connolly ST, Kerr CR, Gent M, et al: Effects of physiologic pacing versus ventricular pacing on the risk of stroke and death to cardiovascular causes. N Engl J Med 2000;342:1385-1391.

25. Van Wyhe G, Sra J, Rovang K, et al: Maintenance of atrioventricular sequence after His-bundle ablation for paroxysmal supraventricular rhythm disorders: A unique use of the fallback mode in dual chamber pacemakers. Pacing Clin Electrophysiol 1991;14:410–414.

26. Mayumi H, Uchida T, Shinozaki K, et al: Use of a dual chamber pacemaker with a novel fallback algorithm as an effective treatment for sick sinus syndrome associated with transient supraventricular tachyarrhythmia. Pacing Clin Electrophysiol 1993;16: 992–1000.

27. Barold SS: Automatic mode switching during antibradycardia pacing in patients without supraventricular tachycardia. In Barold SS, Mugica J (eds): New Perspectives in Cardiac Pacing, 3rd ed. Mt. Kisco, NY, Futura, 1993, pp 455–481.

28. Barold SS, Mond HG: Optimal antibradycardia pacing in patients with paroxysmal supraventricular tachyarrhythmias: Role of fallback and automatic mode switching mechanisms. In Barold SS, Mugica J (eds): New Perspectives in Cardiac Pacing, 3rd ed. Mt. Kisco, NY, Futura, 1993, pp 483–518.

29. Mond HG, Barold SS: Dual chamber, rate adaptive pacing in patients with paroxysmal supraventricular tachyarrhythmias: Protective measures for rate control. Pacing Clin Electrophysiol 1993;16:2168–2185.

30. Lau CP, Leung SK, Tse HF, Barold SS: Automatic mode switching of implantable pacemakers. I: Principles of instrumentation, clinical and hemodynamic considerations. Pacing Clin Electrophysiol 2002;25:967–983.

31. Lau CP, Leung SK, Tse HF, Barold SS: Automatic mode switching of implantable pacemakers. II: Clinical performance of current algorithms and their programming. Pacing Clin Electrophysiol 2001;25:1094–1113.

32. Lau CP, Tai YT, Fong PC, et al: Atrial arrhythmia management with sensor controlled atrial refractory period and automatic mode switching in patients with minute ventilation sensing dual chamber rate adaptive pacemakers. Pacing Clin Electrophysiol 1992;15:1504–1514.

33. Medtronic AT500 Technical Manual. Medtronic, Minn., USA.

34. Kerr CR, Mason MA: Amplitudes of atrial electrical activity during sinus rhythm and during atrial flutter fibrillation. Pacing Clin Electrophysiol 1985;8:348–355.

35. Leung SK, Lau CP, Lam CT, et al: Programmed atrial sensitivity: A critical determinant in atrial fibrillation detection and optimal automatic mode switching. Pacing Clin Electrophysiol 1998; 21: 2214–2219.

36. Frohlig G, Helwani Z, Kusch O, et al: Bipolar ventricular far-field signals in the atrium. Pacing Clin Electrophysiol 1999;22 (11): 1604–1613.

37. Theres H, Sun W, Combs W, et al: P wave and far-field R wave detection in pacemaker patient atrial electrograms. Pacing Clin Electrophysiol 2000;23:434–440.

38. Brandt J, Worzewski W: Far-field QRS complex sensing: Prevalence and timing with bipolar atrial leads. Pacing Clin Electrophysiol 2000;23 (3):315–320.

39. Saveliera I, Camm AJ: Clinical relevance of silent atrial fibrillation: Prevalence, prognosis, quality of life, and management. JICE 2000;4:369–382.

40. Love CJ, Wilkoff BL, Hoggs KS et al: Incidence of mode switch in a general pacemaker population [abstract]. Pacing Clin Electrophysiol 1997;20:1137.

41. Machado C, Sullivan C, Johnson D, et al: Pacemaker patient triggered event recording: Accuracy and utility for pacemaker follow-up clinic [abstract]. Pacing Clin Electrophysiol 1996; 19:720.

42. Ricci R, Puglisi A, Azzolini P, et al: Reliability of a new algorithm for automatic mode switching from DDDR to DDIR pacing mode in sinus node disease patients with chronotropic incompetence and recurrent paroxysmal atrial fibrillation. Pacing Clin Electrophysiol 1996;19:1719–1723.

43. Ovsyscher IE, Ketz A, Bondy C: Initial experience with a new algorithm for automatic mode switching from DDDR to DDIR mode. Pacing Clin Electrophysiol 1994;17:1908–1912.

44. Seidl K, Meisel E, Van Agt E, et al: Is the high rate episode diagnostic feature reliable in detecting paroxysmal episodes of atrial tachyarrhythmias? Pacing Clin Electrophysiol 1998;21: 694–700.

45. Fitts SM, Hill MRS, Mehra R, et al: High rate atrial tachyarrhythmia detections in implantable pulse generators: Low incidence of false-positive detections. Pacing Clin Electrophysiol 2000;23: 1080–1086.

46. Ellenbogen KA, Wood MA, Mond HG, et al: Clinical applications of mode-switching for dual-chamber pacemakers. In Singer I, Barold SS, Camm AJ (eds): Nonpharmacological Therapy of Arrhythmias for the 21st Century. The State of the Art. Armonk, NY, Futura, 1998, p 819.

47. Mabo P, Daubert C, Limousin M, et al: Atrial electrogram storage: A new tool for atrial arrhythmia diagnosis in pacemaker patients [abstract] . Pacing Clin Electrophysiol 1996;19:721.
48. Petersen B, Huikuri H, Benzer W, et al: Specificity of pacemaker diagnostics verified with stored E-grams [abstract] . Europace 2000;1:D214.
49. Huikuri H: Effect of stored electrograms on management of the paced patient. Am J Cardiol 2000;86 [9 Supp 1] :K101-K103.
50. Israel CW, Gascon D, Nowak B, et al: Diagnostic value of stored electrograms in single-lead VDD systems. Pacing Clin Electrophysiol 2000;23:1801-1803.
51. Gillis AM, Wyse DG, Connolly ST, et al: Atrial pacing periablation for prevention of paroxysmal atrial fibrillation. Circulation 1999; 99:2553-2558.
52. Lau CP, Tse HF, Yu CM, et al: Dual-site right atrial pacing in paroxysmal atrial fibrillation without bradycardia [NIPP-AF study] . Am J Cardiol 2001;88:371-375.
53. Lau CP, Leung WH, Wong CK, et al: Haemodynamics of induced atrial fibrillation: A comparative assessment with sinus rhythm, atrial and ventricular pacing. Eur Heart J 1990;11:219-224.
54. Clark DM, Plumb VJ, Epstein AE, et al: Hemodynamic effects of an irregular sequence of ventricular cycle lengths during atrial fibrillation. J Am Coll Cardiol 1997;30:1039-1045.
55. Wittkampf FH, de Jongste MJ, Lie HI, et al: Effect of right ventricular pacing on ventricular rhythm during atrial fibrillation. J Am Coll Cardiol 1988;11:539-545.
56. Lau CP, Jiang ZY, Tang MO: Efficacy of ventricular rate stabilization by right ventricular pacing during atrial fibrillation. Pacing Clin Electrophysiol 1998;21:542-548.
57. Brunner-La Rocca HP, Rickli H, Weilenmann D, et al: Importance of ventricular rate after mode switching during low intensity exercise as assessed by clinical symptoms and ventilatory gas exchange. Pacing Clin Electrophysiol 2000;23:32-39.
58. Kamalvand K, Tam K, Kotsakis K, et al: Is mode switching beneficial? A randomized study in patients with paroxysmal atrial tachy- arrhythmias. J Am Coll Cardiol 1997;30:496-504.
59. Marshall HJ, Kay GN, Hess M, et al: Mode switching in dual chamber pacemakers: Effect of onset criteria on arrhythmia-related symptoms. Europace 1999;1:49-54.
60. Pitney MR, May CD, Davis MJ: Undesirable mode switching with a dual chamber rate responsive pacemaker. Pacing Clin Electrophysiol 1993;16:729-737.
61. Leung SK, Lau CP, Leung WH, et al: Apparent extension of the atrioventricular interval due to sensor-based algorithm against supraventricular tachyarrhythmias. Pacing Clin Electrophysiol 1994;17 (3) :321-330.
62. Jais P, Barold S, Shah DC, et al: Pacemaker syndrome induced by the mode switching algorithm of a DDDR pacemaker. Pacing Clin Electrophysiol 1999;22 (4) :682-685.
63. Brignole M, Menozzi C, Gianfranchi L, et al: Assessment of atrio- ventricular junction ablation and VVIR pacemaker versus pharmacological treatment in patients with heart failure and chronic atrial fibrillation: A randomized, controlled study. Circulation 1998;98:953-960.
64. Marshall HJ, Harris ZI, Griffith MJ, et al: Prospective randomized study of ablation and pacing versus medical therapy for paroxysmal atrial fibrillation: Effects of pacing mode and mode-switch algorithm. Circulation 1999;99:1587-1592.
65. Lau CP: Sensor and pacemaker mediated tachycardias [editorial] . Pacing Clin Electrophysiol 1991;14:495-498.
66. Provenier F, Jordaens L, Verstraeten T, et al: The "automatic mode switch" function in successive generations of minute ventilation sensing dual chamber rate responsive pacemakers. Pacing Clin Electrophysiol 1994;17:1913-1919.
67. Ricci R, Puglisi A, Azzolini P, et al: Reliability of a new algorithm for automatic mode switching from DDDR to DDIR pacing mode in sinus node disease patients with chronotropic incompetence and recurrent paroxysmal atrial fibrillation. Pacing Clin Electrophysiol 1996;19:1719-1723.
68. Seidl K, Meisel E, Van Agt E, et al: Is the high rate episode diagnostic feature reliable in detecting paroxysmal episodes of atrial tachyarrhythmias? Pacing Clin Electrophysiol 1998;21:694-700.
69. Levine PA, Bornzin GA, Barlow J, et al: A new automode switch algorithm for supraventricular tachycardias. Pacing Clin Electrophysiol 1994;17:1895-1899.
70. Pacesetter Inc. Trilogy DR+ Model 2364 Technical Manual. Sylmar, Calif.
71. Pacesetter AB Affinity DR Model 5330 L/R User's Manual. Vedelesta, Sweden.
72. Leung SK, Lau CP, Lam CT, et al: Is automatic mode switching effective for atrial arrhythmias occurring at different rates? A study on efficacy of automatic mode and rate switching to simu-

lated atrial arrhythmias by chest wall stimulation. Pacing Clin Electrophysiol 2000;23:823–831.

73. Lau CP, Tai YT, Fong PC, et al: Clinical experience with an activity sensing DDDR pacemaker using an accelerometer sensor. Pacing Clin Electrophysiol 1992;15:334–343.

74. Gencel L, Geroux L, Clementy J, et al: Ventricular protection against atrial arrhythmias in DDD pacing based on a statistical approach: Clinical results. Pacing Clin Electrophysiol 1996;19: 1729–1734.

75. Geroux L, Limousin M, Cazeau S: Clinical performance of a new mode switch function based on a statistical analysis of the atrial rhythm. Herzchr Elektrophys 1999;10 [Suppl 1] :15–21.

76. Begemann MJ, Thijssen WA, Haaksma J: The influence of test window width on atrial rhythm classification in dual chamber pacemakers. Pacing Clin Electrophysiol 1992;15:2158–2163.

77. den Dulk K, Dijkman B, Pieterse M, et al: Initial experience with mode switching in a dual sensor, dual chamber pacemaker in patients with paroxysmal atrial tachyarrhythmias. Pacing Clin Electrophysiol 1994;17:1900–1907.

78. Brignole M, Gianfranchi L, Menozzi C, et al: A new pacemaker for paroxysmal atrial fibrillation treated with radiofrequency ablation of the AV junction. Pacing Clin Electrophysiol 1994; 17: 1889–1894.

79. Jayaprakash S, Sparks PB, Kalman JM, et al: Dual demand pacing using retriggerable refractory periods for ventricular rate control during paroxysmal supraventricular tachyarrhythmias in patients with dual chamber pacemakers. Pacing Clin Electrophysiol 2000; 23:1156–1163.

80. Rickards AF, Bombardinin, T, Corbucci G, et al: An implantable intracardiac accelerometer for monitoring myocardial contractility. The Multicenter PEA Study Group. Pacing Clin Electrophysiol 1996 Dec;19 [12 Pt 1] :2066–2071.

81. Leung SK, Lau CP, Lam C, et al: Automatic optimization of resting and exercise atrioventricular interval using a peak endocardial acceleration sensor: Validation with Doppler echocardiography and direct cardiac output measurements. Pacing Clin Electrophysiol 2000 Nov;23 [11 Pt 2] :1762–1766.

82. Leung SK, Lau CP, Lam CT, et al: A comparative study on the behavior of three different automatic mode switching dual chamber pacemakers to intracardiac recordings of clinical atrial fibrillation. Pacing Clin Electrophysiol 2000;23:2086–2096.

83. Wood MA, Ellenbogen KA, Dinsmoor D, et al: Influence of autothreshold sensing and sinus rate on mode switching algorithm behavior. Pacing Clin Electrophysiol 2000;23:1473–1478.

84. Palma EC, Kedarnath V, Vankawalla V, et al: Effect of varying atrial sensitivity, AV interval, and detection algorithm on automatic mode switching. Pacing Clin Electrophysiol 1996;19: 1734–1739.

85. Lau CP: The range of sensors and algorithms used in rate adaptive cardiac pacing. Pacing Clin Electrophysiol 1992;15:1177–1211.

86. Pacela AF: Impedance pneumography–a survey of instrumentation techniques. Med Biol Eng 1966;4:1–15.

87. Rushmer RF, Crystal DK, Wagner C, et al: Intracardiac impedance plethysmography. Am J Physiol 1953;174:171–174.

88. Lau CP, Ritche D, Butrous GS, et al: Rate modulation by arm movements of the respiratory dependent rate responsive pacemaker. Pacing Clin Electrophysiol 1988;11:744–752.

89. Callaghan F, Vollmann W, Livingston A, et al: The ventricular depolarization gradient: effects of exercise, pacing rate, epinephrine, and intrinsic heart rate control on the right ventricular evoked response. Pacing Clin Electrophysiol 1989;12: 1115–1130.

90. Stangl K, Wirtzfeld A, Heinze R, et al: First clinical experience with an oxygen saturation controlled pacemaker in man. Pacing Clin Electrophysiol 1988;11:1882–1887.

91. Lau CP, Tai YT, Leung WH, et al: Rate adaptive cardiac pacing using right ventricular venous oxygen saturation: Quantification of chronotropic behavior during daily activities and maximal exercise. Pacing Clin Electrophysiol 1994;17:2236–2246.

92. Bennett T, Sharma A, Sutton R, et al: Development of a rate adaptive pacemaker based on the maximum rate–of–rise of right ventricular pressure (RV dP/dtmax) . Pacing Clin Electrophysiol 1992;15:219–234.

93. Ovsyshcher I, Guetta V, Bondy C, et al: First derivative of right ventricular pressure, dP/dt, as a sensor for a rate adaptive VVI pacemaker: Initial experience. Pacing Clin Electrophysiol 1992; 15:211–218.

94. Kay GN, Philippon F, Bubien RS, et al: Rate modulated pacing based on right ventricular dP/dt: Quantitative analysis of chronotropic response. Pacing Clin Electrophysiol 1994;17: 1344–1354.

95. Bongiorni MG, Soldati E, Arena G, et al: Is local myocardial contractility related to endocardial acceleration signals detected

by a transvenous pacing lead? Pacing Clin Electrophysiol 1996; 19:1682–1688.

96. Clementy J: Dual chamber rate responsive pacing system driven by contractility: Final assessment after 1-year follow-up. The European PEA Clinical Investigation Group. Pacing Clin Electrophysiol 1998;21:2192–2197.

97. Langenfeld H, Krein A, Kirstein M, et al: Peak endocardial acceleration-based clinical testing of the "BEST" DDDR pacemaker. European PEA Clinical Investigation Group. Pacing Clin Electrophysiol 1998;21:2187–2191.

98. Binner L: One year follow-up of a new DDDR pacemaker based on contractility: A multicenter European study on Peak Endocaridal Acceleration (PEA) [Abstract]. Pacing Clin Electrophysiol 2000;23:1762–1766.

99. Loeppky JA, Greene ER, Hoekenga DE, et al: Beat-by-beat stroke volume assessment by pulsed Doppler in upright and supine exercise. J Appl Physiol 1981;50:1173–1182.

100. Miyamoto Y, Tamura T, Takahashi T, et al: Transient changes in ventilation and cardiac output at the start and end of exercise. Jpn J Physiol 1981;31:153–168.

101. Lau CP, Mehta D, Toff WD, et al: Limitations of rate response of an activity-sensing rate-responsive pacemaker to different forms of activity. Pacing Clin Electrophysiol 1988;11:141–150.

102. Lau CP, Antoniou A, Ward DE, et al: Initial clinical experience with a minute ventilation sensing rate modulated pacemaker: Improvements in exercise capacity and symptomatology. Pacing Clin Electrophysiol 1988;11:1815–1822.

103. Lau CP, Butrous GS, Ward DE, et al: Comparison of exercise performance of six rate-adaptive right ventricular cardiac pacemakers. Am J Cardiol 1989;63:833–838.

104. Mond H, Strathmore N, Kertes P, et al: Rate responsive pacing using a minute ventilation sensor. Pacing Clin Electrophysiol 1988;11:1866–1874.

105. Lau CP, Antoniou A, Ward DE, et al: Reliability of minute ventilation as a parameter for rate responsive pacing. Pacing Clin Electrophysiol 1989;12:321–330.

106. Slade AK, Pee S, Jones S, et al: New algorithms to increase the initial rate response in a minute volume rate adaptive pacemaker. Pacing Clin Electrophysiol 1994;17:1960–1965.

107. Mehta D, Lau CP, Ward DE, et al: Comparative evaluation of chronotropic responses of QT sensing and activity sensing rate responsive pacemakers. Pacing Clin Electrophysiol 1988;11: 1405–1412.

108. Baig MW, Wilson J, Boute W, et al: Improved pattern of rate responsiveness with dynamic slope setting for the QT sensing pacemaker. Pacing Clin Electrophysiol 1989;12:311–320.

109. Bellamy CM, Roberts DH, Hughes S, et al: Comparative eval uation of rate modulation in new generation evoked QT and activity sensing pacemakers. Pacing Clin Electrophysiol 1992; 15: 993–999.

110. Hedman A, Nordlander R, Pehrsson SK: Changes in Q-T and Q-T intervals at rest and during exercise with different modes of cardiac pacing. Pacing Clin Electrophysiol 1985;8: 825–831.

111. Provenier F, van-Acker R, Backers J, et al: Clinical observations with a dual sensor rate adaptive single chamber pacemaker. Pacing Clin Electrophysiol 1992;15:1821–1825.

112. Connolly DT: Initial experience with a new single chamber, dual sensor rate responsive pacemaker. The Topaz Study Group. Pacing Clin Electrophysiol 1993;16:1833–1841.

113. Leung SK, Lau CP, Wu CW, et al: Quantitative comparison of rate response and oxygen uptake kinetics between different sensor modes in multisensor rate adaptive pacing. Pacing Clin Electrophysiol 1994;17:1920–1927.

114. Lau CP, Leung SK, Guerola M, et al: Comparison of continuously recorded sensor and sinus rates during daily life activities and standardized exercise testing: Efficacy of automatically optimized rate adaptive dual sensor pacing to simulate sinus rhythm. Pacing Clin Electrophysiol 1996;19:1672–1677.

115. Cowell R, Morris TJ, Paul V, et al: Are we being driven to two sensors? Clinical benefits of sensor cross-checking. Pacing Clin Electrophysiol 1993;16:1441–1444.

116. Lau CP, Leung SK, Lee IS: Delayed exercise rate response kinetics due to sensor cross-checking in a dual sensor rate adaptive pacing system: The importance of individual sensor programming. Pacing Clin Electrophysiol 1996;19:1021–1025.

117. Leung SK, Lau CP, Tang MO, et al: New integrated sensor pacemaker: Comparison of rate responses between an integrated minute ventilation and activity sensor and single sensor modes during exercise and daily activities and nonphysiological interference. Pacing Clin Electrophysiol 1996;19:1664–1671.

118. Alt E, Combs W, Fotuhi P, et al: Initial clinical experience with a new dual sensor SSIR pacemaker controlled by body activity and minute ventilation. Pacing Clin Electrophysiol 1995;18:

1487–1495.

119. van-Krieken FM, Perrins JP, Sigmund M: Clinical results of automatic slope adaptation in a dual sensor VVIR pacemaker. Pacing Clin Electrophysiol 1992;15:1815–1820.

120. Ritter P, Anselme F, Bonnet JL, et al: Clinical evaluation of an automatic slope calibration function in a minute ventila- tion controlled DDDR pacemaker [abstract] . Pacing Clin Electrophysiol 1997;20:1173.

121. Mianulli M, Birchfield D, Yakimow K, et al: The relationship between fitness level and daily heart rate behavior in normal adults–Implication for rate–adaptive pacing [abstract] . Pacing Clin Electrophysiol 1995;18:870.

122. Gentzler RD, Lucas EH: Automatic sensor adjustment in a rate modulated pacemaker. North American Trilogy DR + Phase I Clinical Investigators. Pacing Clin Electrophysiol 1996;19: 1809–1812.

123. Lau CP, Pietersen A, Ohm OJ: Automatic implant detection for initiating lead polarity programming and rate adaptive sensors: Multicentre study [abstract] . Pacing Clin Electrophysiol 1996; 19:592.

124. Leung SK, Lau CP, Tang MO, et al: An integrated dual sensor system automatically optimized by target rate histogram. Pacing Clin Electrophysiol 1998;21:1559–1566.

125. Lau CP, Rushby J, Leigh JM, et al: Symptomatology and quality of life in patients with rate–responsive pacemakers: A double–blind, randomized, crossover study. Clin Cardiol 1989;12:505–512.

126. Lukl J, Doupal V, Heinc P: Quality–of–life during DDD and dual sensor VVIR pacing. Pacing Clin Electrophysiol 1994;17: 1844–1848.

127. Leung SK, Lau CP, Lam C, et al: Does dual sensor rate adaptive pacing improve quality of life? [abstract] . Europace 2000;1: D195.

第 39 章　起搏器的植入、调整、拔除和随访

MARK H. SCHOENFELD

仅用一个章节介绍有关起搏器的植入（implantation）、调整（revision）、拔除（extraction）和随访（follow-up）等如此广泛的内容显然是不够的。但既然选择承担这项任务，我就阐述一下个人对这些问题的看法。其目的不是撰写一部面面俱到的百科全书，而是希望为临床医师及学生提供一本该领域通俗易懂的读物。

起搏器植入

正如生活中的大多数工作一样，充分准备是最重要的，应遵循"工作之前定计划，并按计划来工作"的原则。在决定进行起搏器植入工作前，必须遵循如下的规则：即术者已进行了适当的培训[1~3]，精通起搏器业务技术[2]，并了解 ACC/AHA/NASPE 关于起搏器植入指南中的手术适应证[4]。很显然，保持最低量的手术经验是必需的，对术者来说，植入起搏器的数量与患者发生并发症的几率成反比[5]。另外，还需考虑到参与手术的全体工作人员情况及所必需的资源，包括无菌手术区（手术室或导管室）[6,7]、标准手术器械设备、脉冲发生器及起搏电极导线、配套起搏程控仪、起搏系统分析仪、麻醉剂/镇静剂、X 线透视机以及急救设备（如心包穿刺包）。术中须有富有经验的护士或技师现场测量起搏阈值。起搏器厂商代表是否到场意见不一[8]，对其质量安全保障及伦理方面的问题目前存在争议。在患者住院期间应进行充分的术前讨论，特别是关于在手术过程中会遇到的问题；尽管已有人开始进行门诊植入手术，但其适应证和安全性仍存在争论[9~11]。

确定手术策略至关重要。特别是对于合并复杂病情的患者（患者已植入起搏器或 ICD 系统，且存在起搏器依赖；合并先天性心血管畸形，如永存性[12]上腔静脉综合征合并锁骨下静脉血栓形成），或在个体化治疗中遇到的特殊情况（如在乳房切除术患者需将起搏器更换到对侧，左利手或右利手患者更换起搏器位置，考虑美观因素将起搏器植入乳房下）。

对于起搏器植入前是否预防性应用抗生素一直存在争论。最近的一项统计学分析[13]表明抗生素在减少起搏器相关的感染方面确实非常重要。一般来说，植入前给予抗葡萄球菌抗生素至手术后 24 小时[14~16]。术前也可以考虑外周静脉埋管，与将要植入的起搏器在同一侧，以便术中经锁骨下静脉或头静脉途径进入困难时注射造影剂进行中心静脉解剖造影显像。应用抗凝剂的患者在术前、术中需特别注意[17]：一般使用华法林将 INR 维持在 2.0 的水平以下时才可手术，采用头静脉切口，注意严格止血。术后再继续应用华法林，尽量避免同时应用静脉肝素（这样可引起显著的囊袋出血）[18]。

必须考虑电极导线的选择。被动固定电极导线很少出现急性期阈值升高，而主动固定电极导线则在担心电极移位时考虑使用。导线移位可以被预知，例如右心室扩张且内膜光滑，曾接受过心脏外科手术并切除心耳部的患者，或需将电极导线放置于右心室流出道的患者。另外，主动固定电极导线容易撤除。起搏电极构型（单极或双极）也是需要仔细考虑的重要问题。单极导线直径较小容易导入；许多情况下，两条电极导线可直接经一个静脉切口进入，甚至通过一个鞘管即可进入。但是，单极导线也有许多潜在的缺陷，包括胸肌刺激、肌电干扰、若同时植入 ICD 可感知钉状波形，等等。另一方面，双极导线系统也有一些相关问题，如绝缘体老化、锁骨下挤压综合征。同时还应注意脉冲发生器与电极导线之间的兼容性[19~21]。

对于不能进行常规静脉途径起搏的患者（如患者

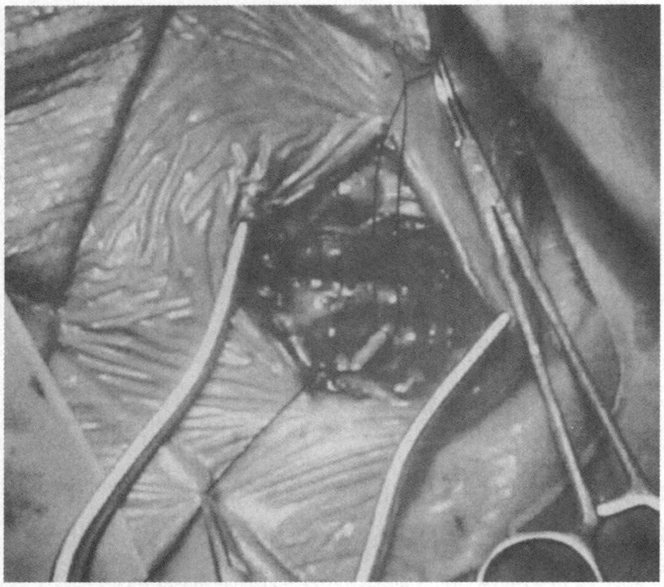

图 39-1 分离头静脉。

已置换金属三尖瓣），或因其他原因需同时开胸的患者，则可选用心外膜或剑突下途径植入起搏系统。应用外科方法经心房植入技术已有个案报道[22]。

经静脉植入起搏系统是最常用的途径，通常选择头静脉[23]或锁骨下静脉[24]，很少使用颈内静脉或颈外静脉[25]。在上臂用止血带加压观察肱静脉/肘前静脉粗细，可以很好地预测是否可以利用患者的近端头静脉进行手术。仔细准备、消毒、铺巾和局麻后，行环直线切口，向下分离至胸三角脂肪垫，在其下面寻找头静脉（图 39-1）。考虑到锁骨和第一肋骨更容易定位，许多术者选择穿刺锁骨下静脉。通常先采用头静脉途径，以便在不能找到头静脉时可以使用锁骨下静脉途径。首先寻找头静脉有很多优点：①可避免由于锁骨下静脉穿刺所可能导致的气胸或(和)锁骨下动脉损伤；②可避免锁骨下挤压综合征或撕裂鞘管将电极导线损伤；③为习惯使用锁骨下穿刺技术的术者提供另一个手术途径；④在以后的调整更换起搏系统时，还可使用锁骨下静脉。手术中需在头静脉切口的近端和远端分别结扎（图 39-2）。在电极导线进入前结扎头静脉远端至关重要（通常是 3.0 丝线），这可防止静脉出血。术中配套的静脉夹容易损坏——作者偏好使用弯曲的虹膜镊。在插入导线前应检查电极导线是否完好，以保证在操作开始时就没有任何差错。

通常头静脉切口可以容纳心房和心室两根电极导线。但有些情况下仅能进入一根导线或一根也不能进入，这可能是因为静脉太细，也可能是静脉弯曲。在此情况下，可先将导引钢丝放入头静脉，然后应用撕裂鞘管技术再放入一根或两根电极导线（Ong-Barold 技术，图 39-3 和 39-4）[26]。此外，在插入鞘管时应非常小心以避免撕裂头静脉（使用 Gerard 镊抬起切口活瓣可有帮助）。

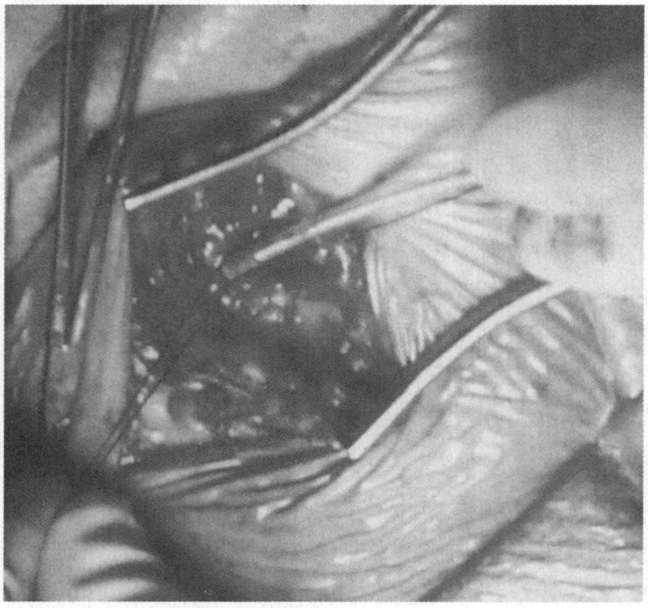

图 39-2 通过头静脉切口插入电极导线。

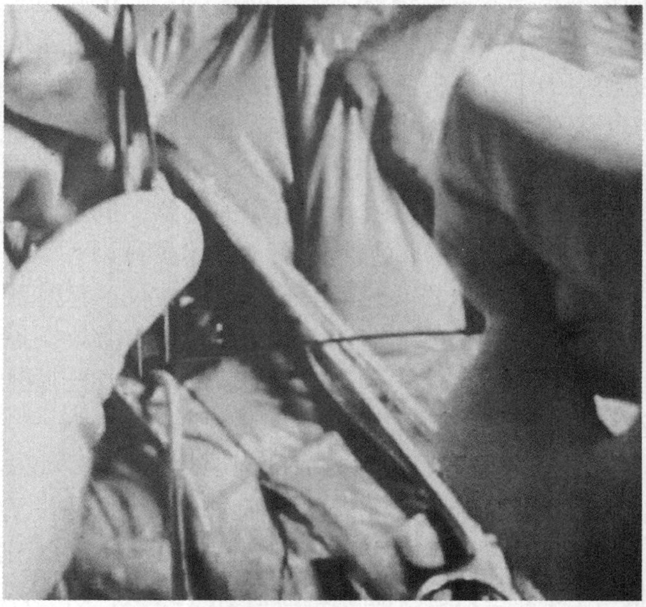

图 39-3 通过头静脉切口插入导引钢丝；第一根导线已通过静脉切口插入。

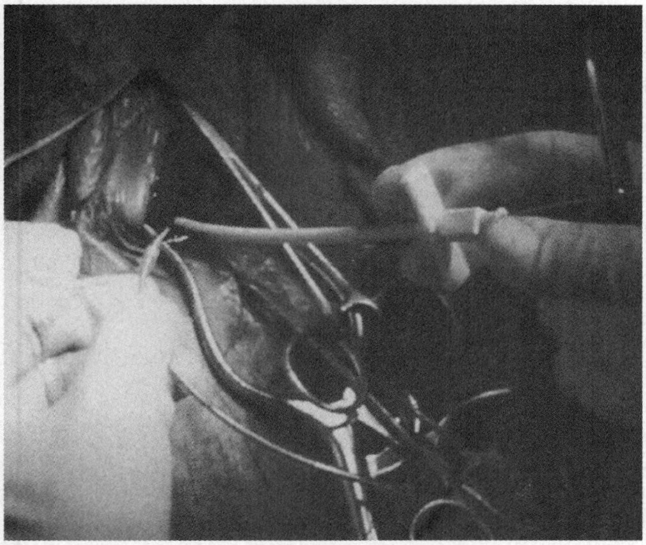

图 39–4 通过头静脉内的导丝插入撕裂鞘管；第一根电极导线已通过静脉切口插入。

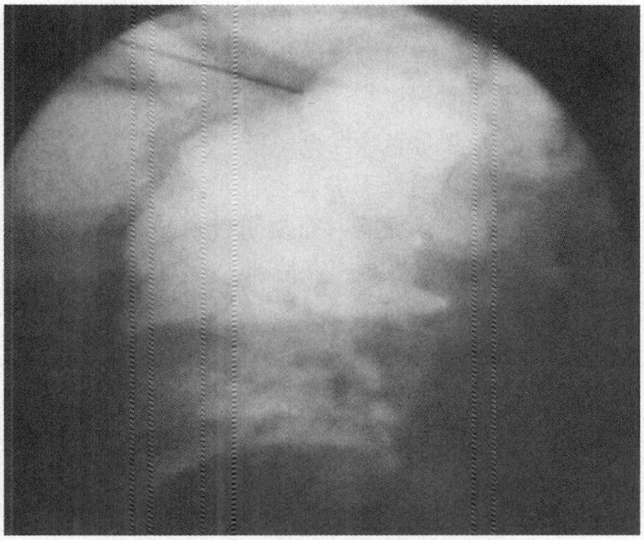

图 39–5 X 线透视鞘管针以穿刺锁骨下静脉。

撕裂鞘管技术使锁骨下静脉穿刺途径得以广泛应用[27,28]，该方法通过 Seldinger 技术获取静脉通路，然后再去除套在导线外的鞘管。已报道许多此方面的技术方法。锁骨下径路在靠近第一肋骨和锁骨所围成三角的尖端附近进行穿刺，朝内（从中间）或沿头静脉方向朝内进针[29]。此种靠内（中间）穿刺比靠外（两侧/外侧）穿刺方法增加穿刺成功率，降低气胸和锁骨下动脉损伤危险，这是因为越靠内静脉越粗，肺尖也较靠外的缘故（由于内侧的头静脉较粗且肺的尖部位于较外侧，所以这种内侧穿刺的方法比外侧穿刺有更高的成功率，而且可以降低气胸和锁骨下动脉损伤的几率）。第一肋骨和锁骨过于紧靠可出现锁骨下挤压现象，导致导线绝缘体损坏，特别是在双极同轴聚氨酯电极导线更易发生[30,31]。Byrd[32]所描述的“安全导入技术”是指第一肋骨和锁骨之间的安全区，它从胸骨向外弧状延伸。靠外穿刺可避免经过一些软组织（锁骨下肌、肩胛上横韧带、肋锁韧带），并因此可延长导线使用寿命[33]。也可考虑在锁骨下静脉的胸腔外段（腋静脉）进行插管，从第一肋骨的前面穿刺，向后向内进针，但应保持针在第一肋骨和锁骨连接点的外

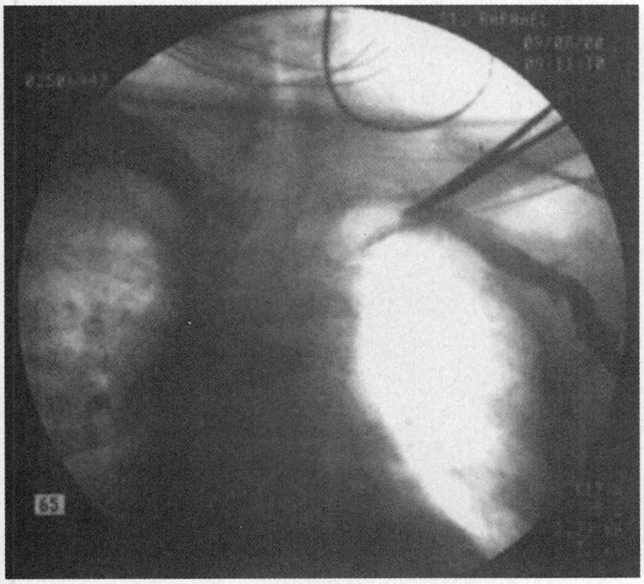

图 39–6 外周血管造影以指导穿刺锁骨下静脉。

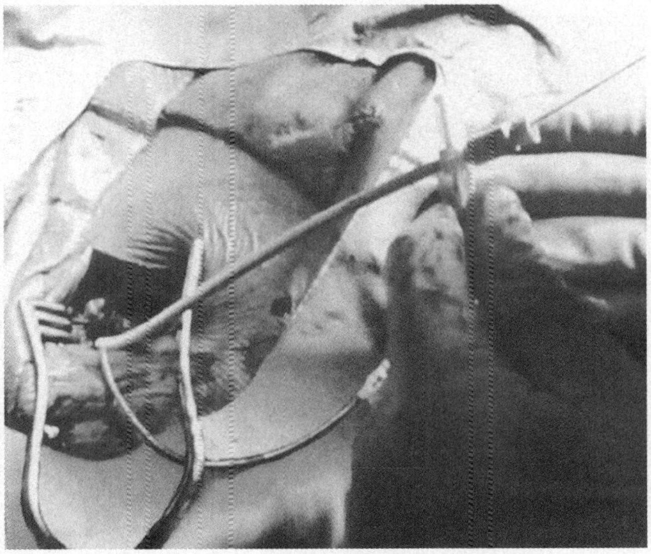

图 39–7 保留导丝的锁骨下静脉径路撕裂鞘管技术。

侧；在靠外部位进针，应避免损伤锁骨下动脉[34,35]。无论应用哪种技术，均提倡在进针过程中使用 X 线透视以监测进针点和进针轨迹（图 39–5），在一些情况下可进行静脉造影以帮助静脉穿刺（图 39–6）[36~38]，特别是进针困难以及怀疑锁骨下静脉血栓形成时。最近研究表明，在应用腋静脉径路时行血管造影以指导静脉穿刺特别有效[39]。已有报道[40]在完全性上腔静脉阻塞和（或）无名静脉阻塞患者，可以应用支架扩张开通血管而避免在从对侧穿刺。

如是经皮穿刺而非从切口穿刺，一旦锁骨下静脉穿刺成功，则应切皮制备囊袋。撕裂鞘管技术既可允许导引钢丝通过，又可使后续的起搏导线通过。如电极导线较细（特别是单极导线），则一根鞘管即可放置导丝和一根导线。更常用的方法是，在第一根导线放入后保留导引钢丝，以放置第二个鞘管和电极导线，避免第二次静脉穿刺（图 39–7）[41]。也可以一根鞘管放两根导丝，然后每根导丝分别放置电极导线[42]。少数情况下也会出现一些问题，如将被动固定导线改换成主动固定导线，刚导入的电极导线会丢失已开通的静脉通路。在这种情况下，可用刀片将导线绝缘体划破一个狭长切口，将导引钢丝嵌入绝缘体上，将其作为一个整体推进血管内。然后固定导丝不动，往前轻推已划破的导线以将导线与导丝脱离。用此种方法将导丝留在血管内，撤除旧导线。然后再通过导丝进入鞘管而放置新的电极导线（图 39–8）。

导线放置操作技术随导线功能和放置心腔不同而异。如将导线放置于右心室心尖处，一种方法是将导线通过三尖瓣滑脱进去（图 39–9）。另一种更常见的方法是将导丝前端弯曲，引导导线进入右心室流出道，然后回撤导线使其坠入到右心室心尖部（图 39–10）。这种方法确保将导线放入右心室并且避免将导线误入冠状窦。在导线放置过程时，应仔细操作以避免扰动其他已放置好的导线，特别是刚放置不久的导线更应特别注意。另外，导线放置过程可引起室性心律失常，导致房室结损伤或右束支损伤（在已存在左束支阻滞的患者更应注意），故需要准备临时起搏设备和除颤仪。在永久左上腔静脉患者放置心室电极更富挑战性：应用环套环技术，导线从左上腔进入扩张的冠状窦，沿右房壁倾斜进入右心室心尖部。对这种患者建议应用主动固定导线以防止电极移位（图 39–34）[43]。有些情况下需要将电极导线放置于右心室流出道，例如为减少已放置于右心室心尖部的除颤电极导线的干扰——这时应该放置主动固定双极导线（图 39–11）。在右心室起搏术中，最佳血流动力学的理想电极位置已进行了一些讨论（例如心尖部还是流出道），但至今尚没有明确的答案[44~46]。目前对双心室起搏治疗慢性心衰的兴趣逐渐增加[47~49]。可从心外膜放置第二根心室电极导线起搏左心室，但也可通过静脉途径放置于冠状窦[50]或穿间隔放置左心室导线[51]。

心房电极导线的放置操作是使用直钢丝将导线通过静脉引入右心房，然后再换成弯钢丝。操作钢丝时应特别仔细小心，避免钢丝沾污血迹而阻塞导线内腔，

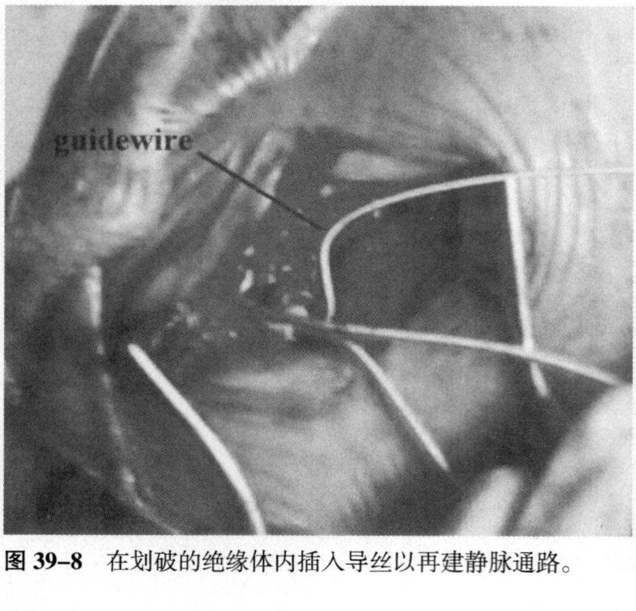

图 39–8 在划破的绝缘体内插入导丝以再建静脉通路。

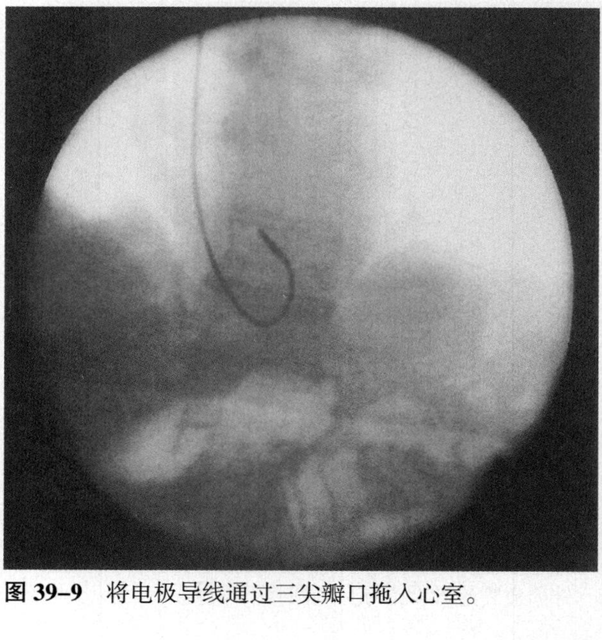

图 39–9 将电极导线通过三尖瓣口拖入心室。

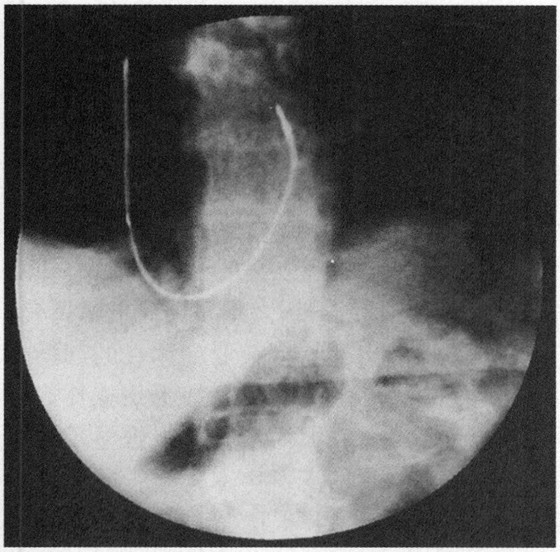

图 39–10 心室电极导线进入右心室流出道，然后回撤导线使其“落入”右心室心尖部（数字减影显像）。

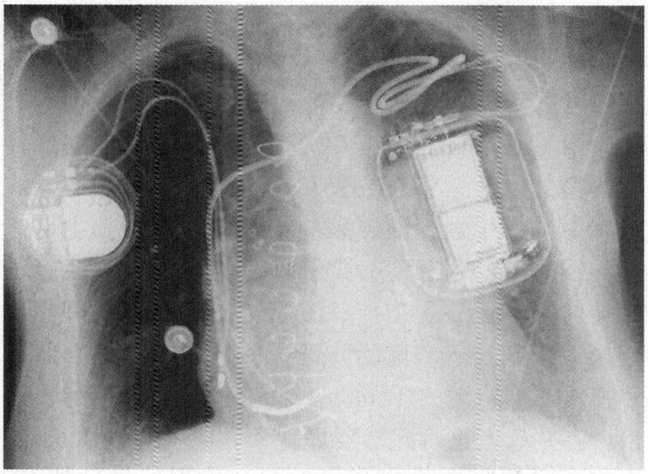

图 39–11 一例右侧植入起搏器左侧植入 ICD 的患者。ICD 导线置于右心室流出道以减少右心室心尖部起搏导线的干扰。

从而影响其他钢丝的进入。在放置 J 形被动固定心房电极导线时，是将导线放置于右心耳，且心耳部的导线随心房收缩而摆动，在透视下呈现“摆尾”的形状。在放置主动固定导线时，术前检验螺旋装置非常重要。主动固定心房导线要么使用 J 形导线，要么术者把导引钢丝弯成 J 形；J 形导线/导丝在放大的荧光透视下观察螺旋装置的伸出很有用，然后顺时针旋转导线体部以进一步固定电极头部。在透视下轻轻牵动一下导线以检验导线固定的稳定性，尤其是在 J 形钢丝从心房导线撤除后检验更好。

关于心房电极导线在特殊部位的放置，目前已有初步工作显示在 Bachmann 束和（或）房间隔起搏对预防房颤发作有潜在益处[52,53]。已证实与右心房和左心房单点起搏相比，右心房双部位起搏和双房同步起搏对预防房颤发作更有益处。右心房双部位起搏为高位右心房电极和冠状窦口电极同时起搏；其抗房颤的机制为减少心房内，特别是传导阻滞区的激动时间[54~56]。

通常所产生的另一个常见问题是，在患者发生房颤或房扑时怎样更好地放置心房导线。一种方法是紧急电复律恢复窦性心律，但前提条件是患者没有血栓栓塞危险（需对近期是否心律失常发作、经食管超声心动图、既往抗凝治疗等等进行评价）。另一种方法是使用主动固定导线盲目放置，特别是应用心房信号和心内电图评价电极位置[57]。应用此种方法后还可再使用电复律，在阵发性房颤发作时也可使用电复律。

在某些情况下，术者可以使用 VDD 导线（单导线双腔系统），特别是应用于心脏阻滞但窦房结功能正常且没有房性心律失常患者[58,59]。目前已有心房双极感知/心室起搏和感知（单极或双极）功能导线，而具备心房起搏功能的导线正在研究中。此电极导线的优点是使用单根导线即可实现房室同步。植入前应测量患者的心脏结构尺寸，以便选择合适的导线，使心房双极电极与心室电极之间的距离合适。理想状态下应使心房电极接触心房壁（相对于位于血池中），但也要留有足够空间以适应如呼吸或体位改变所致心房电极位置的变化。

电极导线放置完毕后，应用起搏系统分析仪评价感知灵敏度、起搏阈值、导线阻抗、高电压输出时是否有膈肌刺激——要么通过心房电极（膈神经刺激），要么通过心室电极（通过较薄的右心室壁）进行检测。

起搏器植入过程中最重要的一步是导线的锚定。锚定套袖可减少缝线（特别是 0 号丝线）对导线绝缘体和（或）导体的损伤（图 39–12）。套袖的结扎安全应适度掌握。另外，一旦导线固定好即应重复进行透视检查以确定电极导线位置是否合适，在基础状态和深呼吸状态下导线是否保持稳定。导线应足够松弛以适应高身材患者，特别是在深大呼吸时，应足以防止导线过度拉紧或拉出。最后将导线连接到脉冲发生器上。确保固定螺钉已旋紧至关重要（包括双极导线的两个螺孔），可轻拉导线进行检测。应用消毒胶粘剂覆盖螺口可以减少通过此口的电流消耗[60]。

应用 Metzenbaum 剪刀/镊或手指分离方法制备脉冲发生器囊袋，然后将其放置囊袋内。多余过长的导线应放在脉冲发生器下面，以免将来更换脉冲发生器时误伤导线。某些情况下，把脉冲发生器和导线放置于涤纶袋内（Parsonnet 袋）（图 39-13），可以更理想地将起搏系统固定于胸前脂肪下，并减少脉冲发生器移位和挤压，即所谓的 Twiddler 综合征[61,62]。如考虑美观因素，有些患者可将起搏器埋置于乳腺下；使用长针、导引钢丝和鞘管/扩张器等既往描述的保留导丝技术，在锁骨下入口与乳房下切口之间打通隧道以使电极导线通过（图 39-35）[63,64]。

起搏器植入的潜在并发症种类很多，但幸运的是都不常发生，且在其他文献中都已被描述过[65,66]。术者操作经验与并发症的发生率之间存在显著负相关，并与是否应用锁骨下静脉穿刺有直接相关[5]。正如以前所讨论的那样，最终目的是不出现任何并发症（应做好应付各种突发问题的准备）。尽管出血问题很常见，但该症状可以诱发心律失常则使问题变得十分复杂，临床遇到的最担心的两个问题是突发性的低氧血症和（或）低血压。引起前者的原因有气胸、过度镇静及气体栓塞（应用鞘管技术），而后者可反映多种问题、包括持续出血、低血容量、药物、左心室功能不全、气胸或心脏压塞。这些并发症可导致患者持续不断恶化。因此，术者必须密切观察生命体征、血气分析及心律变化，并与操作室的监测人员保持不断的交流和联系。

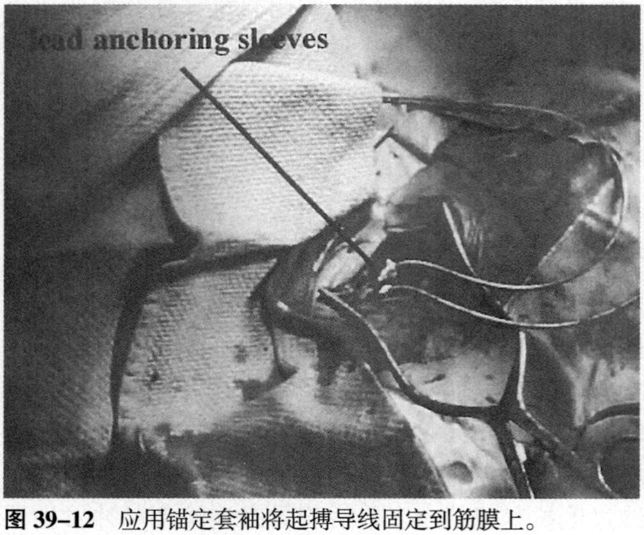

图 39-12 应用锚定套袖将起搏导线固定到筋膜上。

起搏器升级、调整和脉冲发生器的更换

有时需将现有起搏系统升级。最常遇到的情况是，安装单腔起搏器的患者出现临床或亚临床性的起搏器综合征[67-69]，需要升级为双腔起搏系统。升级操作需要术者有更丰富的手术经验；因为最初的报告显示升级过程通常伴随有很高的并发症发生率，报告同时认为随时间延长并发症将逐渐减少[70,71]。获取患者的既往手术记录非常有益，这可确定以前使用的是哪条静脉。如果使用的是锁骨下静脉，是因为找不到头静脉还是因为术者的偏好？如是术者偏好，则还可以应用头静脉径路放置新的心房导线，可采用前文中描述的头静脉切开技术。如果没有可用的头静脉，则必须应用锁骨下静脉。如怀疑静脉有潜在血栓形成，则先应进行同侧肱动脉或腋静脉造影。然后经皮或经切口穿刺锁骨下静脉，术中应仔细操作以避免穿刺或切伤原置入导线绝缘体。此时应用放射透视以监测进针轨迹特别重要。

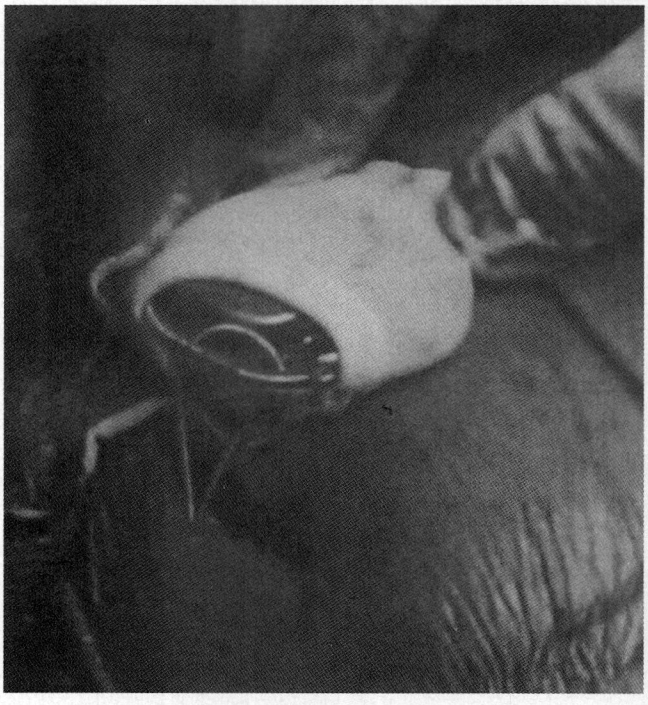
图 39-13 应用涤纶袋包裹脉冲发生器及过长导线。

如果有锁骨下静脉血栓形成，或锁骨下间隙太窄不能容纳第二根导线通过（即使最细的单极导线也不行），则可尝试采用对侧静脉通路，在皮下打通隧道以使新导线与原脉冲发生器相连（图 39–14）[72]。另一可选方法是舍弃所有原始通路，在对侧重新置放新的双腔起搏系统。如果是通过隧道植入新导线，采用小切口即可，且固定导线非常重要。打隧道时，应用 Kelly 钳在皮下组织直接将原点与新位点打通。将新的心房导线自由端套入烟卷式引流管，然后抓紧其末端，通过皮下隧道将导线拉到原脉冲发生器位点，再松开引流管并去除。另一方法是应用导丝和撕裂鞘管技术，将新导线从鞘管内引到脉冲发生器植入点；胸管也可作为隧道导管。必须注意的是应使隧道尽量深一些（尽可能靠近肌层），以避免在隧道内损伤电极导线[73]。

少数情况下，可用对侧置放新导线，并且制作新的囊袋安放脉冲发生器。在此情况下，原导线需从皮下隧道到达新位点，过程同上。根据原导线长度，酌情使用导线延长线。

另一不太常见的情况是原导线损坏，可能是绝缘体损裂或是导线断裂。这需放置一根新导线，可以从原点进入，也可从对侧放置。具体方法同单腔系统升级双腔系统技术。可以废弃原点在对侧重新置放新的起搏系统，也可以保留导线仅去除老脉冲发生器（将原导线末端加帽并固定），或去除所有的硬件（脉冲发生器和导线）。如无感染证据，废弃的导线不必拔除（图 39–31）[74–77]。

更换脉冲发生器的情况十分常见，操作过程简单，

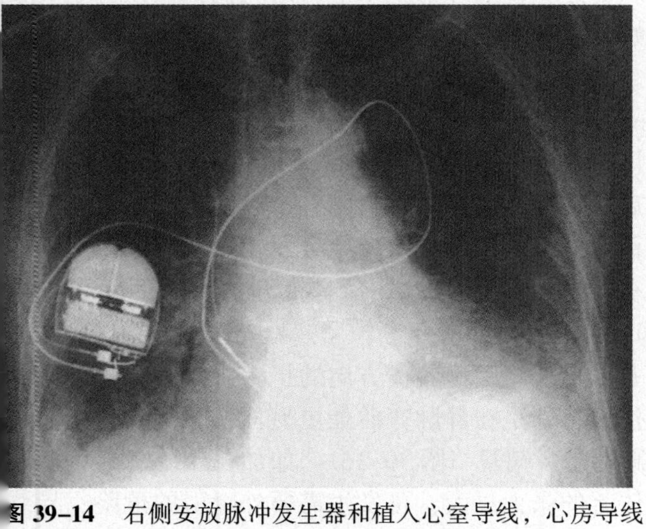

图 39–14 右侧安放脉冲发生器和植入心室导线，心房导线通过左侧植入，皮下隧道将心房导线连接对侧的脉冲发生器。

但需要术前周密准备，特别是对起搏器依赖的患者。术前先使患者起搏器的起搏频率降低，观察是否有自身逸搏节律。如患者无自身节律出现，则必须考虑更换脉冲发生器时采取什么措施保持血流灌注。在更换脉冲发生器过程中，可选用静脉临时起搏器或体外起搏（Zoll），更换操作应迅速（希望术者具有一双灵巧的双手）。如为单极导线，脉冲发生器一旦拿出囊袋即不起搏；在更换过程中，将脉冲发生器用鳄鱼夹连接到囊袋的皮肤上。新脉冲发生器必须与原导线[78]和原系统相匹配，故包括生产厂家、接口、极性等基础参数至关重要。术中必须进行下列操作：透视观察电极导线形态，基础状态下及轻拉导线情况下测量电极导线阈值和阻抗，以确定是否需要更换导线（除更换脉冲发生器外）。罕见情况下，可以应用插接技术修复导体断裂。如脉冲发生器与导线接口不适配，可应用插接技术进行整修。应用固定套袖和消毒树脂黏合修复导线绝缘体破裂。由于对不需卧床的更换起搏器手术未予充分重视，其患者感染发生率要比原发植入高得多，此现象一定要引以为戒。

囊袋血肿、糜烂、感染的处理及起搏器摘除

手术期间发生囊袋血肿很常见，尤其是在导线插入点有静脉回流出血、动脉出血或制备囊袋时撕裂筋膜层的患者[79]；应用抗凝剂、阿司匹林也容易导致血肿。动脉出血会导致大而增长的血肿，需要及时手术探察。对于小血肿应严密观察囊袋壁张力及是否有组织坏死。穿刺抽液可以减压，但医师通常避免使用，因为它不能去除血凝块且可诱发感染。

极少数情况下，需要去除脉冲发生器而不再更换新的。例如有些患者植入起搏器后出现进行性不适，且持续不缓解（所谓起搏器痛），患者因此要求拆除起搏器。此时医师应再次仔细审查患者是否具备起搏器安置适应证，以确定患者是应该去除还是更换起搏器，以免二次手术[80,81]。

更困难的事情是确定拔除一根导线还是多根导线，相应的操作过程则更加复杂。非常明确的是，如发生起搏器相关感染则必须去除所有的起搏硬件[82,83]。清理消毒局部和起搏器，然后在原部位或附近重新安放起搏器，此方法已有报道但笔者并不推荐[84,85]。一旦皮肤

屏障被破坏，很可能会发生细菌繁殖，感染似乎不可避免；由于在植入过程发生无痛感染或继发播散导致的糜烂或感染，那么很明显在开始即存在感染。

拔除导线可通过静脉途径或通过开胸外科手术（胸骨切开术或胸廓切开术）[86~91]。一种居中的方法称作“经心房途径”，由 Byrd[87]报告。通过上腔或下腔静脉不能取出导线的患者可应用这种方法。在此手术过程中，去除右侧第三或第四肋软骨，暴露右房，打开心包，右房荷包缝合；将活检器械插入心房并将导线拉出。

一些临床医师描述了导线拔除与导线简单去除的区别：前者是指导线从患者体内去除非常困难。北美心脏起搏与电生理学会（NASPE）将“拔除（extraction）”定义为任何经静脉导线的去除，此导线植入超过 1 年，或需要使用工具方能拔除，用一般导丝和简单牵引即可去除（traction）的不在此列[92]。的确，既使对于经验丰富的医师，拔除过程也是具有挑战性和潜在危险性工作。根据一项资料统计，部分拔除或拔除失败的可能性与下列因素有关：植入时间长、医师经验少、心室导线、非感染患者和年轻患者。主要并发症发生率为 1.4%（在超过 300 例的中心并发症少于 1%），出现并发症的危险与去除导线的数量、女性患者、医师缺乏经验有关[93,94]。并发症包括死亡、非致死性心包出血或心包填塞、血胸、动静脉瘘、需要输血、肺栓塞和脑卒中。很明显医师掌握拔除技术遵循一学习曲线[95]。导线拔除很少是急症手术。像起搏器植入手术一样，拔除导线的医师必须事先做好准备，以应付任何急症并发症，特别是除颤、心包穿刺和（或）心脏外科准备。备好静脉通路和动脉监测。起搏器依赖患者应插好临时起搏电极导线。

经静脉途径去除导线有 3 种方法：机械、激光和电外科方法[89]。机械方法是指直接牵拉导线；10 年前植入的导线电极为无分叉或短分叉硅橡胶，简单牵拉即可容易拔除。拔除时，直接牵拉导线（最好插入标准导丝），恰当用力，试探着拖拽导线，注意避免引起胸痛、伴低血压/填塞症状的呼吸困难、室性心律失常。尽管在过去几年中有应用各种重物或弹性带持续牵引数天[96,97]的报道，但一般这种牵拉只持续数分钟。过度的牵拉会导致导线拉长或撕裂，或导致静脉损伤，或引起电极与组织的界面撕裂。

为减少导线移位，导线固定技术不断提高，这反过来增加导线拔除的困难[93]。结果，对抗牵引和反压力牵引技术及器械应运而生，这也促进了拔除技术发展。

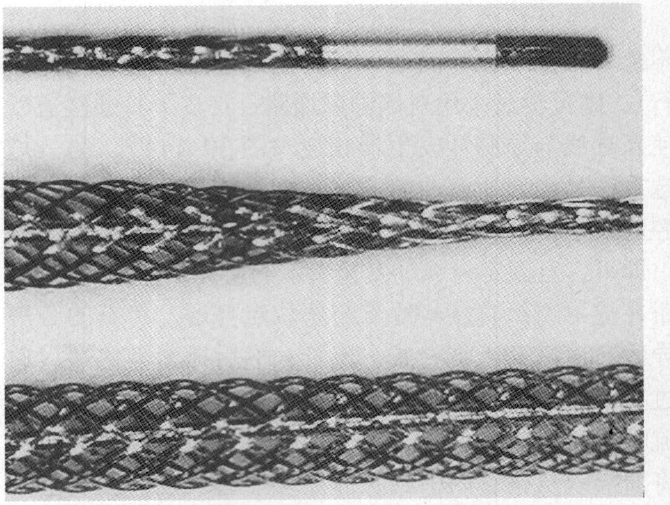

图 39-15 特制网状锁定钢丝，它沿整个拔除导线膨胀。

使用锁定钢丝可使导线牵引更加容易[98,99]。经上腔静脉途径拔除导线的方法是，打开囊袋，使用导线剪刀剪断末端插头。修整绝缘体和外导体线圈以暴露内导体线圈并使之拓宽。用一套各种型号的标准度量针测量内线圈直径，选择能够进入内线圈的最大锁定钢丝，然后将锁定钢丝插入导线末端。一些锁定钢丝（Cook Vascular, Leechbury, PA）需要逆时针旋转，而另一些（Wilkoff stylet, Cook Vascular, Leechbury, PA）则需去掉插销并向前推动锁定管才能激活锁定装置。在另一种型号中（Spectranetics, Colorado Springs, CO），整个锁定钢丝有精制的金属丝网孔；一旦钢丝进入导线，网状物即可打开，并聚集成一团紧紧握住整个导线（图 39-15）。用 2.0 缝线结扎导线绝缘体末端，并将缝线固定到锁定钢丝的环形把手上，用力拉钢丝以确定其锁定好。最后将环形把手弄扁，穿过预先准备的鞘管。

标准鞘管由塑料制作，如 Teflon (E.I.DuPont, Wilmington, DE)，或由不锈钢制作。开始进入中心静脉时及用于切割锁骨下致密纤维组织时使用不锈钢鞘管，然后换成更为柔软的塑料鞘管，以适应静脉通路中的各种弯曲。当术者首次应用金属鞘，然后使用塑料鞘管分割纤维组织时（外鞘有锐利的切割面，包含内鞘），应将锁定钢丝不断拉紧。X 光透视对指导鞘管进入非常重要，因为偏离方向的扩张可导致严重的血管损伤，特别是在静脉弯曲处更易损伤，需要使用更为柔顺的塑料鞘管（图 39-16）。如加在导线/锁定钢丝结合体上的张力过大，可发生需要外牵引的危险：导线断裂，静脉或心脏壁撕裂，锁定钢丝从导线内分离退

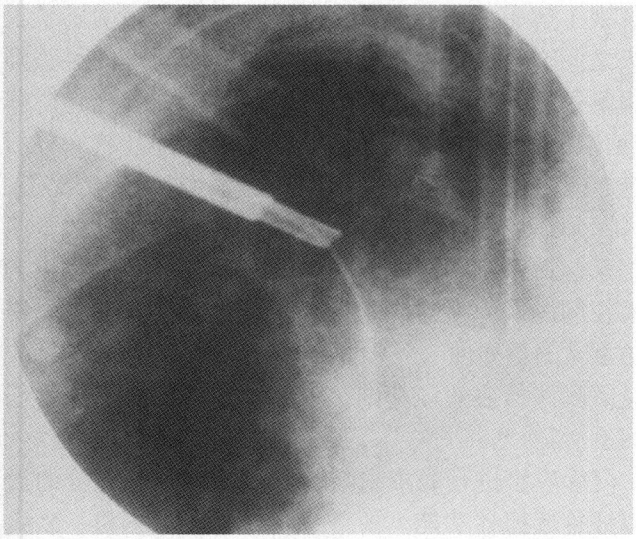

图 39-16 使用套鞘（内鞘和外鞘）套入要拔除的导线。

出。在套管进入时，要保持内鞘在前，大鞘顺着内鞘向前进。当疤痕组织从静脉壁上剥离下来并堆积到鞘管的前面时，可发生雪梨效应[89]，从而可阻止扩张管的进一步前进。当鞘管到达导线头端接近组织-电极界面时，拿出外鞘并反转使其钝面朝向心肌，做对抗牵引以从心肌组织拔出导线头端。在一些拔除陈旧导线（非感染导线）患者中，导线拔出后暂保留鞘管，以放置导丝和新起搏电极导线；偶尔可附带做静脉成形术[100]。

目前已制作了更有效的鞘管，不需太大的牵引力和反作用力即可拔除导线[101~102]。激光鞘管装置能够在鞘管远端释放准分子激光，以环状方式溶解包裹的纤维组织（图 39-17）。激光穿透力很浅，仅影响与鞘管末端连接的表层组织。这样可松解导线与组织的黏附，使鞘管容易向前进入。最近电外科切割鞘管的技术正在积极研究当中，它可以在鞘顶端定向释放射频电能。

可以通过股静脉径路应用圈套网间接牵引以拔除导线。圈套网用以环绕起搏导线的游离端或使导线打圈以从下面牵拉（图 39-18 和 39-19）。此方法具有挑战性，因为通常很难套住导线。但它害处也不大，因为剔除周围的纤维组织时并不需要这种方法；但术者必须意识到相关的股静脉损伤和血栓栓塞危险，以及上述提到的导线拔除的潜在并发症。下列情况可应用此技术：从上腔静脉途径不能拔除导线，导线已被剪断或断裂，导线已回缩到中心静脉和（或）心腔内。此技术特别适合拔除断裂后内滞留的 J 型心房导线，如这段导线外突则更好拔除[103,104]。如导线仍固定在胸部，则必须首先将其游离，然后将带有止血瓣的鞘管通过股静脉放入下腔静脉（平心房下部），再将抓握工具放入。这些工具包括偏尖导丝、Dotter 螺旋形篮状回收器、猪尾巴导管或 Amplatz 导管；也可放入特殊对抗牵引鞘管[105~107]。

在此章节中要清楚认识到导线拔除不是一个轻松的过程，它是一种危险的手术，需要专业培训、深思

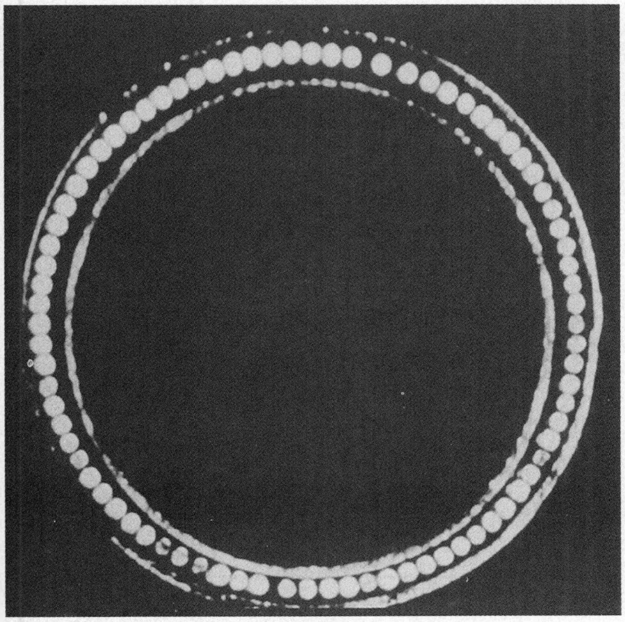

图 39-17 准分子激光鞘管横切面。

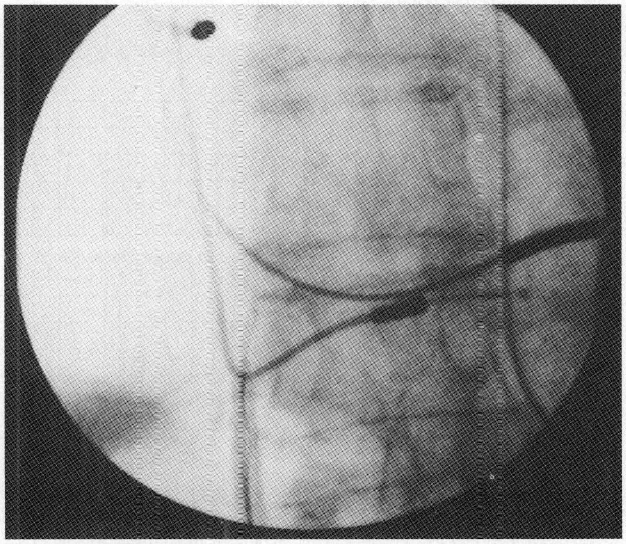

图 39-18 一例安装双腔起搏系统和右心室流出道装有独立除颤导线的患者，从股静脉径路/圈套网技术拔除右心室心尖部导线的透视图。

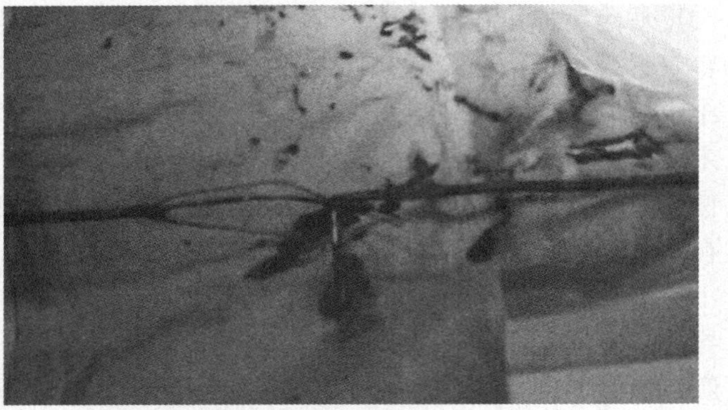

图 39-19 应用圈套技术取出的右心室起搏导线（同图 39-18）。

熟虑和精心准备。的确，在一些系列研究中发现（如Accufix 导线），拔除导线的危险甚至超过导线在体内滞留的危险[108]。而对某些患者（如起搏系统感染）导线拔除是不可避免的，但也存在一些放弃了未感染导线的拔除先例。

起搏器患者的随访

在随访过程中通常容易过于关注起搏器及其功能，而忽视了解患者的情况。许多因素共同作用削弱了人与人之间交流的重要性：很少的接触时间，内科医师的报酬很低，遥控监测的广泛使用，过分依赖起搏器自动化功能[109]。内科医师有责任从患者的症状来分析确定起搏器是否达到最初设置的要求；在个别情况下，内科医师还应保证系统不会出现新的问题。随访要注意记录起搏系统功能障碍的情况，以及可能危害患者的潜在问题。起搏器制作得越复杂，人们越来越忽视随访意义的重要性 [110~114]。对于目前的起搏器随访，应该具备哪些核心知识基础，以及谁有资格完成这些任务均不清楚[1~3]。

门诊应该进行病史采集、体检，并装备充分的设备以评价起搏器功能。所需设备包括心电图机、X 线透视检查和摄片、动态心动图记录设备、医师操作手册以及适合于各种不同类型起搏器的程控仪。应设计起搏器随访常规程序表，以便在实际出现问题前发现潜在的问题。保管好随访记录至关重要，其中包括患者个人信息如姓名、年龄、地址、电话号码，起搏治疗的适应证，脉冲发生器和导线的型号/产品序列号，手术记录，病史与体检随访记录，胸部放射片报告，磁铁下或移去磁铁后心动图记录，问诊资料，阈值资

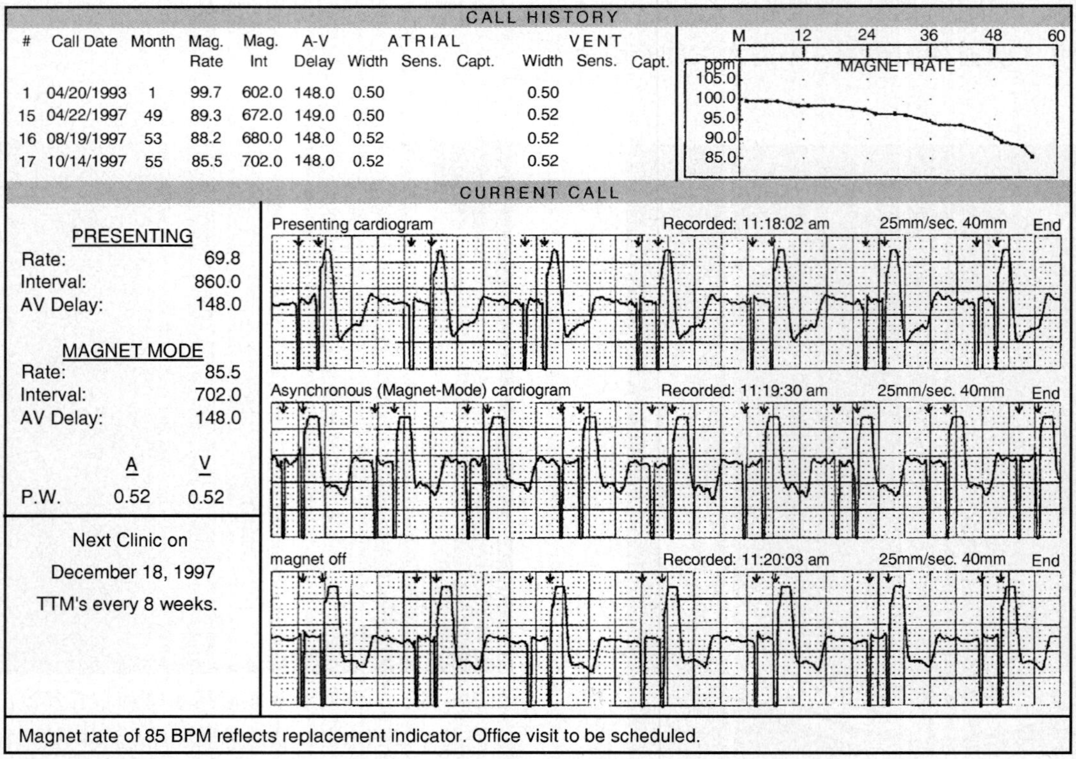

图 39-20 常规电话信息传递表明可行起搏器择期更换。注意图中磁频率逐渐降低。

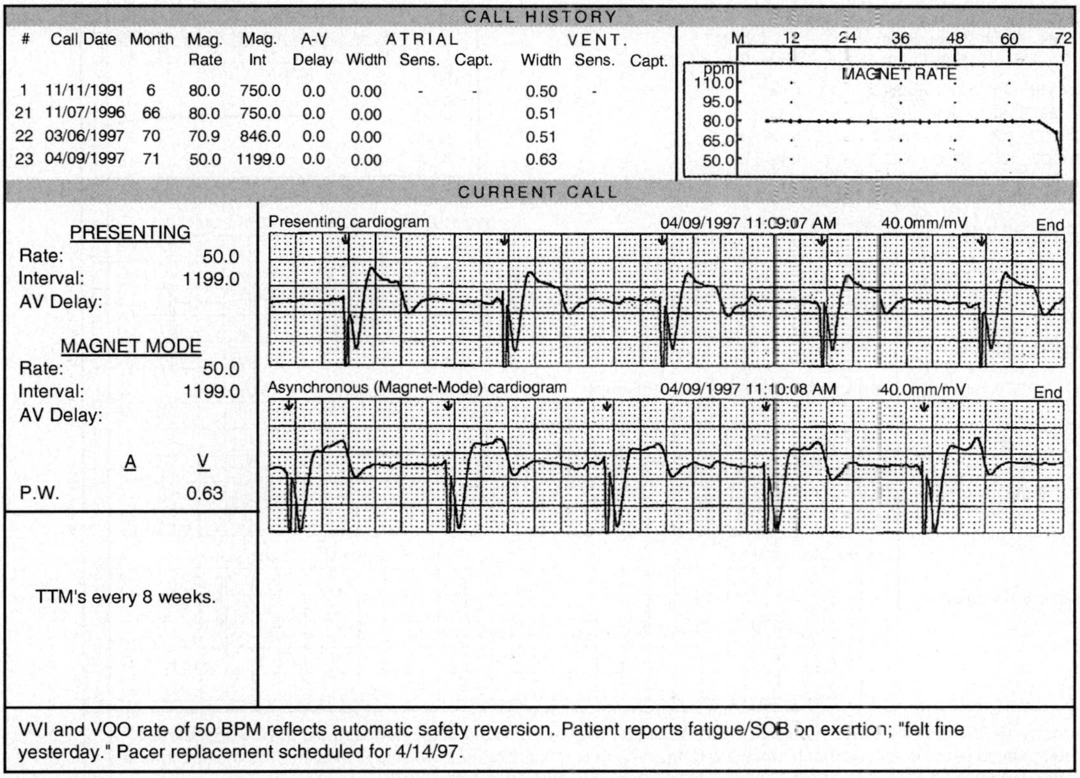

图 39–21 患者有乏力和呼吸困难时电话传送信息表明起搏器回复到 50 次/分的 VVI 起搏，表明有择期起搏器更换指征。

料，实时遥测资料和程控参数打印资料。可以在电脑上建立患者数据资料库，以帮助评价起搏器工作的系统情况。

对患者自由行走的遥控监测和磁频率监测可更好地对患者进行随访[115~117]，特别是对于居住地远离门诊的患者帮助更大，但正如已提到的那样，这不能完全取代医师与患者的直接接触。通过遥测随访可以了解起搏器感知与夺获情况以及评价脉冲发生器的当前状况（图 39–20~39–24）。另外，患者症状与实时遥测信息的对比可以用来发现潜在的起搏器功能障碍，或探测与相应症状如心悸、眩晕有关的可疑心律失常。将传感器的电极连接到腕部、踝部或指尖部，再将传感

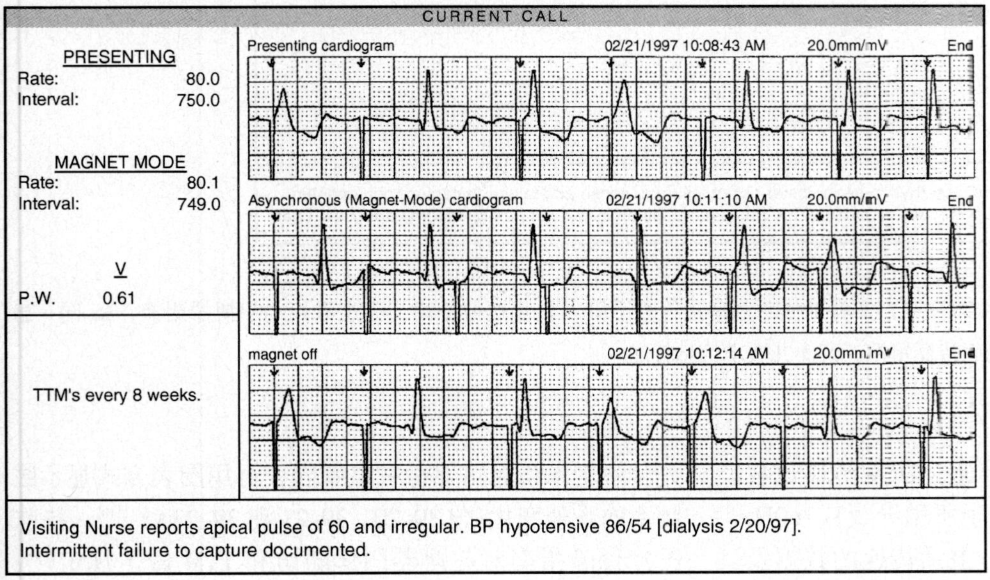

图 39–22 电话传送信息显示脉冲不规则和低血压由心室电极间断不起搏所引起。

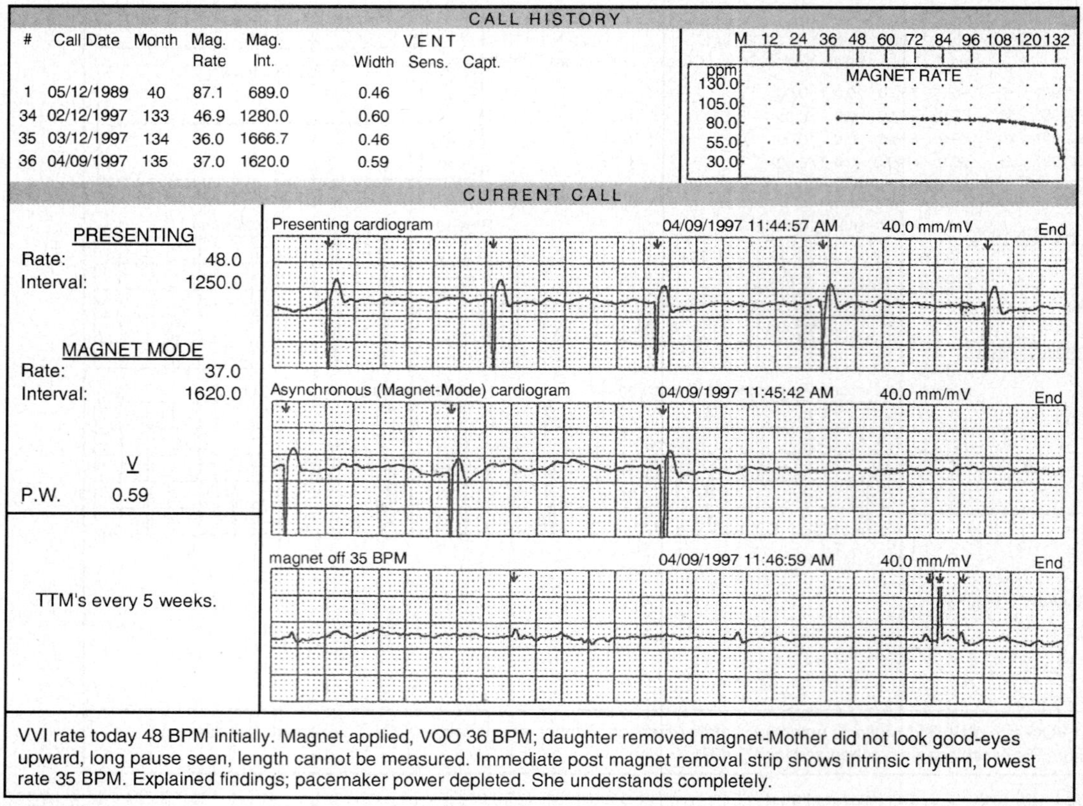

A

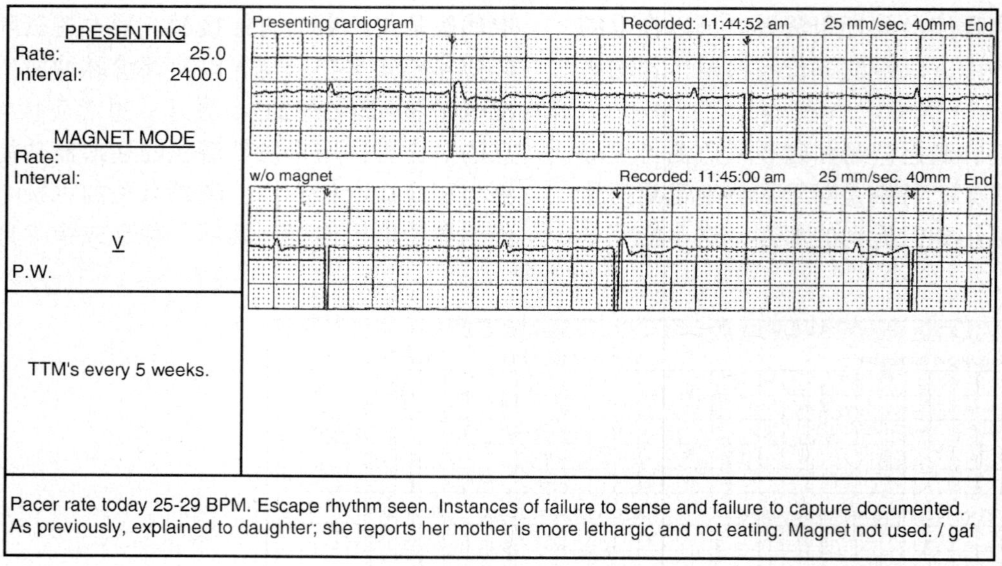

B

图 39-23　A. 电话传送信息，老年患者体力衰竭，资料证实磁频率进行性下降，出现逸搏心律，但患者拒绝起搏器更换；**B.** 同一患者，起搏频率进一步下降，但患者仍拒绝起搏器更换，其女儿要求信息传送。

器与电话接口相连接，从而信息传递。信息传递过程受下列因素干扰：电压不足（取决于所用导线），60Hz干扰，电话或人为移动/震颤干扰。电话传递的数据及办公室记录信息可储存在电脑内，可用图表方式显示磁频率的系列变化(图 39–20、39–21 和 39–23A)[118]。特殊医疗保险指南对起搏器门诊随访和 TTM 做了规定[119]：

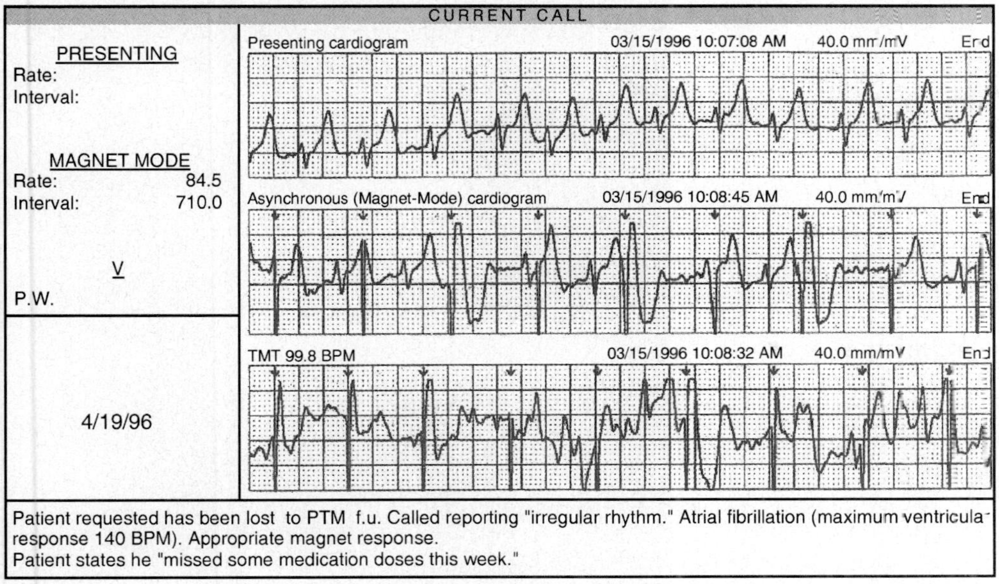

图 39-24 患者有节律不规整的症状，电话传送信息显示房颤。

医师可以根据患者状况，特别是医疗条件来决定门诊随访的频率。内科大夫可以建立监护手册以便索赔时应用。指南的内容目前存在争议，一些人认为低频率的 TTM 随访即可[120~121]。

病史

只有具备"侦探意识"的内科医师才有可能成为起搏器专家。在很多病例中，患者往往会忽视起搏系统已有的或潜在的问题，这需要医师仔细的问诊、体检、并进行设备检查才能发现一些存在的问题。一些患者认为他们感觉良好，没有任何症状；往往直到再次程控起搏器后他们才真正体会到以前的不适。尽管起搏器可以解决心动过缓，但它不能解决患者所遇到的其他问题，有时候它还能恶化这些症状。例如，年轻患者低限起搏频率设置不合适，或老年心绞痛患者对起搏参数过度敏感，都可引起"患者和起搏器不匹配"。

眩晕、晕厥前兆、晕厥等心源性症状对起搏器患者非常重要，其他如易乏力、心绞痛、呼吸困难等症状一般与起搏器关系不太明显[122]。但后者症状表明患者可能需要重新程控起搏器。例如，起搏系统问题可导致心绞痛，如起搏上限频率设置过高，没有充分时间进行舒张期冠状动脉灌注；起搏频率设置过低，受心率限制导致心排血量减少，可引起充血性心力衰竭（举例来说，如果起搏系统起搏上限频率设置过高，没有充分时间进行舒张期冠状动脉灌注，可导致患者心绞痛；或起搏频率设置过低使心率限制导致心排血量减少，可引起患者充血性心力衰竭）（图 39-25）。更

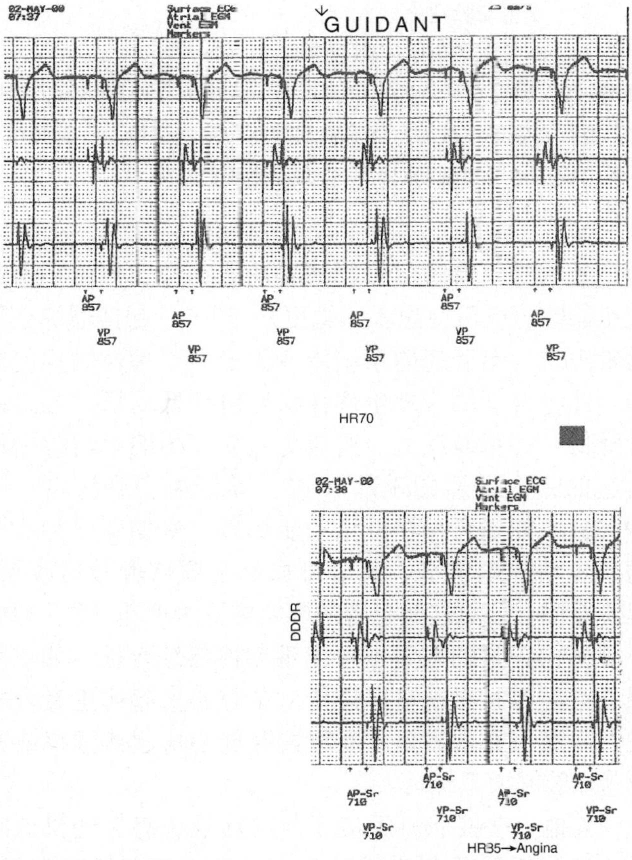

图 39-25 患者有变时功能不全，70 次/分钟 DDD 起搏时无症状，调为 DDDR 时心率在 85 次/分钟时出现心绞痛。

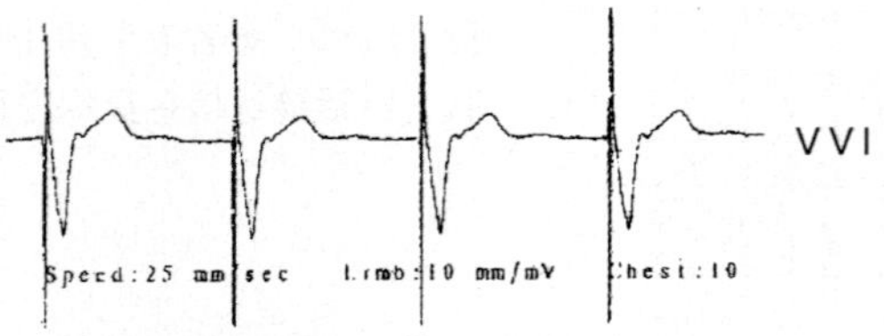

三尖瓣：严重反流，薄，运动良好。

印象：

1.二尖瓣轻度钙化，中度反流。
2.主动脉硬化。
3.严重三尖瓣反流，伴右心室收缩压接近正常。
4.左心房中度增大。
5.临界性非对称性室间隔肥厚。

↓重新程控

II

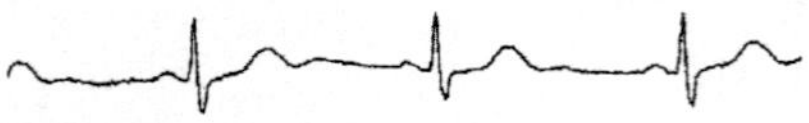

印象：

1.二尖瓣环钙化、中度反流。
2.轻中度三尖瓣反流（TR）。
3.轻度肺动脉瓣反流。
4.右心室收缩压增加。
5.主动脉硬化。
6.与上次相比，TR 减轻。

图 39–26 患者有严重的三尖瓣反流，考虑为导线跨越三尖瓣所致，拟行心室导线拔除；注意在起搏时有室房逆传。将起搏频率下调出现正常房室激动时，三尖瓣反流明显减轻。

为严重的是，有时尽管起搏器功能正常，但由于引起起搏器综合征可使患者感觉更差 [123~126]。起搏器综合征通常表现为单腔起搏系统患者失去了生理性的房室同步。此综合征的病理生理症状还包括低血压、心排血量降低、房室瓣反流、遭遇房室瓣关闭的心房收缩而引起的令人不适的颈部 A 波、肺淤血和肝淤血（图 39–26）。如患者存在舒张功能障碍，例如肥厚型心肌病或主动脉瓣狭窄，其心排血量主要依赖心房收缩，起搏器综合征对这些患者的影响则更为严重 [127]。即使心脏结构正常的患者也可出现起搏器综合征，如在单腔心室起搏时出现室房逆传，单腔心房起搏患者合并文氏阻滞（通常需要重新程控降低心房起搏频率或升级为双腔起搏系统）。

其他一些症状则反应了与起搏系统有关的机械问题。这包括膈肌刺激或呃逆（心房电极刺激膈神经，心室电极通过薄的右心室壁刺激膈肌，或心室电极导线穿孔导致直接刺激），胸肌刺激（最常见于单极起搏系统），刀口相关症状如肿胀、渗出、糜烂及疼痛。

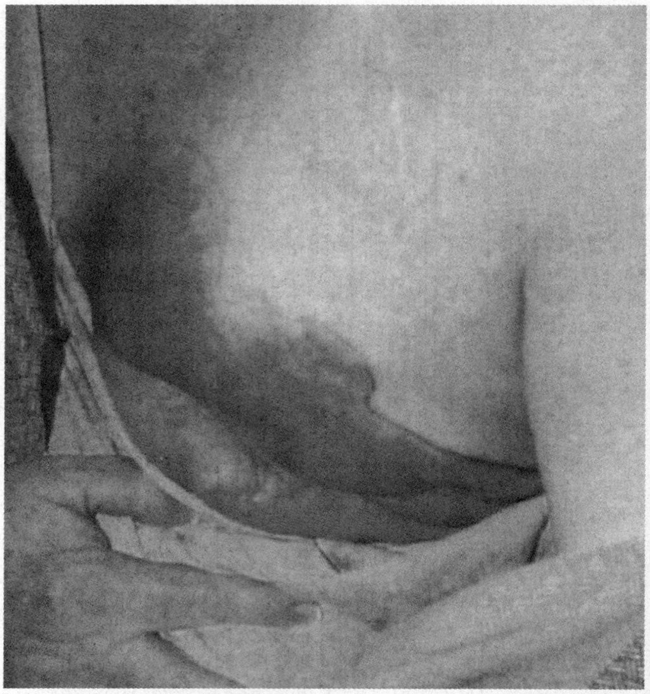

图 39–27 乳腺癌患者乳腺修复植入膨胀剂，形成蜂窝组织炎，正好在 ICD 植入囊袋下面。

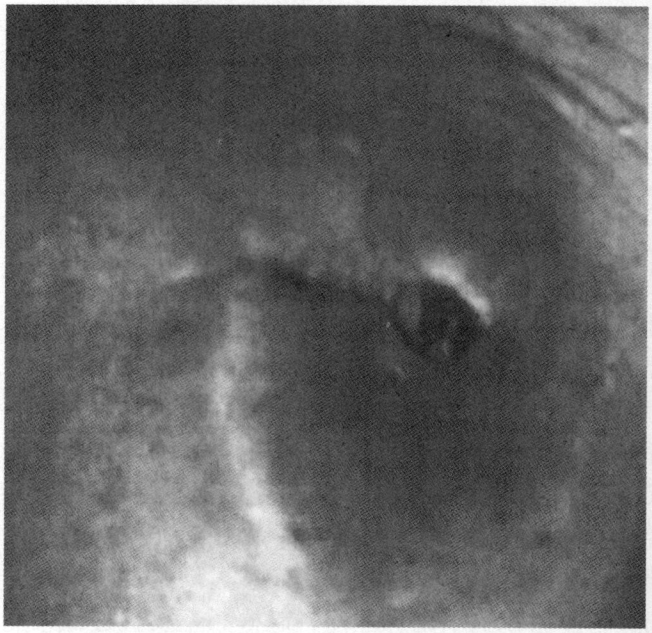

图 39–28 起搏器更换，由于房颤抗凝并发张力血肿，致使脉冲发生器周围糜烂。

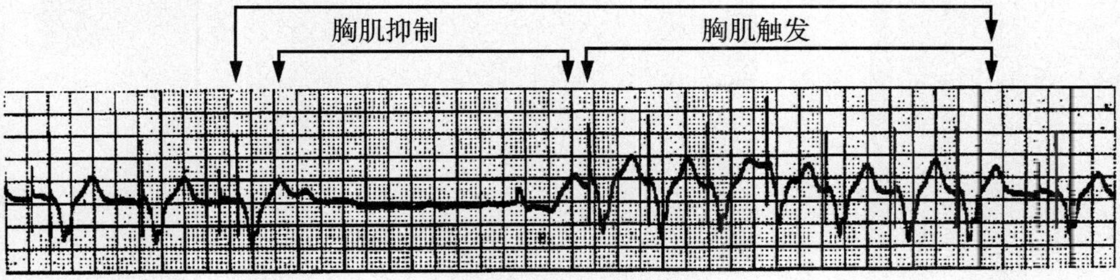

图 39-29　在单极双腔起搏系统患者，等长肢体运动既可诱发肌电抑制又可诱发肌电触发。

体检

必须检查切口与囊袋情况，特别是激素依赖和糖尿病患者，其切口愈合困难。抗凝和（或）阿司匹林治疗可致囊袋血肿而影响切口愈合[128]。切口有皮温、触痛、红斑、血肿及早期或明显的糜烂时应探察切口（应仔细检查切口附近皮肤的温度、柔软度、是否有红斑、血肿以及是否存在糜烂的早期或明显的症状）。另外，切口邻近病变如皮肤肿瘤、乳腺肿瘤或皮肤感染也可影响切口，应加以区别（图 39-27 和 39-28）。囊袋附近的浅表静脉增多提示中心静脉通路阻塞。经常可观察到起搏导线和（或）固定套袖的外移或表浅显露，但一般不需要任何处理。囊袋血肿和起搏系统感染糜烂的处理前面已论述。

体检时可证实膈肌刺激，通常应用降低心室输出电压（右心室壁薄时），或降低心房输出电压（膈神经刺激）进行处理；特殊情况下，如患者导线电极位置不佳（移位）或导线穿孔时需要手术重新放置导线。心肌刺激与起搏节律一致最常见于单极起搏系统。在某些情况下，术者不经意将脉冲发生器脱壳面朝下；少数情况下为脉冲发生器自行翻转引起[129~130]。在另一些情况下，导线破裂可以直接刺激胸肌。然而大多数情况下，胸肌刺激反映了单极电极（阳极）对附近胸肌的过度刺激，可通过程控降低电压来解决。

其他体检的重要方面为生命体征，特别是脉搏，检查在各种起搏模式下（例如 DDD 与 VVI）起搏频率与血压，确定有无起搏综合征。如前所述，这包括颈部大炮 A 波、肺淤血、肝大或房室瓣关闭不全。右心室起搏可闻及第二心音反常分裂；有无摩擦音以除外潜在的心脏穿孔。仅由于心室导线跨越三尖瓣所致的三尖瓣反流不太常见。最近作者曾会诊一位超声下大量三尖瓣反流患者是否应该拔除其右心室导线（图 39-26）。后来通过程控降低患者 VVI 起搏频率，消除室房逆传，将反流纠正。个别情况下，医师可听到患者心脏收缩期乐鸣样杂音，这可能是导线在右心室腔内运动所致[131,132]。应检查脉冲发生器/植入点部位有无杂音。对非起搏器依赖患者，体检时应用颈动脉窦按摩，减慢窦律或房室传导，来诱发/评价起搏器起搏功能。如起搏器植入侧上臂出现肿胀，提示中心静脉血栓形成；可

MEASURED DATA

Pacer Rate	59.7 ppm
Ventricular:	
Pulse Amplitude	3.8 Volts
Pulse Current	9.8 mAmperes
Pulse Energy	13 μJoules
Pulse Charge	4 μCoulombs
Lead Impedance	388 Ohms
Atrial:	
Pulse Amplitude	3.9 Volts
Pulse Current	6.0 mAmperes
Pulse Energy	8 μJoules
Pulse Charge	2 μCoulombs
Lead Impedance	646 Ohms
Battery Data: [W.G. 8077 - NOM. 1.8 AHR]	
Voltage	2.80 Volts
Current	17 μAmperes
Impedance	<1 KOhms

MEASURED DATA
With traction on generator

Pacer Rate	59 7 ppm
Ventricular:	
Pulse Amplitude	3.2 Volts
Pulse Current	40 7 mAmperes
Pulse Energy	25 μJoules
Pulse Charge	11 μCoulombs
Lead Impedance	<250 Ohms
Atrial:	
Pulse Amplitude	3.9 Volts
Pulse Current	6.1 mAmperes
Pulse Energy	9 μJoules
Pulse Charge	2 μCoulombs
Lead Impedance	648 Ohms
Battery Data: [W G. 8077 - NOM. 1.8 AHR]	
Voltage	2.79 Volts
Current	24 μAmperes
Impedance	<1 KOhms

图 39-30　牵拉脉冲发生器暴露出引起患者起搏器故障的导线阻抗问题（下降超过 250 欧姆）。

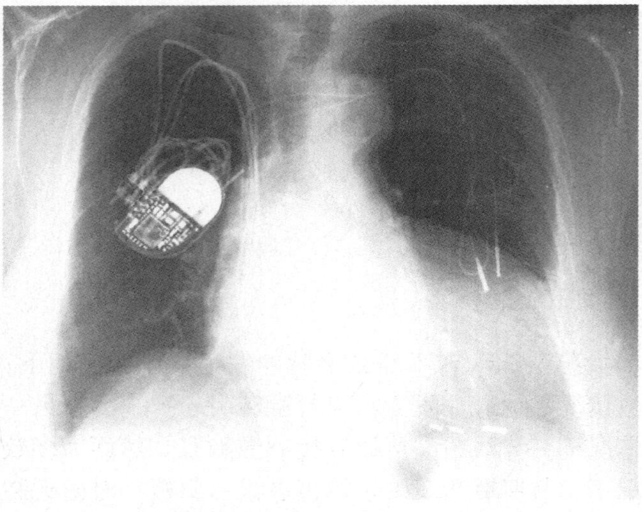

图 39-31 起搏器患者胸片，从右胸插入三根导线，左侧插入两根导线；其中三根已废弃。

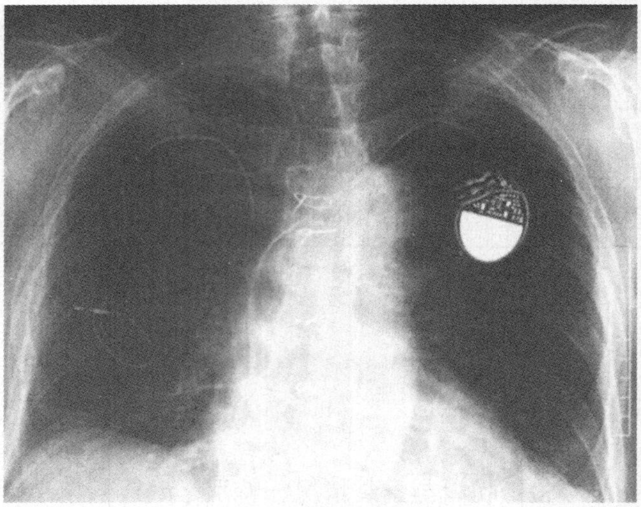

图 39-32 起搏患者胸片，从右胸插入导线废弃，从左锁骨下插入的 2 根导线在锁骨下位置断裂。

通过抬高上肢进行处理，对多数严重病例，则需要短期或长期抗凝治疗[133]。头静脉或锁骨下静脉血栓脱落造成肺栓塞的情况非常少见。

另一个最重要体检是通过触诊直接检测起搏系统（图 39-29 和 39-30），如导线和脉冲发生器的完整性。有时直到牵拉起搏器才能发现导线绝缘体或导体断裂（图 39-30）。接口处的固定螺丝松动也可用同样方法证实。嘱患者深呼吸和咳嗽，以证实在这种情况下是否能充分起搏，导线位置是否牢固及留有充分的松弛度。

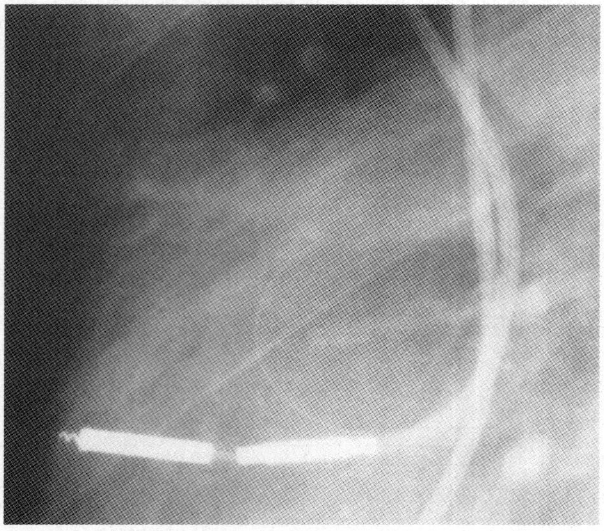

图 39-33 Accufix 心房主动固定导线的内滞留线外露。注意螺旋钉可用于主动固定作用。

一般来说，这种检测应在心动图监护下进行，偶尔需在透视下进行（怀疑导线断裂或导线过紧时）。单极单腔系统的肌电抑制或双腔单极系统的肌电触发，应在各种胸肌等长运动如举重、肢体外展、推拉动作时加以检验（图 39-29）。对运动敏感的频率反应性起搏器，可轻轻拍打脉冲发生器以检测起搏频率是否随运动而增加。

放射检查

起搏器患者的随访中，胸部 X 线检查必不可少（图 39-31~39-35）。除了检测与起搏系统相关的问题外，X 线检查偶尔还会发现其他部位的一些伴发疾病，如肺部恶性肿瘤。门诊患者 X 线检查的理想时间表/频率尚不确定。胸部 X 线可用来检测起搏导线植入后的稳定性，包括从导线入口点（如颈外静脉、头静脉或锁骨下静脉）到导线锚定的末端。导线放在冠状窦（双室起搏），或导线误入冠状窦时，在侧位透视下可见导线位于后侧。同样，左上腔静脉永存患者导线也进入冠状窦（图 39-34）。置于右心室流出道的主动固定导线的应用日益增多，特别是在右心室心尖部已有导线，需将新植入导线与原导线分开（如既植入 ICD 又置放起搏器）的病例中，这时胸部 X 线可帮助观察导线放置情况以及确定螺旋电极尖端的适当位置（图 39-33）。X 线还可观察脉冲发生器的放置情况，包括一些非常

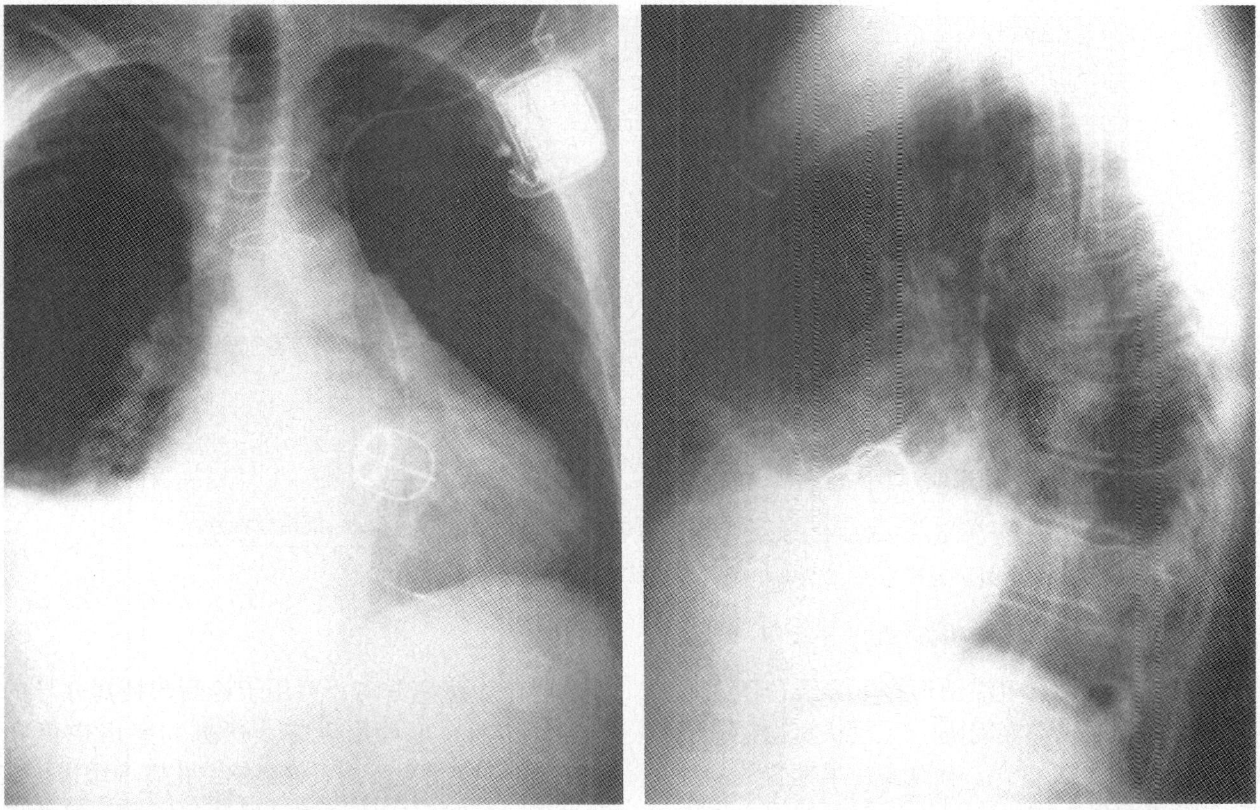

图 39-34 Starr-Edwards 瓣膜成形术患者，心室主动固定起搏导线从永存的左上腔静脉插入，通过冠状窦，结环后进入右心室心尖部。

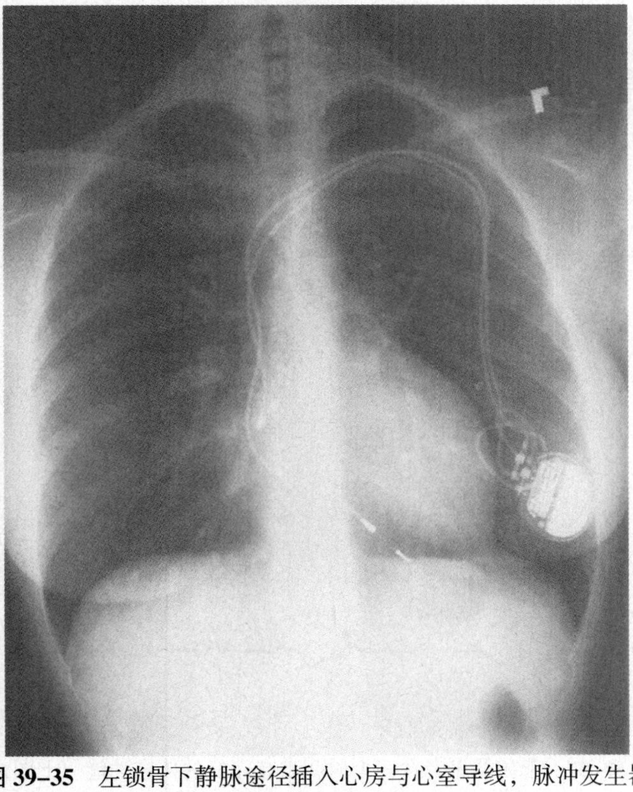

图 39-35 左锁骨下静脉途径插入心房与心室导线，脉冲发生器放置于左乳腺下，通过皮下隧道连接。

规位置，如乳腺下或腹部（图 39-35）。应用 X 线还可观察到脉冲发生器与导线接口处的螺钉部分。

除了定位作用外，放射可以帮助识别脉冲发生器的类型；不同的起搏系统其外形特征和电池构型不同，一些型号上有特殊编码，可以通过胶片读出。X 线可观察到多重导线情况（特别是废弃导线）（图 39-31）。它也可了解导线的极性（及已提到的固定方式），特别重要的是一些随访医师不了解的情况，如双极导线已被程控为单极等。少数情况下，可看到导线导体的断裂，特别是在导线的急转弯处（图 39-32）；有时，可在透视的同时牵拉导线予以识别。某些主动固定的 J 形心房导线（Telectronics Accufix）X 线透视对识别问询提示的内固定线断裂非常重要（图 39-33）[103,104]。

心电图检查和磁铁试验

起搏器患者随访需做十二导联心电图[135]。心电图可以提供系统感知能力，是否抑制或触发起搏，以及起搏/夺获等信息。除此以外，还可提供导线位置的信

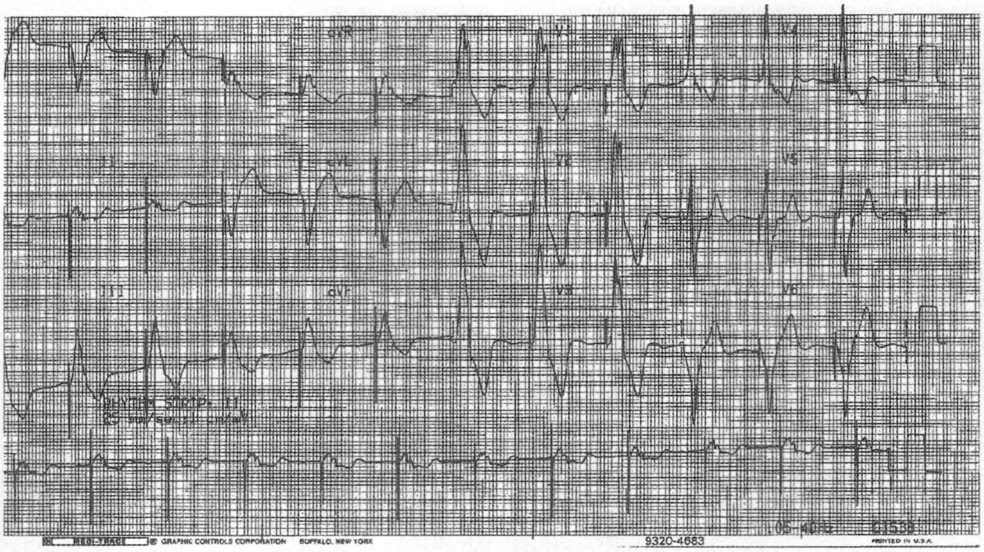

图 39–36 心外膜起搏系统 12 导心电图，示右束支阻滞图形。

息。例如，起搏时右束支阻滞图形提示导线位于左心室，要么是通过心外膜、穿间隔、行冠状窦途径，要么由于心肌穿孔（图 39–36）。有时候在早期放置的导线，右束支阻滞图形为右心室间隔顶部起搏。电轴向下表明电极位于右心室流出道。

有关波峰的电轴、振幅和时相等分析，可帮助了解电极的程控极性、导线的完整性是否存在潜在问题[136]。例如，在多重间期自动精确测量时，波峰衰减伴波峰间期延长表明导体部分断裂，双极系统波峰振幅增加表明绝缘体破裂。

应用磁铁可使起搏非同步，与心电图一起分析对评价起搏系统非常有帮助。理论上应用磁铁可诱发室性心律失常，但在实际工作中并不常见。必须牢记，对装有 ICD 的患者，放置磁铁可使 ICD 失活。因此，患者如同时有两套装置时应特别小心。磁铁试验可证实起搏器在程控的输出条件下，非同步夺获心脏的能力，前提是起搏波峰落在心肌不应期之外。另外，不同起搏器均已预置磁频参数，目的是为了识别起搏器类型，并为评估系统寿命提供信息：磁频率起搏器寿命终结或需要择期更换的标志，对不同生产厂家的不同型号的起搏器磁频率有专一性。

除此之外，如果患者的自身节律抑制了起搏节律，磁铁试验能够帮助判断起搏系统的类型（即单腔或双腔起搏器）。假如起搏系统出现感知过度（感知 T 波，刺激电流或远场信号），应用磁铁进行非同步起搏可以矫正这些问题，可据此证实感知不良的诊断。磁铁通过瞬时产生房室分离，可用于诊断起搏器介导的心动过速（PMT），也可用于终止房颤和室房逆传介导的 PMT[137]。少数情况下用磁铁能够终止室率缓慢的室性心动过速。长时间应用磁铁可保证起搏器依赖的患者在某些电磁干扰下的安全起搏，如外科手术患者使用电刀。

确定起搏器依赖

起搏器依赖是一重要情况，需要定期评价。它随患者功能状态的改变而变化：患者有解剖学或电生理疾病背景，自发状态，有促进或抑制电传导的药

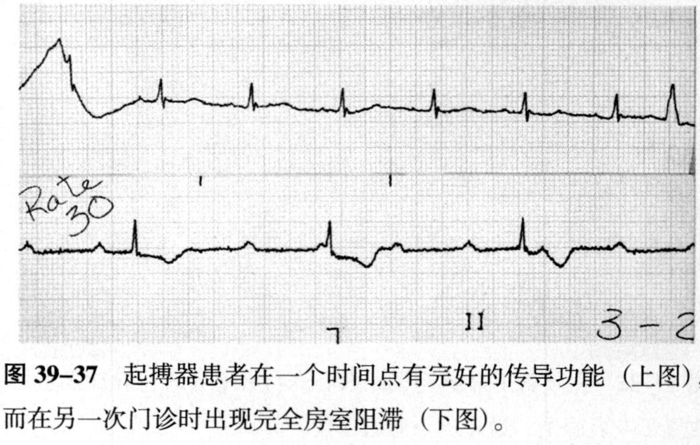

图 39–37 起搏器患者在一个时间点有完好的传导功能（上图），而在另一次门诊时出现完全房室阻滞（下图）。

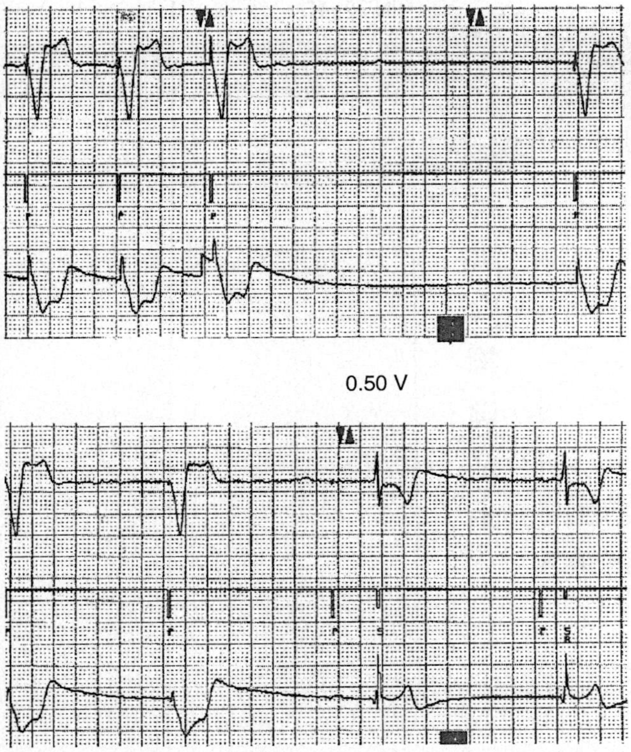

图 39-38 突然停止起搏导致心室停搏（上图），同一患者（下图）通过减慢起搏心率再降低电压至阈下水平而显露逸搏节律。

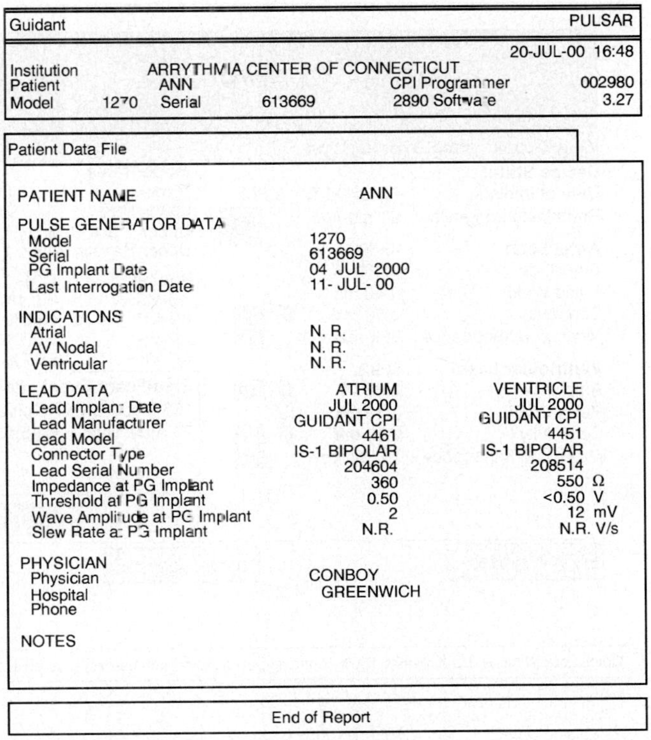

Guidant PULSAR

20-JUL-00 16:48

Institution ARRYTHMIA CENTER OF CONNECTICUT
Patient ANN CPI Programmer 002980
Model 1270 Serial 613669 2890 Software 3.27

Patient Data File

PATIENT NAME ANN

PULSE GENERATOR DATA

Model	1270	
Serial	613669	
PG Implant Date	04 JUL 2000	
Last Interrogation Date	11- JUL- 00	
INDICATIONS		
Atrial	N. R.	
AV Nodal	N. R.	
Ventricular	N. R.	
LEAD DATA	ATRIUM	VENTRICLE
Lead Implant Date	JUL 2000	JUL 2000
Lead Manufacturer	GUIDANT CPI	GUIDANT CPI
Lead Model	4461	4451
Connector Type	IS-1 BIPOLAR	IS-1 BIPOLAR
Lead Serial Number	204604	208514
Impedance at PG Implant	360	550 Ω
Threshold at PG Implant	0.50	<0.50 V
Wave Amplitude at PG Implant	2	12 mV
Slew Rate at PG Implant	N.R.	N.R. V/s

PHYSICIAN
Physician CONBOY
Hospital GREENWICH
Phone

NOTES

End of Report

图 39-40 起搏器的查询资料显示患者的一般情况、导线/脉冲发生器类型、序号和植入日期。

物治疗变化（图 39-37）。严格讲，起搏器依赖是在起搏器不起搏时出现显著心动过缓或心室停搏。医师这样认为是不对的：患者在程控很低的起搏心率时仍是起搏即可认定起搏器依赖（实践中，在很低的程控起搏心率下，患者出现上述症状，医师即认定起搏器依赖）。此外，当检测自身频率时应将起搏频率逐渐减慢以显露逸搏节律。突然终止起搏很可能导致心室停搏，并掩盖患者出现自身逸搏节律的能力（可能性）（图 39-38）。假如不能程控，可应用胸壁刺激持续抑制起搏器起搏：将皮肤电极（一个安放在脉冲发生器上）通过鳄鱼夹连接到临时起搏器，肌电刺激信号可抑制起搏器并暴露患者自身节律(图 39-39)。

程控仪的应用：程控设备的遥测、检测数据、直方图、心内电图和标记通道

在准备程控起搏器前，最好对起搏器进行检查并打印出目前程控参数。这能帮助医师更好地了解患者的症状，并提供修正程控参数的依据。不可假定患者最后一次在诊所的程控参数就是患者目前的参数，因为可能在住院期间和（或）患者遇到其他内科医师将程控参数更改，随访医师并不知道，患者也可能会遗忘（所谓“幻觉程控”）[110,138~141]。一些较老的起搏器遥测能力有限，遥测的参数并不能真正反映起搏器工作

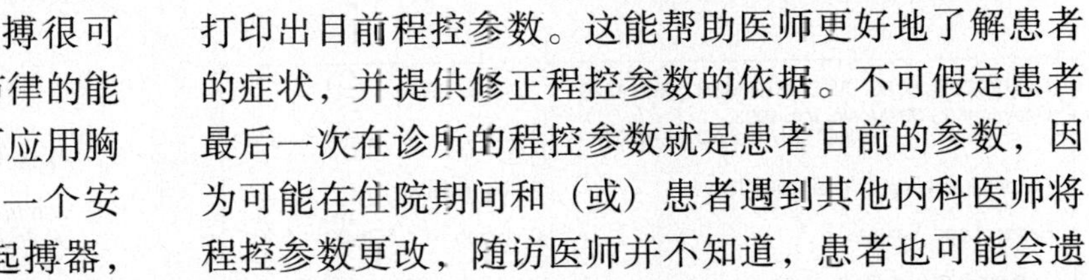

图 39-39 使用胸壁刺激可抑制起搏器并证实有自身逸搏节律。

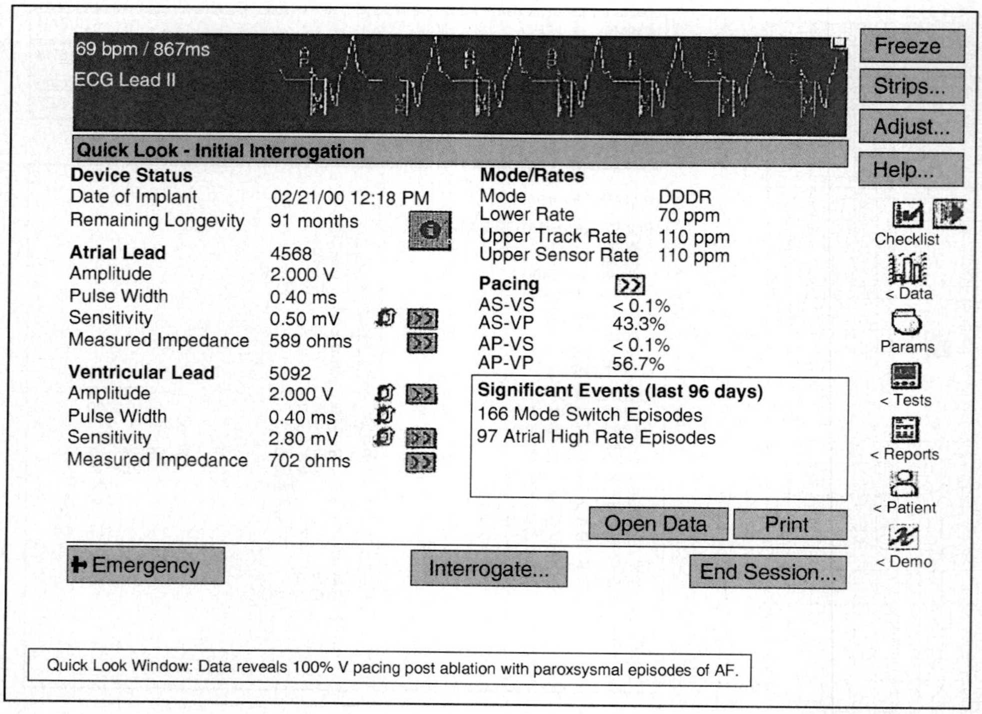

图 39-41 一厂商（Medtronic Inc.）程控仪“快速查询”询问键显示主要程控设置参数和测量资料（Medtronic, Inc.提供）。

状态，这就需要用心电图来进一步证实程控参数是否到位。这种情况平常也可遇到，例如由于环境噪声使起搏设置复原。可以查询起搏器管理资料，包括患者一般情况，植入时起搏阈值，某一型号起搏器的额定程控值（图 39-40）。

遗憾的是通用程控仪目前还没有被广泛接受，因而每个厂家有自己特定的程控仪[139~140]。在一些情况下，不同的起搏器需要具有相应的 ROM 模块的程控仪才能查询设备。如果知道起搏器的制造厂商，并提供程控参数和遥测的最基本特征的概要，新型程控仪就能够自动选择起搏器型号（图 39-41）。另外，起搏器专职医师可以通过患者的起搏器 IC 卡来识别，或通过“感觉”（医师检查脉冲发生器的大小与外形），或“显露”（在放射片上，一些型号有识别码，而另一些有特征性的形状和电池构型）来识别某些脉冲发生器的型号。

通过遥测获取的数据包括电池电压、电流和阻抗，还有导线电极阻抗。这些数据传递了有关脉冲发生器寿命及导线完整性的重要信息[142~147]。电池电压随时间延长而逐渐降低，而电池阻抗则与电压呈负相关（图 39-42）。低导线阻抗提示绝缘体可能有破裂（图 39-

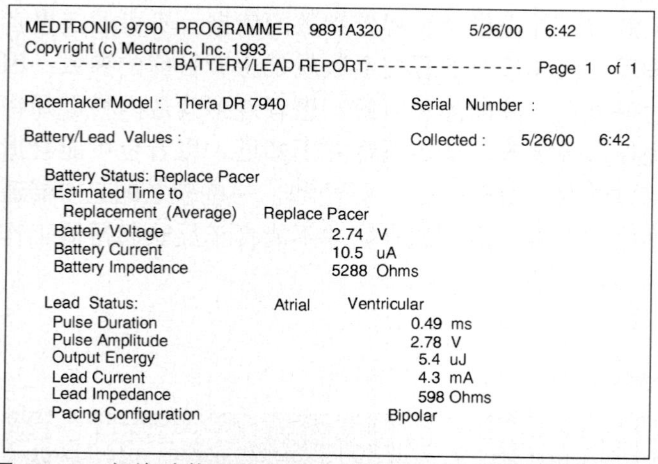
MEDTRONIC 9790 PROGRAMMER 9891A320 5/26/00 6:42
Copyright (c) Medtronic, Inc. 1993
---------------BATTERY/LEAD REPORT--------------- Page 1 of 1

Pacemaker Model : Thera DR 7940 Serial Number :

Battery/Lead Values : Collected : 5/26/00 6:42

Battery Status: Replace Pacer
Estimated Time to
Replacement (Average) Replace Pacer
Battery Voltage 2.74 V
Battery Current 10.5 uA
Battery Impedance 5288 Ohms

Lead Status:	Atrial	Ventricular
Pulse Duration		0.49 ms
Pulse Amplitude		2.78 V
Output Energy		5.4 uJ
Lead Current		4.3 mA
Lead Impedance		598 Ohms
Pacing Configuration		Bipolar

图 39-42 问询功能显示电池电压降低，电池阻抗增高而需要“更换起搏器”（Medtronic, Inc.提供）。

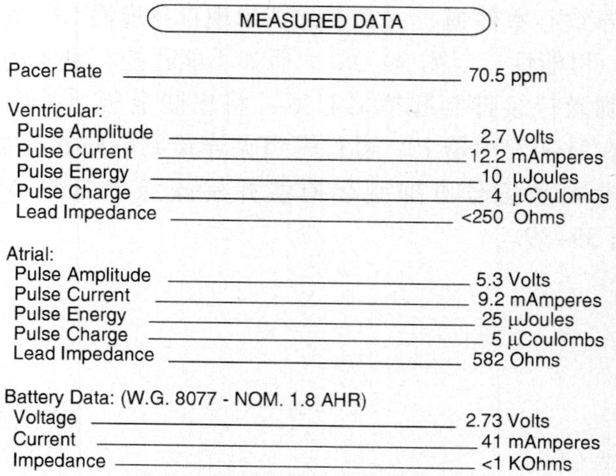
MEASURED DATA

Pacer Rate	70.5 ppm
Ventricular:	
Pulse Amplitude	2.7 Volts
Pulse Current	12.2 mAmperes
Pulse Energy	10 μJoules
Pulse Charge	4 μCoulombs
Lead Impedance	<250 Ohms
Atrial:	
Pulse Amplitude	5.3 Volts
Pulse Current	9.2 mAmperes
Pulse Energy	25 μJoules
Pulse Charge	5 μCoulombs
Lead Impedance	582 Ohms
Battery Data: (W.G. 8077 - NOM. 1.8 AHR)	
Voltage	2.73 Volts
Current	41 mAmperes
Impedance	<1 KOhms

图 39-43 问询功能显示心室导线阻抗降低，提示绝缘体破裂。

43)；此现象在某些双极聚氨酯导线上出现时更为可疑，特别是经锁骨下静脉途径植入的患者（所谓锁骨下挤压综合征）[30,31]。遥测导线阻抗增加提示导体断裂或螺口松弛，后者在 X 片上显示不明显。最新型起搏器能够自动检测导线阻抗变化的趋势，但该功能并不完全可靠，因为导线阻抗的变化为间歇性（图 39-44、39-45 和 39-46）[144]。如起搏器没有阻抗趋势分析功能，当怀疑起搏功能障碍时，应综合分析以确定阻抗状态。

通过遥测获得的事件记录与直方图，可以帮助了解患者的特殊心率和（或）心律情况（起搏还是其他情况）；此时起搏器实质上是作为一个袖珍 Holter 或事件记录器。事件可再分为事件直方图/事件计数（评价自首次访问后的起搏频率）（图 39-47）；由传感器反应性起搏的心率直方图（心率反应性起搏在特定活动感知阈内不同的心率记录）（图 39-48）；事件记录（特殊事件发生时间；在什么心率下发生，如心动过速；自动模式转换事件；搜索滞后频率）（图 39-49）。以此检索资料为依据，可程控改变起搏频率，调整起搏器的频率反应性，或处理起搏器记录的心律失常 [145]。在一些起搏系统中，当患者应用磁铁或其他遥控设备启动储存信息后，系统可搜索症状性发作事件并进行评估。

少数情况下，实时遥测的心内心电图很有价值[148~149]。心内心电图的振幅可粗略判断导线的感知能力，也可证实远场感知。它们也可用于评价室房逆传，并帮助

Daily Measurement - Data Table

Date	Atrial Amplitude (mV)	Atrial Impedance (Ω)	Ventricular Amplitude (mV)	Ventricular Impedance (Ω)
26-JUN-00	2.4	SENSED	PACED	590
25-JUN-00	2.7	SENSED	>9.0	610
24-JUN-00	1.7	SENSED	>9.0	640
23-JUN-00	1.3	SENSED	>9.0	610
22-JUN-00	1.8	SENSED	PACED	640
21-JUN-00	1.8	490	PACED	640
20-JUN-00	2.1	SENSED	PACED	590
20-JUN-00	2.0	490	>9.0	610
13-JUN-00	2.0	540	>9.0	650
06-JUN-00	1.8	SENSED	>9.0	610
30-MAY-00	1.8	SENSED	>9.0	620
23-MAY-00	1.4	500	>9.0	600
16-MAY-00	1.8	490	>9.0	610
09-MAY-00	2.0	SENSED	>9.0	610
02-MAY-00	2.3	SENSED	>9.0	640
25-APR-00	2.0	SENSED	PACED	640
18-APR-00	2.3	500	>9.0	640
11-APR-00	2.0	530	>9.0	650
04-APR-00	2.0	540	>9.0	620
28-MAR-00	2.1	540	>9.0	620
21-MAR-00	1.6	540	>9.0	640
14-MAR-00	>3.5	530	>9.0	660
07-MAR-00	1.8	550	>9.0	650
29-FEB-00	2.3	520	>9.0	640
22-FEB-00	1.8	500	PACED	640
15-FEB-00	1.7	490	PACED	610
08-FEB-00	1.8	500	PACED	640
01-FEB-00	1.6	500	PACED	650
25-JAN-00	1.7	490	>9.0	640
18-JAN-00	1.8	490	PACED	650
11-JAN-00	1.8	490	>9.0	620
04-JAN-00	2.1	460	>9.0	640
28-DEC-99	2.1	540	PACED	620
21-DEC-99	1.8	540	>9.0	640
14-DEC-99	1.6	520	PACED	610
07-DEC-99	2.1	550	>9.0	660
30-NOV-99	2.6	530	>9.0	640
23-NOV-99	2.1	540	>9.0	660
16-NOV-99	2.4	530	PACED	650
09-NOV-99	1.6	500	PACED	620
02-NOV-99	2.7	SENSED	>9.0	650
26-OCT-99	2.6	SENSED	>9.0	660
19-OCT-99	3.0	520	>9.0	680
12-OCT-99	2.3	SENSED	PACED	660

图 39-44 问询功能显示一厂家 (Guidant, Inc.) 起搏器的日常电压和阻抗。

MEDTRONIC 9760 PROGRAMMER 98580003
Copyright (c) Medtronic, Inc. 1993
---------------- LEAD TREND TABLE REPO

Pacemaker Model : Thera DR 7942
Method : Frozen
Mode : DDDR, LR : 70, UTR : 120,

Lead Trend Values :

Data Point	Atrial Min Impd	Atrial Max Impd	Ventr. Min Impd	Ventr. Max Impd
1	--	--	184	184
2	419	540	91	444
3	425	477	99	151
4	419	470	88	145
5	431	484	142	145
6	444	477	89	147
7	450	477	96	147
8	--	--	--	--
9	--	--	--	--
10	--	--	--	--
11	--	--	--	--
12	--	--	--	--

MEDTRONIC 9760 PROGRAMMER 98580003 11/14/94 14:35
Copyright (c) Medtronic, Inc. 1993
------------- LEAD TREND GRAPHICS REPORT -------------- Page 1

Pacemaker Model : Thera DR 9742 Serial Number :

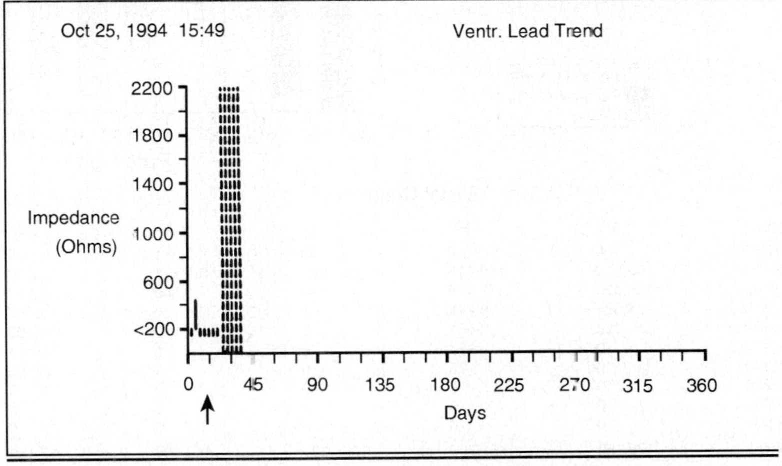

图 39-45 另一厂家 (Medtronic, Inc.) 起搏器的阻抗趋势及直方图，表明心室导线阻抗下降 (Medtronic, Inc.提供)。

两条纵虚线表示起搏器程控仪的程控头或磁铁放在起搏器上方，临时中断了资料收集。

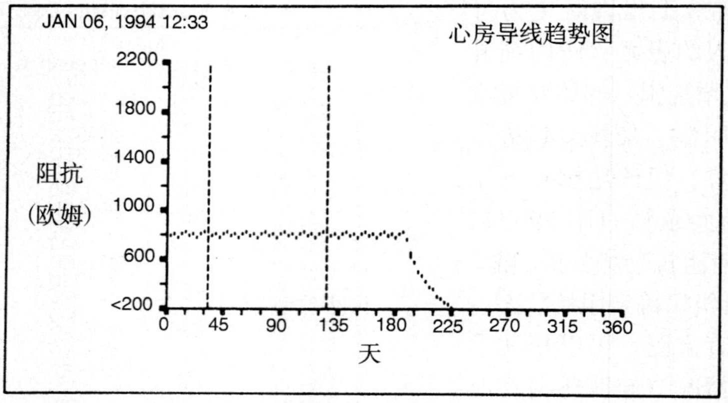

导线趋势报告示例

图 39-46 阻抗趋势分析心房导线阻抗下降 (Medtronic, Inc.提供)。

识别节律，如室上性心动过速（图 39-50 和 39-51），还可用于探测胸肌肌电感知或其他不常见的感知现象。一些起搏器可遥测已储存的心内心电图（图 39-52 和 39-53），并获得相应的症状性发作事件的记录。一些型号的起搏器能遥测心内实际 P 波及 R 波的振幅大小 (图 39-44)。

通道标记对于分辨心房或心室通道是感知还是起搏，感知或起搏是否合适非常有帮助。外来信号如极化电位（图 39-54）可以被误感知，其他信号由于落在不应期可能被忽略，因此通道标记可帮助对起搏器工作情况进行分类。标记通道上的起搏标识并不等于心脏一定成功除极。

使用程控仪评价感知灵敏度和起搏阈值

确定起搏器的起搏阈值非常重要（图 39-55 和 39-56），因为在保证安全起搏界限内，尽量降低输出电压就意味着延长脉冲发生器的寿命。另外，对起搏阈值升高的患者，调高脉冲发生器输出电压可纠正心肌不起搏，从而避免外科手术矫正。起搏器植入后 3 个月，可获得稳定的起搏阈值，并可计算起搏强度-间期曲线（图 39-56）。一些起搏系统可通过降低脉宽或电压检测起搏阈值，实际上系统通过满意的安全起搏界限可计算出强度-间期曲线（图 39-56）。一般来说，在短脉冲间期，脉宽的轻微改变即可极大的影响电压

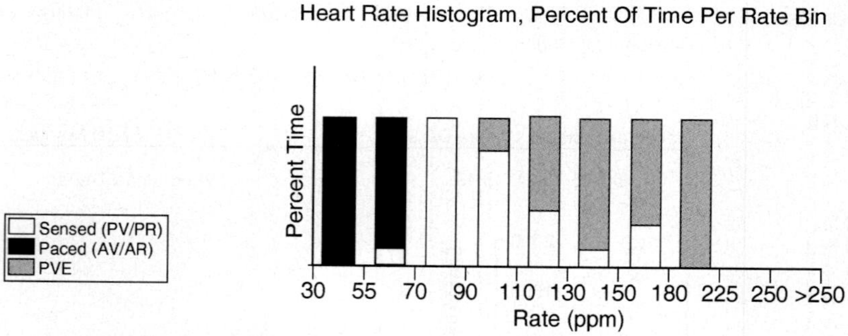

Event Counts

Rate (ppm)	PV	PR	AV	AR	PVE
30 - 54	0	0	158	1,411	0
55 - 69	59,513	158,516	1,067,609	437,575	0
70 - 89	116,499	572,079	956	1,809	1,217
90 - 109	1,984	28,241	108	0	9,307
110 - 129	156	2,581	0	0	4,495
130 - 149	0	271	0	0	2,115
150 - 179	0	20	0	0	50
180 - 224	0	0	0	0	2
225 - 249	0	0	0	0	0
> 250	0	0	0	0	0
Total:	178,152	761,708	1,068,831	440,795	17,186

Total Event Count: 2,466,672

图 39-47 从一厂家（Pacesetter, Inc.）起搏器获得的心率直方图，显示感知/起搏的时间百分比。

St. Jude Medical
Cardiac Rhythm Management Division
©1983-1999. St. Jude Medical, Inc.

Page 3a
Affinity® SR Model: 5130 Serial: 22457
3500 Serial: 7517 (3303 - 1.02)

Sensor Indicated Rate Histogram

Mode	VVIR	
Sensor	On	
Base Rate	70	ppm
Max Sensor Rate	100	ppm
Threshold	Auto (+0.0)	
Measured Average Sensor	2.4	
Slope	Auto (+0)	
Measured Auto Slope	4	
Reaction Time	Fast	
Recovery Time	Medium	

Date Read:	Jul 12 1999 2:10 pm
Total Time Sampled:	31d 18h 67m 16s
Date Last Cleared:	Jun 10 1999 7:12 pm

Note: The above values were obtained when the histogram was interrogated.

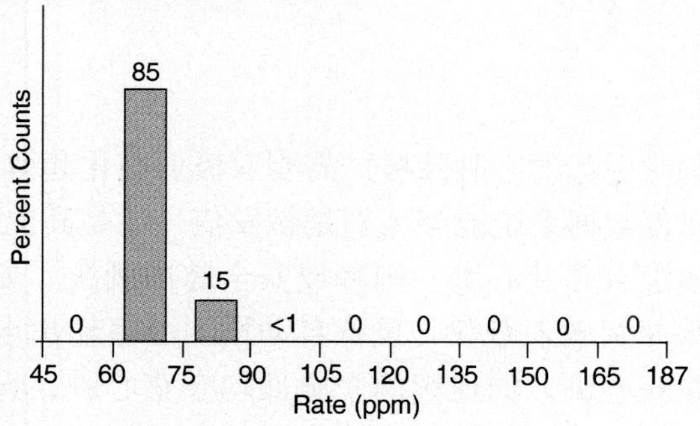

Bin Number	Range (ppm)	Time	Sample Counts
1	45 - < 60	0d 0h 0m 0s	0
2	60 - < 75	27d 3h 27m 10s	1,172,615
3	75 - < 90	4d 15h 21m 58s	200,459
4	90 - < 105	0d 0h 8m 8s	244
5	105 - < 120	0d 0h 0m 0s	0
6	120 - < 135	0d 0h 0m 0s	0
7	135 - < 150	0d 0h 0m 0s	0
8	150 - < 165	0d 0h 0m 0s	0
9	165 - 187	0d 0h 0m 0s	0
		Total:	1,373,318

Jul 12 1999 2:10 pm

图 39-48 传感器反应性起搏心率直方图，来自 Pacesetter/St.Jude Medical, Inc.起搏器

St. Jude Medical
Cardiac Rhythm Management Division
©1983-1999. St. Jude Medical, Inc.

Page 3
Affinity® DR Model: 5330 Serial: 2609
3510 Serial: 01913 (3303 - 1.02)

Auto Mode Switch Histogram

Mode	DDDR	
Sensor	On	
Base Rate	70	ppm
Max Track Rate	115	ppm
Max Sensor Rate	115	ppm
A. Sensitivity	0.5	mV
Auto Mode Switch	DDIR	
Atrial Tachycardia Detection Rate	150	ppm
Post Vent. Atrial Blanking (PVAB)	165	ms

Date Read:	Nov 23 1999 15:33
Mode Switch Occurrences	510
Date Last Cleared:	Jul 1 1999 12:34

Note: The above values were obtained when the histogram was interrogated.

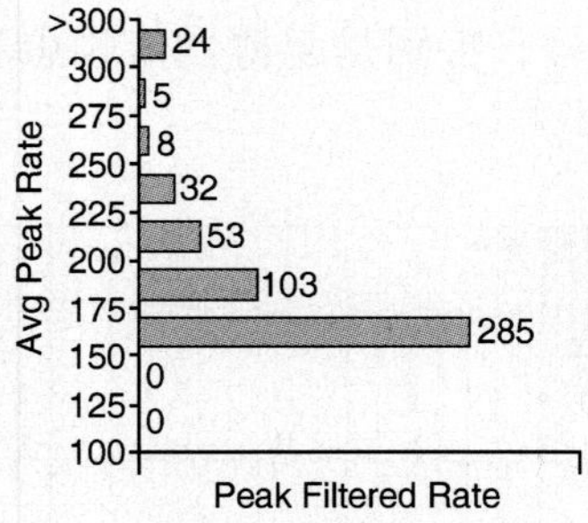

Counts	
>300	24
276-300	5
251-275	8
226-250	32
201-225	53
176-200	103
151-175	285
126-150	0
100-125	0

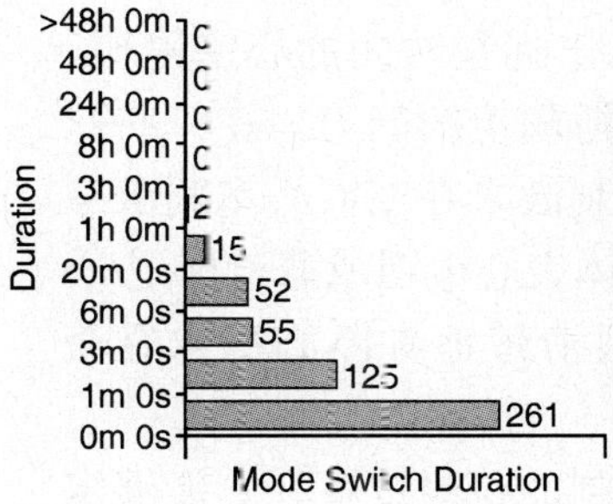

Counts	
>48h 0m	0
24h 0m- 48h 0m	0
8h 0m- 24h 0m	0
3h 0m- 8h 0m	0
1h 0m - 3h 0m	2
20m 0s- 1h 0m	15
6m 0s- 20m 0s	52
3m 0s- 6m 0s	55
1m 0s- 3m 0s	125
0m 0s- 1m 0s	261

Nov 23 1999 15:3

图 39-49 自动模式转换记录直方图（St.Jude Medical Inc.提供）

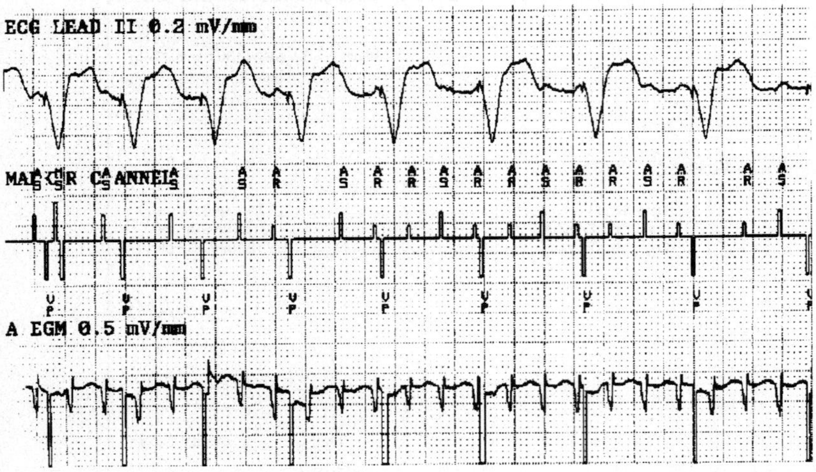

图 39-50 心内心电图与通道标记证实房扑诊断。

和电流阈值。很短的脉宽可增加刺激效率并降低阻抗。目前大多数起搏设备可程控电压，在半电压时（2.5伏）确定脉宽阈值，然后在5伏电压时程控脉宽以保证提供一个充分安全的界限。另一种方法是，利用类固醇洗脱导线阈值低的特点，如在给定输出电压时脉宽阈值很低（如低于0.1ms），则可以稍微增加脉宽而降低输出电压。一般说来，输出电压为2.5伏以下时不会显著提高起搏器寿命，故电压设定一般不低于此值。但如果患者在高输出电压时出现膈肌或胸肌刺激症状，则可以将电压设定较低。如脉宽阈值高，可增加输出电压以保证安全起搏，因为高脉宽刺激既不利于起搏效率也不利于省电。非常重要的是，起搏器专科医师应了解某些药物，特别是抗心律失常药物氟卡尼、胺碘酮可升高起搏阈值，使患者被迫重新程控起搏系统。

为确定夺获阈值，至少应暂时将起搏频率高于自身心率。如伴随心房刺激脉冲出现伪像，则很难判断是否心房夺获。在房室传导正常的患者，可通过观察相应下传的QRS波群验证心房夺获。但在房室阻滞患者，需要快速起搏心房以将与QRS波群重叠的P波分开；这可能加重房室阻滞，出现长时间的心室停搏，反过来又限制了检测心房起搏阈值的能力。在一些双腔起搏器患者，前一个心房刺激未夺获而心室刺激夺获，则可出现室房逆传，在体表心电图或通道标记/心内心电图可观察到，这能很清楚地判断心房未夺获（图39-55）。

最令人激动的是最近研制的检测设备，它能够定期自动检测并设定起搏阈值（图39-57和39-58）[150]。在图39-58该检测系统通过监测每一个输出电压是否引起心室反应来证实夺获。检测触发反应（ER）（即起搏刺激引起的心脏除极）需要双极低极化起搏导线电极，以使起搏系统能够区别是触发信号还是其他除极信号。如没有夺获心脏，则释放安全脉冲刺激。如连续两个脉冲刺激未夺获，设备自动增加心室输出电压，直到夺获心脏。如连续两个脉冲均夺获心脏，设备开始降低输出电压再搜索以测定新的夺获阈值（每一次降低电压0.25伏，直到出现两次未夺获事件发生）。依据检测的阈值，设备自动上调输出电压0.25伏作为起搏界限。这种起搏阈值的自动搜索，在连续两次未夺获时或者每隔8个小时被启动。

可以将感知阈值程控为抑制模式，使起搏频率低于自身心率时即进行测量；程控仪将感知灵敏度逐渐下调直到不能正确抑制起搏（图39-59）。也可用触发模式测量感知阈值：当感知自身心跳时即可触发起搏器释放脉冲，然后将敏感度逐渐降低直到不能感知心跳，即不再触发起搏器发放脉冲（其实质是刺激信号作为感知除极的通道标记）（图39-60）。对过度感知（如T波感知、肌电抑制）的患者，需要调高感知数值（即降低灵敏度）；少数情况下，需用触发模式以防止过度感知外来信号，特别是起搏器依赖患者。对感知

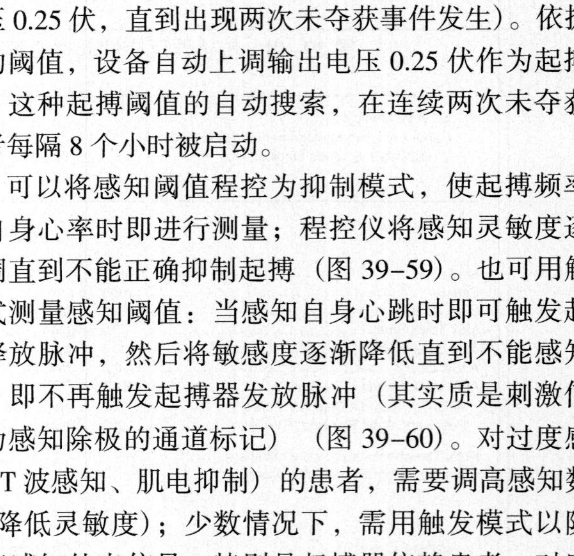

图 39-51 房颤电复律转复窦律时的心内心电图记录。

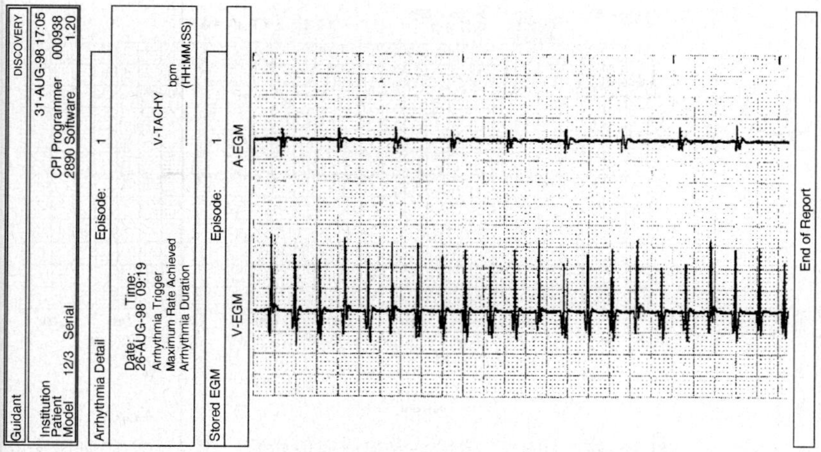

图 39-52 Guidant,Inc.公司起搏器储存的心电图记录证实房室分离的室性心动过速。

低下患者（常见心房导线心内电图波幅小），则需提高灵敏度（降低数值）。

新型测量设备目前已经可以自动检测并调整感知灵敏度，因而极具发展潜力（图 39-61）[151]。由于导线制作工艺的成熟、患者活动、窦律和房颤律变化、用药的不同和导线微脱位，导致内在除极波的波幅可能会发生变化。患者体位及呼吸改变可影响心房信号，特别是在单导线双腔起搏系统中更容易发生（VDD）。对于波群幅度经常变化的患者，感知灵敏度在一定范围内自动调整是较理想的处理方法（特别是频发阵发性房颤患者，心房信号感知下降，在房颤期间增强感知灵敏度有利于自动模式转换，在窦律时降低灵敏度

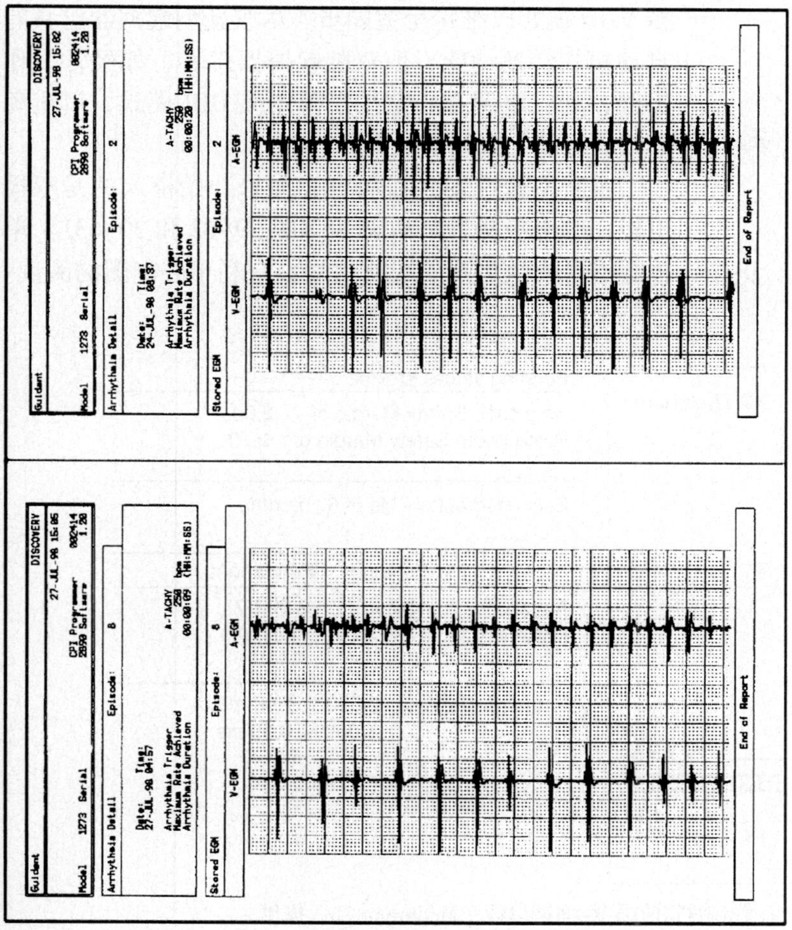

图 39-53 Guidant,Inc.公司起搏器储存的心电图记录证实为心室反应不同的房颤发作。

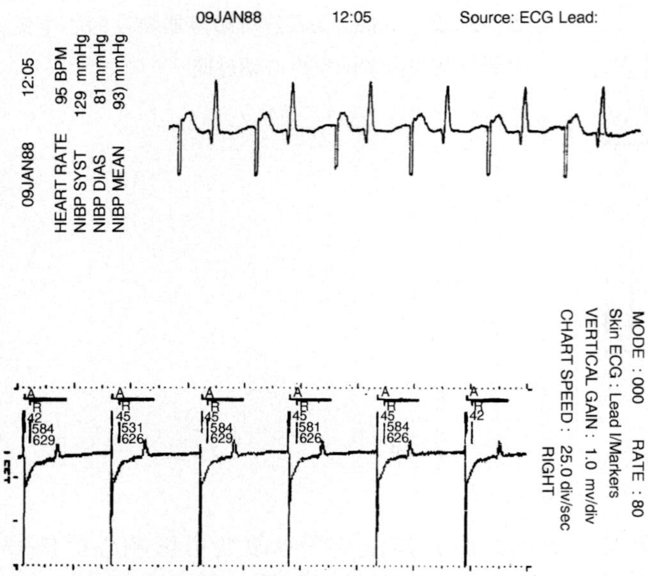

图 39-54 标记通道证实双腔起搏系统的心室交叉感知心房导线。起搏器程控房室起搏频率为 80 次/分钟，但心室将心房除极信号误感知为心室活动（R），其误感知的心室活动与心房除极信号相一致，它引起计时器重整，使心房起搏频率达到 95 次/分钟。

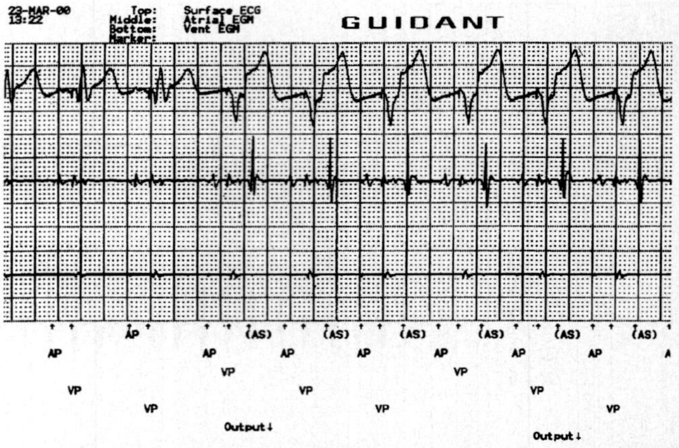

图 39-55 DDD 起搏器心房起搏阈值检测，第三个心房刺激未夺获，出现心室完全起搏波群,并逆传激动心房，被心房心电图分析证实。

以避免过度感知）（图 39-61），对于易受电磁干扰或远场感知的患者，减少外来噪声感知也是有益的。

起搏模式、电极极性、房室间期和不应期的程控

临床情况的不断变化需要不断调整起搏模式。正如先前所提到的，当起搏器依赖的患者发生感知过度时，需要转换为触发模式以避免不当的起搏抑制。在双腔起搏系统中，如患者心室起搏尚可但心房感知低下且无法矫正，可将起搏器程控为心室按需模式；如心房感知可以接受（良好）但起搏阈值过高，则可选择 VDD 模式以维持房室同步。尽管新型起搏器已具有自动模式转换功能，但双腔起搏器患者，如经常发作房颤，则应该调为心室按需模式或 DDI 模式，以避免起搏器跟踪上限频率（见后）。

对新型脉冲发生器而言，如果开始植入的是双极电极，则电极极性可以调节（图 39-62 和 39-63）。单极起搏可产生更强的起搏信号，有利于心电图的阅读。

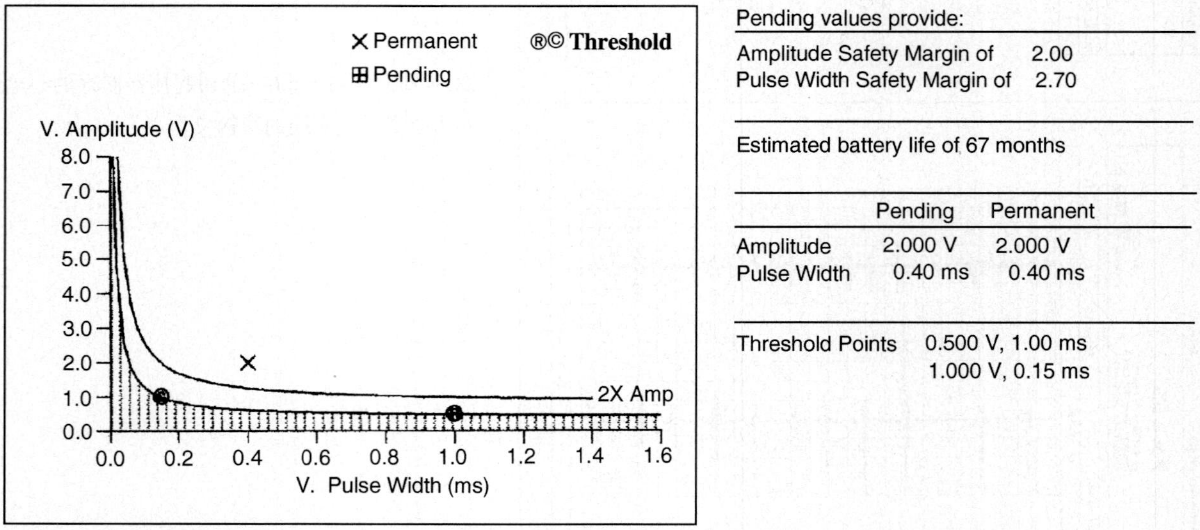

图 39-56 Meditronic, Inc 起搏系统，由相关程控仪计算出的心室起搏阈值强度-间期曲线（Meditronic, Inc.提供）。

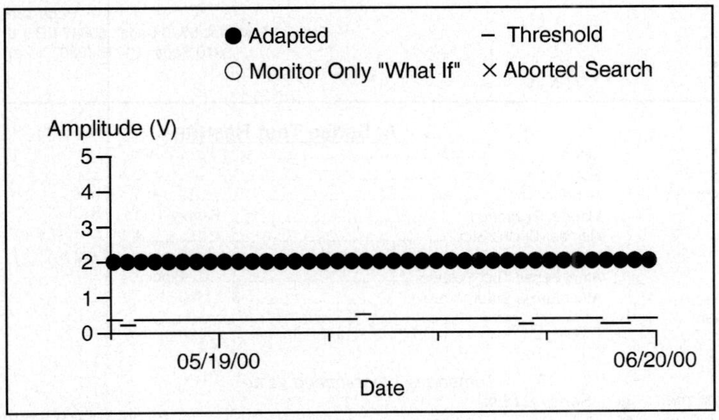

Initial Interrogation

Capture Management	Adaptive
V. Amplitude	2.000 V
V. Pulse Width	0.40 ms
Amplitude Margin	1.5x
Pulse Width Margin	1.5x
Min. Adapted Amplitude	2.000 V
Min. Adapted Pulse Width	0.40 ms
Acute Phase Completed	04/23/00

Data Collected

Every Day at Rest
Measured at 1 ms Pulse Width.
Strip available for last search.

Date/Time	Amplitude Threshold (V)	Pulse Width Threshold (ms)	Results (V, ms)
03/16/00 7.39 PM	0.25	0.27	5, 0.64 – Adapted
03/17/00 7.09 PM	0.25	0.34	5, 0.64 – Adapted
03/18/00 8.39 PM	0.25	0.27	5, 0.64 – Adapted
03/19/00 8.09 PM	0.25	0.27	5, 0.64 – Adapted
03/20/00 8.09 PM	0.25	0.27	5, 0.64 – Adapted

图 39–57 Medtronic,Inc.起搏系统的自动阈值检测，上图示过去 1 个月的阈值趋势图；下表示前 3 个月每天的测量数据（未显示全部）。(Medtronic, Inc.提供)

但单极起搏易促发胸部肌电干扰，若如此则应更换为双极起搏。如患者遇到远场感知，肌电抑制或触发问题，可将单极感知转换为双极感知。锁骨下挤压综合征的患者，由于导线聚氨酯绝缘体损伤而出现导线阻抗下降，可将系统程控为单极起搏，以增加阻抗而避免不夺获和感知低下（图 39–62）。当探测到导线阻抗明显下降时，有些起搏器可自动将双极程控为单极模式[152]。但毕竟程控只是一个过渡方案，最终解决需要更换导线。

对于某些患者而言，需要程控房室间期，以获得理想的血流动力学；超声心动图对此有帮助[153]。对于房室传导功能正常的患者，内在的房室传导及正常的心室除极顺序对患者有益（即程控较长的 AVD）[154~156]，但考虑到过长的 AV 间期对血流动力学不利，故需仔细平衡以寻找最佳间期[157]。一些起搏器具有搜索功能，它周期性地将已设定的 AV 间期延长，以寻找最佳房室传导时间，尽量减少心室起搏[158,159]。感知 AV 间期与起搏 AV 间期的程控是有区别的。感知 AV 间期通常短于起搏 AV 间期，因为起搏刺激与随后的心房除极之间有一潜伏期[160]。另一考虑因素是在心房疾患的患者，存在心房内传导延迟；尽管 AV 间期反映的是右心房和心室之间的传导时间，但在左心房传导延迟将会影响左心房除极和左心室充盈，这对肥厚性心肌病患者特别重要[161]。在许多起搏器的另一特色功能是根据心率自动调整 AV 间期，当心率增快时 AV 间期缩短，这样在较快心率时可维持心房传输功能并提高运动耐量；新设备还可调控 AV 或 PV 间期进行性缩短的程度[162~153]。

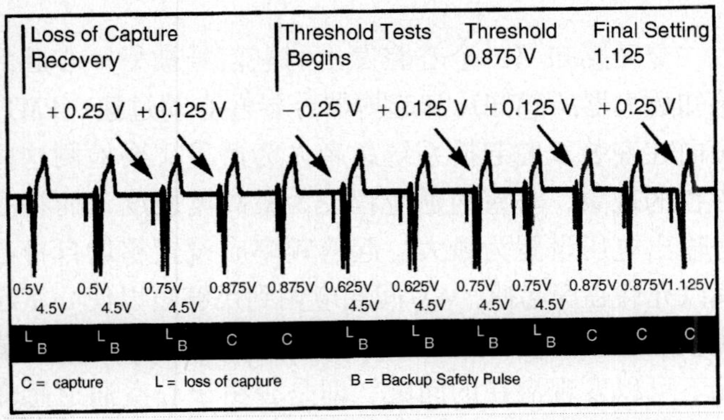

图 39–58 St.Jude Medical, Inc 探测心脏未夺获和起搏阈值的运算图解。

在单腔起搏系统中，不应期的设置是为了防止感知极化电压、VVI 系统的 T 波以及 AAI 系统的远场心室信号。双腔起搏系统设置 PVARP（心室后心房不应期），当（使）心室起搏或感知心室事件后心房呈现不

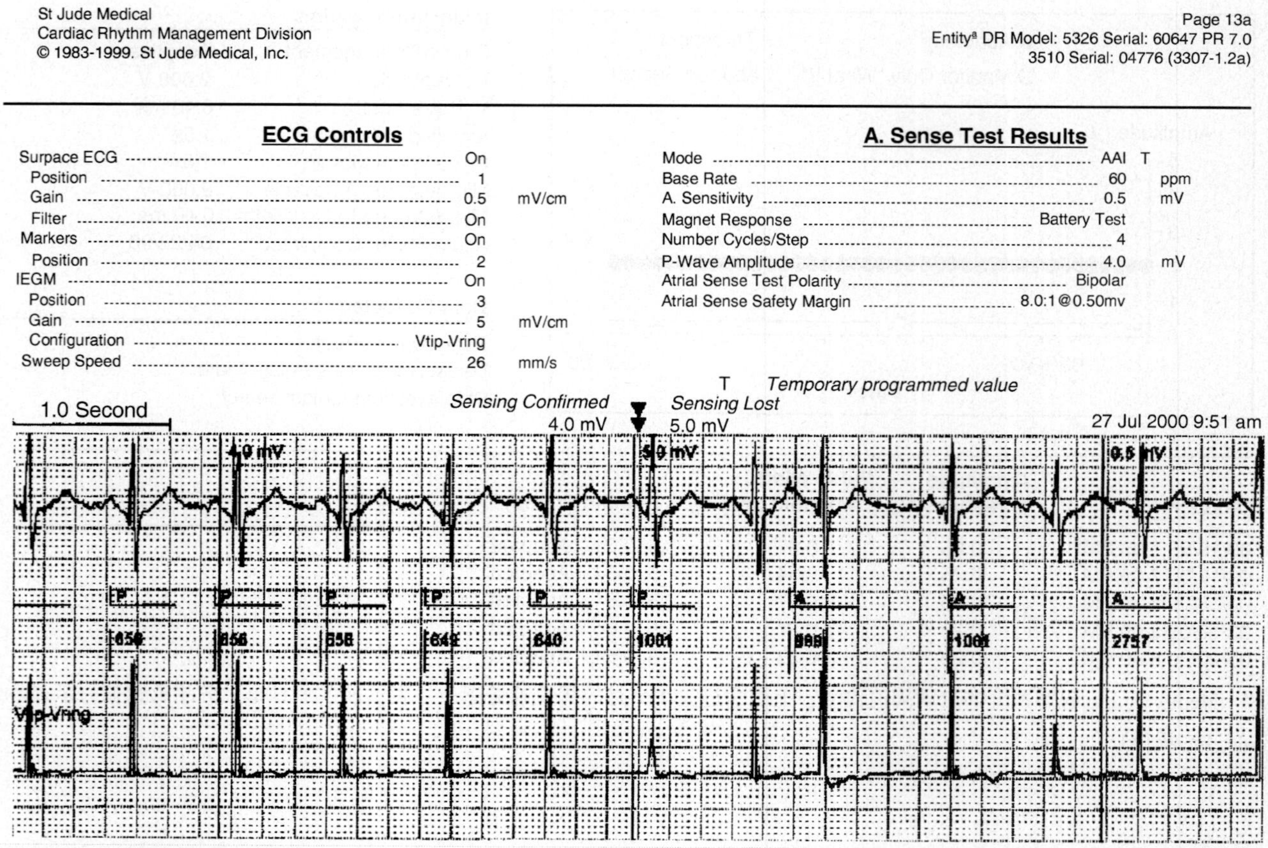

图 39-59 感知阈值测试（St.Jude Medical, Inc），当感知灵敏度暂时调到 5.0 mV 时，即不能证实有“P”（即不能感知 P 波）。

应期，目的是防止心房跟踪（如室房逆传的心房激动）导致的 PMT；有些系统也应用室性期前收缩（室早）后 PVARP。另一个不应期是心室空白期，即心室通道在心房脉冲发出后一段时间内不感知，以避免两个通道之间的交叉感知。结合自动模式转换算法，在心室脉冲发出后设置逆空白期，命名为心室后心房空白期（PVAB）。PVAB 为 PVARP 的第一部分，用以防止心房通道远场感知 R 波，但允许感知快速心房频率以指导模式转换运算。在现代起搏系统中，不应期可以程控并且程控范围很大。

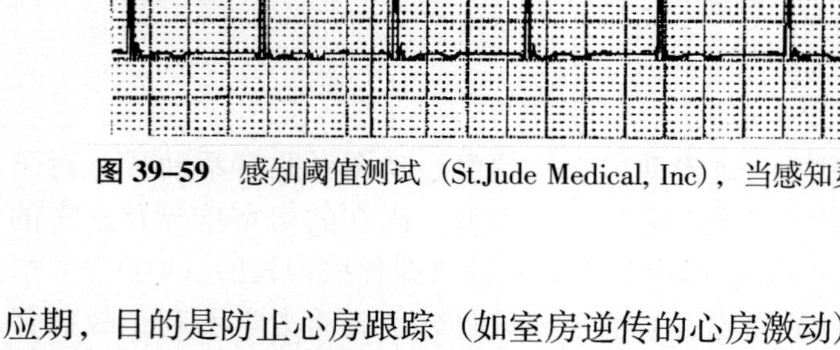

图 39-60 程控为触发模式（AAT）以测定心房感知阈值。最大感知灵敏度（0.5mV），每一个 P 波即可触发心房发放脉冲，而将灵敏度降低（5.0mV），则不再发放与 P 波相一致的脉冲。

双腔起搏系统的特殊问题：交叉感知、室房逆传和起搏器介导性心动过速

交叉感知（一个心腔发出的电信号被另一心腔的感知放大器所感知）和起搏器介导性心动过速（PMT）倾向在安装双腔起搏系统患者尤为严重。要检测这些潜在的现象，心室通道应程控为最高灵敏度，而将心房输出电压设置为最大。起搏频率应设置超过自身心率以允许心房起搏，AV 间期应调到足够短以使心室起搏；心室空白期也应调到可程控的最短值。在这种情况下可以发现潜在的问题，即是否由于心室通道感知了心房输出信号而抑制了心室脉冲发出（图 39-64）；假如在此情况下还没有发生交叉感知，那么患者在正

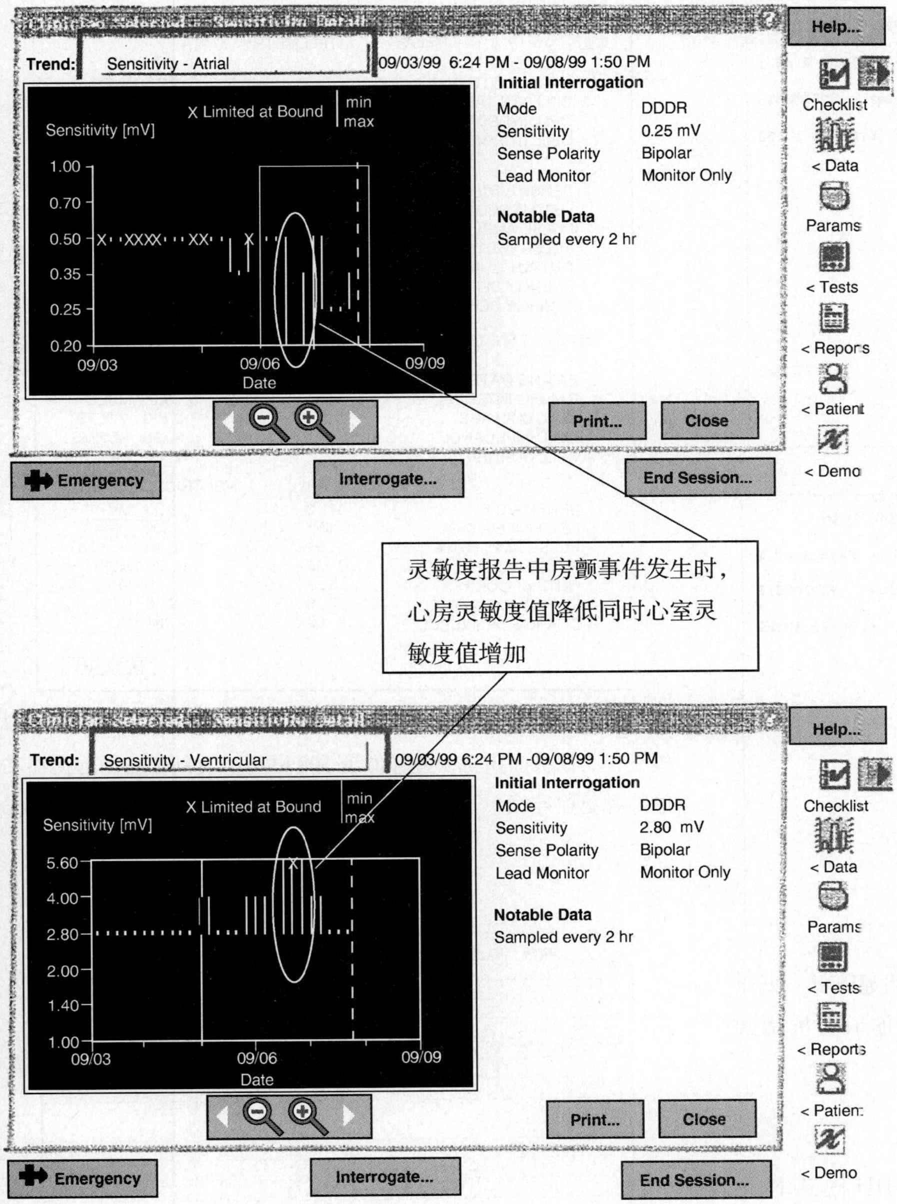

图 39-61 具有感知保险能力的 Medtronic, Inc 起搏器感知灵敏度详图，表明在房颤发作时，心房感知灵敏度增加（数值降低），相应心室感知灵敏度降低（数值增加）。（Medtronic, Inc.提供）。

常程控设置下就不会出现重要的临床问题。此试验对起搏器依赖患者应小心谨慎进行，它可以引起暂时心室停搏。在临床上遇到交叉感知患者，如常规 Holter 或心电图证实的交叉抑制，处理方法是降低心房输出电压，降低心室感知灵敏度，延长心室空白期，将 DDD 模式改换为 VDD 模式（去除心房起搏），将单极转换为双极起搏/感知。

室房逆传可以被心房导线所感知，因此可触发 PMT（图 39-65）。由于这种传导可以引起血流动力学障碍[165]，故应通过 VVI 起搏方式或心房阈下电压的 AV 起搏方式对是否发生房室逆传进行评价，并在不同的起搏频率下进行检测。逆传的心房激动可呈现在 12 导心电图的下壁导联，通过标记通道可以证实，或在心房阈下电压的 AV 起搏心内电图上观察到。

在临床随访中，暂时让 AV 失去同步以促发 VA 逆传可以诱发 PMT。假如 PVARP 程控得足够短，发生一个自发室性期前收缩，或短暂放置磁铁后移去或程控心房电压至阈下即可诱发 PMT。如已证实患者有发生 PMT 的可能，则应检验磁铁或 PMT 终止程序的效果。非常重要的是，应该限制上限跟踪频率，PVARP 应长于 VA 间期，不使用触发模式如 DDI 等。由于跟踪快速房颤、房扑而导致的 PMT 可用下列方法处理：将起

```
MEDTRONIC 9790   PROGRAMMER  9891A320            6/08/00 10:58
Copyright (c) Medtronic, Inc.  1993
---------------- BATTERY/LEAD REPORT ----------------  Page 1 of 1

Pacemaker Model: Thera DR 7962i              Serial Number:  PDD100515

Battery/Lead Values:                         Collected:  6/08/00 10:58

  Battery Status: OK
   Estimated Time to
    Replacement(Average)  28 months(Past History)
   Battery Voltage              2.75 V
   Battery Current              32.9 uA
   Battery Impedance             842 Ohms

  Lead Status:              Atrial    Ventricular
   Pulse Duration            0.40          0.40 ms
   Pulse Amplitude           8.18          2.67 V
   Output Energy             27.5           3.6 uJ
   Lead Current            > 20.0           3.6 mA
   Lead Impedance          < 100            702 Ohms
   Pacing Configuration    Bipolar       Unipolan
```

A

```
MEDTRONIC 9790   PROGRAMMER  9891A320            6/08/00 10:59
Copyright (c) Medtronic, Inc.  1993
---------------- BATTERY/LEAD REPORT ----------------  Page 1 of 1

Pacemaker Model: Thera DR 7962i              Serial Number:  PDD100515

Battery/Lead Values:                         Collected:  6/08/00 10:59

  Battery Status: OK
   Estimated Time to
    Replacement(Average)  43 months(Past History)
   Battery Voltage              2.77 V
   Battery Current              20.1 uA
   Battery Impedance              86  Ohms

  Lead Status:              Atrial    Ventricular
   Pulse Duration            0.40          0.40 ms
   Pulse Amplitude           3.88          2.68 V
   Output Energy             16.5           4.0 uJ
   Lead Current              12.1           4.0 mA
   Lead Impedance             282           638 Ohms
   Pacing Configuration    Unipolar      Unipolar
```

B

图 39–62　A. 设备问询证实心房双极导线阻抗明显降低（低于100 欧姆），**B.** 将同一导线程控为单极，测量示阻抗增加(Medtronic, Inc.提供)

```
294 - 03  SN  001777                      JAN  26  '93    5:12  PM
              RELAY          TELEMETRY   DATA
  PACING RATE                                    70  PPM
  PACING INTERVAL                               857  MSEC
  CELL VOLTAGE                                 2.72  VOLTS
  CELL IMPEDANCE                               2.67  KOHMS
  CELL CURRENT                                 17.3  UA
                        ATRIAL (Uni)      VENTRICULAR (B1)
  SENSITIVITY               1.0              5.0  MV
  LEAD IMPEDANCE            635             1815  OHMS
  PULSE AMPLITUDE          3.99             4.03  VOLTS
  PULSE WIDTH              0.35             0.35  MSEC
  OUTPUT CURRENT            6.1              2.2  MA
  ENERGY DELIVERED          8.1              3.8  UJ
  CHARGE DELIVERED         2.16             0.77  UC

294-03    SN  001777                      JAN  26  '93    5:14  PM
              RELAY          TELEMETRY   DATA
  PACING RATE                                    70  PPM
  PACING INTERVAL                               857  MSEC
  CELL VOLTAGE                                 2.70  VOLTS
  CELL IMPEDANCE                               2.98  KOHMS
  CELL CURRENT                                 20.3  UA
                        ATRIAL (Uni)      VENTRICULAR (Uni)
  SENSITIVITY               1.0              5.0  MV
  LEAD IMPEDANCE            652              508  OHMS
  PULSE AMPLITUDE          3.97             3.94  VOLTS
  PULSE WIDTH              0.35             0.35  MSEC
  OUTPUT CURRENT            5.9              7.5  MA
  ENERGY DELIVERED          7.8              9.6  UJ
  CHARGE DELIVERED         2.09             2.64  UC

                                                  RETURN
```

图 39–63　心室导线程控为双极时阻抗增加达 1815 欧姆，将双极程控为单极时阻抗明显降低至 508 欧姆，直到最终因起搏器功能障碍更换导线。

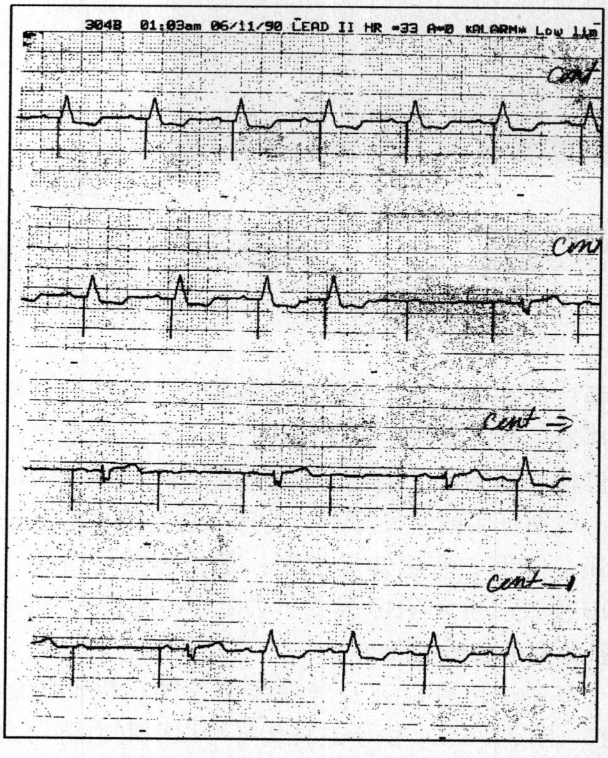

图 39–64　一例房室阻滞患者，心室通道交叉感知心房单极的除极脉冲信号，导致心室脉冲被抑制，出现一段心室停搏。

搏模式转换为 VVI 直至恢复窦律；保持 DDD 模式时应限制上限频率；如有可能则应用心房通道进行临时猝发刺激尝试终止房扑；激活设备的自动模式转换功能(如可用)。

其他高级功能和自动功能的程控：睡眠模式、频率反应性、自动模式转换、滞后频率搜索/频率骤降反应

目前许多起搏器具有睡眠模式，在睡眠时降低起搏频率以减少不必要的及有潜在副作用的夜间起搏(图 39–66)[166–167]。一些型号的起搏器将特定时间设置为

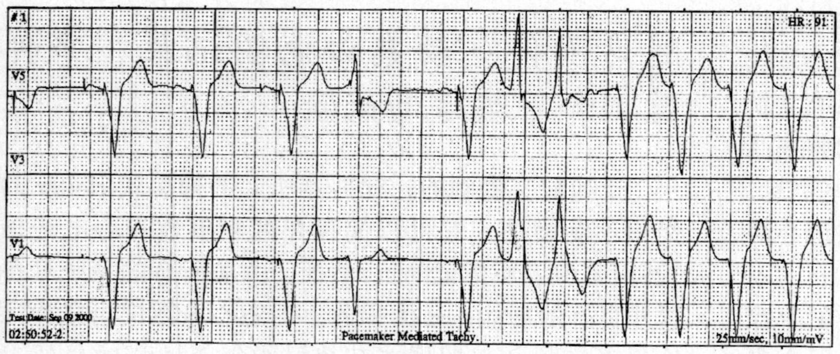

图 39–65 室性异位搏动诱发 PMT，异位搏动使心房和心室激动暂时分离，接着心室起搏激动逆传至心房，产生 PMT。

慢起搏频率，然后增加频率（从理论上讲患者改变睡眠时间表及睡眠时间长短[168]等会影响该模式的工作），而另一些起搏器则通过感知自身运动水平，来区别是休息/睡眠时间还是运动时间，并据此调整起搏频率[169]。

频率反（适）应型起搏器的应用逐渐增多，可以在一个感受器或某些起搏器的两个感受器起反应以获得理想的起搏频率，这对变时功能不全的患者更为适用[170]。讨论各种感受器的具体细节不在本章范畴之内。不同的感受器对同一刺激所起的反应不同，这就使某些人更愿意使用双感受器以更好地模仿正常窦房结反应[171]。尽可能设置较低的起搏频率使自身心率占主导优势，以延长脉冲发生器寿命。上限频率设置应以年龄预测的最大心率为界限，对有劳力相关的症状如心绞痛的患者，或患有外科矫正性疾患的患者，应适当下调上限频率。

阈值的选择应是在休息状态下不敏感，而活动时反应的敏感性迅逗提高；它受基础心脏状况（心绞痛患者希望避免过度的频率反应性）及合并的非心脏疾患所共同影响（如震颤患者需要设置高阈值）。其本质是，阈值参数的设定应能区分出假活动（噪声）和真正的身体活动。传感器斜率是激活传感器所增加的心率反应；在患者活动过程中，心率从最低到最高的改变应是平滑的直线变化。因此，活动量大的患者应设置小斜率，而活动极为受限的患者应设置陡峭的斜率[172]。也可程控加速度时间（心绞痛和老年患者设置慢加速度时间，而儿童患者设置快加速度时间）和减速度时间。可应用运动试验、Holter、事件直方图和事件计数来评价频率反应参数的设置是否合适[173–174]。

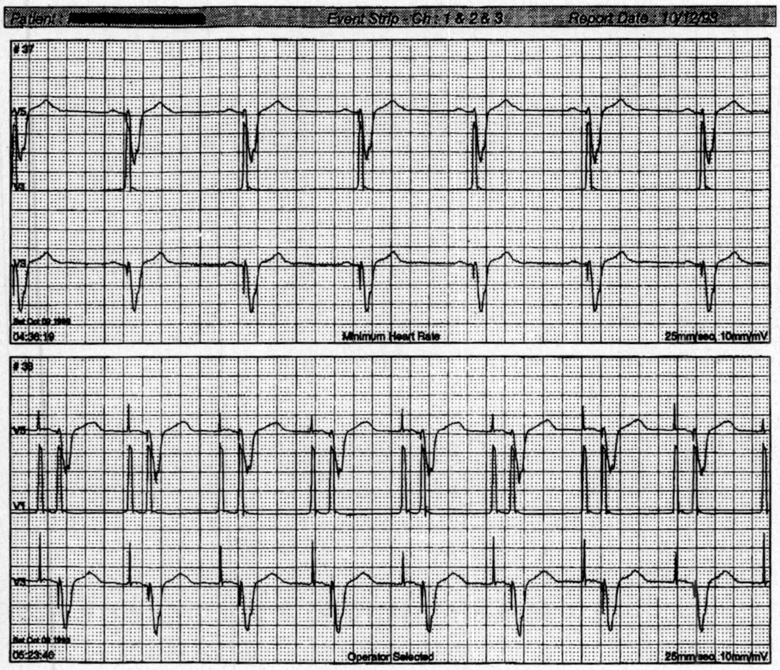

图 39–66 安装睡眠模式反应/生理节奏运算的起搏器患者，上图示患者睡眠时起搏器设置较低的心房起搏频率，使自身心房频率显露；下图示在早晨 5 点后起搏器设置为较快一点的起搏频率，出现房室顺序起搏方式。

新型双腔起搏系统具备自动模式转换功能以防止跟踪病理性的房速；一旦探测到房性心律失常，系统即转换为心室按需模式起搏，当窦律恢复时系统重新开始心房跟踪（图 39–67）[175]。这种模式转换的频率通过前面提到的事件计数器进行评价，可获得一些信息，如提示模式转换的房率、发作的持续时间、系统心房跟踪的时间和未跟踪的时间。

搜索滞后频率/频率骤降反应的功能，在治疗血管迷走性晕厥所致的严重心脏抑制患者应用愈来愈多[176~179]。通过程控的探测窗口探测到心率下降至一定程度，或连续低频率起搏达到设定的数量，即可触发双腔起搏系统升高起搏频率。患者心率下降到一定程度，系统开始快速起搏；然后自动扫描，当发现患者自身频率回到正常时则停止起搏（图 39–68）。

应当注意设置某些参数时可能影响其他参数的功能，也就是说一些起搏参数之间相互排斥。例如在频率骤降反应，一种型号的起搏器，其频率下降不可能低于所设定的低频率。在同一型号起搏器，频率骤降反应的激活使自动模式转换功能无法起作用，还有频率调整的 AV 间期，感知改变的 PVARP，自动 PVARP 也随之失效。在同一厂家生产的早期系列起搏器中，频率骤降反应功能仅仅在 DDD 模式被激活，DDDR 模式则不能激活。

随访附件：动态心电图记录、事件监测和平板运动试验

正如前文提到的，起搏器所起的袖珍式 Holter 的作用不断增加，它可以储存并搜索事件和心电记录（甚至是患者所标记的）。然而，并非所有的系统具备这些良好的功能；正因如此，动态心电图记录成为评价患者症状和起搏器或节律异常是否关联的必要工具，其中最重要的是检查既往未被注意到的系统功能失常（图 39–69~39–71）。像肌电感知和心房感知低下等现象可以存在但没有症状（图 39–69~39–71）[180~181]。通过程控设置，Holter 监测可发现起搏器依赖并帮助调整起搏器的频率。可偶然发现与起搏器治疗相关的心律失常。具有存储功能的事件记录器，可探测患者的症状和潜在的心律失常以及起搏器功能障碍之间的关系；实时电话传递监测提供了另一个可选择的方法，但前提是事件持续的时间足够长以致于可以被传送（图 39–24）。

运动试验用以评价患者变时能力（或变时功能不全），并帮助设置频率适应起搏器的斜率和感知阈值。平板运动试验也可用于估价患者活动时的上限心率并指导程控（例如，年轻患者的高限心率）。少数情况下，可观察到运动诱发的心律失常。

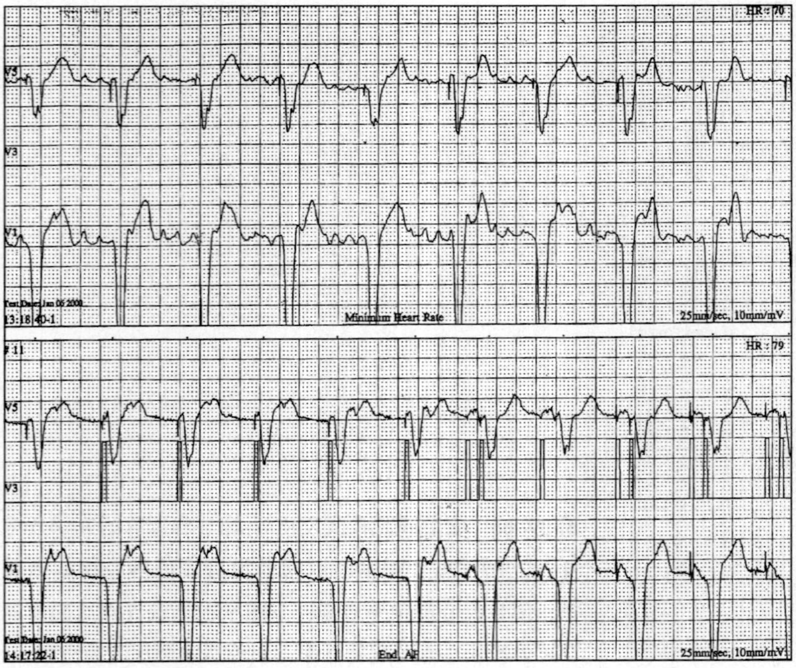

图 39–67 示教自动模式转换，上图是患者房颤发作时 VVI 起搏，恢复窦律后系统转回房室顺序起搏。

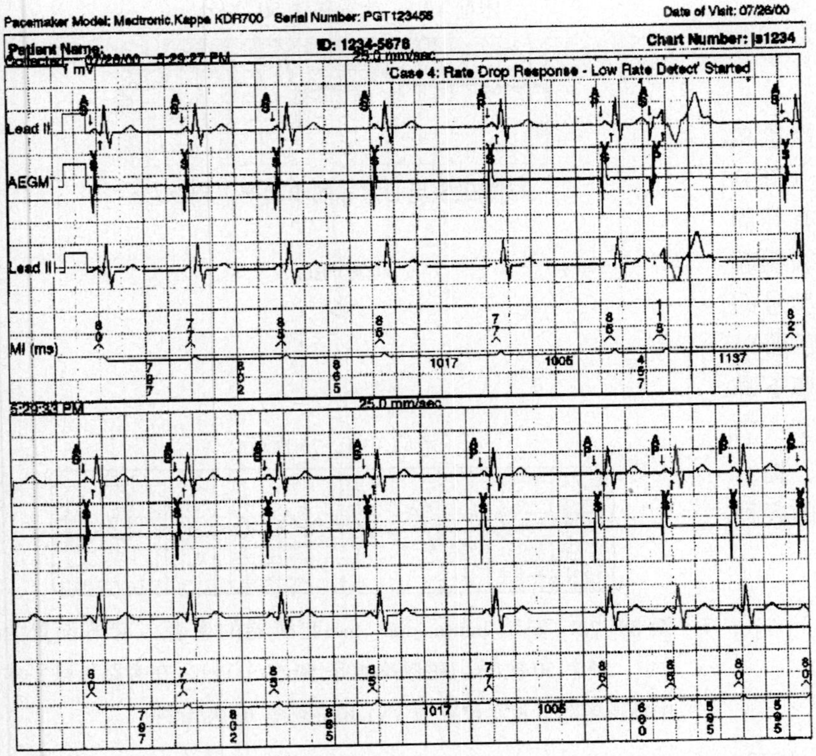

图 39-68　示教频率骤降反应，在复发的血管迷走性晕厥患者，探测到频率下降触发更为快速的心房起搏（Medtronic，Inc.device）。（Courtesy of Medtronic，Inc.）

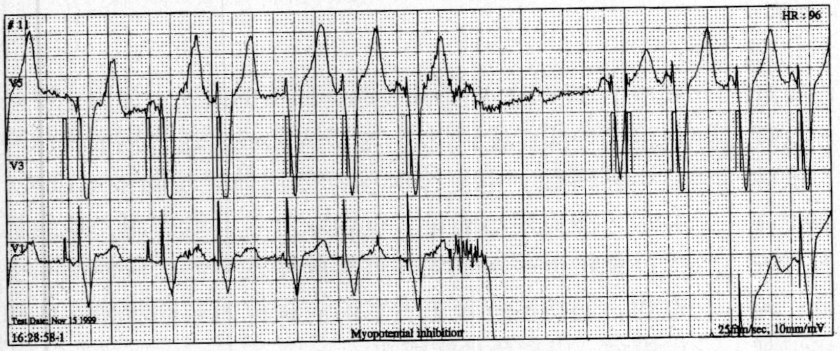

图 39-69　Holter 探测到在完全房室阻滞患者，肌电干扰抑制了心室起搏导致暂时心室停搏。

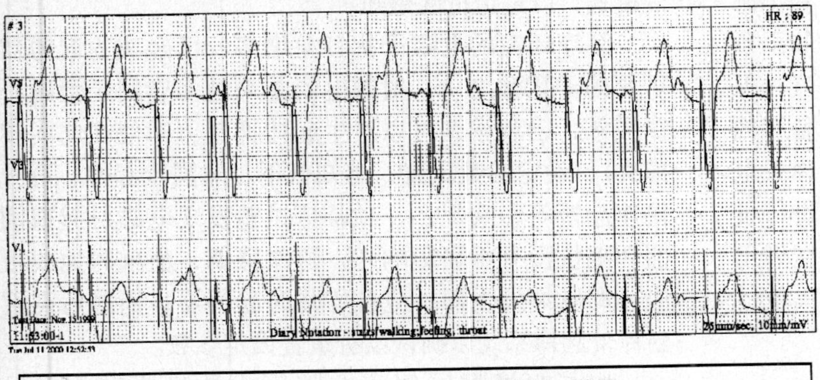

图 39-70　Holter 监测证实心房感知低下，导致心房和心室激动分离，患者出现"喉部奇怪的感觉"的症状。

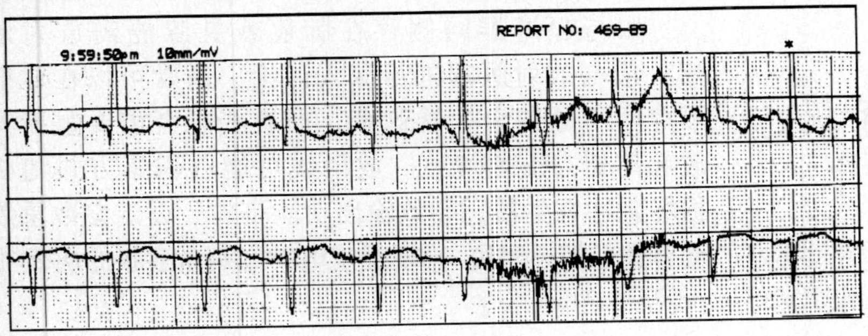

图 39-71　HOLTER 检测显示，肌电触发了心室起搏。

择期更换起搏器指标

起搏器寿命终结（end of life）可以表现为严重功能障碍或功能丧失，应和起搏器择期更换指标（ERI）相区别，后者表明起搏器寿命即将结束，它还有几周到数月的时间窗口。实时遥测示电池阻抗增加表明起搏器需要更换。更常见的是，不同厂家的不同型号的起搏器具有各自的更换指标（参考相应的医师手册），包括逸搏频率或磁频率逐步或阶梯式下降；频率下降到预设值；起搏模式改变（如由 DDD 模式转变为 VVI 模式，当这种 ERI 启动后，患者通常出现症状，提示起搏器综合征）。起搏器医师有责任熟悉要随访的各种起搏器的 ERI 终点，以及控制 ERI 的机理[182~183]。

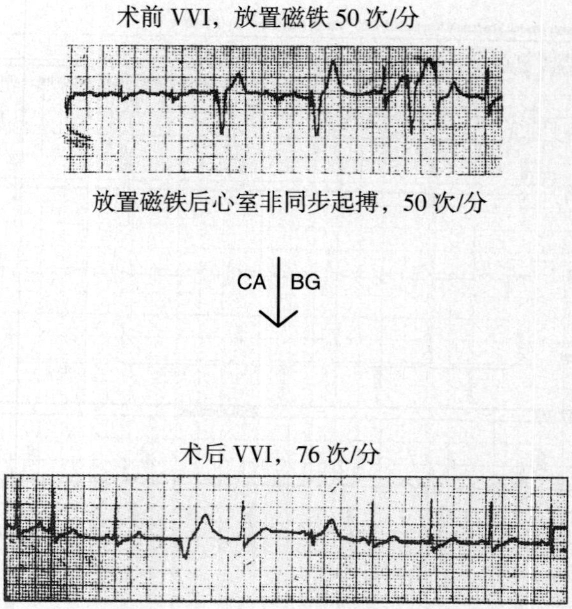

图 39-72 安装 Intermedics, Inc.起搏器的患者，起搏设置为 VVI，频率 50 次/分（磁频率也是 50 次/分钟），在旁路外科手术中使用电灼，重新设置为 VVI 起搏频率 76 次/分钟。

导线/脉冲发生器咨询和召回

咨询和召回是起搏器应用中不可回避的一个方面。尽管各家厂商已对各自产品进行了检测评估，但仍会经常遇到漏报和延迟通知的情况。迄今为止尚没有起搏器/导线的国家数据库（由 NASPE 最先提出），这就意味着部分起搏器专职医师需承担更大的责任，需建立自己的资料库并追踪设备工作状况[184,185]。此职责在 NASPE 会议上已被制定为规章[186]，包括：确认所有安装与未安装的起搏设备；验证所有被随访的患者；传达起搏中心或医师对其患者的事情通告；通过登记邮箱或电话联系通知或指派患者；病史、干预和非干预的危险、研究与治疗计划等重大问题与患者交流；保证患者随访顺利；厂家随访资料储备及完成设备召回等任务。假如患者为起搏器依赖，则应通过门诊或电话传送加强随访观察。对这样的患者，要很快进行侵入性干预，修整起搏系统存在的潜在问题。但在做出上述决定前应对干预治疗的危险性和设备未来失效的可能性仔细评估。

特殊问题：心脏电复律、电磁干扰、核磁共振检查、放射治疗和碎石术

电灼术和电复律/电除颤均能暂时或永久影响起搏器功能[187~190]。这包括使脉冲发生器复位到噪声回复模式（图 39-72）或感知及起搏阈值的改变，原因主要是电流经导线传递到组织-电极界面或电流直接损伤脉冲发生器所致。电复律时推荐使用前后位除颤电极板，并尽可能应用小能量。电灼术应尽可能少用，地线板应尽量接近手术位置并远离脉冲发生器。应使用双极电灼，起搏器依赖患者术前应程控为非同步模式或触发模式，以避免过度感知。

医疗环境的电磁干扰日益增多，已经成为起搏器重要的干扰源之一。射频电流越来越多应用于消融心律失常，已观察到可以产生起搏抑制（即使在非同步模式）、设定参数重置、感知低下、非同步起搏、诱导快速起搏等影响[191]；一项临床试验发现电磁对起搏阈值和阻抗没有明显影响[192]。再次强调，消融时地线板应远离脉冲发生器；应备好临时起搏器；消融后需重新评价起搏系统以确认没有重置设定参数。

如与起搏器同侧存在肺癌或乳腺癌需放射治疗，应与放射医师进行深入讨论。通常可以在放射治疗时将脉冲发生器遮蔽，但有些患者需要重新置放起搏器（图 39-73）。放射线可能以积累方式随机损坏脉冲发生器，导致输出功能丧失、设定参数重置或奔逸起搏[193~197]。出现经皮电神经刺激症状的病例很少见[198,199]。

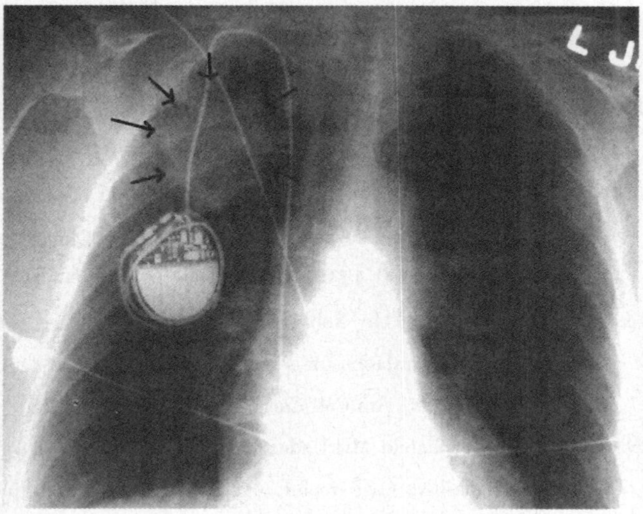

图 39-73 胸片示脉冲发生器靠近患者肺癌的放射部位。

起搏器患者应避免进行磁共振显像检查[200~205]，因为理论上磁场可导致脉冲发生器的内部元件发生物理移位，特别是簧片开关；尽管如此，临床试验中并未发现元件损害。更为常见的是出现非同步起搏和（或）快速起搏，以及脉冲发生器设置参数重置。如患者必须进行磁共振检查，应首先在体外检测脉冲发生器以预测其在体内反应，然后将起搏器应程控到磁场关闭状态，对起搏器依赖患者应选择非同步起搏模式。

目前已逐渐认识到手机和电子监控设备是非医疗环境下电磁干扰的主要来源。据报告，如将手机直接放到脉冲发生器上，有 20%的试验可观察到手机干扰，其中 7.2%的患者出现相关症状[206]。但如将手机放在正常部位（耳部，特别是对侧耳部），则不会发生重要的临床问题。关于电子监测设备，极少数情况下可观察到触发起搏器工作（特别是 ICD 放电）。如将某些具有磁安全系统的双腔起搏器暴露到磁场下，可转换为 VOO 起搏，对不能耐受心室起搏的患者则引起起搏器综合征。对安装起搏设备的患者，最好建议其在遇到电子监控系统时不要逗留[207,208]。

碎石术可导致过度感知或不规则感知，特别是在脉冲发生器内使用压力电极晶体的频率适应起搏系统[209,210]。过度感知冲击波将导致快速起搏频率，而晶体也易受冲击波的损坏。经腹部植入起搏器的患者应避免进行碎石术，术前应关闭频率适应起搏模式。应选择单腔 VVI 模式以避免心房脉冲触发冲击波释放。心房脉冲可延迟释放冲击波，导致 DDD 系统的过度感知并抑制心室通道起搏。碎石术时，推荐碎石焦点远离脉冲发生器，碎石与 QRS 波群或起搏脉冲同步，以减少碎石波对起搏器的抑制或触发（也可以设定在心室不应期以外的其他时间点发放碎石波）。再次强调，对起搏器依赖患者应备好临时起搏器，碎石术后应对设备系统进行重新评估。

起搏器随访的未来方向

正如先前所表述的，起搏器患者的随访过程中，对设备自动功能的依赖性逐渐增加。这指的是根据患者及起搏系统的状况，而不需要临床医师指示即可自动运算调整起搏器功能。其例证包括频率适应起搏，自动模式转换，自动确定感知和起搏阈值。未来起搏系统的自动功能应该集诊断问题、识别问题以及矫正功能于一体，在医师进行其他矫正操作时，系统将问题报告给医师并加以标识。而且，未来程控技术也会同时增强，如自动功能增加，对最新软件能够更新，对特殊起搏系统追踪其工作状态。

自动功能不可能替代医师和患者的直接交流：医师必须采集病史以确定患者是否存在症状，症状是否改善，必须检查伤口以确定愈合情况，放射评价也非常重要。但自动功能可以延长两次随访之间的时间间隔，且会减少特殊出诊的时间[109]。我们必须注意，不要因为对自动技术过度依赖而导致对我们自己缺乏信任——在起搏器患者的随访中医师的必须保持首要地位。

致谢

作者十分感谢 Mike Dabbraccio、David Kalinchak 和 Ron- ald Quain 提供精湛的技术支持和帮助图像处理。

任晓庆　译
孙瑞龙　校

参考文献

1. Schoenfeld MH: Quality assurance in cardiac electrophysiology and pacing: A brief synopsis. Pacing Clin Electrophysiol 1994; 17: 267-269.

2. Schoenfeld MH: Quality assurance in pacing and electrophysiology. Card Electrophysiol Rev 1998;2:94-96.

3. Hayes DL, Naccarelli GV, Furman S, et al: Report of the NASPE policy conference: Training requirements for permanent pacemaker selection, implantation, and follow-up. Pacing Clin Electrophysiol 1994;17:6-12.

4. Gregoratos G, Cheitliln MD, Conill A, et al: ACC/AHA guidelines for implantation of cardiac pacemakers and antiarrhythmia devices. A report of the American College of Cardiology/ American Heart Association task force on practice guidelines (Committee on Pacemaker Implantation) J Am Coll Cardiol 1998;31; 1175-1209.

5. Parsonnet V, Bernstein AD, Lindsay B: Pacemaker-implantation complication rates: An analysis of some contributing factors. J Am Coll Cardiol 1989;13:917-921.

6. Yamamura KH, Kloosterman EM, Alba J, et al: Analysis of charges and complications of permanent pacemaker implantation in the cardiac catheterization laboratory versus the operating room. Pacing Clin Electrophysiol 1999;22:1820-1824.

7. Parsonnet V, Furman S, Smyth NP, Bilitch M: Optimal resources for implantable cardiac pacemakers: Pacemaker Study Group. Circulation 1983;68:226A-244A.

8. Bernstein AD, Parsonnet V: Survey of cardiac pacing and defibrillation in the United States in 1993. Am J Cardiol 1996;78: 1887-1896.

9. Hayes DL, Vlietstra RE, Trusty JM, et al: A shorter hospital stay after cardiac pacemaker implantation. Mayo Clin Proc 1988; 63: 236-240.

10. Belott PH: Outpatient pacemaker procedures. Int J Cardiol 1987; 17:169-176.

11. Irwin ME, Gulamhusein SS, Senaratne MP, St Clair WR: Outcomes of an ambulatory cardiac pacing program: Indications, risks, benefits, and outcomes. Pacing Clin Electrophysiol 1994; 17:2027-2031.

12. Spotnitz HM, Ott GY, BiggerT Jr, et al: Methods of implantable cardioverter-defibrillator-pacemaker insertion to avoid interactions. Ann Thorac Surg 1992;53:253-257.

13. DaCosta A, Kirkorian G, Cucherat M, et al: Antibiotic prophylaxis for permanent pacemaker implantation: A meta-analysis. Circulation 1998;97:1796-1801.

14. Mounsey JP, Griffith MJ, Tynan M, et al: Antibiotic prophylaxis in permanent pacemaker implantation: A prospective randomised trial. Br Heart J 1994;72:339-343.

15. Classen DC, Evans RS, Pestotnik SL, et al: The timing of prophylactic administration of antibiotics and the risk of surgical-wound infection. N Engl J Med 1992;326:281-286.

16. Fu EY, Shepard RK: Permanent pacemaker infections. Card Electrophysiol Rev 1999;3:39-41.

17. Goldstein DJ, Losquadro W, Spotnitz HM: Outpatient pacemaker procedures in orally anticoagulated patients. Pacing Clin Electrophysiol 1998;21:1730-1734.

18. Michaud GF, Pelosi F Jr, Noble MD, et al: A randomized trial comparing heparin initiation 6h or 24h after pacemaker or defibrillator implantation. J Am Coll Cardiol 2000;35:1915-1918.

19. Costeas XF, Schoenfeld MH:Undersensing as a consequence of lead incompatibility: Case report and a plea for universality. Pacing Clin Electrophysiol 1991;14:1681-1683.

20. Van Gelder BM, Bracke FA, El Gamal MI: Adapter failure as a cause of pacemaker malfunction. Pacing Clin Electrophysiol 1993;16:1961-1965.

21. Sweesy MW, Forney RC, Erickson S, Batey RL: Performance of a 3.2 mm to 6 mm adaptor. Pacing Clin Electrophysiol 1994; 17:138-140.

22. Byrd CL, Schwartz SJ: Transatrial implantation of transvenous pacing leads as an alternative to implantation of epicardial leads. Pacing Clin Electrophysiol 1990;13:1856-1859.

23. Furman S: Venous cutdown for pacemaker implantation. Ann Thorac Surg 1986;41:438-439.

24. Miller FA Jr, Holmes DR Jr, Gersh BJ, Maloney JD: Permanent transvenous pacemaker implantation via the subclavian vein. Mayo Clin Proc 1980;55:309-314.

25. Said SA, Bucx JJ, Stassen CM: Failure of subclavian venipuncture: The internal jugular vein as a useful alternative. Int J Cardiol 1992;35:275-278.

26. Ong LS, Barold SS, Lederman M, et al: Cephalic vein guide wire technique for implantation of permanent pacemakers. Am Heart J 1987;114:753-756.

27. Parsonnet V, Roelke M: The cephalic vein cutdown versus subclavian puncture for pacemaker/ICD lead implantation. Pacing Clin Electrophysiol 1999;22:695-697.

28. Littleford PO, Parsonnet V, Spector SD: Method for rapid and atraumatic insertion of permanent endocardial electrodes through the subclavian vein. Am J Cardiol 1979;43:980-982.

29. Belott PH, Reynolds DW: Permanent pacemaker and implantable cardioverter-defibrillator implantation. In Ellenbogen KA, Kay GN, Wilkoff BL: Clinical Cardiac Pacing and Defibril-

lation, 2nd ed. Philadelphia, WB Saunders, 2000, pp 573–644.

30. Fyke FE 3rd: Simultaneous insulation deterioration associated with side by side subclavian placement of two polyurethane leads. Pacing Clin Electrophysiol 1988;11:1571.
31. Antonelli D, Rosenfeld T, Freedberg NA, et al: Insulation lead failure: Is it a matter of insulation coating, venous approach or both? Pacing Clin Electrophysiol 1998;21:418–421.
32. Byrd CL: Safe introducer technique for pacemaker lead implantation. Pacing Clin Electrophysiol 1992;15:262.
33. Magney JE, Staplin DH, Flynn DM, Hunter DW: A new approach to percutaneous subclavian venipuncture to avoid lead fracture or central venous catheter occlusion. Pacing Clin Electrophysiol 1993;16:2133–2142.
34. Byrd CL: Clinical experience with the extrathoracic introducer insertion technique. Pacing Clin Electrophysiol 1993;16:1781.
35. Gardini A, Benedini G: Blind extrathoracic subclavian venipuncture for pacemaker implant: A 3-year experience in 250 patients. Pacing Clin Electrophysiol 1998;21:2304–2308.
36. Lamas GA, Fish RD, Braunwald NS: Flouroscopic technique of subclavian venous puncture for permanent pacing: A safer and easier approach. Pacing Clin Electro physiol 1988;11: 1398–1401.
37. Spencer WH 3rd, Zhu DW, Kirkpatrick C, et al: Sub clavian venogram as a guide to lead implantation. Pacing Clin Electrophysiol 1998;21:499–502.
38. Higano ST, Hayes DL, Spittell PC: Facilitation of the subclavian-introducer technique with contrast venography. Pacing Clin Electrophysiol 1990;13:681–684.
39. Ramza BM, Rosenthal L, Hui R, et al: Safety and effectiveness of placement of pacemaker and defibrillator leads in the axillary vein guided by contrast venography. Am J Cardiol 1997;80:892–896.
40. Ing FF, Mullins CE, Grifka RG, et al: Stent dilation of superior vena cava and innominate vein obstructions permits transvenous pacing lead implantation. Pacing Clin Electrophysiol 1998;21: 1517–1530.
41. Belott PH: A variation on the introducer technique for unlimited access to the subclavian vein. Pacing Clin Electrophysiol 1981; 4:43–48.
42. Terada Y, Mitsui T: Placement of two pacing leads with one venipuncture in dual-chamber pacemaker implantation. Ann Thorac Surg 1997;64:563.
43. Zerbe F, Bornakowski J, Sarnowski W: Pacemaker electrode implantation in patients with persistent left superior vena cava. Br Heart J 1992;67:65–66.
44. Barin ES, Jones SM, Ward DE, et al: The right ventricular outflow tract as an alternative permanent pacing site: Long-term follow-up. Pacing Clin Electrophysiol 1991;14:3–6.
45. Giudici MC, Thornburg GA, Buck DL, et al: Comparison of right ventricular outflow tract and apical lead permanent pacing on cardiac output. Am J Cardiol 1997;79:209–212.
46. Victor F, Leclercq C, Mabo P, et al: Optimal right ventricular pacing site in chronically implanted patients: A prospective randomized crossover comparison of apical and outflow tract pacing. J Am Coll Cardiol 1999;33:311–316.
47. Alonso C, Leclercq C, Victor F, et al: Electrocardiographic predictive factors of long-term clinical improvement with multisite biventricular pacing in advanced heart failure. Am J Cardiol 1999;84:1417–1421.
48. Auricchio A, Stellbrink C, Sack S, et al: The pacing therapies for congestive heart failure (PATH-CHF) study: Rationale, design, and endpoints of a prospective randomized multicenter study. Am J Cardiol 1999;83:130D–135D.
49. Gras D, Mabo P, Tang T, et al: Multisite pacing as a supplemental treatment of congestive heart failure: Preliminary results of the Medtronic Inc. InSync Study. Pacing Clin Electrophysiol 1998;21:2249–5225.
50. Daubert JC, Ritter P, LeBreton H, et al: Permanent left ventricular pacing with transvenous leads inserted into the coronary veins. Pacing Clin Electrophysiol 1998;21:239–245.
51. Leclercq F, Hager FX, Macia JC, et al: Left ventricular lead insertion using a modified transseptal catheterization technique: A totally endocardial approach for permanent biventricular pacing in end-stage heart failure. Pacing Clin Electrophysiol 1999; 22:1570–1575.
52. Bailin SJ, Adler S, Giudici M: Prevention of chronic atrial fibrillation by pacing in the region of Bachmann's bundle: Results of a multicenter randomized trial. J Cardiovasc Electrophysiol 2001; 12:912–917.
53. Padeletti L, Porciani MC, Michelucci A, et al: Interatrial septum pacing: A new approach to prevent recurrent atrial fibrillation. J Int Card Electrophysiol 1999;3:35–43.
54. Saksena S, Delfaut P, Prakash A, et al: Multisite electrode pacing for prevention of atrial fibrillation. J Cardiovasc Electro-

physiol 1998;9:S155–162.

55. Saksena S, Prakush A, Hill M, et al: Prevention of atrial fibrillation with dual–site right atrial pacing. J Am Coll Cardiol 1996; 28:687.

56. Yu WC, Chen SA, Tai CT, et al: Effects of different atrial pacing modes on atrial electrophysiology: Implicating the mechanism of biatrial pacing in prevention of atrial fibrillation. Circulation 1997;96:2992–2996.

57. Kindermann M, Frohlig G, Berg M, et al: Atrial lead implantation during atrial flutter or fibrillation? Pacing Clin Electrophysiol 1998;21:1531–1538.

58. Longo E, Catrini V: Experience and implantation techniques with a new single–pass lead VDD pacing system. Pacing Clin Electrophysiol 1990;13:927–936.

59. Tse HF, Lau CP: The current status of single lead dual chamber sensing and pacing. J Int Card Electrophysiol 1998;2:255–267.

60. Harthorne JW, Dicola V: Infrequent cause of erratic pacemaker performance. Pacing Clin Electrophysiol 1983;6:655–656.

61. Parsonnet V, Bernstein AD, Neglia D, Omar A: The usefulness of a stretch–polyester pouch to encase implanted pacemakers and defibrillators. Pacing Clin Electrophys iol 1994;17:2274–2278.

62. Saliba BC, Ghantous AE, Schoenfeld MH, Marieb MA: Twiddler's syndrome with transvenous defibrillators in the pectoral region. Pacing Clin Electrophysiol 1999;22:1419–1421.

63. Belott PH, Bucko D: Inframammary pulse generator placement for maximizing cosmetic effect. Pacing Clin Electrophysiol 1983; 6:1241–1244.

64. Roelke M, Jackson G, Harthorne JW: Submammary pacemaker implantation: A unique tunneling technique. Pacing Clin Electrophysiol 1994;17:1793–1796.

65. Aggarwal RK, Connelly DT, Ray SG, et al: Early complications of permanent pacemaker implantation: No difference between dual and single chamber systems. Br Heart J 1995;73:571–575.

66. Spittel PC, Hayes DL: Venous complications after insertion of a transvenous pacemaker. Mayo Clin Proc 1992;67:258–265.

67. Ausubel K, Furman S: The pacemaker syndrome. Ann Intern Med 1985;103:420–429.

68. Kenny RS, Sutton R: Pacemaker syndrome. Br Med J 1986; 293: 902–903.

69. Sulke N, Dritsas A, Bostock J, et al: "Subclinical" pacemaker syndrome: A randomised study of symptom free patients with ventricular demand (VVI) pacemakers up graded to dual chamber devices. Br Heart J 1992;67:57–64.

70. Gribbin GM, McComb JM, Bexton RS: Ventricular pacemaker upgrade: Experience, complications, and recommendations (letter). Heart 1999;80:420–421.

71. Hildick–Smith D, Lowe M, Newell SA, et al: Ventricular pacemaker upgrade: Experience, complications, and recommendations. Heart 1998;79:383–387.

72. Belott PH: Use of the contralateral subclavian vein for placement of atrial electrodes in chronically VVI paced patients. Pacing Clin Electrophysiol 1983;6:781–783.

73. Belott PH, Reynolds DW: Permanent pacemaker and implantable cardioverter–defibrillator implantation. In Ellenbogen KA, Kay GN, Wilkoff BL (eds): Clinical Cardiac Pacing and Defibrillation, 2nd ed. Philadelphia, WB Saunders, 2000, pp 573–644.

74. Furman S, Behrens M, Andrews C, Klementowicz P: Retained pacemaker leads. J Thorac Cardiovasc Surg 1987;94:770–772.

75. Parry G, Goudevenos J, Jameson S, et al: Complications associated with retained pacemaker leads. Pacing Clin Electrophysiol 1991;14: 1251–1257.

76. DeCock CC, Vinkers M, van Campe LCMC, et al: Long–term outcome of patients with multiple (≥3) noninfected transvenous leads: A clinical and echocardiographic study. Pacing Clin Electrophysiol 2000;23:423–426.

77. Levine PA: Should lead explantation be the practice standard when a lead needs to be replaced? Pacing Clin Electrophysiol 2000;23:421–422.

78. Kutalek SP, Kantharia BK, Maquilan JM: Approach to generator change. In Ellenbogen KA, Kay GN, Wilkoff BL (eds): Clinical Cardiac Pacing and Defibrillation, 2nd ed. Philadelphia, WB Saunders, 2000, pp 645–668.

79. Byrd CL: Management of implant complications. In Ellenbogen KA, Kay GN, Wilkoff BL (eds): Clinical Cardiac Pacing and Defibrillation, 2nd ed. Philadelphia, WB Saunders, 2000, pp 669–694.

80. Iskos D, Lurie KG, Sakaguchi S, Benditt DG: Termination of implantable pacemaker therapy: Experience in five patients. Ann Intern Med 1997;126:787–790.

81. Schoenfeld MH: Deciding against defibrillator replacement: Second–guessing the past? Pacing Clin Electrophysiol 2000;23: 2019–2021.

82. Spratt KA, Blumberg EA, Wood CA, et al: Infections of implantable cardioverter defibrillators: Approach to management. Clin Infect Dis 1993;17:679–685.

83. Chua JD, Wilkoff BL, Lee I, et al: Diagnosis and management of infections involving implantable electrophysiologic cardiac devices. Ann Intern Med 2000;133:604–608.

84. Taylor RL, Cohen DJ, Widman LE, et al: Infection of an implantable cardioverter-defibrillator: Management without removal of the device in selected cases. Pacing Clin Electrophysiol 1990;13: 1352–1355.

85. Griffith MJ, Mounsey JP, Bexton RS, Holden MP: Mechanical, but not infective, pacemaker erosion may be successfully managed by re-implantation of pacemakers. Br Heart J 1994;71: 202–205.

86. Frame R, Brodman R, Furman S, et al: Surgical removal of infected transvenous pacemaker leads. Pacing Clin Electrophysiol 1993;16:2243–2248.

87. Byrd CL, Schwartz SJ, Sivina M, et al: Technique for the surgical extraction of permanent pacing leads and electrodes. J Thorac Cardiovas Surg 1985;89:142–144.

88. Saliba WI, Erdogan O, Wilkoff BL: Extraction and revision. Card Electrophysiol Rev 1999;3:34–35.

89. Byrd CL, Wilkoff BL: Techniques and devices for extraction of pacemaker and implantable cardioverter-defibrillator leads. In Ellenbogen KA, Kay GN, Wilkoff BL (eds) : Clinical Cardiac Pacing and Defibrillation, 2nd ed. Philadelphia, WB Saunders, 2000, pp 695–709.

90. Love CJ: Current concepts in extraction of transvenous pacing and ICD leads. Cardiol Clin 2000;18:193–217.

91. Byrd CL, Schwartz SJ, Hedin N: Lead extraction: Indications and techniques. Cardiol Clin 1992;10:735–748.

92. Love CJ, Wilkoff BL, Byrd CL, et al: Recommendations for extraction of chronically implanted transvenous pacing and defibrillator leads: Indications, facilities, training. North American Society of Pacing and Electrophysiology Lead Extraction Conference Faculty. Pacing Clin Electrophysiol 2000;23:544–551.

93. Madigan NP, Curtis JJ, Sanfelippo JF, Murphy TJ: Difficulty of extraction of chronically implanted tined ventricular endocardial leads. J Am Coll Cardiol 1984;3:724–731.

94. Byrd CL, Wilkoff BL, Love CJ, et al: Intravascular extraction of problematic or infected permanent pacemaker leads: 1994–1996. U.S. Extraction Database, MED Institute. Pacing Clin Electrophysicl 1999;22:1348–1357.

95. Bracke FA, Meijer A, Van Gelder B: Learning curve characteristics of pacing lead extraction with a laser sheath. Pacing Clin Electrophysiol 1998;21:2309–2313.

96. Kaizuka H, Kawamura T, Kasagi Y, et al: An experience of infected catheter removal with continuous traction method and silicon rubber wearing. Kyobu Geka 1983;36:309–311.

97. Bilgutay AM, Jensen MK, Schmidt WR, et al: Incarceration of transvenous pacemaker electrode: Removal by traction. Am Heart J 1969;77:377–379.

98. Byrd CL, Schwartz SJ, Hedin NB, et al: Intravascular lead extraction using locking stylets, sheaths, and other techniques. Pacing Clin Electrophysiol 1990;13:1871–1872.

99. Fearnot NE, Smith HJ, Goode LB, et al: Intravascular lead extraction using locking stylets, sheaths, and other techniques. Pacing Clin Electrophysiol 1990;13:1864–1870.

100. Pace JN, Maquilan M, Hessen SE, et al: Extraction and replacement of permanent pacemaker leads through occluded vessels: Use of extraction sheaths as conduits-balloon venoplasty as an adjunct. J Interv Card Electrophysiol 1997;1:271–279.

101. Wilkoff BL, Byrd CL, Love CJ, et al: Pacemaker lead extraction with the laser sheath: Results of the pacing lead extraction with the excimer sheath (PLEXES) trial. J Am Coll Cardiol 1999; 33:1671–1676.

102. Epstein LM, Byrd CL, Wilkoff BL, et al: Initial experience with larger laser sheaths for the removal of transvenous pacemaker and implantable defibrillator leads. Circulation 1999;100:516–525.

103. Saliba BC, John R, Venditti F, Schoenfeld MH: Predictors of fracture in the Accufix-TM atrial "J" lead. Am J Cardiol 1997; 80:229–231.

104. Ardesia RJ, Saliba BC, Schoenfeld MH: Evolution of fracture in the atrial "J" lead retention wire. Pacing Clin Electrophysiol 1995;18:2227–2228.

105. Taliercio CP, Vlietstra RE, Hayes DL: Pigtail catheter for extraction of pacemaker lead (letter) . J Am Coll Cardiol 1985; 5: 1020.

106. Espinosa RE, Hayes DL, Vlietstra RE, et al: The Dotter retriever and pigtail catheter: Efficacy in extraction of chronic transvenous pacemaker leads. Pacing Clin Electrophysiol 1993;16: 2337–2342.

107. Ramsdale DR, Arumugam N, Pidgeon JW: Removal of fractured

pacemaker electrode tip using Dotter basket. Pacing Clin Electrophysiol 1985;8:759–760.

108. Kay GN, Brinker JA, Kawanishi DT, et al: Risks of spontaneous injury and extraction of an active fixation pacemaker lead: Report of the Accufix Multicenter Clinical Study and Worldwide Registry. Circulation 1999;100:2344–2352.

109. Schoenfeld MH, Markowitz HT: Device follow–up in the age of automaticity. Pacing Clin Electrophysiol 2000;23:803–806.

110. Schoenfeld MH: Follow–up of the paced patient. In Ellenbogen KA, Kay GN, Wilkoff BL (eds): Clinical Cardiac Pacing and Defibrillation, 2nd ed. Philadelphia, WB Saunders, 2000, pp 895–929.

111. Griffin JC, Schuenemeyer TD, Hess KR, et al: Pacemaker follow–up: Its role in the detection and correction of pacemaker system malfunction. Pacing Clin Electrophysiol 1986;9:387–391.

112. Furman S: Pacemaker follow–up. In Furman S, Hayes DL, Holmes DR (eds): A Practice of Cardiac Pacing, 3rd ed. Mount Kisco, NY, Futura, 1993, pp 571–603.

113. Schoenfeld MH: Follow–up of the pacemaker patient. In Ellenbogen KA (ed): Cardiac Pacing, 2nd ed. Cambridge, Mass, Blackwell Scientific, 1996, pp 456–500.

114. Levine PA: Proceedings of the policy conference of the North American Society of Pacing and Electrophysiology on programmability and pacemaker follow–up programs. Clin Prog Pacing Elecrophysiol 1984;2:145–191.

115. Gessman LJ, Vielbig RE, Waspe LE, et al: Accuracy and clinical utility of transtelephonic pacemaker follow–up. Pacing Clin Electrophysiol 1995;18:1032–1036.

116. Dreifus L, Pennock R, Feldman M: Experience with 3835 pacemakers utilizing transtelephonic surveillance. Am J Cardiol 1975;35:133.

117. Platt S, Furman S, Gross JN, et al: Transtelephone monitoring for pacemaker follow–up 1981–1994. Pacing Clin Electrophysiol 1996;19:2089–2098.

118. MacGregor CD, Covvey HD, Noble EJ, et al: Computer–assisted reporting system for the follow–up of patients with cardiac pacemakers. Pacing Clin Electrophysiol 1980;3:5688.

119. Medicare Cardiac pacemaker evaluation services effective Oct. 1, 1984, Coverage Issues Manual HCFA Publication No.6, section 50–1.

120. Hayes DL, Hyberger LK, Lloyd MA: Should the Medicare transtelephonic pacemaker follow–up schedule be altered? Pacing Clin Electrophysiol 1997;20:1153.

121. Vallario L, Leman R, Gillette P, Kratz J: Pacemaker follow–up and adequacy of medical guidelines. Am Heart J 1988;116:11.

122. Hoffman A, Jost M, Pfisterer, et al: Persisting symptoms despite permanent pacing: Incidence, causes, and follow–up. Chest 1984;85:207–210.

123. Ausubel K, Furman S: The pacemaker syndrome. Ann Intern Med 1985;103:420–429.

124. Kenny RS, Sutton R: Pacemaker syndrome. Br Med J 1986; 293: 902–903.

125. Patel NR, Sulke N: Pacemaker syndrome. Card Electrophysiol Rev 1999;3:50–52.

126. Ellenbogen KA, Thames MD, Mohanty PK: New insights into pacemaker syndrome gained from hemodynamic, humoral and vascular responses during ventriculoatrial pacing. Am J Cardiol 1990;65:53–59.

127. Cohen SI, Frank HA: Preservation of active atrial transport: An important clinical consideration in cardiac pacing. Chest 1982; 81:51.

128. Byrd CL, Schwartz SJ, Gonzalez M, et al: Pacemaker clinic evaluations: Key to early identification of surgical problems. Pacing Clin Electrophysiol 1986;9:1259–1264.

129. Bayliss CE, Beanlands DA, Baird RJ: The Pacemaker–twiddler's syndrome: A new complication of implantable transvenous pacemakers. Can Med Assoc J 1968;99:371.

130. Saliba BC, Ghantous AE, Schoenfeld MH, Marieb MA: Twiddler's syndrome with transvenous defibrillators in the pectoral region. Pacing Clin Electrophysiol 1999;22:1419–1421.

131. Misra KP, Korn M, Ghahramani AR, et al: Auscultatory findings in patients with cardiac pacemakers. Ann Intern Med 1971; 74: 245.

132. Cheng TO, Ertem G, Vera A: Heart sounds in patients with cardiac pacemakers. Chest 19972;62:66.

133. Mazzetti H, Dussaut A, Tentori C, et al: Superior vena cava occlusion and/or syndrome related to pacemaker leads. Am Heart J 1993;125:831.

134. Grier D, Cook PG, Hartnell GG: Chest radiographs after permanent pacing: Are they really necessary? Clin Radiol 1990;42: 244–249.

135. Barold SS, Falkoff MD, Ong LS, Heinle RA: Normal and abnormal patterns of ventricular depolarization during cardiac pacing. In Barold SS (ed): Modern Cardiac Pacing. Mount Kisco, NY,

Futura, 1985, pp 545–569.

136. Barold SS, Falkoff MD, Ong LS, Heinle RA: The abnormal pacemaker stimulus. In Barold SS (ed) : Modern Cardiac Pacing. Mount Kisco, NY, Futura, 1985, pp 571–586.
137. Van Gelder LM, El Gamal MIH: Magnet application–A cause of persistent arrhythmias in physiological pacemakers: Report of 2 cases. Pacing Clin Electrophysiol 1982;5:710.
138. Fieldman A, Dobrow R: Phantom pacemaker programming. Pacing Clin Electrophysiol 1978;1:166.
139. Schoenfeld MH: A primer on pacemaker programmers. Pacing Clin Electrophysiol 1993;16:2044–2052.
140. Schoenfeld MH, Padula LE, Harthorne JW: Pacemaker programmers. In Ellenbogen KA, Kay GN, Wilkoff B (eds) : Clinical Cardiac Pacing. WB Saunders, Boston, 1995, pp 127–138.
141. Schoenfeld MH: Pacemaker programmers: An updated synopsis. Card Electrophysiol Rev 1999;3:20–23.
142. Sanders R, Martin R, Fruman H, et al: Data storage and retrieval by implantable pacemakers for diagnostic purposes. Pacing Clin Electrophysiol 1984;7:1228.
143. Haddad L, Padula LE, Moreau M, Schoenfeld MH: Troubleshooting implantable cardioverter defibrillator sys tem malfunctions: The role of impedance measurements. Pacing Clin Electrophysiol 1994;17:1456–1461.
144. Waktare JE, Malik M: Holter, loop recorder, and event counter capabilities of implanted devices. Pacing Clin Electrophysiol 1997;20:2658–2669.
145. Hayes DL, Higano ST, Eisenger G: Utility of rate histograms in programming and follow–up of a DDDR pacemaker. Mayo Clin Proc 1989;64:495.
146. Levine PA: The complementary role of electrogram, event marker, and measured data telemetry in the assessment of pacing system function. J Electrophysiol 1987;1:404.
147. Ben–Zur UM, Platt SB, Gross JN, et al: Direct and telemetered lead impedance. Pacing Clin Electrophysiol 1994;17:2004–2007.
148. Luceri RM, Castellanos A, Thurer RJ: Telemetry of intracardiac electrograms: Applications in spontaneous and induced arrhythmias. J Electrophysiol 1987;1:417.
149. Levine PA, Sholder J, Jundan JL: Clnical benefits of telemetered electrograms in the assessment of DDD function. Pacing Clin Electrophysiol 1984;7:1170.
150. Clarke M, Lieu B, Schuller H, et al: Automatic adjustment of pacemaker stimulation output correlated with continuously monitored capture thresholds: A multicenter study of the Microny SR + Model 2425T pacemaker. Pacing Clin Electrophysiol 1998; 21:1567–1575.
151. Castro A, Liebold A, Vincente J, et al: Evaluation of autosensing as an automatic means of maintaining 2:1 sensing safety margin in an implanted pacemaker. Pacing Clin Electrophysiol 1996;19: 1708–1713.
152. Mauser JF, Huang SKS, Risser T, et al: A unique pulse generator safety feature for bipolar lead fracture. Pacing Clin Electrophysiol 1993;16:1368–7132.
153. Pearson AC, Janosik DL, Redd RR, et al: Doppler echocardiographic assessment of the effect of varying atrioventricular delay and pacemaker mode on left ventricular filling. Am Heart J 1988;115;611–621.
154. Rosenqvistr M, Isaac K, Botvinick EH, et al: Relative importance of activation sequence compared to atrioventricular synchrony in left ventricular function. Am J Cardiol 1991;67:148–156.
155. LeClerq C, Gras D, Le Helloco A, et al: Hemodynamic importance of preserving the normal sequence of ventricular activation in permanent cardiac pacing. Am Heart J 1995;129:1133–1141.
156. Jutzy RV, Feenstra L, Pai R, et al: Comparison of intrinsic versus paced ventricular function. Pacing Clin Electrophysiol 1992; 15:1919–1922.
157. Pieterse MG, den Dulk K, van Gelder BM, et al: Programming a long paced atrioventricular interval may be risky in DDDR pacing. Pacing Clin Electrophysiol 1994;17:252–257.
158. Stierle U, Kruger D, Vincent AM, et al: An optimized AV delay algorithm for patients with intermittent atrioventricular conduction. Pacing Clin Electrophysiol 1998;21:1035–1043.
159. Mayumi H, Kohno H, Yasui H, et al: Use of automatic mode change between DDD and AAI to facilitate native atrioventricular conduction in patients with sick sinus syndrome or transient atrioventricular block. Pacing Clin Electrophysiol 1996;19: 1740–1747.
160. Linde C: The clinical utility of positive and negative AV/PV hysteresis. In Santini M: Progress in Clinical Pacing, 1996. Armonk, NY, Futura Media Services, 1997, pp 339–345.
161. Nishimura RA, Trusty JM, Hayes DL, et al: Dual chamber pacing for hypertrophic cardiomyopathy: A randomized, double–blind, crossover trial. J Am Coll Cardiol 1997;29:435–441.

162. Sulke AN, Chambers JB, Sowton E: The effect of atrio-ventricular delay programming in patients with DDDR pacemakers. Eur Heart J 1992;13:464-472.

163. Ritter P, Daubert C, Mabo P, et al: Hemodynamic benefit of rate adapted AV delay in dual chamber pacing. Eur Heart J 1989; 10:637-646.

164. Batey FL, Calabria DA, Sweesy MW, et al: Crosstalk and blanking periods in a dual chamber pacemaker. Clin Prog Pacing Electrophysiol 1985;3:314-318.

165. Klementowicz P, Ausubel K, Furman S: The dynamic nature of ventriculoatrial conduction. Pacing Clin Electrophysiol 1986;9: 1050-1054.

166. Chew PH, Bush DE, Engel BT, et al: Overnight heart rate and cardiac function in patients with dual chamber pacemakers. Pacing Clin Electrophysiol 1996;19:822-828.

167. Lee MT, Baker R: Circadian rhythm variation in rate adaptive pacing systems. Pacing Clin Electrophysiol 1990;13:1797-1801.

168. Cohen TJ: Circadian rhythm: A programmable feature in some pacemakers with some limitations. J Invas Cardiol 1998; 10:409.

169. Bornzin GA, Arambula ER, Florio J, et al: Adjusting heart rate during sleep using activity variance. Pacing Clin Electrophysiol 1994;17:1933-1938.

170. Furman S: Rate modulated pacing. Circulation 1990;82: 1081-1094.

171. Benditt DG, Mianulli M, Lurie K, et al: Multiple-sensor systems for physiologic cardiac pacing. Ann Intern Med 1994;121; 960-968.

172. Wilkoff BL, Firstenberg MS: Cardiac chronotropic responsiveness. In Ellenbogen KA, Kay GN, Wilkoff BL (eds) : Clinical Cardiac Pacing and Defibrillation, 2nd ed. Philadelphia, WB Saunders, 2000, pp 508-532.

173. Kay G: Quantitation of chronotropic response: Comparison of methods for rate-modulating permanent pacemakers. Am Coll Cardiol 1992;20:1533-1541.

174. Ahern T, Nydegger C, McCormick DJ, et al: Incidence and timing of activity parameter changes in activity responsive pacing systems. Pacing Clin Electrophysiol 1992;15:762-770.

175. Kamalvand K, Tan K, Kotsakis A, et al: Is mode switching beneficial? A randomized study in patients with paroxysmal atrial tachyarrhythmias. J Am Coll Cardiol 1997;30:496-504.

176. Connnolly SJ, Sheldon R, Roberts RS, et al: The North American Vasovagal Pacemaker Study (VPS) : A randomized trial of permanent cardiac pacing for the prevention of vasovagal syncope. J Am Coll Cardiol 1999;33:16.

177. Benditt DG, Sutton R, Gammage MD, et al: Clinical experience with Thera DR rate-drop response pacing algorithm in carotid sinus syndrome and vasovagal syncope. Pacing Clin Electrophysiol 1997;20:832.

178. Petersen MEV, Chamberlain-Webber R, Fitzpatrick AP, et al: Permanent pacing for cardioinhibitory malignant vasovagal syndrome. Br Heart J 1994;71:274.

179. Sheldon RS, Koshman ML, Wilson W, et al: Effect of dual chamber pacing with automatic rate-drop sensing on recurrent neurally-mediated syncope, Am J Cardiol 1998;81:158.

180. Famularo MA, Kennedy HL: Ambulatory electrocardiography in the assessment of pacemaker function. Am Heart J 1982; 104: 1086-1094.

181. Gaita F, Asteggian R, Bocchiardo M, et al: Holter monitoring and provocative maneuvers in the assessment of unipolar demand pacemaker myopotential inhibition. Am Heart J 1984;107:925.

182. Barold SS, Schoenfeld MH: Pacemaker elective replacement indicators: Latched or unlatched? Pacing Clin Electrophysiol 1989;12:990-995.

183. Barold SS, Schoenfeld MH, Falkoff MD, et al: Elective replacement indicators of simple and complex pacemakers. In Barold SS, Mugica J (eds) : New Perspectives in Cardiac Pacing, 2nd ed. Mt Kisco, NY, Futura, 1991, p. 493-526.

184. Schoenfeld MH: Recommendations for implementation of a North American multicenter arrhythmia device/lead database. Pacing Clin Electrophysiol 1992;15:1633-1635.

185. Blitzer ML, Marieb MA, Schoenfeld MH: Inability to communicate with ICDs: An underreported failure mode. Pacing Clin Electrophysiol, 2001;24:13-15.

186. Goldman BS, Newman D, Fraser J, et al: Management of intra cardiac device recalls: A consensus conference. Pacing Clin Electrophysiol 1996;19:7-17.

187. Furman S: External defibrillation in implanted cardiac pacemakers. Pacing Clin Electrophysiol 1981;4:485.

188. Barold SS, Ong LS, Scovil J, et al: Reprogramming of implanted pacemaker following external defibrillation. Pacing Clin Electrophysiol 1978;1:514.

189. Yee R, Jones DL, Klein GJ: Pacing threshold changes after transvenous catheter shock. Am J Cardiol 1984;53:503.

190. Lamas GA, Antman EM, Gold JP: Pacemaker backup mode re-

version and injury during cardiac surgery. Ann Thorac Surg 1986;41:155.

191. Chin MC, Rosenqvist M, Lee MA, et al: The effect of radiofrequency catheter ablation on permanent pacemakers: An experimental study. Pacing Clin Electrophysiol 1990;13:23.

192. Ellenbogen KA, Wood MA, Stambler BS, et al: Acute effects of radiofrequency ablation of atrial arrhythmias on implanted permanent pacing systems. Pacing Clin Electrophysiol 1996;19: 1287–1295.

193. Adamac R, Haefliger JM, Killisch JP, et al: Damaging effect of therapeutic radiation on programmable pacemakers. Pacing Clin Electrophysiol 1982;5:146.

194. Calfee RF: Therapeutic radiation in pacemakers. Pacing Clin Electrophysiol 1982;5:160.

195. Lee RW, Huang SK, Mechling E, et al: Runaway atrial sequential pacemaker after radiation therapy. Am J Med 1986;81:833.

196. Shehata WM, Daoud GL, Meyer RL: Radiotherapy for patients with cardiac pacemakers: Possible risks. Pacing Clin Electrophysiol 1986;9:919.

197. Venselaar JLM, VanKerkoerle HLMJ, Vet AJTM: Radiation damage to pacemakers from radiotherapy. Pacing Clin Electrophysiol 1987;10:538.

198. Rasmussen MJ, Hayes DL, Fiestsra RE, et al: Can transcutaneous electrical nerve stimulation be safely used in patients with permanent cardiac pacemakers? Mayo Clin Proc 1988;63:433.

199. Philbin D, Marieb MA, Aithal K, Schoenfeld MH: Inappropriate therapy delivered by an ICD as a result of sensed potentials from a transcutaneous electronic nerve stimulation unit. Pacing Clin Electrophysiol 1998;21:2010–2011.

200. Fetter J, Aram G, Holmes DR Jr, et al: The effects of nuclear magnetic resonance imagers on external and implantable pulse generators. Pacing Clin Electrophysiol 1984;7:720.

201. Holmes DR, Hayes DL, Gray J, et al: The effects of magnetic resonance imaging on implantable pulse generators. Pacing Clin Electrophysiol 1986;9:360–370.

202. Hayes DL, Holmes DR Jr, Gray JE: Effect of 1.5 Tesla nuclear magnetic resonance imaging scanner on implanted permanent pacemakers. J Am Coll Cardiol 1987;10:782.

203. Erlebacher JA, Cahill PT, Pannizzo F, Knowles JR: Effect of magnetic resonance imaging on DDD pacemakers. Am J Cardiol 1986;57:437.

204. Iberer F, Justich E, Stenzl W, et al: Behavior of the Activityrax pacemaker during nuclear magnetic resonance investigation. First International Symposium on Rate–Responsive Pacing, Munich. Pacing Clin Electrophysiol 1987;10:1215.

205. Iberer F, Justich E, Tscheliessnigg KH, Wasler A: Nuclear magnetic resonance imaging in pacemaker pa tients. In Atlee JL, Gombotz H, Tschelissnigg KH (eds): Perioperative Management of Pacemaker Patients. Berlin, Springer–Verlag, 1992, pp 86–90.

206. Hayes DL, Wang PJ, Reynolds DW, et al: Interference with cardiac pacemakers by cellular telephones. N Engl J Med 1997; 336: 1473–1479.

207. Groh WJ, Boschee SA, Engelstein ED, et al: Interactions between electronic article surveillance systems and implantable cardioverter–defibrillators. Circulation 1999;100:387–392.

208. McIvor ME, Reddinger J, Floden E, Sheppard RC: Study of pacemaker and implantable cardioverter–defibrillator triggering by electronic article surveillance devices (SPICED TEAS). Pacing Clin Electrophysiol 1998;221:1847–1861.

209. Cooper D, Wilkoff B, Masterson M, et al: Effects of extracorporeal shock–wave lithotripsy on cardiac pacemakers and its safety in patients with implanted cardiac pacemakers. Pacing Clin Electrophysiol 1988;11:1607–1616.

210. Langberg J, Arber J, Thuroff JW, Griffin JC: The effects of extracorporeal shock–wave lithotripsy on pacemaker function. Pacing Clin Electrophysiol 1987;10:1142.

第40章　植入性心脏复律除颤器：技术、适应证、植入和随访

NANDINI MADAN, SANJEEV SAKSENA, MARK PREMINGER

最初研制植入性心脏复律除颤器（ICD）目的是为了及时终止心脏骤停幸存者危及生命的恶性室性心律失常。直到今天，ICD仍是心脏性猝死最有效的二级预防措施。近年来，ICD治疗适应证已扩展到猝死高危患者一级预防治疗。恶性室性心律失常导致的心脏性猝死仍是全球性公共卫生学的难题。在美国，每年有30万患者死于心脏性猝死[1]。ICD是猝死惟一有效防治措施[2,3]。

ICD电极导线和脉冲发生器制作工艺的进步是ICD治疗适应证扩展的原因之一。临床研究显示ICD为潜在猝死危险患者带来益处。这些患者包括血流动力学不稳定的持续性室性心动过速（VT）患者、猝死高危的冠心病患者（合并非持续VT，伴或不伴有左心室功能不良）。临床研究也评价了除颤器在房颤中疗效。另外，制作工艺进步增强了ICD功能，降低了手术死亡率和致残率。尽管如此，ICD功能优化仍有赖于临床医生对ICD功能及患者心律失常电生理机制的正确认识。新的指南明确了ICD治疗适应证和随访要求[4]。本章将总结ICD研制工艺的进步、适应证的扩展、植入技巧和随访要点。

ICD技术：发展和现状

从20世纪80年代第一台ICD用于临床起，ICD从最早需要开胸植入心外膜电极、无任何可程控功能的第一代产品发展到今天可经静脉植入、具有分层诊断和治疗功能、能识别房性和室性心律失常并能发放相应的抗心动过速起搏（ATP）和除颤治疗的装置。ICD技术的进步包括脉冲发生器和电极导线两个方面。最早的ICD仅能发放除颤治疗，之后在除颤基础上增加抗心动过缓起搏支持和ATP功能。再后来，ICD又新增了心房起搏和频率适应性起搏功能。到今天同时具有心房和心室超速抑制起搏和心房/心室除颤功能的ICD已经问世。在心律失常识别方面，复杂识别算法使ICD能鉴别室上性心律失常和室性心律失常，并分别给予相应治疗。ICD诊断功能和监测功能也进一步扩展。目前ICD能自行测试评价各部分功能。ICD存储功能能记录心律失常识别和治疗的过程、存储与患者心功能和心律失常相关的诊断信息。ICD使用寿命延长，尽管不同功能的电流耗用（current drain）不同（其中监测功能的电路电流耗用最大），多数ICD寿命达到甚至超过4年。目前ICD具有多种可程控功能，随访中优化ICD各项设置以确保重要功能正常发挥。根据除颤心腔不同，ICD可分为两类：一类只具有心室除颤功能，另一类同时具有心房和心室除颤功能。下文将分别阐述各类ICD特性。

只有心室除颤功能的ICD

ICD设计技术的提高使ICD的功能得到提高。1987年ICD植入途径已从心外膜途径全部转变为非开胸静脉植入途径，其中左胸皮下的片状电极增加电荷覆盖范围，并产生从左向右的除颤向量，提高心内膜除颤的成功率[5]。在早期ICD中，三个电极之间的除颤波产生从左到右和从右到左两个除颤向量，两个方向的除颤波能降低除颤阈值（DFT）。在过去10年中脉冲发生器和电极导线制作工艺进步，使ICD可完全经静脉植入，进一步简化ICD植入程序。同时，双相除颤

波使除颤能量降低，也减少传递除颤能量所需电极数[6]。新型经静脉电极使得绝大多数ICD和98%患者的除颤波前沿电击电压可达到750~800V。脉冲发生器机壳（热壳）替代了以往ICD的皮下片状电极成为除颤能量传导系统组分之一[7]。ICD体积也不断缩小，现在已不足40ml（图40-1*A*）。尽管体积小于30ml的ICD正在研发中，考虑到理想DFT需要足够大机壳面积，如何进一步减小ICD体积同时确保合适的DFT是目前研究的热点之一。

单腔心室除颤器技术

单腔ICD具有心室频率监测、识别和及时终止危及生命的恶性室性心律失常、抗心动过缓起搏支持的功能。经头静脉或锁骨下静脉植入具有感知/起搏和除颤功能的电极，将作为另一除颤电极的脉冲发生器埋置于前胸（图40-1*B*）。除颤电极表面积较大，位于右心室内，可以是复合双极感知或真双极感知，可以是被动固定电极或主动固定电极[8]。由于除颤电流在右心室电极和机壳之间传导，右向左的除颤向量降低除颤阈值。因此，脉冲发生器都应埋置于左胸，但也可埋置于右胸。人类DFT和电极构造关系研究显示，电极构造和位置都会影响DFT。另外，电极表面积大小决定着电极-心肌界面极化效应和除颤波向量，是影响除颤阈值关键因素。在一定范围内，DFT和电极表面积成反比。增加上腔静脉或右房除颤线圈能产生第二种除颤向量，使DFT降低10%，在一些研究中DFT降低可达20%，个别患者DFT的降低可能更大（图40-1*C*）。尽管总体上除颤极性反转不能降低DFT，但个别患者DFT确实因此而降低。增加额外除颤电极和改变除颤极性尤其适于DFT高的患者。两种除颤向量要求右心室和上腔静脉处各具有一个除颤电极。减小脉冲发生器体积不仅美观而且简化手术，脉冲发生器应埋置于适当位置，保证除颤有效性和较低DFT。在我们评价最佳的脉冲发生器埋置位置的研究中，左侧腋窝附近也就是胸骨左缘第四肋间腋前线和腋中线之间DFT最低，左侧第二肋间锁骨下区DFT稍高[9]。而后者却是目前最常用的ICD埋置部位。心尖部即锁骨中线第四或第五肋间附近的DFT最高。因此，ICD植入医师应注意到脉冲发生器埋置部位会影响DFT。

在单腔ICD中，心室节律识别是基于心室腔内电图中心室波频率、规整性、波形和时间间期变化。所有ICD基本识别标准都是绝对心室频率，并分不同频率区间（最多可以达到3个区间）识别不同类型心动过速（VT/FVT/VF）。通常，两个识别区间用于识别单形性室性心动过速（VT）和心室颤动（VF）。当需要进行经验性程控时，建议设置三个识别区间用于诊断慢VT、快VT（FVT）和VF（图40-2）[10]。这种设置具有临床和治疗意义。通常慢VT不会导致晕厥并易被ATP终止。持续FVT多伴有临床症状，早期快速低能量（充电时间短）的心律转复能在症状出现前终止心律失常，且ATP治疗也能终止部分FVT。VF是导致大多数患者晕厥的心律失常，需要高能量有效除颤治疗迅速终止。由于ICD植入时心律失常识别设置都是厂家提供的默认值，因此根据患者静息时和运动后窦性节律变化特点、是否合并的室上性心律失常及室性心律失常特点进行个体化程控就尤为重要。通常建议最大窦性节律或室上性心律失常发作的心室率与VT识别频率之间有15~20次/分的差别；而VT发作频率应较VT识别频率高10~15次/分。当室上性和室性心动过速频率发生重叠时，就需要附加识别算法进行鉴别。

所有ICD都有猝发性识别（sudden onset）功能，通过监测心室周长突然变化而区别病理性心动过速和窦性心动过速。另外，可以将室上速和室速的心内电图与窦性节律下采集的模板进行比较。当不伴有室内传导阻滞时，常可以通过类似的心室电图而确定室上性节律。

心室电图宽度对心律失常鉴别价值小一些，但却很常用。室性快速心律失常时，激动传导不是通过心脏特殊传导系统进行，因而室内传导缓慢，导致腔内电图时限增宽（图40-3）。然而，尚缺乏系统性资料证实这一观点，同时心室电图窄的VT并不少见。出于对患者安全考虑，大多数ICD都将持续快速事件默认为室性并触发相应治疗。由于自主神经紧张性改变和服用抗心律失常药物可导致患者室性心律失常发生频率变化。室性心律失常表现为单形性VT并不能预测不会发生VF。实际上，血流动力学“稳定”VT患者的死亡率和事件发生率和心脏骤停幸存者相当[11]。

单腔ICD同时具有抗心动过速和抗心动过缓起搏功能，可以发放带或不带有频率反应性的心室按需起搏。在不同条件下（如ATP、除颤后起搏支持），心室起搏输出可分别程控。ICD心动过速治疗方案包括ATP终止单形VT、低能量和高能量转复快室速（FVT）和高能量除颤终止VF[12]。ATP对终止单形性VT最为有

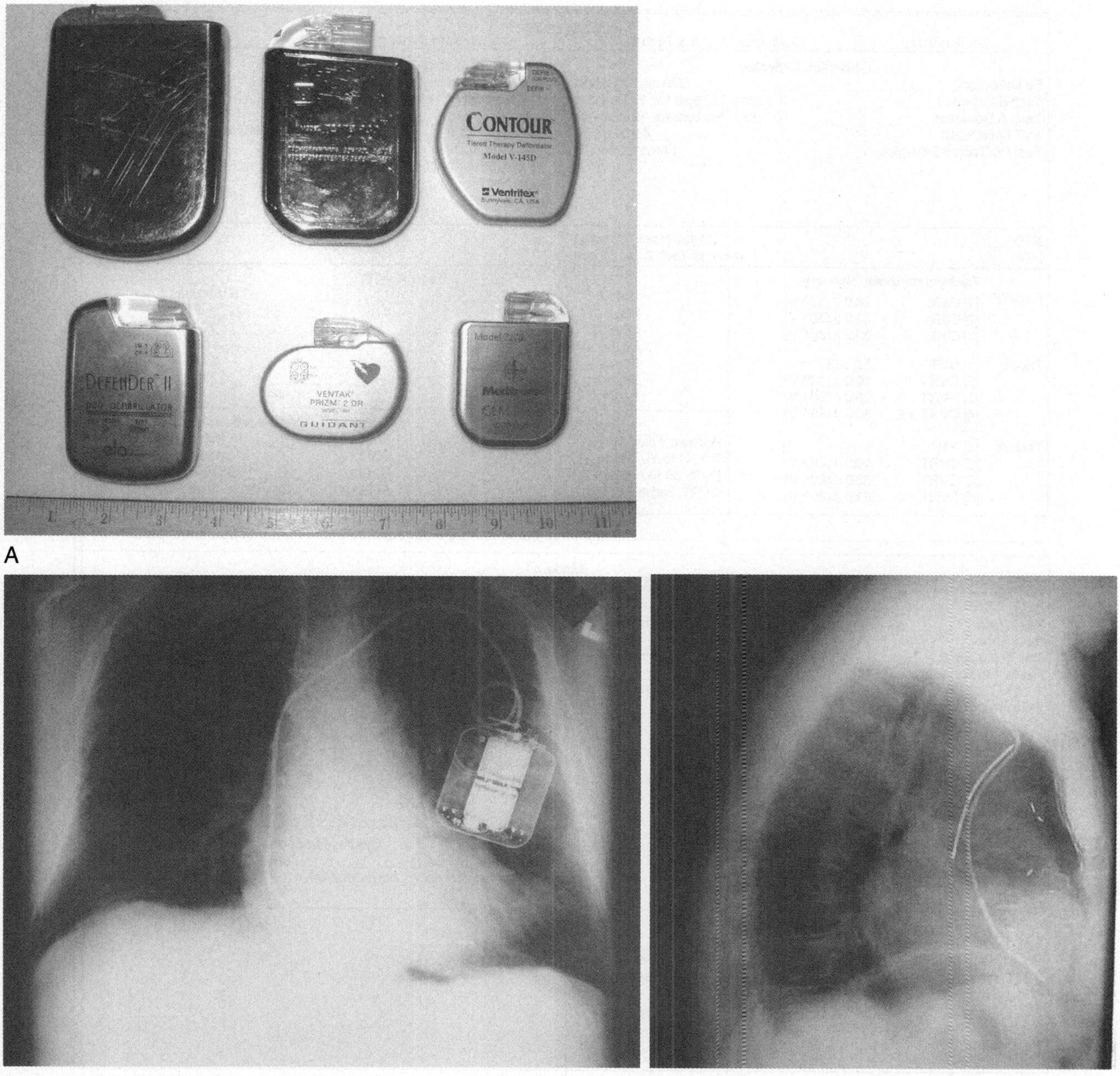

图40–1 **A.** 随着技术的进步，ICD脉冲发生器体积越来越小。上排左起第一个为第一台起搏器–除颤器（Telectronics 4201），上排中间为能发放单相除颤波起搏器–除颤器（Medtronic PCD）和之后出现发放双相波除颤器。下排左起第一个为世界上第一台双腔ICD（Ela Defender），随后ICD体积不断减小，并出现心房心室除颤器（Medtronic Gem 3AT）。**B.** 胸后前位片显示单腔心室ICD脉冲发生器和电极。**C.** 胸侧位片显示带有额外上腔静脉除颤电极的单腔心室ICD。ICD：植入性心脏复律除颤器。

效，尤其是频率低于180次/分的VT；在其他个别情况下ATP甚至能终止超过这一频率的VT[12]。单腔ICD带有几种不同ATP治疗方式。在保持治疗过程中血流动力学稳定的前提下，可设置多次和多种终止心动过速的ATP治疗。ATP治疗方案包括频率适应性或固定频率的猝发刺激治疗及低能量电击（图40–4）。在频率适应性猝发刺激中，ICD发放若干个等频率的起搏刺激，刺激周长取决于VT周长，肯是后者的95%~70%[13]。根据绛予的刺激个数不同（3~20个），猝发刺激终止VT的有效性为75%~90%。与猝发刺激不同，斜坡刺激逐次之间刺激频率按一定规律变化，有频率递增（正）和递减（负）斜坡刺激。第三种ATP治疗

Configuration

Configuration .... Defib with Tach A & Tach B

Arrhythmia Sensing .... Dual Chamber

Detection Criteria

Fib Detection	270 ms / 222 bpm
Tach B Detection	330 ms / 182 bpm for 12 intervals
Tach A Detection	375 ms / 160 bpm for 12 intervals
SVT Upper Limit	Same as Fib
Post Fib/Tach B Detection	Same as Tach B

SVT Criteria

V < A Rate Branch	
VT Diagnosis Criteria	If Any
Morphology	On (60 %, 5 of 8)
Interval Stability	On (80 ms), (60 ms), 12 intervals
V = A Rate Branch	
VT Diagnosis Criteria	If Any
Morphology	On (60 %, 5 of 8)
Sudden Onset	On (100 ms)
Template	NOT PRESENT

MTD	30 sec (Tach Therapy)
MTF	Same as Tach A for 30 sec

Tachyarrhythmia Therapy

Fib/MTF:	[1] Defib	20.0 J (625 V)
	[2] Defib	33.0 J (801 V)
	[3] Defib x 4	33.0 J (801 V)
Tach B:	[1] CVRT	5.0 J (311 V)
	[2] CVRT	20.0 J (625 V)
	[3] CVRT	33.0 J (801 V)
	[4] CVRT x 2	33.0 J (801 V)
Tach A:	[1] ATP	
	[2] CVRT	10.0 J (443 V)
	[3] CVRT	33.0 J (801 V)
	[4] CVRT x 2	33.0 J (801 V)

Tach A ATP

Output	7.5 V, 1.0 ms
BCL	81 %
Min BCL	200 ms
No. Bursts	3 bursts
Stimuli	8 stimuli
Scanning	12 ms
Ramp	Off

Shock Waveform

Biphasic, Fixed Tilt
RV (+) to SVC/Can (-)
Defib: 65 % / 65 %
CVRT: Same as Defib

Stored EGM

EGM #1	A Sense/Pace, ± 4.0 mV
EGM #2	V Sense/Pace, ± 13.4 mV
Events	Fib, MTD, Tach B, Tach A
Settings	Detection, 16 sec Pre, 1 min Max

Mode

Mode .... DDD

Sensor .... Passive

Basic Timing

Base Rate	60 ppm / 1000 ms
Rest Rate	Off
Max Track Rate	110 ppm / 545 ms
Hysteresis Rate	Off
AV/PV Delay	250 ms / 225 ms
Rate Responsive AV/PV Delay	Off

Stimulation & Refractory

A. Output	5.0 V, 0.5 ms
V. Output	5.0 V, 0.5 ms
Pace Refractories	PVARP 280 ms/V. 250 ms
Rate Responsive Refractory (V.)	Off

Post-Shock Pacing

Post-Shock Mode	DDD
Post-Shock Base Rate	70 ppm / 857 ms
Post-Shock Pause	1 sec
Post-Shock A. Output	5.0 V, 0.5 ms
Post-Shock V. Output	7.5 V, 1.9 ms
Post-Shock Duration	30 sec

Sensor

Max Sensor Rate	110 ppm / 545 ms
Threshold	Auto (+0.0)
Measured Average Sensor	N/A
Reaction Time	Slow
Recovery Time	Very Slow
Slope	Auto (+0)
Measured Auto Slope:	8

Special Functions

Special EGM Events	AMS Entry/Exit, PMT Termination
Capacitor Maintenance Charge Interval	3 months (800 V)

Extended Parameters

Auto Mode Switch	DDI
Mode Switch Detection Rate	180 bpm / 333 ms
PMT Options	A Pace on PMT
PMT Detection Rate	90 bpm
PVC Options	A Pace on PVC
Ventricular Noise Reversion Mode	Pacer Off
Ventricular Safety Standby	On

Real-Time Measurements

Unloaded Battery Voltage: 3.15 V
Pacing Lead Impedance: A. 440 Ω / V. 350 Ω
Signal Amplitudes: ≥ 3.0 mV P-waves / 8.9 mV R-waves

Real-Time Device Status

Morphology On/Passive; Active Template Not Present

图 40–2 ICD 中设置 VT/FVT/VF 三个不同识别和治疗区间，以诊断和治疗慢、快室性心律失常及室颤，并设置双腔抗心动过缓起搏功能。

方案是额外刺激扫描（Scanning），常是在斜坡或猝发的基础上，刺激随着治疗阵数增加。总的来说，几种 ATP 治疗有效性十分相近，尤其是对于那些术前未经电生理检查确定 VT 终止的频率窗口和治疗方案的患者。近来，经验性程控治疗方案的趋势扩大了 ATP 使用。尽管如此，在电生理检查指导下程控 ATP 方案能提高 ATP 治疗有效性。我们建议任何一种 ATP 方案在最后程控之前应确保其终止 VT 有效性超过 80%。评价某一方案有效性至少需通过诱发 10 次 VT 进行判断。对于心律转复终止 FVT，5J 除颤的治疗成功率接近 80%。如果 5J 双向脉冲未能有效终止，将发放更高能量双相波。

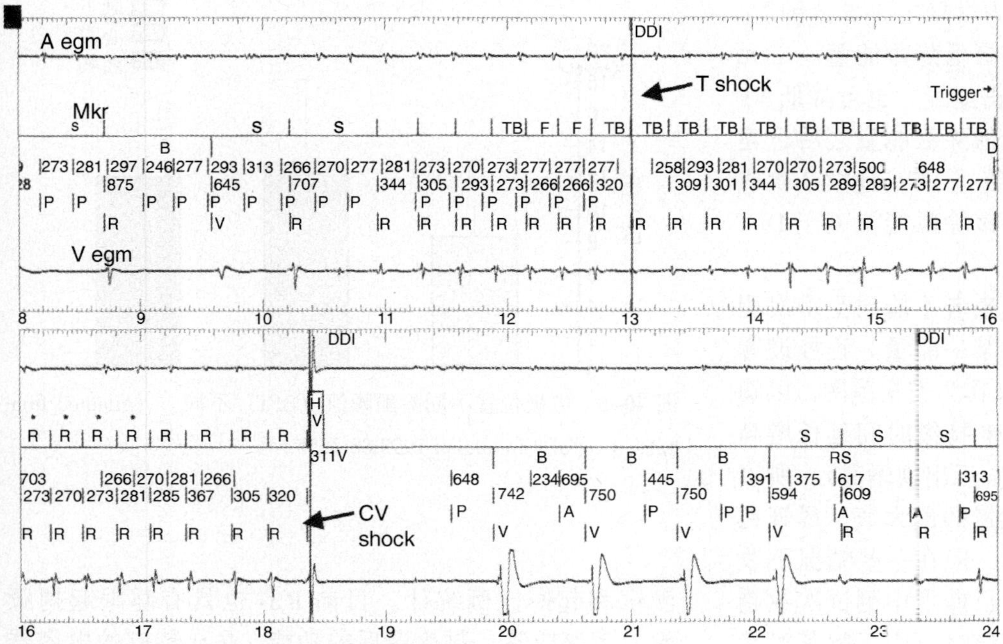

图 40-3 T 波电击诱发 VF 前后心室腔内电图的时限。心动过速时心室腔内电图并未增宽，311V 高能量电击终止心动过速后出现宽大心室腔内电图。上条为心房腔内电图（A egm）；中间为通道标识显示 P-P 和 R-R 间期；下条为心室腔内电图（V egm）；CV：心脏电转复。

应根据 DFT 设置初始除颤能量。DFT 反映了患者在某一时候可能的除颤阈值，但却不是恒定不变的。人类和动物的研究都显示除颤效率曲线呈 S 形，在曲线末端 DFT 逐渐增高。除颤的原理和机制已在第四章讨论过了，不再赘述。因此，要想达到反复可靠有效终止 VF 的目的，必须在测试中客观地评价除颤的有效性及应用高度有效的初始除颤能量。这要求将除颤能量程控接近 DFT。而将除颤能量程控为 DFT，就要求这个最低的除颤能量可反复中止 VF，即连续三次或多次有效终止 VF。另一种方法是通过统计学预测最大能量除颤的成功率。例如，两次不高于 10J 或一次 5J 的除颤成功可以预测 30J 除颤成功。对于血流动力学不稳定的患者，不允许反复测定 DFT，应通过适当的测试方案确定 DFT。本实验室采用递减法测试 DFT，将某一电极方式的 DFT 均值作为初始值，从而可以最大限度减少 VF 诱发次数。本研究中心通过以上方法确定的左/右侧（脉冲发生器的位置）DFT 分别为 10J 和 15J（图 40-5）。ICD 程序中带有非侵入性的 VF 诱发方案。测试方案是基于在初次除颤能量测试结果设计的。如果初次测试失败，应迅速给予 ICD 最大能量除颤或体

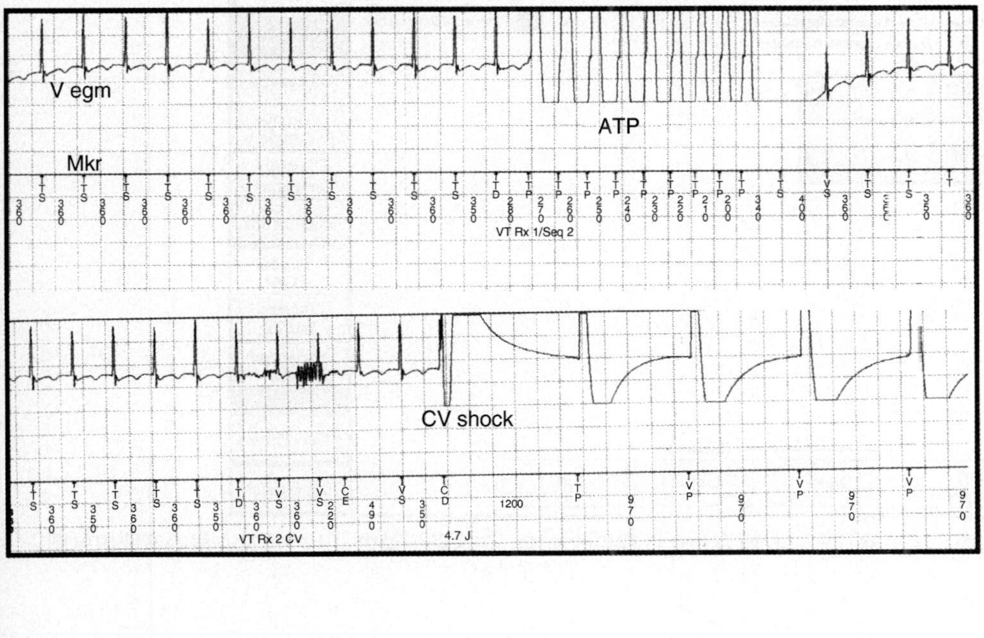

图 40-4 抗心动过速起搏（ATP）未能终止室速，随后低能量电击终止心动过速。Vegm：心室腔内电图；Mkr：带间期（ms）的通道标识；TS：心动过速感知。

外除颤。初次测试后应等血流动力学稳定 3~5 分钟后，才可继续测试；根据结果增加或降低除颤能量。二元测试方案（即交替递增或递减电击能量）也可降低 VF 诱发和电击治疗次数。在确定最低除颤能量之后，建议重复两次测试以确定其能反复终止 VF。连续 3 次或 4 次中有 3 次除颤成功，能确保该除颤能量高于 DFT 比例高于 90%。

当患者血流动力学不稳定或患者不能耐受多次测试，就需确定能反复除颤成功的某一能量。程控设置的治疗能量应高于成功能量的 10J 作为安全范围，以确保除颤有效性。由于 DFT 随着 VF 持续时间延长增高（临床研究中，DFT 在 VF 持续 30s 后出现增高），所以之后的治疗能量应为 ICD 除颤能量的最大值。尽管在术中测试时已确定最佳除颤极性，但在一些情况下改变除颤极性能提高治疗有效性。目前术中测试次数趋于减少，因此在增加新的药物治疗时，应了解其对除颤治疗安全性和有效性的影响，并确保在出现导致 DFT 增高的临床事件（心衰、心肌缺血）时仍能保证除颤有效性。

ICD 监测和自检功能及其易用性也得到提高，可以持续地监测患者心律和进行非侵入性电生理测试。起搏器中的许多自检功能已经用于 ICD 中，包括定期甚至是每日测试电池状态和导线阻抗、自动起搏阈值测试和起搏比例统计。目前 ICD 也具有睡眠起搏频率、频率应答、频率滞后的功能。ICD 特有的电容器的最大能量充电时间，以往是需要在随访时手动测试的一项重要参数；而现在 ICD 能定期自动测试。当充电时间超过 12s 时就提示接近电池终末期，应增加随访次数。我们通常建议当充电时间超高 15s 就应更换脉冲发生器，因为充电时间延长意味着 ICD 干预前心律失常持续时间延长，DFT 增高甚至治疗失败的可能性增大。心律失常日志提供事件发作次数和每次

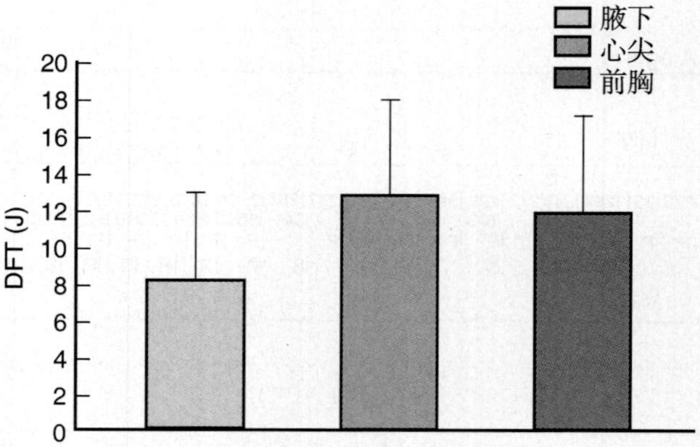

图 40-5 电极位置不同除颤阈值（DFT）不同。(Adapted from Saksena et al: Circulation 1993;88:2655.)

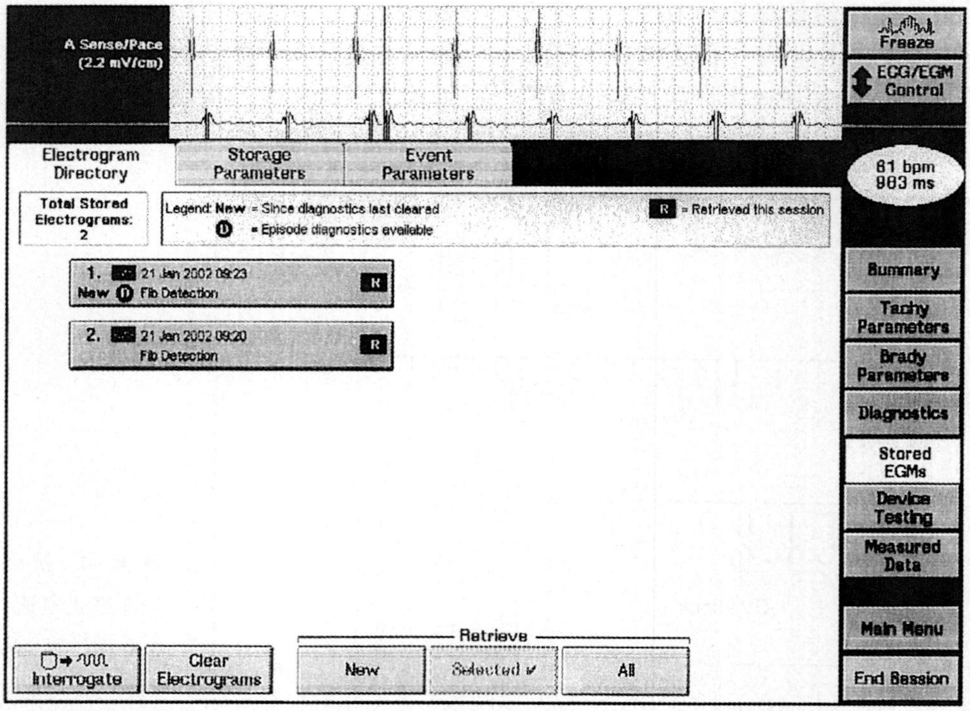

图 40-6 双腔 ICD 中存储的心律失常日志。右列为 ICD 可程控的功能。在两条记录中（上）可见心房心室腔内电图。

持续时间（图 40-6）。目前的 ICD 还可以记录部分事件心室腔内电图。记录数字化图形信息需要很大的记忆空间，在一些新型 ICD 中已经能存储 120s 的事件腔内电图。记录和存储功能对电池电流耗用大，因此不加选择的程控会影响 ICD 寿命。在随访中可以回顾从上次随访甚至是从植入术后到本次随访所有心律失常资料。

目前 ICD 可以提供非侵入性电生理检查进行心动过速的诱发和终止。在测试过程中，先通过程控仪和探头对 ICD 进行询问，然后通过程控心室起搏模式诱发 VT；通过在 T 波易损期上发放低能量的电击、50Hz 起搏刺激、快速心室起搏刺激等方法诱发 VF（图 40-7）。这可以用于测试 ICD 对心动过速的识别和选择适当的治疗方式。

双腔和三腔心室除颤器

带有双腔起搏功能的 ICD 在临床上应用已经 10 余年，其可程控性也大大提高。与单腔 ICD 相比，双腔 ICD 需在右心房植入双极心房电极导线（图 40-8*A*），在脉冲发生器上有专门接口与之相连。为了避免远场 R 波感知，心房电极导线端-环电极的间距缩短，且电极常常被置于右房高侧壁。心房电极导线位置不适当会严重影响 ICD 功能。

双腔 ICD 能够提供房室顺序起搏或心房按需起搏，这对于心室功能不良患者尤为重要。双腔感知功能可提供以房室关系为基础的鉴别功能，提高心律失常识别准确性。目前，双腔 ICD 的起搏功能与双腔起搏器相似，可以带有频率应答功能。但为了避免起搏频率和心动过速识别频率的矛盾，上限传感器频率会受到一定限制。但目前一些型号双腔 ICD 已经解决了这一矛盾。频率应答所使用传感器多为体动传感器，带多传感器的装置还在研发中。未来的传感器也许能感知缺血、氧分压及压力变化等血流动力学信号。

具有双室起搏的三腔 ICD 也已用于临床（图 40-8*B*），其适应证和植入技术将在 49 章中讨论，这类 ICD 建议用于药物无效伴有心室收缩不同步的心衰患者。

双腔 ICD 的心动过速诊断标准除了包括传统的频率为基础算法外，还包括分析心房和心室激动关系的算法（图 40-7）。单纯频率算法容易鉴别快速和非相关心房活动，如房颤或异位性房速伴不同阻滞与心室快速型心律失常。但房室关系固定而且心房、心室频率相同的室上性心律失常不易被鉴别[14]。这种情况下，室速伴有 1:1 室房逆传与房性心动过速（房速或房扑）伴有 1:1 房室传导难以被区别开。在 ICD 逻辑电路中写有心律失常鉴别算法，但不同类型 ICD 各有其特点。例如早期 Medtronic 公司 Gem 系列 ICD 的 PRLogic 算法以 VV 间期中点为界，通过心房事件在 VV 间期中所处的位置区分前传或逆传的心房激动。但这一算法随即就被放弃，因为在快速房性心律失常中 PR 间期不是恒定

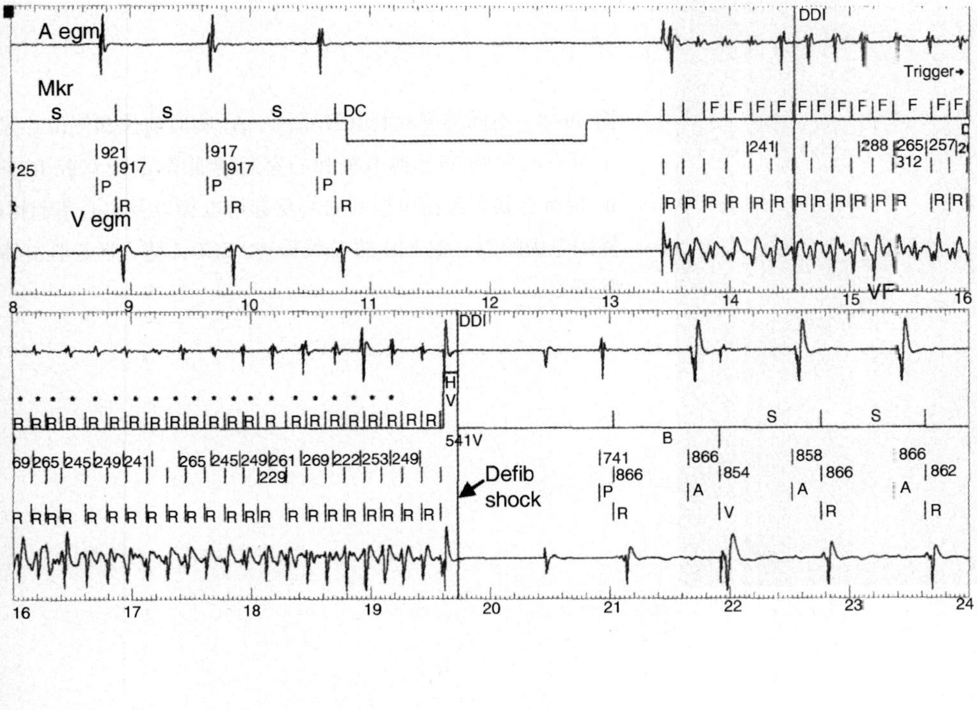

图 40-7 DFT 测试中，直流电（DC）诱发的 VF 被高能量电击（Defib shock）治疗终止。上条为心房腔内电图（A egm）；中间为通道标识显示 P-P 和 R-R 间期；下条为心室腔内电图（V egm）。DFT：除颤阈值。

不变的，而且可以高度延长，使这种算法的效能降低。相反，在 Ela 公司的 ICD 中 PARAD 算法分析心动过速发生即刻房室关系和判断先发生心率加速的心腔，以此诊断心动过速起源心腔。虽然，一些房性心动过速会触发室性心律失常，在临床应用中，这种算法被认为是较好的。最后，最近一些 ICD 可以根据设置回顾心律失常时心房/室腔内电图，能为评价 ICD 识别和治疗准确性提供重要信息。更重要的是，由于新型电子装置干扰导致心动过速越来越常见，在这些患者中可以出现截然不同的心律失常（图 40-9）。

目前，双腔 ICD 适应证包括：需要双腔起搏的患者，如窦房结功能障碍伴传导系统疾病或需用对房室结有阻滞作用的抗心律失常药物；重度房室传导阻滞需要房室顺序起搏的患者；或合并左室功能不良的患者[14]。尤其适用于既有房性心律失常又有室性心律失常，需要对两种心律失常进行鉴别的患者。

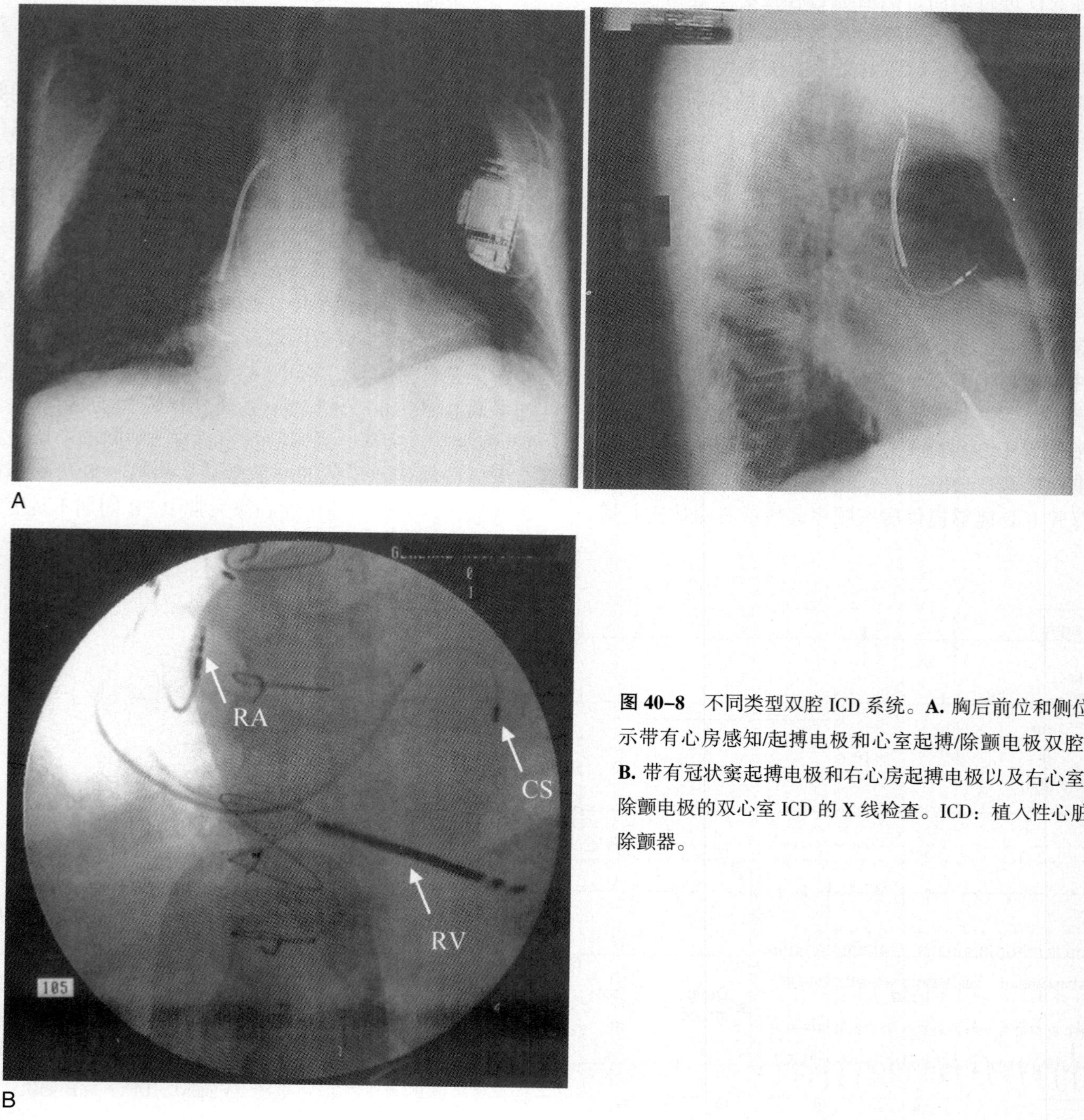

图 40-8 不同类型双腔 ICD 系统。**A.** 胸后前位和侧位片显示带有心房感知/起搏电极和心室起搏/除颤电极双腔 ICD。**B.** 带有冠状窦起搏电极和右心房起搏电极以及右心室起搏/除颤电极的双心室 ICD 的 X 线检查。ICD：植入性心脏复律除颤器。

双腔心房心室复律除颤器

双腔心房心室除颤器是 ICD 技术的最新进展。双腔心房心室除颤器的出现取代了第一代心房除颤器（图 40–9）[15,16]。这种 ICD 能分别在心房腔和心室腔发放抗心动过速治疗，使其不仅仅用于需要鉴别房性和室性心律失常的患者。最初的研究对象为合并或不合并恶性室性心动过速的房颤患者[16,17]。由于房颤病例数多且心房电复律是常用转复房颤措施，此项技术应用前景良好。由于功能单一、临床应用和安全性都受到一定限制，单纯的心房除颤器应用越来越少[15]。双腔心房心室除颤器可用于合并症状性房性和室性心动过速的患者和药物治疗无效的、有症状的房颤患者。

与单腔心室除颤器相似，双腔心房心室除颤器的心房通道可以对不同频率范围房性心动过速进行分类，并根据分类发放不同的治疗。但需要植入额外的心房除颤线圈，线圈可以携带在起搏电极导线上，从右心房延伸到上腔静脉，进行心房起搏、房性心律失常识别和电击治疗。或者传统心室除颤电极的上腔静脉线圈也可用于心房除颤，而另有心房起搏电极。冠状窦

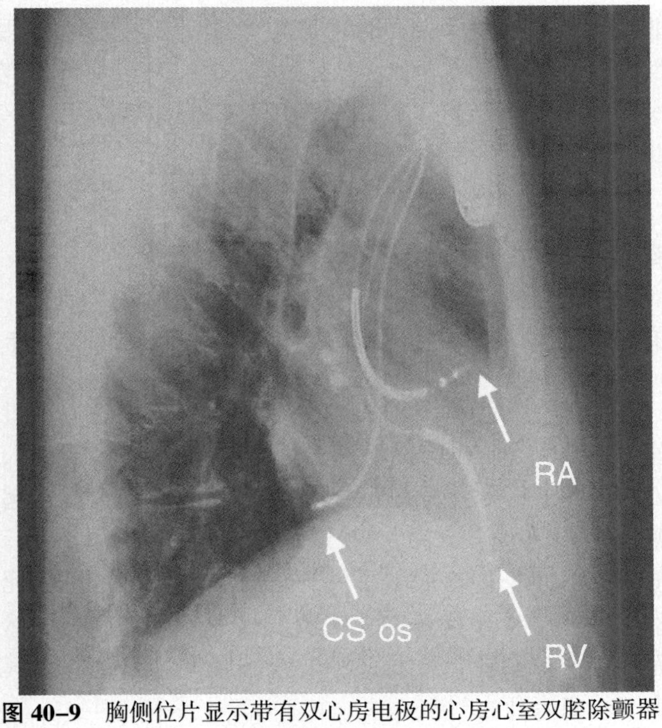

图 40–9 胸侧位片显示带有双心房电极的心房心室双腔除颤器。图中电极包括冠状窦口起搏电极、右心房电极和右心室起搏/除颤电极。ICD：植入性心脏复律除颤器。

电极能降低除颤阈值，而被提倡应用[18,19]。但除了有较高心房 DFT 患者，心房 DFT 降低临床用处有限。对于因房颤反复电击的患者，除颤能量仍太高，患者难以忍受。但现有临床条件限制了冠状窦电极应用。首先导管放置较困难，手术时间长；其次需要专门识别算法防止冠状窦电极交叉感知心室电活动；第三拔除电极导线危险性大。解决这些问题对于合并有室性心动过速的房颤患者尤为重要。

除颤器通过两个频率分区进行房性心动过速分类：一个用于识别心房波形均一的房速和房扑识别区；另一个为一个房颤识别区。根据自发和诱发的心律失常特点设置两个识别区的识别频率和治疗方案。在房速和房扑识别区内设置 ATP 治疗，包括猝发起搏（Burst）、斜坡式刺激（Ramp）或 50Hz 快速刺激。前两种治疗的有效性已在以往抗心动过速起搏器和基础研究中得到证实[20]。猝发和斜坡起搏能有效终止房内折返性心动过速和经典房扑，而非峡部依赖性不典型性房扑终止成功率较低。50Hz 连续快速刺激可以持续 1~4s，其终止非峡部依赖性不典型性房扑成功率较高，有效性可达 60%[21]。后备支持的电击治疗常用于起搏治疗无效的心动过速，可程控电击能量 0.1~27J。在房颤区中仅有 50Hz 起搏和电击治疗。一些快速的单形性心动过速也会落在这个频率范围内，因此 50Hz 快速起博能有效地终止运到这个频率范围的部分心动过速（图 40–10，A）。但 50Hz 起搏也可能会使心动过速加速为房颤（图 40–10，B）。50Hz 起搏对房颤作用不大。房颤电击治疗有效性规律与室颤相似，S 形电击治疗曲线、除颤阈值与电极极性相关。与右心房–右心室电极、上腔静脉–右心室电极或利用机壳或左侧片状电极组成的电极系统相比，右心房–冠状窦的除颤线圈可以明显降低除颤阈值[19]。

在临床研究中，Medtronic 公司的 Jewel AF 心房除颤器能提供高达 27J 除颤能量，保证除颤有效性。目前更新一代产品还能提供房颤预防程序，如持续心房起搏预防房颤；并能分别进行房性和室性心律失常识别和分类，记录相应心腔的腔内电图。心房、心室都能进行非侵入性电生理起搏刺激，通过诱发和终止房性和室性心动过速评价除颤器识别和治疗程序的有效性。最后，可以根据医师和患者需求，通过手持的激活装置发放电击治疗。也可体外程控发放电击治疗。如此，AF 症状和持续时间可成为电击治疗发放的决定因素。

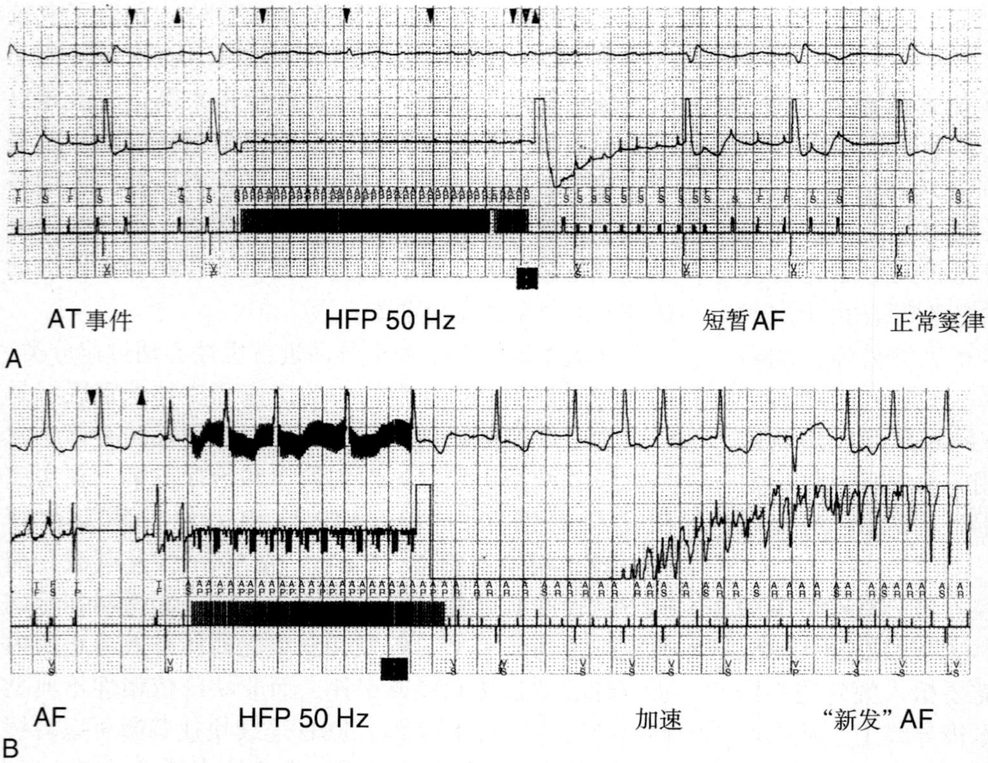

图 40-10 **A.** 50Hz 高频起搏终止非典型房扑（AT），治疗发放后先出现短暂房颤，随即自行终止。**B.** 高频起搏使非典型房扑加速为房颤。

ICD 植入适应证

2004 年 ICD 植入适应证包括反复发作的有症状性室性或房性快速性心律失常。室性快速性心律失常适应证可以大体分为两类：心脏性猝死的一级或二级预防和持续性室性心动过速（表 40-1）。对于房性快速性心律失常，ICD 的植入多用于二级预防，目前正在对此进行评价。1998 年 ACC/AHA 专家小组制定了室性快速性心律失常 ICD 治疗指南[4]。在指南中，根据专家小组集体意见，适应证可以分为三类：

I 类适应证：根据专家意见或临床试验一致建议植入 ICD。

II 类适应证：ICD 植入被认为是一项可行治疗措施，但未达到一致同意。

III 类适应证：根据临床实际情况，ICD 植入被认为是不可取的。

在指南发表的时候，心房除颤器的适应证尚需进一步研究；但随着临床应用增加，已有商品推出。

表 40-1 总结了 ACC/AHA 关于 ICD 临床应用的适应证。其中一些重要的部分将这一章节中深入讨论。与其前一版 1991 指南相比，1998 年指南反映了人们在冠心病、非缺血性心脏病及单纯心脏电学紊乱疾病导致的心脏性猝死的机制和危险性研究方面重要进展。由此，ICD 的适应证得到扩展，被用于左室功能不全、非缺血性心肌病及遗传性心脏电学紊乱等具有潜在恶性室性心律失常和心脏性猝死危险的患者[22]。最近研究进展使得此类装置可以用于顽固性房颤患者。另有一些适应证亦在研究中，下文将会提及。

室性心律失常的二级预防

有症状性持续性室性心律失常和心脏骤停的幸存者

ICD 最初应用指征是自发持续性症状性室性心动过速、室颤及心脏性猝死幸存者。通过 ATP 或电击治疗，ICD 能终止此类患者快速性室性心律失常。研究显示起搏能终止 89%~91%的 VT[12,23]，其余的可被电击终止。ICD 能成功终止 98%VF 事件[12,23]。大约有 40%心脏猝死幸存者在电生理检查中无法诱发出 VT/VF 事件[24]。然而 8%~50%患者会再发 VT/VF 或心脏性猝死事件，其中 50%患者死亡[24-26]。

大规模临床研究显示，ICD 植入术后患者，心脏性猝死的年发生率 1%~2%（图 40-11），5 年累计发生率

表 40-1 ICD 植入适应证

I 类
a. 非一过性或可逆性原因引起的室颤或室速所致的心脏骤停
b. 伴有器质性心脏病自发的持续性 VT
c. 不明原因的晕厥，合并电生理检查诱发出血流动力学不稳定持续性 VT/VF，药物无效、不能耐受
d. 患有冠脉疾病、心梗病史、左心室功能低下者，电生理检查诱发出 VF/非持续性 VT，I 类抗心律失常药不能抑制
IIA 类
左心室功能低下，LVEF≤30%，心梗后 1 月，冠脉血管重建术后 3 月
IIB 类
a. 临床推测心脏骤停是由于 VF 引起，而由于其他原因不能行电生理检查
b. 等待心脏移植，因室速产生严重症状
c. 家族性或遗传性的高危状况导致致命性室性心动过速如长 QT 综合征
d. 非持续性室速，合并冠脉疾病，心梗病史、左心室功能低下者，电生理检查诱发出持续性 VT/VF
e. 不明原因晕厥，心功能低下，电生理检查诱发出室性心律失常
f. 不明原因晕厥，家族中有猝死史，合并 RBBB+ST 抬高（Brugada）
g. 晕厥合并严重器质性心脏病，原因难定（无创、有创检查）
III 类
a. 原因不明的晕厥，没有可诱发的室性快速心律失常，也无器质性心脏病
b. 无休止的室速或室颤
c. 外科手术或导管消融可治的室速或室颤，例如伴随预激综合征的房性心律失常、右心室流出道室速、特发性左心室室速或分支性室速、束支折返性室速、法洛四联症
d. 由于一过性或可逆性病症（如急性心肌梗死、电解质紊乱）
e. 明显的精神性疾病，可能被器械植入术所加重，或是不能进行系统的随访
f. 预期生存期≤6 个月的终末性疾病
g. 有左心室功能障碍和 QRS 时限延长而无自发的或可诱发的持续性或非持续性室速、准备进行紧急冠状动脉旁路手术的冠心病患者
h. NYHA 分级 IV 级的、非等候心脏移植术的药物难治性充血性心力衰竭患者

ICD：植入性心脏复律除颤器；VF：室颤；VT：室速。

Adapted from Gregoratos G, Cheitlin C, Conill A, et al: ACC/AHA guidelines for the implantation of cardiac pacemakers and antiarrhythmia device: A report of the American College of Cardiology/American Heart Association (Committee on Pacemaker Implantation) J Am Coll Cardiol 1998;31:1175 and Circulation 2002;106:2145–2161

小于 10%[12,23,27]，明显低于未植入患者[27,28]。多中心、大规模临床对照研究显示：ICD 在预防 VT/VF 患者心脏性猝死方面明显优于电生理指导的或经验性药物治疗。抗心律失常药物和除颤器比较研究（AVID）、汉堡心脏性猝死研究（CASH）及加拿大植入性心脏除颤器研究（CIDS）都是比较药物和 ICD 疗效差异的临床试验，其中 ICD 组总死亡率下降 30%[29-31]。不同试验入选的患者有所不同。AVID 试验入选 VT 伴有左心室功能不全或血流动力学不稳定患者，排除症状轻或血流动力学耐受性好的持续性 VT 患者及晕厥伴有能诱发的持续性 VT。相反，在 CIDS 试验中却包括上述诸亚组患者。AVID 试验入选资料在随后的分析中对非入选患者一并进行随访。结果显示，未植入 ICD 的血流动力学稳定的持续性 VT 患者的死亡率和研究入选的其他患者相似。

在当前指南中，这些亚组都被认为是 ICD 植入适应证。大型临床试验显示 ICD 植入危险性不及0.5%[12,23,29]。表 40-2 列出 AVID 试验中 ICD 组出现的并发症[32]。最常见并发症为 ICD 不适当治疗，多是由于房颤伴快速心室率所致，发生率为 5%~11%，存在同一个患者中既可有适当治疗也可有不适当治疗。细致的随访调整识别算法可以最大限度减少此类并发症。随着

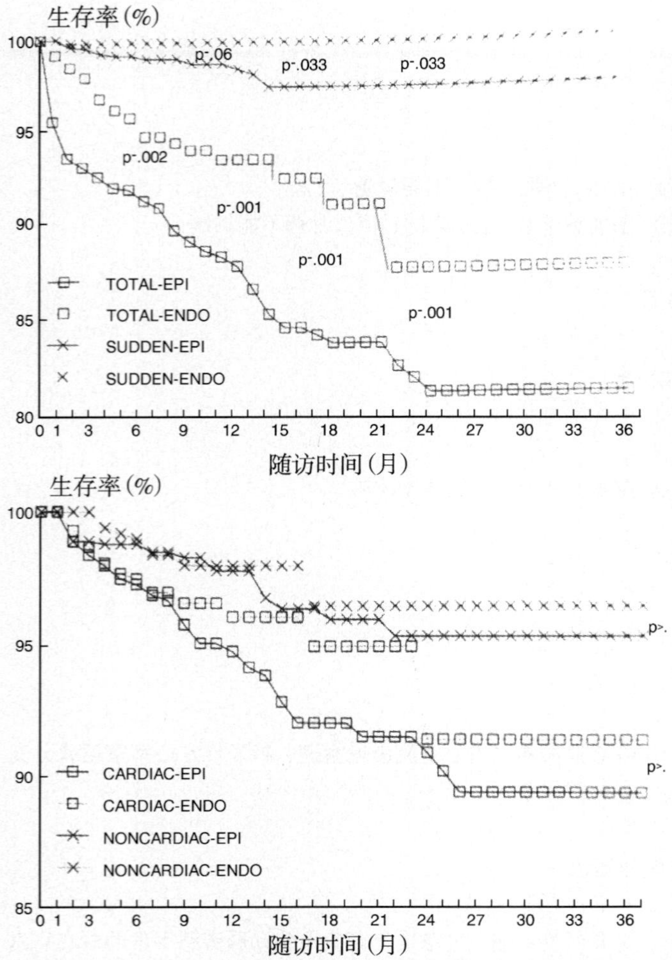

图 40-11 Medtronic PCD 试验，心外膜电极系统和非开胸电极系统生存率比较。非开胸电极系统的猝死生存率（**上图**）和总生存率（**下图**）都提高。ICD：植入性心脏复律除颤器；TOTAL：总死亡；EPI：心外膜导线；ENDO：心内膜导线；SUDDEN：猝死；CARDIAC：心脏性死亡；NONCARDIAC：非心脏性死亡。

围术期死亡率和致残率下降，生存率提高，最新的指南中将心脏骤停、持续性 VT/VF 列为 ICD 治疗的 I 类适应证。

可诱发持续性室速的晕厥

对于反复发生晕厥患者，电生理检查中诱发出的持续性 VT 可能是晕厥的原因。在 CIDS 试验中，植入 ICD 对此类患者益处与其他亚组患者相似[30]。

室性心律失常的一级预防

许多研究已经或正在评价 ICD 对不同亚组患者的室性心律失常一级预防的疗效，有的成为 ACC/AHA 指南的 I 类和 II 类适应证。冠心病是 ICD 患者最常见基础心脏病。不同城市心脏骤停存活率为 1%~25%，总体水平不到10%。因此，识别心脏性猝死高危患者并预先或预防性植入 ICD 尤为重要。对于冠心病患者，通过临床分析和电生理检查进行心脏性猝死的危险分层，确认 ICD 植入能获益的患者。基于当前临床试验结果和专家建议，其他非冠心病或有高危临床症状患者也可成为 ICD 植入适应证。更多亚组患者亦在研究中，下文将会提及。

表 40-2 AVID 试验中前 539 例患者 ICD 并发症

并发症	患者数（%）
电极断裂	15 (2.8)
感染	14 (2.8)
出血/血肿	8 (1.5)
电极移位	8 (1.5)
气胸需经管排气	6 (1.1)
血栓形成	2 (0.4)
心脏穿孔	2 (0.4)
脉冲发生器移位/囊袋磨损	3 (0.6)
脉冲发生器故障 *	4 (0.7)
总数	62 (11.5)

*：另有 6 例患者 ICD 被召回

Modified from Kron J, Herre J, Renfroe EG, et al : Lead-and device-related complications in the antiarrhythmias versus implantable defibrillator trial. Am Heart J 2001;141:92–98

冠心病左心室功能不良伴有非持续性室速

在 MADIT-I 试验完成后，伴有非持续性 VT 的冠心病及左心室功能不全患者被列为第一个一级预防适应证[33]。很久以来，此类患者就被认为是心脏性猝死的高危人群，在电生理检查中常能诱发出持续性 VT。在早期试验中，Wilber 与其同事认识到电生理不稳定性可以成为此类诱发出持续性 VT 的猝死高危患者危险性分层标准[34]。MADIT-I 试验假设 ICD 植入能提高此类患者生存率。结果显示，与传统药物（胺碘酮）治疗相比，ICD 组死亡危险性下降 54%。该研究提前结束，试验入选标准成为 ICD 适应证之一。估计 3%~7%急性心肌梗死存活者最终将成为此类患者。在 MADIT 试验中约有 50%患者在预防性植入 ICD 后 18 个月中发生

VT 事件[35]。治疗费用研究显示，植入 ICD 后患者每年治疗费用节省 27 000 美元。近年来，ICD 植入费用降低和患者住院时间缩短将进一步降低 ICD 治疗费用。

有猝死高危的家族性疾病

指南中确定几种易发生心脏性猝死和恶性 VT 的先天性或后天获得性疾病。尽管其病例数不多。小规模临床家系研究和专家一致意见促使此类患者成为 ICD 适应证之一。此类患者包括先天性长 QT 综合征、Brugada 综合征、肥厚型心肌病及致心律失常性右心室心肌病。猝死的家族史是 ICD 作为预防性植入关键因素。对于已发生有症状的持续性 VT 或心脏骤停患者，ICD 应作为二级预防植入。

等待心脏移植的药物不反应的心衰患者

心脏移植中心资料显示完成配型检查等待心脏移植的患者猝死危险明显增高。前期研究显示植入 ICD 能预防恶性室性心律失常。基于此类患者少数不合适进行临床试验，专家意见一致支持此类患者植入 ICD。

冠心病伴左心室功能不良

在二级预防研究中，左心室功能不良是患者能否从 ICD 植入中获益的决定因素[36~38]。ICD 患者的存活率受到左心功能影响。ICD 植入术后，左心室射血分数（LVEF）<30%的患者 3 年存活率明显低于>30%的患者。但植入 ICD 可使两组患者生存率都显著提高。在早期研究中，我们发现对于 LVEF<36%患者，ICD 疗效优于药物治疗[39]。在 CIDS 和 MADIT–I 研究中也有类似结果。新近的 MADIT–II 研究旨在评价与传统抗心衰药物相比，ICD 植入能否提高冠心病心肌梗死后 LVEF<31%的患者生存率[40]。结果显示，研究预计 2 年死亡率为19%，实际死亡率为 12%，ICD 组死亡的相对危险度下降 31%。亚组分析显示获益最大为伴有 QRS 时限增宽和左心室功能不良的患者。

心功能不全患者

在心衰患者心脏性猝死研究（SCD–HeFT）比较缺血性或非缺血性心脏病、NYHA 心功能分级 II 级~III 级伴有 LVEF<36%的心衰患者 ICD 植入和经验性胺碘酮治疗疗效差别[41]。结果与安慰剂组（死亡率每年 7.2%）相比，胺碘酮不会降低死亡率，ICD 能显著降低死亡率（P<0.007，相对危险度为 0.77）。心功能 II 级患者疗效更显著（相对危险度为 0.54），LVEF 下降伴有 QRS 时限增宽患者相对危险度为 0.67。在药物治疗、起搏和除颤器研究（COMPANION）中，对于 NYHA 心功能Ⅲ级~IV 级、QRS 时限增宽、LVEF<36%和左心室直径>61mm 的患者，比较双心室 ICD、双心室起搏器和药物疗效差异[42]。结果显示，预防性植入双心室 ICD 能使死亡率减少 43%。这个结果必会影响今后适应证制定。

特殊疾病和 ICD 治疗

有心脏性猝死危险的家族性综合征

长 QT 综合征是一类心肌电生理紊乱疾病，易发生恶性室性心律失常，尤其是尖端扭转型室速[43,44]。年轻患者心律失常表现形式更为恶性[44]。由于这是一种原发心肌电生理紊乱、通常无心脏结构性疾病或左心室功能不良，若能有效控制心律失常，患者远期预后较好。大多数患者可以通过植入起搏器后给予大剂量 β 受体阻滞剂或左颈胸交感神经切除术进行治疗[43]。对于反复晕厥、持续性 VT 或药物治疗同时仍发生心脏骤停的患者可以考虑 ICD 治疗[4]。然而，对于有猝死家族史或药物治疗有禁忌或不能耐受的患者 ICD 植入应作为一级预防治疗[45]。另外，基因和分子学研究能明确患者猝死危险分层。在一些高危患者中，尽管未出现临床症状，仍应预防性植入 ICD。

原发性心肌电学紊乱性疾病

原发性心肌电学紊乱性疾病，如长 QT 综合征和原发性 VF 是年轻患者植入 ICD 常见原因[4,46,47]。尽管进行了细致检查，仍有 10%年轻患者未能确定 VF 病因[46]。原发性 VF 患者电生理检查中可诱发出可被 IA 类药物终止的多形性 VT 或 VF[48]。这些患者长期药物治疗的疗效尚不确定。尽管给予有效药物，这些患者猝死年发生率保守估计也高达 11%。有限的临床数据都支持 ICD 在此类患者中应用[48,49]。

肥厚型心肌病

肥厚型心肌病以左心室心肌原发性肥厚为特征的一组临床表现多样的疾病。其患病率高达 1/500，是最常见的遗传性心血管疾病[50]。在无症状患者中，猝死可能是其首发症状，年发生率达 4%[51,52]。恶性快速性室性心律失常是成年患者猝死的发生机制[52]。猝死危险因素包括晕厥、早年发病、心室厚度、猝死家族史和非持续性 VT[51,52]。对肥厚型心肌病猝死幸存者研究显示，许多患者会再次发生心脏性猝死。与其他心肌病不同，此类患者的电生理检查中能否诱发 VT 对预后有重要意义。一些研究显示，肥厚型心肌病患者在电生理检查中能诱发出持续性 VT 与心脏性猝死和晕厥相关[53]。药物治疗包括 β 受体阻滞剂和钙拮抗剂。尽管药物能降低流出道压力阶差，但更重要的是能预防心脏性猝死。经验性应用胺碘酮能提高生存率[54]。但高危患者或心脏骤停幸存者应植入 ICD 或 ICD 与药物联合治疗，而不是单纯药物治疗。药物疗效有限性和长期应用的并发症，使得 ICD 成为年轻患者更可取的治疗措施[4]。Maron 等人对 128 例心脏骤停高危的肥厚型心肌病患者进行了回顾性研究[52]。其中 34%患者由于发生过心脏骤停而植入 ICD 进行二级预防，66%患者由于存在心脏性猝死高危因素植入 ICD 进行一级预防。在平均 3 年随访中，23%患者曾有过 ICD 放电治疗。2 例患者突然死亡，尽管 ICD 已发放治疗。值得注意的是，ICD 治疗并发症高，25%患者曾发生不适当治疗。与经验性胺碘酮治疗相比，ICD 疗效有待大规模随机对照试验明确。

ICD 可用于肥厚型心肌病合并持续性 VT/VF 的患者二级预防。一级预防是 ICD 治疗 IIB 类适应证[4]。最近发表的肥厚性心肌病 ICD 治疗研究将扩大 ICD 在高危患者中的应用[52]。今后研究方向在于进一步确认与预后相关的肌球蛋白基因突变，并作为尽早给予胺碘酮和(或)ICD 预防治疗的患者选择标准[55]。

冠心病

在大多数研究中，冠心病患者是 ICD 植入主要人群[12,23,29-31]。ICD 植入能改善这些患者预后。与药物治疗相比，ICD 治疗能使伴有左心室功能低下的患者获益更大[38-40]。为了降低患者术中危险性，应排除急性心肌梗死患者。此外，充分抗心肌缺血治疗能提高患者生活质量和生存率。尽管心室功能不良并不是 ICD 植入的禁忌证，在 ICD 植入前仍需评价患者心室功能。对于肺毛细血管楔压增高或心排血量明显降低的患者，除颤阈值测试应简化，防止反复诱发 VF 恶化心功能[56]。

扩张型心肌病

扩张型心肌病一旦诊断，2 年死亡率增高，5 年存活率甚低。大约 50%的死亡是意外突然发生的[57]，左心室功能降低和反复发生的非持续性 VT 与患者猝死危险性增高相关[58]。与缺血性心脏病不同，此类疾病的电生理检查作用有限[59]。对于左心室功能降低的患者药物预防猝死作用小，侵入性或非侵入性电生理检查难以预测预后。ICD 植入有助于控制患者的 VT/VF 事件。ICD 治疗还可以帮助此类患者度过等待接受心脏移植时期。近来的心肌病研究（CAT）评价预防性植入 ICD 能否降低扩张性心肌病患者全因死亡率。CAT 试验由于未能得出 ICD 能改善预后而提前终止。然而该试验入选人数较少、设计死亡率较低且随访时间短 [60]。相反，在 AVID 试验中，ICD 能带给扩张型心肌病患者与冠心病相似的益处，两者事件发生率接近。对于扩张型心肌病患者，ICD 一级预防作用已被临床试验（DEFINITE 试验和 SCD-HeFT 试验）证实。这些试验入选中度左心功能不全（EF≤35%）伴或不伴有 VT 的扩张型心肌病患者。在 DEFINITE 试验中尽管 ICD 未能改善总死亡率，但对于 NYHA III 级患者 ICD 有提高生存率趋势（P=0.06）[61]。在 SCD-HeFT 试验中，无论 QRS 波群是否增宽 ICD 都能提高扩张型心肌病患者生存率。

晕厥伴可诱发持续性室速

原因不明晕厥、电生理检查中能诱发中血流动力学不稳定 VT/VF 的患者是 ICD 治疗的适应证。在此类患者中，诱发出的心律失常被认为是导致晕厥的原因[62,63]。随访研究显示，这些患者因心血管因素导致年死亡率为 20%，其中大多数为突然的心律失常死亡[63]。尽管药物常常作为一线治疗，然而由于疗效有限、不能耐受或不能顺从等原因，抗心律失常药物在一些患者中应用受限。在这些患者中，ICD 疗效与因持续性 VT 植入 ICD 的患者相似[30]。目前不明原因晕厥、电生理检查中能诱发出血流动力学不稳定 VT/VF 的患者已经成为 ICD 治疗 I 类适应证[4]。

ICD 的植入技术

第一代的 ICD 植入必须开胸植入心外膜电极。1988 年第一次通过非开胸途径经静脉植入 ICD 电极和皮下片状电极[5]。这种电极可以产生从右到左除颤向量，使单相波除颤成功。近十年来，ICD 可以通过其心内膜电极发放双相除颤波，提高除颤有效性，并使脉冲发生器体积减小[6]。脉冲发生器体积缩小和利用机壳替代皮下片状电极，使埋置 ICD 脉冲发生器位置由腹部移到胸部。目前心外膜途径仅用于少数患者，如复杂先天性心脏病患者或无法经静脉途径植入电极患者。目前经静脉电极性能良好，因此即便是患者需要接受心外科手术，与其在术中经心外膜植入不如术后经静脉途径植入电极。以下部分将详细描述经静脉植入电极技术，并简要说明心外膜途径植入技术[64]。

人员、器材配备

ICD 的植入需要一位植入医师（外科医师或电生理医师）、一位有经验的电生理专科医师、手术护士和技术支持代表共同完成。目前，ICD 植入多是在手术室或电生理检查室或导管室[65,66]。有限资料显示，在手术室和电生理导管室植入 ICD 的术后并发症无差别[66]。无论是手术室抑或电生理导管室都应具备全身麻醉条件、空气过滤、清洁无菌、紫外线消毒和高分辨率 X 线成像系统。配备有心电图机、血流动力学检测装置能进行动脉血压检测和心内电图记录。手术中根据电生理规范进行各项操作，并有快速通道与心外科相连保证对术中出现并发症做出快速反应。

术前评估

自从 20 世纪 80 年代 ICD 技术用于临床，ICD 术前各项准备事宜就已经被详尽描述。术前评估一项重要内容是要根据患者心功能状态和将来需要选择合适的 ICD 系统。功能多样的新一代 ICD 总是伴随植入技术和随访过程更复杂，其使用寿命也会受到影响。因此需要确保植入的装置和患者相匹配。

术前评估另一个内容是了解患者是否存在胸部畸形、囊袋区皮下组织厚薄、植入区皮肤完整性、机体是否合并感染、身材和心脏大小和患者体质。所有这些因素都会影响除颤系统植入，包括脉冲发生器选择（脉冲发生器大小和最大除颤能量）和电极导线选择（形状和长度）。

患者在进入手术室之前完成手术区的清洁和备皮。手术前，将体外除颤器的除颤电极贴在适当部位，完成术中监测必要时可进行体外除颤。建立动脉通路进行术中血流动力学监测。预防性给予适量广谱抗生素。

植入技术

植入任何 ICD 系统都包括电极导线放置、起搏和感知功能测试、制作脉冲发生器囊袋和连接电极和脉冲发生器，之后进行 DFT 测试和程控参数设置，缝合皮肤。下文我们将会详细描述单腔 ICD 植入过程。之后讨论更复杂装置的植入。

单腔 ICD 的植入

ICD 通常埋置于左前胸从而可以产生从右到左除颤向量。脉冲发生器置于前胸囊袋内，电极经头静脉或锁骨下静脉植入。若患者为左利手或左前胸局部畸形、炎症或左侧静脉缺如，可从右侧植入除颤系统。常规消毒，前胸切口通常位于锁骨下，有助于头静脉和锁骨下静脉穿刺（图 40-12*A*）。切口从锁骨中线到胸大肌边缘，深达胸大肌筋膜。然后通过头静脉或锁骨下静脉途径植入电极导线。

与锁骨下静脉穿刺途径相比，头静脉途径发生气胸、动脉并发症和远期锁骨下静脉挤压综合征危险性较小[67]。锁骨下挤压综合征是由于导线进入锁骨下静脉时受到胸肋间隙或局部肌肉的挤压。与起搏电极相比，直径较大的除颤电极出现这种情况几率更高，但在头静脉途径中几乎不会发生[67]。

剖开胸大肌三角区可以分离头静脉。在静脉切口的远端和近端用丝线固定，在静脉上做一小切口送入电极。在放射线引导下电极导线通过锁骨下静脉进入右心系统达到肺动脉（图 40-12*B*）。回撤电极并固定于右心室心尖部。若头静脉细小或存在静脉瓣影响电极导线植入，可先将导引钢丝送入右心房，通过钢丝送入可撕开鞘管，帮助电极植入。Ong 和 Barold 提出了改良的头静脉途径以便于一根甚至更多的电极导线植入[68]。这种方法是在导引钢丝进入头静脉后送入引导器

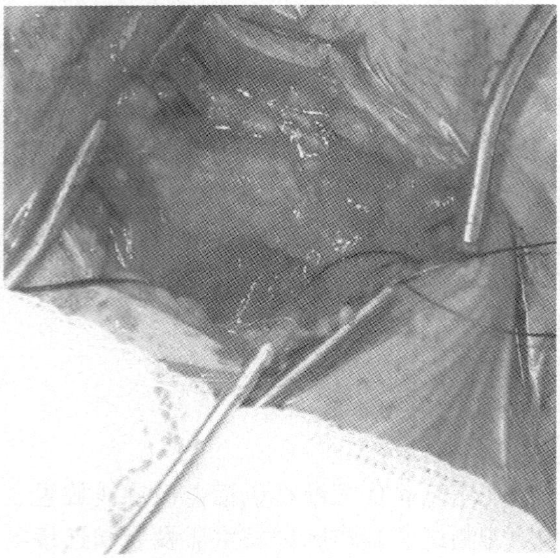

A

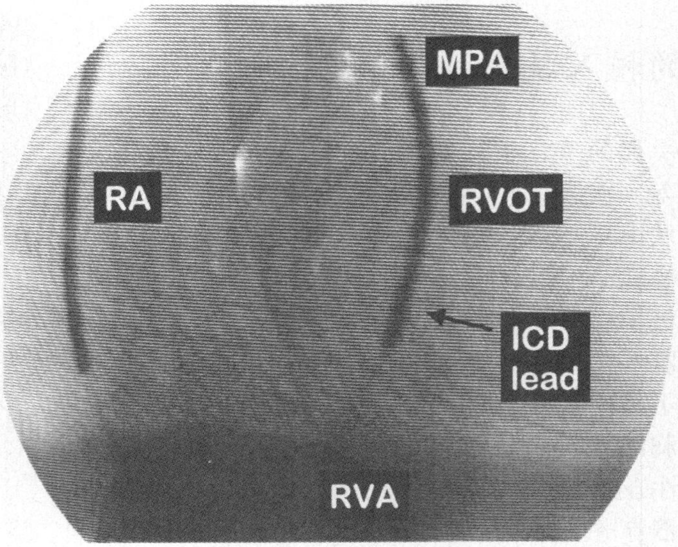

B

图 40–12 **A.** 分离头静脉，头静脉位于胸大肌三角区中。**B.** X 线显示电极导线在回撤至右心室之前先送入位于肺动脉的。ICD：植入性心脏复律除颤器；MPA：主肺动脉；RA：右心房；RVA：右心室心尖部；RVOT：右心室流出道。

至锁骨下静脉胸外段，以引导电极导线植入。

若采用锁骨下穿刺途径植入电极导线，穿刺的位置应尽可能靠外侧以减少发生锁骨下挤压综合征的可能（图 40–13）[69]。穿刺前，患者处于头低仰卧位使静脉扩张有便于穿刺并减少空气栓塞。无论是否进行血管造影（可从外周静脉注入 20~30mL 造影剂），透视检查有助于确定血管位置[70]。在少数情况下，当头静脉和锁骨下静脉都无法进入时，可选择颈内静脉、颈外静脉或腋静脉。然而这些途径都使电极导线需经皮下隧道与脉冲发生器相连。

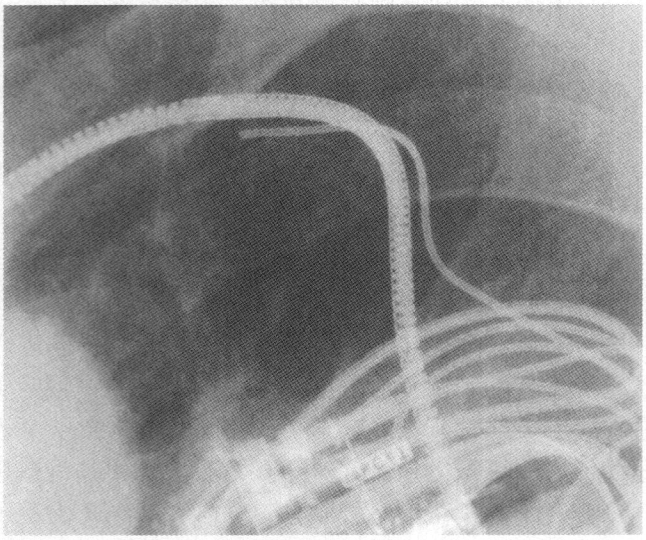

图 40–13 锁骨下挤压综合征造成电极导线断裂，断端位于锁骨下区。

除颤电极通常要比起搏电极更粗且僵硬。因此在植入电极过程中，动作更要轻柔，防止损伤电极和周围组织。先将带弯钢丝电极经三尖瓣送入右心室流出道和肺动脉，小心撤出钢丝使电极柔软易于通过三尖瓣。再送入直钢丝继续回撤，使电极头端指向右心室心尖部。此时一边略回撤钢丝一边将电极送至心尖部。合适电极位置使右心室除颤线圈靠近右心室下部。对于主动固定电极，一旦电极位置合适就可固定电极。电极到位后可以嘱咐患者做深呼吸或咳嗽动作评价电极稳定性，测试电极起搏阈值、了解是否存在膈肌刺激。

对于除颤阈值高的患者，植入额外电极有助于增加除颤电极覆盖心肌范围并提高心肌电流密度。通常可在心房内加用上腔静脉线圈，或在冠状窦内额外加一根除颤电极，或植入皮下电极片或电极矩阵。皮下电极片通常植入于腋下，位于 2~4 肋间腋中线到腋后线之间。可在局部先做一个切口，制作囊袋，片状电极通过皮下隧道与胸部囊袋脉冲发生器相连。若脉冲发生器接口需要接入更多电极可以利用“Y”转换器连接电极和脉冲发生器。当电极到位、腔内电图振幅稳定并有良好起搏和感知阈值，这时可在电极血管入口处固定电极，用丝线将电极与周围组织固定在一起。

脉冲发生器通常置于前胸皮下囊袋，多埋置在锁骨下前胸筋膜浅层，避免影响肩部和手臂运动。囊袋大小应与脉冲发生器匹配，过小囊袋易被脉冲发生器磨损，而囊袋过大可能造成脉冲发生器移位、血肿和“旋弄综合征”。电极与脉冲发生器接口相连时，接口内不能有积液或积血。要确定电极正确地、牢靠地与接口相连。用抗生素液体冲洗囊袋，然后将脉冲发生器置于囊袋内。过长的电极导线顺序盘绕并置于脉冲发生器之后，防止下次手术更换脉冲发生器时不慎损伤电极导线。接下来进行起搏、感知阈值和 DFT 测试。若测试结果理想，可以缝合囊袋，并用无菌胶带覆盖切口。

前文中已经提到除颤阈值测试应在深度镇静或全麻下进行。DFT 测试时，诱发 VF 应能迅速被 ICD 识别到并能被同一治疗方案反复终止。DFT 测试时首次电击能量的安全范围多为 10J。有许多方法可以降低 DFT，包括改变除颤极性、除颤方向和除颤波持续时间。如果这些都不能取得满意的 DFT，就有必要额外植入一根新电极或调整电极位置，甚至更换除颤能量更高的脉冲发生器。

根据 DFT 测试结果程控适当参数。术后患者手术侧手臂用三角巾固定且静脉应用抗生素。术后须行胸部放射线（前后位和侧位）检查了解电极位置和排除诸如气胸等并发症，并以备今后进行对照。患者可在术后 24 小时出院。出院前再次行 ICD 检查并确定 VT/VF 识别和治疗参数。另外对于可能经历电击或起搏治疗的患者，应针对 ICD 功能做适当心理辅导。图 40-14 显示本中心 ICD 植入术后医嘱。

双腔 ICD 的植入

此类装置既有传统双腔起搏功能又有除颤功能。最初的植入过程与单腔 ICD 相似。当然，与传统起搏器相似，双腔 ICD 需要植入心房电极导线。在放置好心室电极导线后完成心房电极植入，为了避免交叉感知，心房电极导线应置于高位右房或心耳上部。心房

POSTOPERATIVE PACEMAKER OR ICD IMPLANT ORDERS	
ONLY CHECKED ITEMS WILL BE IMPLEMENTED	
PROCEDURE: DATE:	
PHYSICAN: ALLERGIES:	
☐ **DIET**:	
☐ **ACTIVITY**:	
☐ **WOUND CARE**:	
☐ **ABDOMINAL IMPLANT**: Maintain supine position × ______ hrs.	
☐ **PECTORAL IMPLANT**: Apply arm sling to affected side × ______ days.	
☐ Initial surgical dressing to be removed by physician	
☐ Cleanse surgical site daily with normal saline. Apply Bacitracin ointment and dry sterile dressing	
☐ **LABORATORY AND DIAGNOSTIC STUDIES**:	
☐ Stat portable chest x-ray	
☐ Stat ECG	
☐ Chest x-ray PA and Lateral in AM	
☐ Other:	
☐ **MEDICATIONS**:	
☐ Ancef 1gm IV q8hrs × 3 doses followed by Keflex 500mg PO TID × ______ days.	
☐ Other:	
IF PATIENT IS PENICILLIN ALLERGIC:	
☐ Vancomycin 500mg IV q12hrs × 2 doses followed by Erythromycin 500mg PO TID × ____ days.	
☐ Other:	
☐ Percocet 1 tablet (5/325mg) PO q4hrs PRN for moderate pain	
☐ Tylenol 2 tablets PO q4hrs PRN for mild pain	
☐ Anticoagulation:	
☐ Other:	

图 40-14 ICD 植入术后医嘱。

电极导线起搏和感知阈值与传统起搏器相似。在 DFT 测试中，需判断心房刺激信号和心室感知是否存在交叉感知。

心房、心室双腔除颤器的植入

这是最新一代 ICD 带有心房起搏和除颤功能，适用于合并存在房颤和 VT/VF 的患者。通过心房和心室除颤线圈发放心房除颤波。心房除颤线圈可整合在心房起搏电极中（图 40-8），或是心房除颤线圈合并在心室除颤电极中，而有独立心房起搏电极。心房心室双腔除颤器的脉冲发生器大小较普通单腔或双腔 ICD 略大。

心房心室双腔除颤器植入技术与双腔 ICD 相似。心房除颤线圈通常置于上腔静脉和高位右房。在测试中将心房感知灵敏度置于最灵敏以确保感知房颤，通常置于 0.3mV。

术后观察

ICD 植入后，应告知患者 ICD 工作方式和术后肢体活动的限制。新近指南建议在术后 3 个月最好 6 个月内禁止驾车，并在此期间评价 VT/VF 事件复发模式[71]。ICD 的电磁干扰、使用环境及预防性应用抗生素防止感染等问题需要进一步探讨。ICD 患者建议时刻随身携带 ICD 植入卡。一些患者在植入后会出现短暂甚至是持续的行为障碍，如抑郁、焦虑等。术前、术中和术后进行的 ICD 相关宣教和心理辅导将会大大改善患者生活质量[72,73]。

ICD 的随访

随访计划

所有植入 ICD 的患者都应定期进行细致随访计划，以了解患者心功能和确保 ICD 各项功能正常，ICD 功能故障有时可能会是灾难性的[4]。ICD 随访目的包括：系统功能状态的评估、优化系统参数以提高治疗有效性和延长脉冲发生器寿命、纠正并发症、估计装置的预计寿命、及时纠正新出现的临床事件（心功能恶化）、对患者进行疾病和 ICD 宣教以及 ICD 随访跟踪。在植入 ICD 之前就应和患者讨论关于术后随访和监测有关事宜。患者随访依从性是选择 ICD 治疗与否的重要因素并能确保 ICD 长期疗效。ICD 随访与起搏器随访类似，通常在随访门诊进行且有一个有条理的随访计划[4,74]。近来，基于互联网数据传输系统简化了患者和 ICD 数据管理。

ICD 植入中心应配备相应设备完成住院和门诊患者的 ICD 随访。这些设施在术中和随访时对患者进行监测并测试 ICD 功能。一位熟练的心脏电生理专科医师操作这些装置[4,75]。可能的话，这些装置不仅在固定随访时间而且在急诊时 24 小时内都可以保证临床需要。植入和随访装置能跟踪和定位植入 ICD 的患者或进入随访计划的患者。

ICD 随访应个体化并结合患者临床状态。总的来说，植入术中完成首次 ICD 程控，在患者出院前或术后电生理检查中应再次回顾各项参数设定。术后早期随访应观察伤口愈合情况。术后最初几天电极脱位危险最高。术后通过在电生理检查诱发 VT/VF 可以发现早期电极脱位和 DFT 变化。无论 ICD 是否发放治疗，一旦 ICD 诊断功能被激活，就应尽早对患者的症状和对事件耐受性进行评估。此外，ICD 的诊断和治疗应是可靠、安全和有效的。ICD 应定期检查，随访间期因 ICD 型号和患者临床状态而异。进行电话随访同时，患者至少每 3 个月应进行一次门诊随访，评价患者和 ICD 功能状态[4]。当快达到择期更换指标时，随访应更加密切。还应了解制造商根据 ICD 型号不同提供的不同随访方案。

ICD 随访内容

ICD 随访常规包括无症状或症状轻微患者的测试及可疑 ICD 功能不良、有症状患者和心功能恶化患者的 ICD 故障排除。常规 ICD 随访应按照一个既定方案顺序评价 ICD 功能和电极完整性及在随访间期出现的任何问题。询问随访间期出现的症状，包括心律失常症状、新发心功能不全或心功能不全加重。心功能不全会改变心室功能和药物治疗方案，这都可能影响 ICD 功能。抗心律失常药物能改变除颤阈值并可降低心动过速频率，它对 ICD 功能影响更大。当出现心动过速频率降低时就应重新程控 ICD 下限识别频率，确保 ICD 功能正常。此外抗心律失常药物会导致心动过缓，单腔 ICD 患者可能会由于心室起搏出现起搏器综合征。

临床方面，ICD 随访应注意脉冲发生器囊袋处有无感染或破损的迹象。尽管这些并发症并不常见，但早

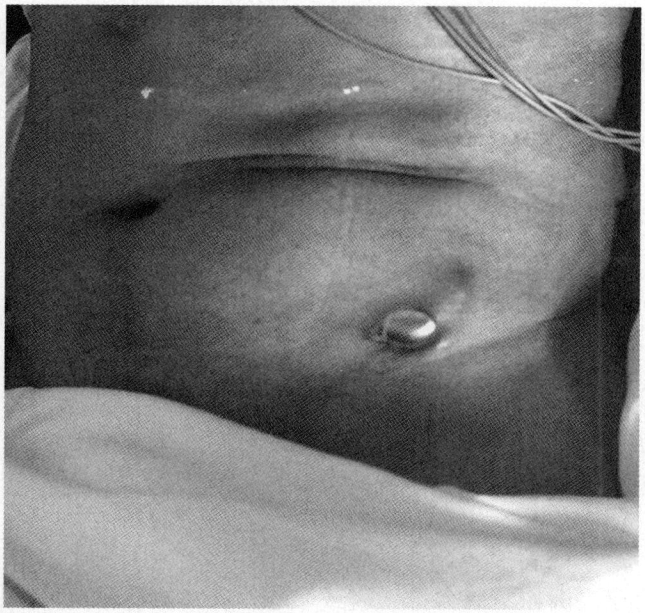

图 40–15 术后腹部囊袋感染导致脉冲发生器侵蚀。

发现、早处理可减少病死率和致残率（图 40–15）。普通心电图有助于识别患者基础心律。了解患者是否出现药物毒性反应。评价 ICD 起搏和感知功能。定期进行胸部 X 线检查了解电极的完整性，尽管有时电极损伤细微难以被发现。心外膜电极系统并发症，如片状电极破损和“卷曲”可以通过放射线诊断。这些并发症都会影响除颤有效性并导致治疗失败。

ICD 功能评价

通过了解病情和询问 ICD 存储的信息来评价 ICD 对心动过速和心动过缓的治疗功能。回顾 ICD 中感知参数、心动过速识别和治疗参数的设置和心律失常事件日志。回顾电池状态、电极阻抗和终末期标志。尽管束支传导阻滞会改变腔内电图增幅（图 40–16），但 P、QRS 和 T 波振幅应保持稳定。一些患者会由于腔内电图振幅进行性下降导致感知故障。测试电极阻抗也是很重要的。目前 ICD 能发放低能量刺激脉冲测试电极高压阻抗，借此了解除颤电路完整性。R 波振幅下降伴有起搏阻抗显著降低提示可能存在绝缘层破裂。

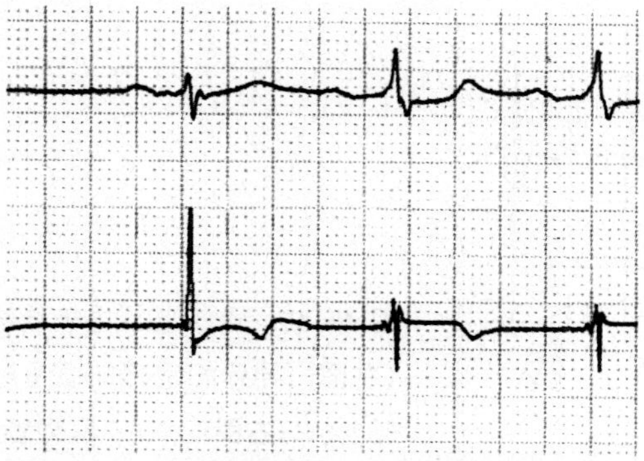

图 40–16 束支阻滞时心室腔内电图振幅改变。上条为体表心电图；下条为遥测的心室腔内电图。

通常在门诊随访或电生理测试时需要调整 ICD 参数设置。调整治疗参数应十分谨慎。只有了解患者自发和电生理检查时诱发的心动过速的频率后，才能调整心动过速识别参数。通常患者在接受抗心律失常药物治疗后，自发心动过速频率会低于之前电生理检查中诱发心动过速频率。因此，下限 VT 识别频率应至少较患者最低的自发心动过速频率低 50ms，以确保及时识别心动过速。此外，不要因为对室上性心动过速不适当治疗而轻易调高 VT 识别频率。最后应建立完善的、简单的 ICD 资料存储录入系统，保存患者和 ICD 随访经历、ICD 程控参数变化、患者心律失常事件和特征。

ICD 治疗评价

在 ICD 植入 2 年内，有 50%~75%患者发生电击治疗。单次电击事件通常是适当。然而若症状在首次电击治疗后仍存在、或多次电击治疗、或患者在电击后出现严重焦虑，就应立即进行回访。在评价电击治疗时，先要了解电击前后患者症状和事件，然后进行 ICD 询问。存储的腔内电图有助于判断治疗的准确性[77,78]。双腔 ICD 能提供事件发作时心房和心室双腔腔内电图（图 40–3）。联合应用包括事件发作即刻时间间期、事件中心室率的稳定性、图表显示每个 RR 间期时限及腔内电图的图形变化等诊断信息有助于对绝大多数事件做出正确判断。通过评价频率感知或腔内电图有助于正确识别导致电击心律失常。以上任何一种识别方法单独应用时识别准确性可达到 90%，而双腔腔内电图可以提供更高准确性[16,17]。

故障排查（表 40–3）

不适当治疗

在一些情况下，ICD 会不适当地识别与室性心律失

表 40-3 ICD 故障识别——不适当治疗

种类	解决方法
无症状心动过速、室上速、慢 VT	分析带有或不带有心房通道的事件腔内电图(RR 间期和波形形态学)和电击结果
窦性心动过速	分析事件腔内电图，尤其事件发作即刻心律和图形 需要时可作运动试验
T 波或 P 波过度感知	分析不同心率下通道标识。评价电极完整性和 R 波振幅稳定性
过度感知刺激脉冲或 QRS 双重计数	分析最高电压 100%起搏时通道标识；结合腔内电图通道标识分析体表心电图
电磁信号或肌电位干扰	事件腔内电图中可见高频信号，重复导致不适当治疗的动作

表 40-4 导致 ICD 治疗失败的原因

ICD 治疗被抑制或电池耗竭
对心室腔内电图感知故障
—心律失常时或高能量电击治疗后，腔内电图振幅下降
—电极或脉冲发生器故障
不适当程控
—心动过速识别频率设置过高
—受到鉴别诊断标准的限制
—起搏阈值增高导致抗心动过速起搏治疗无效或不适当的过低程控除颤电击能量
—药物或疾病导致除颤阈值增高
机械故障
ICD 电路元件失灵导致治疗发放失败

常无关的电信号，并发放不适当治疗。研究显示，在正确的 ICD 治疗之前，有 40%患者并无症状[79,80]；而且，有超过 30% ICD 电击为不适当治疗[80]。总的来说，单次 ICD 电击，无论之前有无症状，多为 ICD 对室性心律失常正确识别；而多次 ICD 电击多为不适当识别其他心律失常或信号所致。不适当治疗常常由于窦速或其他室上性心动过速伴快速心室反应所致。ICD 中存储诊断信息包括腔内电图，后者可提供详细诊断信息有助于对心律失常分类。有时，有必要进行运动试验，确保患者运动时最大心率低于程控的识别频率，防止不适当电击。

在未发生心律失常时 ICD 不适当治疗多是由于不适当感知噪声信号（图 40-17）。绝缘层破裂会导致不适当感知肌电信号。这可由于长期受邻近机身或导线挤压或由于术中导线离开接插器时转角尖锐或是由于术中无意损伤造成。绝缘层破裂常伴有腔内电图振幅和阻抗下降。不适当感知膈肌电活动也可导致不适当治疗，例如，用力排便时或咳嗽（图 40-18）。存储的感知电极腔内电图能显示噪声信号。然而，如果植入的 ICD 不能存储腔内电图，就需要在按压脉冲发生器的同时记录实时腔内电图或让患者重复能导致 ICD 发放治疗的日常活动或动作。

尽管发生率较低，环境中噪声是另一种导致 ICD 不适当治疗的原因。尽管抑制起搏脉冲是最常见表现，电子监测系统的干扰有时会触发 ICD 不适当治疗[81,82]。在手术中，应用电灼也会导致不适当治疗。“电击幻觉”是患者在无电击治疗时感到 ICD 电击，这种现象可以发生在首次 ICD 治疗或多次 ICD 治疗后。询问 ICD 可以确定是否发生电击治疗，通过宣教可以消除这种症状和患者对 ICD 治疗紧张。

治疗失败

ICD 治疗失败包括 ICD 未能发放治疗和治疗未能

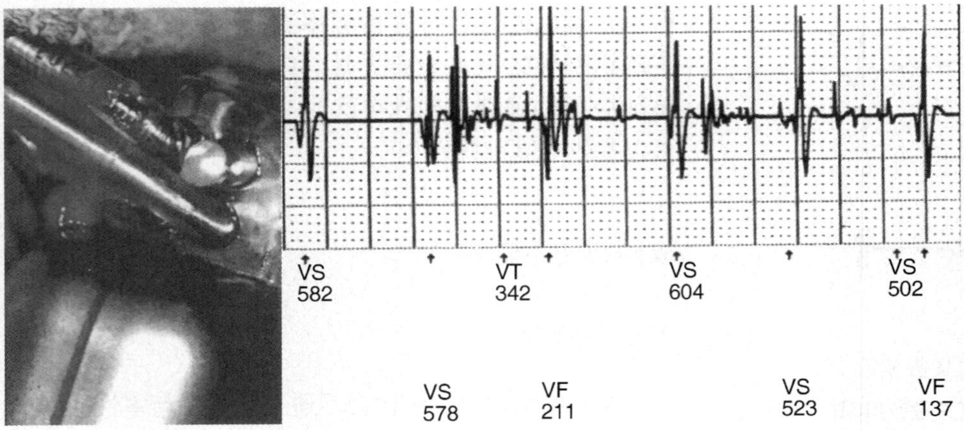

图 40-17 由于 ICD 电极绝缘层破裂（**左图**）导致心室感知通道过度感知肌电位（**右图**）。VF：室颤感知；VS：心室感知事件；VT：室速感知；ICD：植入性心脏复律除颤器。

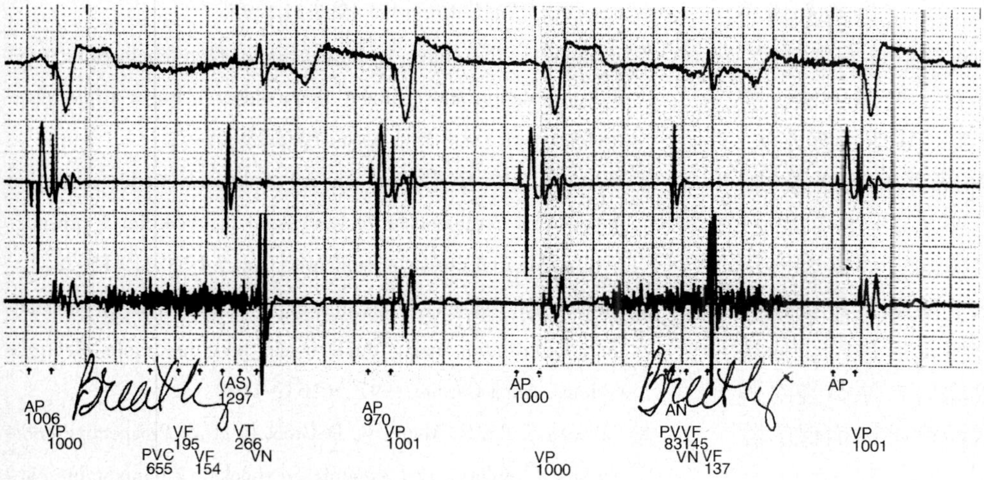

图 40-18 呼吸时心室通道过度感知肌电位。注意下条图中可见短间期（<100ms）感知信号并达到 VF 识别标准；中间为心房腔内电图；上条图为体表心电图。

终止心律失常（表 40-4）。当发生 ICD 治疗失败时，在 ICD 随访中应确定 ICD 识别程序是否适当，并除外间断性干扰对 ICD 功能抑制。在每次随访中应测试感知阈值，感知不足无法在腔内电图中反映。在心律失常事件中突然发生感知不足会导致治疗失败。电极断裂会导致起搏故障、起搏阈值和阻抗增高，以及脉冲信号振幅的变化（图 40-19）。如果患者在窦性心律时询问 ICD 未能发现问题缘由，X-线检查未发现电极完整性缺失，就有必要诱发 VF 重复测试。随着时间进展起搏阈值增高，会导致输出阻滞和抗心动过速起搏治疗失败。药物治疗会降低患者室性心律失常发作频率，导致 ICD 对心动过速不能识别而不发放治疗 [83]。另外，药物会使 DFT 增高导致除颤失败，多发生于初始设置的除颤能量安全范围较小的患者[84,85]。心肌缺血和急性心衰也会导致 DFT 增高。ICD 机械故障也会导致无法发放治疗或发放无效治疗。心外膜或皮下电极片的移位、对折或起皱都会导致 DFT 增高。心外膜除颤电极移位治疗对策包括更换故障电极、增加新电极或电极片。电极故障有时是间断发生，只有细致检查才能发现。脉冲发生器故障，尽管较少，也有报道。电路元件尤其是电容器失灵会导致无法发放电击治疗。发生这种故障时，应立即手术更换新脉冲发生器。

感染

ICD 系统感染是十分危险的，有时甚至是致命的。

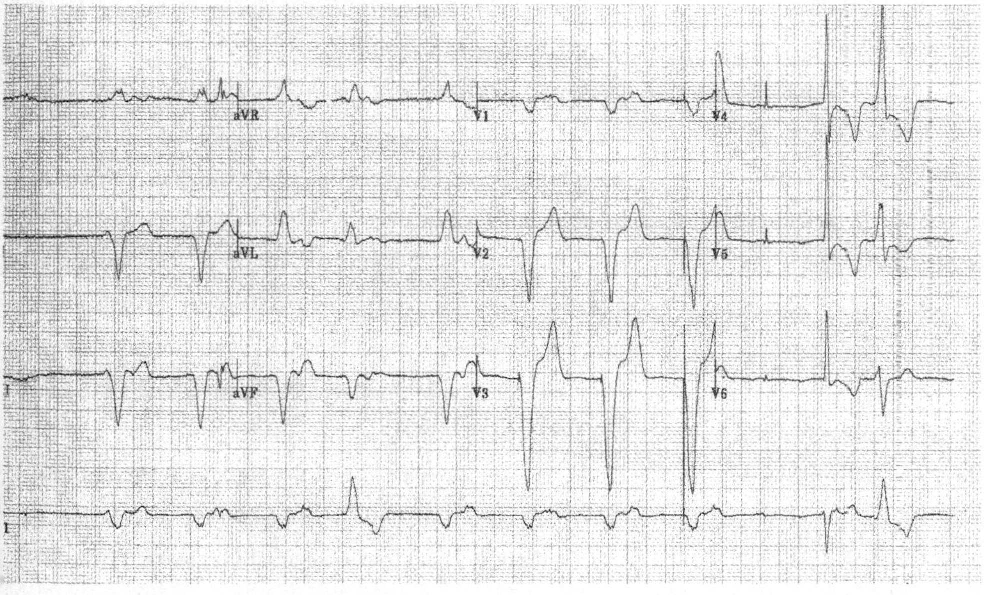

图 40-19 12 导联心电图显示伴起搏阈值增高和起搏振幅变化的间断起搏不良。证实该患者电极导线破裂。

如果发现及时，加强或延长抗生素治疗可以治愈囊袋的蜂窝织炎。一旦囊袋或电极炎症随着系统发生播散，就必须拔除整个系统。除非十分必要，要避免抽吸囊袋血肿。抽吸导致感染的危险性增加。其他检查方法，包括镓扫描、超声心动图和反复血培养有助于诊断。关于脉冲发生器和电极导线拔除已在第 39 章中提及。然而，除颤电极由于直径大更难以拔除，而需要应用一些特殊技术，如激光电极拔除术。除颤系统被拔除后，新系统植入需待囊袋感染完全恢复后进行。如果必要，可待脓毒血症纠正数天或数周后在原囊袋对侧植入新的除颤系统。长疗程抗生素治疗可以确保消除感染原发灶和防止出现新的病灶。

今后的方向

随着心脏性猝死危险分层进一步完善（如遗传性疾病的基因型分析和心率变异性分析），ICD 作为心脏性猝死一级预防的应用将越来越广泛。新一代 ICD 目标是能预防心律失常发生，避免电击和心脏复律治疗的不适感。通过起搏预防长短周期、间断性抗心动过速起搏治疗或双心室起搏改善血流动力学可以达到这一目的。同时，ICD 治疗费用应进一步降低，使得 ICD 临床应用更经济有效。

陈若菡　张　澍　译
孙瑞龙　校

参考文献

1. Cobb LA, Baum RS, Alvarez H 3rd, et al: Resuscitation from out-of-hospital ventricular fibrillation: 4 years follow-up. Circulation 1975;52:223.
2. Lehmann MH, Steinman RT, Schuger CD, et al: The automatic implantable cardioverter defibrillator as the treatment modality of choice for survivors of cardiac arrest unrelated to acute myocardial infarction. Am J Cardiol 1998;62:803.
3. Myerberg RH, Castellanos A: Evolution, evaluation and efficacy of the implantable cardioverter defibrillator technology. Circulation 1992;86:691.
4. Gregoratos G, Cheitlin C, Conill A, et al: ACC/AHA guidelines for the implantation of cardiac pacemakers and antiarrhythmia devices. A report on the American College of Cardiology/American Heart Association (Committee on Pacemaker Implantation). J Am Coll Cardiol 1998;31:1175.
5. Saksena S, Parsonnet V: Implantation of an implantable cardioverter/defibrillator without thoracotomy using a triple electrode system. J Am Med Assoc 1988;259:69-72.
6. Saksena S, An H: Clinical efficacy of dual electrode systems for endocardial cardioversion of ventricular tachycardia: A prospective randomized crossover trial Am Heart J 1990;119:15-22.
7. Munsif AN, Saksena S, DeGroot P, et al: Low-energy endocardial defibrillation using dual, triple, and quadruple electrode systems. Am J Cardiol 1997;79:1632-1639.
8. Saksena S, An H, Mehra R, DeGroot P, et al: Prospective comparison of biphasic and monophasic shocks for implantable cardioverter-defibrillators using endocardial leads. Am J Cardiol 1992;70:304-310.
9. Saksena S, Chandran P, Shah Y, et al: Comparative efficacy of transvenous cardioversion and pacing in patients with sustained ventricular tachycardia: A prospective, randomized, crossover study. Circulation 1985;72:153-160.
10. Neglia JJ, Krol RB, Giogorberedze I, et al: Evaluation of a programming algorithm for the third tachycardia zone in a fourth generation implantable cardioverter defibrillator 1997;1:49-54.
11. Raitt MH, Renfroe EG, Epstein AE, et al: The AVID Investigators. Ventricular tachycardia is not a benign rhythm: Insights from the Antiarrhythmics Versus Implantable Defibrillators (AVID) Registry. Circulation 2001;103:244-252.
12. Saksena S: For the PCD Investigator Group: Clinical outcome of patients with malignant ventricular tachyarrhythmias and a multiprogrammable cardioverter-defibrillator implanted with or without thoracotomy: An international multicenter study. J Am Coll Cardiol 1994;23:1521-1530.
13. Lindsay BD, Saksena S, Rothbart ST, et al: Prospective evaluation of a sequential pacing and high energy bidirectional shock algorithm for transvenous cardioversion in patients with ventricular tachycardia. Circulation 1987;76:601-609.
14. Hook BG, Callans DJ, Kleinmann RB, et al: Implantable cardioverter defibrillator; implantable cardioverter defibrillator therapy in the absence of significant symptoms: Rhythm diag nosis and management aided by stored electrograms analysis. Circulation 1993;87:1897-1906.
15. Timmermans C, Tavenier R, and the Worldwide Metrix Investigators: Ambulatory use of the Metrix automatic implantable atrial defibrillator to treat episodes of atrial fibrillation. PACE 1998;

21:811.

16. Swerdlow C, Schls W, Dijkmann B, et al: The Worldwide Jewel AF investigators: Detection of atrial fibrillation and flutter by a dual–chamber implantable cardioverter–defibrillator Circulation 2000;101:878.
17. Adler SW, Wolpert C, Warmann E, et al: The Worldwide Jewel AF Investigators: Atrial therapies reduce atrial arrhythmia burden in defibrillator patients. Circulation 2001;104:1023–1028.
18. Cooper R, Smith W, Ideker RE: Internal cardioversion of atrial fibrillation: Marked reduction in defibrillation threshold with dual current pathways. Circulation 1997;96:2693–2700.
19. Saksena S, Prakash A, Mongeon, et al: Clinical efficacy and safety of atrial defibrillation using biphasic shocks and current nonthoracotomy endocardial lead configurations. Am J Cardiol 1995; 76:913–921.
20. Boccadamo R: Antitachycardia pacemakers for supraventricular tachycardias. In Luderitz B, Saksena S (eds) : Interventional Electrophysiology. Mount Kisco, NY, Futura, 1991, pp. 213–224.
21. Giorgberidze I, Saksena S, Mongeon L, et al: Effects of high–frequency atrial pacing in atypical atrial flutter and atrial fibrillation. J Intervent Card Electrophysiol 1997;1:111–123.
22. Dreifus L: Guidelines for implantation of cardiac pacemakers and antiarrhythmia devices: Report of the American College of Cardiology/American Heart Association Task Force on the assessment of cardiovascular procedures (Committee on Pacemaker Implantation) . J Am Coll Cardiol 1991;18:1–13.
23. Zipes DP, Roberts D: The PCD investigators: Results of the international study of the implantable pacemaker–cardioverter–defibrillator: A comparison of epicardial and endocardial lead systems. Circulation 1995;92:59.
24. Elder M, Sauve MJ, Scheinmann MM: Electrophysiologic testing and follow–up in patients with aborted sudden–death. J Am Coll Cardiol 1987;10:291.
25. Swerdlow CD, Winkle RA, Mason JW: Determinants of survival of patients with ventricular tachyarrhythmias. N Engl J Med 1983; 308:1436.
26. The CASCADE Investigators: Cardiac arrest in Seattle: Conventional versus amiodarone drug evaluation. Am J Cardiol 1991; 67:578.
27. Saksena S, Breithardt GB, Dorian P, et al: Nonpharmacologic therapy for malignant ventricular arrhythmias: Implantable defibrillator trials. Prog Cardiovasc Dis 1996;38:429.
28. Nisam S, Kay SA, Mower MM, et al: AICD automatic cardioverter–defibrillator clinical update: 14 years experience in over 34,000 patients. PACE 1995;18:142.
29. The Antiarrhythmics Versus Implantable Defibrillators (AVID) investigators: A comparison of antiarrhythmic–drug therapy with implantable defibrillators in patients resuscitated from near–fatal ventricular arrhythmias. N Engl J Med 1997;337:1576.
30. Connolly SJ, Gent M, Roberts R, et al: The CIDS Investigators Canadian Implantable Defibrillator Study (CIDS) : A randomized trial of implantable defibrillator against amiodarone. Circulation 2000;101:1297.
31. Siebels Luderitz B, Saksena S: Proceeding of a symposium. Electrical device therapy for cardiac arrhythmias: New concepts, problems, and alternatives. Suppl Am Heart J 1994;127:969.
32. Kron J, Herre J, Renfroe EG, et al: The AVID Investigators: Lead and device–related complications in the antiarrhythmic versus implantable defibrillators Trial. Am Heart J 2001;141:92.
33. Moss AJ, Hall WJ, Cannom DS, et al: Improved survival with an implanted defibrillator in patients with coronary disease at high risk for ventricular arrhythmia. Multicenter Automatic Defibril lator Implantation Trial investigators. N Engl J Med 1996;335: 15.
34. Wilber DJ, Garan H, Ruskin JN: Electrophysiologic testing in survivors of cardiac arrest. Circulation 1987;75 (4 P2) :IIII146–53.
35. Mushlin AI, Hall JW, Zwanger J, et al: The cost–effectiveness of automatic implantable cardioverter defibrillators: Results from MADIT. Circulation 1998;97:2129–2135.
36. Tchou PJ, Kadri N, Anderson J, et al: Automatic implantable cardioverter defibrillators and survival of patients with left ventricular dysfunction and malignant ventricular arrhythmias. Ann Intern Med 1988;109:529.
37. Axtell K, Tchou P, Akhtar M: Survival in patients with depressed left ventricular function treated by implantable cardioverter–defibrillator. PACE 1991;14:291.
38. Mehta D, Saksena S, Krol RB: Survival of implantable cardioverter–defibrillator recipients: Role of left ventricular function and its relationship to device use. Am Heart J 1992;124:1608.
39. Domanski MJ, Saksena S, Epstein AE, et al: The AVID Investigators: Relative effectiveness of the implantable cardioverter–defibrillator and antiarrhythmic drugs in patients with varying

degrees of left ventricular dysfunction who have survived malignant ventricular arrhythmias. J Am Coll Cardiol 1999: 34:1090–1095.
40. Moss AJ, Zareba W, Hall WJ, et al: Prophylactic implantation of a defibrillator in patients with myocardial infarction and reduced ejection fraction. N Engl J Med 2002;346:877–833.
41. Bardy G, Lee K, Mark D, et al: The Sudden Cardiac Death in Heart Failure Trial. Presented at the Late Breaking Clinical Trials Session, American College of Cardiology Annual Scientific Session, March 8, 2004, New Orleans, LA.
42. Bristow MR, Saxon LA, Boehmer J, et al: Cardiac resynchronization therapy with or without an implantable defibrillator in advanced heart failure. N Engl J Med 2004;350:2140–2150.
43. Garson A Jr, Dick M 2nd, Fournier A, et al: The long QT syndrome in children: An international study of 287 patients. Circulation 1993;87:1866.
44. Weintraub RG, Gow RM, Wilkinson JL: The congenital long QT syndrome in childhood. J Am Coll Cardiol 1990;16:674.
45. Kron J, Silka MJ, Ohm OJ, et al: Preliminary experience with nonthoracotomy ICDs in young patients. The Medtronic Transvene investigators. PACE 1994;17:26.
46. Benson DW, Benditt DG, Anderson R, et al: Cardiac arrest in young, ostensibly healthy patients: Clinical, hemodynamic, and electrophysiologic findings. Am J Cardiol 1983;52:65.
47. Wever EFD, Hauer RNW, Oomen A, et al: Unfavorable outcome in patients with primary electrical disease who survived an episode of ventricular fibrillation. Circulation 1993;88:1021.
48. Viskin S, Belhassen B: Idiopathic ventricular fibrillation. Am Heart J 1990;120:662.
49. Wellens HJJ, Lemery R, Smeets JL, et al: Sudden arrhythmic death without overt heart disease. Circulation 1992;85 [suppl] : 92.
50. Maron B, Gardin J, Flack J, et al: Prevalence of hypertrophic cardiomyopathy in a general population of young adults: Echocardiographic analysis of 4111 subjects in the CARDIA study. Circulation 1995;92:785.
51. Maron B, Roberts WC, Epstein SE: Sudden unexpected death in hypertrophic cardiomyopathy: A profile of 78 patients. Circulation 1982;67:1388.
52. Maron B, Shen WK, Link M, et al: Efficacy of implantable- cardioverter defibrillator for the prevention of sudden death in patients with hypertrophic cardiomyopathy. N Engl J Med 2000; 342:365.
53. Fananapazir L, Epstein SE: Hemodynamic and electrophysiologic evaluation of patients with hypertrophic cardiomyopathy surviving cardiac arrest. Am J Cardiol 1991;13:1283.
54. McKenna WJ, Franklin RCG, Nihoyannopoulos P, et al: Arrhythmias and prognosis in infants, children and adolescents with hypertrophic cardiomyopathy. J Am Coll Cardiol 1988; 11: 147.
55. Watkins H, Rosenzweig A, Hwang DS, et al: Characteristics and prognostic implications of myosin missense mutations in familial hypertrophic cardiomyopathy. N Engl J Med 1992;326:1108.
56. Steinbeck G, Dorwarth U, Mattke S, et al: Hemodynamic deterioration during ICD implant: Predictors of high-risk patients. Am Heart J 1994;127 [suppl] :1064.
57. Fuster V, Gersh BJ, Guiliani ER, et al: The natural history of idiopathic dilated cardiomyopathy. Am J Cardiol 1981;47:525.
58. Follansbee WP, Michelson EL, Morganroth J: Nonsustained ventricular tachycardia in ambulatory patients: Characteristics and association with sudden cardiac death. Ann Intern Med 1980;92: 741.
59. Milner PG, DiMarco JP, Lerman BB: Electrophysiological evaluation of sustained ventricular tachyarrhythmias in idiopathic dilated cardiomyopathy. PACE 1988;11:562.
60. Dietmar B, Antz M, Boczor B, et al: Prophylactic use of cardioverter–defibrillator in patients with implantable–cardioverter defibrillators in patients with idiopathic dilated cardiomyopathy: The Cardiomyopathy Trial (CAT) . J Am Coll Cardiol 2001; 38:598.
61. Kadish A, Dyer A, Daubert JP, et al: Prophylactic defibrillator implantation in patients with nonischemic dilated cardiomyopathy. N Engl J Med 2004;350:2151–2158.
62. DiMarco JP, Garan H, Harthorne JW, et al: Intracardiac electrophysiologic techniques in recurrent syncope of unknown cause. Ann Intern Med 1981;95:542.
63. Akhtar M, Shenasa M, Denker J, et al. Role of cardiac electrophysiologic studies in patients with unexplained recurrent syncope. PACE 1983;6:192.
64. Watkins L, Mirowski M, Mower MM, et al: Implantation of the automatic defibrillator: The subxiphoid approach. Ann Thorac Surg 1982;34:515.
65. Trappe H, Pfitzner P, Heintze J, et al: Cardioverter–defibrillator implantation in the catheterization laboratory: Initial experience

in 46 patients. Am Heart J 1995;129:259.

66. Strickberger SA, Niebauer M, Ching Man K, et al: Comparison of implantation of nonthoracotomy defibrillators in the operating room versus electrophysiologic laboratory. Am Heart J 1995;75:25.

67. Magney JE, Flynn DM, Parsons JA, et al: Anatomical mechanisms explaining damage to pacemaker leads, defibrillator leads, and failure of central venous catheters adjacent to the stern-oclavic- ular joint. PACE 1993;16:445.

68. Ong LS, Barold SS, Lederman M, et al: Cephalic vein guidewire technique for implantation of permanent pacemakers. Am Heart J 1987;114 (4 Part 1) :753.

69. Magney JE, Staplin DH, Flynn DM, et al: A new approach to percutaneous subclavian venipuncture to avoid lead fracture or central venous catheter occlusion. PACE 1993;16:2133.

70. Higano ST, Hayes DL, Spittell PC: Facilitation of the subclavian -introducer technique with contrast venography. PACE 1990; 13:681.

71. Epstein AE, Miles WM, Benditt DM, et al: Personal and public safety issues related to arrhythmias that may affect consciousness: Implications for regulation and physician recommendations. Circulation 1996;94:1147–1156.

72. Vlay SC, Olson LC, Fricchione GL, et al: Anxiety and anger in patients with ventricular tachyarrhythmias: Responses after automatic internal cardioverter -defibrillator implantation. PACE 1989;12:366.

73. Luderitz B, Jung W, Deister A, et al: Patient acceptance of the implantable -cardioverter defibrillator in ventricular tachy arrhythmias. PACE 1993;16:1815.

74. Winters WL, Achord JL, Boone AW, et al: American College of Cardiology/American Heart Association Clinical Competence Statement on Invasive Electrophysiology Studies, Catheter Ablation and Cardioversion. J Am Coll Cardiol 2000;36;1725.

75. Faust MM, Fraser J, Schurig LS, et al: Educational guidelines for the clinically associated professional in cardiac pacing and electrophysiology. PACE 1990;17:6.

76. Fetter JG, Stanton MS, Benditt DG, et al: Transtelephonic monitoring and transmission of stored arrhythmia detection and therapy data from an implantable cardioverter defibrillator. PACE 1995;18:1531.

77. Marchlinski FE, Callans DJ, Gottlieb CD, et al: Benefits and lessons learned from stored electrogram information in implantable defibrillators. J Cardiovasc Electrophysiol 1995;6:832–835.

78. Callans DJ, Hook BJ, Marchlinski FE: Use of bipolar recordings from patch-patch and rate sensing leads to distinguish rhythms in patients with implantable cardioverter defibrillators. PACE; 1991;14:1917–1922.

79. Grimm W, Flores BF, Marchilinski FE: Symptoms and electrocardiographically documented rhythm preceding spontaneous shocks in patients with implantable -cardioverter defibrillator. Am J Cardiol 1993;71:1415–1418.

80. Grimm W, Flores BF, Marchilinski FE: Electrocardiographically demonstrated unnecessary spontaneous shocks in 241 patients with implantable cardioverter defibrillators. PACE 1992;15:1667–1673.

81. Mathew P, Lewis C, Neglia J, et al: Interactions between electronic surveillance systems and implantable defibrillators: Insights from a fourth generation ICD. Pacing Clin Electrophysiol 1997;29: 2857–2859.

82. McIvor ME, Reddington J, Floden E, et al: Study of Pacemaker and Implantable Cardioverter Defibrillator Triggering by Electronic Article Surveillance Devices (SPICED TEAS) . Pacing Clin Electrophysiol 1998;21:1847–1861.

83. Gottlieb CD, Horowitz LN: Potential interactions between antiarrhythmic medications and the automatic implantable cardioverter defibrillator. PACE 1991;898–904.

84. Haberman RJ, Veltri EP, Mower MM: The effect of amiodarone on defibrillation threshold. J Electrophysiol 1988;5:415–419.

85. Jung W, Manz M, Pizulli L, et al: Effects of long-term amiodarone on defibrillation threshold. Am J Cardiol 1992;70:1023.

86. Kron J, Herre J, Renfroe EG, et al: Lead- and device-related complications in the antiarrhythmias versus implantable defibrillator trial. Am Heart J 2001;141:92–98.

第41章　治疗心房颤动的装置

WERNER JUNG, BERNDT LUDERITZ, HYGRIV B. RAO, SANJEEV SAKSENA

在临床实践中心房颤动（简称房颤）是最常见的持续性心律失常和发生最频繁的心血管疾病。房颤的发生率随着年龄的增大而增加，65岁以上的人群发生率约为2%，而80岁后其发生率达到4%，其患病的年龄中位数约为75岁[1,2]。在房颤患者中，男性的心血管病死率增加近2倍，女性约增加50%[3]。房颤患者除了有心悸症状外，脑卒中的发生危险增加，还可以使患者的运动耐量和左心室功能下降。房颤是目前最常见的一种心律失常，也是花费高昂的卫生保健问题，在心律失常的住院患者中超过三分之一的患者是房颤患者。

毋庸置疑，目前房颤最重要的治疗方式是抗凝，但心律失常本身的治疗还存有争议。即使前瞻性研究如RACE[4]、STAF[5]和AFFIRM[6]显示控制节律并没有增加病死率，但在这些研究中由于以抗心律失常药物应用为基础，节律控制没有取得相应的效果。临床试验反复证明，由于受抗心律失常药物药效的限制，心律的控制和维持欠佳。在STAF研究中，应用胺碘酮治疗实际上仅有23%的房颤患者获益[5]。近年来，非药物治疗房颤的选择措施越来越多，在某些患者中已能取代药物治疗。目前常用的非药物治疗是植入装置治疗和消融方法。治疗房颤的植入装置包括心脏起搏器和心房或房室除颤器。

房颤患者装置治疗的病理生理学基础

近来新的理论不断涌现，这些理论是关于不同患者中房颤可能的发病机制及相应治疗方面的。人的房颤主要是由于触发活动和易损基质的相互作用形成的，这些易损基质大多是功能性的、解剖性的或螺旋波反复折返的便利通道。触发活动是由自动或自律触发的心房过早除极或组织自动或心房折返型心动过速构成。触发活动可能来源于左右心房，特别是有结构性心脏方面疾病时[7]。交感神经张力增加能使触发的频率增加。迷走神经兴奋情况下能缩短心房的有效不应期和增加心房不应期的离散程度。永久性房颤同心脏基质组织重构和电重构密切相关[8]。这些变化包括房内区域或房间传导的延迟、缩短和心房不应期离散程度的增加以及心房频率适应性减退。随着年龄的增加心房肌不断纤维化，心功能也逐渐下降。这些损伤的基质为房内传导延迟、折返和(或)子波涡流提供了条件。因此在房颤的发病和持续过程中能形成单形性房性心动过速[9,10]（图41-1）。

房颤起搏治疗的理论就是基于以上新知识而改进的。心房起搏能从多种机制来预防房颤的发生。因此，对不同的房颤患者我们可以检查影响房颤的触发因素、发病的起始环节及维持机制。在顽固性房颤患者，触发密度是有症状或无症状房颤高频事件的关键因素。尽管抗心律失常药物常被用来抑制心房的异位搏动，但超速心房起搏和新的心房起搏程序也能减少异位搏动(图41-2)。超速起搏能够抑制触发活动，如自主性房性心动过速或自动触发的心房期前收缩（又称早搏)[11,12]。其他部位起搏能减少心房传导延迟和缩短动作电位时间。心房起搏通过预设区域的折返也能改变基质的电生理特性，如传导延迟部位[13,14]。间隔部位和心房多部位起搏能减少房内和房间传导延迟和不应期离散程度（图41-3A）。通过右心房双部位起搏或双心房的起搏，心房激活区域被重新同步化。最近Hesselson和Wharton证明用右心房超速起搏急性抑制肺静脉病灶，只有当应用双部位心房起搏，才能抑制房颤的发生[14]。右心房和Bachmann束的双部位起搏能减少因心

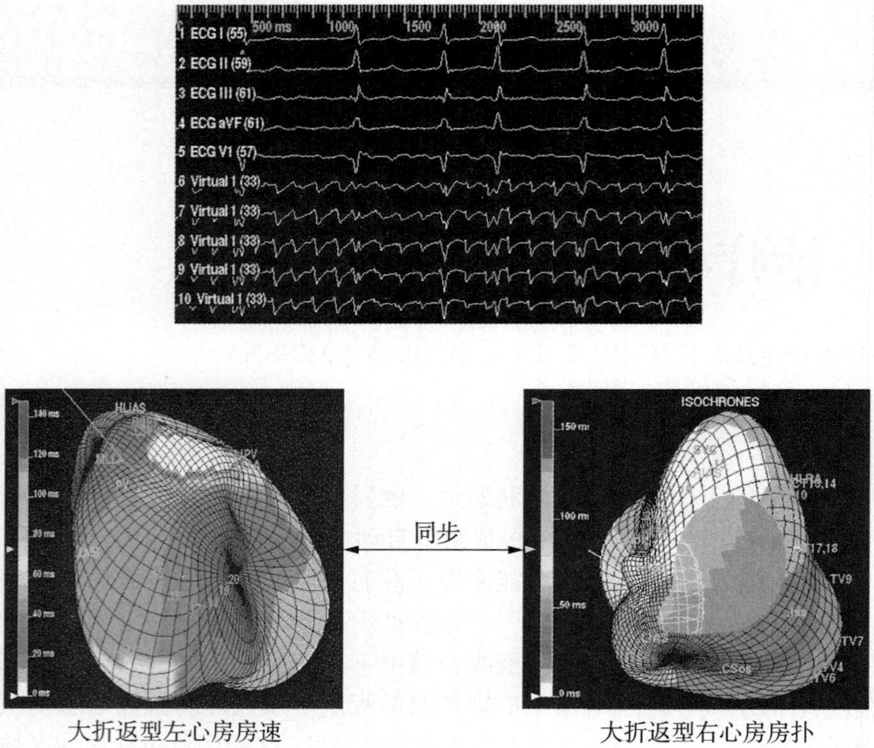

图 41–1（也见彩图 41–1） 三维标测显示在持续性房颤患者局部左心房心动过速和大折返型右心房房扑共同存在。上图显示体表心电图的导联和在心房标测中多位点的模拟心电描记图。颜色标记显示在一个周期中在左右心房不同部位的激动时间。

房期前收缩而诱发的房颤或缩短诱发窗口[13,15]。应用右心房双部位起搏能通过增加心房充盈速度来改善心房的机械力学，用右心室尖部起搏来预防左心室和左心房的扩张（图 41–3*B*）[16]。

最近关于房颤治疗试验的数据清晰表明 22%的房颤患者是由于窦性心动过缓产生的[17]。这种窦性心率变化可为轻度的，每分钟超过 5 次或更多，或是暂时性的（5 分钟或更长时间），但也有机会触发房颤的发生。这需要心房起搏来预防房颤的发生。最后典型的右心房峡部依赖的心房扑动也是一个非常重要并且迄今为止能被识别的房颤触发因素。抗心动过速起搏治疗能有效地终止房扑和预防房颤。

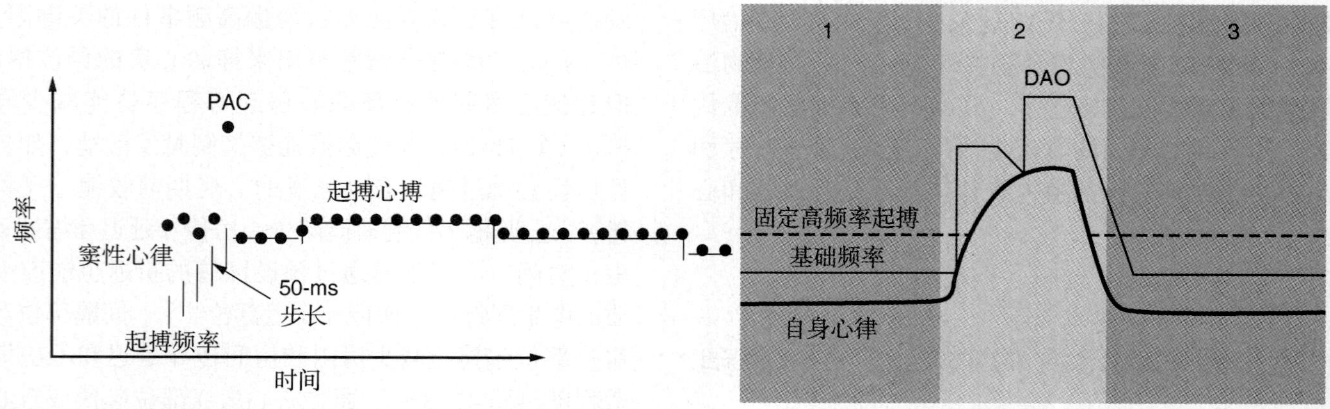

图 41–2 在房颤患者起搏器治疗中存在两种触发性抑制起搏程序。**左图**显示的是心房率稳定程序（Medtronic Inc, Minneapolis, MN）的功能，在房性期前收缩（PAC）后心房起搏频率以 50ms 递增来超速抑制下一个期前收缩（早搏）。**右图**显示的是心房动态超速抑制程序，即随窦性周期的变化超速起搏频率动态增加。这种程序周期性减少直到遇到窦性心律，又根据需要而逐渐增加。以下的两幅图显示带有 Vitatron 选择的起搏器程序的多个早搏反应。

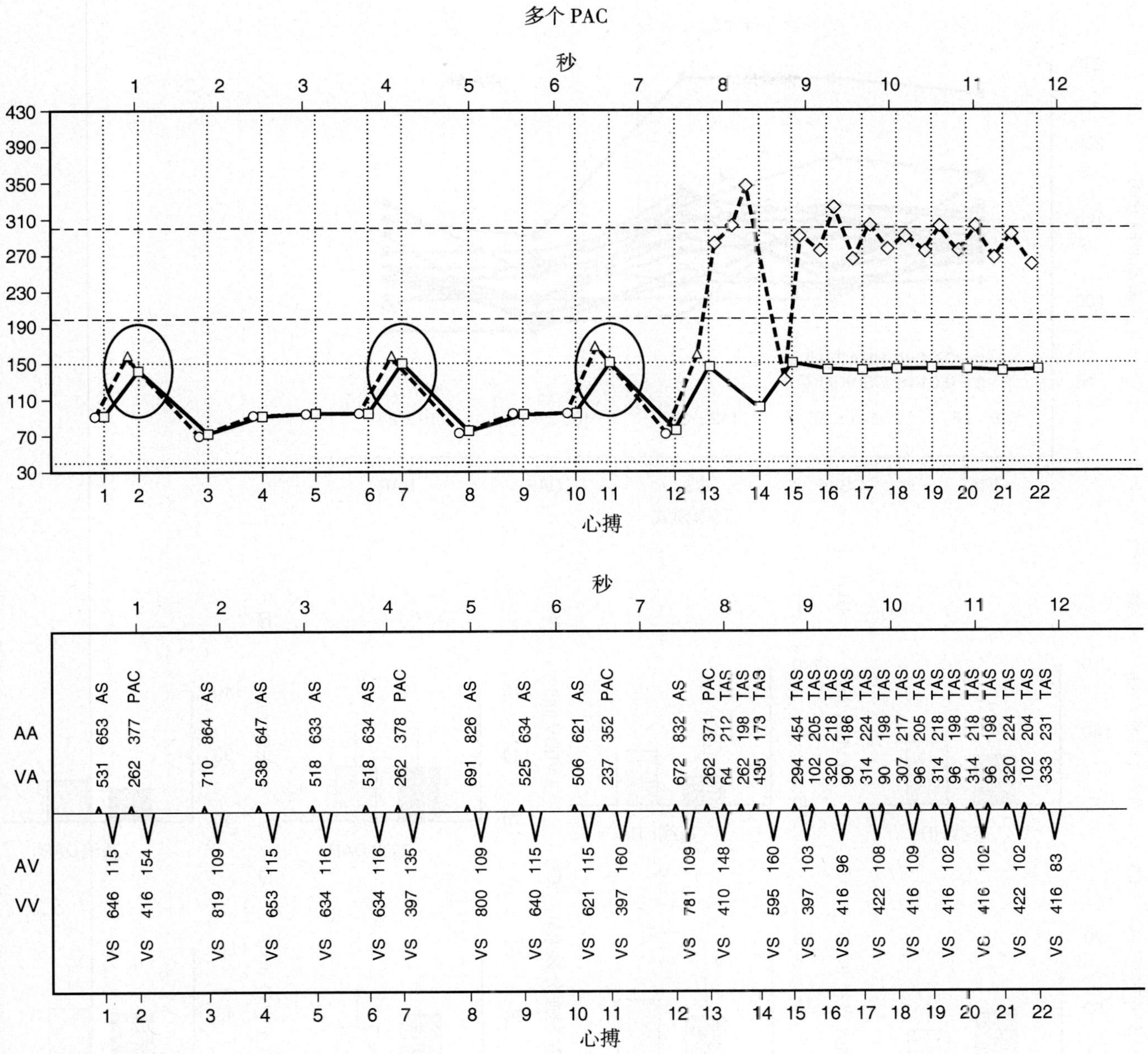

图 41-2　续

致心律失常作用第二部分原因是房颤起始或过渡型的心动过速。这种心动过速是一过性的或时间稍长的，并能在心电图上伪似房颤。经标测证明这种心动过速存在于自发性房颤和诱发的房颤中[7,18]。对于个体心房三维标测描述了此种心动过速的节律特征，如大折返性房性心动过速（图 41–1）、典型房扑、非典型房扑[18,19]。心房多部位起搏通过改变基质特性（图 41–4）来减少和消除这些心律失常的启动。抗心动过速起搏能够终止这种心律失常和预防其进展为持续性房颤（图 41–5）[20]。

这种心律失常永久存在的电生理机制是进展为持续房颤的原因。在这一阶段有不止一个折返环共同存在，或者是单环持续存在，这两种情况均能引起颤性传导[21]。这种情况持续存在的关键条件是心房基质结构重构和（或）电生理重构。心房传导延迟显示延长的或者异常 P 波或者心房传导间期的延长是房颤复发的首要预测因子。应用多部位心房起搏的再同步治疗能减少多个心房部位的传导延迟。右心房双部位起搏治疗通过改善心房的血流动力学及减少心房扩张来逆转心房基质的重构，可能会有新奇的效果。

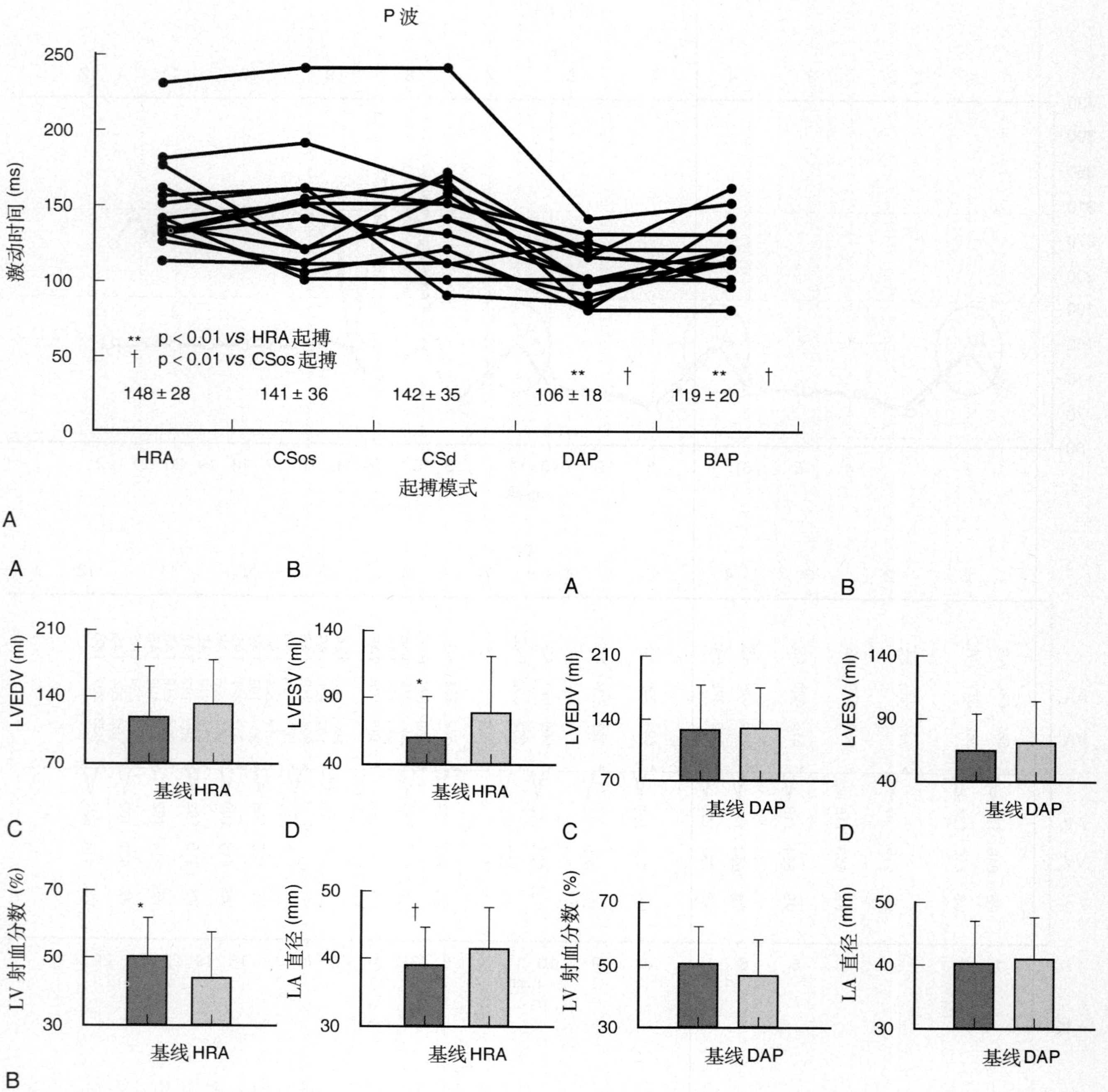

图 41–3 **A.** 房颤患者不同起搏方式的 P 波持续时间。Y 轴代表总的 P 波持续时间。HRA：高位右心房；CSos：冠状静脉窦口；CSd：冠状静脉窦远端；DAP：右心房双部位起搏；BAP：双心房起搏。**B.** 左图：是表示在单部位高位右心房起搏下和没有起搏的基线数据相比较，心房和心室的功能变化。数值是均值加减标准差，相比于基线 *P<0.05，† P <0.10。右图：是表示在起搏支持下和无起搏的基线数据相比较，心房和心室的功能变化。LA：左心房；LVEDV：左心室末舒张容积；LVESV：左心室末收缩容积；LV：左心室。（A, from Prakash A, Delfaut P, Krol RB,S aksena S: Regional right and left atrial activation patterns during single and dual site atrial pacing in patients with atrial fibrillation.Am J Cardiol 1998;82:1197–1204）

终止心动过速治疗，如应用抗心动过速起搏，可依次通过短阵、递增或结合高频起搏来终止普通和非峡部依赖性房扑。这能够中断房颤发展或持续的因素。在我们实验室，用 50Hz 频率起搏（图 41–6）已被证实能终止非典型非峡部依赖型房扑，但不能终止持续性房颤[22]。心房除颤电击能产生传导延迟和阻滞（图 41–

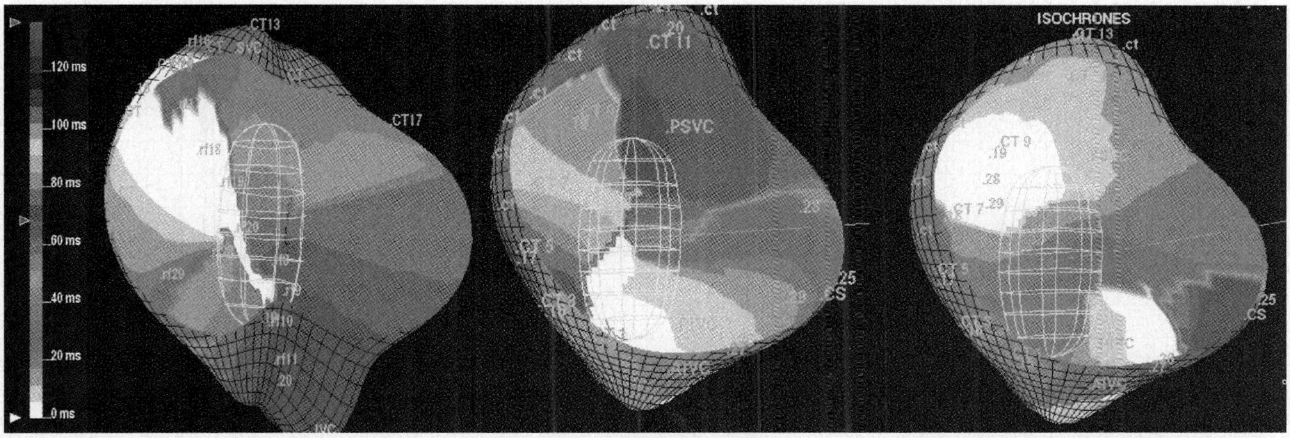

高位右心房起搏　　间隔起搏　　右心房双部位起搏

图 41-4（也见彩图 41-4）在高位右心房、间隔和右心房双部位起搏时的右心房三维动态标测。注意心房双部位起搏方式时更短的心房激动时间和两个同时发生的波阵面，心房激动缩短并更加同步化。

7)。尽管许多标测资料表明对内部心房除颤是无效的，但外部除颤电击的标测表明在房颤中即使无效的电击也能改变心房潜在的激动方式，导致一过性房颤或慢性持续性房颤[23]。当第一次电击改变了持续性房颤的机制使其可能对下一次电击敏感时，这时连续电击可能有效，或者由于不稳定环路或当一个房性早搏引起隐匿性传导时可引起自发终止（图 41-8）。

最初导管心房除颤研究应用的是两个表面积较小的除颤电极和单相电击。能量小于 1J 的电击除颤能够成功，但是重复性极差[24]。当电击时间超过 QRS 起始部位 115ms 时会偶尔引起室颤（2.4%）。据 Kumagai 等报道，这种电击除颤的有效率在能量小于 0.5J 时约为 47%，在能量为 1J 时有效率约为 74%[25]。双相电击比单相电击的阈值要低[26]。实验证明从右心房到冠状静脉

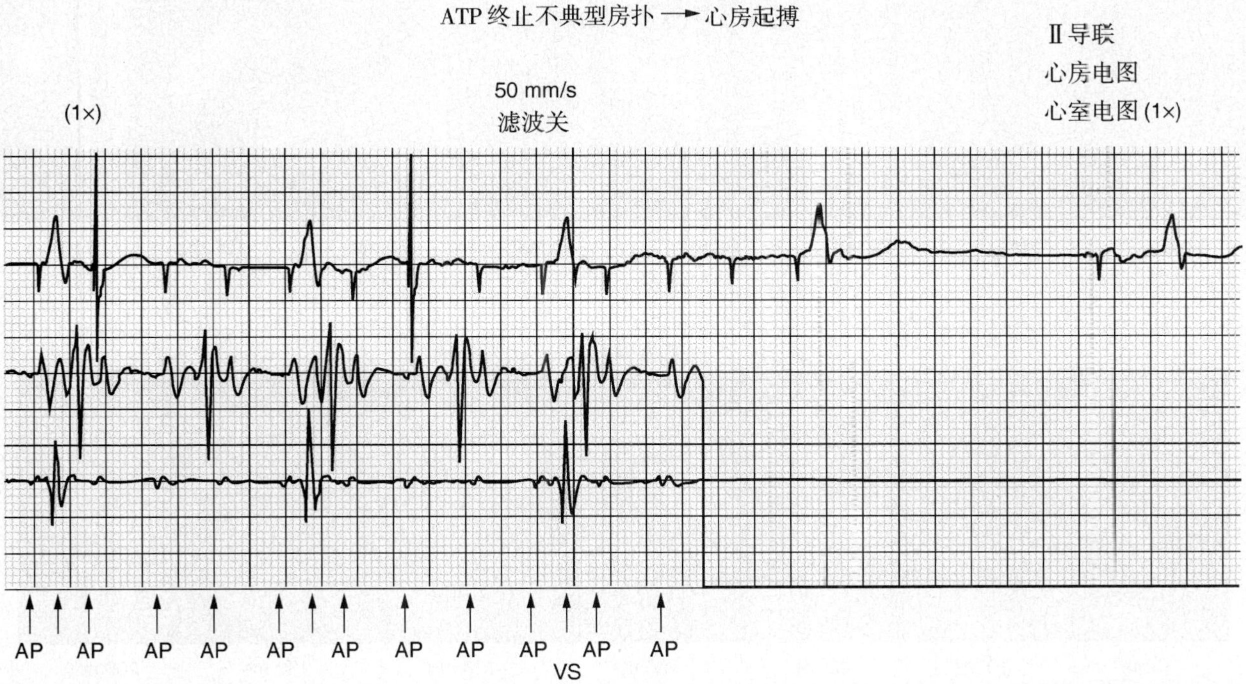

图 41-5　永久性房颤患者植入了 Guidant 起搏器，后来又植入了具有心房双部位起搏功能的 Guidant AVT 双部位除颤器。图中显示使用快速心房起搏终止非典型房扑（见图 41-1），患者恢复了心房起搏节律。

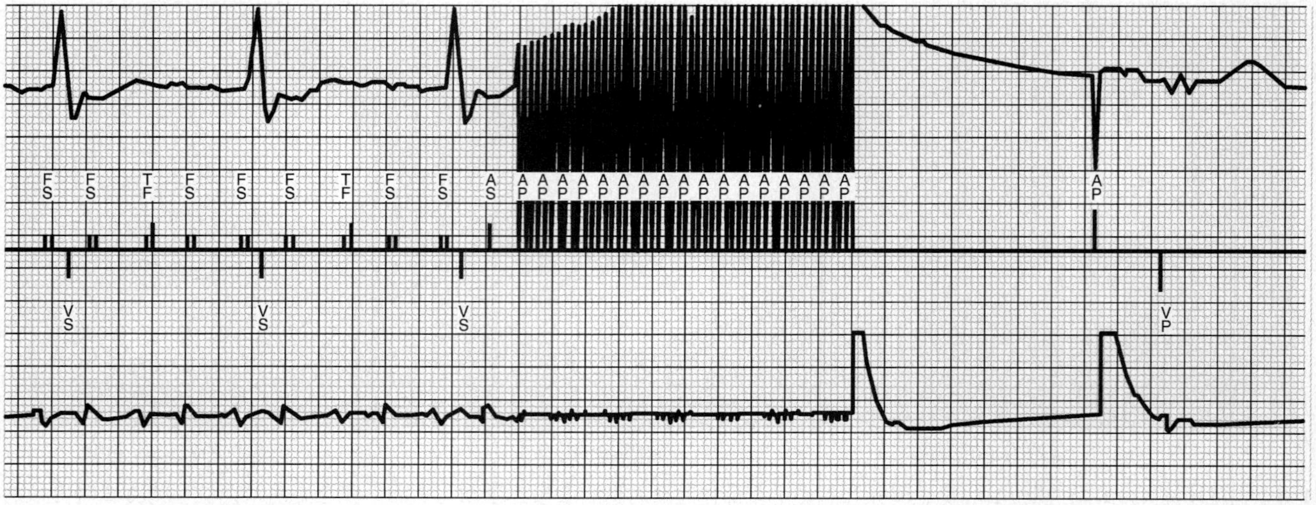

图 41-6 应用 50Hz 高频起搏的 Medtronic Jewel 房颤双部位除颤器在自动识别区终止非典型房扑。值得注意的是体表心电图提示房颤，但其节律比较规则。FS：颤动区域标志；TF：心动过速区域标志。

窦除颤向量所需的阈值是最低的[27]。在个别阶段应用持续时间 3ms 的最佳波形和最适宜的电击量，50%的有效率估计约为 1.3J。在绵羊模型中，右心房-左侧胸廓向量的双相电击在 1J 时的有效率是 47%[28]。研究显示心外膜心房除颤阈值所需能量极低，达到 42%的有效性时只需在 0.3J 范围内[29]。和临床资料比较，实验室研究提示心房除颤的电击治疗可在疼痛感觉阈值之下实现。

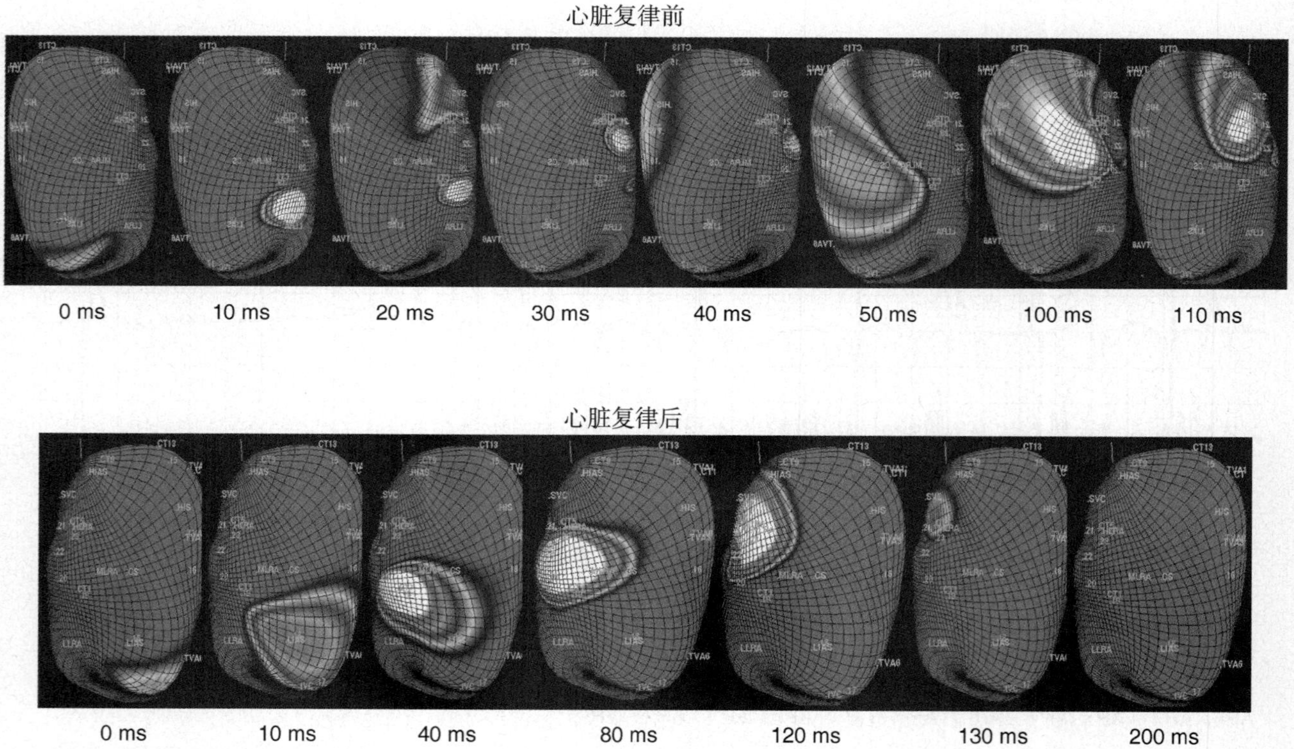

图 41-7（也见彩图 41-7）电复律前后心房激动模式的三维无收缩的右心房标测。复律前不止一个波阵面出现，复律后只有一个大折返波。尽管是无效的电击，也从根本上改变了快速型心律失常。图中分别显示的是释放电击的波阵面激动波形和时间（ms）的关系。

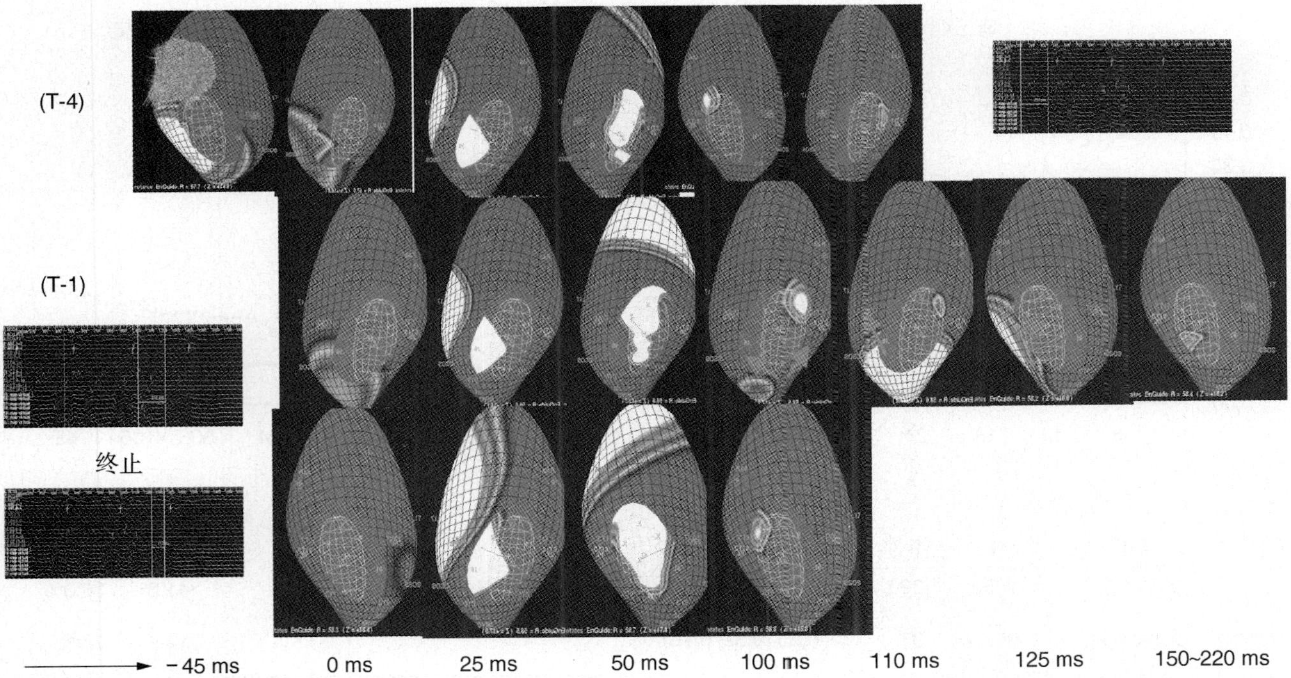

图 41-8（也见彩图 41-8）在房颤事件自发终止前心房激动模式在没有收缩状态的右心房三维标测。分别显示在终止前最后四个周期的形态及同每一个时间（ms）的关系。在第四个周期终止前只有一个波阵面。在终止前的一个周期，隐匿性房性期前收缩侵入单个回路的可激动间隙引起逆行和顺行性传导。前者相互碰撞并终止了心动过速，后者循环了一次并自发停止传播，使房颤终止。

心房起搏作为房颤的一级预防

单部位心房起搏

在接受永久起搏治疗的心动过缓患者，高位右心房起搏能减少持续性或永久性房颤的发生率[30~32]。丹麦在病窦综合征患者中进行的生理性起搏试验是第一个比较 AAI 心房起搏和心室按需 VVI 起搏的前瞻性试验。尽管开始阶段患者相同，长期随访（平均 5.5 年）表明应用心房起搏能减少房颤的发生率[30]。这项研究结果提示应用心房起搏能缓慢逆转心房重塑。最近更多的前瞻性随机试验证实了这项研究。MOST[31]和 CTOPP[32]两个大型对照试验也证实此项研究，即使前者比较的是双腔生理起搏（例如 DDDR 方式）和带频率应答功能的心室按需起搏（如 VVIR 起搏）。单部位心房起搏在单独病窦综合征患者特别有效（图 41-9），能降低房颤发生相对危险的 50%[31]。这些试验提示一种假说，单独心房起搏在有或没有心动过缓的症状性房颤患者中是有效的。表 41-1 总结了应用高位右心房起搏的一级预防试验的数据。他们一致表明在长期随访中窦房结功能障碍患者发生房颤的相对危险度降低。值得注意的是单部位心房起搏比双腔起搏模式的危险度明显降低。相反，应用双腔起搏的房室传导阻滞患者的房颤发生率没有明显降低。这可能是因为在这类人群或在房室交界区疾病应用心房起搏较少。

心房多部位起搏

那些经历心脏开胸手术的患者，右心房超速起搏并不能有效预防房颤的发生。在这些人群中，比较没有安装起搏器的人或者左右心房触发/抑制起搏的患者，提示临时双心房同时起搏使房颤的发生率降低[33,34]。这些资料显示双部位起搏在特定人群的一级预防中可能有效或能增加疗效。正在进行中的 PASTA 试验重新检验这个问题，在病窦综合征患者中比较单部位高位右心房起搏、高位和低位间隔起搏、双部位心房起搏。

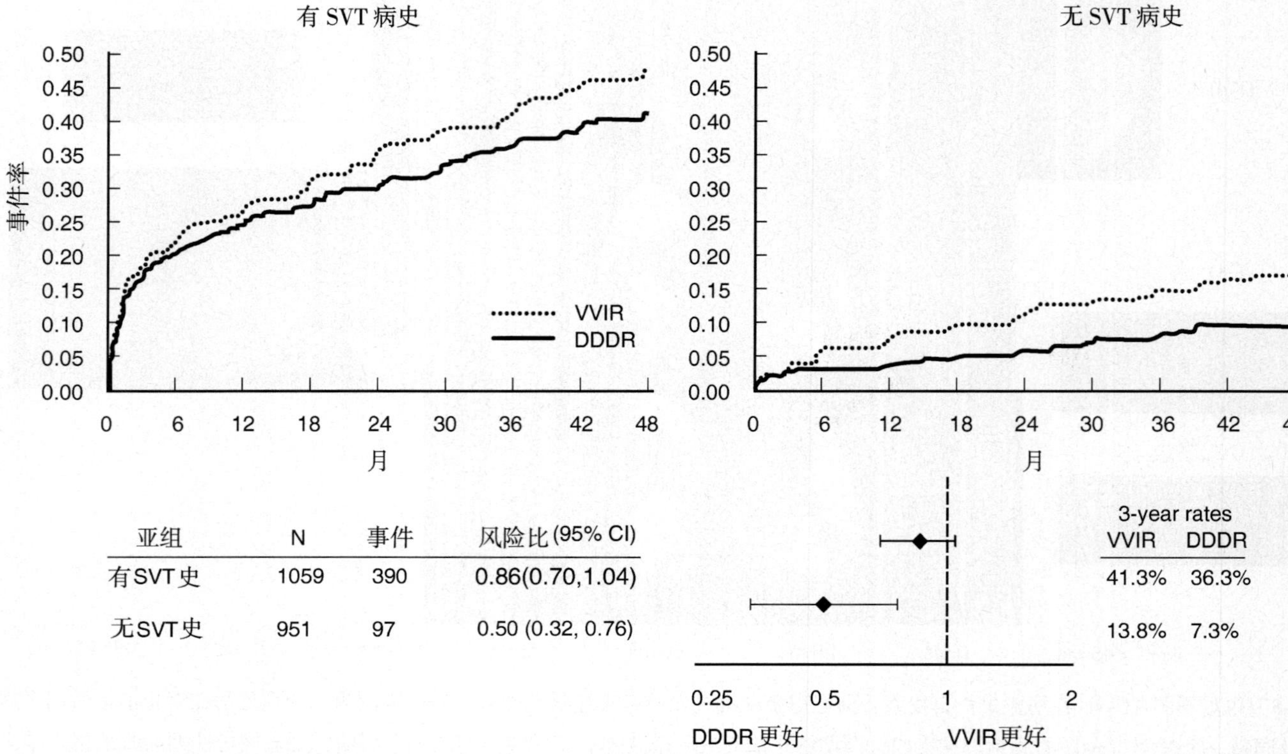

图 41-9 在大多数试验中预防永久性房颤主要都采用心房起搏的 DDDR 模式。先前没有室上速病史的病窦综合征患者其进展为永久性房颤的相关风险下降 50%。SVT：室上性心动过速。

表 41-1 生理起搏试验

试验	病例数	试验设计和患者群体	结局
一级预防试验			
丹麦生理起搏试验 （1988-1996）	225	在 SND 患者中 AAI *vs* VVI	全因死亡危险降低 34%和在 5.5 年内房颤危险相对降低了 46%
加拿大生理起搏试验（CTOPP 1977-2000）	2568	在 SND 和 AVB 患者中 DDDR *vs* VVIR	房颤发生率每年降低 18%及慢性房颤降低 27%
MODE 选择试验（MOST 1998-2002）	2010	在 SND 和 AVB 患者中 DDDR *vs* VVIR	3 年内患者发展成房颤的相对危险度降低了 21%
英国起搏和心血管试验（UK PACE 1998-2003）	2021	老年患者中单腔 *vs* 双腔起搏	3 年内房颤的死亡率和发生率无差别
STOP-AF	350	DDD(R) /AAI（R） *vs* VVI(R) 或 VDD(R)，AVD=300ms	一级终点——稳定型房颤
DANPACE	1900	DDD(R) *vs* VVI(R)	一级终点——生活质量
二级预防试验			
围消融期心房起搏阵发性房颤（PA^3 1999-2000）	77	在房室结消融患者中 DDDR *vs* VDD	1 年内房颤发生率 43%，与对照组差异无统计学意义
OVERdrive 预防试验（PROVE 2000）	78	超速起搏导致 84%起搏率	心律失常总发生率没有降低，但模式转换降低了 34%；心律失常事件的持续时间减少 48%

AF：心房颤动； AVB：房室传导阻滞； AVD：房室延迟； ms：毫秒， SND：窦房结功能障碍。

表 41–2　新型心房起搏器程序的试验——二级预防试验

试验	病例数	起搏程序和患者群体	结局
心房治疗效果和安全性试验（ATTEST 2003）	368	DDDRP 伴心房预防和抗心动过速起搏程序的开 *vs* 关	AT/AF 事件无减少（1.3 对 1.2/月）
Adopt A（2001）	400	DDDR *vs* 带 DAO 的 DDDR；导致 92.9% 的起搏	最初降低 26%的房颤负荷，规则性房性心律失常降低 65%
意大利研究（2001）	61	应用 CAP 程序使起搏比例由 77%增加到 96%	房颤无减少（78% *vs* 75%）
房颤试验（AFT 2001）	372	用 DDDR 心房起搏程序预防	平均房颤负荷降低 30%；应用起搏程序房颤事件降低 68%
500 例房颤患者研究调查（2001）	325	在 AT 500 中预防起搏和心房 ATP 程序	心房起搏百分比从 62 增加到 97，53%的房速被终止；房颤的事件和时间无差别。

AF：心房颤动； AT：房性心动过速； CAP：连续性心房起搏；DAO：动态心房超速起搏； DAP：双部位心房起搏。

起搏作为房颤的二级预防

在许多前瞻性的临床试验中，关于有症状房颤人群治疗的心房起搏技术的临床调查已经开始[36,41]。在不同房颤患者自然病史知识有限和缺乏衡量临床获益终点标准的情况下，分析房颤起搏治疗的临床获益是复杂的。许多研究都缺少一个未使用心房起搏治疗的对照组评估疗效。房颤二级预防的其他方法包括标准高位右心房起搏、单独双腔起搏或频率应答（表 41–1），新起搏程序（表 41–2）的右心房起搏或多位点起搏（高或低位间隔起搏）及心房双部位起搏（表 41–3）。

标准右心房起搏

单独标准高位右心房起搏预防有症状阵发性房颤的疗效是估计的，目前没有被证实。Gillis 等进行的一项前瞻性、随机性和交叉性的研究，评价了单独高位右心房起搏预防有症状阵发性药物抵抗而没有心动过

表 41–3　二级预防试验——心房多部位交替起搏

试验	病例数	起搏部位和患者群体	结局
荷兰试验（2000）	26	使用抗心律失常药物的单部位起搏 *vs* 双部位起搏	>24 小时的房颤用双部位起搏较少需要电复律
Bailin（2001）	120	Bachmann 束 *vs* RAA 起搏；67.5%SND	用间隔起搏使无永久性房颤的存活率从 47%增加到 75%；1 年内有 25%进展为永久性房颤
预防性房颤起搏新指征（NIPPAF 2001）	22	有 CAP 的 DAP 程序 *vs* HRA 起搏或无起搏	房颤事件减少 1.5 倍
预防房颤的起搏（PIPAF 2001）	91	DA *vs* DAP 和 DAO 程序 *vs* HRA 起搏	无明显区别，双部位起搏有较少房颤可能
预防房颤的双部位起搏（DAPPAF 2002）	120	DAP *vs* HRA *vs* 支持起搏作为混合治疗的一部分	依从性增加（5.8 *vs* 4.7 *vs* 3.3 月）；无房颤生存提高（HR：0.715 *vs* 0.835 *vs* 0.835）；复发时间延长（1.77 *vs* 0.62 *vs* 0.44 月）
心房间隔起搏疗效临床试验（ASPECT 2002）	298	间隔 *vs* 非间隔起搏	房颤总事件无减少和对房颤负荷没有影响
一级预防试验			
病窦综合征患者的心房起搏试验（PASTA）		高位右心房起搏 *vs* 间隔起搏 *vs* CSO *vs* 右心房双部位起搏	结果未出来

AF：心房颤动；DAO：动态心房超速起搏； DAP：双部位心房起搏； HR：危险率； HRA：高位右心房起搏；RAA：右心耳。

缓将要进行房室结消融的房颤患者。与对照组相比，他们观察到房颤复发的时间没有延长[36]。在作为惟一心律失常的难治性房颤患者中，只有 Jewel 房颤试验初步分析显示高位右心房起搏最初可以减少房颤频度而没有减少房颤的总负荷，但进一步分析没有证实能长期获益[37]。随机交叉试验 PROVE，评价了一种类似的装置——Talent DR213 起搏器，这款起搏器带有自动休息频率功能和超速起搏功能[38]。超速起搏能提高心房起搏比率的 84%，尽管它能减少房颤发作的持续时间，但没有减少总发生率。

另一种方法是应用高位右心房起搏结合其他抗心律失常治疗，例如药物治疗，在前瞻性试验中这些被考虑了但没有进行正式研究。我们早期曾进行的研究显示，抗心律失常药物治疗结合高位右心房起搏或间隔部位起搏使无心律失常间期延长，但关于节律控制尚未获得长期数据资料[39]。

新型起搏程序

为了提高疗效，心房单部位起搏有几项新的进展。其中包括为确保超速心房起搏的几种新的程序。表 41-2 概括了几种新的程序。AT500 起搏器（Medtronic Inc., Minneapolis, MN）是一个带有两种预防起搏程序的 DDDRP 起搏器：心房优先起搏和心房频率稳定性（图 41-10）。除了抗心动过速起搏功能，此起搏器还能用标准心房起搏导线电极预防房颤。为了适应心房期前收缩（早搏），心房优先选择性起搏器用增加可控程序来改变基础搏动的频率。心房频率稳定性是指明显缩短早搏后异位节律的逸波间期，然后慢慢下降到基础起搏心率。抗心动过速起搏，如图 41-5 所示，它依次通过短阵、递增并结合高频起搏来终止普通和非峡部依赖性房扑。

一项关于 AT500 起搏器验证研究的非随机试验，评估了 325 例患者房颤预防和抗心动过速起搏治疗的疗效、仪器安全性及识别房性心动过速型心律失常检测的可靠性[40]。尽管预防起搏程序能使心房起搏平均比例从 62%增加到 97%，但房颤发作的频率和持续时间并没有改变。应用抗心动过速起搏能使 53%的房性心动过速事件终止；3 个月无并发症生存率为 88%，心

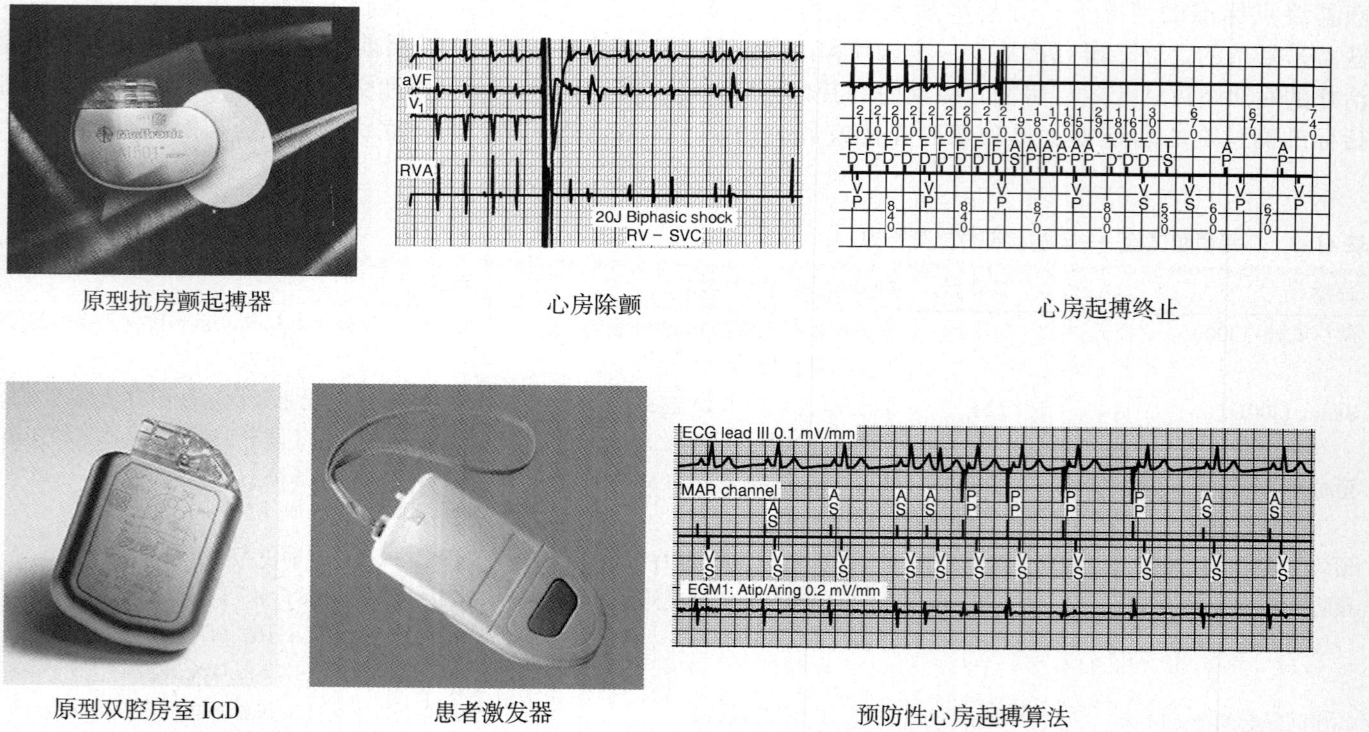

图 41-10 第一代心脏起搏和带有房颤识别和治疗功能的房室双腔除颤器。左图是植入性脉冲发生器（上图是 Medtrionic AT500 系列起搏器，下图是 Medtronic Jewel 房颤除颤器）。中央上图显示的是在房性早搏复合波的患者中预防起搏程序在两种起搏器中的作用（心房率稳定性，详见图 41-2）。中央下图是指在患者和医生指导下能够识别和治疗房颤的除颤器的激发器原型。右上图显示的是在两种起搏器中终止房性心动过速的心房抗心动过速起搏。右下图显示的是自发房颤患者成功心房除颤及恢复窦律。电击后的频发房早导致房颤的早期复发。

房快速型心律失常事件识别的可靠性为 97%。这项研究证明了房颤装置治疗中抗心动过速起搏的作用。在ATTEST[41]研究中，给患者随机植入 AT500 起搏器来预防性起搏和抗心动过速起搏或者在 DDDR 模式中用标准高位右心房起搏。在这项研究中抗心动过速起搏能终止 53%的房颤事件，心动过速识别的阳性预测值为 99%。尽管在两组人群的生活质量均有所提高，但房性心律失常发作的频率和负荷没有明显不同。一个多中心试验应用连续心房起搏程序，初始结果显示心房起搏患病率为 84%。心房期前收缩减少了 79%，而有症状的房颤事件未减少，但是发作的持续时间平均缩短了 48%，生活质量轻度提高[42]。ADOPT-A 研究评价了一项新的起搏程序，在心动过缓的房颤患者中用动态心房超速起搏（St. Jude Medical, St. Paul, MN）。结果房颤负荷大约减少了 25%，生活质量轻度提高[43]。然而，这些疗效并没有显示出可作为在临床上长期控制心脏节律的适当方法。

心房起搏的其他部位

多部位心房起搏方式和心房其他部位的起搏也被用来评价房颤或房扑的预防，例如双部位右心房起搏和双心房同步起搏（表 41-3）。有两个前瞻性随机研究评价了单独间隔部位的右心房起搏。Bailin 等[44]对 120 例阵发性房颤和心动过缓的患者随机进行高位间隔起搏或右心耳起搏。1 年后经间隔高位起搏治疗患者比经标准右心房起搏治疗患者无永久性房颤发生率增加（75% *vs* 47%），但症状性房颤事件的发生频率没有减少。尽管进展为永久性房颤的比例（25%）明显改善，但这个试验缺乏起搏治疗外的对照组。心房间隔起搏疗效的临床试验（ASPECT）将患者随机分为低部位起搏组或标准右心房起搏并使用预防起搏程序的 Medtronic AT500 起搏器组。在这个试验中，低间隔部位起搏没有减少房颤发生的频率或负荷[45]。

右心房双部位起搏

右心房双部位起搏是为了稳定及刺激左心房在冠状静脉窦口外附加的心房起搏（图 41-11*A*）。在冠状静脉窦口和高位右心房同时起搏过程中，在下壁导联心电图显示双向 P 波和 P 波的持续时间缩短（图 41-11*B*）。除了早期单中心初步试验外还有一些小的随机试验报道。我们的初步试验中，药物难治性症状性房颤和心动过缓的患者，经过 3 个月的交叉过渡间期分析应用心房双部位起搏倾向获益，但高位右心房起搏或间隔起搏仅在 1 年以后明显获益[39]。在一个为期 12 周的短期随机对照试验探讨没有心动过缓的症状性房颤研究中，Lau 等观察到相比无起搏治疗患者，在双部位起搏患者第一次复发的平均时间从 15 天增加到 50 天[46]。

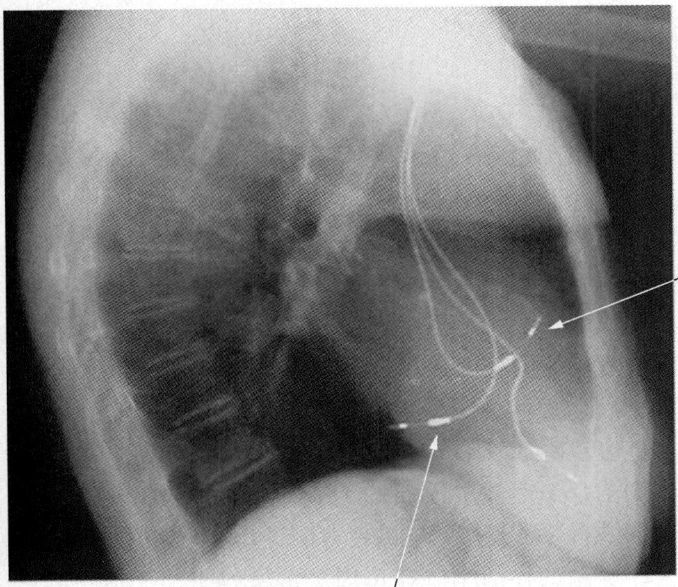

A

图 41-11　A. 植入右心房双部位起搏系统的患者胸片。心房再同步治疗的右心耳高位和冠状静脉窦口外的双心房电极导线。

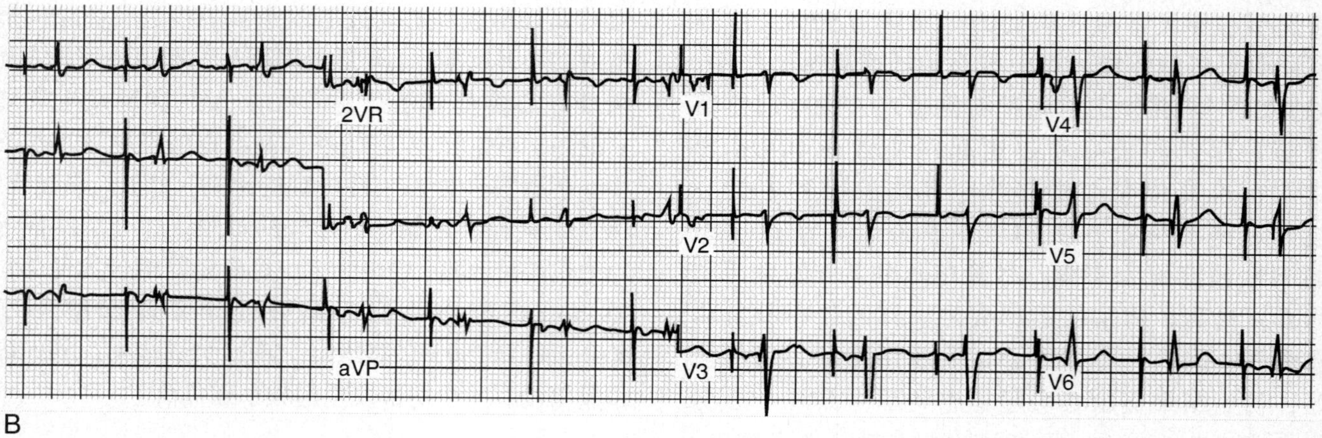

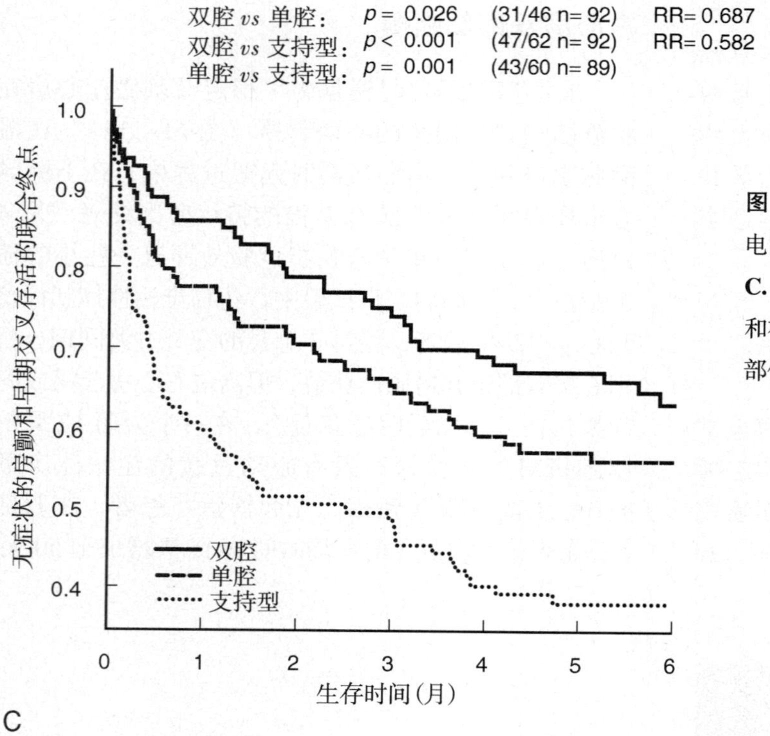

图 41-11 (续) **B.** 在右心房双部位起搏的患者中，体表心电图下壁导联显示起搏的 P 波为典型的倒置和双向性特点。**C.** 在房颤的预防试验中，心房起搏治疗能忍受的复合终点和在双部位起搏中房颤无复发的终点（DAPPAF）。右心房双部位起搏比单独高位右心房起搏和支持起搏要好。

随后有一些短期随机多中心研究。一个随机交叉研究 SYNBIAPACE 比较了在 3 个月治疗过程中的同步双心房起搏、高位右心房起搏和按需起搏。入选患者包括具有起搏适应证，3 个月内出现 2 到 3 次房颤事件，以及 P 波持续时间在 120ms 以上。相比高位右心房起搏，单独双心房起搏无房颤间期没有明显增加[47]。

应用心房双部位起搏（DAPPAF）来预防房颤的试验是一个治疗时间达 6 个月的长期多中心交叉研究，比较的是右心房双部位起搏、高位右心房起搏和支持起搏[48]。它记录着患者症状、发作频率及需要安装起搏器的心动过缓型药物难治性房颤患者的资料。植入右心房双部位起搏系统后，实施了药物和起搏治疗的最佳化。随机选择这三种起搏方式治疗 6 个月。在患者忍受能力和依赖起搏的程度上，用右心房双部位起搏治疗比支持起搏（$P<0.001$）和高位右心房起搏（$P=0.006$）（图 41-11C）更加优越；相比支持起搏，用右心房双部位起搏（危险比 0.72，$P=0.07$）在无症状性房颤的复发上比高位右心房起搏（$P=0.19$）要好；症状性房颤和非症状性房颤的发作频率在双部位起搏比高位右心房起搏（$P<0.01$）明显减少。而且，在抗心律失常药物治疗患者中，双部位起搏比支持起搏（$P=0.011$）和高位右心房起搏（危险比 0.67，$P=0.06$）能增加无症状性房颤的存活率。在每周房颤发作少于 1 次进行药物治疗的患者右心房双部位起搏比支持起搏（危险比

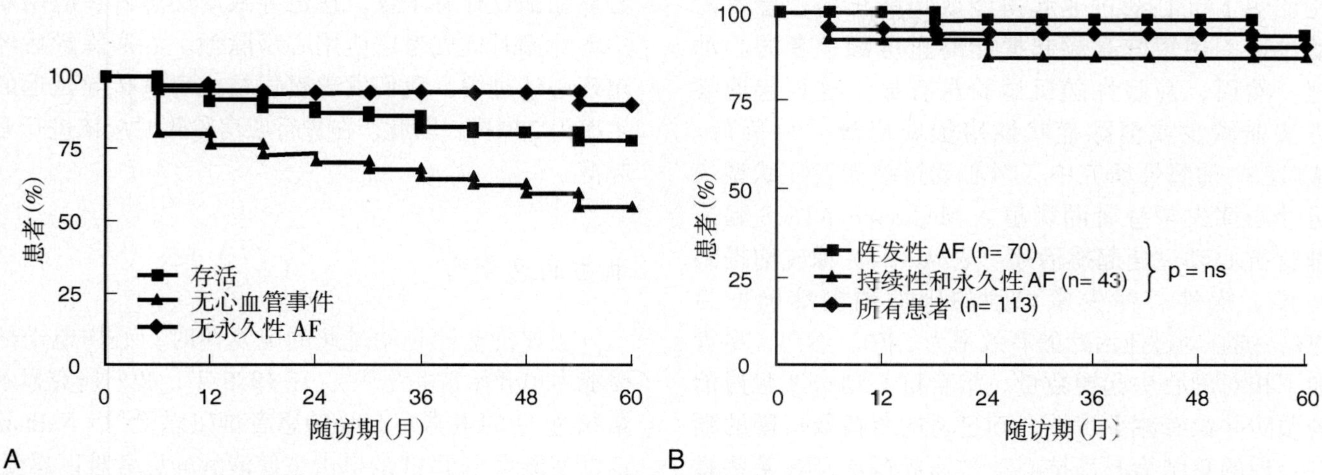

图 41-12 **A.** 保险统计分析长期节律控制、全因死亡的存活率及在研究中需电复律治疗的人群。X 轴：患者的百分比；Y 轴：随访月份。**B.** 分组比较阵发性房颤和持续性或永久性房颤亚群的长期节律控制。总人口数据作为参考。（From Madan N,Saksena S：Long-term rhythm control of drug refractory atrial fibrillation with "hybrid therapy" incorporating dual site right atrial pacing, antiarrhythmic drugs and right atrial ablation. Am J Cardiol 2004: 100: 569-575.）

0.46，*P*=0.004）和高位右心房起搏（危害比 0.62，*P*=0.006）能明显抑制房颤的发生，冠状静脉窦和右心房导线的稳定性相当，其导线脱位很少（1.7%）。因此，DAPPAF 试验显示双部位起搏方式尤其是当结合抗心律失常药物治疗时，能增加起搏的依赖和节律控制。本研究支持应用联合方法来控制节律。另一个为期 6 个月的前瞻性交叉治疗试验研究了没有心脏结构性疾病的症状性房颤的复发问题，Ramdat Midier 等显示右心房双部位起搏能明显延迟从治疗到房颤开始复发的时间和症状性房颤复发后需干预的时间[49]。

长期实践证明药物难治性房颤的二级预防应用双部位右心房起搏是有效的（图 41-12）。这些经验来源于复发房颤的患者、有症状的房颤患者及伴有或不伴有心动过缓的药物难治性房颤患者。在我们的长期经验中，有至少 125 例患者随访了 10 年，在 5 年时患者的总体存活率为 80%。起搏器控制节律的日志资料有超过 90%的患者是随访 3 年或更长时间。每年脑卒中事件的总体发生率为 1%[50]。在阵发性房颤、持续性房颤、永久性房颤也得到了相似的结果（图 41-12B）。然而，在持续性和永久性房颤的患者中约有一半需要采用偶尔的电复律和线性右心房消融控制节律。在欧洲的一个非随机平行队列研究关于需要起搏的心动过缓患者和阵发性房颤患者，支持右心房双部位起搏的长期疗效[51]。在 83 例患者中，有 30 例植入右心房双部位起搏系统，53 例植入高位右心房单部位起搏器。双部位起搏患者房颤的持续时间比高位右心房起搏者长（8.1 年 *vs* 3.8 年，*P*<0.001），药物治疗无效的更多（2.4 *vs* 1.6，*P*<0.05）。在平均随访 18 个月的阵发性症状型房颤中，再发房颤在植入右心房双部位起搏器中有 9 人，高位右心房起搏中有 24 人（*P*=0.03）。在双部位起搏中仅有 1 人发生永久性房颤，而在高位右心房起搏中有 12 人（*P*<0.05）。在 Revault d'Allonnes 等实施的一个为期 33 个月的随访中，在房内传导延迟、房扑复发及房颤的患者应用双心房触发起搏，其节律控制的比率是 64%[52]。这些患者大多数进行了抗心律失常药物治疗。

右心房双部位起搏的安全性已被这些研究证实。各种类型心房起搏的导线移位率均比较理想，都在估计之内，右心房双导线电极技术可以避免长期的脱位。这种起搏器植入的其余并发症同其他起搏器的并发症相似。相反，双心房起搏易发生导线电极脱位（达到 15%）和心室电极感知过度。

房颤的终止治疗

抗心动过速起搏

已有一些随机和非随机研究评价了终止房颤的抗

心动过速起搏。一些观察性研究包括多中心前瞻性研究证明了抗心动过速起搏能成功终止房扑患者的心动过速，用短阵高频起搏能终止房颤患者的心动过速。然而，前瞻性随机试验没有显示这种起搏终止方法能减少或消除症状性房颤或房颤的总负荷。在ATTEST前瞻性研究中，对心动过缓伴发症状型快速房性心律失常患者随机植入Medtronic AT500起搏器进行抗心动过速起搏治疗（表41-2）。像先前提到的一样，房性心律失常识别的阳性预测准确度为99.9%，抗心动过速治疗的有效率为54%。然而，尽管增加了相对的心房起搏数量，结合抗心动过速起搏治疗的预防并没有减少房性心动过速的负荷及房颤的频率。合理的总结为心房抗心动过速起搏治疗在某些患者中是有效的，往往在房性心动过速的亚群中更为有效。在应用复合治疗程序时，抗心动过速起搏治疗是一种有效的辅助治疗。

心房除颤

临床疗效

Jain等在1969年首先报道了应用导管进行房颤的体内心脏复律，Mirowski等也进行了早期的研究[53]。Levy记录到经过右心房导管电极和胸廓电极释放的高能量，并注意到用200~300J能量除颤的有效率为90%[54]。在心房复律中，心外膜和整个心内膜电极所需能量大大降低（图41-10）。在应用诱发房颤的急性可行性研究中，右心房冠状静脉窦电击除颤需要能量的平均阈值单相电击是4.7J，双相电击是2.5J [55]。在房颤患者中，不同电击能量的初始前瞻性随机对照研究显示右侧面的除颤能量超过10J，右心房到肺动脉段平均能量是8.6J [56]。这超过了患者的疼痛阈值，患者需要镇静来耐受电击。较低的心房除颤阈值主要应用在没有心脏病、左心室射血分数较高和内径较小的患者。

在初期，心房除颤电击的安全性和患者的耐受性备受争论。早期研究显示没有心脏结构改变疾病的患者，其右心房到冠状静脉窦的电击并没有促心律失常的危险。后来，应用右心室至右心房或右心房至胸外电极诱发阵发性室速的R波同步模式是用低或中等能量电击。记录到一段少有发作的持续性室速。在有心脏结构性改变的房颤患者进行心房起搏治疗以来，记录到室性心动过速尚属首次。在心房除颤的同时进行心室除颤还存有争议。这也导致此类患者在应用双腔房室除颤时优先考虑应用心房除颤。心房除颤后经常出现心动过缓，我们发现窦房结或房室传导延迟的发生率为28%[57]。因此，在进行心房除颤时应该进行心室起搏。

电击的忍受力

当评价室性心动过速的电复律时，心内电击的忍受能力也开始被关注[58,59]。在1985年，我们研究显示能量超过1J的电击有88%的患者难以忍受[60]。Nathan报道即使能量小于1J的电击也使清醒的患者难以忍受[61]。在我们的前瞻性研究中，有20%的患者在1J时感到疼痛，约40%在2J时疼痛，在3J时大多感到疼痛[59]。后来采用多种方法来提高电击的患者耐受性。尽管电击波形的改变可以获益，但也证明重复电击能增加疼痛感觉和电击的不耐受。因此，单个高能量成功的电击比多个低能量低功效的电击更容易耐受。所以，目前的治疗策略是用有效的第一次电击或夜间电击方式来提高患者治疗的接受能力，更重要的是在门诊上对房颤复发患者进行的电击。

可植入型心房除颤器

装置的技术

可植入型装置技术的发展是在1990年后期，在先导研究中应用装置的原型器械。原型装置是Metrix3000模型和它的后续产品3020，两者主要的不同是最大输出功率，Metrix3000是3J，而3020是6J[62~64]。这两个装置释放的是双向平截指数波形，其持续时间分别为3/3ms和6/6ms，可增加3020的能量输出。这个器械重79g，容量为53cc，像传统的起搏器一样植入在胸肌区。对每一个房颤患者它可以逐级电击治疗到第8次（每个水平2次），每次房颤治疗可设计为电压20V递增直到300V。心房除颤是靠在右心房和冠状静脉窦之间电极的电击释放。一个除颤电极导线固定在右心房，另一个除颤电极导线放置在冠状静脉窦，有一个螺旋结构也在冠状静脉窦。一个独立的双极右心室电极导线用于R波同步化和起搏需要。Metrix除颤仪用R波同步电击来诱发房颤和心房除颤

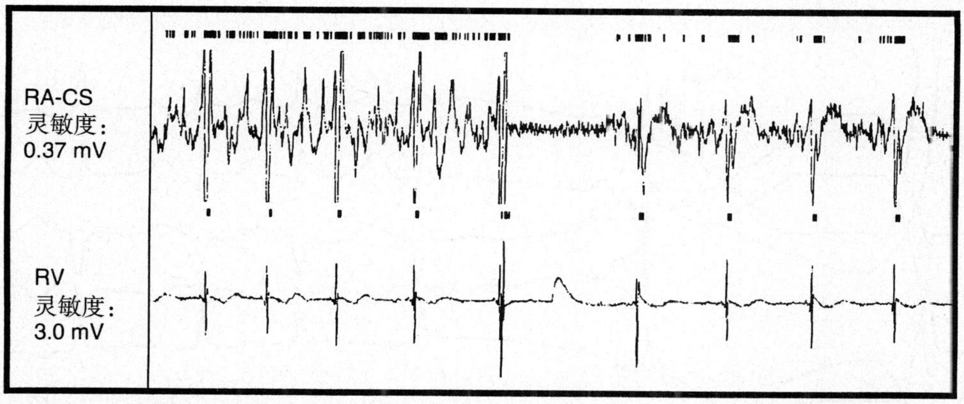

图 41–13　记录的是可植入性心房自动除颤仪成功转复房颤的心电描记图。通过应用体内自动电击描记的窦性节律。**上图**：是在右心房和冠状静脉窦之间的电极应用 0.37mV 电压的灵敏度记录的心内描记图。**下图**：记录的是用灵敏度为 3.0mV 的右心室双极电极导线和标记信号。

阈值试验。除颤治疗有下面 5 种操作程序：全自动、患者激活、检测方式、仅心动过缓起搏及关闭。这种装置在最近的 6 个房颤发作中能储存 2min 的心内电描记图（图 41–13）。

为了识别房颤和 R 波的同步化，这种装置使用了大量的信号加工[65]。在这个系统中有 2 个识别程序在运行。第一个为“规则间期分析程序”，在 8s 的心电描记片断中区别窦性心律和其他心房节律。第二个程序是“基线交叉试验”来识别房颤（图 41–13）。这后一种程序能够交叉识别心动周期的电活动，当为窦性节律和大多数规则的房性心律失常时，心动周期多数是规则的；而在房颤时，心房电活动不规则，且与心动周期（心室电活动）不相关。第一种程序，规则间期程序，能灵敏地识别房颤和高特异性地识别窦性节律。第二种程序，基线交叉试验程序，能高特异地识别房颤。以上两种是一种高度灵敏、高度特异的房颤识别程序。Metrix 器械的双腔同步程序以敏感性为代价达到了高度特异性。因此，这种程序确保使所有的电击都能准确的使 R 波同步化来避免致心律失常的危险。在同步化以前，在确定的时间里同时评价这两种描记图的完整性和资料质量。

患者选择、随访和结果

在一项临床预试验中，有来自 9 个国家 19 个中心的 51 例患者入选。患者必须达到以下几项特殊标准：(1) 有能够自发终止的症状性房颤或在 1 周至 3 月内能转变为正常窦性节律的复发房颤；(2) 以前至少应用 I 类或 III 类抗心律失常药治疗无效者或因副作用不能耐受治疗者。手术后评价包括房颤识别和 R 波的同步化，在预放电、1 月、3 月、6 月及 6 个月的间期后直到研究完成进行。在植入时，心房电击能量设计为装置的最大输出能量或者至少高于心房除颤阈值的能量。

在这个初始研究中，总数为 3719 次电击试验是关于诱发房颤、心房除颤试验或终止自发性房颤事件[66]。在这 3719 次电击中，3049 次是关于试验的，670 次是治疗房颤自发事件的。所有房颤自发事件的电击都是在内科医生观察下进行的。在研究中没有室性心律失常诱发和不精确的同步化电击的病例报道。另一大型长期试验也证实了此项研究。所有标记的 R 波能观察到正确的同步化，在窦性节律和房颤或房扑中的同步化精确度是 100%。房颤识别程序分析在窦性节律的识别中显示出 100% 的特异度而房颤识别的灵敏度达到 92.3%。从同一数据中得出房颤识别程序的阳性预测值是 100%，阴性预测值也达 92.6%。

这种心房除颤器重要的一个方面是具有房颤检测程序的功能。在早期的试验中，51 人中有 46 人可见一个或多个有效的监测期。在一个有效发作数为 1161 次的房颤中，平均随访 260±144 天（平均复发率：每人月有 3.9±5.0 次发作）。在一个有效检测期内，190 个治疗过的事件其发作的持续时间中位数为 17.6 小时，而 971 个未治疗事件的持续时间中位数为 3 小时。在 190 个治疗过的事件中，持续时间为 3 小时比例是 28%，

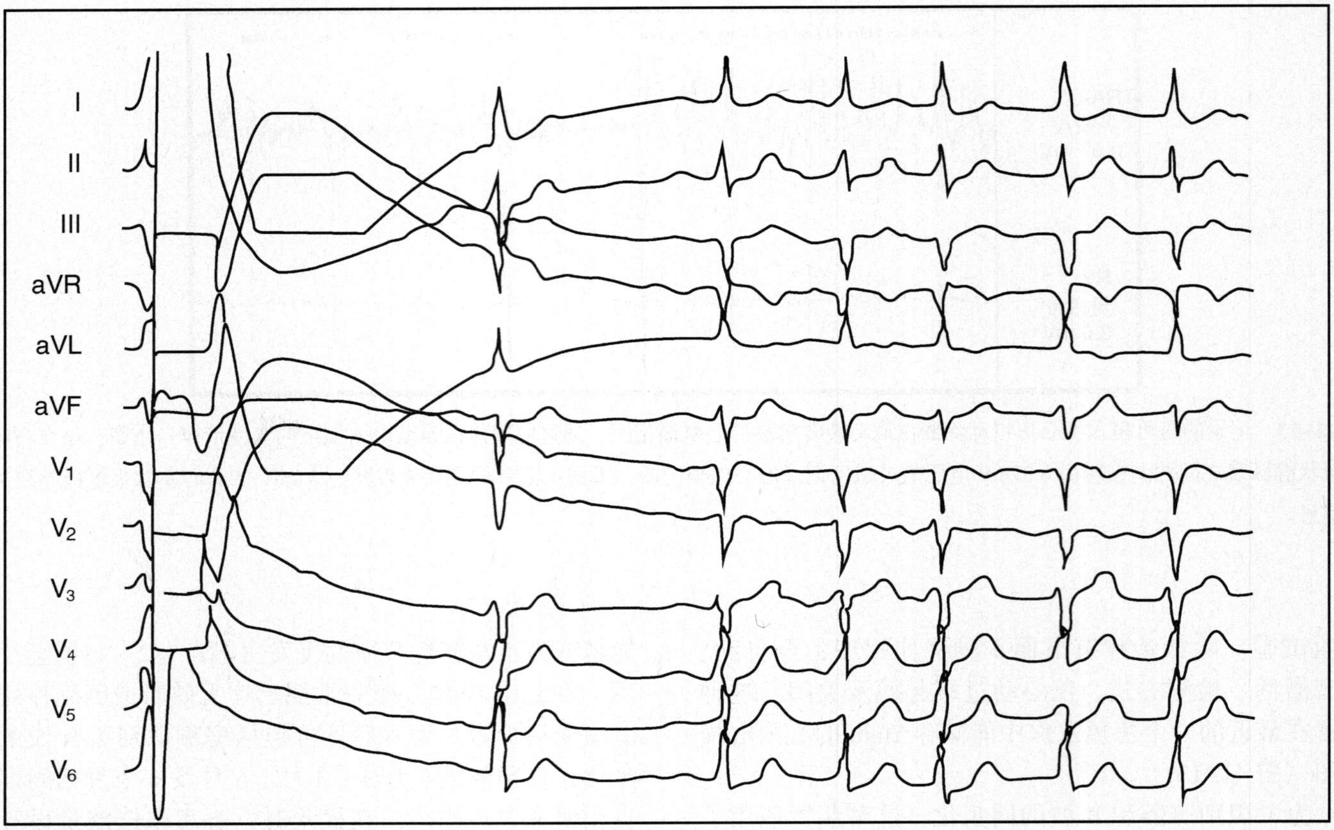

图 41-14 电击后房颤的早期复发。

而在未治疗事件中，持续时间为 8 小时的比例是 78%。在除颤器的记忆系统中，有 5 个患者共发生 29 次事件，没有发现对任何事件的寻求治疗。这些发现第一次阐明了在有症状房颤患者中有症状和无症状房颤事件的模式和密度[67]。这种模式在大的试验和其他装置中没有被验证。

在 51 个患者中，使用心房除颤治疗了 41 例自发性房颤患者（平均每个患者有 5.6 次事件，范围为 1 到 26 个事件）。在 227 次事件中共用了 670 次电击，平均每个事件电击 3 次 。电击后约有 95.6%房颤事件能被终止。成功除颤后 4min 之内有 51%的患者和 27%的房颤事件复发（图 41-14）。鉴于只有恢复持续窦性节律的事件才算恢复，因此这些自发房颤事件的除颤治疗的临床疗效为 86.3%。到 1998 年 10 月，全世界有超过 200 个 Merix 系统被植入。最初植入的 186 个这种装置的资料和疗效验证了早期的研究。大多数 Metrix 的患者具有症状性药物难治性房颤，而通常没有心血管疾病。这与一项长期研究结果窦性节律的转换和临床成功率相似，其电转复成功率为 93%，临床疗效是 84%。

心房除颤还提供了一种可程控的、患者控制的模式。截至 1998 年 8 月，57 名患者的 Metrix 装置设计了此种编程模式。这在时间和地点上都为患者治疗提供了便利。有 276 个自发的房颤事件是应用这种方式解决的。大多数患者都选择电击时镇静和没有痛苦的模式。大多数患者院外房颤事件的处理需要一次电击，总体上平均每个房颤事件需要 1.7 次电击。且在这种模式中没有不合适的放电治疗。患者自发性房颤事件的治疗院外成功率为 81%，院内为 84%。

尽管最初心房除颤允许的电击能量可高达 6J 及心室起搏，但在许多患者都需要高能量或当应用其他导联系统时，导致不需心室除颤的室性心律失常和心房除颤的疼痛危险增加，这些都限制了其广泛应用。尽管由心房除颤而产生的促室性心律失常作用在动物和人类研究中都非常少，但在心脏疾病的实验室研究和临床研究中都存在。因此，心房除颤的最初临床试验是令人鼓舞的，并提示其有效性和安全性是可行的。

双腔房室除颤器

装置的技术

第一代心房除颤器后推出了市售的双腔房室除颤器[68]。设备原型是 Jewel AF (Medtronic Inc.Minneapolis, MN)，重 93g，体积 55ml（图 41–10 和 41–15）。该设备需要两个或三个起搏/除颤导联系统，包括心房起搏/感知电极，心室起搏/感知电极，心房或上腔高压电极和一个心室高压电极。必要时在冠状静脉窦放一个额外的电极，以降低心房除颤能量阈值。和 Metrix 装置相反，Jewel AF 设备的外壳是活动电极。见图 41–10，这个设备可以进行心房和心室抗心动过速起搏、心脏电复律和除颤。Medtronic Jewel AF 系统和它的后续产品 Gem 3 AT 或 Guidant Vitality AVT 设备最重要的新特点包括双腔起搏，鉴别室上速的新的双腔识别程序，

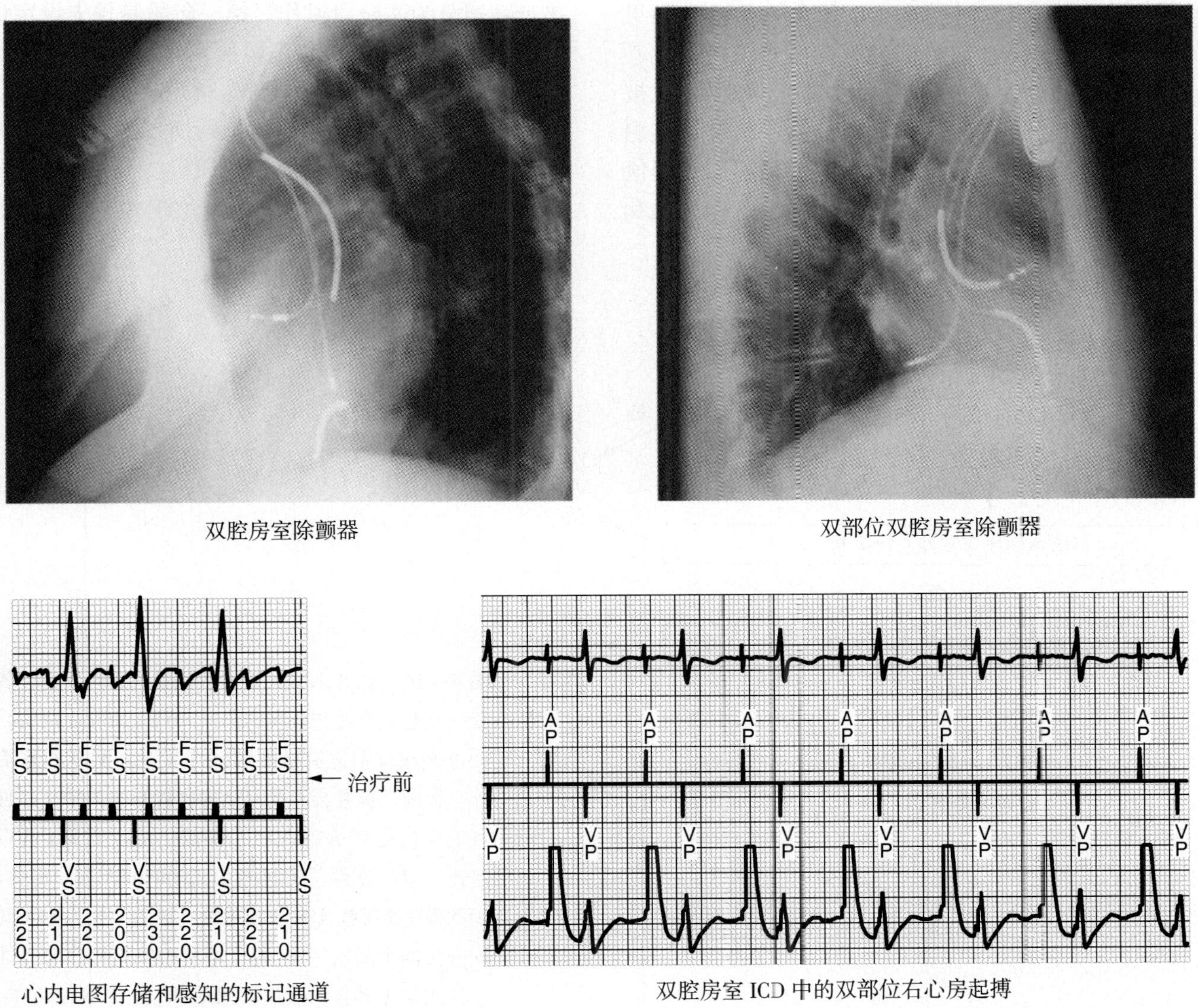

图 41–15 上图：房室除颤器的侧位平片。**左**：心房和心室起搏和除颤的导线电极处于原位。**右**：在冠状静脉窦口处放置三导线电极，和房室植入式心脏复律除颤器（ICD）一起实现双位点起搏。**下图**：房室 ICD 存储的心电图和标记通路（左）。上面的图形显示了由装置检测到的心内电图记录的房室传导比例不等的房扑。中间的图是标记通道，向上的偏斜标记心房电位识别，向下的偏斜标记心室电位识别。底线是心房电图周长的数据记录。**右**：在双位点双腔房室除颤器记录的远程遥测心电图（下面的通道）标记通道（如同左图）和体表心电图（上面的通道）。双位点心房起搏正在以超速起搏模式进行。

房性心律失常的识别和无痛治疗方式，房性心律失常的预防策略，以及自动的或患者激活的心房除颤并有完全的心室备用除颤。识别程序是利用心房和心室（P:R）传导比例进行节律分类的识别和计时规则，并且已证实可提高双腔识别[68~71]。图 41-16 展示了双腔识别程序之一的等级结构。并分析了心房和心室及房室（AV）传导比例和周长。要首先检查室性快速性心律失常识别情况。特异性增强的规则利用 AV 传导的识别以判断快速心室率是因为房颤、房性心动过速、窦性心动过速还是其他的 1:1 传导的室上性心动过速造成。如果达到室性心动过速或室颤的标准而没有满足特异性增强的规则，就启动室性快速性心律失常治疗。如果两种心动过速识别标准都满足了（例如，在室上性心动过速的同时出现室性快速性心律失常），该治疗也被启动。如果室性心动过速或双重心动过速没有被监测到，就要评价室上速的检测情况。使用心房周长阈值和 P:R 传导比例，这些规则被用来检测和区分房颤和其他未 1:1 下传的房性心动过速。平均心房周长用来界定三个检测区：房颤检测区、房性心动过速检测区和由上两个区重叠形成的自动识别区。当检测到节律的周长处在自动识别区时，如果心房周长不规则，这个节律就被视为房颤，如果周长规则就被视为房性心动过速。在每个心室事件中，都需要评价心房周长规则性的判断标准。P:R 传导比例由证据计数器利用一种类型识别程序整合进规则中，该程序对非 1:1 房室传导的室上性心动过速是特异的。这个计数器有增减计数特点，并随着房室传导显示有室上性心动过速证据的每个心室事件增加。如果没有证据，证据计数器就减少。该计数器分为两阶段操作。第一阶段是预先设定识别，并定义了房性心动过速/房颤的发作起始，当证据计数器达到了预先设定的阈值时，就进行识别检测。一旦识别一次发作的起始，发作时程计时器就开始增加，并且证据计数器转换为持续检测阶段。在这个阶段，证据计数器应用的标准不是很严，允许一些房性低感知。

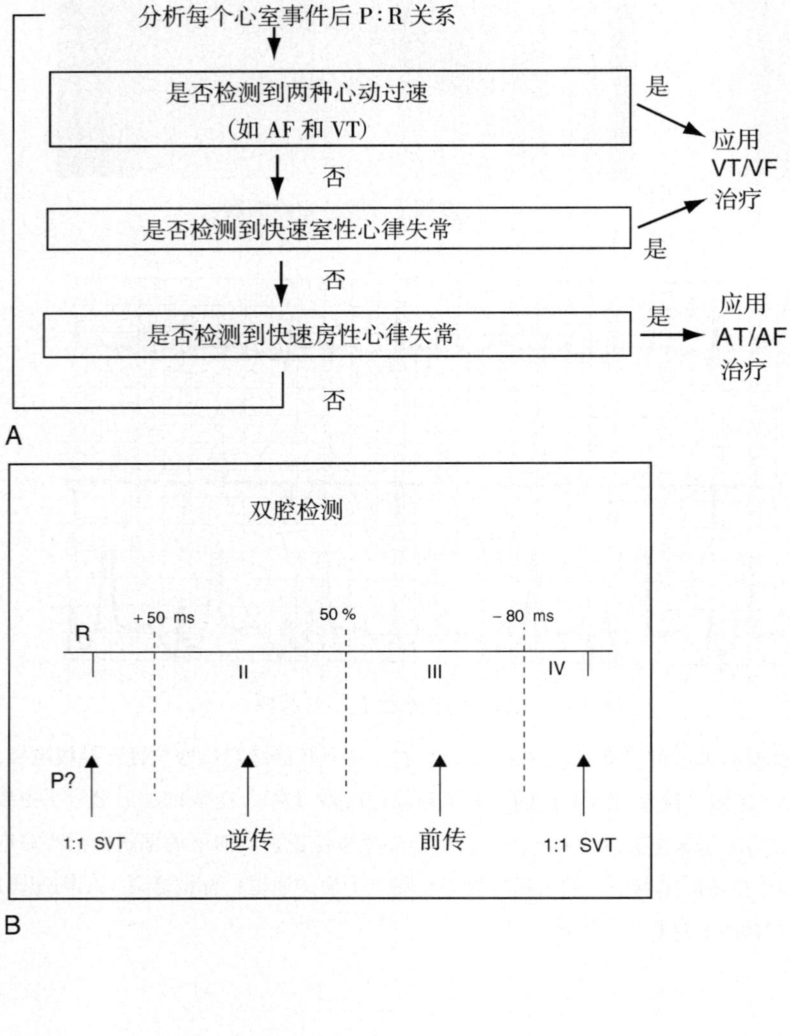

图 41-16 **A.** 在 Jewel 房颤中双腔识别的顺序。装置一直监视心房和心室的节律。当心房和心室均心动过速或仅室速被检测到时，装置将实施心室治疗。否则，装置会寻找可能的房性心律失常，并且可能实施心房治疗。AT：房速；AF：房颤；VT：室速；VF：室颤。**B.** 间期模式中时间间期的定义。识别程序是寻找与 R 波相关的 P 波的位置。R-R 间期分为四个间期：Ⅰ-Ⅳ。心房感知应该在交界性心律间期Ⅰ和Ⅳ间发生。间期Ⅱ（正常窦性心律、窦速）是正常的前向传导间期，它从 R-R 间期的中点一直延伸到间期Ⅳ的起点。心室事件逆向传导导致的心房事件应该在间期Ⅱ感知。因此在目前和以前 R-R 间期的间期定义的基础上叫做“双间期”。这些双间期的顺序用来给心律分组。SVT：室上速。

患者选择和临床结果

最初的临床研究是在伴或不伴有房颤的致命性室性快速性心律失常患者中进行的。在最初的试验里，一个来自37个中心的世界性研究，211名患者入选，其中53人仅有室性快速性心律失常病史，158人既有室性快速性心律失常又有房颤病史[71]。后一组的入选条件是患者必须有在植入前1年内发生的自发的房性快速性心律失常的心电图记录和这些心律失常的病史。

总体上，在该研究中入选的90%患者接受了双导线电极除颤系统，不到8%的患者接受了三导线电极除颤系统。在一个具有代表性的42例患者的亚组中平均心房除颤阈值是（6.1±4.3）J。房颤和房性心动过速识别程序的阳性预测值是93%，室性心动过速88%。在该研究中，21例患者经历了总共165次自发的房速发作，房速发作都得到了恰当的处理，最后的处理方法是抗心动过速起搏（99次事件）或高频猝发（即50Hz起搏）（66次事件）。按该装置定义的标准，应用抗心动过速起搏，自发性房性心动过速终止的成功率为86%。另外35%的事件由50Hz起搏终止的。只有11例患者22次房颤事件被这种装置分类，其中20次由心房电击治疗成功终止，接近91%的成功率。在自发和诱发的房颤发作过程中实施了410次R波同步化的心房电击，没有导致室性心律失常发生[72,73]。

多中心试验已经评价了对反复性房性快速性心律失常患者应用双腔房室除颤器的疗效，这些患者也有心室植入式心脏复律除颤器植入的其他适应证。装置治疗引起房性快速性心律失常负荷明显降低[74,75]。最近这些试验中的一项也表明生活质量评分得到提高[75]。而且，这些改善不会因电击治疗而减低。然而，在这个试验里没有对照组。更新的数据表明应用这些装置降低了房颤患者的住院率[76]。因此，在联合治疗模式里这项技术的未来依然是有前景的，但需慎重。双腔房室除颤器在药物难治性房颤、症状性房颤和共存室性快速性心律失常的患者或难治性房颤患者中的应用现在已得到证实。房室除颤器的各种试验结果总结在表41–4中。

特异装置的特点

房颤监控装置

房颤治疗新装置的一个重要特点是提供广泛监控房颤和房性快速性心律失常的能力。图41–17展示了植入式起搏器或双腔房室除颤器的数据资料，这些数据可以向临床工作者提供广泛的有时间标记的大量房颤事件信息。医生可以设定心律失常的检测标准。心律失常（指心律失常负荷）的持续时间、频率和消失的总时间在临床就诊或手术治疗后都可监测。这个特点允许无症状性和症状性房颤事件定量，并允许治疗

表41–4 房室双腔除颤器研究

试验	患者数	随访时间(月)	患者群体	左心室射血分数%	AT/AF起搏的有效性(%)	AT/AF除颤的有效性(%)	电极导线移位(%)	存活率(%)
Atrioverter–Metrix调查（1999）	179	9	反复的药物难治性房颤	58±11	—	86.3	4	–
JEWEL世界范围室速/室颤/房颤试验调查(2001)	293	7.9±4.7	最近1年内有两次房速发作记录的室性心律失常质量评估	38±17	45.4 AT=59A AF=30	74	2.4	91
JEWEL单独房颤试验（2001）	144	12	药物难治性房颤不伴室速/室颤	51±18	58.4 AT=49 AF=23	86.7	6.8	97.6
意大利研究（2002）	112	11±9	68%有缺血性心脏病，55%有既往房速	40±11	37.9 AT=70.9 AF=24.3	76	1.8	95.5
GEM Ⅲ房速世界范围调查(2002)	151	2.6±1.3	—	38±16	35 AT=40 AF=26	只对两次诱导发作时应用	没有报道	—

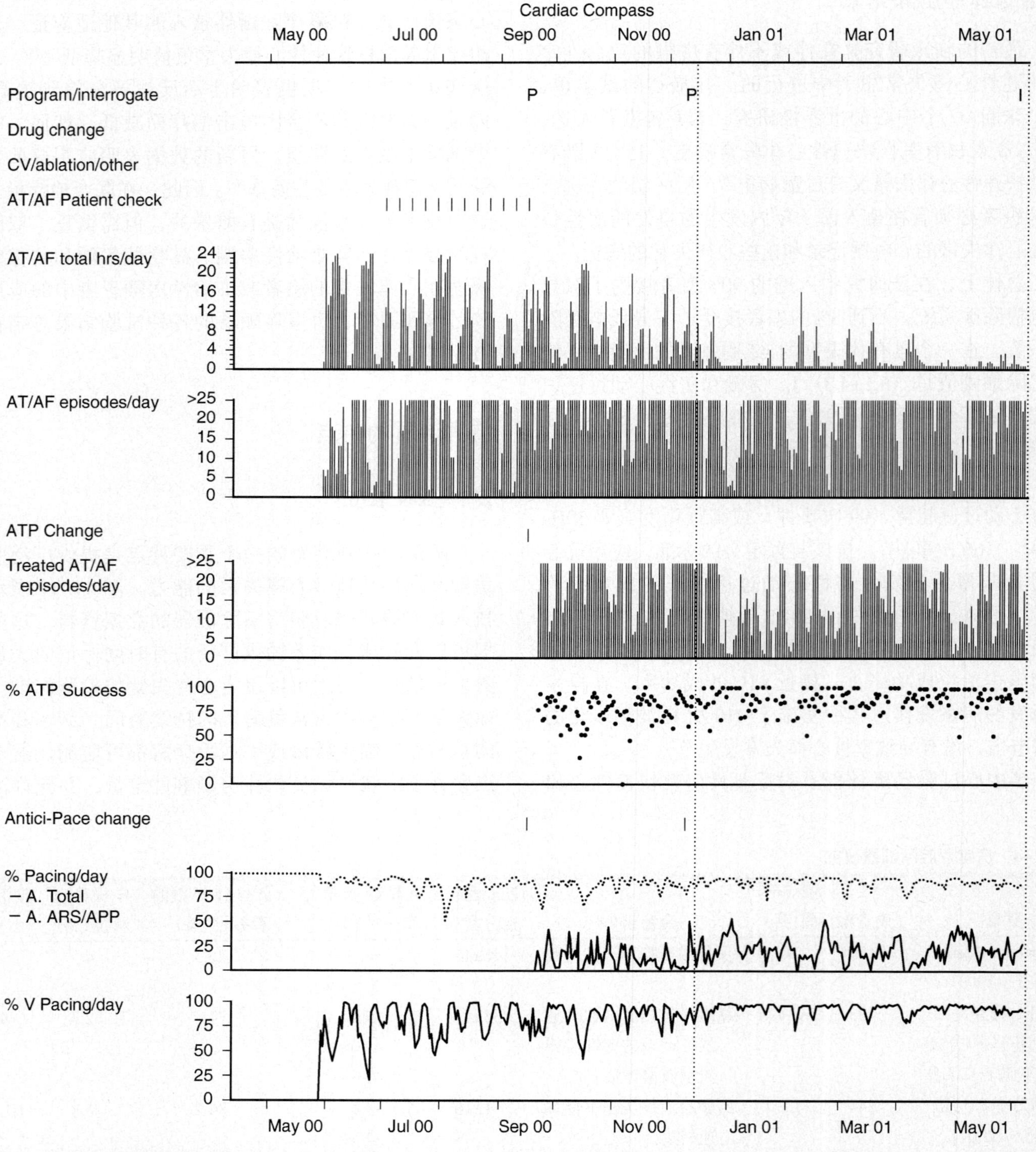

图 41-17 储存在装置存储器里的植入式装置数据记录报告，这些报告可对房颤负荷（小时/天）、频率（发作次数/天）、抗心动过速治疗结果、成功的百分率、心房和心室起搏百分比进行定量。这些报告使得对无症状房颤的处理变为可能，并且可以更深入了解患者房颤事件的信息。

后节律控制的准确评价。

患者激活器

这个手持设备从一个简单的如图 41-10 展示的能启动治疗的激活器发展到允许患者知道自己心律状态和在家里就能启动治疗或到医疗机构进一步治疗的设备。这就能够增加心律失常患者治疗的控制，允许门诊患者长期治疗。既然经常强调房颤患者的长期治疗，期待这个特点可以降低住院率或急诊次数。

联合治疗

装置在房颤治疗的联合治疗策略里用的越来越多(表 41-5)。尽管最常用的联合治疗一直是用抗心律失常药物，心房消融术也一直和装置及药物治疗联合应用[50,78]。以前的策略在这些装置的临床评价试验和双位点右心房起搏的观察性研究中已有详细描述。以导管为基础的线性消融联合药物治疗和双位点/高位右心房起搏在几个报告中也已得到检验。在经历过右心房迷宫手术和房扑消融术并联合装置治疗的患者中（表 41-5），进展为永久性房颤者减少，心律控制恢复，持续性和永久性房颤得到缓解。这些研究表明用多种治疗手段也许会有效控制心律。如果需要关于这个主题更详细的治疗方法，读者可以参考其他资料[19,24]。

房颤可植入性装置治疗的角色

治疗装置的选择和首选技术应该看房颤的类型、临床特点（如心房或心室收缩功能）、是否存在结构性心脏病、年龄和共存的心动过缓。装置也许会被经验性的植入心动过缓的患者。依据现在的资料，双位点起搏系统对房颤二级预防来说是首选。对个别难治性房颤患者的电生理研究可以找到触发灶和易形成房颤的基质，确认导致房颤启动和维持的单型性心动过速。标测引导的消融或以解剖为基础的线性消融可以对心房区室化或者隔离触发灶和基质，在装置植入前可以先实施这些措施。为了便于装置治疗，目前房颤患者被进行特定的分类：

房颤的一级预防

对窦房结功能不全导致的症状性心动过缓心律失常患者，高位右心房起搏的相对优点已经得到证实。另外，双心房起搏对冠脉旁路移植术后房颤的预防是有益的。

房颤的二级预防

对难治性有症状的阵发性房颤患者，右心房单位点高位起搏或右心房间隔单位点起搏没有带来临床相关的受益。采用双位点右心房起搏联合抗心律失常药物的联合治疗对这些人群窦性心律的维持更有效。

对药物难治的持续性和永久性房颤患者，另外的联合治疗方法如联合抗心律失常药物，导管为基础的右或左心房线性消融，以及用起搏器或房室除颤器进行双位点右心房起搏可以恢复或改善节律控制。双腔房室除颤器在有症状的药物难治性房颤和共存室性心

表 41-5 应用装置治疗的联合治疗策略试验

系列	装置技术	患者群体	方法	随访(月)	节律控制	并发症%
Metrix	心房 ICD	186	持续房颤	9	84%	6（器械相关）
Jewel AF	房-室 ICD	537	室速/室速+房颤	11±8	9	?
Madan	双位点右心房起搏	113	阵发性房颤 持续性/永久性房颤	30±23	90%第 5 年	早期：3.5% 晚期：2.7%
D'Allones	双房起搏	64	阵发性房颤	33	64%	?
Prakash	超速心房起搏+峡部消融	40	阵发性房颤/房扑	26±14	第 3 年 75%	
Filipecki	心房起搏/ICD+右心房迷宫术	25	持续性/永久性房颤	17±10	第 18 个月 75%	

律失常的患者中已经得到应用，它在抗心律失常药物辅助治疗下可以控制这两种心律失常。

总之，对药物难治性房颤患者进行装置治疗提供了恢复节律控制的新机会。这经常需要联合装置和已经存在的药物治疗或导管消融方法。

未来方向

因为装置技术有广泛的电治疗选择性和长期房颤监视的能力，未来它在房颤治疗的联合治疗方法中是非常有前景的。双腔房室除颤器在药物难治性和症状性房颤患者以及有症状的房性和室性心动过速共存患者中的应用已经得到证实。更新的方法包括预防程序，例如预防房颤的心房持续起搏。增强的监视能力包括患者可以感知心房和心室心律失常。以装置为基础的试验是可取的，手持的患者激活器可以监视房颤和实施电击治疗，根据需要可以由患者自己或内科医师操作。这些选择提供了降低房颤住院率和反复房颤门诊患者安全治疗的机会。装置也许可以提供房颤治疗方法改善的新方向。

孙国建　陈柯萍　译
孙瑞龙　校

参考文献

1. Wolf PA, Abbott RD, Kannel WB: Atrial fibrillation as an independent risk factor for stroke: The Framingham study. Stroke 1991;22:983–988.
2. Bialy D, Lehmann MH, Schumacher DN, et al: Hospitalization for arrhythmias in the United States: Importance of atrial fibrillation. [Abstract] J Am Coll Cardiol 1992;19:41A.
3. Benjamin EJ, Wolf PA, D'Agostino RB, et al: Impact of atrial fibrillation on the risk of death: The Framingham Heart Study. Circulation 1998 Sep 8;98:946–952.
4. Van Gelder IC, Hagens VE, Bosker HA, et al: Rate Control versus Electrical Cardioversion for Persistent Atrial Fibrillation Study Group: A comparison of rate control and rhythm control in patients with recurrent persistent atrial fibrillation. N Engl J Med 2002;347:1834–1840.
5. Carlsson J, Miketic S, Windeler J, et al: STAF Investigators: Randomized referenced trial of rate–control versus rhythm–control in persistent atrial fibrillation: The Strategies of Treatment of Atrial Fibrillation (STAF) study. J Am Coll Cardiol 2003;41:1690–1696.
6. Wyse DG, Waldo AL, DiMarco JP, et al: Atrial Fibrillation Follow–up Investigation of Rhythm Management (AFFIRM) Investigators: A comparison of rate control and rhythm control in patients with atrial fibrillation. N Engl J Med 2002;347:1825–1833.
7. Saksena S, Prakash A, Krol RB, Shankar A: Regional endocardial mapping of spontaneous and induced atrial fibrillation in patients with heart disease and refractory atrial fibrillation. Am J Cardiol 1999; 84:880–889.
8. Shinagawa K, Shi YF, Tardif JC, et al: Dynamic nature of atrial fibrillation substrate during development and reversal of heart failure in dogs. Circulation 2002;105:2672–2678.
9. Shinagawa K, Li D, Leung TK, Nattel S: Consequences of atrial tachycardia–induced remodeling depend on the preexisting atrial substrate. Circulation 2002;105:251–257.
10. Saksena S, Skadsberg N, Rao BH: Biatrial and three–dimensional mapping of spontaneous atrial arrhythmias in patients with refractory atrial fibrillation. J Cardiovasc Electrophysiol 2005 (in press).
11. Murgatroyd FD, Nitzsche R, Slade AK, et al: A new pacing algorithm for overdrive suppression of atrial fibrillation. Chorus Multicentre Study Group. Pacing Clin Electrophysiol 1994;1966–1973.
12. Mehra R, Hill MRS: Prevention of atrial fibrillation/flutter by pacing techniques. In Saksena S, Luderitz B (eds): Interventional Elecctrophysiology: A Textbook, 2nd ed. Armonk, NY, Futura, 1996, pp 521–540.
13. Prakash A, Delfaut P, Krol RB, Saksena S: Regional right and left atrial activation patterns during single and dual–site atrial pacing in patients with atrial fibrillation. Am J Cardiol 1998;82:1197–1204.
14. Hesselson A, Wharton JM: Dual site pacing suppression of focal atrial fibrillation. [abstract]. Pacing and Clin Electrophysiol 2001; 24:554.
15. Prakash A, Saksena S, Hill M, et al: Acute effects of dual–site right atrial pacing in patients with spontaneous and inducible atrial flutter and fibrillation. J Am Coll Cardiol 1997;29:1007–1014.
16. Prakash A, Saksena S, Ziegler P, et al: Dual site atrial pacing

for prevention of atrial fibrillation (DAPPAF) trial: Echocardiographic evaluation of atrial and ventricular function during a randomized trial of support, high right atrial and dual site right atrial pacing. [abstract]. Pacing Clin Electrophysiol 2001;24: 553.

17. Camm AJ, Hoffmann E, Janko S, et al: The hotline sessions of the 23rd European Congress of Cardiology. Eur Heart J 2001; 22: 2033–2037.
18. Saksena S, Giorberidge I, Mehra R, et al: Electrophysiology and endocardial mapping of induced atrial fibrillation in patients with spontaneous atrial fibrillation. Am J Cardiol 1999;83: 187–193.
19. Saksena S, Madan N: Hybrid therapy for atrial fibrillation: Algorithms and outcome. J Int Card Electrophysiol 2003;9: 235–247.
20. Boccadamo R, Toscano S: Prevention and interruption of supraventricular tachycardia with antitachycardia pacing. In Luderitz B, Saksena S: Interventional Electrophysiology. Futura, Mt. Kisco, NY, 1991, p 213.
21. Filipecki A, Saksena S, Prakash A, Philip G: Right and left atrial initiation of atrial fibrillation: Three dimensional atrial activation analysis. Eur Heart J 2002;2:1315.
22. Giorgberidze I, Saksena S, Mongeon L, et al: Effects of high frequency atrial pacing in atypical atrial flutter and atrial fibrillation. J Interv Card Electrophysiol 1997;1:111–123.
23. Prakash A, Saksena S, Krol R, Philip G: Right and left atrial activation during external direct-current cardioversion shocks delivered for termination of atrial fibrillation in humans. Am J Cardiol 2001:87:1080–1088.
24. Dunbar DN, Tobler HG, Fetter J, et al: Intracavitary electrode catheter cardioversion of atrial tachyarrhythmias in the dog. J Am Coll Cardiol 1986;7:1015.
25. Kumagai K, Yamanouchi T, Tashiro N, et al: Low energy synchronous transcatheter cardioversion of atrial flutter/fibrillation in the dog. J Am Coll Cardiol 1990;16:97.
26. Keane D, Boyd E, Anderson D, et al: Comparision of biphasic and monophasic waveforms in epicardial atrial defibrillation. J Am Coll Cardiol 1994;24:171.
27. Cooper RAS, Alferness CA, Smith WM, Ideker RE: Internal cardioversion of atrial fibrillation in sheep. Circulation 1993; 87: 1673.
28. Powell AC, Garan H, McGovern BA, et al: Low energy conversion of atrial fibrillation in sheep. J Am Coll Cardiol 1992;20: 707.
29. Ortiz J, Sokoloski MC, Niwano S, et al: Successful atrial defibrillation using temporary pericardial electrodes. J Am Coll Cardiol 1994;23:125A.
30. Andersen HR, Nielsen JC, Thomsen PEB, et al: Long-term follow-up of patients from a randomized trial of atrial versus ventricular pacing for sick sinus syndrome. Lancet 1997;350:1210–1216.
31. Lamas GA, Lee K, Sweeney MO, et al: Ventricular pacing or dual-chamber pacing for sinus-node dysfunction. The Mode Selection Trial (MOST) in sinus node dysfunction. N Engl J Med 2002;346:1854–1862.
32. Connolly SJ, Kerr CR, Gent M, et al: Effects of physiologic pacing versus ventricular pacing on the risk of stroke and death due to cardiovascular causes. Canadian Trial of Physiologic Pacing Investigators. N Engl J Med 2000;342:1385–1391.
33. Daoud EG, Dabir R, Archambeau M, et al: Randomized, double blind trial of simultaneous right and left atrial epicardial pacing for prevention of post-open heart surgery atrial fibrillation. Circulation 2000;102:761–765.
34. Fan K, Lee KL, Chiu CS, et al: Effects of biatrial pacing in prevention of postoperative atrial fibrillation after coronary artery bypass surgery. Circulation 2000;102:755–760.
35. Spitzer SG, Gazarek S, Wacker P: Pacing the atria in sick sinus syndrome trial: Preventive strategies for atrial fibrillation. PASTA trial group. Pacing Clin Electrophysiol 2003;26:268–271.
36. Gillis AM, Connolly SJ, Lacombe P, et al: Randomized crossover comparison of DDDR versus VDD pacing after atrioventricular junction ablation for prevention of atrial fibrillation: The atrial pacing peri-ablation for paroxysmal atrial fibrillation (PA3) study investigators. Circulation 2000;102:736–742.
37. Saksena S, Sulke N, Manda V, et al: Worldwide Jewel AF Investigators: Reduction in frequency of atrial tachyarrhythmia episodes using novel prevention algorithms of an atrial pacemaker defibrillator. PACE 2000;23:581.
38. Funck RC, Adamec R, Lurje L, et al: On behalf of the PROVE study group. Atrial overdriving is beneficial in patients with atrial arrhythmias: First results of the PROVE study. Pacing Clin Electrophysiol 2000;23:1891–1893.
39. Delfaut P, Saksena S, Prakash P, Kroll R: Long-term outcome of patients with drug-refractory atrial flutter and fibrillation after single and dual-site right atrial pacing for arrhythmia preven-

tion. Am Coll Cardiol 1998;32:1900–1908.

40. Israel CW, Hugl B, Unterberg C, et al: AT500 Verification Study Investigators. Pace–termination and pacing for prevention of atrial tachyarrhythmias: Results from a multicenter study with implantable device for atrial therapy. J Cardiovasc Electrophysiol 2001;12:1121–1128.
41. Lee MA, Weachter R, Pollak S, et al: The effect of atrial pacing therapies on atrial tachyarrhythmia burden and frequency: Results of a randomized trial in patients with bradycardia and atrial tachy arrhythmias (ATTEST) . J Am Coll Cardiol 2003;41:1926–1932.
42. Ricci R, Santini M, Puglisi A, et al: Impact of consistent atrial pacing algorithm on premature atrial complexes number and paroxysmal atrial fibrillation recurrences in brady–tachy syndrome: A randomized prospective cross–over study. J Interv Card Electrophysiol 2001;5:33–44.
43. Carlson MD, Gold MR, Ip J, et al: For the ADOPT–A investigators. Dynamic atrial overdrive pacing decreases symptomatic atrial arrhythmia burden in patients with sinus node dysfunction. Circulation 2001;23:383.
44. Bailin SJ, Adler S, Guidici M: Prevention of chronic atrial fibrillation by pacing in the region of Bachmann bundle: Results from a multicenter randomized trial. J Cardiovasc Electrophysiol 2001;12:912–917.
45. Padeletti L, Pieragnoli P, Ciapetti C, et al: Randomized crossover comparison of right atrial appendage pacing versus interatrial septum pacing for prevention of paroxysmal atrial fibrillation in patients with sinus bradycardia. Am Heart J 2001;142:1047–1055.
46. Lau CP, Tse HF, Yu CM, et al: For the New Indication for Preventive Pacing in Atrial Fibrillation (NIPP–AF) Investigators: Dual–site atrial pacing for atrial fibrillation in patients without bradycardia. Am J Cardiol 2001;88:371–375.
47. Mabo P, Paul V, Jung W, et al: Biatrial synchronous pacing for atrial arrhythmia prevention: The SYMBIAPACE study. Eur Heart J 1999;20:4.
48. Saksena S, Prakash A, Ziegler P, et al: For the DAPPAF investigators. The Dual–site Atrial Pacing for Prevention of Atrial Fibrillation (DAPPAF) trial: Improved suppression of recurrent atrial fibrillation with dual site atrial pacing and antiarrhythmic drug therapy. J Am Coll Cardiol 2002;40:1140–1150.
49. Ramdat Misier AR, Beukema WP, Oude Luttikhuis HA, et al: Multisite atrial pacing: An option for atrial fibrillation prevention? Preliminary results of the Dutch dual–site right atrial pacing for prevention of atrial fibrillation study. Am J Cardiol 2000; 86:K20–24.
50. Madan N, Saksena S: Long–term rhythm control of drug– refractory atrial fibrillation with "hybrid therapy" incorporating dual site right atrial pacing, antiarrhythmic drugs and right atrial ablation. Am J Cardiol 2004;100:569–575.
51. Leclercq JF, De Sisti A, Fiorello P, et al: Is dual site better than single site pacing in the prevention of atrial fibrillation. PACE 2000;23:2101–2107.
52. D'Allonnes GR, Pavin D, Leclercq C, et al: Long term effects of biatrial synchronous pacing to prevent drug–refractory atrial tachyarrhythmia: A nine–year experience. J Cardiovasc Electrophysiol 2000;11:1081–1091.
53. Mirowski M, Mower MM, Langer AA: Low energy catheter cardioversion of atrial tachyarrhythmias. Clin Res 1974;22:290.
54. Levy S, Lacombe P, Cointe R, Bru P: High energy transcatheter cardioversion of chronic atria fibrillation. J Am Coll Cardiol 1988;11:151–157.
55. Johnson EE, Yarger MD, Wharton JM: Monophasic and biphasic waveform for low energy internal cardioversion of atrial fibrillation in humans. Circulation 1993;88 (suppl 1) :I–592.
56. Saksena S, Mongeon L, Krol R, et al: Clinical efficacy and safety of atrial defibrillation using current non–thoracotomy endo cardial lead configurations: A prospective randomized study. J Am Coll Cardiol 1994;23:125A.
57. Prakash A, Saksena S, Krol RB, Philip G: Right and left atrial activation during external direct–current cardioversion shocks delivered for termination of atrial fibrillation in humans. Am J Cardiol 2001;87:1080–1088.
58. Murgatroyd FD, Slade AK, Sopher SM, et al: Efficacy and tolerability of transvenous low energy cardioversion of paroxysmal atrial fibrillation in humans. J Am Coll Cardiol 1995:1347–1353.
59. Levy S, Ricard P, Lau CP, et al: Multicenter low energy transvenous atrial defibrillation (XAD) trial results in different subsets of atrial fibrillation. J Am Coll Cardiol 1997;29:750–755.
60. Saksena S, Chandran P, Shah Y, et al: Comparative efficacy of transvenous cardioversion and pacing in patients with sustained ventricular tachycardia: A prospective randomized crossover

study. Circulation 1985;72:153.

61. Nathan AW, Bexter RS, Spurrell RA, Camm AJ: Internal trans venous low energy cardioversion for treatment of cardiac ar-rhythmias. Br Heart J 1984;52:377.

62. Lau CP, Tse HF, Lok NS, et al: Initial clinical experience with an implantable human atrial defibrillator. PACE 1977:20:220-225.

63. Jung W, Wolpert C, Esmailzadeh B, et al: Specific considera-tions with the automatic implantable atrial defibrillator. J Cardiovasc Electrophysiol 1998;9:S193–S201.

64. Jung W, Wolpert C, Esmailzadeh B, et al: Clinical experience with implantable atrial and combined atrioventricular defibrilla-tors. J Interv Card Electrophysiol 2000:4:185–195.

65. Sra JS, Maglio C, Dhala A, et al: Feasibility of atrial fibrillation detection and use of a preceding synchronization interval as a criterion for shock delivery in humans with atrial fibrillation. J Am Coll Cardiol 1996;28:1532–1538.

66. Wellens HJJ, Lau CP, Lüderitz B, et al: For the Metrix Investi-gators: The atrioverter, an implantable device for treatment of a-trial fibrillation. Circulation 1998;98:1651–1656.

67. Timmermans C, Levy S, Ayers GM, et al: For the Metrix Investi-gators: Spontaneous episodes of atrial fibrillation after implanta-tion of the Metrix Atrioverter: Observations on treated and non-treated episodes. J Am Coll Cardiol 2000;35:1428–1433.

68. Jung W, Lüderitz B: Implantation of a new arrhythmia manage-ment system in patients with supraventricular and ventricular tachyarrhythmias. Lancet 1997;349:853–854.

69. Swerdlow CD, Schöls W, Dijkman B, et al: For the World Wide Jewel AF Investigators: Detection of atrial fibrillation and flut-ter by a dual-chamber implantable cardioverter-defibrillator. Circulation 2000;101:878–885.

70. Ricci R, Pignalberi C, Disertori M, et al: Efficacy of a dual chamber defibrillator with atrial antitachycardia functions in treating spontaneous atrial tachyarrhythmias in patients with life threatening ventricular tachyarrhythmias. Eur Heart J 2002; 1471–1479.

71. Schoels W, Swerdlow CD, Jung W, et al: Worldwide clinical ex-perience with a new dual chamber implantable cardioverter- de-fibrillator system. J Cardiovasc Electrophysiol 2001;12:521–528.

72. Wharton M, Santini M: For the Worldwide Jewel AF Investiga-tors. Treatment of spontaneous atrial tachyarrhythmias with the Medtronic 7250 Jewel AF: Worldwide Clinical Experience. Circulation 1998;98:I-190.

73. Jung W, Wolpert C, Tenzer D, et al: Incidence of spontaneous a-trial tachyarrhythmias in patients treated with a combined atrio-ventricular defibrillator. Circulation 1998;98:I-190.

74. Adler SW, Wolpert C, Warman EN, et al: Efficacy of pacing therapies for treating atrial tachyarrhythmias in patients with ventricular arrhythmias receiving a dual-chamber implantable cardioverter defibrillator. Circulation 2001;104:887–892.

75. Friedman PA, Dijkman B, Warman EN, et al: Atrial therapies reduce atrial arrhythmia burden in defibrillator patients. Circu-lation 2001;104:1023–1028.

76. Ricci R, Quesada A, Carlo P, et al: Dual defibrillator improves quality of life and dercreases hospitilizations in patients with drug refractory atrial fibrillation. J Interv Card Electrophysiol 2004;10:85–92.

77. Prakash A, Saksena S, Krol RB, et al: Catheter ablation of in-ducible atrial flutter in combination with atrial pacing and an-tiarrhythmic drugs (hybrid therapy) improves rhythm control in patients with refractory atrial fibrillation. J Interv Card Elec-trophysiol 2002;6:165–174.

78. Filipecki A, Saksena S, Prakash A, Philip G: Improved rhythm control with overdrive atrial pacing and right linear right atrial ablation in patients with persistent and permanent atrial fibril-lation. Am J Cardiol 2002;6:165–172.

第 42 章　导管标测技术

VIAS MARKINDES, ANTHONY W. C. CHOW, RICHARD J. SCHILLING, D. WYN DAVIES

心律失常的标测技术已从术前导管标测到心脏直视手术时详细分析心律失常基质，发展成为能准确地界定心律失常的一种方法，而且是经皮消融治疗手术不可缺少的一部分。虽然标测的目的是要明确致心律失常基质的特征和部位，但达到这个目的可通过各种不同的标测方法。这些技术的复杂性是各不相同的，常常反映了要标测心律失常的复杂性。对许多心律失常例如典型心房扑动，消融越来越多地依据解剖定位和电生理数据来进行。表 42–1 总结了在不同心律失常中各种标测技术的可能作用。

常规的接触导管标测

常规的接触导管标测是应用最广泛的标测方法，因为它主要是利用电生理检查时放置的导管电极获得信息。要把这些数据转变为对心律失常的理解，需要操作者的经验并结合影像定位。假定这些都能做到，这种方法对于起源于正常心脏而且基质单一时的心律失常是足够的。实际上，当术前的心电图能够提供足够的信息，如在一些预激综合征患者那样，用一根消融导管就可能获得足够的标测信息。

血管径路

通常通过股静脉和（或）锁骨下静脉到达右心腔，且锁骨下静脉常常专用于放置冠状静脉窦导管。通过股动脉逆行放置导管并跨越主动脉瓣是到左心室常用的方法，偶尔也用于左心房。左侧心腔也可通过房间隔到达，或通过未闭卵圆孔到达，最常用的方法则是通过房间隔穿刺。

X 线透视图像

尽管 X 线透视系统一般能提供关于导管位置的二维信息，应用多个视角以及掌握操纵导管将影响导管的三维位置，一位有经验的操作者能想像出标测导管在心腔中的三维位置。额面投影对于把导管从通路部位送到心脏特别有用，并能很好地观察右心室流出道。在右前斜位时，二尖瓣、三尖瓣和主动脉瓣呈现于侧面，因此比较容易跨过。这种体位也可用于放置希氏束导管，侧面看起来在三尖瓣环上缘。在左前斜位时，二尖瓣环、三尖瓣环看起来面对面互相紧靠，中间为间隔，三尖瓣环侧面在前面形成右心边界，二尖瓣环侧面在后面形成左心边界。这种体位有利于标测二尖瓣环或三尖瓣环、间隔、侧面和左心室底部以及放置冠状静脉窦导管。

常规导管

固定弯曲的四极导管最常用于诊断性电生理检查。可弯曲的诊断导管易于操纵，但价格昂贵。电极间距一般为 2~10mm，可以等间距，也可不同。不同弯度的可弯曲消融导管能够在心腔内到达不同靶点并保持稳定，如“Halo”导管能环绕三尖瓣环记录、“Lasso”导管环形标测肺静脉。导管操纵时应避免阻力，以免心腔、静脉结构、动脉内膜损伤和穿孔。

记录系统

一些商业上使用的记录系统允许从体表心电图和心内通道输入信号。信号可以放大、在一定宽度和可变的频率范围内滤过（从低于 1Hz 到 200kHz）、数字

表 42–1 各种标测技术的可能作用

心律失常	接触标测	篮状导管标测	非接触标测	电解剖标测	LocaLisa	RPM	注释
局灶性房速	连续逐点标测找到相对于 P 波或参照心房电图的最早激动点	同时标测心房，电描记图时间和颜色编码分析	使用心动过速时的一次心跳标测整个激动，等电位图和等时图标测结合真实的电描记图分析确定局灶起源	在稳定心动过速时（相对于参考电极，如 CS）逐点连续采集信息，等时图标测	无相关资料	无相关资料	非接触标测系统可以标测非持续和血流动力学不稳定的心动过速
大折返房性心动过速	逐点标测确定心内膜出口，拖带标测确定折返环及环路的峡部	同时标测心房，分析电描记图时间和颜色编码	整个等电位图标测，确定心内膜出口，从标测可观察折返环	在稳定心动过速时（相对于参考电极，如 CS）逐点连续采集信息，等时图标测	确定折返环的标准导管标测技术，在该系统指导下标记环路的边界并线形消融	无相关资料	多种心律失常和不确定的折返环使接触标测和拖带面临挑战
心房扑动	解剖方法结合证实的拖带标测，分析双电位、局部电图，多电极导管起搏确定消融线的裂隙	同时标测心房和下腔三尖瓣环峡部，起搏证实峡部阻滞，颜色编码	等电势图标测和真实的电描记图分析，可允许连接能够传导的裂隙以及用有限的导管记录高密度的峡部	标记三尖瓣环（TA）和下腔静脉（IVC），在该系统指导下标记线形消融 TA 至 IVC	无相关资料	标记三尖瓣环（TA）和下腔静脉（IVC），在该系统指导下标记线形消融 TA 至 IVC	接触标测和传统方法有很高成功率，非接触标测有助于对可能有多个环路以及很难确定裂隙的标测
心房颤动	*阵发/局灶性心房颤动*：多电极连续在 PV 标测自发期前收缩； *心内迷宫*：依据解剖线形消融	*阵发/局灶性心房颤动*：在 PV 标测确定局灶和 PV–LA 连接的位置行 PV 隔离； *心内迷宫*：在 RA/LA 使用可有助于指导线形消融	*阵发/局灶性心房颤动*：根据一个明确 PV 起源的自发房颤起始激动标测整个左心房； *心内迷宫*：常常确定裂隙和解释迷宫术后房扑的机制	*阵发/局灶性心房颤动*：该系统对稀少异位不持续的自发 PV 和心房触发机制标测很困难，常常绕 PV 口环行消融 LV； *心内迷宫*：常常指导在 LA 和 RA 线形消融以及绕 PV 口环行消融 LV	无相关资料	无相关资料	即使少数自发的发作，非接触标测也能够确定希望标测的单个心跳的起源，而不是非接触激发的异位搏动；非接触标测不能确定在 PV 内的确切起源，只限于标测静脉口；在无异位搏动时标测 PV 波峰的作用不好确定，使用非接触标测确定波峰还没有系统的评价

表 42-1　各种标测技术的可能作用（续）

心律失常	接触标测	篮状导管标测	非接触标测	电解剖标测	LocaLisa	RPM	注释
AVNRT/AVRT	接触标测最早激动、旁路电位和起搏以确定 AVRT 消融的靶点；透视结合慢径电位指导消融 AVNRT	无相关资料	AVNRT 用非接触标测确定逆行慢径，由于传统方法很成功，关于非接触标测 AVRT 或 AVNRT 的经验很少	使用该系统标记三尖瓣环或二尖瓣环，在心房起搏或逆行心动过速或心室起搏期间最早心房激动或正常心动过速鉴别时绕瓣环最早心室激动	AVNRT：标记 CS 口位置和希氏束附近，本系统使用导管导航	无相关资料	接触标测技术有很高成功率，所以先进的标测系统作用很小
室性心动过速	在心动过速时逐点标测 -VT 折返环：鉴别舒张期电位；使用拖带标测证实舒张期径路位置 -局灶/微折返 VT：确定最早激动点	在心动过速时常规标测同时从多极记录信号并能起搏/拖带；颜色编码	标测整个 LV 或 RV 激动；确定 VT 折返峡部；在局灶/微折返 VT 确定最早激动点	电压标测有助于确定瘢痕区；在稳定心动过速时逐点连续采集信息以确定折返 VT 的峡部，在局灶/微折返 VT 确定最早激动点；线形消融关键峡部	无相关资料	确定起源或折返环的标准导管标测技术；该系统用于导管定位和导航	非接触标测常用于血流动力学不稳定和不持续的 VT，确定舒张期径路。可能在窦律下消融

AVNRT：房室结折返性心动过速；AVRT：房室折返性心动过速；CS：冠状静脉窦；LA：左心房；PV：肺静脉；RA：右心房；RF：射频消融；RPM：实时位置导航。

化显示并储存。

电描记图记录

操作者可以从接触导管选择设置单极或双极信号。关于单极信号，相关的导管电极作为阳极输入，心外参考电极作为阴极输入，记录在二者间进行。如果心外参考电极放置血管内而不是体外就会降低对外来的电噪音，例如骨骼肌活动和交流电的感知。如果参考电极放于血管内导管柄的位置，信号则可以进一步增强[1]。面对单极电极的波阵面产生正向偏折，背离电极的波阵面产生负向偏折。至于双极信号，记录的是多极电极导管上两个相近电极之间的电图，这两个电极可以接触或接近心内膜。同样，双极电图反映的是分别从两个电极记录的两个单极电图之间的差异。

与双极电图相比，单极电图有明显优势，但也有缺点。因为单极电图不仅能更精确地空间定位，而且检查单极信号形态也可以提供有价值的信息。在局灶性心动过速起源点记录的单极电图为 QS 形，而在远端记录到的单极电图可见 RS 形。为了保证记录的有效性，需要与心内膜充分接触和最小的高通滤波器。当单极周围组织有病变时，如在缺血性室性心动过速（VT）时，源于周围组织的较大幅度的远场信号可能使局部较低电压信号不清，因此没有高通滤波器描记单极信号是很困难的。

导管标测

标测包括从电极记录电信号，电极通常放在心脏多个部位。然后分析确定电极在关键部位的激动时间，想像建立整个心脏或相关部分的激动顺序。当一种心律失常在解剖上能很好界定时，如典型心房扑动或在预激综合征中的房室折返，心室提前激动部位为旁路的位置（见后文），很多过程依赖于解剖定位，而不是电生理定位。这在以后每种心律失常中将详细讨论。

常规标测方法

常规导管接触标测使用三种主要方法中一种或多种：

1. 激动顺序标测（activation sequence mapping）
2. 起搏标测（pace mapping）
3. 拖带标测（entrainment mapping）

*激动顺序标测*是在心动过速时标测导管记录心内电图的时间与参考信号的时间进行比较。参考信号可用体表心电图或在整个标测过程中在心腔处于稳定位置的导管记录，标测导管移动时，将记录的心内电图时间不断地与参考信号进行比较，以确定尽可能最早的信号或环绕界限清楚的大折返环的激动过程，如典型的心房扑动。局灶性心动过速时，如前所述，只要使用最小的高通滤波器，在病灶处记录的单极电图呈 QS 形。对于心脏结构正常的局灶性心动过速，激动顺序标测是理想的标测方法，如局灶性房速、局灶触发的房颤以及右心室流出道室速。尽管激动顺序标测也有助于在有器质性心脏病患者确定折返环，如缺血性 VT，在出口描记到的舒张期电图早于 QRS 波群起始处；由于折返环路激动贯穿整个心动周期，不能仅依靠激动顺序标测完全确定折返环路。在舒张过程中可以发现舒张期电位（图 42-1），这种电位也可在心肌瘢痕区的“盲路”中记录到，但它们只是旁观者，而不是折返环的一部分。特别是对于这些患者，同时也对于那些心脏正常的心动过速患者，激动顺序标测的资料可以辅助起搏标测。

起搏标测特别有助于鉴别心脏结构正常的局灶性

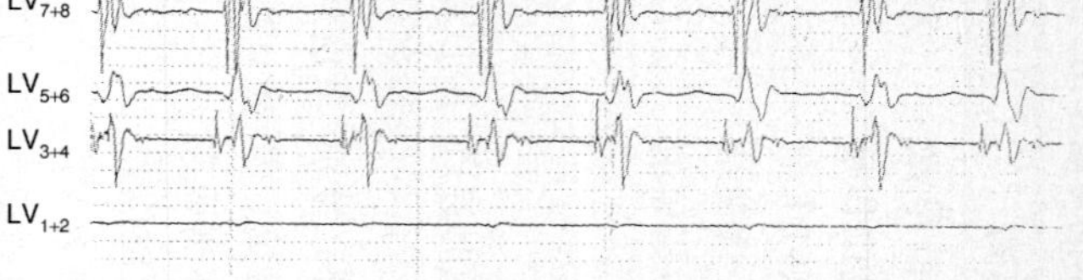

图 42-1 在持续室性心动过速导管心内激动标测，依次为体表 ECG 导联Ⅰ、aVF、V_1、右心室（RV）、左心室（LV）双极心内电图，LV 电图中 LV 电极 3 和 4 呈现收缩前期电活动，它在心肌梗死边缘。LV 电极 1 和 2 在电静止区（梗死-室壁瘤），右心室激动晚于 QRS 波。RVA：右心室心尖；RVE：右心室标测导管；p：近端；d：远端。

心动过速的起源。起搏标测的原理是在局灶的起源点以相近周长起搏可以重现心律失常产生的心脏激动顺序。房性心动过速，起搏可以重现体表 ECG 上的 P 波形态。然而，这种心房激动常常需要从多个心内部位记录，以便确定最好的“起搏匹配”。在正常心脏出现 VT，起搏 QRS 较体表 QRS 早，说明起搏点在心律失常的起源，可以精确地和心动过速 QRS 形态匹配。有器质性心脏病的心动过速更多是折返机制和依赖传导阻滞区，传导阻滞是可变化的，且在窦律时不会出现，即所谓的功能阻滞[2]。窦律时心脏起搏引起的心脏激动不会同心动过速时出现的传导阻滞区相遇，因此，即使起搏点在折返环上，也不同于心动过速的激动顺序，产生不同 P 波或 QRS 波。

拖带标测常常用于标测依赖大折返环的心动过速，即定义为有可传导的间隙。起搏拖带证实心动过速的折返机制已确定的有四个标准。出现可激动间隙是形成折返的前提，可以在折返环内或折返环外刺激夺获可兴奋心肌。如果在折返环内起搏产生两个波，一个为逆行激动和正常激动折返相碰撞产生的波，另一个在折返环正常传导重整心动过速。如果在折返环外成功起搏，波的传播通过相关心肌到达折返环，前向和逆向传播，重整心动过速。如果一连串刺激频率稍低于心动过速周长，这些刺激落在心动过速可兴奋的裂隙，可能重整或拖带心动过速[3]。

1977 年 Waldo 和同事首次描述了心房扑动患者短暂的拖带[4]。随后他们描述了在其他折返性心律失常中的观察，包括折返性房性心动过速[5]、房室折返心动过速[6]、折返性 VT[3,7~10]，拖带也在房室结折返性心动过速患者得到证实[7,11]。通过在起搏接近折返环慢传导区的观察结果，Waldo 等首先提出了三个标准[12]，随后增加第四个有关短暂拖带的标准[8]，标准如下：

1. 在心动过速时以快于心动过速的频率持续起搏，体表 ECG 出现持续融合波，且不终止心动过速，除最后一个起搏的心搏外，该心搏被拖带但不是融合波；
2. 在心动过速时以两种快于心动过速的频率起搏，证明是逐渐融合，且不终止心动过速；
3. 以快于心动过速的频率起搏终止心动过速，伴随着一个心搏在某点的局部传导阻滞，接着再次起搏此点，激动来自不同方向且传导时间缩短；
4. 心动过速时在一固定点以两种快于心动过速的频率起搏，且不终止心动过速，观察到心电图形态、传导、心电图记录位置的变化。

需要强调的是短暂拖带可能在没有任何这些标准的情况下出现。起搏部位非常重要：尽管在近端或远端至折返环慢传导区起搏都可出现拖带，起搏拖带的标准只指从近端起搏到慢传导区，起搏远端伴随着慢传导区逆向波阻滞。

由于在折返环内或折返环外起搏都可以出现拖带，出现拖带对折返环定位无价值，但是可证明折返机制。因此，其他标准如拖带时 QRS 波群形态、拖带后起搏间期都可以判断起搏点是否在折返环内。典型的起搏其起搏周长只是稍短于心动过速周长（10~50ms）。以下标准可以检验起搏点是否在心动过速折返环：

1. 起搏心腔的激动顺序可以和心动过速时所见相同，例如在 VT，起搏和心动过速时 QRS 波群（隐匿性拖带或隐匿性融合）是相同的（图 42-2）；
2. 起搏刺激和固定参照点（如 VT 时体表 QRS 起始）之间的间期和心动过速时起搏点心内电图和相同参照点之间的间期将是相等的；
3. 恢复周长（最后起搏刺激产生的），理想的测量是从最后一个起搏刺激到起搏部位随后的激动时间，应当等于心动过速周长（30ms 以内）。它反映起搏波经过折返环返回起搏点的时间，且不被另一种起搏刺激中断。由于起搏后极性的影响很难在起搏点准确测量周长。因此，用“N+1 差”来代

通过右心室起搏拖带室速

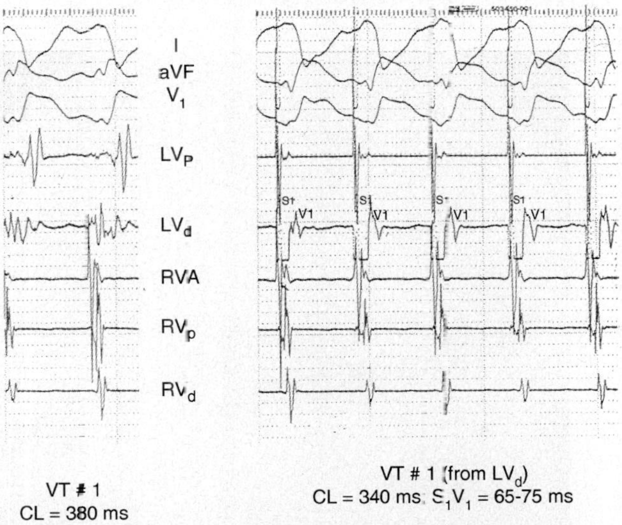

图 42-2 自发的室性心动过速（左侧）和被拖带的室性心动过速（右侧）表现相同的心电图形态。12 导联中只显示 3 个正交的导联，12 导联的形态一致。RVA：右心室心尖；RVE：右心室标测导管；p：近端；d：远端；RVP：快速心室起搏。

替[12]。起搏刺激时或起搏刺激后即刻电图和 QRS 波定为 N，随后电图和 QRS 波定为 N+1、N+2 等等，测量刺激至 QRS_{N+1} 和电图 $_{N+1}$ 至 QRS_{N+2} 间期之间的差异为“N+1 差”。

折返环起搏时和心动过速时这些间期（2 和 3）允许不完全相同的范围，说明在折返环存在用较短的起搏周长时出现递减传导，以稍短于心动过速周长起搏可以使这些影响降至最小。

特殊心律失常的常规标测

房室结折返性心动过速（AVNRT）的标测

AVNRT 标测和消融常常一起完成，通常四极导管电极置于高位右心房、希氏束、右心室心尖，第 4 根多极导管放于冠状静脉窦在诊断过程中有助于鉴别另外心律失常的基质，并能标记冠状静脉窦口位置协助慢径消融（参阅临床电生理学，第 14 章）。

诊断导管到位后，在窦性心律下测量基础间期，包括 A-H 间期。从右心室心尖和高位右心房行程序刺激，通常包括 2 个周长的 8 次驱动刺激和每次递减驱动周长 10~20ms 的心房或心室期前刺激。在窦性心律下感知心房和心室期前刺激，最后行心房和心室递减起搏。不管使用什么方法，都可以观察到房室结功能性纵向分离现象，A1-A2 间期缩短 10~20ms，A-H 间期增加至少 50ms。房室结双径路现象在没有 AVNRT 的正常人也可见到，房室结双径路现象并不能诊断 AVNRT；反之，如果“快慢径路”的传导性能和不应期存在一定程度的重叠，也可以不表现双径路的特点。在高达 70%的 AVNRT 患者中快径阻滞继之以心动过速发作。如果有回波不能诱发 AVNRT，静点异丙肾上腺素再程序刺激可能诱发持续性心动过速。如果不能诱发 AVNRT，一般不行射频消融，即使证明患者有室上性心动过速和房室结双径现象，部分原因是因为如果不能诱发心动过速则缺乏消融终点判定。在症状进行性加重的患者中，在随后的操作中常常易于诱发心动过速。

典型的 AVNRT 发作时，心房和心室同步激动，伴长 A-H 间期和短 H-A 间期（图 14-14）。这说明通过慢径前向传导，快径逆向传导，同时希氏束前向传导引起心室激动。当存在束支阻滞时，由于心房和心室激动同步，使束支阻滞同侧的右心室或左心室激动延迟。非典型 AVNRT 很少见，偶见于同一患者。在非典型 AVNRT 中，快径前传、慢径逆传（图 14-15 和 14-16）。因此心房和心室激动是分开的，快径传导跟着快的希氏束传导，而心房则从慢径逆传除极，于是形成“长 RP”型心动过速。

在典型 AVNRT 中，由于希氏束和房室结不应期及没有旁路提前激动心房，心室期前刺激的同步和（或）

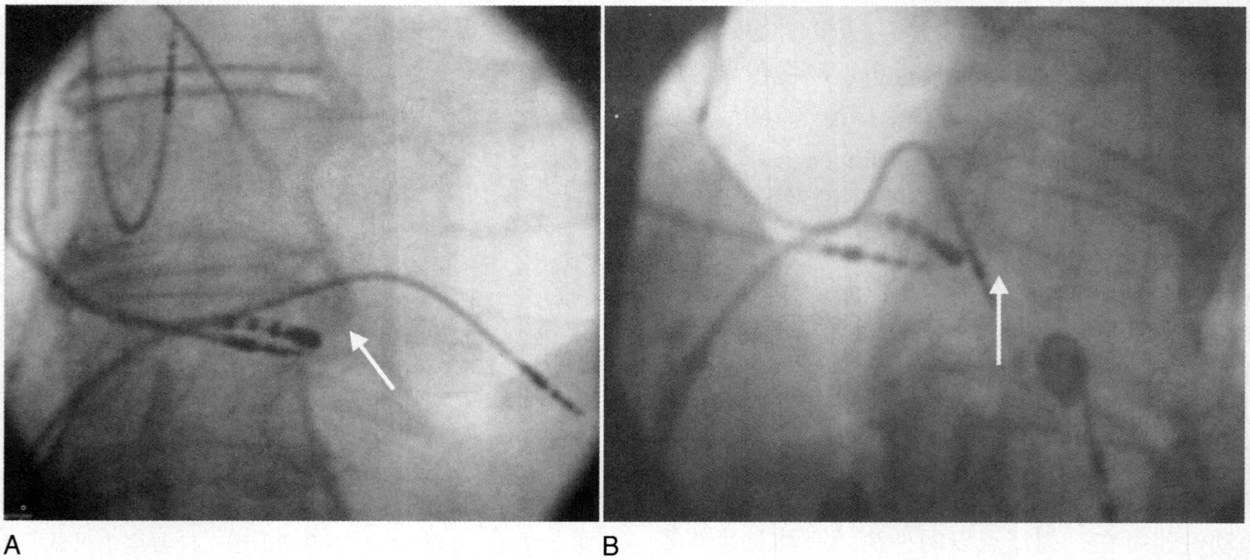

A　B

图 42-3 X 线下所见消融导管的解剖位置（箭头），在后前位（**A**），左前斜位（**B**），在 Koch 三角后中部靠近冠状静脉窦口。起搏电极固定在冠状静脉窦口外。

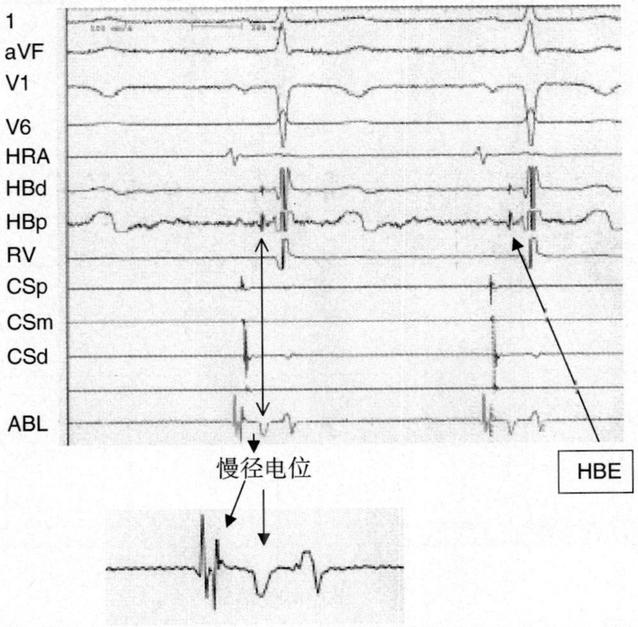

图 42-4 一反复发作室上性心动过速患者，考虑为 AVNRT，在窦律下使用消融导管（ABL）标测慢径电位。显示体表 ECG 和心内电图。注意高频和低频电图明显不同于心房电位，很容易与希氏束电图在时间和波形上及与希氏束有一定距离等方面进行鉴别，下面插图是放大的图形。HB：希氏束；CS：冠状静脉窦；p：近端；d：远端；m：中间。

稍前的希氏束除极不影响下次的心房除极。如果心动过速为非典型 AVNRT，依赖在慢径中递减传导的数量，这种心室期前刺激可能提前或延迟下次心房除极。

消融 AVNRT 折返环常用的方法是导管消融改良慢径，这主要依据心电图、X 线透视观察位置或两者结合。已有报道主要以解剖定位方法成功消融的导管位置在三尖瓣环后中部，开始消融时靠近冠状静脉窦口的底部（图 42-3），如果需要靠近致密房室结，应尽可能远离致密房室结[13]。另一种解剖方法包括 LAO 投影观察导管位置在三尖瓣环下面 6 点位置，心房波小于心室波，沿此线开始放电消融，如果在此位置放电后仍可诱发心动过速，逐渐移动到 4 点位置[14]。

有些电生理专家更喜欢用心内电图定位的方法。消融导管在 RAO 跨过三尖瓣环至右心室，导管弯曲顺时针方向旋转慢慢回撤，沿着三尖瓣环下面逐渐靠近冠状静脉窦口，然后在此区域标测根据心房电位确定靶点，心房波应小于心室波、呈现慢径电位。慢径电位为单个或多个的高频波，通常在典型的低频心房波后面或与心房波融合（图 42-4）。一般在靠近三尖瓣环后面或中间隔、冠状静脉窦口前面记录到这种电位，偶尔在冠状静脉窦口后面甚至在冠状静脉窦口内记录到[15,16]。

目前许多中心包括我们自己都采用心内电图和解剖定位结合的方法。采用这种方法，将标测导管放于三尖瓣环（TA）Koch 三角下后部，心房电图为小振幅、长间期且晚于希氏束导管记录的心房电图[17]，理想情况下后面跟有慢径电位。放电后慢径电位消失（图 42-5）。如果在此区消融无反应，用同样方法在 TA 中间隔更靠上些标测、消融[18]。

放电过程中出现交界区心律时提示消融成功。一项研究表明，在所有成功消融的部位在放电过程中总是可以见到交界区心律，但在不成功的部位消融也有 65% 出现交界区心律。在同一研究中发现，与无效位置的消融相比，在有效位置消融出现交界区心律的持续时间更长[19]。虽然在放电过程中无交界区心律几乎可以认为消融无效，但反过来说并不一定正确。中间隔消融与较靠后的部位相比，发生交界区心律几率高，出现得更早，而且成功率更高[20]。慢径消融出现的交界区心律周长（约 500ms）较快径消融时出现的交界区心律周长（400ms 左右）长，而且周长离散度较快径消融或整个房室结消融时要低[21]。周长低于 350ms 的快交界区心动过速提示可能位置接近致密房室结，容易形成传导阻滞[22]。放电过程中出现 VA 阻滞和交界区心动过速常常发展为房室阻滞，需立刻停止放电。

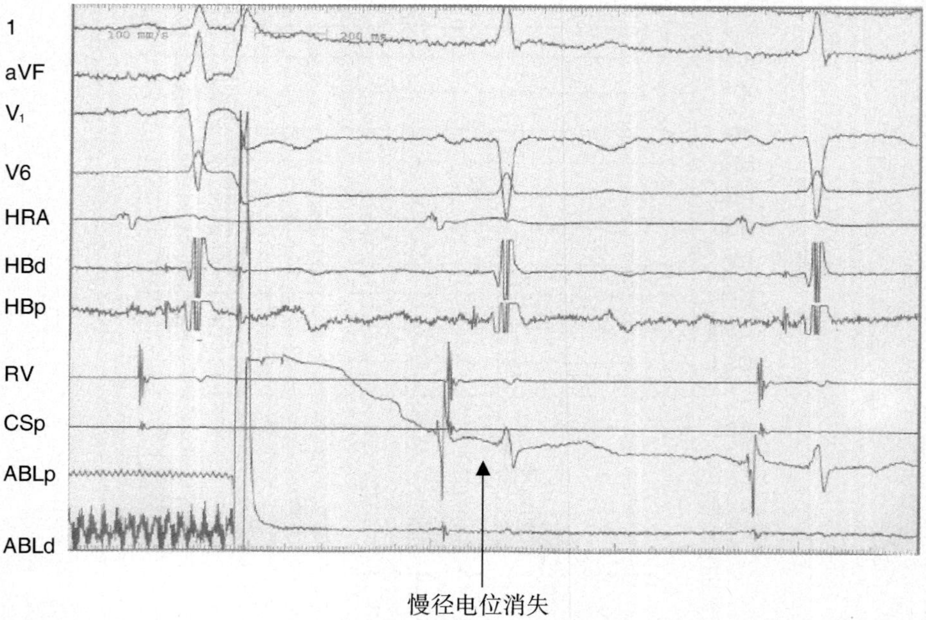

图 42–5 在图 42–4 所示的靶点位置射频消融后，慢径电位消失，房室结传导双径现象消失。HB：希氏束；RV：右心室；CS：冠状静脉窦；p：近端；d：远端；m：中间。

预激综合征和隐匿性旁路

ECG 定位方法

目前有几种依据体表 ECG 预激波形态来定位的方法，可以预测旁路的位置，从而预测消融靶点的可能位置（见第 14 章）。一些定位方法完全依靠 QRS 波极性[23~25]，另一些定位方法结合 QRS 波和极性以及 Δ 波向量[26~28]。在最近发表的一项有关旁路定位的前瞻性研究[26]中，可将旁路定位于绕三尖瓣环或二尖瓣环、冠状静脉窦或其分支的 10 个部位中的某一个部位，总的灵敏度和特异度分别为 90%和 99%。Dicker 和同事最近证明了依据 QRS 波群形态确定后间隔旁路位于右侧或左侧是可能的，右侧旁路在 V_1 导联总是负向的，而左侧旁路在 V_1 导联呈双向或正向波 [29]。这些定位法有助于确定消融可能的靶点、计划手术过程和指导标测。预激的程度很重要，它受心率快慢的影响，所以应在高频率心房起搏预激波最大时分析。

导管标测

四极导管经典位置放在高位右心房、右心室心尖和希氏束。多极导管初始位置放在冠状静脉窦，从而其近端电极位于窦口。如是左侧旁路，在手术过程中需调整冠状静脉窦导管，使电极位置能包括旁路内侧和外侧，因此能够找到最早心房或心室激动点。Cappato 等报告用 2F 多极导管能够进入冠状静脉窦和其分支，包括心大静脉。他们发现这些导管有助于旁路定位，特别是对于前侧旁路或疑难病例有用[30]。

分别从右心室和右心房开始连续程序刺激，评价前传和逆传功能、旁路定位和诱发心动过速。然后用可弯曲的导管进一步标测。如果考虑旁路在右侧，或者从体表 ECG 和初步标测资料不能明确旁路的位置时，则需要标测右侧房室环。如果考虑旁路在左侧，导管经逆行途径或经未闭的卵圆孔或必要时穿刺房间隔后，标测左侧房室环（肝素化后）。预激综合征患者可以在窦律下、心房起搏、顺向或逆向型心动过速和心室起搏下标测（图 42–6*A*）。由于隐匿性旁路的电生理特性，这种旁路只有在顺向型心动过速或心室起搏时标测。

在标测时如果旁路激动是前向传导的，标测导管寻找最短房室传导时间或绕右侧或左侧房室环寻找最早心室激动点（图 42–6*B*）。对于左侧游离壁旁路，显示最早心室激动，冠状静脉窦双极电极可用来引导标测电极导管到达有意义的区域。因此，放置冠状静脉窦导管很重要，要使电极对位于旁路的两侧。如果标

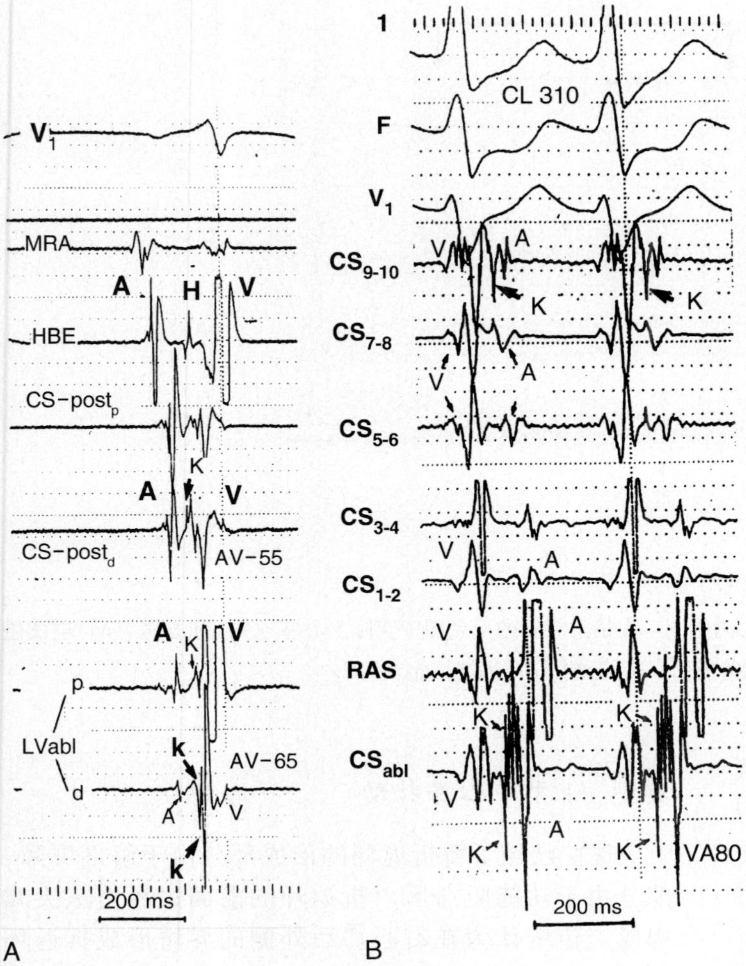

图 42–6 使用前传和逆传激动方法标测旁路位置。**A.** 显性预激在窦律下旁路前向激动，显示记录的体表 ECG 导联和心内电图。心房（A）和心室（V）电图间，旁路电位标记为 Kent（K）电位。**B.** 在前向房室折返性心动过速时通过旁路逆行传导，显示记录的体表 ECG 导联和心内电图。心室（V）和心房（A）电图间，旁路电位标记为 Kent（K）电位。HB：希氏束；RV：右心室；CS：冠状静脉窦；p：近端；d：远端；m：中间。

测时旁路激动是逆向的（在心室起搏或顺向 AVRT 时），可采用同样原理，即确定最短的室房传导时间或最早心房激动。由于左侧旁路在跨越房室沟时常常从左到右成一定角度，心房插入点比心室插入点更靠近冠状静脉窦口[31]，而且由于旁路可以有多个心房或心室插入点，根据是否标测旁路的心房（室房激动标测）或心室（房室激动标测）的插入点，消融部位可能紧靠房室环呈不同的放射状位点。

至于右侧游离壁旁路，尽管不需要到达左侧心腔，但是由于一些因素的影响实际上手术变得更加困难。这些影响因素包括右侧游离壁缺乏类似冠状静脉窦的结构以提供解剖和电生理的定位指导，在三尖瓣环很难获得稳定的位置。而且右侧游离壁的多旁路更为常见，有时伴有结构异常如 Ebstein 畸形。在显性旁路病例通过分析最大的预激 ECG 可以获得有关旁路可能位置的初步线索（图 42–2）。显性旁路在心房起搏有最大预激波时或在早先描述的心室起搏时，用可弯曲的四极导管标测三尖瓣环。尽管大多数旁路在三尖瓣环心房侧可以标测到并可成功消融，但在有些病例可以优先选用另一种方法，即可以把标测导管送入右心室，然后弯曲、往回勾成环状以便将其置于三尖瓣环结构下面。

间隔旁路可以分为前间隔、中间隔、后间隔。前间隔旁路几乎都在右侧，中间隔旁路（希氏束导管下侧，冠状静脉窦口前面）可能在右侧也可能在左侧，但右侧更多见。心室起搏时逆行心房激动顺序有助于鉴别前间隔和中间隔旁路。中间隔旁路常常同时在希氏束导管和冠状静脉窦口的一对电极记录到逆行心房激动，而前间隔旁路希氏束导管上逆行心房激动早于冠状静脉窦口[32]。

真正的后间隔旁路可以在冠状静脉窦口区域将右心房连接到左心室，而在附近区域，右或左侧间隔旁路分别连接右心房和右心室或左心房和左心室。在冠状静脉系统也可发现房室旁路连接，既可在正常结构

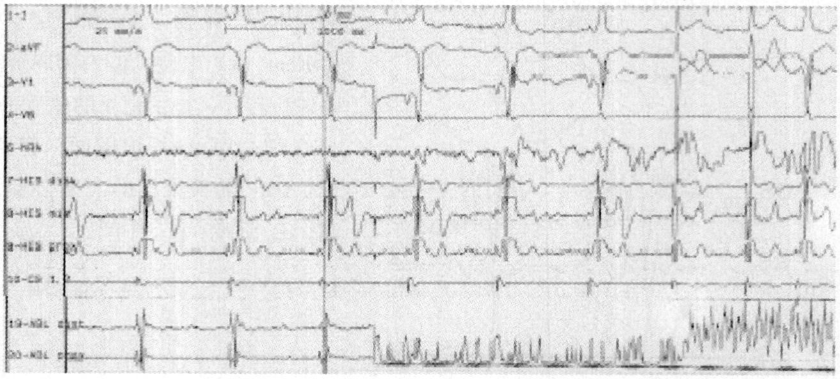

图 42-7 在窦性心律下射频消融旁路，显示体表 ECG 导联和心内电图。在消融导管的记录图中实际上心室（V）和心房（A）电图融合，其间插有旁路电位。HB：希氏束；RV：右心室；CS：冠状静脉窦；p：近端；d：远端；m：中间。

如冠状静脉窦或心中静脉内，也可在异常结构如冠状静脉窦憩室，这些旁路可能是真正的后间隔或左侧间隔旁旁路。在心动过速时最早心房激动在冠状静脉窦口可能为在 AVRT 或不典型的 AVNRT 时由于后间隔旁路引起。心动过速时在与希氏束电图同步或稍早的时间给予心室期前刺激（此时希氏束处于不应期），有助于鉴别以上心动过速。后间隔旁路引起的 AVRT，期前刺激时心房激动明显提前，而 AVNRT 心房激动提前不明显，甚至可能延迟。标测中间隔和后间隔区习惯在前间隔区希氏束导管位置下开始，然后朝向冠状静脉窦口下面。其后标测冠状静脉窦近端和心中静脉开口，在心房起搏时寻找尽可能早的心室激动，或在心室起搏时寻找尽可能早的心房激动（图 42-7）。

窦性心律下从有可能消融的部位记录一些心搏的心内电图，采用信号平均技术有助于评价导管稳定性，也增加了在显性旁路观察旁路电位的可能性。除了需要时间操作外，这项技术有助于标测[33]。

心房扑动

虽然 Jolly 和 Ritchie 于 1911 年已首次描述了心房扑动[34]，几年后 Lewis 和同事提出房扑可能是由于在右心房折返所致[35]，但人类完全弄清普通房扑的折返环花费了数十年时间。

典型（1 型）心房扑动

现在已经了解折返环的形成部分由于解剖屏障，部分由于功能阻滞区。折返环的前面边界由三尖瓣构成。传统认为在右心房后外侧的界嵴形成折返环后面边界，实际上是右心房后中部静脉窦的功能阻滞区[36]。三尖瓣环、下腔静脉、欧氏嵴和冠状静脉窦口[38,39]形成关键峡部[37]。最近人们使用三维标测证明了折返环上面转折处常常接近上腔静脉[40,41]。普通心房扑动在间隔激动是尾头向，激动折返呈逆时针方向；非普通心房扑动在间隔激动是头尾向，激动折返呈顺时针方向。

心房扑动的标测

经典标测心房扑动方法是用一根可弯曲的多极导管环绕三尖瓣环周围、一根标测/消融导管和一根导管放在冠状静脉窦。Halo 电极激动形式证明普通Ⅰ型心房扑动是绕三尖瓣环逆时针方向激动（图 42-8），非普通心房扑动是顺时针方向激动。从下腔静脉-三尖瓣峡部起搏时这两种房扑都有隐匿性拖带，证明折返环的峡部是关键性区域，可作为消融靶点。隐匿性拖带要求心动过速的周长加快到起搏周长，而不改变心内激动形式、心房电图的形态或体表

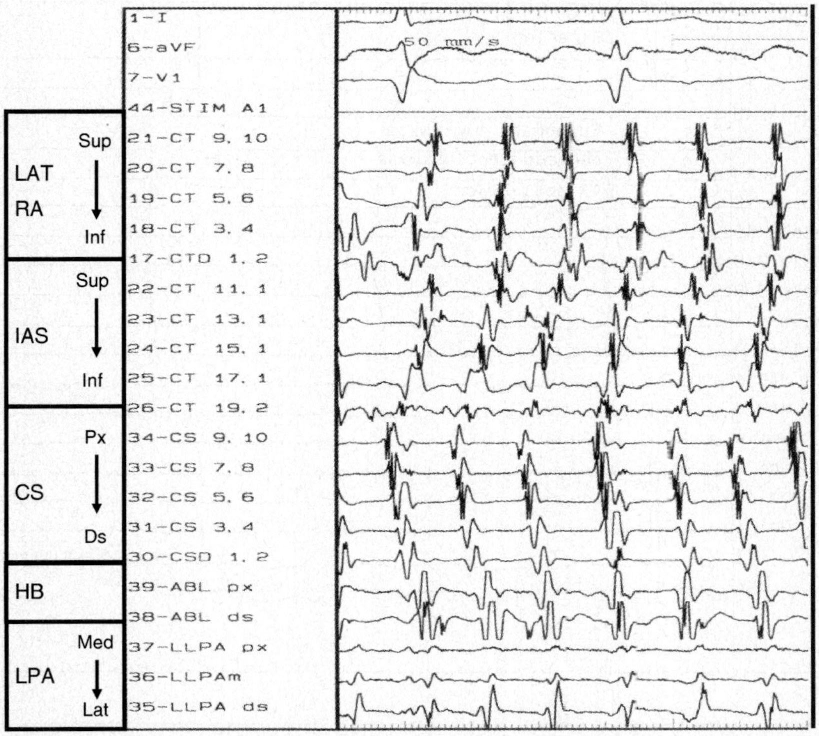

图 42–8 导管心内标测普通 1 型心房扑动，房扑波在右心房逆时针方向循环，冠状静脉窦（CS）近端到远端激动和经左肺动脉（LPA）到左心房上部、中部到侧面的激动。LAT：侧面；IAS：房间隔；CT：界嵴；LLPA：左下肺动脉；HB：希氏束；RV：右心室；CS：冠状静脉窦；px：近端；ds：远端；m：中间；inf：下面；sup：上面。

ECG 的 F 波。从下腔静脉–三尖瓣环峡部的隐匿性拖带可以见到刺激信号到 F 波间期很长[42]。经常在房扑时沿欧氏嵴可以记录到双电位，这提示解剖或功能阻滞[38]。

指导射频消融的标测

在这个过程中需要三根导管：一根四极导管放在冠状静脉窦、一根导管绕三尖瓣环和一根标测/消融导管。相对于下腔静脉的参照电极，从标测/消融导管记录单极电图有助于标测峡部。从记录到大 V 小 A 瓣环电图的位置开始消融下腔静脉–三尖瓣环峡部，沿三尖瓣环心室侧和下腔静脉之间连续无间隔的放电。消融可在心房扑动时或从冠状静脉窦口或低位右心房侧壁起搏时进行。如果在心房扑动时消融，心动过速终止并不一定伴有下腔静脉和三尖瓣环峡部的双向阻滞的发生。最初，当冠状静脉窦起搏时，激动是从冠状静脉窦口绕三尖瓣环顺时针方向和逆时针方向双向传导形成融合波，最晚激动在三尖瓣环侧面。一旦峡部传导阻滞，起搏冠状静脉窦口，绕三尖瓣环的激动完全是逆时针方向，最晚激动在环形标测导管的远端。相反，起搏来自下腔静脉–三尖瓣环峡部侧面或低位右心房侧面时，三尖瓣的激动为逐渐延迟的顺时针方向激动，近端冠状静脉窦激动最晚。消融后存在峡部传导阻滞，可以标测消融线，单极电图有助于标测。导管沿消融线放置并观察记录电图。出现传导阻滞时导管可以记录到双电位，双电位的每一个成分是由消融线两边的心肌组织产生的。如果三尖瓣环和下腔静脉之间线形传导阻滞是完整的，四极导管的每个电极记录的双电位是相等的。消融线不完整时，接近阻滞线裂隙电极记录的双电位间期较短，而离裂隙较远记录的间期较长，这种间期随着离消融线裂隙的距离增加而延长。在记录到双电位间期最短（或者成为单一的连续激动波）的位置进行消融可以完成阻滞线（图 42–9）。

另一种验证方法是起搏冠状静脉窦口或低位右心房侧面时消融，直到绕三尖瓣环的激动证实双向峡部阻滞。

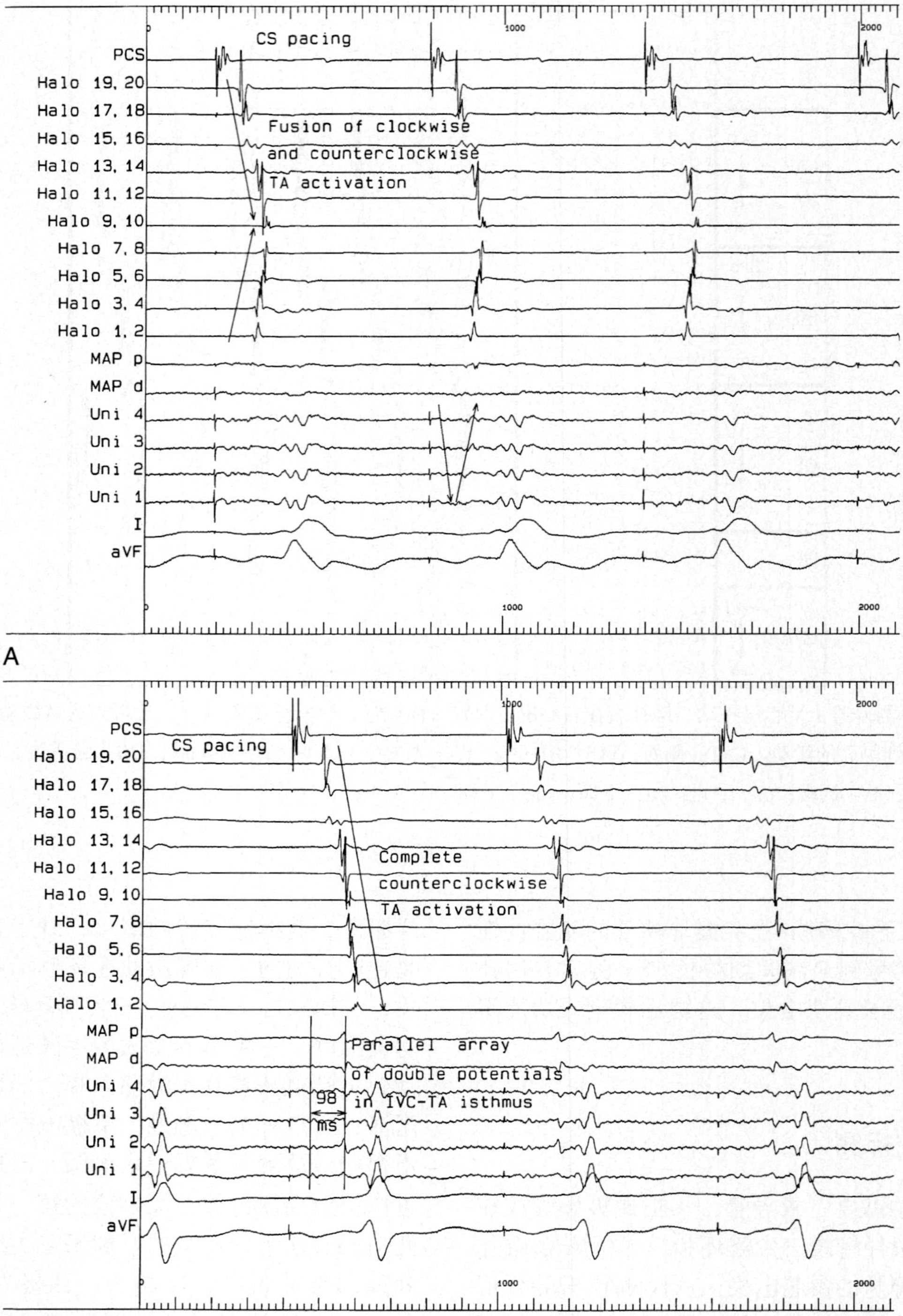

图 42-9 A 图：尽管在下腔静脉-三尖瓣环峡部消融，冠状静脉窦起搏时 Halo 电极激动顺序证明绕三尖瓣环双向激动，形成顺时针方向和逆时针方向激动的融合波，最晚激动在电极 9、10。标测导管单极电图表现双心房电位，单极 1 通道上双电位的间距最近，提示单极 1 离消融线裂隙最近。单极 4（双电位间距最宽）距离裂隙最远。**B 图**：示 A 图中消融后的单极 1，下腔静脉-三尖瓣环峡传导阻滞，冠状静脉窦起搏时 Halo 电极激动顺序证明只有绕三尖瓣环逆时针方向的激动，最晚激动在电极远端。标测导管记录平行排列着宽而分离的单极电图，这种情况只有在当阻滞线完全或存在非常缓慢的传导时才会出现。后一种解释极不可能符合消融后图 A 和 B 在单极 1 的变化。Map d 和 Map p：分别为标测导管远端和近端双极电图；PCS：冠状静脉窦近端；Uni1–4：4 极标测导管的单极电图。

非典型心房扑动

非典型心房扑动折返环绕其他解剖屏障，如原来心脏手术造成右心房或左心房的瘢痕，包括心肺分流术时心房下面套管插入的位置、心房切开的瘢痕和补片。尽管前面描述的房扑标测技术如激动标测、拖带标测和线形标测等可能提供有价值的信息有助于确定折返环，但常常需要借助于后面将介绍的先进标测技术。

房性心动过速和局灶触发的心房颤动

右心房心动过速

单形阵发性房性心动过速（PAT）起源于右心房、左心房和 PV，频率大致相等[43]。右侧 PAT 最常见的起源是界嵴上部[44]。右心房起源的心律失常可通过激动顺序标测确定。界嵴心动过速心房电图很高，但偶尔在右心房中、低、后外侧的电图可以通过冠状静脉窦和右肺动脉记录到。

局灶左心房心动过速和局灶触发的心房颤动

目前已知 PV 是左侧阵发房性心动过速[43]和局灶触发的心房颤动[45,46]主要起源。局灶触发的心房颤动可以在窦性心律伴期前收缩或在房性心动过速时标测，而不可能在心房颤动时标测。最近研究表明体内心脏复律术可以标测和成功消融心房颤动，不仅可用于短阵心房颤动患者，也可用于慢性心房颤动的患者[46]。原理是确定和消融房性期前收缩和（或）心动过速，这是基于这样一种假设，这些电活动在其他时间可以触发 AF[47]。

四极导管常常放在高位右心房（HRA）、希氏束和一根十极导管放在冠状静脉窦（CS）。常参考 P 波向量判断异位搏动的大致起源。房间隔穿刺前已经形成了更精确推测异位搏动的起源位置。Lee 和同事最近依据在 HRA、希氏束、CS 远近端记录的心房电图相对激动顺序设计了一种定位法[48]。他们发现在期前收缩时 HRA 和希氏束导管记录的心房电图之间的间期较窦性心律时延长，所有患者的病灶都在上腔静脉或界嵴。相反如果期前收缩时伴随间期缩短，那么病灶在左侧。对于左侧局灶性病灶，如果 CS 激动顺序从近端至远端，病灶在右 PV，如果激动顺序从远端至近端，90% 患者病灶在左 PV（图 42-10）。期前收缩时认为最早激动点在左侧，通过卵圆孔或穿间隔的方法标测左心房和 PV。

窦性心律下，在 PV 内记录的电图为低频电位反映附近的心房激动，随之为高频电位，反映的是 PV 肌袖电位。尽管在有心律失常基质的静脉较无心律失常基质的静脉更常见 PV 电位，但窦性心律下出现 PV 电位并不意味着该静脉是致心律失常的静脉，也不保证缺乏 PV 电位的静脉不是致心律失常的静脉。许多左侧 PV 需要从 CS 远端起搏显现 PV 电位[49]。

在致心律失常的 PV 起源的期前收缩期间，只有当标测导管在致心律失常的静脉内时，即 PV 电位位于心房电位之前时上面激动顺序是相反的（图 42-11）。期前收缩时在相关静脉主干内致心律失常病灶处可以见到最早的 PV 电位，并可以看到向 PV 口传播，此时记录到的信号逐渐延迟。期前收缩时在成功消融部位记录的 PV 电图常常较 HRA 导管或体表 ECG 的 P 波早。心内激动时间早于 HRA100ms 以上，几乎是致心律失常的静脉成功消融的位置。激动时间早于 HRA30ms 以下，则很难在成功消融位置记录到。心内激动时间早于 HRA 75ms，识别致心律失常 PV 的敏感性和特异性大约为 80%[50]。

使用多根导管可提高标测效果，尤其是期前收缩发作少的患者（图 42-12）。如果使用两根标测导管，开始一根导管放在右侧 PV，另一根放在左侧 PV。期前收缩时记录激动较晚的导管移动到左心房另一侧未标测的静脉，标测下次期前收缩。期前收缩时最早激动的静脉是消融的靶点[51]。有报道用四根导管标测肺静脉，每个 PV 放置一根导管[52]。一旦确定致心律失常的静脉，多根（常为两根）导管放于同根静脉的不同位置以便进一步标测和消融。

在标测局灶性左侧心动过速和局灶触发的 AF 时，常常遇到期前收缩少不能准确识别致心律失常的 PV，这是最常见或主要的困难。可以采取一些方法诱发期前收缩，如深呼吸、颈动脉窦按摩、Valsalva 动作、慢-快频率起搏、DC 心脏复律以及给予药物。Valsalva 动作、起搏和 DC 心脏复律中度有效。经静脉给予异丙肾上腺素似乎是激发期前收缩最有效的方法[53]。然而，根据我们的经验，诱发的期前收缩，特别是异丙肾上腺素诱发的期前收缩，除非伴随心房颤动，其特异性差。期前收缩少的患者使用非接触标测系统（见后文）

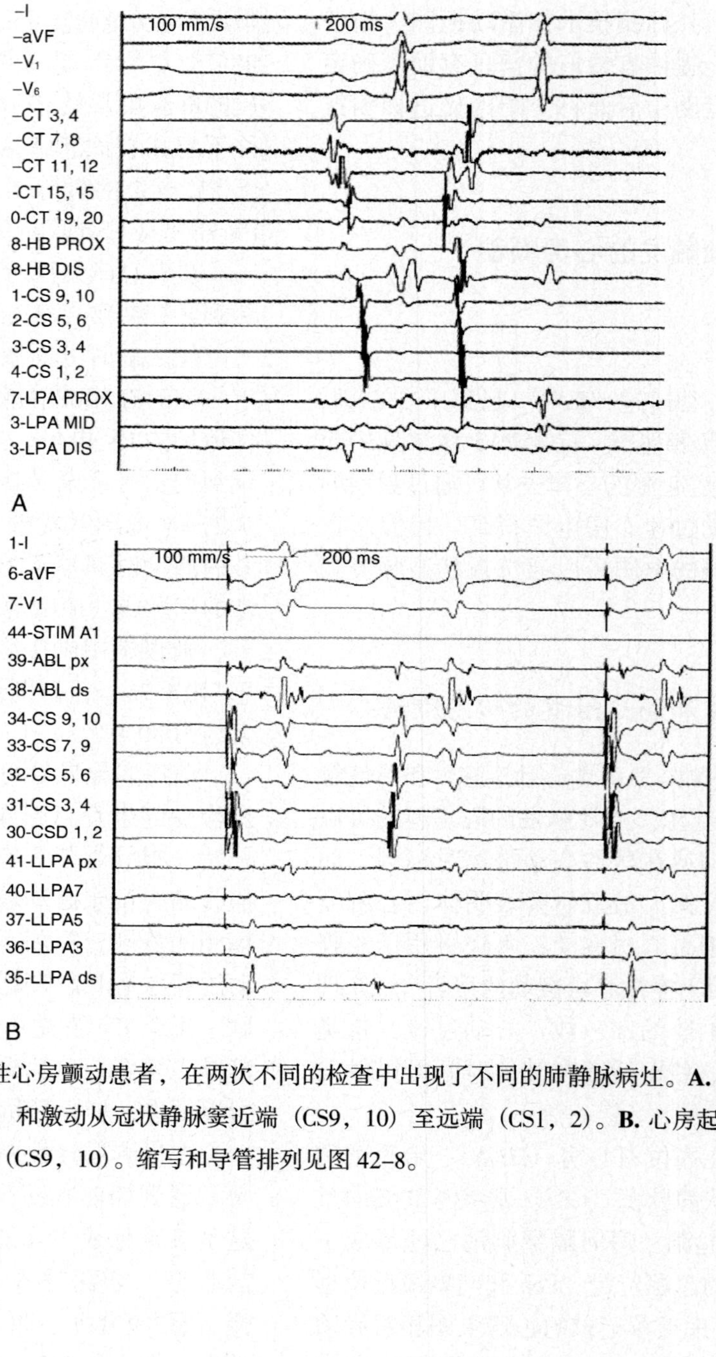

图 42-10 在一例无器质性心脏病持续性心房颤动患者，在两次不同的检查中出现了不同的肺静脉病灶。**A.** 房性期前收缩时表现双电位，记录部位在高位房间隔（CT11，12）和激动从冠状静脉窦近端（CS9，10）至远端（CS1，2）。**B.** 心房起搏时房性期前收缩显示激动从冠状静脉窦远端（CS1，2）至近端（CS9，10）。缩写和导管排列见图 42-8。

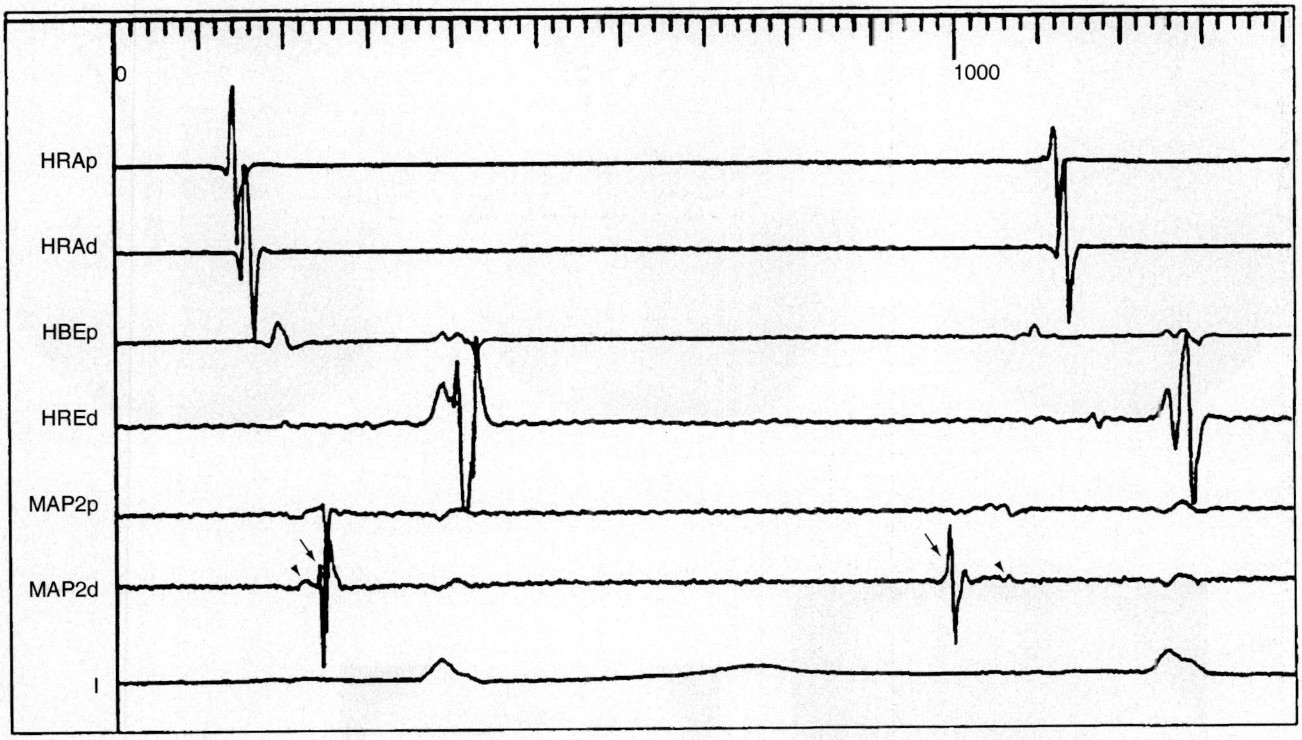

图 42-11 肺静脉电位。在窦性心律时（左侧），肺静脉电位（箭头所示，↑）跟在低频远场心房电位（箭镞所示，▲）后面。在来源于放置有标测导管（右）的肺静脉的异位搏动时，可见高频局部肌袖电位（↑）在远场心房电位（▲）前面。

可极大促进识别致心律失常的PV[54]。

所有上面的标测方法都被用于识别“罪犯”PV。在认识到要识别真正的罪犯静脉是困难的和一位患者可有多根触发房颤的静脉，研究的注意力转移到了电隔离所有PV。为了达到这个目的研制出了环肺静脉标测导管（Lasso，Biosense Webster，Inc，Diamond Bar，CA）。这极大地促进了对肺静脉口部的识别，肺静脉内会有连接病灶至左心房的肌袖[55]。在PV口消融有很大好处，这包括降低PV狭窄的风险、能在窦性心律下或CS起搏下甚至在没有期前收缩情况下也可以完成标测来指导消融。这项技术包括记录环绕肺静脉口周围的PV电位。最早PV电位的肺静脉口周围是消融的靶点。不管有无AF，消除PV电位或它们从左心房电隔离可以作为成功消融的终点[49]。

室性心动过速的标测

缺血性心脏病是引起VT的最常见原因。由于两者的密切关系，以及严重冠状动脉疾病患者有诱发血流动力学不稳定VT或室颤的危险，缺血性心脏病疑有VT的患者在标测和消融VT前，应行冠状动脉造影术，必要时行经皮或外科血管重建术。

由于许多因素，标测VT仍是一种挑战，这些因素包括经常出现多种形态VT、血流动力学不稳定心动过速，尤其是心功能受损患者。特别在缺血性心脏病相关性VT患者，虽然低电压区和碎裂电位提示可能是产生VT的关键部位，但由于常常存在功能和解剖阻滞区，这使得在窦性心律下标测并不可靠。

这些心动过速常常是折返机制，因此程序刺激易于诱发和终止。它们也可以被拖带，常常在刺激和QRS之间有延迟。束支折返性VT有典型的左或右束支阻滞形态，心室除极起始处之前有分支或希氏束电位，以及后面要描述的其他一些诊断特征。触发或自律性增高引起的心动过速不能被程序刺激诱发和终止，也不能被拖带[56]。

特发性室性心动过速

特发性VT是指心室没有明显结构异常而发生的心动过速，包括几种不同类型。最常见的是起源于右心

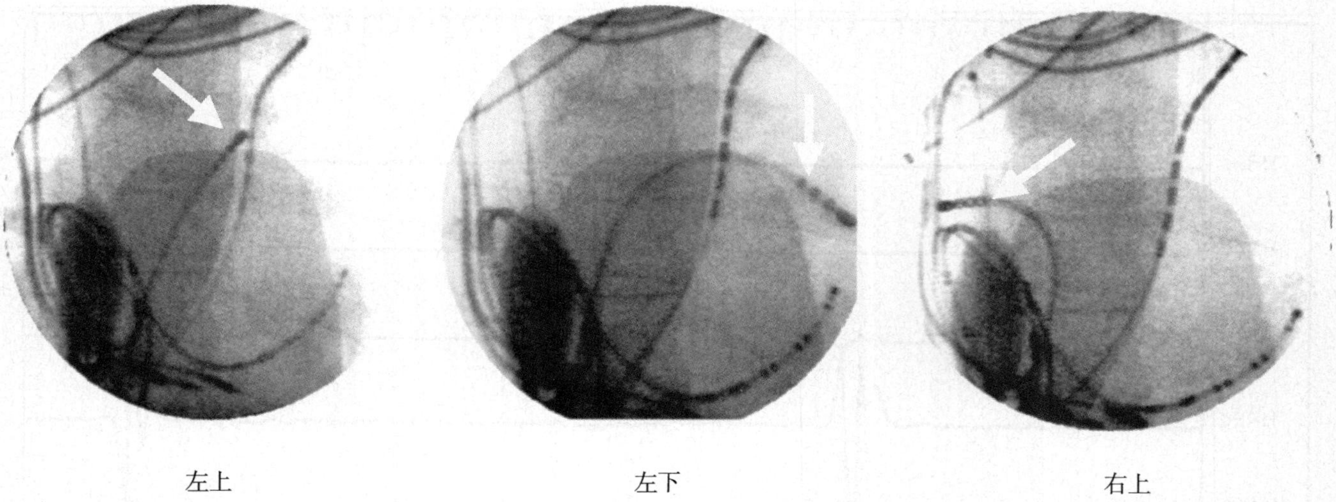

A

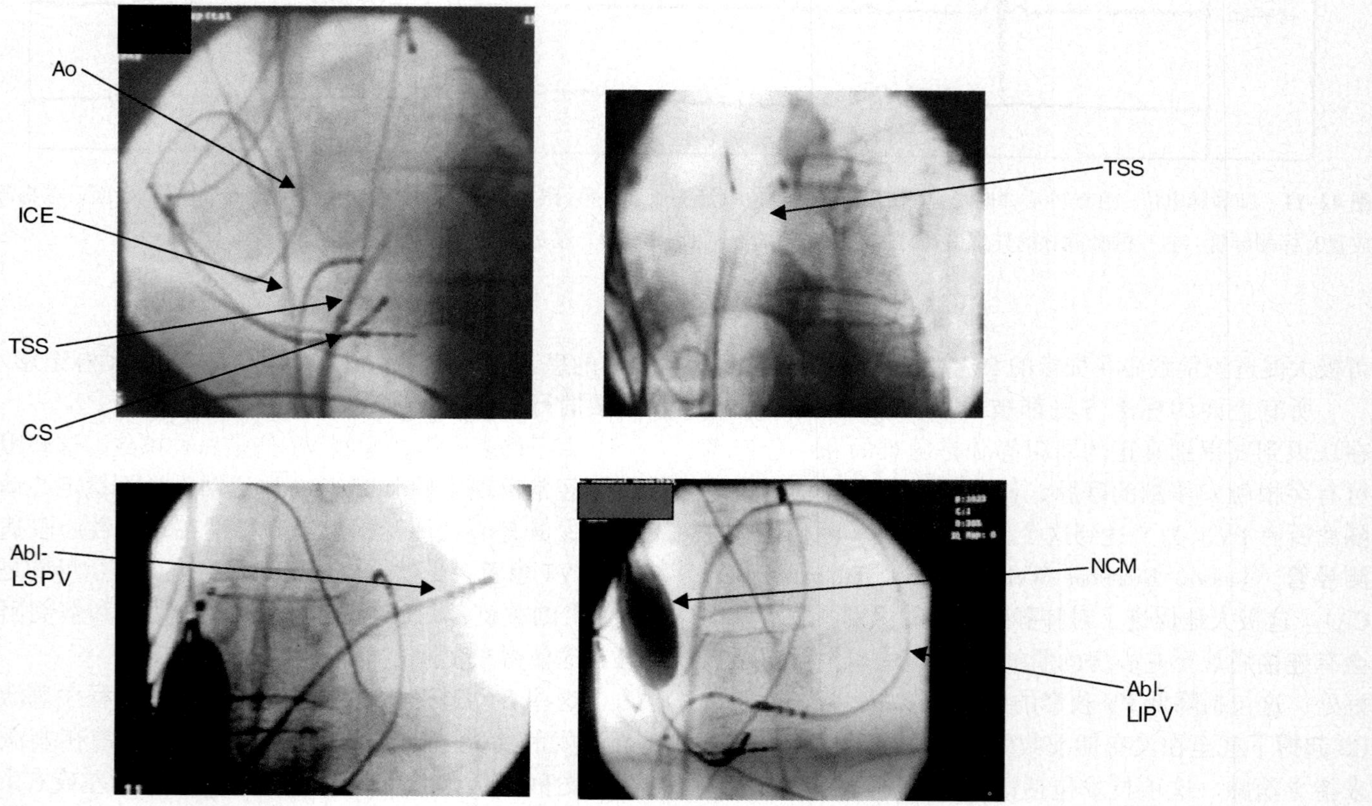

B

图 42-12 A. 前后位用箭头显示导管在每个肺静脉内的 X 线影像。**B.** 导管和三维球囊标测时的 X 线影像，放置穿间隔鞘管（TSS）、X 线和心内超声心动图（ICE）指导下消融（ABI）左心房。Ao：主动脉；CS：冠状静脉窦；LSPV：左上肺静脉；RIPV：右下肺静脉；TSS：穿间隔鞘管；NCM：非接触球囊电极。

室流出道（RVOT），占特发性 VT 的 80%。RVOT 心动过速可进一步分为反复单形 VT、阵发持续性 VT 两种心动过速亚型。与伴随右心室结构异常的右侧 VT 相鉴别非常重要。右心室结构异常如出现脂肪组织、室壁变薄、节段性运动障碍、囊状瘤等符合诊断为致心律失常性右心室发育不良，最好行心脏核磁共振观察这些结构的改变。它们的定位常常同成功消融相关[57,58]。另一些特发性 VT 包括常常起源于左后分支的左侧特发性VT和起源于任一心室的自律性室性心动过速。

反复单形VT是特发性VT最常见类型，其特征是频繁室性期前收缩、成串非持续性VT夹杂着窦性心律。这种心动过速在青年或中年患者中常见，最常起源于右心室流出道。因此体表ECG表现为左束支形态和电轴向下。虽然常常发生于休息时，但致心律失常机制似乎涉及cAMP介导的触发活动[59]。在这些患者中程序刺激诱发心动过速的成功率变化不定。有可能静滴异丙肾上腺素后更易诱发[59,60]。阵发持续性VT患者，常在运动或应激时发作。程序刺激常常诱发心动过速，但也可能只有在静点异丙肾上腺素后才能诱发。给予腺苷、维拉帕米、β受体阻滞剂可能终止心动过速，致心律失常机制似乎也涉及cAMP介导的触发活动（见第18章）[61,62]。

导管标测RVOT心动过速，常常需要一根四极导管放在右心室心尖部行心室程序刺激并作为参考导管。两根可弯曲的标测/消融导管依次放在右心室流出道，在心动过速时或形态上相同的室性期前收缩时确定最早激动点。一旦确定最早激动点，即在该位置行起搏标测，若起搏形态和心动过速一致，即放电消融[63,64]。右心室流入道靠近希氏束处是特发性VT第二个常见位置[65]，需要仔细标测该区域，避免消融时形成房室阻滞。若心动过速确定起源于右心室流入道，就需要找到希氏束电位，将标测导管送至心室更靠上的位置，这样既不能记录到希氏束电位也不能记录到右束支电位。在行射频消融前先行激动顺序标测和起搏标测。

左侧特发VT的特征是有症状的持续性心动过速，常见于年轻、无器质性心脏病患者（见第18章），ECG表现为右束支阻滞图形及电轴左偏。心动过速常常起源于中间隔下方或左室心尖部，靠近左后分支。分支性心动过速常被程序刺激诱发[66]，偶尔心房期前刺激也可诱发，但需要给予肾上腺素。快频率心室起搏能终止心动过速。心动过速时采用激动顺序标测和起搏标测确定心动过速起源。从这区域可证实隐匿性拖带，也说明是折返机制[67]。最后，舒张期晚电位代表折返环关键部分的慢传导区的入口电位或分支电位，这种舒张晚电位是成功消融位置的标志[68]。两种较少见的左侧特发VT也被认识。一种是腺苷和维拉帕米敏感性心动过速，起源于室间隔的深处，但从间隔的左侧传出，被认为是cAMP介导的触发活动引起；另一种是对β受体阻滞剂反应和对腺苷有短暂反应的心动过速，它不能被维拉帕米终止，程序刺激既不能诱发也不能终止，被认为是自律性机制[61]。激动顺序标测和起搏标测用于确定心动过速起源并指导射频消融[69,70]。

束支折返性室性心动过速

大折返环包括希氏束和它的两个分支是形成这种VT的潜在机制[71]，常常发生于原发性或其他类型的心肌病[72,73]、二尖瓣或主动脉瓣疾病（手术前或手术后）[74]，以及偶尔发生在心脏结构正常的患者[75,76]。在窦性心律下许多患者体表ECG有完全或不完全左束支阻滞和HV间期延长[77]。当心动过速为持续性、单形性，而且常伴血流动力学不稳定或严重衰竭时，体表ECG表现为典型左或右束支阻滞图形。有房室分离、心室除极起始处之前有希氏束以及左右束支电位存在。当心动过速周长变化时，H-H周长变化正好等于相应的V-V间期变化[78]。如果心动过速符合这些标准，然后将标测/消融导管置于三尖瓣环，让远端电极的顶端靠近右束支标测右束支区域，尽可能远离希氏束，观察图形并消融右束支（图45-7）[77]。成功标测和消融左束支治疗束支折返也已报道[79]。

缺血性心脏病的室性心动过速

常规标测技术可以标测血流动力学稳定的VT。虽然只是部分病例，血流动力学不稳定的心动过速常常需要植入自动除颤器（ICD），VT消融证明可以减少ICD放电次数[80,81]。

因为缺血性心脏病VT折返环的复杂性，使用任何一种技术都缺少可靠的诊断性标测标准来鉴别折返环，所以常常需要多种标测技术鉴别折返环的关键部分，然后才能作为靶点消融。而且，由于部分或全部折返环可能在心室壁内或心外膜下层，心内膜标测时不可能标测到整个折返环。

除了12导联体表ECG，四极导管常常放在右心室心尖部作为计时参考和起搏。另两根标测/消融导管然后放在左心室。我们中心采用一根导管经逆行方法跨过主动脉瓣，另一根穿房间隔进入左心房。采用以前所述的方法进行电生理检查来证实VT是否为可靠的并能重复诱发[82,83]。整个过程中有创监测系统血压和肺动脉血压。在VT时肺动脉血压升高是血流动力学恶化最敏感的指标，提示有必要终止VT，在重新诱发VT和标测前经过一段时间的窦性心律让血流动力学有所恢复。

激动顺序标测

心肌梗死后并发 VT 的折返环包括构成折返环关键部分的入口和出口之间的中心的共同舒张期通路。折返环可能完全在梗死损伤的组织内形成环形折返（内环）或通过正常心肌折返（外环）。QRS 是由折返波传出舒张期通路后的心室激动所产生，因此 QRS 的起始点常常在激动顺序标测时作为参照点（图 42-1）。

在人体梗死相关的 VT 用常规标测技术完全标测折返环常常是很困难的，因为常常不可能确定完整的 VT 折返环以及心动过速时血流动力学的不稳定性。消融靶点在舒张期电位途径（diastolic pathway）。根据拖带标测资料，折返中心共同途径（近端、中心或出口）大约 50%可观察到舒张期电位（diastolic potential），但是在内环和外环位置则低于 10%（图 45-3）。典型的舒张期电位为低电压、短间期、高频率电位。在舒张期电位的位置消融终止 VT 的可能性大。激动顺序标测时证实舒张期电位只是标测冠心病 VT 患者的初步阶段。正如前面所述，在这些患者标测的基础是需要证明隐匿性拖带（图 45-4）。作为其重要性的一个例子，在旁观位置附近（舒张期电位途径盲端）也有 45%可以出现舒张期电位。拖带标测是鉴别旁观位置和折返环关键部位的有用方法[84]。VT 时在舒张期电位途径起搏产生的 QRS 波群和 VT 时 QRS 波群形态相同，起搏刺激之间的间期和 VT 时导管记录的舒张期电位和 VT 时 QRS 波群起始处之间的间期相同。当在旁观位置内起搏，VT 时 QRS 波群形态可以重现，因为激动不得不穿过至少一部分旁观通路的额外长度，因此刺激和 QRS 波群起始处的间期比记录的舒张期电位和 VT 时 QRS 波群起始处的间期要长一些。

起搏标测

在窦性心律下起搏刺激产生的 QRS 波群形态

尽管在窦性心律下起搏刺激产生的 QRS 波群形态有助于提示局灶性心动过速或完全依赖解剖阻滞区的折返性心动过速，但动物和人体研究表明许多梗死后 VT 环路包括功能阻滞和解剖阻滞区[85,86]。其结果是在窦性心律下起搏标测，功能阻滞线可能不完全或不出现，将产生和心动过速时所见不同的心室激动。因此，QRS 波群形态不同于 VT 时所见，起搏不能准确确定心动过速起源[87]。

拖带时 QRS 波群形态

与前面描述的在窦性心律下起搏刺激的结果相反，VT 时起搏标测可以提供关于折返环的有用信息。从远离折返环的位置起搏产生的波阵面和折返环的出口产生的波阵面相碰撞，产生的 QRS 波群形态为两个波阵的融合波。只要在可激动裂隙内，QRS 波群形态融合程度由逐渐增快的起搏刺激频率所决定。

在折返环内或靠近出口的位置起搏可以拖带心动过速，随着起搏频率加快 QRS 波群形态无变化[87,88]。刺激逆向波阵和前向波阵相碰撞非常靠近起搏点，常在折返环内，而且因为它不能使任何心室肌除极，所以体表 ECG 上并没有表现。与此相似，刺激的正向波阵在折返环内传导，在出口处传出并以心动过速一样的顺序激动大量心室肌。波阵融合因此是隐匿性的，引起隐匿性融合拖带或隐匿性拖带[10,89]。

隐匿性拖带时刺激至 QRS 间期

在折返环内起搏拖带时，刺激至 QRS 间期（S-QRS）反映起搏点至折返环出口的传导时间，因此，提供了关于这两点大概距离的一些信息。而且，在起搏伴隐匿性拖带时 S-QRS 间期近似等于心动过速时电图至 QRS（E-QRS）的间期。当从旁观位置起搏导致隐匿性拖带时，从同样位置记录的 S-QRS 间期通常超过 E-QRS 间期。当起搏点不在折返环内时，E-QRS 间期不能反应从导管位置到折返环出口的传导时间，而且拖带不是隐匿性的。

拖带后的起搏后间期

拖带时最后起搏刺激和在起搏点记录到的下一个收缩前电图的间期 [起搏后间期（PPI）或回归周期] 反映了从起搏刺激传导到折返环、心动过速周长（TCL）和波阵离开折返环出口返回到起搏点所需的总的时间。在梗死后 VT，当起搏在折返环内时 PPI 在心动过速周长的 30ms 内，但随着起搏点和折返环的距离逐渐增加，PPI 也逐渐增加[90]。用 N+1 差（是 PPI-TCL间期修正方法）可能减低起搏后极性影响从而促进了拖带标测[91]。

联合的方法

尽管当个体化标测梗死后 VT 时，前面所述的标测技术并不能可靠地指导术者成功消融；但是当将这些技术结合起来应用时，就会变成强有力的工具指导术者成功消融。最近研究证明冠状动脉疾病和 VT 患者，在电位消融部位有三个标准可以可靠地预测消融的成功率。这三个标准是拖带时完全的 QRS 匹配、回归周长在 VT 周长的 10ms 内以及出现收缩前期电位伴随 E-QRS 间期小于或等于 S-QRS 间期（10ms）。当这三个标准都能满足时，所有患者一次射频消融均能终止 VT，然而，当三个标准都不能满足时，消融几乎都不成功[88]。

解剖的方法

最近已有报道，主要采用以解剖为基础的方法，常规标测血流动力学不稳定的冠心病患者的 VT。这种手术在一小组患者中取得中等程度的成功，手术过程包括通过左心室造影术和出现低频碎裂电位来界定瘢痕区。通过在窦性心律下以心动过速周长加两个额外期前刺激的方法来识别心动过速折返环出口的大约位置，并尽量得到最好的起搏匹配。放电行线形消融，其目的是将假想的出口区连接到瘢痕区或某些解剖结构，如二尖瓣环[92]。这种方法扩展了 Wilber 和同事所描述方法的应用，在梗死瘢痕和二尖瓣环间消融能成功地终止心动过速[93]。

应用射频消融指导标测

放电过程中随着温度升高可以观察到组织功能受损，进一步加温则产生永久性损伤。因为射频消融的损伤一般直径小于 1cm[94,95]，放电过程中终止心动过速提示消融点形成的部分狭窄峡部可能在折返环的关键部位。

心外膜标测

经皮心外膜标测

进入心包腔标测心外膜 VT 环路的技术已在 Chagas 病的患者中应用[96]，最近也用于心肌梗死后相关 VT 患者[97]。这种技术不仅用于指导心内膜消融心动过速，也成功消融心外膜心动过速。确定心外膜环路是依据上面描述的心内膜标测技术。

通过心脏静脉标测

也可通过冠状静脉窦分支进行心外膜标测，在冠状静脉窦逆行封闭式造影之后，通过放在冠状静脉窦近端的指引导管将多极微电极导管（Cardima，Inc，Fremont，CA）放入冠状静脉。使用常规标测技术，包括激动顺序标测和起搏标测，心外膜电极定位有助于指导移动心内膜电极导管到达成功消融的部位[98]。

新的标测技术

常规的导管标测技术依赖于从少数来源（接触导管电极）获得的电信息和从二维 X 线影像获得的解剖信息，不能观察到心内的实际形状。新的标测技术一般可以提供来自更多来源获得的电信息，电信息可以是同时或按顺序获得，因而显著地提高了标测的分辨率。另外，许多标测系统可以在三维空间上确定导管或电极位置。它们能够重建三维心内激动的标测，也能准确定位和指导标测导管到达合适的部位进行消融。

广义上这些新的标测技术可以分为两类。一类是结合了电生理资料和解剖信息方法，包括 CARTO（Biosense-Webster，Diamond Bar，CA）、实时定位处理系统（RMP）（Cardiac Pathways-Boston Scientific EP MedSystems，Snuuyvale，CA）和 LocaLisa（Medtronic-Cardiorhythm，Minneapolis，MN）。另一类方法提供心腔内所有电活动的连续完整记录，该方法包括篮状电极标测系统（Cardiac Pathways，EP Technologies，Sunnyvale，CA）和非接触标测系统（EnSite 3000，Endocardial Solutions Inc，St，Paul，MN）。非接触标测系统也结合了解剖和电生理信息。

第一类方法又可分为通过在磁场感知位置变化确定导管的空间位置（CARTO），用超声换能器评估导管的相对位置（RMP），或感知导管和参考电极之间阻抗变化确定导管的相对位置（LocaLisa）（图 42-12）。在 CARTO 和 RMP 系统中，这种信息都与导管每一位置的心内电图结合起来。CARTO 系统能生成激动标测图，而 RMP 系统在每一导管位置记录的心内电图可被存储与调出以便今后分析与比较。在 LocaLisa 系统中重要的导管位置用颜色编码点记在三维格子上，需要操作者的想像力。生成标测图或恢复心内电图，都是依赖于心律的而且那些系统需要特殊的导管，但是 LocaLisa 可以从任何导管获得资料，而这些资料可以应用于任何心律。所有这些标测系统，心脏节律的图形必须从顺序获得的资料点构建，因此，点的数量决定整个手术过程。

相反，第二类方法只需要一次心跳就可以获得心脏节律的整体信息。篮状电极系统生成的标测图依赖于篮上标测线的数量、每个标测线上的电极数量以及与心内膜接触的百分比。非接触系统依赖于圆形中空的传感器(一种特殊的多电极阵列，MEA）检测远场心内膜激动。然后经过数学逆运算将远场信息转换成相当于 3300 个接触心内膜近场点推算的等值信息。标测图的精确度受心腔大小及 MEA 和心内膜之间距离的影响。

所有这些新的标测方法均已成功地标测了四个心腔并成功地指导了消融。最终，结合它们各自不同的优势将进一步有助于标测和成功消融最具挑战性的心律失常。

CARTO

CARTO 系统包括体外磁场发生器和顶端装有小型磁场传感器的导管，这个导管被连接到相关的中心处理器。磁场发生器 (locator pad) 有三个线圈，放在手术台下，产生超低磁场，这些磁场在患者胸腔周围编码时间和空间的特征。导管是一根多极 7F 可控导管（Cordis-Webster，MiamiLakes，FL），顶端有磁场传感器和热电偶。该系统使用磁场技术可以精确确定导管位置（x、y、z）和方向（滚动、倾斜和偏转），同时记录心内局部电图[99]。此时本系统作为心内标测系统可以建立三维电解剖图标测心腔、引导导管移动、减少 X 线曝光时间、指导导管到达适合的消融位置。

通常用放于稳定位置的冠状静脉窦或右心室心尖的电极导管作为参考电极，然后用第二个移动的导管放置在心腔进行标测。标测导管的位置被门控至心动周期的某一可靠点，如体表 ECG 上的 R 波，并记录在同一时间其相对于固定导管的位置。因此该系统能够校正心脏和患者的移动。标测导管在心内膜拖动时同时记录局部心内电图和相对空间位置。整个心动周期通过监测导管的门控位置来评价导管的稳定性。在每一个采集点，局部激动时间都被计算为体表心电图或心内电图上某一固定点与从标测导管上记录的单极电图最大负向 dV/dT 斜率之间的间期。然后该系统对这些信息进行彩色编码，红色代表最早激动点，紫色代表最晚激动点，并叠加在重建的心腔三维几何图上(图 45-5)。

在动物模型和人体上，该系统已用于标测所有心腔的正常心律、起搏心律和各种心律失常，并证明是有效的[99]。该系统证明有助于标测 VT 或瘢痕区并指导在左心室或右心室的线形消融[100,101]。也已报道该系统可促进标测和消融局灶性房速[102]及先天性心脏病修补术后瘢痕相关的心房折返环[103]。在心房颤动患者，该系统不仅用于指导在右心房和左心房的线形消融[104]，也可以在肺静脉口环形隔离，使 PV 和左心房电隔离[105]。最后，电解剖标测显示可有效地减少 X 线曝光时间、促进消融典型心房扑动[106]。改进的软件可以生成激动标测图[107]并可根据心内电图的幅度生成电压标测图，因此，能够识别瘢痕组织[108~111]。

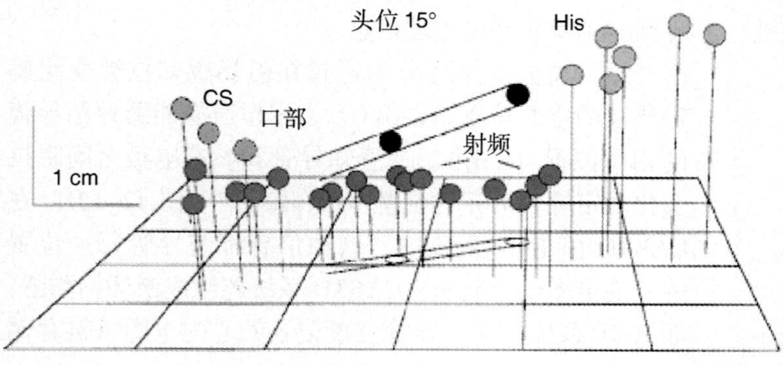

图 42-13 LocaLisa 导航系统显示解剖标记的空间位置，希氏束（His）、冠状静脉窦（CS）相对于下腔-三尖瓣峡部射频消融损伤灶。图中显示了导管位置。（Courtesy Medtronic Electrophysiology Division，Minneapolis，MN.）

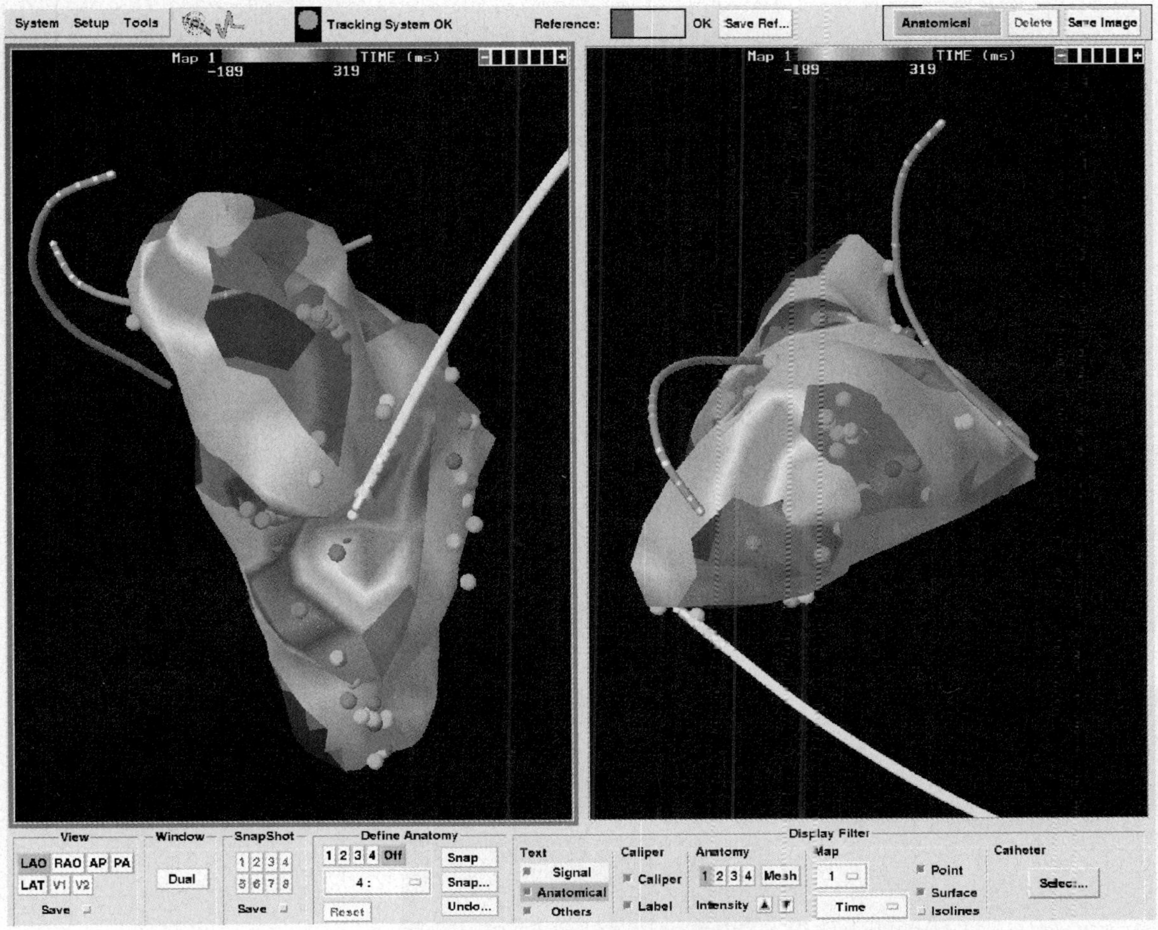

图 42-14 （也见彩图 42-14）实时定位处理系统（RPM）显示三维空间导航和导管位置。

LOCALISA（图 42-13）

LocaLisa 系统是一种非 X 线透视导管定位系统，它通过测量胸壁和导管在三个正交面之间的电压降，确定导管在三维空间的位置。三个低电流场（1mA）（每个有特征性的频率大约为 30kHz），通过皮肤电极配对，使互相成直角发生作用。每个电极记录到的 30kHz 混合信号用数字化技术将其分离，测量每个频率成分的幅度。通过相应的电场强度除以三种幅度中的每一种幅度，平均经过 1~2s，便可确定电极的位置。这降低了心动周期而非呼吸的变异。

虽然 LocaLisa 只是一个导管定位系统，但它具有不需要用特殊导管或电极阵列的优势。其有效性已得到证明[112,113]，而且已被用于行线性消融来治疗切口相关的房性心动过速[114]。另外，最近证明该系统可以减少患者和术者在标测时 X 线的曝光时间[115]。

实时定位处理系统

实时定位处理系统如其名称提示的那样，是确定导管和心内各点在三维空间中位置的一种系统。依据超声技术，测量从参照点到标测导管所需的超声传导时间。由于超声传导速率在血液中是恒定的，因此该系统通过时间乘以速率便能够计算出距离。用两根 6F 固定弯度导管作为参考电极，一根放在右心室心尖，另一根放在右心耳或冠状静脉窦。参考导管装有四个超声换能器，而用于标测和消融的可弯曲的 7F 冷却导管有三个换能器。这些导管被连接到定位处理和标测系统，该系统包括一个超声发射器和接收装置及一个采集模块，两者都连接到专用计算机上。该系统能够同时处理从七个定位导管获得的超声和心电图资料，另外还接收体表 ECG 和两个压力传感器的输入，在计算机显示器上显示心电图和导管位置的信息。可以在

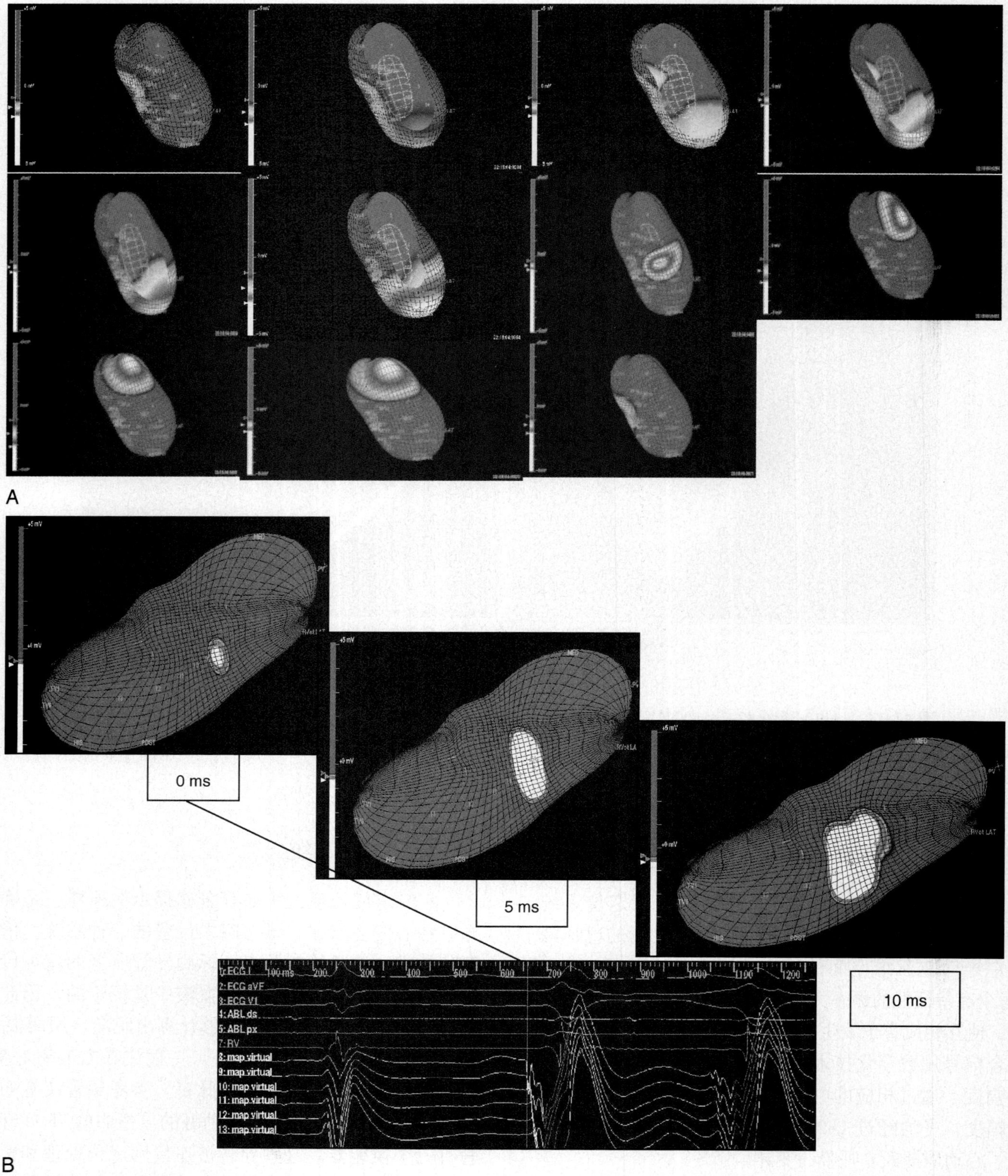

图 42-15 （也见彩图 42-15） **A.** 在缺血性室性心动过速时一系列三维标测图像。显示左侧心室心内膜波阵面传播，看到在折返环从头到尾的关系。可见心动过速环路较慢和较快传导及空间定位。**B.** 在特发室性心动过速时一系列三维标测图像，证明是局灶起源，可见右心室心内膜波阵面以离心方式传播。下图显示标测过程中体表 ECG、心内电图和实际心电图。

显示器上标记消融位置和其他标志，有助于标测和线性消融（图 42-14）。该系统已成功用于心房扑动、VT和旁路的标测和消融[116]。

非接触标测

非接触标测系统使用一个放在被标测的心腔的多电极阵列、一个专用记录放大系统和一个计算机工作平台。多极阵列是一根有 7.6ml 椭圆形球囊的 9F 导管。球囊被 64 根绝缘电极网线包围，每个绝缘电极上有很小的激光蚀刻的断开处，可作为单极电极。从阵列的远场电图输入到放大系统，以 1.2kHz 采样、滤过。放大器有 16 个输入口接收从接触导管输入的心内电图和 12 个输入口接收体表 ECG。在阵列导管近端的环状电极常常放在下腔静脉作为参考电极记录单极电图。阵列电极探测到的远场电图是低幅和低频率的，电位被增强并用数学方法分析。用 Laplace 方程的逆向分析，可预测在远处探测到的信号在起源处应当是怎样的，界面元素法将逆向分析用于分解从已知界面即血液和心内膜起源的矩阵信号[117]。在常规标测导管和非接触导管的阵列电极的近端和远端环形电极间传递 5.68kHz 的低电流定位信号，这种低电流信号被用于确定标测导管的空间位置。由该系统确定的定位信号的各个夹角被用来定位其来源。通过移动标测导管跟踪心内膜外形，该系统记录一定数量心内膜表面点的三维空间位置，用来重建任何心腔的心内模式图。几何矩阵确定了阵列电极上 64 个电极的位置和心内膜 3360 个点之间的关系，通过计算重建心腔图，因此可以构建高分辨率的心内等时图和等电势图。使用同样的定位信号，不用 X 线透视，该系统也可以指导标测导管定位于消融靶点。

在体外[118]、动物[118,119]和人体实验中[120,121]，非接触系统已被证明是有效的。同 CARTO、LocaLisa 和 RPM 相比，非接触系统甚至从心动过速的一次跳动就可以分析心内激动图形。显示的信息可以是重建的实际心内电图、系列的等时图或等电势图。该系统已被用于标测缺血心脏病合并大折返环 VT，在确定和指导消融舒张期通路[122]和其他 VT[123]非常有价值（图 42-15）。在左心房使用阵列电极，非接触系统可以确定致心律失常的 PV 和局灶触发房颤的其他位置[54,124]。也有报道使用该系统在右心房标测心房颤动和心房扑动[125~127]。非接触标测系统已用于标测和指导消融 Fontan 术后心房内折返性心动过速[128]。最近应用的亮点是提高接触导管标测的作用及从体内各种快速心律失常的电解剖标测中收集新信息[129~139]。很难消融的心律失常的位置（如在窦房结）需要新的方法更精确定位以降低并发症，例如窦房结功能障碍[129]。如果折返环路可以直接观察而且介入治疗的效果可以确定，鉴别心动过速的机制将更容易[130]。

上部环折返是房性心动过速的一种机制，现在它的消融变得更容易。在一些中心许多复杂房性心律失常标测时间低于 30min [131,132]。消融右心室流出道心动过速有时很难。非接触标测有助于鉴别心内膜和心外膜起源位置[133]。现在人们可获得一些新的生理资料，这些新资料可以是关于人体心脏正常激动及它与活体解剖的关系以及各种新的介入手段对这种实时的激动类型的影响效果[134,135]。现在使用新的混合标测技术变为可能，首次逐个心搏地分析至今不能标测的心律失常如心房颤动。Saksena 及其同事用三维非接触标测结合接触导管双心房标测，证明是可行的，并提供了有关心房颤动形成的资料[136~139]。通过该技术可以证明不同介入治疗的协同机制，开辟新的途径来发展多种治疗方法[140]。

篮状电极导管

虽然多电极可扩大的篮状电极导管已应用多年了，最近它们在临床应用的频率逐渐增加。最常使用的导管（Cardiac Pathways，EP Technologies，Sunnyvale，CA）在 8 根高弹性电极条上有 64 个电极，能够同时从多个部位获得电生理资料。除了篮状电极导管，该标测系统还包括有采集模块连接专用计算机，能够同时处理来自篮状电极导管的 32 个双极电图和来自其他接触导管的心内电图信号以及体表 ECG。心电图和颜色编码激动标测图可以联机重建，显示在计算机的显示器上。该系统已成功用于标测人体的 VT[141]、房性心动过速、心房扑动[142]以及在 PV 内标测消融局灶触发的心房颤动[143]。

小结

通过发展复杂的计算机化标测系统，导管消融的局限性已经减少，这些标测系统有助于成功治疗复杂心律失常，例如在结构性心脏病与瘢痕相关的折返和

VT。它们也提高了我们对一些心律失常的认识。然而，尽管使用这些系统可以在更好地确定消融靶点、减少X线曝光时间和手术时间，但使用这些标测系统，尤其是在验证所选择的靶点是否真的是要消融的恰当位置时，仍需要理解传统的心脏电生理和标测原理。

任振芳 方丕华 译

孙瑞龙 校

参考文献

1. Farre J, Rubio JM, Navarro F, et al: Current role and future perspectives for radiofrequency catheter ablation of postmyocardial infarction ventricular tachycardia. Am J Cardiol 1996;78:76–88.
2. Stevenson WG, Sager PT, Natterson PD, et al: Relation of pace mapping QRS configuration and conduction delay to ventricular tachycardia reentry circuits in human infarct scars. J Am Coll Cardiol 1995;26:481–488.
3. Waldo AL, Henthorn RW, Plumb VJ, et al: Demonstration of the mechanism of transient entrainment and interruption of ventricular tachycardia with rapid atrial pacing. J Am Coll Cardiol 1984;3:422–430.
4. Waldo AL, MacLean WA, Karp RB, et al: Entrainment and interruption of atrial flutter with atrial pacing: studies in man following open heart surgery. Circulation 1977;56:737–745.
5. Henthorn RW, Plumb VJ, Arciniegas JG, et al: Entrainment of "ectopic atrial tachycardia:" evidence for re-entry. Am J Cardiol 1982;49:920–926.
6. Waldo AL, Plumb VJ, Arciniegas JG, et al: Transient entrainment and interruption of the atrioventricular bypass pathway type of paroxysmal atrial tachycardia: A model for understanding and identifying reentrant arrhythmias. Circulation 1983;67:73–83.
7. Brugada P, Waldo AL, Wellens HJ: Transient entrainment and interruption of atrioventricular node tachycardia. J Am Coll Cardiol 1987;9:769–775.
8. Henthorn RW, Okumura K, Olshansky B, et al: A fourth criterion for transient entrainment: The electrogram equivalent of progressive fusion. Circulation 1988;77:1003–1012.
9. Okumura K, Olshansky B, Henthorn RW, et al: Demonstration of the presence of slow conduction during sustained ventricular tachycardia in man: Use of transient entrainment of the tachycardia. Circulation 1987;75:369–378.
10. Waldo AL, Henthorn RW: Use of transient entrainment during ventricular tachycardia to localize a critical area in the reentry circuit for ablation. Pacing Clin Electrophysiol 1989;12:231–244.
11. Portillo B, Mejias J, Leon-Portillo N, et al: Entrainment of atrioventricular nodal reentrant tachycardias during overdrive pacing from high right atrium and coronary sinus: With special reference to atrioventricular dissociation and 2:1 retrograde block during tachycardias. Am J Cardiol 1984;53:1570–1576.
12. Okumura K, Henthorn RW, Epstein AE, et al: Further observations on transient entrainment: Importance of pacing site and properties of the components of the reentry circuit. Circulation 1985;72:1293–1307.
13. Jazayeri MR, Hempe SL, Sra JS, et al: Selective transcatheter ablation of the fast and slow pathways using radiofrequency energy in patients with atrioventricular nodal reentrant tachycardia [see comments]. Circulation 1992;85:1318–1328.
14. Wathen M, Natale A, Wolfe K, et al: An anatomically guided approach to atrioventricular node slow pathway ablation. Am J Cardiol 1992;70:886–889.
15. Haissaguerre M, Gaita F, Fischer B, et al: Elimination of atrioventricular nodal reentrant tachycardia using discrete slow potentials to guide application of radiofrequency energy [see comments]. Circulation 1992;85:2162–2175.
16. Jackman WM, Beckman KJ, McClelland JH, et al: Treatment of supraventricular tachycardia due to atrioventricular nodal reentry, by radiofrequency catheter ablation of slow-pathway conduction. N Engl J Med 1992;327:313–318.
17. Hintringer F, Hartikainen J, Davies DW, et al: Prediction of atrio-ventricular block during radiofrequency ablation of the slow pathway of the atrioventricular node. Circulation 1995;92:3490–3496.
18. Willems S, Shenasa H, Kottkamp H, et al: Temperature-controlled slow pathway ablation for treatment of atrioventricular nodal reentrant tachycardia using a combined anatomical and electrogram guided strategy. Eur Heart J 1996;17:1092–1102.
19. Jentzer JH, Goyal R, Williamson BD, et al: Analysis of junctional ectopy during radiofrequency ablation of the slow pathway in patients with atrioventricular nodal reentrant tachycardia. Circulation 1994;90:2820–2826.
20. Poret P, Leclercq C, Gras D, et al: Junctional rhythm during slow pathway radiofrequency ablation in patients with atrioven-

tricular nodal reentrant tachycardia: beat-to-beat analysis and its prognostic value in relation to electrophysiologic and anatomic parameters. J Cardiovasc Electrophysiol 2000;11:405-412.

21. Schumacher B, Tebbenjohanns J, Pfeiffer D, et al: Junctional arrhythmias in radiofrequency modification of the atrioventricular node. Z Kardiol 1995;84:977-985.
22. Lipscomb KJ, Zaidi AM, Fitzpatrick AP, et al: Slow pathway modification for atrioventricular node re-entrant tachycardia: Fast junctional tachycardia predicts adverse prognosis. Heart 2001;85:44-47.
23. Iturralde P, Araya-Gomez V, Colin L, et al: A new ECG algorithm for the localization of accessory pathways using only the polarity of the QRS complex. J Electrocardiol 1996;29:289-299.
24. d'Avila A, Brugada J, Skeberis V, et al: A fast and reliable algorithm to localize accessory pathways based on the polarity of the QRS complex on the surface ECG during sinus rhythm. Pacing Clin Electrophysiol 1995;18:1615-1627.
25. Xie B, Heald SC, Bashir Y, et al: Localization of accessory pathways from the 12-lead electrocardiogram using a new algorithm. Am J Cardiol 1994;74:161-165.
26. Arruda MS, McClelland JH, Wang X, et al: Development and validation of an ECG algorithm for identifying accessory pathway ablation site in Wolff-Parkinson-White syndrome. J Cardiovasc Electrophysiol 1998;9:2-12.
27. Chiang CE, Chen SA, Teo WS, et al: An accurate stepwise electrocardiographic algorithm for localization of accessory pathways in patients with Wolff-Parkinson-White syndrome from a comprehensive analysis of delta waves and R/S ratio during sinus rhythm. Am J Cardiol 1995;76:40-46.
28. Fitzpatrick AP, Gonzales RP, Lesh MD, et al: New algorithm for the localization of accessory atrioventricular connections using a baseline electrocardiogram [published erratum appears in J Am Coll Cardiol 1994 Apr;23 (5) :1272] . J Am Coll Cardiol 1994; 23: 107-116.
29. Diker E, Ozdemir M, Tezcan UK, et al: QRS polarity on 12-lead surface ECG: A criterion for the differentiation of right and left posteroseptal accessory atrioventricular pathways. Cardiology 1997;88:328-332.
30. Cappato R, Schluter M, Weiss C, et al: Mapping of the coronary sinus and great cardiac vein using a 2-French electrode catheter and a right femoral approach. J Cardiovasc Electrophysiol 1997; 8:371-376.
31. Damle RS, Choe W, Kanaan NM, et al: Atrial and accessory pathway activation direction in patients with orthodromic supraventricular tachycardia: Insights from vector mapping. J Am Coll Cardiol 1994;23:684-692.
32. Miles WM, Yee R, Klein GJ, et al: The preexcitation index: An aid in determining the mechanism of supraventricular tachycardia and localizing accessory pathways. Circulation 1986;74:493-500.
33. Berger RD, Nsah E, Calkins H: Signal-averaged intracardiac electrograms A new method to detect Kent potentials. J Cardiovasc Electrophysiol 1997;8:155-160.
34. Jolly WA, Ritchie WJ: Auricular flutter and fibrillation. Heart 1911;2:177-221.
35. Lewis T, Drury AN, Iliescu CC; A demonstration of circus movement in clinical flutter of the auricles. Heart 1921;8:341-359.
36. Friedman PA, Luria D, Fenton AM, et al: Global right atrial mapping of human atrial flutter: The presence of posteromedial (sinus venosa region) functional block and double potentials: A study in biplane fluoroscopy and intracardiac echocardiography. Circulation 2000;101:1568-1577.
37. Feld GK, Mollerus M, Birgersdotter-Green U, et al: Conduction velocity in the tricuspid valve — inferior vena cava isthmus is slower in patients with type I atrial flutter compared to those without a history of atrial flutter. J Cardiovasc Electrophysiol 1997;8: 1338-1348.
38. Nakagawa H, Lazzara R, Khastgir T, et al: Role of the tricuspid annulus and the eustachian valve/ridge on atrial flutter: Relevance to catheter ablation of the septal isthmus and a new technique for rapid identification of ablation success [see comments] . Circulation 1996;94:407-424.
39. Olgin JE, Kalman JM, Saxon LA, et al: Mechanism of initiation of atrial flutter in humans: Site of unidirectional block and direction of rotation. J Am Coll Cardiol 1997;29:376-384.
40. Schilling RJ, Peters NS, Goldberger J, et al: Characterization of the anatomy and conduction velocities of the human right atrial flutter circuit determined by noncontact mapping. J Am Coll Cardiol 2001;38:385-393.
41. Shah DC, Jais P, Haissaguerre M, et al: Three-dimensional mapping of the common atrial flutter circuit in the right atrium. Circulation 1997;96:3904-3912.
42. Feld GK, Fleck RP, Chen PS, et al: Radiofrequency catheter ab-

lation for the treatment of human type 1 atrial flutter: Identification of a critical zone in the reentrant circuit by endocardial mapping techniques. Circulation 1992;86:1233–1240.

43. Natale A, Breeding L, Tomassoni G, et al: Ablation of right and left ectopic atrial tachycardias using a three-dimensional non-fluoroscopic mapping system. Am J Cardiol 1998;82:989–992.

44. Kalman JM, Olgin JE, Karch MR, et al: "Cristal tachycardias:" origin of right atrial tachycardias from the crista terminalis identified by intracardiac echocardiography. J Am Coll Cardiol 1998; 31:451–459.

45. Haïssaguerre M, Jaïs P, Shah DC, et al: Spontaneous initiation of atrial fibrillation by ectopic beats originating in the pulmonary veins. N Engl J Med 1998;339:659–666.

46. Lau CP, Tse HF, Ayers GM: Defibrillation-guided radiofrequency ablation of atrial fibrillation secondary to an atrial focus. J Am Coll Cardiol 1999;33:1217–1226.

47. Haïssaguerre M, Jaïs P, Shah DC, et al: Catheter ablation of chronic atrial fibrillation targeting the reinitiating triggers. J Cardiovasc Electrophysiol 2000;11:2–10.

48. Lee SH, Tai CT, Lin WS, et al: Predicting the arrhythmogenic foci of atrial fibrillation before atrial transseptal procedure: Implication for catheter ablation. J Cardiovasc Electrophysiol 2000; 11:750–757.

49. Haïssaguerre M, Jaïs P, Shah DC, et al: Electrophysiological end point for catheter ablation of atrial fibrillation initiated from multiple pulmonary venous foci. Circulation 2000;101:1409–1417.

50. Tse HF, Lau CP, Kou W, et al: Comparison of endocardial activation times at effective and ineffective ablation sites within the pulmonary veins. J Cardiovasc Electrophysiol 2000;11:155–159.

51. Hsieh MH, Chen SA, Tai CT, et al: Double multielectrode mapping catheters facilitate radiofrequency catheter ablation of focal atrial fibrillation originating from pulmonary veins. J Cardiovasc Electrophysiol 1999;10:136–144.

52. Kumagai K, Gondo N, Matsumoto N, et al: New technique of simultaneous catheter mapping of four pulmonary veins for catheter ablation in focal atrial fibrillation. Circulation 1999;100 [18 Suppl I] , I–66.2–11 [Abstract] .

53. Shah DC, Haissaguerre M, Jaïs P, et al: Variability of provocative manoeuvers for inducing pulmonary vein ectopy. Eur Heart J 1999;20 [S] 219 [abstract] .

54. Markides V, Schilling RJ, Chow AWC, et al: Non-contact mapping of the human left atrium to guide ablation of focal atrial fibrillation. Circulation 2000;102 [18 Suppl. II] , II–575 [abstract] .

55. Haïssaguerre M, Shah DC, Jaïs P, et al: Electrophysiological breakthroughs from the left atrium to the pulmonary veins. Circulation 2000;102:2463–2465.

56. Delacretaz E, Stevenson WG, Ellison KE, et al: Mapping and radiofrequency catheter ablation of the three types of sustained monomorphic ventricular tachycardia in nonischemic heart disease [see comments] . J Cardiovasc Electrophysiol 2000;11: 11–17.

57. Carlson MD, White RD, Trohman RG, et al: Right ventricular outflow tract ventricular tachycardia: Detection of previously unrecognized anatomic abnormalities using cine magnetic resonance imaging. J Am Coll Cardiol 1994;24:720–727.

58. Globits S, Kreiner G, Frank H, et al: Significance of morphological abnormalities detected by MRI in patients undergoing successful ablation of right ventricular outflow tract tachycardia. Circulation 1997;96:2633–2640.

59. Lerman BB, Stein K, Engelstein ED, et al: Mechanism of repetitive monomorphic ventricular tachycardia. Circulation 1995;92: 421–429.

60. Rahilly GT, Prystowsky EN, Zipes DP, et al: Clinical and electrophysiologic findings in patients with repetitive monomorphic ventricular tachycardia and otherwise normal electrocardiogram. Am J Cardiol 1982;50:459–468.

61. Lerman BB, Stein KM, Markowitz SM: Adenosine-sensitive ventricular tachycardia: A conceptual approach. J Cardiovasc Electrophysiol 1996;7:559–569.

62. Lerman BB, Belardinelli L, West GA, et al: Adenosine-sensitive ventricular tachycardia: Evidence suggesting cyclic AMP-mediated triggered activity. Circulation 1986;74:270–280.

63. Callans DJ, Menz V, Schwartzman D, et al: Repetitive monomorphic tachycardia from the left ventricular outflow tract: Electrocardiographic patterns consistent with a left ventricular site of origin. J Am Coll Cardiol 1997;29:1023–1027.

64. Movsowitz C, Schwartzman D, Callans DJ, et al: Idiopathic right ventricular outflow tract tachycardia: Narrowing the anatomic location for successful ablation. Am Heart J 1996;131:930–936.

65. Klein LS, Shih HT, Hackett FK, et al: Radiofrequency catheter ablation of ventricular tachycardia in patients without structural heart disease. Circulation 1992;85:1666–1674.

66. Ohe T, Shimomura K, Aihara N, et al: Idiopathic sustained left ventricular tachycardia: Clinical and electrophysiologic characteristics [published erratum appears in Circulation 1988 Aug; 78 (2) :A5] . Circulation 1988;77:560-568.

67. Okumura K, Matsuyama K, Miyagi H, et al: Entrainment of idiopathic ventricular tachycardia of left ventricular origin with evidence for reentry with an area of slow conduction and effect of verapamil. Am J Cardiol 1988;62:727-732.

68. Tsuchiya T, Okumura K, Honda T, et al: Significance of late diastolic potential preceding Purkinje potential in verapamil sensitive idiopathic left ventricular tachycardia. Circulation 1999; 99: 2408-2413.

69. Lerman BB, Stein KM, Markowitz SM: Mechanisms of idiopathic left ventricular tachycardia. J Cardiovasc Electrophysiol 1997;8: 571-583.

70. Sato M, Sakurai M, Yotsukura A, et al: Diastolic potentials in verapamil-sensitive ventricular tachycardia: True potentials or bystanders of the reentry circuits? Am Heart J 1999;138:560-566.

71. Akhtar M, Damato AN, Batsford WP, et al: Demonstration of reentry within the His-Purkinje system in man. Circulation 1974; 50: 1150-1162.

72. Touboul P, Kirkorian G, Atallah G, et al: Bundle branch reentry: A possible mechanism of ventricular tachycardia. Circulation 1983;67:674-680.

73. Blanck Z, Dhala A, Deshpande S, et al: Bundle branch reentrant ventricular tachycardia: Cumulative experience in 48 patients. J Cardiovasc Electrophysiol 1993;4:253-262.

74. Narasimhan C, Jazayeri MR, Sra J, et al: Ventricular tachycardia in valvular heart disease: Facilitation of sustained bundle-branch reentry by valve surgery. Circulation 1997;96:4307-4313.

75. Blanck Z, Jazayeri M, Dhala A, et al: Bundle branch reentry: A mechanism of ventricular tachycardia in the absence of myocardial or valvular dysfunction. J Am Coll Cardiol 1993;22: 1718-1722.

76. Wang PJ, Friedman PL: "Clockwise" and "counterclockwise" bundle branch reentry as a mechanism for sustained ventricular tachycardia masquerading as supraventricular tachycardia. Pacing Clin Electrophysiol 1989;12:1426-1432.

77. Tchou P, Jazayeri M, Denker S, et al: Transcatheter electrical ablation of right bundle branch: A method of treating macroreentrant ventricular tachycardia attributed to bundle branch reentry. Circulation 1988;78:246-257.

78. Caceres J, Jazayeri M, McKinnie J, et al: Sustained bundle branch reentry as a mechanism of clinical tachycardia. Circulation 1989;79:256-270.

79. Blanck Z, Deshpande S, Jazayeri MR, et al: Catheter ablation of the left bundle branch for the treatment of sustained bundle branch reentrant ventricular tachycardia. J Cardiovasc Electrophysiol 1995;6:40-43.

80. Stevenson WG, Friedman PL, Sweeney MO: Catheter ablation as an adjunct to ICD therapy. Circulation 1997;96:1378-1380.

81. Strickberger SA, Man KC, Daoud EG, et al: A prospective evaluation of catheter ablation of ventricular tachycardia as adjuvant therapy in patients with coronary artery disease and an implantable cardioverter-defibrillator. Circulation 1997;96:1525-1531.

82. Wellens HJ, Schuilenburg RM, Durrer D: Electrical stimulation of the heart in patients with ventricular tachycardia. Circulation 1972;46:216-226.

83. The ESVEM trial. Electrophysiologic Study Versus Electro cardiographic Monitoring for selection of antiarrhythmic therapy of ventricular tachyarrhythmias. The ESVEM Investigators. Circulation 1989;79:1354-1360.

84. Kocovic DZ, Harada T, Friedman PL, et al: Characteristics of electrograms recorded at reentry circuit sites and bystanders during ventricular tachycardia after myocardial infarction. J Am Coll Cardiol 1999;34:381-388.

85. Callans DJ, Zardini M, Gottlieb CD, et al: The variable contribution of functional and anatomic barriers in human ventricular tachycardia: An analysis with resetting from two sites. J Am Coll Cardiol 1996;27:1106-1111.

86. Ciaccio EJ, Scheinman MM, Fridman V, et al: Dynamic changes in electrogram morphology at functional lines of block in reentrant circuits during ventricular tachycardia in the infarcted canine heart: A new method to localize reentrant circuits from electrogram features using adaptive template matching. J Cardiovasc Electrophysiol 1999;10:194-213.

87. Morady F, Kadish A, Rosenheck S, et al: Concealed entrainment as a guide for catheter ablation of ventricular tachycardia in patients with prior myocardial infarction. J Am Coll Cardiol 1991; 17:678-689.

88. El Shalakany A, Hadjis T, Papageorgiou P, et al: Entrainment/

mapping criteria for the prediction of termination of ventricular tachycardia by single radiofrequency lesion in patients with coronary artery disease. Circulation 1999;99:2283–2289.

89. Stevenson WG, Friedman PL, Sager PT, et al: Exploring post-infarction reentrant ventricular tachycardia with entrainment mapping. J Am Coll Cardiol 1997;29:1180–1189.

90. Stevenson WG, Khan H, Sager P, et al: Identification of reentry circuit sites during catheter mapping and radiofrequency ablation of ventricular tachycardia late after myocardial infarction Circulation 1993;88:1647–1670.

91. Soejima K, Stevenson WG, Maisel WH, et al: The N + 1 difference: A new measure for entrainment mapping. J Am Coll Cardiol 2001;37:1386–1394.

92. Furniss S, Anil-Kumar R, Bourke JP, et al: Radiofrequency ablation of hemodynamically unstable ventricular tachycardia after myocardial infarction. Heart 2000;84:648–652.

93. Wilber DJ, Kopp DE, Glascock DN, et al: Catheter ablation of the mitral isthmus for ventricular tachycardia associated with inferior infarction. Circulation 1995;92:3481–3489.

94. Bartlett TG, Mitchell R, Friedman PL, et al: Histologic evolution of radiofrequency lesions in an old human myocardial infarct causing ventricular tachycardia. J Cardiovasc Electrophysiol 1995;6:625–629.

95. Nath S, DiMarco JP, Haines DE: Basic aspects of radiofrequency catheter ablation. J Cardiovasc Electrophysiol 1994;5:863–876.

96. Sosa E, Scanavacca M, d'Avila A, et al: Endocardial and epicardial ablation guided by nonsurgical transthoracic epicardial mapping to treat recurrent ventricular tachycardia. J Cardiovasc Electrophysiol 1998;9:229–239.

97. Sosa E, Scanavacca M, d'Avila A, et al: Nonsurgical transthoracic epicardial catheter ablation to treat recurrent ventricular tachycardia occurring late after myocardial infarction. J Am Coll Cardiol 2000;35:1442–1449.

98. de Paola AA, Melo WD, Tavora MZ, et al: Angiographic and electrophysiological substrates for ventricular tachycardia mapping through the coronary veins. Heart 1998;79:59–63.

99. Gepstein L, Hayam G, Ben Haim SA: A novel method for non-fluoroscopic catheter-based electroanatomical mapping of the heart: In vitro and in vivo accuracy results. Circulation 1997;95:1611–1622.

100. Stevenson WG, Delacretaz E, Friedman PL, et al: Identification and ablation of macroreentrant ventricular tachycardia with the CARTO electroanatomical mapping system. Pacing Clin Electrophysiol 1998;21:1448–1456.

101. Marchlinski FE, Callans DJ, Gottlieb CD, et al: Linear ablation lesions for control of unmappable ventricular tachycardia in patients with ischemic and nonischemic cardiomyopathy. Circulation 2000;101:1288–1296.

102. Marchlinski F, Callans D, Gottlieb C, et al: Magnetic electroanatomical mapping for ablation of focal atrial tachycardias. Pacing Clin Electrophysiol 1998;21:1621–1635.

103. Sokoloski MC, Pennington JC III, Winton GJ, et al: Use of multisite electroanatomic mapping to facilitate ablation of intra-atrial reentry following the Mustard procedure. J Cardiovasc Electrophysiol 2000;11:927–930.

104. Pappone C, Oreto G, Lamberti F, et al: Catheter ablation of paroxysmal atrial fibrillation using a 3D mapping system. Circulation 1999;100:1203–1208.

105. Pappone C, Rosanio S, Oreto G, et al: Circumferential radiofrequency ablation of pulmonary vein ostia: A new anatomic approach for curing atrial fibrillation. Circulation 2000;102: 2619–2628.

106. Kottkamp H, Hugl B, Krauss B, et al: Electromagnetic versus fluoroscopic mapping of the inferior isthmus for ablation of typical atrial flutter: A prospective randomized study. Circulation 2000;102:2082–2086.

107. Sra J, Bhatia A, Dhala A, et al: Electroanatomic mapping to identify breakthrough sites in recurrent typical human flutter. Pacing Clin Electrophysiol 2000;23:1479–1492.

108. Marchlinski FE, Callans DJ, Gottlieb CD, et al: Linear ablation lesions for control of unmappable ventricular tachycardia in patients with ischemic and nonischemic cardiomyopathy. Circulation 2000;101:1288–1296.

109. De Groot NM, Kuijper AF, Blom NA, et al: Three-dimensional distribution of bipolar atrial electrogram voltages in patients with congenital heart disease. Pacing Clin Electrophysiol 2001;24:1334–1342.

110. Nakagawa H, Shah N, Matsudaira K, et al: Characterization of reentrant circuit in macroreentrant right atrial tachycardia after surgical repair of congenital heart disease: Isolated channels between scars allow "focal" ablation. Circulation 2001;103:699–709.

111. Willems S, Weiss C, Ventura R, et al: Catheter ablation of atrial flutter guided by electroanatomic mapping (CARTO): A ran-

domized comparison to the conventional approach. J Cardiovasc Electrophysiol 2000;11:1223–1230.

112. Wittkampf FH, Wever EF, Derksen R, et al: Accuracy of the LocaLisa system in catheter ablation procedures. J Electrocardiol 1999;32 Suppl:7–12.

113. Wittkampf FH, Wever EF, Derksen R, et al: LocaLisa: New technique for real–time 3–dimensional localization of regular intracardiac electrodes. Circulation 1999;99:1312–1317.

114. Kammeraad J, van Driel V, Ramanna H, et al: Catheter ablation of incisional atrial tachycardia using a novel mapping system: LocaLisa. Eur Heart J 21 [Abstr. Suppl.] , 368, 2000.

115. Wittkampf FH, Wever EF, Vos K, et al: Reduction of radiation exposure in the cardiac electrophysiology laboratory. Pacing Clin Electrophysiol 2000;23:1638–1644.

116. de Groot N, Bootsma M, van der Velde ET, et al: Three dimensional catheter positioning during radiofrequency ablation in patients: First application of a real–time position management system. J Cardiovasc Electrophysiol 2000;11:1183–1192.

117. Khoury DS, Taccardi B, Lux RL, et al: Reconstruction of endocardial potentials and activation sequences from intracavitary probe measurements: Localization of pacing sites and effects of myocardial structure. Circulation 1995;91:845–863.

118. Gornick CC, Adler SW, Pederson B, et al: Validation of a new noncontact catheter system for electroanatomic mapping of left ventricular endocardium. Circulation 1999;99:829–835.

119. Kadish A, Hauck J, Pederson B, et al: Mapping of atrial activation with a noncontact, multielectrode catheter in dogs. Circulation 1999;99:1906–1913.

120. Schilling RJ, Peters NS, Davies DW: Simultaneous endocardial mapping in the human left ventricle using a noncontact catheter: Comparison of contact and reconstructed electrograms during sinus rhythm. Circulation 1998;98:887–898.

121. Asirvatham S, Packer DL: Validation of non–contact mapping to localize the site of simulated pulmonary vein ectopic foci. Circulation 2000;102, II–441.

122. Schilling RJ, Peters NS, Davies DW: Feasibility of a noncontact catheter for endocardial mapping of human ventricular tachycardia. Circulation 1999;99:2543–2552.

123. Betts TR, Roberts PR, Allen SA, et al: Radiofrequency ablation of idiopathic left ventricular tachycardia at the site of earliest activation as determined by noncontact mapping. J Cardiovasc Electrophysiol 2000;11:1094–1101.

124. Schneider MA, Ndrepepa G, Zrenner B, et al: Noncontact mapping –guided catheter ablation of atrial fibrillation associated with left atrial ectopy. J Cardiovasc Electrophysiol 2000;11:475–479.

125. Schilling RJ, Kadish AH, Peters NS, et al: Endocardial mapping of atrial fibrillation in the human right atrium using a non–contact catheter. Eur Heart J 2000;21:550–564.

126. Schilling RJ, Peters NS, Goldberger J, et al: Characterization of the anatomy and conduction velocities of the human right atrial flutter circuit determined by noncontact mapping. J Am Coll Cardiol 2001;38:385–393.

127. Schumacher B, Jung W, Lewalter T, et al: Verification of linear lesions using a noncontact multielectrode array catheter versus conventional contact mapping techniques. J Cardiovasc Electrophysiol 1999;10:791–798.

128. Betts TR, Roberts PR, Allen SA, et al: Electrophysiological mapping and ablation of intra–atrial reentry tachycardia after Fontan surgery with the use of a noncontact mapping system. Circulation 2000;102:419–425.

129. Marrouche NF, Beheiry S, Tomassoni G, et al: Three– dimensional nonfluoroscopic mapping and ablation of inappropriate sinus tachycardia: Procedural strategies and long–term outcome. J Am Coll Cardiol 2002;39:1046–1054.

130. Iwai S, Markowitz SM, Stein KM, et al: Response to adenosine differentiates focal from macroreentrant atrial tachycardia: Validation using three–dimensional electroanatomic mapping. Circulation 2002;106:2793–2799.

131. Tai CT, Huang JL, Lin YK, et al: Noncontact three–dimensional mapping and ablation of upper loop re–entry originating in the right atrium. J Am Coll Cardiol 2002;40:746–753.

132. Hoffmann E, Reithmann C, Nimmermann P, et al: Clinical experience with electroanatomic mapping of ectopic atrial tachycardia. Pacing Clin Electrophysiol 2002;25:49–56.

133. Friedman PA, Asirvatham SJ, Grice S, et al: Non contact mapping to guide ablation of right ventricular outflow tract tachycardia. J Am Coll Cardiol 2002:39:1808–1812.

134. Betts TR, Ho SY, Sanchez–Quintana D, et al: Three–dimensional mapping of right atrial activation during sinus rhythm and its relationship to endocardial architecture. J Cardiovasc Electrophysiol 2002;1152–1159.

135. Garrigue S, Reuter S, Efimov IR, et al: Optical mapping technique applied to biventricular pacing: Potential mechanisms of

ventricular arrhythmias occurrence. Pacing Clin Electrophysiol 2003; (1 Pt 2) :197–205.

136. Filipecki A, Saksena S, Prakash A, Krol R, Philip G: 3–D Non–contact and multicatheter contact maps of right atrial activation. Europace 2001;Suppl. B,105 [Abstract] .

136. Saksena S: Electrophysiologic study in patients with atrial fibril–lation: An idea whose time has come yet again. (Editorial) J Int Card Electrophysiol 1999;3:101–107.

137. Saksena S, Prakash A, Krol RB, Shankar A: Regional endocar–dial mapping of spontaneous and induced atrial fibrillation in patients with heart disease and refractory atrial fibrillation. Am J Cardiol 1999;84:880–889.

138. Saksena S, Shankar A, Prakash A, Krol RB: Catheter mapping of spontaneous and induced atrial fibrillation in man. J Int Card Electrophysiol 2000;4 (Suppl) :21–28.

139. Saksena S, Filipecki A, Prakash A, Philip G: Organized and dis–tinctive right atrial activation patterns are seen with 3D mapping depending on right or left atrial initiation of atrial fibrillation in patients with heart disease. Circulation 2002;19: 2019 [Ab–stract] .

140. Filipecki A, Saksena S, Prakash A, Philip G: Three–dimensional noncontact mapping demonstrates synergistic electrophysiologic effects of multisite atrial pacing and linear atrial ablation in pa–tients with refractory atrial fibrillation. J Am Coll Cardiol 2003; 41:1017 [Abstract] .

141. Schalij MJ, van Rugge FP, Siezenga M, et al: Endocardial acti–vation mapping of ventricular tachycardia in patients: First ap–plication of a 32–site bipolar mapping electrode catheter. Circu–lation 1998;98:2168–2179.

142. Zrenner B, Ndrepepa G, Schneider M, et al: Computer–assisted animation of atrial tachyarrhythmias recorded with a 64–elec–trode basket catheter. J Am Coll Cardiol 1999;34:2051–2060.

143. Michael MJ, Haines DE, DiMarco JP, et al: Elimination of focal atri–al fibrillation with a single radiofrequency ablation: Use of a basket catheter in a pulmonary vein for computerized activation sequence mapping. J Cardiovasc Electrophysiol 2000;11: 1159–1164.

第 43 章　消融技术

DAVID E. HAINES

经导管消融作为多种心律失常的治疗方式，为患者和医师广泛接受。消融治疗是基于这样一个概念，即所有的心律失常或者为局灶起源，或者依赖于一个通过组织学关键峡部的电学传导。如果这个局灶或峡部能够被标测，然后加以损伤或破坏，那么该种心律失常应该不再发生或不能持续。在实施消融前，术者首先应该复习靶点部位的生理学和解剖学特性。理想的消融应该只造成一个小而局限的损伤，可以刚好破坏靶点的解剖学基质，而不造成更大的损害。其他可提高消融效果的相关因素还包括良好的导管操作技术，或其他能够进行最佳定位和消融的操作平台。近来，常见心律失常（例如阵发性室上性心动过速）的导管消融治疗成功率超过 95%，但是复杂心律失常（例如折返性心房颤动和室性心动过速）的消融治疗仍然是个挑战。为了应对这些挑战，提高成功率，减少并发症和手术时间，导管消融技术也在不断发展。以下部分将阐述射频导管消融损伤形成的生物物理学和病理生理学变化，并探讨一些尚在研究中的其他方法。

射频导管消融的生物物理学

射频能量是一种相对较低频的电磁能量形式（表 43-1）。该能量通过导电介质传导（导线、导管电极和组织），在传导回路中最高电流阻抗的区域以热能形式散发。因为组织相对于导线来说有更高的阻抗，所以绝大多数的射频能量扩散到了组织中，而传导线路中则极少。在人体组织上的接触点一般是靶点位置的消融电极顶端和患者皮肤上的背部电极。由于射频电流的方向是变化的，因此不存在固定的阳极和阴极。虽然任何低频电流在导管顶端和背部电极之间都会形成相似的电流分布，但采用 300kHz 及以上的电流对电反应组织（如肌肉和神经细胞）造成的刺激最小，从而减少心律失常和疼痛的发生。

当射频电流通过阻抗组织时，能量作为热量散发。组织热量的大小同电流密度的平方呈正比，而与离开电极的距离相应地成比例减小[1]。因此，直接容积加热的强度会迅速衰减。消融损伤主要在直接容积加热的边缘形成，而非通过热量传导形成。病理学损伤的边界在 50℃的等温线上形成[2]。通过增加容积加热的深度，温度梯度可以达到更深的组织层，产生更大的损伤。增加能量、增加电极组织接触点的温度或增加电极的大小都可以达到这一效果[3]。但是，电极组织接触面局部过热会限制能量的输出。当温度达到 100℃时，接触面会出现沸腾和凝块。由于其具有绝缘的作用，可导致阻抗突然上升[4]。使用较长的电极，也会由于电流密度的不均匀分布，导致在电极头边缘产生最高的电流和最大的热量[5]。因为这个原因，单一的温度感知器可能会比实际峰值温度低估 20℃，因此，最大的设定温度不应该超过 80℃。射频损伤范围平均以半衰期 9 s 成指数增长[6]。在停止能量输出后，由于表浅的热量仍会向深层组织传递，损伤范围会继续扩大数秒钟[7]。这是一种重要的现象，尤其当在消融中出现不良反应时（例如在房室结改良中出现传导阻滞），即使立刻终止能量输出，组织损伤仍将继续产生一段时间。

相对于组织加热，循环血液池产生的对流冷却则是一个相反的过程。如果射频源没有紧贴组织，那么能量将主要消散在血液中，组织加热会受限。但是在能量输出不受功率限制时，对流冷却的现象反而会增加损伤范围[8]。电极表面的冷却允许输出更高的功率，而不会产生超过 100℃的高温，不会造成阻抗上升。这

表 43-1 射频导管消融的影响因素

	与损伤深度的关系	机制	注释
最大功率	线性增加	容积加热深度增加	依赖于阻抗和对流冷却
峰值温度	线性增加	容积加热深度增加	超过 100℃后形成凝块，能量输出衰减
电极大小	线性增加	更高的能量输出，不伴过高的能量密度和表面过热。增加的容积加热	长而细的几何形态可能产生不均匀的能量分布和组织加热
系统阻抗	成反比	阻抗越高能量密度越低	凝块形成导致阻抗迅速升高，能量和电流快速减弱，有意义的组织加热终止
接触压力	压力越大损伤越大	接触压力越高，组织与能量偶联越好	如果可以增加功率来对抗接触不良引起的对流冷却，可产生更大的损伤
能量输出时间	成指数增加	损伤增加的半衰期为 8~10 s	在 1~2 min 内，时间越长损伤越大。超过时间范围后进一步加热损伤范围不再增加
对流冷却	减小	功率固定时，冷却损耗消融能量，损伤减小	在大多数消融中，冠状动脉血流的对流冷却可起到保护作用，避免血管损伤
对流冷却伴功率增加(不限功率)	增加	冷却带走表面的消融能量，产生更高的功率输出而不引起阻抗升高。损伤增加	随能量输出的大小和对流冷却造成的能量损耗，损伤可以增加、不变甚至减小

种现象可以自发产生，比如当导管在滑动中，或者当导管位于高容量血流中时。然而，如果射频能量输出有功率限制，那么冷却的电极顶端将消耗更多的能量，从而减小损伤范围。

射频能量损伤形成的病理生理学

组织损伤的主导机制是温度。高温在心脏组织上的作用表现在以下几个方面：

高温的组织学作用

经导管射频消融的心肌组织，急性期外观表现为一个苍白的中心区域和由于组织解体造成的体积缺失。在中心周围是出血组织，组织学检查可见到凝固坏死、细胞核固缩和嗜碱性颗粒。数小时后，损伤边缘区域可见到炎性细胞浸润[9]。继发的炎性反应伴有消融边界区域的愈合，或者对该区域进一步破坏，这可以解释临床上所见到的最初成功消融后传导重新恢复[10]，或者最初不成功消融后的“延迟治愈（delayed cure）”[11]。最终在 8 周后，损伤部分被均匀的纤维组织代替，伴有进一步的体积缺损[12]。损伤边缘同正常组织分界明显，因此慢性高温损伤没有致心律失常的可能。

高温对心肌的微血管灌注也有显著作用。在急性病理损伤中，组织血流缺失。而在急性病理损伤边界之外，在距边界 6 mm 的范围之内，有证据显示微血管血流减少。冠状微血管内皮的超微结构研究可见基底膜和胞浆膜溶解、红细胞淤积[13]。血管受损可解释射频消融后急性期的水肿。最终病理损伤的形成可能部分归因于缺血机制。

高温的细胞学机制

对于高温真核细胞内有一系列不同的超微结构改变，并呈时间和温度依赖性。结构蛋白、代谢蛋白和脂质膜对于温度敏感性最高。由于细胞骨架蛋白——血影蛋白（spectrin）的加热失活，红细胞特征性的双凹形态在 50℃时消失 [14]。肌酸激酶（在 62℃热失活[15]）和其他代谢蛋白，如腺苷酸环化酶，在加热时出现构象改变从而失活，可能导致细胞的死亡。温度敏感性最高的结构是肌纤维膜。真核细胞的膜流动性在 46~50℃之间开始增加 [16]。暴露于短暂高温下的肌细胞在 45℃开始出现去极化，超过 50℃出现不可逆的挛缩[17]。同样，传导速度在 45℃开始下降，大约 50℃时出现传导阻滞[18]。去极化似乎由非特异的阳离子内流介导，特别是钙离子。钙离子内流在临界的高温范围（45~50℃）可以部分被肌浆网和其他细胞内储存器所中和，因此细胞的功能障碍是可逆的。但在更高的温度时，这些机制受抑制，细胞死亡[19]。

改良的消融技术

经导管消融的安全性和有效性不但依靠术者的技术，很大程度上也与使用射频能量的特性有关（表43-2）。如前所述，导管电极的射频能量释放受凝块和焦痂形成倾向的限制。一旦峰值温度达到100℃，有绝缘作用的凝固组织和血液蛋白附着在电极表面，缩小有效的电极面积。当从剩下的有效电极面积释放的局部能量密度增加时，凝块进一步形成。很快整个电极表面被绝缘的凝块包裹，电极-组织间的阻抗迅速上升，而组织内的能量密度迅速下降。最终不能进行有效的组织加热[4]。增加输出功率和设定温度只能增加凝块和焦痂的形成，而不能增加损伤范围。因此，传统的射频导管消融的生物物理学特性限制了其所能产生的损伤范围和深度。

射频导管消融已经被大家认为是一种消除致心律失常基质的有效方法，尤其适用于位于心内膜较表浅部位的病灶。但是，在某些折返性室速、房扑和后间隔旁路的患者，心律失常起源部位较深，需要更大的消融损伤才能消除所有的致心律失常心肌。为达到该目的，研究者们检验了一系列改良的消融方法。高温消融可以使用不同的电磁辐射源，除了低频的射频电流外，也可使用中频（微波）、高频（激光）和极高频（β和γ射线）电磁波。另外，传统的射频能量输出也可被改良以增加消融深度和加热体积。

大的消融电极

如上所提到的，射频消融损伤范围与电极尺寸成正相关。因此，研究人员尝试了各种各样的消融大电极，以增加损伤范围，提高消融效率。早期的研究描述了将传统的2 mm大头电极改为4 mm大头电极进行标准消融的价值，报道显示这会有更高的消融效率和减小阻抗突然升高的可能[20]。接下来，研究者又使用更大的大头电极导管（8~10 mm），希望增加消融效率和减少手术时间。一个随机对照研究比较了传统4 mm大头电极和8 mm大头电极在房扑消融中的作用。使用8mm大头电极导管造成三尖瓣-下腔静脉峡部传导阻滞所需的射频能量输出更少，手术时间更短[21]。也有人使用长的线圈电极侧面进行心房线性消融治疗房颤[22]。虽然这样的电极可以有效地形成心房连续的线性透壁损伤，但这需要利用其几何学在整个电极长度上使电极和组织紧密接触。一种新的钳状双极射频电极系统被用在心房线性消融中。该系统使用两个长而细的电极，平行置于一个弹簧钳的两臂上。当射频能量通过两电极间的组织输出时，组织脱水，局部电传导能力下降。

表43-2 改良的消融技术

消融模式		优点	缺点
射频消融大电极	增大的电极-组织接触面积。功率增加。容积加热增多，损伤增大。	传统能量输出设备。温度感知。	沿长电极加热不均匀。侧面接触困难。需要的输出功率大。
冷盐水灌注电极	表面冷盐水灌注冷却电极允许更高的输出功率。容积加热增多，损伤增大。	传统能量输出设备。损伤范围明显增加。	可控性差。温度监测价值有限。心内膜下易过热出现爆裂损伤。
相位射频	射频波在相邻两个电极间相位漂移，导致单极和双极能量输出的混合。	沿一个长的射频导管产生相当均匀的射频场。	导管-组织接触是成功消融的主要限制因素。
微波	放射电磁能量使组织中水振动而使水中电介质加热。容积加热增多，损伤增大。	可以造成大而深的损伤。	需要新的能量输出设备。设计/制造天线状导管困难。传输线路加热。
激光	通过光导纤维进行的可视光范围的加热。	通过细小、柔软的光导纤维可以传输大量的消融能量。	有死角。心内膜接触点狭窄而组织内出现散射，造成“烧瓶”状损伤。操作困难。传统激光发生器昂贵。
超声	压电晶体发射的声波进行加热。容积加热深度增加，损伤增大。	组织加热优先于血液。通过选择超声频率调整容积加热到最佳化。	功率达不到较远的靶点。微小空腔可以限制能量的传输。
冷冻	冰晶形成破坏细胞。	损伤在一定温度内可逆，可“冷冻标测”。无痛。消融顶端可黏附在靶点组织。	需要消融时间长。系统复杂。传导恢复较晚。

射频电流便会从沿线尚未消融的组织中通过。射频能量输出持续 5~15s 后整条线上的消融完成，这时整条线的电传导迅速下降，能量输出终止[23]。该系统可以造成 100%连续和透壁的线性损伤，但目前还只能在开放手术视野下使用。

使用射频能量的球囊实际上已被作为一种大的射频电极。一个系统使用半透膜作为球囊材料，囊内充满高导电介质（9%盐水）。虽然囊内接近电极处电流密度高，但球囊表面是低阻抗到高阻抗介质的交界区，因此大多数热量在球囊表面产生。于是，创造出了一种巨大的可以通过传统介入鞘管的消融电极[24]。另一些研究者使用这种射频热球囊进行肺静脉消融。在一个研究中，采用了 13.56MHz 的能量源。在球囊和心内膜接触的地方产生电容性加热。试验中每只肺静脉消融 3 次，有 83%的静脉被成功消融。未见不良反应发生[25]。

冷盐水灌注导管射频消融

正如前面提到的，因为部分射频能量消散在循环血流池中，而没有加热组织，对流冷却降低了射频能量的效果。然而，这种现象可以被术者所利用，因为表面的冷却允许更高的功率输出，而不会在导管尖部出现沸腾、焦痂和凝块。在这些病例中组织的峰值温度均出现在心内膜表面以下，伴随着容积的阻抗加热增大许多。因此，导管尖部的冷却可使损伤深度和直径显著增加 [26]。临床装置上有两种方法可以达到冷却的目的：冷盐水持续通过导管尖部的小孔灌注；冷盐水从导管尖部返回到导管背部形成一个闭合的循环回路。在 50 例房扑患者中，使用灌注大头导管同使用标准4mm 大头导管进行随机交叉研究。21 次消融未成功后进行交叉，在使用传统导管消融的患者中，15%需要再进行冷盐水灌注导管消融，而使用冷盐水灌注导管的患者中无一例需要再进行导管消融。灌注系统缩短了手术时间和透视曝光时间[27]。另外一个报道中，对 18例传统导管手术失败的旁路患者，使用冷盐水灌注导管再次消融，其中 17 例消融成功[28]。另一个相似的研究报道了灌注导管消融反复发作性室速。8 例患者中有 5 例（63%）获得成功，6.5±4.0 个月的随访期未见临床复发[29]。在一个大型研究中，使用冷盐水灌注导管系统进行室速消融。在入选的 146 例患者中，41%的患者室速完全消失，75%的患者临床可标测的室速消除。没有设置对照组。研究中 9%的患者出现严重不良反应，但这些不良反应是否与冷盐水灌注导管技术直接相关并不清楚[30]。与冷盐水灌注导管相关的并发症包括冠状动脉损伤和穿孔后心脏压塞，这同它们所伴随的容积加热深度增加以及偶发的心内膜下蒸汽爆破（pop）相关联。虽然这样，只要仔细选择合适的患者，冷盐水灌注导管肯定能增加消融的总体成功率。

相位射频导管消融

射频电流是一种高频的交流电。当射频电流从多个电极以单极模式发放时，消融电极和无关电极（接地焊垫）在能量释放过程中存在电压梯度，而消融电极之间则无电流通过。但是如果在相邻电极间有相位差，那么电流不仅会从消融电极流向无关电极，在相邻电极之间也有电流通过。这样，假如进行多电极消融，将会产生多个单极和双极能量的混合输出，消融电极间可产生增强的连续损伤。但是，因为在单极和多极双相位放电有相同的生物物理学限制，所以并不会产生更深的消融损伤。

相位射频技术已被用于房颤治疗中的线性消融。先前的研究中，使用的一种相位射频导管上有多个 3mm 环状电极沿着心房壁呈切线分布。初期的人体试验中，15 例右房消融患者有 14 例获得即刻成功。短期随访显示有 12 例房颤复发[31]。随后的相位射频消融应用在右房和左房（包括环肺静脉的消融），33%的患者心律失常治愈，另有 56%的患者心律失常有好转。因此，相位射频可能是进行连续和紧密线性消融的有效技术，但其所扮演的角色还需进一步的肯定。

微波导管消融

微波能量是一种电磁能量，可以通过组织加热进行消融。FCC 批准的医用微波频率为 915MHz 和 2450MHz。同射频能量不同，微波能量通过电介质加热组织。微波能量通过诱导电荷分子（水）的振动，将电磁能转化为动能（热），以加热电介质。由于电介质加热的机制不同于射频消融中的电阻（抗性）加热，因此可使更深层的组织加热。特别是微波能量从一个天线辐射进组织，而不是由标准的电极传导到组织。任一能量源的能量密度与离开能量源的距离平方成反比，电磁能量在组织中以热量形式扩散的方式遵从辐射的特点。频率越高，其穿透力或达到的皮肤深度越小。较低频率（如 915MHz）可产生深层组织加热，而不会造成天线-组织接触面的过热和凝块形成。一个微波导管消融的体外试验评价了这两种频率，以及微波能量消融的热动力学。产生最大损伤范围需要更长时间的能量输出，因为容积加热越大，来自容积加热源的深层组织加热越慢[2]。

微波传输到导管顶端的小天线上有许多技术局限，这限制了该项技术的应用价值。高频电磁辐射在传导线路上（导管体内）会迅速消散。微波导管体部的弯曲会改变能量源到天线的最佳“频调”。丧失最佳频调，本应该从导管顶端天线发放的许多能量，可能反被反射回输出设备。反射能量可能产生相长干扰，进一步使导管体发热。因此，能量大部分可能损失在传输线路上，而到达顶端天线的能量可能在天线内作为热量散发。使用心内导管传输系统的微波能量传输到组织的效率低下。

早期研究中的微波导管消融系统是有希望的，但将天线和能量传输设计到可控的导管平台上很困难，阻碍了进一步的临床试验。一个研究采用 8.5 F 导管系统和温度反馈功率控制，在 11 只犬中进行了试验性消融。平均功率 9.3±4.4 W，产生了相对较大的损伤（平均深度 8.8±4.2 mm，44%透壁）[32]。手持式的微波探针避免了导管平台在柔韧度、尺寸及传输线路上存在的缺陷。在 90 例患者中，平均 13±5 min 就成功完成了直视下心房微波线性消融。房颤的治愈率在第 6 个月和第 12 个月分别是 74%和 67%[33,34]。

激光导管消融

激光能量是另一种可用于心脏消融的能量传输模式。激光是光能集中的一种形式，也是通过加热消融组织。激光能量以光学加热组织，如同阳光对我们环境供暖。同微波能量一样，光能在变为热量消散之前所能穿透的深度取决于光的波长。短波长的光，如氩激光（488nm 或 514 nm）可穿透组织的深度为 2 mm。而长波长的光则不同，如钕-YAG 激光（1064 nm）能够穿透组织 5 mm。使用激光导管消融的优点是可以通过一种柔软而纤细的光导纤维传输大量能量。缺点包括损伤形成和激光损伤形态的可控性差，以及激光发生器的价格昂贵。导管-组织贴靠的好坏、激光频率的选择决定了损耗在循环血液池中不同数量能量的消散。由于能量对组织作用的多变，以及没有有效方法评估组织峰值温度，进行激光导管消融的操作是一个挑战。传统激光在心内膜表面几乎无光能的散射，同时心内膜表面循环血液池的对流冷却最强。这些典型的特点可产生烧瓶样损伤，心内膜狭窄的颈部和心壁内宽大的基部。在导管顶端的发射晶体可产生更多表浅的射线，减少深部组织的加热[35]。侧向激光导管已被用于进行线性心房消融 [36]，但是同其他线性消融的方法一样，导管电极的接触的可变性会影响能量对组织的作用。过去激光发生器价格昂贵，阻碍了激光导管消融的使用，现在二极管激光的出现使人们对这项技术产生了新的兴趣。

激光消融的临床试验有限。Saksena 和同事们使用氩激光，通过微创在直视下对 20 例患者 38 个室速进行了成功消融[37]。利用钕-YAG 激光心外膜光凝固法消融室速也有少量应用，避免了切开心室[38]。一种新的钕-YAG 激光导管系统在体内测试获得了一定的成功。在试验动物中，短暂的能量输出（9.7±1.1 s）可造成可逆的房室阻滞，更长的消融时间（28.6±7.9 s）可造成持续的阻滞[39]。近来，激光被用在肺静脉的环形消融，使用的导管由光导纤维顶端的发生器和以之为中心的球囊组成。研究者成功在犬肺静脉造成了连续透壁的环形损伤，使用激光以 30~50 W 的功率持续 60~90 s[40]。这可能是一个治疗局灶起源房颤的有效方法。

超声导管消融

当交流电通过一个压电晶体时出现振荡的声波，便产生了超声能量。因此，超声能量属于机械能而非电磁能量。超声能量一部分通过组织，一部分被反射，剩下的作为热量消散。诊断所使用的超声功率太低，不能够进行有效的组织加热。但如果使用高功率，超声能量可产生一种有效的组织加热进行消融。超声非常适合进行心肌的消融。组织和血液对超声能量的吸收比例为 10:1，所以能量主要作用于靶点组织，而不是循环血液池。组织穿透的深度可以通过改变超声频率进行调控（越低的频率穿透力越强，可以产生深部加热）。理论上，进行超声治疗时能够同时进行超声成像，以帮助导管定位并显示损伤形成。超声导管消融主要的问题在于超声的产生。制造一个可以置于导管顶端的足够小的晶体，同时又可以产生足够的超声能量进行组织加热，这在技术上是一个挑战。同时，局部任何微小的气泡都可能导致超声波被散射，阻碍了能量向深层的继续传输。

一个临床研究使用的超声消融导管由一个特别设计的圆柱状压电晶体与置于中心的共振小室组成，被用来对局灶房颤患者进行肺静脉的环形消融。超声源位于球囊导管的顶端，置于肺静脉起点。球囊内充满生理盐水，超声能量沿着静脉周边散发。15 例折返性房颤患者接受 3 个或 4 个肺静脉的消融。每个患者平均消融 14.7±12.6 次（3~39 次），手术时间 224±89 min，透视时间 62±39 min。单独使用超声的即刻手术成功率为 93%。随访中，15 例患者有 10 例（66%）未再发生心律失常[41]。手术失败分析可能是由于功率输出不够，或者肺静脉血流的对流冷却所造成的加热不够；也有可能球囊与肺静脉形态不匹配，例如巨大静脉、漏斗状静脉和分支早的静脉。改进后的系统有位置更加居中的超声能量源、更大的阻塞球囊和更高的超声输出功率，应该能够增进超声球囊导管消融的有效性。但为了避免并发症（例如肺静脉狭窄），超声加热的可控性和目标功率的确定仍在探索中。非肺静脉起源心律失常的超声消融系统还在开发中，尚未能应用于临床。

冷冻导管消融

在过去的几十年，冷冻是在外科消融中普遍使用的技术。直到近来可以达到足够的焦耳冷却使得损伤可以形成，才出现经导管进行的冷冻消融系统。大多数冷冻导管被设计成空腔，以便将冷却剂输送到导管顶端。导管顶端有一个气化腔。冷却剂在气化时会带走导管顶端所接触组织的热量，然后冷却剂再通过真空下的另一个空腔排出。冷冻中，导管顶端黏附在组织上，一个冰球逐渐形成。在消融的冷冻期和冷冻后的复温期都会出现组织损伤。细胞内基质结冰导致细胞骨架的崩溃。细胞外基质结冰导致肌纤维膜的破坏。组织冷冻的生物动力学变化较慢，损伤会持续增加直到冷冻停止后 10 min。冷冻消融相比其他消融方式有一个明显优点，就是在进行标测冷冻时可产生可逆的损伤，据此可在进行不可逆损伤前确认理想的导管位置。损伤在病理上是均质的，因此不会引起心律失常。消融是无痛的。该方法的缺点是：消融时间更长才能提高成功率，并且心律失常复发的比例可能更高。

先前的临床研究使用冷冻导管消融产生完全房室传导阻滞，以及进行房室结折返性心动过速的治疗。第一个 12 例患者的研究即刻手术成功率 83%，最终成功率 66%[42]。作为对照，房室结传统射频消融的远期成功率是 95%。在另一个研究中，18 例患者有房室结折返性心动过速，有 94%进行了成功消融，没有心律失常复发。重要的是，在冷冻中有两例患者观察到一过性的快径路阻滞，在及时复温后恢复正常功能[43]。近来，对局灶房颤患者的肺静脉冷冻消融引起了广泛兴趣。成功造成肺静脉传导阻滞，而不会有肺静脉狭窄的风险被认为是可行的。该领域的临床研究正在进行中。

小结

导管消融的目标是创造一种可控的器材，足以在组织上去除心律失常相关基质，此基质可以是心律失常产生的源头，也可以是心律失常维持的基础。射频导管消融历史悠久，有效果好和安全性好的优点，适用于大多数心律失常的消融。对于某些心律失常，可能需要产生更大和（或）更深的损伤。但是，所有可以增加损伤范围的技术方法，在操作性能上或手术风险上都有着局限性。新技术可能会用于新的或特殊的适应证，例如肺静脉消融、房扑或室性心动过速。随着我们对心律失常解剖学和生理学理解的加深，以及消融技术的不断发展，导管消融治疗的定义也将持续扩展。未来的手术操作将会更快、更有效，并且减少手术相关并发症的发生。

陈　岗　译
孙宝贵　校

参考文献

1. Haines DE, Watson DD: Tissue heating during RF catheter ablation: A thermodynamic model and observations in isolated perfused and superfused canine right ventricular free wall. PACE 1989; 12:962–976.
2. Whayne JG, Nath S, Haines DE: Microwave catheter ablation of myocardium in vitro: Assessment of the characteristics of tissue heating and injury. Circulation 1994;89:2390–2395.
3. Haines DE, Watson DD, Verow AF: Electrode radius predicts lesion radius during radiofrequency energy heating: Validation of a proposed thermodynamic model. Circ Res 1990;67:124–129.

4. Haines DE, Verow AF: Observations on electrode-tissue interface temperature and effect on electrical impedance during radio frequency ablation of ventricular myocardium. Circulation 1990; 82:1034-1038.

5. McRury ID, Mitchell MA, Panescu D, Haines DE: Non-uniform heating during radiofrequency ablation with long electrodes: Monitoring the edge effect. Circulation 1997;96:4057-4064.

6. Haines DE: Determinants of lesion size during radiofrequency catheter ablation: The role of electrode-tissue contact pressure and duration of energy delivery. J Cardiovasc Electrophys 1991; 2:509-515.

7. Wittkampf FH, Nakagawa H, Yamanashi WS, et al: Thermal latency in radiofrequency ablation. Circulation 1996;93:1083-1086.

8. Petersen HH, Chen X, Pietersen A, et al: Lesion dimensions during temperature-controlled radiofrequency catheter ablation of left ventricular porcine myocardium: Impact of ablation site, electrode size, and convective cooling. Circulation 1999;99: 319-325.

9. Huang SK, Graham AR, Wharton K: Radiofrequency catheter ablation of the left and right ventricles: Anatomic and electrophysiologic observations. PACE 1988;11:449-459.

10. Langberg JJ, Calkins H, Kim YN, et al: Recurrence of conduction in accessory atrioventricular connections after initially successful radiofrequency catheter ablation. J Am Coll Cardiol 1992; 19:1588-1592.

11. DeLacey WA, Nath S, Haines DE, et al: Adenosine and verapamil-sensitive ventricular tachycardia originating from the left ventricle: Radiofrequency catheter ablation. PACE 1992;15: 2240-2244.

12. Huang SK, Bharati S, Lev M, et al: Electrophysiologic and histologic observations of chronic atrioventricular block induced by closed-chest catheter desiccation with radiofrequency energy. PACE 1987;10:805-816.

13. Nath S, Whayne JG, Kaul S, et al:. Effects of radiofrequency catheter ablation on regional myocardial blood flow: Possible mechanism for late electrophysiological outcome. Circulation 1994;89:2667-2672.

14. Coakley WT, Deeley JOT: Effects of ionic strength, serum protein and surface charge on membrane movements and vesicle production in heated erythrocytes. Biochimica et Biophysica Acta 1980;602:355-375.

15. Haines DE, Whayne JG, Walker J, et al: The effect of radiofrequency catheter ablation on myocardial creatine kinase activity. J Cardiovasc Electrophysiol 1995;6:79-88.

16. Grzelinska E, Bartosz G, Leyko W, Chapman IV: Effect of hyperthermia and ionizing radiation on the erythrocyte membrane. Int J Radiat Biol 1982;42:45-55.

17. Nath S, Lynch C III, Whayne JG, Haines DE: Cellular electrophysiologic effects of hyperthermia on isolated guinea pig papillary muscle: Implications for catheter ablation. Circulation 1993;88:1826-1833.

18. Simmers TA, De Bakker JM, Wittkampf FH, Hauer RN: Effects of heating on impulse propagation in superfused canine myocardium. J Am Coll Cardiol 1995;25:457-464.

19. Everett TH, Nath S, Lynch C, et al: The role of calcium in acute hyperthermic myocardial injury. J Cardiovasc Electrophys 2001; 12:563-569.

20. Jackman WM, Wang XZ, Friday KJ, et al: Catheter ablation of atrioventricular junction using radiofrequency current in 17 patients: Comparison of standard and large-tip catheter electrodes. Circulation 1991;83:1562-1576.

21. Tsai CF, Tai CT, Yu WC, et al: Is 8-mm more effective than 4-mm tip electrode catheter for ablation of typical atrial flutter? Circulation 1999;100:768-771.

22. Mitchell MA, McRury ID, Haines DE: Linear atrial ablations in a canine model of chronic atrial fibrillation: Morphologic and electrophysiologic observations. Circulation 1998;97:1176-1185.

23. Haines DE, Gabbard J, Wolf R, Damiano RJ: Rapid, continuous and transmural linear ablation with a novel bipolar radio frequency ablation system. Pacing Clin Electrophys 2001; 24:II-608.

24. Everett TH, Mangrum JM, Haines DE: A novel balloon electrode catheter for left ventricular radiofrequency catheter ablation. Circulation 1998;98:I-435.

25. Tanaka K, Satake S, Saito S, et al: A new radiofrequency thermal balloon catheter for pulmonary vein isolation. J Am Coll Cardiol 2001;38:2079-2086.

26. Nakagawa H, Yamanashi WS, Pitha JV, et al: Comparison of in vivo tissue temperature profile and lesion geometry for radiofrequency ablation with a saline-irrigated electrode versus temperature control in a canine thigh muscle preparation. Circulation 1995;91:2264-2273.

27. Jais P, Shah DC, Haissaguerre M, et al: Prospective randomized comparison of irrigated-tip versus convention al-tip catheters for ablation of common flutter. Circulation 2000;101:772-776.

28. Yamane T, Jais P, Shah DC, et al: Efficacy and safety of an irrigated-tip catheter for the ablation of accessory pathways resistant to conventional radiofrequency ablation. Circulation 2000;102:2565-2568.

29. Nabar A, Rodriguez LM, Timmermans C, Wellens HJ: Use of a saline-irrigated tip catheter for ablation of ventricular tachycardia resistant to conventional radiofrequency ablation: Early experience. J Cardiovasc Electrophys 2001;12:153-161.

30. Calkins H, Epstein A, Packer D, et al: Catheter ablation of ventricular tachycardia in patients with structural heart disease using cooled radiofrequency energy: Results of a prospective multicenter study. J Am Coll Cardiol 2000;35:1905-1914.

31. Calkins H, Hall J, Ellènbogen K, et al: A new system for catheter ablation of atrial fibrillation. Am J Cardiol 1999;83:227D-236D.

32. VanderBrink BA, Gilbride C, Aronovitz MJ, et al: Safety and efficacy of a steerable temperature monitoring microwave catheter system for ventricular myocardial ablation. J Cardiovasc Electrophysiol 2000;11:305-310.

33. Knaut M, Spitzer SG, Karolyi L, et al:. Intraoperative microwave ablation for curative treatment of atrial fibrillation in open heart surgery-the MICRO-STAF and MICRO-PASS pilot trial. Thorac Cardiovasc Surg 1999;47:379-384.

34. Knaut M, Tugtekin SM, Spitzer SG, et al: Curative treatment of chronic atrial fibrillation in patients with simultaneous cardiosurgical disease with intraoperative microwave ablation. J Am Coll Cardiol 2001; 37:109A.

35. Ware DL, Boor P, Yang C, et al: Slow intramural heating with diffused laser light: A unique method for deep myocardial coagulation. Circulation 1999;99:1630-1636.

36. Keane D, Ruskin JN: Linear atrial ablation with a diode laser and fiberoptic catheter. Circulation 1999;100:59-60.

37. Saksena S, Gielchinsky I, Tullo NG: Argon laser ablation of malignant ventricular tachycardia associated with coronary artery disease. Am J Cardiol 1989;64:1298-1304.

38. Pfeiffer D, Moosdorf R, Svenson RH, et al: Epicardial neodymium:YAG laser photocoagulation of ventricular tachycardia without ventriculotomy in patients after myocardial infarction. Circulation 1996;94:3221-3225.

39. Weber H, Enders S, Keiditisch E: Percutaneous Nd:YAG laser coagulation of ventricular myocardium in dogs using a special electrode laser catheter. PACE 1989;12:899-910.

40. Fried NM, Tsitlik A, Rent KC, et al: Laser ablation of the pulmonary veins by using a fiberoptic balloon catheter: Implications for treatment of paroxysmal atrial fibrillation. Las Surg Med 2001;28 (3) :197-203.

41. Natale A, Pisano E, Shewchik J, et al: First human experience with pulmonary vein isolation using a through-the-balloon circumferential ultrasound ablation system for recurrent atrial fibrillation. Circulation 2000;102:1879-1882.

42. Dubuc M, Khairy P, Rodriguez-Santiago A, et al: Catheter cryo ablation of the atrioventricular node in patients with atrial fibrillation: A novel technology for ablation of cardiac arrhythmias. J Cardiovasc Electrophysiol 2001;12:439-444.

43. Skanes AC, Dubuc M, Klein GJ, et al: Cryothermal ablation of the slow pathway for the elimination of atrioventricular nodal reentrant tachycardia. Circulation 2000;102:2856-2860.

第 44 章　室上性心动过速的导管消融：技术与应用

DIPEN SHAH, MICHEL HAISSAGUERRE, PIERRE JAIS, MELEZE HOCINI

目前射频导管消融具有很高的普及性，对这项技术的信赖主要源于其对室上性心动过速的有效治疗。现今的很多操作程序都是建立在一些原始的概念基础上，这些概念大多可追溯为外科的发现。然而那时只是将这些发现用于诊断方面，而现在的专业电生理实验室不仅可以进行消融治疗（像外科医师一样），也能够评价预后，并且可在必要的情况下进行二次消融。

在本章中我们将回顾一下对室上性心动过速实施导管消融治疗的原理。这些心律失常包括：房室旁路参与的心律失常、房室结折返性心律失常、房性心动过速包括典型心房扑动和其他大折返环性左心房或右心房心动过速、局灶性房性心动过速以及心房颤动。

房室连接旁路

连接房室旁路的解剖基质是桥接于房室沟之间的心肌，在正常的个体中，房室环是纤维化和电绝缘的[1]。房室旁路绕过位于间隔部绝缘的希氏束–浦肯野系统（希–浦系统）而直接插入普通心肌，当传导通过这些连接时就改变了室间隔的初始除极顺序。由于这些经旁路传导来的激动在插入普通心肌后在心肌内传导缓慢，与在间隔部经浦肯野纤维分支穿出心内膜处的激动融合在一起，导致了体表心电图 delta 波的出现。它较慢的上升支是由于工作心肌的激动所致，类似于室性心动过速的 QRS 波群。除了作为冲动在房室之间传导的额外途径外，几乎所有的附加旁路都具有不同于房室结的传导特性。递减性传导很少见——后者指增加频率或者缩短联律间期时，通过旁路的传导时间没有显著延长。这在短 R–P 间期的窄 QRS 波群心动过速中可以得到体现，短 R–P 间期的窄 QRS 波群心动过速是顺向型房室折返性心动过速的一个特点。

心室预激

在电生理实验室中预先激动（预激）一般表现为窦性心律或者心房起搏时，心室肌被希氏束–浦肯野系统（希–浦系统）以外的旁路激动。正常的 H–V 间期计算是从记录到希氏束电位的部位起，然后下传到束支，再到浦肯野纤维远端的分叉且在激动未传到心室肌之前的整段时程。因此在 H–V 间期表现反常缩短时，要想到心室预激，但是如果预激的心肌太少（产生的电压太微弱）不足以在体表心电图上显示，则 H–V 间期可能正常。在这种情况下，增加室上性刺激的频率可以使更多的心肌通过旁路被预先激动，因为旁路的传导是非递减性的。因此，递增的心房起搏，由于其能缩短 H–V 间期和明显增加预激程度，可以作为常规初步评估，而且可以通过适当的体表心电图来初步估计旁路插入的部位。

但是当旁路前传时间太长，或者激动经房室结传导时间较短时，在窦性心律下预激就很难在体表心电图中被发现。同前所述，预激可以在心内记录时被发现。假如在心内记录时仍然无法发现预激，旁路可能就没有前传功能。

一个前传时间较长的旁路，可以在 P 波终末与心室激动起始之间形成等电位间期：即所谓的 P–delta 间期，该间期即使在房性心动过速和心房起搏时都会持续存在。因此从理论上讲，经希–浦系统旁路房室结和心室肌之间的电连接也可记录到与房室结间传导延迟引起的等电位间期相同的体表心电图形态。

逆向传导

房室旁路连接的另一个标志是存在一条与正常心室到心房传导轴不同的传导路径。正常逆向传导激动心房是从间隔部位开始的，表现为典型地快速刺激时至少递减 20ms 程度的传导，假如存在非递减性游离壁激动（所谓偏心性激动），说明激动通过房室旁路进行传导。为了区分间隔部位的旁路同正常途径的室房传导，还需要其他的动态操作。在窦性节律时，室性异位激动能使心房激动在希氏束逆向激动之前产生，也说明存在房室旁路连接[2]。将心室起搏的部位自心尖部向间隔移动后假如心房的激动时间缩短而非延长，这也表明存在旁路连接。这是由于将刺激部位由心尖部移到心底部后，冲动需经过更长的时间才能到达浦肯野纤维与心肌交接的界面然后再逆传心房，因而会增加正常房室传导系统的时间，然而这种移动却会使冲动穿过位于房室环旁路的传导时间缩短[3]。同样，采用高电压夺获右束支/希氏束（窄 QRS 波群），然后在同一部位用低电压夺获心室肌（宽 QRS 波群），比较两种情况下自希氏束到心房逆传的激动时间（H–A 间期）和刺激到心房的激动时间（St–A 间期）以及心房的激动顺序，常可提示存在不止一条的逆向室房传导路径[4]。如果心房激动顺序未变，且 H–A 间期也恒定而 St–A 间期因没有夺获希氏束–右束支而变得延长了，提示仅存在正常的 VA 传导。相反，若心房激动顺序和间期中任何一个都不发生改变常提示存在旁路的逆传。当然必须注意以下情况，假如旁路离起搏部位较远，或者需经过较长的传导时间才能被夺获，或者传导通过房室结很快，这样旁路的传导就会被完全掩盖。事实上，左侧游离壁的旁路因为离右室起搏部位较远，有时可出现这种情况。

在心动过速发作时，也可以通过发放较晚的心室期前刺激，该刺激与希氏束同时激动或者在希氏束激动前 10ms 左右——以保证刺激恰好落入希氏束的绝对不应期内 [即在希氏束电图上，尽管刺激较早，但心室电位和（或）希氏束电位并未随之提前可以证实刺激遇到了希氏束的绝对不应期]。假如该心室期前刺激使心房激动提前或者延后，或者在未传导到心房的情况下，就终止了心动过速，这些都提示传导通过了正处于绝对不应期的希氏束之外的另外通道激动了心房——即存在房室旁路[5]。后者现象也与其后续心室或希氏束电图的提前一样提示房室旁路参与了心动过速。

一旦证实了房室旁路的存在，就必须评价它的病理生理学作用和潜在的致心律失常危害。这种评估主要建立在一些反映旁路前传不应期的参数上，以及可诱发出旁路参与的心律失常的基础上。对这些旁路进行消融的指征，主要看它们是否存在明显的危险——即可以使预先激动心室的心房颤动蜕变为心室颤动，或者存在潜在危险——若在心房颤动的时候 R–R 间期短于 200~250ms [6]，或者有临床心动过速的存在，则提示存在危险。

对房室旁路的成功消融是建立在对其准确定位的基础上，体表心电图通常是一个重要的出发点。虽然已有学者提出了很多的方法，但应用 Delta 波向量来定位远比使用充分预激时 QRS 波群的平均向量要难。将心电图的形态与心内膜标测结果以及成功消融旁路的准确靶点进行反复对比，已推出一套特定的推测旁路位置的方法。

左侧游离壁旁路

典型的左侧游离壁旁路通常位于左前斜透视体位时二尖瓣钟面环大约 12 点到 7 点之间的一段弧上。二尖瓣环的前间隔部是主动脉二尖瓣纤维集合体部位，这意味着正常情况下这些部位很少存在旁路。游离壁旁路被认为是导管消融中最简单的，主要是因为这些旁路远离房室传导轴，可以用冠状静脉窦导管较准确定位。然而，位于二尖瓣环近端、冠状动脉左旋支附近以及真正心肌中层的旁路，却均意味着技术上的挑战。

作者实验室倾向于采用逆行动脉途径消融左侧游离壁旁路，只在该方法失败后才使用穿间隔的方法。穿间隔的方法只有在人工瓣膜、主动脉瓣狭窄或者有严重的主动脉/股动脉/髂动脉粥样硬化狭窄时才作为首选。相比使用最小号的导管跨主动脉瓣，对儿童常采用穿间隔途径，其目的是为了避免损伤比较脆弱的主动脉瓣。

跨过主动脉瓣代表着逆行动脉途径最重要的一步。当导管被送到主动脉瓣根部时，会遇到主动脉瓣的阻力，此时轻轻弯曲导管使顶部形成一个环。在弯曲到180°之前，导管一般可以通过主动脉瓣进入左室腔。假如未进入，可以轻轻旋转通过。一定要避免导管尖端进入冠状动脉，一旦怀疑进入，立刻轻轻撤出导管。左冠状动脉系统内的某一部位可能会和左心房的部位相混淆，类似的并发症已经有过报道。相反，假如导管尖端在向下输送的过程中没有被弯曲，会使导管在不被察觉的情况下进入右冠状动脉口，且当右冠状动脉开口部向下时更容易发生。偶尔在将导管送入左室腔时会机械损伤房室传导系统，引起局部的阻滞，这种阻滞在消融预激旁路后才会变得更加明显。幸运的是，大部分病人的正常传导功能都能自发恢复。一旦导管穿过主动脉瓣，在轻轻向左心室游离壁输送的时候，必须将其伸直——这是由升主动脉和左心室流出道的自然曲度决定的。在接触游离壁时进一步轻轻地弯曲导管尖端，可以将导管尖端送至或接近二尖瓣环水平的部位，一般情况下在二尖瓣瓣叶之下。当达到合适水平记录到明显的心房电图信号后就可以开始标测。

众所周知，逆行途径具有良好的导管稳定性，但在不放松导管弯曲并将其从二尖瓣瓣叶下回撤的情况下，就不能自由的标测二尖瓣环。顺时针转动导管，可使其向前侧方移动，逆时针转动，可以将其转到内侧。为了标测二尖瓣环，还需将导管向前输送并再次放置二尖瓣瓣叶下。很显然，导管弯曲度的大小很重要，曲度太大导管尖端到达不了二尖瓣环水平，小了导管将悬浮起来很难稳定。通过逆时针旋转导管可以使其向内滑动至心房一侧（在这个部位导管可以放在二尖瓣瓣叶的心房面），这是由于二尖瓣环的方位有些倾斜，呈现后低前高的特点。这也意味着采用逆行路径时，旁路越靠前，导管越难到达瓣环。因此，在这种情况下最好使用弯度较大的导管或者采取穿间隔途径。当记录到一个很大的心房电图时提示导管位于二尖瓣瓣叶顶部，此时可以自由的转动导管来标测二尖瓣环，但是导管的稳定性比瓣叶以下要差。在此部位释放电流时，常发生室性异位搏动，容易导致导管移位。

穿间隔途径可以更容易地标测左侧的房室环并可以直接使用双极电图的极性翻转来确定旁路的心房插入方向。长鞘能提高导管的稳定性并允许准确的标测。这种途径对左前和游离壁旁路的标测更加容易，然而位于间隔和后方的旁路比较难，需要使用曲度较大的导管及长鞘。当导管不随心脏收缩移动时应怀疑导管进入了左下肺静脉，此时在左前斜位透视观察可以证实。在我们实验室，提示左侧游离壁旁路时允许两个导管途径，包括一个股静脉和另一个逆行动脉途径。提示前间隔旁路时可以使用锁骨下或者颈静脉途径，提示右侧游离壁旁路时需要长鞘，后间隔旁路可能还需要冠状静脉窦造影。

尽管多导管可对双侧房室环的大部分区域进行标测定位，但在某些表面上复杂的病例，只用很少的导管通常是 2 到 3 根也同样可以实现快速成功的消融。对显性预激患者，一根导管消融之后用腺苷试验验证即可。然而，尽管在一些病例中室房传导在体表心电图比较明显，但仍然需要对室房逆传进行评价，这通常需要额外的心内导管。

当反复努力都不能得到最佳的单极和双极心内电图时，要考虑到心外膜或者心肌内旁路的可能性。一般而言，旁路位于心内膜或者心内膜附近，但当在预计旁路插入心内膜部位记录的心室电图出现时相较晚时——此时不仅要考虑到旁路可能离心内膜较远，也要考虑到在心内膜走行的斜行旁路。这种情况下将心内电图与冠状静脉窦内同步记录的心外膜电图进行比较，对鉴别心外膜旁路有帮助。这时就必须在冠状静脉窦内进行消融[7]，常规采用低能量射频电流，尽管降低了成功率，但也会使并发症减少。

依靠前传来定位旁路的位置，关键就是在瓣环上标测最短的局部 A-V 间期（图 44-1）和最早的 V（局部心室）-delta 间期。有趣的是成功消融部位的 V-delta 间期会由于旁路插入心肌的位置不同而发生改变——这可能与起始被预激的心肌数量相关。一些中间隔或后间隔旁路在成功消融靶点表现为长的 A-V 时间就提示激动经过旁路的传导较慢。

双极和单极电图在标测中都应该使用；前者是因为它们有较高的信噪比，后者是因为形态简单易于分析[8]。对双极电图的解释关键在于将心房和心室电图区别开——这可以通过发放配对较晚的房性或室性期前刺激加以辨别。有时这些操作很难实施或分析并可能诱发心律失常。近端环状电极对远端双极电图的影响可能会使远端双极电图被误读。此时使用远端未滤波的单极电图，就可清楚地将心房电图和心室电图区分开来，同时也可解决近端环状电极对双极电图的影响问题。在窦性心律、起搏、甚至发作心房颤动时，单极电图在定位旁路的心室插入方面尤为有用，另外在 Ebstein 畸形患者其三尖瓣环上记录到的双极电图通常

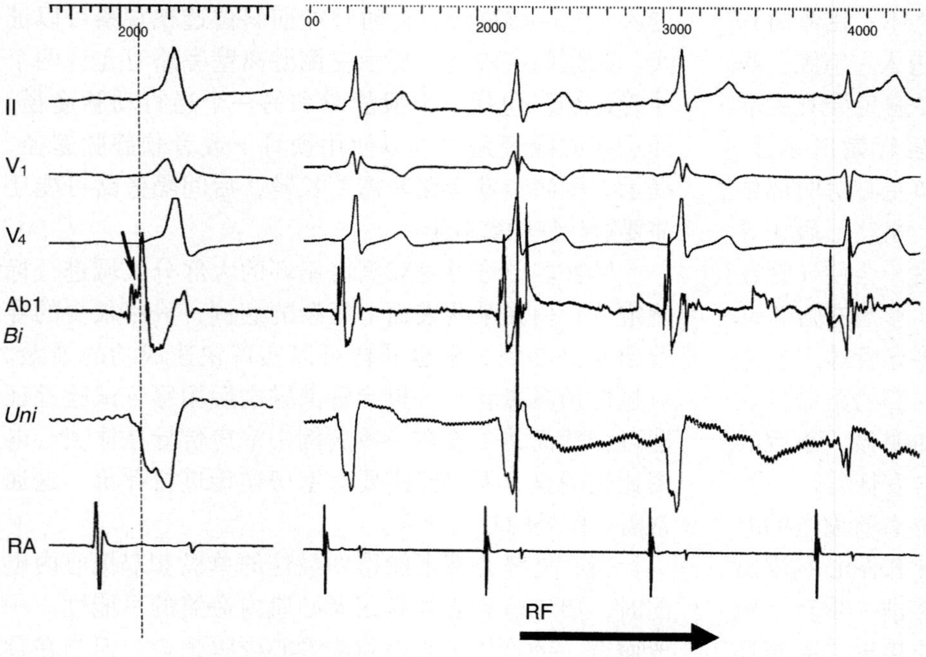

图 44–1 图中显示成功消融左侧游离壁房室旁路的靶点位置（左侧）和在放电过程中预激骤然消失（右侧）。心室电位的本位转折（点线）较体表心动图 delta 波的起始部提前不足 10ms。注意单极电图呈 QS 波形态。箭头表示在心房波与心室波中间可疑为旁路电位的成分，它可在消融后分别与心房电位（心房电图）和单极心室电位（心室电图）之间的关系相比较来鉴定。

是低振幅的碎裂电位，难以辨认，而此时通过单极电图上较陡的 QS 形态（缺少起始的 R 波）就可确认心室插入点（图 44–1）。

切记单极电图的滤波范围要宽——0.05 至 500Hz：因为低频成分对 RS 或者 QS 波形的形成很重要，而高频对形成本位曲折很重要。为了优化信噪比，要选择远端经皮或者下腔静脉的电极而不是 Wilson 中心电端作为地线——这样可以通过共模抑制排除 50/60Hz 的噪声污染。陷波滤波器也应该谨慎使用。假如可以明确区分心房和心室电位并存在旁路电位，那剩下的电位就可能代表旁路电位（图 44–1）[9]；当发现双极电图的某一部分同单极心房或者心室电图的本位曲折都不重合，可以考虑这个电位为假定的旁路电位。当然，最好的证明是通过在该处行射频消融能将旁路传导消除（假定释放的能量和导管与组织的接触均适合），因此对旁路电位的最有效认定是在术后的回顾性分析中。

在三尖瓣环水平对右心房游离壁和间隔部希氏束区进行逐点标测，不仅可以大致对旁路定位，也可提供其距离正常传导轴的安全界限。注意，为了准确评价消融导管电图上波的时间早晚，必须参考显示最大预激波的体表心电图导联。一般而言，高增益可以使低振幅电位显露出来——心内膜记录到的典型旁路电位都是低振幅的。但是假如高振幅的波未被剪切掉，它们就会在电生理记录仪上与相邻记录通道的体表心电图重叠，这样一眼就可确定体表心电图上 Delta 波的起始时刻。

对于没有预激的患者，消融靶点是选择在顺向型房室折返性心动过速时记录到最短 V–A 间期的部位（图 44–2），因为这可以有效地排除通过正常房室轴和通过旁路的传导融合。假如没有诱发心动过速，通过正常房室传导轴也没有逆向传导或被明确区分开，那么在心室起搏时最早的心房激动点就是合理的靶点。尽管有以上的归纳，但对特殊旁路的定位仍需采用个体化的策略。

其他的旁路位置

在左前斜位 45°时，位于三尖瓣环钟面上 6 点到 12 点间的旁路被称作右侧游离壁旁路。由于这个区域独特的解剖特征，因而导管消融也需要采取一些独特的策略。三尖瓣比二尖瓣环更加垂直，右心室也比左心室薄，也没有类似于冠状静脉窦的结构。进入右侧房室环的比左侧更直接，但是要到达三尖瓣下却比较难，尤其是经股静脉途径时。另外右心房游离壁的收缩可以使导管顶端脱位。采用同瓣环适宜曲线的长鞘和（或）大弯度导管可以增加消融导管的稳定性。在实际中一个相对硬且可以扭曲的鞘比一个壁较薄的鞘更有

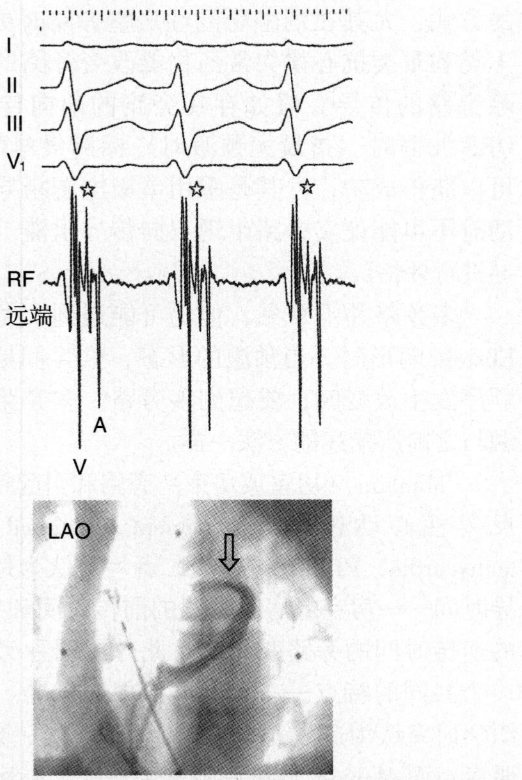

图 44–2 显示在左前斜位大约 2 点的部位经冠状静脉窦远端消融一个隐匿性左侧心外膜旁路。下图显示了行冠状静脉窦造影后导管的位置（箭头）。上图显示了在冠状静脉窦内消融位点处记录的电图（远端放电）：星号代表旁路电位，在成功消融后，窦性心律时该电位同心房和心室的激动分离，从而证实为旁路电位。LAO：左前斜位。

用，后者不易扭转操纵，却容易弯折。利用瓣环脂肪的放射线影（透亮区）来确认瓣环水平很有效，尤其是在瓣环电图碎裂以及 Ebstein 畸形时的低电压。此时单极电图很有帮助，甚至需通过在右冠状动脉内记录，尽管后者会冒着严重并发症的风险。与其他部位旁路靶点的 QS 形态不同，右侧旁路的心室电图有两处顿挫；第一个顿挫代表局部右心室激动而第二个顿挫代表可能起源于左室或者室间隔的远场电位。

右侧游离壁旁路成功消融部位的心室电图计时要较左侧游离壁旁路部位的计时早 20~30ms[10]，这是因为右心房激动发生在窦性 P 波的前半部分（所以右心室被预激发生在 P 波之内），而且预先激动的右心室室壁较薄，体表心电图上并不能像左心室大量心肌被预激时出现那么明显的预激波。因此仅提前 10~20ms 的局部心室预激（在 QRS 之前）对作为该部位旁路的靶点还不够好。消融左侧游离壁旁路的另一个特点是在释放射频电流时从导管记录到的温度一般较低——这同导管的接触、电极方向以及稳定性有关。因而使用温控导管释放射频时通常采用高能量。在导管操作过程中也可以发生机械性阻滞损伤旁路。尽管这种机械损伤最终都会恢复，但这样会使消融当时找不到消融靶点，此时尽管在多数情况下会在认为适当的解剖部位采取所谓的“安全性”消融来巩固旁路的阻滞，但仍容易复发。

位于间隔部的旁路，一般分为前间隔、中间隔、后间隔旁路。前间隔旁路一般用来指位于三尖瓣环 12 点（因为主动脉瓣和二尖瓣纤维连结体位于左侧）和希氏束部位之间的旁路——此时即使能够记录到希氏束电位，其幅度也很低，一般小于 0.1mv，否则定义为希氏束旁旁路。后间隔旁路是指位于冠状静脉窦口到二尖瓣环或三尖瓣环 6 点之间的旁路。中间隔旁路难以通过位置界定。普遍认为是除了希氏束旁旁路之外的位于希氏束和冠状静脉窦口之间的旁路。除了前间隔旁路以外，这些所谓的间隔旁路都可以在双侧房室环接近于房室结和希氏束的部位，或难或易地到达。此外，后间隔旁路更多见于心外膜部位，因此很多时候需在冠状静脉窦内和心中静脉标测。

前间隔旁路如前所定义的，使用上腔静脉入路可以很容易到达并消融，经这种入路可以将导管弯曲后轻易送至房室瓣环，但股静脉途径除非导管具有双向弯曲导引功能，否则必须将弯曲的导管松弛，才能接触到这些部位，这是一种被动寻找靶点的方式，导管与瓣环的接触也不稳定。使用前述入路还可以在右心室通过将导管弯曲成环状，也可轻易到达三尖瓣下的部位。

中间隔旁路，通常采用下位途径，消融需要注意的是避免损伤房室结和正常传导轴。希氏束旁旁路由于离希氏束比较近，消融前需要对危险性进行评估；但中间隔旁路离房室结较近，由于缺乏理想的路标，很难预测消融的危险性。如一旦出现交界性心律就应该停止发放射频能量；出现前面没有 P 波的窄 QRS 波群不要误认为是预激消失。因此在使用传统的射频方式消融靠近房室结和希氏束的旁路时，应采取的策略是先仔细标测找到最清晰的心内电图，然后在离正常传导轴最远的一个靶点处使用低能量射频电流试消融。在预计的消融靶点处，首先要证实有没有希氏束电位，此时采用程序刺激来引起旁路前向阻滞或诱发持续的顺向型房室折返性心动过速，从而来验证可能被预激波掩盖的希氏束电位和振幅。在消融过程中，应以每次 5W 步幅逐渐递增射频能量。一旦出现交界性心律或输出能量已加到足够大时（大约 20~25W，确切的数值不好定）预激波仍不能立刻消失，就应立即停止放电。低温标测可能是将诸如此类的两个很相似部位区别开来的一个有效方法[11]。最近，利用导管的冷冻消融技术已经开始应用，这种技术既可以使导管尖端黏附在心内膜，同时这种暂时的损伤也可以逆转（在-30℃时），这就是冷冻标测，并可以验证最终固定损伤（至少需要-70℃的温度）的效果，从而降低损伤正常房室传导的风险。

旁路极有可能走行于心外膜或者插入点位于后间隔部位，因为后间隔区的解剖三角由左右两个瓣环构成，这意味着我们经常要判断是在二尖瓣侧还是三尖瓣侧来标测内膜点，以及是在冠状静脉窦近端还是心中静脉内来标测。预激时在Ⅱ导联发现一个较陡的 QS 波群或者 V_5/V_6 导联出现 rS 波群应怀疑旁路在后间隔处的可能[12]。假如无论在左侧还是右侧都不能标测到很好的心内膜靶点或消融不成功时，就应该通过冠状静脉窦造影来引导标测冠状静脉窦和心中静脉。虽然通过在冠状静脉窦近端放置阻断球囊，而在冠状静脉窦远端来造影可以很好地显示冠状静脉窦的解剖和分支，但略显繁琐，只需用选择性冠状动脉造影常用的 Amplatz 导管经股静脉就可充分显影冠状静脉窦近端和心中静脉（图 44-2）。成功消融的靶点一般集中于血管畸形的附近，如血管瘤和憩室，因为离房室环较远，这些靶点处的心房电位通常较低。假如从股静脉途径难以进入心中静脉，上腔静脉入路会使导管能直接垂直进入心中静脉。在冠状静脉窦或心中静脉内消融势必会经过多次无效的放电，这是由于冠状静脉窦内血流冷却速度慢造成导管电极的高温度和低输出的综合因素导致的。此外还因为，经典心中静脉的靶点离右冠状动脉远端的后降支和左室后支很近从而限制了输出能量的提高。此时使用灌注导管可以将能量逐渐滴定到 30W 的上限内还不会引起附近冠状动脉（距离消融靶点 2~3mm 内）的狭窄和阻塞。

特殊情况

在进行消融操作时，可能会发生包括持续性心房颤动等在内的很多特殊问题。电复律通常是必不可少的方式，尤其在消融隐匿性房室旁路时更易发生——Ⅰ类和Ⅲ类抗心律失常药物能改变旁路的特性从而消除旁路的传导。假如存在旁路的前向传导，在最宽 QRS 波群时（指最大预激时）标测最早的心室激动，可以获得成功，尤其是采用单极电图指导。在心房颤动时不可能证实旁路出现双向传导阻滞（通过室房传导进行评估）。

多旁路并不常见，但仍可能遇到，尤其是并发于 Ebstein 畸形时。当预激的形态、V-A 间期或室房传导顺序发生改变时，要想到多旁路。多旁路的标测和消融与之前所描述的方法一样。

“Mahaim”（房室或房束）旁路和引起持久的交界性反复性心动过速（permanent junctional reciprocating tachycardia，PJRT）的基质二者均被认为是具有较长传导时间——房室或房束旁路的前传时间和发作 PJRT 时的逆传时间的旁路变异体。此外这两种旁路变异有另一个共同的特点——只能进行单向传导。仅少数的组织学研究认为造成 PJRT 的解剖基质是一条长且扭曲的肌束，而 Mahaim 纤维则被认为是一个心房起源的房室结样的旁路组织[13]。后者可以通过在瓣环上标测到的旁路电位作为靶点从而成功地消融；该电位类似于希氏束电位，但即使在预激时也会持续地出现在心室激动之前。PJRT 时可以将心动过速时的最早心房激动点作为靶点进行消融，但是因为是在后间隔部消融，必须注意要保证与正常传导轴的适当距离。通常的旁路插入点位置局限（小于 2~3mm），但偶尔也会遇到插入面积较大[14]或多个分支插入的旁路。此时需要做多点消融，每一处能改变局部电图参数的消融点都是有效消融点——并非无效的损伤，多个有效消融点的联合损伤最终消融旁路。

另一个不常见的变异是以心室同心耳顶端相连接为特征的心耳-心室连接——该变异的特征是插入点远离房室环[15]。这时需仔细标测，必要时需借助三维标测可以澄清这种连接的本质。与之类似，还有一种外科手术引起的少见的预激——右心耳与右室流出道吻合术（一种对三尖瓣闭锁的姑息术式）后偶尔可以见到这种预激。当曾有过相应的外科手术史，又出现类似于右室流出道心动过速的预激波形时，仔细标测后也可以成功消融。

有时可同时存在其他心律失常基质——AVNRT 或者房性心动过速。以上描述的电生理方法可以帮助鉴定旁路是否参与了心动过速，但实际上，旁路基质的消除可以暴露 AVNRT 或者房性心动过速，然后再通过标准的程序消融这些心律失常。

房室结折返性心动过速

房室结折返性心动过速（AVNRT）一般被认为是在成人中阵发性室上性心动过速最常见的一种（心房颤动除外）。普遍认为 AVNRT 是激动在房室交界区形成的折返环路内发生折返激动的结果，但具体有无明确解剖结构的折返环目前还有争议。房室交界区组织的功能异质性——主要指传导速度和不应期——使一个有可激动间隙的折返环能够持续存在。因为既没有解剖结构又缺乏明确的电生理激动标记，很难界定完整的折返环路。不过已有的证据表明房室结周围的心房组织、致密的房室结本身、希氏束近端都可能被涉及。虽然在 AVNRT 患者之间并未发现明显的解剖差异，但已有证据表明多条通路或路径可从后面连接房室结[16]。

依折返环路构成特征不同，至少有三种不同类型的 AVNRT：（1）慢前传/快逆传；（2）快前传/慢逆传；（3）慢前传/慢逆传。除了在传导速度和不应期上的差异外，快径和慢径还表现了相对独立的前面和后面的逆向出口。上述任何一种心动过速都具有前向传导的特性和逆向激动心房的位点，分别称为前传支和逆传支。大多实验室目前都已建立起了慢径前传的基线证据，一般定为 A–H 间期延长（>200ms）伴或不伴间断传导（跳跃）（当配对间期以 10ms 递减时 A–H 间期突然出现大于 50ms 的增长）。此外 H–A 间期在心动过速时在 25~80ms 的范围内，表明存在典型的慢/快型 AVNRT。AVNRT 的变异型（快/慢或慢/慢）需要与房室折返性心动过速和房性心动过速相鉴别，这可以通过观察在房室结不应期时对心室期前刺激的反应、心房激动的顺序以及房室阻滞时心动过速形态变化的特点等加以区别。

在典型的 AVNRT 时，三尖瓣前上方的最早逆传心房激动点是快径的出口；同理在快/慢型 AVNRT 时，三尖瓣后内侧附近的逆向激动处是慢径路的出口。因此，房室结改良术应该选择这些位点对快径或慢径进行选择性消融。

快径出口可以通过将导管从希氏束部位缓慢后撤数毫米到达，后撤同时要将导管顺时针旋转以与组织保持良好的接触。一般地还要在希氏束部位放置监测导管作为标记和参考。因为没有合适的电图特征来指示快径激动，因而多采用一些间接的参数如 A:V 电图振幅比率大于 1 和希氏束电位小于 0.05mV 来确保同希氏束之间的相对隔离。在这些位点进行短时间的放电就可以引起 PR 间期的延长以及室房逆传的减慢或消失。很多情况下会发现交界性的心动过速；这可能需要心房起搏来监测房室传导，因为逆向传导不能用于这种评估。P–R 间期延长大于 50%或者有房室阻滞时立刻强制性中止放电（消融能量应该以 5W 的步幅逐渐增加输出来试探）。

快径消融后一般会发现室房传导消失或者明显减慢，伴有 A–H 间期明显延长以及房室结双径路现象消失。超过三分之一的患者出现室房传导的消失，其余的患者室房阻滞周长会增加。同样还会出现 A–H 间期显著延长（<50%）但不伴有 H–V 间期、房室结有效不应期或者前传文氏周期的改变。对那些室房传导已消失但房室结双径路现象仍存在或 A–H 间期没有改变的病例，就需要进行真正的选择性消融快径逆传。

虽然消融快径在大于 90%的患者中取得了成功，但引起完全性心脏阻滞的发生率也达到了 21%[17]。即使是一过性的传导阻滞，也要推荐在消融后对患者进行 1~2 天的遥感监测来发现是否存在延迟性阻滞。慢径后方的出口也应作为消融靶点的一种选择，可能是因为这里距房室结较远，完全性心脏阻滞的发生率相应的较低。因此，慢径消融已经成为可选择的治疗术式。

目前常采用两种消融定位的方法：解剖定位和电生理定位。解剖定位法是用 X 线透视标记来指引消融导管放置在三尖瓣或者冠状静脉窦口水平房间隔内侧中后三分之一联结处附近的靶点。在放电 60~90s 后，需要对慢径传导进行鉴定并试着再次诱发心动过速。假如不成功，应该在离房室结更近的部位再次放电；然而，靶点越靠后，消融越安全。

电生理定位是在慢径逆传（在快/慢型 AVNRT 或者心室起搏时）时标测心房最早激动点，由于难以诱发持续的慢径逆传限制了它的应用。只能在约 10%的患者中适用。因此，目前通常用标测到代表慢径的特征性电图（慢电位）来指导放电。已经报告了两种不同类型的慢径电位。一种是窦性心律时在低频低幅电位后出现的一个尖锋样电位（Asp）[18]，Asp 一般位于低振幅电位后 10~40ms，这种双电位可以在冠状静脉窦口周围靠近三尖瓣处记录到。根据它们的表现形式提示它们存在两种起源。在慢径逆传时（快/慢型 AVNRT、心室回波或者伴有慢径逆传的心室起搏—同时有快径逆传的阻滞），这些双电位的顺序可以出现逆转；表现为 Asp 出现在低振幅电位之前。在三尖瓣附近标测到最晚的 Asp 电位处放电可以消除 99%的患者的 AVNRT（只有一例出现房室传导阻滞）。实验研究揭示由冠状静脉窦口周围侧面肌肉带不同步的激动同样可以产生类似的双电位[19]。这些细胞在组织学上具备心房细胞的组织特点，细胞内记录显示有快速上升的升支（0 相），刺激时不伴有递减传导特性。

另一种类型的慢径电位是窦性心律时在心房电位之后占据部分或全部 A-V 间期的或可见或被掩盖在其中的一些特征性低振幅、低频率信号[20]。在将导管由希氏束部位向后撤的时候使用高增益记录可以很容易找到。越靠后间隔，该电位越粗呈驼峰样，越靠前它们越快越窄，经常为双相，并与希氏束电位重叠。它们在希氏束和冠状静脉窦口之间的前 2/3 与后 1/3 交界处可以记录到。最具特征性的、同时也很重要的是这些慢电位信号在递增性心房起搏时会与心房电位分离，时程延长，振幅下降。它们在起搏频率增快到一定程度时会碎裂并消失，因此在心动过速时，它们不容易被识别。动物实验表明这些低频信号与围绕在三尖瓣周围具有房室结特点的细胞激动在时相上是同步发生的。在出现心室回波时，这些细胞要比慢径逆传时的心房最早激动点的激动还要提前，但在快径前传时，这些细胞则不能被激动。从整个广泛的记录区域来看它们可以代表激动路径的盲端或终端。慢房结区更加靠后部位的激动可能代表 Asp 电位。而其向前延续的组织（冠状静脉窦口下方）产生低频慢电位。

慢径消融成功之后，通常前向房室阻滞的周长和房室结不应期将增加，而基础 A-H 间期或逆向传导间期不变。心房递增起搏时最大的 A-H 间期跳跃也将缩短。然而大约 50%的患者仍残存慢径，即表现为持续存在前传房室结双径现象和（或）单个房室结回波，尽管此时静脉滴定异丙肾上腺素也难以诱发 AVNRT。

通过以上两种方法来引导射频消融效果差不多，尽管使用低频电位法引导射频消融需要的放电次数要相对少一些。慢径消融时完全性房室传导阻滞很少见，但是要注意快径可能异常地位于后方与慢径毗邻的部位。为了避免房室阻滞，应仔细在最靠后的部位标测不伴有希氏束电位的典型低频慢电位，当然也要避免将快速起搏时与 A-H 间期终末重叠的电位误认为是慢电位。在有效靶点处消融时 70%至 90%可出现交界性异位心律，此时监测室房传导尤为重要。一旦出现室房阻滞——尽管是间断性的——和快速交界区心律都是即将出现室房阻滞的有效标志。在怀疑出现该两种情况时，应先停止放电，然后观测窦性心律时的 P-R 间期。在心房起搏下放电虽然可能会掩盖交界性心律并妨碍监测室房传导，但有利于尽早发现对正常房室传导的损害，可能是有帮助的。当出现房室阻滞时，若早期恢复（2~3min 内）常预示着预后良好。

成功消融后的复发很少见——大约 2%——假如完全消融了慢径可能更低。然而，心动过速不可诱发——尽管使用了异丙肾上腺素——才是合适的终点。消融慢径房室阻滞的发生率较低（大约 1%），因而在技术上也是首选，当慢径消融失败时，可以考虑快径消融。谨慎地进行慢径消融往往是有效的，即使在伴有基础 PR 间期延长的患者，这可能是由于存在所谓的中间性传导路径的持续干扰造成的。

希望摆脱药物治疗或者对常规药物治疗不能耐受的患者可以选择这种干预。这项操作不应该用于首次发作 AVNRT 或者 AVNRT 发作不频繁的患者，因为尽管几率低也毕竟确实存在引起房室阻滞的风险。

心房扑动

心电图Ⅱ、Ⅲ、aVF 导联表现为负向的锯齿样扑动波，频率在 200~350 次/分，是典型心房扑动的特征性表现，房扑时没有舒张期等电位线可以将其与其他室上性心动过速区分开来。典型房扑包括逆时针和顺时针两种，均是下腔静脉-三尖瓣峡部依赖性房扑的类型。除此之外，大折返环性房性心动过速也可以考虑为一种心房扑动，为了与上面所描述的房扑区分开来，一般称为不典型性心房扑动，并单独进行考虑。

典型心房扑动

由于认识到维持典型心房扑动的下腔静脉-三尖瓣峡部解剖结构局限，而且易于到达，只要造成峡部的传导阻滞就可终止这种心律失常，因此经导管消融来消除典型心房扑动的方法就被广泛地推广开来。

目前经复杂的标测手段已证实，最初通过体表或食管心电图诊断的典型房扑，就是局限于右心房内的大折返环介导的，大多数情况下在左前斜位（LAO）透视下激动围绕三尖瓣钟面呈逆时针旋转。同 Mines 的环状模型类似，三尖瓣可以被认为是折返环的外边界而右心房-腔静脉相交接的后部终末嵴是其内边界[21]。

逆时针方向的典型房扑通过体表心电图形态就基本可以断定其折返环位于右心房内，且无一例外地通过三尖瓣峡部。但是对于同为典型房扑的顺时针方向旋转型房扑，由于体表心电图形态不同，就很难与非峡部依赖性房扑相鉴别。因此，心内激动标测和拖带标测在确定折返环时就很必要。重要的是，无论逆时针方向还是顺时针方向旋转，该两种类型的房扑均依赖同一个下腔静脉-三尖瓣峡部，所以均可采取同一种消融策略来治疗而且是非常有效的。

方法学

经导管消融典型心房扑动的目的就是要造成完全持久的三尖瓣峡部的双向阻滞，因为仅仅终止或者中断心房扑动还不够，假如峡部的传导仍然存在，扑动就还会复发。整个消融程序本身可以被细分为：射频电流的释放和损伤形成；鉴别和填补残余的传导间隙；对峡部传导的评估。

射频电流的释放和损伤形成

在作者实验室，一般使用顶端 4mm 的温控盐水灌注电极，对下腔静脉和三尖瓣环之间的峡部进行逐点顺序消融。从记录到一个大的心室电位的三尖瓣环心室侧开始放电。为了实现完全阻滞，要使逐点消融连成一条线。无论是否使用长鞘，都要采用 X 线透视或非 X 线透视的方法（如使用三维标测）监测导管的位置，使其与组织接触更稳定。除了使用 X 线透视监测外，对逆时针方向旋转的扑动，要从三尖瓣环峡部区记录到与体表心电图扑动波中心点同步的心房电位起开始放电，逐点消融直至下腔静脉边缘[22]，这种方法可以确保消融线与激动方向一直保持垂直，无论导管偏向任何一侧都可以通过消融导管局部心房电位与体表心电图扑动波中心时序的改变来发现，从而实现对导管走行方向的持续非透视监测——举个例子，当导管向游离壁方向移位时，局部电图就偏离体表心电图中心而与体表心电图扑动波的起始处同步（而向内侧移位时，会同其终末部同步）。扑动时峡部传导速度低这种自然特点有助于采用这种方法来发现导管位置的偏移。而在窦律时可采用右心房下侧壁起搏下放电，从 LAO 透视下三尖瓣环大约 6 点的部位开始一直到下腔静脉，只要保证刺激到消融电极局部电位的时间一致，也可监测导管位置不偏移[23]。

然而一定要意识到在某一特定区域释放射频能量并不一定就能构成透壁损伤；射频的效果与组织接触稳定性、局部血液流动、输出能量大小和心肌厚度这些因素密切相关。在单向激动的心房肌（如典型心房扑动、下侧壁右心房或冠状静脉窦起搏时的峡部），局部出现中间有等电位线的双电位时，可说明该处产生了比较大的局部透壁射频损伤（可能比远端双极电极头稍小）；第二个电位是由于激动绕过损伤线产生的[24]。

需要设定射频能量和（或）靶点温度以便每一个消融点都能够形成透壁损伤。传统的温控放电由于局部组织立体结构与血液对流冷却的影响，使得靶点温度快速达到设定温度和（或）局部形成焦痂以及阻抗的升高，从而限制了输出能量的提高。对消融电极进行盐水灌注就可预防焦痂的形成和阻抗的升高，可使输出能量达到相对较高的预设值而不受组织对流冷却变化的影响。结果就会在消融线图上出现持续的双电位。使用顶端灌注导管再设定一个相对适宜的能量上限（40~45W）已经证实是安全有效的，既可作为顽固性病例的补救治疗也可作为典型心房扑动的一线治疗[25,26]。作为一线治疗可使操作时间和透视时间大大减少。若使每个消融点都能够形成足够大的透壁损伤同样也能缩短手术时间：因此采用顶端 8mm 的导管以及顶端灌注导管同样有效。

残余裂隙的识别和消融

由于峡部解剖的变异以及不能形成连续的透壁损伤，尽管已进行了充分的消融，但峡部传导仍经常持续存在。此时对消融线上裂隙的定位和消融是必要的。在典型心房扑动时，裂隙部位的局部电图常表现为单个波（而不是双电位）或者一簇集中的碎裂电位、或者即使为双电位，其间也由碎裂电位将两个电位连接起来。这样在扑动复发时，就可跳跃地消融碎裂点从而简化缩短消融操作。同理也可以在峡部任一侧起搏的情况下，有目的地选择邻近双电位且在双电位间等电位线上的单个电位或碎裂电位进行消融（图 44-3），目的就是使整个峡部宽度内都呈双电位，且双电位之间有干净持久的等电位线。

对峡部传导的评估

如前所述，放电时终止心房扑动，并不是足够的终点，因为在大于 50%的病例中，这并不意味着稳定的峡部阻滞[27]。峡部暂时的阻滞或传导减慢（如遇到异位激动）均可以在未完全消除甚至未影响折返环的情况下终止扑动。在消融线的一侧起搏时，需要一段较长时间才能激动消融线另一侧，并且右心房内另一侧的激动顺序发生了 180°的变化，这些现象一般用来诊断峡部阻滞。这可以通过依次移动导管标测或者在低位右心房或者冠状静脉窦起搏下使用环状二十极电极同步记录来证实。最近，在下腔静脉-三尖瓣峡部阻断中局部电图标准作为敏感而有效的标记已经在广泛应用[23]。

手术终点的逐步改进使经导管消融心房扑动的效果愈来愈好。起初以扑动终止和无法诱发作为手术终点时复发率很高，在使用峡部阻滞和进一步改进的局部电图标准后——标测到双电位辅以鉴别性起搏，使复发率降至 5%。

揭示峡部完全阻滞的标准可分为主要标准和次要标准两种；主要标准又分为右心房标准和局部电位标准，次要标准包括体表心电图改变和冠状静脉窦激动顺序改变（左心房标准）[22]。右心房间隔或侧面激动顺序发生改变是必然的，但还不足以表明峡部阻滞。局部电位标准能更直接敏感和特异地判断线性损伤。局部电图标准的敏感性来源于其对消融损伤线判定的准确度上，它的特异性主要是指不受导管位置和下腔静脉后部传导影响的相对独立性。这种传导可以缩短刺激到双电位第二个波的激动时间，但又不能使消融线电位产生正向的假性裂隙的电图。激动传导到第二电位时间减少的程度主要依赖于腔静脉后部传导的水平。很多方法可以作为用来证明峡部阻滞的标准，从多电极多导管技术到篮状导管，以及电解剖顺序标测和非接触式标测。实质上，这些貌似不同的技术都提供相同的激动数据。

除了认同的各个标准外，起搏位点的选择有助于增加峡部完全阻滞标准的灵敏感和特异度。起搏点要尽量靠近消融阻滞线，这样就可最大可能地检出经过消融线的慢传导，避免这种传导被围绕损伤线快速运行的激动波所隐匿或掩盖。假如起搏点紧靠消融线，那么对经右心房下侧壁起搏还是经冠状静脉窦口起搏就不重要了，当利用冠状静脉窦电极来稳定起搏冠状静脉窦最近端时，此时刺激与消融线之间还存在一定的距离——这可以通过测量消融线上刺激到双电位中第一个波之间的时间（st-DP1）得知。st-DP1 不超过 30ms 最好[28]。相反，峡部阻滞时当从右心房下侧壁起搏时，体表心电图 P 波的变化最大——这对判断峡部传导是否恢复非常敏感，这是因为冠状静脉窦处于将激动传入左心房的位置，起搏右心房下外侧时由于该部位毗邻消融线，且位于消融线对侧，激动从冠状静脉窦传入左心房扮演了体表心电图 P 波改变放大器的作用——对判断峡部传导阻滞/延迟尤其传导恢复都有作用（见后文）。

通过移动激动起源点（起搏）来评估导管原位局部电位的反应：在消融线附近从最初的位置前移或后退[28]。如果线两侧的激动（由局部的双电位指示）通过一个传导间隙连在一起（即等电位线），后移起搏点将

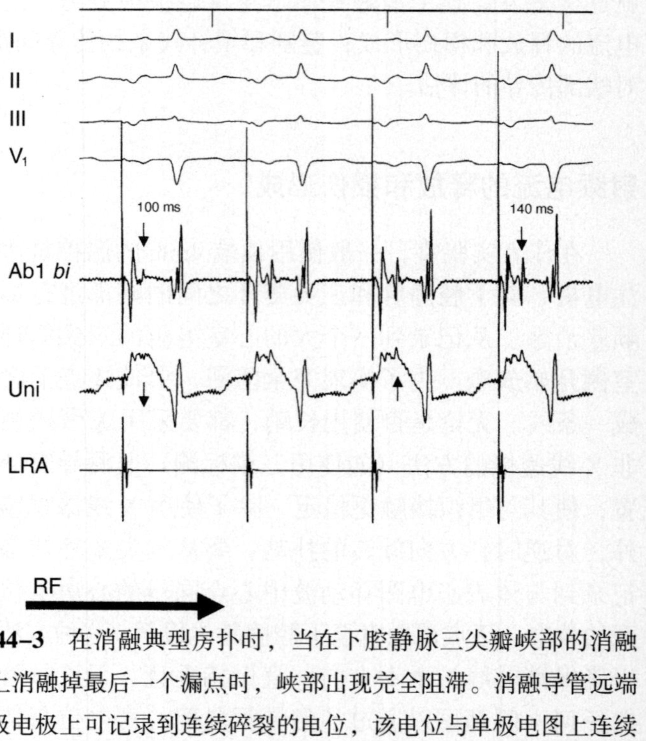

图 44-3 在消融典型房扑时，当在下腔静脉三尖瓣峡部的消融线上消融掉最后一个漏点时，峡部出现完全阻滞。消融导管远端双极电极上可记录到连续碎裂的电位，该电位与单极电图上连续负向的电位相对应，在该处放电可将连续碎裂电位分开成为双电位：第二个电位的传导时间明显延长为 140ms 且在单极电图上表现为完全正向，结合以上两点可证实峡部完全阻断。

增加到达两侧的激动时间，且增幅大致相等。相反，如果跨消融线两侧没有传导间隙，后移起搏点将肯定增加上游的激动时间，另一侧的激动时间或者减小，或者无改变，但决不会增加。

通过改变起搏点来证明以上功能性联系依赖于刺激到消融线两侧的相对传导时间，因而可能会受到起搏位置的选择、相对传导速度、激动绕行的长度以及慢传导或阻滞区的影响。慢传导或阻滞区只会影响两个起搏点中的一个。因此，起搏导管必须尽可能接近消融线，起搏点移动的范围也有一定限度（15mm）。远端起搏时，刺激到第一个电位的时间大约 40ms，近端起搏时约 60ms。为了发现通过峡部的极慢传导（0.05ms 或更慢），两个起搏点都必须更靠近消融线——也就是刺激到第一个电位的时间更短。

通过峡部的极慢传导不能被任何技术或标准绝对排除，尽管我们没有发现一例持续传导的假阳性诊断，但是理论上讲假如存在传导延迟的话会影响来自第二个起搏点激动的可能。

改变起搏位点是评价单个位点的技术，可作为局部电位评价最好的补充，它能够在原位对每个双电位或三相碎裂电位进行评估，而不必将消融导管从记录部位移开或实施补充标测。当缝隙电位确实能代表通过消融线的持续传导，而不是旁观的慢传导时，它的优势就是可立即实施消融。而尽管存在三相或碎裂电位，当确认传导阻滞时，就可以防止不必要的消融。它对确认传导阻滞也有用，尤其在标测不充分或用右心房标准排除了慢传导时评价峡部的传导很有用。

然而，评价峡部传导完全（和稳定）阻滞的标准是最终无典型房扑复发，它只能在消融远期进行评估。消融所形成的传导阻滞的稳定性可明显影响复发率。传导通过复合损伤再次恢复的可能性可通过构成损伤的消融点数量（平均 6~10 个消融点）乘以每个消融点传导恢复的可能性来估计。至于每个消融点恢复传导的可能性可通过 Wolff-Parkinson-White 消融资料（所谓的点消融）来估计，如果后者估计为 2%，则复合损伤的结果就是 12%~20%。最近的资料表明在实现完全阻断后，传导恢复的发生率相当高（与在下腔静脉-三尖瓣峡部射频消融终止房扑后一样）。这要求在消融后必须监测峡部传导阻滞的稳定性：传导恢复的发生率随时间呈指数减少，表明监测时间需要一个经验性切点。记住 97%的传导恢复发生在消融后 15min 内，这个监测时程与我们实验室目前较低的复发率是相称的[27]。延长监测时间并再次消融，可进一步减少复发率。

上面描述的操作程序具有很好的依从性，少数患者需要静脉给予镇静剂或在放电时给予止痛剂以减轻疼痛。极少见副作用的报道；极少数的副作用几乎都与股静脉导管有关。其中一个例外尽管发生率低，但意义很大，就是在消融所谓的间隔峡部时发生房室阻滞的危险，消融点越偏向游离壁，就越可将这种风险降到零。

由于当前的消融操作程序具有很好的耐受性，因而适应证也扩大了。尽管非药物治疗在早期仅限于对顽固性或伴有血流动力学影响的患者进行，但目前射频消融正被越来越多地用来治疗那些有症状的且至少一个药物治疗无效的房扑患者。现在认为，对所有有症状的典型的持续性房扑患者，导管消融可以作为一种可选择的一线治疗。

非典型房扑

最常见的心房扑动折返方式是沿下腔静脉三尖瓣峡部折返的，因此被称为典型房扑。其他大折返性房性心动过速也被认为是房扑的一种，因为同典型房扑一样，在折返环的所有部位都能够记录到电活动（没有非折返性心律失常的特征性舒张期间隙）。区分非典型房扑是为了与下腔静脉三尖瓣峡部折返的典型房扑相鉴别，而不管是起源于左心房或右心房。

诊断标准

排除了下腔静脉-三尖瓣峡部依赖性折返的房扑都可诊断为非典型房扑。本质上，沿下腔静脉三尖瓣峡部的激动与折返环路的维持无关。从心动过速时起源于低位右心房侧壁和冠状静脉窦口的激动可双向通过峡部并在峡部相互碰撞融合即可证明峡部与折返环的维持无关。房速发生时，在峡部记录到被等电位线分离的两个电位以及电位之间存在间期则反映了峡部阻滞的存在。窦律时存在可靠的峡部传导阻滞更是很强的排除峡部依赖性指征。同样，心动过速时在峡部进行拖带同样可以将峡部排除在折返环之外。非右心房部位的拖带标测如在冠状静脉窦或左心房都能够证明该部位参与了折返环，而如果右心房激动覆盖了整个折返环周长则证明右心房是折返环的所在。

右心房的激动时间不足心动过速周长的60%以及心动过速时右心房游离壁与心动过速间断分离也支持左心房折返的诊断[29]。右心房游离壁被间隔部起源的波阵面被动激动也是一个特征。然而，三尖瓣-下腔静脉峡部的传导阻滞也可掩盖低位间隔部起源的激动。

心房屏障

一些固定的或功能性的中心屏障是折返形成的必要条件。最常见的右心房内折返屏障是上、下腔静脉间后方的终末嵴（界嵴）复合体，最常见的右心房大折返环性心动过速（典型房扑）就是围绕该结构形成的。三尖瓣环构成了这种心动过速激动波的外部屏障。其他右心房的天然屏障（不论何种激动方式，而且在窦律时也存在）包括下、上腔静脉，只有后者具有电活动性的心肌肌袖与右心房延续。右心房内的获得性屏障包括手术切口或补片以及无电活动的静止区域[29,30]。非外科手术或冠心病患者的电静止区域的病因学不清。与这些固定的屏障相比，右心房功能性电活动的不均质性的作用还不清楚，尽管在窦性心律及某些类型的折返激动中终末嵴区域也有传导通过。上述的屏障或不均匀性，不论是功能性的或是固定的，均有围绕它形成一个折返环的可能。当适当的触发存在以及有足够的传导时间（波长）围绕它时就可形成折返环。

没有资料表明左心房内存在传导缓慢或阻滞的好发区域；由于左心房缺少类似右心房终末嵴那样的解剖障碍，因此左心房内的大折返少见。通常所谓的左心房房扑主要发生于两种情况：（1）左心房内射频消融的结果；（2）左侧器质性心脏病的存在[31]。阵发性房颤在左心房和右心房线形消融后，近75%的患者可随之发生左心房房扑；心内膜激动标测表明大折返环依赖于不彻底消融的缝隙或线形消融区传导的恢复。需要注意的是，尽管左心房房扑的形态变化较大，但有些病例的体表心电图与逆时针方向旋转的经典房扑相似。左心房房扑的典型特征就是大部分患者不止有一种形态的心动过速（折返环），与用拖带标测多个折返环以确定主折返环时的发现一致。解剖屏障如肺静脉或二尖瓣以及消融线形成了折返环的核心。在未行线性消融的患者，大折返环一般围绕一些解剖屏障如肺静脉和二尖瓣以及它们以外的相对大的电活动静止区域作环形运动。虽然这些所谓死亡静止区域的准确发病机理还不能确定，但是梗死或心肌炎症瘢痕已引起了注意。在冠脉造影未见相应的冠脉闭塞或病变部位，以及缺少心肌炎的其他证据时，血流动力学（与压力升高有关）障碍、甚至遗传因素也需要考虑。不论折返环的形成是否是线形消融的结果，它们都与心动过速的多形性以及多种完全或不完全折返环的形成有关。

一些临床病史诸如曾有过右心耳切开手术史（不仅仅是心房的插管切开）、成功消融下腔静脉-三尖瓣峡部使其完全阻滞的线形消融史、或心电图显示与典型房扑形态截然不同等均是有价值的线索。下腔静脉三尖瓣峡部依赖性顺时针方向折返性典型房扑，以及罕见的非典型心电图表现（可能是左心房激动发生了改变）的下腔静脉三尖瓣峡部依赖性逆时针方向性房扑——所谓的假性非典型房扑——均需一一排除。

器质性心脏病影响左侧循环时，如出现非典型房扑，则必须怀疑是左心房大折返性心动过速，尤其是当心电图显示低电压，特别是肢体导联低电压时。V_1导联扑动波主要呈正向或完全呈正向时，反映了右心房是被动激动的。所谓的假性典型房扑是指形态上类似典型房扑的左心房房扑。当然出现这种情况时，如果冠状静脉窦的激动顺序是从远侧向近侧传导，与典型房扑相反时，就应该怀疑为左心房房扑。

标测策略

在电生理实验室，选择何种标测策略取决于心律失常是否存在，以及其可诱导性及稳定性。稳定持续的心律失常可进行连续采样（包括解剖和电生理的），因此能够构建三维激动标测。拖带标测是一种连续采样的技术，在这方面同样有用。相反如果心律失常在激动顺序或传导时间上均不稳定，或两者都有，就不能用来进行随后的分析；相应的必须采用多部位同步采集的数据（通过多电极导管）来确定感兴趣的心腔。一些三维电解剖标测可在心脏复律为窦性心律后进行，以确定固定的屏障区。对那些不能诱发心律失常的患者也需要进行同样的操作策略。

标测的目的是确定完整的折返环，即单向激动返回到最早激动点的空间上的最短传导路径，以及根据激动时间所确定的心动过速的完整周长。如果存在满足上述条件[30]的多个激动波，则可诊断为双折返环或多折返环。如果激动波阵面不能满足上述条件则为旁观的激动波，非心律失常所必须。然而，如果标测不完全也可将实际上完整的折返环误认为不完整的旁观折返环，而将不完整的折返环误认为完整的折返环。高密度标测或拖带标测通过波形融合和起搏后的长间歇可对此分别进行鉴别。多发的、固定的屏障能形成多个峡部，由于在一种心律失常中波阵面可能发生碰撞，而在另一种环路中却能自动参与，则由另外一个峡部所致的另外一种心律失常或折返环可导致心律失常复发。

心动过速的表现也可对其本质的诊断提供线索。以固定屏障为核心的单个折返环的心动过速在导管操作过程中通常保持稳定而不发生改变，甚至起搏都难以终止，但是当机械碰撞终止了心动过速（没有期外收缩）而致心律失常的不可诱发性，也提示存在一个有限的、相对易损的峡部。心电图波形发生改变而折返周长没变化可能与多折返环心动过速中某一个折返环中断或足以引起体表心电图改变的旁观折返环的激活有关（例如，典型逆时针方向房扑在峡部不完全消融时出现的冠状静脉窦和左心房激动顺序的改变），或者是同一个折返环上的激动向相反的方向传导的缘故。也有由于在不同折返环之间的转化或由旁观激动逆向插入同一个折返环引起激动顺序发生显著改变的情况。同样，折返周长的变化也表明激动路径发生了变化，这种变化可以是由于折返环的转化或仅仅是传导时间的改变所致，后者通常表现为折返周长的交替变化。激动顺序发生改变而心电图无变化可能是由于电势变化不够，这可能是由于记录电极距离远或者是因为组织电兴奋性不够。

在持续稳定的折返激动时评价关键的峡部时相对容易：当折返环单一时采用激动标测，多个折返环存在时辅以拖带标测；然而，在窦性心律时评估就不太清楚。能够为折返提供中心障碍区的屏障一般能够很快地被识别。天然管孔很明显，但无电活动的障碍可不明显。大的（二维上）电静止区域通过导管接触就能被确认为电学瘢痕，但是，狭窄的阻滞线（比临床上双极记录区域还小）很容易被漏过，除非通过选择适当的起搏位点，以最大化显示通过它们的延迟传导。为了避免遗漏这样的瘢痕区，建议在多点刺激下来实施标测（如在冠状静脉窦近端和低位右心房起搏）。

右心房致心律失常性屏障的特征

一旦确定了瘢痕或固定屏障区的位置，很重要的就是评价它们形成折返激动的潜在可能，以决定是否对其形成的峡部进行消融。在对一组房间隔缺损外科修补术后发生房速的 22 例患者进行的连续研究中，分别在稳定持续性心动过速和窦性心律时行右心房三维电解剖标测研究了电学瘢痕的特性。

外科心房切开后心房游离壁线性阻滞区的特征在决定随后出现的心律失常折返环的类型上有重要的作用[32]。比如，如果右心房游离壁瘢痕相对较长，则围绕切口周围就容易形成折返环，在下面与下腔静脉之间就会形成一个局限性的峡部。如果瘢痕是垂直或倾斜的，位置又相对靠前，则几乎所有的患者也会形成围绕三尖瓣环的折返。在无任何右心房游离壁切开的电生理依据，或者心房切开很小或靠前时，单独围绕三尖瓣环的折返也能见到。如果右心房游离壁切口足够长一直延续到下腔静脉下部，则不会形成下腔静脉峡部，环切口折返激动也不会产生。在这组病例中普遍存在的绕三尖瓣环的激动折返是由于广泛的基质改变，还是由于心房切开位置靠后所致的终末嵴功能性阻滞区的形成还不清楚。

上述资料表明，即使持续性折返性心动过速在电生理实验室不能被诱发，一旦在右心房游离壁有线形阻滞区形成，那么就会形成两个峡部（瘢痕下部至下腔静脉之间和下腔静脉至三尖瓣环之间），必须对这两个峡部进行消融，终点是达到彻底、稳定的峡部阻滞。右心房基质的改变（而不是心房切口）在决定所致心律失常的特定类型中所起的作用较小。

具有明显血流动力学负担的患者，如曾做过矫正或姑息手术的患者（如 Fontan 手术）已被证明其右心房游离壁低电压区变性介质中可形成峡部或小的通道[33]，因而有形成折返的基质。没有三维标测，鉴别低电压区多个小的通道是困难的，即使能够标测，也需要高的信噪比。

局限于房间隔或房间隔内部的折返环的致心律失常作用相对较小，至少在早先报道的人群是这样。剩下的少数非典型右心房折返性心动过速包括所谓的界嵴周围折返，以及右心房各个部位的小的功能性的折返环。下腔静脉三尖瓣峡部的阻滞可使这类折返易于发生。在折返激动时进行标测对确定折返环以及随后在跨界嵴部阻滞区或更靠内侧的冠状静脉窦口区进行射频消融是有帮助的。

典型房扑的折返环可出现上部和下部折返环的短暂变化。它们各自的特征是折返环围绕部分界嵴、上腔静脉或下腔静脉形成[34]。因而，上部折返环和上述的环界嵴部折返环相似。消融要求消除跨界嵴部的重要传导缝隙。在双波折返中，大的可激动间隙允许两个波阵面通过同一个折返径路，因此，下腔静脉三尖瓣峡部消融是可以治愈心律失常的。

消融方法

由于存在多种组合的可能，因此试图用一种标准的治疗方式来治愈所有的折返激动是困难的。完整的心内膜标测对确定折返环以及设计和实现消融治疗是必要的，提供精确的解剖也同样重要。尽管通过双电位标测结合拖带标测有可能终止某些折返环，但这也仅限于对右心房游离壁折返的一些亚类。在这些类型的折返环中，心房切口瘢痕的部位和范围已有判断标准，已被广泛理解[30]。另外，虽然经验性消融在终止或打断心动过速方面可能成功，然而评估是否达到完全传导阻滞是困难的。在左心房，由于所有导管都需经过房间隔穿刺或未闭的卵圆孔到达左心房，多个导管通过通常受限。因此，经验性消融就更不可取。

一些三维解剖构建方式与电激动数据相结合开发出来的一些系统是有用的，目前已开发出了许多种定位技术并实现了商业化。这些系统能标测感兴趣的心腔，并能提供很好的解剖结构和折返环。那些对折返环维持具有关键作用又易于到达的解剖屏障是消融的靶点区。拖带标测有利于对不同折返环的选择，而高密度标测能够揭示特定折返环区域。这些特定的折返环区域就是比实际的解剖结构要狭窄的、通常以阻滞区形式表现的侧面屏障[33]。

通常认为折返环中最狭窄的部分是消融的靶点，实际上需要考虑很多因素。消融靶点必须是折返环中能最便利到达和最安全实现传导阻滞的区域，其他因素包括峡部的大小、预期导管的稳定性、对周围旁观结构可能造成的损伤（如膈神经）、或对窦房结、房室结损伤风险的评估，最终选择正确的靶点。同样，也要考虑所选择的消融靶点是否不太容易形成完全的传导阻滞——由于机械收缩使导管不易稳定的区域（如三尖瓣环的右心房游离壁区域）或组织太厚（尤其是先天性心脏病在手术修补前后），均会使达到满意的消融终点更困难。

所选峡部组织的宽度既影响手术时间又影响成功率。通常通过解剖结构和电生理标记可以预先估计出。对此三维标测能提供很大的帮助，虽然精确性依赖于标测的点数（采样点的数目）以及构建系统的解剖分辨率。以局部心内电位为基础的电生理导航特别有用。两个逐渐会聚的电位（电位之间间期逐渐减小），最终汇集成碎裂的连续电位的区域，提示处于阻滞区的一个终端，激动正是围绕通过该阻滞线终端的关键点或通过该处形成的峡部进行激动传导的。持续时间长的碎裂电位提示慢传导的保护性通道，单一电位提示一个相对宽大的消融靶点。电生理指征比解剖征象定位消融靶点更可靠，因为电生理指征所确定的峡部要比解剖定义的峡部更小。

可以采取逐点放电的方式消融整个靶点区，也可通过拖动导管连续放电。损伤的连续性和紧密性依赖于多个透壁损伤的相互对合。就像对典型房扑的消融一样，靶点处每个消融点的局部电位分裂成双电位就可确认实现了透壁损伤，连续在某个点消融 30~40s 或更长时间足以形成稳定的损伤。电图分裂为两个电位与损伤线与激动的方向有关，激动与损伤线呈直角时双电位最明显。头端灌注导管更合适，因为它能输入冷盐水，可以有效地、反复地提高输出能量来形成连续性的透壁损伤。

结局评估

在射频损伤时，心动过速可能终止或折返周长短暂或永久性增加。两种现象都提示损伤影响到了折返环路，必须继续射频消融或延长损伤线以确保完全传导阻滞的实现。

虽然不能再次诱发最初的心律失常是成功消融的一个明确指征，但是它也可能是传导延缓或自主神经发生改变的结果。当然，如果心律失常从开始就不能被诱发或不经意被机械终止，也是不可靠的。折返环路的完全传导阻滞是治疗这些折返性心律失常最客观的消融终点[35]——与消融房室旁路连接、房室结折返或典型房扑一样。我们实验室采用这种终点得到的经验就是瘢痕性折返性心动过速的复发率确实很低。

正像在典型房扑消融时一样，消融点下游区的激动顺序出现逆转和（或）选择理想的起搏点（刺激到消融线的传导时间在 30ms 内）使局部电位的变化最明显对确定消融成功非常必要。在典型右心房游离壁垂直切口的病例中，多电极的 halo 导管能标测出瘢痕前后的激动顺序。因此，当起搏临近消融的峡部时，波阵面不能穿过瘢痕和峡部可被用来判断传导阻滞。评估传导阻滞的敏感性与记录和消融点间的距离有关，因此，消融部位记录的局部电位的改变——两个被等电位间期分离开的双电位，其分离的宽度随着刺激部位逐渐后撤，刺激到第二个或最后一个电位的传导时间逐渐缩短（鉴别性起搏）——能更准确地评估消融部位的传导。

因为目前的多电极导管不能很好地标测三尖瓣以外的其他心房部位，局部电位标准或三维标测对确定心房其他部位的传导阻滞尤其有用。为了最大限度提高三维标测的准确性，需要对临近消融点部位进行密度更高的采样，就像前面所述的必须使起搏点更靠近消融区以使刺激到第一个电位的激动时间更短一样。下游区激动向消融损伤处提前或向整个固定阻滞线提前均提示造成了传导阻滞，当然还需通过鉴别性起搏排除极慢传导。为了确保损伤的稳定性，应在观察一段时间后重新评价；由于仔细的三维标测很费时，因此先进行局部电位标准的评估，15min 后再开始标测验证可能是一种有效和节约时间的方式。

除了峡部依赖性房扑外，在左心房右心房都可能遇到多径路的折返，这要求根据每种激动模式实施个体化的消融。为了提高成功率，避免复发，需要消融多个峡部，并且每个峡部都要达到稳定的传导阻滞。这种情况实施起来也许很困难，所以一个经验性的线形损伤术式——类迷宫方案，包括采用多个损伤线来阻断所有解剖峡部的术式就可能很有必要。尽管如此，目前典型房扑消融的成功率远比非典型房扑高。牢牢记住前者具有固定模式的折返环，也许就不会那么难理解了。

症状性和抗药性的非典型房扑通常需要消融治疗，虽然在合并心动过速性心肌病或在正常心律时有效心排血量完全依赖房室同步的先天性心脏病患者术后，耐受房扑的阈值通常很低。对这些病例进行标测和消融的复杂性意味着对个别电生理中心的经验和成功率的报道也须认真对待。

非折返性房性心动过速

这种心律失常类型必须与折返性房速相鉴别，因为两者成功消融的方法明显不同。最明显的区别在于该种心动过速的激动呈放射性传导[36]。与心室不同，为了实用可将心房看作是一个二维结构，在周长中没有一段重要的部分表明这种具有舒张期间隙特征的异常激动产生于触发激动或异常自律性。这就预示着需对心内膜进行完整的、充分的检查，包括胸腔大静脉；冠状静脉窦不能充分代表左心房。标测表明放射状心房激动局限于电收缩期——与体表心电图 P 波的时相一致——起源于放射状激动的中心。采用一对双极电极（远端电极和近端电极）标测导管进行逐步标测同时兼用作消融导管的特别优势在于：在导管向前时，如果激动顺序是从远端向近端传导，提示矢量起源的方向在远端（图 44-4），而如果激动顺序是从近端到远端则表明激动源起自近端方向。在逐步标测的过程中当标测导管在经过放射激动源处时激动顺序会从原来的在前转为在后，这是到达放射性激动源的特征，此时需将导管撤回到刚才的位置。

如果心律失常猝然发作，周长也不规则和（或）存在温醒现象，不像稳定折返的机制（图 44-4）[37]，则更倾向于支持非折返机制。心动过速的第一个和随后几个心跳具有相同的激动顺序进一步支持非折返机制。如果心律失常持续，能够拖带则支持折返机制。折返最特异的特点就是由单向阻滞起始，并导致持续的单向循环激动。如果折返环路小，心房其他部位的激动也会呈放射状，则不能与非折返机制相鉴别。很显然，折返机制的识别需要高密度的标测。如果折返环局限在非标测区域——如在左心房，就无法到达，或最近报道的上腔静脉——心律失常机制实际上就很难识别[38]。在实验室里，通过切断折返环的关键区域来终止心动过速是折返的最特异指征。然而在临床上，实现持续完整的透壁切口——像射频损伤一样，是很困难的，因而这种标准的应用价值降低。

体表心电图所有 12 导联都有清晰可见的 P 波非常有利于定位。心动过速时有很清楚、明显的等电位线将每个 P 波分开很符合非折返机制。然而，一些非折返性心动过速由于频率太快不可能具有上述表现，它们的心电图分析就很困难。V_1、I 和 aVL 导联 P 波的极性在鉴别心房起源时很重要[39]：V_1 导联上 P 波晚期呈正电位或绝大部分呈正电位或完全呈正电位都表明激动起源于左心房（图 44-4）[40]。间隔部起源的心动过速呈现窄的 P 波，额面电轴有助于鉴别起源于下方或上方。起搏标测有助于更进一步的精确定位——应

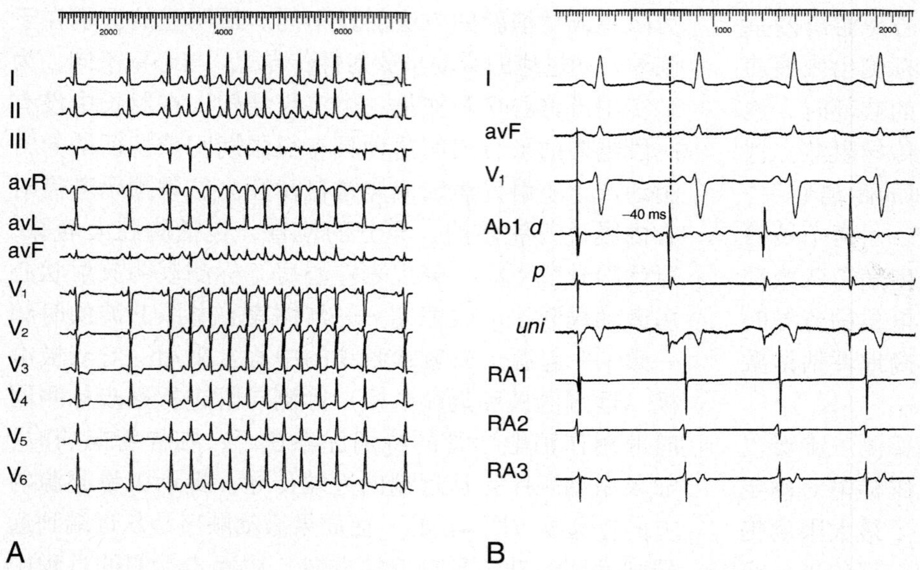

图 44-4 一个非折返性左心房心动过速表现为特征性的温醒和自发停止-起始特点（**A**，12 导联心电图）。成功消融部位（**B**），位于右上和右下肺静脉的交界处。第 1 个波是窦性激动；其余的是房性心动过速时。注意在含有两对双极电极的消融导管上激动顺序为由远端到近端，同时消融导管单极心房电图呈现尖锐的 QS 形。

用体表心电图和心内激动模式共同分析有助于精确定位。

多导管激动标测有助于对消融位点进行快速大体定位。虽然最终精确消融点仍需仔细标测。心律失常持续存在时，参照适当的心内电图进行序列标测和多导管覆盖标测同样有效。理想的消融点是找到最早的单极或双极激动点。何谓最早激动点，答案是寻找比体表心电图的 P 波更提前的部位和单极心内电图呈现 QS 波形态且不比双极电位的激动提前，表明附近没有更早的激动（图 44-4）。

房间隔部位及其临近部位以及二尖瓣环的后部，需要两边标测，以选择最好的消融点——前者从右心房和左心房标测，而后者需从心内膜以及心外膜（冠状静脉窦）标测。大多数情况局部消融就足够了。心动过速时找到最早激动点，心律失常消除是惟一的终点。然而，特殊情况是静脉起源的心动过速，尤其是肺静脉起源心动过速，它甚至能够激发和维持房颤。一个探索性的解决方法是隔断肺静脉与左心房的连接（隔断下腔静脉与右心房的连接一样）。确认隔断的部位是在心律失常起源的近端。即使无心律失常出现，只要能证明隔断了连接作为终点也是有效的[38]。

复杂标测系统的作用还不清楚。这些系统要求连续获得数据，如 Biosense 系统，要求心律失常能足够被重复诱发。如果心律失常发作较少，同步数据采集技术如篮网状的多电极矩阵或 Ensite 非接触系统对分析有优势。然而，在不常发生心律失常时，这些系统也不足以用于消融靶点的选择。

心房颤动

房颤导管消融的目标就是希望像手术刀那样形成外科瘢痕线。由于外科损伤可在直视控制下实行，因此用导管技术来复制外科手术样的结果，所遇到的困难肯定是不足为奇的。

从初期导管线性消融的尝试中得到的教训是：创造连续的线性损伤来模仿外科的心房切开是困难的；单独的右心房损伤安全但无效；左心房损伤能提高成功率，尽管明显增加并发症甚至增加死亡率。更重要的是这些研究表明以导管为基础的消融技术在治愈一些阵发性和持续性房颤患者中的可行性[41,42]。

在左心房紧密相邻的四方区域内用标测导管研究短阵发作的阵发性房颤时发现，几乎所有的发作都可追踪到围绕一个或多个肺静脉口部的心房肌袖。也发现孤立的或多发的激动发放累积可导致阵发性房颤[43]。这些活动的准确机制不清——通称为“放电”。然而激动标测提示是自主的触发活动，随后发生的明显的肺静脉的随机激动被认为与漂移的转子或游动的折返有关。很可能是在肺静脉内或肺静脉起源点周围具备折返延续或过渡时相。尤其是因为肺静脉的不应期短而到左心房的传导时间较长（在典型的短配对间期时）为左心房的折返激动提供了足够的环境。

触发负荷和标测

不管确切的心律失常机制是什么，有选择地对某些病例的单一肺静脉触发灶进行消融，足以治愈一些短的、成对的房性期外收缩、房速以及房颤。在这些患者，体表心电图上很快的不规则的房速可貌似房颤——具有波状的基线，以及由于融合和（或）异位P波的颤动样传导，没有可以分辨的P波——局灶性房颤。在起源点消融终止了正在发生的房颤，同时也证明它在维持心律失常中的作用[44]。

然而，大部分持续时间更长的房颤（数小时到数天）常有两个或多个肺静脉的参与，这种经常发生的难以捉摸的触发放电，以及要从每个给定的静脉干内鉴别出真正的触发灶与旁观区域/分支，使鉴别多个起源点中的每一个都变得十分困难。因此临床的解决方法是在窦性心律时系统地消融、隔断所有肺静脉的心肌肌袖[45]。

肺静脉肌袖的电隔离

从解剖上考虑消融水平越靠近近端，所需隔断的心肌范围就越大，但由于直径和近端心肌覆盖面的增大，可能要求更大范围的消融。对大部分患者经电生理方法明确了优先传入静脉的部位，就可实施隔离，不需要环肺静脉周围完全消融。这些优先传入部位在效果上就相当于电生理上的左心房-肺静脉连接处，是电生理上的所谓“口部”。

为了定位这些传入点，环肺静脉激动标测就是最好的方式——同利用多电极导管沿静脉长轴为特征的纵向标测相反。一个细的、预先塑形的环状多电极导管可以用来连续评估绕静脉周围的所有激动。另外，还能为证实静脉的三维方向提供X线透视上的可视标记。通常在一个或两个双极电极上显示最早的激动，后面的激动连续传向静脉周围的其他部分。在最接近这个部位处进行消融可以延缓这个段上的激动，而相对的区域（通常）就依次变成最早激动的区域。逐渐消融这种次第明显的最早传入点可消除所有远端的电激动，表明在消融区旁存在着相互之间的连接。较早激动的两个段之间被一个较晚的激动分开，表明存在两个突破点；相反，多个区域的激动几乎同时连续的出现，说明激动传导是多部位的、联合的（平行传入）。由于肺静脉电活动呈“死胡同”特性，远端所有电位（环肺静脉记录）的消失（传入阻滞）是传导阻滞明显的、不容置疑的指征。

从远场心房电位中鉴别靶肺静脉电位对避免不必要的消融很重要。这不仅可以避免对两侧组织的损伤（如肺、膈神经），而且可以避免不必要消融可能导致的肺静脉狭窄。在右侧肺静脉，无论来自右心房还是左心房的心房电位都可被识别（通过房间隔两侧的标测），而在左肺静脉，邻近的左心耳是非肺静脉电位最常见的起源点：通过冠状静脉窦远端起搏来预测左心耳电位可对两者进行鉴别（图44-5）。如能证明较大的左心房电流到肺静脉的传入阻滞，则表明存在双向的完全阻滞（图44-5）。窦性心律时，用起搏肺静脉来试图证明肺静脉到左心房的传出发生阻滞的方法可能受到阈值效应的影响而变得不可靠。用低电压起搏时，肺静脉可能被夺获也可能不被夺获（因为能否夺获肺静脉，与刺激距肺静脉近端肌袖的距离有关——如存在一些不连续的肌束时就难于确定）。然而，高输出可以直接（电张力）夺获邻近的左心耳，有时左心房后壁也被夺获——甚至在完全缺少肺静脉电位时也能夺获[46]。

环形标测有助于在电生理指标指导下对四个肺静脉实现成功、迅速地隔离，几乎100%地隔离所有肺静脉。由于副作用发生率低：明显的肺静脉狭窄，无致心律失常作用的肺静脉隔离策略是合理的。限制射频能量的大小、减少环形消融的范围、以最靠近肺静脉口的区域为靶点（通常直径最大处），这些都可使肺静脉消融的并发症限制在1%~2%。局限于单个肺静脉的非闭塞性狭窄（通常影响一侧肺的一半回血）通常没有临床后果。

在完成隔离后，要进行异丙肾上腺素输注和快速心房起搏的诱发试验。在交界部位自发的心律失常必定是非肺静脉起源的，这种非肺静脉起源（维持）的局灶起源点主要出现在肺静脉口周围的左心房后壁，较少见的是在左心房外部，其发生率随与肺静脉口部的距离逐渐减少。极少数情况下位于冠状静脉窦内的心外膜，或在引流到冠状静脉窦的永存左上腔静脉（实际上，在不正常的成年人为左心静脉的残余物，在正常成年人为Marshall静脉或Marshall韧带），或在房间隔、心脏右侧、右上腔静脉或终末嵴附近[47]。

对口部消融的补充消融或对碎裂电位的消融都是

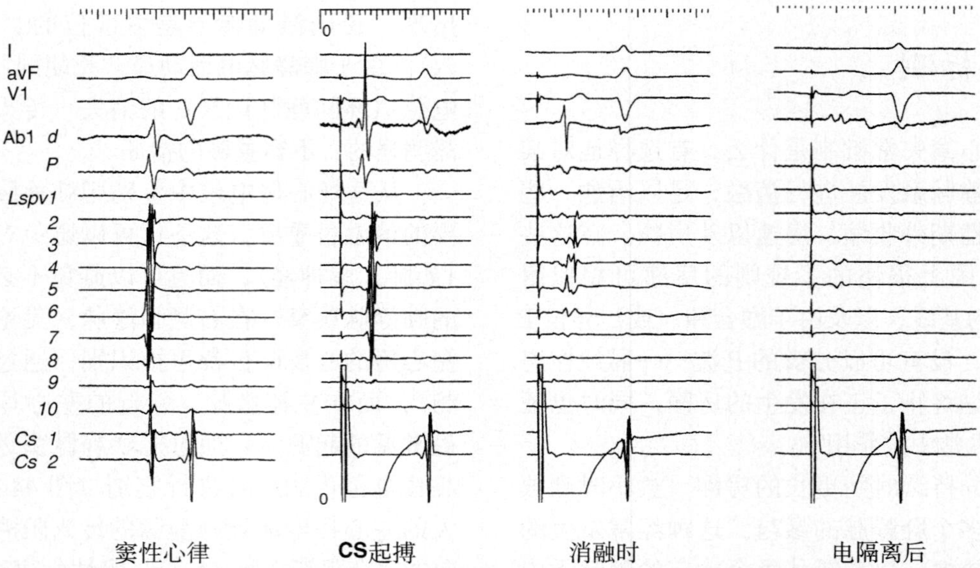

图 44-5 显示一例将左上肺静脉（LSPV）与左心房从口部电隔离的病例。从上到下依次为体表心动图、双极消融导管由远端（d）到近端（p）、放置在肺静脉内的 10 极环状记录电极（LSPV，从第 1 对电极到第 10 对电极）以及冠状静脉窦的两对双极电极（CS1 和 CS2）。窦律时为单一电位，在冠状静脉窦起搏时分开为双电位，其中起始部为低电压的心房远场电位，第二个电位为尖峰状的肺静脉电位，最早激动点在双极环状记录电极的 6 极和 7 极。消融时首先出现传导延迟，随后肺静脉激动全部消失提示完全隔离。PV：肺静脉。

为了减少这些电位的复发；其他包括在非持续性（因而可以标测）心律失常发作期间进行的机遇性标测也有助于消融的成功。当这些非肺静脉起源点是多发的或触发性的持续性房颤时，难于在复律后早期或即刻就复发的极少机会中进行标测，必须试用不同的方法。好的标测技术有助于定位、并最终消除这些广泛的甚至解剖性的非肺静脉起源点。附加线性消融——消融慢性房颤时必要的组成成分——可以消除或减少阵发性发作的持续时间，以利于标测，虽然是以增加左心房致心律失常性为代价（当线性消融不彻底时），而且也许对左心房收缩功能有不同的影响。在几乎一半的患者中，以前无效的抗心律失常药物此时就可能轻易地消除残余房颤。

由于肺静脉狭窄发生率低，因而肺静脉隔离很容易会作为一种常规操作。其总的效果比存在持续性房颤、抗心律失常药物治疗、抗凝治疗的风险小、得益大。在成功隔离肺静脉后疗效不佳的患者，非肺静脉起源的局灶性起源点的作用必须消除掉，通过加或不加附加消融线来尽量提高治愈率。

适应证

随着对房颤电生理机制认识的不断加深，这种治愈性技术被提供给越来越多的患者。然而，在目前由于考虑到整个操作的复杂性和在左心循环操作的担心，这种治疗必须限定在对有症状的、对抗心律失常药物治疗不敏感的耐药患者。通常必须试用一到两种目前可以得到的最有效地药物（IC 类和 III 类）之后。除了持续性房颤，大多数关于阵发性或自发终止的房颤消融研究都得到了较好的结果。对于房颤持续时间长、左心房显著扩大的患者，即使行外科迷宫手术或类似的线性消融手术都不适宜，成功的机会很少。

贾玉和 译

孙瑞龙 校

参考文献

1. Gallagher JJ, Pritchett ELC, Sealy WC, et al: The preexcitation syndromes. Prog Cardiovasc Dis 1978;20:285-327.
2. Benditt DG, Benson DW Jr, Dunnigan A, et al: Role of extrastimulus site and tachycardia cycle length in inducibility of atrial preexcitation by premature ventricular stimulation during reciprocating tachycardia. Am J Cardiol 1987; 60:811-819.
3. Martinez-Alday JD, Almendral J, Arenal A, et al: Identification of concealed posteroseptal Kent pathways by comparison of ventriculoatrial intervals from apical and posterobasal right

ventricular sites. Circulation 1994;89:1060–1067.

4. Hirao K, Otomo K, Wang X, et al: Para–Hisian pacing: A new method for differentiating retrograde conduction over an accessory AV pathway from conduction over the AV node. Circulation 1996;94:1027–1035.
5. Sellers TD Jr, Gallagher JJ, Cope GD, et al: Retrograde atrial preexcitation following premature ventricular beats during reciprocating tachycardia in the Wolff –Parkinson –White syndrome. Eur J Cardiol 1976;4:283–294.
6. Klein GJ, Bashore TM, Sellers TD, et al: Ventricular fibrillation in the Wolff–Parkinson–White syndrome. N Engl J Med 1979; 301: 1080–1085.
7. Haissaguerre M, Gaita F, Fischer B, et al: Radiofrequency catheter ablation of left lateral accessory pathways via the coronary sinus. Circulation 1992;86:1464–1468.
8. Haissaguerre M, Dartigues JF, Warin JF, et al: Electrogram patterns predictive of successful catheter ablation of accessory pathways: Value of unipolar recording mode. Circulation 1991; 84:188–202.
9. Jackman WM, Friday KJ, Yeung–Lai–Wah JA, et al: New catheter technique for recording left free wall accessory atrioventricular pathway activation: Identification of pathway fiber orientation. Circulation 1988;78:598–611.
10. Haissaguerre M, Gaita F, Marcus FI, Clementy J: Radiofrequency catheter ablation of accessory pathways : A contemporary review. J Cardiovasc Electrophysiol 1994;5:532–552.
11. Choi KJ, Shah DC, Jais P, et al: Case report: Successful ablation of Hisian ectopy identified by a reversed His bundle activation sequence. J Int Card Electrophysiol 2002;6:183–186.
12. Takahashi A, Shah DC, Jais P, et al: Specific electrocardiographic features of manifest coronary vein posteroseptal accessory pathways. J Cardiovasc Electrophysiol 1998;9:1015–1025.
13. Tchou P, Lehmann MH, Jazayeri M, Akhtar M: Atriofascicular connection or a nodoventricular Mahaim fiber? Electrop – hysiological elucidation of the pathway and associated reentrant circuit. Circulation 1988,77:837–848.
14. Gaita F, Haissaguerre M, Scaglione M, et al: Catheter ablation in a patient with a congenital giant right atrial diverticulum presenting as Wolff –Parkinson –White syn drome. Pacing Clin Electrophysiol 1999;22:382–385.
15. Goya M, Takahashi A, Nakagawa H, Iesaka Y: A case of catheter ablation of accessory atrioventricular connection between the right atrial appendage and right ventricle guided by a three dimensional electroanatomic mapping system. J Cardiovasc Electrophysiol 1999;10:1112–1118.
16. Wu J, Wu J, Olgin J, et al: Mechanisms underlying the reentrant circuit of atrioventricular nodal reentrant tachycardia in isolated canine atrioventricular nodal preparations using optical mapping. Circ Res 2001;88:1189–1195.
17. Jazayeri MR, Hempe SL, Sra JS, et al: Selective transcatheter ablation of the fast and slow pathways using radiofrequency energy in patients with atrioventricular nodal reentrant tachycardia. Circulation 1992;85:1318–1328.
18. Jackman WM. Beckman KJ, McClelland JH, et al: Treatment of supraventricular tachycardia due to atrioven tricular nodal reentry, by radiofrequency catheter ablation of slow pathway conduction. N Engl J Med 1992;327:313–318.
19. McGuire MA, de Bakker JM, Vermeulen JT, et al: Origin and significance of double potentials near the atrioventricular node: Correlation of extracellular potentials, intracellular potentials, and histology. Circulation 1994;89:2351–2360.
20. Haissaguerre M Gaita F, Fischer B, et al: Elimination of atrioventricular nodal reentrant tachycardia using discrete slow potentials to guide application of radiofrequency energy. Circulation 1992 85 (6) :655–656.
21. Shah DC, Jais P, Haissaguerre M, et al: Three dimensional mapping of the common atrial flutter circuit in the right atrium. Circulation 1997 96:3904–3912.
22. Shah DC, Haissaguerre M, Jais P, et al: Atrial flutter: Contemporary electrophysiology and catheter ablation. Pacing Clin Electrophysiol 1999;22 (2) ;344–359.
23. Shah DC, Takahashi A, Jais P, et al: Local electrogram based criteria of cavotricuspid isthmus block. J Car diovasc Electr – ophysiol 1999;10:662–669.
24. Shah DC, Haissaguerre M, Jais P, et al:. High density mapping of activation through an incomplete isthmus abla tion line. Circulation 1999;99 (2) :211–215.
25. Jais P, Haissaguerre M, Shah DC, et al: Successful irrigated tip catheter ablation of atrial flutter resistant to conventional radiofrequency ablation. Circulation 1988.98:835–838.
26. Jais P, Shah DC, Haissaguerre M, et al: Prospective randomized comparison of irrigated tip versus conventional tip catheters for ablation of common flutter. Circulation 2000;101:772–776.
27. Shah DC, Takahashi A, Jais P, et al: Tracking dynamic

conduction recovery across the cavotricuspid isthmus. J Am Coll Cardiol 2000;35:1478–1484.

28. Shah D, Haissaguerre M, Takahashi A, et al: Differential pacing for distinguishing block from persistent conduction through an ablation line. Circulation 2000;102:1517–1522.
29. Jais P, Shah DC, Haissaguerre M, et al: Mapping and ablation of left atrial flutters. Circulation 2000;101:2928–2934.
30. Shah D, Jais P, Takahashi A, et al: Dual loop intra–atrial reentry in humans. Circulation 2000;101:631–639.
31. Jais P, Shah DC, Haissaguerre M, et al: Efficacy and safety of septal and left atrial linear ablation for atrial fibrillation. Am J Cardiol 1999;84:139R–146R.
32. Shah DC, Jais P, Hocini M, et al:. Catheter ablation of atypical right atrial flutter. In Zipes DP, Haissaguerre M: Catheter Ablation of Arrhythmias, 2nd ed. Armonk, NY, Futura, 2001, pp 153–168.
33. Nakagawa H, Shah N, Matsudaira K, et al: Characterization of reentrant circuit in macroreentrant right atrial tachycardia after surgical repair of congenital heart disease: Isolated channels between scars allow "focal" ablation. Circulation 2001;103: 699–709.
34. Yang Y, Cheng J, Bochoeyer A, et al: Atypical right atrial flutter patterns. Circulation 2001;103:3092–3098.
35. Ouyang F, Ernst S, Vogtmann T, et al: Characterization of reentrant circuits in left atrial macroreentrant tachycardia: Critical isthmus block can prevent atrial tachycardia recurrence. Circulation 2002;105:1934–1942.
36. Goldreyer BN, Gallagher JJ, Damato AN: The electrophysiologic demonstration of atrial ectopic tachycardia in man. Am Heart J 1973, 85:205–215.
37. Wyndham CRC, Arnsdorf MR, Levitsky S, et al: Successful surgical excision of focal paroxysmal atrial tachycardia: Observations in vivo and in vitro. Circulation 1980;62:1365 – 1372.
38. Shah DC, Haissaguerre M, Jais P, Clementy J: High resolution mapping of tachycardia originating from the superior vena cava: Evidence of electrical heterogeneity, slow conduction, and possible circus movement reentry. J Cardiovasc Electrophysiol 2002; 13:388–392.
39. Tang CW, Scheinman MM, Van Hare GF, et al: Use of P wave configuration during atrial tachycardia to predict site of origin. J Am Coll Cardiol 1995:26:1315–1324.
40. Yamane T, Shah DC, Peng JT, et al: Morphological characteristics of P waves during selective pulmonary vein pacing. J Am Coll Cardiol 2001;31:1505–1510.
41. Haissaguerre M, Jais P, Shah DC, et al: Right and left atrial radiofrequency catheter therapy of paroxysmal atrial fibrillation. J Cardiovasc Electrophysiol 1996;7:1132–1144.
42. Swartz JF, Pellersels G, Silvers J, et al: A catheter based curative approach to atrial fibrillation in humans [abstract] . Circulation 1994;90 (pt ii) :I–335.
43. Haissaguerre M, Jais P, Shah DC, Takahashi A, et al: Spontaneous initiation of atrial fibrillation by ectopic beats originating in the pulmonary veins. N Engl J Med 1998;339: 659–666.
44. Jais P, Haissaguerre M, Shah DC, et al: A focal source of atrial fibrillation treated by discrete radiofrequency ablation. Circulation 1997;95:572–576.
45. Haissaguerre M, Shah DC, Jais P, et al: Electrophysiological breakthroughs from the left atrium to the pulmonary veins. Circulation 2000;102:2463–2465.
46. Shah DC, Haissaguerre M, Jais P, et al: Left atrial appendage activity masquerading as pulmonary vein potentials. Circulation 2002;105:2821–2825.
47. Shah DC, Haissaguerre M, Jais P: Current perspectives on curative catheter ablation of atrial fibrillation. Heart 2002;87:6–8.

第 45 章　室性心动过速

MARCIE BERGER, JASBIR SRA, RYAN COOLEY, ZALMEN BLANCK, SANJAY DESHPANDE,ANWER DHALA, MAS-OOD AKHTAR

目前室性心动过速（以下简称室速）的射频消融治疗主要是用来减轻和治疗那些单形性和血流动力学尚稳定的室速。根据消融的目的，可以将室速的机制分为相对小的局灶起源和较广泛的弥散的心肌组织起源（表 45–1）。标测和消融的策略以及消融的结果与心动过速的机制有极大的关系。小的局灶起源的室速，有许多的组织细胞学的机制，包括自律性、触发活动或是微折返。相比之下，起源于大片心肌的室速，常有相对比较大的区域参与了折返环的形成，促使了心律失常的诱发和传导。后面这种机制多与心肌瘢痕相关性室速及束支折返性室速有关。折返机制是临床室速最常见的机制，也是研究最多的室速模型。

表 45–1　室速的机制

小的区域起源的室速	可能的机制
特发性右心室流出道室速	cAMP 介导的触发活动
特发性左心室室速	分支内折返
反复发作的单形性室速	cAMP 介导的触发活动
异常自律性增高	增高的自律性
瘢痕相关性室速	微折返
较广泛区域起源的室速	
希浦系统参与的折返	大折返
束支折返	
分支间折返	
瘢痕相关性室速	
心肌梗死后室速	折返，（自律性）
致心律失常性右心室发育不良	折返
Chagas 病，结节病	折返
先天性心脏病修复术后	折返

与心肌瘢痕有关的折返形成的理论基础

大多数与心肌瘢痕有关的室速可能是起源于正常和异常心肌的交界区域。对于这种机制，最早的活体内证据是来自于对急性心肌梗死后 3~7 天的犬的心外膜标测。El-Sherif 和同事们利用这种模型，记录到梗死区域连续性室速搏动的舒张期的电活动，这就为折返提供了证据[1]。利用高密度的心内电极矩阵在人体手术过程中进行标测，折返与室速的临床相关性不断地获得验证[2]。

折返的理论模型

Stevenson 和他的同事提出了一个有关折返的理论模型，阐明了室速折返环的组成部分，这就为室速消融的靶点提供了一个框架[3]。根据这个模型，室速的折返环包括一个慢传导区，即激动的仅仅是小块的心肌组织，这是室速起始和传导的关键部位。根据对犬的室速模型和人体的标测显示，折返环的慢传导区通常位于峡部，它与周围的心肌组织间被功能阻滞区或解剖阻滞区隔离开[4,5]。在室速时，激动常在舒张期通过这片区域。心肌梗死后，瘢痕组织往往构成了慢传导的峡部区域的边界。但是某些特定的解剖结构也会形成慢传导区。实际上，Wilber 等早就发现，在 12 例下壁心梗后室速患者中，有 4 例以二尖瓣环和梗死区为边界构成的峡部就是构成折返环关键部位的慢传导区[6]。正由于传导缓慢的峡部直径很窄，而且被天然的传导阻滞区所环绕，又是折返环的必需组成成分，所以它们通常是室速消融的靶点。

当激动的波阵面从慢传导区传出到其余的心肌并使之除极（即 Stevenson 模型中称之为“出口”的部位），即可在体表心电图上记录到 QRS 波群。折返激动可以沿着瘢痕的边界穿过正常的心肌组织（外环），也可以穿过梗死的区域（内环），最后返回到慢传导区。Stevenson 把那些在梗死区内的可激动但是不参与折返的组织称为“旁观者”组织。

折返环可能是很复杂的。Downar 等发现在有些情况下，梗死区内有许多束存活的心肌纤维，这就构成了折返所需的慢传导区，同时，这也可能导致在心动过速时入口和出口不断的变换交替[7,8]。潜在折返环的多样性会导致相应的室速周长和形态不断自发改变。而且，室速出口的多变也会导致其无法成为消融的靶点。

各向异性传导

Stevenson 模型中慢传导区是其必要成分，这就使得心室中某一大小既定的区域中折返得以发生。目前越来越清楚的是，病变心肌传导的非一致性的各向异性会引起动作电位的不规则和慢性的传导，从而形成了慢传导区[9]。各向异性传导指的是在成人心肌细胞可以观察到的沿着长轴方向的优先传导[10~12]。在发育成熟的心室肌细胞，激动的波阵面可沿着细胞间的连接发生横向或纵向的传导。但因为心室肌细胞是长形的，所以波阵面横向传播时就会遇到更多的细胞间连接，从而传播同样的距离就比纵向传播要更慢。所以，正常的心肌细胞的传导是一致性各向异性的，即波阵面从各个方向的传导都是平整的，但横向传导慢于纵向传导，从而导致泪滴样的等时线（图 45-1*A*）。在一定的情况下，各向异性传导可以转化成非一致性，从而导致折返性心律失常。例如，随着年龄的增长或心肌梗死引起的结缔组织的沉积，主要是沿着心肌纤维的长轴平行排列，激动沿着横向传导时就会遇到更大的阻力，传导就会变得更慢且不规则（图 45-1*B*）[10,13]。正是这种细胞间连接的改变和电学的不匹配，很可能是折返形成的主要原因。

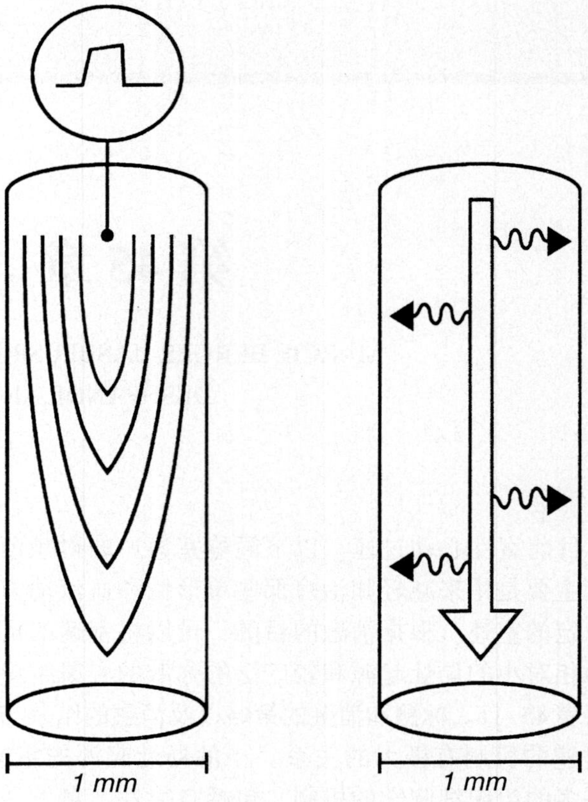

图 45-1 心肌的各向异性传导。图中为心室肌束一致性（**A**）和非一致性（**B**）各向异性传导的示意图。一致性各向异性传导产生前向的波阵面从各个方向的传导都是平整的（尽管横向传导慢于纵向传导），在 A 图中以等时线来表示。B 图中的锯齿波表示非一致性各向异性传导的波阵面在横向上慢的不规则的传导。

标测技术

有几种方法可以用于室速的定位。标测的策略是可以互补的，但是应该根据患者的临床血流动力学情况以及预想的室速的机制合理选用。自发室速的心电图资料对于室速的标测有极大的帮助。

起搏标测

起搏标测是指在窦性心律下通过标测导管的远端起搏，比较起搏的 QRS 波群与临床室速时 QRS 波群的形态[14~16]。起搏标测的频率应该要接近临床室速时的频率，这是因为局部心肌的传导速度和不应期会随着激动的频率改变而改变，从而改变体表心电图的形态。

把起搏标测图和心动过速时相比，最佳的起搏标测图是指起搏心电图的 12 个导联的 QRS 波形，包括 R/S 比和细小的切迹，和临床室速心电图是非常符合的。就如在特发性右心室流出道室速的情况下，需要一块相对小的心室肌用于心动过速的起始和传导，在心动过速的起源点起搏就会产生一个和临床心动过速相同的 QRS 波群，这有助于指导消融[16]。

激动顺序标测

心律失常所依赖的用于启动和维持心动过速的一小块心肌也可在心动过速时通过定位局部的心内双极电图的最早点而标测出来，这个最早激动点通常比体表 QRS 波群的起始部领先 15ms 以上[17~19]。此外，如果记录未滤波的单极电图，在心动过速起源点附近可以记录到的电图呈特征性的 qS 型。最近的病例报道显示一种计算机化的、非 X 线的标测系统——CARTO 系统（Biosense, Tirat Ha-Carmel, Israel 公司产品）可以很大程度上简化激动顺序标测的过程。CARTO 系统是一种心内标测技术，包括有一个内置了定位传感器的消融导管，一个外部的磁场发射器，以及一个处理单元用于同时获得大头远端的电图和空间方位的信息。所获得的这些资料可以用来构建一个心脏的三维电解剖学模型，可用以定位心动过速时激动最早的部位[20~24]（图 45-2）。

浦肯野电位

维拉帕米敏感的左心室特发性室性心动过速被认为是一种微折返的心动过速，最常见的是起源于左后分支的浦肯野纤维网[26~28]。与之相一致的是，已经有学者成功地标测到浦肯野纤维产生的电位，在室速发作期间它常先于心室活动，用它来选择消融靶点[18,29,30]。Nakagawa 和其同事在对一个 8 例左心室特发性室速患

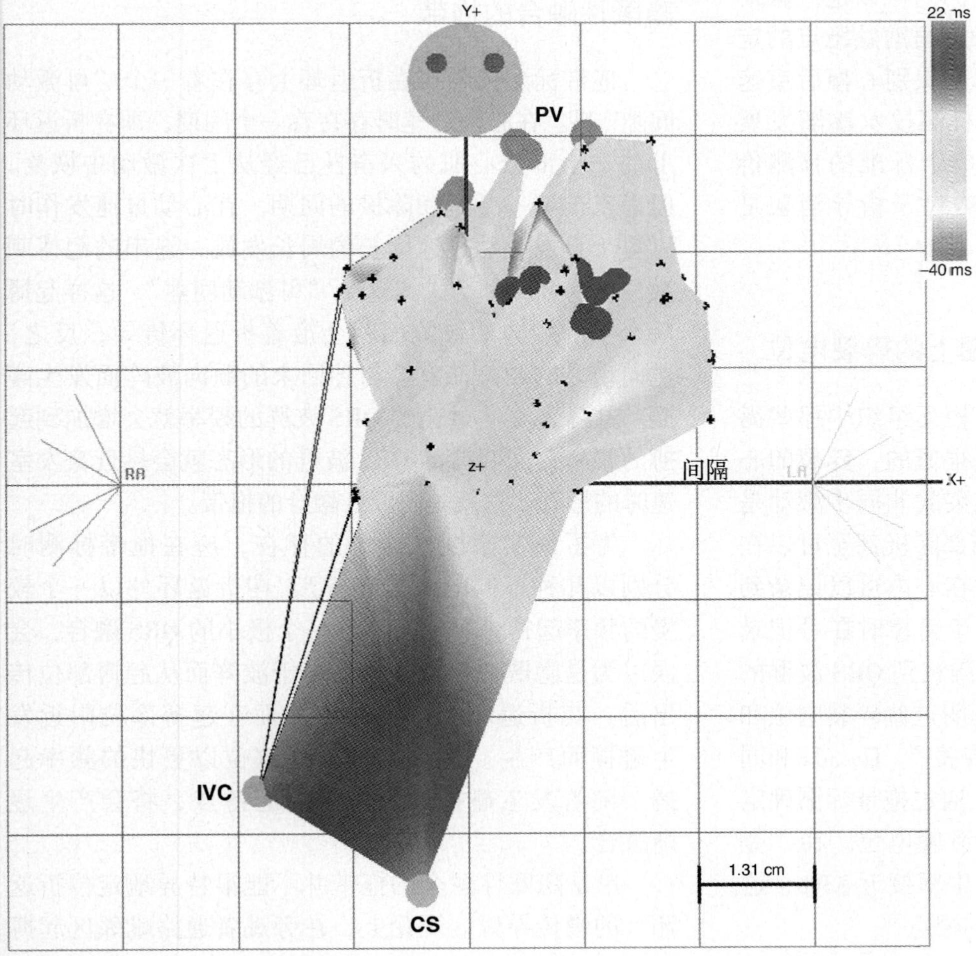

图 45-2 （也见彩图 45-2） 对特发性右心室流出道（RVOT）室速的激动顺序标测。图示的是低位右心房和 RVOT 的 CARTO 电解剖图。红色代表心内最早的激动点，橙、黄、绿、蓝和紫依次代表随后的激动顺序。图中显示的是下腔静脉（IVC）、冠状窦（CS）和肺动脉瓣（PV）的位置。（From Varanasi S，Dhala A，Blanck Z et al，Electroanatomic mapping for radiofrequency ablation of cardiac arrhythmias. J Cardiovasc Electrophysiol 1999;10:538-544.）

者的研究中，发现最早的浦肯野电位比激动顺序标测和起搏标测更有助于提示成功消融的靶点[30]。

标测瘢痕相关性折返性室性心动过速的环路

起搏标测和激动顺序标测技术对于那些源自相对较小病灶的心动过速的消融有着较好的指导作用，但对于那些瘢痕相关性室速的最佳消融位点的识别却无能为力。这些技术无法识别折返环路中关键的慢传导区，而它正是消融的重要靶点。在对一组18例心肌梗死后室速的研究中发现，在消融后成功终止室速的位点中只有9%能获得和临床室速类似的起搏标测图[15]。起搏标测对于心梗后室速的预测价值之所以如此之差，可能是因为这些折返环的范围相对较大，或者是由于心动过速时存在着功能性的传导阻滞（窦性心律下不存在）。Stevenson等观察到许多病例，在其关键折返环路上的位点起搏，如果从刺激波到QRS波的间期超过40ms，提示起搏标测位点局部的缓慢传导[15]。然而这并不能特异定义折返环的必要组成成分。和起搏标测相类似，激动顺序标测可以定位瘢痕相关性室速的大概位置，但对于合适的消融靶点的定位并不可靠[31]。由于这些不足，用于识别心梗后室速的折返环上关键慢传导区的一系列标测技术逐渐发展起来。尽管定位合适消融靶点的单个标准的预测价值仍然不大，但结合使用标测策略对于指导消融是有效的。

窦性心律下的晚电位和局部电图上的碎裂电位

当窦性心律时，激动缓慢地从梗死组织中那些尚存活的心肌传导时，就会产生波幅很低的、碎裂的心内电位图，这与其潜在的心肌纤维束的非同步激动是一致的[32]。这个缓慢的、碎裂的局部除极甚至可以在QRS波之后持续出现，产生了有时在心内可以记录到的晚电位[33]。Stevenson和助手证实于窦律时在可记录到碎裂电位的区域起搏会导致从刺激波到QRS波群的间期（S-QRS间期）超过40ms，证明这些碎裂电位和那些构成折返性心动过速的慢传导有关[32]。Harada和同事研究了24例折返性室速的患者，通过拖带标测确定的适当消融靶点中有71%可以记录到晚电位。在“旁观者通路”可以记录到晚电位的发生率接近33%，这就使得它们无法正确预测成功消融的靶点[33]。

孤立的舒张期电位

在折返性室速发作时，激动缓慢传导通过功能性或解剖性阻滞区之间的峡部时，就会产生低幅的、孤立的舒张期心内电位，这个电位多领先体表QRS波群起始部约数百毫秒[34-36]（图45-3）。尽管“旁观者通路”所在区域也会产生孤立的舒张期电位，但是那些反复诱发心律失常却无法与室速分离的电位可能提示着折返环的重要组成部分以及重要的消融靶点。Fitzgerald和其同事从14例心梗后室速的患者中的7例分离出了这样的电位。在每个病例中，对有孤立性舒张期电位的位点进行消融，都成功地终止了室速[38]。随后，Bogun和助手们观察到心梗后室速产生孤立的舒张期电位的位点和产生隐匿性拖带的位点是一致的，再次证明了孤立的舒张期电位产生自慢传导区的关键位置[35]。令人感兴趣的是，在左心室特发性室速这种微折返的心律失常，在浦肯野电位之前记录到的孤立的舒张期电位也提示着该部位是重要的射频消融的靶点[39,40]。

隐匿性融合的拖带

拖带标测依赖于在折返环上存在着一个“可激动间隙”[41]。在心动过速时存在着一个间期，即在折返环上的一小部分心肌的兴奋性已经从上次激动中恢复，但尚未被下一个激动除极的间期。在心动过速发作时以短于自发心动过速周长的周长发放一连串的起搏刺激，这些刺激都会进入这个“可激动间隙”，这样起搏后产生的顺向的波阵面就会沿着折返环传导；反之，逆向传导的波阵面就会与传回来的顺向波阵面发生碰撞。这样，心动过速的QRS波群的频率就会增加到起搏的频率，而起搏的QRS波群的形态就会接近自发室速时的形态，这就是隐匿性融合的拖带。

为了证实隐匿性融合的存在，应在拖带标测时分别以几种不同的周长起搏[3]。在折返环外以一个较慢的频率起搏，可能会产生一个极小的QRS融合，会误以为是隐匿性融合。这是由于波阵面从起搏部位传出后，与折返环上产生的波阵面在起搏部位附近发生碰撞而产生。然而，在这些部位以更快的频率起搏，随着发生碰撞的部位远离起搏点，将会产生逐渐融合。

单是隐匿性融合的拖带并不能很特异地定位折返环上的慢传导区。理论上，在旁观者通路毗邻区起搏

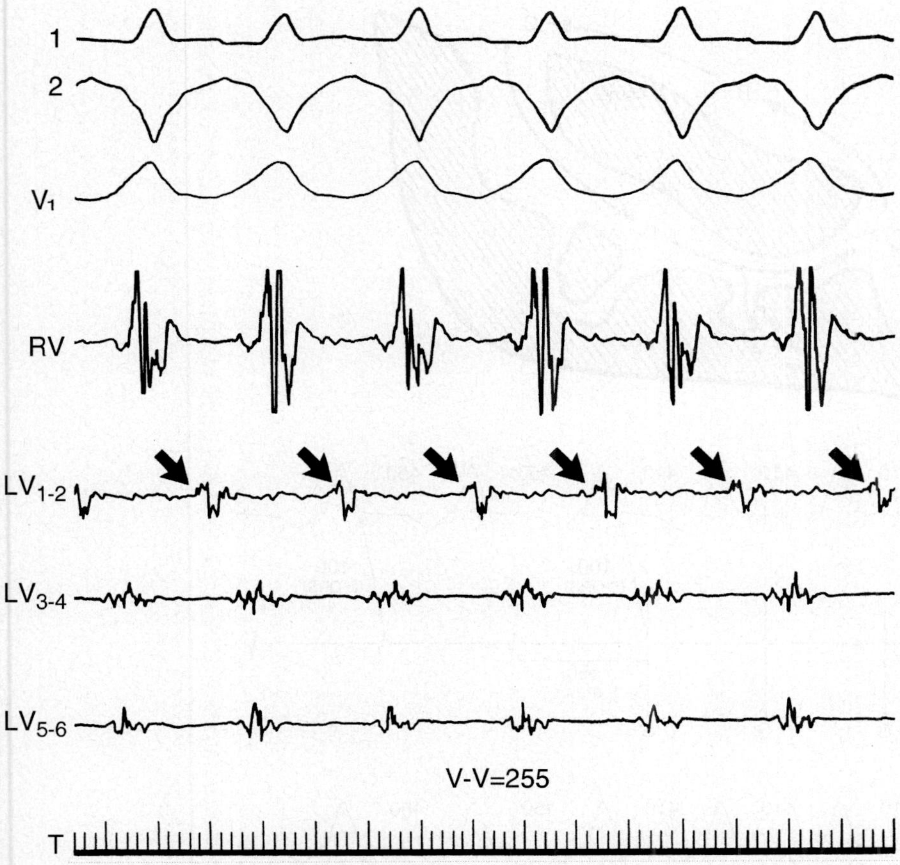

图 45-3 室速的心内标测。从上至下显示的分别为心电图的 I、II 和 V_1 导联，从右心室（RV）记录的信号，左心室消融导管（LV1-2, LV3-4, LV5-6）的信号以及时间刻度线（T）。消融导管上可以记录到孤立的舒张期电位（LV1-2）（箭头所指）。在这个部位进行射频消融终止了室速。（From Blanck Z, Akhtar M: Therapy of ventricular tachycardia in patients with nonischemic cardiomyopathies. J Cardiovasc Electrophysiol 1996;7:671-583.）

可能产生隐匿性融合的拖带（图 45-4）。为了支持这个理论，Bogun 和同事们观察了 14 个心梗后单形性室速的患者，隐匿性拖带对于定位成功消融靶点的阳性预测值仅为 54%[42]。所以，已经有其他的标准用来增加其特异度。

起搏后间期

在说明了隐匿性拖带后接下来要论证的问题是，一个和心动过速周长相等的起搏后间期意味着这个起搏点正处于折返环路上[34]。如果是在折返环路上起搏，刺激产生的顺向激动就会沿着折返环传导后回到起搏部位，这样在刺激部位就可以记录到一个局部的电图。从一串刺激中最后夺获的那个起搏刺激信号开始到起搏位点记录到下一个局部电位之间的时间间期，即为起搏后间期，其数值应该和心动过速的周长是相等的。如果在折返环外起搏，起搏的波阵面需要先传进折返环，再沿着折返环传导，最后才回到起搏位点。所以其起搏后间期就会超过心动过速的周长（图 45-4）。

心动过速周长与起搏后间期的近似性依赖于心动过速和起搏时折返环路的一致性和稳定的传导速度的维持。传导的减慢或是功能性阻滞的发生都会延长起搏后间期，而与起搏位点无关。在犬的室速模型中，快速起搏时这些混杂因素都会出现[43,44]。因此，使用尽可能慢的刺激频率，通常是以比室速周长短 20~40ms 的周长来分析起搏后间期[3]。

在测量起搏后间期时出现的误差可能还会来自于刺激和记录的技术[45]。除非在拖带时使用单极刺激，否则激动究竟是从哪里传出的并不确定。尽管起搏和记录电图应使用同样的远端电极，对于测量起搏后间期使用单极是最理想的，但是，单极信号的伪差常会使得信号模糊不清，就需要改用更近端的电极来记录单极或双极信号。当使用间距很小的电极来刺激和记录时，起搏后间期的测量误差较小[46]。如果记录和起搏电极的间距很大，特别在心肌传导速度很慢时，就会产生较大的误差。最后，起搏后间期预测的精确性很大程度上依赖于把近场电位从远场电位中区别出来。

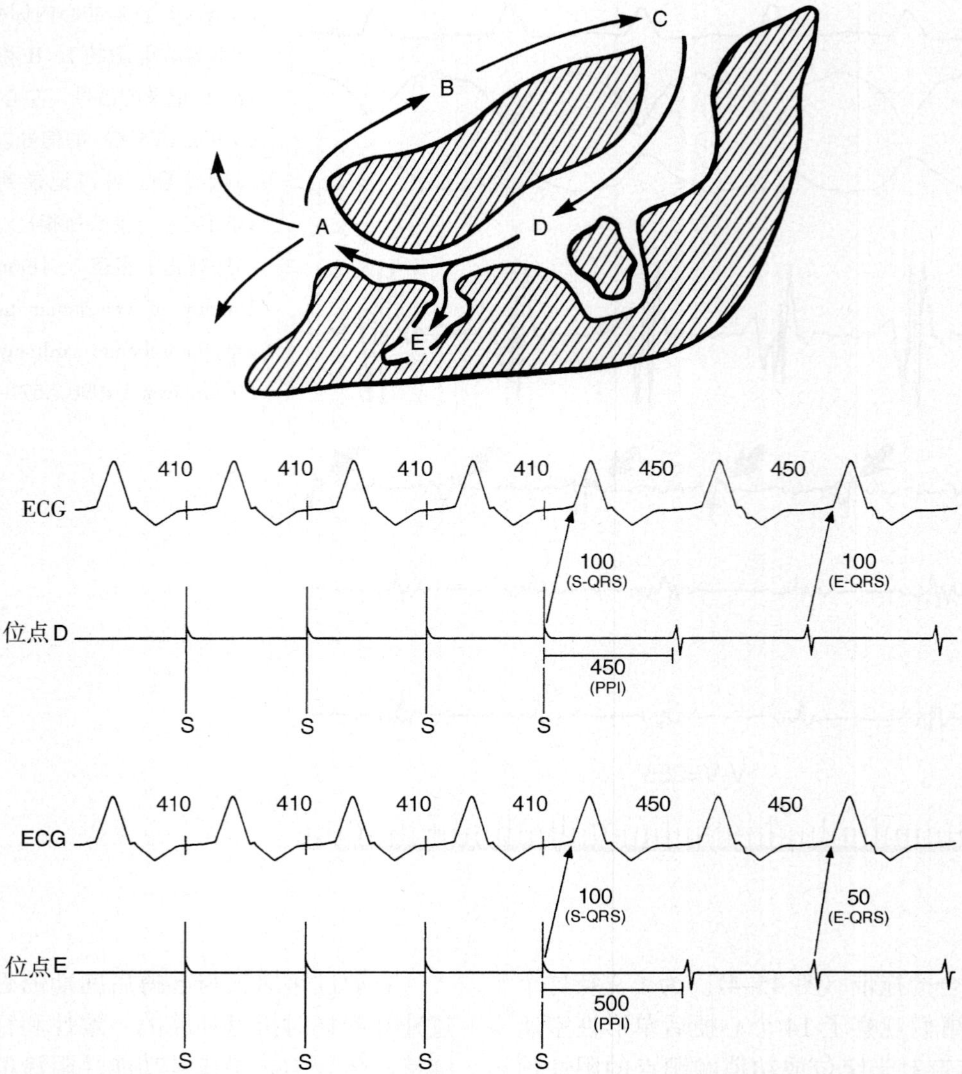

图 45-4 图中所示的是在一个理论上的折返环上（位点 D）和一个旁观者通路上（位点 E）隐匿性融合的拖带的不同。折返环包括一个以从部位 C 到 D 到 A 为边界的非可兴奋性组织构成的受保护的区域。心动过速的波阵面从受保护的区域的 A 位点传出。从 D 或 E 位点进行刺激，就会产生一个顺向的传向位点 A 的波阵面，这样它就会经过受保护的峡部，传出并激活剩下的心肌细胞，并沿着折返环传导从位点 A 传到 B、C，重整心动过速。无论是在 D 或 E 点进行刺激，激动的波阵面都是从心动过速的出口 A 点传出折返环。因此，正如图下的追踪记录所示，起搏和自发心动过速时的 QRS 间期是相等的。起搏后间期和 S-QRS 间期可以用来区别位点是在折返环上还是旁观者通路上。在位点 D 进行拖带，刺激的波阵面从起搏点到位点 A、B、C，再回到 D,产生了一个和心动过速周长相等的起搏后的间期（PPI）。相比之下，在位点 E 进行刺激，产生的顺传波阵面需先传导进入折返环，穿越整个折返环，通过起搏导管记录到心内信号后，最后才能回到 E 点。因此，其 PPI 就会超过心动过速的周长。刺激信号和 QRS 波起始部之间的间期（S-QRS 间期）代表从起搏部位到出口（位点 A）之间的传导时间。当在位于折返环内的位点 D 刺激时，心动过速时从起搏点记录到的局部电位到体表 QRS 波起始部的间期（E-QRS 间期）与 S-QRS 间期是大致相等的。而在旁观者通路上的 E 点起搏，就会产生一个超过 S-QRS 间期的 E-QRS 间期。

Stevenson 和其同事报道，如果起搏后间期与室速周长相差在 30ms 以内，很大程度上提示这个起搏位点很可能会是成功消融终止室速的靶点[34]。但这个发现并未得到 Bogun 等的支持，因为他们发现在有效和无效的消融靶点之间是否存在着起搏后间期与室速周长的差别在 30ms 以内，并无实质性的差别[47]。虽然这些互相矛盾的结果可能来自于重要的方法学上的差异，但是目前起搏后间期的价值究竟有多大还存在着争议。

S-QRS 间期

在进行拖带出现了隐匿性融合时，在起搏刺激信号和 QRS 起始部之间的间期（S-QRS 间期）代表着从起搏点到折返环的出口之间传导的时间。心动过速时在折返环上的位点起搏时，从在起搏点局部记录的电位到 QRS 起始部之间的时间与 S-QRS 间期的差别多在 20ms 以内。相比之下，心动过速时在旁观者通路所在的位点起搏，并不会产生一个和局部电图到 QRS 波起始间期(E-QRS 间期)相差无几的 S-QRS 间期[3,34](图 45-4)。

最近，El-Shalakany 和其同事评价了拖带标测标准对于预测单点消融终止室速的精确性。在连续 15 个冠状动脉病变的患者中，他们尝试射频消融了 20 种单形性室速。他们在每个可能的消融靶点寻找了以下几个方面：（1）拖带时完全匹配的 QRS 波；（2）接近室速周长的起搏后间期；（3）与 S-QRS 间期相等的E-QRS 间期（但小于自发室速周长的 70%）。有 19 个位点符合了以上所有的标准，这 19 个点都通过射频消融一次终止了室速。相比之下，有 25 个位点不符合上述所有的标准，其中有 24 个点无法通过消融终止室速[48]。Bogun 等前瞻性地分析了存在隐匿性拖带时有效消融的预测因子。他们研究了 14 个冠状动脉病变、血流动力学稳定的单形性室速患者，发现单有隐匿性拖带对于成功消融的阳性预测值仅 54%。当 S-QRS 间期与 E-QRS 间期相等时，S-QRS 间期与室速周长的比值小于 70%到 82%时，阳性预测值就会升至 72%。如果把舒张中期电位与室速相关联的话，这个预测值就会达到 89%[42]。

血流动力学不稳定室速的标测

传统的标测技术主要适用于那些血流动力学稳定的心律失常，尽管这只占临床相关室速不到 10%的比例[14]。像这样的血流动力学不稳定的心动过速在过去看来是不适合行射频消融的。最近有一个小系列的研究报道，对那些血流动力学不太稳定的患者，在 X 线影像的指导下进行标测，取得了还不错的结果。术者利用窦性心律下的碎裂电位和起搏标测来识别消融靶点，但最终仅在 5 例患者中的 3 例成功地终止了室速的再发[49]。

由于传统标测的不足，非 X 线的心内标测的 CARTO 系统最近已经被用于那些血流动力学不稳定的室速患者。利用它可描记出心肌瘢痕的边缘，并可精确地标记出所感兴趣的区域，便于对其靶点的定位和消融。标测导管可以通过穿间隔或是经主动脉逆行途径送入左心室。在窦性心律下，导管的尖端可以在心内膜表面划过，可以记录到导管尖端所在的位置，并记录下其局部电图。利用这种方法，可以重建一个以颜色编码的电压图以及界定的瘢痕组织区。梗死心肌不同于健康心肌的是其电压的下降（双极电压≤1.0mV）[50]。然后在瘢痕组织的周边区域进行起搏标测，对于可以获得和自发室速最接近的起搏标测图的位置做标记。然后在这些位置进行系列的射频消融，斜行切断瘢痕的边缘区（图 45-5）。这样的线性消融方法可以阻断折返环上的关键部位。每个射频消融的点都被精确地标记在重建的电解剖模型上，如果导管发生移位，重建的模型便于指引导管回到这个位置，并且便于指引下一个点的消融促成线性消融。Marchlinski 等最近利用这种方法对 16 个患者进行了射频消融。这些患者都是对药物无效、且在标测期间由于血流动力学不稳定或是无持续的室速发作而无法利用传统的方法进行标测。每个患者的射频消融点数在8~87 个之间，建立的消融线为 1~9 条。在中位数为 8 个月的随访期间，12 个（75%）患者没有再发室速[51]。

最近一种新的非接触式的计算机化的标测技术也已被成功地用于血流动力学不稳定室速的标测和消融。这种标测系统（Endocardial Solutions, St. Paul, MN 公司产品）利用一个含有 64 个电极的非接触式球囊导管以及一套计算机化的电生理记录系统来重建一个三维的左心室心内膜的模型，识别出传统的心内消融大头导管在模型中的空间位置，从而模拟出 3360 个虚拟的心内电图[52,53]。它可显示从虚拟电图演绎出的一个色彩编码的动态等电位图，代表着整个心动周期每个虚拟电图的电压。心肌除极最早的部位其电压为负值。在窦律下构建了左心室的空间几何构型以后，系统只需室性心动过速的一次搏动就可建立一个等电位图，从而便于血流动力学不稳定心律失常的标测。利用不同颜色编码显示的等电位图以及可从三维重建的心腔内任何一个位置取得的虚拟电图，就有可能识别出孤立的舒张期电位、室速时收缩前的心内激动以及折返环出口的位置[54,55]（图 45-6）。

心外膜标测和消融

传统的心内标测策略对于定位和消融心外膜室速

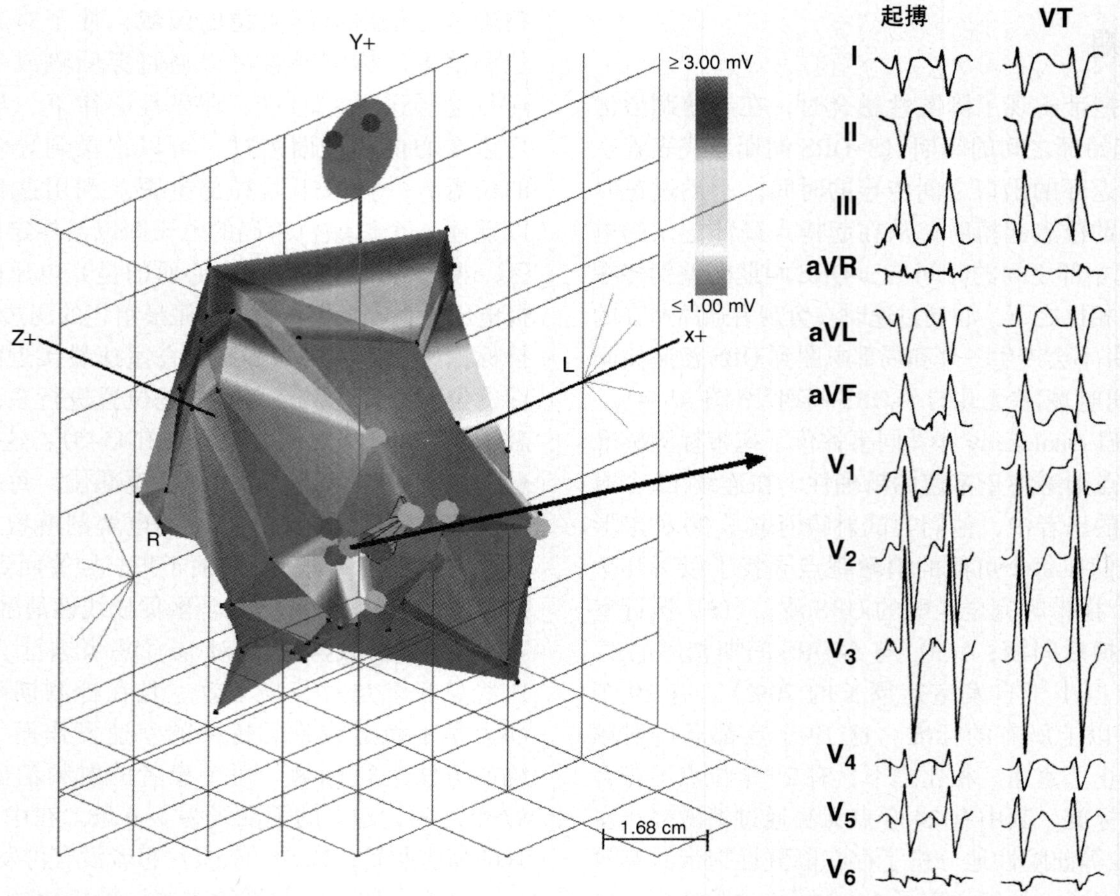

图 45-5 （也见彩图 45-5）对一个冠状动脉病变室速患者左心室的电压标测图。紫色代表正常的心内膜电压（电压幅度≥3.0mV）；红色代表致密的瘢痕组织（电压幅度≤1.0mV）；紫色和红色之间为边缘区。电压图右侧显示的是起搏标测图和自发室速的心电图，识别出合适的消融靶点，并沿着致密瘢痕组织的边界进行了线性消融。线性消融线用红色圆圈表示。

是束手无策的。很显然，Chagas 病、扩张型心肌病以及下壁心梗相关的单形性室速关键的折返环存在于心外膜[56,57]。某些左心室特发性室速也是心外膜起源的[58]。所以，那些可以进行心外膜标测的技术开始引起了人们的兴趣。Stellbrink 等成功地经冠状静脉完成了一例左心室侧壁起源、腺苷敏感性室速的消融[59]。但是，经冠状静脉窦途径消融心外膜的区域是很有限的。相比之下，Sosa 等报道的经心包途径，则可直接到达左心室心外膜的所有部位。将导管放置在心包腔内，即可进行激动顺序标测、隐匿性拖带以及寻找舒张中期电位来确定心外膜折返环的位置[56,57,60,61]。同样，CARTO 系统也很适于心外膜的电解剖学标测[62]。通过穿心包途径，Sosa 等成功地完成了 6 例 Chagas 病相关的以及 7 例早期下壁心梗后室速的心外膜折返环的标测和消融[56,57]。在这些术者 1995~1999 年之间所做的所有心外膜标测的 53 例患者中，有 4 例发生了意外的右心室穿孔[57]。尽管心外膜消融有潜在的损伤冠状动脉的危险，但目前尚无冠状动脉并发症发生的报道。

室速消融的应用和效果

单形性室速可能发生于一些心脏疾病，包括冠状动脉疾病、心肌病、瓣膜病变、致心律失常性右心室心肌病、先天性心脏病，还可发生于结构正常的心脏。临床表现可从慢频率的、症状很轻的室速到发生心脏性猝死。对于这种异质性疾病的消融原则和治疗效果因患者潜在的心脏疾病的不同而异。

特发性室性心动过速

根据定义，特发性室速发生于那些心脏结构正常

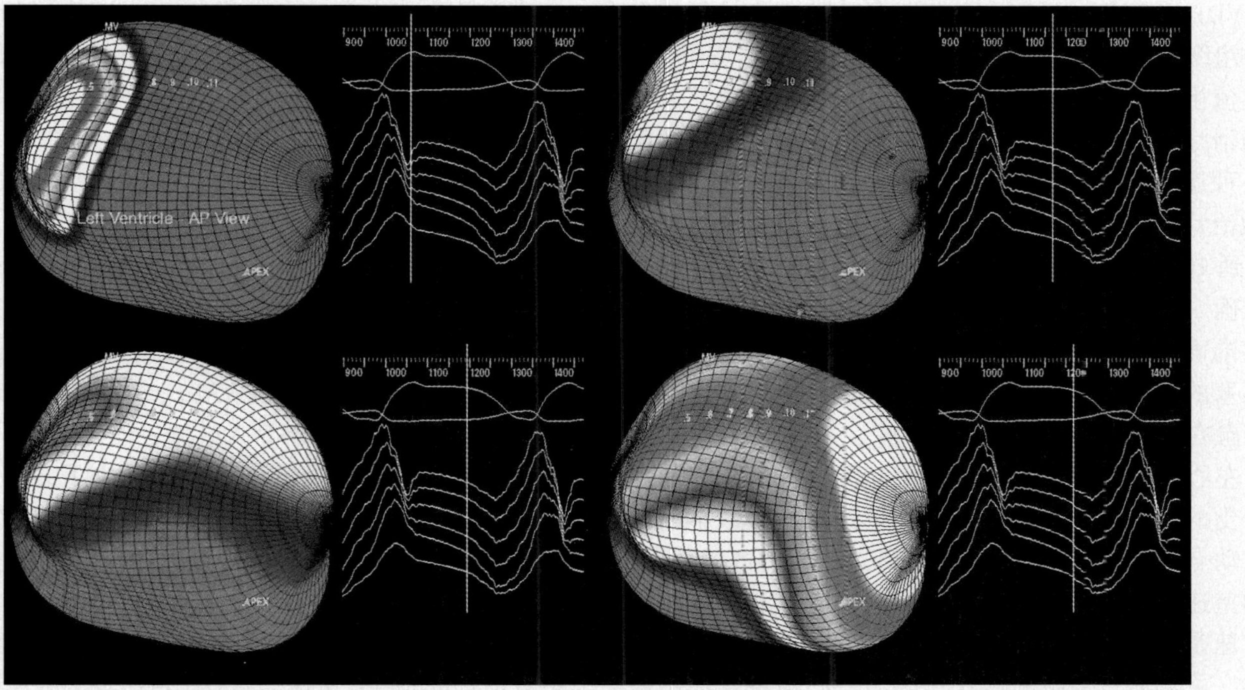

图 45–6（也见彩图 45–6） 图示的为四个时间点（由垂直于电图的直线确定）的体表心电图、虚拟电图以及瞬时等电位图，来追踪一室速在舒张期和在 QRS 波群起始时的折返路径。本例室速的周长为 370ms，有显著的低血压。图的左上方显示室速时心内激动领先 QRS 波起始 190ms。右上图和左下图显示收缩期前心内激动的缓慢传导。右下图显示的是室速的出口（根据体表心电图 QRS 波群的起始）。在其定位信号指导下的线性消融阻断了舒张期激动的慢传导区。消融后室速不再被诱发，亦不再自发。

的个体。这些室速多源于右心室流出道或是左心室的后间隔侧。根据这些室速的射频消融的经验提示对这样的室速进行消融可以获得比较高的成功率，以及有限的并发症(表 45–2)。

起源于右心室流出道（RVOT）游离壁或间隔面的特发性右心室心动过速，其预后相对较好。症状表现从心悸到反复的晕厥，但猝死并不常见。从预后上来看，有必要将它和致心律失常性右心室发育不良

表 45–2 特发性室速的消融

参考文献	方法	患者数	室速起源	即刻成功率（患者的%）	室速复发的风险（%）	随访时间（月）	并发症
63	DC/RF	8	左心室	100	13	17	无
16	RF	8	左心室	100	25	10.1	1 例 AI，2 例 RBBB
–	–	20	右心室	85	6	9.9	1 例穿孔/死亡
64	DC/RF	7	右心室	100	0	16	无
17	RF	31	左心室	85	9	28	无
–	–	30	右心室	84	19	28	无
18	RF	35	右心室	83	14	30	无
–	–	13	左心室	92	0	36	无
30	RF	8	左心室	100	13	10.5	1 例 MR
19	RF	–	左心室	91	13	41	无
–	–	–	右心室	91	10	41	无
39	RF	5	左心室	80	0	10	无
65	RF	20	右心室	100	5	7	无

DC：直流电；RF：射频消融；RBBB：右束支传导阻滞；AI：主动脉瓣关闭不全；MR：二尖瓣反流。

（ARVD）相区别。后者有特征性的心肌组织被纤维和脂肪组织所取代，以及渐进性的右心室功能衰竭[66]。右心室流出道室速特异性地对钙通道阻滞剂敏感，并对药物治疗有效。但是当给予最佳的药物治疗后仍然出现各种症状或以晕厥为始发症状时，就应该考虑导管消融治疗。在一系列的报道中，消融的即刻成功率从83%到100%,复发率为0%到19%。失败的原因有诊断不准确（实际为左心室间隔起源）、心内起源点定位的不够准确以及是壁内或是外膜起源。消融时心脏穿孔和压塞的并发症尽管并不常见但还是可能出现，尤其在消融右心室流出道游离壁的时候。

左心室特发性室速被认为是起源于左后分支和左前分支的浦肯野纤维网。因此，室速发作时最早的心内激动点常是位于室间隔左侧前部或后部的区域[39,63,67]。这种室速的症状表现有心悸、晕厥前反应和晕厥。这种室速是对维拉帕米敏感的，但和右心室流出道室速一样，可以通过消融来治疗。因为左心室特发性室速的预后相对较好，所以消融常用于那些有着严重的症状、或是给予药物治疗后仍有持续的症状或是发生耐药的患者。消融的即刻成功率可望达到80%到100%，复发率为0~25%。严重的并发症包括血栓栓塞、瓣膜损伤，但并不常见。

心肌梗死后室性心动过速

对那些反复发作且对药物治疗无效的瘢痕相关性室速的患者，射频消融治疗是一个很重要的替代治疗。按过去的观点，室速时其血流动力学需保持稳定，且可反复诱发才可进行标测。这样必然会限制进行这项检查的患者数目。最近，新的标测技术以及针对基质的标测方法的使用使得射频消融的应用范围已经扩大到那些心肌梗死后血流动力学不稳定室速的患者[51,55]。

有冠状动脉病变的患者在进行电生理检查时可能会诱发出几种形态的单形性室速。有时，有可能在一个部位消融就会终止多种形态的室速[14,68]。这样的情况被认为要么是来自单个折返环路不断变化的出口，要么是多个折返环路共有的一个关键的峡部。比较常见的情况是不同的折返环分别产生一种形态的室速，需要分别对其靶点进行消融。

一种办法是仅消融那些临床上曾记录到的室速。这种策略有其实际上的困难，包括临床上并不能经常记录到室速的发作。而且在电生理检查时诱发出的非临床上的室速也有后来出现为临床室速的已经都被记录下来。因此，几个小组建议应该消融所有可标测的、可诱发的室速[68,69]。利用该方法，Stevenson等报道了71%室速患者消融获得了即刻的成功，其中31%是在多个部位进行消融[68]。尽管如此，这些患者在随后3年心律失常的复发率仍达到了33%。

对高选择性心梗后稳定的单形性室速患者消融效果观察的临床调查显示，单形性室速的初次成功率从71%~93%（表45-3）。值得注意的是，不同研究之间对于心动过速的靶点数以及初次成功率的定义是很不相同的。尽管这些数字令人鼓舞，但是仍有18%~45%的患者其后仍有室速的发作或是发生了心脏性猝死。在一些病例，是由于出现了以前所未曾消融过的新发室速形态。虽然在成功消融室速后仍能反复诱发出临床上未曾见过的室速提示将来可能新发室速[69,71]，但是Stevenson等已经报道了那些射频后不能诱发出室速的患者仍有可能再发室速，还有1例出现心脏性猝死[68]。

所以射频消融手术对于心梗后室速而言仅是一种姑息治疗，尚不是一种有效的治愈手段。像这样，可通过射频消融治疗来减少ICD放电的频率即达到了它的有效性又节省了花费[75]。Strickberger等报道了对21个装有ICD的患者进行了射频消融，术后ICD的平均放电频率由每个月60次降至每个月的0.1次。毫无疑问，这样显著地改善了患者的生活质量[70]。

理论上，对于那些左心室功能严重下降的患者，在室速时给予多个部位的射频消融治疗可能会引起其他心肌的严重损害。Stevenson等报道了对52个平均左心室射血分数为33%的室速患者进行射频消融术，随访有10%的患者死于充血性心力衰竭[68]。尽管由于充血性心力衰竭引起的死亡率水平尚未超过已研究人群，但是消融对于左心室功能的影响尚不清楚。Morady等和Kim等在对心梗后室速患者进行射频消融治疗后，血清CK-MB水平仅轻度到中度升高[14,72]。尽可能地减少射频消融能量的发放以及仅在局部有异常电位的心肌消融，有可能减少医源性心肌损害的范围。室速消融其他潜在的并发症有血栓栓塞事件、心脏压塞、心脏传导阻滞以及死亡等（表45-3）。

很显然，对于瘢痕性室速消融的成功率要低于对特发性室速消融的成功率。由于折返环的多变，所以对于大折返环的标测必然要难于对那些起源自相对较小区域的心律失常的定位。对于心梗后室速标测其他的难点在于不易穿过瘢痕组织建立有效的消融线，

表 45–3 心肌梗死后室速的消融

参考文献	患者数	存活的患者（%）	初次成功率（%）	室速复发的风险（%）	EF（%）	并发症	随访时间（月）
14	15	100	73	18	27	无	9.1
68	52	80	71	33	33	1 例死亡，1 例 TIA 2 例呼吸衰竭 1 例假性动脉瘤	18
70	21	90	76	31	22	1 例心传导阻滞	11.8
69	35	82	86	33	24	3 例血肿 4 例心脏传导阻滞 1 例肠系膜缺血	14.2
71	136	–	72	16	36	2 例死亡 1 例 CVA 7 例心包渗出 5 例一过性 AVB 1 例股动脉闭塞	24
72	21	95	81	45	31	1 例死亡	13.2
73	15	80	93	26	26	无	15
74	66	–	71	–	28	2 例心脏压塞 1 例呼吸衰竭 2 例 CVA/TIA	–

AVB：房室传导阻滞； CVA：脑血管事件； TIA：短暂性缺血发作；EF：射血分数

关键的慢传导区域范围很大，位于心肌壁内或是心外膜的折返环或是无法对靶点进行充分的定位。与射频消融相比，对心梗后室速进行外科的心内膜下切除术及冷冻消融的复发率较低，随访 1~4 年为 8%~11%[41]。外科治疗的高成功率提示，心内膜消融造成的组织损伤范围较小是引起治疗失败的主要原因[76,77]。

对于成功地进行了射频消融治疗的室速患者术后最佳的治疗方案还没有统一的规定。消融前，患者经常会使用抗心律失常药物，但不能抑制住临床的心动过速。消融后停用抗心律失常药可能会有其他的问题，因为抗心律失常药可能正抑制了其他的室速。此外，对于那些消融成功的病例术后行电生理检查即使不能再诱发的患者，一些中心推荐仍应植入 ICD，因为心律失常一旦复发多是致命的。

束支折返性室性心动过速

束支折返性室速是室速的一种，其折返环界限清楚，多是由右束支和左束支、室间隔以及希氏束组成[78]。患者常表现晕厥、持续心悸或是心脏性猝死。有报道束支折返约占持续性单形性室速发病机制的 6%，主要见于特发性扩张性心肌病、冠状动脉病变以及瓣膜病[79,80]。虽然束支折返性室速也会经常发生于那些没有心肌或瓣膜病变的患者，但是在这些患者也常会观察到有希氏束–浦肯野纤维系统的传导异常，从而引起希氏束到心室肌的传导时间（H–V 间期）延长[80–82]。

要引起束支折返性心动过速，需有折返环的一支或一个束支发生了顺向的传导阻滞，而另一支发生了明显的传导延迟。室速 QRS 的形态取决于被用来作为前传的那一个束支。在多数病例，激动是沿着右束支前传，随后穿过室间隔到达左心室，再沿着左束支逆传激动希氏束的远端，然后沿着折返环反复传导。由这种激动顺序所产生的体表心电图是一个左束支形态的室性心动过速。在小部分病例，其激动传导顺序刚好相反，它产生的心电图就是一个右束支形态的室性心动过速[80]。还有一种大折返的室速——分支内折返心动过速，是利用左束支的分支作为心动过速的折返环，而右束支并不参与折返[83,84]。当然，激动在希氏束–浦肯野纤维系统的传导延迟是持续性室速发生的先决条件。

由于其折返环的解剖边界清楚，所以利用射频消

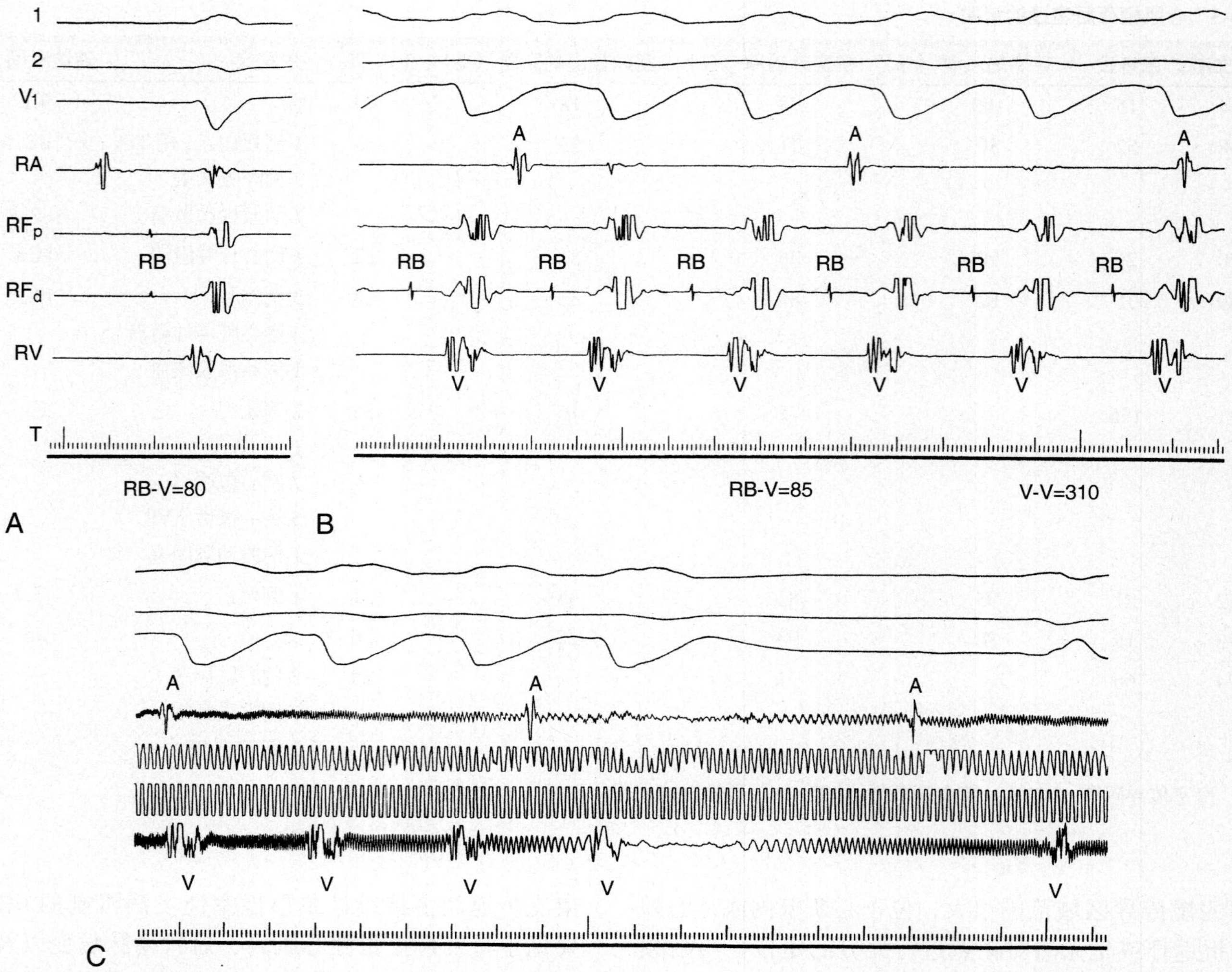

图 45–7 消融右束支终止束支折返性室速。从上到下依次是体表心电图的 I、II、V_1 导联，右心房（RA），消融导管的近端（RF_p）、远端（RF_d），右心室（RV）以及时间标尺（T）。所有标出的时间均以毫秒为单位。**A.** 窦性心律下消融导管双极的近端和远端上记录到的右束支电位（RB）；**B.** QRS 呈左束支阻滞形态的束支折返性室速。消融导管远端上可记录到 RB；**C.** 进行了 6 秒的射频消融后终止了室速。请注意在室速终止后体表心电图 QRS 波呈右束支阻滞的表现。（From Blanck Z, Dhala A, Deshpande S, et al: Bundle branch reentrant ventricular tachycardia: Cumulative experience in 48 patients. J Cardiovasc Electrophysiol 1993; 4: 253–262.）

融来治疗束支折返性室速是很容易的。在大多数患者，可以通过导管消融右束支即可消除室速，而且这还是一种首选的治疗方法[80,82]。消融右束支时，将导管置于室间隔前部直至大头远端记录到一个右束支电位。双极的大头远端不应记录到心房电位，而且，希氏束与右束支电位之间的时间间距至少为 20ms。在这个位置消融应可产生右束支传导阻滞，并可终止束支折返性室速（图 45–7）。分支折返性室速也可能会伴有束支折返，所以就需要消融左束支的分支来兼治两者[83~85]。尽管对于大多数患者而言，消融右束支是可以耐受的，但是对于那些原来就有左束支传导异常的患者，消融后可能引起 H–V 间期过长，需植入永久起搏器[82]。

值得注意的是，在束支折返性室速患者中约 43% 可诱发出起源于心肌的室速，可能需要辅助性地植入 ICD 或是服用抗心律失常药物[82]。而且这组患者渐进的充血性心力衰竭引起的死亡率应该引起关注。虽然有这些局限性，对右（左）束支的导管消融治疗仍是对这种高度的症状相关性室速的一种行之有效的治疗手段。

致心律失常性右心室发育不良相关的室性心动过速

致心律失常性右心室发育不良（ARVD）是一种特

发性病变，其特征性表现为右心室纤维脂肪样萎缩以及室速[86,87]。Ellison 等报道了在一个 5 例反复发作室速患者的小系列研究中，对于 ARVD 的消融策略。在这个报道中，他们利用起搏拖带成功地对 19 个心动过速中的 8 种进行了标测和消融。尽管这 5 个患者中的 4 个在消融后仍可诱发出室速，但在平均 17 个月的随访期内没有一个患者再次出现自发的室速[88]。虽然在这个小系列研究中尚未有术后并发症的报道，但是 ARVD 自发右心室壁很薄却可能增加穿孔的风险。此外，尽管标测和消融是可行的，但是 ARVD 的病变是逐渐发展的，有发生其他新的心律失常的潜在可能，这就使得消融手术只能作为一种姑息治疗的手段[89]。

外科先天性心脏病修复术后的室性心动过速

先天性心脏病修补术后，特别是法洛四联症术后的患者，常会发生室速[90,91]。室速起源点和外科手术的区域常在同一位置，提示正是这些外科手术导致了这种室速的发生[92~94]。对于那些药物治疗无效的症状性室速患者，射频消融是一个比较可行的选择。在对 16 例新近行四联症室间隔缺损、严重的先天性肺动脉狭窄或是大血管错位伴室间隔缺损修复术后的难治性室速患者的研究中，在传统标测技术指引下进行射频消融的远期效果可达到 88%[94]。这些结果已经可与那些特发性室速的射频消融结果相比拟。

扩张型心肌病相关的室性心动过速

扩张型非缺血性心肌病是一组异质性的疾病，常表现为非持续性的室性心律失常。然而在对这样的患者进行电生理检查时相对很少能诱发出持续的单形性室速。这样的患者其发生室速的机制是多样的，包括有希氏束-浦肯野纤维网内的折返、心肌内的折返、触发活动以及自律性增高[95]。尽管目前对于非缺血性心肌病室速的标测和消融的最佳方法尚无统一的标准，但最近的报道显示消融可能是对这类患者一种很好的辅助治疗。Kottkamp 等利用传统标测技术的指导完成了对 8 个特发性扩张型心肌病室速的标测和消融，使得 67%的室速不再被诱发[96]。

最近，Delacretaz 等报道了他们对 26 个非缺血性心脏病反复发作的持续性单形性室速的射频消融经验。在他们的报道中，关于室速发生的机制，有 62%的患者是瘢痕相关的折返，19%为束支或分支折返，还有 27%为局灶自律性增高。总之，在射频消融术后平均（15±12）个月的随访期内，77%的患者的临床室速未再发作[95]。这些数据说明应该将希氏束-浦肯野纤维网系统的折返从扩张型心肌病及单形性室速患者的发病机制中排除出去，这是由于这种疾病引起的室速占了相当的数目，而且是可以进行射频消融治疗的。此外对于难治性的或是有持续室速发作的选择性扩张型心肌病患者，导管消融可以作为一个辅助治疗。

概括起来，室速的消融是一个漫长的、技术上很复杂的过程。其成功率因其潜在的心肌病变、室速的机制及术者经验的不同而异。对于折返性室速，需要较大范围的射频能量发放及反复的放电，还应关注其潜在的并发症，特别是左心功能下降的情况。然而，对于那些入选的患者而言，消融有可能会改善他们生活的质量并可延长寿命。

郑黎晖　姚　焰　译
孙瑞龙　校

参考文献

1. El-Sherif N, Scherlag BJ, Lazzara R, et al: Re-entrant ventricular arrhythmias in the late myocardial infarction period. Circ 1977; 55:686-702.
2. Downar E, Harris L, Mickleborough LL, et al: Endocardial mapping of ventricular tachycardia in the intact human ventricle: Evidence for reentrant mechanisms. J Am Coll Cardiol 1988;11: 783-791.
3. Stevenson WG, Friedman PL, Sager PT, et al: Exploring postinfarction reentrant ventricular tachycardia with entrainment mapping. J Am Coll Cardiol 1997;29:1180-1189.
4. El-Sherif N, Mehra R, Gough WB, et al: Reentrant ventricular arrhythmias in the late myocardial infarction period. Circ 1983; 68:644-656.
5. DeBakker JMT, Van Capelle FJL, Janse MJ, et al: Reentry as a cause of ventricular tachycardia in patients with chronic ischemic heart disease: Electrophysiologic and anatomic correlation. Circ 1988;77:589-606.
6. Wilber DJ, Kopp DE, Glascock DN, et al: Catheter ablation of the mitral isthmus for ventricular tachycardia associated with inferior infarction. Circulation 1995;92:3481-3489.
7. Downar E, Kimber S, Harris L, et al: Endocardial mapping of

ventricular tachycardia in the intact human heart. Evidence for multiuse reentry in a functional sheet of surviving myocardium. J Am Coll Cardiol 1992;20:869-878.

8. Downar E, Saito J, Doig JC, et al: Endocardial mapping of ventricular tachycardia in the intact human ventricle. Evidence of multiuse reentry with spontaneous and induced block in portions of reentrant path complex. J Am Coll Cardiol 1995;25: 1591-1600.
9. Waldo A: The canine sterile pericarditis model of atrial flutter. In Waldo A, Touboul P (eds) : Atrial Flutter: Advances in Mechanisms and Management, Armonk, NY, Futura, 1996, pp 173-192.
10. Spach MS, Dolber PC, Heidlage JF: Influence of the passive anisotropic properties on directional differences in propagation following modification of the sodium conductance in human atrial muscle: A model of reentry based on anisotropic discontinuous propagation. Circ Res 1988;62:811-832.
11. Fast VG, Darrow BJ, Saffitz JE, et al: Anisotropic activation spread in heart cell monolayers assessed by high-resolution optical mapping. Circ Res 1996;79:115-127.
12. Clerc L: Directional differences of impulse spread in trabecular muscle from mammalian heart. J Physiol (London) 1976;255: 335-346.
13. Spach MS, Dolber PC: Relating extracellular potentials and their derivatives to anisotropic propagation at a microscopic level in human cardiac muscle: Evidence for electrical uncoupling of side-to-side fiber connections with increasing age. Circ Res 1986; 58:356-371.
14. Morady F, Harvey M, Kalbfleisch SJ, et al: Radiofrequency catheter ablation of ventricular tachycardia in patients with coronary artery disease. Circulation 1993;87:363-372.
15. Stevenson WG, Sager PT, Natterson PD, et al: Relation of pace mapping QRS configuration and conduction delay to ventricular tachycardia reentry circuits in human infarct scars. J Am Coll Cardiol 1995;26:481-488.
16. Coggins DL, Lee RJ, Sweeney J, et al: Radiofrequency catheter ablation as a cure for idiopathic tachycardia of both left and right ventricular origin. J Am Coll Cardiol 1994;23:1333-1341.
17. Tsai C-F, Chen S-A, Tsai C-T, et al: Idiopathic monomorphic ventricular tachycardia: Clinical outcome, electrophysiologic characteristics and long-term results of catheter ablation. Int J of Card 1997;62:143-150.
18. Rodriguez L-M, Smeets JLRM, Timmermans C, et al: Predictors for successful ablation of right- and left-sided idiopathic ventricular tachycardia. Am J Cardiol 1997;79:309-314.
19. Wen M-S, Taniguchi Y, Yeh S-J, et al: Determinants of tachycardia recurrences after radiofrequency ablation of idiopathic ventricular tachycardia. Am J Cardiol 1998;81:500-503.
20. Ben-Haim SA, Osadehy D, Schuster I, et al: Non-fluoroscopic, in vivo navigation, and mapping technology. Nat Med 1996;2: 1393-1395.
21. Gepstein L, Hayam G, Ben-Haim SA: A novel method for non-fluoroscopic catheter-based electroanatomical mapping of the heart: In vitro and in vivo accuracy results. Circulation 1997;95: 1611-1622.
22. Shpun S, Gepstein L, Hayam G, et al: Guidance of radiofrequency endocardial ablation with real-time three-dimensional magnetic navigation system. Circulation 1997;96:2016-2021.
23. Gepstein L, Evans SJ: Electroanatomic mapping of the heart: Basic concepts and implications for the treatment of cardiac arrhythmias. PACE 1998;21:1268-1278.
24. Nademanee K, Kosar EM: A nonfluoroscopic catheter-based mapping technique to ablate focal ventricular tachycardia. PACE 1998;21:1442-1447.
25. Varanasi S, Dhala A, Blanck Z, et al: Electroanatomic mapping for radiofrequency ablation of cardiac arrhythmias. J Cardiovasc Electrophysiol 1999;10:538-544.
26. Kottkamp H, Chen X, Hindricks G, et al: Radiofrequency catheter ablation of idiopathic left ventricular tachycardia: Further evidence for microreentry as the underlying mechanism. J Cardiovasc Electrophysiol 1994;5:268-273.
27. Ohe T, Shimomura K, Aihara N, et al: Idiopathic sustained left ventricular tachycardia: Clinical and electrophysiologic characteristics. Circulation 1988;77:560-568.
28. Okumura K, Matsuyama K, Miyagi H, et al: Entrainment of idiopathic ventricular tachycardia of left ventricular origin with evidence for reentry with an area of slow conduction and effect of verapamil. Am J Cardiol 1988;62:727-732.
29. Nishizaki M, Arita M, Sakurada H, et al: Demonstration of Purkinje potential during idiopathic left ventricular tachycardia: A marker for ablation site by transient entrainment. PACE 1997; 20:3004-3007.
30. Nakagawa H, Beckman KJ, McClelland JH, et al: Radiofrequency catheter ablation of idiopathic left ventricular tachycardia

guided by a Purkinje potential. Circulation 1993;88:2607–2617.

31. Gursoy S, Chiladakis I, Kuck K–H: First lessons from radiofrequency catheter ablation in patients with ventricular tachycardia. PACE 1993;16:687–691.
32. Stevenson WG, Weiss JN, Wiener I, et al: Fractionated endocardial electrograms are associated with slow conduction in humans: Evidence from pace–mapping. J Am Coll Cardiol 1989; 13:369–376.
33. Harada T, Stevenson WG, Kocovic DZ, et al: Catheter ablation of ventricular tachycardia after myocardial infarction: Relation of endocardial sinus rhythm late potentials to the reentry circuit. J Am Coll Cardiol 1997;30:1015–1023.
34. Stevenson WG, Khan H, Sager P, et al: Identification of reentry circuit sites during catheter mapping and radiofrequency ablation of ventricular tachycardia late after myocardial infarction. Circulation 1993;88:1647–1670.
35. Bogun F, Bahu M, Knight BP, et al: Response to pacing at sites of isolated diastolic potentials during ventricular tachycardia in patients with previous myocardial infarction. J Am Coll Cardiol 1997;30:505–513.
36. Kocovic DZ, Harada T, Friedman PL, et al: Characteristics of electrograms recorded at reentry circuit sites and bystanders during ventricular tachycardia after myocardial infarction. J Am Coll Cardiol 1999;34:381–388.
37. Blanck Z, Akhtar M: Therapy of ventricular tachycardia in patients with nonischemic cardiomyopathies. J Cardiovasc Electrophysiol 1996;7:671–683.
38. Fitzgerald DM, Friday KJ, Wah JAYL, et al: Electrogram patterns predicting successful catheter albation of ventricular tachycardia. Circulation 1988;77:806–814.
39. Kottkamp H, Chen X, Hindricks G, et al: Idiopathic left ventricular tachycardia: New insights into electrophysiological characteristics and radiofrequency catheter ablation. PACE 1995;18: 1285–1297.
40. Tsuchiya T, Okumura K, Honda T, et al: Significance of late diastolic potential preceding Purkinje potential in verapamil–sensitive idiopathic left ventricular tachycardia. Circulation 1999; 99:2408–2413.
41. Stevenson WG: Ventricular tachycardia after myocardial infarction: From arrhythmia surgery to catheter ablation. J Cardiovasc Electrophysiol 1995;6:942–950.
42. Bogun F, Bahu M, Knight BP, et al: Comparison of effective and ineffective target sites that demonstrate concealed entrainment in patients with coronary artery disease undergoing radiofrequency ablation of ventricular tachycardia. Circulation 1997;95: 183–190.
43. El–Sherif N, Gough WB, Restivo M: Reentrant ventricular arrhythmias in the late myocardial infarction period: Mechanisms of resetting, entrainment, acceleration, or termination of reentrant tachycardia by programmed electrical stimulation. PACE 1987;10:341–371.
44. Waldecker B, Coromilas J, Saltman AE, et al: Overdrive stimulation of functional reentrant circuits causing ventricular tachycardia in the infarcted canine heart. Circulation 1993;87:1286–1305.
45. Friedman PL: Is the postpacing interval of any value during ablation of postinfarction ventricular tachycardia? J Cardiovasc Electrophysiol 1999;10:52–55.
46. Hadjis TA, Harada T, Stevenson WG, et al: Effect of recording site on postpacing interval measurement during catheter mapping and entrainment of postinfarction ventricular tachycardia. J Cardiovasc Electrophysiol 1997;8:398–404.
47. Bogun F, Knight B, Goyal R, et al: Clinical value of the postpacing interval for mapping of ventricular tachycardia in patients with prior myocardial infarction. J Cardiovasc Electrophysiol 1999;10:43–51.
48. El–Shalakany A, Hadjis T, Papageorgiou P, et al: Entrainment/ mapping criteria for the prediction of termination of ventricular tachycardia by single radiofrequency lesion in patients with coronary artery disease. Circulation 1999;99:2283–2289.
49. Ellison KE, Stevenson WG, Sweeney MO, et al: Catheter ablation for hemyodynamically unstable monomorphic ventricular tachycardia. J Cardiovasc Electrophysiol 2000;11:41–44.
50. Kornowski R, Hong MK, Gepstein L, et al: Preliminary animal and clinical experiences using an electromechanical endocardial mapping procedure to distinguish infarcted from healthy myocardium. Circulation 1998;98:1116–1124.
51. Marchlinski FE, Callans DJ, Gottlieb CD, et al. Linear ablation lesions for control of unmappable ventricular tachycardia in patients with ischemic and nonischemic cardiomyopathy. Circulation 2000;101:1288–1296.
52. Schilling RJ, Peters NS, Davies DW: A non–contact catheter for simultaneous endocardial mapping in the human left ventricle: Comparison of contact and reconstructed electrograms during si–

nus rhythm. Circulation 1998;98:887–898.

53. Peters NS, Jackman WM, Schilling RJ, et al: Human left ventricular endocardial activation mapping using a novel noncontact catheter. Circulation 1997;95:1658–1660.

54. Schilling RJ, Peters NS, Davies DW: Feasibility of a noncontact catheter for endocardial mapping of human ventricular tachycardia. Circulation 1999;99:2543–2552.

55. Strickberger SA, Knight BP, Michaud GF, et al: Mapping and ablation of ventricular tachycardia guided by virtual electrograms using a noncontact, computerized mapping system. J Am Coll Cardiol 2000;35:414–421.

56. Sosa E, Scanavacca M, d'Avila A, et al: Endocardial and epicardial ablation guided by nonsurgical transthoracic epicardial map- ping to treat recurrent ventricular tachycardia. J Cardiovasc Electrophysiol 1998;9:229–239.

57. Sosa E, Scanavacca M, d'Avila A, et al: Nonsurgical transthoracic epicardial catheter ablation to treat recurrent ventricular tachycardia occurring late after myocardial infarction. J Am Coll Cardiol 2000;35:1442–1449.

58. Arruda M, Chandrasekaran K, Reynolds D, et al: Idiopathic epicardial outflow tract ventricular tachycardia: Implications for RF catheter ablation. PACE 1996;19:183 [Abstract] .

59. Stellbrink C, Diem B, Schauerte P, et al: Transcoronary venous radiofrequency catheter ablation of ventricular tachycardia. J Cardiovasc Electrophysiol 1997;8:916–921.

60. Sosa E, Scanavacca M, d'Avila A, et al: A new technique to perform epicardial mapping in the electrophysiology laboratory. J Cardiovasc Electrophysiol 1996;7:531–536.

61. Sosa E, Scanavacca M, d'Avila A, et al: Radiofrequency catheter ablation of ventricular tachycardia guided by nonsurgical epicardial mapping in chronic chagasic heart disease. PACE 1999; 22:128–130.

62. Tomassoni G, Stanton M, Richey M, et al: Epicardial mapping and radiofrequency catheter ablation of ischemic ventricular tachycardia using a three–dimensional nonfluoroscopic mapping system. J Cardiovasc Electrophysiol 1999;10:1643–1648.

63. Zardini M, Thakur RK, Klein GJ, et al: Catheter ablation of idiopathic left ventricular tachycardia. PACE 1995;18:1255–1265.

64. Wilber DJ, Baerman J, Olshansky B, et al: Adenosine–sensitive ventricular tachycardia, clinical characteristics and response to catheter ablation. Circulation 1993;87:126–134.

65. Globits S, Kreiner G, Frank H, et al: Significance of morphological abnormalities detected by MRI in patients undergoing successful ablation of right ventricular outflow tract tachycardia. Circulation 1997;96:2633–2640.

66. Breithardt G, Borggrefe M, Wichter T: Catheter ablation of idiopathic right ventricular tachycardia. Circulation 1990;82: 2273–2276.

67. Bogun F, El–Atassi R, Daoud E, et al: Radiofrequency ablation of idiopathic left anterior fascicular tachycardia. J Cardiovasc Electrophysiol 1995;6:1113–1116.

68. Stevenson WG, Friedman PL, Kocovic D, et al: Radiofrequency catheter ablation of ventricular tachycardia after myocardial infarction. Circulation 1998;98:308–314.

69. Rothman SA, Hsia HH, Cossu SF, et al: Radiofrequency catheter ablation of postinfarction ventricular tachycardia, long–term success and the significance of inducible nonclinical arrhythmias. Circulation 1997;96:3499–3508.

70. Strickberger SA, Man KC, Daoud EG, et al: A prospective evaluation of catheter ablation of ventricular tachycardia as adjuvant therapy in patients with coronary artery disease and an implantable cardioverter–defibrillator. Circulation 1997;96:1525–1531.

71. Gonska B–D, Cao K, Schaumann A, et al: Catheter ablation of ventricular tachycardia in 136 patients with coronary artery disease: Results and long–term follow–up. J Am Coll Cardiol 1994; 24: 1506–1514.

72. Kim YH, Sosa–Suarez G, Trouton TG, et al: Treatment of ventricular tachycardia by transcatheter radiofrequency ablation in patients with ischemic heart disease. Circulation 1994;89:1094–1102.

73. El–Shalakany A, Hadjis T, Papageorgiou P, et al: Entrainment/mapping criteria for the prediction of termination of ventricular tachycardia by single radiofrequency lesion in patients with coronary artery disease. Circulation 1999;99:2283–2289.

74. Callans DJ, Zado E, Sarter BH, et al: Efficacy of radiofrequency catheter ablation for ventricular tachycardia in healed myocardial infarction. Am J Cardiol 1998;82:429–432.

75. Calkins H, Bigger JT, Ackerman SJ, et al: Cost–effectiveness of catheter ablation in patients with ventricular tachycardia. Circulation 2000;101:280–288.

76. Cox JL: Patient selection criteria and results of surgery for refractory ischemic ventricular tachycardia. Circulation 1989;79: I–163–I–177.

77. Blanchard SM, Walcott GP, Wharton JM, et al: Why is catheter ablation less successful than surgery for treating ventricular tachycardia that results from coronary artery disease? PACE 1994;17:2315–2335.
78. Akhtar M, Gilbert C, Wolf FG, et al: Reentry within the His–Purkinje system, elucidation of reentrant circuit using right bundle branch and His bundle recordings. Circulation 1978;58:295–304.
79. Caceres J, Jazayeri M, McKinnie J, et al: Sustained bundle branch reentry as a mechanism of clinical tachycardia. Circulation 1989;79:256–270.
80. Blanck Z, Dhala A, Deshpande S, et al: Bundle branch reentrant ventricular tachycardia: Cumulative experience in 48 patients. J Cardiovasc Electrophysiol 1993;4:253–262.
81. Blanck Z, Jazayeri M, Dhala A, et al: Bundle branch reentry: A mechanism of ventricular tachycardia in the absence of myocardial or valvular dysfunction. J Am Coll Cardiol 1993;22:1718–1722.
82. Cohen TJ, Chien WW, Lurie KG, et al: Radiofrequency catheter ablation for treatment of bundle branch reentrant ventricular tachycardia: Results and long–term follow–up. J Am Coll Cardiol 1991;18:1767–1773.
83. Crijns HJGM, Smeets JLRM, Rodriguez LM, et al: Cure of interfascicular reentrant ventricular tachycardia by ablation of the anterior fascicle of the left bundle branch. J Cardiovasc Electrophysiol 1995;6:486–492.
84. Berger RD, Orias D, Kasper EK, et al: Catheter ablation of coexistent bundle branch and interfascicular reentrant ventricular tachycardias. J Cardiovasc Electrophysiol 1996;7:341–347.
85. Blanck Z, Deshpande S, Jazayeri MR, et al: Catheter ablation of the left bundle branch for the treatment of sustained bundle branch reentrant ventricular tachycardia. J Cardiovasc Electrophysiol 1995;6:40–43.
86. Marcus F, Fontaine G: Arrhythmogenic right ventricular dysplasia/cardiomyopathy: A review. PACE 1995;18:1298–1314.
87. Basso C, Thiene G, Corrado D, et al: Arrhythmogenic right ventricular cardiomyopathy, dysplasia, dystrophy, or myocarditis? Circulation 1996;94:983–991.
88. Ellison KE, Friedman PL, Ganz LI, et al: Entrainment mapping and radiofrequency catheter ablation of ventricular tachycardia in right ventricular dysplasia. J Am Coll Cardiol 1998;32:724–728.
89. Feld GK: Expanding indications for radiofrequency catheter ablation: Ventricular tachycardia in association with right ventricular dysplasia? J Am Coll Cardiol 1998;32:729–731.
90. Deanfield JE, McKenna WJ, Hallidie–Smith KA: Detection of late arrhythmia and conduction disturbances after correction of tetralogy of Fallot. Br Heart J 1980;44:248–253.
91. Webb Kavey RE, Blackman MS, Sondheimer HM: Incidence and severity of chronic ventricular dysrhythmias after repair of tetralogy of Fallot. Am Heart J 1982;103:342–350.
92. Biblo LA, Carlson MD: Transcatheter radiofrequency ablation of ventricular tachycardia following surgical correction of tetralogy of Fallot. PACE 1994;17:1556–1560.
93. Chinushi M, Aizawa Y, Kitazawa H, et al: Successful radiofrequency catheter ablation for macro–reentrant ventricular tachycardias in a patient with tetralogy of Fallot after corrective surgery. PACE 1995;18:1713–1716.
94. Gonska B–D, Cao K, Raab J, et al: Radiofrequency ablation of right ventricular tachycardia late after repair of congenital heart defects. Circulation 1996;94:1902–1908.
95. Delacretaz E, Stevenson WG, Ellison KE, et al: Mapping and radiofrequency catheter ablation of the three types of sustained monomorphic ventricular tachycardia in nonischemic heart disease. J Cardiovasc Electrophysiol 2000;11:11–17.
96. Kottkamp H, Hindricks G, Chen X, et al: Radiofrequency catheter ablation of sustained ventricular tachycardia in idiopathic dilated cardiomyopathy. Circulation 1995;92:1159–1168.

第 46 章　介入性电生理学的影像技术

DAVID SCHWARTZMAN

在“解剖决定命运”这句格言的指导下，电生理学中的介入技术已经取得了决定性的进展。而不断发展的心脏成像技术已成为一项至关重要的辅助检查。在本文中，我们应用最一般意义上的“成像”这个词，即指任何提供心律失常产生基质信息的方法或技术，通过此项技术，介入电生理学家采取更加有效的干预措施。目前，各种不同的技术被列入常规的临床应用当中，但它们各自的多样性以及同时应用所产生的潜在的协同作用成为一个棘手的问题。然而，在指向这种特殊基质的作用中，选择成像技术也许并不是最直观的，并且还有不止一种其他的有效途径。在本章，我们对触发心房颤动的左心房病灶进行定位及消融的方法，加以简介说明，以便于在介入电生理实验室研究对成像技术进行应用。之所以选择此部位进行说明，是因为：（1）从电生理学家们的观点来看，左心房是最难以成像的心腔；（2）在过去的几年中，这个区域的介入技术发展迅速，并且伴随着对以往成像技术的调整以及对新的成像技术的应用。

我们将过去若干年中反复试验的方法进行汇总，这是一个针对当前大多数可利用的成像技术进行评价的过程。我们希望对于正处于实践中的电生理学家们来说，以“标测为中心”的叙述方式会比针对个别技术进行一般性的回顾更有实用价值。特别要提出的是，我们想展示如今的技术是如何适应标测的需要(它经常被发明者改变其最初被设想的功能)，其缺点是什么，以及同时应用的价值。很有必要强调，这只是其中的一条途径而且并没有必然的优势。如果可能的话，我们也会回顾应用同样和(或）其他技术所获经验的报道。之前，对于具体每项技术的综述已经发表[1-9]。

方法学

左心房解剖结构的术前判定

正如在随后章节将要更加详细讨论到的那样，目前尚无临床上可用的模式为术中左心房的心内解剖成像技术提供一个总体的、细致的呈现。早期的病理学研究表明，心脏的解剖结构是相当复杂的，特别是心房后部、肺静脉开口内或附近。我们认为，对于这些解剖结构的详细认识是优化消融过程中安全性和有效性的非常重要的步骤。因此，我们应用静止图像并利用多探测器的计算机断层扫描(即多排CT)技术成像[10]。另外，磁共振成像技术也出于同样的目的而被应用[11]。我们比较了这些技术，发现成像质量和提供的信息内容大致相当[12]。在我们中心，CT结果是主要依据。通过应用普通电光速（Milwaukee, WI）或电光速加上 16 排探测扫描器获得图像。我们经由外周静脉，应用电动注射器，以 4ml/s 的速度、20ml 作为试验总剂量，向体内注入碘化的造影剂（Optiray, Mallinckrodt, Inc, St. Paul, MN)，这样就可以应用扫描器同步扫描肺静脉远端末梢和左心房的造影剂充盈情况。然后，以同样的速度额外追加 125ml 的造影剂，便可以获得胸部的图像。扫描是指在一次呼吸过程中，以 1.25mm 的增量从主动脉弓的顶端至膈肌顶部。图像的重构应用 General Electric 软件并由 Advantage Windows 工作站制作而成。通过估计成像部位的形状、连续性和密度条件，我们所得到的连续的轴图像被人工编辑处理后，移除了所有其他结构，而只显示左心房及远端肺静脉。我们使用以下两个不同的容积重建技术将这些图像融合从而实现三维重构：（1）心房外部：显示总体左心房和肺

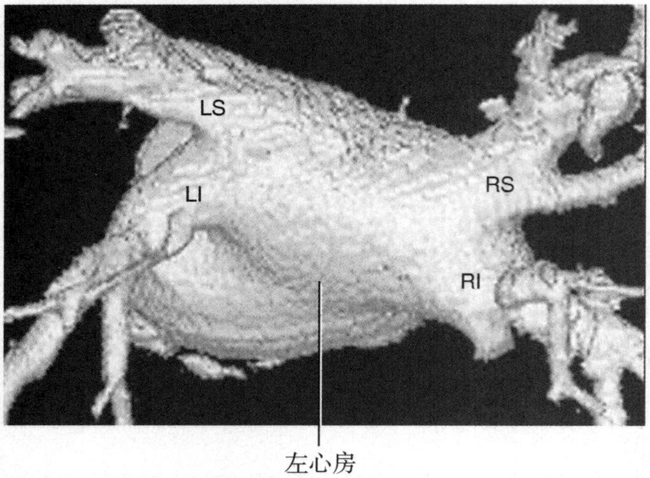

图 46–1　左心房后壁的心房外部图像。LI：左下肺静脉；LS：左上肺静脉；RI：右下肺静脉；RS：右上肺静脉。

静脉的解剖结构(图 46–1)；（2）心房内部：显示左心房后壁的解剖结构，特别是肺静脉的开口处（图 46–2）。针对每个个体，工作站都以多重的观测角度检测内外心房从而得到充分清晰的细节图像。正如我们预想的那样，解剖结构上的细节是非常复杂的并且个体之间存在显著的差异性。事实证明，这些图像对于计划术中标测和消融过程来说是非常宝贵的。应用心内超声心动图显像技术，我们证明了 CT 测得的心房参数和解剖细节的准确性[10]。

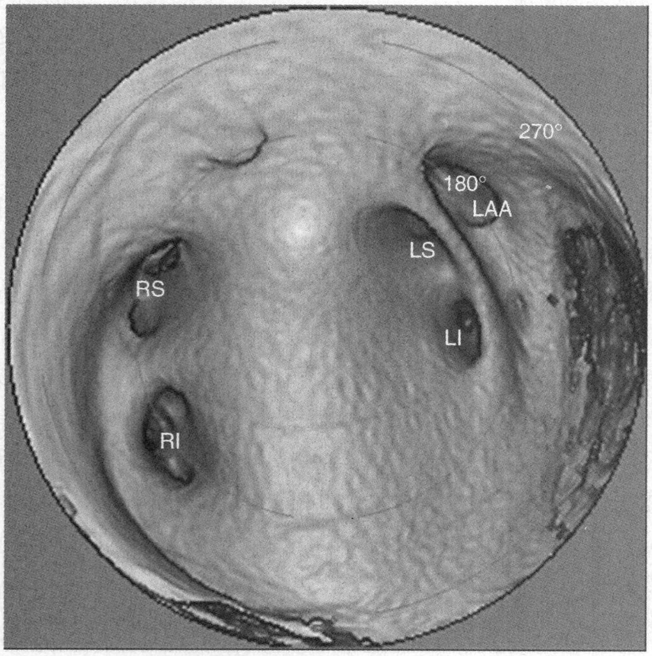

图 46–2　左心房后壁的心房内部图像，显示肺静脉与左心房连接区域。LAA：左心耳开口部；LS：左上肺静脉；RI：右下肺静脉；RS：右上肺静脉。

术中定位诱发心房颤动的病灶

整体成像

我们开展了这样一项技术，就是将针对整体的同步双心房心内电图标测作为一种方法来反映与诱发心房颤动相关的房性期前收缩（早搏）的区域（图 46–3）[4]。我们将这项技术应用于有临床症状的、存在发作性或持续性的心房颤动、有或无器质性心脏疾病的患者当中。对于自发的心房颤动和（或）被药物、起搏、电击刺激诱发的心房颤动发作都可观察到诱发心房颤动的触发点 [4,13]。对于 90%以上的心房颤动发作来说，

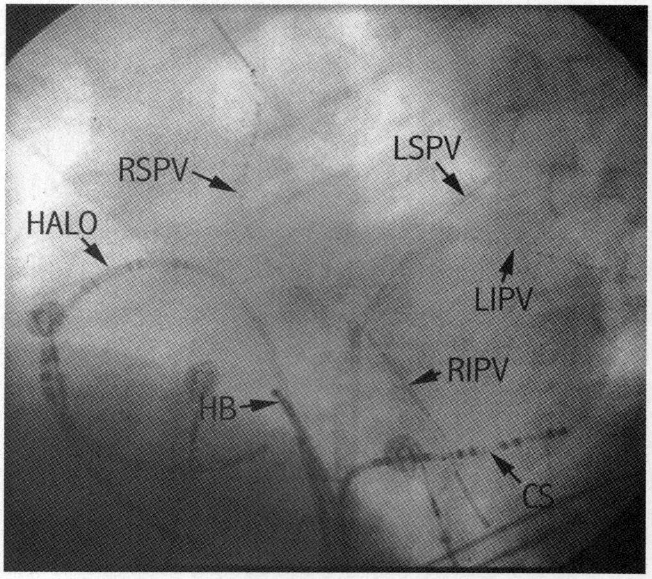

图 46–3　左前斜位 X 线透视图显示整体双心房心内电图标测，在每个主要的肺静脉，放置一个 16 个电极的微导管（Pathfinder, Cardima Inc., Fremont, CA），它的近端电极对跨越肺静脉与左心房的连接处。将一个十极的导管放置在冠状窦处，将一个二十极的导管（Halo, Biosense–Webester, Diamond Bar, CA）放置在右心房，将一个四极的导管放置在右心房的间隔上部，一个四极的导管放置在上腔静脉，沿着它的后壁跨越腔静脉右心房处（未显示）。对于一些患者，需要一个额外的四极微导管（Mini, Cardima, Inc.）放置在冠状窦，将导管插入 Marshall 静脉（未显示）。CS：冠状窦；HB：希氏束（右房间隔上部）；LIPV：左下肺静脉；LSPV：左上肺静脉；RIPV：右下肺静脉；RSPV：右上肺静脉。

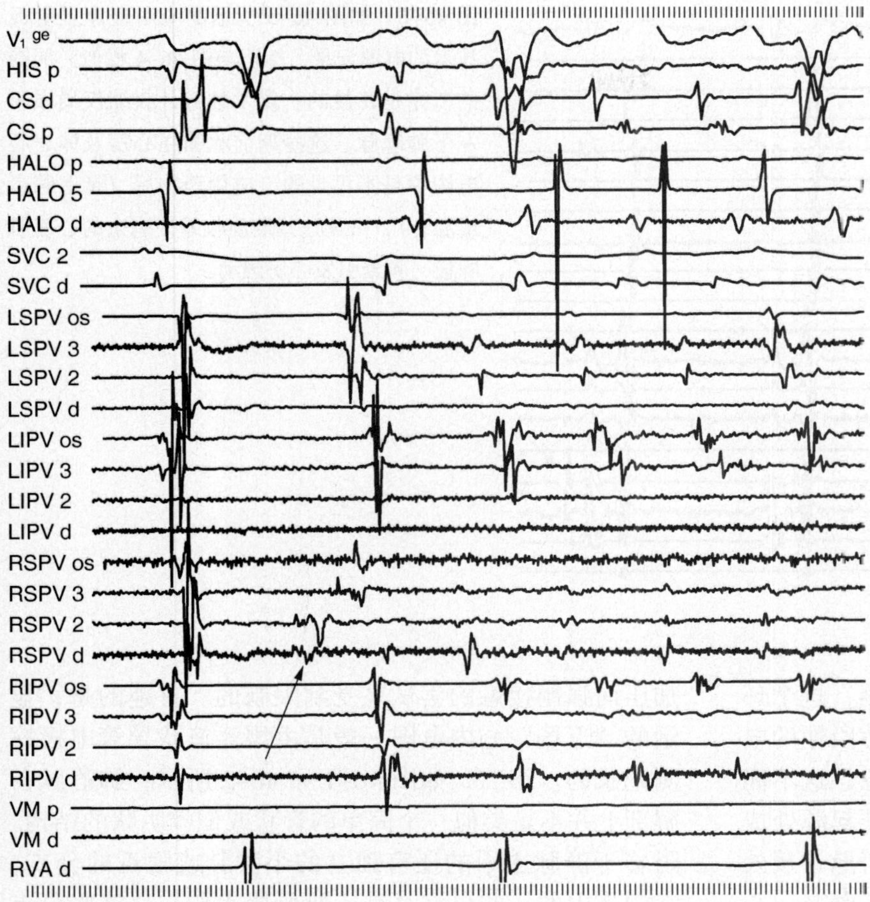

图 46-4 记录的范例显示窦性心搏（第一次心搏），然后是引发心房颤动的房性早搏（第二次心搏）。与房性早搏有关的最早的电活动被右上肺静脉（箭头处）最深处的电极对探测到。这个搏动的 P 波在形态上与窦房结来源的 P 波是不同的。心内最早的电活动比体表心电图的 P 波最早起始处提前 75ms 以上。V_1：胸前导联；HIS p：来自心房间隔上部四极导管的近端记录；CS d：冠状窦远端电极对；CS p：冠状窦近端电极对；HALO p：Halo 近端电极对；HALO 5：Halo 中段电极对；HALO d：Halo 远端电极对；SVC 2：近端上腔静脉电极对；SVC d：远端上腔静脉电极对；LSPV os：肺静脉微导管跨越肺静脉与左心房连接处。剩余的记录图按照空间顺序逐渐深入静脉，最远点处存在明显的、可重现的电位，被记录在 RSPV d 中。同样的标记被用于其他的静脉；VM p 和 VM d：近端和远端的电极对，分别来源于一个位于 Marshall 静脉的四电极微导管；RVA d：来自右心室顶部的记录。

最早激动它的区域都是左心房后壁，这个部位可被一个肺静脉的微导管电极探测到（图 46-4）。有时候，某些限制在局部的电活动可被偶然探测到（图 46-5）；在其他的情况下也经常可以观察到这些电活动诱发了心房颤动。在个别患者中，触发心房颤动的搏动由多个不同的区域发出是很常见的。有时候，不同的区域是可以同时激活的。因记录资料有限，这种方法只能将心房颤动的起源看作是触发的异位搏动。其他的一些技术也得到了类似的应用，包括多电极“篮状”导管（Boston Scientific, Inc., Sunnyvale, CAorBiosense-Webster, Inc., Diamond Bar, CA）[5]和非接触式标测技术（Ensite, Endocardial Solutions, Inc., St Paul, MN）[14,15]。这些技术具有记录心内电图数量的不同能力（在篮状导管的例子中是实际的，在非接触标测系统的例子中是虚拟的）。除了心内电图，我们也评估了形态或者机械成像是否可以被应用于定位致心律失常的区域。通过应用 CT 或 MRI（形态学）和心内的超声心动图（形态学、机械学），我们发现那些有触发心房颤动期前收缩的肺静脉和没有触发心房颤动期前收缩的肺静脉之间并无差别[16]。

局部成像

许多技术已经被应用于精确定位触发心房颤动的期前收缩的起源，而不是仅仅识别这个起始部位。如果我们感兴趣的靶点能在足够获得数据的时间内，被规律一致地重复激动的话，那么逐点的心内电图成像是可能的。我们（其他人也曾经）使用了线性排列式的多电极导管纵向放置在肺静脉内[4,17]。但是，这种技术提供的是一种对复杂的解剖结构进行了高度简化的图像，并且它的不可重现性令人感到苦恼。如此一来，考虑到精确度，它并不适用于心房颤动异位起始部位成像。因为这个精确度在最理想的情况下是要允许异位点可以通过单个的消融手术根除的。另一些研究观察者们已经报道了其他可以提高精确度的电成像技术，包括应用环状[18]、篮状[5]和非接触阵列[14,15]的导管。环状

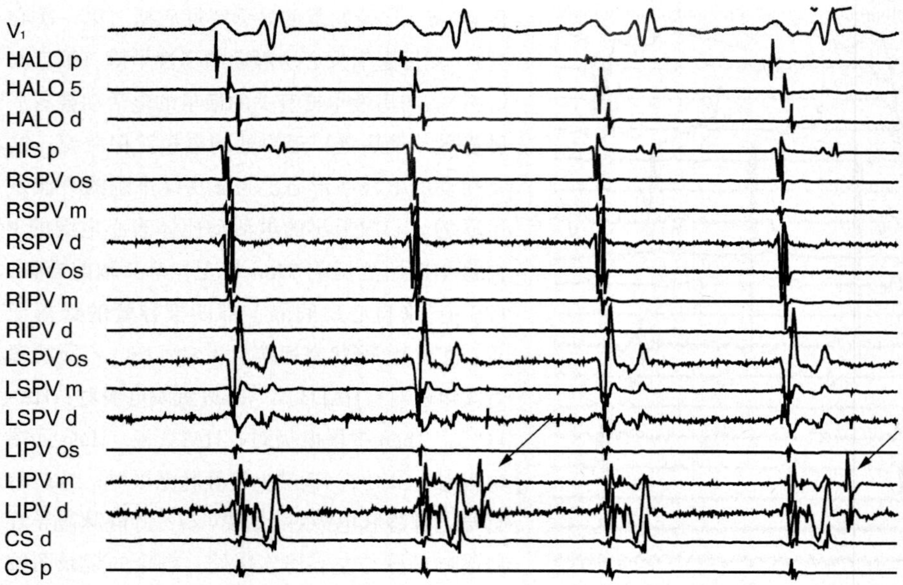

图 46-5 如图 46-3 所示的应用整体多电极技术的电图记录，标记与图 46-4 相似。周围的节律是窦性的。偶发的额外收缩仅局限于左下肺静脉，这些期前收缩在心房及体表心电图中是不可见的。应用药物后（肾上腺素或腺苷），可见这些期前收缩使剩余的心房肌除极，频繁引发心房颤动。

导管改善了对肺静脉口环状结构的界定标测，这个环状结构是由静脉内的肌袖和左心房肌之间节段性的电联结构成的。然而，它只能提供二维的信息，这不能让人们进一步在静脉内对心律失常异位点的起源处成像。此外，因为这些异位点一般都在心房-静脉连接处0.5cm或更远处，环状的排列电极对那些接近静脉、心房-肺静脉连接处、紧邻左心房的异位起始点的成像是一个不完善的技术。从理论上来讲，一个放置在肺静脉的篮状导管能够提供三维的图像信息，在这点上有很多关于它的应用效果的报道[5]。然而，我们应用这项技术的结果却并不尽如人意，有以下两点原因：第一，尽管 X 线透视可以显示静脉周围篮状导管的电极线（即装有电极的导线臂），但是通过应用超声心动图针对它所处的实际位置成像后，我们发现电极线在血管腔内是漂移的，这就造成了很大一部分的血管壁不能靠近电极而被探测到。对于个别血管，实验证明在不同型号的篮状导管中会有一个最匹配的，但是对于大多数血管来说，无法接触的问题仍然十分突出。在我们的印象中，问题的症结在于以下两点：（1）篮状导管置入了静脉但不与静脉共轴，这是一个常见却不易克服的难题；（2）篮状导管与静脉大小形状不匹配。在近心房-肺静脉连接处，这是一个特别难解决的问题，此区域中静脉的周径范围是扩展的，而篮状导管的周径却是固定的。连接处这种可变、非环状/平坦的特征加剧了困难的程度。考虑到安全性以及导管远端存在的漂移情况，加大导管管径或者通过在导管轴上加压而强制接触的尝试是受到限制的。有趣的是，显示的“近场”心内电图一般是由漂浮篮状导管电极探测记录的。第二，如图 46-1 和 46-2 所示，肺静脉在解剖上并不是类似一个简单的管状或似喇叭状的结构。附着于静脉主干的还有独立的小静脉或附近的分支，它们当中的一些也许是被心肌所覆盖的。从这些分支发出的激动以复杂的、令人费解的方式进入篮状导管的探测区域。为了寻求被心肌包绕的肺静脉精确的电学图像，我们也分析评价了非接触标测的结果。我们对于这项技术并没有经验，但是，那些记录结果提示这项技术针对此目的的利用价值并不大[19,20]。

与心房颤动触发相关区域的消融技术

正如最初 Haissaguerre 和他的同事报道的那样，左心房-肺静脉连接处和肺静脉包绕的心肌与心房颤动的发生是不成比例的[21]。根据最初的报道，心房颤动的触发具有“局灶”的特点，随后的研究焦点都集中到了靶点上。基于靶点在解剖上的复杂性，以及所关注电活动（心房颤动的触发）的不常见、不可重复的性质，最近越来越多的消融范例从传统的针对激动源的标测/消融转移至使心律失常区域达到电隔离上[13]。这些范例的成功之处在于它依赖于有效的成像以及对这些区域复杂解剖结构的认识。

我们目前的范例包括通过心房后壁心肌电绝缘，就是把肺静脉作为靶点将心房-肺静脉连接的左心房面做环形消融[3]。我们在开始之前，要针对左心房后壁的解剖结构进行CT扫描和（或）MR成像，尤其是左右肺静脉-心房连接区域。正如上文描述的那样，这些区域显示出高度的复杂性和可变性，包括不一致的运动、非环状/非平坦的形态、大量的分支并且这些分支接近主要静脉的入口（图46-1和46-2）。我们发现，“静止”的图像（只能在术前获得）是非常宝贵的，因为它们提供了心内三维结构图像，而这是在术中不可能利用的成像模式。根据这些图像，可以计划手术策略，包括房间隔穿刺点这种特殊位点的确定、导管的选择，可能还包括需要消融的目标静脉及消融线的设计。

在术中，除了较大的导管操作，我们的成像方式一般不包括X线透视法。用于左心房后壁消融时，我们发现这项技术最好的效果是不起任何作用，而最糟糕的效果会出现误导。而且，（1）X线透视不能提供关于解剖细节或者导管相对位置的信息，仅仅是有助于术者想像；（2）X线透视可能提供有关导管-心内膜接触的误导信息（稍后讨论）。我们的方法包括三种技术的协作应用：（1）CATRO（Biosense-Webster, Inc.）；（2）旋转式机械换能型心内超声心动图（RMT-ICE; Boston Scientific, Inc）；（3）相位排列的心内超声心动图（PA-ICE; Acuson Inc. Mountain View. CA）。

CATRO系统应用同步的体外磁场来确定安装在导管末端电极上的感应器的位置和方向[1]。在心内标测过程中，电极以逐点的方式沿着心内膜移动。此系统综合了所有获得的点的空间位置得到一个三维的结构来重现心内的轮廓。在这种结构上，局部信息可以被叠加，包括激动时间和局部电图的振幅。理论上，CATRO可提供解剖上精确的心内重构图，因此，可以被定义为一个独立的技术，正如我们所利用的，它为解剖指导下的消融提供了一个范例。事实上，已经有此系统用于这个目的的报道[22]。然而，了解CARTO以下的几点限制性是至关重要的：

1. 虽然CATRO呈现给观察者的心内轮廓确实是应用实际的数据得来的，但是，通过点数据确定心内膜的位置却是由软件合成的。因此，一般说来，获得的点越多，呈现的心内情况就越准确。然而，从时间受限的观点来看，达到心内局部解剖的精确重现所需要标测点的数量太多，因而在术中失去实用性。在我看来，即使时间允许的情况下，这个系统也不能提供足够的准确度，因为：（A）定位感应器距远端导管电极允许存在一个有限的距离，这实际上是一个影响与心内膜接触的因素。依靠导管与心内膜之间的角度和接触压力，此距离使得它们之间可存在各种各样的关系；（B）呼吸运动使得心脏的位置相对于参照感应器有所改变，这一般位于身体表面；（C）不稳定的导管与心内膜间的接触（断续和/或滑动）导致成像模糊。最近的CARTO软件版本通过让心内连接点的外形变得光滑，使得心脏轮廓为术者显示得更加“逼真”，这些心内点的外形在早些的版本中显示得是参差不齐的，但它也作为一个持续的提醒信号：这种图像不能重现真实的解剖结构。
2. 此系统的软件未考虑到解剖结构的复杂性，并且对于心房心内膜常见的复杂解剖结构，包括突起和开口处，是不具有校正功能的。空间上紧邻的点以线性连接，无论它们在突起的同侧或对侧或开口的内外侧。虽然此软件能够设计重构肺静脉，并以此方式使之与左心房相区别，但是这些是很粗糙的结构，根本不能重现实际的解剖情况。
3. 由于缺少对心内膜的直视功能，此系统不能指示精确的解剖部位（例如二尖瓣环）。
4. 此系统采集点的数据是由术者控制的。除了术者有意编辑的那些点外，系统假定所有点都是当远端标测电极与心内膜稳定接触时得到的。因此，如果位点是在接触不良的状态或未接触的情况下采集的，这并不能被考虑、结合到图像中。正如先前提到的，特别是在肺静脉内部或周围，应用X线透视或电图描记特征并不能分辨是否存在接触。所以CARTO的图像构建任务落在了术者身上，但是他们却并不具备合适的工具来有效地控制组成图像的这些位点。
5. 此系统不能提供实时的位置数据。位置信息随着每个心搏周期而更新一次。

这些局限性不仅限于CARTO系统。其他可应用的三维心内膜成像系统，包括非接触式标测、LocaLisa（Medtronic, Inc., Minneapolis, MN）以及实时定位管理系统（RPM, Cardiac Pathways/Boston Scientific, Sunnyvale, CA）等都或多或少地存在着这些问题。

心内超声心动图（Intracardiac echocardiography, ICE）是惟一应用在术中成像的技术，它具备实时性并可直视心内膜。我们拥有各种ICE技术所获得的经验，列举如下：

1. RMT-ICE——这个系统应用9F导管结合9MHz的

旋转换能器[23]。用于肺静脉电隔离时，换能器被放置在左心房紧邻消融电极/靶点的位置，大约距心房–肺静脉连接处 0.5cm（心房侧；图 46–6）。虽然对于这个导管来说，成像平面是环状面的，垂直于导管轴，但是在这个位置，心房–肺静脉连接处的整个环状面是无法同时成像的。这是由于导管轴与静脉轴间关系的可变性以及心房–肺静脉连接处的形状既不是环形也非平面的。有必要强调的是，用 RMT–ICE 装置获得的图像是二维的。虽然可以尝试创造三维图像，但是由于超声束与心内膜的角度不断发生变化，失败是不可避免的。存在这种变化是由于：（A）在操作过程中导管轴是变化的（经常是细微的不可能被察觉到）；（B）心内膜形态发生突然变化。如此看来，单独应用 ICE 技术进行三维成像是不可行的。我们利用 RMT–ICE 导管，采用了一系列可以生成精确三维图像的技术完成了一些手术病例（图 46–7）。然而，这些图像需要被重建，因此不具有实时性，也就失去了 ICE 最具优势的利用价值[16]。

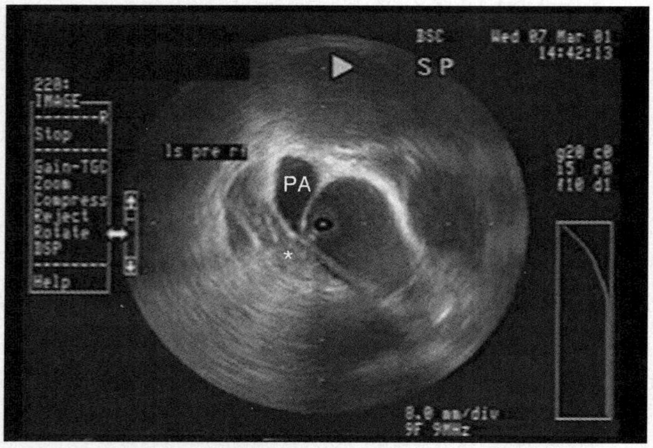

图 46–6 图示 RMT–ICE 图像。显示换能器（位于图像中心）位于肺静脉与心房连接处。相邻的腔（PA）是肺动脉。紧邻换能器的阴影表示消融电极。

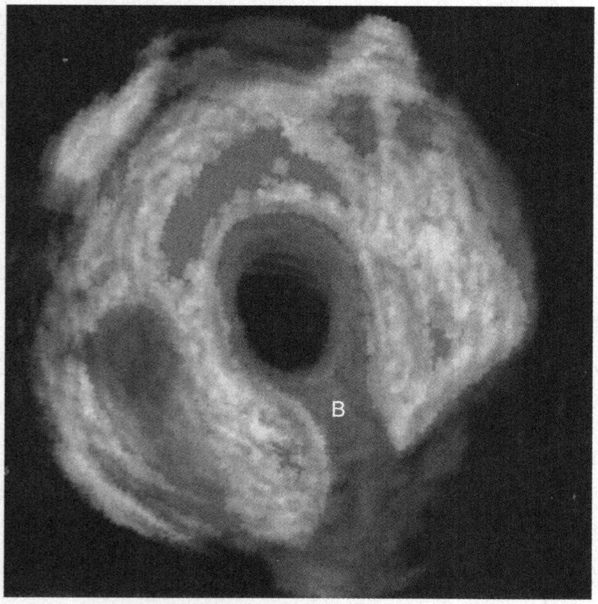

图 46–7 三维重构的肺静脉 RMT–ICE 图像。静脉的正面观，可见静脉的主要分支（B）。

在导管消融的过程中，我们应用 RMT–ICE 以连续实时的方式来监视和确定电极与心内膜接触界面的情况。以 ICE 为基础，我们操控电极导管（A）以确保在每次消融之前、之中以及之后电极与心内膜间存在稳定的接触。在光滑的心房内膜区域（除了左心耳的所有部位），我们发现单纯靠标准电极导管的硬度，很难获得与心内膜稳定的接触。由于电极的滑动或抬升而产生的断续的局部接触现象很普遍。在 X 线成像或电图描记时，间断接触不易被术者“察觉”。长导管的支撑常常是必要的。稳定的接触对于安全有效的消融是至关重要的。功率滴定（最大功率和持续时间）开始变得相对恒定，以此来避免因为电极温度测定导致的不精确的问题（如果心肌的最高温度显示的值偏低，会导致功率的滴定过高）。这种现象在光滑的、具有高流速的心房内膜区域特别普遍，例如在房室交界处[24]。（B）可在应用射频过程中监控心内膜电极的接触情况。我们已经证明了 ICE 在避免由于消融能量过大而引起并发症方面的有效性，同时也展示了它可以针对消融造成的心脏结构和功能上的损害进行成像的用处[16]。

虽然 RMT–ICE 的应用对于我们的消融手术是很重要的，但也不是不存在技术上的问题：（A）导管本身不具备内在的弯曲能力，这会限制术者对成像平面进行空间操作。而这是很重要的，因为与成像平面相关的消融电极的角度会显著影响心内膜电极在界面上成像的质量。我们用资料证明了安装在消融电极上应答器的作用，它可以改善这种影响[25]。这项技术还没有被批准进入临床应用。（B）RMT–ICE 导管在 9MHz 的工作频率下，即使在有血液的情况下，成像质量也会随着距离快速下降。这就要求换能器在身体中要被放置得非常接近消融电极与心内膜的界面，而这是非常难以达到和维持的。

2. PA-ICE——这个系统应用一个 10F 的导管结合一个相位排列的电换能器。它具备多种工作频率，范围可从 5.5 到 10MHz。与 RMT-ICE 技术不同的是，此系统是具有多普勒功能的。另外，低频率也可以使远距离得到高质量的图像，不仅是在血液之中，还包括心腔之间[9]。

这项技术对辅助肺静脉周围电隔离术方面的应用价值，根据我们所获得的经验并不令人满意。虽然静脉的图像可以由放置在右房的换能器获得，但是同样的，经常会有一个或更多的肺静脉不能被很好地成像。这点促使我们移动换能器至左心房，这里可以获得可靠的、高质量的图像。然而，扇形成像平面（例如与导管长轴平行的区域）很难适合我们当前的心房-静脉连接区域环形消融模式的成像。RMT-ICE 技术拥有环状成像平面和自我稳定性，PA-ICE 技术与之不同，为了应用它来协助显示环状面，导管需要被持续的操纵，并且被放置在稳定的位置。在心房-肺静脉连接处，应用纵向 X 线断层成像得到的定位图像信息很容易丢失。我们知道应努力将这项技术与三维成像软件结合起来，但是若在这方面应用 RMT-ICE 技术，图像的重构将是非实时的，这就消除了 ICE 技术中最主要的一个优势。我们发现 PA-ICE 可以对在心房-肺静脉连接处消融所产生的生理影响进行成像，这是一项非常有用的避免不必要的致病率的措施[16]。

我们通过把个别靶肺静脉的心房-肺静脉连接处的左心房侧做环状消融而使心房后壁的心肌达到电隔离，这应用了多种不同的成像技术。这样可以将它们各自的缺点最小化（表 46-1）。那么，环状平面的损伤也是一系列互相接近的局部损伤的总和，这是解剖所决定的必然过程。应用 ICE，可以选择最适当的将要开展消融的解剖区域，获得牢固稳定的电极接触，并且在每个区域应用局部消融过程中能得以保持。应用 CARTO 时，局部的消融损伤灶可用一个直径为 4mm 的圆形图标表示。在消融过程中，消融电极被放置在图的边缘，互相毗邻。用这种方法，我们在获得靶区域电隔离方面一直都很成功，没有与手术相关的致病率，并且短期或长期内都没有发现肺静脉狭窄的发生。

表 46-1　成像技术评价

	心腔内超声	仿真心内膜成像 *
直接观察心内膜结构	是	否
实时评估电极与心内膜的接触情况	是	否
实时三维重造	否	是

*CARTO，Ensite，Localisa，RPM.

一些其他使左心房后壁心肌达到电隔离的方法也有报道。Pappone 和他的同事报道了曾经单独应用 CARTO 取得成功的范例[22]。我们不清楚是否发表了关于非接触标测引导的电隔离手术的报道。然而，前期关于以解剖为基础、以非接触标测为手段、在心房其他区域消融的报道是很受欢迎的[26]。同样，我们也不清楚关于单独应用 ICE 所引导的电隔离方面的报道。正如早些我们曾详细讨论过的，我们并不期望能够获得与我们现在单独应用 RMT-ICE 同样的成功率。但是，新的消融装置也许会增加 ICE 作为一个成像辅助手段的有效性。例如，Natale 和他的助手报道了一种为使心房-肺静脉连接处到心肌远端达到电隔离所设计的球囊状的导管[27]。理论上，这是一种单次通过的装置，它通过在消融手术过程中阻塞靶静脉和左心房的血流来起作用。联合这种消融技术，PA-ICE 在评价球囊与静脉的“匹配”上，包括有效的阻塞血流方面，都体现了巨大的价值。ICE 提供的信息帮我们领悟到了隔离手术失败的机理，这加快了它本身朝着可被人类应用的一种安全有效的工具方面发展的进程。

小结

在本章中，我们应用了一个“特殊靶点”（左心房后壁）作为一种阐明工具，说明了目前在介入电生理实验室应用的成像技术。很明显，这个领域中，非 X 线透视成像模式的发展对介入操作起了关键的作用。然而，为了优化操作，使之安全且有效，我们很有必要意识到每个模式的优势及限制性。正如本文所说，局限性是可以通过联合多种不同的技术来克服的。另外，需要提醒大家的是，本章只是及时反映了发展中一个阶段的情况。而成像和消融技术的快速发展无疑是一个持续的过程，这些无疑也将改变成像的需要和目的。

李晓枫　方丕华　译

孙瑞龙　校

参考文献

1. Schwartzman D, Kuck KH: Anatomy-guided linear atrial lesions for radiofrequency catheter ablation of atrial fibrillation. PACE 1998;21:1959–1978.
2. Wittkampf FH, Wever EF, Derksen R, et al: LocaLisa: New technique for real-time 3-dimensional localization of regular intracardiac electrodes. Circulation 1999;99:1312–1317.
3. Schwartzman D: Catheter ablation to suppress atrial fibrillation: Evolution of technique at a single center. J Intervent Cardiac Electrophysiol 2003;9:295–300.
4. Schwartzman D: The common left pulmonary vein: A consistent source of arrhythmogenic atrial ectopy. J Cardiovasc Electrophysiol 2004;15:560–566.
5. Michael MJ, Haines DE, DiMarco JP, Paul MJ: Elimination of focal atrial fibrillation with a single radiofrequency ablation: Use of a basket catheter in a pulmonary vein for computerized activation sequence mapping. J Cardiovasc Electrophysiol 2000;11: 1159–1164.
6. Schneider MA, Ndrepepa G, Zrenner B, et al: Noncontact mapping-guided catheter ablation of atrial fibrillation associated with left atrial ectopy. J Cardiovasc Electrophysiol 2000; 11: 475–479.
7. deGroot N, Bootsma N, van der Velde ET, Schalij MJ: Three-dimensional catheter positioning during radiofrequency ablation in patients: First application of a real-time position management system. J Cardiovasc Electrophysiol 2000;11: 1183–1192.
8. Ren J-F, Schwartzman D, Callans DJ, et al: Imaging technique and clinical utility for electrophysiologic procedures of lower frequency (9 MHz) intracardiac echocardiography. Am J Cardiol 1998;82: 1557–1560.
9. Packer DL, Stevens CL, Curley MG, et al: Intracardiac phased-array imaging: Methods and initial clinical experience with high resolution, under blood visualization. J Am Coll Cardiol 2002; 39:509–516.
10. Schwartzman D, Lacomis JL, Wigginton WG: Characterization of left atrium and distal pulmonary vein morphology using multidimensional computed tomography. J Am Coll Cardiol 2003; 41:1349–1357.
11. Tsao H-M, Yu W-C, Cheng H-C, et al: Pulmonary vein dilation in patients with atrial fibrillation: Detection by magnetic resonance imaging. J Cardiovasc Electrophysiol 2001;12:809–813.
12. Schwartzman D, Lacomis JM: Three-dimensional imaging of the left atrium and pulmonary veins: CT or MRI? J Am Coll Cardiol 2003;41:132A.
13. Schwartzman D: Radiofrequency catheter ablation of atrial fibrillation. In Ganz LI (ed): Management of Cardiac Arrhythmias. 2002, Humana Press,Totowa, NJ, pp 145–162.
14. Asirvatham S, Packer DL: Validation of non-contact mapping to localize the site of simulated pulmonary vein ectopic foci. Circulation 2000;102:II–441.
15. Hindricks G, Kottkamp H: Simultaneous non-contact mapping of left atrium in patients with paroxysmal atrial fibrillation. Circulation 2001;104(3):297–303.
16. Schwartzman D, Kanzaki H, Bazaz R, Gorcsan J: Impact of catheter ablation on pulmonary vein morphology and mechanical function. J Cardiovasc Electrophysiol 2004;15:1–7.
17. Hsieh MH, Chen SA, Tai CT, et al: Double multielectrode mapping catheters facilitate radiofrequency catheter ablation of focal atrial fibrillation originating from pulmonary veins. J Cardiovasc Electrophysiol 1999;10(2):136–144.
18. Haissaguerre M, Shah DC, Jais P, et al: Electrophysiological breakthroughs from left atrium to the pulmonary veins. Circulation 2000;102:2463–2465.
19. Darbar D, Olgin JE, Miller JM, Friedman PA: Localization of the origin of arrhythmias for ablation: From electrocardiography to advanced endocardial mapping systems. J Cardiovasc Electrophysiol 2001;12:1309–1325.
20. Seidl K, Beatty G, Drogemuller A, et al: Catheter-based right and left atrial compartmentalization procedure in chronic atrial fibrillation using a novel non-contact mapping system: Feasibility and safety. J Am Coll Cardiol 2000;35:123.
21. Haissaguerre M, Jais P, Shah DC, et al: Spontaneous initiation of atrial fibrillation by ectopic beats originating in the pulmonary veins. N Engl J Med 1998;339:659–666.
22. Pappone C, Oreto G, Lamberti F: Catheter ablation of paroxysmal atrial fibrillation using a 3D mapping system. Circulation 1999; 100:1203–1208.
23. Ren JF, Schwartzman D, Callans DJ, Marchlinski FE: Intracardiac echocardiograpy (9 MHz) in humans: Methods, imaging views and clinical utility. Ultrasound Med Biol 1999;25:1077–1086.
24. Bazaz R, Schwartzman D: Optimizing radiofrequency power titration during pulmonary vein ablation: Insights from intracardiac echocardiography. Circulation 2003;108:IV–473.

25. Menz V, Vilkomerson D, Ren J-F, et al: Echocardiographic transponder-guided catheter ablation: Feasibility and accuracy. J Intervent Cardiac Electrophysiol 2001;5:203-209.
26. Packer D, Asirvatham S, Munger T: Utility of non-contact mapping for identifying gaps in long linear lesions in patients with atrial fibrillation. PACE 2000;23:673.
27. Natale A, Pisano E, Shewchik J, et al: First human experience with pulmonary vein isolation using a through-the-balloon circumferential ultrasound ablation system for recurrent atrial fibrillation. Circulation 2000;102(16):1879-1882.

第 47 章　无创性心电生理学

IRINA SAVELIEVA，A. JOHN CAMM

现代无创性心电生理学涉及对心脏电活动的综合评估及对心脏风险进行危险分层。然而，识别潜在的致命性心律失常事件风险的增加主要通过评价左室功能、心室异位活动的强度及研究心室传导异常。随着新近几个多中心研究结果的发布，心脏自主神经的平衡和心室复极的重要性引起了人们的重视。实际应用的方法包括诊断评价、预后评估、危险分层，可能还包括指导治疗。表 47-1 是目前可应用的无创性方法及其应用范围。本章主要讨论常规及新近提出的无创性心脏电活动评价方法。

基础心电图检查

动态心电图

动态心电图监测系统的技术改进

自从 1961 年 Norman Holter 首次将生物遥控系统用于连续心电图记录以来[1]，此后的信号获取和信号分析技术方面的进步使动态心电图监测技术日臻完美，从传统的 2 导联或 3 导联磁带记录器到支持采样率 1000 点/秒、3 频道或多频道的、不需数据压缩的数字化高分辨率记录器。磁带记录器或压缩（固态记忆）数据记录器和数字化记录器的主要区别在于，后者在记录器中采用晶体控制时基，使信号放大和过滤后迅速输入模-数转换器，消除计时失真，提供高质量的数据。这使记录的质量明显改进，提高心率变异性分析的准确度，使动态心电图数据用于大多数信号分析，如信号平均心电图、T 波交替和 T 波形态学。

最近，数字化记录器可以连续记录 12 导联心电图，其高分辨率、高容量可以满足研究需要并有望用于临床。12 导联系统对多种疾病的诊断准确度优于传统的 2 导联或 3 导联系统，如室上性心动过速（SVT）（评价 P 波的极性、P 波电轴和 P/R 的关系）、宽 QRS 波群心动过速和特殊室性心动过速（VT）的形态学（辨认 QRS 电轴和形态学、确定心动过速的起源部位）、ST 段偏移（仅 V_2~V_4 导联可以辨认）[2]。图 47-1 表明，与传统 2 导联动态心电图比较，12 导联动态心电图可以 QRS 波群电轴和形态学为标准，识别特发性 VT。

临床研究

动态心电图可以定性和定量评价心律失常，改进可疑或已确定心律失常的诊断，提供有价值的预后信息，尤其是心肌梗死（MI）后的患者。或许亦可用于评价药物治疗的疗效，如永久性房颤的心率控制。

心室异位活动的存在、频发室性期前收缩（ventricular premature complexes, VPC）和（或）非持续性 VT 是 MI 后患者预后的独立预测因子[3,4]，使死亡率增加 2~3 倍。尽管与非持续性 VT 相关的死亡风险在 MI 后 6 个月相对较高，但这种风险在 3 年随访期内持续存在，左心室功能不全的患者风险更大。此外，多中心自动除颤器植入试验（Multicenter Automatic Defibrillator Implantation, MADIT）和多中心非持续性心动过速试验（Multicenter Unsustained tachycardia Trial，MUSTT）对有 MI 病史、左室射血分数（LVEF）低于 35%~40%和电生理检查存在可诱发、不能抑制的 VT 的患者，将非持续性、无症状 VT 作为附加的危险因素支持植入心脏复律除颤器（ICD）[5,6]。MI 后自主神经张力和反射试验（Autonomic Tone and Reflexes After Myocardial Infarction, ATRAMI）对 1284 例左心室功能中

表 47–1　无创性方法对诊断及预后的价值

方法	诊断价值	预后价值	监测治疗
动态心电图	是	是	是*
运动试验	是	是，有限†	是，有限†
直立倾斜试验	是	是	是
信号平均心电图	是，有限‡	是	否
心率变异性	否	是	否
压力反射敏感性	否	是	未知
QT 间期和 QT 间期离散度	是	是	是§
T 波电交替	否	是	未知
T 波形态描记	未知	是	未知
心率震荡/动力学/和谐性	否	是	未知

* 常规应用但大规模研究不支持

† 主要是与心肌缺血和运动依赖性心律失常有关，例如：肾上腺素介导性房颤或儿茶酚胺敏感性室速

‡ 用于诊断不明原因的晕厥

§ 对调整延长复极的抗心律失常药物的剂量、预防药物的致心律失常作用较为重要

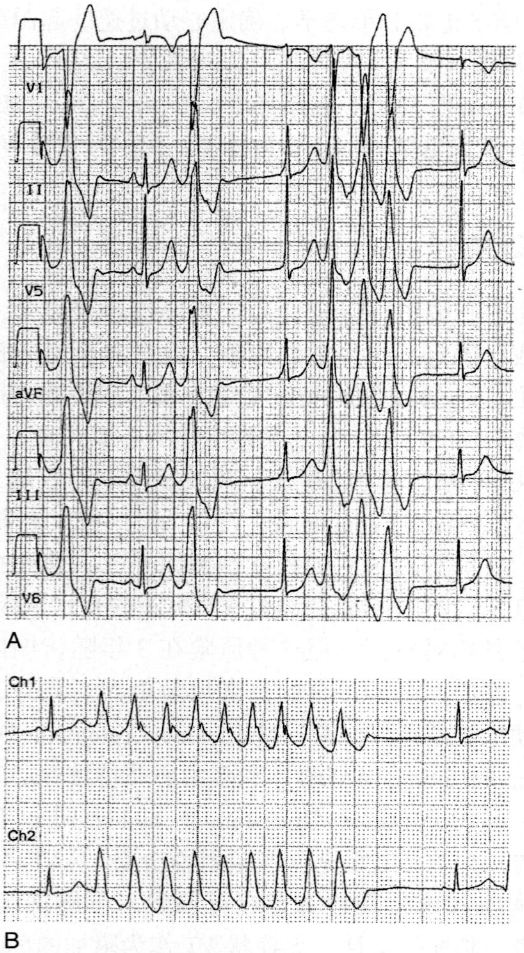

图 47–1　与传统 2 导联动态心电图（**B**）比较，12 导联动态心电图[（**A**）显示 6 个导联] 正确诊断出起源于右室流出道的 VT 。诊断基于 QRS 波群形态呈左束支传导阻滞和 QRS 波群电轴向下偏移。

度受损（平均 EF 值为 49%）的患者研究发现，非持续性 VT 使全因死亡的风险增加 3 倍，心律失常死亡或持续性 VT 的风险增加 16 倍[6a]。

然而，综合数据的分析显示：对 MI 后和充血性心力衰竭（CHF）患者进行危险分层，频发 VPC（通常 10 次/小时）和非持续性 VT 的灵敏度和阳性预测准确度非常低（图 47–2）[7]。电生理检查与心电图监测（Electrophysiological Study Versus Electrocardiographic Monitoring，ESVEM）研究结果表明：尽管单因素分析显示心律失常和临床结果存在相关，但多因素分析未能证实心律失常对猝死和心脏骤停的预测价值[8]。

米力农生存评估前瞻性随机临床试验（Prospective Randomised Milrinone Survival Evaluation, PROMISE）对 1080 例 CHF 患者进行研究发现：VPC 频率（>30 次/小时）、非持续性 VT 的存在、数目及最长一次发作的持续时间均是全因死亡的独立危险因素，但不能鉴别死亡的类型[9]。在 GESICA（Gruppo de Estudio de la Sobrevida en la Insuficiencia Cardiaca en Argentina）研究中，尽管非持续性 VT 患者死亡的发生率较无这种心律失常的患者高（23.7% *vs* 8.7%，单因素分析 RR=2.77），多因素分析未能证实室性心律失常的预后价值[10]。同样，在充血性心力衰竭抗心律失常治疗的生存试验（Congestive Heart Failure –Survival Trial of Antiarrhythmic Therapy, CHF–STAT）中，多因素分析显示：动态心电图检查存在非持续性 VT 不是猝死的预测因子[11]。

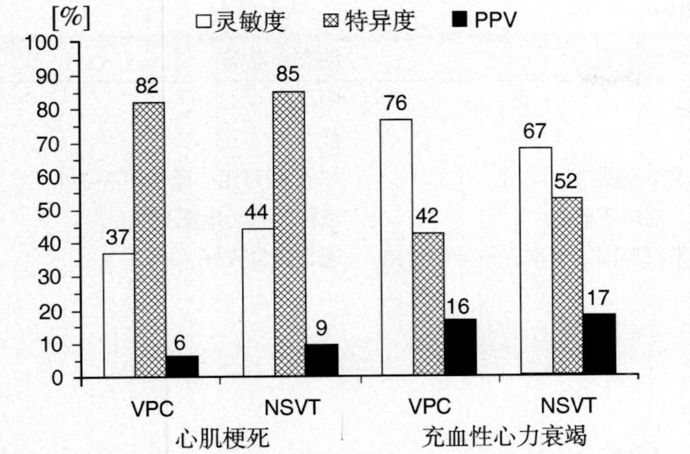

图 47–2 24 项关于 MI 后患者的研究和 4 项关于 CHF 患者的研究显示有关心律失常的灵敏度、特异度和阳性预测值的综合分析数据。NSVT：非持续性 VT；PPV：阳性预测值；VPC：室性期前收缩。（Modified from Hodges M, Bailey JJ: Ambulatory electrocardiography: Use in arrhythmia risk assessment. In Mark M (ed): Risk of Arrhythmia and Sudden Death. London, BMJ Books, 2001, pp194–201.）

最近 MADIT Ⅱ研究结果表明：在有 MI 病史和 CHF 的患者，即使不存在非持续性 VT，预防性植入 ICD 可明显改善生存，这表明动态心电图监测的结果对此类患者不能提供额外的信息以指导干预治疗[12]。

似乎可以推测，随着溶栓治疗和(或）血管成形术的广泛应用，开通梗死相关冠状动脉（infarct–related coronary artery, IRA）已经改变了致心律失常的基质，进而改变 MI 后室性心律失常的发生率和特征。这可能导致 MI 后动态心电图监测显示的心室异位活动的预后价值降低。的确，Hohnloser 等[13a]报道，325 例根据现代指南治疗的急性心肌梗死（AMI）患者，非持续性 VT 的患病率只有 9%。LVEF 降低的患者只有 2.4%存在非持续性 VT，且非持续性 VT 的预后价值不如 LVEF 和自主神经状况。GISSI–2 研究未能证实在经历溶栓治疗的 MI 患者，非持续性 VT（6.8%的患者存在）是心脏性死亡的独立预测因子[13]。在 ATRAMI 研究中，尽管证明非持续性 VT 使死亡风险增加，动态心电图只发现13.4%的患者存在非持续性VT[6a]。CHF 患者非持续性VT 缺乏有关预后的预测能力，可能由于多种原因均可引起 CHF 患者发生心脏性猝死 [14]。对于心律失常频率的减少与心律失常事件和猝死风险的减少是否相关，意见尚不统一[5–17]。

其他可用于心电图监测的装置

体外事件记录器和环形记录器

动态心电图记录器的主要不足是监测时间相对较短，仅可持续 24~48h。通常在可疑诊断心律失常患者，事件记录器（event recorder）可捕获心脏事件发生时的体表心电图。事件记录器有时亦用于检测 ST 段的改变、监测心脏节律和在药物治疗的临床试验中识别无症状性心律失常。最近的心脏复律后房颤的预防（Prevention of Atrial Fibrillation After Cardioversion, PAFAC）研究涉及 1000 多例房颤患者，因抗心律失常药物治疗，90%的复发患者没有症状，仅靠每日的电话传输心电图(transtelephonic ECG）监测[18]。

记录器的可记录时间为 1~5min 不等。事件记录器仅在症状发作时或预先安排的时间放在皮肤表面。体外环形记录器用一个环形的缓冲器可连续记录事件前 30s 到 5 min 的心电图，当患者激活事件按钮，环形记录器就永久性地保存之前记录的数据，并进一步记录事件真正发生时的心电图。环形记录器可记录 12 导联心电图信号，但在检查期间需一直佩戴 10 个电极。或者，12 导联心电图可从有限的频道通过数字信号处理技术重建。

事件记录器的诊断率较动态心电图高（24%~54% 比 15%~35%），但在症状不频繁发作尤其是晕厥的患者，效率较低[19,20]。表 47–2 是环形和非环形事件记录器与动态心电图比较的一些技术特征。

可植入环形记录器（植入式 Holter）

环形记录器（loop recorder）的实际监测常需要数周至数月的时间，这导致可植入心电图监测的发展。当可疑心律失常和体外环形记录器在 1 个月内没有做出诊断时，通常植入此种装置。Reveal 可植入环形记录器（Medtronic, Inc.）埋藏在胸前皮下或乳腺下位置，无需静脉插管或皮下电极片，记录器两端电极可记录心电图。记录器外部激活后，环形记录 40min 当前的心脏节律和激活前的心脏节律。它有识别多种事件的可程控记忆库和真正事件遥测器，体内半衰期至少 14 个月。标准起搏器的程控人员可完成程控和询问。这

表 47-2 环形事件记录器、非环形事件记录器和动态心电图的特征比较

	环形事件记录器	非环形事件记录器	动态心电图
持续性心悸的诊断率	高	高	中
短暂心悸和晕厥的诊断率	中	否	低
心电图导联	通常 2 个	12 导联可用，通常用 1~2 个	12 导联可用，通常用 2~3 个
心电图特性	Ⅱ导联或 1 个动态心电图导联	短的双极，临床不熟悉	双极动态心电图导联
心电图质量	如果电极安置不当，质量差	记录时如果仪器固定不牢，信号质量差	通常质量较好

种装置的新产品能够检测出心动过缓或心动过速并自动开始记录。

Krahn 及其同事[21]为 85 名不明原因的晕厥患者植入 Reveal 可植入环形记录器，结果发现 58 名发生晕厥的患者中，几乎一半由心律失常引起。图 47-3 显示一个非频繁心悸患者，Reveal 记录器记录到单形 VT 发作的心电图片段；在一名晕厥患者，Reveal 记录器捕获到窦性停搏事件。

可以相信，在诊断发作极不频繁的心律失常、识别无症状心律失常、评价药物疗效和检测药物的促心律失常作用方面，可植入环形记录器优于动态心电图和体外环形记录器。业已证明，在某些患者群体，可植入环形记录器可改善研究的费用–受益比。

可植入治疗装置

现代可植入起搏器和 ICD 有相对较大的存储容量（起搏器通常为 32Kb，ICD 为 256Kb）。监测的数据储存在这些装置中用于评价装置的性能、证实装置治疗的有效性和满意度。发作时的数据可以摘要的形式显示，以利于评价心律失常的趋势，或者以详细的间隔和电图数据形式显示。有些装置可对个别事件设置较长的检测前缓冲区，更加详细地检查事件发生前心律失常的情况。

目前，起搏器和 ICD 识别先前未知或未预料到的心律失常的能力已被认可。例如，新一代起搏器已经提供了在没有心律失常病史的患者中房颤患病率、发作类型、发作持续时间和与症状关系的足够数据[22,23]。因室性心律失常植入 ICD 的患者中，18%在室颤发作前有房性心律失常发作[24]。而且，在没有室性心律失常病史的房颤患者，记录到 64 次自发的室性心律失常（VT 或室颤）发作[25]。

小结

事件记录器技术发展迅速，现在常兼有其他功能。这些包括心电图数据的储存量日益增大、电话传输的速度日益加快并可通过互联网传送以及多频道心电图。这些进步极大地增加了事件记录器的临床应用。新型可植入记录器可以感知 T 波和 ST 段的变化，从而自动监测心肌缺血和测量 QT 间期。联合监测节律和血流动力学将进一步提高可植入记录器的诊断价值。

运动负荷试验评估心律失常

尽管运动试验更多用于冠心病患者心肌缺血的评定，运动的生理效应可帮助肾上腺素介导性心律失常的诊断，或可用于对治疗效果的评定。

室上性心律失常在运动时十分常见，其中最常见的是房性期前收缩，文献报道可见于 5%的正常人和 40%有器质性心脏病的患者[26]。房性心律失常和房颤的发病率分别为 0.1%~2.8%和 0.3%~1.1%[27]。永久性房颤患者进行运动试验可以评价运动时心室反应的控制（图 47-4）[28]。给予房室结阻滞的药物治疗可以逐渐增加剂量，以观察心室在运动时的反应，实现个体化的理想治疗。运动高峰时心率增加不足或运动后心率迅速下降表明变时性功能不全，提示窦房结或自主神经功能不全[29]。

运动时复杂或反复的室性异位心律的发生率从健康个体的 0~2.4% 到 50 岁以上器质性心脏病的 31%不等[26,30]。持续性 VT 相对少见（0.5%~1.7%）[31,32]，右心室流出道 VT 或特发性非缺血性 VT 除外，62%的患者运动试验可以诱发 VT 发作[33,34]。

在溶栓前时代，出院前运动诱发室性快速心律失常与 1 年病死率呈强相关（15%比 7%，与无心律失常

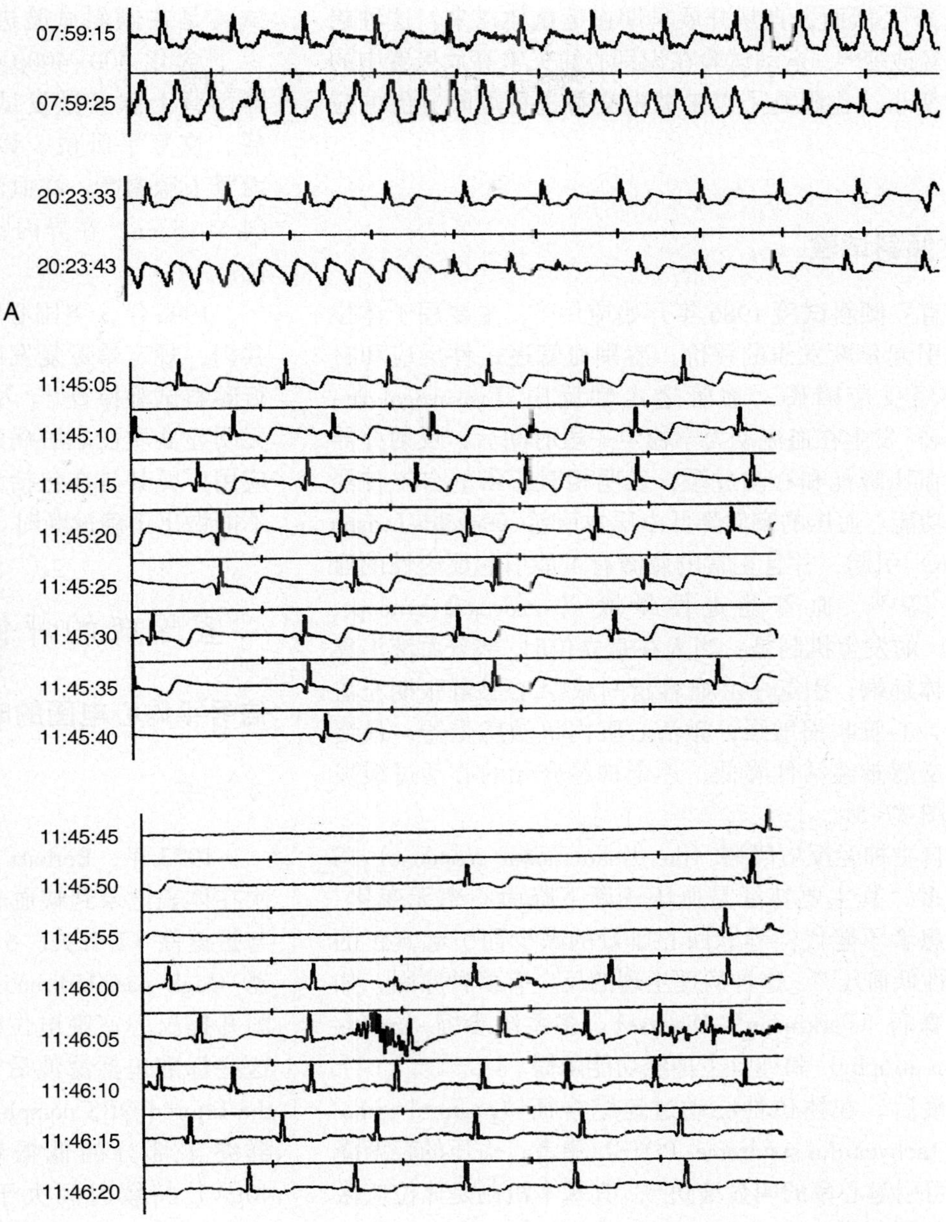

图 47–3　A. Reveal 记录器记录到一名非频繁心悸患者心电图片段，显示单形性 VT 的两种不同形态。**B.** Reveal 记录器记录到一名不明原因晕厥患者窦性停搏发作的心电图。

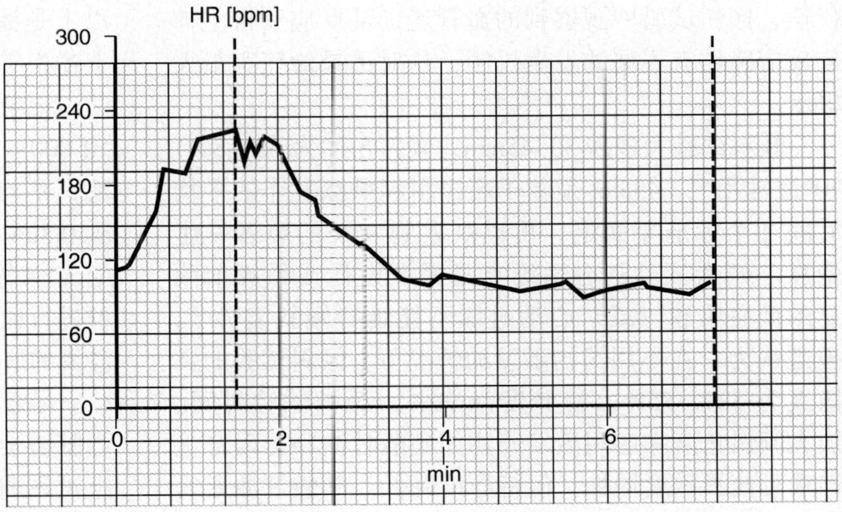

图 47–4　心率图显示一例房颤患者在运动中心室率控制不当。运动 90s 后，心室率达到 200~300 次/分。

比较)[35]。然而，自从开展早期血运重建以来，这种趋势已经改变[36]，运动试验在识别心律失常高危患者中的作用变小，也限制了以T波电交替进行危险分层的应用。

直立倾斜试验

直立倾斜试验1986年开始应用[37]，主要用于体位应激引起晕厥发作的评价，鉴别血管迷走性反应和自主神经反应障碍。血管迷走性反应（vasovagal response）发生在血流动力学稳定一段时间后，反射介导引起血压降低和心动过缓，表明相对正常的自主神经系统功能。血压的突然降低由压力反射（Bezold-Jarisch Reflex）引起，并且正常的刺激有可能引起反应性的血压升高[38]。血管迷走性晕厥（vasovagal syncope, VVS）的发生机制是：当人在直立位时，部分血液汇集在肢体远端，引起中心血容量的减少,心脏舒张期充盈减低，心脏收缩增强，激活心脏内机械感受器，最终引起交感神经活性降低，迷走神经介导的心动过缓发生（图47-5）。

自主神经反应障碍（the dysautonomic response）病因较多，其主要特征是血压逐渐下降而心率无变化。此类患者不能代偿静脉回心血量的减少而引起真正的体位性低血压[39]。这种病理生理的反应有多种原因，如帕金森病（Parkinson's Disease）、多系统萎缩（multi-system atrophy）和纯自主神经功能障碍。

最后，在体位性心动过速综合征（postural orthostatic tachycardia syndrome, POTS）患者，血压的轻度降低即可引起心率的明显增快[40]。其基本机制是体位应激时，外周血管不能适当地收缩，而靠心率过度增快来代偿。倾斜试验中观察到的血管迷走性反应和自主神经反应障碍有不同的发生机制，这对选择治疗有很大提示。

倾斜试验大多需30~45min，倾斜角度为60°~80°，70°最常用[41]。45min是基于超出引起晕厥发作的平均时间2个标准差而定，可以观察到95%的患者发生晕厥。倾斜试验的合适终点是晕厥发作或晕厥前明显的低血压和（或）心动过缓不能维持倾斜姿势[42]。报道认为，在不用药物激发的情况下，倾斜试验的灵敏度为32%~85%，特异度为90%。延长试验时间、加大倾斜角度和应用激发药物如硝酸甘油和异丙肾上腺素可使灵敏度增加，但特异度降低。硝酸甘油激发试验是在倾斜试验进行30~45min后，保持倾斜位，舌下含化300~400μg硝酸甘油，再持续20min[43]。异丙肾上腺素激发试验是在倾斜试验进行30~45min后，恢复平卧位，以1~3μg/min的速度静脉给予异丙肾上腺素[44]。在血流动力学稳定后，患者头高位倾斜5~15min，在异丙肾上腺素剂量增加前，恢复平卧位。

1996年，美国心脏病学会公布了倾斜试验的专家共识，规定晕厥复发或单次晕厥发作的高危患者应该行倾斜试验检查[41]。尽管倾斜试验主要用于有症状而无明显器质性心脏病的患者，器质性心脏病患者亦可应用，尤其是在包括电生理检查在内的其他检查方法不能做出正确诊断时。

心室除极的评估

信号平均心电图的时域分析

方法学

1973年，Berbari及其同事[45]用信号平均技术，首次在体表记录到缺血心肌连续的碎裂电活动，发现其与折返性VT有关。6年后，Simson[46]将高通双向滤波器（high-pass bidirectional filters）应用于信号平均心电图并提出心室晚电位的标准，此后广泛应用于临床。这些标准包括滤波后QRS波群持续时间（duration of the filtered QRS complex）大于120ms、滤波后QRS波群终末部分的低振幅信号（low-amplitude signal, <40μV）持续时间大于40ms、滤波后QRS波群终末40ms均方根（root mean square, RMS）电压小于25μV，以上是滤波器为25Hz的参数。如为50Hz的滤波器，上述相应的参数分别为114ms、38ms和20μV[47]。

记录心室晚电位的最常用技术是高度放大（通常×10 000）、复合双向高频（25~250Hz或40~250Hz）过滤，平均大约200~300次的统一心搏，降低随机噪音到0.3μV或以下，从而改善信号与噪音比率。双极正交XYZ导联系统最常用。连续心搏与模板心搏QRS波群进行比较，预先设定的相关系数（r>0.95）用于QRS波群的取舍。

尽管在1991年，欧洲心脏病协会（ESC）、美国心脏协会（AHA）和美国心脏病学会（ACC）的专家组试图将信号平均心电图技术标准化，使不同实验

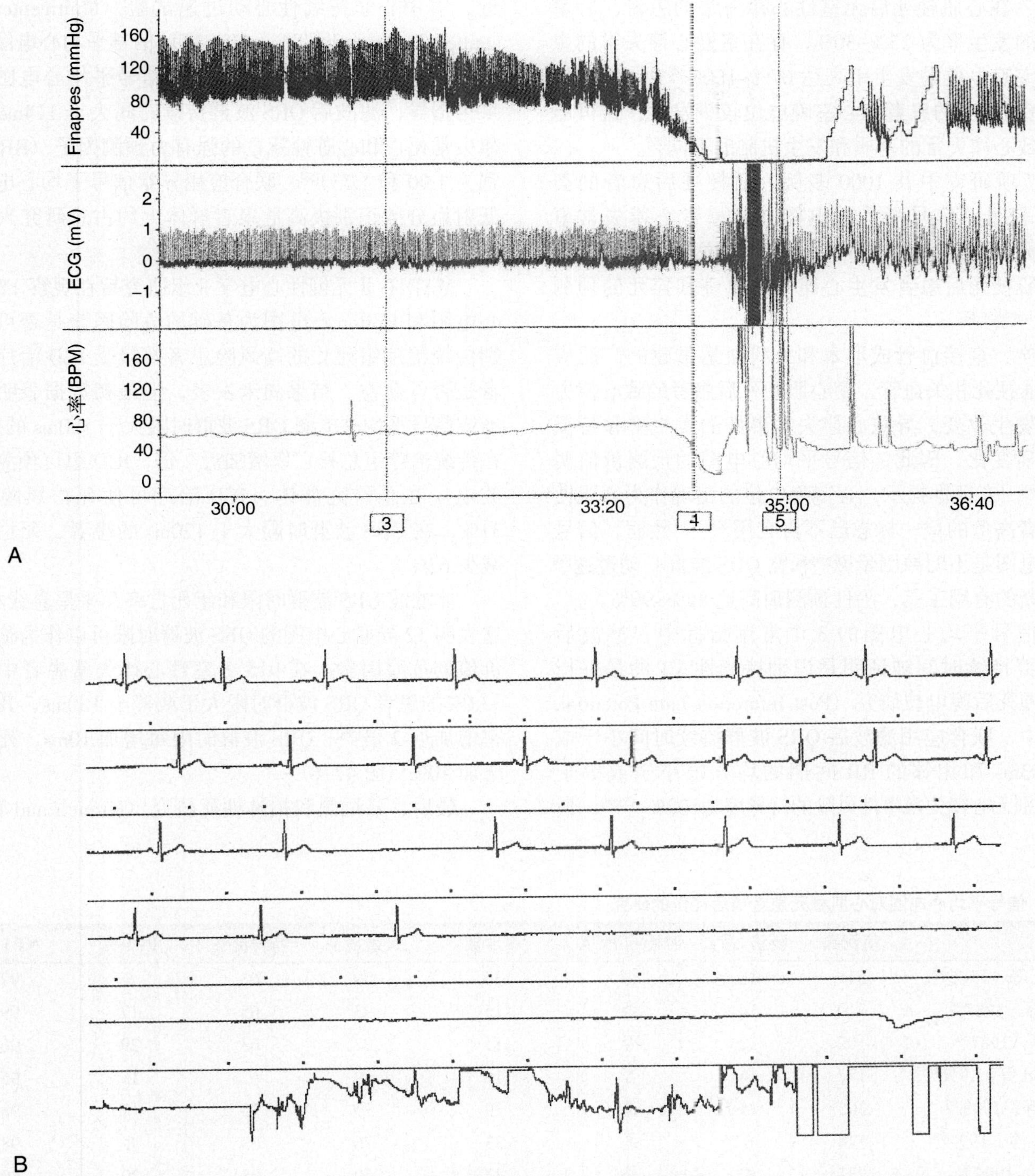

图 47-5 直立倾斜试验引起血管迷走性晕厥。Finapress 装置持续监测血压、QRS 波群振幅和心率趋势图表明：低血压和心动过缓导致晕厥 (**A**)；心律片段显示较长时间的心脏停搏 (**B**)。患者恢复平卧位后恢复为正常窦性心律和正常血压。

室的结果具有可比性 [47]，但是，因临床情况、滤波器、心电图分析窗口类型、导联系统、总的数据记录和分析方法的不同，尚未形成统一的正常值和异常值。

临床研究

1983 年，Breithardt 及其同事[48]首次发表研究，认识到心肌梗死后患者信号平均心电图对预后的重要性。

据报道，在心肌梗死后无室性心律失常的患者，心室晚电位的发生率为 25%~30%，存在室性心律失常的患者，心室晚电位的发生率高达 67%~100%[48~51]。有多形 VT 或室颤病史的患者，心室晚电位较少发生，这可能反映了致心律失常的基质和发生机制的不同[52]。

对7 项研究中共 1000 多例心肌梗死后患者的荟萃分析表明，信号平均心电图异常患者心律失常事件的危险性增加 6~8 倍[53]。表 47-3 总结了平均心电图对心肌梗死后患者发生心律失常事件和猝死的预测价值[48~51,54~58,59~61]。

溶栓、直接血管成形术和外科血运重建的广泛应用，开通梗死相关血管，使心肌梗死后患者的致心律失常基质发生改变，导致心律失常事件的发生率和特征发生明显变化，因此，信号平均心电图的预测价值明显减低[60]。有证据提示，心室晚电位的出现作为心肌梗死后患者高危的单一标志已不再有用[61~63]。然而，信号平均心电图是不明原因晕厥[64]和宽 QRS 波群心动过速[65]鉴别诊断的有用工具，阴性预测值高达 89%~99%。

在信号平均心电图的 3 个常用指标中，滤波后 QRS 波群持续时间被证明是识别持续性 VT 的最好指标。在梗死后晚电位研究（Post Infarction Late Potential, PILP）中，联合应用滤波后 QRS 波群持续时间小于或等于 103ms 和相邻的 RR 间期的均方根小于或等于 36ms 识别无心律失常事件风险的特异度为100% [55,56]。最近，多中心非持续性心动过速试验（Multicenter Unstained Tachycardia Trial, MUSTT）信号平均心电图亚组研究数据表明，尽管治疗并不以信号平均心电图的结果为指导，滤波后 QRS 波群持续时间大于 114ms 是心律失常死亡和心脏性死亡的强有力预测因子（RR 值分别为 1.90 和 1.73）[58]。联合应用异常信号平均心电图和低射血分数识别极高危患者群体大约占总研究人数的 1/4，其中 36%发生心律失常死亡。

MADIT Ⅱ无创性心电学亚组研究旨在观察 12 导联心电图和 Holter 心电图为基础的危险因素是否可以识别传统治疗组死亡的高风险患者及接受 ICD 治疗的患者是否可获益。结果尚未发表，但最初数据表明，标准或信号平均心电图 QRS 波群时限大于 120ms 的患者，在传统治疗组总死亡率增加近 2 倍，ICD 组可预测适当放电。在总研究群体，ICD 治疗可使死亡风险减少 31%，在 QRS 波群时限大于 120ms 的患者，死亡风险减少 63%。

非滤波 QRS 波群时限和年死亡率几乎呈直线相关，这表明 12 导联心电图的 QRS 波群时限可以作为临床有价值的危险因素。在 915 名室性心律失常患者中，有 33.6%的患者 QRS 波群时限大于或等于 130ms，其死亡率增加近 2 倍[58a]。QRS 波群时限每增加 10ms，死亡率增加 10%（图 47-6）。

最后，慕尼黑和柏林梗死研究（Munich and Berlin

表 47-3 信号平均心电图对心肌梗死患者预后评价的研究

研究	病例数	随访(月)	溶栓或 PCA	事件数	灵敏度%	特异度%	PPV%	NPV%
Breihardt 等，1986[48]	511	18	否	30	79	63	6	97
Kuchar 等，1987[49]	210	14	否	15	93	65	17	99
Gomes 等，1987[50]	102	12	否	15	87	63	29	96
Bloomfield 等，1996[51]	177	14	否	16	69	62	15	95
Pedretti 等，1993[54]	305	15	是	19	79	75	17	98
Makijavri 等，1995[55]	778	6	是	33	76	63	8	98
Denes 等，1994[56]	787	10	是	33	60	98	20	89
Zimmerman 等，1997[57]	458	70	是	32	44	83	20	94
Gomes 等，1999[58]	1268	39	是	236AD/CA	未计算	未计算	24	86
				341CD			34	78
Steinbigler 等，1999[59]	1120	30	是	88	56	68	14	89
Gold 等，2000[225]	313	12	是	22	56	83	47	88
Ikeda 等，2002[226a]	834	25	是	67	50	84	10	98

AD：心律失常性死亡；CA：心脏骤停；CD：心脏性死亡；NPV：阴性预测值；PCA：直接冠脉成形术；PPV：阳性预测值。
注意在溶栓时代，信号平均心电图预测心律失常事件的灵敏度逐渐降低。

Infarct Study, MABIS）入选了 1120 例心肌梗死患者，结果表明，在心率变异性减小、心率增快或 ST 段偏移期间，检测功能性的（或动态的）晚电位可提高灵敏度、特异度和阳性预测准确度（分别为 77%、92% 和 40%），阴性预测值达 98%[59]。

晚电位在其他临床情况（包括扩张型心肌病和肥厚型心肌病）的用途尚未确定。尽管此方法识别高危患者的特异度令人满意，但灵敏度和阳性预测准确度太低，因此，不推荐此种技术作为危险评估的无创性检查应用[66,66a,67]。

信号平均心电图的频谱分析

因为与 VT 环路有关的致心律失常电生理学基质大多在 QRS 波群被激活，而不在 ST 段的早期，所以检测复极波前传导异常的方法备受关注。因此，从 QRS 波群准确识别心肌的致心律失常区域十分必要。

为克服信号平均心电图时域分析的局限性，信号平均心电图的频谱分析进行了大量研究，包括瞬时频谱图（spectral temporal mapping）[68]、频谱震荡分析法(spectral turbulence analysis)[69]、QRS 波群内晚电位分析(analysis of intra-QRS potentials)[70]和联合整个心动周期的空间和频谱分析[71]。然而，大量前瞻性临床研究表明，这些方法诊断和预后的价值并不优于传统的时域分析。

瞬时频谱图基于对 QRS 波群终末部分高频成分一致性的评估，缺乏识别整个 QRS 波群致心律失常基质的能力。频谱震荡分析法可以对整个 QRS 波群的频谱变化进行定量分析，已证明对心室传导障碍的患者有用，而在心室传导没有异常的情况下，其预测价值不如时域分析。对除极模型进行逐搏分析(beat-to-beat)似乎比静态更合适，因此，识别致心律失常基质的新方法应着重于将信号平均、最佳的信号-噪音比率和 QRS 波群逐搏分析联合起来。

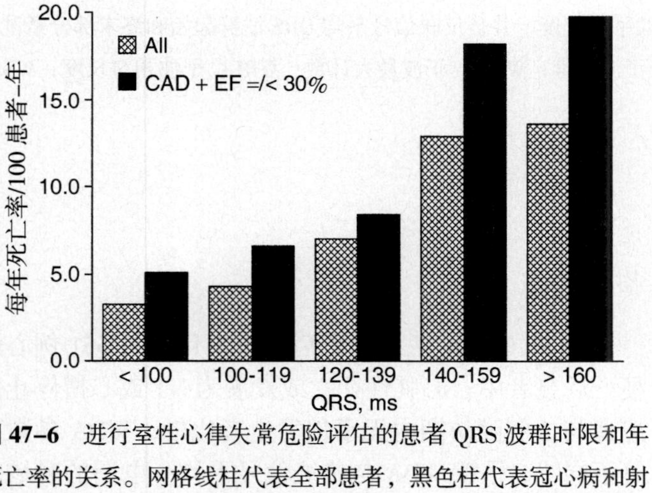

图 47-6 进行室性心律失常危险评估的患者 QRS 波群时限和年死亡率的关系。网格线柱代表全部患者，黑色柱代表冠心病和射血分数≤30%的患者。（Midified from Kalahasti V, Nambi V, Martin DO, et al. QRS duration and prediction of mortality in patients undergoing risk stratification for ventricular arrhythmias. Am J Cardiol 2003;92:798-803.）

信号平均心电图的子波分解分析

子波分解分析（wavelet decomposition analysis, WDA）能够检测到信号平均 QRS 波群中低振幅和短暂紊乱的波形，这反映了慢传导区除极的不均一性。自从 1993 年 Morlet 首次应用以来[72]，信号平均心电图的子波分解分析改进了对室性心动过速的危险分层[73,74]。

方法学

子波分解分析和快速傅立叶转换（fast Fourier transformation）的主要不同是一个特殊的窗口函数，后者有两项指标：决定滤波窗口宽度的延伸度；决定窗口频率计分的范围。二者联合使窗口设计具有特殊的功能：窗口的长度并非固定不变，而是随着延伸度和范围值的变化，自动调整信号组成的频率。窄窗用于检测高频成分（小范围），宽窗用于检测低频成分（大范围）。窗口函数叫子波分析。安装在计算机上的子波分析有 54 个范围，覆盖 40~250Hz。

除极前传导的均一性用 4 个指标表示：

1. 复合子波长度（wavelet complex length, WCL），与 QRS 波群子波分解的时限一致（图 47-7）[75]；
2. 子波最大计数（wavelet maxima count, WMC），与 WCL 间期所有范围的子波曲线中局部最大数量总和一致，检测 QRS 波群内传导的奇点（Singularities）；
3. 子波表面积（wavelet surface area, WSA），反应三维子波表面的曲率和陡峭度（sheerness），以及 QRS 波群中部的不规律性；
4. 子波相对长度（wavelet relative length, WRL），

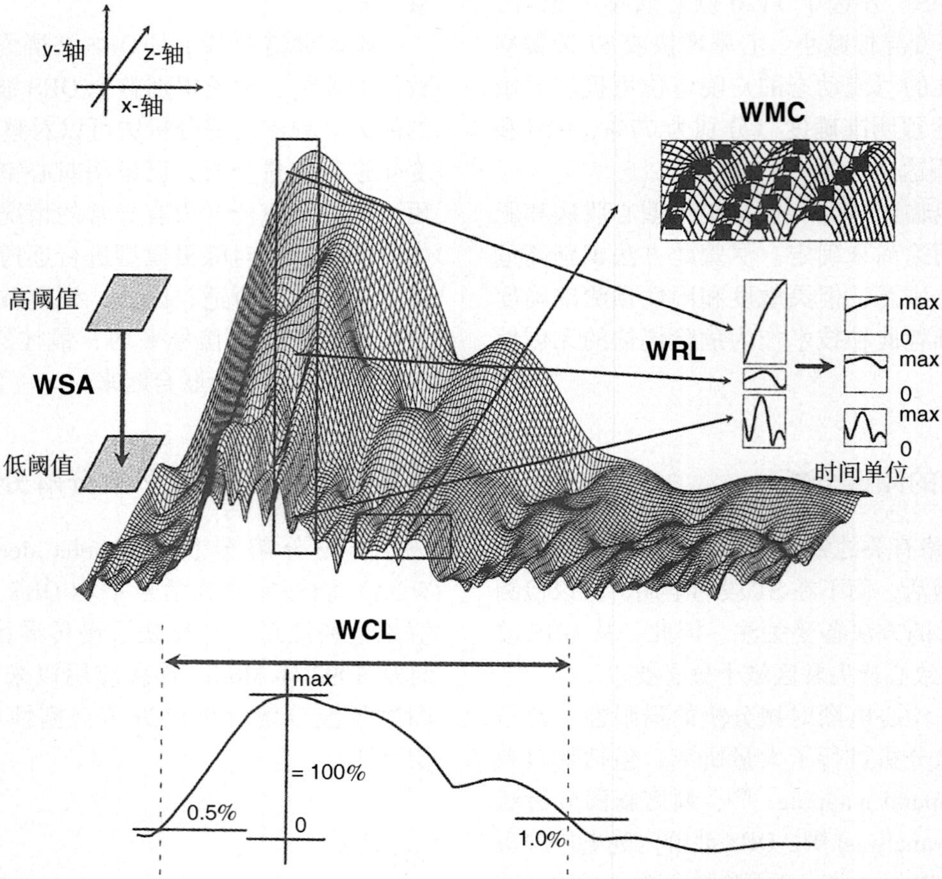

图 47–7　子波分解参数的推导。水平 X 轴显示时间（ms），垂直的 Y 轴以绝对单位显示子波向量的大小，Z 轴箭头显示频率（Hz）。WCL 来源于个体范围子波曲线的平均值，以 0.1 的组距标准化，最高值与最高处对应。WCL 是起点（平均子波曲线在最高 0.5%以下）和终点（平均子波曲线在最高 1.0%以下）间期的持续时间。WCL 是测量 QRS 波群子波分解的持续时间。WCL 越大表明除极越复杂和延迟。WMC 是在 WCL 内所有范围的子波曲线中，局部最高子波的数量，并且在分解的波中检测传导的奇点。WSA 用固定的最低和最高阈值限制，计算水平面的面积，反映三维子波表面的曲率和陡峭度，提示奇点主要在 QRS 波群的中部。WMC 和 WSA 的增大与传导异常程度有关。WRL 是在 WCL 内高度标准化的所有范围内子波曲线的平均长度，并且反映信号平均 QRS 波群起始和终末部分紊乱和不规律的特征。子波曲线愈紊乱和不规律，WRL 值愈低。WCL：复合子波长度；WMC：子波最大计数；WRL：子波相对长度；WSA：子波表面积。

代表 WCL 内标准化高度的所有范围子波的平均长度，并且反映信号平均 QRS 波群初始和终末部分紊乱和不规律的特征。

从 104 名健康志愿者（男 54 名，平均年龄 50±17 岁）获取的 WDA 的正常值见表 47–4。图 47–8 显示信号平均心电图 WDA 的例子，同时有传统时域分析的结果。

WDA 各项指标的重复性和传统的时域分析一样好，重复性最好的是标准信号平均心电图中滤波后 QRS 波群总持续时间和来源于 WDA 的子波表面积。

临床研究

在 St. George 医院梗死后调查项目中的 551 例心肌梗死后患者中，心脏性死亡或发展为 VT 或心搏停止的患者与 2 年随访期内无事件发生者比较，WDA 参数始终不同[75]。尽管 WDA 与传统信号平均心电图的时域在 VT 危险性的识别上仅略有优势，但它是心脏性猝死和心血管原因死亡的强有力预测因子。

最近，通过对 246 例肥厚型心肌病患者随访 68 个月[76]和 82 例扩张型心肌病患者随访 23 个月[77]，对WDA

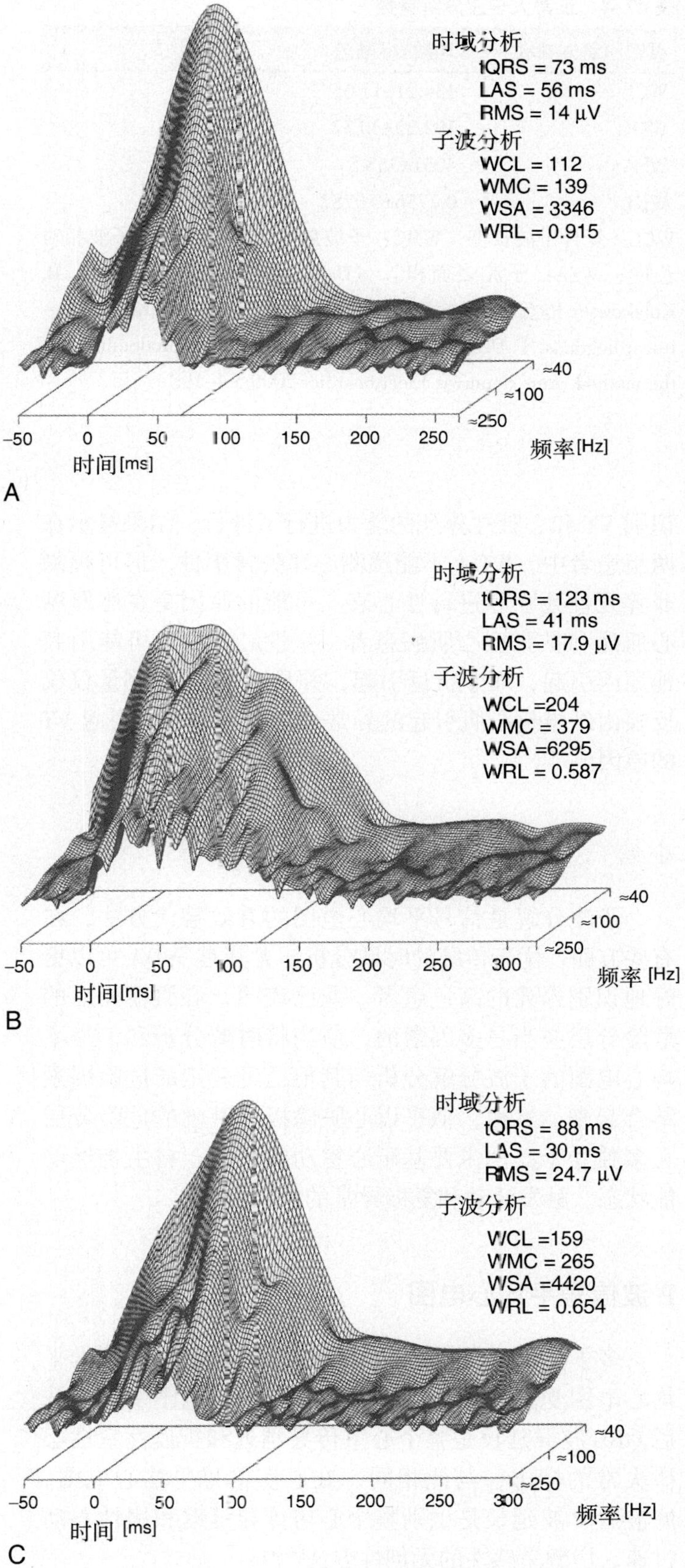

图 47-8 信号平均心电图子波分解的例子及传统时域分析的结果。**A.** 正常子波分解和时域分析参数的健康对照。**B.** 一例陈旧性心肌梗死合并持续性单形 VT 患者，子波分解和时域分析参数均异常。**C.** 一例心肌梗死合并心脏骤停的患者时域分析的所有参数均正常。子波分解揭示了隐藏在 QRS 波群内的传导异常。注意健康人子波分解表面窄而光滑；VT 患者子波分解表面不规则、崎岖不平；心脏骤停的患者子波分解表面包含一些不规则的子波曲线，WMC 和 WSA 增大表明复极的不均一性。TQRS：总滤波后 QRS 波群；LAS：QRS 波群终末部分的低振幅信号；RMS：QRS 波群终末 40ms 均方根电压；WCL：复合子波长度；WMC：子波最大计数；WRL：子波相对长度；WSA：子波表面积。（Data from Hnatkova K, Malik M, Kulakowski P, Camm AJ: Wavelet analysis of signal-averaged electrocardiograms. Ⅰ .Design, clinical assessment, and reproducibility of the method. Ann Noninvas Electrocardiol 2000;5:4-19.）

表 47-4 正常人子波分解参数

参数（绝对单位）	均数±标准差	正常限
WCL	134.21±11.65	153
WMC	193.23±30.32	241
WSA	4031±358.5	4610
WRL	0.7756±0.0782	0.6543

WCL：复合子波长度；WMC：子波最大计数；WRL：子波相对长度；WSA：子波表面积。（Data from Hnatkova K, Malik M, Kulakowski P, Camm AJ: Wavelet analysis of signal-averaged electrocardiograms. Ⅰ.Design, clinical assessment, and reproducibility of the method. Ann Noninvas Electrocardiol 2000;5:4–19.）

识别 VT 和心脏性猝死的能力进行了评价，结果显示在两组患者中，WDA 不能预测心律失常事件，但可预测非猝死性死亡和进行性心衰。可能的原因是在肥厚型心肌病和扩张型心肌病患者，室性心律失常可能由其他原因引起，而非折返引起，并且，WDA 的测量仅仅反映由纤维化心肌引起的异常，这本质上不是引起 VT 的原因。

小结

子波分解是信号平均心电图的有效替代方法，在有些方面，优于传统的时域分析，尤其是 WDA 可以更好地识别猝死的高危患者。业已表明，心肌梗死后的危险分层应当是多因素的，应当将时域分析和信号平均心电图的子波分解分析与其他已经确定的危险因素结合起来。然而，似乎以心脏除极为基础的危险分层大多独立于其他主要基于心室功能评价、自主神经功能状态、触发活动和复极异常的危险因素。

P 波信号平均心电图

多子波折返是房颤发生机制的理论使 P 波信号平均心电图受到重视。在心室信号平均心电图中，滤波后 QRS 波群延长是整个心室传导延迟和折返性室性心律失常的标志；与此相同，在心房信号平均心电图，滤波后 P 波延长是识别整个心房传导延迟和房性心动过速、房颤易感性的无创性方法[78~80]。

一项心脏手术后发生房颤的前瞻性研究结果显示，术前 LVEF 和滤波后 P 波时限大于 140ms 是房颤发生的两个预测因子，灵敏度为 77%，阳性预测准确度为 37%[79]。如果心脏手术前信号平均心电图 P 波时限大于 140ms，不考虑其他临床因素，术后房颤发生的可能性升高 4 倍。在充血性心衰患者，异常 P 波平均心电图预测房颤发生的灵敏度为 90%、特异度为 69%[80]。在本研究，异常 P 波平均心电图伴随房颤发生的危险性升高 18 倍。

P 波信号平均心电图的潜在用途包括但并不仅限于预测房颤复律后的复发[81]、阵发性房颤发展为永久性房颤[82]、识别窦房结功能不全[83]和评价不明原因的卒中[84]，可能用于评价抗心律失常药物的疗效[84]。但是，由于在技术上缺乏标准化和没有统一的信号平均心电图异常 P 波的定义[85]，阳性预测值（PPV）较低和识别患者有无房颤的界值很宽（滤波后 P 波时限的二分类界值从 110ms 到 155ms 不等），以及自动测量的偏差[86]和重复性较差[87,88]，影响了 P 波信号平均心电图的应用。

最近已经提出用频域分析识别房颤复律后早期复发[89]。然而，由于其结果与上述方法测得的结果不一致及其方法学的缺点，P 波形态分析受到重视[90]。

心脏自主神经状态的评估

从 20 世纪 80 年代起，实验和临床研究已经表明自主神经系统在心血管病死率和病残率方面的影响，并且已经提供了强有力的证据支持不同的自主神经测试对心律失常和心脏性猝死的危险分层。

自主神经测试的实验研究基础

自主神经活动的紊乱可在多方面直接或间接影响心血管系统。实验和临床研究的数据有力地表明交感活性的增强和失去迷走神经的影响可以触发致命性的心律失常[91~96]。实验性 AMI 后交感神经活性的增强与室颤阈值的降低和室性心律失常易感性增加相关，这种影响有其直接的电生理机制，包括 Purkinje 纤维的自律性增高、早期后除极增加和不应期的离散度增大，导致冲动形成紊乱、激动传导紊乱或二者均有[97]。过度交感刺激的间接影响包括心脏代谢活动的增强、冠脉收缩和氧供需平衡受损。

大量的实验研究表明迷走神经的心血管保护效

应与在陈旧性心肌梗死和 AMI 时的室颤阈值升高有关[94,95]。迷走刺激对抗室颤的机制在于对抗过度交感刺激的有害效应[91,98]。这种对抗的分子和细胞机制是去甲肾上腺素释放的突触前抑制和激活毒蕈碱型受体，降低儿茶酚胺在受体部位的作用。在窦性心动过速时，迷走刺激引起的心率减慢可通过延长舒张期的充盈时间、减少心肌的氧缺乏而抑制室颤的易感性。

心肌梗死后自主神经失平衡

实验研究已经表明交感刺激的致心律失常特性和迷走刺激的心血管保护效应。心肌梗死后自主神经失平衡的重要性在于可用于心肌梗死后的危险分层。除了在心肌梗死急性期交感神经的致颤作用和迷走神经的抗颤作用外，心脏-心脏交感-迷走的反射在急性期后可能参与。由于坏死心肌和非收缩区域的存在导致心肌几何形状的改变，通过对交感传入纤维的机械扭曲，增加交感神经的传入冲动。这与迷走神经的传出冲动相互作用，减弱了压力感受器介导的反射[98]。值得提出的是，心肌梗死后心脏自主神经状态的改变也有交感反射的参与，但程度较迷走反应轻，而最终导致自主神经的失平衡，以交感神经占主导地位。

心脏自主神经系统活性的无创性评价

通过刺激或阻断到心脏的神经通路或给予各种干扰自主神经活性的药物，对交感神经和迷走神经在 VT 发生中的作用已经进行了广泛的探讨。心脏自主神经状态的临床评估已经被限制于分析体外刺激后瞬间心率和血压变化，这些刺激可以改变心脏自主神经反射，包括深呼吸测试、Valsalva 动作、冷加压试验、等长手握试验和直立倾斜试验[99]。

心率的评估是最早的和最容易评价交感-迷走平衡的方法。很长时间以来，这种方法一直被认为是健康状态的标志。大的人群研究表明静息心率是全因死亡和心脏性猝死的强有力预测因子[100~104]。Framingham 心脏研究发现 2 小时动态心电图的平均心率与全因死亡和心血管事件强相关[100]。一项对 7735 名英国男性随访 8 年的研究发现，与静息心率小于 90 次/分者比较，静息心率大于 90 次/分者调整年龄影响后的相对危险度（RR 值）为 4.8[104]。在 St. George 心肌梗死后研究调查项目中的心肌梗死后患者，多因素分析显示 24 小时动态心电图计算的平均 RR 间期和以 800ms（与心率 75 次/分对应）为阈值进行二分类划分是总死亡率的独立预测因子[105]。这些研究表明心率本身可作为危险预防干预的目标。

最近，心率变异性（heart rate variability，HRV）和压力反射敏感性（baroreflex sensitivity，BRS）允许对心脏自主神经状态进行定量分析。两种方法从不同的方面对交感-迷走的心血管作用进行广泛评价，前者代表自主神经的张力（tonic），后者评价自主神经时相性（phasic）活性。HRV 和 BRS 评价心血管自主神经支配的完整性、自主神经活性的生理状态和心律失常的易损性。对心肌梗死后人群发生危及生命的心律失常高危患者的识别，已有成功的报道[106,107]。

心率变异性（HRV）

大约 70 年前，Samaan 研究表明迷走神经可消除呼吸性窦性心律不齐，自主神经不仅决定心脏跳动的频率，而且决定心脏跳动的节律[108]。1981 年，Akselrod 及其同事[109]发现毒蕈碱和（或）β 肾上腺素能阻滞剂分别抑制心率波动谱的不同部分，这为 HRV 的研究提供了生理基础。Wolf 及其同事[110]首先报道了心肌梗死患者 HRV 减低与预后不良相关，但一直未引起重视，直到多中心心肌梗死后研究（Multicenter Post Infarction Program, MPIP）重新发现 HRV 减低与生存率较低有关[106]。1996 年，欧洲心脏病协会（ESC）和北美心脏起搏与电生理协会（NASPE）专家组发布了 HRV 测量、生理意义和临床应用的标准[111]。尽管此后有所发展，但此报告仍然提供合理的标准，值得遵循。

方法学

在最初的研究中，HRV 的评价基于简单的公式，例如，在一系列诱发试验中，最大和最小 RR 间期的差值。HRV 测量的现代方法可分为时域（包括统计学和几何学方法）、频域、频谱的方法（表 47-5）和非线性方法，时域分析包括统计法和几何方法（图解法）。

统计方法通常通过 24h 心电图记录定量分析 RR 间期的变异。一个简单的变量是所有正常窦性 RR 间期的标准差（SDNN），它代表在记录期间窦房结变异性的所有周期因素，与频谱分析的总功率一致。其他常用的统计指标包括计算每 5min 平均正常 RR 间期的标准差（SDANN），它表示频率小于0.0033Hz的长期变异。当以SDNN和SDANN测量HRV而不管RR间期的顺序，其他统计指标（rMSSD和pNN50）探讨相邻RR间期之差，可估计心率的高频变异。常用的HRV参数的正常值见表47-6。

几何方法在计算机化的长期心电图的记录中较少受噪音和伪差的影响[112]。用这种方法，HRV用一个几何模型的基础测量评估，尤其用RR间期的分布状态。最简单的几何方法是HRV三角指数，通过模型频率中RR间期的数量区分全部RR间期的总数量。

RR间期动力学模型的视觉分析也可基于图像的分类，这种图像是通过每一个RR间期与前一个RR间期长度的差异绘制的散点图。这些图像称为Lorenz或Poincarè散点图。正常的HRV有时产生相对宽分布的散点图成为“扇形散点图”，而HRV减低产生紧密的或称“窄形散点图”[113]。

HRV的频谱分析旨在区分窦性心律的不同频率成分并定量分析这些成分[114]。计算频谱成分的非参数方法多基于快速傅立叶转换，而参数方法采用一个自动回归模型。尽管有数学上的不同，但两种方法均假定RR间期调整相对稳定，其在整个分析过程中含固有的周期。高频频谱成分主要反映心脏节律的迷走调节，低频成分与血管收缩和交感活性有关。

最近，几个基于非线性数学和混沌理论的数学方法已用于心律长期波动的分析，这包括等级指数方法[115]、非线性数学定量分析碎片特性[116]和平均信息量测量[117]。失去正常的碎片动力学和规律性较高是心肌梗死后和心衰患者的心率动力学特征[116,118]。

临床研究

在Rotterdam和Framingham的队列研究[102,119]和最近的涉及14 672名无冠心病的男性和女性ARIC（Athero-sclerosis Risk in Communities）研究中[120]，HRV减低者全因死亡增加4倍，并且因心肌梗死、冠心病和心衰的死亡率明显增加。HRV受损已表明对慢性心衰[121]、

表47-5 HRV的测量方法

参数	定义	
	统计测量（时域）	
SDNN（ms）	所有窦性心律RR间期（N-N间期）的标准差	
SDANN（ms）	全部记录中每5min N-N间期平均值的标准差	
SDNN指数（ms）	全部记录中每5min N-N间期标准差的平均值	
rMSSD（ms）	相邻N-N间期之间差异的均方根	
SDSD（ms）	相邻N-N间期之间差异的标准差	
NN50计数	相邻N-N间期之间差异>50ms的总数	
pNN50（%）	N-N间期总数标准化的NN50	
AVGNN（ms）	全部N-N间期平均数	
CV	CV=全部记录每5min片段SDNN/AVGNN值的平均数	
	几何方法（时域）	
HRV三角指数	全部N-N间期总数除以N-N间期直方图的高度	
TINN	全部N-N间期的直方图中以峰值为高的近似三角形的底边宽度	
	频域测量	
	周长	**频率范围**
总功率（ms^2）	24周/分钟~1周/24小时	1.15×10^{-5}~0.4Hz
超低频功率（ms^2）	5分钟~24小时/周	1.15×10^{-5}~0.033Hz
极低频功率（ms^2）	25秒~5分钟/周	0.033~0.04Hz
低频功率（ms^2）	6.7~25秒/周	0.04~0.15Hz
高频功率（ms^2）	9~24周/分钟	0.15~0.4Hz
低频/高频比率	–	–

表 47–6 临床研究中常用的 HRV 测量指标的正常值

HRV 参数	正常值
统计方法（时域分析）	
SDNN (ms)	141±39
SDANN (ms)	127±35
rMSSD (ms)	27±12
几何方法（时域分析）	
HRV 三角指数	27±15
频域测量	
总功率（ms^2）	3446±1018
超低频功率（ms^2）	1170±416
极低频功率（ms^2）	975±203
低频功率（ms^2）	54±4
高频功率（ms^2）	29±3
低频/高频比率	1.5~2.0

扩张型和肥厚型心肌病[122,123]和心脏移植受体[124]患者的预后有预测价值。在 ARIC 研究中，慢性心衰和 SDNN<50ms 的患者年病死率达 51.4%，而 SDNN>100ms 的患者年病死率仅为 5.5% [121]。

尽管 HRV 在不同临床背景下的预后价值取得令人振奋的结果，HRV 为基础的危险分层主要集中在心肌梗死后患者。1987 年 Kleiger 及其同事具有里程碑意义的研究确认了 HRV 的预测能力，他们对 808 例心肌梗死后患者随访 31 个月，结果发现，与 HRV 正常（SDNN>100ms）的患者相比，SDNN<50ms 的患者死亡的危险性增加 5.3 倍[106]。5 年后，Bigger 等实施的 CAPS（Cardiac Arrhythmia Pilot Study）研究对 715 例心肌梗死患者随访 3 年，证实了 HRV 频域分析的预后价值[125]。St.George 心肌梗死后研究调查项目的数据证实了上述发现，该研究为大型队列研究，以 HRV 三角指数小于 16 定义 HRV 受损[126]。ALIVE（AzimiLide post Infarct surVival Evaluation）研究入选 3717 例心肌梗死后 LVEF 减低的患者，HRV 减低（定义为三角指数≤20 U）的安慰剂组患者，一年病死率明显高于 HRV 三角指数>20 U 的患者（15%比 9.5%，危险系数 1.64，95%可信区间 1.24~2.17，P<0.0005），尽管两组患者 LVEF 值几乎一样[126a]。尽管 HRV 的测量结果并非必需，但已用于前瞻性试验的危险分层。基线 HRV≤20 U 是“高危”群体，基线 HRV>20 U 是“低危”群体。但是，HRV 减低并不能预测心律失常的死亡率。

尽管大量心肌梗死后幸存研究的数据重复表明 HRV 减低是预后不良的强有力的独立预测因子，HRV 单独的预测价值较低，灵敏度不超过 20%。联合 HRV 和其他危险因素可以产生较好的阳性预测准确度。如联合 HRV 和 LVEF 或动态心电图检查的频发 VPC，阳性预测准确度可增加 2 倍[125,126]。表 47–7 总结了 HRV 联合其他危险因素在心肌梗死后患者的代表研究。

因不同的危险因素可以预测特异度风险，故联合危险因素可以识别高的全因死亡和高比例的心律失常或非心律失常死亡。通过选择心律失常死亡的高危患者（HRV 减低）和排除非心律失常死亡的高危患者（LVEF 减低），Hartikainen 及其同事[127]鉴别了一组患者，其 75%的死亡是因心律失常引起。同样，选择低 LVEF 和排除 HRV 最低的患者，一组患者 75%的死亡是非心律失常原因。然而，分析 EMIAT（European Myocardial Infarct Amiodarone Trial）研究人群发现，当考虑患者的 LVEF 减低，HRV 的预测价值减低[128]。HRV 三角指数≤20 使 30%的左心室功能不全入选安慰剂组，与安慰剂组全部患者相比，这些患者的全因死亡增加 70%，心律失常死亡增加 90%。

影响 HRV 预测价值的另一个重要因素是急性心肌梗死治疗的不同，即血运重建治疗和更加积极应用 β 受体阻滞剂。尽管 GISSI–2 研究中 HRV 减低仍可预测死亡率，但分类界值增高[129]。SDNN 小于 70ms 全因死亡率增加 3 倍（图 47–9），而用 MPIP 研究中的 50 ms 为界值，高危患者从 16%降低到 7.8%。最终，β 受体阻滞剂对交感迷走平衡的调整效应，导致交感活性降低，迷走活性增强，此点已明确[130]。

压力反射敏感性

方法学

HRV 通常提供交感–迷走平衡的基本信息，而压力反射敏感性（BRS）主要是定量评价自主神经系统对急性刺激的反应，主要由迷走反射介导。1969 年 Smyth 及其同事首次将 BRS 用于高血压患者的临床研究[131]。BRS 评价的方法包括 Valsalva 动作、颈套压迫、身体低部位应用负压、颈动脉按摩和静脉应用缩血管药物（脱羟肾上腺素）或扩血管药物（硝酸甘油、硝普纳）。不同方法测量的 BRS 结果差异很大，这可能是评价压力反射功能的不同方面[132]。

表 47-7 心率变异性和压力反射敏感性联合其他危险因素对心肌梗死后患者的危险分层

研究	病例数	随访时间	事件数	联合危险因素	预测价值
Kleiger 等[106]	808	4 年	死亡 127	SDNN, VPC, LVEF	死亡率： SDNN<50ms+AVGNN<750ms：37% SDNN<50ms+LVEF<30%：49% SDNN<50ms+VPC>10 个/h：40% SDNN<50ms+VPC 成串或成对：50%
Bigger 等[125]	715	4 年	死亡 119	HRV 频域分析，LVEF	死亡率： ULF 或 VLF 减低 + VPC>3/h：40%～44% ULF 或 VLF 减低 + LVEF<40 %：49% ULF 和 VLF 减低 + VPC>3/h：53% ULF 和 VLF 减低 + LVEF<40 %：56%
Farrel 等[126]	416	612 天	24 个猝死和心律失常事件	HRV 指数+VPC+晚电位	灵敏度 20%，特异度 99%，PPA58%，NPA95%
Pedretti 等[154]	303	15 个月	心律失常事件数 19	HR 指数，RR≤750ms，晚电位（滤波后 QRS），VPC，VT，LVEF，EPS	心律失常事件的相对危险度： HRV 指数≤29：15，PPA 15% VT≥2runs：6，PPA 25% 滤波后 QRS≥106ms：9，PPA 17% LVEF<40%：16，PPA 26% 滤波后 QRS + VPC + LVEF：PPA 30% EPS(+)：PPA 65%
Hartikainen 等[127]	575	>2 年	心律失常事件 29，非心律失常事件18	HRV 指数，VPC，VT，LVEF	HRV 指数 <20 + VT 预测心律失常死亡 HRV 指数 <20 + 频繁 VPC + LVEF<40 %预测心律失常死亡 LVEF<40 %预测非心律失常死亡
La Rovere 等[107]	1284	21 月	心脏性死亡 44 个，非致死性心脏骤停 5 个	SDNN，BRS	SDNN<70ms + BRS<3.0ms/mmHg(死亡率 17%) *vs* SDNN > 105 ms + BRS > 6.1ms/mmHg(死亡率 2%)
Farrel 等[139]	122	1 年	心律失常事件 10 个	BRS，HRV 指数，晚电位，VPC，LVEF，运动负荷试验	心律失常事件的相对危险度： BRS<3ms/mmHg：21.3， HRV 指数 <13：10.1， 晚电位：9.1，VPC>10/h：20.6， LVEF<40%：10.4，运动负荷试验（+）：2.8
Hohnloser 等[142]	95	16 月	ICD 治疗 41 个	SDNN，VT runs，BRS，LVEF，TWA，晚电位，QTD	TWA ≥1.9μV+LVEF ≤35% 预测 VT 复发（灵敏度 44%，特异度 72%，PPA 60%，NPA 58%） 冠状动脉疾病：BRS≤3ms/mmHg+ TWA≥1.9μV(77%VT 复发) *vs* BRS>3ms/mmHg+ TWA<1.9μV(0%VT 复发)
Camm[126a]	1690 在安慰剂组	1 年	196 个死亡	HRV 指数，LVEF	死亡率：HRV 指数≤20：15%， HRV 指数 >20：9.5%， 相对危险度（RR）1.64

AVGNN：24h 心电图评价 RR 间期；EPS：电生理检查；HRV：心率变异性；ICD：植入式心脏复律除颤器；LVEF：左心室射血分数；NPA：阴性预测准确度；PPA：阳性预测准确度；QTD：QT 间期离散度；SDNN：24h 心电图记录 RR 间期的标准差；TWA：T 波电交替；ULF：超低频率；VLF：极低频率；VF：室颤；VPC：室性期前收缩；VT：室速。

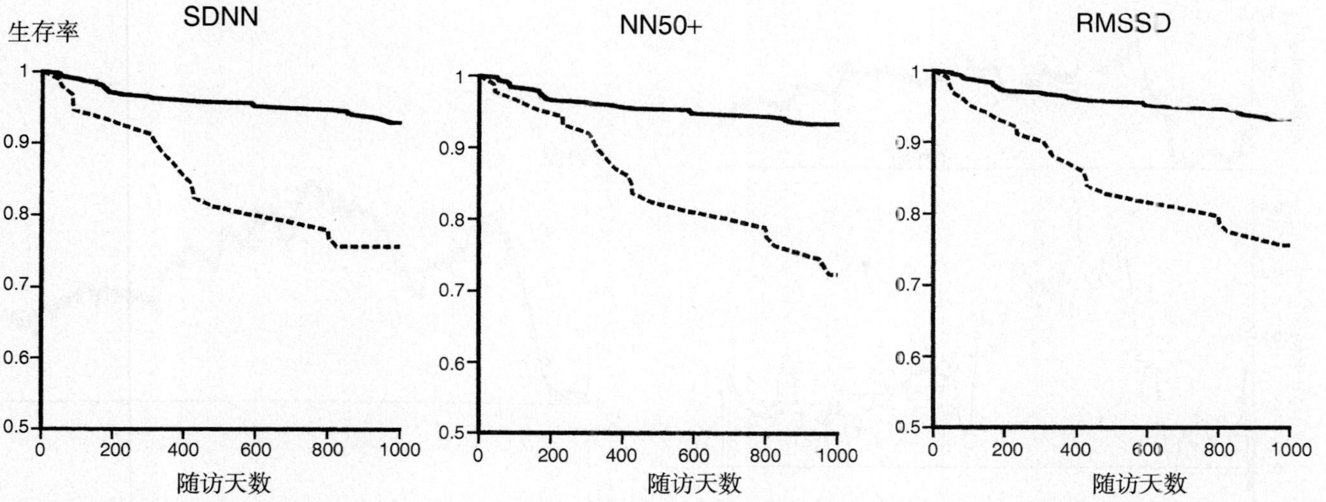

图 47–9 应用 3 个指标评价的 HRV 低（虚线）和高（实线）的患者生存曲线。界值是 SDNN 70ms；NN50+ 200/24h；rMSSD 17.5ms。NN50+：相邻窦性心律 RR 间期与前一 RR 间期之差大于 50ms 的个数；rMSSD：相邻 N–N 间期之间差异的均方根；SDNN：24 h 心电图记录全部 RR 间期的标准差。（Reproduced from Zuanetti G, Neison James MM, et al: Prognostic significance of heart rate variability in post–myocardial infarction patients in the fibrinolytic era: The GISSI–2 results. Circulation 1996; 94:432–484.）

脱羟肾上腺素试验

静脉注射脱羟肾上腺素（α 受体激动剂）（健康人 25~100μg，心脏病患者 150~350μg，注射时间大于 30s）是 BRS 评价最标准的方法[133]。脱羟肾上腺素的剂量根据基础心脏病不同差异很大，心肌梗死后患者给予 150~350μg（2~4μg/kg），CHF 患者高达 750μg (10μg/kg)[134,135]。生理情况下，脱羟肾上腺素可升高血压 20~30mmHg，且延长 RR 间期。心率–血压的反应呈线性关系，线性回归可从量上反映压力感受器的功能(图 47–10)。斜率主要反映交感张力的微小变化引起的迷走活性的改变。然而，在心脏病患者，斜线较平，表明交感活性较强。据报道，BRS 的正常值为 14.8~16ms/mmHg。而在高血压和心肌梗死后患者，BRS 明显降低（平均值分别是3 ms/mmHg 和 7.5ms/mmHg）[133~136]。

脱羟肾上腺素试验的不足之处主要是同时激活多个反射。除直接收缩血管作用外，脱羟肾上腺素可通过升高后负荷，激活心脏压力感受器，产生心脏副交感节前和节后效应，改变 BRS 指数，故 BRS 指数测得的是心脏自主神经平衡的净效应。

无创性方法

用手指袖带测压评价压力感受器的功能是心脏自主神经功能状态定量评价的又一工具。同 HRV 一样，应用时域和频谱的方法，血压升高，激活动脉的压力感受器受体，触发迷走效应[133,137]。时域的方法识别 3 个或 3 个以上连续性心搏，以收缩压连续性升高伴随 RR 间期延长或血压进行性降低和 RR 间期缩短为特征。然后，计算血压和心率的线性回归关系。阈值是血压变化 1mmHg，RR 间期变化 6ms。

频谱方法的原理是每次血压震荡引起同样频率的 RR 间期的震荡。因此，压力反射的变化等于 RR 间期震荡的幅度除以对应的血压震荡的幅度，可用收缩压和 RR 间期的变换系数表示。

然而，动脉血压和心率的自发震荡，常用无创性方法，其特征是源于心脏、肺和血管的多个反射的相互作用，可能受血流动力学或机械的影响，而不通过压力反射介导。关于脱羟肾上腺素试验的结果和 BRS 频谱分析的一致性尚存在争议[137]。

压力反射敏感性的预后意义

尽管 HRV 和 BRS 已经成为评价自主神经平衡和心律失常易感性的确定方法，直到 1998 年 ATRAMI (Autonomic Tone and Reflexes After Myocardial Infarction）研究完成，才在前瞻性多中心试验中观察了自主神经状态的预后价值[107]。ATRAMI 研究入选了 1284 例

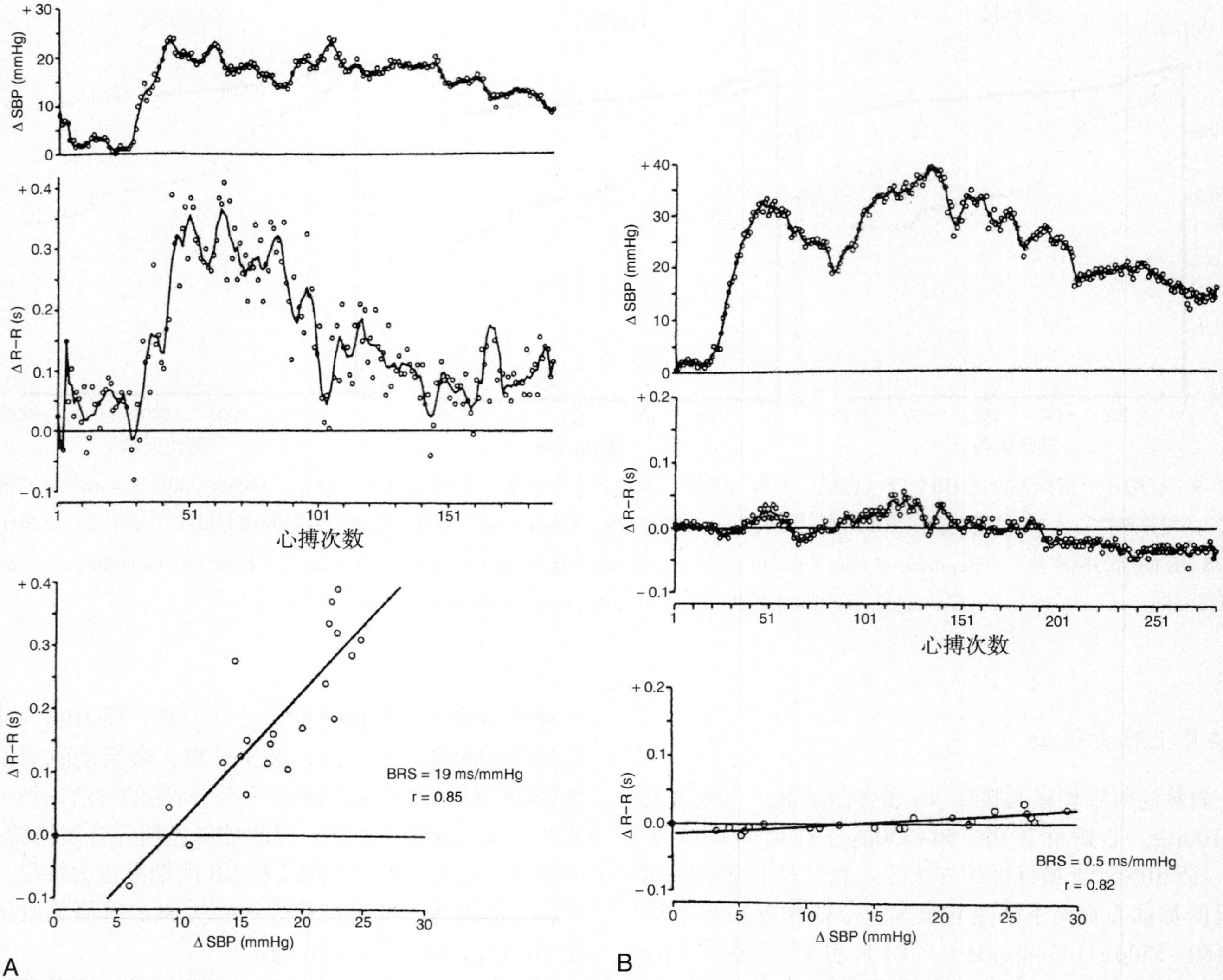

图 47–10 A. 注射脱羟肾上腺素后，与基线水平比较，动脉收缩压的变化（△SBP，上图）和 RR 间期的变化（△RR，中图）。回归曲线（下图）反映血压的第一个升高与对应的心率变化。此回归曲线表明压力反射敏感性功能良好（19ms/mmHg），血压升高 25mmHg，伴随心率的明显增快。**B.** 尽管收缩压升高，心率没有明显变化，回归曲线“平坦”，表明压力反射敏感性降低（–0.5 ms/mmHg）。（Reproduced from La Rovere MT, Spechia G, Mortara A, Schwartz PJ: Baroreflex sensitivity, clinical correlates and cardiovascular mortality among patients with a first myocardial infarction: A prospective study. Circulation 1988 ;78:816–824.）

心肌梗死后患者，HRV（SDNN<70ms）和 BRS（<3ms/mmHg）降低是心脏性死亡的主要危险因素（相对危险度分别是 3.2 和 2.8）。SDNN 和 BRS 都降低进一步增加死亡的风险（图 47–11）。两者均降低的 2 年死亡率为 17%，而两者均正常（SDNN >105ms，BRS >6.1ms/mmHg）的 2 年死亡率仅为 2%。当 HRV 和 BRS 合并 LVEF 低于 35%时，死亡率分别为 6.7%和 8.7%。本研究中，HRV 和 BRS 并不具有良好的相关性，表明两种方法从不同的方面反映自主神经的活性。在中–重度心衰患者，BRS 降低（<1.3ms/mmHg）与临床症状恶化、血流动力学状况有关，且预后较差，尤其是缺血性心肌病，死亡的相对危险度为 3.6，而扩张型心肌病发生死亡的相对危险度为 2.8[135]。

另一组患者中，压力反射迟钝使心律失常事件的风险增加 23 倍，程序刺激诱发 VT 的风险增加 36 倍[138,139]。有趣的是，业已表明，BRS 降低的 VT 患者耐受力较差、常出现血流动力学的崩溃，可能因为在发作时压力感受器介导的交感活性不足；而 BRS 没有明显降低表明心血管反射的功能尚可，可以代偿心律失常引起的不良血流动力学影响[140,141]。最后，在 95 例 VT 发作植入 ICD 的患者，BRS>3ms/mmHg 和无 T 波电交替的 10 例患者，随访 2.5 年，无 1 例发生 VT 或室颤；而在 BRS 异常和存在 T 波电交替的 33 例患者中，23 例患者经历 1 次或 1 次以上的心律失常事件[142]。

心率震荡

最近，Schmidt 及其同事[143]提出了心率震荡（heart rate turbulence）的概念。心率震荡描述了窦房结对 VPC 的双相生理反应。在心肌梗死后的低危患者，每一个 VPC 后的心率的调整是一个系统的模型，导致窦性心率先增快，后减慢，而在预后差的患者，这种反应不明显（图 47–12）。

心率震荡的机制

心率震荡类似心室相性窦性心律不齐，心室收缩引起压力感受器激活，由 Erlanger 和 Blackman 在大约 100 年前首次描述在完全性心脏阻滞的患者出现这一现象[144]，并经进一步的实验和临床研究所证实[145,146]。心率震荡亦可由压力反射触发[147]。当 VPC 发生在心动周期的早期，其引起搏出量减少，导致 RR 间期缩短（或许是对心排血量减少的代偿）。这与初期迷走神经张力降低有关。相反，代偿间歇之后的窦性心搏，搏出量增加，血压升高。迷走张力的代偿增强引起 RR 间期的延长。当自主神经控制良好的时候，VPC 引起血压的短暂紊乱，窦房结的快速反应以心率震荡的形式表现出来。如果迷走神经功能受损，此反应减小或消失，导致心率震荡的缺失。

心率震荡的生理意义

目前，心率震荡的生理意义依然未明。心率震荡参数与 BRS 中度相关[148]，因此，可以推测心率震荡反映自主神经的时相性活性，可能代表了内源性的压力反射，与 BRS 所反映的外源性动脉反射多少有些不同。心率震荡的生理特征，即 VPC 后窦房结的即刻反应，与长时间测量的 SDNN 不同，后者受各种生理因素如自主神经、温度调节、情感和环境的影响。相反，心率震荡似乎由内源性的刺激触发，引起更为系统的反应。因此，尽管心率震荡、HRV 和 BRS 都反映自主神经系统的活性，但每一个代表自主神经调节的不同方面。

方法学

心率震荡以震荡起始（turbulence onset, TO）和震荡斜率（turbulence slope, TS）为特征。震荡起始使窦性心率调节的增快阶段量化，代表代偿间歇之后前 2 个窦性心律的 RR 间期的平均值和 VPC 之前的后 2 个窦性心律的 RR 间期平均值之差除以 VPC 之前的后 2 个窦性心律的 RR 间期之和。震荡起始以百分数表示。

$$TO= [(RR_1+RR_2) - (RR_{-2}+RR_{-1})] /(RR_{-2}+RR_{-1})$$

RR_0 指期前收缩后的间歇。

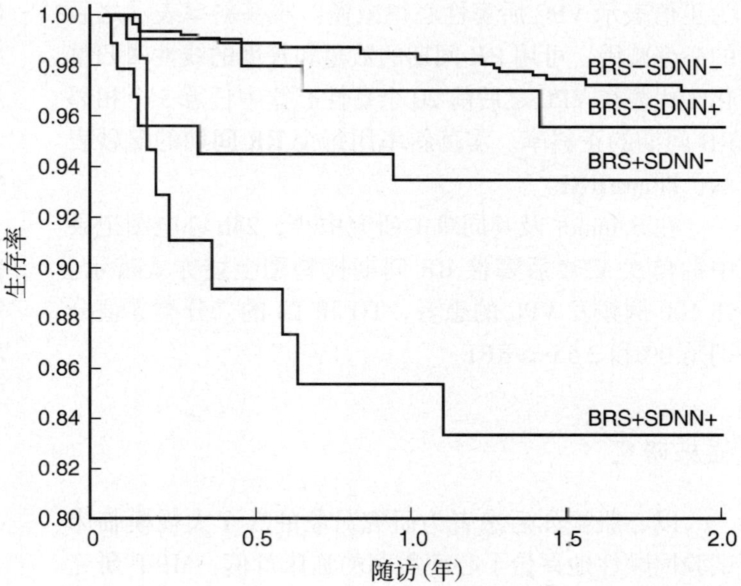

图 47–11 根据 BRS 和（或）SDNN 异常引起的心脏性死亡所绘的 Kaplan–Meier 生存曲线。BRS–：BRS≥3ms/mmHg；BRS+：BRS<3ms/mmHg；SDNN–：24 h 心电图记录中 RR 间期的标准差≥70ms；SDNN+：24 h 心电图记录中 RR 间期的标准差<70ms。[Modified from La Rovere MT, Bigger JT Jr, Marcus FI, et al : The ATRAMI (Autonomic Tone and Reflexes After Myocardial Infarction) Investigators. Baroreflex sensitivity and heart rate variability in prediction of total cardiac mortality after myocardial infarction. Lancet 1998;351:478–484.]

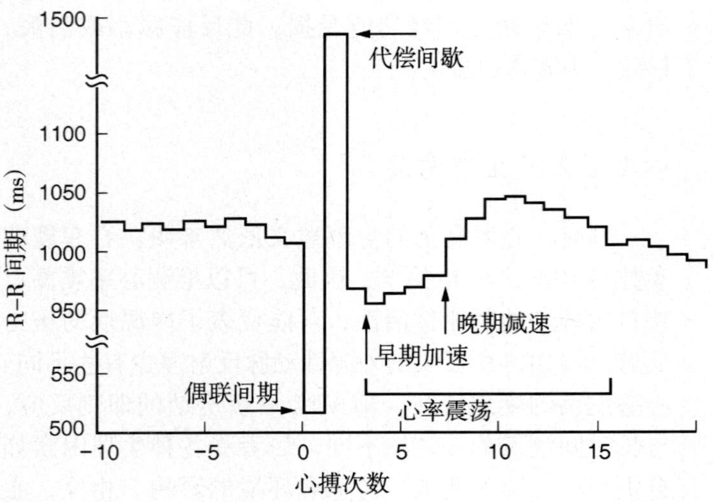

A

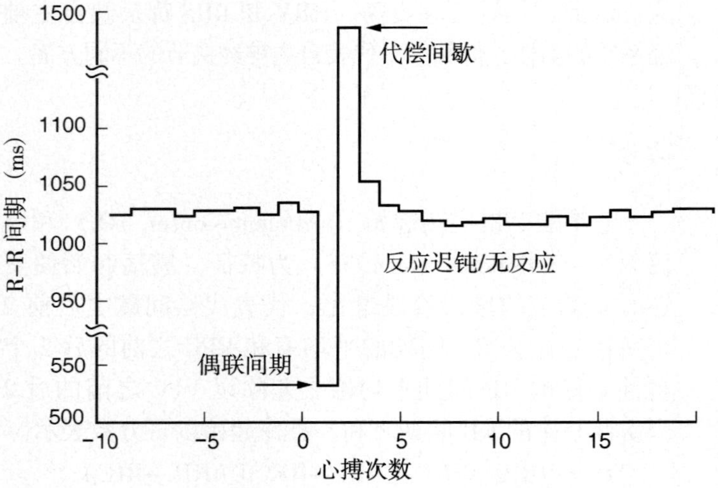

B

图 47–12 **A.** RR 间期的速度图表明室性期前收缩之后的窦性心律的增快和减慢，显示心率震荡存在。 **B.** RR 间期的速度图显示窦性心律对室性期前收缩反应不明显，表明缺乏心率震荡。（Data from Schmidt G, Malik M , Barthel P, et al. Heart rate turbulence after ventricular premature beats as a predictor of mortality after acute myocardial infarction. Lancet 1999;353:1390–1396.）

因此，TO 为负值表明 VPC 后窦性心律增快，TO 为正值表示 VPC 后窦性心律减慢。震荡斜率表示之后的心率减慢，可用 RR 间期的数量和长度的线性回归量化，代表在 VPC 之后前 20 个窦性心律中任意 5 个相邻 RR 间期的正斜率。震荡斜率用每个 RR 间期的毫秒表示，即 ms/RRI。

在 Schmidt 及其同事的研究中[149]，24h 心电图记录中的单次 VPC 后窦性 RR 间期模型用上述方式表示。在 100 例频发 VPC 的患者，TO 和 TS 的二分类界值分别是 0%和 2.55ms/RRI。

临床研究

以心肌梗死后患者为研究对象的 3 个大规模临床试验回顾性地评价了心率震荡的临床价值：MPIP 研究 577 例[106]、EMIAT 研究中安慰剂组 614 例[150]、ATRAMI 研究 1212 例（918 例患者有心率震荡数据）[107]。在 MPIP 研究和 EMIAT 亚组研究中，VPC 后的窦房结的反应失去双相者，总死亡风险增加 3.2 倍（图 47–13）[143]。ATRAMI 亚组研究中，心率震荡减低可预测致死性复合终点事件和非致死性心脏骤停[148]。

由于自主性调节包含其中，因此联合上述因素可作为一个综合参数评价自主神经的状态，ATRANMI 研究证实基于心率震荡（TO 和 TS）、HRV（SDNN）和 BRS 的参数的预后价值，全部 4 项指标均异常的患者致死性和非致死性心脏骤停的风险增加近 9 倍（表 47–8）。

心律失常危险分层前瞻性研究（Innovative Stratification of Arrhythmic Risk study）入选了 1455 例急性心肌梗死患者，90%实施直接冠脉成形术，平均随访 22 个

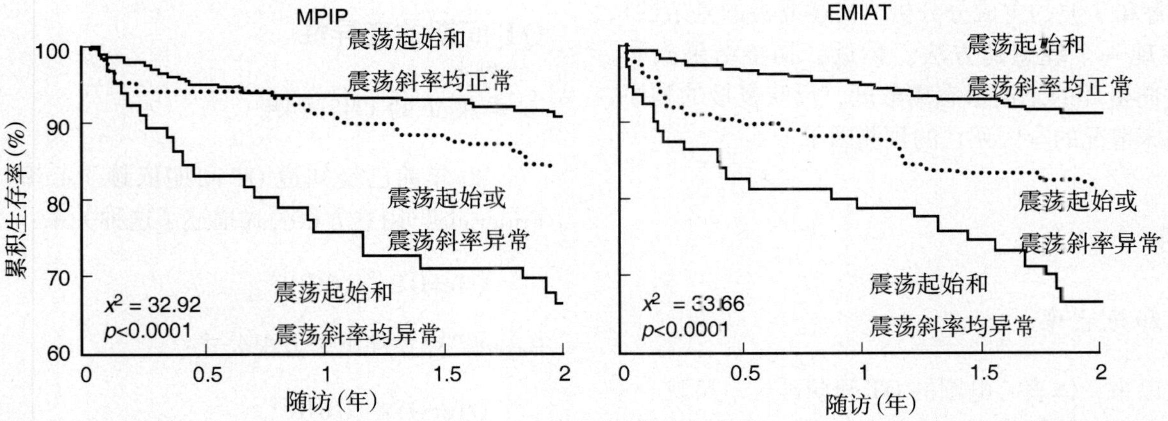

图 47-13 在 MPIP 研究和 EMIAT 研究中，TO 和 TS 为二分类变量，评价全因死亡的 Kaplan-Meier 生存曲线：TO<0%和 TS>2.5ms/RRI（2 个参数均正常）；TO≥0%或 TS≤2.5ms/RRI（1 个参数异常）；TO≥0%和 TS≤2.5ms/RRI（2 个参数均异常）。EMIAT：欧洲心肌梗死胺碘酮试验；MPIP：多中心心肌梗死后项目；RRI：R-R 间期；TO：震荡起始；TS：震荡斜率。（Data from Schmidt G, Malik M, Barthel P, et al. Heart rate turbulence after ventricular premature beats as a predictor of mortality after acute myocardial infarction. Lancet 1999; 353:1390-1396.）

月。结果发现，心率震荡异常是全因死亡最强有力的预测因子（HR=5.9），继之是射血分数（HR=4.5）[150a]。单因素分析表明：VT（9%）、HRV 受损和平均 24h 心率大于 75 次/分与高死亡率相关，但多因素分析显示心率震荡为主要危险因素。心率震荡在射血分数大于 30%的患者中鉴别为高危亚组（2 年死亡率为 15%）。

尽管已经表明心率震荡是心肌梗死后患者的危险因素，亦有数据表明其是心衰预后的危险因素[151]。与 HRV（RR=2.04，$P<0.044$）、BRS（RR=2.63，$P<0.11$）和非持续性 VT（RR=3.3，$P=0.001$）比较，TO 和 TS 异常组合是心衰患者全因死亡最强有力的预测因子。

最近对一组小样本 VT 行电生理检查的患者研究发现，在心房期前刺激之后也存在心率震荡[152]。与 VPC 比较，窦房结对心房期前收缩反应减弱，这种现象的机制依然未明，但此观察使心率震荡对房性心律失常的评估成为可能。

表 47-8 ATRAMI 研究中的自主神经指标和致死性与非致死性心脏骤停的相对危险度（对变量分析）

应用 TO 、TS、 BRS、 SDNN 的模型		
变量	**RR（95%CI）**	***P* 值**
1 个指标异常	1.51（0.66-3.44）	0.33
2 个指标异常	2.09（0.66-6.60）	0.21
3 个指标异常	2.92（0.94-9.06）	0.063
4 个指标均异常	8.67（2.72-27.65）	0.0003
LVEF<35%	2.86（1.31-6.28）	0.0087

BRS：压力反射敏感性；LVEF：左心室射血分数；SDNN：24h 窦性 RR 间期标准差；TO：心率震荡起始；TS：震荡斜率。考虑异常的因素：（1）BRS<3ms/mmHg；（2）SDNN<70ms；（3）TO≥0%；TS≤2.5ms/RRI。［Data from Ghuran A, Reid F, La Rovere MT, et al. Heart rate turbulence-based predictors of fatal and nonfatal cardiac arrest（the Autonimic Tone and Reflexes After Myocardial Infarction Substudy）. Am J Cardiol 2002;89:184-190.］

小结

实验和临床研究均支持心脏自主神经状态的预后评估价值，并且表明定量评价心脏自主神经系统活性的方法是心律失常危险分层的工具。各种方法如 HRV、BRS 和心率震荡，从不同角度反映心脏自主神经的状态。它们之间的关系需进一步研究。

心室复极评估

实验和临床证据强有力表明在 VT 和猝死的发生过程中存在心室复极延长和不均一。因此，心室复极的心电模型可能是危险分层的潜在工具。为此已经提出很多方法，如 QT 间期和离散度评估、QT/RR 变异性、

T 波电交替和 T 波的主成分分析（描述复极的复杂性），但没有发现一个理想的方法。最近，初步结果表明，基于 T 波向量环的 T 波形态离散度，反映复极的顺序，是各种临床情况的全因死亡的预测因子。

QT 间期

QT 间期和死亡率

很久以来，体表心电图的 QT 间期延长（反映心室复极延迟）和心律失常发生之间的关系，在长 QT 间期综合征的患者已被确认。室性心律失常和猝死的发生是最有力的证据[153~155]。在 1978 年，Schwartz 和 Wolf[156]表明心肌梗死患者 QT 间期延长猝死风险增加 2 倍，反映了心肌电生理的特性可引起室性快速性心律失常的发生。此后人群为基础的前瞻性研究证实了这些最初的研究结果，校正的 QT 间期大于 440ms 猝死的风险增加 2.3~3 倍（表 47–9）[157~169,169a,192]。

荷兰市民研究（Dutch Civil Servants Study）和 Zutphen 研究表明，QTc 间期≥420ms 者猝死、冠心病死亡和非致死性心肌梗死的风险增大，尤其在男性和老人[164,165]。最近 3455 例丹麦人和 10717 例芬兰人的研究发现[166,167]，在已经确定冠心病的人群，QT 间期延长可预测心脏性死亡和非致死性心血管致病率的发生。由于 QT 间期和室性心律失常易感性之间的病理生理关系，在由多个终点的研究中，QT 间期是心脏性猝死最强的危险因素，是心脏性和全因死亡的中度危险因素[165~167]。

然而，在左心室功能不全的高危患者，QT 间期并不进一步增加死亡率[157]。在 UK–HEART 研究中，554 例充血性心力衰竭患者，QT 间期或 JT 间期并不是全因死亡、心脏性猝死或进行性心衰死亡的独立危险因素[170]。Framingham 心脏研究没有证实 QT 间期延长和全因死亡之间的关系，尽管校正的 QT 间期≥440ms 和≤360ms 的患者有死亡率增加的趋势[171]。业已表明，Framingham 心脏研究的 Bazett 校正 QT 间期与死亡无相关性，可能由于它们之间的 U 形关系，QT 间期延长或缩短均增加死亡率。然而，De Bruyne 及其同事[168]并未发现心率校正的 QT 间期的风险受校正公式的影响。值得注意的是，未校正的 QT 间期的预后价值比校正的 QT 间期低，表明用 QT 间期预测死亡，心率存在重要的作用。

QT 间期的变异性

心率校正的 QT 间期

80 年前已经知道 QT 间期依赖于心率。1920 年，Fridericia[172]用立方根公式描述了这种关系：

$$QTc=QT\times(1/RR)^{1/3}$$

Bazett[173]独立提出平方根公式：

$$QTc=QT\times(1/RR)^{1/2}$$

用于表示电收缩与心率的关系。心率校正 QT 间期的其他方法已用于人群为基础的研究，但并非限于线性回归公式（Framingham 公式）：

$$QTc=QT+\beta\times(1-RR)$$

在男性 $\beta=0.140$，在女性 $\beta=0.163$ [171]，正常图计算公式为：

$$QTc=QT+\beta\times(1-RR)$$

心率<60 次/分，$\beta=0.116$；心率 60~90 次/分，$\beta=0.156$；心率>100 次/分，$\beta=0.384$ [174]。然而，现存方法中没有一个准确描述心率和心室复极时间之间的复杂关系，校正 QT 间期基于前一 RR 间期，忽视心率变化和继之的 QT 间期变化之间的任何时间延迟。小样本健康人的研究表明 QT/RR 之间的关系个体之间存在很大差异，单一公式不能准确描述，应该用个体的连续心电图记录评价（图 47–14）[175]。QT/RR 之间的个体变异性反映了个体之间复极离子电流和（或）自主神经控制的变异。

QT 动力学的生理基础

最近，有人提出这样的假说，心率变化引起 QT 间期的改变可能包含心室复极的其他信息[176]，心室复极的动态评估代表 QT 间期、心率变异性和自主神经调节之间的复杂关系。QT 间期和 RR 间期周期性（24h）变异的紊乱可能是自主神经功能紊乱、失去迷走张力的调节和（或）交感张力过强的表现。

在生理情况下，QT/RR 存在两种关系：（1）QT 间期快速适应心率的变化，造成 QT 间期强力依赖前面的 RR 间期；（2）慢适应，持续数分钟，称“滞后作

表 47–9 QT 间期和死亡率的随机队列研究

研究	病例数	随访时间	终点	QT 间期的二分类值(ms)	RR（95%CI）
Schwartz 和 Wolf[156]	MI 后 55 例	7 年	猝死	QTc≥440	2.2（1.3–3.6）
Ahnve 等[157]	MI 后 214 例	1 年	心脏性猝死	QTc≥440	13.3（3.8–46.1）
Peters 等[158]	MI 后 3692 例	2.1 年	猝死	QTc≥450	1.8（1.2–2.7）安慰剂比较
	(BHAT 研究)				1.9（1.2–2.7）普萘洛尔比较
Fioretti 等[159]	MI 后 474 例	1 年	全因死亡	QTc≥440	1.8（1.0–3.2）
Wheelan 等[160]	MI 后 518 例	1.5 年	猝死	QTc≥440	(–7–21)
Puddu 和 Bourassa[161]	冠心病 1157 例	3.8 年	猝死	QTc≥440	1.7（1.0–2.9）
Algra 等[162]	心脏主诉 5589 例	2 年	猝死	QTc≥440	2.3（1.4–3.9）LVEF>40%
					1.0（0.5–1.9）LVEF<40%
Schouten 等[164]	40~65 岁市民 3091 例	15 年 *	全因死亡	QTc>440 *vs* QTc<420	1.7（男），1.6（女）
			心脏性死亡		1.8（男），1.4（女）
			冠心病死亡		2.1（男），0.9（女）
Dekker 等[165]	40~65 岁男 877 例	5~25 年	非致死性 MI	QTc≥420 *vs* QTc<385	1.3（0.7–2.5）中年
	65~85 岁男 835 例				2.4（0.9–6.1）老年
			冠心病死亡		4.4（1.2–16.4）中年
					3.0（1.2–7.3）老年
			猝死		1.4（0.3–5.7）中年
					3.0（1.0–8.9）老年
Goldberg 等[170]	30~62 岁 5125 例	30 年	全因死亡	QTc≥440 *vs* QTc≤360	1.02（0.70–1.49）
	(Framingham 研究)		猝死		1.31（0.60–2.86）
			冠心病死亡		0.85（0.48–1.50）
Okin 等[163]	45~74 岁 1839 例	3.7 年	全因死亡	QTc>460	2.0（1.4–3.0）
	(Strong 心脏研究)		心脏性死亡		2.1（1.0–4.4）
Elming 等[166]	30~60 岁，男 1797 例，	11~13 年	全因死亡	QT≥430 *vs* QT<360	1.87（1.06–3.27）
	女 1658 例		心脏性死亡		2.93（1.09–7.84）
			非致死性心血管疾病		2.88（1.24–6.67）
			全因死亡	QTc≥440 *vs* QTc<380	1.89（1.04–3.37）
			心脏性死亡		3.31（1.04–9.91）
			非致死性心血管疾病		1.91（0.92–3.96）
Karjalainen 等[167]	男 5598 例，	23 年	猝死	男 QT>430	1.5（0.78–2.89）
	女 5119 例		心脏性死亡	女 QT>437	1.42（1.06–1.96）
			全因死亡		1.33（1.08–1.63）
			猝死		–
			心脏性死亡		1.32（0.89–1.97）
			全因死亡		0.98（0.70–1.37）
De Bruyne 等[168]	男 2083 例，女 3158 例	4 年	全因死亡	男 QTc（Bazett）>437	全：1.8（1.3–2.4）
	年龄≥55 岁		心脏性死亡	女 QTc（Bazett）>440	全：1.7（1.0–2.7）
	(Rotterdam 研究)				
Zebel 等[197]	MI 后 280 例	32 月	全因死亡（21）	QTc >440	无预测价值
			心律失常事件(19)		
Brendorp 等[169]	CHF1518 例，703 例	18 个月	全因死亡（285）	QTc<479 *vs* QTc<429	0.7（0.5–1.2）
	(安慰剂 402 例，多非利特		安慰剂(168)	安慰剂	0.9（0.5–1.8）†
	301 例）(DIAMOND–CHF		多非利特(117)	多非利特	1.3（0.8–1.9）
	QT 亚研究)				1.9（1.0–3.6）†
Dekker 等[169a]	45~64 岁 14 548 例	2 年	全因死亡	QTc>440（男）	2.28（1.73~3.00）
			心脏性死亡	QTc>454（女）	3.91（2.40~6.37）†

*28 岁后，相关性较弱

† 束支传导阻滞者除外

ARIC：Atherosclerosis Risk In Communities; BHAT：β–Blocker Heart Attack Trial; DIAMOND–CHF：Danish Investigation of Arrhythmia and Mortality on Dofetilide; MI：心肌梗死；QTc：心率校正 QT 间期。

用”（hysteresis），可能由于心脏的记忆机制[177,178]。RR间期震荡的典型模型是短-长顺序，出现在VT、尖端扭转型室速之前，可能是复极的不均一有助于早期后除极引起折返性心律失常。

研究动态心电图记录的QT间期的变异性有两种方法：分析心率校正的QT间期[179]；或根据动态心电图记录逐搏分析QT间期的变异性[180]。

临床研究

心室复极时间和周长之间关系的不一致在长QT间期综合征首先发现[181]。QT间期延长或正常（QT/RR关系的回归曲线在夜间较陡峭）的长QT基因（*KCNQ1*）携带者，其24小时QT间期的周期变异相似，但与对照组相反，包括同一家系的个体（QT/RR关系的回归曲线在白天较陡峭）（图47-15）[182]。在心肌梗死患者，QT/RR的斜率在白天大于0.18，总死亡率增加2倍，猝死风险增加6倍[183]。缺血性和扩张型心肌病患者，QT/RR的斜率增加，尤其是在早晨或睡醒后[184]。尽管研究显示心率依赖性的QT间期改变具有重要的预后信息，但并未被大样本、前瞻性研究证实，且其测量方法并未统一。

对抗心律失常药物或非心脏药物的促心律失常作用的研究，如大环内酯类抗生素、三环类抗抑郁药和具有阻断钾通道 I_{Kr} 作用的抗组胺类药物，亦可使QT动力学受损引起尖端扭转型室速[185,186]。在获得性长QT综合征的患者，在心率减慢时QT间期的进行性延长可引起缓慢的室性心律失常。这些研究同样表明QT间期的变异性模型比QT间期本身有更大的潜在临床用途。

QT间期动力学评估的其他方法

QT间期变异性的频谱研究表明其特征是低频（0.04~0.15Hz）和高频（0.15~0.4Hz）的节律震荡，但振幅较RR间期低20倍[187]。然而，在没有进一步研究

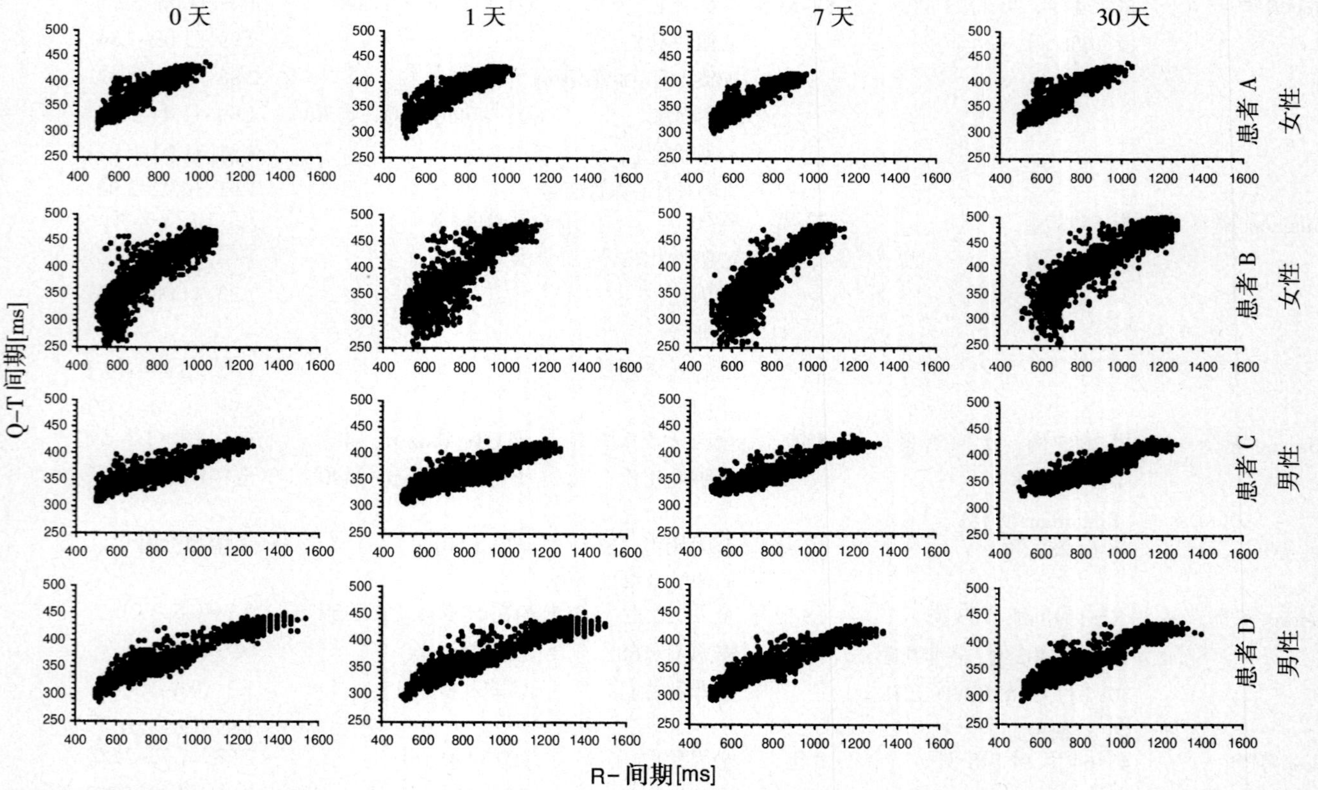

图47-14 2名男性和2名女性的QT/RR模型的代表样本。每一排显示一个患者的4个记录。注意：每个个体，QT/RR模型在不同时间依然稳定，但是QT/RR关系的个体差异清晰可见。（Reproduced from Batchvarov VN, Ghuran A, Smetana P, et al. QT–RR relationship in healthy subjects exhibits substantial intersubject variability and high intersubject stability. Am J Physiol Heart Circ Physiol 2002;282:H2356–H2363.）

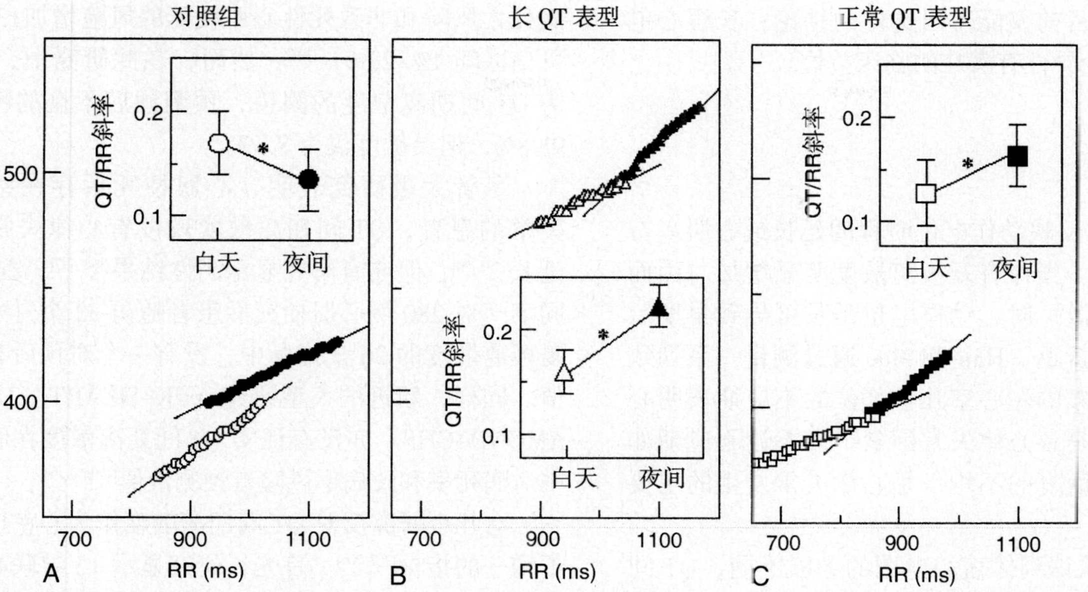

图 47-15 心率相关的 QT 间期昼夜节律变异。**A.** 对照组 QT/RR 的散点图。 **B.** QT 间期延长的长 QT 基因携带者 QT/RR 的散点图。 **C.** QT 间期正常的长 QT 基因携带者 QT/RR 的散点图。图中插入的小图表示白天和夜间 QT/RR 斜率的均数±标准差。注意对照组在白天 QT/RR 斜率陡峭，而长 QT 基因携带者具有相反的 QT/RR 昼夜节律变化模型。（Reproduced from Lande G, Kyndt F, Baró I, et al. Dynamic analysis of the QT interval in long QT1 syndrome patients with a normal phenotype. Eur Heart J 2001;22:410-422.）

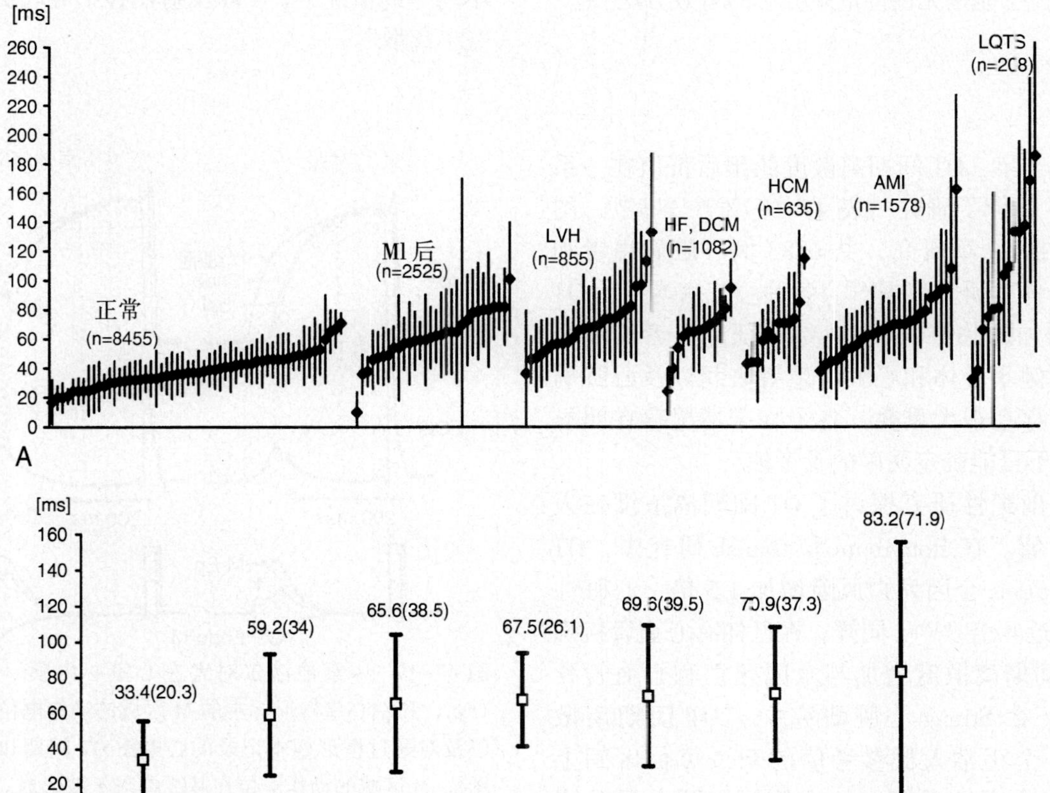

图 47-16 **A.** 在正常人和陈旧性心肌梗死、急性心肌梗死 (AMI)、左室肥厚 (LVH) 除外肥厚型心肌病、肥厚型心肌病 (HCM)、心力衰竭 (HF)、扩张型心肌病 (DCM) 和长 QT 综合征 (LQTS) 患者的 QT 间期离散度加权的平均值。**B.** 同样临床情况下 QT 间期离散度加权均值的平均值，误差条代表标准差。（Data from Malik M: Risk of Arrhythmia and Sudden Death. Londen, BMJ Books, 2001, pp.194-201.）

数据的情况下，目前仅能得出这样的结论：长程心电记录的 QT 间期变异性有潜在的临床益处。

QT 间期离散度

QT 间期延长反映动作电位时程的延长或心肌兴奋性恢复的不均一。当伴有复极离散度明显增加（因而引起不应期的离散）时，动作电位延长可导致早期后除极，容易形成折返。Han 和 Moe 通过测量一系列致心律失常情况下犬的左心室几个部位的不应期表明心肌复极的不均一是致心律失常因素[188]。不论不应期如何变化，兴奋性恢复的不均一是心律失常发生的主要因素。

人们已经认识到体表心电图的导联不同，QT 间期也不同。1990 年，Day 及其同事[189]建议用 QT 间期离散度表示复极的不均一。进一步的实验研究表明，QT 间期离散度和 90%的单一动作电位的离散度有强相关关系，这似乎表明 QT 间期离散度反映区域性的心室恢复时间，因此，可能是无创性危险分层的有效方法[190]。

临床研究

在过去的十年，QT 间期离散度的预后价值在一系列临床情况下进行了研究（表 47-10）[163,166,170,171~201]。图 47-16 显示包括 79 项研究，共 6883 例心脏病患者和 8455 例健康个体的研究数据[202]。各种心脏病均显示 QT 间期离散度增加的趋势，长 QT 综合征的患者均值最高。然而，在健康个体和心脏病患者之间以及心脏病患者群体之间存在很大重叠，各个临床情况存在明显的变异，因此不可能确定明确的参考值。

几项大型前瞻性研究探讨了 QT 间期离散度在人群中的预后价值。在 Rotterdam 和 Danish 研究中，QT 间期离散度≥90ms 全因死亡风险增加 1.5 倍，心脏性死亡风险增加近 4 倍[166,191]。同样，在已知有心血管疾病的患者，QT 间期离散度增加与全因死亡和心血管死亡呈强相关。在 Strong 心脏研究中，QT 间期离散度≥58ms（一个正常人群参考值的 95%可信区间上限）总死亡风险增加 2 倍，心血管原因死亡风险增加 3.4 倍 [163]。但是，此研究中，在调整其他危险因素后，QT 间期离散度失去预测价值。WOSCOPS 的研究者对 6595 例患中度高脂血症但无心肌梗死病史的中年男性的研究发现，QT 间期离散度每增加 10ms，冠心病死亡风险和非致死性心肌梗死的风险增加13%（95%可信区间 4%~22%）[192]。然而，在此研究中，以 44ms 为 QT 间期离散度的阈值，预测预后不良的特异度为 93.8%，但灵敏度仅为 8.8%。

尽管大量研究表明，心肌梗死后存在室性心律失常的患者，QT 间期离散度较没有心律失常的患者延长[193,194]，但亦有研究显示阴性结果[195~197]。Zabel 及其同事[197]对 280 例心肌梗死后患者随访 32 个月发现，在复极离散度的 26 个指标中，没有一个对预后有预测价值。同样，新近的大型研究（UK-HEART, ELIFE, DIAMOND-CHF）亦没有证实 QT 间期离散度在心衰患者中对病死率和致病率风险有预测价值[170,198,199]。

有几个研究反对 QT 间期离散度作为心室区域复极不均一的指标[202~205]。首先，研究显示 12 导联心电图测量的 QT 间期离散度，和去除了不同心肌部位影响的、XYZ 相互垂直导联的重建心电图所测量的 QT 间期离散度一样；第二，QT 间期离散度与 T 环形态反映的心电向量紧密相关。这些研究表明，在不存在区域性复极不均一的情况下，T 环反射在各个导联的不同可以产生“QT 离散”。

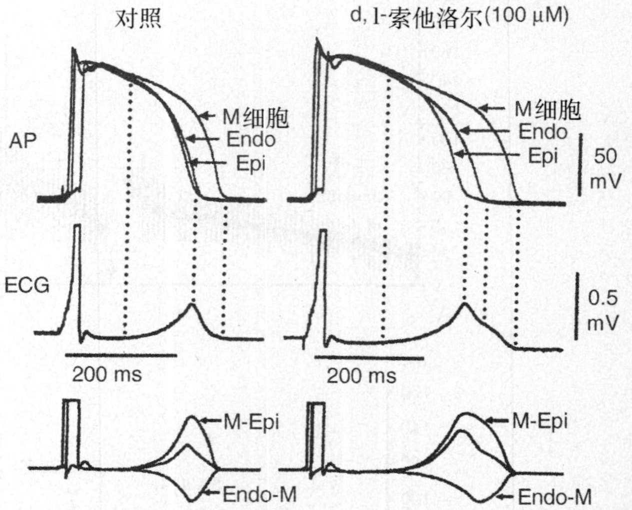

图 47-17 d-索他洛尔对犬左心室心内膜（Endo）、心外膜（Epi）和左心室楔形标本的 M 区域的动作电位的影响（**上图**），以及对通过楔形标本记录的心电图 QT 间期和 T 波的影响（**中图**）。M 区域的动作电位在基线参与 T 波形成。注意与心内膜和心外膜动作电位比较，d-索他洛尔引起 QT 间期延长，M 区域的动作电位先延长。（Reproduced from Yan GX, Antzelevitch C: Cellular basis for the normal T wave and the electrocardiographic manifestation of the long QT-syndrome. Circulation 1998;98:1928-1936.）

表 47-10 QT 间期离散度和死亡率的随机队列研究

研究	病例数	随访时间	终点	QT 间期离散度阈值（ms）	RR（95%CI）
Elming 等[166]	30~60 岁	11~13 年	全因死亡（331）	QTD≥90 *vs*	1.45（0.91-2.27）
	男 1797 例，		心脏性死亡（100）	QTD<40	3.87（1.15-13.03）
	女 1658 例		非致死性心血管发病率（172）		2.28（1.25-4.18）
Okin 等[163]	45~74 岁 1839 例	3.7 年	全因死亡（188）	QTD>58	1.9（1.1-3.3）
	（Strong 心脏研究）		心脏性死亡（55）		3.4（1.5-7.5）
			全因死亡（188）		无预测价值 *
			心脏性死亡（55）		2.8（1.1-6.6）*
De Bruyne 等[191]	年龄≥55 岁，	4 年	全因死亡（568）	QTD>60	1.4（1.1-1.8）
	男 2358 例，		心脏性死亡（166）		2.4（1.5-3.8）
	女 3454 例		猝死（73）		1.8（0.9-3.5）
	（Rotterdam 研究）		非致死性心血管事件（193）		1.3（0.9-1.8）
				QTD>66	1.3（1.0-1.6）
					2.1（1.4-3.3）
					1.7（0.9-3.1）
					1.4（1.0-1.9）
Macfarlane 等[192]	45~64 岁男性中度高脂血症 6595 例；18~78 岁健康人 1501 例；0~17 岁儿童 1784 例（WOSCOPS）		CAD 死亡+非致死性 MI	QTD>44	36%（2%-81%）
				每升高 10ms	13%（4%-22%）
Zabel 等[197]	MI 后 280 例	32 个月	全因死亡（21）	QTD≥61 *vs*	无预测价值
			心律失常事件（19）	Tp-Te 间期≥92	无预测价值
Spargias 等[195]	MI 后+CHF 603 例（AIREX 研究）；501 例 QTD 亚组研究	6 年	全因死亡	QTcD ≥108 *vs* <78.2	1.05（1.01-1.09）
				每增加 10ms	1.05（1.02-1.09）
Brooksby 等[198]	554 CHF（495 QTD）	471 天	全因死亡	没有显示	无预测价值
			猝死（24）	QTD 89±33 死亡	无预测价值
			进行性 CHF（30）	QTD 79±32 存活	无预测价值
Brendorp 等[199]	CHF 1518 例，	1 年	全因死亡（285）	QTD≥70	无预测价值
	QTD 亚组研究 704 例		心脏性死亡（219）		无预测价值
	（DIAMOND-CHF）		心律失常死亡（131）		无预测价值
			心脏性非心律失常死亡（88）		无预测价值
Padmanabhan 等[200]	CHF 2263 例，QTD 亚组研究 1496 例	7 年	全因死亡（46%）	QTD≥35	严重左室功能不全和老年人有预测价值
Fu 等[201]	CHF 163 例	26 个月	全因死亡（285）	JTcD≥85	RR 8.4
			心脏性死亡（219）		
			心律失常死亡（131）		
			心脏性非心律失常死亡（88）		

* 调整心脏性危险因素后

AIREX: Acute Infarction Efficacy Ramipril Extension study；WOSCOPS: West Of Scotland Coronary Prevention Study；DIAMOND-CHF: Danish Investigation of Arrhythmia and Mortality on Dofetilide in Congestive Heart Failure；JTcD：心率校正 JT 离散度；MI：心肌梗死；QTD：QT 离散度；QTcD：心率校正 QT 离散度；CAD：冠心病；CHF：充血性心力衰竭。

心室复极的跨壁离散度

心室复极不均一的细胞基础尚不完全明确，但有人认为动作电位时程和激动时间的局部差异是其产生的生理基础。最近 Antzelevitch 等的实验研究[206~208]证明心肌深层的 M 细胞直接参与 T 波、QT 间期离散度和 TU 波异常的形成。M 细胞的特性是：与内层和外层的慢心率细胞相比，在已知延长动作电位时程的药物的作用下，其动作电位时程不成比例地延长（图 47-17）。

M 细胞这些特性的离子基础是一个微弱的缓慢激活延迟整流钾电流（I_{Ks}）和强大的晚期钠电流（late I_{Na}）[209]。的确，测量犬灌注心室内膜、中层心肌和外膜的跨膜动作电位显示，中层心肌最后复极，与 T 波的末尾对应，在正常情况下和应用延长 QT 间期的药物均是如此[210]。T 波上升支的起始部分是外膜动作电位的平台期（即 2 期），快速下降导致跨壁的电压梯度。随着逐渐复极，梯度逐渐增大，外膜复极完成时达最大，与 T 波的顶峰对应。下一个复极的区域是心内膜，占 T 波下降支的起始部分。最后复极的区域是 M 细胞区域，形成 T 波的终末部分。因此，M 细胞的电位决定 QT 间期的长度。

体表心电图上 T 波顶峰与 T 波波尾之间的间隔代表了跨壁的复极离散度。在长 QT 综合征中，三层心肌间动作电位时程的差异所致的跨壁复极离散，被认为是 M 细胞上早期后除极所触发的折返性室性心律失常的原因。值得注意的是，跨壁复极离散度在完整的左室组织上比在楔形组织标本上应该要小，这主要可能与电紧张性偶联有关，它可减少室壁三层心肌间的跨壁电压梯度。

复极储备

在没有明显 QT 间期延长的正常情况下，药物引起尖端扭转型室速的机制可用复极储备（repolarization reserve）概念解释[211]。复极储备的概念表明这种现象是基因决定的，复极储备降低与长 QT 基因的低显性遗传突变有关，尤其是编码延迟整流钾通道（I_{Kr}）的基因。因此，突变仅产生轻微的表型效应，可存在于普通人群，所以，抗心律失常药物和存在 I_{Kr} 通道阻滞作用的非心脏药物，在基础 QT 间期正常的患者和健康人，有引起尖端扭转型室速的风险。复极储备降低的因素有女性、心率慢、QT 间期离散、低血钾、利尿剂治疗和存在器质性心脏病。

的确，女性发生心律失常的风险是男性的 2~3 倍。这种差异的原因尚不清楚，可能与离子通道的表达和功能、复极电流的强度有关，而这些因素可能受激素

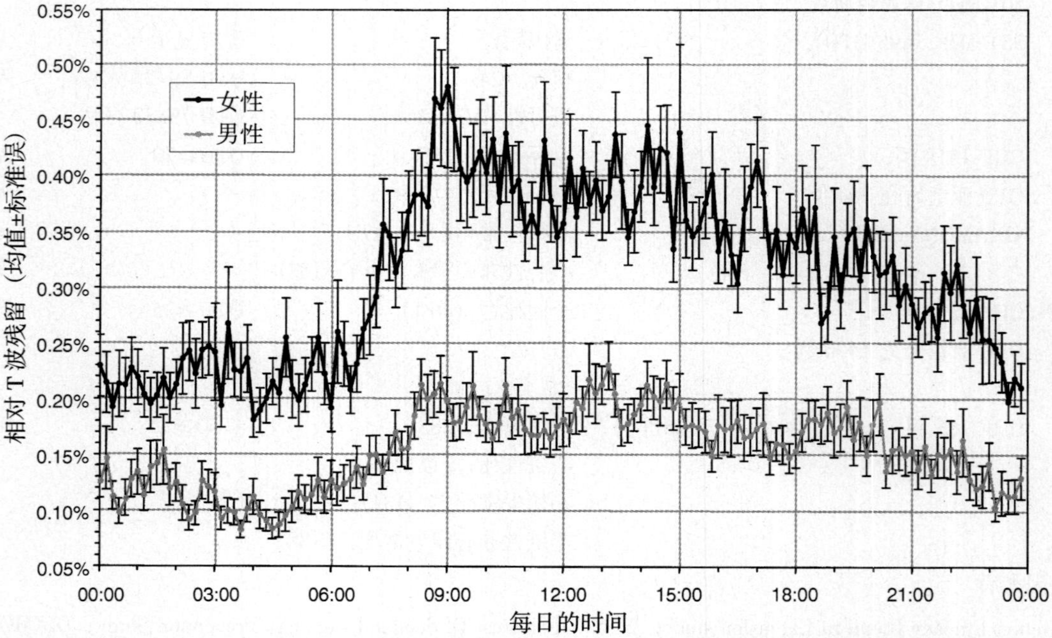

图 47-18 用 T 波残留（T wave residua）的方法分析的 T 波形态的性别差异，代表复极信号总能量的非极性成分，反映了局部复极的不均一。在白天，尤其是早晨，女性心室复极的不均一较男性更明显。（Data from Smetana P, Batchvarov VN, Hnatkova K et al : Sex difference in repolarisation homogeneity and its circadian pattern . Am J Physiol Heart Circ Physiol 2002;282:H1889-1897.）

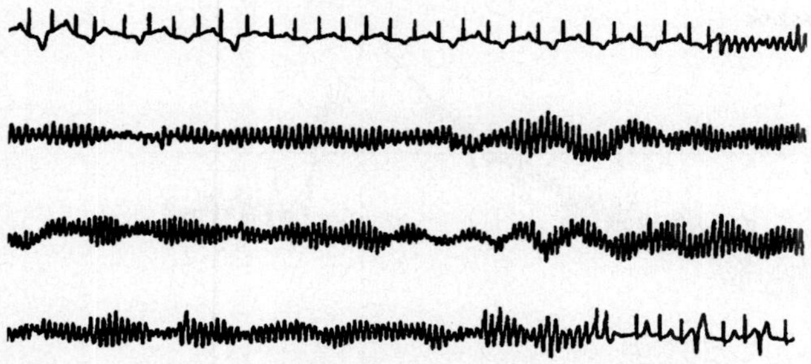

图 47-19 一例长 QT 综合征猝死患者 2min 的 24hHolter 心电图记录片段，注意在尖端扭转型室速发作之前，有明显的 TWA，持续时间大于 1min。（Reproduced from Armoundas AA, Nanke T, Cohen RJ: T-wave alternans preceding torsades de pointes ventricular tachycardia.Circulation 2000;101:2005.）

调节。实验研究显示，在雌性兔心室肌细胞，产生复极电流的离子通道数量减少[212]，多非利特阻断 I_{Kr} 电流引起复极时间延长，导致早期后除极在雌兔的发生率大于雄兔[213]。与上述研究一致，对 T 波形态学的研究显示，心室局部复极不均一，在女性较男性明显（图 47-18）[214]。

T 波电交替

大约 100 年前，首次注意到心脏电交替[215]，心脏电交替可见于 QRS 波群、ST 段和 T 波[216]。对 T 波电交替（T wave alternans, TWA）关注最多，且在大量不同的临床背景下进行了研究，可用于识别高危患者。TWA 的定义是在窦性心律或心房起搏时，T 波形态、振幅和极性逐搏交替性改变。2.5%的长 QT 综合征患者体表心电图可记录到 TWA，是发生猝死的高危因素[217]。图 47-19 显示一例长 QT 综合征患者 2min 的 24h 动态心电图记录片段，可以看到在尖端扭转型室速发作之前，有明显的 TWA[218]。

T 波电交替的发生机制

两项研究强力支持 TWA 在室性心律失常的发生中发挥重要作用：（1）TWA 与复极离散度的关系；（2）TWA 在心动周期易损期的多少。早在 1984 年，Smith 和Cohen[219]通过对心脏传导的有限元分析，发现 TWA 和心律失常发生的机制是局部不应期离散，通过引起功能性的传导阻滞导致波前碎裂和折返。在心肌一些部位出现 2∶1 传导，导致心电图的电交替。

新近的实验研究显示动作电位时程中局部电交替可引起体表心电图的 TWA，表明 TWA 不仅是心律失常发生的高危因素，亦可直接引起心律失常的发生[208,220]。在存在长 QT 间期时，快速刺激引起 TWA，主要是 M 细胞动作电位的交替和复极跨壁离散度的增加，导致间接的传导阻滞和折返[208]。

尽管并未证实 TWA 的离子基础，实验研究可观察到钙拮抗剂可抑制缺血诱导的 TWA，这表明钙电流可能参与 TWA 的形成[221]。从心肌不同层面记录到的心肌细胞的跨膜动作电位已经有强烈的证据支持 I_{Ks} 钾电流亦参与 TWA 的形成[208,209]。

方法学

传统视觉监测 T 波振幅、宽度和形状的方法，很难检测到微伏水平的轻微电交替。计算机定量评价 TWA 是应用谐波技术，即假定 T 波代表不同振幅和阶段的正弦信号进行解调[222]，其优点是对抗心电图的不稳定信号以及对复极电交替的短期变化的动态评估。因为分析方法的复杂性，此方法仅用于实验研究。

另外一种频谱方法是用快速傅立叶转换，建立一系列 T 波振幅，通常为 128 个心搏，取样时间窗是 J 点+60ms 和 T 波终点之间，相对时间固定，产生功率谱[223]。因每次心搏取样 1 次，故频率用周/心搏（cycles per beat）表示。电交替可精确到 0.5 周/ 心搏，表示震荡每隔 1 个心搏发生 1 次。

TWA 的定量分析指标有两个：电交替电压（V_{alt}）和电交替比率（k）。电交替电压等于在平均基线噪音水平以上的电交替峰值振幅的平方根。电交替比率等于电交替功率与基线噪音标准差的比值。如果在心率≤110 次/分或≤70%最大预测心率，且至少持续 1min 以上时，V_{alt}≥1.9μV 和 k≥ 3，TWA 有很大的临床价值。图 47-20 是运动试验时用商业仪器（Cambridge Heart, Inc.）测量的 TWA 阳性（a）和阴性（b）结果。

临床研究

评价 TWA 预后价值的第一个临床研究是 83 例行电生理检查的患者，以 100 次/分的频率起搏，结果发现 TWA 不仅可预测室性心律失常的诱发，重要的是在

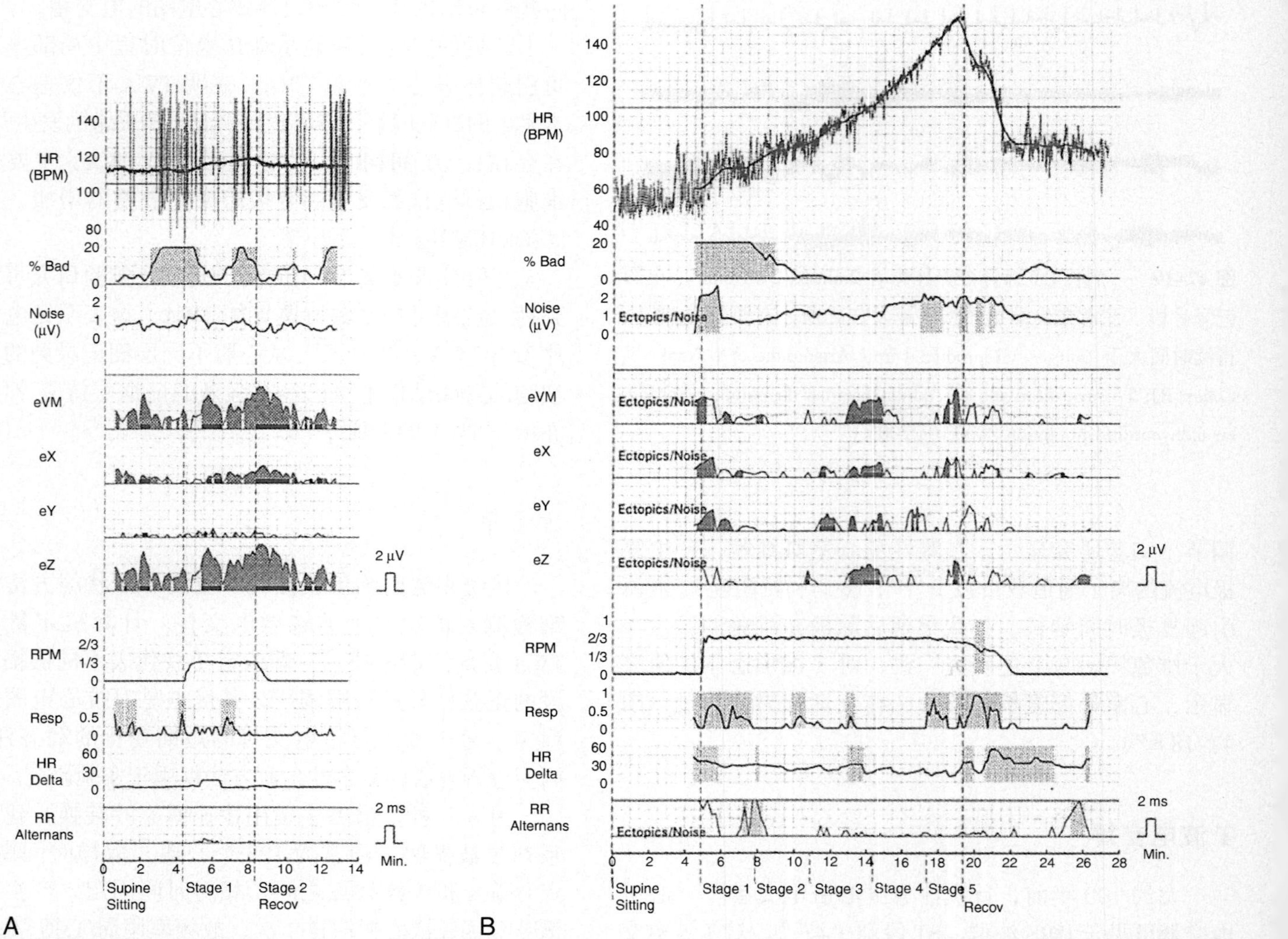

图 47-20 用商业仪器 (Cambridge Heart, Inc.) 测量的运动试验时 TWA 结果。从上到下：心率（HR）、异位心搏的百分率（%Bad）、噪音水平、在向量环（eVM）和 XYZ 导联轴的电交替电压（Valt）、踏板频率（RPM）、呼吸（Resp）、心率变化（HR Delta）、RR 电交替幅度。阴影部分代表电交替比率（K）≥ 3。**A.** 1 例心肌梗死合并非持续性室速患者，心率≤110 次/分钟、V_{alt}≥1.9μV 和 K≥ 3，表明有 TWA。**B.** 1 名正常人的 TWA 试验阴性。

20 个月的随访中，可预测心律失常事件的发生[224]。本研究中，心房起搏存在 TWA 的患者，81%可诱发室性快速性心律失常，而不存在 TWA 的患者中仅 6%可诱发室性快速性心律失常。

运动试验中存在 TWA 的患者电生理检查诱发 VT 风险增加 4.3 倍，1 年随访 VT 复发的风险增加 10.6 倍[225]。对 95 例因复发持续性室性快速性心律失常植入 ICD 的患者随访 36 个月，单因素分析显示只有 TWA 和 LVEF 是 ICD 放电的预测因素，多因素分析显示 TWA 是 ICD 放电的惟一独立预测因素 [142]。值得注意的是，在冠心病患者的亚组研究中，BRS 正常和不存在 TWA 与 100%无事件生存相关（图 47-21）。对 102 例 AMI 后的患者研究发现，出院时存在 TWA 比 LVEF 较低和晚电位阳性预测持续性 VT 的作用更强[226]。联合 TWA、低 LVEF、晚电位和非持续性 VT 预测死亡的准确度高达 96%，死亡风险增加 19 倍[226a]。在特发性扩张型心肌病合并 CHF 的患者，TWA 预测室性心律失常和死亡的风险增加近 3.5 倍，较 LVEF 和其他无创性因素强[226b,226c]。在 14 个月随访中，运动试验TWA 正常的 107 例 CHF 患者，无一例死亡或发生心律失常事件[226c]。这些研究表明，TWA 可能参与 VT 的发生，因此，TWA 较其他已确定的危险因素更

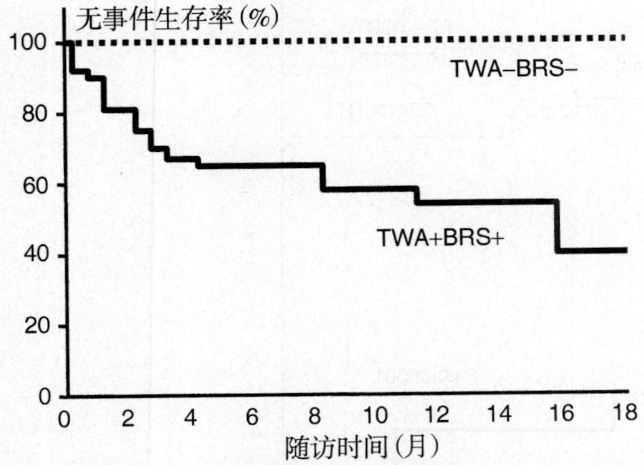

图 47-21 因室速植入 ICD 的冠心病患者的无事件生存率，根据是否存在 T 波电交替和压力反射是否正常进行危险分层。TWA+：存在 T 波电交替；TWA-：不存在 T 波电交替；BRS+：压力反射敏感性≤3ms/mmHg；BRS-：压力反射敏感性>3ms/mmHg。（Modified from Hohnloser SH, Klingenheben T, Yi-Gang Li, et al: T wave alternans as a predictor of recurrent ventricular tachyarrhythmias in ICD recipients: Prospective comparison with conventional risk markers. J Cardiovasc Electrophysiol 1998;9:1258-1268.）

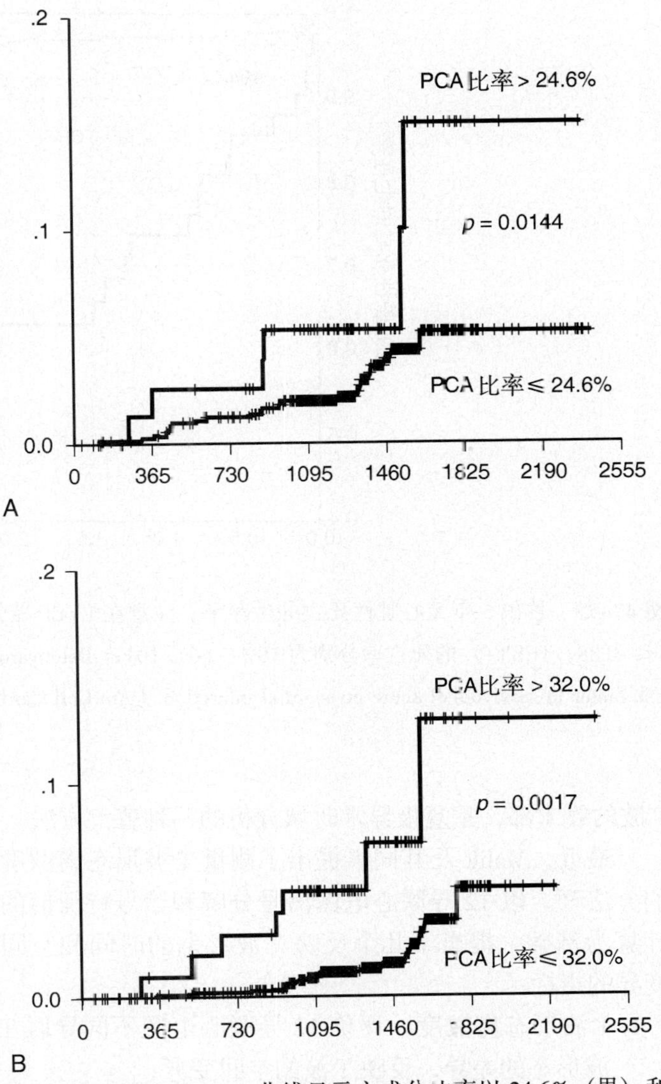

图 47-22 Kaplan-Meier 曲线显示主成分比率以 24.6%（男）和 32%（女）（第 95 百分位数上限）为界值的心血管病死亡率。**A.** 男性；**B.** 女性。PCA：主成分分析。（Modified from Okin PM, Devereux R, Fabsitz RR, et al: Principal component analysis of T wave and prediction of cardiovascular mortality in American Indians: The Strong Heart study.Circulation 2002;105:714-719.）

好地预测猝死和心律失常事件。

T 波形态评估

评估 T 波形态有数种方法，包括 T 波的主成分分析（principal component analysis）、T 波代数分解（algebraic decomposition）、聚类分析（cluster analysis）和 T 波能量分布分析（ananlysis of energy distribution）。

主成分分析可从标准心电图和 12 导联数字化 Holter 心电图记录分析心室复极的复杂性[227]。该方法确定 T 波分解后主要的、无冗余的空间成分，后者决定了 T 波的形态。每一个成分的意义用特征值（eigenvalue）测量。当复极均一时，T 波形态的主成分占多数；当复极不均一和 T 波形态复杂时，T 波形态的次成分占多数。T 波向量次成分和主成分特征值的比率（主成分比率）决定 T 波形态。Strong 心脏研究表明，主成分比率大于第 90 百分位数（男 24.6%、女 32%），4 年随访显示男性心脏性死亡的风险增加 2.77 倍、女性心脏性死亡的风险增加 3.68 倍（图 47-22）[228]。主成分比率性别差异是女性 T 波振幅和面积较低，尽管复极事件相同或稍长，这可能导致女性 T 波次成分与主成分的比值较男性大。

最近，在不同的信号处理方法中，子波转换分析用于心室复极成分的分析，包括 T 波和 U 波。这种方法将心电图信号分解为一系列的子波，每个子波有自己的时间区域、时间位置和频率带，在一定的时间段和频率带，子波系数对应心电图各波。在长 QT 综合征患者的家族成员中，基因携带者与基因非携带者的心室复极的时间-频率特征不同[229]。子波转换不需要检测

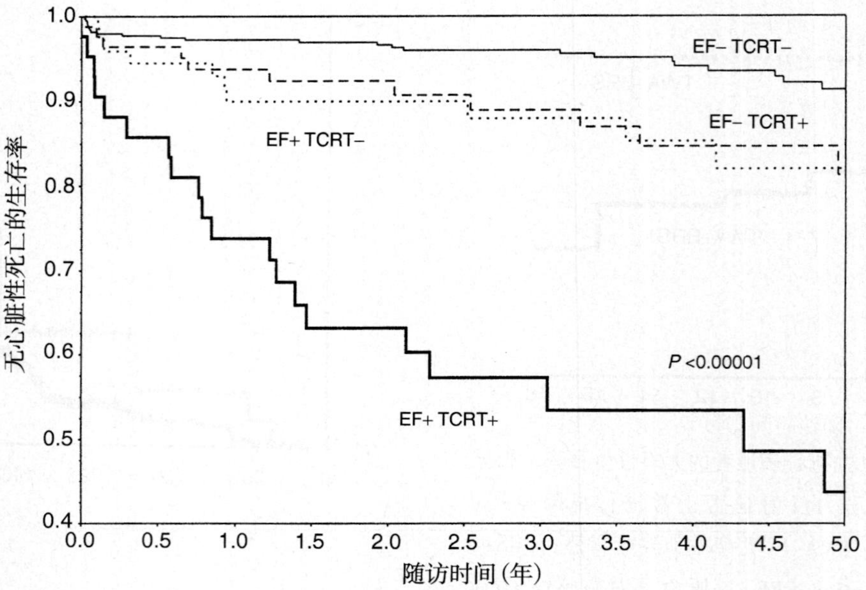

图 47–23　累积 5 年无心脏性死亡的生存率。注意在 LVEF 减低（≤33%，EF+）患者 TCRT 正常（>−0.88，TCRT−）和 TCRT 异常（≤−0.88，TCRT+）的死亡率分别为 18%、56% [引自 Batchvarov VN, Hnatkova K, Ghuran A, et al: Ventricular gradient is an independent risk factor in survivors of acute myocardial infarction. J Am Coll Cardiol 2002;39: 125A (Abstract)]

T 波的终末部，是复极异常时域分析的一种替代方法。

最近，Malik 及其同事提出了测量 T 波形态离散度的方法[230]。以 12 导联心电图信号分解和信号特征值的计算为基础，提出了几个反映 T 波形态的时间和空间变异的指标：

1. T 波形态离散度，评价 12 导联心电图不同导联 T 波形态的差异，反映 T 波的空间变异；
2. 标准化的 T 波向量环面积，描述三维 T 波向量环的复杂性和 T 波的时间变异；
3. T 波向量环离散度，表示心室激动顺序的时间变异；
4. R 比 T 的总余弦（Total cosine R to T, TCRT），反映除极和复极主要向量的空间角度。

上述指标在 280 例 MI 后患者的前瞻性研究中得到证实[231]，在包括年龄、LVEF、心率、QRS 波群时限、心率变异性（SDNN）、溶栓治疗、β 受体阻滞剂治疗和新复极指标的多变量模型中，心率、LVEF、再灌注治疗和 TCRT 等 4 个变量是无事件生存的独立预测指标。在圣·乔治医院心肌梗死后研究调查项目（St. George's Hospital Post Infarction Research Survey Programme）中，1047 例 MI 患者入选，TCRT≤0.88 和 LVEF<33%是 5年心脏性死亡的独立预测因子（RR 分别为 3.4 和 2.9）[232]。TCRT>0.88 合并 LVEF>33%的患者 5 年心脏性死亡率为 8%，TCRT≤0.88 或 LVEF<33%的患者 5 年心脏性死亡率上升为 18%，而 TCRT≤0.88 合并 LVEF≤33%的患者 5 年心脏性死亡率高达 50%（图 47–23）。

小结

大量实验和临床研究的证据表明体表心电图的心室复极评估是一系列临床情况的预后评价因素。尽管定量评估的方法很多，从最初的 QT 间期离散度测量到复杂的数学分析，但没有一种方法可以评价复极时间和空间的不均一。为更好理解心室复极异常的病理生理机制，更好地对心律失常进行危险分层，有必要进一步研究切实可行的心室复极评估方法。

尽管无创性心脏电生理学取得了实质性的进展，但不同病理情况下的大规模临床研究结果显示，没有一种方法可单独用于高危群体的筛选。因此，建议多种方法的联合应用。最佳的组合尚不清楚，且联合几种方法实际应用起来并不简单。多因素危险分层方法和逐步回归分析方法愈来愈流行。最近，几个猝死一级预防的前瞻性、随机干预试验，均是基于逐步回归危险分层方法而实施的。

孙同文　译

王乐信　洪　江　校

参考文献

1. Holter NJ: New method for heart studies: Continuous electrocardiography of active subjects over long periods is now practical. Science 1961;134:1214–1220.
2. Klootwijk P, Meij S, von Es GA, et al: Comparison of usefulness of computer assisted continuous 48-h 3-lead with 12-lead ECG ischaemia monitoring for detection and quantitation of ischaemia in patients with unstable angina. Eur Heart J 1997;18:931–940.
3. Bigger JT, Fleiss JL, Kleiger R, et al: The Multicenter Post-Infarction Research Group: The relationships among ventricular tachy arrhythmias, left ventricular dysfunction, and mortality in the 2 years after myocardial infarction. Circulation 1984;69:250–258.
4. Maggioni AP, Zuanetti G, Franzosi MG, et al: The GISSI-2 Investigators: Prevalence and prognostic significance of ventricular arrhythmias after acute myocardial infarction in the fibrinolytic era: The GISSI-2 results. Circulation 1993;87:312–322.
5. Moss AJ, Hall WJ, Cannom DS, et al: The Multicenter Automatic Defibrillator Implantation Trial Investigators: Improved survival with an implanted defibrillator in patients with coronary disease at high risk for ventricular arrhythmia. N Engl J Med 1996;335: 1933–1940.
6. Buxton AE, Lee KL, Fisher JD, et al: The Multicenter Unsustained Tachycardia Trial Investigators: A randomized study of the prevention of sudden death in patients with coronary artery disease. N Engl J Med 1999;341:1882–1890.

6a. La Rovere MT, Pinna GD, Hohnloser SH, et al: The ATRAMI (Autonomic Tone and Reflexes After Myocardial Infarction Investigators) : Baroreflex sensitivity and heart rate variability in the identification of patients at risk for life-threatening arrhythmias: Implications for clinical trials. Circulation 2001;103:2072–2077.

7. Hodges M, Bailey JJ: Ambulatory electrocardiography: Use in arrhythmia risk assessment. In Malik M (ed) : Risk of Arrhythmia and Sudden Death. London, BMJ Books, 2001, pp 194–201.
8. Caruso AC, Marcus FI, Hahn EA, et al: The ESVEM Investigators. Predictors of arrhythmic death and cardiac arrest in the ESVEM trial. Circulation 1997;96:1888–1892.
9. Teerlink JR, Jalaluddin M, Anderson S, et al: The PROMISE (Prospective Randomized Milrinone Survival Evaluation) Investigators: Ambulatory ventricular arrhythmias in patients with heart failure do not specifically predict an increased risk of sudden death. Circulation 2000;101:40–46.
10. Doval HC, Nul DR, Grancelli HO, et al: Nonsustained ventricular tachycardia in severe heart failure: Independent marker of increased mortality due to sudden death: GESICA-GEMA Investigators. Circulation 1996;94:3198–3203.
11. Singh SN, Fisher SG, Carson PE, Fletcher RD: Prevalence and significance of nonsustained ventricular tachycardia in patients with premature ventricular contractions and heart failure treated with vasodilator therapy: Department of Veterans Affairs CHF STAT Investigators. J Am Coll Cardiol 1998;32:942–947.
12. Moss AJ, Zareba W, Hall WJ, et al: The Multicenter Automatic Defibrillator Implantation Trial Investigators: Prophylactic implantation of a defibrillation in patients with myocardial infarction and reduced ejection fraction. N Engl J Med 2002; 346: 877–883.
13. Franzosi MG, Santoro E, De Vita C, et al: GISSI Investigators. Ten year follow-up of the first mega-trial testing thrombolytic therapy in patients with acute myocardial infarction: Results of the Gruppo Italiano per lo Studio della Sopravvivenza nell'Infarcto-1 Study. Circulation 1998;2659–2665.

13a. Hohnloser SH, Klingenheben T, Zabel M, et al: Prevalence, characteristics and prognostic value during long-term follow-up of nonsustained ventricular tachycardia after myocardial infarction in the thrombolytic era. J Am Coll Cardiol 1999;33:1895–1902.

14. MERIT-HF Study Group. Effect of metoprolol CR/XL in chronic heart failure: Metoprolol CR/XL Randomised Intervention Trial in Congestive Heart Failure (MERIT-HF) . Lancet 1999;353: 2001–2007.
15. Mason JW: A comparison of electrophysiologic testing with Holter monitoring to predict antiarrhythmic drug efficacy for ventricular tachyarrhythmias: Electrophysiologic Study Versus Electrocardio graphic Monitoring Investigators. N Engl J Med 1993;329: 445–451.
16. Echt DS, Liebson PR, Mitchell LB, et al: The CAST Investigators, et al: Mortality and morbidity in patients receiving encainide, flecainide, or placebo: The Cardiac Arrhythmia Suppression Trial. N Engl J Med 1991;324:781–788.
17. The Cardiac Arrhythmia Suppression Trial II Investigators. Effect of the antiarrhythmic agent moricizine on survival after myocardial infarction. N Engl J Med 1992;327:227–233.
18. Fetsch T, Breithardt G, Engberding R, et al: Can we believe in

symptoms for detection of atrial fibrillation in clinical routine? The results of the PAFAC study. Circulation 2001;104:II-699 [Abstract] .

19. Zimetbaum PJ, Josephson ME: The evolving role of ambulatory arrhythmia monitoring in clinical practice. Ann Intern Med 1999;130:848-856.
20. Waktare JEP: Current status and developments in cardiac event recorders. Card Electrophysiol Rev 1999;3:254-256.
21. Krahn AD, Klein GJ, Yee R, et al: The Reveal Investigators. Use of an extended monitoring strategy in patients with problematic syncope. Circulation 1999;99:406-410.
22. Defaye P, Dournaux F, Mouton E: The AIDA Multicenter Study Group. Prevalence of supraventricular arrhythmias from the automated analysis of data stored in the DDD pacemakers of 617 patients: The AIDA (Automatic Interpretation for Diagnostic Assistance) study. PACE 1998;21:250-255.
23. Hügl BJ, Sperzel J, Ziegenbalg K, et al: Incidence of atrial arrhythmias in a DDD-pacemaker population: Results of the European Pacemaker Kappa Registry database. Circulation 2001; 23 [Abstract] .
24. Stein KM, Hess M, Hannon CH, et al: Simultaneous atrial and ventricular tachyarrhythmias in defibrillator recipients: Does AF beget VF? J Am Coll Cardiol 1999;33:115A [Abstract] .
25. Gold MR, Shorovsky SR, Rashba EJ, et al: Incidence of spontaneous ventricular arrhythmias in defibrillator patients with atrial fibrillation but no history of ventricular arrhythmias. Circulation 2000;102:II-395-II-396 [Abstract] .
26. McHenry PL, Fisch C, Jordan JW, et al: Cardiac arrhythmias observed during maximal treadmill exercise testing in clinically normal men. Am J Cardiol 1972;29:331-336.
27. Gooch AS, McConnell D: Analysis of transient arrhythmia and conduction disturbances during submaximal treadmill exercise testing. Progr Cardiovasc Dis 1970;16:497-522.
28. Corbelli R, Masterson M, Wilkoff BL: Chronotropic response to exercise in patients with atrial fibrillation. PACE 1990;13:179-187.
29. Johnston FA, Robinson JF, Fyfe T: Exercise testing in the diagnosis of sick sinus syndrome in the elderly: Implications for treatment. PACE 1987;10:831-838.
30. Poblete PF, Kennedy HL, Caralis DG: Detection of ventricular ectopy in patients with coronary heart disease and normal subjects by exercise testing and ambulatory electrocardiography. Chest 1978;74:402-407.
31. Yang JC, Wesley RCJ, Froelicher VF: Ventricular tachycardia during routine treadmill testing: Risk and prognosis. Arch Intern Med 1991;151:349-353.
32. Codini MA, Sommerfeldt L, Eybel CE, Messer JV: Clinical significance and characteristics of exercise-induced ventricular tachycardia. Catheter Cardiovasc Diag 1981;7:227-234.
33. Buxton AE, Waksman HL, Marchlinski FE, et al: Right ventricular tachycardia; Clinical and electrophysiologic characteristics. Circulation 1983;68:917-927.
34. Mont L, Seixas T, Brugada P, et al: Clinical and electrophysiologic characteristics of exercise-related idiopathic ventricular tachy cardia. Am J Cardiol 1991;68:897-900.
35. Fioretti P, Deckers J, Baardman T, et al: Incidence and prognostic implications of repetitive ventricular complexes during predischarge bicycle ergometry after myocardial infarction. Eur Heart J 1987;8 [Suppl D] :51-54.
36. Newby KH, Thompson T, Stebbins A, et al: The GUSTO Investigators. Sustained ventricular arrhythmias in patients receiving thrombolytic therapy: Incidence and outcomes. Circulation 1998; 98:2567-2573.
37. Kenny RA, Bayliss J, Ingram A, Sutton R: Head-up tilt: A useful test for investigating unexplained syncope. Lancet 1986;1: 1352-1355.
38. Benditt DG: Neurally mediated syncopal syndromes: Pathophysiological concepts and clinical evaluation. PACE 1997;20:572-584.
39. Grubb PB: Pathophysiology and differential diagnosis of neurocardiogenic syncope: A brief review. Am J Cardiol 1999;84: 3Q-9Q.
40. Grubb BP, Kosinski D, Boehm K, Kip K: The postural orthostatic tachycardia syndrome: A neurocardiogenic variant identified during head up tilt table testing. PACE 1997;20:2205-2212.
41. Benditt DG, Ferguson DW, Grubb PB, et al: Tilt table testing for assessing syncope: The American College of Cardiology. J Am Coll Cardiol 1996;28:263-275.
42. Fitzpatrick A, Sutton R: Tilting towards a diagnosis in recurrent unexplained syncope. Lancet 1989;1:658-660.
43. Raviele A, Menozzi C, Brignole M, et al: Value of head-up tilt testing potentiated with sublingual nitroglycerin to assess the origin of unexplained syncope. Am J Cardiol 1995;76:267-272.
44. Almquist A, Goldenberg IF, Milstein S, et al: Provocation of

bradycardia and hypotension by isoproterenol and upright posture in patients with unexplained syncope. N Engl J Med 1989; 320: 346–351.

45. Berbari EJ, Scherlag BJ, Hope RR, Lazzara R: Recording from the body surface of arrhythmogenic ventricular activity during the S–T segment. Am J Cardiol 1978;41:697–702.

46. Simson MB: Use of signals in the terminal QRS complex to identify patients with ventricular tachycardia after myocardial infarction. Circulation 1981;64:235–242.

47. Breithardt G, Cain ME, El-Sherif N, et al: Standards for analysis of ventricular late potentials using high resolution or signal- averaged electrocardiography: A statement by a Task Force Committee between the European Society of Cardiology, the American Heart Association and the American College of Cardiology. Eur Heart J 1991;12:473–480.

48. Breithardt J, Schwarzmaier M, Borggrefe K, et al: Prognostic significance of late ventricular late potentials after acute myocardial infarction. Eur Heart J 1983;4:487–495.

49. Kuchar DL, Thorburn CW, Sammel NL: Prediction of serious arrhythmic events after myocardial infarction: Signal -averaged electrocardiogram, Holter monitoring, and radionuclide ventriculography. J Am Coll Cardiol 1987;9:531–538.

50. Gomes JA, Winters SL, Steward D, et al: A new non-invasive index to predict sustained ventricular tachycardia and sudden death in the first year after myocardial infarction: Based on signal- averaged electrocardiogram, radionuclide ejection fraction and Holter monitoring. J Am Coll Cardiol 1987;10:349–357.

51. Bloomfield DM, Snyder JE, Steinberg JS: A critical appraisal of quantitative spectro-temporal analysis of signal-averaged ECG: Predicting arrhythmic events after myocardial infarction. PACE 1996;19:768–777.

52. Dennis AR, Ross DL, Richards DA, et al: Differences between patients with ventricular tachycardia and ventricular fibrillation as assessed by signal-averaged electrocardiogram, radionuclide ventriculography and cardiac mapping. J Am Coll Cardiol 1988; 11:276–283.

53. Steinberg JS, Berbari EJ: The signal-averaged electrocardiogram: Update on clinical applications. J Cardiovasc Electrophysiol 1996;7:972–988.

54. Pedretti R, Etro MD, Laporta A, et al: Prediction of late arrhythmic events after acute myocardial infarction from combined use of noninvasive prognostic variables and inducibility of sustained monomorphic ventricular tachycardia. Am J Cardiol 1993;71: 1131–1141.

55. Makijavri M, Fetsch T, Reinhardt L, et al: The Postinfarction Late Potential (PILP) Study: Comparison and combination of late potentials and spectral turbulence analysis to predict arrhythmic events after myocardial infarction in the Postinfarction Late Potential (PILP) Study. Eur Heart J 1995;16:651–659.

56. Denes P, El-Sherif N, Katz R, et al: The Cardiac Arrhythmia Suppression Trial (CAST) SAECG Substudy Investigators: Prognostic significance of signal-averaged electrocardiogram after thrombolytic therapy and/or angioplasty during acute myocardial infarction (CAST Substudy). Am J Cardiol 1994;74: 216–220.

57. Zimmerman M, Sentici A, Adamec R, et al: Long-term prognostic significance of ventricular late potentials after a first acute myocardial infarction. Am Heart J 1997;134:1019–1028.

58. Gomes JA, Cain ME, Buxton AE, et al: Prediction of long-term outcomes by signal -averaged electrocardiography in patients with unsustained ventricular tachycardia, coronary artery disease, and left ventricular dysfunction. Circulation 2001;104: 436–441.

58a. Kalahasti V, Nambi V, Martin DO, et al: QRS duration and prediction of mortality in patients undergoing risk stratification for ventricular arrhythmias. Am J Cardiol 2003;92:798–803.

59. Steinbigler P, Haberl R, Brueggemann T, et al: The Munich and Berlin Infarct Study (MABIS): Functional late potential analysis in the Holter-ECG is predictive for malignant ventricular arrhythmia in 1120 patients. Circulation 1999;100:I-244 [Abstract].

60. Klingenheben T, Hohnloser SH: Usefulness of risk stratification for future cardiac events in infarct survivors with severely depressed versus near-normal left ventricular function: Results from a prospective long-term follow-up study. Ann Noninvasive Electrocardiol 2003;8:68–74.

61. Fetsch T, Reinhardt L, Borggrefe M, et al: The role of ventricular late potentials for risk stratification in a postinfarction population with reduced left ventricular function: Results from EMIAT. Circulation 1997;96:I-459 [Abstract].

62. Klingenheben T, Credner SC, Mauss O, et al: Comparison of measures of autonomic tone and the signal-averaged ECG for risk stratification after myocardial infarction: Results of a prospective long-term follow-up trial in 411 consecutive pa-

tients. Eur Heart J 1999;20:342 [Abstract] .

63. Zareba W, Steinberg JS, Moss AJ, et al: The MADIT Investigators. Signal-averaged ECG in the Multicenter Automatic Defibrillator Implantation Trial (MADIT) . J Am Coll Cardiol 1997; 29:31A [Abstract] .
64. Cook JR, Flack JE, Gregory GA, et al: The CABG Patch Trial: Influence of the perioperative signal-averaged electrocardiogram on left ventricular function after coronary bypass graft surgery in patients with left ventricular dysfunction. Am J Cardiol 1998;82: 285-289.
65. Steinberg JS, Prystowsky E, Freedman RA, et al: Use of signal-averaged electrocardiogram for predicting inducible ventricular tachycardia in patients with unexplained syncope: Relation to clinical variables in a multivariate analysis. J Am Coll Cardiol 1994;23:99-106.
66. Griffith MJ, de Belder MA, Mehta D, et al: Signal averaging of the electrocardiogram in the remote differential diagnosis of broad complex tachycardia. Eur Heart J 1991;12:777-783.

66a. Grimm W, Hoffman J, Knop U, et al: Value of time- and frequency-domain analysis of signal-averaged electrocardio graphy for arrhythmia risk prediction in idiopathic dilated cardiomyopathy. PACE 1996;19:1923-1927.

67. Kulakowski P, Counihan PJ, Camm AJ, McKenna WJ: The value of time and frequency domain, and spectral temporal mapping analysis of the signal-averaged electrocardiogram in identification of patients with hypertrophic cardiomyopathy at increased risk of sudden death. Eur Heart J 1993;14:941-950.
68. Haberl R, Jilge G, Putler R, et al: Spectral mapping of the electrocardiogram with Fourier transform for identification of patients with sustained ventricular tachycardia and coronary artery disease. Eur Heart J 1989;10:316-322.
69. Kelen GJ, Henkin R, Starr AM, et al: Spectral turbulence analysis of the signal-averaged electrocardiogram and its predictive accuracy for inducible sustained monomorphic ventricular tachycardia. Am J Cardiol 1991;67:965-975.
70. Lander P, Gomis P, Goyal R, et al: Analysis of abnormal intra-QRS potentials: Improved predictive value for arrhythmic events with the signal-averaged electrocardiograms. Circulation 1997; 95:1386-1393.
71. Kavesh NG, Cain ME, Ambos HD, Arthur RM: Enhanced detection of distinguishing features in signal-averaged electrocardiograms from patients with ventricular tachycardia by combined spatial and spectral analyses of entire cardiac cycle. Circulation 1994;90:254-263.
72. Morlet D, Peyrin F, Desseigne P, et al: Wavelet analysis of high- resolution signal-averaged ECGs in postinfarction patients. J Electrocardiol 1993;23:311-320.
73. Reinhardt L, Makijavri M, Fetsch T, et al: Predictive value of wavelet correlation functions of signal-averaged electro cardiogram in patients after anterior versus inferior myocardial infarction. J Am Coll Cardiol 1996;27:53-59.
74. Malik M, Hnatkova K, Staunton A, Camm AJ: Wavelet analysis of signal-averaged electrocardiograms. II. Risk stratification after acute myocardial infarction. Ann Noninvas Electrocardiol 2000;5:20-29.
75. Hnatkova K, Malik M, Kulakowski P, Camm AJ: Wavelet analysis of signal-averaged electrocardiograms. I. Design, clinical assessment, and reproducibility of the method. Ann Noninvasive Electrocardiol 2000;5:4-19.
76. Englund A, Hnatkova K, Kulakowski P, et al: Wavelet decomposition analysis of the signal averaged electrocardiogram used for risk stratification of patients with hypertrophic cardiomyopathy. Eur Heart J 1998;19:1383-1390.
77. Yi G, Hnatkova K, Mahon NG, et al: Predictive value of wavelet decomposition of the signal-averaged electrocardiogram in idiopathic dilated cardiomyopathy. Eur Heart J 2000;21:1015-1022.
78. Fukunami M, Yamada T, Ohmori M, et al: Detection of patients at risk for paroxysmal atrial fibrillation during sinus rhythm by P wave-triggered signal-averaged electrocardiogram. Circulation 1991;83:162-169.
79. Steinberg JS, Zelenkofske S, Wong SC, et al: Value of the P-wave signal-averaged ECG for predicting atrial fibrillation after cardiac surgery. Circulation 1993;88:2618-2622.
80. Yamada T, Fukunami M, Shimonagata T: Prediction of paroxysmal atrial fibrillation in patients with congestive heart failure: A prospective study. J Am Coll Cardiol 2000;35:405-413.
81. Raitt MH, Ingram KD, Thurman SM: Signal-averaged P wave duration predicts early recurrence of atrial fibrillation after cardioversion. PACE 2000;23:259-265.
82. Abe Y, Fukunami M, Yamada T, et al: Prediction of transition to chronic atrial fibrillation in patients with paroxysmal atrial fibrillation by signal-averaged electrocardiography: A prospective study. Circulation 1997;96:2612-2616.
83. Yamada T, Fukunami M, Shimonagata T, et al: Identification of

the involvement of sinus node dysfunction in patients with paroxysmal atrial fibrillation by atrial early potentials. J Am Coll Cardiol 1999;33:143A [Abstract].

84. Gencel L, Poquet F, Gosse P, et al: Correlation of signal-averaged P wave with electrophysiological testing for atrial vulnerability in strokes of unexplained etiology. PACE 1994;17:2118-2124.

85. Ehlert FA, Korenstein D, Steinberg JS: Evaluation of P wave signal-averaged electrocardiographic filtering and analysis methods. Am Heart J 1997;134:985-993.

86. Savelieva I, Aytemir K, Hnatkova K, et al: Agreement between automatic and manual measurement of atrial and ventricu- lar signal-averaged electrocardiograms in normal subjects. Ann Noninvas Electrocardiol 2000;5:133-138-127.

87. Savelieva I, Aytemir K, Hnatkova K, et al: Short-, mid-, and long-term reproducibility of the atrial signal averaged electrocardiogram in healthy subjects: Comparison with the conventional ventricular signal averaged electrocardiogram. PACE 2000;23: 122-127.

88. Stafford PJ, Cooper J, Fothergill J, et al: Reproducibility of the signal averaged P wave: Time and frequency domain analysis. Heart 1997;77:412-416.

89. Yamada T, Fukunami M, Shimonagata T, et al: Dispersion of signal-averaged P wave duration on precordial body surface in patients with paroxysmal atrial fibrillation. Eur Heart J 1999;20: 211-220.

90. Platonov PG, Carlson J, Ingemansson MP, et al: Detection of concealed interatrial conduction defects with unfiltered signal-averaged P-wave ECG in patients with lone atrial fibrillation. Europace 2000;2:32-41.

91. Lown B, Verrier RL: Neural activity and ventricular fibrillation. N Engl J Med 1976;294:1165-1170.

92. Malliani A, Schwatz PJ, Zanchetti A: A sympathetic reflex elicited by experimental coronary occlusion. Am J Physiol 1969; 217: 703-709.

93. Rosen M, Hordof AJ, Ilvento JP, et al: Effects of adrenergic amines on electrophysiological properties and automaticity of neonatal and adult canine Purkinje fibres: Evidence of alpha-and beta-adrenergic actions. Circ Res 1977;40:390-400.

94. Kolman BS, Verrier RL, Lown B. The effect of vagus nerve stimulation upon vulnerability of the canine ventricle: Role of the sympathetic-parasympathetic interactions. Circulation 1975; 52: 578-585.

95. De Ferrari GM, Vanoli E, Stramba-Badiale M, et al: Vagal reflexes and survival during acute myocardial ischemia in conscious dogs with healed myocardial infarction. Am J Physiol 1991;261: H63-H69.

96. Cerati D, Schwartz PJ: Single cardiac fiber activity, acute myocardial ischemia, and risk for sudden death. Circ Res 1991;69: 1389-1401.

97. Raeder EA, Verrier RL, Lown B: Intrinsic sympathomimetic activity and the effects of beta-adrenergic blocking drugs on vulner ability to ventricular fibrillation. J Am Coll Cardiol 1983;1: 1442-1446.

98. Gnecchi Ruscone T, Lombardi F, Malfatto G, et al: Attenuation of baroreceptive mechanisms by cardiovascular sympathetic afferent fibers. Am J Physiol 1987;253:H787-H791.

99. Lombardi F: Basic autonomic tests. In Malik M (ed): Risk of Arrhythmia and Sudden Death. London, BMJ, 2001, pp 209-212.

100. Levine HJ: Rest heart rate and life expectancy. J Am Coll Cardiol 1997;30:1104-1106.

101. Kannel WB, Kannel C, Paffenbarger RS, et al: Heart rate and cardiovascular mortality: The Framingham study. Am Heart J 1987;113:1489-1494.

102. Algra A, Tijssen JGP, Roetlandt JRTC, et al: Heart rate variability from 24-hour electrocardiography and the 2-year risk of sudden death. Circulation 1993;88:180-185.

103. Benetos A, Rudnichi A, Thomas F, et al: Influence of heart rate on mortality in a French population: Role of age, gender, and blood pressure. Hypertension 1999;33:44-52.

104. Wannamethee G, Shaper AG, Macfarlane PW, et al: Risk factors for sudden cardiac death in middle-aged British men. Circulation 1995;91:1749-1756.

105. Copie X, Hnatkova K, Staunton A, et al: Predictive power of increased heart rate versus depressed left ventricular ejection fraction and heart rate variability for risk stratification after myocardial infarction: A two-year follow-up. J Am Coll 1996;27: 270-276.

106. Kleiger RE, Miller JP, Bigger JT Jr, Moss AJ and the Multicenter Postinfarction Research Group: Decreased heart rate variability and its association with increased mortality after acute myocardial infarction. Am J Cardiol 1987;59:256-262.

107. La Rovere MT, Bigger JT Jr, Marcus FI, et al: The ATRAMI

(Autonomic Tone and Reflexes After Myocardial Infarction) Investigators: Baroreflex sensitivity and heart rate variability in prediction of total cardiac mortality after myocardial infarction. Lancet 1998;351:478–484.

108. Samaan A: The antagonistic cardiac nerves and heart rate. J Physiol 1935;83:332–340.

109. Akselrod S, Gordon D, Ubel FA, et al: Power spectrum analysis of heart rate fluctuations: A quantitative probe of beat-to-beat cardiovascular control. Science 1981;213:220–222.

110. Wolf MM, Varigos GA, Hunt D, Sloman JG: Sinus arrhythmia in acute myocardial infarction. Med J Aust 1978;2:52–53.

111. Malik M, Bigger JT Jr, Camm AJ, et al: Task Force of the European Society of Cardiology and the North American Society of Pacing and Electrophysiology. Heart rate variability: Standards of measurement, physiological interpretation, and clinical use. Circulation 1996;93:1043–1065.

112. Malik M: Geometrical methods for heart rate variability assessment. In Malik M, Camm AJ (eds): Heart Rate Variability. Armonk, NY, Futura, 1995, pp 47–61.

113. Huikuri HV, Seppänen T, Koistenen MJ, et al: Abnormalities in beat-to-beat dynamics of heart rate before the spontaneous onset of life-threatening ventricular tachyarrhythmias in patients with prior myocardial infarction. Circulation 1996;93: 1836–1844.

114. Cerutti S, Bianchi AM, Mainardi LT: Spectral analysis of heart rate variability signal. In Malik M, Camm AJ (eds): Heart Rate Variability. Armonk, NY, Futura, 1995, pp 63–74.

115. Schmidt G, Morfill GE: Nonlinear methods for heart rate variability assessment. In Malik M, Camm AJ (eds): Heart Rate Variability. Armonk, NY, Futura, 1995, pp 87–98.

116. Lombardi F, Sandrone G, Mortara A, et al: Linear and non-linear dynamics of heart rate variability after acute myocardial infarction and reduced left ventricular ejection fraction. Am J Cardiol 1996;77:1283–1288.

117. Signorini MG, Cerutti S, Guzzetti S, Parola R: Non-linear dynamics of cardiovascular variability signals. Meth Inform Med 1994;33:81–84.

118. Mäkikallio TH, Huikuri HV, Hintze U, et al: Fractal analysis and time- and frequency-domain measures of heart rate variability as predictors of mortality in patients with heart failure. J Am Coll Cardiol 2000;87:178–182.

119. Tsui H, Larson MG, Venditti FJ Jr, et al: Impact of reduced heart rate variability on risk for cardiac events: The Framingham Heart Study. Circulation 1996;97:2850–2855.

120. Dekker JM, Crow RS, Folson AR, et al: The ARIC (Athero sclerosis Risk In Communities) study. Low heart rate variability in a 2-minute rhythm strip predicts risk of coronary heart disease and mortality from several causes: Circulation 2000;102: 1239–1244.

121. Nolan J, Batin PD, Andrews R, et al: Prospective study of heart rate variability and mortality in chronic heart failure: Results of the United Kingdom Heart Failure Evaluation and Assessment of Risk Trial (UK-HEART). Circulation 1998;98:1510–1516.

122. Szabò BM, van Veldhuisen DJ, van der Veer N, et al: Prognostic value of heart rate variability in chronic congestive heart failure secondary to idiopathic or ischemic dilated cardiomyopathy. Am J Cardiol 1997;79:978–980.

123. Counihan PJ, Lü Fei, Bashir Y, et al: Assessment of heart rate variability in hypertrophic cardiomyopathy: Association with clinical and prognostic features. Circulation 1993;88:1682–1690.

124. Ramaekers D, Ector H, Vanhaecke J, et al: Heart rate variability after cardiac transplantation in humans. PACE 1996;2112–2119.

125. Bigger JT Jr, Fleiss JT, Steinman RC, et al: Frequency domain measures of heart rate variability and mortality after myocardial infarction. Circulation 1992;85:164–171.

126. Farrell TG, Bahir Y, Cripps T, et al: Risk stratification for arrhythmic events in postinfarction patients based on heart rate variability, ambulatory electrocardiographic variables and the signal-averaged electrocardiogram. J Am Coll Cardiol 1991;18: 687–697.

126a. Camm AJ, Pratt CM, Schwartz PJ, et al: AzimiLide post Infarct surVival Evaluation (ALIVE) Investigators: Mortality in patients after a recent myocardial infarction: A randomized, placebo-controlled trial of azimilide using heart rate variability for risk stratification. Circulation 2004;109:990–996.

127. Hartikainen JEK, Malik M, Staunton A, et al: Distinction between arrhythmic and nonarrhythmic death after acute myocardial infarction based on heart rate variability, signal- averaged electrocardiogram, ventricular arrhythmias and left ventricular ejection fraction. J Am Coll Cardiol 1996;28: 296–304.

128. Malik M, Camm AJ, Janse MJ, et al: Depressed heart rate variability identifies postinfarction patients who might benefit from

prophylactic treatment with amiodarone. J Am Coll Cardiol 2000;35:1263–1275.

129. Zuanetti G, Neilson James MM, Latini R, et al: Prognostic significance of heart rate variability in post-myocardial infarction patients in the fibrinolytic era: The GISSI-2 results. Circulation 1996;94:432–484.

130. Vanoli E, Cerati D, Pedretti RF: Autonomic control of heart rate: Pharmacological and nonpharmacological modulation. Basic Res Cardiol 1998;Suppl 1:133–142.

131. Smyth HS, Sleight P, Pickering GW: Reflex regulation of arterial pressure during sleep in man: A quantitative method of assessing of baroreflex sensitivity. Circ Res 1969;24:109–121.

132. Goldstein DS, Horwitz D, Keiser HR: Comparison of techniques for measuring baroreflex sensitivity in man. Circulation 1982;66: 432–439.

133. La Rovere MT, Pinna GD, Mortara A: Assessment of baroreflex sensitivity. In Malik M (ed): Clinical Guide to Cardiac Auto nomic Tests. Dordrech, Kluwer Academic Publishers 1998:257–281.

134. La Rovere MT, Specchia G, Mortara A, Schwartz PJ: Baroreflex sensitivity, clinical correlates and cardiovascular mortality among patients with a first myocardial infarction: A prospective study. Circulation 1988;78:816–824.

135. Mortara A, La Rovere MT, Pinna GD, et al: Arterial baroreflex modulation of heart rate in chronic heart failure: Clinical and hemodynamic correlates and prognostic implications. Circulation 1997;96:3450–3458.

136. Bristow JD, Honour AJ, Pickering JW, et al: Diminished baroreflex sensitivity in high blood pressure. Circulation 1969;39:48–54.

137. Pinna GD, La Rovere MT, Maestri R, et al: Comparison between invasive and non-invasive measurements of baroreflex sensitivity: Implications for studies on risk stratification after a myocardial infarction. Eur Heart J 2000;21:1522–1529.

138. Farrel TG, Paul V, Cripps TR, et al: Baroreflex sensitivity and electrophysiological correlates in patients after acute myocardial infarction. Circulation 1991;83:945–952.

139. Farrel TG, Odemuyiwa O, Bashir Y, et al: Prognostic value of baroreflex sensitivity testing after acute myocardial infarction. Br Heart J 1992;67:129–137.

140. Landolina M, Mantica M, Pessano P, et al: Impaired baroreflex sensitivity is correlated with hemodynamic deterioration of sustained ventricular tachycardia. J Am Coll Cardiol 1997;29: 568–575.

141. Hamdan MH, Joglar JA, Page RL, et al: Baroreflex gain predicts blood pressure recovery during simulated ventricular tachycardia in humans. Circulation 1999;100:381–386.

142. Hohnloser SH, Klingenheben T, Yi-Gang Li, et al: T wave alternans as a predictor of recurrent ventricular tachyarrhythmias in ICD recipients: Prospective comparison with conventional risk markers. J Cardiovasc Electrophysiol 1998;9:1258–1268.

143. Schmidt G, Malik M, Barthel P, et al: Heart rate turbulence after ventricular premature beats as a predictor of mortality after acute myocardial infarction. Lancet 1999;353:1390–1396.

144. Erlanger J, Blackman JR: Further studies in the physiology of heart block in mammals: Chronic auriculo-ventricular heart block in the dog. Heart 1909;1:177.

145. Parsonett AE, Miller R, Newark NJ: Heart block: The influence of ventricular systole upon the auricular rhythm in complete and incomplete heart block. Am Heart J 1944;27:676–687.

146. Scanes AC, Tang AS: Ventriculophasic modulation of atrioventricular nodal conduction in humans. Circulation 1998;97: 2245–2251.

147. Mrowka R, Persson PB, Theres H, et al: Blunted arterial baroreflex causes pathological heart rate turbulence. Am J Physiol Regulatory Integrative Comp Physiol 2000;279:R1171–1175.

148. Ghuran A, Reid F, La Rovere MT, et al: Heart rate turbulence-based predictors of fatal and nonfatal cardiac arrest (the Autonomic Tone and Reflexes After Myocardial Infarction Substudy). Am J Cardiol 2002;89:184–190.

149. Schmidt G, Morfill GE, Barthel P, et al: Variability of ventricular premature complexes and mortality risk. PACE 1996;19:976–980.

150. Julian DG, Camm AJ, Frangin G, et al: European Myocardial Infarct Amiodarone Trial Investigators: Randomised trial of effect of amiodarone on mortality in patients with left ventricular dysfunction after recent myocardial infarction: EMIAT. Lancet 1997;349:567–674.

150a. Barthel P, Schneider R, Bauer A, et al: Risk stratification after acute myocardial infarction by heart rate turbulence. Circulation 2003;108:1221–1226.

151. Morley-Davies A, Cobbe SM, Dargie HJ, et al: Heart rate turbulence and mortality in chronic heart failure. J Am Coll Cardiol 2000;35:106A [Abstract].

152. Savelieva I, Wichterle D, Harries M, et al: Heart rate turbulence after atrial and ventricular premature beats: Relation to left ventricular function and coupling intervals. PACE 2003;26:401–405.

153. Jervell A, Lange-Nielsen F: Congenital deaf-mutism, functional heart disease with prolongation of the QT interval and sudden death. Am Heart J 1957;54:59–68.

154. Romano C, Gemme G, Pongiglione R: Aritmie cardiache rare dell'eta' pediatrica. Clin Pediatr 1963;45:656–683.

155. Ward OC: A new familial cardiac syndrome in children. J Iri Med Assoc 1964;54:103–106.

156. Schwartz PJ, Wolf S: QT interval prolongation as predictor of sudden death in patients with myocardial infarction. Circulation 1978;57:1074–1077.

157. Ahnve A, Gilpin E, Madsen EB, et al: Prognostic importance of QTc interval at discharge after acute myocardial infarction: A multicenter study of 865 patients. Am Heart J 1984;108:395–400.

158. Peters RW, Barker A, Byington R: The BHAT study group: Prognostic value of QTc prolongation: The BHAT experience. Circulation 1984;70: II-6 [Abstract].

159. Fioretti P, Tijssen JGP, Azar AJ, et al: Prognostic value of predischarge 12 lead electrocardiogram after myocardial infarction compared with other routine clinical variables. Br Heart J 1987;57:306–312.

160. Wheelan K, Murkharji J, Rude RE, et al: The MILIS Study Group. Sudden death and its relation to QT-interval prolongation after myocardial infarction: Two-year follow-up. Am J Cardiol 1986;57:745–750.

161. Puddu PE, Bourassa MG: Prediction of sudden death from QTc interval prolongation in patients with chronic ischemic heart disease. J Electrocardiol 1986;19:203–212.

162. Algra A, Tijssen JGP, Roelandt JRTC, et al: QTc prolongation measured by standard 12-lead electrocardiography is an independent risk factor for sudden death due to cardiac arrest. Circulation 1991;83:1888–1894.

163. Okin PM, Devereux RB, Howard BV, et al: Assessment of QT interval and QT dispersion for prediction of all-cause and cardiovascular mortality in American Indians: The Strong Heart Study. Circulation 2000;101:61–66.

164. Schouten EG, Dekker JM, Meppelink P, et al: QT interval prolongation predicts cardiovascular mortality in an apparently healthy population. Circulation 1991;84:1516–1523.

165. Dekker JM, Schouten EG, Klootwijk P, et al: Association between QT interval and coronary heart disease in middle-aged and elderly men: The Zutphen study. Circulation 1994;90:779–785.

166. Elming H, Holm E, Holm E, et al: The prognostic value of the QT interval and QT interval dispersion in all-cause and cardiac mortality and morbidity in a population of Danish citizens. Eur Heart J 1998;19:1398–1400.

167. Karjalainen J, Reunanen A, Ristola P, Viitasalo M: QT interval as a cardiac risk factor in a middle aged population. Heart 1997;77:543–548.

168. De Bruyne MC, Hoes AW, Kors JA, et al: Prolonged QT interval predicts cardiac and all-cause mortality in the elderly: The Rotterdam study. Eur Heart J 1999;20:278–284.

169. Brendorp B, Elming H, Jun L, et al: The DIAMOND Study Group: QTc Interval as a guide to select those patients with congestive heart failure and reduced left ventricular systolic function who will benefit most from antiarrhythmic treatment with dofetilide. Circulation 2001;103:1422–1427.

169a. Dekker JM, Crow RS, Hannam PJ, et al: Heart rate-corrected QT interval prolongation predicts risk of coronary artery disease in black and white middle-aged men and women: The ARIC study. J Am Coll Cardiol 2004;43:565–571.

170. Brooksby P, Batin PD, Nolan J, et al: The relationship between QT intervals and mortality in ambulant patients with chronic heart failure: The United Kingdom Heart Failure Evaluation and Assessment of Risk Trial (UK-HEART). Eur Heart J 1999;20:1335–1341.

171. Goldberg RJ, Bengtson J, Chen Z, et al: Duration of the QT interval and total and cardiovascular mortality in healthy persons (the Framingham Heart Study experience). Am J Cardiol 1991;67:55–58.

172. Fridericia LS: Die systolendauer im Elektrokardiogramm bei normalen Menschen und bei Herzkranken, Acta Med Scand 1920;53:469.

173. Bazett HC: An analysis of time relations of the electrocardiogram. Heart 1920;7:353–370.

174. Karjalainen J, Vitasalo M, Manttari M, Manninen V: Relation between QT intervals and heart rates from 40 to 120 beats/min in rest electrocardiograms of men and a simple method to adjust QT interval values. J Am Coll Cardiol 1994;23:1547–1553.

175. Batchvarov VN, Ghuran A, Smetana P, et al: QT-RR relationship in healthy subjects exhibits substantial intersubject variability and high intrasubject stability. Am J Physiol Heart Circ Physiol 2002;282:H2356-H2363.

176. Maison Blanche P, Coumel P: T wave dynamicity. In Malik M (ed) : Risk of Arrhythmia and Sudden Death. London, BMJ Books, 2001, pp 249-255.

177. Franz MR, Swerdlow CD, Liem LB, Shaefer J: Cycle length dependence of human action potential duration in vivo: Effects of single extrastimuli, sudden sustained rate acceleration and deceleration, and different steady-state frequencies. J Clin Invest 1988;82:972-979.

178. Lau CP, Ward W: QT hysteresis: The effect of an abrupt change in pacing rate. In Butrous G, Schwartz PJ (eds) : Clinical Aspects of Ventricular Repolarization. London, Farrand Press, 1989,pp 175-184.

179. Neyroud N, Maison Blanche P, Denjoy I, et al: Diagnostic performance of QT interval variables from 24-hour electrocardiography in the long QT syndrome. Eur Heart J 1998;19: 158-165.

180. Ahmed MW, Kadish AH, Goldberger JJ: Autonomic effects on the QT interval. Ann Noninvas Electrocardiol 1996;1:44-53.

181. Merri M, Moss AJ, Benhorin J, et al: Relation between ventricular repolarization duration and cardiac cycle length during 24-hour Holter recordings: Findings in normal patients and patients with long QT syndrome. Circulation 1992;85:1816-1821.

182. Lande G, Kyndt F, Baró I, et al: Dynamic analysis of the QT interval in long QT1 syndrome patients with a normal phenotype. Eur Heart J 2001;22:410-422.

183. Chevalier P, Burri H, Adeleine P, et al: The Groupe d'Etude du Pronostic de l'Infarctus du Myocarde (GREPI) : QT dynamicity and sudden death after myocardial infarction: Results of a long-term follow-up study. J Cardiovasc Electrophysiol 2003;14: 227-233.

184. Berger RD, Kasper EK, Baughman KL, et al: Beat-to-beat QT interval variability: Novel evidence for repolarization lability in ischemic and nonischemic dilated cardiomyopathy. Circulation 1997;96:1557-1565.

185. Kadish AH, Weisman HF, Veltri EP, et al: Paradoxical effects of exercise on the QT interval in patients with polymorphic ventricular tachycardia receiving type Ia antiarrhythmic agents. Circulation 1990;81:14-19.

186. Buckingham TA, Bhutto ZR, Telfer EA, et al: Differences in corrected QT intervals at minimal and maximal heart rates may identify patients at risk for torsades de pointes during treatment with antiarrhythmic drugs. J Cardiovasc Electrophysiol 1994;5: 408-411.

187. Lombardi F, Sandrone G, Porta A, et al: Spectral analysis of short term R-T_{apex} interval variability during sinus rhythm and fixed atrial rate. Eur Hear J 1996;17:769-778.

188. Han J, Moe GK: Nonuniform recovery of excitability in ventricular muscle. Circ Res 1964;14:44-60.

189. Day CP, McComb JM, Campbell RWF: QT dispersion: An indication of arrhythmia risk in patients with long QT intervals. Br Heart J 1990;63:342-344.

190. Zabel M, Portnoy S, Franz MR: Electrocardiographic indexes of dispersion of ventricular repolarization: An isolated heart validation study. J Am Coll Cardiol 1995;25:746-752.

191. De Bruyne MC, Hoes AW, Kors JA, et al QTc dispersion predicts cardiac mortality in the elderly: The Rotterdam study. Circulation 1998;97:467-472.

192. Macfarlane PW, on behalf of the WOSCOP study group: QT dispersion-lack of discriminating power. Circulation 1998;98: I-81 [Abstract] .

193. Oikarinen L, Viitasalo M, Toivonen L: Dispersions of the QT interval in postmyocardial infarction patients presenting with ventricular tachycardia or ventricular fibrillation. Am J Cardiol 1998;81:694-697.

194. Glancy JM, Garrat CJ, Woods KL, et al: QT dispersion and mortality after myocardial infarction. Lancet 1995;345:945-948.

195. Spargias KS, Lindsay SJ, Kawar GI, et al: QT dispersion as a predictor of long-term mortality in patients with acute myocardial infarction and clinical evidence of heart failure. Eur Heart J 1999;20:1158-1165.

196. Milletich A, Latini R, Garrido G, et al: The GISSI-ECG Collaborative Group. Lack of prognostic value of QT dispersion at discharge in patients recovering from acute myocardial infarction: A case control study from GISSI database. Eur Heart J 1996;17: 30 [Abstract] .

197. Zabel M, Klingenheben T, Franz MR, Hohnloser SH: Assessment of QT dispersion for prediction of mortality or arrhythmic events after myocardial infarction. Circulation 1998;97:2543-2550.

198. Brooksby P, Robinson PJ, Segal R, et al: The ELITE study group: Effects of losartan and captopril on QT dispersion in el-

derly patients with heart failure. Lancet 1999;334:395–396.

199. Brendorp B, Elming H, Jun L, et al: The DIAMOND study group: QT dispersion has no prognostic information for patients with advanced congestive heart failure and reduced left systolic ventricular function. Circulation 2001;103:831–835.

200. Padmanabhan S, Silvet H, Amin J, Pai RG: Prognostic value of QT interval and QT dispersion in patients with left ventricular systolic dysfunction: Results from a cohort of 2265 patients with an ejection fraction of < or =40%. Am Heart J 2003;145:132–138.

201. Fu GS, Meissner A, Simon R: Repolarization dispersion and sudden cardiac death in patients with impaired left ventricular function. Eur Heart J 1997;18:281–289.

202. Malik M, Batchvarov VN: Measurement, interpretation and clinical potential of QT dispersion. J Am Coll Cardiol 2000;36: 1749–1766.

203. Macfarlane PW, McLaughlin SC, Roger C: Influence of lead selection and population on automated measurement of QT dispersion. Circulation 1998;98:2160–2167.

204. Kors JA, Van Herpen G, Van Bemmel JH: QT dispersion as an attribute of T–loop morphology. Circulation 1999;99:1458–1463.

205. Malik M, Acar B, Yap YG, et al: QT dispersion does not represent electrocardiographic interlead heterogeneity of ventricular repolarization. J Cardiovasc Electrophysiol 2000;11:835 – 843.

206. Sicouri S, Antzelevitch C: A subpopulation of cells with unique electrophysiological properties in the deep subepicardium of canine ventricle. The M cell. Circ Res 1991;68:1729–1741.

207. Yan GX, Antzelevitch C: Cellular basis for the normal T wave and the electrocardiographic manifestation of the long QT– syndrome. Circulation 1998;98:1928–1936.

208. Shimuzi W, Antzelevitch C: Cellular and ionic basis for T wave alternans under long QT conditions. Circulation 1999;99: 1499–1507.

209. Liu DW, Antzelevitch C: Characteristics of the delayed rectifier current (I_{Kr} and I_{Ks}) in canine ventricular epicardial, midmyocardial, and endocardial myocytes: A weaker I_{Ks} contributes to the longer action potential of the M cell. Circ Res 1995;76:351–365.

210. Anyukhovsky EP, Sosunov EA, Rosen MR: Regional differences in electrophysiological properties of epicardium, midmyo cardium, and endocardium. Circulation 1996;94:1981–1988.

211. Roden DM: Taking "idio" out of "idiosyncraticL:" Predicting torsades de pointes. PACE 1998;21:1029–1034.

212. Ebert SN, Liu XK, Woosley RL: Female gender as a risk factor for drug–induced cardiac arrhythmias: Evaluation of clinical and experimental evidence. J Womens Health 1998;7:547–557.

213. Pham TV, Sosunov EA, Gainullin RZ, et al: Impact of sex and gonadal steroids on prolongation of ventricular repolarization and arrhythmias induced by I_K–blocking drugs. Circulation 2001; 103:2207–2212.

214. Smetana P, Batchvarov VN, Hnatkova K, et al: Sex differences in repolarisation homogeneity and its circadian pattern. Am J Physiol Heart Circ Physiol 2002;282:H1889–1897.

215. Lewis T: Notes upon alteration of the heart. Q J Med 1910;4: 141–144.

216. Surawitz B, Fish C: Cardiac alternans: Diverse mechanisms and clinical manifestations. J Am Coll Cardiol 1992;20:483–499.

217. Zareba W, Moss AJ: T wave alternans in idiopathic long QT syndrome. J Am Coll Cardiol 1994;23:1541–1546.

218. Armoundas AA, Nanke T, Cohen RJ: T–wave alternans preceding torsades de pointes ventricular tachycardia. Circulation 2000; 101:2550.

219. Smith JM, Cohen RJ: Simple finite element model accounts for wide range of cardiac dysrhythmias. Proc Natl Acad Sci USA 1984;81:233–237.

220. Chinushi M, Restivo M, Caref EB, El–Sherif N: Electro physiological basis of arrhythmogenicity of QT/T alternans in the long QT syndrome. Circ Res 1998;83:614–628.

221. Hashimoto H, Suzuki K, Miyake S, Nakashima M: Effects of calcium antagonists on the electrical alternans of the ST segment and on associated mechanical alternans during acute coronary occlusion in dogs. Circulation 1983;68:667–672.

222. Nearing BD, Huang AH, Verrier RL: Dynamic tracking of cardiac vulnerability by complex demodulation of the T wave. Science 1991;252:437–440.

223. Smith JM, Clancy EA, Valeri CR, et al: Electrical alternans and cardiac electrical instability. Circulation 1988;77:110–121.

224. Rosenbaum DS, Jackson LE, Smith JM, et al: Electrical alternans and vulnerability to ventricular arrhythmias. N Engl J Med 1994; 330:235–241.

225. Gold MR, Bloomfield DM, Anderson KP, et al: A comparison of T wave alternans, signal–averaged electrocardiography and programmed ventricular stimulation for arrhythmia risk stratification. J Am Coll Cardiol 200;36:2247–2253.

226. Ikeda T, Takami M, Kondo N, et al: Combined assessment of T-wave alternans and late potentials used to predict arrhythmic events after myocardial infarction. J Am Coll Cardiol 2000;35:722–730.

226a. Ikeda T, Saito H, Tanno K, et al: T-wave alternans as a predictor for sudden death after myocardial infarction. Am J Cardiol 2002;89:79–82

226b. Hohnloser SH, Klingenheben T, Bloomfield D, et al: Usefulness of microvolt T-wave alternans for prediction of ventricular tachy arrhythmic events in patients with dilated cardiomyopathy: Results from a prospective observational study. J Am Coll Cardiol 2003;41:2220–2224.

226c. Klingenheben T, Zabel M, D'Agostino RB, et al: Predictive value of T-wave alternans for arrhythmic events in patients with congestive heart failure. Lancet 2000;356:651–652.

227. Priori SG, Mortara DW, Napolitano C, et al: Evaluation of the spatial aspects of T-wave complexity in the long-QT syndrome. Circulation 1997;96:3006–3012.

228. Okin PM, Devereux R, Fabsitz RR, et al: Principal component analysis of T wave and prediction of cardiovascular mortality in American Indians: The Strong Heart study. Circulation 2002;105:714–719.

229. Couderc JP, Zareba W, Burattini L, Moss AJ: Beat-to-beat repolarization variability in LQTS patients with the SCN5A sodium channel gene mutation. PACE 1999;22:1581–1592.

230. Acar B, Yi G, Hnatkova K, Malik M: Spatial, temporal and wavefront direction characteristics of 12-lead T wave morphology. Med Biol Eng Comput 1999;37:574–584.

231. Zabel M, Acar B, Klingenheben T, et al: Analysis of 12-lead T wave morphology for risk stratification after myocardial infarction. Circulation 2000;102:1252–1257.

232. Batchvarov VN, Hnatkova K, Ghuran A, et al: Ventricular gradient is an independent risk factor in survivors of acute myocardial infarction. J Am Coll Cardiol 2002;39:125A [Abstract] .

第 48 章　心律失常的外科治疗

JOHN M. MILLER，YOUSUF MAHOMED

在一般人群中，快速性心律失常是导致疾病和死亡的重要原因之一。美国平均每年大约有 30~50 万患者发生心脏性猝死，其主要原因是快速性室性心律失常。另有 0.2%~0.4% 的人反复发作室上性心动过速（SVT），其原因是由于 Wolff-Parkinson-White（WPW）综合征[1,2]、房室结折返或房性心动过速。在北美人群中约 1%~2% 的人患有房颤（AF），且发病率随着年龄增加而明显升高[3]。几十年来，人们一直认为切除或切开部分心脏组织防止心律失常发作是外科治疗的目标。但是，怎样精确定位只切割致心律失常组织而减少对正常心肌组织的损伤仍有待于标测工具和定位技术的进展。本章将阐述心脏标测定位的原理、外科治疗各种心律失常技术的应用以及外科治疗心律失常的现状。

室上性心律失常的外科治疗

发展史

1968 年，外科手术治疗 WPW 综合征导致的室上性心动过速首次取得成功[4]。从此到导管消融技术出现之前，越来越多的室上性心动过速的患者接受外科治疗。外科治疗房室结折返始于 20 世纪 80 年代初，到 80 年代后期开始应用迷宫术治疗房颤。不断改良的迷宫术式和肺静脉隔离术直至目前仍用于房颤的治疗。

心律失常和外科技术

通过外科治疗人们逐渐认识了不同类型室上性心动过速的病变本质。在需要局部消融的病例（如 WPW 综合征和房性心动过速）中，术中标测可以引导手术操作，而在房颤外科中，术中标测的意义并不大。多年以来，应用术中标测的目的基本没有大的改变：一是进行定位；二是用来评价治疗效果。

Wolff-Parkinson-White 综合征和隐匿性旁路

WPW 综合征及其变异型在外科心律失常治疗中占第一位，直至目前仍得到广泛的应用。预激综合征患者的房室环处存在着连接心房肌和心室肌的异常肌束，并可以参与室上性心动过速（SVT）。SVT 时，激动波前传经房室结到心室，然后经房室旁路逆传到心房，经心房再到房室结，形成房室折返性心动过速。外科手术步骤是首先沿着房室环作旁路定位，然后消融或切割旁路。房室环定位标测是在胸骨正中切口和心包悬吊后进行，放置心房、心室参考及刺激电极，然后标测旁路部位（图 48-1）。标测到旁路的心房和心室插入点即是旁路部位。心房插入点是在心室起搏或 SVT 时沿房室环心房侧标测，搜寻最早的心房激动部位（要注意激动也可经房室结逆传产生心房激动融合波从而混淆标测的最早激动点）。确认旁路心室插入点需在窦性心律或心房起搏诱发最大前向预激时沿房室环心室侧标测到最早心室激动点。标测时可采用手持移动电极逐点标测或多极电极沿房室环同步标测，确认旁路的部位后即可消融或切割。通常使用心内膜或心外膜两种术式（图 48-2）。采用心内膜入路[5]必须进行体外循环，灌注冷停跳液使心脏停搏并切开心房暴露旁路部位，沿着瓣环在瓣环上 2~3mm 处切割旁路。暴露旁路的心室插入点，必须清除房室环心外膜面的脂肪，冷冻消融旁路心房、心室旁路插入点以防切割后仍有旁路遗漏。缝合瓣环上的心房切口，关闭心房切口，心脏复温。然后用起搏方法确认旁路是否已经离断。

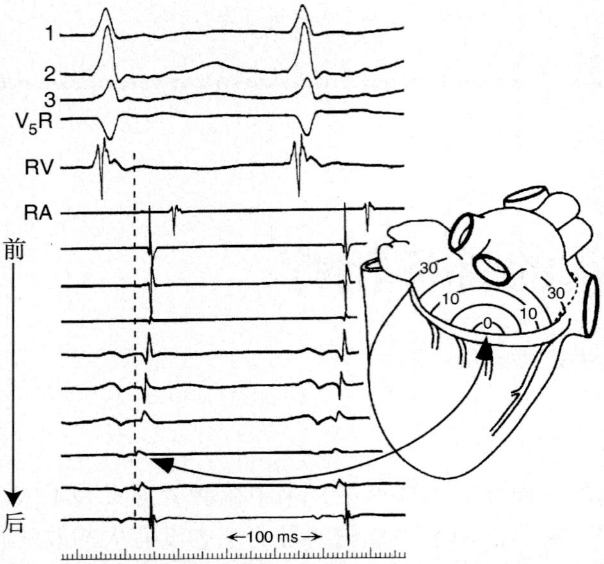

图 48–1　对 WPW 患者在诱发室上性心动过速时进行外科标测。同时记录体表心电图和心外膜标测心电图（将多极记录电极围绕二尖瓣环放置）。虚线显示最早心房激动点位于左心房侧后壁。图中插图显示从左后侧位观察标测图上所示的左心房等时图。

在心外膜入路时[6]，采用钝圆刀、神经钩清理房室沟处心外膜组织，然后对标测到的旁路组织进行冷冻消融。这种手术可以在常温心脏跳动下进行，当旁路被离断时，手术医师可以立即观察到预激波消失。由于心外膜术式不用心脏停搏，在部分病例甚至不用体外循环而且能及时观察到旁路离断的现象，因此成为首选的术式。手术消除 SVT 的成功率达到 98%，死亡率小于 1%。然而由于导管消融 WPW 或隐匿性预激旁路方法的成熟，外科的方法已很少应用了，仅在一次或多次导管消融失败后或者原来所作的导管消融导致房室环瘢痕或解剖变异时才作外科的旁路切割手术。

房室结折返

房室结折返是十分常见的心律失常，折返环由房室结的慢径和快径组成。慢径位于三尖瓣环和冠状静脉窦口之间的房室结慢传导区，快径位于 Koch 三角的顶部。当冲动前传到希氏束和心室时，几乎同时也逆传到心房引起特征性的心电图改变（P 波埋在 QRS 波中）。当前导管消融慢径的治愈率已达到 95%以上。在此技术问世前，对一些药物治疗无效病例的治疗方法是采用导管消融房室结、希氏束造成完全房室传导阻滞，再安置永久心脏起搏器。外科手术方法治疗房室结双径路在慢径导管消融开展以前的数年时间里曾一度很流行，因为手术可以治愈房室结折返性心动过速又不会造成房室传导阻滞。尽管术式有数种，但最常见的术式是房室结周冷冻（图 48–3）[7,8]。手术采用常温体外循环下右心房切口，作希氏束标测定位，然后围绕 Koch 三角作一连串的直径 5mm 的冷冻点。一般不需在心动过速时标测定位，但有时在消融前后试诱发心动过速以证实手术的有效性。在冷冻消融时要持续监测房室传导，如果发生 PR 间期延长或房室传导阻滞，冷冻探头立即复温并离开组织。采用冷冻技术治愈率达 95%以上，很少发生并发症，几乎没有死亡率。近年来，导管消融慢径治疗房室结折返性心动过速已达到了比较理想的效果，就不再需要用外科手术的方法来治疗了。

心房扑动

心房扑动（房扑）也是一种室上性心动过速，导管射频消融的成功率很高。房扑发作时，电激动波阵面（波锋）在右心房内传导，穿行于界嵴和三尖瓣环

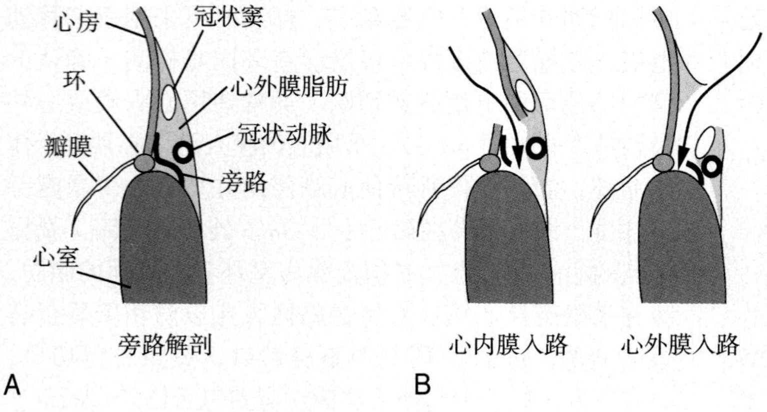

图 48–2　WPW 综合征的手术方法。**A.** 房室交界处的示意图，显示旁路在瓣环外侧连接心房和心室。**B.** 手术方式，其中左图为经心内膜入路，在瓣环上方从心房面切割至心室面，清除心外膜脂肪；右图为经心外膜入路，显示在避开心外膜血管后从心脏外面切割房室沟。

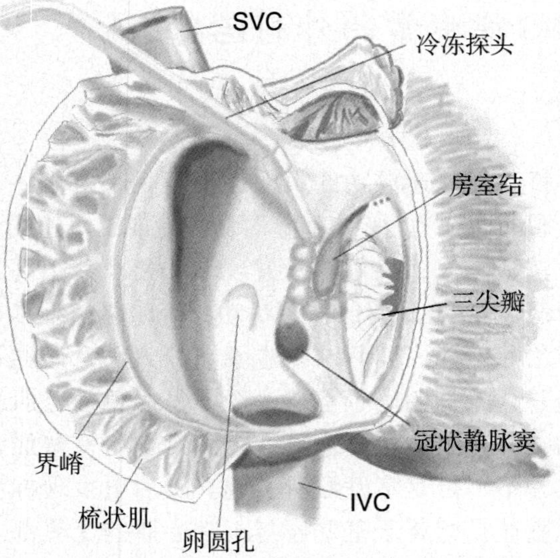

图 48–3 对房室结折返环进行冷冻消融。沿三尖瓣环切开右心房，围绕房室结区用冷冻点将该区域隔离，限制经房室结的出入传导。IVC：下腔静脉；SVC：上腔静脉。

之间的右心房侧壁，经过界嵴和下腔静脉之间的右心房底部，沿房间隔上行返回到界嵴和三尖瓣之间的折返通道，形成大折返环。最经典的波阵面传导方向是逆时针的（左前斜位观），但也可能相反呈顺时针。折返通路的最狭窄部分位于下腔静脉和三尖瓣环之间的区域称峡部，导管消融峡部阻断折返是目前对房扑的标准治疗。在导管技术成熟以前，部分患者接受了电生理标测引导下的外科治疗。通过外科方法利用冷冻对峡部进行消融可取得根治效果。尽管外科治疗对探明房扑环路的机制起到了重要作用，但目前几乎已经完全被导管消融取代了。

房性心动过速

房性心动过速（房速）的病变基础有两种：一种是具有局部固定起源点，一种是在相对较大的范围内存在一个折返环。外科治疗对于房速几乎没有什么经验，其原因一是由于此疾病的发生率相对其他心律失常明显要少，另外就是因为技术上的困难。在有固定起源点的房速患者中，当全身麻醉后该起源点可能变得静止（虽然清醒时心律失常可能持续发作）。由于外科治疗的目的是去除引起房速的局部心房组织，利用电生理标测的方法找到起源点是必须的，而前提是该起源点在手术中可以发现。幸而人们发现注射儿茶酚胺可以使处在全麻状态下的异位起源点重新兴奋起来，进而使标测与处理变得可能，不过，该方法也不是对所有的患者都有效[9]。具体标测时既可以使用手持电极逐点标测心房表面，也可以利用多极电极进行同步标测，与参照电极对比局部心房组织的兴奋时间。最早除极的部位（比体表 P 波早 20~50ms）即是病变点。在切除或冷冻消融病变点之前还可以利用降温的方法进一步确认，如果是正确的异位兴奋点，对该部位进行降温后可出现除极减慢、房速终止。单纯使用冷冻消融的方法可能偶尔会有房速复发的现象，因此多数学者建议使用切割的方法。对于大面积的折返环引起的房速治疗外科上经验就更少，因为这种心律失常很多就是由外科手术本身造成的（较长的心房切口瘢痕可成为折返的基础[10]）。而右心房切口是心内手术最常用的入路（房间隔缺损、室间隔缺损的修补、法洛四联症的矫治、二尖瓣置换等），术后切口瘢痕就形成了一个电传导的屏障，围绕该处可以产生大的折返环路。

心房颤动

房颤是临床上最多见的心律失常。先前对于快速心室率房颤的治疗方法是进行房室结消融、永久起搏器植入。到 20 世纪 80 年代末，随着外科治疗其他类型心律失常经验的逐渐丰富，有一些学者开始探索房颤的治疗方法。在房颤发作时进行电生理标测很困难，但人们逐渐明确了房颤发作时在心房上存在 4~8 个波阵面，伴随很多小的无序的折返环[11]。无法找到一个确定的心律失常的起源点（如房速）或单个折返环（WPW），似乎整个心房组织都参与了心律失常的形成。Guiraudon 等提出了“走廊（Corridor）”手术[12]，希望通过隔离出一个连接窦房结和房室结的心房肌“走廊”来维持一个正常的心律（图 48–4，右图），此方法保留了窦房结功能，不再需要植入起搏器，但由于其余的心房组织仍然在“颤动”，并没有达到真正的房室协调收缩，并且患者仍然需要抗凝治疗。Cox 等提出了“迷宫（Maze）”手术[13]，该方法通过去除 2 个心耳、在左右心房上做一系列的切割，旨在将连续的心房组织减少到能够维持持续性折返的程度以下（图 48–4，左图）。迷宫手术的早期结果很成功，但是，窦房结损伤率促使学者们继续探索改进的方法。目前广泛使用的是“Maze III”手术，其治疗房颤的有效率达到 90%，手术死亡率低于 1%，需要安置永久起搏器的比率低于

5%[14]。深入的研究发现迷宫手术后尽管心房的运动不再具有统一性，但其收缩功能仍然可以维持在保证心室正常充盈的水平，并且绝大部分患者术后不需再进行长期抗凝治疗。尽管迷宫手术可以单独用来治疗房颤，但在临床实践中，该术式更多是与其他心脏手术同时进行（以二尖瓣成形或置换最为多见）[15]。

肺静脉隔离

近来的研究表明很多房颤起源于延伸至肺静脉的心房肌所发出的快速冲动[16]，随后有人尝试利用外科的方法将 4 个肺静脉开口从整个左心房隔离出去。通常是采用特殊的射频电极来进行隔离[17]。早期的治疗结果令人鼓舞，但是有报道在用射频的方法术后会出现肺静脉狭窄，进而引起肺动脉高压[18]。目前还需要进一步研究来明确能否避免这一并发症。

有一些医师在进行常规的心脏手术时喜欢切除或封闭左心耳，以此来减少将来发生房颤时产生体循环栓塞的危险。尽管没有确切的证据证明该做法是否有效，但由于这一操作十分简单、省时，临床上应用广泛。

现状

对于室上性心动过速外科治疗目前基本上只应用于房颤，偶尔也用于反复经心导管消融失败的 WPW 综合征患者。采用小切口、低损伤的手术方式治疗房颤可能会拓展外科在这一领域的应用。

室性心律失常的外科治疗

发展史

外科治疗室速成功的第一例报道是来自于一个切除室壁瘤的病例[19]。从此室壁瘤切除就成了室速的一个治疗方法，不过，人们逐渐发现该法死亡率很高，成功率很低[20,21]。与此类似，冠状动脉旁路移植手术也曾被用于治疗室速，而其结果也不能令人满意。通过以上的经验，人们明确了室速一般不是由急性心肌缺血引起的，并且虽然患有室速的患者经常有室壁瘤，但室速也并不一定是室壁瘤所引起。随后电生理标测研究发现室速是起源于室壁瘤与正常心肌的交界部。在 20 世纪 70 年代，出现了很多方法来治疗室速，包括心内膜切除[22]、环形切割[23]和冷冻消融[24]。除此之外还有一些新的手段，比如术中激光消融[25]。

心律失常与外科技术

迄今为止，心律失常外科对治疗心梗后单形性室性心动过速的经验最为丰富。术中电生理标测的原理与室上性心动过速类似，但实际外科治疗方法与室上性心动过速仍有一定区别。

室性心动过速

在绝大多数病例中，单形性室速是由病变心肌内

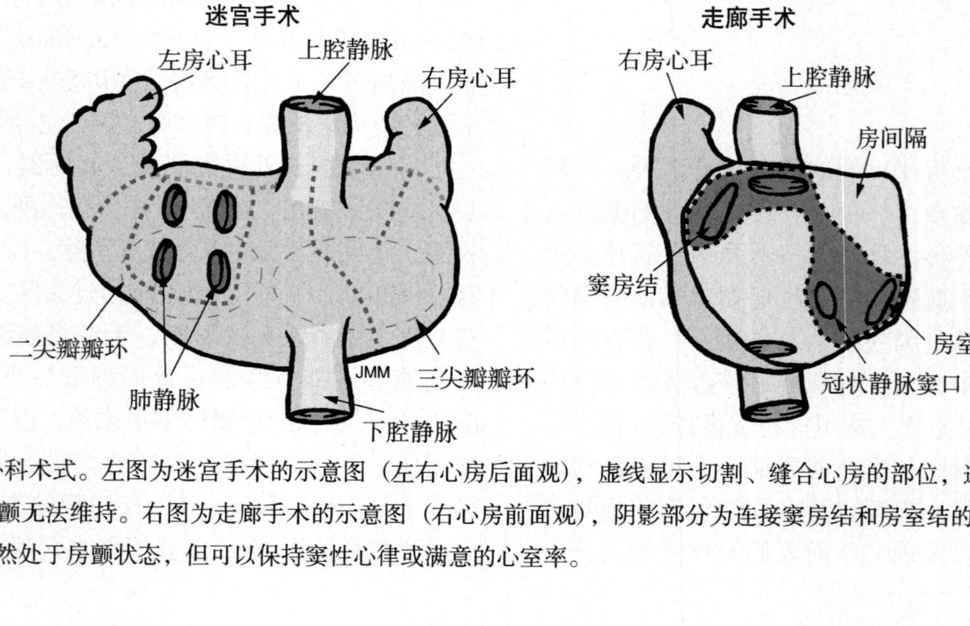

图 48-4 房颤的外科术式。左图为迷宫手术的示意图（左右心房后面观），虚线显示切割、缝合心房的部位，通过此法将心房分割成许多小的部分使房颤无法维持。右图为走廊手术的示意图（右心房前面观），阴影部分为连接窦房结和房室结的心肌“走廊”，尽管其余部分的心房肌仍然处于房颤状态，但可以保持窦性心律或满意的心室率。

的折返传导所引起。外科治疗对于心梗后早期的室性心动过速积累了很多经验。在典型的病例中，大面积心梗后梗死区的心肌被胶原瘢痕组织所取代，在特定的病变部位（梗死周边区），心室壁的一些层面内残留有存活的心肌，其中同时混杂着瘢痕组织[26]。当这样的一些层面连接起来时，就形成了一个有传导性的环路，而其周围的瘢痕组织又起到了阻止外来电活动影响的作用。此类的病变心肌一般多存在于心内膜附近，而在室壁深层则较少。在扩张性心肌病患者的心脏中可能也存在着类似的病理改变，只是其范围更加广泛。

术前检查

因为大多数因室速接受外科治疗的患者都有心肌梗死史，所以冠状动脉造影是非常重要的术前检查，通过造影可以明确冠脉血管病变的情况，而同期行左心室造影也对评估手术风险有一定意义。对冠脉有某种程度的狭窄、但心肌缺血症状不典型的患者，可采用运动负荷下核素心肌显像的方法来决定是否需要行冠状动脉旁路移植术。术前的电生理检查在一般情况下均应进行，除非患者有左主干狭窄或三支以上的冠脉病变，因为在这两种情况下，电刺激诱发室速可能带来严重后果。术前的电生理检查有助于确定术中诱发室速所需的电刺激强度和需要进行消融的部位。不过，如果在术前进行了心内膜标测，医师往往都会尝试对病变部位进行消融，一旦消融成功，就不需再进行外科手术，但是如果消融失败，那么标测结果的可靠性就受到质疑。所以，在实际临床应用中术前心内膜标测的作用可能不如预想的重要。

术中电生理标测的原则

电生理标测需要一些特殊设备[27~30]，包括电极导线、标测系统（信号放大仪、记录仪和分析系统）和程序电刺激发生器。目前市售有多种标测系统，能够同时记录64~256道电信号，进行实时的信号分析，并且生成等时曲线图。大多数仪器都能够将数据保存到磁盘等介质上便于日后处理。

手术时，将体表心电图电极与标测系统连接，采用胸骨正中切口暴露心脏，悬吊心包，插管建立体外循环，置入参照电极。仔细观察心脏表面，寻找梗死后的瘢痕区域或室壁瘤，因为当有这些病变存在时，外科医师可以从这些部位打开左心室而避免损害正常的心肌，有时只有在开始体外循环排空左心室后才能找到这些病变部位。体外循环的灌注温度应维持在37~38℃，这是因为低温会损害心肌的电活性，导致室速诱发困难。同时，在进行标测的过程中，心脏表面散发的热量也往往需要有稍高于正常的灌注温度来弥补。

对窦性节律和室速的心外膜标测可以在未切开心室前进行，但考虑到节省时间，实际中往往省略这一步骤。在大多数情况下，当体外循环运转平稳后，就可以在确认有瘢痕或室壁瘤的部位切开左心室，检查心内膜，去除附壁血栓，将标测电极放在有明显瘢痕组织的心内膜面。此时，可以开始对窦性节律的标测，来明确因为心肌受损而导致心电图异常的区域，但因为这一步骤意义不大，实际上经常被省略。更多时候，可以直接利用预先放置好的刺激电极来诱发出室速，然后在心内膜面进行标测。有一些心肌组织在发生折返性心律失常时能够在心动周期的任何时候被激活，甚至是在两个QRS波之间的舒张间歇内。对能够诱发出舒张期电活动的部位应给予特殊注意，因为这些部位往往处于“绝缘区”内，会导致持续性折返。

计算机标测系统能够迅速显示出舒张期电活动的区域（图48-5），由于心梗后室速的患者大都具有多个心电图形态的室速波形，其来源也可能不止一处[31]，所以应该尽可能找到所有的室速来源。但由于时间所限，一般并不采用在室速时进行超速起搏的方法来验证标测数据[32]。

近来有人提出了“回归周期标测法（return cycle mapping）”[33]。利用该技术，可以找到引起舒张期电活动的病变部位。这种方法在动物实验上获得了很好的效果，但还未用于临床。当标测到所有可以诱发的室速后，可以移去标测电极，开始进入消融的程序，具体方法有以下几种（图48-6）：

1. 心内膜切除[22]，切除1~2mm的心内膜组织，以此来去除引起折返的病理基础。
2. 心室环形切割[23,24]，围绕标测到的区域作一环形切割，深达心室壁厚度的一半左右，此方法旨在将引起折返的病变区域隔离出去。
3. 冷冻消融[35]，采用1.5cm的冷冻探头（-70℃）消融1~2分钟，能够无创地破坏病变处的心肌细胞，而不需切除纤维组织。
4. 环形冷冻消融[36]，将冷冻消融与环形心内膜切割的方法相结合。
5. 激光消融，使用Nd:YAG，氩或二氧化碳激光源[25]，此方法的效果与冷冻消融类似。

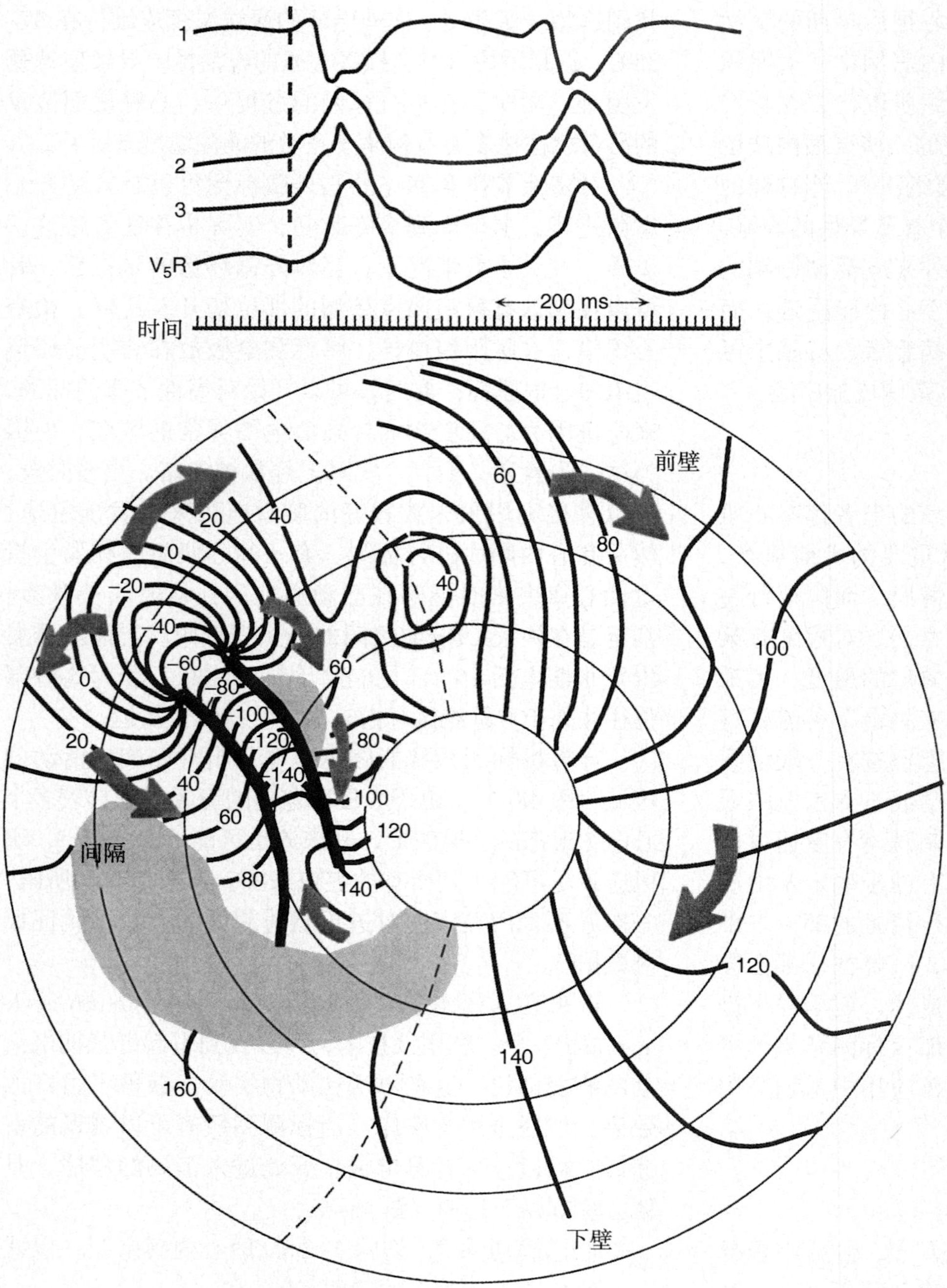

图 48-5 室速发作时的等时线图，本图显示以心尖部为中心，室间隔位于左侧，左心室侧壁位于右侧。以 10ms 为间隔描记室速发作时的等时激动曲线。粗实线显示两条阻断弧的位置，箭头指示心电波传导的方向。最上方为 4 导联心电图。本图显示了一个近乎完整的“8”字形的折返环，舒张中期的电活动来源于两条阻断弧中间的狭长区域。灰色阴影区域没有记录到电活动信号。

消融过程结束后，重新利用标测时的刺激强度来诱发室速，如果仍有室速产生，则需要再次进行标测，通常能够在消融区外或其深层找到异常点，然后再进行消融（对深层病变一般采用冷冻消融），如此反复进行刺激、标测、消融，直到不再有室速被诱发出来。用上述的方法术后室速的消除率可达近 90%[37]。在下壁心梗中，对心室切口和二尖瓣环之间的肌小梁进行冷冻消融可以提高成功率[38]。最后关闭心室切口，处理其他合并病变，如冠状动脉旁路移植或瓣膜手术。如果不需再做其他手术，则可以停止体外循环。近年来在处理室壁瘤的方法上（关闭心室切口）有了一定技术改进，使得术后左心室功能有了很大的提高[39]。

在某些病例，心室表面无法看到明显的梗死后瘢痕或室壁瘤（这种状况多见于下壁心梗或接受过早期再灌注治疗的患者），使得外科医师难以确定适当的心室切口部位，此时可以从二尖瓣口向左心室内插入一个外附标测电极的球囊，向球囊内充气，使得其外部的电极贴附于左心室心内膜[40]，这样就可以在不切开心

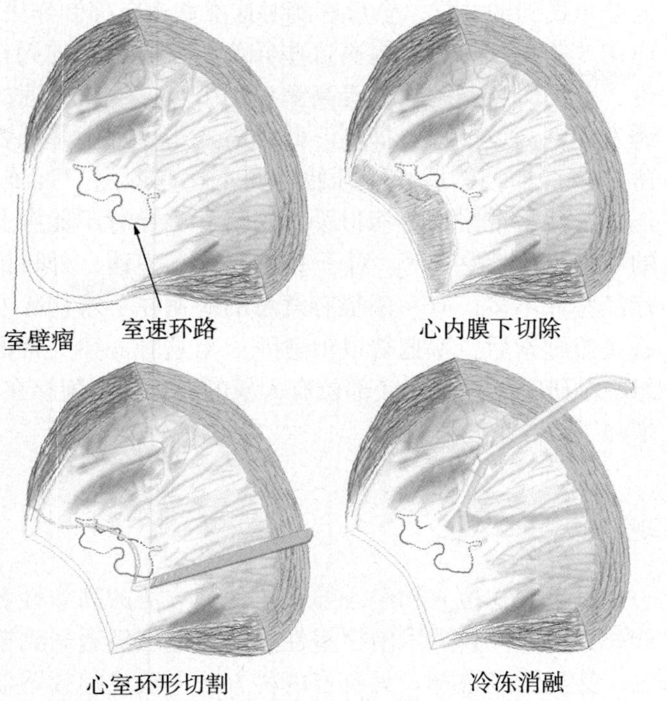

图 48-6 外科治疗室速的方法。每幅图都展示左心室间隔心内膜面，图中可看到乳头肌和不同于正常心内膜（有肌小梁）的光滑薄壁室壁瘤。距离心内膜近的室速环路以实线表示，较深的环路以虚线表示。左下图显示在心内膜瘢痕周围进行环形切割，同时横断折返环路。右上图显示切除折返环的一部分心内膜组织，右下图是用冷冻的方法破坏一部分心内膜组织。需注意的是，本方法不需要切除或破坏整个折返环路，只对病变的一部分进行处理即可。

室的情况下进行标测，标测确定病变位置后可以直接利用该处的电极进行消融，也可以通过二尖瓣口进行冷冻消融。

由于有病变心肌的存在，无论在窦性节律还是在室速下，都有许多区域呈现异常的心电图表现，但这些区域并不一定都参与了折返环的构成。与之相对应的是在窦性节律下标记为正常心电图的区域也有15%能够诱发出室速[41]。这使得我们不能简单地仅对心电图异常的部位进行消融。并且，有一些部位在室速时表现为舒张期电活跃，但这些部位并不位于折返环内，而是处于“旁支”上。有些部位在室速时表现为 2:1 传导，很明显它们不是位于折返环上，因为当节律发生变化，这些异常形态的波形消失后，室速仍然存在，证明这些部位其实是位于真正折返环的附近[42]。

标测还是不标测?

很明显，电生理标测的仪器十分昂贵，并且需要专门的技术人员。尽管早期在电生理标测指导下的外科手术取得了较好的效果，但仍有一些学者质疑其对手术效果的作用。甚至有人认为仅仅对瘢痕的区域进行消融也能够取得同样的效果，其理由是这些瘢痕的部位往往就是电生理标测到的异常节律起源点[43]。但同时有一个事实不容忽视，即在心梗后前几周内，15%患者的折返部位是处于肉眼可见的瘢痕区外侧，因为此时病变部位的心内膜从外观上还难以与正常的心肌区别。另外，切除所有的心内膜瘢痕组织在一大部分患者还要涉及到乳头肌和二尖瓣（有的作者采用这种做法[44]）。总而言之，有证据表明电生理标测越仔细，手术的成功率越高[45]。

治疗效果

各种消融方法的成功率有所不同，因为对于手术成功本身的定义就不尽相同。大多数的观点都认为在术后进行电生理检查时，没有新的室速诱发出来是治疗成功的标准，如果仅仅是消除了某些特定形态的室速将无法保证术后没有其他来源的室速复发[46]。按照最为严格的疗效标准（消除所有室速），各家报道的外科治疗的早期有效率为 70%~90%[39,47~51]。

手术风险

由于术前大多存在心肌损伤，室速的外科手术死亡率要高于其他心脏择期手术。根据病例选择的不同，死亡率为 3%~20%。有学者列举了治疗室速手术的危险因素，主要有：术前左心室壁运动积分、年龄>65岁、急诊手术等[52~54]。

患者选择

由于相对高的手术死亡率和一些低风险治疗方法的出现，目前手术已很少应用于室速的治疗。如果决定采用外科手术来治疗室速，术前我们必须仔细考虑手术对患者的益处以及是否配备电生理设备和经过专门训练的人员[55]。

室速的其他病因

折返性室性心动过速也可以发生在其他的疾病中，

如特发性心肌病、致心律失常性右心室发育不良(ARVD)、Chagas 病和经右心室切口进行解剖矫治的先天性心脏病（室间隔缺损或法洛四联症）。对于心肌病引发的室速，目前尚缺乏外科经验，一般认为，与心梗后室速一样，异常节律的起源点位于左心室的心内膜面，但与心梗后室速术式不同的是，心肌病的情况下一般无法找到合适心室切口部位（没有肉眼可见的瘢痕和室壁瘤）。人们很难接受在无异常的心室肌上做一个长切口，并且日后该切口本身也可能成为心律失常的来源。对于 ARVD 引起的室速，20 世纪 70~80 年代有一些外科治疗的报道。该疾病的病理基础是在右心室游离壁有一些心肌纤维被脂肪和纤维组织分割，形成折返，其病理改变在三个区域比较明显：心尖部、流出道和三尖瓣环下附近的右心室侧下壁。早期对 ARVD 是直接切除肉眼可见的脂肪区域[56]，但术后有一些患者室速复发，其原因是在外观正常的区域也有折返环存在。因而又出现了右心室隔离术[57]，该术式将整个右心室游离壁从室间隔附着处切断，再将其原位缝合，而瓣环附近无法完全切断的部分则利用冷冻消融法处理，术后右心室仍有室速产生，但异常的节律无法扩散到左心室（将保持窦律）。由于该方法损害右心室的协同收缩，导致术后右心室的功能受很大影响。右心室隔离术的心律失常治愈率很高，但术后早期会出现严重的血流动力学紊乱，并发症率和死亡率很高，目前临床已很少采用，取而代之的是利用 ICD 治疗。

对于经右心室切口进行解剖矫治的先心病患者，通常电生理标测显示在右室切口周围形成了一个“绝缘带”，围绕该处出现折返。对这种情况可以将原切口延长至另外一个绝缘区（如肺动脉瓣环），即可将折返环切断[58]。一般采用冷冻的方法即可达到这一目的。另外在一些患者，室速也可产生于室间隔补片的周围。

还有一部分患者的室速并不伴有器质性的心脏异常。这类疾病包括具有固定起源点的运动诱发性右心室流出道室速（RVOT VT）和一部分左心室浦肯野系统的右束支阻滞-电轴左偏型室速（right bundle branch block-left axis deviation, RBBB-LAD）。有一种少见的 RVOT VT，异位节律起源点来源于左心室，一般位于主动脉瓣环或二尖瓣环附近。对这些疾病尽管有一些零散的外科治疗经验报告[24]，但近来已经很少采取手术治疗，因为经心导管消融对这些疾病有很高的成功率(>90%)。在心导管技术应用之前，有一些患者因为 RVOT VT 接受了手术治疗，与房性心动过速外科治疗经验中提到的一样，全身麻醉对这类室速有抑制作用，应用儿茶酚胺可重新提高这些异位心律起源点的兴奋性，但同时儿茶酚胺会提高窦房结节律，使得室速的诱发受到高位节律点抑制。此时需要用冰水来降低窦房结兴奋性，然后才能开始标测室速起源点。近来，还有一些报道采用小切口手术来治疗心导管不能触及的心外膜源性室速[59]。对于 RBBB-LAD 室速，外科治疗经验并不多，有一例很有意思的病例在手术切除左心室假腱索后，室速得以治愈[60]。对这种心律失常的组织学研究发现，病变部位有大量的浦肯野细胞存在，增强了传导系统活性。

现状

因为 ICD 植入和经心导管消融等方法的高效性和低死亡率，外科手术治疗室性心动过速已经退居到第二，甚至第三选择。只有当内科方法失败或疗效不佳时才考虑外科手术，但也有一些情况下需要早期外科介入。

1. 对于有其他器质性心脏病需要外科处理的病人，如需要冠状动脉旁路移植或瓣膜手术，可同期进行外科消融。一般来讲，附加的消融手术可能会在某种程度上增加死亡率，但目前还没有直接就此问题进行研究的文献报道。
2. 对于持续性室速、频发性室速、引起血流动力学不稳的室速，内科治疗常常不能控制复发，此时外科手术是惟一合理的选择。当可能引起频繁电击和血流动力学不稳定或者有左心室血栓而不能射频消融时，ICD 治疗是禁忌的。在这种紧急情况下，室速外科治疗可能挽救生命。
3. 有一些患者希望“治愈”心律失常，而不仅仅是在其发作时维护生命（如 ICD），还有一部分患者不适于或不愿接受介入治疗，这时可考虑进行外科手术。当然，在这种少见情况下需要与患者本人及其家属进行深入的沟通。

心室颤动

在抢救心跳骤停的场合，当急救人员到达现场后观察到的心律可能是心动过缓、电-机械分离、室速或室颤。如果首次记录到的心律是室颤心律，则有以下几种可能解释。室颤本身就是首发的心律失常，其原因可能为严重的心肌缺血（伴有或不伴有既往的心肌损害）、原有心梗或心肌病、长 QT 间期综合征（先天或获得性）、特发性室颤、Brugada 综合征或一些其他少见的原因。相反，也可能有一些室速在描记心电图时发展到了室颤。病史、静息时心电图、左心室功能检测都有助于确定病因。分辨是单纯心肌缺血引起的室速还是在先前心梗或心肌病基础上发生的室速具有重要意义，因为两者的治疗方法不同。如果是严重心肌缺血引起的室速，单纯进行冠脉再通治疗就可解决问题，并且在这种情况下抗心律失常药物和 ICD 往往无益，反而可能会起到致心律失常的作用。如果既往的心肌损害是导致室速或室颤的原因，那么仅解决血供问题并不能防止再发心律失常。虽然有时能够对病情做出正确的判断，但更多的时候难以明确室颤的原因。例如，有的患者是由于冠脉缺血所导致的室颤，但他同时也有一个陈旧性的梗死灶，此时就很难判定到底哪一个因素起到主要作用。因为一旦选择了错误的治疗方法将产生严重后果，所以应该尽一切努力来获得正确的诊断。对患者的全面评估包括病史、体检、心电图、静息时左心室功能、冠状动脉情况等内容。有时病史可能强烈提示患者的室颤是由严重心肌缺血所引起（患者发病时正在运动或争吵，伴有加重的胸痛），但往往医生无法获得详细的病史。运动负荷试验对确定诊断很有帮助（小负荷的运动诱发阵发或持续的室速或室颤），不过，在进行这项检查前应先明确患者冠状动脉情况。此外还有一些其他的指标，如 T 波电交替等，可能在将来具有一定的前景，但目前应用于临床还不成熟。

根据上述临床检查的结果，室颤的患者可以分为以下几组：

1. 冠状动脉严重狭窄（一般>90%），可诱发缺血，左心室功能正常，没有室壁瘢痕——这类室颤的原因最大的可能是由单纯心肌缺血引起。
2. 冠状动脉中-重度狭窄，伴或不伴明显缺血，左心室功能下降，有室壁瘢痕——这类患者室颤原因有两种：一是在陈旧性心梗心肌病变基础上出现室速，室速恶化为室颤；另外可能也是由心肌缺血所引起。
3. 冠状动脉中-重度狭窄，没有明显的缺血，左心室功能严重下降，没有室壁瘢痕——最大的可能是心肌病，其病变的心肌具有发生室速或室颤的基质。
4. 冠状动脉没有明显狭窄，左心室功能正常，没有室壁瘢痕——可能的原因是特发性室颤，Brugada 综合征或其变异类型或是长 QT 间期综合征等。

第 1 组的患者，冠脉严重狭窄，左心室运动及功能正常，没有先前损伤的临床、心电图或造影的证据，对再通治疗的反应很好[61]。尽管理论上讲当桥血管发生阻塞或再狭窄时有室颤再发的危险，但目前由于病例数尚有限，这个潜在风险还不成为一个主要问题。对第 2 组的患者（明显冠脉狭窄、左室功能下降、陈旧瘢痕），如果计划作冠状动脉血运重建手术，那么在术前、术后都应该进行电生理检查，如果在搭桥前程序电刺激能够诱发出室速或室颤，而搭桥后不能再诱发出来，则日后该患者室性心律失常的复发可能就大为减小[62]。对于在冠脉搭桥手术后仍能诱发出室速或室颤的患者，应该植入 ICD，因为这类患者还具有发生室性心律失常的心肌病理基础[62]。至于通过内科介入进行再通治疗此类心律失常的比较研究，目前尚没有报道。对第 3 组的患者，在电生理标测下进行心内膜切割或冷冻消融有一定的疗效[63]。单纯冠状动脉旁路移植的效果很差，应该植入 ICD。对第 4 组的患者来说 ICD 也是最佳的治疗选择。

室颤的病因有许多种，最佳治疗方法也明显不同。术前的全面评估十分重要，往往错误的治疗源于错误的诊断，可能导致严重的后果。

小结

当前室上性心律失常的外科治疗涉及的主要领域是房颤，偶尔对经心导管射频消融无效的 WPW 也需进行手术。大部分情况下，改良迷宫手术和肺静脉隔离术都是与其他心脏手术同期进行（如二尖瓣成形/置换）。因为 ICD 技术的发展，采用手术治疗室性心律失常的情况已经比 10 余年前明显减少了，但对于单形性室速和由心肌缺血引起的室颤的治疗外科仍有一席地位。特别是对室速的治疗，对标测消融技术和设备富有经验的外科医师及电生理人员的密切配合对手术的最终成功非常关键。

李　莉　崔　勇　译

孙宝贵　校

参考文献

1. Munger TM, Packer DL, Hammill SC, et al: A population study of the natural history of Wolff-Parkinson-White syndrome in

Olmsted County, Minnesota, 1953–1989. Circulation 1993;87: 866–873.

2. Sorbo MD, Buja GF, Miorelli M, et al: The prevalence of the Wolff–Parkinson–White syndrome in a population of 116,542 young males. G Ital Cardiol 1995;25:681–687.
3. Wolf PA, Benjamin EJ, Belanger AJ, et al: Secular trends in the prevalence of atrial fibrillation: The Framingham Study. Am Heart J 1996;131:790–795.
4. Cobb FR, Blumenschein SD, Sealy WC, et al: Successful surgical interruption of the bundle of Kent in a patient with Wolff–Parkinson–White syndrome. Circulation 1968;38:1018–1029.
5. Cox JL, Gallagher JJ, Cain ME: Experience with 118 consecutive patients undergoing operation for the Wolff–Parkinson–White syndrome. J Thorac Cardiovasc Surg 1985;90:490–501.
6. Guiraudon GM, Klein GJ, Yee R, et al: Surgical epicardial ablation of left ventricular pathway using sling exposure. Ann Thorac Surg 1990;50:968–971.
7. Cox JL, Ferguson TB, Lindsay BD, et al: Perinodal cryosurgery for atrioventricular node reentry tachycardia in 23 patients. J Thorac Cardiovasc Surg 1990;99:440–449.
8. Mahomed Y: Surgery for atrioventricular nodal reentrant tachycardia. In Zipes DP, Jalife J, (eds) : Cardiac Electrophysiology: From Cell to Bedside. 2nd ed. WB Saunders, Philadelphia, 1994, pp 1577–1583.
9. Seals AA, Lawrie GM, Magro S, et al: Surgical treatment of right atrial focal tachycardia in adults. J Am Coll Cardiol 1988;11: 1111–1117.
10. Kalman JM, Van Hare GF, Olgin JE, et al: Ablation of "incisional" reentrant atrial tachycardia complicating surgery for congenital heart disease. Use of entrainment to define a critical isthmus of conduction. Circulation 1996;93:502–512.
11. Konings KT, Kirchhof CJ, Smeets JR, et al: High–density mapping of electrically induced atrial fibrillation in humans. Circulation 1994;89:1665–1680.
12. Guiraudon GM, Klein GJ, Yee R, et al: Surgery for atrial tachycardia. Pacing Clin Electrophysiol 1990;13:1996–1999.
13. Cox JL, Schuessler RB, Cain ME, et al: Surgery for atrial fibril lation. Sem Thoracic Cardiovasc Surg 1989;1:67–73.
14. Cox JL, Boineau JP, Schuessler RB, et al: Five–year experience with the maze procedure for atrial fibrillation. Ann Thorac Surg 1993;56:814–823.
15. Kosakai Y, Kawaguchi AT, Isobe F, et al: Cox maze procedure for chronic atrial fibrillation associated with mitral valve disease. J Thorac Cardiovasc Surg 1994;108:1049–1054.
16. Haïssaguerre M, Jaïs P, Shah DC, et al: Spontaneous initiation of atrial fibrillation by ectopic beats originating in the pulmonary veins. N Engl J Med 1998;339:659–666.
17. Melo J, Adragao PR, Neves J, et al: Electrosurgical treatment of atrial fibrillation with a new intraoperative radiofrequency ablation catheter. Thorac Cardiovasc Surg 1999;47 Suppl 3: 370–372.
18. Robbins IM, Colvin EV, Doyle TP, et al: Pulmonary vein stenosis after catheter ablation of atrial fibrillation. Circulation 1998; 98: 1769–1775.
19. Couch OA: Cardiac aneurysm with ventricular tachycardia and subsequent excision of aneurysm. Circulation 1959;20: 251–253.
20. Buda AJ, Stinson EB, Harrison DC: Surgery for life–threatening ventricular tachyarrhythmias. Am J Cardiol 1979;44:1171–1177.
21. Mason JW, Stinson EB, Winkle RA, et al: Relative efficacy of blind left ventricular aneurysm resection for the treatment or recurrent ventricular tachycardia. Am J Cardiol 1982;49:241–248.
22. Josephson ME, Harken AH, Horowitz LN: Endocardial excision: A new surgical technique for the treatment of recurrent ventricular tachycardia. Circulation 1979;60:1430–1439.
23. Guiraudon G, Fontaine G, Frank R, et al: Encircling endocardial ventriculotomy: A new surgical treatment for life–threatening ventricular tachycardias resistant to medical treatment following myocardial infarction. Ann Thor Surg 1978;26:438–444.
24. Gallagher JJ, Anderson RW, Kasell J, et al: Cryoablation of drug–resistant ventricular tachycardia in a patient with a variant of scleroderma. Circulation 1978;57:190–197.
25. Selle JG, Svenson RH, Sealy WC, et al: Successful clinical laser ablation of ventricular tachycardia: A promising new therapeutic method. Ann Thorac Surg 1986;42:380–384.
26. Fenoglio JJ, Duc PT, Harken AH, et al: Recurrent sustained ventricular tachycardia: Structure and ultrastructure of subendocardial regions in which tachycardia originates. Circulation 1983; 68:518–533.
27. de Bakker JMT, Janse MJ, Van Capelle FJL, et al: Endocardial mapping by simultaneous recording of endocardial electrograms during cardiac surgery for ventricular aneurysm. J Am Coll Cardiol 1983;2:947–953.
28. Downar E, Parson ID, Mickleborough LL, et al: On–line epicardial mapping of intraoperative ventricular arrhythmias: Initial clinical experience. J Am Coll Cardiol 1984;4:703–714.

29. de Bakker JM, van Capelle FJ, Janse MJ, et al: Macroreentry in the infarcted human heart: The mechanism of ventricular tachycardias with a "focal" activation pattern. J Am Coll Cardiol 1991;18: 1005–1014.

30. Miller JM, A. RS, Hsia HH, et al: The role of electrophysiologic mapping for ventricular tachycardia ablation. In Singer I, (ed) : Nonpharmacological Therapy of Arrhythmias for the 21st Century: The State of the Art. Futura, Armonk, NY, 1998, pp 607–630.

31. Miller JM, Kienzle MG, Harken AH, et al: Morphologically distinct sustained ventricular tachycardias in coronary artery disease: Significance and surgical results. J Am Coll Cardiol 1984; 4:1073–1079.

32. Stevenson WG, Friedman PL, Sager PT, et al: Exploring postinfarction reentrant ventricular tachycardia with entrainment mapping. J Am Coll Cardiol 1997;29:1180–1189.

33. Nitta T, Schuessler RB, Mitsuno M, et al: Return cycle mapping after entrainment of ventricular tachycardia. Circulation 1998; 97:1164–1175.

34. Cox JL, Gallagher JJ, Ungerleider RM: Encircling endocardial ventriculotomy for refractory ischemic ventricular tachycardia. IV. Clinical indications, surgical technique, mechanism of action, and results. J Thorac Cardiovasc Surg 1982;83:865–872.

35. Tweddell JS, Branham BH, Stone CM, et al: Focal cryoablation guided solely by intraoperative potential mapping ablates ventricular tachycardia of endocardial origin. Surg Forum 1989;40: 216–218.

36. Guiraudon GM, Thakur RK, Klein GJ, et al: Encircling endo cardial cryoablation for ventricular tachycardia after myocardial infarction: Experience with 33 patients. Am Heart J 1994;128: 982–989.

37. Haines DE, Lerman BB, Kron IL, et al: Surgical ablation of ventricular tachycardia with sequential map–guided subendocardial resection: Electrophysiologic assessment and long–term follow–up. Circulation 1988;77:131–141.

38. Hargrove WI, Miller JM, Vassallo JA, et al: Improved results in the operative management of ventricular tachycardia related to inferior wall infarction: Importance of the annular isthmus. J Thorac Cardiovasc Surg 1986;92:726–732.

39. Sosa E, Scanavacca M, d'Avila A, et al: Long–term results of visually guided left ventricular reconstruction as single therapy to treat ventricular tachycardia associated with postinfarction anteroseptal aneurysm. J Cardiovasc Electrophysiol 1998;9:1133–1143.

40. Downar E, Mickleborough L, Harris L, et al: Intraoperative electrical ablation of ventricular arrhythmias: A 'closed heart' procedure. J Am Coll Cardiol 1987;10:1048–1056.

41. Cassidy DM, Vassallo JA, Buxton AE, et al: The value of catheter mapping during sinus rhythm to localize site of origin of ventricular tachycardia. Circulation 1984;69:1103–1110.

42. Miller JM, Vassallo JA, Hargrove WC, et al: Intermittent failure of local conduction during ventricular tachycardia. Circulation 1985;72:1286–1292.

43. Moran JM, Kehoe RF, Loeb JM, et al: Extended endocardial resection for the treatment of ventricular tachycardia and ventricular fibrillation. Ann Thorac Surg 1982;34:538–552.

44. Moran JM, Kehoe RF, Loeb JM, et al: The role of papillary muscle resection and mitral valve replacement in the control of refractory ventricular arrhythmia. Circulation 1983;68:154–160.

45. Miller JM, Gottlieb CD, Marchlinski FE, et al: Does ventricular tachycardia mapping influence the success of antiarrhythmic surgery? J Am Coll Cardiol 1988;11:112A.

46. Miller JM, Josephson ME, Hargrove WC: Significance of "nonclinical" ventricular arrhythmias induced following surgery for ventricular tachyarrhythmias. In Breithardt G, Borggrefe M, Zipes DP (eds) : Nonpharmacological Therapy of Tachyarrhythmias. Futura, Mount Kisco, NY, 1987, pp 133–141.

47. Miller JM, Kienzle MG, Harken AH, et al: Subendocardial resection for ventricular tachycardia: Predictors of surgical success. Circulation 1984;70:624–631.

48. Caceres J, Werner P, Jazayeri M, et al: Efficacy of cryosurgery alone for refractory monomorphic sustained ventricular tachycardia due to inferior wall infarction. J Am Coll Cardiol 1988;11: 1254–1259.

49. Hargrove WC: Surgery for ischemic ventricular tachycardia–operative techniques and long–term results. Semin Thorac Cardiovasc Surg 1989;1:83–87.

50. Ostermeyer J, Kirklin JK, Borggrefe M, et al: Ten years of electrophysiologically guided direct operations for malignant ischemic ventricular tachycardia–Results. Thorac Cardiovasc Surg 1989;37:320–327.

51. Nath S, Haines DE, Kron IL, et al: The long–term outcome of visually directed subendocardial resection in patients without inducible or mappable ventricular tachycardia at the time of

surgery. J Cardiovasc Electrophysiol 1994;5:399–407.

52. Miller JM, Gottlieb CD, Hargrove WC, et al: Factors influencing operative mortality in surgery for ventricular tachycardias. Circulation 1988;78 (II) :44.
53. Van Hemel NM, Kingma JH, Defauw JAM, et al: Left ventricular segmental wall motion score as a criterion for selecting patients for direct surgery in the treatment of postinfarction ventricular tachycardia. Eur Heart J 1989;10:304–315.
54. Mittleman RS, Candinas R, Dahlberg S, et al: Predictors of surgical mortality and long–term results of endocardial resection for drug–refractory ventricular tachycardia. Am Heart J 1992;124: 1226–1232.
55. Cox JL: Patient selection criteria and results of surgery for refractory ischemic ventricular tachycardia. Circulation 1989;79: 163–177.
56. Guiraudon GM, Klein GJ, Sharma AD, et al: Surgical therapy for arrhythmogenic right ventricular adiposis. Eur Heart J 1989;10 (Suppl D) :82–83.
57. Guiraudon GM, Klein GJ, Gulamhusein SS, et al: Total disconnection of the right ventricular free wall: Surgical treatment of right ventricular tachycardia associated with right ventricular dysplasia. Circulation 1983;67:463–470.
58. Downar E, Harris L, Kimber S, et al: Ventricular tachycardia after surgical repair of tetralogy of Fallot: Results of intraoperative mapping studies. J Am Coll Cardiol 1992;20:648–655.
59. Frey B, Kreiner G, Fritsch S, et al: Successful treatment of idiopathic left ventricular outflow tract tachycardia by catheter ablation or minimally invasive surgical cryoablation. Pacing Clin Electrophysiol 2000;23:870–876.
60. Suwa M, Yoneda Y, Nagao H, et al: Surgical correction of idiopathic paroxysmal ventricular tachycardia possibly related to left ventricular false tendon. Am J Cardiol 1989;64:1217–1220.
61. Kelly P, Ruskin JN, Vlahakes GJ, et al: Surgical coronary revascularization in survivors of prehospital cardiac arrest: Its effect on inducible ventricular arrhythmias and long–term survival. J Am Coll Cardiol 1990;15:267–273.
62. Wilber DJ, Garan H, Finkelstein D, et al: Out–of–hospital cardiac arrest: Use of electrophysiologic testing in the prediction of long–term outcome. N Engl J Med 1988;318:19–24.
63. Bourke JP, Campbell RWF, Renzulli A, et al: Surgery for ventricular tachyarrhythmias based on fragmentation mapping in sinus rhythm alone. Eur J Cardiothorac Surg 1989;3:401–406.

第 49 章　充血性心力衰竭的装置治疗

ANGELO AURICCHIO, HELMUT KLEIN, SANJEEV SAKENA

在过去十年，心力衰竭的治疗取得了长足发展和进步。泵功能衰竭及快速室性心律失常所致猝死引起的死亡率已有显著下降[1,2]。随着血管紧张素转换酶抑制剂（ACEI）、β 受体阻滞剂、利尿剂、地高辛以及最近的螺内酯等药物应用的增加，有严重症状心衰患者的住院率降低。药物治疗对心衰最重要的益处是降低了异常增加的交感神经兴奋性，随之阻断了肾素-血管紧张素的继发性激活。心脏移植被认为是终末期心衰可以选择的一种治疗措施，但仍存在供体有限、移植后排斥反应这一未解决的问题，促使人们研究对症状性心衰有效的其他非药物治疗方法。

心衰时，心肌结构异常引起的激动在心室内扩布延迟，从而导致心室收缩失同步甚至导致潜在的威胁生命的快速性室性心律失常[3]。最近的报道表明，心室传导延迟是心衰进展和死亡率增加的独立危险因素[4-6]。心脏起搏器可以矫正心电活动传导的延迟，同时具备后备起搏功能的除颤器可以预防心律失常性猝死，因此这些设备可以治疗心衰是合乎逻辑的。在过去的几年中，针对一部分严重心衰患者的起搏治疗已经成为一种可供选择的、有前途的治疗措施。双心室起搏治疗心衰在 12 年前首次施行。迄今为止，已有 10 000 余例的患者成功地接受了这种治疗。在此期间，人们为这种治疗手段进行了重新命名。鉴于目前认为起搏治疗心衰的机制在于校正失调的收缩模式，因此采用“心脏再同步治疗(cardiac resynchronization therapy, CRT)”这一术语更为恰当。

再同步治疗的病理生理学概念

心衰的电机械异常

心衰时房室间期的延长削弱了心房对心室收缩的贡献，减少了舒张期心室充盈。室内和室间的传导延迟使射血前时间延长，同时由于收缩和舒张不同步使得整体和局部的射血分数下降，二尖瓣反流增加[7,8]。心室收缩失同步的一个电学指标是左束支阻滞（LBBB）的出现。这一收缩异常可以通过心脏超声或核磁共振显像评估。此外，左束支阻滞可能造成心室做功和室壁张力的不均匀分布[9]。心室收缩开始时，心室最早激动的部位（往往是室间隔）收缩时遇到的工作负荷最小，这是因为其余的心室肌（常常是心室的侧壁和后侧壁区域）还处于松弛状态或者未激动阶段。由于不能产生有效的心室内压，最早激动部位产生的能量白白浪费。与之相反，延迟除极的区域即心室的侧壁和后侧壁，收缩时必须对抗心室已经变僵硬的部分（室间隔），这会使心室应力增加，从而增加心脏做功。室壁应力的变化可引起心肌细胞的损伤，纤维组织的增生，局部心肌肥大，以及局部细胞的凋亡。

心室不同步性

伴有 LBBB 宽 QRS 波群导致左心室侧壁收缩延迟，然而室间隔表现为矛盾运动[10]。对伴有 LBBB 的心衰患者施行心房-双心室起搏，借助起搏电极导线这一“旁路”，避免了原有的传导延缓，使左心室侧壁提前激动，再同步化心室收缩，从而恢复为正常的收缩模式[11]。心室协调运动也使泵功能改善。同样，其他类型的室内传导异常所引起的室壁运动异常，也可以通过该方法得到校正。

左心室顺序起搏时房室延迟（AV delay）的程控对改善血流动力学很关键。如果房室延迟过长，使得心房电活动沿原传导路线传导至心室，从而不能实现心室再同步化。相反，过短的房室延迟使左心室刺激点部位的心肌提前除极，使得规律的传导冲动到达时，心室的整体或局部处于不应期。介于上述两者之间的房室延迟，会使来自于希氏束和来自于提前兴奋点的两个激动波碰撞，碰撞的部位取决于心室间或心室内传导的特性（图 49–1）。因此，适当的房室延迟以及左心室侧壁有效刺激，在保证再同步化发挥血流动力学疗效方面起着至关重要的作用。

房室同步化

房室间期病理性延长时，心房心室间的机械同步性消失，心室主动充盈时间缩短，被动性舒张充盈减少，在室房之间形成压力梯度，引起收缩前期二尖瓣反流[12,13]。机械性的房室间期的延长常见于心衰患者，甚至是那些心电图上房室间期几乎正常的患者。通过测量心电图上 P 波开始到主动脉瓣关闭所需的时间，可以评估延长的电机械房室间期。电机械间期的延长可以表现为心电图上正常的 PR 间期 [14]。一般情况下，机械的房室间期大于电的房室间期。房室顺序的双心室起搏有时需用貌似非生理性的电房室间期来实现房室同步化，减少收缩前期的二尖瓣反流。

电和机械性房室间期的不一致很可能是室内传导阻滞所致。在伴有 LBBB 的患者，左心室游离壁的激动显著延迟，导致左心室机械性收缩延迟[15,16]。因此，以较短房室间期进行房室顺序起搏，可以很好地恢复房室机械收缩的同步性 [17]。在心房压力曲线达到峰值时开始心室机械收缩，可以获得最大的血流动力学效益（图 49–2）。

再同步治疗对二尖瓣反流的疗效

出现心衰症状和左心室扩大的患者，尤其是合并 LBBB 者，通常存在中重度的二尖瓣反流。细胞间的纤维组织使得心室激动传导延缓，不同区域的心室肌不同步收缩，并波及双侧乳头肌[18]。扩大左心室的几何变形以及延迟的左心室游离壁激动，使二尖瓣运动受限，进一步降低了二尖瓣叶关闭的效率[19,20]。

左心室侧壁尤其是后乳头肌附近的起搏，可以降低传导延迟，减少二尖瓣反流。左心室游离壁被起搏时，平均毛细血管楔压会明显下降，且外周循环收缩压上升。心室几何形状的改变可以引起二尖瓣在左心室收缩开始时关闭不全，造成收缩早期的二尖瓣反流。所以，通过缩短房室间期和提前激动左心室，房室顺序双心室起搏可以减少甚至消除二尖瓣反流[21]。

再同步治疗的疗效

急性期疗效

急性期血流动力学测定表明，室内传导阻滞的类型和起搏部位决定了血流动力学疗效。而且，就 QRS 时限在 120~150ms 的患者而言，再同步的疗效不一[22]。QRS 时限大于 150ms 的患者受益最大。充血性

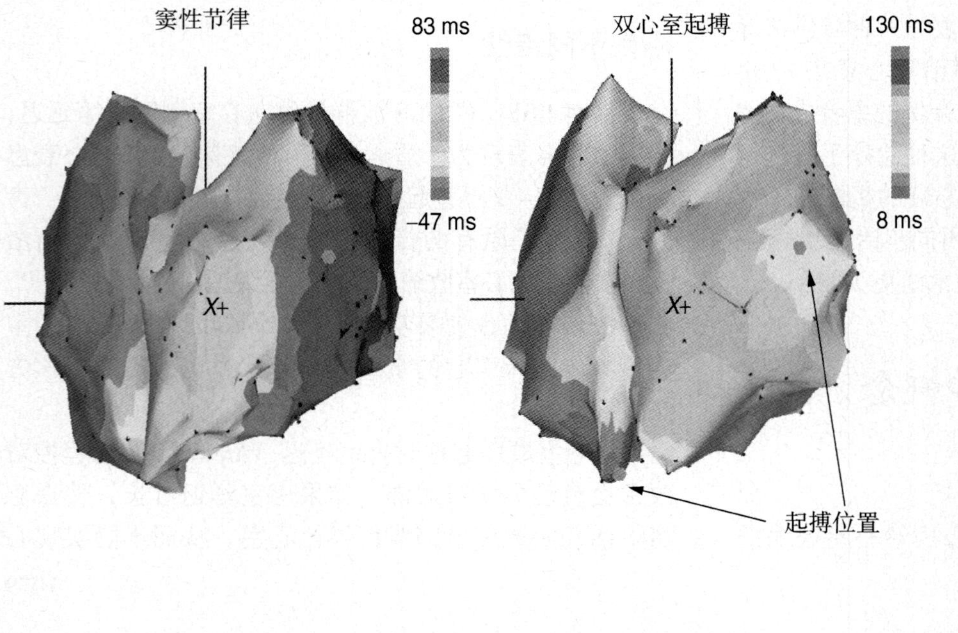

图 49–1 （也见彩图 49–1）一例扩张型心肌病患者在窦性心律和双心室起搏时的三维电解剖标测图像。在窦性节律时（见左图），心室最早激动的区域（红色）位于右心室前侧壁。60ms 后，激动传导到左心室，缓慢地（细胞到细胞的传导）从室间隔向侧壁和左心室后壁传导。心尖和侧壁的起搏恢复双心室的同时激动。

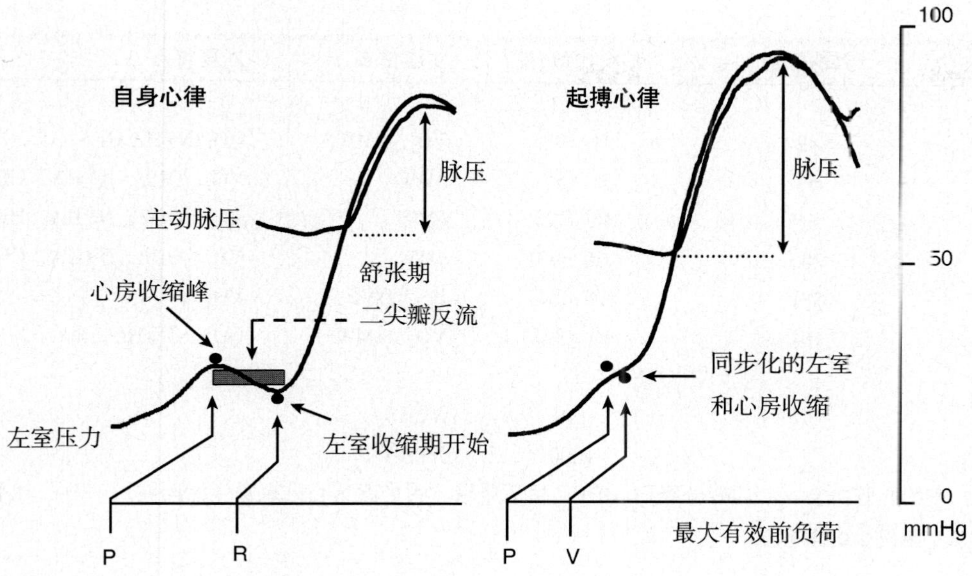

图 49–2 血流动力学获益的示意图。这是在心房收缩曲线的峰值同心室机械收缩一致时获得的。

心力衰竭的起搏治疗试验（PATH–CHF）的结果和 Kass 等人[15]的研究均表明，对伴有右束支阻滞和弥漫性室内传导延迟的患者施行双心室起搏，其疗效好于单纯右心室起搏。以正常房室间期进行的心房左心室或双室顺序起搏较单纯右心室起搏更有益。单纯起搏左心室游离壁或左右心室同步起搏时，急性期收缩功能显著改善，而单独起搏右心室心尖部或室间隔无此疗效。

伴有 LBBB 患者的左心室压力容积曲线显示，左心室起搏可以增加每搏输出量，但基本不影响舒张末期容积。左心室或双心室起搏可以降低肺毛细血管楔压，单独右心室起搏则不可以。而且，再同步化心室收缩改善机械效率的同时还可以使心肌耗能减少。

PATH–CHF 研究提示，再同步治疗的急性期疗效与房室间期的设置有关。对某一心室起搏部位来讲，最短和最长的房室间期都不是最合适的。一般来讲，房室间期在 100ms 左右时的血流动力学效果最佳。然而，最佳房室延迟变异较大，右心室起搏时波动在 50~120ms 之间，双心室起搏时波动在 100~150ms。

长期疗效

双心室起搏或者单纯左心室起搏在急性期可以改善血流动力学的疗效已得到证实，但仍需研究其长期疗效和对生存率的影响。目前已完成数项前瞻性、随机的 CRT 研究，有了两个大系列的 CRT 植入人群（表 49–1）。CRT 早期的前瞻性、对照试验主要是 PATH–CHF I[17]、心肌病多部位起搏研究（MUSTIC）[18]、Contak CD 和多中心再同步随机临床研究（MIRACLE），结果表明 CRT 可以改善伴有传导异常患者的活动耐量和生活质量，并降低其住院率（表 49–2）。在这四个试验中，大部分患者存在严重心衰（NYHA 心功能分级Ⅲ级~Ⅳ级），左心室收缩功能不全（射血分数≤35%），QRS 时限>120ms（大部分为 LBBB）。那些具有传统起搏适应证的患者被排除。MUSTIC、Contak–CD、MIRACLE 等研究专门评估了双心室起搏治疗心衰的疗效。而 PATH–CHF I 研究比较了与心房同步化的单纯右心室、单纯左心室及双室起搏的疗效，通过比较急性期血流动力学参数，明确伴有室内传导异常患者的心衰程度是否可以改善。

上述四个前瞻性临床试验显示，最大活动耐量时的耗氧量在起搏治疗前为 11~12ml/(kg·min)，起搏治疗 3~6 月后，增加到 15~16ml/(kg·min)(表 49–2)。作为一项被普遍接受的反映体力活动能力的指标，6min 步行距离平均增加 10%~15%。此外，四个试验一致发现生活质量得到显著改善。接近 2/3 的患者接受双心室起搏后心功能从 NYHA Ⅲ级~Ⅳ级改善为Ⅰ级~Ⅱ级。CRT 功能开启者因心衰加重而导致住院的频率和天数均有明显下降。

同 PATH–CHF 研究的最初假设一致，单纯左心室起搏和双心室的起搏所产生的血流动力学疗效无差异[19]。由于样本数量较小，难以预测单心室起搏和双

表 49-1　第一阶段的 CRT 试验和注册

临床试验	终止年份	入选例数	随机例数（%）	主要终点	次要终点
前瞻性随机对照试验					
PATH-CHF I	1999	42	41（98）	VO_2，6MW	QOL,NYHA,HF
MUSTIC（窦律）	2000	67	58（87）	6MW	VO_2，QOL，NYHA，HF
MUSTIC（房颤）	2000	65	48（74）	6MW	VO_2，QOL，NYHA，HF
MIRACLE	2001	285	266（93）	6MW	VO_2，QOL，NYHA，CE
Contak CD	2001	581	490（84）	HF,VT/VF	VO_2
PATH-CHF II	2001	101	90（89）	VO_2，6MW	QOL，NYHA，HF
注册					
InSync	1999		110	NYHA	
Contak	2000		1000	NYHA	

CE：联合终点；HF：住院频率；NYHA：组约心脏协会（心功能分级）；QOL：生活质量（明尼苏达心力衰竭生活问卷）；VO_2：耗氧量；6MW：6 分钟步行试验；VT/VF：室速室颤发生的频率。

心室起搏是否可以获得血流动力学的最佳疗效。PATH-CHF I 研究显示，起搏治疗 3 个月后，静息心室率显著下降。CRT 开启时，心率变异性显著增加，一旦关闭 CRT，心率变异率几乎回落至基线状态。心率变异性和静息心率的改变反映了自主神经系统功能的改善，证实了 VIGOR-CHF 试验中报道的 CRT 对神经激素分泌的有益影响[20]。VIGOR-CHF 试验表明，双心室起搏 16 周后血浆去甲肾上腺素水平显著下降。

与以往 CRT 研究不同，Contak CD 研究入选了符合 I 类 ICD 适应证的患者，该研究属第一阶段 CRT 研究。结果发现，联合终点下降了 21%，但差别无统计学意义（P<0.17）。这主要是由于，Contak CD 入选了相当一部分心功能为 NYHA Ⅱ级的患者，而此亚组人群没有从 CRT 治疗中获益。不过 CRT 组的死亡率下降（相对危险度下降 23%），住院率降低（相对危险度下降 13%），心衰恶化事件减少（相对危险度下降 26%）。接受 CRT 治疗的患者中，室性快速型心律失常的发生率只表现为轻微下降（相对危险度下降 9%）。所有入选患者的耗氧量峰值显著增加，而且心功能严重受损的一组（NYHA Ⅲ级~Ⅳ级）耗氧量峰值增高了将近一倍。以上结果表明，严重心衰患者较症状轻微者的收益大。作者最近的一项研究也支持这一假设。该研究发现基线状态时耗氧量低的一组患者 [<10ml/(kg·min)]，CRT 治疗后耗氧峰值增加了 50%，而基线状态时耗氧量值无明显降低者（>18ml/kg/min），CRT 治疗后只增加了 2%。

表 49-2　北美评价心脏再同步的长期临床试验的总结

	Miracle	Mustic	Miracle ICD	Contak CD
生活质量	+++	+++	+++	+++
NYHA 分级	+++	+++	+++	+++
6 分钟步行试验	+++	+++	+	+++
VO_2 峰值	+++	+	+++	+++
运动时间	+++		+++	
左心室舒张末内径	+++		+++	+++
射血分数	+++	+	+	+
二尖瓣反流面积	+++	+		
避免住院和静脉用正性肌力药	+++		+	+

+，表明心脏再同步治疗引起的改善不具备显著性。+++，表明心脏再同步治疗引起的改善具有显著性。

第二阶段的 CRT 试验

更多的 CRT 随机试验正在开展。PATH-CHF Ⅱ旨在研究单纯左心室起搏的急性期和中远期疗效。入选患者符合以下条件：QRS 时限≥120ms，NYHA 心功能分级≥Ⅱ级，自愿接受起搏或 ICD 治疗。主要终点是峰值耗氧量、无氧阈值以及 6 分钟步行距离，次要终点是生活质量和左心室射血分数。

第二阶段的前瞻性随机对照试验主要是研究 CRT（双心室起搏为主）和除颤治疗对死亡率的影响。

PACMAN（心肌病的起搏研究）入选了严重心衰、QRS 时限>150ms，以及有传统 ICD 适应证的患者。旨在研究 CRT 对活动耐量和住院率的影响。COMPANION 研究（慢性心力衰竭的药物治疗、起搏和除颤比较）是一项多中心试验，评估了无 ICD 适应证但有心衰症状的患者，CRT 对其死亡率、致残率和活动耐量的影响。与之类似，CARE-HF（心力衰竭的心脏再同步化治疗）研究了 CRT 对死亡率和致残率的影响，研究对象有严重心衰和电机械传导延迟，但没有 ICD 适应证。

心脏再同步治疗的技术问题

伴有室内传导异常的心力衰竭是一种电机械性疾病，需要特殊设计的电极导线和装置。为了有效、最佳地治疗心力衰竭，CRT 要求具备新型电极导线技术、专为此类患者设计的整合了监测功能的装置，以及新的感知技术。下面将对植入原则和技术作一简要阐述。

植入技术

CRT 与现今的起搏器和 ICD 植入技术并无不同。左、右锁骨下静脉或头静脉入路主要用于常规的右心房、右心室电极的植入。此外还需要植入一支额外的电极导线以起搏左心室。最初的左心室电极导线植入采用左侧胸壁小切口，以置于左心室游离壁的心外膜表面。后发展为经由冠状静脉窦插进冠状静脉，通过心外膜刺激左心室侧壁的新技术。因此，冠状静脉的解剖特点对能否正确植入左心室电极，获得最佳的治疗效果至关重要。

三个电极导线的植入顺序没有严格的规定，主要是基于个人经验。我们往往倾向于先植入主动固定的右心房和右心室电极导线。借助一预成形的导引导管进行冠状静脉窦插管[21,22]。房室腔的显著扩大可使冠状窦口的解剖位置和解剖路线改变，因此需要丰富的导管操作经验。

我们使用一根柔韧的 0.038 英寸的涂层导丝（Terumo 导丝）引导导引导管，借助导丝定位右房的间隔下部，保证较粗的导引导管（8F~10F）在不损害周围组织的情况下进入冠状窦。为了适应冠状窦的解剖变化，已经有一系列不同形态的导引导管[21]（图 49-3）。有的研究者借助电生理标测所用控向导管引导导引导管的放置。导引导管可以偏转尖端以形成不同的曲度。冠状窦插管的主要障碍是冠状窦口存在一层厚的筛孔状组织或者是一个较大的瓣膜。冠状窦本身的狭窄极少见，但可发生于心脏开胸术后的患者。

一旦导引导管进入冠状窦，为了更好地评估冠状静脉的解剖，强烈建议使用可充气球囊导管进行逆行造影。至少要从两个角度进行放射显影（图 49-4）（右前斜 30°和左前斜 30°~40°）。如果冠状静脉侧支扭曲或直径<2.5mm 时，建议进行其他角度的显影，如右前斜 25°—骶（caudal）25°或者后前位 （图 49-5）。

仔细观察冠状静脉的解剖有助于发现电极植入靶静脉——较大的侧静脉或后侧支静脉。进行冠状静脉和冠状窦逆行造影时必须格外小心。球囊直径不合适或者在最接近侧静脉的部位进行充气，可导致血管内皮损伤、广泛的中膜损伤甚至冠状静脉破裂。这些严重并发症的发生率较低，一般为 1%~3%。

电极导线技术

早期的经冠状静脉起搏使用了适合放置于冠状静脉的导线，如去除了尖齿或其他改进的标准心内膜电极[21~23]。很快人们意识到，为了更好地进行冠状窦插管并使导线保持稳定，必须设计专门的电极导线。为此创新设计出新的冠状静脉电极导线系统，将主件、附件及造影装置整合在了一起（图 49-6）。

起搏心室最有效的方法是使用 over-the-wire 电极

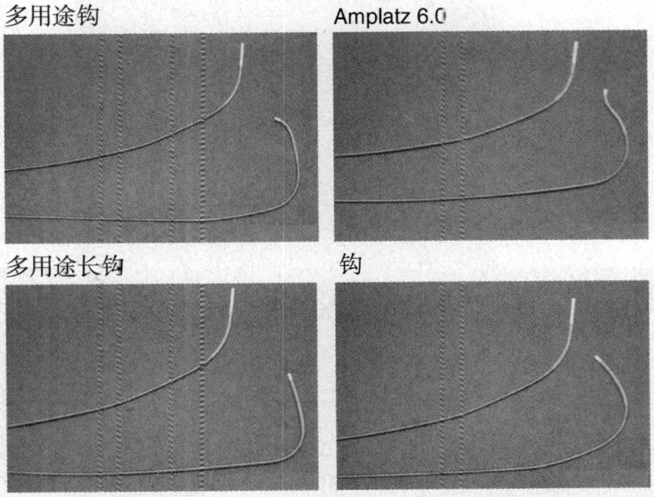

图 49-3 专门为冠状静脉窦插管而设计的导引导管，有多种不同的弯度。

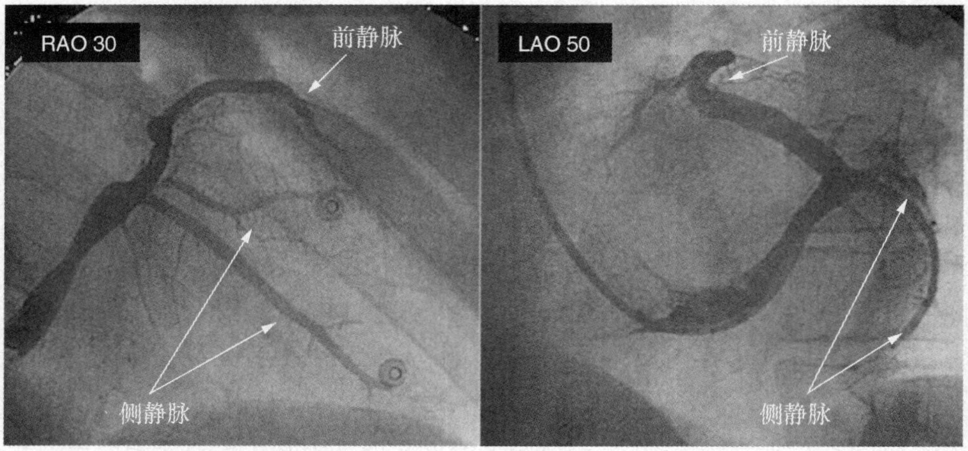

图 49-4 逆行造影显示冠状静脉前支和侧支。LAO：左前斜；RAO：右前斜。

导线。该导线有一个中空的腔，允许 0.014 英寸或 0.010 英寸的标准导丝穿过，这使它能进入任何冠状静脉。导丝的技术已经发展了很多年，能够安全、无损伤地通过成锐角的血管，适应走形方向的变化。在冠状静脉逆行造影时，介入医师可以选择具有理想支撑力、坚硬度、稳定性和柔韧性的导丝，以满足不同解剖特点的冠状血管的需要。具备上述特点的导线能够顺利、安全地到达靶静脉。由于其独特的设计，over-the-wire 电极能够更深地插入到冠状静脉，达到嵌顿位置，从而保证其位置长期稳定。

现在 over-the-wire 电极系统已经得到了广泛的应用(Easytrak，Guidant,和 Attain OTW- Medtronic 4193)。大多数情况下可以在一定的时间内成功植入。在冠状静脉的解剖特点极具挑战性以及需重新放置电极导线等情况下，Over-the-wire 导线的植入成功率为 95%。就感知而言，左心室游离壁的 R 波幅度与右心室内相当。起搏阈值和阻抗往往比右心室心尖部的高。感知幅度、起搏阈值及阻抗因电极导线的不同而异，而且受其他因素的影响，如心肌存活性、导线所在位置是否是冠状静脉周围的脂肪组织或心肌梗死后的瘢痕组织。

CRT 的监测功能

市场上出售的起搏器或 ICD 的监测功能主要是与设备相关的参数，如起搏阈值、阻抗、R 波幅度。有些

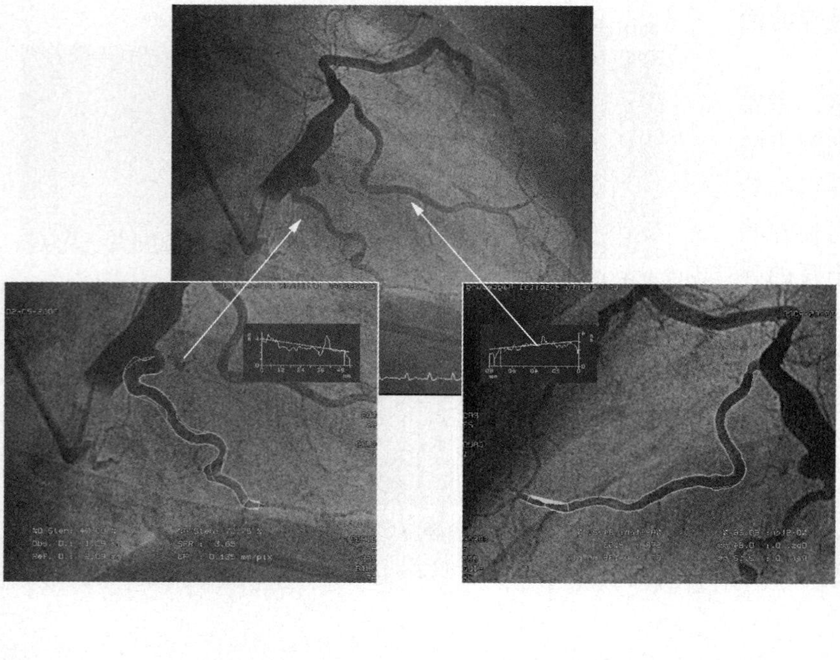

图 49-5 箭头所示为弯曲的侧静脉。开口角度锐利使得导丝或电极导线的放置困难。

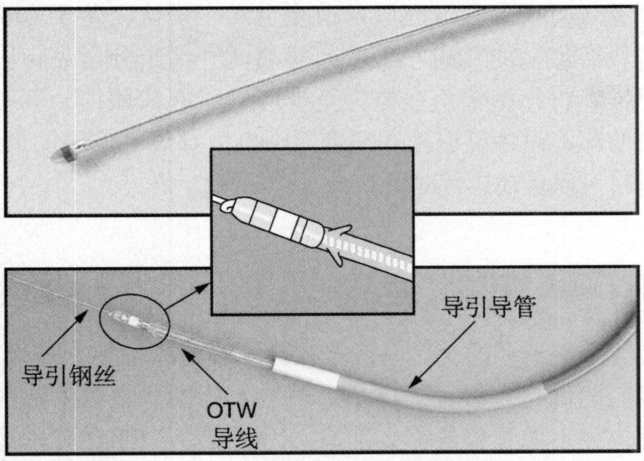

图 49–6 两种 over-the-wire（OTW）冠状静脉电极导线。

还具有腔内电图的储存功能。目前，CRT 还整合了血流动力学和心电监测功能。

血流动力学和心率监测

植入的设备能够直接或间接地监测血流动力学参数。能够感知最大压力变化的感知器已经整合到设备当中。心衰患者长期血流动力学监测的准确性尚待研究。血流动力学变化可以通过监测心率和心率变异性间接评估。静息和活动情况下的心率和心率变异性依赖于自主神经的调节，如压力感受器反射和自主性反馈以及心肌收缩力等。心率以及心率变异性的改变可以间接追溯到血流动力学的变化。同理，CRT 诱导的血流动力学变化也可以被间接地估测。

心衰患者通常表现为心率变异性减低和较高的静息心室率。SDNN 指数的下降已被证实与左心室收缩功能不全和死亡率增加有关。由于起搏器和 ICD 可以监测固有心率，并能逐跳分析，因此可以自动地监测每天、每周、每月的平均心率、最小心率以及心率变异性。此外还提供心率、心率变异性和百分比等参数的曲线。某一或全部参数的自动、长期的监测有助于评估某种药物或起搏治疗的疗效。相信日后可以借助监测以上参数以自动调整参数设置（如房室延迟、起搏部位和起搏模式），从而更好地发挥 CRT 疗效。

现代的 CRT 装置可以将心率变异性、心率和百分比的曲线整合到一起绘成三维曲线。早期研究显示，与植入前的基线状态相比，CRT 植入后的 12 周内上述指标即发生显著改变（图 49–7）。不过心率变异性的变化是否真的能反映心衰的改善或者确与全因死亡率相关还未有定论。

活动耐量的评估

因为泵功能下降、全身血流动力学受损以及代谢需求和肌肉活性的改变，心衰患者的活动耐量往往明显下降。6 分钟步行试验常用来评估心衰患者的次极量活动耐量[24]。尽管步行距离被证实可以预测全因死亡率和住院率[25]，但是步行距离只能定期监测，并且受多种因素的影响，包括患者的动机、所接受的训练、对该试验的熟悉程度以及身体条件。心衰患者在连续进行的两次试验中结果不同是十分常见的[26]。能够客观评测功能耐量的方法应该是连续、不偏倚地监测正常活动耐量。因此，目前的起搏器和 ICD 纳入了能连续记录加速信号的装置，以反映患者的活动耐量。上述装置同样可以应用于心衰患者。初步经验显示，加速计记录到的活动量或活动指数（Activity log index，ALI）能

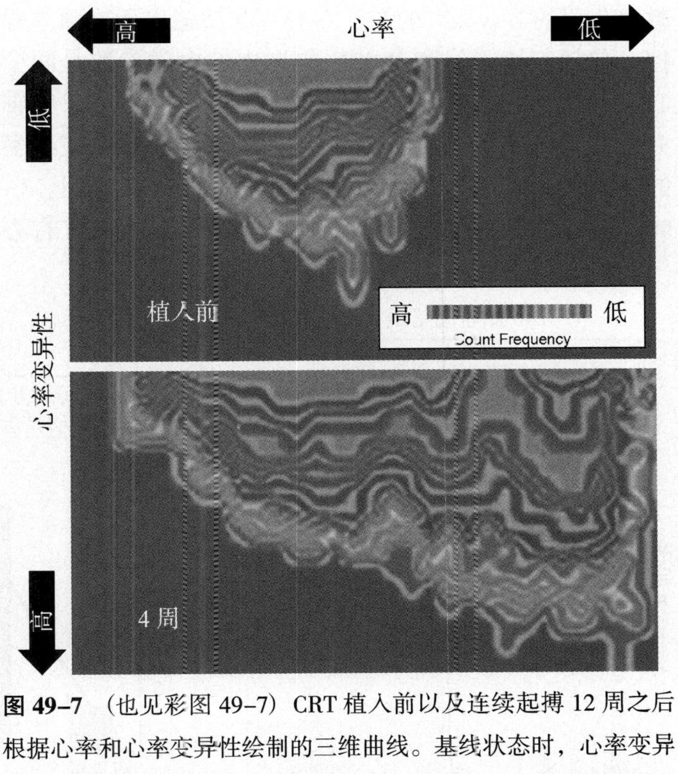

图 49–7 （也见彩图 49–7）CRT 植入前以及连续起搏 12 周之后根据心率和心率变异性绘制的三维曲线。基线状态时，心率变异性显著降低，而且静息心率较高。CRT 治疗后，心率变异性增高同时伴有静息心率的降低，导致曲线右移。CRT：心脏再同步治疗。

够敏感和特异地反映出患者的活动耐量[27]。双盲研究显示，CRT 治疗可以明显增加 ALI，而且 ALI 的增加幅度与 6 分钟步行距离的增加密切相关（图 49–8）。

装置

感知器、监测功能以及新电极技术的引入，要求 CRT 装置进行软、硬件方面的改进。目前推出的 CRT 可以独立程控各心腔的起搏输出能量、房室间期以及室间间期。适合合并房颤心衰患者的起搏模式也在研究之中。这种新的起搏算法可以保证在心房颤动时进行连续、不间断的有效起搏。可以看出，“规律化”算法有助于调节房室结传导，从而得到更一致的 RR 间期。

随访和程控

与普通起搏器和 ICD 相比，CRT 的随访耗时长。随访时需要分别测试三个电极导线、评估房室延迟及最大跟踪心率等参数。

第一代 CRT 装置（Guidant 公司的 Contak TR 和美敦力公司的 Insync）的左、右心室起搏输出不能独立程控。包括起搏阈值和 R 波振幅在内的电学参数是两个心室的代数和。起搏阈值根据监测的心电信号、电轴方向和 QRS 时限的改变间接测定（图 49–9）。左心室的起搏阈值通常较高，如果电轴方向突然由右上（–90°~–130°）转向左上 （–45°~ –90°），提示只有右心室有效起搏。QRS 时限的改变也易于辨认。鉴于 CRT 植入后最初的几周左心室起搏阈值升高十分常见，因此推荐将起搏输出程控为至少两倍于起搏阈值。新一代的起搏设备可以独立程控三个电极导线的输出能量，同时可以自动连续测量。

房室延迟的优化

房室延迟的优化一般是在超声心动图指导下进行。以前的优化方法，即评估 E 峰、A 峰同心室收缩的关系，并不像想象的那么准确。因为接受 CRT 治疗的患者，收缩泵功能改善既依赖于房室延迟的优化，又依赖于心室同步性的改善。超声心动图指导下优化的房室延迟往往长于能使脉压最大化的房室延迟[28]。

随访 QRS 时限>150ms 的亚组人群时，通常不需要连续的调整房室延迟。这主要是因为房室延迟在 70~150ms 时脉压变化很小，微小的调整影响不大，而且通常的房室延迟优化主要采用优化前负荷（E 峰和 A 峰）的方法。与之不同，QRS 时限 120~150ms 的亚组人群，血流动力学优化的房室间期接近于其固有值。因此借助前负荷指标进行的优化并不恰当。左心室 dP/dtmax 或组织多普勒指标可能较前负荷更适合于作为优化同步性时的参考指标[29,30]。

随访中优化房室间期的一个主要问题是，是否强调双心室或单纯左心室起搏时 QRS 时限要变窄。一些报道表明 QRS 的变窄与临床获益相关。然而急性血流动力学和某些电生理研究的结论则并不支持上述观点。

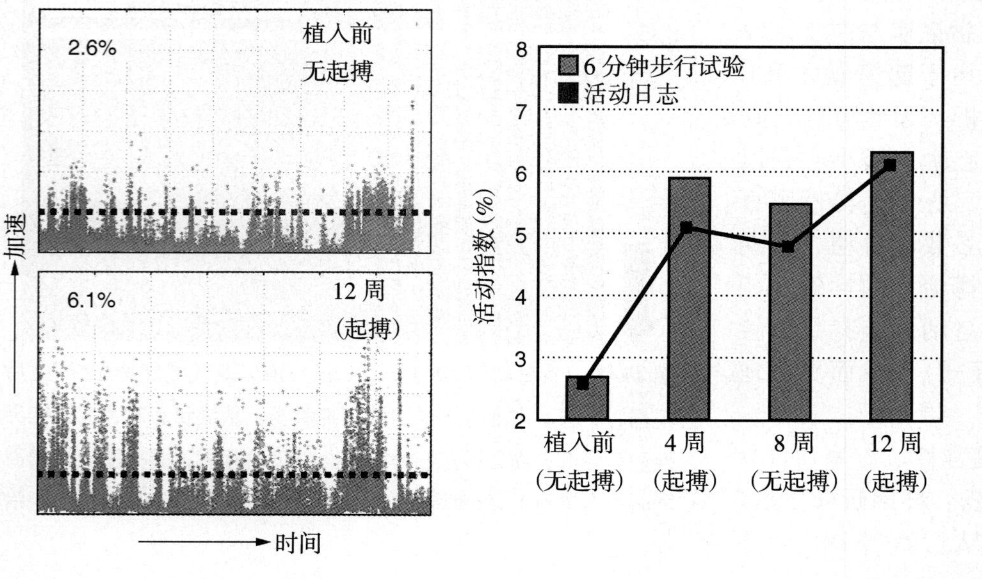

图 49–8 CRT 治疗前后的活动指数变化。ALI 的改变与 6 分钟步行距离密切相关。CRT：心脏再同步治疗。

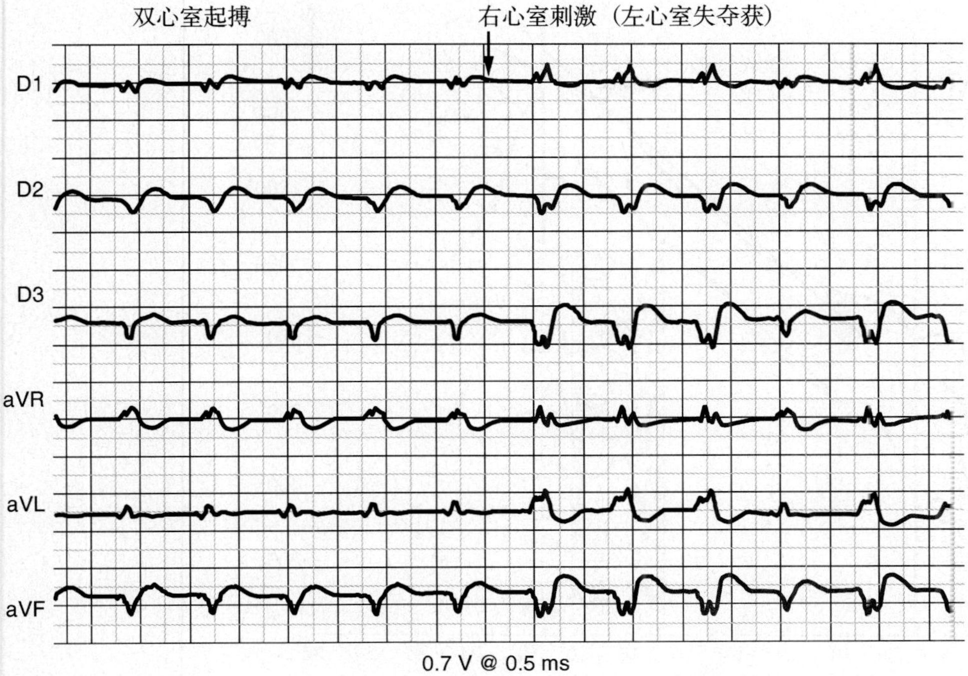

图 49-9 在接受第一代 CRT 装置的患者进行起搏阈值的测试。此设备（Contak TR）的左右心室输出一致。除了逐渐降低起搏输出同时记录心电图，通过心电图来测试起搏阈值外，没有其他办法。QRS 时限和电轴的突然改变标志着左心室失夺获。

临床实践中有此现象：单纯左心室起搏治疗后的 QRS 时限较治疗前的基线值延长，但急性和慢性期的疗效却肯定。

最大跟踪频率

为保证运动和静息时都能实现再同步治疗，随访时仔细评价缺氧阈值以上体力活动时的心率对 CRT 患者非常关重要。我们对所有接受 CRT 治疗的患者都进行症状限制性的运动耐量测试，分别在术前和术后 1 个月进行。几乎所有心衰较严重的患者都表现为静息心率较高、变时功能不良以及运动时心率储备显著下降。CRT 治疗可以增加极量和亚极量的运动耐量，改善通气效率以及运动时的心率适应性。一旦患者的心率超过 CRT 设定的最大跟踪频率时，左心室侧壁的预先激动消失，射血量迅速下降（图 49-10），失同步化导致呼吸困难和疲劳。因此，活动时突然失同步化会限制患者进行有益的体力活动。

CRT 适应证

通过心房双心室或单纯左心室起搏实现的心脏再同步治疗，可以使中重度心衰患者的急性期血流动力学和中远期功能得到改善。这已经在 PATH-CHF、MUSTIC、MIRACLE 等前瞻性研究中体现出来。CRT 对全因死亡率的长期疗效亦已被一些大样本的试验如 COMPANION 所证实。

对 CRT 及其对病损心肌疗效的认识还需一定时间。既往研究结果显示，CRT 可以逆转心室重构，显著减小左心室内径并减少二尖瓣反流。我们现在还不能确定 CRT 是否可以直接改善心室功能，是否能通过活动耐量增加（耗氧量增加、心率减低）间接地反映心功能的改善。不过，CRT 显著缓解心衰症状、改善生活质量和降低住院率的疗效是肯定的。然而，并不是所有心衰患者都适合 CRT 治疗，目前的 CRT 适应人群仅限于那些符合临床试验入选标准的患者。

现今 ACC/AHA/NASPE 制定的 CRT 适应证属于植入设备的Ⅰ类适应证[31]，具体内容为：药物治疗无效的、症状性的扩张型或缺血性心肌病，NYHA 心功能Ⅲ级~Ⅳ级，QRS 时限≥130ms，左心室舒张末内径≥55mm，射血分数≤35%。（证据级别:A）

为满足临床需要，患者的入选标准已经在表 49-3 中列出。基于 CRT 的工作原理是建立有左心室或双室传导异常的基础上，只有伴有左心室壁激动延迟的患者才可受益[32]。因此，建议心电图表现为 LBBB 并且 QRS 时限>130ms 的患者才适宜接受左心室侧壁起搏治疗。就 QRS 时限较窄或者正常的患者而言，即便有严

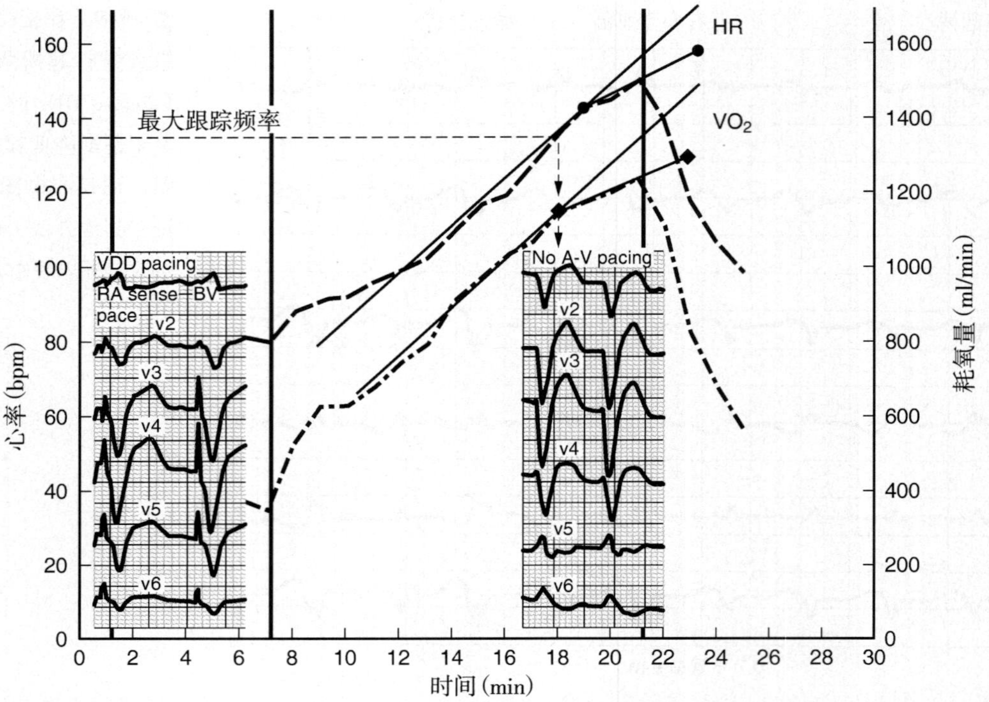

图 49-10 扩张型心肌病患者在运动试验进行中可以实现 1:1 的房室、双室同步化（心房感知，双心室起搏）。一旦心率超过设定的最大跟踪频率（135bpm），CRT 同步化功能消失，迅速导致心率和耗氧量的下降。请注意心率和耗氧量的平行增长。一旦感知到的心房频率达到设定的最大跟踪频率，CRT 失效，表现为心室起搏脉冲信号消失、PR 间期和 QRS 时程的突然延长、耗氧量立即下降。同时心率增加幅度较前 1:1 同步化时变缓。数秒内便表现出收缩压和舒张压的下降。CRT 同步化失效后的几分钟内，由于突然出现的呼吸困难和疲劳，运动试验结束。AV：房室；CRT：心脏再同步治疗。

重的心衰症状，也不推荐 CRT 治疗。

左束支阻滞有助于预测起搏疗效。标准心电图根本不能反映激动在双心室内的扩布路线。经验告诉我们，只能通过电解剖标测才可准确描记出激动的扩布路线[33]。但这点很难在临床推广应用。在某些病例中激动标测有助于寻找左心室激动延迟的部位而选择最佳起搏部位。QRS 时限增宽但表现为右束支阻滞的患者很少能受益于起搏治疗，因而除非未来的研究能够证实右心室起搏可以使衰竭的右心室再同步化，否则不能成为 CRT 的适应人群。

近期资料表明[34~36]，CRT 可以降低异常心肌张力的分布并逆转重构，表现为 CRT 治疗后 6 个月左心室容积明显减小。这可能是由于是局部心室应力下降或需氧量下降的缘故，但过度扩张的心室舒张和收缩末期容量恐怕难以被逆转。最近一项研究表明，无论 QRS 时限正常还是延长，存在室内和室间不同步患者接受 CRT 治疗后，NYHA 分级改善，左心室射血分数提高，左心室舒张末期和收缩末期的直径减小，二尖瓣反流面积减少，室间延迟和减速时间缩短，6 分钟步行试验距离增加[37]。

心功能Ⅲ~Ⅳ级的大部分患者可以受益于 CRT，但心衰症状并不严重的患者，CRT 疗效不佳甚至无效。因此 NYHA Ⅱ级的患者并不适合 CRT 治疗。使用 CRT 预防左心室功能不全的进展尚有待进一步研究[32]。

双心室起搏不是一个独立的、能够替代药物治疗

表 49-3 2004 心脏再同步治疗的适应证

药物治疗无效的 NYHA 心功能Ⅲ~Ⅳ级
在标准 ACEI、β 受体阻滞剂、利尿剂和醛固酮拮抗剂治疗基础上
缺血性或非缺血性心肌病
包括左束支阻滞在内的室内或室间传导异常，QRS 时限≥130ms
左心室射血分数≤35%
左心室舒张末期内径>55mm
稳定的窦性心律

的心衰治疗方法，它只能作为药物不能缓解心衰症状或改善生活质量时的一种补充疗法。应该在施行 CRT 前按照指南规定接受至少数月的标准抗心力衰竭药物治疗，包括 ACEI、β 受体阻滞剂、利尿剂、醛固酮拮抗剂等，并及时调整剂量。

为发挥 CRT 的最大效益，必须实现左侧的房室同步，并减少二尖瓣反流。当然，患者维持窦性心律或房性起搏心律都是可以的。由于某些患者需要应用大剂量 β 受体阻滞剂，因此有时需要心房起搏。然而，如何程控最佳起搏时房室延迟的研究还很少。目前多数研究显示，合并房颤心衰患者接受 CRT 后的疗效不显著。然而最近一项研究得到了阳性结果[38]。因此伴有永久性房颤的心衰患者是否隶属 CRT 适应人群尚存争议。消融希氏束或许是实现双心室永久性起搏的解决方式，但缺少此方面的资料。

现已开展了 CRT 疗效与心衰基础病因关系的研究。冠心病同非缺血性特发性扩张型心肌病一样可以受益于 CRT[39,40]，当然对后者获益的认同更加一致。更重要的是，患者的预后决定于基础疾病是否进展以及是否患有其他共存疾病，如糖尿病和肾功能衰竭。CRT 的逆转重塑是否可以降低心律失常性猝死率还有待证实。

ICD 治疗指南表明严重心功能不全的患者同样可以是 CRT 适应人群。对于具有 ICD 植入指征（心脏性猝死的一级和二级预防）和严重心功能不全的患者，可以使用整合了 ICD 和 CRT 功能的设备。但首先要明确以下两个问题：（1）就标准抗心衰药物治疗无效的心衰患者而言，在接受 CRT 治疗且疗效肯定基础上是否还需要后备 ICD（因为心脏性猝死常见于中到重度心衰、射血分数较低且 QRS 增宽的患者）？（2）因快速室性心律失常或符合 MADIT Ⅰ、MADIT Ⅱ 试验适应证而需要 ICD 治疗的患者是否应接受 CRT 治疗（因为大多数发生了危及生命的室速或室颤的患者心功能很差，或者伴有心力衰竭）？

植入性心脏复律除颤器在心衰中的应用

心衰患者的死亡原因很多，包括快速性室性心律失常（如室颤）、缓慢性心律失常以及传导异常引起的心脏骤停、心动过缓或多形性室速以及机械性泵衰竭。心脏性猝死是一个灾难性事件。NYHA 心功能为Ⅱ级的患者，其猝死年发生率为 2%~6%，而Ⅲ级~Ⅳ级患者年发生率上升至 24%[41]。心功能不全的患者通常使用双腔 ICD，但仍然有弊端。DAPPAF 和 DAVID 研究显示长期的右心室心尖部起搏可以引起不良效应和后果[42,43]。如果存在室内传导异常时，就应该考虑施行 CRT 治疗。然而，联合 CRT 和 ICD 治疗是基于以下假设，即与单独 CRT 治疗相比，联合 ICD 治疗可以预防猝死以改善存活率。研究随访了 153 例 CRT 治疗者，证实死亡率为 20%~36%，其中 33%~37%的死因是心脏性猝死[44]。

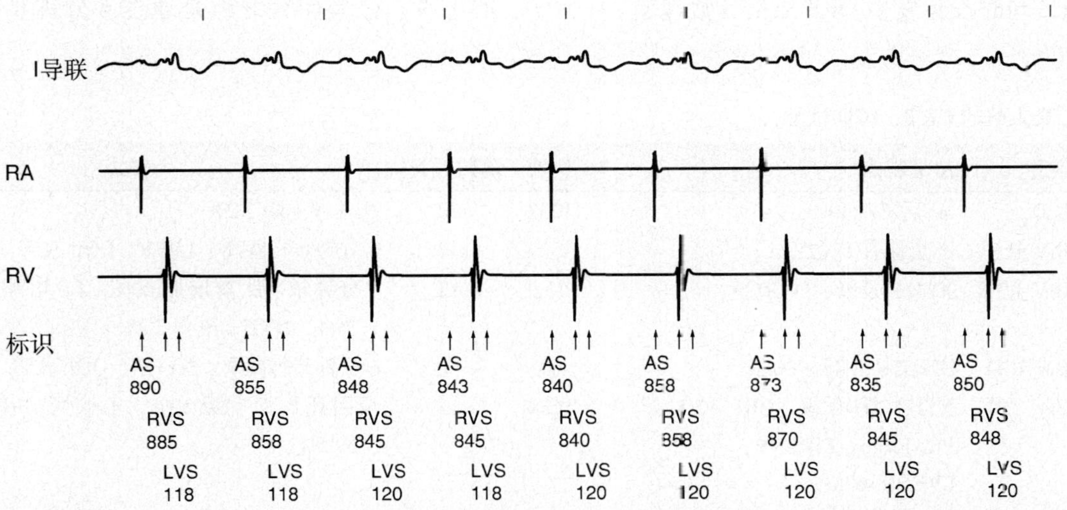

图 49-11 ICD-CRT 设备（Renewal Ⅱ，Guidant）的打印报告。同时记录心房和双心室的腔内电图。标识有助于正确区分设备的感知。ICD-CRT：植入式心脏复律除颤器-心脏再同步治疗；RA：右心房；RV：右心室。

联合了 CRT 和除颤的新治疗方式面临着很多挑战。最初，如果 CRT 患者还需要 ICD 治疗时，必须分别植入 CRT 和 ICD 装置。这就会产生一些技术性问题，主要是两个设备间的干扰。随着工艺的进展，现已生产出同时具有双心室起搏和 ICD 治疗的装置，也就相应地解决了以前的干扰问题。然而，由于有左心室和右心室两条输入途径，所以经常会出现对所感知 QRS 波群的加倍计数。最新一代的装置具有独立的心房和心室可程控通道，所以大部分技术问题已经得到了解决（图 49-11）。

尽管有些数据和临床试验的亚组研究提示 ICD 的受益人群主要是严重心衰患者，但早期的 ICD 试验并没有专门研究此人群。几项早期的研究[45-48]显示，严重左心室功能不全的患者接受 ICD 治疗后生存率明显改善。AVID 研究中，就接受 ICD 治疗人群的生存率改善而言，射血分数<35%的亚组改善最为明显[48]。MADIT Ⅰ试验中 ICD 对生存率的改善仅限于射血分数<26%（中位数）的患者[49]。CIDS 研究表明最大的 ICD 受益人群为危险分层最高组，即射血分数低、心功能差（NYHA 分级）的患者[50]。

表 49-4 总结了针对这一人群使用双室起搏和 ICD 治疗的多中心临床试验。最先开展的前瞻性研究使用的是 Medtronic Insync 7272 ICD[51]。共有 81 例患者接受了此治疗，入选标准是：符合 ICD 植入Ⅰ类适应证，药物治疗无效的症状性心衰，LVEF<35%，QRS>120ms。研究证实心衰的症状和左心室内径均有了很大的改善，尤其是 NYHA Ⅲ~Ⅳ级的患者。在 3 个月、6 个月随访时，6 分钟步行试验显著增加。所有的快速性心律失常均被正确识别，同时没有发生 QRS 双倍计数现象。

Contak-CD 研究亦得到了阳性结果。随机入选该研究的 4990 名患者均具有 ICD Ⅰ类适应证,伴有 NYHA Ⅱ级及以上的心衰。结果显示死亡率下降了 21%。尽管下降无统计学意义，但提示双心室起搏联合 ICD 治疗是有益的。随访发现全因死亡率下降 23%,住院率下降 13%，心衰恶化率下降 26%，快速性心律失常的发生率下降近 10%。同时极量运动时耗氧量峰值明显增加，而且 NYHA Ⅲ~Ⅳ级的严重心衰获益最大。

COMPANION 试验纳入了反映长期疗效的终点指标，如心衰恶化住院率、生存率和死亡率。该试验随机分为 CRT、CRT-ICD 和药物治疗三组，入选标准：NYHA 心功能Ⅲ~Ⅳ级，LVEF<35%，QRS 时限>120ms，左心室扩张（左心室舒张末径>60mm）。旨在明确就全因死亡率、住院率、心脏性死亡率的降低和心功能及生活质量的改善而言，CRT 或者 CRT 联合 ICD 治疗是否优于单独的药物治疗。研究证实，CRT 组的 NYHA 分级、生活质量改善，心衰住院率降低。然而显著的死亡率改善只出现于 CRT-ICD 组。研究结果与以前的结果一致，即心脏性猝死会削弱 CRT 的疗效，并挑战了“CRT 可以降低心脏性猝死”这一理念。然而，CRT 组和药物治疗组的死亡率曲线在 9 个月后才显示出差别（P=0.12），提示 CRT 通过逆转心室重构能改善生存率。不同的研究提示，在有 ICD 植入指征的患者中，适合接受双心室起搏的患者比例已由 7.3%增加至 25%~40%[50,51]。

PACMAN 试验不是一个关于致死率的研究。研究入选了 NYHA 心功能Ⅲ级、QRS>150ms、LVEF≤35%的患者。主要研究终点是通过 6 分钟步行试验反映的

表 49-4　针对心衰人群的 CRT、ICD 试验

试验	装置	患者特点	例数	随访（月）	疗效
MADIT II	ICD	MI 后,EF<30%	1232	20	死亡率下降 31%
PATH-CHF	BiV 起搏	心衰伴有 IVCD	53	12	6 分钟步行距离、LVEF、QOL 改善
MUSTIC	BiV 起搏	NYHA Ⅲ级，IVCD	131	12	6 分钟步行距离增加 20%，EF 增加 5%，QOL 改善 36%，NYHA 改善 25%
INSYNC ICD	BiV ICD	EF<35%,QRS>120ms	84	6	6 分钟步行距离、NYHA、QOL 改善
COMPANION	BiV ICD	NYHA Ⅲ~Ⅳ级，QRS>120ms，PR>150ms，EF<35%，LVEDD>60mm	1634	12	全因死亡率下降 19%、心衰死亡率和住院率下降 39.5%

Biv：双心室；EF：射血分数；ICD：植入性心脏复律除颤器；IVCD：室内传导延迟；LV：左心室；MI：心肌梗死；NYHA：纽约心脏协会（分级）；QOL：生活质量

心功能改善。研究分为两组，一组是曾发生过因室颤或室速导致的心脏骤停，或者满足 MADIT Ⅰ 研究入选标准；另一组是接受了 CRT 和标准抗心衰药物治疗的患者。研究设计为自身对照，在随机开启或关闭双心室起搏后，所有患者均选择激活双心室起搏。

展望和发展

过去 10 年间，心室起搏引起激动顺序异常所致的血流动力学效应引起了人们的兴趣[53]。越来越多的证据表明，为了治疗缓慢性心律失常所施行的右心室心尖部起搏可改变心脏结构，并且有可能诱发心衰。动物试验表明，长期右心室起搏可引起不对称心肌肥厚、心室扩张、肌纤维排列紊乱、心肌儿茶酚胺浓度升高以及灌注受损。心室起搏时引起的泵功能降低具有重要的临床意义，因为右心室心尖部是最常被选择的起搏部位。假如左心室或右心室的传导延迟已经存在，右心室起搏引起的异常电活动将进一步加剧电机械活动在三维时间空间中的紊乱。长时间不均匀的张力和工作负荷将导致泵功能下降、泵衰竭以及心衰恶化[54]。

适当的双心室起搏可以降低或者正常化激动的时间空间分布，并恢复机械性收缩的同步性。最近的动物实验表明，与右心室起搏相比，双心室起搏能降低时间异步性以及左心室壁收缩的空间异步性[55]。射频消融猪的左束支造成左束支阻滞后，恰当的起搏可以使心室功能恢复到基线水平[56]。然而这些数据均来自健康猪的心脏，与病态的人类的心脏尚有不同。如何判断需要起搏治疗的患者该接受传统的、双心室的还是左心室的起搏治疗尚不明确，需要进一步研究。

关于 CRT-ICD 联合治疗还存在一些重要的和挑战性的问题。最主要的问题是心电图表现为左束支阻滞是否为心衰患者接受 CRT 治疗的理想标准[57]。越来越多的证据指出，机械性不同步才是 CRT 治疗的主要标准，但尚需进一步的研究。那时，最佳的 CRT 电极部位将通过检查判定。同步化治疗可以通过起搏某一心室的两个或者两个以上位点而实现，事实上，新颖的技术（如微创性和自动操纵的心外膜电极放置技术）使这种设想成为可能，同时也是未来的研究方向[58]。

CRT 联合 ICD 装置的主要技术目标是保证可靠地感知心室和心房信号，以及最低的除颤阈值。心衰症状的改善和左心室的再同步是否可以减少 ICD 放电尚不明确，仍在研究中。关于抗心动过速起搏和电击治疗究竟该从左心室电极导线发放还是从两个心室电极导线发放需要进一步评估。CRT 同 ICD 的成功整合依赖于较低的不恰当 ICD 放电率和技术故障以及左心室电极导线的正确放置。毫无疑问，纳入房颤的治疗以及预防性起搏将进一步增加技术难度。

小结

心脏再同步治疗心衰是临床心脏病学的一个崭新的、最具吸引力的领域。它将血流动力学和电生理学紧密联系在一起。电机械病理生理学的新概念将被提出来，并影响心衰的治疗模式。有些研究和数据显示，心衰治疗疗效最佳的手段是优化血流动力学的再同步治疗（心房双心室或单纯左心室起搏） 联合药物治疗。联合治疗可以改善心室功能，且不影响心脏储备，亦不增加代谢需求。对窦性心律合并室内传导延迟的中重度心衰而言，再同步通过恢复房室和心室同步性以改善左心室收缩功能，从而发挥改善活动耐量、心功能分级及生活质量的疗效。

上述疗效需要得到长期疗效研究的证实。今后需要设计出治疗心衰的更好的电极导线和装置，开发出能够监测心室再同步治疗的即时、短期和长期效果的新算法。假如这些预期目标可以完成，起搏器和 ICD 植入的新指证将会出现，并将对心衰这个重要的大众健康问题产生深远影响。

牛红霞　华　伟　译
孙瑞龙　校

参考文献

1. Cohn JN, Johnson G, Ziesche S, et al: A comparison of enalapril with hydralazine-isosorbide dinitrate in the treatment of chronic congestive heart failure. N Engl J Med 1991;325:303-310.
2. Captopril Multicenter Research Group: A placebo-controlled trial of captopril in refractory chronic congestive heart failure. J Am Coll Cardiol 1983;2:755-763.
3. Herman MV, Heinle RA, Klein MD, Gorlin R: Localized disorders in myocardial contraction: Asynergy and its role in congestive heart failure. N Engl J Med 1967;277:222-232.
4. Xiao HB, Roy C, Fujimoto S, Gibson DG: Natural history of abnormal conduction and its relation to prognosis in patients with dilated cardiomyopathy. Int J Cardiol 1996;53:163-170.

5. Aaronson KD, Schwartz S, Chen T-M, et al: Development and prospective validation of a clinical index to predict survival in ambulatory patients referred for cardiac transplant evaluation. Circulation 1997;95:2660-2667.
6. Shamim W, Francis DP, Yousufuddin M, et al: Intraventricular conduction delay: A prognostic marker in chronic heart failure. Int J Cardiol 1999;70:171-178.
7. Grines CL, Bashore TM et al: Functional abnormalities in isolated left bundle branch block. The effect of interventricular asynchrony. Circulation 1989;79:845-853.
8. Xiao HB, Brecker SJD, Gibson DG: Differing effects of right ventricular pacing and left bundle branch block on left ventricular function. Br Heart J 1993; 69:166-173.
9. Curry CW, Nelson GS, Wyman BT, et al: Mechanical dyssynchrony in dilated cardiomyopathy with intraventricular conduction delay as depicted by 3D tagged magnetic resonance imaging. Circulation 2000;101:E2.
10. Xiao HB, Roy C, Gibson DG: Nature of ventricular activation in patients with dilated cardiomyopathy: Evidence for bilateral bundle branch block. Br Heart J 1994;72:167-174.
11. Saxon LA, Kerwin WF, Cahalan MK, et al: Acute effects of intraoperative multisite ventricular pacing on left ventricular function and activation/contraction sequence in patients with depressed ventricular function. J Cardiovasc Electrophysiol 1998; 9:13-21.
12. Freedman RA, Yock PG, Echt DS, Popp RL: Effect of variation in PQ interval on pattern of atrioventricular valve motion and flow in patients with normal ventricular function. J Am Coll Cardiol 1986;7:595-602.
13. Ishikawa T, Sumita S, Kimura K, et al: Critical PQ interval for the appearance of diastolic mitral regurgitation and optimal PQ interval in patients implanted with DDD pacemakers. PACE Pacing Clin Electrophysiol 1994;17:1989-1994.
14. Auricchio A, Salo RW: Acute hemodynamic improvements by pacing in patients with severe congestive heart failure. Pacing Clin Electrophysiol 1997;20:313-324.
15. Kass DA, Chen CH, Curry C, et al: Improved left ventricular mechanics form acute VDD pacing in patients with dilated cardiomyopathy and ventricular conduction delay. Circulation 1999; 99:1567-1573.
16. Nelson GS, Berger RD, Fetics BJ, et al: Left ventricular or biventricular pacing improves cardiac function at diminished energy cost in patients with dilated cardiomyopathy and left bundle-branch block. Circulation 2000;102:3053-3059.
17. Auricchio A, Stellbrink C, Sack S, et al: The PATH-CHF Study Investigators. The Pacing Therapies for Congestive Heart Failure (PATH-CHF) Study: Rationale, design and end-points of a prospective randomized multicenter study. Am J Cardiol 1999; 83:130D-135D.
18. Cazeau S, Leclercq C, Lavergne T, et al: Effects of multisite biventricular pacing in patients with heart failure and intraventricular conduction delay. N Engl J Med 2001;344:873-880.
19. Auricchio A, Stellbrink C, Sack S, et al: The Pacing Therapies in Congestive Heart Failure Study Group: Long-term clinical effect of hemodynamically optimized cardiac resynchronization therapy in patients with heart failure and ventricular conduction delay. J Am Coll Cardiol 2002;39:2026-2033.
20. Saxon LA, DeMarco T, Chatterjee K, Boehmer J: The VIGOR-CHF Investigators: The magnitude of sympathoneural activation in advanced heart failure is altered with chronic biventricular pacing [abstract]. PACE Pacing Clin Electrophysiol 1998;21: 914.
21. Lau CP, Barold S, Tse HF, et al: Advances in devices for cardiac resynchronization in heart failure. J Interv Card Electrophysiol 2003;9:167-181.
22. Auricchio A, Klein H, Tockman B, et al: Transvenous biventricular pacing for heart failure: Can the obstacles be overcome? Am J Cardiol 1999;83:136D-142D.
23. Daubert CJ, Ritter P, LeBreton H, et al: Permanent left ventricular pacing with transvenous leads inserted into the coronary veins. PACE 1998;21:239-245.
24. Cahalin LP, Mathier MA, Semigran MJ, et al: The six-minute walk test predicts peak oxygen uptake and survival in patients with advanced heart failure. Chest 1996;110:325-332.
25. Bittner V, Weiner DH, Yusuf S, et al: Prediction of mortality and morbidity with a 6-minute walk test in patients with left ventricular dysfunction. JAMA 1993;270:1702-1707.
26. Pinna D, Opasich C, Mazza A, et al: Reproducibility of the six-minute walking test in chronic heart failure patients. Stat Med 2000;19:3087-3094.
27. Kadhiresan VA, Pastore J, Auricchio A, et al: The PATH-CHF Study Group: A novel method-the activity log index-for monitoring physical activity of patients with heart failure. Am J Cardiol 2002;89:1435-1437.

28. Auricchio A, Stellbrink C, Sack S, et al: The Pacing Therapies in Congestive Heart Failure Study Group: Long-term effect of hemodynamically optimized cardiac resynchronization therapy in patients with heart failure and ventricular conduction delay. J Am Coll Cardiol 2002;39:2026-2033.

29. Ansalone G, Giannantoni P, Ricci R, et al: Doppler myocardial imaging to evaluate the effectiveness of pacing sites in patients receiving biventricular pacing. J Am Coll Cardiol 2002;39: 489-499.

30. Penicka M, Bartunek J, De Bruyne B, et al: Improvement of left ventricular function after cardiac resynchronization therapy is predicted by tissue Doppler imaging echocardiography. Circulation 2004;109:978-983.

31. Gregoratos G, Abrams J, Epstein AE, et al: Guideline update for implantation of cardiac pacemakers and antiarrhythmia devices-summary article: A report of the American College of Cardiology/American Heart Association Task Force on Practice Guidelines (ACC/AHA/NASPE Committee to Update the 1998 Pacemaker Guidelines). J Am Coll Cardiol 2002;40: 1703-1719.

32. Saxon L, De Marco T: NASPE Expert Consensus Statement: Resynchronization therapy for heart failure. E pub. December 2003; www. naspe.org.

33. Auricchio A, Stellbrink C, Butter C, et al: Clinical efficacy of cardiac resynchronization therapy using left ventricular pacing in heart failure patients stratified by severity of ventricular conduction delay. J Am Coll Cardiol 2003;42:2109-2116.

34. Yu CM, Fung WH, Lin H, et al: Predictors of left ventricular reverse remodeling after cardiac resynchronization therapy for heart failure secondary to idiopathic dilated or ischemic cardiomyopathy. Am J Cardiol 2003;15;91:684-688.

35. St John Sutton MG, Plappert T, Abraham WT, et al: Multicenter InSync Randomized Clinical Evaluation (MIRACLE) Study Group: Effect of cardiac resynchronization therapy on left ventricular size and function in chronic heart failure. Circulation 2003;22:1985-1990.

36. Breithardt OA, Stellbrink C, Herbots L, et al: Cardiac resynchronization therapy can reverse abnormal myocardial strain distribution in patients with heart failure and left bundle branch block. J Am Coll Cardiol 2003;42:486-494.

37. Achilli A, Sassara M, Ficili S, et al: Long-term effectiveness of cardiac resynchronization therapy in patients with refractory heart failure and "narrow" QRS. J Am Coll Cardiol 2003;42: 2117-2124.

38. Leclercq C, Walker S, Linde C, et al: Comparative effects of permanent biventricular and right-univentricular pacing in heart failure patients with chronic atrial fibrillation. Eur Heart J 2002; 23:1780-1787.

39. Gregaratos G, Cheitlin MD, Conill A, et al: ACC/AHA guidelines for implantation of cardiac pacemakers and antiarrhythmia devices. J Am Coll Cardiol 1998:31:1175-1209.

40. Gregaratos G, Abrams J, Epstein AE, et al: ACC/AHA/NASPE 2002 guideline update for implantation of cardiac pacemakers and antiarrhythmia devices: Summary article. A report of the American College of Cardiology/American Heart Association Task Force on Practice Guidelines (ACC/AHA/NASPE Committee to Update the 1998 Pacemaker Guidelines). J Cardiovasc Electrophysiol 2002;13:1183-1199.

41. Goldman S, Johnson G, Cohn J, et al: Mechanisms of death in heart failure. Circulation 1993;87:V124-131.

42. Prakash A, Saksena S, Ziegler P, et al: DAPPAF Investigators. Dual site atrial pacing for prevention of atrial fibrillation (DAPPAF) trial: Echocardiographic evaluation of atrial and ventricular function during a randomized trial of support: High right atrial and dual site right atrial pacing. Pacing Clin Electrophysiol 2001;24:579.

43. Wilkoff BL, Cook JR, Epstein AE: Dual-chamber pacing or ventricular backup pacing in patients with an implantable defibrillator: The Dual Chamber and VVI Implantable Defibrillator (DAVID) Trial. JAMA 2002;288:3115-3131.

44. Gras D, Leclercq C, Anthony SL, et al: Cardiac Resynchronization therapy in advanced heart failure: The multicenter InSync Clinical Study. Eur J Heart Failure 2002:4:311-320.

45. Tchou PJ, Kadri N, Anderson J, et al: Automatic implantable cardioverter defibrillators and survival in patients with left ventricular dysfunction and malignant ventricular arrhythmias. Ann Intern Med 1988;109:529-534.

46. Axtell K, Tchou P, Akhtar M: Survival in patients with depressed left ventricular function treated by implantable cardioverter defibrillator. Pacing Clin Electrophysiol 1991;14:291-296.

47. Mehta D, Saksena S, Krol RB, et al: Device use patterns and clinical outcome of implantable cardioverter defibrillator patients with moderate and severe impairment of left ventricular function. Pacing Clin Electrophysiol 1993;16:179-185.

48. Domanski MJ, Saksena S, Epstein AE, et al: Relative effectiveness of the implantable cardioverter-defibrillator and antiarrhythmic drugs in patients with varying degrees of left ventricular dysfunction who have survived malignant ventricular arrhythmias. AVID investigators. J Am Coll Cardiol 1999;34:1090–1095.
49. Moss AJ: Implantable cardioverter defibrillator therapy: The sickest patients benefit the most. Circulation 2000;101:1638–1640.
50. Sheldon R, Connoly S, Krahn AA, et al: Identification of patients most likely to benefit from implantable cardioverter-defibrillator therapy: The Canadian Implantable Defibrillator Study. Circulation 2000;101:1660–1664.
51. Kuhlkamp V: Initial experience with an implantable cardioverter-defibrillator incorporating cardiac resynchronization therapy. J Am Coll Cardiol 2002;39:790–797.
52. Feldman A, Bristow MR: The Companion Investigators. Comparison of medical therapy, pacing, and defibrillation in chronic heart failure. Presented at the 52nd annual scientific sessions, 2003.
53. Badke FR, Boinay P, Covell JW: Effects of ventricular pacing on regional left ventricular performance in the dog. Heart Circ Physiol 1980;7:H858–867.
54. Leclercq C, Faris O, Halperin H, et al: Regional disparity of calcium handling and stress protein expression in failing hearts with dyssynchronous contraction. Circulation 2001;104:II–128–II.
55. Prinzen FW, Van Oosterhout MF, Vanagt WY, et al. Optimization of ventricular function by improving the activation sequence during ventricular pacing. Pacing Clin Electrophysiol 1998;21:2256–2260.
56. Prinzen FW, Hunter WC, Wyman BT, et al: Mapping of regional myocardial strain and work during ventricular pacing: Experimental study using magnetic resonance imaging tagging. J Am Coll Cardiol 1999;33:1735–1742.
57. Saksena S: Bundle branch block and cardiac resynchronization therapy: Do we need to look further before we leap? J Interv Card Electrophysiol 2003;8:163–164.
58. Jansens JL, Jottrand M, Preumont N, et al: Robotic-enhanced biventricular resynchronization: An alternative to endovenous cardiac resynchronization therapy in chronic heart failure. Ann Thorac Surg 2003;76:413–417.
59. Rao BH, Saksena S: Implantable cardioverter-defibrillators in cardiovascular care: Technologic advances and new indications. Curr Opin Crit Care 2003;9:362–368.

专业名词英中对照

A

ablation	消融
absolute refractory period	绝对不应期
accelerated ventricular rhythm	加速性室性自主心律
accessory pathway	旁路
acebutolol	醋丁洛尔
action potential	动作电位
action potential duration	动作电位时程
activation mapping	激动标测
activities of daily living (ADL) rate	日常生活活动心率
activity sensor	体动感知
acute coronary syndrome	急性冠脉综合征
adenosine	腺苷
adrenergic blocking agents	肾上腺素能阻断剂
advanced cardiac life support	高级心脏生命支持
afterdepolarization	后除极
aldosterone antagonist	醛固酮拮抗剂
alternate site atrial pacing	其他部位心房起搏
ambulatory Holter monitoring	动态心电图监测
amiodarone	胺碘酮
aneurysm	动脉瘤，室壁瘤
angiography	血管造影术
angiotensin	血管紧张素
angiotensin-converting enzyme (ACE) inhibitor	血管紧张素转换酶抑制剂
anisotropic conduction	各向异性传导
anisotropic reentry	各向异性折返
anodal strength-interval curve	阳极强度-间期曲线
anticoagulation therapy	抗凝治疗
anti-tachycardia pacing therapy	抗心动过速起搏
antithrombotic therapy	抗栓治疗
arrhythmia	心律失常
arrhythmogenesis	致心律失常作用
arrhythmogenic right ventricular dysplasia	致心律失常性右心室发育不良
arrthymogenic	致心律失常的

arteriosclerosis	动脉硬化
ashman phenomenon	阿什曼现象
aspirin	阿司匹林
asystole	心脏停搏，无收缩
atenolol	阿替洛尔
atrial arrhythmia	房性心律失常
atrial defibrillation	心房除颤
atrial defibrillator	心房除颤器
atrial flutter	心房扑动
atrial premature depolarization	房性期前除极（收缩）
atrial premature extrasystole	房性期前收缩
atrial rhythm acceleration period	心房节律加速期
atrial standstill	房性静止
atrial tachycardia	房性心动过速
atril fibrillation	房颤
atrionodal connections	房结连接
atrioventricular block	房室传导阻滞
atrioventricular bundle	房室束
atrioventricular bypass pathway	房室旁路
atrioventricular conduction	房室传导
atrioventricular interval	房室间期
atrioventricular junction	房室交界区
atrioventricular nodal reentrant tachycardia	房室结折返性心动过速
atrioventricular node	房室结
atrioventricular node-dependent	房室结依赖性的
atrioventricular node-independent	非房室结依赖性的
atrioventricular node-bundle junction	房室结-希氏束交界区
atrioventricular reciprocating tachycardia	房室折返性心动过速
atrioventricular synchrony	房室同步
atrium (atria)	心房
Augmented (aV) leads	加压导联
Automated external defibrillator	自动体外除颤器
Automatic mode switching	自动模式转换
automatic nervous system (ANS)	自主神经系统
automatic pacemaker function	起搏器自动化功能
automatic rate switching (ARS)	自动频率转换
automaticity	自律性
autonomic tone	自主神经张力

B

baroreflex sensitivity	压力反射敏感性
Baseline interval	基线间期
basket catheter	篮状导管
Bazett's formula	Bazett 公式
beat per minute (BPM)	每分钟搏动次数
benign idiopathic ventricular arrhythmias	良性特发性室性心律失常
Beta-blocker	β 受体阻滞剂
bifascicular block	双分支传导阻滞
bipolar electrodes	双极电极
bisoprolol	比索洛尔
bradyarrhythmia	缓慢性心律失常
bradycardia-to-tachycardia syndrome	慢快综合征
Brugada syndrome	Brugada 综合征
bundle branch block	束支传导阻滞
bundle branch reentry	束支折返
bundle branch reentry ventricular tachycardia	束支折返型室性心动过速
bundle of His	希氏束
bypass tachycardia	旁路折返性心动过速

C

Ca current activity	钙离子电流活动
Cable theory	电缆理论
calcium channel blocker	钙通道阻滞剂
capture management	夺获（阈值）管理
cardiac arrest	心脏骤停
cardiac autonomic status	心脏自主神经功能状态
cardiac autonomic tone	心脏自主神经张力
Cardiac catheterization	心导管术
cardiac chamber	心腔
Cardiac cycle	心动周期
cardiac electrical activity	心脏电活动
cardiac electrophysiology	心脏电生理学
cardiac mapping system	心脏标测系统
cardiac output	心排血量
cardiac remodeling	心脏重构
cardiac resynchronization	心脏再同步化
cardiac stimulation	心脏刺激
cardiac surgery	心脏外科
cardiac transplantation	心脏移植

cardiomyopathy	心肌病
cardiopulmonary bypass	心肺旁路
cardiopulmonary resuscitation	心肺复苏
cardiovascular disorder	心血管系统疾病
cardioversion	心脏电复律
cardioverter-defibrillator	心脏复律除颤器
carotid sinus hypersensitivity	颈动脉窦高敏
carotid sinus massage	颈动脉窦按摩
carotid sinus syncope	颈动脉窦性晕厥
carotid sinus syndrome	颈动脉窦综合征
catheter ablation	导管消融
catheter electrode	导管电极
catheter mapping technique	导管标测技术
catheterization	插管术，心导管术
celothelioma	间皮瘤
cephalic vein venotomy	头静脉切开术
cerebral syncope	脑源性晕厥
cerebrovascular accident	脑血管意外
chaotic atrial tachycardia	紊乱性房性心动过速
chemical ablation	化学消融
chronic fatigue syndrome	慢性疲劳综合征
chronotropic incompetence	变时功能不全
circadian variation	昼夜节律
circuit movement reentry	环形运动折返
collagen disease	胶原病
commotio cordis	心脏震荡
complete heart block	完全性心脏传导阻滞
concealed bypass tachycardia	隐匿性旁路性心动过速
conduction interval	传导间期
conduction system	传导系统
congenital anomalies	先天性异常
congenital heart disease	先天性心脏病
congestive heart failure	充血性心力衰竭
connective tissue disease	结缔组织病
connexin	连接蛋白
connexon	连接子
cooled tip radiofrequency ablation	冷却（导管尖端）射频消融
coronary artery	冠状动脉
coronary artery bypass grafting	冠状动脉旁路移植术

coronary artery disease	冠状动脉疾病
corridor procedure	走廊术式
crista terminalis	终末嵴（界嵴）
critical point for reentry	折返临界点
cross-field stimulation protocol	交叉场刺激方案
crosstalk	交叉感知
cryoablation	冷冻消融
cryothermal energy	冷冻能量
cycle length	周期长度，周长
D	
defibrillation	除颤
defibrillation energy programming	除颤能量设置
defibrillation success curve	除颤成功率曲线
defibrillation thresholds	除颤阈值
depolarization	除极（去极化）
digitalis	洋地黄
dilated cardiomyopathy	扩张型心肌病
diltiazem	地尔硫䓬
direct current cardioversion	直流电复律
disopyramide	丙吡胺
dizziness	头晕
dofetilide	多非利特
drifting vortice	漩涡漂移
dual chamber atrioventricular defibrillator	双腔心脏复律除颤器
dual chamber pacemaker	双腔起搏器
dual pathways	双径路
dual site right atrial pacing	双位点右心房起搏
dual/triple chamber defibrillator	双/三腔除颤器
E	
Ebstein's anomaly	Ebstein 畸形
echocardiography (ECHO)	超声心动图
ectopic tachycardia	异位性心动过速
effective refractory period	有效不应期
Einthoven triangle	Einthoven 三角
Einthoven's law	Einthoven 定律
electrical cardioversion	电复律
electrical current	电流
electrical current density threshold	电流密度阈值
electrical remodeling	电重构

electrocardiography (ECG)	心电图
electrocautery	电灼术
electrode	电极
electrode variable	电极变量，电极参数
electrolyte disorders	电解质紊乱
electromagnetic interference	电磁干扰
electronic article surveillance system	电子监控系统
electrophysiological studies	电生理学检查
electrophysiology	电生理学
electroshock	电击
encainide	恩卡尼
endocardial mapping	心内膜标测
endocarditis infective	感染性心内膜炎
endomyocardial biopsy	心内膜下心肌活检术
entrainment	拖带
entrainment mapping	拖带标测
epicardia mapping	心外膜标测
epicardial injury	心外膜损伤
esmolol	艾司洛尔
event counter	事件计数器
event recorders	心电记录器
evoked response	激发电位
excitability	兴奋性
excitable gap	可激动间隙
excitation	兴奋
exercise stress test	运动负荷试验
extrastimulus techinque	额外刺激技术，期前刺激技术
F	
fascicular block	分支阻滞
fascicular tachycardia	分支性心动过速
femoral approach	经股动脉途径
fibers of Kent	Kent 纤维
fibrillation	颤动
fibrillatory wavefront	颤动波
fibroblast	成纤维细胞
fibrofatty tissue	纤维脂肪组织
fibrosis	纤维化
fibrotic scar	纤维瘢痕
figure-of-eight reentry	8 字形折返

flecainide	氟卡尼
flutter	扑动
fontan procedure	Fontan 术式
foramen ovale	卵圆孔
fossa ovalis	卵圆窝
functional refractory period	功能性不应期
G	
gap junction	缝隙连接
gap junction channels	缝隙连接通道
gap phenomenon	裂隙现象
generator pocket	脉冲发生器囊袋
Gilbert's syndrome	Gilbert 综合征
gradient distribution	梯度分布
granuloma	肉芽肿
H	
Halo catheters	Halo 导管
heart failure	心力衰竭
heart rate control	心率控制
heart rate turbulance	心率震荡
heart rate variability	心率变异性
hemodynamic monitoring	血流动力学监测
heparin	肝素
His bundle	希氏束
His-Purkinje system	希-浦系统
H-V interval	HV 间期
Hybrid therapy strategies	联合治疗方案
hypercalcemia	高钙血症
hyperkalemia	高钾血症
hyperpolarization	超极化
hypertension	高血压
hypertrophic cardiomyopathy	肥厚型心肌病
hyperventilation	过度通气
hypocalcemia	低钙血症
hypokalemia	低钾血症
hypomagnesemia	低镁血症
hypotension	低血压
I	
idiopathic ventricular tachycardia	特发性室性心动过速
I_f current activity	I_f 电流活动

impedance	阻抗
implantable atrial defibrillator	植入式心房除颤器
implantable cardioverter-defibrillator	植入性心脏复律除颤器
implantable device	可植入性装置
implantable loop recorders	植入式环形记录器
implantable sensor	植入式传感器
implantation technique	植入技术
impulse conduction	冲动传导
infarct	梗死
interelectrode spacing	电极间距
internal jugular approach	经颈内静脉途径
intra-atrial reentry tachycardia	房内折返性心动过速
intraoperative mapping strategy	术中标测技术
intrinsic deflection	本位返（曲）折
intrinsic heart rate	固有心率
ion channel	离子通道
ion channelopathy	离子通道病
ischemic heart disease	缺血性心脏病
isoproterenol	异丙肾上腺素
isthmus conduction	峡部传导
J	
J point	J 点
junctional ectopic tachycardia	交界性异位性心动过速
K	
K current activity	钾离子电流活动
Kearns-Sayre syndrome	Kearns-Sayre 综合征
L	
Lasso catheter	Lasso 导管
laser catheter ablation	激光导管消融术
lead extraction	电极导线拔除
"leading circle" reentry model	主导环折返模式
left anterior-superior fascicular block	左前上分支传导阻滞
left bundle branch block	左束支传导阻滞
left cardiac sympathetic denervation	左心交感神经切断术
left free-wall accessory pathways	左侧游离壁旁路
left posterior-inferior fascicular block	左后下分支传导阻滞
left ventricular dysfunction	左心室功能障碍
left ventricular ejection fraction（LVEF）	左心室射血分数
left ventricular outflow obstruction	左心室流出道梗阻

left ventricular outflow tract	左心室流出道
lidocaine	利多卡因
lithotripsy	碎石术
long QT syndrome	长 QT 综合征
loop recorder	环形记录器

M

magnetic resonance imaging	核磁共振
Mahaim fibers	Mahaim 纤维
Mahaim tachycardia	Mahaim 心动过速
maximal tracking rate	最大跟踪频率
maze procedure	迷宫术
membrane potential	膜电位
mesothelioma	间皮瘤
metoprolol	美托洛尔
mexiletine	美西律
microvolt level T wave alernans (MTWA)	微伏级 T 波电交替
microwave ablation	微波消融
microwave catheter ablation	微波导管消融
minute ventilation sensor	每分钟通气量感受器
mitral regurgitation	二尖瓣反流
mitral valve prolapse	二尖瓣脱垂
multifocal atrial tachycardia	多源性房性心动过速
multisite atrial pacing	多部位心房起搏
mustard procedure	Mustard 术式
mute zone	电静止区
myocardial infarction	心肌梗死
myocardial ischemia	心肌缺血
myocardial responses	心肌反应
myocarditis	心肌炎
myocardium	心肌

N

Na current activity	钠离子电流活动
Na^+-K^+ ATPase	钠-钾-ATP 酶
Na^+-Ca^{2+} exchanger	钠-钙交换体
Nadolol	纳多洛尔
Naxos disease	Naxos 病
Nernst potential	Nernst 电位
Neurocardiogenic syncope	神经心源性晕厥

noninvasive electrophysiology	无创电生理学
nonsustained ventricular tachycardia	非持续性室性心动过速
O	
Ohm's law	欧姆定律
orthostatic hypotension	直立性低血压
Ostium secundum	（房间隔）继发孔
P	
P wave	P 波
pace mapping	起搏标测
pacemaker	起搏器
pacemaker current	起搏电流
pacemaker revision	起搏器调整
pacemaker syndrome	起搏器综合征
pacemaker-mediated tachycardia	起搏器介导性心动过速
pacer lead extraction	起搏器电极导线拔除
pacer system analyzer	起搏器分析仪
pacing electrode	起搏电极
pacing lead	起搏导线
pacing mode	起搏模式
pacing rates	起搏频率
pacing technology	起搏技术
pacing threshold	起搏阈值
palpitation	心悸
parasympathetic nerve	副交感神经
Parkinson's disease	帕金森病
paroxysmal atrial fibrillation	阵发性房颤
paroxysmal supraventricular tachycardia	阵发性室上性心动过速
percutaneous left atrial appendage occlusion	经皮左心耳封堵术
perinodal cryoablation	房室结周围冷冻消融
permanent mode switch	永久性模式转换
Phantom reprogramming	幻觉再程控
pharmacogenetics	药物遗传学
pharmacokinetics	药物动力学
pharmacologic cardioversion	药物心律转复
pharmacologic probe	药物探针
phenylephrine	脱羟肾上腺素
phenytoin	苯妥英
pindolol	吲哚洛尔
pocket hematoma	囊袋血肿

polarization	极化
post-pacing interval	起搏后间期
postshock activation cycles	电击后激动周期
postshock isoelectric window	电击后等电位窗
postural orthostatic tachycardia syndrome	体位性心动过速综合征
potassium channel	钾离子通道
P-R interval	P-R 间期
PR segment	PR 段
precordial leads	胸导联
pericrista reentry arrhythmia	绕界嵴折返性心律失常
preexcitation syndrome	预激综合征
preexcited tachycardias	预激性心动过速
pregnancy	妊娠
premature beat	期前收缩 (早搏)
premature ventricular contraction	室性期前收缩
premature ventricular extrasystole	室性期前收缩
presyncope	先兆晕厥
proarrhythmia	促心律失常
procainamide	普鲁卡因胺
programmed settings	程控设置
progressive depolarization hypothesis	渐进性去极化假说
propafenone	普罗帕酮
propagation	传播，扩布
prophylactic antitachycardia pacing	预防性抗心动过速起搏
propranolol	普萘洛尔
prosthetic heart valve	人工心脏瓣膜
pseudo R' in V_1	V_1 假性 R'波
pseudosyncope	假性晕厥
pulmonary vein	肺静脉
pulse duration	脉宽
Purkinje fibers	浦肯野纤维
Q	
Q wave	Q 波
QRS alternans	QRS 波群电交替
QRS axis	QRS 电轴
QRS complex	QRS 波群
QRS interval	QRS 间期
QRS morphology	QRS 形态
QS wave	QS 波

QT dispersion	QT 离散度
Q-T interval	Q-T 间期
QT sensor	QT 间期传感器
Quadripolar catheter	四极电极导管
Quinidine	奎尼丁
R	
R wave	R 波
radiofrequency catheter ablation	射频导管消融术
radiofrequency electrical energy	射频电能
radiography	放射摄影术
radionuclide angiography	放射性核素心血管造影
radionuclide imaging	放射性核素影像
ramps	斜坡式刺激
rate control	心率控制
rate-adaptive pacemaker	频率适应性起搏器
rate-responsive pacing	频率反应式起搏
reentrant arrhythmia	折返性心律失常
reentry	折返
reflex-mediated syncope	反射性晕厥
refractoriness	不应性
refractory period	不应期
relative refractory period	相对不应期
reperfusion arrhythmias	再灌注性心律失常
replacements	更换
repolarization	复极
repolarization reserve	复极储备
residual gap	残余裂隙
resting membrane potential	静息膜电位
restitution hypothesis	电复原(重整)假说
resuscitation	复苏
resynchronization	再同步化
retrogrde "jumps"	逆传跳跃
return cycle mapping	回归周期标测
revascularization	血管重建
revision	调整
rhabdomyosarcoma	横纹肌肉瘤
rheobase	基强度
right bundle branch block	右束支传导阻滞
right free-wall accessory pathway	右侧游离壁旁路

right ventricular dysplasia	右心室发育不良
right ventricular outflow tract	右心室流出道
Romano-Ward syndrome	Romano-Ward 综合征
rotor	转子
R-R interval	R-R 间期

S

S wave	S 波
SA (sinoatrial) node	窦房结
sedation	镇静
seizure	癫痫
senile amyloidosis	老年性淀粉样变
sensing threshold	感知阈值
septal isthmus	间隔峡部
sheaths	鞘管
shock	电击
shock tolerance	电击耐受力
shocking electrode	放电电极
Shy-Drager syndrome	Shy-Drager 综合征
Sicilian gambit listing	西西里岛分类策略
sick sinus syndrome	病态窦房结综合征
signal filtration	信号过滤
signal-averaged electrocardiography (SAECG)	信号平均心电图
silent atrial tachyarrhythmia	无症状性房性快速型心律失常
single chamber implantable cardioverter-defibrillator	单腔植入式心脏复律除颤器
single site atrial pacing	单部位心房起搏
sinoatrial node	窦房结
sinus arrest	窦性停搏
sinus node	窦房结
sinus node conduction time	窦房结传导时间
sinus node dysfunction	窦房结功能障碍
sinus node pacemaker cell	窦房结起搏细胞
sinus node recordings	窦房结电图
sinus node recovery time	窦房结恢复时间
sinus ryhthm	窦性节律
snare technique	（导管）抓捕技术
sodium channel	钠离子通道
sotalol	索他洛尔
SPECT (single-photon emission computed tomography)	单光子发射计算机断层扫描
spectral analysis	频谱分析

spiral wave reentry	螺旋波性折返
spironolactone	安体舒通
S-QRS interval	S-QRS 间期
ST segment	ST 段
stimulation protocol	刺激方案
stimulation technique	刺激技术
stimulus	刺激
stimulus amplitude	刺激幅度
stimulus variable	刺激变量
strength-duration curve	强度-时间曲线
strength-interval curve	强度-间期曲线
stress test	负荷试验
stroke	脑卒中
subclavian crush syndrome	锁骨下挤压综合征
subclavian vein	锁骨下静脉
subendocardial injury	心内膜下损伤
sudden cardiac death	心脏性猝死
sudden infant death syndrome	婴儿猝死综合征
supraventricular tachycardia	室上性心动过速
sustained ventricular tachycardia	持续性室性心动过速
sympathetic denervation	交感神经切除术
sympathetic nerve	交感神经
synchronization of repolarization hypothesis	同步化复极假说
syncope	晕厥
T	
T wave	T 波
T wave alternans	T 波电交替
T wave morphology	T 波形态
tachyarrhythmia	快速型心律失常
tachycardia	心动过速
temporary mode switch	暂时转换模式
tetralogy of Fallot	法洛四联症
tetrodotoxin	河豚毒素
threshold potential	阈电位
thromboembolism	血栓栓塞
thrombus	血栓
tilt test	倾斜试验
time domain analysis	时域分析
tissue anisotrophy	组织各向异性

tissue fibrosis	组织纤维化
tocainide	妥卡胺
torsades de pointes	尖端扭转型室性心动过速
toxin	毒素
transesophageal echocardiography	经食管超声心动图
transmural dispersion	跨壁复极离散度
transplantation	移植
transporter	转运体
transposition of great vessels	大血管转位
transseptal puncture	房间隔穿刺
transtelephonic monitoring	电话传输心电图监测
transthoracic echocardiography	经胸超声心动图
treadmill test	运动平板试验
tricuspid regurgitation	三尖瓣反流
triggered automaticity	触发自律性（触发活动）
twiddler's syndrome	起搏器旋弄综合征
twin-pulse protocol	成对脉冲方案
U	
U wave	U 波
Uhl's disease	Uhl 病
ultrsound catheter ablation	超声导管消融
unifascicular blocks	单分支阻滞
unipolar electrodes	单极电极
upgrade	升级
upstream pharmacologic therapy	上游药理（物）治疗
use dependnce phenomenon	效用依赖现象
V	
V lead	胸导联（V 导联）
valvular disease	瓣膜疾病
vascular access	血管入径
vasodepressor syncope	血管减压性晕厥
vasovagal syncope	血管迷走神经性晕厥
venotomy	静脉切开术
ventricle	心室
ventricular arrhythmia	室性心律失常
ventricular asynchrony	心室不同步运动
ventricular capture management	心室阈值管理
ventricular cardiomyopathy	心室心肌病
ventricular contraction	心室收缩

ventricular depolarization	心室去极化
ventricular dilation	心室扩张
ventricular dysplasia	心室发育不良
ventricular ectopy	室性异位搏动
ventricular fibrillation	心室颤动
ventricular fibrillation threshold	心室颤动阈值
ventricular hypertrophy	心室肥大
ventricular preexcitation	心室预激
ventricular premature beats	室性期前收缩（早搏）
ventricular repolarization	心室复极
ventricular rhythm	室性心律
ventricular septum	室间隔
ventricular tachycardia	室性心动过速
ventriculoatrial conduction	室房传导
ventriculography	心室造影术
ventriculotomy	心室切开术
verapamil	维拉帕米
vertigo	眩晕
voltage clamping	电压钳制
vortex (vortices)	漩涡
vulnerability hypothesis	易损性假说
vulnerable period	易损期
W	
warfarin	华法林
wave propagation theory	波传导理论
wavebreak	波裂
waveform	波形
wavelet complex length	复合子波长度
wavelet maxima count	子波最大计数
wavelet relative length	子波相对长度
wavelet surface area	子波表面积
Wenckebach conduction	文氏传导
Winfree's pin-wheel experiment	Winfree 风车实验
Wolff-Parkinson-White syndrome	WPW 综合征
wound healing	伤口愈合
Z	
zero current potential	零电流电位